国家科学技术学术著作出版基金资助出版
教育部人文社会科学研究规划基金项目

苏沪医籍考

主编　刘时觉

编委　李　旭　薛轶燕　周　坚
林士毅　刘若海　毛丹丹
周　奕　刘若淳　金永喜

人民卫生出版社
·北　京·

图书在版编目（CIP）数据

苏沪医籍考 / 刘时觉主编 . —北京：人民卫生出版社，2022.11

ISBN 978-7-117-33209-5

Ⅰ. ①苏… Ⅱ. ①刘… Ⅲ. ①中医典籍 —古籍整理 —江苏②中医典籍 —古籍整理 —上海 Ⅳ. ①R2 ②G256.1

中国版本图书馆 CIP 数据核字（2022）第 102424 号

人卫智网	www.ipmph.com	医学教育、学术、考试、健康，购书智慧智能综合服务平台
人卫官网	www.pmph.com	人卫官方资讯发布平台

苏沪医籍考

Su-Hu Yiji Kao

主　　编：刘时觉
出版发行：人民卫生出版社（中继线 010-59780011）
地　　址：北京市朝阳区潘家园南里 19 号
邮　　编：100021
E - mail：pmph @ pmph.com
购书热线：010-59787592　010-59787584　010-65264830
印　　刷：北京盛通商印快线网络科技有限公司
经　　销：新华书店
开　　本：787 × 1092　1/16　　**印张**：90　　**插页**：2
字　　数：3047 千字
版　　次：2022 年 11 月第 1 版
印　　次：2023 年 2 月第 1 次印刷
标准书号：ISBN 978-7-117-33209-5
定　　价：698.00 元
打击盗版举报电话：010-59787491　E-mail：WQ @ pmph.com
质量问题联系电话：010-59787234　E-mail：zhiliang @ pmph.com
数字融合服务电话：4001118166　E-mail：zengzhi @ pmph.com

内容提要

本书收录我国清末以前(至清宣统三年)现江苏、上海两地见载之医学古籍,分医经、本草、食治、养生、藏象、病机、诊法、明堂经脉、伤寒、温病、金匮、临床综合、方书、内科、外科、伤骨科、妇产科、儿科、喉科、眼科、法医、医案、医话医论、丛书、史传、书目、运气、其他共28门类,凡3 465种,其中现存1 974种,残阙30种,辑佚14种,笔者亲见亲读2 018种,未见131种,已佚1 316种;牵涉撰作、编纂、校刊、出版者2 319人,其中以堂室斋馆名者19人,仅有姓氏缺名字者26人,仅有名字缺姓氏者63人,姓名俱全者2 212人,另有姓名佚失以"亡名氏"称者144人次。

本书体例参照丹波氏《中国医籍考》,载录医籍原序跋,原作者传记、文集、墓志铭,以及各种目录学著作有关提要、按语,兼及史传、方志、家族宗谱中有关医籍的记载,研究考证医籍书名、卷帙、撰作、出版或校勘年代,医籍现存、亡佚、辑佚、未见、阙失等情况;考证书籍性质、别名、简要内容、沿革变化、丛书子目等内容;考证作者籍贯、姓氏、字号,载录其经历、医学成就。每有参考异同,订正讹谬,并附己说于后,或阐述性质,或罗列别名,或简述内容,或载录版本,或记录演变,或考证真伪,或记收载丛书,孤本抄本则别列藏书者。末附书名索引、著者索引及苏沪古今地名对照、主要参考书目。

本书对苏沪地区的医学古籍进行了全面的挖掘整理与考证,资料丰富,内容精专,考证周密,立论严谨,学术挖掘深透,为中医学术研究提供了可靠的资料,具有较高的文献价值,自可为"辨章学术,考镜源流"的阶梯。本书也是研究中医学术渊源和中医医术发展脉络的重要学术专著,可为从事中国医学、中国医学史、中国文化史与中国历史以及地方史研究者提供重要的学术资料。

作者近照

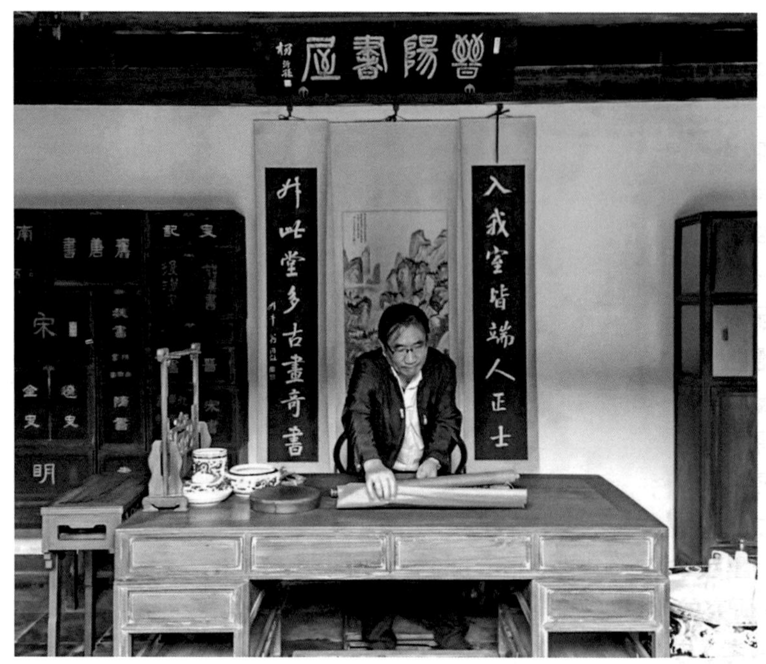

2017 年 10 月 26 日，金珍珍摄于江苏常熟翁同龢故居

七十感怀　题《苏沪医籍考》

三十余年奔走东西南北，四处访书，行迹几遍国内；近三二年专注苏沪，又遍大江南北。己亥秋仲，行年七十，感怀系之，遂赋此以纪。

七十古稀今不稀，白头犹欲傍天飞。
连云淮海通常熟，兴泰维扬庆合肥。
小筑天香因翰墨，大行宫暖对霞晖。
老翁应记人未老，《苏沪》初成又《安徽》。

作者简介

刘时觉，又名守庸，1949年10月生，浙江温州市人。1965年8月初中毕业，插队温州市郊状元人民公社，烈日霜风中从事田间劳动，后来任乡村民办教师七年，兼任赤脚医生六年，至1976年底回城，在温州中学、温州第三中学担任语文教师。1979年考取浙江中医学院研究生，在何任、陆芷青、徐荣斋、蒋文照、冯鹤鸣等名师组成的导师小组指导下从事中医古典医著研究，追随吴颂康、詹起荪先生门诊临床，向林乾良先生咨询医史，陆芷青先生则是学位论文指导老师，1982年毕业，取得硕士学位。任温州医科大学教授、主任医师，现已退休。

长期在一线从事中医临床工作，以老年病与肾系疾病的中医药治疗为特色，注重辨证层次和理法方药一以贯之，注重中西医临床方法的取长补短、临床思维的分离与结合，倡言阴阳燥湿论、肾骨髓脑一体论和辛味独阳论，理论指导实践，创制改制许多经效验方，临床疗效卓著，先后发表论文98篇。1999年人民卫生出版社出版《中医学教程》，阐述辨证层次，倡导理法方药一贯，用为温州医科大学临床医学专业的中医学教材，获浙江省高等教育教学成果奖二等奖，后又形成专著《解读中医》，进行更为广泛的推广。从中医临床治疗优势入手，阐述中西医临床方法和思路，即"西医为主，中医参与""中西并重，中西结合""中医所长，中医治疗"三种关系，出版《中医教程新编》《西医临床运用中医的思路和方法》二书。温州及浙江地方医学文献研究的成果有《永嘉医派研究》《温州近代医书集成》《丹溪学研究》《丹溪逸书》;《浙江医人考》与《浙江医籍考》则属浙江文化研究工程项目，既是地方医学文献研究，又是书目文献研究的成果；书目文献研究则有《宋元明清医籍年表》《四库及续修四库医书总目》;《中国医籍补考》与《中国医籍续考》是作者在中国医学古籍目录学系列研究中最为重要的成果，调查、搜集古医籍6 877种，并进行翔实的考证研究。这些学术著作先后获国家高等学校科研优秀成果奖、浙江省社科研究优秀成果奖、浙江省高校优秀科研成果奖、浙江省中医药科技进步奖、浙江省教育厅科技进步奖、温州市科技进步奖等奖项（一等、二等、三等奖）多项。最为得意的成果是，2002年一手创办了温州医科大学中医专业，是中医系的创始人和首任系主任；多年来指导的研究生都能成为独当一面的业务骨干；作为第四批全国老中医药专家学术经验继承工作指导老师，2011年圆满完成带教工作，学员均获相应学位。"得天下英才而教之"，自是人间之至乐。

2001年获评温州市名中医，2004年获评温州市优秀教师，2005年获评温州市专业技术拔尖人才，2008年获评浙江省名中医。2008年获评第四批全国老中医药专家学术经验继承工作指导老师，2011年圆满完成工作。2020年被聘为温州市文史馆馆员。

段逸山序

书之有志，昉自《七略》《汉书·艺文志》。嗣后，官修、私著之书志代不乏绝。其体或为叙录，或为传录，或为辑录。辑录体书志成熟于元初马端临《文献通考·经籍考》，而后张金吾《爱日精庐藏书志》、陆心源《皕宋楼藏书志》等续为之。而医书志采用辑录体式始于丹波元胤之《医籍考》，丁福保《四部总录·医药编》续为之。若论辑录体书志之框架，则一目、二辑乃其必备。目者，记载书名、卷数、成书年代、责任者等基本要素，用呈此书之大端；辑者，纵贯古今，旁通左右，荟萃诸家，凡与该书及其责任者相关资料皆可选录，以映其学术之渊源流变。目、辑而外，或有其三曰考者，即以按语形式，对有关该书的问题折以己意，诸如说明、评价、考辨、纠误、存疑之类，一并准入。

刘时觉先生这部《苏沪医籍考》采用的即是辑录体式。其要约有如下三端：

其一曰信实可据。撰写书志，前人十分强调“经眼”。如傅增湘先生《藏园群书经眼录》，黄裳先生《古籍稿抄本经眼录》，王子霖先生《古籍善本经眼录》，皆以“经眼”冠以书名。有的所著虽不径题“经眼”，但其书目无不逐一亲阅，王重民先生《中国善本书提要》、冀淑英女士《自庄严堪善本书目》、沈津先生《美国哈佛大学哈佛燕京图书馆藏中文善本书志》等莫不如是。反之，则误录者实难避免，古今并有前鉴。郑樵《通志·校雠略》谓《汉志》误将兵书《尉缭子》置于“杂家”，隋唐诸志因之，是属“见名不见书”，即属其例。今之中医书目因未曾过目而导致著录错失者殊非鲜见。今此《苏沪医籍考》清晰有序，书籍之存亡细判为“存”“阙”“辑佚”“未见”“佚”五目。全书收录存佚之书三千四百余种，凡现存乃至辑存之书尽入眼帘，以此为基，所撰书目著录、资料汇辑、按语考证，宜属信实可据。

其二曰辑录丰富。举凡序跋、题记、凡例、史传、方志、书志、文集、杂说、诗话、宗谱、墓志，并为笔触所至。所涉内容包括作者行状、师承脉络、资料来源、编著缘起、书名含义、内容梗概、学术价值、篇目次第、撰写体例、文本存佚、递藏源流、诸家评说等，凡有关乎作者与此书者，皆属辑入范围。既便于保存繁复的文献资料，又以辑代述，完成对该书的介绍与评价。其中又有两端或可例说者。一者，方志之类，尤为本书搜寻之重点。其所纳资料，着意录其精当。如明代何渊《内外证治大全》，收载光绪五年《丹徒县志》两条，一见于“人物志”，一见于“艺文志”。前者述何渊之行状，后者录王直《太医何彦澄挽诗序》，褒扬其心之仁、术之精。全无重沓之嫌，而有互补之效。二者，“凡例”之类，医人书志每所忽略，而此书视其要者，夥加引录。如明人刘宗厚《医经小学》“凡例”首条，作者鉴于“脉病证治”乃医家之“要节”，“散见诸经”，“初入者难究”，“辄效先儒次小学为入德之基，窃取此义而为歌诀，庶俾初学之士易为记习，不失脉病证治之要尔”。此一凡例便颇具文献价值：《医经小学》作书之缘由，以及该书之要旨、体式，尽行囊括其内。

其三曰按语恰当。本书所列按语较多。以“临床综合”部分为例，该类共收录230部医籍，未下按语者，唯三十余种。所涉内容，或钩稽作者之略历，或探寻书目之流变，或评述文本之优劣，或提炼内容之要旨，或评判前人之得失，或推究篇章之分合，或弥补往者之疏漏，或辨正同书之异名，或备载藏馆之存佚，或说明资料之来源，每每折以己意，富具考辨色彩。其匡谬正讹，每有取者，兹举两例以明之。如《医经允中》的作者明为李熙和，而光绪五年《武进阳湖县志·艺文》、民国《江苏通志稿·经籍》误作黄德嘉；又如苏州邵氏乃世医家族，釜山、念山、纯山、三山、鸣山，由明入清，至少五世为医。纯山名达，曾对皇甫中《明医指掌》十卷参以己意，而成《订正明医指掌》十卷，民国二十二年《吴县志·艺文考三》既误录《明医指掌》为六卷，又谬言邵达号念三。其实邵氏世医无有号"念三"者，所谓"念三"或为"念山"之讹，而念山乃邵达之父。本书所作按语对此考证明晰。由此两例，可见方志所载，也不可尽信。

唐代毋煚《古今书录·叙》有言：不知目录，"使学者孤舟泳海，弱羽凭天，衔石填溟，倚杖追日，莫闻名目，岂详家代？"反之，"将使书千帙于掌眸，披万函于年祀，览录而知旨，观目而悉洞，经坟之精术尽探，贤哲之睿思咸识，不见古人之面，而见古人之心。"是书集资料性、客观性、学术性于一体，于苏沪中医古籍，自可从中探寻其源流，梳理其脉络。有其书者，借其所引，登堂而入室；无其书者，味其所题，窥端而得旨。循此以求，事半功倍。借此附进一言：若能详其形制，记其行款，录其牌记，明其钤印，谅可添花于锦上，进步在竿头。

昔阳明先生倡导知行合一，其后"读万卷书，行万里路"成为学者自我砥砺之目标。刘时觉先生正是身体力行者。数十年来，其心其目皆专注于中医古籍，访读馆阁万卷书，行迹大江遍南北。访得一书，似故友之重逢，"若疾病之待药饵而饥渴之思食饮也"，其情弥亲，其意弥切。当今治中医书志且续有成就者，温州刘时觉，佼佼其一也。

余与时觉交往有年，蒙其所赠《中国医籍续考》诸书，案头披阅，受益匪浅。今嘱为序，爰操觚为之。

段逸山
戊戌岁涂月于沪上

蔡定芳序

刘时觉教授乃余同门师兄。1979年己未秋月,学兄与我考取浙江中医学院硕士学位研究生,研究方向为中医古典医著的继承与研究,导师小组由何任、徐荣斋、陆芷青、蒋文照、陆德铭、冯鹤鸣六位教授组成。忆当年,书生意气,踌躇满志。导师精心栽培,吾辈倾力学习,杭州庆春街大学路原浙江中医学院旧址攻读古典医著,日夜不辍者三载。时觉兄治学严谨且国学功底深厚,故余不时请教,所获良多。1982年壬戌夏月,时觉兄著毕业论文《朱丹溪学术思想研究》,发表于全国最具影响的中医刊物《中医杂志》,名噪一时。毕业后,时觉教授执教温州医科大学,2002壬午年创办温州医科大学中医系,为浙南中医发展做出重要贡献,厥功甚伟!

时觉兄曾著《中国医籍续考》《中国医籍补考》两部巨著,由人民卫生出版社出版,影响颇大。2018年戊戌冬月又著《苏沪医籍考》。此书分医经、本草、食治、养生、藏象、病机、诊法、明堂经脉、伤寒、温病、金匮、临床综合等28门,洋洋200余万字,堪称苏沪医籍考据扛鼎之作。临床综合门考据苏沪医籍共二百三十种,其中现存九十九种,未见十种,已佚一百二十一种。所考医籍大多为吾辈未见未闻。如葛应雷《医学会同》、葛可久《医学启蒙》、滑伯仁《医学引彀》、王安道《医韵统》、赵以德《医学宗旨》、蒋达善《医镜》、周寅之《医统续编》、薛立斋《医学指南》、缪希雍《缪仲淳先生医案》、王肯堂《灵兰要览》、徐学山《医宗必读补遗》、赵世熙《河洛医宗》、马元仪《马师津梁》、叶天士《症治发微》、丁福保《医学指南》等。1819己卯年日人丹波元胤著《中国医籍考》80卷,收录中国历代医籍三千几百种,阐述每书出处,卷数、存佚、序跋及有关考证提要并附评论按语,乃中国医籍考证开山之作。《苏沪医籍考》一承丹波笔法而出深度广度于右焉。如考据滑寿《医学引彀》一卷,《中国医籍考》谓“未见”,《苏沪医籍考》曰:存。明休阳吴崧校刻本藏浙江省图书馆,2009年收于《中医孤本大全》影印出版。时觉教授曰:附方一卷,与《诊家枢要》一卷,合为《滑氏方脉》。又如《丹溪药要或问》二卷,明浦江赵良仁撰。时觉教授考证曰:未见。史常永先生曾于北京琉璃厂发现明抄本二卷,卷首有赵良仁序,次各科杂病目录九十六症及妇人门、小儿门三十二症,书末附有赵良仁自述从朱丹溪就学经过及丹溪语录。嘉庆《义乌县志·艺文》著录《治法语录》,《苏州府志》则著录赵良仁撰《丹溪药要》,上引赵序可知《药要》当为《药要或问》之误。赵良仁不满诸书不精不详不叙述其病源,而作《丹溪药要或问》。光绪《浦江县志·艺文》以《医学宗旨》《金匮方衍义》及《丹溪药要》乃赵良本所撰,误良仁为良本。良本字立道,号太初子,良仁长兄。良本、良仁与戴原礼同日就学于朱丹溪。良本之妻戴如玉,戴良胞姊,戴原礼姑。考证有理有据,且深且细,令人三叹。王安石《游褒禅山记》曰:“拥火以入,入之愈深,其进愈难,而其见愈奇。”是为序。

戊戌冬月蔡定芳序于
复旦大学附属中山医院

前　言

一

日本科学史家汤浅光朝在认真研究了近现代世界自然科学中心转移的状况后认为：衡量一个国家科学是否发达的主要标志是科学研究成果的多少。如果某一国家在一定时期内的成果超过全世界总数的1/4，即可称之为科学中心。科学中心的转移，不仅意味着原领先国家科学水平的落伍，更说明新领先国家科学水平的迅速提高。在综合了近5 000个科学数据后，汤浅发现近现代世界科学中心转移的顺序为：意大利(1540—1610年)、英国(1660—1730年)、法国(1770—1830年)、德国(1840—1920年)、美国(1920年至今)，各领风骚80年，亦即近现代自然科学兴衰的平均周期为80年左右。这种自然发展不平衡性所导致的科学中心有规律的转移被称为"汤浅现象"。科学中心这种周期性的迁徙过程，反映了各国各地区自然科学或由盛而衰，或由弱至强的历史变迁；更深层的科学高潮起伏跌宕，往往伴随着经济的衰荣交替、政治的兴亡变迁。

笔者运用这个观点去考察中国医学史，中国医学的发展同样存在着医学中心，即代表一个时代医学发展的高峰和方向，其学术水准具有理论和实践的先进性的中心地区。历史上最初形成的医学中心是北宋的开封，其基本特点是，王权成为医学学术的主要传道者，在行政力量的主持和赞助下，为继承、整理前人的医学遗产做了大量的工作，起到了承先启后的历史作用。金元之际，河间、易水两大学派的出现，宣告医学中心从河南向河北的转移，其性质也由继承总结转为创新突破，医学由此出现了一个崭新的时代。其后，丹溪继承传播"三家之学"，更取其长而去其短，提出相火、阴不足阳有余论，且在杂病的气血痰郁火辨证论治方面有独到造诣，而卓然成一代大家，强大的丹溪学派成为北学南渐的中介，彻底摧毁了《局方》独擅医界的霸主地位，整个医学界的风气为之焕然一新，从而为江南医学中心的诞生开辟了道路。明清是中国医学走向全面成熟的时代，江南则是全国医学中心地区，以苏、杭、徽三州为中心的苏中、浙中、新安三大基地，鼎足而立，构成其骨架。江南医学中心主要标志有二：几乎所有医学派别的鼎盛阶段和最主要的代表人物都归结于江南；医学学术交流从师徒父子相授受的狭窄通道走向社会化的广阔天地，医学刊物的诞生、医学团体的出现、医学出版的发达，是其繁荣的具体体现。

一千余年来，河南、河北、江南，三大医学中心经历了继承、创新、另辟蹊径、空前繁荣四个阶段，其形成、发展和转移的过程，正是近千年中国医学发展的历史轨迹，既充分反映了医学发展的内在规律性，也深刻体现出社会、政治、经济、文化等外部环境条件的巨大影响。笔者曾撰《试论中医学中心的形成和迁移》，提出"中国医学中心"的概念，对此进行了初步的探讨，发表于1996年第2期的《中华医史杂志》。

二

江南聚秀，乃文物之邦，地灵人杰，英才辈出，人文荟萃，文脉绵长，为医学发展提供了深厚的文化底蕴，繁荣的经济则催生医事的进步。吴越争霸，早在春秋时代江南即在中华文明占有一席之地，历史上数度大规模的民族迁徙进一步为江南注入和培植中原文明，尤其赵宋南渡，中原文明成建制地登陆江南，江南繁华盛极一时，医学发展别开生面。此后，葛应雷、葛乾孙父子远绍三家之学，而朱丹溪更为北学南渐之中介，丹溪嫡传弟子戴元礼、赵良仁、刘纯、王履传其学于吴中，丹溪学派开创医学新时代。江南当之无愧地成为全国医学中心地区，医灯传熠，名家迭出，流派纷呈，成就辉煌，硕果累累，余泽绵延。有史可考的名医、有案可稽的医籍，占全国总量之半，至今仍据重要地位。仅《中医大辞典》所载，明清之际全国著名医家543人，其中苏沪185人，浙江165人，皖南77人，共427人，竟近总数五分之四。其研究课题遍及基础理论、经典著作、本草方剂、内外妇儿临床各科，成果显赫，五百余年迄未稍衰。其地域之广阔，医家之众多，研究课题之广泛，成果之丰富，历时之悠久，影响之深远，均远非北方两个中心可比拟。

笔者对江南医学中心的进一步研究，集中于医学古籍的目录学研究。先辈所遗医学文献，浩如烟海，巨大且宝贵的文化遗产，自当全面继承，精心研究，自当有目录之可究，有门径之可寻。笔者撰成《浙江医籍考》，对浙江医学古籍进行了全面的考证研究，人民卫生出版社2008年出版。具体研究方法则是根据古今医籍及目录学著作载录尽可能完备地搜罗书目；判明古籍存佚残阙、辑佚流传诸情况，凡现存者必一一寻求原本以睹真容；收录原书序跋及各家考论；明辨著者籍贯，核实姓名字号；详考撰述年代，综述版本沿革，明其源流。每有参考异同，订正讹谬，并附己说于后，或阐述性质，或罗列别名，或简述内容，或载录版本，或记录演变，或考证真伪，或记收载丛书，孤本抄本，则别列藏书者。苦苦求索，稿凡三易，终获成功，计收书2 039种，分26门，现存853种，亡佚1 052种，未见118种，残阙16种，牵涉撰作、编纂、校刊、出版者1 172人。

此书杀青完稿，交付出版社，手头资料尚丰，贾其余勇，立即提出《浙江医人考》的写作计划。在《浙江医籍考》基础之上，变通研究角度，以书求人，增添材料，扩展转换思路；遍翻浙江各府县志，遍览方伎、隐逸、艺文、义行、流寓，又多方搜罗墓志、宗谱以及史传的有关内容，广泛参阅现代研究成果，而成《浙江医人考》，人民卫生出版社2014年出版。全书载录浙江医学人物2 922人，仅有其名而缺乏医学事迹者427条743人，另有丹溪学派外省人士52人，共计3 717人。其体例参照《浙江医籍考》，研究考证医学人物的籍贯、姓氏、字号，了解其学术传承授受，载录其经历、医学成就，考证其著作及存佚情况等。《浙江医籍考》与《浙江医人考》，二书自是姐妹篇，相互补充，相得益彰，既为全面继承研究浙江的中医药学文化这一宝贵遗产做了扎扎实实的基础工作，也迈开深入研究江南医学中心的重要一步。

《浙江医籍考》是笔者医学古籍目录学研究的尝试，雄心勃勃的计划是撰写《中国医籍补考》和《中国医籍续考》二书，对现存古籍书目进行整体性的调查、搜集和考证研究。意在与日人丹波元胤的《中国医籍考》相互参阅，构成吾国医书之大观，读者按图索骥，既可识得医学门径，或可冀其为学海之舟，而有裨益于学人。还有一个想法是，中国医学古籍目录学研究享誉最高的巨著出于日人之手，应是我国中医文献界的憾事，而以自己的不懈付出，补日人之不足，努力争取与日人之作或可媲美的学术成果。

《中国医籍续考》载录自道光元年至宣统末年九十一年间中国医学古籍，以现存者为目标，共得书 3 068 种，其中现存 2 585 种，阙 20 种，辑佚 6 种，为笔者亲见亲读者，共 2 611 种，占 85.10%；未见 443 种，占 11.44%；佚失 14 种；牵涉撰作、编纂、校刊、出版者共 2 485 人，姓名俱全者 1 700 余人，姓名不全，或仅有字号无法考究其人者约 200 余人，456 书著者姓名佚失，统以“亡名氏”称之，亦得 456 人。是书完成之后，获国家科学技术学术著作出版基金资助，人民卫生出版社于 2011 年 7 月出版，2013 年获浙江省第十七届哲学社会科学优秀成果奖一等奖，2015 年获国家高等学校科研优秀成果奖三等奖。

《中国医籍补考》收载书目与《中国医籍考》同步，截至嘉庆二十五年，亦以现存医籍为目标，取《中国医籍考》言“存”而国内无论存佚者，言“未见”“已佚”而确存或有辑佚本者，凡 1 101 种，新增其所未载者 2 507 种，共 3 608 种，牵涉撰作、编纂、传承、校刊、出版者 2 631 人，另有 336 书著者姓名佚失，统以“亡名氏”称之，亦得 336 人，共计 2 967 人。《中国医籍补考》研究考证医籍书名、卷帙、撰作或出版或校勘年代；考证医籍存佚情况、书籍性质、别名、简要内容、沿革变化、丛书子目；考证作者籍贯、姓氏、字号，载录其经历、医学成就等。各门类之下列《续考补编》，载录《中国医籍续考》出版之后笔者所收集、阅读的属《续考》范围的书目，共得 408 种，其中现存 396 种，残阙 4 种，未见 7 种，已佚 1 种，《中国医籍续考》未载 201 种，未见者得见 198 种，原以为已佚而仍存 2 种，现存而过略补充内容 7 种。是书属国家社会科学基金项目“中国医学古籍的挖掘整理与考证研究”的成果，成书之后，又获国家科学技术学术著作出版基金资助，人民卫生出版社于 2017 年 2 月出版。

《中国医籍补考》和《中国医籍续考》二书是笔者在目录学研究方面取得的最主要的成果，共载录古医籍 6 877 种，其中现存 6 218 种，残阙 97 种，辑佚 59 种，为笔者亲见亲读者，共 6 374 种，占全部书目的 92.68%，并作了翔实的考证研究。为此，二十余年间四处奔波，多方寻求，走访国内 60 余所图书馆古籍部，包括南京、上海、苏州、扬州、镇江图书馆及南京中医药大学、上海中医药大学、苏州大学图书馆，搜集阅读医学古籍 6 000 余种，掌握了大量第一手资料而成书。

《苏沪医籍考》载录截至清宣统末年的苏沪两省市的医籍书目，计划宏大，工作艰巨，苦苦求索，终告完成。全书载录书目 3 465 种，分医经、本草、食治、养生、藏象、病机、诊法、明堂经脉、伤寒、温病、金匮、临床综合、方书、内科、外科、伤骨科、妇产科、儿科、喉科、眼科、法医、医案、医话医论、丛书、史传、书目、运气、其他，凡二十有八门；其中现存 1 974 种，残阙 30 种，辑佚 14 种，共 2 018 种，均属笔者亲见亲读，占全部书目的 58.24%；未见者 131 种，占 3.78%；已佚者 1 316 种，占 37.98%。牵涉撰作、编纂、校刊、出版者 2 319 人，其中以堂室斋馆名者 19 人，仅有姓氏缺名字者 26 人，仅有名字缺姓氏者 63 人，姓名俱全者 2 212 人，另有姓名佚失以“亡名氏”称者 144 人次。

《苏沪医籍考》是《浙江医籍考》的姊妹篇，二书从不同地域着眼进行医学古籍目录学研究，是对江南医学中心研究的进一步深入。《苏沪医籍考》也是《中国医籍补考》和《中国医籍续考》的衍生，既萃取多年来医学古籍目录学研究的成果，又扩展其研究范围，并不局限于现存古籍而推广至全部，其目标之一为求全，凡文献有所记载者，无论现存还是已佚均予收录。笔者遍阅江苏府县志，以艺文为主，兼及方伎、隐逸、义行、流寓等多方面内容；从医籍本身的序跋引文和文集词赋的载录寻求线索，又搜罗墓志、宗谱以及史传的有关内容，多方努力，广泛征引；并参阅近现代研究成果，而著成此书。其载录范围更为广泛，工作牵涉面更大，研究难度也相应增大。为此，笔者在走访全国六十余所各级各地和各高校图书馆的基础之上，又遍访江苏各地，专程走访徐州、连云港、淮安、盐城、南通、泰州、常州、无锡以及盱眙、常熟等十余所地市县图书馆，搜罗书目，阅读古籍，以求最大限度掌握原始资料，奠定本书的学术基础。

笔者已从事中国医学古籍的目录学系列研究二十余年，已经完成的除上述《中国医籍补考》《中国医籍续考》和《浙江医籍考》之外，先期还有《宋元明清医籍年表》及其增订本《宋以后医籍年表》，开展纵向的编年研究，根据医学古籍成书、出版、补订、增辑、重刊的时间展开，注重版本流传，先后传承；又整理前人医学书目，编纂《四库及续修四库医书总目》；而《浙江医人考》则是《浙江医籍考》进一步深入开拓而取得的成果，以书求人，由书及事，跳出目录学范畴，开拓新领域，研究中国医学发展的历史及其规律。这是一项极其艰巨的宏大计划，也是脚踏实地、一步一个脚印的基础研究，笔者为此付出了毕生的精力，积二十年之劬劳艰辛，个中甘苦，自是心知。人或以为枯燥乏味之至，我却甘之如饴，嗜之若醉；人或望而生畏，我自乐在其中，乐此不疲；人或急于求成，我自澄心潜志，心无旁骛，目不斜视。几多年来，有如愚公移山般的，孜孜汲汲，焚膏继晷，四处奔波，多方寻求，埋首故纸，从经史子集、儒理医术、释典仙宗、道藏家乘之中，细细搜求，披沙拣金，集腋成裘。如今头童齿豁，目障耳背，华发暗添，腰椎微突，大有心力交瘁之感，而相关著作先后问世，终成正果，也略觉欣慰。

一百余年前，乡先辈孙诒让先生整理乡邦文献为《温州经籍志》三十六卷，从而为"近代汇记一郡地方文献书目之祖"，影响所及，使一郡一州或一县一邑的地方艺文志编纂，成为一时风尚，推动了目录学的研究。本书与《浙江医籍考》是全面系统整理省级地方医学文献的开篇之作，抛砖引玉，也希望有助于推动促进各地开展同样的工作。不远将来，《安徽医籍考》《江西医籍考》之类纷纷而出，从而促进整个中医药文献研究工作，是则为笔者所深望者焉。

是书之作，来之不易，经过艰苦的搜集、采访，长期的考证、写作，再三锤炼推敲，数易其稿，终告完成，今撰录校订已毕，将以面世。此时此刻，谨向学界朋友及各地各级图书馆及兄弟院校图书馆的热情支持表示我深切的敬意和谢忱，这是本书成功的必需条件。首先是温州市图书馆，在我的成长过程与学术历程中，温州市图书馆给予的关切与支持，是难以言表的；温州医科大学图书馆多年来以其丰富的藏书和热情的服务，使我的学术研究得到有力的支持。中国中医科学院图书馆是整个研究工作的学术支柱，丰富的古籍珍藏是不可或缺的学术资源，没有他们的热情支持，完成这项工作是无法想象的。学术途中，访书路上，艰苦跋涉，四出寻求，为完成本书，更遍访江苏各地，而追溯时间，长的已有三十年、二十年之久，多的则三番五次不断上门。众多图书馆尽管风格相异，公共图书馆与专业单位图书馆亦各有特色，而朋友们的关切与支持，热情和认真，却是如出一辙，让人感动。于是把这些感触写出，成《图书馆纪行》系列文章，在《温州读书报》开辟专栏一一刊出，以此表达我深切的敬意和谢忱。本书卷首，亦辟专篇致谢，表达我同样的敬意和谢忱。

段逸山先生是上海中医药大学终身教授、图书馆前馆长，我们有过多年交往，我在上海中医药大学图书馆访书读书，成绩斐然，离不开他的热情支持。复旦大学中山医院蔡定芳教授是四十年前的同窗，在浙江中医药大学攻读硕士学位的日子里，我们同堂听课，一室寝起，切磋琢磨，砥砺辩论，以期携手共登岐黄堂奥。今天，段、蔡两位又不辞辛劳，百忙之中赐序以光篇幅，在此，我要表达深切的敬意和谢忱。

日本东京大学人文社会系博士，现台湾东吴大学哲学系专任助理教授黄崇修先生帮助我从日本内阁文库复制文献；浙江中医药大学胡滨先生、甘肃中医药大学王世栋老师、山西中医药大学温静同学大力协助，不辞辛劳为我联系图书馆，收集资料；时在上海中医药大学攻读博士学位的高驰女士更陪同我在上海图书馆抄录复制了许多书目资料，后来又一起在中国国家图书馆和中国科学院、北京大学图书馆寻书访书，为此付出了好多天时间和大量精力。2014年4月江西中医药大学访书，得到图书馆诸工作人员关切，时过两年，还接狄碧云先生电，告知当时查找不到的《脉诀阶梯选要》已经找到，并寄来相关资料。无锡书友杨帆多年来孜孜汲汲地搜寻收藏古籍，不惜节衣缩食，付出常人难以想象的代价，与他的交往我不仅得到许多有价值的书目材料，更真切地感受到那种热爱传统文化、追求心灵理想的精神境界。众多同道朋友的热情支持令我感动，谨于此敬表谢忱。

薛轶燕是我的学生，上海中医药大学获得博士学位后，在新华医院从事中医内科学临床。她对于古典医著有浓厚的兴趣和研究的功力，当年编撰《丹溪逸书》有过愉快的合作。在繁忙的临床工作之余，她又热情地参与本书编纂，收集资料，作出了积极的贡献。在此，亦要表示我深切的敬意和谢忱。

2015年，本书有幸列入国家教育部人文社会科学研究课题。书成，承蒙中国中医科学院朱建平研究员、北京中医药大学张其成教授、长春师范大学历史文化学院管成学教授的热情推荐，人民卫生出版社的大力支持，尤其是中医出版中心张同君、李丽先后两位主任的鼎力相助，本书得到了国家科学技术学术著作出版基金的资助，从而得以顺利出版问世。在此，谨致以我深切的敬意和谢忱。

在本书编写过程中得到温州医科大学科研处、社科处，温州医科大学附属第二医院办公室、科教处、信息技术处有关同志，以及本人所在科室的中医同仁的热情关切与大力支持。本人助手，温州医科大学李旭讲师、温州医科大学附属第二医院刘若海副主任医师和林士毅博士，本人学生，温州医科大学附属第二医院周坚、周奕、毛丹丹硕士，温州市中医院金永喜硕士，参与本书编纂，做了大量的资料搜集、文字处理等多方面工作，于此一并表示谢意。

书海浩瀚，本书规模颇大，内容广泛，工作艰巨，笔者限于学识精力，识见未到之处在所难免，或有舛漏遗误，读者诸君倘为之拾遗订坠，是亦为笔者所热望者焉。

温州医科大学附属第二医院　刘时觉

liu-sj@163.com

2019年9月28日

致 谢

是书之作，来之不易，今撰录校订已毕，将以面世。此时此刻，谨向各地各级图书馆、各兄弟院校、有关单位及同仁，表示我深切的敬意和谢忱。

中国中医科学院	裘俭、程英、李鸿涛、张伟娜、刘培生
中国科学院图书馆	肖晓霞、薛惠媛、厉莉
中国国家图书馆古籍馆善本部	黄建
首都图书馆	孙潇潇、朱伟慧
中国医学科学院	王宗欣、刘贵英、郭青、张力
北京中医药大学	梁永宣、邱浩
上海中医药大学	王枫、陈裕东、姚晨刚、迟明娟、马茹人、周士琴
山东中医药大学	高萍
南京中医药大学	顾宁一、李群、高雨、刘小兵、卞正
成都中医药大学	李政、任玉兰、马健、刘秀英
广州中医药大学	张晓红
黑龙江中医药大学	李晓艳
长春中医药大学	闫桂银
江西中医药大学	谢玲、狄碧云、陆有美、黎莉
湖南中医药大学	张宇清、刘仙菊、唐敏
天津中医药大学	谢敬、常飞
甘肃中医药大学	殷世鹏、王萍
河南中医药大学	陈素美、李亚红、马鸿祥
浙江中医药大学	胡滨、朱树良、陈飞、张永生、狄碧云
浙江图书馆善本室	张群、苏立峰、杜惠芳、王皓浩、吕芳
浙江图书馆孤山分馆	沙文婷、董继红、谢凯、谢雷
浙江大学医学图书馆	袁莲萍
浙江省中医药研究院	王水远
陕西省中医药研究院	赵玲
陕西省图书馆古籍部	刘颖
吉林省图书馆古籍部	陈莹、李兰茗
甘肃省图书馆古籍部	贾秀珍、韩磊
安徽省图书馆古籍部	王昕伟、曾涛、周亚寒、葛小禾
安徽省博物院	周媛
河南省图书馆古籍部	常旭辉、周新凤
山西省图书馆古籍部	范月珍、傅艳红、李巧林

江西省图书馆古籍部　熊少华、宋卫
湖南省图书馆古籍部　张明渭、龙玉明
湖北省图书馆历史文献部　周严、刘鑫
广东省立中山图书馆特藏部　陈嘉敏、程莉
天津图书馆历史文献部　王国香、丁学松、王振
中华医学会上海分会图书馆　杜建一、陶镇庭、陆福珍
苏州大学炳麟图书馆　薛维源、张若雅、孙琴、王志刚
杭州图书馆　彭喜双、陈锋平、金新秀
苏州中医医院图书馆　曹雄华
中国矿业大学图书馆　都平平、邓志文
徐州图书馆　王仁同、周脉明、张菲菲
连云港图书馆　张永奎
淮安市图书馆　俞小杰、马晓峰、陶曙红
苏州市图书馆　孙中旺、金虹、范玄
镇江市图书馆　彭义
常州市图书馆　朱隽、童心
无锡市图书馆　王建雄、孟明锋、李洁
扬州市图书馆　徐时云、王芳、蒋红
盐城市图书馆　丁鲁宁
泰州市图书馆　颜萍、张劲
南通市图书馆　杨丽
常熟市图书馆　李烨、傅凤娟、王曦虹、王珏
常熟虞麓山房　翁振鹏
盱眙县图书馆　汪德胜、许力宁
合肥市图书馆　张吴芳
芜湖市图书馆　褚福颖
泸州市图书馆　商革思、夏楠
贵阳中医学院　王华南、万琦
重庆市图书馆　张保强
恩施土家族苗族自治州图书馆特藏部　田亚玲
恩施土家族苗族自治州中心医院信息科　周本英、万峰林、罗静
恩施市图书馆　谭全瑞、向岑柳
四川大学古籍特藏中心　华孔娴
宁波天一阁博物馆古籍阅览室　袁良植

还有，中国国家图书馆普通古籍阅览室、首都图书馆库本阅览室、山东省图书馆古籍部、四川省图书馆古籍部、上海图书馆古籍部、南京图书馆古籍部、北京大学图书馆古籍善本阅览室等等，我无从一一了解询问众多工作人员的姓名，但他们的辛勤劳动与热情服务，我铭记于心，也一并致以深切的敬意和谢忱。

刘时觉

凡　例

1. 本书收录限于苏沪人士著作，外省籍人士迁徙、侨寓苏沪如滑寿、柯琴，苏沪人士迁徙、侨寓外省如李延昰，亦予收录；部分医籍作者里籍不明，但校刻者为苏沪人士且流传于苏沪地区者，或苏沪地方图书馆收藏的亡名氏稿抄本，亦酌情收录。

2. 本书载录苏沪医籍依照初始规划大体截止于清宣统末年，少数珍稀孤本、稿本、抄本及收载古医籍的丛书则酌情延至民国间。

3. 本书共载录苏沪医学古籍三千四百六十五种。

4. 本书分类为：医经、本草、食治、养生、藏象、病机、诊法、明堂经脉、伤寒、温病、金匮、临床综合、方书、内科、外科、伤骨科、妇产科、儿科、喉科、眼科、法医、医案、医话医论、丛书、史传、书目、运气、其他，凡二十有八门。

5. 各门书籍以类为聚，以时为序排列，即以原书成书时间结合主题和中心内容。如医经类下，先《内经》，次《难经》；明堂经脉类下，先经脉针灸，次推拿、外治；内科类，先总论杂证证治，次中风，次劳及咳、喘，次疟痢臌胀，次痿痹脚气；妇产科以妇、产区分，广嗣书则介于二者间；儿科以通论与痘疹区分。然诸书类属本难截然细分，又多散佚，分类难以确当，医家生活时代不明，难免先后错互。

6. 丛书专列一门，各丛书载录其子目。但专题丛书与分类相合者，则各入专门类别，如《脉学三书》入诊法门，《仲景全书》入伤寒门。文史类丛书收录其医学书目，其种数、卷数另加括号，如《宛委别藏》全书一百七十四种，医书十三种六十三卷，载录为"《宛委别藏》(十三种六十三卷)"。

7. 医籍书名采用通用名，别名不另立专条，或在按语表明。以"医案"为题者颇多，在其前加著者字号或斋名，外加括号，以便区分。

8. 同一作者同一资料来源的若干书目，作同一条，中间以逗号区分，以节省篇幅。

9. 本书载录独立成书的医学古籍，然原书虽佚而留存若干篇章，或单篇名作流传世间，零星篇章，吉光片羽，弥足珍贵，本书亦为载录并于按语中说明。如《吴医汇讲》所载者。

10. 本书遵一般书目例，标注"存""阙""辑佚""未见""佚"。笔者亲见亲读者为"存"，仅见书目方志载录而《全国中医图书联合目录》不载者为"佚"，佚本经后人重辑成书者，为"辑佚"，《全国中医图书联合目录》载录而笔者未见未读者为"未见"，仅存本不全者为"阙"。

11. "存""佚"之后标注书籍撰辑或编注、校评、增补、翻译、刊刻的年代，部分已佚、未见之书无法确定年代者，据载录其书之方志、目录推测，如卒年、载录年代，后加"？"以示未确。

12. 作者以"朝代籍贯姓名(字，号)"表示，朝代、籍贯和姓名间不加标点，字、号则外加括号。一人跨二朝者，以主要生活时期确定，或以书籍成书、出版时间确定；籍贯以原始资料的地名确定，与今名或异；作者对书籍的工作，以撰、辑、编、校等表示。托名伪作，或有疑者，则在作者籍贯姓名前加"原题"以示，外加括号；外省籍人士则标注其迁徙、侨寓之地。

13. 正文载录原书序、跋、题辞，作者的传、文、墓志，各种目录学著作的提要、按语，方志、宗谱、史传的有关内容等。限于篇幅，正文仅收录与书籍及其作者有关的内容，尽量精简扼要，可采取节录方式。

14. 以“时觉按”形式载录考证结果，或表明书籍别名，或载录版本，或考证真伪，或描述书籍形态，或简要阐述内容，或记录演变过程，或记述收录的丛书名，凡属孤本、稿本、抄本等少见版本，则尽可能载录其收藏单位，以便读者查阅。佚书注明出处。

15. 各门类后附注本门类载录书目总数及现存、残阙、辑佚、未见、已佚诸书数目，以便省览。

16. 全书后附书名索引、著者索引，以便查阅。书名索引不取别名异名；著者索引列入著述编纂者及续编、校注、补辑、重订等关系者，其有二人或更多者，亦作多条列入索引，包括外省市作者。索引按首字笔画数及起笔一丨丿丶フ顺序排列；首字相同，按第二字笔画及起笔排列，余类推。

17. 后附古今地名对照，凡本书作者栏标示古地名有异今日者，一一列出，以便参照阅读。部分外省地名与今苏沪相同，易致医籍混淆者，亦附于后，以便区分。

18. 末附参考书目。

总 目 录

目　录

医经

本草

食治

养生

藏象

病机

诊法

明堂经脉

伤寒

温病

金匮

临床综合

方书

内科

外科

伤骨科

妇产科

儿科

喉科

眼科

法医

医案

医话医论

丛书

史传

书目

运气

其他

附录

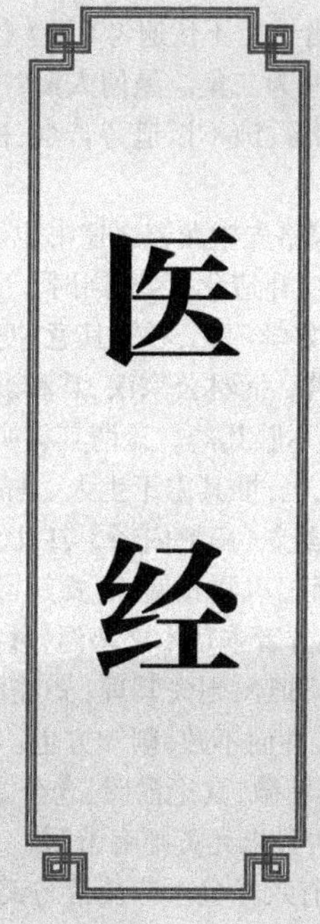

医经

医经类，先《内经》，次《难经》。

《增补内经拾遗方论》四卷　存　1111

宋骆龙吉撰，明淮阴刘浴德（子新，肖斋，壶隐子），棠邑朱练（明羽）增订

刘浴德序曰：《内经拾遗方论》，宋骆龙吉所撰也。书凡八卷，合六十二篇，发明《内经》，指示后学，继往开来，绩非浅鲜，其空谷足音，绝无而仅有者欤！不佞遍考《素》《灵》，其未经收入者十恒五六，不揣蠡测，窃附管窥，因续集八十八篇，共一百五十第，厘为二集。愚何人斯？而敢与骆氏相颉颃哉？学步邯郸，效颦西子，今实蹈之。言虽谫劣，不无可采，倘遇知音，谅不以道旁苦李、社林老栎而弃之。万历己亥暮春望，肖斋刘浴德子新自序。

朱元英序曰：《内经拾遗方论》者，宋骆先生龙吉之遗书也。昔者骆先生学古之道，深究于天人阴阳五事之理，洞见五脏癥结，肉白骨而生死人，功补造化，名于当时。所著《拾遗》书六十二条，皆可传习，其功非浅鲜矣。厥后，明之肖斋刘公与明宇朱公，好学深思，心知其意，搜集《内经》，殚心参究，增续病症治方共八十二条。则二公之继志于骆先生者，心亦良苦。而林公宗汉，其私淑弟子也，学有渊源，不忘所自，为之亲校其书，述而梓焉。夫古之慎斯术也，医不三世，不服其药。盖谓其有所受之古先哲人，而非费人以试方者，故服其药而不疑。林公之述《拾遗》者，将以生人也，惟其志于生人，是故不秘其术而示天下以广之，则林公之功亦将远矣。尝阅《汉书·艺文志》，有《黄帝内经》《扁鹊内经》《白氏内经》，又有《外经》《旁篇》诸书，今独《黄帝内经》存焉。班固以为善医者犹磁石取铁，以物相使，而要其旨于血脉经络阴阳表里，以起百病之本，生死之分，可谓笃论。然又列经方诸家，以为经方者本草木之寒温，量疾病之浅深，假药味之滋，因气感之宜，以通闭解结，反之于平，则尽之矣。夫知方而不知经，则失其理；知经而不知方，则失其宜。经，譬则棋盘黑白子也；方，则人之相棋者也。善棋者先后用子，胜而不败，则知方也。古方用意不同，精微寄焉，非知经者不能究其理，宜余阅《拾遗方论》，眼明心慧，发其精微，其论俞跗、仓公之遗意欤？因谓林公是书出，所活万亿不足计矣，梓而广之可也。康熙庚寅五月上浣古吴朱元英师晦甫题。

陆鸿序曰：医之有《内经》，犹儒之有六经也。昔黄帝与天师岐伯等参酌五运之兴衰、六气之胜负、七情之顺逆、三阴三阳之虚实，作书八十一篇，为医家源本。是故《内经》者，医学之津梁也。顾其蕴精奥，虽历经前贤缵述，亦有未尽阐发者，如煎厥、薄厥、风消、心掣诸症。河间会于《宣明论》题其略，而未克引经出症，随症出论，随论出方，读者无不遗憾。宋骆龙吉先生起而诠疏之，方因乎症，症举乎经，胪为六十二条，支分派析，如观指上罗纹，反掌即现，题曰《内经拾遗》，则思亦过半矣。而有明淮阴肖斋刘公偕古棠明宇朱公，复采摭经义，增以八十二条，俾寒暑燥湿、补泻温凉，无症不悉备，无方不考验，诚济世之要编也。内兄宗汉林君，受业于朱同羽先生门，授而读之，缘是目明心了，不必饮长桑上池水而后洞见癥结也，不必饮黄冠橡斗酒而后大开灵晤也。对症引经，循方命药，罔不应手奏效，一时名噪白下，荐绅大夫争器重之，而大江南北之肉而起之者，又不可胜数矣。暇时尝谓予曰：《拾遗》一书，果属医家善本，予治病数十年，未有出其理法者。予曰：瑾瑜之宝，当与天下共之，君婆心济世，讵宜自私？林君亦惴惴焉，惟此书湮没之是惧。爰严其校雠，锓梓以广其传，盖亦所谓己立立人、己达达人之意也欤？予因之有感矣。夫匠虽巧不能逃绳墨，冶虽工不能越模范，而况医道精微，费人宜慎，海内青囊肘后，不获概见，而医不原经以识症，症不考方以命药，任意妄投，犹方枘而圆凿，乌睹所谓成三折而效一匕哉？然则是书一出，不惟业医者堪奉为玉鉴冰壶，而养亲摄身君子并当家藏一帙，游览其中，亦有以衷夫寒热，调其攻补，抵营卫于和平，不致枉为二竖所侵，六贼所虐也。识者其以予言为然乎否？同夏陆鸿芳洲氏拜题。

林儒跋曰：予弱冠习医于舅祖朱同羽先生门，自诵记《药性》、《难经》、仲景诸书外，旋授读者肖斋刘先生《脉学三书》暨《素灵约》《元气论》《内经拾遗》等书。时舅祖指《拾遗》书命之曰：是书昉于骆龙吉先生，增补于明刘先生，参订于先君子明宇公。盖其言症也，原本《枢》《素》，发明名号之由；其言法也，探讨诸家，酌定方剂之主，间或议论出自心裁，刀圭本乎家秘，于理法莫不允当，洵医道中之黄石也。予奉遗训持是书及参会群书以济世，大都符其症者，靡不符其法焉。夫长沙一书，得高阳之撰次，聊摄之传述，而后完帙，于今不坠。予浅见寡闻，未能窥是书之堂奥，但以原稿既废，日久渐湮，即有知音之士缮写珍藏，恐相沿既远，遂蹈鲁鱼亥豕之讹，兹为之校正，付梨枣以行世。一以阐骆、刘两先生缉学之苦衷，一以不负予舅祖命小子之至意云尔。不揣荒芜，为纪其略。时康熙岁次庚寅季秋五日之吉，后学宗汉林儒识。

原书凡例曰：一、煎厥凡二见，一见《生气通天论》，一见《脉解篇》，病原不同，愚分为二第，而去风成寒

热一第，仍合六十有二之数也。一、风消改为二阳病，心掣改为一阳病，风厥改为一阴病，白淫改为筋痿，阴疝改为㿉疝，今不暇细辨，观者当自得之。一、每第俱系不佞重订，间有数第仍其旧者何？盖因议论纯正，无俟愚言之喋喋也。一、各方俱系今时必用之方，从时宜也，间有未备者，则取旧方一二参入之，亦不必苦求之意而已。

增订凡例曰：一、骆氏方论六十有二，不佞续集方论八十有八，共一百五十第，而《素》《灵》病能无余蕴矣。一、每第先经文，次释义，"夫"字上者，经文也，"夫"字下者，释义也。悉遵骆氏例。一、每第下所书主病者，悉遵刘河间先生《宣明论》中例也。一、骆氏专以篇目为次第，不佞专以病证为次第，观者当自得之。一、《灵枢》五积止有肥气、伏梁、息贲、奔豚四积，而缺痞气一积，不佞僭以《难经》一段补为一第。一、是集不续伤寒者何？以有仲景《伤寒论》在也。一、是编所集者皆是古方，愚敢作聪明乱旧章哉？故曰药虽用于医手，方多传于古人，即已经验于世间，不必尽从乎己出。一、骆氏卷五第三十三篇已有风成寒热矣，余续集又分寒热为二第者何？盖因于露风乃生寒热，及风成寒热，不过为感冒者言之耳。骆氏乃以《风论》中中风寒实之，圆底方盖，乌能吻合？《戴记》曰：夫言岂一端而已也，各有攸当也。今仍分寒热为二第，岂重出哉？一、出《素问》某篇者，止书某篇之名，若出《灵枢》者，加"灵枢"二字于某篇之上以别之而已。一、一方凡二见，甚而至于三四见者，其药品分两一一开具，以便检阅，非重出也。一、《灵枢》半夏汤中云八升，即今三升余，五升即今二升余，一升即今四合余，五合即今二合余，一升半即今六合余，至他方中云铢者，六铢为一分，即二钱半，古以一钱为四字，一字二分半也。一、方出某人者，标某人之号；方出某书者，标某书之名；至于不载古方书者，则标秘传方以别之；又有标家传方者，乃家传所制日方之方也。如先大父竹东公解毒薷苓汤，先君子春斋翁清中启脾汤之类是也。若双鹿丸，不佞所制方耳。一、出《素问》者标"素问"二字于目上；出《灵枢》者标"灵枢"二字于目上；出《难经》者标"难经"二字于目上；有先《素问》后《灵枢》者，又标"素""灵"于其上；又先《灵枢》后《素问》者，又标"灵""素"于其上；又先《灵枢》后《难经》者，标"灵""难"于其上；若出《灵枢》《甲乙》者，又以"灵""甲"标之；若出《灵枢》《史记》者，又以"灵""史"标之。至于出《素问·补遗》者则止标"补遗"二字，以别之而已。一、每第汤头，因名释义，庶使同志之士，一展卷间皆了然于心胸，可以助眼过电而口倾河矣。

《中国医籍通考》按曰：读朱、陆二序及林儒跋文，知朱序以"明宇"误作"明羽"，陆序以"同羽"误为"同宇"。

时觉按：收于《三朝名医方论》。

《读素问钞》十二卷　存　1367

元仪征滑寿（伯仁，撄宁生）撰

余丽元《滑伯仁先生传》曰：滑寿字伯仁，号撄宁生，许昌人，元之奇士也。生性警敏，工文辞，尤精于医。尝受业京口王居中氏。居中以黄帝、岐伯之书启之，既而喟然叹曰：《素问》为说备矣，第其篇次无序，乃注《素问钞》凡十二卷。又以《难经》文辞古奥，辨析精微，读者不能遽晓，乃采摭十一家，融会诸说，而以己意折衷之，辨论精核，本其旨义而注之，为《难经本义》二卷。视他家所得为多，故今惟《本义》传于世。尝言：道莫大于医，医莫先于脉。病高阳生之凿七表八里九道，求脉之明，实脉之晦，乃作《诊家枢要》一卷，简而尽，核而当，盖得岐黄、越人之精而约取之，非异说所得而托也。尝学针法于东平高洞阳，又有《经络发挥》与《疮疡》《痔瘘》《医韵》等篇，亦可谓集往哲之大成矣。惜当世无表彰之者，故后学但知宗张、刘、李、朱为圭臬，于伯仁诸集若罔闻知。盖东垣、丹溪为当时缙绅所揄扬，声名藉甚，伯仁弗若也，乃艺虽高而名弗彰。太史公曰：岩穴之士，欲砥立名行，非附青云之士，恶能声施后世哉？信如斯言，余为伯仁慨矣！元初，伯仁祖父官江南，自许昌徙仪真，而伯仁生焉。许昌其祖贯，实则仪真人也。伯仁卒于明洪武中，故《明史》列之《方伎传》，然戴良《九灵山房集》有怀滑撄宁诗曰：海日苍凉两鬓丝，异乡飘泊已多时。欲为散木留官道，故托长桑说上池。蜀客著书人岂识，韩公卖药世偏知。道涂同是伤心者，只合相从赋《黍离》。则伯仁亦抱节之遗老，托于医以自晦者也。余故特表之而为之传。（《脉理存真·附录》）

道光《仪征县志》曰：撄宁生，出滑伯后，名寿，字伯仁。先世为许襄城人，当元时，父、祖官江南，自许迁仪真，生寿。性警敏，习儒书，日记千余言，操笔为文，词有思致，尤长于乐府。京口名医王居中客仪，寿数往叩。居中曰：医祖黄帝、岐伯，其言佚不传，世传者惟《素问》《难经》，子其习之。寿读终卷，乃请于王曰：《素问》为说各异，篇次无绪，愚将分藏象、经度、脉候、病能、摄生、论治、色脉、针刺、阴阳、标本、运气，汇萃凡十二类，抄而读之。《难经》又本《素问》《灵枢》之旨，设难释义，其间荣卫部位、藏府脉法与夫经络腧穴，辨之博矣，而阙误或多。愚将举其旨义，注而读之，何如？居中曰：甚矣，子之善学也。自是寿学日益进。参考张仲景、刘守真、李明之三家而大同之，抒其所得，向所莫不奇中。既又传针法于东平高洞阳，得其开阖、流注、方圆、补泻之道。又究夫十二经走会、属络、流输、交别之要，至若阴阳维跻、冲、带六脉，虽皆有系属，而惟督、任二经则包乎腹背而有专穴，诸经满而溢者，此则受之，宜与十二经并论。乃取《内经·骨空》诸论及《灵枢·本输篇》所述经脉，著《十四经发挥》三卷，通考隧穴六百四十有七，以尽医之神秘。他如《读伤寒论抄》《诊家枢要》《痔瘘篇》及聚诸书本草为《医韵》，皆有功医学。多治验，所至人争延致，以得撄宁生一决生死为无憾。生无问贫富，皆往治，不责报，遂知名吴、楚间。在淮南曰滑寿，在吴曰伯仁氏，在鄞越曰撄宁生。年七十余，颜如童子，行步轻捷，饮酒无算。

乾隆《余姚志·寓贤传》曰：滑寿，先世襄城，徙仪真，后又徙余姚……好学能诗。既殁，天台朱右摭其治疾神效者数十事为之作传。故其所著述，益有称于后。

时觉按：初刊本国内未见，有明正德间刊本藏日本国立公文书馆内阁文库，收于凤凰出版社《子海·珍本编·海外卷》。首林亿序，次王冰原序，下"四明滑伯仁先生读素问钞目录"，上部：藏象第一卷、经度第二卷、脉候第三卷、病能第四卷；中部：摄生第五卷、论治第六卷、色诊第七卷、针刺第八卷；下部：阴阳第九卷、标本第十卷、运气第十一卷、汇萃第十二卷；下"素问批点凡例"：红傍抹原诊，红圆圈辨误，红方圈主证，红傍点活，红侧点句，红中点读，红横截意断处，红中抹脉法，黑傍抹病证，黑傍点摄养。今之存本多为汪机增注之《续素问钞》。

《续素问钞》三卷　存　1519

元仪征滑寿（伯仁，撄宁生）撰，明祁门汪机（省之，石山）续

汪机《重集素问钞序》曰：予读滑伯仁氏所集《素问钞》，喜其删去繁芜，存其枢要，且所编次各以类从，秩然有序，非深于岐黄之学者不能也。但王氏所注多略不取，于经文最难晓处仅附其一二焉。然自滑氏观之，固无待于注，后之学者未必皆滑氏，苟无注释，曷从而入首邪？爰复取王氏注参补其间，而以"续"字弁之于首；简闲有窃附己意者，则以"愚谓"二字别之；滑氏元本所辑者，不复识别；滑氏自注者如旧，别以"今按"二字。如此，庶使原今所辑之注，各有分辨，或是或非，俾学者知所择焉。虽然，予之所辑未必一一尽契经旨而无所误。或者因予之误推而至于无误，未可知也。谚云：抛砖引玉，亦或有补于万一云。正德己卯三月朔旦祁门汪机省之序。

何柬曰：考滑氏传，伯仁许襄城人，性警敏，习儒于韩说先生，日记千余言，操笔为文辞，有思致。师王居中，读《素问》终卷，乃进请其师曰：经之为说备矣，篇次无绪，错简不一，理奥义深，读者便不易晓。愚虽不敢谓剪其繁芜，而实撮其枢要，乃分《钞》资学，诚历代哲人之所未备。其脏象、经度、脉候、病能、摄生、论治、色诊、针刺、阴阳、标本、运气，汇萃一十二条，井井秩秩，约文敷畅，至当归一，理有条贯，义自昭然。而祁门汪机，续引王注，间附己意，启蒙易悟，运气易考，珠贯备细，陋试颇详。但汪机序钞不工，如抛砖引玉之言，鄙俚浅俗，疑续注微意，恐非机笔。予有师识西泉潘子者，昔年持《素问》相与寻绎，亦尝寻章逐句，因文论之轻重，顺启对之浅深，通经草创。潘携去录真，不意天不假潘寿，人亡经失，时欲复正，惰迈力衰，姑记《上古天真》一篇，略节录附，以见中年志用之悬云。（《医学统宗·医书大略统体》）

《四库全书提要》曰：《续素问钞》九卷，两淮盐政采进本，明汪机撰。机有《针灸问对》，已著录。是编因滑寿《素问钞》采王冰原注太略，因重为补录，凡所增入，以"续"字别之。九卷之中，分上、中、下三部，上四卷，中一卷，下四卷，其标目悉依滑氏之旧。

《祁门县志》曰：汪机幼尝为邑诸生，母病呕，遂究心医学。凡岐黄扁仓诸遗旨，靡不探其肯綮，殊证奇疾，发无不中，名高难致。病者有听謦咳，顿喜遂瘳，所全活甚众。著有《石山医案》《医学原理》《本草会编》《素问钞》《脉诀刊误》《外科理例》《痘治理辨》《针灸问答》《伤寒选录》《运气易览》等书。

民国三十三年《祁门县志·艺文考》曰：《续素问抄》九卷，旧《志》作《素问抄续注》。是编因滑寿《素问抄》采王冰原注太略，因重为补录。凡所增入以"续"字别之。九卷之中分上、中、下三部，上四卷，中一卷，下四卷，其编目悉依滑氏之旧。清《四库》列《存目》。

时觉按：明正德十四年汪机续注滑寿《素问抄》，作《续素问钞》九卷，为今之流传本，收于《汪石山医书八种》。《四库全书提要》曰："是编因滑寿《素问钞》采王冰原注太略，因重为补录，凡所增入，以'续'字别

之。”汪机《素问补注》作为补遗附于书末，而民国《河南通志·艺文志》录为滑寿《读素问抄补遗》，误。

《素问抄补正》十卷　存　1529

明镇江丁瓒(点白)撰

自序曰：《素问钞》者，元撄宁生所著也。生性警敏，工文辞，尤精于医。尝受业京口王居中氏，居中以黄帝岐伯之书启之，生受之，既终帙，喟然叹曰：《素问》为说备矣，第篇次无叙，不无错简。乃分藏象、经度、脉候、病能、摄生、论治、色诊、针刺、阴阳、标本、运气、汇萃，凡十有二，录为一帙，名曰《素问钞》，其志将以便初学也。瓒惟是书虽出于生，其言实取诸《素问》，其理实根诸性命，虽曰出于先秦，实轩岐之奥旨也。何者？医之盛惟轩岐之世，当是时，以五毒五药五气五味祛百病者，则有巫彭氏；撰药时及采药录者，则有桐君氏；因花叶形色定君臣为炮炙法者，则有雷公氏；割皮解肌，决目结筋，搦髓爪膜，炼荡精神者，则有俞跗氏；又有伯高氏、少俞氏，贤哲并出，皆辅佐黄帝，详论脉经，究极义理。嗣是以后，则巫咸氏以鸿术鸣唐虞，伊挚氏以汤液鸣商，娇氏、俞氏、卢氏以术鸣周，和、缓、文挚之徒以术鸣春秋，桑君、秦越人、医竘氏以术鸣战国。之数子又皆有得于是书者也。间尝诵之，天地之道、阴阳之化、动静之机、运气之奥、历数之法、藏府之详、经隧之□、疾病之原、治乱之由、摄养之方，靡不备载，而《素问钞》者，则又是书之勾玄撮要者也。故曰轩岐之奥旨也。惜乎世罕学焉。予被命守东嘉，夙夜祗惧，勉修厥职，痛吾民往往误罹夭枉，故每自疚。乃召群医告曰：医者人之生命攸系，汝辈其知所慎乎？夫药之弗绩，术之弗精也，术之弗精，学之无本也。汝辈其尝学《素问》乎？曰：未也。奚为而弗学也？曰：病其书之隐赜也。其尝学《素问钞》乎？曰：未也。奚为而弗学也？曰：病其书之亥豕也。以故政暇，取其钞本，手自补正，以王氏注有合于经者亦并录之，使更相传录，择其子弟而诵习焉。犹恐其气运之难明，脉理之难晓也，因取《五运六气主客之图》并《诊家枢要》以附于后，庶几学者知所趣向，而吾民亦殆有赖矣，故捐俸锓梓以传。撄宁生讳寿，字伯仁，姓滑氏，许襄人也。时嘉靖己丑冬十月吉日，赐同进士中宪大夫温州守后学京口点白丁瓒序。

凡例曰：一、王注颇觉冗泛，今择取诸书增减，以附愚见，其有疑误，姑缺之以俟知者。一、注释王氏颇详，因以为主，凡王注皆不名，滑氏则曰滑云，愚见则加圈以别之。一、经文易晓者，一依滑氏旧文。一、五藏只详释一藏，其余可以类推。一、诸病皆发于经络，今已具经度篇下，余不赘释。一、五运六气，临御不常，因画图附于篇末，以便考证。一、脉经惟《诊家枢要》简明易晓，因附之以便后学。

《四库全书提要》曰：《素问钞补正》十二卷，浙江巡抚采进本，明丁瓒编。瓒字点白，镇江人。嘉靖丁丑进士，官至温州府知府。初，滑寿著《素问钞》，岁久传写多讹。瓒因其旧本，重为补正，复兼采王冰原注以明之。凡十二门，悉依寿书旧例，又以《五运六气主客图》并《诊家枢要》附于后。

《休宁县志》曰：丁瓒字汝器，西门人。丁氏自宋世业医，嘉靖初，丁绳以医名。子畜瓒，授其业已，藉数百缗欲与子，瓒谢归，医则奇中，人以仙目之。性好客，客常满，尝出五十缗，脱人于厄。书画有米倪风。年六十卒。(《中国医籍考》卷三)

民国《续丹徒县志·人物》曰：丁瓒，字敬夫，玑从弟。正德丁丑进士，历官湖广按察副使。

时觉按：丁瓒，《中国医籍考》所引《休宁县志》作休宁西门人，字汝器，未及宦绩；《四库全书提要》作镇江人，字点白，嘉靖丁丑进士，官温州知府，考嘉靖无丁丑年，似是正德；民国《续丹徒县志》所载正是正德丁丑进士，当为丹徒人。是书有嘉靖八年己丑京口丁氏温州刻本藏上海图书馆、上海中医药大学、宁波天一阁，《四库全书存目丛书》据此影印收录。卷端署为：唐太仆启玄子王冰注，元许昌滑寿伯仁钞并注，后学温守京口点白子丁瓒补正，永嘉医生王宫辑录。

《读素问钞》　佚　1840？

清吴江张世炜(焕文，雪窗)撰

道光二十年《平望志·文苑》曰：张世炜，字焕文，号雪窗，唐湖人。年三十习岐黄家言，洞见底里，远近延之者无虚日。与之钱，贫者不受也。世炜神清貌古，颀而长，步履如飞。晚觏痰疾，而力学益勤。卒年七十二。著有《杜诗正义》《历朝诗约选》《松陵诗约》《唐人真赏集辑注》《读素问钞》《秀野山房初、二集》。

时觉按：另著有《伤寒汇参》四卷，又名《若岷医学读本》，未见存世，亦未有载录。

《内经疏》 佚 1472？

明句容蒋主孝（宗伦，务本）疏注

光绪三十年续纂《句容县志·拾补》曰：蒋主孝，字宗伦，一字务本，院判用文三子，以儒医鸣。凡抱奇疾无能识者，诊视无不愈。急于救人，虽雪夜炎天，有求必赴。疏《内经》以示学者。或劝之仕，曰：医可以济人，奚必仕？喜吟咏，与弟主忠及王贞庆诸人结诗社，后与贺存心，张友兰倡和。爱临古帖，精鉴古。襟度洒落，于月夕必焚香，鼓琴作文，弄楚歌之曲。自制有《樵林操》，人多传习之。长子论，次子谊。谊举进士，授杭州府推官，戒之曰：不俭则不能廉，试看贪官，皆由不俭故也。谊居官有廉能名。主孝成化壬辰卒，年七十六。

时觉按：疏《内经》以示学者，今佚不见，《联目》不载，《大辞典》佚。

《朱丹溪素问纠略》 佚 1475？

明常熟周木（近仁，勉思先生）录

民国三十七年《重修常昭合志·艺文志》曰：周木，字近仁，汇从子，成化乙未进士，浙江布政右参政，与修宪宗实录，学者称勉思先生。《朱丹溪素问纠略》《管志·科第志》"略"一作"答"。

时觉按：民国《江苏通志稿》卷一百九十五《经籍》亦载录。《中国医籍考》载有丹溪《素问纠略》一卷，并言"存"，但《中医图书联合目录》不载，《中国医籍大辞典》佚，或即是书，然亦不存。

《内经注辨》 未见 1540？

明吴县蔡师勒注

黄省曾序曰：尝谓医之道也，原详经髓、阴阳、表里以起百病也，尝草木水火致剂以救夭伤也。非圣人者神而明之，其谁与此？故曰：医者生生之具，圣人所以寿万民而登之天年者也。农黄以来，其法已久，考其嗣流，则周之娇、之俞、之卢，秦之和、之缓、之竘，宋之文挚，郑之扁鹊，汉之楼护、阳庆、仓公，皆以黄帝之书相为祖述。其仓公诊切之验，独幸详于大史，而候名脉理，往往契符于《素问》，以是知《素问》之书，其文不必尽古，而其法则出于古也，信然矣。其言情状也有冯，其处刺疗也有响。得之者，为上工，为国手；失之者，为毒师，为庸姓。历百世而莫之或违者也。在姬之代，尚有岁终之稽，十而失一，即次其食，故其法得以不堕。今之医也，茫然于天地之纪，宪无所畏，师无所传，一惟肆炮纵舍以规偶中之利，故愈也剧之，生也死之者，殆相望也。予素多病，不得于医，而思精其法，未暇也。山人蔡师勒氏有道，而复志于医，乃块处于毛公之坛者二十年，先治其法，翻阅之久，遂不满于启玄之注，时有所得，因系之辨，若师勒者，可谓卓然斯流之上者矣。虽然，启玄亦非妄而作者，其师玄珠先生异人也，洞明《素问》之奥，乃密授秘旨，故启玄奉其师说太过，不为无疵。观其询谋得失之云，则斯辨也，亦启玄之所以望于后人也。（《五岳山人集》）

时觉按：《中国医籍考》卷四据《五岳山人集》载录，"未见"。黄省曾，字勉之，号五岳山人，吴县人，长于农业与畜牧，殁于嘉靖丙午。蔡师勒，少学道术，后习医，精研岐黄术，于《内经》之奥旨颇有研究，著《内经注辨》以补王冰注解之不足。

《内经疑义》 佚 1546？

明吴江袁仁（良贵，蓡坡）撰

王畿《袁参坡小传》曰：参坡袁公名仁，字良贵，浙西嘉善人也。洞识性命之精，而未尝废人事之粗，雅彻玄禅之奥，而不敢悖仲尼之轨。天文地理、历律书数、兵刑水利之属，靡不涉其津涯，而姑寓情于医。谓可以全生，可以济人，著《内经疑义》《本草正讹》《痘疹家传》等书百余卷。

时觉按：嘉善袁顺寄籍吴江，其子颢及孙祥、曾孙仁、玄孙黄，俱入吴江，为吴江赵田人，袁黄后补嘉善诸生，复入籍嘉善。故袁仁为吴江人。

《删次内经》 佚 1572？

明兴化潘弼（梦徵，西泉居士）删次

万历《兴化县志·人文之纪·逸民列传》曰：潘弼，字梦徵，精通医术及太乙、洪范诸数，所著有《运气考正》《删次内经》，海内宗之。号西泉居士。子应诏，有茂才，多著述，以恩贡为赣州府推官。次子应奎，亦知医而能诗。

时觉按：《联目》《大辞典》俱不载，当佚。

《素问辨疑》 佚 1620？

明嘉定何其高（仁所）撰

光绪七年《嘉定县志·人物五》曰：何其高，字仁所，诸生。入医院，由吏目迁御医，加鸿胪寺署丞。万历三十六年，京师疫，其高施诊施药，全活无算。卒年七十。子平，自有传。

时觉按：康熙三十年《苏州府志·艺文志》载录，《联目》《大辞典》俱不载，当佚。

《素问逸篇》一卷 存 1636

明华亭施沛（沛然，元元子，笠泽居士）撰

商梅序曰：《素问》一书，羲皇妙旨，而神圣相为发明，以补天地人之缺。然以医为道而流于术，则精义入神之书，遂不能于六经共昭揭于世矣。况三代而下，竹书虫简，更多缺遗。盖古人重是书，恐授非其人，而隐其一二以俟后之君子，是以金函玉笈，往往藏诸名山，时复隐现。天地固不欲妄泄玄机，亦不欲秘神圣之玄言而使其终不传也。吾友笠泽，研穷古学，于《素问》尤夙夜所究心者。偶遇羽士，传《逸篇》二，曰注源，曰木徵。其义深意远，气厚文奥，真是坟典之遗；其包涵天地，颠倒阴阳，乃超凡入圣之大道也。古我先王，视千百世之下皆我赤子，求其痛痒，虑其夭札，可谓详且至矣。此二篇者，实轩岐之要，直抒而无隐者也。笠泽君复述羽士之言，以为所传二篇，即东汉师氏所藏。天地鬼神呵护，以付问世之豪杰，而返本还源之微意即在其中。二篇刻行，可补其缺遗，而《素问》始复其全矣。崇祯丙子九月既望，闽中那庵居士商梅孟和客云间书于啬斋。

施沛跋曰：一日独坐静寄轩下，有羽士顾予而问所读何书，答以《素问》。乃备晰疑义，因出《逸篇》二以授予曰：此长生诀，神现方也。随谢去。后访之不可踪迹，始知异人也。

丹波元胤按曰：是书所载支离不经，实无足取者。盖施沛所托而作，徒供有识者之一噱耳。考沛始末未详。据《四库全书总目·史部·职官类存目》，有沛《南京都察院志》十卷，曰：沛修此时则为南京国子监生。

同治《上海县志·人物》曰：施沛，天启初以贡除河南廉州通判，后署钦州。议时务十二条，语多切中。

时觉按：《联目》不载，《大辞典》"佚"，国内无存，《中国医籍考》卷二载录，"存"，收于《灵兰初集》，日本行政法人国立公文书馆内阁文库藏有崇祯末年华亭施衙刊本，2002 年人民卫生出版社收于《海外回归中医善本古籍丛书》排印出版，2016 年中华书局又收于《海外中医珍善本古籍丛刊》第 397 册影印出版。丹波氏以为施沛所托之作，支离不经，无足取者，实乃道家修炼内丹之书，虽无关《素问》，亦有其可取之处。载注源、木微二篇，注源篇释人体生成及生理功能，木微篇为存神内照之法。

《赵注灵枢经》 佚 1636？

明甫里赵氏佚名注

陈仁锡序曰：余尝题壁云：简方思节茗，耻役学尊生。读赵先生注《灵枢》，盖信天下最可恃者，古人不变为今人；可恨者，古本时化为今本；可怪者，自家脉理问之医王，方寸隔垣而求洞于秦越人。夫秦越人也，得无秦越我也。夫可笑者，脏腑不自见，而辄许人有肝胆，且谁肝谁胆哉？赵先生早谢青衿，注经玄畅可传，居甫里，不交富人，须眉皓然，似一精猛读书壮男子，尤好言《三礼》。余欲十七篇宗《仪礼》，入《礼记》之通十七篇者，六官宗《周礼》，入《礼记》之近六官者，各以历朝礼制宦制附焉，欲勒成一书未能也。先生图之，礼以治身为先，此亦岐伯之大指矣。（《无梦园集》）

时觉按：《中国医籍考》卷五载录，"未见"。甫里，在吴县，即今苏州市甪直镇。陈仁锡，字明卿，号芝台，长洲人，天启二年进士，官至国子监祭酒，著《重订古周礼》《陈太史无梦园初集》等，崇祯九年卒。

《内经知要》二卷 存 1642

明华亭李中梓（士材，念莪，尽凡居士）撰辑

薛雪序曰：古云为人子者不可以不知医，此言似乎专指孝友中之一端而言之者也。何也？夫人之禀体毋论，其他六淫戕其外，七情贼其中，苟不知节，鲜不病且殆也。为人子者，可以父母、伯叔、兄弟、妻子及诸眷属

付之庸医之手乎？故不可不自知之。然知之为知之则可，若强不知以为知，不如无知。从来偾事，皆属一知半解之流，而不知奴隶之夫，乳臭之子，一朝而苟得权势，侥幸而世拥多资，便肆其骄慢之气，役医如吏，藐医如工，家有病人，遂促其调治，并以生死之权责成之。初不闻扁鹊有云，臣能使之起，不能使之复生乎？在医者亦不思往古分医为十四科，使其各治一科为专科，志在济人，今则率皆相习成风，趋炎奔竞，其志不过啖名谋食而已，岂不卑哉？要知此道之源出自轩皇君臣，以羲皇一画之旨，终日详论世人疾病之所以然，垂教天下后世以治法之所当然，而药物则又出乎炎帝，躬行阅历，察四时山川水土之宜，考五金八石之性，尝水陆草木之味，以定其有毒无毒、寒热温平、攻补缓急之用。相传各有遗书，轩皇者曰《素问》，曰《灵枢》，炎帝者曰《本草》。《素问》自王冰注后，嗣出者不下数十余家，《本草》自陶氏《别录》外，历代以来，何止汗牛充栋。无奈时师心喜置身于时路，茫茫然朝值衙门，退候缙绅，酬应乡党，惟恐一人不悦，则谤端百出，飞祸无穷，所以无日不卑躬屈节，寝食俱废，岂有余日孳孳于诵读者哉！以故卷帙繁多，如李时珍、张介宾之所集，罔弗望涯而退，奚能念及此言似乎专指孝友中之一端而发者，扪心惝怳，务必旁通一贯，由亲亲而兼及于仁民耶？余久遭老懒，自丙子岁后，竟作退院老僧，绝口不谈此道矣。一日，偶然忆及云间李念莪先生所辑诸书，惟《内经知要》比余向日所辑《医经原旨》尤觉近人，以其仅得上下两卷，至简至要，方便时师之不及用功于鸡声灯影者，亦可以稍有准则于其胸中也。叩之书贾，佥云其板已没久矣，遂嗾余为之重刊。惜乎书可补读，理可渐明，其如笼中药物悉非古之道地所产、及时采取者矣！医岂易知而易为者哉！然亦不可不知者也。乾隆甲申夏日牧牛老朽薛雪书，时年八十又四。

《江南通志》曰：李中梓字士材，华亭人。少博学，习岐黄术，凡奇证遇无不立愈。所著有《士材三书》《颐生微论》《医统》若干卷。

《续修四库全书提要》曰：明李中梓撰。中梓字士材，号念莪，华亭人。在明清之间以医名，门下甚众，著述多行于世。其论医主于恪守规范，以浅近导引后进，使识途径，以求深造。是书辑《内经》精言，分八类：曰道生，曰阴阳，曰色诊，曰脉诊，曰藏象，曰经络，曰治则，曰病能。案：采辑《内经》，自为一书者，倡始于杨上善之《太素》，仅存残缺之本，元罗天益《内经类编》即本其意，而其书已佚。滑寿有《读素问抄》，分十二类，汪机有《续抄》，丁瓒又有《补正》，皆因滑氏书而为之。张介宾《类经》亦分十二类，与滑氏所分略有出入，而所采加详，多所发挥。是书于门类减并，约而又约，注亦取简易显明，盖备学者简练揣摩之用。明清以来，类此之作不胜枚举。乾隆中，吴县薛雪撰《医经原旨》一书，卷帙倍于是书，而称是书至简至要，尤觉近人，为之撰序重刊，即此本也。至今吴中后进以是书及薛氏书为圭臬，习医者每先成诵，其所沾溉者匪鲜矣。

乾隆《上海县志·艺术》曰：李中梓，字士材。父尚衮，明万历己丑进士。中梓，诸生，有文名，因善病自究医理。辑张刘李朱四大家所著书，补偏救弊，集其大成。金坛王宇泰亦精于医，年八十患脾泄，中梓诊视讫，语王曰：公体肥多痰，愈补愈滞，法宜用迅利药荡涤之。乃用巴豆霜下痰涎数升，顿愈。又鲁藩病，时方盛暑，寝门重闭，床施毡，帷悬貂帐，身覆貂皮三重，王犹呼冷。中梓曰：此伏热也。古人有冷水灌顶法，今姑为变通。用石膏三斤煎饮，作三次服。一服去貂被，再服去貂帐，服三次已，尽去外围，体蒸蒸流汗，遂愈。其神效不可枚举。然素自矜贵，非富贵家不能致也。年七十余，作偈端坐而逝。有《道火录》《居士传灯录》《医宗必读》《颐生微论》《内经知要》《本草通玄》《伤寒括要》等书十六种，为后学津梁。其诊脉要诀，口授门人董宏度。其余及门甚众，多知名于时。

嘉庆《松江府志·艺术传》曰：李中梓，年六十八岁卒。子葵，康熙十五年恩贡。

同治《上海县志·艺术传》曰：李中梓，南汇所城人。尤西堂医书序云：先生上公车者七，中副车者二。前《志·贡表》不载，录以备考。

时觉按：阐发《内经》精义，注释浅近易懂，为医经入门读物，初刊于崇祯十五年，乾隆二十九年甲申薛雪重校加按，扫叶山房刊行。

《内经笺解》 佚 1644？

明昆山周诗（以言，虚岩）笺解

康熙《常熟县志·人物》曰：周诗，字以言，昆山人，进士复俊之兄。精究医理，人以为仲景不过也。诗名噪甚，士大夫皆折节下之。有《虚岩集》传世。

乾隆《江南通志·人物志》卷一百六十八曰：周诗，兼精医，作《内经解》。游京师，诗文播公卿间，少试方药辄效。欲以尚医官之，拂衣去。

乾隆《昆山新阳合志》曰:《内经解》,钩致玄旨,不蹈前人。今所传《虚谷山人集》者,皇甫涍贻书后所存,而《内经笺解》卒无传。

民国三十七年《重修常昭合志·艺文志》曰:周诗,字以言,号虚岩,昆山人。以医游虞,遂家焉。公卿欲以尚医官之,不就。《内经解》,龚立本《松窗快笔》云:注《内经》十余卷,散佚不传。《海虞艺文目录》作《素问笺》,见《游寓传》。

时觉按:一名《内经解》,乾隆《苏州府志》卷七十五作《素问笺》。《联目》不载,《大辞典》佚,今佚不见。宣统三年《信义志稿·艺术》载"周诗,字南始,喜吟咏,著《肘后良方》",二人同姓名,同善诗,信义亦属昆山,然异字号异年代,似非同一人。

《灵枢秘要》 佚 1644?

明江苏华湘撰

时觉按:民国《江苏通志稿》卷二百零三《经籍》载录。

《类经纂注》 佚 1667?

清吴门郭佩兰(章宜)纂注

民国二十二年《吴县志·列传》曰:郭佩兰,字章宜,吴人,以怯弱抱疴有年,遂留心方脉。著《本草汇》十八卷、《四诊指南》、《痨瘵玉书》、《类经纂注》等书。又有蒋示吉,在顺治时。

时觉按:《本草汇》现存,有顺治乙未李中梓序,后康熙五年有自序,余则均佚不存。

《素问钞》 佚 1672

清京江何镇(培元)抄辑

张铨衡《本草纲目必读类纂序》略曰:自是余与何氏契结金兰。一日,过公之寓,见公之著述盈几,阅其目则《本草发明》也,《百药主治》也,以及《脉讲》《脉诀》《伤寒或问》《活人指掌》《济生论》《原病式》《素问抄》《集效方》,共计十种。翻阅之暇,公独取《本草》《济生》之四种康熙十五年岁次丙辰秋桂月,古延年家眷弟张铨衡顿首拜题。

时觉按:何氏原撰十种,以《本草》《主治》《集效方》《济生》等四种为《本草纲目必读类纂》传世,余则佚而不传。《中国医籍考》卷四据《本草纲目必读类纂》载录,"未见"。

《内经要旨》不分卷 存 1673

清顾沅(浮伯,潜石子)摘注

自序略曰:今摘《内经》有关于病机脉候、证治虚实者据理发明,以求其是,名曰《内经要旨》。易睽之象曰:君子以同而异,先儒谓睽非善事,然有当睽者,同而异是也。君子周而不比,和而不同,皆同而异也。如讲论文字,为说不同而同于求合义理:当同于理而不同乱常拂理,以为异也;当异于理而不异随俗习非,以为同也。同人类族,辨物审异,以致同睽,则于同而审异,为学之道,求理于心,心与理一,方为极功,勿以纸上成说,遂为古人定论,不可以同异也。学而时习,习矣察焉!康熙壬戌夏五月戊申,潜石子顾沅序。

吴弘纶序曰:往浮伯从予受经,少辄尘视富贵,不可一世,年十八,因病废学,游心仙佛,遇魔自宫,遂为废人。索居无事,入山习医,久之,所从师卒,家居益偃蹇。予为之援引,馆于我舅氏沈公君宏家,教授经书,兼理医业,将终身焉。甲申金陵之游,非初志也。嗣居山益博综经史,靡不该洽,析理洞微,其于医林《素问》诸书尤肆力焉。今视所辑《内经要旨》一编,于有关病机脉候、证治虚实处纂略成书,兼为注释,据理发明,以归于是,简要精切,洵足羽翼前经,楷模后学也。昔太史公云:左丘失明,孙子膑脚,终不可用,退论书策,垂空文以自见。史公非蚕室之祸,亦乌能成百三十篇以传于无穷耶?浮伯迹虽似废,兹编成而公诸同好,垂之来祀,由兹遂可以不废。立言为不朽之一,信哉!康熙甲子春三月戊辰朔,吴郡延陵友生吴弘纶序。

《潜石子医学本末》略曰:予幼受业于延陵吴万咸先生名弘纶,习《诗经》,开笔作文,不合于时,两赴童子试不利。先父雪樵公讳复,以予能记诵,命读五经,为有本之学。甫读《书经》毕,疾作,时年十八,先生辞去。又从东海屠公迈先生讳晔肄业,先生性严峻,督课太急,诃责非时,病益剧,学遂废。于是因病学佛,入魔自宫,遂为废人,乡党不齿,穷居无事,因而习医,择师三载,始得所从。崇祯辛巳春,受业洞庭东山王抱真先生讳祚裕门下，始读《内经》及《灵枢经》，除针刺法之外，凡病机脉候、阴阳藏象、营卫盈亏、证治虚实、司天在泉、运气胜复、主客交变、标本缓急诸篇，以次读之。是年大旱，自正月不雨，至于六月，天灾流行，疫疠大作，山中之人求先生疗疾者门如归市，自夏迄秋，无一日之闲。至冬请间，先生谓医学功夫从伤寒始，首举张仲景《伤寒论》及陶节庵《伤寒条例》中之得失，以参酌时宜，折衷可否；次举刘河间、张子和诸证之法以参证治别录，所谓得传仲景、河间、子和之绝学于先生者此也。其《内经》《灵枢》未遑讲究，逾年而先生卒，予奠别灵前，悽怆回郡，所读经文无从质问，辞旨驳杂，条绪浩繁，不得领要，未知臧否，随文成诵，漫为谈论而已。癸未馆沈氏，教授之暇，仍理医学，时惟务博，不得领要。甲申春，逆贼李自成犯阙，三月京师陷，夏五月，弘光即位南都，二三知己谓朝廷草创，内员缺少，劝予赴行在，图进用，秋八月辞馆入都，冬十一月，礼部奉旨收选内员，蒙恩选进皇城，承乏司礼，备员殿阁，钦承纶綍，出入传宣，奉旨巡视皇城，察核禁军诸务。未及半年，恭逢鼎革，归顺为民，偃蹇归里，时顺治乙酉夏六月事也。冬十二月，来止山中，狼狈不堪，难以言状。丁亥馆钮氏，教授之暇惟览医经，然仍务博不得领要。己丑辞馆业医，无人知者，惟姚震虚、钮孟刚知予有本，逢人延誉，始有人知予为医，然弗之信也。庚寅馆严氏，起严氏孤子垂死奇疾，其母氏设筵席大会宗族，命子出拜进酒，馈予三十金，传闻者讹为三百，一时惊异，遂有声。时徐仲玉兄弟与施会先、张秀元谓予治病极穷本末，咸心服，亟称之。于是治病益求其本，随时审察，稍知其要，而《内经》之是非以世俗之毁誉，犹不敢发明也。中年病足，生计渐微，暇日无聊，以书自遣。追忆先君子命读五经之意，遂于经学穷理，因思医为小道，大儒先贤不屑考证，承讹习误，殆有甚焉。遂以《素问》《灵枢》反复绎之，乃衍漏脱舛之字、前后倒置之语，甲去乙来，应接不暇，而其大本至理切当，确实神妙精绝者，则又古今诸医所不能言，孟子所谓圣人复起不易吾言者也。先师抱真先生之子、世兄斯觉字克明，少习书，数游江湖，未及传受家学，每言及，辄自咎，因命其第四子显和字允中，从予受业。予弟渭字季清，及其子椿字允升，同志于斯学而皆中人之资，恐不得其要，未知是非所在，似是而非，毫厘千里，且经文驳杂浩繁，以中人之资而欲务博以求精，所谓若涉大水而无津涯是已。夫博而无本，华而不实，中心无主，随人附和，讹以承讹，莫知所止，反生为杀，不可言也。缘此，不揣废弃之余，不顾世俗之毁，摘取经言之有关于病机脉候、证治虚实者，节略句语，合为一帙，名曰《内经要旨》，附有音注数十条，据理发明，以求其是，俾弟与二三子明夫经旨，庶几无谬。所谓于同而审异，审异以致同也。其司天在泉、运气胜复之说，自业医以来三十余年无一年相应者，时不随年，名不副实，仅资空谈，无关实用，存其大略可也。若执以治病，是痴人说梦，非徒无益而又害之者也。学问无穷，靡所底止，运用之妙，会通于心，非可以言尽也。时习日新，积小以高大，如木升之象，则得之矣。康熙壬戌夏五月辛亥，潜石子顾沅述。

《徵言》曰：先生自乙酉岁杪来止山中，而予自甲辰乙巳间以治茗具，始得晤对，品啜之余，间说经史，旁及世务，乃识其慎取与重然诺，殆非流俗人也。先生业医有年，而予居左右，未尝一延诊治。辛亥秋，予内子患伤寒，变症百出，诸医却走，而予信先生独深，先生亦治之愈力，病卒以起。益知世俗毁誉皆属不知，不足论也。盖先生读书应世，凡事必穷其本，不为附会之说，不事夤缘之术，遂与时落落。晚年来有从游诸弟及其季弟并犹子俱从事于医，先生谓学非徒博而贵守约，苟不辨是非，不明原委，则胸无定见，则何以疗人？因出所辑《内经要旨》一书示予，予未阅竟，即怃然曰：此救时要语也，曷不付梓人以公诸世？先生亦欣然乐有是举，但以力所不逮，不能无将伯之呼，因属予引言。噫！予言何足以概先生？然自辰巳迄今几二十年，其守身之介与见道之切，莫非亲炙而私淑者，又安敢以固陋辞？由是不揣，略叙其始末以呈同志云。康熙壬戌孟冬朔，同学晚弟翁楷王裘氏谨述。

时觉按：《内经》摘注本，有康熙十二年癸丑刻本藏中国科学院，订于《诊籍》之后，二书共一册。无扉页、目录，卷端署：潜石子顾沅摘注；内容：按原书篇目节录原文，有夹注，以"潜石子曰"加按语；附：《灵枢精义》，节录本神、脉度、荣卫生会、胀论、五癃津液别等篇；附：论说二条，《血症比象》《脏腑斤两》；末有《征言》一篇，有跋缺后半叶，未录。顾沅籍贯未明，就其《医学本末》所言"予幼受业于延陵吴万咸先生名弘纶""从东海屠公迈先生讳晔""受业洞庭东山王抱真先生讳祚裕"，主要活动于苏南，当为江南人。

《内经博议》四卷　存　1675

清新安罗美（澹生，东逸，东美）撰（乔居虞山）

赵汝揆题辞曰：儒可无用乎？耳目心思等之木石，百年为可悼也。儒可有用乎？兵刑钱谷绍之职司，一时为可鄙也。居今之世，志古之道，求所谓卓然自命，上不溷君王而下不委诸草莽者，其在岐黄之业乎？夫岐黄之业谈何容易，不知阴阳消长之理者不可与言医，不知死生变化之故者不可与言医，不知草木虫鱼丘陵牝牡之性情者不可与言医,不知古今异宜、刚柔互用、应变合于秒忽者不可与言医。若是,则五经四子之书,医之宗旨也;二十一史前后成败、君臣兴废之所由,医之证据也;与夫诸子百家零星传记,杂出于饮食药石之书,医之杂俎也。宰相须用读书人,国医须用读书人。如是而儒之一生,无用不等之木石,有用不缀之职司,休德令闻而擅其美,岂不重赖夫医也耶!医之不可易言,儒之不可易言也。余性鄙寡交,不乐轻与人,人不屑吾与。犹忆总角时,郡中得交罗君澹生,即今之东逸也。探所得,细绎胸中经史,衮衮可听,旁及古文字学皆可法,知其非常人。未几陵谷变迁,隐见于烟雨蓬茨之下,名可得闻,迹不可得见,如是者三十年。君子读书乐道,视壮年又何如!而《内经博议》诸书出矣。人谓与东逸先生同时,朝夕讨论不倦,所重岂在区区?余曰:儒之无用者如彼,有用者又如此,百岁而后,其欲尚有东逸者,非《博议》诸书,又焉足千古哉?友弟石年赵汝揆拜书。

叶霖曰:运气之学,白首难穷,全元起以下数十家,皆随文诠释,未能实有指归。惟罗东逸之《博议》差强人意。(评吴氏《温病条辨》)

乾隆《常昭合志稿·文苑》曰:罗美,字澹生,常熟人。用迁、固志传体变《左传》编年,以便初学。明究《易》理。晚岁以医学济人。

民国三十七年《常昭合志》卷十八《艺文志》,罗美、号东逸。由新安来徙。

时觉按:有多种抄本存世,民国二十五年收于《珍本医书集成》,上海世界书局出版,末附张子和九气感疾论、缪仲淳阴阳脏腑虚实论治。罗美歙县人,长期寓居常熟,《常昭合志稿》以为常熟人,其《古今名医方论自序》署为新安罗美书于虞山麓之古怀堂。

《内经摘粹补注》 佚 1687?

清常熟李维麟(石浮)编注

《苏州府志》曰:李维麟字石浮,常熟人,精于察脉,决人生死,多奇中,所著有《内经摘粹补注》《医宗要略》等书。

康熙二十六年《常熟县志·方技》曰:李维麟,字石浮,世以医名。维麟尤精于察脉,决人生死多奇中。如吕仍辅,病已愈矣,决其五年后必发,发必死。如翁大参之苍头沈某,衔主命往芜湖。诊其脉曰,无往也。及冬而卒于家。至有俞斐然,病尸撅,僵仆二十五日,诊之曰,生也。一剂而瘳。其所诊期决生死皆此类。所著有《内经摘粹补注》《医宗要略》等书。

乾隆《苏州府志·艺术》曰:李维麟,子颢,字伯武,亦恪谨而善医。

时觉按:《中国医籍考》卷四据《苏州府志》载录,“未见”,乾隆元年《江南通志》卷一百九十二《艺文志·子部》载录,《联目》不载,《大辞典》“佚”。

《素问注》一卷 佚 1707?

清虞山钱潢(天来,虚白)撰

雍正九年《昭文县志·列传》曰:钱潢,字天来,阐发仲景《伤寒论》,著《溯源集》十卷。

时觉按:乾隆元年《江南通志·艺文志》载录其书于子部。

《内经必读》二卷 存 1710

清吴县郑道煌(春山)辑

时觉按:为《内经》分类摘要,有顾时田抄本藏中国中医科学院。前后无序跋,卷上为摄生、阴阳、藏象、经络、脉色,卷下疾病类,为病机、标本、气味、论治、运气等,凡十门四十篇。

《素问注》 佚 1718?

清仪征胡尚礼(景初)注

道光《仪征县志·人物志》曰:胡尚礼,字景初,世医也。其父伦,命读岐黄诸书,曰:吾家传,通医必先通儒为本,理不明,安悟诊视之奥?礼遂能识奇病,活人甚众。凡奔人之急,寒暑跋涉不辞。为人简默醇谨,又善楷法,酷览古今名籍。寿七十外,耳既聋,尚手不释卷。注《素问》,辑有《胡氏医案》。

时觉按:康熙五十七年《仪真志》卷二十二《列传》四《艺术》载录,《中国医籍考》卷四据《仪真县志》

载录为《素问辑要》,“未见”。《联目》不载,《大辞典》“佚”。

《咳论注》,《疟论注》 佚 1722?

清上元戴天章(麟郊,北山)撰

《清史稿·列传第二八九》曰:戴天章,字麐郊,江苏上元人,诸生。好学强记,尤精于医,所著伤寒、杂病诸书及《咳论注》《疟论注》《广瘟疫论》,凡十余种。其论瘟疫,一宗有性之说,谓瘟疫之异于伤寒,尤慎辨于见证之始,辨气、辨色、辨舌、辨神、辨脉,益加详焉。为人疗病,不受谢。子瀚,成雍正元年一甲第二名进士。

嘉庆十六年《江宁府志·文苑》曰:戴瀚,字巨川,号雪村,上元人。父天章,字麟郊,好学强记。

《上元县志》曰:戴天章,字麟郊,邑庠生。少师林青雷,习举子业。好学强记,所读经史能通部逆背,如瓶泻水状。谓时文干禄,不足为研求有用之学,自天文、地理、射弋以及书画琴弈之类,无不探微极要。尤精医理,博览深思,活人无算。谢之金,挥不受。四方淹雅名流至,必下榻请教。性乐推解,友朋中或来就食,更赠馀资,归而举火课诸子,督以勤苦力学。晚号北山,学者称北山先生。长子瀚,字巨川,雍正元年癸卯一甲第二名进士,恭遇覃恩,敕赠文林郎翰林院编修,例赠中宪大夫;乾隆辛卯,孙翼子官御史,再遇覃恩,貤赠朝议大夫,如其官。

时觉按:嘉庆十六年重刊《江宁府志》卷五十四《艺文》,作《咳嗽论注》《疟论注》,又著《广瘟疫论》,存。

《内经必读》 佚 1736?

清常熟蒋师仁(公威)撰

乾隆六十年《常昭合志稿·艺学》曰:蒋师仁,字公威,学于喻嘉言。著《内经必读》《释体金镜》。

乾隆六十年《常昭合志》卷九曰:蒋师仁,孙吴培,亦名医。

时觉按:乾隆元年《江南通志》卷一百九十二《艺文志·子部》载录,《联目》不载,《大辞典》“佚”。

《内经类疏》 佚 1743?

清江都葛天民(圣逸,春台)类疏

乾隆八年《江都县志·人物》曰:葛天民,字圣逸,一字春台,精易象,通医学。慨焉矢心济世,博采名山宿志诸遗编,聚书万卷,审思切究,折衷以归画一,纂订至百易其稿。洞晰阴阳动静、错综变化,探天运之旋转、地气之升降,以证人身之藏府经络、形色脉息而穷其调治之原。特撰《医易》二十卷、《内经类疏》附《难经》、《金匮要略杂病》四十卷、《伤寒集注》十卷、《针灸图》四卷、《本草提要》四卷。融贯精简,使无漏证遗法,下及祝由拊摩、禁方奇治,悉推理要。活人不可胜数,口不名钱。当途重其学,且知其贤,屡欲明扬之,坚辞退让,不求闻达也。年八十二以无疾终。子自申,邑文学,能精讨父业,缵其志。

嘉庆《扬州府志·人物九》曰:葛天民,江都人,聚书万卷,思造于微,每著一书,百易其稿。其治疾,勇于救人而廉于货取。

时觉按:《联目》不载,《大辞典》“佚”,当佚。

《医经原旨》六卷 存 1754

清吴县薛雪(生白,一瓢,扫叶老人)纂

绪言曰:黄帝作《内经》,史册载之,而其书不传。不知何代明夫医理者,托为君臣问答之辞,撰《素问》《灵枢》二经传于世,想亦闻陈言于古老,敷衍成之,虽文多败阙,实万古不磨之作。窥其立言之旨,无非窃拟壁经,故多繁辞,然不逮拜手赓飏、都俞吁咈之风远矣。且是时始命大挠作甲子,其干支节序占候岂符于今日?而旨酒溺生,禹始恶之,尝其玄酒味淡,人谁嗜以为浆,以致经满络虚、肝浮胆横耶?十二经配十二水名,彼时未经地平天成,何以江淮河济、方隅畛域,竟与后世无歧?如此罅漏,不一而足。近有会稽张景岳出,有以接乎其人,而才大学博,胆志颇坚,将二书串而为一,名曰《类经》,诚所谓别裁为体者欤?惜乎疑信相半,未能去华存实。余则一眼觑破,既非圣经贤传,何妨割裂?于是鸡窗灯火,数更寒暑,彻底掀翻,重为删述,望、闻、问、切之功备矣。然不敢创新立异,名之曰《医经原旨》,为医家必本之经,推原其大旨如此。至于针灸一法,另有专书,故略收一二,余多节去。其据文注释,皆广集诸家之说,约取张氏者多。苟或义理未畅,间尝缀以愚见，冒昧之责，何所逃避？际此医风流弊之日，苟有一人熟读而精思之，则未必无小补云。乾隆十九年岁在甲戌，扫叶老人薛雪撰。

唐大烈曰：薛生白，名雪，号一瓢，两征鸿博不就。所著诗卷甚富，又精于医，与叶天士先生齐名，然二公各有心得而不相下。先生不屑以医自见，故无成书。年九十而殁。

《四库全书总目》曰：薛雪，字生白，号一瓢，苏州人。自署曰河东，称郡望也。(《周易粹义注》)

《续修四库全书提要》曰：清薛雪撰。雪字生白，号一瓢，吴县人。乾隆初，举博学鸿词，未遇。博学多通，于医术尤多心得，同时吴医叶桂有重名，雪与所见不合，自名所居曰“扫叶庄”。袁枚为撰传，备载其治效。是书分类本于明张介宾《类经》而有所删并，谓针灸一法别有专书，故略而不详，所注释于诸家旧说广集约取，而于张志聪之注所采特多。其义理未尽者，则以己意申之，其疾病一类居全书之半，发挥最详，解释经文之外，往往综论历代医家诸证治法，质之经义，有合有不合，为之折衷，其所心得，具见原本。惟张介宾《类经》及后来陈念祖《灵素集要》所引经文，皆著其篇目，是书不然，亦是一失。清中叶后，叶派盛行，吴越医者，奉为科律，雪素与立异。而世传别有《湿热条辨》一书，章楠注之，与叶书并称，王士雄采入《温热经纬》中，又名《湿热篇》，于作者颇存疑义，陆懋修则直谓非雪所作。又有医案，与叶桂、缪遵义合刻，为吴医所称尚，陆懋修亦云不足信。是书为雪所手订刊行，其持论宗旨具在，他书之是非真伪，用此参证，当得定评矣。

时觉按：《内经》分类辑注本，分摄生、阴阳、藏象、脉色、经络、标本、方治、气味、论治、疾病等部类，类编经文，逐条注释。乾隆十九年扫叶庄刊行，嘉庆二十五年《吴门补乘·艺文补》载录。

《灵素直指》 佚 1755？

清海门孙讷(吾容)撰

乾隆二十年《直隶通州志·杂志》曰：孙讷，字吾容，海门郡诸生。少读书，有大志，尝得异人授岐扁书，遂精其业。游京师，授太医院，在职三十八年。闻母病驰归，既殁，绝意仕进，以画自娱，著墨濡毫，辄得妙趣。年七十四，无疾终。子镗，亦有父风。

时觉按：乾隆《直隶通州志·艺文志上》载录。

《内经纂要》一卷 存 1760

清芜湖顾世澄(练江，静斋)纂(侨寓广陵)

汪立德《疡医大全序》曰：顾君练江，鸠江儒士，三世业医，今侨寓广陵四十余年，丹荔青芝，起颠连而跻仁寿者，指不胜屈。

凡例曰：首重《内经》，发明玄奥，疮疡虽曰外证，必先受于内，然后发于外，故不得不宣明《灵》《素》，阐发机微。况《内经》如奉行之律，律有万无可易之旨，而张李朱刘以及历代诸家医集，有发前人所未发之论，拯救呼吸危亡复生之案，如今所引之例，其中多死中得活之条。所以司医者平时宜多读书则见识广，如临万难医治之证，色脉相参，其证尚有一线可生之机，便须竭其心力，旁求可生之法救之，庶不负上天好生之德与前贤立说之心，是以《内经》列之于首。

时觉按：顾氏芜湖人，汪立德序谓其“侨寓广陵四十余年”，故亦录之。所著《疡医大全》首载《内经纂要》为卷一。

《内经注疏》 佚 1762？

清上海唐千顷(桐园)注疏

嘉庆十九年《上海县志·志艺文》曰：唐千顷，字桐园，监生。好经术，著书二十种。其《周易铨义》《禹贡图书指掌》《毛诗粹腋》，沈德潜皆为序之，又有《子学类要》等书。通岐黄，别著《大生要旨》。

时觉按：嘉庆十九年《上海县志·志艺文》卷十八载录，《联目》不载，《大辞典》“佚”。

《内经诠释》一卷 存 1764

清吴江徐大椿(灵胎，洄溪老人)撰

《医略六书》凡例曰：《内经》之作，出自轩岐，原为医中之圣经，其词奥，其义深，绎诸家注释以来，要皆儒家博雅文义，非医理切实工夫。读者难以领悟，即难以入门也。兹集悉照先师删定读本，无往非医中眼目。

今逐句诠释，名曰《内经要略》，虽欲意义联贯，适见余之蒙昧耳。知我罪我，其在乎斯！

《清史稿·列传第二八九》曰：徐大椿，原名大业，字灵胎，晚号洄溪，江苏吴江人，翰林检讨釚孙。生有异禀，长身广颡，聪强过人。为诸生，勿屑，去而穷经，探研《易》理，好读黄老与阴符家言。凡星经地志、九宫音律、技击句卒、嬴越之法，靡不通究，尤邃于医，世多传其异迹。然大椿自编医案，惟剖析虚实寒温，发明治疗之法，归于平实，于神异者仅载一二。其书世多有，不具录。乾隆二十四年大学士蒋溥病，高宗命征海内名医，以荐召入都。大椿奏溥病不可治，上嘉其朴诚，命入太医院供奉，寻乞归。后二十年复诏征，年已七十九，遂卒于京师，赐金治丧。大椿学博而通，注《神农本草经》百种，以旧注但言其当然，不言其所以然，采掇常用之品，备列经文，推阐主治之义，于诸家中最有启发之功。注《难经》曰《经释》，辨其与《灵枢》《素问》说有异同。注《伤寒》曰《类方》，谓：医家刊定《伤寒论》，如治《尚书》者之争《洪范》《武成》，注《大学》者之争古本今本，终无定论。不知仲景本论乃救误之书，当时随证立方，本无定序。于是削除阴阳六经门目，但使方以类从，证随方定，使人可案证以求方，而不必循经以求证。一切葛藤，尽芟去之。所著《兰台轨范》，凡录病论，惟取《灵枢》、《素问》、《难经》、《金匮要略》、《伤寒论》、隋巢元方《病源》、唐孙思邈《千金方》、王焘《外台秘要》而止。录方亦多取诸书，宋以后方则采其义可推寻、试多获效者，去取最为谨严，于疑似出入之间，辨别尤悉。其论医之书曰《医学源流论》，分目九十有三。谓：病之名有万，而脉之象不过数十，是必以望闻问三者参之。如病同人异之辨、兼证兼病之别、亡阴亡阳之分，病有不愈不死，有虽愈必死，又有药误不即死，药性有古今变迁，《内经》司天运气之说不可泥。针灸之法失传。诸说并可取。又《慎疾刍言》，为溺于邪说俗见者痛下针砭，多惊心动魄之语。《医贯砭》专斥赵献可温补之弊。诸书并行世。大椿与叶桂同以医名吴中而宗旨异，评桂医案，多所纠正。兼精疡科，而未著专书，谓世传《外科正宗》一书，轻用刀针及毒药，往往害人，详为批评，世并奉为善本。

时觉按：又名《内经要略》，节选《素问》六十二篇逐条诠释，颇多发明，但不辑用《灵枢》。有疑非徐氏所作者。为《徐灵胎医学全书十六种》之九，并收于《徐灵胎医略六书》。

《黄帝素问灵枢集注》二十三卷　未见　1766

清亡名氏集注，吴县袁廷梼贞节堂抄传

时觉按：《联目》《大辞典》及《中国医籍考》不载，《中国医籍通考·医经》载录，“存”，有清乾隆间吴县袁廷梼贞节堂抄本存世，未明馆藏。

《内经集注》　佚　1783？

清上海黄元裳（遇吉，也痴道人）集注

乾隆四十八年《上海县志·艺术》曰：黄元裳，字遇吉，精医理。凡遇沈疴，按脉投剂，无不奇验。虽穷乡僻处，延之必往，贫家酬以金辄却之。年八十余。所著有《内经集注》等书。子万育，能世其业。

民国《川沙县志·人物志统传》曰：黄元裳，号也痴道人，高昌乡二十二保九图人。精医理，著有《内经集注》《梁兴嗣千字文注》。藏书积万卷，力学不倦，年八十余犹手钞群书。现藏上邑谢西山孝廉家。

时觉按：同治十一年《上海县志·艺文》卷二十七载录，《联目》不载，《大辞典》“佚”。

《辨素问浊气归心之讹》　存　1792

清吴县沈家瑗（思劬，小隈）撰

唐大烈曰：沈思劬，名家瑗，号小隈，受益曾孙。受业于叔实夫，得其传。

时觉按：收于《吴医汇讲》卷四。

《内经指要》　佚　1795？

清上海李枝桂（健林）撰

嘉庆十九年《上海县志·志人物·独行》曰：李枝桂，字健林，附贡生。质直有文名，内行亦肫挚。能医，客京师。乾隆六十年钦赐国子监学正。嘉庆元年与千叟宴，赐如例。

时觉按：嘉庆十九年《上海县志·志艺文》卷十八载录，《联目》不载，《大辞典》“佚”。

《素灵发伏》 佚 1795？

清江宁严长明(冬友,道甫)撰

钱大昕《内阁侍读严道甫传》略曰:严长明,字冬友,号道甫,江宁人。幼读书,十行并下。乾隆三十七年,天子巡幸江南,长明以献赋召试,特赐举人,授内阁中书。甫任事,即奏充方略馆纂修官,入军机处行走,擢内阁侍读。晚岁为庐江书院院长。卒年五十七。生平著述有《素灵发伏》,凡二十余种。(《潜研堂文集》卷三十七)

嘉庆十六年《江宁府志·人物·文苑》曰:严长明,字冬友,一字道甫,江宁人。乾隆二十七年赐举人内阁中书,入军机办事,擢侍读。连遭丧归,遂不复仕,出游秦、楚、大梁,卒于合肥书院。长明博学,工诗文,在职纂修官书外,其自为书曰《归求草堂诗文集》,及论辨经史、书算、文艺、金石、文字者,凡二十余部,百余卷。

时觉按:嘉庆十六年《江宁府志·艺文》及《中国医籍考》卷六载录。

《内经本论》 佚 1795？

清吴江沈彤(冠云,果堂)撰

道光《苏州府志·人物》曰:沈彤,字冠云,号果堂,吴江人。汉七世孙,自南曾孙也。总角能文,有声庠序。乾隆元年荐举博学鸿词试,未入等,荐修《一统志》《三礼》。书成,授九品官,不就,以诸生终。少受业于何焯,继游仪封张清恪、江阴杨文定二公之门,究心宋五子书。中岁,望溪方氏与商订《三礼》《书疏》,辨论精核。彤既得师友之益,又沈酣典籍,故发为文章,深厚古质,神似昌黎,吴中言古文者必屈指焉。年六十五卒,门人私谥文孝先生。著有《群经小疏》、《果堂杂著》若干卷、《周官禄田考》三卷、《果堂集》若干卷。

光绪《吴江县续志·人物》曰:沈彤与徐灵胎善。

时觉按:道光四年《苏州府志·艺文》载录,《联目》不载,《大辞典》"佚"。

《内经度蒙》 佚 1796

清吴江秦守诚(千之,二松)撰

光绪十三年《平望续志·人物》曰:秦守诚,字千之,号二松,韭溪人,景昌子也。成童即通经史,于书无不窥,惟不喜时文。谓:大丈夫宜稍有裨益于世,时文猎取功名小技耳。用是精究岐黄诸家言,访名师,求秘笈。二十年学大成,道亦大行。治病必先贫而后富。嘉庆元年卒。年六十四。

时觉按:光绪十三年《平望续志·艺文二》载录,《联目》不载,《大辞典》"佚"。

《内经旁训》 佚 1804

清吴县徐行(步安,鉴泉)训解

民国二十二年《吴县志·列传·艺术》二《龙柏传》:徐行,字步安,一字鉴泉。著《内经旁训》若干卷、《医学蒙求》四卷,皆在嘉庆时。

时觉按:《医学蒙求》仍存,有嘉庆十四年己巳五柳居刻本。是书民国二十二年《吴县志·艺文考三》载录。

《医经余论》一卷 存 1812

清歙县罗浩(养斋)撰(侨居海州、扬州)

焦循序曰:自赵宋人删改六经,其害遂及于医。张景岳之《类经》,犹不过学究家之兔园册,至喻嘉言改"秋伤于湿"为"秋伤于操",改"里有寒外有热"为"里有热外有寒",方中行、程郊倩之流移易本文,无知妄作,而医学乃紊矣。吾友罗君浩,字养斋,幼与凌仲子同居海州,涉猎经史,能博览,善为歌诗,而兼通于医,病市医不读书,间有读书,又苦师承无其人,撰《医经余论》若干篇,开发聋聩,俾知古人之学,不致囿于俗。其论《素问》,以经证经:《阴阳别论》称"不得隐曲",说者多不得其解,今以《风论》及《至真要大论》并称"隐曲不利"贯而通之,知"隐曲"二字指男子前阴,故下特举女子不月以别之。《阴阳应象大论》"按尺寸,观沉、浮、滑、涩而知病所生,以治无过,以诊则不失矣",王太仆读"无过以诊"为句,以《甲乙经》证之,则"以治无过"为句,"以诊则不失矣"为句。其论《金匮》,以水症气冲咽,状如炙肉,证"妇人咽中有炙脔"为有形之邪阳无形之气。以咳则其脉弦，与弦则卫气不行，知"肺饮不弦"，"肺饮"二字句，谓肺饮之轻者有不弦，但短气而不咳，其弦则卫气不行而咳矣，则重矣，非谓肺饮无弦脉也。其论本草以《神农经》为主，而证以南阳之方，以薏苡主筋急拘挛，故《金匮》胸痹缓急者主之，用以健脾利湿则失其义；柴胡主心腹肠胃中结气、饮食积聚、寒热邪气，知其性行太阴阳明中土，出于太阳之标，故《伤寒论》阳明潮热，胸胁满不去，伤寒阳脉涩，阴脉弦，腹中急痛，皆以柴胡主之，非仅入少阳。若此者皆以通儒治经之法用以治医经，开从来医家未有之径，学者由是充之，而医之术明，而医之道亦由此而尊。至著述之真伪浅深，师传之雅俗高下，读书之通达精博，诊脉之阴阳表里，治病之缓急分合，用药之轻重增减，无不造于微。辨四大家之张为戴人而非南阳，尤为特识。语简而赅，篇约而当，洵后学之津梁也。爱其书，序而暴之。嘉庆壬申冬十月望，江都焦循书于半九书塾之蜜梅花馆。

程元吉书后曰：家伊川先生云"事亲者不可不知医"，每念斯语，为之汗下也。余以老父春秋高，乞归养，壬申之春随侍渡江，遍览金焦诸胜，归寓邗上，流连数月。老父忽遘痰疾，目眩肢软，哕逆势甚盛，自恨不知医理，特延吾友养斋罗君诊视。君断曰：此虚寒类中之病，非火非风，先攻有形之痰，后补无形之气，法不可稍紊。初服二陈及三子养亲汤，佐以沉香诸品。十余帖后，气平哕止，君拟加参附。时方溽暑，余惧不敢进，君促曰：用药如用兵，进退迟速，只争些子，今大肠闭结久，急宜温通助气法，不可以稍缓。药进，翌日便通，他症不增亦不减，再服如初。余请易前方，君解曰：温药病不增即是减，只此一方可服百帖，法不可以朝更而夕改。久之，脾胃大强，精神渐旺，而诸症悉平。噫！此非君洞见垣一方，不能有此胆，亦非余信君之深，不敢直从其说。信乎治病之难，诊家与主家宜各持其神明而不乱也。不然，岂不如刘后村所云"医杂人争试一方"耶？世之不择医而延，与延而不信，信而不专，以及临时翻本草，阅方书，不辨药材真伪，妄自增减分量者可以惧矣。兹余复来邗上，以方请更定，君出所撰《医经余论》索余序。余方愧为人子，何敢序君书，伏而诵之，盖荟萃数百部之菁华，上下二千年之运气，抉之精，语之详，所以阐发前人之蕴，而昭示来许者，甚苦心劳意，然后叹用功深者收效远，宜乎临症能沉几果断，锐入毫芒，耿耿焉，具有元精贯其中，生平磊落奇侅，耻诡随于俗，有不合，辄掉臂去。譬之上清真仙，餐云霞而饮沆瀣，下视尘寰皆五浊垢，不止嫌元规污人矣。呜呼！君挟济世之怀，不得已著一书以发聋振聩，仁人之言，其利溥哉！而君岂但以医传者哉？至其以通人说经，引断确凿，实事求是，理堂焦孝廉已服其渊奥。焦君博学嗜古，著述等身，亦通医，与君为莫逆交，宜甚爱而传之，亟期于寿民而活俗也。余复何言，姑以余之拜德于君者还质之君，以为医案也可。嘉庆壬申十二月既望，古歙程元吉拜书于广陵之寓斋。

道光《海州文献录·艺文》曰：《医经余论》一卷，附《医林杂咏》三十首，罗浩撰。

时觉按：有嘉庆十七年刻本藏上海、南京中医药大学和云南省图书馆。据《李汝珍师友年谱》载，罗浩祖籍歙县，生于海州，道光庚寅卒于扬州，年七十有一，则出生于乾隆二十五年庚辰，主要活动于江苏。参看《中医文献杂志》2013年第4期。

《素问释义》十卷　存　1829

清阳湖张琦（翰风，宛邻）撰

自序曰：叙曰：《内经·素问》十二卷，唐王冰注。《汉书·艺文志》：《黄帝内经》十八卷，无《素问》之名。《隋书·经籍志》始载《素问》九卷。后汉张机《伤寒论序》云：撰用《素问》《九卷》。晋皇甫谧、王叔和皆引用之，则《素问》之名实始于东汉。谓即黄帝之《内经》与否，正不可知，而要为汉以前书无疑也。自汉以来，多所讹杂。隋全元起始作训诂，王冰继之，广为诠注，《素问》于是大著，学者皆宗之。然冰之注得不偿失，托言藏本，多所改窜，又移其篇第，以意分合，于芜杂之文曲为解说，牵合附会，强以相通。宋光禄卿林亿等校以旧本，晰其异同离合，《素问》之舛杂真伪于是乎见矣。古人于医，列之艺术，汉晋而后，始以成名。然其道极精，生死系之。古书散佚，不可多见。微言奥旨仅具于此，所藉后之贤者，考其真伪，别其精粗，以明古圣之义。而又依文穿凿，无所决择，反令先圣之道晦而不彰，转相传述，异说蜂起，意旨乖谬，散乱而不可理，是又训经者之过也。琦少好是书，又病其杂，因求其宗旨，按其条理重为诠释，疑者阙之，伪者乙之，合者存之，误者正之，潜神竭虑，岁阅二十成《释义》十卷。其篇次仍王氏之旧，而以林氏校正分注，以存其真。其第七卷，晋时已亡。林氏谓王氏取阴阳大论所补，亦古书也。今并仍之，非敢故创臆解，以求异前人，庶欲别白是非、彰晦阐微，以备后世参择。其有疏误，惟达者正之。昌邑黄元御《素灵微蕴》、江阴章合节《素问阙疑》二书行世未久，见者或少，篇中时用其说焉。道光九年十月阳湖张琦。

《续修四库全书提要》曰：清张琦撰。琦字翰风，阳湖人，嘉庆癸酉举人，官山东馆陶县知县，见《清史·循吏传》。案：唐王冰《素问注》移易篇第，多所改窜，宋林亿等校以旧本，于其异同离合、舛杂真讹，略见大凡。琦撰是书，篇次仍王氏之旧，而以林氏校正分注，以存其真，重为诠释，阙疑去伪，存是正误。其中指为错简脱衍者，不下百数十条，更广王氏所未及，其校正字句，间引《甲乙经》等书为证，而以意定者居多。古书散佚之余，屡经窜改，疑义原多，至文义重复，间有互见，亦属事理之常，于千年后非有他书可证者，亦动谓某文当在某篇，不当在某篇，似未可尽信其必然。乾隆中，黄元御撰《素问悬解》，辄以错简立说，辨驳王本之误，《四库提要》斥其以此法说医经，汉以来旧帙几无能免于点窜矣，亦是持平之论。琦是书颇用黄氏说，见于自序所述。相传官山左时，政暇每以医济人，为循良余事。论医重于扶阳抑阴，亦与黄氏相同。其释《生气通天论》谓，篇中备陈阳气衰弱致病，申以固密阳气之义，盖百病之生无不因阳虚而起者，后人泄火补水之说，离经畔道云云，可见宗旨一斑。琦家世文学，著述方雅，异于俗医之笔，取义虽与黄氏为近，而不似黄氏肆为诋诃，研究古书者用以启发心思，信古而不泥古，其说固有可备抉择者焉。琦子曜孙，咸丰中官至湖北候补道，承家学，亦以医名，海宁王士雄诮其感疫自服温剂而殒。偏温偏凉，皆有流弊，宋金元明以来，诸医互相争执，要亦各明一义耳。

道光《武进阳湖县合志·人物志五》曰：张惠言，阳湖人。弟琦，字翰风，嘉庆癸酉顺天举人。历官山东邹平、章邱知县，补馆陶。精医术，治县时值大疫，全活甚众。

光绪《武阳志余》卷二十三曰：张琦工诗善书，精医术。

民国《馆陶县志·职官志》，张琦，道光三年，历宰邹平，道光十二年三月十二日卒于官，年七十。公少工诗文，与兄编修惠言齐名，舆地学尤精。著《战国策释地》二卷、《素问释义》十二卷、《古诗录》十二卷、《文集》若干卷。

《清史稿·列传第二八九》曰：阳湖张琦、曜孙，父子皆通儒，以医鸣，取黄元御扶阳之说，偏于温。曜孙至上海，或劝士雄往就正，士雄谢之。号叶氏学者，要以士雄为巨擘，惟喜用辛凉，论者谓亦稍偏云。

时觉按：收于《张氏医集三种》《四库未收书辑刊》。《中国医籍考》收载道光后医籍惟此一种，当属丹波元胤卒后，其弟元坚赓续而成者。元坚谓“其下世后，古籍异帙是书之所未收载，或出于故家旧藏，或来于吴舶新者，间亦有之。每得一部，乃亟录补于各类，以为涓埃之助。”

《内经要论》一卷　存　1850

清钱塘吕震名（建勋，茶村）撰，元和管庆祺抄

管庆祺跋曰：右《内经要论》一卷，计三十三篇，吕茶村司马所著也。司马讳震名，字建勋，浙江钱塘人，精医理。道光中寓苏之憩桥巷，病者登门求治辄应手愈。观其所疏方药迥异流辈，盖其深入仲景之室而镂馈于《内经》者久矣。未几，卒于寓舍，潘顺之太史索其遗著，得《伤寒寻源》三卷、《内经要论》一卷。《伤寒寻源》太史已梓行矣，而此《要论》尚未刊行，余因向太史假归，录而读之。时咸丰五年十二月二十四日，元和管庆祺书。

《清史稿·列传第二八九》曰：吕震，字茶村，浙江钱塘人。道光五年举人，官湖北荆门州判。晚寓吴，酷嗜医，诊疗辄有奇效。其言曰：《伤寒论》使学者有切实下手工夫，不止为伤寒立法，能从六经辨证，虽繁剧如伤寒，不为多歧所误，杂证一以贯之。著《内经要论》《伤寒寻源》。懋修持论多本丙、震云。

时觉按：有咸丰间元和管庆祺抄本藏上海图书馆，无序，有目录，载天地阴阳大论、其气三论、六节五制生五论等三十三篇。《清史稿》误其名为吕震，脱一字。

《医经精义》二卷　佚　1850？

清青浦程鏁（丹林）撰

光绪十五年《罗店镇志·人物志》曰：程鏁，字丹林，青浦诸生。省试不售，习医，从重古何书田游，得其秘授。道光初，来游里中，因家焉。著《医经精义》二卷，纂辑《诸家汇论》十余卷。年逾七旬，丹黄所藏医书，终日无倦容。治沉疴多奇效。尤善手谈。卒年八十一。

《类经摘注》　佚　1856？

清上海沈葵（心卿）摘注

民国七年《上海县续志·人物补遗》曰：沈复云，字成章，号守愚，诸生。性谨厚，诗宗盛唐，尤长古风，旁

涉堪舆医卜之学。孙葵，郡庠生，善词章，通易理，于天文、地理、历史、农桑等学无所不窥。讲学五十余年，知名之士咸执贽焉。卒年六十有九。

时觉按：民国《上海县续志·艺文》之《医家类补遗》载录。沈葵咸丰六年撰辑《紫隄村志》八卷，大约成书此时前后。

《内经疏笺》 佚 1858？

清太仓王梦翔（念伊）疏笺

光绪六年《壬癸志稿·人物·太仓州技术》曰：王梦翔，字念伊，精医学，能起伤寒急证。世传其业。

时觉按：民国八年《太仓州志·艺文》卷二十五载录，注："潘道根序"。潘道根卒于咸丰八年，其医事活动多在道咸间。

《内难经撮》 佚 1861？

清丹徒余祚宸（六含，紫珊）撰

民国六年《丹徒县志摭余·人物志》曰：余祚宸，字六含，号紫珊。父景潆多疾，经年治弗效，慨然曰：为子者何可不知医？遂潜心医学，凡轩岐以下书靡弗读。避乱侨寓高邮，得赵吴两医秘传，学益进，尝治人所不能治。生平专务济人，不计财帛，无论贫富，靡不尽心诊治。子炳焜、宝锟均诸生，能世父学。著有《内难经撮》《伤寒温病歌括》。宝锟弟子王继恒，字久堂，深得师传，亦以精医名，考取南洋毕业医士。

时觉按："避乱侨寓高邮"，当为咸丰间事。

《内经摘要》一卷 存 1863

清武进费伯雄（晋卿）编

《清史稿·列传第二八九》曰：费伯雄，字晋卿，与澍同邑，居孟河滨江。咸同间以医名远近，诣诊者踵相接，所居遂成繁盛之区。持脉知病不待问，论医戒偏戒杂，谓古医以和缓命名，可通其意。著书曰《医醇》，毁于寇，撮其要，成《医醇賸义》，附方论。大旨谓常病多，奇病少，医者执简始能驭繁，不可尚异。享盛名数十年，家以致富，子孙皆世其业。伯雄所著，详于杂病，略于伤寒，与懋修、澍宗旨并不同。清末江南诸医，以伯雄为最著，用附载焉。

时觉按：《内经》分类摘编本，光绪三十一年抄本藏中国中医科学院。扉页署：孟河费氏家秘，崇本堂藏；后：光绪岁在乙巳季秋，经明行修，鹅溪菊轩氏谨录。前后无序跋，首三阳三阴轮司天在泉指明，附间气，次脏腑诸真脉穴位，次四诊心法要诀，末太阴、少阴、太阳、少阳、阴阳平和之人性状。

《灵素难经补注》十二卷 佚 1864？

清江都于暹春（桐岗，不翁）补注

光绪九年《江都县续志·列传六》曰：于暹春，字桐岗，号不翁，父濂，世居塘头村。村有鹤皋草堂，暹春兄弟七人肄业其中，各负时望。暹春于济人利物事无弗为。性耽诵读，筑晚香楼三楹，藏书数万卷。工书，精岐黄、壬遁之学。著有《读史论略》一卷、《医林集成》八十卷、《灵素难经补注》十二卷、《脉理辨微》四卷、《伤寒瘟疫条辨》二十四卷、《六壬课存》二卷、《寻畅楼印谱》三卷、《弹指庵笔记》四卷、《藤峡记闻》八卷、《塘上诗钞》三卷。卒年八十。

时觉按：同治十三年《扬州府志·艺文一》载录。

《灵素约囊》六卷 存 1866

清元和陆懋修（九芝，勉旃，江左下工，林屋山人）撰

自序曰：探河源者必穷星宿之海，观日出者必登泰岱之巅，学医而不通《灵》《素》，后世百家，言人人殊，其将何道之从欤？余友袁青士学博，故我先君门下士也。性谨饬，虽明于医未尝轻为人治病，而有警于市医之习，乃慨然曰：吾有数子，不可不令一子知医。寻命长子开骐问道于余，时距肃毅伯李公平吴之役方逾年，疮痍初复，尚有未能归故土者。余寓吴江乡，青士依其戚于松江之青浦，居虽近，犹以为远，欲与余谋合并，乃僦居朱冶生别驾问楳山馆为讲学地，非青士之暱就余，乃其信道笃也。余曷敢不以所闻于先子者重阐之，俾

开骐亦得窥大道而不入歧途耶？乃发箧中书，论次及张介宾之《类经》、李念莪之《知要》、汪讱庵之《类纂》、薛一瓢之《医经原旨》，非不各有精义，而或繁或简，学者犹或苦之，爰不自揣，于《内经》一百六十二篇中，就所散见各病分门为百，不赘一解，而朗如列眉。其异于张李汪薛诸家者，明眼自能辨之。且夫目不离蠡管之中而与之测沧海，则望洋叹矣；足不越户庭之内而与之跻泰岳，则自崖返矣。取径愈卑，见道愈难，亦何怪斯道之不明于今日哉？稿粗就，为述其缘起如右。吾愿开骐由此而取途，而后徐及百家之说，庶几得主有常不致目迷于五色云。质诸青士以为何如？同治四年乙丑秋八月，江左下工九芝氏书于汾湖寓馆。

袁兰升序曰：余尝见杨循吉《苏谈》载：金华戴原礼学医于朱彦修，尽得其术，来吴为木客，吴人以病谒者，每制一方，率银五两。王仲光为儒，未知医也，慕而谒焉。咨学医之道，原礼曰：熟读《素问》耳。仲光归而习之。三年，原礼复来，见仲光谈论大骇，以为不如。于是仲光之医名吴下。由此观之，学医而不读《素问》，不可以为医。我友陆君九芝别驾，其先世以科第显，而皆能医，皆习《素问》，九芝复潜心研究，得其奥窔。慨然于世之医者绝不从事于斯，诡曰《素问》古书，不治今病，直等诸虫书鸟篆之不可识而医学自此大坏，乃尽弃其他所学而肆力于《素问》者十有余年。取《素问》旨"约方者，约囊也。囊满弗约则输泄，方成弗约则神弗与之俱"之义，而著是编。探病之原，求治之要，名之曰约囊，病者遇之辄应手愈。咸丰己未春，泾阳张文毅公督兵皖南军书旁午，忧劳遘疾，群医不能疗。九芝故出公门下，遂飞骑千里，招致军中，进数剂立痊。少宰甚优礼之，厚赠而归。今与余遇于峰泖间，命长子开骐从之游。嗟夫！吴中医学失坠久矣，九芝独能具坚忍之力，为斯道作干城，余亲见其治无不效，效无不速，然则熟读《素问》之验，诚有如戴氏所云者。九芝亦儒而为医者，则亦今之仲光也，吾吴医学其将自此而复振乎？用敢节《苏谈》所载比附而为之序。同治丙寅孟春同县愚弟袁兰升拜撰。

时觉按：有稿本藏浙江中医药大学。

《内经音义稿》一卷　存　1884

清元和陆懋修（九芝，勉旃，江左下工，林屋山人）撰

《清史稿·列传第二八九》曰：陆懋修，字九芝，江苏元和人。先世以儒显，皆通医，懋修为诸生，世其学。咸丰中，粤匪扰江南，转徙上海，遂以医名。研精《素问》，著《内经运气病释》。后益博通汉以后书，恪守仲景家法，于有清一代医家悉举其得失。所取法在柯琴、尤怡两家，谓得仲景意较多。吴中叶桂名最盛，传最广，懋修谓桂医案出门弟子，不尽可信，所传《温病证治》亦门人笔述。开卷揭"温邪上受，首先犯肺，逆传心包"一语，不应经法，误以胃热为肺热，由于不识阳明病，故著《阳明病释》一篇以阐明之。又据《难经》伤寒有五之文，谓：仲景撰用《难经》，温病即在伤寒中，治温病法不出《伤寒论》外。又谓：瘟疫有温有寒，与温病不同，医者多混称。吴有性、戴天章为治疫专家，且不免此误。著论辨之，并精确，有功学者。懋修既弃举业，不求仕进，及子润庠登第，就养京邸，著述至老不倦。光绪中卒。润庠亦通医，官至大学士，自有传。

时觉按：附《素问难字略》《慧琳大藏经音义》、杂文。有稿本藏中国国家图书馆，经核对，实即《陆九芝先生遗稿七种》之别称，参阅《丛书》门。

《内经难字音义》一卷　存　1884

清元和陆懋修（九芝，勉旃，江左下工，林屋山人）撰

弁言曰：陆丈九芝，窥钻医学，愍俗医不明古训，诘屈难读，束阁不观，甚者又窜易篇第，损改旧文，使轩岐古书瘢颣遍体。二千年来，几至坠绪，因钻成《内经难字音义》一卷，爬梳理董，于形声通假之故塙有会心，如《素问·四气调神大论》"肾气独沈"，据《周礼》壶涿氏先郑注，谓"独""浊"古通；《平人气象论》"前屈后居"，据《汉书·郅都传》注，谓"居"与"倨"同；《刺腰痛论》"至头几几然"，据《说文》言"几"读若"殊"；《痿论》"主闰宗筋"，据徐楚金《系传》"闰之言撊，谓闰当作烦撊解。"凡此诸条，皆极审谛，非王冰旧释所能及，然则先生殆医经之陆元朗乎？光绪十年仓龙甲申相月，世愚侄长洲王颂蔚。

时觉按：收于《世补斋医书》。

《内经遗篇病释》一卷　存　1884

清元和陆懋修（九芝，勉旃，江左下工，林屋山人）撰

小引曰：《素问》不见疫字，以《刺法》《本病》二篇之遗也。《六元正纪》初、终之气有病温疠者，固即《内

经》之论疫,然疫之一字则独见于《刺法》《本病》论中,自二篇之遗而疫字遂不见于《内经》。后人之不识何病是疫,且竟以温热病为疫者,盖即因此二篇之遗故耳。余于运气之病既遂篇尽释之,而以此二篇所论五疫之大小相似,正与《六元纪》之远近咸若相发明,真是论疫之原,不可不并为之释意,固不仅为天地五星杲诠升降,故不为之表而但论而存之,以贻世之欲明疫病非温热,即可以知温热之治必当求诸仲景伤寒之论。是则余所望于后之君子矣。

自跋曰:《内经素问》为篇八十有一,原有《刺法论》《本病论》二篇,在《六元正纪》篇后。《新校正》谓此二篇亡在王氏之前,故林亿等所见全元起本亦无之,则此二篇之散佚固已久矣。惟宋元符时刘温舒谓《素问》运气为治病之要,而以答问纷糅,文辞古奥,读者难知,因为论三十篇上于朝,末附《刺法》《本病》论,题曰《黄帝内经素问遗篇》。其篇虽未入正本,而犹在今《道藏》中。明马仲化谓不知何代为人窃出,私传不转。赖有此私传者而尚得别存乎？至吴鹤皋又不解此篇本是论疫,本不是论寻常温热,遂目以为诞而毁弃之。然考此二篇所言阴阳上下、逐年升降、民病所由,正与运气七篇大有准对,必非后人所能假托。余于同治乙丙间亦曾为之释,今特附刊于病释七篇之后,以明欲辨瘟疫者,亦甚赖有此二篇也。甲申春正月,江左下工录毕并记。

时觉按:附于《内经运气病释》,收于《世补斋医书》,民国二十二年《吴县志·艺文考四》载录是书。

《黄帝内经灵枢略》一卷　存　1884

清元和陆懋修(九芝,勉旃,江左下工,林屋山人)抄辑

跋语曰:光绪十年甲申秋八月上浣,借得京师白云观《道藏》本,自业一至所九,凡三种,抄录如右。盖《道藏》以千字文分卷,此则"荣业所基"句中二字也。

时觉按:查《道藏》,业一为《黄帝内经灵枢略》一卷,业二至业九及所一所二,为《灵枢》,所三至所六为《素问遗篇》,所七至所九为《运气论奥》,凡四种。此为《灵枢》节录本,无注释,凡四篇。首篇无名,先录天年、本神;次六气论篇,录决气、营卫生会、平人绝谷、五味、痈疽;次迷惑论篇,即大惑论;末无音论篇,录忧患无言。有陆懋修钞本藏中国国家图书馆,2002年收于《国家图书馆藏稀见古代医籍钞(稿)本丛编》影印出版。

《灵素音释汇抄》一卷　存　1884

清元和陆懋修(九芝,勉旃,江左下工,林屋山人)抄辑

跋语曰:甲申八月十一日,力疾摘抄,竟日而毕。江左下工记。

时觉按:有钞本藏中国国家图书馆,2002年收于《国家图书馆藏稀见古代医籍钞(稿)本丛编》影印出版。

《内经注》二卷　佚　1873？

清如皋娄桂(馨山)注

同治十二年《如皋县续志·列传》曰:娄垲,字希侨,监生。幼好博览,精岐黄。子桂,字馨山,传其技而益精,全活甚众。注《内经》二卷。

《灵素真诠》　佚　1874？

清上海刘然(西涧)撰

同治十三年《上江两县合志·耆旧》曰:刘然,字西涧,家上海南街。家藏宋诗三百余种,明人千种,元人数十种。选《国朝诗乘》,金陵诗人多赖以传。

时觉按:同治十三年《上江两县合志·艺文》载录。

《内经疏证》,《灵素表微》　佚　1875？

清南汇顾麟(祥甫,趾卿)疏证

民国十八年《南汇县续志·人物志》曰:顾麟,字祥甫,号趾卿,黑桥人,秉源子。麟四岁能辨四声,长益刻苦向学,领同治丁卯乡荐,大挑教谕。与娄县章耒、同邑丁宜福、华孟玉相唱和。张文虎评其诗近芙蓉山馆,

词近玉田、梦窗。晚更研求医学,以术济世,所著见《艺文》。

时觉按:民国十八年《南汇县续志·艺文志》载录。

《素问说意》一卷　存　1876

清惜余主人(叔子)撰辑

序曰:《素问说意》两册,旧钞本。癸酉蚤秋得自秣陵。原书未尝见著录,钞者姓名亦不详,扉叶有朱文篆书“惜阴”二字印记,每叶朱框外有“惜余主人钞书自简所用笺”朱文隶书刊识十一字,白文、朱文小印各一,朱文印曰赤子,知惜余者,钞者之别署,叔子则其字也。全书胥白行楷字体遒逸不□,大都就唐王冰以次诸注校《素问》而引申其意,博取观约取,多所阐明,亦医家之秘籍也。丙子长至日,补厂漫识。

时觉按:《中国医籍考》不载,《中国医籍通考·医经》载录,有钞本藏中国国家图书馆,2002年收于《国家图书馆藏稀见古代医籍钞(稿)本丛编》影印出版。柳宝诒著《惜余小舍医案》《惜余医案》《惜余医话》,此惜余主人当即柳宝诒。

《灵素集解》,《灵素校注》,《灵素类述》　佚　1880？

清六合田淑江,田椿(锡龄),田肇镛(心华)撰

光绪九年《六合县志·方技》曰:田淑江,附贡生,工医,著有《灵素集解》。子杜、侄椿,亦工医。杜字树芳,监生,医学训科,著《伤寒论辨》;杜子本德、本良、本泰,皆知医。椿字锡龄,职监生,医学训科,著有《灵素校注》,生平作字不苟,立方必楷;椿子肇镛,字心华,佾生,摄理医学训科,著有《灵素类述》《验方杂志》。

时觉按:光绪六年《江宁府志·艺文上》载录。

《灵素诸家要论》　佚　1881？

清宝山沈以义(仕行)撰

光绪七年《嘉定县志·艺文志三》曰:沈以义,字仕行,云闲曾孙,监生。

光绪八年《宝山县志·人物志》曰:沈以义,隐居自乐,不求荣利。承先世医业,名甚噪。征士张云章荐于巡抚张清恪伯行,以义辞以不谙吏治,伯行移书敦促,坚不赴。性好洁,室中图书彝鼎,靡不精古,复于西墅凿池叠石,杂莳花木。过从者相戒不敢唾涕,人比之倪云林云。

《素问校勘记》一卷　存　1883

清金山顾观光(宾王,尚之,武陵山人)撰

钱培杰荪识曰:《素问》既刻成,恐犹有舛误,以属顾君,君益反覆研审,叹曰:向者于此书殊鲁莽,今始稍得其条理耳。乃别为《校勘记》一卷,于王注及林氏按语皆有所补苴纠正,或引旧说,或出己见,期于精当而后已。其解《五运行大论》左右周天,余而复会,据《尚书纬》地有四游之说,谓即西法最高行。解七曜纬虚,地为人之下,太虚之中,据今新西法,谓七曜皆在太虚,非各有一天地,亦与七曜等。解风寒在下,燥热在上,湿气在中,据西人三际之说,谓水土之气为太阳吸引上浮即清蒙气差。于《气交变大论》,据五星高下于太阳,明远近小大之故,谓西法五星以太阳为心,古人已知之。皆卓然不磨之论。按近日西人新术谓,地球与诸行星俱浮行空中,环绕太阳,与九重天诸轮旧说不同,而与岐伯所云七曜纬虚者适合,疑即宣夜家遗言。自古法失传,儒者不复通其说,西人精思偶合,自矜创获,中土之人遂相诧以为新奇,亦未尝求之于古书耳。顾君极究中西算术,又笃学嗜古,精求其理,此解实发千古之覆。是不可以自秘也,爰授诸剞劂,系于书后。甲寅闰秋,钱培杰荪附识。

时觉按:为守山阁本《黄帝内经素问灵枢》后附校勘记,2003年浙江科学技术出版社有排印本,收于《近代中医珍本集》。

《灵枢校勘记》一卷　存　1883

清金山顾观光(宾王,尚之,武陵山人)撰

钱培杰荪识曰:顾君既为《素问校勘记》,以《灵枢》虽旧所商定,而亦不无舛漏,今新刻本已成,不复能增益改窜,因亦别为《校勘记》一卷。追惟先君子校此二书,再三慎重,不敢遽授之梓者,以古书简奥,传讹已

久，非一时所能辨析，况医术关系至重，有所乖谬，贻误非浅故也。今顾君悉心研榷，不惮再三，固与先君同志而能始终成就此刻者也。小子实有感焉，敬识弗谖。培杰荪识。

时觉按：为守山阁本《黄帝内经素问灵枢》后附校勘记，2003年浙江科学技术出版社有排印本，收于《近代中医珍本集》。

《医经玉屑》二卷　存　1894

清太仓傅松元（耐寒，嵩园，傅大刀）撰

自序曰：夫古之为学将以治天下国家，使无一夫不被其泽，甚者天地位而万物育，此乃学者之极功、生人之大道也。若夫医，虽日治一人，月愈数病，百里之遥不能兼及，矧有不可治者，其道不已小乎？虽然，人之所系莫大乎生死，有圣贤豪杰、孝子忠臣可旋乾转坤而不能保无疾病，苟有疾病不得不听之于医。医之为任，顾不重哉？是以黄帝既定天下，与岐伯等六臣互相讲论而成《内经》。景岳曰：大哉至哉！垂不朽之仁慈，开生民之寿域。洄溪曰：乃古圣人泄天地之秘，夺造化之权，其理精深，其词古奥。余家世医，少即披诵，觉聱牙诘屈，研阅诚难，及浏览各注，阐发果多而遗漏难免，每欲详加釐订，惧篡圣经未果，然默而不宣，又恐至理不尽明于世，庸敢忘陋效眄视指使颦，摘列数条，系以管见。其所补全，是有待于后世明达，倘不以僭而相成之，则尤幸焉。光绪二十年甲午之春，镇洋傅松元耐寒识。

张淦序曰：群生之所化育，惟医是宗；万物之必蕃畲，以经为重。成斐然兮玉琢，须磨砺以屑飞。吾娄东耐寒先生玄中慧粹，刻苦功深，擅有岗门之学，不求举世之知。著述中有《医经玉屑》一书，旭历灵兰之秘，疏论石室之华，经文则逐条笺释，疑义必诠注详明，书分两卷，用实相资，开发古贤之未及，诚为后学之津梁，要令读者了然不落前人窠臼。哲嗣雍言同道宝藏手泽，编辑遗经，发揭幽光，校雠梓印，淦终篇盥读，得窥锦豹之一斑，小序无言，深佩仁肱之三折云尔。时在中华民国十九年庚午夏至，后学张淦杏荪氏识。

时觉按：卷首有沈维贤、黄任之题签及李梦觉、钱龙章题词，从略。收于《太仓傅氏医学三书》，有民国十九年浏河学古堂傅氏铅印本。

《内经素问校正》二卷　存　1910？

清南汇于鬯（醴尊，东厢，香草）撰

民国十八年《南汇县续志·人物志》曰：于鬯，字醴尊，一字东厢，自号香草。幼聪慧，读书多奇悟，成童入邑庠，即一意治经，不屑为科举业。学使长沙王先谦，丙戌岁试莅松郡，奇其文，拔冠多士，后屡以经学受知诸学使。登光绪丁酉拔贡，翌年应廷试。有劝之出仕者，曰：君亲老丁单，例应终养，苟伪撰一胞弟名，即可筮仕。则怫然曰：我实无弟而饰为有弟，是欺君也。君可欺，人谁不可欺？有何面目出而临民上乎？遂拂衣归。日致力郑许之学，自段氏《说文》外，凡桂、严、朱、王各家言，莫不博览而精研之。复以形声训诂展转通借之例，遍读周秦汉魏诸古书，刊正脱讹，稽核同异，成《香草校书》六十卷，手自刊行。主芸香草堂讲席，提倡汉学，士习丕变。母故治丧，葬礼参酌古今，而去其乡曲不经之说。著书有暇，则习为绘事，所写墨菊尤高澹绝尘。鬯甥潘和鼎，字味盐，诸生。早慧嗜学，工畴人术，校《战国策》多精核处，鬯尝采其说入己著中。

时觉按：于氏为晚清小学大师，是书为所著《香草续校书》一部，校勘《素问》原文九十七条。《联目》不载，民国十八年《南汇县续志·艺文志》载录，2003年浙江科学技术出版社校勘排印，收于《近代中医珍本集》。《香草续校书》有中华书局1962、1983年繁体竖排本。

《内经类要纂注》三十九卷　阙　1895

清扬州叶霖（子雨，石林旧隐）撰

民国十年《江都县续志·列传》曰：叶霖，字子雨，先世浙江绍兴人，雍正间徙扬州。霖幼遭洪杨之乱，废学而贾，然于执业之暇，喜诵诗古文辞，虽无所指授，久之渐能领悟。中年后生计少裕，遂日以诗酒自娱，会其家死丧相寻，多误于庸医之手，霖愤其草菅人命，乃广搜方书，读之数年而大通其旨。偶为人诊病，药投则效，名渐噪，求治者日众，霖概不受酬，亦非重证不为治，盖不欲与时医争利也。霖读《素问》，悟人生伏气之理，用《肘后》葱豉汤法引伸变化以治伏温，应如桴鼓。又其亲族多死于肺劳，仿《本事》獭肝丸，屑獭爪以杀微虫，其病在初二期者则奏效。晚岁泛览西籍，证以中国之古方，谓若韭汁之治痰饮，童便之疗头痛，取破瘀镇静，皆与西法不谋而合。所著有《伤寒正义》二十卷、《难经正义》八卷、《伏气解》一卷、《脉说》二卷、《古今医

话》十四卷、《痧疹辑要》四卷,待梓。其已刻行世者,《增订张凤逵氏伤暑全书》二卷、《评吴瑭氏温病条辨》六卷、《评王士雄温热经纬》四卷,世皆奉为圭臬云。

时觉按:前后无序跋,卷端署江都叶霖子雨甫述,门人张庆恩茝畲甫校,各卷首列目录,其卷三十至三十四为疾病余义,述各家论诸病,并非《内经》原文。有抄本藏上海中医药大学,缺卷二、三。

《黄帝内经素问指归》九卷 存 1905

清泰州戈颂平(直哉)撰

自序曰:《素问》一书九卷,凡九九八十一篇。篇中发明天地人合一之道,天地生万物,皆谓物也,人为万物之灵,禀五行之气,无不依附天之一阳大气以生,一阳,太阳也。《素问》中《阴阳别论》帝曰:人有四经十二从,何谓?岐伯对曰:四经应四时,十二从应十二月,十二月应十二脉,脉有阴阳,知阳者知阴,知阴者知阳。愚按:经,径也。一阳,阳气藏于冬,为春生之径。阳气生于春,为夏长之径,阳气长于夏,为秋收之径,阳气收于秋,为冬藏之径。十二地支之阴从其阳运应乎四时,十二地支之脉应阳气,转运表里,生生不息,十二脉道中有阴有阳,知阳道中有阴,阴道中有阳。万物之阴皆藉一阳,纯阳大气运转土中,生万物于表,成万物于里,阴阳互相资益,合乎天地。惟生知之圣开天立极,始能道之,则《素问》一书传自轩岐,确乎不爽。后人不能探索其旨,妄疑此书非上古之文,乃战国时人所作,而战国时人未闻有如黄帝之圣者也。有如黄帝之圣,何难自名成论,必假问答于轩岐,而故为隐晦若是耶?宋林亿云:《素问》一书,至精至微之道传之至下至浅之人,其不废绝,诚天道也。后汉张仲景著《伤寒杂病论》合十六卷,全是《素问》之精旨,分三阴三阳六经之径,阴道中有阳,阳道中有阴,阴阳相生,无偏则无病,阴阳偏表偏里则病,此真救世之书。仲景后圣也,先圣、后圣,其揆一也。惜哉!时人不解伤寒二字之理,其书自后汉传至今日,皆言伤寒专为伤冬令极寒之气而设,诮仲圣能治伤寒,不能治杂证也。后人云:伤寒一书专为救误而设。又云:南人无伤寒,所以医人用其法无有效者。此书恐将又为废绝矣。惜哉!惜哉!医之一道,其何不幸之甚也?再思之,人有疾病痛苦,终夜呻吟,莫不是人人应受此痛苦哉?愚家遭病难,损人不少,所损之人终不解何病,于是愤急屏绝壹是,日夜专攻《神农本草经》《素问经》《伤寒杂病论》,积五十余年,就其心得诊人之病,历验不爽,三书原论下始敢释之。原名下增指归二字,俟门下士有所依归焉。光绪三十三年岁次丁未仲春,吴陵布衣直哉戈颂平自识于问心书屋。

时觉按:收于《戈氏医学丛书》,有光绪间抄本藏长春中医药大学,2008年中医古籍出版社据此影印出版。

《读素问识小录》不分卷 存 1907

清嘉定张寿颐(山雷)撰辑

自序曰:《黄帝内经》十八卷,始见于班氏《艺文志》;《素问》九卷,始见于张仲景《伤寒论序》;其以《针经》九卷、《素问》九卷当《艺文志》之《内经》十八卷者,晋皇甫士安《甲乙经序》悬拟之言,未必即班氏所见之书也。然皇甫氏已言《素问》有亡失,是以《隋志》亦云只存八卷,而隋全元起注本无第七卷,全元起注本今亦未见,兹据宋校正序而云然。至唐宝应中,启玄子王冰乃谓得先师秘本,撰注以传,复有八十一篇之全本。何自得之?本属可疑。启玄注本亦缺第七十二、第七十三两篇,观《病能篇》末节注文可知。宋刘温舒有《素问遗篇》,辞句鄙陋,伪撰也。宋校正谓:《天元纪大论》《五运行大论》《六微旨大论》《气交变大论》《五常政大论》《六元正纪大论》《至真要大论》等七篇,不与《素问》相类,乃王氏取《阴阳大论》之文,以补《素问》之缺者。宋校正又引仲景《伤寒论序》云撰用《素问九卷》《八十一难经》《阴阳大论》,是《素问》与《阴阳大论》明是两书,乃王氏并之于《素问》中也。《阴阳大论》虽亦古医经,终非《素问》第七卷矣。今按宋校正本于各篇篇目下,注明全元起本在第几卷,惟此七篇无之,则此七篇者,确为全元起本所无之文,其为启玄并合,已无疑义。而《素问》自启玄作注,勒为定本以后,更无其他古本可资参考,惟全元起注本间存一二于宋校正注文中,同异之处,犹堪考证。是今之《素问》,不独非班氏《艺文志》之《黄帝内经》,而亦非张仲景、皇甫士安诸人所见之《素问》矣。泥古之士,犹笃信为轩岐谈医之鸿著,诚未免受启玄之愚。然书虽重编于宝应,而义实传述于周秦,辞句高洁,多非秦汉之后所能摹拟,而古字古义,所在多有,尤非浅学所能融贯。虽自启玄注后,名贤继起,代不乏人,章句训解,疏通证明,固已十得八九,独于古字之假借,古义之仅见者,甚少诠释,遂致一字误解,章节皆为晦涩,几令初学茫无所措,亦读是书者之一大蔽也。鄙人讽籀之余,就识见所及，触类而引申之，随笔札记，积之成帙，大率字义为多，片词只句，补苴罅漏，于书中大旨无甚发明，爰定其名曰《识小录》。又剌取名言隽句，仿杭氏《两汉拾蒙》之例，别成《素问拾蒙》一编，皆信手拈来，殊少抉择，甚不足博通人一哂。然虽无裨于著述，或尚有益于发蒙，脑力为疲，奚忍弃置？爰录一通，而略考《素问》之源流，著之简首。虫雕之伎，獭祭之讥，在所不免。然仁者见之谓之仁，智者见之谓之智，只以写其心得而已耳，非欲推倒前贤，求于是书注疏家中侧一席也。用贻来者，敢质通方。时在光绪三十三年岁次丁未仲春之月，嘉定张寿颐山雷甫遯庵。

时觉按：初稿成于光绪三十三年，民国八年又作增订，为未刊稿本，《联目》《大辞典》俱不载，后经邵宝仁先生整理，1983年、1984年连载于《浙江中医学院学报》，1995年收于《张山雷医集》，人民卫生出版社排印出版。

《新内经》二种　存　1908

清无锡丁福保（仲祜，畴隐居士）撰

子目：新素问，新灵枢

自序曰：余幼多疾病，治经之暇喜习医术。吾家固多藏书，自《灵》《素》《难经》《伤寒》《金匮》《甲乙》《千金》等，以迄近世百家之书，悉详且备，故暇辄浏览，域于古纸。倏忽十年，少长，迹至沪，因购读东西洋转译之解剖学、生理学、医学，若涉大海，若拨云雾，学术以相衡而见拙，始知徒读古书之误人也。古之论骨也曰：天有三百六十五度，人骨节数亦三百六十五，隐以配天。夫人骨数仅二百余，童稚略授以生理学者类能言之，男若女，老若稚，其骨数之多与寡且异。其论脉也，分寸关尺三部，曰：寸属心肺，关属肝胆，尺属肾，而不知脉之为用以验周身之病则可，曰某脉属于某脏则不可。其论消化也曰脾动磨胃，不知胃液胆液咸具有消化力，磨胃之说何证？其论心也，谓有七孔三毛，晋王叔和遂以七孔上应北斗七星，三毛上应三台，穿凿附会，贻误后学。他如肺五叶而为六叶，肝五叶而为七叶，则误其形状；脾左而为右，肝右而为左，则误其位置；心运血而为神明之主，肾主溺而为藏精之府，则误其功用；精囊居膀胱之后，膵脏居胃脏之后，则并其名而不知；曰某病应太白星，某病应荧惑星，曰已亥之岁，君火升天，子午之岁，太阴升天，丑未之岁，少阳升天，谶纬之说，舛讹踳驳，则又不可索解者矣。余编纂《新内经》，凡二集，第一集名曰《新素问》，分为二编。上编论短缩人寿之条件，凡十章，第一曰柔弱之教育，第二曰放逸之淫乐，第三曰脑力使用之过度，第四曰疾病及不合理之处置，第五曰不洁之空气，第六曰饮食之过度，第七曰害人寿之气质及情欲，第八曰夸大之想像力，第九曰毁坏人体之毒物，第十曰年龄及早老；下编论延长人寿之条件，凡一十九章，第一曰遗传上壮健之出生，第二曰合理的身体之教育，第三曰活泼能动之青年，第四曰慎伉俪以外之肉欲，第五曰幸福之夫妻关系，第六曰睡眠，第七曰身体之运动，第八曰新鲜之空气与适当之温度，第九曰田园生活，第十曰旅行，第十一曰清洁与皮肤之卫生，第十二曰良好之食品，第十三曰精神之平和，第十四曰快适之感觉及刺戟，第十五曰疾病之预防及疗法，第十六曰变死之救助，第十七曰老年之卫生，第十八曰精神及身体之修养，第十九曰因体质气候及生活法不同之各长寿法。其第二集，名曰《新灵枢经》，凡二十一章，第一曰细胞，第二曰组织，第三曰骨骼之解剖，第四曰骨骼之生理卫生，第五曰筋肉之解剖，第六曰筋肉之生理卫生，第七曰皮肤之解剖，第八曰皮肤之生理卫生，第九曰消化器之解剖，第十曰消化器之生理卫生，第十一曰循环器之解剖，第十二曰循环器之生理卫生，第十三曰呼吸器之解剖，第十四曰呼吸器之生理卫生，第十五曰排泄器之解剖，第十六曰排泄器之生理卫生，第十七曰神经系之解剖，第十八曰神经系之生理卫生，第十九曰五官器之解剖生理卫生，第二十曰男女生殖器之解剖生理，第二十一曰男女生殖器之卫生。书成，不敢付梓，删改者又经年，以《新内经》命名者，欲使世之人一见而知为医家之书也。或问之曰：《黄帝内经》见于《汉书·艺文志》，生数千年后而蹈其名，毋乃僭乎？曰：《内经》乃秦汉时方士之伪托者，魏伯阳亦著《内经》一卷，见于《抱朴子·遐览篇》，《新内经》之名，乃与《反离骚》《反恨赋》之作等耳，非如杨子《太玄》之拟《易》，文中子《中说》之拟《论语》，僭胡为者？壬寅五月，桐城吴先生挚甫曾告我曰：吾国医学之坏，坏于儒所传《素问》《难经》，殆皆伪著，五脏部位皆颠倒错乱，其故因汉时有古文、今文，有两家之学，古文皆名儒，今文则皆利禄之士，古文言五脏与西说合，今文即左肝而右肺者。汉末郑康成为古文家，而论五脏独取今说，自是以后，蹈袭二千年勿敢变，而郑氏实尸其咎。又曰：吾国古医以张仲景、孙思邈为最，而仲景《伤寒论》所称之十二经，考诸西医解剖之学，始知其误；孙思邈《千金方》所论之五脏，亦类取今文之说。吾国医学之所以不昌也，吾子勉之！此又吾国劬学者之所深思而洞悉者。虽然，吾国开化最早，征诸新学说，其细若此，无已，征诸于旧明崇祯时，有英医名哈斐者，始考知人身血液循环之理,欧西旧学为之丕变,而中国秦汉时已洞晓之。《素问》曰:脉者血之府也。又曰:风雨之伤人也,客于皮肤,入于孙脉;孙脉满,入于络脉;络脉满,则输于大经脉。又曰:经脉流行不止,环周不休。《灵枢经》曰:经脉者,常不可见也,脉之见者皆络脉也,营周不休,如环无端。又曰:胃者水谷之海,泌糟粕,蒸津液,化其精微,上注于肺脉,化而为血,以奉生身,莫贵于此。孙脉者,即今所言之毛细管也;络脉者,静脉管也;经脉者,动脉管也。古之人论循环器及食物化血之理,已洞彻阃奥如此。此西国哈斐前所未知者,后之学者墨守旧说,而退立于劣败之地。呜呼!非古之人有以误之,实后之人自误之,宁不悲欤?余不揣梼昧,欲以不敢自误者而语诸人,芜杂错漏在所不免,每一展卷,又愧悚交集,旁皇竟日者矣。光绪三十四年正月中旬,无锡丁福保识。

引言略曰:余不必辨《素问》《灵枢》果为《黄帝内经》与否,第余之《新内经》亦分二集,一论短缩人寿之条件,及延长人寿之条件,即《素问》所谓"圣人治未病不治已病"之说也,故名之曰《新素问》;一论细胞组织以及骨肉内脏等,犹《灵枢》所论营卫、输穴、关格、脉体、经络也,故名之曰《新灵枢》。

时觉按:有宣统三年上海书局石印本及民国十五年上海商务印书馆铅印本藏浙江图书馆,上海中医药大学所藏则经查未见,并收于《丁氏医学丛书》。是书述西医解剖、生理、防病、养生诸说,实与《内经》毫无关联,其自序及引言已详其意,而取《新内经》名者,不过"为吾书之记号而已""欲使世之人一见而知为医家之书也"。

《内经通论》不分卷　存　1909

清无锡丁福保(仲祜,畴隐居士)撰

首节曰:宋王应麟《汉书艺文志考证》:《黄帝内经》十八卷。王冰曰:《素问》即其经之九卷也,兼《灵枢》九卷,乃其数焉。虽复年移代革而授学犹存,惧非其人而时有所隐,故第七一卷,师氏藏之,今之奉行惟八卷尔。林亿曰:皇甫士安《灵枢经序》云:今有《针经》九卷,《素问》九卷,并十八卷,即九经也。《素问》第九卷,皇甫士安名为《针经》。杨玄操云:《黄帝内经》二帙,帙各九卷。按《隋志》谓之《九灵》,王冰名为《灵枢》。《素问》第七卷亡已久,士安序《甲乙经》云:亦有亡失。《隋志》载梁《七录》云:止存八卷,而冰得旧藏之卷,今窃疑之。《天元纪大论》《五运行论》《六微旨论》《气交变论》《五常政论》《六元正纪论》《至真要论》七篇,与余篇略不相通,疑此七篇乃《阴阳大论》之文,王氏取以补所亡之卷。又曰:黄帝坐明堂之上,临观八极,考建五常,与岐伯上穷天纪,下极地理,远取诸物,近取诸身,更相问难,于是雷公之伦授业传之而《内经》作。苍周之兴,秦和述六气之论,越人得其一二,演而述《难经》。仓公传其旧学,仲景撰其遗论,晋皇甫谧刺而为《甲乙》,隋杨上善纂而为《太素》,全元起始为训解,阙第七一通。唐宝应中,王冰得先师所藏之卷,为注合八十一篇,二十四卷。按《隋志》始有《素问》之名,晋皇甫谧已云《素问》论病精辨,王叔和西晋人,撰《脉经》云:出《素问》《针经》。汉张仲景《伤寒论集》云:撰用《素问》。是则《素问》之名起汉世也。全元起曰:素者本也,问者黄帝问岐伯也。按《乾凿度》大素者质之,始名或由此。《馆阁书目》:《黄帝针经》九卷,八十一篇,与《灵枢经》同,《针经》以《九针十二原》为首,《灵枢》以精气为首,间有评略。程子曰:《素问》之书必出于战国之末。夏竦《铜人腧穴针灸图经序》曰:黄帝问岐伯,尽书其言,藏于金兰之室,洎雷公请问其道,乃坐明堂以授之。后世言明堂者以此。

时觉按:前后无序跋,亦无目录,杂录各家之说以成。有宣统元年上海文明书局石印本,并收于《丁氏医学丛书》。

《内经揭要》　佚　1909?

清泰州刘汉臣(麓樵)撰

宣统《宣统泰州志·人物传》曰:刘汉臣,字麓樵,住姜埝镇,以弟汉章贻封四品。精赏鉴,蓄书画碑板甚富,所得宋椠及传钞秘笈不下百余种。晚精医术,诊疾多效。子耀曾,原任太常寺博士。时同邑陈宝晋,字守吾,住贺曹庄,精医,嗜古与汉臣同。

时觉按:钞本《宣统泰州志·艺文志上》载录。

《内经篇名解》一卷　存　1910

清金陵王修卓(成甫)撰

王修卓《黄帝内经马张合注序》曰:医学发源,始于《灵》《素》,阐阴阳之秘,穷生克之原,举凡风寒暑湿燥火、喜怒悲恐思忧致病之因，藏府气血、筋骨皮肉、脉络经穴受病之处，望闻问切、针灸药石治病之法，盖言之详矣。秦越人得其解而著《难经》，张仲景传其法而著《伤寒论》《金匮要略》，华元化、孙思邈精针灸而号神医，制汤液而传方法，类皆得力《内经》，而非别有神授仙传之秘诀。后之学者读越人、仲景诸家书，夸为捷径，不复沿流以溯源，卒令致病之因、受病之处、治病之法多有游移鲜据者，而有志之士乃从事西医，以求补乎中学之所不及。殊不知卫生之法《素问》开卷即言之，蜡人之形详于《灵》《素》者，尤尽脑筋之说，则《内经》所谓"人始生，先成精，精成而脑髓生"，又曰"督脉入络脑"，督脉者发于会阴，通于脊骨，内合于肾，肾上通心，是脑筋固智慧寿夭之所寄。至于剖解之说，《灵枢》篇中尝一言之，盖古人亦从剖解而察其迹，究其理，然后著《内经》以垂教万世。是《内经》一书，乃中西医学之准绳，而为举世之习内外科者所莫能外，惜乎词旨深奥，索解殊难，读不终篇，遂有束之高阁者。兹得马元台、张隐庵两家注释，合而观之，见其引经注经，兼采王冰、吴昆、朱永年、徐公遐、莫仲超、杨上善、倪仲玉、卢子繇、王芳侯、王安道等十数家笺注而附益之，复各出己见以申明之，务使《内经》之奥旨微言，皆显豁呈露，了然于心目。中西医家嘱为合刻，以公同好，抑亦行道济人之一助欤？宣统二年庚戌小阳月，金陵王修卓成甫识于沪寓合肥李第。

马莳曰：内有九针之名，又有十二原穴，故名篇。自篇内小针之要以下，岐伯尽解于第三篇《小针解》之内，故愚释此篇，即以《小针解》之义入之，不敢妄用臆说也。《素问》有《针解篇》，亦与此二篇小同，当合三篇而观之，其义无余蕴矣。旧本以第一篇为法天，第二篇为法地，三篇法人，四篇法时，五篇法音，六篇法律，七篇法星，八篇法风，九篇法野，乃后人袭本经七十八篇《九针论》之意而分注之。殊不知彼乃论针，而非论篇目也，甚为无理，故愚削之。（马莳《黄帝内经灵枢注证发微·九针十二原》注）

时觉按：有宣统二年稿本藏江西中医药大学图书馆，一册，不分卷。首载王修卓《黄帝内经马张合注序》，各篇名下先记《素问》篇次，后释篇名含义，如《上古天真论》"《素问》第一篇篇名，上古真玄之道得之于天者"，《四气调神大论》"《素问》第二篇篇名，内论四时之气各异，当有调和精神之道，故名"，《生气通天论》"《素问》第三篇篇名，生气者，谓人所赖以生活之气，即阳气也，阳气本于天，故曰通天，本篇论阳气者居多，故名"等等。下为《灵枢》，先录张志聪《灵枢经集注》自序及马莳《黄帝内经灵枢注证发微》引言、《九针十二原》篇名注，解释篇名体例同《素问》，如《九针十二原篇》"《灵枢》第一篇篇名，内有九针之名及十二原穴，故名"，《本输篇》"《灵枢》第二篇篇名，内论脏腑之吉凶善恶而推究其本，故名"，《小针解篇》"《灵枢》第三篇篇名，内解《九针十二原篇》中小针之义，故名"，《邪气脏腑病形篇》"《灵枢》第四篇篇名，篇中有三节，论邪气入于脏腑，以下论其病之病形状，故名"等等。解释篇名略同于马莳。

《素灵汇萃》一卷　存　1911

清古吴汪宗淦（稚琢）辑

时觉按：卷端署为古吴汪宗淦稚琢手辑，前后无序跋，仅有摄生、阴阳、藏象三类，似未完成。有宣统三年抄本藏上海中医药大学。

《灵枢集注》，《素问集注》　佚　1911？

清丹徒陈世芳（菊坡）撰

民国六年《丹徒县志摭余·人物志》曰：陈世芳，字菊坡，好读书，工医，尤擅长妇科。著有《灵枢集注》《素问集注》。

《素灵汇要》三卷　佚　1911？

清川沙张金照纂

时觉按：民国二十六年《川沙县志·艺文志》载录，并见于《人物志·张清湛传》。

《内经素问存真》不分卷　存　1911？

清武进张与权纂

时觉按：《联目》《大辞典》俱不载，有稿本藏中山大学图书馆，2012年收于《四编清代稿抄本》第189册，广东人民出版社影印出版。原稿本前后无序跋，无凡例、目录，不明纂注年代，卷端作：《内经素问存真》，武进张与权纂。按《素问》篇目摘录经文，并加简略注释。

《黄帝众难经》一卷　辑佚　239

战国秦越人撰，三国吴吕广注

《太平御览·方术部》曰：吕博，少以医术知名，善诊脉说疾，多所著述。吴赤乌二年为太医令，撰《玉匮针经》及注《八十一难经》，大行于世。

《补三国艺文志》曰：《隋书经籍志》曰：梁有《黄帝众难经》一卷，吕博望注，亡。按《隋志》《玉匮针经》之下又有《赤乌神针经》一卷，不著撰人。两《唐志》并云张子存撰，子存不知何代人。吕博，《七录》称吕博望，或其字欤？

《古今医统大全》曰：《通考》有吴太医吕广注，唐杨玄操演。《医史》有隋吕博望注本，不传。宋王惟一集五家说而醇玭相乱。

熊均《医学源流》曰：吕广，吴人，为太医令，重编《难经》。按：丁德用《补注难经》，历代传之一人，至魏华佗，乃烬其文于狱下。于晋宋之间，虽有仲景、叔和之书，然各示其文，而滥觞其说，虽吴吕广重编此经，而尚文义差迭。按此则《难经》为烬余之文，其编次复重经吕广之手，固不能无缺失也。按《名医图》有吕博，无吕广，予疑博即广也。

丹波元胤按曰：僧幻云《史记·扁仓传》"附标"曰：《黄帝八十一难经》，吴太医令吕广注，一本作吕博。按：吕氏本名广，隋代避国讳遂转为博。先子曰：吕博望即吕广也。魏张揖《广雅》，隋曹宪为之音解，避炀帝讳更名《博雅》。据此，吕名作博者，系于隋人所易，岂甘氏《名医图》偶不改之乎？盖医经之有注，莫先于此书。其说辑在于王翰林《集注》，几乎所谓名亡而实不亡者，亦幸哉。

时觉按：吕广是书为《难经》最早注本，《隋书·经籍志》《通志·艺文略》均载录。唐初杨玄操据此次注，名《黄帝八十一难经注》，宋初王惟一《王翰林集注八十难经》仍属吕、杨二家合注。宋校正医书局《素问》新校正注文，亦可见吕氏《难经》注文。《中国医籍考》卷七"吕氏博望《注众难经》一卷，佚"，久已佚失，严世芸等人重辑明王九思的《难经集注》中吕氏注文，并参考宋校正医书局《重广补注黄帝内经素问》新校正注文，为辑佚本，不分卷，后附《玉匮针经》。收于《三国两晋南北朝医学总集》，2009年人民卫生出版社出版。

《扁鹊镜经》一卷　佚

南朝宋丹阳徐熙（仲融）传

康熙七年《江宁府志·人物传七》曰：南北朝徐文伯，字德秀，丹阳人，太守熙曾孙。熙好黄老，隐秦望山，有道士授以《扁鹊镜经》，因精心学之，名震海内。子秋夫，工其术，至射阳令。秋夫生道度、叔向，皆精其业。道度生文伯，叔向生嗣伯。文伯兼有学术，倜傥不群，孝武路太后病，众医不识，文伯诊之，曰：此石傅小扬耳。乃为水剂消石汤，病即愈。除鄱阳王常侍。明帝宫人患腰痛牵心，每至辄气欲绝，众医以为肉症。文伯曰：此发症也。以油投之，吐得物如发，引长三尺，头已成蛇，一发而已。病都差。

乾隆《绍兴府志·方技》曰：徐熙，东海人，为濮阳太守。好黄老，隐居秦望山。有道士过求饮，留一瓠芦与之，曰：君子孙宜以道术救世，当得二千石。熙开之，乃《扁鹊镜经》，因精心学之，遂名震海内。子秋夫，秋夫生道度、叔向，道度生文伯，叔向生嗣伯，世精其业。

《南史·张融传》略曰：东海徐文伯，字德秀，濮阳太守熙曾孙也。熙好黄老，隐居秦望山，有道士过求饮，留一瓠芦与之，曰：君子孙宜以道术济世，当得二千石。熙开之，乃《扁鹊镜经》一卷，因精心学之，遂名震海内。生子秋夫，弥工其术，仕至射阳令。尝夜有鬼呻，声甚凄怆，秋夫问何须。答言姓某，家在东阳，患腰痛死，虽为鬼，痛犹难忍，请疗之。秋夫曰：云何厝法？鬼请为刍人，案孔穴针之。秋夫如言为灸四处，又针肩井三处，设祭埋之。明日见一人谢恩，忽然不见。当世伏其通灵。秋夫生道度、叔响，皆精其业。道度有足疾不能行，宋文帝令乘小舆入殿，为诸皇子疗疾，无不绝验。位兰陵太守。宋文帝云：天下有五绝，而皆出钱塘。谓杜道鞠弹棋、范悦诗、褚欣远模书、褚胤围棋、徐道度疗疾也。道度生文伯，叔响生嗣伯。文伯亦精其业，兼有学行，倜傥不屈意于公卿，不以医自业。融谓文伯、嗣伯曰：昔王微、嵇叔夜并学而不能，殷仲堪之徒故所不论。得之者，由神明洞彻，然后可至，故非吾徒所及。且褚侍中澄当贵，亦能救人疾，卿此更成不达。答曰：唯达者知此可崇，不达者多以为深累。既鄙之，何能不耻之？文伯为效，与嗣伯相埒。宋孝武路太后病，众医不识，文伯诊之曰：此石博小肠耳。乃为水剂消石汤，病即愈。除鄱阳王常侍，遗以千金，旬日恩意隆重。宋明帝宫人患腰痛牵心，每至辄气欲绝，众医以为肉癥。文伯曰：此髮癥，以油投之，即吐得物如髮，稍引之长三尺，头已成蛇能动，挂门上滴尽，一发而已，病都差。宋后废帝出乐游苑门，逢一妇人有娠，帝亦善诊脉，而诊之曰：此腹是女也。问文伯，曰：腹有两子，一男一女，男左边青黑，形小于女。帝性急，便欲使剖，文伯恻然曰：若刀斧恐其变异，请针之立落。便写足太阴，补手阳明，胎便应针而落，两儿相续出，如其言。子雄，亦传家业，尤工诊察，位奉朝请。能清言，多为贵游所善。事母孝谨，母终，毁瘠几至自灭。俄而兄亡，扶杖临丧，抚膺一恸，遂以哀卒。

时觉按：徐熙得《扁鹊镜经》而精医，子秋夫，孙道度、叔向，曾孙文伯、嗣伯，玄孙徐雄，六世孙之才、之范，七世敏齐，"世称为徐氏七代世医"；《隋书·经籍志》载，叔向著《本草病源合药要钞》五卷、《杂疗方》二十二卷、《杂病方》六卷、《疗少小百病杂方》三十七卷、《疗脚弱杂方》八卷、《解寒食散方》六卷、《解散消息节度》八卷、《针灸要钞》一卷以及《徐叔向谈道迷徐悦体疗杂病疾源》三卷、《徐叔向等四家体疗杂病本草要钞》十卷，凡十种，今佚；文伯著述五种：《辨伤寒》一卷、《药方》二卷、又《药方》二卷，《辨脚弱方》一卷、《疗妇人瘕》一卷，俱佚；嗣伯著《落年方》三卷、《药方》五卷，亦佚。姚夔《太医院判徐公墓志铭》谓，秋夫、文伯之后，"迨宋南渡，有以侍医扈从居嘉禾；元大德间号月翁者，为镇江路医学提领，迁华亭；月翁子号云隐者，为松江医学提领，遂家南梁。云隐子子暘，不应召，赐号清隐处士，以娣仲子可豫继，后官海盐医学教授，赠奉议大夫、太医院使"，可豫子徐枢，字叔拱，明太医院使；枢子彪，字文蔚，太医院判；彪后裔有名伟者，嘉靖中为太医令。徐氏世医，自晋徐熙至明嘉靖间仍绵延不绝，其源盖出自《扁鹊镜经》。

《难经本义》二卷　存　1361

元仪真滑寿(伯仁，撄宁生)撰

自序曰：《难经本义》者，许昌滑寿本《难经》之义而为之说也。《难经》相传为渤海秦越人所著而《史记》不载，隋、唐书经籍、艺文志乃有《秦越人黄帝八十一难经》二卷之目，岂其时门人子弟私相授受，太史公偶不及见之耶？考之《史记正义》及诸家之说，则为越人书不诬矣。盖本《黄帝素问》《灵枢》之旨，设为问答，以释疑义。其间荣卫度数、尺寸部位、阴阳王相、藏府内外、脉法病能，与夫经络流注、针刺俞穴，莫不该备。约其辞，博其义，所以扩前圣而启后贤，为生民虑者，至深切也。历代以来，注家相踵，无虑数十，然或失之繁，或失之简，醇疵淆混，是非攻击。且其书经华佗煨烬之余，缺文错简，不能无遗憾焉。夫天下之事，循其故则其道立，浚其源则其流长，本其义而不得其旨者，未之有也。若上古易书本为卜筮设子，朱子推原象占作为《本义》，而四圣之心以明，《难经本义》窃取诸此也。是故考之《枢》《素》以探其原，达之仲景叔和以绎其绪。凡诸说之善者，得其义斯得其理，得其理则作者之心旷百世而不外矣。虽然，斯义也，不敢自谓其已至也，后之君子见其不逮，改而正之，不亦宜乎？至正辛丑秋九月己酉朔自序。

刘仁本序曰：粤自神农咀百药而寒温辛酸甘苦品制之宜、君臣佐使之用具诸本草，治药者于焉依据。曰黄帝作《素问内经》，凡受病根源俞府，皆切脉而知，故秦越人因之，设为八十一难问答，究竟精微，尽医师之道焉。世之医道，率熟胗而察腓，而审证，而治药。若《难经》一书，诚大本领，苟不由《难经》出，其亦庸医乎？余观注本草者，若今东阳朱彦修氏所著，已无余蕴，而解《难经》者不知其几家，求诸精诣，十无一二。许昌滑君伯仁甫挟岐黄之术，学仿于东垣李先生，精于诊而审于剂者也，愈疴起痼，活人居多。余坐足疾，人人治而弗痊，有言伯仁善治法，余致之，听其议论，皆自《难经》而来，迥异于世之言医者，岂异哉？究理义之精微，众人固弗识也，因出示所述《难经本义》二卷，发前人所未发之旨，首列诸图，后疏本义，盖其儒者，积学二十余年，凡医之书，无不参考，而折衷已意各条问答之下。于戏！其用心亦仁矣，可以趋黄帝岐伯之庭而问崆峒寿哉也！虽然，吾闻之，望而知其病者谓之神，闻而知者谓之圣，又问而知者谓之工，至诊脉浅深、呼吸至数而后能疗治者，得巧之道焉。神、圣、工讵得见矣，今所求者巧耳，于巧之中又不可以言语文字传者，若扁之起虢，缓之视膏肓，于《难经》乎何有？然与否也，吾其审于伯仁甫云。至正二十有一年重光赤奋若之岁腊月既望，奉直大夫温州路总管内劝农兼防御事天台刘仁本序。

揭法序曰：《素问》《灵枢》，医之大经大法在焉，后世诸方书皆本于此。然其言简古渊涵，未易通晓，故秦越人发为《八十一难》，所以推明其义也。然越人去古未远，其言亦深，一文一字，意周旨密，故为之注释者亦数十家，但各以臆见而卒无归一之论，或得此而失彼，或举前而遗后，非惟自误，又以误人，识者病焉。许昌滑君伯仁，笃实详敏，博及群书，工于医者三十四年，起废愈痼，不可胜纪。遂昼惟夕思，旁推远索，作《难经本义》二卷，析其精微，探其隐赜，钩其玄要，疑者辨之，误者正之，诸家之善者取之。于是《难经》之书，辞达理明，条分缕解，而《素问》《灵枢》之奥，亦由是而得矣。夫人之生死系于医，医之本源出于经，经之旨不明，其害可胜言哉！然则伯仁之功岂小补者耶？至正二十六年二月工部郎中揭法序。

张翥序曰：医之为道圣矣！自神农氏凡草木金石可济夫夭死札瘥，悉列诸经；而《八十一难》自秦越人推本轩岐、鬼臾区之书，发难析疑，论辨精诣，鬼神无遁情，为万世法，其道与天地并立，功岂小补也哉？且夫人以七尺之躯，五藏百骸受病，六气之诊乃系于三指点按之下，一呼一吸之间，无有形影，特切其洪细濡伏若一发，苟或谬误，则脉生而药死之矣。而可轻以谈医，而可易以习医邪？寓鄞滑伯仁，故家许，许去东垣近，早为李氏之学，遂名于医，予雅闻之，未识也。今年秋，来遗所撰《难经本义》，阅之使人起敬，有是哉，君之精意于医也。条释图阵，脉络尺寸，部候虚实，简而通，决而明。予虽未尝学，而思亦过半矣。呜乎！医之道，生道也，行道则生意充宇宙，泽流无穷，人以寿死，是则往圣之心也。世之学者，能各置一通于侧而深求力讨之，不为良医也者几希。呜乎！越人吾师也，伯仁不为我而刊诸梓，与天下之人共之，是则伯仁之心也，故举其大旨为序。至正二十五年龙甲辰十月既望翰林学士承旨荣禄大夫知制诰兼修国史张翥序。

凡例曰：一、《难经》正文周仲立、李子野辈擅加笔削，今并不从。一、纪齐卿于经中“盛”字多改作“甚”字，岂国讳或家讳有所避耶？盖昧于临文不讳之义也，今不从。一、经中错简衍文辨见各篇之下，仍为缺误总类，以见其概。一、《八十一难》，隋唐《经籍》《艺文志》俱云二卷，后人或厘而为三，或分而为五，今仍为二卷，以复书志之旧。杨玄操复为十三类以统之，今亦不从。一、《难经》八十一篇，盖越人取《内经》《灵枢》之文设为问答，前此注家皆不考所出，今并一一考之。其无可考者，于七难内发其例。

朱右《撄宁生传》曰：滑寿请其师京口王居中曰：“《难经》又本《素问》《灵枢》之旨设难释义，其间荣卫部位、藏府脉法，与夫经络腧穴，辨之博矣。而阙误或多。愚将本其旨义，注而读之，何如？”居中曰：“甚矣！子之善学也；善哉！子学之得道也。”

《四库全书提要》曰：周秦越人撰，元滑寿注。越人即扁鹊，事迹具《史记》本传。寿字伯仁，《明史·方技传》称为许州人，寄居鄞县。案：朱右《撄宁生传》曰：“世为许州襄城大家，元初，祖父官江南，自许徙仪真，而寿生焉。”又曰：“在淮南曰滑寿，在吴曰伯仁氏，在鄞越曰撄宁生。”然则许乃祖贯，鄞乃寄居，实则仪真人也。寿卒于明洪武中，故《明史》列之《方技传》。然戴良《九灵山房集》有《怀滑撄宁》诗曰：“海日苍凉两鬓丝，异乡飘泊已多时。欲为散木留官道，故托长桑说上池。蜀客著书人岂识，韩公卖药世偏知。道涂同是伤心者，只合相从赋黍离。”则寿亦抱节之遗老，托于医以自晦者也。是书首有张翥序，称“寿家去东垣近，早传李杲之学”。《撄宁生传》则称：“学医于京口王居中，学针法于东平高洞阳。”考李杲足迹未至江南，与寿时代亦不相及，翥所云云，殆因许近东垣，附会其说欤？《难经》八十一篇，汉《艺文志》不载，隋、唐《志》始载《难经》二卷，秦越人著，吴太医令吕广尝注之。则其文当出三国前。广书今不传，未审即此本否？然唐张守节注《史记·扁鹊列传》，所引《难经》悉与今合，则今书犹古本矣。其曰《难经》者，谓经文有疑，各设问难以明之。其中有此称《经》云而《素问》《灵枢》无之者，则今本《内经》传写脱简也。其文辨析精微，词致简远，读者不能遽晓，故历代医家多有注释，寿所采摭凡十一家，今惟寿书传于世。其书首列“汇考”一篇，论书之名义源流；次列“阙误总类”一篇，记脱文误字；又次“图说”一篇，皆不入卷数。其注则融会诸家之说而以己意折衷之，辨论精核，考证亦极详审。《撄宁生传》称：“《难经》本《灵枢》《素问》之旨，设难释义，其间荣卫部位、脏腑脉法，与夫经络腧穴，辨之博矣，而阙误或多。愚将本其旨义，注而读之。”即此本也。寿本儒者，能通解古书文义，故其所注，视他家所得为多云。

嘉靖《襄城县志·方技》曰：滑寿，字伯仁，邑人，博通儒术，而尤精于医。至元间，名甚著，晚号撄宁翁，所著有《难经本义》行于世。

光绪《余姚县志·寓贤》曰：寿学儒于韩说。制方处剂，随意低昂，辄奏异效，世皆以为神。宋玄僖称寿有道之士。不试，试于医。有项昕者，字彦章，与寿同时。寿与朱彦修齐名。子孙为余姚人，知府浩是其孙。康熙《志》暨弟子得其传者，骆则诚、吴温夫。

时觉按：清光绪间建德周学海有增辑本，收于《周氏医学丛书》。

《难经本义补遗》二卷　存　1569

元仪真滑寿(伯仁，撄宁生)集注，明海陵何柬(文选，一阳子)补遗

何柬曰：《难》之为书，乃秦越人摘古经，并《素》《灵》精萃，切治生之急务者，演八十一条，为医道之纲领。历哲注释，滑氏居优。今夫学者，若徒能诵记而不从师讨论，恒志潜心，白首不能入其堂室。愚三月荒疏，胸中似生荆棘。其经文字句，前人略而未释者，又僭妄补遗，文义备载《难经》各条下，不敢复赘。(《医学

统宗·医书大略统体》)

时觉按：是书为何氏《医学统宗》卷一、卷二，隆庆三年己巳刻，署“许昌撄宁生滑寿伯仁集注，海陵一阳子何柬文选补遗”。何柬补滑氏释经之缺漏，评注训释，阐述己见，亦多可取，其言以“一阳曰”附于滑氏“本义”之后。世仅存此。参看《医学统宗》。

《难经补注》一卷　佚　1398？

明武进徐述(孟鲁)注

万历三十三年《武进县志·人物二》略曰：徐述，毗陵人。毗陵旧以医著姓者，称徐、蒋、汤、丁云。徐之先世居毗陵，元兵屠城获脱，复被掳至燕，居久之，得常州织染局官以归。生二子，长曰养浩，博通儒书，始业医名世，任无锡州医学教授。子仲清，继其业，尤精，任湖州路医学教授。子矩用，以荐两任襄县、黄县教谕。是生三子，长曰述，字孟鲁；次曰迪，字孟恂；又次曰选，字孟伦。述善诊，迪善意。述诊决人生死，旦夕岁月若神，迪所治不尽责效于汤液醴酒，率以意为之。述尝过市，市人靳之，跃而逾柜请诊。述尝夜读《岳武穆传》，怒甚，持梃起，无所泄忿，碎其盎于爨下，邻人惊问之，曰，吾方切齿于桧贼也。洪武中，述、迪皆以他医累，当远戍，选赘得免。述、迪将奉母行，选不忍也，遂同行，艰苦备尝者廿年，不以为劳。文皇帝尝召见述，欲官之，不果，厚赐金帛以归。即其行谊，令不娴于医，亦不失为隐君子，余故详为叙之。述所著有《难经补注》。

时觉按：道光二十二年《武进阳湖县合志·艺文三》作一卷。徐述活动于洪武、永乐间。

《难经集注》五卷　存　1505

战国秦越人撰，三国吴吕广注，明鄠县王九思(敬夫)编纂

林天瀑跋曰：《难经集注》五卷，明王九思等集录吴吕广、唐杨玄操、宋丁德用、虞庶、杨康侯注解者。按：晁公武《郡斋读书志》载吕、杨注一卷、丁注五卷、虞注五卷；陈振孙《书录解题》载丁注二卷；马端临《经籍考》引晁氏作吕、杨注五卷。盖当时各家别行，至九思等始辍辑以便观览耳。叶盛《菉行竹堂书目》载《难经集注》一册，不著撰人名氏，此则书名偶同，非九思所集。按：王圻《续经籍考》载金纪天锡《难经集注》五卷，盛之所收恐此耳。盛，正统进士；九思，弘治进士，则其非是编也明矣。其他诸家藏弃书目及乾隆《四库全书总目》，并未收入，若殷仲春《医藏目录》宜裒搜无遗，而亦遗之，盖似失传者。然以余不涉医家，但知据目录考之耳，因质诸医官多纪廉夫。廉夫云：近代医书绝无援引，久疑散佚。廉夫于医家雅称赅洽，而其言如此，则知其果失传也。夫方伎一家，固有其人，其存其佚，何干我事？然小道可观，至理存焉，则竟非可弃也。癸亥花朝天瀑识。

钱熙祥跋曰：先秦医书之存于今者，《素问》《灵枢》并为后人窜乱，惟《难经》尚系原本。吴吕广、唐杨玄操、宋丁德用、虞庶、杨康侯并有注释。元滑伯仁采诸家之说而以己意折衷之，为《难经本义》二卷，然所采甚略，惟明王九思等集注，备录诸说，不下一语，深得古人撰述之体。今去明季仅二百载，而诸家之注亡佚殆尽，独此书以流入日本，佚而复存，若有神物呵护，今为校正，刊入丛书。是书存而吕、杨、丁、虞五家之注具存，于以考其异同而究其得失，亦医家所当尽心者也。首载杨玄操序，称《难经》为秦越人作，盖唐以前已有此说，故医家重之，惟其以右肾为命门、以两寸候大小肠，与《内经》不合，遂起后人难端。今按《素问·三部九候论》以头面诸动脉为上三部，两手动脉为中三部，两足动脉为下三部，而《难经》以寸关尺为三部，浮中沉为九候，则二书诊法本自不同，不得以彼难此。诸家疑大小肠为三焦，不当候之两寸，不知两手六部，皆非藏府定位，不过借手太阴一经动脉以候五藏六府之有余不足，吴草庐、李濒湖已有定论。即《难经》所言脉位，乃是因五行之气而推。《十八难》云：金生水，水流下行而不能上，故为下部；木生火，火炎上行而不能下，故为上部；土主中宫，故为中部。观《灵枢》十二经脉，虽各有起止，各有支别，而实一气贯注，如环无端，故两手六部亦展转相生。今谓二肠之气不得随经而至于两寸，岂其然乎？命门二字，并不见于《内经》。《素问·刺禁论》“七节之旁，中有小心”，杨上善以为肾，马元台以为心包，亦无命门之说。后人谓命门在两肾中间，形如桃，此真无稽之谈，而庸医靡然从之。《难经》之意，不过以肾为一身之根本。人身左血右气，血为阴，气为阳，两肾之中，以右肾为尤重，元名之曰命门。自古命门治法，亦惟温补肾阳，而谓两肾外别有命门，岂非欲求胜于古人，而不顾其心之所安者乎？近世周省吾谓：不有越人，何从有命门之说？旨哉斯言！如呼寐者而使之觉矣。大率宋元以来，说经者好臆解，而余波所渐，乃并及于医书。此书所集诸家之注，未必尽是，然尚循文释义，不为新奇可喜之谈。由是以讲求蕴奥，俾古人之意，晦而复明，而妄议古人者亦得以关其口而夺之气，

讵不足重也与？庚子春仲锡之钱熙祥识。

阮元曰：周秦越人撰。越人即扁鹊，事迹具《史记》本传。明王九思等集注。九思字敬夫，鄠县人。弘治十才子之一，丙辰进士，由庶吉士授检讨，调吏部主事，升郎中。坐刘瑾党，降寿州同知，寻勒致仕。事迹附《明史·李梦阳传》，余则未详。《难经》虽不见于汉《艺文志》，而隋、唐《志》已著录。凡八十一章，编次为十三类，理趣深远，非易了然。九思因集吴吕广、唐杨玄操、宋丁德用、虞庶、杨康侯各家之说，汇为一书，以便观者。案：宋晁公武《读书志》云：德用以杨玄操所演甚失大义，因改正之；经文隐奥者，绘为图以明之。然则书中图说，殆德用所为？是编日本人用活字板摆印。吕、杨各注，今皆未见传本，亦藉此以存矣。

《续修四库全书提要》曰：明王九思等撰。九思字敬夫，鄠县人。弘治丙辰进士，由翰林院检讨，历官吏部郎中，降寿州同知，事迹见《明史》，附《李梦阳传》。卷首署王九思、石友谅、王鼎象、王惟一辑，则实出四人同撰，他书引述，每以专属九思，盖以其名独重耳。是书所集旧说，为吴吕广、唐杨玄操、宋丁德用、虞庶、杨康侯，凡五家。其五家原书，晁《志》、陈《录》具载其目，今皆久佚，惟赖是书存其概。九思等无序跋，首载杨玄操旧序及十三篇原目，曰经脉诊候，曰经络大数，曰奇经八脉，曰荣卫三焦，曰藏府配像，曰藏府度数，曰虚实邪正，曰藏府传病，曰藏府积聚，曰五泄伤寒，曰神圣工巧，曰藏府井俞，曰用针补泻，犹见旧本规模。元滑寿撰《难经本义》，于诸说亦多采及而有去取，盖自有命意，不尽述古，与是书取义不同。是书中国亦复久晦，流入东瀛，传有活字本，嘉庆时，阮元搜访四库未收书，录以进呈，后金山钱熙祚刊入《守山阁丛书》，虽《难经》原名"八十一难"，与《内经》灵素乃各为一家之言，后因其说有异同，颇生疑义。明清以来，各以臆见，辨驳滋多，钱熙祚跋称：此书所集诸家之说，未必尽是，然尚循文释义，不为新奇可喜之谈，由是以讲求蕴奥，俾古人之意晦而复明，而妄议古人者亦得关其口而夺之气。又谓九思等备录诸家之说，不下一语，得古撰述之体，皆笃论也。

时觉按：收于《守山阁丛书》《四部丛刊》《四部备要》，是书与王惟一所注《王翰林集注黄帝八十一难经》异，自是二书。

《难经注》 佚 1687？

清常熟陆守弘(子怡)注

康熙二十六年《常熟县志·人物》曰：陆守弘，字子怡，隐居市廛，修德就闲。精星学，善琴。著《金刚经》，注《难经》《药性》诸书。年七十三岁无病而卒。

时觉按：光绪三十年《常昭合志稿·艺文》作"钱守弘"，为其本姓。

《难经经释》二卷 存 1727

清吴江徐大椿(灵胎，洄溪老人)释

自序曰：《难经》非经也，以《灵》《素》之微言奥旨引端未发者，设为问答之语，俾畅厥义也。古人书篇名义，非可苟称，难者辩论之谓，天下岂有以难名为经者？故知《难经》非经也。自古言医者皆祖《内经》，而《内经》之学至汉而分，仓公氏以诊胜，仲景氏以方胜，华佗氏以针灸杂法胜，虽皆不离乎《内经》，而师承各别。逮晋唐以后，则支流愈分，徒讲乎医之术而不讲乎医之道，则去圣远矣。惟《难经》则悉本《内经》之语而敷畅其义，圣学之传，惟此为得其宗。然窃有疑焉。其说有即以经文为释者，有悖经文而为释者，有颠倒经文以为释者。夫苟如他书之别有师承，则人自立说，源流莫考，即使与古圣之说大悖，亦无从而证其是非；若即本《内经》之文以释《内经》，则《内经》具在也，以经证经而是非显然矣。然此书之垂已二千余年，注者不下数十家，皆不敢有异议，其间有大可疑者，且多曲为解释，并他书之是者反疑之，则岂前人皆无识乎？殆非也？盖经学之不讲久矣，惟知溯流以寻源，源不得则中道而止，未尝从源以及流也。故以《难经》视《难经》，则《难经》自无可议；以《内经》之义疏视《难经》，则《难经》正多疵也。余始也盖尝崇信而佩习之，习之久而渐疑其或非，更习之久而信己之必是，非信己也，信夫《难经》之必不可违乎《内经》也。于是本其发难之情，先为申述《内经》本意，索其条理，随文诠释，既乃别其异同，辨其是否，其间有殊法异义，其说不本于《内经》，而与《内经》相发明者，此则别有师承，又不得执《内经》而议其可否。惟夫遵《内经》之训而诠解未洽者，则摘而证之于《经》，非以《难经》为可訾也，正所以彰《难经》于天下后世，使知《难经》之为《内经》羽翼，其渊源如此也。因名之为"经释"。《难经》所以释《经》，今复以《经》释《难》，以《难》释《经》而《经》明，以《经》释《难》而《难》明，此则所谓医之道也，而非术也。其曰秦越人著者，始见《新唐书·艺文志》，盖不可定，然实两汉以前书云。雍正五年三月既望，松陵徐大椿叙。

凡例曰：一、是书总以经文为证，故不旁引他书；如经文无可证，则间引仲景《伤寒论》及《金匮要略》两书，此犹汉人遗法，去古未远。若《甲乙经》《脉经》则偶一及之，然亦不过互相参考，并不据此以为驳辨。盖后人之书，不可反以证前人也。一、《难经》注释，其著者不下十余家，今散亡已多，所见仅四五种，语多支离浅晦。惟滑氏《本义》最有条理，然余亦不敢袭一语。盖《难经》本文，理解已极明晓，其深文奥义，则俱本《内经》，今既以《内经》为诠释，则诸家臆说总属可去。故训诂诠释则依本文，辨论考证则本《内经》。其间有章节句语错误处，前人已是正者，则亦注明某人之说，余则无前人一字，即有偶合，非故袭也。一、本文正解，不论与《内经》违合，姑依本文，使就条贯。其有补正缺失，及推广其义，或旁证其说者，则用"按"字另说。其论是非可否、剖析辨正之处，则于章节之后，仍用"按"字自为一段，以便省览。一、辨驳处固以崇信《内经》，违众独异，皆前人之所未及。即本文下诠解处，不无与前人合者，然此原属文理一定，无可异同，并非剿说，要亦必深思体认，通贯全经，而后出之，此处颇多苦心，故条理比前人稍密，则同中仍不无小异也。一、诸家刊本，简首俱有图像，起于宋之丁德用；此亦不过依辞造式，不必尽合。惟三十三难论婚嫁，及四十难论长生两说，须按图为易见，然注自明备，亦可推测而晓，故俱不列。

书后曰：医有道焉，有术焉。道，难知也，即知之而无可用者也，知道而能用夫道，则道精矣。术，易知也，知之而无与乎道者也，知术而能通乎道，则术神矣。譬如谈兵，日诵夫六韬三略、车攻马战之法，而一临小敌无不汗流色沮神慑股栗，此谈道者之过也。其能挽强执锐奋死先登者，与之坐而询夫握奇八阵之说，则又张目挢舌，茫然而不知为何语，此徇术者之过也。若此者俱不得名大将。大将者，以庙算见其智，以临敌见其勇者也。然而学为大将之法，则先从庙算始。故《内经》及《难经》皆无方药治病之书，乃兵家之韬略也，执此而欲治病，无一病之能治，然不明乎此，则所治之病虽多幸中，而必非古圣所垂之法，其隐受其害而伏于不觉者正多耳。抑更有说焉。夫韬略为用兵设也，而读韬略者不必其身当用兵也，然苟韬略明，则虽不能自为行阵，而行阵者之得失自能晓然，断不以兴亡之柄授之庸儒之人。读是书则虽不能自为治病，而治病者之浅深自能洞见，安得以生死之权付之愚妄之辈？犹之辨工人之巧拙，岂必自为工人？审歌者之从奸，岂必身为歌者？知其道则术不得而眩之也。故椿之注是书者，不欲使负戟之徒端坐而谋经国，正欲使垂绅之士抵掌而谈王伯也。大椿又识。

丹波元简序曰：《难经》为秦越人所作，历世注家无复异论焉。阅汉《艺文志》有《扁鹊内外经》，隋《经籍志》始载《黄帝八十一难》之目，至《旧唐志》据杨玄操序语，遂云秦越人撰，并不可考。要之文辞简古，理趣深渊，出于战国秦汉之间无疑矣。而其为书，一本《内经》之精要以发其蕴奥，而较诸《素问》《灵枢》之义往往有相诡者，是果何也？《素问》《灵枢》，旧称古之《内经》，而取两书较之，亦往往有其义相乖者，《内经》中已如此，又取《素问》《灵枢》而篇篇较之，其言有前后相畔者，一书中亦复如此，况《难经》虽原《内经》，而其实别是一家言。《春秋》三传，各异其辞，古之说经立言，率皆为然，亦何遽取彼而律此、举此而废彼，所谓道并行而不悖者乎？吴江徐大椿灵胎著《难经经释》二卷，疑其不可定为秦越人作，其见诚卓，而至取《素问》《灵枢》而辨驳之，则似未允焉。然其以经释经，一语不袭旧注，参证互明，其词简而意圆，使深文奥义灿然于片言只句，而于彼此合否异同之际，掎摭得失，勾校铢锱，殆极其精微者，前无古人矣，岂引纬注《礼》以考解《易》之比乎？则其为《难经》之指南固无论矣！即就其辨驳之处而致思于两经，则于并行而不悖之旨必有所发悟。鸣呼！其有功于医学，不亦韪乎？余已刊灵胎《伤寒类方》，则是书不宜无刻，遂蒇工人梓，弁数语以谂读者云。宽政庚申秋七月望，丹波元简廉夫撰。

《四库全书提要》曰：《难经经释》二卷，江苏巡抚采进本，国朝徐大椿撰。大椿有《神农本草经百种录》，已著录。是书以秦越人《八十一难经》有不合《内经》之旨者，援引经文以驳正之。考《难经》，《汉艺文志》不载，《隋志》始著于录。虽未必越人之书，然三国已有吕博望注本，而张机《伤寒论·平脉篇》中所称"经说"，今在第五难中，则亦后汉良医之所为。历代以来，与《灵枢》《素问》并尊，绝无异论。大椿虽研究《内经》，未必学出古人上，遽相排斥，未见其然。况大椿所据者《内经》，而《素问》全元起本已佚其第七篇，唐王冰始称得旧本补之。宋林亿等校正，已称其《天元纪大论》以下，与《素问》余篇绝不相通，疑冰取《阴阳大论》以补所亡。至《刺法》《本病》二论，则冰本亦阙，其间字句异同，亿等又复有校改，注中题曰"新校正"皆是。则《素问》已为后人所乱，而《难经》反为古本。又滑寿《难经本义》列是书所引《内经》，而今本无之者不止一条。则当时所见之本，与今亦不甚同，即有舛互，亦宜两存。遽执以驳《难经》之误，是何异谈六经者，执开元改隶之本以驳汉博士耶？

自序略曰：康熙三十二年五月十五日，余生于下塘毓瑞堂，年二十，从学于周意庭先生，是岁县庠入泮。始，先祖名余曰大椿，字灵胎，至是更名大业，后以钦召称字，遂以字名。余之习医也，因第三弟患痞，先君为遍请名医，余因日与讲论，又药皆亲制，医理稍通；既而四五两弟又连病卒，先君以悲悼得疾，医药之事无虚岁。家藏有医书数十种，朝夕披览，久而通其大义，质之时医，茫如也。乃更穷源及流，自《内经》以至元明诸书，广求博采，几万余卷，而后胸有实获，不能已于言矣。谓学医必先明经脉脏腑也，故作《难经经释》；谓药性必当知其真也，故作《神农本草百种录》；谓治病必有其所以然之理，而后世失其传也，故作《医学源流论》；谓《伤寒论》颠倒错乱，注家各私其说而无定论也，故作《伤寒类方》；谓时医不考病源，不辨病名，不知经方，不明法度也，故作《兰台轨范》；谓医道之坏，坏于明之薛立斋，而吕氏刻赵氏《医贯》，专以六味、八味两方治天下之病，贻害无穷也，故作《医贯砭》；谓医学绝传，邪说互出，杀人之祸烈也，故作《慎疾刍言》。自此三十余年，难易生死，无不立辨，怪症痼疾，皆获效验，远近求治，刻无宁晷。制抚河盐以及司道各大宪，皆谬以谦辞礼聘，并知其为儒生，有以学问经济咨询者，由此而微名上达九阍矣。乾隆二十五年，上访名医于诸大臣，秦大司寇文恭公以臣灵胎对，上颔之。九月，大学士蒋文恪公病，上谕中堂，当招徐灵胎诊治。公一再遣人聘余，余适以病辞。二十六年正月，上乃下廷谕，命抚军陈公即送来京，时余病亦痊，乃就道，至即命与施、孙两太医同拟方，蒋公病已不可为。余方欲奏明，适上命额驸福公问徐灵胎，蒋某病几时得愈。因密奏曰：过立夏七日则休矣。福公转奏，上亲临视，见蒋公病果剧，驾回，谕秦大司寇曰：徐灵胎学问既优，人又诚实，不知能在京效力否？秦公传旨，臣闻命之下，感激涕零，自揣年老多病，万难效力，即恳秦公转奏。是晚，上命视大司农李公疾。明日，又命入圆明园。连奉特旨六次，乃于五月初四日，蒙圣恩放归田里。事详述《恩纪略》中。自此筑室吴山之画眉泉，为静养之地，不复远行矣。辛卯夏日，洄溪老人书于耄学龛，时年七十有九。（《中国医籍考》卷七引《兰台轨范》）

徐爔曰：先府君既作自序，方期顶祝圣恩，闭户著书，以终余年。忽一日叹曰：吾自审脉象，恐不逾今岁矣，惟觉心中有未了事，亦不自解其因。至十月二十五日，奉旨复召入都，恍然曰：向觉有未了者，此耶？时方卧疴，强起入都，大中丞暨诸大宪亲诣舟次，府君感沐圣恩，力疾登程。爔随侍中途，疾亦渐已，精神转旺，餐饭有加。腊月初一日抵都，精力复衰。越三日，府君从容议论阴阳生死出入之理，并自作墓前对联，有“满山芳草仙人药，一径清风处士坟”之句，至夜谈笑而逝。额驸尚书福公入奏，是日上赏白金一百两，赠儒林郎，并传旨谕爔护丧以归。明春，扶榇旋里，葬越来溪之牒字圩新阡。伏念府君以诸生达九重，两膺征召，生前知遇，身后宠荣，遭逢盛世，千载一时。爔虽自愧无文，谨就府君自序所未竟者，附缀数行，以志不朽云。（《中国医籍考》卷七引《兰台轨范》）

袁枚《徐灵胎先生传》略曰：乾隆二十五年，文华殿大学士蒋文恪公患病，天子访海内名医，大司寇秦公首荐吴江徐灵胎。天子召入都，命视蒋公疾，先生奏疾不可治。上嘉其朴诚，欲留在京师效力，先生乞归田里，上许之。后二十年，上以中贵人有疾，再召入都。先生已七十九岁，自知衰矣，未必生还，乃率其子爔载楄柎以行，果至都三日而卒。天子惋惜之，赐帑金，命爔扶榇以归。呜呼！先生以吴下一诸生，两蒙圣天子蒲轮之征，巡抚司道到门速驾，闻者皆惊且羡，以为希世之荣。余，旧史官也，与先生有抚尘之好，急思采其奇方异术，奋笔书之，以垂医鉴而活苍生，仓猝不可得。今秋访爔于吴江，得其自述纪略，又访诸吴人之能道先生者，为之立传。传曰：先生名大椿，字灵胎，晚自号洄溪老人。家本望族，祖釚，康熙十八年鸿词科翰林，纂修《明史》。先生生有异禀，聪强过人。凡星经地志、九宫音律，以至舞刀夺槊、勾卒嬴越之法，靡不宣究，而尤长于医。每视人疾，穿穴膏肓，能呼肺腑与之作语。其用药也，神施鬼设，斩关夺隘如周亚夫之军从天而下。诸岐黄家目瞠心骇，帖帖慑服，而卒莫测其所以然。……先生长身广颡，音声如钟，白须伟然，一望而知为奇男子。少时留心经济之学，于东南水利尤所洞悉。雍正二年，当事大开塘河，估深六尺，傍塘岸起土。先生争之曰：误矣！开太深则费重，淤泥易积，傍岸泥崩，则塘易倒。大府是之，改缩浅短，离塘岸一丈八尺起土，工费省而塘保全。乾隆二十七年，江浙大水，苏抚庄公欲开震泽七十二港，以泄太湖下流。先生又争之曰：误矣！震泽七十二港非太湖之下流也，惟近城十余港乃入江故道，此真下流所当开浚者。其余五十余港，长二百余里，两岸室庐坟墓万计，如欲大开，费既重而伤民实多；且恐湖泥倒灌，旋开旋塞。此乃民间自浚之河，非当官应办之河也。庄公以其言入奏，天子是之，遂赋工属役，民不扰而工已竣。先生隐于洄溪。矮屋百椽。有画眉泉，小桥流水，松竹铺纷，登楼则太湖奇峰鳞罗布列，如儿孙拱侍状。先生啸傲其间，人望之疑真人之在天际也。所著有《难经经释》《医学源流》等书，凡六种。其中钒剞利弊，剖析经络，将古今医书存其是，指其非，久行于世。子爔，字榆村，倜荡有父风，能活人济物以世其家。孙垣，乙卯举人，以诗受业随园门下。赞曰：纪称德成而先，艺成而后，似乎德重而艺轻，不知艺也者，德之精华也，德之不存，艺于何有？人但见先生艺精伎绝，而不知其平素之事亲孝，与人忠，葬枯粟乏，造修舆梁，见义必为，是据于德而后游于艺者也。宜其得心应手，驱遣鬼神。呜呼！岂偶然哉？犹记丙戌秋，余左臂忽短缩不能伸，诸医莫效。乃拕舟直诣洄溪，旁无介绍，惴惴然疑先生之未必我见也。不料名纸一投，蒙爹门延请，握手如旧相识，具鸡黍为欢，清谈竟日，赠丹药一丸而别。故人李蓴溪迎而笑曰：有是哉！子之幸也。使他人来此一见，费黄金十笏矣。其为世所钦重如此。先生好古，不喜时文，与余平素意合，故采其嘲学究俳歌一曲，载《诗话》中以警世云。(《小仓山房诗文集》卷三十四)

光绪四年《嘉兴府志·经籍二》曰：大椿以《难经》一书，悉本《灵素》之言而敷畅其义，不可名经，乃随文诠释，别其异同，辨其是非，为此书。其《难经》有不合《内经》之旨者，援引经文以驳正，亦一经之学，与毛奇龄释经同。

《清史稿·列传第二八九》曰：徐大椿注《难经》曰《经释》，辨其与《灵枢》《素问》说有异同。

时觉按：以《内经》之义诠释《难经》，故名。雍正五年徐氏迴溪草堂初刻，日本宽政十二年聿修堂重刻，收于《徐灵胎医学全书》。《中国医籍考》卷七载录，引述自序、凡例、袁枚《徐灵胎先生传》之外，另据《兰台轨范》引述徐氏自序略言及徐曦附言，然今本《兰台轨范》未见。

《古本难经阐注》一卷　存　1736

清云间丁锦(履中，适庐老人)注

自序曰：《难经》者，扁鹊之所著也。何为乎而名经，本于《内经》，故名也。《内经》，黄帝之《灵枢》《素问》也。其阐发天地阴阳五行之理，动植飞潜之性，合于五脏六腑、声色臭味之微。未病而知其病之来，已病而知其病之源。不定法，故法无不神；不立方，故方无不备，犹夫六经之垂于万世也。扁鹊去古未远，能彻其源委，合《灵》《素》之一十八卷，各八十一篇，批郤导窾，条分缕析，共列八十一难，亦述而不作之意也。其辞虽出于《灵》《素》，而晦者明之，繁者省之，缺者补之，复者略之，无微不彻，无义不该。故《灵》《素》而下，首推《难经》。虽有继起名贤，安能出其范围哉！数千年来，尚有人知《灵》《素》之义者，独赖此书之存。历世久远，传写失真，前后舛错，以致文气失贯，精义不彰。近代注家，因讹就讹，愈解愈晦，沿至今日，徒知《难经》之名，而不明《难经》之蕴者，盖不少矣。予自庚戌之秋游武昌，客参政朱公所。公素好医，出箧中《古本难经》，乃晋王叔和医范三经之一也。开卷观之，异于坊本。如古之三难，误列十八难；古之十二难，误列七十五难，共误三十余条。而式亦不类于坊本，其问词升一字，经也；其对词降一字，引经以释经也。以今本对校，心目之间，恍若有见，由是而推其论脉、论症、论治，莫不曲畅旁通，此诚济世之津梁，医林之至宝也。余留楚三载，深有得于此书。癸丑冬归里，亲族故交，凋零殆半，问其故，或曰卒于病也，或曰卒于药也，余不禁愀然思，惕然惧。因忆昔人之为人臣者，不可不知医；为人子者，不可不知医，信哉言乎？遂以是书命子侄于举业之暇读之。其原文对词，乃扁鹊引经以释经之旨，是即扁鹊之注也，注有未详，疏以通之，六经成例，具见于前。是以据所偶得，并采滑氏诸家之切当者，注解字释，赘于各条之末，名之曰《古本难经阐注》。刍荛一得，敢附前贤，以其尝苦心于斯也。倘读者藉此以洞《难经》之源，未必无小补于斯道云尔。乾隆丙辰春仲云间适庐老人丁锦书。

严茂源序曰：余少学医，从云间嗣宗何夫子游，近侨寓金阊，常与上洋王修沈子究论医典。农轩之训，犹之六经，扁鹊、仲景，犹私淑尼父之孟氏，是以《内》《难》《伤寒》实医门鼎足之三经也。自汉而下，名贤继出者，惟本此而已。后代作者，非不各有发明，然日就褊浅，致今之学者，乐浅而畏深，趋末而忘本。呜呼！经义不明，医术奚恃？安得有好古之士尚论三经，引宋仁宗朝嘉祐故事，上请圣天子诏儒臣及精通其事者，参古酌今，编纂全书，颁行宇内，为万世苍生计乎？适有客告余曰：向之所谓难其人者今得之矣，姓丁氏，号适庐，从茸城携《古难经》加以阐注，来吴就梓。余闻子，始则异，既则疑，因忆先师曾述宋时丁德用《难经补注》，言华元化得越人书，被执乃烬，今之流传者皆吴太医令吕广重编，文多错简，辞意难明。十七家之注，如滑氏等仅存疑义，莫从考证，或有古本，惜未显于世耳。今子所闻，莫非吴氏之古本欤？客曰：否。因偕沈子访之，见其人，飘然鹤发，非世俗之流，读其书，非素见之书。方知《难经》本来辞明理贯，并无一字衍义，故东坡《楞伽跋》云"如医之《难经》，句句皆理，字字皆法"，必有见而云然，益征师言有自矣。噫！二千余年若晦若灭之书，一旦复显，使天下人知《八十一难》乃越人之注《内经》也。而先生之文，又疏越人之注义也，一若中天之日，纤微毕照，将见此本一出，则十七家之本可尽废矣。先生已成不朽之功，岂常人所能及哉？丁子避席曰：

《河图》《洛书》,因圣人而出,世秘之书,俟圣朝而显,此亦理数之使然也。我何人斯?而敢与其功焉。余因乐其遇而纪其事,敬述于简末。乾隆三年戊午阳月,洞庭菊坡居士严茂源书。

张基序曰:《难经》者,《灵》《素》之精华也,《灵》《素》犹多假托,《难经》则扁鹊手著之书,继往圣,开来贤,允为医林之准的。奈古籍久湮,世传多误,由是解者臆度,读者狐疑,《难经》晦而《灵》《素》不彰,《灵》《素》不彰而医道或几乎息矣。余向至吴门,访求医学,遇歙友金子,赠《古本难经》,读之则纲举目张,脉通络贯,视世传之错谬,不啻拨云雾而睹霄汉矣。乃遍考诸家,逐一校对,无如此卷之经明注晰者,宝之箧中,携归付枣梨,以公同志。幸得好古之士,力赞斯役,不数月而书成。俾数千年隐晦之唱,一旦光昭宇内,是医书之幸,亦即凡有疾苦者之厚幸也,其功顾不伟欤!故略序其梗概,以志不忘所自云。嘉庆五年岁次庚申仲春,近溪张基序。

赵春普序曰:苏文忠公谓《难经》如佛之《楞伽经》,句句皆理,字字皆法,后世达者神而明之,无不可者,若出新意而弃旧学,以为无用,非愚则狂耳。文忠邃于禅而旁通于医,其说必有卓识,且以宋上距春秋之末,虽历千五百余年,而扁鹊之书规模当在,未遭俗手紊乱,文忠所见必皆古本,故议论著于文集者如此。今世坊本,传写失真,俾篇之先后颠倒,贻误良多,虽精博如灵胎先生,尚未免承讹浴谬,他更无论矣。乾隆初,适庐老人始得古本,至嘉庆庚申,张近溪梓之,迄今甫六十年,而江南兵燹,书版罕存,此书尤无从觅购,惜哉!普学殖浅薄,幼诵《难经》,先君子朝夕讲授,且训之曰:人生百年,必有一二事裨益天下后世,乃不负此生。普服膺庭训数十稔不敢忘。先君子尝著《医学指归》一书,已付梓竣工,而是经有益万世,又系善本,尤当镌刻,因努力授剞劂氏,以继近溪之后云。友人有勉普著书立说者,自知简陋不堪问世,且闻唐人许允宗云:脉之候幽而难明,吾意所解,口不能宣。旨哉斯言,可谓先得我心者。东坡戒人出新意而弃旧学,普若蔑古荒经,妄有著作,何异谈禅者不读《楞伽》,但求捷效哉?抑鄙人更有说焉,扁鹊撰《八十一难》所以发明《内经》之义,夫越人医家神圣也,而其书不过述黄岐之旨,未敢别创新奇以自夸耀,况今人乎?《史记》称长桑君取禁方授扁鹊,果尔,则扁鹊当以禁方传弟子,乃《难经》以外不闻更有禁方,史太公言岂可尽信?苏文忠《留侯论》谓:圯上老人盖秦之隐君子,而世以为鬼物,过矣。普亦窃疑越人之学非长桑所授,乃其读《内经》能神而明之耳。《史》所云"长桑君忽然不见,殆非人也",又云"扁鹊视见垣一方人",似齐东野人之语,未必实有其事,司马好奇,采入《列传》耳。夫儒释诸经,其次第多后学考定,惟卢医此编自定,次第数目秩然,盖预防后人紊乱,乃紊乱竟不得免,甚矣,书籍传世之难也!今原本既获,幸而锲诸枣梨,又不幸而毁于寇贼,昔人济世之书显而复晦,则重刻乌可已哉!同治三年岁次甲子仲秋,高邮赵春普书于施孝堂。

凡例曰:一是经注相传既久,错简颇多,如三难误列十八难,十难误列四十八难,凡误三十余条。今悉依古本釐正,一复越人之旧。恐其久而又差,故复撰某难发明何义目次一篇,证误目次一篇,冠于首。一传世之书,缮写多讹,独《难经》经历三千年来,所误不过数字,开列证误目次。盖因是书以数冠篇,不致遗失,然其数则存,而文已不随其数,如三难之误列十八难而不觉也。沿讹踵谬,读者难明。余就古本原文阐发,并采前人之说,附于其下,遂觉本义复明。即不业医者,似亦可展卷了然矣。一是经越人悉本《内经》,或字句间与《内经》小有异同,其义实无相悖,后人执此一二字以议其非,亦已妄矣。至于脉位以大小肠分配两寸,确有至理,余于三难注明李士材、喻嘉言辈欲驳其误,恐后人不服,而云高阳生之伪诀。今人不明《难经》,惑于伪误一语,反以《难经》为不足凭,岂其然乎?一是经越人取经义之深微者,设为问难。虽止八十一条,而《内经》之全旨已具,其发明脉理、证治、针刺,率以一语该千百言之蕴。学者若致心研讨,自能悟千百言于一语之下。欲臻其境者,先读《难经》,再读《内经》可也。一是经四明张静斋本各条俱有绘图。夫《难经》所言,皆阐明脉理阴阳,荣卫虚实,五行交互,补泻变通,难以绘图。今其图不过即以其文,或方或圆,或颠或倒,重写一过而已。学者一泥其图,真义反晦,故去之。一是书余与参政中峰朱公互相商榷,裨助实多,间加一二评语,亦录于左。一是经注解行世者,历来一十七家,并列姓氏。其未之见者,不及备载。一是注原为家学卫生而设,每用浅近通俗之语,欲使子侄易明易熟。余又气血既衰之年,不能过用心思故字句间多有不检之处,学者谅之。丁锦履中又书。

陈颐寿校正叙曰:《古本难经阐注》原分四卷,为清云间丁锦履中就所得《难经古本》,加以浅注阐发其义。据所自序谓:得于武昌朱参政中峰,乃晋王叔和医范三经之一,异于坊本共三十余条,如三难误列十八难之类。归里以后,因就所得并采滑氏诸家之切当者,注解字释,赘之于各条之末。授其子侄,久乃刻之,金阊有严茂源为之叙,时为乾隆三年。至嘉庆五年,近溪张基又叙而刻之。张之新叙谓:在吴门访求医学,遇歙友金子赠此。金阊、吴门,皆今之苏州也。其后道光年间又有刻本,首题王叔和八十一难经阐注,扁鹊神医原本，文光堂梓，眉端横书道光壬辰新镌，未有叙跋，名实离奇，开卷生厌，不知何处书贾之所翻刻，盖坊本中之重刻古本。余所得者，乃此本也。其书得之吾鄞大酉山房林集虚，以刻印未精，索价极廉。然以余旧藏及所见诸本《难经》较之，皆不及此本理明词达，信非伪书。于是日夕研求，逐加校正，而觉诸家之注释《难经》，皆据今本。诚有如丁氏所谓前后舛错，文气失贯，以致因讹传讹，愈解愈晦者。虽其间最有条理之滑伯仁《难经本义》，亦只存疑阙误以候考正。其于二十九难从谢坚白之说，将阳维为病苦寒热，阴维为病苦心痛两节，本在带脉为病之腰溶溶若在水中后者，移置阳维、阴维合病之溶溶不能自收持，丁谓必有所考而云然，然于所考何本，未能指出，究近臆断，使滑若见此，决不从谢，谢若见此，决不移置。而清之徐洄溪《难经经释》，以一代名医穷研《内》《难》，知《难经》为释经之书，而引经以反释其义。先之以随文诠释，申之以经文异同，终乃辨驳是非，加以论定。其好学深思，苦心体认，实足加滑氏而上之，但以原本所据有同，今刻文词之间颠倒错误，求其故而不得，于是积疑生愤，词侵越人，所在多有，此在越人固不任咎，而在徐氏亦非得已，所谓差以毫厘，谬以千里者，此也。余于滑氏、徐氏向所服膺，纵有怀疑，亦惟存臆。既得此本始用怳然，以其可宝，为之重加装订，玉帙金镶，爱逾拱璧，偶有所得，亦事丹铅，积岁既深，校补几满。相随行李，固无意于问世也。今年旅汉，周子慎甫时与往还，以余医书薄有收藏，必多善本，勋其刊行，寻见此书，益相敦促，谓得古人书，不可使古人书自我而灭。余始未应，继拟印原文以资存古，后以愚者千虑或有一得，且余昔又曾幕武昌为丁氏得书之地，今为校印于汉，相对遥遥，或亦缘有前定，足以附骥丁氏，未可自弃用是，手写一通，于管窥所及，忝列注末，异同所在，罗列眉端，而皆加"诒按"二字以别之，名曰《古本难经阐注校正》，不复别定凡例，以明并非著书。世之君子幸勿以其名为校正，疑其自许，能正前人之失也。民国十七年鄞县陈颐寿叙。

时觉按：收于《珍本医书集成》。

《越人难经真本说约》四卷　存　1739

清上海沈德祖（王修，中华子）编

自序曰：难者何，问难也；经者何，经常不易之道也。古人于意义之渊微者，设为问难以支分而条析，俾其中意无不搜，义无不露，用以垂之永久，如日月之经天，江河之纬地，历万古而无敝，此越人《难经》之所由名也。慨自岐黄业替，医学鲜传，世之藉以糊口者，曲街穷巷，几于家采药而户悬壶，试问以《难经》中意义，能凿凿道之者千不一二。夫脉络藏府、气血病机，与夫五行生克、针刺之理，实关斯人之生死，具载于八十一篇，舍是弗之讲，而曰我以瘳厥疾，是奚啻以盲而相瞽乎？余托业于斯有年矣，向知越人原本散佚于华氏，晋太医令次第之，后亦旋失，历唐宋来虽注有一十七家，不过随文敷衍，疑者阙焉。头绪舛错，余每痛之。戊午冬，同郡履中丁君游楚南，得成化己丑李敬手录叔和原辑《难经》，来吴付梓，余即其本而翻阅数四，益见越人所著，真堪与《内经》相表里，而又得叔和明眼辑之，一线穿成，有目共见。第丁君急欲广其传，以惠世之学者，所集阐注，不无可商，余不揣固陋，且承丁君嘉惠之意，稍参一二。其首诊脉之法及十二经动脉等，次脉度长短、经络二十七气，及五藏六府、三焦配十二经之义，次五行脏腑、阴阳寒热、真心头痛及积聚、五泄、伤寒等，终以藏府井荥输经原合募、阴腧阳八会，及针刺补泄之法，悉如原辑。学者即是经而讲明切究，心领而神会焉，将阴阳虚实拈指触目，无不了然，则千百载下，其食越人之德而印叔和之心者，不于乎在哉？乾隆四年己未仲春中旬，上海中华子沈德祖王修氏撰。

邵士标序略曰：吾友沈子王修，幼攻举子业，曾不以功名为念，及长而习医，亦惟耽实学，不肯随时趋竞，驰骛虚名，而于《难经》尤注意而得力焉。但夙怀耿耿，常以未获叔和编辑真本为憾。戊午阳月，适从其友拘得之，不啻珍为至宝。爰据前哲之传，参以心得之旨，削繁补略，去浮存要，其注一归于正，抑且贤愚易晓，不敢自私，冀梓以公于世，而将请叙于余。余固却愧不遑，但念《难经》一书，理至无微，道通位育，倘世之读是书者片言只字之误，即生死祸福之相悬，所关莫大。兹得沈子参注删定，俾后之学者贤愚易晓，庶不致阴阳寒热之误用，虚实补泻之失宜，则其利济于无穷者，其功良非浅鲜。因不自揣而有是言，盖亦望其急公于世也乎。时乾隆四年己未上巳后五日，休宁邵士标谨识于金阊寓馆。

凌如焕序略曰：吾友沈子王修，学富功深，研究斯理，著有《金兰指南集》以及《难经说约》。欲刊问世，请序于余，以展其博济之心，可上佑圣天子跻民仁寿之化。观其章句之晰，考订之详，究心于天人之际，有临深履薄之思，非今之庸医孤陋寡闻同日而语矣。于是而乐为之序。榆山凌如焕拜撰。

《郑堂读书记》曰：旧题晋王叔和原辑，国朝沈德祖参说，实即明李敬伪托之本也。叔和但有编次伤寒金匮二书流传于世，而无《难经》辑本，故元滑伯仁作《难经本义》，前有引用诸家姓名，于叔和名下止云"著《脉经》"。王修以成化己丑李氏手录之本，遽信以为真，反谓越人原本历唐宋来虽注有十七家，不过随文敷衍，头绪舛错，而丁君履中得李敬手录本，为真叔和明眼辑之，一线穿成，有目共见。第所集阐注不无可商，承丁君之意，稍参一二云云。是王修直为校人所欺矣。其书以难辞为纲，而以答辞附其下，俱注曰原文，每于原文后推原其义，则俱王修所自为说，故注曰中华子。其所有原文以较今所传本，俱移易其节次而重定一本者，盖即朱子《大学章句》之遗意，而余波入于医家者也。其是非可不必论也。后附《指南集》一卷，则王修所自著书，凡六篇，于十二经脉络、三百六十五穴、八脉奇经病情及五运六气生化之义，绘图立说，自谓有得于《难经》之旨，故附说约于后。(《四部总录医药篇》)

嘉庆十九年《上海县志·志人物》曰：沈德祖，字王修，业儒不得志，托于医。座间偶诊无病人，曰：君将大病。其人不信，不旋踵果病，又百计出之于险。其神解类此。

民国《法华乡志·艺术》曰：沈德祖，本文学士，于书罔不窥。既不得展，遂托岐黄以伸其宏济之志。乾隆辛丑、壬寅间游吴，辄取上池水以活阽危人无数。

时觉按：另有乔龙序，略。所谓"说约"者，以每卷后有小结以约说其旨，书后并有总论以总说全书概要。乾隆四年己未亦政堂刻本藏中国科学院、上海中华医学会、浙江省图书馆、四川省图书馆、广州中医药大学，后附《指南集》。

《金兰指南集》三卷　存　1739

清上海沈德祖(王修，中华子)编

自序曰：医之不可苟也，夫人而知之矣。然夫人知之而苟焉以贻害者仍比比焉，何也？吾道心法之传在《内经》，而《内经》之蕴非悉天人之义者不能烛然而数计，然则舍《灵》《素》《难经》，何由问津哉？盖越人体天地好生之心，悯斯世聋聩之辈，上下天人，阐明斯道，第一难即提十二经之脉原，次以奇经八脉，一脉十变，刚柔交错，抉幽深之理趣，为《灵》《素》功臣，为来兹昭示，弗是之究，有不南辕而北辙者几希。余醉心有年，强探力索，辑有《金兰指南集》七卷，俚鄙不伦，未及问世，而于十二经脉络、三百六十五穴及五运六气生化之义，窥窃《难经》之旨，附以管蠡，非敢希踪前哲，盖寿世之志然也。兹特绘十二经、三百六十五穴、八脉奇经病情及五运六气之理，别为一册，俾执是业者览图察理，标本了然，而且于药性引经、君臣佐使之用，亦不致妄投误进，夭枉人命，则苟焉贻害之咎，庶乎其可鲜哉？中华子又题。

汪嘉淳序曰：王修沈君，上洋学人也。幼以国医自命，于书罔不窥，既恍然于素位而行一语，遂托岐黄以少伸其宏济之志。辛丑壬寅间游于吴，有病者呻吟床第，辄取上池水以活之。尝于座间偶诊人脉，讶然曰：奈何君将大病？其人不之信也，病不旋踵至，则又百计以出之于险。或病极危笃，诸医人咸袖手，沈君曰：是可以无忧。数日果霍然愈。余与沈君交垂二十余载矣，所见如此者不少，余故知沈君之学有原本也。年来，闵世之业岐黄者根柢浅薄，往往误人，因有《金兰指南》之集，条分缕析，纲举目张，洵医门之南针，惜力薄未登之梨枣。春三月，以所参辑《越人真本难经》示余，欣然以得此本为快，嘱余属数语于简首。余自顾呫哔小儒，未及旁通诸子百家，则于医之为道，实未问津。然而二气五行屈伸生克，春秋冬夏之迁流，雨旸寒燠之休咎，人身一小天地，此理固吾人所素讲明而切究者。今阅八十一篇，有难有解，溯流穷源，其包涵万有，靡不兼该也。而又得沈君芟历代之繁芜，衷圣经而至当，昭揭日星，万人皆见，则刊而悬之国门，将嘉惠来学，利济斯民以跻诸仁寿之域，其为功不可祢叔和而祖越人哉？噫！所谓国有良医，舍沈君其谁与归？乾隆四年岁在己未孟秋之朔，中津檏园汪嘉淳拜撰。

跋曰：戊午之冬，茸城丁适庐携晋太医令王叔和所编《古本难经》来吴，曾属余跋而付梓矣。我姻家中华沈先生以其注之未尽善也，复详为之说约，研穷五六之精微，阴阳之变化，脉原经穴之终始，以及病机治法于八十一篇之中，可谓无微不阐，无隐勿彰，嘉后学而绍前徽，其功非小。方今至圣御宇，凡经史之有益于民生国计者，靡不纂修告成，以教育斯民。惟医典最有切于民瘼，尚未邀圣制，拟上书阙下，请诏旨开馆纂修《医学大成》一书，以嘉惠海内，跻民仁寿。窃恐绠短临深，取讥学海，驽姿服远，终蹶仁途，有志未逮。今先生学广而闻多，向著有《金兰指南集》数十卷，尚秘之行笈。兹先露其吉光片羽，复命赘一言于后，不胜先我着鞭之感云。

时觉按：嘉庆十九年《上海县志·志艺文》载录，作"《金兰集指南》一卷"。凡三卷六篇，卷一为十二经脉穴藏象交会图说，卷二论奇经八脉附行十二经中病机、十二经络图、八冲门、八会图、任督脉图、五脏六腑募图，卷三为五运六气及五色诊视验病图。附于《越人难经真本说约》，有乾隆四年己未亦政堂刻本。

《难经类疏》 佚 1743？

清江都葛天民(圣逸，春台)类疏

时觉按：据乾隆八年《江都县志·人物》，曰：附于《内经类疏》，嘉庆十五年《扬州府志·人物》亦载录其书。

《春秋本难经注疏》 佚 1762？

清上海唐千顷(桐园)注疏

曹锡端《江宁广文唐先生传》曰：先生娶严氏、吴氏、陈氏，子二，长方沂，次方淮，今名千顷，入太学，好经术，著书廿种，更通岐黄，尝活人。孙秉钧，幼博览群书，能标卓识，见者莫勿惊奇器重。

时觉按：《中国医籍考》卷七据《文房肆考·艺文志》载录，"未见"，《联目》不载，《大辞典》"佚"，今佚不见。

《内难语要》 佚 1778？

清练水唐秉钧(衡铨)纂

时觉按：《中国医籍考》卷七载录，"未见"，并谓是书与唐千顷《春秋本难经注疏》并见于《文房肆考·艺文志》。唐秉钧所著《人参考》刊于乾隆四十三年，以此推断是书成书年代。

《难经释》 佚 1800？

清盱眙王效成(子颐，雪腴)注释

光绪十七年《盱眙县志稿·人物》曰：王效成，字子颐，号雪腴。幼读书，即留心当世之务，弱冠以辞赋受知于学使，然非所好也。性狷疾不能与世合，其学务究极天人之故、阴阳百汇之变，内返之身心而推之伦物庶政，觊以挽季俗而救敝世。尝言：古之学者首重乎志，志非徒"心之所之"谓也，立之一时谓之意，注之一事谓之念，要之终身谓之志，不终身不可言志也。又言：志于学者，必自读书始。效成生于乾嘉间，作《礼论》，其《易解》《读周礼》《威戒》诸篇见诸《文集》者，皆体用兼该。武进李兆洛、山阳鲁一同叙其诗文，倾倒倍至。骈体文泽于经训，惜不传。诗余，希心乐天，精润可歌。工医，不泥古方，而应手辄效。著《难经释》，亦不传。惟《伊蒿室文集》六卷、《诗集》二卷、《轩霞词》一卷行世。卒年五十余。

时觉按：王效成活动于乾嘉间。

《难经析疑》 佚 1873？

清如皋陈凤佐(鸣岐)撰

同治十二年《如皋县续志·列传二》曰：陈凤佐，字鸣岐，治病多奇中，著《伤寒论辨》《难经析疑》。

《难经解》 佚 1874？

清江宁张镜溪注解

同治十三年《上江两县合志》卷二十四中《耆旧》曰：张基，字近溪，江宁人。精于医，家甚贫，而耻心之牟利。性耽吟咏，与周镛友善。晚始生子三：曰鏻，曰錀，曰镐，延郭鸿授句读，继又从林副贡润课文艺，谓师道尤以行谊重也。诸子皆苦志力学，游庠序有声。

时觉按：光绪六年《江宁府志·艺文上》载录，志乘无相关内容。

《难经正义》六卷 存 1895

清扬州叶霖(子雨，石林旧隐)撰

自序曰：医书之繁，汗牛充栋，然剽袭伪托者多矣，何从而信之哉？亦在慎辨之尔。辨之法有三：考其年以求其世；此后味其辞而索其旨之浅深；临其诊以证其言之是非，而真伪无所匿矣。执是以观古今医籍，盖十不失一焉。若世传之《难经》者，杨元操序言渤海秦越人所作，殆难穷考，而仲景《伤寒论》自序，有撰用《素问》《九卷》《八十一难》云云，其为汉以前书无疑，是即史迁《仓公传》所谓扁鹊之脉书也。而《隋书·经籍志》云:《黄帝八十一难》二卷,与杨氏之序不侔。夫“难”,问难也;“经”者,问难《黄帝内经》之义也,云“黄帝”者,或原于此。越人之作,似属可信。自古言医者,皆祖述《内经》,而《内经》十八卷,西晋乱后,亡佚益多。《素问》九卷,梁《七录》隋全元起注本只存其八,已佚第七一卷,王太仆拉杂《阴阳大论》之文以补其亡,妄托得自张公秘本,殊不足据。《针经》九卷,唐人搜其残佚,易名《灵枢》,亦非庐山真面。越人去古未远,采摘《内经》精要,意周旨密,虽为华元化烬余之书,经吕广编次,不无衍阙,然医经补逸,独赖此篇,厥功伟矣。惟理趣深远,非浅学得窥堂奥,故诠注者亡虑数十家,间见精义,究不能处处实有指归,岂得为后学津筏,读者病之。霖学识庸陋,难探元微,谨考经文,寻其意旨,旁采群籍,资为左证,质以诸贤之笺释,西士之剖验,以正其义。非敢启幽前秘,嘉惠来兹,唯在讲肄之际,取便翻阅尔。时光绪二十一年春正月扬州叶霖书于石林书屋。

《珍本医书集成提要》曰:《难经正义》六卷,清叶霖撰。霖字子雨,扬州人。是书辨论精核,考证详审,为《难经》注疏中之善本。《难经》本以阐发《内经》为主,顾辞意有与《灵枢》违异者,是书取《内经》经文,一一排比,核其异同而会通之,诚深得徐大椿《难经经释》之旨矣。

时觉按:有抄本藏上海中华医学会,收于《珍本医书集成》。

《难经通论》不分卷　存　1909

清无锡丁福保(仲祜,畴隐居士)撰

首节曰:滑寿《难经汇考》曰:《史记越人传》载赵简子、虢太子、齐桓侯三疾之治,而无著《难经》之说。《隋书·经籍志》《唐书·艺文志》俱有秦越人《黄帝八十一难经》二卷之目。又,唐储王侍读张守节作《史记正义》,于《扁鹊仓公传》则全引《难经》文以释其义,传后全载四十二难与第一难、三十七难全文。由此则知,古传以为秦越人所作者不诬也。详其设问之辞,称经言者出于《素问》《灵枢》二经之文,在《灵枢》者尤多,亦有二经无所见者,岂越人别有被以古经或自设为问答也耶?邵庵虞先生尝曰:《史记》不载越人著《难经》,而隋唐书《经籍艺文志》定著越人《难经》之目,作《史记正义》者直载《难经》数章,愚意以为古人因经设难,或与门人弟子答问,偶得此八十一章耳,未必经之当难者止此八十一条。难由经发,不特立言,且古人不求托名于书,故传之者唯专门名家而已。其后流传寖广,官府得以录而著其目,注家得以引而成文耳。

时觉按:前后无序跋,亦无目录,杂录各家之说以成。有宣统元年上海文明书局石印本,并收于《丁氏医学丛书》。

《集注难经浅说》　佚　1911?

清丹徒李恩蓉(东云)撰

民国六年《丹徒县志摭余·人物志》曰:李恩蓉,字东云。高祖增,精医,有隐德,正《志》方技有传。父春英,习韩康业,精制方药,名闻里闬。恩蓉少承父学,入学后绝志进取。专心岐黄之学,病者一经诊治,应手辄愈。有《集注难经浅说》《删补修园医学三字经》。性复耿介,取予不苟。子允佳,字晴生,能世其学。凡节妇孤贫,立志送诊,活人尤多。

《难经质疑》　佚　1911?

清江都高云章(锦孙)撰

时觉按:民国十年《江都县续志·列传第八》载录。

上医经类,共一百零二种,其中现存四十四种,残阙一种,辑佚一种,未见二种,已佚五十四种。

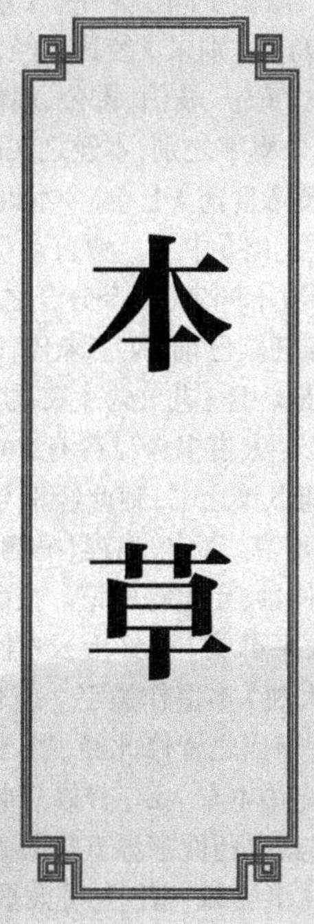
本草

《神农本草经》三卷　辑佚　1799

清阳湖孙星衍(季逑,渊如)、孙冯翼(凤卿)同辑

孙星衍序曰:《神农本草经》三卷,所传白字书见《大观本草》。按《嘉祐补注序》云:所谓《神农本经》者以朱字,《名医》因神农旧条而有增补者,以墨字间于朱字。《开宝重定序》云:旧经三卷,世所流传,《名医别录》,互为编纂。至梁贞白先生陶弘景,乃以《别录》参其本经,朱墨杂书,时谓明白。据此,则宋所传黑白字书,实陶弘景手书之本。自梁以前,神农、黄帝、岐伯、雷公、扁鹊各有成书,魏吴普见之,故其说药性主治,各家殊异。后人纂为一书,然犹有旁注,或朱墨字之别,本经之文以是不乱。旧说本草之名仅见《汉书·平帝纪》及《楼护传》。予按《艺文志》有《神农黄帝食药》七卷,今本讹为《食禁》,贾公彦《周礼·医师》疏引其文,正作《食药》。宋人不考,遂疑《本草》非《七略》中书。贾公彦引《中经簿》,又有《子仪本草经》一卷,疑亦此也,梁《七录》有《神农本草》三卷,其卷数不同者,古今分合之异。神农之世,书契未作,说者以此疑经,如皇甫谧言,则知四卷成于黄帝。陶弘景云:轩辕已前,文字未传,药性所主,当以识识相因,至于桐雷,乃著在于编简。此书当与《素问》同类。其言良是。且《艺文志》农兵、五行、杂占、经方、神仙诸家,俱有神农书。大抵述作有本,其传非妄,是以《博物志》云:太古书今见存有《神农经》《春秋传注》,贾逵以三坟为三皇之书。神农预其列。《史记》言秦始皇不去医药卜筮之书,则此经幸与《周易》并存。颜之推《家训》乃云:《本草》,神农所述,而有豫章、朱崖、赵国、常山、奉高、真定、临淄、冯翊等郡县名,出诸药物,皆由后人所羼,非本文。陶弘景亦云:所出郡县,乃后汉时制,疑仲景、元化等所记。按薛综注《张衡赋》引《本草经》:太一禹余粮,一名石脑,生山谷。是古本无郡县名。《太平御览》引经上云:生山谷或川泽,下云生某山某郡。明生山谷,本经文也;其下郡县,《名医》所益。今《大观》本俱作黑字。或合其文,云"某山川谷""某郡川泽",恐传写之误,古本不若此。仲景、元化后,有吴普、李当之皆修此经,当之书世少行用。《魏志·华佗传》言普从佗学,隋《经籍志》称《吴普本草》,梁有六卷。《嘉祐本草》云:普修《神农本草》成四百四十一种。唐《经籍志》尚存六卷。今广内不复存,惟诸书多见引,据其说药性寒温五味最为详悉,是普书宋时已佚,今其文惟见掌禹锡所引《艺文类聚》《初学记》《后汉书注》《事类赋》诸书。《太平御览》引据尤多,足补《大观》所缺,重是《别录》前书,因采其文附于《本经》,亦略备矣。其普所称有神农说者,即是《本经》,《大观》或误作黑字。亦据增其药物,或数浮于三百六十五种,由后人以意分合,难以定之。其药名有禹余粮、王不留行、徐长卿、鬼督邮之属,不类太古时文。按字书以禹为虫,不必夏禹,其余名号,或系后人所增,或声音传述,改古旧称之致。又《经》有云:宜酒渍者。或以酒非神农时物。然《本草衍义》已据《素问》,首言"以妄为常,以酒为浆",谓酒自黄帝始。又按《文选注》引《博物志》,亦云"杜康作酒"。王著《与杜康绝交书》曰:康字仲宁,或云黄帝时人。则俱不得疑《经》矣。孔子云:述而不作,信而好古。又云:多识于鸟兽草木之名。今儒家拘泥耳目,未能及远,不睹医经、本草之书,方家循守俗书,不察古本药性异同之说。又见明李时珍作《本草纲目》,其名已愚,仅取《大观》本割裂旧文,妄加增驳,迷误后学。予与家凤卿集成是书,庶以辅翼完经,启蒙方技,略以所知,加之考证。《本经》云:上药本上经,中药本中经,下药本下经,是古以玉石草木等上中下品分卷,而序录别为一卷。陶序朱书云:《本草经》卷上注云:序药性之源本,论病名之形诊;卷中云:玉石、草、木三品;卷下云:虫、兽、果、菜、米,合三品。此《名医》所改,今依古为次。又《帝王世纪》及陶序称四卷者,掌禹锡云:按旧本亦作四卷。韩保昇又云:《神农本草》上、中、下并序录,合四卷。若此,则三、四之异,以有序录。则《抱朴子》《养生要略》《太平御览》所引《神农经》,或云问于太乙子,或引太乙子云云,皆经所无,或亦在序录中,后人节去之耳。至其经文,或以"痒"为"癢"、"创"为"疮"、"谈"为"痰"、"注"为"蛀"、"沙"为"砂"、"兔"为"菟"之类,皆由传写之误。据古订正,勿嫌惊俗也。其辨析物类,引据诸书,本之《毛诗》、《尔雅》、《说文》、《方言》、《广雅》、诸子杂家,则凤卿增补之力俱多云。阳湖孙星衍撰。

邵晋涵序曰:《记》曰:医不三世,不服其药。郑康成曰:慎物齐也。孔冲远引旧说云:三世者,一曰《黄帝针灸》,二曰《神农本草》,三曰《素女脉诀》。康成《周礼》注亦曰:五药,草、木、虫、石、谷也,其治合之齐,则存乎神农、子仪之术。是《礼记》注所谓"慎物齐者",犹言治合之齐,指《本草》诸书而言也。冲远既引旧说,复疑其非郑义过矣。《汉书》引本草方术,而《艺文志》阙载,贾公彦引《中经簿》,有《子仪本草经》一卷,不言出于神农。至隋《经籍志》始载《神农本草经》三卷,与今分上、中、下三品者相合,当属汉以来旧本。《隋志》又载雷公《本草集注》四卷、蔡邕《本草》七卷,今俱不传。自《别录》以后,累有损益升降,随时条记,或传合本文,不相别白。据陆元朗《经典释文》所引,则经文与名医所附益者合并为一,其来旧矣。孙君伯

渊，偕其从子因《大观本草》黑白字书，厘正《神农本经》三卷，又据《太平御览》引《经》云“生山谷”“生川泽”者，定为本文；其有豫章、朱崖、常山、奉高郡县名者，定为后人羼入。释《本草》者以吴普本为最古，散见于诸书征引者，缀集之以补《大观》本所未备。疏通古义，系以考证，非淡雅之才、沈郁之思，未易为此也。古者协阴阳之和，宜赢缩之节，凡夫含声负气，以及倒生旁达、蠉飞蠕动之伦，胥尽其性，遇物能名，以达于利用，生生之具，儒者宜致思焉。《淮南王书》曰：地黄主属骨，而甘草主生肉之药也。又曰：大戟去水，葶苈愈张，用之不节，乃反为病。《论衡》曰：治风用风，治热用热，治边用蜜丹。《潜夫论》曰：治疾当真人参，反得支罗服，当得麦门冬，反蒸穬麦，已而不识真，合而服之，病以浸剧。斯皆神农之绪言，惟其赡涉者博，故引类比方，悉符药论。后儒或忽为方技家言，渔猎所及，又是末师而非往古，甚至经典所载鸟兽草木，亦辗转而昧其名，不已慎乎？《后汉书·华佗传》：吴普从佗学，依准佗疗，多所全济，佗以五禽之戏别传。又载魏明帝使普为禽戏，普以其法语诸医，疑其方术相传，别有奇文异数。今观普所释本草，则神农、黄帝、岐伯、雷公、桐君、医和、扁鹊，以及后代名医之说靡不赅载，则其多所全济，由于稽考之勤，比验之密，而非必别有奇文异数。信乎！非读三世书者，不可服其药也。世俗所传黄帝、神农、扁鹊之书，多为后人窜易，余愿得夫闳览博物者为之是正也。因孙君伯仲校定《本草》而发其端，至其书考证精审，则读者立自得之。余姚邵晋涵序。

张炯序略曰：孙渊如观察偕其从子凤卿，辑《神农本草经》三卷，于吴普、《名医》外，益以《说文》《尔雅》《广雅》《淮南子》《抱朴子》诸书，不列古方，不论脉证，而古圣殷殷治世之意灿然如列眉。孔子曰：多识于鸟兽草木之名。又曰：致知在格物。则是书也，非徒医家之书，而实儒家之书也。其远胜于希雍、之颐诸人也固宜。或以《本草》之名始见《汉书·平帝纪》《汉书·游侠传·楼护传》，几有疑于《本草经》者。然神农始尝百草，始有医药，见于《三皇纪》矣；因三百六十五种注释为七卷，见于陶隐居《别录》矣；增一百十四种，广为二十卷，《唐本草》宗之；增一百三十三种，孟昶复加厘定，《蜀本草》又宗之。至郡县，本属后人所附益，《经》但云“生山谷”“生川泽”耳。《洪范》以康宁为福，《雅》《颂》称寿考万年，又何疑于久服轻身延年为后世方士之说哉？大抵儒者之嗜学如医然，渊源，其脉也；复审，其诊视也；辨邪正，定是非，则温寒平热之介也。观察方闻缀学，以鸿儒名，海内求其著述者如金膏水碧之珍。凤卿好博闻，研丹吮墨，日以儒为事，则上溯之羲皇以前，数千年如一日，非嗜之专且久而能然耶？顾吾独怪是编中，无所谓治书癖者，安得起神农而一问之？嘉庆四年太岁在己未冬十月望日，宣城张炯撰于瞻园之灌木庄。

《四库全书提要·寰宇访碑录》曰：星衍字渊如，江苏阳湖人。乾隆丁未进士第二人及第，授翰林院编修，散馆致主事，管山东督粮道。著有《古文尚书马郑王注》《尚书今古文注疏》《周易集解》。

《续修四库全书提要》曰：清孙星衍、孙冯翼同辑。星衍有《周易集解》等书，已著录；冯翼字凤卿，星衍从子。《神农本草》三卷，始见于梁《七录》，星衍谓《汉书·艺文志》有《神农黄帝食禁》七卷，贾公彦《周礼·医师疏》引作《食药》，又贾公彦引《中经簿》有《子仪本草经》，疑皆即此书。卷数不合古今书之异，其说持之有故。案：《隋书·经籍志》“《神农本草经》八卷”，注载“梁有《神农本草经》五卷（‘五’疑‘三’之讹），《神农本草属物》二卷”，《唐书·艺文志》“《神农本草》三卷”，《宋史·艺文志》未著录。《本经》药凡三百六十五种，陶宏景增《名医别录》，亦三百六十五种，因注释为七卷。唐显庆中，李勣等因之，撰《本草》二十卷，又增一百十四种。宋开宝中，李昉等《重定本草》二十一卷，又增一百三十三种。嘉祐中，掌禹锡等重加校正补注，凡新旧药一千八十二种，至大观中，唐慎微撰《证类本草》三十卷，复有所增。盖自唐人广采历代众说为集成之书，数经重修增益，世所通行。故宋以后，《本经》原书遂不复见。幸赖《大观证类本草》所载，《本经》白书，后所增补墨书，其分别犹出于陶宏景，因之未改，星衍据以辑成是书，用正后来割裂增驳之误。仍以上、中、下三品，分为三卷，后附《序例》逸文，又据颜之推、陶宏景旧说，及《文选》注、《太平御览》所引经云“生山谷川泽者”，定为本文，其有后世郡县名者，定为后人羼入，附列吴普及名医所述。普从华佗学，见《后汉书·华佗传》。《梁录》《隋志》并载其书，至宋已佚散，见于《艺文类聚》《初学记》《后汉书》《注事类赋》《太平御览》诸书所征引，并蒐集以备《大观证类》之未备。又于旧说之外，博引《毛诗》、《尔雅》、《说文》、《方言》、《广雅》、诸子杂家，以资辨析，则出于冯翼之助辑。星衍通儒稽古，考证皆有依据，非寻常医家所及，至于辨药性，论方剂，乃专家之事，固不可同日语。其后，顾氏观光又加考正重编，继事易为力，而拾遗订坠之功，是书实开其先云。

《清史稿·孙星衍传》曰：孙星衍，字渊如，阳湖人。少与同里杨芳灿、洪亮吉、黄景仁文学相齐。袁枚品其诗，曰天下奇才，与订忘年交。星衍雅不欲以诗名，深究经史、文字、音训之学，旁及诸子百家，皆必通其义。乾隆五十二年，以一甲进士授翰林院编修，充三通馆校理。五十四年，散馆，试《厉志赋》，用《史记》“匔匔如畏”,大学士和珅疑为别字,置三等改部。故事,一甲进士改部,或奏请留馆,又编修改官可得员外,前此吴文焕有成案。珅示意欲使往见,星衍不肯屈节,曰:主事终擢员外,何汲汲求人为?自是编修改主事遂为成例。官刑部,为法宽恕,大学士阿桂、尚书胡季堂悉器重之。有疑狱,辄令依古义平议,所平反全活甚众。退直之暇,辄理旧业。洊升郎中。六十年,授山东兖沂曹济道。嘉庆元年七月,曹南水漫滩溃,决单县地,星衍与按察使康基田鸠工集夫,五日夜,从上游筑堤遏御之,不果决。基田谓此役省国家数百万帑金也。寻权按察使,凡七阅月,平反数十百条,活死罪诬服者十余狱。潍县有武人犯法,贿和珅门,属托大吏。星衍访捕鞫之,械和门来者于衢。及回本任,值曹工漫溢,星衍以无工处所得疏防咎,特旨予留任。曹工分治引河三道,星衍治中段。毕工,校济东道、登莱道上下段省三十余万。先是河工分赔之员或得羡余,谓之扣费,星衍不取,悉以给引河工费。时曹工尚未合,河督、巡抚亟奏合龙,移星衍任,寻又奏称合而复开。开则分赔两次坝工银九万两,当半属后任,而司事者并以归星衍。星衍亦任之,曰:吾既兼河务,不能不为人受过也。四年,丁母忧归,浙抚阮元聘主诂经精舍。星衍课诸生以经史疑义及小学、天部、地理、算学、词章,不十年,舍中士皆以撰述名家。服阕,入都,仍发山东。十年,补督粮道。十二年,权布政使。值侍郎广兴在省,按章供张烦扰,星衍不肯妄支。后广以贿败,豫、东两省多以支库获罪,星衍不与焉。十六年,引疾归。星衍博极群书,勤于著述。又好聚书,闻人家藏有善本,借钞无虚日。金石文字,靡不考其源委。尝病《古文尚书》为东晋梅赜所乱。官刑部时,即集《古文尚书马郑注》十卷、《逸文》二卷。归田后,又为《尚书今古文注疏》三十九卷。其序例云:《尚书》古注散佚,今刺取书传升为注者五家三科之说:一、司马迁从孔氏安国问故,是古文说;一、《书大传》伏生所传欧阳高、大夏侯胜、小夏侯建,是今文说;一、马氏融、郑氏康成虽有异同,多本卫氏宏、贾氏达,是孔壁古文说,皆疏明出典。其先秦诸子所引古书说及《纬书》《白虎通》等,汉、魏诸儒今文说、许氏《说文》所载孔壁古文,注中存其异文、异字,其说则附疏中。其意在网罗放失旧闻,故录汉、魏人佚说为多,又兼采近代王鸣盛、江声、段玉裁诸人书说。惟不取赵宋以来诸人注,以其时文籍散亡,较今代无异闻,又无师传,恐滋臆说也。凡积二十二年而后成。其他撰辑,有《周易集解》十卷、《夏小正传校正》三卷、《明堂考》三卷、《考注春秋别典》十五卷、《〈尔雅〉〈广雅〉诂训韵编》五卷、《魏三体石经残字考》一卷、《孔子集语》十七卷、《晏子春秋音义》二卷、《史记天官书考证》十卷、《建立伏博士始末》二卷、《寰宇访碑录》十二卷、《金石萃编》二十卷、《续古文苑》二十卷、《诗文集》二十五卷。二十三年,卒,年六十六。星衍晚年所著书,多付文登毕亨、嘉兴李贻德为卒其业。

龙伯坚曰:黄奭辑本与孙星衍辑本全同,惟末多附补遗二十二条。黄奭年代在孙星衍之后,是黄氏抄袭孙氏无疑。卷末补遗二十二条,仍可见黄氏平日对此学曾经下过功夫(见杨守敬《日本访书志》卷九)。《清史·列传》卷六十九有黄奭传。(《现存本草书录》)

时觉按:收于《问经堂丛书》《周氏医学丛书》《四部备要》《中国医学大成》《丛书集成》等。

《吴氏本草》六卷　辑佚　1793

魏广陵吴普原撰,清甘泉焦循(理堂)辑

《三国志·华佗传》曰:广陵吴普、彭城樊阿皆从佗学,普依准佗治,多所全济。佗语普曰:人体欲得劳动,但不当使极尔。动摇则谷气得消,血脉流通,病不得生,譬犹户枢不朽是也。是以古之仙者为导引之事,熊颈鸱顾,引挽腰体,动诸关节,以求难老。吾有一术,名五禽之戏,一曰虎,二曰鹿,三曰熊,四曰猿,五曰鸟,亦以除疾,并利蹄足,以当导引。体中不快,起作一禽之戏,沾濡汗出,因上著粉,身体轻便,腹中欲食。普施行之,年九十余,耳目聪明,齿牙完坚。

韩保昇曰:普,广陵人也,华佗弟子。撰《本草》一卷。

掌禹锡曰:《吴氏本草》,魏广陵人吴普撰。吴,华佗弟子,修《神农本草》,成四百四十一种。《唐·经籍志》尚存六卷,今广内不复存,惟诸子书多见引据。其说药性寒温五味最为详悉。

李时珍曰:《吴氏本草》,其书分记神农、黄帝、岐伯、桐君、雷公、扁鹊、华佗所说性味甚详。今亦失传。

焦循序曰:吴氏者,华佗弟子,名普,广陵人也。《三国志》言其习五禽之戏,年至九十余。《隋书·经籍志》列其所著《华佗方》十卷、《本草》六卷。唐《艺文志》谓之《吴氏本草》。因宋嘉祐、大观之间修辑本草,广内已无此书,其亡于唐末五代之时耶?本草之名,《汉志》不著,《郊祀志》言成帝初有本草待诏;《平帝纪》言元始五年,举天下通知方术本草者;《楼护传》言护习医经本草方术数十万言。是《本草》实汉前之书,与《素问》《八十一难》并重。《帝王世纪》言,黄帝使岐伯尝味草木,定《本草经》。《隋志》有《神农本草》八卷、《雷公集注神农本草》四卷。吴氏此书，备载神农、黄帝、岐伯、扁鹊、医和、雷公、桐君、李公诸家，温凉甘苦各为异同，盖古之《本草》非一家之书，吴氏类集之以资参用也。黄帝、岐伯、医和、扁鹊之说，唯是书见其梗概，断圭碎璧，良足宝矣。乾隆壬子夏，阅《太平御览》，录其所引《吴氏本草》若干条，益以他书所引，凡得一百七十种，较本书之四百四十一种仅存三分之一，然可以广见闻，识古学矣。唐王勃撰《八十一难序》云：岐伯以授黄帝，黄帝历九师以授伊尹，伊尹以授汤，汤历六师以授太公，太公以授文王，文王历九师以授医和，医和历六师以授秦越人，秦越人历九师以授华佗，华佗历六师以授黄公。吴氏为华佗高弟，盖在六师之中，其师承于岐黄者固有真也。东汉之医，唯张仲景诸书盛传，华氏之学无有述者。世所传《中藏经》，则伪托，非佗之真本。欲窥其学，舍是而谁耶？所引李氏，未详何人。唐孔志约《本草序》云：岐和彭缓，腾绝轨于前，李华张吴，振英声于后。《隋志》有李当之《药录》，附见桐君《药录》下。陶贞白《本草序》亦以吴普、李当之并称，或即此欤？岁在昭阳赤奋若，焦循记。

《清史稿·列传第二百六十九》曰：焦循，字里堂，甘泉人，嘉庆六年举人。曾祖源、祖镜、父葱，世传《易》学。循少颖异，八岁在阮赓尧家与宾客辨壁上"冯夷"字，曰：此当如《楚辞》读皮冰切，不当读如缝。阮奇之，妻以女。既壮，雅尚经术，与阮元齐名。元督学山东、浙江，俱招循往游。性至孝，丁父及嫡母谢艰，哀毁如礼。一应礼部试，后以生母殷病愈而神未健，不复北行。殷殁，循毁如初。服除，遂托足疾不入城市者十余年。葺其老屋，曰半九书塾，复构一楼，曰雕菰楼，有湖光山色之胜，读书著述其中。尝叹曰：家虽贫，幸蔬菜不乏，天之疾我，福我也。吾老于此矣！嘉庆二十五年卒，年五十八。循博闻强记，识力精卓，每遇一书，无论隐奥平衍，必究其源，以故经史历算、声音训诂无所不精。幼好《易》，父问《小畜》"密云"二语何以复见于《小过》，循反复其故不可得，既学洞渊九容之术，乃以数之比例求《易》之比例，渐能理解。著《易通释》二十卷，自谓所悟得者，一曰旁通，二曰相错，三曰时行。又以古之精通《易》理，深得羲文周孔之旨者莫如孟子，生孟子后能深知其学者，莫如赵氏，伪疏踳驳，未能发明，著《孟子正义》三十卷。谓为《孟子》作疏，其难有十，然近代通儒已得八九，因博采诸家之说而下以己意，合孔孟相传之正旨。又著《六经补疏》二十卷：以说汉《易》者每屏王弼，然弼解箕子用赵宾说，读彭为旁，借雍为瓮，通孚为浮，解斯为厮，盖以六书通借，其解经之法，未远于马郑诸儒，为《周易王注补疏》二卷；以《尚书》伪孔传说之善者，如《金滕》我之不辟训辟为法，居东即东征，罪人即管蔡，《大诰》周公不自称王而称成王之命，皆非马郑所能及，为《尚书孔氏传补疏》二卷；以《诗》毛、郑义有异同，《正义》往往杂郑于毛，比毛于郑，为《毛诗郑氏笺补疏》五卷；以《左氏传》"称君君无道，称臣臣之罪"，杜预扬其词而畅衍之，预为司马懿女婿，目见成济之事，将以为司马饰，即用以为己饰，万斯大、惠士奇、顾栋高等未能摘奸而发覆，为《春秋传杜氏集解补疏》五卷；以《礼》以时为大，训诂名物，亦所宜究，为《礼记郑氏注补疏》三卷；以《论语》一书，发明羲文周公之旨，参伍错综，引申触类，亦与《易》例同，为《论语何氏集解补疏》三卷。合之为二十卷。又录当世通儒说《尚书》者四十一家，书五十七部，仿卫湜《礼记》之例，以时之先后为序，得四十卷，曰《书义丛钞》。又著《禹贡郑注释》一卷、《毛诗地理释》四卷、《毛诗鸟兽草木虫鱼释》十一卷、《陆玑疏考证》一卷、《群经宫室图》二卷、《论语通释》一卷。又著有《雕菰楼文集》二十四卷、《词》三卷、《诗话》一卷。循壮年即名重海内，钱大昕、王鸣盛、程瑶田等皆推敬之。始入都，谒座主英和，和曰：吾知子之字曰里堂，江南老名士，屈久矣！殁后，阮元作传，称其学精深博大，名曰通儒，世谓不愧云。

康熙《扬州府志·人物四·方技》卷二十六曰：吴普，汉广陵人，得华佗之秘，治病多奇验。年九十余，手集佗《方书》十卷。

嘉庆十五年《扬州府志·人物志九·艺术》卷五十四曰：吴普，所著《华佗方》十卷，修《神农本草》成四百四十一种，备载黄帝、岐伯、神农、扁鹊、医和、雷公、桐君、李当之诸家说。药性温凉、五味最为详备，谓之《吴氏本草》。论医师者，并称岐和彭缓、李华张吴，张谓仲景，吴即普也。

时觉按：《中国医籍考》卷十二"佚"，有乾隆五十八年癸丑焦循辑佚稿本藏上海图书馆。又有尚志钧辑佚本，1961 年芜湖医学专科学校油印，1987 年人民卫生出版社排印，从《太平御览》诸书辑得药物二百三十一种，不分卷。

《雷公炮炙论》三卷　辑佚　478？

南朝刘宋雷敩撰，尚志均辑佚

自序曰：若夫世人使药，岂知自有君臣，既辨君臣，宁分相制。祇如枕毛霑溺，立销斑肿之毒；象胆挥黏，乃知药有情异。鲑鱼插树，立便干枯，用狗涂之，却当荣盛。无名止楚，截指而似去甲毛；圣石开盲，明目而如云离日。当归止血破血，头尾效各不同；蕤子熟生，足睡、不眠立据。弊箄淡卤，如酒沾交；铁遇神砂，如泥似粉。石经鹤粪，化作尘飞；枕见橘花似髓。断弦折剑，遇鸾血而如初；海竭江枯，投游波而立泛。令铅拒火，须仗修天；如要形坚，岂忘紫背？留砒住鼎，全赖宗心；雌得芹花，立便成庾。硇遇赤须，水留金鼎；水中生火，非猾髓而莫能。长齿生牙，赖雄鼠之骨末；发眉堕落，涂半夏而立生。目辟眼雎，有五花而自正；脚生肉枕，裩系菪根；囊皱漩多，夜煎竹木；体寒腹大，全赖鸬鹚；血泛经过，饮调瓜子；咳逆数数，酒服熟雄；遍体疹风，冷调生侧；肠虚泻痢，须假草零；久渴心烦，宜投竹沥；除症去块，全仗消硇；益食加觞，须煎芦朴；强筋健骨，须是苁鳣；驻色延年，精蒸神锦；知疮所在，口点阴胶；产后肌浮，甘皮酒服；口疮舌拆，立愈黄苏；脑痛欲亡，鼻投消末；心痛欲死，速觅延胡。如斯百种，是药之功。某忝遇明时，谬看医理，虽寻圣法，难可穷微。略陈药饵之功能，岂溺仙人之要术？其制药炮熬煮炙，不能记年月哉？欲审元由，须看《海集》。某不量短见，直录炮熬煮炙，列药制方，分为上中下三卷，有二百件名，具陈于后。

张骥序曰：《隋书·经籍志》有《雷公本草集注》四卷，今亡。而李氏《纲目》谓《雷公炮炙论》为刘宋时雷敩所著，胡洽居士重加定述。药凡三百种，分上中下三卷。其性味炮炙熬煮修事之法多古奥，文亦古质，别是一家。其言是书卷帙及药品数目，均与雷公原叙同。惜自元以来久无专行之本，盖是书之亡久矣。然是书也，去古未远，其炮炙煎熬之法久为近世医师、药贩之所取求，顾可听其绝而不续，伪法乱真，糅杂湮灭而不传哉？明李氏中梓作《雷公炮制药性赋解》六卷，分金石部三十三种，果十八种，谷部十一，草凡九十有六种，木凡五十七，人之部十，禽兽之部为十八，虫鱼总二十有六。其称雷公云者，盖间采诸《炮炙论》之文。独采不什一，而冒全书以雷公之名，名不副实，且兹脱漏，曾足登神农氏之堂，而与桐雷上下其议论哉？余少好医药，长溺志于诗古文辞之学，一行作吏，此道遂废。甲子以还，并将数十年钻研笃好之书一切弃去，而专力肆志于医，不量轻弱，妄欲举数千年古先圣人之绝绪，整理发皇而昌大之。上年补注《史记·扁鹊仓公传》成。又慕韩伯休、傅青主之为人，悬壶卖药成都市中，日课家僮子弟以炮爁熯炙锻炼等一十七法，火候水法、生熟煎熬，一皆取证于书，务期不戾于古而后已，又复搜集神农氏以逮诸家本草之书，凡涉雷公修治之法，靡不悉心攻讨，搜辑无余。几历年所，积而成帙，依《本经》上中下三品之例，泐为专书，仍分三卷以复雷公原书之旧。至于《别录》乃至《纲目》诸书其制或遵古者，亦间有取焉，为广论一卷。不忍覆瓿，并付枣梨，以备医师药贩之所取求，庶雷公炮炙之古学，晦而复明，绝而复续，毋俾伪法乱真，则古方今病，无不取效于桴鼓也。世有博物君子如郑子产、晋张华其人乎？当不以余为玩物丧志也。壬申夏五，双流张骥。

苏颂曰：雷敩虽隋人，观其书，乃有言唐以后药名者，或是后人增损之欤？

赵希弁曰：《雷公炮炙》三卷，右宋雷敩撰，胡洽重定。述百药性味，炮煮熬炙之方，其论多本之乾宁晏先生。敩称内究守国安正公，当是官名，未详。

何柬曰：此是《证类本草》上摘出，另成一家，以便医之检阅。但雷上古制法，上古风土淳朴，元气充实，今之元气较上古不同，药品气味亦稍薄弱，以今时之药，而以上古之法制之，吾恐不宜。试以上古元气，至战国时还充厚，故曹交长九尺四寸，而天生孟轲氏出以继道统，今人若有交长，骇为异事耳。藉此取譬，见得今时动植，亦随元气偷薄，若胶柱鼓瑟，固执雷之炮炙而制今时之药，不为无益，而大失其气味矣。且古人论药，止有六陈；今时之药，自川广而来，土人之采，不识可合时令否，若贩者阻于水陆，则药岂止百味陈者，可能如经云六陈哉？远□于此书，知其制度则可。大毒者稍如之，使一一如其制度，则不可也。予常治中阴用生附子，如制者用五片，生则四片，甚速。此是医之活便处。(《医学统宗·医书大略》)

李时珍曰：《雷公炮炙论》，药凡三百种，为上中下三卷，其性味、炮炙、熬煮、修事之法多古奥，文亦古质，别是一家，多本于乾宁晏先生。其首序论述物理，亦甚幽玄，录载于后。乾宁先生名晏封，著《制伏草石论》六卷。盖丹石家书也。

丹波元胤按曰：雷敩，一称隋人，一称宋人，未详何是。然胡洽名见于刘敬叔《异苑》，彼加其重定，则当为宋人矣。乾宁先生《制伏草石论》六卷出于《新唐志》，今以其为道家之书，不著录焉。(《中国医籍考》卷十二)

时觉按：是书久佚，有张骥辑本得药二百五十二种，民国二十一年成都益生堂刻；王兴法辑本得药二百六十八种，1986 年上海中医学院出版社出版；又有尚志均辑佚本，得药二百八十八种，并有校注，1985 年江苏科技出版社出版。

《药对》不分卷　辑佚　577?

北齐丹阳徐之才(士茂)撰

《证类本草·补注所引书传》曰:《药对》,北齐尚书令、西阳王徐之才撰。以众药名品、君臣佐使、性毒相反及所主疾病,分类而记之,凡二卷。旧本草多引以为据,其言治病用药最详。

《证类本草·上合药分剂料理法则》曰:《药对》曰:夫众病积聚,皆起于虚也,虚生百病。积者,五脏之所积;聚者,六腑之所聚。如斯等疾,多从旧方,不假增损。虚而劳者,其弊万端,宜应随病增减。古之善为医者,皆自采药,审其体性所主,取其时节早晚。早则药势未成,晚则盛势已歇。今之为医,不自采药,且不委节气早晚,又不知冷热消息,分两多少,徒有疗病之名,永无必愈之效,此实浮惑,聊复审其冷热,记增损之主尔。

《证类本草·上合药分剂料理法则》曰:《药对》曰:诸药有宣通补泄轻重涩滑燥湿,此十种者,是药之大体,而《本经》都不言之,后人亦所未述,遂令调合汤丸有昧于此者。至如宣可去壅,即姜、橘之属是也;通可去滞,即通草、防已之属是也;补可去弱,即人参、羊肉之属是也;泄可去闭,即葶苈、大黄之属是也;轻可去实,即麻黄、葛根之属是也;重可去怯,即磁石、铁粉之属是也;涩可去脱,即牡蛎、龙骨之属是也;滑可去著,即冬葵、榆皮之属是也;燥可去湿,即桑白皮、赤小豆之属是也;湿可去枯,即紫石英、白石英之属是也。只如此体,皆有所属。凡用药者审而详之,则靡所遗失矣。

《北齐书·徐之才传》略曰:徐之才,丹阳人也。父雄,事南齐,位兰陵太守,以医术为江左所称。之才幼而儁发,五岁诵《孝经》,八岁略通义旨。年十三,召为太学生,粗通《礼》《易》。彭城刘孝绰、河东裴子野、吴郡张嵊等每共论《周易》及《丧服》仪,酬应如响。咸共叹曰:此神童也。孝绰又云:徐郎燕颔,有班定远之相。豫章王综出镇江都,复除豫章王国左常侍,又转综镇北主簿。及综入魏,三军散走,之才退至吕梁,桥断路绝,遂为魏统军石茂孙所止。综入魏旬月,位至司空。魏听综收敛僚属,乃访之才在彭泗。启魏帝云:之才大善医术,兼有机辩。诏征之才。孝昌二年至洛,敕居南馆,礼遇甚优。之才药石多效,又窥涉经史,发言辩捷,朝贤竞相要引,为之延誉。之才少解天文兼图谶之学,共馆客宋景业参校吉凶,知午年必有革易,因高德政启之。之才非唯医术自进,亦为首唱禅代,又戏谑滑稽,言无不至,于是大被狎昵。寻除侍中,封池阳县伯。皇建二年,除西兖州刺史,未之官,武明皇太后不豫,之才疗之,应手便愈,孝昭赐采帛千段、锦四百匹。之才既善医术,虽有外授,顷即征还。既博识多闻,由是于方术尤妙。大宁二年春,武明太后又病,之才弟之范为尚药典御,敕令诊候。有人患脚跟肿痛,诸医莫能识。之才曰:蛤精疾也,由乘船入海,垂脚水中。疾者曰:实曾如此。之才为剖得蛤子二,大如榆荚。又有以骨为刀子靶者,五色斑斓。之才曰:此人瘤也。问得处,云于古冢见髑髅额骨长数寸,试削视,有文理,故用之。其明悟多通如此。之才医术最高,偏被命召。武成酒色过度,恍惚不恒,曾病发,自云初见空中有五色物,稍近,变成一美妇人,去地数丈,亭亭而立。食顷,变为观世音。之才云:此色欲多,大虚所致。即处汤方,服一剂,便觉稍远,又服,还变成五色物,数剂汤,疾竟愈。帝每发动,辄遣骑追之,针药所加,应时必效,故频有端执之举。入秋,武成小定,更不发动。武成生齻牙,问诸医,尚药典御邓宣文以实对,武成怒而挞之。后以问之才,拜贺曰:此是智牙,生智牙者聪明长寿。武成悦而赏之。年八十卒,赠司徒公、录尚书事,谥曰文明。长子林,字少卿,太尉司马;次子同卿,太子庶子。之才以其无学术,每叹云:终恐同《广陵散》矣。弟之范,亦医术见知,位太常卿,特听袭之才爵西阳王。入周,授仪同大将军。开皇年中卒。

李时珍曰:《雷公药对》,陶氏前已有此书,吴氏《本草》所引"雷公"是也。盖黄帝时雷公所著,之才增饰之尔。

时觉按:《新唐书·艺文志》著录徐氏《雷公药对》二卷,《中国医籍考》卷十二"徐氏之才《雷公药对》二卷,佚",其书早佚。严世芸等人据《证类本草》《诸病源候论》《千金方》《外台秘要方》《医心方》等重辑,按治证分疗风通用、风眩、头面风、中风脚弱、久风湿痹等类载录药物,后为解百药及金石等毒例,又十七种石类、四十八种草木类、二十九种虫兽类,不分卷。收于《三国两晋南北朝医学总集》,2009年人民卫生出版社出版。

《名医别录》三卷　辑佚　493?

梁丹阳陶弘景(通明,华阳居士,华阳隐居,贞白先生)撰,尚志均辑佚

时觉按:《中国医籍考》卷十"佚",是书久佚,有尚志均辑佚本,1986年人民卫生出版社出版。分上、中、

下三卷，各为上、中、下三品。上品载药一百九十三种，中品二百四十三种，下品二百九十四种，按玉石、草木、兽、禽、虫、鱼、果、菜、米谷为次排列，载录药物正名、性味、主治、一名、产地、采收季节及用法、用量、剂型、七情畏恶等。辑录资料来源于吐鲁番出土的《神农本草经集注》残卷、敦煌出土《新修本草》残卷，《千金翼方》《大观》《政和》《图经》等现存本草，以及《艺文类聚》《初学记》《太平御览》等。

《本草经集注》七卷　阙　493

梁丹阳陶弘景(通明，华阳居士，华阳隐居，贞白先生)撰

自序曰：隐居先生在乎茅山岩岭之上，以吐纳余暇，颇游意方技，览本草药性，以为尽圣人之心，故撰而论之。旧说皆称《神农本草经》，余以为信然。昔神农氏之王天下也，画八卦以通鬼神之情，造耕种以省杀生之弊，宣药疗疾以拯夭伤之命。此三道者，历众圣而滋彰。文王、孔子，彖象繇辞，幽赞人天。后稷、伊尹，播厥百谷，惠被群生。岐、皇、彭、扁，振扬辅导，恩流含气，并岁逾三千，民到于今赖之。但轩辕以前，文字未传，如六爻指垂，画象稼穑，即事成迹。至于药性所主，当以识识相因，不尔何由得闻？至于桐、雷，乃著在于篇简。此书应与《素问》同类，但后人多更修饰之耳。秦皇所焚，医方、卜术不预，故犹得全录；而遭汉献迁徙，晋怀奔进，文籍焚靡，千不遗一。今之所存，有此四卷，是其《本经》；所出郡县，乃后汉时制，疑仲景、元化等所记。又有《桐君采药录》，说其花叶形色；《药对》四卷，论其佐使相须。魏晋以来，吴普、李当之等，更复损益。或五百九十五，或四百四十一，或三百一十九。或三品混糅，冷熟舛错，草石不分，虫兽无辨，且所主治，互有得失。医家不能备见，则识智有浅深。今辄苞综诸经，研括烦省，以《神农本经》三品，合三百六十五为主，又进《名医副品》亦三百六十五，合七百三十种。精粗皆取，无复遗落，分别科条，区畛物类，兼注铭时用，土地所出，及仙经道术所须，并此序录，合为七卷。虽未足追踵前良，盖亦一家撰制。吾去世之后，可贻诸知音尔。

罗福颐跋曰：右本草残卷，由猪屎至鼹鼠四条，朱墨间书，出新疆吐鲁番，今归德国普鲁士学士院，由日本黑田源次博士所得影本临写。往年黑田氏取校《大观证类本草》，谓是殆陶隐居集注《神农本草经》之残卷也。以世字治字不避考之，是出唐以前写本之证。其残卷与《证类本草》大异者，为天鼠屎味辛寒有毒，今刻本则作无毒。其余小异同多有，亦间或抄本有笔误者。此有毒二字则以古写本为得也。其文见《支那学》七卷四号。

《梁书·列传第四十五》曰：陶弘景字通明，丹阳秣陵人也。初，母梦青龙自怀而出，并见两天人手执香炉来至其所，已而有娠，遂产弘景。幼有异操。年十岁，得葛洪《神仙传》，昼夜研寻，便有养生之志。谓人曰：仰青云，睹白日，不觉为远矣。及长，身长七尺四寸，神仪明秀，朗目疏眉，细形长耳。读书万余卷，善琴棋，工草隶。未弱冠，齐高帝作相引为诸王侍读，除奉朝请。虽在朱门，闭影不交外物，唯以披阅为务。朝仪故事，多取决焉。永明十年上表辞禄，诏许之，赐以束帛。及发，公卿祖之于征虏亭，供帐甚盛，车马填咽，咸云宋齐已来未有斯事，朝野荣之。于是止于句容之句曲山。恒曰：此山下第八洞宫名金坛，华阳之天，周回一百五十里。昔汉有咸阳三茅君得道来掌此山，故谓之茅山。乃中山立馆，自号华阳隐居。始从东阳孙游岳受符图经法，遍历名山，寻访仙药，每经涧谷，必坐卧其间，吟咏盘桓，不能已已。时沈约为东阳郡守，高其志节，累书要之不至。弘景为人，圆通谦谨，出处冥会，心如明镜，遇物便了，言无烦舛，有亦辄觉。建武中，齐宜都王铿为明帝所害。其夜弘景梦铿告别，因访其幽冥中事，多说秘异，因著《梦记》焉。永元初，更筑三层楼，弘景处其上，弟子居其中，宾客至其下，与物遂绝，唯一家僮得侍其旁。特爱松风，每闻其响，欣然为乐。有时独游泉石，望见者以为仙人。性好著述，尚奇异，顾惜光景，老而弥笃。尤明阴阳五行、风角星算、山川地理、方图产物、医术本草。著帝代年历。又尝造浑天象，云修道所须，非止史官是用。义师平建康，闻议禅代，弘景援引图谶，数处皆成梁字，令弟子进之。高祖既早与之游，及即位后，恩礼逾笃，书问不绝，冠盖相望。天监四年移居积金东涧，善辟谷导引之法，年逾八十，而有壮容。深慕张良之为人，云古贤莫比。曾梦佛授其菩提记，名为胜力菩萨，乃诣鄮县阿育王塔自誓，受五大戒。后太宗临南徐州，钦其风素，召至后堂与谈论，数日而去，太宗甚敬异之。大通初，令献二刀于高祖，其一名善胜，一名成胜，并为佳宝。大同二年卒，时年八十五，颜色不变，屈申如恒。诏赠中散大夫，谥曰贞白先生。仍遣舍人监护丧事。弘景遗令薄葬，弟子遵而行之。

《唐书·于士宁传》曰：帝曰：《本草》《别录》何为而二？对曰：班固唯记《黄帝内外经》，不载《本草》，至齐《七录》乃称之。世谓神农氏尝药以拯含气，而黄帝以前文字不传，以识相付，至桐雷乃载篇册。然所载郡县多在汉时，疑张仲景、华佗窜记其语。《别录》者，魏晋以来，吴普、李当之所记，其言华叶形色、佐使相须，附经为说，故弘景合而录之。

张舜民曰：陶隐居不详北药，时有诋谬，多为唐人所质。人固有不知，无足怪也。(《中国医籍考》卷十引《画墁录》)

朱子曰：陶隐居注《本草》，不识那物，后说得差背底多。缘他是个南人，那时南北隔绝，他不识北方物事，他居建康。(《中国医籍考》卷十引《朱子语类》)

李时珍曰：《神农本草》，药分三品，计三百六十五种，以应周天之数。梁陶弘景复增汉魏以下名医所用药三百六十五种，谓之《名医别录》，凡七卷。首叙药性之源，论病名之诊。次分玉石一品，草一品，木一品，果菜一品，米食一品，有名未用三品。以朱书《神农》墨书《别录》进上梁武帝。弘景字通明，宋末为诸王侍读，归隐勾曲山，号华阳隐居。武帝每咨访之。年八十五卒，谥贞白先生。其书颇有裨补，亦多谬误。(《本草纲目·序例》卷一)

丹波元胤按曰：据《隋志》，《名医别录》与《本草经集注》各自单行，而若《别录》唯著"陶氏撰"，不审其果为弘景否。查《证类本草》五石脂、女萎、雷丸、玄石，弘景《集注》所引《别录》之文，与黑字所记不异。苏敬《新修本草》注曰：梁《七录》有《神农本草》三卷，陶据此以《别录》加之为七卷。《开宝重定本草序》曰：三坟之书，神农预其一，百药既辨。《本草》存其录，旧经三卷，世所流传，《名医别录》互为编纂。至梁贞白先生陶景乃以《别录》参其本书，朱墨杂书，时谓明白。又曰：白字为《神农》所说，黑字为《名医》所传。《嘉祐补注本草总叙》曰：旧经才三卷，药止三百六十五种，至陶隐居又进《名医别录》，亦三百六十五种，因而注释，分为七卷。又曰：凡陶隐居所进者，谓之《名医别录》云。考弘景序，称进《名医副品》三百六十五，则似《别录》与《副品》为一矣；而《别录》之文，苏敬《新修本草》所引四十则，李珣《海药本草》所引二则，全然与黑字所记不同，则似《别录》非《副品》矣。盖弘景之撰《本草经集注》，就《名医别录》中摭三百六十五品，以副旧经之数而别录之。书至唐有单行，苏敬、李珣辈犹得见之，乃以弘景采录之余，有可备施用者，故收入注中，是其文所以与黑字所记不同也。《名医副品》本自《别录》中所采记，而《别录》不是成乎弘景之手。《隋志》所谓陶氏别是一人，《艺文略》直题陶弘景集，李时珍以《本草经集注》为《名医别录》，其说并误矣。(《中国医籍考》卷十)

时觉按：嘉庆十六年《江宁府志·艺文上》载录《集注神农本草》一卷，又《本草集注》四卷，卷末《校勘记》曰：按，《隋志》作《本草经集注》七卷，《旧唐志》作《本草集注》七卷，《新唐志》作《集注神农本草》二卷，此作四卷，未知所据。是书久佚，《中国医籍考》卷十"佚"。有出土零星残简残卷，1952 年，罗福颐根据敦煌出土残卷，收入《西陲古方技书残卷汇编》中。日本森立之嘉永二年、尚志均 1961 年均有辑本。另，乾隆元年《江南通志·艺文志》载录陶氏《药谱药证》二卷；同治十三年《上江两县志·艺文》载录《隐居本草》十卷；民国《江苏通志稿·经籍》卷一百九十载录《陶隐居本草》十七卷。

《本草经集注叙录》一卷　存　493

梁丹阳陶弘景（通明，华阳居士，华阳隐居，贞白先生）撰

罗振玉题记曰：《本草集注·叙录》一卷，前佚数行，后均完好，后题"本草集注第一·叙录，华阳陶隐居撰"。书题后又字二行曰：开元六年九月十一日尉迟卢麟于都写《本草》一卷，辰时写了记。西陲石室旧藏。乙卯春，予得影本，不知原卷今在何许。《本草》之学自《唐本草》行而隐居之《集注》微，《证类本草》行而《唐本草》又微，逮明李时珍《纲目》行，《证类本草》亦仅存旧椠，隐居之书则佚且久矣。《证类本草·序例》二卷，其上卷载隐居序例之上半，起序文，讫合药分剂料理法则，其标题曰梁陶隐居序；下卷载诸病主药起，至引《药对》五条，亦隐居序例之下半，则不复注明为陶氏说。使不得此卷校之，几令人疑为作《证类》时之序例矣。《证类》既分隐居序例为二截，中间复夹入他家序例，凌杂无序，复加增窜，于诸病主药例中各病条下，于隐居所出诸药外，复据他书续增，隐居所列诸病之旧次亦多错乱。如霍乱之后次呕吐、次转筋，隐居原本霍乱标目乃大字直行，呕吐及转筋乃小字横行，盖霍乱是标目，呕吐、转筋乃霍乱条之子目，因霍乱而病呕吐、转筋也。《证类》则霍乱、呕吐、转筋三目并为大字，误析一病为三。又隐居原书中蛊之后次以解毒，《证类》则于中蛊以后增出汗等九目，又将解毒一目析出，别为解百药及金石等毒例，殊失隐居之意。盖作《证类》者改窜隐居序例，攘为己有，故不著其所自出，又改所不当改，增所不当增。在作者固不虞七八百年后，出岩绝塞，隐居之书一旦复出人间，致发其覆而暴其失也。又作《证类》诸人，似未见陶氏原书，隐居述诸病主药，言惟冷热须明，今以朱点为热，墨点为冷，无点者为平，以省于烦注也。《证类》本引此书乃作惟冷热须明，今依《本经》《别录》注于本条之下云云，注：今详唐本，以朱点为热，墨点为冷，无点为平。校以此卷，殊为舛戾，

《证类》误以朱墨点记始于唐本,不知昉于隐居,是作《证类》者未见原书之证。历代官修之书,无不卤莽灭裂,但以取盈卷帙为止,固不仅《证类本草》为然矣。此卷以一日之力写毕,故讹误不少。然有非写书者之过者,如序文中称《本草经》谓今之所存有此四卷,考《神农本经》《七录》以下皆言三卷,未闻有四卷之本,四卷为三卷之讹无疑。而此卷与《证类》本均作四卷,可见承讹盖已久矣。予十余年前得日本医家森约之校辑《本草集注》七卷手稿本,据《新修本草》等书校勘至密,涂乙狼藉,久欲为之写定付梓。今又得隐居原书,于此书殆有宿缘。爰先以此卷影印流传,森氏所辑期异日成之,庶隐居之书不至遂绝,亦艺林之快事也。丙辰十月既望,永丰乡人罗振玉书于海东寓居之云峰精舍。

《续修四库全书提要》曰:梁陶弘景撰。案:《隋书·经籍志》注载“陶弘景《本草经集注》七卷”,《唐书·艺文志》同。全书久佚,此特其叙录一卷。清光绪中,敦煌石室发见唐人小字写本,末署“开元六年九月十一日尉迟卢麟于都写本草一卷,辰时写了记”,上虞罗振玉得其影本,印入丛书。卷末弘景题“本草第一卷叙录,华阳陶隐居撰”。其序文中称,《本草经》今之所存,有此四卷。又云:《本草经》卷上、卷中、卷下,合三百七十四种,右三卷,其中、下二卷,药合七百卅种,各别有目录,并朱墨杂书,并小注云:大书分为七卷。是《本草经》原以叙录别为一卷,合药品三卷,共为四卷。弘景注叙录为第一卷,乃因其旧。罗氏疑序云四卷为三卷之讹者,非也。《大观证类本草》首列序例二卷,亦载弘景原文,自序首至合药分剂料理法则诸条列之上卷,题曰陶隐居序,其后半诸病主药至引药对五条,分列入下卷,不复注明陶氏之说,中羼他书序例,次第、子目皆有窜乱。罗氏跋中具发其覆而证其舛。盖自汉晋以后注本草者,弘景实集其成,唐显庆《新修》据为蓝本,加以增广,历代递有扩充。新本行而旧本微,至今旧籍仅存《大观证类本草》为完书,唐宋诸本皆为弘景一脉所传衍,而增改窜乱,更一次即生一次之异同,纠轕纷歧,几至不胜究诘。斯帙虽仅存叙录一卷,而全书纲领所具,其足以订正后来之舛误已自不鲜。弘景一家之言,精要略在其中,后之欲搜辑弘景佚注者,当以是为基础焉。又,本草经文朱书,余墨书,其例创自弘景,叙录中有云本说如是者凡十条,皆前列经文,下申注义。此本未分朱墨,乃抄写者急就,故从简便。《大观证类》所引则黑白分明,可见原书真面,抄字间有讹误,而亦多古体,固当分别观之。

《中国医籍通考》按:范行准先生主编之《中国古典医学丛刊》中,有《本草经集注》,是书据“范氏所藏吉石庵丛书影印敦煌石室藏六朝写本存序录照原本大小复印”。卷末有罗振玉题记及范氏跋文。跋文大意谓陶氏《本草经集注》首著录于梁阮孝绪《七录》,北宋初年尚未全佚,至开宝间卢多逊等修撰《详定本草》、李昉等修撰《开宝重定本草》后,始渐消失。北宋元祐间唐慎微撰《经史证类备急本草》时始未见到。此书为敦煌藏本,仅存叙录,与通行之《证类本草》所引陶氏之文相较,差异颇多。对此,罗氏跋文及范氏《敦煌石室藏六朝写本本草经集注校注》一文中均有说明。又谓唐慎微仅承卢、李以下各家本草,故《证类》所载陶氏叙录中所夹入诸家序例文字,可能沿掌禹锡辈之误。又《本草》中药性温凉,自陶隐居始以朱墨点代注文。如唐刘知几《史通·点繁篇》所说:昔陶隐居《本草》,药有冷热味者,朱墨点其名。唐本沿陶本之旧,自《开宝本草》以至唐慎微《证类》、李时珍《纲目》,于主治药下概以寒热温平作注。范氏跋文又云罗氏印入吉石庵之原卷为照相本,而未见其真迹,实则此卷原本当时藏于日人橘瑞氏家。据小川琢治《支那历史地理研究》云:又从橘瑞超师处,得观其从敦煌石室获归之陶弘景的《本草集注》的第一卷。今原物仍锢于异国。罗氏据末页所写文字定为开元写本,惟小川琢治根据实物研究,发现此书原本为六朝写本,书末二行题字为后人所加。范氏以为其说完全可以同意。小川琢治定为六朝写本之理由有三:其一,所写墨色浓淡及书法前后二致;其二,书中文字不避唐讳;其三,书中所用废纸为唐写经《大智度论》。然何以书后有“开元六年九月十一日尉迟卢麟于都写本草一卷辰时写了记”二字题记,则尚属疑问。小川琢治以为后人所加之论,亦未可轻从。

时觉按:是书乃光绪中敦煌石室发见之唐人小字写本,现存日本京都龙谷大学图书馆,编号:龙五三〇。罗振玉所见即此照片,民国四年收于《吉石庵丛书》影印传世。1994年收于丛春雨主编《敦煌中医药全书》出版。虽非独立成书者,然罗振玉后诸家均以独立成书者视之,故亦另立一条。

《药总诀》一卷　佚　493

梁丹阳陶弘景(通明,华阳居士,华阳隐居,贞白先生)撰

自序曰:上古神农作为《本草》,凡著三百六十五种以配一岁。岁有三百六十五日,日生一草,草治一病,上应天文,中应人道,下法地理。调和五味,制成醪醴,以备四气为弗服,欲其本立道生者也。当生之时,人心素朴,嗜欲寡少,设有微疾,服之万全。自此之后,世伪情浇,智虑日生,驰十无厌,忧患不息,故邪气数侵,病

转深痼，虽服良药不愈。其后雷公、桐君更增演《本草》，二家《药对》，广其主治，繁其类族，既世改情移，生病日深，或未有此病而遂设彼药，或一药以治众疾，或百药共愈一病，欲以排邪还正，为之原防故也。而三家所列，疾病互有盈缩，或物异而名同，或物同而名异，或冷热乖违，甘苦背越，采取殊法，出处异所，若此之流，殆难按据。寻其大归，神农之时，未有文字，至于黄帝，书记乃兴，于是《神农本草》别为四经，三家之说，递有损益，岂非随时适变，殊途同归者乎？但本草之书，历代久远，既靡师受，又无注训，传写之人，遗误相继，字义残阙，莫之是正，方用有验，布舒合和。(《中国医籍考》卷十二引《陶贞白文集》，并案曰：此非全文，"合和"以下尚有数十句。)

掌禹锡曰：《药总诀》，梁陶隐居撰。论夫药品五味寒热之性、主疗疾病，及采蓄时月之法，凡二卷。一本题云《药像口诀》，不著撰人名氏，文本并相类。

丹波元胤曰：《艺文略》作《集药诀》，别有《药总诀》一卷，似复载。

时觉按：《中国医籍考》卷十二据《艺文略》载录，并谓"佚"，又有《集药诀》，似是重复。

《本草音义》二卷　佚　769

唐江都李含光(弘，玄静先生)著

颜真卿《茅山玄靖先生广陵李君碑铭》略曰：先生姓李氏，讳含光，广陵江都人，本姓弘，以孝敬皇帝庙讳改焉。羁丱好静处，诵习坟典。年十八，志求道妙，遂师事同邑先生。游艺数年。神龙初，以清行度为道士，以大历己酉岁冬十一月十四日遁化于茅山紫阳之别室，春秋八十有七。先生识真淳，业行高古，道穷情性之本，学冠天人之际。又博览群言，长于著撰，尝以本草之书精明药物，事关性命，难用因循，著《音义》两卷。(《中国医籍考》卷十引《颜鲁公文集》)

乾隆元年《江南通志·艺文》曰：唐，李含光，江都人。《本草音义》五卷。

光绪十一年《金坛县志·人物志》卷九曰：李含光，广陵人，本名弘，避高宗讳。初从司马承祯，于王屋山一见，目之曰：贞玉清客。玄宗召赴阙，赐号玄静先生。天宝七年，乞还金坛，诗赋宠行，敕丹阳郡太守林洋修造观宇。著《周易》《老庄》《学记义略》各三篇，《本草音义》二卷。颜真卿有《碑记》。

时觉按：《新唐书·艺文志》载录，作二卷，《宋史·艺文志》作五卷。万历三十二年《扬州府志·文苑志》、《中国医籍考》卷十亦载录。

《删繁本草》五卷　佚　742

唐丹徒杨损之著

掌禹锡曰：《删繁本草》，唐润州医博士兼节度随军杨损之撰。以本草诸书所载药类颇繁，难于看检，删去其不急并有名未用之类，为五卷。不著年代，疑开元后人。

民国十九年《续丹徒县志·人物十》曰：杨损之，润州医博士，兼节度随军。撰《删繁本草》五卷。以本草诸书所载药类繁，难于看验，删去其不急，并有名未用之类，以成一书，不著时代，大约开元后人也。

时觉按：《中国医籍考》卷十二据《艺文略》载录，并谓"佚"。开元之后为天宝，天宝元年为742年，据掌禹锡言定为是书成书年代。

《嘉祐补注本草》二十卷　辑佚　1060

宋鄢城掌禹锡(唐卿)，泉州苏颂(子容)编纂(徙居丹阳)，尚志均辑佚

序曰：旧说《本草经》神农所作，而不经见，《汉书·艺文志》亦无录焉。《平帝纪》云：元始五年，举天下通知方术本草者，在所为驾轺传遣诣京师。《楼护传》称，护少诵医经、本草、方术数十万言。本草之名，盖见于此。而英公李世勣等注引班固叙《黄帝内外经》云"本草石之寒温，原疾病之深浅"，此乃论经方之语，而无本草之名。惟梁《七录》载《神农本草》三卷，推以为始，斯为失矣。或疑其间所载生出郡县有后汉地名者，以为似张仲景、华佗辈所为，是又不然也。《淮南子》"神农尝百草之滋味，一日而七十毒，由是医方兴焉"，盖上世未有文字，师学相传，谓之本草；两汉以来，名医益众，张机、华佗辈始因古学，附以新说，通为编述，本草由是见于经录。然旧经才三卷，药止三百六十五种。至梁陶隐居又进《名医别录》，亦三百六十五种，因而注释，分为七卷。唐显庆中，监门卫长史苏恭又摭其差谬，表请刊定，乃命司空英国公李世勣等与恭参考得失，又增一百一十四种，分门部类，广为二十卷，世谓之《唐本草》。国朝开宝中，两诏医工刘翰、道士马志等相与

撰集，又取医家尝用有效者一百三十三种而附益之，仍命翰林学士卢多逊、李昉、王祐、扈蒙等重为刊定，乃有“详定”“重定”之目，并录板摹行，由此医者用药，遂知适从。而伪蜀孟昶亦尝命其学士韩保升等，以唐本《图经》参比为书，稍或增广，世谓之《蜀本草》，今亦传行。是书自汉迄今甫千岁，其间三经撰著，所增药六百余种，收采弥广，可谓大备。而知医者犹以为传行既久，后来讲求，浸多参校，近之所传，颇亦漏略，宜有纂录，以备颐生敺疾之用。嘉祐二年八月，有诏臣禹锡、臣亿、臣颂、臣洞等再加校正，臣等亦既被命，遂更研核。窃谓前世医工，原诊用药，随效辄记，遂至增多，概见诸书，浩博难究。虽屡加删定，而去取非一，或《本经》已载而所述粗略，或俚俗尝用而大医未闻，向非因事详著，则遗散多矣。乃请因其疏牾，更为补注。应诸家医书药谱所载物品功用，并从采掇，惟名近迂僻，类乎怪诞，则所不取自饰。经史百家，虽非方饵之急，其间或有参说药验，较然可据者，亦兼收载，务从该洽，以副诏意。凡名本草者非一家，今以《开宝重定》本为正，其分布卷类，经注杂糅，间以朱墨，并从旧例，不复厘改。凡补注并据诸书所说，其意义与旧文相参者，则从删削，以避重复；其旧已著见而意有未完，后书复书亦具存之，欲详而易晓，仍每条并以朱书其端，云“臣等谨按某书云”。某事其别立条者，解于其末，云“见某书”。凡所引书，以唐蜀二《本草》为先，他书则以所著先后为次第。凡书旧名本草者，今所引用，但著其所作人名曰“某人”，惟唐蜀本则曰“唐本云”“蜀本云”。凡字朱墨之别，所谓《神农本经》者以朱字，《名医》因《神农》旧条而有增补者，以墨字间于朱字，余所增者，皆别立条，并以墨字。凡陶隐居所进者，谓之《名医别录》，并以其注附于末。凡显庆所增者，亦注其末，曰“唐本先附”。凡开宝所增者，亦注其末曰“今附”。凡今所增补、旧经未有者，于逐条后开列云“新补”。凡药旧分上中下三品，今之新补，难于详辨，但以类附见，如绿矾次于矾石，山姜花次于豆蔻，扶移次于水杨之类是也。凡药有功用，《本经》未见而旧注已曾引据，今之所增，但涉相类，更不立条，并附本注之末，曰“续注”，如地衣附于垣衣，燕覆附于通草，马藻附于海藻之类是也。凡旧注出于陶氏者，曰“陶隐居云”；出于显庆者，曰“唐本注”；出于开宝者，曰“今注”；其开宝考据传记者，别曰“今按”“今详”“又按”，皆以朱字别于其端。凡药石《本经》已见而功用未备，今有所益者，亦附于本注之末。凡药有今世已尝用而诸书未见，无所辨证者，如葫芦巴、海带之类，则请从太医众论参议，别立为条，曰“新定”。旧药九百八十三种，新补八十二种，附于注者不预焉，新定一十七种，总新旧一千八十二条，皆随类粗释。推以十五凡则，补注之意可见矣。旧著开宝、英公、陶氏三序，皆有义例所不可去，仍载于首篇云。

《宋史·列传第五十三》曰：掌禹锡，字唐卿，许州郾城人。中进士第，为道州司理参军，试身言书判第一，改大理寺丞，累迁尚书屯田员外郎、通判并州，擢知庐州。未行，丁度荐为侍御史，上疏请严备西羌。时议举兵，禹锡引周宣薄伐为得，汉武远讨为失；且建画增步卒，省骑兵。旧法，荐举边吏，贪赃皆同坐。禹锡奏谓：使贪使愚，用兵之法也。若举边吏必兼责士节，则莫敢荐矣，材武者孰从而进哉？后遂更其法。出提点河东刑狱，杜衍荐，召试，为集贤校理，改直集贤院兼崇文院检讨。历三司度支判官、判理欠司、同管勾国子监，历判司农、太常寺。数考试开封国学进士，命题皆奇奥，士子惮之，目为难题掌公。迁光禄卿，改直秘阁。英宗即位，自秘书监迁太子宾客。御中劾禹锡老病不任事，帝怜其博学多记，令召至中书，示以弹文，禹锡惶怖自请，遂以尚书工部侍郎致仕，卒。禹锡矜慎畏法，居家勤俭，至自举几案。尝预修《皇祐方域图志》《地理新书》，奏对帝前，王洙推其稽考有劳，赐三品服。及校正《类篇》《神农本草》，载药石之名状为《图经》。喜命术，自推直生日，年庚寅，日乙酉，时壬午，当《易》之归妹、困、震初中末三卦。以世应飞伏纳五甲行轨析数推之，卦得二十五少分，三卦合七十五年约半，禄秩算数，尽于此矣。著《郡国手鉴》一卷，《周易集解》十卷。好储书，所记极博，然迂漫不能达其要。常乘驽马，衣冠污垢，言语举止多可笑，僚属或慢侮之，过闾巷，人指以为戏云。

《宋史·列传第九十九》略曰：苏颂，字子容，泉州南安人。父绅，葬润州丹阳，因徙居之。第进士，历宿州观察推官、知江宁县，调南京留守推官，留守欧阳修委以政。皇祐五年，召试馆阁校勘，同知太常礼院。迁度支判官。岁余，知婺州。加集贤院学士、知应天府。元丰初，权知开封府。元祐初，拜刑部尚书，迁吏部兼侍读。徽宗立，进太子太保，爵累赵郡公。建中靖国元年夏至，自草遗表，明日卒，年八十二。诏辍视朝二日，赠司空。颂器局闳远，不与人校短长，以礼法自持。虽贵，奉养如寒士。自书契以来，经史、九流、百家之说，至于图纬、律吕、星官、算法、山经、本草，无所不通。尤明典故，喜为人言，亹亹不绝。朝廷有所制作，必就而正焉。

赵希弁曰：《补注神农本草》二十卷，右皇朝掌禹锡等补注。旧说《本草经》神农所作，而《艺文志》所不载，《平帝纪》诏天下举通知方术本草者，本草之名，盖起于此。梁《七录》载《神农本草》三卷，书中有后汉郡县名，盖上世未著文字，师学相传，至张机、华佗，始为编述。嘉祐初，诏禹锡与林亿、苏颂、张洞等为之补注，以《开宝本草》及诸家参校，采拾遗逸，判定新旧，药合一千八十二种，总二十卷。

嘉庆九年《丹徒县志·人物志》曰：苏颂，字子容，泉州南安人。父绅，葬润州，故今为丹徒人。颂举进士，为南京留守推官，杜衍一见深器之。除馆阁校勘，改集贤校理，知颍州，稍迁，修起居注，召试知制诰，知审刑院。时知金州张仲宣坐枉法，赃罪至死，法官援李希辅例贷死，杖而流之。颂奏曰：希辅、仲宣均为枉法，而情有轻重。于是并落知制浩。天下谓之三舍人。久之，复集贤院学士，知杭州，召修两朝正史，权知开封、祥符令。孙纯有罪，颂坐失，出贬秘书监，知濠州，未知除，知河阳，改沧州，召还，判吏部。元祐初为刑部尚书，进吏部兼侍读，迁翰林学士承旨，遂为尚书左丞；七年拜右仆射兼中书侍郎。颂为相，务在奉行故事，使百官奉法遵职执事，量能授任，杜绝侥幸之原，深戒疆埸之臣邀功生事。以观文殿大学士充集禧观使，出知扬州。绍圣中，除中太一宫使，居京口。以太子少师致仕，进太子太保。薨年八十二，赠司空。颂天性仁厚，宇量恢廓，喜怒不形于色，虽燕居必正衣冠危坐，无惰容。平行嗜学，自书契以来，经史九流百家之说、图纬律吕、星宫算法、山经本草，无所不通。尝议学校欲博士分经课试诸生，以行艺为升俊之路；议贡举欲先行实而后文艺，去弥封誊录之法，使有司参考其素行，自州县而始，庶几复乡贡里选之遗范。论者韪之。

陈衍曰：嘉祐二年，诏太常少卿、直集贤院掌禹锡，殿中丞馆阁校勘苏颂等同共校正。仍领医学秦宗古等，以《开宝重定本草》，因其疏捂，更为补注，并修序例，纪载该洽。至五年成书，复撰序进呈，赐名曰《嘉祐补注神农本草》。（《宝庆本草折衷·群贤著述年辰》）

时觉按：《中国医籍考》卷十“掌禹锡《补注神农本草》，佚”，原本已佚。尚志均辑复，有中医古籍出版社2009年排印本。苏颂泉州南安人，父绅葬润州丹阳，因徙居之，故亦录之。《宋史》有传颇详，节略其履历录于上，其政事宦迹亦见曾肇《赠司空苏公墓志铭》、邹浩《故观文殿大学士苏公行状》，《福建通志稿》有《苏颂传》，以上并见1988年中华书局校注本《苏魏公文集》之附录。

《本草图经》二十卷　辑佚　1061

宋泉州苏颂（子容）编纂（徙居丹阳），尚志均辑佚

自序曰：昔神农尝百草之滋味，以拯万民之疾苦，后世师祖，由是本草之学兴焉。汉魏以来，名医相继，传其书者，则有吴普、李当之药录，陶隐居、苏恭等注解。国初两诏近臣总领上医，兼集诸家之说，则有《开宝重定本草》，其言药之良毒，性之寒温，味之甘苦，可谓备且详矣。然而五方物产，风气异宜，名类既多，赝伪难别，以虺床当蘼无，以荠苨乱人参，古人犹且患之。况今医师所用，皆出于市贾，市贾所得，盖自山野之人随时采获，无复究其所从来。以此为疗，欲其中病，不亦远乎？昔唐永徽中，删定本草之外，复有《图经》相辅而行，图以载其形色，经以释其同异。而明皇御制又有《天宝单方药图》，皆所以叙物真滥，使人易知，原诊处方有所依据。二书失传且久，散落殆尽，虽鸿都秘府亦无其本；天宝方书，但存一卷，类例粗见，本末可寻，宜乎圣君哲辅，留意于搜辑也。先是，诏命儒臣重校《神农本草》等凡八书，光禄卿直秘阁臣禹锡、尚书祠部郎中秘阁校理臣亿、太常博士集贤校理臣颂、殿中丞臣检、光禄寺丞臣保衡，相次被选，仍领医官秦宗古、朱有章等编绎累年，既而《补注本草》成书奏御，又诏天下郡县图上所产药本，用永徽故事，重命编述。臣禹锡以谓，考正群书，资众见则其功易就，论著文本，出异手则其体不一。今天下绘事千名，其解说物类，皆据世医之所闻见，事有详略，言多鄙陋，向非专一整比，缘饰以文，则前后不伦，披寻难晓。乃以臣颂向尝刻意此书，于是建言奏请，俾专撰述。臣颂既被旨，则裒集众说，类聚诠次，粗有条目。其间玉石金土之名，草木虫鱼之别，有一物而杂出诸郡者，有同名而形类全别者，则参用古今之说，互相发明；其荄梗之细大，华实之荣落，虽与旧说相戾，并兼存之；崖略不备则稍援旧注，以足成文意，注又不足，乃更旁引经史及方书小说，以条悉其本原。若陆英为蒴藋花，则据《尔雅》之训以言之；诸香本同，则用《岭表录异》以证之之类是也。生出郡县，则以《本经》为先，今时所宜次之，若菟丝生朝鲜，今则出于冤句，奚独生于少室，今乃来自三蜀之类是也。收采时月有不同者，亦两存其说，若赤箭，《本经》但著采根，今乃并取茎苗之类是也。生于外夷者，则据今传闻，或用书传所载，若玉屑、玉泉，今人但云玉出于於阗，不究所得之因，乃用平居诲《行程记》为质之类是也。药有上中下品，皆用《本经》为次第，其性类相近而人未的识。或出于远方莫能形似者，但于前条附之，若溲疏附于枸杞，琥珀附于茯苓之类是也。又古方书所载简而要者，昔人已述其明验，今世亦常用之，及今诸郡医工所陈经效之药，皆并载其方用，天宝一例也。自余书传所无，今医又不能解，则不敢以臆说浅见傅会其文，故但阙而不录。又有今医所用而旧经不载者，并以类次系于末卷，曰“本经外类”。其间功用尤著，与旧名附近者，次

于逐条载之，若通脱次于木通，石蛇次于石蟹之类是也。总二十卷，目录一卷。撰次甫就，将备亲览，恭惟主上以至仁厚德函养生类，一物失所，则为之恻然，且谓札瘥荐臻，四时代有，救恤之惠，无先医术。早岁屡敕近臣，雠校岐黄《内经》，重定针艾俞穴，或范金揭石，或镂板联丝。悯南方蛊惑之妖，于是作《庆历普救方》以赐之；思下民资用之阙，于是作《简要济众方》以示之。今复广药谱之未备，图地产之所宜，物色万殊，指掌斯见，将使合和者得十全之效，饮饵者无未达之疑，纳斯民于寿康，召和气于穹壤，太平之致，兹有助焉。臣学不该通，职预编述，仰奉宸旨，深愧寡闻。嘉祐六年九月日，朝奉郎太常博士充集贤校理新差知颍州军州兼管内劝农及管勾开治沟洫河道事骑都尉借紫臣苏颂谨上。

奏敕曰：嘉祐三年十月，校正医书所奏：窃见唐显庆中诏修本草，当时修定注释《本经》外，又取诸般药品，绘画成图，别撰《图经》，辨别诸药，最为详备。后来失传，罕有完本，欲望下应系产药去处，令识别人，仔细详认根茎、苗叶、花实，形色大小，并虫鱼、鸟兽、玉石等，堪入药用者，逐件画图，并一一开说着花结实、收采时月及所用功效。其蕃夷所产，即令询问榷场市舶商客，亦依此供析，并取逐味一二两，或一二枚封角，因入京人差赍送，当所投纳，以凭照证，画成本草图，并别撰《图经》，与今《本草经》并行，使人用药知所依据。诏旨：宜令诸路转运司指挥辖下州府军监差，逐处通判职官专切管句，依应供申校正医书所。至六年五月又奏：《本草图经》系太常博士集贤校理苏颂分定编撰，将欲了当，奉敕差知颍州，所有图经文字，欲令本官一面编撰了当。诏可。其年十月，编撰成书，送本局修写，至七年十二月一日进呈，奉圣旨镂板施行。

刘甲跋曰：五谷必可以疗饥，药石必可以伐病，此苏长公语也。或者服饵之误，反增其疾，岂药之辜哉？柳子厚病痞且悸，市伏神饵之，病逾甚。征滓以观，乃皆老芋。故药品之多，时节州土炮炙生熟，诚不可以不辨。《证类本草》一书，始于唐谨微所辑，最为善本。予谓卫生之家所不容缺，第岁月即久，字画漫灭，寖至疑误。因复锓木，命僚属重加参订，如麦误为来，槐误为魏，射干为射十，惊痫为马痫之类非一。点画偏旁所误虽微，而用药之差远甚，悉厘而正之，弗可枚举。是书初雠较于江西，再刊刻于南隆，今又点勘于东梓，可谓详备。后之得此本者，其不为庸医所欺必矣。嘉定四年十月既望，宝谟阁直学士太中大夫知潼川军府事兼管内劝农使须城县开国子食邑六百户赐紫金鱼袋刘甲跋。

赵希弁曰：《图经本草》二十卷，目录一卷，右皇朝苏颂等撰。先是，诏掌禹锡、林亿等六人重校《神农本草》，累年成书奏御。又诏郡县图上所产药本，用永徽故事，重命编述，于是颂再与禹锡等裒集众说，类聚诠次，各有条目云。嘉祐六年上。

陈衍曰：嘉祐三年，诏天下郡县图上药物，并令识人辨认，画图供上。其产于番夷者，即问商舶，依此共析，以修复唐之《图经》。时守秘书省掌禹锡欲专壹整饰，乃谓太常博士苏颂尝刻意此书，于是进言奏请。既被旨，苏颂裒集注次，每种药先画诸州所供者为图，继著形色功效，旁参群籍，疏以为经，亦多引同类之物，并附经内。□制□一，画图犹□难全像耳。而旧序例及人部□□□无，其图版，不复具载也。又乃增入外草与外木蔓类，皆境内军州所生者，系于卷末焉。至六年成书，苏颂自撰序，而掌禹锡等同进呈。“○”后人翻为之文，以为注字。（《宝庆本草折衷·群贤著述年辰》）

李时珍曰：《图经本草》凡二十一卷，考证详明，颇有发挥，但图与说异，两不相应，或有图无说，或有物失图，或说是图非。如江州菝葜乃仙遗粮，滁州青木香乃兜铃根，俱混列图；棠球子即赤瓜木，天花粉即栝蒌根，乃重出条之类，亦其小小疏漏耳。颂字子容，同安人，举进士，哲宗朝位至丞相，封魏国公。

时觉按：《中国医籍考》卷十载录，“佚”，原书已佚，1983 年尚志钧据《证类本草》有辑佚本刊行。

《珍珠囊指掌补遗药性赋》四卷　存　1250

（原题）元真定李杲（明之，东垣）撰，明吴郡钱允治校订

元山道人序曰：往尝向学，以未博医为欠事。一日，思取古人既目医类为小道，又谓人不可以不知医。噫嘻！医不可以不知也，亦不必于尽知也，非尽知不可也。顾吾所事者大，其余所谓医者，精神有分数，日月不长居也。君子于医苟知其概，以知之者付之专之者，斯固不害为知也。此吾有取于《药性赋》也。虽然，吾为专于大者言也，苟有奇世之人，囊小大而无不知者，奚必尽守乎吾言？或曰：斯人也，吾见亦罕矣。此吾有取于《药性赋》也。元山道人识。

何柬曰：予考今之云《珍珠囊》者，非真《珍珠囊》也。据《汤液本草》序中论，追其源出于洁古老人《珍珠囊》。其间议论，出新意于法度之中，注奇辞于理趣之外，见闻一得，久弊全更，不特药品之咸精，抑亦疾病之不误，夭横不至，寿域可期。时戊戌夏六月，海藏王好古书。然自“议论出新意”之句，虽其源出于洁古老人《珍珠》，既云洁古，则非东垣矣。今所传者，二百五十余品药性，寂无别论。其间闻知菊花有不曾经验之疵，是以黄柏有因上方能之弊。洁古之言，实知非其书也。但启蒙记诵则可，谓之是《珍珠囊》，遗洁古而讹传，妄称东垣，的确决不可也。(《医学统宗·医书大略》)

《四库全书提要》曰:《珍珠囊指掌补遗药性赋》四卷，侍郎金简购进本，旧本题金李杲撰。考《珍珠囊》为洁古老人张元素著，其书久已散佚，世传东垣《珍珠囊》乃后人所伪托，李时珍《本草纲目》辨之甚详。是编首载寒、热、温、平四赋，次及用药歌诀，俱浅俚不足观。盖庸医至陋之本，而亦托名于杲，妄矣。

时觉按:《中国医籍考》卷十三载录《珍珠囊药性赋》一卷，"存"。有天启二年吴郡钱允治序刊本，四卷均为钱氏校订；又有明末唐鲤飞校梓本，前二卷为李杲编而钱氏校订，后二卷为熊宗立编纂，二本均为金陵唐冲宇梓行，当以前本为原本而唐鲤飞校梓在后。通俗浅显，明以来有版本数十种之多，收于《中国医学大成》。《四库全书提要》录于存目，以为庸医至陋之本而托名于杲，《本草纲目》辨之诚是。民国三十六年上海商务印书馆与《雷公炮制药性赋解》六卷合刊，亦名《雷公炮制药性赋解》，十卷，题为元李杲编辑，清王子接重订。

《医韵》 佚 1367

元仪征滑寿(伯仁，撄宁生)撰

《明史·列传第一百八十七》曰:滑寿，字伯仁，先世襄城人，徙仪真，后又徙余姚。幼警敏好学，能诗。京口王居中，名医也，寿从之学，授《素问》《难经》。既卒业，请于师曰:《素问》详矣，多错简，愚将分藏象、经度等为十类，类抄而读之。《难经》又本《素问》《灵枢》，其间荣卫藏府与夫经络腧穴，辨之博矣，而缺误亦多。愚将本其义旨，注而读之可乎？居中跃然称善。自是寿学日进。寿又参会张仲景、刘守真、李明之三家而会通之，所治疾无不中。既学针法于东平高洞阳，尝言:人身六脉虽皆有系属，惟督任二经则苞乎腹背，有专穴，诸经满而溢者，此则受之，宜与十二经并论。乃取《内经骨空》诸论及《灵枢篇》所述经脉，著《十四经发挥》三卷，通考隧穴六百四十有七。他如《读伤寒论抄》《诊家枢要》《痔瘘篇》及采诸书本草为《医韵》，皆有功于世。晚自号撄宁生，江浙间无不知撄宁生者。年七十余，容色如童孺，行步蹻捷，饮酒无算。天台朱右摭其治疾神效者数十事为作传，故其著述益有称于世。

时觉按:《明史》本传谓其"采诸书本草为《医韵》"，则为本草书，《中国医籍考》卷五十三谓"佚"。

《汤液本草》 佚 1368？

明华亭李暐(叔如)撰

康熙二年《松江府志·游寓》曰:李暐，字叔如，父可壬，元季为华亭尹，遂入籍华亭。善医学，能诗文。有《稼翁集》及《汤液本草》。

时觉按:其父元季为华亭尹，则李暐为明初人。

《本草发挥精华》 佚 1403？

明吴县沈宗学(起宗，墨翁)撰

崇祯十五年《吴县志·人物志十八》曰:沈宗学，字起宗，隐于炼墨，自号墨翁。博学善书，能作径尺大字。詹中书孟举评其书兼欧、虞、颜、柳，有冠裳佩玉气象，为本朝书家第一。宗学尤精医，与王宾友善。所著有《本草发挥精华》《十二经络治疗溯源》《外科新录》《墨法集要》《增补广韵七音字母》。子贵成，字志道，亦博学能书，后人购得其父子遗迹，装潢成卷，宝藏之。

时觉按:詹孟举、王宾均为明初人，则宗学亦明初人。

《本草证治明辨》十卷 佚 1449？

明松江徐彪(文蔚，希古)撰

姚夔《太医院判徐公墓志铭》曰:公姓徐，讳彪，字文蔚。世业医，自晋濮阳太守熙受《扁鹊神镜》于异人；后秋夫、文伯得此声于齐梁间。迨宋南渡，有以侍医扈从居嘉禾；元大德间号月翁者，为镇江路医学提领，迁华亭；月翁子号云隐者，为松江医学提领，遂家南梁。云隐子子旸，不应召，赐号清隐处士，以娣仲子可豫继，后官海盐医学教授，赠奉议大夫、太医院使，以子叔拱贵也。叔拱号足庵，尝游杨铁崖先生门，医学益明，自秦府良医正，入为太医院使。受知宣庙，眷顾优异，赐御制书画，请告焚黄，遣中官二、宫人一护送之还，寻赐金带致仕。初，足庵为良医时，公侍尽子职，寓鲁庵许文正公遗址，王扁以鲁庵，人遂称以鲁庵先生。及归，以书画适情，自号希古，人以希古先生称之。正统乙丑，征入太医院。时代王久病肿，公受诏视之，不旬日而起。及昌平侯杨洪疾笃于边，复以公治之而愈。由是能绩升闻，乃留御药房。戊辰，擢御医。景泰辛未，升院判，寻阶承德郎，宠赉屡至。尝侍疾，悬进敬身之谏。总工药性迟速，则曰：药性犹人也，为善千日不足，为恶一日有余，不可不慎。又问摄生，则对以《内经》固元气为本。其乘机而谏类此。又尝预修中秘书，著《本草证治辩明》十卷，《论咳嗽条》《伤寒纂例》各二卷。公质直洞达，善谭议，不阿不骄。人有急者往治之，弗图其直，贫者反周以薪米，怨者反报之以德。其所存忠厚亦类此。(《国朝献征录》卷七十八)

同治十一年《上海县志·艺术》曰：徐彪后裔有名伟者，嘉靖中太医令。

时觉按：康熙二年《松江府志·艺文》载录，徐氏世医，上溯徐熙、秋夫、文伯，其后裔又为太医令，绵延千余年，亦为医家一奇。

《本草正讹》 佚 1546？

明吴江袁仁(良贵，葠坡)著

时觉按：王畿《袁参坡小传》载录。嘉善袁顺寄籍吴江，其子颢及孙祥、曾孙仁、玄孙黄，俱入吴江，为吴江赵田人，袁黄后补嘉善诸生，复入籍嘉善。故袁仁为吴江人。

《本草约言》四卷 存 1550

明吴县薛己(立斋，新甫)撰

自序曰：夫人凭车而历垣道，登舟而泛安澜，情与境俱适。逮至临大行孟门、瞿塘滟滪，则靡不惕然惊，而又辐脱焉，辔委焉，橹折而帆破焉，则其呼号必倍而垂援也必力。何也？安危异也。故古先圣人，惟教稷稼，惟契明伦，而神农氏独于洪荒已前，举凡若草若木、若虫鱼玉石之类，无不备尝而昭示之。宁舍教养而为此不急之务哉？诚旷观天下，业已茹毛饮血，老死不相往来，一切经纶，徐听之异日，而独是风者寒者、暑者湿者，与夫喜怒忧思悲惊恐者，氓之蚩蚩，何所不有？须臾之间，生死判焉，而得不力为垂援，其如此呼号望救者何哉？故医之道倍急于教导，而功亦与稷契等。昔人称山中相业，良不诬也。自是陶弘景而后，增补非一，有所谓唐本、蜀本，计一十六家，而言亦弥广。余生也晚，幸秘笈无不发之藏，故余得游息其间，积有年所，时就《本草》中辑其日用不可缺者，分为二种，且别以类志约也。韦编几绝，丹黄斑驳不复识，因思神农生人之泽，昭垂万祀，而全本浩汗难竟，则斯帙也，其径捷，其功逸，其神不劳，寓目之余，条分缕指，无不备具，所谓开卷一读，生气满堂者，其在斯乎？因命曰《约言》，公之海内，庶几案头篋际，可披可携，一切苦卷帙之繁者，不至尘封简蠹矣乎。嗣是，求之《素问》《灵枢》诸书，不可谓非登高行远之助云。不然，崄巇在前，风波在后，而弃尔辅，舍尔楫，将车覆康庄，舟横野渡矣。冀其终逾绝险，转危为安也，有是理哉？今天下司农司铎，盖不乏人，而神农一任，所系尤急，则翼斯人于不死，而因以仰赞稷契之功，端在是矣，毋曰非博观也忽之。古吴薛己立斋甫题。

《苏州府志》曰：薛己字新甫，号立斋，性颖异，过目辄成诵，尤殚精方书，于医术无所不通。正德时，选为御医，擢南京院判，嘉靖间进院使。所著有《家居医录》十六种，医家多遵守之。

时觉按：是书卷一、二题为“药性本草约言”，分草、木、果、菜、米谷、金石、人、禽兽、虫鱼九部，载药二百八十五种；卷三、四题为“食物本草约言”，分水、谷、菜、果、禽、兽、鱼、味八部，载食物三百九十一种。不收于《薛氏医案》，有明刻本藏中国中医科学院，并有日本万治三年庚子田原二左卫门刻本。

《本草原始》十二卷 存 1593

明雍丘李中立(正宇)撰

罗文英序曰：李君，儒者也，胡以辑本草？余授李君业儒者也，胡为李君叙本草？要以物而物视之，物其与于我？物而我视之，即一根一荄，一飞一游一泳，以及块然、凝黯然，呈者畤，非吾性之森罗而法象乎哉？矧三五以降，气渐浇漓，疵疠夭札，人或不尽其天年。咎在方术之家谬执臆见，误投药饵，本始之不原而懵懵焉，承舛袭讹，曷其有极？乃吾儒者又末技鄙之，置弗道。夫孰知格物穷理之非二事，而同类瘴瘃，固无异其身之疴痛耶？若然，则李君之辑《本草原始》，其意良厚而心独苦矣，以较他刻樊然淆乱挂此漏彼者，不啻轩轾。试取而披之，图其象矣，必核其名，详其用矣，必推其体，与夫甘苦辛咸之味、青黄赭垩之色、寒热温凉之性、采制蒸晒之宜,无不种种具备,令观者焕若发蒙,灿如指掌,斯刻讵不大有裨于世哉?虽然,始者始矣,所以始者,口不可得而述,简不可得而陈,探之未始有始之先,以观其妙,验之既始有始之后,以观其窍,则始从何始,原无可原,即伊耆、巫彭、桐君之著,犹糟粕也,是在得鱼兔而忘筌蹄者之神遇耳。李君名中立,少从余游,博极秦汉诸书,余雅器重李君,与李君夙自负更有进于此者。此一斑又何足为李君知已?时万历四十年岁次壬子吉旦,赐进士第征仕郎中书科中书舍人雍丘罗文英质先甫撰。

马应龙序曰:医虽方伎尔,然理微而道大,用广而功切,故称仁术焉。上古神农氏始尝百草而知药,轩辕氏咨访岐伯、伯高、少俞而知脉,后世始有生生之术矣。夫人之五脏六腑,气脉周流,阴阳穴络,上按天道,下侔地理,非冥心聚精,博考沉思,不能入其奥妙,而况粗浮之气,疏略之见,又何当焉?余幼善病,留心此技二十余年,仅得其梗概以自卫。宰杞时,得李君中立氏,年幼而姿敏,多才艺。其医虽不敢即谓与古人方驾,而偏至之能,有足取焉,所著有《本草原始》。夫本草者,医之肯綮也。之生而致死,之死而致生,所系在呼吸间,可弗慎乎?李君核其名实,考其性味,辨其形容,定其施治,运新意于法度之中,标奇趣于寻常之外,皆手自书而手自图之,抑勤且工矣。书成,遣人邸中,丐余一言以传。余以为昔人读《尔雅》不熟,为蟛蜞所误,考白泽不审,陷傒囊于亡。然则非有易牙之口,不能辨淄渑之水,非有师旷之聪,不能察劳薪之味。故古人不三折肱,不称良医,吾与子固无所用其患矣,特以告夫来者。赐进士第文林郎礼部仪制清吏司主事渤海马应龙伯光甫撰。

《郑堂读书记》曰:是编取本草各种,合以刘宋雷敩《雷公炮制》(按:《雷公炮制》一书久佚,此盖从《证类本草》录出),考其性味,辨其形容,定其施治,运新意于法度之中,标奇趣于寻常之外。凡分十部,皆手自书而手自图之,抑勤且工矣。书成,刊为袖珍板以便巾箱携带,故其书颇流传于世。然其人部之末附以阴炼龙虎石、阳炼龙虎石二图并说,全袭孙东宿《赤水玄珠》之文,仁者不为也。前有马应龙序,不著年月。(《四部总录医药编》)

《续修四库全书提要》曰:明李中立撰。中立字正宇,杞县人。多纪氏《医籍考》载是书,引朱彝尊所撰《高士李君彦贞塔铭》云:其先世曰尚衮,曰中立,皆举进士。尚衮未授官,中立官大理寺右评事,意即以为撰是书者。详绎彝尊原文有云,先世又有立武功,与倭战殁者,建祠南汇,代为士族,而与君游者多不知其门阀。又云,受业于季父中梓士材,撰医学等书。案:中梓医名最著,居松江,与中立之贯杞县者未合,是否先世由杞迁居,亦无明证,撰书之人果否即官大理评事者,未能确定,尚待详考。卷首有礼部仪制司主事渤海马应龙序文,应龙为山东安邱人,万历壬辰进士,中立之为明代人则无疑也。原序未著年月,云宰杞时得李君,年幼而姿敏,多才艺,亦未言其登第服官事。是书所载药凡四百七十四品,所引诸说间有称"李时珍曰"者,盖以《纲目》为蓝本而从简要,虽未见有心得之处,视后来之《备旨》《从新》等书,为较详焉。医者沿用,故历久书坊犹为之重刊也。

时觉按:又名《本草原始合雷公炮制》。为药材学专著,分十部载药五百种,详考名实、性味、产地、形态,辨析优劣,记载采收、药用部分、修制方法,并绘实物图谱。万历四十年壬子初刊,崇祯十一年戊寅启城葛鼐校订。《中国医籍考》卷十三载录,并引述朱彝尊《高士李君塔铭》"君先世曰尚衮,曰中立,皆举进士,尚衮未授官,中立为大理寺右评事"。高士李君为李延昰,世居上海,入清后侨居平湖,死后亦葬平湖。丹波元胤以其父李中立为是书作者,《中医大辞典·医史文献分册》因之,此误,上海李中立并非著《本草原始》者。雍丘李中立,字正宇,今河南杞县人。雍丘罗文英序谓其"少从余游",马应龙序谓"宰杞时,得李君中立氏,年幼而姿敏",则其自幼生活于雍丘无疑。《续修四库全书提要》曾质疑,中立"是否先世由杞迁居,亦无明证",实则中立生活于雍丘,与上海并无交集。上海李中立,字士强,父尚衮已居上海,并未生活雍丘,故二中立并非同一人亦明。其次,上海李中立,其弟为名医李中梓,著《本草通玄》《本草征要》,其子李延昰补订《药品化义》,诸书均未及《本草原始》。再次,上海李中立为万历二十三年进士,较雍丘李中立之师罗文英万历三十五年早十二年,显然二人并非同一。故是书雍丘李中立所著,与上海李中立及名医李中梓、李延昰并无关联,载此以明。

《本草类纂》 佚 1595?

明信义县李鸿(羽仪,渐卿)撰

时觉按:宣统三年《信义志稿·人物》载录,《著述目》载为《本草纂要》。信义:南朝梁置信义县,今常熟、昆山一带。

《本草心法》 佚 1603？

明长洲沈野(从先)撰

顾自植《暴证知要序》略曰：从先在斋头，事事都懒，第勤于著述，未半岁，其所辑有《隐芝外志》《群书线帙》《本草心法》《诊家要略》《暴证知要》数种，种种切要，有仁人爱物之盛意。万历癸卯新秋，松陵顾自植书于芝城公署。

时觉按：诸书目未载，已佚。

《草木图会》十二卷 存 1607

明云间王圻(元翰，洪洲，梅源居士)，其子王思义(允明)编集

陈继儒《三才图会》序略曰：学宪洪洲王公与其仲子太学君思义博讨群书，纂《三才图会》以问序陈子。陈子曰：甚哉！王公父子之嗜学也。古之学者左有图，右有书。图者，书之精神也。自龟龙见而河洛兴，河洛兴而仓颉造书，史皇制画图，与书相附而行。周官教国子字学，首曰象形。形不能尽而后谐声、会意、指事、转注、假借之法助之。书者所以济图之穷，图谱绝而三才之理无所考，虽有书，与矇瞽等耳。……吾朝藏书远逊蓬山，近亦不及宣和，幸赖累叶以来，神圣当乾，奎壁无恙，秘文逸典次第出，独所谓图者寥寥，十不得一焉。此王公《三才图会》之所由作欤？夫经天纬地治人，儒者之能事，得是图而后，书与事皆有所贯串，如明医之洞见五脏，大将之布按六花。凡所以行变化而通鬼神者，于是乎在，即使丝绣平原，金铸少伯，米状山川，管窥星纬，岂若一披图而博览之为快哉？昔张华问以建章宫制度，千门万户，陈引无遗；武平问以鲁郑族系，三桓七穆，应对如响。余尝疑史书或无是事，及观此图乃知王公去古人未远，且喜王氏之有歆向父子也，故不辞而为之序。华亭逸史陈继儒撰。

时觉按：《三才图会》百零六卷，明王圻编，其子王思义续编，有万历三十七年王思义校正本藏上海图书馆，1988年上海古籍出版社缩印出版。是为其书一部，卷端署：云间允明父王思义续集。收录植物五百三十一种，先图，后述别名、产地、形状、种类、功效、主治等。

《鸟兽图会》六卷 存 1607

明云间王圻(元翰，洪洲，梅源居士)，其子王思义(允明)编集

顾秉谦《三才图会》序略曰：昔先封公应侍御洪洲先生之聘，授其伯子鸿胪君允敬暨仲子太学君允明经，余不肖，亦挟一编侍先封公于帐中，与允明同研席。时年皆仅逾舞象，而允明已嗜古骎骎志在不朽矣。亡何，先封公解臯比愊，君亦遂游乡校，下董生之帷，角战词场，未遂杀青之志。荏苒岁月，蛾眉用老，君乃慨然叹曰：丈夫处世，何施不可，岂独朱紫足重吾生哉？因肆意搜辑，勒成一书。上自天文，下至地理，中及人物，旁逮器用、时令、宫室、身体、衣服、人事、文史、珍宝、礼制，细而夭乔，蠢而羽毛麟介，靡不毕载。其纲凡十有五，而其目无虑三百，总而题之曰《三才图会》。刻成，因寄一帙示余于都下，且缄尺蹶曰：顾籍子一言为玄晏。余稍稍展卷，未及卒业，不觉洞心骇目。方今市肆所藏，多可汗牛，然其钜者不过资帖括，细者仅足佐谈笑，所称具体则未有如此编者也。余尝间念人之识见既殊，故其嗜好亦异，允明牙签云笈既满邺侯之架，而又绘古摹今，创为未有全书，此其见岂在范宣下哉？然世多訾允明，以为此不过束皙慢戏之流，不如以其金镂风雅。夫人不能风雅，而风雅亦夥矣。图自河出而后羲画以来，有复嗣见者乎？《易》称圣人立象以尽意，《系辞》以尽言之，则六经是矣。象非图之谓而谁谓语有之？书不尽言，言不尽意，夫书与言之所不能尽者，不假之图将何以自见哉？禹铸九鼎，百物而为之备，使民知神奸，此编即谓允明之九鼎可也。子云草创《太玄》，频侧时人之目，独侯巴信其必兴，何世无侯巴，然则允明无问多口矣。前三图皆出御史公手裁，而后则允明氏之所续，父子授守称王氏家学，所得与仲孰多乎？始知朱紫果不足重王生矣。赐进士出身右春坊右中允兼翰林院编修记注起居撰述诰命玉峰顾秉谦撰。

时觉按：《三才图会》百零六卷，明王圻编，其子王思义续编，有万历三十七年王思义校正本藏上海图书馆，1988年上海古籍出版社缩印出版。是为其书一部，卷端署：云间允明父王思义续集。分鸟、兽、麟介三类，类各二卷，收录动物三百八十二种，上文下图，述别名、产地、形状、种类等，可为动物药参考。

《本草发明切要》六卷　存　1609

明盱江张三锡(叔承,嗣泉)撰(客居江宁)

自序曰:陶弘景言注《本草》之误甚于注《周易》,以药未易谭也。且草木金石,性各不同,补泻升沉,功亦迥异。况乎出产有地,采捋有时,非其地则性殊,失其时则方减,岂区区《药性赋》所能尽哉?粤自《图经》以下,本草不啻百种,惟《纲目》最备,乃以日用者精选一通,以便参考,曰《本草发明切要》。张三锡于十乘楼。

草部序曰:李时珍曰:天造地化而草木生焉,刚交于柔而成根荄,柔交于刚而成枝干。叶萼属阳,华实属阴。由是草中有木,木中有草。得气之萃者为良,得气之戾者为毒。故有五形焉,五气焉,五色焉,五味焉,五性焉,五用焉。炎农尝而辨之,轩岐述而著之。汉魏唐宋,明贤良医代有增益。但三品虽存,淄渑交混,诸条重出,泾渭不分,苟不察其精微,审其善恶,其何以权七方衡十剂而寄死生耶?于是剪繁去复,绳缪补遗,析族区类,振纲分目。除谷菜外,凡得草属之可供医药者分为十类:曰山,曰芳,曰隰,曰毒,曰蔓,曰水,曰石,曰苔,曰杂,曰有名未用。

嘉庆《江宁府志·艺文》曰:张三锡,字叔永,撰有《医学六要》十九卷。

时觉按:是书又名《本草选》,收于《医学六要》。《草部序》所谓分为十类,实为七类,无蔓、杂、有名未用三类。张三锡,字叔承,号嗣泉,盱江人,居江宁,王肯堂序其《医学六要》曰:"游白下获偶医曹张叔承氏,容与书生也,风流骚客也,倜傥剑侠也。名山幽壑间有叔承焉,五侯七贵座上有叔承焉,平康小曲有叔承焉,杏仓橘井董奉之门有叔承焉"。故《江宁府志·艺文》载录其《医学六要》。

《金石昆虫草木状》二十七卷　存　1620

明长洲文淑(端容)绘

赵均序曰:夫金石、昆虫、鸟兽、草木,虽在在有之,然可储为天府之珍,留为人间之秘,又能积为起居服食之所需、性灵命脉之所关系者,则惟深山大泽实生之,实育之。第吾人举足不出跬步,即游历名山而虫鱼草木得其偏而遗其全者亦多有之矣。尝阅胜国郑氏通志,谓成伯玙有《毛诗草木虫鱼图》,原平仲有《灵秀本草图》,顾野王有《符瑞图》,孙之柔有《瑞应图》,侯亶有《祥瑞图》,窦师纶有《内库瑞锦对雉斗羊翔凤游麟图》,又于符瑞有灵芝、玉芝、瑞草诸图,今皆逸而不传矣。若嵇含之《南方草木状》,则有其书而无其图者,碎锦片璧,将何取耶?此《金石昆虫草木状》,乃即今内府本草图汇秘籍为之。中间如雪华、菊水、井泉、垣衣、铜弩弓、东壁土、败天公、故麻鞋以及陶冶盐铁诸图,即与此书不伦,然取其精工,一用成案,在所未删也。若五色芝、古铢钱、秦权等类,则皆肖其设色,易以古图;珊瑚、瑞草诸种,易以家藏所有,并取其所长,弃其所短耳。与今世盛传唐慎微氏《证类图经》判若天渊,等犹玉石。余内子文淑自其家待诏公累传,以评鉴翰墨,研精缃素,世其家学。因为图此,始于丁巳,讫于庚申,阅千有余日乃得成帙,凡若干卷。虽未能焕若神明,顿还旧观,然而殊方异域、山海奇珍,罗置目前,自足多矣。余家寒山,芳春盛夏素秋严冬,绮谷幽岩,怪黾奇葩,亦未云乏,复为山中草木虫鱼状以续之,如稍经世眼易辨,绘事家所熟习者,皆所未遑也。务以形似求之,物各有志,志各以时,俾后览观,案图而求,求易获耳,亦若干卷附之简末。万历庚申五月既望,赵均书于寒山兰闺。

张凤翼序曰:兄子方耳知余夙有书画之癖,出其所藏赵夫人画《金石昆虫草木状》示予。其为册十有二,为幅千有馀,灵均为之序述而纪其目,彦可为之标题而指其名。一则用墨,一则用硃。序目之书法远追松雪,近拟六如,而标题之点画遒劲,由待诏而进于率更,二者已据绝顶。赵夫人,彦可之女,作配灵均,幼传家学,留心意匠,扇头尺幅,求之经岁未易入手,及其于归赵氏,探宋元之名笔而技益进。是册告成,三历寒暑,于画家十三科可谓无所不备矣。予虽酷嗜图画,能言其意,然观是册而欲即其得力之处一一为之颂扬。将以为道子之龙、宁王之马,则生雾充尘,足以尽之,而是册不止此也;将以为董羽之水、韦偃之石,则银河青嶂足以概之,而是册不止此也。至于黄筌之轻色写生,摩诘之得心应手,亦泥于花木之一家,而不及于他也。由是言之,品评其画,犹非易易,况于宇宙之内,随举一物而肖其形,又无不各极其精妍耶?以闺门之秀而有此,诚堪与苏若兰之织锦、卫夫人之书法并垂不朽矣。方耳以千金购得之,人以为用价过昂,自吾视之,直若以一粟一麻易夜光之璧也。千金易得,兹画不易有,况又有灵均、彦可之笔相附而彰耶?三绝之称,洵不诬矣。方耳宝之,龙泉太阿之气不能禁其不达斗牛,善以守之,虽有雷丰城无如我何也。辛未十月上浣,凤翼题。

杨廷枢序曰:张与赵,年家也;方耳、灵均,又年家兄弟中之甚厚者。灵均夫人画《金石昆虫草木状》甫毕，四方求观者寒山之中若市。名公钜卿咸愿以多金易之，灵均一概不许，恐所托非人，将致不可问也。独方耳有请而不拒，不惟不拒，且欣喜现于辞色，曰：昔顾长康以所画寄桓南郡，南郡启封窃去，谬以妙画通灵为解，解而后庶几可免此诮也。夫方耳以其拒他人而不拒已也，酬之以千金，及灵均身后为之营其丧葬，报其夙愤，衄其弱女，又费五伯余金，峨雪曹太史为方耳作《义士传》以志其事。余亦有诗赠之。兹因方耳以赵夫人画倩予题一二语，聊复及之。若夫色工意象之妙，君家大司马公言之详矣，予复何赘？崇祯壬申五月既望，吴趋杨廷枢维斗氏题。

徐汧序曰：诗为有声之画，画为无声之诗。昔人言之，人皆知之而有未尽知者，谓诗之能写其景，画之能得其情也。若是，则肖物之画非景，咏物之诗非情也。抑岂知物之有形有质者，皆其不可变者也；诗之描摩刻画，皆其不可易者也。昔人言之，未尝不尽其意，今人解之，得其一而失其一矣。张子方耳以家藏赵夫人画命予题跋，其笔法之精工，大司马象风公暨吾友维斗言之详矣，而未有言及此者，予故特举以标之于首。后之学者倘有志于格物以致其知，坐一室之中如涉九州四海之广，其必观此而有得也夫。勿斋徐汧题于清净园林之秋水阁。

约园识语曰：忆五六年前，李甥祖恩告我谓，郭恕五家藏有本草图，名人所绘，草木、鱼虫、鸟兽、金石，各著颜色及标明出产之地，诚精品也。余曰：盍以珂版印之？商诸恕五，诺焉。其时已由余邀集同志议掷二万金，顾欲蒇事非十万金不办，会值国难，未果也。忽郑西谛来，告有潘博山家收藏本草图，具询诸徐森玉，知恕五所藏尚属临本，此乃底本也。遂促西谛为公家收之。既收得，余卜日细观，以硃标题而指其名者，文彦可也；画者，彦可之女文俶也；以墨纪其目者，文俶之夫赵灵均也。画与硃题可称双绝，绝非后人所可模仿。顾灵均之纪目与其序非灵均亲笔，而首页之张、第三页之杨、第四页之徐，亦为一人临抄，纸色与图本不同矣。余亟嘱费生和笙钞其目而将原书返还之，因题缀数语于此。恕五、祖恩墓木拱已久矣。恕五遗物在北京，闻其将纳诸公遗言也，余尤深望其后人履行焉。辛巳闰六月初一日，约园识。

时觉按：是书摹写《本草品汇精要》彩色药物图谱，亦即《本草品汇精要》转绘本，藏台北，2017年四川大学出版社有彩色影印本。全书包括金石三卷、草九卷、木六卷、兽一卷、禽一卷、虫二卷、果一卷、米谷一卷、菜一卷、外草及外木蔓一卷，载药一千零七十种，不录文字，精绘药图一千三百十六幅。2020年初，笔者访书台北，曾见《金石昆虫草木状》出展，药图形态逼真，色工兼备，为药物药材图鉴，亦具美术欣赏价值。文淑，文征明之后，书画得家法，更工花鸟，接武徐黄，为明清闺秀之冠。崇祯甲戌卒，年四十有一。赵均，字灵均，文淑之夫。后江阴周祐、周禧摹此，为《本草图谱》五册。现有约园抄本一册藏中国国家图书馆，录赵均、张凤翼、杨廷枢、徐汧四序及约园识语，有目录，然无正文。约园，张寿镛(1876—1945)，字伯颂，又字咏霓，号约园，鄞县人。辛亥后历任浙江、湖北、江苏、山东等省财政厅长，民国十六年任财政部次长。藏书极富，逾十六万卷，编纂《四明丛书》，著《约园杂著》，曾创办上海光华大学，推为校长。识语所署辛巳当为民国三十年。

《炮炙大法》一卷　存　1622

明常熟缪希雍(仲淳，慕台)撰

庄继光识曰：予见今之时师，童而习之，俱药性檃括骈语，守为家珍，而于《神农本草》及先贤炮炙法，一切高文大牍，竟未尝梦见。临证用药，方产之真赝莫别，修事之轨则全乖，欲以攻病，譬如克敌制胜，责效于不练之卒。至病者甘以七尺之躯，往往听其尝试，良可悯也！先生曰：子言诚然。因检目前尝用诸药品，悉按雷公炮炙，去其迂阔难遵者，而裁以已法；其无雷公者，则自为阐发，以益前人所未逮。凡诸使制解伏，并反忌恶畏等，附系其下，庶病家考用，一览了然，兼可质医师之误，其所裨益，功岂鲜哉！旧笔记所刻止九十余种，今广至四百三十九种，一一皆先生口授，而予手录之。其间删繁举要，补阙拾遗，句字之出入必严，点画之几微必审，稿凡四易，始付杀青。予窃有微劳焉。延陵庄继光谨识。

时觉按：附于《先醒斋广笔记》后为卷四。

《方药宜忌考》十二卷　存　1624

明常熟缪希雍(仲醇，慕台)撰，西吴朱汝贤(君亮)订

子目：《续神农本草序例》三卷，《读神农本草经疏》九卷

缪氏《方药宜忌考引》曰：昔人有言，用药如用兵，盖其得失之际，呼吸存亡，机之危险一也。余作疏阐

经，冠以《序列》，其间有诸药应病之条，尚惧后人未能触类引伸。至于疏语或以辞繁义博，难竟厥旨，因列病忌于先，次以药忌，又次主治。而于病忌之中，条分缕析，以见方之建立不逾法制；药忌之下，精神气血、虚实寒热、攻补和解，各有避忌，不得滥施；继以主治关切之品。详载于后，以备因病采用。三义并陈，是非自见，俾临证者展卷了然，决择既无疑，谨不至枉害人命，因署之曰《方药宜忌考》，遗诸宇内，以便考镜云。东吴缪希雍仲醇甫识于三箬道中。

朱汝贤《缪仲淳先生方药宜忌考序》曰：坡老有言，吾虽无疾，而性好修善药，得人疾愈，吾为之体轻。因笑予癖犹是也。居恒稍暇，手方书，见夫赜探隐索，靡不推究精微，以彰厥用。尝掩卷笑曰：伟哉！圣人之能事也。惟圣人之言曰，尽人之性，尽物之性，可与天地参，医之功其可诬哉？轩岐尚矣，次如史所纪汉仓秦扁，洞垣一方，术也乎哉？予友仲淳氏少列渊颖不羁之目，于书无所不窥，故业举子。一击不中，慨然弃去。学书学剑，旁通形家者言，学殖业厚，世无知者。乃其志笃于活人，无所试而试诸医。时出其绪，剂方调散。立起病者，世始咸知仲淳，推若神云。夫以仲淳之才属当盘错，不以谟讦显，而顾使之笑傲湖山，跌荡文史，放其行如古之逃虚者，或者造物有意斯民而故老其材以甦札瘥耶？是故问某疾则举某方，问某方则举某药，世医概知之。至问某药奚以方宜，某方奚以疾宜，有目瞪口呿而已。局方罔变，惩者覆餗，仲淳不无恻焉，故为作疏阐经，续《序列》以尽变。不佞受而读之，条分缕析，鼎鼎井井，恍登轩岐之堂而面受记也。噫！此仲淳一斑也，然于救世，功有余矣。爰令儿子之黼订之梓，匪医夫疾者，并医夫医疾者。天启甲子春仲，朱汝贤题于嘉莲居。

缪氏《续序例题后》曰：夫医之为道也，上明天地之气机，次达人身之感应，次审病本之盈虚，次别药性之宜忌，次究古法之精微，之五者一一体验，洞然无惑，始可以言医矣。苟非高明之资，沉潜之性，须以岁月讲求不厌，未易见其成功也。予每见世之医师好治病而不好问学，往往临症辄穷，坐视人毙，意甚悯之。故于暇日作《续序例》以存大法，俾世之言医者游神是编，务求所以克明原本，不少疑贰，其于夭枉，庶几免乎？若徒记诵以资口给，蓄积众说而中无所主，是谓食不消，兹病非药可治，则非予过也。因书之篇末以诏方来，惟悯物者留意焉。

民国三十七年《常昭合志·艺文志》曰：首为治法、次分门论列治本药性，自题后。《医藏目录》作《本草序例》。

时觉按：有明天启四年朱之黼刻本藏中国国家图书馆，封面缺失，为《续神农本草序例》三卷与《读神农本草经疏》九卷合刻，订为四册，笔者所见为缩微胶卷。首载缪氏《方药宜忌考引》、朱汝贤《缪仲淳先生方药宜忌考序》。次总目，第一卷《续序例上》病因论治，第二、三卷均作《续序例下》。第二卷阴阳表里虚实、五脏六腑虚实；第三卷六淫、杂证、妇人、小儿、外科；第四卷至第十二卷为《本草经疏》，载列玉石部、草部、木部三品药物，体例同《神农本草经疏》，内容不足其半。第一卷后有缪氏《续序例题后》，第四卷前有缪氏《读神农本草经疏引》。前三卷书口作“续本经序例”，后九卷书口作“本草经疏”。《明史·艺文志》载录《方药宜忌考》十二卷，《医藏目录》则按书口载为《续神农本草序例》十二卷，《联目》则按书口题名之二载为《续神农本草经疏》十二卷，且误“读”为“续”。虽注又名《读神农本草经疏》，易误为续作。据顾澄先《神农本草经疏题词》，西吴朱氏集刻于先，顾氏汇辑《神农本草经疏》定本于后，故非续作亦明。当据缪氏《方药宜忌考引》与朱汝贤《缪仲淳先生方药宜忌考序》，复其原名《方药宜忌考》为宜。此本亦藏上海中医药大学、南京图书馆，均录为《续神农本草经疏》十二卷。

《神农本草经疏》三十卷　存　1625

明常熟缪希雍(仲醇，慕台)撰

自序曰：《神农本草经》者，古《三坟》之一也，其成于黄帝之世乎？观其尝药别味，对病主治，施之百世，无可逾越。其为开天大圣悯生民疾苦，于饮食衣服之外，复设针石药物，用拯夭札，俾得尽其天年是已。原夫药之生也，气禀乎天，味成于地，性在其间。气为阳，味为阴，五味四气，各归其类，斯亲上亲下之义也。既述之以本性，又制之以君臣，合之以佐使，以成其攻邪已疾之能，遂使无情之用，同诸有识，自非生而神灵，冥契万物者，其孰能与于斯乎？去古滋远，民性滋漓，心识粗浮，莫能研精殚思，深入玄要，而不察乎即象即理，物物昭然，弭疾延年，功用自著。正以《三坟》之书言大道也，言其然而不言其所以然，言亦象也。予因据经以疏义，缘义以致用，参互以尽其长，简误以防其失；而复详列病忌药忌，以别其微；条析诸药，应病分门，以究其用；刊定七方十剂，以定其法；阐发五脏苦欲补泻，以畅其神；著论三十余首，以通古今之变，始悉一经之趣，命之曰《神农本草经疏》。读之者宜因疏以通经，因经以契往，俾炎黄之旨晦而复明，药物之生利而罔害，乃予述疏意也。余生也晚，亲年已衰，得于禀者固薄，故少善病，长嗜方伎，僻耽药妙。顾念自昔仙人道士，靡不悉由药道以济群生。加之友生协赞，后先不一，驯届耳顺，良友凋丧，百念灰冷，惟兹一事，尚用婴怀。手所论著，裒然成帙，倘典则可师，幽隐可显，试用于世，有广来学，固所愿也，不敢必也。采真同好，其相证诸。

题辞曰：药性之道，具在《本草》。虽代有哲匠，演其奥义。然去古弥远，寖失其旨。予以绵质，性复疏戆，本不堪尘俗。年才弱冠，值门户衰冷，世累纠缠，以是多见忿激，碍膺之事，十常八九。自兹数婴疾病，于是检讨图经，求其本意，积累既久，恍焉有会心处，辄札记之。历三十余年，遂成此疏。学士大夫见而奇之，欲予付之梓人，予未之许也。予以昔人尝云：切忌说破，恐塞断后学悟门，将兹是咎。外孙毛凤苞文学曰：不然，世间上根人少，中下人多，设使上根人出，自得无师智，获睹此书，当不言而喻，默默相契。下根人读之，如盲人谈五色，总不能别。惟中人已上之资，得窥其概，则所得多矣。其为利济，宁有量耶？请亟登梓，以拯夭枉。予曰：善。且曰：舅祖许可，凤苞愿力任其役。乃悉检疏稿付之。即集予同盟门人李扬，通家子云间康元浤、松陵顾澄先二文学，并其舅氏隐沦戈汕辈，董督校雠，早夜孜孜，惟恐或后，其用意可谓勤矣。志存及物，有君子之嗜尚焉，良足多也，予年已耄，倘书成而得早行予世，亦足以付海内求明斯道者之企望也。天启乙丑暮春，海虞遗民缪希雍题于吴江舟次。

周学海序略曰：前明海虞缪氏，殚精于此数十年而成《经疏》一书，独于前人之言能推阐而纠正之，可谓攻苦有志之士哉！而议者且曰：《经疏》出而《本草》亡。噫！何其言之太激也。夫缪氏固未必能举天下之金石草木鸟兽虫鱼一一目睹而亲尝之也，钻研于陈编故简之中，而旁推曲揣，以求其意，犹之讲地理者足迹不能遍天下，而欲坐详其山川脉络险要，故用力多而成功难，其势然也。夫惟难也，故可贵也。缪氏之书本于神农，参以《别录》以后诸家，取之不可谓不广，择之不可谓不慎。其为疏也，字梳句栉，贯串透彻，朴实详尽，不涉玄渺，不为肤浮。而又考之成方以尽其变，附之简误以知其忌，持论允而条理明，后来注本草者盖莫能逾其范围矣。而世顾丑诋之多者，何也？尝怪世有禁方者，其用药不可思议，甚或与《本草》相刺谬，岂草木无知，转以入于禁方，而遂别建其功用乎？盖物性本有此能，前人遗而未言耳。然使有以此补入《本草》者，读之莫不骇且斥矣。是故智者之读书也，书中意有未尽，吾引而伸之；义有可疑，吾标而出之，以俟知者，未尝便肆狂吠也。世之好生异议者岂真识超于往古、心切于爱人哉？其心以为吾为儒医，昂然高异于流俗，必发一奇论以动观听，庶有以压倒前人，而称名于不朽矣。噫！是心也，何心也？是人也，何等也？光绪辛卯仲冬，建德周学海澄之识。

凡例曰：一、《本经》为三坟之书，后增入《名医别录》，有朱字墨字之分，总言药之主治，从未有发明其所以然者。兹《疏》直接神圣立言之旨，故总题之曰《神农本草经疏》。一、药物治疗，《本经》《别录》业已备悉，间有未尽者，参之以各名家主治，故小字附列于经文之下，或即于疏内叙述，俾采用易稽。一、药类一千二百余种，品类浩繁，今柬治疗之必不可缺，暨近地所产，得以睹记者，备为具疏。余非必用之药及罕识难致者，存而不论。一、种类随土异形，甚且称名未核，矧近来市肆，饰伪似真，若令误服，遗害非浅，故详辨种类，以正其讹。一、畏忌制使，物性自然，非可以意求者，俱照《本经》列之条下。至其制用之宜，古法俱在，兹复采入，俾得遵守。一、《证类本草》所载诸方，俱录入"主治参互"，有未当于用者，已为删去。其外诸书所录良方甚多，必详记述，以便采取。一、简误以防误用之失，故有证同而药不宜同者，每条后详书其害，至于性淳功良，有益无损，一药只堪治一病者，悉不复著。一、目录次序，悉从《证类本草》，有部分混杂，如木部之藿香，菜部之假苏，今为移正。一、本文悉遵《证类》善本，但是书流传已久，字画谬讹颇多，兹逐条参订，有一二意义难通者，稍为厘正，如伤作疡，动作痛之类。一、《证类本草》第十三卷，俱载有名未用之药，今有常用之药而《本经》未载，有《拾遗》载之而未详者，兹列为三十卷"补遗"。一、本文顶行立款，其附入之条，有正文者仍从顶行，原系附入者，低字加圈，以别正文。一、《续序例》下卷，俱系病药宜忌，今总列应忌诸药于前，以见必不可轻用。

顾澄先识语曰：先生殚一生精力，发千古神圣之奥，以利万世。门人李季虬氏几经参录，悉以付新安吴康虞氏刻之金陵，未竟而遗焉。流传于知交者，西吴朱氏集而刻之，不及其半，然且序次弗伦，考核未审也。先生以医为司命，一字有讹，遗祸无极。遂命澄先检其存稿若干卷，按部选类，汇得全帙，细复检阅，以为定本。凡《续序例》二卷，药四百九十三味，用识年月，书此凡例云。时天启五年岁在乙丑六月十有一日，松陵通家子顾澄先谨识。

读经疏引曰：予之作是《疏》也，赅括经文，义难概述，求其宗趣，宜有裁节。是以或先经而阐义，或随文而畅旨，或断章以相比，或因源以导流，或从末而会本，或根性以知非，凡兹数者，期在发明经旨，适当于用。然俱偏见多遗，难为准的，必欲使纤悉洞了，小大靡遗，开扩来学，臻乎无惑，尚有望于明哲之助焉。

浦士贞曰：《本草经疏》，万历时虞山儒医缪希雍字仲淳，号慕台撰。以一经附一疏，文字条达，然卓识者少，故不见重于世。(《读本草快编》)

《四库全书提要》曰：《神农本草经疏》三十卷，浙江巡抚采进本，明缪希雍撰。《明史·方技传》载，“希雍尝谓《本草》出于神农，譬之五经，其后又复增补《别录》，譬之注疏。惜朱墨错互，乃沉研剖析，以《本草》为经，《别录》为纬。第《本草单方》一书行于世”，而不及此书，未审即是书否也。其书分《本草》为十部：首玉石，次草，次木，次人，次兽，次禽，次虫，次鱼，次果，次米谷，次菜。皆以《神农本经》为主而发明之，附以名家主治、药味、禁忌。次序悉依宋大观《证类本草》，部分混杂者为之移正，首为序例二卷，论三十余首，备列九方十剂，及古人用药之要。自序云：“据经以疏义，缘义以致用，参互以尽其长，简误以防其失，是也。”考王懋竑《白田杂著》有《用石膏辨》一篇，篇末附记极论是书多用石膏之非，其说良是。至云缪仲醇以医名于近世，而其为《经疏》，议论甚多纰缪，前辈云《经疏》出而《本草》亡，非过论也。是则已甚之词矣。

《医学读书志》曰：《经疏》次序悉依《大观本草》，然论多纰谬。当时名医以为《经疏》出而《本草》亡，亦诋之太过矣。张介宾与希雍同时，希雍擅用寒凉，介宾擅用温补，希雍尚变化，介宾守法度，二人各立门径，其实各有得力处。

周中孚曰：仲淳以《本经》为三坟之书，后增入《名医别录》，有朱字墨字之分，总言药之主治，从未有发明其所以然者，因从《证类本草》中录出二百六十余种而为之疏，疏后又各列主治参方及简误二者以发明之，首为序例二卷，著论三十首以通古今之变，刊定七方十剂以定其法，总命之曰《神农本草经疏》。其书繁而无当，甚多纰谬，且误认《唐本草》为《神农本经》，自谓兹疏直接神圣立言之旨，乃方技者流不谙考据以至于此。然以供业医者之挦撦，固不害其为一家之学也。(《郑堂读书记》卷四十三)

《苏州府志》曰：缪希雍，字仲醇，常熟人。精医术，医经方书，靡不讨论，尤精本草之学。谓，古三坟之书未经秦火者，独此而已。《神农本经》朱字，譬之六经也；《名医增删别录》，朱墨错互，譬之注疏也。《本经》以经之，《别录》以纬之，作《本草经疏》《本草单方》等书，抉摘岐轩未发之秘。为人电目戟髯，如遇羽人剑客，好谈古今事成败，诚奇士也。

民国三十七年《常昭合志·艺文志》曰：《神农本草经疏》三十卷。吴兴姚凝之序，汲古阁刊本。《绛云楼书目》《元史·艺文志》《稽瑞楼书目》：刊本俱无“神农”二字。《医藏目录》作十二卷，《明志》作二十卷。

光绪《金坛县志》曰：缪希雍，由常熟迁金坛。与东林诸先达相友善。工岐黄术，有殊解。推本《神农图经》，辨其性味之所以然，屡奇验。著《广笔记》《本草单方》。庄继先梓之以行世。

时觉按：收于《四库全书》《周氏医学丛书》。

《诸药治例》一卷　存　1625

明常熟缪希雍(仲淳，慕台)撰，常熟五凤楼李石庄手订

时觉按：《联目》《大辞典》俱不载，常熟虞麓山房藏有清初常熟五凤楼抄本二册，封面署：东吴缪希雍仲淳著，李石庄手订，前后无序跋，无目录，卷端署：东吴缪希雍仲淳著。上册首“诸病应忌药总例”，次《续序例下》，载“阴阳表里虚实门”“五脏六腑虚实门”“六淫门”；下册首“杂证门”，次“妇人门”，下“小儿门”及“外科门”，全书内容正与缪氏《神农本草经疏》卷二同。上册约占60%篇幅，虞麓山房已有复制本；下册有待复制。《神农本草经疏》之《凡例》专门指出：“《续序例》下卷，俱系病药宜忌，今总列应忌诸药于前，以见必不可轻用”，其下顾澄先识语则言，“凡《续序例》二卷，药四百九十味，用识年月，书此凡例云”，则《续序例》之于药物运用独具价值，故五凤楼专门抄录，独立成书。

《雷公炮制药性解》六卷　存　1622

明华亭李中梓(士材，念莪，尽凡居士)撰，吴县钱允治订正

自序略曰：余以少孤，不及掺药以进慈父，间为母氏尝之，退而考诸方书，多所不合，斯用痛心。乃于读书之暇，发《本经》《仙经》暨十四家本草、四子等书，靡不悉究，然后辨阴阳之所属，五行之所宜，著《药性解》二卷，敢谓拯危济殆于是焉赖，特以志余之悲，为人子事亲之一助尔。且夫甘旨以养之，温凊以奉之，而卒罹夫不可疗之灾，欲代则不能，欲遍访而证诸人则不及，此人子终天之恨。仲景氏伤之，余所不辞而为之缕析者

也。若夫《素问》一书，轩岐之精蕴在焉，亦欲同异而折衷之，期于剖微而止，敬以异日，公之同好。云间李中梓撰。

钱允治序曰：昔《神农本草》三卷，计药三百六十五种。谨魏唐宋以来，日增月益，或五百九十五，或四百四十一，或三百一十九。受病既多，用药亦广，地分南北，人异刚柔，固不可一律齐也。且穷乡下邑，书不能备，医亦庸庸。于是李东垣先生有《药性赋》焉，不必朱书墨书、图画形象，而括以韵语，分寒热温平四类，药止三百二十味，以为君臣佐使，迄今刊行于世，而注释则未遑也。本朝万历末云间李中梓士材，玄禅之暇，研精此道，出其所蕴为注二卷，可谓有功于东垣，而炮炙则未遑也。余览雷公所论，僭为条附于各药之下，熬煮修事，种种俱悉，俾后学易于简阅讨论，岂不兼有功于二李者欤？嗟乎！医为人命大关，而读书不多，见理未彻，安能与三指之下霍然起死回生哉？先儒谓，事亲者不可以不知医，吾儒可不留心乎？若夫三百二十味，较之《神农本草》三百、四百、五百，不见其多，只见其少，然调理得宜，依方用之，罔不霍然也者。多乎哉？仁人君子，谅能辨之矣。若雷公者，乃刘宋时人，名敩，非《药对》之雷公也。《药对》雷公乃轩辕时人，与俞跗、扁鹊同时古之神医，刘宋雷公姓偶相同，亦见雷氏世有明医也。兹因太末翁氏请刻乞序，并论及之。天启壬戌仲夏既望，吴郡八十二翁钱允治撰。

凡例曰：一、药性之刻，无虑充栋，然有性味者无经络之归，有炮制者无选辨之法，有毒之有无大小者，无使反畏恶之品，有刻未备，彼刻悉之，及此刻所载，彼刻又缺，穷搜极构，迄无全书。今先味次性，次有毒无毒，次入某经络，次主用，次辨真伪美恶，次制法，次佐使，次畏恶，因而援诸家之说，参管窥之见，解其一二。凡药之性靡不精详悉备，使学者一览无余矣。一、旧本诸刻往往言药之能，不言其所以能。如性热者有此效，性寒者亦有此效，味辛甘者有此效，而酸苦者亦有此效，遂使庸医不察，或兼而用之，或反而用之，漫无主张，误世不浅。今推五行所属之理为之注解，且明言其有某症者不宜用之，或不宜多用久用。令虽初学处剂亦无妄投之失矣。一、旧本向著其功，而方书不传其因者，不敢混录，以滋好奇之弊。或方书屡称其验，而旧本未赞其功者，再三考校，增而汇之，又不敢阙略以招遗用之嗟。一、药有切要之品，世所恒用者录之，有险僻之品不恒用者，兹不赘入。一、药品有不必修制者，自无可议。其或宜于㕮咀煅炼者，或利于蒸晒炮爁者，备采雷公炮制之法以附于后，详载无遗，庶一展卷而悉其概云。

《四库全书提要》曰：《雷公炮制药性解》六卷，通行本，旧本题明李中梓撰。凡金石部三十三种，果部十八种，谷部十一种，草部九十六种，木部五十七种，人部十种，禽兽部十八种，虫鱼部二十六种。每味之下各有论案。其称“雷公云”者，盖采《炮炙论》之文，别附于末。考宋雷敩《炮炙论》三卷，自元以来，久无专行之本，惟李时珍《本草纲目》载之差详。是篇所采犹未全备，不得冒雷公之名。又《江南通志》载中梓所著书有《伤寒括要》《内经知要》《本草通原》《医宗必读》《颐生微论》，凡五种，独无是书。卷首有太医院订正姑苏文喜堂镌补字，亦坊刻炫俗之陋习，殆庸妄书贾随意裒集，因中梓有医名，故托之耳。

时觉按：《四库全书提要》以为书贾随意裒集而托名中梓。收于《中国医学大成》。

《本草通玄》二卷　存　1637

明华亭李中梓（士材，念莪，尽凡居士）撰，吴县尤乘（生洲，无求子）增补

时觉按：是书前后无序跋，载药三百四十六种，后为用药机要、引经报使，末附尤乘《食物性鉴赋》，收于《士材三书》。嘉庆二十三年《松江府志·艺文志》载录《雷公炮制药性解》六卷，同治《上海县志札记》卷六谓：《府志注》别称《本草通元》，按《本志》别出《本草通原》，恐复。二书卷数不同，并非同书别名。

《本草征要》二卷　存　1637

明华亭李中梓（士材，念莪，尽凡居士）撰

小引曰：本草太多，令人有望洋之苦；药性太少，有遗珠之忧。兹以《纲目》为主，删繁去复，独存精要，采集名论，窃附管窥，详加注释。比之《珍珠囊》极其详备，且句字整严，便于诵读，使学者但熟此帙，已无遗用，不必复事他求矣。

耿鉴庭曰：《征要》内容，首列药名，药名之下，以小字标出味性归经及为使之药，并记畏忌、恶反与炮制之要求，间加必要之别名。次入正文，多以对比之句述其主治，文辞典雅，表达透切，须长则长，可短则短，视作用之多少而着笔，能恰如其分。且词藻美妙，如阿胶、石膏等药之叙述，皆铿锵堪诵。正文之后又加必要之注解，并指出忌用之点，使患者蒙其利而不受其害，用心良苦。书成，遂风行一时。问世不久，上洋蔡嵋眉山氏

仿其体例续作《本草征要补遗》计五十八种。清同治年间，先六伯祖光奇公讳廷瑾，又为重新分类，意在便于翻检，且酌删其剧毒之品，以防初学之士掌握不善易出偏差。并依临症需要，增入便用而易得之品若干，颜曰《删补本草征要》，供门徒抄读。光绪年间，先君蕉麓公又续有增补。晚清，吴兴凌奂字晓五，著《本草害利》，内容多采李氏原文。民国初，丁甘仁先生创上海中医专门学校，采此书作药物之课本，对李氏原文有为删节者，有作补充者，易其名曰《本草辑要》。丁氏又于其原书之后补撰《本草续编》，增入八十余种。此外，尚见许多无名之传抄本，有节略走街串巷，有摘抄者，有易书名者，有改内容者，因无刻本，姑不详述。其足取者，亦为采入。（《重订本草征要序》）

时觉按：为《医宗必读》之卷三、卷四。

《本草图解》三卷　存　1634

（原题）明华亭李中梓（士材，念莪，尽凡居士）撰

凡例曰：一、本草之刻，自炎黄以暨今日，无虑充栋，太繁者流览无垠，太简者义理未备。兹刻征考恒用者凡若干种，俾读者便于诵习耳。一、从来论药者，只论所当然，不及所以然。如秦艽之活络和经，本于疏涤肝风，昧者收为滋阴上品，竟忘其所自矣。举世承讹，莫可枚举。兹则一一穷源，使投剂者有印泥画沙之确也。一、古法制药，如雷敩失之太过，而四大家已底和平，然更多可商者，兹刻靡不详载，而变古法者盖已十之三四矣。一、药性有正用有旁用，第详其正用之故，则旁用者自可类推，不敢繁述者，惧多歧之莫适也。一、前贤论议每多异同，即相反者亦复不少，必缕析而详辨之，令前贤心法并行不悖也。一、药具奇功而古人所未及发者，是刻乃详纪之，则药无遗用，而效有捷收矣。一、是编之重加订校，合《正眼》《沙篆》汇为三书，凡吾郡同门从事较雠者，古怀、介山、生洲三兄先之，暨余及诸同门共襄厥成，各有苦心，以故与窃名翻刻颠倒本文者实相径庭。此不特为业医之三要，即事亲卫生者亦岂可少？吾夫子嘉惠天下后世之德，将广被而流长宁有量哉？门人沈廷朗谨述。

时觉按：民国十七年上海中华新教育社石印本，前后无序跋。

《明医选要药性诗诀》一卷　存　1623

明京口沈应旸（绎斋）撰

仇池成序曰：蜗庐寄城市，手耕煮海上，秋腊二日将东征，霁甫沈君俨然造曰：日以《明医选要》灾之木，叙属中岳冒生荆璆诸公矣。兹《药性诗诀》若可，愿乞按而叙之。余笑曰：纱帽好题诗，选要叙出以人，正缁衣羔裘称也。若余木石荐豕形骸，卖浆屠狗声价，且懵于医，愧为人，子其叙为适重，不信不从尔。霁甫曰：时知美如卮榷篆鼎，色自色，古自古，未相妨也。矧年弥高，而著作以岁月积，本以年家谊立后敬请。余唯唯，盖霁甫为年伯荐塘公孙，不得辞。舟中检阅，因叹曰：史载神农氏尝百草，一日遇七十毒，神而化之，天生圣人，岂偶然欤？否则浮生病苦，谁其拯之？但有志经理选要，先从谙练药性，不熟识药性而欲君臣佐使方书作司命良医可乎哉？尤养亲尊生，君子所当究心者，是《药性诗诀》乃《明医选要》指南也，岂迟迟巴人下里语，又应先灼灼白雪阳春释耶？遂条药按正而引其首。时天启癸亥之秋七月既望，东浙大医王弟子七十叟仇池成云龙撰。

时觉按：《联目》《大辞典》俱不载，有天启三年癸亥刻本藏中国中医科学院，1999 年收于《中国本草全书》第七十四卷，华夏出版社影印出版。卷端署为：镇江府医官沈应旸绎斋编集，郡庠生管席珍大华校正、奇珍昆华同校，社友王士达兼怀参阅，王大绎振玉订正。

《本草辨疑》十二卷　佚　1627？

明昆山郑之郊（宋孟）撰

道光六年《昆新两县志·人物》曰：郑之郊，字宋孟，昆山人。博学多识。尤精医术。天启朝，征授太医院吏目，疗疾多奇效，进秩御医。魏忠贤招之视疾，辞不赴，寻告归。

《本草图谱》不分卷　存　1630

清江阴周仲荣（荣起）撰解，女周祜（淑祜）、周禧（淑禧）绘图

王士祯曰：寒山赵凡夫子妇文淑，字端容，妙于丹青。自画本草一部，《楚辞》《九歌》《天问》等皆有图，

曲尽其妙。江上女子周禧得其本草临仿，亦入妙品。（《池北偶谈》卷十五）

朱彝尊曰：周淑禧，江阴人，周荣公第三女。至元斥卖广济库故书，有采画《本草》一部，近吴中赵凡夫子妇文淑端容，设色画《本草》，曲臻其妙。江阴周荣公二女淑祐、淑禧临之，亦成绝品。淑禧写大士像一十六幅，陈仲醇谓其"十指放光，直造卢楞伽、吴道子笔墨之外"。今文淑真迹尚有存者，周氏姊妹花草见者罕矣。（《静志居诗话·闺门》卷二十三）

时觉按：蝴蝶装，绢本彩绘，存五册，中国中医科学院藏二册，中国国家图书馆藏三册。1999年收于《中国本草全书》第二十卷，华夏出版社影印出版。每册绘药十三至十五种，临仿文淑《金石草木昆虫状》，亦即《本草品汇精要》转绘本。

《分部本草妙用》五卷　存　1630

明吴县顾逢伯（君升，友七散人）撰

自序曰：尝闻用药如用兵，余读兵书而知兵之水土有异也，伎俩不同也。南人习于水战，北人习于陆战；山川利于峻险，边境利于沙漠；或有长于剑戟，长于弓弩，长于矛盾，长于火攻，长于车战者。假使驱陆战者而攻水，则先溺之于波涛矣；驱平原者于险地，则先危之于累卵矣；易弓弩而戈矛，则措手不能支，易车战而火攻，则倒施适自陷。至于天时地利之不可违，彼已虚实之早宜量，此又因时权变者也。予读医书而知用药亦犹是尔。心肝脾肺肾，药之性也，各走其脏；寒温补泻平，药之能也，各效其灵。引经谬则生克颠倒，补泻差则证候反剧。至于阴阳气运之变更，五方燥湿之不一，表里虚实异形，风寒暑湿异证，又宜因天时人事而灵应之者也。妙得其机而适投其窍，药之灵奇也，不犹亚夫、武穆之军，有令人不可测识也哉？予故以本草一书分为五脏，犹兵之有五部也，其兼经杂药犹兵之有擅众长，堪令使者。类序其寒温补泻，犹兵之各善其长而各利一方者，昭列于前，井然不乱，俟识者得其性，知其能，而各奏其效也。不犹王家之兵，听之能将将，能将兵者之调遣也耶？至于以阴阳五行之微，运用乎草木金石之药，直是知彼将我将识九天九地之机，而操纵如神者。噫！当我世而安得医师如赤松、卧龙者哉！予非曰能之，愿学焉。崇祯岁次庚午一阳日，古吴友七散人顾逢伯君升父题于赞育斋。

陆康稷序略曰：吾友顾君升氏，广博儒书，深研医理，著《脉诀炬灯》，业已起人于聋愦。而复著《分部本草》，简捷明了，不芜不蔓。以三年之功，照千载之暗，信口信手，触处逢源，使读者开卷如镜，须眉若对，而毫发炳如也。欲得药性用法之微，孰有过于斯者？精究斯编，则得本可以遗末，宝内可以贱外。愿世之贤士大夫留心性命者人置一编于座右，岂特无仲景之憾，并可以相天之度、运地之纪、达人之幽而寿国寿民，功靡极矣。今上神灵睿知，劳心勤力，调阴播阳，拯世和民，不逊有熊氏。下臣稷愧不敢企古鸿诸人，明习垣方，请以是编藏诸灵兰之室，布告海内，以济万民。时皇明崇祯岁次庚午一阳吉旦，赐进士出身北京吏部文选司员外前兵部武选司主事通家友弟陆康稷顿首拜撰。

张肇林序曰：友七散人者，幼治经，长诵百家言，造文蔚茂，声名烨烨，意功名可唾手致。命舛遇艰，忽发喟叹曰：人生百年，旦暮几何，所难遂者适意耳，他尚奚恤哉？但高堂垂白，俯顾妻儿，无以为资生计，入利途便奔走不暇，较趋名更桎梏甚，莫若就医，济人以自活，闲时可适志。遂发愤穷经，得其精要，几以成集。于是出以济世，不论贫富，见召即趋，秉志活人，利心殊淡，所投辄效，人争慕焉。学既验矣，当以所集公世。散人曰：予志毕矣，三指可以当良田，数椽可以容吾膝民，上无号寒之老，下无啼饥之儿，蔬饭胜于膏粱，布素贤于文绣。闲来读古书，津津不倦，客至把琴棋，铮铮不厌。时而作古，则罗韩、苏于一席之间，时而作艺，则戏玉、唐于寸管之下。或清谈于烟云竹树之间，或畅饮于皓月长空之夜。春将暮矣，而桃腮柳眼，适得鲁直之趣；时而夏也，则梅黄荷绿，若合敦颐之情；忽而秋矣，桂子风高，菊黄篱下，不减渊明故癖；及其冬也，寒梅傅粉，天工糁玉，颇饶伯容乐味。而贫贱知心，每倒屣而迎，倘轩冕客气，便托辞而拒。等富贵于浮云，藐炎赫于泡影，一种潇洒离俗之资，有超然立乎埃氛之表者。且也耽精义，味玄理，激扬硕学，诱接后进，真所谓志与秋天竞高、理与春泉争溢者，非泛泛不羁之士也，实有补于世之隐贤。散人姓顾，讳逢伯，字君升。年几及壮，居古吴王基通关坊之西大石头巷焉。左右不离琴、书、草花、清茶、薄酒、棋一局，置身于六者之中，故自名友七散人云。赐进士出身南京通政司参议张肇林撰。

时觉按：有明崇祯三年庚午刻本藏中国国家图书馆、中国中医科学院、上海中医药大学等处，1997年中医古籍出版社收于《中医古籍善本丛书》，1999年华夏出版社收于《中国本草全书》第七十一卷，影印出版。

《增编药性赋》三卷　存　1638

明丹徒何应璧（次奎，继充）撰

何时希序曰：何继充，一作继冲，名应璧，字次奎，镇江丹徒人，生于明万历二年，卒于崇祯十一年，为何氏第十三世医，曾官太医院，医名鼎盛。《江南通志》谓镇得良医称何氏，《镇江府志》谓是时镇江医甚盛，何氏为最。明末大文豪张大复《梅花草堂集》誉为在世医王，山中宰相；明李长科序《胎产护生篇》，谓是当代医王也。清代记载称其医事之神奇者尤不少，具详拙著《何氏八百年医学》一书中。著有《医方捷径》《增编药性赋》各三卷，二书合刊，分上下二栏，曾借校中国中医研究院所藏明刻本。此《药性赋》为下栏，与我家所藏精抄本乃疑无二，乃以抄本影印入《何氏历代医学丛书》之中。是书从金代《洁古珍珠囊》而增编，有《诸品药性主治指掌》《药性赋》，又《药性赋句解》《药性总论》等四种，并论注例说二十篇。所收药味较龚廷贤《药性歌》所书四百味者，大有过之，约有九百余品。此皆医王经验有得之言，诚临症便用有益之书也。戊辰春日，裔孙何时希谨识于海上皆春楼，时年七十有四。

时觉按：有何时希藏抄本，1989 年学林出版社影印出版。

《种药疏》一卷　存　1643

明吴郡俞宗本（立庵）撰

时觉按：前后无序跋，录紫草、红花、兰、椒、茱萸等二十二药种植法。收于《水边林下》。

《药品化义》十三卷　存　1644

明嘉兴贾诠（所学，九如）撰，明上海李延昰（期叔，辰山，寒邨）校补

李延昰序曰：古谓用药救生，用兵救乱，其事急，其义一也。故处方犹之五花八阵，而药者，特其甲杖之属，藉以克敌，若甲杖朽钝，是以卒予敌也，更或长短异宜，先后倒置，直可以不战而败，救乱云乎哉？则将以救生者，亦可以肃然惧、惕然悟矣。著本草者，自神农以来不下数十家，多繁简失中，读者尝苦其不适于用。余甲申游禾中，偶得贾君九如所著《药品化义》，其为区别发明，诚一世之指南。问其里人，有不闻其姓氏者，嗟乎！岂九如精技入神，世人不见贵重，故名没于州党，抑所号圣医者，学不必如九如而已足擅名，皆不得而知也。是书藏之笥中甚久，戊午客浙西，伏暑中曝书，后见九如本，如逢故人，乃命儿子汉徵校正重梓问世。凡善读此书者，当处方之际，直令垒壁一新，岂独为九如重开生面也乎？时在庚申立秋日，赵郡漫庵李延昰题于当湖之借竹楼。

朱臒序曰：自宋人昧人迎之名，伪造王叔和《脉诀》，而后世之庸医遂不知脉；自元人倡滋阴之论，误解张仲景《金匮》，而后世之庸医遂不知病；自明人混三品之别，淆乱陶弘景《别录》，而后世之庸医遂不知药。不知脉，何以治病？不知病，何以用药？不知药，则古人所立之方，虽显而易明者，而亦将误用。故三者之害，以不知药为尤甚。夫天以五行生人，以六气病人。六气者，《左传》所云风、雨、阴、阳、晦、明也，在医经谓之风、火、暑、湿、燥、寒，医经所言内伤之六气，《左传》所言外感之六气也。六气一有所偏，病即因之立见。此气偏盛，定缘彼气偏虚，药之救偏补虚者，各本其自然之性，而与藏府相人，非知药者不能神而明之。厥阴病宜疏风木之药，少阴病宜降君火之药，少阳病宜滋相火之药，太阴病宜燥湿土之药，阳明病宜敛燥金之药，太阳病宜暖寒水之药。医圣立法，盖合内外偏气而审其轻重，故奏效捷于呼吸。而药之为性也，本于五行，化于六气，有色可按，有味可尝，有气可嗅，有形可别，其所归之经，无不可意索而得。若药不应病，则思其药，病不应脉，则思其病。古之名医有舍脉从病者，未有舍病从药者，故曰：三不知之害，以不知药为尤甚也。古来言药之书几欲汗牛，至李时珍之《本草纲目》，可谓集大成矣。然愈繁富，而人之知药者愈难由博返约，盖鲜其本。《药品化义》十三卷，传为贾九如所著，李延罡所补，辨药之法，简明精当，大旨以从生从化，为用药治病之根原。读之者人人可以知药，由是而精之，则可以喻古人立方之意，而审脉疗病之功思过半矣。余藏之笥中二十余年，今岁始校而梓之，以广其传，庶几于活人之术不无小补云。道光二十八年二月朱臒序于江西督粮道署。

朱家宝序曰：方药为医学之一端，自仲景立为方书，世之浅涉医学者遂不察药之形性功用，而惟墨守夫古方。呜呼！病可以方尽哉？《吕览》云：病万变，药亦万变，病变而药不变，古之寿人，今为殇子矣。鸡雍豕零、牛溲马勃，用之而当，各有奇功。世人辨药不精，而因以疑药，甚或偏重西药。轻以金石升炼之剂相尝试，

一或不慎，祸不旋踵，而药固不尸其咎也。贾九如《药品化义》一书，以八法辨五药，而分隶于十三门，明辨以晰，而于僻诡峻烈之品，抉剔尤严。使夫读是编者通其条贯，上可窥古人立方之意以契轩农俞跗之微，其下者，区别而善用之，亦庶几寡过，则所以闲圣距邪，而跻斯世于太和者，将于是乎在，又岂第为驱使草木之徒正其规则也哉？道光末，家丹木中丞公刊于南昌，兵燹后，板已无存。兹检点书簏，尚遗此残帙，千金之帚有足珍者，爰用西法排印，以广其传。光绪三十年二月滇南朱家宝序于保定府署。

嘉庆十九年《上海县志·人物》曰：李延昰，字辰山，号寒邨，原名彦贞，进士尚衮孙，大理评事中立子，中梓从子也。少学医。中梓撰方书十七部，延昰补撰《药品化义》《医学口诀》《脉诀汇辨》《痘疹全书》四部，刊行之。又曾走桂林，任唐王某官，事败后遁迹平湖佑圣宫为道士，以医自给。聚书至三十匮，生平事迹，不以告人，人亦不能知也。晚与朱检讨彝尊善，举所著及藏书二千五百卷畀焉。康熙辛丑卒。

丹波元胤《中国医籍考》按曰：是书题曰"赵郡李延昰期叔著"，朱彝尊《高士李君塔铭》又有补撰《药品化义》之目，然据李序，则全出于贾氏者也。

赵燏黄藏书序曰：李延昰，明万历崇祯年间人，初名彦贞，字我生，一字期叔，后更今名，改字辰山。上海人，隐于医，晚居平湖佑圣宫，自称道士，著有《崇祯甲申录》《南屋旧话》《放鹇亭集》《药品化义》等书。《崇祯甲申录》《南屋旧话》是以裨国史之采择，及疾年手居玩好，一瓢一笠，一琴一砚，各分赠友朋而以储书二千五百卷，赠未竹垞，诵其诗，知为徐孝廉闇公之弟子，然其出处本末终莫得而详也。夏历戊戌年秋七月十八日，赵药农节《静志居诗话》，时年七十又六。一说李延昰，初名我生，字辰山，亦曰寒村，以医药自给，有延之治疾者，虽远必往，不责报。有《南吴旧话录》《放鹇亭集》，医药书有《药品化义》《医药口诀》《脉法汇》《辨痘诊疹全书》。越日再记。按：辰山生于明崇祯元年，卒于康熙三十六年，年七十。吴荣光《历代名医年谱》。

时觉按：康熙三十年，吴人尤乘又为增广，辑《药品辨义》。是书民国间上海中华新教育社石印本改题《辨药指南》。李延昰，父中立，仲父李中梓，生活于江南，为华亭名医，嘉庆十九年《上海县志》有传。其序署为赵郡人，为其李姓郡望。《脏腑性鉴》二卷，收于《博物知本》，署为"贾诠原著，尤乘增补"。康熙《嘉兴县志·艺文志》则载录为贾所学撰。尤乘《脏腑性鉴·凡例》凡例谓"鸳水贾君诠附《灵》《素》要义"。鸳水，嘉兴南湖多鸳鸯，又名鸳鸯湖，嘉兴亦名鸳湖。故贾诠即为贾所学，故本条著者作贾诠字所学。

《药品辨义》三卷　存　1691

明嘉兴贾诠（所学，九如）撰，清吴县尤乘（生洲，无求子）增订

尤乘序曰：予生不辰，六龄失恃，七岁出外就傅，即授小学。读伊川先生曰：病卧于床，委之庸医，比之不慈不孝，事亲者不可不知医。由是抱痛终天，即于攻帖括时喜涉猎方书。有表伯邢层峰先生，世医也，尝往问焉。先生曰：医岂易知者哉？非读轩岐、神农等书，不能也。弱冠又从士材李先生游，得窥两家之意，始知其概。后弃去举子业，遍访诸名家，遂会通其旨而得其奥，犹以未明针灸之学，耿耿于中而不能已也。嗣后诣京师，参名宿，又得针灸之传，且承乏医院者三年。归而谋诸同学蒋仲芳，共事清嘉里，施济针药，于时求治者盈门。投剂以畅其荣卫，微针以通其血脉，积岁沉疴无不立起。凡此矢志于有生，用以剂人，以报母德。然心犹有所未慊，何也？因见今之医者偏处，窃深有惧，盖彼率以方药授受为治疾之术，而求经论者无之。嗟乎！志皆以求食为生尔，未遑生人也，所以有惧也。苟为生人也，则日夜当求古人之意而明之，然后可。故不揣固陋，反复古人之书，用纂一集，以挽时弊，一经络一藏府，名《博物知本》云。盖欲人知本之所在，即可知古人之意，岂仅以方药为治疾之准哉？治疾之要有三：切脉、辨证、立方。今世之弊，惟尚习方为已疾之术，所以不知本也。予为是惧焉。本者何？本诸身也。然而欲治夫身，则必本于格物。格物者何？格天下之物也。由天下而格之于身，内而藏府，外而经络，由身内之物而格之于天下之物，必本之于百草。百草者何？分五谷而别药物也。五谷用以养生，药物用以济生，炎帝、神农氏故首务尝之也。百草明则可解古人立方之意而不为方所囿，投之辄效；百草明并可自我立方，而无拘牵误执之非。使业是术者仅知习方而不明百草之弊，是犹为农而不辨菽粟者，可乎？果能循是道焉，庶不负医以寄死生而为重且大之任，则予心始慊矣。然百草自汤液相传以来，代有发明，犹言之而未易详也，又时有水火而未易辨也，且须简中得详，详且易辨，斯为后学可悟而不为高明所讥，莫如贾子九如《化义》一书，则尽善尽美矣。予始阅之，不胜惊绝，珍为异宝，乃远绍神农开物之业，近接蕲阳集成之统，且约而要，简而详明，无出其右者，诚生人之要旨，济世之真诠也。今又增广僭改为《辨义》，以补予欲矫世弊无尚习方之

阙，谋付诸梓，公之天下，而为吾儒博物知本之全书。一藏府一经络一药品，此三者，切脉辨证立方，医学之三要道悉备于斯矣。又何医之难知而谓为人子者不得为孝子，有是理欤？呜呼！亦何必委习方之医而甘为不慈不孝之人哉？时在康熙三十年辛未清和望前一日，太医院御前侍直吴门尤乘自序于林屋之味菜轩。

《药品总目》略曰：盖《内经》、药理，两造其极，仲醇《经疏》之旨，九如《化义》之奥，先生蚤已数语尽之。每见有精于药理者，稍通经义，用药中病即同游刃。假令《灵》《素》之书日攻，而藐本草为粗学，与之空谈，真能夺席，及夫临症，下手即讹。可见药理之不可不参验其体色性味，考其何时苗，何时花，何时实，以何时萎，则知其禀何气而生。凡见某病为何气不足，则可以此疗之矣。据损庵之言，以主治而觅药性犹落第二义，仲醇既知药性本原，何不全提最上之旨，而又以主治逐节疏之？虽开后学悟门，实多此一番落索，印定后人眼目耶？今贾君之《化义》，可谓争上流而不争下流，青出前人矣。呜乎！州都之广，山川之奥，怀才抱道者固不乏人，见知于世亦有幸不幸焉。焉文又曰：每质诸青囊家，未有不以简而忽之。然不知其精义入神之妙，直追往圣；或者已深达其妙，秘为独得，不欲彰其善而反嫌其略，亦未可知。即遍访渠同乡，亦罕有知者。不知其书并不知其人，予故不但不忍为己私，更补其所未备，日与诸学人搜采前贤名论，增辑《机要》。要知知其一说而不知其又有一说，会而观之，急为表章，公之宇内，务期必先无误于世，庶使业是术者知药理之如是，非可苟焉。至于事亲保身者，亦不为庸工所惑矣。康熙辛未新正八日，无求学者尤乘识。

时觉按：增广贾氏《药品化义》，卷上增《用药机要》，辑李时珍、缪希雍诸人言。有康熙三十年辛未林屋之味菜轩刻本藏中国中医科学院及南京中医药大学，并收于《博物知本》。

《本草便》二卷　存　1644？

明海阳张懋辰（远文）撰辑

自序曰：兵本杀人，善用之生人；医本生人，不善用之杀人。旨哉言乎！夫即以兵喻：纶巾羽扇、指挥如意，医是已；部曲整然，或刁斗不击，处方是已；至于士马兵车，非药草其何籍？某堪冠军，某堪偏裨，某某黄须儿，此君臣佐使之用也；吴兵浮，楚兵悍，秦兵亟烈，此甘苦辛凉之性也。故士卒不驯不可以临敌，本草不习不可以为医。行世本草如《证类》如《纲目》，老医白首未究什三，譬提百万师而半未组练，虽多奚善耶？且神农以后所憎异味，又譬神师剑侠，顾战斗震荡有奇功，而殊非佳兵所常训。因取东垣、节斋纂辑合订之，俾病者得按证而治，岂便医家得径而趋哉？今人士平时不习良医，一旦卧病，漫延而汤剂之，诚苻郎之礼慕容，刘璋之招豫州，不自贼者寡矣。然则此集虽简，亦庶乎一身一家之长城坚垒也。张懋辰题。

时觉按：有明刻本藏浙江图书馆，1999年收于《中国本草全书》第五十七卷，华夏出版社影印出版。《联目》作《草木便》，误。卷一载草部药一百六十三种，分君、臣、使三类，各述性味、功用、主治；卷二为木部六十四种、菜部二十四种、果部十九种、谷部十七种、石部五十四种、禽部一种、虫鱼部三十五种、人部五种。海阳，南齐置，隋省，今江苏常熟，一说，今扬州境。亦有以为今安徽休宁、广东潮州。

《本草辨名疏义》　佚　1644？

明太仓王育（子春，石隐）撰

乾隆十年《镇洋县志》卷十二曰：王育，字子春，号石隐。家贫好学，乏膏火，每梯屋乘月，以尽余光，于书靡不搜览。与陆世仪、陈瑚、盛敬诸人讲学，积力深思，遂进于道。性强毅，不为非义屈，然正而不激，人敬爱之。鼎革后，角巾方袍，与世泊如。卒时年八十有八。易箦前一日，犹与友人讲《易》如平时。育于五经皆有著述。又尝以六书之学失其传，乃推古圣贤造字之本，根于六义，证以五经，积十余年，成三十万言。旁通岐黄之术，其剖析多发奇秘云。所著《说文论正》《阴符经解》《本草辨名疏义》《斯友堂诗集》等书。

时觉按：乾隆十年《镇洋县志》卷十三《艺文类上》载录。

《本草发明》　佚　1644？

明常熟陈廷赞（襟宇）撰

民国三十七年《常昭合志·人物志》曰：陈廷赞，字襟宇，为小儿医。村童、里妪篝灯叩门，昏夜即往。绳床土锉，儿呱呱啼败絮中，便溲狼藉，腥臊垢秽，未尝蹙额掩鼻也。二子启元、调元为令，贻书戒之曰：医误杀一人,吏误杀一邑。我有十指糊口,无以盗泉为鼎养也。年八十三卒。

时觉按:民国三十七年《常昭合志·艺文志》据《海虞艺文目录》载录。

《本草类方》 佚 1644?

明吴江潘凯(岂凡,仲和)撰

乾隆十三年《苏州府志·人物十九》《潘柽章传》曰:潘凯,字仲和,邑诸生,高才积学。德清章日炌,其妇翁也,来知吴江县。凯深自晦匿,惟阴言民间利病,雪人冤抑,一无所私。子柽章。

乾隆十二年《吴江县志·潘柽章传》曰:潘凯,敦内行,工诗文,究心经世之略。为诸生,连试第一。与于复社,远近知名。明亡,弃诸生,不出以终。

道光二十年《平望志·文苑传》曰:潘凯,字岂凡,号仲和,娄东张受先亟称之。所著有《平望志》《本草类方》《贻令集》。

《药性洞原》 佚 1644?

明昆山徐观宾撰

《吴中名医录》曰:徐观宾,明昆山人,业医,著有《杂症烛微》《药性洞源》二书,已佚。

时觉按:道光六年《昆新两县志·著述目》载录。

《本草经》 佚 1644?

明上元李元素撰

时觉按:同治十三年《上江两县合志·艺文》卷十二载录。

《本草经》 佚 1644?

明上元王辂辑

时觉按:民国《江苏通志稿·经籍》载录。

《本草诠要》 佚 1644?

明江阴顾文熊(乘虬)撰

时觉按:道光二十年《江阴县志》卷十七《人物》载录。

《本草集要》 佚 1644?

明江苏朱廷立撰

时觉按:民国《江苏通志稿·经籍》载录。

《药性赋》一卷 佚 1644?

明南通冯鸾(子雍)撰

时觉按:康熙十三年《通州志·艺文上》载录。

《药能》 佚 1644?

明松江沈惠(民济,虚明山人)撰

时觉按:康熙二年《松江府志·艺文》载录,《中国医籍考》卷十四亦载录,“未见”。

《药性书》 佚 1644?

明萧县彭缙(北田)撰

康熙六十一年《徐州志·人物志三》曰:彭缙,字北田,萧庠生。工文词,萧令康炜修邑志,皆其手订。所著有《忠孝经解》《姓氏源流》等部。又精医,著《药性书》。学者称之曰北田先生。

《本草发明纂要》 佚 1645？

清钱塘刘默（默生）撰（侨居苏州）

康熙《苏州府志·人物》曰：刘默，字默生，钱塘人，侨居郡城之专诸里。以医名，遇危症能取奇效。所著有《症治石镜录》《本草发明纂要》。

时觉按：《中国医籍考》卷十四载录，“未见”。

《本草纂要》一卷 未见 1645？

明吴县陈元功（晏如）撰

王心一序曰：吾吴陈晏如先生，世将也而习儒，于古今之书无所不窥，更精心轩岐之理，诸凡孙子兵书、太公阴符诸篇，特其胸中武库之一也。庙间海内治安，烽烟息警，无所用武，晏如盖折节为医，因病处方，施罔不效，说者疑为长桑君别有秘授。晏如曰：我非有异人药也，亦以用药者有微异耳。夫古之圣人，尝百草以辨五味，分阴阳以治五脏，一似未有《难经》，先有《本草》。升降厚薄、温寒燥润，药性之异，介在毫厘，故同一药，而宜君宜臣，宜佐宜使，根枝已辨浮沉，多寡即分生死。嗟乎！学医而不读本草，犹之为将而不晓用兵，皆以人之性命戏者也。第今本草具在，有《图经》，有《证类》，有《纲目》等刻，名目太繁，几至一千八百余种，使人不胜读，读亦不胜记，于是乎本草始贵有纂。然或纂而失要，或要而不详，亦何取焉？乃纂而皆药囊中之所必需，且有一药，必备言其性之所以可独用可兼用，与所以不可用，使读者君臣佐使，了然于心手之间。虽庸医知之，皆可以活人，虽初学得之，不迷于下手，则惟晏如之《纂要》乎？晏如《纂要》仅得一百八十余种，已删去十之九，余闻汉初所存，亦止三百六十种，而今又几减其半，说者得毋犹存乎见少，而不知用药者，如是足也。晏如为将，尝以杀卫生，今则以此回生起死，而又欲付诸剞劂以公海内，盖仁人之心远矣哉。至于察脉知微，妙同见垣，则信乎长桑君有秘授哉，亦惟晏如自知之，而余又何足以知之？吴郡友人王心一题。

时觉按：载药一百八十种，言药性及配合用法。《联目》不载，《大辞典》佚，国内无存，《中国医籍考》卷十四谓“存”。王心一，万历癸丑进士，仕至刑部左侍郎，卒于顺治二年，是书当成于此前。

《本草汇》十八卷 存 1655

清吴门郭佩兰（章宜）撰

自序曰：本草之书备矣，予曷为而有是编哉？是编盖成于养疴，廿年来当体求医，诹今稽古，由博反约，以有此书也。夫医之为道至隐，而唯药之在本草则甚显。命名有义矣，审形有状矣，产有地矣，制有法矣，五行五色之异用，五气五味之殊涂，其昭明较著如此，宜乎所投辄效，应不旋踵。而往往试之不验，且以召祸，斯何以故？则读本草不熟也。何言之？药物之胪于本草，固各有成说，然其义蕴之妙、生克之宜，或根柢于《灵》《素》之精微，或散现于方书之绪论，或参变于古今诸名家之意悟，而心得相远也而实以相成，相近也而反以相贼。匕剂之微，死生反掌，岂刻舟按图、守一卷之师所能仿佛乎？所以古人立一方必不可移，制一剂必不敢率，则有擅改前贤之成方，与株守先辈之余唾者，俱不知医者也。予禀弱善病，寄命药饵，草草尝试，濒危者屡。虽博取轩岐之书读之，未识纲领，间与默生、朗仲诸方家纵谈蕴奥，赖其启翼良多。继得游念我李先生之门，不为先生弃遗，辄耳提而面命之，历有年所。于是反复深思，愯然有会，作而起曰：医之道，无形之理也；医之药，有形之物也。有形之物不精，则无形之理安寄？乃即前所谓根柢于《灵》《素》，散现于方书，参变于古今诸名家者，本先生之教汇而为书。所与晨夕者，又复有陈子白笔，同病相怜，遂得同方毕业而讲求，藉以不孤矣。编既成，凡一药当前，必始终具备，冠以短言，可资记诵；后列注疏，以便考稽；间附单方，旁罗制度，譬如千支万派，总归一流。《夏书》曰：东汇泽为彭蠡，东迤北会为汇。予于是编亦此义尔。他如羌独活之不分，大小蓟之混一，麋鹿角之同用，赤白芍、赤白苓之殊功，决明子之不辨青葙，相思子之承讹赤豆，石燕失收禽部，淡竹仅见草中。诸若此类，要皆曩贤代为阐发，而未立科条，故世人习用不知，能无乖反？裒而出焉，亦卫生之一助也。每于铩翮之暇，杜门无事，既辑《四诊指南》《劳瘵玉书》二种，《类经纂注》若干卷，并是编录而存之，非敢云作，亦验而后言尔。今年春，家咸树侯获睹是编，请助梓以公世，亟命其季梅在操笔牍以从。盖树侯走善如骛，而梅在亦以忧中，愿留心于此也，不复为北上计。而陈子白笔仍粲寒斋，课儿子树晦、树畹、树畦为时务义，得始终藉其是正云。康熙五年岁次丙午夏六月，吴阊上津里郊西郭佩兰章宜题。

李中梓序曰：走少以多病攻医，遂获以医交四方之贤达。往岁，吴门郭大参患奇疾，延医治之，增剧。敦召予，予视其证，目瞪口噤，举体如烙，切脉则大而鼓，按之如无。予知其患在病重而药轻，急为制大剂参附以起其疴，留止其也园者近五旬，两令嗣侍疾之次，咸得接珠玉，以为大参又有后也。时长公弱冠，已举于乡，次公章宜才逾舞象，瘦如不胜衣，方下帷督业，思轶武其兄。予不自揣，亦间与之纵谈文字，而未一涉乎医也。别数年，会母夫人孟恭人复遘疾，两令嗣更召予。予亟往，仍止昔之也园。进而诊恭人之疾，知其不可起，予未有云，察章宜之色，一似大忧者，予试以恭人证脉诘章宜，章宜答如响，且跽而请曰：家慈患入膏肓，非先生神手，不能造命，故不辞重趼，而望拯于大药王。言之声泪俱堕，时予心恻恭人之疾痼，而重尝章宜之知医，再留其也园者经旬，则知章宜固以怯弱抱痾者有年，留心方脉，吴门之善医如默生、朗仲辈，俱其所析疑而发覆者也。时章宜正濡首制举义，偕其友陈子白笔，键关程课，然会艺之余，必相与探索《素》《难》之秘奥，考究汤液之名理，积书至连屋，手抄几等身矣。予嘉其志之勤，偶一为是正，而章宜虚怀好道，殷殷下询之不置，别去，亦时诣问字之驾焉。乃予向慕吴门之人地，洎两过也园，顾水石之幽清，亭轩之曲别，盘桓眷恋，尝有终焉之志，而章宜亦乐得予为追随。癸巳春，章宜愿以也园为予宅，予不待卜而挈孥以来，昔为也园也客者，今为也园也主。诗酒过从，风雨靡间，剪蔬瀹荈，而两人之乐可知也。吴之人士不以予为芜陋，户外之履恒满，于是约为讲期，月期数会，会必竟席。章宜时在读礼，益得肆力讨稽，执经隅坐，义符北面。予因进章宜而策之曰：子休矣。子之父兄咸仕宦，子顾不图其远者大者，而何有于区区？章宜曰：唯唯否否。医所以寄死生，而前贤以为儒门事亲，则道莫大乎是，安见其非远大也？唯先生教诲之幸甚。予察其诚挚，悉所秘而授焉，向弃之箧衍者，今不惜为君倾倒矣。居无何，予多应四方之召，章宜亦以试事往来都门，不恒相见。一日过章宜斋，披其帏，见案陈一编，缮录精楷，启缄，则所辑本草也。原委条贯，有义毕陈，虽删酌未定，而大段合乎农轩之旨。予勉之曰：是编之集，予志而未逮也，子而继之，梓可焚研矣。而章宜复请为之引其端，予无文，第为追溯吾两人结契之由，而书此以为勖。他日悬其书国门，使天下知云间李士材，少以多病攻医，今吴门之郭亦然，四方贤达其愿交章宜者，亦有以信予言之不谬也。顺治乙未孟春，云间年家弟李中梓士材拜手题。

自识曰：念我先生之弁是集也，在乙未春，不数月，而先生捐馆舍，山木之仰，时不去心。匆匆十余年来，也园之池台非故矣，而先生手泽如新。是编屡易稿，不无所增损，独恨先生不及并教之为怅怅耳。简付剞劂，为书一过，曷胜泫然？丙午夏日，佩兰识。

凡例曰：一、是编原本《纲目》，佐以《经疏》，其余诸家参酌考订，揀金披沙，务取文简义尽归于中正确当而后止。一、是编专明药性，而首采杂论，继以用药式，暨病机与主治等入卷者，此亦略本《纲目》之例，惟病机则从娄全善《医学》增入焉。盖病机不辨，将药性安施？无非善全其用也，合是数者而临证不难矣。一、是编主详本草，凡四诊及运气、经络诸条，未能悉载，然亦不可阙如，兹略举大纲附二卷末，俾由纲整纲，条理已见井然。一、是编每一药下，例成对句，或四六五七编为俳语，虽失大雅，便于记诵。元胡仕可、明陈嘉谟，有先为之者矣。一、是编于药性下博取诸家名论，胪列较勘，必使宜忌了然，随附以地产、炮炙、须使畏恶、制反之不同，庶无一毫疑似，可免对证苍黄。一、是编于每药下附以验方，此唐慎微、李时珍本皆然，今法其意，倍加选择，更有秘授方如养阳圣丹、乌龙消癖、接气沐龙等类，传自异人，历试而验，亦出以公世，无非痌瘝一体云尔。一、是编用便取携，非资博识，《本经》分上中下品，计药三百四十七种，代增广至一千五百十八种，《纲目》又增三百七十四种。兹择切要紧关者，约登四百七十有奇，馀未遑编入，亦本王节斋《集要》之义，览者恕其固陋云。一、是编所载药或用药式及主治与单方所收，而编中间一遗者，大抵迂缓之品非医林所常用。若求其全，则有《纲目》可考。然如鱼胶一物，今多入强阳之剂，而《纲目》不载其用，兹亦从之。一、是编畋渔百氏，裁割成书，虽联贯顺文，而于本义稍断者用画一，截然可分者，用勾∟；当句而句，当读而读，难字音注，四声圈别，俱细加厘订，一字无讹，使览者豁然心目，无临书按剑之苦，亦一快焉。一、是编得树侯梅在两咸助梓问世，外有《四诊指南》《劳瘵玉书》《类经纂注》三种，坊间近有汇刻之请，行将次第就政高贤，但恐芜鄙，徒资捧腹耳。

时觉按：卷首列本草源流计四十七家，末有补遗载草果、兰草、熏草凡十四品。收于《四库未收书辑刊》。

《本草汇笺》十卷　存　1660

清毗陵顾元交(焉文)撰

庚子自序略曰：士君子生多数奇，自甘隐退，其精神智虑无所寄泊，往往攻于艺术。然而仁人用心，不欲销靡无益之地，庶惟辕岐之学，非徒卫生，兼可及物，虽位处独善，而有众善之理。不佞交年已向迈，生平竟为三截人：壮时藉鱼山老师延医衲慎柔于松陵，予酷嗜其术，与之共晨夕者阅二年所。自谓终身之业已定，于是乃复牵系浮名，往来燕邸二十年，精力半耗于帖括，半耗于尘缰。甲申、乙酉之间，予年望四十矣，时事既乖，买山无力，则前此慎柔所授，已早筮末路，苟全活计。戊戌春，偶再访松陵，逗留良久，凡两易裘葛，刀圭所施，活人数百。而予固不欲久淹此地，乃趯移吴门，僦居李灌溪先生园亭之侧，得奉教于先生无虚日，所闻皆圣人之言，所励皆贤人之行，方窃私心厚幸。将著书立说以公天下，传之后贤，为功甚溥，为泽甚长，此予有《本草汇笺》之刻，特先出以问世耳。予用是纵稽古之力，揽众书之长，详其本义，略其旁及，权于众理以要其指归，汇先后贤诸家之旨，行以一人之笔，而自成一笺，务使观者悦心，读之爽口，初无开卷之苦，渐登啖蔗之境。举凡轻视本草为不必深求，或披揽全书而恶其繁瀚者，则此书不无少裨焉。然而古人之书多矣，古人之论详矣，予又安用役役焉复为之赘？盖搜罗既广，则理出专家，烟楮一新，则移人视听，第著述之家讪诽所集，海内之大，百世之远，蒙其藻识者固多，受其讥弹者当亦不少，余愧且惧，用敢自弁本末，亟付枣梨，其立言命意，已悉于总论二十余条，兹不见列。顺治庚子秋，毗陵顾元交书于能仁古院。

丙午自序略曰：余不敏，当甲申、乙酉间，正余四十无闻之日，禁绝人事，杜门一编，寝食坐卧，唯手岐黄书不置。至《天元纪》《五运行》《六微旨》《气交变》《六元正纪》《至真要》等篇，读之多碍，则静而思之，毕三夏之力，殚精竭虑，务彻本原，不揣寡昧，妄加诠释，更为错综其论，以曲畅厥旨，颇多昔人未发。然则循斯道也，民未病测其将病，已病识其转病，所中何脏，所变何化，遂可握券以俟乎？曰：不然。人气通天，寒暑相荡，沴盭相干，此天人感应之常也。然而脏腑各有厚薄，禀赋各有坚脆，喜怒交攻，饥饱相困，劳欲致伤，起居失节，病咸人所自致，天亦无如之何？但其虚实传变、进退盛衰、亢承制复之理则万象，人身脉法经络、呼吸运动，举莫之能外。病者于一日之间而即寓六十年之变，医者通六十年之变以定机于一日之间，唯张子和深契此义，其云“看与何年气运同，即向某年求治法”，可谓开千古眼。考亭未谙医学本贯天人，乃视为资身贱术，后人习其业者卒多卤莽从事，间有深究斯理者，又多怀胶柱之见，至疑圣人之书不可尽信。呜呼！此道之所以日晦也。丙午长夏，顾元交书。

李模序略曰：毗陵焉文顾公，痛恻时弊，先出本草一编，云以救世，大意在核是非，审偏全，辟迷惑，通胶滞，断断乎诤论无少辟。公固曰：予非过激，盖虑以生人之道毒之也。予笑谓公曰：公其以毒攻时之不知毒者乎？然公非易为立言者，少怀奇颖，壮益稽古，受知于嘉鱼熊公，欲从科目发舒其所欲为，会屡踬，渐旁及《灵兰》《金匮玉函》诸书，复涉淮泗，游燕冀，纵览土风物宜，益博通古今名家论著而得其指归，曰：道在是矣。自松陵来吴门，寓予邻庵，日与诸门人搜抉理奥。予时过从，谈天人性命之际，服其疏通简远，至岐黄家言，超然玄悟，咸本枢要，特研精本草，每发昔人所未发。应病谒者，则就古方裁易一二味，试辄神效。恒谓予：不著书立言，无以大吾生之用，而塞毒吾人之害。今览其书，如昆吾圭刀，割玉如泥，又如楚王太阿，登城一挥，无所不快。抑予闻之内典云：无想羯南，精神化为土木金石，未也逆行圣贤，现为药草，或作灵药，舒光照耀。夫届挠物理，不可也，枉折灵寓以戕生命，其可乎？故平毒寒温，药之体也，能杀能活，药之用也，得之则撮土可以成金，失之则醍醐尽为毒药，神而明之者之事也。是书也，练神渊识，宜自立一家言，而题之曰《汇笺》，其殆击涂毒鼓、震动大地之聋惑者与？吴郡密庵李模撰。

钱澬序曰：六艺之外，其最易于民者莫如医。医之为道，固圣王拯元元，悯夭折，而以天地阴阳之理体之草木金石，以其得气之偏胜合脏腑经络之盛衰，犹必仰观天时，俯察世运，病随运生，药从运转，故或主辛热，或主寒凉，各得其当。而本草家胪列五千余种，良毒温平，靡所不具，以俟达时知变者采而用之。自炎皇、有熊以及唐宋《农经》《大观》《开宝》等编灿然昭著，而蕲阳李东璧先生《纲目》集成，本草之学大备。今人多简忽不加讨究，处剂措方，漫无张主，更安望其因时通变，为一代医林乔楚哉？此吾师有《本草汇笺》之刻，其立言命意该博渊微，固不能赞一辞，然而用药之枢、合时之理，澬虽不敏，朝夕侍诲有年矣，故得稍知用药之机，如张机治寒，完素疗热，震亨滋阴，李杲温补，皆以运气之变、时会之宜，故得专主其说，各命一家。《经》称运气、天时、方土、人事详矣。师之言曰：予以三十年前治症药法施之于今，鲜有济者，往往常致决裂。譬如以今法施之三十年前，其相背亦犹是矣。生今反古，哲人所戒，奚况负司命之责者，安得胶守管见而昧昧于乘时也哉？善读《汇笺》者知于辨析药理之外时寓微旨，可谓贯天人而御古今，非区区著述者流也。澬早年多疾，留心医典。既壮，寻有得师之庆，师固先叔祖旧金华守疑庵公畏友，因得收置门墙。师云：医家不辨本草，犹农人不辨菽粟，将何以处方调治？澬逡巡惶悚，以为《农经》本草固医之宗也，其后黄帝命六臣论医，而岐伯最称职，医道乃章，后世称医皆以神农为祖。而洪武间遂祀神农于德寿宫，而列诸贤于两庑。何则？以神农为开物造医之始也。吾师乃能远述神农之业，近接蕲阳之统，可谓删繁就简，使学者了然于胸臆，而不为群书所障矣。澬用是弃帖括，坠先邦伯公之遗绪，早夜克勤医理，思有以继述师传，故敢附骥尾而为之引略云。梁溪门人钱濆文尹父拜述。

时觉按：有康熙十五年龙耕堂刻本藏上海中医药大学，1994年收于《历代本草精华丛书》第七册影印出版。又名《增补图像本草备要汇笺》，首列药图六十六幅，集运气及药性论十五则，载药三百八十一种，分草、木、果、谷、菜、人、禽、兽、虫、鱼、鳞、介、玉、石、水、火、土部，附图一卷。

《本草挈要》一卷　存　1671

清晋陵史树骏（庸庵）辑，晋陵俞嶅（卷庵，泯图子）订正

时觉按：分八部载药二百八十种，以数句骈语论药，系所著《经方衍义》卷五之药物部分，有康熙十年刻本藏中国中医科学院。晋陵，今江苏武进。

《本草纲目必读类纂》三十六卷　存　1672

清京江何镇（培元）撰

自序曰：上古圣人取草木疗民疾苦，辨其品类性味，传及后世，即炎帝尝草遇毒之遗编也。以所采多草根木皮，故定名曰“本草”。其编在书契未备之先，而奕祀之立方济世者，实无不准乎此。若是乎本草既具，而详论以济生者之不可无也。愚每究观本草，凡生植飞走、金石虫鱼，以及水火土灰，品汇万殊，无一不可以疗疾，则前贤已定之药品，必当按其寒暖刚柔，审夫君臣佐使，斯无不立起沉疴，奏效寿世矣。但学者苦其繁多，难以精悉，兹特宗诸《纲目》，取主治与本草，删订而发明之，复将品物之殊类区分而序列之。如草木之益人也多，故列之编首；余则五谷蔬果，为人生日用之需，亦可治病，以次及之；再则人为万物之灵，古人惟采剩余，他置勿用，兹亦凛遵遗意，止列河车、乳汁数种，又次及之；若禽兽鳞介、金石鱼虫诸类，各能奏功，又次第及之。既不欲繁，又不敢略，编订成帙，题曰《纲目类纂》，后即附以《济生邃论》《家传效方》，阐明圣贤之秘旨，备述前人之验方，体用具备，纲举目张，简阅良便，僭名《必读》，不过欲为医学之一助，以共跻斯世于仁寿也云尔。知我罪我，亦乌敢置喙云。康熙十一年岁次壬子嘉平月天腊节前一日，京江何镇培元氏题。

张铨衡序略曰：今之为医者各师其说，各逞其能，或推别术神奇，或矜异方灵妙，以致按图索骏，药品难征，治病执方，折肱罔效。此皆不熟本草，不精证治之过也，求其统本草证治无不淹贯于胸中者，上下古今代不数人。近有培元何君者，世习岐黄，业号耑家。其先君继元翁名闻宇内，活人甚多，君以得诸庭授者与宗源昆季辈并驰声名于天下。余与何氏原属世交，近忝年谊，宗源昆季时通音问，而公则以移宅云阳，徒切仰止之思，未遂观止之愿。余与何君交则自己酉秋始也，忆其时室人症患关格，服药不效，适何君以亲翁封氏聘辱临敝邑，随命两男踞而请焉。公即惠然命驾，按脉之余，则曰：非不可治之症也。剂一下而关格随通，调月余而体健如故。非公之详明本草，熟悉证治，乌能按证施治，取效之速如此哉？自是余与何氏契结金兰。一日，过公之寓，见公之著述盈几，阅其目则《本草发明》也，《百药主治》也，以及《脉讲》《脉诀》《伤寒或问》《活人指掌》《济生论》《原病式》《素问抄》《集效方》，共计十种。翻阅之暇，公独取《本草》《济生》之四种以示余，曰：医学所谓明体达用，必不可少者此也。欲付之剞劂以公诸世，奈襄其事者之难其人也？余即承其意而身任之，随携稿归而细玩焉。其《本草》《主治》二种，宗诸李东璧之《纲目》，约取五百九十余种，凡一药当前，必始终具备，冠以短言可资记诵，后列发明以便稽考，间附单方，旁罗制度，读是书者无药不明，体立而用不患其无具矣。《集效方》则其先君所家传秘宝也，先生亦不欲自秘而公之世，其用心之仁可知。《济生》一论衷诸王宇泰之《准绳》，约计三百六十余症。凡论一症，先原病之根由，次列病之端委，辅以诸家邃论，附以中病要方，且论纂其精，证辨其真，治征其验，读是书者无症不晰，用行而体不患其不著矣。若是乎，此书之为体为用，不可相无也，余因题之曰《济生本草》。由斯以观，公素养之裕也如此，用心之仁也如此，且著述之尽善也如此。公其轩岐之功臣，而功岂在扁仓诸先贤之下哉？忆是刻也，登梓未几而先生已捐馆舍，其及门李君鸿涛佩公之教，极力教正，不辞寒暑者数载，始克告竣成书以报先生之德也。噫！公虽往矣，诸令嗣则英英也。长君子长，次君瞿涛，得诸庭授者有素，复胸富诸书，俱为世所推重，而征聘者已高车驷马之不辍矣。即及门之李君鸿涛、姚君虞生辈，其得授于先生者咸克随治应手，将见声播寰区，而先生之传灯一炬益因是而炜煌不坠也。余不敏，敢言序哉？聊述其知交之有自云尔。康熙十五年岁次丙辰秋桂月，古延年家眷弟张铨衡顿首拜题。

王锡琯序略曰：《本草必读》一书，何子培元所为作也。何子少习举子业，屡试不售，谓良相良医等耳，因绍其世学以利济于人。所治应手愈，全活不可尽数，而口不言功，斯诚儒者之心也。而又虑世之业于此者一

匕误投，凶危立见，犹之兵为戡乱之资，而亦祸民之具也。是何可不原其始，则采择之因时，而燥湿之殊产；是何可不广其数，则炮制之随宜，而喜畏之异性，区分缕晰，一开卷而百物灿然，即洁古、海藏诸书不逾是矣。立言不朽，庸讵不足与韬钤家相上下乎？吾冀读是书者得其大旨之所在，而神而明之，毋徒与马服君之子同数而其识则几矣。时康熙丙午仲春，东嘉王锡琯题。

凡例曰：一、本草一编，代不一刻，然有载性味而不辨经络之归，详炮制而不及选择之法，分毒之有无大小而不注使反畏恶之别，求其兼贯靡遗称备美者，无出东璧《纲目》一书，但学者苦其繁多难以记诵。兹集悉宗其旨，佐以《蒙筌》，参以《经疏》诸书，先辨味，次详性，次分有毒无毒，次载入某经络，次别出产真伪，次详水火法制，次悉佐使畏恶，然后细分治疗，宣赞功用。凡药之性味体用，无不精悉详备，虽不敢云全璧，后之同志者流览及此，或可为医学之一助云。一、讲药性而不衷诸先儒之论定，犹夫儒家说四书五经而不本诸《大全》也，后学日事聚讼，究何益哉？兹编于每药下，必采先儒论说以为发明，首推五行所属之理为之解注，且明言某证不宜用，某证宜用而不宜多用、不宜久用，又援古治疗效方以为明验，则药品无不尽之义，而无不断之微矣。然后按其意旨，参以管见，是亦不揣庸陋而为邯郸之学步者也。一、是编便资取用，非图博识。《本经》分上中下品，计药三百四十余种，历增至千三百余种，《纲目》又增三百七十余种，兹采切要必需之药总计五百九十余种。凡迂缓之品未经世用、未经目见者，概不敢登，惑人耳目，欲求其全则有《纲目》可考。此亦本节斋《集要》之意，识者幸毋哂余固陋。一、是编于每药下炼句谐声，便于记诵，僭名"必读"以资初学。元胡仕可、明陈嘉谟已先为之矣，盛朝之郭章宜又复为之矣，窃敢效颦，幸鉴鄙怀。一、是编于各卷之前，延聘名手精绘图像，像欲其神，图辨其真，俾明药性者知所自始，按药品者识所由真。又于各药下附以经验单方、秘传奇方，举生平之所独得，无不悉表以公之世，莫非痌瘝一体之微意也。一、是编网罗百家，裁订成书，各种药性则用大字以提纲，诸家发明则用小字以列目；又凡药之名目、人之姓氏，则用白文以便稽考；又必难字音注四声圈别，详加校阅，一字不讹。览者不必沉思默味，自有豁然心目之乐矣。京江何镇培元氏谨识。

时觉按：有康熙十一年壬子毓麟堂刻本藏中国中医科学院、中国医学科学院、上海中医药大学，康熙十五年丙辰刻本则为二十九卷。有卷首二卷、《图说》十一卷、《各证主治药品》四卷、《本草药性发明》十二卷，或附《类纂必读》十八卷，故卷数各异。有张日浣序同《新镌何氏附方济生论必读》，有张金镜序同《何氏家传集效方》，兹不赘。

《本草纂要》八卷　佚　1674？

清丹徒何金瑄（宗源）撰

时觉按：光绪五年《丹徒县志·艺文志》载录。康熙十三年甲寅毓麟堂刊何应时《何氏家传集效方》，其子何镇培元甫、侄何金瑄宗源甫同校，则金瑄为康熙间人。

《握灵本草》十卷，《补遗》一卷　存　1683

清嘉定王翃（翰臣，东皋，楫汝）撰

自序略曰：夫士不通六艺之书，其临政制治，殃民必多；医不知本草之经，其临病制方，伤生必甚。尝见市药之人，昧于药之方土节候，惟听之采药之家；求药之人，昧于药之根茎花实，惟听之市药之家。其用之也，或名是而实乖，或质同而效异，此之不知药，医之得过也犹浅；若乃真赝既分，良毒已辨，而暗于阴阳，迷于升降，其用之也，或应阴而用阳，或宜升而反降，此之不知药，医又安所逃其罪哉？孔志约撰《本草序》，有曰：名实既爽，寒温多谬，用之凡庶，其欺已甚，施之君父，逆莫大焉。斯言良足畏已。窃考近世本草，惟宋《证类》一书最称明备，明李东璧为之增品益方，资以百家考辨，撰为《纲目》若干卷，嗜奇之家无不什袭珍之。而俗医习守《蒙筌》《摘要》之旧，既苦其不能读，又苦其不易购，将使作者之心，空怀利济，终古沕沕，可慨也。夫方药所以疗疾，非以炫博。当未经考辨之先，即绘图山海，未足供其睹记，及考辨既定，则经络之阴阳，性用之宜忌，与制剂之大小奇偶，无不亟待讲求，而方土形性又其次矣。故考信一则众说可芟，精义存则繁言可节。方则务取合理，苟涉迂诞，概置弗录。昔杨医博去有名未用之药，而有《删繁》一书；日华子详华实、性味，而作《诸家本草》。又若《珍珠囊》之成于洁古，《用药法象》之撰自东垣。数子者，并以巨眼卓识，精别弃取；翃虽不敏，窃效斯旨。是编也，始于丙申，迄于壬戌，凡四易稿而成。法尚精严，文仍璀璨，视海虞、华亭牵合附会以疏经，檃括芜陋以为汇者，则无间矣。学者尊之为《本经》，勿卑之为方伎，是则余删述之微意也。是编初成，西昌嘉言喻先生适馆余舍，曾出以示先生。先生喟然曰：雷桐不作，斯道晦塞久矣，君其手握灵珠，以烛照千古乎？《握灵本草》者，喻先生之言也。康熙二十二年岁在昭阳上章大渊献月临则且中浣谷旦，嘉定王翃撰。

徐秉义序曰：吾友王子翰臣，家于畛之东皋，与余兄弟称宿昔交，其文章瑰玮苞羽，当世海内称名孝廉者三十余年矣。少工帖括，即兼通《灵》《素》之书，此其志诚有大过人者。或曰翰臣以理学为儒宗，才擅经济，而抑于时令，执其骞腾，乃埋光隐采，退而学医，亦侘傺不聊者之为也；或曰翰臣寄迹于医，不过如太公之屠、子陵之钓、君平之卜、安石之围棋、曼倩之射覆，若高人游戏焉者，而非以是炫声上手，以求名于后世者。此皆非深知翰臣者也。夫医之为术，虽以之活人，而其道实通乎治世。古者伊尹医殷、太公医周，而二姓以王；百里医秦、申庶医郢、原季医晋、范蠡医越、管仲医齐，而五国以霸。翰臣抱医天下之才而无所用，故托之刀圭家，以自显其缮生救死之力。今其术效矣，自委巷达于京邑，王公贵人以及舆台之细罹疾厄者，翰臣对脉裁方，投一剂而病立起，时以为仓公、苗父无以过之，于以全活人无算。是即翰臣之旂常卣鼎也，岂其绝意功名而聊于医焉寄寓者哉？昔有熊氏咨于雷岐，著《内经》《本草》，为主治之宝经，翰臣砣首穷研，综其指要，洞筋擢髓，著为四部奇书，而《握灵本草》其一种也。余受而读之，其考校精严，语致渊渺，无一不宣畅轩岐，为后代四家综核正传。自翰臣之书出，而仙翁《金匮》、涓子《鬼遗》皆说铃也，况其余乎？夫以翰臣之学术，不得为良相，乃屈而为良医，假一旦迎以安蒲，位以台辅，俾得调燮阴阳，登斯民于仁寿，免一世之凶札，其弘济之略，首于是编乎征之。然世固未有知翰臣者，而翰臣之志亦大可见矣，是为序。时康熙癸亥仲秋中浣三日，年家眷弟徐秉义题于二濆书屋。

曹垂璨序略曰：我友东皋先生得轩岐之妙，遍阅诸家之书，秘方灵剂，悉悟要旨，著《握灵本草》，金科玉条，犁然具举，中郎得之，必秘之帐中矣。其学术渊源本之三坟十翼，非若世之医家量药于寸匕、程方于点墨已也。故曰不通天地人，不可以学医。盖丹青之妙能写物之形，《本草》一书能穷物之理，不知其意而徒以迹泥之，是夏虫不可以语冰也。至人学以迹不泥乎迹，故学于迹之所传，而并学于迹之所不传；是以妙必假物，而物不能生妙；巧必因器，而器非能成巧；羿无弧矢不能中微，中微者非弧矢也；倕无斧斤不能善斫，善斫者非斧斤也。昔黄帝求珠于赤水，今在先生掌握中，不烦象罔而得，炳炳麟麟，岂不照耀千古哉？是为序。康熙癸亥菊月上浣年家眷弟曹垂璨题于竹香居。

《慈云楼藏书志》曰：是编成于康熙癸亥，凡分十二部，曰水、曰土、曰金、曰石、曰草、曰谷、曰菜、曰果、曰木、曰虫鱼、曰鸟兽、曰人，为药四百余种。盖以唐慎微《证类》、李时珍《纲目》诸书删繁取要，以便检读。每药先列主治，次发明，次选方，卷首有序例一卷，则载《神农本草》品例、岐伯七方、徐之才十剂也。名握灵者，自序称取喻昌言，谓其书为手握灵珠之言，然亦近于夸矣。(《四部总录医药编》)

时觉按：又名《东皋握灵本草》，原书载药六百零九种，分水、土、金、石、草、谷、菜、果、木、虫鱼、鸟兽、人十二部；补遗一卷，卷端署嘉定王翃编辑，载药一百九十种，分金石、草、谷、菜、果、木、服器、虫鱼、鸟兽、人十部。

《本草经》三卷　阙　1687

清长洲过孟起(绎之)辑

时觉按：有康熙二十六年刻本藏上海中医药大学。残存卷上序录，有药百零四味，缺上品十六味及中下品全部。有序署为：康熙丁卯长洲后学过孟起绎之父谨序于筠谷之起瑞堂，序文正文阙佚。

《药性注》一卷　佚　1687？

清常熟陆守弘(子怡)撰

时觉按：康熙二十六年《常熟县志·人物·方技》载录，民国三十七年《常昭合志》卷十八作《药性》一卷。

《医宗要略》不分卷　存　1687？

清常熟李约(介亭)、李维麟(石浮)同纂

时觉按：《联目》不载，《大辞典》“佚”，康熙二十六年《常熟县志·人物》载录，有稿本六册藏无锡图书馆。无序跋、凡例、目录，不分卷。卷端题：《医宗要略》，署：古吴李约介亭父，弟维麟石浮父同纂，内容为“药性正选”，分部记述药物性味、归经、功效、治症，有按语阐发用药心得。卷末有“单景渊藏本”字样。

《药能》 佚 1690?

清金山金铭(子弁)撰

乾隆十六年《金山县志·艺术二》曰:金铭,字子弁,世居卫城。幼从秦景明学医,治疗如神。著有《药能》若干卷。孙学谦,字有禄,能传其术。

又曰:徐磐,字介鸿,卫城人。从学于金铭,尽得其术,而为铭所掩,名不及远。然变通神妙,铭亦以为不测也。工于诗,超逸无尘俗气。著有《影赓集》。

时觉按:秦昌遇景明,晚明医家,金铭从学于景明,则为明末清初人。乾隆十六年县志载录其孙与门人事迹,则主要活动于康熙间。

《本经逢原》四卷 存 1695

清长洲张璐(路玉,石顽)撰

自序略曰:尝思医林医术,非不代有名人,求其端本澄源宗乎《本经》主治者,《玉函金匮》而外,未之闻也。长沙已往,唐逸士《千金方》独得其髓,其立方之峻有过于长沙者,后世未由宗之。以故集本草者咸以上古逆顺反激之用,概置不录,专事坦夷,以适时宜,其间琐琐,固无足论,即濒湖之博洽今古者,尚尔舍本逐末,仅以《本经》主治冠列诸首,以为存羊之意。惟仲淳缪子开凿经义,迥出诸方,而于委宛难明处则旁引《别录》等说,疏作经言,朱紫之混,能无戾乎?昔三余乔子有《本经注疏》一册,三十五年前于念莪先生斋头曾一寓目,惜乎未经刊布,不可复睹。因不自揣,聊陈鄙见,略疏《本经》之大义,并系诸家治法,庶使学人左右逢原,不逾炎黄绳墨,足以为上工也。上工十全六,不能尽起白骨而生之。吾愿天下医师,慎勿妄恃己长,以希苟得之利,天下苍生,确遵"有病不治常得中医"之戒,跳出时师圈缋,何绳墨之可限哉?康熙乙亥春王,石顽张璐书于隽永堂,时年七十有九。

《四库全书提要》曰:《本经逢原》四卷,浙江巡抚采进本,国朝张璐撰。其书以《神农本经》为主,而加以发明,兼及诸家治法。部分次第,悉依李氏《本草纲目》,而疏通大义,较为明显。自序云:"濒湖博洽今古,尚尔舍本逐末,仅以《本经》主治冠列于首,以为存羊之意。缪氏仲淳,开凿经义,迥出诸家之上,而于委曲难明之处,则旁引《别录》等说,疏作经言,未免朱紫之混。"盖时珍书多主考订,希雍书颇喜博辨,璐书则惟取发明性味,辨别功过,使制方者易明云。

《郑堂读书志》曰:国朝张璐撰。《四库全书》存目。是编依东璧《本草纲目》之书,分十二部,略疏《本经》之大义,并系诸家治法,颇为简明。大都《纲目》以博涉为主,是书以守约为主,虽未知复神农之旧,而自学医者观之,左右逢源,不逾《本经》绳墨,足以为上工也。(《四部总录医药编》)

《清史稿·列传第二八九》略曰:张璐,字路玉,自号石顽老人,江南长洲人……其注《本草》,疏本经之大义,并系诸家治法,曰《本经逢原》。

《吴县志》曰:张璐,字路玉,吴之明医也,能审虚实决死生。又所着《伤寒大成》《诊宗三昧》《医通》《衍义》诸书,梓行于世。

时觉按:收于《张氏医通》《医学初阶》。

《本草析治》 佚 1695?

清昆山吕熊(文兆)撰

乾隆十六年《昆山新阳合志·人物二》曰:吕熊,字文兆,父天裕。熊生而俊爽,长七尺,戟髯铁面、目光炯炯。天裕以国变故,命熊业医,勿就试。顾熊性独嗜诗歌古文及书法,博习不厌。于公成龙巡抚直隶,聘入幕,一切条议皆出其手,同事者忌之,遂拂衣去。越数年,成龙复旧任,再延入幕。凡所赞画,动中机宜。及奉命治河,将题授熊通判,俾自效,熊固辞之。年八十余卒。所著有《诗经六义解》《明史断》《续广舆记》《前、后诗集》《本草析治》。

时觉按:于成龙有二:字北溟,号于山,山西永宁人,官至兵部尚书、大学士、两江总督,但无巡抚直隶,奉命治河的经历;字振甲,号如山,汉军镶黄旗人,后人称为"小于成龙",康熙二十五年任直隶巡抚,三十年任河督,奉命治河,三十七年以总督衔管直隶巡抚。后者经历与县志所述合,则吕熊康熙三十年固辞通判职,书或成于此后。

《夕庵读本草快编》六卷　存　1697

清吴县浦士贞(介公)撰

自序曰：谭友夏先生与先君星临公订金石交，每过吴门，下榻寒斋，谈诗论道。予得从之游。尝谓予曰："尊人以高年得君，禀体柔弱。膏火之余，宜留心医道。医非小术也，范文正以良相并称矣。然医非易事也，不参神圣工巧，其何能得焉？予少时曾患咳血，因究心此理，保摄得安。古云：为人子者，不可不知医，谓上可奉亲，下可保身，君其志之。"岁庚子，挂误被黜，抑郁成疴。先君子恐误于药，命往云间，叩表叔士材李先生求治。登其堂，见问奇者，不异玄亭执经者，有同马帐。未及弥月而疾霍然，心景慕之，遂执贽焉。逮曩时友夏之言为问，师曰：是也，当以脉药症治为配，子能会心乎？予退而思之，诘朝进曰：脉非神不能辨形象仿佛，药非圣不能详气味功用，症非工不能悉变态虚实，治非巧不能中寒热温凉。师抚掌曰：青出于蓝，其在子乎？追随数载，颇决藩篱而窥堂奥。究脉契心，草成《脉语》；论症平脉，撰作《玄机》，独于本草若望洋。然虽有《纲目》可凭读之，范无畔岸。寤寐于斯，穷研深究。一载之后，恍若有得。然后知读本草非读他书之可比也。中有五难，世所鲜解。……窗友吴龙文谓予曰：近见世人读《药性》一赋，自负知医；得草泽数方，矜夸神秘。不独润身肥家，更欲传之子孙。若君如此穷研，无乃自苦，更以苦人，难免迂阔之讥矣！予应之曰：吾亦知吾之腐也。曼倩有云：少所见，多所怪。见橐驼谓马肿背，乌乎可？山谷曰：医不明理，如盲射箭，偶或中的，岂可恃为长技耶？博学明辨，乃吾辈分内事，苟不从博归约，终是无头学问。彼徒曰医耳，恐学医费人也。昔子政读《山海经》，始知贰负；东方蹑秦狱地，乃识怪哉。敬舆谪忠州，书详朐朋；长公贬儋耳，方传海漆。先贤明哲，未经考核真确，不敢以疑似误将来。吾侪闻见寡昧而欲自逞，无异水涌蹄涔，火炫萤尾，其何能济？龙文稽首曰：聆君之论，茅塞开而中心快；读君之书，其快更当何如也？足见命名之意深矣！康熙甲子孟春古吴浦士贞自叙于濠上草堂。

陈彩序曰：余迁江南，晤吾家子明，数为吾言浦子介公，吴中快士也。吾藏诸心者已久，而以公务自羁，鲜亲谈笑。思客宦于吴而不获交介公，此亦心中极不快事也。甲辰春，移驻姑苏，得接介公于署邸。既一见，而肝膈照人。聆其议论，读其诗文，如坐我于窗风之下，灌我于冰壶之中，益以见我子明知人之明，而恨我相见之晚，又成一大快事也。因得读其《本草快编》，起而击节赞叹，希有不能已已。余性不能多读书。喜宾客过我，又喜人清谈妙理，用醒脾困。而《快编》之在我前也，天地之理，万物之情，阴阳神鬼之秘，夭翘蠕动之形，岐黄问辨之旨，秦越答难之经，莫不究其源委，明其变化，出其才能，神其配合，以苏天下之困，而扶天下之危，舒天下之郁，而返天下之平，即天下安，有快于此者乎？案头置此一册，朝夕玩诵，自然百病无有。此其快，吾先得之，他尚未之知也。且闻其继有《证治快编集成》，当兼以惠教，公诸天下，不但作枕中秘尔，则吾之快岂有已乎？即天下之快岂有已乎？时康熙甲辰长至日整苏松常道前读史官年家眷弟陈彩顿首拜撰。

李中梓叙曰：余总角时喜览《尔雅》《裨雅》，为其能识草、木、鸟、兽、禽、鱼之义。既而阅及本草，更有进焉。何也？自古圣王尝味别性，正名明用，为万世利。历代名家，又从而增补之。品日益，论日广。至蕲水李氏，父作子述，正讹辟谬，纂成《纲目》，以开后世，功岂浅鲜哉？然集大成者绪必多，论宏博者文难简。是以书余二尺，不觉其繁也。但贫者不能购，购者不能读，读者难于记诵，每每束之高阁者不少。予欲嘱一特达之士，弹核较雠，删芜存隽，使览者易明，用者无误。留心多载，竟难其人。甲午春，董君德仲招游佘山，与诸隐宿，昕夕论道，志足乐也。适有长须持书来告，启而视之，乃浦侄介公费赍《快编》求印政者也。挑灯批阅，不觉忘寐。磋磋！余蓄念未遂，介公先得吾心之所同。然且及吾门者，介公年最少，学最优。以场屋萤火之余功，作此千秋不朽之事业，不独可喜，实可嘉也。连朝细捡，再为厘正，见其立意，以溯湖发明为主，群论为佐，不独释名辨性，更可博识广闻。虽不业医者，亦当置之案头，偶拈一则，便觉开畅胸次。命之曰"快"，非虚语尔，较之《通玄》，青出于蓝矣。亟令邮归，寿之梨枣。云间表友生李中梓识。

凡例曰：一、蕲水李氏父子，搜赜索隐，三易稿而始成，分类别部，皆有微意。首列水火土者，水火乃天地之先，土为万物之母；次金石者，从土也；次草谷菜果木者，从微及巨也；次服器者，从草木也；次虫鱼介禽，终以人者，从贱及贵也。予不敢紊，悉遵其旧，题曰"读"者，明非自撰之书，盖读《纲目》得其快而拈出之者也。一、诸家所著，繁简不一，重复舛误，至《纲目》出而析条有望洋之叹，难作枕中之宝。予因撮其要，揽其华，删繁就约，使览者若执烛之明，读者无鲁鱼之误矣。一、品类既多，分用不少，若一物别为数条，则愈滋其冗，今以本名，统其同类，庶一目了然。如阿胶之统于驴，轻粉之统于汞，郁金之统于茂，海马之统于虾。更有同类而气味稍殊，功用相仿者，则合为总论，如瓜、如蛇、如苔、如饭之类，盖取其简而可考，备而不琐也。

时觉按：《联目》不载，《大辞典》"佚"，《中国医籍考》卷十一载录，"存"，2003年人民卫生出版社收于《海外回归中医善本古籍丛书》第10册排印出版。类分四十有三，载药三百七十有一，为读《纲目》得其快而拈出之者。初成于康熙甲午，甲辰陈彩序，甲子为自序，卷末有"病中书竣，喜而漫赋"诗二首，题为康熙丁丑，前后四十余年方得告竣。

《药理近考》二卷　存　1697

清华亭陈治(三农)撰

自序曰：诊病之脉，贵通其神，治病之源，务明其药。寒热温凉平，明其气也；酸寒成苦辛，明其味也；燥润缓急、刚柔补泻、疏散攻发、通利收敛，明其性也。然后以人之虚实、老少、男女、强弱，消息其致病之由，穷之以七方十剂之道、汗吐下之法，以临其证。苟有一线之挽者，岂不能直中肯綮，出幽壑而登春台、起沉疴而回元气耶？用是而备《药理近考》纂。

小引曰：学者医理既明，脉法洞悉，尤宜用药切近，庶几治疾有当。自古圣贤皆参透精微而垂诸典要，以便后世好学之士从此而得心应手。苟非探赜索隐，焉能遵圣学而起沉疴乎？余故采取群珍以树宝林之意，公诸同志，毋哂管窥。

时觉按：首八法，收于《证治大还》。

《本草性能》　佚　1697

清云间王宏翰(惠源，浩然子)撰

时觉按：民国二十二年《吴县志·艺文考七·流寓》载录。

《药性便蒙》二卷　存　1700

清云间陈古(石云)撰

自叙曰：世传《雷公药性解》，凡采取、修制、治疗之法，犹射之彀率，匠之绳墨，无能出其范围。雷公为黄帝之臣，见于《内经》问答，今撷其文，似非上古笔墨，盖真赝录莫辨矣。然非精研医理者亦不能伪托也。他如《别录》《发明》《汤液》《经疏》《蒙筌》《法纂》《补遗》《注疏》《会编》《通元》诸书，无虑数十百家，类皆各抒已见，阐发精要，为雷公功臣。顾或繁称博引而难与骤宽，或奥衍宏深而无从索解，在贤者则博观而约取，而愚者则望洋惊叹，且相率而趋于歌诀等书，抑亦陋矣。余幼习轩岐，取诸家之书互相讨论，而揭其至当者厘为十有七类，作《药性便蒙》一书，俾家塾诵读者无烦冗简陋之憾，非欲矫世俗之弊也。若曰荟萃众长，能以彀率、绳墨为雷公之功臣而希踪前哲也，则吾岂敢。云间陈古石云氏识。

嘉庆十一年《南翔镇志·人物·流寓》曰：陈古，字石云，华亭七宝里人。精于医，著《药性便蒙》，兼工诗画。为人慷慨豁达，游艺槎上，槎上亲爱之，遂占籍焉。子瑄，字西玉，绍其业；孙良元，字王初，太学生，亦承家学；曾孙大进，字希文，邑庠生，试辄优等，以父耄年病目，兼习医，名噪远近。

时觉按：以功效分类，各述性味、归经、主治、宜忌。有清钞本藏中国国家图书馆，2002年收于《国家图书馆藏稀见古代医籍钞(稿)本丛编》影印出版。另有抄本藏中国中医科学院、苏州大学图书馆。

《修事指南》一卷　存　1704

清紫琅张叡(仲岩)撰

时觉按：药物炮制专著，扉页、卷首题为紫琅张叡仲岩氏著，荆门胡抑斋先生鉴定，前后无序跋，首列炮炙论，总论炮制方法及功效应用，载药二百三十二种，分述其制法。有与《医学阶梯》合刻本。民国十七年后改题《制药指南》或《国药制药学》。紫琅，今江苏南通。

《药鉴要书》　佚　1721？

清无锡赵方(正大)撰辑

《吴中名医录》曰：赵方，字正大，国子生，清康熙间无锡人，著《药鉴要书》。

时觉按：《吴中名医录》据《锡山历朝书目考》卷十一载录。

《本草约编》十四卷　存　1722

清云间王如鉴(栎香)纂辑

时觉按:《联目》《大辞典》俱不载,有康熙间刻本藏南京图书馆,1999年收于《中国本草全书》第一百零六至一百零七卷,华夏出版社影印出版。前后无序跋,亦无目录、凡例,卷端署为:云间王如鉴栎香氏纂辑,后学马千里若轩氏、男清寰兰舫氏校订。述药五百种,各药后另附七言诗赋一首。卷末附《本草选余备考》二卷,汇药一千四百二十二种,附药四百五十种。《中国本草全书》第一百五十一卷另有亡名氏《本草约编》,不分卷,无署名,亦无序跋,无凡例,择《本草纲目》四百四十八药,简介性味、功用,与此自是二书同名。

《本草经解要》四卷　存　1724

清无锡姚球(颐真,匀吴逋人)撰

杨友敬序略曰:嘉隆间,楚人濒湖李时珍撰《纲目》五十二卷,载药千八百七十一种,时称大备。顾读者难之,多约略撷采,各为小帙,然毛肤略具而义蕴缺如。今姚先生学易草庐本则更贵精而不贵多,于诸品准时定位,分五行以配脏腑,药与疾相应之故,源委莫不瞭焉。其阐义若金在镕,其立言如珠就贯,易奇而法所由来矣,于斯道信精义入神矣。□□□□必先明理,明理在于读书,殆是之谓矣。其及门悦田王君偶过吾六,尊闻行知,汤液所投,应如影响。远斋公子与游而善之,谓是书虽便诵习,然传钞难免脱误,慨付开雕,以公寓内,洵不朽盛事也。仆前者借观,略及音训,今并附载,庶便初学。他日先生见之,当复一莞尔,谓是犹剂之有佐使也夫?古六城南种竹人杨友敬希洛氏题,时午月望日也。

乾隆十六年《无锡县志·方技》曰:姚球,字颐真,生有异质。及长从师学医,问曰:曾读书乎?曰:未也。曰:不读书乌能医?球色沮,归而究心经史百家言数年,乃阅岐黄书,洞悉微妙。其术主于扶元气,助真阳,活人甚众。好学《易》。著《本草解要》,医家尤重之。子梦熊,邑诸生,有才藻。从球避暑惠山,大风起,舟覆,球溺死。梦熊跃而登岸,不见父,复入河,抱父而死。

曹禾曰:《本草经解要》四卷,为梁溪姚球字颐真撰,自序学医始末,著书原委,门人王从龙跋,从龙叔海文序,又列参校门人华元龙等一十八人名,为六安州守杨公子字远斋者所刻。称尚有《南阳经解》《幼科新书》《删补慎斋遗书》《评点景岳全书》《类经》诸稿未梓。坊贾因书不售,剜补桂名,遂致洛阳纸贵。(《医学读书记》)

吴德旋曰:姚柏南,名梦熊,无锡人,诸生。父怡真,贡生,邃于经学,兼精医理,著有《周易象训》《春秋义》《南阳经解》《本草经解要》《痘科指掌》诸书。(《初月楼续闻见录》卷九,转引自《笔记杂记医事别录》)

时觉按:今浙江省图书馆所藏雍正二年王从龙刻本,无曹氏所言自序、王海文序、王从龙跋,有杨友敬序及其序所谓"随考证数条",而前附刻杨辑祖序则托为叶氏所著矣。

《本草经解》四卷　存　1724

(原题)清吴县叶桂(天士,香岩)集注

王云锦序略曰:叶君天士儒者,喜读书,尤邃于易,尝著《易经象训》十二卷,因易以悟医,通乎其理,撰述颇多,《本草经解》其一也。集中所载,择汤液中要品而得其精。家侄悦田从学有年,得其指示,抄录此书,出入必偕。近游六安,省舍弟于奎光清署,得谒州刺史杨公,公一见之,反复赞叹,以为诠释之精无逾此编,即命远斋公子付之梓人,以公当世。使学者识其要领,于本草之精义洞然豁然,纲举目张,忘乎其纂辑之劳,而具有贯通之益,其于人之疾也,庶无谬乎?愿以此编为良医家法也。雍正二年十一月日长至,锡山王云锦书于荷泾之凝斋。

杨缉祖序略曰:古吴叶先生,儒者也,邃于易而善医,即以易之盈虚消息,通乎剂之缓急轻重,著书等身,其一为《本草经解》,于《本经》三百六十五种而损之,而益之,凡一百七十有四。其注释也缕析详明,其制方也斟酌尽善,盖东璧之书,淹通博大,此则撮其至要,洁静精微,固羲文家法,一立言而三不朽具焉者也。其锡山王君悦田,为海文殿元之群从,学易于先生,兼得活人之术焉。间出此示予,予寻绎再四,谓是论衡也,忍终秘乎?顷者家大人于政事余暇,刊布方书数种,补子惠所难周,掖斯人于耆艾,顾物药则其权舆也,并锲是书,欲学者咸奉为指南。譬若经生,即未遑远稽,讨矜奥博,但力守宋贤传注,深思潜玩,融会贯通,已无愧真儒。此叶先生著书本怀也,悦田兄尊闻雅意也,亦即家大人保赤情殷,常以济人利物,当随事力行,敦勉余元弟之素志也。工竣，为识诸首简。雍正甲辰岁午月上浣，河东杨缉祖序于六署之敬德堂。

《郑堂读书记》曰：《本草经解要》四卷，《附余》一卷，卫生堂刊本。国朝叶桂撰。天士《临证指南》一书出于其门人所编次，是书传为其所自著。于《本经》三百六十五种而损之，而益之，凡一百七十有四。其诠释也缕释详明，其制方也斟酌甚善。盖李氏《纲目》淹通博贯，此则撮其至要而得其至精，学者亦当咸奉为指南矣。前有雍正甲辰杨缉祖、王云锦二序。《附余》一卷，为杨希洛友敬作，乃考证药品三十一条，附考药性本草卷帙次第各一条，又有诸药诸证音释各一篇，自为之序。(《四部总录医药编》)

时觉按：是书实即前条姚球《本草经解要》而伪托叶氏者。《四库全书提要》谓叶桂"独具神悟，治效敏妙，于医林特开一派，而著述不多"，而王、杨二序却言"撰述颇多""著书等身"，自不合实情，作伪之迹颇著，曹禾辨之甚是。《清史稿》称叶氏"世传所注本草多心得"，亦失考。嘉庆二十五年《吴门补乘·艺文补》卷七作《叶氏本草》。

《本草拔萃》二卷，附：《药性验方合订》一卷　存　1725？？

清常熟陆太纯(仲德，贞阳子)撰辑，湖南谭位坤(宁远，淡庵)校写

钱谦益序曰：医经、经方之义，至河间、东垣而大备，国初诸明医各有师承，而《本草》一经，几为绝学。吾友缪仲淳常喟然叹息，以谓《三坟》之书烬于秦火，独《素问》《本草》存。《本草》朱黄正文出黄帝、岐伯之手，古之至人，所以相天地之宜，类万物之情，穷理尽性，精义入神者，发挥变化，实在于此。而世之学医者，徒取以庀汤液、给方剂，荅蕞津涉，未有能沉研而钻极者。盖此书自唐宋以来，增益于古人之《别录》，踳驳于近代之《纲目》，学者目傭耳食，莫知原本，于是乎医学承陋，经方传讹，用药石杀天下，实自此始。乃奋笔为《经疏》以救其失，参治简误之文，若列掌故，若置甲乙，金科玉条，犁然毕举。上下五百年，发轩岐不传之秘者，仲淳一人而已。仲淳少苦疾疢，壮多游寓，所至必访药物，载刀笔，五十年而成书。仲淳没后二十余年，家子陆仲德氏读缪氏之书而学其学，作为《本草拔萃》，以发明其宗要。呜呼！何难也。仲淳天资敏捷，磊磊瑰伟，从紫柏老人游，精研教乘，余事作医，用以度世耳。余观其理积疴，起奇疾，沉思熟视，如入禅定，忽然而睡，焕然而兴，掀髯奋袖，处方撮药，指麾顾视，拂拂然在十指涌出。语其险，则齐桓之断孤竹；语其奇，则狄青之度昆崙；语其持重，则赵充国之金城方略。浅人曲士，逖听风声，犹为之口呿不合，况有能论其人，读其书，知而好之，好而传者乎？余每思仲淳绪言，叹后世无子云，今得见吾仲德，则仲淳不死也。于其著斯书也，乐为之叙，以导引其志意，而假仲淳以发其端。仲德好学深思，束修矫志，进德修业，日新富有。余虽昏耄，尚能为仲德详叙上医医国之事，如太史公之传扁鹊、仓公者，姑书此以俟之。(《有学集》卷十五)

民国三十七年《常昭合志·艺文志》曰：陆佚名，字仲德，医士。《本草拔萃》，本缪氏学说作，钱谦益序。

时觉按：书约成于顺治十四年，有雍正三年谭位坤抄校本藏中国科学院上海生命科学信息中心生命科学图书馆。此本无钱谦益序，目录有缺页，卷端：《本草拔萃》，东吴陆太纯贞阳子辑，湖南谭位坤淡庵氏校写；附卷扉页：《药性验方合订》，谭淡庵钞校本。淡庵，常熟人，康熙七年岁入见科名录；版心：博闻录、媚独斋；上卷末：雍正岁次乙巳正月初三晴窗呵冻。全书收录四百零六种药物，诸药以性味、主治外，以"参治"引述他书的相关内容以补充主治，"简治"记录用药宜忌及注意事项，"修治"则述药物炮制方法与选材。附《药性验方合订》，署：谭氏鉴藏，述三百二十六种药物药性、五百二十个验方。现收于《中华中医古籍珍稀稿抄本丛刊》，上海科技文献出版社影印出版。

《古今图书集成·草木典》三百二十卷　存　1726

清常熟蒋廷锡(扬孙，西谷)，闽侯陈梦雷(则震，省斋)奉敕编

时觉按：《古今图书集成》是中国最大类书，《草木典》为其《博物汇编》一部，纂录百余种文献，分草、木、叶、花、果、药、禾、谷、稻、豆、瓜、蔬诸部载录诸植物。光绪十年甲申上海图书集成印书局始有印本，民国二十三年中华书局有影印本，1998年上海文艺出版社亦有影印本。

《古今图书集成·禽虫典》一百九十二卷　存　1726

清常熟蒋廷锡(扬孙，西谷)，闽侯陈梦雷(则震，省斋)奉敕编

时觉按：《禽虫典》为《古今图书集成》之《博物汇编》一部，有光绪十年甲申上海图书集成印书局铅印本，民国二十三年中华书局影印，1998年上海文艺出版社亦有影印本。

《得宜本草》一卷　存　1732

清吴县王子接(晋三)撰

自跋略曰：自古及今，本草纷纷杂出，识名辨性，至李氏汇成共一千七百四十六种矣，则著述本草者，代不乏人，其间蒐罗遗品，阐发功用，补前人之不逮者仅二十余家。嗟乎！药品愈繁，则主治愈杂，初学者开卷读之，不啻望洋，无所指归。余学历之年，阅过本草不下三十余部，至李氏《本草纲目》，详审精切，纤悉靡遗，岂待后人再生蛇足？翻阅后载附方，某药得某药能治某病，不禁抚卷叹曰：处方之机，坐进此理，可以扩充，是诚初学之捷径也。惜乎尽人忽之而不察，不审其药之所得所宜所治，焉能应手愈病。临证一药相反，便可毒人。尝观《道藏》经，文殊令善财采药，善财遍观大地，无不是药，拈一茎草度与文殊，殊示众曰：此草能杀人，能活人，能杀能活，了是义者，然后可以活人。

时觉按：是书附于《绛雪园古方选注》之后，并收于《四库全书》。

《桂谱》　佚　1735？

清吴江沈香祖撰

时觉按：民国《江苏通志稿·经籍》载录。沈香祖，雍正间人，著《灵岩新书》；妻程德曜，居常荆钗布裙，屏绝脂粉，能耐贫苦，著《学吟草》。

《神农本草经百种录》一卷　存　1736

清吴江徐大椿(灵胎，洄溪)撰

自序曰：百物与人殊体，而人藉以养生却病者何也？盖天地亦物耳，惟其形体至大，则不能无生。其生人也得其纯，其生动物也得其杂，其生植物也得其偏。顾人之所谓纯者，其初生之理然耳。及其感风寒暑湿之邪，喜怒忧思之扰，而纯者遂漓，漓则气伤，气伤则形败。而物之杂者、偏者，反能以其所得之性补之、救之。圣人知其然也，思救人必先知物。盖气不能违理，形不能违气。视色别味，察声辨臭，权轻重，度长短，审形之事也；测时令，详嗜好，分盛衰，别土宜，求气之术也。形气得而性以得，性者，物所生之理也，由是而立本草、制汤剂以之治人。有余泻之，不足补之，寒者热之，热者寒之，温者清之，清者温之，从者反治，逆者正治，或以类相从，或以畏忌各矫其弊以复于平，其始则异，其终则同。夫天地生之，圣人保之，造化之能，圣人半之，天地不能专也。汉末张仲景《金匮要略》及《伤寒论》中诸方，大半皆三代以前遗法，其用药之义与《本经》吻合无间，审病施方，应验如响。自唐以后，药性不明，方多自撰，如《千金方》《外台秘要》之属，执药治病，气性虽不相背，而变化已鲜。沿及宋元，药品日增，性未研极，师心自用，谬误相仍。即用《本经》诸种，其精微妙义，多所遗漏。是以方不成方，药非其药，间有效用，亦偶中而非可取必，良由《本经》之不讲故也。余窃悲焉，欲详为阐述，其如耳目所及无多，古今名实互异，地土殊产，气味不同。且近世医人所不常用之药，无识别而收采者，更有殊能异性，义在隐微，一时难以推测，若必尽解全经，不免昧心诬圣。是以但择耳目所习见不疑，而理有可测者，共得百种，为之探本溯原，发其所以然之义，使古圣立方治病之心灼然可见，而其他则阙焉。后之君子，或可因之而悟其全，虽荒陋可嗤，而敬慎足矜也。乾隆元年岁在柔兆执徐余月上弦，松陵徐大椿题于扬子江舟次。

凡例曰：一、录此百种，原以辨明药性，阐发义蕴，使读者深识其所以然，因此悟彼，方药不致误用，非备品以便查阅也。览者勿以不载常用之药为疑。一、诸药有独具之性者，则用详解，其兼长可互见者，俱不重出。推类自明。一、此解亦间有与前人相同者，但彼只释其所当然，而未推测其所以然。知所当然，则用古之方，能不失古人之意；知所以然，则方可自制，而亦能合古人制方之义也。故此解皆著其所以然之故，而浅近易晓者则略焉。一、所解诸药，乃就市中所有，审形辨味，以合经义。至古今土产各殊，或有尚非正义与尚有遗义者，则俟知者正之。一、诸药有所出地名杂以后汉时郡县，陶隐居疑为仲景、元化等所记，是《本经》所载已不皆神农以来所产之地矣。今之所产又大半非汉时所产之地，欲尽考其实，固无从也，故不复列而解之。一、《本经》所载，一名甚多，因无可解，故亦不列。一、品第及字样，俱依明重刻宋大观刊唐慎微本所载白字《本经》。考陶隐居《本草》有朱书墨书之别，朱书为《神农本经》，墨书为《名医别录》。开宝间重定印本于《本经》，易朱书为白字，《大观》本遵之。虽未必无传讹，而取其近古，犹胜于近刻也。一、详解止此百种，余亦颇有略为解者，以资人者浅，一概不存。

《四库全书提要》曰:《神农本草经百种录》一卷,江苏巡抚采进本,国朝徐大椿撰。自汉代迄宋金元明所传《神农本草经》三卷,共载药三百六十五味,分上、中、下为三品。今单行之本不传,惟见于唐慎微《本草》所载,其刊本以阴文书者,皆其原文也。大椿以旧注但言其当然,不言其所以然,因于三品之中采掇一百种,备列经文而推阐主治之义,有常用之药而反不收入者。其凡例谓辨明药性,使人不致误用,非备品以便查阅也。凡所笺释,多有精意,较李时珍《本草纲目》所载发明诸条,颇为简要。然《本草》虽称神农,而所云出产之地,乃时有后汉之郡县,则后人附益者多。如所称"久服轻身延年"之类,率方士之说,不足尽信。大椿尊崇太过,亦一一究其所以然,殊为附会。又,大椿所作《药性专长论》曰:"药之治病,有可解者,有不可解者。"其说最为圆通。则是书所论犹属筌蹄之末,要于诸家本草中为有启发之功者矣。

《郑堂读书志》曰:《神农本草经百种录》一卷,半松斋医书六种本,国朝徐大椿撰。《四库全书》著录。洄溪以《神农本草经》载有三百六十五种,古今名实互异,地土殊产,气味不同,且近世医人所不常用之药无识别,因择耳目习见不疑而理有可测者,共得百种,仍分三品,为之探溯本源,辨明药性,各推阐其主治之所以然,使古圣立方治病之心灼然可见。在诸家本草中此为最简便易知者矣。(《四部总录医药编》)

光绪四年《嘉兴府志·经籍二》曰:庄仲方曰:世传《神农本草》三卷,凡药三百六十五味,分上中下三品,见唐慎微《本草》以阴文书者是也。大椿以《集注》皆不言其所以然,因采择百种,备列经文,而推阐主治之义。其笺释皆精当而简要。

《清史稿·列传第二八九》曰:徐大椿学博而通,注《神农本草经百种录》,以旧注但言其当然,不言其所以然,采掇常用之品,备列经文,推阐主治之义,于诸家中最有启发之功。

时觉按:录《神农本草经》药物百种,上品六十三,中品二十五,下品十二种,前列《本经》原文,逐句诠释,后列笺疏,阐述药物本原、药性。收于《四库全书》《徐灵胎医学全书》《陈修园医书》之四十八种、五十、五十二种等。

《药性切用》六卷 存 1764

(原题)清吴江徐大椿(灵胎,洄溪老人)撰

《医略六书》凡例曰:一、药性之辨,切于日用之实,乃活人第一紧要关键,可不辨之精而审之确也?兹编门类悉照《纲目》次序,偏僻者尽行删去,纯正者录用无遗,操刀使割,头头是道。犹大匠运斤,靡不中彀纪律,洵为《药性切用》云尔,故其后附以汤引。一、水土有刚柔,禀赋有强弱。兹编性用详尽,无不随之转移,似可辙环遍试,岂特东南一隅而已?如《从新》之山储辟谷,《备要》之猪肉损人,尽行改正,冀免误人。

时觉按:重编《本草备要》《本草从新》而成,其思想风格迥异徐氏,实属托名伪作。光绪二十九年赵翰香居排印,收于《医略六书》及《徐灵胎医书三十二种》。

《药性诗解》一卷 存 1764

(原题)清吴江徐大椿(灵胎,洄溪老人)撰

时觉按:按《本草备要》编次,分八部载药三百六十种,为诗文体裁,故名诗解,后附补遗五十九种。实徐氏次子徐爔所撰。收于《徐灵胎医书三十二种》。

《本草诗笺》十卷 存 1739

清长洲朱钥(东樵)撰

黄鹤鸣序略曰:自《神农本草经》而下,以迄明季李濒湖之《纲目》,简策浩漫,奚啻充栋,品类之衍僻,主治之纯疵,势所不免。初学者读之,岂特有望洋之叹,而更多泾渭之歧,余心窃病诸。岁丁巳,余由润州移守姑苏,素知惠民局司事东樵朱子为吴中世胄,雅擅轩岐之学,在局疗治实心,屡收成效,余甚嘉之。一日以所著《本草诗笺》就正于余。反复读之,其中分门晰类,提要钩玄,辞约而旨该,句精而义显,真可作迷途之津筏,暗室之明灯。不但便于记诵,嘉惠医林,抑且发秘宣奇,功深寿世。至水谷、蔬菜、食物等部,皆博雅君子所宜旁通玩索,尤不可以岐黄之书而忽之。若夫韵格之超绝,对偶之精工,此特诗人之余事耳,兹不复书。乾隆四年仲夏,建水黄鹤鸣题。

王锦序曰:盖自神农咀百草以辨寒温燥湿、咸苦酸辛,于是定其品节以迄君臣佐使之宜,制为《本草》,治病者咸知所据。注《本草》者,则有东阳朱彦修氏,厥后名贤辈出,著作如林,然亦踵事增华,未必其显微而阐

幽也。吴中东樵朱子，余姊丈也，业精和缓，术等扁卢。其于医也，按脉立法，因时辨方，变化于神明之中，一宗于理而不胶于成法，故其所治辄效。今疗至行坊惠民局，贫病全活无算，又以其余著为《本草诗笺》十卷，去其奥僻，采其菁英，分门别类，既不患于寻求详性辨功，又复昭其意义，《本草》一书可谓顿开生面矣。是不特句调韵叶，可歌可咏，抑且发奇摘要，嘉惠医林，金针之度，非摭拾唾余之可比也。读是编者，即以登岐伯之堂，入轩辕之室何有哉？夫望而知之之谓神，闻而知之之谓圣，问而知之之谓工，诊脉而知之之谓巧。是数者，殆未可以言传，而所以施神圣工巧之能者，则药之用存焉。故审证用药，良工莫能外也。然则《本草诗笺》之作，非为暗室之明灯，后学之津筏哉？旃蒙赤奋若之岁孟夏余月，翰林院编修年眷弟王锦著。

汪由敦序略曰：吴门朱子东樵所著《本草诗笺》，详其酸甘辛苦之所养，列其主治佐使之所异，镵支削叶，约以韵语，虽万变而衷诸是者焉。嗟乎！颠棘小草，五岳异名，伊尼凡兽，九物是食，凡风土之宜，山泽之良，讵非博物者所宜究心乎？况乎食桃不康，见李思惑，篮淀愈噎，瑶柱动气，尤知命者所竞竞也。是书不支不蔓，原本雷岐，缘饰儒术，裁为歌诗，动合彀律，岂惟是悬诸肘后为折肱者之绠鐍已耶？是为序。乾隆丁丑秋七月朔日，休宁汪由敦并书。

徐曰琏跋曰：《本草诗笺》十卷，吾乡东樵朱先生所作。先生于医，独精妙理，所读书尤多，而所著书亦不一种。余观医术中，《灵》《素》《难经》诸书，字艰义奥，未易殚究，降自唐宋以下百家言，非不语焉而详，然芜词歧旨，鲜或免焉。《本草》一书，在医门尤为关要，著述充栋，归趣莫一。是笺理宗先哲，别出机杼，而又赋形咏物，见于每种，俾读者悠然有得乎品味之正，主治之宜，功不诚巨哉？昔郑康成衍毛氏《诗传》之未尽者，名曰"笺"。张华《博物志》云：康成谦谨，不敢言注，但表识其不明者耳。是笺也，阐发理蕴，覼缕道妙，其殆与李濒湖、缪希雍辈争烈矣？平江徐曰琏跋。

蒋溥序曰：予闻医之有方也，犹阵之有图，弈之有谱，善用之，足以制胜，不善用之，未有不失算而败者也。故河汾氏之言曰：医者意也，药者瀹也，先得大意，后以药物疏瀹之。此可谓善言医者矣。尝考古之著医书者，自《神农本草》而后，汉有七家，唐九倍之，得六十有四，宋以一百九十有七，元明以迄本朝，著作如林，奚啻充栋？第以有定之方治无定之病，予不知其意于何指也。吴郡东樵朱子业精和缓，疗治惠民局贫病，屡收成功，复以肘后之奇，谐之音律，著为《本草诗笺》十卷。晰类分门，旨该词简，其殆先得大意，不失河汾氏之指者乎？昔张长沙有云，居世之士，曾不留神医术，上疗君亲，下救危苦者，非失也。玄晏云，人受先人之体，有八尺之躯，而不知医事者，游魂也。是书发微阐幽，独开生面，不独津梁后学，抑且使博物君子，摩挲吟咏，详性辨功，其为金针之度者，良非浅鲜，故谓之华佗养性也可，谓之桐君药录也亦可。是为序。（《中国医籍考》卷十四引《长洲县志》）

嘉庆二十五年《吴门补乘·艺文补》曰：朱钥，字南樵，长洲人。朱之励子，精医术。

《续修四库全书提要》曰：清朱钥撰。钥字东樵，吴县人。乾隆中为苏州惠民局医士，疗治贫民多效。钥以李时珍《本草纲目》篇帙繁重，异说纷歧，学者望洋；俗传《指掌》《药性赋》《蒙筌》等书，复多芜陋，乃编为七言诗，或绝或律，自加笺释。案：医家方论往往以歌括便读，皆为初学入门而设，其义蕴之浅深则视作者之学识所及。至于本草，近代名著如徐大椿之《百种录》、叶桂之《经解》、陈念祖之《经读》，皆择要药，切实研求，重在心得，乃裨实用。是书品味繁多，无分轻重，第就旧籍演以韵言，不足为提要钩元之作。笺释悉因旧说，未见心得发明，词句亦未谐适，并不便于记诵，似此转不如径阅原书。同时钱塘陆文谟亦有本草诗七律五百余首，陆以湉《冷庐医话》称其征引广博，胜于是书，则是书之无可取，概可知矣。

时觉按：成于乾隆四年，刊于乾隆二十二年，载药八百六十种，每药一诗，诗后附小字注文，述其产地、性味、功用、主治、禁忌，介绍命名、应用。《中国医籍考》卷十四作"朱氏东樵《惠民局本草诗笺》十卷，未见"，并据《长洲县志》录蒋溥序。

《本草提要》四卷　佚　1743？

清江都葛天民（圣逸，春台）撰

时觉按：嘉庆十五年重修《扬州府志·人物九》载录。

《花圃药草疏》　佚　1751？

清昆山葛云薛（履坦）撰

乾隆十六年《昆山新阳合志·人物二》曰：葛云薛，字履坦，诸生。绩学工诗，著有《孝经注疏衷》《周礼注疏》《四书纂要》《四六钞》《花圃药草疏》。

《本草分经分治》六卷 佚 1762？

清上海唐千顷（桐园）撰

光绪七年《嘉定县志·艺文志三》曰：取《本草删繁》之意，摘要药四百余种，分经者五门，分治者六门。

《思问集》四卷 存 1764

清上元李文锦（襄浥，淑景堂主人）撰

自序曰：世传《珍珠囊》寒热温平药性四赋，学医者宗之，以为东垣先生书。夫东垣先生旷代名儒，医林硕望，著作种种，胥奉鼎彝，而是赋中句读声韵，聱人齿牙，转折起承，滋人拟议，抑何与先生著作迥不侔也？岂其代远年湮，好事者李代桃僵，自用者佛头狗尾，藉先生名以相炫欤？且所载之药冷僻，维多科律，不次名目，珍珠安在？其可珍如照乘耶？则所望于穿九曲者久矣，望久不获，亦惟置之，殆不烦予一介管窥所可邃倩丹铅妄加删削也。然而予系医人，与其卖药少暇，涂鸦无益，何如于悬壶市畔，权向囊中作探珠计乎？因不自揣，仍其四赋按韵以和声，选味以利用，纲列句中，目详注下，俾读者因浅求深，由近及远之有道焉，亦愚之一得也。虽不敢云珠入珠囊而珍之席上，当不为鱼目混矣。是用稽首炉香，问东垣先生以为然否？时乾隆二十九年岁次甲申天长令前三日，淑景堂主人襄浥李文锦手识。

王蘅序曰：李君襄浥幼习岐黄之书，熟读深思，穷极蕴奥。见本草书之浩博而多歧也，搜择精审，删繁从简，而有《药性赋》之作。又汇萃群言，自抒心得而成杂著，集成，名曰《思问》，盖将质所疑于人而不敢自是、公所得于世而不敢自私也。闻之古人云：人病疾多，医病道少。盖病不一情，医不一术，苟不达乎阴阳寒暑之变，察乎内外虚实之机，而徒妄逞臆见，拘执成方，其不至圆凿方枘者几希。即方书所传，脉别各殊，彼此互异，苟非条分缕析，反覆辨论，亦未能观其会通，以适乎殊涂同归之域也。君尊守仲景之律而博贯刘李诸家之说，剖判异同，求其至是。是书之作，固堪薪传曩哲，津逮后人矣，而虚怀求益，精进不倦，箴言集案中三致意焉。倘有越人、淳于者流，把臂入林，订山中之业，永寿世之书，此则李君之志也夫？乙酉孟冬，淞南王蘅序。

孙洙序曰：今夫不量其力，不度其才，而徒欲以神吾术之所至者，比天下皆是也，独医人乎哉？然就医言医，其弊亦莫得而究，好奇者务投险径，性仿者喜拂人言，或不学而泥执古方，或迂疏而漫陈已见，阴阳表里，疑混罔参，寒热温平，纷纭滋构。呜呼！人命几何，颠倒于庸医之手而莫之顾，讵不冤哉？李子襄浥，业医有年，予始任上元学谕时已耳熟其名，因所居较远，未获接谈，嗣予转官南北，益复间阻。今驽马无才，自顾头颅，不堪策励，归拥旧毡，又复待罪斯土，而李子艺益精，名益著，以所纂《思问集》介其友人谒予请序。予惟二竖时侵，百忧日炫，欲藉草木余甘以延我残喘，思与炎圣之徒相追逐也久矣。独是医自《难经》《素问》而后，家著一词，人标一说，疑者讹者，既不能起古人而是正之，即名言晰理，快语赏心，亦不过拾纸上空文，相晤对于元虚溟漠之间已耳。今李子抱书进谒，辨论非遥，片言只词，可指而诘，岂特喜于五百九十六部之中得分一席也哉？夫医之难，不难于言药，而难于神明于药之中而微参其意，亦不难于言病，而难于斟酌于病之内而恰得其真。不然，赵括谈兵，老成结舌，项羽学剑，绳墨何存？吾恐天下之阴被其毒者不少矣。抑吾闻之，虚则受益，满则招损，疑者虚衷之所出也，李子颜其集曰《思问》，夫岂有曩所云云诸弊哉？予老鬓蓬松，未尝琼液，希饭胡麻，鸡鸣峰头，风景如画，请扫埭上，以待李子，吾还欲以李子之书问诸李子，以为何如？时乾隆乙酉十月既望，锡山孙洙书于鸡鸣国子旧署。

时觉按：有乾隆三十年三多斋刻本藏上海中医药大学，又名《淑景堂改订珍珠囊药性赋》《淑景堂改订注释寒热温平药性赋》，系增订《珍珠囊药性赋》而成。载药二百二十种，分寒性、热性、温性、平性药四赋。

《说蛇》一卷 存 1765？

清武进赵彪诏（豹三，南兰逸民）辑

自序曰：予生平最畏蛇，途中偶遇乞丐之握蛇者，趋而避之，惟恐不速。家园中间有小蛇，必遣家人远送之，戒勿杀。窃念胡颖之斩蛇，以其害民惑众也，外此则为罪孽也。《感应篇》曰“无故杀龟打蛇”，《阴骘文》曰“埋蛇享宰相之荣”，阅是编者当亦憬然而动念乎？南兰逸民偶识。

杨复吉跋曰：滇、黔、粤山泽郁蒸，产蛇独繁，陈定九生长南中，笔耳目所见闻为《蛇谱》，故能尽相穷形，无奇不备。豹三此帙未免纸上空谈，然忆足令人心惊目骇矣。癸卯长夏，震泽杨复吉识。

时觉按：收于《昭代丛书》。

《参谱》一卷　存　1765

清昭文黄叔灿（牧村）撰

自序曰：余于庚寅之岁馆郡城俞氏，主人，鬻参者也。暇时论及参之地产品目，种种有同，真伪相淆，未有专书以资考订。有同里唐君某，老于斯业，言：余向见一书，论参之品产高下，鉴别甚精，鬻参家私为秘术，今不可复见。然犹能记忆其说，第词不文，君可稍润色之。并以今昔相殊，续有心得可补未备者，口授于余，遂笔之于书，名曰《参谱》。虽不若陈氏之《菌谱》、韩氏之《橘录》可称博雅，而于参之品产形色、高下真伪，可以区别，亦不无小补云。海虞黄叔灿书。

黄廷鉴跋曰：人参之品，自本草所载外，惟唐氏《文房肆考》中著有论说，然只得其大略，不能道其详也。先君馆郡城时，著有《参谱》一书，所言皆得于鬻参者之口，其于参之形状色味一一详载，较唐氏说为备。若云先生搜访秘书，出以相质，一见欣赏，许付剞劂。惜此本为鉴童时所录副，中多讹字，原稿岁久失去，无从雠勘。今于其显误者略加校定，余则姑仍其旧云。嘉庆戊辰正月，男廷鉴谨识。

民国三十七年《常昭合志·艺文志》曰：黄叔灿，字牧村，诸生，庠姓徐，名灿，鹤季子。乾隆乙酉南巡，献赋行在，被召试。《蓡谱》一卷，因鬻蓡者言，志产地、名目、种类之不同。

《续修四库全书提要》曰：清黄叔灿撰。叔灿字牧村，昭文人。是书为叔灿馆于俞氏时得之鬻参者口述。其人姓唐，谓亦得之向所见一言参之书，犹能记忆其说，乃为叔灿述之，并以历年心得可补未备者，杂缀其间。首参货出数多寡价值天渊论，次参性生杀酌用勿忽论，次品参形质总论，次塔厂有无铅塞本末辨，次今昔平色不齐论，次各省销参多寡异同说，次各路销行货色，次看统参法，次看泡丁法，次看参须法，次统参、泡丁、原须分拣出各名目说，次铅塞、糖卤、灌蜡、溜浆论，次人参总歌，次各帮参客银期例殊说，次统参、泡丁同例，都凡十五目。若参之品，产之地，形色之高下，真伪之辨别，以逮销售之路，贩运之客，皆有所叙述。其说专以吉林参为本，于他地者则绝少论及。其辨误之功间亦有之，如宁古塔所出之参乃塔货，俗概称台货，竟以此“台”字书名，几失其本色。此为辨本末，正名谓，要多精确之言，以其出于鬻参者之口，或不为爽也。其铅塞各论，纠发作弊者之伎俩，又有详于唐秉钧《人参谱》者。至王士祯等人笔记多载有人参事，不免近于耳食，而少经验之谈。以是可知事不出于亲历，盖鲜有不涉于子虚者，证诸此编，弥觉可信矣。

时觉按：收于《借月山房汇抄》《丛书集成初编》。

《三皇药性考》　佚　1770？

清娄县康时行（作霖，竹林）撰

嘉庆二十三年《松江府志·艺术传》曰：康时行，字作霖，娄县人，监生。善岐俞术，活人甚多。侨居吴门时，薛生白方以医林尊宿著书抵諆叶氏，独重时行。其家有疾，必延时行诊，每疏方辄当意，由是知名。著有《三皇药性考》。

时觉按：与薛生白同时，薛氏《湿热条辨》著于乾隆三十五年，著者卒于乾隆壬辰，故酌定著于此前。《吴医汇讲》卷六载其《三皇药王考》，《药性考》或为《药王考》之误。

《毛诗名物图说》九卷　存　1771

清吴中徐鼎（实夫，峙东，雪樵）撰辑

自序曰：古者龙马负图，虑牺则之以画八卦，图之所由昉也。以故六经莫不有图，而仰观天文，俯察地理，下及飞潜动植，百千万状靡不具举者，莫《诗》若矣。《大学》曰“致知在格物”，《论语》曰“多识鸟兽草木之名”，有物乃有名，有象乃知物，有以名名之，即可以象像之。诗人比兴，类取其义，如关雎之淑女，鹿鸣之嘉宾，常棣之兄弟，茑萝之亲戚，螽斯之子孙，嘉鱼之燕乐。不辨其象，何由知物？不审其名，何由知义？若株守一隅之见，东向而望不见西墙，当前者失之，而欲求诗人类取之旨罕矣，更何暇究星辰岳渎、礼乐车旗之大者哉？唐文宗命程修己仿晋卫协定本重图物象，复命词臣作《草木虫鱼图》，卒不行世。罔所考据，先后训诂家雅俗各殊，弗多遗漏，即失支离，又安足怪？先君子以经书遗子，易箦命之曰：愿尔曹作通儒足矣。时年幼，谨佩之弗忘。长冢敬庵研穷易理，多所阐明，裒然成集矣。余丁束发时，兄授以《毛诗》三百篇，辄遇耳目闻见之物，忻然有所得，乃欲博考名物，搜罗典籍，往来书肆，不惮烦，不揆梼昧，编而辑之，阅二十年矣。尤恐于格致多识之说未精详也，凡钓叟村农、樵夫猎户，下至舆台皂隶，有所闻必加试验而后图写，即分注释于下，异同者一之，窒碍者通之，烦碎者削之，谬讹者正之，穿凿傅会者汰之，止欲于物辨其名，于名求其义，得诗人类取托咏之旨而后安。比年来，家居教授，从游者众，赖诸子相与赞成。时余在中丞幕府忝居教席，与同学究经义，出示斯编，则见卷首有"归愚沈师手书《名物》一书传世之学"数语，即首肯曰：先生何不寿诸梨枣以公同好？嗣又为坊间请梓，因分为九卷，标之曰《名物图说》，其他礼乐冠裳车骑诸图，后续梓行。先之草木虫鱼草木者，犹《诗》之始国风，终雅颂也欤？但闻见单浅，讵无挂漏？愿质诸博物君子，爰以五百九十八言弁诸简首。时乾隆辛卯子月朔，吴中徐鼎序清德堂之西斋。

丹波元简序曰：吾医修本草之学以辨明动植之名状，是非欲夸博而斗奇也，唯要知其功用以治人之疾疹耳。儒者讲《毛诗》之学以疏正鸟兽草木之名物，亦岂贪多识而夸博闻乎哉？要在知其兴象以正人之性情焉。夫治人之疾疹以跻寿域，正人之性情以入圣域，其事虽异而其理则同。是故《诗》三百要思无邪，再《本草》三百六十种要身无疾，再人身无疾而民心无邪则太平鼓腹之治，圣贤所愿，岂出此外乎？是故云不为良相则为良医，盖以其理相类也。吴中徐实夫《毛诗名物图说》会萃众义，断以其所见，简而有要，是学《诗》之宝筏也。滕扬州翻刻之，以请序于予，予医也，不好序儒书，况于解经之书乎？虽然，此书疏解动植之物，则涉于吾本草之学，而修明本草者不可不参考此书也。是故于其请序，论诗本草之所以相为表里者弁其编端云。文化五年戊辰三月，江户医官丹波元简廉夫。

凡例曰：一、《诗》之为教，自兴观群怨君父外，而终之以多识鸟兽草木之名。顾不辨名，胡知是义？不见物，胡知是名？图说二者，相为经纬，古人左图右书，良有以也。兹编所辑，置图于上，分列注释于下。一、集中有一物重出者，不复图说；有同物异名者，如《葛覃》黄鸟，《东山》言仓庚，《周南》螽斯，《七月》言斯螽，无图而有说，即附其末；有同名异物者，如《鹊巢》之鸠为鳲鸠，《氓》之鸠为鹘鸼，将仲子之杞为杞柳，南山有杞、有彼杞棘为梓杞，集于苞杞、言采其杞、隰有杞桋为枸檵，与泽陂之蒲为蒲草入草类，不流束蒲为蒲柳入木类，各分图说。一、物状难辨者，绘图以别之，名号难识者，荟说以参之，爰据山经暨唐宋本草，有或未备，考州郡县志，诹之土人，凡期信今传后云。一、齐鲁韩诗既亡，毛传孤行，自唐宋诸子分道扬镳，洎乎紫阳会粹群言，兹编博引经传子史外，有阐明经义者，悉掇拾其辞。他若谶纬诸书，概置不录。一、貉不逾汶，鸜鹆不逾济，狐不渡江而南，橘不越江而北，地气使然也。先儒生长其间，各陈方土之言，不少异同之说，余厘订采诗之地，衷诸土音，正其讹，阙其疑，用"愚按"以备参考。一、昌黎有云，句读不知，惑之不解，故集中详列某书某氏，俾读者知所渊源，用大字表章之，若说中更引某书某氏，仍依小注联贯之，则部分班列，便于观览成诵。一、典册浩汗，古今体异，字迹相沿，不无谬讹，如"舄"三写而为"乌"，"虒"三写而为"帝"。故详加校雠，以期画一。

民国《吴县志·艺术》卷七十五上曰：徐鼎字峙东，号雪樵，吴县优贡生，曹地山尚书校士玉峰，鼎诗、古制艺、书画皆列第一．名噪一时。书学山谷，诗宗唐人。其画山水，初学谢林村，后宗沈石田。著有《毛诗名物图说》及《霭云馆诗文集》。

时觉按：《联目》《大辞典》俱不载，1999 年收于《中国本草全书》第一百零八卷，华夏出版社影印出版。

《要药分剂》十卷　存　1773

清无锡沈金鳌（芊绿，汲门，尊生老人）撰

自序曰：按徐之才曰：药有宣、通、补、泻、轻、重、滑、涩、燥、湿十种，是药之大体，而《本经》不言，后人未述。凡用药者，审而详之，则靡所遗失。诚哉是言也！《内经》发挥宣通等义亦甚详，而十剂之说，诚足尽药之用以为依据矣。隐居陶氏续入寒热二条，仲淳缪氏以寒有时不可治热，热有时不可治寒，訾为背谬，因去寒热而增升降二剂。夫缪之訾陶，其说良是，但即升降二义绎之。十剂中如宣轻则兼有升义，泻滑则兼有降义。且诸药性，非升即降，或可升可降，或升多降少，或升少降多，别无不升不降专为宣通等性者，则升降二字可以概群药，不得另立二门次于十剂后，宜之才以十剂为药之大体靡所遗失也。自神农著《本经》，历代药性书悉以草、木、金、石等依类相次。读者几忘十字之义，并忘药有此十种之性，宜其制方用药，相反相戾，错杂以出之也。余辑是书，爰据十剂以分门类，非敢好异，欲阅者晓然于药之各有其性，因各有其用，庶临症时可无背云尔。沈金鳌自书。

凡例曰：一、要药者，寻常日用必需之药，所以别乎险僻之味也。古人云：良药治病，十全八九，毒药治病，治不一二。可见用药之当慎矣。兹编所录止四百余品，稍涉险僻者概屏去之。一、是编照十剂分类，欲人晓然于药之各有其性，而宣、通、补、泻、轻、重、滑、涩、燥、湿，一览易知，不至引用错误也。一、每药首明主治，见药之功用不一也；次详归经，见药与经各有所入，不相袭也；次列前人议论，见药之味性运用有至当也；次标禁忌，见药之于症宜详审也；次及炮制，见药之味性有偏，其相救相制，不可略也。一、前人云，用药依《本经》所治，总无大错。故是编所录之药，凡有《本经》者，无不首列，至《名医别录》，所以补《本经》未备者，亦无不录。其历代诸贤，发明诸药功用，又足备《别录》之缺，悉皆采入。一、上自《本经》，下至《纲目》《备要》等，所言治法，或不与是药相合，即删削之，或又彼此所言相同，则存前而删后。一、引前人议论，必于是药功用，及与是药所治病，发挥精切，其旨画一者，方始录之，非徒征引繁博为也。一、主治及前论俱直书前人之语，不敢改窜，以其语皆至当莫易也，随各注其名或字，不敢没人善也。或有前人识所未及，而鄙见偶及者，则用“鳌按”字附其说于后。一、归某经下，必著为如何之品句，此数字或括是药全性，或专及是药最重之用，其故不一，当意会之。一、仲淳《经疏》，为自来本草第一精细之书，其著“简误”，尤为审量极至，故是编禁忌一宗之。一、编中有不列炮制者，或以是药无甚制法，或制法众共皆知，便不复赘。沈金鳌自书。

时觉按：按十剂载药四百二十种。收于《沈氏尊生书》《四库未收书辑刊》。

《本草补注》四卷　佚　1777？

清无锡陶观光（鹤洲）撰注

《吴中名医录》曰：陶观光，字鹤洲，清无锡人，生于康熙壬辰，卒于乾隆戊戌，著《本草补注》四卷。

时觉按：《吴中名医录》据《锡山历朝书目考》卷十一载录。

《人参考》一卷　存　1778

清练水唐秉钧（衡铨）纂

石阪圭宗珪序曰：曩者，岳父筝斋君之奉命教谕针科于甲斐州，实宽政丁巳年也。先是，州之府未曾有黉舍之设也，君乃丐创学馆，聚生徒，典教事，且于馆侧赐地三千弓垦药圃，自官医以及城市草莽之医，皆趣馆而肄其业，走圃以辨识草苏草荄，俱皆君督之。盖多纪永寿院之议，而镇台永见近藤二公之所申谕，云当时本州之业医者皆投刺纳谒争蚁附猬集于其门矣。有神津宗益者，令过肉帛。一日来请间曰：野老往宽保、延享间宦于京师，坊间沽得朝鲜刊《东医宝鉴》一部，归舍披阅，得字纸若干叶于其间，以质诸人，即是彼邦制人参之传诀也。尝闻之，昔丰公之征韩也，先锋将陷王城，俘一书库载归，想岂是此之遗欤？先生方令创开药圃，种艺方蕃，他日又必应植参以充世用，此法若得一有用于世，实野老之幸。出以赠之，君受而谢焉。厥后召还，进侍医，叙法眼，后文政己卯丐会津候得人参数十根，乃依法制之，又制秋田参、津轻参不一而已，尚且安排练习，竟能得其要诀。君尝曰：此若干叶字纸，乃是吾人宝珠船，而他日必应有大裨益矣。后无几，果有赖此制参再三，拯得儿孙于痘疮危笃中，则知君之言亦不虚矣。文政己丑秋，遂命试制野州参一百余根以上进之，其体之圆，色之光，质熟而肉润，气味全存，置诸舶货上品中难复为轩轾矣。是乃予之曾以受其秘诀，而常亲炙制法事而所知也。抑人参神草，而王气钟灵之邦必生之，其于调生养病，古来无复论也。但憾世未得其制法，夫参而不为参用，亦徒参耳。故有事辄必仰之外邦，是以其价年贵一年，百年以来，上顶者唯富贵有力家得用之，如寒素贫贱者，虽粗恶下等品皆不能致也。劣得疑似赝物，徒费余财，夫既如此，则虽有真参，医亦不能亲用尝试其气味效验，有时用之亦不过一匕一撮之微，大类小儿游戏，尘饭土羹，以相献酬。噫嘻！一杯水于一车薪，何有哉？是以至其使用品题等，皆茫乎不分玉石，徒主张药铺妄说，欺人欺已，剩其收藏之，不知误事者甚多矣。清唐衡铨青年早已有《人参考》之著，其书特能辩地道出山之早暮，货市形色之高下等，历历可指摘，至其辩行户店家，多立名称以眩惑人者，又可谓颇精且实也。虽零星册子，不亦足以传乎？世人读此，略得辩识其真赝，不第不为贾竖奸侩所瞒，便免于其袭燕石市祸害之诮已。窃惟我日域精英钟灵之地，享保以还，生人参沿道已夥矣。若能广制此赡于世用，令医常用而恣驱使，长使人人调生养病以无憾，则此书之为筌蹄，亦固所不辞也。乃拔此书于文房肆考中，校而授梓。时文政庚寅岁孟秋，东都栎园石阪圭宗珪。

石板宗哲跋曰：京师人加藤玄顺者，尝著《治病经验》，曰：治病唯人参，宜随病而增减。如贫人，药铺称弦人参者用以代人参，不真人参亦有效。虽有不厌参价之贵者，痢之始起欲用参，则俗医、病家俱拒之，故先尽力用弦人参，其功虽不及人参，取效也不少也。药铺称本虚者，其色有黄有白，润实肥大有余味者为佳。今药铺通称朝鲜者，大概上半须也，非真朝鲜。药铺称碎人参者数品，其称枝碎、肉碎、大碎、中碎、芦头须者，伪杂尤多，宜辨也。近来参价日贵，故以萨摩小人参煮制者混之，仿佛难以分别，用之无益。唯人参须细小黄润，难混以萨摩小人参。予数试用于贫人得效，又曰称朝鲜，碎或先碎者，柜中细小者，药铺伪作其形状卖之。

朝鲜渡来之真也者近来稀。又曰：近年（延享年间也）药铺称唐大者，此以参芦片为皮，以糊造作物而不堪用也。其单股唐大者种种，其名亦不一，价亦贵，其功能肉碎、大碎等远不及也云云。其书盖并刻和汉《人参考》前后编，而前编，其父谦斋者与朝鲜聘使笔谈人参形状所出之地方者，而后编则玄顺自继尾，而叠引琐说繁复，虽似无益，然于本邦未产人参之前，能辨别店家名色与清国、朝鲜二品参类伪造者，试诸病者而分说其胜劣，实开悟后学，使人沛然饱满者亦不少也。思其书既刊于延享戊辰，何其见地之太相似也，彼我之偶然出于同一揆，间或如此者。今兹宗圭板清唐秉钧《人参考》，因聊录其所记，并书尝所赋古诗一篇以代跋。竽斋老人石板宗哲。

曹锡端《江宁广文唐先生传》曰：先生娶严氏、吴氏、陈氏，子二，长方沂，次方淮，今名千顷，入太学，好经术，著书廿种，更通岐黄，尝活人。孙秉钧，幼博览群书，能标卓识，见者莫匆惊奇器重。

《续修四库全书提要》曰：清唐秉钧纂。秉钧字衡铨，自署练水人，事迹未详。人参有谱，莫详于陆烜所纂，盖师王士禛之意，又得其先导之功，遂能博采裕如，蔚成专著。此编视陆谱虽远莫能及，其详赅而亦颇有可取。则如辨人参之虚实也，首为参当辨识防害，次所产今昔异地，次苏行分等，次苏行秤兑，次店家名色，次收藏参法，次防霉时候，次同名参类，次真伪攒叠，最后以诸参总较为殿。序次颇不整齐，未如陆谱层秩洁明。唯斯编每则各自起结，亦无害全编，其书务详于究辨名色，判别真赝，故所述多为陆谱之未言，盖一为萃辑典故，多系陈谈，一为识志见闻，颇富实验也。如此编于人参之地道，出山之迟早，市店之时候，形色之优劣，霉蛀之防治，以及赝品之辨识，多所阐发。店家名色一则，列参之名达五十种之多，每种皮质粗细，参量轻重，尺寸长短，参色亮暗，咸为条分明白。其收藏参法，一法用盛过麻油磁瓶泡净焙干，与华阴细辛相间，纳藏于中；一法用淋过灶灰晒干罐收亦可；一法包贮茶叶之中，皆前书所未详。虽仅为苏州土法，而亦足备收藏者之参考。是皆经验所得，此则非王士禛、陆烜诸人所能为者也。诸参总较一则，较诸参之优劣，宜于辨别真伪之用。盖是书专萃意于揭露作伪之术，故于奸贾邪侩镶节、染色、焙干插铅之法，缕析件别，甚称洽博。述镶之法曰：或以糙接熟，或以假镶真，或用竖相杂以攒辏，或用层相间以节叠，做成枝桠一色，宛如无缝天衣，非出自目验，曷能语此？至造伪之物，秉钧大要述之，有防风、沙参、荠苨、桔梗之类，再次之，又有土人参、野葡萄根，色香均需细辨，方能定其真赝。秉钧有口诀以验之，曰色光、体圆、质熟、肉湛，四项兼者为上，殆老于此道，故自能创此说耳。又，陆谱甚以党参为人所轻而重辽参，为不辨实质，此编虽未深然其说，而亦颇以上党参为参中珍品。至谓辽参之味胜力洪，以人参乃神草，产于王气钟灵之处故然，是则不免方士之言，盖参以生于极寒极远之地，质最佳，与王气何有？非通人之论也。

时觉按：乾隆四十三年嘉定唐氏竹瑛山庄初刊，民国五年裘吉生收于绍兴医药报社《医药丛书》，有石印本。练水，今上海嘉定。

《草木疏校正》二卷　存　1779

晋吴郡陆玑（元恪）原撰，清仁和赵佑（启人，鹿泉）校正

自序曰：陆玑《毛诗草木鸟兽虫鱼疏》二卷，元陶宗仪载在《说郛》，及明末毛晋为之广要，入《津逮秘书》。今世现行唯此二本，以校陆德明、孔颖达、邢昺、郑樵、罗愿，众家所引，皆具其中，有引未及尽者，可藉以补其阙，正其讹，亦有明见诸引而此亡之者，盖非完书。陶本舛错脱弃特多，毛本较善，然于陶本之失，仍未能悉加厘正也。考玑之本末，不见于史传，《隋经籍志》有其书名卷数，而时代未详，唯释文序录注称字元恪，吴郡人，吴太子中庶子、乌程令。《崇文总目》《馆阁书目》以为据，嗣是马端临《通考》，今朱彝尊《经义考》并载之，定为吴时人。而陈振孙《解题》独谓其引郭璞注《尔雅》，当在郭以后。今考其书，多引《三苍》，犍为文学及樊光、许慎等，又有魏博士济阴周元明，独未一称郭璞，唯其说多与郭同，亦有异者。德明、颖达在唐初，皆勤勤征述之，释文每引必举书名，罕斥名姓，其与郭注并列者，恒以先郭，则其传之远可知，且已编入《隋志》，而陶氏、毛氏犹并题唐人，益妄矣。二卷中，于《诗》名物甚多未备，编题先后复不依经次。疑本作者未成之书，久而不免散佚。好事者为就他书缀缉，间涉窜附，痕迹宛然，则总目所谓后世失传不得其真者，然并以其附经释谊，窘于采获，似非通儒所为。又过，爰取二本异同，校以诸家别录，而是正之。凡应改定题目，增订文字，可疑之处，悉附见于本文中，率以《诗》《尔雅》疏释文为之主，并系之案，至毛氏所论得失，自有广要在，如唐棣常棣已与予诗细适合，不暇复论，间有赘及，读者亦可览而知所裁也。乾隆四十四年己亥三月。

自跋曰：湖州丁进士杰小山，一号小疋，笃志古学，勤于考订。尝从明人《续百川学海》中录出陆氏《诗疏》，详加校雠（注：丁云：所据者，乃昌江吴永之《续百川学海》，非《明史稿》所云梅纯之《续百川学海》也），亦不遗毛氏《广要》本，为之补正缺谬，系以跋语，一再断其非陆氏元书，后人掇拾成之。其释草木，《齐民要术》已引之，则知元恪非唐人矣；下卷末，四家诗授受，《读诗记》已引之，则知非元明人附入矣。但芰节凑合，痕迹宛然云云，论俱平正，予故稔小山名。当己亥序校正时，君方在京，已有成编，而未相识也。比己酉来豫章，九月廿五日，小山自歙来投翁覃溪，适覃溪与予交代，已成行，予乃款之院东轩。行李无多，所携新旧书籍种数特夥，言动甚恪愿，试与纵谈古今，辄觥觥不能已。大指宗汉魏而稍涉唐，于宋便不少雌黄，然以视杨慎、毛奇龄、万斯大诸人，未尝不与异趣也。既而姚铁松中丞延课其嗣，小山见予旧著经说各种，尤以《陆疏校正》与其所辑多相入者，携去别抄一本，加点勘焉，分缀硃墨于其上，所以为予益者甚勤。盖予为是稿，初仅数月毕功，良不无疏略，惟"宛彼鸣鸠"条，尝经孙侍御志祖颐谷为予稍一参证，既收之以志朋友之善，又于役南北，无暇覆详，籍小山力，居然适愿，即此可见小山之学之博，意之诚，与颐谷皆非苟雷同者。故今复就所缀，别以"丁云"补见各条中，属外甥陈震亨合钞存之，而识诸尾，自可与丁君之书各不相掩也云尔。辛亥正月。

时觉按：校正陆氏《草木疏》，录动植物一百二十余种，末附鲁诗、齐诗、韩诗、毛诗。

《本草删书》 佚 1783？

清上海唐玉书（翰文）撰

时觉按：乾隆四十八年《上海县志·艺术》卷十载录。

《本草集要》八卷 佚 1783？

清高邮罗詠（二酉）撰

嘉庆十八年增修乾隆四十八年《高邮州志·人物志·文苑》曰：罗詠，字二酉，廪生。幼英敏，读书目数行下，为文搦管如飞。早年补弟子员。性廉介，刻志励行，有纯儒风。中年淡于科名，益肆力诗古文词，虽家居不蔽风雨，披吟弗辍。于音韵之学，尤所究心。熟于古今事实，辩论如悬河，闻者心悦顺解。凡搜访遗佚者，必从而征信焉。手录诗古文二尺许，丹黄溢楮墨间。著有《鼎顺诗集》行世；《楚词正音》四卷、《本草集要》八卷，藏于家。

时觉按：与明王纶书同名，并卷数亦同。

《药考》 佚 1788？

清如皋李士周撰

嘉庆十三年《如皋县志·列传二》曰：李士周，国学生，精岐黄术。乾隆丙午、戊申间饥疫，设局施药，全活多人。著有《医录》《药考》诸书。

《本草名义辨误》 佚 1793？

清江阴姜健（体乾，恒斋）撰

《吴中名医录》曰：姜健为名医姜礼孙，生于雍正十二年，卒于乾隆五十八年。健继祖业，好学深思，直造仲景之室，广萃群书，兼资搏采，按脉施治，洞见癥结，他医束手，健治之辄能活。晚年好《易》，于五运六气、阴阳变化阐发甚精，故能投剂如神，决死生不爽，为一时名医之冠，里中业医者，多得其指授。所著有《本草名义辨误》《三因方论》，已佚。

时觉按：《吴中名医录》据姜庚白《姜氏世系表》稿及光绪《江阴县志·人物·艺术传》卷十八载录。

《本草纲目揭要》 佚 1795？

清无锡虞铨业（德升，旭斋）撰辑

时觉按：虞铨业，诸生，庠名铨，乾隆间人。《江苏艺文志·无锡卷》据《锡山历朝书目考》卷九载录，另著有《旭斋诗稿》二卷、《杂著文集》四卷。

《脉药联珠药性考》四卷 存 1795

清长洲龙柏（佩芳，青霏子）撰

《续修四库全书提要》曰：清龙柏撰。柏字佩芳，号青霏子，长洲人。嘉庆中，以医游闽，著为是书。其持论谓治病拘守古方,不必有效,创新法,以脉统药,取二十八脉中浮、沉、迟、数提纲为四大部,每部分子目,以脉领证,各以应用之药列其下,编为四言歌诀。又取前人成方,亦以脉之浮、沉、迟、数分统之,自谓所订之方药如阵势,一阵之中又有前后左右,犹阵图也,而用之则在乎指挥,其命意颇类辞章家之八面锋。夫治病仅论证,不论脉,固难期治疗之切当,医家常理,就证辨脉,用药自可无误。今必先以脉统药,再于脉中分证求之,则朝三暮四与朝四暮三,狙公赋芧之说,又何别乎?时医不耐深求古人制方之法,取便临证随意用药,复虑人讥其不合古法,仍胪列古方以见其非无所本,而又谓古方不可遵,并谓己方亦不可拘,以示变化不测之妙,矫泥古而过正,其流弊且将破坏成法,纯以师心自用,殆不可以为训。医家并无真学真识,强自著书,以为标榜,往往类此。此医籍所以日多而医术转纷也。

时觉按:与《脉药联珠古方考》《食物考》合为《脉药联珠》,并收于《翠琅玕馆丛书》。

《本草辑略》,《药性赋》一卷　佚　1802?

清宝山沈步青(天申)撰

嘉庆七年《太仓州志·人物四》曰:沈步青,于书无不窥。兼通方脉,决生死。

光绪八年《宝山县志·人物志》曰:沈步青,字天申,性颖敏,博览书史,耄而不倦。友人孙许绢,高介士也,步青日与讨论今古,里党推为二老。

时觉按:光绪七年《嘉定县志·艺文志三》载录二书,民国二十四年《真如里志·艺文志》载录其《辨感论》。

《医学本草摘要注释》　佚　1806?

清无锡邵纶锦(晴江,香谷,补楼)撰辑

时觉按:邵纶锦,晚号补楼,生于乾隆乙亥,卒于嘉庆丁卯。《吴中名医录》据《锡山历朝书目考》卷九载录。

《本草经疏辑要》十卷　存　1809

清海虞吴世铠(怀祖)辑

许宗彦序曰:余自少至长,多底滞之疾,恒治药饵,遂稍留意于医,近年以来亦略有所解会。窃谓医之道至精,非明于阴阳、四时、五行消息衰旺之故,不足以察民病之原本;不洞表里、藏府赢不足之数,不能识症之缓急、知施治所先后。能察病且审症矣,而制方不中度,药味失真,当得人参,反得支芦菔,当得麦门冬,反蒸穬麦,则病以增剧,益医之不可无学明矣。虽然,运气微妙,固不能执成法以求之,藏府见于色脉,若微若显,若可知若不可知,必医者之神明至虚至静,乃能心手默喻,体隔必通,洞垣一方,了然不惑。意之所解,口莫能宣,此则古之名医莫不有神悟焉,殆非学力可至。若夫金石草木,百品千类燥湿寒温异用,古人辨之至精,讲说甚备,多识而不疑,施用而不忒,则存乎学而已矣。孔子云:医不三世,不服其药。《黄帝针灸》一也,《神农本草》二也,《素女脉诀》三也。《脉诀》既不传,《针灸》传而不尽传,惟《本草》存,又多为后人所乱,山川之产,要亦不尽同于古。殷仲春《医藏》于《晋醍函》列本草数十种,今盛行于世者独李氏《纲目》,而医者颇病其繁。明天启间,吴人缪仲醇在东林中有神医之号,尝著《本草经疏》三十卷,近世名医叶桂多取其说,盖辨症以审,药之宜忌简而易守,医门之津筏也。海虞吴君怀祖以医有声武林,乃录缪氏书尤要者,订为八卷,名曰《辑要》,而以紫垣朱氏《痘疹秘要》一卷及《经验诸方》一卷附焉。书既成,介华秋槎明府问序于余。缪氏书,余未尝治焉,其浅深无由知。吴君不高谈《灵枢》,抑扬丹溪、河间之说,而独孜孜以本草为虑,盖与余素所持论有相合者,因次余说于篇,仍质之吴君。嘉庆己巳年季夏德清许宗彦撰。

凡例曰;一、是书本于前明缪仲醇《神农本草经疏》。《经疏》之意虽能开导后学,然未免穿凿拘泥。今以疏经之义、药味之要皆删取其半,庶几简明且适于用。一、是书药性、主治及参互,并不宜擅用,简误之处悉遵原本。有原本未收者,今另遵古选入。一、是书所集诸方有繁而不括及笼统者,概不选用;有精而未载者,今另采入。一、增入用药精微要义,有是证必需是药,不可移易者,皆本洁古、东垣、丹溪、时珍诸前贤所著。一、原集药品虽有其名,今所不能觅者,概行删去。一、朱紫垣《痘书》向皆专科珍秘,未刻,今附入作第九卷。一、第十卷《集效方》有未经刻过者,皆历年构求,今悉载入。一、书中诸前贤名、书名旁用□,方名用█,精要处用○,要害处用△。一、首卷治病序例悉照原本,其间参入鄙见,尚祈高明诲正。

民国三十七年《常昭合志·艺文志》曰：吴世铠，字怀祖，善医，有声于武林。辑录缪氏《本草经疏》要义为八卷，附以朱氏《痘症秘要》及《经验诸方》。家刊本。《续海虞艺文志》作八卷。

时觉按：节取《神农本草经疏》，载药四百五十种，分石、金、土、水、草、木、人、兽等部，末附《朱氏痘疹秘要》《经验效方》各一卷。

《树桑百益》不分卷　存　1811

清上元叶世倬辑

自序曰：昔余尝刻《桑蚕须知》，劝山中树桑饲蚕，年来郡县士民种植日广矣。顾人知桑之益于蚕，而不知其益于人，止知疗病者用桑皮、桑叶、桑枝、桑椹，而不知桑柴之有火，火之有灰，桑之有虫，虫之有粪，又桑花、桑汁、桑耳，无一不可用也。余甚惜之，山僻购药不易，而庸医率多以草药应之，往往杀人而人不知，诚大病也。爰检《本草纲目》，截录桑之修治、主治、气味及附载各方，其有发明者亦间采录，而柘亦附焉，续刻《桑蚕须知》之后。俾人人知桑之物薄而用重如此，颜曰《树桑百益》，而其实所益不仅以百计也。屋角田边，取携甚便，凡我士民幸益努力焉。嘉庆辛未季秋，上元叶世倬书于玉屏山馆。

时觉按：《联目》《大辞典》俱不载，有嘉庆十六年刻本藏中国国家图书馆，2004年收于《中国古代医方真本秘本全集·清代卷》第80册影印出版。载桑白皮、桑皮白汁、桑椹、桑叶、桑枝、桑柴灰、桑耳、桑花、桑寄生、桑实、桑柴火、桑螵蛸、桑蠹虫、桑蠹虫粪、绿桑赢、柘、柘耳、奴柘，列诸药修治、气味、主治。

《药性医方辨》三卷　佚　1812？

清歙县罗浩（养斋）撰（侨居海州、扬州）

道光二十五年《海州文献录·艺文》曰：《药性医方辨》，歙江玉麟序曰：予尝闻罗君云，药性之失，失在唐宋。若五味子，南阳入于小青龙汤，与麻黄、桂枝、干姜、细辛并用，治痰饮证，亦与细辛、桂枝、干姜同用。盖水饮之证，潜伏于里，刚药不得入其中，则不能攻之使出，以五味至酸之品，敛诸药之性，深入而祛逐之，非止为咳逆而设，此神化之法也。自生脉饮与人参、麦冬立方，已失南阳妙用矣。其考辨精审，实能起悟后学，爰志其论述，为此卷一助。

《药性歌》　佚　1813？

清泰兴朱鸣春（晞雝）撰

光绪十二年《泰兴县志·人物志二》之《朱惇敏传》曰：朱鸣春，字晞雝，廪贡，并肄业成均，声誉翕然。鸣春知医，所著《真知录》《药性篇》颇传于时。

时觉按：嘉庆十八年《泰兴县志·艺文下》载录，光绪元年《通州直隶州志》及民国十三年《泰兴县志补》卷七并作《药性篇》。

《本草纂要稿》不分卷　阙　1815

清京口王龙（九峰）撰辑

时觉按：有清抄本残卷藏北京大学，1999年收于《中国本草全书》第一百十九卷，华夏出版社影印出版。前后无序跋，无目录，分金石、卤石、草、木、谷、禽兽等部，载药三百余，各述性味、主治、功用、归经。

《本草选志》　佚　1818？

清上海闾邱铭（尹节）撰

时觉按：同治十一年《上海县志·艺文》及嘉庆二十三年《松江府志·艺文志》载录。

《本草再新》十二卷　存　1819

（原题）清吴县叶桂（天士，香岩）著，长乐陈念祖（修园，良友，慎修）评

自序曰：昔谓不为良相，当为良医，盖医药一端，亦可以燮理阴阳，济人生活。人秉阴阳之气以成，其间寒暑相侵，忧喜相搏，嗜欲不节，起居无时，皆足为病。设此大法，助上天好生之德，免元元夭札之虞，实济世之慈航，人生之永赖也。故上自神农以及岐伯、雷公，阐发奥义，洞见脏腑，并有泡制等法垂之于世，救药性之

偏胜，佐药力之未逮，尤为后世用药之津梁。迨汉纪以来，名贤辈出，论医论药，各具只眼，仲景、元化，最为杰出，议论症治之法，委曲详尽，惟于药品之性，未免言之过略。予历观各代药性之书，互有发明，亦多挂漏，惟前明李氏《本草纲目》，可谓收罗广而编纂精，无如引证太多，似嫌其杂。且药品有南北之产，来症有新奇之异，今昔来症，与人之元气强弱固有不同，而药南北异性，气味厚薄亦多歧出，宜随时权变而治之，方克有济。如其药昔有今无，未便执古方而泥古药，如昔无今有，势必用斯品而疗斯病，是药性之讲求与论症议方交相重也。近世各家，会辑药性者甚夥，亦补前人所未备，均有可取，惜其博焉不精，语焉不详，故予不能已于言而有斯编之续也。非敢自诩为良医之治病犹良相之治国，然揆之好生恶死、济世救人之心，似有同情也。用弁数言于首，后之君子，尚其谅之。姑苏叶桂天士序。

陈念祖序略曰：国朝吴遵程先生《本草从新》为近日最新之本，取旧说所流传，参以及身所阅历，最为切于时用，然至今又数十年矣，阅历之深，取材之当，则尚有未之逮者。吴门叶天士先生以医术擅名于时者五十余年，惟是应策纷冗，刻无宁晷，未遑有所著述，即间有流传者，如《临诊指南》等书，亦集于华氏之手，且寥寥数卷，总以未窥全豹为憾。矧其书所言，皆言医而非言药也。嗟嗟！先生之绝学其流传于世者，言医亦已仅乎其微，若求诸言药，更夐绝而未获一睹，岂非憾事中之尤一大憾事耶？今春余引老归田，以医术自娱，老友柯君泽梅亦由山左解组归，以余为知医，且知余昔年著有《神农本草经读》四卷，谬称余之所作深得经旨，赞扬不绝口，乃于行箧中出叶氏遗编见示，并慨然举以相赠。叩其所自，盖梅君之封翁，壮岁尝橐笔北游，作幕苏垣，与天士先生相友善，录而藏之者数十年于兹矣。余得之获拱如璧，又见其卷帙无多，简而能该，抉择精当，可为本草中别开一生面矣。浏览数过，攸然默会于中，至其原稿中所言性味，虽间有一二出入处，或系转辗抄传之误，亦未可知。兹姑悉仍其旧，不敢妄加增删，惟偶有心得，或私见有所发明，则另行表出之，非欲炫己之长，而亦不欲阿其所好也。况余以垂暮之年获此遗编，亦足以酬素愿而实获我心矣，犹恐其流传不广，湮没弗彰，意欲出而公世，庶先生平素学识及嘉惠后学之盛意，冀可垂诸不朽，而柯君厚贶之美情与其封君留传之手泽，亦藉是而不致泯灭，此则余所大为欣幸深慰者焉。且叶氏此书系继吴氏《本草从新》而作，故命名曰《再新》。兹仍遵之，亦顾名思义，所以志其实而并存其真也。世之业岐黄者，苟取此书参观而考求之，其裨益岂浅鲜也者！嘉庆龙飞二十四年岁次己卯仲秋月既望，长乐陈念祖序于南雅堂。

时觉按：叶天士卒于乾隆十一年，吴仪洛《本草从新》序署为乾隆二十二年丁丑，则叶氏继吴而作是书，显属不真。叶氏诊务纷繁，著述无多，后世托名赝作甚多，是书亦属其列甚明。或谓乾嘉间姑苏叶桂，字小峰者所撰，名同而晚叶天士百年，然不知所据。

《四书药性》 佚 1819？

清无锡朱超（保真，济安）撰

时觉按：朱超生于乾隆戊寅，卒于嘉庆庚辰。《吴中名医录》据《锡山历朝书目考》卷十二载录其书。曾孙朱丙焱，字毫然，撰辑《朱丙焱医书稿本》四十六册，书中常有"济安按""曾祖济安"等批语，可见朱超遗笔。《朱丙焱医书》有《药性》五册，或可遗留是书内容一二。

《神农本草经抄集注》 佚 1820？

清姜味芸集注

罗浩序曰：药有一定之性，即有一定之用，《神农本经》所载是也。历代诸贤各为增益，每致寒温相混，补泻殊途，本性既失，专功不显，而立异标新者，谓今之药非古之性。试思不识《本经》药性，又何以知古方妙用耶？薏苡仁，《本经》主筋急拘挛不可屈伸，久风湿痹下气，故《金匮》胸痹缓急主之，今以为健脾利湿，是药之行经络者而以为脏腑用也；泽泻主风寒湿痹、乳难、消水，久服耳目聪明，故《金匮》心下有支饮，其人苦冒眩者主之，今以为专走肾经，是药之治上中焦者仅以之入下焦也；柴胡主心腹肠胃中结气、饮食积聚、寒热邪气，是其性从太阴、阳明中土出于太阳之标，故《伤寒论》阳明病发潮热、胸胁满不去，独以小柴胡汤主之，伤寒阳脉涩、阴脉弦，腹中急痛，亦以柴胡主之，正取其自内以达外，非仅以之入少阳一经也。如此之流，不可胜数。是欲识南阳用药之义，必于《本经》中求之。考前人注是书者见于史籍，今多不传，后有论及者又鲜精义，惟张隐庵《本草崇原》、张石顽《本经逢原》、徐洄溪《神农本草百种录》颇能发明经旨，惜张氏之书杂入他药，徐君所辑药品无多，且各有得失，非会而参之不可。姜子味芸来从予游，于穷《内经》之暇，取《本经》药品常用者录之，采三家注之精者附后，其原文分上、中、下三品，一依《证类本草》，翻阅之下，深洽予心，名曰

《神农本草经抄集注》，因为之叙。果能更取南阳之书细为增注，则药之性益明，药之用益著，实神农功臣，医门矩范，所造者当不在古名人下也。予于味芸有厚望焉。

《中国医籍通考》按曰：姜氏此书今已不可复睹。其书名及罗氏序文仅见于《医经余论》。

时觉按：罗浩生于海州，卒于扬州，活动于江苏，姜氏为其弟子，故亦录焉。

《人参谱》八卷　佚　1824？

清苏州殷增（乐庭，东溪）撰

道光二十年《平望志·文苑传》曰：殷增，字乐庭，号东溪，国子生。喜作诗古文词，收拾邑中遗稿。前，邑人袁景辂曾选刻《国朝松陵诗徵》，增乃自魏晋以迄明季，搜罗遗佚，为《松陵诗徵前编》，镂板行世。又自景辂所选以后数十年诗，为《后编》。购得里人潘太史耒《遂初堂集》板，补其残阙者数十页，亲自校雠，遂为完书。所著有《孤鸿编》《武林游草》《纪元考》《人参谱》。

时觉按：道光四年《苏州府志·艺文五》载录。

《用药准绳》　佚　1826？

清安亭钱培德（德培）撰

道光六年《昆新两县志·人物·艺术》曰：钱培德，字德培，太学生，世居安亭。父郡庠禀生廷熊，故精医。培德专其业，兼内外证治，求治者，应手辄愈。尝著《用药准绳》行世。

《本草述录》六卷　存　1829

清潜江刘若金（用汝，云密）撰，阳湖张琦（翰风，宛邻）节录

卷端题记曰：刘云密先生《本草述》发明阴阳制化之妙，乃据而录之。阳湖张琦。

包诚曰：予少游山左，受学于阳湖张宛邻先生，名琦，字翰风，为馆陶令十年，循声卓著，著有《素问释义》十卷。潜江刘公名若金，号云密，以名进士官至司寇，值明季丧乱，杜门高尚，自号蠡园逸叟，数十年精力皆萃于此，洋洋乎八十余万言，名曰《本草述》。先生尝取明刘氏云密《本草述》，别择精粗，删繁就简，为《本草述录》六卷。予读之，乃见药物气味之真而得古人主方制化之妙，窃以为《本经》《别录》诸书著其治而不言其理，《千金》《外台》之方详所主而不审其由，以故后学罕所会悟，欲明制化之妙，必先求所以制化之理，又必分求其所专擅而后可合，求其所通变。爰就其书，以徐之才十剂之说为表以明之，庶几求药性者易于省览，而于处方治病亦不无小补焉。（《十剂表序》）

时觉按：收于《宛陵丛书》，中国中医科学院、北京中医药大学有藏。

《本草述录》八卷　未见 1844

清潜江刘若金（用汝，云密）撰，阳湖张琦（翰风，宛邻）节录，蒋溶（文舟）辑补

时觉按：有同治九年蒋氏抄本藏中国中医科学院，经查未见，道光二十二年《武进阳湖县合志·艺文》载录。

《本草述钩玄》三十二卷　存　1833

清武进杨时泰（贞颐，穆如）辑

自序曰：道光六年丙戌，余在京师，馆于成果亭中丞家，瞿丽江比部持此书未订本见赠。翻阅数过，爱不能释，遂手自装订，暇即就其中论义删而约之，历丁亥、戊子，乃并其前后征引各条，旋就辑次。业未卒，自都还南，馆于泰属之康二如鹾尹署，二如喜谈医，馆政最简，遂出全力掇拾此编。其年冬，手抄卷数自后半起，历庚、辛、壬三载告成，犹病其末数卷未归一律也。道光癸巳十一月十二日冬至节，杨时泰识。

邹澍序曰：道寓于物，而物不足以该道，理宜于言，而言不足以尽理。此言医者所以滞于言，不免害于理也。世言某物可治某病，及如法治之，而效者仅一，不效者恒九，则不得不深辨其所当然，各辨其所以然。言之缕缕，载之陈陈，古书所以简，今书所以繁矣。简则难明，繁则易讹，欲求繁简之得宜，必明乎道之所归而无歧，要于理之至当而有断，此杨君穆如于《本草述》所以有《钩元》之作也。夫本草湛深简古，洵三代以来师弟以口耳相授受者，两汉而下，仲景、元化扬其波，贞白约其流，甄权、日华助其澜，慎微畅其归，皆于物之体用

符节相应处指其所当然而已。金元四家颇欲明其所以然，而不校其性情功用之贴切于病机病情，凭空结撰属金属木、入肺入肝诸语以连络之，谓有分派配合之妙，恐后人之滞于言者贻误不少。潜江刘若金先生著《本草述》，其旨以药物生成之时，度五气、五味、五色，以明阴阳之升降，实欲贯串四家，联成一线，惜文辞蔓衍，读者几莫测其所归。杨君以博雅通儒，精治素理，为之去繁就简，汰其冗者十之四，达其理者十之六，而其旨粲然益明，择精语详，了如指掌。厥后为令山左，循声卓著，以良吏而兼良医，活人无算。惜乎簿书劳瘁，不禄以终，未及以所著付梓人，藏稿于家者几十载。会君门人伍仲常秘读奉讳归里，惧是书之湮没，竭力谋剞劂。余喜是书之有成也，爰濡笔而为之序。道光壬寅八月中秋节，毗陵邹澍谨序。

《续修四库全书提要》曰：清杨时泰辑。时泰字贞颐，号穆如，武进人。嘉庆己卯举人，官山东莘县知县。《武进阳湖合志》称其工医，宗周慎斋，行其阃奥，尤善辨脉。所著仅传是书，门人伍恂为刊行，板毁于兵燹，同治中门人桂昌重刊于山东。案：刘若金《本草述》原书贯串金元诸家之说，发明医理，自辟畦町，而文辞蔓衍，读者仓猝不能测其指归。时泰为之删繁就简，自序历六年而后成，致力甚勤。同时武进邹澍治本草最有声，专据《本经》《别录》，疏证重在发明仲景之书，与刘氏取径不同。其为是书作序，称时泰博雅通儒，精治素理，于原书汰其冗十之四，达其理十之六，而其旨粲然益明，所推许甚至。自来删节前人之作者，往往不及原书，以过于求简，或并其长处而失之。刘氏原失于繁冗，去其芜秽，乃见精英，是转足为刘氏之功臣，不得与简率者同讥。惟末卷所载红铅、人胞等，原属不经，仍复连篇累牍，不加删薙，殊为无谓。时泰自序云，犹病末数卷未归一律，是其得失未尝不自知之也。

道光二十二年《武进阳湖合志·艺术》曰：杨时泰，字穆如，嘉庆己卯举人，工医事。自明已来，江南言医者类宗周慎斋，慎斋善以五行制化、阴阳升降推人脏气而为剂量准。雍正已后，变为宗张路玉，则主于随病立方，遇病辄历试以方，迨试遍则束手。时泰于医，深得慎斋奥，尤善以脉之并见变见揣测人脏腑寒热虚实，其用药一准刘若金，备得金元四家补泻开合精理。凡值错杂难明病，每每敛数味成方，一若抉而去者，人咸推服焉。以道光丙戌大挑一等，署山东莘县知县，卒。著有《本草述钩元》，即约刘若金之书而薙其芜者也。

时觉按：收于《四库未收书辑刊》。

《药达》二卷 阙 1830

清华亭顾以琰（丽中）撰

时觉按：有清抄本残卷藏上海图书馆，1999年收于《中国本草全书》第一百十九卷，华夏出版社影印出版。残存卷下，卷端署为：华亭顾以琰丽中氏纂，男古椿大年氏、后学王泗虬润山氏同校。载药一百二十有六，分涩精固胎、明目止嗽、消导开郁、杀虫燥湿、散疡解毒、利水消瘀六类。

《花木小志》一卷 存 1830

清甘泉谢堃（佩禾，春草词人）撰

自序曰：志者，记也，以记其所记，统之曰志。夫统记一邑之事曰县志，记一郡之事曰府志，记天下古今之事曰通志，且天文律历及礼与乐，皆各有志。余所志者花木耳。余性嗜花木，虽居陋巷，读书外必借花木以自娱。祁寒酷暑，亦未尝以浇灌假它人之手。壮而之四方，凡遇花木稍有所异，必购而携之，其所不能携者，图而记之。自依冶山上公乔梓以来，痼疾犹未能已，惜所居地非冲要，俗尚诗书，其所与言花木者鲜矣。往往与上公乔梓论诗论文后偶一言及，并询及它州外县所有异于是者，乃以所涉江浙闽粤，以及燕赵晋楚所见言之。公悦，复命以笔志之。余因所志非天文礼乐及府县有大关系者，故曰小志，故又曰《花木小志》。

时觉按：收于《春草堂集》，道光十年刻。甘泉有三，今陕西甘泉县，四川兴文县南，江苏扬州。清析江都县，置甘泉县，与江都并为扬州府治，民国废。谢堃为江苏扬州之甘泉人。

《药笼手镜》四十卷 佚 1831？

清吴县许兆熊（黼周，凫舟）撰

民国二十二年《吴县志·列传四》曰：许兆熊，字凫舟，光福人，为徐坚弟子。好收藏金石，兼精医术，辟六君子斋，一意著述。又筑池上草堂，养鱼艺菊，时与诸名流觞咏其中。所辑《许氏巾箱集》及自著《两京名贤印录》《药笼手镜》《东篱中正》《凫舟诗稿》各若干卷。

民国十八年《光福志·补编》曰：许兆熊，字黼周，与沈钦韩诸人友善。

时觉按：光绪九年《苏州府志·艺文一》亦载录。沈钦韩，字文起，号小宛，吴县人。生于乾隆四十年，卒于道光十一年。嘉庆十二年举人，授宁国县训导。淹通诸学，自诗古文骈体外，尤长于训诂考证。著有《幼学堂文集》八卷等。

《本草类方续选》 佚 1833？

清甘泉朱煜（潆溪）撰

光绪七年《甘泉县志·方技》曰：朱煜，字潆溪，邵埭人。道光十三年，时疫盛行，世医习用陶氏六经，治辄左。煜独用吴又可温疫治法，投剂辄应，活人无算。拔贡邱广生母病，发热自汗，至五六日，肢冷身冰。医作中寒治，议投真武汤，煜独以为当与承气。议者曰：厥逆如此，投参附犹恐弗及，而投硝黄耶？煜曰：不然，此非寒症，此疫邪入陷少阴，非急下不可，投参附死，投硝黄生。乃与承气，应手愈。庠生周书病洞泄兼温疟，惫且甚。煜与升麻葛根汤，继与人参白虎汤而痊。东乡谈叟年近七旬，昏睡如尸，两手无脉。星夜迎煜往，视诸医方率皆温热剂。煜曰：此为脉厥，乃热邪格阳也。为脱足，诊趺阳，与大黄下之，病以起。李姓子二十余岁，伤寒发汗后，壮热烦躁，面赤谵言。煜视其脉，洪大而沈，加人尿猪胆汁方，一服而安。奇效种种，出人意表。生平临症无富贵贫贱，靡不竭尽心力，故治无弗应。年六十二卒。著有《五经分类》《本草类方续选》，待刊。子湛溪，亦以医名。

《本草赋》 佚 1837

清海陵陆儋辰（管泉，耳乡，六一老人）撰

陈盛修《陆管泉先生传》曰：先生尝得古书多种，各据善本为之校正，撷诸家之精粹，编为《证治赋》十数篇，使读者易于记诵。晚年有《痧辩》《运气辩》诸作，稿方付梓。又有《本草赋》《针灸书》，大半散轶。

《本经疏证》十二卷 存 1837

清武进邹澍（润安，闰庵）撰

自序曰：予治《伤寒论》《金匮要略》，用属辞比事法，于不合处求其义之所在，沿郄寻窾，往往于古人见解外别有会心。然每论用药，则不能稍有异同也。友人杨君穆如，《本经》之学素深，壬辰秋，偶因过访，叩其治《本经》法，杨君甚称《本草述》精博。《本草述》者，予盖曾读焉，而苦其冗蔓者也。杨君言：刘潜江文笔萎薾，用意甚深，能熟读之，略其繁芜，则精博自见。因讲芍药一味，予为心醉，归而朝夕诵之，觉其旨渊然无尽，然微嫌其用力于张长沙、孙真人犹少也。因以己意，取《本经》《别录》为经，《伤寒论》《金匮要略》《千金方》《外台秘要》为纬，交互参证而组织之，务疏明其所以然之故。是年冬，疏证药六味，求正杨君，杨君深以为善，但谓似独为汉唐时用药发者，实则后世缵论，悉有精诣，不可废也，予敬诺焉。思夫古今至远，贤哲至众，一篑之加，讵谓必无？第《本经》大法既已森然，纵继长增高，恐终未能超轶于规矩准绳外也，爰将仲景所用药百七十味先究心焉。凡六易寒暑，克成是编。呜呼！炎轩二帝开物成务于前，南阳、华原绍志述事于后，其旨博大渊微，浅学后生，讵能洞彻底蕴？顾就彼此契合，求其所以同，后先龃龉，求其所以异，期于心有所得，用有所征，斯已矣，敢曰为古圣贤阐发义理哉？从子豫春学于予，于是编讨论校录之力不少，兹欲次第而编辑之，爰书其缘起如此。道光十七年首夏，邹澍。

洪上庠序曰：医道之见于载籍者，《灵枢》《素问》《难经》而上，《神农本草经》为最古。诸经所论在审病，《本经》所论在主治，道实相为表里。惜其传授姓氏不可考，人遂以为汉人所假托。然秦人焚书，医药之书不毁，其为上古所遗无疑。后之继是书而作者，陶隐居《别录》为最善，乃宋金元以来，著本草书者十数家，其言愈多，其道愈歧，其说愈新，其旨愈晦，则皆求胜于《本经》，求加于《别录》，而失之厖杂芜秽者也。世医相沿承用，不知其非，即号称名医者，又止讲临证习方书，而于《本经》与《别录》，则以寻常本草书视之，不能参互考订，疏其文而证其解。故古人用药之意与药之所以愈病，其说隐晦淹塞，以至于今，不知一病有一病之方，一方有一方之药，一药有一药之效，不能审药，何以定方？不能定方，何以治病？此闰庵邹君所以有《本经疏证》之作也。闰庵籍隶武进，为邹道乡先生后裔，敦行谊，通儒术，而隐于医。性耽著述，所撰杂文甚多，其为是书也，以《本经》为主，以《别录》为辅，而取《伤寒论》《金匮要略》《千金方》《外台秘要》与唐本图经，兼取六经五雅、诸史说文，旁及道经佛书，群芳谱名人著作，凡有关于论药者，为之疏解辨证，或论病之所宜药，或论药之所宜病，与夫当用不当用之故。务求其精，毋失于粗，务求其真，毋惑于似，反复校勘，一扫本草诸家厖杂芜秽之言，而归于至当。使药品之美毕彰，而《本经》之旨益著，由是而审证用药，审药定方，安有不起之病哉？至于唐以后之书，或引焉，或缺焉，或仍焉，或驳焉，或取之而不尽取焉，要以明《本经》之主治者为准尔。汤子卿嵯尹与君莫逆交，素工岐黄术，笃嗜此书，欲谋刊布，而以问余。余受其书而读之，例则笺疏之例，体则辨论之体，思则幽邈之思，识则卓越之识，绝非近世医书可比，爰乃商诸同志，捐资集腋以成其事。余素不知医，余以信汤君者信邹君，则其书之必传于后可知也，其他所撰述之文，必传于后亦可知也，则邹君之借以不朽者，其在于此欤？抑不仅在于此欤？古歙洪上庠叙。

汤用中跋曰：《本经疏证》十二卷、《续疏》六卷、《序疏》八卷，邹君润庵澍撰。予年弱冠，喜治岐黄家言，每日夕与润庵会陈家酒炉，课日间所业，或举今日治某家某症，立某方，互证得失以为常，既奔走皖、豫、燕、赵者垂二十年。道光壬辰，重晤于中表赵于冈之约园，予医学茫未有进，而君蔚然为世所宗。君为人治病，必先单家而后巨室。非盛寒暑，未尝乘舆常疾。夫世之号能名其家者，破坏古法，羼杂私意，故每治人疾，必引成方。予在山左时，尝以玫瑰花、龙眼肉合成膏，愈吴洛生大令母脘痛，为君所呵，予答言：药在中病，古方奚为？君骤闻颇忿甚，立起辞去，予亦即北行。乃未一年而君归道山矣。君殁后五年戊申，于冈始郎示此书，实能抉昔贤之阃奥，为后学之津梁，悔从前率尔违牾，悲涕刻责。会江夏童公石塘濂，仁和武公蝶生莅庄，见是书而爱之，力请集资剞劂。以戊申八月开雕，断乎己酉三月，校定者袁君坦斋光裕、魏君修邕裴、庄君子久延准、杨君晓亭欣，而始终其事者，童、武两公之力为多。用中得藉手补过，慰私恨于无穷，益滋愧矣。道光己酉三月汤用中谨跋。

周仪颢《邹润安先生传》曰：先生讳澍，字润安，晚号闰庵，姓邹氏，道乡先生二十六世孙也。曾祖讳应智，祖讳协凤，父讳汝奎，代有隐德，前母陈氏，母马氏．继母惠氏。先生年十六失恃，哀毁骨立，事父及继母甚孝，阅六载，又遭继母丧，哀毁如丧所生。家故贫，艰于就傅，勤苦自励，于书无所不窥，虽冱寒盛暑，披览不辍。其于日月之疾徐盈缩，星辰之迟留伏逆，江淮河汉之脉络条理，南朔东西之阨塞险要，皆能洞悉原委，晓畅机宜，故其发于诗古文词者，卓然可传。皇上道光元年，诏举山林隐逸，乡先辈议以先生名上于朝。先生闻之，寓书建议者曰：某德薄能鲜，长为乡人以没世，乃其分耳，若抗迹邱园，钓弋华誉，乡党自好者不为，而子谓我愿之乎？议者遂止。张太守丹邨、程太守芝圃咸引重之，尝讽之曰：以君之学，出而问世，谁与相颉颃者？薄此不为，毋乃已甚。先生曰：某赋性迂缓，局于展舒，苟膺荐牍，非失己行，且玷君矣，敢固辞。呜呼！此可以观先生之所守矣。先生隐于医，借以事畜，父既没，弟显又以疾卒，通负累千数，一以身任之。娶陈氏，无子，以弟显之子梦龙为子。先生生于乾隆五十五年三月二十九日己酉，以道光二十四年八月十六日庚戌卒，年五十有五。所著有《明典》五十四卷、《本经疏证》十二卷、《本经续疏》六卷、《本经序疏要》八卷、《伤寒通解》四卷、《伤寒金匮方解》六卷、《医理摘抄》四卷、《契椀录》四卷、《医经书目》八卷、《医书叙录》一卷、《医经杂说》一卷、《沙溪草堂文集》一卷、《沙溪草堂杂著》一卷、《沙溪草堂诗集》一卷。论曰：先生以识学敦庸行，为世通儒，独温温无所试，人多惜之。然即其所就，藏之名山，传之其人，其所以嘉惠后学者，非浅鲜也。而世徒以医知先生，岂真知先生者哉？同里周仪颢撰。

《续修四库全书提要》曰：清邹澍撰。澍字润安，号闰庵，武进人。绩学隐于医，道光初诏举山林隐逸，乡里议上其名以应诏，力辞而罢。著述甚富，见同里周仪颢撰传。澍治本草，以潜江刘若金所撰《本草述》最号精博，而苦其冗蔓，又多引东垣、丹溪、海藏、洁古，于张长沙、孙真人转略，因以己意取《本经》《别录》为经，《伤寒论》《金匮要略》《千金方》《外台秘要》为纬，交互参证，务疏明所以然之故。历六年而后成《疏证》十二卷，凡药百七十三种，皆出于仲景取用者。继又以他书补所未备，成《续疏》六卷，凡药一百四十二种。其持论谓，一人效技，必备数十百药而用始周，一药意旨，必历数十百人而情乃确，故所言必有所本，异于凭空增药者。澍深研仲景书，著有《伤寒通解》《伤寒金匮方解》，自谓用属辞比事法，于不合处求其义之所在，沿御寻窾，往往于古人见解外，别有会心。是书虽专论药，实于《伤寒》《金匮》诸方，得其会通，为读仲景书者启其扃钥。每举一义，不厌反复推求，务尽其说。自跋称书中尚有疵累，文字考据结习未除，反不能规矩绳墨，期于补苴尽善，则所谓得失寸心知也。其《本经序疏要》以陶弘景注《本经》，得《本经》与医经、经方连络交会之义，因以为鹄，反复寻绎，然后知一证也，隶之此病则属虚，隶之彼证更属实，一药也，投之彼证则逐实，投之此证反补虚，明是而汉人唐人医经经方旨趣始得连为一贯。其所阐发，皆可谓好学深思，心知其意者矣。要其大旨，专重唐以前书，期于不悖古义。所著别有《医理摘抄》《契椀录》《医经书目》《医书叙录》《医经杂说》等书，未尽刊行，附列其目，以待考求焉。

《清史稿·列传第二八九》曰：邹澍，字润安，江苏武进人。有孝行，家贫绩学，隐于医。道光初，诏举山林隐逸，乡人议以澍名上，固辞。澍通知天文推步、地理形势沿革，诗古文亦卓然成家，不自表襮。所著书，医家言为多。《伤寒通解》《伤寒金匮方解》《医理摘要》《医经书目》，并不传。所刊行者，《本经疏证》《续疏证》《本经序疏要》。谓明潜江刘氏《本草述》，贯串金元诸家说，反多牵掣，故所注悉本《伤寒》《金匮》疏通证明，而以《千金》《外台》副之。深究仲景制方精意，成一家之言。

时觉按：是书后附《本经续疏》六卷、《本经序疏要》八卷，故汤跋及《续修四库全书提要》均为三书而作。

《本经续疏》六卷　存　1837

清武进邹澍（润安，闰庵）撰

自序曰：耆婆学医七年，师见其勤敏也，一日与劚药盛药具，令遍察国中，凡草木石中药用者，悉为取来，耆婆求之不获，空器以复其师，师大称赏焉。佛氏主宏悟，予以为非是。《本经》为神农亲定，设如彼所云，则凡典章法度、经世大则，在黄帝时规模略具，何以历唐虞三代，其制乃备？孔子犹欲兼收节取，如虞乐、夏时、殷辂、周冕也。夫肖物刻范，因弊设防，究之未事已前，证之成验已后，经制固应如是，药物岂独不然？盖一人效技，必备数十百药而用始周，一药意旨，必历数十百人而情乃确。如果学七年，所见竟无非药，一日尝药，至遇七十毒，则今所传《本经》者，盖可旦暮明之，而旬日间得期于通矣。曾谓其易如是哉？阴阳纾敛，期之以时日，终不能无愆高下燥湿，限之以方罫，犹恐其有忒，何况取以研核物之形色气味，用以衡量人之强弱疾厄，自宜积岁月乃得要领，以故历数十年始增一物，更千百年得一会归。不然，周秦以上三百六十五味，固托始神农，汉魏以下，迄于齐梁，药物已倍，何不闻又有神农耶？自是以降，增至三百余种者，有《拾遗》《纲目》，增百余种者，有《唐本》《开宝》，其《嘉祐》《图经》，皆至七十余种，不及五十种者，指不胜屈。善夫！宇文虚中称唐慎微为士人治病，概不受酬，但以名方秘录为请，以故士人于经史书中得一药名一方论，必录以告，遂积成卷轴，为《证类本草》。噫！古人之勤乃尔。订《本经疏证》论，豫春复以常用之药为请，《续疏》如右，自知贻诮，然固有所本，与凭空增药异矣。邹澍识。

光绪十三年《武阳志余·经籍二》曰：润安为忠公后裔，敦行谊，通儒术，而隐于医，耽著述。是编以《本经》为主，《别录》为辅，取《伤寒论》《金匮要略》《千金方》《外台秘要》与唐《本草图经》，兼取六经、五雅、诸史，旁通道经佛书、《群芳谱》、名人著作，凡有关于论药者，为之疏解辨证。论病论药，务求其精，一扫《本草》诸家庞杂芜秽而归至当。有歙洪上庠及自序。

时觉按：是书或附《本经序疏要》后，或与之同附《本经疏证》后。

《本经序疏要》八卷　存　1840

清武进邹澍（润安，闰庵）撰

自序曰：班氏《艺文志》谓：医经者，原人血脉、经络、骨髓、阴阳、表里，以起百病之本、死生之分，而用度针石汤火所施，调百药齐和之所宜。经方者，本草石之寒温，量疾病之浅深，假药味之滋，因气感之宜，辨五苦六辛，致水火之齐，以通闭结，反之于平。盖自是医经、医方遂分，连络之者，《本草经》则其枢纽矣，乃《志》不载其书。然《帝纪》平帝元始征天下通知逸经、古记、天文、历算、钟律、小学、史篇、方术、本草及以《五经》《论语》《孝经》《尔雅》教授者，所在为驾一封轺传，遣诣京师，至者数千人。《楼护传》护少随父为医长安，诵医经、本草、方术数十万言。世不忽其书，故习而传之者代不乏人，其得至今存惟梁贞白先生陶氏书为最古。今案其书，既历载《本经》总序于前，复患诸药一种虽主数病，而性理有偏著，立方或致疑混，赴急抄撮，恐不皆得研究，故将《本经序》"大病之主"已下一节，循其所列，剖而析之，分为八十三项，件系主治药于下方，赘之序末，是陶氏实注《本经》，而得《本经》与医经、经方连络交会处矣。予治仲景书，既由不明药物主病之所以然，用力《本经》，有《本经疏证》《续疏》之作矣。继治孙真人、王太守书，觉与仲景书犹未相承接，遂立志究竟病名古今相沿之准，病证彼此不侔之故，而证以药物主治之由，得是编以为鹄，反复寻绎，参互研订，然后知一证也，隶之此病则属虚，隶之彼病更属实，一药也，投之彼病则逐实，投之此病反补虚。于仲景书，以此推其绪，于孙真人、王太守书，以此要其归，盖自是而汉人唐人、医学医经、经方旨趣，得连为一贯焉。篇中附北齐徐氏、唐苏氏、蜀韩氏、宋唐氏所增，其精诣几与陶氏埒，而徐氏所续九项，实有裨补证明之功，亦随例诠释而不削也。道光二十年九月五日，武进邹澍序。

光绪十三年《武阳志余·经籍二》曰：是编以孙思邈、王焘与张氏仲景犹未承接，故为究竟病名古今相沿之准，病证彼此不侔之故，而证以药物主治，取梁陶弘景、齐徐之才、唐苏恭、蜀韩保昇、宋掌禹锡、唐氏诸家《本草》，随类附入焉。

时觉按：是书或与《本经续疏》合刊，或与之同附《本经疏证》后。

《本草纲目辑要》 佚 1838？

清金山王显曾撰

民国《重辑张堰志·艺术列传》曰：王淮，号秋崖，显曾次子。显曾邃于医，屡起危疾，淮遂精其术。

时觉按：《重辑张堰志》卷九《艺文》载录。

《本草纲目别名录》一卷 存 1840

清广陵耿世珍（光奇，廷瑾）撰

时觉按：摘录《纲目》药物别名一千零八十六种，卷首题：本草纲目释名，附言：有别名者录之，无别名者不录。1982年中医古籍出版社附于包诚《十剂表》后影印出版；湖南电子音像出版社有《中华医典》电子版。

《本草观止》三卷 存 1840

清亡名氏撰辑

时觉按：《联目》作"张对扬撰，二卷"，载有稿本藏上海中医药大学，有抄本藏于苏州大学炳麟图书馆，笔者多次查找无着。近时于河南中医药大学访得一抄本，无扉页，前后无序跋，卷端无署名，三卷，卷上草部，山草56种、芳草35种、隰草47种、毒草26种、蔓草24种、水草石草苔草9种；卷中木部，香木23种、乔木23种、灌木苞木寓木32种，五果47种，菜部21种，谷酿部29种；卷下金石部44种，禽部19种，兽部35种，虫鱼鳞介部54种，人部13种，有目录列于各类之前。

《尝药本草》八卷 佚 1840？

清无锡高梅（云白）撰

道光二十年《无锡金匮续志·方技》曰：许叶熊，字太占，邑嵩山人。精医术，能以金针开瞽，与殷耀奎齐名。稍后有高梅，字云白，工医，著《尝药本草》八卷。

《神农本草经》四卷 辑佚 1844

清金山顾观光（宾王，尚之，武陵山人）辑佚

自序曰：李濒湖云："《神农古本草》，凡三卷三品，共三百六十五种，首有名例数条。至陶氏作《别录》，乃拆分各部，而三品亦移改，又拆青葙子、赤小豆二条（按《本经》目录，青葙子在下品，非后人拆出也。疑"葙"当作"襄"），故有三百六十七种。逮乎唐宋，屡经变易，旧制莫考。"今考《本经》，三品不分部数，上品一百二十种，中品一百二十种，下品一百二十五种，见《本经》名例，品各一卷，又有序录一卷，故梁《七录》云三卷，而陶氏《别录》序云四卷。韩保昇谓《神农本经》上、中、下并序录合四卷是也。梁陶隐居《名医别录》始分玉、石、草、木三品为三卷，虫、兽、果、菜、米食、有名未用三品为三卷，又有序录一卷，合为七卷。故《别录》序后云："《本草经》卷上序药性之原本，论病名之形诊，题记品录，详览施用。《本草经》卷中玉、石、草、木三品，《本草经》卷下虫、兽、果、菜、米食三品，有名未用三品。右三卷其中、下二卷，药合七百三十种，各别有目录，并朱、墨杂书并子注。今大书分为七卷。"盖陶氏《别录》仍沿《本经》上、中、下三卷之名，而中、下二卷并以三品分为子卷，《唐本草》讥其"草木同品，虫兽共条，披览既难，图绘非易"是也。《别录》于《本经》诸条，间有并析，如胡麻，《经》云叶名青蘘，即在胡麻条下，而《别录》乃分之，《本经》目录无青蘘。中品葱、薤，下品胡粉、锡镜鼻，并自为各条，而《别录》乃合之。由此类推，凡《证类本草》三品与《本经》目录互异者，疑皆陶氏所移，李濒湖所谓"拆分各部，移改三品"者是也。青蘘之分，盖自《别录》始。《唐本草》注云：《本经》在草部上品，即指《别录》原次言之。赤小豆之分，则自《唐本草》始，是为三百六十七种。《唐本草》退姑活、别羁、石下长卿、翘根、屈草、淮木于有名未用，故云三百六十一种，见《别录》序后《唐本草》注。《宋本草》又退彼子于有名未用，故云三百六十种，见《补注》总叙后。今就《证类本草》三品计之，上品

一百四十一种，中品一百十三种，下品一百五种，已与《本经》名例绝不相符。又有人部一种，有名未用七种，而不言于三品何属，李濒湖所谓“屡经变易，旧制莫考”者是也。李氏《纲目》世称为集大成，以今考之《本经》而误注《别录》者四种，萆薢、葱、薤、杏仁；从《本经》拆出而误注他书者二种，土蜂、桃蠹虫；原无经文而误注《本经》者一种，绿青；明注《本经》而经文混入《别录》者三种，葈耳实、鼠妇、石龙子；经文混入《别录》者有六种，王不留行、龙眼、肤青、姑活、石下长卿、燕屎；《别录》混入经文而误注《本经》者四种，升麻、由跋、赭魁、鹰屎白。夫以濒湖之博洽，而舛误至此，可见著书难，校书亦复不易。《开宝本草》序云：朱字墨字无本得同，旧注新注其文互缺。则宋本已不能无误，又无论濒湖矣。今去濒湖二百余载，古书亡佚殆尽，幸而《证类本草》灵光岿然，又幸而《纲目》卷二具载《本经》目录，得以寻其原委而析其异同，《本经》三百六十五种之文，章章可考，无阙佚，无羡衍，岂非天之未丧斯文，而留以有待乎？近孙渊如尝辑是书，刊入问经堂中，惜其不考《本经》目录，故三品种数显与名例相违。缪仲淳、张路玉辈未见《证类本草》，而徒据《纲目》以求经文，尤为荒陋。大率考古者不知医，业医者不知古，遂使赤文绿字，埋没于陈编蠹简之中，不及会而亟为搜辑，恐数百年后，《证类》一书又复亡佚，则经文永无完璧之期矣。爰于翻阅之余，重为甄录其先后，则以《本经》目录定之，仍用韩氏之说，别为序录一卷，而唐宋类书所引，有出《证类》外者，亦备录焉。为考古计，非为业医计也。而非邃于古而明于医者，恐其闻之而骇且惑也。甲辰九月霜降日，顾观光识。

书后记曰：《神农本草经》三品，共三百六十五种以应周天之数，梁陶弘景《名医别录》又增三百六十五种，以白书为《本经》，墨书为《别录》，传写已久，舛错甚多。今二书皆已亡佚，所据者惟《纲目》而已。《纲目》于《本经》诸品，并入锡铜鼻镜、玉浆、大盐、翘根、蜀漆、海药实根、蒲黄、青蘘、赤芝、黄芝、白芝、黑芝、紫芝、柀子、瓜蒂、松脂、天鼠屎、白胶一十八种，又析出大豆、赤小豆、木耳、檀桓、土蜂、桃蠹虫六种，凡三百五十三种，而《纲目》以檀桓属《拾遗》，以土蜂属《别录》，以桃蠹虫属《日华》，并不云从《本经》析出，是数典而忘其祖矣。序例云《神农本草经》三百四十七种，除并入一十八种，似析出诸种例所不计，然大豆、赤小豆、木耳亦从《本经》析出，何以仍标《本经》？葱、薤、杏仁显属《本经》中品，何以反标《别录》？反复推究，皆不可通，其中绿青、葈耳、鼠妇、石龙子四条经文都无一字，岂《本经》之文岁久残缺与？抑《本经》之文混入《别录》与？序例又载《本经》目录，有木花、王不留行、龙眼、肤青、姑活、石下长卿、燕屎，而无绿青、术、升麻、由跋、赭魁、青蘘、鹰屎白，乃与本书互相参差，可见著书之难。以濒湖之博洽冠古今者，而前后牴牾，疑非一人手笔。近世如缪仲淳《本草经疏》，张路玉《本经逢原》，经文皆据《纲目》，而此等疑窦不一为之疏远证明，甚至以《别录》等说混作经言，朱紫无别，根干不分，盖医学之榛芜至于今而极矣。《本经》主治，其文简质古奥，即未必果出炎帝，要亦先秦古书。世惟知《素问》为医之祖，而于《神农本经》无有过而问者，岂不重可慨哉？今姑即《纲目》所载，采录成编，名例数条，仍冠于首，异日当重为校补，与海内同志共珍之。

《续修四库全书提要》曰：清顾观光辑。观光有《古韵算学》等书，已著录。《神农本草》自宋以后不见著录，清嘉庆中，孙星衍与从子冯翼同辑，始有专书。依旧本上、中、下三品定为三卷，而三百六十五种之分列于三品者，经历代医家编录，递有增减移改，不能与原数吻合。由于未见《本经》目录，难免间有违误。然目录具载李时珍《纲目》首卷，孙氏原据《大观证类本草》为主，以《纲目》晚出，明代略未考及，失之眉睫。观光据以重编，又遍考唐宋类书所引、出于《证类》之外者，以校经文。其《证类》本书宋金元明刊本，间有异同，亦择善而从，但求其是。载序录于首，别为一卷，以符陶弘景《别录序》，及韩保升所谓上中下并序录为四卷之说。孙氏于丛杂淆乱之中，搜剔考求，创始之功不可没，又兼辑附唐以前旧注，主于多存古义；观光则专在揭明《本经》真面及原编次第，用意各有所重，二者不可偏废。合而观之，虽不能谓全无遗议，要已十得八九。观光绩学之士，深明医术，尝助金山钱氏校刻《守山阁丛书》及《珠丛别录》，学益博通。于《内经·素问》、张仲景书，研求深造，并有考述。所撰《伤寒新病论集》，仅成辨脉、平脉、太阳上、中，凡四篇，载武陵山人新著中。其于医学有成书者仅此种，弥可贵也。

时觉按：收于《武陵山人遗书》，有光绪九年癸未独山莫祥芝刻本，1955 年人民卫生出版社有影印本。

《何氏药性赋》一卷　存　1844

清青浦何其伟（庆曾，韦人，书田，竹簳山人）撰

时觉按：前后无序跋，分温、热、平、寒四药性赋及孕妇禁服歌。1984 年学林出版社有何时希整理排印

本，与《何氏四言脉诀》《汤方简歌》《救迷良方》合为《何书田医书四种》。何岩字鸿芳，有同名书，民国元年青浦何氏抄本藏上海中医药大学。

《本草骈文便读》十卷 存 1845

清金陵华壎(昌伯)撰

自序曰：余尝谓脉理不精不足以辨证，药性不熟何从而立方？所以本草一书广收博采，为吾道之最要。然其散漫聱牙，使非天资明敏，谁复能熟诵而全记耶？由是以来，间有一二编纂成韵者，又皆略而不详，殊不足以裨后学。忆自先伯祖宇范、先太父维周，其后先伯启堂、理堂及先君益堂，递传至壎，均有自撰补泻攻调药性赋一编，叠经兵燹，稿失无存。每念家珍，时深扼腕。兹特不揣固陋，仿照前本，大略採诸本草，除有名无实者不载，分为十类，编辑成耦，以便易于记诵，庶临证有所避，不致得此失彼，于斯道不无小补。若备极精微，则诸书具在，与之参看可也。时同治壬申腊八日，呵冻书于金陵小舍，昌伯氏华壎并记。

凡例略曰：一、是编方药性赋而作，缘其句限于字，用韵不工，故名之曰骈文便读，从其礼也。一、各药虽分十类，并非专治是证，其大略以便检阅，变化在人，勿拘一定。一、各药皆本处肆中所有者，如本草所载，今人不识，及他处或有新增，而此地无售者，皆不编入。一、药性主治皆取诸家本草所订，虽有增损，均就原义以成对偶，不敢稍有支离。设遇千虑一得，一注之于下，庶鱼目致有混珠之紊。一、药有新增数十味，皆未经本草收入，虽不详所自，而用者往往取效。除将《从新》《再新》二书已经考订者，删其不善，增其不备，附之于后。此处尚有性味可辨者，亦有主治不明者，均略加参订以后博识证之。一、《纲目》各药之后均有附方，系出经验取效者，故不惮繁琐，一并编入，庶几施治不穷，幸勿以尝取丛杂见鄙。一、注中所引皆前贤妙论，因全书具在，故多不列姓氏，及间有与原文不符者，缘顺转所之不明而节其冗长诘赘以求篇幅故耳，并非剿袭以为已注也。其有妄参鄙意处，皆加“壎按”以别之。气味厚薄之类总集于前，故不另注也。一、各药方土之称不同，凡一物均有数名，间有好奇之士每每书不以正，肆中不知，必致以此代彼。兹编立名并从时下所呼者为首，如萎蕤、薯蓣之类，虽系正名，皆抑置于次，以从俗也。仍将《纲目》所载方名附于各药目录之下，以备查考，而立方者务以首载之名为正，幸勿标新立异以取误耳。

时觉按：有稿本藏中国国家图书馆，其显微胶卷南京图书馆有藏。

《本草纲目补遗》 佚 1849？

清江都黄宗沂(鲁泉，同甫)撰

光绪九年《江都县续志·列传二》曰：黄宗沂，字鲁泉，号同甫，附生。幼受业于黄承吉、李周南之门，潜心经史；及长，研究《素》《灵》精蕴，遂以医名。尝谓：医在临证审辨之细、药物运用之灵、拘泥成方则偾矣。阮文达公元尝曰：鲁泉，隐于医者也。咸丰六年卒。宗沂著有《读史记要》《将就园杂记》《本草纲目补遗》《碧梧轩诗集》若干卷。

时觉按：阮元卒于道光二十九年。

《药性辩论》 佚 1850？

清上海钱维翰(亮卿)撰

民国七年《上海县续志·艺术传》曰：钱若金，号静斋，庠生，塘湾人，世业医。乾嘉间，国学生禹珍、苍璧、鹤山，三世相继，以妇人科知名，投剂立验。若金，鹤山犹子也，得其传。尝言：良医比良相，业此以活人也，计较酬资厚薄，隘矣。道光时，举办本乡恒裕堂，卒年七十有一。子长喆，字粹卿，诸生，绩学早世；次维翰，字亮卿，诸生，亦明医理，著有《药性辨论》。

《草经》十四卷 佚 1850？

清无锡陶汾(渭阳)撰辑

《吴中名医录》曰：陶汾，字渭阳，清无锡人。生于乾隆戊戌，卒于道光庚戌，著《草经》十四卷，《经验良方》十卷。

时觉按：《吴中名医录》据《锡山历朝书目考》卷十二载录。

《药性蒙求》二卷　存　1857

清青浦张仁锡(希白)撰,嘉善吴炳(云峰)订

张心渊序曰:医书汗牛充栋,学者每兴望洋之叹,自古及今,家弦而户诵者,孰能穷灵秘而探奥旨哉?汉以来诸名医立谈著书,皆就功成名立之后,垂示将来,其用心之甘苦未尝宣露也。近世皇甫云洲先生编辑《明医指掌》一书,分门别类,大小男妇诸科悉备,而其要在《药性诀》,每赋四言,使初学便于记诵,真度世之金针也。云间吾宗希白先生,以儒理阐发医理,僻寓魏塘有年矣。余自己酉游宦归,始耳其名,旋识其面,后乃数二见。视其貌,蔼然也;聆其言,粹然也。知其谨慎,精详于此道,盖三折肱矣。丙辰夏,携所撰《药性诀》一册示余,以补《明医指掌》所未及。学者熟读而深思之,取精用宏,以为入德之初基,济时之发轫,皆先生有以导之也。爰书数语于简端。咸丰丙辰夏五月上浣,宗愚弟心渊谨识。

光绪二十年《嘉善县志·人物志八》曰:张仁锡,字希白,青浦人,后居魏塘。以儒术为医,精于诊切。著有《痢症汇参》《四言药性》《夺锦琐言》《医案》《医说》等书。弟子吴炳,存其稿待梓。

光绪二十年《嘉善县志·人物志五》曰:吴炳,字云峰,国子生,候选府经历。少聪颖,家贫勤学,不屑屑于章句。凡壬遁、天文、兵法家言,靡不究心,昕夕手录,裒然成帙,尤精于医。弱冠从七汇张希白游,尽得其传。长于杂证一科,求治辄效,户外屦满。贫病乞诊者,不取其酬。晚年于医书外,兼肄儒先语录。暇则训诸子曰:儒者求科第,非为禄也,得不得有命,宜以植品砥行为先。年五十六卒。著有《证治心得》十二卷。

时觉按:有抄本藏上海中医药大学图书馆。光绪四年《嘉兴府志》作《药性便读》;光绪二十年《嘉善县志》卷三十《艺文志一》载录作《四言药性》。

《药性集要便读》六卷　存　1850

清兰陵岳昶(晋昌)撰

自序略曰:夫学者以药性为初阶,但群书所载古奥繁重,难于记诵。愚酬应之暇,性好抄录,取其切近简明,参以臆见,叶以平仄,为歌括便读六卷,俾初学易于入门,由此而博览群书,神明规矩,则此书虽简陋,未始非一篑之基云。时道光三十年岁次庚戌,兰陵晋昌岳昶自序于嵩阳书屋,时年七十有八。

光绪十三年《武阳志余·经籍中》曰:岳昶,字晋昌。昶以医名世,咸丰庚申死,年八十八。是编以《本草》诸家浩衍难读,为五七言歌括,大旨首宗《本经》,汇诸家而集其要。其歌先标药名,次气味、形色、经络,总以发明主治功用,注书名于句首,凡相须、相使、宜忌附焉。

时觉按:一名《药性集要便览》,一作三卷,有道光嵩阳书屋活字本及咸丰元年艺海堂刻本。

《注释本草纲目》　佚　1861?

清高邮张杏林(春卿)撰

同治十三年《扬州府志·人物二》曰:张杏林,字春卿,高邮人,庠生。精医理。道光二十九年水灾,赈捐出力,给八品顶戴,同治元年卒。

时觉按:同治十三年《扬州府志·艺文一》载录。

《四言药性分类精要》二卷　存　1864

清亡名氏撰,舜湖吴瑚卿抄传

雪蕉居士序曰:《药性精要》一书,为医家之秘本,向于舜湖吴君瑚卿珍藏。余自癸未年偶过于禊湖邨馆,谈及医书繁多,不能一时省目,而吴君即以此册出袖与余。细阅殊觉要言不烦,实获我心,可为医家之宝,故遂誊写二册,以作观摩,愿子孙永宝之。时在甲申春二月,雪蕉居士题跋。

题签曰:祖遗抄本药性,诸亲好友概不出借。吴秋亭。

时觉按:有清抄本藏上海图书馆,1999年收于《中国本草全书》第一百五十卷,华夏出版社影印出版。据功效分六十六类,并附外治法、内服杂药二类,载药七百十七种,以四言歌诀述其性味、功用、主治、剂量、禁忌。舜湖,虞舜曾临浙东,今上虞有百官桥、舜帝庙,绍兴有舜江、舜王庙,萧山有舜湖、渔浦、等地名。江苏吴江市盛泽镇则有以舜湖命名的路、社区、学校。

《本草二十四品》二十四卷　存　1866

清元和陆懋修(九芝,勉旃,江左下工,林屋山人)撰,桐乡冯汝玖(改名冯水,若海)抄传

冯汝玖抄录跋曰:《本草二十四品》为陆九芝太夫子手抄本,庚戌岁,凤石夫子出以示玖,命校正似付剞劂。详读一过,其主治分经,精详赅备,询为世之善本。卷首未详为何人所著,殆太夫子手自集成者?惟药味中之论说亦间有未全处,不敢遽付梓人,因手抄一部以作枕中珍秘。尝思药性自神农尝百草而寒热始分,伊尹作汤液而功用始备,故有一症,必有一药,而药复有主治,有兼治,有专入之经,有兼通之经。主治者,其性专用以为君者也;兼治者,其用缓用以为臣佐而缓他药者也;专入一经者,其性味必纯一;兼通各经者,其性味多复杂。此从古至今所不能易者也。虽然,去古已远,神农、伊尹之书不易得见,今世所习用者皆唐宋以后之本草,其于主治兼治不无混淆,于是药之性味每每寖失。今人又恒弃其主治之功而辄用其兼治之性,故治症罔效,乃不自责差谬,反诬药有今古之分,此皆不肯深求之过也。倘能于仲景《伤寒》《金匮》中考其立方之义,而完其用药之确,则神农遗意似不难因此而上溯矣。宣统庚戌冬至后一日,桐乡冯汝久记于冰瓮。

冯水重抄序曰:此书为陆九芝先生用功之作,较之《本经》则为详,比之《纲目》则不滥,最宜于初学医者。能手抄或记诵,胜于读《汤头歌》《药性赋》多多矣。前曾于宣统庚戌岁手抄一部,以自宝存,并于书后评论药性、主治、兼治之义。惟书中多有未全之处,久思校正而考补之,忽忽二十余年,奔走谋食,无暇伏案。今岁发奋重抄,凡有错误及遗漏处,悉为校补,将来或遇机缘,得以刊行,似可有裨于后学,亦不负九芝先生之苦心也。辛未岁立冬后一日抄竟,桐乡冯水若海,宣统三年后改今名字。

时觉按:分元、亨、利、贞四集,药按功效分二十四类,以类相从载药二百九十七种。二十四品为:消散风寒、辟除温暑、分经解表、存阴复阳、彻热清中、逐寒和里、理气导滞、活血消瘀、化食杀虫、导痰行水、润燥泄闭、除湿通淋、敛汗涩精、截疟止痢、软坚开痞、涤热退蒸、透疹化斑、安神定志、熄风蠲痛、健骨强筋气血并补、阴阳两调、聪耳明目、消痈敛痔,大体与其《二十四品再易稿》方剂分类同。未入《世补斋医书》,有宣统二年冯汝九抄本藏中国中医科学院,1999年收于《中国本草全书》第一百五十卷,华夏出版社影印出版。

《本草补述》十二卷　佚　1869?

清元和林衍源撰

光绪九年《苏州府志·人物十七》之《林藩钟传》曰:林衍源,元和优贡生,善古文。痛父之误于医也,专心医学。每治一病,焦思苦索以冀其愈。晚年医名颇著。

时觉按:《苏州府志·艺文二》并载录。

《药性歌》　佚　1872?

清上海蔡恭撰

时觉按:同治十一年《上海县志·艺文》载录。

《用药分类》一卷　佚　1874

清吴县顾锦(术民,少竺)撰

《吴医汇案·时医里居考》曰:顾少竺,讳锦,字术民,昆庠拔贡。三荐乡场不复,遂弃举子业,从沈安伯学,名噪于元邑之乡曰甫里。著《用药分类》一卷,未刊。诗文有《泪海集》,因扼清明痛也。大约同治初年卒。

时觉按:民国二十二年《吴县志·艺文考四》载录,其《徐时进传》作"《用药要诀》"。另有《第二酸斋方案》,见《医案门》。

《合药指南》四卷　佚　1874?

清吴县许大椿撰

民国二十二年《吴县志·列传·艺术二》卷七十五下曰:许大椿,以字行,世居金墅航船浜,业疡医兼伤科。一切难症,诸医谢不敏,大椿以为可治,无不应手愈。悬壶四十余年,疗危症无算,辨症用刀,独有薪传,与他医不同,疗伤亦神乎其技。同治间,浒关朱朗如自楼屋跌下,头骨裂为数块,医家佥云无生理。大椿曰:脑盖

末碎，可为也。为洗淤血，敷药，不数时，渐有微息。治三月余，果复原。其医名，江浙数省无不知之。著有《外科辨疑》八卷，《合药指南》四卷，待梓。子文鸿，号鹤丹，能世其业。

《本草纂要》 佚　1874？

清江都曹枢旸（翰臣）撰

同治十三年《扬州府志·人物八》曰：曹枢旸，字翰臣，江都人。幼受叔象山教，精于医理。著《本草纂要》，与汪讱庵《本草备要》相埒。子懋臣，著有《医话》三卷。治巴氏产妇出痘，诸医束手，懋臣投以硝黄大剂，一药而愈。侄学曾，能世其业。

《本草搜根》十卷　存　1875

清江阴姜礼（天叙）著

道光二十年《江阴县志·人物三》曰：姜礼，字天叙，精医术。其治病，立功过格，日记得失。著有《仁寿镜》《本草搜根》行世。子孙世其业。

时觉按：有清抄本藏中国国家图书馆，封面署：天叙公著，龙砂姜氏珍藏；无扉页，前后无序跋，亦无目录。按性味分载药物，如辛平、辛微寒、辛寒、辛微温、辛温、辛大温热、咸微寒、咸寒、甘味、酸、苦、辛、咸、平、微寒、寒、大寒、微温、甘酸平、甘酸、甘酸寒、甘苦平、甘微苦等，末为失气味，下再拟草、木、果、菜等，颇为琐碎杂乱，每类下载录药物不多，仅三二种。常熟虞麓山房 2021 年有“古法樵印”本。

《药达》一卷　佚　1878？

清奉贤顾墨耕撰

光绪四年《奉贤县志·人物志四》曰：顾墨耕，青村港人。医名噪一时，著《药达》一卷。

《本草名汇》 佚　1879？

清南汇祝文澜（晋川，秋田）撰

光绪五年《南汇县志·人物志三》曰：祝文澜，字晋川，号秋田，居周浦，诸生。以拨镫法作大欧书；诗学何景明、吴伟业，晚宗少陵；画工花卉，钩染如生，为白描仕女尤工致。研究象纬术数之学，以《论语》“五十学《易》”，即《河图》《洛书》中数乃作《观象图说》；述希夷、康节之旨，作《雪占梅花六九图说》。又有《读左志疑》《执笔图》《秋田诗稿》《本草名汇》《晚香馆杂志》各若干卷。

《本草分韵便览》五卷　佚　1880？

清昆山戴传震（葆钧，省斋）撰

光绪六年《昆新两县续修合志·人物》曰：戴传震，原名葆钧，号省斋，岁贡生。性诚朴，寡言笑，课徒以立品为先。晚业医，精妇科。见时医用药喜写别名，易于误人，著《本草分韵便览》五卷。卒年六十五。子之翰，庠生，亦善医。

时觉按：《昆新两县续修合志》卷五十《著述目下》亦载录。

《本草备览》 佚　1880？

清江宁冯钧年撰

光绪六年《江宁府志·人物九·李恒丰传》曰：冯钧年工医，著有《医学探原》《本草备览》。

《本草核真》 佚　1880？

清江浦夏朝坐（理堂）撰

光绪十七年《江浦埤乘·人物六》之《夏朝柱传》曰：夏朝坐，字理堂。敦品绩学，善诱后进。

光绪十七年《江浦埤乘·艺文上》曰：《本草核真》，夏朝坐著。

时觉按：光绪六年《江宁府志·艺文上》载录。

《本草发明》 佚 1881？

清嘉定沈以义(仕行)撰

时觉按：光绪七年《嘉定县志·艺文志三》载录。

《本草分经类纂》二卷 佚 1881？

清崇明施镐(缵丰)撰

时觉按：光绪七年《崇明县志·艺文志》载录。

《一隅本草》佚 1882？

清宝山黄上琮(文琦)撰

光绪八年《宝山县志·人物志》曰：黄上琮，字文琦，工诗，隐于医。

光绪十五年《罗店镇志·人物志》曰：黄上琮，醇耀从子。习岐黄术。所为诗若不经意，自见性灵。

光绪十五年《罗店镇志·艺文志》曰：《一隅本草》，刊本，存，印光任撰序。

时觉按：光绪八年《宝山县志·艺文志》载录。

《药能广集》 佚 1882？

清宝山袁谦(豫来)撰

时觉按：民国十年《宝山县续志·艺文志》载录。

《本草别钞》十卷 佚 1883？

清江都倪端撰

时觉按：光绪九年《江都县续志·艺文考上》载录。

《本草征要》二卷 佚 1884？

清南汇张德馨(雪香)撰

光绪十年《南汇县志·人物志三》曰：张大声，字振寰，新念一图人。少攻举业，循例入监。精医术，往来吴越间，活人无算。性豪迈，喜吟善饮。有《琼田诗穗》，今佚。族人德馨，号雪香，亦能诗，亦精医。著《本草征要》两卷。

《神农本草经指归》五卷 存 1885

清泰州戈颂平(直哉)撰

戈仁寿序略曰：阴阳有偏则病，药饵能使表里疏通以达于病所，通其滞而解其危。惟药术之精者甚难，若用之不当，则贻误匪浅，讲求卫生者，所以不敢轻于一试也。何也？每每于病之轻者加重，重者不起。人有疾病而保其生命，则当首求良医，次求良药，良药不易治，而良医尤不易得。是以世之病者，往往不误于药，多误于医。先严有鉴于此，心焉悯悯，特发济世之苦衷，虽年逾古稀，而废寝忘餐，尤竭虑以研究，苦志数十载。对证用药，庶几百难一失，并使后之学者一目了然，非敢邀微名于一时，惟望人之却病延年也。宣统元年清和月上浣，男仁寿述之谨志。

宣统《泰州志·艺术》曰：戈颂平，字直哉，幼习举子业，后精研医理，学有本源，古今医籍无不流览，尤服膺仲景《伤寒》。尝谓：庸医杀人，不必方证相反，即药不及病，已足毙人命。故生平疗疾率用重剂猛攻，他医为之咋舌，而厉疾沉痾往往而愈。所著《神农本草经指归》五卷、《黄帝素问指归》八十一篇、《仲景伤寒指归》六卷、《金匮指归》十卷。

时觉按：收于《戈氏医学丛书》，有光绪间抄本藏长春中医药大学，2008年中医古籍出版社据此影印出版。

《汤液本草经雅正》十卷　存　1885

清镇洋钱艺(兰陔),钱雅乐(韵之)等集注

钱艺序曰:太古之民,穴居野处,食草木之实,饮禽兽之血,当是时也。万物群生,得其气之粹者为良,得其气之戾者为毒,故有五形也,五气也,五色也,五味也,五性也,五用也。民有疾病,未知药石,炎帝神农氏始味草木之滋,察其寒温平热之性,辨其君臣佐使之义,尝一日而遇七十毒,神而化之,遂作方书以疗民疾,而医道自此始焉。复察水泉甘苦,令人知所避就,由是斯民无夭札之患,圣人之所以全民生也。黄帝有熊氏,使岐伯尝味草木,定本草经,造医方以疗众疾,而人得以尽年,乃知本草之名自黄帝始。盖药有草木、金石、虫兽,而云本草者,为诸药中草类最多也。上古圣贤具生知之智,故能辨天下品物性味,合世人疾病所宜,后世贤知之士从而和之。自陶弘景以后,药味日增,用法益广。至明李时珍始部分十六,类分六十二,旧本千有五百一十八种,而外所增三百七十有四种,共一千八百九十二品而大备。自《纲目》以后,非不代有名人,但三品虽存,淄渑交混,诸条重出,泾渭不分,苟不察其精微,审其善恶,其何以权七方,衡十剂而寄生死耶?于是以本经主治冠列诸首,将后世之书,疏《本经》之大义于委曲难明处,即旁引《别录》等说辨其是非,取其长而去其短,遂命儿辈集成是书,宣明往范,昭示来学,既不诡于圣经,复易通乎时俗,庶几切于时用,而堪羽翼古人矣乎?名之曰《雅正》者,其辞雅,其理正也。时大清光绪十一年岁次乙酉正月中浣,镇详后学钱艺兰陔甫序。

时觉按:有光绪十一年乙酉稿本藏上海中医药大学。

《本草摘要》　佚　1885?

清丹阳贺宽(瞻度,拓庵)撰

时觉按:光绪十一年《丹阳县志·书籍》载录。

《药性补遗》一卷　存　1886

清娄东叶金贵(少溪)撰辑

自序曰:此书所备以药性补遗为名,因医方合刻本草内所有未载之药性难以查考,今少溪在吴氏《本草从新》各部附下诸药,以补于备要书中查考,如再有未备之药物后见者,无论诸书即录附于此册也。时光绪十二年岁次丙戌仲秋之月,娄东叶金贵少溪氏书于清静居。

时觉按:《联目》《大辞典》俱不载,有光绪十二年抄本藏南京图书馆。扉页署为:补遗医方药性,少溪氏藏,光绪十三年岁次丁亥季秋之月下浣吉合订。卷之首有十二幅人物画,各标沙参、马兰、萱草、蚤休等药名、类属,后有七言律或绝一首。

《本草简明图说》四卷　存　1887

清句吴高承炳(砚五,念岵)撰

自序曰:喻氏云:医之为言意也。明乎天人阴阳之意,审乎盈虚消长之机,始可与言医。医道岂易言哉?贾子不云乎:古之圣人,不居朝庭,必居医卜之间。君子用以卫生,而推之以济世,乃称仁术。古人于医学视之甚重,良以轩岐旨奥,扁仓渊微,以意逞志,斯能得之。炳资性椎鲁,中间更值多故,蒙学无所得,只以生长医门,亲承提命,得读先人遗籍,略识蹊径,奚敢谬称知医?侧闻先祖言,读书先求识字,学医须先识药。李氏《本草纲目》美矣备矣,初学每苦其繁,且其征引虽博,独于绘图一门未加详核,辗转翻刻,已失本真,学者殊难依据。因著《本草图证》一书,逐种考校,命炳绘图,草、木、虫、鱼,务求形肖,以补《纲目》之阙略。未及刊印,粤寇难作,先祖避兵播迁,旋即下世,书稿残失,仅存草部百十种,连年仆仆,无暇修整。去秋薄游海上,携之行笥,偶为友人所见,怂恿付梓,病其残阙,嘱为补订,并将药性功用撮要书于各种上,更其名曰《本草简明图说》。斟酌损益,收药千余种,医家应用药品似已粗备,分部序次,仍循《纲目》之例,初学玩图诵说,或于识药一道不无小补。第为时迫促,八阅月告成,应用书籍未能全备,况梼昧如蒙,见闻有限,舛误良学,尚望博雅君子指示提携,匡所不逮,是则蒙之厚幸也夫!光绪十三年岁在丁亥秋日,句吴高承炳书于海上萍寄轩。

宦懋庸序曰:舜妹敤首始为图,神农氏始别百草,汉张仲景始有方书。医有方,方有本草,尚矣哉!然世传《神农本草经》三百六十五种。《唐书·方技传》云:汉《艺文志》惟载黄帝内、外经而无《本草》,至齐《七

录》始有之。人谓神农尝药时尚无文字，至桐雷乃载之篇册，而所载乃多汉地名，疑张机辈窜乱其语。间考《本经》原文，惟陶、雷两注最古而不及图，郑樵《通志》乃有原平仲《灵秀本草图》六卷、唐李勣等《药图》二十卷、《本草图经》七卷、苏敬《新修本草》图二十六卷，至宋掌禹锡有《本草图经》二十卷，凡专门本草之学而精研图谱者，率不出此。明李时珍集本草之大成，采书至八百余家，取旧者一千五百十八种，而增入三百七十四种，为十六部六十二类一千八百八十二种，美矣！备矣！然犹未及图谱，则后人所以补其未备者，诚不可缓。乃余近读句吴高君研五之《本草简明图说》，乃作而叹曰：诚哉！有济世心者，必有济世权，无其权而徒挟济世之具，则亦惟出斯具以白斯世，求不汩吾济世之心而已。高君与余，初不谋面，然观其自叙，亦曰求所以弥李氏之缺，悬想其人，必善与人同之君子，初非炫长求售者。然吾闻泰西人，精一技则终身守之，其君相亦就所事而任，且加秩焉，以视吾华人之鄙伎术而尚科名，聚毕生精力于咿唔吟讽，不得则夷奇士于贱工，甚且升斗自累者。呜呼！何其傎也！然君子不患失位，而患无以自见，君能守其先书而益恢之，君之心固白且慰矣。世倘有刘向、班固其人者，诵君之说，披君之图，他日《艺文志》之所取材，特匪一时千古事也，故乐为序而归焉。光绪十三年嘉平月，遵义宦懋庸莘斋撰，金匮侯人镜漱六书。

薛福辰序曰：吾乡工秦越人术者，嘉道间推高氏、曹氏。高氏锦庭先生，潜心内外科，脉理尤精，遇危疾辄应手愈。时归安姚文僖公视学江左，夙知医，鲜以许可，独心折先生。叹曰：非常人也。晚年著有《疡科心得集》，乡先达孙文靖公为之序，镌板行世。事载邑志。锦庭先生子上池，学博鼎汾，与先大夫为莫逆交，禀习家学，亦多著述，惜遭兵燹残佚。今其文孙研五世讲医学外，尤善绘事，料检遗稿，有《本草图证》一种，十遗八九，爰为参考补缀，绘图点说，邮寄来都，嘱为鉴定。公余翻阅一过，中间考据极详，摹写尽善，品至千余种之多，视李氏《本草纲目》尤为精核，俾习业者展卷了如，可为善承先志、嘉惠后学者矣。余故乐为之序，关述其先德而归之。光绪十三年岁次丁亥壮月，抚屏薛福辰识于都门。

凡例曰：一、是书标题《本草简明图说》，以绘图为事，而附以简明诸说也。所列部目、药品、次序、性味、功用，遵照《纲目》删繁就简。其一物数名，有所关系者录之；一物产数处，但书某处者良，或彼此各有取者并书焉；其性味同而议论各异，间有温凉悬殊者，参互考订，折衷一是；至主治功用，虽只寥寥数语，亦必囊括全文，未敢率尔操觚；经验诸方，附载一二。一、各部绘图，有目见者，有传闻者，有方书所载考订而得者，有从西人图绘参酌而得者，载籍微有不同，搜访苦难遍及，毫厘千里，咎实难辞，况地同时同，肥硗雨露之不同，则花叶支干判然各异，以及虫鱼鸟兽各有土宜，海澨山巅刚柔易性，势难执一而论，有识者自能谅之。一、是图首列水、火、土三部，形无一定，图所难图，只存其说而图阙焉。次列金石二部，大小异质，精粗异形，其图虽备，殊难摹拟。次列草木虫鳞介羽毛诸部，凡可着笔，务求其肖。次列人部服器部，无须图明，人所共悉。凡图绘所不能尽者，必于其说加详焉。一、是图绘就，分为元、亨、利、贞四册，附载诸说限于篇幅未免因简墨漏。第以马背船唇，便于携带，客窗岑寂，藉资披览而已。

赵元益跋曰：余少读徐灵胎先生《医必备药论》，知医之于药，不惟宜悉其功用、性情，又须能辨其形色臭味，而药之于医，一日不可离，亦一味不可缺，如是能应用无穷，而所投辄效，岂非以《本草纲目》一书为学医者入门之宝筏、切要之实功哉？近今医学日衰，坊刻本草等书漫漶舛错至不可读，而市中悬壶者除诊脉开方外，余皆不问，其药品之纯杂真伪一凭之市肆，未尝有过而问焉者。设药不对方，病家亦不能知，惟有委之命数而已。吾友高君砚五，嘉道间无锡名医锦庭先生之文孙也，心焉伤之，因出其先祖所著《本草图证》，重为补订，手自绘图，并附以精当不易之说，书成，更名曰《本草简明图说》。其绘事之工细，叙述之精详，有目共赏，无烦余之赘言。独思自今以后，学医者皆知从事于本草，必先考其《图说》，而后得所指归，设有谬误，可援据此书以辨证之，则于行医治病之事，岂惟小补云尔哉？光绪十四年戊子仲春月朔日，新阳赵元益跋。

民国十四年《锡金续识小录·艺术》卷四《书画陶恭寿传》曰：高承炳，号念岵，训蒙为业，不喜习制艺。课徒外，不拘何书，手持观览，医书亦常研究。壮岁兼工树石、花鸟，年近古稀，犹挥毫不辍。曾作《本草简明图说》一部，绘画工致，上题药性，已刊行于世。

时觉按：有光绪间影印稿本藏中国中医科学院，有光绪十八年上海古香阁石印本，流传颇广。

《本草便读》二卷　存　1887

清武进张秉成(兆嘉)撰

自序略曰：成学医二十余年，力购本草数十家，朝夕研究，以为业医者若不先明药之性味，气之厚薄，质之寒温，虽博览群书，知方知病而不知药之性，其不致运用乖方而草菅人命者几希矣。故遇有一物之性味功用确切不移能与病相当而取效者，则每味拟一二联或五六联，置之案头，数年来积成五百余品，删繁去复，编为排偶俚言，将各物性味所入所治，参差前后，不使学者混淆难诵。书成，仿李东垣《指掌》、陈嘉谟《蒙筌》之意，颜之曰《本草便读》，亦非敢以管窥蠡测之见与先哲争衡也，不过欲引进后学，譬如行远必自迩，登高必自卑耳。至其中词句之不雅，对仗之不工，一则缘成之学业未深，短于文墨，一则限于药品之性味主治，恐失本真。谫陋之由，实有所自，定知当世高明君子必有起而正之者，故特序其原始如此。光绪丁亥孟夏，武进张秉成兆嘉氏自序于存诚堂。

吴炳序略曰：今年冬月，吴君静甫以张君兆嘉先生所著《本草便读》见示，并嘱为弁言。余读之，见其著墨无多，而一药之中，凡性味气质，以及经络脏腑，与一切配合炒制之法，靡不备具。言虽简而意自赅。学者读之，既省记颂之烦，又悟指归之趣，以此称便，使何如矣？有志业医者，果能守是编为楷模，将见用力少而成功多。由是玩而味之，更由是神而明之，夫如是，各家之本草可以参，亦如是，各家之本草可以废，岂惟便于一时已哉？千百世之后，吾知因利乘便，阴受是编之福者当不少也。是为序。光绪十六年岁在庚寅嘉平月，赐进士出身同知衔知武进县事愚弟吴炳拜撰。

恽思赞略曰：本草一书，名人著述甚多，而求其便于读者不数觏也。东垣《药性赋》，云林《药性歌括》，未尝不简便易读，而考其所入脏腑，所行经络，与夫一物而枝本异用，一名而种类异宜，均未详列，则虽读犹之不读也。李士材《医宗必读》本草二卷，句联字偶，缕晰条分，习医家无不读之称便。然而脏腑经络，未经组织，枝本种类，未尽周备，终不足使读者快然。近时善本如陈修园之《本草经读》，黄元御之《长沙药解》《玉楸药解》，几于家置一编矣。而《经读》意存复古，句读悉本经文，仍不便读也。《长沙药解》，句斟字酌，便于读矣，而《玉楸药解》，不无参差之处，读之而犹多未便，于以叹本草读本之尽善者诚不易觏也。岁壬辰，张君兆嘉出所著《本草便读》示余，属为弁言。余读之，见其于性味甚辨晰也，脏腑经络甚周至也，枝本之用，种类之宜，甚明备也，而字句之不锤自炼，对偶之不琢自工，非数十年积学深思，寻绎乎圣经，研求乎物理，而又具救世之苦心，存提携后进之隐念者，未易臻此诣也。余欣喜过望，为世读本草者幸焉。是为序。光绪十八年岁次壬辰，愚弟恽思赞顿首拜撰。

盛康序曰：张君兆嘉著《本草使读》共两卷，既自序其书，邑侯安仁吴公、同邑恽竹坡大令皆邃于医者，亦序之，而从子宇怀又为张君问序于余。夫干莫之宝，非张华不能审其气；遞钟之操，非钟期不能识其曲。余不知医，余乌乎序其书？虽然，固有不能已于言者。余自束发受读，壮岁挟策都下，历官皖、鄂、浙三省，晚憩吴门，尝见通人学士著作如林，往往裒古今兴衰治乱、是非得失之要，与夫律历、方舆、行阵战守之略，中国四裔强弱向背之机，纬以诸子，旁及稗野，汇成一编，系之论说，见者叹为经世才。一旦受事丛脞，立见贻笑后世，其与医也亦然。盖医之为道，橐籥于农轩，发挥于岐跗，自是厥后，代有其贤，书亦大备，然而学者怵然于堂奥之深，津涯之广，则相与援拾糟粕以欺世，不复寻途索径，由易入难，以几于神化。是犹经济家之矜奇好古而不适于用，良可慨也。余夙耳张君名，今岁之初，宇怀年七十，得痛痹疾甚剧，乃延张君治之，两月而复，余方以为神，及读是书，而知张君之为医，固循循然示人以易者。于虖！其易也，其神也！庖丁一日解十二牛不顿芒刃，若张君者，微特善医，亦可谓善著书矣。若夫是书之用，则前序已言之，余又奚言？光绪二十有一年岁次乙未季春之月，武进盛康拜撰，时年八十有二。

程福海序曰：先生余之姻娅也，少好读书，及长遭寇乱，得足疾，渡江求诸名医治疗，不得瘳。而家道中落，因锐志学医，早夕研究，自以已疾不治，欲思操技以治天下之疾，先生之心亦良苦矣。同治甲子，贼平旋里，适家君宦闽乞归。家君亦素邃于医，日与先生相过从，寻绎经论，参酌古今，往往心为之折。岁戊子，余以薄宦从事郑州客次，暑雨祈寒，晨昏无间，几成怯证，爰请假归就先生治之，竟愈。先生出手抄《本草便读》两册示余，嘱为订误。余辗转奉读，见其每味编作长短偶言，将所属之性味，所入之脏腑，前后互辞，发明精当。考本草一书，向无善本可读，即明季李士材著《本草征要》一卷，习医者皆奉为圭臬，然其间性味脏腑亦列之于前，且语句多不纯，主治或不切，学者憾之。斯编简而要，详而明，不特便学者之读，且足补医林之缺。窃欲授梓以公同好，因匆促北上，即当领凭赴滇，事遂不果，然未尝一日忘也。丁酉冬，余奉讳里居，知此书已为同里盛君我彭刊行鄂渚，足见有目共赏。十年宦海，素愿遂偿，因于读礼之余，谨序先生所以著此书之始末与余所以景仰向慕之意，质诸我彭，以广流传云。光绪岁次戊戌春月，姻愚侄程福海顿首拜序。

袁寅跋略曰：姨丈兆嘉夫子，幼好读书，经史百家，靡不穷究，而于岐黄之学则肆力尤深，夙有不为良相，必为良医之志。手订《本草便读》一帙，既将金石草木分门别类，复于各类中细加详审，辨其气味形色而为缕晰条分，编成联语，虽资鲁者读之，亦能一目了然，绝无冗繁遗漏杂乱混淆之虑，不诚精之又精，明之又明，而为本草之善本乎？寅奉读之余，喜其不徒有便读之名，而确有便读之实，且不徒于一人，而便读于当世之凡学医者，更不徒便于一时，而便于后来之凡学医者。敬缀数语于简末以质同志云。光绪十有三年岁次丁亥孟夏之月，受业姨甥袁寅顿首。

盛春颐跋曰：吾郡医学名天下，远方之人多就之者。若法氏、杨氏、钱氏、邹氏、费氏，皆能世其家，又各有所著书行于世，其书或传或不传，顾其存者，陈义奥远，学者病不得其用。杨氏《本草述钩玄》得其用矣，又患其浩博而杂记，且锓版毁于兵。同治间，郡人醵金用麻沙法印之，仅数百部，分而庋诸家，骤不可觅，遗文不彰，后起之士憾焉。兆嘉先生既愈家大人疾，出示是书，春颐受而读之，其词简，其义赅，其用便于初学，而驯而致之，以极于其成。于虖！是足以嗣美于诸家矣！亟出资付剞劂氏以广其传，借志感忱云尔。光绪二十有二年春三月，盛春颐谨跋。

凡例曰：一、此书原为初学而设，并非全璧。采集诸家本草，参酌鄙见，共集药品五百八十余种，每种编成一二联或三四联，止论其性味主治确切不移者，其他一概不录。一、此书原取简便易读，故每药一种，其联句概从简略，尚有意义未尽者，于每味下另增小注，读者玩之。一、此书有一物内附入数种者，于目录一概标出，以便查阅。一、此书所载药品不过五百八十余种，皆寻常凡用之药，其余不常用之药，以及有名未备之物，均未载入，学者欲窥全豹，自有他书具在。一、此书于每类之前，附列李时珍《纲目》数语，以广学者见闻，即仍《本草纲目》之旧。一、此书仿诸家之式，起首先列用药法程数则，一遵前人遗训，略为增损，使学者可先明用药之法，再读后篇，自能运用。一、此书始丁亥至戊戌，凡十易寒暑，已蒙诸大雅赐序付刊。尚有拙著《成方便读》两卷，分类注疏，当续出问世。

时觉按：收于《陈修园医书五十二种》。

《神农本草》一卷　辑佚　1890

清吴县王仁俊（捍郑）辑

《玉函山房辑佚书补编》曰：稽首再拜问于太一小子曰：自凿井出泉，五味煎煮，口别生熟，后乃食咀，男女异利，子识其父。曾闻太古之时，人寿过百，无殂落之咎，独何气使然耶？太一小子曰：天有九门，中门最良，日月行之，名曰国皇，字曰老人，出见南方，长生不死，众耀同光，乃从而尝药以救人命。《意林六》。

俊按曰：孙君冯翼但据《御览》所引，不及《意林》。国君广业据《路史·炎帝纪注》引《意林》略同。

时觉按：收于《玉函山房辑佚书续编》，1989 年上海古籍出版社有影印本《玉函山房辑佚书续编三种》。另记：《玉函山房辑佚书续编目》中子部医家类有《神农本草》一卷，《补编目》中有上引意林语及王按，未见辑佚书内容。

《本草注释》四卷　佚　1891？

清金山张国治（子瑜）撰

时觉按：光绪十七年《枫泾小志·志人物》载录。

《药性歌诀》一卷　存　1892

清孟河马文植（培之）撰

张惟骧《马文植传》曰：文植字培之，武进人。本姓蒋，祖某学医于马氏，遂从其姓。世业医，文植尤精外科。同光时负盛名，孝钦太后有疾，诏入诊治。至即召见，奏对称旨，有脉理精细之谕，恩礼优渥，叠赐福字、金钱、白金、果实、鹿脯之属，在廷之臣莫能望其荣宠。以阉人索贿辞归。归后数月，圣躬大安，乃命南书房翰林书务存精要扁额一方赐之。文植自被征入都，至奉诏回籍九月余事，著《纪恩录》以载之。史迁《太仓公传》所载臣意云云者，不过其应诏答问之语，太仓固未得见文帝也。文植出入禁门，亲承天语，仰瞻阙廷之壮丽，与王公贵人俯仰揖让于其间，遭逢之盛，远轶古人。读《纪恩绿》，视《太仓公传》所载臣意之言，不更可观乎？作史者用臣意之例备载此篇，亦国史《方伎传》中一佳话也。（《清代毗陵名人小传稿》卷九）

时觉按：《联目》《大辞典》俱不载，有马氏门下珍藏抄本，1985 年江苏科技出版社收于《孟河四家医集》排印出版。前后无序跋，以功效分类，以诗歌体述叙常用药物三百余种，为马氏课徒教本。

《何氏药性赋》一卷 存 1894

清青浦何岩(鸿芳)撰

沈德耀序曰:何岩,字鸿芳,江苏青浦人。道光间邑诸生,年三十,屡困场闱,绝意仕进。父稼圃公,故为邑中上医,诏之曰:士不得为良相,亦可为良医乎?先生遂侍诊案头,五易寒暑,德业与臻,邑之受诊者咸庆何氏以医传世矣。嗣于青簳山下拓地半弓,播植梅、桂、橘、杏、紫草、薄荷之属,署曰何氏药圃。临诊余间,灌溉栽培,春花秋实,蓬勃蕃茂。先生欣然曰:《神农本草经》分列上中下三品,凡药三百六十有五味,吾圃有之矣。乃出频年方笺,分类编目,陈诸案右,检圃得药,据药辨性,作《药性赋》,为四千一百九十三言,传诵一时。经云:致知在格物。又云:尽信书则不如无书。吾于先生之志于医道也,信然。先生生于道光甲申,卒于光绪甲午,年七十有一,无疾而终。民国元年岁次辛亥,吴县沈德曜仰山甫。

时觉按:又名《药性赋》《重古何氏药赋》,有民国元年青浦何氏抄本藏上海中医药大学,又有抄本藏上海图书馆。何其伟有同名书,无序跋,分温、热、平、寒四药性赋及孕妇禁服歌。1984年学林出版社有何时希整理排印本。

《药性诗解》一卷 存 1895

清吴江徐爔(鼎和)撰

时觉按:前后无序跋,按《本草备要》次序,分八部,载药诗三百六十首。收于《徐灵胎医书三十二种》。

《本草诗略》 未见 1897?

清无锡沈祖复(礼庵,奉江,鲐翁)撰

《江苏艺文志》曰:沈祖复,字礼庵,号奉江、风冈,别署鲐翁,清无锡人。先世居浙江湖州,后迁锡。从孟河马培之学医,尝谓:大丈夫不为良相,定为良医。光绪二十三年侨居崇安寺,活人无算,遐迩传名。尝组织中医友谊会,并为医刊主持。

时觉按:《江苏艺文志·无锡卷》据《锡山历朝书目考》卷九载录,笔者未见。

《药性歌》 佚 1899?

清吴江汝昌言撰

时觉按:光绪二十五年《黎里续志·撰述》载录。

《要药分剂补正》十卷 存 1905

清无锡沈金鳌(芊绿,汲门,尊生老人)原撰,丹徒刘鹗(铁云,公约,洪都百炼生)补正

自序曰:本草著自神农,汉唐以降,药品日增,经义日晦,编辑成书,代不乏人。濒湖出,搜罗遗品,阐发功能,区分名实,考究异宜,综览大纲,详分细目,集成千七百余条种,嘉惠后人,既周且至,顾卷帙繁多,学者望洋咨嗟兴叹。他如《主治指掌》《药性歌赋》《本草从新》《本草备要》等书,逐末忘本,拘泥鲜通,谬误丛生,奚裨实用?近世俗医乃竟视若津梁,举为槼则,父以训子,师以授弟,以讹传讹,医者病者,举世梦梦,甘受其毒而不知谁过。夫用药如用兵,不能将兵,焉能制敌?不明药性,率然治病,无惑乎虚实莫辨,攻补妄施,温凉杂投,寒热倒置,方不成方,动辄得咎,草菅人命也。余窃悲焉。癸卯识先生于沪上,先生博雅人也,书藏富有,好古敏求,心期济世,研理务精,朝夕过从,颇多裨益。一日,出《要药分齐》以示余,曰:古今本草以斯为善,惜乎门类不全,尚多遗憾,我欲搜集群书,补而正之,汝能助我参考否?余生也晚,不及见先大父特庵公亲承医旨,暇检残篇,略知门径,遂自不揣,怡然允诺。先生亦欣欣,有疑必问,三易其稿,越二年而书成。余读之,见夫精核种物,博采群书,分门别类,有美必搜,实足使学者识名辨性,治病处方,奉为圭臬,不再舛误,先生殆为神农之功臣,濒湖之良友,沈氏有知,当亦心折先生之读书得间,而自悔剩义之独留乎?将付梓人,爰为之序。光绪年月,山阳剑农汪铭业谨序。

时觉按:按十剂载药六百零二种,较沈氏原书增百八十二种。有稿本藏中国中医科学院,其书口题有“抱残守缺斋著书稿”。

《本草》一卷　存　1907

清长洲赵廷玉(双修)撰

时觉按:收于《赵双修医书十四种》,有稿本藏中国中医科学院,1999年收于《中国本草全书》第一百四十八卷,华夏出版社影印出版。前后无序跋,载药五百三十二种,多草木,详略不等,其中若干种仅记药名。

《化学实验新本草》不分卷　存　1909

清无锡丁福保(仲祜,畴隐居士,济阳破衲)述。

例言略曰:一、此书创始于戊戌,初名《二十世纪新本草》,于戊申二月已付手民,印成六十余页,因重加增订,遂毁版焉,至己酉四月,草创始毕,凡四易稿。一、此书备载中国药品,言之綦详,间列西药四五种,亦为常用之品,如《本草从新》之收金鸡纳霜是也。一、是书先列中国学说,次列日本学说,次列英美学说,仅列一二国学说者,间亦有之。

时觉按:收于《丁氏医学丛书》。

《药性要略》一卷　存　1910

清吴县钱国祥(乙生,吴下迂叟)辑

小引曰:凡欲为医,先明药性,详症施治,不泥于方,用药执方,焉能济病?古云:医有智而药必效,方有法而病辏功。原夫。

时觉按:有宣统二年抄本藏中国中医科学院,1999年收于《中国本草全书》第一百四十八卷,华夏出版社影印出版。前后无序跋,卷端署:金匮垂庆乡钱国祥录,末署:宣统二年抄。载药二百八十余种,简略述其性味、功效。

《药性提要歌诀》一卷　存　1910

清吴江郭学洪(竹芗)撰

自序曰:医之为理甚微,有阐其微旨者,其理始显;医之为学甚奥,有发其奥者,其学乃明。轩岐《灵》《素》之书尚矣,卢扁以下,代有名人,自仲景出而为医中之圣,其时去古未远,其作述不离古文者近是。河间刘氏因之,东垣李氏因之,丹溪朱氏又因之,合仲景称为四大家。至薛立斋、喻嘉言辈,时异学殊,各抒己见,不能无偏执之弊。即如本草所载,此云某药治某病,即有议其某药并非治某病;此云某药可治某病,再治某病,亦有议其某药仅治某病;此云入某经,或又云入某经,或分草木为类,或载炮炙之度,或专主禁忌,或第赞功能,且有寒热温凉之各异,升降补散之不同,聚讼纷纷,不胜枚举。若当湖《纲目》,既详且备,洵属钜观,然未有采诸家之要,合百氏之书,先以性为类,经络次之,功用次之,禁忌又次之,而简括详明者也。

时觉按:首列药性总义歌,次以七言歌诀简述药性二百五十余种。有民国九年吴江柳氏抄本藏上海中医药大学,1999年收于《中国本草全书》第一百四十八卷,华夏出版社影印出版。

《本草从经》　佚　1911?

清瓜州颜宝(善夫)撰

时觉按:民国十六年《瓜州续志·人物下》及《书目》均见载录。

《药性歌括》一卷　佚　1911?

清上海沈志藩(价人,守封)撰

民国七年《上海县续志·人物》曰:沈志藩,字价人,号守封。童试先未售,改习医,治疾辄见效。年四十始游庠。

时觉按:民国七年《上海县续志·艺文志》载录。

《本草赘余》一卷　佚　1911？

清江阴杨履恒（孚敬，藿圃）撰

民国九年《江阴县续志·艺文二》曰：杨履恒，字孚敬，著有《本草赘余》一卷、《隙明碎语》一卷、《效颦诗集》一卷。

时觉按：履恒，国子生，少为郡丞掾，后佐人幕。所著书未见梓行。

《本草择要》　佚　1911？

清丹徒锡昌（选之，遐龄）撰

民国六年《丹徒县志摭余·人物志》曰：锡昌，字选之，号遐龄，汉姓项，蒙古奈曼氏正黄旗人。性聪敏，善属文，然无心科名，就武职，授都尉。又见戎政窳败，旋辞去，一心习医，以期济世。爰研究医学二十年，顾未尝问世，然恒拟新丸散膏丹各方，疗治内外诸症，均著效验。岁筹制钱三四十串，配制各药，广为施送。著《医学启蒙》《本草择要》。子延钊、延桂、延庚，均克承家学。延钊有声学界，例奖优贡。

《本草识小》　佚　1911？

清丹徒孙郁（兰士）撰

民国十九年《续丹徒县志·人物志六》曰：孙郁，字兰士，诸生。研精经学，与邑人柳兴恩友善，博考详说，互相切劘。所著《周易备览》，荟萃诸家，自成机杼，柳昕刻《善化堂书》，采其说附刊入《周易李氏定本》中。所著有《畜德编》《五经荟说提要》《纲鉴提要》《本草识小》等集，藏于家。子庆熺、庆甲，均能世其家学。

《本草集成》　佚　1911？

清如皋许永年撰

时觉按：民国《如皋县志稿·艺文志》载录。

《启蒙药性赋》　佚　1911？

清如皋王之辑（省庵）撰

时觉按：民国《如皋县志稿·艺文志》载录。

《药品》三卷　佚　1911？

清海门刘惟寅撰

时觉按：民国《续海门厅图志·艺文志》载录。

《本草须知》　佚　1911？

清嘉定严锡州撰

时觉按：民国二十四年《真如里志·艺文志·书目》载录。

《药性赋》　未见　1911？

清常熟金君赞撰

时觉按：《吴中名医录》据金光宇供稿载录。

上本草类，共一百九十一种，其中现存八十七种，残阙四种，辑佚九种，未见四种，已佚八十七种。

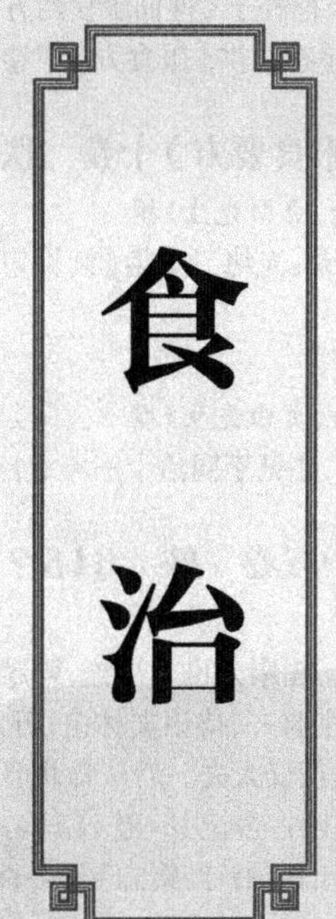

食治

《太清神仙服食经》五卷,《神仙服食药方》十卷　佚　363?

晋句容葛洪(稚川,抱朴子)述

时觉按:《新唐书·艺文志·本草类》载录抱朴子《太清神仙服食经》五卷,民国《江苏通志稿·经籍》作一卷,陶弘景撰;《隋书·经籍志·养生》载录抱朴子《神仙服食药方》十卷,光绪三十年《续纂句容县志·艺文》载录二书。唐释法琳《辨正论》卷九另载录有葛洪《服食方》四卷。

《神仙药食经》一卷,《神仙服食要方》十卷　佚　493?

南朝梁秣陵陶弘景(通明,华阳隐居,贞白先生)撰

时觉按:《旧唐书·经籍志·本草》载录,光绪三十年《续纂句容县志·艺文》亦载录。

《服饵方》三卷　佚　493?

南朝梁秣陵陶弘景(通明,华阳隐居,贞白先生)撰

时觉按:《隋书·经籍志·养生》载录,亦见于同治十三年《上江两县志·艺文中》。

《淮南王食经并目》一百六十五卷　佚　616?

隋建康诸葛颖(汉丹)撰

《隋书·本传》略曰:诸葛颖,字汉丹,建康人也。祖铨,梁零陵太守;父规,义阳太守。颖年八岁,能属文。起家梁邵陵王参军事,转记室。侯景之乱奔齐,待诏文林馆,历太学博士、太子舍人。炀帝即位,迁著作郎,甚见亲幸,时人谓之冶葛。从征吐谷浑,加正议大夫。后从驾北巡,卒于道,年七十七。有集二十卷,撰《銮驾北巡记》三卷、《幸江都道里记》一卷、《洛阳古今记》一卷、《马名录》一卷,并行于世。

时觉按:《隋志》注为"大业中撰";《旧唐书·经籍志》作一百二十卷,目十卷,音十三卷;《新唐志·艺文志》作一百三十卷,音十三卷,食目十卷。

《毁茶论》不分卷　佚　766?

唐临淮常伯熊撰

康熙《泗州府志·方技》曰:常伯熊,临淮人。因陆羽论茶,复广著茶之功。御史大夫李季卿宣慰江南,次临淮,知伯熊善煮茶,召之。伯熊执器前,季卿为再举杯。至江南,又有荐羽者,召之,羽衣野服,挈具而入,季卿不为礼,羽愧之。更著《毁茶论》,其后尚茶成风。

《膳夫录》一卷　存　1140?

宋彭城郑望之(顾道)辑。

时觉按:前后无序跋,载饮食资料十四则。郑望之,崇宁进士,任开封府工仪户曹,钦宗时任工部侍郎,高宗时任吏部侍郎,绍兴七年致仕。《说郛》误为唐人,《古今图书集成》作郑望。收于《说郛》《古今图书集成》,1987年中国商业出版社附于《吴氏中馈录》排印出版。

《云林堂饮食制度集》一卷　存　1367

元无锡倪瓒(元镇,云林)撰

姚咨跋曰:礼始诸饮食,饮食,人之大欲存焉,固日中之不可阙者。若何胤朵颐磋几,以刳脔取味,非所为训。东坡晚年戒杀,一茹蔬素,亦非先王养老之意也。是编为《云林堂集饮食制度》,烹饪和湆,既不失之惨毒,而蔬素尤良。百世之下,想见高风,使好事者闻之,斯敛衽矣。云林讳瓒,字元镇,姓倪氏,邑之祇陀里人。生遭元季,群雄蜂起,韬精晦迹,俟我皇祖定鼎金陵乃散财去家,以清白终其身云。嘉靖甲寅秋七月既望,亢旱之余,忽凉飔西来,甘雨洒席,勾吴茶梦散人姚咨欣然走笔。

时觉按:倪瓒为元末名画家,家有云林堂,故以名书。书载菜点五十余种,收于《碧琳琅馆丛书》、《宇园丛书》,中国国家图书馆藏有毛氏汲古阁抄本,1984年中国商业出版社有邱庞同校注排印本。

《救荒草木疏》一卷　佚　1368？

明昆山李大昌撰

宣统三年《信义志稿·人物》曰：李大昌，信义李氏之始祖也。其先为闽人，宋延平先生侗七世孙。大昌父谟，元顺帝朝进士，至正中来馆于苏。明兴，吴与闽阻绝不能归，寄居寒山寺，有“首阳薇蕨无从来，分作寒山一饿夫”之句，穷饿以卒。大昌亦元末进士，始由南剑州剑浦徙居吴之昆山信义乡。著有《救荒草木疏》一卷。

《易牙遗意》二卷　存　1399

元平江韩奕（公望）撰

《四库全书提要》曰：旧本题元韩奕撰。奕字公望，平江人。生于元文宗时，入明遁迹不仕，终于布衣。是编仿古《食经》之遗，上卷为酝造、脯鲊、蔬菜三类，下卷为笼造、炉造、糕饼、汤饼、斋食、果实、诸汤、诸药八类。周履靖校刊，称为当时豪家所珍。考奕与王宾、王履齐名，明初称吴中三高士，未必营心刀俎若此，或好事者伪撰托名于奕耶？周氏《夷门广牍》、胡氏《格致丛书》、曹氏《学海类编》所载古书，十有九伪，大抵不足据也。（四库谱录类存目）

时觉按：收于《夷门广牍》，明嘉兴周履靖有《续易牙遗意》一卷，收于《夷门广牍》第四十八卷。

《救荒活民补遗书》二卷　存　1443

宋鄱阳董煟（季兴，南隐）撰，明江阴朱熊（维吉）补遗

胡濙序曰：《救荒活民书》乃董煟编集二百七十八条，至王炳翻刊又止二百一十四条，今江阴右族朱熊维吉博雅好古，志图利泽于方来，遂加考订，芟其浮靡，补其遗失，增益至三百三十八条。上自唐虞三代，以及汉唐宋元，其君臣论答凡有益于救荒者录之，间亦附以论断，并谨录国朝列圣诏勅及为善阴隲书内有关于备荒之政者，悉取编入，名曰《救荒活民补遗书》，其用心可谓仁且博矣。凡居禄位而专司牧之任者，获睹是书而克遵行，罔不有备，虽值旱涝，黎民岂有阻饥之患哉？观维吉处江湖之远而惓惓以斯为务，则居庙堂之上，总百揆而安养元元者，可不于此加勉？此诚仁政之大端也。维吉平昔操履卓异，笃孝二亲，勇于为善。宣德中，母范氏膺疾，百药不效，维吉盟天刲股者再，疾遂痊。正统辛酉岁歉，维吉即出粟四千石输官赈给，以祈二亲康泰，获蒙赐勅旌嘉。其父子孝义光扬闾里，士夫称颂，播之声诗。此予所稔知者。今复以是书请于父善庆，致书征予为序，欲锓梓印行，予弗克辞，遂并书此于卷首。特以旌维吉有笃孝轻财尚义之诚，恤灾捍患惠民之志，而尤庆夫天下后世赖是书而永臻乎熙皞太平之盛矣。是为序。正统七年岁次壬戌七月七日，资德大夫正治上卿礼部尚书前太子宾客兼国子祭酒郡人胡濙序。

王直序曰：《救荒活民补遗书》者，江阴朱维吉氏所辑也。宋嘉泰中，从政郎董煟有志于惠民，虑夫凶岁或有不遂其生者，乃取历代救荒之政，贤士大夫议论施设之方，为书三卷，上之朝廷而颁于中外，其用心仁矣。有元张光大又取当时救灾恤民之事，编萃而附益之，其心犹煟之心也。至今二百余年矣，维吉得而观之曰：是书也，民命之所系也，其可以弗传？乃为正其伪，补其缺，而去其繁文，又以本朝列圣所下诏敕有关于荒政者，及采为善阴隲所载前代救荒之人续之，间以己意为之论断，名曰《救荒活民补遗书》，请于父善庆甫锓梓以传四方。欲使天下长民君子一遇凶年，举而措之，庶几斯民无一不得其所，维吉之心何其仁哉！朱氏江阴故家，而维吉为最孝，刲肉以愈母疾，盖士大夫固已歌咏之矣。圣天子笃意养民，虑有水旱之灾，诏诸有司豫为备。维吉念父有德未沾一命，即出谷四千石以归有司助赈贷，冀假宠以为亲荣，朝廷降勅旌其孝义，复其家。维吉初以孝而闻，而继以义显，予嘉其能进于善，皆为文以张之。今观是书而又知其仁也，然仁必自近始于远者，或遗势有所不逮也，故必思所以继之，苟有以继之，则仁之施溥矣。维吉之惠施于乡而未能及于天下，故继之以是书，使是书也传之于无穷，则维吉之惠之及于人者岂有穷哉？故为序之使传焉。正统八年十一月朔日，资善大夫吏部尚书兼经筵官前国史总裁泰和王直题。

李时勉序略曰：江阴朱维吉，诗礼右族也，善事父母，以孝闻，与其尊府善庆尤勇于为义。正统辛酉，朝廷使下郡邑行备荒之政，维吉父子相继出粟四千石以实官廪，使者以闻朝廷，以其父子能尽孝义，降玺书旌异，乡人荣之。维吉犹以利之及人者浅而国恩深厚，思有以广之久远者以图其报而不能。及见董煟《救荒活民书》，慨然喜曰：吾思之而未得者其在兹乎？反复羡慕，惜乎岁久残缺而所遗尚多，于是考诸载籍，自唐虞至于

今，救灾备荒之政，采而备述之。维吉既禀命于尊府，以是书锓诸梓而名之曰《救荒活民补遗书》，遣人走京师而求予序，予以其有益于世也，故序之。正统八年，朝列大夫国子祭酒金陵李时勉序。

陈循序略曰：江阴朱熊维吉尝出谷数千石以助有司赈饥，蒙朝廷赐玺书旌其义矣，既而愧其出所以助赈者不广，复取从政郎董煟所纂述《救荒活民书》，补其遗佚，锓梓以行于世，冀有助行不忍人之政者万一。其又非所谓上有好者下必有甚焉者欤。维吉有孝行见称于乡，其所以惓惓于义者，孰非是书之推间？以书求余序，故为之书。正统八年十一月甲寅，翰林学士奉议大夫兼修国史兼经筵官庐陵陈循序。

赵琬序略曰：历代荒政散见于经史传记，未易遍观而尽识，况于行乎？近世董煟尝抽简册，撮其机要，辑为《救荒活民》一书，板行于世，览者便之。然岁月既久，不无残阙，比年江阴朱维吉因煟所辑，重加考订，而益以国朝勤恤民隐诏令，与凡为善阴隲诸书所载前人救赈民饥良法美意，谓之《补遗》。由是历代救荒之政、制度条目，莫不毕具，可举而行，其用心斯亦勤矣。书成，携至京师，求予序之。正统七年六月初吉，国子司业郡人赵琬序。

唐皋重刊序略曰：《救荒》一书，活民之至要也，其犹医经之素难矣夫？宋董煟之所编也，元张光大之所续也，我明朱熊氏之所补遗也。其刊布之四方，俾受民社之寄者，获睹是编，当夫灾异之侵于岁，老稚之佔于亡，而为之司牧相与检视之，讲求其可行者而致之，民于以起之捐瘠之余而纳之生全之地，利不博且久哉？且近时廷议所行预荒之策，最吏之宜，盖我孝宗皇帝洎今上皇帝所以字恤元元之仁于是乎在，皆可示有永之传者也。因出是书所藏善本，命之校雠并锲梓焉。异时被灾之民受有司赈恤之仁，以全垂亡未尽之命，固必有赖是书之流布者矣。譬之病者，药而起之，曰医之功也信已，而谓注方书者无与，焉可乎哉？正德庚辰三月既望，赐进士及第翰林院国史修撰儒林郎新安唐皋序。

凡例曰：一、董煟原编三卷，计二百七十八条，后王炳翻刻，止得二百一十四条，今访采阙漏六十四条，以足原本；又蒐出遗逸唐虞以至宋一十四条，加以臆见补断，及收张光大所编元制一十八条，新增圣朝诏敕并为善阴隲书内采出共二十七条，今本前后通计三百三十八条。一、原书编次参错，年统紊乱，不易观览。今自尧以降，至于有宋，依序以陈，更采历代圣贤议论补之，以足救荒之意。

杨溥跋略曰：江阴朱维吉家居奉亲，乃取古人所编《救荒活民书》，考订增补为三百三十八条，古今救荒之道一展卷而尽得之，复恐其传之不博，乃锓诸梓，其用心为何如？尝闻维吉再刲股以愈母疾，乡人称其孝；出粟四千石入官赈贫民，诏旌其义。是书之作盖亦有所本也。正统九年仲秋冬望日，光禄大夫柱国少保礼部尚书兼武英殿大学士国史总裁经筵事南郡杨溥跋。

王崇庆跋略曰：嘉靖己丑春，今大巡双洲先生来按中州，会秋有蝗，民无禾者半。公忧之，举有司之良而问赈焉。谋及藩臬，乃绘图为说，告司牧以赈穷民之不得所者，各有差厥。事既行，公复以是书关系为切，因命崇庆校正誊录，将命有司梓之以遍布二省为长史者，盖亦推广抚公之意云耳。崇庆于此得公三善矣：是故罪人惟赎，广储贮也；考郡县以钱谷，责实政也；虑吾君相之惠不足以遍天下及后世，又从而梓书焉，示可继也。可不谓三善矣乎？公淮人也，世有种德，兹不赘。河南按察司副使开州王崇庆跋。

时觉按：《联目》不载，有明刻本藏清华大学，笔者所读为常州图书馆藏清同治八年楚北崇文书局重刻本。卷端署：宋董煟编著，元张光大新增，江阴朱熊补遗，澶渊王崇庆释断，海虞顾云程校阅，收于《四库存目丛书》史部273册。民国《江苏通志稿·经籍》载录，作三卷。

《野菜谱》一卷　存　1520

明高邮王磐（鸿渐，西楼）撰

自序曰：谷不熟曰饥，菜不熟曰馑。饥馑之年，尧汤所不能免，惟在有以济之耳。正德间江淮迭经水旱，饥民枕藉道路。有司虽有赈发，不能遍济，率皆采摘野菜以充食，赖之活者甚众。但其间形类相似，美恶不同，误食之或至伤生。此《野菜谱》所不可无也。予虽不为世用，济物之心未尝忘，田居朝夕历览详询，前后仅得六十余种。取其象而图之，俾人人易识，不至误食而伤生，且因其名而为咏，庶乎因是以流传，非特于吾民有所补济，抑亦可以备观风者之采择焉。此野人之本意也，同志者因其未备而广之，则又幸矣。

张綖跋曰：昔陶隐居注本草，谓误注之害甚于注《周易》之误，其言虽过，要之有补于世也。吾西楼著《野菜谱》，观其自叙，亦隐居之意欤？较又微矣。虽然，无逸《豳风》其言稼穑，艰难至矣。自井田废，王政缺，民生之艰尤有不忍言者，斯谱备述闾阎小民艰食之情，仁人君子观之，当怃然而感，恻然而伤。由是而讲孟子之王道，备周官之荒政，思艰图易，使怨咨者获乃宁之愿，不特多识庶草之名而已，故曰可以备观风者之采择，意正在此欤？然则斯谱也，孰谓其微哉？孰谓其微哉！

《四库全书提要》曰：旧本题高邮王磐鸿渐撰。磐，明正德、嘉靖间人，尝诵咏老人灯诗以讥李东阳者，非元之王磐也。前有存白山人序，不著年月姓名，辨其私印，微似“李宫”二字，不知为何许人。所记野菜凡六十种，题下有注，注后系以诗歌，又各绘图于其下。其诗歌多寓规戒，似谣似谚，颇古质可诵。然所收录不及鲍山书之赅博也。（四库农家类存目）

时觉按：有抄本藏中国中医科学院，又收于《农政全书》。后姚可成续补六十种。

《食鉴本草》二卷　存　1522

明京口宁原（山臞）撰，钱塘胡文焕（德甫，全庵，抱琴居士）校

李时珍曰：《食鉴本草》，嘉靖时京口宁原所编，取可食之物略载数语，无所发明。

《续修四库全书提要》曰：明宁源撰。源字山臞，丹徒人。是书专就本草中服食之品，别为疏证。凡兽部十三种、禽部二十五种、虫鱼等部三十三种、果部三十一种、米谷等部十六种、瓜菜等部五十九种，共为一百九十七种。于本草原书之外，援引方书及杂说子集，纪载六十余家，附方一百三十有奇。虽著语不繁，颇为赅洽，李时珍撰《本草纲目》采及是书用增补前人本草所未备者，凡收四种。源成书在嘉靖时，是本为钱塘胡文焕刊入《格致丛书》中，同刊者有《养生食忌》一卷，后附《急救解毒诸方》，乃文焕所纂辑；又有《养生导引法》一卷，则自巢氏《诸病源候论》中录出，文焕编校汇刊者也。案：服食、养生，皆医家之所重，古籍散佚，散见于各书中者，后人零星蒐辑，藉存古义。文焕于养生家言特为留意，多所搜采，其刊入丛书中者，此外尚有数种，而其丛书卷帙繁重，足本流传甚鲜，往往数种汇合单行，世皆珍之。此三书以类相从，足备医家之研考也。

民国《续丹徒县志·人物志》曰：宁原，嘉靖时人。尝取可食之物编为《食鉴本草》一卷，冀有益于养生，亦医家之支流也。

时觉按：是书分兽、禽、虫、果品、米谷、瓜菜六部，载食用二百五十五品，略述性味食治，李时珍谓其“略作数语，无所发明”，然收加诸家之说颇广，若《鲁般方》《姚和众方》《崔之亮方》《奇效方》之类，多人所未见者。

《茶谱》一卷　存　1530

明常熟钱椿年（宾桂，兰翁）撰，吴郡顾元庆（大有，大石山人）删校

顾元庆序曰：余性嗜茗，弱冠时识吴心远于阳羡，识过养拙于琴川。二公极于茗事者也，授余收焙烹点法，颇为简易。及阅唐宋《茶谱》《茶录》诸书，法用熟碾细罗，为末为饼，谓之小龙团，尤为珍重，故当时有“金易得，而龙饼不易得”之语。呜呼！岂士人而能为此哉？顷见友兰翁所集《茶谱》，其法于二公颇合，但收采古今篇什太繁，甚失谱意，余暇日删校，仍附王友《石竹炉并分封六事》于后，重梓于大石山房，当与有玉川之癖者共之也。

时觉按：收于《说郛续》卷三十七。分茶略、茶品、艺茶、采茶、藏茶、制茶诸法、煎茶四要、点茶三要、茶效。

《食品集》二卷　存　1537

明吴江吴禄（子学，宾竹）撰

许应元序曰：夫君子底宁区夏，宣猷理人，必经之广大以建体弘则，纬之密微以窒隙坊流，然后远抚长驭，功施无匮，成业愈固而耿烈不渝也。是故统凡理顺，犹勤思逮乎米盐，迪哲宪古，而采听兼乎舆诵，岂其务驰骛于博异，覃极乎幽逈，苟以狥物华众为哉？固爱人之诚，忧深虑远，有介其中而弗能以已。此大中丞苏公《食品集》之所以刻也。公之抚辽也，敦本节用，劝行敏业，图长治，绌旧俗，明孝弟贞顺之教，正丧纪婚姻之节，家警侈佚，人作廉隅，而后饬群吏，明庶功，考圉校，稽军实，殪戎丑，绥附属，勋伐既盛矣。然犹昧旦丕显，日兢兢讲于乂民之政，而下之诸司劝为之相如弗及焉。此集不知辑者为谁，而公有取之辽地鄙民，固以其牿其闻见瞢于避违也。故欲布之人人，使胥教诲以去其瘥札夭昏而跻之于和平耆老。呜呼！仁矣。此岂非爱人之诚有根其心而不能自已者邪？先是，乙卯秋，胡人拥众伺便塞下，畿辅震动，辽师尽入卫，公亦奉诏抵关候声援。虏窥隙蹈虚，大入锦义，事急甚，公隃度数百里之外，授策群校，群校奉以有勇，驰檄劳军，士无不奋臂争首敌，卒用留余疲兵退数万之虏。当是时，微公，辽几殆。其后数月，复入，复大克获，胡益创矣。夫虏患岁有，而空边实备，内地后所缓奉所重，去年之事，诚不再之计也。辽人岌岌自以忧死不给，岂望有功哉？既

卒获而知公之生我也，辽人知公之生之，而不知所以生之，不在摧锋破敌之时，而在无事安养之日也。夫正德厚生，人界而岁益之，所以维其心而决其气者，固有日矣。闻之他陲，士或不足半菽，而此余粟谷，妇人以尺布盖形秣马，而此乃曳缣帛。夫甘食美衣，无死亡之患，辽人之所以德公也。生于锋镝水火之中，而患在美疹腊毒之内，谨于虎豹螯蠚之御，而忽乎蜂虿莿芥之防，凡民之情，公之所以忧辽人也。忧之诚则虑广，虑广故无遗纤细，食异之戒，提耳之教，独可少乎哉？昔者周公之相也，戡祸乱，成太平，爰道郅隆然，而品节之详，入于眇忽，至乃芹茆蚳醢之微，醯醬梅蓤之用，鱼乙鳖丑之去，牛庮乌郁之察，罔不示训。世儒或疑非周公书，而不知盖博取诸人，用备王官之一守，诚虑患广而为防微也。公学深于探圣奥，文彧于徽帝猷，治纲宏钜，条理栗密，即一日晋陟朝右于讦谟，弘化润色，洪业有豫矣。然应元尤乐道是刻者，谓公之道大而其心无不在民也。王充有言，七月之诗，小大教之，人性不可恣故尔。呜呼！是公之意也夫，是公之意也夫！书昉授工，参议赵君介夫、佥事桑君蓁、朱君天俸议刻，故不可不志，谓应元登进，尝忝公后，宜执役。于是乎序。嘉靖丙辰孟夏吉旦，云南布政司右参政前辽东苑马寺卿安次许应元顿首谨序。

苏志皋序曰：人须饮食以生，但物之性味，身之损益，鲜能知之。予拊抚辽海时，尝得是集，其载寒温甘苦补助禁忌之说，明公自谓可传人人，乃刻于亦春堂中。嘉靖丙辰夏，奉勅巡抚辽东地方兼赞理军务都察院右佥都御史固安寒于苏志皋治明书。

沈察序曰：夫摄生凝谷，假尔饔飧，颏液畅元，尚兹水火，凡民有生，谁则离是？然釜铏遵度则荣卫斯谐，咀噬衍常则经髓罔勰。是微如匕箸而二气之亢伏匪轻，不越俎樽而百体之安危修重，职此以往，可不慎欤？粤若稽古周之典，列以食医，属诸冢宰，顺时眡齐，掌皇王之馔。惟处立爱敷仁，训君子之食，宜放姬公作令，宁无虑哉？盖颐贞于豫也弥易，蛊斡于困也恒艰。金石攻达于膏肓，孰与菽粟之可久？草木宣淫于脉理，孰与脯羞之孔嘉？殆亦拯溺衣袽，救焚曲突之意云尔。若夫乌鸡入剂，白凤成膏，犊麋倒仓，羊肝撤瞖，鳊腥媾女于漂波，羊臂裹儿于坐草，夫濒于委顿，尚尔克康，矧毓于素闲，利其可量也哉？嗟乎！失饪不时，圣父所惑，殊名异产，哲人所疑，罔似元达之善尝，恐贻庄生之真畏，冀殄灾害，盍鉴明征？况夫海南之椰浆，河北之椒实，稽明之石首，闽广之槟榔，兴寐所需，习移士性，痡瘨搉疗，妙称上工，物土之宜，又方书所未谕者，是故不可不慎也。我邑训科宾竹吴翁手录是编，式弘周宪，阴阳燥湿之方辩，而抑扬融化之道昭，甘辛寒热之性标，而补洩攻守之法备矣。久藏巾箧，未获镂传，嘉惠靡彰，湮没是惧，乃详加究厘，爰付工梓。俾尔流衍区合，布告黔黎，相五运以节膏粱，修六腑以调口腹，则曚瞽不沦于夭札，鲐齯永亨夫泰和，是编不为无补于世也。时大明嘉靖丁酉仲冬日，松陵少虚子沈察书。

时觉按：吴禄为吴江县医学候缺训科，是书嘉靖间苏氏刊，有附录二卷，载《食治通论》。有明抄本藏中国国家图书馆，1982年有中国书店影印本。分谷、果、菜、兽、禽、虫鱼、水七部，收食物三百四十二种。附录：五味所补、所伤、所克、所禁、所宜、所忌，凡六篇；五谷、五果、五畜、五菜充养五脏，凡四篇；及食物相反、服药忌食、妊娠忌食、诸兽毒、诸鸟毒、诸鱼毒、诸果毒、解诸毒等。与薛己《食物本草》大体相同，次序略异，味类散于谷、菜部。

《茶经》一卷　佚　1559？

明吴县过龙（云从，十足道人）撰

时觉按：康熙三十年《苏州府志·人物》载录。

《广菌谱》一卷　存　1572？

明歙县潘之恒（景升，鸾啸生，冰华生）撰（侨寓金陵）

时觉按：续宋陈仁玉《菌谱》，录木菌、五木耳、桑耳等菌类二十种，收于《说郛续》卷四十一。潘之恒，嘉靖间官至中书舍人，明代戏曲家，侨寓金陵，著《亘史》《鸾啸小品》。晚年居黄山汤泉之有芑堂，广邀宾朋、名人游黄山，于万历年间重编黄山志，取名《黄海》。

《茶录》一卷　存　1595

明华亭冯时可（敏卿，元成）撰

引言曰：茶一名槚，又名蔎，名茗，名荈。槚，苦茶也，蔎则西蜀语，茗则晚取者。《本草》荈甘槚苦，羽《经》则称槚甘荈苦。茶尊为经自陆羽始，羽《经》称茶味至寒，采不时，造不精，杂以卉莽，饮之成疾；若采造得宜，便与醍醐、甘露抗衡，故知茶全贵采造。苏州茶饮遍天下，专以采造胜耳。徽郡向无茶，近出松萝茶最为时尚，是茶始比丘大方。大方居虎丘最久，得采造法，其后于徽之松萝结庵，采诸山茶，于庵焙制，远迩争市，价倏翔涌，人因称松萝茶，实非松萝所出也。是茶比天池茶稍粗而气甚香，味更清，然于虎丘能称仲不能伯也。松郡佘山亦有茶与天池无异，顾采造不如。近有比丘来以虎丘法制之，味与松萝等。老衲亟逐之，曰：无为此山开羶径而置火坑。盖佛以名为五欲之一，名媒利，利媒祸，物且难容，况人乎？

时觉按：收于《说郛续》卷三十七。

《茶经》一卷　存　1596

明昆山张谦德（叔益，米庵，蘧觉生）撰

自序曰：古今论茶事者无虑数十家，要皆大暗小明，近邕远泥，若鸿渐之经，君谟之录，可谓尽善尽美矣。第其时法用熟碾细罗，为丸为挺，今世不尔。故烹试之法不能尽与时合，乃于暇日折衷诸书，附益新意，勒成三篇，借名《茶经》，授诸枣而就正博雅之士。万历丙申春孟哉生魄日，蘧觉生张谦德言。

时觉按：是书与《野服考》《瓶茶谱》《朱砂鱼谱》合订为《山房四友谱》，内容简要切实而有新意，共三篇。上篇鉴茶，分茶产、采茶、造茶、茶色、茶香、茶味、别茶、茶效八则；中篇烹藏之法，分择水、候汤、点茶、用炭、洗茶、熁盏、涤器、藏茶、茶助、茶忌十一则；下篇器备，分茶焙、茶笼、汤瓶、茶壶、茶盏、纸囊、茶洗、茶瓶、茶炉九则。谦德后改名丑，字青父。

《海味索隐》一卷　存　1596

明应天张九峻原本，四明屠本畯（田叔，憨先生）索隐

屠本畯赞曰：张将军九峻先生者，元戎观甫之尊公也。博物洽闻，尤嗜著述，尝游蛟川、滃洲、小白华诸境而食海味，随笔作赞颂铭解十六品。此品传而睹其品者，足慰名饮，诵其文者，良深隽永，增四明海错一段奇事矣。第鳇鱼、青鲫、淡菜、黄蛤、鳖无雄、蟹郭索之类，或信讹传，或未详考，或评骘稍严，或赏誉差隆，不佞因而索隐于条下，政恐失真，故为订讹也。然苏长公以江瑶柱为蟹类，皆信讹传，则何异张将军之以黄鱼为鳇，青脊为鲫乎？唐诗云：海味惟甘久住人，不但于味，即其名亦久习人方得不讹耳。不佞宦游闽中，著《海错通谱》，今十六品出，而余瞠乎其后矣。甬东屠本竣赞。

小引曰：海物惟错，久住人甘，赞颂铭解，久住人谙。山海有经，景纯赞成，猗欤九峻？有赞有铭。文由品隽，品藉文宣，甬海之东，遂成不刊。节彼赞铭，海物惟异，匪世奇人，曷标厥丽？

何伟然序曰：邓道协好蓄珍错为酒储，予僦居一书带而近，故得一一分味；且好藏珍错书，予亦得遍读其中最韵者。《海味索隐》一帙，披之如过屠门而思嚼，大足快意。夫予何德，得口眼俱饱如是？此固张同野游戏语，而憨先生索之隐者。夫张之先为茂先，博物多识，不事燃犀，万类毕照；而平子鼓吹六经，《海赋》一篇，铁网张尽，同野其苗裔耶？当群族靡不通晓，何有一海，何有十六味，何用憨先生尔雅翼也？冯夷鲛客，或见嘲曰：号海之族谓之万，何独于中取十六品焉？不见夫滨海而处，犹有误食蟛蜞者乎？如似玄贞子钓不设饵，举听按图者自索矣。昔杨素遗文子《食经》，不受，曰：羹藜食糗，无所用也。答以《酒诰》，予饭雕胡而羹锦带，亦安得老饕此中？愿备玻璃杯、葡萄酿，以佐开卷者，以副答《酒经》之意。仙臞何伟然题。

时觉按：张氏海味十六品为：蚶子颂、江瑶柱赞、子蟹解、蛎房赞、淡菜铭、土铁歌、蟹颂、蛤有多种、黄蛤赞、鲎笺、团鱼说、醉蟹赞、鳇鱼鲞鱼铭、青鲫歌、蛏赞、鲻鱼颂，其下附屠氏索隐。收于《说郛续》及何伟然《广快书》。

《荔枝谱》一卷　存　1612

明华亭曹蕃（介人）撰

自序曰：闽中果实推荔枝为第一，即巴蜀所产能挟一骑红尘博妃子笑者，亦未得与之雁行。自蔡君谟学士著谱，声价顿起。时运递迁，种植蕃衍，品格变幻，月盛日新，闽人士争哆口而艳谈之，即永嘉之柑、洞庭之杨梅、宣州之栗、燕地之苹婆果，似俱为荔枝压倒，啥等曾不敢与为伍。余骤闻其说，窃窃致疑其然岂其然乎？遂于今年暮春之初，驰入闽中，谓闽人士不佞此类恶负虚声者，此来将为荔枝定品，乃闽人士之言曰：闽八郡，延建汀邵，地属高寒，时降霜霰，不堪树艺，漳不及泉，泉不及福、兴，君请自试之。余遂栖迟于二郡间，泛蒲觞，渡鹊桥，逾两月矣。饔飧稍歇，无非咀嚼此果，津津乎其有味，不敢妄肆讥弹，而品遂定。一日，闽人

士造余邸而问曰：闻君日啖三百颗，曾与荔枝评月旦乎？余笑曰：今乃知闽人之誉言非夸也。绿叶蓬蓬，团圆如盖，扶疏插天，赫曦若避。吾爱其树，累累丹实，槎头挂星，晴光掩映，照耀林薮；吾爱其色，绛囊乍剖，蠙珠初荐，琼浆玉液，绝胜醍醐；吾爱其味，湿带露华，寒凝绛雪，薰风暗度，疑对檀郎；吾爱其香，幸白长庆之叙事传神，张曲江之赋语如画，此果已蒙九锡，产类实非八闽。唯端明蔡学士，兴化军人也，生长于扶荔之乡，闻见既真，殿最不爽，一经品题，遂尔增价。但今据谱牒中所载三十二品而索之，陈紫、江绿渺矣，即彼称中驷十亦不得二三，岂其名号之鼎新，抑或今昔之异态？余如未及大嚼，而漫曰某佳某佳，几于耳食，恐寓内争嘲吴人乃为闽人左袒，致杨家果便觉无色，余滋赧矣。遂仅举曾常试其风味者二十余种列于左，自称荔枝小乘云。万历壬子秋，华亭曹蕃介人撰。

时觉按：收于《说郛续》卷四十一。

《食物辑要》八卷　存　1619

明娄东穆世锡（予叔，云谷）撰

自序曰：余少业儒，中以病废，始业医。医得之仅谷先君，先君得之东谷唐先生，皆精轩岐之学，吴中所推重者。迨余年二十，体孱弱善病。先君命曰：语云，不为良相，当为良医。医可以自活活人，此而世家物也，汝其毋坠医业。遂时时习《素》《难》诸经，及三代以下有裨卫生者，罔不遍阅，遇名家辄相质难，乃知人之病不外乎三因，有感风寒暑湿燥火所得外因病者，有触喜怒忧思悲恐惊所得内因病者，有从劳役酒色所得不内外因病者，皆脉可详辨。至于饮食之致病，脉能诊其所以，然不能诊其所以然之故。如脉见右关紧盛，或滑疾，或沉伏，但知其伤食，焉能知其伤何物，与同食何物所伤？若近日所伤之物，病者自晓，医者易治。凡伤饭以麦芽为主，伤面以萝卜子为主，伤果以山楂为主，伤禽兽肉以草果为主，伤犬肉加杏仁，伤鸡卵加苏子，投之必效。同食几物所伤，兼用易效，久则不觉，彼此茫然。假如伤食之重者，亦头疼寒热，或用柴胡、黄芩之类，岂知食遇苦寒则愈不消？又如饮食不化而生痰，痰多咳嗽，或用桑皮、杏仁，与食何与？展转反复，因循日久，至于不起者有之。惜哉！余从事有年，深知饮食之系重，故广求古今食物诸书，以其中之切要者采摭之，重杂者删削之，近有实据者增补之，约五百余种，名曰《食物辑要》，少为却病延年之一助。是书也，易稿数次，始于万历丁未，成于甲寅，复请正于眉公陈先生，而敢付之剞劂，以公四方，俾人人咸登寿域云。娄东穆世锡予叔甫谨识。

陈继儒序曰：天地生人亦甚巧矣，耳目鼻共六窍，皆耦，类坤卦之象；口以降共三窍，皆奇，类乾卦之象。乾宜上而反居下，坤宜下而反居上，此泰卦也。坤惟居上，故浊者变而为清，通天之气者惟鼻；乾惟居下，故清者变而为浊，食地之形者惟口；口上鼻下是为人中，而三才之理备矣。《易·颐卦》曰：慎言语，节饮食。《中庸》又云：人莫不饮食也，鲜能知味也。世人病气、病情、病腑、病脏，有脉可按，有证可揣。若饮食之病，或以骊而不觉，或以杂而不辨，或以日用而不著不察，若孕妇小儿益贸贸矣。娄东名医云谷穆君著《食物辑要》，最为简明。又与诸名家订正，然后行之人间，其用心苦，其综览博，其考辨精，使贤者可以尊生卫生，即不肖老饕，且将扪舌而思，染指而退矣。夫医，司命也，以命听医，孰若以命听我？况日用饮食，我为政者也，若知味则自然知节，知节则自然身心俱泰。虽谓《食物辑要》，即颐卦、节卦、泰卦之注脚可也。读此书而云谷之精于医道并可知矣。是故眉道人序而传之。华亭眉公陈继儒撰。

时觉按：《中国医籍考》卷十五载录，“未见”，有万历刻本藏中国国家图书馆。陈眉公序又录于《陈眉公集》，与二十二卷本《食物本草》序大体相同。

《救荒野谱》二卷　存　1642

明高邮王磐（鸿渐，西楼）原撰，吴县姚可成（蒿莱野人）续补

姚可成曰：炎农兴耒耜，艺五谷，天纵神圣，生活斯民。孔子虽蔬食菜羹家祭，不忘本也。后世贤明者固多，而愚昧者亦复不少，不特暴殄招愆，即一语忽慢，轻于鸿毛，殊不知获罪重于山岳，故有灾荒饥馑之报。天本好生，造化原非弄人，奈人自弄此造化。太上云：祸福无门，惟人自召。睹兹辟谷诸方，是亦昔贤挽回造化拯溺救焚一时权变之术。虽未果于断谷证仙，若能按法服食，当令一班饿夫茫焉懵焉，如醉如梦，苦乐两忘，形同木偶，延此一线，转沟壑以俟丰穰耳。成恐昧是理者反生诞妄之讥，故特拈笔以解。崇祯壬午清明日，蒿莱野人姚可成识。（《食物本草》卷首救荒辟谷诸方引）

时觉按：姚氏改王氏《野菜谱》为《救荒野谱》，续补草类四十五种，木类十五种，附刊于《食物本草》卷

首。收于《借月山房汇钞》。

《鱼品》一卷 存 1644？

明遯园居士撰

《鱼品》曰：江东，鱼国也，为人所珍。自鲥鱼、刀鰶、河魨外，有鲤青黑色，有金光隐闪，大者贵。有鲫似鲤而身狭长，鳞小而稍黑。有青鱼类鲫而鳞微细有鳍，巨口细鳞，苏子所谓状如松江之鲈者也。

时觉按：记江南鱼品二十种，收于《说郛续》。《中国食经》曾有介绍，并谓作者"一说即明万历进士顾起元"。顾起元，字邻初，江宁人，明万历二十五年进士，授翰林院编修，任南京国子监司业、祭酒，詹事府詹事及吏部左侍郎。辞官后回宁筑遯园，潜心著述。有《顾氏小史》《金陵古今图考说略》《客座赘语》《遯园漫稿》等。

《救荒草木疏》一卷 佚 1644？

明昆山龚埏撰

时觉按：光绪《昆新两县续修合志·著述目上》及民国《江苏通志稿·经籍》载录。

《莲镬通》六卷，《石餵通》四卷 佚 1644

明六合孙国敉（国光，伯观）撰

顺治《六合县志·志外纪·艺林》曰：国敉著有《刀圭通》十卷（注曰医药）、《莲镬通》六卷（注曰饮食）、《石餵通》四卷（注曰服食）。

时觉按：乾隆元年《江南通志·艺文志》亦载录。

《类物》二卷 存 1661

清如皋丁其誉（蜚公）编

小序曰：记云：莫不饮食，鲜能知味。非喻言也，周礼内则膳膏所用，必顺五行衰旺之序，养身莫切于斯。盖其慎哉！近世拂经自饔腐药弗顾，良可悯也。敬奉精细不厌之旨，凡物类之有关于日用饮食者，悉为考订，无验不书，非典非录，既补卫生，兼资格物。为《类物》。天柱丁其誉识。

时觉按：收载食物三百五十八种，分水、谷、菜、果、鳞、介、禽、兽、味九门。收于《寿世秘典》。

《艺林汇考·饮食篇》七卷 存 1661

清吴江沈自南（留侯）撰

陈鉴题记曰：此书凡二十四篇，卷帙甚多，当时所刻止此，然切于人事者略备矣。余尝闻遄喜汪先生云：《汇考》所载诸书皆取有辨证者阅之，足以益智祛疑。又所采必载书名，令习其书者可一望而知，欲观原文者亦可按籍以求，其体例皆非近世类书所能及，宜立斋、健庵先后称美也。时匠门秀野诸先生屡购此书而以版坏缺难印行，卒不能致。今复得刊修行世，有深幸焉。谨述所闻以告学者。乾隆辛未八月朔，秀水后学陈鉴。

题记曰：饮食之人则人贱之，此为不究心于饮食者言也。不究心于饮食而营营焉以饮食为事，虽终日饮食而谓之不知饮食可也。故曰：人莫不饮食也，鲜能知味也。夫盐苦辛酸入口易辨，调和烹饪，拙妇所能，而君子曰鲜能，则夫饮之食之当有在乎饮食之外矣。今饤饾具备而或不能举其名，即粟菽日陈而或不得详其义，适于夕者而或戾于朝，宜于左者而或违于右，则一举匕间而昧昧于名物，格格于义类者多矣，奚必登炼珍之堂以称奇，读膳夫之录而不识哉？为辑《饮食篇》。

《四库全书提要·艺林汇考》曰：国朝沈自南撰。自南字留侯，吴江人，顺治壬辰进士，官山东蓬莱县知县。是书凡五篇，曰栋宇，曰服饰，曰饮食，曰称号，曰植物。前有秀水陈鉴题记云：此书凡二十四篇，卷帙甚多，当时所刻止此，然切于人事者略备矣。栋宇篇子目凡十，曰宫殿、府署、亭台、门屏、庙室、寺观、宅舍、庑序、梁欐、沟涂；服饰篇子目凡八，曰冠帻、簪髻、装饰、袍衫、佩带、裈袴、履舄、缯帛；饮食篇子目凡六，曰饔膳、羹豉、粉饎、炰脍、酒醴、茶茗；称号篇子目凡十一，曰宫掖、宗党、戚属、尊长、朋从、卒伍、编户、仆妾、巫优、浑名、道释；植物篇一卷，无子目，所载仅琼花一类。栋宇、服饰、饮食、称号四篇皆有自南题辞，而植物一篇独无之，盖尚未完帙也。其所征引率博赡有根柢，故陈鉴题记又述汪份之言曰：《汇考》所载诸书皆取有辨正者阅之，足以益智祛疑，又所采必载书名，令习其书者可一望而知，欲观原文者亦可按籍以求，其体例皆非近世类书所能及。所论颇得其实，故特录之杂考类中，不与他书并列焉。

时觉按：《艺林汇考》凡五篇四十卷，栋宇篇十卷，服饰篇十卷，饮食篇七卷，称号篇十二卷，植物篇一卷，收于《四库全书》子部杂家之杂考类。是书分饔膳、羹豉、粉饘、炰脍、酒醴上下、茶茗七卷，于饮食古义阐述颇详；另有顺治间单行刊本藏中国中医科学院，仅饔膳、羹豉、粉饘、炰脍四卷。曾孙沈彤，著《内经本论》、《气穴考略》五卷、《释骨》一卷。

《吴蕈谱》一卷　存　1693？

清长洲吴林（息园）撰

引言略曰：王鏊《姑苏志》云：蕈即菌，多生西山松林下，二月生者名雷惊蕈，其色赤名猪血蕈，味皆鲜美。又岳岱《阳山旧志》曰：蕈者，惟山中有之，盖草木之脂入土，兼得膏泽则生。惊蛰时生者，山人名曰雷惊，茎高白而斑者曰溪鹅，紫而青者曰青紫，小而实者曰麸筋，青赤色损之，有汁者曰朱血，色黄而味甘者曰糖蕈，诸种并佳。又牛若麟《吴县志》曰：蕈各处皆生，山中独多，鹅子蕈最佳，其他梅蕈、松蕈、茶蕈、桑蕈、菜花蕈，皆可食。吾苏郡城之西诸山秀异，产蕈实繁，尤尚黄山者为绝胜。何则？以其地迩而易于上市，为最新鲜也。他山者可就其地而食之，宜岩栖之士享厥美焉。当春气初萌，雪融泥软，雷欲发声，蛰犹未动，其时产蕈，所为雷惊者也。斯时天气未热，无蛇虺之毒洎虫蚀之患，杂以姜芽，和笋为美。陈仁玉所谓羞王公，登玉食者也。谨按：诸蕈而食之足矣，其杂而莫识者，可舍之而已。《琐碎录》云：凡果异常，必根有毒蛇，忌食。窃谓：凡菌异常，亦必其下有蛇虺居焉。《阳山旧志》又曰：凡白摺面红者，纯白与无摺者，采宜弃之。生枫树者曰笑蕈，食之令人笑不止，饮以土浆而愈。又法，烹时以灯草数茎投釜中，灯草黑有毒，不可食。故山中人劚蕈，必识蕈荡，如某山出何等蕈，某地出何等蕈，皆有旧荡，不乱生者。凡菌，一处略出数茎者佳，如论簇而生，倾筐而得者，必蛇蕈也。蛇涎亦能成蕈。凡蕈有名色可认者采之，无名者弃之。此虽言一乡之物，而四方贤达之士宦游流寓于吴山者，当知此谱，而采之勿轻食也。然林以醯鸡之见，尚多阙漏，俟诸好事者广识而续之，亦悯世之一功，此作谱之大意也。今将诸蕈可茹者，谨陈如左。

时觉按：收于《昭代丛书》。

《病后调理服食法》一卷　存　1708

清吴县尤乘（生洲，无求子）撰

引言曰：凡一切病后将愈，表里气血耗尽外，脏腑精神损于内，形体虚弱，倦怠少力，乃其常也。宜安心静养，调和脾胃为要，防风寒，慎起居，戒恼怒，节饮食，忌房劳，除妄想，是其切要。若或犯之，即良医亦难奏功矣。勿以身命等蜉蝣，如灯蛾之扑焰，自损其躯哉！戒之戒之，例次如左。

时觉按：附刊于《寿世青编》，收于《珍本医书集成》。尤氏另有《食物性鉴赋》，附于李中梓《本草通玄》后，凡四则：寒凉为一例、温热为一例、平性为一例、诸物有毒解诸物毒合为一例。

《食愈方》一卷　存　1708

清吴县尤乘（生洲，无求子）原撰，扬州石成金（天基，惺斋愚人）修订

时觉按：尤氏原著《病后调理服食法》，康熙六年附刊于《寿世青编》；石氏修订更名，收于石氏《传家宝全集》及《石成金医书六种》，亦收于费伯雄《食鉴本草》。前后无序跋，分风、寒、暑、湿、燥、气、血、痰、虚、实十类录饮食方七十四首。

《食鉴本草》一卷　存　1709

清扬州石成金（天基，惺斋愚人）编

时觉按：前后无序跋，分谷、菜、瓜、果、味、鸟、兽、鳞、甲、虫十类，载食物九十六种，收于石氏《传家宝全集》及《石成金医书六种》。

《古今图书集成·服食部》一卷　存　1725

清常熟蒋廷锡（扬孙，西谷），闽侯陈梦雷（则震，省斋）奉敕编

时觉按：《服食部》属《古今图书集成·博物汇编·神异典》，述药物服饵、辟谷、修炼方药及延年却病、健身

防老等丰富内容。收录于赵立勋等编纂《古今图书集成医部续录》,中国医药科技出版社2002年排印出版。

《续茶经》三卷 存 1733

清嘉定陆廷灿(秩昭)撰

凡例曰:一、《茶经》著自唐桑苎翁,迄今千有余载,不独制作各殊而烹饮迥异,即出产之处亦多不同。余性嗜茶,承乏崇安,适系武夷产茶之地,值制府满公郑重进献,究悉源流,每以茶事下询。查阅诸书,于武夷之外每多见闻,因思采集为《续茶经》之举。曩以簿书鞅掌,有志未逮,及蒙量移奉文赴部,以多病家居,翻阅旧稿,不忍委弃,爰为序次第。恐学术久荒,见闻疏漏,为识者所鄙,谨质之高明,幸有以教之,幸甚。一、《茶经》之后有《茶记》及《茶谱》《茶录》《茶论》《茶疏》《茶解》等书,不可枚举,而其书亦多湮没无传。兹特采所见各书,依《茶经》之例,分之源、之具、之造、之器、之煮、之饮、之事、之出、之略,至其图无传,不敢臆补,以茶具、茶器图足之。一、《茶经》所载皆初唐以前之书,今自唐宋元明以至本朝,凡有绪论,皆行采录。有其书在前而《茶经》未录者,亦行补入。一、《茶经》原本止三卷,恐续者太繁,是以诸书所见止摘要分录。一、各书所引相同者,不取重复,偶有议论各殊者,姑两存之以示论定。至历代诗文暨当代名公巨卿著述甚多,因仿《茶经》之例,不敢备录,容俟另编以为外集。一、原本《茶经》另列卷首。一、历代茶法附后。

《四库全书提要》曰:《续茶经》三卷,附录一卷,国朝陆廷灿撰。廷灿字秩昭,嘉定人,官崇安县知县补主事。自唐以来,茶品推武夷,武夷山即在崇安境,故廷灿官是县时习知其说,创为此藁,归田后订缉成编,冠以陆羽《茶经》原本,而从其原目采摭诸书以续之。上卷续其一之源、二之具、三之造,中卷续其四之器,下卷自分三子卷,下之上续其五之煮、六之饮,下之中续其七之事、八之出,下之下续其九之略、十之图,而以历代茶法附为末卷,则原目所无,廷灿补之也。自唐以来阅数百载,凡产茶之地、制茶之法,业已历代不同,即烹煮器具亦古今多异,故陆羽所述,其书虽古而其法多不可行于今。廷灿一一订定补葺,颇切实用,其征引亦颇繁富。观所作《南村笔记》引李日华紫桃轩,又缀五台冻泉一条,自称此书失载,补录于彼,则其搜葺亦可谓勤矣。录而存之,亦足以资考订。至于陆羽旧本,廷灿虽用以弁首而其书久已别行,未可以续补之书掩其原目,故今削去不载,惟录廷灿之书焉。

时觉按:收于《四库全书》,附录后署:雍正十二年七月既望,陆延灿识。

《食鉴本草》四卷 存 1740

清苕溪柴裔(竹蹊)撰(寄居白门)

黄彩凤序略曰:柴子竹蹊于甲寅岁抱恙甚笃,既而获痊。静摄之余,深究养生之理,以为药性之辨在救生之于既病之后,而食物之辨乃养生之于未病之先,与其失所养而救之,无宁得所养而资之。爰集日用之物,而校订于寒苦甘温之性,分别于刚柔燥湿之宜,删繁就简,展□□□,以利己之心利人,济物之□□□,□□编之,有裨于养生者,□□□□□□□□顾有云顾君□□□□□节饮食。柴子是编其亦养正则吉之义也夫!是为序。乾隆岁次庚申秋日,天都同学弟黄彩凤拜撰。

凡例曰:一、凡人生天地间,家常起居惟赖五谷百物以资生,第饮食烹庖只顾肥鲜可啖,徒不知五味之内性有相反,物有相殊,若经误食,轻则受毒脏腑,重则立有疏虞,故夫子不得其酱尚不食之可鉴矣。一、先贤曾有《食鉴》《食物本草》二书刊刻行世,缘所收太繁,观者反生舛错,不能清彻。兹特细查诸家本草,只以家常目前日用必需之物,详注明晰,不敢妄添一字,仍用其名为《食鉴本草》。一、是书悉照原注,其物性有温凉寒热、辛平宜忌、损益,著明无讹,俾阅者开卷了然,查阅甚便,庶使人知所趋避,咸令同跻仁寿之乡而已。一、余本浙人,寄居白门者三十余年。岁甲寅,为二竖所虐,几为害,赖有良医江宁巴书年先生指上回春,余生之年皆沐再造,客窗静摄,因汇是编以志深感。一、是书非独有补于医林,即士君子宦游四方,商贾旅次以备观览,即萤窗案头、香闺绣阁、孩提襁褓,均有裨益,非所虚设耳。一、饮食中某物与某物相反,某物与某物宜食,指明禁忌,至一切果菜禽兽鱼介之属,或中其毒者,用何物以解之,一一备载详悉。一、孕妇饮食最为紧要,如食兔肉令子缺唇之类,兹特细为标出,俾闺人知而警戒。一、修道之士,五荤二厌自为首戒,但世人未能稔悉,即牛肉一物久奉旨禁宰而我人当凛遵勿食,即以是条下详注不可食之理,以为好嗜者之戒。余具仿此。一、食物专以谷菜禽兽鱼介果品之属,其草木虫石鳞人原可不载,但今家常饮食中亦有沾濡者,故录以俟查考。一、是书乃先贤旧本中采择之书,非余之新作,倘有讹错,高明祈赐教政是幸。乾隆元年春王上浣之吉,苕溪柴裔竹蹊氏识。

时觉按：卷端署：苕溪柴裔竹蹊编辑，男世锦鉴湖同校，载药四百二十五种，附四十三种，后附食物金镜一篇，论食毒及解毒、饮食宜忌。有乾隆五年庚申翠阴堂刻本藏上海中医药大学。作者浙人，寄居白门者三十余年，白门，南京之别称也，故亦录之。

《疗饥集》 佚 1763？

清吴江董梧栖撰

时觉按：乾隆二十八年《儒林六都志》卷下《著述》载录。

《勿药单方》一卷 存 1777

清江宁江涛（亦山）辑

自序略曰：余深恶庸医之误人而又知病家之不能不药也，乃选择古今单方，不用药饵，只用食物寻常之品者，共得方八百有零。此寻常食物之方看似平淡，却多神奇，用之而效，甚于庸医之药，即或不能奏效，亦与以药尝试者有间也。且荒村客途往往有无处寻医无处觅药者，以寻常之食物疗最急之病症，事半功倍，大有裨益，谁谓单方非奇方妙方也耶？天下病不一而治病之物亦不一，凡有气有味有性者，皆与吾身之气血触处关通，故饮食寻常之物皆妙药也。用庸常之物而功多害少，愈于藉庸医之手而轻于尝试，有心者其共为留意焉。是为引。乾隆四十二年孟秋，江宁汪涛题于汝州官署。

时觉按：选方无药，只含食物及寻常之品，分六十门，后黄钤增辑，为《验方增辑》二卷，有乾隆五十九年甲寅余庆堂刻本藏中国中医科学院。《辞典》《联目》载宣统三年抄本四卷藏天津中医学院。

《学古堂疗饥救急编》 佚 1789？

清南汇赵炀融（药仙，春谷）撰

光绪四年《南汇县志·人物志》曰：赵炀融，原名炎，字药仙，号春谷，十九保十四图人。由上海附监，中乾隆己酉顺天举人榜，后改归本籍，选授安徽桐城训导。殚心课士，修葺培文书院。工隶书，通医理，兼精星卜。在任七年，以疾卒，年六十七。所著自《增注太乙命法》外，有《学古堂疗饥救急编》《宁憩轩检存诗抄》两卷，余多佚。

《脉药联珠食物考》一卷 存 1795

清长洲龙柏（佩芳，青霏子）撰

民国二十二年《吴县志·列传二》曰：龙柏，字佩芳，自号青霏子，长洲人。诗古文词、医卜星命、百家学术，无不洞晓。著有《药性考》《食物考》《脉药联珠》等书。

时觉按：与《脉药联珠古方考》《药性考》合为《脉药联珠》，并收于《翠琅玕馆丛书》。

《食单》 佚 1795？

清丹徒左墉撰

时觉按：民国十九年《续丹徒县志·艺文志》载录是书，并《云根山馆诗集》三卷、《续集》《尺赎》诸书。《云根山馆诗集》下注：嘉庆年刻本。则左氏似为乾嘉时人。

《调鼎集》十卷 存 1811？

清亡名氏撰

成多禄序曰：是书凡十卷，不著撰者姓名，盖相传旧抄本也。上则水陆珍错，下及酒浆、醢酱、盐醢之属，凡《周官》庖人烹人之所掌，内饔外饔之所司，无不灿然大备于其中。其取物之多，用物之宏，视《齐民要术》所载物品、饮食之法尤为详备。为此书者，其殆躬逢太平之世，一时年丰物阜，匕鬯不惊，得以其暇著为此编。华而不僭，秩而不乱。《易》曰：君子以酒食宴乐。其斯之谓乎？往者伊尹以割烹要汤，遂开商家六百载之基。高宗之相傅说也曰：若作酒醴，尔为盐梅。遂建中兴之业。《老子》曰：治大国若烹小鲜。圣王之宰割天下，比物此志也。然则是书也，虽曰食谱，谓之治谱可也。济宁鉴斋先生与多禄相知余二十年，素工赏鉴，博极群书，今以伊傅之资当割烹盐梅之任，则天下之喁喁属望，歌舞醉饱犹穆然，想见宾筵礼乐之遗，而故人之所期许,要自有远且大者,又岂仅在寻常匕箸间哉?先生颇喜此书,属弁数言以志赠书之雅云。戊辰上元,成多禄序于京师十三古槐馆。

时觉按:烹调专著,有抄本藏中国国家图书馆,1986年中国商业出版社有邢渤涛校点注释本。或以为乾嘉间扬州盐商童岳荐著,童岳荐,字砚北,会稽人。

《服盐药法》 存 1811

清阳湖孙星衍(季逑,渊如)撰

自序略曰:《神农本经》有戎盐、大盐、卤盐三种。云戎盐味咸寒无毒,主明目目痛,益气坚肌骨,去毒蛊心腹痛,溺血吐血,齿舌血出。一名胡盐,生胡盐山及西羌北地酒泉福禄城东南角,北海青,南海赤。大盐,主肠胃结热喘逆,胸中病,生邯郸及河东治泽。卤盐,主大热消渴狂烦,除邪及下蛊毒,去五脏肠胃留热结气,心下坚,食已呕逆喘满,明目目痛,生河东盐池。《说文》"卤,西方咸地也",安定有卤县,天生曰卤,人生曰盐。盐在正东方,卤在正西方。东方谓之斥,西方谓之卤,故《禹贡》兖州海滨广斥。郑康成注:斥谓地咸卤。是《本经》卤盐即东海之盐,《名医》以生河东盐池注卤盐,与古义违失。陶弘景《别录》云:东海北海盐,及河东盐池,梁益盐井,交广有南海盐,西羌有山盐,胡中有树盐,而色类不同,以河东者为胜。又云:黑盐主腹胀气满,胡盐主耳聋目痛。又云:黑盐疑卤盐。孙真人所云四井盐。虽皆指凉、益之盐,然考之《名医》所注卤盐,亦云去五脏肠胃留热结气,心下坚,食已呕逆喘满,明目目痛,则知东海盐主治各病,亦与凉、益井盐同功矣。此《服盐药法》,总为简易,时俗庸医为人治疾,不按古书,不知脉理,但用俗书所谓《本草纲目》,不知李时珍妄改《神农经》药物次序药性,臆为增加,其谬实甚。或遇富贵人先投人参,停食阻气,以致殒命,故古人有不服药为中医之说。谨案汉时知医者有淳于意、张仲景、华佗诸人,犹以不服药为中医,今则妄人为医,当以不服药为上医矣。盐既治诸心腹病痛,远方乡村贫民一时不能卒致医药,可以如法服之,亦必无所损。《千金翼方》世不多见,《四库》书亦未及载,故摘录此条,刊布以广其传云。辛未年三月十五日,五松居士记。

时觉按:是似为一篇文章而非著作。

《续蟹谱》一卷 存 1695?

清长洲褚人获(稼轩)撰

引言曰:予性嗜蟹,读傅肱《蟹谱》,未免朵颐,既作蟹卦,复隶蟹事,以备傅谱之所未备,名曰《续蟹谱》。毛子序始见之,曰:如此下酒物,盍公之同好乎?因付剞劂氏。

时觉按:收于《昭代丛书》。

《释谷》四卷 存 1840

清宝应刘宝楠(楚桢)撰

自序曰:道光二年,予在都中,馆汪孟慈农部家,得读歙程氏《通艺》,录其中《九谷考》,辨别禾、黍、稷三种最为精悉。余姚邵氏《尔雅正义》犹沿旧说,以粢稷众秫为今之小米,以秬黑黍为今之膏粱。程氏尝致书先从父丹徒君云:二云释草中言黍稷与前人相反,其误显然,春间作一书奉寄,未蒙裁答,或者以妄言妄听置之。今观其疏,显有驳难之处,是不以程说为意。程邵同时通儒,而所见各异,学者将何所从乎?予又尝疑《尔雅·释草》,九谷俱载,独于麦不载来牟而载雀麦、蘧麦,二种皆是荒谷,非日用所食。《九谷考》于麦、豆、麻三谷亦多阙略。爰于授徒之暇,原本程说,广引群书,旁推交通,作为《释谷》。其篇韵以下及诸方书,字多别体,义亦罕微,其有与经史相证明者,亦采录焉。稿本粗就,未及缮誊,近命次子恭冕校写成帙,釐为四卷。若夫种植之法,耒耜之利,已见他书,兹不详述。道光二十年春正月中旬,宝应刘宝楠识于夹耶精舍。

时觉按:《联目》《大辞典》俱不载,有咸丰五年刻本,1999年收于《中国本草全书》第二百六十五卷,华夏出版社影印出版。

《食禁谱》一卷 存 1851

清阳湖周懋祺(邗溪生)撰辑

自序曰:语云:病从口入,甚矣,饮食之不可不慎也。然能慎于所知而不能慎于所不知,品物至繁,未谙其性,则误受其害者多矣。尝见稗说中有食禁方之名,惜未见其书,无由窥豹。兹就管见所及,采辑成编,自愧拘墟,知不免于挂漏,尚祈博雅君子匡所不逮,以广播传。庶几家置一编,共知所慎,亦摄生之一助云。咸丰元年岁次辛亥正月谷旦,阳湖周懋祺识。

徐堉附识曰:人生饮食至微,偶不加察,害即随之。是编系周耆卿内兄所采辑,实足为摄生之助,爰付梓人以广传播焉。光绪八年岁次壬午仲秋朔日,晋陵徐堉附识。

时觉按:《联目》《大辞典》俱不载,有咸丰元年刻本藏浙江省中医药研究院。无目录,卷端署邗溪生辑。载二物相反害人、二物相感成动物而害人、无毒亦不宜多食者等多种情况下食物禁忌,后附解毒良方。

《济荒要略》 佚 1864?

清无锡顾鸿逵(仪卿)撰

时觉按:《吴中名医录》据《锡山历朝书目考》卷十二载录,民国二十二年《三三医报》一卷一期周小农《无锡医学书目考》亦载,谓乾隆时人,不确。

《疗饥良方》一卷 存 1882?

清宝山姜问岐(振扬)撰辑

例言曰:一、诸方皆历有应验、历有证据者,始为录集,否则不敢混入,以误苍生。但若欲试方,必勿食一二日后,极饥后服之,乃见奇效,即不可再食一切物,慎勿以平常小饥而试,一或不验,生退悔心,阻大善缘也。一、方应验者一二足可济人,何必繁冗?愚窃虑地土有膏腴硗瘠之不同,出产有多寡便易之各异,且遇值者每在荒迫之际,何暇采择?故多多益善耳。一、食树皮必与稻草节同食,否则闭塞而死,不可不知,当广为传说。一、久饥之后大忌骤饱,缘食肠饥后细薄,骤饱则寸断。宜先少食稀粥汤,渐食稠粥,逐渐调理,可保无恙。一、岁歉之年,凡有仁人君子欲将此方使人信服,必须自饿一二日,服辟饥丹后即绝食于闹市中,与众人目睹,然后传方施药,众人信服无疑也,并嘱须极饥后服方验。一、天降饥荒瘟疫,皆我等百姓不敬天地神佛三光,不孝不友,不仁不义,不惜五谷字纸,杀害物命,及奸盗诈伪、酒色财气,无恶不为;为僧道尼者不遵仙佛戒律规矩,酒肉淫赌,亦无恶不为,以致上天降灾。凡我士农工商僧道人等,必须改过自新,洗心涤虑,日诵《太上感应篇》《阴隲文》《觉世经》等,身体力行,自然感召天和,年丰人寿,享福无疆矣。一、诸方是大荒年时方用,然城市中施舍者究多,且有施食物者,贫民贪嘴者多不肯改食诸物,故宜行于荒村僻壤大众吃草根树皮之处,方合时宜也。

丁仁长跋曰:《疗饥良方》一书,不著撰人名氏,或以有邱文庄语为文庄所辑,无确证也。观其广搜善方,贵以身试,诚凡人之用心尤善者。推原祸本于不孝不友,此与汉儒所言天变由人事,如人有脏腑疾征见于面之旨同,盖人身凶戾险狠之气,与两间沴气薄而成灾,天人之际,吁!可畏也。比年吾粤高州及广西、湖南、甘肃皆大祲,赖众善匡扶,多所救济,然沟中之瘠甚矣。古宜沈丈授余是编,出示任君穆臣,亟怂恿付梓,并属余识其后,遂不辞而缀刍言,或亦有心世道者所乐取云。古皖丁仁长谨跋。

杨绍宗、刘海跋曰:《疗饥良方》为前清丁仁长梓行,不著编辑者姓氏。岁辛酉,宗承诸君子推举,暂充洪江善会董事,会中旧藏此书,适值荒旱,道殣累累,遂照方制药,施济有效。惟是穷乡僻壤,势难遍及,且恐一人之力有限,鸿嗷之急难延,急思推广而收同志之助,爰取原书校阅一过,正其字画之错讹、文句之颠倒,以付石印。其例言有与诸方关系者,亦摘录一二,弁诸简端,伏愿仁人长者发慈善之心,拯羸瘠之苦,或制药施送,或踵印推行,庶几上挽天心,下苏民困,于人道主义不无小补云。江右杨绍宗、湖北刘海谨跋。

光绪十五年《罗店镇志·人物志中》曰:姜问岐,字振扬,幼习医,壮从吴门曹乐山仁伯游。自《素问》《灵枢》及仲景、时珍诸名家,靡不淹贯。及归,僦居疁城二十余年,所治沈疴,应手辄效。遇歉岁,汇《疗饥良方》刊刻济世。卒年六十余。

时觉按:《联目》不载,《大辞典》"佚",有光绪二十二年重庆刻本、上海宏大善书局印本,撰辑者亡名。前有例言无署名,后有丁仁长及杨绍宗、刘海二跋,为救荒专书,载救饥方30余首,以疗饥并食疗。是书或即姜氏所撰辑者。

《费氏食养三种》三卷　存　1883

清孟河费伯雄(晋卿,砚云子)撰,费子彬辑

子目:费伯雄《食鉴本草》一卷,文晟《本草饮食谱》一卷,费子彬《食养疗法》一卷

时觉按:民国二十七年上海费子彬《费氏丛书》本藏中国中医科学院及上海中医药大学,费子彬为伯雄曾孙。

《食鉴本草》一卷　存　1883

清孟河费伯雄(晋卿,砚云子)撰

兰庭逸史序曰:新暑乍却,凉风渐至,日长似岁,闷坐无聊,适有友以《食鉴本草》见投,披阅一通,乃知人生之一饮一食,莫不各有宜忌存焉。若五谷菜蔬以及瓜果六畜等类,靡不毕具,或食以延年,或食以致疾,或食发寒热,或食消积滞,或补腰补肾,益脾滋阴,或动气动风,损精耗血,种种详明,条条是道。此费氏之一片婆心以济世者也。吾愿摄生者以有益者就之,无益者违之,庶养生却病,两有裨焉。是为序。光绪九年秋七月,兰庭逸史。

董志仁跋曰:吾国医学,自古医食同源,故唐孟诜撰《食疗本草》三卷,昝殷撰《食医心鉴》三卷,南唐陈士良撰《食性本草》十卷,淮南王撰《食经》一百二十卷,明卢和、汪颐合撰《食物本草》,宁原撰《食鉴本草》,近如日人新休元圭与松冈元达等,各有《食物摘要》《食疗正要》之辑,皆祖食医之意也。本书所选谷菜瓜果鸟兽诸类,皆系常用之品,而说理尤近通俗,所列诸粥,亦甚适合病体。末附保产、肥儿、延寿良方,皆系经验秘传,间为家庭备用之宝书。杭州董志仁谨跋。

时觉按:收于《珍本医书集成》及《费氏食养三种》。

《诸病食忌》一卷　存　1887

清高邮欣澹庵(湛然,觉非子)撰

引言曰:百病之生,固属外触六淫之感,内受七情之伤,其余大半由饮食失宜致生诸疾。今世之医鲜有知其故者。史称扁鹊、仓公疗人之疾,往往洞悉脏腑,今古无不目为神奇,而神奇之法世失其传,未免令人悼憾。予窃慕有年,搜罗往籍,自农轩以下历朝诸子著述,凡有关于饮食失宜致生众疾者随手撮录,汇辑一编,暇时备予自览,以证验与不验焉尔。

时觉按:附于《四诊秘录》,载诸风、寒病、热病、疟疾、泻痢、霍乱等三十七种疾病之食忌。有稿本藏江苏金湖闵坦中医师处,经其外孙安徽天长县中医院朱世纯医师整理,1988 年安徽科技出版社、2010 年学苑出版社排印出版。

《养生食鉴》二卷,《图考》一卷　存　1894

清古番何克谏(其言,清萝道人),何景雪(省斋)原辑,梁溪周承烈(华心斋)重刊并绘图

邹弢翰序曰:五行之性配以五味,养生之士奉以为宗,惟饕餮之流恣意口腹,不知自检,有因此而丧其生者,饮食之私,累及肌体,此保身之士所咨且长太息者也。清萝隐士以辨物之聪明,体好生之旨趣,成《养生食鉴》一书,其于动物植物性之所宜与性之所逆,有毒无毒,有功无功,靡不条分缕晰,探究其原,其于格致之理,殷殷然三致意焉。夫人之生也,皆知受天地中正之气,日用嗜好一有不慎,则入于口者害于身,祸伏隐微,忽焉而不能自觉。故古人如孙思邈之《古今食谱》、汪颖之《食物八类》,其于卫食之法不惮求详。今得是书而发明之,则异物异性,知所防闲,庶活泼生机,斯世之人可同登仁寿云尔。兹华公心斋特付石印,复绘图于中,俾阅者可按图稽考,以冀广传而有功于世,余乐其成而为之序。光绪二十年金匮邹弢翰拜识。

时觉按:有光绪二十年甲午石印本藏上海中医药大学。番禺何克谏、何省斋编撰《增补食物本草备考》二卷,华心斋重付石印,并更改书名为《养生食鉴》,仍作二卷,复绘图附后,为《图考》一卷。卷端署"古番何其言克谏甫编,梁溪周承烈敬校"。

《诚斋食物记》一卷　存　1909

清吴门程翔宵(诚斋)编撰

自序曰:《中庸》曰:人无不饮食也,鲜能知味也。《孟子》曰:饥渴□所得饮食之正。可见凡事须求一是,

于饮食亦非易言。考之《乡党》、《内则》，言之琐琐，□□□且圣贤之于饮食也，若是重乎？盖养德养身，古人兼重，饮食之养生侔□义□养德。良毒之性，烹饪之宜，可弗讲乎？予于中秋病疟，仲冬甫瘳，胃纳□□俗缘□□，亦人生之乐事也。用是节录前人之绪论，倘能以饮食代药饵，又岂是至利至便者乎？兼收博览，获益无方，有足多也。己酉十一月五日，吴门诚斋程翔宵识。

时觉按：有宣统元年抄本藏上海图书馆，1999 年收于《中国本草全书》第四百零一卷，华夏出版社影印出版。

《疗饥集》 佚 1911？

清江苏徐人龙撰

时觉按：民国《江苏通志稿·经籍》载录。

《服食摄要》 佚 1911？

清江苏徐士勋撰

时觉按：民国《江苏通志稿》卷一百九十九《经籍》载录。

上食治类，共五十七种，其中现存三十九种，已佚十八种。

养生

《太上老君养生诀》一卷　存　208?

(原题)汉谯郡华佗(元化)授,魏广陵吴普传

时觉按:收于《道藏》,在洞神部方法类尽字帙中。前后无序跋,首述五禽,次服气吐纳六气、次养生真诀、次服气诀。《宋史·艺文志》载《华佗老子五禽六气诀》,曾孟朴《补后汉书艺文志并考》称"《太上老君养生诀》注华佗授广陵吴普,即是"。

《还丹肘后诀》三卷　存　363?

晋句容葛洪(稚川,抱朴子)撰,亡名氏述

引言曰:《肘后诀》者,稚川葛真人所撰十卷,其九则论天下方书草药救治之门,其一则辨金石大丹黄芽之真,至于火候皆晓然而书之,以垂范于将来。学者使无错误,得此诀者大药门中分别其半矣。余有口诀,苦不烦心,是知至真用意,汲引昏迷,俾皆得成于仙矣。后之学者切宜详之。

时觉按:收于《道藏》,在洞神部众术类斯字帙中。

《金木万灵论》一卷　存　363?

晋句容葛洪(稚川,抱朴子)述

时觉按:前后无序跋,收于《道藏》,在洞神部众术类松字帙中。

《抱朴子神仙金汋经》三卷　存　363?

晋句容葛洪(稚川,抱朴子)撰,亡名氏述

引言曰:金汋还丹,太一所服而神仙白日升天者也。求仙而不得此道,徒自苦也。其方列之如后。

时觉按:收于《道藏》,在洞神部众术类斯字帙中。

《葛仙翁胎息术》一卷　佚　363?

晋句容葛洪(稚川,抱朴子)述

时觉按:《郡斋读书志·神仙类》卷十六载录,称仙翁即是葛洪,光绪八年《咸宁县志·杂记·仙释》亦载录。

《抱朴子养生论》一卷　存　363?

晋句容葛洪(稚川,抱朴子)述

《养生论》曰:抱朴子曰:一人之身,一国之象也:胸腹之设,犹宫室也;肢体之位,犹郊境也;骨节之分,犹百官也;腠理之间,犹四衢也;神犹君也,血犹臣也,炁犹民也。故至人能治其身,亦如明主能治其国。夫爱其民,所以安其国;爱其气,所以全其身。民弊国亡,气衰身谢,是以至人上士乃施药于未病之前,不追修于既败之后。故知生难保而易散,气难清而易浊。若能审机权,可以制嗜欲,保全性命。且夫善养生者,先除六害,然后可以延驻于百年。何者是耶?一曰薄名利,二曰禁声色,三曰廉货财,四曰损滋味,五曰除佞妄,六曰去沮嫉。六者不除,修养之道徒设尔。盖缘未见其益,虽心希妙道,口念真经,咀嚼英华,呼吸景象,不能补其短促,诚缘舍其本而忘其末,深可诫哉。所以保和全真者,乃少思、少念、少笑、少言、少喜、少怒、少乐、少愁、少好、少恶、少事、少机。夫多思则神散,多念则心劳,多笑则藏腑上翻,多干言则气海虚脱,多喜则膀胱纳客风,多怒则腠理奔血,多乐则心神邪荡,多愁则头鬓憔枯,多好则志气倾溢,多恶则精爽奔腾,多事则筋脉干急,多机则智虑沉迷。斯乃伐人之生甚于斤斧,损人之命猛于豺狼。无久坐,无久行,无久视,无久听。不饥勿强食,不渴勿强饮,不饥强食则脾劳,不渴强饮则胃胀。体欲常劳,食欲常少,劳勿过极,少勿至饥。冬朝勿空心,夏夜勿饱食。早起不在鸟鸣前,晚起不在日出后。心内澄则真神守其位,气内定则邪物去其身。行欺诈则神悲,行争竞则神沮。轻侮于人当减算,杀害于物必伤年。行一善则魂神乐,构一恶则魄神欢。常以宽泰自居,恬憺自守,则身形安静,灾害不干,生箓必书其名,死籍必削其咎。养生之理,尽于此矣。至于炼还丹以补脑,化金液以留神,斯乃上真之妙道,盖非食谷啖血者越分而修之。万人之中得者殊少,深可诫焉。老君曰:存吾此道,上士全修延寿命,中士半修无灾病,下士时修免夭横。愚者失道摈其性,其斯之谓欤!

时觉按：收于《道藏》《正统道藏养生书选录十六种》，丁秉衡《补晋书艺文志》载录。

《稚川真人校证术》一卷　存

亡名氏撰

传后式曰：西方仲成传戴道亨，是夜甲子上元七日，西方面南向北斗，道亨长跪求授仙术，乃告之曰：昔葛仙翁传郑思远传葛稚川，稚川乃仙翁裔也。仙翁不传之子而得思远，其意何如？盖自修丹之士，则于父子兄弟之亲无有传者之理也。如稚父之志，思远报师之德，可谓两全其美矣。然诸仙祖师自炼丹修养成道，何其传授之当也。今将先师口诀泒受授之法及穿心立制手法之秘又言，此术先可作，次作九转金液还丹，待须圣师批示，然后能成大药。道亨再拜稽首而谢曰：今蒙垂教，敢不奉谨，皆叨师荫，万一有成九转丹砂毕继而受之也。戴道亨传杨旭，名朱髓换形丹术。道亨禀性孤洁，不与世合，冠年慕仙，夙志愈坚，后遇真人前后之传金汞丹术，释然有似得其捷径而成穿心立制，便得正真之理，可谓识之深，德之厚也。初不欲人知觉，后有同郡杨旭兄弟二人学道日远，功德深著，心知戴公非常人，遂笃志尽心以奉焉，岁久不倦。戴公亦知杨旭兄弟不凡，夙有仙契，遂择日尽授丹诀及所自悟者。可谓传得其人，其道略则略矣，已妙无加焉。

时觉按：收于《道藏》，在洞神部众术类似字帙中。

《养性延命录》二卷　存　536？

梁秣陵陶弘景(通明，华阳隐居，贞白先生)撰

序曰：夫禀气含灵，唯人为贵，人所贵者，盖贵为生。生者神之本，形者神之具。神大用则竭，形大劳则毙。若能游心虚静，息虑无为，服元气于子后，时导引于闲室，摄养无亏，兼饵良药，则百年耆寿是常分也。如恣意以耽声色，役智而图富贵，得丧恒切于怀，躁扰未能自遣，不拘礼度，饮食无节，如斯之流，宁免夭伤之患也？余因正观微暇，聊复披览养生要集，其集乃钱彦、张湛道林之徒，翟平黄山之辈，咸是好事英奇，志在宝育，或鸠集仙经真人寿考之规，或得采彭铿老君长龄之术。上自农黄以来，下及魏晋之际，但有益于养生，及招损于后患，诸本先记录。今略取要法，删去繁芜，类聚篇题，分为上下两卷，卷有三篇，号为《养性延命录》。拟补助于有缘，冀凭缘以济物耳。

《续修四库全书提要》曰：旧本题华阳陶隐居集。隐居姓陶名弘景，字通明，秣陵人，隐居句曲山，自号华阳隐居。梁武帝每有吉凶大事，辄就而谘询之。年八十五无病而卒，谥曰贞白先生。其书《隋志》《唐志》及晁、陈诸家书目皆不著录。今考其书所引道书，如《服气经》《导引经》之类，多隋唐以下经典，且详其文体，亦不类弘景其他著作，疑当为后世道流假托。按：是编序末有注云"此书孙思邈所集"，不知其为何人所注。考宋郑樵《通志·艺文略·道家类》著录《养生延命集》二卷，注云"陶弘景撰"，又二卷，注云"孙思邈撰"，疑当为注之所据。今考其书，虽不敢必其为思邈所集，然唐五代间道流依托之作，则似可无疑。全书都凡二卷，厘为六篇。其目曰：教诫篇第一，食诫第二，杂诫忌禳害祈善篇第三，服气疗病篇第四，导引按摩篇第五，御女损益篇第六。其书盖网罗历代养生要集，或鸠集群经诸真寿考之规，或摭拾诸部众仙长龄之术。上自黄老以来，下及六朝之际，但有益于养生延命者，皆略取要法，删弃繁芜，条分件系，类聚成编。大旨以人之所贵者为生，生者神之本，形者神之具，神大用则竭，形大劳则毙，如恣意以耽声色，役志而图富贵，起居无度，饮食无节，则神竭而形弊，未有能长生者。故必因教诫以游心虚静，息虑无为，然后服元气于子后，时导引于闲室，使摄养无亏，与道合一，此百年耆寿之法也。书中于起居饮食诸诫，及服气导引按摩诸法，莫不备载。惟杂引众说，往往无所论断，又兼及容成御女之术，盖非道家之正传矣。

时觉按：凡六篇，卷上教诫篇第一、食诫篇第二、杂诫忌禳害祈善篇第三，卷下服气疗病篇第四、导引按摩篇第五、御女损益篇第六，收于《道藏》，在洞神部方法类临字帙中。其序后注云：或云此书孙思邈所集。又收于《云笈七签》，而再入《道藏》。

《导引养生图》一卷　佚　536？

梁秣陵陶弘景(通明，华阳隐居，贞白先生)撰

时觉按：乾隆十五年《句容县志·杂志》之《遗书》载录，光绪三十年《句容县志》卷十八上作《玉匮记导引图》，亦一卷。未知是否同书。

《神仙养生秘术》一卷　存　302

晋太白山人传，后赵黄门侍郎刘景先受，宋维扬陈显微（宗道，抱一子）校正

时觉按：前后无序跋，收于《道藏》，在洞神部众术类松字帙中。其末“辟谷方”曰：永宁二年二月十七日，黄门侍郎刘景先表言：臣过太白山隐士得此方，臣闻京师米粮大贵，宜以此济之，令人不饥，耳目聪明，颜色光泽。如有诳妄，臣一家甘受刑戮。此方勒石汉阳军别山太平兴国寺。

《帝王养生要方》二卷，《帝王养身要方》三卷　佚　605？

隋南兰陵萧吉（文休）撰

《隋书·萧吉传》略曰：萧吉，字文休，梁武帝兄长沙宣武王懿之孙也。博学多通，尤精阴阳算术。江陵陷，遂归于周，为仪同。宣帝时，吉以朝政日乱，上书切谏，帝不纳。及隋受禅，进上仪同，以本官太常考定古今阴阳书。吉性孤峭，不与公卿相沉浮，又与杨素不协，由是摈落于世，郁郁不得志。炀帝嗣位，拜太府少卿，加位开府。后岁余，卒官。著《金海》三十卷，《相经要录》一卷，《宅经》八卷，《葬经》六卷，《乐谱》二十卷及《帝王养生方》二卷，《相手版要决》一卷，《太一立成》一卷，并行于世。

时觉按：《隋书·经籍志·医方部》载录《帝王养生要方》二卷，民国《江苏通志稿》卷一百九十《经籍》载录二书。

《神仙服饵》二卷　存

亡名氏撰，清虞山钱曾（遵王，也是翁，贯花道人，述古主人）藏

《神仙统论》曰：嵇康之论养生曰：世或谓神仙可以学得，不死可以力致。又曰：上寿百二十，古今所同，过此以往，莫非夭妄，此皆两失。康之大意以谓：神仙特受异气，禀之自然，非积学所能致。至于导养得理以尽性命，上获千岁，下数百年，可有之耳。夫以康论养生则善矣，而独以神仙为不可学，何哉？黄帝之论天真，混元之言道德，皆以虚无为宗，恬惔为本，至于黄庭内景、金碧参同，其为养生引年之道，皆一道也，而独以神仙为不可学则非也。昔黄帝问道于广成子，广成子曰：无视无听，抱神以静，形将自正，必静必清，无劳汝形，无摇汝精，乃可长生。所谓道者，如此而已。若夫飞丹炼石，导引按蹻，与夫服气辟谷，皆神仙之术所不废者。今具列云。

提要曰：《神仙服饵》二卷，不著撰人，清虞山钱氏述古堂抄本。本书记《神仙服草木药》为上下二卷，首载《神仙统论》一篇。大意言道以虚无为宗，恬淡为主，若导养得理，以尽性命，则可长生。至于神仙之术亦可学而得之，若夫飞丹炼石、导引按蹻与夫服气辟谷，在所不废，记之甚详，是修道养生之要录也。

时觉按：不著撰者，不明年代，前后无序跋。《联目》《大辞典》俱不载，有抄本藏台北故宫博物院，1987年台湾新文丰出版公司据此藏本有影印本。2014年上海科学技术出版社收于《台北故宫珍藏版中医手抄孤本丛书》校注排印出版，以为钱氏述古堂据《圣济总录》之“神仙服饵门”所抄而成是书，改署名为“宋·赵佶等”。

《玄女房中经》一卷　存　682

唐华阳孙思邈撰，清吴郡程永培（瘦樵）辑

《玄女房中经》略曰：王相王：春甲乙，夏丙丁，秋庚辛，冬壬癸。

月宿日：正月：一日，六日，九日，十日，十一日，十二日，十四日，二十一日，二十四日，二十九日；二月：四日，七日，八日，九日，十二日，十四日，十九日，二十二日，二十七日；三月：一日，二日，五日，六日，七日，八日，十日，十七日，二十日，二十五日；……十二月：一日，六日，十一日，十四日，十五日，十六日，十七日，十九日，二十六日，二十八日。

时觉按：载王相日每季一日及月宿日每月十日为房中求子日，大体同《千金方》。乾隆五十九年程永培辑入《程刻秘传医书四种》，《联目》作程永培（瘦樵）编于乾隆五十九年。有清抄本藏中国医学科学院图书馆，并收于《中国古代房中养生秘笈》。

《混俗颐生录》二卷 存 1128？

宋句容刘词(茅山处士)集

自序曰：天地之间，以人为贵，言贵者，异于万物也。人之所重者荣显，所宝者性命。自天地精粹以生形，寒暑燥湿以生困，合顺而守之，顺则瘵疠不作，逆则万瘥辐凑。虽大限而不能续，中间夭枉、沉痼、跛眇之疾，良由摄理乖方之致。然夫骈拇枝指、附赘悬疣，此乃生常之患，非关谓息之误矣。是以五色乱目，五音聋耳，五味爽口，畋猎狂心，四事去之，尘外之人也。凡居深山，处穷谷，与猿猱为侣，逐麋鹿为群，弃环中之美乐，食炁餐霞，保寿齐天地者，万万人中未有一二哉。稍能于饮食嗜欲间消息之，则无枉横之虞也。词昔年五味酒食过度，痼疾缠身，思其所因，有自来矣。遂即栖心附道，肆志林泉，景虑都忘，渐至痊复。词禀性顽愚，昧于忌犯将摄之理，粗约羁縻，仅二十年来，颇获其验。且夫修短穷通，人之定分，不能保存和气，而乃腾倒精神，加以锻铸金砂，资助情欲，弃其仁义，冀信祯祥，妄图永远，此其大惑欤。谓皮之不能存，毛将安附？至于脱屣冲虚，驾龙控鹤者，此乃世世施阴德，生生履仁义，又有兀兀之性，所禀坚固，非药饵之所致。古人有寿数百岁者，不闻有学道求仙之术，龟龙蛇鹤，亦无服食菇芝之方。松筠经霜不凋，蔓草先秋而摇落，此物之自然性也，岂天地大道私于彼人物哉？是鸟兽非弹射不死，盖以自适之性，饥啄渴饮，嗜欲以时，而无所萦。人多夭伤疾病，以贪求名利，追琢其神，强服药饵，加以嗜欲无时，昧于忌犯，服玩奢侈，饮食过度，辄恣饱暖。且夫土木泉石，莫非造化所成者，则负瑰奇诡怪之状，而人亦然。况利禄荣显，暂时间耳，盖非干身之事。惟摄生养性，则神谧延龄而已。今辄具消息枢要十章，题目日《混俗颐生录》，此皆历试有验，非乃谬言，虽不能究习研精，而乃梗概略备，不能尽文，直书其事，倘遇同道览之，冀微采缀云尔。

《续修四库全书提要》曰：旧本题茅山处士刘词集。刘词始末无考。按：宋郑樵《通志·艺文略·道家类》著录《混俗颐生录》二卷，注云“刘词撰”。郑樵生当南北宋之间，知刘词之时代当在北宋以前。又考是编，前有刘词自序，谓词昔年五味酒食过度，痼疾缠身，思其所因，有自来矣，遂即栖心附道，肆志林泉，知其为由儒入道者。是编盖词附道之后，于将摄之理，颇获其验，因具其消息枢要，汇辑成编。其书凡上下二卷，厘为十章，曰饮食消息第一，饮酒消息第二，春时消息第三，夏时消息第四，秋时消息第五，冬时消息第六，患劳消息第七，患风消息第八，户内消息第九，禁忌消息第十。今考其书大旨，以古人有寿数百岁者，以能自适其性，饥食渴饮，嗜欲以时，起居有度，而无所萦系也。今世之人多夭伤疾病者，以贪求名利，追琢其神，嗜欲无时，昧于禁忌，加以服玩奢侈，饱食过度也。故惟摄生养性，能于饮食嗜欲间消息之，则无恣枉横，则神谧延龄，瘵疠不作矣。书中于饮食忌犯、四时起居，与夫劳瘵风疾，将摄之理，辨证用药之方，莫不备载。其论饮时起居之节、养命调摄之理，尤深切著明，惟户内、禁忌两章，所述皆容成采战之术，其词论亦多涉鄙俚，斯则不免白璧之微瑕焉。

时觉按：《宋史·艺文志》著录，收于《道藏》，在洞神部方法类临字帙中。

《炉火鉴戒录》一卷 存 1283？

宋苏州俞琰(玉吾，林屋山人)撰

自序曰：予自德祐后，文场扫地，无所用心，但闭户静坐以琴自娱，读内外二丹书，遂尔成癖。琴之癖，欲以六律正五音，问诸琴师，皆无答，后得《紫阳琴书》《南溪琴统》《奥音玉谱》，始知旋宫之法，乃作《周南》《召南》诗谱，及《鹿鸣》《皇华》等诗弦歌之，《离骚》《九歌》《兰亭诗序》《归去来辞》《醉翁亭记》《赤壁赋》皆有谱，琴之癖遂已。内丹则集汉唐以来丹诗歌诀一百卷，名曰《通元广见集》。至元癸未，遇异人授以先天之极元，乃撰《参同契发挥》《悟真衍义》等书，其癖亦已。外丹则朱砂、汞不知几成烟熘，一夕猛省，《参同契》金以沙为主，并和以水银之说，世惟有金丹无银丹也。遂碎其炉灶钳钩之属，此癖乃不复作。尝撰《炉火鉴戒录》，兵后稿不复存，今姑举其略云。

宋无志序曰：玉吾，予友也，读易弹琴，晚学内外丹诀，自谓得道。余尝从其借手抄丹经，服其收拾浩瀚，复以所注《易会要集说》示予，方欲梓刻而告逝焉。有子不能继其业，则其书皆泯没矣。今观此集，盖欲发其平生所闻所读、所得所行者也。尝闻东坡亦留意于方外学，具载于本集中，有所得必报子由，见于尺牍中。所谓经炉上一点雪者，直土苴耳。故予尝曰：此坡老学道鼻孔，于此败阙。今又于玉吾此书见其败阙，与东坡同一鼻孔，夜半读至此，不觉大笑，妇辈睡皆惊起怪问，于是吹灯就枕，明日欲作一书曰：枕边孚语与之作对，未暇姑识之，俟予书成并序焉。商邱老人宋无志。

时觉按：收于《学海类编》。俞琰号林屋山人，林屋山在苏州西山，有林屋洞，道教称第九洞天，故俞琰当为苏州人。

《还源篇》二卷　存

宋常州石泰（得之，杏林，翠玄子）撰

自序曰：泰素慕真宗，遍游胜境，参传正法，愿以济世为心，专一存三，尤以养生为重。盖谓学仙甚易而人自难，脱尘不难而人未易，深可哀哉！古云：迷云锁慧月，业风吹定海。昔年于驿中遇先师紫阳张真人，以简易之语不过半句，其证验之効只在片时，知仙之可学，私自生欢喜。及其金液交结，圣胎圆成，泰故作《还源篇》八十一章五言四句以授晚学，早悟真筌，莫待老来铅虚汞少，急须猛省，寻师访道，修炼金丹，同证仙阶变化，飞升实所愿望焉。

后序曰：夫炼金丹之士，须知冬至不在子，沐浴亦非卯酉，汞铅二物皆非涕唾液精气血液也。七返者返本，九还者还源，金精木液，遇土则交，龙虎马牛，总皆无相。先师《悟真篇》所谓金丹之要在于神水华池者，即铅汞也。人能知铅之出处，则知汞之所产；既知铅与汞，则知神水华池；既知神水华池，则可以炼丹。金丹之功成于片时，不可执九载三年之日程，不可泥年月日时而运用。钟离所谓四大一身，皆属阴也。如是则不可就身中而求，特可寻身中一点阳精可也。然此阳精在乎一窍，常人不可得而猜度也。只此一窍，则是玄牝之门，正所谓神水华池也。知此，则可以采取，然后交结，其次烹炼，至于沐浴，以及分胎，更须温养胎成。可不辨川源，知斤两，识时日者耶？泰自从得师诀以来，知此身不可死，知此丹必可成。今既大事入手，以此诏诸未来学仙者云。

时觉按：收于《道藏》，在太玄部妇字帙中。有五言绝句八十一首。

《还源篇阐微》一卷　存

宋常州石泰（得之，杏林，翠玄子）撰，北宗龙门第十一代吴兴闵一得（金盖山人）授，闵阳林（龙门宗子）述

石泰序曰：泰素慕真宗，遍游胜境，参传正法，愿以济世为心，专一存三，尤以养生为重。盖谓学仙甚易而人自难，脱尘不难而人未易，深可哀哉！古云：迷云销慧月，业风吹定海。昔年于驿中遇先师紫阳张真人，以简易之语不过半句，其证验之效只在片时，知仙之可学，私自生欢喜。及其金液交结，圣胎圆成，泰故作《还源篇》八十一章，五言四句，以授晚学，早悟真筌。莫待老来铅虚汞少，急须猛省。寻师访道，修炼金丹，同登仙阶，变化飞升，实所愿望焉。杏林石泰得之序。

石泰后序曰：夫炼金丹之士，须知冬至不在子时，沐浴亦非卯酉，汞铅二物皆非涕唾精津气血液也。七返者返本，九还者还源。金精木液遇上则交，龙虎马牛总皆无相。先师《悟真篇》所谓金丹之要在乎神水华池者，即铅汞也。人能知铅之出处，则知汞之所产；既知铅与汞，则知神水华池；既知神水华池，则可以炼金丹。金丹之功成于片时，不可执九载三年之日程，不可泥年月日时而运用。锺离所谓四大一身皆属阴也。如是则不可就身中而求，特寻身中一点阳精可也。然此阳精在乎一窍，常人不可得而猜度也，只此一窍则是玄牝之门，正所谓神水华池也。知此则可以采取，然后交结，其次烹炼，至于沐浴，以及分胎，更须温养。丹成可不辨川源、知斤两、识时日者耶？泰自得师以来，知此身不可死，知此丹必可成。今既大事入手，以此诏诸未来学仙者云。杏林石泰得之又序。

闵一得曰：《还源篇》八十一章，宋杏林石真人所著也。杏林出紫阳张真人门下，为南宗第二祖，悯人读书求道不知自体自悟，故作此篇，三复申明，教人返本还源之道。还源之法必先坚持正念，就伦常日用中处处惩忿窒欲，真实无妄，礼以行之，是为炼己。潜致力夫涤虑忘情，以疏通督任三关，遂由慎独而退藏于密，是为筑基。自然身中还出一点真阳正气，心中泻出一点真阴至精，相与浑融，凝结成丹，是为丹头。从此心自存诚，气自周行，久则藏心于心而不见，藏气于气而不测，静虚动直，气爽神清，是为完体。第觉三际圆通，万缘澄澈，六根清静，方寸虚明，如是期月不违，药物亦源源而至，始终以清静自然为运用，可以还源返本，与道合真，是为全真。金丹之要，如是而已，然大要先知夫身中一窍，然后可以入手。人可不因流知源以先还生身受气之初乎？还我初，则谷神可不死；慎厥初以保厥终，则金丹可必成。得曩蒙先师太虚翁慈示此篇，并指点夫上品铅汞之旨，潜神默会，未敢妄参，赖师一言点化，顿自悟彻。还源之法，见得此篇次序，自采取交结烹炼沐浴，以及分胎温养丹成脱化，种种口诀，无非反复申明返本还源之道，尽精微以致广大。人能准此修持，可以

入圣贤之堂奥，可以登仙佛之阶梯。今因缘已至，敬礼师意，依文阐发其微，爰命从孙阳林笔述如下。

时觉按：是书原载《修真十书》卷二，2001年收于《中国古代房中养生秘笈》，中医古籍出版社出版。

《紫阳真人悟真篇注疏》八卷　存　1335

宋天台张伯端（平叔，紫阳真人）撰，象川翁葆光（无名子）注，武陵陈达灵（紫阳翁）传，元集庆戴起宗（同甫，空玄子）疏

戴起宗序曰：《悟真篇》分性命为二宗，训人各进，分内外为二药，训人同进，实为千古丹经之祖，垂世立教，可与《周易参同契》并传不朽。自叶文叔未注之前，道传于师，无注其义者，自叶文叔既注之后，人晦于道，无辨其错者。予所见数十家注，皆以独修偏解，或以旁术妄笺，致使金丹大道世不得闻，茫然无蹊径以入其门奥，而师传亦殆绝。既绝于师，则从何闻焉？是以能闻者寡，人安有能行之者乎？世传紫贤所注，徒以真人的传而珍其文，亦不知世人窃翁葆光之注，易为道光之注，予详辩于篇末矣。无名子亦真人的派，昔于乾道癸巳见文叔所注舛谬，恐后迷晦大道，乃为解义，敷明详演，赞一粒之神，分三乘之理，尽泄天机以明师旨。昔予在端阳，有以世传紫贤所解《悟真篇》数条示余，见其笺注与诸家异，又证以父师所授者皆不合，深窃疑之。读之再三，稍知其妙，及获全文反复寻绎，忘食废寝，一字一句深究绵思，与先兄众甫县丞或诘或答，或难或考，读之数年，乃知与《参同契》大丹旨合。盖予于《参同契》夙蒙玄教，以缘未合，无他用工，惟于《悟真篇》，自此虽知旨，而《悟真》又有内外之分，一时之玄又未能洞明，况乎诸仙尽秘，诸书不述，欲参师而无师可诀，欲考文而无文可考，以是介心，念念不忘。天诱其衷，于至顺辛未夏，遇师得诀，归以语兄，喜而不寐。厥后及见无名子注，若合符契，乃知天仙可学，元神不死，钟吕诸仙皆同斯道，片饷工夫立跻圣域，宜乎上天所秘，誓不传人。呜呼！余自延祐癸亥绍兴路儒学教授，年五十有二矣，患难相仍，致命遂志，弃捐名利，专以了性了命为事，好之之笃，参之之勤，不负道心，遇师授道，使余涉顺境不过尘累百金官增数级而止，汩汩一生，何益于己？今知之不炼，自取愚痴，一失人身，千劫难遇，又况于闻道乎？当时闻道以后，立愿普度，中夜以思，不敢妄泄天机，则将何以示人循径纵入？不避天谴，故违师誓，述于文字，形于语言。世人久迷，焉能确信？因裒集历代祖师所破旁门，使人知其为此必无成天仙之效，庶可以返思从何入道，故标之曰学仙破惑。惑既破矣，又将何以示人入道阃奥？因选诸经仙道典同一揆者凡十篇，以师传秘旨推明仙意，述为注解，明仙道之正，故标之者曰学仙正宗。具载别集，岂期先兄奄弃，不偕修炼，愈增警省，年日衰迈，恪志速修，因以无名子注文间有未畅，法象未能申具，乃述各章疏义以明其求尽之机，金丹法象以显其互用之理，又以《悟真篇》所述内外殊诀，故诗词句异，既曰安炉立鼎，又曰谩守药炉，不用柴炭，既曰一时成，又曰一日成，十月熟，或以一物立谕而所用之诀不同，或以众石取譬而所指之物则一，如此之类，句异甚多，故读者易迷。或证于彼则失于此，或证于此而失于彼，致使人易见曲合旁门，知之既偏，迷之愈固，将错自修，以错教人，迷迷不已，深可叹也。今以诗词各分类聚，标题于左，但读正文，已见大意，何况注疏详明，昭然易见？得斯书者与仙有缘，闻斯道者与仙有缘，闻斯道者速修无疑。方将投僻以道路，抱一而空心，全夫三乘之真修，庶不虚度一生，得传诸仙之后，勉力精进，何敢自怠？若夫最上一乘必须自悟，又不在文字语言之传。今以口耳之学堕于外道之空，混为仙道之玄，二宗皆非，二药偏用，溺于迷流者多。所愿学仙之士必务于同进，融于各进，其登天之品异可以申酬师真父兄恩德之万一云。至元元年，集庆空玄子戴起宗同甫谨序。

《四库全书提要》曰：宋张伯端撰，翁葆光注，元戴起宗疏。伯端一名用成，字平叔，天台人。自云熙宁中游蜀，遇异人传授丹诀。元丰中卒于荆湖，世俗传以为仙，亦无可考验也。是书专明金丹之要，与魏伯阳《参同契》，道家并推为正宗。其中所云“要知产药川源处，只在西南是本乡”者，即《参同契》“三日出为巽，震生庚西方”之旨；其云“药重一斤须二八”者，即《参同契》“上弦兑数八，下弦艮亦八”之旨；其云“三五一都三个字，古今明者实然稀”者，即《参同契》“三五与一，天地至精，可以口诀，难以书传”之旨；其云“木生于火本藏锋，要须制伏觅金公”者，即《参同契》“河上姹女，得火则飞，将欲制之，黄芽为根”之旨。其余亦皆彼此阐发。然其书初出，第道家自相授受，儒家罕有传述者。至乾道中，翁葆光始析为三篇，作注以申绎其义，又附以《悟真直指详说》一篇。传之既久，或讹为薛道光撰，而葆光之名遂不显。逮元至顺间，戴起宗访得旧本，重加订正，于是定为葆光之注，而复为疏以发明之。是二人者，皆未闻其羽化飞升，亦未闻其长生久视。但据其书而论，则所云假真阴真阳之二物，夺天地之一气，以为丹饵，归丹田气海之中以御一身，后天地之气，则一身之气翕然归之，若众星之拱北辰。其说亦似乎近理，故录而存之，以备丹经之一种。葆光字渊明，号无名子，象川人。起宗字同甫，集庆路人，延祐中尝官绍兴儒学教授，其始末则均无可考云。

时觉按：收于《道藏》，在洞真部玉诀类岁字帙中，后有武陵紫阳翁陈达灵、象川无名子翁葆光二序，及张伯端原序，俱略。戴起宗亦即著《脉诀刊误》者，考《补辽金元艺文志》载戴起宗《脉诀刊误》三卷。徐春甫曰：戴同父，名起宗，建业人，任儒学教授文学。何柬曰：《脉诀刊误》，龙兴路儒学教授戴起宗著。起宗或作启宗，刘浴德《戴同父传》曰：戴同父名启宗，建业人也，任龙兴路儒学教授文学。《四库全书提要》作戴启宗，字同父，金陵人，官龙兴路儒学教授。元之集庆路即今江苏江宁，与明清诸书称为建业、金陵人同。字同甫，亦即同父。所官龙兴路儒学教授，自序作绍兴路儒学教授，或为字误。《道藏》载《悟真篇》注释诸书尚有翁葆光《紫阳真人悟真直指详说三乘秘要》一卷、亡名氏《紫阳真人悟真篇拾遗》一卷、无名子《悟真篇注释》三卷，从略。

《悟真篇》，《阴符经解》，《参同契注》，《崔公入药镜说》　佚　1276？

宋宜兴储咏（文卿，华谷）著（隐居周浦）

民国《二区旧五团乡志·人物》曰：储咏，字文卿，号华谷，本宜兴儒籍世家，避宋季乱，隐居周浦。筑书舍于老护塘西偏，工诗，著有《法疑说》《易说》《道德经注》《阴符经解》《参同契注》《悟真篇》《崔公入药镜说》《诗集》等行世。

时觉按：宋诗人，宜兴今属江苏，周浦属南汇，死葬周浦，有木鱼墓。

《奉亲养老书》一卷　存　1078

宋陈直撰（任兴化令）

序曰：昔圣人诠置药石疗诸疾病者，以其五藏本于五行，五行有相生胜之理也；荣卫本于阴阳，阴阳有逆顺之理也，故万物皆禀阴阳五行而生。有五色焉，有五味焉，有寒热焉，有良毒焉，人取其五味冷热良毒之性归之五行，处以为药，以治诸疾。顺五行之气者，以相生之物为药以养之；逆五行之气者，以相胜之物为药以攻之。或泻母以利子，或益子以补母，此用药之奇法也。《经》曰：天地万物之盗人。万物之盗人，所以盗万物为资养之法，其水陆之物为饮食者不啻十品。其五色五味、冷热补泻之性，亦皆禀于阴阳五行，与药无殊。大体用药之法，以冷治热，以热治冷，实则泻之，虚则补之，此用药之大要也。人若能知其食性，调而用之，则倍胜于药也。缘老人之性，皆厌于药而喜于食，以食治疾，胜于用药。况是老人之疾，慎于吐痢，尤宜用食以治之。凡老人，首患宜先以食治，食治未愈，然后命药，此养老人之大法也。是以善治病者，不如善慎疾，善治药者，不如善治食。今以《食医心镜》《食疗本草》《诠食要法》《诸家法馔》，洎《太平圣惠方》食治诸法，类成养老食治方，各开门目，用治诸疾，具列于后，为人子者宜留意焉。

周紫芝《书〈奉亲养老书〉后》曰：昔人有以粗粝饭客，以精馔奉亲者，一见便为名士称赏。士大夫酣酗杯酒中，虽酒肉如山，犹恐未能娱客，至于羊枣之奉，往往未尝经意，大似倒置。余与艾慎机出同王事，入则分产而居，见其奉亲之孝甚谨，意其近世无与比者，宜此书之未尝去眼也。绍兴十六年正月七日书。（《太仓稊米集》卷六十六）

时觉按：陈直元丰间任泰州兴化令，撰是书一卷，元大德十一年邹铉续编三卷，为《寿亲养老新书》四卷；明弘治间刘宇（志大）又与娄子贞《恤幼集》合刊，为《安老怀幼书》。胡文焕节录《奉亲养老书》之“食治老人诸疾方第十四”和“简妙老人备急方第十五”成帙，校正辑录于《寿养丛书》，并非全编。食治老人方包括食治养老益气方、食治老人眼目方、耳聋方、五劳七伤诸方、虚损羸瘦诸方、脾胃气弱方、泻痢诸方、渴热诸方、水气诸方、喘嗽诸方、脚气诸方、诸淋方、噎塞诸方、冷气诸方、诸痔方、诸风方，凡十六篇。

《寿亲养老新书》四卷　存　1307

宋陈直撰，元泰宁邹铉（敬直，冰壑）续增

危彻孙序曰：寿亲养老之事，著于诸儒记礼之书备矣。然自后世观之，则犹有未备焉者，何也？二帝三王之世，风气浑沦，人生其间，性质醇厚，故能平血气于未定方刚之际，全筋力于欲衰将老之时。人子之爱其亲，因其康强，加以奉养，为之安其寝处，时其旨甘，娱其耳目心志，即可使之燕佚怡愉，全生而益寿，则《礼经》所载谓之备可矣。后世大朴日漓，真元日散，七情为沴，六气乘之，壮或夭伤，老宜尪弱，孝子慈孙，服勤左右，寝膳调娱之外，尤不能不唯疾之忧，而求之《礼经》则不过曰：痛痒抑搔而已。若秦越人过雒之所为医，曾未见之省录，顾得谓之备欤？孝哉陈令尹，乃能辑是书于千数百年之后，而特详于医药治疗之方，凡为四时调摄，食治备急，合二百三十有三焉，斯亦备矣。吾樵乡先哲太师文靖邹公之曾孙，敬直翁铉，推老老亲亲之念，细绎是书有年，犹恨其说之未备也，则又广集前修嘉言懿行，奇事异闻，与夫药石、膳羞、器服之宜于佚老者，厘为三卷，而方论所述，愈益精详，是书始大备。吾闻乔木故家，寿基世积，翁之高祖、叔祖、二母夫人，皆年高九十，备极荣养。今翁亦希年矣，桂子兰孙，盈庭戏彩，青山流水，竹色花香，鸠杖鹦杯，苍颜玄鬓，见者谓不老地行仙。盖是书验于公家久矣。兹复不私其验，绣诸梓而公之，且拳拳导夫人以自养之说。夫能知自养之养，而后能安享子孙之养，此吾于续书重叹翁用心之仁也。仁者必寿，由是八十而师，九十而相，百岁而定律令，百世而与谘谋，衍而为商大夫之八百，曾元而下，家庆一堂，是书之验。将千岁之日至而未止也。《诗》曰：永锡尔类。又曰：永锡难老。请为翁三诵之。时大德丁未中元，樵西麓危彻孙序。

张载序曰：余家藏旧有《养老奉亲书》，其言老人食治之方、医药之法、摄养之道，靡所不载。余仿之以奉吾母范阳郡太夫人李氏，食饮起居，咸得其宜。寿高八旬，而甚康健，则此书有益于人子大矣。然岁月既深，卷舒之文，字画模糊，编简脱落，惧后之览者不得其说，思获善本书而新之，以贻后人。求之数载弗果得，每郁郁以为欠事。至正辛巳夏五，余叨承朝命，备员浙东宪使，访诸婺郡庠教授李子贞，得《寿亲养老书》，睹其篇帙节目，比余旧本尤加详备，昔之郁郁者，一旦豁然矣。因自念曰：与其得之难，孰若传之广。遂命工锓梓于学宫，庶天下后世皆得观览，以尽事亲之道云。至正壬午中秋，范阳张士弘载拜书。

黄应紫序曰：堂上慈亲八十余，阶前儿辈戏相呼。旨甘取足随丰俭，此乐人间更有无。先人怡轩居士，奉八十有三之母，大书屏间。时应紫方垂髫也。既壮，挟册从宜春通守邹爱山宦游，爱山爱其母，施及塾宾，所至令应紫侍七袠之母以行。咸淳庚午寓上杭县斋，汀守刘审轩刊吕东莱《辨志录》，应紫与寓目焉。中间二则载春夏奉亲事，注云《养老奉亲书》，于是方知此书之名。越二载，壬申至宜春，遍求于袁吉文献故家，咸无焉，自后司马倦游，意谓此书不可复得矣。阅三十有余载，大德己巳春，总管冰壑邹君缄其书视余。余手之不释，如获隋珠和璧之宝，口之不置，如聆虞韶商頀之音，已不胜其欣喜。未几，复以其续编来示，命名《寿亲养老新书》，其中嘉言懿行，雅事奇方，前书所未有者，粲然毕备，又何如其喜也？君自吾迁樵南，重作文靖公故宅，楼居高剩，有园池亭馆之胜，经史、图书、琴棋、觞咏，款亲友于玉壶中。诸郎诸孙，珠联玉立，善能承顺其志，怡悦其心，允谓人间至乐。湖山院落，云月为家，四时佳兴，自有《痴乐堂》《樵南小隐》二记，新书锓梓，抑使世之养老奉亲者，同有此乐焉。锡类之仁远矣，应紫虽不获再遂寸草春晖之志，而亦不忘于老莱班衣之思。君昔官中都时，曾遇异人授以怡神养性之旨，故续书多述老人之所以自养者。应紫之志喜，盖充然有得于斯。鹏鷃同游，亦惟曰各安其分云尔。是年冬至节日，同郡泰宁玉窗黄应紫德夫敬书。

《四库全书提要》曰：第一卷为宋陈直撰，本名《养老奉亲书》，第二卷以后则元大德中泰宁邹铉所续增，与直书合为一编，更题今名。直于元丰时为泰州兴化令。《文献通考》载有直所著《奉亲养老书》一卷，而此本则题曰《养老奉亲书》，其文互异。然此本为至正中浙江刊本，犹据旧帙翻雕，不应标题有误。盖《通考》传写倒置也。铉号冰壑，又号敬直老人。书中称其曾祖曰南谷，叔祖曰朴庵。以《福建通志》考之，南谷为宋参知政事应龙，朴庵为宋江西提刑应博，皆有名于时。据黄应紫序，称为总管邹君，又称其官中都时，则铉亦曾登仕版者。特《通志》不载其仕履，不可详考矣。直书自饮食调治至简妙老人备急方，分为十五篇，二百三十三条，节宣之法甚备。明高濂作《遵生八笺》，其《四时调摄笺》所录诸药品，大抵本于是书。铉所续者，前一卷为古今嘉言善行七十二事，后两卷则凡寝兴器服饘粥饮膳药石之宜，更为赅具，而附以妇人小儿食治诸方，凡二百五十六条。其中如祝寿诗词，连篇载入，不免失于冗杂。又叙述闲适之趣，往往词意纤仄，采掇琐碎。明季清言小品实亦滥觞于此。然征引方药，类多奇秘，于高年颐养之法，不无小补。固为人子所宜究心也。

时觉按：邹铉，《四库全书提要》误“铉”为“鉉”，故改。

《清庵莹蟾子语录》六卷 存 1288

元都梁李道纯（元素，清庵，莹蟾子）撰

柴元皋序曰：作家话靶，打头相遇，便把自家屋里话拈出，此岂非道中之作家者乎？予自幼业儒，壮爱谈空，虽愚贱者有能道酸馅气话，亦不以儒自高，必屈己下问，但未能遇作家尔。一日归茅山旧隐。清庵莹蟾子李君来访，座未温，发数语，字字无烟火气，继而讲羲未画以前，易透祖师过不切底关，把三教纸上语扫得赤洒洒，将我辈瞎汉眼点出圆陀陀。清气袭人，和光满座，恍不知移蟾窟于予身中耶？抑予潜身入蟾窟中耶？是夜，惊喜万倍，整心虑，爇心香，拜于床下曰：真我师也，真作家也。师不我弃，愿加警诲。是后从师日久，问答颇多，集成一编，时为展敬，直待向清庵座下踢翻玄妙寨，粉碎太虚空，方为了事。漠于斯时也，若有个出来问清庵老曰：到这里要这骨董做甚？必则曰：便是我打头遇作家底话靶。时至元戊子夏季大雨时行日，茅山道士嘿庵广蟾子稽首谨书。

混然子后序曰：尝闻太上启教，接引方来，故有神仙之学。神仙之学岂寻常而语哉？必是遇其至人，点开心易，通阴阳阖辟之机，达性命混合之理，超然独立，应化无穷，始可与言神仙之学也。自东华绍派，钟吕流辉，以后列仙并驾而出者皆鸿生硕士，上则匡君以行道，下则泽民以济生，玄风益振，竞起学仙者代不少矣。继而莹蟾子李清庵出道学渊源，得神仙秘授，三教之宗了然粲于胸次，四方闻之，踵门而请益者不可枚举。其发挥金丹之妙，与弟子问答难疑之辞，机锋捷对之句，凡若干言录而成书，名曰《清庵语录》。余诵其文再三，篇篇无闲言，句句无闲字，皆发明太上之遗风，先真之未露，可谓明矣妙矣。其文与《中和集》相表里，荆南羽士邓坦然抄录已久，今则命匠绣梓以寿其传，不泯清庵之德音，可见运心之普矣。学仙之徒览斯文者，必有超然而作者，岂曰小补也哉！南昌修江后学混然子稽首谨书。

时觉按：卷一嘿庵柴元皋编；卷二道德心要，定庵赵道可编；卷三知堂实庵苗善时编；卷四宁庵邓德成编；卷五杂述，蒙庵张应坦编；卷六黄中解惑，损庵蔡志顺编。1989 年收于《道教五派丹法精选》第一集，中医古籍出版社影印出版。都梁，今江苏盱眙。

《中和集》六卷　存　1306

元都梁李道纯（元素，清庵，莹蟾子）撰，维扬蔡志顺（损庵，宝蟾子）编

杜道坚序曰：维扬损庵蔡君志顺，莹蟾子李清庵之门人也。勘破凡尘，笃修仙道，得清庵之残膏剩馥，编次成书，题曰《中和集》，盖取师之静室名也。大德丙午秋，谒余印可，欲寿诸梓，开悟后人。余未启帙，先已知群妄扫空，一真呈露，谓如天付之而为命，人受之而为性，至于先天太极，自然金丹，光照太虚，不假修炼者漏泄无余矣。可以穷神知变而深根宁极，可以脱胎神化而复归无极也。抑以见道之有物混成，儒之中和育物，释之指心见性，此皆同工异曲，咸自太极中来。是故老圣常善救人，能不轻于汝等，周公岂欺我哉？览是集者，切忌生疑。当涂南谷杜道坚书于钱塘玄元真馆。

时觉按：卷一玄门宗旨、太极图颂、画前密意，卷二金丹妙诀，卷三问答语录，卷四性命论、卦象论、生死说、动静说、原道歌、炼虚歌、破惑歌、玄理歌等，卷五诗，卷六词。1989 年收于《道教五派丹法精选》第一集，中医古籍出版社影印出版。

《泰定养生主论》十六卷　存　1338

元琴川王珪（均璋，中阳，洞虚子）撰

自序曰：中阳立是清净幽居将二十载，以静待动，备见正邪。其为枉病枉死，盲医瞎灸，莫知所由。故澄心适兴，信笔而书，或一日得数千言，或迤逦连月不欲措一辞。中间论不避嫌，语其害生者，方不贵多，载其必效者。今年六月，峻绝人事，谩编成卷。一家之说，未能尽善，故泄二教之机奥，引九流之绪余，疏谬之辞，固不足取信于人，尽其在我，庶可杜门。然则是书之于世也，如邮亭之于歧路而示人曰：此去则有虎狼出没，彼去则为驿程大道。征人感念曰：此蹊径也。憧憧往来者，莫非行役乎？彼大道也，行役几希，而我独进之耶？或者一旦遇害，则征人唯曰命矣。夫彼之大道，又乌知其为果无狼虎乎？余故知世人之情，闻鹊声则众喜之，如有所得，殊不知鹊亦能噪凶；闻鸦声则众恶之，如有所失，殊不知鸦能使人避凶，而亦能报吉。故鸦纯吉而鹊半凶，而终不恶鹊，终不喜鸦。呜呼！凶乎？吉乎？喜乎？恶乎？事在于彼不在此，而鹊不得不躁，鸦不得不报，唯人自裁之。虽欲勿用，养生其舍诸。故首以原心为发明之始，次序婚合孕育，婴幼童壮衰老宜摄避忌，以御未然之病；次论运气标本、阴阳虚实、脉病证治，以为全生去病之法；然后类方对证，以为规矩之用。备述痰证一条，以为方书补缺拾遗之式；更类杂治活法常验之方，并无毫发苟简穿凿之妄。仓卒乏医之处，虽不能明脉问疾用药，井井有条。外选《肘后》《秘宝》，诸家《备急》数门，续抄《古今明训二道》《自省一篇》，以为闲邪存诚之要，用质高明。非敢固望人人共为枯槁幽栖，然后尽善，但于一切据方用药之时，知有所生之心耳。或曰：古人之辞寡，而子之辞无乃喋喋乎？余曰：吾闻《晋书》云，平蜀之后，其将问蜀士曰：孔明言句，何其琐碎？士曰：简辞惟圣，与圣则可；彼师旅之众，故当详喻。于是余之反复而言，正欲人人共晓之也。始作于泰定改元，又《庄子》云：宇泰定者，发乎天光。故命曰《泰定养生主论》。《庄子》亦有《养生主》论，养生而有主，则不惑于二三说也。逸人洞虚子王中阳自序。

段天祐序曰：物生于天而养于天，然天不能司养也。非天不司养也，人为嗜欲所胜，声色所蛊，宠荣势利之徇，雨旸燠寒之触冒匽薄，情炎于中，形索于外，至是而养于天者天始不能司，养于天者天不司，则其生于天者亦戕矣。圣人忧其戕也，而医道行焉，《内经》数万言，或防于未然，或救于已然，无非补天养也。后贤有作，敷畅演绎而其书益汗牛充栋于世。洞虚王中阳，制行高，见道明，壮岁屏世累，隐吴之虞山，居环堵三十年，目瞳炯然，身不践廛闾，著书若干卷，采庄周氏宇泰定者发乎天光及养生主之语，题曰：《泰定养生主论》。自婚孕幼壮以至于老期，节宣各有宜，顺者以安，违者以疾也。自运气、标本、脉症、方剂，以至病家之当务，医者之所存，罔不究极论列，派淅缕分，其用心亦至仁矣。呜呼！生者人之至愿也，生我者天而养生者我也。知养生之在我，则知养生主之说；不知养之在我，恣情纵欲，迷而不返者，天且不能司，于是书也何有？至元后戊寅长至日，从仕郎江浙等处行中书省照磨段天祐序。

徐繁序曰：医仁术也，其言五运六气，可以使民养生，而免札瘥夭折之患，先圣王赞助之一道也。君子仁天下，苟可利物者为之弗吝，而独废于医乎？后世长民者，务深文惨刻，于医道漫不之省，是无意于民，不仁殆有甚焉？非用心至仁如闽藩少参冒公者，其何能是耶？公维扬人也，少擢进士高第，累官兵部正郎，才名拔出乎同列，为上知眷，文学酝藉，考试南宫贡士，知武举，皆著闻，而尤留意于医。凡诸方书，日事旁索而购致之，得《泰定养生主论》一编，盖出元人手也。匿民间久之，公既得，辄用搜猎，知其利于民，谋锓梓未果。是岁以公务留衢，颇以医相闻，遂缄属校理而序述以传。余家旧业医，自先君尚志翁曲肱三世矣。余不类，蚤以《易》试于乡，累不遇，退而易业，以为不能行道济时，当医以利世。殚弊心神，究竟数载，仅窥门户，厥今耄矣，精力匆逮，重辱嘉命，䌷而读之，细加参详，庶几有得。乃窃叹曰：公之一念，大造茂育之心也。医始于轩岐《内经》，历汉魏来方书不传，近时立言惟仲景、东垣、河间、丹溪四家最著，为《内经》羽翼，又其各畅一义，难备急用。孰若此编，兼总条贯，辩核标本，著论则生乎《内经》，纂方则括乎四家，而又钩隐摘漏，以参错传益之，简而当，精而切。使穷乡下邑乏名医之所人人得之，猝有恙者，对证检方，按方施药，不必远秦楚之路，而良医在箧笥矣，无复病于仓卒不济者。利泽之仁，不亦博乎？夫公扬历滋久，寻且当路，以吾道砭剂群生，爬疮痍，起废痼，而赖以全活者多矣，奚假此为？然而政施于一时，不能流百世，道济于所及，不能遍幽遐，是书果行，播千古之芳馨，周九埃于无外，所活而仁之者，未可逆数，其仁之大小远近又何如耶？抑古人有言，治国如治痼，况今天下之病久矣。凡为吏者，获公奇方以疗之，亦岂非公之仁哉？因忘固陋，僭弁数语，俾观者不待句检而先识此编之妙，与夫公之所存。正德四年岁在己巳孟冬吉旦，浙开化七十七翁损庵徐繁谨序。

冒鸾跋曰：予少时多病，邑有世医曹氏讳永寿字伯龄者，为族祖姑之子，每从之请益，间示此书，问所自，曰：第阅之果有益，他日必当寿诸梓以传。予心爱之不能舍，辄令门下士录誊珍袭，出入与俱。叨第后，滥厕京官，屡欲托同年为郡邑者就刻而未果。然顾其中鱼豕相仍，多未央择，则以待其人也。间尝质之大宗伯枕肱童先生、都宪节斋王先生，皆谓此书当传，惜无暇考误耳。比予拜命来参闽议，偶因公寓浙，闻开化有儒医徐氏讳繁者，老矣不能致，爰具礼缄书，因乃侄锦衣君瑾，请为校之，既又申之以序。予归分守建中，则有吏部进士杨君乾叔，先是得请终养于家。予属之曰：子不可不知此，幸卒成之。乾叔与乃兄陶园先生恒叔参互搜讨，檃括数月，令人缮写成书甚美。予忽复得代归，忆徐锦衣言，福庠有谢生廷最，为都宪约庵先生季子，雅知医，因重托之廷最，勉为潜心，亦数月而归。曰：庶矣，间有一二未敢予夺，姑请传疑可乎？予未答。则曰：今天下岂无王隐君者？兹为济世之宝，其终不得完复而遂已矣乎？但未有以起之耳，惟先生图之。适予祗庆圣旦趋朝，过建阳，即以俸余授孙令佐曰：为我刻之。佐固有为者，则请付诸义民刘洪期，再阅月而讫工，又请予一言谂论观者。呜呼！是书果有益于世邪，恶可无传？若无甚益，无传可也。予之鳏谫，则谓凡事亲守身者，必不可不知此也。同年东沂陈先生德卿，曩在闽视学，亦尝就正，乃欲予职事之暇，删其繁杂，成一家言，用补寿域。言则大矣，顾予无似，愧弗能也，并以俟博古君子云。正德六年辛未夏六月十日戊子，东皋冒鸾谨识。

杨易跋曰：右《泰定续养生主论》一编，予得之藩参东皋冒公，旧本但称洞虚子，称中阳，竟不知作者名氏。比读匏庵吴先生集，始为元之吴人王均章之书也。其略云，均章名珪，自号中阳老人，生元盛时，年未四十，弃官归隐虞山之下，慕丹术，尤邃于医，年余九十而卒。又谓见吴思庵跋，乃考之《元史》无其传，敏德吴公《思庵集》无其跋，盖薄荣愿慕高蹈之流，而国史家集偶遗之也。所著之书凡数种，此特其一。且长于绘事，钱氏所藏《虞山图》，乃其手写隐居所，有柴关、丹灶、药栏之属，亦以其诗而知耳。东皋公雅好医术，而笃于奉亲，间尝以是编及予，知予有老母也。兹欲刻梓以传，又将推及予之心以及于人人。养生君子时一阅焉，当不待藏刀牧羊之悟，其亦思过半矣夫。正德辛未夏六月初吉，进士建安杨易谨跋。

《四库全书提要》曰：《泰定养生主论》十六卷，两淮盐政采进本。旧本题元洞虚子王中阳撰。其书论婚孕老幼、阴阳气运节宣之宜，并摘录脉证方剂以资调摄，取庄子"宇泰定者发乎天光"及"养生主"之语名之。前有中阳自序及至元戊寅段天祐序，盖正德间兵部郎中冒鸾所重刊也。后有杨易跋，谓《吴宽集》中载："中阳为吴人，名珪，字均章，自号中阳老人。生元盛时，年四十，弃官归隐虞山之下。慕丹术，尤邃于医。"

《铁琴铜剑楼藏书目录》曰：《泰定养生主论》十六卷，明刊本，题元洞虚子王中阳撰并序。案：此书取《庄子》宇泰定者发于天元，及养生主之义。故首曰原心，次论婚合孕育、婴幼童壮衰老、宣摄避忌，次论运气标本、阴阳脉病证治，然后类方对证以便采用，终以古今明训二道，日省一篇，以为摄生要法。至元中有刻本，有段天佑、徐繁序，杨易跋。正德间兵部郎中冒鸾重刊，有跋。(《四部总录医药编》)

《琴川续志·叙人》曰：吴纳《集》曰：王珪字均璋，元初同知辰川路事，弃官归隐虞山。《桑志》曰：画山水甚工，长于诗。有《幽居感兴集》刊行。《郑志》曰：珪博览载籍，深于养生之术，注《道德经》，撰《泰定养生主论》《还原奥旨》《原道集》《四书道统》《山居幽兴集》。善鼓琴，工画，赵孟頫器重之。年九十余卒。

道光十五年《琴川三志补记续·杂录》曰：王君章珪，元季隐士，著有《泰定养生主论》，题洞虚子王中阳撰。《四库提要目录》云：其书论婚孕老幼、阴阳气运、节宣之宜，并摘录脉证方剂以资调摄，取庄子"宇泰定者发乎天元，养生者主之"语名之，前有中阳自序及至元戊寅段天祐序。正德间，兵部郎中冒鸾重刊，后有杨易跋。邑中宋元人著述皆有录无书，其传于今者，惟赵公《豫燕台类稿》、释青珙《山居诗》及此书而已。

时觉按：现存最早版本为明正德四年己巳刻本，阙末三卷，藏宁波天一阁。中国国家图书馆所藏正德六年冒鸾刻本则为完本。《四库全书》收于存目，其书《自序》谓："首以原心为发明之始；次序婚合、孕育、婴幼、童壮、衰老宜摄避忌，以御未然之病；次论运气、标本、阴阳、虚实、脉病、证治，以为全生去病之法；然后类方对证，以为规矩之用"。琴川，江苏常熟，《琴川志》谓"县治前后横港凡七，若琴弦然，皆西受山水，东注运河"。

《全真直指》一卷　存　1353？

元常州金月岩(纸舟先生)撰，常熟黄公望(子久，一峰，大痴道人)传

时觉按：收于《道藏》洞真部方法类，题为《纸舟先生全真直指》一卷，署：嗣全真正宗金月岩编，嗣全真大痴黄公望传。为气功内丹术著作，分为2篇。上篇《七返七真合同印子》，有诗七首，述内丹修炼七阶段：形神相顾、人道初真，形神相伴、名目得真，形神相入、名目守真，形神相抱、名目全真，形神俱妙、与道合真，形神双合、名曰证真，普度后学、以真觉真。下篇《入室节目筑室阔狭各自定例》，述入室静坐功夫及各种景验。

《存神固气论》一卷　存　1353？

元常州金月岩(纸舟先生)撰，常熟黄公望(子久，一峰，大痴道人)传

时觉按：据民国三十七年《重修常昭合志·艺文志》，黄公望传，有天一阁书目钞本。收于《道藏》洞玄部众术类，不署撰人，宗《悟真篇》，以阴阳五行之理阐述丹道修炼之法。

《抱一子三峰老人丹诀》一卷　存　1353？

元常州金月岩(纸舟先生)撰，常熟黄公望(子久，一峰，大痴道人)传

时觉按：收于《道藏》洞玄部众术类。三峰老人号抱一子刘先生，载长生不死金蝉脱壳天仙图与口诀、真性命假性命口诀、尾闾骨图及尾闾穴七言绝句诗一十六首，应乾坤一斤之数。丹诀重视心肾水火、性命双修，炼丹要求真铅真汞，即神气性命，又须明心肾水火、三宫五行变化之理。指出假性命为出阴神，是鬼仙小成之法；真性命乃出阳神，是天仙大成之法。

《抱一含三秘诀》一卷　存　1353？

元常州金月岩(纸舟先生)撰，常熟黄公望(子久，一峰，大痴道人)传

时觉按：收于《道藏》洞玄部众术类，署：嗣全真正宗金月岩编、嗣全真大痴黄公望传。道家丹经典籍，阐明全真教修真之体要，详论金丹之道、内修之旨。引述张紫阳之说，插人先天后天八卦图、天地五十五数图、造化生成之数图等十五图，数理结合，图文并茂。抱一函三，即练气时守持人中元气，人与天地自然相协调统一，为炼气之秘诀，故名。民国《重修常昭合志·艺文志》载录，其内言：明人身受胎之后及其始，明神室、明刻漏、明五行，采取其药生成图说，炁数物理体用，论温养赤子神方、金液还丹、火候要旨。

《摄生纂录》一卷 存 1353？

元常州金月岩(纸舟先生)撰,常熟黄公望(子久,一峰,大痴道人)传

时觉按:收于《道藏》洞玄部众术类,不著撰人,或疑即是《新唐志》著录"王仲止《摄生慕录》一卷。书分导引、调气、居处、行旅等四篇。导引篇载赤松子坐引法、婆罗门导引法;调气篇载吐纳炼气法、胎食胎息法、食日月精法;居处篇载摄理法、推岁德法、推月德法、埋沙法、辟盗贼法;行旅篇载六十甲子,阐述实用可靠的气功、养生内容。民国《重修常昭合志·艺文志》载录天一阁书目钞本。

《养生秘录》一卷 存 1353？

元常州金月岩(纸舟先生)撰,常熟黄公望(子久,一峰,大痴道人)传

民国三十七年《重修常昭合志·艺文志》曰:金月岩,号纸舟先生,嗣全真正宗,黄公望同嗣宗传。《全真直指》一卷,《稽瑞楼书目》,黄公望传钞道藏本,钱大昕《补元史艺文志》《白云霁道藏目录》作《纸舟先生金丹直指》;《抱一子三峰老人丹诀》一卷,黄公望传,道藏目录;《存神固气论》一卷,黄公望传,天一阁书目钞本;《摄生纂录》一卷,黄公望传,天一阁书目钞本;《抱一含三秘诀》一卷,有图,黄公望传,内言:明人身受胎之后及其始,明神室、明刻漏、明五行,采取其药生成图说,炁数物理体用,论温养赤子神方、金液还丹、火候要旨,《道藏目录》、钱大昕《补元史艺文志》《天一阁书目》钞本。

时觉按:《道藏》洞玄部众术类大字帙中载亡名氏《养生秘录》一卷,包括《玉溪子丹房语录》《玉虚子宜春心诀》《中黄内旨》《青醴翁丹经直指》《大道歌》《金丹问答》六篇,未知是否纸舟先生所撰纂者。

《原道诗》 佚 1398

明吴江盛逮(景华)撰

嘉靖三十七年《吴江县志·人物志四》曰:盛逮,初名棣,字景华。洪武初,以贤良应召,参大臣议事。与中书参政陈宁议不合,以疾辞归。逮尝游关中,得异人导引法,作《原道诗》。卒年九十三。

嘉靖三十七年《吴江县志·人物志六》曰:盛寅,字启东,以字行,逮之子也。初,寅医得之王宾,宾得之戴元礼,元礼得之丹溪朱彦修,故其术特精。所著有《流光集》。

时觉按:光绪九年《苏州府志》卷一百三十八作"《原道集》"。

《养生堂集》 佚 1488？

明太仓陈操撰

嘉庆七年《太仓州志·人物补遗·艺术·陈汪传》曰:陈汪……孙操,太医院御医,著《养生堂集》。

时觉按:陈汪子陈桐,从吴与弼参讲理义,兼通医理。吴与弼为明代著名学者,卒于成化五年。故陈氏祖孙为明初人,是书或成于弘治间。

《竹屿山房杂部》三十二卷 存 1504

明华亭宋诩(久夫),宋公望(天民)撰,华亭宋懋澄(幼清,雅源)编纂

《四库全书提要》曰:《竹屿山房杂部》三十二卷。是书凡养生部六卷、燕闲部二卷、树蓄部四卷,皆明华亭宋诩撰;种植部十卷、尊生部十卷,诩子公望撰;公望之子懋澄合而编之。诩字久夫,公望字天民,皆见于书中,其始末则未详焉。考《千顷堂书目》载是书凡二十七卷,前集树畜部四卷、养生部六卷、家要二卷、家规四卷,后集种植一卷、尊生一卷。此本盖不全之书。然此书以农圃之言,兼玩好之具,与《家要》《家规》《宗仪》同为一帙,实属不伦。疑其后析而别行,而此五部以类相聚,自为一编,则亦不可谓非全帙也。至种植、养生二部,实各十卷,与黄氏所云各一卷者不合,且以黄氏所载卷数计之,与二十七卷之数又自不相合,则黄氏所云亦不足据以定此书之完缺矣。其书于田居杂事最为详悉,而亦间附考证。如养生部鲥鱼条,引《尔雅》"鮥当鮪"以证之,郑樵注谓"鮥即鮪,鮪即缩项鳊";郭璞注谓"鮥似鳊而大",则非鳊可知,郑注似误。此书取张萱《汇雅》之说,舍郑从郭,以鮥为鲥,所解甚确,则犹读书考古者所为,非仅山人墨客语也。

时觉按:养生部六卷、尊生部十卷,分别载录食品制作、加工、贮藏方法。收于《四库全书》。

《保生心鉴》一卷　存　1506

明古南沙铁南峰(铁峰居士)撰

自序曰：尝闻修养始于太乙氏，而导引则始于阴康氏也。太乙时，医药未立，乃调和血气以保长生，而修养之法显。阴康时，民患重腿，因制舞法以疏气血，而导引之术名。故民皆赖以调摄，无夭伤之患，建法异而致妙同，盖真上古保民之心法也。夫何太朴一散，历数千世，其法寥寥未闻，有得传者迩。惟《活人心书》所刊导引八图，悉上古遗法，而为好修者宝之。弘治乙丑秋，适见《圣贤保修通鉴》，前序古今学道之失，后书道术疗病之功，深嘉契爱而欲传之，值客归促留少顷，得私眷其概，一或受疾，辄取试之，多有验焉。因尝叹是术虽非太乙、阴康手书，诚保生至法也。惜乎简而未详，微而不著，乃用参诸月令，搜古医经，反复研究，正说补略，并采活人心八法，命善图者缮形摹写，计总三十二图，纂为一帙，目之曰《保生心鉴》。俾有生者知所以保养真元，不令轻耗；保生者知所以炼修形体，先须定志，小可却病，而大可驻年也。所谓炼形蓄气而养神者，或庶几矣，岂小小补益云哉。正德丙寅春王正月古南沙铁峰居士序。

时觉按：铁峰居士，姓铁名南峰，号铁峰居士。首载修真要诀及运气、六十年纪运、四时六气、天气、主气、客气等七图，参诸《月令》，分二十四节气述二十四种坐、行导引功式及主治疾病，各绘图形以解炼修形体，后附《活人心法》导引八法：叩齿集神、摇天柱、舌搅漱咽、摩肾堂、单关辘轳、双关辘轳、托天按顶、钩攀诸图法。胡文焕校正辑录于《寿养丛书》。又收于明万历间吴兴茅一相康伯辑《欣赏续编》，有王蔡后序，大略同《修真秘要》王蔡序。古南沙，东晋析”海虞县南沙乡设南沙县，梁改置为常熟县，今常熟市。

《锦身机要》二卷　存　1515

明毗陵混沌子撰，毗陵鲁至刚注

鲁至刚叙曰：《锦身机要》之书，乃采真机之梯航也。昔汉之正阳翁传于唐之希贤邓先生，相继不遇至人则不传也。稽之自古及今学道之士，知采真而不知锦身有焉，知锦身而不知采真有焉，二者兼修者，几何人哉？其毗陵混沌子慕道精诚，存心恳切，是以希贤先生以金丹口诀作成《采真机要》以授之，犹虑乎不知《锦身机要》，则炼己之功不可得也。故又以锦身之事作成绝句三十六首，以按三十六气候，次之三卷。上之十二首，以锦其龙；中之十二首，以锦其虎；下之十二首，以锦其龙虎交媾之要以授之。所以采真炼己之功，预集授真之道，既授而复请予以为注。予固辞之不得，未免妄僭就罪，于每章之下，释以直指，以成其书矣。其筑基之法，养性之方，龙虎争驰，内外交炼，无不备焉。无不行之，无不知之，知之分明，行之纯熟，以为《采真机要》之梯航者，信乎其为《采真机要》之梯航也。有《采真机要》之书，其可无《锦身机要》之书乎？毗陵鲁至刚叙。

时觉按：混沌子，不知何许人也，由鲁至刚所叙推测，混沌子似为乌有，殆鲁氏自撰自注而托于混沌子乎？上、中、下三卷各十二式，式各一图，七言绝句一首以述功式大意；又以注文述其动作要领，阐发其理；末附《大道修真捷要选仙指源篇》及《天地总图》等七图。录于《寿养丛书》及《平阳府所刻医书六种》。

《养生节要》，《延寿节要》　佚　1539？

明无锡顾懋章(时芳，芹轩)撰

《江苏艺文志》曰：顾懋章(1452—1539)，字时芳，号芹轩，明无锡人。少与邵宝同师俞铠，受经学。为人宽仁好施，常周人之急。以子可学贵，封工部主事，进四品服色。嘉靖中晋赠柱国、太子太保、礼部尚书。

时觉按：《江苏艺文志·无锡卷》据《梁溪诗抄》卷四载录，并引其小传谓：皆采辑古丹经医书，撷其肯綮，传于世。

《尊生图要》不分卷　存　1547

明苏州文征明(征仲，衡山居士)撰

自序曰：人之所重莫如身，功名富贵皆身外物也，人不重身而耽耽劳役于身外之物，谬矣。乃亦有重视其身，而不知身之所以为身，则内伤外感触处受病，病而望疗于庸医，医亦不知身之所以为身也，妄以药石投之，往往病者益病而致夭其天年，不亦伤乎？此《尊生图要》一册，余集诸书之秘而成之，内而脏腑，外而窍穴，脉络之经，补泻之方，无不具备。盖折衷《内经》《素问》以及仲景、东垣诸说而归于至当。养身者以是为长生之诀可也,学医者以是为上池之水亦可也。嘉靖丁未九月廿又二日,征明书于玉磬山房。

时觉按:《联目》《大辞典》俱不载,有抄本存世,2009年收于《中医孤本大全》影印出版。

《方壶外史》十五种十七卷 存 1564

明淮海陆西星(长庚,潜虚)撰

子目:《黄帝阴符经测疏》二卷,《老子道德经玄览》二卷,《周易参同契测疏》一卷,《周易参同契口义》一卷,《无上玉皇心印妙经测疏》一卷,《崔公入药镜测疏》一卷,《纯阳吕公百字碑测疏》一卷,《紫阳真人金丹四百字测疏》一卷,《龙眉子金丹印证诗测疏》一卷,《丘长春真人青天歌测疏》一卷,《玄肤论》一卷,《金丹就正篇》一卷,《金丹大旨图》一卷,《七破论》一卷,《悟真篇》一卷。

时觉按:成于明隆庆间,原刊本已不见流传,现存民国四年郑观应等据明刊排印本,后收于《藏外道书》第五册,1992年巴蜀书社影印出版。1994年广陵古籍刻印社有排印本,作八卷。据黄邃《悟真篇注·跋》,明刊本有陆西星《悟真篇注·跋》,故当为十五种。《联目》《大辞典》于气功导引类载有二卷本,成于嘉靖四十三年,有光绪七年集益堂刻本藏中国科学院。卷数不同,内容亦有异,乃其节录本。淮海,今兴化市。

《方壶外史》二卷 存 1564

明淮海陆西星(长庚,潜虚)撰辑

子目:上卷:《无上玉皇心印妙经》《黄帝阴符经测疏》《吕真人百字碑》《丘真人青天歌》;下卷:《玄肤论》《金丹就正篇》《金丹大旨八图七破论》附《柴真人道书辑要》,《所有南华副墨测疏诸书邑人珍藏幸未散失》附《药方》。

《像赞》曰:圣世逸民,海滨高蹈,逈出风尘,林泉奇傲。其德可钦,其容匪耄,皦尔不滓,从吾所好。三教阐明,直窥堂奥,君子万年,有功斯道。崇祀遗爱祠邑侯中州李戴题。

又《像赞》曰:矫矫长公,胸次洒洒,心潜二氏,身寄儒者。道见身隐,调高和寡。若为仙也,若为禅也,我知长公,不为愿也。崇祀乡贤宗臣题。

吕祖《度陆潜虚》曰:潜虚名西星,字长庚,淮海人也。幼慕玄修,冥心参悟,购读丹经万卷,未能洞达其志,慨然曰:不因师指,此事难明,知回先生不我欺也。嘉靖丁未,以因缘得遇吕祖于北海子池之草堂,弥留款洽,嗣后尝至其家。一日谓潜虚曰:居,吾语女,女今四世分神矣。劫劫栖真,皆明大道,赐以玄酒,慰以甘言,三生之遇,千载难逢。既以上乘之道勉进潜虚,并授以结胎之歌、入室之旨,及吕公自记数十则,《终南山人集》十卷,微言奥论,动盈卷帙,笔而藏之,旨其言而未能畅也。研寻二十载,流光如箭。甲子嘉平,潜虚乃遯于荒野,览镜悲生,二毛侵鬓,慨勋业之无成,知时日之不再。复感吕祖示梦,去彼挂此,遂大感悟,由是入室求铅,不数载而事毕。平生著述甚富,所有测疏最要,道书数种,自作《金丹就正篇》一卷,《方壶外史》八卷,《南华副墨》八卷,俱行于世,启发后人。吕祖常命两仙童受业于潜虚,偶与嬉戏,童子飞空而去,潜虚知天符事近,急欲述吕祖遇钟祖,众仙遇吕祖事迹,编为一册,名曰《道缘汇录》。书将成而吕祖仍至,索纸题诗,以指代笔。末有云:每一下阶,众仙为之侧目。自此仙迹渺然,潜虚亦由此坐化。陆氏子孙至今珍藏此卷,书尾犹带指上螺痕。

节录《兴化县志》曰:陆西星,字长庚,生而颖异,有逸才,束发受书辄悟性与天道之旨。为诸生,名最噪,九试棘闱不遇,遂弃儒服,冠黄冠,为方外之游。数遇异人,授真诀,乃纂述仙释书数十种。而所注《庄子》尤盛行于世,焦太史竑《经籍志》中所载《南华副墨》者是也,《方壶外史》并盛行。西星学宗二氏,缘饰以儒术,识宏博,于书无所不窥,娴于文辞,兼工书画。同时宗宪副臣最以才名,而著述之富,独推先生云。

时觉按:成于嘉靖四十三年,有光绪七年集益堂刻本,藏中国科学院。乃集《玉皇经》《阴符经》《道德经》《参同契正文》《吕祖师百字歌》《丘祖师百字歌》《龙眉子金丹印证诗》诸书精要而成,末所附《吕祖亲授方壶仙师医方》及经验要方,包括补应定中丸、卧龙丹、催生神丹等十一方。《联目》《大辞典》收于气功导引类。

《金丹就正篇》一卷 存 1564

明淮海陆西星(长庚,潜虚)撰

自序曰:予观丹经万卷,其言长生大药,必得先天真乙之炁而成。问炁所从来,必曰彼处求之。夫吾人一身,独无是炁,而愿于彼处求之哉?信之者未一二,而疑之者已千百矣。星自蚤岁即雅志斯道,顾以根钝质愚,未能洞其旨趣,间取《参同》《悟真》,开卷读之,荆榛载涂,缩莫前,始为注。师俞琰指以清净无为之道,凡言身外之修,一切斥为旁门,金鼎火符,悉皆认为炉火。固守先人,坚不可破。噫!果清净,不知下士何以大笑,而谤毁何以易生也?予读书至此,不能无疑。嘉靖丁未,偶以因缘遭际,得遇法祖吕公于北海之草堂,弥留款洽,赐以玄醴,慰以甘言。三生之遇,千载希觏。既以上乘之道,勉进我人,首言阴阳合而成道,时则谬举三峰之说,以质于师,师乃斥之。间尝授以结胎之歌、入室之旨,微言奥论,动盈卷帙,笔而藏之。愿旨其言而未能畅也。因循廿载,几负师恩。甲子嘉平,予乃游于荒野,觉镜悲生,二毛侵鬓,慨勋业之无成,知时日之不待。复感恩师示梦,去彼挂此,遂大感悟。追忆曩所授语,十得八九,参以契论经歌,反覆紬绎,寤寐之间,性灵豁畅,恍若有得,乃作是篇。孔子曰:"温故而知新。"今予所温者故也,而所知则新也。虽一时臆度之言,未敢就正有道,然亦庶几不被吾师之旨乎!是岁甲子嘉平月下弦日,潜虚子序。

自跋曰:金丹之道,炼己为先。己炼则神定,神定则气住,气住则精凝,民安国富,一战而天下定矣。昔师示我曰:人能清修百日,皆可以作胎仙。夫百日而清修,片晌而得药。十月而行火,脱胎神化,改形而仙,原不易易哉?而世卒难其人,此何说也?根浅者闻道而不信,学疏者证道而不真。盲师妄引,指东作西,不辨越燕,焉分苍素?间或质以《参同》《悟真》,未即条析,辄云陈言易得,口诀难逢,别有开关展窍之秘,离形交炁之旨。初学之士,一聆其言,意在速成,心希侥幸,焚香誓天,赍金固请,片言入耳,肺腑深藏,而《参同》《悟真》束之高阁矣。且夫阴阳同类,感应相与之道,顺之则人,逆之则仙,是皆自然而然,非有巧伪。岂不闻《悟真》之诗云:体施巧伪为心力。《参同契》云:"自然之所为兮,非有邪伪道。"古仙垂语示人,曷尝隐秘?然皆绝口不言开关展窍、离形交炁之说,而今乃有之,是知蛇足不添,则骏骨无价。大道之厄,斯人为之也。嗟乎!鱼目为珠,燕石为宝,世人好小术,不审道浅深,独奈何哉!昔师示我云:"《参同》《悟真》乃入道之阶梯。"愿言微旨远,未易剖析,沉潜廿载,始觉豁然。且夫仆非能心领神悟也,赖玩索之功深,而师言之可证耳。予既微有所见,不敢自私,辄成是篇,以就正于有道。虽然此其大略云耳,若夫入室细微之旨,内外火候之详,自有二书者在,予则安敢赘哉!予则安敢赘哉!潜处虚生再述。

时觉按:是书原载《方壶外史》卷八,2001年收于《中国古代房中养生秘笈》,中医古籍出版社出版。

《三藏真诠》三卷 存 1566

明淮海陆西星(长庚,潜虚)撰辑

自序曰:玄元大道,陶铸万物,天地日星、山河动植,皆象形之糟粕。其精粹纯和,灵明洞豁,不属有无,不落方体者,钟为帝圣真仙,于以旋斡阴阳,主宰造化。三清之境、弥罗之天、蓬瀛阆风之上,若人居之,可望而不可攀,岿乎邈哉!斯造化之实理也,达者则信,众人疑焉。昔者汉武雄材好仙,卒为方士所惑,白首无验,慨尔叹曰:天下岂有神仙?伤哉志乎!天下未尝无仙,顾帝弗识耳。帝左右执戟为郎者谁也?神仙之道以玩世为适,度人为功,故尝不远于人,阎浮之间,奚鲜奇著?大都诚精者、格缘熟者、遇道合者、亲行满者,度师之得徒、方诸徒之得师,同一庆快,古今而然,焉可诬也?星谫劣,于道罔闻。奚自丁未之秋,偶以因缘遭际,得与四溟姚君同被师眷,谆谆诲教,多历年所。援毫纪事,要领则书,积有岁时,溢乎简帙。其后遵阳赵君又以姚君遭际,同待师门。参差岁月,各纪所授。会而观之,条分千共,厥旨不殊,三生之遇,诚希觏哉!星恐世变时移,教湮莫振,爰合二家纪载之书,裒而集之,析为三卷,一曰《法藏》、二曰《华藏》、三曰《论藏》。法言道、华言词、论言论也。各以手翰辑录,藏之其家,比于大训河图焉。守是书者其知秘之法藏,则师命甚严,永不可示。有盟于天,其盟曰:宁售已盗,无示法藏;天鉴在兹,永矢勿忘。嘉靖四十五年岁次丙寅闰十月廿又一日,清虚洞天侍者潜虚子陆西星谨制。

时觉按:《大辞典》《联目》俱不载,台湾中央图书馆有藏,收于台湾萧天石《道藏精华》第十二集影印出版,阳明《道教养生家陆西星与他的〈方壶外史〉》据此排印作为附录,1995年四川大学出版社出版。

《玄肤论》一卷 存 1567

明淮海陆西星(长庚,潜虚)撰

自序曰:《玄肤论》者,陆生所述也。陆生既闻性命之学于圣师,豁然有契于其衷,乃述所传,为论二十篇,总七千余言,名曰《玄肤》。玄肤者,言玄理肤浅,非精诣也。去圣愈远,大道失传,狂瞽之师,各售所见,类皆窃近,似以文神奸。故有口禅之衲,兢斗机锋,垄断之夫,纵谈黄白。人元则以闺丹首乱,服食则以金石戕生。

学术不明，流祸无极，仁者悯焉。始生以文儒究心二氏，垂二十年，错足无虞之林，置身不理之口，屡踬屡奋，独以初诚不退，获兹遭遇也。夫性由自悟，命假师传。兹二语者，尚有遗论，何则？自性自度者，虽上根利器，亦须领悟于言下，藉非密旨亲承，徒师心以自用，犹之瞽不任杖，伥伥何之乎？道之不得闻者，其故有三：朵颐世味，以妄为常，虞有耽空害有之悔者，名曰不信之心；少知向慕，罥挂俗网，不即解脱，姑置而少持者，名曰不了之心；具曰予圣不售善言，高谈雄论，千人自废者，名曰不虚之心。三者有一焉，圣师不顾也，良友不亲也。因循积习，没齿无闻，毙而后已，殊可哀也。生为此惧，蚤夜遑遑，不敢自弃。是以屏去妄心，沉潜至道也。静养之暇，仰思圣师诲谕之旨，聊复述之篇章，冒犯忌讳，所不敢辞。要在开示真宗，流通正脉，使人知乡道而已。或谓古人著书，多道成之后，子急于有言，无乃躁乎？吾闻太上立德，其次立言，言之不可已也，吾为其次者，夫道则进于德矣。进于德不言可也，夫德，窃有志焉而未之逮也。隆庆元年岁在丁卯重九日。

王部序曰：陆君潜虚，蚤岁事举子业，艺称业举子者之最，环玮士林，去天尺五，于心非不当也。俄而若或启之，厌举子，弃去弗绩，日孳孳惟金火寻求，竟究玄理。噫！异哉！君异哉！君彼所谓鼓舞风霆绝伦恒度者耶？夫大道有传，始自黄帝《阴符》，继老子五千《道德》，继伯阳《参同》，平叔《悟真》。是四书者，陆君业已疏之。顾谓学求简约，则趋适易从，言有君宗，则标准可立。乃复融会群书，证之师说，著《玄肤论》盖二十篇，首三元，统言三才丹法之全，次内外药以下论十九，则专以人元言之。凡夫性命根原、阴阳核妙，凝神依息之方，炼已待时之要，出庚生癸之符，归铅制汞之术，皆推关启键，直露真诠，俾古仙得一毕万之旨，昭昭乎若揭日月而行之中天，为有目者之所共睹不蔽也。呜呼！批窾全牛，代斲大匠，陆君盖慄慄乎临词者，其苦心真可谅矣。或曰：先天道朴，溟涬无光，不落名相，何可指拟，而叨叨，而哓哓，是谓道支，非道哉。独不见北走恒山，南走赤水，迷途不指则蹊径不开，诘曲不谙则前期安所措足？故曰：太上忘言，其次立言，立言非得已，势也。慨自圣师辽邈，真诀日湮，为服食冲举之说者道扮子类。先口之，然学人殊言，言人异见，知求外药者既溷同类于闺丹。近取身中者又认独修为交媾，瞶听盲引，妄信坚持，其所谓道若霄壤青黄，畔不相及。此而不言以鳌之，则惑滋，似是道裂多歧，天下将贸贸焉，鞠为右袒也已。昔平叔闻道，作《悟真》以结丹友。《玄肤》之著，意固平叔之遗，盖望夫世有知言，同声相应，一跃迷津，共还正觉，斯则陆君畴昔愿也。君注疏甚富，窭于学道，不能自梓，梓其书者，上大夫方宇赵公，余续就事，遍观海内大法眼先生来就正云。时万历丙子六月望日，雉皋亶怀逸史王部书于水月庵。

赵宋跋曰：今世所称养生者流，其说皆莽荡无当，类皆取识当时，贻累后学，予窃厌之。乃有贤人达士或心悦之，有尽业其学而学焉者。予往问之，曰：此理也，以其深不可测者而言，故谓之曰玄。其实百姓皆可以与知与能，而不能使之知，使之能者，玄故也。孔子曰：一阴一阳之谓道。仁者见之谓之仁，智者见之谓之智，百姓日用而不知，即今诸家之谈性命者，言人人殊，要皆仁智之见，举其一不知其一者也。其下则莽荡无当，谓之不知也亦宜。且夫造化二五，陶冶百物，象形虽殊，体本无二，莫不定阴阳之位，构真乙之精，顺施化之理，立性命之基。故曰：天地絪缊，万物化醇，男女构精，万物化生。如斯而论，可谓本末兼该，上下俱尽者矣。故天不变则道不变，道不变则体是道者亦可使之不变，而长生久视之道端在于此。予三复其言，旨乎其味，而不能释也。于是日就斯人而与之语，久乃得其所著录而藏之。既以自好，窃欲同之人人，乃捐薄俸，庸绣诸梓，使知道之正脉或在斯人，而彼莽荡无当者，盖不足信也。斯人者，予之同学，幼有奇赋，累举弗售，爰以夙因神授，遂绝意进取，沉潜道德二氏之书，多所赞述，今所刻者，特其经约云耳。隆庆丁卯春王正月方宇赵宋撰。

姚更生跋曰：夫《玄肤论》，丹髓也；曰肤，长庚自道耳。其文也，约而赅，精而畅，深入肤理，动中肯綮，剪去诸家枝叶之繁，发明圣师诲谕之旨，语意联络，功夫凑泊，自非长庚深造实诣不能作也。予尝谓：丹经万帙，尽约《玄肤》数语，所谓反而说到至约之地者。上大夫方宇赵公爰而梓之，以广其传，其心盛矣。斯人何幸哉？斯人何幸哉！同志关中太华山人姚更生谨跋。

时觉按：收于《方壶外史》，1989年收于《道教五派丹法精选》第一集，中医古籍出版社影印出版。2001年又收于《中国古代房中养生秘笈》，中医古籍出版社出版。

《金丹大旨图》一卷　存　1570

明淮海陆西星（长庚，潜虚）撰

自序曰：古仙丹法，载之丹经无下千帙，读之则愈烦愈难，悟之则惟简惟易，大要观天之道，执天之行，则二者其尽之矣。一阴一阳，配合以两者，天之道也；日月运行，昼夜交光者，天之行也。契曰：天地设位，而易行乎其中矣。易谓离坎是也。圣人知其如此，故尝准之以作丹法，是故以乾坤为鼎器，以乌兔为药材，而其中消息盈虚之数，则又准之以为火候。《阴符经》云：日月有数，大小有定，圣功生焉，神明出焉。又总而言之则曰：盗机逆用尽之矣。是道也，言之不能尽，悟之不可得，若也逢师得诀，针芥相投，则可言下面领，大患人无慧性，不能洞晓深达，以故求之愈远。又或摇以似是之非，主以先人之说，则毒药熏心，黥墨入骨，吾未如之何也已。予生幸以空空鄙夫遭际圣师，提累年久，赖寸天不障，忽睹堂室，乃知今世之遇，千古希觏也。四方闻道之士谓某可教，各以师授，参互考订，比予所闻，率多枘凿，匪道有异同，户牖自别故也。老子云：大道甚夷而民好径。金丹之道，至易至简，有所安排布置，则涉邪伪而非自然。故某所图述，根极化原，直指命术，举纲说约，大义昭然。要在不背于师旨，别为破论，以阐邪宗。若乃好道之伦，玩索而有得焉，或可尽性命而不惑于多歧之谬乎！岁在庚午嘉平月下浣，潜虚子书于南沙之西禅精舍。

时觉按：是书原载《方壶外史》卷八，2001 年收于《中国古代房中养生秘笈》，中医古籍出版社出版。

《七破论》一卷　存　1570？

明淮海陆西星（长庚，潜虚）撰

时觉按：七破者，破非、破伪、破执、破邪、破疑、破愚、破癖，原载《方壶外史》卷八，2001 年收于《中国古代房中养生秘笈》，中医古籍出版社出版。

《纯阳吕祖百字碑》一卷　存　1571

唐蒲州吕喦（洞宾，纯阳子）原撰，明淮海陆西星（长庚，潜虚）测疏

自跋曰：吾师百字灵文乃千圣登真之梯筏，学人谁不知诵？求其融会贯通以得夫立言之意者，盖亦鲜矣。星谫劣不文，蒙师提挈有年，金丹大道尝窃与闻，考之此篇，若合符节，乃敢潜为测疏，作济渡之津梁，开时人之眼目。极知狂诞，无所逃罪，然使好道之伦玩索而有得焉，庶几不负吾师之教乎？时隆庆辛未五月十有一日。此百字，字字丹诀，每日清晨持诵一遍，自然定静丹道明。

时觉按：收于《方壶外史》，其卷端署：淮海昭阳参学弟子陆西星谨测。

《丘长春真人青天歌》一卷　存　1571

元东牟丘处机（通密，长春子）撰，明淮海陆西星（长庚，潜虚）测疏

星按：《群仙要语》清和伊真人云：长春师父言，觑那几个师家，福慧相貌皆胜自己，遂发心下三年志，要炼心如寒灰。下了十年志，心上越整理不下。自知福小，再加志。着一对麻鞋，系了却解，解了却系，每夜走至十七八遭，不教昏了性子。后习至五十日，不动心，真性常明，便似个水晶塔子。或一日却倒了，更起念，师父啼哭，自知福浅，不能了道，经天魔及五帝大魔，飞石打折三根胁肢，亦不动心。后至圣贤提挈，闻空中言：你二月十五日得道，至十一日早便通天彻地，观见天地山河，如同手掌。真人此歌要亦自家履历公案，篇首数句，模写殆尽，其言“一得鬼神辅”，乃圣贤提挈也。真人云：修行全在志，若无志，圣贤如何提挈？只勿令念起，乃志也。至哉言乎！敬录于后，以自策励云。隆庆辛未五月十有二日。

时觉按：收于《方壶外史》，其卷端署：淮海楚水参学弟子陆西星谨测。

《万寿仙书》四卷　存　1565

明吉水罗洪先（达夫，念庵，太玄散人）撰，清金坛曹无极（若水）增辑

自序略曰：盖人身一天地也，天地之气化循环而不息，故品物以生，人身之气血运旋而无间，故肢体以安。然运旋必有说焉。夫气犹风也，血犹水也。血随气行犹水随风动也。风驶则水沟而常流，气吐则血盈而常转。气虚血滞，寸肤节理有一不至，则风寒暑湿之邪乘之而入，譬之沟渎然，一草一沫停泊于曲阔迴洑之处，停泊多则臭秽生焉。人身气血一丝一络壅阏于转筋运脉之处，壅阏久则疾病形焉。是凡病所由来，非气虚血弱而表受邪，即血凝气滞而里成疾。常将一气搬运，鼓何车于九宫之上，运橐籥于曲江之下，则泥丸风生，谷海波澄矣，何三尸不绝迹，万魔不敛形哉？说者曰：少壮老固能如是，若夫婴儿襁褓，口尚不能言，奚能行如是法而保其外邪不入，内病不生哉？是昔马即按摩一书，政所以通导引之穷也。婴儿无七情六欲以戕本真，不过惊风、痰、食积而成病，是按摩法能疏通毛窍，运旋荣卫。痰之聚者能使之散，食之积者能使之消，导引却病于未萌，按摩驱病于已至，乃按摩其即导引之法，导引其即按摩之法也乎？因集二条，各为一书，久久后编，俾

有心者按谱而求，瞭如……（下阙）

《四库全书提要》曰：国朝曹无极编。无极字若水，金坛人。是书裒辑调息导引之法，而崔子玉《座右铭》、范尧夫《布衾铭》之类亦采入焉。盖守静默、寡嗜欲为黄老养生之本，其文虽似不伦，而其理实一家之学也。（道家类存目）

民国十年《金坛县志·人物志》曰：曹无极，字若水。好观书，不履昆虫，不伤草木，修身达道，乐天知命。著有《万寿仙书》四卷。

时觉按：载养生通论、八段锦坐功、导引图、养心洗心诸法等。曹无极增辑，有题作曹氏撰《万育仙书》二卷者。《四库存目丛书》据中国科学院图书馆藏清刻本收录，卷端题：金沙曹无极若水甫手辑，古杭陆嘉谷穗三氏、古潭刘肇庆刚堂氏参订，所录曹氏自序缺其末。

《万育仙书》二卷　存　1565

清金坛曹无极（若水）增辑

陆嘉穀跋曰：人之有荣卫充周，犹天地之有阴阳二气也；人之有脏腑虚旺，犹天地之有五行生克也；人之有幼少壮老，腠理毛发，犹天地之有四时行，百物生也。汉儒谓天地清浊之气一升一降，每昼夜一合，故能生万物而不穷；人能体之，则清淑灵妙，其相生又乌有已哉？特其真炁间隔，腠理渐疏，邪气中之，为患滋甚。是故前辈于周身关窍，鼓舞磅礴，不令一息凝滞。凡此法两间之健运，补人工于后天也。曹子若水先生身体力行，内莹外澈，其信心间悟处必咨异人异书，湛潜印证，笔之简端，著有成册，此《万育仙书》上下二卷所为作也。穀读之，其文详而要，约而核，诚寿世之良箴，济人之短筏，其功德在不可思议之间矣。先生祖贯金沙，尝游寓于先人敉庐之天爵堂，每丙夜聚谭，互为商较，知其传习最直，订正最确，因发其箧，付而梓之，广为传布。并愿读是书，念父母生我之重，体天地生物之功，爱护此身，珍重道术，无负先生一片婆心也。天爵堂主人穗三陆嘉穀敬跋。

时觉按：上卷按摩，以小儿按摩术为主；下卷导引，述八段锦、四时坐功、诸仙导引、五禽图、左右睡功等。1986年中医古籍出版社有影印本，收于《中医珍本丛书》。

《养生汇》一卷　佚　1567？

明苏州张基（德载，靖孝先生）撰

乾隆十三年《苏州府志·艺文》曰：张基，字德载，名犯宣宗讳，以字行，铨之子。嘉靖十九年举于乡，例得坊百金，一日散宗党略尽。父铨卒南安，德载千里奔丧，哭踊几绝。服满当试，念大母陈年高不赴。大母卒，寻以避倭奉母入郡。既再试不第，遂屏冠服为野人。装题其室曰“爱日”，朝夕不离母左右。于书无不窥，尤邃于经术。晚益究心主敬之学，多所自得。罗洪先倡导江右，闻其笃志，特遣门人远来就正，咸叹服去。所著有《孝经附注》《读书疑》《独鉴》《广颐》诸书。隆庆元年诏求山林遗逸，抚按交荐，不应。岁大祲，有米百斛，悉以赈饥。属军兴，族人苦重役，德载曰：吾何忍独以例免？为请于官，毁家产代之。预刻死期，端坐而卒，年五十九，学者私谥曰靖孝先生。

时觉按：民国《江苏通志稿·经籍》载录。

《静坐要诀》二卷　存　1591

明吴江袁黄（坤仪，了凡）撰

原序曰：静坐之诀原出于禅门，吾儒无有也。自程子见人静坐，即叹其善学。朱子又欲以静坐补小学收放心一段工夫，而儒者始知所从事矣。昔陈烈苦无记性，静坐百余日，遂一览无遗，此特浮尘初敛，清气少澄耳。而世儒认为极，则不复求进，误矣。盖人之一心，自有生以来，终日驰骤，逐物忘归，动固纷纷，静亦扰扰，稍加收摄，便觉朗然。中间曲折，无明师指授不得肯綮，或得少为足，或反成疾患，余实哀之。大都静坐之法，其修也有从入之阶，其证也，有自得之实。一毫有差，永不发深禅定矣。吾师云谷大师静坐二十余载，妙得天台遗旨，为余谈之甚备。余又交妙峰法师，深得天台之教，谓禅为净土要门，大法久废，思一振之。二师俱往矣，余因述其遗志，并考天台遗教，辑为此编，与有志者共之。

时觉按：是书分辨志、豫行、修证、调息、遣欲、广爱六篇，收于袁氏《了凡杂著》，有万历三十三年建阳余氏刻本。单行本有民国十八年铅印本及民国二十三年上海佛学书局铅印本存世。嘉庆《嘉善县志·艺文志》

载录是书。嘉善袁顺寄籍吴江，其子颢及孙祥、曾孙仁、玄孙黄，俱入吴江，为吴江赵田人，袁黄后补嘉善诸生，复入籍嘉善，故袁黄亦为吴江人，是书亦属江苏。

《摄生三要》不分卷　存　1591

明吴江袁黄（坤仪，了凡）撰

时觉按：前后无序跋，三要者，聚精、养气、存神，书即依是分三篇。收于《学海类编》《摄生二种合抄》《道藏精华录》。

《摄生要语》不分卷　存　1591

明嘉定宣光祖（孝先，息斋居士）撰

《四库全书提要》曰：旧本题明息斋居士撰，不著名氏。所载调摄之方皆杂引旧文，无所论断。

乾隆七年《嘉定县志·人物上》曰：宣光祖，字孝先，邑诸生。

时觉按：《联目》《大辞典》载录，作邓调元编，成于万历十九年，有万历三十二年刻单行本，收于《学海类编》《摄生二种合抄》。收于《四库全书》，作息斋居士撰，不著名氏。《四库存目丛书》据江西省图书馆藏涵芬楼影印道光十一年六安晁氏木活字本《学海类编》收录。《江南通志·艺文志》卷一百九十二《子部》之杂说类及医家类皆著录，作"明嘉定宣光祖撰"；康熙十二年《嘉定县志·书目》、康熙三十年《苏州府志·艺文》亦载录此书，俱云"明嘉定宣光祖撰"。

《摄生二种合抄》不分卷　存　1591

明吴江袁黄（坤仪，了凡），邓调元（息斋居士）撰辑

子目：《摄生三要》《摄生要语》

时觉按：《联目》《大辞典》载录，有息尘庵抄本藏上海中医药大学。

《养生图解》不分卷　未见　1594

明江宁焦竑（弱侯，澹园）编撰

《明史·列传第一百七十六》曰：焦竑，字弱侯，江宁人。为诸生，有盛名，从督学御史耿定向学，复质疑于罗汝芳。举嘉靖四十三年乡试，下第还。定向遴十四郡名士读书崇正书院，以竑为之长，及定向里居，复往从之。万历十七年，始以殿试第一人官翰林修撰，益讨习国朝典章。二十二年，大学士陈于陛建议修国史，欲竑专领其事，竑逊谢，乃先撰《经籍志》，其他率无所撰，馆亦竟罢。翰林教小内侍书者，众视为具文，竑独曰：此曹他日在帝左右，安得忽之。取古奄人善恶，时与论说。皇长子出阁，竑为讲官。故事，讲官进讲罕有问者，竑讲毕，徐曰：博学审问，功用维均，敷陈或未尽，惟殿下赐明问。皇长子称善，然无所质难也。一日，竑复进曰：殿下言不易发，得毋讳其误耶？解则有误，问复何误？古人不耻下问，愿以为法。皇长子复称善，亦竟无所问。竑乃与同列谋先启其端，适讲《舜典》，竑举"稽于众，舍己从人"为问，皇长子曰：稽者，考也。考集众思，然后舍己之短，从人之长。又一日，举"上帝降衷，若有恒性"。皇长子曰：此无他，即天命之谓性也。时方十三龄，答问无滞，竑亦竭诚启迪。尝讲次，群鸟飞鸣，皇长子仰视，竑辍讲肃立。皇长子敛容听，乃复讲如初。竑尝采古储君事可为法戒者为《养正图说》，拟进之。同官郭正域辈恶其不相闻，目为贾誉，竑遂止。竑既负重名，性复疏直，时事有不可，辄形之言论，政府亦恶之，张位尤甚。二十五年主顺天乡试，举子曹蕃等九人文多险诞语，竑被劾，谪福宁州同知。岁余大计，复镌秩，竑遂不出。竑博极群书，自经史至稗官杂说，无不淹贯。善为古文，典正驯雅，卓然名家。集名《澹园》，竑所自号也。讲学以汝芳为宗，而善定向兄弟及李贽，时颇以禅学讥之。万历四十八年卒，年八十。熹宗时，以先朝讲读恩，复官，赠谕德，赐祭荫子。福王时，追谥文端。子润生，见《忠义传》。

时觉按：是书国内无存，严绍璗《日藏汉籍善本书录》载，日本现存两种刊本，蓬左文库藏有丁雪鹏绘图明万历二十二年吴怀让刊本二册，宫内厅书陵部藏明刊本五册，系原德山藩三代主毛利元次旧藏，明治二十九年由男爵毛利元功献赠宫内省。据《明史》"竑尝采古储君事可为法戒者为《养正图说》"，书名略异，且无关医学。

《长生铨》六卷　存　1602

明洪应明(自诚,还初道人)撰辑(居南京秦淮)

小引曰:嗟夫!群生谡谡,随化俱尽,芝兰与蒿艾齐萎,琥琰与碔砆共捐,俯仰緩邀,畴为长年,长年岂易言哉?《阴符》《洞玄》启其秘,《参同》《悟真》诸篇衍其流,或还虚,或致静,或因炼之宝,或服饵九还,或采配为秘术,或导引为奇功,此其载在丹书者,言人人殊,总之不难,无为近昆。盖大道之精,窈窈冥冥,离形去智,归于自然。其为也,不以为之而以不为也。慨流光易逝,石髓难逢,日抽古丹经读之,一切男女黄白之说悉皆屏去,唯是静虚无为者录焉。虽仅睹一斑,未是全览,顾披沙见金,所称才得一万事毕者非耶?有志熏榆得是说而存之,希颠颠生意,效綦綦丧假,回光内视,渐入希夷全丹大药,具足是编矣。何必尽取丹台秘录而枕藉之,乃称大还哉?万历壬寅季冬朔,还初道人洪应明书于秦淮小邸。

时觉按:有万历刻本藏故宫博物院,2000年收于《故宫珍本丛刊》,海南出版社影印出版,另有残卷藏上海图书馆,阙卷一。卷端署:还初道人自诚氏辑,述录道教养生经书及名人。洪应明,字自诚,号还初道人,籍贯不详,有言江苏金坛,亦有言四川新都人。万历三十年前后曾居南京秦淮河,潜心著述,著菜根谭》和《仙佛奇踪》。

《达生录》二卷　存　1604

明梁溪堵胤昌(百斯)撰

自序大意曰:余受气甚薄,形躯虽具而精神每易耗而难定也。家大人谆谆训曰:若后生之重乎前,而祖宗所遗留,子孙所承藉,若得寸进,将天下国家所关切,岂是以一人之身视之顾梦梦焉?忘生狗欲,示后所调摄而安全之也。余惟是蚤为兢兢,不违庭训,广求养生之术,先为修守,以杜其致病之倪。或者自有所防,而一有所总,诚不如并其一者而周之是。欲养生者处乎情,游乎万物之外,葆其精,养其气,合其神,骨节与人同而犯害与人异,其于生也有不顺受者乎?庄子曰:达生之情者,不务生之无所以为。又曰:人之所取畏者,衽席之上,饮食之间,而不知为之戒者,过也。故人之所以养生,慎乎食色起居之际耳。胤昌于读书之暇,辑古语之有益于生者,类而录之,名之曰达生,庶知所法以奉家大人之训,且既保吾生之重,因以总天下人之生之皆重也。遂付剞劂以公之天下云。万历岁次甲辰□□□□七日,堵胤昌书。

鲍际明叙曰:夫承考裕昆则一丝九鼎,绝编圆枕则片刻兼金,故吐纳屈伸,服儒之所辨诎,殚精疲役,循道之所轩渠。乃标胡越而分驰,称枘凿而訾异,二者若迷旗鼓,揭日月,卒无有慧阴兼照,略崖并蓄,而于修业接生间两收其取者。吾友堵君百斯,蚤岁擢秀,雅志鸿图,直欲猎环富于五车,撷芳蕤于二酉,真视片刻兼金,而仪部公重君冢嗣,即不啻九鼎也者。今丸熊无托而恒轸惟疾之忧,君乃撮诸卫生家言,录且成帙,名曰达生。于侧矢据梧之余,从事于服食炼形,是起所重其身以慰尊公恩勤闵育,而式合于执玉捧盈之训,又不以秘而公之。夫孰非人子?而皆令知保身以悦亲,是率民而出于孝情也者,君其仁矣哉!语曰:仁者寿,君异日膺首擢历华膴,介景福而锡难老,意在斯乎?意在斯乎!万历岁次甲辰孟冬既望,赐进士出身知广东雷州府海康县事友弟鲍际明题。

时觉按:有万历三十二年甲辰定志斋刻本藏上海图书馆。前有自序,破损缺失,难以卒读,录其大意于上,署名堵胤昌,后有"堵胤昌"章,卷端署:梁溪堵胤昌百斯甫辑,故其姓"堵",《联目》《大辞典》均误为"褚",《联目》且归于产科书,尤误。卷上载陶真人卫生歌、孙真人卫生歌、孙真人枕上记、孙真人养生铭等二十篇,卷下饮食玄训三十一条,食物宜忌、服药、妊娠食忌、乳母食忌等五条。日本早稻田大学藏本则前有鲍际明叙而不见堵氏自序,卷端署名、正文内容相同。

《养生肤语》一卷　存　1606

明华亭陈继儒(仲醇,眉公)撰

《四库全书提要》曰:明陈继儒撰。以寡欲保神及起居调摄之法为养生之要,杂采史传说部及前人绪论,大抵习见语也。

《明史·列传第一百八十六》曰:陈继儒,字仲醇,松江华亭人。幼颖异,能文章,同郡徐阶特器重之。长为诸生,与董其昌齐名。太仓王锡爵招与子衡读书支硎山。王世贞亦雅重继儒,三吴名下士争欲得为师友。继儒通明高迈,年甫二十九,取儒衣冠焚弃之。隐居昆山之阳,搆庙祀二陆,草堂数椽,焚香晏坐,意豁如也。

时锡山顾宪成讲学东林，招之，谢弗往。亲亡，葬神山麓，遂筑室东佘山，杜门著述，有终焉之志。工诗善文，短翰小词，皆极风致，兼能绘事。又博文强识，经史诸子、术伎稗官与二氏家言，靡不较核。或刺取琐言僻事，诠次成书，远近竞相购写，徵请诗文者无虚日。性喜奖掖士类，屦常满户外，片言酬应，莫不当意去。暇则与黄冠老衲穷峰泖之胜，吟啸忘返，足迹罕入城市。其昌为筑来仲楼招之至。黄道周疏称“志尚高雅，博学多通，不如继儒”，其推重如此。侍郎沈演及御史、给事中诸朝贵，先后论荐，谓继儒道高齿茂，宜如聘吴与弼故事。屡奉诏征用，皆以疾辞。卒年八十二，自为遗令，纤悉毕具。

时觉按：收于《学海类编》，《四库存目丛书》据江西省图书馆藏涵芬楼影印道光十一年六安晁氏木活字本《学海类编》收录。

《安老书》，《小康济》，《痾言》　佚　1643

明江浦丁明登（剑虹，侣莲）撰

时觉按：光绪十七年《江浦埤乘·艺文上》载录《安老书》；丁雄飞《行医八事图记引言》谓其先君子著《小康济》《痾言》行世。

《养生方》　佚　1644？

明丹徒丁元吉撰

时觉按：嘉庆九年《丹徒县志·人物志·儒林》载录。

《无病十法》，《医辨》　佚　1644？

明崇明管玉衡（孟旋，侗人）撰

时觉按：见乾隆二十五年《崇明县志·人物一·文苑》。

《尊生要旨》　佚　1644？

明江苏许乐善撰

时觉按：民国《江苏通志稿》卷一百九十四《经籍》载录。

《摄生图说》　佚　1644？

明江宁张晟（德斋）撰

康熙七年《江宁府志·人物传》曰：张晟，字德斋。嗜古好学，能大书，日手一编，稍有所入即以市书，不得不休。著有明德、摄生、宗法、理家诸图说。精易数及星历之学。晚年潜心内典，穷究性命。先知化期，援笔题诗，题毕投笔而逝。

《阴符经解》　佚　1644？

明太仓王育（子春，石隐）撰

时觉按：乾隆十年《镇洋县志》卷十二载录。

《寿世秘典》十二种十八卷　阙　1661

清如皋丁其誉（蜚公）编

子目：《月览》一卷、《调摄》一卷、《类物》二卷、《集方》五卷、《嗣育》一卷、《种德》一卷、《训记》一卷、《法鉴》一卷、《佚考》一卷、《典略》二卷、《清赏》一卷、《琐缀》一卷

自序曰：昔程伊川先生云：士君子读书谈道，慨然以天下为己任，而功德不以及物，浪掷时日，晏然为天地间一蠹，惟缀缉古人遗书，庶几有补耳。余少好方技杂术诸书，每思广收约采，汇为一篇，其时专帖括，制举子业，弗获肆其力。今幸登第后岁月多暇，夙愿可毕，用是流览百氏，综核群籍，凡有合于修德养生者裒而存之，列为十有二种，名曰《寿世秘典》。夫寿之修短原于天合，古今圣凡贵贱之俦，莫不共制于其数，数足以制之，则□又何能以邀之耶？观汉董子之言曰：寿者酬也，寿有短长，由养有得失，自行可久之道者，其寿酬于久，自

行不可久之道者，其寿亦酬于不久。则余之为是书者，盖亦为其可久之道，而非敢邀寿云尔也。故兹集所载，明阴阳之禁忌，列人事之善否，近及饮食起居，旁逮物类医理，靡不采厥精要，尤有虽琐不遗，虽赜不弃者，政如水火菽粟，开门日用之物，具眉目者所并需也。岂若浮慕悬虚、侈谈浩博者比哉！今养生家多习于闭息导引诸术，匪惟行之，固不易即为之，而获者亦已寡矣。固知鲐颜鹤步，非得力于熊经鸟伸之说，而延年益岁，实不外乎日用饮食之常。海内有同心者，或不以余言为河汉。由是书而有得焉，则近之可以寿一身，广之可以寿天下，上之既可以寿人者，下之并可以寿物，寿人物而登寿域，是则余之志也夫！赐进士第行人司行人丁其誉书于颐士堂。

黄机序曰：士大夫立身持世，当以存心康济为先，凡言动著述，苟有利于群生，力为之不倦。尝读先指方正学先生集，见其答王仲缙书有云：仆少不自量，亦喜有所著。年长以来，窥见圣贤垣墙，非唯不喜为，亦有所不暇为矣。夫正学之心非恶著述，恶夫著述而仅为辞章，无补于世者，平居雅尚诗文，自谓不离本业，而专精于圣贤之学者，尚以为不暇为，况夫侈志纷华，怡情博弈，穷昼夜之力而不知止者胡为乎？亦世道人心之忧也。丁子蜚公登第后，唯闭户著书，不问户外事，所著《寿世秘典》，有偕一世于仁寿之志，此正先儒有用之实学，非寻常诗文章句著述者比。周文著《易言颐义》有二：曰观颐养德也，曰自求口实养身也。君子慎言语，节饮食，而后养道始全，则《秘典》所载种德、调摄诸篇，其即观其所养之意乎？丁子之居心亦大矣。今出宰百里，必能康济一方，以著书本怀实见于事业，晋民其寿乎？是足为士大夫法，故为之序。赐进士第吏部尚书前礼部右侍郎兼翰林院侍读学士钱塘黄机撰。

黄虞序略曰：余同年丁子蜚公，学印濂洛，才嗣朱陆，深晰理气之合，间馀正百家源流，校方技同异，遂引古出臆，著为《寿世秘典》共十二目。有言理，有言气，言理如《种德》《训纪》等，言气如《月览》《调摄》等，合而体之，饮食居处，与天同运，克明物，克治身，即克立命，俾世胥臻寿域焉，洵天之功臣哉！三代以前，圣王在上，理正气顺，太和盈世，物无夭札，民不言寿；降于三季驳焉尔，斯错焉尔，兵刑日惨，民不知养，眉庞首皓者鲜觏焉。是古之寿，天子寿之也；今之寿，人自寿之也。天子寿则同，人自寿则独。寿不在世，寿世之作，意莫远也，德莫厚也。一人行之则一人秘，众人行之则众人秘。宜秘弗秘，弗秘仍秘，请以是书问之世。赐进士第提督江西学政佥事□□礼部祠祭司郎中陇右年□弟黄虞再拜撰。

吴呵鸣序略曰：维扬丁天柱先生，旷世逸才。早宴曲江，出为召杜，化被尧封，考绩奏累，进历大行，屡奉使命，不辱简书，朝野咸仰风采，周咨之下，俗尚悉备。因取生平所采辑群书者编成一书，名曰《寿世秘典》，分门别部，凡十二种。首月览，顺天时也，万物莫不本乎天也；次调摄，天生而生之人，当全而归之，此寿世之本旨也；次类物，饮食以为养也；次集方，药石以治疾也；次嗣育，衍生理于无穷也；次种德，又摄生诸事之根砥也；次训纪，嘉言也，将以尊所闻也；次法鉴，懿行也，将以行所知也；次佚考，探索以正行习之讹也；次清赏，游泳以博义理之趣也；次典略，终之以琐缀。大而阴阳人鬼，细而草木禽鱼，义无不及，使之优游餍饫、曲畅而旁通之也。分之则各为卷帙，合之则相为发明，总以期一世于仁寿焉尔，即其间有于寿世之义未尽合者，不知节性亦以陶情，皆卫生之理，则皆寿世之理也。譬犹天地之生人也，粱肉以养之，绮帛以衣之，而又为山川花鸟以娱悦之，谓天之佚人者，非所以爱人哉？要于谨身制行之端，寓节欲防淫之义，则于性情风俗，维持甚大。遵斯训也，虽怀葛可也，何况三代？有不熙熙然并称仁寿也哉？然此书之成也，固有其权舆矣。太翁先生年届耄期，康强贞固等于婴孩，犹驰书戒子，谓衰年善饭不以家忧分国恤，而天柱风期澹远，仁孝性成，请告归省，同朝望之，咸服其行至高而快，其天伦之遇为不易遘也。余方饯之于国门，谓宜公是书于海内，以明寿身寿世之义，姑为数言以弁之，不识有当于著书之旨否。康熙癸丑岁九月望日，毗陵年家眷弟吴珂鸣耕方氏题于燕台邸舍。

《月览》小序曰：经云：必先岁气，毋伐天和。不知奉若天时者，非尊生之道也。顺逆之分，岂必在大？断树杀兽，昔贤所慎，可不敬乎？月令尚矣，非惟家国殊轨，抑且今古异宜。爰采汉唐以来习俗所趋，人情所便，沿月备载，为《月览》。天柱丁其誉识。

《调摄》小序曰：养生之说，自昔言之，然古圣期颐，未闻别有异道，慎起居，谨嗜欲，守中实内，长生久视，道无逾此。诸如道经仙术、飞丹炼石之奇，事属窅渺，概置不录。语云：善服药不如善保养，爰述所闻切于日用寝食者，为《调摄》。天柱丁其誉识。

《琐缀》小序曰：崇大道者，虽不必拘于小术，然阴阳之事所忌，其说已有所自来，验之人事，又往往而符。譬之须发爪甲，虽无关于神明，而为人非此不备也。兹集其关于日用居处者，虽鄙不遗，虽微必录，以《琐缀》终焉。天柱丁其誉识。

《四库全书提要》曰：国朝丁其誉撰。其誉字蜚公，如皋人。顺治乙未进士，官行人司行人。是书专为养生而作。凡分十二门：曰月览，曰调摄，曰类物，曰集方，曰嗣育，曰种德，曰训纪，曰法鉴，曰佚考，曰典略，曰清赏，曰琐缀。所引各条，俱分注书名于其下，大抵摄《月令广义》《玉烛宝典》诸书为之。其法鉴、典略二门有录无书，注云嗣刻，则未成之书也。（杂家类存目）

乾隆《如皋县志·人物传二》曰：丁其誉，字蜚公，顺治乙未进士。释褐后授石楼令。读书之余，兼精岐黄。楼民病，贫不能药，其誉施药济之，抱痾复起者甚众。任满，擢行人司，奉使星三，出历万里。所著有《寿世秘典》《耆英录》诸书，年六十三卒。

时觉按：《四库存目丛书》据浙江省图书馆藏稿本收录，缺卷十三、十五、十六，即法鉴、典略二门，其目录下注云嗣刻，则未成。兹并录其有关于养生诸门小序，《类物》《集方》《嗣育》小序则各录其条目下，种德、训纪、佚考、清赏诸门则从略。

《东坡养生集》十二卷　存　1664

清江宁王如锡（武工）辑

自序曰：《东坡养生集》者，余读东坡，集取所为养生家言，引伸触类，手录之而为一集者也。夫东坡之集无所不有，读者亦无所不取焉，而余独概之以养生，不几诞与？夫拟之于纵横诸家，从其文章而为言者也；约之以养生之旨，从其性情而为言者也。是故肆出而为趣，旁溢而为韵，凝特而为胆识，挺持而为节义俶，傥踔绝一无所回疚，莫不咨嗟叹赏，谓为不可及而不知其所以不可及。要有翛然自得，超然境遇之中，飘然埃堨之外者，乃能历生死患难而不惊，杂诸谑嬉游而不乱，故尝捧其篇章而想其丰仪，揽其遗迹而标其兴寄，思其话言而窥其洞览，流略之指悬解默喻之神。至今坡老风流依然未散而高颧深髯，戴笠蹑屐，把盏挥毫，喜笑怒骂之态，犹栩栩焉，奕奕焉。往来于江山湖海之上，此中不有长生久驻者存耶？然且纵而观之，江瑶海错，尝之美矣，而啖芋饮水，未尝不茹而目焉；紫微石渠，居之宜矣，而蜒坞獠洞，未尝不习而安焉；湖山秀映，啸歌乐矣，而蛮烟飓雾之中，未尝不忻而游焉。手抵横流，目诛暴客，拮据辩论，于生民之大利大害而孤孽疮痍、鳞介草木之微，未尝不过而问焉；天子太后、名臣巨卿、文人胜士、缁流羽客之辈，莫不倾心动魄，把臂交欢。而出入于悍相狱吏之手，徘徊于山樵野妪、鸟言卉服之间，未尝不徜徉而夷犹焉。若然则凡世所见，穷通得丧、妍媸纤巨，东坡既已冥而一之矣，是养生之旨也。于是广搜众刻，自诗文钜牍，至简尺填词，以及小言别集，凡有关于养生者，悉采焉，列十二目，厘为十二卷。每风雨晦明、忧愁醉梦之余，稍一展咏，无不洒然神间而悠然自乐也。至操觚家所习诵诸论策读之，未尝不喜喜之而不终读。夫曰揣摩与经济，余两无当焉。东坡曰：少年读书作文专为应举。又曰：妄论利害，搀说得失，此正制科人习气。譬之候虫时鸟，自鸣自已，审如是，又安足以见东坡也哉？故养生者，从东坡之性情而为言者也。余少多病，从事举子，辄有物以败之，及谭神仙吐纳之术，恍然有会于余中。嗟夫！余固木食涧饮之人已矣，其肯以凡情思吾东坡也耶？江左王如锡撰。

丘象升序曰：孔子曰：天地之大德曰生。孟子曰：天下之生久矣，帝王以其政生天下，圣贤以其言生天下，一也，未闻有遗天下而独生一身。若长生久视之术者有之，自漆园之养生主始。养生而曰主，非以生为生，实有主夫生者也。其自内而观之，火不穷于为薪者；自其外而观之，刀不折于肯綮。漆园之养生，固已异于山泽之癯矣，况夫帝王圣贤令含蠕蠢动而为生者乎？苏长公以豁达直亮之性发为雄深敏妙之文，忠于国不知有身，忤于朝几邻于死，其为生计亦甚疏矣。顾取其书而括之以养生，特毋拟之非其伦欤？不知傅长公之神莫肖于此也。尝论其世而知之，当仁庙时，天子宽仁，大臣忠厚，士大夫无嗡讹谗慝之风，百姓无铤而走险之患，此生气之有余者也。道在进之以药石，察吏治兵，综名核实，其见于策略诸篇。坐言起行，足掩晁贾，如绳悍仆，如督骄子，而国家之神气以振，不谓之养生可乎？迨神庙后，天子英锐，大臣击断，士大夫以变乱祖制为高，百姓以奉行新法为苦，此生气之不足者也。道在补之以粱肉，去泰去甚，清净不扰，其见于上皇帝诸篇，剀切深厚，不减陆贽，如农之殖谷，如鸡之伏卵，而国家之元气以充，不谓之养生可乎？秦越人曰：上医寿国，正谓此也。若其刚大浩然，百折不挫，空明戒定，无往不宜。时为忠臣，时为孝子，时为羽客缁流者侣，寸心平等，万钟与一介齐观，片念冲融，玉堂与海滨同适。方持墨妙，触手征心，米盐猪鸡，随缘见道。谓以生之道养生可也，谓以无生之道养生可也。仆无长卿才，而善病过之，药材肘后无不关心，熊经鸟伸，间亦留意。而法涉有为，形神不畅，平生既嗜长公书，以其长江大河者效偃鼠之满腹，为制艺助，尤以其谠言硕画砥名节而饬匪躬，其他剩语小词，尺牍纪事，皆可发挥妙悟。导引天和，每一披览，烦疴冰释，不啻吴太子之闻七发，霍然有起色也。于是摭其书之近于调摄者，分类而纂集之。嗣见王君武工所编适获我心，因述臆见谬加评述，虽长公之学术经济不尽于此，而仿佛其大略，不诚如荔枝之似江瑶柱，得其神之肖，不必其貌之合也哉！康熙甲辰春二月之朔，淮阴丘象升书于岭南公舍。

王思任序曰：盈天地间皆生也，蠕动者生，夭乔者亦生，众生之生与蠕动夭乔者等。盖生而不知其生也。知其生者，首之圣贤，次之豪杰，以为生者短而不生者长也。是故鸡鸣日出即料理此生，常恐一失其宝则不可复得。西昙东孔、柱下漆园，以至兰亭栗里、少陵太白，皆孜孜汲汲，同讲此生者也。坡老出世，灵夺无前之窍，眼空不坏之轮，散为百东坡，作儒，作仙，作佛，作名臣，作迁客，作文章，风流之韵士聚为一东坡，则刻刻作生计耳。无论其参悟济度，功贯三才，解说明通，道包万有，即最纤之事，饮有饮法，食有食法，睡有睡法，行游消遣有行游消遣之法。土宜调适，不燥不濡，火候守中，亦文亦武，尊其生而养之者，老髯亦无所不用其极矣。是故有嬉笑而无恚怒，有感慨而无哀伤，有疏旷而无逼窄，有把柄而无震荡，有顺受而无逆施。烧猪熟烂，剔齿亦佳；拄杖随投，曳脚俱妙。所谓无入而不自得者也，此之谓能养生。白下王武工，甘贫高寄，博古清真，心碗琉璃，神车碧落，喜读公书而抡其趣旨者，为十二卷，总之曰养生集，以行于世。意欲使井观溷处之辈，蠲破其昏而节省其无涯之欲，皆以有生之一日，乞公少许为乐，不至与蠕动争夕，与夭乔论年，此亦老婆心切有当于坡公者也。不但仁者见之之谓仁，智者见之之谓智也。山阴王思任撰。

时觉按：辑录苏东坡有关养生诗词、论述，分饮食、方药、居止、游览、服御、翰墨、达观、妙理、调摄、利济、述古、志异十二卷。有康熙间刻本、书林陈道生刻本。1990年中医古籍出版社有影印本。

《登岸捷径》不分卷　存　1665

清虞山顾云逵（丹阳子）述

自序曰：夫人以火炼药而成丹，即以神驭气而成道也。以神驭气虽非最上一乘，然不过五千四十八日可归黄道，及其成功一矣。功虽九转，理惟一贯，其始也炼心伏气，其既也入圣成真。玉葫芦迸出黄金之液，金菡萏开成白玉之华。心上灵苗，先天造化，妙在知止而有定，未生身处下工夫，阴尽而阳纯，无极空中还位育。大哉道也，岂可轻闻。

《悟真释疑》序曰：乙巳春孟，丹阳子将取《悟真》而疏解之。此书久晦于《三注》之说，使清净真传不明于天下。若非有以破其疑，恐览者将以余言为河汉也，因援笔以代舌，名曰《释疑》云。康熙四年岁在乙巳正月人日，雪人道人丹阳子顾云逵述。

时觉按：《联目》《大辞典》俱不载，有清钞本藏中国中医科学院。载：玄关一窍、意、活子时、沐浴、火候、行功规则，列九转功法；后附太元子次韵评比、樵林类语、金丹四百字疏义，杂录八段锦、六字诀、修丹大略，后为悟真释疑。《金丹四百字疏义》署为虞山后学丹阳子顾云逵解。

《寿世青编》二卷　存　1667

明华亭李中梓（士材，念莪，尽凡居士）原撰，清吴县尤乘（生洲，无求子）增辑

《珍本医书集成提要》曰：二卷，清尤乘辑，刊于康熙六年。尤字生洲，江苏吴县人。学医于李中梓，官太医院御前侍直者三年。撰有《食治秘方》《勿药须知》《喉科秘书》《脏腑性鉴》《经络全书》，并增辑李中梓《诊家正眼》《本草通原》《病机沙篆》《药品辨义》及《寿世青编》等书。《寿世青编》又名《寿世青》。上卷论未病摄养之法，搜集了儒释道三家有关调心、调身、调息等养生理论及练功经验。下卷论述服药的方法，药物的制度、煎药的要点、饮食宜忌等。附卷评论了病后调理服食法，分别介绍了一百一十七张食养的方剂。养生却病之道搜罗甚广，病后调理服食诸法，尤有价值。

时觉按：后附《病后调理服食法》一卷，收于《士材三书》《珍本医书集成》。《中国医籍考》卷六十四、民国二十二年《吴县志·艺文考三》均载录，作“尤乘《寿世青编》二卷”。

《勿药须知》一卷　存　1667

清吴县尤乘（生洲，无求子）编著

《勿药须知》曰：臞仙曰：古神圣之医能疗人之心，预使不至于有疾。今之医者惟知疗人之疾，而不知疗人之心，是犹舍本而逐末也。不穷其源而攻其流，欲求疾愈，安可得乎？殊不知病由心生，孽由人作。佛氏谓一切唯心造，良不诬矣。所以人之七情内起，正性颠倒，以致大疾缠身，诚非药石所能治疗。盖药能治五行生克之色身，不能治无形之七情，能治七情所伤之气血，不能治七情忽起忽灭、动静无端之变幻。故臞仙又曰：

医不入刑官之家，药不疗不仁者之疾。盖福有所主，祸有所司，报复之机，无一不验，因有天刑之疾、自戕之疾。其天刑之疾由夙世今生所积过愆，天地谴之以致斯疾，此孽原于心也；其自戕之疾者，风寒暑湿之所感，酒色性气之所伤，六欲七情生于内，阴阳二气攻于外，此病生于心也。《仙经》曰：炼精化气，炼气化神，炼神还虚。噫！将从何处炼乎？总不出于心耳。故凡思虑伤心，忧悲伤肺，忿怒伤肝，饮食伤脾，淫欲伤肾。药之所治，只有一半，其一半则全不系药力，唯要在心药也。或曰：何谓心药？予引林鉴堂诗曰：自家心病自家知，起念还当把念医，只是心生心作病，心安那有病来时？此之谓心药。以心药治七情内起之病，此之谓疗心。予考历代医书之盛，汗牛充栋，反复详明，其要主在却疾。然《内经》有一言可以蔽之，曰“不治已病治未病”是也。治有病不若治于无病，疗身不若疗心，吾以谓使人疗，尤不若先自疗也。

时觉按：养生著作，收于《小石山房丛书》。《寿世青编》卷上为《勿药须知》，载《疗心法言》《林鉴堂安心诗》等，似即是书。

《养生君子编》三卷　未见　1672

清长洲汪琥（苓友，青溪子）撰

时觉按：上海中医药大学有藏，笔者未见。上卷总论十余篇，论诸病皆起于心，述调气、导引诸法以及睡功；中、下卷各论内科兼及妇、儿、外、伤、五官各科病症，述其病因病机、治法方药。嘉庆二十五年《吴门补乘·艺文补》载录，作《养生君主论》三卷。

《长生秘诀》一卷　存　1697

清扬州石成金（天基，惺庵愚人）撰

自序曰：寿虽天定之数而人之所以能延者，德也。善养生者，当以德行为主，而以调养为佐，二者并行不悖，体自健而寿命自可延长。请以予身已验者言之：予甫离母胎，未一周岁即无乳，予母乃哺以糕粥。兹时食不知饱，离食则多啼，予母不得已，凡饮食多寡，悉听予意。无何脾胃大伤，染成疳疾，百药不瘳，尪羸之极，骨瘦如柴，不复人形。扬城幼科医家敦请殆遍，皆袖手无策，惟令灌参汤，听命而已，渐至危笃，仅存一息，淹淹待毙。时予上有二兄，不幸俱于襁褓亡，父又得子最晚，见复如此，忧惶终日，计无所出。乃思曰惟德延年，于是广行阴德，修桥修路，施袄施茶，复送府县狱食者一年，天宁寺大众斋供者三遍。凡济人利物诸事，可行者即力行之。其后予病不药渐苏，稍进粥饭，调理略痊。由此观之，若非力行实德而专求乎药饵，恐予之余生早难保也。其后予始六岁，予父望予成人，心怀甚急，命拜吕先生开蒙训读，先生知予体质极弱，毫不严督，名虽读书，实则听予嬉戏。未几复得一晕厥之病，不时举发，发则四肢冰冷，人事不省，昏迷如死。但略犯饥寒劳动，或醉饱失中，一触即发，发必移日，非灌以参汤不苏，总因予先天不足，气血两亏，而至如此。因疗斯疾，苓术备尝，究之欲求一效，难犹登天也。予年十五，父自吴归，特购王肯堂医书名曰《证治准绳》，又杂医十数种，并薛立斋所著《医案》，命予习此，谓可以保己，又可济人，一举两益，计莫便于此者。予拜训之下，读书二载，见医理浩繁而身病日增，加之贱性愚顽，倘学之不精而误世，不如不学，于是弃去。然由此医理稍知，而调养诸法，触类亦明。凡闻修养之士，不问远近，执贽求授，经师友所传，不止十余人，兼遇有寿养之书，俱留心理习。究之所授所见者，非涉繁难，即入幻诞，求其确当实效者，十仅一二耳。至十八岁时，凭予愚见，自加调养，凡心思色欲以及饮食起居，莫不有法。行未三月，晕病潜消，方及一载，予向之虚弱者则壮实矣；向之不复人形者，则瘦骨间稍稍肉生矣。精神日已爽健，虽冒饥寒，任劳苦，并无患也。自十八岁至今二十余载，不但诸重病全无，即伤风感冒微疾亦不沾体，此皆赖于调养之功，及祖父之德荫也。惟予半生沉沦，书因病弱而废弃，体因病弱而疏懒，神思举动，总因病弱而痴拙。愚朦诚为可憾，因思世之弱或病者不寡，安得夭者尽寿而弱者尽强乎？乃将独得之愚已行实验之法，俚言直说，著书一册，明白坦易，大约书内所载，予之私愚浅见者十中七八，其余二三，则收的验明言而细加解晰者也，名曰《长生秘诀》。俾后之年老及病弱之人，尽知调养之法，非独免呻吟之苦，而寿命延长，定可永保矣。若少壮之时，即从予诸法，凡事留心节慎，可永免病患临身。虽年至耄耋，尚然耳聪目明，手足利便，享许多康健安乐之福，方知此书有功于世者不少。若或专事调养，而不加意于德行，是知流而不知源，非予著书之本意也。

时觉按：有清康熙间刻本藏中国中医科学院，分心思、色欲、饮食、起居四部阐述长生要诀，后列卫生必读歌，末载清福要旨。

《养春奇方》一卷　未见　1709

清扬州石成金(天基,惺庵愚人)撰

时觉按:辑录历代养生歌诀、家训、杂说而成,有抄本藏北京中医药大学,经查未见。

《快活方四集》一卷　存　1719

清扬州石成金(天基,惺斋愚人)撰辑

引言曰:前人谓,救人一命胜造七级浮屠,要知世间功德孰有大于救人性命乎?予最怜有等无知愚夫、短见妇女,一遇打骂争斗、灾难急迫,辄便轻生,或投河投井,或自刎自缢,伤心哉!此身上承祖宗千百世之枝派,下接子孙千百世之源流,岂可轻弃乎?予知为此者不过有二意:一则思欲图害他人,一则思欲脱离苦难。殊不知所争名利忿辱皆虚浮微幻,且近日奉各上宪严示饬禁,自死者即时掩埋,不断抵偿,是冤未伸而仇未报,徒空白死,反为彼之窃笑矣。至于命运迍邅,每逢灾难,须知天地日月尚有风雨盈虚,人生岂得快心满意?应安心耐受,自然否极泰来。予今所著救死诸法,非授自老翁,即出于亲见,名曰《快活方》者,谓人当快快活来以受在生之乐也。惟望仁人平日留心熟记,遇人遭此即时亲身奔救,或出主意教授他人。若得起死回生其人性命,乃我之再造,功德浩大,造塔之功真不及也。常时如不明悉,忽遇此事,慌张急迫,茫然莫救,良可浩叹。康熙五十八年仲春,石成金天基撰写。

时觉按:《快活方》凡四集,一集注重道德修养,劝诫莫邪淫、打斗、偷盗、赌博、酗酒、欠债、浪费,二集述清心修养以除忧愁烦恼而自得其乐,三集述守法谨身,此第四集,述急救诸法。《联目》《大辞典》俱不载,收于石氏《传家宝全集》,2000 年中州古籍出版社有校正排印本。

《长生法》一卷　存　1719

清扬州石成金(天基,惺斋愚人)撰辑

时觉按:前后无序跋,分心思、色欲、饮食、起居四部述养生法。心思部,述常存良善想、和缓想、安乐想、康健想;色欲部,述寒暑、雷雨、恼怒、醉饱、衰老、疾病戒房事;饮食部,述食宜早些、缓些、少些、淡些、暖些、软些;起居部,述每日每夜调养,春时、夏时、秋时、冬时、行旅、酒醉诸调摄。《联目》《大辞典》俱不载,收于石氏《传家宝全集》,2000 年中州古籍出版社有校正排印本。

《卫生必读歌》一卷　存　1719

清扬州石成金(天基,惺斋愚人)撰辑

引言曰:孙真人、陶真人并有卫生歌,脍炙人口者已久。予不揣愚昧,并合二家,其中不备者增之,虚诞者删改之,句意未尽者略评注以明之。约增大半,分为七则,叶韵便读,贤愚共晓。今而后世皆病却夭除,齐跻寿域,吾之愿也。虽然,寿之切要惟以德善为主,调养为佐,若专事调摄,是不知其本源,鬼神必暗加魔灭矣。信乎歌中二句曰:长生不老是何如,胸内宽平积善多,乃卫生之的旨也。

时觉按:《联目》《大辞典》俱不载,收于石氏《传家宝全集》。2000 年中州古籍出版社有校正排印本。为心思、色欲、饮食、调时、起居、修摄、醒悟,凡七则。

《长寿谱》一卷　存　1719

清扬州石成金(天基,惺斋愚人)撰辑

时觉按:前后无序跋,分心思、色欲二部述养生法。心思部,述常存仁慈心、安静心、正觉心、欢喜心四则;色欲部,述风雷、寒暑、虚弱、衰老、醉饱、忧怒戒色欲六则。收于石氏《传家宝全集》及《石成金医书六种》。《传家宝全集》2000 年中州古籍出版社有校正排印本。

《秘传延寿单方》一卷　存　1719

明云间董其昌(玄宰,思白,香光居士)原撰,清扬州石成金(天基,惺斋愚人)传

引言曰:陈逊斋先生曰:延寿丹方,系云间大宗伯董玄宰先生久服方也。家先孟受业于门,余得聆先生

教，蒙先生授余书法，深得运腕之秘，侍久乃获此方。先生年至耄耋，服此丹，须发白而复黑，精神衰而复旺，信为却病延年之仙品。凡人每无恒心，一服辄欲见效。经书明示以久服二字，人不聪察，咎药无功，误矣。余解经二十余年，家贫年老，专心轩岐之室，请益名流，勤力精进，寝餐俱忘。历二十余年始悉《内经》之理、阴阳之道。余于壬子年七十五岁时，饥饱劳役，得病几危，因将丹方觅药修制。自壬子年八月朔日服起。至次年癸丑重九登雨花台，先友人而上，非复向年用人扶掖而且气喘，心甚异之，始敬此丹之神效。余向须发全白，今发全黑，而须黑其半；向之不能步履，今且行步如飞。凡诸亲友俱求此方，遂发自寿寿人之诚，因付梓广传，令天下人俱得寿长。虽药力如是，必药力与德行并行不悖，乃自获万全矣。

何亮功跋曰：神农以前，人皆寿至数千岁。尝药之后，渐减至百岁数十岁，以至数岁。窃谓草根树皮毒人脏腑，安得借七情六欲之伤为老农解嘲哉？方吾儿病时，医人之履满户外，咸云必不生；最后逊斋先生至，独云必不死。随立方参附至数两，视其方，无不骇之。余亦不敢信，吾儿信而服之，果有起色。然其间危险呼吸之际，诸医之摇首跷舌而不顾者，先生笑曰：此生机也。其说甚快，其理甚微，究之十年枕上之人竟一旦霍然而起，先生之力也。夫医犹医也，药犹药也，或用以死，或用以生，顾亦用之何如耳。乃先生不急病者而急病，病者医之为医，药之为药，遂已怕仓扁之扇矣。每读《列传》，疑太史公好为奇谈，今于先生信之。然而先生盖得道者也，年七十有八，童颜渥丹，白髭再黑，自解组以来，一回相见一回少，岂非易凡胎为仙骨哉？顷刊《延寿丹方》行世，种种炮制，尽非诸家所知，利济之功侔于造化。矧吾儿以不起之症而能起之于床褥间，举世之无病者而服之于闲暇之日，何不可以晚祀之年而几几乎神农以前之寿乎？年家弟何亮功偶笔。

方享咸跋曰：客将问余曰：药能杀人乎？余曰：药何能杀人？杀人者医也。客曰：有是乎？余曰：客姑听之：余娇健身，又性不嗜药，每藏秘方蓄善药以应世之多病而嗜药者，余心快焉。内侄何大椿，次德之元方也，负奇才，抱奇病，医言不起，众口同声，且为定其期日，或云三日，或云五日，或云七日、十日，尽谢去。每与次德相对，无以解其愁苦。惟陈子逊斋诊脉一过，笑谈甚适，曰：吾将令之起而行也。既而三日不死，五日不死，七日十日又不死。今步履如风，壮健过于未病时，方信逊斋之言，真有见垣之妙矣。逊斋归隐白门，临池之余留心方药，其所得董玄宰宗伯寿丹，自服效验，辄刊方示人。虽业非岐黄，深究太素之精逾于岐黄。人每延之，无不死而复生者。因思诸医以用药之道相兵，虽起、翦、颇、牧不是过也。逊斋独为培养元气，余窃以次德之喜为喜，以次德之感为感。夫危险之症可以回生，则延寿之丹足以永年无疑，余愿人之急服勿失也。是又余之藏秘方蓄善药之婆心，因以答客之问而为之言。年家弟方享咸题。

时觉按：载养生延年益寿方一首，由何首乌、菟丝子、豨莶草、桑叶、女贞、忍冬花、杜仲、牛膝等九药组成，详载诸药及炮制、熬膏制丸方法及加减法，收于石氏《传家宝全集》及《石成金医书六种》，《传家宝》题为《重刻大宗伯董玄宰先生秘传延寿丹方》，2000年中州古籍出版社有校正排印本。

《通天乐》不分卷　存　1729

清扬州石成金（天基，惺斋愚人）撰辑

自序曰：世人俱各有性天之乐，原不因外境之顺逆而移也。然人虽各有天乐，鲜得受享者，皆为私欲所蔽。予不揣愚昧，乃将明达语事，漫用俚言记述数种。某某因存天理，即受许多快乐之福；某某因天理为私欲所蔽，即罹许多忧愁困苦之殃。吾赘浅说，著书曰《通天乐》，谓人能通达乎性天之乐，则随时随境皆享极乐于无涯矣。夫上而至孔颜乐处，亦不外乎性天之乐，但能造其极耳。等而论之，程明道之，予心乐者惟自乐于性天，而他人不识也。白居易之字乐天者，趣专于性天之乐也；邵康节之居名安乐窝者，安于天乐也；司马光自得乎天乐，即以独乐名其园；王心斋学士学此乐，遂有乐学歌。今人能通此乐，则俯仰寰宇，凡水流花放、鱼跃鸢飞，皆性天中之透露，何莫而非我心之真乐？昔日予曾有鄙词云：眼前快乐谁能晓，自寻诸烦恼。高超极乐天，胜住蓬莱岛。此即通乎性天之乐而已矣，又岂外境所能移易哉？雍正七年二月花朝，石成金天基撰写。

时觉按：《联目》《大辞典》俱不载，收于石氏《传家宝全集》，载长欢悦、快乐心法、莫焦愁、莫愁诗等。刘耀先《眼科金镜》卷末附是书自序及首篇《长欢悦》一则，亦名《通天乐》。

《石天基传家宝摘录》四卷　存　1879

清扬州石成金（天基，惺斋愚人）原撰，钱塘邢祖愉（华垒）摘录。

时觉按：有光绪五年华垒氏邢祖愉抄本藏河南中医药大学。前后无序跋，目录下注：光绪五年己卯新正月上元日，摘录于嵩阳分巡旧县司事官廨，钱塘生邢祖愉并记；卷端署：钱塘华垒氏邢祖愉手录。康熙时扬州石成金搜辑前哲诗文格言、村俗俚言、谚语童谣，演绎立身养生、为人处世、修齐治平之道，撰《传家宝全集》。

《卫生汇录》不分卷　存　1911

清扬州石成金（天基，惺斋愚人）等原撰，亡名氏辑

子目：《食鉴本草》《食愈方》《经验良方》《起居饮食各法》《长寿谱》《救命针》《居家应世养生调摄各法》《养生延年要法》《保元益寿秘诀》《居家必知》

时觉按：据康熙间扬州石成金《传家宝》为主编辑而成。《食鉴本草》为石氏撰辑；《食愈方》石氏修订尤乘《病后调理服食法》而成，并收于费伯雄《食鉴本草》；《经验良方》即石氏《天基神方》，其末《重刻大宗伯董玄宰先生秘传延寿丹方》，为石氏所传明董其昌《秘传延寿单方》，原独立成书；《起居饮食各法》未明；《长寿谱》《救命针》均为石氏所撰；《居家应世养生调摄各法》未明；《养生延年要法》即石氏《长生法》，其中《卫生必读歌》七则，原本独立成书，为一卷；《保元益寿秘诀》则为多人著述辑录，首则《养生大法》节录汪昂《勿药元诠》，其后为马齐《陆地仙经》，《益寿俚言》为道光己酉燕山文海氏著，原附于傅伯辰《戒淫宝训》，其余《华元化仙师五禽舞》《漱芳编摘要》《食物消化时刻表》《各种食物相犯录》《居家杂忌》《起居宜忌》《饮食宜忌》《月令》等未明；《居家必知》未明。有清宫秘藏抄本，为海内孤本，公私诸书目及《联目》《大辞典》俱不载。2002 年收于《故宫珍本丛刊》医家类精选整理本，海南出版社排印刊行。

《养生镜》不分卷　存　1922

清扬州石成金（天基，惺庵愚人）原撰，民国余姚杨瑞葆重订

杨瑞葆序曰：人之心思运用过度，必致虚弱成病，故善养生者常使心思静如止水，空若太虚，无事则淡焉漠焉。生趣盎然，遇事则毅然决然，当机立断。若而人者，其身心必康健，事业亦必有可观也。吾国言养生之书甚多，其大要不外乎静与动。体操拳击之类，动之养生法也；参禅静坐之类，静之养生法也。然所谓静者静其心也，若静其身而不静其心，庸有益耶？所谓动者，劳其体也，若劳其体而复劳其心，鲜不危矣。扬州石天基先生著《传家宝》一书，凡立身养生、治家处世之道，莫不备载。其论养生也，心思则归于安静，房事则归于节制，饮食则不令恣肆，起居则务期谨慎，医药则惟其及时，可谓尽养生之道而无余蕴矣。惜全书卷帙浩重，木刻漫漶，坊间石印本字迹既小，复多错误，阅者苦之。不佞屡思重订印行而力有未逮，兹幸同人有明德书局之设，而爱华制药会社又有赠书之举，爰将书中长生秘诀、真益笺、救命针、快乐原诸篇，重加纂订，颜曰《养生镜》，藉为世人修养之一助焉。民国十一年四月余姚杨瑞葆识于上海。

时觉按：康熙三十六年，石成金撰《传家宝》述立身养生治家处世之道；杨瑞葆取其中专论养生的长生秘诀、真益笺、救命针、快乐原等篇，重订为绪论、心思、房事、饮食、起居、医药、杂录七章，民国十一年上海明德书局铅印。前有丁福保序，从略。民国十八年沈宗元辑《中国养生说辑览》，删订是书收于其书第十四编《石天基之养生说》，篇末按：是编系由杨瑞葆所编之《养生镜》加以删减而成，约减去原书四分之一。其中所言甚属平实，切近可行，诚人人易知易行之指南针也。

《手录养身纂要》　佚　1700？

清吴江程世泽（跂宗，定夫，跛翁）撰

道光二十二年《震泽镇志·艺能》曰：程世泽，字跂宗，号定夫，少跛一足，故自号跛翁。其先新安人，祖如璧，字龙章，勇而好学。明季之乱，避难震泽镇，遂家焉。尝遇盗，为斫去手三指，后作书，以两指握管，遒劲中更觉妩媚。有《手录养身纂要》《奇门遁甲》等书。

《颐养诠要》四卷　存　1705

清金坛冯汉炜（曙云，守和道人）辑，冯曦（晴川）传

自序曰：子舆氏曰：事孰为大？事亲为大。守孰为大？守身为大。古之人临深履薄，执玉捧盈，凛凛乎其不敢忽者，以身重也。徇欲伤生，昔人所耻，苟知父母之生成此身甚难，则所以爱其身者不容不至。彼熊鸟经伸，龙虎咴食，养生者乌可以不知哉？夫阴阳五行之理不外乎形体之中，盈虚消长之机不离乎起居之际，智者神而明之，而维持调护，养性存心，盖有道焉。夫人孰不爱身，然鲜克明爱之之道，故终焉适所以损之。蒙庄有言：养形必先之以物，物有余而形不养者有之；有生必先无离形，形不离而生亡者有之。故不得养生主者，

未可与论养生之事。余自壬午抱痾以来，日究心黄老之学，而知生人所恃者，大都以神为主，形气次之。盖心为一身之宰，神全则气自足，气足则体自充，此自然之理也。故道家千言万语，不过炼习其心，造于恬淡虚无之域，则几于道矣。兹取养生诸书，字栉句比，考其臧否，参其同异，条分缕晰，录以自怡，其或事涉玄虚，文不雅驯者，悉皆屏去。凡怡神、葆摄、修炼、格言四卷，以心体之，以身试之，而知颐养之要，无以加此也。缘督以为经，可以保身，可以全生，可以养亲。虽非久视之大道，实为出世之梯阶。庶几群居饱食之余，净几明窗，手执是编一卷，焚香默坐，消遣世虑，亦清心寡欲之助也。上之纵不能登彼岸，次亦不致怪风吹船，飘落鬼国耳。且夫拱把人、桐梓人，苟欲生之，皆知所以养之者，至于身而不知所以养之者，岂爱身不若桐梓哉？苟得其养，无物不长，苟失其养，无物不消，子舆固有明训矣。康熙乙酉嘉平月立春日，守和道人冯汉炜题于书永堂。

冯煦跋曰：《颐养诠要》四卷，五世祖曙云府君所辑也。府君少善病，学黄老之学，专一静修，不下楼者三岁，且辑是编为摄生之助。自是体日强固，乃复出而应世，擢高第，强官京曹，寿七十余，皆得力于是编也。粤寇之乱，先籍悉烬，而是编幸存，敬授剞劂氏以永其传。府君生际康雍盛时，三藩既定，海宇清宁，无复兵革之事，得以优游家弄，从事养生，岂唯所学之致然哉？抑亦时为之也。今世之人，孰不欲遂其生？欲遂其生，孰不知善其养？乃知所养矣，而上下四方之环而贼之者日相寻而无已，务贼天下之人之生，以遂一人之生而后快，天下之人展转于水深火热之中，相随以尽，彼贼人者且肆然自得。然天道好还，无往不复，贼人者卒亦自贼，可不谓大哀乎？诚乎是编而诵习之，诵"怡神"一篇，则安时处顺不欲非分之得；诵"葆摄"一篇，则少私寡欲不尚非几之贡；诵"修炼"一篇，则抱德炀和，不骋无义之争；诵"格言"一篇，则改过迁善，不迷独觉之明。如是，则贼人之心日消日灭，以几于明善而复初，而天下之人乃各得其养如府君之世，此又煦传是编之微旨，当亦府君在天之灵所鉴许者也。丙寅霜降日，五世孙煦敬跋，时年八十有四。

《江苏艺文志·常州卷》曰：冯汉炜，字曙云，一字素园，清金坛人。标子。幼孤，遘奇疾，病愈。读书于溧阳竹墅，寒暑不辍者六载。康熙五十七年进士，授内阁中书，迁兵部员外郎，再迁工部郎中。工诗古文辞，文移不假手吏胥。雍正四年归里，为黄老之学，养心寡欲。

时觉按：是书《联目》《大辞典》《中国医籍通考》均录为冯曦字晴川辑，然由上录序跋可知，辑者当为冯汉炜，字曙云，自号守和道人。《江苏艺文志·常州卷》据冯煦《蒿庵类稿》卷二十三《五世祖曙云府君家传》载录是书，无卷数，谓"佚"。有光绪二十四年刻本存世，2018年中医古籍出版社收于《中医养生珍本集萃》，影印线装出版。

《养正三篇》 佚 1719

清崇明林逸（梦安）撰

乾隆二十五年《崇明县志·人物志二》曰：林逸，字梦安。其先浙之兰溪人，世为名医，胜国中叶徙于崇。逸生而颖异，好读书，一时文人皆乐与交。幼攻制艺，久之弃去，潜心道学，兼理世业。康熙十九年，县大疫疠，逸比户诊视无虚日，贫者以药周之，不取值，有余金，则送郡之育婴堂。已亥岁，无疾而逝。刻有《养正三篇》。

《古今图书集成·寿夭部》一卷　存　1725

清常熟蒋廷锡（扬孙，西谷），闽侯陈梦雷（则震，省斋）奉敕编

时觉按：《寿夭部》为《古今图书集成·明伦汇编·人事典》卷六十五，释寿名义，记述寿数寿夭及长寿记录等。收录于赵立勋等编纂《古今图书集成医部续录》，中国医药科技出版社 2002 年排印出版。

《古今图书集成·生死部》一卷　存　1725

清常熟蒋廷锡（扬孙，西谷），闽侯陈梦雷（则震，省斋）奉敕编

时觉按：《生死部》为《古今图书集成·明伦汇编·人事典》卷八十九，论述死的各种名称，释丧制，论贵生，并及死而复苏事。收录于赵立勋等编纂《古今图书集成医部续录》，中国医药科技出版社 2002 年排印出版。

《古今图书集成·养生部》三卷　存　1725

清常熟蒋廷锡（扬孙，西谷），闽侯陈梦雷（则震，省斋）奉敕编

时觉按：《养生部》为《古今图书集成·明伦汇编·人事典》卷一〇九至一一一，为养生通论，述养生理论、要求、宜忌、方法、注意事项与事迹典故。收录于赵立勋等编纂《古今图书集成医部续录》，中国医药科技出版

社2002年排印出版。

《古今图书集成·静功部》一卷　存　1725

清常熟蒋廷锡(扬孙,西谷),闽侯陈梦雷(则震,省斋)奉敕编

时觉按:《静功部》属《古今图书集成·博物汇编·神异典》,荟萃气功养生资料,述气功导引、呼吸吐纳、练功理论、方法、要诀及图式等。收录于赵立勋等编纂《古今图书集成医部续录》,中国医药科技出版社2002年排印出版。

《卫生编》三卷　存　1749

清丹阳魏祖清(东澜,九峰山人)辑

自序曰:盖人生天地,虽禀有厚薄,然无有不具二五之真精元气以生者,诚能葆其真,养其元,则内体坚实,阴阳百感无自而入,此熊经鸟伸之书所以作也。乃或耗之损之,甚而戕贼之,则本颠枝败,物腐虫生,由是异病杂出,乃欲求助于药饵,不亦晚乎?譬之草木,精气者,根本也,药饵者,滋培也。草木固藉滋培,若根本已朽,滋培何益?由此而推,则延年却病之方了然矣。先君子生予最晚,禀受羸弱,咸疑不寿。后业儒未就,遂习岐黄,颇识养摄之理。继读导引调息之书,其探本穷源处心焉好之,而泄泄世故未究渊微。今年已古稀,精神爽健,或者导养之术与有功乎?夫长生升举之学,非夙具仙骨者难得真传,至近世尤生洲先生《寿世青编》简易通晓,能阐熊鸟诸书遗意。而板字残缺,鲁鱼多误,因不揣鄙陋,略为增删,分为三卷,题曰《卫生》。阅是编者,倘能清心寡欲,保其精气,足以却疾延年,未必无小补云尔。岁在己巳孟秋,九峰山人魏祖清题于润州清宁道院。

陆桂馨序曰:吾尝有志颐养,当教习内廷时,其日多暇,爱阅医方,习导引。而碌碌笔墨,未竟其学。然闻有精其业者,虽远地必往就之。近来秉铎云阳,知邑有东澜魏先生者,品端心洁,好经史,而尤粹于医,乃天未假缘,无由良觌。其令嗣荆来与予游,遂得订交于先生。往来过从,诗酒之余,兼论岐黄。见其源源本本,学有根据,而晰疑送难,皆中理解,益叹名下无虚,相见恨晚者久之。今所刻《卫生编》,大旨出于《寿世青编》,而参以诸家,裁以己意,盖医也而通于仙矣。或曰:先生悬壶而劝人导引,得毋矛盾?余曰:不然,夫医药以卫生,养导亦以卫生,一制已然,一制未然,理原并行不悖,且世人果能力行此书,守其无妄,则勿药有喜,先生岂有憾乎?先生名满吴越,不俟予誉,今直叙数语,授荆来归质其尊人,不知河汉予言否也?时乾隆己巳年季夏立秋前一日,震泽年家眷同学弟陆桂馨拜题于云阳学署。

顾李坦跋曰:东澜先生立品端,存心厚,性好书史,尤粹于医,当代公卿大宪争相引重。凡人所艳羡者,先生独恬淡视之,萧然无系于怀,不欲以医自炫。迩来年愈尊,学益进,而其心弥歉,谓沉疴痼疾皆由嗜欲侵损,徒恃药饵,骤难获效。爰纂《卫生编》,示人以导引之术,则诸病可却,诚端本澄源之意也。向曾辑《树惠编》,为求嗣者说法,复得此编,可称双璧。倘能家有其书,人尽服膺罔懈,则先生一片婆心堪作渡迷宝筏矣。爰缀数语于简末。同学弟顾李坦泰衢谨跋。

光绪《丹阳县志·方技》曰:魏祖清,字东澜,号九峰,汤溪人,世业医。随父游丹阳,遂家焉。生平潜心经史,王楼村式丹、刘艾堂师恕交相引重。尤喜以长桑术济人,所制膏丹,名闻京师。著有《树惠编》《卫生编》《救居急救方》《千金方翼注》行于世。

时觉按:有丹阳魏树蕙堂刻本藏常州图书馆,封面墨笔题署:达迷子;扉页作:九峰山人魏东澜辑。每本纸料印订工价制钱叁拾八文,《卫生编》,板存丹阳文会堂书坊,倘有印送者不取板资,丹阳魏树蕙堂藏板。汇辑导引气功,卷首载太极图、坎离图、六关三脉图、内景图、醒世诗,图各有说明注释。卷上载养生微言三十则,养五脏各说五篇,及斋说、食忌说、居室安处论、寝室宜忌说、睡诀、养神铭、谨疾箴、四时摄生篇等,凡十四篇,述养生之道;卷中导引动功,载内养下手诀、运气法、固精法、定神法、十二段锦诀、十六段锦诀、导引却病等七篇;卷下内养静功,载六字诀、调息法、小周天法、胎息指南、任督二脉秘旨、玄牝论及清心说、坐忘铭、余言三则,凡九篇。

《养生家言》　佚　1795?

清江宁严长明(冬友,道甫)撰

钱大昕《内阁侍读严道甫传》略曰:严长明,字冬友,号道甫,江宁人。幼读书十行并下。年十一,临川李

阁学绂典试江南，闻其早慧，欲见之，因介熊编修本往谒。李随举“子夏”二字令对，即应声曰“亥唐”，李大奇之，谓方侍郎苞、杨编修绳武曰：此将来国器也，公等善视之。遂执经二人之门。及补县学生，学使梦侍郎以国士目之。乾隆二十七年，天子巡幸江南，长明以献赋召试，特赐举人，授内阁中书。甫任事，即奏充方略馆纂修官，因荐入军机处行走，傅文忠公恒亦器重之。上尝问军机章京中人才可用者，傅公曰：人才可用者多，若有守有为，可继胡宝瑔者，严长明一人耳。长明内直日久，谙悉典故，尤务持平允。擢内阁侍读，历充《通鉴辑览》《一统志》《热河志》纂修官。长明于蒙古、托忒、唐古特文字，一见便能通晓。尝奉命直经咒馆，更正《翻译名义》《蒙古源流》诸书。书成，辄进秩焉。以父忧去官，寻丁母忧，哀毁过礼，免丧后引疾不出，筑室三楹。颜曰：归求草堂，藏书三万卷、金石文字三千卷，日吟咏其中。海内求诗文者踵相接，从容应之无倦色。晚岁为庐江书院院长，卒年五十七。生平著述有《归求草堂诗文集》《西清备对》《毛诗地理疏证》《五经算术补正》《素灵发伏》《养生家言》《怀袖集》《吴谐志》……凡二十余种。论曰：予友曹学士仁虎有言，政事可以文饰，惟文学不可假借，风节或激于一时而成，惟文学非积久不能致。予与侍读交廿余年，听其议论，经纬古今，混混不竭，可谓闳览博物、文学之宗矣。同岁召试得官者，歙程晋芳鱼门、上海赵文哲损之、长洲吴泰来企晋、上海陆锡熊健男，彬彬尔雅，皆述作之选，盛矣哉！（《潜研堂文集》卷三十七）

时觉按：嘉庆十六年《江宁府志·人物·文苑》载其事迹，《艺文上》载录是书。

《养生录》 佚　1808？

清嘉定钱廷熊撰

时觉按：嘉庆十三年《安亭志·艺文》载录。

《养生余论》不分卷　存　1820

清娄县姚椿（春木，子寿，樗寮生，蹇道人）辑

《清史稿·列传二百七十三》曰：姚椿，字春木，娄县人。父令仪，四川布政使，又屡参戎幕。椿高才博学，幼随父游历诸行省，洞知闾阎疾苦，慨然欲效用于世。以国子监生试京兆，日与洪亮吉、杨芳灿、张问陶辈文酒高会，才名大起。顾试辄不遇。既又受学于姚鼐，退而发宋贤书读之，屏弃夙习，壹意求道，泊如也。尝得宝应硃泽沄遗著，叹曰：此真为程朱之学者。亲诣其墓拜之，申私淑之礼。道光元年举孝廉方正，不就。主书院讲席，以实学励诸生。其论文必举桐城所称，曰：好学深思，心知其意。又曰：文之用有四：曰明道，曰记事，曰考古有得，曰言词深美。其录清代人文八十余卷，一本此旨。著有《通艺阁录》《晚学斋文录》。

时觉按：《联目》不载，有稿本藏上海图书馆，笔者所见为其电子版。馆藏卡片署为姚椿辑，然未见署名，无序跋，有目录二叶。内容为抄录诸名家论述及医书序跋、目录等，如柳公绰《太医箴》、孙思邈《福寿论》、龚鼎臣《医述》、张文潜《跋庞安常伤寒论》、吕南可《医铭》，凡六十余则。卷端署：养生余论，道光丙申夏日，竹余山人借过一读。有“其伟”“长宜子孙”二章。青浦何书田，字其伟，号竹簳山人，姚椿曾为撰《竹簳山人传》。

《梅华问答编》一卷　存　1839

清吴中薛阳桂（心香）述，上海谢来仪（海音）赞

自序略曰：圣贤仙佛同此一理，岂有二道乎？此意昔先师小艮先生常剀切训诲同人，以此为最要者也。先生乃先贤闵牧斋公之后，即中丞峙庭公之堂侄，幼尝宦于滇南。其庭帏之孝养，政治之贤良，自有史乘记载，兹毋赘焉。至于理学之精纯，元宗之微妙，乃上承钟吕王丘之嫡脉，下袭太虚氏之薪传，先生殆所谓儒而道者也。致仕后隐古梅花岛，即清和洞天间出河上，江浙闽燕之间，而于吴门为钓游之所。所著古书隐楼藏书，真诠密谛，直写心源，无一不从性海中流出，去尽铅汞之喻言，独传先生之遗秘，俾太上心传，重显于世。此先生度世苦心，亦后来学者之万幸焉。然先生遗言有云：我所著之书，其中多随地随时补偏救弊说法而然。至儒学心传，先生虽未尝著有专书，观其立言本义，无不以明德为本，修身为用，慎独为入手，尽性至命为究竟，将致知格物操存于庸言庸行之中，以证其为物不贰之则。盖专以无念为宗，而以“虚寂恒诚”四字为彻始彻终之体要。斯特阐发儒家之所未发以示夫性命之实，故法程虽异，实乃度世之金针，儒仙之滴髓也。原其所事，不外乎主一无欲之功用，造至自然清和而已矣。若然，则先生之于道，未尝背孔门宗旨，实有裨益于后世。先生之心苦矣！先生之功伟矣！阳桂生也愚，又未尝读书，焉识先生之阃奥？惟以幸列门墙几三十载，

而于至道之筌蹄影响，盗闻一二，自愧蒲樗非材，未克负荷薪传，以致深负师恩，无由仰报。今将口传心受之言，约略其旨，汇述一书，名曰《梅花问答编》。然不免希世盗名，获识者之所讥。第以学求自信，非信于人也，功期自知，非知于人也，乃正欲以此质之高明君子，而请授教焉。并缘引后学欲读先生之书者，先以此为启钥耳。时维道光己亥仲冬长至前一日，龙门后学洞云薛阳桂谨识。

李文沅序略曰：今吴门心香薛君，为古书隐楼高弟子，德深学硕，独契心传，示我《梅花问答》一编，属作弁言。余读之茅塞顿开，心心若契，然余素不敏，为此大言则吾岂敢？既谬托知交，又不敢遽以固辞也。缘细译静参，知薛君之所养者自深，而谈之者益微矣。乃一以至万，万仍返一，陶融其理，不留拟议，悉归其要，乃至无所不用其极者。不第参儒学之精微，抑且发二氏之款要，以是推求，益征学力，易而难矣。盖自唐宋以来，善言理学者必辟二氏，宗二氏者必小理学，欲求一贯通其说者竟了不可得。此患由不切近身心、徒树障碍之故耳。顾树障深则与性命益远，求其所谓润身之道者，更难同岁语矣。今所撰《问答》一编，外之则治平之道，内之尽克复之功，以至至德凝道，大而能化，无微不备，可为为学之楷模，修齐之正鹄也。余向亦爱读古书隐楼书矣，书隐书凡数十种，类皆不外乎正诚之道，其讲庸言庸行而再切近身心者，则《遗言》一卷。《遗言》为钱塘陈云伯编次，而云伯亦当北面云。至文笔遒逸如万项云涛，忽起忽伏，无踪迹处，又如云璈奏万妙，各自寻展转。今能物我皆忘，若三岛神游，应接无穷，则《金盖心灯》一编已臻其极。其余手制，或多述古之作，或揭独得之新，几若于水晶宫中罗列万宝，苟得一焉，已早擅胜于天上人间矣。顾读其书尚且云然，况耳提面命，亲承色笑者，其元妙又当何如耶？昔关尹子撰《道德五千言》，虽非老子手笔，实获老子之心传矣。今薛君所作正复类此，至于垂惠后学，有功名理，俱在一以贯中，又何多让哉？还请质之薛君，或有当否？如是云序。时道光庚子春来日书于慈竹长春之室，古填后学李文沅顿首序。

篇首曰：辛巳之秋，八月望月，有客陶既若、韩洞然偕僧慧彻、道士许洞雷暨冠者五六人、童子六七人，赏桂于竹影梅华馆。是时也，桐叶敲窗，桂香入幕，或鼓琴而啸傲，或临流而赋诗，焚香煮茗，默坐谈心，熙熙秏秏，雍穆一堂。既若喟然曰：人皆可以为尧舜，有志事竟成，信斯言也。何以修道者若牛毛，成道者如麟角乎？大约皆不得其门而入。旁门外道固不足论，而大道正宗若何为是？洞然曰：古今无二道，圣凡无两心，教有三教，行之则一。所谓道者，一也。此道乃天地自然之真机，付于万物，见于万事。世人舍近图远，非视为高妙，即目为老生常谈。即有一二有心之士，不得真传，流为怪异。幸遇名师，嗜欲纠缠，因循怠忽，安望有成？今姑无论他人，且各自返观内省，能猛勇直前与道为一否？颜子曰：舜何人也？予何人也？有为者亦若是。若能破釜沉舟，拼却三年苦功，看是如何？至于宗主，下学可以言传，上达必由心悟。窃以为行之始，必先察理。《大学》之格物致和，先儒之穷理主敬，实乃入门之秘钥也。

又曰：老子、释迦、孔子皆圣人也，三教之道皆道也，道无二理，教则分三。三教中之人，皆人也，人人具此心性，具此天理，理无二理，心无二心。儒家曰存心养性，道家曰修心炼性，佛家曰明心见性，三教无不从心性上着实用功，各造其极。是以千百年鼎峙于古今，所谓殊途同归也。

谢来仪跋略曰：读书之要在身体力行，力行之微又在心领神会，不为文字所障，始为有得，庶不负此读矣。是子薛子上承小艮先生口授，总括心传，演为《梅华问答编》一卷凡四十章。言言率性，字字金丹，由正诚以致至命，即致命而妙为循论，放卷自如，无施不可，斯真为圣学之准绳，探无极之根底矣。虽自然真文，其奚以过？来仪生至愚，且喜读古今书，兼出已意，推求其要。故立之余，每蒙提示，即小艮先生杖履优间，亦与至论。忆自丙戌春初，于雅鹿斋中赐句书楹帖云：惟恐薄情心奉佛，只因少学愿求仙。又赐句云：养吾浩然气，不失赤子心。叠荷深恩，沐裁宗匠，固已衔结靡涯矣。顾兹十余年来，学不毫进，反躬自省，徒黯然伤魂，惟恐有负此重叠之深恩者。子曰：假我数年，五十以学易，或以无大过矣。所谓大过者何耶？五十者何耶？学至孔子尚欲假年以学，而无大过者又何耶？岂非即尽性致命上复有吃紧处耶？原即所谓性以存命，命以保生，生以终寿之谓矣。今每谈理学者，必先树障以为辟端，穷道妙者，反小理学以为逐末，二者各误，至死不悔。兹《问答》之编，特悯之也，姑通其关要耳。所谓体之可成金丹大道者，用之奚不能修齐平治欤？其中关键，实最微妙吃紧，直与两卷《黄庭》、五千《道德》参观也可。还请质呈似函丈，而更望垂教焉。海上弟子谢来仪百拜谨跋。

时觉按：《联目》《大辞典》俱不载，2001 年收于《中国古代房中养生秘籍》，中医古籍出版社出版。卷端署：吴中薛阳桂心香述，广陵余阳成层云梓，西蜀雷坦芸初校，上海谢来仪海音赞。薛阳桂，字心香，师事金盖山闵一得，得北宗龙门派丹法秘旨，著作《金仙直指》《性命真源》《梅华问答编》。

《孙真人真西山卫生歌注》 佚 1850？

清太仓王应鹤(冠廷)撰

光绪六年《壬癸志稿·人物·太仓州文学》曰：王应鹤，字冠廷，嘉庆二十一年举人。性伉直，好论议，口如悬河，闻者咸慑服。凡儒宗历算、医卜释老家言，靡不精究。卒年七十六。

时觉按：民国八年《太仓州志·艺文》载录。

《卫生要术》不分卷 存 1858

清吴县潘霨(伟如，韡园)辑

自序曰：原夫人之生死、病之轻重，必先视元气之存亡。所谓元气者何？五脏之真精即元气之分体也，而究其本原，《道经》所谓丹田，《难经》所谓命门，《内经》所谓七节之旁有小心。阴阳开辟存乎此，呼吸出入系乎此，无火而能令百体皆温，无水而能令五脏皆润，此中一线未绝，则生气一线未亡，胥赖乎此。人之脏腑经络、血气肌肉，一有不慎，外邪干之则病，古之人以针灸为本，继之以砭石、导引、按摩、酒醴等法，所以利关节、和血气，使速去邪，邪去而正自复，正复而病自愈。平日尤重存想乎丹田，欲使本身自有之水火得以相济，则神旺气足，邪不敢侵。与其待疾痛临身，呻吟求治，莫若常习片刻之功，以防后来之苦。虽寿命各有定数，而体气常获康强于平时矣。兹编取丰城徐鸣峰本，参之医经各集而略为增删，凡于五官四体各有所宜按摩、导引者，列之于《分行外功》内，任人择取行之，仍取前人所定合行十二段法，载于歌诀，俾得照依次序遍及周身。此皆尽人可行，随时可作，功简而赅，效神而速，不须侈谈高远而却病延年，实皆信而有征，即《老子》《赤松子》《钟离子》所载节目亦不外此。诚能日行一二次，无不身轻体健，百病皆除，从此翔洽太和，共登寿域，不甚善乎？爰泚笔而为之记。咸丰八年孟冬，古吴潘霨伟如甫书于长芦节署。

时觉按：是书又名《易筋经八段锦合刊》，1999 年人民卫生出版社收于《伤科集成》排印出版。

《却老编》 佚 1862？

清震泽庄基永撰

时觉按：光绪九年《苏州府志·艺文三》载录。

《长生指要》二卷 佚 1762？

清上海唐千顷(桐园)撰

时觉按：光绪七年《嘉定县志·艺文志三》之《子部·流寓著述》载录。

《养病庸言》一卷 存 1877

清太仓沈嘉澍(子复)撰

徐景福序曰：古者有文字时，即有治病书，厥后有养生家言。今于两家外，别出一途，命曰养病，有异旨乎？曰：人日与生俱，生日与病俱，生可养，生而病，尤亟养焉，故其词以同。太仓沈生子复，昔为尝善病矣，而得其所养，因以其所得者书焉。别录则同人发难之词，养病而进于讲学之事也。子复为余丙子分校南闱所荐士，始余读子复文，念必得尔，几得而失，余甚惜之。既知子复昔者尝善病矣，则又曰得失之故，恒与病媒，当世之得者，或不善处其所得，率不免于病，失者间病如未始病也，惟其然也，又为子复慰。然则不得是乎，抑又非也。子复抱其可得者，益以养之，时而一得，得而往将试之千病百病之场，而不一病也。将见之言者不尽言，而自谓庸者信非庸也，又不能不为子复慰矣。或曰养生取燕适之义，而养病寄危苦之情，故其词以同而命意不同。光绪三年丁丑十一月，遂昌徐景福书。

陶甄序曰：朱孝定先生有言曰：病之发于外者易治，发于心者难疗。陈鉴堂诗曰：只是心生心作病，心安那有病来时。旨哉言乎！今之人，率不能谨疾于未然，疾作矣，而侥幸尝试于不可知之医，幸而获效，辄不复检摄，不幸而加甚焉，则又以医为诟病。噫！不自治而求治于人，何不思之甚也。我友太仓沈君子复，为敬亭光禄之后，余分校癸酉江南秋闱，得君卷奇之，荐而不售，为不怿者累日。甲戌之冬，子复谒余于金阊，时方病作，形神甚惫；逾年见之，羸瘠如故。昔岁省试，几振而复蹶。冬月以聘修州乘归里，视其色，则粹然以和，精神奋发，若不可遏。余方抚掌称快，子复则起而言曰：三年中濒于死者屡矣。穷通得失之念，嗜欲攻取之途，积渐以制之,优游以养之,乃得至于今日也。因出其所著《养病庸言》视余。读之皆阅历有得,不为高远难行之言,而于余尤足启发者。其言曰:常存退一步想,常接耆年硕德端人正士。是固余数年来沈沦下吏,不敢苟求援引,觊觎非分,而抑郁牢愁之感,绝不使稍动于中,随所处而此心常若自得者,我愿与子复共勉之而终守之,独养病也欤哉?光绪丁丑春二月,乌程陶甄书。

吴承潞序曰:昔东坡居士爱嵇叔夜《养生论》,数数书之。余读其文,大旨在于导养得理,而推本于清虚静泰,少私寡欲,盖有得于老氏之学者也。厥后言养生者不一家,大都讲求服食导引与夫炼养之法,虽浅深不同,而莫不以寡欲为本,循而习之,皆可以全形而却病。顾或者诋为贪生之术,儒家不为,亦惑矣。昔欧公尝删正《黄庭经》,朱子尝作《参同契考异》,二公攘异端不遗余力,独有取于其说者,讵非以勤吐纳,炼精气,养于未病以蕲于无病,视夫逞情肆欲以自戕夭阏者,得失不较然乎?顾二书文义深奥,自非卓识博洽之士,不能通旨趣,后世遂以为道家书而置之,而不知皆养生家言也。太仓沈君子复,积学而工病,病已,遂成《庸言》一书。其所分六务,始于不怕死,而济之以戒谨恐惧,足补《养生论》所未及,其于燕私之地,克治尤力。盖亦本老氏寡欲之旨,为自来养生家所莫能外。至其议论明白警动,欲令世之同病者了然言下,皤然求所以却病之术,以免于戕贼夭阏之祸,故不务为艰深诡异,使人难晓。呜呼!此其命意,又岂山林独善之士所可同日语哉?坡翁诗云:长生未能学,且学长不死。得君此书而加意焉,吾知所谓长不死者,其在斯矣。光绪丁丑秋七月,归安吴承潞题。

叶裕仁序曰:子之所慎,疾与斋、战并重,《乡党》记夫子饮食起居之节,无非慎疾养生之道。《易·颐》象曰:君子以慎言语、节饮食。本义谓养德养身之切务。孟子曰:养心莫善于寡欲。又曰:莫非命也,顺受其正,知命者不立乎岩墙之下。程子曰:某以忘生徇欲为深耻。是虽不言养生,而养生之道亦存乎其中。自导引家专言养生,不及养德,此其异于圣贤之道也。若朱子之《调息箴》,真西山之《卫生歌》,虽专言养生,初不背于养德。盖能养德者未有不能养生,能养生者必不至于丧德,所养不同,而理则相通。甲戌秋,沈生子复遘危疾,惴惴焉若死在旦夕,无时无处不用戒慎恐惧功夫,久之而熟,久之而悟,而病亦渐愈,乃写其所自得者,名之曰《养病庸言》。虽语有纯驳,要之于养生慎疾之道,思过半矣。予年来百病丛生,无有宁日,子复之书,有足以启发予者,因喜而书之。予又思朱子注《中庸》,戒慎恐惧为存养,慎独为省察,存养属静,省察属动,子复所得从静存动察功夫得来。苟移此以从事圣贤之学,思之熟而守之固,其入道也不难矣,故为子复进之。光绪丁丑重阳前三日,书于娄东书院之希贤堂,归庵叶裕仁。

自序曰:孔子曰:寝处不时,饮食不节,佚劳过度者,疾共杀之。是以子之所慎,疾居其一,是圣人于养病之道亦兢兢也。《汉书·艺文志》神仙十家,二百五卷。神仙者,所以保生命之真,而游求于其外者也,聊以荡意平心,同死生之域,而无怵惕于其中。然而或者专以为务,则诞欺怪迂之文,弥以益多,非圣王之所以教也。是古神仙家,即古之养生家,后世寖失其术,而始涉于隐怪耳。《汉志》十家,其书久佚,近代有《竹屿山房杂部》《勿药元诠》《遵生八笺》《老老恒言》等书,其于养生之道,各有所得。而世人逞于情欲,忽焉不讲,无惑乎古多寿考康宁,而今多夭札疵疠矣。予自少多病,每病必僵卧数日,不思饮即不饮,不思食即不食,更惮服药,惟偃息俟其自愈,顾于养病之道,犹未知也。中年以后,连遇大故,鳏旷无家,饥驱奔走,忧郁攻中,非伊朝夕。癸酉报罢,益复无聊,纵情于酒,受病日深。甲戌夏秋,起居不慎,病遂大作,精神困竭,血气俱伤,昼则咯血,夜则惊悸遗泄,求片刻酣睡不可得,奄奄一息,自问殆无生理。是冬侨寓甫里,就顾君桐君诊治。桐君云:君止患阴亏耳,药之当愈。但处处疑虑,草木皆兵,恐成疑证,疑证成,不可疗也,当以静养为主。既又得表叔孙帆毕先生、姊婿晴溪张先生,教我以养病之法,服习既久,又以己意引申之,一意治心,诸病渐杀渐去。去秋被放,弥加意检察,将平日体认处写得数条,名曰《养病庸言》,虽未知于古养生家言何如,但世有同病者见之,或有取乎?斯不为疾所杀,庶不负相怜之意,而于圣人之道亦得其一端尔。是书未成时,书中多少道理,不过零零碎碎,散处胸中,若有若无,若明若昧。及作此书,则多少道理浑成一团,又复光明透彻,无时无地不凝结在胸中。觉得此身不但比他病人为可恃,即比诸壮健者,还是我为可恃;不但比他人养病得法,即比诸未成书时养病亦是此时得法。始悟古人所以要著书之故。是书既成后,想到各条道理,自己一一能行,不觉手舞足蹈起来,方解得《孟子》"反身而诚""乐莫大焉"二语。是书非教人长生之法,乃教人养病之法,人能依此,即病亦病得受用,死亦死得受用。盖哀莫大于心死,而身死次之。依得此书,心便无时而死,即谓长生之法,亦无不可也。业已生病,只得养病,所谓素其位而行也,见在养病,不得计及功效,所谓先难后获,正其谊不谋其利,明其道不计其功也。病即不治,养亦不可废,所谓君如彼何哉?强为善而已矣。一息尚存,此志不容少懈也。是书亦有说著效验处,但谓其理则然,不谓其事必然,但谓于我则然,不谓于人尽然。总之著一毫冀幸不得,惟有随时随处,鞭辟入里,求尽养病二字分际。是书专论养病,不与人讲学问,然陆桴亭先生起初亦讲究养生家言，则人识得养病，亦未始非学问始基。养病要善悟，所触之物，所看之书，不皆说病，不皆说养病，要随时随处悟到病上，悟到养病上，则盈天地间皆养病之道，取之无尽，用之不竭矣。即如胆欲大而心欲小，智欲圆而行欲方此二语，并不说养病，然养病之法却离不得此二语。养病要我去用物，不为物所用。就处境而论，处富贵，须存济人利物心，养此心活泼之天，若一味鄙吝节啬而不权乎义礼，则随处窒碍，毫无乐趣矣；处贫贱，须存随分乐道心。养此心阔达之天，若一味牢愁抑郁而不达乎义命，则贫贱之外又添一桩苦处，真苦而又苦矣。就饮食而论，则膏梁吃得不适当，适足以害我肠胃；黎霍吃得适当，亦足以挹其精华。就药而论，上品之药，有时而杀人；下品之药，有时而已疾。此我去用物，不为物所用之例也。推到病上，病亦物也，我去养他，便是我去用病，不为病所用。古来大智之人，其浑身是智，实其能随物用之也。能用物，则宇宙间事尚皆处置得亭亭当当，岂济一身而反不足乎？尝观《周礼》，酒乃养病之物，何后人多饮酒致病？又观许氏《说文》，宀女为安，谓室中有女也；爪女为妥，谓手与女接也。若因女生疾，则不安不妥孰甚矣。可见酒色二物，只要善用之，亦且足以葆性命，特患不善用之耳。孟子曰：万物皆备于我矣。神而明之，存乎其人。窃愿与世人共勉之矣。养病起初不得有成心，把养病二字横在胸中，只要若有意若无意，轻笼漫拈起来，到得得力，却要猛下工夫。或问：养病之道尽于此而已乎？曰：未也。一时有一时的道理，一人有一人的道理，只大段不差许多。总之，以有定之心制无定之病而已。恒论服药，草不如木，木不如禽，禽不如兽，兽不如人，人不如己。愚为更下转语而曰：己身不如己心，有形之己不如无形之己。是书欲人明白易晓，故粗浅俚俗之语杂施篇中，见者勿讶其不雅驯也。各条说话间，有与前人相同处，但都由体验过来，不计其是人是己也。光绪三年丁丑正月望日，沈嘉澍子复甫识于吴门书局。

夏允麐跋曰：古之养生家言，不外导引吐纳诸端。自欧潮东渐，而卫生之说风发云起。顾未病而养之卫之，其呈效也易。既病矣，则啬于遇者，病其人事之相逼；耽于色者，病其相火之妄动；工于愁者，病其忧思之不解；善于怒者，病其客气之卒乘。凡种种外感，皆足以戕其生命而有余。若是乎病之当养，而养之当得其法也审矣。仆自丙午春不揣绵薄，创办清华女校，规模粗具而卒染肺病，病发则必咯血，家人引以为忧，而恨排遣之无术也久矣。后闻医家言养病之法，稍稍知，而病亦稍稍瘥。近于顾君立人处借读《养病庸言》，始知养病虽小道，实有戒谨恐惧存养省察功夫寓乎其间。仆虽起居不能一衷诸是，而取其数端身体力行，觉于病良有益。子之所慎，斋、战、疾，此亦慎疾之一端也。特重印之以广流传，当世君子，倘亦有取乎？光绪三十四年戊申小春月，云间夏允麐谨跋。

时觉按：民国二十二年《吴县志·艺文考七》载录于《流寓》。有光绪三年刻本藏中国中医科学院及甘肃、湖南、上海中医药大学，有光绪三十四年铅印本藏苏州中医院。首论养病六务，即：知、忘、拒、看、耐、调燮，知病因何起，忘病苦勿记在心，拒嗜欲勿肆意，置身病外、忍耐不躁，调燮思欲、饮食、起居诸事；末论六戒，即：昧、尤、迎、忽、愤、糟塌，与六务相反者。

《全生镜》六卷　佚　1879？

清丹徒何树功撰

时觉按：光绪五年《丹徒县志·艺文志》载录。

《养生编》　佚　1881？

清嘉定陆琦撰

时觉按：光绪七年《嘉定县志·艺文志三》载录。

《静功集要》三卷　佚　1881？

清嘉定陈俶撰

时觉按：光绪七年《嘉定县志·艺文志》载录。

《品芳录》不分卷　存　1886

清武进徐寿基（桂瑶）撰

自序曰：崇绿围屏，雅红叠幛，小园似庾，荒径殊陶，备四时之佳气，抱千古之幽心。一庭散其春霭，半亩聚其芳丛。一树百树，千花万花，表色殊艳，吐气异郁，环周轮转，此谢彼开。露气下而沉寒，日光上而送暖。

压檐叶重，妨帽枝斜，古石历落而左右，花台高下而东西。一室斗大，小窗洞明。虽无丘壑层叠之势，亦具林木蓊荟之观，足以寄吟情，悦清盼，招良朋，成宴集。或资谈以啜茗，或遣兴以酌酒，或弹琴以忘机，或对弈以习智。铃响振籁，幢飞泛彩，鸟鸣在树，时闻滑稽，蝶飞过墙，辄讶仙梦。成趣由于日涉，耽读迂其不窥，兀坐相对，足可忘言，转念芳菲，忽触遐想。夫金谷之园几满，河阳之植虽繁，诗人多托兴之辞，骚客摅言愁之作。释名仅见于上古，为状备载于南方。下至才人咏歌而作赋，妙手绘画而成图，摹写尽致，曲体穷情。独于花木种类之广不一品题，亦前人之疏而未详、缺而未备也。夙怀此志，求伸片言，惟是造语难工，遣辞尚雅，无取刻翠裁红，奚待妃青俪白？兹特义取乎断章，事同乎数典，就昔贤品诗之句，为今日判花之辞。拙既堪藏，美非可掠，春光艳冶，不少三千，芳讯遥传，适符廿四。予以爱花有癖，惜花成痴。秋兴独吟，春起常早。雨细欲湿，欹笠在肩。月明当空，携锄在手。招白云而侑酒，任青山之笑人。芳草滋媚，奇葩逞妍，怡悦性情，消受福德，结兴所至，长言曷禁？非敢附江左之风流，聊窃比汝南之月旦。所有品目，详次如左。

时觉按：有光绪十二年乐意吟馆刻本藏上海中医药大学，分嘉树、柔条、佳卉、成实、美荫、临波六章，载花卉一百三十六种。

《养生诀》一卷　存　1888

清锡山许琴兰(兆纶)撰，汪肖彭述

谭献序曰：读蒙庄《养生主》篇曰：为善无近名，为恶无近刑，缘督以为经。此道家之钤键，与儒术相表里者也。昔者孔子尝慎疾矣，有筋骸之疾，有寒暑之疾，有嗜欲之疾。筋骸应人事，后之而勿先；寒暑奉天时，顺之而勿撄；嗜欲非外至，损之而勿益。今蔽之一言曰毋好胜。旨哉！尽之矣，能如许先生乎？则即如汪先生。吾见汪先生亦二十年，晬然之容不改，必澹然之虑不改。此二十年可信其前五十年如一日，不言而躬行许先生之言而已。是故圣人不能无疾，惟曰慎疾，慎者所以为养。小子不慎，方以疾废，奉先生教而后胜心且尽，庶几其贞恒矣乎。庄生又云：受命于地，惟松柏独也，在冬夏青青。吾且从汪先生御泠然之风而为逍遥之游矣。谭献谨识，时光绪十四年五月。

杨葆光《记汪肖彭封翁述许琴兰养生诀》曰：汪肖彭封翁言幕游颍上，时年二十八，道光二十六年也。是秋，许琴兰兆纶来权县尉。许盖闽人，而寄籍苏之锡山者。祖讳松佶，为移设安徽藩司第一人。父某，宰昆明。琴兰早岁随宦滇南，好游历，足迹遍天下。晚岁以末秩待次皖江，分隶颍州。年近古稀，童颜鹤发，与余订忘年交。知其能诗善画，尤精医理。一日，谓余曰：君气色外实内虚，岂有隐疾耶？余曰：然。幼弱多疾，今渐充实矣。许曰：未也，人之有疾，皆自肇之。饮食不节，寒暖不慎，皆足致病，而莫过于任性好胜，取快一时。人谓吾通医，然病而后医，医为已晚，君能从吾言，可保无病而享耆年也。余乃详问而谨志之，迄今四十余年未尝感疾。今老矣，追忆前言，实为未病之药，为之条记以广其传，且传其人，不敢攘美。一曰避风。人之于风，犹鱼之于水，虽身外之物而非此不生。风无形有质，最易袭人。春时宜徐向，夏月不露处，秋来须急走，冬日不深藏。暴热不去里衣，乍凉先加外服。陆行夜宿，水程舟居，皆以头向之风不能入。最忌一隙从脑后来，势甚微而积之易深，使人不觉。或值盛暑严寒，必欲远行，先三五日徐行户外，使之习惯，可免感冒。此避风之说也。一曰节饮食。人非饮食不生而量有大小，宜留有余，过则致病，好胜勉强，尤为不可。伤风而无积滞，其病浅；伤食而加以风，其病深。席间不饮茶，不食水果，可免腹疾。平时不啖生冷，可免痢疾。酒性热，能腐肠；烟性寒，能损胃。犯此二者，大悖于养生之道，尤所宜戒。此节饮食之说也。一曰节欲。男女居室，人之大伦，白头偕老，世有其人，不在戒惧之列。他如溽暑冱寒，远出初归，疾风甚雨，盛怒狂喜，醉饱劳苦之后，皆足戕生。至于荡检逾闲，桑间濮上，轻视其身，更不足道矣。此节欲之说也。一曰忍耐。喜怒哀乐四者皆主于心，不自坚忍节制，任性而行，足以……热中之慕，久于幕下，而安淡泊之素。每发言，辄中元妙，予尝谓其俱可入语录。居恒友于兄弟，好交游，座客常满，尤笃于故旧，殷殷不自已。此其有得于学问，盖在许说之上而特借养生而自隐其贤，然世人循而守之，亦足以却疾而增其算矣。因类志之，以见术之必进于道也。光绪丁亥秋八月，云间杨葆光撰。

时觉按：有光绪十四年刻本和石印本藏上海图书馆、南京中医药大学。

《保生书》　佚　1891？

清江浦刘章宜撰

时觉按：光绪十七年《江浦埤乘·艺文上》载录。

《卫生要录》,《节饮集说》 佚 1892？

清吴县潘遵祁(顺之)撰

民国二十二年《吴县志·列传四》曰：潘遵祁,字顺之,世璜子。道光乙巳进士,授编修。淡于仕进,即乞假归,主讲紫阳书院二十年,造就尤广。性喜幽寂,筑香雪草堂于邓尉,署所居曰西圃。晚年集吴中耆旧作七老会,重游泮宫。(光绪)十八年卒,年八十五。

时觉按：民国二十二年《吴县志·艺文考二》载录二书。

《养生经验集》一卷 未见 1893

清费兰舫撰

时觉按：有光绪十九年居士敬斋刻本藏苏州中医医院。

《小灶录》二卷 存 1901

清江都丁爱庐撰

自叙曰：曩者先君出山时,名其所集之诗编曰:《小草录》,于今忽忽已二十年,手泽犹新,晨昏无所,每一念及,不知涕泪之何从。此二十年中,余一贫潦倒,历尽艰辛,于是自己卯一病,迄今五载,始获就痊,病中亦几濒于危矣。然竟再生,且使病全脱体,体中复加壮实,而绝无痛苦者,此其间讵无道哉？又乌可缄秘而不言？用是备举培养身心、祛病延年之道,于灯下续续书之而成斯编,似与人生有莫大之关系焉。因昔人有"小灶留灯悟养生"之句,遂取以为名,亦所以续《小草录》之后,不忘先志云尔。民国庚申秋仲,爱庐识。

凡例曰：一、养生问题,解决匪易,兹编所录似已得其八九。一、老子曰：玄之又玄,众妙之门。此种文字诚玄妙矣,其如不能实践何？兹编所述不涉空谈,专以能为吾人实施考验为主。一、编中取材或见诸古今中外之书,或闻诸父老名医之口,言必取证,意必求精。一、编中恒将新旧学术并列,俾易察其递嬗互通焉。一、昔纪晓岚评蒲柳仙《聊斋志异》曰：此为才子之笔,非著书者之笔也。信矣！虽柳仙复生,当亦无从置辨。窃尝私慕晓岚之言矣,而不敢以柳仙为法也。一、拉杂成书,谬误不免,大雅君子毋吝匡予。

上海世界书局函曰：爱庐先生大鉴：顷奉台示已悉,所尊著《长生秘诀》一书,实无此巨大之价值,敝局未敢承印。在鄙意,此书如果付印出版后奉赠本书壹百部足矣。不识尊意如何？请一裁可也。耑复,顺颂大安。上海世界书局谨启,十二月廿三日。

时觉按：有稿本藏南京图书馆,扉页题《长生实验秘诀小灶录》,粘贴上海世界书局启事用笺一纸,录如上。凡十六篇,卷上为性命篇第一、营养篇第二、节欲篇第三、律己篇第四、接物篇第五附秘密看破术、摄卫篇第六;卷下气候篇第七附预占阴晴诀、乐观篇第八、运动篇第九、息静篇第十、浴濯篇第十一、睡眠篇第十二、衣服篇第十三、居室篇第十四、择要篇第十五、育婴篇第十六。

《卫生二要》一卷 存 1901

清冶山竹居主人撰

自序曰：余生平多病,人或訾其体重少行动,气血不流通,于是师陶桓公运甓之意,昕夕习劳。凡八段锦、易筋经、十二段锦,以及泰西体操各法,无不仿而行之。每行汗出如浆,气苦不平,行之年余,体虽云快,不胜其劳。嗣乃择其简而易行,且不劳力者行之,得转辘、蹋足二法。早起食后,随意行之,体不劳而气甚和,有行功之益,无行功之苦,以此二法为可常行,故为之说告世之讲卫生之术者。若精于内功者,则又以此为嚆矢为椎轮矣。竹居主人漫记。

时觉按：有光绪二十七年辛丑冶山竹居铅印本藏中国国家图书馆。介绍双转辘轳说与蹋足引气说二健身功法。冶山有三：江苏南京六合区冶山镇,安徽天长市冶山镇,福建神州亦有冶山。

《壶天性果女丹十则》一卷 存

清华藏山清列古佛撰

第一则《养真化气》略曰：吾于往昔诣师前问道时,便请女子修行功课。师言：至矣哉！汝之心有济世之心也。吾当与汝言明,后日将度世上男女。因此蒙师逐一讲明女道口诀。吾今业已了脱尘凡,救世之心未尝抛置，故将师授口诀录之编后以开后世诚念女子、了俗道姑，同登彼岸，共出迷津上可以报师尊遗意，下可以救孳海之女流耳。

时觉按：前后无序跋，述女子修功之法，收于《女丹合编》。华藏山，无锡西南方九龙湾南有华藏山，山下有华藏寺，为江南十大名刹之一。南宋绍兴二十四年，高宗皇帝赐葬太师张俊于此。

《卫生学问答九章》不分卷　存　1901

清无锡丁福保（仲祜，畴隐居士）撰

自序略曰：岁辛丑八月十有八日，年丈徐祝三先生来余寓所，见余校《卫生学问答》，遂谓余曰：天下虽无长生之术，实有可以长生之理，人之年龄本无一定之限，既可以历百年，即可以历千岁，其事固无而其理甚确。盖人之所以老死者，大半因食物中所含之土质所塞之故也。如人在壮年，能使土质永不加增，虽人之身体月更而岁屡易，而缺者补之，积者除之，循环往复，可至无穷。然欲补体内之缺则甚易，而除体内之积则甚难，非常饮蒸水不可。人苟有恒心以持之，虽难而实易也。余终日饮蒸水，每朝必先饮数两，涤体内之秽浊，而后食他物，五六年如是，未尝觉此身之稍有衰弱也。祝三先生为化学专家，而所言若是，余细思之，确有至理，虽不能以生命力引长至无穷，而所全者必多矣。此书适已告竣，书中论蒸水不甚详备，因记徐丈之言于简首，以告世之留意于卫生者。无锡丁福保记。

又自序曰：有吾身而后有家有国有天下，而后有各种交涉，于是学问兴焉。侈谈平治之学，顾于吾身之生理先已茫然，是谓本末倒置。故论为学之次第，当以卫生学为首务。欧西各国，卫生一门，往往编入学堂功课，家传而曹习之。即书之译入中土者，亦颇繁夥，而学者不尽见，欲一一浏览，既费日力。且其书各明一义，详于此或略于彼，译笔又不尽善，未能开卷了然。用是广搜博采，辑其精要，设为问答，以授学童，使悉梗概。若云医理，是笺笺者不过沧海涓滴，泰岱微尘云耳。光绪庚子六月，无锡丁福保仲祜记于竢实学堂之双桂轩。

又自序曰：余于戊戌年病瘵疾几殆，华若汀师尝规余习算太勤，宜致力于体操卫生之学，渐泛览中西医书，师其法，而此病亦稍稍复元，遂辑成《卫生学问答》七章，为学堂内体学类之涉猎书。阅者因书中所论皆切要之事，不可不讲求也，故一刻于山西武备学堂，再刻于无锡竢实学堂，三刻于苏州中西小学堂。刻愈后，书页愈增，然漏略之憾仍不能免。今夏瘵疾复发，兼患泄泻，日食半盂，如是者五旬。遂来海上，谒新阳赵静涵师而养疴焉。由是再于体操卫生之学而求进步。至秋末，病亦渐愈，检视案头补纂之《卫生学问答》，已数十纸矣，乃与第三次之刻本合订成册，写既竣，因书其缘起于简端。光绪辛丑八月，无锡丁福保记于沪江客次。

杨模序略曰：丁君仲祜年壮而丰于思，攻畴人家言，深入鹅湖华氏之室。丁酉岁，吾邑创兴竢实学堂，币聘教授算学，君益博览精思，期年成《卫生学问答九章》。盖君体素羸，故少习长桑之书，久而贯通大义，兼讨西籍。是编之成，务实戒虚，穷竟原委。前无古人，泠泠乎如与造物者游，信乎吾党多才，足为竢实光宠。君方议增设医学，以进邑之子弟同跻仁寿焉。虽然，医学之兴，乃吾贤邑侯慈溪叶缦卿氏之志也。嗟哉叶侯，今安往乎？辄怃然三叹，序其简首。光绪二十六年孟夏之月，无锡杨模序于太原武备学堂之汾隐室。

时觉按：《联目》《大辞典》不载，有光绪二十七年石印本藏嘉兴、温州及绍兴鲁迅图书馆。扉页题：增订第四版，《卫生学问答九章》，辛丑九月无锡畴隐庐重印本。书分二编九章，上编为总论、论全体、论饮食、论起居、论微生物、论体操、论治心七章，下编为第八章论医病浅理、第九章论医学门径。

《实验却病法》不分卷　存　1908

清无锡丁福保（仲祜，畴隐居士）辑

题词曰：近世大体学家德人山都氏著《体力养成法》，余节录可以却病者得一十九式，名曰《实验却病法》，乃题其后曰：太学鸿生，祁祁都雅，名门英彦，恂恂纯懿。游侠则衣薰丹枣，裘马容与，骚人则面敷凝脂，文辞绮合，讵欲劳其筋骨，炼其精神，崇尚武功，祖構力士乎？不知钻厉百氏者，竭思于毫芒，沉酣星日者，铄形于晏安，剥蚀太深，惰窳难振，燕居既形孱弱，载奔亦觉委随。既如叔宝之常羸，又类茂陵之善病，年华虽富，事业可知，蒲柳易衰，生平已矣。岂况封疆多难，函夏贻忧？蛮荒之海水晨飞，洛下之铜驼夜吼，有时杨家德祖违宗社而避兵，庾氏兰成，去乡关而亡命，谋生既拙，奉檄无能，流离戎马之间，转死沟壑之际，当尔之时，悔将奚及？假使膂力方刚，壮心益励，终军孺子，尚欲请缨，南八男儿，必能杀贼。宁有狼烟惨举，见而胆寒，胡马悲嘶，闻之股慄者哉？呜呼！风雨斯勤，且辍雕龙之技，炎凉毋间，先期搏虎之能。班仲升之投笔，且姑竢之，祖士雅之著鞭，此其时矣。光绪丙申八月中旬，无锡丁福保识于廉氏馆中。

《丁氏医学丛书提要》曰：此书乃德人山都氏原本，其习练法共十九式，为正式之运动。效果有四端，能使全身筋肉及各脏腑同时发达，一也；能坚忍耐劳，二也；能增加抵抗病毒之力，三也；子女有壮健活泼之遗传性，四也。凡习此术者，一月小效，两月大效，能使全体内外发达极速，以达却病之目的。

时觉按：有光绪三十四年上海文明书局铅印本藏上海图书馆。首绪言，正文据德国山都氏《体力养成法》，分预备、运动、目的三项配图述哑铃锻炼十九式及与之相应的年龄表，后为题词、《山都小史》，附畸隐庐诗二十余篇。

《葆精大论》不分卷　存　1908

清宝山仇光裕（蓉秋），上海王建善（立才）译著

自序曰：余等中西文字俱属陋劣，而此书系专门之学，尤难翻译，今将此书译成中文，自识者观之，必笑其译笔之劣矣。所以不辞谬妄而为之者，进种致良之事，何人不宜讲求？若将此等书遍布国中，根本之强，真可预卜。但使进种致良之道日明一日，虽译笔不能无疵，识者当亦谅之，故不辞译笔之劣而刊以公世云。宝山仇光裕蓉秋，上海王建善立才同书。

自跋曰：此书系己亥年所作，方自命精心独撰，而不知东西各国有此等专书也。自去岁译《生殖器新书》后，向来见解为之一变，自视此书已觉旧说太多，然其中历验之言颇足警世，爰付枣梨，而以《生殖器新书》之序附焉。

时觉按：内容：精之形状、精所自生、精之所消、精之所藏、精之大用、炼精之害、寒精之害、葆精之益、申明利害、辨惑、辟谬、释疑、述意。有光绪三十四年铅印本藏上海图书馆。

《养生三要》一卷　存　1910

清广陵袁开昌（昌龄）辑

杨鸿发序略曰：江都昌龄袁先生，笃学力行之君子也。幼有至性，以孝友闻于乡里。弱冠后勤学好问，手不释卷，湛深经术，旁通诸子百家。其于医学一途，尤能实有心得。生平诊治病症，一以古人为法，而神明变化，师古而不泥古，故偶一试用，辄能著手成春。盖他人之治医，名为济世，实则牟利，利之为物，能令智昏，昌龄先生则异是。其一生之学问莫不原本于性情，才大如海而心细于发。一夫不治，若己推而纳之沟中，惟期以伊尹之心为心，故能以岐黄之学为学。于何知之？于其所辑《医门集要》一书而知之也。今夫医之为用，所以拯救民命者也。医学家之著书，所以垂示后学者也。或者不察而藉此以为矜奇炫异之资。于是书籍愈多，理论愈杂，一或不慎，流弊潜滋。以天士之慧悟而不免有指摘之端，以丹溪东垣之深邃而不免有温凉偏倚之诮，名贤如此，无论其他？今观先生所辑之书，莫不钩元提要，荟萃斯编所引医师箴言诸条，婆心苦口，尤为切中时病，足为庸肤躁妄之辈痛下针砭。晴窗抽暇，朗诵数周，乃益知先生能以圣贤之心为心，宜其后福绵长，直流被于孝子贤孙而方兴未艾也。哲嗣树珊卜居镇城之西，精通数理，冠绝侪辈。发于河洛象数之学间亦涉猎一二，偶有疑义，驰函相质，辄蒙条晰缕示，弗稍吝教，直谅多闻之友惟树珊足以当之。兹蒙以尊甫所辑是编走访见示，属为弁言，用付梨枣。展卷之下，如睹异珍，既敬仰先生殷殷救世之诚，复以友谊所关，谆谆相属，孝思不匮，溢于言表，不可以不文辞。爰撰斯序，用副雅望，以表先生利济之心，且以为天下后世精研医学者勉也。宣统二年庚戌二月中浣，赐进士出身晋封中宪大夫敕授承德郎吏部主事，加四级愚侄丹徒杨鸿发顿首拜撰。

李丙荣《袁昌龄先生传》曰：君姓袁，讳开昌，字昌龄，广陵良医也。性端凝，寡言笑，不慕荣利，好读书，不间寒暑。尝曰：范文正公有言，不为良相，当为良医。人生不能致君泽民，无已其以医济世乎？遂潜心岐黄家言，见医书辄节用购置，或假借抄写。久之，医学日进而通于神。邻有妇服红矾，戚谋救无术，君命服鸭血，庆更生。戚萧退衢疽发背，势将陷，群医束手，君投以补剂，乃窿然起，复以火针刺之，匝月愈。吾郡有军官某患秃疮，发尽落，佥误为杨梅，君曰：此气虚，攻毒药不可服。命服参芪，发竟复生。又有胥姓妇病黄肿，医悉谓臌胀，经数医不瘳。君按其脉曰：孕也。若何误攻之？乃授以扶胃安胎药，不三月生女一。君医之精类如此。光绪乙未夏秋间，时疫行，死者众，君制药济贫民，颇多全活。噫！君立愿为良医以济世，今医痊实繁，君真可谓良医，而亦副其济世之愿矣。生平喜阅《医宗金鉴》，谓其中正无偏，故治疾悉遵古法，而奏效亦因此。君于医，眼科、外科为最精，而治外症善用火针。医外精卜筮，多奇中，顾不以此名家。故居广陵，己丑春，因

爱吾郡江山，遂徙居焉。子阜得君卜筮术，名甚噪，然亦知医。君晚辑《医门集要》八卷，年五十五，卒于吾郡。论曰：语曰：上医医国，中医医人。士君子不能出而医国，仅仅医人，其心亦大可哀矣。顾君之精于医，只在悉遵古法而中正无偏，遂乃生死人而肉白骨。夫医人且然，况医国乎？今者欧风东渐，喜新好异之徒弃亘古固有之纲常，而习夷狄之邪说，其即君邻妇之服红矾也；而内患外难纷起迭乘，又即君戚之疽发背也；顾患难既迫而政治愈乱，更即误以治杨梅者治秃疮，治臌胀者治孕妇也。而其源则在不遵古法，好奇邪而恶中正，安得君以医人者起而医国乎？而君仅以医人传，不得为良相，徒为良医，悲夫！丹徒后学李丙荣拜撰。

时觉按：集各家名言为《卫生精义》《病家须知》《医师箴言》三篇，故名。宣统三年及民国间镇江润德堂刻本。

《卫生择要》三卷　存　1910

清扬州张燮思（施斋，期艾主人）辑

自序曰：余素抱艾气疾，羞晤客，晤客亦不善寒暄，故朋从鲜。家居恒闭户，默默如谙。无事时取往籍为消遣计，而记性又殊钝，每阅一书必厕笔于侧。间有心得，辄裁寸纸，濡墨草之，投破笥中。凡经史诗文、百家杂志，零星作蠹鱼窟者，积素尺许。岁庚戌，馆龙川梅氏，课余得暇，聚从前所志卫生杂语，裒集成册。溯余弱冠习举子业，未暇谋养生术，自先妣孙太宜人弃养后，自痛不知医道不可为人子，因于咕哔之暇更阅岐黄篇，迄今二十余年矣。而迷不识津，人或疑为知医，邻里戚好往往乞为诊病，余并不敢立一方，不得已则以中医之说示之，告以无误服药而已。盖深维识症施治之难，而未尝敢自信也。今所裒集率皆由掇拾剽窃而来，乌足以问世？抑聊备目前记事之珠云尔。宣统次年十月下旬，期艾主人自志。

凡例曰：一、是编拟分格言类、格致类、怪异类、慎食类、救急类、解毒类、方抄类、病律类八门，以便检查，家置案头，不无小补。一、是编所存药方，大半备急小试，若欲穷源竟委，有医家全书在。小效之后，更宜延医，用大方施治，不可专恃此也。一、是编杂抄而来，所有出处均未详载，鲁鱼亥豕，幸祈阅者详审勿误。倘能加以改正，则尤仆之所盼祷也。一、是编为卫生起见，载及杂物，均利害之切于有生也。期艾主人又识。

时觉按：有稿本藏成都中医药大学，扉页署：宣统庚戌，寄尘题签；卷端署：扬州期艾吃人施斋张燮思述。上卷初编，为格言、格致、怪异、慎食四类，中卷再编，为救急、解毒、方抄三类，下卷三编为病律类，列发热、恶寒诸症治。

《房中八段功》　存　1911？

清虞山金倜庵传

自序曰：此法乃道家之秘传，为修养之初步。道家炼丹，以蓄精固肾为入道之初基，故此房中八段功亦专重于腰肾、尾闾等部，盖即蓄精固肾之要法也。夫人能蓄精固肾，则其精足气沛而神自旺，于是精以役神，神以役气，周流不息，内邪自清，外魔远避，则身体之康宁自不待言。人能身体康宁，百病不生，则延年益寿，亦意中事耳。吾人于此房中八段功，初不必炼丹学道而始学之也，欲强身益寿者，亦必习之。其功之旨，妙在益元。行此功时，宜于子后午前，阴阳交泰之际，以道家恒行之于丹房之内，故曰《房中八段功》。后人有误以此功为房术者，实大谬不然。且就实际而言，行此种功夫，正不必一定在房中，空旷之处较为相宜。盖纳清吐浊，固行功之要诀，丹房虽清净，似不及空旷处为佳。且张三丰有言曰：心中有道，心即是道，天下无处不可修道。由是言之，修道如是，房中八段功既为入道之初基，亦正无地不可行功也。且不论老幼，均可练习。久练此功，在少壮者固可强身壮魄。即老年之人精气已衰，久练此功，亦可以增精益髓，返老还童，而寿臻期颐，依然康健。故此法虽传自道家，与《黄庭内景》及洪炉铅汞之术，殊不可同日而语也。特编录如次，以示世人之孱弱多病者。倜庵识。

时觉按：有民国上海中西书局铅印本藏上海中医药大学。

《却病汇编》二卷　佚　1911？

清丹徒华筱崖撰

民国六年《丹徒县志摭余·人物志》曰：华筱崖，佚其名，秋崖子。善写真，精体育术，运息内功及诸禽形筋劲，颇得真传。年七十，健步犹能陟高山绝顶。自刊生平得力诸行功上下二卷，曰《却病汇编》。诞日答赠贺友各一册，题首十字曰："行功能却病，积德可延年"，积修士也。克绍家学，晚年变渲染为干皴简老，落落数笔而神理逼肖,用写生法,名重一时,绝非西法一味涂揉可比。

《保全生命论》一卷　佚　1911？

清昆山赵元益(静涵)撰

时觉按:民国十一年《昆新两县续补合志·艺文目》载录。

《摄生汇编》　佚　1911？

清金匮俞彬蔚(舲芗,镘耕,苑药佐响)撰辑

时觉按:民国二十二年《三三医报》一卷一期周小农《无锡医学书目考》载录。

《体心延寿编》　佚　1911？

清江苏杨深撰

时觉按:民国《江苏通志稿》卷一百九十四《经籍》。

《卫生录》　佚　1911？

清江苏徐三重撰

时觉按:民国《江苏通志稿》卷一百九十六《经籍》。

上养生类,共一百二十八种,其中现存八十三种,残阙一种,未见四种,已佚四十种。

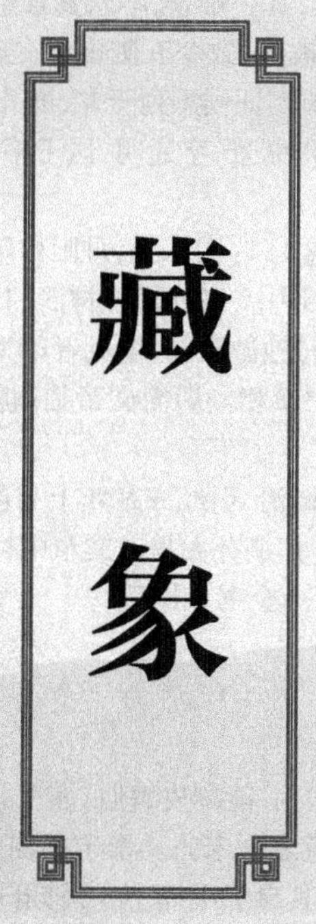

藏象

《辅行诀脏腑用药法要》一卷　存　536？

(原题)梁丹阳陶弘景(通明,华阳居士,华阳隐居,贞白先生)撰,威县张偓南、张大昌传

隐居曰:凡学道辈,欲求永年,先须祛疾。或有夙痼,或患时恙,一依五脏补泻法例服药数剂,必使脏气平和,乃可进修内视之道。不尔,五精不续,真一难守,不入真景也。服药祛疾,虽系微事,亦初学之要领也。诸凡杂病,服药汗吐下后,邪气虽平,精气被夺,致令五脏虚疲,当即据证服补汤数剂以补之。不然,时日久旷,或变为损证,则生死转侧耳。谨将五脏虚实证候悉列于左,庶几识别无误焉。

道光二十二年《镇江志·人物》曰:陶弘景,字通明,居于茅山,自号华阳隐居。大同二年卒,年八十五,赠中散大夫,谥贞白先生。

民国十二年重刻至顺《镇江志·隐逸》曰:陶弘景,丹阳秣陵人。神仪明秀,读书万余卷,善琴棋、工草隶。齐高帝作相,引为诸王侍读,奉朝请。永明中,脱朝服挂神武门,上表辞禄。许之,乃止于句曲山,自号华阳隐居。特爱松风,每闻其响,欣然为乐,有时独游泉石,望见者以为仙人。梁武帝即位后,屡加礼聘,并不出。国家每有大事,无不以咨询,时人谓之山中宰相。后简文帝临南徐州,钦其风素,召与谈论,甚敬异之。卒赠太中大夫。

时觉按:是书所论五脏补泻及虚劳诸治,引经方凡四十七首。医籍书目、史书艺文经籍志均无载录,乃敦煌遗书,辗转流传入威县张偓南之手,传其嫡孙大昌。文革中被毁,张大昌追忆书成,另有其弟子据原本抄录者。1994年收于丛春雨主编《敦煌中医药全书》出版。

《存真图》一卷　佚　1106

宋盱眙杨介(吉老)撰

杨介曰:黄帝时医有俞跗,一拨见病因,能割皮解肌,湔浣肠胃,以祛百病云。宜贼欧希范被刑时,州吏吴简令画工就图之记,详得其状,或以书考之则未完。崇宁中,泗贼于市,郡守李夷行遣医并画工往观,决膜摘膏,曲折图之,得尽纤悉。介取以校之,其自喉咽而下,心肺肝脾胆胃之系属,小肠大肠腰肾膀胱之营叠。其中经络联附,水谷泌别,精血运输,源委流达,悉如古书,无少异者。(《中国医籍考》卷十六引僧幻云《史记标注》)

政和三年洛阳贾伟节《存真环中图》序曰:杨君介吉老以所见五脏之真,绘而为图,取烟萝子所画条析而厘正之,又益之十二经,以存真、环中名之。(同上)

赵希弁曰:《存真图》一卷,右皇朝杨介编。崇宁间,泗州刑贼于市,郡守李夷行遣医并画工往,亲决膜摘膏肓,曲折图之,尽得纤悉。介校以古书,无少异者,比《欧希范五藏图》过之远矣,实有益于医家也。王莽时,捕得翟义党王孙庆,使太医尚方与巧屠共刳剥之,量度五藏,以竹筵导其脉,知所终始,云可以治病。亦是此意。

王明清曰:杨介吉老者,泗州人,以医术闻四方。(《中国医籍考》卷十六引《挥尘余话》)

同治十二年《盱眙县志·人物志八》曰:杨介,字吉老,以医名,著《伤寒论》《脉诀》。

时觉按:《中国医籍考》卷十六载录,"佚",并引僧幻云曰:存真,"五藏六府图"也;环中,"十二经图"也。

《刻内照经抄》二卷　存　1609？

明广陵章鑰(东山)手抄并图,广陵章润述、洪都宋和庆、姑苏陈有则、岭南卢应锐、淮南李良辑

范吾另纸识语曰:偶阅建德《周氏医学丛书》,中《内照法》有经无图,校勘文章亦有前后异同之处,而周氏自记言:钱塘胡氏百字书《格致丛书》,书中有《华佗内照图》《内照经》为一卷,愧未得见云云。周氏为阀阅世家,究心医学,所著丛书,搜罗赅博,而此书乃未之见。况此刻又为明代单行本,不尤之贵耶？己巳十八年仲夏范吾记。

时觉按:《联目》《大辞典》俱不载,有明万历钱复刻本二册藏上海图书馆。书口作:《内照经》,卷端题署:《刻内照经抄》,明广陵八十六翁东山章鑰手抄并图,安吉州知州不肖男润谨述,同知洪都宋和庆、州详署篆事姑苏陈有则、州判岭南卢应锐、吏目淮南李良辑,训导荆南张斗、庐陵项廷褒、嘉禾俞成校同,治下晚生钱复刻。有章:独山莫氏铜井文所之印、石筱山藏书印、刘乐庵鉴藏印、莫荣楚之印、莫天麟印、乐庵刘氏藏书等。

内容：卷上载第一明画图之象、第二明当脏之病、第三明五脏相入、第四明脏腑相入；卷下载第五明脏腑应用药、第六明脏腑成败。范吾识语记于另纸，当为民国十八年事。

《身体图会》七卷　存　1619

明云间王圻（元翰，洪洲，梅源居士），其子王思义（允明）编集

周孔教《三才图会》序曰：天下之道见于言者，六经尽之矣；见于象者，羲之画、河之图、洛之书尽之矣。然洪荒之初，文字草昧，自龙图告灵而后画继之，畴文继之，六经益瞠乎后耳。是图文为吾道开山，宜与六经并传不刊者也。浸淫叔季二氏迭兴，诸子百家分门竞进，六经第假以搏青紫，犹为仅存，然几于刍狗，益毋论图矣。云间侍御王公嗜学好古，沉酣仰屋之业。仲子思义能读父书。既数应乡举不利，遂谢去帖括，以著述世其家。尝广搜博采，辑所谓《三才图会》。上自天文，下至地理，中及人物，精而礼乐经史，粗而宫室舟车，幻而神仙鬼怪，远而卉服鸟章，重而珍奇玩好，细而飞潜动植，悉假虎头之手，效神奸之象。卷帙盈百，号为图海，方今人事梨枣富可汗牛，而未有如此书之创见者也。然凡物或强或羸、或载或隳，闻道一也，而有行与笑之殊，故图之益有二，而图之穷亦有二。君子贵多识一物，不知漆园以为视肉撮囊，且儒者不云乎致知在格物。按图而索，上天下地，往古来今，靡不若列眉指掌，是亦格物之一端，为益一也；万物鼓铸于洪钧，形形色色，不可以文字揣摩，留侯状貌如妇人好女，匪图是披，将以为魁梧奇伟一大男子，食蟹者倘尽信书，直为《劝学》死耳，得是图而存之，无俟读书半豹而眼中具大见识，鸿乙无误，为益二也。然钟鼓不以飨爰居，而冠冕不以适裸国，方今图不以课士，士又安用图为？是亦爰居之钟鼓、裸国之冠冕也，为图一穷；笔精墨妙，为吾辈千古生涯，子云且薄为小技，矧图涉丹青之事，即童稚且嬉戏视之，孰肯尊信如古人所谓左图右史者乎？是为图二穷。然天下有有用之用、无用之用，世终不以爰居废钟鼓，裸国弃冠冕，庸众之所忽，高明之所急，是辑图意也。盖经中如《易·系辞》之纪法象，《书·禹贡》之写山川，则文中之图，图悉其形并志其义，则图中之文参合并观，而龟龙之秘尽在楮墨间矣。万历岁次己酉嘉平之吉，赐进士第中宪大夫都察院右佥都御史奉敕粮储提督军务兼巡抚应天等府地方临川周孔教撰。

时觉按：《三才图会》百零六卷，明王圻编辑，其子王思义续编。有万历三十七年王思义校正本藏上海图书馆，1988 年上海古籍出版社缩印出版。是为其书一部．卷端署：云间允明父王思义续集。全书以绘图与歌诀、注解相结合，图文兼备，论述详备。卷一、卷二阐述人体五脏六腑之形态、经穴、常脉、病脉、五脏生理病理和脏神图，后有人体经络、骨骼尺寸、荣卫图谱及注解；卷三、卷四载脉象、脉法；卷五介绍人体生理、病理、阴阳五行和诊断、针刺等；卷七阐述外科常见疔疮诸疾形态特征、治疗方法。共计三十六则。

《脏腑指掌图书》一卷　存　1640

明华亭施沛（沛然，元元子，笠泽居士）撰

自序曰：今夫物之相物，荣枯异形，人之貌人，妍媸殊质。初瞩容而皮相，率殉色以堕空，不几责股掭而肱走，策耳曙而目聆也耶？是故稔精神以觌面，外体全彰；诊真赝以抉内，内景莫现。何也？绝利一源，命曰专致，使寸灵一医，即描写历历，畴像仪而彻奥。其机在目，命曰神光。使眼彩四散，即画图了了，畴观表而测里。所以股肱耳目，忠臣以之委身，不若肝胆之靖献；身体发肤，孝子以之竭力，不若肠胃之敷宣。爰像图之，著在心目。目本外而内治，烛五蕴于温犀；心本内而外符，照百脉于秦镜。诚见莲蕊含而华盖幔，命门挑而玄关启，自凛然于坎离之滴；诚见黄裳横而太仓掩，苍翠垂而金铃依，自惕若于巽坤之观焉。在面背端侧，五官之窟，皦若列眉；左右西东，六贼之巢，洞如指掌。而犹患彼潜伏，终同覆射也哉。苟若见外不见内，必致自暴且暴人。《阴符经》曰：天有五贼，见之者昌。愚亦曰：人有五脏，见之者生。元元子施沛题。

凡例曰：藏府之在胸腹，犹匣匮之藏禁器，非经神圣论列，岂能洞见隔垣？世有《内照图》，谓为汉华元化所作，其论理人形，列别藏府，颇为简明。但相传既久，未免为后人所乱。余得宋时杨介所绘《存真图》原本，及王海藏《大法》等书，互相参考，而一轨于《灵》《素》，纂为是编。与他集迥别，览者辨之。一、正误，如或指膈膜为膻中，或谓膻中为父母，或谓喉中有三窍，或谓膀胱无上口，皆误也。至误引《难经》，以人之上口作膀胱下口，曰口广二寸半，尤足令人绝倒。

时觉按：《联目》《大辞典》不载，国内久佚，《中国医籍考》载录，“存”。收于施氏《灵兰初集》。日本独立行政法人国立公文书馆内阁文库藏有崇祯末年华亭施衙啬斋刊本，2003 年人民卫生出版社收于《海外回归中医善本古籍丛书》，排印出版，2016 年中华书局收于《海外中医珍善本古籍丛刊》第 397 册，影印出版。

扉页题署：施笠泽先生编纂，《脏腑指掌图书》，啬斋藏板；前有题词、凡例、目次，卷端题署：《脏腑指掌图书》，华亭施沛沛然甫纂正。正文载脏腑总论、脏腑位次、黄庭内景秘要、内景全图、内景正反面图，下为脏腑各论及十九图。

《经络藏象》一卷　存　1662

明南汇李延昰(期叔，辰山，寒邨)撰

小序曰：经络藏象稍关诊法者，靡不疏解于前矣。又恐初学记诵为难，乃悉摹其形于右，使一览无遗，亦古人左图右史之意也。若藏府之轻重，悉准之经文，至人之大小不齐，未可执一而论，要不过示其大略耳。折衷前贤之说以释焉，间附臆见，惟识者鉴之。

朱彝尊《高士李君塔铭》曰：高士李君者，自上海来平湖，割西宫道士之楼居焉。以医药自给，年七十病卒。君先世曰尚衮，曰中立，皆举进士。尚衮未授官，中立为大理寺右评事。又有立武功，与倭战没者，建祠南汇城。代为士族，而与君游者，多不知其门阀。年二十，间道走桂林，名书仕版，而与君游者终不知其官资。君娶伍氏，再娶殷氏、鞠氏，先后生子九人悉夭，而群从皆学官弟子，与君游者或不知其有家室子姓。于医受业于季父中梓士材。中梓撰方书一十七部，君补撰《药品化义》《医学口诀》《脉诀汇辨》《痘疹全书》四部，刊行之。有延之治疾者，数百里必往。视疾愈，不责报。或酬以金，辄从西吴书估舟中买书，不论美好。由是积书三十椟，绕卧榻折旋皆书也。与君游者，相对楼下，不知其储书之富。客过无分出处贵贱，怡颜相接。暇则坐轻舟，载花郭外。艺庭前饮客，酒必自远致，山肴海错馔必丰。与君游者，不知庖爨何地，而君意所向，何者为疏密也。岁在丁丑，冬十有一月，予至平湖，则君已疾革，视之犹披衣起坐，出所著《南吴旧话录》，暨所撰诗古文曰《放鹇亭集》，并以付予。且命弟子以所储书二千五百卷畀焉，其余散去。平居玩好，一瓢一笠，一琴一砚，悉分赠友朋。越二日终。遗命弟子用浮屠法，盛尸于龛，焚其骨，瘗之塔。后二年访君葬所，则近在东湖之滨，其友江某实治其藏焉。弟子蒋某、徐某请予铭以垂之永久。铭曰：君讳彦贞，厥字我生。后更延昰，爰遁予野。改字辰山，亦曰寒村。被道士服，栖琳观之侧。泛泛松舟，而泝而游。疾者熏灌，或以解散。有花有苗，有甲有条，步檵兮逍遥。有经有子，有文有史，摇笔兮伸纸。有肴有腒，有蔌有鱼，留客兮康娱。嗟君之窀穸兮，忽自逃于释兮。嗟君之去故都兮，委恒干于东湖兮。或疑羽流，或谓僧伽。视我铭辞，其高士邪?(《曝书亭集》卷七十八)

陈其元《南汇李高士》曰：南汇卫城，本上海地。雍正间析上海、华亭二县地置县，以本有南汇卫故，遂名曰南汇县。自明以前之人物，昔为华亭、上海者，皆就其所处所生之地归之南汇焉。李辰山高士在明为上海人，而居于南汇卫城中，故《南汇县志》以为南汇人。高士生于明崇祯十年，桂王时曾官于桂林。及桂王事败走归，托迹黄冠，以医药自给。后寓居平湖，年七十病卒。朱竹垞检讨为志其墓。所著有《南吴旧话录》《放鹇亭诗古文集》，均为竹垞收存。今曝书亭藏书散佚，则高士之著作不知流落何所，是否尚存于世，不可知矣。惟《县志》载其《放鹇亭诗》二首，为吉光片羽耳。高士之屋在南汇城中者，曰漾波小筑，其南为放鹇亭。屋今已夷为田亩，惟亭则尚有遗址。余宰南汇时，访之不获。谢事越六年，秀水金君苕人亦摄宰事，其叔莲生学博鸿佺，征文考献，求得其地。但见衰柳啼鸦，荻芦飞雪，亭址仅存于野水横潦之中。流连慨慕，想其孤忠，而悲其遭际，亟思兴复。未及措手，而苕人又调吴江去。光绪纪元，余遇莲生于吴江，莲生手《高士墓志》并所作《放鹇亭怀李辰山先生》长歌一首相示，嘱余函致南汇士人，早为修筑，以存古迹。嗣得复书，则谓邑小民贫，一时不能集事，不禁为之慨然。特将莲生之长歌录之，庶他日有好事者为之兴举焉，未可知也。高士讳彦贞，字我生，后更延昰，改字辰山。坤宁宫中惊战鼓，衔香金鹤没败堵。危亭日落叫鸺鹠，尚占官家干净土。李郎矫矫人中龙，只手直欲擎苍穹。请缨年少苦无路，恨煞冠佩假伶工。福藩庸懦天夺魄，半壁东南轻一掷。静江重建小朝廷，桂王继起真雄特。荷戈万里迈终童，献策惊倒瞿文忠。飞书走檄愈头风，印悬肘后磨青铜。是时诸臣同戮力，天堑长江重开辟。毁家纾难脱钗环，况有英雄出巾帼。(原注：桂林战守三月，援兵索饷而哗，瞿文忠夫人邵氏捐簪珥助之)朱丝挂颈悲烈皇，可惜不系西平王。蛮邦手缚真龙种，犹是人阨非天亡。归来高隐茅亭宿，闲放白鹇非行乐。感愤时弹皋羽琴，忧来惟向西台哭。我朝硕学重鸿词，遗老联翩趍丹墀。雄飞不羡冲霄鹤，雌伏甘为断尾鸡。明知仙佛皆如梦，被体黄絁示无用。香积厨充义士薇，何曾迷入桃源洞?家亡国破剩闲身，埋骨东湖塔尚存。藏书奚必传娇女，遗稿还同付故人。我来吊古寻陈迹，荒亭尽圮堆瓦砾。长堤衰柳鸟呼风，愁煞芦花头雪白。君不见，投荒穷老沈太仆，吟魂飞堕澎湖曲；又不见，遗民尚有叶与熊，弃家削发空王宫，销声匿影将毋同?(《庸闲斋笔记》卷九)

沈季友《放鹇道者李延罡》曰：延罡字期叔，号辰山，上海人。少负逸才，善谈论，熟于旧家典故，及诸琐碎事，为《云间旧话录》，其诗文曰《放鹇亭稿》。露抄雪纂，晚年黄冠草履，自称道者。二子早丧，遂无嗣。年七十，忽病作，命瓮趺坐而逝。（《檇李诗系》卷二十九）

时觉按：收于《脉诀汇辨》，为卷十。

《脏腑性鉴》二卷 存 1668

清嘉兴贾诠（所学，九如）原撰，吴县尤乘（生洲，无求子）增补

凡例曰：《脏腑性鉴》实本之扁鹊《人镜经》，传则北齐徐之才祖仲融。至明，杭医钱雷得之其师王君宗泉者。鸳水贾君诠附《灵》《素》要义，发明脏腑体性，改名《脏腑性鉴》。余今重加补辑，凡耳目所及，汇纂增补，其中非轩岐问答，则先哲绪编，及某脏某腑见证，并诊法治法，针灸穴法，兼附无遗，则又余之管见也。

时觉按：《中国医籍考》卷十六载录《脏腑性鉴》，"未见"；又录尤乘《脏腑性鉴增补》二卷，"存"。是书收于《博物知本》，署为"贾诠原著，尤乘增补"。康熙《嘉兴县志·艺文志》则载录为贾所学撰。尤乘凡例谓"鸳水贾君诠附《灵》《素》要义"。鸳水，嘉兴南湖多鸳鸯，又名鸳鸯湖，嘉兴亦名鸳湖。贾诠当即贾所学。

《医学原始》九卷 存 1688

清云间王宏翰（惠源，浩然子）撰

自序曰：盖闻忧于道者神清，精于学者靡暇，是以学问之原，须应致知格物，而格学之功，莫不有机焉。余少苦志业儒，因慕古人有言，不为良相，则为良医，然良医岂易言哉？上知天文气运之变化，下达地理万物之质性，中明人事情欲之乘克，庶几医学之原，在于斯矣。愚虽不敏，每思人之性命于天，而本来之原务须明确，不致贸贸虚度。于是从师讨究，博访异人，而轩岐、叔和、仲景、东垣、河间诸家，及天文、堪舆、性学等书，罗核详考，而天地造化之理，五运六气之变迁，人身气血之盈虚，脏腑经络之病机，悉皆参论。至于人之受命本末，最为关切，先儒虽有谆谆之论，今儒务末，置而不讲，虽有论者，俱多远儒近释。大医大儒，道无二理，亦岂愦愦乎？愚慨性命之学不明，今而幸闻，凡究确而得于心者，不敢私秘。首立元神元质一说，明人道之生机，上帝赋畀之本原，一烛了然，不使诱人修炼旁门之误；次论受形男女之分别，知受赋立命之原。命既立矣，而元质生机，原系四元行缔结，资饮食而成四液，由四液以发知觉，而五官四司得以涉记明晤。至寤寐睡梦，前人论而不确，或言梦乃魂出而成，殊不知魂合身生，魂离身死，岂有魂游于万里之外，而一唤即归醒之理乎？又道家托言出神远游，虚幻妄诞之谈，俱经分晰理明。人五脏六腑，其中各有胎生之原病。如心脏，髑骬弱小者心脆，心脆则善病消瘅热中；肺脏，合腋张胁者肺下，肺下则善肋下痛。医逢此证，若不胸有《灵》《素》，何以知其原？又医不知经络，犹夜行无烛，是以一脏一腑之下，详论经络脉穴起止，病原分列，每经正侧细图，致内照灼然。及奇经八脉之奥，亦并陈缀；至周身俞穴主病，针灸补泻之法，俱经详悉，而引经用药之理，靡不由斯。凡昔贤与儒说，不出于医而有关于性旨者，亦辨悉而著之。间以不揣之愚，附管窥以缀其中，皆出乎性学之实理，不敢以意为度也。使学人知变化曲折之深，得探性命之原，亦未必不于是而得之，岂止医道云乎哉！付诸梨枣，以公于世，若当吾世有高明之彦，积乎学之深，而更得其渊源，为余意之所未及者，犹幸而其教我以教天下者也。康熙二十七年端月下浣，云间浩然子王宏翰自撰。

韩菼序略曰：凡物莫不有始也，万物皆始于天地，而天地之始，莫不始于宰肇。原始之义大矣哉！王子惠源少时勤习儒业，博学遍览。因母病癖，潜心岐黄，参究有年，著《医学原始》一书，问序于余。夫医理微奥，余亦何敢轻言？今观王子所著，皆阐达性学之理。如元神元质一说，指人心道心之精一；又受形男女之论，明受赋立命之本，详知觉运动之机，定五官四司之委；至五行之性自古未辩，而王子辩以金木皆归于土，不得为元行，立火气水土为四元，种种卓然精确皆补先哲之未发。又寤寐睡梦之理，前人言之未能尽善，而王子立论独宗儒理，其藏府经脉无不备详明确，真探源星宿，登峰造极，宜乎王母之病霍寿耋。此王子隐孝之明验也。抑又闻王子为文中子之裔，河汾家学独得之传，故其为书，元元本本，皆有精义融贯其间。善哉！医始也，神乎其道矣！爰为之序。康熙三十一年岁次壬申夏六月，年家眷弟韩菼撰。

徐乾学序略曰：王子惠源，儒也，精乎医。有闻于时，又能苦心斯道，于后世经方传授之外，别有所会。著《医学原始》一书，大率能探其大本大源之所在，而发以名论，阐性命之理，明天地之道，尽阴阳之秘。非如今之专家沾沾药性脉诀，僻隘而固陋者。其书杀青垂竟，欲余一言弁其首，曰：非公言不可以信今传后。夫余固不知医者，虽有言，何足以不朽惠源？独惠源之书，自可以信今传后，则余之附名是书，当亦所不辞也。是为

序。康熙三十一年岁次壬申中秋日，年家眷弟徐乾学撰。

沈宗敬序略曰：吾郡王子惠源，与甥倩颜子彬威风雨订交，尝与余称其医理精深，明性道之原，究人身生长之微，参天地造化之机，以所著《医学原始》索余一言为序。夫王子乃文中子之裔，而儒本家传，因知其探程朱之奥，明太极西铭之理，以儒宗而演羲黄之学，宜其阐发之精也。而立论元神元质性命之本，又详五官四司知觉之原，如烛照而数计，直发千古之奥。其究原致疾之根，条晰百脉经络，如响应而影从。其参考四行之原，开前哲之未发，讲究寤寐睡梦之由，启后学之迷蒙也。使读者知人之所以尊生，与人之所以慎疾，莫不防微杜渐之思焉，何待望而知之之谓神，闻而知之之谓圣，始称神术哉！孔子言，听讼非难，无讼为难。王子以治疾非贵，谨疾为贵，真得圣门之心传，而读书糟粕之谓欤？故曰：医者意也。书犹筌蹄也，变而通之测乎神，参而互之存乎识，勿药有喜存乎机。此固王子编书之意，而予之所为心识其所以然者也。是为之序。时康熙二十八年岁次己巳桂月朔旦，赐进士第翰林院庶吉士年家眷弟沈宗敬拜撰。

缪彤序略曰：古云：论医者，必其人，能知天地神祇之次，能明性命吉凶之数，审虚实之分，定顺逆之节，贯微达幽，不遗细小，然后谓之良医。王子惠源，折肱斯道久已，形之著述，有《医学原始》一书。其间有阐天人性理者，有发乾坤蕴奥者，次论生人形气变动之端，阴阳梦觉之理，而后剖明脏腑脉络之旨者。探其本，抉其微，参之古籍，佐以名言，皆补前哲所未发，益人寿世，振聋启聩，利济之功，岂浅鲜哉！其书付梓垂竣，问序于余。余嘉其远宗近考，别有会晤，与人世守专家之业，斤斤于草木之性，汤散成方之论，循其末流而不识其本原之所在者，岂可同年而道哉！是书也，洵足以储心保命，佐理治平，传诸奕禩也。夫是为序。康熙三十一年岁次壬申仲春吉旦，年家眷缪彤撰。

《续修四库全书提要》曰：清王宏翰撰。宏翰字惠源，号浩然子，松江人。自序言，生平于三教诸子，辨论详考，潜学有年。得艾儒略、高一志《性学》等书，于格物穷理，实为明显，天圜地圜，既有定论，益明人身一小天地，乃千古确言，性命医道之理，皆从此悟入，因作是书。首列天形地体图；次为四元行论，四元行变化见象论，以天下万物之纯体，惟土、水、气、火为四元行，其他物皆为杂体，四元行有数有序有情有形，因变化而有见象；次论人身合四元行生长，赖其补养；次论四液及脉经之血，动觉之力德，知觉之外官，由五官以推知识受相，分别涉记之职，辨记之在脑，及寤寐梦嘘吸之理。案：中医旧说以阴阳五行为本，此说则以金木二体实有火气水土之杂，不得为元行，如是则相生相克，及四时脏腑、五色五味之分配，皆无所属，乃中西医术根本之殊异。故中医论病，多关气化，西医则偏重形质，然其论生长补养，及四液之所结，仍出于燥湿冷热之气，则形质究亦不能离气化而成。揆其原理，初无二致。是书所言，悉本西儒格致精义，其足补中医旧说所未及者正复不少。气化、形质，各有所长，相资正以相成，各分门户，互相非议者，皆一偏之见。宏翰事实未详，观其天形地体图论中有"我朝睿圣，擢用泰西南怀仁"之语，当是康熙时人。西学初入中国，宏翰不泥旧说，表章及之，亦征通识矣。

时觉按：《联目》不载，有康熙三十一年刊本藏上海中华医学会，残存四卷，1989年上海科学技术出版社据此影印，收于《明清中医珍异孤本精选》。日本国立公文书馆内阁文库藏有江户抄本，凡九卷，乃全本，且与《中国医籍考》所著录卷数合，2010年人民卫生出版社收于《海外回归中医善本古籍丛书续编》，排印出版。

《古今图书集成·人事典》十八卷　存　1725

清常熟蒋廷锡（扬孙，西谷），闽侯陈梦雷（则震，省斋）奉敕编

时觉按：《人事典》属《古今图书集成·明伦汇编》，其中与医学相关者：卷六至卷二十二为身体部。卷六为总论，述人身与天地相应，人身之阴阳、形气、气血、精神、魂魄，卷九头部、颈部，卷十发部，卷十一面部、眉部，卷十二目部，卷十三耳部、鼻部，卷十四口部，卷十五齿部，卷十六须部，卷十七手部，卷十九足部，卷二十腹部，卷二十一脏腑部，卷二十二便溺部。为各论，为各部位释名释义，述其形态、功能。卷二十三形神部，述形体与精神、性情；卷二十四形貌部，述形貌同异、类型以及形貌与方域的关系，为人体形态学总汇。收录于赵立勋等编纂《古今图书集成医部续录》，中国医药科技出版社2002年排印出版。

《释体金镜》　佚　1736？

清常熟蒋师仁（公威）撰

乾隆六十年《常昭合志稿·艺学》曰：蒋师仁，字公威，学于喻嘉言。著《内经必读》《释体金镜》。

时觉按：乾隆元年《江南通志》卷一百九十二《艺文志·子部》载录，《联目》《大辞典》不载。

《医原图说》二卷　存　1758

清上海金理(天和，水一)撰

自序曰：夫医始于神农、黄帝，其理本合于河图、洛书。数千百年来，名家辈出，医学之书，汗牛充栋，其于药脉证治之秘阐发殆尽。不才孤陋，又何所置喙乎？特其有合于图书之旨，则似迂缓而未有详及之者，予故著《医原图说》二卷。上卷《命门三焦考》，作于五十岁之前，乃宗朱子五十岁以后十数者为图、九数者为书之说。下卷《图书绎》，作于五十岁之后，却又宗朱子五十岁以前九数者为图、十数者为书之说矣。二图互为体用，理本相通，因各就其义以发明之，非自相矛盾。在朱子固尝云：安知图之不为书，书之不为图也？予尝著《图书辨翼》《大圜宗旨》二书，详辨河图、洛书之义，参考两仪三辰之象。家贫不能问世，摘录其中图说与医理攸关者，并付之剞劂，谓之《图书绎》，附于《命门三焦考》后，而合名之曰《医原图说》云。乾隆二十三年岁次戊寅孟春人日，黄浦金理自识。

曹锡宝序曰：昔人云：能通天地人三才之谓儒。又云：通天地人三才之谓医。然则医与儒有二道乎哉？顾三才之理，通之实难，轩帝六臣尚矣。《灵》《素》两经，发挥造化，推阐阴阳，闳深肃括，包孕万有，振聩发聋，功庇万祀。后世名医辈出，递有发明，然而承讹袭舛，尚有未经辨正者，不能无遗误焉。明代赵养葵氏，始抉命门之义，分阴分阳，根柢太极，可谓独开元奥矣。而坎中之实未的，君主之旨稍谬，景岳、东庄所由起而正之也。张子景岳从医通易，亦从易通医，造化阴阳之故，言之最详。命门有论，三焦包络有辨，发前人所未发，较赵氏有醇无疵，而几微影响之间，究未惬心而厌理，盖甚哉，通达三才之难也。吾里水一金先生，儒而医，实医而儒者也。其治证多宗赵氏、张氏、薛氏诸家，不诡于正，而往辄有功，以故无赫赫名，而闭户著书，不知岁月。去年秋，出其所著《医原图说》两卷见示，余读之数四，见其反复天人之奥，究极河洛之义，真可谓得未曾有。《命门三焦考》，体认尤精，非摘前人之疵，实补前人之缺。后贤复起，不易斯言。至其则图则书，画图示象，机由心悟，理合自然，更与濂洛宗传默契。若夫命门三焦辨义，上阐《灵》《素》，下惠来兹。宁止业医者所当奉为指南，即业儒者并宜置诸几案，其足以传世而行远也奚疑？余非知医者，而性命天人之理，则固吾儒布帛菽粟之言也，故乐道其理之合一者以序之，冀当世之有子云也云尔。乾隆二十四年岁次己卯仲春，同里曹锡宝容圃氏拜序。

乔世杰跋曰：我师水一先生著《医原图说》，推本河图、洛书、太极之理，以明人身藏府百骸无不与合。凡篇中辨论，多发前人所未发，而更演之以图，俾阅者了如指掌。几千百年来，名家著作甚夥，罕见有此，洵奇书也。曹庶常序之已悉，小子何敢更赘？惟忆周旋亟丈时，亲见我师好学不辍，日则酬应无宁晷，夜则一灯荧荧，咿唔披阅，至五更尚未就枕。故能读破万卷，融会精微，虽阐医学之原，实参理学之旨。则是书之传，堪与濂、洛、关、闽诸书相表里，世有识者将共宝之矣。乾隆二十六年辛巳长至前一日，门人乔世杰百拜谨跋。

方文耀诗曰：天地之秘庖羲泄，庖羲之秘周文抉，姬公阐之著爻辞，宣圣系之韦三绝。秦火不燔天地心，大易独完炳日月。及宋昌明邵程传，晦翁本义冠诸哲。因事丁宁设教详，必中必正乃亨吉，源源本本烛渊微，觉聋牖盲大明彻。吁嗟造物难自言，圣贤传经代喉舌，已无疑义贻后人，于所不知付残缺。前明忽生喻春山，搜剔图书有分别，反复著书十八章，不为卤莽与灭裂。吾友金子水一氏，读破万卷金石秘，豁然贯通天与人，大放厥词达精义。心易图成著说奇(一名《心易图说》)，却与春山同见地，故纸堆中拾得来，妙成合璧神其使，先后不啻出一声，到底图书或传异，书本是图图本书，体立用行有定位。昔贤岂无考订心，何待后生多拟疑，义理元来无尽藏，殊途次第同归至。予疑四达不悖乃是道，非是前人思不到，交呈互见相经纬，表里由来循旧号。羲皇开物体天心，龙马图中以用诏，禹王绩用大平成，神龟特将本体教，此中真谛大可参，大哉维皇弄奇巧。则图何必不明畴，则书画封亦玄妙，多象演经多不言(程子演《经》，邵子传《象》)，两公岂肯生颠倒。羽经翼传心苦殷，类求例测非穿凿。用中藏体体藏用，只恐浅人难入奥。体还体兮用还用，其书其说亦据要，存之以质后来者，知之罪之非所料。予学未能窥藩篱，读之不禁慨以嘻。至理流行天人合，百姓日用何不知？有物有则皆本天，道心不杂毫厘私，人心亦非尽人欲，理随气赋成措施。以人体天方是道，即心即道终参差，人生何处不是易，吉凶悔吝惟所适。金子之易命曰心，道心为主人心宅。衍图变易穷其流，体用相须难剖划。益信心源千古同，何必春山先有获？我从源处再求源，并道易前还有画。年家教弟心珠方文耀拜稿。

《郑堂读书志》曰：《医原图说》二卷，乾隆辛巳刊本，国朝金理撰。是编推本河图洛书、太极之理，以明人身脏腑百骸，无不与合。凡篇中辨论，多发前人所未发，而更演之以图。大旨本明赵养葵、张景岳诸家之说而推衍之，亦可谓医外之别传矣。前有乾隆己卯同邑曹锡宝序，后有其门人乔世杰跋及校对姓氏。(《四部总录

医药编》)

乾隆《上海县志·艺文》曰：金理，字天和，能诗精医，尤擅幼科。著有《医原图说》《水生集》。

时觉按：嘉庆十九年《上海县志·志艺文》载录，有乾隆二十四年辛巳刊本藏上海图书馆、浙江大学。

《三焦论赘言》一篇　存　1792

清吴县顾彭年(祖庚，雁庭)撰

唐大烈曰：顾祖庚，名彭年，号雁庭，国学生，住郡城宫巷。

时觉按：收于《吴医汇讲》卷六。

《核骨髁胫腨踹辨》一篇　存　1792

清吴县江诚立(朝宗)撰

《吴中名医录》曰：江诚立，字朝宗，清吴县人，住平江路。业医，著有《核骨髁胫腨踹辨》一篇，刊入《吴医汇讲》。

时觉按：收于《吴医汇讲》卷三。

《释骨》一卷　存　1795

清吴江沈彤(冠云，果堂，文孝先生)撰

沈彤曰：骨为身之干，其载于《内经》《甲乙经》者以十百数，皆有其部与其形象。然名之单复分总散见错出，能辨析而会通者实鲜。余方嗟其为学者之阙，适吴生文球从事经穴，数以是请，遂与之详考而条释以贻之。

《四库全书提要》曰：《释骨》一卷，浙江巡抚采进本，国朝沈彤撰。彤有《周官禄田考》，已著录。是编取《内经》所载人身诸骨，参以他书所说，胪而释之，中间多所辨正。如谓《经筋篇》"足少阳之脉循耳后上额角"，"额"字乃"头"字之讹；谓"曲角"之"角"，经文刊本皆误作"周"，据《气府论注》改定；谓"颔"字《说文》作"顄"，与"颐"同训，顄盖自口内言之，如从口外言，则两旁为颔，颔前为颐，两不相假，故《内经》无通称者；谓"或骨"之"或"乃古"域"字，引《说文》为证；谓齿数奇当为牡，偶当为牝，《说文》《玉篇》并以牙为牡齿，恐误；谓曲牙二穴侠口旁四分，王冰以为颊车穴，恐非经义；谓高骨通指脊骨，不专指命门穴上一节；谓膺中有六穴，穴在骨间，则骨当有七；谓张介宾误以胁下为骹，谓髃骨即肩端骨；谓《经脉篇》"斜下贯胛"之"胛"乃"胂"字之讹；谓《本腧篇》"肘内大骨"，"内"字乃"外"字之讹，"掌后两骨"，"骨"字乃"筋"字之讹；谓掌后兑骨非手髁；谓壅骨在鱼际旁寸口前，非掌后高骨；谓楗即髀骨之直者；谓《骨空论》颏下为辅，"下"字乃"上"字之讹；谓《刺腰痛论》"或骨在膝外廉"，"膝"字乃"骱"字之讹。其考证皆极精核，非惟正名物之舛，并可以纠针砭之谬。已载入所著《果堂集》，此其别行之本。序称"为吴文球讲明经穴而作"，则其本旨以谈医而起，今附存其目于医家焉。

《四库全书总目》曰：沈彤字贯云，号果堂，吴江人。尝预修《三礼》及《一统志》，议叙九品官。

刘廷桢曰：读《昭代丛书广编》，有吴江沈君讳彤字冠云者，所著《释骨》一编，其命名颇为详明，特附录之。阅是书者，宜合《素问》气府论、骨空论以及《灵枢·骨度》等篇参观，庶有得焉。

《郑堂读书志》曰：《释骨》一卷，果堂集本，国朝沈彤撰。《四库全书》存目。按：骨为身之干，其载于《内经》《甲乙经》者以十百数，皆各有其部与其形象，然名之单复分总，散见错出，能辨析而会通者实鲜。果堂以其为学者之阙，遂与其门人吴球讲明经穴，详考而条析之，以备针灸者之需。然非究贯苍雅兼通《灵》《素》者，不能道其只字也。本载所著《果堂集》中，《提要》所据浙江巡抚采进本，乃别行之本也。(《四部总录医药编》)

道光《苏州府志·人物》曰：沈彤，字冠云，号果堂，吴江人。汉七世孙，自南曾孙也。总角能文，有声庠序。乾隆元年荐举博学鸿词试。未入等，荐修《一统志》《三礼》。书成，授九品官。不就，以诸生终。少受业于何焯，继游仪封张清恪、江阴杨文定二公之门，究心宋五子书。中岁，望溪方氏与商订三礼、书疏，辨论精核。彤既得师友之益，又沈酣典籍，故发为文章，深厚古质，神似昌黎，吴中言古文者必屈指焉。年六十五卒，门人私谥文孝先生。著有《群经小疏》、《果堂杂著》若干卷、《周官禄田考》三卷、《果堂集》若干卷。

光绪《吴江县续志·人物》曰：沈彤与徐灵胎善。

时觉按：是书无序跋，附于刘廷桢《中西骨骼辩正》后，收于《果堂全集》《昭代丛书》《汉阳叶氏丛刻医类七种·观身集》。《苏州府志》尚载其著《内经本论》《气穴考略》，均佚。

《脏腑发明》一卷　佚　1879？

清丹徒何渌撰

时觉按：光绪五年《丹徒县志·艺文志》载录。

《医源》三卷　佚　1881？

清嘉定郁汉曙(蔚若)撰

光绪七年《嘉定县志·艺文志三》曰：《自序》曰：是书根据《灵》《素》，去疑存信，细分门目。汉曙，字蔚若，廷钧子，诸生。

《五脏六腑图说》一卷　存　1900

清江阴高思敬(憩云)撰

自序曰：五脏六腑，诸书言之详矣，大都陈陈相因，并无一人敢为新说。揆诸作者之意，以为采《内经》，集诸家，自必确有根据，以致后之阅者每多非议，谓其语多逆臆，渺茫无凭。盖缘我国无剖解之学，难免以讹传讹，遂失脏腑真象。自玉田王勋臣先生出，考验人身脏腑，绘具图象，煞费苦心，然未经实验，无从征信。及阅西医《脏腑图说》与勋臣所绘互相参观，始知古人脏腑图说纯为意造，未可为法。仆也不才，何敢妄议古人？爰取善善从长之意，特将《内经》、勋臣、西医三图逐一绘出，俾阅者细细考察，便知中西意解各自不同。然西医从剖解实验而得，固属确切不移。但中西风俗互异，我国人每多保惜尸体，是古人对于五脏六腑部位形象，虽欲不尚理想，得乎？故亦未可据以为非也。惟中西人情风俗虽各不同，而脏腑形象要无区别，兹将中西脏象绘录，并节录洪曼人脏腑能力、功用，逐条解说，以公同好。

时觉按：收于《高憩云外科全书》。

《藏府部位略说》不分卷　存　1907

清长洲赵廷玉(双修)撰辑

时觉按：前后无序跋，无目录，载《藏府部位略说》、十四经及带脉穴图、四诊法、运气、阴阳水火气血论、病机等。收于《赵双修医书十四种》，有稿本藏中国中医科学院。

《身体解》　佚　1910？

清吴县钱国祥(乙生，吴下迂叟)撰

民国二十二年《吴县志·列传四》曰：钱国祥，字乙生，辰之子，廪贡生，候选训导。汪鸣銮视学陕甘，延往襄校，驰驱秦陇间，风寒中于足部，岁必数发。光绪辛卯，总督刘坤一任以上海制造局兼翻译馆校勘，教习广方言馆、画图馆工艺学徒。从事十年，造就甚众。纂述不下数十余种(别见艺文)。又在沪局编校《各国交涉公法论》《交涉便法论》，风行海内外，称为善本。

时觉按：民国二十二年《吴县志·艺文考二》载录。

上藏象类，共十九种，其中现存十四种，已佚五种。

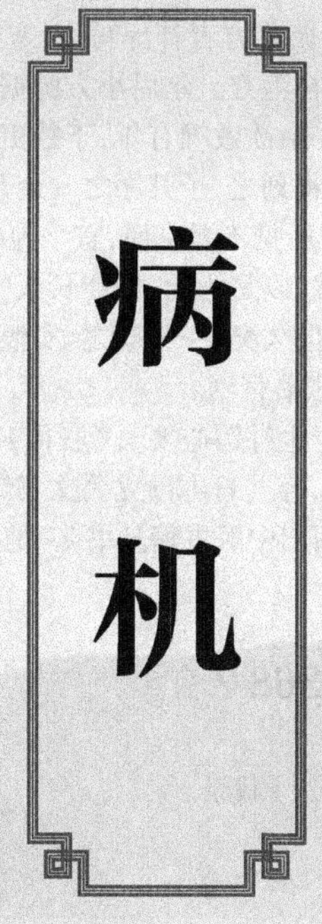
病机

《撄宁生五藏补泻心要》一卷 存 1367

元仪征滑寿(伯仁,撄宁生)撰

平安滕维寅序曰:夫物必有数,数之无穷,咸归于五,谓之中数。中者,天下之大本也,故天以垂象,五星是也,地以制形,五行是也。天地不能遁五,而况于人乎?人有五藏以与天地应。天地之气有盈虚弛张,承制郁复以随之。人之五藏亦有虚实寒热,彼善方者补虚写实,寒则热之,热则寒之,天工人其代之,医庶几哉。钱仲阳氏有见于此,其治小儿建为五藏补泻方。尔后小方脉据焉,大方脉假焉。据者有余而假者不足,不足必惑,惑则思古,博搜方书未尝有续也。余欲效嚬有年,于兹吏务鞅掌,不果其志。一日,坊人德氏取书一卷视余曰:此是滑伯仁氏《五藏方》也,吾将刻之,子其序之。余开卷叹曰:神物有合,钱氏不孤,自非伯仁氏孰能为之?钱氏作于前,滑氏述于后,二氏所见不差毫厘,宜乎驰名于中土而不相下也。昔鲧汩陈五行,天用剿绝其命,世之谭医者威侮五行,怠弃五藏,以是为治,安能长久?今观斯书纵横开阖,不出五藏,深得经旨,其有裨世教哉。呜呼!天惜□宝,无名于世久矣,一朝获之,实惬吾愿,而可复束之高阁哉?汝速刻之。因序。宝历丙子秋九月既望,平安滕维寅书于张藩官寓。

时觉按:简称《五藏方》,又名《撄宁生补泻心要》,《联目》不载,《大辞典》"佚",国内无存。《中国医籍考》卷五十三"《撄宁生补泻心要》一卷,存",日本国立公文书馆内阁文库藏日本宝历七年刻本,2008年人民卫生出版社据此影印,收于《珍版海外回归中医古籍丛书》。是书以藏府为纲,虚实补泻为目,兼及五藏生克,罗列相应治方。

《标题原病式》一卷 佚 1368?

明昆山王履(安道)撰

时觉按:正德元年《姑苏志·人物十八》载录。

《生雅编》 佚 1550?

明嘐城金申之(生雅)撰

陈仁锡序略曰:嘐城申之金君负高俗之志,具济世之肠。初工帖括,既不得志,乃弃章句而攻于医。参研之久,集成《生雅编》,发明岁运经髓、阴阳表里以起百病之源,大都博而不繁,详而有要。综核究竟,变化错伍。申之用心加惠何勤哉?所称不为良宰相,其次或明医,吾儒作用处,得于是编稍窥一斑矣。然是岂足以竟申之也,申之所求于世也廉,所冀于天也贪,天之彭殇,自有定数,贪天之数以全活一世,必不得之理,必可得之心。农黄生万世,有加于心术乎哉?(《无梦园遗集》)

时觉按:《中国医籍考》卷六十载录,"未见"。

《考证病源》一卷 存 1605

明上海刘全德(完甫,一仁)撰

姚永济序曰:医书流布于天地间,载神圣工巧以惠千百世之学者,系传心故也。医之有书,或陈药性,或论病机,或辨色脉,或写众效之方,或摅独得之见,皆出平生之筹画,往往拯拔于艰险间,俾咸跻于人寿也。余读之终帙,乃矍然叹而赏之曰:是编也,龙宫神术,鹤背仙方,传之海隅,殆希世之奇书哉!缅稽春秋时,独一扁鹊者,见垣一方,著《八十一难》。再稽汉时,独一张仲景者,创《伤寒》书,为群方祖。由此观之,扁鹊之术通于神,仲景之术入于圣,世难其人,自昔记之矣。一仁刘先生,渔猎千秋,上池漱润,长沙接武,达天人之奥,析性命之微,握起死之柄,涵好生之德,因咀万斛之英华,遂吐一腔之玄秘,条然灿然,非夫医家之四妙、吾道之一贯乎?万历丁酉仲春,汝楫姚永济撰。

时觉按:《中国医籍考》卷六十载刘氏《钩玄秘集》一卷,"未见",不知是否此书。有嘉庆元年祝氏抄本藏上海中医药大学,2004年收于《中医古籍珍稀抄本精选》刊行。

《病机部》二卷 存 1609

明盱江张三锡(叔承,嗣泉)撰(客居江宁)

自序曰:《内经》曰:谨守病机。尝谓人之生也,寒暑相荡,喜怒交浸,其机甚微,其变甚速,况乎所感有浅深,所发有轻重。良工精而候之,因其发动所由,乃辨名定经,溯流讨源,随机应变,始可以言治矣。然《素问》病机十九条,刘河间推广其义演为《原病式》,于六淫外感客邪变病特著。今太平日久,人多情欲,内伤者十居八九,兹复博采诸名家为《病机部》。《内经》曰:往古居禽兽之间,动作以避寒,阴居以避暑,内无眷慕之累、思想之患,此恬淡之世,邪不能深入也。锡考历代明医等书,悉以风冠篇首,是重在外感也。今人情欲无涯,内伤为病十居八九,虽因六淫,悉从虚入,乃以气血脾胃冠篇。俾医者知所先务,先入为主,不为众惑,遵生者亦知培养为要,万一有病,不遍克伐,以戕天年。非敢狂妄,聊救一时之弊云尔。

卷下自序曰:洪荒世,穴居野处,茹毛饮血,无情欲之累、思想之患,人咸朴实,故病多外感。轩岐乃论八风,谓风为百病之长是矣。厥后刘河间主乎火,东垣主乎湿,丹溪主乎气,纷纷不决,乃立真中类中之论。以卒暴僵仆、言语謇涩、手足偏枯等症,皆合上古中风形症乃尔。不知世运变迁,禀赋迥异,黎藿膏粱,声色口腹,纵恣无涯,精血既亏,痰火独炽,重则暴厥暴死,轻则瘫痪偏枯。其症虽同,其因则异,是续命、三化、牛黄丸等法不宜于今,而丹溪补养化痰诸说妙合乎时,可谓因时制宜,知权知变者也。盖常论之,本必先腐也,而后虫生焉。外感内伤悉从虚起,正《素问》所谓:清净则肉腠闭拒,虽有大风苛毒,弗之能害。西北未必无内伤,东南未必无外感。因风因火,因湿因痰,皆是标,气血虚是本。审脉问症,分缓急定气血乃可。今将古今法言纂集于下。

时觉按:收于《医学六要》。

《病机提要》 佚 1641?

明上海秦昌遇(景明,广埜道人,乾乾子)撰

时觉按:同治《上海县志札记》卷六载录。

《病机提要》,《二难一览》 佚 1644?

明华亭陈时荣(颐春)撰

康熙二年《松江府志·艺术》曰:陈时荣,字颐春,华亭人,精于医理。江西张植之客游,患羸疾,药之,百日而瘥。有老媪往视女疾,途遇时荣船,亟呼求渡,因请偕往。至则女已绝,乃覆其身以布,沾井水渍委中穴,刺血如泉涌,遂苏。上海乔时敏患寒疾,毒留两胫如锥刺,法当截足。时荣作大剂,炊热盛布囊中,纳足于内,冷则易之。五日,起行如常。

嘉庆二十三年《松江府志·艺术传》曰:陈时荣,年八十四卒。次子自道,字太古;从子明善,字抱元,并为名医。

时觉按:康熙二年《松江府志·艺文》载录二书,《中国医籍考》卷六十二据《松江府志》载录,"二难"误为"三难"。

《病机沙篆》二卷 存 1667

明华亭李中梓(士材,念莪,尽凡居士)撰,吴县尤乘(生洲,无求子)增补

时觉按:前后无序跋,分列中风、虚劳、噎膈等四十余种杂病证治,引述各家,阐述诸病病因病机、症状分类、脉证诊断、鉴别及预后,确立治则治法,并列处方针药。尤乘增补,与《本草通玄》《诊家正眼》合为《士材三书》。《中国医籍考》卷六十一载录,"存"。

《原病式》 佚 1672

清京江何镇(培元)抄辑

张铨衡《本草纲目必读类纂序》略曰:余与何氏契结金兰。一日,过公之寓,见公之著述盈几,阅其目则《本草发明》也,《百药主治》也,以及《脉讲》《脉诀》《伤寒或问》《活人指掌》《济生论》《原病式》《素问抄》《集效方》,共计十种。翻阅之暇,公独取《本草》《济生》之四种以示余。

时觉按:《中国医籍考》卷六十五据《本草纲目必读类纂》载录,"未见"。何氏原撰医书十种,惟《本草》《主治》《集效方》《济生》四种为《本草纲目必读类纂》传世,余则佚而不传。

《病机洞垣》 佚 1697

清云间王宏翰(惠源,浩然子)撰

时觉按:《中国医籍考》卷六十四据《吴县志》载录,"未见"。

《病机汇论》十八卷 存 1713

清苏州沈颋(朗仲)撰,门人苏州马俶(元仪,卧龙老人)校定

马俶序曰:儒可以兼善天下,医可以利济斯人,此先儒之言也。然儒亦有不能兼善,医亦有不能利济者,则以未能明理,不克深入堂奥。医治病不审其机括,犹之儒者粗识掌故,不知润泽,漫谓古注当行,如介甫之拗执,适足以病民也。余幼业儒,改而业医,缘数奇也,而务在明理,因师事朗仲沈先生。先生派出云间李士材之门,余因沈先生兼得事李先生,是二师者皆神明于医而深入堂奥者也。有喻嘉言先生者,亦同时之俞为,与李沈二师最相契合,余恨未及亲矣,窃私淑之。是二师一先生者皆有撰录,而李师之书海内际传,其津梁后学既不一种,独沈师之著述未经剞劂,即此《病机汇论》。病有虚实,机有正变,博采群言,集成大观,学者得之可当漆室一灯,至今犹藏箧笥,是美玉而韫椟也。余自弱冠从师,未能得其学之万一,志欲公此书于天下后世,深愧才劣,未经订完。门人尤子在泾以儒家子攻医业,其于《灵》《素》诸书所能抉其精微,风晨雨夕,辄道余讲究斯理,与余相得甚欢。目与参订《汇论》一书,误者正之,缺者补之,是书遂益可观,而吾志亦可以遂矣。今余年八十六,爰逃禅,参圆通无碍妙谛,更悟治病之道,不知方者固非,执古方者亦非,其机至神,不可拗执,是医之剖精晰微,与禅之传心印可又同揆也。世有究心于治病者,其亦不谬斯言乎?至如颜子笃学附骥行,显以生平之一得,亦备录于后,用表渊源之有自焉。康熙癸巳秋八月,吴门元仪识。

张大受序曰:圣王之治天下,艺术方技皆有可用,而医之为道,自古重之。轩黄以来,典籍备载,劫灰之所不及,凡阴阳燥湿、虚实轻重,以至刀圭药品,诸书无不具在。然其间畔道而自是者有矣,故《易》曰勿药有喜,《记》曰医不三世,不服其药,盖明药非得也,而师友渊源之自不可紊也。吾友吴元仪马先生,精于医者也,而其学独出于云间沈、李二家,凡辨凉温,施补泻,一本古人而折于理。人之有疾者曰:非君不治。众医之聚而议于病者之室,曰:请待先生。有闻其病之濒于危而复起者,辄逆之曰:是必马元仪力也。问之果然。何其术之神欤?如是者几五十年,至今年且八十,而未有知其学之何所自者。服之者多矣,忌之者亦间有焉,其传而神明其道者未易一二数也。夫医虽一术,亦可知其人之重轻,其业而不负其师者,志必诚,术必良,人必君子,其业而畔其师,志必伪,术必苟,人其君子乎?未也。予持此以论人,而世鲜良医,得无传之非真,抑学之不专故欤?先生兹集《病机汇论》一书,并著《印机草》附于后,是先生之学有源本,而沈、李两君之传阐发于先生之手,则先生之道可知矣。先生之道行于吴,而为人之所倚赖钦慕若此,则沈、李两君之在当日,其为良医又可知矣。此先生之所欲成以告于天下后世之知医者也。岁壬辰,吾友顾子嗣宗来京师,述先生命,请予文。予知嗣宗,嗣宗知先生皆最深,尤服先生之年愈高,术愈神,而能刻其师说以行世也,故不辞而序之。匠门张大受。

宜思恭序略曰:戊子夏日,余偶抱微疴,逡巡未愈,遂延吴门马子元仪诊视,刀圭下吻,跃然有起色,听其议论,悉中病机,余甚异之。未几,元仪手一编示余曰:此《病机汇论》,创于吾师沈君朗仲,互参于门人尤子在泾,其医案一卷,则余五十年来之治验也。余乃披览卒业,其间条分缕悉,考订详明,殆取《素问》《难经》以及张刘朱李诸大家而集大成者也。而医案尤随机下药,无不奏效如神,岂非大快事乎?今元仪将付剞劂氏公诸天下,俾天下参其论,悟其机,考其案,以指上之阳春,起膏肓之痼疾,虽昔见垣之技,上池之水,橘井杏林之神术,莫是过也。是皆可以并传于不行,爰因其请而为之序。康熙戊子仲夏,江南江苏等处承宣布政使司加六级襄平宜思恭题于箴白堂之静观斋。

姜本位识曰:吾师马先生,少游士材、朗仲两先生之门,穷探《灵》《素》奥窔,是以五十余年独操活人之术以孤行于世。吾师以士材先生著述流传甚多,而朗仲先生所撰《病机汇论》未及寿世,爰增定而发明之,益以《印机》,登诸梨枣,犹经之有传,不止为沈氏之功臣,且以合张、刘之长,兼李、朱之美,而为医学之大成也。嗟乎!医道之不可问,至今日而极矣,穷理观变,视为迂图,挟其粗疏拘固之见,卒然临之而漫谓吾能识证,证岂易识哉?纵识证矣,知证而不知因,是犹寻流而未溯其源也,凭病而不结脉,是犹顾宾而反失其主也。《汇论》一书,先脉后因,先证后治,审机握要,了彻透宗,方之禅学,其诸大乘禅也与?世之管窥蠡测者,辄疑吾师好用补而不轻用攻,是书其在,其果偏于用补乎?否也。徇证而不知凭脉,且束前人之书而不一究心,其骇

且议之也，曷足怪哉？读是书者，不惟知吾师之妙于用补，并可悟吾师之妙于用攻，不惟知吾师之妙于用攻，并可悟吾师之不轻用攻，其于穷理观变之学，渊源固有自也。位夙承先贞毅孝敏遗训，自惭谫劣，不能读孔孟书，退而有志轩岐之业，幸得亲炙吾师，侧闻教诲，辄敢妄附数言，用表服膺之志云尔。门人姜本位思吾谨识。

尤珍序略曰：元仪马君，本儒家子，讲求岐黄之术，为李士材、沈朗仲入室弟子，得其指授，为时良医。而于伤寒一症尤能洞见脏腑症结、标本虚实、正变隐见、传染错迕，人所聚讼却顾彷徨而罔知所措者，君独灼然挺超卓之识，排众人拘墟之见，而剖晰其所以然，庀方调剂，动中窾綮。时人始而骇，继而疑，终则翕然俯首而叹服。盖余在京师时，得之传闻者已如此，及请假归里，体素善病，与君往还过从，聆其言论，皆凿凿有根据。家人辈遇风露之疾，无不奏效如神，得恃君以无恐，则今之得于目击者又如此。君之论医也，谓不知方者固非，执古方者亦非。旨哉！斯言。持是说也，以往岂复致赵长平之丧师，安石新法之乱宋哉？君既以医活人，又欲也要跟他对我传，以活天下后世，用是有《病机汇论》之订。非欲人之执是书以为和缓俞扁之在是也，神而明之，存乎其人，则是君所以嘉惠后学之盛心已矣。《周礼》疾医养万民之疾，岁终稽其事以制食，十全为上，十失一次之，十失二次之，十失三次之，十失四为下。苟能反复乎是书，将有万不失一者，而又何学医人费之足忧？抑又闻君之用药也，大约以温补为主，盖亦有见于今人之含元葆真，远不如古，而姑以是为裁成辅相之一助云尔。上医医国，吾即为君卜之矣。时康熙戊子中秋，赐进士出身右春坊右赞善兼翰林院检讨长洲尤珍题于静检堂。

陆秉鉴序略曰：戊寅秋，获交元仪马君，见而心折，而太淑人之病赖君以痊。余两患危险之症，后赖君而治。因忆十数年间，一门之内以及亲朋族党，病不胜数，君每投辄效。诸所治者，或万难措置，人所瞪目敛手，而君剖晰精微，洞中理要，屈指奏功，毫数不爽。用君之言无不瘳者，违君之言罕有存者，盖君之学深矣。君之学出于沈君朗仲，又获亲炙于李君士材，信乎渊源有自。君年既高，四方叩请者接踵阛阓，其议诊成案，大有补于世，而或多散失。君乃溯其师传，出沈君所撰《病机汇论》一书，与门人校勘详定，参以微言，末附医案，镂版行世，用与李君著述并垂不朽。君之言曰，治病之道，不知方者固非，执古方者亦非，其机至神，不可执直，与禅机相合，以圆通无碍为妙谛。呜呼！论至此，则知人不可以无学，尤不可以无悟也。夫理非学不精，机非悟不活，惟博极群书，融会贯通，如蜜之成，如冰之释，包诸所有，亦复真诸所有，随机印合，神妙莫测，如是而后为真学，如是而后为化神。不然灵素以下，即心口了然，是亦高座谈经、广场说偈之流耳，以语于菩提最上，不犹有间乎？余向者知君通于儒，不意君更通于佛，所谓信手拈来，头头是道，老人一片婆心，于是书寓之矣。助是出也，谓即君之绳墨彀率也可，谓即宗门之秘密藏也亦可。康熙癸巳季秋，都亭陆秉鉴拜序。

凡例曰：一、此书系业师朗仲沈先生手定原本，俶不揣固陋，复加损益，而于诸证后辄赘数语，勘校得失，以明证治大意。管窥之士所见固小，然愚者千虑或有一得，未可知也。一、书中采集先贤议论，远追轩岐，近至张景岳、喻嘉言、李士材辈，无不具备，学者穷理观变，尽在乎此，无劳泛涉而叹望洋也。一、此书先论脉，次论因，次论证，次论治，欲使学者审脉以察因，辨证以施治，以视他书议论参错、方治杂出者差别矣。而又于诸论前首列一语以引其端，展卷之下，尤为心目了然。一、前人之书，坊刻充栋，然简约者失之遗漏，广博者尤苦浩繁，是编独存精要，词约而义该，文简而法备，世有知者，谅所欣赏也。一、病证杂出，不可枚举，兹取其耳目所常见闻者凡六十证，证各一门，其小证不及另立一门者，分附各证门下以备览焉。一、是刻中所载成方切要者什之七，其中不无峻险者，亦存以备览，然运用之妙存乎一心，不可执也。一、医案，俶自五十年来所治危险之证，凡经验者窃附卷末，以质海内高明，然散失颇多，存者不过什一耳。

《苏州府志》曰：沈颋，字朗仲，颢弟，以医擅名。品行高雅，士论重之。(《中国医籍考》卷六十四)

《续修四库全书提要》曰：清沈朗仲撰，门人马俶校定。郎仲以字行，俶字元仪，并苏州人。据俶序称，朗仲受医学于松江李中梓，又介俶同事之。中梓著述风行一时，而朗仲是书晦而未彰，俶与弟子尤怡就遗稿参订，误者正之，阙者补之，始为刊行。是书分证凡六十门，小证不另立门，分附各证之下。每病先论脉，次论因，次论证，次论治。采集先贤议论，自轩岐以下，至近代张氏介宾、喻氏昌、李氏中梓为止。词取简约，义法该备，后列诸方，治表治里，或攻或补，以类分剂。每门后有总论以明大意，则俶所增者。是书卷帙不及王肯堂《证治准绳》四分之一，其博洽不减而眉目益清，断制益谨，反为胜之。案：明清之间，江左医家以李中梓为最著，朗仲得其传，俶为入室弟子，再传为尤怡，学益深造。是书经二人继续编摩，颇征完粹。俶自著有《印机草》，为医林所重。是书序末云：生平之一得，亦备录于后，用表渊源之有自。凡例云，俶五十年所治危险之证，凡经验者窃附卷末，是《印机草》原亦附刊，此本阙而未备。尤怡著有《金匮翼》一书，亦为世重，其体例一仿是书，更加简约。薪传所在，益征沾溉之多矣。

时觉按：收于《续修四库全书》。《中国医籍考》卷六十四载录，作"《病机汇编》"，光绪二十五年田伯良有《增广病机汇论》九卷。

《增广病机汇论》九卷　存　1899

清苏州沈颋(朗仲)原撰，闽南诏安田伯良(捷卿)增广

自序曰：古人不得为良相，每愿为良医，盖良相与良医，其功正相等耳。余自幼不得专诗文之学，转习轩岐之业，意谓可以自活者，并可以活人，正《内典》所谓自利利他之道也。故晨窗夕几，博览群书，究心《灵》《素》，不敢虚晷。殆其日积月累，年数颇久，于是始自悟之曰：医者理也，夫《神农本草》《黄帝素问》，医道所自肇。而仲师《金匮》与《伤寒论》，诚医学之规模也。其余各家诸书，虽未尽合《灵》《素》之旨、仲师之法，而书中独得之妙，亦复不少。然旨晦方杂，未易窥测，读者不免望洋之叹。惟沈朗仲先生所著《病机汇论》一书，先脉后因，先证后治，颇得先圣之矩矱，而是书蜀粤间又甚罕睹，业医者不啻欲从末由乎？余欲公诸同好，犹觉书中未甚完备，乃从其脉因证治之准绳，逐汇参稽，窃于《灵》《素》《金匮》以及群书中理所甚确者，爰其汇而补之，使方外有方，法外有法，灵机活泼，变化无穷。又观其论脉而无脉象，论男病而不及女病与儿病，故再增《脉学》一卷，女科、儿科各一卷，以补其所未备，庶无得此苦彼之忧，故名之曰《增广病机汇论》。其论证也颇得圣贤之指归，其制方也颇合本草之渊源。审机握要，了澈透宗，学者得此，可当漆室一灯，庶几得会归之源，去烦杂之苦，聊为济众之一助云尔。光绪己亥秋九月，闽南丹诏田伯良捷卿题于晓溪之忠恕斋。

韩希琦序略曰：吾邑世医田先生伯良，方今国手也。自幼从事于斯，寝食俱废，上至岐黄，下逮百家之书，靡不悉心研究，俱得其所以。迄今二十余年，常矻矻不能倦。以是出而救人，用其方，试辄验，盖生死人而肉白骨，有难以更仆数焉。其家居故里，以至往来南北间，莫不推倒一时，声称大噪，余心服久之。庚子春，出其所辑《增广病机汇论》一书见示，蓝本沈朗仲旧作，而旁搜博采数十种书，及其素时读书临症独得之妙，一一详附各门。各于其所本无者，增入脉诀、脉象、妇科、儿科若干卷，视之旧本，其详略殆不啻天渊隔者。余披阅一过，见其于脉因证治、望闻问切之间，探本推标，条分缕析，举病者之千态万状，医者之层见叠出，纤悉毕具，详而能核，信乎医林之渊薮，百家之囊橐也。是书一传，不惟后之学者得所依归，即起沈朗仲于地下而质之，吾知其必且逊谢之不遑矣。继往开来，以此刊金石，永垂不朽，固其宜哉。抑又有进者，《物理论》曰：夫医者，非仁爱不可托也，非聪明理达不可任也，非廉洁淳良不可信也。此以德言也。伯良固用其术，行其德，以尽夫博济之仁者。余不敏，未尝窥见藩篱，谅不能具道万一，因其书缮写既毕，将以付之手民，区区之心，窃乐其与斯世之人共之也。于是乎书。愚弟韩希琦拜撰。

陈璧序略曰：沈氏朗仲所著《病机汇论》，刀圭家久奉为枕中秘。丹诏田君伯良，寝馈其书有年，凡六气变化，阴阳消长，靡不了然心目。本其所得，笔之于书，为《增广病机汇论》，可谓补朗仲所未备而自抒新理者矣。夫医犹兵也，剿抚攻守，先后缓急，其机间不容发，失机与误药等。读斯论者，倘克先机勿忽，临机勿失，有裨民瘼，匪独朗仲之功臣，抑亦伯良之知己也已。光绪壬寅年二月中浣，陈璧玉苍氏题署。

魏熙华序略曰：丹诏田君伯良所撰《增广病机汇论》，余虽未获窥其全书，而观君之所自序，固已知其于此道三折臂、九折肱矣。第不知田君将求并于古之医如扁鹊、华佗其人耶？抑将求胜于今之医、一戢西医之气耶？将求胜于今之医，固已胜于今之医矣；将求并于古之医，则以田君之才，揆理准法，必有堪于自信者。欧阳子曰：求其生而不得，则死者与我皆无恨焉。言治狱也。余谓田君之《增广病机汇论》亦然。时光绪二十八年岁次壬寅孟春下浣，户部主事江苏朐城韩熙华拜题。

曾宗彦序略曰：丹诏田君伯良，治医有年，颇明五运六气之所在，七情九候之所异，以及脏腑之虚实，经络之源流，阴阳之变化，气血之周转，于是出其绪余，笔之于书，谓之《增广病机汇论》。原本沈朗仲所著，而阙焉未备，伯良缀补，然后阅者始无恨矣。顾或谓病机变化莫测，彼此壮弱各异，所集虽备，如不适于用何？不知治病若用兵，亦若对弈。良将之于兵，不必泥兵书，国手之于棋，不必拘成局。而其调度精审，落子详慎，终不师心蔑古，以自即于庸妄者，法在故也，则伯良之《增广病机汇论》，亦若兵书与成局而已。善医者苟克神而明之，变而通之，其所奏效，岂不足与长沙诸君争烈也哉？闽县曾宗彦拜撰。

邱寂园序曰：处绾毂中外之星坡，当百年文物之盛纪，为华侨雄骏所趋集，以烟户之溽蒸，物变之推移，风土之改易，则医家尤为时势其所需要也固宜。然而人材既多，则角竞于优胜之地实难，其能以汉医见重而与西医竞爽者，尤未易于旦暮遇之。脱或百万侨中幸遇其一，又岂易见有夙具内心，导源今古，博学详说，著书满家，以嘉惠夫医林，为增光吾国粹者乎？若今日之田伯良先生兼斯二者，不诚戛戛乎难哉？先生居星坡

久，医功轶众，素为同侨各界所推重，其高名厚实，行道有福，虽极妒者悠悠之口，亦无足以掩其殊长。且时流方骛西医，其理论与施术，诸回视汉医，犹各背驰而趋走于两极之端也。然余有精于西医专业之老友数人，如殷博士辈，每与余语，一涉及先生鸿名，即趣服其成绩不置。余自十年来闲居养性，尝发箧陈编，向中西医道之源冥悟求通，时或得之，为读书之一乐。既见林博士忙中拨冗，时复孜孜考求中药，而丁博士顷在上海大刊医书，特举所谓《古方通今》等辑远道邮赠，则益信田先生之善用汉医有以卓立于今日，无惑乎同侨中有初由西医久治未痊者，转求先生，每获奇效也。先生不自秘其艺能，曩在国内闽粤巨城镇市行道而兼传徒，望重一时。编著有专书，凡诚心求学之雅士，均获其尽情指授，由是成大名、享厚实者不可胜数。其早著盛誉，如今时之沈君守元，尤昭昭在人耳目间云。余与沈为世交，见彼童角，阅三十年之长岁月，沈今为坡中之医界明星，然则田先生之耆硕更可知矣。先生现年七十余，齿德俱尊，虑所著书仅有抄本，卷页繁重，久而或讹，将付之出版界以广益来兹，其用情仁厚有足多者。日尝使沈持示于余，余曰：凡医家之为用，有医道焉，有医术焉，恃术者易穷，知道者无尽。田先生诚有道之士哉？盖自二十年前已裒然有此一集，胸中成竹，具三折肱，其术则诚精矣。比乃以心得所在，公诸同好，其道不更大耶？余观其书，题名《增广病机汇论》，分帙九卷，上溯轩岐仲景，中采金元四家，下逮明清巨子。穷源竟委，脉因症治，条理秩然，是能尊古人而不薄今人，且有以教后人，冀为世界群众苍生福也。田先生诚有道之士哉！遂序以归之，并拭目以观刊刻之成焉。中华民国十二年癸亥佛诞日，邱寂园序于华严室。

时觉按：有民国十二年中华书局铅印本藏上海中医药大学。

《古今图书集成·疾病部》一卷　存　1725

清常熟蒋廷锡（扬孙，西谷），闽侯陈梦雷（则震，省斋）奉敕编

时觉按：《疾病部》为《古今图书集成·明伦汇编·人事典》卷八十七，记述诸病病名释义与证候，以及各种病证的历史文献，无具体辨证治疗的内容。收录于赵立勋等编纂《古今图书集成医部续录》，中国医药科技出版社 2002 年排印出版。

《治肝补脾论》一篇　存　1751？

清吴县沈卓士（悦庭，越亭）撰

唐大烈曰：沈悦庭，讳卓士，号越亭，受益先生次子。年五十二岁殁于乾隆壬申。所遗此稿今令侄簪粗暨侄孙思劬、维祥、协祥付梓。

时觉按：收于《吴医汇讲》卷四。

《五志相胜解》五篇　存　1775？

清吴县翁介寿（寿纯，南轩）解

唐大烈曰：翁寿承，名介寿，号南轩，曾任吴县医学训科，住珠明寺南。

民国二十二年《吴县志·列传》之《顾文烜传》曰：同时有翁介寿，字寿纯，任吴县医学训科，著《五志相胜解》。

《吴中名医录》曰：翁介寿，字寿纯，号南轩，清吴县人，住珠明寺南。精医，曾任吴县医学训科，著有《五志相胜解》一文，刊入《吴医汇讲》。

时觉按：顾文烜乾隆时人，其《医案》成于 1775 年，类推。《五志相胜解》即《喜伤心恐胜喜解》《恐伤肾思胜恐解》《思伤脾怒胜思解》《怒伤肝悲胜怒解》《忧伤肺喜胜忧解》五篇，收于《吴医汇讲》卷六。

《河间保命集方发明》四卷　存　1784

金河间刘完素（守真，通玄处士）原撰，清吴陵纪桂芳（次荷，中纬）注释

《保命集辨》曰：李濒湖曰：易州张元素字洁古，举进士不第，去学医，所著有《珍珠囊》，又著《病机气宜保命集》四卷，一名《活法机要》。后人误作河间刘完素所著，伪撰序文词调于卷首以附会之。芳尝两读其书，而知为河间所作无疑也。即如泄利证，二书皆有论一篇冠于本门之首，刘书则二千余字，张书则四五百字；后有“五泄之病胃小肠”云云，至后“服厚朴汤数服”句止，张书则止于此，刘书此下更有“泄者一也”及“泄有虚实寒热”二段，并苍术防风汤、椒术丸等方。刘书中间分六经泄痢，“太阳则凉膈散主之”一段，其少

阳泄痢则云:《珍珠囊》中有“少阳风气自动,其脉统大,柴胡汤主之”,假令洁古老人自著是书,口中不应如斯称也。大约刘书语句多于《活法机要》,《机要》句法简洁,刘书得意疾书,有一泻千里之势,不暇修饰者也。所引《内经》,亦非原文,合观《宣明》诸论,往往出以己意,融会经旨而出之。后之考古者,当于文体中求之,可以得其是矣。且刘书大卤杨威序,谓其书朱涂墨注,凡三卷。或亦两贤同时,因病订交,冯序谓,先生大服张言,如其药遂愈,后二人莫逆。书成之日,洁古为之删繁就简。后之表章易老者,未暇深考,因梓为易老之书也。迨至濒湖《纲目》成,又以是书属之易老,印定后人眼目,其能知者鲜矣。

时觉按:《联目》《大辞典》不载,收于《乾隆吴陵纪桂芳医学丛书》,为其卷四至卷七,卷端署:吴陵纪桂芳释,有乾隆间稿本藏天津图书馆。内容:卷四为中风门五方,疠风门二方,破伤风门十七方,伤寒门十一方,热病门七方;卷五为内伤门五方,诸疟门十方,吐证门十一方,霍乱门三方,泻痢门二十八方;卷六,心痛门四方,咳嗽门二十一方,虚损门七方,消渴门八方,肿胀门六方,眼目门十四方;卷七,疮疡门十四方,外膏药一方,瘰疬门二方,痔疾门四方,妇人胎产门四十五方,小儿斑疹门三方。

《辨脾胃升降》一篇　存　1792

清吴县王凤梧(鸣冈,床山)撰

唐大烈曰:王鸣冈,名凤梧,号床山,国学生,世居十全街。

时觉按:收于《吴医汇讲》卷七。

《木郁达之论》等三篇　存　1792

清吴县朱升恒(应皆,玉田)撰

唐大烈曰:朱应皆,名升恒,号玉田,国学生,住宋仙洲巷。

时觉按:本文与《颐毒颐字辨》《方药等分解》,共三篇收于《吴医汇讲》卷八。

《病机备参》四卷　佚　1840?

清江宁司马钧(笙和)撰

光绪六年《江宁府志·人物先正二》曰:司马钧,字笙和,工医,著有《病机备参》四卷。

同治十三年《上江两县合志·方技录》曰:道光中有司马钧,尝谓,医在临证审辨之细、药物运用之灵,不可拘泥成方也。

《病机汇要》　佚　1851?

清嘉定施赓撰

时觉按:咸丰元年《黄渡镇志·艺文》卷八载录。

《内经病机纂要》二卷　存　1874

清吴县周孝垓(平叔)编纂

凡例曰:一、宋政和中奉敕撰《圣济总录》,始列《内经》病机六十二证,每证各载数方。刘河间选其可因者,尝录于《宣明方论》中,其后骆氏龙吉重为诠疏,作《内经拾遗》,明刘肖斋、朱明宇又增以八十二条为《增补内经拾遗》。惜其自为注解,不载本经元注,间有与本经相背者,故重为编次。一、是编共列一百四十七证,与《增补拾遗》不同者十之二三。《素问》宗王太仆注,并采吴鹤皋及张介宾《类经》注,《灵枢》宗马元台注,其阙略者,则取之张氏《类经》。兹不标出,观者当自得之。一、《难经》云:伤寒有五,有中风,有伤寒,有湿温,有热病,有温病。故仲景合辨立论,然《增补拾遗》凡例既云不续伤寒者,以有仲景《伤寒论》在,而仍列冬伤于寒,春必病温,及气盛身寒得之伤寒,气虚身热得之伤暑等证,岂未悉伤寒有五之旨耶?亦自相矛盾矣,兹不赘述。一、河间《宣明论》例,于每证下必书主某病,《拾遗》因之,而所主间有不同,即如解㑊一证,《平人气象论》曰尺脉缓涩谓之解㑊;《玉机真藏论》曰:冬脉太过,则令人解㑊。王太仆注谓㑊不可名,而《宣明》主肾实,《拾遗》主肾虚,是虚是实,迄无定论。《内经》证候如此者甚多,所谓仁者见之谓之仁,智者见之谓之智,不敢效此例也。一、《素问·厥论》曰:阳气衰于下则为寒厥,阴气衰于下则为热厥。下谓足也,厥谓气逆上也。厥之有寒热者,一以秋冬夺于所用,故阳气衰而为寒厥,一由数醉饱以入房,故阴气衰而为热厥，与《伤寒论》寒厥热厥不同，后人竟以脚气为厥则谬矣。王太仆注云：世谬传为脚气，广饰方论焉。经文及注，明白晓畅，而《增补拾遗》仍作脚气治法，则谬之甚也。今特正之。一、《生气通天论》曰：秋伤于湿，上逆而咳。《阴阳应象大论》曰：秋伤于湿，冬生咳嗽。二证不同，上条是秋时即病，故下云发为痿厥，乃东垣清燥汤证，下条方是金沸草散证也。混同立论，殊失经旨。又清气在下，则生飧泄，与春伤于风，夏生飧泄，亦微有不同。今俱分别出之。一、是编主方俱宗河间《宣明方论》及程林《圣济纂要》，其六十二之外，则采《千金》《外台》诸书及《拾遗》所载之方补之。惟夏伤于暑，秋必痎疟一证，遍考方书，竟无主方。缪仲淳云：疟乃暑邪，为病宜先清暑，每用竹叶石膏汤以知母易半夏为法，深为有理，故列竹叶石膏汤方而注云：渴者去半夏加知母。非敢私心自用也。

时觉按：摘录《素问》百零九证，《灵枢》三十八证，列方为治。有同治光绪间刻本。

《医理切要》四卷　佚　1879？

清南汇金宗钺（端林）撰

光绪五年《南汇县志·人物志三·古今人传》之《陆清泰传》曰：金宗钺，号端林，亦精外科，不吝珍药，能起危证。著《医理切要》四卷。

《病机辑要》二卷　佚　1879？

清青浦陆友松（鹤俦）撰

时觉按：光绪五年《青浦县志·艺文上》载录。

《病机卑迩集》　佚　1882？

清宝山袁谦（豫来）撰

时觉按：光绪八年《宝山县志·人物志》袁谦有传，民国十年《宝山县续志·艺文志》卷十五载录是书。

《病机赋》一卷　存　1884

清亡名氏纂

时觉按：有清抄本藏上海中医药大学，无署名，前后无序跋，亦无目录，卷首署：乙酉八月廿七日读。阐述伤寒病机为主，包括：伤寒赋上篇汤头、下篇辨脉辨证用药，辨治伤寒传经证治脉要指法，读吴又可《瘟疫论》，汤头歌病机，读伤寒撮要。又有清抄本藏长春中医药大学、广西第二图书馆，未知是否同书。

《病机策》一卷　存　1911

清席纫斋撰，严安（卧云）录

时觉按：有清抄本藏苏州图书馆，卷端署席纫斋先生著，门人严安卧云录，前后无序跋，亦无目录，载病机策六叶，药品制度说五叶，药品采造真伪宜辨说三叶。

《病机论》一卷　未见　1911

清王云潞纂

时觉按：有清抄本藏苏州中医医院。

《病机辑要》　佚　1911？

清吴县顾绍濂（蕴山）撰

时觉按：民国二十二年《吴县志·艺文考三》载录。

《病机摘要》一卷　存　1911

清亡名氏纂。

时觉按：有抄本藏上海图书馆，封面篆书“病机摘要”四字，无署名，前后无序跋，无凡例、目录。内容并不拘于病机，首部位，次病机十九条及十八反、十九畏等药性歌括。下为舌胎论、六经病解诸篇；伤寒诸症如恶风、恶寒、发热等病机；口舌论、内经病机、三法、标本、八阵；先哲格言；脾胃论、秋燥论、虚损论、大宝论、命门论、真阴论、先天后天论、乙癸同源论、水火论、温热论、风温论、湿温论等；双以《内经》《金匮要略》经文详述暑中、吐蛔、吊脚痧等内科三十二种病证之病因病机症状，兼及治法方药。

上病机类，共三十种，其中现存十六种，未见一种，已佚十三种。

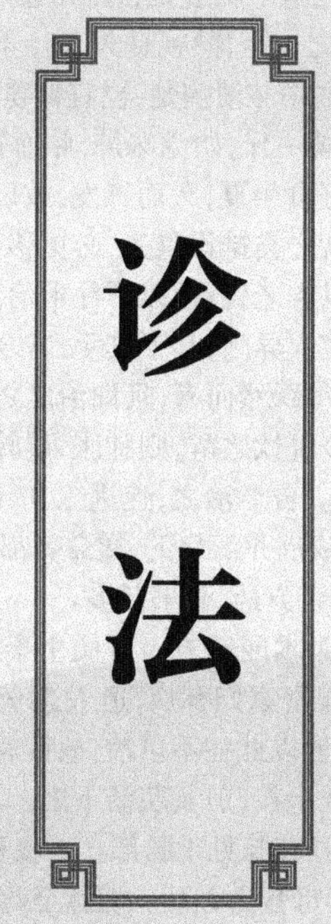

诊法

《脉诀》 佚 1106？

宋盱眙杨介(吉老)撰

光绪十七年《盱眙县志稿·人物》曰：杨介工医，举孝廉，不就。徽宗饮冰困，苦脾疾，国医治以理中丸，不效。召介视之，仍用理中丸，以冰煎服，立愈。杨立之自广州通判归楚州，喉生痈，肿溃，脓血流注，寝食皆废，医者束手。适吉老来郡，立之两子往邀之。至，熟视良久，曰：不须看脉，已得之矣，此疾甚异，须先啖生姜一斤，乃可投药，否则无法。子有难色，谓喉中脓溃痛楚，岂宜食姜？立之曰：吉老医术通神，言必不妄，试啖我。初食，味甘香；稍益至半斤许，痛渐已；满一斤，始觉味辣，脓血顿尽，粥饵入口无滞碍。明日，招吉老谢而问之，对曰：君宦南方，必多食鹧鸪，此禽好食半夏，久而毒发，故以生姜制之。今病源已清，无庸服他药也。有富翁子忽病，视正物皆以为斜，几案书席之类排设整齐，必更移令斜，自以为正，以至书写尺赎莫不皆然。父母甚忧之，更历数医，皆不谙其疾。或以吉老告，遂以子往求治。既诊脉后，令其父先归，留其子，设乐开宴，醉劝无算，至醉乃罢。扶病者坐轿中，使人舁之，高下其手，常令颠倒展转，久之，方令坐榻而卧。达旦酒醒，遣之归家，前日斜视之物皆理正之。父母跃然而喜，且询治之之方。吉老云：令嗣无他病，醉中尝闪倒，肝之一叶搭于肺上不能下，故视正物为斜，今复饮之醉，则肺胀，展转之间肝不下垂矣，药安能治之哉？富翁厚为之酬。王定国病风头痛，至都梁求名医。吉老治之，连进三丸，即时病失。恳求其方，则用香白芷一味，洗晒为末，炼蜜丸弹子大，每嚼一丸，以茶清或荆芥汤化下，遂命名都梁丸。吉老，张耒甥也。耒尝赠以诗，亦重其医。贺铸游盱眙南山，亦赠介诗，且云杨善方药，著书甚多。

其《补遗》又曰：杨介，泗州人，以医术闻四方。有儒生李氏子，弃业愿娶其女，以受其学，执子婿礼甚恭。吉老尽以精微告之。一日有灵璧县富家妇有疾，遣人邀李生以往。李初视脉云：肠胃间有所苦邪？妇曰：痛不可忍，而大便从小便中出，医者皆以此症不可治，故欲屈君子。李曰：试为筹之，若姑服我之药，三日当有瘳，不然，非某所知也。下小丸子数十粒，煎黄芪汤下之。富家依其言，下脓血数升而愈。富家大喜，赠钱五十万，置酒以问之。曰：始切脉时，觉芤脉见于肠部。王叔和《脉诀》云，寸芤积血在胸中，关内逢芤肠里痈。此痈生肠内所以致然，所服者，乃云母膏为丸耳。切脉至此，可以言医矣。李后以医科及第，至博士。李植元秀即其从子也。

时觉按：乾隆十一年《盱眙县志》卷二十《方技传》载录。

《仲景三十六种脉法图》一卷 未见 1130

宋真州许叔微(知可，元同先生)撰

许叔微曰：大抵仲景脉法，论伤寒与杂病脉法异，故予尝撰《仲景三十六种脉法》。(《百证歌注》)

许叔微曰：予尝撰《仲景三十六种脉法图》，故知治伤寒当以仲景脉法为本。(《发微论》)

《古今医统大全》曰：许叔微，字知可，白沙人。举绍兴壬子乡试。笃好医方，遂造其妙，有患奇怪疾者能疗。取平生治效集成一书，名《本事方》，又撰《伤寒歌》《仲景脉法图》行世。

《古今图书集成·医部全录》曰：按《武进县志》，许叔微，字知可，毗陵人。尝举乡荐，省闱不第。归舟次吴江平望，夜梦白衣人曰，汝无阴德，所以不第。叔微曰：某家贫无资，何以与人？白衣人曰：何不学医，吾助汝智慧。叔微归践其言，果得卢扁之妙。凡有病者，无问贵贱，诊候与药不受其直，所活不可胜计。赴春官，舣舟平望，复梦白衣人相见，以诗赠之曰：施药功大，陈楼间处，殿上呼胪，唤六作五。叔微不悟其意。绍兴壬子，叔微以第六人登科，因第二名不录，遂升第五，其上则陈祖言，其下则楼材，方省前梦也。晚岁取平生已效之方，并记其事实，以为《本事方》，又撰《伤寒歌》三卷，凡百篇，皆本仲景法。又有治法八十一篇及《仲景脉法三十六图》、《翼伤寒论》二卷、《辨类》五卷。

康熙五十七年《仪真志》卷二十二曰：许叔微，真州人。家贫，笃意经史，尤邃于医。建炎初，兵火后大疫，叔微亲行里巷视疗，所活甚众。

时觉按：康熙五十七年《仪真志·艺文志》作《仲景脉法三十六篇》。是书首篇《脉法微旨》总论诊脉大法，《荣卫》论述经脉之气流注，后为三十六种脉法图，脉图早于施发《察病指南》。《中国医籍考》卷十八“佚”，原书久佚，有考证以为，明抄本《脉法微旨》即是书传抄本，见《中华医史杂志》1995年第三期。参阅下《脉法微旨》条。

《脉法微旨》不分卷 存 1300

元淮南张道中(玄白老人)撰

时觉按:首总论诊脉大法,《荣卫》论述经脉之气流注,后为三十六种脉法图:三阴三阳图、三部九候图、六脉应象图、男子之脉图、女子之脉图、阴阳相生图、阳复阴溢图、阴盛阳虚图、阳盛阴虚图、阴阳相乘图、左右人迎气口图、前后大小脉图、伤风之脉图、伤寒之脉图、伤暑之脉图、伤湿之脉图、左右推移法图、阴阳绝图、内实外虚图、荣卫图、浮则为风图、芤则失血图、滑则吐逆图、实弦则为痛图、紧则为寒图、洪则为热图、微则为寒图、沉则为冷图、缓则为虚为风图、涩则为血少图、迟则为寒图、伏则为物聚图、濡则为湿图、弱则为虚图,诸图各分左右。脉图早于施发《察病指南》,收于《脉诀秘旨》,有抄本藏中国中医科学院。有考证以为,是书亦即许叔微《仲景三十六种脉法图》,见《中华医史杂志》1995年第三期,故录于此,以便参阅。

《脉诀刊误》二卷 佚 1358?

元金陵戴启宗(同父)撰

时觉按:同治十三年《上江两县合志·艺文中》载录于《子部》,今不传,今之传本为祁门朱升节抄本《脉诀刊误集解》。

《脉诀刊误集解》二卷 存 1523

元金陵戴启宗(同父)撰,明祁门朱升(允升,枫林)节抄

吴澄序曰:医流鲜读王氏《脉经》,而偏熟于《脉诀》。《诀》盖庸下人所撰,其讹谬也奚怪哉?戴同父,儒者也,而究心于医书,刊《脉诀》之误,又集古医经及诸家书为之解。予谓此儿童之谣、俚俗之语,何足以辱通人点窜之笔?况解书为其高深玄奥,不得不借易晓之辞以明难明之义也。今歌诀浅近,夫人能知之,而反援引高深玄奥者为证,则是以所难明解所易晓,得无类奏九韶三夏之音,以聪《折杨》《皇华》之耳乎?同父曰:此歌诚浅近,然医流仅知习此而已。窃虑因其书之误而遂以误人也,行而见迷途之人,其能已于一呼哉?予察同父之言,盖仁人之用心,如是而著书,其可也。临川吴澄序。

题词曰:六朝高阳生剽窃晋太医令王叔和《脉经》,撮其切要,撰为《脉诀》。蔡西山辨之详矣。世相因,人相授,咸曰《王叔和脉诀》,既不能正其名,又安能辨其文之非?讹承惑固,是以罔觉。今刊其误,题曰《脉诀》,不以王叔和加其首者,先正其名也。窃取《灵》、《素》、《内经》、秦越人、张仲景、华佗、王叔和及历代名医之书以证,又述诸家所解,集长辨短。知我者其惟《脉诀》乎?罪我者其惟《脉诀》乎?

朱升曰:愚久见此序而未见其书,岁乙巳秋,得之于金陵郝安常伯,即借而传抄之。慨予光阴有限,故不及全而节其要云。

徐春甫曰:戴同父名起宗,建业人。任儒学教授文学,以作圣为己功,谓医为性命之学,遂潜心以究《内经》之秘,撰五运六气之旨,刊《脉诀》之误,辟邪说,正本源,诚有功于医者也。

何柬曰:《脉诀刊误》,龙兴路儒学教授戴起宗著,依高阳生原本逐句寻章,因其用字不稳当者,顺韵更改,于中备细援引《素》《灵》论脉之源,而明关部起于越人。是非甚详,且陈奇经八脉,铺叙委曲,资益医儒,真可准式,初学当熟读玩味。但吴澄序高阳生《脉诀》,斥为庸下人所撰,乃儿童之谣。章拯序杂窃先人之言,碎辏补缀,甚污戴公之述。

刘浴德《戴同父传》曰:戴同父名启宗,建业人也,任龙兴路儒学教授文学。以作圣为己功,谓医为性命之学,遂潜心究《灵》《素》之秘。因王氏《脉经》俚俗尽束高阁,奈何《脉诀》熟在人口,寻章逐句,崇正黜邪,辑成一书,名曰《脉诀刊误》。赞曰:尝慨《脉诀》出而《脉经》隐,六朝以来人咸口熟《脉诀》以相高。不有戴同父氏以刊之,畴能知其误哉?吁!(《医林续传》)

时觉按:《中国医籍考》所载亦当为朱升节抄本。

《补订脉诀刊误》二卷 存 1523

元金陵戴启宗(同父)撰,明祁门朱升(允升,枫林)节抄,明祁门汪机(省之,石山)补订

汪机自序曰:昔朱文公跋《郭长阳医书》,谓俗间所传《脉诀》,辞最鄙浅,非叔和本书。殊不知叔和所辑者《脉经》也,当叔和时未有歌括,此盖后人特假其名以取重于世耳。摭为韵语,取便诵习,故人皆口熟《脉

诀》以为能，而不复究其经之为理也。元季同父戴君深以为病，因集诸书之论，正于歌括之下，名曰《脉诀刊误》。乡先正风林朱先生为节抄之。予始闻是书于歙之旧家，彼视为秘典，不轻以示人。予备重货，不远数百里往拜其门，手录以归。然而传写既久，未免脱误，予于是补其缺而正其讹，又取诸家脉书要语及予所撰《矫世惑脉论》附录于后，以扩《刊误》未尽之旨，诚诊家之至要也。将欲秘之以为己有，则有辜作者之盛心；欲梓之以广其传，则又乏赀以供所费。藏之巾笥，盖亦有年。吾徒许忠因质之休宁师鲁程先生，先生转语其姻党吴君子用刻之以惠久远，且使是书不至于湮没也。自今而后，学者得见是书而用其心，则歌括之谬，一览可见矣。噫！使天下后世举得以由乎正道，而不惑于曲学，未必不由是书之刻也。吴君之心之德何其盛欤！视彼建琳宫塑佛像，费用于无益者，其相去殆万万矣。是知吴君之心，即仁者之心也。《传》曰仁者寿，又曰仁者必有后，岂欺我哉？必有验于兹矣。嘉靖癸未春三月下浣，祁门朴墅汪机题。

程师鲁序曰：予赋质孱弱，留意于医久矣，故于医家诸书，必广求力索之，颇有所积，而《脉诀刊误》亦尝手录以藏。每阅读之际，遇可疑处辄为之沮，难明处辄为之蔽，展转于心，殊为之不快。祁门许诚之，业儒而兼于医，误闻予名，远来相因。一日，出其师石山汪先生《脉诀刊误补注》二卷、附录二卷，皆其所校录者。予亟阅一过，于沮者犁然以通，蔽者灿然以开，喜悦之心，不能已已。呜呼！人之强弱，由血气之盛衰，血气之盛衰，必验脉之虚实，然后可以知其病之所以起而施之治，非潜心于《素》《难》《脉经》诸书，卒未易得其真。是集撮《素》《难》《脉经》之要而成之者也。刊误之名义悉见诸旧序，可无庸置喙。医亦儒者事，事亲抚幼之际，诚不可忽。果能熟于此集，以立其体，复参诸本草以达其用。若以自治，则可以却病，以之事亲，则可以全孝；以之抚幼，则又免陷于不慈。其为民生日用之助，不既多矣乎？予姻友吴君子用遂捐资刻之梓以公于人人，亦盛心哉！然则石山集诸家之大成者也，诚之能习其传者也，子用能成人之美者也，法皆当书，因并书之以冠于篇首。嘉靖壬午冬十月望日，休宁程曾师鲁序。

汪澹石序曰：尝闻之医家，治病非难，认病为难。余谓认病固难，认病于脉息之诊尤难。何者？其经络有阴阳表里之殊，其部位有脏腑关寸之别，其气候有沉浮逆顺之异，稍或不真，则差毫厘谬千里，误己误人，当必由之，难何如也？曩昔予宗伯省山讳机者，以硕儒兼名医，为一时仁术宗工，其所撰订有《原理》《素问》《理例》《医案》等书，其称述传诵于海宇也，靡不脍炙人口，无容喙矣。独此《脉诀刊误》一册，有补注，有附录，虽云集诸氏大成，然经络之参错，部位之分派，气候之变璇，而钩索之批郤导窾者，盖括且精也。自是可以豁迷，可以启蔽，可以正讹，可以辨惑，可以惠溉后学而溥济民生，真仁人君子之盛心，医家察病之要诀也。当年海阳许君诚之习其传，吴君子用绣其梓，曾布满世宙矣。奈年久板坏，行将有销灭无传之患。适伯嫡孙邦铎振玉父素笃绍祖之怀，潜心于医学者，恻然兴思，永祖父之精采，续子用之善成，俾后起法家洞筋擢髓，识诣真诠，不至差错眩乱而易吾言所难者，非吾子今日输资重镌，一快举也哉？顣人赍本请正于余，余参宗盟，辄欣欣嘉其慈仁，原其巅末于简端，为是篇之证佐云。时崇祯癸酉孟夏吉旦，宗人澹石惟效识。

周学海序曰：昔朱子之论《脉诀》也，曰：词最浅鄙，非叔和本书明甚。又曰：世之高医以其赝也，遂委弃而羞言之，予非精于道者，不能有以正也，以俟明者而折中焉。朱子于此有隐词矣，其议之也，不过曰词最浅鄙，且曰俟明者而折中，则不以世医之委弃为然可知也。夫朱子之不能恝然于《脉诀》者，盖有以见夫作者之苦心，乃故作此浅鄙之词，不欲用《脉经》之深隐，使末学终无所问津焉耳。至其词有异于《脉经》，则又非无义而不足为大病。何也？《脉经》且未尝尽合于古矣，岂惟《脉经》，即《难经》言四时脉状而与《素问》大异矣。后人虽疑而辨之，卒不似排抵《脉诀》直至欲取而焚之者，徒以《脉诀》文词浅鄙易生轻侮耳，而孰知作者苦心正在是哉？其私心之所得，临证之所见，确有异于古人之所云，遂毅然恻然为后人告也，岂独滑亦有寒、脾亦候尺为义本先民耶？夫固不免偏驳矣。然自诋之太过，而濒湖李氏《脉学》遂蹶起而行于世，而脉法且因之而愈微。昔人谓《脉诀》行而《脉经》隐，吾更慨脉学行而脉法坏也。其书极简，最便驽骀，而托本于《脉经》则名高，使明哲亦奉之而不以为陋，夷考其词，究于脉理何所发明，能尽合《脉经》之旨耶？人之便之者，徒以其较《脉诀》更简而已矣，岂真有以见夫《脉诀》之非，而欲由脉学而上溯《脉经》耶？余已刻《脉经》，复虑其词隐奥，不便俗学也，因取俗行张注《脉诀》视之，则注词浅陋，毫无所发。旋见《石山医案》中有戴氏《脉诀刊误》，或释或辨，委曲详尽，诚可宝贵，虽其所辨不无过词，要亦执古太严，而于大义则无不赅洽矣，亟付剞劂，为《脉经》之羽翼矣。夫《脉诀》上较《脉经》已为简矣，不谓其后乃有李氏《脉学》更简于《脉诀》，使天下靡然从之，并《脉诀》亦摈弃而无过问者，犹之讲伤寒者，其始犹知《伤寒百问》，至今则但取陈修园《时方妙用》附录之，区区数版而已。夫天下事日趋于简便，人心日趋于儇薄，义理日趋于暗昧，典型日趋于紊乱，而其祸竟蔓延而至于医也。是书也，果得风行海内，习医者果恍然于脉理，有如是之精且详，而耻以李学自汩也，则医中少一屠刽，生民不止少一夭枉矣。戴氏之功，视叔和何如哉？光绪辛卯夏五，周学海记。

时觉按：收于《汪石山医书八种》《四库全书》《周氏医学丛书》《丛书集成》。收于《四库全书》改题《脉诀刊误》。附录有《诊脉早晏法》等十三篇，乃汪机"取诸家脉书要语及予所撰《矫世惑脉论》附录于后，以扩《刊误》未尽之旨"，为汪机所编，并非独立成书者。

《脉诀刊误附录》一卷　存　1523

元金陵戴启宗（同父）原撰，明祁门汪机（省之，石山）附录

《四库全书提要》曰：《脉诀刊误》二卷，《附录》二卷，两淮盐政采进本，元戴启宗撰。启宗字同父，金陵人，官龙兴路儒学教授。考《隋书·经籍志》载王叔和《脉经》十卷，《唐志》并同，而无所谓《脉诀》者。吕复《群经古方论》曰："《脉诀》一卷，乃六朝高阳生所撰，托以叔和之名，谬立七表、八里、九道之目以惑学者。通真子刘元宾为之注，且续歌括附其后，词既鄙俚，意亦滋晦。"其说良是。然以高阳生为六朝人，则不应《隋志》《唐志》皆不著录，是亦考之未审。《文献通考》以为熙宁以前人伪托，得其实矣。其书自宋以来屡为诸家所攻驳，然泛言大略，未及一一核正其失，且浅俚易诵，故俗医仍相传习。启宗是书乃考证旧文，句句为辨，原书伪妄，殆抉摘无遗，于脉学殊为有裨。明嘉靖间祁门汪机刊之，又以诸家脉书要语类为一卷，及所撰《矫世惑脉论》一卷，并附录于后，以其说足相发明，仍并载之，资参考焉。

时觉按：附于戴启宗《脉诀刊误》之后，有《诊脉早晏法》等十三篇，乃汪机"取诸家脉书要语及予所撰《矫世惑脉论》附录于后，以扩《刊误》未尽之旨"者，为汪机所编，并非独立成书者。《中国医籍考》卷十七作专条列出。

《诊家枢要》一卷　存　1359

元仪征滑寿（伯仁，撄宁生）撰

自序曰：天下之事，统之有宗，会之有元，言约而尽，事核而当，斯为至矣。百家者流，莫大于医，医莫先于脉。浮沉之不同，迟数之反类，曰阴曰阳，曰表曰里，抑亦以对待而为名象焉，有名象而有统会矣。高阳生之七表八里九道，盖凿凿也。求脉之明，为脉之晦。或者曰：脉之道大矣，古人之言亦伙矣，犹惧弗及，而欲以此统会该之，不既太约乎？呜呼！至微者脉之理，而名象著焉，统会寓焉。观其会通，以知其典礼，君子之能事也。由是而推之，则溯流穷源，因此识彼，诸家之全亦无遗珠之憾矣。至正己亥首夏二日，许昌滑寿识。

刘奂序曰：诊家一书，前贤所著甚伙，实为后学津梁，惟头绪纷繁，其间不无依稀疑似，反使初学失其指归。盖平居参考尚难悉数，迨夫临症片刻之余，而加以主家怆惶失措之状，求其精确，不亦难乎？滑伯仁先生《诊家枢要》一集，条简而该，洞明百病之由，最为善本。惜乎行世未遍，第其详略之间犹未澄澈。余不揣固陋，究心十余年来，参考前贤诸集，臻归精简，冗者删，缺者补，深微者显著，不敢稍参私意，悉遵前贤。使初学者触目自明，经心易熟，俾临症余间，□□□疾，然后剂之方药，自无毫厘千里之讥，敢曰小补，愿高明鉴之，聊以察夫区区之苦心云尔。山阴礼门刘奂自识于粤东旅舍之小山藂桂读书堂，时乾隆甲子嘉平十有七日。

何柬曰：《诊家枢要》滑氏撰述。其来去至止，是指下切脉的分别处。已梓附《统宗》以便来学，不俟剖赘。（《医学统宗·医书大略统体》）

《续修四库全书提要》曰：元滑寿撰。寿有《难经本义》，《四库》已著录。是书分六篇，曰脉象大旨，曰诊脉之通，曰脉象阴阳类成，曰妇人脉法，曰小儿脉法，曰诊家宗法。其详在阴阳类成篇，所分脉象曰：浮、沉、迟、数、虚、实、洪、微、弦、缓、滑、涩、长、短、大、小、紧、弱、动、伏、促、结、芤、革、濡、牢、疾、细、代、散，共三十字。自浮沉至动伏二十字，皆两字对待；自促疾以下十字，则病脉之重者。其所谓诊家宗法，又以浮沉为一项，迟数为一项，虚实洪微为一项，弦紧滑涩为一项，长短为一项，大小为一项，分六项以统诸脉，以见阴阳表里之大纲。案：王叔和《脉经》，为脉学之渊薮，而诸名医各以其实验心得，自定执简驳繁之法。寿是书大旨，从阴阳对待之理以求有统系，而不拘于昔人七表八里九道之说。后来诸家多本其义，而于法数略有变通出入，减而又减，大致不能出其范围也。建德周学海校刊是书，略为加注，仅十余条，又附录诸病条辨及持脉总论，乃本程氏《医述》所辑张介宾、李中梓两家之说，以其有可补滑氏所未备，学海亦为之加注附刊焉。

时觉按：收于刘奂《卫生纂要》《周氏医学丛书》《脉理存真》。

《诊家补遗》 佚 1615？

元仪征滑寿(伯仁,撄宁生)原撰,明曹怀静补遗

冯梦祯序曰:医家祖《素问》,犹儒术祖《易》《论语》,盖不独义理精深,而文章简奥,非肤学小儒所易测识。唐以来惟启玄《注》、撄宁《抄》稍得其要领,丁氏点白又为之补正,足称二氏功臣矣。撄宁又有《诊家枢要》一卷,附《素问钞》之末,盖得岐黄之精而约取之,用其言以起死肉骨,不减九转灵砂,而世曾莫之窥也。吾友曹怀静先生业儒而研精医典,尤笃嗜《诊家枢要》,有所见辄次其语,以补撄宁生之缺。积数十年而书大备,名曰《诊家补遗》,将寿之梓,而问序于余。余虽不知医而甚知医之难,且伤世医之陋,大都不识丁人为之,趁运善觅钱,世目之良医,遂以性命付之。一有疾,医六七辈纷集其门,百药尽试,而侥幸不死,即死,医故不专,有所逃责。此何异衰国之用人哉?即曹君书出,谁为观之者?余曰不然,今儒术久衰,周孔之书尽为俚儒及科举之学所坏乱,于此时有能揭儒先精义示人,则孟氏所称圣人之徒而功不在禹下者也。余于曹君亦云。(《快雪堂集》卷二)

时觉按:曹氏里籍未明。冯梦祯,浙江秀水人,曹氏为其友,当亦相去不远;《快雪堂集》成于万历四十三年乙卯,是书当早于此年。

《滑氏脉诀》一卷 佚 1367

元仪征滑寿(伯仁,撄宁生)撰

时觉按:《中国医籍考》卷十八据《浙江通志》引《黄氏书目》载录,“未见”,《联目》《大辞典》不载,当佚。

《脉药玄微》一卷 存 1418

明吴江盛寅(启东)撰,秀水萧鐨(吕焘)增删,嘉兴凌鸿(云岩)重订

《明史·列传第一百八十七》曰:盛寅,字启东,吴江人。受业于郡人王宾。初,宾与金华戴原礼游,冀得其医术。原礼笑曰:吾固无所吝,君独不能少屈乎?宾谢曰:吾老矣,不能复居弟子列。他日伺原礼出,窃发其书以去,遂得其传。将死,无子,以授寅。寅既得原礼之学,复讨究《内经》以下诸方书,医大有名。永乐初,为医学正科。坐累,输作天寿山。列侯监工者见而奇之,令主书算。先是有中使督花鸟于江南,主寅舍,病胀,寅愈之。适遇诸途,惊曰:盛先生固无恙耶?予所事太监正苦胀,盍与我视之?既视,投以药立愈。会成祖较射西苑,太监往侍,成祖遥望见,愕然曰:谓汝死矣,安得生?太监具以告,因盛称寅,即召入便殿,令诊脉。寅奏,上脉有风湿病,帝大然之,进药果效,遂授御医。一日雪霁,召见,帝语白沟河战胜状,气色甚厉。寅曰:是殆有天命耳。帝不怿,起而视雪。寅复吟唐人诗“长安有贫者,宜瑞不宜多”句,闻者咋舌。他日,同官对弈御药房,帝猝至,两人敛枰伏地,谢死罪。帝命终之,且坐以观,寅三胜。帝喜,命赋诗,立就。帝益喜,赐象牙棋枰并词一阕。帝晚年犹欲出塞,寅以帝春秋高,劝毋行。不纳,果有榆木川之变。仁宗在东宫时,妃张氏经期不至者十月,众医以妊身贺。寅独谓不然,出言病状。妃遥闻之曰:医言甚当,有此人,何不令早视我?及疏方,乃破血剂。东宫怒,不用。数日病益甚,命寅再视,疏方如前。妃令进药,而东宫虑堕胎,械寅以待。已而血大下,病旋愈。当寅之被系也,阖门惶怖曰:是殆磔死。既三日,红仗前导还邸舍,赏赐甚厚。寅与袁忠彻素为东宫所恶,既愈妃疾,而怒犹未解,惧甚。忠彻晓相术,知仁宗寿不永,密告寅,寅犹畏祸。及仁宗嗣位,求出为南京太医院。宣宗立,召还。正统六年卒。两京太医院皆祀寅。寅弟宏亦精药论,子孙传其业。初,寅晨直御医房,忽昏眩欲死,募人疗寅,莫能应。一草泽医人应之,一服而愈。帝问状,其人曰:寅空心入药房,猝中药毒,能和解诸药者,甘草也。帝问寅,果空腹入,乃厚赐草泽医人。

时觉按:前后无序跋,无目录,卷端署:太医院御医盛寅起东手辑,秀水萧鐨吕焘增删,嘉兴凌鸿云岩重订。上篇总论脉法,各以一字为题:持、举、按、寻、候、明、神、胃、验、宜、顺、逆、从、新、久、清、浊、阴、阳、表、里、寒、热、虚、实、补、泻、通、塞、缓、峻、兼、探、物、提、越、应、清、润、理、固、得、失,共四十三篇,下注云:以上七言歌诀及细注,俱从高鼓峰《己任篇》中补入,其注义相同则置之。下篇题《脉微合参》,署:槜李张嵘璜、萧鐨吕焘发明,后学凌鸿云岩增订,列述三十一种脉象,载列注文、七言歌诀及发明。有永乐十六年稿本藏上海中医药大学。

《脉诀辨明》 佚 1441

明上海徐枢(叔珙,足庵)撰

《太医院使徐枢传》曰:徐枢,字叔拱,华亭南桥人。其先濮阳太守熙,遇异人授以《扁鹊神镜经》,顿有所悟,遂以医名世。父号神翁,元海盐州医学教授。枢少传其术,兼学诗于会稽杨廉夫。会天下乱,晦迹田里。洪武乙亥,年四十余,始以荐为秦府良医正。出丞枣强,召为太医院御医,累奏奇绩,升院使。告归展墓,宣宗亲赋诗送之。年八十致仕,又七年卒。有《足庵集》行世。子彪,字文蔚,亦以医名。治代王及昌平侯杨洪病,皆起于危殆,遂擢御医,升院判。每入侍疾,必进敬身之谏。景皇尝问药性迟速,对曰:药性犹人性也,善者千日而不足,恶者一日而有余。问摄生,对以固元气。其随事纳忠类此。(《国朝献征录》卷七十八)

徐象梅曰:徐枢,字叔拱,钱塘人。其先宋濮阳太守熙,遇异人授以《扁鹊神镜经》,顿有所悟,子孙遂世以医名。父神翁,元海盐路医学教授。枢少传其术,兼学诗于会稽杨廉夫。会天下乱,晦迹田里。洪武初,以荐为秦府良医正。出丞枣强,召为太医院御医,累奏奇绩,升院使。告归展墓,宣宗亲赋诗送之。年八十致仕,有《足庵集》行世。(《两浙名贤录·方技》卷四十九)

宣宗赐太医院使徐叔拱《省墓》诗曰:云间秀毓人中英,襟怀磊落冰壶清。群书博览析理明,青囊金匮尤研精。济人利物心秉诚,江南江北驰芳声。峨冠博带属老成,轺车应召来我京。医人医国咸见称,回生起死知通灵。抡材特授官品荣,苍颜皓首延遐龄。锡尔凤诰彰尔能,追封仍显尔所生。曷来孝思摅衷情,恳告祭奠归先茔。朔风猎猎征帆轻,长江万里烟波平。故乡画锦光荧荧,壶觞亲旧欢相迎。私恩公义当并行,北辕宜早登回程。两全忠孝惟在卿,汗简千载留清名。

御制《还乡》诗曰:太医老卿八十余,胸蟠千古岐黄书。鬓含白发面红玉,长纡锦绶鸣璚琚。光华近侍今三朝,致恭保和功业高。五花鸾诰宠先世,南望飞云心孔劳。归荣遂尔追远情,吴淞江水清泠泠。春风花开景明丽,待尔重来朝阙庭。

王世贞曰:右叔拱以供奉庶僚得此,其奖予期注之隆,有公卿大臣所不敢望者。叔拱归乡时,天子赐二宫人、二小珰,使扶侍朝夕。后从葬于墓所,尤为异典。余与叔拱之后益孙善,出家乘见示。后考之宣庙御集、邑志皆合,因录于此。(《弇山堂别集·赐群臣诗》卷十四)

乾隆四十八年《上海县志·艺术》曰:徐枢,字叔珙,初家华亭,其先遇异人授以《扁鹊神镜经》,遂有所悟。父号神翁,枢少传其术,兼学诗于会稽杨维祯。洪武末,召为太医院御医,累有奇验,迁院使。告归展墓,宣武赋诗送之。年八十致仕,又七年卒。有《足庵集》。子彪,字文蔚。

乾隆二十三年《奉贤县志·艺术》曰:徐枢善诗,得杨铁崖之传。著有《足庵集》。

时觉按:康熙二年《松江府志·艺文》载录,嘉庆二十三年《松江府志·艺文志》谓:《订正王叔和脉诀》,明徐枢足庵著。又谓:前《志》作《脉诀辨明》。故是书又名《订正王叔和脉诀》。《两浙名贤录·方技》谓其“钱塘人”,《千顷堂书目·别集类》卷十七谓“海盐人”,或为其祖籍?

《袁氏脉经》二卷 佚 1470?

明吴江袁颢(菊泉,孟常)撰

民国《重修浙江通志稿·著述》曰:颢,嘉善人,有《春秋传》已载春秋类。此书据雍正《通志》引《嘉善志》。光绪《嘉兴志》又云:所言本《素问》《灵枢》,故曰经;曰袁氏者,别于王氏也。有《痘疹全书》见《黄氏书目》及《通志》,均未见。

光绪《嘉善县志·人物志》曰:颢博学而隐于医。宣德间,大理卿胡概将析县定治。父顺老矣,颢甫弱冠,说概用古太史觇土较轻重法,遂定治魏塘。颢尝著《周易奥义》《袁氏春秋传》《袁氏脉经》《主德编》,惜不传。

时觉按:袁颢父顺为嘉善人,后寄籍吴江。颢及子祥、孙仁、曾孙黄俱入吴江,黄后补嘉善诸生,复入籍嘉善。故颢所著《袁氏脉经》并《痘疹全书》,亦属江苏。析县定治事在宣德五年,颢甫弱冠,据此推算,是书成于四十年后。

《脉家典要》 佚 1505？

明昆山卢志(宗尹,丹谷)撰

乾隆十三年《苏州府志·艺术》曰:卢志,于弘治中应明医诏至京。

乾隆十六年《昆山新阳合志》卷三十曰:卢志,少好讲《素问》《难经》,洞悉诸家之义。应诏至京,过徐沛间,遇一异人,短簑蔽笠,与论运气主客正对之法,大有悟。就礼部试,擢太医院判,供奉御药房。志谈脉理独明标本。年逾八十,衣冠皓伟,欣然话当年治疾事,津津不置。著有《脉家典要》。

时觉按:乾隆十三年《苏州府志·艺文一》载录,作《脉家奥学》。

《五诊集治》 佚 1566？

明句容陈景魁(叔旦,斗岩)撰

《古今图书集成·医部全录》卷五百十二曰:按《句容县志》:陈景魁,字叔旦,别号斗岩,世居句容。宋端拱间,其高祖理以医任玉台秘书;明洪武初,有从善者任元戎幕,嗣后以儒医显。魁幼敏慧善记诵。既长,从乡先生樊懿斋习举子业,又受《易》于毗陵陆秋崖。闻湛甘泉讲道南畿,魁往谒,学日充裕。因父梦椿病疫,诸医罔效,魁精诚祷天。一夕,梦老人书授蚖蟺水可愈汝父。既觉,不辨其物,博访之,始知为蚯蚓,捣水饮父,疾立愈。人咸以为孝感云。后精心医学,投剂辄愈。著有《医案》,皆奇疾奇方也。

《古今图书集成·医部全录》卷五百十二又曰:按《医学入门》:陈景魁,因父病习医,精针灸,著《五诊集治》。素无病,忽吐血半斗,脉弦急薄,厥证也,得于大怒气逆,阴阳奔并,服六郁汤而愈。治通体生疣,久罔效,乃太阴风邪化为虫也。以百部、蛇床子、草乌、楝树叶煎汤浴洗,越月,遍身如白癜风状而愈。治孕妇堕下逾旬,腹腥发热,气喘脉促,面赤舌青口臭。公曰:胎未堕也。面赤,心盛而血干也;舌青口臭,肝气竭,胎已死矣。用蛇退煎汤调平胃散,加归尾、芒硝一倍服之,须臾胎下,痛亦复安。

《审脉赘言》 佚 1566？

明江湾李士鹏(应祯)撰

民国十二年《江湾里志·人物志》曰:李士鹏,字应祯,太医院吏目。十岁失怙,遵兄士龙之教,通岐黄书。著《审脉赘言》。

又曰:李士龙,字应明。嘉靖间由岁贡司铎余姚、嘉兴,迁福建建宁教授。告归,以书画咏歌自适。

时觉按:其兄嘉靖间人,则士鹏生活时间亦为嘉万间。

《脉理明辨》 佚 1566？

明江阴吕夔(大章)撰

时觉按:道光二十年《江阴县志·人物三》载录。

《方家法诊》,《决证诗赋》 佚 1583？

明华亭沈惠(民济,虚明山人)撰

时觉按:康熙二年《松江府志·艺文》载录。

《脉法指要》 佚 1595？

明信义县李鸿(羽仪,渐卿)撰

宣统三年《信义志稿·人物》曰:李鸿,字羽仪,一字渐卿,恭简公校族曾孙。父坦,字冰谷,为诸生,有阴德,与申文定时行同砚席。鸿好学,嗜文史诗赋,旁及算卜、医药、星曜之书。师友皆当世名士,文定以女许字,就婚京邸。补涿州诸生,游成均,中万历戊子顺天乡试,乙未成进士,授上饶知县。邑当闽浙冲依,山险多盗民。鸿至,榜二语于庭曰:三尺矢诸天地,方寸留与子孙。锄强斥黠,片言折狱,以才智操吏民。催科有法,民乐输恐后。日课诸生艺文,令通经学古。鸿廉洁慷慨,任事爱民,大吏皆重之。诸貂珰骚扰江西,奸徒陆泰助其攒噬,开采银矿,鸿听其认佣工本冶炼烹煎,得不偿失,奸徒自为解散。又欲开采禁木,鸿引珰至童山,路险步行。珰穷,寝其事。擒泰等三十六人,毙于狱。朝廷信珰谗言,落其职,鸿即日解印归,饶民筑生祠。文定劳之曰：尔为县令，不足为我重，为庶人，不愧老夫婿云云。鸿曰：三径未荒，犹不废我啸歌。因颜斋曰：闲情，彭泽自况云。年五十卒。著有《封禁录》《宝易堂集》《禹贡互释》《赋苑讲义会编》《本草类纂》《脉法指要》《子平元理》等。

时觉按：宣统三年《信义志稿》卷十七《著述目》载录，作《脉法纂要》。信义，南朝梁分娄县置信义县，属信义郡，于今常熟、昆山一带。

《四海同春》二卷　存　1597

明丹阳朱栋隆（子吉，春海，瓶城子）撰

何选序曰：医学岂易言哉？轩岐以仁天下之心著为《素问》，此固三坟之一。词理深邃，发天人性命蕴奥，诚未易窥测。至《难经》又发《素问》精微，示人以切近精实之妙，乃相为表里经纬者。千百年来，未有以《难经》配合脉药与教者。《难经》尚尔，况《素问》耶？余世以医传家，先大父俱侍调御殿，官历堂阶，迄今代不乏人。长男其厚以世业医，予欲其励志黾勉，以光我先业。稔闻春海朱君，学行优长，累困场屋，以母病侍药二十余年，究心《素》《难》，因往扣之。君避席曰：《素》《难》同出一源，辞简旨深，谫劣岂能窥津涯耶？余强之，乃出一图，余始览而疑，中而解，图穷而余之心目益豁然矣。乃叹曰：图真博而能约者耶？仅仅一幅，而天时人事、脏腑脉药俱合而为一，总会贯通之中，脉络分明，枝分节解，万殊一本，真会《素》《难》而得其奥者乎？余又竟诊治之说，君曰：诊脉断病，用药之玄谛，亦相因为用者。又出《脉药蠡管》八卷，皆融会《素》《难》脉理病源，详消息盈虚之品节，握缓急轻重之权宜，运补泻温凉之妙用，脉阐病源，药随脉定，诚集大成者。因敛容谢曰：此可以传矣。君曰：兹夙心也，予苦心三十年，惟恐不足售知，曷敢靳以自私耶？余喜甚，命二子师事之，不再月而二子顿然如时雨化矣。君真善推轩岐仁天下之心者乎？先儒云：仁者必有后。公之子孙其兴乎？公其无负初志欤？是为序。万历二十五年正月吉旦，赐进士第文林郎湖广道监察御史始苏克斋何选撰。

时觉按：载医论二十七篇，阐发《内》《难》脉学，倡浮沉迟数虚实为二十四脉领。有万历二十五年太医院医官何其厚校勘本藏上海中医药大学，1984年上海科技出版社影印，2012年学苑出版社疏注出版。

《端本堂考正脉镜》二卷　存　1602

明金坛王肯堂（宇泰，损庵，念西居士）撰，清江都叶霖（子雨，石林旧隐）刊

叶霖序曰：昔黄帝通天地之至数，合人形之气血，分以三部，察以九候，别以七诊，撰《内经》十八卷，见诸《汉书·艺文志》，追今之《素问》《灵枢》也。文义古奥，读者难之。西晋王叔和纂述《脉经》十卷，医家宗之，等为一经。宋熙宁初，林亿等奉敕教正，刊行于世。有高阳生者，伪托叔和之名，援经剿说，撰造《脉诀》，其七表八里九道之非，戴同甫、李时珍诸君辨之审矣。无如执技之流奉为圭臬，赝编既显，真本转微。元明以来，《脉经》之存不绝如线，今则鲜有知者，良可悲夫。顷从友人案头获得王肯堂先生手辑《脉镜》两卷，抉叔和之精要，阐《内》《难》之未明，更参以诸诊论说，词简意赅，折衷一是，洵后学之津梁，医林之宝笈也。爰付手民，以公同好。光绪甲申春正月既望，石林归隐序于鹪寄轩。

康熙二十四年《镇江府志》曰：王肯堂，字宇泰，金坛人。万历己丑进士，选翰林院庶吉士第一人，三年授检讨。时倭寇平秀吉破朝鲜，声言内犯，大司马仓皇募士，肯堂诮其不选不练，如驱市人而战，疏陈十议，愿解史职，假御史衔练兵海上，效涓埃之报。疏留中，而忌之者众，引疾归，京察用浮躁降调。家居十四年，僻居读书，与经生无异。丙午，用吏部侍郎杨时乔荐，补南行人司副，迁南膳部郎。壬子转福建参政，乞休不允，改分守宁、绍、台，力辞免，寻卒。平生无棋局、杯铛之好，独好著书，于经传多所发明，凡阴阳五行、历象算术、太乙六壬、遁甲演禽、相宅术数之学，无不造其精微。著有《论语义府》《尚书要旨》《律例笺释》《念西笔尘》《医科证治准绳》《证治类方》等书，盛行于世。书法深入晋人堂室，辑《郁岗斋帖》数十卷，手自钩拓，为一时石刻冠。年六十五卒，时子懋镕方九龄，遗集散佚多未刻。

时觉按：有清光绪十年叶霖抄本藏中国中医科学院，卷端署为：金坛王肯堂宇泰甫辑；另附《脉镜绪余》，卷端署为：江都叶霖子雨甫纂述。《考正脉镜》内容：论四时用脉，论三部阴阳脉候，论七诊，论人迎气口，论内经分配藏府定位，论奇经八脉，论冲阳太溪太冲三脉，论神门脉，论反间脉，论女人脉法，论老人脉，论胃脉，论诊脉决死生，论诸病宜忌之脉，论望诊，论闻诊，论问诊等等。另有清抄本藏湖南省图书馆、成都中医药大学。

《脉赋训解》一卷　存　1602

宋安福刘元宾(子仪,通真子)撰,明淮阴刘浴德(肖斋,子新,壶隐子)解

自序曰:上古医师多诊十二经动脉,至扁鹊独取寸口以候各藏之气。吴草庐曰:医者于寸关尺,辄名之曰此心脉、此肺脉、此肝脉、此脾脉、此肾脉者,非也,可与知者道耳。一日,阅马玄台《脉诀正义》,其书非不可观也,第牵合杜撰颇多,肯綮处未之有得,因不自揣,乃止注《脉赋》一篇,名曰《训解》。愚敢自谓我宗发言之意不佞尽得之矣,九原可作,当必心服而首肯,且也谓愚为异世知己也者。玄台有知,自不强辩而饰非,合而观之,始知愚言为不谬。或曰:子注通真子《脉赋》固矣,而不注高阳生《脉诀》何与?愚曰:元有戴同父之《刊误》,我明有汪石山之《重集》,二书可谓归正也已矣,又奚俟愚言之喋喋耶?明万历壬寅岁冬至日,淮阴肖斋刘浴德子新甫题。

壶隐子传曰:壶隐子何许人也?生于淮阴,迁于江东,幼习孔孟之绪余,壮醉华岐之糟粕。吾盖绳祖武为尔。记不云乎?良弓之子,必学为箕;良冶之子,必学为裘。况家传南渡敢弃乎?奈质赋庸愚,因而搜罗百氏,博及群书,闭户读之,终夜不辍,晚益成癖,聊以拙自修身,以故年未半百而鬓已二毛矣。第义理玄微,难学易忘,活人时暇以著述为务,星分棋列,膺折讹明,三十余禩,《内经》有笔约,《难经》有肤见,脉有《应手录》,伤寒有《折衷》,《拾遗方论》有重订有增补,《药评》评药也,《医话》话医也,医经一贯,运气考正,全书不过注释而已。悬壶隐医,秦淮河畔,为糊口计,自号壶隐子云。或曰:卖药汝南,壶悬肆头,市罢辄入壶中,如壶公意者其然乎?曰:然。论曰:壶公异人也,长房一见而奇之,惜乎愚生也后,不得亲炙其休,亦闻风而兴起者与?因不自揣,杜门纂修同技,傥获览观,知我罪我,夫亦何辞!

时觉按:附医劝、医惩二则,五脏六腑诸图及十二经动脉图、三部九候脉图。收于《脉学三书》。中医古籍出版社1991年收于《中国科学院图书馆馆藏善本医书》影印出版。

《脉诀正讹》一卷　存　1603

明淮阴刘浴德(肖斋,子新,壶隐子)撰

自序曰:慨自熊经出而脉理兴,洎乎扁鹊因经设难,独取寸口,视十二经诊法,诚称简约。元化、仲景辈因之,皆阐明厥义者也。西晋王叔和氏集诸家之大成,而《脉经》作焉。大概分配藏府以左心、小肠、肝、胆、肾合膀胱,固矣;右肺、大肠、脾、胃,亦肾与膀胱主之。至若手厥阴即手少阴心脉同部,三焦脉上见寸口,中见于关,下焦与肾同也,不过轻取重按分别藏府,可谓诊家蹊径也已。顾其为书大醇小疵,特千虑一失耳。时至六朝,高阳生出,假托叔和而著《脉诀》,以故世医独乐简便,咸口诵《脉诀》以相高,纵有《脉经》亦束高阁,可慨也。夫叔和而下,议论纷纭,有谓大小肠当候两尺,又一说也;有谓心肺居上,肾肝居下,脾居中州,无分左右,亦一说也;又其甚者有谓妇人心肺自尺始,颠倒藏府,好奇之士往往宗之,非正论也;有以医人之手前半指属心,后半指属小肠等,则玄矣;有以浮中沉分上中下三焦,则玄之又玄。第《脉诀》一书,词最鄙浅,讹谬多端,难以枚举。如以心胞络与三焦谓为有名无形之藏府,不知心胞络乃心外,护心遮蔽浊气之脂膜细筋耳。上焦者膈膜脂膏,中焦者辅脾厚脂,下焦者脐下至厚脂膏也。高阳生知不出此,且也偏诊右尺,谬孰甚焉。诸藏惟一而肾独有两,非以左为肾,右为命门也。《仙经》云:两个一般无二样,中间一点是真精。真精即元阳也,故为命门,所谓“七节之旁,中有小心”是也。膀胱上下俱有口,上口络于阑门,下口裹胞,形与帛裹相似,通身虚松,可以蓄水,渐渍而渗入胞中,故胞满而溺出矣。是知胞乃盛溺之器,其形如匏,故名曰胞,居膀胱之中。《记》曰“膀胱者胞之室也”,判然而为二物明矣。愚也不揣蠡测,悉为厘正,因氏其书曰:《脉诀正讹》云。恐骤而语之,人莫我信,虽然,信起于知,知由于见,以所不睹而不信,若蝉安能知雪哉吁!万历癸卯王正人日,淮阴肖斋刘浴德子新父自题。

自跋曰:嗟嗟!脉难言哉!脉难言哉!言代脉为尤难。夫代脉《内经》引其端,《难经》竟其说,举世怕昧昧焉。有各就本藏算起,非又谓一肺二心三脾四肝五肾。在扁鹊当云:呼出肺与心,吸入肝与肾,经胡为而曰:呼出心与肺,吸入肾与肝哉?亦有不从呼吸中求,将何处寻觅?十一难分明曰:吸者随阴入,呼者因阳出,何曾外呼吸也?复继之曰:今吸不能至肾,至肝而还,故知一藏无气者,肾气先尽也。举肾之一藏为例,余可类推矣。愚尝推广经文,详载《难经》肤见中,兹不复赘。德跋后。

秦养蒙跋曰:壹隐子与余为商医友,十二年于兹矣。君家传内外,仆业抱婴儿,居相近也。余两人者,活人时暇,焚香瀹茗,促膝论心,自医药而外,咸不出诸其口。君著述甚富,难以屈指而计也。若《脉学三书》,一

曰《脉赋训解》,二曰《脉诀正讹》,三曰《应手录》,要皆出入《素》《难》,阐叔和之秘,视高阳生之《脉诀》大有径庭矣。至代脉所以然之故,发挥详尽,不泥纸上陈言,其真发前人所未发者乎?第愧力绵不能尽付之剞劂氏,若《训解》并《正讹》勉强佐费,九工图之,纸价高矣。同伎友人秦养蒙跋。

时觉按:收于《脉学三书》,中医古籍出版社 1991 年收于《中国科学院图书馆馆藏善本医书》,影印出版。

《应手录》一卷　存　1603

明淮阴刘浴德(肖斋,子新,壶隐子)撰

自序曰:"脈"字从肉从𠂢。𠂢者,派也。百派分波是也,非取气血分流四肢中乎?古亦单作𠂢,《说文》作"衇",籀文作"衈",象血气各依分派而行经络也。今从肉从永,谓得此可以永保肌肉也。相承既久,焉可废哉?自有生人以来,有是人则有是脉,古今谭脉者非一人,言人人殊,终莫知其为何物。我明潘西泉曰:脉者,先天之元气也。昔宋许氏曰:脉者,先天也;先天者,阴阳也;后天者,血气也。使非血气以为之主持,安能运行于呼吸间哉?故曰:夫呼者,脉之头也。政此之谓。脉之在人,何始何生?资始于肾间动气,资生于胃中谷气,贯串于十二经中,所谓十二经皆有动脉者此尔。若切脉于手之寸口,法始扁鹊,故至今天下言脉者由扁鹊也。脉义云何?盖脉者幂也,诊脉者如幂外之人而欲知幂内之事也。脉之难明,自古叹之,医家虽以切脉为难事,然思虑精则得之矣。得之于心而应之于手,东病西投,吾知其必无也已。否则无得于心而所知有限,其不至于按寸握者几希。万历癸卯秋,淮阴肖斋刘浴德子新自题。

张世才序曰:尝闻苏长公曰:医人必语以病所由,不得如世俗一切觇脉后语,以困医为事。余谓不其然,人身之寸关尺中,先天之气具备,医于此妙悟则良,生得失则庸,矧更愦愦。其愦愦者匪特不学,或者学而汗漫多歧,于极深钩玄茫茫耳。壶隐子刘肖斋君,幼称沉慧,习博士家业最久,以故于神农以来诸书微而能解棼,顾而能断累,勒帙江东,雅负良名。顷余漫游此中,复见其所缮写《应手录》,大都要语不烦,所思维阅历不知几年几易稿。医者宗之,《素》《难》阶梯,殆如指掌,即以切脉后语觇之,言必有中,何得云困?何也?胸中了了,指下亦自了了,两精相得,言特其印证耳。然余尤有进于此者,医,仁术也,而以寄死生,最人间世一大事。不脉而言医,与不读书研精而求脉,其究误人。然所误无几,非积学洞微如吾壶隐子,辄而言脉,又辄而著书,则益传益舛,究将误世。误世之与误人,其广狭可胜道哉?吾大为若惧,且思为若戒,因捉笔识数语于简端。赐进士第礼部仪制司郎中张世才撰。

自跋曰:仆自弱冠,屈首受医,即知《叔和脉诀》为王氏赝本,奈王氏《脉经》议论纯正,篇章浩繁,读者难之。愚也昼为宵得,息养瞬存,恒笔载之,积久成帙,因名曰《应手录》。一友欲会梓人,谋诸同伎,同伎嫉之,遂成画饼。语曰:士无贤愚,入朝见妒;女无妍媸,入宫见妒。自古讫今,大抵然也。幸遇洞庭叶君紫芝,见予斯录,啧啧口之,剞劂之费偕山中诸友。至《脉赋训解》《脉诀正讹》,又白下秦正斋独捐已有。其成《三书》,二兄诚无忌也者。视彼相忌,盖霄壤矣。镌成,复跋数语于简末。淮阴壶隐子跋。

时觉按:收于《脉学三书》,中医古籍出版社 1991 年收于《中国科学院图书馆馆藏善本医书》,影印出版。

《脉学三书》三卷　存　1617

明淮阴刘浴德(肖斋,子新,壶隐子)撰

子目:《脉赋训解》《脉诀正讹》《应手录》各一卷

自序曰:不佞诵诗书而读《素》《难》,宗孔孟而祖轩岐,业绍箕裘,心公物我。苦医书之浩瀚,慨脉理之玄微。主《脉经》,搜方论,《脉诀》盗名欺世,《太素》惑世诬人,或论而不存,或存而不论,心思因兹既竭,寝食于是俱忘。恍然得之于心,急焉载之于笔,删繁就简,崇正黜邪。芤形出自家传,代义发由肺腑,辨沉非伏,明革误牢,画象图形,因名释义,笔笔削削,是是非非,裒集三书,通为一帙。且也不揣蠡测,间亦窃附管窥,若腋裘而补以黄狗之皮,犹蚌贯而间以估鱼之目。虽然,尺短岂无寸长,矧更八九稿于此焉,况历三十年于兹矣。聊叙弁首,用公四方,惟知溥济人之心,罔暇顾灾木之诮云。万历癸卯春分淮阴肖斋刘浴德子新题。

沈风翔序略曰:肖斋刘君,淮阴世业,而君以儒理旁畅于医,诸子百技之书靡所不窥而摠之。探索乎玄奥,深维乎性情,以为七尺之躯匪徒渺渺躬耳。赅造物五气之全,孕太极翕辟之妙,固万灵之毓粹,亿汇之根宗,盖与天地参焉。而脉之传体则又五脜百骸所融贯而周流无停机者也。脉理晰则治顺而昌,脉理暗则治逆而亡,即卢扁仓公虽能闻望而知乎,亦未有舍是而能以臆决者。脉学之不可不讲也审矣。余也少孤而性耽诗书,几于成癖,时一检阅方术,尝有慨于其中。兹睹三书辨驳,识脉学之指归,乃其攻苦而成,则岁历三纪,稿凡九易，用意亦已勤矣。自兹而公之天下后世，必有信而是之者，则开蒙启锢，跻斯世于仁寿，功又非浅鲜也。锓将就，托予社友周汉卿氏持以示余，欲征余一言以畀其首。余知其书之必可传也，遂序之。时万历岁次癸卯春三月吉旦，晋陵沈凤翔书于对越斋中。

杨宗程序略曰：吾友肖斋刘君，壶隐子其别号也。先世著名淮海，今兹占业留都。禀赋既高，力学亦富，蚤攻孔孟，志未遂乎经纶。长治轩岐，念俯从于方会，医道明畅，声称赫扬。深慨脉理之玄微，复苦医书之浩瀚，摘注《素问》，通释《难经》，伤寒有折衷，杂证有方论。药评评药，医话话医，著述篇章，难以枚举。咸挥銕笔，未托梨章，欲刻三书，专明脉候，推尊王氏，痛斥高阳。探其养于谷食精华，洞其原于先天一气。南北东西，分四方而诊视；弦钩毛石，按时序以推求。男女阴阳异致，别类回生；藏府配合殊形，绘图释义。三部九候，以至八卦五常，悉加参核。雀啄虾游，以及鱼翔釜沸，尤极钻研。博则二十四字不滥丝毛，约则浮沉迟数总括纲纪。远稽近取，口诵心惟，月纬年经，昼验夜索，心思既竭，寝食俱忘，诚良工之苦心，真仁人之极虑。欲命剞劂以公四方，顾缃素纂修期共登于寿域。然杀青经费须借涉于慈航，企仰高明，冀成美举。吴郡杨宗程拜启。

时觉按：有抄本存世，中医古籍出版社1991年收于《中国科学院图书馆馆藏善本医书》，影印出版。

《诊家要略》 佚 1603？

明长洲沈野（从先）撰

顾自植《暴证知要序》略曰：从先在斋头，事事都懒，第勤于著述，未半岁，其所辑有《隐芝外志》《群书线帙》《本草心法》《诊家要略》《暴证知要》数种，种种切要，有仁人爱物之盛意。万历癸卯新秋，松陵顾自植书于芝城公署。

《吴中名医录》曰：沈野，字从先，明长洲人，儒生。为人孤僻寡合，教授里中以自给。嗜饮工诗，有《卧雪》《闭门》《燃枝》《榕城》诸集。亦知医理，著《暴证知要》二卷，今存系巢念修抄本。另有《诊家要略》，已佚。

时觉按：《中国医籍考》卷十九据顾自植载录，"未见"。

《四诊法》一卷 存 1609

明盱江张三锡（叔承，嗣泉）撰（客居江宁）

自序曰：在昔轩岐悯生民之疾苦，乃探赜索隐，溯流穷源，垂法以福后世。而望闻问切为四诊法，以决阴阳表里、寒热虚实、死生吉凶。今人止据脉供药，欲无不谬得乎？况豪富之家，妇人居帷幔之中，复以帛幪手臂，既无望色之神、听声之圣，又不能尽切脉之巧，未免详问，病家厌繁以为术疏，得药不服者有之。以病试医，以命试药，医复轻视人命，妄举妄谈，不两失乎？大抵医为司命，若不明辨精察，据的投治，忍心害理，是已非人，非仁人之用心也。今自《素问》《灵枢》而下，诸历代明哲等书片言只字，可法者铨著于下为《四诊法》。后之学者，倘肯沉潜玩味，平昔讲究明白，诊病之际，自如冰鉴。

时觉按：收于《医学六要》，后附《四言举要》。

《脉经辑要》一卷 存 1609？

明盱江张三锡（叔承，嗣泉）辑（客居江宁），清虞山陆太纯（仲德，贞阳）参

毛绥寿卷首注语曰：此歌出于《子午流注》等书及张世贤等注释，其以十二时分配十二经，似乎近理。然而经之长短、穴之多寡，大相悬绝，又安能按时分配？且失五十周于身之义，今亦录之以俟辨正。壬午荷月汲古主人绥寿手遣，载德堂中录。

嘉庆《江宁府志·艺文》曰：张三锡，字叔承，撰有《医学六要》十九卷。

时觉按：《联目》《大辞典》俱不载，有清毛绥寿抄本藏上海图书馆。笔者所见为电子版，前后无序跋，亦无目录。卷首载图一卷，包括：《灵枢经》十一经脉图、《类经》十二经藏府图、十二经歌、《类经》十二经藏府表里图、十二经纳甲歌、十二经气血多少歌、十二经营行次序逆顺歌、十二经流注时序歌；末为毛绥寿注语。正文卷端署：盱江张三锡叔承辑，虞山陆太纯贞阳参，载脉法、脏脉部位、独取寸口、人迎寸口、命门三焦、五脏平脉、四时平脉、三部九候、持脉法、脉贵有神诸篇，列浮、沉、迟、数等二十八脉脉象主病；下则妇人脉法、脉要、脉经、老少脉法、上鱼脉、气运脉法、形病相应、脉病、脉异、危脉、太冲尺脉、反关脉等篇，末署：壬午季春月

二十日，汲古后人绥寿手录。盱江张三锡，字叔承，号嗣泉，居江宁。王肯堂序其《医学六要》曰："游白下获偶医曹张叔承氏，容与书生也，风流骚客也，倜傥剑侠也。名山幽壑间有叔承焉，五侯七贵座上有叔承焉，平康小曲有叔承焉，杏仓橘井董奉之门有叔承焉"。故《江宁府志·艺文》载录其《医学六要》。

《辨脉法》不分卷　存　1613

明常熟缪希雍（仲淳，慕台）撰

时觉按：内容包括《辨脉法》《脉要歌》《宜忌歌》，原附《缪仲淳先生诸药治例》末，常熟五凤楼有抄本，上海中华医学会有藏。1984年《浙江中医药杂志》于"古籍珍本丛刊"栏目内刊出，2002年，学苑出版社收于《缪仲淳医书全集》，排印出版。

《脉影图说》二卷　佚　1613？

明常熟缪希雍（仲淳，慕台）撰

康熙二十六年《常熟县志·人物》曰：缪希雍，字仲醇，精医术。医经经方浩如烟海，靡不讨论贯穿，而尤精《本草》之学。尝谓古《三坟》之书，未经秦火者独此而已。《神农本经》朱字，譬之六经；名医增补《别录》，朱墨错互，譬之注疏。《本经》以经之，《别录》以纬之，沈研钻极，割剖理解，作《本草经疏》《本草单方》等书。抉摘轩岐未发之秘，东垣以下未之有也。为人电目戟髯，如羽人剑客，好谈古今国家成败如指掌，实奇士也。

乾隆《江南通志·人物志·艺术》曰：缪希雍，常熟人，不以医名，而医辄奇效。又喜形家言。时，周维墀，昆山人，字仲肃，幼嗜学，得咯血疾，弃儒业医，从希雍游，尽得其传，授太医院官。

光绪《金坛县志·人物志》曰：缪希雍，由常熟迁金坛，与东林诸先达相友善。工岐黄术，有殊解，推本《神农图经》，辨其性味之所以然，屡奇验。著《广笔记》《本草单方》。庄继光梓之以行世。

时觉按：民国三十七年《常昭合志·艺文志》载录。

《脉学传灯》一卷　佚　1644？

明常熟徐鹏（仲鹏）撰

道光四年《苏州府志》卷一百二十六曰：徐鹏，字仲鹏，常熟人，学于缪仲醇。每言上医治未病，及遇小病，辄不予药，曰：用药如用兵，不得已而后用耳。著《脉学传灯》。

时觉按：雍正九年《昭文县志·列传·艺术》载录，作一卷；乾隆六十年《常昭合志稿·人物》卷九载录，无卷数。

《人元脉影归指图说》二卷　存　1624

晋高平王熙（叔和）编，明吴郡沈际飞（天材）重订

缪希雍《重刻脉诀序》曰：《脉诀》者，西晋太医令王叔和集扁鹊、张仲景、华元化诸先哲所论脉法之要，并系之以证，俾后学知所适从，其于伤寒尤加详焉。其义幽微，其文简古，近代医师芜陋，罕事探讨，其书遂不行于世间。有抄本刻本，时代渐远，讹谬颇多。余于暇日，稍为订证，通其所可通，阙其所可疑，庶几读者易以通晓。嗟乎！脉理精微，非灵明超悟者不能得，世降风微，圣师罕睹，不由真诠，何缘得入其门耶？哲人往矣，遗言独存，历代名师莫不祖其微义，嗣其玄旨，始得各著神奇。信乎！医门之龟鉴，百世之准绳也，其衣被医流，靡有终穷矣。校雠甫毕，吾友于润甫别驾见而奇之，曰：是书得行，诚有裨于医道，其为利济宏且远矣。亟取付梓人。既终事，余为序诸简端以传世云。天启甲子孟冬月，江左遗民缪希雍撰。

跋曰：夫脉道至妙，圣人秘宝，阴阳隐奥，其理幽微，非神明何以能见死生？善言事理者须识今古，故云三部五藏易识，九候七诊难明。凡习医徒，若不晓其指下，察其形质，安能断定凶吉？虽使披诵医书，至于白首，终无识者。余撰此图，于《天元诀》内搜方，辨五行之方色，布六脉之要，文繁者歌之于图，难明者资之于影。谨撮其要，于以示后来者尔。

沈际飞《石室丛抄医书十七种·脉经》叙曰：脈之为字，从𠂢从血。许慎曰：𠂢，水之衺流别也，从反永。徐锴曰：永，长流也，反即分𠂢也。或从肉。戴侗曰：血理有𧖴，分于肉中，𧖴之支𠂢曰络脉，络脉之支曰孙脉，所以从𠂢也。周伯琦曰：从𠂢，血会气，俗作脉，非，世人传写之既讹，而犹有因而训之者，曰从肉从永，其命名

为陌，谓陌上不断长永之道也。嗟乎！脈字弗辨，而能辨脈影之何若？衇影之归指之何若哉？偶简旧笥，得《脉影》一书，晋王叔和所撰。夫叔和《脉经》，丰玉而荒谷也。昔日《衇经》之晦，刖璞而爨桐也。今日《脈经》之著，雷砰而电激也。《脉影》附《脉经》以传，剑合而辐辏也，经微此显，经仄此夷，经渺此近，其相辨脈若烛照对此而龟卜也。间有与经殊义者，亦盐梅之不同之味，宫商之不同之调，犹从肉从血，均脉字之说耳。抑又辨之，刘守真释脉为幕，《尔雅》谓"膜，幕也。"幕、络一体也，非谓脉也。脏则有形而脉则以神运无形者也。嗟乎！脉乌容易言哉？吴郡沈际飞题。

《中国医学大成续集》提要曰：晋太医令王叔和著，明海虞缪希雍订刊。书凡上下两卷。上卷分七表脉总要歌如浮芤滑实弦紧洪计七脉，八里脉总要歌如微沉缓涩迟伏濡弱计八脉，九道脉诀总要歌如长短虚促结代牢动细计九脉，各附图像，附以补注，与《脉诀》互相发明。奇经八脉亦各有图像。下卷分四时用脉图、阴阳八节用脉图、春夏秋冬脉、十六怪脉图歌、如神篇、面部色候、面部色歌、见色知原篇、观形察色脉候、观四季基生死候、观形色歌、观口上色歌、观眉上色歌、观鼻上色歌、观两颊色歌、观人中色歌、观四基色歌、观四基形克歌、左右手图论、左右手三部阴阳脉绝候等类。其上卷七表八里九道脉，与《脉诀》相似；下卷察色各歌图则为《脉诀》所无。盖脉道隐奥，其理幽微，非神而明之无以决其死生。凡习医者读是书后便可瞭如指掌矣。

时觉按：又名《脉影归指图说》，天启四年缪希雍刻，有缪序，末附袁表《脉经序》，收于《中国医学大成续集》。《石室丛抄医书十七种·脉经》无缪序，有沈氏叙，知为吴郡人，又有鹿城沈际飞天材父题于镜中行一跋，则知其字，然鹿城未知是吴郡何地。有明代戏曲理论家沈际飞，字天羽，号震峰居士，吴郡昆山人，著有《草堂诗余正集》《草堂诗余新集》等。二人同姓名，同为吴人，又同生活于晚明，是否同一人，待考。《中国医籍考》卷十九作"亡名氏《天元脉影归指图说》"，谓"存"；《中国医籍通考》，谓已佚。

《脉法合璧》，《诊方合璧》　佚　1628

明上海闾丘煜(芝林，参微子)撰

民国七年《上海县续志·艺文》卷二十六曰：《脉法合璧》《诊方合璧》《方记俚言》，俱国朝闾邱煜撰。煜，字芝林。

时觉按：同治《上海县志札记》卷六载录。闾氏并著《脉法的要》《汤散征奇》合刻，有清树德堂抄本藏中国国家图书馆，并有其影抄本藏中国中医科学院。所谓"合璧"是否即此二种合刻？待考。合刻有崇祯元年何万化叙及崇祯二年自序，故闾氏为明人。

《脉诀炬灯》二卷　未见　1630？

明吴县顾逢伯(君升，友七散人)撰。

时觉按：《中国医籍考》不载，有民国十三年抄本藏北京中医药大学。顾逢伯另撰有《分部本草妙用》五卷，其陆康稷序曰："吾友顾君升氏，广博儒书，深研医理，著《脉诀炬灯》，业已起人于聋愦，而复著《分部本草》……"，则成于《分部本草》之前。

《脉理正义》六卷　存　1635

明靖江邹志夔(鸣韶，丹源)撰

朱澂序曰：自古文人往往知医，而专门之学，张长沙以下千余年，传者反不过数家。此非医之难，而能自著述以垂声于后者难也。即著述足称矣，其后人不能为之表章，卒至湮没失传，所以易老诸书，必得云岐为之子而名益著，即丹溪亦赖其门人戴元礼辈后先推挽，始大显于时。故从来宗工大册，藏之名山，终不能流行于后，亦十八九也。如吾邑邹丹源先生者，余垂髫时侍先大父几杖之末，即已瞻其丰采，肃然知敬，间聆其与先大父暨先君子纵谈《内经》奥义，娓娓不倦。余时虽未能深知，固已默识之矣。迨桑沧之后，屏迹耕农，暇辄翻阅《灵枢》《素》《难》，手自纂辑，因折衷于先生所著《脉辨正义》，始服膺不能释手。夫秦人燔书，不去者医药卜筮，则《内经》所从来远矣，未可以轩岐问答不似上古，书遂置不讲。而今者诸医从事刀圭尺寸，执古方治今病，不啻如牛羊之眼仅识方隅，语以六气、五味、六淫之辨，直目瞪口噤，何不手邹先生书提耳而训之也？先生论脉，钤键古人，津梁后学，若列掌故、署甲乙，金科玉条，犁然毕举。余久怂恿先生长公锡甫谋寿之剞劂，而锡甫方攻举子业，有声黉序间，猝猝未暇，意欲以属之令嗣以旋。乃以旋承遗绪，家无负郭田，仅糊口三指间，顾睠念前人之志，亲缮写校雠，节衣食，时质典人，以供刻工，今已裒然成帙，不徒克缵先业，且以惠后人之学医者，现药王身而为说法，福德正未可涯量也。余读是书，乃思六十年前侍先大父时，觉邹先生俨然如在。鸣呼！人之存亡，系于一书，诚赖有后人哉！时康熙上章涒滩岁之夏，邑后学朱澂泳思敬题。

陈函辉序曰：医也者，病家之司命也，而世人每以小技视之，医岂小技乎哉？不明天地之道者不可以为医，不识阴阳变化之微者不可以为医，医岂小技乎哉？余生善病，其来靖也，下车之日，即访良医，因得晤邹子鸣韶。乍觌之，恂恂乎其若讷也；徐叩之，亹亹乎其不竭也；试其诊，洞洞乎见之彻也。在靖数年，实赖以康焉。间尝谓邹子曰：子于《脉诀》，知必精研，亦曾为诠解否？邹子曰：昔王叔和所著乃是《脉经》，《诀》盖高阳生伪作而假名叔和者也。戴起宗尝著《刊误》以正之矣。医林所宗，惟《脉经》耳。所可惜者，叔和以后名论犹多，未有能集之者。贱子不自揣，尝为集数卷，今已成帙，欲以问世而未敢也。余于医，初未深究《脉诀》《脉经》，虽尝览之，亦未暇辨其真伪也。今于邹子知之。乃取其所集览为其卷首，有《脉辨》数篇，既极明快，而其《序脉》《类证》《萃经》，井井然有次第，凡天地阴阳之奥，其具在人身者，皆已罗列而剖悉之。初学一览可知，而老医实有未穷究者，题曰《正义》，信乎其正义也，诚王氏功臣哉！余于是益知邹子之深，宜乎其用药处方之多验也。噫！余于医虽未精，然亦尝闻其略矣，曰脉，曰因，曰病，曰证，曰治。其于因，又有内有外，有不内外，派析虽多，而总其要则在脉。盖得其脉则可识其因，知其因则可辨其病证而施之治也。不知脉而妄求证治，其不败者鲜矣。况乎脉之妙，所得在心手之间，有非书所能悉者，然了于书而不能了于心手者有矣，未有不知书而能了于心手者也，则是集又安可少哉？吾愿为医者家置一册，庶可不迷于治，即不为医者亦家置一册，庶不致惑于庸医而夭其天年也。爰命之梓而题数语于其端。崇祯乙亥春仲，天台小寒山子陈函辉题。

邹隆祚跋曰：慨夫大道之不明也，而医为甚。盖医虽系人生死，然今方视为末伎，故缙绅师儒俱不深究，其攻医者率以浅陋之资，作营身之谋，工谐世之术而已耳。迨世俗既谐，或偶得一二捷效之方，即自高诩曰名医，而世亦谬许焉，试有举至理以相质者，反叱为妄见矣。此岂医之技？诚末技哉。抑攻之者居其末也。吾父丹源子，古润人也，髫年习医。润，医薮也，若王氏、孙氏、何氏诸名家莫不遍师，而于古之典籍自《灵》《素》、越人而下，若张李，若刘朱诸先贤，莫不毕览。因见世之事医者惟知方而不知脉，即言脉者亦惟知《诀》而不知《经》，于是为集《脉经》以下凡数十家，而取《枢要》《举要》二书，一纵一横，以佐《脉经》之未备，复取《刊误》一书以证《脉诀》之舛讹，其用志良苦，其诠理殊深。然书未成，而讪者谤者纷纷矣。迨后既贫且老，倦于笔札，乃以书授予曰：汝欲为医，必先知脉。兹脉书凡六卷，今已成者二卷矣，其五六卷亦略具规模，所缺者三四未全耳。汝其补集而完之，慎勿以谤讪为惧，使世有好古而学道者，当必以余言为然，虽俟之数百年未远也。予拜受而读之，为搜藏书，详证而补辑之，凡五易稿始成。其五六卷亦间有附论，然亦予浅劣，无能赘辞矣。稿始脱，偶有一医闻而索阅，甫开卷，见辨七表八里九道之谬，曰：有是哉？果尔，其谁敢领教？为掷卷而去。予为茫然怅然者久之。甚矣！道之难明也，固如此哉！虽然，是何足怪？忆予当年，亲见有詈王宇泰者，有詈李濒湖者，甚有斥朱丹溪者。予小子，智不谋身，名不出国，而欲回既倒之澜、补已崩之岳，不亦难哉？但吾父丹源子以为道之苦心，穷古今之考订，将以明圣经之旨，开后学之蒙也，使斯道不终晦，岂无有人焉起而一大阐之？则斯集其颜行矣。予其不敢以人言自陨哉！时顺治岁次甲午清和月，男隆祚谨跋。

《邹隐君丹源先生传》略曰：丹源邹先生者，渊然好古士也。其先为镇之丹阳人。尝挟一囊游余邑，叩其中，若武库，无所不备，即与余倾盖定楮墨交。偶视人疾，辄效，而且朴雅，淡于取与，感慕者日弥众，由是遂移家占籍为靖江人。先生少负异质，于书无所不读。初应童子试，即为太守钟公所奇，顾家贫无与为援，终不售。遂发愤尽弃括帖，言思以博洽，修处士之行，所尤善者《周易》、宋儒理气之言，能析其微奥。既读《素问》《灵》《难》诸经，以为人身一小天地也，不明阴阳五行运气胜复之故而以成剂投人，是谓执病就方，其不至杀人也者几希。于是专意轩岐之学，思以兼济天下，而又深恶高阳生《脉诀》之谬，乃悉罗邃古仓扁以及近代诸家论脉之言详讨之，而时出己意，拆衷其得失，著为《脉理正义》凡六卷，俗医不能解一辞也。每视疾，若生若死，立决指下，绝不作两可之词以幸一中。遇危疾，则沉思审剂，至忘寝食，往往出人万死中而不以为功。贫者就药不责报，甚者捐縻之，故人益慕先生长者，非方技中人也。先生虽治医，终不忘攻古，每见异书，必购而读之，读必搜其精要者别疏一牍而加品骘焉。故每与臧否古今，先生时出一语，即朗朗若睹其人，其识见之精核，类非经生所及也。嗟呼！先生非所谓有道之士隐于方技间者耶？先生讳志夔，字鸣韶，别署丹源。两子隆祚、隆礼，俱邑庠生，皆以博雅为时所重，则自庭训之所造云。中洲友弟朱家栻谨述。

咸丰七年《靖江县志稿·人物志》曰：邹志夔，字鸣韶，其先丹阳人。少业儒，博及坟典，于书无所不窥。一再试被黜。为人朴雅，取予一介不苟。中年精医术，尝罗远古扁仓以及近代刘李诸家之言，著《脉辨正义》

五卷，与《素问》《灵枢》相发明。邑人朱家栻为作传。

时觉按：又名《脉辨正义》。有康熙十九年经济堂刻本藏中国中医科学院、上海中医药大学，2016 年中国中医药出版社有校注排印本。

《脉学正传》一卷　佚　1636？

明武进石震（瑞章）撰

时觉按：道光二十二年《武进阳湖县合志·艺文三》载录。

《脉微》二卷　存　1639

明华亭施沛（沛然，元元子，笠泽居士）撰

自序曰：《内经》曰：微妙在脉，不可不察。曰：至数之要，迫近以微。曰：至道在微，变化无穷。脉之理洵微矣哉！昔在西晋有王叔和氏，谓脉理精微，其体难辨，医药为用，性命所系，乃集岐伯以来诸家经论要诀，撰成《脉经》，垂法来禩。仁人之功，其利普矣。迨晋室东渡，天下多事，性命之理，实未暇及，其后渐视医为小道，荐绅先生罕念之，遂致精微之业，付彼肤浅。惟有《脉经》，昧不能读，读不能解，解不能明，于是高阳生之《脉诀》反得以鄙俚行。《脉诀》行而《脉经》隐，《脉经》隐而脉理晦，由此医道日卑，夭横时有。余不获已，就《脉经》中摘其简要明切者，各标名目，以类相从，冠以《灵》《素》，附之众说，俾微者著，晦者明，隐者见，敢曰至数在是？聊为遵涂者之指南云尔。崇祯己卯夏六月朔旦，华亭施沛书笠泽草堂。

凡例曰：一、业医以诊脉为首务，自轩岐以下，叔和而上，皆论其精微。第《灵》《素》深奥，而诸家之说又各有异同，学者每苦望洋。是编虽本《脉经》，然引经断义，必期简明，故于经义有难测者，即伸以名家直说，间附一得之愚，俾读者展卷了然。惟于脉象主病，聊括骈语，以便初学。一、寸口为脉之大会。凡三部九候、气口人迎，悉诊于是，脏腑阴阳，各分表里，俱有一定之位。轩岐以来，莫之能易。故帝曰：气口何以独为五脏主？伯曰：气口亦太阴也，是以五脏六腑之气味皆出于胃，变见于气口。后人不察经旨，妄谓独取寸口起于扁鹊。何也？《素问》虽有《三部九候论》，原名《决死生论》，盖欲行针者先扪循三部九候之动脉，确知虚邪入客何经，详审其血气之盛衰，以施补泻，非古人于十二经动脉中各行诊法也。是编一轨于正，悉屏异说。一、诊脉之法，自古及今，独取寸口。此外惟有趺阳、太溪，危病诊之，以候胃气元气。世有妄执三部九候之说，而欲分诊于头面手足者；又有执足阳明动脉，而欲诊人迎于结喉两傍者；又有执尺内以候腹中一语，而欲诊大小肠于两尺者。奇说异端，最易惑世，余于脉书，辩之详矣。兹编简略，不能殚述。一、《脉诀》乃高阳生妄作，假托叔和以行，实与《脉经》大谬，误人不浅。谚有学医人费之语，职此之故欤？一、《难经》者，扁鹊取《灵》《素》要语，设为问难，开示来学。苏子瞻谓医之有《难经》，句句皆理，字字皆法。今坊间乃以《难经》与《脉诀》并行，使熏莸共器，良可浩叹。一、阴阳离合分配六位，及一脉分为九道二图，余实授之异人，心领神会，援笔图之，颇臻妙境，览者细加详玩，当自得之。脉之大要，无出乎此。一、浮沉迟数四脉，可为诸脉纲领。余列为四图，统贯各脉，详注形象，庶为初学指南。一、丹溪手镜图乃朱氏家传秘本，近为义乌令吴公所出，得行于世。其评脉数语，其为扼要，故并载之。一、崔紫虚《四言脉要》，统括经旨，最便初学诵习，复经李月池删补，余于简首，略更数语，不失原文。

施沛曰：沛反复《内经》《灵枢》以迄仓、扁、仲景、叔和诸书，此参彼证，沉酣四十余年，今识见颇定，始敢祖述轩岐之旨，纂成脉书。然其书浩瀚，难于记诵，故复撮其要略，约为是编，以视初学，俾步趋不谬。若欲登轩岐之堂，入仓扁之室，必须仰钻《灵》《素》，卓有定见，庶不为邪说所惑。所谓神而明之。存乎其人也。（《脉微总说》）

时觉按：有崇祯十二年己卯刊本藏中国中医科学院，收于《灵兰初集》。日本行政法人国立公文书馆内阁文库藏有崇祯末年华亭施衙啬斋刊本，2002 年人民卫生出版社收于《海外回归中医善本古籍丛书》，排印出版。2016 年中华书局收于《海外中医珍善本古籍丛刊》第 398 册，影印出版。扉页题署：施笠泽先生编纂，《脉微》，啬斋藏板；前有小序、凡例、目录；卷端题署：《脉微》，华亭施沛沛然父纂述。卷首载闵承诏《脉经脉诀辨误》，卷上脉学总论，述脉资先天、诊脉时间、部位、脉象属性、分类、左右手三部脉、五脏脉、妇幼老人脉等；卷下脉象各论。乾隆元年《江南通志·艺文志》载录是书并《黄帝脉书》。

《脉法颔珠》二卷 存 1641

明上海秦昌遇(景明,广埜道人,乾乾子)撰

时觉按:有清抄本藏北京大学图书馆,二册二卷,卷端、目录下署:云间乾乾子秦昌遇景明父编辑,云鹤道人朱国盛云来父订,西余阴者陈继儒仲醇氏阅,男鼎取新手录,孙之简山公重录。内容:上卷:首列脉学理论,手足六经歌诀、脏腑生克配五行、六部所司歌诀、寸关尺式、左右手图论、取脉式、时脉、胃脉、平脉、病脉、死脉,次述二十六脉,包括概论、指法、歌诀、相似脉、六部主病,后为奇经八脉;下卷:首观形、闻声、发问及脉旨统论,各以"参微子曰"发语,后为诊脉法,杂病生死脉歌诀、太素脉、运气脉,妇人脉法包括有妊、生产、难产生死、新产生死、产后伤寒、胎动子母安否、月信不调、崩中带下脉、室女经脉、经闭、有思不遂、女子贞洁脉、女子不贞脉,以及小儿脉法,各为歌诀。

《诊家正眼》二卷 未见 1642

明华亭李中梓(士材,念莪,尽凡居士)撰

自序曰:脉之治乱,生死攸分,讵云渺事?故《内经》云:微妙在脉,不可不察。自非深心精讨,未易人其阃奥。西晋王叔和集轩岐以来诸家名论,撰成《脉经》十卷,真可为万世指南,顾其文辞古邃,解之不易,诵之殊难。迨于六朝,有高阳生者,作为《歌诀》,伪托叔和之名,实与《脉经》大相剌谬,以其辞义肤浅,俗学便之,遂使伪诀满天下,脉法且晦蚀矣。虽辟之者代有其人,奈习之日恬不知改。余用究心于今古脉书,详为征考者四十余载,见地颇定,汇成是帙,较之曩刻差有进焉者矣。句句推敲,字字审确,凡前人未当之旨,本经言以正其失,衡至理而简其讹,行使千载阴霾一朝见,睹从前泊于邪说者,今日始反正矣。颜曰正眼,俾遵道者无歧途之惑,庶乎为叔和之忠勋,后学之标的云尔。云间李中梓士材甫自识。

时觉按:《中国医籍考》卷十九载录,"未见",另载录李中梓《脉鉴》,亦"未见"。是书传世本为尤乘增补之《增补诊家正眼》,收于《士材三书》《续修四库全书》。

《增补诊家正眼》二卷 存 1642

明华亭李中梓(士材,念莪,尽凡居士)撰,清吴县尤乘(生洲,无求子)增补

尤乘序曰:天下操生杀之权者,惟君与相耳,乃权位而外,又有医士焉。人知君相不易为,不知医士尤不易为。盖君相之生杀人也,其道显而共闻;医士之生杀人也,其道微而难辨。其难辨者何哉?脏腑在内,以三指测之,稍有谬误,生死攸分。故昌黎有云:善医者不视人之瘠肥,察其脉之病否而已。脉不病,虽瘠不害;脉病而肥者死也。西晋王叔和氏所著《脉经》,其理渊微,其文古奥,读者未必当下领会,以致六朝高阳生伪诀得以行于世,而实为大谬。士材李夫子以良相之才而屡困场屋,数奇未遇,旁通黄岐之学,遂登峰造极,足以继前贤而开后学,著为《正眼》一书,真暗室一灯,与叔和《脉经》并不朽于霄壤间。孰谓良医之功不与良相等哉?向有原刻始于本朝庚寅,惜乎即罹散失。越十年,予重加考订,付之剞劂,后复校《本草通玄》《病机沙篆》合为《三书》,行世已来将五十年,使遐陬僻壤咸得私淑李夫子矣。奈其板将颓,且更思有未详,如四诊之类,僭补无遗,重登梨枣,令四方君子读之,悟其理以大其用,而医士之不易为者可共为焉,岂不甚快!吴下门人尤乘拜题。

董廙序曰:尝闻褚小者不可以怀大,绠短者不可以汲深,固知啬于天者,不能丰于人也。天与人交受其极,而道济天下,则吾师李先生真其人矣。昔先文敏公与吾师尊人震瀛先生暨长公念山先生,两世年谱,其以大道晚就,商于吾师,最称契密。廙也以稔故生平甚悉,吾师以七步才,春秋十二辄童试冠军,观场者九,副榜者再,而奇于遇,遂隐居乐道,受记莂于尊宿,不复向人间染世腴矣。无奈证岐黄之微者四十余年,著灵兰之典者廿有余种,且名满天下,安得不履满户外耶?悲愿弘深,既嘘当世之枯,复振千秋之铎。嗟自六朝以至今日,脉义晦于高阳,今古霾于幽谷,因撰《脉书》二卷,拔其雾冒藤窠,措之光天化日,在《内经》为印泥之契,在伪诀为顶门之针。命之曰《正眼》者,亦犹竺乾氏之摩醯眼开,着着用中,遂觉举世之肉眼皆偏耳。是刻普通,行使天下后世有遵途之适,无亡羊之叹,轩岐已坠之统,一朝而续其神灯,则所怀者不已大,而所汲者不已深乎?廙之立雪于师门也,裘葛甫更而聩聋差醒,窍其余绪以征诸指下,几于声应响而影随形也。不谓吾世而上池之水依然在也,而斟酌焉,而饱满焉,而分其润以润世焉,纵不能寿天下以绳先,聊且寿一方以寄志,而受光于《正眼》也宏矣。太史公曰:人之所病病疾多,医之所病病道少。兹且挟《正眼》为指南,上读三坟,下

综百家，以疗道少之病。廣即啬于天乎，而习服众神，将与造物者衡矣。斯初心慰矣！门人董廣晋臣百拜撰。

秦卿胤序略曰：吾师士翁以旷世奇才成一代大儒。年十二，试辄冠军，观场者九，副车者再。遇太夫人疾，因事灵兰，学博道精，悟入玄妙，弹指间使沉疴顿起，遍地阳春。其非应运而生也，殆非偶然。所著二十种皆发前人之未备，及《正眼》一书，尤字字为轩岐印泥，言言开后学聋聩。卿胤立雪师门，尝窃绪余以征指下，心手相得，如桴应鼓，乃知是书一出，脉理昭然，吾师不独嘘枯当世，实振铎千秋。奈两楹既梦之后，原板散废，四方射利之徒窃名翻刻者，皆词意颠倒，尽失本义。忆吾师瞑目时，犹呼余辈致嘱曰：吾四十年来撰述虽多，然问心自慊者，惟《正眼》一书。余与尤子生洲、郑子介山夙负嘱言，疚心良切。今庚子秋，复梓原本，共襄厥成，庶几慰吾师在天之灵，后学有遵途之适矣。顺治庚子仲秋门人秦卿胤古怀氏。

凡例曰：一、《脉经》撰自叔和，歌诀伪于五代，俗工取其便利，不究原委，家传户诵，熟在口头，守而勿失，宁敢于悖《内经》，不敢于悖口诀。吾师是以辞而辟之，援据经旨，灿列图文，日月既已昭矣，爝火其将熄乎？一、医者人之司命，脉者医之大业，此神圣之事，生死反掌之操者也。俗人不知，藉此求食，佯为诊候，实盲无所知，不过枯守数方，侥幸病之合方，未必方能合病也。或高乎此者，亦影响成说耳。吾师考据古今，衷极理奥，而皆本乎心得，妙有神遇，未抽之绪斯吐，有漏之义用补，故非剿袭之词，有异雷同之旨。一、玄黄犹可辨，似是涉难明，如缓与迟相类，而缓岂迟之谓？微与细同称，而微非细之形。一毫有误，千里全殊，俗工乃敢信口妄指，欺所不知，每念及此，可胜浩叹？是尤吾师之神测，独秘授及门者，兹乃不惜龙珠，为人拈出，千古上下，厥功伟矣。一、天人同体，时日异候，理有予微，机尝先见。吾师考之六经，配以诸部，精推密察，溯往知来，未病而知其将病，已病而知其将瘥，斯真隔垣之视、秦镜之悬也。门人董廣晋臣氏百拜述。

时觉按：嘉庆二十三年《松江府志·艺文志》作《诊家正宗》。收于《士材三书》《续修四库全书》。

《订正诊家正眼》 佚 1687？

清上海李邦俊(彦章)订正

嘉庆二十三年《松江府志·艺术》之《李用粹传》曰：李邦俊者，用粹从兄弟行也。业医五十余年，治人无算。订正《诊家正眼》《证治汇补》，成一家言。年八十六卒。孙楷，字献葵；楷子廷璧，字环英，切脉极审慎。乾隆丙子大疫，治多效。

乾隆四十八年《上海县志·艺文》曰：李邦俊，字彦章，精研医。孙树信，庠生，世其业。

《补注诊家正眼》 佚 1818？

清上海闾邱铭(尹节)撰

嘉庆二十三年《松江府志·古今人传十》曰：闾邱铭，字尹节，上海人，居周浦，诸生。研究《四子书》，汇众说而折衷之，著有《讲义汇参》十五卷。兼通医理。子一士，字传九。

同治《上海县志札记》卷六曰：《补注诊家正眼》，《本志》合下《本草选志》并注闾邱铭撰。《南汇县志》与《大方合璧》并注闾邱炳著。考《府志》别出闾邱铭《本草选志》条，是此注作“铭”者，系“炳”之讹，当从《南志》作“炳”。

时觉按：嘉庆二十三年《松江府志·艺文志》卷七十二载录。

《症脉合参》 佚 1644？

明上海刘道深(公原)撰

时觉按：乾隆四十八年《上海县志·艺术》载录。道深与李中梓为中表，则生活于明末清初。

《紫虚脉诀启微》 佚 1644？

明上元王元标(赤霞)撰

康熙七年《江宁府志·人物七》曰：王元标，字赤霞，上元人，宋文安公尧臣后。少业儒，兼精《素》《难》诸书，遂以医名。崇祯己卯大疫，标携药囊过贫乏家诊视，周济全活多人。甲申之季，大宗伯荐为太医。不应，逃于赤山，寻葛稚川旧居卜筑焉。著有《紫虚脉诀启微》，又有《医学正言》，未及就而卒，子诸生辂及次子稚续成之。稚，字东皋，尤精世业，群推重焉。

《脉法微旨》 佚 1644？

明太仓王育(子春,石隐)撰

时觉按:民国八年《太仓州志·艺文》载录。

《脉学指归》 佚 1644？

明江阴顾文熊(乘虬)撰

道光二十年《江阴县志·人物二》曰:顾文熊,字乘虬,桂子,副贡生。著《孝经内外传》《小学简注》《翼圃新书》《脉学指归》《本草诠要》。生平赋性高抗,不屑俯仰时辈。李忠毅游其门,谓先生之传,不在《集解》,其为人也自足不朽云。

《脉法汇编》三卷 存 1644？

明建武程式(心原,道承,若水),华亭李中梓(士材,念莪),南丰李梴(仙根,健斋)原撰,虞山葛效绩(宛陆)纂辑

民国三十七年《常昭合志·艺文志》曰:考程式,字心原,明南城人。精于医,研究《素问》《难经》《脉诀》及张刘李朱四氏之书,著之编帙,名《程氏医彀》。

时觉按:有抄本一册藏苏州大学炳麟图书馆,无序跋、目录。卷一署为:建武程式若水著,虞山葛效绩宛陆纂,汇辑《程氏医彀》卷二“脉法”部分内容:约言、持脉节要、论四时脉法、辨表里脉法、辨虚实脉法、辨寒热脉法、辨气病血病脉法、辨形色有余不足合脉法、辨五色合脉法、辨诸死脉法、三捷法;其下录“李士材脉诀”,署:虞山葛效绩宛陆甫纂辑,汇辑《医宗必读》卷二《脉法心参》之脉位法天地五行之说、因形气以定诊之说、脉无根有两说、尺寸分经与络、一岁之中脉象不可再见、脉有亢制、老少脉异等十余篇。卷二、卷三同署为:南丰李梴仙根著,虞山葛效绩宛陆纂,录李梴《医学入门》卷一《诊脉》内容,卷二录寸关尺定位、脏腑定位、诸脉体状、诸脉相类、诸脉主病、诸脉相兼主病、脏腑六脉诊法、气口人迎脉诀、总看三部脉法;卷三录伤寒脉法、杂病脉法、妇人脉法、成童脉法、痈疽脉法、形色脉相应总诀、观病生死之候歌诀。是书乃葛氏汇集三家脉法,故名“汇编”,《联目》《大辞典》作程式撰,笔者《中国医籍补考》因之,失考;纂辑年代不详,三家著作刊于万历、崇祯,则推测是书约成于明末清初。程式,南城人,民国《常昭合志》“程式字心原,明南城人”,是书署为建武人,今四川有建武城、建武营,湖北有建武县,广西有建武军,均与南城、常昭无关。李梴南丰人,号健斋,诸书未见其字,今从卷端署名知其字仙根。

《脉诀辨疑》 佚 1644？

明震泽施世杰(汉三,宾王)撰

乾隆十一年《震泽县志·人物》曰:施世杰,字汉三,一字宾王,五都人,诸生。博学,工文章。所著有《丹桂楼杂制二十六种》,今所存惟《烈士传》。其能深识事势,明于兵机,议论卓然。余二十五种,览其目,多有关于世道人心者,惜后裔衰薄,稿皆散失。

时觉按:乾隆十一年《震泽县志·撰述》载录。

《四诊指南》 佚 1655？

清吴门郭佩兰(章宜)撰

时觉按:民国二十二年《吴县志·艺文考二》载录。

《脉法解》二卷 存 1661

明太平周之干(慎斋)撰,清晋陵陈嘉璴(树玉,友松居士)注。

时觉按:收于陈氏所辑《医学粹精》。

《脉诀汇辨》十卷　存　1664

明上海李延昰(期叔,辰山,寒邨)撰

自叙曰:余浪游者三十年,托刀圭以糊口,而无以辞负笈者,顾其中何能不自愧也。所慨俗医称津筏者,则先《难经》《脉诀》,《难经》出自秦越人,其纯驳固未易论,尤怪脉者所以定吉凶,决死生,至渊微也。苟阡陌之不存,又何有于源委?宋之高阳生,一妄庸人,假晋太医令王叔和之名,著成《脉诀》,其鄙俚纰缪,取资捧腹,而阴操入室之戈,于是先圣之旨,一旦晦蚀。世之裒然传业,承讹袭舛,不复有所取裁,譬渴者饮于浊泾之流,嗷嗷而号于众曰:天下之水味在是,岂其然乎?余不敏,思有以拯之,乃汇古今之论脉者若干人,参以家学,片言只字,有当先圣而结妄庸之舌,则拈之纸。星霜十易,积成径寸,门人辈请厘剔成编,乃区为十卷,名曰《脉诀汇辨》,命收之敝簏。客曰:固矣哉,子也。凡书之有作,不藏诸名山,必传之通邑大都,将以救斯世,诏来者。君之所结集,何难羽翼经传而驰海内,仅仅衣钵于及门,似乎靳于问世者,何居?余起而谢曰:足下之沾沾于吾者,不虞人之睊睊耶?余尝皈依古先生,窃闻其教矣:错下一转语,堕野狐身五百世。使余所缀集果醍醐也,往乞一玄晏而悬之国门,谁曰不宜?或犹未也,淹博者笑其摭给,通达者笑其割裂,抱匮守残之徒,更笑其迂而无当,将见习高阳生之言者,不必树旗鼓而实逼处此,即以一丸泥自封,余复奈之何哉?虽然,谨闻命矣,姑付之剞劂氏,以就正长者,徐俟大国之赋,左提右挈,廓清邪说,愿以是编为前驱之殳。

刘光夏序曰:云间期叔李先生,无所不通,医特其绪余也。医中之著述甚富,《汇辨》特其一斑也。忆数年前《汇辨》将脱稿,先子即欲付梓,先生曰:请姑俟之。以后先生客湘江,客天中,客济上,如冥鸿绝影,慕者无从。凡习岐黄家言者,以仆父子与先生交契,索《汇辨》者踵相接,不得而去,则误以为有所秘惜。至庚戌春,先生始南还,仆闻之大喜,迎至敝庐,邀诸骚人酒徒饮彻昼夜,见先生之貌益腴,气益敛,退然如不能出言词。仆外父仲谋彭先生语人曰:吾见期叔者数矣,每一引满,慷慨而谈,信心冲口,一归于行谊之正,虽老生宿儒,无不敛手而听。他若《十洲洞冥》《杜阳诸皋》之书,又于见闻之表,自辟天地,乃今何以遂悬绝也?是盖必有所进矣。暇日,先生偶出其诗文若干卷,外父字字称赏,既为序而藏之,最后得其《汇辨》稿十卷,而愈见仁人用心之勤也。盖自高阳之伪诀兴,中材之士不知有叔和,更何知有《灵》《素》,而脉始不可问矣。先生乃为诠次古今辨驳之语,类成是编,折衷一理,弥沦万言,读之不啻千门万户,五花八阵,初见者不无心怵目眩。至徐察焉,次第秩然,剪除谬种,俾天下后世复见先圣之旨,其功讵不大哉?嗟乎!输般之巧,孙吴之奇,实非径庭,要在习与不习耳。先生家有赐书,手不释卷,兼之姿悟非常,其游屐几遍海内,需以岁月之久,得成专书,然后问世。其耽玩道真,承接圣绪,诚非浅人所能喻者,宁惟收撮漂零,随世裒掇而已哉?是书也,先子每赞成之,至光夏遂睹厥成,敢不怂恿流布,公诸同好?行见子云藻翰,独留千金,聊复识数言于简端,一以慰向者索书诸君子之诚,亦以成先子未竟之志云耳。康熙丙午竹醉日,武原刘光夏顿首拜题于岩绿居。

彭孙贻序略曰:近世言轩岐之言者遍海内,能尽其道者旷世而少一遇也。云间李念莪先生,固近代之和扁也。期叔李子瑰才伟器,思有所为以立效于时,既不得志,益研究其家学,精妙入神,出而应物,往往奇效。沉痼之疾,诸家罔措。期叔按指望色而知之,忽焉起死人而肉白骨,名满南北,而期叔欿然不自足也。研幾极深,撰次成书,曰《脉诀汇辨》,益畅念莪未尽之旨。凡二十余年,七易稿而始定,补前圣之未备,正往贤之或差。凡叔和、伯仁诸家之微乖偶类,无不刊而正之,条分缕析,以明伪诀之误,以归《灵》《素》之正。譬之于书,四氏则孔子之述六经也,期叔则孟子之辟邪说也。古人谓孟子之功不在禹下,吾于期叔亦云:山海可动可泐,此书必不可废。海内宗工故能辨之矣。康熙壬寅午日,淮南年家眷社弟彭孙贻拜题。

凡例曰:一、兹编第欲剪除伪诀,故援引群书,专主辨驳,以洞筋擢髓之谈,为考同伐异之事。一出一入,良具苦心,不敢杜撰一字,获罪古今也。一、李濒湖先生脉法辨析最精,家先生取而推广之,所著《正眼》一书,自当并垂不朽,惜其原刻未及校订,不惟鲁鱼亥豕已也。今刻中二十八脉,一遵《正眼》,而沐浴所闻,细加简阅,并附先生晚年未尽之秘,故卷帙倍之。一、家先生高材硕德,为海内贤士大夫迫而成医,虽生徒满宇内,誓不传之子弟,虑为赵括之续也。余客海虞,尽得缪慕台先生遗稿,并周梅屋先生之独得编,朝夕研穷,乃于脉理颇窥涯略,更参以会稽张景岳先生之《类经》,遂洞若观火。西江喻嘉言,武林张卿子、卢子繇皆称莫逆,教益弘多,潘邓林之《医灯续焰》良备采缀,所谓聚腋成裘,博雅者自知之也。一、叔和《脉经》间有奥句,初学苦其难入,乃仿宋崔紫虚真人《四言脉诀》,以便记诵,不过藉此以为纲领而已,后之引释,条分缕析,或有少裨焉。一、脉中所列主病,寒热虚实止能标其大纲,余者要须意及之,当为通敏者所谅也。一、所引证悉本《灵》《素》,未免有以经释传之嫌。然此欲为初学津梁,务从明白,知我罪我,其在斯乎?一、余在癸巳岁始留意诊法，槎溪里中，晤诸同门，程子公来、顾子则思、戴子文庶，一见投契，余有不逮，尽力指示，皆谓余必能超乘而上。三十年来，家先生之著述，屡经兵燹，散佚者过半。至有邑中同姓铲去姓氏，冒以己名行世者。余虽不肖，今得渐与补订，皆已辑成全书，次第剞劂，则余之能传其家学者，三子相成之功居多，不敢忘也。一、引用诸书，皆标出所自，便于稽考。至近代群贤，笔之所至，未遑一一注明，淹博者自知之，余非敢掠美也。甲辰秋日，期叔氏识于湘江之旅泊庵。

乾隆十年《平湖县志·人物志》曰：李延昰，字期叔，著有《放鹇亭稿》《云间旧活录》《脉诀辨明》行世。

同治《上海县志札记》卷五曰：李延昰，字我生，师事同郡举人徐孚远为高第弟子，尝从孚远入浙闽。

时觉按：收于《续修四库全书》。

《诊脉三十二辩》三卷 存 1666

明崇明管玉衡（孟璇，侗人）撰

自序曰：脉虽四诊之一，其精微玄妙，非粗工庸术所能推测。晋王叔和之言曰：心中易了，指下难明，谓沉为伏，方治永乖，以缓作迟，危殆立至，况有数候俱见异病同脉者乎？若是乎辩之不易也。予何人斯，敢为脉辩？然理虽难辩，自上古神圣以及历代名宿，虽兼望、闻、问，未有舍切而能施其巧者，予又不得不为之辩。辩之云者，亦非敢于古人未发之旨妄增一说也。古人之言简，质平意淡，多含蓄未易通晓，予则辩之使显，俾隐深之妙洞若观火。及至后儒各殚所学，博求众本，人持一说，莫能适从，予则辩之，使其据经分剖，不致混乱。一辩，大略也。自二辩至七辩，宗伯仁之六脉而著其所统，共得二十九脉，每脉各注其阴阳，肖其形象，如芤、动、牢、革之最难明者，皆有确义可寻。自八辩至十三辩，则详叙十二经源流，不特尽脉所经行之处与诊脉之法。如辩肺经，则肺之体、肺之用、肺之性情、肺所受六淫七情之伤，以及肺之积、肺之败，不独知肺之脉，兼尽肺之义。心脾肝肾，莫不皆然。而于胞络三焦向所愦愦者，尤极开晰。自十四辩至三十二辩，则究极脉中变化之奥，有全取诸书者，则标其目。虽粗工庸术，阅是编当亦有会，然不敢自谓无漏也，聊以此请正天下，有知予盖留心于此道者，或肯惠然赐教耳。

祝绍钧序曰：管侗人先生，不知何许人，此书为其手著，言简意赅，了如指掌，洵有裨初学之书也。予于今春得于吴中之旧书肆中，虽为抄本，而简端有新刊二字，似当时已付梓行，大约流传未广，寖致湮没，惜哉！爰将原本邮寄吉生仁丈，即烦校正付印，以公同好云。癸亥鞠秋下浣，海昌后学祝绍钧识于吴门客次。

乾隆二十五年《崇明县志·人物》曰：管玉衡，字孟璇。幼邃古学，晚年隐居著书。有《无病十法》《脉辨》行世。又有《破伪书》《圣辨》《禅辨》《圆辨》《易辨》《礼辨》《医辨》《地理辨》等八种。

时觉按：收于《三三医书》《珍本医书集成》，以为清人著作。乾隆《崇明县志》则谓，管玉衡，字孟璇，著《脉辨》行世，则侗人或为其号，而《脉辨》当即是书。

《望色启微》三卷 存 1672

清古吴蒋示吉（仲芳，自了汉，自了道人）撰

自序曰：慨自书之兴也有运，书之衰也有劫。何以故？上古典谟遭秦火而殆尽。至汉绛帐传经，迄今以为美谈，况三坟在唐虞之前者乎？至扁鹊起，而仓公、华佗诸公，递相授受而后彰显，其文类多汉时语。自后学者多习汤液之术，置《灵》《素》二书，深微莫究。至唐太仆令王冰始释《素问》，后发明者不一家。独《灵枢》九卷，宋元以前无有注者，及太医玄台马氏为之注释，五千余年未明之书一旦豁然，实希有之事也，奈为读者珍藏，未易得见。甲申乙酉间，际沧桑之变，避兵于赤松子采药处，案头惟有《灵枢》原文一部，取而读之。至《五色》篇，心入其奥，忘飧废寝，胸中如有未了事状。若是者一年，揣摹始成，释其文，绘其图，犹恐千虑一失，藏而不露。后复取希夷《风鉴》诸书，阅其部分，较之《灵枢》，若合符节。予喟然叹曰：书之宜明也，亦有运乎？更将《灵》《素》望色之旨反覆䌷绎，一句二句，阐化一章。日之月之，积而成集。其间增删较改，殆经七易，欲商同志，不克就梓，置之匮中久矣。辛亥秋，吾友日生柳子见而喜甚，参酌尽善，分为三册，付之镌者，以公天下。呜呼！此书之成也，参之则虚空欲碎，书之则铁砚将穿，非遇沧桑之劫，宁有暇至此乎？劫乎？亦运乎？若因劫以为运，吾亦不知其为解矣。

蒋埴旷序曰：语云：儒者作医，如菜作齑。惟读书，故能明理。惟明理，故察形观色。表里虚实无不洞然，即可起扁鹊、仓公而与之颉颃焉。吾族皆习儒，吴会人皆知之，而仲芳侄独以儒医著。盖其少学孔孟，博通诸子百家。及长而济人心切，就业岐黄。则医也，而仍儒也。年来医名远噪，诊视之下，不啻黍谷回春。汇集

《说约》一书，言垂久远，岂特吴会人知之，即四方之人俱知之矣。顾祖宗之积功累行，实有由来，未可泯也。仲芳与予同出曾祖佩弦公，企江先叔祖即曾祖弟三子，素仁厚，喜行阴德，族戚乡里乐观丰采，有“三老佛”之称。生二子，长曰变寰，蜚声黉序，好善不怠，为宗党望。有丈夫子二，予先兄君辅公居其长，性慈，谨游吴庠，为蓼洲周忠介公门人。忠介公以兄之子妻之。闭门读书，道义自许，所著有《太乙书》《四书注解》《山居闲集》，惜尚未刊行为恨。有子二人，仲芳侄即次子也。家声勿坠，世守箕裘。母党忠孝，熏习有素，故能以上池术自利利人。今取医意之独得者，商之同志，公之天下，其济人心非自读书明理中来乎？与予出自同祖，情胜于适，故述其积累所由来，不敢赘陈一泛辞也。此固吴会人知之，尤愿四方之人共知之尔，是为序。时康熙五年孟冬上浣愚叔埴旷生题于交勉堂。

周茂兰序曰：仲芳吾甥也，姓蒋氏，讳示吉。叹医道之不明、典坟之失次，蒙蒙昧昧，学者无所宗式。仲芳奋然而起，因先圣之遗文，以搜其奥，得之于心，书之于笔。列五藏之部分，合五色之善恶。穷究玄微，历寒冬炎夏，不易其志也。《望色启微》三卷，其辞反复详明，因内以观外，由色以合脉，正间轻重之殊，光明沉晦之异，无不阐扬其秘，盖将救于世也。其于百家传注，散者集之，断者续之，增减损益，以明圣人之道于千载之后，所以振医林于将坠，启末学之聩聋，可谓疗病之津梁、济世之宝筏，非若世之别集而已也。后之潜心于《灵》《素》者，将必由是而有得，则其于医道岂小补哉？呜呼！彼之庸庸者流，不知五藏参天地，副阴阳，运四时，昧其根源，轻投药石，犹盲夫说象，终未得其形也。仲芳于往哲片言半简，大义攸关，皆附而不去。见垣内照，端在是矣。否以知其书之可传于世也。时康熙壬子莫春古吴周茂兰书于宝纶堂。

殳丹生序略曰：吴郡有仲芳蒋氏隐于医，著书行世不下十余种，而其最要者为《望色启微》一书，更有出于方论之上者。曷言之？世医皆重脉而轻色。夫脉者，色之不可见者也。色者，脉之可见者也。舍其可见以求其所不可见，不亦惑乎哉？世医类能言望闻问切，而不能区别所谓望闻问切何者为始，何者为终。名日高，技日售，其门日如市。大要按指察病，从暗中摸索，幸而中则沾沾色喜，不幸而不中，亦遂无墨墨不自得之色。而病者之家，亦初不以此责望及之。然则今之为医者，岂不易于古之为医者哉？蒋氏之学则不然，黄帝以后之书无所不观。若其研索贯穿，穷极窅眇，建标而树之的，莫如此一书矣。非废脉而尊色，以脉为亡当而缓视之也。善察脉者必先善察色，以示学者从入之涂，断断乎无有易此者。余先世善医七世，从祖恒轩公以神医名吴越间，怡杏袁氏、朴奄钱氏，皆自我出。事载嘉善邑乘中。七世以降，其传中绝。予尝学之十年，无师指授，故惧而退，然黄帝之书则已读之矣，乃今而益有味乎蒋氏之书。康熙壬子孟夏禾中殳山殳丹生撰。

柳粲序略曰：吾吴仲芳蒋氏，弃末学而宗岐黄，舍百家而究《灵》《素》，纂集《望色》一书，珍藏已久。予世传医学，喜而读之，参以末议，付之梓人。其中别五色，观藏府，决死生，与周官之术相符。郑氏注《周礼》云：扁仓审声色之用，秦和识窍藏之微，若岐伯、俞跗则兼彼数术者。今此书一出，不惟继秦汉诸公之后，实为岐伯、俞跗之大功臣也。同志者苟细心求之，则长桑君上池水端在是。时康熙壬子初夏，古吴追仙子柳粲日生氏识。

凡例曰：是集也，采《灵》《素》之经文，参百家之奥说，始于甲申，成于辛亥。其间考订正确，斟酌尽善，稿经七易。盖五千余年未明之法因此复行，承前启后，干系匪轻，诚非易易也。一、首卷经文有注，部分有图，色部变通者，总以提纲。吉凶难定者，明注五色。各部主病细陈，脏腑安危自定。熟读会通，登高有自。一、二卷诸论，俱秘密藏也。仰承先圣之旨，下究后贤之论，静悟神通，会归成集。虽五色之变不可胜视，至此亦无遁形矣。再佐之以察五官，望颧颊，审肢节，其吉凶生死有不前知者乎？一、三卷俱系《灵》《素》原文，所增者惟注释总断耳。习之者不惟病之浅深、生之寿夭、脏腑之大小成败，如洞观烛照，而老少、肥瘦、勇怯及君子、小人之形状，无不毕陈。良医固藉之为神明之筏，而良相亦有助于知人之哲也。一、望为闻、问、切之首，神居圣工巧之上。盖望色者，医学入门之急务，审病之要首也。今人惟工脉法，弃此弗讲，奚能拔萃？熟玩细思，不啻如上池水见垣内照，当从此出矣。一、人之经脉隐于肤中，智者惟赖三指之巧，诊之无不如见。今气色现于肤上者也，现于肤上，一望了然，有心人岂反不能及此乎？吾未之信也。一、《风鉴》出自希夷，相此部分气色，预谈祸福，人共宗之以为趋避。今发明岐黄之旨，先察病机，或加之治疗，或因之调摄，病者可瘳，夭者可寿，其为趋避更何如耶？吾知智者必怀是集如怀宝也。一、医学治病固难，而察病尤难，故是集谆谆于察病法也。是集之不言治，犹《脉诀》之不载方，盖既明其病之虚实浅深，为治奚难？况有先哲之书充栋，前刻之《说约》可究也，高明谅诸。

光绪九年《苏州府志·人物十五》曰：蒋元允，前明诸生。鼎革后，键户著述。子示吉，字仲芳，精岐黄术。卒于康熙中。

时觉按：是书始于甲申，成于辛亥，前后二十有八年，稿凡七易，刊于康熙壬子。有后集名《医意商》，录杂病治案二十则。所附《伤寒翼》，则专论瘟疫。是书国内无传，日本国独立行政法人国立公文书馆内阁文库有藏。2002 年收于《海外回归中医善本古籍丛书》，人民卫生出版社排印出版。

《脉讲》，《脉诀》 佚 1672

清京江何镇(培元)抄辑

张铨衡《本草纲目必读类纂序》略曰：余与何氏契结金兰。一日过公之寓，见公之著述盈几，阅其目则《本草发明》也，《百药主治》也，以及《脉讲》《脉诀》《伤寒或问》《活人指掌》《济生论》《原病式》《素问抄》《集效方》，共计十种。翻阅之暇，公独取《本草》《济生》之四种以示余。

时觉按：《中国医籍考》卷十九据《本草纲目必读类纂》载录，"未见"。何氏原撰医书十种，惟《本草》《主治》《集效方》《济生》四种为《本草纲目必读类纂》传世，余则佚而不传。

《行医八事图》一卷 存 1679

清白门丁雄飞(菡生，倦眉居士)撰

引言曰：予家世以医名，始祖德刚公任医学训科，因缺令，遂署县篆。以县人治县事，有执有守，上悦下安，亦异事也。后传曾祖竹溪公，艺益精，名益噪，著《医方集宜》《兰阁秘方》《痘科玉函》诸书，家户奉为指南。至今子姓相习，未之或改。间有宦游者，亦谙炮制、携刀圭，药囊不离左右，视为急切事。若先君子则研究愈深者，著《痯言》《小康济》《苏意方》行世。盖实已探抉精蕴，不敢以三指不明误人七尺者。予慨輓近行医未免草率。夫医非易事也，病者望若神明，医者当竭心力。因读韩飞霞先生《医通》而有感焉。盖医有八事，谓地、时、望、闻、问、切、论、订也，今立图，凡治病，以图填之：一地，审问何处人，风土秉赋不同；二时，按节气感触之异；三望，形有长短、肥瘠、俯仰、疾徐、清浊，色有青黄红白黑，须合四时；四闻，声有五，须合五脏，肝呼、肺悲、肾呻、脾歌、心噫；五问，何日为始，因何而致，曾经何地，何处苦楚，昼夜孰甚，寒热孰多，喜恶何物，曾服何药；六切，左部寸浮本位，中取沉取，关浮中沉取，尺浮中沉取，右部寸浮中沉取，关浮中沉取，尺浮中沉取；七论，其人素禀孰感，其病今在何处，标本孰居，毕究如何服药，如何患病；八订，主治用何药，先后用何方。各各填注，庶几病者持循待绩，不为临敌易将之失，而医者之心思百发言中矣。或曰：人事兼施，得毋琐琐？余曰：医，人之司命也，为谋不忠，非仁术矣。诚有济人之心，又何惮此烦琐哉？况病者在水火焰中，安得以粗浮应之？余家世医，其光自我子姓行之，并循劝同志，胥天下之负病早愈一日，则所积无穷矣。

光绪十七年《江浦埤乘·人物五》曰：丁雄飞，字菡生，明登子。明登好储书，雄飞尤癖嗜，每出必担囊簏、载图史以归。侨居金陵乌龙潭，作古欢社，约与上元黄虞稷分日往还，互相更换。其室人与同癖，时出奁具佐购。钱谦益在南京诏狱，有所撰著，率假其书，然心迹去之远矣。晚年颜所居曰心太平庵，作九喜榻，优游终身。著述九十八种，惜其名多佚，所载《通志》及《千顷堂书目》者仅十之三，详见《艺文》。有子，国变后但以治田为事，不复使读书云。

时觉按：八事图式者，审风土、按时令、望形色、闻声音、问情状、切脉理、论方法、订药物，论则论病因病机，订则处方用药。收于《檀几丛书》二集，为卷三十九。有康熙三十四年新安张氏霞举堂刻本。白门，即江苏江宁，今南京市江宁区。光绪十七年《江浦埤乘·艺文上》载录是书于丁凤《医方集宜》注，并于《人物八》之《艺术·丁凤传注》全文载录是书《引言》，丁凤乃雄飞曾祖。

《诊宗三昧》一卷 存 1689

清长洲张璐(路玉，石顽老人)撰

郭琇序略曰：予当治邑江城署多奇疾，遘识张路玉先生。其察脉辨证，辅虚祛实，应如鼓桴。因问之曰："人身脉络众多，取病何能独决两腕？"云："两寸为心肺之关隘，一身之所主，犹君相之都邑，天下之总会，故天下灾无不肇于都邑，一身病无不形于两腕也。人之六脉，犹廷之六部，天下刑赏与罚，莫不由此。"然其昂藏磊落，风论卓绝，迥越常识，其能运天时于指掌，决生死于须臾，又非泛泛可及知。无经天纬地之才者不可与言医也，以之为良相，又谁曰不可？后以脉学一书索序，曰《诊宗三昧》。予虽不知医，观其论天地阴阳之常变，山川草木之脉理，灵机独发，无不贯通造化，予所云为良相，信然。时因取召赴都，碌碌未遑诸就。今于职务瘁劳，嗽疾复生，思良医不可得。因述数语，邮寄以志仰云。康熙己巳，即墨通家弟郭琇撰。

《四库全书提要》曰:《诊宗三昧》一卷,浙江巡抚采进本,国朝张璐撰。是书专明脉理。首宗旨,次医学,次色脉,次脉位,次脉象,次经络,次师传,次口问,次逆顺,次异脉,次妇人,次婴儿。其《医学篇》有云:"王氏《脉经》,全氏《太素》,多拾经语,溷厕杂说于中,偶一展卷,不无金屑入眼之憾。他如紫虚《四诊》、丹溪《指掌》、撄宁《枢要》、濒湖《脉学》、士材《正眼》等,要皆刻舟求剑,案图索骏之说。夫得心应手之妙,如风中鸟迹,水上月痕,苟非智慧辨才,乌能测其微于一毫端上哉?"其言未免太自诩也。

《清史稿·列传第二八九》曰:张璐,字路玉,自号石顽老人,江南长洲人……其论脉法大义曰《诊宗三昧》,皆有心得。

时觉按:嘉庆二十五年《吴门补乘·艺文补》载录。康熙二十八年金阊书业堂初刻,现存清版本十余种,又收于《张氏医书七种》《伤寒大成》,《四库全书》收于存目。

《四诊脉鉴大全》九卷　存　1693

清古吴王宏翰(惠源,浩然子)撰

自序曰:医学典籍浩繁,病机脉理幽深,欲作大医,须明四诊。学虽务于广博,功宜殚乎精要,撮其奥旨,则有四焉,曰望曰闻曰问曰切。望而知之谓之神,闻而知之谓之圣,问而知之谓之工,切而知之谓之巧。医不知四要,则所向便错,何能起沉疴于濒危之际哉?但望闻之学灵机活泼,广博无穷,近世置而不讲。余慨世学日盲,医派日非,不揣固陋。讨寻灵素,详究诸家,汇辑而编次之,以为后学之一鉴。然脉理精微,其体难辨,兼有数候俱见、异病同脉之惑,是脉之一字最为关切。前人虽经讲论,而脉之原始后人蒙然,未能尽彻。殊不知脉乃人身生活之机,知觉运动之本,昼夜循环而不息者也。一有停滞,脉即见之,故百病之机无不从兹而得悉焉。攻医者若不次第讲明,则临病鲜不惘然。因条晰诊脉之活法,男女老幼之不同,五藏有四时之诊,覆溢有禀质之异,关格脉名有病名之误,娠妊之脉详诊明确可预判男女之的,死绝怪脉非独雀啄蝦游之七脉、阴阳脱绝之四脉也。至浮沉等之二十七脉,本文之外逐一发明考释,而辨误又列之以参治活法,使学者一目了然,临证有心领神会之机。若夫三因之感受,五运六气之时令,司天在泉对正之化,脉有不应之诊,病有时行之变,尽皆阐发无遗,学者而能熟读玩味,自有神化,决生判死,洞垣之功岂有异秘之术哉?是为序。康熙三十二年清和月,古吴浩然王宏翰撰。

许缵曾序曰:自神农作本草,轩岐撰《灵》《素》而脉病有机,方药有祖。医道始立,民病赖焉。继其后者,代有传人,亦代有传书,要皆识参造化、学贯天人者方能洞彻医理。吾郡神于医者,国朝初推李、秦、施三君,俱有著述行世。虽未尽览,皆本诸《内经》《铜人图说》以综览前言,昭示来学,而士材尤抉两家之奥,士大夫雅重之。此三君者,俱百年以内人尔,其历代医师自三皇时以迄金元最著者得一百九十一人,而有明三百年间,著书立言,指不胜屈,亦云盛矣。他如润州何氏、吴兴凌氏,驰誉东南,治病多效。总之,一十三科,代不乏人,人不乏书,各有专家,著不相袭,然而其义略同也。王君惠源为吾郡士人,而寄籍金阊,以经纬英才,因母病而工长桑之术,骎骎乎有度越前人之势,富于著作。癸酉春,以《医学原始》见示,观其首立元神元质一论,详父母生人之始,明性命之本质,贯天地之所以然,阐儒易之理,宗《灵》《素》之旨,发前人之未言,且得海外秘学参悟吻合,真聪明博学,兼而有之矣。今又以《四诊大全》寿梓,明气候寒温、阴阳虚实脉理之奥,条列望闻问切,立图注释,诊脉有论,验病有诀,如鼓应桴,洞若观火。至司天运气,无不胪列显畅,真为脉学之大全,后学之真诠,虽和缓复起,扁鹊再生,亦莫逾其学也。余自壬申冬猝感风痹,僵卧三日夜始甦。两年以来,药裹无灵,病态自若。如王君楚材晋用,则不能而无私憾焉。康熙三十三年岁次甲戌清和月,年家眷弟许缵曾撰。

时觉按:有康熙体仁堂刻本藏中国中医科学院,收于《续修四库全书》。

《诊视近纂》二卷　存　1697

清华亭陈治(三农)撰

自序曰:自饮上池水、洞垣见腹之后,乃有望、闻、问、切四者,而望、闻又不可多得,则问、切之功居多矣。无如经络之介止争毫末,出乎此即入乎彼,辨之不审,其不致于误人者几希。则是生死关头惟在经络,而病在某经络,惟在诊视者三指之下。危乎!微乎!可不慎欤!因列经络门,为诊视者指南。

时觉按:收于《证治大还》。

《脉诀筌蹄》一卷 存 1710

清京江吴甡(时乘)辑

自序曰：夫医之为道，上可事亲，下可济人，中可保身，岂可视为微末也哉？自上古圣人教民稼穑，既使其安居乐业。复虑民生有疾，故仰察天时，俯视地理，洞见五内，尝百草以疗人，望闻问切，其为道亦甚详密矣。今之医者视为泛常，其于望问闻之法多置不讲，而于脉理尤不关心，殊不知人之生死关头全在此耳。如切脉不知虚实，妄投攻伐可乎？况古人切脉而知病者，巧也，若不熟习，焉能生巧？乃知庸医杀人，信不诬矣。余幼习医，留心诊视，五十年来自反无愧，而活人者比比。每志历选诸名医议论精萃者为一帙，以无暇未遂。幸邀待罪中州间署，因先选《脉诀》一册出而问世。夫脉理诸家，言之未为不详，唯王叔和《脉诀》词详义达，简而易通，传世已久，遵之者众。至李时珍出，始辨驳其非，亦甚确当。然叔和七表八里九道以阴阳藏府为法，时珍二十七脉以浮沉迟数为纲领，论虽有异，理实相同，但立法开门之别耳。愚自不揣，细详七表八里九道犹有未尽精微处，而二十七脉从浮沉迟数纲领序入，是脉之体象无逾于此矣。故将叔和原卷删去七表八里，增入时珍二十七脉并《四言举要》及《奇经八脉》。盖叔和脉赋、五藏四时、伤寒男女大小等脉歌，则时珍《脉诀》不及其详者也。至二十七脉、《四言举要》、《奇经八脉》，则皆时珍《脉诀》中之选也。今将两家脉诀合为一选，可为医学之筌蹄，后之习医者潜心习熟，庶不自误以误人耳。是为序。时康熙岁次丙申榴月之望，书于郾城官署可继堂中，京江吴甡时乘氏题。

自跋曰：昔人云：宁医十男子，不医一妇人；宁医十妇人，不医一小儿。夫人同得天地之气以生，何分于男女小儿？要知男子之病易于告人，而医者望焉、闻焉、问焉，一见则了然矣。至于妇人，多欲避嫌，则不得尽其望闻之情，是专在于问矣。内病隐情，亦不能向医者详悉言之，须要精于医理，默会其意，故难于男子也。若小儿口不能言，古名曰哑科，必殚心于望闻，斯能知病之源矣，故尤不易于妇人。今附选古人保赤之至意、幼科色诊之秘法，录附于后，庶几脉诀之筌蹄云尔。

时觉按：有清初可继堂刻本藏中国中医科学院、浙江中医药大学。

《脉诀阶梯选要》一卷 存 1720

清古吴蒋示吉(仲芳，自了汉，自了道人)原撰，邵柏(鹤年，柳溪逸夫)编辑

邵柏序曰：此书乃吴门仲芳蒋先生所著之脉法也。予犹忆先大人与先生同诊视于荐绅李乔翁之夫人病症时，尔时予尚髫龄，虽心识先生之名而不知先生乃吴门之硕彦，即今日之明医也。比长，读先生所著《医宗说约》一书，深窃爱慕焉，常以不见风范为恨。顾先人常谓予曰：尔小子毋轻忽此书，尔能熟诵之，则异日对症施治之楷模在是矣。予于是益加勉励，几忘昏旦，凡有会心，欣然自得，真不啻亲受益于先生之门，及读其全集凡《伤寒括要》《杂症》诸篇，无不条分缕晰，本末兼该。噫，先生开示后学之苦心，其功倍至，固难为浅见寡闻者道也。迨其后，予方将弃置诗书而欲专事于岐黄。不图运际仳离，叠遭凶变，兼以险衅异常，荼苦备至，昔日壮怀不可再问于此，而即欲守承先业，其将何为行道之资耶？爰是流离转徙，口授一经，糊其口于四方，而与岐黄之道疏远者迄今二十余年矣。虽然，古人云，不得志于时，亦当独行其道，予岂因其困阨而于先人冀望之心漫不加之意乎？是故课余之暇，每将向所熟读之书朝夕参究，其于脉法一卷，更切钻研。但句法零星，俾学者殊难记诵，是以不揣肤见，编括成歌，名之曰《脉诀阶梯》，盖出乎鄙意也。其引经证见，一如先生之点定，予何敢以蛙见变前之大章，抑亦为持脉登高者之一助云尔。康熙庚子岁腊月上浣，柳溪逸夫邵柏鹤年氏识。

时觉按：有康熙五十九年庚子抄本藏江西中医药大学图书馆。

《历代名医脉诀精华》四辑 存 1723

清常熟蒋廷锡(扬孙，西谷)，闽侯陈梦雷(则震，省斋)奉敕编，民国勾章徐鸿经(纬生)厘定

徐鸿经序曰：岐黄以降，望闻问切四诊之学垂于天壤。仲景辨脉、平脉两篇，华佗脉病内外证诀，后叔和衍绪而加以阐述，斯道于以大明。后世于四诊之中，恒臆以切脉一道为脉学，然望闻问之传，虽详于各名医之著述，而实行其道、深造入微者盖鲜。余不敏，于《灵》《素》之学敢云稍历门径，而于望闻问切四者之目为脉学，则知如天经地义之不可废。因于《图书集成·医部》内，纂辑历代名医脉学，上起《素》《灵》，下迄近代，于脉学源流详载，各示诸掌。斯诚医界之金针玉律也。《图书集成》系清代康熙间常熟蒋文肃公廷锡奉

敕纂修，医部即其一种，而是篇又医部中之一种，因颜曰《历代名医脉诀精华》。而于四诊中之望闻问三诊，先已先行，题其名曰《外诊察病法》。庶两编有相得益彰之美焉。印既成，蒙张、顾、杨、张诸君子赐序以冠卷首，因略述梗概，序之如左。医界宏通，其有取决于斯夫？中华民国二十一年一月，勾章徐鸿经纬生甫叙于慈竹庐。

张寿颐序略曰：辛未孟春，山雷参与中央国医馆筹备大会，道出沪上，千顷堂书局谢祖芳先生手一编而请曰：是为南沙蒋氏所辑《历代脉诀精华》，向无单行刻本，仅见于《图书集成》医术编中，唯《集成》全书卷帙繁重，中人之家极不易得。今本局有鉴于二十年来国医一科研究者多，作家辈出，则脉理精微实为治疗之母，不可不博考群籍，以为参证之资。爰议抽出付印，推广流传。吾子研求有素，愿为叙其缘起以饱阅者。山雷谨案：《图书集成》之医术一类，三十年前沪上已有抽印缩本，不佞亦屡见之，但以其广博浩繁，尚未卒读一过。今乃得尝鼎一脔，亦堪欣幸。受而读之，则自《素》《灵》《八十一难》、仲景、叔和之伦以及明清作者，凡有脉法，悉数甄录，可谓洋洋大观。尤喜其采集原文，不加裁剪，不为论断，以听诸学者自择，可知其具有深意。而所集者多至数十种，以作馈贫之粮，可谓勤矣。考南沙为常熟人，以康熙四十二年成进士，官至大学士，卒谥文肃。世传其精于绘事，未闻以医称，或间亦浏览及此，因而汇为一编，固亦容有之事，要之成一裘于众腋，已足为学者益智之粳。特是金元而后，医家学识日以荒落，时有不能从实验上体贴真理，而空言泛滥，陈腐相因，徒令阅者对之欲睡，致令空穴来风，授人以谗慝之口，诚有不能为古人阿好者。是编搜录既多，未遑删汰，自亦瑕不掩瑜，然精金美玉，何尝不在砂砾中提炼得来，是在善读书者能自得师而已，何古人之足尤？况乎辨别淄渑，本是学者当务之急，果能以正法眼藏审择良窳，而后识见渐定，所造乃醇。然则是编之出，盖所以锻炼后学精神，教之以择善而从，法良意美，殆在斯欤？爰书其简端而归之谢君，并以告世之读是书者。时维民国纪元二十年岁在重光协洽月在窒陬望后三日，嘉定张寿颐山雷甫叙于沪西旅次。

顾实序略曰：今千顷堂书局发行《历代名医脉诀精华》一书，凡分四辑，原俱从清代蒋廷锡等奉敕所编《古今图书集成》艺术典之医部中采录而出。此《图书集成》一书，卷帙至巨，寒畯之士难于购置，且所编入之医书今多不易购求，故千顷堂此书之刻，虽属钞胥之事，然有便于医家及非医家则可断言也。医家得之，可以于持脉之道精益加精；非医家得之，亦足成一种艺术，可以自卫而免死于非命。中华民国二十年夏月，武进顾实惕生甫识于南京之穆天寄庐。

杨彦和序略曰：南沙蒋廷锡有《历代名医脉诀精华》之纂辑，搜罗宏富，巨细靡遗。李中梓《脉法心参》所谓微尘无足岳之能，滴露乏添江之力者，此则高山不拒纤坯，巨川不择细流，冶古今于一炉，汇众说为一编。夫惟切脉为不易，斯亦研究必求精，虽其事功若甚拙，而其致用则大巧也。千顷堂主人以其裨益医林，爰将付诸梨枣，而征序及余。窃思诊断病情，所关匪鲜，旁参博考，不厌精详。以言诊脉，则手此一编，玩索有得，已能窥厥堂奥，游刃有余；以言诊病，则虽佐以望色、闻声、问证诸法，犹虞未足也。善哉！毛景义之言曰：夫学不稽诸古，不足以征信：事不验之今，亦不足以核实。粤稽第八难曰：诸十二经脉者，皆系于生气之原。所谓生气之原者，谓十二经之根本也，谓肾间动气也。十六难曰：假令得肝脉，脐左有动气，按之牢若痛；得心脉脐上有动气；得脾脉，当脐有动气；得肺脉，脐右有动气；得肾脉，脐下有动气。是古人于腹部诊察，早经注意及之，奈何后人囫囵读过，迄无重视者耶？今日日本汉医准此点而演进之，于望闻问切之外，别创腹诊一法，其专籍流传者如《腹诊秘事》《诊病奇侅》等，皆敷畅经旨，根据经验繁衍成书者也，此颇足为临床诊断上之莫大助力。中华民国二十年六月上浣，杨彦和序于大公报上海分馆。

张锡纯序略曰：仆曾著有《医学衷中参西录》，自一期至六期中皆有论脉之处，然未撰有脉学专书，盖有志未逮也。今方拟本原《内经》，兼采自叔和以后诸家之说以辑成脉学专书，而忽接到千顷堂书局《历代名医脉诀精华》一部，披阅一过，诚为先得我心者也。其书为南沙蒋廷锡先生原辑，而勾章徐鸿经先生重为厘定，凡于《内经》论脉之处皆详录而细释之，且精选历代名医论脉之书以补《内经》所未备，洵脉学之大观也。此书若普行于世，则于医学之补益良多矣。是以仆乐为之序，而深望吾医界同人奉为脉学之指南也。民国纪元二十年孟冬下旬，盐山张锡纯寿甫氏序于天津中西汇通医社。

时觉按：又名《脉法》《脉法汇考》，原载《古今图书集成·博物汇编·艺术典》，康熙间常熟蒋文肃公廷锡奉敕纂修。民国二十年，徐鸿经据《图书集成》重为厘定而成单行本，民国二十一年上海千顷堂书局铅印本。勾章，今浙江慈溪。

《历代名医外诊察病法》五卷　存

清常熟蒋廷锡(扬孙,西谷),闽侯陈梦雷(则震,省斋)奉敕编,民国句章徐鸿经(纬生)厘定

徐召南序略曰:千顷堂主人以《外诊察病法》一书索序于余,余因是书颇合整理方法,能于医籍凌乱之中而辟一诊断学之专集,虽其编法不精,然规模已具,倘能各科如是,使后之学者得研究专科之门径,由此精进深造而发明之,则中医前途必大有可观,岂独诊断一科而已?己巳秋日,江都徐召南彂厂序于海上寓庐。

汪绍达序略曰:千顷堂书局藏有蒋廷锡《历代名医外诊察病法》稿本五卷。全书以望、闻、问三法分类,前三卷皆望法,第四卷闻法,第五卷问法。每一法中,详引《素》《灵》《难经》、仲景、元化以迄孙真人说,分条叙述,切要详明,每条并注明其所以然。宋后各大家亦略采及,至明末清初而止。学者得此一编,可省翻阅多书之劳,而凡古医经及历代明医审病之法,一开卷了如指掌。虽未经习医之人,苟能熟此一书,而于认病之法亦可十得八九。诚医经之功臣,临症之鸿秘也。廷锡为南沙蒋文肃公之名,此书是否即南沙所编,原称仅书姓名,无从悬断,以时代考之。南沙生于康熙八年,卒于雍正十年。书中所引各家,仅及喻嘉言同时诸人而止,时代亦颇相合,以是知为南沙所纂无疑。并闻原书尚有切脉一法,已被割去,刊入《历代名医脉诀精华》,愚谓仍宜补入此书,俾成足本。庚午闰六月,江宁汪绍达。

时觉按:见《古今图书集成·医部全录》,有民国十九年上海千顷堂书局铅印本。《外诊法》并见《古今图书集成·博物汇编》。

《疫疠脉镜》　佚　1724?

清川沙叶其蓁(杏林,困庵)撰

道光十七年《川沙抚民厅志·人物》曰:叶其蓁,字杏林,号困庵,本城人。工诗,精医理,著有《诸科指掌》《疫疠脉镜》等二十一种行世。子蕉村,亦精医,著有《女科医案》《医余小草》。孙中枢,字朝阳,世其学,著有《斯人正命》行世。

时觉按:道光十七年《川沙抚民厅志·杂志》之《艺文》载录。

《脉诀》　佚　1730

清南汇沈璠(鲁珍)撰

乾隆四十八年《上海县志·艺术》曰:沈璠,字鲁珍,医理精妙,远近称为神医,江浙人就医者无虚日。著有《脉诀》等书。

嘉庆十九年《上海县志·志艺文》之《鲁珍医案》条曰:旧《志》璠有《脉诀》等书,语极精确。

时觉按:《联目》《大辞典》俱不载,已佚。

《脉要纂注》二卷　存　1736

清崇明周南(岐来,召南,慎斋)撰

张桐序曰:程子曰:一介之士苟存心于爱物,于人必有所济,况医之为道,其理至微,其事至重,决策于方寸之间,而转死生于呼吸之际,其利物之远且大,岂寻常方技之流所可同日语哉?古人有言,士君子不为宰相即为良医,良以利济之心所以去危就安保元寿世者,功诚不在宰相下也。而世之人顾贱之,至与农圃并称,此岂医之果贱,亦业是术者有以致其然也。世之业医者每私其术,不以公诸人,且诩诩然揭于市曰秘授,曰秘传,意以为非我莫能为也。夫道在天壤,昭如日星,固无秘而不传之理,何独至于医而秘之?且使医可秘则自黄帝以来至于今,其传者宜鲜,而世之悬壶和剂者不知其几千万人也,其人岂尽传其秘者欤?惟欲耑其业而私其利,乘人之危,幸人之疾,无济世爱物之心,是其操术固已鄙矣,则人之贱之也固宜。崇川周生素业儒,因母病而学医,旁搜博览,辨五苦六辛,发水火之齐,术日益精,母疾以痊。由是以其术施于人,所至多效。或疑其有秘传之术,周生曰:吾安所得秘,吾所习者濒湖士材之书耳。因虑是书无注疏,暇日参考诸家,附以己意,详为之说,命曰《脉要纂注》,请序于余,欲梓而公诸世。余嘉生之孝思,既自愈其母,复欲天下之为人子者得其书而读之,皆有以调摄其亲,以长其天年也。夫以母之故以学医,又不私其术以擅其利而夸其能,其用意良厚而其功亦大且远,视世之自以为秘授而惟恐人知者,贤不肖何如耶?诗曰:孝子不匮,永锡尔类。周生有焉。夫乐道人之善而成其美者,司牧者之责也,故不辞而为之序。乾隆元年岁次丙辰孟秋月,诰授奉直大夫

知直录通州事加二级龙眠张桐撰。

时觉按：有稿本藏中国科学院，收于《四库未收书辑刊》。

《脉法金针》一卷　佚　1736？

清武进法履端（启元）撰

道光二十二年《武进阳湖县合志·人物志八》曰：法征麟，子学山，字景行；学山子惠，字心和，惠著有《医宗粹言》一卷；子履端，字启元，著《脉法金针》一卷。至今法氏子孙咸世其业。

时觉按：法履端为法征麟曾孙。

《用药心法》　佚　1736？

清无锡余元度撰

华希闵序曰：余举业之暇，喜读岐黄书，喜与岐黄家言。言人人殊，其学有据依、不为夸言欺世者，莫如外舅余元度先生。先生之言曰：治病之法在望闻问切。切以探其内情，望、闻、问以尽其外之形。情隐而形显，故望、闻、问较先于切。今人喜言切脉而略于对证者，蔽也。先生之学传自异人镜机子，治病百无误。尝语余，病一而证之变凡几，证一而候之变凡几。识其证，审其候，而后可以用药。余既尽闻其证候诸变说，退疏其言成帙，窃谓可尽乎人之病乎，尽乎吾药之法矣，名曰《用药心法》。写二帙，一授儿童，一授从弟。（《延绿阁集》）

时觉按：华希闵，字豫原，号剑光，无锡人。康熙三十年副贡，康熙五十九年举人，授泾县训导。乾隆元年，举博学鸿词。著《延绿阁集》。

《医易脉部》　佚　1746

清江都葛自中（令贻，晴峰）撰

罗浩题后曰：《医易脉部》一书，予得之市肆败楮中。其自叙云，脉理不以无书失传，反以有书失传也。二语切中历来脉书之病。伏读其书，实能发古圣贤之精微。先论察脉，而知病所生之理；次论诊法，而得变化之用；终以六十四部，穷体象之微。其论孕脉，以阳入阴中，脉当短促，尤发千古所未发。至列蛊、惑二脉，引汉吕范《古今杂记》，可谓博矣。予昔病脉书拘执，因博采前贤之论，极错综之妙，为《诊家索隐》。又出其余论，编为《脉表》。更精益求精，著《论脉十则》。于医学参中，补前人所未及。每思舍脉从症之说，虽得诊家活法，然脉症不对之理尚未能穷究，如表症见里脉，阳症见阴脉，其脉象毫厘之间，定自有别，细心察之，应仍与症不背。夫脉岂仅以形体诊哉？试举洪脉言之，有力为实，无力为虚，人所共知也。然热病挟湿者脉多洪而无力，但稍见宽纵之气矣；虚症阴不足者脉多洪而有力，但稍露急迫之机矣。即一脉以推之，非竟无分别也，在几微之间耳。君之书所论脉之精诣活法，与予见合。君姓葛，讳自中，字令贻，号晴峰，江都诸生。生平善吐纳之术，又精《易》理，故说理之中时时参入。书叙作于乾隆丙寅，予于嘉庆丙寅得之，计历一甲子也。书名《医易脉部》，其一门耳。此本为君手书，涂改点窜，知未曾刊布耳。全书未得见矣，感慨系之。然使其不终朽于败卷中，是此书之幸，亦予之大幸也。因为之题后云。

《中国医籍通考》按曰：昔罗浩得《医易脉部》稿本时，虽因未获全书而颇多感慨，然尚幸是书之不朽于败卷中，今则连此残卷亦不存矣。读罗氏《医经余论》，方知曾有葛氏此书。掩卷思之，又安得不生感慨。

时觉按：罗浩著《医经余论》一卷，载《〈医易脉部〉题后》一篇，有嘉庆十七年刻本藏上海、南京中医药大学。2015年中国中医药出版社收于《罗浩医书二种》校注出版，二种者，《医经余论》《诊家索隐》也。

《脉灯》　佚　1762？

清上海唐千顷（桐园）撰

时觉按：嘉庆十九年《上海县志·志艺文》载录。

《脉诀启悟注释》一卷　存　1764

（原题）清吴江徐大椿（灵胎，洄溪老人）撰

《医略六书》凡例曰：脉诀之书，为诊家第一活人手眼。自古侭多定本，然详者太繁，不无望津观海之叹，略者太简，更有一密百疏之弊。兹受师承耳提面命之旨，而心领神会之余，皆于言下跃出，且著图象，令人洞

见藏府,名曰《脉诀启悟》。熟读深思,巧自生焉。以此应诊,自然了了于胸中,以此治病,可无指下难明之憾。

时觉按:论二十八脉,前列“诊宗脉学”,内容略同《诊宗三昧》。实托名伪作,收于《徐灵胎医略六书(附经络诊视图)》,为《徐灵胎医学全书》之十一。

《舌鉴总论》存 1764

(原题)清吴江徐大椿(灵胎,洄溪老人)撰

按曰:切脉能知病象,是得之于指下,究不如看舌能知病形得于目中之较为亲切也。舌有五色之分,以色辨证,百不失一,非谓可识阴阳表里虚实,且可以决死生,洵属治病之捷径矣。故总论舌之五色,昭示后学,可称之为千秋金鉴。

时觉按:附有舌鉴图。述白、黄、黑、灰、红、霉酱、紫蓝、妊娠伤寒等舌象病理治法。实为张诞先《伤寒舌鉴》而伪托徐氏者,收于《徐灵胎医略六书》、《徐灵胎医学全书》十六种及三十二种。《医略六书》凡例曰:《伤寒约编》其后添置《舌鉴》,务使开卷易晓。

《洄溪脉学》一卷 存 1774

(原题)清吴江徐大椿(灵胎,洄溪老人)撰

时觉按:是书总论脉理,分述大、小、清、浊诸脉,并论冲阳、太溪脉、真脉、孕脉、五脏脉、新病久病、高、章、纲、惵、卑、损、太素脉等。为《徐灵胎医学全书十六种》之十。

《脉象统类》一卷 存 1773

清无锡沈金鳌(芊绿,汲门,尊生老人)撰

俞琨曰:人之有病,七情所感,六淫所侵,重则脏受,轻则腑受,深则经受,浅则肤受。象现于脉,脉胗于指。人与人异,指与肉隔。气有长短,质有清浊。且阴阳殊其禀,寒热虚实互其发,而欲于三指之下,顷刻之间,脏腑毕现,洞幽彻微,不有犀照,何能毫厘不差?因著《脉象统类》一卷、《诸脉主病诗》一卷。(《沈氏尊生书序》)

时觉按:是书前后无序跋,以浮沉、迟数、滑涩为提纲,统论脉象,附载人迎气口脉法、奇经八脉。收于《沈氏尊生书》《汉阳叶氏丛刻》。

《诸脉主病诗》一卷 存 1773

清无锡沈金鳌(芊绿,汲门,尊生老人)撰

题词曰:《濒湖脉诀》各有主病歌辞,然只言其梗概。余撰《脉象统类》,各脉所主之病已详,但琐碎无文义相贯,难于记识,因仿濒湖法,作二十七脉主病诗。阅者读此,复按阅《统类》,则某脉主某病,某病合某脉,庶益洞然于中矣。

《运功规法》引曰:余辑《杂病源流》,凡脉症方药,所以讲明调治之者,似已详备。然刘海蟾云:医道通仙道,则修炼家导引运功之法,所以却病延年者,未始不可助方药所不逮。盖既已却病,自可延年,在修炼家固以延年为主。而欲求延年,必先却病,在医药家则以却病为主也。故《杂病源流》中于每病方论后,有导引运功之法,可以却此病,即附载于末,总期医者病者,展览及之,以备采用,庶获万病回春也。但其法有专治一病者,既分载于各病之后;而又有总法数条,不必每病皆为遵用;而时有必采取者,亦不必一病全用总法;而或有此病则用何法,彼病又用何法者,既不得赘列于各病之末,而又无处可以混入,故特附于此。如于各病运功中,见有宜用归元、周天、良背、行庭,及绦法、通关、涤秽等法者,查明此处所载诸法,应如何引运,遵而行之,无漏无遗,自可却病,且可延年也。

时觉按:是书前后无序跋,仿《濒湖脉诀》作二十七脉主病诗及人迎、气口、阴阳维跻、督、任、冲、带,附《运功规法》。收于《沈氏尊生书》。

《脉理正宗》一卷 存 1775

清白山郎毓纯(厚庵,旋恒居士)撰辑

杨成业序曰:诊脉之法,昔贤已谆谆言之矣,而诊之者往往言不辄中,良由学无头绪,授受失真,无感乎指

下茫然也。白山厚庵郎君饱谙医学，博聆师授，而于脉尤致意焉。一日过余，樽酒论道，出《金针》一编见示，其中口诀歌括虽亦平淡无奇，然按伊所辑诸诀临症而稍试之，随手辄中，诚脉学之正宗，诊家之彀率也。余知其大有补于医林，故弗忍藏之笥中，特付剞劂以公诸世，业医者苟能触类旁通，则按指之除言无不辄中矣。乾隆四十一年二月既望，弟杨成业君重氏题。

自跋曰：本集首约之以口诀，次详之以二十八脉，末附之以三因等诀，较之《指要》，十增七八，虽未尽其精微，大略皆备。惟是脉有老幼肥瘦之不同，浮沉迟数之各异，苟非深心精研，何以扩前闻而诏来哲？高氏《指要》之作，明白简易，宜其为近今脍炙之书也。但惜其长短二脉诀而不载，牢革二脉混而不分，读者不免有遗珠之憾。纯遂忘其浅陋之识，将高氏《指要》僭为重订。凡业师之所会口授，并心之所能领会者，已谨为布录之，以便初学诵读。尚冀海内格致精深之士，各出新知，匡余未逮，斯实纯之幸矣。乾隆乙未年菊月九日，旋恒居士郎毓纯书。

时觉按：《大辞典》《联目》俱不载，有光绪二十四年仿抄乾隆四十年刻本之抄本藏德国柏林国家图书馆，收于《海外中医珍善本古籍丛刊》40册。封面有“鹤慈堂记”字样；扉页：乾隆乙未年新镌，《脉理正宗》，白山后学郎毓纯厚庵氏纂辑，光绪二十四桂月十八日超群生抄；杨成业序后有经络及诊脉部位图二幅；正文卷端题署：《建行堂脉诀金针》，白山后学郎毓纯厚庵氏纂辑。首诊法直言、金针口诀、分部诊候诀，二十八脉歌诀及诊内因、外因、不内不外因症诀，末则定死脉形候诀。白山，南京东有白山，吉林长白山亦称白山。

《四言举要脉诀集注》二卷　存　1781

宋南康崔嘉彦（希范，紫虚陷君）撰，明蕲州李言闻（子郁，月池子）删补，清太仓王珠（品泉，慎斋）集注

徐春和序略曰：春和才识驽下，虽尝从事于斯，而厥理精微，未由窥其堂奥。益友王子品泉，生有异禀，读书过目不忘，然务穷理致知，一字之疑辄经旬日，尤长于诗学，自少即著名公卿间。其昆弟宗族多以科第显，否亦蜚声黉序，品泉独决然舍去，一旦以良医为已任。凡秦汉以来，其间名人著作蒐罗殆遍，每遇古本方书，虽解裘付质库必致之而后已。闭户翻阅，无间寒暑，近二十年所读之书盈箱累箧，悉经铅黄。由是穷原竟委，尽得其所以然之故，视古方今病若水乳之交融，小用之而小效，大用之而大效。然后知天下无不可用之方，不可用者，不能用也；天下无不可知之病，不可知者，不能知也。王子尝病坊刻诸书字画多讹，甚有颠倒增损、遗失错简者，以为医书关人性命，尤与他书不同，故凡一书而刻有两种三种以上者，无不兼备以资考订。其《灵》《素》《难经》《伤寒》诸书，并有手校定本，以力绵弗克授梓。又念治病必本四诊，而望问闻三事皆有迹象可据，审察尚易，独至切脉，则精微难测，无形迹之可求，遂至粗工末学，颠倒黑白，而仪秦之口不能与之争者，实为斯道之大患。爰以旧本崔氏《四言脉诀》，参用李濒湖、李士材之增损，间以己意审定之，纲举目张，综核至当，其注则承诸先哲之义而荟萃《灵》《素》《难经》以下凡百家之言，一长可取，无不节采。误者正之，如濡软本一脉，而歧而二之之类是也；谬者纠之，如以子宫为命门之类是也；支离者□之，如同一浮脉，如必曰寸浮如何，关浮如何，尺浮如何之类是也；假借者还之，如凡义本前人所发而后人攘为已有者是也。其所引用，无丝毫偏好偏恶之见，惟要于尽善而后止；又必著其姓氏书名，即一字之微，亦不敢剽窃以掠先哲之美；其出于己之心裁，则以某按别之。名曰《脉诀集注》，书不盈寸，而蒐采之富，几于充栋，积功之大，稿凡数易，以嘉惠学子而贻后世。医天下之人，即以医天下之医，王子之心，可谓仁矣，王子之学，可谓勤矣，王子之无愧为良医，犹程朱之无愧为纯儒，所学不同，皆所以全人性命而使之生者矣。以春和之一知半解，与王子不啻天渊，何敢序王子之书？然尝耻为俗医，窃与王子有同志，且相契已深，辱以知言见许，故不辞谫陋而序之如此。世有好学深思之士，果能以王子之心为心，以王子之学为学，则轩岐之道，布在方策，反而求之有余矣，王子此书虽不作可也。重光赤奋若之岁阳月望日，同学教弟徐春和序。

凡例曰：一、是书有正注，有总注，有附注，有疏。正注者，阐明诀之本文也；总注者，或在两节之后以明对待之理，或在一篇之后统论全篇之旨也；附注者，诀中所无而增益之者也；疏者，解注中之所以然也。正注、总注用大字，附注与疏用细字。一、注中纰谬者删之，重复者亦在删例，其原文仍附卷末，所删之故一一注明于下。一、凡诀皆叶韵，故诀中落韵处悉据《韵谱》《古今韵略》重订，仍附原文于其下，盖诀应准古诗用古韵也。内有一二条不叶韵者，恐改之反失本义，故仍其旧。一、字体悉从所引原书，如濇字或作澀，澀，《史记》或作嗇之类是也；臓腑字不加肉，从古文也；衇字不作脉，证字不作症，黜俗字也；有古文、俗字并存者，如耎字，古文作濡，俗作软是也。余仿此。一、援引诸书，《内经》《难经》《金匮要略》三书，悉遵吴勉学校本；《伤寒论》遵赵开美翻刻宋本；《脉经》遵吴勉学翻刻宋本；《千金翼方》遵王损庵校本；《巢氏病源论》遵王济川校

本;《千金方》遵陈文烛校本;《外台秘要方》遵程敬通校本。间有从他本者,则著明某本作某;有异同而可备参考者,亦著明某书作某;有误字、错简处,一一注明于下,不敢擅改。一、所采之书悉存原文,惟张景岳、潘硕甫等间有繁冗处,少为删改而仍存其名,耻剽窃也。一、所采悉识书篇名目,有不标篇名者,如文中已有阳明病,则不标《阳明篇》,已有呕吐字,则不标《呕吐篇》是也;有但标篇名者,如《脉要精微论》等篇,所采□层见叠出,则不复赘书名也;又《主病脉篇》所采《脉经》系《诊杂病脉法篇》文为多,《病脉宜忌篇》所采《脉经》系《百病死生篇》文为多,皆不标篇者,省文也。一、书中初次援引必详注某人某书,以后则但标人名,或但标书名,从其简也。一、古书有不可解者不录,文异义同者不录,俗说纰缪误人者不录,其说虽是易令初工误会以致杀人者不录。一、《脉经》云,寸数热在胃管熏胸中,关数胃有客热,尺数脐下热痛,寸迟上焦寒,关迟胃中寒,尺迟下焦寒。愚意,脉位虽分三部,脉气只有一条,数则三部俱数,迟则三部俱迟,未有一部独迟独数者。故但当凭证以验其何热何寒,《脉经》云云,不免胶柱鼓瑟,故凡类此,概不录。一、注中每引一书,以乌丝格之;无格者,前人原书所引也;附注则每书空一字以别之,故亦不用格。一、是书但存方名,不附方药,盖以其方自有原书可考也;不广引诸方者,以是书所引皆试验经方,足供驱使,毋庸他求也。一、医者用药全在识病,故凡遇病名必详加注释。夫疏诗者遇有草木虫鱼,尚释其形名,况乎死生所寄者而可忽诸?

光绪七年《嘉定县志·艺文志三》曰:《注例》凡三,曰《正注》《总注》《附注》,援引众说,考核疑讹,为之疏解。王珠,字品泉,好读书,年老目盲,犹令长女王恒其诵听。

嘉庆七年《太仓州志·艺文五》《达生编》条曰:王珠,精医理,颇涉猎儒家异书,士林推重之。教授程瑶田,时与讲学焉。

时觉按:有乾隆四十六年抄本藏浙江中医药大学。卷端题署:《四言举要脉诀集注》卷上,宋南康紫虚隐君崔嘉彦希范撰,明蕲州月池子李言闻子郁删补,清嘉定后学鹤臞王珠品泉集注。徐序所署重光赤奋若,即辛丑,乾隆已亥至辛丑间,王珠辑《资生镜》四种八卷,现存,子目诸书各有其乾隆四十四至四十六年序跋,故此“重光赤奋若之岁”当为乾隆四十六年辛丑。

《脉学定本》佚　1783?

清上海唐玉书(翰文)撰

乾隆四十八年《上海县志·艺术》曰:唐玉书,字翰文,医理如神。所著有《青芸斋文集》《诗集》《本草删书》《伤寒类书》《脉学定本》等书行世。

嘉庆十九年《上海县志·人物》曰:唐玉书子宗泰,字宏文,太医院吏目。孙尔岐,字临照,世其术,用药尤矜慎云。

《脉论辨讹》佚　1783?

清上海徐大楫(若济)撰

乾隆四十八年《上海县志·艺术》曰:徐大楫,字若济,明太医院枢之后。承其父天泽庭教,妙解《灵》《素》诸书,活人甚多。著有《脉论辨讹》《医宗粹语》。子庠生兆魁字书城,孙瀛洲、金台,世绍其业。

时觉按:同治十一年《上海县志·艺文》载录,作《脉诀辨讹》。大楫为徐枢后人。

《脉诀正讹》一篇　存　1792

清吴县顾彭年(祖庚,雁庭)撰

唐大烈曰:顾祖庚,名彭年,号雁庭,国学生,住郡城宫巷。

时觉按:收于《吴医汇讲》卷六。

《脉诀引方论证》不分卷　存　1794?

清吴县王丙(绳林,朴庄)撰辑。

时觉按:有方山公抄本藏中国国家图书馆,一册共三十四叶,无扉页,前后无序跋,亦无目录,首载《李濒湖四言脉诀》,卷端署:吴县王丙朴庄著。据脉诀原文,先述其理,再出治法,举用药例,述方剂及其组成,并解析其义。

《诊家索隐》二卷　存　1799

清新安罗浩(养斋)撰辑(侨居海州、扬州)

自序曰:上古使僦贷季理色脉而通神明,《经》载三部九候,盖古法也。《八十一难》始专以寸关尺为诊,察藏府经络,辨虚实寒热,论顺逆,定死生,或以一部推见众藏之病,或以众部详见一藏之病。后太仓公亦宗是法,实古法之一变。南阳先生出,每以脉断本部之病,然必以症相参,又少变《难经》、仓公之法。迨王叔和踵事增华,多析名目,又与南阳有异矣。历代通儒各有著述,第精粗杂陈,异同互见,会而通之,初学为难。浩不自揣,取古今脉学之书采而萃之。窃谓《灵》《素》论脉,弦钩毛营,象与今殊。至厌厌聂聂如落榆荚,乃肺之平脉;如风吹毛,乃肺之死脉。后贤并引为浮脉之象,殊非旨趣,岂古人诊法不可通之于今耶?浩别有《古脉索隐》一书,兹不载也。王氏《脉经》实诊家鼻祖,乃错综纷陈,读者茫无端绪。唯崔紫虚、余抑庵、张石顽三家之书,虽云后出,实过前人,故取之特多。《脉经》三部二十四,李士材增为二十八,今依之,而以张石顽所增附益于后,脉之名庶乎备矣。宋刘立之以浮沉迟数为大纲,本其意而附以弦短长三部,盖四者皆有之也。脉象既定,次以考辨者,以脉体易于混淆也。主病既明,次以参变者,以断症不可拘泥也。症脉有宜忌,亦学者所宜知,而《素问》死症之脉,其象诡异,尤不可以不识,因又次之。至于敏妙无方散见于前贤书中者,亦广为搜采以备参考。而浩一得之见附诸书尾,谨以就正,幸高明教焉。前后裒辑凡十余年,客中迁徙,用以自随。仪征郑舍人兆珏闻而索之,且为付诸梓,因叙辑此书之意云。嘉庆己未三月,新安罗浩。

江玉麟序曰:予生质孱弱,每究心于医,历览古今名家之书,出而与世医论之,理多不合。自从养斋罗君讲习,聆其议论以古圣贤为宗,即读其《诊家索隐》与《医经余论》,益服学力渊奥。后又出所著《药性医方辨》三卷示予,论药订俗说之讹,论方宗源头之正,论症辨相沿之误,论脉具灵变之机。爱其力能复古,亟欲为梓,而理堂焦孝廉已先刊行。焦君当代通儒,博涉精鉴,宜其赏识之真也。予尝闻罗君云:药性之失,失在唐宋,若五味子,南阳入于小青龙汤,与麻黄、桂枝、干姜、细辛并用,治痰饮症亦与细辛、桂枝、干姜同用。盖水饮之症,潜伏于里,刚药不得入其中则不能攻之使出,以五味至酸之品,敛诸药之性,深入而祛逐之,非止为咳逆而设,此神化之法也。自生脉饮与人参、麦冬,立方已失南阳妙用矣。其考辨精审,实能起悟后学,予爱志其论述,为此卷一助,非敢以叙也。嘉庆十九年岁次甲戌仲冬月,新安江玉麟轩甫氏书。

《中国医籍通考》按曰:新安罗养斋《诊家索隐》,卷帙无多,而所采论脉之书,自《脉经》以下共四十五种,包括晋王叔和《脉经》,刘宋徐文伯《脉经诀》,唐杜光庭《玉函经》,五代高阳生(托名王叔和)《脉诀》,宋吴广《脉赋》、张及《脉经手诀》、刘元宾《脉要新括》《诊脉须知》、刘三点《方脉举要》、崔希范《四言脉诀》、李希范《脉髓》、蔡元定《脉经》、杨士瀛《医脉真经》、萧世基《脉粹》、戴起宗《脉诀刊误》,元吕复《诊切枢要》、黎寿民《决脉精要》、滑寿《诊家枢要》、朱震亨《脉诀指掌》、王适斋《脉诀》、魏伯祖《脉说》,明李时珍《濒湖脉学》、汪机《脉书要语》《矫世惑脉论》、吴崑《脉语》、李中梓《诊家正眼》、卢之颐《学古诊则》、张三锡《四诊法》、张介宾《脉神章》,清余之隽《脉理会参》、朱天璧《脉旨四言举要注》、许培元《诊翼》、张璐《诊宗三昧》、陈士铎《脉诀阐微》、黄琳《脉确》、邵泰衡《脉正》、林之翰《四诊抉微》、吴懒庵《诊脉大旨》以及《脉理元秘》《脉鉴》《脉指南》《脉理正义》《脉汇辨》《碎金脉诀》《脉图翼》。其书大都虽存,然亦有未经见者,故录以备考。

时觉按:有嘉庆十九年郑柿里刻本藏中国国家图书馆、中国科学院、上海图书馆、上海中医药大学等处。江玉麟序谓,曾从罗氏讲习,即读《诊家索隐》,“后又出所著《药性医方辨》三卷示予”“爱志其论述,为此卷一助”,则其序似为《药性医方辨》序,与《诊家索隐》并无关联。

《古脉索隐》　佚　1799

清歙县罗浩(养斋)撰(侨居海州、扬州)

时觉按:《诊家索隐》自序言“浩别有《古脉索隐》一书,兹不载也”。

《验舌要》一卷　佚　1808?

清如皋赵景颐撰

时觉按:嘉庆十三年《如皋县志·艺文三》载录。

《脉理精要》二十卷 佚 1810？

清上海施不矜(履谦)撰

嘉庆十九年《上海县志·志人物》曰：施不矜，字履谦，维翰从子。幼聪慧，神于医。有扶父病来者，不矜曰：汝父无恙，汝色青，三日后当暴亡。果如言。刘梦金、张以恺皆其所传。著有《脉理精要》《经验志奇》。兼精地理，工诗词，画花卉绝佳，近人多宗之。

时觉按：嘉庆十九年《上海县志·志艺文》载录。

《脉诀心法》 佚 1819？

清无锡朱超(保真，济安)撰

时觉按：朱超生于乾隆戊寅，卒于嘉庆庚辰。《吴中名医录》据《锡山历朝书目考》卷十二载录其书。曾孙朱丙焱，字亳然，撰辑《朱丙焱医书稿本》四十六册，其书常有"济安按""曾祖济安"等批语，可见朱超遗笔。《朱丙焱医书》有《朱氏辩脉心法》一册，或可遗留是书内容一二。

《脉掌洞微》 佚 1819？

清江都裴之仙(绿野)撰

时觉按：嘉庆二十四年《江都县续志·经籍》载录。

《诊脉》不分卷 存 1821

亡名氏撰，苏州孟壎(逸儒)传抄

孟壎跋曰：光绪十有七年岁次辛卯荷夏，逸儒挥汗录于桃坞居近丛桂轩之北窗。此帙得自京都琉璃厂，系抄本，无著者姓名，且破损不堪。上载"道光元年春三月，研究脉理客借诸执友秘本，偷为录存"字样，特记之以志鸿爪。孟壎又及。

《诊脉弁言》曰：神气清爽，呼吸调匀，心无事扰，意与指凝。先以中指按人左关，左关肝胆，高骨下看；次下食指，按其左寸，左寸属心，小肠同诊；再下名指，左尺相探，左尺肾水，膀胱附焉。移指诊右，右关胃脾，右寸肺肠，右尺命门。寻脉取象，究察病源，先审表里，脉象浮沉，浮为在表，沉为在里；次辨寒热，脉象迟数，迟则为寒，数则为热；再察强弱，脉象虚实，实则人强，虚则人弱；病有浅深，脉有滑涩，滑则病浅，涩则病深；病有轻重，脉象缓急，急则病重，缓则病轻；病有生死，在乎两尺，有脉可生，无脉主死。其余诸脉，贵得中和，太强太弱，太迟太数，太长太短，太浮太沉，往来不匀，至数不齐，三部不通，九候不调，皆非吉脉。表病脉沉，里病脉浮，新病脉弱，久病脉强，虚病脉硬，实病脉空，瘦人脉大，肥人脉细，俱非善脉。惟脉和缓，是有胃气；惟脉有力，是谓有神；两尺不绝，是谓有根。凡此要言，须当记忆。

时觉按：《联目》《大辞典》作《诊脉弁言》，有光绪十七年孟壎抄本藏中国中医科学院。卷端无署名，首《诊脉弁言》一则，次脉象第一、脉典第二、脉变第三、五脏平脉病脉解第四、五脏互见脉主病第五，以下无序次，为奇经八脉、奇经部位、五脏主病脉、脉证宜忌、妊娠脉诀歌、妊娠临产脉诀、小儿脉诀、内难关格病脉二条，附《难经病脉》。故书名《诊脉》，首则弁言，述诊脉总论，非其书名《诊脉弁言》。桃坞，即桃花坞，在今苏州。

《脉理图》一卷 存 1824

清荫德堂抄撰

时觉按：有清抄本藏上海图书馆。扉页署：道光四年吉抄，荫德堂；无目录，前后无序跋，卷端"荫德堂"名，成书年代不详。为脏腑经络及脉法脉图之合抄，似是习医笔记。

《脉诀》 佚 1833？

清武进杨时泰(贞颐，穆如)辑

道光二十二年《武进阳湖县合志·人物志八》曰：杨时泰，字穆如，好读《灵》《素》诸家，精究医理，治病立方，时有诸医所不解者。著有《脉诀》《本草述钩元》二书。以举人宦山左，署莘县事，未逾年卒。

《四诊集成》八卷　存　1835

清金山吕绍元(玉峰)撰辑,同邑张厚成(止山),陈经国(南庐)订补

自序略曰:历考自古诊视,首重望闻问切,诚以四者相须,必内外合参,心目交至,使病无遁情,然后处方施治,投剂得中,轻重缓急,不失锱铢方寸,其与古人之心庶几不期合而自合矣。余素愚鲁,近又健忘,因于应酬之暇,取古人之言四诊者,聚腋为裘,一一笔之纸上,留置案头,以便随时探索。适吾友南庐、止山两先生见而谬赏,朝夕参订,较正成集,非敢以此问世,聊备同侪行远升高之一助云尔。哲人君子倘或从而教正之,是亦我之幸也夫!时道光十五年岁次乙未腊月,玉峰吕绍元识。

张厚成序曰:成少孤,奉继母命习举业,未冠游庠。甫冠继母病,延四方名医诊治不下数十家,或云元虚宜补,或云证实宜攻,或云证实元虚,宜攻补兼施。所投药剂俱无效,疾革时呼成而勖之曰:医误我矣,汝可不讲究医理以自活而活人乎?成志之不敢忘,既读《礼》,遂学岐黄术,历考周、秦、汉、晋以至唐、宋、元、明,凡三百九十七家,五百九十六部,一万三千一百余卷。我朝寿域洪开,名贤继起,著述之富,又数百余种,支分派别,互有异同,然皆本诸《内经》,得其余绪,犹之礼乐文章,贤识大,不贤识小,莫不有道存焉。无如深远者,苦无以探其微也;繁赜者,苦无以扼其要也;偏倚者,苦无以会其通也。成沉潜反复,意欲由博返约,执两用中,经二十寒暑,仍有志而未逮。呜呼!医虽小道,化而裁,变而通,神而明,岂不戛戛乎其难之哉?同里吕玉峰先生,婴医也,得宋氏真传,志行笃诚,识力周到。慨初学入门,毫厘千里,差谬良多,于是振纲挈领,提要钩玄,采前人之精华,定后人之式法,因林慎庵、吴仪洛旧本而损益之,名曰《四诊集成》,是诚折衷至当,先得我心者矣。爰与同砚陈子南庐参校,厘定成编,并续审证、方论二种以善其后。盖贵识脉辨证以明理,尤须立法用方以愈疾,学者苟能融会贯通,引伸触类,庶几脉理精详,病机洞悉,证因的当,方药合宜,将见手到病除,犹磁石取铁矣,何至蹈拙者之失理,而有以愈为剧、以生为死之弊耶?时道光十八年夏五月,张厚成止山氏顿首拜识。

陈经国序略曰:仆幼宗孔孟,长学岐黄,日与吾友玉峰晨夕讲业,见案头抄集《四诊》一卷,堂堂正正,可为审证察脉之正阶,因不揣鄙陋,将此书删繁就简,去粕存精。每一下笔,必按之《内经》《金匮》等书,直与先贤正旨符合,然后采入焉。遂又订约诸友与幼辈之明敏者,续辑审证、用方二种以善其后,更名曰《一隅》,谓医书汗牛充栋,而此第一种,仅一隅可以反三耳。统其名曰《集成》,谓所辑皆先哲成言,不敢稍增己见耳。时道光十五年岁次乙未仲冬三日,南庐陈经国书于安仁轩。

金锟友序略曰:泖溪吕玉峰先生精岐黄术,治疾应如桴鼓,所谓饮上池水能洞见垣一方人者也。尝辑四诊之要为一书,实能融会经旨,贯穿百家,较林、吴二家之本尤见精密,允为医林之宝炬。复得陈君南庐、张君止山厘定,并续审证、用方二书,是书遂无遗憾。余自惭谫陋,未窥先圣堂奥,每慨当世医家率颟顸从事,于四者皆略而不讲,屡欲取诸家书订正之,因循未果。今读先生书,竟先得我心,不觉为之喜溢,爰亟付枣梨,以公诸世,并弁数语于简端,以志诚服云尔。同邑世晚金锟友玉甫拜撰。

凡例曰:一、问诊亦自古所尚,经云:入国问俗,上堂问讳,临病人问所便。奈世之病家,每辄讳疾忌医而试之脉,医者复避嫌,耻问而自称明,二者均失之。苏长公有云:吾有病,悉以告医者,不以困医为事。李士材先生亦云:自古神圣,未有舍望、闻、问而独凭一脉者,即如气口脉大,则知伤食,至于何日受伤,所伤何物,岂能以脉知者?一、脉学轩岐、仲景而后,代有哲人,自《脉诀》行而《脉经》晦,撰出七表八里九道之名,辨者纷纭,愈论愈繁,后人欲便于诵习,编为歌括,则又只泥迹象之求,而不能详悉精微之义。是编忘其固陋,彻底掀翻,先以诸前哲论脉原委、体用及历来经传、诊治诸说,逐一拈出,后将二十八脉迹象反复详明,阐微发隐,而复汇其旨趣,归于一贯,然皆采集先贤名论,不敢妄拟一语以误来学,观者谅诸。

光绪四年《金山县志·艺术传》曰:吕绍元,号玉峰,性沉静,苦志力学,遂精幼科。踵门求治者日不暇给,辑有《四诊集成》。同时陈经国,号南庐,诸生,亦精医。与绍元同辑《证治汇辨》。

时觉按:有道光二十一年双遂堂刻本藏上海中医药大学,光绪四年《金山县志·艺文志》载录其书。

《镜症编》　佚　1841?

清无锡王殿标(佩绅,春泉)撰

时觉按:《吴中名医录》据《锡山历朝书目考》卷十二载录,民国二十二年《三三医报》一卷一期周小农《无锡医学书目考》亦录。王氏少习举业,迨长,父令习医,内外兼精,遂以医名世。

《脉学》一卷　佚　1842？

清丹阳蒋理正（紫真）撰

道光二十二年《武进阳湖县合志·人物志五》曰：蒋理正，字紫真，少孤，与京江张九徵同学，遂补丹阳学生。常依外家荆氏，尽发其所藏书，后客昆山徐氏传是楼，亦翻阅殆遍。究心《易》学，自汉魏以及宋元明，靡不搜讨，随笔钞录，时有心得。见法书名画辄留题，尤邃于医。年过七十，疽发于背，几殆，导气纳养，数月复初。远近争相延致，遇危症，诸医束手，别出新意治之，立愈。晚年，胸次益洒落。卒年九十五。

时觉按：道光二十二年《武进阳湖县合志·艺文三》载录。

《何氏四言脉诀》一卷　存　1844

清青浦何其伟（庆曾，韦人，书田，竹簳山人）撰，何长治（鸿舫，补之，横泖病鸿）注

时觉按：前后无序跋，附《体象相类》《阴绝阳绝》二篇。1984 年学林出版社有何时希整理排印本，与《何氏药性赋》《汤方简歌》《救迷良方》合为《何书田医著四种》。

《舌苔说》　佚　1844？

清上元胡达繇（新侪）撰

光绪六年《江宁府志·人物先正三》之《凌霄传》曰：胡大猷，字新斋，上元诸生。晚以医名，著有《舌苔说》。

时觉按：光绪六年《江宁府志·艺文上》之《子部》载录胡氏是书及《辨证录》《约退斋医说》三书。《约退斋医说》二卷，有道光二十四年刻本藏浙江中医药大学，故是书亦成于道光间；其书卷端署为：白下胡达繇新侪甫著，受业李镇元、温应樑校刊，则《江宁府志》或因由音近误达繇为大猷，新侪为新斋。

《脉理见解》　佚　1860？

清无锡顾淳（子还，枕渔，震盂）撰

《江苏艺文志》曰：顾淳（1800—1863），字子还，号枕渔，又号震盂，清无锡人，诸生。性孝友，喜周急。生平嗜好读书，遇所赏心，辄自抄录，不下百卷。年五十后择自作，分编手订。后死于战乱，著作散毁略尽。

时觉按：《江苏艺文志·无锡卷》据《锡山历代书目考》卷九载录。

《费氏观舌法》不分卷　存　1865？

清孟河费伯雄（晋卿，砚云子）撰

时觉按：《联目》《大辞典》俱不载，常熟虞麓山房藏有清抄本及该本以“古法樵印”的 2020 年复制本，前后无序跋、目录，卷端题：《费伯雄先生观舌法四拾条》，无署名。无舌图，摘录三条，以见其例。第一种：由经论舌边如烹血，乃是阴分大亏，虚阳太旺，急以养阴柔肝，虚阳渐渐而退。此舌慎当观察理法。第十一种：此种焦黄舌尖，乃是壮热胸痞，拒按作痛，烦躁作渴，汗出而热不退，名曰水结胸之症。急以小陷胸汤、豆豉葛根汤加减为法。第四十种：此种厚白泼黄沙舌苔，乃是心肝之火夹湿疫，发似心悸，实为怔忡，以致筋肉惕瞤，头上作眩，宜养心神，清化疫气。

《舌鉴新书》不分卷　存　1866

清亡名氏撰，甘泉詹恩（巨龄，少卿）校刊

詹恩序曰：甲寅仲春，余于邮邑道中偶得《舌鉴》，展而读之，兼观图辨形，一一精求，无不合法。于是缮写其书，而名之曰《舌鉴新书》。夫《舌鉴》一书，不知始于何许人也，既不知姓氏，更不述其讳名，是则但究其书而不究其人也。但立方论症，辨图绘形，虽不泥乎陈法，更不出乎新奇。彼汗彼攻，乃吐乃泻，大有精参，殊无杜撰。乃其所绘数色，余曾验之，果不乎焉，诚为后学之津梁也哉。时同治五年丙寅仲春，甘泉棠湖巨龄少卿氏詹恩撰序。

时觉按：有抄本藏上海中医药大学。

《舌色指微》 佚 1872？

清上海王文注(向溪)撰

民国十一年印清《法华乡志·文苑》之《王钟传》曰：王文注，字向溪，邑庠生。

时觉按：同治十一年《上海县志·艺文》载录。

《舌苔统志》一卷 存 1874

清太仓傅松元(耐寒，嵩园，傅大刀)撰辑

自序曰：医之学有四，曰望闻问切，此四者治病之本伎也。《经》云：望而知之谓之神。夫望知之学，系望神色、望形气是也，《内经》不言望舌而舌亦在其中焉。望舌苔虽先贤所不屑，要为末学所必需，何者？舌苔实为临证审察之捷径也。盖舌为五脏六腑之总使，如心之开窍于舌，胃咽上接于舌，脾系于舌本。夫心为神明之府、五脏之主，胃为水谷之海、六腑之源，脾主中州，四脏赖以灌溉。是以脏腑有病必变见于舌上也。故舌辨脏腑之虚实寒热，犹气口之辨表里阴阳。但气口关系一身，无所不见，惟舌苔独应三焦里结之邪为有异耳。然邪之所在，在于躯壳者病，在于脏腑者危，故辨舌之权衡不亚于切脉，医掌司命，岂可忽哉？惟辨舌之法，亦必于形气脉证同参，庶无错失，且必问其所苦，察其所困，若是则其标本之寒热概可知矣。观舌之要，全凭日色，难假火光。原烧之下，黄白不分，根底不显故也。尝读《内经》《难经》《中藏经》诸书，皆无舌苔之话。独有长沙伤寒论中，只有"舌苔白滑"一句，亦别无余。盖古人治未病者多，一见舌苔，知邪已传里，既为难治之证。后世既无前古之惜身调养，又无先圣未病之良工，不得不三复议论，为临证者之一镜焉。余尝览《金镜录》之三十六图、《观舌法》之百有三十七图、张诞先《伤寒舌鉴》之百二十图、叶天士温证舌之数百言，虽讲论颇详，惜只于伤寒之门，绝不与杂症同谈。不知杂症在里之邪昭昭于舌上者亦复不少。然则于伤寒门之捷径，亦补杂症中之妙用，又岂不可因作《舌苔统志》系缵伤寒之旁门，开杂症之便道，汇成一书以公同志？同治十三年岁次甲戌长夏，弇山耐寒傅松原稿于砚香阁。

舌胎新例曰：古人以胎色分门，今改从舌色分门，盖舌为本而胎为标也。舌色有八，曰枯白，曰淡白，曰淡红，曰正红，曰绛，曰紫，曰青，曰黑。舌形亦有八，曰：肿胀、长大、捲缩、尖削、薄瘦、痿皱、战弄、强硬；胎色有八，曰：白、黄、灰、黑、蓝、酱、熟、嫩；胎形亦有八，曰：油滑、润腻、微薄、碎裂、芒刺、焦斑、疮疱、透明是也。辨舌分五部，曰舌尖，以候上焦心肺；曰舌中央，以候脾胃与二肠；曰舌根，以候肾源与二便；曰舌傍，左候肝胆，右候脾肺；曰舌边，以候三焦膜原与两胁之邪。原夫邪气在表，舌不生胎，其有胎者，里必有邪，所谓存于中而形于外也。

时觉按：卷首有沈维贤题签及秦伯未、李梦觉、钱龙章题词，收于《太仓傅氏医学三书》。

《脉理辨微》四卷 佚 1874？

清江都于暹春(桐岗，不翁)撰

时觉按：同治十三年《扬州府志·艺文一》载录。

《诊治辟源》 佚 1878？

清奉贤袁大壎(兰亭)撰

光绪四年《奉贤县志·人物志四》之《李清华传》曰：袁大壎，字兰亭，精幼科。著有《推拿要诀》《诊治辟源》。

《医学指南》二卷，《辨证要义》一卷 未见 1880？

清无锡蒋汝僴(毅甫)撰

时觉按：民国二十二年《三三医报》一卷一期周小农《无锡医学书目考》载录。蒋氏国子生，室名吟梅仙馆，道光甲午年生，光绪癸卯年卒，候选府经历。夙承家学，博览强识，旁通术数。同治间父卒，痛迫之余，间习岐黄术。光绪初曾佐同邑朱西山山西学幕。

《舌苔辨症》 佚 1880？

清句容赵友芳(北溪)撰

光绪三十年《句容县志·人物》曰：赵友芳，字北溪，精岐黄术。子守国，继父业，与弟存国并享耆年。孙凌云、礼宾，皆以医世其家。北溪医家专以舌苔辨证，故诊治多奇效，赵氏皆得其秘传云。

光绪《句容县志·人物》之《尚祜传》曰：友芳子际可，施药不计贫富；际可子文清，字礼宾，接诊尤有奇效。

时觉按：光绪三十年《句容县志·艺文》载录。

《脉学证疑》二卷 佚 1881？

清崇明施镐(缵丰)撰

光绪七年《崇明县志·人物志》曰：施镐，字缵丰，诸生。以医术济人，贫无力者，不索谢。有延之者，虽深夜严寒，必速往。六十五卒。

时觉按：光绪七年《崇明县志·艺文志》载录。

《舌鉴从新》 佚 1881？

清崇明石文焕撰

时觉按：光绪七年《崇明县志·艺文志》载录。

《采集先哲察生死秘法》不分卷 存 1883

清京江赵濂(竹泉)辑

时觉按：附于《医门补要》之后，无序跋。分头、面、目、鼻、唇、口、齿、喉、耳、舌苔、身、胸、腹、手足十四部以断生死诊法，及死诊、五色诊、五行诊病、五脏见症、五脏绝症、六腑绝症、看法、闻声、辨证、问因、孕妇生死、诊暴病绝脉、五宾、五虚等内容。

《脉诀纂要》不分卷 存 1883

清京江赵濂(竹泉)辑

时觉按：附于《医门补要》之后，无序跋，载切脉捷诀、脉象主病、脉象吉凶、六脉配节气预知病诀、脉受克死期。

《脉学心传》 佚 1884？

清松江葛受朋(鲁山)撰

光绪十年《松江府续志·古今人传》之《葛受山传》曰：葛受朋，字鲁山。

时觉按：光绪十年《松江府续志·艺文志》载录。

《脉镜绪余》三卷，附：《补遗》一卷 存 1885

清江都叶霖(子雨，石林旧隐)纂述

叶霖《脉镜绪余》序曰：医学之书如汗牛充栋，医道之晦似暗室夜行，良由聪明者穿凿为智，涉猎者附会为工，是言愈多而道愈晦，可胜慨夫。金坛王肯堂先生前代名儒，研心医理，能溯《灵》《素》之原，得闻长沙之道，所撰《证治准绳》已风行海内。有手辑《脉镜》两卷，世无传本，阐明《内》《难》，发挥叔和，其嘉惠后来，诚非浅鲜。余得之友人案头，珍同拱璧，未敢私秘，已寿梨枣。后贤著述，视此书奚啻霄壤？然间有畅明经旨，发前人所未发者，乌可概从屏弃哉？余于医学茫乎未闻，近因多病，博览诸家，稍稍识其梗概，纂述《绪余》两卷，附刊《脉镜》之后。知我罪我，余不敢问，而拯溺救焚之心，惟当世谅之。光绪乙酉，石林归隐子雨氏识于鷇寄轩中。

时觉按：附于王肯堂《考正脉镜》之后，有清光绪十年叶霖抄本藏中国中医科学院，卷端署为：江都叶霖子雨甫纂述。上卷切脉、望色、闻声、问因；中卷小儿治略，准绳脉应杂病，准绳审脉逆顺；下卷气机纂要，医学刍言，另有补遗一卷。

《脉说》二卷　存　1889

清扬州叶霖(子雨，石林旧隐)撰

自序曰：人秉天地之精气生，顺四时之化理成。五脏六腑以定位乎内，十二经络以环周一身。脏腑运行血气于经络之中，使往来无不流通，斯即谓之脉焉。脉，幕也，幕络全体者也。地有脉，水泉有脉，草木有脉，人之脉亦犹此也。是故掘土则地脉不荣，闭流则水泉脉壅，折枝则草木脉绝，邪在于身，则脉非常矣。所以欲知病之所由生者，莫不于脉征之。然脉理奥深，视之无形，尝之无味，体状难分，展转相类，微细紧弦，似同而异，况有虚虚实实之易淆乎？且医者，生之具也，医之的，夫惟脉焉。故雷公钜子，亦诵旧文；扁鹊至精，尚参三部。毫芒之疑必晰，四诊之候务明。而前言往说，或寡其传。金匮灵兰，鲜探其颐。晋唐以降，逮于我朝，著述虽多，瑕瑜互见，莫衷一是，各逞己才。遂使末学徒叹亡羊，庸工每艰于脱鸽，良可哀也。今撰集诸家，采其精要，义有未尽，则以鄙见参焉。凡三阅月始成，都为二卷，条分缕晰，纲举目张，诚能研究，庶不致贻人夭札矣。然此特其大略耳，若夫变化之用，则未可胶柱也。时屠维赤奋若畅月既望子雨霖书于石林书屋。

《续修四库全书提要》曰：清叶霖撰。霖字子雨，扬州人。是书上卷总论古今说脉之异同。首脉原一篇，参西医之说，谓虽异于中医而道则同；次论独取寸口及寸关尺之义；次论脏腑部位；次论三部九候；次论脉分左右，有阴阳，有上下、左右、前后；次论诊法，脉贵有神，贵有根，有真伪之分，有禀赋之不同，有内因、外因、不内外因，有新病、久病而统之以脉机，别有妇人、幼儿诊法；复论死脉、神门脉、奇经八脉，终以脉色兼察，多参《内经》《难经》《脉经》以立说。下卷列脉之纲目，定为三十脉，谓《内经》止浮沉、缓急、大小、滑涩八者为纲；仲景以浮、大、滑、动、数为阳，沉、弱、涩、弦、微为阴；王叔和《脉经》增至二十四脉，近则繁为三十余脉；卢子繇分纲领、条目，以浮沉、迟数、大小、滑涩、长短为纲，而条目繁至六七十种，兹删其繁复，节其精义，为三十脉。案：医家持脉大纲，无能外于八脉、十脉旧说，至细分条目，各以意为删并，实亦不能出前人之范围。是书多因袭旧说，时有新义发明，可备诊家之参考也。

时觉按：民国十年《江都县续志》卷十四《艺文考》载录，收于《中国医学大成》。

《脉诀乳海》六卷　存　1891

清南通王邦傅(紫澜)纂注，扬州叶霖(子雨，石林旧隐)参订

叶霖序略曰：高平王叔和集先贤诊法，著成《脉经》，更以师承心验者，别撰《脉诀》，经高阳生编为歌括，以便记诵，辞俚旨深。朱子跋郭长阳《伤寒补亡论》，深许其高骨取关之义，何戴起宗、李濒湖辈不求其旨，但鄙其文，多见其不自量也。余夙好方术，服膺此书，思欲诠释以扬其义。庚寅之春，于广陵肆中得《脉诀乳海》六册，虫啮尘湮，几难卒读。携归案头，如理乱丝，始能成诵。其作者为王君邦傅。王君不知何时人，亦医林中之矫矫者，以河洛之精义，发叔和之奥旨，而于营卫循行之道尤深致意焉。论理精详，引证博雅，金元后仅见才也。惟画图立说，似近胶刻，脏腑拘例，未免沿习，言其所当然，未言其所以然也。《卫气篇》曰：亭亭淳淳乎，孰能穷之？足征阴阳之变，虽圣贤亦莫测其机，即其不变者观之，又岂可缘木以求鱼，故谓画图拘例者泥矣。如浮为表脉，而里虚者无不兼浮；沉为里脉，而表寒重者阳气不能多达，每多沉紧；迟为阴寒，若热邪壅结，隧道不利，脉反呈迟；数为阳热，若脉来浮数，大而无力，按之豁然而空，此阴盛于下，逼阳于上，虚阳浮露之戴阳证也；脉数盛大，按之涩，而外有热证者，此名中寒，乃寒凝血脉，外证热而脉即数也。是表可主里，里可主表，寒可察热，热可察寒，阴阳变化之机，活法存乎一心，似可不拘拘于成见矣。然不以规矩不能使人巧，若舍绳墨，又从何处化裁运用乎？则《脉诀》一书，尤当深思而索玩者也，故乐为之序。光绪辛卯初秋，石林归隐叶霖子雨氏书于研医读易之斋。

乾隆二十年《直隶通州志·杂志》曰：王邦傅，字紫澜，幼好学，《史记》《汉书》能背诵不忘。精于医理，病者就治，给以药饵。著有《脉诀乳海》十卷。年七十一终。

时觉按：现存叶霖参订本六卷，收于《珍本医书集成》。乾隆二十年《直隶通州志·艺文志》作二十四卷，与《传》“十卷”异。

《脉诊便读》一卷 存 1887

清武进张秉成(兆嘉)撰

自序曰:人生抑郁不得志,虽拔剑斫地,把酒问天,而不能阐究圣贤精义,又未敢发明千古之疑窦,穷居斗室中,终难一展胸中怀抱者,莫甚于医道之切脉也。自晋王叔和著《脉经》以来,代有作述,悉皆以两手寸关尺列脏腑,论病源,甚则附会以神其说,积习相沿,牢不可破。即有一二同志引经据典,究心治疗,以切脉为末务者,便为时俗所弃,且目之为庸,以为不深考三部九候,焉能见病知源,其不草菅人命几希矣。呜呼!岂尽然哉?成学医十年,手著《本草便读》《成方便读》两种,以便初学入门之径。惟《脉诊》一卷,未敢内而问世,恐执己一见,有乖先哲,遗误将来,永为医林之罪人。今老矣,衰病日臻,不愿再以医道鸣世,特命儿辈抄订成书,起质同志,一展胸中怀抱,亦不计言之当否也。知我罪我,一维听之。光绪岁次癸卯季春,武进秉成兆嘉氏自叙于西郊栖流公所。

时觉按:著于光绪十三年,书成未梓,授门生传习。光绪二十九年袁彦本校订付刊,有刻本藏南京、江西中医药大学及江西、镇江图书馆。

《脉法心参》二卷 佚 1879?

清丹徒何渌撰

时觉按:光绪五年《丹徒县志·艺文志》载录。

《四诊秘录》三卷 存 1887

清高邮欣澹庵(湛然,觉非子)撰

自序曰:予每读仲景书,见赞越人入虢之诊,望齐侯之色,未尝不慨然叹其才秀而羡慕也。窃考历代明医共造精微,通幽显处,亦未有不先望闻而得之者。上古有熊御极,咨询六臣,阐微穷奥,首重于诊,谆谆三复,亦以审阴阳,察虚实,分表里,知死生,无不由于此也。然诊有四,在昔神圣相传,莫不并重,自典午氏以后作述家专以脉称,而略望闻问三诊,后人因弃而不讲,大失古圣先贤合色脉之旨矣。予每不揣卑鄙,欲穷其技,恨无阶级可登,得窥越人之室。爰以酧应之暇,勘求古训,博采群书,上自轩岐,下及百家。凡有关于色诊之文其理确然可法者,汇辑编歌,集为上卷;并闻问二诊及诸杂症生死为中卷;取《濒湖脉诀》附以注释,分诊为下卷,名曰《四诊秘录》。虽未能得入越人之门,庶可以见病而知休咎也。大清光绪十三年岁次丁亥春三月,觉非子澹庵氏自识于古欢草堂。

时觉按:《联目》《大辞典》俱不载,原有稿本藏江苏金湖闵坦中医师处,经其外孙安徽天长县中医院朱世纯医师整理,1988年安徽科技出版社、2010年学苑出版社排印出版。分上中下三卷,上卷为望诊篇,中卷为闻诊及问诊篇,下卷切诊篇及诸病证生死候,并列妇产科多种病证吉凶总括歌诀,附《诸病食忌》。

《马氏脉诀》一卷 存 1892?

清武进马冠群(良伯)撰,海虞余振元(继鸿)录,余信藏

时觉按:《联目》《大辞典》俱不载,有清末稿本藏常熟余氏得一堂,2019年常熟虞麓山房有该本以“古法樵印”的复制本。封面题《马氏脉诀》,前后无序跋,目录、卷端题署:《马氏脉诀》,武进马冠群良伯述,海虞余振元继鸿手录,有“继鸿”章,“余氏得一堂藏章”填写入藏人余继鸿。载脉有比类、脉有对举、八脉对举、脉有兼至、平脉、脉分阴阳及真脏脉、死脉、十死脉诀、治病总诀、切脉总括。

《伤寒观舌心法》一卷 存 1892

清孟河马文植(培之)撰

自序曰:盖夫观舌者,非观舌也,乃观心也。心者,乃人身之主宰。经云:心为君主之官,神明出焉。又曰:心为神之舍,神乃气之主,气乃生之本,安心神自生,神旺气自和。《胎息经》云:气入身来谓之生,神去离形谓之死。今有伤寒之症,疫病传染,虽则诊视,再兼观之于舌,证之死生,分如照鉴,形有何遁焉?大抵伤寒邪在表,无变其舌;邪入经,在表之表必发热,其舌必微白;邪在表之里,舌必胎;邪在少阳半表半里,必厚白胎;或在阳明,则干白;邪在阳明之经,则舌干而微黄;阳明之里,见干黄苔舌,干甚则焦。瘟疫舌赤何也?瘟疫之邪,自里而达表,热连于内,故初病舌赤,后病亦赤,名变虽多,舌不离乎赤之多变是也。伤寒瘟疫,邪热之极,实助乎

少阴君火，则心痛，痛则舌变赭也。病者乃一百三十七舌是也。此皆五脏受邪气之所干而生也，杂症无此，《难经》云一脉辄变为十之理也。余虽才疏智菲，诚描神于此者一二，经验的当，遂积多年，今已成册，实为后世济生舟航之一助也。歌括分明，易于医学，论注不繁，便于观览，心自了然。自汉时仲景以来，奥妙无穷，注则皆古。丹溪云：以古方而治今人之病，终是不合，必经良医度量而治之。噫！是虽更之，又不出古人之权衡，再出于胎证，精识于隐显，详辨于阴阳，决断于参五，治之无疑，可谓今智之人矣。江苏孟河马文植培之谨志。

时觉按：《联目》《大辞典》俱不载，有抄本流传，1985年江苏科技出版社收于《孟河四家医集》排印出版。马氏据张诞先《伤寒舌鉴》、徐大椿《舌鉴总论》《舌胎图说》发挥而成，分伤寒舌象为九类，各列总论为纲，诸病舌象为目，以五言四句歌诀述叙，有图一百三十四幅。

《马氏察舌法》不分卷　存　1897？

清孟河马文植（培之）撰

《察舌法》曰：《五法》云，舌者心之窍也，脏腑有病必见之于舌。若津如常，此邪在表而未传里也；见白色而清者，邪在半表半里，未入深乎府也；见黄苔而干燥者，胃府热甚而熏灼也，当下之；见舌上黑刺裂破及津汁枯涸而干燥者，邪热已极，病势危甚，乃肾水克心也，急大下之，十可一生。至舌上青黑，以手摸之，无芒而津润者，以直中寒证也，急投干姜附子，误以为热，必危殆矣。是苔黑又不可概以热论也。

时觉按：《联目》《大辞典》俱不载，常熟虞麓山房藏有清抄本及该本以“古法樵印”的2020年复制本，前后无序跋、目录，卷端题：《马培之先生辑：察舌法》，无署名；卷末署：民国十七年十月孟旬，闻震中手抄，有“震中印”。

《徐实函先生秘传脉诀》不分卷　存　1901

清常熟徐兆丰（实函）原撰，亡名氏抄传

时觉按：《联目》《大辞典》不载，有清抄本藏常熟图书馆，无封面、扉页，前后无序跋，亦无目录。卷端题：《徐实函先生秘传脉诀》，署名处破损。载诊法、脉法二篇，浮、沉、迟、数、滑、涩、微、弦、缓、实、洪、紧、弱、伏、芤、濡、虚、动、长、短、大小、代诸脉象主病，及奇经八脉、反关、趺阳、太溪、太钟诸脉宜忌，因形质以定诊、诊类提纲、妇人脉法、五脏绝脉、经脉歌、十二经络所属、流注、纳甲歌、引经报使，后附：慎斋吴楚识脉法。徐实函，名兆丰，常熟人，著《徐氏第一世医案》等。

《舌苔歌》一卷　存　1906

清常熟方仁渊（耕霞，倚云，思梅）撰

时觉按：以四言韵语编成，有光绪三十四年常熟方亦政堂刻本藏中国中医科学院，并附于《新编医方汤头歌诀》。

《脉学指掌》　佚　1909？

清泰州刘汉臣（麓樵）撰

时觉按：钞本《宣统泰州志·艺文志上》载录。

《脉诀指掌病式图说》一卷　存　1911

（旧题）元义乌朱震亨（彦修，丹溪）原撰，清镇江刘恒瑞（吉人，丙生）选校

《三三医书提要》曰：医师治病，首重诊断，诊断既确，对症发药，效如桴鼓。中医诊察方法，向以望闻问切为指归，而脉学为尤要。盖凭脉断症，确切不移，按脉知病，夫岂讹言？特是吾国医籍纵有汗牛充栋之誉，而精详切用之脉学专书不甚多见。本社有鉴于斯，前曾刊行《玉函经》及《诊脉三十二辩》，际兹三集开印，特再精选《丹溪脉诀指掌》一种，系京江刘吉人前贤校正，选录内容精美，读者自知。

时觉按：收于《三三医书》题《丹溪脉诀指掌》。

《察舌辨证新法》不分卷　存　1910

清镇江刘恒瑞（吉人，丙生）撰

自序曰：脉学诊断之书，以李濒湖、朱丹溪二家最为细腻。凡相似相异之处，皆能分别清楚，用笔描摹，

比拟形状,俾后学无误认之处,可谓大有功于斯世。惜察舌一法,二公未有专书,世所传者,惟伤寒舌鉴、温疫舌鉴而已,欲求其如脉学之详细者,未之见也。瑞因用心三十余年,将诊断试验医治得效,历历不爽者笔记于册,以授徒辈,未敢自以为是也。庚戌镇郡同志袁君桂生等,创办《医学扶轮报》,以昌明医学。瑞以有志于此者十年,独力未能举行,一旦有袁君登高一呼,同志响应,成斯盛举,瑞不觉鼓舞附骥,分任印费报料之责。至庚戌岁冬,诸君有退志者甚多,印费报料因而缺乏,将成中止之局。瑞与杨君姥熙、袁君桂生、叶君子实竭力勉为之。因来稿不多,遂将瑞所授徒之《察舌新法》滥竽充数,刻印未终。至辛亥八月,而瑞等之《扶轮报》,亦与清鼎同时革命矣。今绍兴医会、上海医会阅报诸君,时有来函,向袁、杨二君索阅全稿者。此皆阅《扶轮报》之旧友,不以葑菲见弃。殆以管见之比拟描摹,尚有可采处。爰从二君之议,抄录全稿,加序送《绍兴医学报》社,遵周君小农流通书籍办法,版权归于贵社,印成赐瑞若干份以就正亲友同志,于愿足矣。不揣固陋,非敢勇于公益,亦抛砖引玉之苦心耳,是为序。伏乞诸大名家诲政,以匡不逮,是幸。岁次柔兆执徐春分后三日刘恒瑞自序于京江之有豫斋停云传舍。

《中国医学大成》曰:清刘恒瑞撰。恒瑞字丙生,镇江人。本书为先生临诊三十余年诊断后之心得,笔之于册,以授生辈。庚戌,尝分刊于镇江袁桂生等创办之《医学扶轮报》中。刊印未毕,改元民国,《扶轮报》亦停。后绍兴医会、上海医会,索其全稿,竟得许可,加序送登《绍兴医学报》,并附印单行本数百,即时售罄。今久不见是书矣,炳章恐年久湮没不彰,特刊入本集,以冀永远流传。先生对于舌苔原理、辨舌八法、黄苔类总论、舌质无苔类总论及黄苔白苔舌质无苔各分别诊断法、苔色变换吉凶总论、苔之真退假退驳去辨、燥润辨、厚腐之苔无寒症辨、厚腐与厚腻不同辨、舌强舌短辨、补黑苔类辨,皆从实验中得之。要言不繁,可法可传,有功医术,殊非浅鲜。

时觉按:宣统二年首刊于镇江袁桂生等创办之《医学扶轮报》,后载于《绍兴医学报》,又收于《中国医学大成》。

《医脉摘要》二卷　存　1911

清庐陵萧涣唐(廉泉)撰,希琴叠砚斋主人手抄,广陵陈宗抟(龙池)传

陈宗抟序曰:李君宇仁精于医,生平以搜罗为乐,且精于鉴别,偶见元明旧刻及前贤秘本,必重价购得之,虽质典亦所不惜,自颜其斋曰"味异",足见其所好之深也。予与李君有同嗜,朝夕过从,相与纵谈医学,往往夜深忘倦,而李君亦乐而忘返也。辛酉岁暮,朔风猎猎,细雨霏霏,予偶造其庐,见案头置一册,颜曰萧廉泉《医脉摘要》,下署希琴叠砚斋主人手抄。询之,系新得之旧书市者。假归一读,其选摘辨别至精至当,后附时方歌、药性赋,亦简洁可喜。盖亦医学中之识途老马也。亟录一过,置诸案右,以供浏览,因志数语以弁于简端云。中华民国十一年壬戌春三月上浣,广陵龙池氏陈宗抟识于守一斋。

《三三医书提要》曰:本书上下两卷,署为萧廉泉先生所著,同社陈龙池君从友人李宇仁君处录示。李君酷嗜医籍,亦在旧书肆中所得,原署希琴叠砚斋主人手抄,未刊稿也。其间鉴别证候之疑似,并验舌诊脉之方法,附以时方歌、药性赋,为医学入门之阶梯,与第一集第五种《医阶辨证》互相发明,古今医籍中不可多得之作。惜未审萧先生何许人也,有知者应惠函相告,俾表扬以志勿谖。

时觉按:卷上辨诸症,卷下述验舌诊脉,收于《三三医书》。

《脉学正义》六卷　存　1911

清嘉定张寿颐(山雷)撰辑

《脉学纲领绪言》曰:四诊之序,望问为先,切脉居后,非脉法之不足凭也,盖察脉以审病,只是参考病理之一端,万不能不论声色形证,仅据脉理以审定其为寒为热、属实属虚。何则?脉之条理,约言之则有浮沉迟数、长短滑涩、大小虚实之提纲,析言之复有二十八种名称之辨别。究之无论何病,凡此种种脉象,无不可以偶见,而亦无不可以兼见,苟非合之声色辨证,虽有高贤,不能下一断语。如谓精于脉法,但一下指,不问其他,而竟能洞见隔垣,则从古名家未闻有此高论。且即以切脉而言,亦必阅历日深,功夫纯熟,而后大彻大悟,指下神明,方为深造有得,仅仅以形迹求之,必非上乘。惟在学者入手之初,则不能离迹象而遽言神化。盖神化之境,必在学识俱到之后,可以意会,不可以言语形容,又安能手握秃管而毕宣其底蕴?此则古来脉学诸书,不得不求之于迹象者,非浅也,亦情也。近人皖南建德周学海澄之氏,著有《脉义简摩》,议论固多精奥,独是好谈神理,往往晦涩而莫名其妙,则与其失之高远,过求精深,反令初学兴望洋之叹。毋宁以浅近言之,

而可由迹象以渐启灵明之为愈乎？用是博采先贤成说，撷其精义，录为一编而疏通证明之。先之纲领以挈其要，继之诊法以立其成，而诸脉之形象次之，诸脉之主病又次之。虽不敢谓脉学渊微包涵已尽，要亦此道之精金美玉矣。若夫各病所宜所忌，诸脉形态，昔人成作每多条列胪陈，以决成败。寿颐窃谓失之繁碎，且必挂一漏万，何能详尽？苟明其理，奚必琐琐？故置弗录。至于妇女小儿之脉，固亦有时而独辟蹊径者，然其理亦已赅括于各篇之中，无庸多生枝节。惟疡病脉理则颇有与内科殊途者，寿颐稿拙别有《疡科纲要》一编在，亦不复复赘于是集云。

汪葆元《张山雷先生传》曰：兰溪之有中医学校，肇自共和之己未，诸葛少卿名超者为之长。规模草创，生徒落落，得师为难，以医家派别失所统宗，而能原原本本、殚见洽闻、堪为人师者殊鲜。明年冬，先生来自上海，学者翕然以得其所归互相庆幸。先生每日晚餐毕就寝，夜漏未尽二十刻即起，纂辑讲义，率二千余言。提要钩元，兼综条贯，达诸笔，宣诸口，能使听者心领神会，欢欣鼓舞，骎骎而不容以已。先生殁而校存，分任教授者皆受业之弟子。先生姓张氏，江苏嘉定人，讳寿颐，字山雷，清诸生。学有根柢，于经史百家书靡不涉猎。以亲疾而习医，遂辍举子业，游同邑朱阆仙之门。阆仙于黄墙家塾课医学，先生与焉。旋罢，先生始行医于沪上，曾列神州医校之讲席。少卿往求师，乃应聘而来。阅十余年，多所造就。《体仁堂医药丛刊》都为二十余种，殆皆素所口讲而指画者精加手订以成之。比年以来，授之所肄，大抵先生之书。其他通都大邑，医校以次而立，于先生之书亦多采取，邮递络绎而不绝。其卒也以甲戌之夏，权攒于城北三里之新亭，元配沈祔。岁逢寒食，门弟子必拜扫于其墓。汪葆元曰：先生于校，固薪尽而火传，而学说复风行渐起，倘所谓不朽之业非耶？先生之所著常存，胸襟识力并声音笑貌犹彷佛遇之，谓先生至今存可也。旅瘗于兹土，而被其泽者咸思报称而护持之，即以兰皋为桐乡亦何不可？丙子，兰溪汪葆元良庵撰。(《浙江兰溪中医专门学校学生自治会会刊·文艺》)

时觉按：为民国浙江兰溪中医专门学校教材。张氏诸书多撰于民国时期，此书署为宣统三年，载录于兹。

《脉学津梁》二卷　存　1911

清古虞陈长庚(福安，逸芝)著

王肇基序略曰：六气不能有纯而无疵，七情或亦有感而不达，则病生焉。苟明脉理，则以某经之药治某经之病，不难也。倘于七表八里之道未能详审，病者请治，成竹全无，姑拟一方，请尝试之，无怪其漠然不应也已。仆不善医而善病，委顿床席，不死不生，始悔向者以有用之光阴虚掷于无端之作辍，未尝涉猎岐黄以为却疾卫生之计，盖已晚矣。古虞陈君，好学士也，出其集诸家脉理一卷，殆取菁华而去糟粕者，以之嘉惠后学，为脉理之津梁，可决其事半功倍，省却无数心思，是亦救世之苦心，而为大雅所不弃耳。若夫论症则条分缕晰，论脉则切理餍心，则一卷之中，读者当自知之。仆不知医，何敢强不知以为知乎？宣统三年七月中旬，江阴王肇基慕欧氏序。

时觉按：有民国十二年石印本藏常熟图书馆，《联目》以为成书于是年，有民国十二年石印本藏天津中医药大学，《大辞典》不详成书年代，查找未见。卷端署：陈长庚福安逸芝甫著。据王肇基序，书成于宣统三年，陈氏为古虞人。卷上首载论脉四篇，述五脏四时平脉、三部所主、持脉要法；次脉经直指删正，载直指论、火论、辨火论、热论、发热论、虚论，各附形证治法，又有六脉虚空死证十五、不死之证十四；次七表脉，载浮、芤、滑、实、弦、紧、洪七脉论、主病，各附形证。卷下八里脉，载微、沉、缓、涩、迟、伏、濡、弱八脉论、主病，各附本旨或形证；次九道脉，载长、短、虚、促、结、代、牢、动、细九脉论、主病，各附形证；末补遗脉五种，载数、大、小、革、散五脉及兼见脉类、诸脉宜忌。

《察舌辨症》一卷　佚　1911？

清川沙张金照撰

时觉按：民国二十六年《川沙县志·艺文志》载录。

《四诊便读》　佚　1911？

清枫泾程菊孙撰

时觉按：宣统三年《枫泾小志》卷八《志艺文·书目》载录。

《四诊纂要》　佚　1911？

清嘉定陈大积(资万,志范)纂

民国十九年《嘉定县续志·人物志》曰:陈凝福,字少杏,咸丰壬子恩贡生。擅骈散文,精六法,工诗词。著有《冶春词草》《厚甫诗存》《随笔》《日记》等稿。孙大积,号资万,又号志范,吴庠生。中岁习医,深入堂奥。所著《四诊纂要》,以《内经》为经,以诸家学说为纬。又《诗词稿》一卷,均未梓。

《脉方辨论》　佚　1911？

清沛县时立山(静函)撰

民国九年《沛县志·人物传》曰:时立山,字静函,增生,狄庄人。敦品力学,精于岐黄。每曰:医者寄人死生,审证立方,当慎之又慎。著有《脉方辨论》数卷,一时推为名医。

《脉理臆解》一卷　佚　1911？

清沛县张坤贞撰

民国九年《沛县志·人物传》曰:张坤贞,家贫学富,肆力于古。晚年尤精岐黄,著有《脉理臆解》一卷。

《脉理晰疑》十卷　佚　1911？

清丹徒刘梦飙(炎瑞)撰

民国十九年《续丹徒县志·人物志六》曰:刘梦飙,字炎瑞,诸生。少负经济,尝献策军府,将参幕职,会事变,归隐于医。精究轩岐奥旨四十余年,著有《脉理晰疑》十卷,藏于家。

《脉诀补注》　佚　1911？

清常熟潘承绪撰

民国三十七年《常昭合志·艺文志》曰:潘承绪,大临子,诸生。世医,著《脉诀补注》及《稻香斋医书》四卷。

《医宗脉诀》　未见　1911？

清常熟金君赞撰

时觉按:《吴中名医录》据金光宇供稿载录。

上诊法类,共一百三十八种,其中现存六十九种,未见六种,已佚六十三种。

明堂经脉

明堂经脉类，先经脉针灸，次推拿、外治。

《玉匮针经》一卷　佚　239

三国吴吕广撰

《古今图书集成·医部全录》卷五百零五曰：据《玉匮经序》，吕博少以医术知名，善诊脉说疾，多所著述。吴赤乌二年为太医令，撰《玉匮针经》及注《八十一难经》，大行于世。

丹波元胤曰：旧不著吕氏名，今据《太平御览》《玉匮针经序》录之。《崇文总目》作《金縢玉匮针经》，吕博撰。《隋志》二卷，旧、新《唐志》作十二卷，《崇文总目》作三卷。

时觉按：《中国医籍考》卷二十一载录，"未见"。《隋书·经籍志》一卷，《医籍考》引为二卷，有误。

《募腧经》一卷　佚　239

三国吴吕广撰

皇甫谧曰：吕广撰《募腧经》，云"太仓在脐上三寸"，非也。(《甲乙经》)

时觉按：《中国医籍考》卷二十一载录，"未见"。

《铜人腧穴针灸图经》三卷，附：《铜人腧穴针灸图经都数》一卷，《修明堂诀式》一卷，《避针灸诀》一卷　存　1026

宋王惟一(惟德)撰，亡名氏附录

夏竦序曰：臣闻圣人之有天下也，论病以及国，原诊以知政。王泽不流则奸生于下，故辨淑慝以制治；真气不荣则疢动于体，故谨医砭以救民。昔我圣祖之问岐伯也，以为"善言天者，必有验于人"，天之数十有二，人经络以应之，周天之度三百六十有五，人气血以应之。上下有纪，左右有象，督任有会，腧穴有数。穷妙于血脉，参变乎阴阳，始命尽书其言，藏于金兰之室。洎雷公请问其道，乃坐明堂以授之，后世之言明堂者以此。由是关灸针刺之术备矣，神圣工巧之艺生焉。若越人起死，华佗愈躄，王纂驱邪，秋夫疗鬼，非有神哉，皆此法也。去圣寖远，其学难精，虽列在经诀，绘之图素，而粉墨易糅，豕亥多讹，灸艾而坏肝，投针而失胃，平民受弊而莫赎，庸医承误而不思，非夫圣人，孰救兹患？洪惟我后，勤哀兆庶，迪帝轩之遗烈，祗文母之慈训，命百工以修政令，敕太医以谨方技。深惟针艾之法，旧列王官之守，人命所系，日用尤急，思革其谬，求济于民。殿中省尚药奉御王唯一素授禁方，尤工厉石，竭心奉诏，精意参神，定偃侧于人形，正分寸于腧募，增古今之救验，刊日相之破漏，总会诸说，勒成三篇。上又以古经训诂至精，学者封执多失，传心岂如会目，著辞不若案形，复令创铸铜人为式，内分腑脏，旁注谿谷，井荥所会，孔穴所安，窍而达中，刻题于侧，使观者烂然而有第，疑者涣然而冰释。在昔未臻，惟帝时宪，乃命侍臣为之序引，名曰《新铸铜人腧穴针灸图经》，肇颁四方，景式万代，将使多瘠咸诏，巨刺靡差，案说蠲疴，若对谈于涪水，披图洞视，如旧饮于上池。保我黎蒸，介乎寿考。昔夏后叙六极以辨疾，帝炎问百药以惠人，固当让德今辰，归功圣域者矣。时天圣四年岁次析木秋八月丙申谨上。

明英宗御制序曰：人之生，禀阴阳五行而成，故人之身皆应乎天。人身经脉十二，实应天之节气，周身气穴三百六十，亦应周天之度数，其理微矣。而医家砭焫之功，尤神且速，欲后之造其竅奥，识其微妙，厥亦难哉。宋天圣中，创作《铜人腧穴针灸图经》三卷刻诸石，复范铜肖人，分布腧穴于周身，画焉窍焉，脉络条贯，纤悉明备。考《经》案《图》，甚便来学，其亦心前圣之心，以仁夫生民者矣。于今四百余年，石刻漫灭而不完，铜象昏暗而难辨，朕重民命之所资，念良制之当继，乃命砻石范铜，仿前重作，加精致焉，建诸医官，式广教诏。呜呼！保民者君人之事，医虽其道之一端，然民命所系，故圣人肇之，历代尚之。夫使斯民皆获保终其天年者，宜必资于此，斯朕所为惓惓体前圣之仁以贻无穷也。来者尚敬之哉，故引诸其端。大明正统八年三月二十一日。

刘世珩跋曰：右金大定本《新刊铜人腧穴针灸图经》五卷，宋翰林医官朝散大夫殿中省尚药奉御骑都尉赐紫金鱼袋臣王惟一奉圣旨编修。首有天圣四年夏竦序，卷三之首有王惟一自序，又有《针灸避忌太一之图序》，序后有"时大定丙午岁上元日平水闲邪聩叟述，书轩陈氏刊行"，是宋时官书，金时刻本。考《宋史·艺文志》卷六"王惟一《新铸铜人腧穴针灸图经》三卷"，即此书，止三卷，与《崇文总目》《读书后志》合明正统石本亦三卷，是宋代原书止三卷，与金大定丙午加补注拓之为五卷耳。《读书后志》无经字，作王惟德，《通志略》作王惟一。惟德，《宋史》有传，惟一无之，或者其为兄弟行耶？《补注》亦不知成于何人，且又非三卷之旧矣。《经籍访古志》云：瞶叟序中称仆诚非诂名者，以年齿衰朽，恐身殁之后圣人之法湮没于世，因编此图，发明钦旨，命工镌石，传其不朽。知是瞶叟刻此图于石，而陈氏取附是书，并以板行也。平阳经籍所刻书最鲜传本，金刊世尤难觏。《天禄琳琊》载金本仅有二种，宝贵更可想矣。曩景元贞平阳府梁宅刊《论语注疏》，复又获此金平水原本，今并刻之，皆传北方之板本，为艺林所罕见者也。宣统纪元己酉新秋，贵池刘世珩记于天津。

赵希弁曰：《铜人腧穴针灸图经》三卷，皇朝王惟德撰。仁宗尝诏惟德考次针灸之法，铸铜人为式，分脏腑十二经，旁注俞穴所会，刻题其名，并为图法并主疗之术，刻板传于世，夏竦为序。明堂者，谓雷公问道，黄帝授之，故名云。（《中国医籍考》卷二十一）

王应麟曰：天圣五年十月壬辰，医官院上所铸腧穴铜人式二，诏一置医官院，一置大相国寺仁济殿。先是，上以针砭之法传述不同，命尚药奉御王唯一，考明气穴经络之会，铸铜人式；又纂集旧闻，订正讹谬，为《铜人腧穴针灸图经》三卷。至是上之，摹印颁行，翰林学士夏竦序，以四年岁次析木秋八月丙申上，七年闰二月乙未赐诸州。（《中国医籍考》卷二十一）

《明一统志》曰：三皇庙在顺天府治南明照坊，元元贞初建，内有三皇并历代名医像，东有神机堂，内置《铜人针灸图》二十有四。凡五脏旁注，为谿谷所会，各为小窍，以导其源委。又刻《针灸经》于石，其碑之题篆则宋仁宗御书。元至元间，自汴移置此，洪武初，铜人取入内府，《图经》犹存。（《中国医籍考》卷二十一）

熊均曰：宋咸淳间，翰林医官朝散大夫殿中省尚药奉御骑都尉王唯一编修《铜人腧穴针灸图经》五卷。（《中国医籍考》卷二十一）

高武曰：《铜人针灸图》三卷，宋仁宗诏王维德考次针灸之法，铸铜人为式，分腑脏十二经，旁注俞穴所会，刻题其名，并为图法并主疗之术，刻板传于世，夏竦为序。然其窌穴，比之《灵枢》本输、骨空等篇，颇亦繁杂也。

刘浴德《王惟一传》曰：宋咸淳间翰林医官朝散大夫殿中省尚书奉御骑都尉王惟一奉敕编修《铜人俞穴针灸图经》凡三卷，因刻诸石，复范铜肖人，分布俞穴于周身画焉窍焉，脉络条贯，纤悉明备，考经按图，甚便来学，其真斯世斯民之大幸，万世万民之大幸也与！宋天圣中迄我明兴四百余年，石刻漫灭而不完，铜像昏暗而难辨。正统八载，乃命砻石范铜，放前重作，加精致焉。建诸医官，式广教诏，故至今其文石勒在北太医院两庑间，其幸存而未泯者，皆惟一之力也。但其书不甚传于世，客有自燕中来，曾携一石刻，不佞因得而录之，异日欲托剞劂，广布宇内。（《医林续传》）

丹波元胤《铜人腧穴针灸图经》按曰：先子曰，《读书后志》"惟一"作"惟德"，《针灸聚英》《古今医统》亦同，可疑。咸淳，南宋度宗时号，而此书旧凡三卷，其为五卷者，金大定中所刻，补注本也。熊氏云，宋咸淳间王惟一编，书五卷。误甚。针科医官山崎子政先生善曰：明滑寿著《十四经发挥》，一据《金兰循经》云。然其所引《循经》文，与此书毫无差异，乃知《循经》全取诸《铜人》，而滑寿未尝见《铜人图经》也。盖元明之际，隐晦罕传，英宗之重修，抑由此乎？（《中国医籍考》卷二十一）

丹波元胤《铜人腧穴针灸图经都数》按曰：此明英宗重修石本所附，徐三友校刊为第四卷，盖非宋板之旧也。（《中国医籍考》卷二十一）

《续修四库全书提要》曰：宋王惟一奉敕撰。惟一官尚药奉御，天圣中奉敕考明堂经穴之会，铸铜人式，又撰《针灸图经》三卷，事见王应麟《玉海》。当时刻《图经》于石，宋仁宗御书题篆。元至元中，自汴移置燕京三皇庙，庙祀三皇并历代名医，东有神机堂，置铜人碑石于堂中，见《明一统志》。至明正统中，以石刻漫灭不完，铜像昏暗难辨，乃命范铜砻石，依前重作，加精致焉。建诸医官，有英宗御制序文，具其原委，即此本是也。《四库总目》有《铜人针灸经》七卷，出明鄞县范氏天一阁藏本，《提要》云不知撰人名氏，疑或天圣之旧本而后人析为七卷。其本为明时山西平阳府所刊，与此虽是一书，而经分析，非其原状。天圣原刊，世久难觏，此明刊拓本，亦残缺不完，上卷所缺尤多，原序及诸图皆未见。明本《徐氏针灸大全》合刻《铜人图经》，即出于正统拓本。卷首有英宗御制序，上卷有脏腑经穴图像二十一幅，可考见此拓所缺各节。案：此是书载于《崇文总目》，宋时兼刻木版行世，晁公武《读书后志》撰人作王惟德，不知何以致误。金大定中有无名氏《补注》五卷，元余志安勤有堂有重刊五卷本，朝鲜又有重刊余本，二本一整板，一活字，并见《经籍访古志》。然元明之间，传本已稀，故滑寿所撰《十四经发挥》乃据当时忽氏公泰《金兰循经》，与是书所言，无甚差异，而滑氏实未睹是书也。说见多纪氏《医籍考》。多纪氏聿修堂藏有是拓完本，用校诸本，订讹正谬颇多，称为医家鸿宝。其《腧穴都数》乃正统重刊所附，非宋本之旧，别有徐三友校刊列为第四卷。是书经宋明两代敕刊，表章甚力，而别本歧出，撰人名则有惟一、惟德之殊异，编次又有三卷、四卷、五卷、七卷之参差，《四库》所收，既非正本，《提要》所考，案而不断，他书所载，疑以传疑，亦少定论。今为折衷诸说，订其沿革概略如此。又，朱彝尊《曝书亭集》有《太医院铜人腧穴图拓本跋》，乃专拓铜人图，未有图经，所记靖康之乱，自汴辇入金，或谓安抚使王楫使宋以进于元者，世祖命阿尼哥新之。至元二年，铜人象成，明裕陵命工重修，制序载实录。其说与序文所言，详略稍异，铜人与图经，原属一事，附述以备考焉。

时觉按：今中国医科大学图书馆藏明刻本，《续修四库全书》影印出版，后附亡名氏《腧穴都数》《修明堂诀式》《避针灸诀》。《穴腧都数》按部位载全身腧穴，《修明堂诀式》述人身正、伏、侧面诸横广阔狭相去距离尺寸、脏腑大小形状及七冲门间距离，《避针灸诀》述人神、避太一法、血忌。王惟一籍贯不明，乾隆十三年《苏州府志》卷七十五《艺文一》载录其《明堂经》三卷，或为苏州人，故亦录于此以供参考。

《补注铜人腧穴针灸图经》五卷　存　1186

宋王惟一（惟德）原撰，金亡名氏补注

《针灸避忌太一之图》序曰：经曰：太一日游，以冬至之日始居于叶蛰之宫，从其宫数所在，日徙一处，至九日，复反于一。常如是无已，周而复始，此乃太一日游之法也。其旨甚明，别无所隐，奈行针之士无有知者，纵有知者，秘而不传，致使圣人之法罕行于世，良可叹哉！仆虽非医流，平昔尚留心于医书之言，备知其详，知而不述，岂仁乎？辄以短见，遂将逐节太一所直之日编次成图，其图始自八节得主之日，从其宫至所在之处，首一终九，日徙一宫，至九日，复反于一，周而复始。如是次而行之，计每宫各得五日，九之则一节之日悉备。今一一条次，备细开具于逐宫之内，使观者临图，即见逐节太一所直之日在何宫内，乃知人之身体所忌之处，庶得行针之士知避之，俾人无忤犯太一之凶，此仆之本意也。仆诚非沽名者，以年齿衰朽，恐身殁之后，圣人之法湮没于世，因编此图，发明厥旨，命工镌石，传其不朽，贵得古法，与时偕偕行焉，览者勿以自炫见诮。时大定丙午岁上元日，平水闲邪聩叟述。

丹波元胤按曰：此书不知出于何人。第三卷载大定丙午岁上元日，平水闲邪聩叟《针灸避忌太一图序》，序后有"书轩陈氏印行"木记。考丙午，金世宗大定十六年，即宋孝宗淳熙十三年也。涉园山崎子政先生尝得此刻，将重雕行于世，使余序之。先子称虽非天圣之旧，尤可贵重焉。（《中国医籍考》卷二十一）

时觉按：补注者亡名，或即平水闲邪聩叟，其序见是书第三卷，即所增补者。金大定丙午即宋孝宗淳熙十三年。

《膏肓腧穴灸法》一卷　存　1128

宋清源庄绰（季裕）撰（侨居常熟）

自跋曰：余自许昌遭笄狄之难，忧劳难危，冲冒寒暑，避地东下。丁未八月，抵渭滨，感痎疟。既至琴川，为医妄治，荣卫衰耗。明年春末，尚苦胕肿腹胀，气促不能食，而大便利，身重足痿，杖而后起，得陈了翁家，专为灸膏肓俞。自丁亥至癸巳，积三百壮灸之，次日即胸中气平，肿胀俱损，利止而食进，甲午已能肩舆出谒，后再报之，仍得百壮，自是疾证浸减，以至康宁。特新旧间见此殊切，灸者数人，宿疴皆除。孙真人谓，若能用心方便，求得其穴而灸之，无疾不愈，信不虚也。因考医经同异，参以诸家之说及所亲试，自量寸以至补养之法，分为十篇，一绘身指屈伸坐立之像，图于逐篇之后，令览之者易解，而无徒冤之失，亦使真人求穴，济众之仁，盖广于天下也。建炎二年二月十二日，朝奉郎前南道都总管同干办公事赐绯鱼袋庄绰记。

《琴川三志补记续·杂录三·缀琐》曰：清源庄绰字季裕，自许昌遭金兵，避难东下。丁未秋患痎疟，至琴川，为医妄治，胕肿不食而利，得陈了翁家传为灸膏肓俞穴，积三百壮，肿胀俱消，利止食进，宿疾顿瘳。因考医经同异及所亲试，自量寸以至补养之法，著论十篇，并绘身指屈伸坐立之图于每篇之后，名《灸膏肓穴法》（注：庄绰自叙）。其书元窦桂芳与金何若愚《流注指微赋》、窦汉卿《针经》、《黄帝明堂灸经》合编，名《针灸四书》。

时觉按：收于《针灸四书》，名《新刊庄季裕编灸膏肓腧穴法》，有元至大元年刻本藏天一阁，2005年北京图书馆出版社影印，收于《中华再造善本》出版；《宋史·艺文志》载为《膏肓腧穴灸法》一卷；《直斋书录解题》《幼幼新书》作《膏肓灸法》。又有日本抄本，亦名《新刊庄季裕编灸膏肓腧穴法》，藏台北故宫博物院，1987年台北新文丰出版公司影印出版，2014年上海科技出版社收于《台北故宫珍藏版中医手抄孤本丛书》，校注排印出版。首载孙真人《千金方论》、王惟一《明堂铜人灸经》有关膏肓穴的记载。下列十编：量同身寸法第一、正坐伸臂法第二、揣椎骨定穴高下法第三、定穴相去远近法第四、钩股按穴取平法第五、参验求穴法第六、坐点坐灸法第七、石用之取穴别法第八、叶潘等取穴别法第九、灸讫补养法第十。后有建炎二年自跋。

《明堂图》 未见 1341？

元仪征滑寿(伯仁,撄宁生)撰,清吴郡魏玉麟抄

时觉按:中国国家图书馆藏有清乾隆间吴郡魏玉麟抄本一册,书有正人明堂图、伏人明堂图、脏腑明堂图、侧人明堂图等图,索书号:/t4980,然不得借阅,笔者未获一见。另据《浙江历代医药著作》载,是书现存万历五年刊本,英国博物馆收藏。

《十四经发挥》三卷 存 1341

元仪征滑寿(伯仁,撄宁生)撰

自序曰:人为血气之属,饮食起居,节宣微爽,不能无疾,疾之感人,或内或外,或小或大,为是动,为所生病,咸不出五脏六腑、手足阴阳。圣贤者兴,思有以治之,于是而入者,于是而出之也。上古治病,汤液醪醴为甚少,其有疾,率取夫空穴经隧之所统系,视夫邪之所中为阴为阳而灸刺之,以驱去其所苦。观《内经》所载服饵之法才一二,为灸者四三,其它则明针刺,无虑十八九,针之功其大矣。厥后方药之说肆行,针道遂寝不讲,灸法亦仅而获存,针道微而经络为之不明,经络不明则不知邪之所在,求法之动中机会,必捷如响,亦难矣。若昔轩辕氏、岐伯氏斤斤问答,明经络之始末,相孔穴之分寸,探幽摘邃,布在方册,亦欲使天下之为治者,视天下之疾,有以究其七情六淫之所自,及有以察夫某为某经之陷下也,某为某经之虚若实,可补泻也,某为某经之表里,可汗可下也。针之灸之,药之饵之,无施不可,俾免夫颊蹙呻吟,抑已备矣。远古之书,渊乎深哉,于初学或未易也,乃以《灵枢经·本输》《素问·骨空》等论裒而集之,得经十二,任督脉云行腹背者二,其隧穴之周于身者六百五十有七。考其阴阳之所以往来,推其骨空之所以驻会,图章训释,缀以韵语,厘为三卷,目之曰《十四经发挥》。庶几乎发前人之万一,且以示初学者于是而出入之向方也。乌乎!考图以穷其源,因文以求其义,尚不戾前人之心,后之君子,察其勤而正其不逮,是所望也。至正初元闰月六日,许昌滑寿自序。

吕复序曰:观文于天者,非宿度无以稽七政之行;察理于地者,非经水无以别九围之域。矧夫人身而不明经脉,又乌知荣卫之所统哉?此《内经》《灵枢》之所由作也。窃尝考之,人为天地之心,三材盖一气也。经脉十二以应经水,孙络三百六十有五,以应周天之度,气血称是,以应周期之日。宜乎荣气之荣于人身,昼夜环周,轶天旋之度四十有九。或谓卫气不循其经,殆以昼行诸阳,夜行诸阴之异,未始相从而未尝相离也。夫日星虽殊,所以丽乎天者,皆阳辉之昭著也;河海虽殊,所以行乎地中者,实一水之流衍也。经络虽交相贯属,所以周于人身者,一荣气也。噫!七政失度则灾眚见焉,经水失道则洚潦作焉,经脉失常则所生是动之疾由是而成焉。以故用针石者,必明俞穴,审开阖,因以虚实以补泻之。此《经脉》《本输》之旨,尤当究心。《灵枢》世无注本,学人病焉,许昌滑君伯仁父尝著《十四经发挥》,专疏手足三阴三阳及任督也。观其图章训释,纲举目张,足以为学者出入向方,实医门之司南也。既成,将锓梓以传,征余叙其所作之意。余不敏,辄书三材一气之说以归之。若别经络筋骨度之属,则此不暇备论也。时至正甲辰中秋日,四明吕复养生主书于票骑山之樵舍。

宋濂序曰:人具九脏之形而气血之运必有以疏载,其流注则曰历、曰循、曰经、曰至、曰抵,广其交则曰会、曰过、曰行、曰达者,盖有所谓十二经焉。十二经者,左右手足各备阴阳者三,阴右而阳左也,阳顺布而阴逆施也。以三阳言之,则太阳、少阳、阳明。阳既有太、少矣,而又有阳明者何?取两阳合明之义也。以三阴言之,则太阴、少阴、厥阴,阴既有太、少矣,而又有厥阴者何?取两阴交尽之义也。非徒经之有十二也,而又有所谓孙络者焉。孙络之数,三百六十有五,所以附经而行,周流而不息也。至若阴阳维跻、冲、带六脉,固皆有所系属。而唯督任二经则包乎腹背而有专穴,诸经满而溢者,此则受之,初不可谓非常经而忽略焉,法宜与诸经并论,通考其隧穴六百五十有七者而施治功,则医之神秘尽矣。盖古之圣人契乎至灵,洞视无隐,故能审系脉之真,原虚实之变,建名立号,使人识而治之。虽后世屡至抉膜导筵,验幽索隐,卒不能越其范围。圣功之不再,一至是乎!由此而观,学医道者不可不明乎经络,经络不明,而欲治疢疾,犹习射而不操弓矢,其不能也决矣。濂之友滑君深有所见于此,以《内经·骨空》诸论及《灵枢·本输》所述经脉辞旨简严,读者未易即解,于

是训其字义，释其名物，疏其本旨，正其句读，厘为三卷，名曰《十四经发挥》。复虑隧穴之名难于记忆，联成韵语，附于各经之后，其有功于斯世也，不亦远哉？世之著医书者日新月盛，非不繁且多也。汉之时仅七家耳，唐则增为六十四，至宋遂至一百七十又九，其发明方药，岂无其人？纯以《内经》为本而弗之杂者，抑何其鲜也！若金之张元素、刘完素、张从正、李杲四家，其立言垂范，殆或庶几者乎？今吾友滑君起而继之，凡四家微辞秘旨，靡不贯通，《发挥》之作，必将与其书并传无疑也。呜呼！橐籥一身之气机，以补以泻，以成十全之功者，其唯针砭之法乎？若不明于诸经而误施之，则不假锋刃而戕贼人矣，可不惧哉？纵诿曰九针之法传之者盖鲜，苟以汤液言之，亦必明于何经中邪，然后法何剂而治之，奈何粗工绝弗之讲也。滑君此书，岂非医途之舆梁也欤？濂故特为序之以传，非深知滑君者，未必不以其言为过情也。滑君名寿，字伯仁，许昌人，自号撄宁生。博通经史诸家言，为文辞温雅有法而尤深于医，江南诸医未能或之先也。所著又有《素问钞》《难经本义》行于世。《难经本义》，云林危先生素尝为之序云。翰林学士亚中大夫知制诰兼修国史金华宋濂谨序。

盛应阳序曰：《十四经络发挥》者，发挥十四经络也。经络在人身，手三阴三阳，足三阴三阳，凡十有二，而云十四者，并任、督二脉言也。任、督二脉何以并言？任脉直行于腹，督脉直行于背，为腹背中行诸穴所系也。手太阴肺经，左右各十一穴；足太阴脾经，左右各二十一穴；手阳明大肠经，左右各二十一穴；足阳明胃经，左右各四十五穴；手少阴心经，左右各九穴；足少阴肾经，左右各二十七穴；手太阳小肠经，左右各十九穴；足太阳膀胱经，左右各六十三穴；手厥阴心包经，左右各九穴；足厥阴肝经，左右各十三穴；手少阳三焦经，左右各二十三穴；足少阳胆经，左右各四十三穴；兼以任脉中行二十四穴，督脉中行二十七穴，而人身周矣。医者明此，可以针，可以灸，可以汤液投之，所向无不取验。后世医道，不明古先圣救世之术，多废不讲。针、灸、汤液之法，或歧为二，或参为三，其又最下则针行者百一，灸行者什二，汤液行者什九而千万，抑何多寡之相悬耶？或者以针误立效，灸次之，而汤液犹可稍缓乎？是故业彼者多，业此者寡也。噫！果若是，亦浅矣哉，其用心也！夫医之治病，犹人之治水，水行于天地，犹血气行于人身也，沟渠亩浍，河泖川渎，皆其流注交际之处，或壅焉，或塞焉，或滥焉，皆足以害治而成病。苟不明其向道而欲治之，其不至于泛滥妄行者否也。医之治病，一迎一随，一补一泻，一汗一下，一宣一导，凡所以取其和平者，亦若是耳，而可置经络于不讲乎？滑伯仁氏有忧之，故为之图，为之注，为之歌以发挥之。周悉详尽，曲畅旁通，后之医者可披卷而得焉。伯仁氏之用心亦深矣哉！后伯仁氏而兴者，有薛良武氏焉。良武氏潜心讲究，其所自得，亦已多矣，乃复校正是书而刊诸梓，欲以广其传焉。推是心也，即伯仁氏之心也。良武名铠，为吴之长洲人，有子曰己者，今以医判南京太医事，尤以外科名，而外科者特其一也，君子谓其能振家业云。嘉靖戊子冬闰十月望月，前进士姑苏西阊盛应阳斯显书于金陵官寓。

凡例曰：一、十二经所列次第并已流注之序为之先后，附以任督二奇者，以其有专穴也，总之为十四经云。一、注者所以释经也，其训释之义凡有三焉：训字，一义也；释身体府藏名物，一义也；解经，一义也。其载穴法分寸则圈以别之。一、各经既于本经详注处所，其有他经交会处，但云见某经，不必复赘。一、经脉流注，本经曰历、曰循、曰至、曰抵；其交会者曰会、曰过、曰行；其或经行之处，既非本穴，又非交会，则不以统之。一、奇经八脉虽不若十二经之有常道者，非若诸络脉之微渺也。任督二脉之直行者既已列之十四经，其阴阳维跻冲带六脉则别备编末以备参考。

何柬曰：《十四经发挥》，滑氏用心考撰部穴，精邃本经，流注有历、循、至、抵之殊，交际有会、遇、行、达之别，阳顺步，阴逆旋，粗心者不可易得。学者熟读玩味，年久岁深，神领默悟，可俨然洞视腑脏二三，针灸弃此，瞽人冥行。十二经兼督任为十四经，外有阴阳维跻之叙，以备参考。用心之仁，不啻化工之造万物，而无毫发芥匿之私乎？仁哉！伯仁乎无忝为伯仁矣。达者珍之。(《医学统宗·医书大略统体》)

朱右曰：撄宁生传针法于东平高洞阳，得其开阖流注、方圆补泻之道，又究夫十二经走会属络、流输交别之要，至若阴阳维跻、冲、带六脉，虽皆有系属，而惟督、任二经则苞乎腹背而有专穴。诸经满而溢者，此则受，宜与十二经并论。乃取《内经·骨空》诸论及《灵枢·本输》所述经脉著《十四经发挥》。(《医史》)

高武曰：许昌滑寿伯仁传针法于东平高洞阳，得其开阖流注交别之要。至若阴阳维跻、带、冲六脉，皆有系属，而惟督、任二经，则包乎背腹而有专穴，诸经满而溢者，此则受之，宜与十二经并论。及《灵枢》本篇所述经脉，著《十四经发挥》，通考邃穴六百五十有七，而施治功，以尽医之神秘。(《针灸聚英·集用书目》)

时觉按：康熙二十一年，江西奉新闵钺“复辑后贤辨驳之论，补《卫生行》一篇，重复者汰之”，为《经脉发挥删补》。东瀛亦多诠注之作，《中国医籍考》卷二十二载录是书，谷村玄仙万治二年有《十四经发挥抄》十卷，长泽丹阳轩主人文化六年有《假名读十四经》，东都甘泉堂刻。

《十四经穴歌》一卷　存　1341

元仪征滑寿(伯仁,撄宁生)撰

时觉按:有日本抄本藏中国中医科学院及中国医科大学图书馆。

《琼瑶发明神书》四卷　存　1435

明刘真人撰

詹景炎序曰:针灸之法捷于用药,夫人而知之矣。于医乎《针灸大全》《针灸大成》遍行于世,而不知其皆本于《琼瑶》乎。《琼瑶》一书备注三百六十余穴,其神针手法深明乎腹部盘盘、搓、循逆顺之法,所谓刮、战、摇、按、摄、弹、搓、搜者,无不明白分晓,令医者一目了然。先明乎此,然后习气上升阳、气下升阴,热中取凉、凉中取热,温多取冷、冷多取温,及左补右泻、穴道远近、呼吸度数、浅深分寸,可次第而降矣。吾愿世之医病者取此书而立复之,按针中浮沉迟数之法,斟酌左病取右、右病取左、病上取下、病下取上之妙而消息之,庶不失活人之志云尔,是所望于世之行针者。是为序。时维道光丙申桃月下浣吉旦,古抚吉詹景炎氏八十二岁灯下书。

《四库全书提要》曰:《大本琼瑶发明神书》二卷,浙江郑大节家藏本。旧本题赐太师刘真人撰,不著其名。前有崇宁元年序,则当为宋徽宗时人。然序称:"许昌滑君伯仁尝看经络专专,案:'专专'二字疑误,姑仍原本录之,手足三阴三阳及任督也。观其图彰训释,案:图彰二字未详,今亦姑仍旧本,纲举目张"云云。伯仁,滑寿字也,元人入明,《明史》载之《方技传》。崇宁中人何自见之?其伪可知矣。书中所言皆针灸之法及方药,盖庸妄者所托名也。

《浙江采进遗书总录》曰:《琼瑶发明神书》二卷,右宋赐太师刘真人集,不著名。专论针灸之书,载经络腧穴并医治诸法,前有崇宁间序。按序有云:许昌滑君伯仁父,观其图彰训释,纲举目张,足以为学者出入向方,实医门之司南也。书既成,征予序之。则是书似伯仁注解,伯仁系明初人,而见于崇宁间序,恐误。

钱曾曰:《琼瑶真人针经》三卷,题云赐大师刘真人集,未详何时人。神农煮针法,他书俱失载,独备于此,亦可宝也。《琼瑶真人八法神针紫芝春谷全书》二卷,峨眉山人黄士真序而传之,录于至正乙未仲秋。

时觉按:《四库全书总目》《读书敏求记校证》《四部总录医药编》载录是书,道光二十八年信元堂刻本、同治十年重刻本作"针灸神书大成",《天一阁藏书目录》作"琼瑶神书"。诸书目均题为"太师刘真人集",《万卷堂书目》作刘党撰,《读书敏求记校证》据此疑刘党即刘真人,或琼瑶真人。诸书卷数不一。今存本四卷,分天、地、人三部,卷四为附方穴图。《浙江采进遗书总录》谓"是书似伯仁注解",故录此以备参考。《中国医籍考》卷二十一载为二卷,又载《琼瑶真人针经》三卷、《琼瑶真人八法神针紫芝春谷全书》二卷,均"未见",录钱曾语。

《经络十二论》　佚　1348

元苏州葛乾孙(可久)撰

正德元年《姑苏志·文学》曰:葛乾孙,字可久,生有奇气,貌特伟。膂力绝人,好击刺、战阵之法,以至阴阳、律吕、星数,靡不精究。长乃折节治经,研覃渊邃。入试屡下,遂弃去,不求仕,肆力古学,为文章陵轹古今,沛如也。父应雷取医书授之,乾孙稍治辄精,而不屑施行,或施之,辄取异效。一书生伤寒不汗,发狂循河走,乾孙就捽置水中,良久出之,裹以重茧,乃汗而解。一女病四支萎痹,目瞪不能食,乾孙命悉去其房中香奁流苏之属,发藉地板,相土为坎,舁女置之,扃其扉,戒家人伺其手足动而作声当报我。久之,女果举手足而呼,乾孙投药一丸,女明日自坎中出。盖女素嗜香,脾为香所蚀故也。壬辰,徽寇转掠,苏人震恐,廉访佥事李仲善请乾孙图之。乾孙劝城之以守,然后请自往讨贼。李从之,卒城之而事戢。明年,语光福徐显曰:闻中原豪杰方兴,而吾不得与,命也。今六气淫疠,吾犯咸池,殆将死矣?如期必于秋。一日,见武士开弓,取挽之而彀,归而下血。亟命其子煎大黄四两,子密减其半,饮之不下。问知之,曰:少耳,亦无伤也。我当以明年死,今未也。再服二两而愈。明年果卒,年四十九。所著惟《医学启蒙》《经络十二论》传。

崇祯十五年《吴县志·人物五》曰:乾孙从张横受诗,横目为畏友。父发《素问》《灵枢》等令乾孙读,质以奥义,应对不爽。病人日伺门下求诊,乾孙笑曰:吾方读书自期,医非愿也。或强之去,必致其生,而不以医道自善。父藏书数千卷,乾孙昼夜吟诵,学日益进。御史刘贞举乾孙孝廉,未报,乾孙一意淬励。所著述,诗赋记颂、铭赞引序、论说若干卷。又《医学启蒙》《经络十二论》。子观、晋、涣、升，皆孝敬淳谨，能继家学。

时觉按:《中国医籍考》卷二十二“佚”，《联目》不载，《大辞典》“佚”。

《考古针灸图经》一卷　佚　1368？

元吴县姚良(晋卿)撰

崇祯十五年《吴县志》卷五十三曰：姚良，宋谥文康爽之七世孙。明医。所著《尚书孔氏传》《律吕会元泝源》《指治方论》《考古针灸图经》。

光绪九年《苏州府志·艺文一》曰：姚良《考古针灸图经》一卷。其下注云：字晋卿。案前《志》元末、明初两出姚良，今正。

《十二经络治疗溯源》　佚　1403？

明吴县沈宗学(起宗，墨翁)撰

时觉按：崇祯十五年《吴县志·人物志十八》、康熙三十年《苏州府志·人物·艺术传》均载录。

《十四经发挥》一卷，《针灸要览》一卷　佚　1559？

明吴县过龙(云从，十足道人)撰

康熙三十年《苏州府志·人物》曰：过龙，字云从，吴县人。丰神超逸，隐于医。著《针灸要览》《十四经发挥》《茶经》各一卷。时与祝京兆、文待诏游。生平不菑不畬，所需自足，自号十足道人。年九十三卒。文徵明有《十足道人传》。

时觉按：祝允明、文徵明生活正德嘉靖间，文徵明卒于嘉靖三十八年。

《十二经发挥》　佚　1565

明娄东邵弁(伟元，玄沙)撰

崇祯十五年《太仓州志·人物志》曰：邵弁，字伟元，号玄沙，于经学有师法，后生皆从问疑义。兼精医术。以岁贡卒。所著有《南华经解》《老庄汇诠》《十二经发挥》《春秋通义》《春秋尊王发微》《诗序解颐》。

时觉按：崇祯十五年《太仓州志·艺文志》载录，邵弁并有《运气占候》，附于楼英《医学纲目》。

《经络详据》　佚　1566？

明江阴吕夔(大章)撰

时觉按：道光二十年《江阴县志·人物三》载录。

《经络全书》二卷　存　1566

明吴江沈子禄(承之)原撰，吴江徐师曾(伯鲁)删订

徐师曾序曰：嘉靖末年，余友沈君承之手一编见示曰：此予所述《经脉分野》也，子深于医者，幸为我订而序之。予谢不能。沈君祈请再三，往复不置，乃应曰：诺。予时方注《礼记》，未有以应也。已而沈君从计偕士之京师，居岁余，竟无所遇而还，郁郁不得志，遂病以死。久之，《礼》注脱稿，乃受书而卒业焉。其书自巅放趾，条析分明，一本《内经》及诸大家之说，而时参以己见，可谓博洽君子称名家矣。惜其引证繁复，补益太过，则其见托订正之意，良非虚也。昔吴季子挂剑于徐君之墓，曰：吾已心许之矣，况于口诺者乎？窃惟先君蚤学斯道，洞究大旨，予不肖，弗克缵承先绪，改而从儒，儒幸晚成，犹及先君之存，旦夕过庭，每口授《内经》诸家之论，以为邪客诸脉，疢疾乃生。所谓脉者，非独寸关尺之谓也，盖脉之在人身也，有经、有络、有筋。而经有常奇，络有大小，又各有直有支，有正有别，有正别、诸阴之别，皆为正。而筋亦有直、有支、有别，其传注之所曰端曰俞、曰上曰下、曰内曰外、曰前曰后、曰中曰间、曰侧曰交曰会；传注之名曰上曰下、曰出曰入、曰径曰直、曰横曰邪、曰起曰从、曰及曰循、曰历曰注、曰行曰走、曰之曰去、曰乘曰过、曰还曰络、曰绕曰系、曰属曰结、曰合曰交、曰贯曰布、曰散曰至、曰抵曰并、曰挟曰别、曰约曰究曰兼。以别表里，以分虚实，以明营卫，以测传变，以辨补泻，以审汗下，以决死生，皆于是乎取之。彼寸关尺者，特以候之而已。针石灼艾固以此为要，而汤液丸散亦必藉焉。苟不先寻经络而茫然施治，乌能中其肯綮而收万全之功哉？其说盖与沈君合，固知此

道渊微，唯精研者乃相契也。爰乘稍暇，为之删校，复述枢要，以续斯编，更名曰《经络全书》，一以酬沈君见托之意，一以缵先君不传之绪，一以裨后学搜括之勤。虽间与沈君异同，要不失为忠臣矣。死者如可作也，吾将质之。万历四年丙子五月望日，吴江徐师曾序。

康熙二十三年《吴江县志·人物四》曰：徐师曾，字伯鲁，十三岁能为古文词。嘉靖丙午举于乡，丁未成进士，庚申奉命册封周藩，阅岁历转左给事中。时世宗春秋高，严嵩父子用事，阴龁龁言路。师曾叹曰：吾谏官也，循默失职，岂周任之义耶？会得疾，遂屡疏乞休。尤邃医术，著论数十篇，皆未成书。卒年六十有四。遗命诫其子：毋狗俗尚求冥福。太常王世懋表其墓曰：徐鲁庵先生之墓。

时觉按：是书分前后二编，前编即沈子禄《经脉分野》，载颠顶、头、囟、额、头角、枕骨等共四十四部位，述其经脉所属及病症。万历四年徐师曾为之订正，续作后编《经络枢要》，有原病、阴阳、藏府、营卫、经络、常经、奇经、人迎、气口、三部、诊脉、清浊、虚实、客感、传变等篇，凡十四论，合称《经络全书》，末附《音释》。清康熙七年尤乘重辑。康熙二十三年《吴江县志·撰述表》及乾隆十二年《吴江县志·撰述一》均载录徐师曾《经络全书》二卷。《中国医籍考》卷二十二载"徐师鲁《经络全书》二卷、沈子禄《经脉分野》"，俱言"佚"，又录万历四年丙子"徐师鲁序"。"鲁"当为"曾"字之误。

《重辑经络全书》二卷　存　1668

明吴江沈子禄（承之）原撰，吴江徐师曾（伯鲁）删订，清吴县尤乘（生洲，无求子）辑

尤乘序曰：或曰：彼何人斯，敢操著述乎？予骤聆之，遂赧然障面而退。因自讼曰：谬矣，妄矣，几乎将废书矣！既而此心若终有所未释，复反覆阅之，不禁喟然叹曰：噫！是出前贤往圣，精思极论，予不过表章发明，提其目举其纲而已，岂敢之著作乎？为慨世之征逐者流，不学无术，卤莽应世，自轩自岐，轻操司命，夸浮词，驾高轩，日见其征征也，日见其逐逐也，日持刃以屠，而苦不自觉也。奈何世皆习焉不察，设有叵测，惟委于命于乎！岂不可痛可哀也哉？故每思得晨钟一振，唤醒大地，所以奋然有合刻二书之举。不吝变产鸠工，竭蹶从事，幸邀同志，共襄厥成，又作如是观。效二氏福田利益之说，以异传之遐迩，如暗室一灯，迷津有筏。庶卤莽者，不轻为人司命；乞生者，亦令知所鉴别。不抒鄙人拯救之怀，上体造物好生之德，则未必无小补云。刻既成，复缀数语以见鄙志如此。知我罪我，其在斯乎？其在斯乎！林屋无求子尤乘识。

凡例略曰：一、医学之道以洞视藏府为贵，非扁鹊有神授也，轩岐之书皆所以教人洞视者，后人竟忽焉而莫能察，其不至费人也几希。所幸沈承之先生编为《经脉分野》，而藏府咸得以洞视矣。惜其书迄今将二百年未寿诸梓，虽有传写，故得其益者尚寡，兹刻之所以不容已也。一、沈君之书已经伯鲁先生为订正矣。伯鲁以为引证繁复，故爰加删校。予得是编，窃心喜而朝夕读之。是以知其尚未备也，因僭加补订，亦经三易稿矣。不谓戊辰冬，闻有吴君聘者隐于西郊，予慕往就教焉。见予手订，则曰：非沈君之原本乎？乃出其姻亲顾君所增订者示予。予不胜击节，先得吾心之所同，然抑又幸也。由是采以所增，广以未备，辨以讹，删以复，庶可称《全书》，洵为不易之典也。一、伯鲁删校之后，复续以《经络枢要》，因名曰《经络全书》，似可谓尽善矣，然藏府、经络及筋，有正有别、有直有支之类，悉加详注，不厌重复，务使读者无遗憾焉。康熙戊辰腊月，无求子尤乘生洲氏识。

时觉按：收于《博物知本》，卷端署：吴江沈子禄承之原编，徐师曾伯鲁删订，后学顾伟英白增补，吴陛征君聘校阅，吴门后学尤乘生洲重辑。1999年中医古籍出版社与张三锡《经络考》、翟良《经络汇编》合刊，排印出版。民国二十二年《吴县志·艺文考三》载录尤乘《经络全书》二卷。

《治病针法》一卷　存　1569

明六安李氏原撰，海陵何柬（文选，一阳子）授正

李松序曰：六安李氏曾祖号石磷，仕六安卫千帅公，暇精岐黄业而留心于针灸焉。见其经书隐秘，理法玄微，诚浩瀚难穷，不便于后学者也。乃于子午八法取六，摽由之旨，著为诗章，以授我先大父，号四一叟。我先大父授我父，号杏庄，我父授予。语约义博，辞典理完，针灸中之捷径者也。予尝诵之，则精微奥妙固未得其浑融，而阴阳五行之蕴，风寒暑湿之变，一按图而可以识其概矣。予与维扬一阳何公友，何公久得针法之正传，予与公朝夕相论，潜合符节，不敢自私，托一阳公锓梓与四方同志者共焉。俾我曾祖仁天下康后世之心，一阳公与予之心，得以绵绵而未泯也。高明君子勿以僭逾见诮，予惟叙其源流云。时嘉靖己酉中秋旦六安后学李松寿苓友鹤谨著于熙春草堂。

一阳曰：六十二难至八十一，越人备载用针之法，但世人多不录绎正经根本上做工夫，只在毫末上说些话头，自为知要，妄谬尊大。有海言，我是天星十一穴，某家传授；我是子午流注，我是捷径八法，某家传授。噫！是何言哉？骗财事小，而阴损人寿元害大。予不得已又续《针治心法》一册，内采集近理切要者成帙，以便时俗之尚，以资医者之用，于中有心领神会默得旨趣者，自成一家，俾《灵枢》、越人之意千万世不泯。由粗入精，在兹有径，亦予志道之初心也。不揣谫陋，是为引云。

时觉按：李氏曾祖名玉，字成章，号石磷；祖名春，字时盛，号四一叟；父名知，字哲夫，号杏庄；三传而至松寿，乃与何柬相与共为锓梓是书。李氏原文以七言歌诀述流注八法六十六穴、补泻手法、九针形制、八穴主治，亦家传经验心得，何氏却以为"不录绎正经根本上做工夫，只在毫末上说些话头，自为知要，妄谬尊大"，为补《九针十二原天人针法》、《九变刺十二经刺五脏刺心法》，又引刘宗厚《医经小学》针法歌、滑伯仁《十四经发挥》经络部穴图，其言"予不得已又续《针治心法》一册，内采集近理切要者成帙，以便时俗之尚，以资医者之用"。李氏原序并不及此，殆未之见欤？抑见而无以言欤？是书录于何氏《医学统宗》卷三，隆庆三年己巳刻，世仅存此。参阅《医学统宗》。

《经络考》一卷　存　1609

明盱江张三锡（叔承，嗣泉）撰（客居江宁）

自序曰：脏腑阴阳，各有其经，四肢筋骨，各有所主。明其部以定经，循其流以寻源，舍此而欲知病之所在，犹适燕而南行，岂不愈劳而愈远哉？方书云：不读十二经络，开口动手便错。诚确论也。世人以经络为针灸家书，皆懵然罔究，妄举妄谈。即如头痛一症，左右分经，前后异位；同一腹痛也，而有中脘、当脐、少腹之分；同一害眼也，而有大眦、小眦、黑珠、白珠、上下胞之异。在肺而用心药，则肺病不去而复损心经；在血而用气药，则气反伤而血病益滋。东垣曰：伤寒邪在太阳经，误用葛根汤则引邪入阳明，是葛根乃阳明经药，非太阳经药也。即此而推，其夭子药者，不知其几矣。仁人君子，慎勿轻议，当留心于此焉。今将《素》《难》《灵枢》等经，及滑伯人《十四经络发挥》，纂其最要者为《经络考》。

时觉按：收于《医学六要》。内容：十四经及图，各经诸穴歌、分寸歌，营卫、精气津液血脉，五伤，耳、鼻、口、齿、唇、舌直至肉、皮、髭发，附：取膏肓穴法图像、崔氏四花穴法图像。1999 年中医古籍出版社与徐师曾《经络全书》、翟良《经络汇编》合刊，排印出版。

《十四经合参》十六卷　存　1628

元仪征滑寿（伯仁，撄宁生）撰，松陵张权（浩然）参

凌义渠序略曰：张子浩然，淹通经业，旁及百家，日手《灵枢》一编以明十二经络，著为《合参》十六卷，以佐秦越人所未逮。高堂在上，温定之余，特于无形无声中逆调其阴阳之违顺，如鼓应桴，非所谓往来去留之际知几其神者哉？人子不可不知医，良有以也。然十二经之名则曷取乎？尔曰：外合于十二经水而内属于五藏六府也。天下山河之象乎两戒，北戒自三危碛石负终南地络之阴，南戒自岷山嶓冢负地络之阳。河源自北纪之首循雍州北徼达华阳，与地络相会，并行而东；江源自南纪之首循梁州南徼达华阳，与地络相会，并行而东；海则其朝宗之区也。在人亦有阳脉阴脉以应之，而足阳明则为五藏六府之海焉，其为多气多血可知矣。又曷以十四经名？曰奇经八脉也。圣人设为沟渠以备水潦，斯无滥溢之患。于人亦然，是以阴阳相维，督任相遭，阳跻得诸太阳之别，阴跻得诸少阴之别，所谓阴阳之中复有阴阳，刚柔之内复有刚柔。乾坤互体，二五成河洛之数，垂奇偶之名，圣人图之以教万世，岂曰小补？然则余将执是编卜张子以治病之道治国也。钦差整饬苏松兵备通湖广布政使司参政、前行人司行人、礼科给事中、户科给事中、吏科右给事中、兵科都给事中，奉旨典试山东，通家眷生凌义渠题于古娄官舍。

凡例曰：一、十二经所列以流注序为之先后，惟督任二脉自有专穴，附之于后，总曰十四经。一、诸经之前，依铜人图参同《灵枢》分经图形，各具一图，以便参考。一、经脉流注，本经曰历、曰循、曰至、曰抵，其交会者曰出、曰流、曰注、曰过、曰行、曰入、曰会，各以字义别之。一、各经正文既详，复参各经诸穴治病条目，针灸宜忌于后。一、奇经八脉，方书虽载而不详，诸名家但用汤药而不究，遂令其传失之已久，偶见秘本有八穴治病之诀，立能起死回生，附列于后。一、针锋凭于疾留补写、转关呼呼，诸穴已列其概，神针之法，取验在于瞬息，故续载之。知归子识。

时觉按：《大辞典》《联目》俱不载，《中国医籍考》卷二十二载张权《十四经发挥合纂》十六卷，"存"。

日本藏有崇祯抄本，收于《海外中医珍善本古籍丛刊》44册。卷一载手足阴阳流注篇、取寸屈指之图，仰、伏人尺寸之图，正、伏人脏图，十二经络流注孔穴之图；卷二至卷十五载十二经脉及督任二脉；卷十六，奇经八脉篇；附卷载八卦配穴图、飞腾八法歌、逐日干支合数歌、临时干支合数歌、尻神定位诀、五脏六腑传时直圆、补泻总诀、八穴阴阳表里、八穴治病诀、神针咒、神针总诀、补泻捷径、运针补泻、子母补泻、针头补泻、按提补泻、手指补泻、过关法、子午交战。卷端署：许昌滑寿伯仁注，松陵张权浩然参。松陵，今江苏吴江。凌义渠天启五年进士，推测是书或成于崇祯后期。

《经络图说》一卷　存　1630

清西吴张明（宿明，明生）绘图集说，笠泽周思藻（含初）校订

自序曰：先觉有曰：不读本草，焉知药性？专一药性，决不识病，能穷《素问》，病受何气，便知用药当得何味。不识十二经络，开口动手便错，不通五运六气，阅遍方书何济？经络明认得标，运气明认得本，求得标□取本，治千人无一损。又曰：知本知标，万举万当；不知标本，是谓妄行。盖六气为本，三阴三阳为标。又云：致病之气为本，受病之经络脏腑为标。是知本乃病之源，标乃病之派也，欲明源派之理，当穷运气经络而已。世之业医者，不阐明标本之道而妄为施治，犹欲习射而不操弓矢，其谬何如耶？故昔滑伯仁先生著《十四经发挥》，图解训释，示人五脏六腑、手足阴阳之经络，其旨亦微矣。但其书所载止有穴道一途以便砭灸，而砭灸之外未之全备也。今明推此而广之，绘其图于右；经络穴道外，更集运气之所值，药性之所投，六淫之自来，七情之虚实，阴阳表里之分，气血多少之别，五形所属，五味所主，脉之平病，病之标本，分类发明于其左。便鉴者易知何病在何经，何补而何泻，则针灸药饵之投，咸在不爽矣。因名之曰：《经络图说》云。举其大概，不能备陈精蕴之奥，实亦撮其枢要以省检帙之劳，诸大方家幸勿以蛇足见嗤。崇祯庚午夏孟明生谨序。

时觉按：有崇祯庚午抄本藏北京大学图书馆，1993年中医古籍出版社收于《中医古籍孤本大全》影印出版。卷端署：西吴张明宿明甫绘图集说，笠泽周思藻含初甫校订；有自序署为“明生谨序”；无目录。正文有图有说，十二经各述经络、穴道、发明、平脉、主病、用药，足经另增伤寒一项；督、任二脉仅述经络、穴道二部，分别后附人头后背后尺寸长短、人面前身前长短数；下则脏腑总记；末署：崇祯庚午，西吴张明绘并集。

《经穴指掌图书》一卷　存　1639

明华亭施沛（沛然，元元子，笠泽居士）撰

自序曰：古人有言，治病犹治水。今夫水，其原可滥觞，放乎海以为壑矣。然北条南条，江河异其脉，如任督然。而沇而漾，而漯而汶，而淮而漳，而泗沂，而溥易，而沱潜，而三澨，而九江，而伊洛涧瀍，而澧泾渭漆沮，宗一而脉百也。其经者纬者、过者为者、猪者流者、汇者乱者、绝者渡者，入而出者，会而同者，支纷而轮贯也，故必洞其所自来，烛其所必至，然后九川距海，亩浍距川，行无事而□□□□□□□□□□□□□□□□□□□□□□□□□□□□为歌诀，□□□□□□□□□□□□见，伏者露，庶几□□□□□□□□□□。崇祯己卯修禊日，华亭施沛□□笠泽草堂。

凡例曰：一、左图右书，古不偏废，况人身经络潜行，非图莫考，故是编图书并列，俾一览了然。一、经络全图，向因形长幅短，难于绘事，他刻多为割裂，殊不雅观，今照《图书编》横列其图，使体脉联属，中有差讹者，悉经改正。一、十二经脉，始终一贯，内连脏腑，外注经络，通五行，合八卦，以坤艮分腹背，以坎离交任督，乃轩岐之密旨，实先圣之梯阶，图难具陈，义难尽述，在人之慧悟耳。一、十二经脉全文出自《灵枢·经脉》篇，其文字古劲，初学颇难记诵，后人编成歌括，往往颠倒其辞，或失本旨，故是编悉照原文，止大小行列，以顺口气，稍添一二字，以叶韵脚，仍加圈分别，示不敢妄有增损也。一、人身脏腑经络，内外相贯，必明十二经脉，方知疾病所生，如某经受邪，则现某证，按证施治，庶几无差，故曰经脉者，所以决死生，处百病，调虚实，不可不通，非止为针灸设也。一、十五别络及脾胃二络，向无经证歌诀，今悉编补各经之后。一、奇经八脉乃诸脉之纲领，针灸家以八脉分配八卦，名曰八法流注，为治病总司，向来诸书止详任督二脉，以余经孔穴已见各经，故不复图。今刻虽仍其旧，然经证孔穴悉依《灵》《素》原文括为歌诀，分载各经之下。

时觉按：《联目》作《经穴指掌图》，有崇祯十二年抄本残卷藏湖南中医药大学；《中国医籍考》卷二十二载录，“存”。收于施氏《灵兰初集》，日本独立行政法人国立公文书馆内阁文库藏有崇祯末年华亭施衙啬斋刊本，2003年人民卫生出版社收于《海外回归中医善本古籍丛书》排印出版，2016年中华书局收于《海外中医珍善本古籍丛刊》第397册影印出版。扉页题署：施笠泽先生编纂，《经穴指掌图书》，啬斋藏板；前有自序，

颇多缺损，有凡例、目录，卷端题署：《经穴指掌图》，华亭施沛沛然甫纂述。正文首载人身经络全图、十二经脉始终一贯之图、十二经背腧腹募图、十二经井荥腧原经合及动脉别络根结图；次则一图一歌诀描述十二经脉穴位。

《十四经络发挥》 佚 1644？

明嘉定庄氏撰

时觉按：乾隆七年《嘉定县志》卷十一《艺文志·书目》载录。

《针经指南》 佚 1644？

明昆山诸祚晋撰

时觉按：道光六年《昆新两县志·著述目》载录。

《经络穴法》二卷 存 1644？

明亡名氏辑

时觉按：有明抄本藏上海图书馆，笔者所见为电子扫描本，前后无序跋，亦无目录，共九十三叶。首载《标幽赋》，误“幽”为“由”，署：窦汉卿大师撰；次《十二经络》，引述《灵枢·经脉》篇；次《流注针经逐日时开合分阴阳注井荥输原经合》，以表格、歌诀述子午流注；次《任督经穴尺寸歌》述十四经腧穴；次《八法起例》，标题下注：日星起十例歌，述十天干法例，末言：“其余法例禁忌，徐氏行针开戴未载”，则内容抄录自徐氏，又载列十四经起止穴位。以上诸篇末均标明“终”。下为《神应经》，首列洪熙乙巳四月廿一日序，次梓桑君针灸道传家、梓桑君言传道，下为百穴法歌、折量法、用针补泻手法、手足三阴三阳穴法、崔氏灸四花穴法、逐日人神歌，至此为卷下。下卷诸公针灸治病，所分诸风部、伤寒部、痰喘咳嗽部同《神应经》，末则“神应经终”。是书大体为陈会、刘瑾《神应经》抄录本，亦参阅经脉针灸诸书。此为完本，《联目》《大辞典》谓为残卷，不确。

《针灸会元》 佚 1672

清古吴蒋示吉(仲芳，自了汉，自了道人)撰

时觉按：民国二十二年《吴县志·艺文考三》载录。

《针灸图》四卷 佚 1743？

清江都葛天民(圣逸，春台)撰

时觉按：乾隆八年《江都县志·人物·方技》载录。

《考定经穴》不分卷 存 1748

清吴超士纂辑

徐大椿识语曰：此本乃超士吴生同沈果堂考定经穴时，与果堂略有异同，别成此书，以便查阅。其所称师云者，则余与吴生面商而补注者也。戊辰二月，洄溪识。

时觉按：有稿本一册藏浙江图书馆，封面署：吴超士底本，卷端有徐洄溪识语。全书遵《甲乙经》，首载手太阴肺经左右二十二穴，按手足三阴三阳排列，考定经穴，次手厥阴、少阴，次手阳明、少阳、太阳，再次为足太阴、厥阴、少阴与足阳明、少阳、太阳，及督脉、任脉，以会阴穴终。各穴均注明穴位功用、位置、针刺深浅及主治等。

《周身经络总诀》不分卷 存 1772

清吴县唐大烈(立三，笠山)纂辑

自序曰：治病须分经络，古人以经界喻之，犹夫射之的、御之范也。《灵枢·经脉》一篇为我医所必读，惟是其文参差繁复，习者苦之。东垣编为歌诀，国朝汪讱庵更为谐畅，可为记诵无难矣。惟是熟此经脉，于逐经

之起止循行虽已了了，而人之身体每一处有二三经或四五经错综循及者，皆散见于各经之下，临证仓卒，未免或遗。烈不揣愚陋，窃以人身自巅至足，凡十二经络行及之所，汇而辑之。再，奇经八脉除带及阴阳维跻，皆简明易晓，可无纂辑外，其冲任督三经亦为摘入。仿四六之体编为俚句，而不拘拈对，不嫌粗俗，惟求便于记诵。俾人之身体四肢，一云某处便识为某经某络，实为临证辨经分经议治之捷径。但不敢曰熟此总诀竟可置经文而不读也。譬之《本草纲目》，既已按药而治病，复有《本草类方》为之按病以集方，二者纵横为用，尤为心目了然耳。

时觉按：分头上诸脉、在身诸脉、脏腑中诸脉、手经诸脉、足经诸脉五部，见《吴医汇讲》卷七。《联目》《大辞典》俱不载，并无单行本。

《针砭指掌》四卷　佚　1781？

清嘉定郁汉京（吾亭）撰

光绪七年《嘉定县志·人物志五》曰：郁汉京，字吾亭，廷钧子，国学生，居北城。治病辨表里，审阴阳，变化古法，不胶于一。弟汉光，字监若，究心《灵》《素》，妙启扃键。汉光子庆稂，字岁成，善治疡。一乡民人中忽肿，庆稂以铜刀剜其肉，急敷以药，曰：此疔毒，须臾殒命，今无恙矣。其治险证如此。工画菘，时称郁菜。

光绪七年《嘉定县志·艺文志三》曰：是书原本《铜人明堂图》《甲乙》《针经》，博综约摘，绘灿条悉。

《十二经络分解》　佚　1783？

清高邮孙绍闻（又月）撰

嘉庆十八年增修乾隆四十八年《高邮州志》卷十上曰：孙绍闻，字又月，岁贡生。生平博览群书，丹铅点窜凡数十种，而钩元提要，尤在《左传》。为文力法先正，生徒教授甚众。晚年精岐黄，自《灵》《素》以下，无不穿穴贯串，吸取精微，所治症多以意会，无不立愈。著有《十二经络分解》传于世。

《气穴考略》五卷　佚　1795

清吴江沈彤（冠云，果堂，文孝先生）撰

时觉按：道光四年《苏州府志·艺文五》载录，光绪五年《吴江县续志·书目四》则作《气穴考》。

《针灸逢源》六卷　存　1817

清吴县李学川（三源，邓尉山人）撰

席亮序曰：岁乙亥春三月，余掩关养疴，邓尉山人李君三源过访，出其所纂《针灸逢源》一书相质。余曰：聋者不可与别宫徵，瞽者不可与辨黑白，余虽尝涉猎岐黄书，于方剂略识一二，而于针灸则懵然无知，安敢强作解人哉？李君曰：不然。夫道一而已。自《周礼》有疾医疡医之分，而医之内外始判。然吾观古者以汤液治内，以针灸治外，理本同条而共贯，事实相济以有成。《灵》《素》详针灸而略汤液，非毗外也。长沙以后，详汤液而略针灸，非毗内也。时世之淳浇、民生之强弱使然也。人身内而脏腑，外而经络毛腠，不过一气一血相为流贯，故病有内有外，有由外及内，有由内达外，循环无端，息息相通。知汤液而不知针灸，是知人有脏腑而不知有经络毛腠也；知针灸而不知汤液，是知人有经络毛腠而不知有脏腑也。病虽万变，人只一身，医者必离而二之，可乎哉？且医而不知针灸，将不知脏腑经络之相为表里乎？不知脏腑经络之相为表里，则脉络之交会起止、气血之生死出入，又乌从而测之？冒昧以施其技，不几如思明者之掩其目、思聪者之填其耳乎？余之为此书，非欲于前贤著作外拔赵帜而立赤帜也，意在通内外两家之筏，而使之左右逢源，会归一致，不至如断港绝潢者之适乎此而不适乎彼也。子其为我校雠而存之。余深韪其言，晨窗展卷，反复商榷，条分缕析，发凡起例，始则探源《灵》《素》，继则荟萃群言，正经穴之谬讹，补注疏之阙略，本《铜人》《聚英》《资生》《神应针灸》之法，而广其义于长沙、河间、东垣、景岳审证之书。因端竟委，纲举目张，不特习针科者可因证以考穴、按穴以施治，先洞悉乎致病之由，后巧施其针灸之术，即习方书者亦可藉是以佐汤液之所不逮，而上合乎《灵》《素》以暨长沙、东垣内外相资、针药并用之旨，其有裨于医术者岂浅鲜哉！余故乐得而序之。时嘉庆丁丑岁春二月，虞阳同学弟席亮丽农氏释撰。

李学川《续刻〈灵〉〈素〉序》曰：昔者，黄帝同岐伯、少俞等六臣，互相讨论，开医学之源，传《灵枢》《素问》，即《内经》也。《灵枢》所论者，营卫血气之道路，经脉脏腑之贯通，天地四时之变化，音律风野之区分，先立九针以备病所由治也;《素问》所论者,阴阳寒暑之推迁,饮食居处之得失,五运生制之胜复,六气时序之逆顺,察其脉色以明病所由生也,然考其治病,针灸最详。自仲景圣著《伤寒方》,论针灸亦有不可阙者,如刺风池、风府、期门,灸少阴、厥阴之类。嗣后名家踵起,方书益盛,而针灸亦兼及焉。今医独事方药,视针灸为小技而忽诸,则《灵》《素》书虽存,而知刺法者鲜矣。学川不揣孤陋,较《灵枢》《甲乙》经穴之异同,参《伤寒杂病》方书之辨论,编为《针灸逢源》六卷,所集《灵》《素》,特揭《经脉》《刺法》诸篇,以补医林传诵所阙,其藏象、脉要、疾病诸论无针灸者置之弗录,盖欲以别集合而读之也。第学者检钞不便,兹复采录《灵》《素》四十余篇,并载集中大要,与汪讱庵《类纂》略同,而注稍详。今并授诸剞劂,略述原委于卷端,重望世之高明诲余不逮云尔。道光壬午春闰三月,李学川三源氏题于棣华草堂。

李嘉时跋曰:先君子以古来针灸诸书辞多繁杂,法有舛讹,学者难为考证,因于《灵》《素》经穴诸书穷源溯流,广为采集,殚四十余年之精力,得成是书。虞阳席丽农先生见而悦之,怂恿付梓,固辞不获,遂付剞劂。数十年来,江左医家咸奉为圭臬。时初游梁苑,箧藏是书,友人借阅无虚日。板存故园,庚申之变,族人相率播迁,以简袠重赘,藏弃为难,因束置高阁。迨克复后,族人细加检阅,残缺已多,意谓不复成书,付之惜字局。赖局中绅董知为传世书,不令焚毁。庚午春,命子应桂回里咨访,数月始得是板,其间脱略不全几及一卷。里中久未刷印,旧集无存,因思豫中囊有借本,遂携板来豫,修残补缺,生面重开。伏念幼时,先君子于是书口授心传,奉为家法。捐馆三十年来,世多变故,时复糊口四方,递令先人手泽几致不克保全,实疚厥心。今幸故物犹存,更当如何珍护,尤愿后之子孙缅怀光泽,永保遗编,是余所厚望焉。同治十年辛未十月,男嘉时谨跋。

时觉按:中国中医科学院藏有嘉庆二十二年初刻本,前有席亮序;道光二年有棣华草堂补刻本,北京、上海中医药大学有藏,增李学川《续刻灵素序》;同治十年其子李嘉时补刻于河南,增李嘉时跋。1987 年中国书店与上海科技出版社据此有影印本。

《针灸机要》 佚 1818?

清松江沈嘉贞撰

时觉按:嘉庆二十三年《松江府志·艺文志》载录。

《太乙离火感应神针》一卷 存 1836

清楚中虚白子、吴下七宝生校刻

自序曰:上古有针灸而无汤剂,中古汤剂开而针灸之法几失传,近世之所谓针灸云者,于古法毫无合处,用药既偏,审穴不的,是安能望其起人于生死间耶?此太乙离火感应神针,治用精当,功效奇速。自宋仁宗康定二年刊石于汉阴丛山之壁,云是神授古方,补泻兼行,迎随合度,虽至危急,针无不救,备载历朝治病之验,后列守令职官姓氏百余,乃尔时奉敕摩崖以济世者也。惟方后告诫谆谆,凡受药者须精诚信奉,临症时须持咒净心,自能针到病除,感应神速。万一此方为庸鄙之夫拾得,或以之戏侮弄人,或借此图利欺世,则天神鉴及,雷必殛之。后之得此神针者,宜察斯言,自当获福。爰是方药,未可妄传,谨将治用之说条晰登诸梨枣,俾世之有心人与有力者见之,或能悫志求方济世,则方亦终弗敢以自靳也。昔人有言:未能医国且医人。矧得此神针感应之速,遇人于疾病阽危之顷,有不为之垂手一援者耶?然吾辈惟周急也,而断弗继富。道光十有六年岁舍丙申重五前一日,流寓西江楚中虚白子、吴下七宝生同校序。

石麓跋曰:山行水宿,宜自佩藏,活人利己,功应无方,心诚求之,千金易得,惟彼匪人,雷霆殛臧。

《中国医籍通考》按曰:清虚白主人有《救生集》鉴定本四卷,道光十三年癸巳镌,太极轩刊刻。《太乙离火感应神针》石麓跋后有"太极轩"印章,因知虚白子即虚白主人,疑即石麓也。光绪刊本后有《补刊太乙离火神针秘方》,方后云:罗君柱丞曾得是方,欲公诸世,拟补刊穴道之前。余闻此言,极为钦佩,为怂成之。但愿得是方者广行方便,救人疾苦。光绪壬辰孟秋,南昌方内散人谨识于省垣客寓。

时觉按:有道光十六年刻本藏上海中医药大学。

《针灸书》 佚 1837

清海陵陆儋辰(管泉,耳乡,六一老人)撰

陈盛修《陆管泉先生传》曰:先生尝得古书多种,各据善本为之校正,撷诸家之精粹,编为《证治赋》十数篇,使读者易于记诵。晚年有《痧辩》《运气辩》诸作,稿方付梓。又有《本草赋》《针灸书》,大半散佚。

《十四经通考》 佚 1854？

清清河汪椿（光大，春园，式斋）撰

时觉按：咸丰四年《清河县志·艺文》载录。

《经络穴道简歌》 佚 1875

清甘泉夏云（春农，继昭，拙庵稀叟）撰

民国十年《甘泉县续志·人物八》曰：夏云，字春农，幼聪颖，嗜学，范膏庵征君深器之。嗣以家贫废读，遂习医以继昭名。与同时名医方华林、朱湛溪相切磋，学遂大进。士夫之家有疾者，争延诊治，药投辄效，尤以治喉名于时。著有《经络穴道简歌》等书。已刊行世者《疫喉浅论》，都二万余言。年八十卒。

《针砭证源》 佚 1887？

清吴江秦守诚（千之，二松）撰

时觉按：光绪十三年《平望续志·艺文二》载录。

《三经通汇》 佚 1889？

清宝山姜问岐（振扬）撰

时觉按：光绪十五年《罗店镇志·艺文志·书目》载录。

《考正穴法》一卷 存 1907

清长洲王鋆辑校

时觉按：前后无序跋，分头、膺腹、背、手足四部，考证八十余穴位部位和取穴法，各部分寸法。有民国五年广益书局石印《陈修园医书七十种》之单行本，锦章书局石印《陈修园医书四十八种》之单行本。

《十二经分寸歌》不分卷 存 1911

清青浦陈秉钧（莲舫，承注，庸叟，乐余老人）辑

时觉按：署为青浦珠溪陈莲舫先生识，后学许鼎安抄录，前后无序跋，亦无目录，名为十二经，实十四经，后附《脉诀入门》。有清抄本藏上海中医药大学。

《针灸知要》一卷 佚 1911？

清上海陈能澍（肖岩）撰

民国七年《上海县续志·艺术传》曰：陈亦保，子能澍，字肖岩，承父业，善地理，尤长针灸，著《针灸知要》一卷。

时觉按：民国七年《上海县续志·艺文》载录。

《明堂分类图解》四卷 佚 1911？

清青浦卫朝栋（云墀）撰

民国二十三年《青浦县续志·人物三》曰：卫朝栋，字云墀，为人朴愿，居邑城，附贡生。精医，尤善针灸。

时觉按：民国二十三年《青浦县续志·艺文上》载录。

《通医外治》一卷 未见 1663

清吴县蒋示吉（仲芳，自了汉）撰

尤乘序略曰：先生乃周忠介公从外孙，世居娄江，因母氏而迁金阊桐泾一曲，时应病家之请往来松浙间。默契往圣之神，访异人之指授，临证已多，活人无算。囊中怀《医宗小补》九卷，首重法，次论方，一法可治众病，一病亦具诸法，实《灵》《素》之阶梯，后学之指南也。复撰《通医外治》一卷，头面手足，九窍皮毛之疾，俱能不药而愈。余喟然叹曰：用心之密，学问之博，有如此乎？治病如治国，用药如用兵。汤丸服饵，内攻也；

敷熨等法，外应也。以此攻疾，何疾不瘳？呜呼！白驹易过，纡金拖紫同草木腐者多矣，先生立此不朽之业，岂仅为大江以南一人而已哉？余固知其非寻常人也。(《中国医籍考》卷六十三)

时觉按:《联目》《大辞典》俱不载，查日本全国汉籍データベース亦未见，《中国医籍考》卷六十三载录，"存"，录尤乘序略。光绪间太仓钱敏捷编纂《证治要旨》十卷，后附《外科赋》，乃苏州蒋示吉原辑，古瀛陈实功编纂，钱敏捷长兄钱雅乐订定，或为是书内容另为歌赋者。

《推拿保幼录》三卷　存　1757

清清江陈世凯(紫山)订，娄江张世纬(浣初)辑

张世纬序曰:余素知医药治病，大方幼科皆然，而不知有推拿法也。盖尝于村姑老妪见之，每将小儿眉心虎口用力一挤，致儿哑然一哭，以为惊可出矣。又复骗出升粟，袖中取出布一方包米，名曰运惊。口中喃喃有辞，不知所云，则称何方鬼祟悬于米上，必须禳解，已而索有微酬，扬持携米而去。噫！毋怪予不信也。及观陈紫山先生著有《推拿广意》一书，细加展玩，知其恰有调和阴阳，通利气脉之法，盖即本铜人穴法而撮其肯綮者耶？奈何幼科家鄙而不道，即间有业是者往往出于不知文义之人，医道茫然，硬学手法几则，辄以专治名家，然试之颇有微验，盖略得其意者且然，况通文墨而精研实按，得心应手者乎？虽小道必有可观，殆谓是欤？余乃叹此法为幼科必用之法，又为幼科兼用之法，内以医药去病，外复以推拿见功，表里相符，非臆说也。且手到处开脏腑之应，设遇猝暴危候，医者束手无措，得推拿法而生甦笃疾，不询为幼科所当兼用而必用者哉？因为润其该补者医方，俾从事斯道者随病酌方，即随宜用法，内外兼于以任保赤之奇而不与幼科分为两途，其功较幼科更加捷获，则向为所嗤者且将转而笑其业之不精、药之寡多矣。彼将村姑老妪曾何足以浼先生之法哉？乾隆二十二年六月望日，张浣初题于信天居。

时觉按:《联目》《大辞典》俱不载，有清钞本藏中国国家图书馆，2002年收于《国家图书馆藏稀见古代医籍钞(稿)本丛编》，影印出版。陈世凯重订熊应雄《小儿推拿广意》。娄江，太湖支流，西起苏州娄门，横穿苏州境域腹地，东至昆山、太仓交界处。

《推拿书》　佚　1758？

清宜兴周钦(绍镰)撰

嘉庆二年《宜兴县志·人物志·文苑》曰:周钦，字绍镰，雍正二年举人。生于寒素，独学无师，笃志发愤。为文综贯经史百家，尤冥搜神会，诣极微妙。尝摊书默坐，一灯荧然，鸡鸣不寐，率以为常。与张朱铨、吴瑞升结社，刻有《荆南三子文》行世。

时觉按:道光二十一年《宜荆县志·宜兴荆溪艺文合志·载籍》载录。

《推拿秘旨》四卷　存　1810

明桐庐黄贞甫著，清平江徐赓云(撷芸)编次

壶天逸叟原序曰:推拿之书，非金函石室之秘，亦非岐黄《内经》之传。然遇哑症，得能手治之，无不效捷桴鼓，如响斯应。其术之传，昉自弘治年间，楚藩诞育兴世子，储龙在抱，惊风危急，国母忧祷，上苍感格。天帝敕令太白金星临凡救济，显化马郎，揭榜文进王府，立救潜邸无恙。后因武宗乏嗣，迎继大统，是为世宗皇帝，而马郎先生显赫当时，遂授仙术于内廷，普救婴孩于区宇。友人黄贞甫，好学博览之士，游于襄阳，获交赵公，公宠遇之，授此秘术，口受心传，一字无隐。遂精心研究，默悟详明，次第施为，斟酌准度，上穷天纪，下极人常，运阴阳，通经络，无烦药饵，手到病除，其所活婴孩，奚啻恒河沙数。且无秘吝之色，凡遇同心好德者，辄倾囊相授，以广其好生之量，盖仁人君子用爱之心，诚足以广其惠于万万世也。时泰昌元年岁次庚申八月中秋日，桐庐壶天逸叟题。

徐赓云序曰:哑症之难治，不徒揣度病情已也。良医治疾，必攻腠理，汤药可及，病乃易治。童子何知，药饵在前，则畏之如虎，视之如仇，避之如恐弗及，一勺不容入口，又安望疾之瘳耶？若此则推拿之法尚矣。疗病不以汤液，以身使臂，以臂使指，一举手之劳而病遂霍然，孩提无苦口之患，虽技也而近乎神。其法相传，肇自明季，长庚幻化，救护潜龙，秘术始显。此齐东野人语也，想亦习是术者穿凿附会，过神其说，以耸听闻，反致无稽失实。鈉斋族叔得此书于笠泽渔隐，珍秘箧笥，不轻示人。知予有嗜书之癖，出以相示。予见其绘图立说，备极详明，因向借归。惜乎覆瓿之余，书缺有间，立说则未免混淆，绘图则仅存形似，不能豁然于心目之

间。爰竭鄙愚，罔揣谫陋，诠次后先，缩摹图说，殊费苦心。阅月竣事，心手交瘁，聊叙数语，亦以见钞书佣之不易为云。嘉庆十五年岁在庚午夏六月朔日，平江撷芸徐赓云题于味义根斋。

时觉按：收于《味义根斋偶抄》。卷一、卷二详述小儿五脏标本及诊法特点、望、问要点、察生死法等，卷三、卷四详述推拿手法及穴位，附推拿手法图。

《推拿书一指阳春》一卷　未见　1849

清亡名氏撰，云间朱传声（燮卿）抄传

《中国医籍通考》按：是书内容，包括权衡运气、认症作用、次第治法、症镜、症衡、手面手背各穴主治、手胫六筋应脏掐法、全身面穴背穴主治图、补泻温凉秘旨、各穴治赋、取吐取泻法、验症歌诀，及治惊风诸法等。其书未见刊本。卷末题清道光二十九年一阳月云间燮卿氏朱传声手抄，亦推拿一家之学也。

时觉按：未见，《联目》《大辞典》均不载，查上海中医药大学图书馆未见其书。

《幼科推拿法》一卷　存　1872

清上海朱占春（岭梅）撰

自序曰：先母舅鹤江刘公明于医，而幼科推摩法尤著，博览群书，参以已见，研究数十年，采二十八法以治小儿百病，无不触手生春。先兄吟梅公与仆尽得其传，唯先兄仅行一隅，未遇知音赏识，仆浪游数年，借此资生，咸啧啧称善，有负笈者，即以二十八法转授，第存济世之心，罔异于后。壬申秋，适子墨徐子、渔汀周子见仆治症迥异寻常，而取效甚速，因询所授，仆具将先母舅所传二十八法以告，二君俱称简而捷，灵而验，堪付梨枣以公于世，俾刘公之法不致泯没无闻焉。仆勉从之，并将应验奇方录后，是为记。朱占春谨识。

民国二十四年《上海县志·人物》曰：朱占春，字岭梅，三林塘人。隐于医，著《推拿二十八法》行世。卒年七十三。子孔慈，字志超，承家学，业医。

民国二十三年《月浦里志·游寓》曰：朱占春，自幼博通群籍，又精名法之学，凡里党有冤抑事，往往力为判白，以是触长官忌。同治初，叶廷春令上海，衔占春益甚，必欲罗织之而甘心。乃来月浦，更名叶若舟，居滕凤鸣家凡三年。凤鸣令侄俊秀从之受学。占春夙长岐黄术，至是远近延请诊治，户限为穿。暇则与凤鸣、凤飞兄弟，里人张人镜、陈观圻，邑人蒋敦复辈，诗酒唱和，引为乐事。归后声誉益重。光绪七年卒，年七十有三。著《推拿二十八法》行世。华亭杨葆光为撰家传。

时觉按：又名《推拿二十八法》《幼科推摩》。

《理瀹骈文》二卷　存　1864

清钱塘吴尚先（又名安业）（师机，杖仙）撰（侨寓扬州）

许楣序曰：人在气交之中，凡呼吸吐纳之气，皆天地之元气也。其或疾风暴雨、祁寒溽暑、山岚瘴疠之所触迕，以及情志之自贼，饥饱劳役之伤，卒暴之变，元气因之而戕，则病生焉。内中乎藏府而外发乎肢体，治之者亦遂以内外殊科。汤液内治者也，外治则薄贴为多，治外而舍其汤液者有之矣。天不爱道，而钱江吴君尚先始专用薄贴以治内，则伊古以来未之有也。君负济世之志，而啬其用于医。比年辟地海陵之东北乡，以薄贴施病者常十全，杏林之间，亦既不言而成蹊矣。顾或者疑之，疑夫内治者之何以能外取也，不知亦取诸气而已矣。今夫当风而浴，则寒气得而人之，触暑而行，则热气得而人之，人之者在内，其所以人之者外也，非内也。人身八万四千毫孔，皆气之所由出人，非仅口鼻之谓。其可见者，热而汗气之出也，汗而反气之人也。草木之菁英，煮为汤液，取其味乎？实取其气。气与病相中，内治无馀事矣。变汤液而为薄贴，由毫孔以人之内，亦取其气之相中而已，而又何疑乎尔？虽然，君之学则未尝教人以外取也。间出其所为《理瀹骈文》示余，受而读之，见其自《灵》《素》而下，博采约取，囊括靡遗，而不欲人徒重其方意可知矣。然而断断然出于外治者何哉？以为读吾之书而有得焉，则于外治非弋获，即改而从汤液，奚不可也？未之有得，则姑用吾之治以为治，有不中，去之无难，可以收汤液之利而无其害。君之用心可谓仁且智矣。余愚不知医，君辱不余鄙，而委以序，因为发明外内一贯之理而要其归于气。其亦有听然而笑者乎？同治三年鞠有黄华之月海宁许楣书于南通州旅次之存悔斋。

高桥散人序曰：余性好医，知医之难，未尝妄为人医。今老矣，阅历益多，更不敢谈兹事，惟以诗遣兴而已。从弟尚先著《外治医说》，刊既成，易名《骈文》，属余序言。余观之，窃以为可不序也，文已详之矣。然其中有不必论者，亦有不得不为之辨者。夫其所述天地万物之理，贤圣授受之心，学人格致之功，乃医之本也。

知者自知，不知者自不知也，信者自信，不信者自不信也，此不必论者也。而其为法，则于前人诸家外独辟一门，人人共见其无害者也，而或以为虽无损于人，亦无益于人，此不得不为之辨者也。吾谓其书，足比邵子蠢子之数。方今医学失传久矣，苟中材以下贫无所藉，俾习其术以养其生，不至重衣食而轻人命，即使无功，而阴受其功者多矣，况施济有年，实有可凭者乎？夫蠢子数，数之有验者也，故人多学其法，至数之与《皇极经世》同出于一原，则亦非上智不悟云。同治三年甲子四月高桥散人书。

吴官业序曰：客有问于余曰：古以医书为活人之书，若君兄之《理瀹骈文》者，其果能活人耶？余曰：能活人。客曰：何以徵之？余曰：于吾兄之所以施治者而徵之。客曰：施治如何？余曰：泰之东北乡曰余家垛，吾兄与余奉母避乱之所居也。余橐笔处州幕，兄在乡自制膏药以为施治，余以时归省，得见兄之所为施治者。下河数百里间，为庄者一千五百有奇，凡佣健力作之壮男健妇以及衰老幼稚，居湫隘卑湿之地而又时为寒暑所侵，内而心腹之患，外而头面身体肌肤之疾，往往因于力之无如何，委而不治者半，或力能治矣，数医而无验，亦自惜其药之徒费而不复治。闻有施者，相率而就，日或一二十人，或三四十人。人情莫不安于药饵，狃于其所常而疑于其所异。彼夫病之久且深者，初请得一纸膏以去，窥其意若不甚释，然至三四易已脱然，踵门而谢曰：吾谒所谓高手者多矣，此独不烦饮药，不待切脉，窃以为疗之难而竟得愈之易也。告于其所亲，来试之而果验焉，所亲更告于其所知，来试之而又验焉，以是信日益多，传日益广。凡远近来者，日或一二百人，或三四百人，皆各以时聚。有舁有负，有扶掖有提携，或倚或蹲，或立或跪，或瞻或望，或呼或叫，或呻或吟，或泣或啼，拥塞于庭，待膏之救，迫甚水火。斯时在旁观者，莫不慨息，以为绘流民之图，开赈饥之局，不过如是，深虑一人诊视之难而力之有所不暇给也。而吾兄则自晨起，以次呼立于几案前，令自述病因，侧耳听之，若宜补，若宜泻，若宜凉，若宜温，略一视颜色，指其部位，分别散给，有重症急症，膏外加以药，不半日而毕。自来医未有如此之捷简者，月治数千人，但有所忌于人，无所怨于人，则膏之能活人可知也。吾兄尝语余曰：医于外症易，内症难，实症易，虚症难，吾之此膏，焉能必应？然治得其通而所包者广，术取其显而所失者轻。可以藏拙，可以观变，可以补过，可以待贤。有谓吾取巧者，吾岂敢取巧哉？吾亦求其心之安而已。噫！是即吾兄用膏施治之本意也夫？亦即此书之所以为活人也夫？客欣然心悦而退。适鸠工既竣，吾兄命余弁言，遂书其与客问答者如此。医小道也，而修德积善之方在焉。风尘扰扰，我子若孙，其克守此以保家，或不仅为耕读之一助也乎？岁在甲子孟夏之月官业谨识于海陵寓斋之小鄂不馆。

自跋曰：《外治医说》刊既成，时贤皆云不甚解。其欲得吾之说者，则取其方而已。予知“说”之不行也，而要未肯遂弃，爰改名“骈文”，借子华子“医者理也，药者瀹也”之句，摘“理瀹”二字以题其篇。明外治亦有理，聊为疏瀹，借以自娱，并冀知文者鉴焉。同治四年九月朔旦尚先氏自跋于潜玉之斋。

再自跋曰：古云“施药不如传方”，局中二者并行，合药施送，以救目前穷人之疾苦，刊书传播，令天下皆得观览。有不信者，自有信者，不必人人皆信也。唯独力难遍，及道路远隔，又往往不能寄，如有能翻刻者，实余所深望。盖乡村寒士，托医术以谋生者甚众，得此法而遇疑险之症，可不至于枉人。若药肆有合诸方售者，多寡人皆可买，亦为有便于民。现在山东、安徽、汉口、上海、常州等处医家有用吾法者，药店亦有用余方合者，皆友人在此目睹其效，携书至彼所传也。闻潞安赵太守欲将此书改雕大字，存板于学宫，俾诸生刷印。以诸生多聪明达理之士，能知文，自能知医，不以内外分别也。医师列于《天官》，调和王躬，兼养民病，方周之时，其职甚重。在宋亦有翰林学生之选，十道六通之试。宋太宗校医术人优者为翰林学生，仁宗诏试医官须引医经、本草以对，每试十道，以六通为合格。固应储材以待。而外治一法，于事亲之道尤宜。昔宋陈直撰《奉亲养老书》，言高年不可乱投汤药，因著食治之方、医药之法、摄养之道。至正时，范阳张壬宏命工镌梓于学宫。赵君今倡此举，乃与张合，其所见大非徒为余书翻刻者也。因并书之。同治九年六月安业识于有正味斋传砚之室。

复自跋略曰：是书之成历二十年，一句一字，皆具苦心，十数易其稿，三锓其板，时有改窜，亦时有增益，而意犹未惬也。诚以外治一门，前人所略，然其方散见于诸书，尚可搜集，且方者仿也，即举一以例馀，亦不嫌于挂漏，善悟者自能推也，所难者发明其理耳。苟非屏去雷同，独探幽奥，无悖圣经，有裨世道，不必作也。自惭浅学，徒费空言，乃挟此意以就正时贤。合志者甚鲜，或拘守旧编而不知所变也，或但取其方而不知求其理也，或知理之当然而不知所以然也。其以外治为欺人之术，药不对症，试之无验，与不解外治二字之义而目为疡科者，固可不议也。老辈中蒙嘉赏者许滇生、乔鹤侪、许辛木三先生而已，愧未能副耳。理有穷尽，衰老不能更进。思张子和之书，为儒生麻氏所润色，心窃慕之，恨未之遇也。此二十一方之刊，聊徇世情，并非定本。其理在骈文，其制膏加药之法在略言，能手可自为之。然识者见此，不免笑我为画蛇已了，又添足也。同治九年秋七月安业复识于扬州之寓斋。

《续修四库全书提要》曰：清吴师机撰。师机原名安业，字尚先，号潜玉老人，钱塘人。国子监祭酒锡麒之孙，顺天府尹清鹏之子，道光乙未举人，侨寓扬州。咸丰初，粤匪踞江宁，扬州亦陷，避乱泰州，同治初，江宁克复，始返扬州。久居江北，见乡民寒苦，难民流离，设局制药以施病者，专用外治，全活甚众。就所经验以撰是书，初名《外治医说》，后改今名。文用骈俪，取子华子“医者理也，药者瀹也”之语，以题其篇。前载略言及增续略言以阐其理，正文自加详注以备其法，次为诸膏方加药法及补遗方，又次为施药局规则章程，后附永嘉三业抄及净心方说等，则劝善之编也。案：膏药古名薄贴，别兼糁敷熏洗之法，昔人间有以辅内治之未逮，若全废汤剂，专用外治之法，则前所未有而由师机所创者也。揆其所述，因虑医术未能自信，谓外治易于挽回，兼便贫寒，虽持之有故，然竟屏除汤剂，实非医家庸常之道。若遇救贫济变，取其简便，其方参用古今，并可因证特制，视药肆之但守秘方，不详究见证，滥行通用者，固为较胜矣。

民国十一年《杭州府志·人物》曰：吴安业，原名樽，字杖仙，钱塘人。道光十四年举人，官内阁中书。中年丧偶不复娶。负经世志，以活人为务，攻医，合内外治为一。取子华子“医理药瀹”义，著《理瀹骈文》，自《灵》《素》以下，博采约取，囊括靡遗，始专以薄贴治内，常十全。同治初，避地海陵东北乡，广施药膏。下河数百里，为庄者千五百有奇，咸居湫隘卑湿地，而又时为寒暑所侵。内而心腹之患，外而头面身体皮肤之疾，远近就者，日且一二百人，或三四百人。有舁有负，有扶掖提携，病者或倚或蹲，或立或跪，呼踞呻吟塞于前，待膏之救，迫甚水火。安业每晨起，以次侧耳听述病因，视颜色，指部位，分别给膏，不半日而毕。重且危者，膏至三四易，皆已脱然，自来医家未有若是之简捷也。光绪九年重游泮水。卒年八十九。其膏风行海内。宜兴褚一飞、会稽徐树兰皆重刊之。

光绪七年《甘泉县志·寓贤》曰：吴清鹏，字笏庵。父锡麒，翰林官祭酒。嘉庆二十二年一甲第三名进士，官奉天府府丞。解组后，主讲乐仪书院，晚年卜居公道桥，闭户著书。咸丰年卒。子安业，博通经史，兼善岐黄。积修脯资，建存济堂，施舍膏药。居公道桥，终年足迹不入城市，远近贫病无力医药，赖吴生活者以千百计，著有《理瀹骈文略言》四本行世。

时觉按：是书一名《外治医说》。

《理瀹骈文摘要》一卷　存　1875

清钱塘吴尚先（又名安业）（师机，杖仙）撰（侨寓扬州），苏州任本照摘编

应宝时序曰：古之治病者，最初用砭石，继又针灸，又有汤熨，皆从外治。本草及汤液作，而内治之法始备。《内经》言针灸者什之五，且及桂酒、马膏诸方，其视外治未尝畸轻，厥后工巧之医常兼其术，故能活人。近世始界别内外，其号为内科者专以汤剂治病，针灸、汤熨诸法寖失传，敷贴之方则专属之疡医，盖去古意益远矣。钱唐吴君尚先始创用膏药治内外诸疾，著《理瀹骈文》，备论其法，并附膏方二十有一。尝行之于江北，治效岁以万计，殆合汤熨、针灸之法化而通之，而能不失其意者欤？苏州官医局施诊已久，今年余始议兼用吴君法，奏效不可胜述。主局事任司马本照欲广其传，因掇取吴君诸方，别为刊行，而请序其端。余惟秦越人有言“病家所患，患病多，医家所患，患术少”，故内治外治必相济兼用，其术始全。即吴君之论亦未尝废汤药也，惟是服药而误，害何可量？膏药则不然，用之当可有奇效，即不当亦无大害。余悯夫世之误于服药者之多也，故深有取于吴君之书而嘉任君之意，为识其缘起如此。光绪乙亥小阳月江苏按察使司按察使永康应宝时书。

时觉按：与《理瀹外治方要》同，后附《应验诸方》，收于《韡园医学六种》。

《理瀹外治方要》二卷　存　1877

清钱塘吴尚先（又名安业）（师机，杖仙）撰（侨寓扬州）

潘霨序曰：天地，一气之所鼓荡也，人身，一气之所周流也。天地之气不顺，变为灾祲，人身之气不和，酿成疾病。由是汤液之法主治内，敷贴之法主治外，内外分科而治法亦判而为二矣。钱唐吴君尚先，著有《理瀹骈文》，创用膏药并治内外诸症，其法有五：审阴阳，察时行，求病机，度病情，辨病形，各有主膏，亦各有糁药。其脏腑之寒热相移者，则究其本始而治之；其病之兼脏腑者，则又分脏腑而治之；至妇女之经期、胎产、乳岩等症，莫不本仲景经文为用。膏药之大法，并附膏方二十有一，糁方二十有七，尝行之于江北，治效岁以万计。余自客岁旋里养疴，僦居渎川，兼施医药，并宗其敷贴之法而济以针刺，俾郁结之气宣而膏药之气尤易渗入，治病颇有奇验。大抵病之由外入内，流行于经络脏腑者，固非一膏一药所能治。若初感时邪，或为六气所侵，

或为七情所郁，气凝血滞及有形状可按者，以膏药按上、中、下三焦要穴贴之，闭其外邪从入之途，而后或提或散，或清或温，糁之以药，则通经活络之方视汤液尤为得力。盖其外治之法实与内治并行，并可以内治之法移为外治，不待切脉、不烦饮药而可奏功。且以膏药治病，用之而效，固有奇功，偶或不效，亦无大害，较之孟浪用药、一误而不可救者，其存心之仁与不仁，岂可同日语哉？窃嘉吴君之择术仁而用意厚，爰弁数言，以付剞劂，并志膏药之功用云。时光绪三年正月吴县潘霨。

略言略曰：各善堂专资利济，此法最为相宜，堂中延老成有德精明医者一人，主送诊内外杂证，务须得人，以免临时误用。四诊中以望、闻、问为主，而切脉则略焉。盖脉理精微，非息心静气，难于凭准，人多证杂，必致混淆，不如望、闻、问之确也。又以勤敏精细者一人，专司摊膏研药，合膏须另请店中老手为之，局首亲考其药料之优劣，察其火候之浅深，及合既成，权其分两，付局摊用。粗工一人，备供给使令。每日自辰至戌，来诊时不以时限。不以过午为限，盖穷民非独惜钱，并惜工夫也。随到随给，姓名证候给时随手录簿，不惟可知人数多寡，膏药出入，重证复诊亦便查对。求者既乐其便，而诊者亦宽然有馀。代带不亲到者不给，恐有错误，如实有病不能亲赴者，须将病源开清，再为发给。其有指名何膏出钱购买者，与之以广流传，所入之钱仍归公用。统计一善堂中月阅证四五千人，岁约五六万人，出膏大小约十万余张，药末、锭药副之，为费三百金，以百金充局用，馀皆归于药材。虽不能尽人皆愈，而十亦愈其八九，诚事简而功倍也。韡园记。

时觉按：是书为苏州官医局选辑吴师机《理瀹骈文》而成者，同《理瀹骈文摘要》，后附《应验诸方》，无应宝时序文，收于《韡园医学六种》。

《重刊理瀹骈文廿一膏良方》 存 1878

清钱塘吴尚先（又名安业）（师机，杖仙）原撰（侨寓扬州），王宗寿增辑

王宾序曰：戊寅春，予自婺赴宁，道出大通，黄幼农观察招之饮，赠以自制膏药两种，且告以施治法。到宁后，即分以赠人，试之辄效。归路复经观察处，称而谢之，并求抄其方，观察因取膏再赠数十贴，计四种。其方则有廿一种，成一书焉。归而阅之，知是书为扬州公局所刊，为号安业者所著，盖历二十有余年矣。惟卷首无目录，卷尾仅“安业氏识”语，且有谓：其理在《骈文》，其法在《略言》。是本或非全书，然廿一方具在，依而制之，固已足以济人也。适婺源二尹褚君鹤汀嗜岐黄，精外科，尤好制药饵作施济事，因共商先将是书重加校刊，然后集二三同志襄而成之，再视集资之多寡以次熬膏，随时施送。日来刘捷三守戎、刘小园直刺、祝际可少尉、孙立三、王云鹤两广文，咸乐附焉。婺友如朱卓臣翰博、程汝调内翰并其弟侄汲泉润堂暨吴也述茂才，亦闻而愿襄是举，是皆幼农观察之善愿有以兴起之也。向使观察赠以膏而不赠以书，则膏有尽而道远莫求，赠以书而不赠以膏，则方虽良而人难共信。将来同志者日以众，书之刷布日以广，膏之施送日以长，安业氏之良方不朽，自有能见其全书，详其里居姓字者，固无俟是本弁言也。至原本或系翻板，小注讹字颇多，兹刻较原板略大，并加目录一页，以便检阅。其讹字知者改之，疑者阙之，无关系者仍之。校刊之力，鹤汀居多，予为之序，以记是书之所由来，并是刻之所由成云。时光绪四年十二日古寥王宾雁臣甫识于星江差次之泛香沉碧轩。

王宗寿序曰：《理瀹骈文》，钱塘吴尚先先生所著。此书详列医家外治之法，故初名《外治医说》，后改名《理瀹骈文》者，以子华子言“医者，理也，药者，瀹也”，用骈体文叙述，以便学者记诵，而注方于下，故曰《理瀹骈文》也。前有《略言》一卷，议论透彻，后有《膏方》一卷，可以依法修合。先生于咸丰中避寇泰州，以外治之法施视贫病，瘳者以万计，其征效神，其积德大矣。是书原刻之外，近日王雁臣司马又重刊以济世。朱凝香理问得书示余，余读而善之，惟此书所言外治之法，多分指经穴贴膏敷药，余恐病者检书得方，不尽知各穴部位，或误其处，故为补刊《铜人图经穴考》附于书中，以便查检。余更愿同志依书多印，并制膏药以施贫病，以广先生著书之德泽焉。光绪七年岁次辛巳八月既望，王宗寿识于上海之普育堂。

时觉按：普育堂是同光间上海道委托地方绅商组建的善堂，收容无家可归又无力自谋生路的幼童弱叟，下设医药局、养病所。王宗寿当为江浙人氏，故得任职于此。

《推拿要诀》 佚 1878？

清松江袁大墂（兰亭）撰

时觉按：光绪四年《奉贤县志·人物志四》、光绪十年《松江府续志·艺文志·子部补遗》载录。

《厘正按摩要术》四卷　存　1888

明蒲圻周于蕃(岳夫)原撰,清宝应张振鋆(醴泉,筱衫,惕厉子)厘正

张振鋆序曰:岐黄疗病之法,针灸而外,按摩继之,尚矣!后世失其传,而易为推拿之说。每见野叟老妪,不知经络为何,穴道为何,表里寒热虚实病证为何,温清补泻汗吐下和治法为何,而概以随手推抹,名曰抹惊,或妄灌以自制丸散,以致小儿夭枉无算,恻然心伤。窃念小儿脏腑柔脆,一触风寒暑湿燥火之气,或痰滞,或食积,最易惊厥,是为急惊,吴鞠通所谓客忤痉也。其重者有慢惊一证,应如何辨证,如何治法,此余所惴惴焉不克胜任者。方脉一科,望闻问切,秦越人谓为神圣工巧。前贤临证,所重在问,苏内翰东坡云:我有病状,必尽情告医,我求愈病耳,岂以困医为事哉?脉理深邃,变幻多端,按二十七部脉,即以定千变万化之证,谈何容易。且仲师有从脉不从证、从证不从脉之论,尤须有灵机活法,今昔所概以为难也。况小儿昔称哑科,脉无可切,证无可问,即仅以望闻得之,神圣之事,岂末俗庸流所能望其项背者?然辨证虽难,而又不得不辨,辨而后,又不得不设法以治也。国初龚云林《推拿全书》图注不明,无门可入,夏禹铸《幼科铁镜》亦略有可采,亟亟焉求按摩之术而未获者。京江张心樵先生,抱利济之怀,混迹廛市,搜采方书,因见族弟地山善推拿,立起沈疴,始则婴儿,继而男妇,治无不效,秘其术不一传。既羡之,又恶之。羡其术之精,恶其术之吝也。不幸干造物之忌,地山遂殁,先生托族谊寓其家,遍翻架上书,得《推拿秘诀》二册,归而录之,藏二十年,以待识者厘订,传世兼济世也。丁亥夏,以所录者谆谆嘱余任是役。自首至末,凡五阅,始悉此书乃明万历楚人周于蕃所著《推拿要诀》,付梓者三,但次序错乱,辞语鄙陋。《传》曰:言之无文,行而不远。以故坊间不多见,原本寖失,只留抄本于先生之族,因以善其术。先生年七十矣,促余蒇其事以偿其愿,余不敢辞。乃于重复者汰之,繁芜者删之,颠倒者理之,俚俗者易之,更博采旁授,附会以明之,颜曰《厘正按摩要术》,一志其原,一补其阙也。编次以辨证为先,立法为后,历半载而就,以应先生之命,且以见先生慈惠居心。《书》曰惠迪吉,《易》曰积善余庆,为先生操左券焉。谨志其颠末如此。时维光绪十四年戊子冬月,宝应惕厉子张振鋆原名醴泉筱衫题于邗上旅次。

张言礼序曰:昔黄农尝百草,立方书,著《灵枢》《素问》诸经,盖欲布之天下,传之后世,俾人人晓其法疗其病,以救人之命也。曷尝居为奇货,而私为不传之秘哉?余素不知医,长男孝德,生甫三龄得痞疾,愈医愈危,佥以为无生理,因闻黄帝有按摩法,于小儿尤宜,尝欲求其说不可得,适族党中有善其术者,经按摩者三,更衣得黑矢,由是告痊。如此者甚夥,以故羡其术而惜其秘,不料天夺之魄,命与术俱绝。后因事寓其家,见架上有《小儿推拿要诀》,翻阅一过,乃知推拿者即按摩之异名也。余欣然借抄,意在推广流传以救人命。家中人靳弗与,且曰:此秘方也,慎毋泄。余弗获已,因仿萧翼赚兰亭、桓元窃发画厨之意,私取录焉。存于家廿有余年,屡质之诸医家,咸茫然莫得其端绪。宝应张广文筱衫先生,乐善不倦,仁闻素昭,向服膺《灵枢》《素问》诸经,又尝博览方书,于此道三折肱矣。故每治一证,必审慎周详,每出一方,辄回生起死,谆谆以施济为念,以视人命如儿戏为戒。余心折久之,特出视此书,筱衫欣然色喜,力肩剞劂之任,特为之删其繁芜,去其踳驳,分门别类,井井有条,冠以凡例,绘厥原图,且博采群书而附会之,令人一目了然。无论知医不知医,皆能按图治疾而无所遗误。今而后布之天下,传之后世,得以起沈疴登仁寿者,皆筱衫广文之功,种福无量,种德无涯。而余数十年未遂之愿,至垂老而获睹其成,未始非三生之厚幸也。刻既竣,爰叙其颠末,并志感激钦佩之忱。是为序。光绪十有四年岁次戊子仲冬月,丹徒张言礼心樵撰。

陈桂馨序曰:按摩一法,北人常用之。曩在京师,见直隶满洲人往往饮啖后,或小有不适,辄用此法,云能消胀满,舒经络,亦却病之良方也。南人专以治小儿,名曰推拿。习是术者,不必皆医,每见版锓某某氏推拿惊科悬诸市,故知医者略而不求,而妇人、女子藉为啖饭地也。岁丁亥,自都中归,访张广文筱衫仁棣于城东,远近就医者户外屦满,室中医书数百卷,罗列纵横,为时时目涉者。案置抄本一,涂抹几遍,阅之则《推拿要诀》也,云系丹徒张君嘱为厘订,将醵资刊刻,广惠婴孩。张君号心樵,名言礼,前寓湖西,距余不远,间在亲串家一识之,古道可风,孰知留心医学为活人传世计耶?昔人言:不为良相,必为良医。医之良,非法不可。夫长桑、越人,世不再见。苟得古法,神而明之,即今之长桑、越人也。余不知医,犹记五六龄时,先太孺人云余生二岁得慢惊证,置空室中,万无生望。村外兰若一老僧,清修梵行,兼习岐黄,邀之来,急以铅粉、冰片油于左右手心各擦四十九遍,病旋起,或即此术之遗意欤?今读是书,追思往训,不禁泫然。爰怂恿筱衫速为校正,俾早流传。是役也,倡始则心樵,厘正则筱衫,孙君犊山任参校,曹君实卿、刘君恕堂司音释,周君兰坪、王君雨亭、韩君毅庵并倡始者之哲嗣幼樵督镌刊。余既美二张之意,且乐诸君子相与有成焉。是为序。时光绪

戊子冬十一月,甘泉陈桂馨椒屿氏撰。

孙凤翔序曰:经曰:慓悍者按而收之。又曰:摩之浴之。是按摩之法,亦古人所最重者。唐有按摩生专科,今之推拿实其遗法,顾习之者皆妇人女子,未能尽推纳动伸之妙耳。吾郡张筱衫先生,负济世之志,肆力于医,近得周氏推拿书二册,系张君心樵嘱为厘正者,遵而用之,应手辄效。于是订其紊乱,正其谬讹,芟其繁芜,文其鄙陋,更采先哲名言、外治良法以附益之。辨证立法,考穴绘图,井井有条,粲然大备,诚活人之要术,保幼之新书也。越人云:人之所患患病多,医之所患患道少。医者得此书而习之,可免道少之讥。推拿家得此正传,亦不致遗殃幼小。即使穷乡僻壤,有病无医,依法治疗,均能取效。行见按摩所及,著手生春,将使轩岐古法复行于今,岂徒为周氏之功臣已哉?光绪十有四年戊子冬十二月,江都孙凤翔犊山谨识。

《续修四库全书提要》曰:清张振鋆撰。振鋆原名醴泉,字筱衫,宝应人。光绪中为校官,博考方书,以医名。是书本于明周于蕃《推拿秘诀》。于蕃,湖广人,书成于万历中,版本已佚,仅有传抄本,专业者奉为枕秘。丹徒张言礼得之,以贻振鋆。其书专论治小儿,以辨证立法,取穴列证为大纲。振鋆深加研索,推其切要,而编次错乱,辞鄙不文。因为之汰繁删芜,重加厘订,又博采古今医籍以疏证之,其文倍于周氏原书,更题今名。案:推拿为俗称,古统曰按摩之法。唐制有按摩生,肄习其术,设为专科,见于《新书·艺文志》而古籍罕传。近代习此者颇少,士流口耳相传,苦无善本,《医宗金鉴》于正骨心法中附按摩推拿之法,专为伤科而设,其言偏而不全。此则重于内证,其手法分按、摩、掐、揉、推、运、搓、摇八字,益征明备。所列经穴各图,较《金鉴》倍详。至于辨证取法,须兼有医家常识,方能运用。书中多所发明,此固与野叟老媪之卤莽灭裂者不可同日语。所附《育婴提要说》、《痧疹正义》二种,并辑古今医家粹论,言简意赅,亦保婴者不可不读之书,在近时医籍中切于实用者也。

时觉按:又名《小儿按摩术》,收于《述古斋医书三种》《续修四库全书》。

《推拿揉穴秘书》不分卷　未见　1895

清亡名氏撰

时觉按:有光绪二十一年乙未抄本藏苏州大学炳麟图书馆,经查未见。

《推拿秘要》一卷　佚　1911?

清川沙张云川撰

民国二十六年《川沙县志·人物志·张清湛传》曰:其先坤岩,至云川,两世俱擅眼科,云川兼理大方、推拿。著有《推拿秘诀》一卷。

《推拿直诀》　佚　1911?

清青浦吴时行(竹生)撰

时觉按:民国二十三年《青浦县续志·艺文上》载录。

《推拿辑要》　佚　1911?

清上海徐晋侯(侣樵,幼甫)撰

时觉按:民国七年《上海县续志·艺文》载录。

《儿科推拿摘要辨证指南》不分卷　存　1911

清沈清卿(敦复小主)抄辑。

时觉按:上海图书馆藏有清抄本,封面作:《儿科推拿摘要辨证指南》,敦复小主清卿阅;前后无序跋,有目录五十一条,与正文相符;卷端作《推拿摘要辨证指南》,无署名;内容为儿科证治。后附《汤头歌诀》,其封面署:沈清卿抄本,哑科总要;卷端作《医方汤头歌诀》,无署名;后为《经验良方》。

上明堂经脉类,共六十五种,其中现存三十二种,未见四种,已佚二十九种。

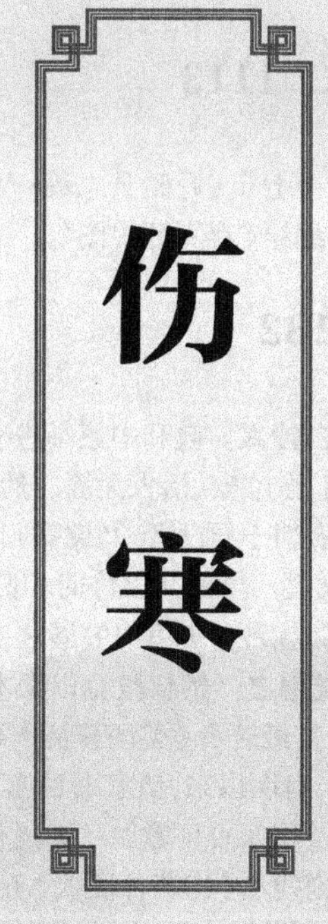

伤寒

《辨伤寒》一卷　佚

南朝丹阳徐文伯（德秀）撰（寓居钱塘）

时觉按:《隋书·经籍志》《通志·艺文略》《国史经籍志》载徐文伯著述五种,《辨伤寒》一卷为其一种,佚。

《四时伤寒总病论》六卷　佚　1113

宋泗州杨介（吉老）撰

时觉按:《宋史·艺文志》载录,光绪十七年《盱眙县志稿·人物》作"从病论",乾隆十一年《盱眙县志·方伎传》又有《伤寒论》。杨介政和三年曾编绘《存真环中图》。

《伤寒百证歌》五卷　存　1132

宋真州许叔微（知可,元同先生）撰

唐棉村序曰:许叔微,字知可,真州白沙人。政和中累举进士不第。初,叔微父母遭时疾,相继卒,常痛里无良医,至是遂治方经,以医名。南渡初,游临安,活人无算。然叔微故业儒,弗专也艺。建炎五年登进士第,累官集贤院学士。会秦桧当国主和议,疾朝士异己者,乃谢病归。其在汴也,尝治蔡京病,一夕瘳,京喜,欲官之。时叔微方下第,郁郁不得志,竟拂衣去。至是又以忤时相归,人咸高之。叔微少有当世志,不得用,始终以医名。无问贵富贱贫,虽曛夜风雨,有以疾告,辄束缊笠屐往,所治辄应手愈。虽高若讷、王克明辈,不能过也。顾始终不索酬,志在济人而已,人咸德之。然叔微竟以医术终其身。所著有《伤寒发微论》《伤寒百证歌议证》二十二篇及《仲景脉法》诸书,其最著者《类证普济本事方》十卷。《伤寒百证歌》五卷,《四库全书目录》不载,惟陈振孙《书录解题》有之,自明以来,诸家书目亦罕有著录。考焦弱侯《国史经籍志》载有《伤寒百证歌》三卷,钱曾《读书敏求记》有《伤寒百证歌》五卷、《伤寒发微论》三卷,求之十余年不可得见。辛亥六月二十一日也,予从书贾仅购得宋刻残本《伤寒百证歌》五卷,前后缺去序、跋,书中脱落三十余字,藏书家亦无有畜之者。盖岁久墨敝纸渝,不可复读。予思宋自高庙而后,国事日非,奸良莫辨,学士以文章经济之身,处闲散之位,事权不属,强聒何为?因发愤著书以自抒无聊之志,所谓"邦无道,危行言孙"。学士固不求人知,人又何能知学士也?予固重其人而并以重其书,故将所购得宋刻残本《伤寒百证歌》躬自影摹,篝灯命笔,录而存之。然《百证歌》一书,观其因证论方,因方辨证,始觉豁然心目,苟能玩而索之,治六淫者自有脉络可寻。且注中所引《素问》《难经》《脉经》《甲乙经》《伤寒论》《金匮》《巢源》《千金》《外台》《活人》,华元化以及孙兆、庞安时、宋迪、王实诸公,又皆神奇出人意表外,半亦人间希有之本,览者勿漫视之。壬子八月十三日,得全居士唐棉村识。

唐棉村又序曰:医之道大矣,可以养生,可以全身,可以尽年,可以利天下与来世,是非浅识者所能为也。苟精此道者,通神明,夺造化,擅回生起死之功,则精神之运必有默相于冥冥之中者,岂可谓之艺与技术为等耶?近世习医,仅有借径于俚师、问津于坊刻耳。予少抱病治医,凡医林典籍,莫不网罗搜讨,既而游历四方,名医宿学,多所就正,而知津识路可资启发者盖亦寡见焉。辛亥秋,予从书贾搜得宋刻残本医书二种,一为晞范子《脉诀集解》十二卷,注中所引皆宋代名流,中多精义妙论,世罕有传之者,后为马氏借看,屡索不还,耿耿挂胸臆者年余矣。又得许学士《伤寒百证歌》五卷,其标题曰《新编张仲景注解伤寒百证歌》,心甚疑之,迨而服膺是书,乃知书中引仲景之言以为注,其实推明仲景之意而申言之也。予览训解《伤寒论》者,自宋及今百有余家,竟至汗漫纷歧,入主出奴者众矣。其能言简而赅,又能继往开来,如郭白云《伤寒补亡》以及此书而已。况此等书流传绝少,世罕有知之者,医家固不能举其名,书肆亦未见列其目,爰缀数语于简末,以俟博识君子。时咸丰壬子九月,得全居士记于羊城之堪隐居。

《许先生传》曰:许叔微,字知可,号元同先生,仪真人也,时人多指为旌阳后身。《会真记》云:西晋许逊为蜀旌阳县令,学道成仙,因称旌阳真君。少孤力学,于书无所不读,而尤邃于医,誓以救物为心,予而不冀其报。值剧贼犯仪真,已而疾疫大作,许遍历闾里,视病与活,十活八九。一夕梦神人谓之曰:汝平生有遗恨乎?对曰:遗恨有三:少失怙恃,不得致菽水之养,一也;束发读书,望一第为门户计,今年逾五十而无所成,二也;后嗣未立,为不孝大,三也。神曰:汝亦有阴功耶?敬举仪真疾疫事告之。神曰:上帝以此命汝以官,锡汝以子,父母则不可见。因留语云:药有阴功,陈楼间处,殿上呼卢,喝六作五。莫测其谓。继于张九成榜登甲科，名在第六，以恩例，升第五人，在陈祖言之下，楼材之上。仍得两子。由徽州幕府，为临安泮宫判，登闻检院。尝著《伤寒歌》又名《伤寒明鉴》《活人指南》，以朱肱《活人书》纂成，又谓之《百分等秤》，《经效类例》，晚岁述《本事方》。自序云：医之道，可以回生起死，必有默相于冥冥之中。上古如岐伯，如伊尹，殆及后世，周有和缓，秦有扁鹊，汉有仓公，魏有华佗，宋有徐文伯，唐有孙思邈，皆神奇精巧，超越等伦。自兹以往，仅可一二数。而今人之不逮古，何也？盖古人以此救人，故天畀其道，使普惠含灵；后人以此射利，故天啬其术而不轻畀予也。《本事方》既成，而历阳贵官张孝忠爱玩甚笃，乃集通医相与参订。凡方证腧穴有而未具者，则附益之，或小疵者，亦刊正之，于是其书愈佳焉。近有《本事方后集》，恐非许君本真也。赞曰：许君邃医，著书论讨。药彼多疫，荣枯振槁。报施锡第，双珠呈宝。心于救人，天畀以道。庄诵斯序，利心电扫。（《宝庆本草折衷》引《仪真志》及张刻、张孝忠撰《本事方》后序及《活人指南》序括成）

洪迈曰：许叔微，字知可，真州人。家素贫，梦人告之曰：汝欲登科，须积阴德。许度力不足，惟从事于医乃可，遂留意方书。久之，所活不可胜计，复梦前人持一诗来赠之。其词曰：药有阴功，陈楼间处，堂上呼卢，喝六作五。既觉，姑记之于牍。绍兴壬子，第六人登科，用升甲恩数第五，得职官。其上陈祖言，其下楼材也，梦已先定矣！呼胪，谓胪传之义耳。（《中国医籍考》卷三十一引《夷坚乙志》）

钱曾曰：《张仲景注解伤寒百证歌》五卷，翰林学士白沙许叔微知可述。述者，推明仲景之意而申言之也。（《中国医籍考》卷三十一引《读书敏求记》）

汪琥曰：《伤寒百证歌》，许学士述。书凡五卷，其自序云：论伤寒而不读仲景书，犹为儒而不知有孔子六经也。于是取仲景方论，编成歌诀一百证，以便后学之记习。其中间或有仲景无方者，辄取《千金》等方以编入。其第三十证，则以食积虚烦寒痰脚气似伤寒者，采朱肱、孙尚之说以补入；又第五十一证《发斑歌》云：温毒热病，两者皆至发斑。其注中复采《巢氏病源论》以补入。此皆有裨于仲景者也。

《续修四库全书提要》曰：宋许叔微撰。叔微字知可，真州人，官翰林学士。有《类证普济本事方》，《四库》已著录。是二书明万历间有乔山堂坊刻本，合为四卷，已经窜改，此元刊本见钱曾《读书敏求记》著录，清光绪中为归安陆心源所得，刊入丛书，始见庐山真面。案：叔微所著诸书，惟《本事方》著录于《文献通考》及《宋史·艺文志》，是二书则未载。《直斋书录解题》有《伤寒歌》三卷，云凡百篇，皆本仲景法；又云有《治法八十一篇》及《仲景脉法三十六图》、《翼伤寒论》二卷、《辨类》五卷，皆未见。陆氏据之，谓《伤寒歌》即《百证歌》，卷数不同者，乃三为五之讹；《翼伤寒论》即《发微论》，卷数正同。其说可信。是书诸歌以韵言总括，言简意赅，诸论发挥精义，皆阅历有得之言。叔微医术精深，斯二书提纲挈领，尤为读仲景书之南针。《本事方》八、九两卷皆论伤寒，于《百证歌》之第一篇总论伤寒脉式，及《发微论》上卷之论桂枝、麻黄、青龙用药三证，并收入其中，乃书中之纲要。而桂枝主风伤卫，麻黄主寒伤营，青龙主两感，叔微即有是论，后人以此说专属之成无己者，似未见是书也。至叔微他著，《解题》已称未见，心源序谓：《脉法》《类辨》久佚，《八十一法》当即张月霄藏书志著录之《伤寒九十论》，盖书经传刻，其名偶有异同耳。

时觉按：收于《述古丛钞》《十万卷楼丛书》《翠琅玕馆丛书》《藏修堂丛书》《丛书集成》。清秀水徐彬有《徐氏注许叔微伤寒百证歌》，已佚；民国十七年何炳元有《增订伤寒百证歌注》四卷。《中国医籍考》卷三十一作“《注解伤寒百证歌》三卷，存”。

《徐氏注许叔微伤寒百证歌》 佚 1667？

宋真州许叔微（知可，元同先生）撰，清秀水徐彬（忠可）注

徐彬曰：古来伤寒之圣唯张仲景，其能推尊仲景而发明者，唯许叔微为最。自陶节庵之书出，而药味胡乱，尽失张、许之意。春初，已注叔微《伤寒百证歌》，即欲付梓，使学人无临证之惑云。

时觉按：《中国医籍考》卷三十一载录，“未见”，《联目》不载，《大辞典》“佚”。

《伤寒发微论》二卷 存 1132

宋真州许叔微（知可，元同先生）撰

李存济序曰：余少好岐黄术，得张氏伤寒百证之书，不觉喟然叹曰：至哉！其言之也。夫人身一小天地，治天者必筭缠度、察分杪而后知晦蚀之期，治地者必计崇卑，度源委而后识旱潦之归。夫伤寒为生死之关，亦必参四时究六脉，而后知受病之端，苟执一忘百，则六经传变、七日剥复与三阴三阳之殊感，其可以辨？此张

氏之书诚足当洛下闳伯子也。予故再梓以广其传夫。太医院李存济谨题。

黄丕烈跋曰：余于去冬收得许学士《普济本事方》宋刻残本仅六卷，然出大价，盖以其书之希有也。吾友某为余言，许学士伤寒书旧刻本在小读书堆，心甚艳之。春二月下旬，有书船友不识姓名者二人，持元刻《伤寒百证歌》《伤寒发微论》二书，又有别种医书二本，求售于余。彼因稔知余之出大价得前书，故以此来。一时议价未妥，仅得别种之一本，许书却还之。一月以来，时复思之不置，适书友亦非余不能售，故重复携来，岂书之恋余耶？抑余之恋书也？出番饼十七元得此，以别种副之，仍取其希有耳。是二书载《读书敏求记》，兹遵王图记宛然，装潢如旧，其为述古物无疑。后归吾郡惠氏，非但松崖先生有钤印，而余收得《百岁堂书目》有松崖注语可证。物之授受源流悉悉相合，岂不可宝？惟是钱、惠二家书目于《发微论》皆云三卷，此却上下二卷，未知何以歧异。惜小读书堆主人作古数年，偶有欲假之书思而不得，未能一证卷之多寡为憾。闻五砚楼曾借录其副，而寿阶又往扬州，不克急假观之，以析疑意，是所耿耿。余检《直斋书录解题》，仅有《伤寒歌》三卷，许叔微撰，凡百篇，皆本仲景法。又有《治法》八十一篇，及《仲景脉法三十六图》《翼伤寒论》二卷，《辨类》五卷，皆未见。兹以目见者证之，《伤寒歌》三卷与《伤寒百证歌》五卷，其同耶？其不同耶？何分卷之异耶？《伤寒发微论》二卷与《翼伤寒论》二卷，其不同耶？其同耶？何分卷之符耶？皆莫可详矣。古书日就湮没，尚赖奕世藏书家表章其名，留传其种，俾后人有所据依。我辈好古书，而方伎家言亦在收录，若世之庸医且有问之而不知其名者，又安能与之赏奇析疑也？开窗展玩，藉此破寂，剪烛书此，觉一切尘撄暂为抛却，乐何如之？时己巳初夏，将届小满，大风扬沙，晴雨忽变，麦秀之寒甚于常岁。并记。复翁。

陆心源序曰：《新编张仲景注解伤寒百证歌》五卷、《发微论》二卷，题曰白沙许叔微知可述。《直斋书录解题》云，许叔微《伤寒歌》三卷，凡百篇，皆本仲景注，又有《治法八十一篇》《仲景脉法三十六图》《翼伤寒论》二卷，《辨类》五卷，皆未见。《四库提要》云，叔微字知可，真州人，绍兴二年进士。医家谓之许学士，不知所历何官也。案：《伤寒歌》即《百证歌》，三与五盖字之误。《翼伤寒论》即《发微论》也。叔微，扬州仪征人，少孤力学，于书无所不读，而尤邃于医。建炎初，剧贼张遇破真州，已而疾疫大作。知可遍历里门，视病与药，十活八九。仕至徽州、杭州教官，迁京秩。见影宋抄本乾道庚寅张郯序及《独醒杂志》、《西溪丛话》、张杲《医说》。知可所著《类证普济本事方》十卷，《宋史·艺文志》《书录解题》《文献通考》《四库全书》皆著录，余仅见于《书录解题》。《脉法类辨》久佚，《八十一法》当即张月霄《藏书志》著录之《伤寒九十论》，《百证》《发微》元明以来不甚显，《四库》未收，阮文达、张月霄亦皆未见，唯钱遵王《读书敏求记》著于录。遵王元刊今归于余。夫医家之有仲景，犹儒家之有孔子也；医书之有《伤寒论》，犹儒书之有《四书》也。宋时为其学者，有成无已之《注》，有李柽之《要旨》，王实之《证治》，韩祗和之《微旨》，庞安常之《总病论》，朱翼中之《活人书》，钱闻礼之《百问歌》，虽皆各有所长，而知可之书为最能得其意。《百证歌》七字韵言，意该言简，《发微论》探微索赜，妙悟通神，于以叹知可之学之深且邃，非薄技偏长、执一是之见者所可及也。明万历辛亥有乔山堂坊刻，合为四卷，证以元刊，不但面目全非，篡改亦复不少，此明人刊板之通病，医书尤甚者耳。余虑其误俗医而害人命也，重摹元刻，以广其传。后之治医家言者，由是以求仲景之书，庶几免废人之诮乎？光绪七年岁在重光大荒落季冬之月既生霸，归安陆心源撰。

汪琥曰：《伤寒发微论》，宋翰林学士白沙许叔微知可述。书分上下二卷，共论二十二篇。其首论伤寒七十二证候，次论桂枝汤用赤白芍药，三论伤寒慎用丸子药，六论伤寒以真气为主，十论桂枝肉桂，十五论动脉阴阳不同，此皆发明仲景微奥之旨，书名“发微”，称其实矣。

时觉按：收于《十万卷楼丛书》《丛书集成》《许叔微伤寒论著三种》《伤寒发微论伤寒百证歌》。

《伤寒九十论》一卷　存　1149

宋真州许叔微（知可，元同先生）撰

张金吾《爱日精庐藏书志》曰：宋白沙许叔微知可述。先列病证，后论治法，剖析颇精。是书诸家书目俱未著录，伏读《钦定四库全书提要》云：叔微书属辞简雅，不谐于俗，故明以来不甚传布。是则因传本稀少，故藏书家俱未见欤？陈振孙曰：叔微有《伤寒治法八十一篇》，未知即此书否。

《续修四库全书提要》曰：宋许叔微撰。叔微有《伤寒百证歌》《伤寒发微论》诸书，已著录。是书见昭文张金吾《爱日精庐藏书志》，谓诸家书目俱未著录，惟陈振孙《直斋书录解题》于叔微《伤寒歌百篇》下注云：又有《治法八十一篇》，未见。金吾疑即此书，以篇数不符，未能确指。或当时先有《八十一篇》，后复增为

《九十篇》，抑陈氏原称未经目睹，出于传闻之小误，亦未可知。咸丰中，仁和胡珽据张氏传抄本刊入丛书，附校讹三十则，于舛误处纠正详审，称为善本。案：叔微医学精深，《百证歌》《发微论》二书，于仲景《伤寒论》阐明精蕴。是书乃其自述医案，多属疑难之证，悉以仲景之法论定之，预决其可治及不可治，其脉证与仲景说相合者，用其正法，有不尽合者，参用仲景他法以变通之，要以汇通仲景诸说并援《素》《难》之精义为折衷。又谓《脉诀》等书，其法与仲景不尽同，伤寒脉当以仲景为准法，药品之功用异同，亦择要发明。其持论与《百证歌》、《发微论》多可互证，盖贯串仲景全书而神明其用者也。近世治《伤寒论》者，说出多歧，空言易生门户，揆之实用，转觉茫然。是书一一出于实验，义法明而功效著，其足以启人之领悟，坚人之信从，视注解家其功十倍。虽卷帙无多，实医家之宝筏也。

时觉按：是书成于绍兴十九年，为医案专著之最早者。载伤寒验案九十则，起自重和戊戌，迄至绍兴己巳，先后三十余年。诸案无分门类，亦不拘年月次序，然名姓时日州县亦间有所载，案后有论，据仲景原论辨识脉证，斟酌方药治法，间亦援引《内》《难》诸经及《千金》《圣惠》诸方，故名"论"。《四库全书》及《中国医籍考》俱未载，收于《琳琅秘室丛书》《求志居丛书医学五种》《丛书集成》《中国医学大成》。

《伤寒治法八十一篇》，《翼伤寒论》二卷，《辨类》五卷，《伤寒歌》三卷　佚　1149？

宋真州许叔微(知可，元同先生)撰

陈振孙曰：《伤寒歌》三卷，许叔微撰。凡百篇，皆本仲景法。又有《治法八十一篇》及《仲景脉法三十六图》《翼伤寒论》三卷，《辨类》五卷，皆未见。

时觉按：万历三十三年《武进县志·人物》载录《翼伤寒论》二卷、《伤寒歌》三卷；康熙五十七年《仪真志》、嘉庆十五年《扬州府志·艺文》作"《翼伤寒》十卷"；道光《仪征县志》则作"《翼伤寒》三卷"；乾隆元年《江南通志》作"《伤寒歌》二卷"。《中国医籍考》卷三十一载录，"未见"，《联目》不载，《大辞典》"佚"。黄丕烈疑《翼伤寒论》二卷即《伤寒发微论》二卷；陆心源以为陈振孙《直斋书录解题》所云《伤寒歌》即《百证歌》，《翼伤寒论》即《伤寒发微论》。

《伤寒类要方》十卷　佚　1149

宋真州许叔微(知可，元同先生)撰

嘉庆十五年《扬州府志·人物九》曰：许叔微与庞安常同为宋一代医师，著《普济本事方》十卷，直探张仲景之奥。所谓黑锡圆、神效散、温脾汤、玉真丸、退阴散等方，识精理到，足补前人所未及。先是，元祐庚午，父殁，母忧动气厥，牙噤，里医误下而殁。叔微始习医，深得其理，每见此证，急以苏合丸灌醒，然后察其虚实调之。暴喜伤阳、暴怒伤阴，忧愁失意，气多厥逆。经云：无故而瘖，脉不至，不治自已，谓气暴也。气复则已，虽不服药，可也。一人患项筋痛，连及臂、髀，不得转，诸风药不效。叔微谓，肾气自腰夹背，至曹溪入泥丸，今逆行至此，不得通，用椒附丸以引归经则安。歙县尉宋省甫膀胱痛不可忍，医与刚剂益甚。叔微候其面赤色，脉洪大，曰：阴阳否塞疾，虚不可以虚治，宜先涤其邪。以五苓散与葱合煮，下溲如墨汁，乃瘥。王检正希皋患鼻额间痛，不仁，渐连及口唇、颊车、发际，左额与颊上如糊，手触则痛极。叔微谓，饮食之毒聚于胃，足阳明受之，传入络，主以犀角解毒，升麻佐之，数日愈。乡人李信道得疾，六脉沈伏，按至骨则有力，头痛身温而燥，指冷而满哕，医者不识。叔微曰：此阴中伏阳，仲景无此证。世人患此者，多用热药，则为阴邪隔绝，不克导引真阳，反生客热；用冷药，则所伏真火愈见消灭。宜破散阴气，俾火升水降，然后得汗而解。乃造破阴丹，熔硫黄、水银令匀、投陈皮、青皮末，冷艾汤下。信道服药益加狂热，手足躁扰，其家大骇。叔微曰；此换阳也。须臾少定，已而病除。叔微少时，夜坐为文，左向伏几案，卧又向左，后饮酒，止从左下，有声，久之胁痛减食，十数日，必呕酸水，暑月，止右畔有汗，访名医，编试诸药，皆不验。因自考其理，谓已成窠囊，如潦水之窠臼，不盈窠不行，清行浊停，故积必呕而去，数日复作。脾恶湿，而水则流湿，莫若燥脾以胜湿，崇土以填窠臼。于是屏诸药，专服苍术三月，愈。其治伤寒，皆宗守仲景。一士人得太阳病，汗不止、恶风、小便涩而足挛曲。叔微诊其脉浮而大，谓仲景书有两证，一小便难、一小便利，用药稍差，失以千里。是宜桂枝加附子汤，三啜汗止，佐以甘草芍药汤，足便得伸。邱生病伤寒，发热、头痛、烦渴，脉浮而尺迟弱。叔微曰：荣气不足不可汗，以建中汤治之。翌日，脉尚尔，其家几不逊。至五日，尺部方应，然后汗之而愈。

时觉按：嘉庆十五年《扬州府志·艺文》载录。

《伤寒活人书》 佚 1276？

宋江宁黄撝之撰

时觉按：乾隆元年《江南通志·艺文志》载录，嘉庆十六年《江宁府志》作王撝之著，当属笔误。

《伤寒心要》一卷 存 1278

金都梁镏洪（瑞泉野叟）撰，临川葛雍（仲穆，华盖山樵夫）编校

自序曰：予尝闻立身在乎择术，择术不精，学者通患，故术不可不慎也，医术尤甚。予学医三十余年，始见当世医者，曳裾谈说病证，以巢扁自许，及观其所读之书，不出朱肱《活人书》，李双钟等论亦尝试而用之，或得或失，时有枘凿，再而思之，加之以功复熟而终莫晓其故。一旦得刘河间之旨要，张子和之捷径，前之所疑，判然冰释，然后知古人所谓择术不可不慎者，信哉斯言。世之医者大抵谓，河间之书皆用寒凉之药，谩无温暖之剂，一下之外，更无他策。殊不知伤寒一疾，始终俱是热证，但热有表里、微甚、轻重，分数用药，加减于中而消息之耳，岂有寒证？此说子和已辨之矣，或者未信其说，是是非非，较然可见。予非尤右河间之书，而指摘朱肱之疵，特以人命至重，临病之际，死生反掌，苟有所得，是以不敢自昧。暇日因讲究二先生方书，及平昔所得秘传之旨，删繁剔冗，撮其玄妙，得方一有十八，集为一编，名曰《伤寒心要》，皆已试而得效者。不敢私诸己，与好事者共之，有能得河间之心法者，必知予择术之精也。岁次戊寅菊节，都梁瑞泉野叟镏洪序。

《四库全书提要》曰：《伤寒心要》一卷，通行本，旧本题都梁镏洪编。洪，始末未详。大旨敷演刘完素之说，所列方凡十八。又有病后四方，与常德《伤寒心镜》皆后人裒辑，附入《河间六书》之末者。然掇拾残剩，无所发明。

汪琥曰：《伤寒心要》，都梁镏洪编。书止一卷，其论伤寒大率以热病为主。其用方药，第一则双解散，第二则用小柴胡、凉膈、天水合服，第三凉膈合小柴胡，第四大柴胡合黄连解毒汤，第五大柴胡合三乙承气汤，共三十方，皆复方也。卷末则新增病后四方及《心要余论》。此得河间之一偏，其用药溷淆，不足法也。

丹波元胤曰：镏洪，号瑞泉野叟，其始末未详，亦似为金人，仍附于此。（《中国医籍考》卷三十二）

《郑堂读书志》曰：旧题都梁镏洪编，不著时代。《四库全书存目》。是书首为《伤寒心要论》，次列三十方，又次列新增病后四方，而终之以《伤寒心要余论》。大旨敷衍刘守真之说，故冠以河间二字。（《四部总录医药编》）

光绪十七年《盱眙县志稿·艺文续补遗》曰：洪始末未详。大旨敷演刘完素之说，所列方凡十八，又有病后四方。与常德《伤寒心镜》，皆后人裒辑附入《河间六书》之末者，然掇拾残剩，无所发明。

时觉按：作为《后集》附于《伤寒直格》，有元天历元年建安翠岩精舍刻本藏北京大学，有明洪武六年陈氏书堂刻本藏中国国家图书馆，有明万历三十七年书林张斐刻本藏上海图书馆，收于《医统正脉全书》《四库全书存目》《中国医学大成》。都梁，盱眙东南有都梁山，故盱眙古称都梁，又称临淮、泗州；湖南亦有都梁县，晋武帝太康元年分武冈置都梁县，属邵陵郡，隋开皇十年废，即今湖南隆回县、武冈市地。盱眙有"天下第一山"，上有瑞岩、瑞岩泉，瑞岩泉又称瑞泉，此"瑞泉野叟"之由来，故镏洪当属盱眙人。

《伤寒直格》 佚 1367？

元兴化郭忠（恕甫，芝山，金针先生）撰

万历十九年《兴化县志·人文之纪上》曰：郭忠，号芝山，精于医，任太医院使事。

雍正十一年《扬州府志·人物六》曰：郭忠，字恕甫，兴化人。时仁宗后丧明，忠以针愈之，赏赐甚厚，赐号金针先生。有《伤寒直格》行世。

《伤寒例钞》三卷 佚 1367

元仪真滑寿（伯仁，撄宁生）集

汪琥曰：《伤寒例钞》，元许昌滑寿伯仁集，书凡三卷，未见上卷。首钞伤寒例，次钞六经。有如太阳一经，先钞本经总例，曰在经之证，曰入府之证，曰传变之证，又次钞本经杂例。凡三阳经及合并病皆如上例，钞作一卷。其中卷则钞三阴经例及阴阳差后劳食复例。其下卷则钞脉例，有如亡血脉、阳衰脉、病脉、难治脉，又如六经中风及伤风见寒、伤寒见风、温病风温、痓湿暍、霍乱、厥逆、下利、呕吐、可否汗下之条，皆钞其脉。末

后则钞死证三十余条。其于仲景之论毫无发明，亦止便学者之记习耳。

时觉按：李濂《医史》有《撄宁生传》，作《读伤寒论钞》。

《伤寒治例》一卷　存　1396

明吴陵刘纯（宗厚）撰

萧谦序曰：《伤寒治例》者，名医刘翁之所著也。翁名纯，字宗厚，其先淮南人，以事移关中，遂家焉。予晚生不及识翁，因企慕而访求翁后，见其谱牒，乃簪组裔也。翁为人博极群书，尤精医道，厥考橘泉先生受业丹溪之门，及翁继之，医道大行，家声大著，遂以所学于父师者为此书。盖有以溯《素问》之源，摄仲景之旨，治伤寒者循此而行，如射而中，猎而获，足以起死回生，易危为安，无夭横之危，皆跻仁寿之域矣。予得而刻之，益有以广传翁之德惠。不特此尔，翁所著又有《医经小学》《玉机微义》传于世云。成化己亥岁阳月吉旦，易庵居士萧谦书。

汪琥曰：《伤寒治例》，吴陵刘纯宗厚编集。书止一卷，其辨伤寒，自发热始，至循衣摸床，其病八十七条，末后，又温疟等病八条。每条皆有治法，有如发热病，其治则曰解表，曰发汗，曰解肌，曰和营卫之类；其例则曰随经，曰随病，曰随时，曰变例，曰禁例，曰针例；其法详审精密，于仲景原论之外而能杂以后贤方治。萧易庵序云，治伤寒者，循此而行，如射而中，猎而获，可以起死回生。其言信不诬矣！

《四库全书提要》曰：《伤寒治例》一卷，通行本，明刘纯撰。其体例与《杂病治例》相同，不标六经，亦不分表里，但以现证九十五种为纲，而每证推其病源与其治法。亦成化己亥萧谦所刻也。

《陕西通志》曰：刘纯，字景厚，洪武中居咸宁。博学，工文辞，喜吟咏，深明医道，作《医经小学》《寿亲养老补遗》《伤寒治例》《玉机微义》等书。

时觉按：有成化十五年己亥萧谦原刻本及丁丙八千卷楼藏明本。卷端署：吴陵刘纯宗厚编集，长安萧谦子豫校正，分发热、发热反欲近衣、身寒反不欲近衣、恶寒、一身尽寒等九十六门阐述伤寒证治。

《活人书辩》　佚　1358？

元金陵戴启宗（同父）撰

吴澄序曰：汉末张仲景著《伤寒论》，予尝叹东汉之文气无复能如西都，独医家此书渊奥典雅，焕然三代之文，心一怪之。及观仲景于序卑弱殊甚，然后知序乃仲景所自作，而《伤寒论》即古《汤液论》，盖上世遗书，仲景特编纂云尔，非其自撰之言也。晋王叔和重加编次，而传录者误以叔和之语参错其间，莫之别白。宋朱肱《活人书括》，一本仲景之论，书成之初，已有纠弹数十条者，承用既久，世医执为伤寒律令，夫孰更议其非？龙兴路儒医教授戴启宗同父读书余暇，兼订医书，朱氏百问，一一辨正。凡悖于《伤寒论》之旨者，摘抉靡遗，如法吏狱辞，只字必核，可谓精也已。然窃有间焉，请以吾儒之事揆之。由汉以来，《大学》《中庸》，混于《戴记》《孟子》七篇，侪于诸子，河南程子始提三书与《论语》并，当时止有汉魏诸儒所注，舛驳非一，而程子竟能上接斯道之统，至《章句》《集注》《或问》诸书出，历一再传，发挥演绎，愈极详密，程学宜有嗣也。而授受四书之家，曾不异于记诵辞章之儒，书弥明，道弥晦，何哉？然则轮扁所以告桓公，殆未可视为庄生之寓言而少之也。今同父于伤寒之书有功大矣，不知果能裨益世之医乎？（《吴文定公集》）

时觉按：《中国医籍考》卷三十据《吴文定公集》载录，“佚”；《联目》不载，《大辞典》“佚”。

《伤寒海底眼》二卷　存　1416

明丹徒何渊（彦澄，澂斋）撰

杨士奇序曰：余初读《扁鹊仓公传》，爱其愈疾起死，灼见妙效，如鉴之照物，了然洞澈，如养由之射，百发百中，何其神也！然观于今之医，其专名一科，犹有得焉，有失焉，岂后之人固与古人相悬绝哉？抑司马子长雄才辩辞，驰聘矜大之或过乎？后得近世东垣李氏、丹溪朱氏之二书读之，其灼见妙效，虽未造于扁鹊、仓公，而所论致疾之因、治之之方，条理精密，诚以至矣，然后信古所云神医者有之，良史所传，不可诬也。盖事必有理，精探而审察，得其理则为之，无不至，后之不至焉者，皆蔽诸理而不求也。或曰：越人之极其至，本乎长桑君之遇，固非求之所能致者。夫骊珠潜于不测之渊，犹有求而致之者矣。阴阳、表里、虚实、邪正之候，古圣贤所论奥义微旨，具在方册，虚己潜玩，察之精而讲之明，皆自我者也，有不可以致乎？彼其得于所遇，殆古今万分之一耳。远之若淳于，近之若李若朱，其何所遇耶？医不力乎自我者，而必曰遇而后至，世岂复有医乎？间余得奇疾，医之素与吾往还者避而远也，则请于太医院判袁、蒋二公，而得何彦澄焉，逾月以瘳。既而，吾之壮者幼者，病不一症焉，彦澄皆医而瘳。既而，吾之姻与友，病不一症焉，皆质之彦澄，若曰可治，而治辄瘳，如其难焉，既不可治，虽更医不治，非其博达乎医之理能臻此哉？医之理无穷，由是焉力其自我者益进不已，将所至随俗为变，过咸阳为小儿医，过邯郸为带下医，过洛阳为耳目痹医，何古人之不可及哉？彦澄世丹徒儒家，其于医能推明本源，不独善于一科，其为人恂恂，谨慎小心，急于济人，而不重乎利，吾德之，故书所以愿望者赠之。时永乐丙申夏五月，奉直大夫左春坊右谕德兼翰林院侍讲庐陵杨士奇叙。

汪子符序曰：此书自大明以来，曾经抄本相传，乃何氏之家藏，遂遗留于后世。盖宗仲景《伤寒》《金匮》之旨，诚为剖析详明，立论尤为团结圆紧，其名曰《海底眼》是也。余少时习医，偶得前辈手录是书，俱系断简残篇，其字句之错落、以讹传讹者不少概见。探其源则代远年湮，安得集使始终如一？厥后博采旁搜，更稽前人之经典，以辨其文字之误。廿余年，始集腋成裘，尚缺少其立方之一册，以俟有志者之深求而再续可也。于道光二十三年，门弟子于晓江、钱倚山与长子寿千俱业医，予令三子抄录数部以赠诸友袁静轩、潘明远等。何也？一则继往以开来，一则不绝而仅有，待薪传日久，将来继继承承，大可遍行于天下。孰知咸丰三年春，忽一变而颠沛流离，又一变而诸友凋零大半，再一变而举家玉石俱焚。吁嗟！吾已矣，吾曩者寻章摘句之苦衷，而一旦同归于尽矣。迨七年春，至姜堰镇，幸遇植庭汤二兄，兼叙阔悰。彼云：数载分襟，正深怀想，所最企者，惟大侄所抄《海底眼》一书尚在，别后朝稽夕考，只此乐事。余闻之，不禁惶然疑，欣然信，悠然有得矣。噫嘻！以数十年之搜采，而得数百载之奇珍，当此万难处之境，而犹得终不可得之书，既失之而复得之，不亦又惊又喜耶？于是数日，草草挥毫，以存其稿，并以为记云。同治庚午九秋，真州石生氏抄于句曲下蜀街盐栈之西窗，丹徒汪子符序。

《江南通志》曰：何渊，丹徒人。精于医，征隶太医院，仁宗礼遇极隆，欲官之，不受，给太常寺正卿俸。

《镇江府志》曰：何渊，字彦澄，以字行。博通六经诸子史，尤精于医，医不专名一科，洞理彻微，于诸症悉见毫发。明永乐中，以名医征隶太医院。时仁宗在东宫，礼遇极隆。御极后，屡欲官之，不受，呼其字曰彦澄而不名，优以太常寺正卿禄。至需药，上多用亲札，间识以图书，悉著日月，渊前后所得积三十一纸，自庆千载之遇，装潢成册。大学士杨士奇、杨荣、杨溥辈识跋，藏于家。又赐文马二，家人二，高丽所贡轮藏药斗一具。渊以布衣近天颜，邀宸翰，食大官禄，屡蒙显赐，亦近古所未有也。渊惟汲汲读书，求工诗文，志利济一世，固不拜官。名其堂曰：皆春，梁潜为之记。杨士奇疽发背，渊药之而愈。渊卒，自亲王逮名公卿诗以挽之，凡数百章，而少师杨士奇为志其墓，墓在城南凤凰山。

王直《太医何彦澄挽诗序》：余友彦澄何公在太医二十余年，仁宗皇帝最信任之，用药多出御批，彦澄进药辄收奇效。京师公卿贵人，以至闾阎细民有疾，多走其门求治。公不择高下，皆为治之。凡其谓可者无不愈，其不可者，卒如其言。盖其心仁、其术精，故其所施无不效。予交彦澄久，居相邻，食其德也多矣。今益衰病，益滋出方恃以为安，而彦澄卒矣。呜呼！此余所以伤悼而不已也。然岂独余伤之，凡公卿贵人以至闾阎细民莫不伤之也。予尝谓医者圣贤之学也，必其心仁厚，然后能施德及人。今之为医者众矣，视财利之丰约以轻重其施，而于病之可否则后焉。或妄为之抑扬，以大肆其贪戾，甚且知其不可，姑为好言以钩致其财利。若此者皆仁之贼，而余友彦澄之所深恶也。（光绪五年《丹徒县志·艺文志》）

《京江何氏世乘》曰：禄元之长子，字彦澄，号澄斋。天性颖异，读书过目成诵，经史子集无不淹贯，一时名儒硕士多游其门。永乐五年，以鸿博征入京师，时仁宗在东宫，知其博学伟识，延资启沃。间有疾，诸医不效，投剂辄愈。成祖授以官，固辞，因赐太常寺卿禄。十八年，随仁宗赴召北京。至二十二年，仁宗御极，眷顾益隆，欲官之，仍不受，上亦成其高志，遂不强。爰赐仆御车马、酒醴彩布、高丽轮藏药斗，礼若宾臣，故所邀宸翰三十一纸，称字不名。迄宣宗朝，恩礼无间，时冢宰王直为题额曰：三朝殊遇。名公卿三杨学士等，皆荣其恩遇，作记赋诗，并志其利济一世之志，名其堂曰皆春。四海内外，咸仰盛名，救疗奇疾，不可胜数。著有《经史析疑》《内外科证治大全》行世。洪武五年壬子生，宣德七年壬子卒。

时觉按：又名《京江何氏秘业海底眼》《海底眼医书》，有多种抄本存世，1984年学林出版社收于《何氏历代医学丛书》排印出版。上卷十三篇，述伤寒病机及六经证治；下卷十四篇，述合病并病、过经起经、夹病兼治等。

《六经证辩》 佚 1418？

明吴江盛寅（启东）撰

汪琥曰：王日休有《伤寒补遗》，盛启东有《六经证类》，吕沧洲有《内外编》，张氏《缵》《绪》二论中，每节取其语，及访其书，又秘而不传，浅见寡闻，甘为世诮。

《吴江县志》曰：盛寅，字启东，以字行，逮之子，工诗善医。永乐中治内侍蛊奇验，闻于上，召对称旨，授太医院御医。太子妃孕而疾动，命寅诊之，曰：此血疾也，当用利药。诸医皆骇沮，妃令言利药者进治，明日疾大已，乃锡金币直钱千缗。寅在上前，持论梗梗，上甚重之，扈从北征，寻掌太医院事。宣德元年，赐敕褒嘉，日侍上命，视亲王疾有效，特赐白金良马，尝应制赋瑞雪诗。又尝与同官韩叔旸弈于御药局，驾卒至，不及屏，二人叩头待罪，上命终局，因御制《醉太平》词一阕以赐，仍命作诗。其宠遇如此。正统元年，丁父艰归，周文襄公忱素善寅，饷米百石，寅却之。贻以诗，有"鱼龙江海梦，雀鼠稻粱谋"，忱叹服焉。服阕将赴都，忽遘疾，自诊脉曰：吾不起矣。临终作诗三首，年六十七。弟宏，子偁，从子伦，孙恺，俱以医世其家。偁性耿介，尝使家童输粮于官，多取一筹以归，偁怒，置米屋后以饷鸟雀。初，寅医得之王高士宾，宾得之戴原礼，原礼得之丹溪朱彦修，故其术特精。时又有刘敏、李思勉者，俱传寅术。寅所著《流光集》。

时觉按：《中国医籍考》卷三十三载录，"未见"。嘉靖三十七年《吴江县志·典礼志四》《典籍表》载录《盛御医集》，一名《流光集》；康熙三十年《苏州府志·人物》载录《流光集》，一名《盛御医集》。

《伤寒全生集》四卷　存　1445

（原题）明余杭陶华（尚文，节庵）撰，会稽朱映壁（玉符）订正，丹徒何爌（仁源）重校

薛贞序曰：阴阳之气有沴，皆足以汩和伐性，而伤寒为甚。予每见夫庸医者流，不通四时之变，不明虚实之分，病者以命为试，心实痛之。适在京师，遇太学朱生，以此集所试多效，用是索而刻之，以广生生之意。夫攻伤寒者多矣，仲景、叔和其言具在，按方而治，犹有径庭，此集便能隔垣见五脏耶？是不然。人身一阴阳耳，邪气所中，或丽于阴，或丽于阳，虚有其征，实有其证，刚柔有轻重，节气有多少，进退盈缩有分合。是编也，听音写形，稽时望色，考订调剂，于五药五味之间亦既辨矣。上士可以通其意，中士可以执其中，下士循而理之，亦不至于踌躕而四顾，庶其有瘳乎？《周礼》"疾医掌万民之疾病，分而理之，岁终，则各书其所以入于医师"，知其愈与不愈以为后法之戒，诚重之也。戒则宜书，效则宜传，是予之刻兹集意也。巡按直隶监察御史关中薛贞题。

刘大化序曰：人之受病，伤寒为最繁剧，而生死在于呼吸。自仲景先生辨其阴阳内外、虚实强弱、寒暑燥湿、风邪痰食之来，而制为攻里散表、汗吐补泻之剂，后之大家从其旨而发明其奥者，各有妙悟真诠。及读节庵陶先生所著《全生》一书，更详其受源，晰其变传，格其阴阳腑脏，例其虚实后先，以及旁感余伤，分门别类，散而为数百十条，使后之医者察其端、就其绪，不至少有毫末之混。初读之似有异于仲景先生之论，细按之则无不贯其旨而极其微，实为活人金丹也。惜坊刻不明其道，不能标其要、会其归，初学者即熟读是书，亦恐顺口滑过，不彻其秘，其能济人也鲜矣。予故挈源指流，为之点次，为之评释。其重大关要之旨，细密精微之蕴，各加补说，以联络其旨趋，欲使学者直穷其止境，而操乎神明之妙道焉。敢云精深自信，聊以助先生悯世之苦心云尔。乾隆四十七年岁次壬寅仲秋上浣山阴后学刘大化宇参氏书于娜嬛书屋。

汪琥曰：《伤寒全生集》，明会稽朱映璧集，原陶节庵所著。书凡四卷：其第一卷，伤寒总难提纲起，至用药寒温相得共五十一条；第二卷，辨伤寒热例起，至哕噫例，共二十九条；第三卷，辨伤寒呃逆例起，至无表里证例，共二十七条；第四卷，辨伤寒阴阳证起，至内伤瘀血类伤寒，共六十条。方论错杂，前后雷同，其书反不如《蕴要》之明备。至今东南之医皆熟习之，用以治疾，大半多死，而犹不悟其书之谬，良可悲夫！

丹波元胤曰：是书卷首题曰：会稽玉符朱映璧订正，镇江医官何爌重校，故汪琥以为朱所著。其实出于不知何人，盖托名节庵，改《伤寒琐言》序附之。《镇江府志》曰：何爌，字仁源，丹徒人。以医名，著《伤寒全生集》。恐亦误矣。乾隆中，山阴刘大化宇参自加补说，点次评释，重锲之梓。

《续修四库全书提要》曰：旧题明陶华撰。华有《伤寒六书》，已著录。是书自序即用《六书》中《伤寒琐言》之序文，卷一五十二条，卷二二十九条，卷三二十七条，卷四六十六条。其论证，或用仲景说，或不用仲景说，方亦杂采古今，意为加减，既不以六经为次，前后错杂重复。汪琥谓其纰缪误人，殆非苛论。多纪氏《医籍考》谓此书不知何人所作，卷中有"会稽朱映璧订正，镇江何爌重校"之名，故或指为映璧所集。《镇江府志》竟以为爌所著，皆误也。案：华自命伤寒专家，《六书》中诸种，虽不免师心自用，轻于立论，断不致如是书之杂乱。自序袭用《伤寒琐言》序文，尤为妄人作伪之据。且卷首引用书目，明列华所著《伤寒六书》《十段锦》《杀车槌》《伤寒治例》《明理续论》诸种，亦可为书非华作增一凭证。无识者震于华之医名，颇有信从，故汪氏昌言纠之。《医籍考》言乾隆中有山阴刘大化宇参，自加补说，点次评释，重为锲梓，此本有点次而无补说评

释，当在其前也。

乾隆十五年增补康熙二十四年《镇江府志·方伎》曰：何爌，字仁源，丹徒人，以医名。遇人病，虽贫且贱，务尽心诊视，不屑屑计财利。何氏自防御使曰公务者谢官隐镇江市药，孝宗乃官其子曰柱太医院使。历六世，生元洛阳尹曰水，复谢官隐镇江市药。水有孙曰渊，字彦澄，诏征入京师，以医事三朝，咸膺殊眷。爌，其六世孙也。绍述家学，著《伤寒全生集》行世。年将八十，无疾卒。

时觉按：《中国医籍考》卷三十四作朱氏映璧所撰，“存”，而按语则谓其书“出于不知何人，盖托名节庵，改《伤寒琐言》序附之”。现存版本十余种，最早为明万历四十三年乙卯关中薛贞刻本，苏州市图书馆、成都中医药大学有藏；清嘉庆十五年叶氏眉寿堂刻本则有叶天士评注，晚近通行本如民国元年上海江东书局石印本。卷一列总论、六经标本、六经见证治例、伤寒治疗宜忌等五十一篇；余三卷辨治伤寒证候，卷二辨发热、恶寒、汗后不彻、本热、恶风、潮热、寒热往来等二十九例；卷三辨呃逆、胸胁满、结胸等二十七例；卷四辨伤寒阴阳症论、阳症似阴、阴症似阳、阴毒伤寒、胸中冷厥、除中、寒热厥，及辨痰症类伤寒、食积类伤寒、虚烦类伤寒、脚气类伤寒、内伤瘀血症发热类伤寒等六十六例。合计一百三十二篇，分析病机病候，各出方剂治疗，仲景方外，颇多后世验方，随症加减变化。嘉庆九年《丹徒县志·艺文志》作一卷，光绪五年《丹徒县志·艺文志》作五卷。

《叶评伤寒全生集》四卷　存　1445

（原题）明余杭陶华（尚文，节庵）撰，清长洲叶桂（天士，香岩）评注

评注本凡例曰：一、是本乃余家塾旧本，五世祖紫帆公、高祖阳生公、曾祖天士公、伯祖又凡公，各随笔评点，中惟曾祖手笔十居八九，故专属焉。一、凡评点，详或甚详，略或太略，有浅显易明者，有深微难晓者，○◆△◇▬ x □之类，悉仍其旧，不敢妄为增减。间有可疑，注于上方，惟冀当世高明是正。一、每篇题上圈点，其有无多少，意是表明紧要，以分所读之缓急，非有去取也，亦悉仍之。一、是书有山阴刘宇参先生所刻评本行世，距余曾祖殁后三十余年。其评注精详，圈点明晰，煞具婆心，深足嘉惠后学，故其旁注今悉载入，以刘云别之。其所同者，删繁就简，非掠美也。圈点则但从家塾本，欲其醒目，故不两载。一、今刻评语并录止方，其有逐句诠释必须旁注乃明者，亦即旁注，无刘云字为别。或遇刘注亦在是处，详视刘之文义何属，苟可不必旁注则移之上方，仍加刘云字别之，不能一例。一、原本未载之方，照家塾本补载，其评增经验之方亦为载入，非敢乱原本旧文。盖此书本以济世，秘而不宣，失其旨矣。例应载于上方，恐药味字细，久而漫漶，不可意会，或有误耳。一、今刻俱照家藏旧本，较世所行刘刻有异，唯其是而已。未详则从刘本，仍载旧本字句于上方。一、先曾祖及门颇盛，唯朱氏心传、顾氏景文、张氏亮揆、吴氏厚存从游最久，于是书皆尝手校与有功焉，故备列其名。一、是本虽藏家塾，手泽徒存，校对乌能精审？钟孝存兄，余世讲也，家学渊源，实本于余曾祖，过庭时备闻其尊人绪论，故校雠之事，悉与商订。曾孙钟肇康谨识。

时觉按：前有陶氏自序及刘大化序，原书凡例之外又有叶桂曾孙叶钟凡例。有叶氏眉寿堂乾隆、嘉庆间刻本，1992 年收于《吴中医集·医经类》，江苏科学技术出版社排印出版。

《伤寒类例》　佚　1445？

明松江赵景元编纂

陶华《伤寒明理续论自序》略曰：正统改元，余游京师，遇临江刘志善先生，授书一卷，指摘《百问》亦数十条，携以南归，呈之松江赵景元先生。景元亦自编一书，曰《伤寒类例》，久未之成，不以示人。

时觉按：《中国医籍考》卷三十三载录，“未见”。

《伤寒纂例》一卷　佚　1449？

明奉贤徐彪（文蔚，希古）撰

康熙二年《松江府志·艺术·本传》曰：徐彪，字文蔚，太医院使枢子也。正统十年，以能医荐入太医院。时代王病瘇，又昌平侯杨洪在边疾笃，受诏往视，皆不旬日而瘳，遂留御药房。十三年擢御医，景泰二年迁院判。常侍禁中，每以医谏，景帝问药性迟速，对曰：药性犹人性也，善者千日而不足，恶者一日而有余。问摄生，以固元气对。其因事纳忠类此。六年，予修中秘书，录子璒为国子生。及归老，以诗书适情，自号希古。所著《本草证治辩明》十卷，《论咳嗽条》《伤寒纂例》各一卷。

同治十一年《上海县志·艺术·徐枢传》曰：徐彪后裔有名伟者，嘉靖中太医令。

时觉按：康熙二年《松江府志·艺文》作二卷，《中国医籍考》卷七据以载录，亦作二卷，“未见”。

《伤寒全集》 佚 1465？

明太仓陈汪（东溪，一字董禧）撰

嘉庆七年《太仓州志·人物补遗》曰：陈汪，洽五世孙，明经好古，以诗名于时。精《素》《难》。有《东溪遗稿》《伤寒全集》行世。孙操，太医院御医。著《养生堂集》。

光绪六年《壬癸志稿》卷十一曰：陈汪，字东溪。

时觉按：陈汪子陈桐，从吴与弼参讲理义，兼通医理。吴与弼为明代著名学者，生于洪武二十四年，卒于成化五年。故陈汪为明初人，是书或成于天顺、成化间。

《伤寒百问》 佚 1474

明嘉定唐椿（尚龄，恕斋）撰

乾隆七年《嘉定县志·人物志中·唐永卿》曰：元唐永卿，居县治。前宋时，有以道者为太医院提举，从高宗渡江，因家浙之绍兴。其后世世为医官。元元贞中，永卿为平江路医学教授，始占名数于嘉定。诫子孙，既通经义，必令学医。五世孙毓，字玉成，艺业益精，明初荐入太医院。

乾隆七年《嘉定县志·人物志中·唐朴传》曰：唐朴，字尚质，永卿七世孙，博文高行，而以医名。一病者更数医不效，延朴诊之。因出前医诸方，指之曰：某某皆不应经旨，某法是矣，而不效者，病人伟躯干，以常剂投之，故不效。即其方加数倍饮之，立愈。尝过张秋，役夫大疫，朴置药，贮大盎饮之，活数千人。弟椿，字尚龄，名与兄埒，尝参考诸家方论，著《原病集》行于世。从子熇，字德明，未冠名闻四方。陈进士父病热发狂，窬垣越户，壮夫不能遏。熇令贮水浴器，有力者捉而投之，方没股，不复跳跃，因遍沃之，遂倦卧，汗出而解。太仓武指挥妻，起立如常，卧则气绝欲死。熇言是为悬饮，饮在喉间，坐则下坠故如常，卧则壅塞诸窍，气不得出入而欲死也。投以十枣汤而平。从孙钦训，字道术，受其业。

时觉按：乾隆七年《嘉定县志·艺文》载录。

《伤寒心要》二卷 佚

明嘉定唐钦训（道术）撰

时觉按：乾隆七年《嘉定县志·艺文》载录。钦训为唐椿从孙，且受其业。

《伤寒要约》，《伤寒要格》 佚

明萧山史宝（国信）撰（侨居嘉定）

万历《嘉定县志·人物考下》曰：史宝，字国信，萧山人，侨居邑中。通阴阳虚实之变，闻有禁方必重购之。近世惟推东垣李氏，丹溪诸人不论也。一人冬月鼻血不已，宝教之服胡椒汤。其人以为戏也，固问其说，时方收豆，置数粒斗中而急荡之，宛转上下如意，稍缓，遂跃出。乃谓曰：此则君之病矣。人之荣卫调和，则气血流通，君脑中受寒，故血行涩，涩则不得归经，故溢出耳，非热病也。竟服胡椒而愈。所著《伤寒要约》《伤寒要格》，皆昔人所不及也。

时觉按：乾隆七年《嘉定县志·艺文志》载录，《伤寒要格》作《伤寒要略》。

《伤寒论略》 佚 1505？

明吴江陆鲤（时化，野塘）撰

嘉庆十七年《同里志·人物志六》曰：陆鲤，字时化，号野塘，明宏治时人。赋资颖异，善诗，模仿汉魏六朝唐人，花晨月夕，同名流宴集唱和，飘飘遗世，邈若神仙。曾辑《伤寒论略》，著《钓滩集》，有《松陵八景诗》。裔孙玑，字斗三，吴县庠生。命画工吕律绘为图，藏于家。

《伤寒统会》七卷 佚 1552？

明直隶通州冯鸾（子雍）撰

乾隆二十年《直隶通州志·人物志上》曰：冯鸾，通州岁贡生。幼通经史，嘉靖壬子，以贡举廷试高等，授郧西知县。县居万山中，鸾因俗为治，民醇事简，教化大洽。又精岐黄，民有疾，呈请方辄效。五载，有神君之称。然性狷介，不肯谄事上官，遂解组归。

光绪元年《通州直隶州志·人物志上》曰：冯鸾，字子雍。

时觉按：康熙十三年《通州志·艺文上》载录，此通州为南通州，今南通。

《伤寒辨论》 佚 1566？

明昆山晋骥（子良，栎庵先生）撰

康熙三十年《苏州府志·晋宪传》曰：晋宪，字其章，昆山人，嘉靖癸未成进士。子骥，精轩岐之学，作《伤寒辨论》数十篇，学者称栎庵先生。

道光六年《昆新两县志》卷二十六曰：晋骥，字子良，修植桑果，种桔千章。发明轩岐一说，作《伤寒辨论》数十篇。历滇、辽、中都幕官。

《伤寒撮要》六卷 存 1567

明苏州缪存济（慕松）撰

徐时行序曰：伤寒曷为而难治也哉？其可畏甚于杂病，且真正伤寒几者，有寒疫、瘟疫之类焉。大抵在表者宜汗，在里者宜下，在上盛者宜吐，半表里者宜和，挟饮食者宜消，似乎候脉而投剂颇易者。孰知阴阳兼感，是似相参，疾有微甚，治有逆从，苟不察时令之正，反人禀之虚实而任意妄施，则寒变热变，祸不可测。然则可畏不有尤甚于杂症者耶？此治之所以难也。慕松缪先生妙龄攻举子业，游学姚江，既而多疾，即就叔肄轩岐之术，遍阅古今诸科方略，顿悟奥旨。审知伤寒为百病之最，自仲景而下，著述代不乏人，于是采前人已试之成法，而谓之旧论，体前人未发之秘，参以己意，而谓之新论。新旧不同，同于□□，立论不同，同于阐理，遂总而名之曰《伤寒撮要》，即传撮其枢要之谓也。余观其书简约而不涉于繁琐，其辞浅易而不入于艰深，其纲与目深悉而不至于遗缺，诚医家之捷径，用药之法案，殆集群医之大成，超乎《歌括指掌图》之上，而余皆之下矣。明此而何伤寒之难治也哉？宗此而又何偏门之为害也哉？慕松先生者，苏郡长洲缪侍御公让之家孙，存济其名云。隆庆丁卯季春之吉，赐进士及第翰林院国史修撰承务郎大典分校官瑶泉徐时行撰。

徐仲楫序曰：《伤寒撮要》一书，吾苏缪慕松先生所辑也。先生少有志于用世，既乃以多病就叔氏学医，遂通其术，尤精于伤寒。是编盖综贯百家以成，而超悟独得者居多。余尝反复阅之，议论种种，纲举目列，确有真见。大要以人之病伤寒者于生死为最切，而庸医识认之误，厥害非细。是故旧论采之古书，新论附以己意，表里虚实详其分，阴阳寒热辨其应，标本先后定其次，而正病、变病、相类之病，参稽互考，千条万绪，印证了然。且虑人之或忽焉，而以死录于前，惕若恐坠，凛若恐陷，盖欲其知死而不致于死也。噫！医者执是编以往，其无所失矣乎！余非敢曰知医也，少尝一罹斯疾，而阽于危者十九。今手其书，窃有谈虎之感，而惜乎获观之晚也，故特赘一言如此云。隆庆丁卯仲春之吉，赐进士第文林郎河南道监察御史巨川徐仲楫谨识。

总论曰：愚谓天之所生，惟人为贵，人之所病，惟伤寒为重，伤寒之书虽博，而撮要罕稽。然且今非昔比，患伤寒者什有六七焉。何为其多也？《内经》曰：上古天地之气厚，人禀天地之气亦厚也。矧恬憺之世，人又不以酒为浆，不以妄为常，不以欲竭其精，不以耗散其真，知阴阳，和术数，起居有常，饮食有节，不妄作劳，人皆几百而夭年矣。二气既厚，诸邪无隙而入，或邪外干，砭石即愈，虽病亦轻也。当今天地之气薄，人禀天地之气亦薄也，其所为与古人悉反，故言今人岁不满百也。二气既虚，诸邪得以易侵，其为伤寒者岂不多邪？人一患之，数日左右即犯，二百零一死，其正病变病而有一千五百五十一证，岂不重耶？医者本不得其要，而遽欲治人之重疾，或得其要，又不能熟读玩味，譬之涉大海而迷其津源，何攸能济乎？予已溯诸往古，有二百三十七先师，其论乎伤寒者，专于仲景辈，非不精工详矣！而至于要指之归，曰纲领，曰望，曰闻，曰问，曰切者，未尝掇拾而总挈之。是以世之医士但知务其名，而不知考索于书；或有自称知书者，则又支离汗漫而不得其要。其始也不求诸纲领，其继也不求诸望，其次也不求诸闻，又其次也不求诸问，一切脉而曰：予已知之矣。是以所药非所病，而殒其身者盖什九焉。嗟乎！药以疗病而反伤生，兹非医不知书之罪与？其未得其要而不熟读之故欤？余不忍苍生殁于非命，又不欲医者蔽于聋瞶，遂将专科书、陶翁要语参考，删其繁文，补其缺略，理正逆从，取纲领望闻问切六字，下纂注识病捷法，加不传之秘，共成六卷，名曰《伤寒撮要》。使士庶得此，不致中医之妄治；医家得此，如瞽者之复明。孝□惜身济人者，宜佩服而日阅之益深也。是为论。

时觉按：有隆庆元年丁卯新安汪滋刻本藏浙江省图书馆。

《伤寒会通》 佚 1575？

明昆山沈贞(士怡,绝听老人)撰

万历四年《昆山县志·人物七》曰:沈贞,字士怡,业精于医,志在济人,未尝嗜利。患伤寒难治,因以仲景论为主,取李浩《或问》、郭雍《补亡》,由汉迄今,凡论伤寒者集而为传,名曰《伤寒会通》。吴下诸医谓其补仲景之未备。

时觉按:康熙《苏州府志》谓沈贞为沈真,别号绝听老人。

《东垣先生伤寒正脉》十二卷 存 1580

明昆山王执中(允甫,三阳)撰

王执礼序曰:王好古笃信东垣先生《伤寒》一书,故一言一语无不录之,名曰《此事难知》,谓其玄词奥旨,不易参也。学者苦其难而不读,妄以意称东垣特工于脾胃。丹溪云:学仲景、东垣,不免各有所偏。正谓学者未究其微,故自失之耳。予兄三阳子,每三复是书,独以为不然。尝患痟蚀四阅月,梦东垣授以摩风膏,如言治之,良愈,且梦中谆谆若有所嘱者。乃合并《难知》卷于《伤寒》书中,谓其独得仲景不传之诀,而节庵陶氏之学实本于是,故题曰《东垣伤寒正脉》。书成,进士姚龙山、姚龙石见兄用此书之屡效也,既为之文,复助工梓之,一时诸名公多为之叙。兄又于张氏家藏集中,得东海翁手笔《难知》百余字,喜其先得我心之同然,录以示予,令题其后。予尝慨古书之不明于今者多矣,自儒家苦《仪礼》难读,而设科者遂用传而弃经,丹溪所谓学二家各有所偏,亦欲人之溯流以寻源也。东海翁以词翰冠绝当代而得此书,辄令子弟熟究而广传之。前辈之好古博识类如此,无非惧后学之阻于难也。今兄与龙山氏之急急于成书以济人,不亦前人之用心乎?抑宇宙间神物不容久湮,而天特假手于兄与龙山氏者乎?余盖喜仲景、东垣之道大明,而世之赖以全活者必多也,敬题以复。万历庚辰秋,赐进士第刑部主事予告终养王执礼题东海翁手笔后。

姚允升序曰:尝闻养生家之言曰"心应枣,肝应榆",是人之通于天地也;将阴梦水,将晴梦火,是天地之通于人也;故人身自百骸九窍五脏,以至喘息呼吸,无不与天地通。不有至人究天地之原,穷阴阳之奥,畴能察脉候气,观表烛里,以翊赞造化之不及,俾不妄伤误伐,获保其天年哉?崐山三阳王先生少负奇宕之才,为名家子,博综经史,志于青云。及补弟子员,声腾庠序,前辈器公者谓朱紫可芥拾也。不幸少罹血疾,羸弱不能卒业,遂涉览医药诸书以自调摄。顾先生资性绝伦,寓目辄神解,盖朝叩越人之庭,而夕已驰轩黄之境矣。自世庙甲寅年避警宜阳,以一剂起万夫人十二年之翻胃,自是振沉疴,决疑滞,全活者无虑千佰,缙绅之车及扶老携弱者,日满户外。一日,喟然叹曰:吾四十不仕,亡禅明时矣,有一术可以博济群生,何必皓首青毡哉?遂去经生业业医,名声遂动吴越。又重慨庸医俗子,目不知书,仅能识药物一二,便欲郢书燕说,以操生死之柄,于古人制方立言之意,往往若赵括之读父书,而失其运用之宜。故暇中尝本《素问》《灵枢》《难经》,搜剔仲景、东垣、节庵异同之旨,而订成《伤寒纲目》一书,每家各为一卷。其有古人未尽发者,别著论若干篇,名曰《指南》,大都因天之时,顺地之宜,以精察夫阴阳之异感而攻治之异方。如冬伤于寒,病本寒也,则用仲景法,以热药治之;历春夏变为温热,药宜凉也,则用节庵论,以寒药治之。盖世人但闻东垣之《脾胃》等论,独长于内伤,而未知东垣之《难知》等集,尤精于外感。故知仲景之热药,不可以治春夏之热病,而不知节庵之寒药,亦不可以治冬月之伤寒。先生之为是书,其意政欲明此。夫前有节庵之书,则不至执仲景之法而以热治热;今有先生之书,则不至失节庵之意而以寒治寒。而东垣、节庵三先生之遗,赖先生始大有发明,使三先生复作而获闻先生之议,亦必心快首肯而共为此道庆也。至其穷天地人事之变,而指其不正之气,如夏月冰雪,冬发雷电,则感寒于夏而触热于冬者亦有之,是又得玄中之奥,尽正变之理,而足破千古之疑。非先生夙有灵根,蚤通儒术,安能洞彻微妙而发挥玄理若此耶?先生之有功于前后,信不浅矣。余无先生之术而有其心,怜先生之握奇不售,而重幸先生之有是书,可以益寿万世而流泽无穷也。余因与秉临陈君,再加精校,付之本院楷书,绣梓以广其传,书成,命之曰《伤寒纲目益寿全书》。太医院御医长洲姚允升撰。

书例曰:一、《伤寒正脉》,乃《素问》、仲景、东垣、节庵及彭用光诸家之书,而独称曰《东垣先生伤寒正脉》者何也?岐黄、仲景之书,非先生发之则莫为于后,节庵、用光之书,非先生启之则莫为于前,继往开来,功实大倍千古,故以先生名之,亦仿《丹溪附余》之附也。一、《正脉》一书,合并仲景、东垣、节庵、彭用光、《活人》为一集,使读者开卷则伤寒全书尽在目前,有不容不遍阅者。又仿《东垣十书》例,一人自为一卷,使人人立言之意各得自明,不若类书之混而无辨,故著《合并论》一篇,撮其大略合并之意,列之首云。各卷内"中云”条,皆注释存疑,以俟救世君子改正者也。一、仲景《伤寒论》,乃伤寒家立方之祖,譬则圣人之经,游夏不能赞一词者也。况王叔和编次之后,篇什颇觉朗然,惟成无已注释虽大有功于仲景,中不无赘语,亦不能尽无可疑处,是以每为陶节庵之所惜。今赘者删之,疑者补注一条,以俟后之君子改正云。至于运气等图,改为“论解”,以便初学之览阅,列于首卷。一、《活人大全方》,虽曰中间不无杂病方混集其内,要皆四时感冒证之疑似伤寒者也。故仲景诸公方既备者删之,仲景诸公方之未备者录之,以便查考。且欲治伤寒者,当辨杂病之似也。但《活人方》内有加减改换旧方者,学者临病用药,其必审择斟酌之。《活人大全方》,总括以二字三字名者,欲以便检阅也。一、《拾遗论》曰:拾遗者,拾节庵之遗者也。盖陶节庵并集仲景诸篇,名为《六书》,别门分类,固已详备,但伤寒疫疠之气,传变不穷,亦有未暇及者。予故采《伤寒撮要》《活人大全》二书之理胜者以补其遗方,始伤寒疑似之证易辨也。二书皆本《伤寒直格》《伤寒百问》来,观其“或问”数条,辨论明白,是又能表刘氏之说者也。学者合而观之,庶其小补云耳。

《中国医籍通考》按曰:《医籍考》称《东垣先生伤寒正脉》,据《医藏目录》作十二卷,我馆二抄本残缺不全,卷数称十,未知孰是。矧海内诸医书目录此书又未之见,查考无据,深可憾焉。昔丹波氏撰《医籍考》时称书存,想必庋诸彼邦,其于伤寒之学亦不无小补耳。

时觉按:姚允升序末为:“余因与秉临陈君再加精校,付之本院楷书绣梓以广其传,书成,命之曰:《伤寒纲目益寿全书》。太医院御医长洲姚允升撰。”则为是书又名。《中国医籍通考》录“赐进士出身亚中大夫河南布政司左参政姚体仁序”,除上引末句外,与姚允升序完然相同。上海中医药大学藏是书二抄本残卷,一存卷一,一阙卷五、卷十;苏州中医院藏有石刻本,缺卷七,有附录《伤寒纲目指南》一卷。两相结合,可成完璧。严绍璗《日藏汉籍善本书录》载,日本内阁文库藏有明万历八年序刊本十卷十册,为原枫山官库旧藏,按:是书全十二卷,此本今缺卷九、卷十一,实存十卷。亦非全本,亦可相互参阅,以成完璧。《联目》载有万历八年庚辰华亭蔡汝贤刻本藏上海图书馆,作《(重校)东垣先生正脉》,归于《诊法》门之“诸家脉学”,又以作者王执中字叔权,混同宋代《针灸资生经》著者,分类、作者有误。

《伤寒三秘》不分卷　未见　1596

明淮阴刘浴德(肖斋,子新,壶隐子)撰

时觉按:有万历二十四年丙申刻本藏辽宁中医药大学。

《仲景全书》四种二十六卷　存　1599

明海虞赵开美(玄度,如白,清常)辑

子目:汉张机《伤寒论》十卷,金成无已《注解伤寒论》十卷,金宋云公撰《伤寒类证》三卷,汉张机《金匮要略方论》三卷

赵开美序曰:岁乙未,吾邑疫疠大作,予家臧获率六七就枕席。吾吴和缓明卿沈君南昉仕海虞,藉其力而起亡殆遍。予家得大造于沈君矣,不知沈君操何术而若斯之神。因询之,君曰:予岂探龙藏秘典,剖青囊奥旨而神斯也哉?特于仲景之《伤寒论》窥一斑两斑耳。予曰:吾闻是书于家大夫之日久矣,而书肆间绝不可得。君曰:予诚有之。予读而知其为成无已所解之书也。然而鱼亥不可正,句读不可离矣。已而购得数本,字为之正,句为之离,补其脱略,订其舛错。沈君曰:是可谓完书,仲景之忠臣也。予谢不敏。先大夫命之:尔其板行,斯以惠厥同胞。不肖孤曰:唯唯。沈君曰:《金匮要略》,仲景治杂证之秘也,盍并刻之,以见古人攻击补泻、缓急调停之心法?先大夫曰:小子识之。不肖孤曰:敬哉。既合刻,则名何从?先大夫曰:可哉,命之名《仲景全书》。既刻已,复得宋版《伤寒论》焉。予曩固知成注非全文,及得是书,不啻拱璧。转卷间,而后知成之荒也,因复并刻之,所以承先大夫之志欤。又故纸中检得《伤寒类证》三卷,所以檃括仲景之书,去其烦而归之简,聚其散而汇之一,其于病证脉方若标月指之明且尽,仲景之法于是粲然无遗矣,乃并附于后。予因是哀夫世之人,向故不得尽命而死也。夫仲景殚心思于轩岐,辨证候于丝发,著为百十二方,以全民命,斯何其仁且爱而跻一世于仁寿之域也。乃今之业医者,舍本逐末,超者曰东垣,局者曰丹溪已矣。而最称高识者,则《玉机微义》是宗,若《素问》,若《灵枢》,若《玄珠密语》,则嗒焉茫乎,而不知旨归,而语之以张仲景、刘河间,几不能知其人与世代,犹靦然曰:吾能已病足矣,奚高远之是务?且于今之读轩岐书者,必加消曰:是夫也,徒读父书耳,不知兵变已。夫不知变者世诚有之,以其变之难通而遂弃之者,是犹食而咽也,去食以求养生者哉,必且不然矣。则今日是书之刻,乌知不为肉食者大嗤乎?说者谓:陆宣公达而以奏疏医天下,穷而聚

方书以医万民，吾子固悠然有世思哉？予曰：不，不！是先大夫之志也。先大夫固尝以奏疏医父子之伦，医朋党之渐，医东南之民瘼，以直言敢谏医谄谀者之膏肓，故踬之日多，达之日少，而是书之刻也，其先大夫、宣公之志与！今先大夫殁垂四年而书成，先大夫处江湖退忧之心，盖与居庙堂进忧之心同一无穷矣。客曰：子实为之，而以为先公之志，殆所谓善则称亲与？不肖孤曰：不，不！是先大夫之志也。万历已亥二月谷旦，海虞清常道人赵开美序。

时觉按：有明万历二十七年己亥海虞赵开美校刻本藏中国国家图书馆、中国中医科学院、北京中医药大学、上海中医药大学及中国医科大学。其《伤寒论》为宋元祐三年小字本翻刻，尤属可贵。

《仲景全书》三种十六卷　存　1624

明海虞赵开美（玄度，如白，清常）原辑，钱塘张遂辰（卿子，相期，西农老人）重辑

子目：明张卿子《集注伤寒论》十卷，金宋云公撰《伤寒类证》三卷，汉张机《金匮要略方论》三卷

时觉按：张卿子取赵开美《仲景全书》，以宋版《伤寒论》与成无已《注解伤寒论》为基础，增补成氏注释，博采二十余家心得，间或参诸已见，成《集注伤寒论》十卷，与《伤寒类证》《金匮要略方论》合刊，仍保留赵开美序、严器之序等，与赵开美原辑《仲景全书》已自不同。笔者读浙江省中医药研究院所藏日本宽文八年戊申（康熙七年）上村次郎右卫门刻本，其《集注伤寒论》卷端署：汉长沙太守张仲景著、晋太医令王叔和撰次、宋聊摄人成无已注解、宋祠部郎中林亿校正、明虞山人赵开美校句沈林同校、钱塘张卿子参，则其书实即张卿子《集注伤寒论》。是书原刊本不存，现有版本均为日本重刊本，有日本宽文八年戊申秋田屋总兵卫刻本藏北京大学、天津中医药大学，日本宝历六年丙子（乾隆二十一年）出云寺和泉刻本藏中国医学科学院、上海中医药大学。清末《仲景全书》传回中国，胡乾元校正重刊，较原书增曹乐斋《运气掌诀录》一卷，共四种十七卷，有胡乾元《重刊仲景全书叙》，光绪二十年甲午成都邓少如崇文斋刻；光绪二十二年丙申又有广东文升阁校刻本，南海何如经校刊，又增成无已《伤寒明理论》三卷附《药方论》一卷，共五种二十一卷，后有民国五年千顷堂书局石印本、民国十八年受古书店中一书店石印本。故张氏是书，上承赵氏原辑，下启胡、何二版，虽一脉相承，同名《仲景全书》，内容却自不同，《联目》《大辞典》浑同视之，失考。

《集注伤寒论》十卷　存　1599

明海虞赵开美（玄度，如白，清常）集注

凡例曰：一、仲景之书，精入无伦，非善读者，未免滞于语下。诸家论述各有发明，而聊摄成氏引经析义，尤称详洽，虽牴牾附会，间或时有，然诸家莫能胜之，初学不能舍此索途也。悉依旧本，不敢去取。一、诸家善发仲景之义者，无过南阳，外此如叔维、潜善、洁古、安常、东垣、丹溪、安道，近代如三阳、宇泰诸君子，单词片语，虽不尽拘长沙辙迹，实深得长沙精义，急为采入，以补六经未发之旨也。一、是书仲景自序原为十六卷，至叔和次为三十六卷，今坊本仅得十卷，而七、八卷又合两为一。十卷仅次遗方，先后详略，非复仲景、叔和之旧矣。今依《辨平脉法》为一卷，自伤寒大例及六经次第，不复妄有诠次，止以先后匀适为六卷，其遗方并入论集，便于简阅，大抵因三阳王氏义例云。

丹波元胤曰：是书所采，成氏注解之外，凡二十有二家，辑书颇为详博，若沈亮宸、王文禄、唐不岩、张卿子说，世从不见别为采载者。考沈名晋垣，张名遂辰，同钱塘人；王字世廉，号沂阳生，海盐人，著有《医先》一卷，其事履并见《县志》；特唐不岩一人，未详里贯，想亦系明季人。盖开美辑书之时，各为参订者，故附入其说也。（《中国医籍考》卷二十六）

时觉按：收于张卿子所辑《仲景全书》，《联目》《大辞典》俱不另载。丹波氏按语谓，赵氏辑书颇为详博，所采沈亮宸、王文禄、唐不岩、张卿子，为开美辑书之时各为参订者，故附入其说。考张卿子约生于万历十七年（见方春阳《中国历代名医碑传集》），而赵氏辑刊《仲景全书》为万历二十七年，显然不合。此《仲景全书》张卿子所辑，非赵氏原辑，故此《集注伤寒论》为张氏撰辑，即《张卿子伤寒论》，丹波氏失考。

《伤寒全书》四种三十九卷　存　1601

明亡名氏辑

子目：汉张机《金匮要略方论》三卷，金成无已注《注解伤寒论》十卷，撰《伤寒明理论》四卷，宋朱肱《增注类证活人书》二十二卷

时觉按：有明映旭斋藏板步月楼刻本藏上海中医药大学及南京图书馆。卷首载林亿《伤寒论序》、严器之《注解伤寒论序》及医林列传，与赵开美《仲景全书》相异，可相互参阅。

《校定伤寒论旧文理镜》六卷　存　1602

明金坛王肯堂（宇泰，损庵，念西居士）校正，槜李卜日义（康侯）汇解

时觉按：校注《伤寒论》之作，前后无序跋，有明刻本藏中国中医科学院。

《伤寒证治准绳》八卷　存　1604

明金坛王肯堂（宇泰，损庵，念西居士）撰

自序曰：夫有生必有死，万物之常也。然死不死于老而死于病者，万物皆然而人为甚，故圣人悯之而医药兴。医药兴，而天下之人又不死于病，而死于医药矣。智者愤其然，因曰：病而不药得中医，岂不信哉？或曰：此但为伤寒言之也。虽然，微独伤寒，特伤寒为甚尔。盖医莫不宗本黄岐，今其书具在，然有论而无方。方法之备，自张仲景始，仲景虽独以伤寒著，然二千年以来，其间以医名世，为后学所师承者，未有不从仲景之书悟入，而能径窥黄岐之阃奥者也。故黄岐犹羲文也，仲景其孔子乎？易水师弟则濂洛诸贤，金华师弟则关闽诸大儒也，拟人者不伦于此矣。王好古曰：伤寒之法，可以治杂病，杂病法不可以治伤寒，岂诚然哉？伤寒法出于仲景，故可以治杂病，而为杂病法者，多未尝梦见仲景者也，故不可以治伤寒也，然则《伤寒论》可弗读乎？而世之医，有终身目不识者，独执陶氏《六书》，以为枕中鸿宝尔。夷考陶氏之书，不过剽南阳唾余，尚未望见易水门墙，而辄诋《伤寒论》为非全书，聋瞽来学，盖仲景之罪人也。而世方宗之，夭枉可胜道哉？余少而读仲景书，今老矣，尚未窥其堂室。平生手一编，丹铅殆遍，纸败墨渝。海虞严道彻见而爱之，欲寿诸梓，而余不之许，非靳之，盖慎之也。丁酉、戊戌间，因嘉善高生请，始辑《杂病准绳》，而不及伤寒，非后之，盖难之也。今岁秋，同年姜仲文知余所辑杂病外，尚有伤寒、妇、婴、疡科，为准绳者四，遣使来就钞，而不知余夺于幽忧冗病，未属草也。因感之而先成伤寒书八帙，始于八月朔，而告完于重九。或曰：以数十万言，成于四旬，不太草草乎？曰：余之酝酿于册府而渔猎于书林，盖三十余年矣，不可谓草草也。伤寒一病尔，而数十万言，不大繁乎？曰：吾犹病其略也。何也？是书之设，为因证检书而求治法者设也，故分证而不详，则虑其误也，详则多互见而复出，而又安得不繁？后之注仲景书，续仲景法者，或见其大全，或窥其一斑，皆可以为后学指南，具择而载之，而又安得不繁？且夫人读一书，解一语，苟迷其理，有碍于胸中，以问知者，则唯恐其不吾告与告之不详。余固驽下，然学医之资，差不在人后。以余所白首不能究者，与天下后世共究之，将读之恐其易尽，而顾患繁乎哉？丹阳贺知忍中秘，心乎济物而勇于为义，愿为余流通，书未成，已鸠工庀具矣。余之遄成以此，因叙于篇首。时万历三十二年岁次甲辰重九日，念西居士王肯堂宇泰甫书。

凡例略曰：一、纂伤寒书者众矣。知尊仲景书而遗后贤续法者，好古之过也，《类证》诸书是也；惟俗眼之便而雅俗杂陈，淄渑莫辨，使世不知孰为仲景者，俗工之谬也，《琐言》《蕴要》诸书是也。惟娄氏《纲目》列六经正病于前，而次合病、并病、汗吐下后诸坏病于后，又次之以四时感异气而变者，与妇婴终焉。而每条之中，备列仲景法，然后以后贤续法附之，既该括百家，又不相淆杂，义例之善，无出其右。此书篇目，大抵因之。一、王叔和编次张仲景《伤寒论》，立三阳三阴篇。今于各证分经处，尚多仍叔和之旧，学者当以意神而明之。一、解释仲景书者，惟成无己最为详明。虽随文顺释，自相矛盾者时或有之，亦白璧微瑕，固无损于连城也。后此，赵嗣真、张兼善之流皆有发明，并可为成氏忠臣，张公耳孙，故多采掇，使学者一览洞然，而一得之愚亦时附焉。其文义浅近不必训释者，则一切省之。内一字赵者，嗣真也；张者，兼善也；黄者，仲理也；活者，朱肱《活人书》也；庞者，安时也；许者，叔微学士也；本者，许之《本事方》也；韩者，祗和也；孙者，兆也；洁者，洁古张元素也；云者，洁古之子云岐子也；垣者，李东垣；而丹者，朱丹溪也；海者，王海藏也；王者，履也；罗者，天益也；戴者，元礼也；娄者，全善也；吴者，绶也；陶者，华也。其不系姓字者，自篇首辨证数语之外，皆仲景论文也。一、仲景诸方，动以斤计，而又有称升、合、枚者，古今度量衡，轻重长短不同，难以遵用。《局方》《纲目》又一切裁损，每服五钱，则失之太小。陶氏、吴氏书尽变古方以便时用，则其失更远矣。今书方药分两，一切仍仲景之旧，增损出入，又当视病情时令，神而明之。一切古方，皆当如是施用，不独仲景书也。知此则又何以轻变古法为哉？陈无择以钱谱推测度量衡法，颇协时宜，今引其说于此，用古方者，宜详考焉。一、《内经》云：风雨寒暑，不得虚，邪不能独伤人。至于丹溪又云：伤寒属内伤者十居八九，当以补元气为主。由是言之，后人治伤寒者既皆识仲景之法不尽，又不知其病本于内伤虚劳而思补养，但用汗下致死者，其杀人

何异刀剑？兴言至此，切骨痛心。今虽以后贤补养之法附载于篇，而书不尽言，言不尽意，尤望临病之工，重人命而惧阴谴，熟玩此书，无疑于心而后下手用药。即不能然，宁过于谨护元气，无孟浪汗下，而后庶几乎少失也。一、屠鹏《四时治要》云：凡欲知阴别阳，须当观脉论形，视喘息，听音声，而治病所苦；按尺寸，观权衡，而知病所生。然后知其虚实，得其本末，更精加审察，徐徐取之。如仲景活人书，下证俱备，当行大承气，必先以小承气试之；合用大柴胡，必先以小柴胡试之；及阴证晓然，合用四逆汤，必先以理中汤、真武汤之属试之。此皆大贤得重敌之要，学者其可不审乎？按：汤剂丸散，生灵之司命也；死生寿夭，伤寒之瞬息也，岂以试为言哉？盖与其躁暴而多虞，宁若重敌而无失。鸡峰张锐者，宋之神医也，疗一伤寒，诊脉察色皆为热极，煮承气汤，欲饮复疑，至于再三，如有掣其肘者，姑持药以待。病者忽发战悸，覆绵衾四五重，始稍定，有汗如洗，明日脱然。使其药入口，则人已毙矣。由是观之，则屠氏之探试，虽非仲景本旨，得非粗工之龟鉴欤？

《明史·王樵传》曰：子肯堂，字宇泰，举万历十七年进士，选庶吉士，授检讨。倭寇朝鲜，疏陈十议，愿假御史衔练兵海上。疏留中，因引疾归，京察，降调。家居久之，吏部侍郎杨时乔荐补南京行人司副，终福建参政。肯堂好读书，尤精于医，所著《证治准绳》该博精粹，世竞传之。

《明史·方伎传》曰：王肯堂，字宇泰，金坛人。万历中举进士，选庶吉士，授检讨，以京察贬官，终福建参政。肯堂博极群书，兼通医学，所著《证治准绳》，为医家所宗。

汪琥曰：《伤寒证治准绳》，明金坛王肯堂宇泰甫辑。书凡八帙，首列序例入门，辨证内外伤及类伤寒辨；其第一帙则以伤寒总例居前，总例者，乃叙四时伤寒传变及汗吐下法，又愈解死证，阴阳表里，伤寒杂病，类证杂论，察色要略；第二帙则以太阳例居前，而以发热、恶寒、恶风、头痛等证附之；第三帙则以阳明病居前，而以不大便、不得卧、自汗、潮热、谵语等证附之，又少阳病口苦咽干、往来寒热等证亦并附焉；其第四帙先列三阴总纶，太阴病则附以腹满痛等证，少阴病则附以但欲寐、口燥咽干等证，厥阴病则附以气上冲心等证；第五帙则言合并病，又汗吐下后不解，喘而短气等证；第六帙则继以小便利不利等证，复附以狐惑百合两感证；第七帙则言劳食复瘥后等证，又言四时伤寒不同，温暑痉痉等证，后附以妇人、小儿伤寒；第八帙则辨脉法药性。其书悉因娄氏《纲目》之义，而以仲景方论为主，后贤续法附之。伤寒之书，至此可为详且尽矣，但惜其纂注大略及诸方之义不能明畅。又其云发热、恶寒、头痛等证，诸经皆有，何得限定附之一经之中？于余不能无遗憾矣。

时觉按：收于《六科证治准绳》。

《伤寒舌辨》二卷　存　1604

明长洲申拱辰（斗垣，子极）撰

自后序曰：余忘之餐寝，存之心神，累之纸笔，绩积多年，今已成册，总计一百三十五舌，图绘其形，即分其经。观其舌知其所苦，明其运气，知其死生，用之汤液，救其危殆，一一悉皆载焉，真乃伤寒科指南第一秘术也。古云“医道通仙道”，诚有此语。愚赖玄师三阳指之清静一节，幸而得传，旦夕行之，其神愈精，其形愈健，其气愈充。心满书成，仰之以道以仁以德，梓之以后世，何但三千功、八百行、千万世界，是无极无量之功，愿同仲景谕名于后憧耶。

申五常曰：宗兄斗垣公以儒生早岁游侠建康，暱牛首、燕矶、栖霞、茅君洞天诸名胜，多遇异人授异方，知白日冲举之术，乃厌薄儒，而间以其绪窥医，尤精外科。其方缄藏肘后，亦颇济人，人莫测其秘，试之病辄收奇绩，全活人无算。公神丰俊爽，两眸烨烨映，一见知非常人，年近耆而不屑以指使。因思吾宗肇自轩辕，为医鼻祖，至唐开元间，进士秦芝公白日冲举，赐号妙宗灵修真人，为吾家乘祖。其他文武忠孝，姑未暇论，即公知白日冲举之术，又以《外科启玄》《伤寒观舌心法》二书行世，真其苗裔耶。抑闻祖先神圣发祥，后有子姓，必有克肖者兴，以缵修先烈，良不诬矣。公姓申氏，讳拱辰，字子极，别号斗垣。（《外科启玄跋》）

时觉按：《联目》《大辞典》不载申氏是书及《伤寒观舌心法》。中国国家图书馆藏顾沧《伤寒三书合璧》乾隆五十二年刻本，其利、贞二集为申斗垣《伤寒舌辨》二卷，经查对，其书前有杜清碧序与《伤寒金镜录》同，后有自后序与《中国医籍考》所录同，当即是书。另，上海中医药大学藏有亡名氏抄本，无署名，不分卷，前有杜清碧序，次即是书，《联目》《大辞典》均载录，《中国医籍考》卷三十四载“申氏拱辰《伤寒观舌心法》一卷，存”。

《伤寒一览》 佚 1616

明虞山马兆圣(瑞伯,无竞)撰

民国十七年《常昭合志·艺文》载录,曰:马兆圣,号无竞,元俊子,医士。

《伤寒辨证》 佚 1619

明无锡吕大韶(伯淳)撰

《吴中名医录》曰:吕大韶,字伯淳,郡庠生,明万历间无锡县人,著有《伤寒辨证》。

时觉按:《吴中名医录》据《锡山历朝书目考》卷十载录。吕氏尚有《医家要览》《医理发挥》(又名《易象发挥》)、《天文会纂》《星象图》《占候指南》《经济考》诸书。

《伤寒秘笈方》 佚 1627?

明无锡钱鸿升(起儒,鹤宾)撰

时觉按:民国二十二年《三三医报》一卷一期周小农《无锡医学书目考》载录,撰于天启时。

《伤寒秘笈方续集》 佚 1722?

清无锡钱维镛(鸿声)撰

《吴中名医录》曰:钱维镛,字鸿升,国子生,生于康熙乙巳,卒于雍正辛亥。清无锡人,著《伤寒秘笈续集》。

时觉按:《锡山历朝书目考》卷十一及民国二十二年《三三医报》一卷一期周小农《无锡医学书目考》载录,撰于康熙时。

《伤寒秘要》二卷 存 1632

明金陵董玹(橘斋)原撰,新安胡正心(无所)参补,胡正言(曰从)较阅

冒起宗序曰:天下之至平常者,其至秘要乎?夫风露寒暑、鲜粒饔飧,生人终其身浸淫餍饫于其中,而不可须臾离也。乃一之弗戒,而呼吸霎那之间奇变百出,治之者微乖其綮,而毫发黍累之别,生死攸分,以为秘要,莫秘要于是矣。然从来称此道圣手者,又非真别有他神巧能与鬼神造化争也,不过按表瞩里,审证合时,恪遵成法,时措随宜,运万化乎一心,而遂能起一生于九死,则所谓至秘要者,政不越平常之内,此长沙太守张仲景先生所为擅千古绝技而垂衣钵于杏林橘井也。顾其书精而奥,后学未易穷研,嗣是聊摄成公伤寒义庶几深得其旨。乃旨得矣,而词近複,不善读者滋愢如盲人之谈五色也。新安胡曰从伯仲夙具慈肠,广植福果,业精锓《薛氏八要》公诸世,而其于《八要》所未备者,则又旁搜博采,得橘斋董君之枕宝而合订之为袖珍。古则檃括于前人,新裁妙益以心得,更续以《五法》,参互发明。俾怀疑者开函洞如观火,负疚者展卷恍若逢源,一种广大功德,直将与须弥等高,虽恒河沙未足数记矣。余不佞,半生善病,每与炉铛结伴,苓木代粮,频年乘轺四方,逢人探秘,其笔登而籍存之者累累,顾以病且懒,尚未遑付之梨枣,而何幸曰从之先获我心也,喜而敬弁其首。崇祯癸酉夏六既望,王乡道人冒起宗书于白门宦邸之绿君亭。

胡正心序曰:凡病皆能死人,而伤寒为最,存亡数日之内,变态呼吸之间,诚不可不慎也。然其所重者明表里,而表里悉见之于证,审证合脉,参酌成法以治之,庶乎罔失。夫何世之医者,平日未尝精究,临时弗加慎重,自作聪明,务在口给,相对斯须,便处汤药,竟以人命戏,殊可哀矣。由是咨求国手,值董君橘斋嵛门独步,约前人之秘旨,为此道之要书,佐以五法,更相昭揭,不越寸楮而集大成,使学者开卷了然,随手应验,即有所疑难,取之左右而稽核焉,其便益曷胜道哉?此书与《八要》并行,将见家有明医,人无夭枉矣。十竹主人识。

时觉按:有明崇祯六年胡氏十竹斋刻本藏中国国家图书馆,原为汲古斋所藏,卷端署:金陵董玹橘斋纂定,新安胡正心无所参补,胡正言曰从较阅。卷上为伤寒约论及六经病症六十六则,卷下述方百零二首,附备用效方羌活冲和汤、十神汤、人参败毒散、参苏散、香薷饮等十九方。收于《十竹斋刊袖珍本医书十三种》。

《读仲景书题语》一卷　佚　1636？

明武进石震（瑞章）撰

时觉按：道光二十二年《武进阳湖县合志·艺文三》载录。

《伤寒总论》不分卷　存　1641

明上海秦昌遇（景明，广埜道人，乾乾子）撰

秦子曰：余著《伤寒大白》书，内立二十七总论、七十二证治，并详解仲景原文汇聚于各症之下，详且悉矣。今著大方杂症，又何必多赘？但仲景《伤寒论》中，中寒、伤寒，同卷立名，虽已注明直中阴经者为阴症，传入阴经者为阳症，后人不知，往往于阴经之阳症混以阴症名之，误投热剂，都致不救。余今以直中阴经之寒症，名曰中寒，另立一条；寒伤阳之热症，名曰伤寒，亦另立一条，使展卷了然，而无阴阳误治之弊矣。

嘉庆二十三年《松江府志》曰：昌遇生平志趣高雅，董文敏尝绘六逸图，皆郡耆宿，景明年最少，与焉。秦之桢，字皇士，南汇人，裕伯裔孙。习医得从祖昌遇真传，撰述甚富。

同治十一年《上海县志·艺术》曰：秦昌遇，字景明，居北门外。少善病，因学医，治儿科有神效。已而遍通方脉，不由师授，妙悟入微。名动四方，然未尝自多。谓：当死者，虽扁卢不能为，苟有生理，勿自我死之可矣。为人潇洒自适，预知死期，卒年六十。从孙之桢亦精于医，撰述甚富。

时觉按：有总论、验舌、口唇、二便、辨脉及南北发表不同清里相同等，凡二十八篇，有清刻本藏上海中医药大学。《症因脉治》卷一有《伤寒总论》一篇，非是书。

《伤寒实录》　佚　1642

明姑苏吴有性（又可）撰

时觉按：《中国医籍考》卷三十四载录，“未见”，按曰：右见于《温疫论》。

《伤寒备览》　佚　1644？

明华亭吴中秀（端所）撰

嘉庆二十三年《松江府志·艺术传》曰：吴中秀，字端所，华亭人，精于医。高仲阳三年不寐，诸医以为虚中，秀按其脉皆洪，曰：此膈上顽痰也。以瓜蒂散吐之而愈。李某素无疾，偶过中秀家，为诊视之，遽问：君有子乎？对曰：有子十岁。中秀曰：幸矣，君明年某时当患病，非药石所疗。至期验。其名与秦昌遇相伯仲，全活无算。生平贮书数万卷，筑天香阁藏之，董文敏、陈征君时过从焉。著有《医林统宗》《伤寒备览》。

时觉按：光绪《华亭县志·人物四》谓，乙酉，中秀年八十余，城破死之。乙酉为清顺治二年。

《袁贯医书》　佚　1644？

明铜山袁贯（受澜）撰

乾隆七年《徐州府志·方技》曰：袁贯，号受澜，徐州人。初为儒，既而隐于医。精医术，尤善针法，治疾多奇效。

民国十五年《铜山县志·艺文考》曰：清孙运锦《医者袁生传》云，所著《医书》毁于火，惟伤寒一门存。

《伤寒论》　佚　1644？

明六合谢金著

顺治三年《六合县志·人物志》曰：谢金通方书，见《巴山集》。名卿黄石龙、张东沙重之。尝著《伤寒论》。弟鈇，辑《乐府铢编杂字》。

《伤寒补天石》二卷，《续伤寒补天石》二卷　存　1644

明姑苏戈维城（存橘）撰

朱陶性序曰：上古圣人，则法三才，阐明阴阳五行、运气循环之理，画卦爻，尝百草，明脏象，君臣问辨，疗人疾苦，深体上天生物之仁，诚重之也。至后汉仲景先师著《伤寒杂病论》，悉本《内》《难》诸经，其立方制法

之妙，医书中首重焉。惟是文理深微，辞有尽而意无穷，是以后人虽极力究研，而会悟者百不一见。胜朝时吾郡有戈存橘先生，著《伤寒补天石》一书，其大旨乃发仲景言外之意，诚为伤寒要书。惜板毁后刻本甚少，传写者谬误实多，爰将家藏善本，用活字板印成流布云。嘉庆十六年岁在辛未季秋，吴中二然朱陶性谨识。

汪琥曰：《伤寒补天石》，明姑苏戈维城著。书凡二集，其第一集，伤寒统辨起，至预防中风止，共九十八候；第二集，恶风恶寒起，至百合病，共八十九候。其中有曰黄耳伤寒、赤膈伤寒，此自仲景以后如《活人书》《明理论》所未言及，但其用药亦错杂不纯，其方大半皆难取也。

唐大烈曰：伤寒一科，变通其法而云今昔异宜者，如陶节庵、高鼓峰辈，虽亦代有传书，莫如戈存橘之《补天石》为最。举凡四时感证，无论正伤寒、类伤寒，分条辨治，各极其妙，可谓博而详，详而约矣。其书板废之后，莫之再镂者，余实不得其解。（《吴医汇讲》卷二）

《郑堂读书志》曰：是书大旨发仲景言外之意，凡九十七条，于仲景立法制方之妙颇能阐发，故今之业医者咸重之，以其简而明也。近吴门朱陶性因以活字版印行，并为小引。（《四部总录医药编》）

《续修四库全书提要》曰：明戈维城撰。维城字存橘，苏州人。初集自伤寒统辨起，至预防中风止，凡九十七候；二集自恶风恶寒起，至百合病止，凡四十六候，统共一百四十三篇。明时刊行，历久板毁，清嘉庆中，同郡朱陶性为之序，重以活字板印行，是本乃坊间重刊嘉庆本也。案：是书虽云宗法仲景，实杂取宋元以后诸家之说，所用方剂亦每出后人。其论证候，多列名目，汪琥谓其中有曰黄耳伤寒、赤膈伤寒者，为向来诸书所未言及。用药错杂不纯，其方大半皆难取也。唐大烈则云，举凡四时感证，无论正伤寒、类伤寒，分条辨论，可谓博而详，详而约。前人于是书毁誉不一。案：明代诸医家于伤寒一科，藉口于今昔异宜，往往好抒己见。自陶华《六书》开其风气，维城自名其书曰“补天石”，在发明仲景未尽之意，原与墨守古训以作注解者宗旨不同。其人在当时亦有医名，不免徇俗，于仲景学说非有深研切究，故于仲景言外，时有引申，而于仲景本义，未必尽能贯彻。清代学派又变，是书不为时重，然是非得失，要亦可资考镜耳。

时觉按：民国二十二年《吴县志·艺文考一》载《伤寒补天石》二集四卷，《中国医籍考》未载续编，《续修四库全书提要》作初集、二集，其二集篇数有误，故总数亦有误。当为正编九十七论，续编九十论，共百八十七论。

《伤寒意珠篇》二卷　存　1644

明吴郡韩藉琬（来鹤）撰，玉峰徐树声（实均）参阅

徐乾学序曰：《伤寒意珠篇》者，吴县韩来鹤所以阐发张长沙仲景之书也。仲景文辞简古奥质，今其传者不无残编错简，晋王叔和为之撰次，括为歌诗，或设为对问，或有所续者，要皆不外仲景。至金而成无己为之注，然亦随文顺释，不能大有所发明。明王宇泰作《伤寒证治准绳》，稍为更置其章句，而不能出其范围也。其后有老儒方执中者，作为《伤寒条辨》一书，不甚行于世，近喻嘉言窃其义作《尚论篇》。世之祖述仲景而发扬之者，非一家矣。今来鹤自以书中所说，实有前人所未有，其必有所自得者，余盖不得而知也。然余尝操两言以求医，因稽其医事十不失一，而来鹤兼之矣。《曲礼》曰：医不三世，不服其药。言功已试而无疑也。《物理论》曰：医者，非仁爱不可托，非聪明理达，能宣畅曲解，不可任。言学医须读书也。来鹤，魏国忠献之后。在宋，市药之禁甚严，而其家以忠献故得市药，当时谓之韩府药局者也，其子孙因以医名于世。明永乐时有院使公茂先生者，与戴元礼齐名，传至来鹤之大父、父，俱精于其术，则非直三世而已。来鹤少而工为文章，有声乡校，困于举场者久，读书益多。以其余闲，通雷岐之家学，造乎窔奥之精，亦既如殷中军之妙解，徐文伯之先见矣。则其所阐发仲景之书，而自以实前人所未有者，岂不可信哉？岂不可信哉？康熙二十二年夏五月，昆山徐乾学谨序。

民国二十二年《吴县志·列传》曰：韩来鹤，吴县人，宋魏国忠献公之后也。在宋，市药之禁甚严，而其家以忠献故得市，当时谓之韩府药局，其子孙因以医名于世。永乐时，有院使公茂者，与戴原礼齐名，传至来鹤之大父，俱精于其术。来鹤少而工于文章，有声乡校，困于举屋者久，读书益多。以其余间通其家学，著《伤寨意珠篇》以阐发仲景之书，自谓其说实前人所未有。

时觉按：成书于顺治元年，有画锦堂刻本藏苏州市图书馆，有抄本藏上海中医药大学。

《伤寒纂要》二卷　存　1644

明云间何汝阈（宗台，玉屏山人）撰

何炫《行述》略曰：公见里中鳏寡孤独、疾病颠连者，隐痛如切身。岁岁捐赀虔治，药饵普施远迩，凡赖以

拯救者无数。又夏施蚊帐,冬给棉衣,毫无德色,故昭武将军杨公有活万人命之旌。公为前抚军汤公斌所赏识,汤公当代名贤也,治病必敦请人品方正者。叶文敏公以公名荐,及见公,曰:此医中君子也。遂与之定交。病愈公归,以德高望重四字为赠。公居海滨,目睹塘坏叵测,日夜焦急。适族侄孝廉何刚奉郡侯方公命修筑,公遂与之筹画,倾家相助。越五十年,何家塘独坚,而他处塘俱坏矣。会汤抚军召公,问之曰:子从海上来,患若何?公对以非石工不固,非发帑金不能,非宪裁不成。若言佥义户,只殃民,无益也。义户若何?盖松之有恒产者,胥吏举其名以告,当事发柬邀之,称为义户。甫至塘,贿胥吏,结当事,而家已荡然矣。于是人畏佥义户如虎。抚军曰:果如是耶?既廉核得实,严禁之。公早奉庭训,严取与,慎交游,专精家学,非其人召之往,勿往也。如提宪马某横行松郡,尝以重币聘公,辞以疾,却其币,勿往,复惧不免,徙居西湖以避之。故吴郡彭宁求赠公诗,有"无营忘奥灶,有乐寄槃阿"之句。后马帅伏诛,人始服公有先机之哲云。公善与人交,久而弥敬。方少时,与同郡陈卧子、夏彝仲、李舒章、宋辕文、吴日千相友善,有《东皋唱和诗》行世。暮年尤为当代名公所重。年七十,王司农日藻、许观察缵曾、徐司寇乾学、尤太史侗、盛给谏符升、孙太史勷、家学宪棅,与公举九老会于秦望山庄。公赋诗有"累世通家古道存,独怜野老漫相亲,花前共叹头如雪,扶杖空怀报国心"之句。公初随父读书柘湖,海滨多隐子相亲善,倡和勿辍,故当时谓东海王家尊二美,柘湖何氏重三高,盖实录也。复徙居章溪,又有浦南七子之誉,谓何竹、何汝阈、曹千里、沈劭六、谢桢、卢元昌、茅旦弌是也,各有集行世,公之随处得名也如此。公秉性勤敏,方总角时即谙练经史,与族伯士抑著《何氏类镕》行世。后因屡试不售,遂专心家学,以济人为急,不先富贵后贫贱,富贵人酬之不辞,即以与患难者,全活无算,都人德之,咸称为济世公云。孙炫百拜谨述。

乾隆元年《江南通志》曰:汝阈,华亭人。子嗣宗继其学有名。

乾隆二十三年《奉贤县志·艺术》曰:何汝阈,字宗台,庄行人也。为人明允笃诚,动止悉范于礼。世业医,而汝阈尤精其术,活病者万计,当事延请无虚日。名贤如睢州汤文正公尤重其品,称为医中君子。又提督梁公亦素重汝阈,病将亟,有裨将谋作乱,时汝阈方出入梁公幕。裨将乃私与语之曰:公速去,勿玉与石俱焚也。盖裨将曾染危疾,汝阈起之,故相告云。汝阈闻语,即入告梁公夫人曰:事急矣,请速发家财以安军心。且告且泣,夫人感动,乃如汝阈指,不然几变。至今松人犹称之。

乾隆二十三年《奉贤县志·艺术传》曰:何汝阈,天祥十世孙。娄令李复兴将有均役之举,忽病危。汝阈曰:贤侯有此盛心,天所相也。投药即瘥。巡抚汤文正公斌召视疾,时海塘久圮,汝阈密告宜改石工,请发帑,无敛义户。汤重其品,悉从之。

时觉按:是书载嘉庆二十三年《松江府志·艺文志》,1985年嗣孙何时希校正,学林出版社收于《何氏历代医学丛书》排印出版。无序跋,卷首题:鸿志大方伯福清李馥鹿山父鉴定,云间何汝阈宗台父集,孙炫嗣宗氏录,裔孙时希编校。名为伤寒,实述温病,载伤寒赋、十六症论歌等十九篇。

《伤寒家课》不分卷 存 1644

明云间何汝阈(宗台,玉屏山人)撰

时觉按:1989年嗣孙何时希校正,学林出版社收于《何氏历代医学丛书》排印出版。无序跋,卷首题:云间玉屏山人何汝阈宗台甫述,孙何炫嗣宗氏集,九世孙元廛谨录珍藏。载伤寒原始论、明六经伤邪之浅深、审订三十二坏症等十九篇。内容浅近简约,为《纂要》之约编,以教子课徒。

《伤寒心镜》 佚 1644?

明嘉定汤哲(浚冲,愚谷道人)撰

嘉庆七年《太仓州志·人物》曰:汤哲,字浚冲,为邑诸生,侨寓虎邱,自称愚谷道人。穷研医术,为时所宗。后归老于乡,自为《墓志》。其子贞,亦以医著。

时觉按:光绪七年《嘉定县志·艺文志三》载录。

《伤寒要诀》 佚 1644?

明丹徒霍应兆(汉明)撰

康熙三十三年《常州府志·方伎》曰:霍应兆,字汉明,镇江丹徒人,迁毗陵。精岐黄之业,其于方书脉理,无不精彻。所著《伤寒要诀》《杂症全书》。

时觉按:《中国医籍考》卷三十四载录。

《伤寒纂要》 佚 1644?

明信义李鸿(羽仪,渐卿)撰

时觉按:宣统三年《信义志稿·著述目》载录。

《伤寒辨疑》二卷 佚 1644?

明震泽钮道三(尽能)撰

民国九年《震泽县志续·艺能》曰:钮道三,字尽能,广文谔孙,问仁季子。少耽帖括,游于邑庠,赴场屋不得志,遂隐于医。活人累累并不责报,有《伤寒辨疑》二卷。

《伤寒指南书》六卷 佚 1644

明古吴叶允仁(顺湖)类集

陈仁锡序曰:顺湖叶长者有恒德心,隐学悬壶,阴功茂矣。子庠士,讳翘宗泰。用儒起家,世其孝谨。读《伤寒指南》一书,佩之服之。昔贤评人清而寒,其清足以贫,其寒足以死。予观名利之途,大都死热者多,死寒者少。噫!岂寒可以疗,热不可疗耶?近中州刻伤热书,岂亦有所感耶?夫阴阳之患,熸于白发,予特为富贵人拈破。然以伤暑配伤寒,得无太奇。是谓五经之后,又有五经也;是谓张仲景之外,又有无数张仲景也。自古有小心之人,无放胆之人,放胆者其人必粗;有小心之文,无放胆之文,放胆者其文必俚。近世医家,好用奇,好用偏,每欲驾出于古圣贤之上,其心已不平,安辨君臣佐使耶?顺湖小心人也,惟先贤是述而更广之,皆垂世之言也。书必传。(《无梦园遗集》卷二)

汪琥曰:《伤寒指南书》,明末古吴叶允仁类集。书凡六卷,叙仲景《阴阳大论》中六经脉证于首,至《标本论》为第一卷;《察色视证捷法》起,至《六经病解时》为第二卷;《六经传变例》起,至《活人赋》为第三卷;《正伤寒例》起,至《水伤寒》为第四卷;《辨痉湿暍脉证》起,至《六经治例论》为第五卷;《续明理论·发热》起,至《昼夜偏剧》为第六卷上;其第六卷下并方,则已亡之矣。其书与《蕴要》相类,比节庵《六书》实为明备,但其中云夹阴中寒,夹阴伤寒与血郁伤寒,此又蹈《全生集》之弊,称为"指南"而不晓仲景大意,其一片纂集苦心,深可惜矣。

时觉按:《联目》《大辞典》俱不载,《中国医籍考》卷三十四载录,"未见"。

《伤寒》 佚 1644?

明震泽沈自明撰

民国九年《震泽县志续·艺能》曰:沈自明,少攻书史,兼善岐黄术,识奇疴,济贫病。崇祯间征太医院御医,以父年老请终养。知县叶公举乡饮大宾。所著有《三友堂稿》《伤寒》等书。子三才,孝友,康熙己未举乡饮,亦以医济世。

时觉按:民国九年《震泽县志续·书目》载录。

《伤寒易知》十二卷 佚 1644?

明长洲潘时(尔因)撰

《古今图书集成·医部全录》卷五百十七曰:按《吴县志》,潘时,字尔因,嗜古学,精医理。《至讲司天》《伤寒》等书,皆有补于学者。

时觉按:乾隆十三年《苏州府志·艺文二》载录《伤寒易知》十二卷。

《尚论张仲景伤寒论重编三百九十七法》八卷 存 1648

清新建喻昌(嘉言,西昌老人)撰(侨居常熟)

自序曰:混茫初开,圣神首出,民用未兴,药草先备,医道之关性命为何如哉?轩辕帝尊其臣岐伯为天师,每闻典要必载,拜,敬受《金匮玉函》,珍藏其文。由兹神工继起,仓扁而下,代有传人,或发挥方书,或抽扬脉理,非不灿然天地间。然能神悟于灵兰之先,独探夫鸿濛之秘,从无文之文,解画前之卦,使读者因象得义,因义得神，冥入元垠，显传衣带，则旷世以来，未易觏也。挽世道降术升，医事之不振久矣。昌一人即身为标，言为的，而独吹无和，少见多怪。此理一晦，黑若夜行，心窃忧之，于是杜门乐饥，取古人书而尚论之。然而泛涉则管窥蠡测，终身莫殚，揽要则玄珠妙谛，罔象可求。不知古人与我俱范围于道者也，同于穆然无朕中而剖抉性命之微。古人所言，皆我固有，观天之道，观我之生，机非相贷；古人既往，有我负荷，韫藏待剖，棼丝待理，责难他诿。昔阿难问世尊曰：古佛以何人为师？世尊答曰：以吾为师。此即诞生所指天上天下惟吾独尊之旨。可见吾之分量，天地古今，莫得而囿，但非昌之所敢举扬者也。昌意中只求精神呼吸，实与古人潜通一脉，若启迪于愚衷，禀承于觌面。凡有阐述，一如阳燧方诸之得水火，天然感召，泯绝思议，于以快吾尚论之本怀耳。虽然，高明之弊，说经创解，其事多僭；固陋之弊，牵文袭义，其事多窃。惟僭与窃，一念好名，终古贻害，覆辙相寻，可无惧乎？昌不揣，尝慨仲景《伤寒论》一书，天苞地符，为众法之宗、群方之祖，杂以后人知见，反为尘饭土羹，莫适于用。兹特以自然之理，引伸触类，阐发神明，重开生面，读之快然，觉无余憾。至春温一症，别辟手眼，引《内经》为例，曲畅厥旨，究不敢于仲景论外旁溢一辞。后有作者，庶不为冥索旁趋，得以随施辄效，端有望焉。穷源千仞，进求《灵》《素》《难经》《甲乙》诸书，文义浩渺，难以精研，用是参究仲景《金匮》之遗，分门析类，定为杂证《法律》十卷。覃思九载，拟议以通玄奥，俾观者爽然心目，合之《伤寒论》，可为济川之舟楫、烹鱼之釜，少塞吾生一日之责，即使贻讥于识者，所不辞也。夫人患无性灵，不患无理道，世患无理道，不患无知我。古君子执理不阿，秉道不枉，名山国门，庶几一遇，气求声应，今昔一揆。是编聊引其端，等诸爝火，俟夫圆通上智，出其光华，于以昭彻玄微，与黄岐仲景而合辙，昌也糠秕在前，有荣施矣。时顺治戊子岁孟夏月，西昌喻昌嘉言甫识。

王端序曰：士之负奇杰之志气，而郁郁不得伸于时者，一折而之乎他途，其穷奇极变，更愈于专家。此不惟精力过人，而亦淡彼则专此。昌黎谓，淡泊相遭，反颓惰不可收拾，可以料庸人，不可以例杰士也。嘉言喻先生，自儒而之禅，自禅而之医，读其自赞小象，超旷夷犹，令人不可物方。然方其握三寸管，攻举子业，庙廊经济，铭金石而光史册，皆意计中事，仅仅以岐黄名家哉？迨副车误中，两足遭刖，撇去功名富贵，入于寂灭空虚，精心锐气久郁而无所逞，而一逞之于医，宜其神也。夫苟可以寓其巧智，自遣牢骚，而不必有济于世者。君子寓意而不留意，惟医则辅相天地之道在焉。先生之专精于此，禅寂之闲趣，仍是真儒之热肠欤？先生新建人，而曾寓靖邑。邑中之绅士，有约略其生平梗概，并称著有《寓意草》《医门法律》行世。余既列于邑之方技，据以申之上宪。今邑绅之舒族长明公官京师，知其已行之书脍炙人口，因并梓其未行之书。后四卷，皆曾经先生亲手编次者，何身后知己之有人也？此固先生半生精力毕萃于此，有用之书自是不可磨灭。然不遇舒氏长明公，焉知不湮没而不传？呜呼！士之著书立说，卓有见地，而或传或不传，又或好恶毁誉，纷纭莫定，知己岂易言哉？时乾隆元年岁次丙辰履端月谷旦，赐进士出身敕授文林郎知靖安县事古黎王端子庄氏谨撰。

舒斯蔚跋曰：不肖斯蔚，身受外祖大人高厚洪恩，莫报万一，思以其玄功所获，内体端凝，永祀寝室。幸于雍正十二年，内同郡诸贤公，请权奉省寺行拟建祠迭视。又欲以其医学诸集，广传普济，而所刻之《寓意草》《医门法律》及《尚论篇》前四卷，已喜为人世珍。特《尚论篇》后四卷手稿付蔚藏箧，未能续刊。今因房弟长明慨为捐梓，谨将原本清付，一一较刻。书成自必与前刻共传不朽，而不肖之欣慰无穷也已。乾隆四年夏月，靖安西关庠生不肖甥舒斯蔚炳文氏谨跋。

自跋曰：《尚论张仲景伤寒论》凡八卷，前四卷详论六经证治，已尽伤寒之义矣；后四卷推广春月温病、夏秋暑湿热病以及脉法、诸方，聊与二三及门扬确千古。稿藏笥中，欲俟百年身尽名灭，然后梓行。以其刻意求明，令天下业医之子，从前师说，漫无着落，必反嫉为欺世盗名耳。不谓四方来学日众，手编不便抄录，姑将前四卷授梓，求正大方。倘坊间购刻，今本人书具在，宁致遗憾于续貂乎？庚寅初夏，喻昌识。

汪琥曰：《伤寒尚论篇》，顺治初西昌喻昌嘉言甫著。书凡五卷，首卷尚论张仲景伤寒大意及叔和编次、林亿成无已校注之失；又驳正序例，及论春温；并驳正温疟等证、四变之妄。其第一卷分太阳三篇，以风伤卫之证为上编，寒伤营之证为中篇，风寒两伤之证为下编。第二卷分阳明三篇，以邪入太阳阳明为上编，正阳阳明为中篇，少阳阳明为下编。第三卷止少阳全篇，而附以合并病、坏病、痰病。第四卷三阴篇，太阴止一全篇，少阴则分前后二篇，以直中之证为前篇，传经之证为后篇，厥阴止一全篇，复附以过经不解、瘥后劳复、阴阳易病。其书实本方氏《条辨》之注而复加发明，著成此编。但其以太阳篇，病如桂枝证，头不痛云云，此为胸有寒，是痰，复以病患有寒，复发汗，胃中冷之真寒，亦是痰。遂于坏病之后，复增一痰病，殊悖于理。又少阴既分寒热二证，而太阴、厥阴独无寒热二证之分。又云，阴阳易外，男子无女劳复，皆于理有未妥。至其颠倒仲景原论中撰次，不待言矣。

《四库全书提要》曰：国朝喻昌撰。昌字嘉言，南昌人。崇祯中以选贡入都，卒无所就，往来靖安间，后又寓常熟，所至皆以医术著名。是书本名《尚论张仲景伤寒论重编三百九十七法》，其文过繁难举，世称《尚论篇》者，省文也。首为《尚论大意》一篇，谓张仲景著《卒病伤寒论》十六卷，其《卒病论》六卷已不可复睹，即《伤寒论》十卷亦劫火之余，仅得之口授。其篇目先后差错，赖有三百九十七法，一百一十三方之名目可为校正。晋太医令王叔和附以己意编集成书，共二十二篇。今世所传乃宋直秘阁林亿所校正，宋人成无己所诠注案：成无己乃金人，此言宋人误，谨附订于此，二家过于尊信叔和，往往先传后经，以叔和纬翼之词混编为仲景之书。如一卷之平脉法，二卷之序例，其文原不雅驯，反首列之，则其为校正诠注，乃仲景之不幸也。程德斋因之作《伤寒钤》，既多不经；王履又以《伤寒例》居前，六经病次之，类伤寒病又次之，至若杂病杂脉与伤寒无预者皆略去，定为二百八十三法，亦无足取。惟方有执作《伤寒条辨》，削去叔和序例，大得尊经之旨。"太阳" 三篇，改叔和之旧，以风寒之伤荣、卫者分属，尤为卓识，而不达立言之旨者尚多。于是重定此书，以冬伤于寒，春伤于温，夏秋伤于暑为主病之大纲；四序之中，以冬月伤寒为大纲；伤寒六经之中以太阳为大纲；太阳经中又以风伤卫、寒伤荣、风寒两伤荣卫为大纲。盖诸家所注，至昌而始变其例矣。次为《辨叔和编次之失》一篇，次为《辨林亿成无己校注之失》一篇，次为《驳正王叔和序例》，皆不入卷数。其于《伤寒论》原文则六经各自为篇，而以合病、并病、坏病、痰病四类附三阳经末；以过经不解、差后劳复病、阴阳易病三类附三阴经末。每经文各冠以大意，纲举目析，颇有条理，故医家称善本。原书自为八卷。乾隆癸未，建昌陈氏并为四卷，而别刻昌《尚论后篇》四卷。首论温证，次合论，次真中，次小儿，次会讲，次问答，次六经诸方，共成八卷，为喻氏完书焉。考康熙甲寅顺天林起龙重刻方有执之书，以昌此书附后，各施评点，极论昌之所注，全出于剽窃方氏，丑词毒詈，无所不加。夫儒者著书，尚相祖述，医家融会旧论，何可遽非？况起龙所评，方氏则有言皆是，喻氏则落笔即非，亦未免先布成见，有意吹毛。殆门户之见，别有所取，未可据为定论。故今仍与方氏之书并著于录焉。

《郑堂读书志》曰：《尚论篇》四卷，国朝喻昌撰。《四库全书》著录，作八卷，盖其原本也。嘉言以仲景《伤寒论》一书为众法之宗、群方之祖，杂以后人之见，反莫适于用，因撰是书。本名《尚论张仲景伤寒论重编三百九十七法》，版心止称《尚论篇》，犹扬雄《方言》省去輶轩使者等字耳。卷首先论伤寒论大意，次辨叔和编次之失，次辨林亿、成无己校注之失，次驳正叔和序例，次论春温大意，并辨叔和四变之妄，凡五篇。卷一以下为太阳经、阳明经各三篇，少阳经一篇，附合病、并病、坏病、痰病四篇，太阴经一篇，少阴经二篇，厥阴经一篇，又附过经不解病、差后劳复病、阴阳易病三篇，大都发挥仲景之精微，补正叔和之遗阙，参以妙悟，得之神解。至春温一症，另辟手眼，引《内经》为例，曲畅厥旨，不于仲景论外旁溢一辞，与方有执《伤寒条辨》一一相同，故有郭窃向注之谤。然其《尚论大意》一篇，叙改修源委甚明，原未讳所自来也。惟其独出手眼，重定古书，以为仲景之旧本如是，则终无确证可凭也。(《四部总录医药编》)

时觉按：据《四库全书提要》："原书自为八卷。乾隆癸未，建昌陈氏并为四卷，而别刻昌《尚论后篇》四卷，首论温证，次合论，次真中，次小儿，次会讲，次问答，次六经诸方，共成八卷，为喻氏完书焉。" 现存本包括《尚论篇》《尚论后篇》各四卷，《中国医籍考》作二书分别列载。《尚论后篇》论温证，另见本书温病门。

《伤寒括要》二卷　存　1649

明云间李中梓(士材，念莪，尽凡居士)撰

自序曰：伤寒证治，自古难之。始于轩岐，备于仲景，后贤纂述无虑百家，而在人耳目间者十有余种，不患其不备，患其多而眩也。寡闻者无问，即渔猎甚富而玄英未辨，只如侏儒观场，随众口喧喝，畴能千支万派，汇归一派，而有张长沙若合符节耶？自非丹铅几偏，而髓竭心枯者，未易语也。余发始燥，便读张仲景书，今且雪盈巅矣。上下南阳、易水间，纸败墨渝，始成《授珠》十帙。乙酉春杪，集甫竣而毁于兵火；己丑春孟，谋梓之而艰于费，且念多则惑，少则得，古语谆切。今《授珠》虽备于义，而后学或苦其繁，曷若以一茎笔现丈六紫金，俾入门径而登高捷乎？遂以《授珠》删繁去复，简邃选玄，仅得十之二，而尽无漏义矣，颜曰《括要》，为括义详而征词简也。及门之能谙其义而嘘枯振槁，独有许石子一见颔之，且汲汲于寿世，乃捐金付诸剞劂。或谓伤寒多绪，易于舛误，是刻帙不盈寸，遂足指南乎？余应之曰：拟登泰山，非径奚为？欲诣扶桑，无舟莫适。非谓执此可以尽废百家，谓谙此可以折衷千古也。夫病机繁杂，变迁无穷，如珠走盘，纵横不可测，而终不出此盘也。是帙者，其珠之盘乎？审其帙者，其持盘者乎？操通灵之法以应无穷之变，惟变取适而不胶于法，斯善读《括要》者矣。顺治六年岁次己丑上元日，尽凡居士李中梓士材甫识。

许友绪序略曰：吾师士材李公，总持三教，才堪八面，深嗜医道，今之仲景也。手辑经方几于等身，尤殚精伤寒，补往哲之未备，诱来彦于大成，近来海内名手，谁非私淑者？友绪少攻帖括，志颓进取，每得我师一书，辄奉为高僧规矩，间疏方立案，或不悖吾师之旨。季父再庵怂恿曰：子有志斯道，何不遂成之？来相劝勉，委贽师门。兵燹时，戢影菰芦，念伤寒为万病关津，得仲景论，参以成聊摄、陶节庵数书，辨谬删繁，辑为知要。会再庵以一编见寄，启视之，则吾师所著《伤寒括要》也。日月光高，爝火顿熄，庄诵一过，爽然自失，举所辑尽付祖龙，亟谋所以流传《括要》者。空囊羞涩，不名一钱，集同社较雠，历葛与裘，始克竣事。我师活人苦心，至是少展，更有仲景注疏，尚为帐秘，安得点铁成金，尽刊全书，方酬洪愿也。窃怪世衰道微，医流庞杂，徒事入宫之妒，未闻出类之英。我师孤行今古，与长沙公纸上商确，如印印泥。兹《括要》具在，绪犹诵而未能解也，负师教不已深乎？若夫神而明之，吾师函文中人人龙象，拈花微笑，自有承当者，非友绪所敢望也。顺治六年己丑冬仲，门人许友绪名子甫敬书于寿补堂。

旻序曰：昔贤有云，欲治方术活人者，须先精研六经子史，然后参究《素问》《灵枢》家言。意谓必先透脱精一之旨，洞明古今之变，方能役使百灵，为一切老幼驱除二竖尔。李先生士材，奇士也，于书无所不读，兼识内外丹，受向上旨诀于雪峤大师，又何待饮上池水，然后见垣一方哉？所著述甚多，其高弟许生名子，雅志学易，先将《伤寒括要》为之流通，犹之御寒者必先狐貉也。余幼诵仲景之言，有曰：人心当使如斗光，常炎炎不灭，真菩萨语。鄢陵郑中丞敦复先生，常按其方活人，有疑南北之风气或异，古今之药性亦殊，至许叔微称仲景之书可读，仲景之方不可用，妄人哉。郑翁以百十三方，于各方下通其精意，于八十余品疏其药性，最为的刻，惜乎兵燹之后，散轶不存。今士材之《括要》尤为精义入神，使中丞见之，必且下拜矣。嗟乎！人之学问，固各有本，材翁之尊人为震瀛先生。旻髫时，闻我师董彦方先生云：震瀛高自负，每称所逊让者，惟尼山一席，若子舆氏，恐便当并驾而驱，汾湖坤仪氏亦往往心折其人。昔乎不究其用，今材翁用之以刀圭度世，学术渊源，信有自夫。余至泖上，《括要》刻成，晖儿亦获与较雠之末，名子索余数言弁之，不敢辞也，因口占记其缘起云。己丑长至后，那谷遗民旻老夫题于寿补堂，时年七十有五。

宋咸序略曰：善乎黄帝之言曰：知其要者，一言而终。陆士衡论文曰：立片言而居要，乃一篇之惊策。老氏曰：元之又元，众妙之门。苏东坡曰：一已陋矣，何妙之有？苦审妙也，虽众可也。此即《括要》之旨也，《括要》之义大矣哉！吾友士材李先生，以金刚眼，行菩萨心，施班史手，著成此书，畅仲景厥旨，总千万于一贯，启先圣扃钥，醒后世聋聩，真千古视伤寒之青镜矣。惟士材夙禀英姿，家承孔孟，蚤岁力可飞天，乃息鹍鹏之翼，道心超乎伦赖，广耕芝术之田。三坟五典之涵濡，六气七情之悟彻，能如淮阴之将兵，幻如壶公之缩地。众议纷纭，拘挛立破；沉疴绵邈，春至冰融。程之者既无败着，神受者必挟真髓，奇术已厌于群情，令名常垂于海内。遂有高足许名子，曾推余一日之长，进为先生入室之英。括其要者前茅，承其解者后起，青蓝相宜，水火既济，是书成，良苦心哉！将使枉死城中，长宵鬼寂；，聚窟洲内，寒篌虫鸣。与三象以光昭，拔九幽而尽起，禅镫智殊，绝续不断；，前圣后贤，功施草殚。既析千家之疑义，永为大海之慈航，士材为千百圣之功臣，名子为高门之法嗣矣。经云：为之医药，济其夭枉。旨哉言乎！从是本草群方，俱为有用，宁独伤寒哉？荔庵宋咸题。

张安苞序曰：《伤寒括要》，士材李先生所著也。先生家学渊源，能读震瀛公遗书，弱冠文名大起，腾玉价，走珠声，其于巍科犹掇之也。以性好活人，旁通医药，求者屦日满户外，遂妨先生青云之业，于是精研《内经》，博览群籍，著书数十种行世。念伤寒一证为人鬼关头，读仲景书，奚啻韦编三绝？初成《授珠》十卷，曾以兵火故失，去皮而肉，去肉而骨，去骨而得髓，书成，题曰《括要》。思之思之，鬼神通之，虽长沙复生，亦当敛衽矣。一日出以视余，余为心开目明。阿咸名子，好读书，立雪于先生之门，一见珍为异宝，遂以较雠事相属。秘之帐中，不忍也，谋付剞劂，嘉与同志者共之。今先生寓居东浦，乐道著书，弢光铲采，若将终身焉者。或曰：先生其殆古之高隐欤？余谓：以先生学问经济，假少壮登朝，扬历中外，丁兹世运，将四三十年，功名富贵，转盼成空，何如先生手活万人？以其余力纂成《伤寒括要》，大生广生，行见下民颂德，上帝纪功，胜于中书二十四考远甚，是岂隐者而能之乎？至《括要》之行今传后，具眼者当自知之，毋俟余饶舌也。同邑友弟张安苞题。

凡例略曰：一、仲景为伤寒鼻祖，虽后贤蜂起，莫能越其范围，然有发仲景之奥旨，补仲景之未备者，无不采收，更附以一得之愚，使学者一览无余，不致遗珠之叹耳。一、释仲景书者，惟成无己最为详明。然智者一失，时或有之，必本诸经文，要诸至理，详为条辨，用正千古之讹，非敢以臆见妄肆讥评也。一、兹刻方药，悉遵仲景古本，不敢轻于变古也。但世有古今，时有寒暑，地有南北，药有良犷，人有强弱，惟明达者随在变通为得耳。一、前辑《授珠》，每一症，先列仲景全文，次列后贤续论，次列管窥总释；兹刻欲其简便，不能尽遵全文。有复字及不紧要字，稍稍节去，然其要旨，固已摭拾无剩矣。一、仲景《伤寒论》例，凡曰太阳病者，皆为脉浮恶寒，头项强痛也；凡曰阳明病者，皆谓胃家实也；凡曰少阳病者，皆谓口苦咽干目眩也；凡曰太阴病者，皆谓腹满痛吐利也；凡曰少阴病者，皆谓脉微细、但欲寐也；凡曰厥阴病者，皆谓气上冲，心痛、吐蛔也。如少阴病反发热脉沉，用麻黄附子细辛汤者，谓脉沉细、但欲寐而又反发热者用是方也。后人不解其意，不察少阴病所括脉微细、但欲寐之症，第见发热脉沉，便用麻黄附子细辛汤，大失仲景之旨，姑举一以例其余。一、后贤以慎重太过，凡仲景重剂辄以轻剂代之，如以冲和汤代麻黄之类，不可枚举，而仲景之微奥隐矣。殊不知有是病则服是药，如钥之配锁，不可移易者也。其祸人者，皆药不对症耳。彼易以轻剂者，是欲以柔士任强弓，安望其中的哉？兹刻悉遵古法，第详别脉症，自无妄投之失矣。一、仲景《伤寒论》暨《金匮要略》，诚为千古医宗，但文辞简古，义味深玄，非熟读深思，未易明了。不揣肤俚，将以注疏，畅其言外之旨，开其晦蚀之光，容嗣布之，以就正有道。

汪琥曰：《伤寒括要》，顺治初云间李中梓士材甫著。书凡二卷，上卷，伤寒总论起，至肉苛证止；下卷，五证总论起，至中暑中暍止；末后附仲景一百一十三方之外，复附以杂方五十六。其证备，其法详，其论明而且简，书名《括要》，可为称其实矣。琥以初学者宜熟读此书，但其方不可执，当以活法用之耳。

《珍本医书集成提要》曰：李中梓，字士材，明华亭人，有文名。因善病，自究方书，恒能治人所不治之病。王肯堂亦名医也，患病剧，而李氏起之。经验所得著之于书，市上流行甚广者。所著《医宗必读》《内经知要》，然皆诱掖后学之本，其精深著述世所罕见者尚有二书，一为《删补颐生微论》，一即本书是也。

时觉按：《中国医籍考》卷三十五“未见”，乾隆元年《江南通志·艺文志》载录，收于《珍本医书集成》。

《伤寒探微》 佚 1650？

明上海刘道深（公原）撰

乾隆四十八年《上海县志·艺术》曰：刘道探，字公原，与李中梓为中表，因业医。发愤二年，尽得其秘。著《症脉合参》《伤寒探微》《医案心印》等书。子贞吉，孝廉，亦精其术。

同治十一年《上海县志·人物四》略曰：刘梦金，字雋来，祖道深，字公原，父贞吉，字正凝。康熙二十九年举人，官长洲教谕，亦能医。梦金质直，尚气节，诗文胎息于古，与人交始终无间。游京师，朝贵争致门下，避弗通。以明经终。工书，善医。

时觉按：道深与李中梓为中表，则生活于明末清初。

《伤寒摘要》 佚 1652？

清丹阳贺宽（瞻度，拓庵）撰

光绪十一年《丹阳县志·仕进》曰：贺宽，字瞻度，号拓庵，顺治壬辰进士，授潮州推官。平藩、靖藩驻军于粤，兵有哗于市者，宽辄械系惩治之。两藩为色动，戒其属，藩下皆慑服。荐擢大理评事，告归。苏抚汤斌重其品学，迎主紫阳书院讲席，并欲特荐于朝，力辞弗就。宽和而能介，闭户著书，至老不倦。

时觉按：光绪十一年《丹阳县志·书籍》载录。

《医学精言》不分卷 存 1659？

清亡名氏撰辑，琴川毛氏藏

时觉按：《联目》《大辞典》俱不载。有四册抄本藏浙江图书馆，前后无序跋，无目录。第一册卷端题：《医学精言》，无署名，有“琴川毛氏珍藏”阳文印章一枚。是为伤寒注解之书，首篇《阳明总说》，下为少阳、太阴、少阴、厥阴，各经证治前有总说，下则逐条注释伤寒条文。第一册卷端题有书名，其余各册各篇皆无，似是完整，但无太阳篇，内容并不完整。琴川毛氏当为常熟毛晋，卒于顺治十六年，以此推算成书年代。

《伤寒辨略》 佚 1660？

清长洲邵三山撰

尤侗序曰：语有之，“医不三世，不服其药”，古人所以有“三折肱、九折臂”之喻也。然自扁鹊、仓公而下，世习其传者益少。吾吴永乐间，有刘毅，毅子观，观子博；成化间有周纮，纮子敷牧，敷牧子辫，并以其术供奉宫府，名动一时，后乃寥寥矣。以予所见，有三山邵先生能以肘后方活人，求疗者户外履恒满，以其得越人之意，如老人，如小儿，如带下，无不治也。予生而善病，每藉其刀圭以当《七发》，自少至老，久相与而不厌也。然其家传本于乃翁纯山先生，予固幼而识之，而溯其开山，又本厥祖念山先生，实为岐黄祭酒。是则邵氏之医不已合于三世之说乎？念山尝以皇甫氏《明医指掌》一书手授纯山，既订补而刻之，尚阙伤寒一科，欲参节庵、蒙斋二家以续其成，有志而未逮也。今三山竭生平之力，著为《伤寒辨略》，钩微抉奥，细入毫芒，而其驳喻嘉言《尚论篇》，尤能是正前人之误。其于是道，岂非既切而又磋之，既琢而又磨之者与？先生承祖父之传，深造而扩大之，有子鸣山，复继其后，邵氏之医，岂唯三世？殆敬仲之占，所谓五世其昌，八世莫京者乎？吾闻春秋之时，有医和者，有医缓者，医何以和缓名？和与缓，医之道也，苟神和而气缓，则脉平而病不生矣。先生之医，吾虽无以名之，其有得于和缓也夫。（《中国医籍考》卷三十五引《艮斋稿》）

时觉按:《联目》不载，《大辞典》“佚”，《中国医籍考》卷三十五载录，“未见”。明皇甫中撰《明医指掌》，邵达为之订补，作《订补明医指掌》，即尤侗序所谓，“念山尝以皇甫氏《明医指掌》一书手授纯山，既订补而刻之”，邵达即纯山，为三山之父。据此推算，是书约成于顺治间。

《伤寒脉证歌》二卷　存　1664

（原题）清新建喻昌（嘉言，西昌老人）原撰（侨居常熟），淮阴吴梦学（鹤汀）、淮阴张超（淮阴澹人）校刊

张超序曰：余不知医，而医亦非易知也。轩岐而下，和缓扁仓各著神奇，汉长沙太守张仲景先生，原本《内经》著《伤寒论》二十二篇，立三百九十七法、一百一十三方，盖明以伤寒统四时所感而并论之也。后人不能详察其理，引伸触类，谓仲景止为冬时独病而言，岂通识哉？或谓仲景遗文散佚，晋王叔和为之编次，杂以己意，窜乱成书，真赝不辨，晦蒙否塞，而人不知讲求于仲景原文几二千余年。明季西昌喻嘉言先生，理学文章，卓绝当世，以时逢乱浊，闭门扫迹，专嗜笃好，取古医经上下议论，博综条贯，著为《医门法律》《寓意草》。辨晰杂证，纤悉靡遗，而于仲景《伤寒论》尤能独出手眼，阐发精微，直探原委，层层推剥，妙义不穷，故至今所传《尚论篇》照人心目，不诚为暗室一炬欤？乃先生济人心切，又鳃鳃虑夫法多方繁，互见迭出，恐初学不能精习，临证摸索，胸无专主，续将脉证统同辨异，条分缕析，编辑成歌，为医家直示之以指南针也。惜其书未行，而先生遽已委蜕尘寰，遂亦藏之名山，俟诸其人也已。余十年前遇先生同乡人，话言及此，不惜捐金购求其家，如获异宝明珠，急欲公诸海内。又幸吾友吴子鹤汀究心斯道，匪朝匪夕，遂与之共相校定，登之梨枣，以广其传。噫！余不知医，而区区望人知医之心固如是尔，彼得是歌而诵之，升堂入室，尚必合《内经》《灵》《素》《金匮玉函》，暨汉魏以来先哲名医著有成书者参考互证，而心涵妙会焉，则语以知医，犹庶几云。时乾隆十六年岁次辛未阳月，淮阴澹人张超书于虚白山房。

凡例曰：一、仲景先生《伤寒论》，法多方繁，文词奥衍，潜心之士，熟读精思，非假之岁月，难以卒业。兹以脉证，概括七字，叶韵为歌，繁者歌长，简者歌短，未尝增损原文，只期便于记诵。一、歌以掇拾其文，非为诠释其义，虽篇中大书提起，便于眼目，仲景原文，仍以小字旁注于后，明乎歌本于经，勿谓以经释传。一、歌本原文，三阳三阴有于一经而兼见各证，又有各经而互见一证，兹皆详悉分出，仍于句中著明某证出于某经，纲目不紊，次第有条，读者辨之。一、仲景先生立汗、吐、下三法，此外有火劫、水饮、用针、用灸之异，近时医家以东南人体质柔脆薄弱，吐法且不敢用，而烧针刺灸，尤绝不一试，殊不知仲景立法期以行远，非止为一方一隅一时计也，故篇中可火不可火、可针不可针、可灸不可灸，悉本原文著之于歌，毋以浅识诮为泥古。一、仲景先生立法处方，详求脉证，著为篇论，一字不苟，实医家鼻祖，与《内经》《灵》《素》并奉为经，犹儒者之有《易》《书》《诗》《礼》《春秋》也。自后诸家虽各有发明，只是因地因时因人略为变通，而究不外仲景法度，所谓发表不同，攻里则一也。近时学者群奉节庵《六书》，遂不知追寻仲景原论，甚谓古法不合于今。噫！乌知仲景之书原本《内经》《灵》《素》，岂亦可以不合于今而废之耶？兹刊期于行远，切望沿流而溯源，勿终逐末以忘本。一、伤寒之证，难于杂病，自古先儒哲士，每叹有难明之旨，立说著书，几汗牛充栋，不能遍览参考。乃吴蒙斋一赋，只是提纲挈领，人遂奉为玉律金科，意谓得意，不必求详，岂知举一竟以废百。兹歌有百篇，篇有三万□千□百字，繁不至如《尚论》之多，简不至如吴赋之少，虽曰精微奥义，未有发明，而得门而入，因文求理，以是为学者阶梯可也。一、是书之刻不惟便于医者记诵，亦欲凡人共明此理，一遇有病，展卷检查，知某证出于某经，某经应用某药，虽未能亲操圭匕，庶不随庸妄漫揣。但歌中言脉言证，言用某汤药，而汤药方书缺焉弗备，是犹悯其人之饥寒而弗与之衣食也。兹将续为编辑，仍其歌例，附刻成篇，以便检用。一、是书命名《脉证歌》，凡篇中言脉言证，最宜剖析分明，照耀眼目，故遇言脉则双标用□，遇言证则尖圈用△，遇汤药则单

标用丨,若句下但小圈用○,至后引原文,止点断句读,概不浓圈密点,以迷诵睹。淮阴鹤汀吴梦学识。

时觉按:是书徐氏、舒氏诸弟子未言,方志不载,而张超所言来源亦颇有可疑之处,其出喻氏手笔,颇难置信。读吴梦学凡例,似出乎作者口吻,而非编校者言,是书殆为吴氏手著而托于喻氏大名?则是书出淮阴吴梦学字鹤汀者?待考。

《伤寒手援》二卷　存　1667

清泗玭施端教撰

自序曰:医以伤寒贯十三科,亦孰不知其难耶?庸工不习悦长沙之业,无论矣,习矣不能意为消息,执词泥古,皆仲景罪人,杀天下有余者也。如经云,审其何逆而治之,盲工乃以"何逆"为病名。每对斯流,辄为绝倒。嗟乎!医者圣贤之心,大儒之道,岂容此辈漫尝?昔人谓人不死于病,死于医,岂不痛哉?夫伤寒之治,昉论于岐黄,集成于仲景,易水、金华递相阐释,天地生生之脉,禅代不亡矣。善解仲景经,无如成氏无已,而赵嗣真、张兼善继之,皆两庑置一座者也。虽然,著述之际岂易言哉?一言不慎,祸及万世。即如《类证》诸书,非不知尊仲景,不能变而通焉;《琐言》《蕴要》诸书,如弋阳演剧,徒便俗眼,世亦乌知仲景之书哉?余究心《灵》《素》,逖历壮老,然于伤寒一科,悼微言之欲绝,悯流祸之无穷,力正其纰谬,存稿二十余年,不敢问世。然折衷群言,撷其精理,亦非一氏之书,成、娄、赵、张之外,如朱南阳肱、黄氏仲理、庞氏安时、许学士微、韩氏祗和、孙氏兆、洁古张氏、元素子云岐、李氏东垣、朱氏丹溪、王氏海藏、王氏履、罗氏天益、戴氏元礼、吴氏绶、陶氏华,且采且订,而条例断以娄氏《纲目》为要,分脉列证,悉如其例。何也?《内经》论伤寒,止立三阴三阳篇,本经各现有诸证固矣,然先辩其似,故列六经正病于前,即次合病、并病、汗吐下后诸坏证于后,又以四时感异气而变者详焉。此可谓正其纲领,无疑似混淆之失矣。然尤与当世剖明者在寒热之辨,《内经》以春三月至夏至前后病者为真伤寒,仲景以秋分后冬三月病者为真伤寒,岂仲景与经先悖耶?经以发时言,故有传经之变,仲景以受时言,故有直中之论,此岂可以四时通治欤?至季夏暑病之伏气伤寒,惟河间始剖《素问》微旨,创为《直格论》一十八方,三十九药味,此又千年一炬已。故吾集亟取轩岐《热病》一论冠篇,即次仲景、河间,而于河间热病治法犹深切明著,不使少有遗义,惧庸工妄剂乱投,夭折性命,复旁引曲证,大畅厥旨,厥心殚哉!兹始出而问同人,夫亦可以印余救世之苦衷矣。夫伤寒两字,理甚著明,法极圆通,如云秋冬有传经之热,春夏无即病之寒,岂非至论?若夫阳中夹阴,是夹阴之寒也,以温热则退,以寒凉则逼,至逼火毒发,遂至不治。前言岂可执耶?由是推之阴中阳、阳中阳,俱可知已。大《易》曰:神而明之,存乎其人。敢以俟后之君子。康熙丁未浴佛日,泗玭施端教记于秦台之一草亭。

时觉按:有康熙六年刻本藏上海中医药大学。泗玭,不明其地所在,或循泗水,则在江苏境内。

《伤寒五法》五卷　存　1667

明吴县陈长卿(宁澜)撰,明楚黄陈志明(养晦)增补,清海盐石楷(临初)校刻

陈养晦序曰:夫橐龠于天地之间者,其惟阴阳乎?阴之于人为血,阳之于人为气,而究五六之乘除者,第言运气而不言血,何也?盖血得气而成质,其于气也,有二名无两体也。《纬书》之言曰:有生皆在气中。善夫,盖气之在六合也,氤氲而无形,熏蒸而善变,其于大块之噫也为风亦然。岐伯对轩皇云:每太乙移宫之日,天必应之以风。风因气以周流,气随风以贞慝。百病之原,皆风之所为,即气之所为也。予少孤,闻见谫劣,弱冠从大人先生游,微识圣贤性命之旨与子舆之言养气,恍然叹曰:此仙道也,气功可易得哉?私计通此道者宜莫如医,于是取方书脉经,俯首循习,而苦于术之无奇也,走远方以求之。西人秦关,观丰镐之胜;北游燕蓟,揽都会之雄;南浮湘沅,窥衡庐之秀;东趋吴越,睹溟渤之奇,慨然有悟四海之内如人有身,自泥丸而绛宫,由尾闾而涌泉,亦若是矣。历年以来,屡遇至人,教以内修之法,试之辄效。于以治病,气功与药味兼用,又无不奇中者。至伤寒一证,自仲景立论后,业此道者更仆难数,然于阴阳二证,汗吐下三法,未尽得肯綮。若言约意明,决病如睹黑白,惟有《五法》一书,惜未知创自何人。得之如获异宝,携至白下,晤筠倩雷先生,一见欣然,以为古人云:不为名相,则为名医。医术之于阴阳,奚殊燮理哉?且为人子者,不知医不可言孝,为臣者,不知医不可言忠。是书也,是跻世于寿者也,私之可乎哉?且一人所手起者宁几?固不若此书之遍传天下及后世也。予唯唯,遂诠次,参以旧闻,俾得成帙,付之剞劂,以公诸世之为人医而医人者。崇祯四年嘉平月,楚黄陈志明养晦甫撰。

杨雍建序略曰:夫法简而后能习,能习而后不穷于用,天下不乏智士,当必有操仲景之术而约用其法者。

何近世未见其书哉？吾友石生临初，世以儿医名禾中，犹秦越人居咸阳时也。及为方诊六微之技，又深类乎古涪翁之所传，抑何异耶？生尝得楚畴人线表中一编书，曰《伤寒五法》以示余。余阅之曰：噫！是能神明乎古人之意而更为之法者也。抑惟审其三阴三阳之所感而约用其法，故能因病以制方，而无俟乎执方以待病也。昔秦越人论伤寒有五，以为各随其经所在而取之，今观是书之所为法，其意宁有异乎？学者诚知其所为法，而原疾诊之重轻，量药剂之缓急，则周乎其纪，而仲景之三百九十七法不虑其繁也，揽乎其纲，而是书之五法不嫌其简也。抑治以理中之汤而不患其实实，治以承气之剂而不虞其虚虚也。即《周官》所云察四时之疠疾，而养之以五谷五药，视之以五色五气五声，无不按法而可传也。岂独医学为然哉？今石生夙蕴经世之略而编订是书，且神明乎其法而善用焉，即良相之所以燮理阴阳者宁外是乎？今天子方诏求天下医学之士，殆如成周重医师之职而命之官也。借令石生之才获大用于世，必为巫咸以鸿术而事帝尧，名且乎长桑之右，当不第为是书而已。时康熙五年秋九月武原杨雍建题。

夏之皐序略曰：我郡多名家，明其法而备于我者，惟李士材、施笠泽、秦景明三先生为一时仲景。余也读书不敏，辄与三先生拈花解语，即知有陈养晦《五法》一书。大约从浩瀚古说中返博为约，究理晰义，其天地万物一体者乎？乃以呫哔纷营，驰心场屋，虽岐黄之理温绎弗忘，而养晦之书竟未寓目。年来户庭多难，履霜茹冰，欲求向三先生之门而请益焉，亦何可得哉？自悔儒冠误人，退而卒业于医，以庶几采药行吟之意，冀得名师而就正之。我友石子临初、陈子子厚，博学有文，谬谓我知医者，而以重订《伤寒五法》下问。余读之，见其论证辨脉一以阴阳为主，虚实为宗，疑似为验。三十年来未慰之饥渴，一旦适我愿焉。两君子济世利物之心，度越人远甚，将来推斯心而致之政，所由治安天下不遗乎此，其真万物备我者乎！《洪范》有言，子孙逢吉。《大雅》有云，永锡祚胤。是编之效也，又于两君子见之矣。时康熙丁未蒲月云间夏之皐东步甫具草，时寓南湖书屋。

陈维坤序略曰：节庵《六书》、吴绶《蕴要》二书行，而伤寒之理始著，则陶、吴二君子其知仲景者耶？若夫知之，则中寒与伤寒之辨、在表与在里之殊，则其法尤莫善于陈养晦之《伤寒五法》一书。盖能通其变而治其常，洞悉仲景之微，发诸家之所未尽也。昔人谓，学易可以言医，而易之爻画原历数圣人，互相阐明，非一人之功所能竟。今是编也，余从操觚之余读之，知其通天地以拯民瘼，明运气以定标本，直于羲皇心地上著力，又不同仲景之奥文疑义未易解也。爰谋之梓，使斯世共知之，而我友临初石子先已著鞭，余见之而喜其有同心也。用是订其同异，参以蠡窥，窃自附于知石子以知养晦，知养晦以知仲景者，则夫人亦可以其知之矣。康熙六年岁次丁未蒲月，天都陈维坤子厚父书于树滋堂。

胡正心曰：是书出自陈氏长卿，多发前人所未发者，其辨别诸证以参入《秘要》中，可谓精且悉矣。余复纂其尤者次于后，与《秘要》互相发，神而明之，此道无余蕴矣。新安胡正心识，胡正言较阅。

石楷曰：予于丙午岁有《伤寒五法》一书，业已梓行，公之海内。每叹杂证未获穷奥，因殚精购求，忽得是书，启而读之，实堪与《五法》相伯仲焉。(《证治百问序》)

徐行曰：迩来《伤寒论》诸家笺注难更仆数，近闻陈长卿《五法》、张隐庵《宗印》尤纸贵一时，适拙刻已成，不及购读，容于续编补入。(《伤寒论遥问凡例》)

汪琥曰：《伤寒五法》，明季楚黄陈养晦著。书凡五卷，五法总论起，至五法问答，为第一卷；五法以证起，并五法杂论，为第二卷；五法例起，并五法方药，为第三卷；纂仲景伤寒欲愈及死证等，并节庵六经用药法，为第四卷；其第五卷，乃续补《伤寒赋》也。五法大旨，曰发，曰解，曰和，曰攻，曰救，而吐法独不与焉。共计五法，问答五十三条，其阐发表里阴阳，诚为至理。其论两感等证，亦多偏僻。至其用药，擅将仲景之方乱增药味，有如桂枝汤则加防风、羌活、白术、黄芩，麻黄汤则加羌活、陈皮、细辛、苏叶、川芎、豆豉、生姜、葱头，大青龙汤则加芍药、陈皮、黄芩，白虎汤则加麦门冬、黄芩、葛根、橘红，承气汤不分大小调胃，总用大黄、枳实、厚朴、甘草，去芒硝，加白芍药、柴胡、猪苓、黄芩，大陷胸汤则加枳实、甘草、柴胡、半夏、桔梗、大枣，小陷胸汤则加枳实、桔梗、甘草、柴胡、贝母、黄芩、干姜，五苓散则加葛根、苏叶、栀子、甘草，猪苓汤则加柴胡、栀子，栀子豉汤则加枳壳、桔梗、干姜、麦门冬、柴胡，十枣汤则加陈皮、茯苓、半夏、干姜。药不分经，动辄增补，其不通更甚于陶氏《杀车槌方》矣。俨然以板刊行，愚以方药总论五门，直焚其书可也，石、夏二氏代为校订，不其谬欤？

丹波元胤按曰：陈养晦序曰：伤寒一诀，乃陈公长卿之所传也。又安陆雷芳易名《窥垣秘术》，序曰：羽客陈养晦之所持《伤寒五法》，出自陈氏长卿。据此，是书实为长卿所著，汪氏以为出养晦，盖失检耳。石楷尝刊之藏书中，《海盐县志》因为楷自撰，亦误。(《中国医籍考》卷三十四)

《续修四库全书提要》曰：明陈志明撰。志明字养晦，黄州人。别本有安陆雷芳序，称为羽客，盖道流也。又称其书出自陈氏长卿，多纪氏《医籍考》因以为陈长卿所作。是本无雷序，有志明自序，云《五法》一书，未知创自何人，得之如获异宝，予遂诠次，参以旧闻，俾得成帙，付之剞劂。参考两序，是书受之于陈长卿，而非长卿所作，志明又增补之，故后来石楷重刊，遂竟题为志明著。《医籍考》所言犹未详确也。五法，一曰发表，二曰解肌，三曰和解，四曰攻里，五曰救里。又申之曰：发为表之表，药用辛甘；解则轻于发，药用辛凉；和又轻于解，药用辛少凉多；攻则重于和，药用苦寒；救与攻不同，药用温热。其卷一为总论及五法大旨次序，诸证问答，卷二为五法似证及杂论，卷三为五法治例药方，卷四为杂纂仲景论愈证、死证、吐证诸证，及陶节庵六经用药法，卷五为伤寒赋，赋注中附列汤法及续补。统观之，前三卷为原书，四、五两卷有志明所增，其篇帙几倍于前。汪琥评是书谓：阐发表里阴阳，诚为至理，论两感等证，亦多偏僻，至其擅乱仲景之方，药不分经，动辄增补，更甚于陶氏之《杀车槌》。痛纠其谬。盖不知信古而好自用者，必不能免之弊也。

乾隆《海盐县续图经》曰：石楷，邑诸生。益精先业，北游都下，名动公卿。所著有《伤寒五法》《证治百问》《新方八法》行世。

时觉按：陈养晦序称“《五法》一书惜未知创自何人”，并未言陈长卿所著，丹波氏言陈养晦序曰：“伤寒一诀，乃陈公长卿所传也。”未知何据，而以石楷《证治百问序》所言，亦未知所出，杨、夏、陈三序俱以为养晦所撰，则其误亦已久矣。冒起宗《伤寒秘要序》谓“更续以《五法》，参互发明”，则成书当早于崇祯六年癸酉。

《伤寒尚论篇全书》五种八卷　存　1667

清新建喻昌(嘉言，西昌老人)(侨居常熟)，秀水徐彬(忠可)撰辑

子目：喻昌《尚论篇》四卷、《伤寒尚论篇编次仲景原文》一卷，徐彬《伤寒一百十三方发明》一卷、《伤寒抉疑》一卷、《伤寒图论》一卷

徐彬自序曰：余自酉戌，留心岐黄之志坚矣，不意绝志荣名，反得平心稽古，无衰晚之营，有羹墙之获，乃以所见，思尽革末法，追踪熙皞，著为《原治》一书问世。噫！后世之主臣果有能游尧堂而造舜室，如我之书而见诸行事者乎？聊以见志而已。于是诗酒之外，以医为事，亲友相延，所投辄效，不觉医条盈笥，从游日众。此亦偶然事，或者不知，谓余从云间士材李业师、江右嘉言喻业师游，必有秘方，窃窃相叩不已。噫！方者法也，方隅以限之也。临证之际，阴阳升降，变化无穷，将以我方概之，岂非刻舟求剑哉？偶陈升庵兄夜坐深淡，赞叹喻先生《伤寒尚论》宣畅仲景意，可救从前之失。云：我初构此书，借本录之，不胜其苦，今果大行。惜方论未备，即喻先生书尾明言，后四卷俟百年身尽，然后梓行。吾兄相从最久，得无有所传乎？余曰：方论已备《尚论》中，明眼者自见。升庵曰：余见今世业医者，不知阴阳为何物，尤可恨者，各守数方，自以为秘，以人试方，委命于天。至于三千年来，与《灵》《素》并垂如仲景一百十三方等，漫不经心，以为仲景之法可行千古，而不可行于今，略之不道。其有相传而万不能泯者，如五苓、承气、小柴胡、白虎等，稍为涉略，及问以立方之意，如五苓但云利小便。问之曰：何故渴而反利其水也？则茫然矣。问：承气何以有大、小、调胃也？则云轻重不等。又问之曰：以芒硝力重乎？何故调胃用之反以为缓？以芒硝力轻乎？何故大承气中去此即所为小？则又茫然矣。世虽不乏高明，然如此者不可胜数。似就方发明，亦不可少，况知而不言，岂仁人之心乎？今喻先生《尚论》已脍炙一时，兄何不以当时耳授秘旨及生平独得妙见，将仲景一百十三方各为条析宣畅，使人人得开积迷而杜夭枉，有合璧之珍，无阙文之恨也。余感是言，乃节喻先生论证之意，更抒一得之愚，或推广，或润饰，或属辞比类，凡论一方，必使数方皆明，论一药，使知出入有为，或者稍足以补喻先生之未备而慰升庵寿世之怀乎？然多言数穷，不能必其无疵，特授梓以正诸博学君子、高隐名贤，使古人之意愈剥愈出，愈推愈广。因以论方者通之于论证，论伤寒者推之于杂方，无愧吾侪贬医国之志而为医疾，则庶几矣。康熙六年岁次丁未仲秋谷旦槜李徐彬忠可氏题。

徐彬序又曰：上古论病，七情六气，虽有分名，无伤寒专书，谓人感异气而病作寒，止异气之一也。然诸病迁延引日，唯伤寒杀人最速，则病气之行于经络脏腑，或缓而可久，或急不能延，此有故矣。于是《内经》就风寒暑湿燥火分列而言者，仲景独挈寒而专言之。若伤寒之病机不惟异于七情内伤，并异于六气中之暑湿燥火风，而杂证与伤寒，天下始晓然别为两途，则仲景之功，是轩岐后一人而已。然仲景之书文义简奥，后人编次未免错乱，于是注释家随文敷衍，不能深入，有志者循经辨证，庞杂难求。自喻师《尚论》属词比类，通体会悟，为之正其编次，搜剔隐微，后学研几，庶有端绪，不致望洋而退，则仲景功臣，是喻师一人而已。惜仲景原文当时不另刊一目，而积习之闻见，翻绎维艰，且何以使明敏之士因其诠次而玩其白文别出手眼也？予是

以有原文补刊。又就证论方，不及随方析义，则有数证而合一方，或一方而治数证，猝难体识，且何以使学者因方而悟出入增减之机以通之于杂证？予是以有《一百十三方发明》。其间疑义，愈驳愈明，不嫌烦复，于是以简笥中所存喻师《十五问答》附刻《发明》后。至于伤寒传经、杂证不传经、伤寒逆传而行速、杂证不传经而变气，种种微奥，平时不能指掌而谈，临证焉能断断无惑？予是以祖华元化《运气图》而详伤寒传经、杂证不传经之故，俾学者一望了然，因明补泻之理。然其说似创，难于晓畅，幸升庵兄留心最近，相为辨难，使从来未及之论，如居恒日用之谈，今另作《或问》，合而梓之。学者于此，按《图论》，而经络相传，昭悉如镜；详《原文》，知编次苦心；读《尚论》，仲景之心传悦然在目；读《发明》，知方药之斟酌别有圆机；而《十五问答》更见圆通，岂不成全书乎？此予之幸，亦后学之幸也。特为之序，以志快云。康熙戊申嘉平月槜李徐彬忠可甫题。

陈升庵序曰：余樗栎无似，放废之余，支离贾舶阛阓间，率方圆枘凿而已。时里门与卿子张先生咫尺而近，雅慕之，欲托轩岐以自遣，每过从先生问业，得闻绪余，盖二十年于兹矣。昨岁播居禾城，禾名宿忠可徐兄，余雁行懿戚也。过其庐，见所著《原治》一书，既叹其能树不朽以自表见，俄焉负沉疴者贸贸来，门且市，忠兄审核抉发，与之量剂决期，无不桴鼓应者。案帙篋为满，复叹其医国医人，允洽文正慈仁之旨。特惜其坚卧东山，未亲展《原治》之猷，活天下苍生耳。嗟嗟！以忠兄之坐言起行，神奇立奏，岂与世之盗虚声为纸上言者比哉？于是更卜居忠兄舍傍，亦得时时过从，一如故乡之咫尺张师者，朝夕论晰，称大愉快焉。一日，披《伤寒尚论篇》，谓是编方论未备，且仲景百十三方，方家鼻祖也，奥义弥沦，关系颇巨，乃不哜其胾者，谬以古今不同之说饰其浅测，又或临证昧方、执方昧义者比比也。然则补《尚论》之未备，非忠兄发明乌可哉？忠兄然余言，不数暑而书成，洞彻精微，光烛群籍。语其细也，如丝发之不可僭，会其通也，虽杂病异证，分其一脔，皆可厌饫无尽。一似仲景之书得忠兄而复旦，又岂特为《尚论》补未备云尔邪？噫噫！忠兄著书满家，而逸致栖迟，竟欲托医以隐，第其坐言起行，又有不仅《原治》一编者，若曰如苍生何，则吾不能为忠兄决计矣。时康熙丁未秋八月钱塘陈师锡升庵甫谨叙。

时觉按：有康熙书林李秀芝宋诚甫刻本藏中国中医科学院，日本元禄九年（康熙三十五年）丙子平安城书林博古堂刻本藏北京大学、中国中医科学院、上海中华医学会、南京图书馆。

《伤寒大成》五种七卷　存　1667

清吴县张璐（路玉，石顽）撰辑

子目：张璐《伤寒缵论》二卷、《伤寒绪论》二卷、《诊宗三昧》一卷，张倬《伤寒兼证析义》一卷，张登《伤寒舌鉴》一卷

《清史稿·列传第二八九》曰：张璐，字路玉，自号石顽老人，江南长洲人。少颖悟，博贯儒业，专心医药之书。自轩岐迄近代方法，无不搜览。遭明季之乱，隐于洞庭山中十余年，著书自娱，至老不倦。仿明王肯堂《证治准绳》，汇集古人方论、近代名言，荟萃折衷之，每门附以治验医案，为《医归》一书，后易名《医通》。璐谓仲景书衍释日多，仲景之意转晦，后见《尚论》《条辨》诸编，又广搜秘本，反复详玩，始觉向之所谓多歧者，渐归一贯，著《伤寒缵论》《绪论》。缵者，祖仲景之文；绪者，理诸家之纷纭而清出之，以翼仲景之法。其注《本草》，疏本经之大义并系诸家治法，曰《本经逢原》；论脉法大义曰《诊宗三昧》，皆有心得。又谓唐孙思邈治病多有奇异，逐方研求药性，详为疏证，曰《千金方释义》，并行于世。璐著书主博通，持论平实，不立新异。其治病，则取法薛己、张介宾为多。年八十余卒。圣祖南巡，璐子以柔进呈遗书，温旨留览焉。子登、倬，皆世其业。登字诞先，著《伤寒舌鉴》。倬字飞畴，著《伤寒兼证析义》；并著录《四库》。

时觉按：乾隆元年《江南通志·艺文志·子部》卷一百九十二载录，有康熙五年丙午隽永堂刻本等多种版本，子目五种各自收于《张氏医书七种》。康熙六年同德堂刻本，扉页作：吴门张路玉先生《医通》《伤寒大成》，一刻《伤寒缵论》，一刻《伤寒绪论》，附刻《伤寒舌鉴》《伤寒兼证析义》，同德堂梓行；日本文化甲子翻刻本扉页，除“长庵前田先生订正，亦西斋藏板”外，书名、子目相同，均未及《诊宗三昧》。《中国医籍考》卷三十五据《吴县志》载录，“未见”。

《伤寒缵论》二卷　存　1667

清吴县张璐（路玉，石顽）撰辑

自序曰：古来讲仲景氏之学者，递代不乏，名医衍释仲景之文日多，而仲景之意转晦。何哉？人皆逐其歧路而莫或溯其原本也。夫伤寒一道，入乎精微，未尝不易知简能，守其糟粕，则愈趋愈远，乃至人异其指，家异

其学，淆讹相承，不可穷尽，理则固然，无足怪者。余自幼迄今，遍读伤寒书，见诸家之多歧而不一也，往往掩卷叹曰：仲景书不可以不释，不释则世久而失传；尤不可以多释，多释则辞繁而易乱。用是精研密谛，绵历岁时，暑雨祈寒，不敢暇逸，盖三十年来，靡刻不以此事为萦萦焉。后得《尚论》《条辨》内外诸编，又复广求秘本，反复详玩，初犹扞格难通，久之忽有燎悟，始觉向之所谓多歧者渐归一贯，又久之，而触手触目与仲景之法了无凝滞。夫然后又窃叹世之见其糟粕而不见其精微者，当不止一人，安得有人焉，晰其条贯，开其晦蒙，如拨云见日，岂非吾侪一大愉快哉？昔王安道尝有志类编而未果，至今犹为惋惜，因是不揣固陋，勉图排缵。首将叔和编纂失序处一一次第，详六经，明并合，疏结痞，定温热，暨痉湿暍等之似伤寒者，分隶而注释之。大都博采众长，贯以己意，使读者豁然归一，不致尔我迭见，眩煌心目也。继又节取后贤之作，分别冬温、春温、疫疠，及类证、夹证、细证之辨，合为《缵》《绪》二论。缵者，祖仲景之文，绪者，理诸家之纷纭，而清出之以翼仲景之法，汇明其源流，而后仲景之文相得益彰，无庸繁衍曲释，自可显然不晦，庶无负三十年苦心。书成授梓，请正于世之讲仲景之学者。康熙丁未旦月，石顽张璐识。

胡周鼎序略曰：近吾友喻嘉言氏慨众喙之支离，悯正传之榛芜，取方中行《条辨》释作为《尚论》，庶几仲景之息较若列眉，始幸晦者之不终晦也。甲辰秋，余年家张子路玉过娄东，携著《缵》《绪》二论示余，大要本仲景之书，别为次第，合古今百家之言，精严采择，出其心裁，辨以证治，非独章句篇帙之有伦，而仲景千百年终晦之意盖彰明较著，无毫发遗憾矣。余初读之，跃然喜，辗转读之，忽戚然而悲，悲嘉言遽殁，不得一见其书而与张子上下其论，相说以解也。昔许胤宗善医，或劝其著书，胤宗曰：医者意也，吾意所解，口不能宣也。今张子以三十年之学力著书数十万言，虽广世界而相感，殆如岐伯、巫彭群聚有熊之庭，共开济世生民之统，而岂《周官》疾医之端守一职也耶？张子将付剞劂嘉惠后学，余漫书数言弁其首。康熙乙巳春王，娄东年家弟胡周鼎题。

《四库全书提要》曰：《伤寒缵论》二卷，《绪论》二卷，浙江巡抚采进本，国朝张璐撰。取张机《伤寒论》重分其例，采喻昌《尚论篇》及各家之注为之发明，而参以己见，是曰《缵论》。又以原书残佚既多，证治不备，博搜前人之论以补之，是曰《绪论》。《缵论》先载原文，次附注释，末录正方一百十三首。《绪论》首载六经传变，合病并病，标本治法，及正伤寒以下四十证，又分别表里，如发热头痛、结胸自利之类，末录杂方一百二十余道。其《医通》十六卷内，诸证毕备，不立伤寒一门，自序谓"先有此二书别行，故不复衍也"。康熙甲寅，林起龙刻方有执《伤寒论条辨》，其序有曰："《铃》《槌》《活人》《类证》者出，而斯道日茅塞矣。近之《准绳》《金鎞》《续焰》《参注》《宗印》《图经》《绪论》《五法》《手援》诸刻，炫奇斗异，吊诡承讹，逞意簧鼓，任口杜撰，如狂犬吠，如野狐鸣"，又曰："更可异者，本无一长，又未梦见《条辨》，止将《尚论篇》割裂纷更，称《缵论》者，譬之推粪蜣螂自忘其臭，此书必不能传，即传不过供人笑骂涂抹"云云。其诋諆是书，不遗余力，然亦不至如是之甚也。

汪琥曰：《伤寒论缵》《绪》二论，康熙中长洲张璐路玉铨次。书四卷，其《缵论》上卷，太阳病分三篇，阳明病分二篇．少阳太阴病各止一篇，少阴病分上下二篇，厥阴病止一篇；《缵论》下卷，又分藏结、结胸、痞、合并病、温热、痉湿暍等杂病，各自为篇；后附以脉法例，方共注释，即尚论篇文也。

《郑堂读书志》曰：国朝张璐撰，《四库全书》存目。石顽以仲景书不可以不释，不释则世久而失传，尤不可以多释，多释则辞繁而易乱。因重事排纂，详六经，明并合，疏结痞，定湿热，暨痉湿暍等之似伤寒者，分隶而注释之，附以正方一百十三首，名曰《缵论》。大都博采众长，贯以己意，故虽不同王叔和编纂次第，而条理明晰，使读者豁然归一，不致有歧见之感。继又节取后贤之作，分列冬温、春温、疫疠及类证、夹证、细证之辨，并附杂方一百二十余首，以为《绪论》。缵者祖仲景之文，绪者理诸家之纷纭而清出之，以翼仲景之法。两书实可相辅而行，以补医道之未逮也。(《四部总录医药编》)

时觉按：收于《张氏医书七种》《伤寒大成》。

《伤寒绪论》二卷　存　1667

清吴县张璐（路玉，石顽）撰

李瑾序曰：穆叔有云：太上有立德，其次有立功，其次有立言，此之谓不朽。信哉是言也！吾闻古之贤达，不居仕朝，即在医卜之中。屈指往古，名医如秦和之论六气，越人、仓公设为问难，历历垂之《左》《史》，未始无功德于后世也。若路玉张子者，可以希踪往哲，配德前人，但素抱夷旷，若不屑于应酬。曾有客长揖而谒先生曰：吾观今世之延医治病者皆耳食、皆目皮相，余为先生效曹丘生可乎？张子拒之。客又曰：今之习医者数招权、顾金钱、事贵人，是其长技，临时验证则先备一二语以探之，制剂时则以杂揉汤液投之，若先生者能悟医中最上源头，复有余为曹丘生，何虑名之不扬宇内哉？张子抚手而啸，遂谢客。后知握龊者流，穷困则辱身下志，富厚则快意骄人，不足与谈道。于是锐意精研《灵》《素》《金匮》诸篇，取赵以德、喻嘉言之注而复斧之，正其误，去其繁，明其晦，补其缺；铨仲景《伤寒》六经之次，至于结胸、痞鞕、温热诸篇，凿然不混。载取往哲遗言，隶诸类证细证，所以辅仲景之未逮，列为《缵》《绪》二论。三复读之，知天下未有之奇蕴于此矣。是书也，使智者目之，天颖迅发；愚者瞿然而悟；罔者危坐正襟，洗心涤虑；好自用者，目眩然而不瞚、舌挢然而不下。洵为伤寒之大成，其德被于天下后世也溥矣，岂特有功于仲景而已哉？嘻！张子真不愧乎立言矣。同邑李瑾撰。

总论曰：余尝看晋王叔和集仲景《伤寒》书，未尝不废书而三叹也。嗟夫！犹赖叔和为仲景之功臣，使无叔和之集，则《伤寒》书同于《卒病论》之不传矣，何能知有六经证治乎？即《条辨》《尚论》亦无从而下手也。究二子所编，各有未当，余窃不揣，复取仲景原文重分其例，取《尚论》各家之注，参以己见，成《缵论》矣。第残逸已多，证治不备，拟搜诸家之论以补之，虽其间互有发明，然未免多歧之惑，是不得不博采往哲之言以缀辑之。惜乎历代名医递相祖述，未能一一标明，姑从证类次第，读者毋以辞害义可也。谨叙六经传变、合病并病、标本治法，及正伤寒、两感、三阴中寒、冬温、寒疫、伤风、温病、风温、时行、大头温疫、温疟、温毒、阳毒、阴毒、热病、中暑、湿温、中湿、风湿、湿热、痉病、内伤、虚烦、脚气、霍乱、内痈、赤膈、黄耳、夹食、夹痰、夹水、夹血、夹气、夹阴、冒雨、溺水、重身、产后等四十证，暨以审证死证，逐一辨论。

张倬跋曰：古之名于医者皆圣贤倜傥之士，胸具过人之识，故可以参化育、济生民、著至教于天壤间而垂不朽之业，洵非流俗所能希及也。后人无前贤之实学，奢望前贤之闻誉，乃日趋于智巧便佞而适人情，观轩岐仲景之书，高不足以得名，卑不足以赡身，编尘简蠹束而埋诸废籍之中。吾大人伤之，时有混类之悲，以语倬曰：自今已往，医术日以工而医道日以晦矣。然学道者博而寡约，劳而鲜功何哉？其患在于习之不精，知之不明，行而不得其道，入而不得其门。由是取仲景原文诠次作注，采先哲格言补辑成章，勒成《缵》《绪》二论，皆别出手眼，言必中綮世之谬，其游辞以见奇，支辞以观美者，无一语焉。本欲藏诸箧笥，为一家之学，同人互引，日费抄誊，因复稍加裁酌，命倬整理付梓以流演圣贤之一脉，而伤寒之道益研穷焉。《礼》云：藏焉修焉，息焉游焉，大人有焉。《诗》云：好乐无荒，良士瞿瞿。余小子敢不勉焉。男倬百拜谨述。

汪琥曰：《绪论》上卷，叙六经传变、合病并病、标本治法，及正伤寒、两感、三阴中寒、冬温、寒疫、伤风等，共四十证，继之以诊脉、察色、劫病等法；《绪论》下卷，又类分发热、头痛等一百证，所载杂方一百四十九道，复附以刺灸穴法。此论诚可补仲景《伤寒》及成氏《明理论》之未备，但恨其纂集昔贤后人方论，大半不标名姓，然亦每多偏僻处，学者宜详辨之。

时觉按：收于《张氏医书七种》《伤寒大成》。

《伤寒兼证析义》一卷　存　1667

清吴县张倬（飞畴）撰

张倬自记曰：晨窗雪霁，光射四壁，张子被褐方起，诵雪峤"熟煮春风劈烂椽"之句。客有量履过我而进《苦雪篇》者，中有"冻馁相继倒"一语，怃然久之。因呼从事炉头，相与平章风雅，杯斝内论及医道之难，而伤寒为最难，伤寒而挟杂病者尤难，是以亘古绝无兼该之例，后世不能兼善其术也。余曰：安有滔滔江汉，不通潮汐者乎？苟能纯一其道，则圆机在我，活法随人，何虑兼证之不克哉？客举手称善。

汪琥曰：《伤寒兼证析义》，张路玉次子张倬飞畴氏著。书止一卷，言中风、虚劳、胀满之人，有病伤寒者，谓之兼证，设为问答，共十七论，末后又附以十二经、八脉、五运六气、方宜等说，极为明备。但其所用方药亦多偏僻，恐难取正也。

《四库全书提要》曰：《伤寒兼证忻义》一卷，浙江巡抚采进本，国朝张倬撰。倬字飞畴，吴江人，张登弟也。是书专论伤寒而挟杂病者，分中风、虚劳、中满肿胀、噎膈反胃、内伤、宿食、咳嗽、咽干闭塞、头风、心腹痛、亡血、多汗、积聚动气、疝气、淋浊、泻痢、胎产凡十七种，设为问答以发明之。案：《伤寒论》所谓合病、并病，止言六经兼证，而不及杂病。医家不明兼证之意，往往于脉证参差之际，或顾彼而失此，或治此而妨彼，为害颇深。此书一一剖析，使治病者不拘于一隅，不惑于多歧，亦可谓有功于伤寒矣。

《郑堂读书志》曰：《四库全书》著录。医学之中惟伤寒为最难，而挟杂病尤难，是以亘古无兼该之例，后世不能兼善其术也。倬推衍父兄之教，专著一书以析其义，凡十七种，各为之论，附以经脉、奇经、司运、方宜

四篇。使分别施疗，不惑于多歧，则圆机在我，活法随人，何虑兼证之不克治哉？（《四部总录医药编》）

《中国医学大成提要》曰：清张倬撰。倬字飞畴，吴江人，张登弟也。是书专论伤寒而兼杂病者，分中风、虚劳、中满肿胀、噎膈反胃、内伤、宿食、咳嗽、咽干闭塞、头风、心腹痛、亡血、多汗、积聚动气、疝气、淋浊、泻痢、胎产，凡十七种，设为问答，极易明白。案：《伤寒论》所谓合病、并病，常观六经兼证，而不及杂病。医家亦多不明兼证，往往于临证之际，顾此失彼，为害甚大。此书能一一剖析，使治疫者不拘于一格，有功于伤寒不少。末附十二经、八脉、运气、方宜等说，极为美备。惟其所用方药稍僻，然亦不足为本书病也。

《清史稿·列传第二八九》曰：倬字飞畴，著《伤寒兼证析义》，并著录《四库》。

时觉按：收于《张氏医书七种》《伤寒大成》《四库全书》《中国医学大成》。

《伤寒舌鉴》一卷　存　1668

清吴江张登（诞先）撰

自序曰：尝读仲景书，止言舌白苔滑，并无黄黑刺裂，至《金镜录》始集三十六图，逮后《观舌心法》广至一百三十有七。何后世证变之多若此？宁知伤寒自表传里，舌苔必由白滑而变他色，不似伏邪、瘟疫等热毒自内达外之一病，便见黄黑诸苔也。观仲景论中，一见舌白苔滑，即言难治，安有失治而致变者乎？所以仲景止言白苔，已见一斑，不烦琐屑。后人无先圣治未病之能，势不得不反复辨论，以启蒙昧。盖邪气入里，其虚实寒热之机必现于舌，非若脉法之隐而不显也。况阴盛格阳与邪热郁伏，多有假证假脉，惟验舌上苔色之滑燥厚薄，昭若冰鉴，无所遁形。由是取《观舌心法》，正其错误，削其繁芜，汰其无预于伤寒者，而参入家大人治按所纪及己所亲历，共得百二十图，命曰《伤寒舌鉴》，授之剞劂，以公同志，临证之一助云。康熙戊申如月，诞先张登书于隽永堂。

汪琥曰：《伤寒舌鉴》，张路玉长子张登诞先氏汇纂。书止一卷，共舌图一百二十。琥按，舌苔但有白黄黑三者而已，杜清碧推广敖氏验舌法为三十六图，其中又增纯红舌，其余等舌已半属无据。今广至一百二十图，何其多欤？就其中言紫色舌、蓝色舌，亦甚有理，盖热极则色紫，寒极则色蓝，蓝者，微青色也。至其言灰色、霉酱色二舌，亦甚不必，盖灰色即淡黑，霉酱色即深紫也。张氏每借一色，即化为数十图，何其穿凿。

《四库全书提要》曰：《伤寒舌鉴》一卷，浙江巡抚采进本，国朝张登撰。登字诞先，吴江人。是书备列伤寒观舌之法，分白胎、黄胎、黑胎、灰色、红色、紫色、霉酱色、蓝色八种，末附妊娠伤寒舌，为图一百二十，各有总论。案：古经于诊候之外，兼及辨色聆音，而未尝以舌观病。舌白胎滑之说，始见张机《伤寒论》，其传亦古，然其法不详，亦未尝言及种种之别。后《金镜录》推至三十六图，未为赅备，《观舌心法》衍至三十七图，又颇病繁芜。登以己所阅历，参证于二书之间，削烦正舛，以成是编。较之《脉候隐微》，尤易考验，固诊伤寒者所宜参取也。

《郑堂读书志》曰：《四库全书》著录。按：仲景书止言舌白、胎滑，并无黄黑刺裂，至《金镜录》始集三十六图，逮后《观舌心法》广至一百三十有七，殊较仲景为琐屑。诞先因取《观舌心法》，正其错误，删其繁芜，汰其无预于伤寒者，而参入其父石顽治案所纪及己所亲历，共得百二十图，各系以说，颇显明易见，堪为临证者之一助云。（《四部总录医药编》）

《清史稿·列传第二八九》曰：登字诞先，著《伤寒舌鉴》，并著录《四库》。

时觉按：收于《张氏医通》《伤寒大成》《四库全书》《陈修园医书》四十种、六十种。后有亡名氏抄录其文而略其图，为《伤寒舌鉴要诀》。

《伤寒论注》四卷　存　1669

清慈溪柯琴（韵伯，似峰）撰（侨居常熟）

自序曰：尝谓胸中有万卷书，笔底无半点尘者，始可著书。胸中无半点尘，目中无半点尘者，才许作古书注疏。夫著书固难，而注疏更难。著书者往矣，其间几经兵燹，几经播迁，几次增删，几许钞刻，亥豕者有之，杂伪者有之，脱落者有之，错简者有之。如注疏者著眼，则古人之隐旨明、尘句新；注疏者失眼，非依样葫芦，则另寻枝叶、鱼目混珠、碔砆胜玉矣。《伤寒》一书，经叔和编次，已非仲景之书，仲景之文遗失者多，叔和之文附会者亦多矣。读是书者必凝神定志、慧眼静观、逐条细勘、逐句细研，何者为仲景言，何者是叔和笔。其间若脱落，若倒句与讹字衍文，须一一指破，顿令作者真面目见于语言文字间。且其笔法之纵横、详略不同，或互文以见意，或比类以相形，因此而悟彼，见微而知著者，须一一提醒，更令作者精神见于语言文字之外，始可羽翼仲景，注疏《伤寒》。可前此注疏诸家，不将仲景书始终理会，先后合参，但随文敷衍，故彼此矛盾，黑白不辨，令碔砆与美璞并登，鱼目与夜光同珍，前此之疑灯未明，继此之迷途更远，学者将何赖焉？如三百九十七法之言，既不见于仲景之序文，又不见于叔和之序例，林氏倡于前，成氏、程氏和于后，其不足取信，王安道已辨之矣。而继起者犹琐琐于数目，即丝毫不差，亦何补于古人，何功于后学哉？然此犹未为斯道备累也，独怪大青龙汤，仲景为伤寒、中风无汗而兼烦躁者设，即加味麻黄汤耳。而谓其伤寒见风，又谓之伤风见寒，因以麻黄汤主寒伤营，治营病而卫不病；桂枝汤主风伤卫，治卫病而营不病；大青龙汤主风寒两伤营卫，治营卫俱病。三方割据，瓜分太阳之主寒多风少、风多寒少，种种蛇足，羽翼青龙，曲成三纲鼎立之说，巧言如簧，洋洋盈耳，此郑声所为乱雅乐也。夫仲景之道，至平至易，仲景之门，人人可入，而使之茅塞如此，令学者夜行歧路，莫之指归，不深可悯耶？且以十存二三之文而谓之全篇，手足厥冷之厥，混同两阴交尽之厥，其间差谬，何可殚举？杨墨之道不息，孔子之道不著，医道之不明不行，此其故欤？孟子没而仲尼之道不传，千载无真儒矣。仲景没而岐黄之道莫传，千载无真医矣。此愚所以执卷长吁，不能已于注疏也。丙午秋，校正《内经》始成，尚未出而问世，以《伤寒》为世所甚重，故将仲景书校正而注疏之。分篇汇论，挈其大纲，详其细目，证因类聚，方随附之，倒句讹字，悉为改正，异端邪说，一切辨明。岐伯、仲景之隐旨，发挥本论各条之下，集成一帙，名曰《论注》。不揣卑鄙，敢就正高明，倘得片言首肯，亦稍慰夫愚者之千虑云尔。慈水柯琴韵伯氏题，时己酉初夏也。

马中骅跋曰：余幼失怙，奉先慈命弃举业，习医术，谓可养生，亦可济生，遂锐志于医。上自《灵》《素》，下及百家之书，探讨有年，愧未深造。独念伤寒一症，生死安危，关系甚速，仲景先师作《伤寒论》以垂后世，历年既久，未免残缺，再经后人颠倒纷纭，茫无头绪，学者无由以入，置之高阁。至宋成无己始有注释，明方中行《条辨》于前，喻嘉言《尚论》于后，各挥己意，自鸣一得，然未知尽合仲景之意否也。继获柯韵伯先生《伤寒论注》《论翼》二书，立言明彻，独出心裁，不落前人窠臼，仲景隐而未发之旨抉以表著，俾仲景之精微奥妙，跃然心目之间，实有裨益于斯道。不敢自私，因取二书，订其舛讹，较其字画，付之剞劂，以公同好。表章前贤，嘉惠后学，不无少助云耳。时乾隆乙亥年荷月昆山七十老人马中骅题。

凡例曰：一、《伤寒论》一书，自叔和编次后，仲景原篇不可复见，虽意次混淆，犹得寻仲景面目。方、喻辈各为更定，《条辨》既中邪魔，《尚论》浸循陋习矣，大背仲景之旨。琴有志重编，因无所据，窃思仲景有太阳证、桂枝证、柴胡证等辞，乃宗此义，以症名篇，而以论次第之，虽非仲景编次，或不失仲景心法耳。一、起手先立总纲一篇，令人开卷便知伤寒家脉症得失之大局矣。每经各立总纲一篇，读此便知本经脉症大略矣。每篇各标一症为题，看题便知此方之脉症治法矣。一、是编以症为主，故汇集六经诸论，各以类从，其证是某经所重者，分别某经。如桂枝、麻黄等症列太阳，栀子、承气等症列阳明之类。其有变证化方，如从桂枝症更变加减者，即附桂枝症后，从麻黄症更变加减者，附麻黄证后。一、叔和序例固与仲景本论不合，所集脉法，其中有关于伤寒者，合于某证，即採附其间，片长可取，即得攀龙附骥耳。一、六经中有症治疏略全条删去者，如“少阴病下利，白通汤主之”“少阴病下利便脓血，桃花汤主之”等类，为既有“下利脉微者与白通汤”“腹痛小便不利与桃花汤主之”之详，则彼之疏略者可去矣。又有脉症各别不相统摄者，如太阳病发汗太多因致痉，与脉沉而细、病身热足寒等症，三条合一，论理甚明，故合之。一、本论每多倒句，此古文笔法耳。如太阳病血证，麻黄汤主之句，语意在当发其汗下。前辈但据章句次序，不审前后文理，不顾衄家禁忌，竟谓衄后仍当用麻黄解表。夫既云衄乃解，又云自衄者愈，何得阵后兴兵？衄家不可发汗，更有明禁，何得再为妄汗？令人胶柱者多，即明理者亦多为陶氏所惑，故将麻黄、桂枝、小青龙等条悉为称正。一、条中有冗句者删之。如桂枝症云先发汗不解而复之下，脉浮者不愈，浮为在外，须解外则愈。何等直捷？在外下更加，而反下之，故令不愈，今脉浮，故知在外等句。要知此等繁音，不是汉人之笔。凡此等口角，如病常自汗出条，亦从删例。一、条中有衍文者删之，有讹字者改之，有缺字者补之。然必详本条与上下条有据，确乎当增删改正者直书之。如无所据，不敢妄动，发明注中，以俟高明之定夺。一、加减方分两、制度、煎法，与本方同者，于本方下书本方加某味、减某味。或一篇数方而后方煎法与前方同者，于方末书煎法同前。方中药味修治同前者，如麻黄去节，杏仁去皮之类，但不再注。附子必炮，若有生用者注之。一、可汗不可汗等篇，鄙俚固不足取，而六经篇中多有叔和附入，合于仲景者取之。如太阳脉浮动数三阳明论脾约脉症等条，与本论不合，无以发明，反以滋惑，剔出附后，候识者辨焉。一、正文逐句圈断，俱有深意。如本论中一字句最多，如太阳病，脉浮头项强痛六字，当作六句读。言脉气来尺寸俱浮，头与项强而痛。若脉浮两字连读，头项强痛而恶寒作一句读，疏略无味，则字字读断，大义先明矣。如心下温温欲吐、郁郁微烦之类，温温郁郁，俱不得连读，连读则失其义矣。

唐大烈曰：柯韵伯立言虽畅，不免穿凿。(《吴医汇讲》卷二)

时觉按：为《伤寒来苏集》三种之一。《中国医籍考》作《伤寒论注来苏集》六卷，又列《伤寒论翼》二卷，似以是书及《伤寒附翼》二卷为《来苏集》，而以《伤寒论翼》二卷独立成书。

《伤寒论翼》二卷　存　1674

清慈溪柯琴(韵伯，似峰)撰(侨居常熟)

自序曰：世之补伤寒者百余家，究其所作，不出二义。一则因论本文为之注疏，犹公、谷说《春秋》也；一则引仲景之文而为立论，犹韩婴说《诗》而为《外传》也。然引征者固不得断章取义之理，而注疏者反多以辞害义之文。初不知仲景先师著《伤寒杂病论》合十六卷，良法大备，此《灵》《素》已具诸病之体而明针法之巧妙，至仲景复备诸病之用，而详方药之准绳。其常中之变、变中之常，靡不曲尽，使全书具在，寻其所集，尽可以见病知源。自王叔和编次，伤寒、杂病分为两书，于本论削去杂病，然论中杂病留而未去者尚多，是叔和有《伤寒论》之专名，终不失伤寒、杂病合论之根蒂也，名不附实，是非混淆，古人精义弗彰，是以读之者鲜。而旁门歧路，莫知适用，岂非叔和编次之谬以祸之欤？世谓治伤寒即能治杂病，岂知仲景杂病论即在《伤寒论》中，且伤寒中又最多杂病夹杂其间，故伤寒与杂病合论，则伤寒杂病之症治井然。今伤寒与杂病分门而头绪不清，必将以杂病混伤寒而妄治之矣。乃后人专为伤寒著书，自朱奉议出而伤寒之书日多，而伤寒之病日混，非其欲伤寒之混也，由不识何病是伤寒也。陶节庵出而伤寒之书更多，非真伤寒多也，即《金匮》中杂病亦尽指为伤寒也。世锢于邪说，反以仲景书难读，而不知仲景书皆叔和改头换面，非本来面目也。冠《脉法》《序例》于前集，可汗不可汗等于后，引痉湿暍于太阳之首，霍乱、劳复等于厥阴之外，杂鄙见于六经之中，是一部王叔和之书矣。林亿诸公校正，不得仲景原集，惑于《伤寒论》之名，又妄编三百九十七法、一百一十三方之数，以附会叔和所定之伤寒，于是欲知仲景之道更不可得。成无己信古笃好，矫然特出，惜其生林亿之后，欲为仲景功臣无由得其真传，故注仲景之书而仲景之旨多不合，作《明理论》而伤寒之理反不明。因不得仲景《伤寒杂病论》之旨，故不能辨许叔微三方鼎立之谬，反集之于注，开疑端于后人，岂非为三百九十七法等说所误乎？由是方中行有《条辨》之作，而仲景之规矩准绳更加败坏，名为翻叔和之编，实以灭仲景之活法也。卢子繇《疏抄》，不编林亿之数目，不宗方氏之三纲，意甚有见，而又以六经谬配六义，增标本形层、本气化气等说，仲景之法又何堪如此挠乱哉？近日作者蜂起，尚论愈奇，去理愈远，条分愈新，古法愈乱，仲景六经反茅塞而莫辨，不深可悯耶？原夫仲景之六经，为百病之法，不专为伤寒一科。伤寒杂病，治无二理，咸归六经之节制。六经各有伤寒，非伤寒中独有六经也。治伤寒者但拘伤寒，不究其中有杂病之理；治杂病者以《伤寒论》为无关于杂病而置之不问，将参赞化育之书，悉归狐疑之域。愚甚为斯道忧之，于仲景书究心有年，愧未深悉，然稍见此中微理，敢略陈固陋，名曰《伤寒论翼》。不兼杂病者，恐人未知原文合论之旨，以杂病为不足观耳。其当与否，自有能辨之者。甲寅春慈溪柯琴序。

冯纶序曰；从来言医者曰意也，愧余未达轩岐书，尚未能解是言也。夫作者之谓圣，述者之谓明，凡宝石之所秘藏，皆神圣之所论著。然著作固难，注疏尤不易也。轩岐以来，代有传述，而《灵》《素》秘旨，至汉张仲景先生得其精微，所撰《伤寒金匮杂病》一书，诚可谓以述之明而继作之圣欤？迨西晋王叔和次仲景伤寒方论，其书固已残缺，而六朝高阳生又窃叔和之名，颠倒仲景词旨，是叔和书有错简，未必非高阳生之伪讹有以甚之。惟国朝柯韵伯先生，为吾慈庠彦，不得志于时，遂栖息虞山，岂非天抑其遭际，以毕志纂修，潜通《灵》《素》幽隐，上接仲景渊源哉？《孟子》云，以意逆志，是为得之。其斯之谓与？所以正其伪，订其讹，分门别类，靡弗缕晰条分。时吴门叶天士先生至虞，且展卷而异之，以为有如是之注疏，实阐先圣不传之秘，堪为后学指南。惜其力绵，未及剞劂耳。余于客舍往来，奉为金针玉律，以作寿世真传。假令昆山马氏中骅，宗其原本，付之梓人，将见曩哲道其先路，初学步其后尘，则斯道之门人人可入，乃知《伤寒翼论》裨益诚非浅鲜，而叶先生之赞良不诬也。奈何师心自用，妄为笔削，意欲驾韵伯而上乎？多见其不知量也。系例犹夫手足，倒置删改，等诸鱼目混淆，非特仲景罪人，适为韵伯乱贼矣。呜呼！余与韵伯同里，相去不数十年，倘坐视韵伯注疏之苦衷无补仲景著作之精，是阳生窃叔和名而混乱于前，中骅复窃韵伯书而接踵于后，姑以伪酿成讹，旋且以讹迷于伪，抑思韵伯所注何注，所疏何疏，包含靡穷，宁得以伤寒一证毕其蕴耶？意美法良，奚忍任其湮没？至此坊集忽觏，乍喜此书得大行，披阅之余，转憾此书反复晦。谨以抄录原稿质证同志，敢谓辟异端而卫正道耶？聊以尊所问，行所知云尔。即起韵伯于九泉而问焉，当亦曰此物此意也夫。乾隆甲申暮春同邑冯纶明五氏谨识。

季诺序曰：伏羲、神农、黄帝之书，尚有存焉者也。曰：辞虽存，礼则亡矣。何以言之？曰：卜筮始于《畴》《易》，至京、关而歧矣，今之所为卜筮，不知《易》也，不知《畴》也。医学始于《灵》《素》，至和、扁而歧矣，今之所为医者，不知《灵》《素》也。伤寒始于仲景，至刘、李而歧矣，今之治伤寒家，不知仲景也。夫圣人之道至今不废者，若陶之为器，无二范也；若匠之销木，无二规矩也。《本经》《素问》《灵枢》《难经》，其为经也四，仲景因之而论伤寒，若陶之不离范而匠之绳墨也循焉。乃继起者则不然，如朱奉议、刘河间、张易州、李东垣、王好古、陶节庵辈，相袭而悖，相引而相反，辞愈烦而理愈昧。譬之于陶，以仲景为范，而其中式者鲜矣；譬之于材，以仲景为规矩，而合其绳墨者寡矣。即其善者，犹耳目口鼻各有偏长而不相能者。世徒知通三才者为儒，而不知不通三才之理者更不可以言医。医也者，非从经史百家探其源流则不能广其识，非参老庄之要则不能神其用，非参三藏真谛则勿能究其奥。故凡天以下地以上，日月星辰、风雨寒暑、山川草木、鸟兽虫鱼，遐方异域之物，与夫人身之精气神形、藏府阴阳、毛发皮肤、血脉筋骨、肌肉津液之属，必极其理，然后可以登岐伯之堂，入仲景之室耳。奈何缙绅先生以方术视，医道之晦蚀也久，又粗工曲学，家自立帜，人自为书，医道之离畔又久。今业医者或袭其肤，或剽其似，冥行以趋，贸贸奚之，诚大道陵夷、微言将绝之会乎！此韵伯先生所以有伤寒之注疏也。先生好学博闻，吾辈以大器期之，今焚书弃举，矢志于岐黄之学，此正读书耻为俗儒，业医耻为庸医者。其《内经合璧》一书，既为岐伯开生面矣，今复注疏《伤寒》，发仲景之精微，破诸家之僻见，千载迷途，一朝指破，岂特为医林幸哉？吾以为天下幸，且为后世幸。学者先看诸家诸议论，即细阅兹编，始知先生慧眼超越前人耳目。笔下简端，以供同志之鉴赏焉。虞山友人季诺楚重氏题。

孙金砺序曰：余少时多病，间尝留心于医几二十年。见世之所谓医者，大率以人命为尝试者也。夫古之人，诊病先望色及形之肥瘠，次审其声属何音及饮食起居，始病与今病，然后按其三部九候，批其隙而导其窍，鲜有不中者矣。今之医者，徒有切脉之名，不知四诊之理、阴阳虚实之别，立方而君臣倒置，处剂而寒热误投，于七情六淫、内伤外感，茫乎其未之讲也。病欲不甚，其可得乎？余自春间病咳血，旋愈旋作，初用芩连而愈，继而寒凉不效，更进参芪而愈，后用温补不愈，复用寒凉，而又不愈。以余一人之身，先后异施，至不可解，于是而叹医道之难言也，斯必有要领于其间矣。此至虞山，见吾乡似峰先生，儒者也。好为古文辞，又工于诗，余目为一书生耳。余未尝言及病，先生亦无一言及于医也。叶君天乐言先生精于医，因就而商焉。先生曰：斯未求其本耳。"诸寒之而热者取者阴，所谓求属也"，君病阴虚而阳盛，以寒药治之，阳少衰，故病少愈耳；复进寒凉而阳亦虚，得温补而病稍愈耳；再进温补而阴愈虚，复进寒凉而阴阳俱虚，故绵连而不解矣。岂知藏府之源有寒热温凉之主哉？必壮水之主，以制阳光，斯为合法。因立加减肾气汤方，一剂而喘嗽宁，再剂而精气爽。余乃服其得四诊之要妙，而深明夫阴阳虚实之源者也，而其儒而兼医，故理易明耳。吾谓必如似峰先生者，始可言医矣。且时医哓哓，而似峰恂恂，其立品高矣。立品高，则立言亦高。观其《论翼》一书，上下千载，驰骋百家，前无古，后无今，竭志谈心，穷晰至理，揆之岐伯、仲景之所传，锱铢不爽。余十一年来所见种种医书，未有如是之明且快也，斯真传世之文哉！惜其贫不能自振，行其道于通都大国，而栖息于虞山之邑，又不敢以医自鸣，故鲜有知之者。即有知之者，又鲜有豪侠者为之吹嘘于王公贵人间，此其名未之扬，书未之广也。吾以慰先生，其多书广闻见，凝神养气，以极其理，徐以俟运会之来，世自有知己者。时在己酉仲秋后二日，同邑人孙金砺介夫氏拜题。

沈璠曰：柯韵伯更觉天资颖拔，所著《伤寒论翼》将仲景之条浑化而论，讲一法即以众法比类而推讲之，论一方亦以众方比类而推论之，遂觉仲景通身手眼，一时毕现，使读者无复胶柱鼓瑟之诮，洵仲景之大功臣也。宜其万古重明，不致再坠，何未几而枣梨蠹蚀，荡无复存？是宝物之显而复晦者也。近有崇川程绳玉先生著《伤寒发明》一书，所遵是书十之七八，断章分注于各条之下，使人易明，亦善法也。但分而不合，未免反掩柯氏之心法，予于拙作《医权初编》中论之已详。新安罗东逸先生集《古今明医经论证治汇粹》八卷，为医林中之至宝，今皆泯灭无传，惟此与《名医方论》二卷，予次第得之。噫！医道扫地久矣。继晦重明，此非其时耶？舍此八卷，其谁与归？兹皆梓以为倡，其余六卷，必有同志君子访集续梓以成全帙，大彰斯道于不朽，并使罗子之苦心复见于今日也。若谓宝物之晦而当显则可，若以吾拟之卞和、雷焕抱屈而争、起沉而出者，则是冒天功而蹈虚誉，则吾岂肯当哉？是为序。（《医权初编》附录《重梓〈伤寒论翼〉序》）

时觉按：为《伤寒来苏集》之一种。光绪十九年，阳羡余景和以是书久已散佚，别辑《余注伤寒论翼》，"将《论翼》原叙录于首，六经方解论列于后，附柯氏书例一则，历代伤寒书籍考一则，附入浅注，便于初学"，会稽孙思恭刊行。

《伤寒附翼》二卷　存　1674

清慈溪柯琴(韵伯,似峰)撰(侨居常熟)

叶桂曰:凡评批并记于右。桂枝汤下第七条批、痉湿暑证第二条批、痉湿暑症太阳病批、桂枝附子汤批、真武汤证批、吴莱萸汤证批、吴茱萸汤方批、厥阴脉证批、乌梅丸证批、白头翁证批、诸寒热证批。馀条并《附翼》,无可动笔评论也。

时觉按:为伤寒方论,《伤寒来苏集》之一种,《医籍考》以是书及《伤寒论注》四卷视作《伤寒论注来苏集》六卷。

《伤寒来苏集》三种八卷　存　1706

清慈溪柯琴(韵伯,似峰)撰(侨居常熟),昆山马中骅(骧北)校刊

子目:《伤寒论注》四卷,《伤寒论翼》二卷,《伤寒附翼》二卷

卫廷璞序曰:昔人尝论注书为难,盖文章家有辑诊,钩深抉隐,穿凿而傅会之,于作者本意固茫乎未得。然自经史以及稗官杂说、金石志乘之文供我拓摭搜采,以求合于古人立言之旨。虽夏后之璜,不无径寸之考,尚不害其为天球和璧也。若医以疗疾,经络脏腑、形神精气、变化阴阳,幽微莫测,非于三部九候深讨穷搜,本我之灵心,启我之妙悟,而率尔命笔,不独置前人本旨于云雾中,其自误以误世,不为黄帝岐伯之罪人者几希。慈溪柯韵伯先生,夙称仲景功臣,著《伤寒论注》《论翼》二书,明而快,辨而精,譬之文章家《左》之预,《选》之善,《庄》之向,《骚》之逸乎?马骧北校其亥豕,订其谬讹,镂诸板以行世,使海内之论伤寒者不堕王叔和之蒙翳,并不惑方中行、喻嘉言之歧说,其用心可谓勤矣。夫骧北奉慈命,注力于《灵》《素》,学成应世,已为当今卢扁,乃年逾古稀,精神矍铄,以苍颜皓发之叟能逍遥于风雅翰墨之间,非独其业之足传也,其更有得于医之外者从可知矣。呜呼!伤寒一证,所系非轻,一剂误投,神明消灭,良可悲也。李东垣、陶节庵辈非不辨晰详明,或掠影而剽光,或辞烦而理晦,旁门曲径,靡所适从。仲景之言难存,仲景之旨几蔑。孰若韵伯论述之精而骧北校雠之核乎?予故喜而为数言以弁诸首。至余之于医,未涉藩篱也,未识骧北以予言为河汉否?岭南卫廷璞筠园氏拜书。

《清史稿·列传第二八九》曰:柯琴,字韵伯,浙江慈溪人。博学多闻,能诗古文辞。弃举子业,矢志医学。家贫,游吴,栖息于虞山,不以医自鸣,当世亦鲜知者。著《内经合璧》,多所校正,书佚不传。注《伤寒论》,名曰《来苏集》,以方有执、喻昌等各以己意更定,有背仲景之旨,乃据《论》中有太阳证、桂枝证、柴胡证诸辞以证名篇,汇集六经诸论,各以类从。自序略曰:《伤寒论》经王叔和编次,已非仲景之旧,读者必细勘何者为仲景言,何者为叔和笔。其间脱落倒句、讹字衍文,一一指破,顿见真面。且笔法详略不同,或互文见意,或比类相形,因此悟彼,见微知著,得于语言文字之外,始可羽翼仲景。自来注家,不将全书始终理会,先后合参,随文敷衍,彼此矛盾,黑白不分。三百九十七法,不见于仲景序文,又不见于叔和序例,林氏倡于前,成氏和于后,其不足取信,王安道已辨之矣。继起者犹琐琐于数目,亦何补于古人?何功于后学哉?大青龙汤,仲景为伤寒中风无汗而兼烦燥者设,即加味麻黄汤耳,而谓其伤寒见风、伤风见寒,因以麻黄汤主寒伤营、桂枝汤主风伤卫、大青龙汤主风寒两伤营卫,曲成三纲鼎立之说,此郑声之乱雅乐也。且以十存二三之文而谓之全篇,手足厥冷之厥,或混于两阴交尽之厥,其间差谬,何可殚举?此愚所以执卷长吁,不能已也!又著《伤寒论翼》,自序略曰:仲景著《伤寒杂病论》,合十六卷,法大备,其常中之变,变中之常,靡不曲尽。使全书俱在,尽可见论知源。自叔和编次《伤寒》《杂病》,分为两书,然本论中杂病留而未去者尚多,虽有《伤寒论》之专名,终不失《杂病》合论之根蒂也。名不副实,并相淆混,而旁门歧路,莫知所从,岂非叔和之谬以祸之欤?夫仲景之言六经为百病之法,不专为伤寒一科,伤寒杂病,治无二理,咸归六经之节制。治伤寒者,但拘伤寒,不究其中有杂病之理;治杂病者,复以《伤寒论》无关于杂病,而置之不问。将参赞化育之书,悉归狐疑之域,愚甚为斯道忧之。论者谓琴二书,大有功于仲景。

《续修四库全书提要》曰:清柯琴撰。琴字韵伯,号似峰,慈溪人。游吴,久寓常熟,博学多闻,工为古文辞,弃举业,笃志轩岐仲景之学,于《伤寒论》致力最深。以书经王叔和所编次,已非仲景原篇,三百九十七法之说,林亿倡于前,成无已等和于后,亦不足信,方有执、喻昌等各为更定,益滋纷淆,乃重为编注。因仲景书原有太阳证、桂枝证等名辞,宗其义,以证为主,每经每证若干条,采列仲景书四百三十三条,有分有合有删,具详自定凡例。自谓虽非仲景编次,或不失仲景心法耳。大旨以读《伤寒论》,先当勘

明何者为仲景言，何者为叔和笔，脱落倒句、讹字衍文，一一指破，始见作者真面目。《论注》之外，《附翼》二卷，六经各有总论，胪列诸方，发明精义，附《论注》后，合为六卷。又有《伤寒论翼》共十四篇，曰全论大法，曰六经正义，曰合并启微，曰风寒辨惑，曰温暑指归，曰痉湿异同，曰平脉准绳，七篇为上卷；曰六经病解各一篇，曰制方大法，为下卷，合《论注》《附翼》二书，统名曰《来苏集》。书成于雍正中，至乾隆乙亥，昆山马中骅始刊行，钦定《医宗金鉴·订正伤寒论注》中，屡采其说，而《四库》未经著录。吴县尤怡《读书记》称论六经正义篇，援地理、兵法喻病邪之浅深，方药之大小，可谓深切著明；平脉准绳篇，因阴阳十脉而立对待正看六法，曲尽其变，几无循形。长乐陈念祖称琴二书皆仲景功臣，元和陆懋修称其全论大法篇，谓仲景杂病即在《伤寒论》中，而伤寒亦最多杂病，参错而见，伤寒、杂病，无二理，最为名言。诸家推挹皆甚至。案：琴当清初，方、喻之书盛行，变例重编，意在去纠葛而求真归，与尤怡《贯珠集》取义略同，可谓变而不失其正，《论翼》于风寒温暑痉湿苦为分明，使学者不因新说而废古法，于医林有承先启后之功，为研究伤寒者不可不读之书。季诺序称，琴别有《内经合璧》一书，琴自序亦云，校正《内经》，未及问世。今其书已佚不传。

光绪《慈溪县志·列传》曰：柯琴，字韵伯，生于万历末年。好学博闻，能文工诗，同辈皆以大器期之。鼎革后，焚弃举业，一志医学。博览精思，会悟通彻。游京师，无所遇。归过吴门，值叶桂行医有盛名，因慨然曰：斯道之行亦由运会乎？于是闭门著书，得《内经合璧》；《仲景伤寒论注》四卷、《伤寒附翼》一卷、《伤寒论翼》两卷，都七卷，名《来苏集》。乾隆中，马中骅校刊行世。

光绪九年《苏州府志·艺术二》曰：马中骅，字骧北，昆山人。幼失怙，母命习医。求治者屦满户外，应手辄效。尝以慈溪柯琴所注张机《伤寒论》及《论翼》二书，字多谬讹，详加考订刊行。卒年七十余。门人周树五，字开禊，得其临证察脉之要，最知名。

时觉按：《中国医籍考》作《伤寒论注来苏集》六卷，似以《伤寒论注》四卷及《附翼》二卷合为《来苏集》。康熙四十五年丙戌初刻，收于《中国医学大成》。

《伤寒方翼》一卷　存　1674

（原题）清慈溪柯琴（韵伯，似峰）撰（侨居常熟）

叶桂序曰：医自轩岐道兴，而《灵》《素》以下，代有名人著述，卢扁以后，为仲景著《伤寒》，直启灵兰之秘，泄玉版之文。若河间、东垣、丹溪，亦迥出凡流，与仲景并称四大家，伤寒暨杂证之治疗备矣，世咸宗之。但仲景之书辞义古奥，虽经诸名家疏注，亦未能尽晰其理。近代以来，薛立斋、张景岳、喻嘉言等，皆本之《灵》《素》，或作或述，其余诸证，皆有发明。迨慈溪柯韵伯注伤寒，曰《来苏》四卷，又疏著《附翼》二卷，能独开生面，可为酬世之宝也。予轩岐之学于伤寒者，时刻学之，今阅韵伯之注而疏，透彻详明，可为精而不乱。予深得其味，今评批十余条，以备阅者玩之。时丙戌仲秋日，吴下叶桂题记。

编末曰：仲景逆知后世必有无知妄作，乱其篇章，坏其成法者，亦必有好学深思，心知其故，为之发明者，故其自序曰，若能寻余所集，思过半矣。又曰，阴阳会通，变化难极，非才高识妙，岂能探其理致哉？叔和不能寻仲景之法于所集中，又反搜采所集之外，故各承家技者，仍得混杂于其间。嗟乎！仲景因粗工妄治而设此，今将仲景层层活方活法，粗工反为死方死法以补缀仲景之书，其知仲景之法游刃有余，仲景之方逍遥自得，只于所集中取之无尽，用之不竭，更何外取他书？此仲景（所谓）崇饰其末，忽弃其本也。自叔和创夹杂之源，后人竞立方论，以多为贵，至陶尚文而滥极矣。孟子曰：能言拒杨墨者，圣人之徒也。杨墨之道不息，孔子之道不著，诸家之邪说不明，岐伯仲景之圣教不行，故余不得不辨。

时觉按：有稿本藏中国国家图书馆，2002年收于《国家图书馆藏稀见古代医籍钞（稿）本丛编》影印出版。前有叶桂序，按原文次序逐一辨析诸方，或为《伤寒附翼》之别抄。《联目》另有民国九年赵氏寿华轩乌丝栏抄本藏上海图书馆。

《伤寒晰疑》四卷　存　1816

清慈溪柯琴（韵伯，似峰）原撰（侨居常熟），清嘉善钱谅臣（逸宣）集注

时觉按：是书有嘉庆丙子白鹿山房校印本，前后无序跋，扉页题为柯韵伯先生原本，卷首题：吴趋柯琴韵伯甫原稿，嘉善钱谅臣逸宣甫集注，后学顾习中维村氏参定。中国中医科学院有藏。

《伤寒或问》,《活人指掌》 佚 1672

清京江何镇(培元)纂辑

张铨衡《本草纲目必读类纂序》略曰:余与何氏契结金兰。一日,过公之寓,见公之著述盈几,阅其目则《本草发明》也,《百药主治》也,以及《脉讲》《脉诀》《伤寒或问》《活人指掌》《济生论》《原病式》《素问抄》《集效方》,共计十种。翻阅之暇,公独取《本草》《济生》之四种以示余。

时觉按:《中国医籍考》卷三十五据《本草纲目必读类纂》载录《伤寒或问》,“未见”,未载《活人指掌》。所载十种医书,惟《本草》《主治》《集效方》《济生》四种为《本草纲目必读类纂》传世,余则佚而不传。

《伤寒正宗》八卷 存 1678

清江都史以甲(子仁,学圃老人)撰辑

自序略曰:甲少侍先君子疾,时尝汤药,察辛温甘寒之味,辨君臣佐使之剂,究心黄帝岐伯之书,冀尽子职于万一,因略得其解。自先君子见背,遂弃举子所学而学焉。迩来三十余年,闻病之阳论得其阴,自谓不谬于古,因思出其鄙见质之当世贤豪,而绵力薄材,未遑多述。窃以人身所患,惟伤寒一症,阴阳传变,为祸最烈,切脉听声,望色写形,毫厘之差,生死以之。而张仲景方论,实为正宗,昔人疏义虽多,发明亦有,少参己意,便致牴牾者,诚非精思,罔能收其所长,汰其所短。余不揣固陋,汇诸子之说,折衷《内经》,为之诂读。夫仲景生东汉之世,文字近古,一言遂包数义,加之训诂,使之意长,其治证相等,仲景每省其文辞,读者竭思始得,为重申其旨,俾之说详。至非仲景之言,勿使附会,其能阐仲景所未言者,另为一卷以殿其后。庶几简者以明,该者以广,传习者之得所指归乎?今世不乏慈孝之人,而宣其抑郁,辅其恩爱,愿与今之学者勉之而已。时康熙十有七年岁在丁巳竹秋谷旦,江都学圃老人史以甲题于见山堂中。

周斯序曰:昔张南阳著《伤寒方论》,为法三百九十七,为方一百十有三,时称医圣。西晋王叔和编次其书,引以《内经》,错以己意,遂使南阳原本不传于世。是以许叔微撰《伤寒辨疑》,庞安时补《伤寒方论》,钱仲阳著《伤寒旨微》,王好古著《仲景详辨》及《辨惑》,正如秦火经书之后,汉魏以来诸儒搜遗订讹,笺注疏传,经书虽复大明于世,而终不得见全书。逮方约之著《伤寒》书,先儒称为集大成,而南阳原本究未辨明,或是或非。吾友步丘史子仁隐居不仕,少时尝奉教于明医袁秦邮,得其脉诀,潜心究极,遂通奥玄,决病死生,指下立辨。既检之于行,复取南阳原本,分析为张之论,为王之说,提纲于前,辨解于后,由是南阳原本复大明于世,颜曰《伤寒正宗》。书成,予为之叙曰:布帛也,菽粟也,医药也,三者皆生人之至急者也。无布帛则寒而死,无菽粟则饥而死,无医药则病而死,等死耳,而医药尤急。过寒过热则布帛有以致死,过饥过饱则菽粟有以致死,致死者有以生之,则惟医药。顾误用医药而致死者,救之则在医书,盖著书皆昔圣昔贤明于医者而后能之也。李明之号称神医,而《东垣十书》于伤寒为尤长;朱彦修时称医圣,尝著《伤寒辨疑》,而总之发明南阳方论之蕴藏也。《正宗》一书,辨其为阴为阳,为阴或似阳,阳或似阴者,即许叔微、王好古之论也;审其变证而即知其本证,察其标病而即知其内伤者,庞安时、钱仲阳之论也;李明之多用补中益气,为前人之所未尝有者;朱彦修非之,以为西北之人阳气易降,东南之人阴火易升。而《正宗》不执《局方》,只论切脉,有以补为主者,即明之之法,有以泻为主者,即彦修之法,合而参之,以成一是者也。予闻医人存救一时一方,医方传救天下后世,是人也,是书也,功不止一时一方,而在天下后世矣。濑水遗民周斯顿首撰。

凡例曰:一、叔和编次仲景之书,引轩岐之经,杂以己意而为之序例,后人不察,错视为仲景之言。又以其说谬于《内经》,从而曲为之辞,其失仲景之旨不啻什百矣。今仍仲景原文,分作十篇,又合病七篇,共为三卷,庶几淄渑有辨,虽非有功仲景,而于后学津梁,未必非指南云。一、仲景之书,文本典醇,意义深远。成氏顺文顺释,最为详明,间有讹舛,赵张诸贤力为救正。近日喻氏著《尚论篇》,大阐宗旨。余汇集众说,衍为直解,使读者言下会心,无烦词说而了然胸臆矣。至原文则大书以留仲景之旧,解则分疏以便诵读之贤,亦不愿愚劣乱典型耳。览者鉴之。一、王宇泰先生因娄氏《纲目》纂辑《准绳》,于诸证先备列仲景治法,后以诸贤续法附之,验证求治,便于检阅,故不厌其复。第仲景之书,熟读讨究,自能触类旁通,检一二条,庸讵穷其奥义乎?今尽汰其重复,盖不欲学者卤莽求之也。一、《伤寒》一书,仲景方论犹经也,诸贤方论所以翼经者也。尊仲景而遗后贤,岂非好古之过乎?编诸贤方论于仲景之后,庶有所辅翼而益彰也。一、宇泰先生曰:黄岐犹羲文也,仲景其孔子乎?凡后贤立说,不轨于黄岐仲景者,尽为臆说。今存而不削,恐削之而人以为挂漏也,故存之而置辨焉。一、仲景书以六经编,诸家方论以证参伍错综,义意备矣。宇泰先生《准绳》亦分六经,兹止列证者，盖一证兼数经，统之于一经不可也。

乾隆元年《江南通志·人物志》曰：史以甲，字子仁，江都人。幼补诸生，长乃绝意场屋，耕读自怡。所辑有《文献通考抄》《学圃随笔》《勾股筹算捷法》《伤寒正宗》《广吴淑事类赋》。子炤，能述父业，著《方舆概》十五卷。

嘉庆十五年《扬州府志·人物八》曰：史以甲，甘泉邵伯镇人，明按察副使启元之子。隐居艾陵湖东之桥墅，耕读自怡，足迹不入城市。天文地理、方伎医药，百氏之书，无不究览。所辑《伤寒正宗》七卷、《广吴淑事类赋》七十卷。子炤，字烛九。先是，以甲有舆地之书未成，炤本其意，东起辽阳，西抵嘉峪，北起云中，南极滇，以都省分帙，为《方舆概》十五卷。又《席帽山人文集》四卷、《见闻余识》二卷。

魏曰祁曰：江都史子仁先生《伤寒正宗》七卷，前三卷，释仲景也，后四卷，取诸贤之论以翼仲景也。凡为方二百有奇，采方论二十二家，其义备矣，其旨精矣。(《中国医籍考》卷二十七)

时觉按：有康熙十七年刻本藏中国医学科学院，2009年中医古籍出版社收于《中医孤本大全》影印出版。

《伤寒括义必读》三卷　存　1678

清吴门刘古汝(生一，若庵)撰辑

自序曰：余家自宋靖康间扈跸而南，世居吴地。迄明初靖节解元发祥以后，历今三百馀年，登甲乙榜者一十九世。而成弘间六世祖以明经游京师，入籍医院，嗣后奏功于禁闼，而膺殊赏，晋崇爵者不一而足。即今从侄宾廷字迪简者，尚由医籍而举，癸卯乡荐，官居国学，则轩岐之术与孔孟之书，皆余家世业也。余少攻铅椠，尝中夜篝灯，志图青紫以善继祖父，又尝心仪范希文不为宰相便为良医之遗意，遂以八股馀功而旁及方术之学。同里心素张先生，博学君子也。己丑岁，余齿方壮而苦多病，遂与究性命之理，阐《灵》《素》之秘。先生尝谓余言：缓症易治，急症难治，毫厘千里，拟议便错者，惟伤寒一证为尤甚。余因念先正贤哲，仲景、节庵而后，岂不代有成书？而汗漫繁错，读者不无望洋之叹。近嘉言喻先生所著《尚论》诸篇，虽云发明仲景之奥，然其中义蕴尚未详悉，学者非折肱斯道，恐未即得所适从。余与心素先生删述诸家，汇成一书，颜曰《伤寒括义》，堪为救世津梁。因先生早捐馆舍，余方锐志场屋，未及携是书以质诸当世。乙卯秋，余足凡六被刖矣，不觉哑然自笑曰：吾头将童，吾齿将豁，吾门执弟子礼者已相继登贤书，白头老媪尚拈针而制嫁衣裳，徒为旁人所揶揄耳？遂弃铅椠，复取昔年《括义》一编，而与诸先型重加较订，凡三易寒暑而始卒业。戊午秋，适云客彭翰撰过余斋，怀以呈诸西蜀子静李学士，两先生鉴余苦志，互加奖赏，遂付稿于剞劂氏，并正其颜曰《伤寒括义必读》。余复瞿然自愧曰：先正伤寒诸书，奚啻盈笥积案？余独何人，敢言余书为后人所必读耶？虽然，余非自成一书，不过约先正之旨，集先正之成以为书耳，读余书者，即读先正之书也。如云必读若庵刘子之书，则刘子何敢焉？时康熙戊午中秋十有五日，吴门若庵刘古汝书于卧龙街新嘉里之修吉堂。

彭珑序略曰：我友若庵刘子砥志读书，蜚声黉序者三十馀年。论文之暇，未尝不取古人德业勋名高自待，乃半生苦志，仅以儒服老其身，谓非士之不得志于时者耶？予闲居无事，每过若庵之庐而与之谈论，若庵尝出其手辑《伤寒括义》之书以示余曰：披百馀帙之书，殚十馀年之力，以成是编。惜乎窭且贫也，无力以寿诸枣梨。余素不知医，何敢执若庵之书而妄赞一词？但忆其昔年之为文也，择焉者必精，语焉者必详，尺幅之中必极其思虑，以为孔孟作羽翼，则其今日之著是书也，亦必精焉详焉，堪为轩岐作羽翼者，可以不询而知也。戊午秋，遂携其书以质诸西蜀子静李先生，醵金以付诸梓人，以传诸当世，垂之永久，普利赖于无穷。是书告成，谓若庵虽不得志于时，实与得志于时者比烈焉可也。康熙十有七年戊午重阳前二日，年家眷同学弟彭珑题于衣言堂。

时觉按：有康熙十七年戊午修吉堂刻本藏苏州图书馆，上中下三卷，卷端署：吴门若庵刘古汝生一甫辑著，末为《伤寒一百一十三方歌诀》。

《伤寒论辨证广注》十四卷　存　1680

清吴县汪琥(苓友，青谷子)撰

自序曰：世人之病，伤寒为多，伤寒之书，仲景为圣。夫以一病而有三百九十七法，一百一十三方，详已，恶乎广哉？不知仲景之书本于《内经·热论》，其言六经传变，非不辨且晰也，仲景复推展以成书，因是以有王叔和之增益，因是以有成无己之注解，盖愈推则愈广焉，则余之补阙略订讹谬而为是书也，非无自矣。且夫伤寒之病多由时气，则四时八节，二十四气，七十二候，不可不详释也；伤寒之病必传经络，则十二经之在手足者，不可不兼图也；伤寒之病非一证，则三百九十七法，一百一十三方，不可不反复穷究而为之推衍附益也；伤寒之病间用针刺，其法近世罕见，则热病之五十九穴，不可不备录也。余独怪世医徒取节庵一编，无他，乐其简耳。然昔人方论，皆有奥义存其间，使不深察其意，尝有失之毫芒而死生顿易者矣。余非不惮烦也，正恶世之乐于简而轻视民命者，往往误而杀人也，则是书之补前人所未补，发前人所未发者，曷可少哉？其曰“伤寒非寒”者，盖寒病则治以热剂，热病则治以凉剂，此自然之理也。伤寒之病，名虽为寒，其所见之证皆热，窃恐后人执伤寒之名而误投热剂，故曰“伤寒非寒”也。至感真寒而深入三阴者，特十之一二耳，此其所见之病皆寒而与热证迥异，则名之曰真寒而别为编。康熙庚申重九，长洲汪琥苓友自序。

凡例曰：一、此书之成，专以辨仲景《伤寒论》也，然仲景论伤寒，实本《素问·热病》，仲景分六经，不出《灵枢·经脉》，故余摘取二篇中文列之《伤寒例》前，为第一卷。使后人尊仲景，复知尊轩岐，况仲景当日既成《伤寒论》，亦自云述，不敢云作，则知仲景之论实宗《内经》之旨也。一、《内经·热论》篇文，王太仆注之于先，马玄台广之于后，然其中有未尽合理处，间以鄙意补之。一、王叔和撰次仲景方论，书凡十卷，其中如伤寒例、六经辨脉证治法及阴阳易差后诸病，此实系仲景原文，悉为编入。所削者，如第一卷脉法及第七卷以后汗吐下诸篇，以其为叔和所增入也；至于第二卷中如痉湿暍三证，第七卷前如霍乱一证，亦系仲景原文而不编入者，以其为杂病也。一、叔和撰次六经篇，有阳明、少阳病列于太阳篇者，有太阳病列于阳明篇者，有中寒病杂入太阳、阳明病中及杂入三阴热病中者，今皆悉为归正。凡三阳病各归三阳篇，其三阳热病亦各自归其篇，惟中寒病则别作上中下三卷，辨其证为真寒，使后学尽知伤寒、中寒二证判然，庶无错误。一、伤寒经络，仲景书止分六经，不言手足，其实则合手经而皆病。愚故于首卷《热论》篇后，即图注《灵枢》手足阴阳六经，其注以滑氏《发挥》为主，然亦间有错误处，复以鄙意较之。一、驳正《伤寒论例》，近非一人，愚今较之，亦从众也。但《仲景全书》中有《四时八节决病法》，乃《伤寒论》一部纲领，今之书悉皆脱略，惟《准绳》于论列中犹存正文，但当日成氏亦未及注。愚特细为解释，以见十二官辰斗柄所指，时节气候为之转移，当其时倘病伤寒，医人宜随时气立论，则用药始可十全，所以仲景亦云须洞解之也。一、仲景六经篇中或有前不得不附之后，后不得不附之前者，则曰“附例”；或已经附注过而原论中复及者，则曰“重出例”；或原论中始及，未经注过，宜附之后者，则曰“附后例”。其他如温病、坏病及病宜用刺，别立治法，各分其篇于后者，又诸汤方宜附之后者，皆如上例也。六经篇中，惟中寒病为真阴证，不入上例，止以重圈记之；其真阴寒证，宜用汤药，亦以重圈记之。一、此书凡系仲景论，成注有未妥者，间采方、喻、程及诸名家之说，不敢窃取，其所著书及姓氏必为标出。间附己意，则曰“愚按”，及设为“或问”而余答也。一、此书既集仲景论，后必附昔贤及后人方论，悉属鄙意，逐条解明，然亦多方引证，不敢创为私说，务使论必中理，方必切病。愚切愿天下后世之人，但能读是书，虽遇伤寒变证，极奇之病，然疗之有法，施之辄效。业医者，不可不勉之。

《采辑书目》后曰：《伤寒辨证广注》，清长洲汪琥苓友青溪子辨注。书分一十四卷，始于康熙丙辰重九，终于庚申重五，四五年间，但应酬稍暇，不敢辍卷，虽祁寒酷暑，而平明灯火之功居多，脱稿后不再易其书。曰“辨证”者，辨仲景论中是伤寒则集之也；曰“广注”者，广以广其方论，如古今伤寒之书皆采附也，注，以注其正文，不分仲景后贤，其论皆为解释，其方皆为详考也。至若仲景论中真寒证，别集《中寒论》三卷，即当续出。倘世俗之医厌此书烦冗，欲检证寻方，如头痛发热等候以为不便翻阅，则更有《增补成氏明理论》出焉。

时觉按：成于康熙十九年，又名《张仲景伤寒论辨证广注》，后附《中寒论辨证广注》三卷。卷首载《采辑古今诸家伤寒书目》《旁引古今诸医家书目》，卷一载辨伤寒非寒病论等五篇，卷二载纂注张仲景伤寒论例，卷三至卷五载太阳病上中下三篇，卷六至卷十载阳明、少阳、太阴、少阴、厥阴病共五篇，卷十一载阴阳易差后劳复病篇，卷十二载误汗吐下火灸温针逆病篇，卷十三载温病篇，卷十四载辨风池、风府、期门等穴针刺法，各卷之后，附录相应的“昔贤治伤寒诸证方论变法”。有康熙十九年吴郡汪氏自刻本藏中国中医科学院，康熙平阳季东壁刻本、槐荫堂据汪氏自刻本重印本及上海卫生出版社据此影印本。

《中寒论辨证广注》三卷　存　1680

清吴县汪琥（苓友，青谷子）撰

凡例曰：一、此书之述，专以中寒另分一门。今医书于杂证中闲言中寒而不详，于伤寒论中则备言中寒而溷杂，以致后学见证不明，两者错治，故仆于辩注伤寒论后，复集此书以发明仲景奥旨。一、此书分上中下三卷，其前二卷皆仲景方论，俾学者知所宗主，末一卷附后贤方论，俾学者得其变通。庶几引今酌古，斯辩证制方不致有误。一、此书于每条证下既经注明，复加详辩，以见其证的系中寒，又于每方之下将药性分别详注，以见其方之对证为可用。倘证稍有未合，或分两加减稍有可疑，亦必详辩以见古今诸方为不可执，如能临证权变，用药必奏奇功。一、初学之士须先阅仆所注仲景《伤寒论》，使遇热证已知投药，得入仲景门墙，后读此书复窥仲景堂奥，则真寒之证一见了然，自能于热补之方百发百中，其于伤寒热病凉泻之法特易如耳。初学者其循序而观之。一、世人病伤寒者十居其九，病中寒者十居其一，所以医工用凉药者取效多，用热药者取效少。有等名医自以伤寒为专科，口诵仲景书，误以伤寒变证指为中寒，妄投热药，屡屡致败，此皆酷好仲景而不知变通者也。学者但能虚心翻阅此书，自得治病活法。一、仆所集诸注如成氏《原解伤寒论》、方氏《条辩》、喻氏《尚论篇》、程氏《后条辩》、武陵陈氏《伤寒六经篇注》及《内台》《外台》《补亡》《活人》等书，汇合参看，乃成此书。犹恐后学不悟，复以鄙意反覆发明，所取诸注不敢隐窃，必曰某书曰某姓氏，其附鄙意必曰琥按曰愚按，曰愚谓或愚意，及设为或问而余答也。一、仆注此书始于康熙甲子中秋，终于丙寅仲春之朔。其间遇应酬少暇或尽一日之长注证一二条或注方一二道；倘停十日半月无暇得半日之闲，注证一条或注方一道；至有积二三日之暇，仅注证一条或注方一道，总计其工止五越月耳。然仆于平日构求诸名家医书，潜心抄阅，兼视病家疑难险证已二十余年矣，以二十余年胸中所得悉发而为此书，虽五越月亦不速。书既成，不敢藏之家，因为录出以公之海内同道者。

时觉按：是书附刊于《伤寒论辨证广注》之后，现存初刻本及其他多种刊本，1958 年上海科技出版社有影印本。嘉庆二十五年《吴门补乘·艺文补》载录，作《辨注伤寒中寒论》。摘录仲景书中真阳虚寒之证，并收集诸家论述及方剂，逐条辨解，认为六经除少阳外均有中寒证，中寒、伤寒截然两途。中寒内外皆寒而多虚，伤寒外寒内热而多实；中寒之寒真，伤寒之寒假；伤寒有传变，其热稍缓，中寒每直入，其势最急；中寒当治以温，或温补，或温中消导。

《增补成氏明理论》　佚　1680

清吴县汪琥（苓友，青谷子）撰

《伤寒论辨证广注·采辑书目》后曰：倘世俗之医厌此书烦冗，欲检证寻方，如头痛发热等候以为不便翻阅，则更有《增补成氏明理论》出焉。

汪琥曰：成氏注仲景书已完，又自撰《明理论》，其解仲景桂枝、麻黄、青龙等汤尤为明畅，第惜其所解者不过二十余方耳。其所未发明者，愚即以原注中之意及采《内台》等书，大半以鄙意补之。（《中国医籍考》引《伤寒论辨注·凡例》）

时觉按：民国二十二年《吴县志·艺文考三》载录，其《顾靖远传》作《增补成氏伤寒明理论》。是书未见，亦未知果有成书否。《中国医籍考》所引《伤寒论辨注·凡例》今本未见。

《伤寒汇编》　佚　1683

清嘉定王翃（翰臣，东皋，楫汝）撰

乾隆七年《嘉定县志·人物志中》曰：王泰际，字内三，居六都，登明崇祯癸未进士。尝遗书同年黄淳耀作偕隐计，淳耀答书谓：去城而乡，虽埋名不能，而潜身可得。冠婚丧祭，以深衣幅巾行礼，终身称前进士，一事不与州县相关，绝迹忍饿焉可也。泰际卒守夙约，遁迹故庐，筑室三楹，颜之曰：寿砚，因自号曰：砚存老人。抚按相继劝驾，皆辞弗应，隐居逾三十年而殁。知县陆陇其为文祭之，比之庞德公、陶靖节。子霖汝字公对，翃字翰臣，皆登贤书，有文名，而翃尤以行谊称于乡。

光绪七年《嘉定县志·艺文志三》曰：《握灵本草》九卷，《伤寒汇编》《杂证元机》《万全备急方》，以上总名《医家四种》。

《伤寒十剂新笺》十卷　佚　1683

清嘉定王翃（翰臣，东皋，楫汝）撰

光绪七年《嘉定县志·艺文志三》曰：陈曰寿编校。十剂者：宣、通、补、泻、轻、重、滑、涩、燥、湿也，此徐之才所述用药之要。楫汝取诸名家说，阐其义而推广之。又考辨成方，补缀各门，方之主治亦附焉。

《伤寒论稿》 佚 1683？

清常熟屈骏(良生)撰

民国三十七年《常昭合志·艺文志》曰：屈骏，字良生，坦之子。《伤寒论稿》，长洲汪琬序。

时觉按：汪琬生于明天启四年，卒于清康熙二十九年，则是书成于康熙前期。

《伤寒论三注》十六卷 存 1683

清苏州周扬俊(禹载)撰辑

自序略曰：小子扬俊最喜医学，志宗仲景，而南阳之堂不易登也。于是取叔和之编次，无己之注释，及东垣之《此事难知》，相参考有年，而茫乎若涉大海，暝乎开眼易暗也。于是谋某先生教，而某先生曰：子何自苦为？因出《全生集六书》《钤》《棰》《活人》示余曰：诸书具在，览之易晓也，且今之号为明医者不逾此。呜呼！予用是滋惑矣。吾人读圣人书以求有补于天下，不敢遽云有功，要先自处无过，乃制方治病，人命攸关，苟非有契于上圣之一二，敢谓药人无差失乎？予于是仍诵仲景经文，虽寒暑无间也，动息不忘也。反复于喻嘉言之《尚论篇》，庶几知营卫表里之不同，汗下缓急之各异，豁然心胸，自信有得。至辛亥岁入都，受业于北海林夫子之门，始授方中行先生《条辨》，一展卷而知《尚论》之议从此脱胎。但其性灵笔快，出其所思，掩其所自，无怪乎林夫子以僭窃罪之也。然俊以为二千年来，得此表章绝业，发挥义蕴者，诚有一难再。因思孔圣之书作于《春秋》，至宋始称明备焉，苟非周、程、张、朱数君子相继而绎注之，譬诸日月当天，未尽云雾也。今前有《条辨》，后有《尚论》，彼之未善，此益研精，总之大道之明而已矣。历年以来，遵谕及门，于二先生注中觉有未融处，不敢依样葫芦，又必潜心体会，务期有得，则于二注之意之外，稍可以补其所不及者又若干条，合为三注焉。嗟乎！夫使嘉言不在中行之后，无以窥圣人之奥，扬俊不在北海之门，又无以得中行之传，则前人为其难，后人为其易，理势然也。使后之君子由是而进焉，务使展尽底蕴，开悟无穷，又岂有量哉？虽然，医道之重，上古操乎君相，继此以往，半属生知，故得其正，可以挽回造化，失其传，必至益增夭枉。昔仲景未举孝廉，相者曰：观君思致周密，殆旷世之良医也？夫惟思密则理不疏，而能察其情，穷其变者，虽在仲景之圣，弗以其聪明，乃以其学识，始知研理尽智，以敦重生命者，是推医道之大成。奈何中才以下之士，或点窜成书，或剽集句类，或妄守专家名，诩诩以自鸣于世也，岂不悖于圣哉？康熙癸亥岁午月，周扬俊谨识。

丁思孔序曰：古之为医者多矣，求其详切《内经》、历参名案，以疗症于无弊者，大都荐绅先生、文人学士而后能之。何者？盖古之法有定而病之变无穷，以有定之方运无穷之用，自非好学深思，心知其意，固难为浅见寡闻者道也。禹载周子，少勤学古，屡试不售，吴之士大夫至今犹称述其能文不衰。乃年未强仕，遂弃举子业，发箧而志岐黄之书，绎仲景之论，揣摩十余年而后成。辛亥岁，游京华，为北海林公所器重，因叹曰：不谓今日业医，尚有溯河源、探星宿，务欲展尽底里，不为时论摇夺如子者乎？由是王公大人辄延之不暇给，效日奏，名益彰，常诊未病者，预决其死，就木者，能起其生，不一而足，都人士咸望丰采。予始未之奇也。乙卯春，予子妇病且剧，周子曰：无恐。刀圭颇奇，询知为仲景方也。服之，一匕阳春，二竖却走。因怪曰：人何不尽读仲景书？周子曰：《金匮玉函》不易读也，而《伤寒论》尤不易读，王叔和率意编次，成无己援据《内经》，既如食生不化。惟方中行之注悉理自精，喻嘉言之文引悟靡竟。于是晦明风雨，寤歌千百而不置，始能疑而后悟，愤而后乐。遂出所见，以补两注所未逮。呜呼！既能精白于一心，自可垂照于千古。予虽不知医，若将以为足信者，予诚有以信周子也。周子数年来，一言一动之际，不知者未尝以为知，不能者未尝以为能，独于《伤寒论》岸然自以为能知能行，不惮阐释而畅晓之，且与方、喻两君注相为不朽。此周子之自信，予则又有以信周子也。然则方、喻既能发前人之未发，周子又能发方、喻所未发，则此书出，将二千载之疑城如雪窦于一旦，由是行于海内，传于百世，使汉以来所未读者，嗣今以往，尽能读焉。理明而道进，学广而传多，则世之夭枉者寡矣。岂特阳春白雪之歌，和者既多，乃遂以为愉快哉！时康熙岁次癸亥旦月，年家友人丁思孔顿首拜撰。

徐乾学序曰：古称立德、立功、立言，为不朽三，盛烈儒者，尤戛戛乎其难。若吾友禹载周子，不得志于时，而能兼之，用以法令传后，斯足述矣。禹载昂藏磊落，具神仙骨，读等身书。丙戌中副车后，屡战弗克，遂慨然曰：昔文正之言将为我辈设乎？由是以良医为己任。夫以慧业文人，励志以攻轩炎，何患不精？况九折已经，试之辄应，安足为周子奇？以故辛亥之岁甫至都，刀圭所被，疠瘵尽平，而声名藉甚，大人先生咸礼重之。余时校书中秘，每一联床，未尝不惜其才，而又喜其道之行也，然犹未得其技之神。及乙卯冬，吾儿以伤寒夹他证，医者以辛热治而剧，又一人以寒凉治而尤剧，几殆矣。乃延周子诊之，曰：病属少阳，和解足矣。他证用法可愈，何须藏用三斛火、刘寅一壶冰哉？投一剂而明旦颂更生。余且感且惊，曰：技至此乎？乃知深交三十余年，文章经术之间，知禹载不尽。维时，周子曰：治伤寒家苟得长沙宗旨，殆恢恢乎有馀。余濡首十年，自谓穷其奥窍，虽然，庄生有言，每至于族见，其难为益。以数年之力，阐幽显微，勒成一书，以昭示来兹，吾愿毕矣。此《伤寒论三注》之所为作也。阅八载，癸亥书成，征序于余。读之，见其条分缕晰，辨证若燃犀，论方如照烛，惜不能起长沙而叹助我也。叔和、无已而在，当为弟子列，况其他乎？原周子著书之志，深惧夫仲景微言自今而失其传，无以继往开来，而致天下后世民多冤疾。以是寒甝暑篁，腕为之脱，鬓为之霜，所不辞也。由斯以谈，此其德非一人之德，此其功非一人之功，洵不朽盛烈而为吾儒所难，虽不得于时，又何憾耶？余故乐为之序，并其技之神者，表而出之，以告同心焉。康熙岁次癸亥端月，以年家眷弟徐乾学顿首拜撰。

凡例略曰：一、《伤寒论》系王叔和编次，风寒混淆，经府杂乱，大概读之，既难分晓，细心体之，复无浅深。无已随文释注，方、喻依旧相蒙，理蕴纵有发挥，层次终难考究。俊特条分缕晰，翻前移后，删去假托之言，厘定六经之例，庶使来者可循，不令章句无序。一、是书论伤寒，则以风寒为重，其间春温、夏热、火劫、并病、合病、藏结、结胸、痞证、湿、痉、暍、痰病、宿食、动气、霍乱、差后诸复及阴阳易等，另出别编于后，令读之者不但伤寒易明，且使杂证无混。一、《条辨》晰理明切，《尚论》精思爽豁，后汉以来几二千年，注释不乏，诚难与比。然既互有短长，亦复各不融贯，俊每取其所长，置其所短，至两家俱未尽妥，敢出管见，务为详说，期合于经文，益于来学。因成《三注》，以垂不磨。一、本方一百一十有三，或奇或偶，取效无穷，或减或增，命名即异。虽圣人之意不外乎中庸，而学者之疑，过以为难测。宁用全生汤药，不求本论精微。俊于方后立论，详药之气味，探意之指归，岂能上合圣心，要亦深求无误，三复苦衷，观之自见。一、太阳经"发于阳发于阴"之文，乃是一篇大旨，总领关键处，方注乃以风寒为阴阳，喻亦宗之。少阴篇首"始得之反发热脉沉"一条，为本经最难理会处，而方、喻未及覈发。又如结胸篇"病发于阳而反下之"之文，乃误下之大关，从来未有契明传经大旨，雷同附和，千古疑团。俊非好异前人，但觉于心未妥，面壁几年，忻然雪窦，金针已度，明眼须知。一、本论熟娴则杂症可不言而喻，本方考究则立案可不惑而成，非诬也。譬如籍于经者必明于史，深于理者自通于数，势所必至，事之固然。苟不从此入门，终亦无由确见。一、温热暑脉证条例，虽互见《伤寒论》中，实非本病，今即另列。然经止几条，正方止几道，后贤方论，不敢辑入，因先于庚申年间有全书梓行于世，备采诸方，并集治案，庶无和玉隋珠之叹。一、是书始于顺治十七年庚子岁，成于康熙十六年丁巳岁，梓于二十二年癸亥岁。闻见所及，不惮改录，风雨无间，自谓有得。本之治病，投之辄效，推之变换，亦能不穷。果有志于长沙，可无悲于歧路。

汪琥曰：《伤寒三注》，康熙中吴门周扬俊禹载辑。凡十六卷，其第一卷，太阳上篇风伤卫之证；第二卷，太阳中篇寒伤营之证；第三卷，太阳下篇营卫俱伤之证；第四卷，阳明上篇经证，又阳明中篇，太阳少阳、正阳阳明三证及禁下证，又阳明下篇坏证法治；第五卷，少阳上篇经证，又少阳下篇坏证法治；第六卷，太阴上篇传经证，太阴中篇脏寒证，太阴下篇坏证法治；第七卷，少阴上篇传经证，少阴中篇中寒证，少阴下篇坏证法治；第八卷，厥阴上篇传经证，厥阴中篇中寒证，厥阴下篇坏证治法；第九卷，火劫病；第十卷，藏结结胸痞病篇；第十一卷，合病并病篇；第十二卷，痉湿暍病篇；第十三卷，痰病宿食病篇；第十四卷，动气霍乱、瘥后诸复、阴阳易病篇；第十五卷，春温夏热病篇；第十六卷，脉法篇。其书以《条辨》《尚论篇》二书为主，二书之注有未尽善，则别出己意补之，书名《三注》，可为称其实矣。但惜其亦以仲景原文倒乱，斯方氏为之作俑欤？

民国二十二年《吴县志·列传》曰：周扬俊，字禹载，吴人。屡试不售，遂揣摩岐黄术，十余年而后成。康熙辛亥游京师，受业于林北海之门，由是王公贵人辄延之不暇给。著《伤寒三注》《金匮二注》《温热暑疫全书》等书。同时有朱丹臣、袁觐宸，皆张璐弟子，亦有名。

时觉按：是书以方中行《伤寒论条辨》、喻嘉言《尚论编》为基础，复抒己见，仲景原文下加"方注""喻注""愚按"，故名"三注"。成于康熙十六年丁巳，梓于二十二年癸亥，此后乾隆间松心堂、嘉禾堂、经锄堂，光绪间味经堂、渔古山房均有刻本，流传颇广。

《伤寒三注》十七卷　存　1713

清苏州周扬俊（禹载）原撰，清刘宏璧（廷实）删补

李毓芳序曰：医虽小道，而性命系之，故属方伎之微而通儒先之理，术至仁也。然学焉未精，则必为庸医误人，其所系至重也。毓芳幼从张广文贯庭游，先生善黄岐术，尝谓毓芳曰：人生天地间，当有补于斯世斯民，

大则为台衡宰辅，燮理阴阳，外而疆吏牧令，道德齐刑，郁者伸之，强者抑之，求民疾苦而药之。至于医学，大小不同，而济人之心则一。吾儒欲有以自效，将操一术而群生之命系焉，顾可忽乎哉？范文正良相良医之旨，诚千古不刊之论也。毓芳幼学壮行，愧无问世，专攻是业积数十年，凡《灵枢》《素问》及医方诸书，颇为涉猎，奈天资椎鲁，俗累撄心，未能探其阃奥，而伤寒一门，尤为动多棘手。越岁乙酉，于友人处得读刘廷实先生所集《伤寒论三注》，以长沙太守仲景为祖，而方氏中行、喻氏嘉言、周氏禹载三先生复加论注，阐发精义，集为一书，直追《金匮玉函》之秘。攻是业者，勤披熟玩，则属阴属阳与在经在腑，了如指掌。然原板散佚，无从购求，今重付手民，公诸海内，并增张氏诞先生《舌鉴》附后，不敢谓集伤寒之大成，为医家后学津梁，其庶几济世之慈航、济人之宝筏乎？光绪己丑仲秋月，昌江李毓芳晴烘氏谨识。

时觉按：是书较周氏《三注》原本增疫病篇而成十七卷，后附《伤寒医方歌括》一卷。康熙五十二年癸巳初刻，雍正元年癸卯、乾隆八年癸亥、光绪十六年庚寅多次重刊。

《伤寒抉疑》一卷　存　1695

清新建喻昌（嘉言，西昌老人）问（侨居常熟），新安程林（云来）答，秀水徐彬（忠可）传

徐彬跋曰：先业师初以问答见授，余甚珍之，梓以供同好，不知即新安程云来先生戊子年问答也。越二十八年，己卯秋竟于无意中相遇，悉此渊源，发明之功大，会合之缘奇，特补记以志快。

《清史稿·列传第二八九》曰：徐彬，字忠可，浙江嘉兴人。昌之弟子。著《伤寒一百十三方发明》及《金匮要略论注》，其说皆本于昌。《四库》著录《金匮要略》，即用彬《论注》本。凡疏释正义，见于注；或剩义及总括诸证不可专属者，见于论。彬谓："他方书出于凑集，就采一条，时亦获验。若《金匮》之妙，统观一卷，全体方具。不独察其所用，并须察其所不用。"世以为笃论。

时觉按：收于《伤寒尚论篇全书》。

《伤寒近编》十卷　存　1697

清华亭陈治（三农）撰

《伤寒近前集》自序曰：圣王治世，泽及民生物命，孳孳揆理，无所不极。其调和阴阳，洞测性理，内则虑夫七情戕于中，表则防其六淫袭于外，不无其病，即有其治。或曰：病以何证为难治？曰：惟伤寒为难。曰：然则曷以伤寒为近乎？曰：惟其难，所以不可远也。仲景著《伤寒论》，后如成无己之详注，方有执之《条辨》，铅椠不一，代有其人，而学之者如入万花谷中，莫不惊心艳目而企羡之，然究不知何所适从而取舍也。因曰：书有成规，地有异宜，辞贵切而不浮，理贵确而有当。燕赵鲁卫之邦近西北者，土敦而风烈，人多刚竞，宜宗仲景法以治之，则得心而应手；吴楚闽粤之方近东南者，土润风和，人多柔弱，宜宗节庵法以治之，则病瘳而易起。故曰节庵一人，顿起沉沦，方趋捷要，药类躬亲，庶几不远，毋以近乎？康熙三十六年，山农陈治自叙于粤东端州之文来阁。

《伤寒近后集》小引曰：伤寒自霜降以后，春分以前，朔风刚竞，人有触之者，谓之正伤寒，其感也重。其余春夏秋三时，皆谓之四时感冒杂症，其感之也轻。然皆谓之四时伤寒，盖有冬感之寒，至春而温，至夏而暑，伏久而发，亦必循乎六经以治之，庶几无误而有当。虽然，长沙公已详言剀切明晰，无可疑议，独是地有南北，人有强弱，江左以南，四时猝然感冒恒多，真正伤寒殊少。逿逿宗节庵之学以治于南，其利溥，可以知操仲景之术而治其北者，其功亦不浅。余故掇其菁华，以备学者参考焉。

时觉按：收于《证治大还》。《中国医籍考》卷三十五分载《伤寒近前集》五卷，《伤寒近后集》五卷，俱"存"，并录《伤寒近前集》自序。

《伤寒参读》　佚　1697？

清云间王宏翰（惠源，浩然子）撰

时觉按：民国二十二年《吴县志·艺文考七》载录。

《伤寒论正误集注》十卷　存　1699

清上元谌玮（修瑕）撰

自序曰：《内经》之所论难，穷极天地，分列阴阳。儒者雅言，三坟之书，言大道者，唯医经在焉，岂非穷神

知化，通天地人之极致乎？越自汉献帝时，特生仲景，克绍光圣，著《卒病伤寒论》十六卷，当世兆民赖以生全。其《卒病》六卷已不可复睹，而《伤寒论》一书传之后世，宜乎如日月之光华也。奈何晋王叔和妄言撰次之后，至宋林亿、成无己辈以叔和《伤寒例》居六经之前，其言不雅训，其义多背谬，其注不通达。厥后虽有英贤辈出，竟未能辨其为叔和为仲景矣。于是偶窥一斑者各鸣一得，如庞安常、朱肱、许叔微、韩祇和、王实之流，非不互有阐发，卒莫能舍叔和疆畛。元泰定间程德齐作《伤寒钤法》，尤多不经。明朝王履并三百九十七法、一百一十三方亦窃疑之，谓仲景书甚易明白，本无深僻，但王叔和杂以己意，遂使客反胜主，而仲景所以创法之意沦晦不明。今欲以《伤寒例》居前，六经病次之，类伤寒又次之，至若杂病、杂脉、杂论与伤寒无预者，皆略去，计得二百八十三条，并以"治"字易"法"字，而曰二百八十三治。虽有深心，漫无卓识。万历间，方有执著《伤寒论条辨》，先削去叔和序例，大得尊经之旨，其于篇次改叔和之旧，其中不达立言之旨者甚多。至国朝喻嘉言，以太阳一经为大纲，而太阳经中又以"风伤卫，寒伤营，风寒两伤营卫"为大纲，指太阳中风脉浮紧，发热恶寒，身疼痛，不汗出而烦躁者，云风为烦，寒为躁，不云风寒夹热之烦躁。夫辨脉十九条云：寸口脉浮而紧，浮则为风，紧则为寒，风则伤卫，寒则伤营，营卫俱病，骨节烦疼，当发其汗。未有风为烦、寒为躁之义，且不知风不必兼寒，而寒必兼风，其一误也。至于编述《伤寒》，辨脉、平脉、痉湿暍、霍乱等篇，俱阙而不录，将仲景之奥旨不得其解者，疑为叔和之蔓引赘词，遑问其遗误之多乎？郊倩程子《后条辨》云：要在辨处契及精微，以论字为纲，辨字为目，似得仲景之心矣。然不知六气之变，颠倒经旨，且将《内经》之热病论为"冬伤于寒，春必病温"一语重叙起之词，不知"冬伤于寒，春必病温"即仲景云"太阳病，发热而渴，不恶寒"之温病也。热病至五日，少阳受之，口燥舌干而渴；温病之太阳病，发热而即渴。其病内连肾，与厥阴脉争见者死。热病三阴三阳俱受病，方死；两感曰双传，至三日传遍乃死，热病非此温病也。虽极力贬去叔和之序例，而讹误者不少。然前贤之寸瑜尺锦，亦不敢废，其讹误者，以《内经》本论证之。按王叔和撰次，系仲景原文与否，已难确据，但其前后文义，断续处不断续，重出处非重出，愈辨愈精，愈出愈奇，恍然云锦织之于天外，阆苑现之于仙岛，与方、喻、程辈之编次不啻天渊，而《条辨》一书有可采择。余故仍撰次之旧，削去序例，而改正注解之。知我者，详阅玩味，别异比类，可以明悟而会通矣。倘余见浅陋，不能通合道理，后贤正之，则幸矣。康熙岁次己卯六月谷旦，上元谌玮谨序。

熊一潇序略曰：余癸酉岁候补□邱，偶感寒疾，医治罔济，怆惶无措，内兄大司农省斋李公丞荐修瑕谌君诊视，按证用药，应手而愈。余奇其术，因详叩之，知修瑕得力于仲景先生之《伤寒论》也。仲景生于汉献帝，迄今一千七百余岁矣，诵其论者寥寥，即诵之而不能解，即解之而不能确，甚至卤莽决裂，不肯潜心理会，将视仲景为迂远，而奉庸碌为捷径也。悲夫！谌君少习举子业，读书明理，以生天下为心，儒典之外，博及医籍，数十年揣摹于《灵枢》、《素问》，真有所得，因深知仲景之《伤寒论》，非偶然也。渊深浩瀚，精贯天人，引伸触类，不独可以治伤寒，即诸病亦可推以治之。但历来诠注家多有讹谬，致令本旨淆晦，治病茫无所据。心切悯之，朝夕穷究，详加校定，既探赜而索隐，亦纲举而目张，向之舛者以次，讹者以正，承先启后，为功非浅，可谓寒门集大成矣。庚辰，余过维扬，谌君持此集索序，披读再三，不胜欣然，曰：君以仁术济世，予安能无一言以赠？然而能读其书者，又望后之君子。赐进士出身荣禄大夫原任工部尚书年家眷姻弟熊一潇顿首拜撰。

李天蓊序略曰：修瑕叔岳先生少为举子业，游桥门，通经史，博极群书，既而以为帖括之学无益于世，而可以济庶物、利民生、有功荼毒者莫大乎医。于是深思极虑，积力其中，辨六气之沴疠，察七情之抑滞，洞若观火。游京师，席不暇暖，匪特王公大人虚左以迎，拥篲以待，即今之奉直内庭，率皆一时之望，每有顾问，必曰先生之说云。然则先生之于医，岂徒以一艺自高、争名一世而已哉？盖博爱存心，不在有限之济施，而在法施之用无穷也。然必得古今一部医书大全，而后可以垂之永久，舒之可以膏泽天下，夫书安能全也？先生云：自《灵》《素》而外，反渊深为浅显，归灏博于简夷，无如仲景之《伤寒论》矣，《伤寒论》而外无医书矣。但非搜源晰委，辟邪辨惑，何以使神猷巨典，人人可循，微言奥义，病病可按？赖先生参互考稽，折衷至当，详加注述，若网在纲，如木从绳，向之聚讼纷纷，至此而始有定论。余承乏一官，雅好便静，受是书而读之，每卒一篇，自以为得未曾有。喜黄岐之道，至仲景而彰，仲景之书，至先生而始不昧，其指亦如李长康、成子雍之辈诠解诸经，非不条分缕晰，而必归于程朱之说，乃能明理见性，豁然无疑也。虽然，闻王知远注《易》，六丁雷电，下追取之。是书一成，不独裁成辅相之道，曲尽无余，亦且发絪缊之秘机，操橐籥之枢纽，他日之六丁雷电不无可虞。请速付雕人，公之宇内，使业是术者，奉为蓍龟，世世守之而勿失焉可也。安陆府同知愚侄婿李天蓊顿首拜撰。

谌玮跋曰：天地变化无穷，人身之病亦变化无穷。仲景之书，载道之书也，医之良者，引例推类，可谓无穷之应用。盖仲景法为万世法，号群方之祖，其中立言之意，欲人每证必明致病之由，每药必明参互之法，分证论治，经权相参，不令庞杂挠乱正法，人则以为奥而略之。后之方书，多搜博设，务为广罗，冀人弋获，于是用方者未详药证相合之故，求其触类引伸，自不可得。一概据方觅病，岂非刻舟求剑欤？且疗病必索书，而求不解意之方，得者为偶得，不得当何如？甚乃因其不解方意而误投杀人，又当何如？虽然，九师兴而《易》亡，三传作而《春秋》隐，读书而不精审，其祸同于不读书。如诠释仲景书者，不为无助，而不得其要领；后之医者，知尊仲景，而不知其所以尊，则亦不审之故也。余探讨既久，颇觉会心，因为之辟新抉翳，畅发古人之秘，要在直截简切，义理详明，期于取用，不故作僻语迂论曲解以欺误后人。须读我论注有法，将论注药味，逐字不遗，熟记贯串，竭其知识，不可摘段取便，不可仿佛涉略。要知他方书原属剽窃凑集，故可阅首置尾，即内中采取一条，时亦获验。不若仲景之书，统看一部，全体逼现，而后知仲景审证用药，已臻圣域，以之治人，如鼓之应桴、止水之鉴砂石也。寻源之学，可以泽天下而有余矣。谌玮谨跋。

时觉按：有嘉庆十九年甲戌明彰堂刻本藏上海交通大学医学院图书馆，分孝、弟、忠、信、礼、义、廉、耻八集。孝集，载张仲景灵异说、序、跋、经气辨、论旨及卷一辨脉法；弟集卷二至卷四上，载平脉法、痉湿暍病篇、太阳病上篇；忠集卷四中，载太阳病中篇；信集卷四下，载太阳病下篇；礼集卷五、卷六，载阳明、少阳病篇；义集卷七至卷九，载太阴、少阴、厥阴病篇；廉集卷十，载霍乱病、阴阳易差后劳复病篇及诸可诸不可病篇；耻集载《伤寒论正误》。六经病篇前均有《大意》一篇，阐述本病概略；《伤寒论正误》就六经病、痉湿暍病、霍乱病等进行正误质疑。

《伤寒论条辨续注》十二卷　存　1705

清歙县郑重光(在辛，素圃)撰(侨居扬州)

自序略曰：光自早岁痛先大人见背，维时坐困于不知医而无如何。续又自得羸疾，不能洒然自脱于汤炉药裹间者凡五年，因是发愤肆力于医药。自轩岐以来，下迄近代，凡圣哲之书，莫不殚究，遇前辈名家，莫不虚心质问。而又验之临证，以观其效，其有不效，则又参互考证，以求灼见。其所以然，盖托始于感愤，而恕以施之，故不敢轻民之所以生死者，而一诿诸其命也。如是三十年来，盖窃不自揣，而疑以为似，不无略有所窥于先圣之奥者。而伤寒一证，则遍究群书，终无以愈乎长沙之论。间尝采辑诸家注疏，以期发明乎长沙之所以法与方者，则自前世以来，虽代不乏人，而惟吾乡方中行先生《条辨》一书为最。其书叙六经于篇首，系各条于六经，而太阳一经又分三篇，使风寒分合，各有攸归。虽少阳未及分编，三阴间晦经旨，要其全力独注太阳三篇，故至三阴经则气稍馁，而提挈纲维，开示阃奥，使三百九十有七法，百十有三方，莫不确乎其有所以然，而可以适乎证而施之治，则先生所为条而辨之者，正未尝不度越前人而大有关于生民之命也。厥后祖述《条辨》以成书，若喻嘉言之《尚论》，张璐玉之《缵论》，程嘉倩之《后条辨》，虽复互有发明，要亦各兼出入，未能于《条辨》乎或过也。光爰是于治疾之余，原本《条辨》一书，删其支词，更旁及《尚论》《缵论》《后条辨》《伤寒论翼》诸书，谬以己意，折衷一是，僭为《续注》。其六经各条，仍隶六经，合病、风温等条，则另分篇目，原文错简，颇为移正。至如平脉诸篇，既非长沙所作，伤寒例一篇，更非叔和所述，悉从刊落，不敢承讹。惟收痉湿暍三篇，为与伤寒相似故也。各篇之首，挈出主脑，发明大义于前；篇中诸条，皆遵原文，精详辨注于后；若证若治，开卷了然。然则是书也，虽亦未尝为之歌赋焉可以记诵，而融贯诸家之发明，增损《条辨》为完书，纲举目张，使人一寻究乎其中，而即不至诿为莫殚之业，则意者其庶几乎？书成，世臣乔子诸君请助资刊布。夫光实固陋，何敢自是其愚？乃《条辨》诸书旧板无存，印本亦稀，嗣是以往，有欲祖长沙以治伤寒者，不获遍寻绎于注疏诸家，参互考镜，以晓然于其法与方之所以然，则又将终守其三十七方而不变。操是术也，将肥其身家，我不敢，知而用以操生民之命，奚可哉？爰是不揣固陋，续注而重梓之。康熙乙酉年冬月，新安郑重光述。

《四库全书提要》曰：《伤寒论条辨续注》十二卷，大学士英廉购进本，国朝郑重光撰。重光字在辛，歙县人。明万历中方有执作《伤寒论条辨》，号为精审；后喻昌因之作《尚论篇》，张璐因之作《伤寒缵论》，程嘉倩因之作《后条辨》，互有发明，亦各有出入，然诸书出而方氏之旧本遂微。重光为有执之里人，因取《条辨》原本，删其支词，复旁参喻昌等三家之说，以己意附益之，名曰《续注》。卷首仍题执中之名，明不忘所本之意也。

嘉庆十五年《扬州府志·人物》略曰：郑重光，字在辛，仪征人。始居瓜州，继迁府城。亲既殁，发愤肆力于医，尤精于伤寒。谓学仲景书者莫善于方有执，然《条辨》仅详太阳篇，而三阴用力遂馁，于是参喻昌、何琴、程郊倩、张路玉四家之说，断以己意，撰《伤寒条辨续注》十二卷。谓温责少阴，疫责三焦，迥不相合，于是撰《温疫论补注》二卷。本李士材《括要》之意，撰《伤寒证辨》三卷。录取生平治验，为《素圃医案》四卷。康熙四十八年举乡饮。年七十九而没，子四人。

道光三十年《仪征县志》卷四十曰：郑重光殁数十年，黄童白叟无不知其名字。增贡生钟蔚能继其业。曾孙太学生枚，醇悫和厚，以医行世。

时觉按：康熙四十四年乙酉广陵秩斯堂刻本藏中国中医科学院、北京中医药大学、上海中医药大学。收于《四库全书存目》《郑素圃医书五种》。《中国医籍考》卷二十八载录，"未见"。郑重光，歙县人，其《素圃医案》自序曰"不佞寄居芜城凡三十年"。芜城，扬州之别称，与邗江、江都、广陵同，即今之扬州，《扬州府志》《仪征县志》载其传记。南朝宋竟陵王刘诞作乱，城邑荒芜，遂称芜城，鲍照有《芜城赋》。

《伤寒论证辨》三卷　存　1711

清歙县郑重光（在辛，素圃）撰（侨居扬州）

自序曰：乙酉之役，余尝续注仲景《伤寒论条辨》。夫仲景于医是为先圣，后来贤哲，卒未易入其堂奥。顾余不惭谫陋，僭为《续注》，庶几略窥藩篱，何敢谓测其津涯？夫独念伤寒之为病，关系民命生死呼吸，诚重之也，诚慎之也。年来耄衰，倦于勤，一二素相崇信心知外，无所酬应，而许子西岑乃复有《证辨》之请。甚矣！君之用心之仁也。伤寒之证之辨，莫悬绝于表里寒热，乃一病而更数医，则或攻或发，或议辛温，或主苦寒，不稍详形证所宜，而哗于议药操论，固人人殊焉。夫阴阳寒热，非两在也，临病之家，非专工也，就令采择两端，已只幸其半得，况或调停偏党，舛误迁延，其夭枉可胜言哉？夫肱且九折，临治验证，了于指掌，可以无争，即有一二妄议，而形证之大较了然别白，亦可以从违得当，而多所全活。然则，伤寒之证之辨，盖不可以已也。仲景原文有法有方，语其精则微言奥义，语其至则大法宏纲，使学者沉潜反复，原始要终，参互考验，研精其不传之意，而神而明之，以尽其用，且不独可以治伤寒，而以治伤寒自万举万当。然而因证检书、仓卒求治者弗便也。盖原文分经立法，则形证互隐于六经之中，而《证辨》就证分经，则病情各详于本证之内。治伤寒先治六经，则原生人藏府血脉之故，而得形证所由来，固已见微知著，而精于证辨，亦庶几乎因证辨经而不迷于所治。前辈李氏士材，旧有成书，然名曰《括要》，约而不详，虽采录仲景经文，概有节略，至于他家，或沓冗挂漏，或不守仲景成法。夫沓复浩繁，则不便于检阅，支离偏驳，不遵伤寒成法，则祸当世而戕生命，而遗失缺误，则亦不适于用，皆有所不可者。今余所辑，悉采李氏所编，至各证引用仲景书，备录原文，不敢妄肆割截，而更博采晋唐宋元、近代诸前哲分见错出之条以备其未备。正行大字，皆属原文，双行小注，有间附裁断者，要皆会通诸家，不敢臆说，汇证标目，冀便检者。各证条下，分经辨治，括证务详，辨治务晰，方汇后卷。使士大夫家藏一编，可以临治辨证，较若列眉，不致汩于众说，失所从违；而穷乡僻壤之中，有目不见仲景书者亦可以按证检方，恰合仲景成法，多所全活。始事于庚寅季秋，卒业于辛卯孟冬，非捷也，一朝而发之，则其平生之所沉浸包孕，固已久矣。抑余所谓先治六经，却详证辨者也，故尤便也。编既成，许子西岑读而善之，曰：是能生死人。夫扁鹊有言，鹊非能生死人也，特使夫当生者活耳，而况愚哉？抑伤寒者余所慎重，君之志行是书也，使夫学者由余所辑以溯仲景之门墙，而登其堂，而哜其胾，而推其馀泽以寿斯世，其诸实徼君之赐也夫？康熙五十年岁次辛卯仲冬月，新安素圃老人郑重光在辛甫识。

时觉按：有康熙五十一年许华生刻本藏中国中医科学院，并收于《郑素圃医书五种》。

《伤寒溯源集》十卷　存　1707

清虞山钱潢（天来，虚白）撰

自序略曰：潢以鲁钝之质，自知谫劣，焉能少窥医学渊奥？赖先人力学，仰聆训诲于童年。昔以知非之岁，忽犯伤寒，将成不起，续得痛痹，几殒其躯。即得复苏，因念两世食德，非立功何以报称，九死重生，惟活人乃可云酬，誓必治疗千人，方为满愿。既而思之，恐愿大难盈，无如阐发先圣精微，务使流通远播，俾业医者临证可以辨疑，处方得其精当，庶可以全天地之大德，拯生民之危殆。但三十年来，风尘鹿鹿，旧学荒疏，因发箧陈书，奋志苦读，昼夜揣摩，寒暑无间。恐未得经旨，因注《素问》二十篇，然后更发仲景书读之，遇隐义未明，必披罗经传，钩玄索隐，或沉思默想，辄阁笔连旬。仲景之文，或有脉无证，或有证无脉，或有方无法，或有法无方，凡遇艰难，无不殚心竭虑，不敢少有怠忽，务必阐发微妙，极尽精微，其所谓爬罗剔抉，刮垢磨光者也。至于疑似之间，鲜不尽力申明，若见昔人误谬，亦必极其辨论，虽或负罪于前贤，亦或有裨于后世。但自愧学力粗疏，识见短浅，或理深未远，或舛错难明，姑存疑而有待。倘发端于后起，继续奚穷？若贤智以挺生，竭其有极？窃潢立言之意，盖欲使天下后世皆蒙先圣先贤之泽，令沉疴奇疾悉沾生和长养之仁。是以直溯源流，深穷根柢，推求《灵》《素》，辨论阴阳，援古证今，分经辨证，而令读之者知证所自起，变所由生，且明其立法之义，用药之因。倘得道理分明，自然识见朗彻，但圣经难读，学者畏苟，非潜心探索，刻意研精，焉有不求而自至者哉？乌乎！道风久坏，邪说横行，渐渍日久，入人甚深，讹讹相沿，俗习难改。恐一言之绵力，不足以回倾倒之狂澜，半隙之微光，岂能照漫漫之长夜乎？姑录存之，以俟英贤继起，自能发先圣之意旨，为吾道之干城。设以余言为糠粃之导，而极尽其广大精微，则斯道之幸，亦斯民之幸也，余又何慊焉。虞山钱后人钱潢天来甫识。

严虞惇序略曰：自张仲景著《伤寒》书，发明《素问》之意，而王叔和乱之，后千斯年莫救其失，中间亦尝有人稍加是正，而述焉不精，语焉不详，故生人之功寡焉。天来先生以医世其家，其为医也，腾天潜渊，出鬼入神，若忘若遗，若思若迷，忽焉而得，投之皆适。尝遘危疾，幸不死，矢愿活千人，既而曰：吾老矣，愿不易盈也，其著书乎？于是以《素问》为经，以仲景书为纬，自叔和以下，合者择之，谬者摘之，疑者释之，混者晰之，辨正三部九候、十二经、二十四气，与夫八脉五藏、三焦六府、四时之病，如画棋局，如观掌果，此书成活者岂千人而已？尝与先生论医之为道，若君相之治国，大黄、芒硝荡涤癥结，而元气不固，奄然而亡，此商鞅之治秦也；参、苓、芪、术养营卫，而邪气不除，蹶然而丧，此太叔之治郑也。医者，以曹参之相齐，而兼孔明之治蜀，乃可以起晋侯之膏肓，疗桓侯之骨髓。先生闻余言，未曾怖以为河汉，此书之成，犹前志也。呜呼！泰极则剥，中古而降，民之无罪而死者，死于兵，死于刑，死于水火，死于饥寒，而复死于疾病。医之所治者疾病耳，然苟能生之，民已去一死矣。先生既以医生人，而复以书告天下后世之生人者。虽谓先生之书辅君相之所不及，可也。康熙戊子长至日，同里年家眷弟严虞惇书。

暖翠轩主人识曰：张仲景《伤寒论》为前代诸家所乱，其真旨晦蚀殆尽。先生起而阐奥辨讹，穷源彻底，不啻握灵蛇之珠，剖荆山之玉，令经旨复明，聋聩顿开矣。亟宜梓行。

《郑堂读书志》曰：国朝钱潢撰。本名《重编张仲景伤寒论证治溯源集》，版心止称《溯源集》，故从之，犹喻嘉言《尚论篇》之例也。天来以金成无己《伤寒论》注本为未善，因重定为二十二篇，篇各一卷，而别为之详注。自叔和以下，合者择之，谬者摘之，疑者释之，混者晰之，辨正三部九候、十二经、二十四气，与夫八脉五藏、三焦六府、四时之疴，阐发微妙，极尽精深。虽与方仲行、喻嘉言诸家同一窜乱古书，而此则发明赅赡，似较诸家为优，故业医者宝重之，有过于《尚论篇》焉。(《四部总录医药编》)

时觉按：附录列三百九十七法一百十三方辨、动气臆说、铢两升合古今不同辨论、权量考、大斗大两、长沙无朱雀汤说。乾隆元年《江南通志·艺文志》载录，民国三十七年《常昭合志》卷十八作《重编仲景伤寒论证治发明溯源集》。收于《续修四库全书》。

《新纂伤寒溯源集》六卷　存　1707

清古吴顾宪章（宾周）撰辑

自序略曰：予幼时不敏，辄以非温饱自期，会家多窘，攻举业不就，且质赋孱弱，时多沉疾，因而锐志岐黄，晨夕匪懈。窃思症候虽繁，伤寒为最，倘或失治，生死瞬息。其症治之法，独汉之仲景而无弊，但历年既久，遗失颇多，后未能考。偶得《全生集》一帙，乃节庵陶君之所著也。其书得仲景之秘奥，发先贤之隐微，攻补合宜，寒温适当，第其文词虽若肤浅，而意实渊深。倘不详明备析，后之学者何从而得其微义也？于是为之辑注解释，纤悉靡遗，既采先贤之案以广其变，复考制方之义以知其用，使展卷粲然，了无疑义，因名为《伤寒溯源》云也。或曰：汝闻见浅寡，知识鄙陋，何得轻议古人？予曰：此书毫不敢以臆见参考，不过博述以继陶君之志，何敢轻议古人？虽然，若循其糟粕，悟其神理，存乎其人。要必如岳武穆所云，运用在于一心，然后可以与？时康熙戊午秋七夕书于栽杏园。

恽于迈序略曰：诸贤时出精意，所谓羽翼经传，乃溯流穷源，独取伤寒，发明始末，未有如节庵陶氏，见真识到，精切无遗者。是真能师金匮玉函，可以入先贤之室，且其宗旨用法中和，正其主持中晚饥虚之世，保全柔弱。虽理多重复，语欠大方，而其卷内亦云得其纲领，不宜支离琐碎，顾其守经行权，可攻可救，甚为分明，使加考证精良，的可济人利物，有功后世。吴门顾君宾周，塾艺之暇，精求于此，而著为《溯源》一书。余览其大略，盖多追本节庵而合明之之内伤、丹溪之杂症，又于河间、嗣真、祇和诸甫广搜博涉，以尽其意。顾君可谓好学深思、明理致用者矣。今时治道难明，医道亦复难明，顾君穷源而得之，其于治病何旨哉？吾友在明施翁高义薄云，喜顾君切于救时，通于治世，拟寿诸梓，请余一言为导。在明意不在鱼，余则唯老于药物矣。庚申五月，西吴建湖脉望老人恽于迈顿首具草，书于南阳草堂，时年七十有八。

时觉按：《联目》《大辞典》俱不载，《中国医籍考》卷三十五“存”，查日本全国汉籍データベース，有清写本与天保十三年医学馆写本各一部藏公文书馆。2016年中华书局收于《海外中医珍善本古籍丛刊》第28、29册影印出版。

《伤寒伐洗十二稿》三卷　存　1710

清暨阳钱座书撰

朱岽序略曰：钱子座书起而忧之，谓前辈之论本无不明，人自误耳。人之所误者，亦以其卤莽为之，无伐毛洗髓之功，稍知《药性赋》、王叔和《脉诀》而遂以为知医耳。于是潜心体认、极力讲求者三十年，原本于仲景，参酌于完素、东垣、丹溪而汇纂之，得三卷，取平日功苦之意，而名曰《伤寒伐洗》。博采群书，归于一是，间抒独得，自成一家，明而且晰，约而能该，洵岐黄功臣，张、刘、朱、李诸先辈之后劲。庚寅夏，余大儿以沬适病，疗之益剧。钱子后至，视之曰：误矣，其症与某症合，其论与某症似是而非，如是则生，不如是则死。手持是编，往复辨论，不徇于众，亦不挠于众，卒得收功，盖其洞垣之定识然也。钱子为暨阳鼎族，乌衣门第，翩翩佳公子也。天才飚举，意气飞扬，搏青紫如拾芥，而留心方书者何也？亦洊嫉夫世之医者误用药，误解古人之书，以致草菅人命，而以圣人忧世之心，集为诸说大成，欲其一览尽彻，不致一误而再误也。予曰：与诸梓推而广之，可乎？钱子慨然自信曰：诺。予言不谬于前人，不妨共质之后人也。时康熙庚寅新秋，广陵朱岽界陶氏撰于暨阳江东之春晖堂。

时觉按：有抄本藏上海中医药大学。暨阳有二，江苏江阴、浙江诸暨，广陵朱岽为之序于暨阳江东之春晖堂，则当为江阴。

《伤寒论方法正传》六卷　存　1711

清崇川程瑷（绳玉）撰

自序略曰：医道始于轩岐，而《素问》《灵枢》皆精其理，浑然一太极也。汉张仲景见历代医家不能体贴圣训，民命夭札者甚多，于是著《伤寒论》，分六经，共三百九十七法、一百一十三方，统伤寒杂病而言，使轩岐之道炳如星日。不意晋王叔和自称祖述仲景，实以己见割裂原文，名曰序例，而仲景之原文颠倒，叔和之序例传矣。叔和之序例传，而轩岐之道熄矣。不揣固陋，将三百九十七法另行编次，特先列原文以详其义蕴，次列原方以释其精微。凡韵伯之所已言者，无不著明于各条之中，即韵伯之所未言者，无不推广其意而发明于各条之下。至于太阳之风寒两途，阳明里之实证，少阴之阴邪阳邪、水火二气，与厥阴之热厥寒厥，虽自为立论，而实体韵伯之苦心以继仲景之统绪也。使斯世而以此知我，予固不敢谓为仲景之功臣，斯世而以此罪我，予岂若叔和辈为仲景之罪人耶？时康熙辛卯清和，崇川程瑷绳玉甫漫题于东皋客舍之觉后堂。

凡例略曰：一、仲景《伤寒论》穷神达化，误遭叔和变乱，道统几坠。是集发仲景之心传，方必详其义蕴，法必疏其精微，庶使前圣真诠复得昭然于天下。一、《伤寒论》惟柯韵伯《论翼》一书，直探仲景渊源，是集宪章韵伯以祖述仲景，亦犹紫阳之宗二程也。一、太阳经分中风、伤寒二卷，阳明经分三阳明而以正阳阳明为主，太少两阳明列后，少阴经分阴邪阳邪，厥阴经分寒厥热厥，一正从前之谬。一、诸家《伤寒论》各不相符，俱非仲景原文，惟《尚论篇》颇为简当，特取之重加编次，庶使后学有层次可寻，不致如从前之舛误。一、从前诸家凡有微长，必采录集中，非敢目无古人而有美不彰也。一、诸注家或单列原文，不列原文，或另列原方，不列方论。是集前列原文，次列原方，再立方论，庶读者无瞻前顾后之劳而畅达易解。一、是集不加圈点者，书中眼目必待读者细心潜玩，融会贯通而出，方见读者苦心。一、是集展卷即读，亦不见异人处，惟先将喻嘉言、程郊倩、张璐玉等从前数十家传世之书先读一遍，然后将此书对看，使千百载之疑案豁然心胸，方为乐事也。

时觉按：有康熙辛卯刻本藏中国医学科学院；又名《发明张仲景伤寒论方法正传》，有抄本藏上海中医药大学。《联目》《大辞典》作两条重出，且以程绶绳字玉甫为抄本作者，误。抄本自序有阙页，目录有补遗计二十六法，而正文未见。崇川，今江苏南通。

《发明伤寒论》二十卷　佚　1711？

清直隶通州程瑷（绳玉）撰

时觉按：乾隆二十年《直隶通州志·艺文志上》之《著述之杂类》载录。

《伤寒辨》 佚 1713？

清崇明宋孔传(斐成)撰

嘉庆七年《直隶太仓州志·人物》曰：宋孔传，字斐成，庠生。潜修力学，工诗古文辞。巡抚张伯行慕其名召之，令肄业紫阳书院，以不娴时艺辞。伯行曰：士各有志，不可强，但作论体以发圣贤之微可也。伯行去官，孔传即旋里。气节自尚，落落寡交，好搜集州邑文献，以张采《太仓志》舛误，作《辨诬》一卷。并纂全《志》，未梓，赵廷建修《志》多采录之。兼知医，年五十余卒。

时觉按：嘉庆七年《直隶太仓州志·艺文六》载录。康熙四十八年，张伯行任江苏巡抚，五十二年免职晋京，"伯行去官，孔传即旋里"，是书当成于此时。

《伤寒大白》四卷 存 1714

清云间秦之祯(皇士)撰

高鈖序曰：粤稽上古，未有儒先有医，盖天生蒸民，未生后稷教稼，周公孔子教学，先生黄帝神农岐伯，尝百草，疗疾病，良以人免夭折，始得众庶。既庶矣，然后教稼以富之，讲学以教之，则知医者救生之本，耕者养生之源，教者人伦之道也。若是，则保民莫先调养民病，然后富之教之者也。于是留心医学，时切探讨。余原籍奉天，先大夫参政京华，遂居辇毂下。四方医士云集京邸，因闻天下明医出在松江，然多高隐，未得来京，未获亲逢考究。自辛卯春，迁任吴阊，得见云间秦子皇士之书，名曰《症因脉治》，施子宇瞻昆季所刊也。症分外感内伤，治分经络表里，就症以审因，就因以审脉审治。因叹向闻松郡多明医，是书果为寿世，但因远署虞山，先生又杜门却轨，不得相朝夕。癸巳岁，开浚东江，未得告竣，各工官会详申宪，奉此按松，而著书之秦子世居河上，遂讲论旬日。公余稍暇，怡息其家，见架头有《伤寒大白》《女科切要》，词句分明，治法中病，果然大白也，切要也。此先生格致之余，晚年之悟，加以不二之心，不已之功，始得如此。越明年，会新安陈氏敬敷昆季捐赀寿梓，属余为序。余念秦先生著作真大功也，实能生死人、免夭折者也。陈君捐金付梓，非细德也，实与施昆季保民生、济众庶者也。余故乐为之叙。时康熙岁次甲午夏，现任苏州府督理苏松水师船政海防同知年通家弟高鈖重南氏序。

陈懋宽序略曰：皇士秦先生，云间奇士，早负宿慧，学儒者之学，贯通百家，有心济世，不以医名而业日以精。迎浮云，窥深渊，怡神消息，了然心手之间。辨乎阴阳，分乎内外，验气运之推迁，因时度宜，以不失乎人情。故其所至，癃罢以起，夭伤以愈，求治于门者履常满。而先生闭户谢客，以数十年经历，神合百世之上，潜心考证，笔之于书。癸巳秋，余以疢，得交先生，因尽读枕中秘，微言寓论，追踪往哲。《症因脉治》而外，尚有《伤寒大白》一书未经行世，亟谢先生付梓以传，庶几仲景之学复明，而先生之道日及于远，是亦生民之大幸也。时康熙五十三年岁次甲午夏月，新安陈懋宽书于珠溪别业。

程珣序略曰：云间向多明医，余幼时即知有秦景明先生为一代神手，年来余以胸膈之证久未能痊，每思安得若人与之同时，必有善治之法。今秋得与其从侄皇士之交，接膝而谈，言言探本，闻其论议，便觉跃跃欲起。因知皇士先于儒理精通，故合之于医，洞若观火，真非俗下所能窥见一斑者也。夫秦子挟活人之技，而四方交书走币迎谒者踵相接，使遨游南北之间，晋接王公之第，声价可与良相等。乃闭门谢客，立意著书，焚膏继晷，徒自苦何为者？秦子曰：医，济人者也。济人而不能疗一时之病，余心歉然；济人而不能疗天下后世人之病，余心亦歉然。宁以求名，宁以市利哉？于是汇集群书，阐发症因诊治，施子宇瞻昆季镌刻公世。今又融贯外感之原委，神明其用药之精微，补先辈所未足，辨前注所偶讹，名曰《伤寒大白》，复得敬敷陈子付之剞劂，此真不朽之盛事矣。余遂历览诸刻，不特景明先生有其真传，并岐轩以下诸名家无不赖以大白矣。是书行，虽天有寒暑，地有燥湿，人或为戾气所感，亦可以调和而无恙。医必若是而始能生人，能生世世之人，岂儒理不明、拘牵陈迹可以尝试乎？然而秦子之心苦矣，秦子之功大矣，乐而为之序。时康熙五十三年岁次甲午秋九月望，赐进士出身家眷弟程珣白山氏序。

《续修四库全书提要》曰：清秦之桢撰。之桢字皇士，松江人。是书不以六经分篇，而以见证分类，每类先论一证之治法不同，而列仲景原论诸条及诸方，逐条加以解释，令读者就见证辨其阴阳、表里、寒热、虚实，以求仲景之法。其用意未尝无可取。卷首总论诸篇，其辨别阴证似阳、阳证似阴，及发表清里、汗吐下、消导和解、补虚之宜忌，条理秩然。惟总论谓桂麻二方只可施诸北方冬月，不治春夏秋三时、南方之病，为元和陆懋修所纠。陆氏曰：桂麻二方不宜于三时者，即北方亦何尝不然，若南方感风寒未成温热，即三时亦未必定无桂麻证，以此咎之桢立说之未当，洵为通论。至指之桢以河北、长沙统为北方，诮其不识地理，则仅属语句之疵耳。要之是书条理尚明，原未能探原《素》《灵》，发挥精奥，陆氏惟虑人不乐用仲景方，致江浙间盛行"南方无伤寒"之说，乃是书为之作俑，故于是诋之尤力也。之桢又有《症因脉治》《女科切要》二书，罕见传本。

时觉按：康熙五十三年甲午其顺堂陈氏初刻，卷首列总论二十八篇，包括诊法四论，验舌色论、验口唇论、验二便论、辨脉论，颇多经验之谈；治法二十三论，包括南北方宜发表不同、清里相同论、三阴经热病、寒病论、阴证似阳、阳证似阴论、发表、清里、和解、吐法、温经、攻下、消导、补虚宜忌，及误下不宜再下论等。1982年人民卫生出版社有繁体竖排版铅印本，2012年中国中医药出版社有简体横排校注本。

《伤寒要旨》二卷 佚 1721？

清无锡高曰震（远声，守愚）撰

时觉按：民国二十二年《三三医报》一卷一期周小农《无锡医学书目考》载录，高曰震，康雍间郡庠生。

《伤寒论类疏》不分卷 佚 1722？

清古吴张孝培（宪公）撰辑

汪琥曰：《伤寒论类疏》，康熙中古吴张孝培宪公著。其书尚未分卷，书中大意，以叔和撰次仲景《伤寒论》而类疏之，曰阴阳，曰营卫，曰辨脉，曰时令，曰异气，曰传经，曰为病，曰料证，曰发汗，曰涌吐，曰和解，曰清血，曰攻血，曰攻下。凡三阳篇皆分其类，三阴篇亦各自分其类，而未见全文。又曰，合病类，并病类，末后又附以病解类。其注仲景书能独出已见，而不蹈袭诸家之说。即如《伤寒论》中相传有三百九十七法，此前人所未明言，今止就桂枝汤方后云：服已须臾，啜热稀粥一升余以助药力，为一法；温覆令一时许，遍身漐漐微似有汗者益佳，不可令如水流漓，又一法；若不汗，更服依前法，又不汗，后服小促使其间，半日许令三服尽，又为一法；且云上三法期于必汗。此其与诸家不同处。又其注承气汤曰：承者，以卑承尊而无专成之义。天尊地卑，一形气也，形统于气，故地统于天，形以承气，故地以承天。胃，土也，坤之象也，气，阳也，乾之属也。胃为十二经之长，化糟粕运精微也，转吐出入而成传化之府。岂专以块然之形，亦惟承此乾行不顺之气耳？汤以承气名者，确有取义，非取顺气之义也。若此等注，可为发前人所未发。惜其书未刊行，世所见者，止初稿而已。

时觉按：《联目》不载，《大辞典》"佚"，《中国医籍考》卷二十七据汪琥之言载录，"未见"。

《伤寒本义》 佚 1722？

清云间何炫（令昭，嗣宗）撰

乾隆二十三年《奉贤县志·艺术》曰：何炫，字令昭，号自宗，汝阈孙也。少颖悟绝伦，读书一过，辄终身不忘。人有疑之者，乱抽架上书以试之，果背诵如流。家世擅岐黄术，炫以颖悟之质起而习之，乃益精诣，起沉疴愈痼疾如神。然志在济世，未尝一计利也。炫初为诸生，后以例贡入太学。卒年六十有一。子鸿堂字惟丹，王模字铁山，皆能世其业，江浙远近争延之。

时觉按：嘉庆二十三年《松江府志·艺术传》载录。

《伤寒论本义》十八卷 存 1724

清柏乡魏荔彤（念庭，淡庵）撰（侨居苏州）

小引曰：余束发学医，忽忽垂老，少治举子业，中岁服粗官，括帖吏牍间，不离轩岐、仲景之书四十余年矣。用心既久，宁无所得？圣贤理旨，颇有发明，已刊《金匮杂症本义》问世，《伤寒》定本久成，乏资，置之笥中。梓人进曰：君何未达乎？士大夫所自托者，功名、文章、道德耳。君文章未列于科第，功名不登乎台阁，然曾手著《大易》《灵》《素》《道德》《南华》《阴符》五经，尝语人以为悉由心血呕出，不袭陈言只字，是可与于道德矣。然皆秘之名山，后世大力者率于魏榜高班中求传业，乌有问藏壑之舟者哉？且功名文章皆以科第台阁重，惟道德一途表行著论，率皆不得志于当时，方不朽于后世。此天地丰啬之权衡也，君其酌之。冻馁之虑，不过百年，老而无闻，羞同草木，顾可不求获自重于天下后世者乎？余闻而耸然，因先以所释《伤寒论本义》付刻，自念在艰虞中无所尤怨，不效殷浩投札，徒为虞卿著书，或于向者诵释五经略有会心耶？盖道明则遇不足感，理存则情有所制，虽未谓附于道德以传，庶几领悉于圣贤者广之学人云尔。雍正甲辰长至前，柏乡魏荔彤念庭氏撰。

陈念祖跋曰：先生著《伤寒》本意，字栉句比，极见苦心，每卷中俱有独得之言以补前人所未及，余最击赏。惜其刻意求新，不无偏处，远稽博采，不无泛处。守方氏伤寒、伤风、风寒两感之说，不能正其讹，徇时俗传经为热、直中为寒之说，不能辨其非，更为执一不通。至于驳杂处、矛盾处、附会处，不一而足，总属好高之过也。独此篇跋语，寥寥数语，仲师之全论包括无遗，且能于全论中引而不发之意，一一阐出，与柯韵伯先生《论翼》不谋而合，而爽朗过之，真不厌百回读也。余于《伤寒论三注》中取旧歌若干首，十改其七，分配六经，各立方例，每方详注其所以然之妙，事竣，录先生此跋语以殿之。盖以先生学问素高，此篇更另出手眼，疑有神助，即余自作，亦不是过也。未知海内诸君子原余之掠美否？修园陈念祖自记于南雅堂。

《续修四库全书提要》曰：清魏荔彤撰。荔彤字念庭，号淡庵，柏乡人。大学士裔介子，历官江南江常镇崇道，嗜古勤著述，经传百家，皆有心得。所注《伤寒论》，首卷列序例、辨脉、平脉，次为太阳三卷，阳明三卷，少阳一卷，合病、并病、坏病总论一卷，分论三卷，痰病一卷此目尤为添设，过经不解一卷，太阴一卷，少阴二卷，厥阴一卷，差后劳复、阴阳易一卷，霍乱一卷，末为辨发汗、吐、下可不可一卷。于近代注家，间采方有执、喻昌、程应旄诸说，而不取其诋斥王叔和过甚之语，大旨随文阐绎，义取谨严。《金匮要略》依原次二十二篇，各为一卷，杂病方以下不载，分节悉仍旧本，其注主就仲景原文玩索探讨，不事蔓纷，间有别标附论，不入正注，故两书并名曰“本义”。自方、喻之后，注仲景书者皆欲自出手眼，得固有之，失亦不少。后来长乐陈念祖论及荔彤之书，谓其与方中行、喻嘉言、程郊倩、程扶生、柯韵伯等，皆有学问、有识见之人，而皆蹈改经之弊。窃谓其间亦分轻重，荔彤虽不免有徇方、喻之处，尚见去其泰甚，其论伤寒序例于王叔和非一笔抹杀，语尚持平，似较方、喻当从末减。念祖两书浅注，主于涵泳原文以畅经旨，是书解释用意，亦正与之相近，在当时治仲景学者不得不推为一家也。

沈德潜曰：魏荔彤，字念庭，直隶柏乡人，官观察使，著有怀舫集。(《中国医籍考》据《国朝诗别裁》)

时觉按：后有“乙巳上元日古鄗南魏荔彤念庭氏再题”之跋，汇言表里之义、升降之义、寒热虚实之辨，揭阴阳不可偏胜之大纲，后陈念祖引以为《伤寒真方歌括》跋。兹从略。据道光《苏州府志》，魏氏官于江东，任江常镇道，兼摄崇明兵备道，去官后寓苏州，负累不得归，杜门著述，至雍正四年乃还其里。是书雍正三年成于苏州。《中国医籍考》卷二十八载录。

《伤寒论本义金匮要略方本义合刊》二种四十卷　存　1724

清柏乡魏荔彤(念庭，淡庵)撰(侨居苏州)

自序略曰：余自垂髫，喜玩轩岐之书，既乃知读仲景所著，往往以仲景所言释轩岐不明者，而以轩岐所言释仲景方得明，以此知仲景之书不易了了也。虽然，畏难苟安，私心窃憾，盖不能批郄导窾，得迎刃而解之道，则终莫获□然之快。甲午、乙未间，守漳逾五六年矣，时和年丰，讼希事简，清斋下帘，尝试点《易》，久而悟其开务成物，首在于医，而合乎易简以得天下之理者，舍仲景先师奚觏乎？乃不揣固陋，以读《易》之心思识解，读其《伤寒论》《金匮要略》诸著。先为字栉句比焉，次之条分缕晰焉，次之分章别段焉，次之参证互明焉，次之要终原始、贯串通彻焉，而知仲景之书真与《易》无二义也。自童及艾，读之数十年，注之旬月而毕，人以为敏，不知由来者渐矣。然其间吏尘婴人，殊少静专，自多舛略，惟愿观者细玩原文，各得心解。平日者静也，观病之象而玩仲景之文，文即辞也；临时者动也，观病之变而玩仲景之法，法即占也。然后于仲景参伍错综、神明变化于医者，能无不相合于《易》，则吉凶得失、悔吝忧虞之故，惠迪从逆，亦必晓然大白矣。于予之注，不过骈拇枝指，视为赘物云尔，何足与于有无之数乎？用是叙其意于首。时康熙辛丑季夏，柏乡魏荔彤念庭氏题。

时觉按：有雍正二年甲辰兼济堂刻本藏中国科学院、上海中医药大学。

《伤寒经解》八卷　存　1724

清无锡姚球(颐真，勾吴逋人)撰

自序曰：伤寒经者，东汉南阳仲景氏张机所著外感六淫方论也。其辨症也确，其析理也精，《灵》《素》之后，仅见此书，故学者群尊之为经。传至西晋，韦编断绝，太医令王叔和更次辑之，始有序例、辨脉、平脉等篇。球自束发，从吴门绍庭李夫子游，即尝受读，不得其旨，因取古今注疏，沉潜玩索十有余年。至癸酉秋，读越人五十八难经文，始悟南阳《伤寒论》遵越人风、寒、湿、热、温五种而论六淫之邪，感太阳寒水经而病，因名伤寒，而非独风寒论乃名伤寒也。故南阳原序云，撰用《素问》《九卷》《八十一难》。自叔和因“冬伤于寒”“寒”字之误，妄主冬寒伏藏，春受温，夏受暑之说；又不深究《素问·热病论》，专论春温夏暑之热病，不统论风、寒、湿、热、温五种，不可以热病论作序例，以序五种原文。乃以六淫外邪总归于寒，将风湿曰以类相从，将燥、火、暑曰伏寒所受，将湿痉暍、阴阳毒，尽作寒症，分据割裂，舛错支离，大失南阳本旨。自晋至今，虽南阳原文俱存，而学者见病不知其原，举一而废其百，尚何以切脉观症，望表穷理，以救斯民之夭札哉？历代注疏不下数百，然皆宗叔和，与南阳究风马牛不相及也。是犹观人未识其面，而曰吾已得其性情爱恶欲也，岂足训哉？球自十四习医，历今已三十余载，诵读有年，故罔顾僭逾。甲戌春日，取坊本《伤寒论》更次篇章，缉为伤寒七卷；删其有悖南阳者还叔和，同序例驳正一卷；博采先哲近理之注笺释之，名曰伤寒经解。自甲戌至今又二十余年，九易其稿，方敢录正。其论伤寒也，风、寒、温、暑、燥、火伤太阳寒水经，而为风、寒、湿、热、温五种之伤寒。寒者，经也，非病也，谓六淫先伤太阳寒水经也。六经传变，太阳为本，诸经为标，太阳行身之表，表邪外入，必先太阳，而后以类及他经，故总名之伤寒也。嗟夫，余岂好为异同哉！夫会通众说，而确知此说之不诬，又加证之《素》《难》之文，方敢折衷参定，改为定本，以见余于南阳，非苟为附和，于叔和，非好为立异为耳。

张夏序略曰：夫针膏肓，发痼疾，攻墨守者，吾友颐真死。君□□□□隐于儒医，游吴郡绍庭李公之门，契南阳张氏本经之□□□□□，更定章句，著《伤寒经解》七卷，视予问序。予辞不获，乃取其书再三翻读，而知君之立解所以干城仲景，洗濯叔和，功莫大焉。一则谓伤寒者，外感六淫之邪，伤太阳寒水经而作，非谓独伤风寒；一则谓三阳三阴六经所感之外邪，流行有迟速，因所感不同耳。大约各以其类连及，是传经，非传变，二解既立，足以驱群惑，砥中流。于是分经症治，其立方目风寒湿热温、并病、合病，以及误治、结症、痞症，皆彰明较著，不少糊涂也。精矣，微矣，观止矣！至末卷，又因叔和以热病论作序例，王太仆误以序例作热病论注，附辨之原书，错简误字不少，莫不折衷改正，岂惟令人发雾见天，直欲南看北斗？卓哉！颐真非擅述者之明，曷表作者之圣若此？前岁仲春，予曾孙生十龄，忽得奇症，似惊似痰，诸医束手。此子口不言，足不运，身软不能扶坐，两手动摇不暂止者已月余。邀君诊之，屏去诸医案，谓当清热养血，平肝去湿，即邪去元还，约调理百日全愈。果然。间与谈论经史，其博奥出人意外，爰叩其帐秘而得此编。嗟乎！若颐真者，诚体用合一，知明而处当者哉！昔秦缓末其长子得父术，与父齐名，群子忌之，各为新奇而托之于父，以求胜其兄，众未有以决也。他日，东邻之父得缓枕中书，出以证焉。后长子之术久行，名遍天下，真伪之难辨，而不可无证也，明矣。由斯以推，南阳，秦缓也，叔和诸家，南阳之群子也，颐真则南阳之长子也。余无似喜读未见书复辱命展其戋戋之说，附于卷端，或得窃比邻父，不可知也。夫序是以正之。时康熙甲申长至前六日，年家小弟张夏拜手题。

凡例曰：一、本经成于东汉，历今年数久远，且经叔和更次，故字画差讹，章句错简，不一而足，皆遵先哲釐正。二、辨脉法、平脉法、可汗吐下、不可汗吐下及序例诸条，皆系叔和伪语，另驳正于后。三、《内经》天元纪七篇论六淫之邪，本为伤寒而作，但卷帙浩繁，不能尽注。兹特注《难经·五十八难》一篇、《素问·热病论》一篇于卷首，以证南阳伤寒原文暨叔和之谬。四、伤寒传经，惟火性急速，一日一经，其风寒湿，则不拘定日期，亦不定传阳明，大约以类相传。故风症多传少阳、厥阴，湿症多传三阴。世俗所论传本巡经、越经、表里、误下、得度、入阴、入阳之说，概皆删正。五、伤寒传足不传手者，本之天元机上下相召之义。《内经》云：寒、暑、燥、湿、风、火，天之阴阳也，三阴三阳上奉之。又曰：应天之气，动而不息。盖三阴三阳者，足六经也。足经属地，六气属天，地受天邪而成外感，动而不息，故六经传变也。六、伤寒归府症，惟阳明经风热之症有之，盖火炎土燥，而为万物所归也。世俗不辨阴阳，以湿症为太阳症，此成氏之谬也，遵原本釐正。七、桃仁承气，陶氏增入桂枝，诸方增入分两，一遵原本釐正。八、伤寒坏病，阳明、太阴、少阴不成者，以脾胃肾为先后天也。九、风热结胸，太阳经成于下早，在太阴、厥阴皆因湿症，不由下而成，不可一例施治。十、风寒湿热，有阳盛阴盛之分，治法迥异，即误下变症，阳盛成结胸，阴盛成痞，不可浑同施治。十一、方中分两：汉之升，今之一盏；一铢，今之一分三厘八毫；一两，今之三钱三分；一字，贰分五厘；一钱匕，以钱大一匙挑药也。十二、伤寒注疏，不下百部，成无已外，即如近日方中行、喻嘉言、程郊倩、张路玉、周禹载等，虽皆言叔和差谬，然阳驳阴奉，总因寒字不明。是言经耳，余万不得已，故辑是编。十三、圣经深邃，蠡测诚难，如有后之君子，因是更加驳正，一字之师，球亦受教不浅也。

时觉按：有抄本藏南京中医药大学，2004年收于《中医古籍珍稀抄本精选》，上海科学技术出版社排印出版。

《伤寒论集注》十卷,《外篇》四卷　存　1727

清吴县徐赤(五成)撰

薛雪序略曰:吾友徐君五成,多学博闻,材兼众艺,乐善好生。思有以振之,爰取长沙之微言妙论,条疏节解,更与吴子申培参互而成之。天地间遇合有数,书成而不流传,若犹不著也。适徐君馆于复园甚久,书亦成于复园,复园主人之乐善好生,尤深于徐君。今徐君墓木拱矣,复园主人恐其书不传,亟付之剞劂,且使予序之,以予于徐与吴皆旧交也。世有不盲于目而并不盲于心者,购其书而读之,于生民之疾苦不无小补云。乾隆壬申四月仙诞日,同学弟一瓢薛雪拜撰。

蒋棨序曰:岁在己亥,棨始从徐先生授经家塾。先生教最严,为人端谨纯悫,不忘交游,与外舅何义门先生最为莫逆。枕经葄史,寝子馈集,百家杂说,无不综举,而晚年尤精于医。先是先生游历都下,设帐于王侯邸第,声名特达冠时,宜不难捷通仕籍,顾终枘凿于有司之尺度,而秋风毰毸之际,独先生漠然不措意。著书立说,不偷为一切自炫炫人之作,务求实益于斯人之徒,若所注《伤寒论》,发仲景先生所未及,亦其一也。昔范文正少时尝曰:吾不为良相,必为良医,以医可救人也。陆宣公晚年家居,尤留心医学,闻有秘方,手有抄录,曰:此亦活人之一术也。夫以二公之竖立,足以盖当时而垂后世,宜若视方技为不足道,而其用意顾如此,可知此事之所关,实圣贤利济之余业。是故耽精研道,不得一见乎世者,往往乐以此自名其家。棨惜师学之不获大展于时,又惧遗书之失传,无以为当今医学折其衷也,谨加编校,寿梓以行。将此书出而阴阳审导,奉模楷以拯无穷。吾生以后不笏而成,先生亦可无憾于存没之际矣。乾隆壬申岁小春月,受业门人蒋棨谨识。

《续修四库全书提要》曰:清徐赤撰。赤字五成,吴县人,诸生。少与同里何焯游,寝馈百家,晚精于医,致力于仲景书。其持论谓方有执、喻昌治《伤寒论》,各自分章著论,非无卓识,而主张太过,后人效之,转搬不已,几无定本。故是书于六经原文悉仍王叔和之旧,《脉法》等篇,叔和所以羽翼仲景,应列六经之后;《序例》弁诸卷首,不入卷目;至先哲绪论,去瑕存瑜,或录全文,或摘一二语,或参取其意,皆标出处,其有以己意定之者,加"某按"以别之;又采集《金匮》、《脉经》、《千金方》、庞安常《总病论》、朱奉议《活人书》、郭白云《补亡论》及方氏《条辨》、喻氏《尚论篇》,别为外篇,不使乱原书篇目。书成,其友吴士镇、申培复为增订,原有论无方,士镇增载,间附方论,弟子蒋棨为刊行。案:赤编辑宗旨谨严,注中于论文字梳句剔,往往于一二字勘出义意,颇见读书之深细。明清以来,注伤寒者多喜出特见,自立一帜,是书不尚崇论闳议,兢兢于章句之间,故于医林无卓卓之称,而实际可取,正复不少也。卷首有薛雪乾隆壬申序,谓医道之荒唐,至不可以理穷数究,有悯世之心者必先治其医,然后可使治人。其言甚激,而举是书之长,曰取长沙之微言妙论,条疏节解,其称许可于言外得之也。

时觉按:前有"雍正五年长至日,瓜泾徐赤书于拙政园之银杏楼"自序,所言为六经证治,从略。收于《四库未收书辑刊》。

《伤寒贯珠集》八卷　存　1729

清长洲尤怡(在泾,拙吾,饲鹤山人)撰

朱陶性序略曰:尝读仲景先师《伤寒论》序,知其探索钩提,实究天人合一之理,是以立法制方,神妙不测,持脉辨证,不可思议,故后世尊之为医圣。自晋王叔和分为二书,割裂颠倒,冠以序例。后贤有窥其谬妄者,削例辨驳,率意改编,各成一家言,虽亦有裨后学,要不能无买椟还珠之弊。况乎立言愈多,其理愈晦,致学者益增歧路之悲,遂不免追憾于叔和矣。饲鹤山人尤在泾先生所注《伤寒贯珠集》八卷,汇诸家之学,悟仲景之意,遂能提其纲,挈其领,不愧轮珠在手。惜乎其书尚未镂板,世之传写者,不无亥豕之误,兹细加校核,用活字版印成,以公同好云。嘉庆庚午畅月,二然朱陶性识。

唐立三曰:伤寒一证,头绪繁多,自仲景立法立方以来,叔和编次,无已注释,理蕴为之一显。迨后续为注释者不下数十家,互相訾诋,殆无底止。余谓数十家中,独有喻氏之书脍炙人口者,以其繁简得宜,通乎众耳。然以尤在泾先生《贯珠集》较之,则又径庭矣,即如首篇云:寒之浅者仅伤于卫,风而甚者并及于营,卫之实者风亦难泄,卫而虚者寒犹不固,但当分病证之有汗无汗,以严麻黄、桂枝之辨,不必执营卫之孰虚孰实,以证伤寒中风之殊。立为正治法、权变法、斡旋法、救逆法、类病法、明辨法、杂治法等,仲景著书之旨,如雪亮月明,令人一目了然,古来未有。何其《金匮心典》梓行于世,并采入《御纂医宗金鉴》,而《贯珠集》一书尚未传播,良可惜哉?(《吴医汇讲》卷二)

沈德潜曰：尤怡，字在京，江南长洲人，布衣。昔皮袭美寓临顿里，陆鲁望自甫里至，与之定交倡和，其地为皮市。在京居其地，周子迈村亦至自甫里，相与赋诗，恰符皮陆也。在京就韩伯休术，欲晦姓名，诗亦不求人知，而重其诗者谓“唐贤得三昧，远近无异词”云。（《中国医籍考》卷二十八引《国朝诗别裁》）

《续修四库全书提要》曰：清尤怡撰。怡字在泾，自号饲鹤山人，吴县人。家素封，至怡中落，好为诗，与同里顾嗣立、沈德潜游，隐于花溪。晚年始以医名，著书自得，于仲景书皆深造。以《伤寒论》经王叔和编次，后人辨驳聚讼，各成一家言，言愈多而愈乱，是书一扫纠纷，自就六经各为提纲，谓诸经各有正治之法，而正法外皆有诸法以辅之，知此始能观其通而尽其用。于太阳有权变法、斡旋法、救逆法、类病法，于阳明有明辨法、杂治法，于少阳有权变法，于太阴有藏病经病法，于少阴、厥阴各有清法、温法，如是则病机进退，临证了然。陆懋修称其于各经分证既极明晰，而于少阴厥阴温清之辨，尤足破世人之惑，因就其意推之六经，知六经各有温法清法，且有温清合法，俾识仲景固非但知秋冬不知春夏，则宜用清法之温热病，即可于《伤寒论》求之，其说最允。案：自方有执、喻昌等专攻王叔和编次之淆，言过于激，转益纠纷，后如徐大椿《伤寒类方》使人案证以求方，不必循经以求证，意在斩尽葛藤，以救其弊。是书就六经各分正变之法，则视徐氏宗旨略同，而立言弥为周密，尤可为研究仲景书者开其奥窍，理其线索。“贯珠”之名，洵克副之。怡所著诸书，流传日本，并有刊本，兹仍以最初之朱陶性本著录云。

《清史稿·列传第二八九》曰：尤怡，字在泾，江苏吴县人。父有田千亩，至怡中落，贫甚，鬻字于佛寺。业医，人未之异也。好为诗，与同里顾嗣立、沈德潜游。晚年，学益深造，治病多奇中，名始著。性淡荣利，隐于花溪，自号饲鹤山人，著书自得。其注《伤寒论》名曰《贯珠集》，谓后人因王叔和编次错乱，辨驳改订，各成一家言，言愈多而理愈晦，乃就六经各提其纲，于正治法之外，太阳有权变法、斡旋法、救逆法、类病法，阳明有明辨法、杂治法，少阳有权变法，太阴有藏病法、经病法、经藏俱病法，少阴、厥阴有温法、清法。凡病机进退微权，各有法以为辨，使读者先得其法，乃能用其方，分证甚晰，于少阴、厥阴温清两法，尤足破世人之惑。注《金匮要略》名曰《心典》，别撰集诸家方书杂病治要，足以羽翼仲景者，论其精蕴，曰《金匮翼》。又著《医学读书记》，于轩岐以下诸家多有折衷，徐大椿称为得古人意。怡著述并笃雅，世以《贯珠集》与柯琴《来苏集》并重焉。

时觉按：成于雍正七年己酉，初刊于嘉庆十五年庚午，有朱陶性活字本白鹿山房藏板，其后有版本十余种，并收于《宗圣要旨》，故又名《宗圣要旨伤寒贯珠集》，又收于《中国医学大成》。近年并有多种校注排印本出版，如2006年山西科技出版社单行本，更多则收于丛书，如1999年中国中医药出版社《尤在泾医学全书》，2008年中国中医药出版社《中医经典文库》，2009年学苑出版社《伤寒论注十人书》。

《伤寒古方通》二卷　存　1731

清东吴王子接（晋三）撰

时觉按：为《绛雪园古方选注》前半，系光绪间上海乐善堂据雍正九年版补刻，有自序及魏荔彤序同《绛雪园古方选注》。

《伤寒方法》二卷　存　1732

清东吴王子接（晋三）撰

时觉按：大略同《伤寒古方通》，增以注释。有乾隆间俞氏刻本藏上海中华医学会、苏州大学，上海中医药大学藏有抄本。

《伤寒方论》不分卷　存　1732

清亡名氏撰

扉页题曰：此书次序与《伤寒古方通》同，但内容不同，何人所著，尚当再考。与《伤寒古方通》合读，颇有裨益。

引言曰：张仲景百十三方，王子接少选桂枝朴杏汤，多入条芩人参汤，柴胡、螵蛸汤二方缺论，余对方注参看，更属明晰。

时觉按：扉页题“汪午桥秘藏方书”，前后无序跋，以和、寒、温、汗、吐、下剂，分六类论方，大略同徐彬《伤寒一百十三方发明》。有雍正十年抄本藏中国中医科学院。

《伤寒摘要》六卷　佚　1735？

清娄县谢鹤(披云,北堂)撰

嘉庆二十三年《松江府志·艺术·谢鹏传》曰:谢鹏,字在云,娄县人,监生。康熙间效力河工,议叙州同;雍正间,宫保李卫以医荐,授太医院判,以年老乞归,卒。弟鹤,字披云,号北堂,候选州同。能诗,亦精于医,名噪江浙。著《北堂诗稿》四卷,《伤寒摘要》六卷。

《伤寒论类编》十卷　存　1736

清虞镛编撰

虞蓉峰跋曰:甲子夏杪,兄著《伤寒论类编》成,命予誊录。《伤寒论》者何?东汉南阳太守仲景张机所著也。《类编》者何?将五种伤寒之文分门别类而注之也。有客过予斋,见之而言曰:晋王叔和谬加删削,点窜杜撰,尘雾经旨,明方、喻、程、周四先生,其诋之也不遗余力。是编也,得毋类是欤?予曰:四子之意以谫劣为的,故其注释犹颇纰缪。兄也深病杂说之戾经旨而惑误学者,忘寒暑,废寝食,为力久而用心勤,采之也博,研之也审,凡有发明经义者取之,悖于经义者去之,要以归正为的,此其用意如冰炭方圆之不相入,乌得比而同之哉?客曰:今世医士非舍本而问末,即遗神而问形者,必欲探宿海,溯河源,其如齐庭之抱瑟何?予曰:夫医之道犹吾儒之道也。厥初圣人未生,道在天地,圣人已出,道在圣人,圣人已往,道在六经。六经者,圣人治世之迹也,《伤寒论》者,圣人治病之法也。六经之道明,则可以蒙致治之泽,伤寒之道明,则可以免杀人之惨,不得不急为提要勾玄,使幽渺而张皇之也。客曰:有才如是,而不见于经济以翊世,乃小用于岐黄,不几为世之所惜乎?予曰:吾儒进不能用,退而托于空文以自见,此自古而皆然。吾兄之著《伤寒论注》也,大悲生于其心,至理出乎其笔,阐微发奥,使经义不坠,正蒙养而裨后学,登斯民于寿域,较之乞哀暮夜、窃取寸符、残贼斯民者不尤愈也?客闻言,蘧然而觉,赧然而愧,凄然如有所思,敬谢不敏而退。予恐世之不知所以著《伤寒论》之注之故,又不白以经济而寓于著作之中,故将与客问答之词而详记于篇末。弟蓉峰敬跋。

时觉按:有抄本藏上海中医药大学。

《伤寒辨证》二卷　佚　1736？

清武进法徵麟(仁源)撰

道光二十二年《武进阳湖县合志·人物志八》曰:法徵麟,字仁源,高祖世美以医学传子孙,徵麟学有本源,洞见症结。有母子病将革,鬻妇于贾,既受值,妇恸绝不肯登车,贾率众大噪。徵麟入按脉曰:不死也,吾药之起耳。出语噪者曰:活人妻,律得娶耶?蠲已资偿之去,母子病皆愈。程文恭公景伊尝撰《法氏谱序》,谓徵麟急人之难,至今行路犹称之。此其一事也。著有《医学要览》一卷、《伤寒辨证》二卷、《医通摘要》六卷。弟公麟字丹书,亦业医,称神效。著有《桂月生传》一卷,皆论伤寒秘要。盖毗陵法氏以医著于世,自徵麟、公麟始,而公麟最知名。徵麟子谦益,字坤行;复,字中行;学山,字景行,著有《痘科景行录》一卷。谦益长子雄,字振和,著《樗庄心法》一卷;次震,字致和,俱有名于时。雄子絅,自有《传》;复子鼎,字汝和;学山子恭,字瑞和;宽,字养和;信,字协和;惠,字心和。惠著有《医宗粹言》一卷,子履端,字启元,著《脉法金针》一卷。至今法氏子孙咸世其业。

《桂月生传》一卷　佚　1736？

清武进法公麟(丹书)撰

道光二十二年《武进阳湖县合志·人物志八》曰:徵麟弟公麟字丹书,亦业医,称神效。著有《桂月生传》一卷,皆论伤寒秘要。盖毗陵法氏以医著于世,自徵麟、公麟始,而公麟最知名。

《伤寒五法辨论》　佚　1739？

清无锡华文灿(纬五,天游)撰

《吴中名医录》曰:华文灿,字纬五,号天游,诸生,清无锡县人。生于顺治庚子,卒于乾隆己未,著有《伤寒五法辨论》及《治病方论》十二卷。

时觉按:《吴中名医录》据《锡山历朝书目考》卷八载录。

《伤寒论集注》十卷　佚　1743？

清江都葛天民(圣逸,春台)撰

时觉按:乾隆八年《江都县志·人物》及嘉庆十五年《扬州府志·人物九》载录。

《伤寒正医录》十卷　存　1744

清华亭邵成平(庸济)辑

自序曰:极至之谓圣,蔑以加之谓圣,孔子集尧、舜、禹、汤、文、武、周公之大成,儒而圣者也。汉张仲景承伊耆、轩岐之本草、《素》《难》,著方立论,医也,而人亦圣之。盖以天行之五运六气,合之人身之三阴三阳,剖别其脏腑标本、寒热虚实之传变,如析秋毫而指诸掌,贯通其说,岂惟伤寒?一切内外科、儿科、女科,俱可灼其何经何病宜何药而一无舛错,斯诚亿万人亿万世之司命,病舍是无以活,医舍是无以方也。顾其词奥,其法百变,读者每口吃而目眩,无知若陶若吴,既妄作更张,而习之者简之益简,则三百八十一证,几几但有一二证,而抹却一百一十三方,医如是之苟且而便易耶?二千年来,幸名贤辈出,自王叔和而后,若朱奉议、韩祗和、张洁古父子,易水、金华师弟数十家,著说充栋,成无己随条顺释,又作《明理论》,最为详悉,其中或同或异,纷陈错见,要皆参互,可资考订。东垣专主补阳,丹溪专主滋阴,执之则偏,惟病所在,而动中窍会,缺一不可。学者网罗旧闻,自具只眼,则略其短而人取其长,如扫秋叶,如摘春花,不似诗古文词,欲语羞雷同也。近时王金坛之《准绳》、方中行之《条辨》、喻嘉言之《尚论》,与赵养葵、张景岳诸君子,皆痛诋陶、吴之聋聩,昌明其说,厥功甚伟。然习其书者什不得一,百不得一,间遇好古明理之名宿,仅存一线。每耸其广度金针,则曰今人竞趋捷径,抄撮小方歌诀数章,朝强记,暮乘轩矣,谁肯向字划不清、句读不断之汉文攒眉作旷日持久计者?噫!信如此言,则《伤寒》一书将日湮一日而澌灭无传,如医事何?如斯人之命何?予是以悉发箧笥,熟玩经文,而印以各家传注,或全录,或摘要,晦者显之,拖沓者节之,零散者连属条畅之,或窃附管见,务期洞筋濯髓而必求其是。孙思邈曰:不知大《易》,不足以言医。程子曰:五经如药方,《春秋》如治病用药。仲景举孝廉而守名郡,儒而医者也。若陆忠宣、范文正、苏学士、沈太史诸公,孰非儒,孰非精于医者乎?自周迄宋,数千百年,濂洛关闽接踵而发明孔子之道,考亭夫子集注四书五经,如日月经天,光照千古。予于圣门一无表章,而沾沾补缀岐黄家言,急病行志,亦庶几长沙之紫阳云尔。乾隆甲子孟夏,七十二翁邵成平庸济甫书于三当轩。

时觉按:有乾隆九年甲子三当轩刻本藏中国中医科学院、上海中医药大学。

《伤寒辩论》　佚　1745？

清盱眙吴天挺撰

乾隆十一年《盱眙县志·拾遗》之《方技补遗》曰:吴天挺,庠生,善医,著有《伤寒辨论》及《幼科集要》。

《伤寒归》三卷　存　1749

清淞上谢景泽(汝霖)参订

自序曰:余自就傅时,诵读之暇,辄好闲览方书,先君子见而谓之曰:汝有意于此乎?古人不得为良相,每愿为良医,盖良相、良医其功正相等耳。果能精之,宁无当于济物之仁?虽然,扶摇之志未可自限,倘图南得遂,奚啻活千万人哉?余时拜训弗敢忘,不谓二十年来屡困名场,所志不酬,遂弃制举业而息影江皋,遇有疾者就问,按方加减,投之辄效,因而叩门求治者殆无虚日。窃思人病疾多而医病道少,莫伤寒若矣。虽有古人陈案,如《内经》之传变、《金匮》之方论,继以叔和、无已、宇泰、节庵诸人,补遗详释,博集精研,莫不各臻其妙,然论多方杂,未易决择,终不免杨朱之叹。故于晨窗夕几,博采群言,冀成一集,未能率就,喜得残帙数卷,有论有方,有经有变,遂加参订,删其繁,存其要,补其缺,正其偏,而辨列证类,靡不灿如日星。盖取前哲之所长,归为全璧也,因颜之曰《伤寒归》,庶几流览施治者得会归之源,去烦苦之失耳。若云从此活人,功与调元者等,则余岂敢。时乾隆己巳重九前六日,淞上谢景泽汝霖氏题于春草轩。

时觉按:有乾隆抄本藏上海中医药大学。

《伤寒补注》一卷　佚　1750？

清吴门姜森玉(孚尹，杲庭)撰

嘉庆二十五年《吴门补乘·人物补》曰：姜森玉，字孚尹，东洞庭人，贡生。品行端悫，素耽禅悦，年逾九十，视听不衰，作为诗文，落笔如飞，少年望而敛手。乾隆戊辰举乡饮宾。卒年九十五。

乾隆十五年《太湖备考·补遗》曰：姜森玉，号杲庭，东山人。少为县诸生，读书励志，通医理，所著有《诗文偶存二集》。

时觉按：嘉庆二十五年《吴门补乘·艺文补》载录。

《医钞醇粹·首集》二卷　存　1752

清奉贤高赓歌(嗣庭)撰辑

自序曰：伤寒一证，头绪繁多，投剂稍差，变端蜂起，固医师所最宜参究者也。汉张仲景先生抉《素》《灵》之奥，察脏腑之微，著立《伤寒论》，而杂病备言于中，温凉攻补，随施辄愈，乃治伤寒之金科玉律也。延及数世，王叔和出，而以己意编次其书，欲分伤寒、杂病而二之。究之伤寒之中言杂病者正多，杂病条中言伤寒者不少，是以颠倒错乱，意义莫解。叔和书出，而原文莫可考究，岂非天壤间一大缺陷事乎？然其可乱者文也，而不可乱者理也，义晦于文，当舍文而会义。柯韵伯先生数千载后，独溯仲景之心法而无失者，惟在略其文而晰其理耳。其扼要处在就病人之身，分别部位以明六经，六经内连脏腑，脏腑难测，而经络部位人人可指而识之也。某部位见何病，知某脏腑有何伤，于表里、阴阳、寒热、虚实之故，洞悉于中，而又证之以脉，对证施治，自然动中机宜，而与仲景之良法意吻合也。自名其书曰《伤寒论翼》。信夫是书也，海内善医者久什袭为枕中之秘，而未见刻本。余辑《医钞醇粹》一书，凡列男妇伤寒、杂病，合计二百余种，悉采各家名言精论，分列病因、见证、脉息、治法、医方五项，叙入每证中，用广采择，积年卷帙殷繁，间质同志，咸许为撷百氏之邃奥，汇证治之纲领，宜寿梨枣，俾作医门津筏。余无力付梓，逡巡有年，而诸同学复劝余分集递镘，则为力省而全刻可期。余难固违众论，乃编外感、内伤、寒热门作首集，先授剞劂，馀分门续刻。诸凡外感寒热最重于伤寒，而伤寒一证之书，精要莫有过乎韵伯者，且又未经刊布，尤宜急梓公同好，故以其全集附刻，而并揭其由以谢已。四方君子其鉴余之固陋而进教之，则幸甚焉。乾隆十七年岁次壬申长至日，奉贤文学高赓歌嗣庭甫书于疁城之职思居。

时觉按：又名《伤寒论翼》，有乾隆保艾堂刻本藏上海中医药大学。

《伤寒汇解》　佚　1755？

清如皋蒋钟尹(愚溪)撰

乾隆二十年《直隶通州志·杂志》曰：蒋钟尹，字愚溪，善医。凡所攻治，无不奇中，游燕、齐、秦、晋间，遇病者投剂辄愈。尝谓伤寒难治，取张仲景论为本，而采李浩《或问》、郭雍《补亡》，诸论《伤寒》者，集为《汇解》，又著《雪游诗草》。

光绪元年《通州直隶州志·杂纪·方技》曰：蒋钟尹精医，论究伤寒诸证，尤为医氏指南。久客归，与石京、张槎、朱学潜辈诗歌谈笑，有古人风。

时觉按：万历《昆山县志·人物》有谓，沈贞"患《伤寒》难治，因以仲景论为主，取李浩《或问》、郭雍《补亡》，由汉迄今，凡论《伤寒》者集而为传，名曰《伤寒会通》"，语句与此相似。

《伤寒要义》　佚　1756？

清宝山黄惠畴(揆伯，心田)撰

光绪八年《宝山县志·人物志·文学》曰：黄惠畴，字揆伯，居月浦，廪膳生，乾隆二十一年副贡。性醇厚，敦行力学，与金坛王步青、常熟陈见复、嘉定张鹏翀同砚。王鸣盛见其文，亟赏之。

民国二十三年《月浦里志·文学》曰：黄惠畴，号心田。惠畴又通堪舆家言，精医理。临诊详慎，活人甚众。增订医书，阐发蕴奥甚多。年六十五卒。

时觉按：光绪八年《宝山县志·艺文志》载录。

《伤寒约编》六卷　存　1759

清吴江徐大椿（灵胎，洄溪老人）撰

《医略六书》凡例曰：一、伤寒之书，创自仲景，原为医中之宗主，词奥义深，非经注释不能窥其范围也。自古以来，注释者不下数百家，惟《来苏集》为最。其分晰六经，详辨方证，无有出其右者，但搜罗者广，引证者冗，似有言多反晦之弊。兹编分别六经，删去一切牵引繁文，名曰《伤寒约编》。每证详次方解，其后添置《舌鉴》，务使开卷易晓。一、伤寒以证为重，以方为主，虽证有传变，方有加减，而经有转移，药无定品也。《来苏集》举方验证，不重经络，因四逆之名，遂以当归四逆、当归四逆加吴茱萸生姜二汤，本厥阴之方，反次少阴经中，使后人不易辨用，亦千虑之一失也。今悉移正，学者易知。

道光《苏州府志·人物》曰：徐大椿，原名大业，字灵胎，晚号洄溪，吴江人，釚之孙，养浩之子也。生有异禀，倜傥英伟，有异人之慨。初学举业，补邑诸生，弃去弗屑。去而穷经，探研《易》理，好读黄老与《阴符》家言。既益泛览，凡星经地志、九宫音律、刀剑技击、勾卒赢越之法，靡不通究，而于医理尤邃，其投药造方，辄与人异。征士连云龙病，六日不言不食，且炯炯直视，大椿按之曰：此阴阳相搏证也。投以剂，须臾再饮以汤而跃然。张雨村生子无肌肤，惧欲弃之，大椿令以糯米作粉糁其体，以绢裹之埋土中，出其首，仍乳之，两日夜而皮生。任氏妇患风痹，两股如针刺，大椿令作厚褥，遣干妪挽持之，任其颠扑叫号不得释，以汗出而止，竟勿药而愈。市有好拳勇者，与人角而胸受伤，气绝矣，大椿命覆卧之，拳击其尻三，忽呕黑血数升而愈。又熟江南水利，洞悉利弊，以医故，数应人请，往来吴淞、震泽间，更知诸水源流通塞之故。雍正二年，开浚塘河，大吏议深六尺，依岸起土。大椿争之曰：误矣，太深则淤易积而费重，傍岸则土去而塘易圮。大吏是之。乾隆二十七年，江浙大水，巡抚庄有恭议开震泽七十二港以泄太湖下流。大椿言：惟近城十余港乃江故道，此真下流所当浚者，其五十余港，长二百里，开之无益，又将坏两岸室庐邱墓不可胜数，且恐湖泥倒灌，旋开旋塞。从其议。乾隆庚辰，大学士蒋溥病，高宗访海内名医，刑部尚书秦蕙田以大椿名荐，特诏徵之。辛巳春至京，命视溥病，大椿奏言：疾不可治。上欲官之，命入太医院供奉，大椿辞归。乾隆辛卯，再召入京，年已七十有九。是冬，卒于京师。大椿权奇自喜，舞枪夺槊，有不可一世之气。晚益放达，作《道情》以自娱。未殁前，自题墓门云：满园灵草仙人药，一径青松处士坟。所著有《述恩纪略》《道德经》《阴符经注释》《洄溪经义》《画眉泉杂咏》《待问编》《乐府传声》《水利策稿》《难经经释》《神农本草百种录》《医学源流论》《伤寒类方》《医贯砭》《兰台轨范》《慎疾刍言》《洄溪道情》等书。

时觉按：附《舌鉴图》，收于《徐灵胎医略六书》《徐灵胎医学全书》十六种。

《六经病解》不分卷　存　1759

清吴江徐大椿（灵胎，洄溪老人）撰

《医略六书》凡例曰：《六经病解》为一部伤寒真眼目，诚仲景之功臣也，应列全论之首，而《来苏集》中不次《论注》之前，反列于《论翼》之内，难免有阵后兴兵之憾。

时觉按：为《徐灵胎医学全书》之十二。《太阳病解》言：仲景六经各有提纲一条，犹大将建旗鼓，使人知所向，故必择本经至当之脉证标之，学者须从其提纲以审病之所在，然提纲只是正面，读者又要看出底板，细玩其四旁，参透其隐曲，则良法美意始得了然。

《伤寒类方》一卷　存　1759

清吴江徐大椿（灵胎，洄溪老人）撰

自序曰：王叔和《伤寒例》云，“今搜采仲景旧论，录其证候，诊脉声色，对病真方，拟防世急”，则知《伤寒论》当时已无成书，乃叔和之所搜集者。虽分定六经而语无诠次，阳经中多阴经治法，阴经中多阳经治法，参错不一，后人各生议论，每成一书，必前后更易数条，互相訾议，各是其说，愈更愈乱，终无定论。不知此书非仲景依经立方之书，乃救误之书也。其自序云，伤夭横之莫救，所以寻求古训，博采众方。盖因误治之后，变证错杂，必无循经现证之理；当时著书，亦不过随证立方，本无一定之次序也。余始亦疑其有错乱，乃探求三十年，而后悟其所以然之故，于是不类经而类方。盖方之治病有定，而病之变迁无定，知其一定之治，随其病之千变万化而应用不爽，此从流溯源之法，病无遁形矣。至于用药则各有条理，解肌发汗、攻邪散痞、逐水驱寒、温中除热，皆有主方，其加减轻重，又各有法度，不可分毫假借。细分之不外十二类，每类先定主方，即以同类诸方附焉；其方之精思妙用，又复一一注明，条分而缕析之；随以论中用此方之证，列于方后，而更发明其所以然之故。使读者于病情药性一目显然不论从何经来，从何经去，而见证施治，与仲景之旨，无不吻合，岂非至便之法乎？余纂集成帙之后，又复钻穷者七年而五易其稿，乃无遗憾。前宋朱肱《活人书》亦尝汇治法于方后，但方不分类而又无所发明，故阅之终不得其要领。此书之成，后之读《伤寒论》者，庶可以此为津梁乎？乾隆二十四年岁在屠维单阏阳月上浣，洄溪徐大椿序。

《四库全书提要》曰：《伤寒类方》一卷，江苏巡抚采进本，国朝徐大椿撰。世传后汉张机《伤寒论》乃晋王叔和搜采成书，本非机所编次，金聊城成无己始为作注，又以己意移易篇章，自后医家屡有刊定，如治《尚书》者之争《洪范》《武成》，注《大学》者之争古本、今本，迄于有明，终无定论。大椿以为非机依经立方之书，乃救误之书，当时随症立方，本无定序，于是削除阴阳六经门目，但使方以类从，症随方注，使人可案证以求方，而不必循经以求症。虽于古人著书本意未必果符，而于聚讼纷呶之中亦芟除葛藤之一术也。其中如大青龙汤下注云："脉浮缓，身不疼但重，乍有轻时，无少阴症者，此汤主之。"大椿则以为病情甚轻，不应投以麻黄、桂枝、石膏，此条必有舛误。又甘草茯苓汤下注云"伤寒汗出而渴者，五苓散主之，不渴者，此汤主之。"大椿则以为此汗出者，乃发汗后汗出不止，非伤寒自汗。其辨证发明，亦多精到。凡分一十二类，计方一百一十有三，末附《六经脉法》。又论正证之外有别证、变证，附以刺法，皆有原委可寻。自谓七年之中，五易草稿乃成云。

《郑堂读书志》曰：大椿以仲景《伤寒论》当时已无全书，乃王叔和之所搜集者，虽分定六经而语无诠次，乃探求三十年，而后悟其所以然之故。于是不类经而类方，自桂枝汤以迄杂方，凡分十二类，每类先定主方，即以同类诸方附焉，共一百十三方。其方之精思妙用又复一一注明，条分而缕析之，随以论中用此方之症列于方后，而更发明其所以然之故。使读者于病情、药性一目显然，不论从何经来，从何经去，而见症施治，与仲景之意无不吻合，诚至便之法也。以视宋朱肱《活人书》汇治法于方后，方不分类而又无所发明者，殊高出其上矣。末附《六经脉法》及《别症变症》二篇，虽非仲景书中所有，然皆有原委可寻，足以补类方所未备云。书成于乾隆巳卯，自为之序。(《四部总录医药编》)

光绪四年《嘉兴府志·经籍二》曰：《伤寒类方》一卷。庄仲方曰：大椿以张机《伤寒论》乃晋王叔和搜采成书，非机原编。此乃救误之书，随证立方，本无定序，非机依经立方之书也。乃芟除六经名目，但使方以类从，证随方注，使人可案证以求方，而不必循经以求证。一扫论《伤寒》者之纷纭聚讼。

《清史稿·列传第二八九》曰：徐大椿注《伤寒》曰《类方》，谓："医家刊定《伤寒论》，如治《尚书》者之争《洪范》《武成》，注《大学》者之争古本、今本，终无定论。不知仲景本论，乃救误之书，当时随证立方，本无定序。"于是削除阴阳六经门目，但使方以类从，证随方定，使人可案证以求方，而不必循经以求证。一切葛藤，尽芟去之。

时觉按：收于《徐氏医书》诸种、《四库全书》。另增注文为《伤寒论类方增注》，有抄本藏上海图书馆。同治四年，潘霨有《增辑伤寒类方》。

《增辑伤寒类方》四卷　存　1865

清吴江徐大椿(灵胎，洄溪老人)等原撰，吴县潘霨(伟如，韡园)增辑

沈丙莹叙曰：曩余官京师，稔潘君伟如之孝，以兄子缔姻好，时伟如读《儒门事亲》书，知医未精也。嗣司西路同知狱，秩卑不足展抱负，慨然曰：活国非我分，独不能活人乎？爰聚古今岐黄家言研究之，由博返约，探本穷源，遂契《灵》《素》《难经》微旨而窥仲景之奥。值粤氛起，驿路阻遣戍之犯，留禁拱拯，城多疾病，伟如日按视处方，亲予之汤，狱无死者，由是远近争求疗治，罔不应，亦罔不效，名噪甚。咸丰五年七月，应召至京，进寿康宫视脉，遇奇矣。其令天津，牧昌平也，皆广施良药，以已境内之疾。迨擢天津守，兵火新经，疫大作，伟如抄制一方，锓板传布，全活无算。今伟如以监司典榷东海，诚和中外，晋都转衔，受任日重，骎骎乎将扩其向之活人者而活国矣。然活人之志不稍懈，取所读《伤寒类方》，暨《神农本草》《长沙歌括》《伤寒附法》都为一编，将付手民，以便后学诵习。适余至之罘，出以相示，且曰：仲景《伤寒论》与《金匮》相表里，学者必先读《伤寒论》，次读《金匮》，方识证治。又曰：《伤寒论》之六经，即百病之六经，病虽百变，经则有常，凡临证惟以六经为主治，病必无差谬，若不究病根，只以多热为阴虚，多寒为阳虚，特伪术耳，能愈病乎？尚忆丁巳、戊午间，伟如寓都门，士大夫竞相延致，他纂述与其持论乃平易若此，可知医无奇术，惟在取法乎上，熟读医书不能治之疾，得伟如一方即立起，曾目击其拯救之神。而今所深思，毋泛骛，毋嗜奇，

毋惑于邪说，庶几古昔活人之法日益讲明，而天下可无夭札，愿以告世之读是书者。同治四年八月下浣，归安沈丙莹叙。

潘霨跋曰：《伤寒类方》一书，吾乡先生灵胎徐氏所辑也。其意以病虽百变，而施治各有主方，方各异名，而括之不过十二类，知其所类，而因病情之变迁以为加减轻重，若网在纲，有条不紊，洵岐黄家之津梁也。余奉仲师书二十年，得先生是编而益悟治法之有一定，不欲私其所得，因锓板以广其传。每方之上附以《长沙歌括》暨《神农本草经》者，因经方用药悉根于《神农本经》，与他书所论药性不同，故备载之，俾毋滋读者之惑。先生原序一则，仍以弁诸简端，不敢没古人之美也。至近时治伤寒者多主河间两解及景岳内托之法，病者气体各有所宜，未可偏执，故以御纂《医宗金鉴》所载《伤寒附法》及古闽陈氏《伤寒附法补》附刊于后，以昭大备云。古吴潘霨跋后。

时觉按：收于《铧园医学六种》。

《伤寒直指》十六卷　存　1759

清上海强健（顺之，易窗）撰辑

自序曰：医乃性命之学而不易精，病于伤寒之证为难治，以其邪既杀厉而传变迅疾也。始太阳，终厥阴，六经病状出自《内经》，未有方法，盖上古以针砭为工耳。逮汉张仲景撰《伤寒论》，而三阳三阴、传经、直中、两感、正病、合病、并病之旨始备，设三百九十七法，一百一十三方，条晰病情，区画经络，候察色脉，分别阴阳、邪正、虚实、表里，昭然以垂万世，为立法制方之祖。惜其书值丧乱散佚，至晋王叔和搜辑成编，失其次第，精义不能贯串，后贤引伸索解，恒叹遗珠，是伤寒书显而犹晦矣。窥其一句之内，只字之间，仲景力具史笔，岂肯忽略以负后人？核其原论，可想见诸篇条理之断续纷纭者乃遗文脱漏也。顾一经之中，病象多端，而主方只一最可疑也。如太阳伤寒主麻黄，中风主桂枝，治表之剂也，在里者亦可主于是乎？或谓从太阳所传，故以二汤为主，然表里悬殊，乌能概治？至三阳并病、厥阴及痓暍霍乱等篇，文情舛错，有论无方，昧者不察，动口称之，举手法之，往往贻误。《内经》曰：人之伤于寒也，则为病热。初则应表，次则应和，终则应清、应下、应温、应补，各有随时调度，凡病层次，大法皆然，古今一理。麻桂辛温表药，混行直任，能无偏弊者乎？况仲景谆诫执方，明示禁条，经虽同而表里异，岂事一方以该六法之后先乎？夫法者体也，方者用也，相须而不相悖也。且三百九十七法，考之终未合数，王安道《溯洄集》辨之甚详。即所引《内经》分叙六经形证，如阳明篇无目痛，少阳篇言胸胁满而不言痛，太阴篇无嗌干，厥阴篇无囊缩，若此者，非无是证而勿论也，实有以脱之耳，书非仲景全璧明矣。读仲景书，要知病情传变，乃所患之经也，不可不循理推求。治法方药，乃救病之权也，不可不随机活变。抑或人地不同，风俗偏尚，邪气为患则一，传经变病则一，勿作印定，始有见道之日。健于此备尝辛苦，稍知滋味，不得不为仲景辨。前辈发挥伤寒，奚止汗牛充栋？然能道其所以然，未尽所以然之妙，致后来之士犹豫趑趄，毫厘千里，道日远而日离矣。健后学，匪敢尚论古今，窃念人生疾苦，惟伤寒变幻叵测，故不惜心力，愿求根柢，以究差失。幸得林观子《伤寒折衷》，汇集诸家议论，参阅之久，不觉神游象现。奈板烬书少，未克流通宇宙，冀图复刻，尚乏其人。虽然，伤寒注疏，观子搜罗殆遍，但未厘剔是否，恐学者泥于趋向，因不揣荒陋，选精节约而复编之。凡有疑窦，悉补管见，以发前贤未尽之蕴。方之不合于证有误于人者，更参脉舌之显晦，取先哲变通良法，斟酌损益，以体仲景大旨而轨伤寒之实际，质诸高明，务期有济于世耳。许学士云：余读仲景书，师仲景法，未尝守仲景方。古今以为善得仲景之心者。即健校补直指之意，虽未能具见仲景面目，然以仲景之心为心，补偏救弊，非摘前人之疵，实补前人之阙，为学者因时制宜之助云。时乾隆二十四年岁次己卯春正上浣之吉，后学上海强健顺之撰。

凡例略曰：一、浙西林观子，讨究有得，立心济世，将仲景书汇集诸家注论，纂《折衷》二十卷，为伤寒善本，仲景之功臣也。不谓板毁祝融，世未尽窥其要，以识仲景之微，徒叹望洋。健不揣谫陋，凛承师训（先业师姓李，字撰文，明大医与参先生之孙，修之先生之子。本籍浙宁，流寓上海，世为名医家。著《证治汇补》《旧德堂医案》行世），感切向往。阅历之久，稍知个中底蕴，乃校林本，去浮取实而补辑之，以政有道。素怪术家著作，类多隐晦，或因假手于人，或系坊间剿袭，最足误世。兹皆出自心裁，言则必穷根抵，直指是非，故名书曰《直指》。一、林氏《折衷》意在分门别类，将叔和原本移前掇后，聚证就方，未尝无当。然念仲景书既散佚，赖叔和编辑成帙以垂不朽，即有舛错，其来已旧。比之儒书错简，朱子尚不敢易，此亦法祖遗经，安可任意更张？倘百世而下再有变动，则《伤寒论》不可问矣。兹仍宗叔和条目，存古制也。一、成氏注乃《伤寒论》之噶矢，引经据证，辞意虽未尽当，然亦十得六七。悉载原注，略节其间，字贵简练耳。一、林本《集解》最备，未免雷同重复，恐反滋惑。今补其精而删其谬，俾读者一往即诣，毋事旁罗贻隙也。一、伤寒原方一百一十有三而失其一，古本即列病条之下，与证论互见。恐妨读法，因检出另汇一卷，冀便览焉。一、望色，寓神明之鉴，医道第一层功夫，伤寒书略而未备。今遵《内经》大旨，采集一篇，以便参究。至舌法图象，乃伤寒之指南，表里、虚实、阴阳、寒热、死生明验在是，悉依《金镜》绘注，合为一卷。一、类证，创自《活人书》而备于《准绳》，为帙既广，则难研究。若《伤寒括要》等，又觉太简。坊本虽多，未必尽善。兹宗林本，选集诸家证治，繁简适中，而变通之法颇备，堪与仲景书相表里。倘遇证变错杂之际，提纲挈领，多所裨益。此伤寒头绪所宜究也。一、伤寒诸家名论，玉石不同，今择其善者集之，最能资助见识，羽翼大道。一、附方，乃诸先哲治伤寒变通良法，从类证及增补条注录出，汇成一卷，以备因时制宜，有裨运用。一、六经形证，文情互出，不逐一结束，学者难窥头项。如上下文病象不相涉者，另起段界之；句法前用空格；紧要精切处用空格；诸家注述亦用空格以标出，各有眉目易览。一、仲景序《伤寒论》合十六卷，因遇散失，叔和编为十卷。后世诸家增注，分卷不一，先后详略，皆非仲景之旧。今从叔和原本编次，辨平脉法一卷，伤寒序例一卷，六经形证五卷，原方一卷，望色舌法一卷，类证四卷，附方一卷，诸家名论二卷，共合一十六卷。

自跋略曰：伤寒险急之证，最关性命，世皆畏难而不能参究，不惟掩没仲景之大法，宁忍群生之颠沛，行见伤寒一门，必致无可问矣。于是不揣空疏，因将林氏旧本校补阙漏，五经寒暑，七易其稿，而纂此《直指》。嗟夫！伤寒论治，本自显然，如三阳之桂枝、麻黄、大青龙、葛根、白虎、柴胡、承气，三阴之理中、四逆、附子、回阳诸汤证，言清理直，何藉他人赘辞？至今用之辄应。及经传变，互相加减，病情不无舛错，方剂不无峻利，难于师法，不得不阐解推详，斟酌损益，而变通其用焉。夫群贤条辨，可云备矣。但其间或欲言而不逮，或阿顺以随文，不能澈底果决。即有决者，终未能开通出路，传示后人，使之进步，以入仲景之室。予故曰：自古以来，注伤寒者夥矣，□□有腿无足，焉能走乎？有足无路，亦莫能行，必有足有路，方可向往。足者何？引今证古，以理达权，释其疑而明其奥也。路者何？下咽疾病之方药耳。凡治病之要，须识古今气候之不同，形质证势之迥异，古人未见今人之病，今人焉能服古之方？当设因时制宜之法以授之，是为出路，庶可度迷善后，乃成伤寒佳本，不致仍视畏途，置之高阁。慨乎前贤计未及此，若之所以处心积虑，废寝忘餐，专在是也。至诸议论，非不通也，然文理未免多晦多复，或于承上接下字面，径有可西可东之处，方药亦多夹杂。昧者不察，反有下乔入谷之差。予实不文，匪敢点窜前辈，第念源之不洁，流何以清？故将条注方药，通盘讨勘，晦者显之，复者节之，方不合证者明辨之，药不对经者指正之更易之，或删去之，并俗之混行非法以戕人者直折之善导之。一字一句，无不深研洗别，终归切当，而平仄文情，亦皆磨砻结构。白香山云：能使老妪皆知，不落术家气味，以补前人遗蕴，以垂后世时宜。惟愿天生特达，悟道排澜，春生大地，予实有厚望焉。奈因力绵，未能即付剞劂，姑待机缘，倘遂斯志，则幸甚矣。不然，我之子孙当谨守勿失，即不能有之□□□刊刻行世，以志我生平心血在是也。时乾隆二十八年岁在癸未春仲书于致苏书屋，易窗道人强健撰，时年六十。

《郑堂读书志》曰：国朝强健撰。易窗以伤寒大法必遵仲景序例而循其规矩，追其标的，则审证处治，即不能尽对针锋亦不失法家边标。乃取林亿等校正本，悉载成无己注略，节其闲字，注有未尽，又补其缺略以发明之。凡七卷二十一篇，悉仍叔和原本编辑，惟原方恐妨读法，因检出另汇一卷。又采《内经》要旨及前贤名论，集注望色舌法一卷。复又取王肯堂所纂、李中梓所删润、林澜所增补之《类证》四卷，及润所编集之《变通方》一卷，《名论》二卷，具为之校补以附于后，统为一编。其为业医者探索之便则得矣，其如失著书之体裁何？然于《仲景全书》仅录出原方，于无已原注仅节去虚字，较之方仲行、喻嘉言、钱天来、吴遵程诸家，皆以窜乱原书为能者，犹为彼善于此矣。前有乾隆二十七年恭拟进表，及自序、读法、总论、凡例，并载仲景原序、林亿等校正序、严器之成氏注序。是书与其所著《痘证宝筏》皆未有刊本，仅存稿本，李笥香于嘉庆乙丑之冬并得之，因先以《痘证宝筏》付梓焉。

时觉按：有乾隆二十四年稿本藏南京中医药大学，2005年上海科学技术出版社点校排印出版，收于《中医古籍孤本精选》。《中国医籍通考》载有余远同名书二卷，有康熙间刻本与抄本存世，笔者未见。

《伤寒论注疏》 佚 1762？

清上海唐千顷（桐园）撰

时觉按：嘉庆十九年《上海县志·志艺文》载录，《中国医籍考》卷二十八据《文房肆考》载录，名《汉长沙原本伤寒论注疏》，“未见”。《联目》不载，《大辞典》佚，今佚不见。

《伤寒导窍》不分卷　未见　1764？

清元和徐时进(学山,安素)纂

时觉按:《联目》载有抄本藏苏州图书馆,《大辞典》因之,经查未见。

《伤寒准绳辑要》四卷　佚　1765？

清阳湖黄德嘉(瑞峰)撰

乾隆三十年《阳湖县志·人物志》曰:黄德嘉,字瑞峰,能文章,通骑击,尤精于医。遇病疾,往往能起之,人皆服其神。所著有《先天后天论》《伤寒准绳辑要》暨《纲目类方》各若干卷行世。

时觉按:道光二十二年《武进阳湖县合志·艺文》载录,作四卷。

《伤寒辨微论》　佚　1769？

清丹阳魏晋锡(泽漪,梦溪)撰

光绪十一年《丹阳县志·仕进》曰:魏晋锡,乡榜名晋贤,字泽漪,号梦溪,乾隆乙酉举人,己丑进士,累官礼部仪制司郎中。母氏张在籍婴危疾,遂乞假驰归。庚子分校礼闱,殿撰汪如洋出其门。出知汝宁府,署南汝光道,汝水雨涨将决,先事予防,竟获安堵。调赴睢杞查赈,冒暑遍历乡间,全活甚众。以疾请代,归主戴山讲席,多所造就。

时觉按:光绪十一年《丹阳县志·书籍》载录。

《伤寒论纲目》十六卷　存　1774

清无锡沈金鳌(芊绿,汲门,尊生老人)撰

自序略曰:《内经》揭伤寒之症,未详伤寒之变,自仲景创论,分阴阳,析六经,立方治,人始知伤寒之病之大,与伤寒之病之治矣,而实未知其所以大、所以治也。伤寒之病有传经,有直中,有始终不传,有风寒交中,千态万状,棼如乱丝,稍涉疑似,汗吐下误施,致生他变,又复误治,至再至三,其焉有不毙者乎？廿年来,余专读《伤寒》书至百余家,人各一说,不胜繁冗驳杂之虑,倘欲学者如是以为业,恐白首不获所据,不如是以为业,又空空罔所识知,乃不揣著为《纲目》一书。循六经之次,析各款之繁,以仲景论为纲,历代诸家之语足以阐明仲景者为目,庶览是书者可寻流溯源,而晓然于仲景之旨矣。时乾隆三十九年甲午十一月中浣,沈金鳌芊绿氏书。

凡例曰:一、是书各循三阳三阴之六经,而析六经所发之款。证不循经,但据款析言之,则如各经皆有头痛之类,难于识别,不析款,但循经挨言之,则又依文顺义,不能令识者一览易晓,故循经析款,是书所由以成。一、仲景伤寒书自叔和窜乱后,其六经条款,凡注释家各以意为前后,讫无一定。独柯氏《论注》其分隶六经者,颇有理据,今《纲目》所定,皆依柯本。一、论者,即仲景之《伤寒论》,继仲景而言者亦为《伤寒论》也。一、纲也者,以为主也。伤寒之论创自仲景,故独主仲景而取其论以为纲。目也者,以为发明也。仲景论后,说者无虑千百家,然或偏或驳,或浅或庸,无足取者甚多,故独采叔和以下若干家,各摘其语之尤精且当者以为目。一、各经各款引仲景之论为纲固已,或有遗而未备者,必其与逐款无关,不便夹入;或语意与所已录者大同小异,故亦置之;亦有条款太繁,不必备录者。阅者当为意会,毋以挂漏为咎。一、各经条款,彼此相同,如各经俱备载,毋论已。其有详于此经不复赘于他经者,或因候治相同者,或因所列之款相互须彼此连及,故他经不必再详。阅者当以意会,前后参看,毋得拘泥。一、采辑前人诸说,或由理势所及,或因仲景论之前后相附,不以世代之远近为拘。一、诸家方论,俱系专集,择其至精至当者录之,固已骈珠刻玉,各咀其英,各撷其髓矣。

时觉按:乾隆三十九年甲午无锡沈氏师俭堂初刻,同治十三年甲戌湖北崇文书局重刻,收于《沈氏尊生书》《四库未收书辑刊》。

《史氏实法寒科》一卷　存　1781

清吴县史大受(春亭)撰

自序略曰:汉长沙太守南阳张机仲景《伤寒》一书,为医门万世师。王好古曰:伤寒能治杂病,杂病不能治伤寒。惟是《伤寒》一书，几经兵火，赖晋时王叔和集而传之，后人因杂之叔和，失之仲景，各生议论，每成一书。如宋人成无己之诠注，朱奉议之《活人书》、刘河间、赵嗣真、许叔微、张洁古、李东垣、朱丹溪，各有发明；娄氏《纲目》《证治准绳》、前后《条辨》、喻嘉言《尚论篇》、张氏《缵》《绪》、柯韵伯《翼》《注》、陶节庵《全生集》、秦氏《大白》，或宗仲景法，或变仲景方，皆有所得。惟是书愈多，法愈乱，初学愈难下手。兹与诸名家辨核得失，汇集伤寒一卷，不尽三百九十七法，得其要，不执一百一十三方，去其疑，并采诸名家论注以博其用，是书为伤寒阶引、为寒科实法云尔，以俟君子正焉。乾隆四十七年辛丑二月既望，春亭史大受识。

时觉按：有乾隆间史氏抄本藏中国中医科学院，民国二十二年《吴县志·艺文考二》载录史氏《寒科实法》一卷。前列总论，次列热病、冬温、时疫等相关疾病，后辨伤寒诸症，末附温疫解后用药论。史氏撰《史氏实法》八卷，是书外尚存《实法妇科》《实法痘疹》，亦为抄本。

《伤寒证治明条》不分卷　阙　1782？

亡名氏撰辑

时觉按：有清钞本藏中国国家图书馆，2002年收于《国家图书馆藏稀见古代医籍钞（稿）本丛编》影印出版。扉页题下注“下”，无署名，有“灏如氏珍藏”题签，无序跋，有目录。卷首论运气，载《起病治法要诀》《每年交运时日》《起五运口诀》《五运太过不及主病治法》诸论，后分门述证载方，末署：壬申仲春录。是书与下条“虞麓西赵仲谦夔卿”所录者相关，故亦录此，以备参阅。

《伤寒证治明条》四卷　存　1782？

清虞麓西赵仲谦（夔卿）录

时觉按：在浙江网络图书馆查得一抄本，无封面、扉页，无序跋、凡例、目录，不明成书年代及版本，四卷，共一百三十一叶。卷一论运气，载《五运五天五音南北政要略》，包括天干地支、《起病治法要诀》《每年交运日时》《起五运口诀》《五运太过不及主病治法》《五音大小平纪》《大小气运临遇齐化兼化》《五天气运主灾应方位》《南北政论脉》诸论，又载《六气司天在泉左右二间气要略》，包括《起六气口诀》《起司天在泉口诀》《间气要略》。卷一附有《伤寒备览》，内容为《主气客气要备》；又附刻《仲景先生伤寒三百九十七证钤法秘奥真诀》，内容亦为运气，五运六气歌、各经字号、归号用药歌、日月号十六证、六经证歌、精华指要诗、六气时行民病证治等，二附录卷端均署为虞麓西赵仲谦夔卿氏录。卷二伤寒禁忌、瘥后调理、伤寒证名要领赋、问证、察色、听声、诊脉之要诀，伤寒论治方法、立方用药。卷三为《正伤寒病名一十六种治例》；卷四为《类伤寒四证》痰证、食积、虚烦、脚气；《续伤寒四证》疮毒、瘀血、劳发、痘疹。各卷及附刻卷端均署“虞麓西赵仲谦夔卿氏录”，末署“三乐堂藏本”。未知全书是否终了，与国家图书馆所藏亡名氏、中国中医科学院所藏杏林主人同名书是否同书，待考。

《增订伤寒证治明条》八卷　未见　1782

清杏林主人撰，思恒居士增订

时觉按：有乾隆四十七年后学思恒居士手编抄本藏中国中医科学院，载伤寒证治百三十条，附伤寒三十六种舌苔图及赵氏温病方论。是书亦与上条“虞麓西赵仲谦夔卿”所录者相关，故亦录此，以备参阅。

《伤寒类书》　佚　1783？

清上海唐玉书（翰文）撰

时觉按：乾隆四十八年《上海县志·艺术》载录。

《伤寒会集》四卷　佚　1783？

清上海唐藻（瑞亭）撰

乾隆四十八年《上海县志·艺术》曰：唐藻，字瑞亭，庠生，有文名。精通医理，长于大方，凡诊脉用药，详慎至再。曰：每憾庸医误人，在忽视不能虚心故也。人推为至言。著有《伤寒会集》四卷。

时觉按：嘉庆十九年《上海县志》作唐尔贞撰。

《伤寒论集注》四卷 存 1785

清广陵熊寿栻(青选)编集

魏元豳序曰:古有济世利物之书,其可以信今传后者,观其著述,辄可想见其为人。矧以仁心而行仁术,学有渊源,功参辅翼,不尤为可法可传也哉?瓜渚熊氏,镇中望族也,代有文人,书香累世,而姑祖伟男公文行素优,常为名公巨卿所推重,其诗古文辞刊以行世者,至今咸啧啧称之不置。长公青选表叔善承家学,声振胶庠,慨然于不为良相必为良医之说,问业于徽郡郑素圃先生,由《难经》《素问》以迄历代医家之有书名世者,悉讲明而切究之,以期得心应手之妙。凡其所诊之脉、所视之病,吉凶生死之间,无不见其效之神且异。既而叹世之业医者往往师心自用,意见鲜通,议论纠纷,厥中罔执,用是博采群言,折衷一是,自纂为《伤寒论集注》,分为四卷,阅五载而始成。盖其学力之深邃,考察之详明,征验之精熟,质正之勤敏,其于表里阴阳之分、主客标本之辨,无不条理分明,了如指掌,斯诚有功前人,足裨后学者也。第藏之箧中,迄今五十余年未付剞劂,而远近之借观是书者踵相接也。今岁春,公之曾孙文焜持其书过予,言曰:此曾王父所手纂者也,久欲公之于世而有志未逮,近缘殷姑祖母捐资以备枣梨之费,行见是书之及于远也。且以予数世姻亲,昔尝聆其绪论,欲得一言以弁诸简端。予自揣幼习儒业,素不知医,几如游夏之莫赞一辞,惟是公之沉潜于此道者历有年所,洵为可法而可传,而后之人复能仰体先志,力图付梓,俾当日济世之苦心永垂不朽,予故嘉其事之有成而乐为之述其缘起焉耳。是为序。时乾隆五十年岁在乙巳夏日,愚表侄魏元豳顿首拜撰。

时觉按:魏元豳序谓,"藏之箧中迄今五十余年未付剞劂",则书成于雍正间,而乾隆五十年乙巳当为初刻本,然《联目》载乾隆四十六年武林大顺堂刻本,则魏序所言亦有不确。

《伤寒变通论》 佚 1786?

清仪征金彭(又籛)撰

道光三十年《仪征县志·人物志》曰:金彭,字又籛,太学生。世业岐黄,至彭始行于世。家中积药如市肆,贫人就诊,立方即撮药与之。乾隆五十一年秋大疫,彭召药工制丸散救济,日常十余工犹不继。邻邑延请者,悉推荐同业去,半载足不出门,阖郡咸钦服之。卒年八十有三。侄颖川,亦以医名世。彭著有《伤寒变通论》,曾孙庠生承祖,藏稿待刊。

《伤寒谱》八卷 存 1787

清嘉定沈凤辉(梧冈)撰

自序曰:凤辉早年失怙,屡困童子试,弱冠后先大父命习轩岐之术以继家学,遂取《灵枢》《素》《难》《中藏》《甲乙》诸经读之,十更寒暑而阴阳之理、天人之奥、运气之推迁、经络之流注及三部九候之精微、奇经八脉之要旨,并茫然不解作何语也。既而复取晋唐以下诸名家之著述而尽读之,又十年始得其梗概。因辑《医谱》若干册,然于伤寒则犹未慊。原夫伤寒书,汉长沙守仲景张子始也,以前《素问》《难经》,虽启其端而未畅其说,若仓公若和缓,相为禁方,其法不传。仲景悯宗族之沦亡者三分有二,伤寒十居其七,乃勤求古训,博采前方,撰成《伤寒卒病论》合一十六卷,凡风寒暑湿燥火之离合变化,莫不有法有方,开鸿濛而立标率,固万世医门之祖也。自西晋太医令王叔和编次仲景书,紊其条例以附己意,使庐山真面目不可复识,而伤寒一书亦若存若亡久矣,在可有可无之数矣。至宋成无己尊信其书,取而笺释之,独开草昧,厥功伟焉。惜其顺文为义,隐晦尚多,是以有志仲景者徒深景行之思,仍抱望洋之憾,漫漫长夜,千有余年。幸近时方中行、喻嘉言、程郊倩、柯韵伯、程扶生、钱天来诸公爬罗剔抉,刮垢磨光,快论掀翻,精义横出,虽互有得失,而微瑕固无损于连城也。学者坚心以研之,虚心以会之,纯粹者取之,纰缪者略之,安见仲景之门不循循然从此可入乎?用是不揣固陋,扬数家之菁英,发六经之底蕴,宏纲细目,比类而分,和璧隋珠,联篇以见,名曰《伤寒谱》者,以其总统于《医谱》也。书既成,非敢悬诸国门,或可少慰先大父之心于万一耳。其原文有不安之处,集解有未当之条,驳而正之,是重有望于海内之君子。乾隆丁未仲春日,嘉定沈凤辉自序。

徐惪序曰:梧冈先生姓沈氏,古疁忠孝世家裔也。其先即以医名世,迨先生而益著。我伯兄之官浙右山左而迎养也,延先生幕中,凡汤药非经其手调不敢进,余始得与订忘年交。然二十余年未尝出一戏谑语,其为人寡言笑,淡声色,严取与,惟好读书,手终日不释卷,经史百家无所不通,著作亦日以富,先生欿然也。与人交,披露肝胆,敦尚气谊,每自道生平行谊,居心亦无少隐,故余窃能言其梗概。先生夙慧过人,于三式之学自幼有神解，既习举业，应童子试，即冠一军，会丁亲丧，遂绝意进取。慨然负希文之志曰：安在不笏无相业哉？爰强记博闻，自《灵》《素》以下数千百家书罔不参互考订，然其得力初不系此，尝语人曰：《内经》一书，穷天察地之文居大半，故不知天时不识地宜者，不可以言医。于是仰而观象，俯而观法，推测体会，不爽丝黍，而犹以为未足以入神也。夫且参之易象以穷其变焉，其治易也，博综群言，折衷汉儒，矻矻孜孜，寒暑无间者垂数十年。屡自许曰：此吾半生心血，后世必有知己者。时或作为诗歌以见志，吟风弄月，头头是道矣。夫易之为书，所称变动不居者，先生即寓其举措于医，无惑乎指下，通神而吉，无不利也。则所谓医和之目无遁疾，洵非一朝一夕之故也。先生既神明乎古人之法而又笔之于书，手订若干部，其以"谱"名者，取譬于奕也。病机之虚实阴阳，变而未易测也，而征诸谱，一奕之黑白昭然乎；治法之寒热攻补，变而不可泥也，而备于谱，一奕之后先不紊乎。师之则胜，畔之则负，及其化也，不必规规于谱而自与谱合，则庶几作者之微意乎？昔先生尝游当代名公卿间，有欲请其书付剞劂者，屡有所阻而不果。今憩南钱君为刊以公世，虽先生之立言，其精气固能自发见，必不可久掩，顾亦钱君知足以知之义有以成之也。呜呼！均足千古已。《伤寒谱》为发明仲景之书，学者必深通其旨而后有根柢，故付梓先及之，馀将以次及。乃先生忽于去秋作古，我知全豹之文将必踵事以表彰之，此特先见一斑耳。刊将落成，先生令嗣属序于余。余故不知医者，虽然，余不能道其书中之旨，而能述其作书之由。先生之志固将跻世人于仁寿者也，先生之学特于医露其端倪也，然则是书也，非即其功业之不朽者哉？令嗣年未及冠，能读父书，亦可为克负荷者矣。嘉庆壬戌九月中浣，愚弟徐惪拜序并书。

沈晅跋曰：先君子幼禀敏性，长好读书，自十三经二十二史之外，他若天文地理、诸子百家，靡不广搜博览。偶有所得，即倩管城子录而记之，所以著作等身，难于悉数，大抵经学较多而医特其一端耳。然即医之一端，所著亦政不鲜，若《洞垣录》，若《医谱》，若《济世握灵方》及《伤寒谱》等，具有成书，惜家故贫，不能登之梨枣以寿世。钱君憩南，风雅人也，亦素好岐黄，与先君子订莫逆交，每芸窗相对，辄握手谈心。戊午岁，曾过草堂，流连竟日，慨然曰：先生之学广矣大矣，固非一□所可竟，然古人云：不为良相，即作良医，可知医之关于世更切也。愿请所著之书其尤有益于世者读之可乎？先君子因检《伤寒谱》付之。钱君翻阅再四，欣然而起，遂请刊之以同于世。先君子可之，因付剞劂氏。原夫是书之刊也，始于戊午之秋，终于壬戌之夏，其间四历寒暑，而先君子已于辛酉九秋辞世。噫！风木伤怀，实抱终天之恨，而窃幸是书之告竣，庶几慰先志于九原也。兹因校字之余，略述其梗概云尔。不肖男沈晅百拜谨跋。

时觉按：首言大意，次列原文，后引诸家言，详加注释，间附按语。有嘉庆七年钱憩南刻本藏天津中医药大学，嘉庆八年大中堂刻本藏南通市图书馆，1980年上海古籍出版社据嘉庆八年大中堂刻本复印。

《伤寒三书合璧》三种六卷　存　1787

清平江医学顾沧筹（吾庐）编校

子目：陶华《伤寒琐言》二卷，王子接《伤寒方法》二卷，申斗垣《伤寒舌辨》二卷

田枌序曰：伤寒一书幸遇叔和注释，得仲景面目，后之注伤寒书者不下数十家，总未能阐发圣意。至陶节庵、郑宗汉《伤寒琐言》，杜清碧、申斗垣《伤寒舌辨》，王子接《伤寒方法》，此五家吐辞立说，皆仲景之功臣，可为后学津梁。今顾吾邑诸君子，学识超群，能述大道而正其传，凡长编巨帙恐阅者浩繁，未能醒目，取其更切要者，汇集成编，锓板流行，庶不负昔人著述之苦心，诚度世之慈航，济时之宝筏也。时乾隆五十四年岁次己酉春王正月，书于金阊客馆之鹤书居中，槜李秋水田枌序。

时觉按：有乾隆五十二年刻本藏中国国家图书馆，分元、亨、利、贞四集，元集《琐言》，亨集《方法》，利、贞集为《舌辨》，除原书作者外，三书卷端均署：平江医学顾沧筹吾庐校，古吴金丹成、郑鼎和、俞大堃、俞大堡梓订。

《读伤寒论附记》一篇　存　1792

清吴县杨曰恒（立方）撰

唐大烈曰：杨立方，名曰恒，住城中平桥。

时觉按：收于《吴医汇讲》卷八。

《伤寒论正宗》　佚　1792？

清上海陆敬铭（师尚）撰

嘉庆二十三年《松江府志·艺文志》曰：《伤寒论正宗》，敬铭以前人于《伤寒论》篇第分析未明，故每失其

本旨，因别其章句，集众说为注，而附以己见，以成此编。陆锡熊序。

嘉庆《上海县志·志人物》曰：陆敬铭，字师尚，善医，兼工书法。

时觉按：嘉庆十九年《上海县志·志艺文》载录。陆锡熊，乾隆三十八年与纪昀同任《四库全书》总纂官，编纂《四库全书》，卒于乾隆五十七年。

《伤寒方集注》不分卷　存　1794

清吴县缪遵义（方彦，宜亭，松心居士）辑，吴县管鼎（象黄，凝斋，佛容）录

管鼎跋曰：吾师松心先生，抱范文正、陆宣公之志，生平无他嗜好，独究心于轩岐，以期有济于世。冬炉夏扇，矻矻如经生，五十余年无倦色，故能刀圭所被，立起沉疴，远近求治者盖不介而孚，不胫而驰也。其著述极富，而尤称精粹者为《伤寒集注》，自序所谓网罗旧说，参以己意，著为论辨，几易寒暑者，诚伤寒之大成，经传之羽翼也。鼎生也晚，从先生游后，计甲辰至癸丑，甫极十年，每于侍诊之余，口讲指划，训迪不倦，鼎虽鲁钝，启发良多。而先生雅度谦冲，虚心应物，所著虽多，未尝轻出眩世。一日，谓鼎曰：吾《伤寒集注》一书，毕生学识之所出，亦毕生心力之所萃，已录有正本藏于家，其稿本今以付子，毋遗损。倘能熟玩而精思之，其造诣未可限量也。勉之。鼎谨拜受捧归，开卷，丹铅甲乙至五十余条，惟深望洋惊叹之想。不数月而先生捐馆舍，鼎于衰痛之余，再启遗编，私心震惕。既不能穷研而得其绪余，又不能付剞劂以公同志，九原可作，负疚良深。辗转思维，终不敢负先生委付之意，因先止取方论各条录出，则卷帙不繁，捡阅自易，并可时接先生之议论，不啻如函文周旋也。惟是有证而后有方，故全书先条辨后方论，今乃节取，未免乖著书之旨。然以洋洋数十卷之书，与其畏难而不能卒读，或因简易而引人入胜，亦登高行远之所自也。若欲穷源竟委，证治详明，则有先生之全书在。乾隆五十九年岁次甲寅暮春月，门人管鼎象黄百拜书。

凡例略曰：一、吾师松心先生取长沙《伤寒论》，每条每方下采取古今名人注释凡三十余家，又自为辩论，集成一书，计六十卷，名曰《伤寒集注》，未经付梓，书藏于家。其稿本蒙先生付鼎，此《方注》即全书中所录出也。不敢名，命曰《伤寒方集注》。一、是录原因全书浩繁，未易卒读，恐终束之高阁，将吾师期望之意付之逝波。良用悚怀，不得已而止取方论各条录为一通，庶几便于观览。虽乖著书之本意，实亦读者之苦心。一、全书以《伤寒三注》为主，原叙所谓崇正派也。故条列之前后悉如三注，此因照全书节录，不敢稍有移易，各方次第亦从原本。一、全书采取诸家之说，以议论之醇杂为甲乙，不拘时代之先后为次第，故方注各家序列咸遵师意。一、方之散见各经者，如太阳之真武、太阴之桂枝，方同而主治则异，全书依各经立论，今统归于一方后，条下注明何经，观者更为明晓。一、今一方下必罗列诸前贤名论，参以先生之说，各抒意议，妙绪纷披，耐人寻绎，虽为方论之大全可也。

道光四年《苏州府志·人物六》曰：缪遵义，字方彦，号松心居士，父曰藻，兄敦仁，吴县人，乾隆丁巳谨士。因母得异疾，遂究心岐黄家言，母既获瘳，而医理日益进，就诊者填塞街巷，治之无倦容。临证立方多创境，他医不解，然投之辄效，及徐明其故，无不惊服。其于前人论撰，悉意研究，刻《伤寒三注》行于世。所著《温热朗照》《松心笔记》若干卷，藏于家。卒年八十有四。遵义门人管鼎，字象黄，亦精医理，能传其业。

唐大烈曰：管象黄，名鼎，号凝斋，又号佛容，世居苏城娄门内平江路之管家园。（《吴医汇讲》卷七）

时觉按：有稿本藏中国中医科学院。《吴医汇讲》卷七载管鼎《气有余便是火解》《东垣景岳论相火辨》《古今元气不甚相远说》《四时皆有伤寒说》。

《伤寒一百十三方精义》　佚　1796？

清丹徒缪镔（尔钧，洪阳，香山居士）撰

光绪五年《丹徒县志·人物志·文苑二》曰：缪镔，字尔钧，号洪阳，高资镇人，又号香山居士。性耿介诚笃。祖朋来与耆宿周德培善，延教镔。德培曰：此子沈默善悟，每有穷究物理之问，其志希贤，未可限以俗学也。稍长，有句自勉曰：道体岂从身外得，天心惟向静中知。年十五，父母见其骨立，禁夜读，乃置灯帐中。凡程朱之理及小学性理，《近思录》《大学衍义》有益身心者，皆勤求精义，并穷究奇门六壬、易数阴阳之奥。念医可济世养生，真州赵雪篷，隐者也，谒赵，开示正宗，大悟，遂名于时。并语镔作诗，诗中必有我在，画亦写我意。复得蔡元春、尤荫、陶澂、荆青雪庵僧相过从，诗画益工。归为童子师，奉甘旨，都司巴彦聘教子，未数月，陈提督杰聘教子。嘉庆丙辰开制科，镔与选，以祖年老上书辞不就，巡抚费公旌以“孝义可风”额。年四十归客扬州，选《香山集》四卷，转游西安，得诗一卷，曰《西征草》。壬戌有西泠之游，著《西泠草》。

时觉按：光绪五年《丹徒县志》卷四十六《艺文志》载录。

《伤寒合璧》 佚 1801？

清苏州钱士清（耕山，耕道人）撰

嘉庆六年《嘉兴府志·列传六·流寓》曰：钱士清，字耕山，苏郡诸生。博览群书，精岐黄术，留心内养，自号耕道人。侨居魏里，尝写兰竹自娱，卒年七十七。著有《伤寒合璧》《松窗杂咏》等书。

《伤寒直解辨证歌》不分卷 存 1802

清苏州薛承基（性天，公望）撰

唐大烈曰：薛公望，名承基，号性天，鹤山子，世居长春里。（《吴医汇讲》卷五）

时觉按：前后无序跋，遵张令韶《直解》体例编辨证歌，自《辨表分寒热第一》至《辨脉脱第三十二》，附司天在泉歌及方歌。收于《吴医汇讲》《南病别鉴》《黄寿南抄辑医书二十种》。民国二十二年《吴县志·薛景福传》载录承基《伤寒百症歌》一卷，谓已佚。

《伤寒经正附余》一卷 存 1802

清苏州薛承基（性天，公望）撰

阮元序略曰：吴中名医能著书传世者，若王晋三、徐灵胎，固已传习人间，收诸四库，盖其学实能源之古籍而融贯于心。然徐氏据后人补缀之《素问》以疑《八十一难》所引之非，乌知越人所见之本不善于后人之所补缀？则其于穷经之学，尚有固执不能通者。吴中薛君公望为鹤山先生之子，传其家学，又能穷析古书。向曾见其《伤寒歌诀》一卷，条分缕析，已非世俗所能知，然犹为初学而作耳。今秋七月，以《伤寒经正附录》见示，元素不知医而略涉气运之理，阅公望此编，昭然发曚。如云：冬应寒而反大温，荧惑示异，火气外烁，必自太阳而入，火就燥，与阳明之燥气相应。又云：风挟湿秽，飞扬于空际，半为鬼魅精灵之所秉，水土之气有时美变为恶，系于人心之感召，其理最微。又云：伤于南风，必不恶寒，而且易汗。至讲五运六气，自黄帝甲子以来，历谱其司天在泉之异，谓坡公值湿土寒水，故用圣散子而效；刘河间值燥火，故用寒凉而效；李东垣值寒湿，故补益脾阳；朱丹溪值火燥，故滋养阴血；张景岳值寒湿，故偏于温补；吴又可值燥火，故《瘟疫论》专用攻下。此以岐伯之精微，解晰长沙之妙谛，尤可破时俗专己之谬。书之必传，又何疑哉？昔金张子和著书正文于麻九畴而传，公望此编，自足不朽，以元疏浅，何足以当九畴？然俗下之医多不能好古敏求，将赖此以为轮轨，以启其途，庶几神农、黄帝之学大显于天下，而天下各遂其生，是则元之所冀云尔。嘉庆七年八月壬戌，扬州阮元序。

道光四年《苏州府志·艺文五》曰：薛承基，字性天，号公望。门人曹存心刊以行世。

时觉按：述冬温、温疟、风温、温毒、湿温、寒疫、坏病等，后附《甲子会纪》。有姜秋农精抄本，书口有“瑞竹堂随笔”，末有秋农默识，藏中国中医科学院。2008年收于《温病大成》第三部，福建科技出版社出版。

《伤寒百症歌》一卷 佚 1802？

清苏州薛承基（性天，公望）撰

时觉按：民国二十二年《吴县志·薛景福传》载录。

《仲景伤寒集注》 佚 1802？

清太仓曹家珍（钧植）撰

嘉庆七年《太仓州志·人物二》卷三十六曰：曹家珍，字钧植，州诸生。工诗，尤肆力于天文、地理，精医，能起沈疴。作《仲景集注》，接辑《沙溪志》。卒年七十一。

时觉按：光绪六年《壬癸志稿·人物》载录。

《伤寒注》 佚 1805？

清扬州陆德阳（广明）撰

嘉庆十五年《扬州府志·人物九》曰：陆德阳，字广明，尝以三十年之力注《伤寒》《金匮》两书。著《卫生浅说》三十六篇，发明三因致病之旨，于养老、种子、保幼、择医、习医、辟邪、祛惑，尤中窾要。

《伤寒经论》 佚　1806？

清嘉定方文伟(燮宇)撰

嘉庆十一年《南翔镇志·人物》曰：方文伟，字燮宇，世习医。于仲景、丹溪、节斋诸家言别有神悟。治伤寒等症，一剂即愈，人称方一帖。子时中，孙源，曾孙壶，俱绍其业。文伟著《伤寒经论》，未刊。

时觉按：光绪七年《嘉定县志·艺文志三》亦载录。

《伤寒辨类》二卷　存　1806

清青浦何世仁(元长，澹安)撰

刘铁冷序曰：重古何氏，松之世医也。元常传书田，书田传鸿舫，鸿舫传虚白，代有著述，其后不祧，遂至湮没。辛亥，余馆汇西，见方子策卿珍藏鸿方，爱逾垂璧，并要仪鄦跋其后，始知何以伤寒名于世，究不知伤寒之心传何在。越十年，余设肆沪渎，虚白女嗣持《伤寒辨类》二卷稿来，展之，见附签宛然鸿舫书也，首更冠以元常等字，乃恍然于何氏伤寒之学，燥湿阴阳辨尽毫芒，迥非世比。重览仪鄦手跋，益叹鸿舫工书善诗，虽参戎幕，然牢落半生，终以医显，可惜孰甚。或谓元常之学，鸿舫之书，尚有人焉，藏以待时，今之类于斯者何限，又安知已之必传于久远哉？余怃然，乃志之以著于首。岁在甲子三月，古邗刘铁冷叙。

石韫玉《何君墓志铭》略曰：青浦何君澹安世业于医，自宋绍定中有淳安主簿侃精长桑之术，传至澹安十九世，世世习其术，宜乎神明而勿失也。澹安义甚高，性通敏，喜读书，以其余力游于艺，书画篆刻诸事无所不精。少承父祖绪论，究心《灵》《素》之术，考张刘李朱四家之说，参其异同，究其得失。君既以术活人，远近病者集其门无虚日，舟车杂还，至衢巷梗塞。君不以贵贱贫富异视，殚思竭虑务得其受病之由，故以治辄应手愈。君不自徇也，每曰：自非长桑，岂能洞烛腠理，毫厘一失，生死立判，吾敢自信欤？崇明何氏子病瘵甚来诊，君曰：虽危，神色未衰，尚可治。与一方平平无奇，其药大半它医所经用，其父未之信，它日复来，君仍与前方，服之竟愈。君和易近人，病者自远方来，虽危不治必婉言以慰之，俟其出，密告其从者以不治状而反其币，曰：彼不远千里而来，生死视我一言，质言之，是趣其死也。窭人来诊，辄助以药饵之资，恐其不能自给也。其仁心爱物如此。人求诊者平旦即集，相延者不远千百里而至，穷□力应接不暇，寝食且不得以时，安能一日息也。

时觉按：是书原有民国十五年中原书局石印本，1984年收于《何氏历代医学丛书》，学林出版社出版。

《伤寒六书节要》 佚　1808？

清安亭孙之基撰

时觉按：嘉庆十三年《安亭志·艺文》载录。

《伤寒汇参》 佚　1810？

清仪征刘敞(芳州)撰

道光三十年《仪征县志·人物志》曰：刘敞，字芳州，幼以贫失学，苦不识字。偶检敝笥，得书数册，见其标目为《药性赋》，叹曰：我其医林中人耶？由是肆力岐黄之旨。其外家万姓，世为名医，多藏书，供其搜览。学日以富，术日以精，多治奇症，活人无算，名驰远省，声动公卿。书法褚阿南，辙迹所至，皆有题咏。著有《伤寒汇参》《瘟疫论辨》《葆真堂医案》等书行世。子二，承泰、承毅，皆举人；孙星源，庠生，世其业。

时觉按：嘉庆十五年《扬州府志·艺文一》载录刘敞《瘟疫论辨》。

《类伤寒疾补》一卷　佚　1811

清吴县张泰(景东)撰

民国二十二年《吴县志·艺文考二》卷五十六下曰：张泰，字景东，诸生。见计楠《一隅草堂杂著》。

时觉按：计楠《一隅草堂医书》收载张泰《类伤寒集补》一卷，此据《中国分省医籍考》载录，《疾补》似即《集补》之误；《中国分省医籍考》又据民国《江苏通志稿》卷一百九十二《经籍》，载录张泰类《伤寒疾补》一卷，则似张泰《类伤寒疾补》一卷之误，本书不另作专条载录。

《伤寒总病论札记》一卷　存　1818

清吴县黄丕烈(绍武,荛圃,复翁,佞宋主人)撰

题识曰:此书摘取张长沙之大要,辩论精妙,其有证而无方者,上溯《内经》,旁及他书,参以已见,为增损进退之法,实能发仲景未尽之意,而补其未备之方。是为庞氏之撰著,非仅述而不作也,故所引原文每有删削。观诸家抄本,多有异同,或未见宋刻,传写互异,或依据张书,增补失真。故今将宋刻庞论翻雕,未敢辄改原文,即有抄本义长者,亦第摘取备考,别疏为《札记》附于后。丕烈又识。

时觉按:附于道光三年《士礼居黄氏丛书》之《伤寒总病论》后。

《伤寒备考》　佚　1821?

清吴江潘肇封撰

时觉按:民国九年抄嘉庆道光间《吴江县志续编·书目》载录。

《伤寒杂病说》　佚　1818?

清江宁陈荣(近光)撰

光绪六年《江宁府志·人物·先正》二《顾绶汝传》曰:陈荣,字近光,静诚先生遇裔也。父其玑,博通内外科。荣早孤,亦工医。嘉庆二十三年举于乡,一上京师,即谢归,专务济人。卒年七十有一。著有《痧证辨惑》《疹病简易方》《瘟疫合订》《伤寒杂病说》。

同治十三年《上江两县合志·方技录》曰:陈其玑,字玉衡,通内外科,临证竞慎,遵古方而运以心裁。谓子荣曰:医以活人,非求利也。荣字近光,嘉庆间举人,外科知名,与林屋山人争席。

时觉按:林屋山人,即陆懋修。

《伤寒杂病论》十六卷　存　1826

清武进胡嗣超(鹤生)编注

自序曰:自有《伤寒论》,注者无虑数十家,而言则人人殊。然有一种议论,人人不但不欲殊,不敢殊,而亦无能殊之者,曰传经也;又有两字名目,人人不但不欲言,不敢言,而亦无能言之者,曰卒病也。夫仲景当日目睹亲族诸人为不知伤寒、不辨卒病之凡医横被夭枉,故殚精竭虑,著《伤寒卒病论》合十六卷,盖欲人人见病知源而无悔误于伤寒、凶折于卒病也。讵意晋代王叔和改头换面,东涂西抹,删去卒病,只论伤寒,并造传经之说以惑天下。于是天下之习医者、注论者咸谓其书为伤寒作,不为卒病作,为传经之伤寒作,非为不传经之伤寒作。其尊叔和者无论矣,即辟叔和者独此传经之说不敢殊,其庸愚者无论矣,即或英贤辈出,亦将卒病二字解作卒忽之病而无能言,遂使数十世后生之生灵蒙蒙昧昧,竟同于仲景当日之亲族暗遭荼毒而无如之何,哀哉!余讲求岐黄二十年矣,感谬妄之相沿,伤沦胥之莫挽,乃探源《素》《难》,研穷本篇,正书名,定经次,凡十经寒暑,九易稿而书成。嗟乎!仲景作之于千百年以前,吾述之于千百年以后,独以一己之见回狂澜于既倒,岂必欲出奇鸣高哉?实愿操斯术者,自今以往,莫不见病知源,尽愈诸疾,百世而下,斯民得全其仁寿之天而无横枉之疠。举凡人人所不欲殊、不敢言者,读吾书而言则人人同,愚者之本意如此。是为序。道光岁次丙戌秋八月,武进胡嗣超鹤生氏识。

时觉按:是书题为《伤寒杂病论》,由自序可知当以《伤寒卒病论》为是。前三卷胡氏原撰《辨惑论》三十则及《诊要论》《经症汤方歌诀》,其余四至十六卷乃仲景书之文,为伤寒六经病症、霍乱病脉证篇,以及诸方、平脉法。道光二十七年海隐书屋初刻。

《伤寒辨舌秘录》一卷　存　1826

清会稽王苏门(兰亭)辑,古吴缪芳年订

自序曰:自仲景论伤寒而伤寒始有专书,盖伤寒治而诸症无不可治,故治病以伤寒为先。伤寒有从症从脉之分,故治伤寒又以辨舌色为要,舌色辨而表里虚实不啻饮上池水而洞见癥结矣。先君子平生以活人为心,留意于斯者有年,每欲荟萃众说纂成一书而不果。不肖苏门承先人志,读古之暇时讲求治伤寒之学,窥见敖氏三十六舌之说,简而能该,复采择他书与敖氏相发明者录之,间附以鄙见,亦先人志也。因付之梓,治伤

寒者或不无小补云。会稽兰亭王苏门辑。

朱树序曰：范文正公云，不为良相，必为良医，以其济世之心一也。越中苏门先生自幼倜傥，超然有出尘□，于诸子百家之书无不周览，尤喜读活人书。遇有疾痛疴痒者辄引为己任，必审治其受病之原，使之病祛而后止。余初莫识其端倪，丁未岁，同客南明，于案头得《伤寒秘录》一册，盖本敖氏三十六舌之诀而又折衷于诸名家经验良方，节其要而核之精，察色知症，投剂无不应手而治。夫岐黄家最重者伤寒，苟于此得其披郤导窾之秘，则推而于诸余症自了如指掌矣。有是哉，苏门之著是编也，盖心乎文正之心以为心，其有济于世也溥矣。兹值付剞劂，故附缀数言。苕溪朱树。

凡例曰：一、三十六舌症候医方悉宗敖氏《金镜录》，不敢妄参末议。二、卫东道人旧有《辨舌诀》，然与《金镜录》彼此迥别，且少包括，兹悉照敖氏更正，庶无歧误也。

时觉按：有聚奎堂刻本藏浙江中医药研究院，扉页作：道光丙戌新镌，会稽王苏门先生辑，古吴缪芳年先生订，《伤寒辨舌秘录》，附舌胎图形歌诀，聚奎堂藏板。卷端署：会稽王苏门兰亭氏辑，古吴缪芳年氏参订；书口作：苏门秘录。载伤寒辨舌法、三十六舌图形歌诀、附方，其三十六舌证候医方悉宗敖氏《金镜录》。民国十年，绍兴江斌源以是书未备，遂将烂边至莲花诸舌补入歌诀，于书中不顺之处顺之，不达处达之，为《三十六舌歌诀及图解》，有抄本藏浙江省中医药研究院。

《伤寒字字金言》四卷　佚　1826？

清昆山赵苍舒撰

道光六年《昆新两县志·人物》曰：赵苍舒，家溢渎村，世业医，苍舒尤精。治伤寒与马中骅齐名，而各不相能。然苍舒贯串诸家，援据确实，中骅无以难也。弟律黄，亦继起，有声于时。

时觉按：光绪九年《苏州府志·艺文二》载录。

《伤寒温病异同辨》　佚　1835？

清武阳程兆和（凤喈）撰

光绪十三年《武阳志余·孝友》卷十曰：程兆和，字凤喈。祖一飞，徐州教授；父甸方，字霭堂，砥砺问学，为一时名宿。兆和能文章，与兄兆炳、兆洛皆以学行称。事亲惟谨，进甘旨必曰亲友所馈。母失明多疾，兆和由是精于医，日夕祷，感梦增寿二纪，母年至八十五卒。兆炳、兆和道光十五年同举于乡，兆洛副贡生。兆和官安徽阜阳知县，有政声。著有《诗古文词稿》《伤寒温病异同辨》。

《伤寒经注》　佚　1838？

清金山汪志毅撰

时觉按：民国《重辑张堰志·艺文》载录。

《伤寒论增注》　佚　1839？

清娄县张宝仁（健元）撰

光绪五年《娄县续志·艺术传》曰：张宝仁，字健元，国学生。其先世讳清渊者，故明员外郎，鼎革时遭乱，迁于青龙江之福泉山，隐于医。阅八世至仁，复迁松城。于医尤著，凡《素问》《金匮》，靡不洞悉。著有《伤寒论增注》与《三疟正虚论》。尝游江浙间，每为士大夫延聘。陶文毅澍抚吴时契之，赠以联额，谓不坠仲景家法。有子二，能世其业。

时觉按：光绪五年《娄县续志·艺文志》亦载录。陶文毅澍抚吴，陶澍道光十年任两江总督，至十九年卒，故“赠以联额”当于此期间。

《伤寒通解》四卷，《伤寒金匮方解》六卷　佚　1840

清武进邹澍（润安，闰庵）撰

光绪五年《武进阳湖县志·人物·艺术》曰：邹澍，字润安，家贫，刻苦自励，于书无所不窥，顾隐于医以自给。道光元年诏举山林隐逸，有议以澍名上者，澍固辞乃止。澍通知天文推步、地理形势沿革，诗古文亦卓然成家，而卒皆不自表襮。所著亦以医家言为多，世遂以医目之，不足以尽澍也。

时觉按：光绪五年《武进阳湖县志·艺文》载录，注："并佚"；《清史稿列传第二八九》亦载，谓"并不传"。《伤寒金匮方解》，光绪十三年《武阳志余》作《长沙方疏证》。

《伤寒析义》十四卷　佚　1840？

清无锡吴廷桂（东山）撰

道光二十年《无锡金匮续志·方技》曰：吴廷桂，字东山，精岐黄，于《伤寒》洞悉微奥。著《伤寒析义》十四卷、《灰余集》六卷。

《伤寒心法》　佚　1840？

清江阴戚赞（圣俞）撰

道光二十年《江阴县志·人物三》曰：戚赞，字圣俞，诸生，名医秉恒孙，精世业，有隐德。著有《伤寒心法》行世。王百朋，字锡我，亦以医名，并称国手。

《伤寒拟论》　佚　1841？

清无锡王殿标（佩绅，春泉）撰

时觉按：王殿标，生于乾隆戊戌，卒于道光壬寅。《吴中名医录》据《锡山历朝书目考》卷十二载录，民国二十二年《三三医报》一卷一期周小农《无锡医学书目考》亦录。

《伤寒汇通》四十卷　佚　1842？

清武进吕宗达撰

时觉按：道光二十二年《武进阳湖县合志·艺文三》载录。

《伤寒论注》　佚　1842？

清武进金溥（韩城）撰

道光二十二年《武进阳湖县合志·人物志八》曰：金溥，字韩城，邑诸生。书法苍劲，善岐黄术，注仲景《伤寒论》，藏于家。

《伤寒尚论商榷编》十二卷　佚　1842？

清武进蒋蘅撰

时觉按：道光二十二年《武进阳湖县合志·艺文三》载录。

《尚论纪闻》　佚

清昆山陆世鎏撰

时觉按：光绪《昆新两县续修合志·著述目上》载录，陆氏所著尚有《岁寒余事草》《饯古绪余》《述训绪言》《澄心录》《招遗草》《永观堂集》等，均非医书，此书是否医书，待考。

《尚论编》二十卷　佚

清昆山邹泉撰

时觉按：光绪《昆新两县续修合志·著述目上》载录。

《伤寒明理论赘语》　佚　1844

清仪征陈辂（朴生）撰

同治十三年《扬州府志·人物五》曰：陈辂，字朴生，嘉树子，道光二十四年举人。素性澹泊，不务声华，肆力经传，确有心得。尤癖嗜医家言，手录《灵》、《素》、《伤寒》诸书，积帙盈尺。著有《汉简斠字》、《蒙璆室文集》、《伤寒明理论赘语》，《印谱》一卷、《说小》七篇。

道光三十年《仪征县志·人物志·文学》曰：陈辂，江西布政使嘉树子。辂天资颖异，幼即能治《说文》，学篆籀。稍长，益进求根柢之学，自汉唐注疏及近今诸家说经之书，无不究心，为外祖朱武曹所器重。舅氏朱文定公视皖学时，辂与钱塘朱次云论学益进。因以《说文》及钟鼎、石鼓文与汉简互斠，疑则阙之，成《汉简斠字》。辂少知医，嘉树殁于江西，辂适居里门，痛其不获侍疾，为俗工所误，发愤精研，务得古术。推崇钱塘张隐庵、高士宗两家，间采闽人陈修园之说，最后读昌邑黄氏书，益所心折，久乃尽通其法。大要以中气为枢轴，神明于升降变化，力辟抑阳滋阴之谬。十余年间，活人无算。母素羸弱，辂力加调护，乃更清健。及辂患头痛，神志不为用，医者以阿胶、地黄投之，竟致不起。卒年三十九，刘文淇为撰《墓表》。

《伤寒说约》 佚 1844？

清震泽庄之义（路公）撰

道光二十四年《震泽镇志·艺能》曰：庄之义，字路公，明医，著《伤寒说约》。

《发明伤寒论》四卷 佚 1850？

清如皋赵春霖（雨亭）撰

时觉按：民国《如皋县志稿·艺人志》载录是书，同治十二年《如皋县续志·列传二》谓赵春霖为道光间人。

《增订伤寒秘要便读》不分卷 存 1851

清高邮欣基福（用五，种斋，笑园，种五）撰

时昕序曰：昔贤云：天不生仲尼，万古如长夜；天不生仲景，万病如黑漆。美哉斯言也。故两千余年，凡著伤寒者，莫不服膺仲景，而所存三百九十七法、一百一十三方，分析六经，字字肯綮，诚为斯道金科玉律、万世之准绳，非心如发而智如神者，奚能及此哉？犹儒家之六经而包罗万有，又六部是也，天下政治之所出。其法也，不但专与伤寒，扩而充之，该括万病之变化；其方也，不止六淫兼治，化而裁之，能愈一切沉疴。惜其辞义古奥，初学难明，粗工者不得其门而入，遂视如土苴，反訾其迂阔者比比然也。医斯世伤寒者，多师于陶氏六书之说，义陋而文劣，牵强武断，妄易圣言，贻害非浅。世俗乐其浅近，莫不奉为圭璧，而先哲至论，概不与闻。讵料伤寒一门颓丧至此耶？此无他，缘仲祖书奥折难明也，学者苦于记诵也，难于贯通也。同邑欣氏载和世兄，良医四世，与仆世属通家。庚戌岁，示以是书，谓仆曰：此先人之手泽也。仆翻阅再过，心窃为之怦怦，实足以启迪后学……甫识尊先代仁育为怀，不忍草菅人命，抗志以希古人，虚心而师百世，愍苍生之死于无辜，遂不顾夫呕心沥血，编辑成书，或述或作，兼备圣明，歌括简尽，注释详明，俾圣训便于幼学吟哦，其功不亦伟欤？俾童年先得其简要，洎乎中年再阅诸家注疏，而仲景之微言奥旨则了如指掌矣。则是书有功于后学者，岂不诚大哉？龙飞咸丰辛亥岁端月，后学煦亭时昕序。

时覆跋曰：欣君字种五，与余同受业于司训詹履莽夫子之门时，但知其能文章，名噪黉宫已也，至后各有他适，而未知其善于医。庚戌，其子载和侄与余相遇于胡校官家，出其父编辑之书，用知欣氏精医已四世矣。并云此书系先代所验之症用簿日记，至父乃编辑而成之。今侄执书问余，余退而阅之，慨然曰：今人所传便读书，此其中但编歌括而已，统言某症而已；惟是书并言脉之精微，详明虚实，症之各体，悉辨微茫，读者不可与诸书一例视之也。跋数言于后以归焉。咸丰元年端阳，六二叟时覆。

时觉按：《联目》《大辞典》俱不载，原有抄本存世，2013年学苑出版社排印出版。全书载列歌诀十五篇，且行注解注释，先述伤寒脉候、分经、阴证、阳证、伤寒正法、变法，乃总论性质；次伤寒诸证，有正伤寒证、伤寒初证、伤寒杂证、伤寒遗证、伤寒死证、类伤寒证、妇人伤寒证等。著者欣基福，字用五，嘉道间金湖欣氏医学世家第四代传人，晚清名医欣澹庵之祖。另著有《增订医方汤头歌括》，笔者未见。

《伤寒表》一卷 佚 1853

清丹徒蒋宝素（问斋，帝书）撰

光绪五年《丹徒县志·人物志·文苑》略曰：蒋宝素，字问斋，号帝书。七岁丧母，恣意嬉游。父春田，以世医传其家，家无储粟，忽病风欲死，炊烟几断。宝素时年十七，翻然省悟，自悔失学。待父病痊，乃取《素问》、《灵枢》、越人、仲景诸书，昼夜读之。其字晦义涩处，惟就名医潘曙东师事而心解之，彻其旨。又专力于经史子集。中岁有立言之志，初撰《医略》八十一卷，先刻十三篇，凡群书之有关于医及见闻所及，皆类聚之。邑

令王德茂及京外诸名公皆有序。壬寅，梓《医略》六十七卷；又摘其诊视有效者，梓《问斋医案》五卷；又念史传儒林未允，作《儒林正纪》二十四卷；间与友人作诗及古体文，笔力坚厚，作《诗略》二卷、《文略》一卷；又念史笔莫严于《春秋》，作《春秋贯》一卷、《史略》二卷；咸丰癸丑，寓江北沙沟镇，作《将略》一卷及《伤寒表》一卷、《证治主方》一卷、《医林约法三章》一卷、《五字经》一卷。同治丁卯，迁寓仙女镇，有归里志。癸酉正月，适友人延其诊病，乃返城居胡宅相家，撄疾卒，年七十九。子三孙七，半皆承家学，克绍先志，精于医。

光绪五年《丹徒县志·人物志·方技》曰：蒋宝素，游于王九峰之门，得其医案。

光绪二十一年《盐城县志·人物志三·流寓》曰：蒋宝素，家无储粟，不取非分财，虽善属文，不为谀墓酬应之作。精长桑之术，寓沙溪时，为人疗治无所取，箪瓢屡空，晏如也。同时盐邑寄公如尚书江夏贺寿慈、学政盐山孙葆元、布政使高要梁佐中、编修江都顾奎之伦，名位虽显，民无得而称焉，方之宝素，有景公、夷齐之别矣。

《读伤寒论》二卷　佚　1853

清昆山潘道根（确潜，晚香，徐村老农）撰辑

光绪九年《苏州府志·艺文》曰：潘道根，字确潜，康侯六世孙。少颖悟，为新阳邑令李汝栋所鉴赏。稍长，从王学浩、吴映辰游，研求经史，旁及《说文》、音韵之学。肆力为古文词，入栎社有名。周流授徒，兼习医资生计。晚年尤私淑邑先儒顾炎武、朱用纯，故所造益粹。遍搜乡邦佚事，补入志乘，辑《昆山先贤冢墓考》，裒然成集。又与张潜之辑《昆山诗存》梓行。笃于行谊，早鳏不再娶。插架书满，皆手自校雠，闻异书必借录副本，目肿腕脱，至老不休。咸丰元年，昆令王省三举道根孝廉方正，作书以四不可，力辞。

光绪六年《昆新两县续修合志·人物》曰：潘道根，咸丰八年七月卒，年七十一。

民国十一年《昆新两县续补合志·人物》曰：潘道根，号晚香，后居徐邨，又号徐邨老农。

时觉按：光绪六年《昆新两县续修合志·著述目下》载录。

《伤寒门问答神行集》　佚　1857？

清靖江郑楫（济川）撰

咸丰七年《靖江县志稿·人物志》曰：郑楫，字济川，国子生。精于医术，祖仲景之法，其理宗太极阴阳、河洛八卦诸说。

时觉按：咸丰七年《靖江县志稿·艺文志》载录。

《伤寒歌括》　佚　1861？

清丹徒余祚宸（六含，紫珊）撰

时觉按：民国六年《丹徒县志摭余·人物志》载录。

《校正王朴庄伤寒论注》六卷　存　1866

清吴县王丙（绳林，朴庄）撰，元和陆懋修（九芝，勉旃，江左下工，林屋山人）校订

《续修四库全书提要》曰：清王丙撰。王丙字绳林，号朴庄，吴县人。丙注《伤寒论》，用唐孙思邈《千金翼方》所载者为定本，谓思邈所据为王叔和原编，初作《千金方》，仅见叔和所作《论例》，后作《翼方》，始得全书，收入卷九、卷十两卷中，因例已入前书，故不复载，而叔和所集诸可与不可与亦未载，别附伤寒宜忌及发汗吐下后病状、霍乱病状、阴易病已后劳复并杂方各篇，悉依《千金翼方》之次，共为六卷。又《伤寒论附余》二卷，别论冬温、温疟、风温、温毒、湿温、寒疫、坏病诸证，集古今应用之方，以补伤寒之余义，不混入正编。于叔和《伤寒论例》别为《新注》一卷。盖以唐人传本最先，为可据，谨守其编次，不稍羼乱，用取征信也。案：《伤寒论》自宋以后，沿用成无已注本，于叔和诸篇，或信或疑，方有执、喻昌诸人攻之尤力，不得其平，攻方、喻者又纷起，人各一词，聚讼不已。何篇为仲景言，何篇为叔和说，几无定论。丙据《千金翼方》，参证于《外台秘要》，较为近古。视晚近诸家，各凭臆断者，自为胜之。其《读伤寒论心法》一卷，提出《难经》"伤寒有五，曰中风，曰伤寒，曰温病，曰热病，曰湿温"，以明伤寒之范围，最为有识。又云，治病必求其本，故即病之伤寒，与春温夏暑之本于伏寒者，俱入论中。若起于痓、湿、暍者，虽使续感于寒，不入此论。开卷先提痓、湿、暍病状，不出方治，致使人无混于伤寒。其因伤寒而复感异气如痓、湿、暍者，则亦及之，皆为名言。《回澜说》一卷，则专为辟方、喻等异说以推崇叔和，推论诸家诋毁不无过甚之处，当分别观之耳。《时节气候决病法》一卷，于古

义亦有发明。黄丕烈跋《玄珠密语》,载丙为王芑孙之父治病,预决死生,云壬癸日难过,且须阅数壬癸,其言果验,可徵医术之精深。是书藏稿久未显,至光绪初,元和陆懋修始为校刊。懋修为其弥甥,实传其学,校语于要义发挥甚多。丙又别有《古今权量考》一卷,考定古方一两,准今七分六厘,一升准今六勺七杪,得用药轻重法度,亦足津逮后学。别由唐大烈刊入《吴医汇讲》中。

《清史稿·列传第二八九》曰:王丙,字朴庄,吴县人,懋修之外曾祖也。著《伤寒论注》,以唐孙思邈《千金方》仅采王叔和《伤寒论序例》,全书载《翼方》中,序次最古,据为定本。谓:方中行、喻昌等删驳《序例》,乃欲申己见,非定论。著《回澜说》,争之甚力。又著《古今权量考》,古一两准今六分七厘,一升准今七勺七秒,承学者奉以为法。

时觉按:以《千金》为蓝本作此书,附《伤寒论附余》二卷,《伤寒序例新注》《读伤寒论心法》《回澜说》《时节气候决病法》各一卷,收于《世补斋医书续集》。

《伤寒论附余》二卷 存 1866

清吴县王丙(绳林,朴庄)撰,元和陆懋修(九芝,勉旃,江左下工,林屋山人)校订

时觉按:前后无序跋,注释阐述与伤寒相似诸病,卷一冬温、温疟、风温、温毒、湿温,卷二寒疫、坏病。王为陆外曾祖,陆氏加按校正,附于《伤寒论注》,收于《世补斋医书续集》。

《伤寒序例新注》一卷 存 1866

清吴县王丙(绳林,朴庄)撰,元和陆懋修(九芝,勉旃,江左下工,林屋山人)校订

卷首曰:昔先祖尝曰:王叔和《伤寒例》不可不读也。唐孙真人《千金方》开卷论大医习业,须谙《素问》《甲乙》《针经》,即继以张仲景、王叔和诸部经方,叔和之亚于仲景可知。例中诸条多采入《千金》第三十卷中,当真人撰方时犹未及见伤寒全论,故卷末云:江南诸师秘仲景要方不传,最后作《千金翼》,始得仲景全论而编次之。《翼》中不载此例者,以例已见于《千金方》中也。奈何不知妄作驳之削之,方氏作俑于前,喻氏横逆于后,噂沓效尤,是诚何心哉?盖不先攻此例,则无以伸其臆说耳。语有之,观天下书未遍,不得妄下雌黄,诚哉是言!学者慎勿为其所蔀也。丙所闻于先祖者如是,兹因注《伤寒例》而首述之。

陆懋修卷首识语曰:顾南雅通政为蔡铁耕云《阴隲文试帖诗序》云:蔡子为王拙甫先生表侄,先生与子朴庄皆乐为善,有阴隲文七律诗行世。余识其孙礼门,亦笃学好善,无故而褫其衿云云,盖指己未年事也。余为礼门先生外孙,故于朴庄公为外曾孙。余《世补斋书》有《仲景用药分两考》一篇,主朴庄公说,以辟黄坤载《伤寒说意》之谬,公之饷贻盖不浅矣。光绪十年甲申秋七月,外曾孙陆懋修谨识。

陆懋修卷末按语曰:懋修案,《千金翼方》卷九、卷十载《伤寒论》至此方止。忆辛酉年避地上洋,曾向吴江凌百川孝廉借得所藏《千金》本校读一过,兹于戊寅购得东瀛影宋本藏于家,庚辰携之都门,辛巳三月又校一过,似与朴老所见本小异,即与余昔所见凌氏藏本亦微有不同。或前所见已非北宋原本,则今所重校为足据也。《伤寒论》自注家各自为说,倒乱已极,惟此为唐时序次,最古之本,犹见仲景当时原次,大可宝贵。朴老生平著撰甚夥,其目载在《苏州府志》,闻所著《律学净闻》一书最精,惜已无由寻访。惟《古今权量考》为唐大烈刻于《吴医汇讲》中,赖以知古方一两准今七分六厘,一升准今六勺七抄,得为用药轻重法度。其津逮后学正不小也。此书为朴老未刻稿,余为王氏所自出,得于癸丑遭乱之前,录存于家,想原本已不存矣。首本为懋所,第二至末则先父先母手迹也,我后人其珍藏之。光绪七年辛巳春三月,懋修谨记于邸舍中之双娱堂。又案:《千金翼方》卷九、卷十为《伤寒论》原本序次,终于务成子萤火丸,以后皆附采耳。咸丰辛酉冬借凌氏藏本于沪上旅寓校毕并记。

时觉按:《伤寒例》不可妄删,按序引诸家言为注,附陆按。附于《伤寒论注》,收于《世补斋医书续集》。另有光绪间钞本四册,题为《伤寒例新注》,藏中国国家图书馆,后附《伤寒论附余》《读伤寒论心法》《回澜说》《时节气候决病法》《考正古方权量说》各一卷,2002收于《国家图书馆藏稀见古代医籍钞(稿)本丛编》影印出版。

《读伤寒论心法》一卷 存 1866

清吴县王丙(绳林,朴庄)撰,元和陆懋修(九芝,勉旃,江左下工,林屋山人)校正

时觉按:前后无序跋,对《伤寒论》的命名、存疑、病证等二十一个问题详加说明,后附陆氏按语。附于

《伤寒论注》，收于《世补斋医书续集》。

《迴澜说》一卷　存　1866

清吴县王丙（绳林，朴庄）撰，元和陆懋修（九芝，勉旃，江左下工，林屋山人）校订

引言曰：昔先祖尝论伤寒以序例为主，以《千金翼》之定本为宗，而痛惩方中行、喻嘉言之诐说。丙既因注《伤寒例》而首述之矣，注既成而意之郁于中者愈不能默而也，复为之引申其说曰。

篇末曰：孟子曰：君子反经而已矣。经正斯无邪慝矣。不揣固陋，行将续注《千金翼》定本。俟书成后，仿当湖先生《国策去毒》之旨，聚嘉言之所著，芟其狂妄，正其纰缪，瑕去瑜存，亦间有精神见于山川之处，不可埋没者，名之曰《嘉言去毒》。障百川而东之，迴狂澜于既倒，未知天竟何如，命竟何如。其能与天谗星角胜否也？客既退，因重理前说续记之。时甲寅上元前三日也。系之以诗曰：注书如采药，取次入山深。素履惟行愿，青衿罕嗣音。一灯守祖武，千古信天心。寄语探梅侣，春从雪后寻。懋修案：公生于雍正十一年癸丑，卒于嘉庆八年癸亥，年七十有一，甲寅著书则六十二岁也。

时觉按：为《朴庄遗书十种》之一，附于《伤寒论注》，收于《世补斋医书续集》。

《伤寒论阳明病释》四卷　存　1866

清元和陆懋修（九芝，勉旃，江左下工，林屋山人）撰

小引曰：余释《伤寒论》独取阳明，或问余曰：伤寒六经并重，而子独以阳明为言，何也？余曰：正以今日之病家独不闻阳明之治法，以致治之有法者直至于无法可治，故不得不独言阳明，使人知仲景治阳明之法固至今日存也。凡伤寒有五，而传入阳明遂成温病，其生其死，不过浃辰之间，即日用对病真方尚恐无及，而可药不中病，溷此中焦危急之候乎？惟病家不知病在阳明，一日而病不减即是加，有加而无减即不生，乃仅视同他病，亦可缓缓延之，而病即有不及待者。所愿病家之于阳明，知其治独急于中焦，而生之亦无难也。余之从事于医者三十年，每出瘵一病，必归纪之于册，以自镜其所学，而于阳明尤加谨焉。所用皆仲景方，即不尽然，而终不外仲景法，以册稽之，曾无一不治之阳明者。外可问世，内可问心，始敢为此《阳明病释》而告于人曰：阳明无死证。凡勘病必先能治伤寒，凡勘伤寒病必先治阳明，苟阳明之能治，岂不可推以治六经哉？江左下工自记。

方延轸跋曰：昔人有言：十年读书，天下无不可治之病；十年治病，天下更无可读之书。此非治病多者不能道，亦非善读书者不敢道也。轸自通籍后，从事于斯有年所矣，泛览各家之书，非食古不化即私心自用，追持以临证，恒苦龃龉难合，几疑此道已成绝学。既而从吾师游，得读《世补斋书》，知神明变化不越轩岐仲景之言。每见吾师用药，必先分经辨证，而于阳明病尤应手立效。常谓轸曰：阳明无死证，而不解世人之病何以多死于阳明。既自作《阳明释》二卷，又集前人之释阳明者亦二卷。盖以见先路之导重赖前贤，惟善读者引申触类，则片义单词具存妙用，特无人焉汇而辑之，则散见各书者，病家每苦于不知耳。夫医学自宋元以来，荒芜秽杂，人自为书，其书愈多，其道愈晦。自吾师起而廓清之，庶晓然于微言未绝，斯道大有传人。苏子瞻称昌黎“文起八代之衰”，轸于吾师之所以论医者亦云。光绪十年岁次甲申仲夏望日，受业年愚侄方延轸谨跋。

时觉按：收于《世补斋医书》。

《仲景方汇录》一卷　存　1854

清元和陆懋修（九芝，勉旃，江左下工，林屋山人）撰

《古方集录·伤寒论》引言曰：一部《伤寒论》，只有三种方：一曰辛温，桂麻诸方是也；一曰凉泻，膏黄诸方是也；一曰温补，姜附诸方是也。升葛细辛，统于桂麻；芩连柏栀，统于膏黄；吴萸蜀椒，统于姜附。六经之方以此数语括之，头头是道矣。今日之所病，皆仲景之所言，病即其病，而谓不可用其方者何哉？

《古方集录·金匮要略》引言曰：此册为余初学医时，先君子教以先识仲景方，乃合《伤寒论》《金匮要略》所有之方合为一编，偶有心得即附赘于各方之下，此其是敲门砖也。既得门而入，乃知后世千方无不从此脱胎，然此则更无庸泛骛而取法已不竭矣。九芝。

时觉按：有稿本藏中国国家图书馆，不收于《世补斋医书》，封面署为林屋丹房，甲寅年；汇录仲景方，分《古方集录·伤寒论》《古方集录·金匮要略》两部。

《金匮伤寒论方》一卷　存　1854

清元和陆懋修（九芝，勉旃，江左下工，林屋山人）撰辑

《世补斋医书·述先》曰：昔我宣公尝集录古今方，吾家世守厥绪，于读书有成后皆兼通医学。高曾以前事不可知，及曾大母韩太君，于余大父少游赠公年九岁时，伤寒斑不出，太君亲检方书，得药与证合，询诸医，医穷于术，漫应之，卒以此愈。事见顾南雅通政所为《墓志》中。少游公以理学名世，亦精于医。尝客游河洛，所至以医学见知于当道钜公。及道光二年壬午家居，值天行时疫，曾制一方以活人。其证吐泻腹痛，脚麻转筋，一泻之后，大肉暴脱，毙者不可胜数。维时我苏大医如徐炳南、曹仁伯诸公，佥谓脾主四肢、司肌肉，今病脚麻肉脱，显然脾病，法当补土，而参、术并投，迄无一效。先祖曰：此属土败，补土是矣。然土之败也，木贼之，木之旺也，风动之。《洪范》云：木曰曲直。《左氏传》云：风淫末疾。肢麻为末疾之征，转筋即曲直之象，本岁木运太过，风气流行，而后脾土受邪，故欲补土必先平肝，欲平肝必先定风，风定而后以脾药继之，庶可及救。若专补土，无近功，非救急法。然定风之药如钩藤、天麻辈，亦未必能奏效。乃取《金匮》方中蜘蛛散一法，以蜘蛛、肉桂二物剉为散。盖谓蜘蛛临风结网，长于定风，炙焦则微变其寒性而为温，有开散之力，佐以肉桂，木得桂而枯，使风先息而木自平。然后以本年运气应用之药另制汤液。此方一出，投无不利，徐、曹二公奇之，登门索方，畀之而去。由此风行，全获无算。及我先人方山府君，以经学词章名于时，于先大父医学尤得心传大旨。不狃于习俗之病名以为治，而于阴阳、寒热、表里、虚实、真假辨而得之。于药则先后缓急以其时施之，故同一刀圭也，而治效独神。东邻某患时邪厥冷已半日许，惟心口尚温，灌之以石膏一物，厥回，汗大出，复生。有友唐君春舲，盛夏畏冷，以麻黄三分、附子三分、甘草一分强之服。唐曰：七分药未必能毒我也。一服解一裘，两服而重裘皆弛矣。沈鼎甫侍郎之外姑刘病伤寒，热象上浮，医进苦寒转剧。独府君曰：此面赤戴阳也。投以真武汤热退，然后清之乃愈。余师海门袁雪斋先生，故府君之门弟子也。其儿困于痘，医方杂进犀黄、紫雪，将殆矣。府君施以肉桂一指撮得苏。师乃以桂生名其儿。府君所治类如此，此第就余所记忆者言之。桐城张子畏观察传府君，谓府君有经世才，未为世用。儒而医，亦以学问行之，即为心术救世之一端，洵不诬也。余自中年遭难，先代藏书尽散，独所藏医家言有先人手泽者皆携出。何敢谓能读父书，而亦不敢薄斯道为技术。诚以一匕之投，动关生命，非他语言文字仅为一己之得失者比也。昔我远祖士衡，既述祖德，又作《述先》一赋，余故谨叙如上，以寄凿楹捧砚之感云尔。

时觉按：有稿本藏中国国家图书馆，2002年收于《国家图书馆藏稀见古代医籍钞（稿）本丛编》影印出版。前后无序跋。另有《仲景方汇录》，有稿本藏中国国家图书馆，与此二书。

《宏维新编》一卷　存　1866

清元和陆懋修（九芝，勉旃，江左下工，林屋山人）撰

时觉按：孙思邈之论伤寒曰：方虽是旧，弘之维新。是书取其意而名，不收于《世补斋医书》。有稿本藏中国国家图书馆。前后无序跋，目录作《金鉴伤寒论方次序》，分太阳上、中、下，及阳明、少阳、太阴、少阴、厥阴八篇分列方剂，后附平川吴氏摘本、随息居霍乱用药。即《金鉴方论》，《联目》另作一条列出，实一书二名。

《太阳寒水病方说》不分卷　存　1866

清元和陆懋修（九芝，勉旃，江左下工，林屋山人）撰

时觉按：有抄本藏中国国家图书馆。《世补斋医书·文三》卷三首条即《太阳寒水病方说》，并有《阳明燥金病方说》等六经病方说，或即误以为独立成书。

《伤寒论辨》　佚　1873？

清如皋陈凤佐（鸣岐）撰

时觉按：同治十二年《如皋县续志·列传二》载录。

《伤寒论注钞撮》　佚　1874？

清宿迁陈锦鸾（灵羽）撰

同治十三年《宿迁县志·人物传·文学》曰：陈锦鸾，字灵羽，邑诸生。好学深思，尤粹《易》学。著《易

参》六卷，以卦例卦，以爻例爻，诸传辞交相参互，剖析异同，使义各当于本卦，古注之未安者，必征引经史，折衷一是，归于平淡允协而后止。又著《大学论文》《金刚经注释》《伤寒论注钞撮》《怀观集》《情影集诗》若干卷。

《伤寒瘟疫条辨》二十四卷　佚　1874？

清江都于暹春(桐岗、不翁)撰

时觉按：同治十三年《扬州府志·艺文一》载录。

《伤寒心法诸论》　佚　1874？

清常熟徐养恬(澹成)撰

光绪《常昭合志稿·人物志十一》曰：养恬性慷慨，遇贫病不取资，戚友有求辄应，岁施棺木以为常。暇喜吟诗。著有《饮香吟草》《伤寒心法诸论》及《医案》藏于家。

《伤寒慎思录》,《伤寒明辨》　佚　1874？

清甘泉朱星(意耘，湛溪)撰

民国十年《甘泉县续志·人物八》曰：朱星，字意耘，居邵伯镇。父潆溪，精岐黄术。星少业儒，通经史。父诏之曰：良士济国，良医济时，一也，愿勿坠先业。星遂改习医，以湛溪名。悬壶初，未知名，同治间，镇人大疫，星为悉心诊治，全活无数。由此名大噪，远近争延致。里人葛姓小儿，年四岁遘病，腹大如鼓，筋青色，群医敛手，莫能治。星教以鸡矢醴法，服之寻愈。陈农部浩恩居郡城，夏日忽患咯血，日三四盂。时年已六十余，家人惊惧，驰书迓星至。星按其脉曰：此肠郁勃发症也。投以犀角地黄诸药，疾少间。越日天热，加甚，血复涌至。星曰：疾诚笃，然非不治症。乃精思两时许，成一方，主四君子汤，辅以胶、麦冬、地，药进，血遂止。尝语人曰：人以性命付我，我可轻视之乎？效与不效，虽有数存，然必尽我之心始无憾也。著有《伤寒慎思录》《伤寒明辨》《温病论治集要》《暑症类方》，待梓。年六十余。子链溪，亦以医名。

时觉按：民国《甘泉县续志·艺文考》亦载录。

《伤寒论衬》　佚　1879？

清青浦屠锦(絅章)撰

光绪五年《青浦县志·杂记下》曰：屠锦，字絅章，亦诸生。世其父业医，门庭若市。方与症稍不惬，辄翻阅前人书，研思竟夕。有得，即遣人至病家，索前方改正，书于医案以自责。临终戒其子勿业此。

时觉按：光绪五年《青浦县志·艺文上》载录。

《伤寒一得篇》十卷　佚　1879？

清武进丁琮撰

时觉按：光绪五年《武进阳湖县志·艺文》载录。

《伤寒第一书》　佚　1880？

清昆山徐昌撰

时觉按：光绪六年《昆新两县续修合志·著述目下》卷五十载录。

《读来苏集伤寒论注笔记》二卷　佚　1880？

清上元王凤藻(梧巢)撰

光绪六年《江宁府志·人物先正·吴应佺传》曰：王凤藻，字梧巢，上元诸生。厚重寡言，工诗古文词。子寿恭，字晴岚，颖悟能诗，精考订之学，正字说文无间寒暑。尝与顾月樵等为真率会。晚号崆峒居士，年七十六卒。著有《崆峒集》。

时觉按：光绪六年《江宁府志·艺文上》载录。

《伤寒汇篇》 佚　1880？

清铜山陶锡恩(汉云)撰

民国十五年《铜山县志·人物传》曰：陶锡恩，字汉云，三世业医，至锡恩学益精，善治伤寒。中年专小儿科，遇危症，用古方能如所出。与余鹤龄相埒。光绪初，观察使谭钧培设医药局，延锡恩入，贫病者多所全活。年五十卒。有《伤寒汇篇》。

《伤寒一得》四卷　佚　1881？

清嘉定朱士铨撰

光绪七年《嘉定县志·艺文志三》曰：《自序》略曰：冬春伤寒，用麻黄、大小青龙诸汤，投之即愈。若误认温邪，用薄荷、羌、苏诸品，则反伤其气。

《伤寒示掌》 佚　1881？

清崇明卫显民(谔臣)撰

光绪七年《崇明县志·人物志》曰：卫显民，字谔臣，诸生。问学掩贯，兼通医理。

时觉按：光绪七年《崇明县志·艺文志》载录。

《伤寒析义》四卷　佚　1881？

清崇明施镐(缵丰)撰

时觉按：光绪七年《崇明县志·艺文志》载录。

《伤寒析义》四十卷　佚　1881？

清甘泉方奇(问之，偶金，善昌)撰

光绪七年《甘泉县志·方伎》曰：方奇，字问之，号偶金，医名善昌，世居邵伯埭。精岐黄，通经术。著有《修元大道》三章计三卷、《伤寒析义》四十卷，白菊溪、陈芝楣两先生深重之，先后序刊其书行于世。并有《周易翼注》四卷待梓。

《伤寒卑迩集》 佚　1882？

清宝山袁谦(豫来)撰

光绪八年《宝山县志·人物志·艺术》卷十曰：袁谦，字豫来，工小篆，镌刻入古，手制麦藁灯尤精妙。同里陶某字旭年，仿为之，较袁更工巧。

民国《宝山县续志·前志校勘记·艺术袁谦》曰：袁谦，精医理，于方书多所阐明。

民国《宝山县续志·艺文志》卷十五曰：《病机卑迩集》《伤寒卑迩集》《药能广集》《业医必读》四种，均前《志·艺文》未载，今据《袁氏家乘》补之。

《伤寒科》一卷　未见　1883

清平江朱廷嘉(心柏)纂

时觉按：按病证归类，以症状分目。收于《朱氏实法等三种》。

《伤寒杂病论补注》一卷　存　1883

清金山顾观光(尚之，漱泉，武陵山人)辑

《武陵山人遗书提要》曰：《伤寒论补注》，此书据林亿校注《伤寒》《金匮》，谓今次非是，别为宋本目次，于《伤寒论》审订舛误，略采旧说，间下己意为注。尚未成书，仅成辨脉、平脉、太阳上中四篇。(《四部总录医药编》)

时觉按：收于《武陵山人遗书》，光绪九年刊。

《伤寒论辨》 佚 1883？

清六合田杜(树芳)撰

时觉按：光绪九年《六合县志·方技·田淑江传》载录。

《伤寒论注》 佚 1884？

清娄县管士芳撰

光绪十年《松江府续志·艺术传》曰：管士芳，娄县人，世业医。士芳术尤精，注仲景《伤寒论》，章分句析，取王叔和以下诸家说而断以己意，疏通曲畅，于方证多所发明。

《校正伤寒全生集》四卷 佚 1884？

清松江沈忠谨撰

时觉按：光绪十年《松江府续志·艺文志》载录。

《伤寒指归》六卷 存 1885

清海陵戈颂平(直哉)撰

自序略曰：咸丰五年五月十四日，余先君子患寒热往来，头痛，病四五日后，口干思饮，谵语，或神昏不语，七八日后，朗诵唐诗数百首。叩问诸医，此何病也？将何药愈？皆云：火病也，多进凉剂则愈。至二十八日寅初易箦。余昆仲二人痛不知医，搜诸家医书，读之数载，未得门径。不数年，余之子女病痉、病痘而殇者五。至同治三年十月，胞兄竹斋以咯血亡，十二月，母又弃养，终不知何病。又读《伤寒论》诸家注释，无有同者。观病者之病，同其形者多，视病者之死，同其形者亦多。昔仲圣为《伤寒杂病论》合十六卷，此救世之书，有一定之至理存焉。余寝馈五年，仍未得门径。又十有五年，读《大学》至"致知在格物、即物穷理"句，始知不格物则不可致知，于是即《伤寒论》逐字逐句推理穷原，得六经病解，有十二辰为据。于余因列之为图，并著一说，以为初学之津梁，而解此书亦有所依据焉。适有客问于余曰：今君解《伤寒》《金匮》二十余年，易十三稿，功则苦矣，而未免愚甚。余曰：余有愚言，居，吾语汝。余患病用仲景之法亲试之，屡试屡效，乃敢与人服之。而人因有以大胆讥吾者，有以大胆毁吾者，而余即乐为大胆，遵经方制度行之至今，百鲜一失，是则诸家之书虽汗牛充栋，皆不如《伤寒杂病论》之十六卷也。余今仅以著《指归》之故及对客所言之语识之简端。如有高明，于每条胪其谬而补救之，是则余之幸也。时光绪十一年岁次乙酉，海陵戈颂平直哉识于问心书屋。

闵祖瀛序曰：瀛少习举子业，因红巾之乱笔耕四方，暇即喜读医书，然圣经则苦其奥，诸家注释则苦其晦，聚讼纷歧，茫无归宿。光绪壬午，闱后赋闲，寓居吴陵，从直哉夫子游，读《伤寒指归》而后得所依归也。伤寒二字之解，夫子注之详且明矣，无庸赘说。所惜者时人不解此旨，谓仲圣《伤寒论》是专治伤寒一病，而不知"伤寒杂病论"五字相连，伤寒中自有杂病，杂病亦由伤寒而起。医学日晦，伊于胡底？夫人身之阳，宜藏而不宜浮，譬诸炀灶，火越乎灶外，釜中之物失其火化即不能熟。故人病发热每不思食，良由阳气浮外，腹中阴失阳化，不能消谷所致。然则敛阳以归根，岂非治病之要务乎？亦即时俗引火归原之说也。奈何引火归原之说人人知之，引火归原之理人人昧之，滔滔皆是，积重难返。夫子忧之，即以《指归》名篇，令人顾名思义，瀛于此而大有悟焉。人身一小天地，《易》言阴阳，《周易》坤往居外，乾来居内，内阳而外阴，而后天地交泰，故商《易》首坤而次乾，名归藏，此真《指归》名篇之明据也。读者能由此而求之，已误者知改，如倦游之归家，如改邪之归正，未学者知慕，如行人之归市，如百川之归海，使天下殊途而同归，诚医学复明之盛事也。受业乌程闵祖瀛蒲洲顿首谨识。

陆元鼎序曰：太史公传扁鹊饮上池水，洞见人五脏癥结，余尝诵其说而疑之。古今来名医辈出，大率视病若以鉴取影，是殆得天者优，绩学者深，故能真知灼见而无惑，岂必上池水哉？戈君直哉精于医，余权吴陵逾半年，未遑识焉。儿妇妊而病，群医束手，客或荐君，亟延诊视。君曰：是妇胸腹皆酸水，胎损将堕，药不及进焉。俄而妇胎下，大吐酸水，暴厥不知人。君复诊之，曰：孤阳上越耳。投以药，药尽而安。神哉！是即望而知人病在血脉肠胃者乎？是审阴阳于支兰处而立起尸厥者乎？是与洞见癥结者何以异乎？君之言曰：医必澈天人之理，穷事物之变，灵明四照，而后因应咸宜。吾本格致之学，竭力于此二十余年矣。因出手著仲景《伤寒金匮杂病论》见示，有图有说，为文数十万言，追幽入险，辨析毫芒，取精用宏，识解超卓，洵有本之学也。

君既以术名一世，是书也将不胫而走，余无以益君，姑举识君缘始以写倾倒，且以识专家绝诣，有本者固如是也。是为序。光绪十四年戊子夏六月下浣，仁和陆元鼎撰并书。

李承霖序略曰：予素不知医而尝闻海陵有神医戈君直哉者，固未之见也。今春，予家有病者，延直哉主方，病立愈，始知其医果神。然甫见一节，其医道全体尚未及问，直哉出所著仲景《伤寒金匮指归》见示，予读之，竟亦只觉其文理精奥成一家言，而何以有此心得为神医者，仍茫然也。及读其自序，始恍然曰：直哉之为神医也宜哉。夫人之学问可恃者天资也，不可恃者亦天资。直哉自序用功二十余年，稿凡十三易，是以至上之天资，赴以至下之人力，固当超越寻常，上与古神圣精神会合也。故其主方也，详审乎天地五行之理，有确见矣。不游移，不探试，直视病之所在，抉其病而去之，而庸庸者既骇且诟，哗然讥之曰大胆。不知病贼也，药兵也，医者兵之主帅也，人之藏府，城郭人民也。主帅者，不知贼之趣向深浅，城郭人民之形势，第以羸兵牵延其间，幸而未大误，贼自殄则已，否则贼大猖獗，始以重兵蹑其后，势固处必败，幸而不败，又幸而竟灭贼，而城郭人民元气已消烁殆尽，顾反讥料敌如神、不老师、不伤民、从天而下瞬息杀贼者为大胆，有是理乎？直哉于仲景之论注之惟恐不详，小心也；书名指归，意在法有归宿，亦小心也。惟小心乃能大胆，则谓为小心可也，即谓为大胆亦何不可？若无小心惟大胆，真无胆耳，非大胆也。然则大胆两字，彼庸庸者尚不足以知之，而用以讥直哉，洵不值直哉一笑哉。予素不知医，门外汉也，不敢强作门内语，因就直哉天资人力之运以小心者书之简端，或亦门内者所不弃乎？光绪十四年季春下浣，丹徒雨人李承霖序，时年八十有一拜手敬叙。

王贻典序略曰：吾邑戈君以医名，业此道三十年，其治病悉用经方，以余近所见，颇有验者。顾世俗见其方，无不目瞪舌咋，哗然非之，至举以相谐噱。君一意孤行，负众谤而不恤，成《伤寒金匮指归》共二十卷。盖君此三十年，始之以勤恳，继之以坚忍，卒能矫然自拔于流俗所成就有如此者。问序于余，余故为述时俗之情状以复于君。至于君所著书，章句训诂衡以余辈文或有未尽合处，余以不知医故，姑付阙如云。光绪十三年冬十二月丁亥朔，同邑王贻典石逸甫序。

刘法曾序略曰：直哉戈君感此，奋发思欲挽救，谓有一编可祛诸弊，则如《伤寒杂病论》者。权舆夫炎代，滥觞于长沙，维彼黄经岐典，此闯其庭户，惜者王注成笺，未涉其堂奥。于是讨幽旨，阐秘思，然脂宵书，弄墨晨写，实事求是，窃比于河间，虚衷研索，远绍夫汉学。盖虽左太冲之门庭藩溷，皆著纸笔，韩吏部之爬梳剔抉，作为文章，有其过之无间然矣。论者每谓医者意也，因意变通；药者瀹也，随证疏瀹。顾乃癖嗜故籍，创为高论，是犹房琯车战，卒覆唐军，安石官礼，且祸宋国。不知学古乃有获，见于高宗之命，作相须读书，闻诸艺祖之旨，必欲訾议古法，从事俗工，则是季世密勿转胜伊旦，近代平章高轶丙魏，不亦慎乎？何其戾也。特是法者攟拈斑管，西抹东涂，远想灵兰，南涂北辙，猥荷襟倾，拜索弁语。作虎鹿形而学华佗，不过儿嬉，呼牛马走使传仓意，安知神妙？徒以斯道有真是非，良医无幸生死，剙兹编也，论病及国，原诊知政，义通儒门，词极训雅，用是不辞喤引，莫名赞叹。先圣人重赖后学者，君为辅仲景之功臣，门外汉强作个中人，我是识伯休之女子。光绪丙戌相月上浣，同里刘法曾拜手敬叙。

民国二十年《泰县志稿·艺文志》曰：《伤寒指归》十卷，此书发明半表半里，将人身分为八部。其主要在藏阳当存阴液，以留抵抗地步，使神经不致最后受焚。用药不用羌活、独活、枳实、郁金，即存精液之义也。解字用《说文》，不无附会，间有一二语新奇可喜。《神农本草》曾收入《太平御览》内，戈氏依据之，其原文殊可宝。所注《素问》八十一篇、《金匮》十卷，论说一如《伤寒》。自戈氏书出，本邑医学寖有复古之意。

时觉按：收于《戈氏医学丛书》，有光绪间抄本藏长春中医药大学，2008年中医古籍出版社据此影印出版。又收于《四库未收书辑刊》。

《伤寒金匮指归补解》，《六经传说》　佚　1911？

清泰兴曹国枏撰

民国《泰兴县志稿》曰：曹国枏，知医并地学。著有《六经传说》《伤寒金匮指归补解》《地理辨证说明》《全书秘奥说明》。

《订正医圣全集》不分卷　存　1888

清吴县李缵文（彦仲）编

自述曰：人身脏腑、营卫、经络为病，每见证于外形，所以四诊望字居首，而论证之细莫如仲圣。文刊《保寿经》，辨证已精而且备，然每每散见于诸论篇中，设非熟读深思者，仓卒之间碍难寻按，且仲圣后名贤方证，有可以阐明经旨者，亦何忍淹没。兹以人身外形、外感、内伤分门类，凡《保寿经》已有之方证，下但切小脚码，言此证此方在《保寿经》第几页上也；曰针线，仿《纲目万方针线》之制也，其后世名贤方证，均附于各门类之后，则全文录出；曰拾遗，盖集仲圣遗下，拾而增之也。不得不剜肉补疮，再付梓人，冀传后世，名之曰《保寿经针线拾遗》，聊以备贫户男妇急切时容易翻阅，初不计市廛名家之非笑云尔。再，谚云千方易得，一效难求，夫既重之曰方，又云难效乎哉？盖自医学沦于市侩，惟利是图，偶得真方，秘而居奇，复恐人之欲窃其秘，多造伪方，淆乱于中，于是方日多，效日少。自李氏《纲目》至今，又不知增出几万万方矣。文每苦于开卷望洋，一病试百方，非徒无益也。今择文及身亲验者，下注一"亲"字，言此方实在亲验者也。若揆诸理无差，购其药易备，中正和平，可以待后人采择，而文尚未亲验者，下注一"待"字，言留以待后人之收效也。每病一方，而多选亦不过三方，一治实，一治虚，一治其变而已。方不求备而求精，药不尚奇而尚效。愚者千虑，伏望大方家真君子鉴定。大清光绪癸巳二月日，散花痴侬李缵文彦仲氏识于江南苏州府昭文县大东门内元兴公典之钱房。

《中国医籍通考》按曰：李氏自述所云之《保寿经》，指此书中所载之仲景《伤寒论》《金匮要略》文，即第一至二百八十六页。第二百八十七页有小字注：此接《保寿经》卷下二百八十六页页数。其以下内容即所谓"针线""拾遗"。

时觉按：是书又名《伤寒论释义》《订正仲景伤寒论释义》《保寿经名医必读》，有光绪十九年刻本藏中国中医科学院、南京图书馆及上海中医药大学、南京中医药大学等处；又有宣统元年上海文瑞楼石印本。

《寄梦庐伤寒述注》八卷　存　1890

清古疁秦冠瑞（倜松，铁松）辑

自序曰：尝考医书之中，《素》《灵》而外，首重《伤寒》，故张长沙为医门之圣，犹儒之圣孔子而宗师焉。迨西汉以来，数经兵燹，《卒病论》六卷已不可复睹，仅存《伤寒论》十卷，为晋太医令王叔和撰次成叙。从此，三百九十七法、一百一十三方流播人间，为医书鼻祖。但论中义例繁多，意旨精深，仓卒之间难于检究，初学之士未易贯穿。况经兵火，既有翻乱之嫌，而亦不无残缺之憾。自晋至宋，得成无己顺文为注，颇有发明之功。嗣成氏而继起者，注解不下百余家，然各有精当语，亦各有隐晦处，或将篇目序次颠倒后先，或因表里风寒罔谈汤剂。即以王履、陶华、韩祗和之贤，犹或谓古方不可治今病，或谓仲景书为即病之伤寒设，不为不即病之温病设。是以自古及今，有志仲景书者率多徘徊门外，如仰泰山之巅无阶可升，如观东海之洋无涯可就矣。余家素富收藏，而于医门一书为多，戊寅春仲，偶阅泾县包诚《伤寒审证表》，均以黄氏编第分别本病、经病、府病、藏病、坏病，及传府传藏、入阳入阴，纲举目张，各归各门，使学者一目了然。然限于表例，苦无注释，亦一恨事。余不自揣，集各家注中精蕴，录于经文之后，述而不作，以便读者易于翻阅，岂敢作灾梨祸枣计哉？光绪十六年戊寅清和月，古疁秦冠瑞倜松氏序。

潘霨序曰：岐黄一道，《素》《灵》以下，赖有张长沙《伤寒论》为之阐发其奥，而词旨深远，医家往往难于通晓，至以坟典目之。余自幼入官京洛，暇时展读，喜其于内伤外感各症条理毕赅。咸丰五年七月，应召至京，进寿康宫视脉，屡次上邀恩眷幸无贻误者，皆得力于《伤寒方论》居多。始信此书为医家必读之书，犹学者之于六经，不能舍之而外求也。然自晋王叔和编次之后，宋成无已始有注释，踵其后者不下五十余家，各抒己意，妍媸参半，学者苦无执中。余曾刊《伤寒类方》行世，然仅便于记诵，而各家注中精确处限于篇幅未能收入，深为憾事。嗣又奉命巡抚豫章，以秦君倜松系葭莩亲，挐舟话别，见其案头著有《伤寒述注》，披阅一过，所有诸注中精确语悉经录入，使读者开卷了然，于济世大有裨益，真所谓先得我心者矣。爰跋数语于后，以志钦佩。光绪十七年杏月既望，兵部右侍郎都察院右副都御史历任湖北江西贵州巡抚年姻愚弟潘霨拜撰。

程其珏序略曰：嘉定秦君铁松，予同年友也。前任疁城时得晋接之，瑰奇倜傥，卓尔不群，百家诸子，慕古尤深，而未知其能医也。岁庚寅冬，余任娄东，秦君忽来晤，手执一编，乃自著《伤寒述注》，求序于余。余门外汉也，何能序？而读其大旨，大约得力于张仲景《伤寒论》者为最，故以其心所得者详为述注。呜呼！其功大矣。倘铁松他日假尺寸柄，则将以其所素习者以医国而医民，安见良医之功不与良相之功同途而合辙哉？此固鄙意为铁松进一义者，请质之以为何如？因归其编而跋之。光绪十七年清和月既望，知太仓直隶州事年愚弟程其珏拜撰。

顾大立序略曰：余盟兄秦君倜松，博学好古，过目成诵，精九数，善绘事。比年来悯家人妇子之误于庸医也，因屏弃诸学，专攻岐黄，于书无所不读，故其治病往往有奇效。日者以所著《伤寒论述注》示余。余受而读之,其体例则仿之包氏《审证表》,其所集各注则去取甚严,无一非前人精当语,诚足为有志仲师书之津梁矣。倜松《述注》之作,岂好劳哉?读书而不能知所适从,其弊正与不读书等。倜松知其然,故为之辨别焉,而辨别无不精,为之决择焉,而决择无不当,其学与识之兼到为何如乎?由是据经证病,因病立方,既有此迷途中之指南,而人费之讥,学者亦可以少免也已。光绪庚寅七月既望,通家弟长洲顾大立序于歇浦旅次。

马大成序略曰:倜松秦君酷好医学,闲居讲论,每谓轩岐之道至今几废,虽赖有《伤寒论》一书阐其精义,发其所未发,于心终觉歉然。爰集诸家之注释,择其语有可采者录之,无义不搜,无微不显,名之曰《述注》,以示不参己意。凡一字一句,无不各有所本而来也,几易寒暑而书始告成。后之读是书者,苟能细心体会,虽《卒病论》已亡,而触类旁通,自可以括夫万病也。余忝在谱谊,幼习医学,曾有志而未逮,倜松真先得吾心矣。因志数语而为之序。光绪十六年端午日,郭泽马大成展卿氏书于耕余圃。

凡例略曰:一、凡《伤寒论》经文各部不同,或抄录者差误,或惊奇者删改,是编悉遵王叔和原文。一、凡经文章节前后,诸家颠倒,各执一见,或是或非,令人难于查阅。今仿泾县包诚《伤寒审证表》例,分别本病、经病、府病、藏病、坏病,及传府传藏、入阳入阴,似较别本易于翻阅,且使初学知某条经病、某条府病,某条症已传府,某条症已传藏,宜汗宜下、宜和宜温,不致妄作妄为矣。一、凡《伤寒论》注解,自成氏以降,不下百余家,其中岂无精当语?然各有所长,亦各有所短。今于诸注中选择其与经旨符合者,汇录成书,使一目了然,庶不致有望洋一叹。一、凡是编既仿包诚《伤寒审证表》例,而表中有遗失原文颇多,无从纂入,因另立一册附于卷末,其例仍分六经,使读者易于查阅。

时觉按:有稿本藏上海中医药大学。古疁,即疁城,一名疁塘,在今上海嘉定。

《伤寒六经病解》不分卷　存　1889

清慈溪柯琴(韵伯,似峰)原撰(侨居常熟),阳羡余景和(听鸿)注释,胡筠青抄辑

时觉按:有稿本二册藏辽宁中医药大学。封面书:"伤寒六经病解,听鸿氏订",无序,不分卷,卷端书:"伤寒六经病解一卷",系余氏注释柯氏《伤寒论翼》之卷下者,内容依次为太阳病解、阳明病解、少阳病解、太阴病解、少阴病解、厥阴病解、制方大法,序次并与柯氏同。字迹虽工,页面却乱,涂改删添之处颇多,当为《伤寒启蒙集稿》之初稿,后又增补订正为《余注伤寒论翼》。胡筠青抄辑,据《余注伤寒论翼自序》"及门胡筠青茂才随讲随录,未及三月,装订成帙,曰:可为此书之浅解矣"。

《伤寒启蒙集稿》七卷　存　1889

清慈溪柯琴(韵伯,似峰)原撰(侨居常熟),阳羡余景和(听鸿)注释,胡筠青抄辑

跋曰:此即柯氏《伤寒论翼》所□,吾师讲书之时,逐句细解,今忆而注之,可与初读《伤寒》者为敲门砖耳。因坊间无行本,《四库提要》中有之,无注释。

时觉按:有稿本三册藏辽宁中医药大学。封面书:"伤寒启蒙集稿,三易,己丑听鸿手订",无序,卷端作:"伤寒论翼快读集,慈溪柯韵伯先生著,荆溪余景和听鸿纂",卷一"伤寒论翼快读集"下贴"余注伤寒论翼"。全书七卷,系余氏注释柯琴《伤寒论翼》之卷下者,卷一至卷六依次为太阳病解、阳明病解、少阳病解、太阴病解、少阴病解、厥阴病解,卷七为制方大法,序次并与柯氏同。后余氏得《论翼》卷上,为注释《全论大法》至《平脉准绳》七篇,作一卷,是书七卷改三卷,共四卷,为《余注伤寒论翼》。

《余注伤寒论翼》四卷　存　1893

清慈溪柯琴(韵伯,似峰)原撰(侨居常熟),阳羡余景和(听鸿)辑注

余景和自序曰:余家自遭庚申之劫,一门殉难,髫年失学,不克继祖父书香。孟河诸前辈悯其孤苦,导之习医,并假书读之。《灵》《素》《难经》,文词古奥;《千金》《外台》《经疏》《总录》,卷帙浩繁;金元诸家,疵醇难辨,细绎数载,愧无师承。费兰泉先生曰:南阳《伤寒论》,为医家之正宗,乃学者之津逮,万世不出其范围者也。后贤叠为注释,删补数十百家,当择其善者从之,细心研究,极其变化,终身用之而无尽期,此仲圣之书不可不读也。遂专意于伤寒数种,及读柯氏《来苏》,《论注》《附翼》两种,条理疏畅,议论明晰,微有一隙之明。考吾乡曹青岩先生《医学读书志》,柯氏《来苏》有《论翼》二卷,共八卷。而叶香岩先生批《附翼》序,只柯《论注》四卷,又疏著《附翼》二卷,止六卷。岂《论翼》两卷,乾嘉时坊版已遗佚欤?或叶氏之序是伪耶?然坊本载《论翼》韵伯自序一篇,有序而无书,若作《附翼》之序,与文不合,心窃疑

之。吾葆蕖伯祖、麓泉堂伯为阳羡名医,数世遗书甚富。偶检阅之,内有旧抄《伤寒快读》一册。暇辄与儿辈逐句讲解,及门胡筠青茂才随讲随录,未及三月,装订成帙,曰:可为此书之浅解矣。庚寅秋,访福山何君子范,闻有《伤寒论翼》抄本,急索观之,乃太阳病解至制方大法,即《论翼》之下卷也。相沿传抄,鲁鱼多误,乞能静居士更正之。柯氏三书精华荟萃,惜《论翼》一书久已散佚。今将《论翼》原叙录于首,六经方解论列于后,附柯氏书例一则,历代伤寒书籍考一则,附入浅注,便于初学,岂敢问世?扫闲居士见而爱之,曰:不但为柯氏之功臣,且嘉惠杏林,洵非浅鲜。慨然助资,寿诸梨枣,遂名曰《余注》以别之,都为四卷。刊成,索余弁其端,遂志缘起如此。海内博雅君子匡以不逮,所深幸焉。光绪癸巳花朝,阳羡余景和听鸿氏序于海虞寄舫。

孙思恭序曰:尝谓元气之真,必待于保全;性命之正,必加之存养。近世人心争趋乖巧,元气日凿,性命日脆,而阴阳风雨晦明六气又撼之于外,由是疾疠夭札,比昔为多,良可悯焉。予随侍家居,体既孱弱,性复疏懒,顾鹿鹿于日用出纳之事,旧时举业,一切荒废,不知书,何知医?予独于交际之地,遇事有力不克济者,辄乐助之,不忍辞,过后自笑,不自解其何因。迩年来体有不适,每延听鸿余君诊治。余君精医理而淡于货利,达人也。去冬以柯氏《伤寒论翼》见示,曰:是书也,今无传板,两番抄录,始成完本,因门下之请,释以浅语,俾易通晓云尔。顾余君之意雅不欲刻以问世,予固请之始允,乃代付梨枣,缮刻以广流传,盖不欲任柯氏之书之失坠,且不忍没余君抄录注释之苦心也。至是书有益医家,世之明眼人自能辨别之,不赘言。时在光绪十九年岁次癸巳夏月,会稽扫闲居士顺斋孙思恭序。

时觉按:有光绪十九年会稽孙思恭刻本等多种版本藏中国科学院、中国医学科学院等处。

《伤寒发言》 佚 1893?

清常熟余景和(听鸿)撰

民国九年《余姚六仓志·方伎·胡虞祥传》曰:胡虞祥,字云卿,诸生。少善病,学医,慕常熟余听鸿名,从之游。听鸿负时望,著《伤寒发言》行世。生平不轻许人,独可虞祥,学窥《灵》《素》,泛览诸名家书,独有见解。虞祥为人治疾多奇中,且能决人生死于数月外多验。后行医沪上,宿疾复发,足痿,犹褥而诊,户外屦常满。病中有感怀诗云:归期枉自卜金钗,病骨支离瘦似柴。惆怅夜阑人静后,秋虫吊月泣空阶。病剧还里,甫抵门,气奄奄绝,终于家。

民国九年刻光宣《宜荆续志·人物志》之《徐祝封传》曰:余景和,字听鸿,候选主簿。承从父麓泉家学,业医常熟,贫者免酬金,全活甚众。著有《伤寒论翼》四卷、《外科医案》四卷。阳湖赵烈文大令为鉴定、会稽孙思恭司马刊行。尝翻刻叶天士所选《医衡》一书,以惠来学,兼以济世焉。

时觉按:是书或为《余注伤寒论翼》之又名。

《余注阴证略例》一卷 存 1906

金赵州王好古(进之,海藏)撰,清常熟余景和(听鸿)注

王好古自序曰:圣贤所言阴证,如岐伯、阿衡、仲景、叔和,故已备矣;《活人》、许学士、韩祗和、成无己,又甚详矣。后人尚有采择未精,览读有阙,予所以从而次第之。然今之病者,得之有内外之异,或不与经符;合之有色脉之殊,或不与方契;形候相若,似是而非,众所共疑,莫之能辨。取其如此者,又从而比类之。非帘视壁听,仿佛未真也,阴阳寒热,如辨黑白矣。使医者不动声色,蠲去疾疴,免横夭以无辜,皆康宁而得寿,予所愿也。每虑浅识,或有所遗,敬候来贤,幸为改正。壬辰岁夏四月初十日海藏老人古赵王好古序。

余景和注曰:此一节海藏深思远虑,阴极似阳,最易差错误治,所以不与经符合之,屡次试验之法搜集此中,故云“不与经符合”也。

王好古又序曰:予作《阴证论》一书,其本有三,有多寡之异焉,非固如是之不同也。大抵圣贤之言,非一读而能尽,故每有所得,不敢以前说为已足为已定而不为之增益也。故初本在河南,傅梦臣辈所录则简而少;次本在吾乡,寄北京时,颇增三二论;自壬辰至丙申几五载,而复增随条,并药后断例。前人所言本意,与其所从来,或为之是,或为之小异,或又有言外不尽之机,一一具陈之。欲质之明者,则求之诸郡而不可得,但读之既笑且嘻,长叹而已,不知何日复得吾东垣李先生一问之,吾之心始可以少安矣!吾之所以书此者,犹恐其未尽前人之意耳!丙申中秋二十有一日再题。

麻革序略曰:海藏先生王君进之,家世赵人,早以通经举进士,晚独喜言医,始从东垣李明之,尽传其所

学，后乃精研极思轩岐以来诸家书，驰骋上下数千载间，如指诸掌。予在大梁时，闻其名诸公间籍甚，独以未识为恨，今年秋来晋州，始得候先生于馆舍，观其气和而凝，志一而定，有道者也。与之游，甚闲，暇日出一编书授予，且谓予曰：伤寒，人之大疾也，其候最急，阴证毒为尤惨，阳则易辨而易治，阴则难辨而难治。若夫阳证热深而厥，不为难辨；阴候寒盛，外热反多，非若四逆脉沉细欲绝易辨也；至于脉鼓击有力，加阳脉数倍，内伏太阴，发烦躁欲坐井中，此世之所未喻也。予恐其误，积思十余年，盖考自岐伯，迄今洁古老人，摭其精要，附以己说，厘为三十余条，有证有药，有论有辨，名之曰《阴证略例》，将锓以传，以诏后学，且与天下卫生之君子共之，子盍为我题其端？予退而伏读之，善之曰：异乎哉！未有是书也，其于救物利生之念深矣！至其论阳证见阴脉者死，谓有外阳内阴，若与阳药犹可生；若及阴阳易分寒热，阴阳易随仲景三经用药，皆出古人言意之表，学者又不深思而熟味之。噫！世之著书立言者多矣，其甚高难行、泛言无实者亦有之。然则是书之出，其知者必以为精思妙用所传，证以古今，不可诬也；其不知者则茫然无考，只以为悠悠谈甚高难行也。予以为获一人贤者之知，不犹愈千百愚人之不知者，则是书可以传信行世无疑矣。故内翰王君从之尝题曰“世所未闻”，真知言哉！比先生过上党，主吾故人文之，疗数阴疾尤奇中，皆书中所可概见者。文之始亦骇，不敢用，及已试，叹曰：误人多矣！昔太仓公所上治验，太史氏列之传末，近代钱仲阳尝所治病，阎孝忠记于论证后。今从先生得所书主治次第，谨编如左方，亦足以证愚者之不知者。文之姓宋氏，讳廷圭，长平人，世亦号善医云。岁癸卯冬十一月中瀚日王官麻革信之谨题。

余景和注曰：仲景医圣，德备四时，汗吐下三法开张子和之先，黄芩白虎开河间之先，建中理中开东垣之先，复脉阿胶黄连开丹溪之先。今海藏单揭阴症起见，惟读是书者又不可偏执温药，混治阳症，归咎于海藏。将仲景三条下于阳症合而参之，自然贯通矣。又曰：海藏此书专将阴症摘出，补偏救弊，欲将凉药世界化冰雪为阳和，生生不已。不料至今日未能挽转此风，每遇阴症，往往不起，半为阳症认识不真所误。惜哉！此书未能行世。

钱曾曰：海藏老人《阴证略例》一卷，海藏老人王进之尽传东垣李明之之医学，谓“伤寒乃人之大疾而阴证毒为尤惨，覃思数年，掇古人之精要，附以己说，厘为三十余条，有证有药，有论有辨，以成是书刻之”。为前序者麻革信之，乃遗山之好友也。

汪曰祯序曰：《阴证略例》一册，元海藏老人王好古撰，以伤寒阴证较阳证尤难辨，故作专书以发明之。审证用药，具有条理，前有麻革信之序。考《四库》著录，海藏医书有《医垒元戎》十二卷，《此事难知》二卷，《汤液本草》三卷，独无此书，盖当时尚未出也，而明人论《东垣十书》者，亦未见此书，知为罕觏之秘笈矣。此本前有虞山钱曾遵王藏书一印，又有惠定宇手定本一印，又有孙印从沾庆增氏二印，中有惠栋之印字曰定宇二印，后有孙庆增家藏一印，近为吾友震泽吴君晓钲所得，真旧钞也。好古，字进之，赵州人，以进士官本州教授，自金入元。少时与李杲东垣同游张元素洁古之门，而年辈较晚，其后复从学于东垣，故《医垒元戎》称先师洁古老人，又称东垣李明之先生。而此书麻序但云海藏先生王君进之，家世赵人，早以通经举进士，晚独喜言医，始从东垣李明之，尽传其所学，册末自题亦云：不知何日复得吾东垣李先生一问之，并不及洁古，何欤？然书中首列岐伯阴阳脉例，即次以洁古老人内伤三阴例，乃次以海藏老人内伤三阴例，而伊尹、扁鹊、仲景诸例具论于后，虽不称先师，而尊师之意已隐然见于言外矣！或有訾其用药过于温热者，不知专论阴证，何可杂入阳证治法！海藏著述俱存，岂但能治阴证，不能治阳证者？安得以后人不辨阴阳，偏执治误，追咎古人哉？自序题壬辰岁，为金哀宗天兴元年，即蒙古太宗四年，册末自题称丙申秋，乃蒙古太宗八年，金亡已三年矣！麻序题岁癸卯，则太宗后乃马真氏称制之二年也。《医垒元戎》成于丁酉岁，在此书后一年。唯《此事难知》自序题至大元年，则上距金亡已七十余年，岂海藏享上寿，至武宗时犹存耶？抑至大当是至元，刊本之讹耶？并书以俟考。同治三年岁在甲子秋七月乌程汪曰祯书于上海寓舍。

《续修四库全书提要》曰：元王好古撰。好古有《医垒元戎》《此事难知》《汤液本草》诸书，《四库》已著录。是书旧罕传本，惟见于元杜思敬《济生拔萃》中，乃节录之本。钱曾《读书敏求记》载此旧抄足本，后归元和惠栋，又归震泽吴晓钲，乌程汪曰桢详为之跋，光绪中归安陆心源得之，刊入《十万卷楼丛书》。卷末好古自题，谓作《阴证论》，其本有三：初本在河南时，傅梦臣辈所录，最简少；次本寄北京时，颇增三二论，自壬辰至丙申几五载，复增随条并药后断例云云；是本乃其最后定本也。所采伊尹、扁鹊、仲景、叔和、许学士、韩祇和、成无已诸说，凡九家。自序略称：前人所言阴证已备且详，后人采择未精，或览读有阙，故从而次第之。病者得之有内外之异，或不与经符，形候相若，似是而非，众疑莫辨，又从而比类之。其大旨尤重辨脉，于前人合观详辨，时得古人言外之意。后附海藏治证八条，盖以为其说之证也。案：吴江徐大椿《慎疾刍言》中有论阴证一条，极言近日之医，举寒热杂感病势稍重者皆指为阴证，力诋其滥用温补之弊，盖为赵献可诸人而发。若好古此书，辨证极细，审用其说，当不至如彼之弊。窃谓仲景书于三阴证治，原已应有尽有，后人不能越其范围，而用药大醇，于阴证取效如响斯应，似无待他求。好古之学出于张元素、李杲，力矫寒凉，其所采列后人方药，燥烈或不免过甚，斯在读书者善会之耳。

时觉按：《联目》《大辞典》俱不载，有余听鸿批注稿本藏常熟余氏得一堂，常熟虞麓山房以"古法樵印"复制该本的复制本。

《伤寒金匮合编歌注》八卷　佚　1891？

清金山张国治（子瑜）撰

光绪十七年《枫泾小志·志人物》曰：张国治，字子瑜，官江苏清浦县主簿。好吟咏，尤精于医。著有《伤寒金匮合编歌注》八卷、《本草注释》四卷、《枕中诀》四卷、《石经书屋吟稿》两卷。

《伤寒论尚论篇辨似补抄》八卷　阙　1892

清新建喻昌（嘉言，西昌老人）原著（侨居常熟），会稽高学山（汉峙）发明，陈锡朋（勉亭）校补

时觉按：有光绪十八年稿本藏中国医学科学院，现存七册七卷，缺第一册"太阳上篇"，故序言、凡例、目录均佚失不存。全书体例，各分六经，先是"证治大意"，下署：西昌喻昌嘉言著；次则"总说"，下署：古越高学山汉峙校正发明；再次则分篇阐述各经证候诊治，主要引述喻昌、柯琴之言，并高氏发挥自家见解心得；又有"伤寒尚论未编条"，署：慈溪柯琴韵伯编注。如阳明经，喻昌"阳明经证治大意"、高学山"阳明经总说"之后，尊喻氏意，以太阳阳明为上篇，正阳阳明、少阳阳明为中下篇；少阳、厥阴则为全篇，而太阴、少阴各分前后两篇。

《仲景全书》五种二十卷　存　1894

明海虞赵开美（玄度，如白，清常）原辑，清武阳胡乾元（子善）增辑重刊

子目：明张卿子《集注伤寒论》十卷，金宋云公《伤寒类证》三卷，清曹乐斋《运气掌诀录》一卷，汉张机《金匮要略方论》三卷，金成无已《伤寒明理论》三卷

胡乾元《重刊仲景全书叙》曰：余幼不知医，因室人产后咳嗽，医者皆不知其为阳虚内寒之症，始用清凉发散，继则滋阴降火，年余而病益加剧。友人朗然江翁代延曹乐斋先生至舍，诊视而惊曰：殆哉！此服寒凉之误也。连用大剂温中回阳，病虽减而形已坏。先生曰：脉见浮而虚，重按全无，兼之运气中尸棺墓已全，毫无生气，如树根本已枯，不过小满矣。无何，果如所言。呜呼！余之室不死于病而死于医，不死于医而实死于予之不惽于医，是则余之自误耳。始悉先生术之精妙，乃踵门而请业焉。先生不惮劳苦，凡《灵枢》《素问》以及《伤寒》《金匮》《脉诀》、五运六气之书无不口讲指画，开迪愚蒙，于以知年之加临，气之盛衰，天人之所以合应，继而复读肯堂《准绳》、嘉言《尚论》，以及舒氏、汪氏、丹溪、河间、东垣、子和诸贤绪论，方知仲圣遗书已为诸君各出手眼剪裁大半，而运气之心法尤罕有言焉。余承师授，有《运气掌诀录》秘帙置之箧中，今四十余年矣。适余长孙于沪上与日本医人交好，见案头有伊国所刻《仲景全书》，归而告余，余曰：噫！此仲圣之原书，中国所传久经窜易，不图完璧犹存于海外也。汝曷为我致之？明年予孙至沪，医人名已大噪，因述余意，医人曰：吾国之书板焚毁已数十年，此吾祖之所遗也。予孙力借以归，予欣然展读，与予藏运气秘帙正相符合，于是予数十年之心始无歉然矣。予幸得睹其全，因亟为钞出而归之。成都邓少如氏愿为重刻以公诸世，即举以付，并将《运气掌诀录》一册附列于后，读者得以互相印证，俾先圣遗篇不致失传于中土，斯则医林之大幸矣。大清光绪十八年九月望日，武阳胡乾元子善氏序。

时觉按：光绪二十年甲午成都邓少如崇文斋刻本藏中国国家图书馆、中国科学院、中国医学科学院、中国中医科学院等处，有民国上海千顷堂石印本、受古书店、中一书店石印本等版本。

《伤寒类经》不分卷　存　1895

清青浦王祖光撰

自序略曰：昌邑茂才黄坤载，于各经指出来路去路，以验经气之联贯，病气之出入，且于每经交换处

指出线索，其说殊为明快，诚读《伤寒论》者之指南针，千百年来未有之书也。顾惜其讹处尚多，且有杜撰之解，执其自是之见，屈经而就己说，贻误来学，亦复不少。长乐孝廉陈修园氏才高识卓，见诸注《伤寒论》家皆倒乱原文，全失仲景真传，因谓仲景一部书全是活泼泼天机，爰溯原于《神农本经》、《灵素内经》、越人《难经》，而于《伤寒论》阐幽显微，为《浅注》一书。其章节起止条贯处则丝毫不紊，前后照应互异处则血脉相通，妙于虚字会出精奥，尤妙于无字处悟出至理名言，洵为仲景之功臣，后学之津梁。以黄氏较之，黄不如远矣。今取黄氏法而采陈氏说，更细为推衍之，以见万病之来各有系属，兼见之症各有根由。学者平日心中了然，临症指下亦自能了然而不难按法施治矣。编成，因思国初洄溪布衣徐灵胎氏于伤寒有《类方》一书，测伊圣汤液经以推究仲景著论之根底，故类方不类经。今为辨明经脉串错起见，欲以醒学者之目，故类经不类方，惟倒乱圣经，亦不免为陈氏所诮耳。时在光绪二十一年乙未长夏，青浦王祖光定稿。

时觉按：有光绪二十年稿本、光绪二十一年抄本藏上海中医药大学。

《伤寒正义》二十卷　佚　1895？

清扬州叶霖（子雨，石林旧隐）撰

时觉按：民国十年《江都县续志·艺文考》载录，叶氏并有《难经正义》六卷。

《伤寒类方歌纂》不分卷　存　1896

清江都耿刘霦（蕉录）编次

时觉按：有传抄稿本藏中国中医科学院，前后无序跋，亦无目录。分桂枝汤类、麻黄汤类、葛根汤类、柴胡汤类、栀豉汤类、承气汤类、泻心汤类、白虎汤类、五苓散类、四逆汤类、理中汤类、杂方类，共十二类，以七言歌诀述各方。《联目》《大辞典》作《伤寒类方金匮方歌纂》，封面、卷端均作《伤寒类方歌纂》。

《伤寒论汇解》　佚　1901

清江阴钱荣国（缙甫）撰

民国九年《江阴县续志·人物·文苑》曰：钱荣国，字缙甫，岁贡生，权苏州府学教授。幼读能通经义，长并通《灵》《素》诸书，肄业南菁书院，益从事著述。著有《诗书易三经讲义》《礼记丧服传今释》《诗经白话解》《论孟通俗解》《伤寒论汇解》《春雨堂诗钞》若干卷。

《六经说》一卷　存　1902

清长洲赵廷玉（双修）撰辑

时觉按：前后无序跋，无目录，所载为六经病症。收于《赵双修医书十四种》，有稿本藏中国中医科学院。

《伤寒条解》一卷　存　1902

清长洲赵廷玉（双修）撰辑

时觉按：前后无序跋，无目录，选三百余条原文按六经编次，逐条注解。《赵双修医书十四种》另有《伤寒明理论》一编，同成氏。

《伤寒秘要》一卷　存　1903

清吴门顾时田（相轩）撰

时觉按：有光绪二十九年抄本藏中国中医科学院，前后无序跋，亦无目录，注：光绪二十九年岁次癸卯闰月，吴门后学顾时田字相轩，读于敦复书屋。分九十七目，阐述伤寒证候，并附述方剂及其加减变化。馆藏卡片有李鸿涛注：经与《伤寒补天石》对比，此书为彼书抄本而篡改名者。

《伤寒类辨》，《类伤寒辨》不分卷　存　1907

清吴郡黄寿南（福申，沁梅）辑

《伤寒类辨》卷末按语曰：既列《伤寒类辨》，而杂症亦有发热内痈，亦有发热外科初未现形，亦有发热既非伤寒、形类伤寒，故不得列于《伤寒类辨》，当另次其目，曰《类伤寒辨》。以前之类，乃类中分类也；后之类，乃类而不同类也。丁未岁，光绪三十三年二月初三甲子日，寿南信笔记之。

《类伤寒辨》题下注曰：类者，似是而非也，故宜分别。古人因伤寒、温病不分者多，乃以杂病入类伤寒，今先分《伤寒类辨》，兹集杂病《类伤寒辨》也。

时觉按：收于《黄寿南抄辑医书二十种》，与《不倦庐观书札记》三书共一册。《伤寒类辨》，黄氏辑录真伤寒、温病、热病、冬温、冬温春发、时气温病、时气续说、春温续说、温热、湿温、暑温续说等篇；《类伤寒辨》辑痰饮、伤食、虚烦、脚气、外症等篇。

《伤寒详解》 佚 1908？

清宜兴法文淦（功甫）撰

民国九年刻光宣《宜荆续志·人物志》曰：法文淦，字功甫，冠卿子，世业医。文淦克传家学，治病如神，于仲景伤寒一科尤邃，四方求医者舟舆争辏其门。著有《伤寒详解》《诊余丛谈》等书。门弟子得其绪余，多以医著，金国香亦其一也，当时邻近县邑诸医大抵渊源文淦，称为法派。其三子燮廷，字子馥，亦善医，有和缓之目。治伤寒，药不尽剂即愈，人称为法半帖。法氏业医累世，皆著盛名，至燮廷已传世十四，故所业益精云。

《古方通今》不分卷 未见 1909

清无锡丁福保（仲祜，畴隐居士）撰

《丁氏医学丛书提要》曰：极效之古医方，其分量往往数两数升，与今制不合，因此不能通用。是书将古之权衡改为今之分量，其方药尤有特效。

时觉按：选介伤寒、金匮方一百九十八首，述其主治、组成、剂量、煎服法。

《伤寒论通论》不分卷 存 1909

清无锡丁福保（仲祜，畴隐居士）撰

时觉按：前后无序跋，亦无目录，体例同《内经通论》，杂录各家之说以成。引录《襄阳府志》、李濂《医史》、《伤寒论自序》《四库全书提要》等，末为顾观光《读外台秘要书后》，列《伤寒笺释姓氏》二十六家，附《金匮通论》一则。有宣统元年上海文明书局铅印本，并收于《丁氏医学丛书》。

《京江蔡氏十三章》二卷 存 1910？

清亡名氏撰

时觉按：有抄本藏上海中华医学会，二册，无撰辑者署名，前后无序跋。上卷伤寒要法，为正伤寒、三时伤寒、温病、热病等十一症，又有《伤寒论》中十症如风温、湿温、中暍、中湿等，又有杂病之类伤寒十八症，如感冒、伤食、劳疫兼内伤等；下卷伤寒十三章，阐述伤寒论治所须知十余条。

《伤寒论》 佚 1911？

清南汇徐子石撰

时觉按：民国十八年《南汇县续志·艺文志》载录。

《伤寒汇要》 佚 1911？

清南汇鲍以熊撰

时觉按：民国十八年《南汇县续志·艺文志》载录。

《伤寒管见》 佚 1911？

清江都高云章（锦孙）撰

民国十年《江都县续志·列传第八》曰：高云章，字锦孙，诸生。精于医，治伤寒及时行疫疠，能根据五行，推阐六气，药投则奏奇效。客游闽浙间，以医术为当道所重。著有《伤寒管见》《难经质疑》，待梓。

《伤寒述义》四卷　佚　1911？

清上海朱承鼎(理卿)撰

民国二十四年《上海县志·人物上》曰：朱承鼎，字理卿，先世自南汇新场迁居闵行，遂占邑籍，补博士弟子员。读书终日不释卷，善属文，典丽有根柢。尤好岐黄之学，博通《灵》《素》《难经》《伤寒》《金匮》，性敏而静，精研脉理，治病辄应手愈。著《伤寒述义》四卷。其规划地方，如兴学校、筹自治、浚河、救荒诸章程，皆其手订，便于实施。处事和平详慎，人无异言。

《伤寒歌诀》　佚　1911？

清常熟张碻(士才，杏村，方成)撰

民国三十七年《常昭合志·艺文志》曰：张碻，原名士才，字杏村，号方成。书法宗董香光，兼通医理。单学博《荐谱》"碻"作"塙"。著有《伤寒歌诀》《澹云集》。

《重编伤寒论》六卷　佚　1911？

清常熟张肇瑞撰

民国三十七年《常昭合志·艺文志》曰：《重编伤寒论》六卷，清张肇瑞撰。《稽瑞楼书目》，刊本。

《伤寒衣钵》一卷　佚　1911？

清常熟顾愈撰

民国三十七年《常昭合志·艺文志》曰：《伤寒衣钵》一卷，清顾愈撰。《稽瑞楼书目》，刊本。

《伤寒论辩正》四卷　佚　1911？

清上海徐楗(墨君)撰

民国七年《上海县续志·艺术传》曰：徐楗，字墨君，善书工诗，尤精医理。遇贫病不俟驾即行，曰：贫者全家仰食，不速痊，妻子冻馁矣。著有《伤寒论辨正》四卷。

《伤寒易晓》八卷　佚　1911？

清青浦陆光裕(吟云)撰

民国二十三年《青浦县续志·人物四》之《陆芳润传》曰：陆芳润，字艺林，居邑治。父光裕，字吟云，工医，尤精疡科。沈耒出其门下。芳润承父业，尤以小儿医名，善种牛痘，推行城乡，婴孩全活甚众。青邑接婴堂之设有牛痘局，盖自芳润始。

时觉按：民国《青浦县续志·艺文上》载录。

《伤寒说约歌》一卷　佚　1911？

清吴县包与堂撰

时觉按：民国二十二年《吴县志·艺文考二》载录。

《伤寒辨似》四卷　佚　1911？

清泰州孙士荣撰

宣统《泰州志·艺术·孙桂山传》曰：孙桂山，字馨谷，家世精岐黄。子三，长士荣，能得其家传，著有《伤寒辨似》四卷。

《伤寒金匮辨正》四卷　佚　1911？

清泰县陈金声(子和)撰

民国二十年《泰县志稿·艺文志》曰：陈金声，字子和，清浙江分水知县吴同甲《序》，称其采诸家说，其要以能述古切理、治人中病为主。

《伤寒荟英》 佚 1911？

清瓜州颜宝(善夫)撰

民国十六年《瓜州续志·人物下》曰：颜宝，字善夫，瓜州人。父服贾于外，从兄星伯怜而收之，教之读，并授以方书。星伯死，宝孑身走邵伯镇，悬壶于市，无过问者。会真武庙镇葛鸿漠其子病笃，群医束手，延宝往诊，服药三剂而愈。葛遂为宝置家于真武庙，迎之往，俾就悬壶。四乡闻之，求诊者渐众，药投辄效，名遂由近而远。士夫之家有疾者，或数百里争延致。宝夏秋间多不肯应聘，或问其故。曰：彼富贵者何患力不能延良医？我出乡里，贫苦者何所就诊？贪一人之重金，而弃众贫民之病于不顾，我不忍也。行道数十年，全活甚多。有欲就学者辄拒之，谓读书不成，只害一身，学医不精，害及众人，故终身不轻以医术授人。年八十卒。著有《伤寒荟英》《本草从经》等书待梓。

《伤寒条辨》 佚 1911？

清宜兴任侃(少鱼)撰

民国九年《宜荆续志·人物志》曰：任侃，字少鱼，增贡生，詹事府主簿。父培风，以刑法佐皖抚幕，父殁，奉丧归，时年方十有五。母陈，年垂八十患羸疾，如是者三载。本《儒门事亲》意，遍读方书，遂精医理。工书法。著有《伤寒条辨》及《验方集成》等书，藏于家。

《医书残存》不分卷 阙 1911？

清亡名氏著

时觉按：有抄本一册藏泰州图书馆，无封面、序跋、目录，卷端卷末有缺叶，书名不明，泰州图书馆登记为《医书残存》。残卷第一叶后半叶分条载方与法、运气之理、四诊之法、察外辨内等，似是凡例。正文载伤寒太阳病条文、注释，取法三纲，后为阳明病篇内容，未完。

上伤寒类，共二百七十种，其中现存一百十九种，残阙三种，未见五种，已佚一百四十三种。

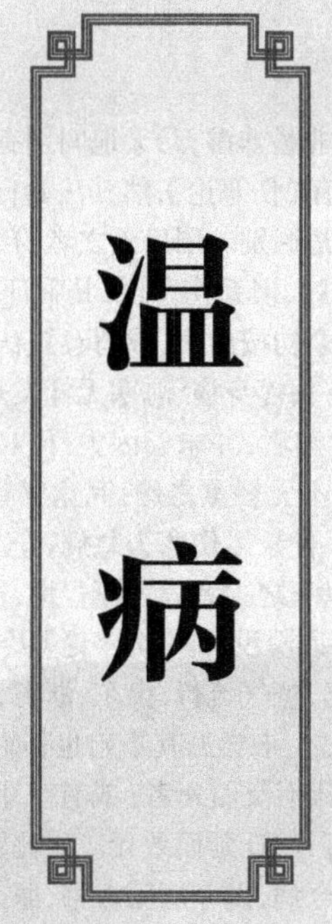

温病

《治疫记》一卷，《续治疫记》一卷　佚　1636？

明武进石震（瑞章）撰

时觉按：道光二十二年《武进阳湖县合志·艺文三》载录。

《温疫论》二卷　存　1642

明姑苏吴有性（又可）撰

自序曰：夫温疫之为病，非风非寒，非暑非湿，乃天地间别有一种异气所感，其传有九。此治疫紧要关节，奈何自古迄今，从未有发明者。仲景虽有《伤寒论》，然其法始自太阳，或传阳明，或传少阳，或三阳竟自传胃，盖为外感风寒而设，故其传法与温疫自是迥别。嗣后论之者纷纷，不止数十家，皆以伤寒为辞，其于温疫证而甚略之。是以业医者所记所诵，连篇累牍，俱系伤寒，及其临证，悉见温疫，求其真伤寒，百无一二，不知屠龙之艺虽成而无所施，未免指鹿为马矣。余初按诸家，咸谓春夏秋皆是温病，而伤寒必在冬时。然历年较之，温疫四时皆有。及究伤寒，每至严冬，虽有头疼身痛、恶寒无汗发热，总似太阳证。至六七日失治，未尝传经，每用发散之剂，一汗而解。间有不药亦自解者，并未尝因失汗以致发黄谵语，狂乱胎刺等证，此皆感冒肤浅之病，非真伤寒也。伤寒感冒，均系风寒，不无轻重之殊，究竟感冒居多，伤寒稀有。况温疫与伤寒感受有霄壤之隔，今鹿马攸分，益见伤寒世所绝少。仲景以伤寒为急病，仓卒失治，多致伤生，因立论以济天下后世，用心可谓仁矣。然伤寒与温疫，均急病也，以病之少者尚谆淳告世，至温疫多于伤寒百倍，安忍反置勿论？或谓温疫之证，仲暴原别有方论，历年既久，兵火湮没，即《伤寒论》乃称散亡之余。王叔和立方造论，谬称全书，温疫之论未必不由散亡也明矣。崇祯辛巳，疫气流行，山东、浙省，南北两直，感者尤多。至五六月益甚，或至阖门传染。始发之际，时师误以伤寒法治之，未尝见其不殆也；或病家误听七日当自愈，不尔十四日必瘳，因有失治不及期而死者；亦有治之太晚，服药不及而死者；或有妄用峻剂，攻补失序而死者；或遇医家见解不到，心疑胆怯，以急病用缓药，虽不即受其害，然迁延而致死。比比皆是。所感之轻者尚获侥幸，感之重者更加失治，枉死不可胜记。嗟乎！守古法不合今病，以今病简古书，原无明论，是以投剂不效，医者彷徨无措，病者日近危笃，病愈急投药愈乱。不死于病，乃死于医；不死于医，乃死于圣经之遗亡也。吁！千载以来，何生民不幸如此？余虽固陋，静心穷理，格其所感之气、所入之门、所受之处及其传变之体，平日所用历验方法，详述于左，以俟高明者正之。时崇祯壬午仲秋月，姑苏洞庭吴有性书于淡淡斋。

年希尧序略曰：昔余奉命抚兹粤东，甫抵任，即闻医皆庸劣而多伤人性命者，犹未之遽信也。未几，家人病形瘦而神旺，体作热，舌生苔，此实证之宜下而汗解者，医以为须温补，及不效，更加参附，不数服而死者，此其一。继而差某官至粤辄病，此北人而感南方之疫气，亟宜下而解者，越数日病益剧，余差人视之，见其口燥语谵，舌苔黑而生刺，此疫毒固结生热，热极反兼水化故也。非大剂急下不能拔病回生，而医谬为阴症伤寒，辄用桂附等药，余见方即差人往止勿服，服必大误，讵伊家人不信，竟以此药进，而某官即于是夜毙。后有官吏病，乃时疫也，宜下宜汗者，而医以吏年高用补剂，以致毒气内闭，拥塞垂危。及明者诊之，询其所服汤剂，惟有顿足长吁，不可以药救药，此轻用补剂以杀人者又其一。适家人双目赤肿，头晕胸懑，此疫也。医不以为温疫，而以为火眼，竟用大凉之剂，服之愈加昏聩闷塞，赖明者诊之曰：如再投凉剂，命必休矣。急用达原饮，一服便减，继以两三服全瘳。甚矣！此仆之得生，幸早遇明者也！然而天下之医，其术类乎此者比比而是，既未由家喻而户晓之。爰检余所藏书，有《温疫辨证秘集》，详读熟玩，益信向之所以病而辄死者，皆庸医之杀之也。乃稍微诠次疏解，授诸梓人，刻成散布。凡医给以全卷，愿熟读而详究焉。其亦知汝前此之误杀人而懵不自觉乎！其亦知今此之对是书而惭焉内悔乎？其试依其脉诀，审其病症，按其节气，而斟酌慎重以用药乎？其细察表里虚实、阴阳寒热、主客缓急，了然于心，了然于指，不复任情率意，妄施参附乎？果尔，则庶几以后此救人之功，补前此杀人之过，虽谋衣食，成家产，而寸心不欺者，鬼神可恕也。倘仍自以为是，以人之性命为儿戏，纵幸逃于王法，而能逭于冥诛哉？是以不惮叮咛告戒而复为之序。广宁年希尧偶斋书。

先著序曰：温疫为病至重也，昔鲜成书，方治阙如。明末有吴又可者，独能有见于此，著论二篇，反复推明，谓与伤寒分途，制达原饮以解其初起之邪。其所主用惟在下之一法，甚有一下、再下、三下者。骤阅其论，人或未免惊疑。然细按之，条分缕析，非凿空之谈，亦非孟浪之施也。惜其流布未广，知之者甚少。仪真刘子方舟业医早成，心虚而好学，既获是编，向之有疑于中者涣如冰释。因思重为锓板以公诸同辈。知余喜论方书，特出是编以相质，且索数言以弁之。夫温疫者，伤寒之别也。自有《伤寒论》以来，千数百年，尘埋榛塞。

近人有稍知讨论者，喻氏《尚论篇》，方氏、程氏前后《条辨》，其著者也，皆丑诋叔和。自矜所得，然皆误认三阴经之即是里，于三阴条下诸证治，未免回惑乎心，鲜所发明。喻氏剪辟之功有不诬，方氏、程氏特多乱道，一时宗之者颇众，以致开口即云三阴。虽铄石流金之际，出敢辄投姜附。遇有药之而效，此则别有所因，而医者居之不疑，自信愈笃，有识者但从旁窃悯之。今吴氏残编复出于斯时，意将有可救正之机欤？夫谓仲景不为温疫立论者，非也；谓仲景原有温疫方论，年久而失之者，亦非也。昔王安道欲分《伤寒论》之半以属直中，不知直中之病虽危亡顷刻，然一于寒而无热，不似伤寒之传变倏忽，安道但用以治直中而效耳？其实仲景不为直中立论也。喻氏《医门法律》中，易直中之名为中寒，亦知安道所矜张者盖是《伤寒论》外之一事耳？今吴氏之于温疫，可谓发挥无余蕴矣。然折衷而论，亦只是疫耳，温之一字，原可不设。云瘟则赘疫，是疫则乱瘟，特从俗所称并举之。观其卷末正名之意，及论中后半但称时疫，可见疫之首尾，证虽多端，亦但是《伤寒论》中之一治。观其主用之方，不越于大、小、调胃三承气，而所引"发热而渴、不恶寒者为温病"，则疫之纲领，已括于论之一条，讵能有出乎仲景范围之外者？而更何憾于疫论之有无耶？凡伤于寒则为病热，以其郁阳而为热，当其邪在皮毛，固是寒邪，传至于里则纯为热邪矣。是以燔灼真阴，煎熬津液，不得已而用下耳。而疫之始终为热者，与斯相类。但谓其邪伏于募原，初发即在半表半里间，而兼有三阳证者，是其热淫之气浮越于三阳经，能显某经之病，当随某经兼而治之，此则吴氏卓越之见，发前人所未发。至云治温疫二三百人，才遇二三正伤寒；治正伤寒数百人，才遇二三真阴证。及乎误汗误下，屡汗屡下，绝证全见，此时峻补尚恐不及，而犹以补为戒，以参为虑。此则所见未达，在善读书者自权衡之。使来者获奉斯编以从事，既知有冬月之正伤寒，又知有三时之感冒，今复知有四时之疫气，与夫一岁之中非其时而有其气，与至而太过、不及者，皆能为病；既知四时正令不病之春温，又知至而为病之春温，与"冬不藏精，春必病温"之温，而疫可连温之名，温决不即是疫。则晓了明辨，左右应之而不眩，譬之泛海已有针车，复何忧方向哉？时已丑夏四月望后，蜀人先著序。

徐文驹序略曰：家君遂生先生，博极群书，而尤邃医学。当景岳下世之后，其所著《类经》时人未之奇也，家君得而读之，叹其批隙导窾，为王、马二家之注所未及，数数为人道之。由是《类经》之书满天下，家君表章之力为多。景岳之书其未刻者尚有《传忠录》《妇人规》《本草正》《古方八阵》《新方八阵》数种，家君多方购求，尽得其书，时欲刻之以公天下。而鸳湖石子临初，攻于医理，与家君有水乳之合，盖亦读景岳书而深有得焉者也。石子旧游京师，其道为公卿大夫之所重，未久而归。戊辰，予入长安，会石子亦再至都下，欢然相见，讨古衡文之暇，相与极论医学之源流，深慨轩岐之绪不绝如线，而黄石斋先生所谓京师如海独无医者，斯言为信而有征也。庚午之岁，温证大行，时医不解治法，多致危殆。石子悯之，于是以吴君《瘟疫方论》二卷，手授坊客，俾刻之以传，其嘉惠天下之意不少。然而吴君之论专以丹溪、河间为宗，与东垣、立斋若水火冰炭之不相入，盖就温疫之一证论之，非谓可概施于他证也。且温疫一证，亦有内伤外感之不同，有本热而假寒，有本寒而假热，非可专投栀柏，纯用芩连。若此者，吴君尚未之及，则其于《灵枢》《素问》之旨，合乎否乎？其所得于前贤之绪论者，深乎浅乎？考吴君在日，与景岳、养愚辈同为崇祯朝人，而景岳之序《类经》也，至谓丹溪之道不熄，岐黄之道不著，立说未免稍过。然使吴君所论，得令景岳见之，当必有操戈相向者矣。是在有道者详审而论定之，予未敢以轻议也。吴君名有性，字又可，明季之姑苏人。时康熙辛未闰秋日，甬江徐文驹子文题于长安书屋。

张以增序曰：上古论病有风寒湿暑之名，乃有非风寒湿暑，感两间之杂气而得病者，此名疫也。然自来名医辈出，鲜不以为闲病而忽之，此名疫也。具区吴又可先生，原本儒术，深求乎天人性命之故，而因肆力于医，于方书无所不窥。既学之有年而出行之也，又济以诚心恻怛。适当明季，疫气盛行，所见之证，皆不合故方，于是益殚精毕虑，心参造化，体验人情，变化神明，独得其妙，著为是论，颜曰《温疫》。崇祯壬午刊刻行世，其版寻为兵火所焚，即有遗书数帙，复为人庋而不观，深可痛惜。余近岁以先君子抱疴，时求治于四方国手，因购此书，而都无有藏者。一日偶过朱震谷表侄案头，获睹是本，授而读之，其洞达病情及疏利肠胃等论，虽圣人复起，不易其言。因起而谓震谷曰：知先生者，实可活人矣。若家长沙公为外感风寒而作《伤寒论》，有三百九十七法，一百一十三方，条分缕晰，允推后世之师。今先生因内触邪气而著《温疫论》，于中立九传之法，又补前人所未逮。盖伤寒之与温疫，证相似而实不同，世医不辨病之为外感为内触，遇疫证群目为伤寒，其有不杀人也者几希。嗟嗟！夫正伤寒有几哉？大抵皆温疫耳。今岁甲戌，时证流行，或家一二人，或家数人，甚至阖门传染，及一一询其病原，总不出先生论中所云，依方投之而即愈。夫乃益知先生之论为不刊，而此书之不可以不广布也已。爰亟付之枣梨，俾与长沙一编双峙并行，庶几不负先生救世之苦心云。但余于医书亦无师授，间从读礼之暇翻阅此论，其中稍稍有得者，不揣鄙陋，妄加点抹，未知不轩渠于当世之彗眼否也。时甲戌秋杪，嘉善后学棘人张以增容旃书。

吴炤吉序曰：凡物之显晦升沉，各有数焉以凭之，非可强也。时之未至而急欲炫之，虽君相操其必达之权而不能使之一遇，及时之既遇，一匹夫肩之莫御矣。呜呼！书盖其一端也哉。吾家又可先生当明季时疫气盛炽，遂以活人心运格物智，探原溯流，准今酌古，经纬于丹溪、仲景间，著为是书。书成，二竖将无遁形，前古以来未有之专科也。迄今垂百年，岂无知是书者？世无传书，书亦未经人读，世之苦于斯病者不知凡几矣。吾友刘方舟先生得是书而慨焉，将以付之梓人，公诸同志。吾知工竣之后，家诵而户习，物无夭札，民不疾厉，跻斯世于休和乐寿之域以勷太平之治者，岂仅小补焉已耶？刘君之德自此日溥矣，然亦又可先生著书之本意也，予乐得而赞成之。康熙己丑夏五月，天都棘人吴炤吉尚中氏撰。

刘敞序略曰：明末吴又可先生，以温疫一证旧无成法，亦鲜明文，著论二卷，谓温疫与伤寒相类而分途，条分缕析，详哉言之。余自束发从事于医，开卷动多所疑，或质诸师友，或印诸古人之书，必得之释然而后快。后见此论，反复玩味，知其灼有所见，可补前人之未逮。虽其中亦有矫枉过正不能无疑者，如云“临证悉见温疫，伤寒百无一二”，又如达原饮以解初起之邪，遽用峻猛之药，似未可尽泥。然表里先后，次第厘然，凡确信于心，以之如法施治，则即未有不投之而立效者也。向有颠倒原文，窜以臆见，别立书名，拟为己有，则大失作者之用心矣。

吴仪洛曰：近吴又可《瘟疫论》，其治法与冬寒春温、夏秋暑热之治法无别，惟达原饮一方不同耳。然其所论疫邪在膜原半表半里之间，殊为未确，故达原饮亦非的对之方也。(《伤寒分经》)

《四库全书提要》曰：《瘟疫论》二卷，《补遗》一卷，通行本，明吴有性撰。有性字又可，震泽人。是书成于崇祯壬午，以四时不正之气发为瘟疫，其病与伤寒相似而迥殊，古书未能分别，乃著论以发明之。大抵谓伤寒自毫窍而入，中于脉络，从表入里，故其传经有六，自阳至阴，以次而深。瘟疫自口鼻而入，伏于募原，其邪在不表不里之间，其传变有九，或表或里，各自为病。有但表而不里者，有表而再表者；有但里而不表者，有里而再里者；有表里分传者，有表里分传而再分传者；有表胜于里者；有先表而后里者，有先里而后表者。其间有与伤寒相反十一事，又有变证兼证，种种不同。并著论制方，一一辨别其显然易见者。则脉在不伏不沉之间，中取之乃见。舌必有胎，初则白，甚则黄，太甚则墨而芒刺也。其谓数百瘟疫之中，乃偶有一伤寒，数百伤寒之中，乃偶有一阴证，未免矫枉过直。然古人以瘟疫为杂证，医书往往附见，不立专门。又或误解《素问》“冬伤于寒，春必病温”之文，妄施治疗。有性因崇祯辛巳南北直隶、山东、浙江大疫，以伤寒法治之不效，乃推究病源，参稽医案，著为此书。瘟疫一证，始有绳墨之可守，亦可谓有功于世矣。其书不甚诠次，似随笔札录而成，今姑存其旧。其下卷“劳复食复”条中载安神养血汤，“小儿时疫”条中载太极丸，并有方而无药；又“疫痢兼证”一条，亦有录而无书，故别为《补遗》于末；又《正名》一篇、《伤寒例正误》一篇、《诸家瘟疫正误》一篇，原目不载，盖成书以后所续入，今亦并录为一卷，成完书焉。

《清史稿·列传第二八九》曰：吴有性，字又可，江南吴县人。生于明季，居太湖中洞庭山。当崇祯辛巳岁，南北直隶、山东、浙江大疫，医以伤寒法治之不效。有性推究病源，就所历验著《瘟疫论》，谓：伤寒自毫窍入，中于脉络，从表入里，故其传经有六，自阳至阴，以次而深。瘟疫自口鼻入，伏于膜原，其邪在不表不里之间，其传变有九，或表或里，各自为病。有但表而不里者，有表而再表者；有但里而不表者，有里而再里者；有表里分传者，有表里分传而再分传者；有表胜于里者；有先表后里者，有先里后表者。其间有与伤寒相反十一事，又有变证、兼证，种种不同，并著论制方，一一辨别。古无瘟疫专书，自有性书出，始有发明。其后有戴天章、余霖、刘奎，皆以治瘟疫名。

时觉按：收于《四库全书》《遵生集要》《张氏医参七种》《中国医学大成》。王泰林曾编《吴又可温疫论歌诀》。

《温疫论补注》二卷　存　1707

明姑苏吴有性(又可)撰，清歙县郑重光(在辛，素圃)补注(寓居扬州)

郑重光序曰：人身血气之属不无疾苦，而天地气运之变爰有时行。时行之气太甚，血气之属不支，往往适丁是凶，而沿门接户，周遍于一方，莫不跻于阽危。所赖医药方术，权宜周折，斡旋调剂，于以回气化而全生命，此不得一诿诸劫数者也。上古自黄帝以来，圣神代出，各有论著，形生人藏府血脉之故，参天地阳阴变化之权，厥功巍巍，既冠古而铄今。而近世贤智之流，息心观理，临证纪验，萃毕世之精神，阅历久而体勘微，往往著为方论，亦实足以裨益来世，辅佐生民，此姑苏又可吴君《温疫》一书所以美而可传也。书中穷所受之气，著传变之体，辨别行邪浮越于经，不同伤中，消息已传未传、出表入里疫邪所在之分，斟酌达原、三消、斑汗下吐之方，使时疫一证源流悉出，前后施治，较然不紊，可谓卓哉不朽之盛业矣。然时或意以执而遂偏，辞有略而不尽，如论阴证罕有，遂不计肾阳素亏阴盛之人，不待大汗大下，固已急在亡阳，迄乎迁延失治，真气愈夺，虽比之阴证，即用回阳，犹恐不及，岂可概付不问？于所集条下，证涉亡阳，惟云大补峻补，不立方法。至论时疫喜斑，不同伤寒为忌，是诚卓有所见，而举斑一汤，独宜于误下斑陷之证，及乎正治，全未明言。如是等类，不免智之一失。余何人斯？敢议前辈，独恐以书为御者，不尽马之情，且与师齐，识得师半功，则吴君临证施治，自神明于是书之外，而读书者或执其所执，略其所略，正不必一皆吴君之治疫也。因是不揣固陋，僭为补注，偏者正之，缺者补之，不及者增益之，纲领条目，略为次序，庶使读者一目了然，非敢自矜度越时贤，窃附于古人之论著，亦庶几生人之一助云尔。世臣乔君欲付诸梓，余曰：是又与于生人者也。遂并书之以附于篇端。康熙庚寅年孟夏月，新安郑重光在辛甫识。

时觉按：有版本二十余种，收于《郑素圃医书五种》。

《增订温疫论补注》二卷　存　1841

明姑苏吴有性（又可）撰，清歙县郑重光（在辛，素圃）补注，海阳汪文绮（蕴谷）重注，休宁杨启甲（丽南，紫峰）增订

杨启甲自序略曰：汉末仲圣著《伤寒论》以救人疾病，生民不幸，其书即罹兵火。晋世王叔和仅得之读者口授，然亦颇残缺。天意未丧，治疫方法犹存《伤寒论》中。历代诸贤鲜能深求，几千百年来死于疫病者多矣。有明吴又可先生出，能窥仲圣渊奥，著《温疫论》，功岂小补哉？第惜其善于治三阳而略于治三阴，凡遇内陷症只以“急补”“峻补”两言而终，粗工惑之，往往不辨脉症，不审虚实，不计病已连脏未连脏，不思另图治法，犹然指鹿为马，议论风生，拘执下法，胆用承气。岂知脏病攻腑，一剂下咽，立刻变症，大便一通，而胃绝不食耶。嗟嗟！人之脏腑相连，未有病邪能入腑不能入脏者，未有病邪能伤人之腑不能伤人之脏者，何冒昧也。张景岳曰：虽古法云温疫在三阳者多，三阴者少，然亦不可拘泥。若见阴症阴脉也，大宜辨而治之。斯言也，余临症愈多愈钦服焉。向读吴君之论，窃不自揣，将不亮句、沉晦句僭易之，编次从脞处订正之，连脏治法补注之，发斑症采验方附益之。又见疫兼痢症，医家不论脉之虚实，概用刘河间攻下法以杀之，令并治痢四纲条分列后，俾引而伸之，触类而长之，不独明于治疫兼痢法，即治诸痢亦可无误矣。书成，藏箧中，嗣幸获见郑君在辛、汪君蕴谷，《温疫论》抄本已有三阴补注，畅发治要，于是将拙补注削去，悉登郑、汪补注于论中，以成全书，其所未言者，仍附拙句于末。书成，黄君戟堂见之，欲付诸梓人。余曰：君之心佛心也，并书之以附于篇端。时大清道光二十年孟冬月，新安休宁杨启甲丽南紫峰氏书于城西红杏山庄。

黄宗棨序曰：丽南杨先生，渊博士也，年未三旬，已无意于科名。性嗜医，自《灵》《素》《伤寒》以迄历代名家书，莫不考究。今将八秩矣，暇时犹将一编不释手。凡棘手疑难症，投剂辄效。而先生不矜奇，不炫能。余沐先生之教有年，窃叹先生学问深入阃奥，非庸手所能及。庚子冬，余见先生案头有《瘟疫增订补注》，旁参高见以推阐古人之意，其心思议论考核精纯，发古人未发之秘，诚医家之宝筏、活人之妙术也，亟欲镌梓。适余有岭南之游，暂藏箧笥。今秋返棹故里，爰付梓人，以公同好。庶几先生之苦心略见一斑，且可为治温疫者参增法门，咸登仁寿，是则区区之意也夫。时道光二十一年岁次辛丑嘉平月，月锄黄宗棨戟堂氏拜书于小瑯环馆。

汪时泰跋曰：家外祖丽南杨公者，休宁西乡板桥人也。幼好学，通经艺，而又精于医。及先大舅父殁，遂潜心此道，今又四十余年矣。其治病也，不问富贵贫贱焉，只以活人为事而不计其利。其术工，其志大而正，人咸谓古君子也。晚年课时泰于红杏山庄，叹曰：行世之书充栋，不得其要领，读之误人不小。于是数更寒暑，将《景岳全书》重加删述焉。书成，力不能付梓，时泰敬受而藏之。又慨世之不深究温疫症也，乃取《温疫论》一书，细加详注。及见郑汪二君已有补注，乃删自己注，集郑汪注。其间惟疫兼痢症，汪虽论槟榔顺气之非，亦未发明治法，因特出手眼，补附汪注后，俾后世玩索深求，不至妄用攻伐之害。至于《温疫论》中之晦句、不亮句悉改易之，论证治俱次第之，宜攻宜补集郑汪注辨明之。二君刻本湮没无传，今得家外祖订正此编，重集二注于后，真隔世之知己矣。家外祖有言曰：世无此二注，不善学者势必攻伐杀人，将何日已哉！经曰：治病必求其本，何今人之不能察也。时泰闻言，愈加奋志。庚子仲秋，《瘟疫集注》成，有宗棨黄君见之，欲付诸梓人，时泰私心喜曰：此非细德也，实保民命而能济众也。

时觉按:《联目》《大辞典》俱不载,《新安医籍考》载录于《附录·安徽省博物馆书目》,有道光二十一年休宁文富堂刻本藏安徽省博物院。原有阙失,自序前抄补一叶,卷一末抄补二叶。自序后有“休邑县前街文富堂镌”。载《温疫论》原目录,又另立《温疫论目录》:郑补注温疫名实引经析义上下篇、汪温疫论两注实验篇、续篇、杨补注温疫发斑症治验篇、疫兼痢症治验篇,凡六篇,当为全书卷首。卷端署:姑苏吴有性又可甫著,休宁郑重光在辛补注,休宁汪文绮蕴谷重注,休宁杨启甲丽南订正增注,受业外孙汪时泰春溥校,休宁黄宗槩戟堂氏甫授梓。郑重光《温疫论补注》存世,有版本二十余种,收于《郑素圃医书五种》。汪文绮《瘟疫论两注》见于道光三年《休宁县志·人物·方技》卷十九《汪文誉传》,《联目》《大辞典》俱不载,当佚,而可见于是书。汪时泰跋所谓“二君刻本湮没无传,今得家外祖订正此编,重集二注于后,真隔世之知己矣”,保存汪文绮书,功莫大焉。汪时泰号惟诚子,有《伤寒经晰疑正误》十二卷,存。

《瘟疫论补遗》一卷 存 1725

明姑苏吴有性(又可)原撰,亡名氏补遗,清山阴余邦昭(燮庵)传

补敬堂主人序略曰:是编出自具区吴又可先生,唤醒聋聩,普作金绳,抉《灵》《素》之奥秘,补仲景之遗忘,诚医学中一大奇书也。本堂非业医者,春正月偶于残书堆中市得抄本,展卷阅之,如获拱璧。嗣后得遇斯症,一诊即知,药投立验,间或少有变化,究竟不越范围,虽脉危证笃,应手回生。转授医家,辄多奏效,未期年而活者甚众。有浙杭乐善诸君子捐赀鸠工,愿公诸海内。今而后,以从前未有之良方疗天下日有之险症,俾业医者得各挟一册,将见瘟疫之诊治有传而生民之灾厄可解,庶不负作者一番救世苦衷云尔。康熙五十四年岁在乙未孟冬谷旦,补敬堂主人拜手谨识。

余邦昭书后略曰:余少时多疾病,故惟医书是好,自《灵》《素》以及诸家,无不究心,而于伤寒一症为尤切者,以其变出仓卒故也。至杂气感人为瘟疫病者,皆附伤寒条下,云变为风瘟、湿瘟及温疟等症,虽立有方法,投剂辄多不应。予窃疑之,凡四方郡邑有著名于医者,咸往受教,足迹几遍天涯,沉潜反复近二十年。遇斯症时,治法略似伤寒,不外乎汗吐下三法,然终有不同者,所谓表而里、里而表及表里同传者与伤寒有异耳,究未能了然于胸中。岁丙申夏,予客都门,学士戚公素精岐黄。偶染痰疾,延予诊视既愈,遂出一册名《醒医瘟疫六书》。公云:留我无益,送君如宝剑之赠烈士也。予读之如获至宝,每阅至向所疑处而辄得明白,及自己揣摩与古人暗合处,不禁掩卷倒地以拜,始知伤寒、瘟疫有霄壤之分。嗣后遇患斯疾者,依法投药,无不应手而愈。十余年来,所活无算,非予能活人,乃是书之活人也。乙巳春,予偶至粤东,便谒大中丞年公,谈及近时医学云:向之某人患发热、烦躁、谵语,某医投以参附立毙;又,某某病投温补数剂而殂,庸医杀人至今不能去心。予度此必疫邪固闭内外,脉不显现,甚则六脉全无,所谓阳症似阴,当用承气等汤速下,而投补剂则剧而死。及予视诸有疾者,十居八九皆是瘟疫,较他省尤甚。及观所立之方,皆非治疫法,乃知是书未至于粤东故也。夫日有之病而从未见治疗方术,无怪乎医之难于措法而斯人之多夭枉也。予悯而出是书,公览之大悦,遂付剞劂,刷印百千本,普传于粤之东西,咸欲使斯人免夭枉而登寿域。噫!公之爱民不其切哉?吾愿诸留心于医者,各挟一册,转相传说,务使家诵户晓,乃生民之幸甚幸甚也!更祈勿泥于经旨,以为伤寒瘟疫总属一理,各执于己见,乃云正气、杂气原无二途。是所深望云尔。雍正三年岁次乙巳三月望日,古越山阴余邦昭燮庵氏书后。

时觉按:《醒医六书瘟疫论》三卷,原书上下卷,署为“具区吴有性又可甫著,松陵许永康尔宁校阅”,《瘟疫论补遗》一卷,则不署撰辑校阅者,末《年希尧验舌辨附后》,为余邦昭所附。《瘟疫论》卷下“食复、劳复”条立安神养血汤而不见,“小儿时疫”条未立方治,“疫痢兼证”原阙,故立安神养血汤、小儿太极丸二方及疫痢兼证,为之补遗;又增入《伤寒论正名》《伤寒例正误》《诸家瘟疫正误》,共为一卷。《补遗》撰辑者不明,或出松陵许永康尔宁之手?其成书当早于康熙五十四年乙未,而余邦昭次年得于都门戚公,雍正三年传于年希尧。后收于《燮庵遗书》,有稿本存世,1976年台湾联经出版事业公司影印出版。

《摘录醒医六书温疫论》一卷 存 1739

明姑苏吴有性(又可)原撰,清进贤舒诏(驰远,慎斋学人)摘录

舒诏按曰:吴又可先生谓疫症与伤寒不同,尝察其所以不同,为伏邪未溃之时,但觉人事恹恹,胸胁苦满,饮食无味,语言不爽,心中郁闷,体倦神疲,医家无处捉摸,总不识其证为何证,此初起之不同也。迨后膜原邪溃,或从外传,或不从外传而归结必入胃者十常八九,非如伤寒从表解者多,而入腑者恒少。此归结又不同

也。然而治法仍不外乎六经，其所为发表攻里、养营清燥诸法，皆从伤寒法中脱化而来，特深得错综之妙耳。是则《六书》可谓得疫病中肯要矣，苟非熟悉于《伤寒论》者，又茫乎不识其肯要也。夫仲景三百九十七法乃万法之祖，诚能潜心体备，则治疫乃余技耳，又何必《六书》为哉？然犹窃虑学者之艰于触类也，故于伤寒书后附录其大概，聊资启发云耳。

时觉按：浙江中医药大学有藏，《联目》《大辞典》俱不载，《中国医籍考》卷三十六谓“存”。

《补注瘟疫论》四卷 存 1784

明姑苏吴有性(又可)撰，清鸳湖洪天锡(吉人，尚友山人)补注

周人骥序曰：医通四时之气，辨百物之性，搜阴阳，分经络，自脉验症，因症施方，非精乎儒者不能成一代之名医。吾友洪子讳天锡，字吉人，尚友山人乃其别号。少勤学，日诵千言，既与沈天誉先生及王介山、朱西庐、周月东、孙右绅诸人游，学益进。其处心积虑，不屑为举子业，而惟以实行实学为急务。余忝同里，备悉洪子平生，养寡嫂如母，抚诸侄如子，亲邻颠苦来告者，无巨细，周恤之无倦色，其实行也。有批点古文《庄子》《四书》《论文入门》《文诀》诸书，卓卓能寿世，窗下制艺数十篇，业经王介山先生校刊，其实学也。至于医术，又复神明变通，所投辄效。先，洪子兄殒于庸医，伤感鹡鸰，殚精医学者数十年。医书无一不览，指下活人甚多，而于《瘟疫》一书尤为加意。尝云：医治瘟疫，犹如走马观花，毫厘一差，即谬千里，可不慎哉？爰据吴又可《瘟疫论》原本，依次详加批注，博引诸家，兼抒己见，其发明前人所未发，实开导后学所未闻，是又可先生擅美于前，而洪子吉人媲美于后，均可谓不可无一、不容有二者也。以洪子吉人之实行加以实学，又复穷通医术，批郤导窾，取诸囊中即是，洵一代之伟人欤！迄今洪子殁矣，其人不可见，见是书如见其人。嗣君式斋等知是书之有益于世也，不敢私之已，谆谆索序于余，余因颜其端曰《补注瘟疫论》。津门同学弟莲峰周人骥拜序。

朱纮序曰：医者不读仲景书，不知治伤寒；不读又可书，不知治瘟疫。顾仲景书自成氏后，注者数十家，注又可书者未之见也。又可书虽不如仲景之奥妙，然于瘟疫一证确有创见。辨论精，立法详，后之名家咸在范围，是安可无推广阐发为之功臣如成氏其人乎？滇南自甲子至今，疫气流行，每岁夏秋之交，死者枕藉，医皆束手。余全家寄蜀，不敢归者有年矣。宗族亲旧，半作陈人，每得乡书，辄不敢发，发之未尝不抚膺失声也。间取又可书读之，喜其精审，欲加注释以为活人助。而自揣固陋，未敢率尔操觚。偶于友人所见鸳湖洪吉人《补注瘟疫论》，携归诵习，其推广阐发为又可功臣，实不减成氏之于仲景，而拾遗补缺、旁搜博采之功，又有非成氏所能及者。陈海楼先生谒选赴京，道出蜀中，言及吾乡瘟疫之惨，因以此书呈教。先生曰：书甚善，盍不重刊以广其传，俾滇人免夭札乎？余诺之，而家苦贫，无所得资，谋于同人，皆慷慨捐助，遂付剞劂。数月而工人告事竣，乃弁数语于简端，以志诸君子乐善不倦，故能相与有成云尔。道光壬午仲冬，石屏朱纮紫宾序。

同治九年《续天津县志·人物》曰：洪天锡，字吉人，贡生。勤学，日诵千言。因其兄为庸医所误，殚精岐黄，于瘟疫一门尤加意焉。尝云：治瘟疫如走马观花，毫厘一差，即谬千里，可不慎哉？

民国十九年《天津县新志·人物》曰：洪天锡，别号尚友山人，文名藉甚，授徒里中。精研医理，《素问》《灵枢》俱有诠释。而以瘟疫为祸最烈，治疗易误，博考慎择，萃毕生心力于一门，所著书曰《补注瘟疫论》。

时觉按：乾隆四十九年甲辰晚翠堂初刻，后有重刻版本十余种。

《温疫论类编》五卷 存 1786

明姑苏吴有性(又可)原撰，清诸城刘奎(文甫，松峰)类编评释

自序曰：宇宙之大皆气之所鼓铸也，而气之为气，各殊焉。一阴一阳曰二气，风寒暑湿燥火为六气，映明出霄则有九气，旋转乾坤者，更有二十四气。夫气虽多端，然皆有名可稽，有义可寻也。独至于温疫，乃天地之厉气，不得以迹求，未许以数测，其来也莫识其源，其去也难竟其所，人感之，近则沿门阖户未之逃，远则城市乡遂无克获免。是病之为害于人者，莫温疫若也。张长沙《伤寒论》一书，原非为治瘟疫而设，第人以瘟疫证候有类伤寒，故往往以治伤寒之法治之。即有心知其未稳者，亦不过于麻桂、青龙等汤中加以凉药而止，然究之不离乎温散者近是，而终亦未得治瘟疫之肯綮焉。千百年来，贻害非浅。自吴又可先生出，始分伤寒、瘟疫为两途。谓瘟邪自口鼻而入，伏于膜原，不宜汗散，初起用达原饮为主方而随经加减，析理精详。又佐以十传治法，神明而变通之，更著为伟论，厘新方，独辟蚕丛，力排误说，则是有《伤寒论》于前，不可无《瘟疫论》于后。洵堪方驾长沙而鼎足卢扁，功垂万世，当为又可先生首屈一指矣。余读是书有年，观其识见高明，议论

精卓，其于治瘟症，诚无间然矣。但嫌其叙次乱杂，前后倒置，不便观览，且行文详略未能合宜，字句多所疵颣，意或当时初脱之稿，未经订正，故丛脞如此。因命子秉锦分别而类叙之，析为五卷，曰诸论，曰统治，曰杂症，曰提要，曰正误，取名《温疫论类编》。更参以管见，加之评释，删厥繁芜，补其罅漏，俾后学之诵习可一目而豁如，作者之心思可昭然而若揭。虽未能如成、喻等之表章仲景，而亦未可谓非读《瘟疫论》者之一助也。是为序。时乾隆五十五年岁次庚戌季夏，刘奎松峰书。

刘嗣宗序略曰：盖闻"莫为之后，虽圣弗传"，仲景《伤寒论》一书，赖有诸家注释，而作者之心思始大白于世。第伤寒患者绝少，唯瘟疫岁岁不断，其难疗也更甚于伤寒，但业岐黄家鲜有深造其域者。自吴又可先生出，始著《瘟疫论》一书，释千古之疑，泄乾坤之秘，洵堪方驾长沙矣。第举世习闻"冬伤于寒，春必病温"等说，其于又可之论未必不疑信参半也。吾友松峰山人起而表章之，分为五门，加之评释，取名《瘟疫论类编》，真足以豁习者之目而传作者之心。其有功于又可，有功于天下后世，为何如哉？而山人平居之抱负，更有不尽于是者。余游东武四十余年，与山人昆仲交最深，故知之最悉。山人赋性仁慈，与世无忤，为善唯曰不足，抱不羁之才，读书目下十行，而又手不释卷。少随厥祖青岑公方伯西川，又随父引岚公分守保郡，间关万里，晋接名贤，故其诗文颇具奇气，医道多所师承。后引岚公捐馆官署，山人遭遇坎壈，恬然自若，绝不一介于怀。自幼不利场屋，入闱辄病，虽力疾草率为文而已。能屡蒙荐取，第信天安命，中年即不赴公车，惟以登山临水，师友圣贤为事。厥后其兄石庵公督学江左，携之俱往，而所学益进。伊时山人胞叔太傅相国文正公在朝，侍侧者止有犹子松崦一人，石庵随将山人送至京邸，冀其同登云路，并点朝班。居无何而山人以病返里，优游于马耳常山之间，以诗酒文章自怡悦，闭户读书，不作仕进计。更精于医学，志在救人，不邀财贿。窭人野老，尤所关心。与其子秉锦终岁研穷《灵》《素》，探索元微，著有《松峰说疫》《濯西救急简方》行世，又有所著《景岳全书节文》《四大家医粹》《松峰医话》等书，尚未脱稿。吾闻之，其上者立德，其次则立功，其次则立言。若山人者，可谓兼而有之矣。

《清史稿·列传第二八九》曰：刘奎，字文甫，山东诸城人。乾隆末，著《瘟疫论类编》及《松峰说疫》二书。松峰者，奎以自号也。多为穷乡僻壤艰觅医药者说法。有性论瘟疫，已有大头瘟、疙瘩瘟疫、绞肠瘟、软脚瘟之称。奎复举北方俗谚所谓诸疫证名状，一一剖析之。又以贫寒病家无力购药，取乡僻恒有之物可疗病者，发明其功用，补《本草》所未备，多有心得。同时昌邑黄元御治疫，以浮萍代麻黄，即本奎说。所著书流传日本，医家著述，亦有取焉。

时觉按：乾隆五十四年己酉初刻，后有重刻版本十余种，并有日本享和三年(嘉庆八年)癸亥重刻本两种，有与《松峰说疫》合刻本。收于《说疫全书》。

《温疫论辨义》四卷　存　1856

明姑苏吴有性(又可)原撰，清长沙杨尧章(芝樵)辨义

自叙曰：温疫一证，自仲景以下，前人论之者多矣，然未辨明病属何经，显示途径，致学者茫然，无所问津。吴又可著《温疫论》，揭明邪伏膜原，附近于胃，为表里之分界，法以治里为主，里气通，伏邪自由里达表，最忌辛温发散，确切详明，诚千古不易之定义也。顾创立达原饮、三消饮，以后专主下夺，三承气汤佐以解表清燥，攻邪为重，固本则在所轻也。夫同一证也，有体强体弱之分，新病久病之异，专主下夺，将体强者生而体弱者死，新病者生而久病者死。论中虽云四损不可正治，卒亦委之无术挽回，又何怪宗之者恨其法之未备，转疑其于义未协哉？余于审脉辨证之馀，察本气而悟病情，临机应变于又可论中所未发者，间有千虑一得，随时笔记，积累成编。迩来居闲，复为删定，窃意抒一己之见，独为一家之言，此好名立异者所为，反没又可之苦心，淆后学之宗旨。特于原文后逐条辨析，其确宜遵守者，则畅发作者之精思，其随宜变通者，则参证平生之阅历。另撰《胃气论》一篇，申明升清降浊，救弊补偏，词既详，义无不澈。至寒疫一证，前人语而不详，又可则阙而不讲，世医往往误以温疫治之，差之毫厘，谬以千里，更撰《寒疫论》一篇，辨明受气不同，主治必异。各附方案于后，以征实效，参观互证，病变虽殊，理可一贯。庶几又可之论益明，治法大备，即伤寒百病皆可由此类推，使又可复生，当亦为之首肯也。是编辑成，适有粤匪之警，徙居邑之东乡石竹台。李次云世兄归自浙中，患疫甚剧。次年，其亲串亦迭婴是病，余先后医治，应手奏效。每谈及是病，表里虚实，朝夕之间，传变不一，医药稍不合法，枉命者不知凡几，因检行箧，出是编质之。次云与其弟绍皋世兄击节欣赏，谓温疫大劫中，独阐明全生奥旨，亟欲以公诸世，遂取付剞劂氏，其肫肫济人之心，可胜钦佩，所愿同志者更有以补余之不逮焉。幸甚！幸甚！咸丰六年岁在丙辰小暑后二日，长沙杨尧章识于湘城青石书屋。

瞿元钧叙曰：道光甲辰岁，吾师杨芝樵先生自秦中归，杜门却扫。钧得从学医术，间见所著《温疫论》，于吴又可原书阙略处补之，纰缪处正之。深切著明，绝去医书肤廓笼统之弊，因请锓版以公诸世。先生曰：未也。自是力加删削，凡数易稿，越十年而书始成。钧受而读之，视前本尤为至精至悉，先生之覃精研思，不欲稍留余憾，乃如是耶？夫以疫之为病，互相染易，由一人传之一家，甚则传之遍村市，死者十常七八，害綦烈矣。古人言之不详，迄无定治。吴又可独得治法，创为论著，足以活人。顾訾于高远者辄妄驳斥之，而寡学鲜识之徒又曲徇其说而不知变通，且又有袭其意而变其文，更立芜杂不经之方以逞其浮游无据之说者，倘不实明其是非得失，而治疫之法终至无所适从，即又可之真意不几日晦乎？先生谓又可得力在下夺，而不顾阴津之因以败伤，立意在攻邪，而未识真元之必为调护。故逐条剖析，于当从者疏其蕴，于不当从者抉其蔽，而提纲挈领尤在《胃气论》一篇，实扼全书之要。又别为《寒疫论》以见治法互异，不使后人惑于他歧。要之，皆原生平之阅历细心体验而来，所附医案皆其凿凿可据者，譬犹道路，又可辟榛莽而得可循之径，先生则廓而广之，使无所不通。其言明白晓畅而不为艰深，其理平正通达而无所偏驳，名之曰《辨义》，亦但辨证治之宜然以求切于济世之实用耳。其视徒为空言异说、欺世盗名者，用心之贤不肖为何如也？又况洞晰阴阳气化之微茫，贯穿轩岐、仲景诸书之蕴奥，言近而指远，守约而施博。平时口讲指画，示钧以治病之源流本末，靡不櫽括于中，则是书也岂徒治疫之津梁已哉？咸丰四年秋八月既望，门人瞿元钧谨叙。

同治十年《长沙县志·人物》曰：杨尧章，字芝樵，幼失恃，事父以孝闻。好读书，喜济人急，精医理，活人无算。工诗，出游四方，所交多当世知名士。著有《立山堂诗稿》专集，又散见《岭右苔芩集》。医方著有《瘟疫辨义集》梓行。

时觉按：有咸丰六年丙辰、光绪九年癸未刻本，收于《湖湘名医典籍精华》，湖南科技出版社2000年排印出版。

《广瘟疫论》四卷　存　1722

清上元戴天章（麟郊，北山）撰

自序曰：瘟疫一证，历代明哲俱有成方，如仲景有大青龙汤、阳旦汤、越婢汤、黄芩汤、白虎汤、大小柴胡汤、三承气汤、麻黄升麻汤诸条，列瘟疫之见证为汗法、下法、和法、双解法。轻重深浅，纤毫备具，特散见于诸经条中而未尝直指其名为瘟疫。非不欲明言也，其书本伤寒立论而互为区别之书，非专论瘟疫之书。且上古文辞简易，详于辨证而不详于立名，欲人从证上细辨，则不必于名上区别，而自无混治之失。嗣是而后，河间有《宣明五气论》，则论瘟疫较详，立法更备，如桂苓甘露饮、黄连解毒汤、三已效方、凉膈散、人参石膏汤、双解散，诸方皆是而亦未正其名。易老、东垣大羌活汤、九味羌活汤，立方更备而亦无专书、无特名。至吴又可先生贯串古今，融以心得，著《时行瘟疫》一论，真可谓独辟鸿蒙，揭日月于中天矣。顾其书具在，而时贤有未见而不用其法，或虽见其书而不能信者，无怪矣有口诵其书啧啧称道，而对证施方仍多不用其法，口则曰此时证也，而手则仍用伤寒之方、拘伤寒之法者比比皆然。愚揣其情，必非知而不用也，知其名而未得其辨证之法耳。愚目击心伤，不揣固陋，而取吴子之原本，或注释，或增订，或删改，意在辨瘟疫之体异于伤寒，而尤慎辨于见证之始，故首增辨气、辨色、辨脉、辨舌、辨神诸论于开卷，使阅者一见了然，则吴子之书人人可用，而瘟疫之横夭者少，生全者多，诚斯世斯民之幸也。上元戴天章麟郊甫识于存存书屋。乾隆四十八年岁在癸卯夏五月望日，孙男嗣琦谨书。

戴祖启序曰：先大父北山先生以通儒邃医学，所论著伤寒、杂病诸书及《咳论注》《疟论注》《广瘟疫论》凡十数种，皆先世父雪村先生行楷细字录藏于家。近日书坊有刻本《瘟疫明辨》四卷，祖启购阅之，即先大父存存书屋《广瘟疫论》也。虽易其名，幸未改窜其文，不知何人误刻为歙人郑某之书。在先大父固不争此，而子孙见之不容不正也。因出存存书屋本校而刻之，以纠讹传，广先德。因叹《伤寒》一书注者百家，至程郊倩实为独辟鸿蒙，后有慈溪柯韵伯《论翼》出，而《伤寒》一书叹观止矣。温疫一证，古无成书，至吴又可实为独辟鸿蒙，更有先大父此书出，而《瘟疫》之书叹观止矣。事固有更阅数十年而后得所折衷者，此类是也。代生名贤，民何幸与？乾隆四十有三年秋七月，孙祖启谨识。

沈懋发序略曰：吴又可《瘟疫论》出，稍使人知疫与伤寒同途异归，不可拘伤寒法而治疫。然其辨悉，犹不若《广瘟疫论》之提纲挈领、晓畅明白，能使不习医者洞然领略也。予于庚寅偶得此书，故友王村舟言是书乃金陵前辈麟郊戴公存存书屋之稿本，近为仪征郑氏所刻。发坊未久，板已散失，坊间竟无觅处，予每惜之。庚子迁居北城，得识国子学正戴敬咸先生，乃知麟郊公乃先生之祖，因叩及是书藏本，与予所得者相校雠，一字无讹。虽郑氏前刻未将存存书屋之来由道出，情似掠美，然非其剞劂流传，则予亦不得睹见，而无由与敬翁先生探其本源也。因怂恿梓行，以继前徽。壬寅冬正在付梓，尚未蒇工，而敬翁先生忽婴疾逝。今其嗣君踵成其事，嘱予纪其本末，予亦不敢以固陋辞，谨序其事以叙麟郊公之作美于前，而得其贤嗣继美于后，庶此不刊之书得以永垂霄壤，救济生灵，实可上媲长沙之功，而庇医林后学于不浅矣！乾隆四十八年岁次昭阳羊阏氏皋月，会稽沈懋发撰。

程家珏序略曰：余弱冠习举子业，兼从田淑姜先生读轩岐《灵》《素》诸书，于吴氏《瘟疫论》颇曾究心。嗣稽山家叔授以存存书屋《广瘟疫论》抄本，知为乡先辈麟郊戴公所著。命篇分类，亦从吴氏书折衷而出。内增辨证八、兼证五、夹证十，条分缕析，尤为寿世良法。数年来，每于风雨鸡鸣、讲明切究及临证时，觉有得心应手之妙，益信是书之为功大也。辛丑冬，晤赠公文孙未堂先生，幸将出其藏本，刊板行世，庶可公诸海内，用垂不朽，并嘱余志其端末。爰敬跋数言，以附卷后。乾隆四十七年岁次壬寅冬十月既望，江宁后学程家珏葵百氏顿首拜识。

跋曰：按《广瘟疫论》四卷，向年刊于仪征，误作歙人郑某所著，其实乃上元县戴麟郊先生稿也。至乾隆四十八年间，先生之孙名祖启者，付之梓而复其旧。今按第一卷则论辨证八、兼证五、夹证十，而辨证尤以气、色、舌、神、脉五者为分别伤寒与瘟疫之大纲，读此而不致混于施治矣。其第二、第三卷分别表证、里证，而条目悉具矣。第五卷论治疫，大法有五，曰汗，曰下，曰清，曰和，曰补，复列四损、四不足、三复之当补者。又为辨似一条，以审疑似之证。末附遗证，而缺漏者备矣。其所增广，网罗百家，要以治疫为主，其有功于吴氏，在取其长而舍其短，条分缕析，洵治时疫之指南也。惟原书未经句读钩乙，恐读者不无疑义，因悉为句读而钩乙之，间亦不揣固陋，略加润色，然皆本其原文正意，不敢稍有增损，原书具在，请共质之。

爱竹轩居士跋略曰：按读戴氏自序，历引古昔成方与河间《宣明五气论》，而卷一之论传经，引仲景所云阳明少阳合病必自下利、三阳合病脉浮大云云，皆指瘟疫言，非指伤寒言，是不知吴氏虽本乎心得，亦有所师承。至嘉言喻氏，直揭仲景《平脉篇》之寸口脉阴阳俱紧者一段，凡二百六十九字，乃论疫邪从入之门、变病之总。由此观之，其来源愈可知矣。然而吴氏之书实多有独辟见解、自成一家之处，经麟郊先生之增广，相得益彰，吴氏原书终不可废。曾见先著所作序文，皆切中肯綮之言，今所见《瘟疫论》刊本俱无之，故节录于后云。时道光十四年季冬望后六日，爱竹轩居士跋。

《续修四库全书提要》曰：清戴天章撰。天章字麟郊，号北山，上元人。诸生，绩学精医，活人甚众，不受酬谢。子瀚，雍正癸卯一甲二名进士，翰林院编修，赠如其官。天章于医学论著凡十余种。是书本吴有性《瘟疫论》而作，自序略谓：吴氏书贯串古今，融以心得，为时贤称道，而能用其法者不多，盖未得辨证之法耳。故就其书，或注释，或增订，或删改，辨瘟疫之异于伤寒者，尤慎于见证之始云云。其最精审者，辨气、辨色、辨舌、辨神、辨脉五条，及论兼寒、兼风、兼暑、兼疟、兼痢，与夹杂各证之法。于诸见证分表里两大纲，条理清晰，使临证者不致茫无著手，其启发后人，视吴氏书尤为了澈。书成，稿藏于家，歙县郑某用其书，改题曰《瘟疫明辨》，冒己名刊行于扬州。乾隆壬寅，天章孙祖启始出存存书屋原稿刊之。至光绪中，元和陆懋修推重其书，谓辨温热与伤寒，病反治异，朗若列眉，实足为度世金针，而混温、瘟二字为一，犹沿吴氏之误。吴氏书名瘟疫，而不自知其所论但为温疫，戴氏专论温热，而不自知其不可名瘟疫，因为重加订正，改题曰《广温热论》，称为治温热之正法眼藏，刊入《世补斋医书》中。今仍以家刻原书著录，以存其本来面目。天章所著尚有伤寒杂病诸书，及《咳论注》《疟论注》，见于祖启跋中，已久佚不传。

时觉按：光绪四年元和陆懋修以原书混同温热之与瘟疫，为之重订更名，为《重订广温热论》。歙县郑奠一剽窃是书，为《瘟疫明辨》四卷，收于《中国医学大成》《吴郑合编二种》《陈修园医书》之四十、五十、六十种，实同书也。

《存存书屋摘抄》 存 1722

清上元戴天章（麟郊，北山）撰

时觉按：摘录《广瘟疫论》，收于《遵生集要》。

《尚论后篇》四卷 存 1648

清新建喻昌（嘉言，西昌老人）撰（侨居常熟）

《温症大意》曰：仲景书详于治伤寒略于治温，以法度俱错出于治伤寒中耳，后人未解义例，故春温一症，漫无成法可师。而况触冒寒邪之病少,感发温气之病多,寒病之伤人十之三,温病之伤人十之七,古今缺典,莫此为大。昌特会《内经》之旨以畅发仲景不宣之奥,然僭窃无似矣。厥旨维何?《内经》云:冬伤于寒,春必病温,一大例也;又云:冬不藏精,春必病温,此一大例也;既冬伤于寒,又冬不藏精,至春月同时病发,此一大例也。举此三例以论温症而详其治,然后与三阳三阴之例先后同符。盖冬伤于寒,邪藏肌肤,即邪中三阳之谓也;冬不藏精,邪入阴脏,即邪中三阴之谓也。阳分之邪浅而易疗,阴分之邪深而难愈。所以病温之人,有发表三五次而外症不除者,攻里三五次而内症不除者,源远流长,少减复剧。以为在表也,又似在里;以为在里也,又似在表。用温热则阴立亡,用寒凉则阴随绝。凡伤寒之种种危候,温症皆得有之,亦以正虚邪盛,不能胜其任耳。至于热症尤为十中八九,缘真阴为热邪久耗,无以制亢阳而燎原不熄也。以故病温之人,邪退而阴气犹存一线者方可得生。然多骨瘦皮干,津枯肉烁,经年善调,始复未病之体,实缘医者于此一症,茫然不识病之所在,用药不当,邪无从解,留连辗转,莫必其命。昌之目击心伤者久之,兹特出手眼,以印正先人之法则,祈以永登斯人于寿域。后有作者,谅必不以为狂诞也。

周瑞跋曰:是书也,学精天地人,事备儒仙佛,所以语皆见孔,统症药方以入微,字可针芥,超前后合而擅美。向犹患于四卷之秘,未竭先生之藏,或获词与诸篇并行,是诚斯世之幸。但期观者玩其词必尽索其解,勿仅大意之求,用者得其旨于以大其施,无等陈言之视。始克驱除百病,不负先生种橘之苦心,庶几弘济群生,俾慰吾友授梓之隐念云。古海昏愚山堂后学周瑞冠多氏谨识。

《四部寓眼录》曰:嘉言精于医理,游吴会,所著书甚见重于时。《尚论篇》乃较正汉张仲景《伤寒论》,就当日所有三百九十七法、一百一十三方,分各经所患次第论列为四卷。又于伤寒中摘出春温一症,别为起列及诸方脉症,注释为四卷。其前四卷,与《寓意草》《医门法律》早刊行世;而后四卷阙焉。岁丙戌,武原吴先生仪洛辑《伤寒分经》一书,以《尚论篇》为本而稍加节润,携稿就余商榷,凡有一得之愚无不采录,但恨不得后四卷。时季弟慎斋归自江右,得陈氏新刊本,检视亦未之有。先生乃周章补缀,于春温后别列夏热脉法诸方、辛病秋燥数篇,共成十卷。其用意良苦,余固爱莫能助也。然每阅市,未尝不留心搜访。甲辰四月,于琉璃厂书店见有刻本,则乾隆己未靖安舒斯旻长明氏所续刊也,阙其第三卷。余遽买以归,比较吴书,春温诸方信然矣,夏热秋燥脉法则固无有。继又得江西陈氏续刻后篇,则第三卷亦在,惜吴先生于己卯秋下世,不得邮归共证矣。舒本前有新吴甘汝来序,极言此书非伪本,以喻先无子,遗稿皆付其婿舒英,此稿出于外孙舒斯蔚故也。(《四部总录医药编》)

时觉按:据《清史稿·列传第二八九》,《尚论后篇》年七十后始成,成书既晚,且至乾隆四年方初刻问世,所论温病为主,亦异《尚论篇》。乾隆二十八年,黎川陈守诚以是书与《尚论篇》合为《尚论张仲景伤寒论重编三百九十七法》八卷,《四库全书》所载即是。

《会讲温证语录》一卷,《答杭州程云来伤寒十六问》一卷　存　1695

清新建喻昌(嘉言,西昌老人)问(侨居常熟),新安程林(云来)答

《会讲温证语录题辞》曰:予中风舌卷不知人,盖戊戌八月弥留二百余日,肉脱皮焦,气喘渐绝。因本岁门人会讲温证,未灾其木,至时众寿其梓。己亥三月,病少间,板已刻成,待死之心噬脐莫及矣。予中岁弃家逃禅,不倒睡卧,攻苦医学,一脉传薪,任则任矣。然任则为圣为贤,而予夹杂豪杰,真豪杰一刀两断柔肠,且非豪杰,况为圣贤之徒哉?仲景先师太和胞与,百世之师,识大识小、贤及不肖,各随自取。予嫉叔和攻之不遗,即仲景先师功录弗准其罪,则以举动若此不协圣贤之心耳。今日天下公是晓然夫,夫逞才骄气,不为硁硁,而为斗筲,予将何说之辞,敢荆请哲人君子,责而叱之转念。细而览之,或者温论天经地义,不得不讲,不敢不任,不能中行,聊志进取,少逭其辜。幸甚!幸甚!

丹波元坚跋曰:右书二卷,西昌喻昌著。喻所著有《医门法律》《尚论篇》《寓意草》,而《语录》一书,未见现行。如《答问》,《尚论》载之,犹少一问。友人小岛亨卿以其与三书并刻木见贷,因手抄一本,且自装订以藏于家。文化辛未阳月,元坚识。

时觉按:有日本文化八年抄本藏日本国立公文书馆内阁文库,收于《海外中医珍善本古籍丛刊》27册。题辞之后为《会讲温证语录》,载:会讲刺热篇温论述上古经文一段、会讲素问评热论病温经文一段、会讲伤寒论中论温证一段、会讲温证自晋至今千年绝学一段、会讲温证正名辨脉之要一段、会讲论温古今粹美同堂悦乐一条,凡六讲。下为《答杭州程云来伤寒十六问》,喻昌解答程云来有关伤寒之脉证、治疗、方法之疑。二书并见于《尚论后篇》卷二,《会讲温证语录》又见于缪遵义《温热朗照》卷一。

《伤寒翼》一卷　存　1672

清古吴蒋示吉(仲芳,自了汉,自了道人)撰

自序曰:《伤寒翼》者,实非伤寒书,乃辅翼伤寒书而活人者也。伤寒自《内经》垂六经形症、汗下二法之后,如日月中天,无人不祖其光。故汉长沙太守神而明之,条分缕悉,立三百九十七法,一百一十三方,名目《伤寒论》,道乃大备。惜乎劫经兵火,简断编残,王叔和、成无己出,补论方以续其全,加注疏以明其志,至今读其书,行其道,俱出二公之赐也。嗣后君子,有因其论以发明,有就其方而条释,或编诀为百症,或分图而指掌,或搜精秘,或摘要略,或附杂症以别其类,或出心法以襄其成。分之合之,经之纬之,总不出其范围。至后有好奇者,宣已阙之文,说可疑之句,逞文人之笔,骂先哲而自高,兴加罪之词,翻前案而为得。千言万语,转辨转紊,转紊转晦,以致文章可观,毫无益于临症,深可叹也。其故维何?盖一岁之中,惟夏秋之病最多,其病似伤寒者,症候俱同,老幼相似,甚则沿门传染,合境皆然,此疫也,非伤寒也。间有一二乘风取凉,衣被单薄,触冒风寒,遂使头疼发热,名曰感冒,亦非伤寒也。仲景之论,止为冬月正伤寒而设。节庵陶氏,牵引杂症之条,概治三时感冒,虽云备矣,究无益于时行之疫。何也?疫病之邪,非风寒暑湿燥火之六淫,又非寒热温凉四时之不正,乃天地间别有一种疫厉之气,不觉其来,著人则病。其病亦从外入,故其症类似伤寒,人多以“伤寒”称之,并以伤寒之法治之,不亦冤乎?或曰:古人论时行疫气,皆以春应暖而反寒,夏应热而反凉,秋应凉而反热,冬应寒而反温,非其时而有其气也,何子乃言别有一种疫厉之气,得毋亦好奇者乎?答曰:春寒夏凉,皆因久雨;冬温秋热,大率多晴。阴晴不同,其气稍殊,何致多病?设有病者,亦不过感冒耳,实非疫也。且“疫”之一字,非自汉始。《周礼》方相氏“率百隶而时难,以索室殴疫”、“男巫冬堂赠”、《论语》“乡人傩”皆所以逐疫也,岂逐此阴晴寒热之气乎?古人元旦焚辟瘟丹,除夕饮屠苏酒,所以辟瘟疫也,岂辟此四时之不正乎?子静坐细参,颇得其故,实与伤寒感冒大异。调治混同,夭人甚速,故不惜物议,漫为饶舌。更以先得吾心者,吴公《瘟疫论》相为证明。疫之入也有门,疫之伏也有处。闻者实奇,行者实稳。公之天下,自有同心。由是论之,正伤寒惟冬时所有,最少之病也,以其法治三时感冒则谬矣,何况以此治时行疫气哉?立言者,论最少之法;行道者,应四时之病,毫厘千里。吴公所谓屠龙之艺虽成,而无所施,不免指鹿为马,诚哉言乎!故予作是言曰“伤寒翼”,商之具眼,人以为然否?

时觉按:蒋氏原撰《望色启微》三卷,是书附之以行,名为《伤寒翼》,实非伤寒书,有论一十又三,专以瘟疫为题,其序已详。国内无传,日本国独立行政法人国立公文书馆内阁文库有藏。2002年收于《海外回归中医善本古籍丛书》,人民卫生出版社排印出版。

《温热暑疫全书》四卷　存　1679

清吴县周扬俊(禹载)撰

自序略曰:医之道难矣哉!凡病伤寒最重,温热尤烈。伤寒仅在一时,温热暑疫,每发三季,为时既久,病者益多,苟不明其源,溯流不得清也,不辨其类,疗治不得当也。则温热暑疫,皆热证也,燎原之下,竟乏清凉一滴。人无今昔,性有异同,神酣往圣,志切琳琅,俊以一隙微明,静中索照焉。嗟乎!病名温热,自需寒凉,乃千百年来盈庭聚讼,先后支吾。阳春寡和于汉庭,埙篪迭奏于晋室,良由来派不清,复无面墙体认,诚习焉而不察耳。不然,岂诸公各自名家,乃甘悖圣矩如是耶?若夫夏月暑证,即《金匮》中湿暍气蒸之病也。洁古、东垣以动静分阴阳,动而得之为阳,用白虎,静而得之为阴,用大顺、冷香诸剂。岂知夏月杲杲炎威,有阳无阴,动静不甚相远,惟多食冰果冷物及恣意房帏,致伤太阴少阴者,热药可以暂用,岂得视温热之味为通行之药乎?漕宪北海林夫子为一代伟人,医学宗匠,俊立雪程门,三五年间极蒙提命,因授所刻明计部张凤逵治暑书,申明理蕴,精确不磨,虽有小疵,不掩大德,诚可振聋聩于千古者也。至叔和云四时不正之气,感则为疫,不知非时不为厉气,仅为寒疫。而大疫之沿门阖境传染相同者,允在兵荒之后,尸浊秽气充斥道路,人在气交,感之而病,气无所异,人病亦同。所以《月令》于孟春掩骼埋胔,不敢或后者,圣王早虑及此耳,非徒泽及枯骨也。后世治疫之法,未有定见。如嘉言上焦如雾,升逐解毒;中焦如沤,疏逐解毒;下焦如渎,决逐解毒。俟其营卫既通,乘势追拔,勿使潜滋暗长于未尽之时。此固不易之论,然求其反复尽义,变态直穷者,舍吴又可之言别无依傍也。俊幸生明备,不安苟且,日引光明之藏,志披榛莽之途,辑仲景《伤寒论》三注、《金匮》补注之余,先将温、热、暑、疫四证,厘订经文,采集方论,无背圣法,有合病情,各自成帙。蒙藩宪丁夫子,因戊午年时疫盛行,悯编户之疾苦,如痌瘝之乃身,遂下询疫所自始与所为治,恻然叹曰:嗟乎!安得明此理

者数十辈，循行救治，俾在火轮火树梦魇心迷者，一旦提置冰山雪窦之中，奚止饮醍醐而称快哉！命急付枣，以公同志。康熙己未辜月，吴门周扬俊禹载识。

时觉按：四卷分论温、热、暑、疫，选辑发挥《伤寒论》《温疫论》有关原文，详释证治，尤于暑病着力。收于《中国医学大成》。

《痧胀燃犀照》一卷 存 1821

清海宁王凯（伟仙，养吾），锡山沈金鳌（芊绿，汲门，尊生老人）原著，天彭冯敬修（蒙滨）汇刻

冯敬修序曰：夫医者虽小道也，技能救人疾厄，全人骨肉，其任岂不重乎？今岁时症忽起，若老若壮若幼，一染其病，忽忽就毙。即有来势稍缓者，亦旦发夕死，而医者竟无术救援，茫无所措。有进药而亡者，有不及药而亡者，纷纷然矣，甚至一家没二三人，五六人者，良可悲夫！客曰：是病无法治乎？曰：王养吾《痧症全书》即救时病之妙方也，康熙年间曾刻板行世，沈金鳌又条贯而传之。独怪其医者于是书罕见罕闻，宜其一遇是症，束手尤策也。夫痧胀七十余症矣，治痧有认症之诀，有焠、刮、放三法，遵其法而治之，百发百中。即如冷痧、紧痧，来势最急，顷刻即死。若治之得法，顷刻即生。余因是书传之不广，取王、沈二君书汇而刻之，题其颜曰：《痧胀燃犀照》。道光元年秋七月，蒙滨冯敬修。

何序曰：夫病之最急者莫过于痧，而医者于斯病独不留意，往往投药即毙，临证无方，究不知病痧之所以治也。康熙年间，有王养吾先生著刻《痧症全书》，讲沦精详，沈金鳌又条贯而疏之，惜是书传见不广。予刊以□世，使痧治有所遵循，而王、沈两先生济人之功亦不致湮没于无闻矣。咸丰五年秋八月，析津何□□识。

时觉按：冯敬修综合《痧症全书》与《痧胀源流》而成，有咸丰五年乐安堂刻本藏上海、成都中医药大学，有光绪三十二年丛芝轩刻本藏中国科学院、中国中医科学院。

《治痧要略》二卷 存 1702

清秀水郭志邃（右陶）原撰，古越李菩（东白，梅山）编次，长洲朱永思（蓼庄，徂来逸人）参订

李菩序曰：夫医之为道，原非曲术小技之所同，而医之为学，实非浅见薄识之可至。盖洞徹天人，察微知著，具神圣工巧之能，而后可以疗民病，起沉疴。况投剂之下，捷如应响，易安危于反掌，操司命之权衡，岂渺小事哉？于以见斯道隐微深奥，触类变通，非慧质颖悟、力学深思之士，未能诣造精良，动即奏效也。且书不尽言，言不尽意，如必因书以求言，则有出于言之表者不必尽于书，如必因言以求意，则有出于意之表者不必尽于言。然则读书穷理，明经博学者尚难握其要领，窥其旨蕴，何况诸书未详之症，随时运而变生。医学未有之书，不识症而用药，欲贸贸以治人之病，冀人之生，讵可得欤？余遵先君子遗训，曰举业不成则当学医，惟斯二者足以济世，用是于游历之地，访求名贤，灯火之余，尚论轩岐。至仲景之伤寒，东垣之内伤，河间之热病，丹溪之阴虚，无不一一讲求，而《薛氏医案》尤为揣摩，《证治准绳》时加披阅。独于客京师时所得《痧症》一卷，细心体认，按法施治，辄于患是症者随手而效，因为之条分缕晰，以为时症之一助。时康熙庚辰秋八月，古越李菩东白氏书于苕溪之谦受益斋。

朱永思序略曰：余幼多羸疾，从事帖括余闲，辄留心轩岐之学，于四子之书尤加意研究。顾四子或详外感，或重内伤，或尚火病，或尚滋阴，各有妙义，世相祖述者，乃风会气运之所当然，岂四子之有偏见乎？无如风会递迁，气运迭变，至今日而病起卒然，势甚危笃，甚至沿门阖户，邻里相传，率皆仿佛者，所谓痧症是也。痧之为症，古人所言未有全帙，而今之患是症者往往是痧而恶言痧，见痧而讳言痧，不知痧而摈言痧，至有以刮痧放痧为末务，而不肯用之于痧，抑何固也？往余客德水时，于爻人秘笈中得见槜李郭右陶先生所著《痧症》一卷，为古越东白李君所编次，其讲论是症最为详尽，不啻涉海者授以指南针，登山者告以曲折之路。顾余虽手录备阅，不甚究心，乃年来是症每遍乡邑，不识而误投药饵者鲜不受害，但依法施治，捷如应响。后渐为工医者所知，每每索录，余用是不敢自秘，复为之稍加增损，以去其重复，补其阙略，前后有不合者，间以愚见参之，辑为一帙，曰《治痧要略》。公诸海内，庶几续前人所未备，佐时症之一斑也。以余观黄帝制九针之法以疗民病，多刺少药，即如《内经》有云：诸疟而脉不见，刺十指间出血，血去必已。夫脉不见者，即集中症脉不合之谓也。制针疗病、出血去疟者，即集中放血泄毒之治也。此正后人所当师其意而通其法者。是编一出，俾世知风会气运之不同，因而脉证之有变异，因时治症，随证易方，触类而通，合宜而用，于以济斯人之危急，救性命于俄顷，谁谓于医学中不少有裨益矣乎？时雍正六年岁在戊申七月既望，徂来逸人长洲朱永思蓼庄氏识。

赵国麟序略曰：今年春，余奉圣天子简命旬宣八闽，道经古南池，因忆及故人朱蓼庄先生所流寓处也，遂造庐访焉。且邀与同舟之任以恣游山水，蓼庄欣然乐从。余惟与蓼庄自己卯订交，偻指几三十载矣。蓼庄读书自好搜罗百氏，于诗文书画之事，老而益佳，颇为世所珍重，而自幼尤留心医学，往往活人迥非时下流派。一日，天朗气清，水窗四启，出一编谓余曰：此治痧书也，为槜李右陶郭君所著，其来旧矣。顾其中不无挂漏舛讹之处，用是字斟句酌，删其重复，补其阙略，稿凡三易而成，顾乞一言以行世。余因展读细玩，见其于治痧之道，论既精详，法复简易，于是慨然于昔所谓可以保身，可以全生，可以养亲，可以济世之义。曰：是书也，岂仅佐时证之一斑，实补前贤所未备，蓼庄用心嘉惠何勤哉？篇中凡放痧刮痧，论表论里，皆言其变也，故是编一出，不特业医者所当研心，举凡为人子为人父者，皆当备存一册，以备缓急，焉知他日者天下不以为郭氏之书，而直以为朱氏之书也？故曰：此非卫生之小术，实寓大道之精微，不敢用以自私，亦以见吉凶同患之意云尔。爰命梓人而为之序。泰山赵国麟仁圃氏拜撰。

徐耘跋曰：盖闻之治病犹治兵也，兵必知其敌之劳逸虚实而后攻守劫伏之法行，病必知其脉之浮沉迟数而后补泻温凉之法施。故将之掺纵因乎敌，而医之感迎在乎脉。自脉与症有不相应者，而医之法于是乎穷然而不穷也，曰即于其不可凭者凭之。槜李郭君右陶著《痧症》一编，论极透辟，顾其中犹有可商者，徂来朱蓼庄先生为之删烦补缺，斟酌异同，归于一是，而使无一遗义，名之曰《治痧要略》。述而不作，盖言慎也。乙巳夏，予客珠江，先生自山左来，相见恨晚，间出兹编，受而卒读。其大旨曰，凡脉症之不相应者率是症也。夫脉症不相应，则脉不可凭，而即因此以知其为痧症，非即于其不可凭者凭之也乎。盖先生以旷逸之材于书无所不读，轩岐小道亦三折肱，故先生非医而精于医，且乐为医者揭其蓬心，指其迷经。居恒夏秋之际，遇岐黄家所束手无策者，先生以痧症治之，百不失一。吾是以益叹医道之难，而是篇之不可不读也。夫医之不知脉者遇可凭之脉，既不能按其浮沉迟数以知症之虚实表里，其知脉者按痧症之脉，又辄泥其浮沉迟数，宜泻而补，宜凉而温，其不致因医而费人也几何矣。昔孙子用兵以减灶而捷，虞诩破羌又增灶而胜，增减不同，料敌则一。故杂症凭脉，痧症不凭脉，然不凭之凭犹之乎凭，以不凭与凭不同而其知脉则一。吾愿世之为医者先殚心审脉而后读是编，读是编而神明变化，以不同泥乎脉。庶几如大将临戎，攻必胜，战必克也已。虎林同学弟徐耘拜跋于岭南薇署之惜阴轩。

时觉按：有清雪鸿堂刻本藏中国国家图书馆、白求恩医科大学。其目录、卷端均作“蓼庄参订治痧要略”。

《古今图书集成·疫灾部》一卷　存　1725

清常熟蒋廷锡（扬孙，西谷），闽侯陈梦雷（则震，省斋）奉敕编

时觉按：《疫灾部》为《古今图书集成·历象汇编·庶征典》之一一三卷，收载《礼记》《周记》《礼纬》《山海经》《史记·天官书》、刘熙《释名》、蔡邕《独断》《春秋》及二十三史、各地方志记载疫疠流行之年代、地域、流行状况等，比较全面和系统地反映了历史上传染病及流行病的发生和流行状况。收录于赵立勋等编纂的《古今图书集成医部续录》，中国医药科技出版社2002年排印出版。

《古今图书集成·大傩部》一卷　存　1725

清常熟蒋廷锡（扬孙，西谷），闽侯陈梦雷（则震，省斋）奉敕编

时觉按：《大傩部》为《古今图书集成·经济汇编·礼仪典》卷二四六，述预防疫病的资料和事迹，包括驱疫、逐疫及辟疫等内容。

《痧疹一得》二卷　存　1732

清太仓萧霆（健恒）撰

自序曰：瘟疫之证，自古无传，后之医者无从推究病源，见其发热头痛，骨节酸疼，不得不借风寒为规矩。瘟疫之误认风寒者，今已久矣。幸吴又可先生著《温疫论》，亘古疑闭，一朝剖析，固病者之慈航，生民之寿域，其功讵不伟哉？疫痧一证亦自昔无传，后之医者亦无处推求病本，见其身热咽痛，红点隐隐，不得不借冬温痧为准则。疫痧之误认冬温痧者亦已久矣。倘无有人专焉为之，发明其致病之由，则疫痧之覆盆莫雪者，正未有艾也。余也谫陋无才，然于轩岐之旨、证治之源，往往思之弗得弗措，间尝终夜不寐，反复推源。疫痧之邪究为何邪？疫痧之毒究为何毒？观其一家之中缠绵不断，老幼无遗，甚至亲戚邻里交相传染，殆即吴又可先

生所谓杂气中厉气，瘟疫中之一证欤？夫瘟疫受天地之厉气，又可制三消饮以治之，所在神奇；痧痧亦受天地之厉气，余制表里解毒汤以治之，亦所在神奇。不可谓非千虑之一得，用敢编辑平日见证、治法、问答、效验，名曰《痧疹一得》，附于《瘟疫论》后，以补吴又可先生之所未备，并非沽誉钓名，作骥尾蝇也。虽然，一得岂无一失？倘有道君子采其得而矫其失，使痧疹愈驳愈明，岂独斯民之大幸？抑亦斯道之大幸也。余实有深望焉。时雍正壬子重阳前四日，娄水萧霆健恒氏自序。

凡例略曰：一、是书之作，草创于康熙五十九年，粗成于雍正七年，琢磨于乾隆六年至八年。两年痧疹，无论城乡，交相飞染，仿余治法者十全八九，守冬温法者接踵死亡。因就从前所见闻阅历，逐症较勘，重加厘订，方有可减者删之，法有未备者补之，新得者增之，效验者续之，理有深邃者著论以阐发之，症涉疑似者问答以申明之。症无大小，毫发无遗；病无轻重，纤微必举。庶或可以补前人之未备，立后学之津梁。一、是书参阅校订，诸及门亦俱有力焉，落稿誊真，维曹子绍基之功居多。曹子为瓒侯令嗣，家业渊源，好学不倦，复执贽于余，质疑问难，弗明弗措，中流砥柱，余实于绍基有重望焉。《诗》云：如切如磋，如琢如磨。曹子当已，精益精，慎勿自划，则庶几矣。

时觉按：有咸丰二年壬子抄本藏上海中医药大学，民国八年《太仓州志·艺文》载录萧恒健《痧症一得》二卷。

《春温集方》一卷　佚　1739？

清新建喻昌（嘉言，西昌老人）原撰（侨居常熟），如皋赵为幹（汝才）辑刊

罗建中叙略曰：夫兰有香，虽在岩谷，风必从而扬之；士有术，虽混菰芦，人必取而彰之。汝才先生修身以慎独，居易以养正，荣进之心日希而救世之念转切。于是瞿瞿闵闵，求先生之至道，将上以治世，下以治身。尝读喻氏之书，已尽窥其灵钥矣。顾喻氏之所不尽传者，怀芳结念，已非一日。俄友人自喻氏来，箧中藏《春瘟证》一卷，先生请而得之，如事名师，如友良友，风雨晦明，苦心孤诣，九原可作，不负喻氏矣。而每喟然叹曰：夫病已成而后药之，乱已成而后治之，譬犹渴而穿井，斗而铸锥，不亦晚乎？顾士之卤莽者多，而至道在微，变化无穷，寒暑燥湿，孰究其原哉？今喻氏深山默坐冥探十年，幸先天下而得之，不可谓非天下之厚幸者。独念私奉周旋，未公海内，踽形顾影，岁耻月惭，一日不授之梓，一日未敢即安也。仆感其言，立为叙以悚怂之云。（乾隆十五年《如皋县志》）

时觉按：喻嘉言《伤寒尚论后编》四卷，专论温病，乾隆四年初刻，是书或为其一部。

《温热论》一卷　存　1746

清长洲叶桂（天士，香岩）撰，顾景文记

杜玉林序曰：华与余家，世为姻娅，华君岫云精通岐黄术，常存利济救人之心，孜孜不倦。向慕吴门叶天士先生为当世卢扁，留心觅其医案约计盈万，分门选刻，共成十卷，名曰《临证指南》，已通行海宇矣。壬申岁，又将其续补医案《温热论》与平生所集各种经验奇方付刊，以备救急，其愿甚诚。忽于癸秋谢世，其方止刻十之二三，半途而废，见者咸为惋惜。华君好友岳君廷璋不忍漠视，力劝徽苏义商程、叶两君子授梓，完璧以公同志。一日，汉川程君来蜀，出此编，丐余作序。予素不知医，且公务纷拏，军书旁午，竟不暇及。第展阅一过，了然心目，洵为青囊家不可缺一之书，即卢扁复起，亦不能舍是而别开窔奥。倘于乡陬僻壤，症患奇难，一时罕有良医调剂，备此查考，对症用药，立能起死回生，功效匪浅。慎勿以此编易简而忽诸！乾隆四十年冬小春月，赐进士出身钦命四川按察使司按察司加三级凝台杜玉林撰并书。

唐大烈曰：叶氏名桂，号香岩，世居阊门外下塘。所著《温证论治》二十则，乃先生游于洞庭山，门人顾景文随之舟中，以当时所语，信笔录记，一时未加修饰，是以辞多佶屈，语亦稍乱，读者不免晦目。烈不揣冒昧，窃以语句少为条达，前后少为移掇，惟使晦者明之，至先生立论之要旨，未敢稍更一字也。

《续修四库全书提要》曰：清叶桂撰。桂字天士，号香岩，长洲人。家世为医，至桂尤著，独具神悟，治效敏妙，于医林特开一派，而著述不多。世传《临证指南》一书，及门弟子杂辑医案汇成之，《四库》入存目，谓其未必尽得桂之真旨。惟《温热论》乃口授门人，《幼科要略》出于手定，二者最可征信。《温热论》开章明义曰："温邪上受，首先犯肺，逆传心包，肺主气属卫，心主血属营，辨营卫气血与伤寒同，论治法则与伤寒异"，为其宗旨所在。《幼科要略》之上篇，备言春温、夏暑、秋燥及霍乱、疟、痢诸病，治法皆自出手眼，与《温热论》互证，说尤详备。其下篇分言疹、痘、惊、疳诸证，于治痘参酌古今诸家之说，以求尽善，亦桂之特长。二书虽卷

帙无多,合成一家之言,精要具见。《医案存真》乃其元孙万青所编,就家藏故纸录出,不加窜乱,较《临证指南》之分门求备,间参及门方案者不同。建德周学海合三种刊入丛书,于叶氏遗著审订,颇见矜慎。《温热论》门人手录,流传甚广,字句间有异同,此从唐氏本。《幼科要略》亦收入《临证指南》中,于下篇后增列医案多条,不无芜杂,识者仍以单行原本为重。王士雄撰《温热经纬》,采《幼科》上篇中精语名曰《三时伏气外感篇》,与《温热篇》并列,晚近医家奉为圭臬。而陈念祖、陆懋修墨守仲景者,则于桂有微辞,亦如朱陆异同,流分而源非不合。百余年来叶派传衍犹盛,所谓江河不废者矣。

《清史稿·列传第二八九》曰:叶桂,字天士,江苏吴县人。先世自歙迁吴,祖时、父朝采,皆精医。桂年十四丧父,从学于父之门人,闻言即解,见出师上,遂有闻于时。切脉望色,如见五藏。治方不出成见,尝曰:剂之寒温视乎病,前人或偏寒凉,或偏温养。习者茫无定识,假兼备以幸中,借和平以藏拙,朝用一方,晚易一剂,讵有当哉?病有见证,有变证,必胸有成竹,乃可施之以方。其治病多奇中,于疑难证,或就其平日嗜好而得救法,或他医之方略与变通服法,或竟不与药而使居处饮食消息之,或于无病时预知其病,或预断数十年后,皆验。当时名满天下,传闻附会,往往涉于荒诞,不具录。卒年八十。临殁,戒其子曰:医可为而不可为,必天资敏悟,读万卷书,而后可以济世。不然,鲜有不杀人者,是以药饵为刀刃也。吾死,子孙慎勿轻言医!桂神悟绝人,贯彻古今医术而鲜著述。世传所注本草多心得,又《许叔微本事方释义》《景岳发挥》。殁后,门人集医案为《临证指南》,非其自著。附《幼科心法》一卷,传为桂手定,徐大椿谓独精卓,后章楠改题曰《三时伏气外感篇》;又附《温证证治》一卷,传为口授门人顾景文者,楠改题曰《外感温证篇》。二书最为学者所奉习。同里薛雪,名亚于桂,而大江南北言医辄以桂为宗。百余年来,私淑者众,最著者吴瑭、章楠、王士雄。

时觉按:收于唐大烈《吴医汇讲》、宋兆淇《南病别鉴》,名《温症论治》;王孟英《温热经纬》名《外感温热篇》;章虚谷《医门棒喝》名《叶天士温热论》。

《叶天士温热论》不分卷　存　1825

清吴县叶桂(天士,香岩)撰,会稽章楠(虚谷)释

章楠曰:仲景论六经外感止有风寒暑湿之邪,论温病由伏气所发而不及外感。或因书有残阙,皆未可知。后人因而穿凿附会,以大青龙、越婢等汤证治为温病,而不知其实治风寒化热之证也。其所云太阳病发热而渴为温病,是少阴伏邪出于太阳,以其热从内发,故渴而不恶寒。若外感温病,初起却有微恶寒者,以风邪在表也,亦不渴,以内无热也,似伤寒而实非伤寒。如辨别不清,多致误治,因不悟仲景理法故也。盖风为百病之长而无定体,如天时寒冷则风从寒化而成伤寒,温暖而风从热化而为温病,以其同为外感,故证状相似,而邪之寒热不同,治法迥异,岂可混哉?二千年来,纷纷议论,不能剖析明白。我朝叶天士始辩其源流,明其变化,不独为后学指南,而实补仲景之残阙,厥功大矣。爰释其义,以便览焉。

时觉按:收于王孟英《温热经纬》,名《外感温热篇》,亦见于《中西医学劝读》。

《医效秘传》三卷　存　1742

(原题)清吴县叶桂(天士,香岩)撰,吴江吴金寿(鸣钧,子音,寄瓢子)校刊

吴金寿序曰:医书自《灵》《素》《伤寒》《金匮》外,历代名贤著述汗牛充栋,求其能续轩岐一脉,继往开来,有益于世者,余未数觏。何也?盖其故有二:一则泥古不化,随文敷衍,辞多害义,致使先圣片言举要、一隅三反之旨晦而难明,后学反因之而有他歧之惑;一则师心自用,妄诩聪明,好奇好僻,以无稽之言迷惑后世,自欺欺人,流毒无穷。故书愈多理愈晦,遂成千古绝传之学,深可悯焉。我朝廓清寰宇,轸念民瘼,爰采海内遗书,删繁订误、去伪存真,御制《金鉴》一书颁示天下,集医学之大成,予生民以多福,从此山陬海澨,莫不引绳削墨,学有指归,名贤辈出,群登仁寿,皆圣天子深仁厚泽所致也。吾吴叶天士先生,当时为十全之医,四方求治者户履常盈。惜著作甚少,虽有《指南》一书行世,然总以未窥全豹为憾。余自留心斯道,访求先生遗编,往来胸中者已二十余年矣。辛卯春,同门徐子雪香过草堂,谈及先业师翁春岩有抄藏先生《医效秘传》三卷。余闻之而喜,急索徐子副本读之,前二卷辨别伤寒,后一卷摘择经旨,申明脉要,法取应验,理贵简明,不泥古,不好奇,真如月印千潭,只是一月,非学有本原,何能臻此?因与同志者重为校雠,付诸梨枣,以广其传。读是书者勿以平易近情而忽之,其妙正在平易近情中也。道光辛卯夏四月,笠泽后学吴金寿撰。

张文燮序曰:医之事岂易言哉?非讨论而悉其源,无以施临症之功;非临症而著其效,无以验讨论之力。

二者未至，不足以言医也。吾吴从事斯而以神明称者辈出，其能实从读书阅历中本心得以立言启后者，必首推天士叶先生，而薛生白、缪方彦两先生亦后先辉映焉。吴子金寿，从余学医，究心有年，出以应世，亦能得心应手。兹持其汇刊叶氏《医效秘传》，暨叶、薛、缪三家医案视余，披阅之，以其论证其方，靡不吻合，即薛、缪两家，亦往往与之同条而共贯，宜当时受三先生十全之功甚博，至今犹负重名也。凡从事斯者，诚能即此探其论以立体，究其方以妙用，不特往哲立言启后之心赖吴子以广布，而吾吴医道继起而擅神明之技者，将从此踵相接也。余故乐得而为之序。道光十一年四月仙诞日，友樵张文燮书，时年七十有七。

民国二十二年《吴县志·艺文考二》曰：此书乃伤寒辨证凡例。

《续修四库全书提要》曰：旧题清叶桂撰。桂医术为吴中开派，生平不以著述名。而盛名之下，假托遂多，论者谓，可信为桂手定者，惟《幼科要略》一种。王士雄采入《温热经纬》，题曰：三时伏气温热篇，其同时采入所谓《外感温热篇》，则出于顾景文所笔述叶氏之语。二者为叶氏微言大义，章楠、吴瑭等皆宗之。是书专言伤寒，未明论温热，与叶氏医派无关，后来墨守叶氏学者，亦罕闻称举及之。其未可信为真本，不问可知。当时伪托叶氏书者，约分二种：一为同时人作，假名以市重，如《冷庐医活》所载，《景岳发挥》一书原为无锡姚颐真所撰，初出无人过问，坊贾伪改叶名而其书大著；一为叶氏家藏旧书钞本，不著撰人而常为叶氏采用者，展转传钞，即误以为叶氏所撰，如《荔墙丛刻》中眼疾方，实明人程松厓之书，且有重刊新本，而汪曰桢误题为叶作。窃疑是书，恐与眼疾方同例，特未有他本以证明耳。所附《温热赘言》，王氏《温热经纬》采之，分为二篇，上半题曰《陈伯平外感温热篇》，下半题曰《薛生白湿热病篇》，注云：相传为陈、薛所著，究难考实，姑从俗。又云，吴子音连篇并为一书，题曰寄瓢子述，疑下篇非薛著。扬州叶霖《增批温热经纬》始考明，原名《温热病指南》，松江陈祖泰字伯平所撰，金山钱氏刻入丛书中，王氏分篇大误，是本别题"赘言"之名，亦非，当仍以钱氏刊本原书著录，方为得实。大抵好事者流，于医籍原未博考，依草附木，卮言繁生，此类正多。兹就可证明者述其概略如此。

时觉按：是书辨析伤寒温病，又论阴阳升降，并切脉审证之要，末附八十方。或以为托名叶氏之作。道光十一年贮春仙馆吴氏初刊，收于《三家医案合刻》。

《疫疠溯源》一卷　存　1761

清上海王敬义（协中）撰

自序曰：昔仲景先师著《伤寒方论》，实群方之祖。孟圣人之言，凡病皆可比例借用。后洁古、东垣、河间因春温、夏热、四时感冒之表证，恐麻桂等汤太重，故另制冲和、羌活、双解等方以代之。至六经传变，悉依其方法以为准绳。若疫疠病，仲景已下从未有明言者。近代嘉言喻氏则云：灾荒之岁，流遗载道，病气、尸气上混苍天清净之气，下坏水土物产之宜。因解悟而得之，想当然耳，无本之言也。又又可吴氏，因治验而历叙其当然，意诚善矣。若夫此病，非六淫之邪，天地间别有一种杂气、恶气、乱气。是成何说？岂数百年无此气，今忽有之耶？昔予尝读王注《素问》，甚明白晓畅，独于五运六气则随文训释而已，盖其精义尽在《玄珠密语》中。《玄珠密语》者何？玄珠子讲轩岐书以授其徒。启玄子之书，其书干支相乘，六十年中似乎甚板，然太过、不及之运，相胜、相合、相克之气，天符岁会，年月日时，合则和，和则制，又甚活也。昔见宋刻之本如此，其卷数云二十卷，细查之实十九卷，而卷末又曰《玄珠密语》终。初甚疑之，近日又得宋刻补遗，盖补十九卷之遗也。但言五运六气之所以成疫疠之故，今细录之，并附众说诸方，名之曰《疫疠溯源》云。上海王敬义协中记。

时觉按：有道光二十五年思宜堂刻本、虚白斋刻本等，中国中医科学院、上海中医药大学、上海图书馆等处有藏。

《斑疹论》一卷　佚　1761

清上海王敬义（协中）撰

时觉按：同治十一年《上海县志·艺文》载录，《联目》不载，《大辞典》"佚"。

《忠告警言》二卷　佚　1762？

清上海唐千顷（桐园）撰

光绪七年《嘉定县志·艺文志三·流寓著述》曰：《忠告警言》二卷，论斑疹，详调摄，附合药法。

《四时病机》十四卷　存　1765

清元和邵登瀛(步青)撰,曾孙邵炳扬(杏泉)补辑

邵炳扬序略曰:我先曾祖步青公,出薛一瓢先生之门,精医理,著有《四时病论》一书,传我叔祖鲁瞻公、我叔春泉公,至予已四世矣。不独从予游者悉皆诵习,即郡中诸名医亦无不家置一编以为程式。久拟付梓以广流传,而忽遭兵燹,家藏书四万余卷,均归散弃,是编几湮没失传矣。辛酉春,予避兵沪城,有及门携是编来沪,予即命景尧儿详细抄录,校对无讹,窃喜家学渊源,阅数传而不替,愿子孙世守之。时在咸丰十一年孟夏之月,曾孙邵炳扬谨序。

冯桂芬序略曰:吾友元和邵君杏泉,与余同受知于万载辛侍郎师,补学官弟子。君工文章,旁涉经解古学,试日兼两卷,师奇赏之。而尤深于医,名噪一时。庚申之难,避地通州、上海,皆数百里外所至,门辄如市。郡中习岐黄家言者以百数,莫之或先也。盖君曾祖步青先生,为薛一瓢征君高弟,从祖鲁瞻先生,从父春泉先生继之,至君凡四世,历百有余年,咸以医名,授受渊源有自来矣。步青先生著有《四时病机》《温毒病论》《女科歌诀》三书。于《灵》《素》奥旨,发挥旁通,酌古参今,易施于用。君之治疾、授徒,得力于是书为多。以及门录副者众,经难独存。君喜先泽未坠,重加考订,补其残缺,将付梓以广其传,问序于余。余不知医,而嘉君之能世其学,令子小杏少泉,骎骎继美,将益以光步青先生之绪,于经史之言有合也。遂书之简端如上。同治五年春正月,冯桂芬序。

陆乃普序曰:吾苏邵氏,代有名医,即现来候补之邵少泉少尉亦名噪一时,惜其舍医而为折腰吏。读其先人所著医书三种,部居别白,惨淡经营,是为必传之书。敬注数语,以志佩忱。甲戌二月,同里陆乃普谨识。

刘传祺序略曰:邵君独取温、湿、暑、疟,析为《四时病机》十四卷;又专取温疫证治,为《温毒病论》一卷;别取经、带、胎、产详言之,为《女科歌诀》六卷。是何故者?盖浊阴之气中人深,发病骤,小人害君子,渐渍浸润,一发而祸烈,其机如此。故一切内外杂病,虽多不言,独言此数者而预防之,而救治之也。阴阳和而后万物资生,妇女纯阴,嫌于无阳,施治为尤难,故别为专科焉。邵君深于医,盖深于《易》矣。愚医多不通《素》《灵》《金匮》《伤寒》之书,黠者假经语以为缘饰,莫能发其精微,抑且淆乱之。邵君之书专为温、湿、暑、疟及女科立论,其源盖本诸《素》《灵》《金匮》,而参以后世医士之言,既明且备。余非知医者,姑著平昔之所闻如此,而心折于君之能通医于《易》也。君讳登瀛,字步青,元和县人。此三书凡十九卷,曾孙文学君炳扬杏泉所述,元孙少尉景尧少泉所校,君医学传家已五世矣。少泉能文章,为名诸生而官于皖。既渊源家学,又将推之治术,蕲至当位,不偏不独,苏枯起瘠已也。少泉勉之哉!同治甲戌九月庚子朔,京江刘传祺序。

绍诚序曰:《四时病机》十四卷、《温毒病论》一卷、《女科歌诀》六卷,吴门邵步青氏著。予窃闻之,三折肱而为良医,又曰士君子不为良相必为良医,甚矣!医之为学甚深,而为功甚巨也。夫五运六气,不无偏至,则有札瘥疾厉,饮食男女,不无过失,则有寒热瘛疭。人身一小天地,故医理渊深,与《大易》《鸿范》相表里,推而求之,治天下国家之术,胥在于是。阴阳者,君子小人之辨;凉燠者,防微杜渐之机;补泻者,兴利除弊之用;诊视者,开物成务之精。予于学医得为政焉。邵氏之学既世,又生叶天士、薛一瓢之后,渊源有自,辨证深细而不立异,处方中正而不偏畸,可以教授后来,补救民疾,则为功与相业等。抑予思之,元气流行,如水在地,正气之与客感有中外之别。人生自强,四体完固,天君泰然。无病之福,固不多得。一旦有病,惟有自量正气之强弱,抑太过而助不及,客感自不能乘间隙而入。若以感热而握冰,感寒而抱火,不用志于内而用志于外,吾恐已感之寒热未去,而凛冽与焦灼别受其害。有本病,有受药之病,谁为名相?吾愿得三折肱之医以导之。论邵氏书,附申此指,有心世道者,或不河汉斯言。光绪纪元立秋后五日云龙旧衲绍诚识。

裕禄序略曰:吴门邵先生步青继叶天士、薛一瓢而起,力学稽古,循途守辙,明辨伤寒四时变证,专宗长沙,恪守心法,而于诸贤之说亦复博采兼收。成《四时病机》十四卷、《温毒病论》一卷、《女科歌诀》六卷。说理渊深,辨证精细,阐张氏遗蕴,以津逮后人。故当其身,手到病除,蔚为良医。子若孙能读其书,继绳勿替,至曾孙杏泉,名尤噪于大江以南。今杏泉哲嗣少泉以少尉需次来皖,亦能世其学,敬奉遗编,问序于余。余闻北齐徐之才五世祖仲融以医术显,孙子相承,五传至之才而益著。步青先生以逮少泉,世数亦正符矣,尚其善承家学,以光先绪而永其传,勿俾之才专美于前也可。光绪四年岁次戊寅日长至,长白裕禄书于皖江节署。

成允序略曰:邵君步青,薛征君一瓢之高足,乾嘉间以医名于吴,著有《四时病机》十四卷、《温毒病论》一卷、《女科歌诀》六卷。戊寅,予观察皖城,其元孙少泉少尉出其书而问序于予。予夙非知医者,虽未敢贸

贸然置喙以遗笑于方家,而邵君之志则可知也。夫医之为用也,大而能普,而其为理也,微而难通。以东垣之精深,犹不免偏于温补;河间之博奥,且失之过于寒凉,当时议者已皆有遗害之讥。迨后人祖其说而不得其意,害遂滋甚,无惑乎今之日操杀人术而不自知其非也。邵君独取温、湿、暑、疟、瘟毒、胎产等症,阐阴阳之理,明寒燠之分,荟萃诸家,以折衷于《素》《灵》《金匮》,而力矫其偏。故其取材也博而赅,其立论也正而当,其用意也神而明,后之学者得其意而变化之,岂复有模棱之患?吾故曰:邵君之志可知也。其志云何?殆犹希文之问相,了凡之择艺,异代而同心也。后世其有兴乎?今少泉以诸生官于皖,亦本家学精于医。吾知其他日民社躬膺,必将移所以利疾病者利斯民也。少泉勉乎哉!光绪戊寅孟夏,长白觉罗成允序。

文龙序略曰:孟子云:能与人规矩,不能使人巧。巧固在规矩中,不在规矩外,此步青先生医论集方之所由成也。少泉少尉为先生元孙,幼而折肱于《诗》《书》《易》《礼》之场,壮而蒿目于世态炎凉之变。学问既纯,阅历亦久,本之家传,证诸时事。原不以医著,而耳濡目染,医自超乎庸俗,乃群然以医推之。是固知少泉之浅,而未知少泉之深也。少泉因公至霍邱,适予宰是邑,邀其阅小试文,盘桓半月余。吾不以医许少泉,而人皆以医亲之、敬之、交纳之、延请之,述其疾而求治之。虽无不应手而瘥,予谓少泉其将为医掩乎?夫吾人通情达理者,自能通权达变。无施不可者,自无往不宜。以少泉之才之识,昔不能运筹帷幄,驰驱戎马,以汗、吐、下之法,散贼之党,发贼之伏,攻贼之毒。今不能翱翔仕宦,痛痒黔黎,以望、闻、问之术,访其疾而解之,得其善而表之,因其困而补之,而乃屈于下僚,竟以医见也。岂不惜哉?己卯春,予由霍邱补缺南陵,道出安庆,晤少泉,出其先德步青先生医书示予,并问叙于予。予何敢言叙,但就所见所知者,直书以证少泉。他日医国之效,且为之解曰:深于《易》者不谈《易》,神于医者不言医。光绪五年孟秋上浣,文龙谨识。

傅庆贻序曰:邵少泉少尉刊其先世所遗医论若干种,乞叙于余。余愧非知医者,然其言洞达,览之心开目明。三吴故多良医,儒者治经之暇,日恒推究五运六气之奥,发挥四圣之术,故其业与六籍同精。步青先生出一瓢居士门下,著述垂世,四传至文学君杏泉,复能通其繁变,纂述成篇,活人之功,籍籍人口。而少泉以一诸生,来皖候官,复世其学,有所治辄应手愈。大都医有专家,惟读书好古者足以洞明阴阳正变,扶植生命,俾民无夭札,非小道也。余既嘉少泉克守楹书,不坠端绪,而又喜吴趋医道之传永永弗替,使病者有所托命,遂乐书其简端。光绪六年庚辰孟春清苑傅庆贻序。

胡玉坦序曰:医理甚深,非好学深思不能通其意。戊寅春,邵少泉少尉出其先人所著书相示,余夙不知医,何敢妄加末议?然观诸序,知其渊源有自,于此道固已三折肱矣!略识数言,以志景仰。潞河胡玉坦识。

邵景尧跋曰:右《四时病机》十四卷、《女科歌诀》六卷、《温毒病论》一卷、《经验方》一卷,自先君子弃养后,景尧藏弆箧衍十一年于兹矣。忆自龆龀受学,内禀庭训,兼读岐黄家书。岁庚申,避兵海上,问侍之暇,日受提命,因得泛涉元明以来诸医家之异同。窃见斯道精微,非口讲指画无以导其机,非沉思厚力无以理其绪,是以景尧于切脉审证施治之法,悉本旧闻,毋敢少持臆见。戊辰应童子试,蒙厉慕韩邑长擢置第一,遂以游庠,嗣赴省闱,辄报罢,家贫谋食,援例以末秩待次安徽。公余积铢累寸,谋刊是集,辄出以呈当道,乞赐表章。二三心知,集资为助,爰加厘订,敬谨校刊,三阅月而事始竟。计自癸酉及今,奔走风尘,抱残守缺,功虽获竣,未克广为流布。仰渐高深,俯惜绵弱,三复手泽,曷禁泫然?光绪己卯仲冬元孙景尧谨识。

《续修四库全书提要》曰:清邵登瀛撰。登瀛字步青,元和人,诸生,为名医薛雪弟子。是书专详温热病治法,卷一《内经》论温热诸条,附以近代诸家之说;卷二《伤寒》论春温诸条,亦附诸家之说;卷三前贤论春温诸条,附己说;卷四时令春温,异于冬不藏精之春温,附温疟;卷五春温选用诸方;卷六、卷七湿温方论;卷八湿之杂证方论;卷九暑证方论;卷十、卷十一诸疟方论;卷十二伏暑晚发方论;卷十三、卷十四冬温方论。案:叶桂治温热病最负盛名,清中叶后医家多宗之。薛雪与桂同时,论不相下,然其于治温热实称同调。王士雄《温热经纬》以两家之说为标准,叶氏所传医说多出门人笔记,薛氏《湿热论》或言非其所作,实有疑义。登瀛为薛氏高第弟子,其言自悉本师说。是书以《内经》、仲景为根本,博采前贤之说以疏证之,字字皆有来历,所选诸方并皆矜慎,较叶氏之但明大意者,更足征信。而于薛氏宗旨治法,正可证明传薛氏之衣钵,并为叶氏之羽翼。其书家世相传,至曾孙炳扬,遭乱残缺,重为订补。至元孙景尧,始为付刊。问世差晚,未及如吴瑭《温病条辨》、王士雄《温热经纬》之风行,然其书视两家更为谨严,亦治温热者所不可废也。

光绪九年《苏州府志·艺术二》之《徐锦传》曰:邵登瀛字步青,吴诸生。学医于薛雪,名噪吴中。著有《四时病机》行世。曾孙炳扬,字杏泉,世其业。炳扬弱冠入元庠,即弃举子业,专攻岐黄,著有《三折肱医书》。

时觉按:收于《邵氏医书三种》,有嘉庆二十年乙亥刻本。

《温毒病论》一卷 存 1765

清元和邵登瀛(步青)撰,曾孙邵炳扬(杏泉)考订

徐锦序曰:步青先生为一瓢老人高足,余束发受书,即邀英盼,时年八秩,长身玉立,望之若神仙中人。继与文孙春泉交,知箧衍所藏,手泽犹新,未及请而伏诵也。今岁夏初,时疫濡染,危者日剧,仓猝莫救,心甚悯焉。春泉手出是编,乞叙予余,将付诸梓,以共同好,其用心亦仁矣哉!窃闻江南疫疠莫甚于崇祯之辛巳,当时吴氏立论主以达原饮,同时西昌喻氏则主以人参败毒散。识者谓遵吴则邪解正伤,宗喻则留邪遗患也。乾隆丙子,江南治法多遵吴氏而变通之,往往应手取效。今阅是编,并信而有征。盖先生身丁其会,临证既多,又习诸先辈之绪论,剖晰入微,方多传于古人,用独抒其心得,卷帙无多,较周氏《温热暑疫》一书尤为精当,洵足津逮后学。学者果能遵其法、明其意而不徒袭其方,既免多歧之亡羊,亦弗守株而待兔,所关岂浅鲜哉?因缀数语于简端,志其缘起以告世之读是书者。嘉庆乙亥夏五月,澹安徐锦书于心太平轩。

邵炳扬序曰:疫证每起兵荒之后,周禹载、吴又可代有成书,然而有志之士知其疏节者未知其精旨,得其正治者不得其变通。我曾祖见疫病之杀人至亟也,因参酌周、吴二家之说,并旁集诸书,穷原竟委,作为是编,刊板行世。奈曩时刷印无多,兵火后亦半作烬余矣。今从书肆索得旧本,重加考订,以推广而行之。昌黎有云:莫为之前,虽美弗彰;莫为之后,虽圣弗传。此编汇先贤之格言,摅毕生之心得,亦犹是述而不作之用意焉尔。曾孙炳扬谨识。

时觉按:收于《邵氏医书三种》,有嘉庆二十年乙亥刻本。

《湿热条辨》一卷 存 1770

清吴县薛雪(生白,一瓢,扫叶老人)撰

薛雪序曰:扫叶庄,一瓢耕牧且读之所也。维时残月在窗,明星未稀,惊鸟出树,荒鸡与飞虫相乱,杂沓无序。少焉,晓影渐分,则有小鸟闹春,间关啁啾,尽巧极靡,寂淡山林,喧若朝市。不知何处老鹤,横空而来,长唳一声,群鸟寂然,四顾光山,直落檐际,清静耳根,始为我有。于是盥漱初毕,伸纸磨墨,将数月以来所历病机,与诸子弟或阐发前人,或摅己意,随所有得,随笔数行,录竟读之,如啖虀虀,寸寸各具酸咸,要不与珍错同登樽俎,亦未敢方乎横空老鹤一声长唳。薛雪书于扫叶山庄。

徐行序曰:天有六气,阴阳、风雨、晦明,阳淫热疾,雨淫腹疾,即言湿热也。二者感之颇易,治之颇难,救治之有功,贵辨之确切,若不取前人历试明验,阐发精义,成书探索而研穷之,即治之,能一一效乎?征君薛一瓢先生,吴医中巨擘也,著有《湿热论》,皆亲疗愈,历有成效,随时登录者。简编无多,其于湿热二者,感受之轻重浅深,治之表里先后,条分缕析,可谓深切著明者矣。吾师正功吴先生,校订未梓。因思先生于乾隆丙子岁,吴中疫行,大吏延主医局,蒇事后,承辑禹载周君《温热暑疫》方书,刊行已久。疫行春夏之交,感受二者为多,是论实与温热方书相为表里,不可偏废者也。余于医数十年,耽玩讲求,未有所得。犹忆丙午岁,疫亦流行,于范文正义庄设局疗治,余承乏斯役,治有效者,悉本二书。今周君书流播遐迩,独是论湮没不彰,深惜之。爰与同学华子杏帆、家孟旭堂,再加参考,寿诸梨枣。习斯道者,诚能探索而研穷之,于二者之感,辨之必确切,治之必有功,则征君是书有裨后来岂浅鲜哉?是为序。时嘉庆九年岁次甲子仲春,徐行书于元都仙馆之西翼肯堂。

李清俊跋曰:薛氏《湿热论》,乃家藏秘书。先君素精医理,于是书尤深宝之。盖其辨晰受病之原委,多由阳明、太阴两经,表里相传,其见之也确,其言之也详,其治之也各得其宜,可为后世法,莫能出其范围者。我吴处江以南,地气卑湿,患是病者最多,而治之者或称为湿温伤寒,未能辨析,岂知如论所云湿热之病,不独与伤寒不同,且与温病大异哉?俊不敢独秘,亟寿枣梨,以公同志,俾审病者不致歧误焉。道光九年九月,元和李清俊跋。

王士雄曰:此篇始见于舒松摩重刻《医师秘笈》,后云是薛作,章氏从而释之,而江白仙本以附陈作《陈平伯外感温病篇》后。吴子音《温热赘言》连前篇并为一人之书,并不标明何人所著,但曰寄瓢子述。且前篇之末有"今补薛生白先生一法于后"云云,则此篇亦非薛著矣。其江本所补一法,又无"薛生白"三字。且此篇张友樵所治酒客之案,但称曰余诊,言人人殊,无从核实,姑存疑以质博雅。

王士雄又曰:《医师秘笈》仅载前三十五条。江白仙本与《温热赘言》于三十五条止采二十条,而多后之

十一条，且编次互异，无从订正。偶于友人顾听泉学博处见钞本《湿热条辨》，云曩得于吴人陈秋垞赞府者。虽无发明，而四十六条全列，殆原稿次序固如是耶？今从之，俾学者得窥全豹焉。

《清史稿·列传第二八九》曰：薛雪，字生白，自号一瓢。少学诗于同郡叶燮。乾隆初，举鸿博，未遇。工画兰，善拳勇，博学多通，于医时有独见，断人生死不爽，疗治多异迹。生平与桂不相能，自名所居曰扫叶庄，然每见桂处方而善，未尝不击节也。著《医经原旨》，于《灵》《素》奥旨具有发挥。世传《湿温篇》，为学者所宗，或曰非雪作。其医案与桂及缪遵义合刻。

时觉按：薛序原出《一瓢诗话》，殆后人改易而移置于是，与李跋并见诸《南病别鉴》之《三三医书》本。是书收于《医师秘笈》《南病别鉴》《医学蒙求》《陈修园医书》《中西医书劝读十二读》，王士雄收于《温热经纬》时题为《湿热病篇》，《温热赘言》亦然。诸书所收条文多寡不一如王氏所言。王泰林曾编《薛氏湿热论歌诀》，收于《王旭高医书六种》。

《温病朗照》八卷　存　1775

清苏州缪遵义（方彦，宜亭，松心居士）撰

自序曰：圣王御宇，太和翔洽，民无夭札，物鲜疵疠，熙熙生民，咸登仁寿之域。其或阴阳愆和，寒暑失序，有气未至而至者、气既至而太过者，人生其间，起居不时，饮食不节，邪乘虚入，或随感而即病，或过时而窃发，所谓时行之疾，无岁不有，其得之者非必人人而尽然。至于大疫流行，则连床共榻，沿门阖境，互相传染，疾病既相连属，死亡亦且枕藉，此生人之大劫，医治之不容缓也。义博览方书，周氏禹载以温热分为两门，张氏石顽总为温热例，喻氏论温立三大例，是真辟天地未有之奇，救斯人之夭枉。愚据《内经》所论，谓热病为伤寒之类，则一热字可以该温病，且张氏曾以温热总为一条，则暑疫二门，似可分隶于温热之下，而大意以喻氏三大例为主。只以年来酬应日烦，刻无宁晷，未遑纂定。岁丙午，友人请竟其事，义以晨夕之暇，手录成帙，名之曰《温热朗照》，遵石顽先生之例也。虽未敢定为成书，但思人身疾病猝乘，犹如地水风火，卒来莫御，苟得此奉为指南，变化生心，何殊济世慈航扶危定倾乎？吾愿世之从事于医者，潜心参究，投剂之下，使二竖潜踪，三虫遁迹，仁心仁术，功侔造化，燮理阴阳，其在斯乎？其在斯乎！是所望也。乾隆五十一年岁次丙午三月，吴趋缪遵义识，时年七十有七。

徐锦曰：此书乃吾吴缪松心先生著作，未曾刻过。缪氏秘为家本，不肯示人。予于先生之后人称莫逆交，得见是书，真济人至宝也。徐澹庵识于简端。

管礼耕跋曰：三吴地偏东南，又濒于海，居温带之中，水日之气相搏，故患病多温热。昔人书论治斯证者无虑数十家，虽纯驳不一，而各有心得。近世医日多日杂，如昔人之用心者实鲜能之。松心缪先生，乾隆时吴中名医也，尝汇西昌喻氏以下各家论温热治法，反复参考而折其中，成《温热朗照》八卷。世无刊本，徐澹庵先生于其家见之，称为济人真宝。此即徐题本也。姊夫李彤伯，亦能医，其学即传诸徐氏。乙酉春，余方觅三龛碑不获，彤伯有旧藏本，遂与相易，而墨其后。元和管礼耕识于操养斋。

田伯良曰：《温热朗照》八卷，原缺第五卷小儿温症三大例之第三条，藏沧浪亭图书馆。甲戌秋请人缮抄，至乙亥二月始竣事。民国乙亥六月伯良校对毕记此。

《清史稿·列传第二八九》曰：缪遵义，亦吴人。乾隆二年进士，官知县。因母病通方书，弃官为医，用药每出创意，吴中称三家焉。

时觉按：有清乾隆间缪遵义先生侄孙缪淞手录抄本藏苏州市图书馆，又有民国甲戌沧浪亭图书馆据缪淞本缮写本藏中国中医科学院，未刊。2007年收于《温病大成》第二部，福建科技出版社排印出版。

《大豆黄卷辨》《瘟疫赘言》二篇　存　1792

清吴县周桂（思哲，香林）撰

时觉按：二文收于《吴医汇讲》卷三。

《认疫治疫要言》一篇　存　1792

清吴县顾彭年（祖庚，雁庭）撰

唐大烈曰：顾祖庚，名彭年，号雁庭，国学生，住郡城宫巷。

时觉按：收于《吴医汇讲》卷六。

《论白痦》一篇　存　1792

清乌程屠旋(彝尊,疏林)撰(侨寓苏州)

唐大烈曰:屠彝尊,名旋,号疏林,国学生。浙江乌程人,侨寓平江。

时觉按:收于《吴医汇讲》卷八。

《痧疹今昔不同,治法亦异说》等二篇　存　1792

清吴县陈昌龄(元益,半帆)撰

《吴中名医录》曰:陈昌龄,字元益,号半帆,国学生,清吴县人,住北濠街,乾隆时有医名。著《痧疹今昔不同,治法亦异说》《辨活人书妇人伤寒之说》二文,刊入《吴医汇讲》中。

时觉按:收于《吴医汇讲》卷八。

《羊毛瘟症论》二卷　存　1795

清上元随霖(万宁)撰

自序曰:瘟疫一证自古有然,即《周礼》所谓四时疠疾也,其所感之气,变幻难以言状,而《灵枢》《素问》及各名家并未立瘟疫之名。迨吴又可始著方论,吾乡戴麟郊先生又著《广瘟疫论》,有辨气、辨色、辨脉、辨舌、辨神之说,足为后学津梁者,更加详备也。但瘟疫中有羊毛一种,则从未有言之者。岁辛卯,此证颇行,俗呼为羊毛痧子,临证颇难措手。霖读御纂《医宗金鉴》外科疔疮内载有羊毛疔证治之法,除毛有方,用药有则,显立成规,遂会通其意,格以所感之气,所入之门,所出之处,及其病作之形,巽心推究,酌方疗治,多获生全。越今多载,欲以鄙见质诸同志,因作《羊毛瘟证论》,似可与吴、戴相发明。夫瘟疫之变,在外证既可化毛而成疔毒,在内证亦可化毛而伏皮肤,其相形而得名者,正可循名而立法。虽此证不多见,而近年亦往往有之,恐穷乡僻壤突遇此证,疗治失宜,贻误非浅,谨将治而得效方药一一志之。然医理渊微,不免挂漏,仍祈高明,再加博采,补所未备,未必非医门之一助云。乾隆六十年岁在乙卯冬十月,上元随霖万宁甫识。

方昂序曰:余家世业医,而余不知医,且并不识药性。幼时羸而善病,每喜与医士游,盖医乃仁术,业斯艺者类能以仁宅心。余需次金陵六载,所识医士如王式昭、徐景伯、随万宁、周硕园皆长于方脉,濮韫良长于外科,汪藕塘长于按摩。之数君子者,律身行己,必信必果,又存心济人利物,乡里佥称为善人。凡道路桥梁之倾圮不便于行人,及祠宇报赛废坠者,不惜积赀以成,善举殆纸不胜书。癸丑冬,余感风寒之疾,四肢痛不可忍,昼夜呼号,辗转床蓐,濒死者数矣,式昭、景伯以药起之,因式昭、景伯得识万宁。万宁伟躯干,亭亭如鸡群之鹤,时有尘埃外想,与之谈,穆如蔼如,不觉矜躁之俱释也。兹万宁以所著书问叙于余,余阅其自叙之辞及循名疗治之法,殆发前人所未发,而又明白简要,一览无遗。余虽不知医,而万宁利济婆心于斯方见。昔贤谓不为良相,即为良医。万宁覃精殚思,祖轩岐,宗仓越,法刘、张、朱、李,亦既多历年所矣,而更参以己见,集成是书,可为烹鱼之釜鬵,济川之舟楫,异日隔垣早见,望色先知,深造正无穷期也。万宁勉乎哉! 嘉庆元年丙辰腊月吉旦,整饬江南通省盐法分巡江宁兼管水利道前刑部郎中律例馆纂修官济南方昂书于江宁巡署之静远堂。

王金英序曰:余交随君万宁有年矣,每与谈岐黄家说,知其渊源有本,不与寻常术士比,心窃敬之。夫医之为道,奥妙无穷,非深究《灵枢》《素问》之旨而加之以神悟,不能得其会通。世之业此者率泛涉本草歌诀,便尔悬壶,暨乎心不应手,或至偾事,绝不自省而返求其理,故虽三折肱九折臂,终未为良也。随君殊于是,宜其学益精而全活者众,是不以术视医而以道视医,故能如是。近日撰《羊毛瘟证论》一编,出而问世,实阐前人所未尽发而紬绎其旨,其有功于先哲、施及于后世者大矣远矣。证治原委已详自叙,余何庸更赞一言? 姑赘数语,以志钦佩云尔。随君兼善于诗,谈医之余,间出其吟咏以相订正,则余有互相裨益者,余将序而传之,以见其余事作诗人。昔范文正比良医于良相,今我随君不又于杏林中增一佳话也哉? 嘉庆元年中元日,菊庄姻弟王金英拜手书。

陈廷硕序略曰:吾乡随万宁先生,诚笃温厚,施与好善,乡里咸推重焉。秋七月,余以给假南旋,适从弟妇以危证得先生双解方药而愈,因出近时所著《羊毛瘟证论》问叙于余。夫温疫者,古方也,羊毛疔者,御纂《金鉴》中所备载也,会通其意而名为羊毛瘟证者,随氏之心解独得也。善说诗者不以文害辞,不以辞害意,以意逆志,是为得之。随氏之书意以逆之耶? 刊以问世,不敢自私,又以知其良工心苦而虚且公也。虽然,余窃以为著书者有二难焉：才高者坚持门户之见，专以博辨攻诋为长，安知不有以二书不能合此证古所无为随氏咎乎？然随氏固已明言，其以意会通矣，又何用哓哓者为？质下者笃信而不善学之，凡遇一证，辄云羊毛瘟证，针以挑之，面以擦之，妄引随氏法以自卫，此又随氏不及料，而实为此书之罪人也。惟证宜双解者，即以双解法行之，方证相对，胸无成见，药用当而通神，斯古法赖以不泯而随氏之苦心庶几与之俱传乎？此书中难发之隐，不独为著书者补之，且为读书者告之，兼以质之吾乡以医名世诸君子以为何如也？是为序。嘉庆元年秋八月既庭陈廷硕拜撰。

徐世昌序曰：气失平而为疾，奇症原多，药用当而通神，良方最重。唯症非经见，愈征麇眼之清，斯方有必传，弥著婆心之苦。金陵随万宁先生，学本六经，医已三世，久神脉息，肱折于三，尤谙时邪，气分其五。近有温证，前未盛行，今遇良医，确昭神效。火蒸脏腑，感岁气于司天，肺主皮毛，郁膜间之毒缕。寻常未识，诊误即危，解散不先，救迟亦殆。惟先生善参古法，妙活灵机，以走獭之奇，通出蛇之变，如扁鹊之攻腠理，明且察于秋毫，类秦和之辨阴阳，治更分于歧路。柔毛尽剥，有目皆知，仙指才临，无人不活。未忍私为己有，辑症成书，还思善与人同，汇方寿世。盖先生仁心为质，名教夙敦。负郭本无，独重春秋之祀（先生原寒士，集会五百金，买槐田四十余亩，每年租利为春秋祭祀用），趋庖久有，常循诗礼之箴。已天性之群推君陈孝友，尤路人之共戴司马阴功。范叔袍怜，给单寒而何既？周郎困借，拯贫馁以良多。而且弄月吟风，无非天趣，宜其调梅种杏，尽是春风。昌素不知医，常钦抱道，睹得心而应手，实相双解之功；数起死而回生，岂止一毛之利？郭玉之医以意，效即丹方，巫彭之药有经，此尤龙秘。质之同方同术，莫疑《抱朴》之增，可知有经有言，足称《灵枢》之阙。乾隆六十年乙卯冬，伯子徐世昌拜撰。

《中国医学大成提要》曰：清隋霖撰，霖字万宁，上元人。尝考张石顽《医通》载番痧即黑痧，此与明羊毛痧，皆为天行沴毒云。乾隆时，《医宗金鉴》有羊毛疔之名，或亦是此类疫症。胡云谷云：明季羊毛痧，登时遍身疮肿，中有白毛数茎，不治则半日死，有砭出恶血得生者，殆即丹毒、温毒、痧毒之类欤？惟因向无是病，故鲜有良方，医无专科，而书亦乏善本。清乾隆末嘉庆初，隋君始发明《羊毛瘟证论》专书。据云：羊毛瘟证，擦之确有一种似羊毛之丝而出，且擦出其毛，其病立解，详考病源，确为一种疫毒。隋霖云：羊毛之为病也，始则微寒发热，或憎寒，或壮热，或发疹块，面色微青，唇红而胀，舌有薄苔红点裂纹，胸中滞塞，身胀酸麻，手足不利，前心后心或有斑点，或无斑点。及病至面色青板，身重不仁，皮肤紫胀，脉不至，则无救矣。考《医宗金鉴》内载羊毛疔一证，初起时身发寒热，状类伤寒，但前心后心有红点又如疹形，视其斑点，色紫黑者为老，色淡红者为嫩，宜服蟾酥丸汗之；毒热不尽，憎寒壮热仍作者，宜服五味消毒饮汗之；如发热口渴，便闭脉沉实者，邪在里也，宜黄连解毒汤加生大黄一钱五分，葱头五个清之。治法，先将紫黑斑点用衣针挑出如羊毛状，前心后心共挑数处，用黑豆荞麦研粉涂之，即时汗出而愈。又法，用雄黄末二钱，青布包扎，蘸热烧酒于前心擦之，自外圈入内，其毛即奔至后心，再于后心擦之，其羊毛俱拨出于布上，忌茶水一日。窃思疔有羊毛，与近日羊毛时证大略相同，即以治疔之理而会通其意治此证亦可也。今时邪由毒气土藏，郁蒸金化，忽有羊毛类似蚕丝，其毛倒生肤里膜外，针刺皮肤，绝无点血，剔出羊毛，长者七八寸，短者二三寸，剔未尽者，再以荞麦面用阴阳水和团，自胸前圈滚至腰，滚约百余转，面团中粘毛甚多，遍身全滚，皆有，投以加减双解散，至肺气舒畅，血脉流通，大汗如雨，或发疹块而愈。其意即《内经》"金郁泄之，土郁夺之"之旨。其书列伏邪穷源、温病论、羊毛论、辨惑论、羊毛瘟证治、羊毛瘟疑似辨、羊毛瘟不治症、妇人婴儿羊毛瘟治法、羊毛瘟针法、备用诸方、通用药物等，穷源竟委，辨析无遗，诚治羊毛瘟证之要书也。今刊印裘氏印本而重校圈点者。

嘉庆十六年《江宁府志·人物》曰：随霖，字万宁，上元人，世医。乾隆癸丑，邑患羊毛瘟症，群医不能治，霖与南城周魁主治略同，一时有"南周北随"之誉。著有《瘟症羊毛论》行世，邑中弥相推重。

时觉按：又名《温证羊毛论》《羊毛温论》等，收于《中国医学大成》《三三医书》。原不分卷，《中国医学大成》分为二卷。

《温病条辨》六卷　存　1798

清淮阴吴瑭（配珩，鞠通）撰

自序曰：夫立德、立功、立言，圣贤事也，瑭何人斯？敢以自任。缘瑭十九岁时，父病年余，至于不起。瑭愧恨难名，哀痛欲绝，以为父病不知医，尚复何颜立天地间。遂购方书，伏读于苫块之余，至张长沙"外逐荣势，内忘身命"之论，因慨然弃举子业，专事方术。越四载，犹子巧官病温，初起喉痹，外科吹以冰硼散，喉遂闭，又遍延诸时医治之，大抵不越双解散、人参败毒散之外，其于温病治法，茫乎未之闻也，后至发黄而死。瑭以初学,未敢妄赞一词,然于是证亦未得其要领。盖张长沙悲宗族之死,作《玉函经》,为后世医学之祖,奈《玉函经》中之《卒病论》亡于兵火,后世学者无从仿效,遂至各起异说,得不偿失。又越三载,来游京师,检校《四库全书》,得明季吴又可《温疫论》,观其议论宏阔,实有发前人所未发,遂专心学步焉。细察其法,亦不免支离驳杂,大抵功过两不相掩,盖用心良苦,而学术未精也。又遍考晋唐以来诸贤议论,非不珠璧琳琅,求一美备者盖不可得,其何以传信于来兹?瑭进与病谋,退与心谋,十阅春秋,然后有得,然未敢轻治一人。癸丑岁,都下温疫大行,诸友强起瑭治之,大抵已成坏病,幸存活数十人,其死于世俗之手者不可胜数。呜呼!生民何辜,不死于病而死于医,是有医不若无医也,学医不精,不若不学医也。因有志采辑历代名贤著述,去其驳杂,取其精微,间附己意,以及考验,合成一书,名曰《温病条辨》,然未敢轻易落笔。又历六年,至于戊午,吾乡汪瑟庵先生促瑭曰:来岁己未,湿土正化,二气中温厉大行,子盍速成是书,或者有益于民生乎?瑭愧不敏,未敢自信,恐以救人之心获欺人之罪,转相仿效,至于无穷,罪何自赎哉?然是书不出,其得失终未再见,因不揣固陋,黾勉成章,就正海内名贤,指其疵谬,历为驳正,将万世赖之,无穷期也。淮阴吴瑭自序。

朱彬序略曰:余来京师,获交吴子鞠通,见其治疾一以仲景为依归,而变化因心,不拘常格,往往神明于法之外,而究不离乎法之中,非有得于仲景之深者不能。久之,乃出所著《温病条辨》七卷,自温而热而暑而温而燥,一一条分缕析,莫不究其病之所以生,推而至于所终极,其为方也约而精,其为论也闳以肆,俾上千余年之尘雾豁然一开。昔人谓仲景为轩岐之功臣,鞠通亦仲景之功臣也。余少时颇有志于医,年逾四十,始知其难,乃废然而返。今读鞠通之书,目识心融,若有牖其明而启其秘者,不诚学医者一大快事哉?爰不辞而为之序。嘉庆辛未四月既望,宝应朱彬序。

汪廷珍序略曰:我朝治洽学明,名贤辈出,咸知溯原《灵》《素》,问道长沙。自吴人叶天士氏《温病论》《温病续论》出,然后当名辨物,好学之士咸知向方,而贪常习故之流犹且各是师说,恶闻至论,其粗工则又略知疏节,未达精旨,施之于用,罕得十全。吾友鞠通吴子,怀救世之心,秉超悟之哲,嗜学不厌,研理务精,抗志以希古人,虚心而师百氏。病斯世之贸贸也,述先贤之格言,摅生平之心得,穷源竟委,作为是书,然犹未敢自信,且惧世之未信之也,藏诸笥者久之。予谓学者之心,固无自信时也,然以天下至多之病,而竟无应病之方,幸而得之,亟宜出而公之,譬如拯溺救焚,岂待整冠束发?况乎心理无异,大道不孤,是书一出,子云其人必当旦暮遇之,且将有阐明其意,裨补其疏,使夭札之民咸登仁寿者,此天下后世之幸,亦吴子之幸也。若夫折杨皇荂,听然而笑,阳春白雪,和仅数人,自古如斯,知我罪我,一任当世,岂不善乎?吴子以为然,遂相与评骘而授之梓。嘉庆十有七年壮月既望,同里愚弟汪廷珍谨序。

徵保序略曰:仆不敏,年少力学,搜求经史之余,偶及方书,心窃为之怦怦,自谓为人子者当知之,然有志焉而未逮也。乾隆丁未春,萱堂弗豫,即以时温见背,悲愤余生,无以自赎,誓必欲精于此道。庐墓之中,环列近代医书,朝研而夕究,茫茫无所发明。求诸师友,流览名家,冀有以启迪之,则所知惟糟粕。上溯而及于汉唐,洊至《灵枢》《素问》诸经,捧读之余,往往声与泪俱。久之,别有会心,十年而后,汩汩焉若心花之漫开,觉古之人原非愚我,我自愚耳,离经泥古,厥罪惟均,读书所贵,得间后可。友人吴子鞠通,通儒也,以颖悟之才而好古敏求,其学医之志,略同于仆,近师承于叶氏,而远追踪乎仲景。其临证也,虽遇危疾,不避嫌怨;其处方也,一遵《内经》,效法仲祖;其用药也,随其证而轻重之,而功若桴鼓。其殆智而勇、勇而仁者哉?嘉庆甲子,出所著治温法示余,余向之急欲订正者,今乃发覆析疑,力矫前非,如拨云见日,宁不快哉?阅十稔而后告成,名曰《温病条辨》,末附三卷,其一为《条辨》之翼,余二卷约幼科、产后之大纲,皆前人之不明六气而致误者,莫不独出心裁,发前人所未发。呜呼!昌黎有云:莫为之前,虽美弗彰,莫为之后,虽圣弗传。此编之出,将欲悬诸国门,以博弹射。积习之难革者虽未必一时之尽革,但能拾其绪余,即可为苍生之福,数百年后,当必有深识其用心者夫?然后知此编之羽翼长沙,而为长沙之功臣,实亦有熊氏之功臣也。是为序。嘉庆癸酉仲秋谷旦,苏完愚弟徵保拜书。

凡例略曰:一、是书仿仲景《伤寒论》作法,文尚简要,便于记诵。又恐简则不明,一切议论悉以分注注明,俾纲举目张,一见了然,并免后人妄注,致失本文奥义。一、是书虽为温病而设,实可羽翼伤寒。若真能识得伤寒,断不致疑麻桂之法不可用,若真能识得温病,断不致以辛温治伤寒之法治温病。伤寒自以仲景为祖,参考诸家注述可也,温病当于是书中之辨似处究心焉。一、晋唐以来诸名家,其识见学问工夫未易窥测,瑭岂敢轻率毁谤乎?奈温病一证,诸贤悉未能透过此关,多所弥缝补救,皆未得其本真,心虽疑虑,未敢直断明确,其故皆由不能脱却《伤寒论》蓝本,其心以为推戴仲景,不知反晦仲景之法。至王安道始能脱却伤寒,辨证温病,惜其论之未详,立法未备。吴又可力为卸却伤寒,单论温病,惜其立论不精,立法不纯,又不可从。惟叶天士持论平和，立法精细，然叶氏吴人，所治多南方证，又立论甚简，但有医案散见于杂证之中，人多忽之而不深究。瑭故历取诸贤精妙，考之《内经》，参以心得，为是编之作。诸贤如木工钻眼已至九分，瑭特透此一分，作圆满会耳，非敢谓高过前贤也。至于驳正处不得不下直言，恐误来学。《礼》云"事师无犯无隐"，瑭谨遵之。一、《经》谓先夏至为病温，后夏至为病暑，可见暑亦温之类，暑自温而来，故将暑温、湿温并收入温病论内。然治法不能尽与温病相同，故上焦篇内第四条谓温毒、暑温、湿温不在此例。一、《伤寒论》六经由表入里，由浅及深，须横看，本论论三焦由上及下，亦由浅入深，须竖看，与《伤寒论》为对待文字，有一纵一横之妙。学者诚能合二书而细心体察，自无难识之证。虽不及内伤，而万病诊法，实不出此一纵一横之外。一、方中所定分量，宜多宜少，不过大概而已，尚须临证者自行斟酌。医者全在善测病情，宜多宜少，胸有确见，然后依经训约之，庶无过差也。一、此书须前后互参，往往义详于前而略于后，详于后而略于前。再，法有定而病无定，如温病之不兼湿者，忌刚喜柔，愈后胃阳不复，或因前医过用苦寒致伤胃阳，亦间有少用刚者；温病之兼湿者，忌柔喜刚，湿退热存之际，乌得不用柔哉？全在临证者善察病情，毫无差忒也。一、古人有方即有法，故取携自如，无投不利。后世之失，一失于测证无方，识证不真，再失于有方无法。本论于各方条下，必注明系用《内经》何法，俾学者知先识证，而后有治病之法，先知有治病之法，而后择用何方，有法同而方异者，有方似同而法异者，稍有不真，即不见效，不可不详察也。一、大匠诲人，必以规矩，学者亦必以规矩。是书有鉴于唐宋以来人自为规，而不合乎大中至正之规，以至后学宗张者非刘，宗朱者非李，未识医道之全体，故远追《玉函经》，补前人之未备，尤必详立规矩，使学者有阶可升。至神明变化，出乎规矩之外而仍不离乎规矩之中，所谓从心所欲不逾矩。是所望后之达士贤人补其不逮，诚不敢自谓尽善又尽美也。

《中国医学大成提要》曰：清吴鞠通撰。鞠通字瑭，淮阴人。其著《温病》一书，近祖于叶天士《临证指南》，追宗乎仲景《伤寒》。苏序云：晚近庸愚，不知伤寒，宁识温病？遂至以治寒者治温，自唐宋迄今，千古一辙，可胜浩叹！然则其法当何如？曰：天地阴阳，日月水火，罔非对待之理，人自习焉不察。《内经》平列六气，人自不解耳。伤寒为法，法在救阳；温热为法，法在救阴。明明两大法门，岂可张冠李戴耶？假令长沙复起，必不以伤寒法治温也云。汪序云：吴又可著《瘟疫论》，其方本治一时之时疫，而世误以治常候之温热，最后若方中行、喻嘉言诸子，虽列温病于伤寒之外，而治法则终未离乎伤寒之中。惟金刘河间独知热病，超出诸家，所著《六书》，分三焦论治而不墨守六经，庶几幽室一灯，中流一柱。自叶天士《温热论》《温热续论》出，然后当名辨物。吴氏宗法河间，温分三焦，方采叶案，演绎其义，述先贤之格言，摅生平之心得，穷源竟委，作为是书。分为七卷。首卷历引经文为纲，分注为目，原温病之始；其卷一为上焦篇，凡一切温病之属上焦者系之；卷二为中焦篇，凡温病之属中焦者系之；卷三为下焦篇，凡温病之属下焦者系之；卷四杂说，凡救逆病后调治各论，庶几阅者心目了然，胸有成竹，不致临证混淆，有治上犯中，治中犯下之弊；卷五解产难，专论产后调治与产后惊风；卷六解儿难，专论小儿急慢惊风、痘证。缘世医每遇此证，惑于邪说，随手杀人，毫无依据故也。条后增以王士雄、叶子雨、郑雪堂三名家评注。书眉原有朱武曹评，下加朱评二字。无朱评者，由炳章考校加评。附刊颜芝馨《温病条辨方证歌括》二卷，证方加减，撰成歌括，方内散人辑补《温热诸方》一卷，恒斋辑《温病条辨论》一卷，黄惺溪《温病医方撮要》一卷，曹华峰《治温提要》一卷，沈汉卿《温热经解》一卷。各书极便初学诵读，足使治温病者，因证方法，应有尽有，不致盲人瞎马，误入歧途，此编辑者之苦心也。

《续修四库全书提要》曰：清吴瑭撰。瑭字鞠通，仪征人。是书以温病治法与伤寒不同，伤寒原分六经，温病当分三焦。首列原病篇，采取《内经》言温诸条为提纲，次以上、中、下三焦各为一篇，胪列证治，以免治上犯中，治中犯下之弊，再次杂说及病后调治，以尽余义，末卷附妇人产后及小儿诸病。案：《难经》"伤寒有五"，风、温、暑、湿原赅括在内，仲景书虽未明言分别，其理无所不包。宋以后医家颇有疑义，故郭雍《伤寒补亡论》于温、热、暑、湿论之独详，其他诸家亦每论及之。三焦分治，刘完素已发其端，吴有性《温疫论》于治法始有专书，喻昌《尚论后篇》专论温证，仍以六经立说，多所回护。叶桂于治温病，号为专长，标明"首先犯肺，逆传心包"一语，即从有性论"瘟疫自口鼻入"之说，墨守古义者犹议其不应经法。瑭是书开章明义曰："凡病温者，始于上焦，在手太阴"，实以叶氏之说为主，治法方药亦从叶氏者为多。其凡例有曰："伤寒论六经，由表入里，自浅及深，本论论三焦，由上及下，亦自浅入深"，与《伤寒论》为对待文字，条理甚晰，时医多从其说。究其异同，则伤寒、温病所异，仅在受病之初，至伤寒化热入阳明后，温病入中焦后，传变证治，仍同一理，亦终不能外先哲之范围也。是书足以救正粗工滥用表散攻下之失。瑭自言粗立规模，所详者前人之未备，盖以前人可据之法自在，若专守一书而不深求《素》《灵》遗蕴、长沙大法，终不得尽医之能事尔。

《清史稿·列传第二八九》曰：吴瑭，字鞠通，江苏淮阴人，乾嘉之间游京师有名。学本于桂，以桂立论甚简,但有医案散见于杂证之中,人多忽之,著《温病条辨》以畅其义,其书盛行。

光绪九年《淮安府志·山阳县》曰:嘉庆中,有吴瑭,字鞠通,有学术,工为医。尝著《温病条辨》,发前人所未发,业是术者多遵之。

时觉按:是书自序署为“淮阴吴瑭”,《淮安府志》载吴瑭著书事,而扬州、仪征志书未见与吴氏相关记载,《续修四库全书提要》谓为“仪征人”,有误。嘉庆十八年问心堂初刻,后有版本六十余种,收于《医学初阶》《中国医学大成》。

《温病证治述要》不分卷　未见　1798

清淮阴吴瑭(配珩,鞠通)撰,门人翔旦辑录

时觉按:有光绪十八年壬辰刻本藏浙江中医药大学、云南省图书馆。

《痧症书》　佚　1798

清泰兴何汾(丹流)撰

何汾原序曰:痧无专书,虽古有绞肠痧、干霍乱、青筋、白虎、中恶等症治,而禁忌未明,剖析未尽,千古如在暗室,医家诧为怪症。稍知推拿焠刮者,又禁人服药,迷误就毙,可胜悼哉?康熙初,林药樵始以《痧书》授王养吾,丙寅刻《晰微补化全书》,未广流传。乾隆丙午,江宁有重梓施送者。《沈氏尊生书》亦已收入,而见者卒鲜。爰为删纂开雕,较原书词理简净,视沈刻眉目清疏,中有叠出数见者,便于仓猝检阅,对症施治,毋嫌烦复也。方名原取六十四卦,今改八音分纪,省字数,易记查耳。家置一册,庶几识所忌宜,无误身命。倘有同志,益广其传可也。嘉庆三年岁次戊午,泰兴何汾丹流氏志。

民国十三年《泰兴县志补·何氏家乘》曰:何大年子三,长汾,食廪饩,贡入太学,精通于医,活人甚众,有《痧症书》梓行;次湘,登贤书;湉,其少子也,少瘠多病,使学导引法得健,遂知正骨,亦多全活。是皆秉公教也。

民国十三年《泰兴县志补·人物志五》之《艺文三》曰:按:刊本有汾序。题《删订痧书》,乃常州王凯撰,汾重编者。

时觉按:《联目》不载,《大辞典》“佚”。今本胡杰《绘图注穴痧症验方》二卷,前有嘉庆三年何汾原序,谓“林药樵始以《痧书》授王养吾”,又经何汾“删纂开雕”,即《泰兴县志补》谓“常州王凯撰,汾重编者”。胡杰自序则谓:“嘉庆戊午,泰兴何丹流名汾,芸楼名湘两先生重梓施送”“杰册校豕亥,补拾遗脱,编次付梓”,则是书亦可由胡本见其端倪。

《温证指归》四卷　存　1799

清江宁周魁(杓元,静居,澹然子)撰

自序曰:轩岐以来,无温疫之书,张长沙为千古伤寒之祖,而温症略载数条而已。至河间书出,温症始有所宗。宋以来温症局方概宗河间双解法。明喻嘉言从《伤寒》诸论,发长沙未发之旨,然《尚论篇》究非温症专书。吴又可始著《温疫论》,创邪在募原之说,洵乎元灯独得矣。我朝诸名家各执一见以补偏救弊,究不外河间三焦立论,益以吴氏诸成法而已。吾乡戴麟郊先生复广其论,分汗、吐等法为六门,及诸杂症,条分缕晰,开后人无数法门。兹祖其意,略附以温疫所受之原及诸名家所论,与夫似温症而实非温症等法,汇为一册,非敢云指南之鉴,然其中一二心得之处,未必不可补前人所未逮,而为青囊家之一助也。静居氏自序于药书草堂。

孙宏智曰:金陵医士周杓元,顷见是书,即先录副本以去,见今治温病赫然有声。使见此书者皆如周君之信而是式也,民生其有赖也夫!(《伤寒温疫条辨序》)

《中国医学大成提要》曰:清江宁周杓元撰。杓元别号澹然子。张长沙为治伤寒之祖,对于温症略载数条,至刘河间《伤寒直格》出,而温症始有所宗。明吴又可创邪在膜原说,方中行《伤寒条辨》,清喻嘉言《尚论篇》,颇多发明温病之理,究非温症专书。至戴麟郊,复广其论,分汗吐下等法为六门,条分缕晰,开后人无数法门。是书本此意旨,附以受病之原,及诸家所论,似温非温等法,汇为一编,分为四卷。卷一,首论温证,正名穷源,及气运方隅高下人质强弱,及温热伤寒不同不可混治异点、治温毒当与痘毒同参、治温以保元为要、温病有表证无表邪论、治瘟当明五兼十夹、验舌望色切脉、治瘟当分老幼不可弃其老为不治、温证失治致

变不咎误而咎药辨，治瘟不急去邪胶执养队贻误论、治温误投辛温香燥重竭真阴论、温病下不厌早有首尾宜下辨，治温首重凉下终或温补及不宜妄下过下论。卷二，慎始、发热恶寒、不热、寒热往来似疟，及证候现状，分条详辨，并急发证、缓发证、温邪坏证纪略，妇人小儿各温证。卷三，集诸方一百十五道，附方十八道。卷四，温证治验医案一十六症，首详温证之原，次辨温证之治，次列药方，以定疗治之标准，末列医案，以征治验之成绩，皆能反覆推详，于治温之道纤悉无遗。

《三三医书提要》曰：《温证指归》四卷，江宁周杓元先生著，亦本社裘君吉生旧藏抄本也。第一卷论温证之因，引孙真人至近代诸贤，穷源竟委，言所以与伤寒不同治者，谆谆再三；第二卷论温证之治，详载证候变化，兼瘟疫重症；第三卷为汇选温证应用之方；第四卷罗列温证治验之案。是类切实发明之书，不特治中医学者自应购备，即西医之研求学问而欲探讨古医法者，亦当争先一读。

《续修四库全书提要》曰：清周杓元撰。杓元号静居，又号澹然子，江宁人。是书多本吴有性《温疫论》、戴天章《广温疫论》之说，而尤服膺杨璿《伤寒温疫条辨》，推为温证之汇海。杨氏书实窃取陈尧道之《伤寒辨证》，稍加增易，冒为己作。乾隆中，江南大疫，杨氏用其法施治，全活甚众，名噪南中，杓元与之同时，亲见其效，故奉为导师，而不知其出于陈氏也。是书既本戴、杨之说，于寒温之辨固甚明晰，惟所论皆瘟疫之温，而于"冬伤于寒，春必病温"及寻常风温、暑温、湿温诸证，未加分别。元和陆懋修尝论吴氏、戴氏未将瘟、温二字辨清，是书亦正与之相同。其论五兼十夹，就戴氏说加以推阐，补其所未备；论舌胎，辨温病与伤寒之分别，亦见精细；论羊毛瘟，则为前人所罕言；附自治瘟疫医案十余则，盖时医之有经验者。其书虽不足自立一帜，亦可为戴、杨作羽翼也。

同治十三年《上江两县合志·方技录》曰：周魁，字芍园。工痘证，点粒未发，能预决其轻重死生。治瘟证尤审气候，辨虚实。著有《温证指南》四卷。孙怀仁，医四世矣。至怀仁而审证益细，用药益灵。

嘉庆十六年《江宁府志》卷四十三曰：周魁，江宁人，人以周小仙呼之。

时觉按：收于《三三医书》《中国医学大成》。

《辨疫琐言》一卷　存　1800

清仪征李炳（振声，西垣）撰，江都焦廷琥（虎玉）传

焦廷琥跋曰：岁庚申，西垣先生以此稿质之家君，家君命琥抄录一本藏于家塾。乙丑夏，琥病几危，服先生药顿愈。先生曰：水灾三年，病从寒化，吾治邵伯人病，每以桂附鹿茸投之辄愈，非吴又可所能知也。尝因《伤寒例》寒疫二字及苏长公用庞氏圣散子治疫之法，推究以尽其变，又得两千言。今先生没，求其两千言不可得，略言梗概，以俟知者。焦廷琥识。

焦循《名医李君炳墓志铭》略曰：嘉庆十年秋七月，名医李君卒。君讳炳，字振声，号曰西垣，仪征县人。幼习三世之书，苦不能得其蕴，乃学《易》，十年而有得，曰：治病之要，不外阴阳消息而已。君苦《金匮》无善注，乃撰《金匮要略注》二十二卷，能抉其微。录生平治验之案，为《西垣诊籍》。恶吴又可《瘟疫论》之惑人也，作《辨疫琐言》以纠之，谓大黄治疫，本于耶律楚材，又可窃之而不知其义，妄造达原饮，用草果、黄芩以剥人生气，且疫为阴浊，入人口鼻，当以芳香胜之，立清气饮。用大黄有渍法、酿法、同煮、略煮诸法，取其气而不取其味，意尤造于微。君卒年七十七。君为贫人贱士治疾，必竭尽心力，寒暑暮夜，闻召即行，而短于伺候富室显者，故身后无余财。胸有定见，不善随众浮沈。病已则戒勿药，不屑以调理为名，奔走射利。或制一方，令服百剂、数十剂，不更增损，均与世俗医相反，而识者遂希。至于生死在呼吸之际，人攻君补，人塞君通，人寒君热，以口舌争之而不足，以身名性命誓而决之，手调其药而坐验其啜，不效不已。及其愈也，所报或无一钱，君以为快。尝往来吴、越、荆、楚之间，所交落落，然而谭论风采，闻者好之。说医之文，简而有法，间为诗歌，不甚溺也。予既录其诊籍，为《李翁医记》，复述其生平梗概及学之所得，以垂于石铭。

《珍本医书集成提要》曰：本书著者李炳，字振声，号曰西垣，江苏仪征县人，生于清雍正七年，殁于嘉庆十年，享寿七十有七。生平喜为贫人贱士效劳，而短于伺候富室显者。曾著《金匮要略注》二十二卷、《西垣诊籍》一卷。因恶吴又可《瘟疫论》之惑人也，撰本书以纠正之，谓大黄治疫本于耶律楚材，又可窃之而不知其意，妄造达原饮，用草果、黄芩以剥人生气。且疫为阴浊，入人口鼻，当以芳香胜之，因创立清气饮方，以清轻开肺、芳香辟秽为主。并发明用大黄治疫，有渍法、酿法，同煮、略煮诸法，与取其气而不取其味，意尤造于微。其余攻错又可之文，亦具至理，洵为辨疫名言，治疫之宝筏也。附《医记》二卷，读之尤见其治病之神。

时觉按：道光三十年《仪征县志·艺文志》载录，后附《李翁医记》，收于《珍本医书集成》。

《温热病指南集》一卷 存 1809

清淞滨陈祖恭(平伯)撰

钱培荪跋曰：右《温热病指南集》，旧为先大父愚庵公刊行，遭寇后版片已毁，印本鲜存。偶于从弟二泉培廉处得此帙，因重校付梓。其风温、湿温之辨，及表里虚实，随证分析，语简意赅，活人家宜奉为圭臬也。光绪元年仲秋，钱培荪谨识。

钱培荪又跋曰：乙亥秋，将重刊《温热病指南集》。或告荪曰：是书已附刊《三家医案》之后。《三家医案》者，吴江吴子音金寿所辑叶天士、薛生白、缪宜亭之案，而益以叶氏《医效秘传》，刊于道光中。近时苏州绿润堂书肆翻刻之，末附《温热赘言》一卷，因取而校之，一一相同。惟是集原题淞滨陈祖恭平伯父著，而《赘言》本题江左寄瓢子述，岂祖恭即寄瓢耶？然湿温第十五节有一酒客云云，《赘言》本作"余在金阊，见业师张友樵治一酒客"，其下"余诊其脉""余脉其右寸浮"，数余字皆作师，则两书歧出。张友樵名文燮，《医效秘传》有其序，序作于道光十一年，称吴子金寿从余学医，是寄瓢子与子音同师，祖恭果即其人，何为又冒其师所治为己治耶？然医书只论是非，毋问真伪。《内经》一书，本周秦间人所述，世所传华佗《中藏经》之类，未必不出于依托，妖妄如《石室秘录》，君子犹有取焉。苏刻《赘言》本亦小有讹舛，未尝不可以是集参校，即如郭象之注《南华》，庸何伤？故仍付之梓，而附著其异同，以质明者。嘉平既望，培荪又识。

附注曰：《温热指南》刻成后，梦花从兄培名又示予同里顾尚之先生观光所评指南数则，实足以证此书之失，因附刊于后。丙子八月培荪识。

《中国医学大成提要》曰：陈平伯著，光绪丙子复园钱培荪重刻本，江白仙鉴定。凡温热大意一篇，风温证条例十二条，湿温证条例三十一条，培荪案《温热赘言》三十一条。后有察舌一条，辨脉四条，注云从辨证活人摘入，盖是后人所增，今不补录。是集原题淞滨陈祖恭平伯父著，连湿温条例在内，而《温热赘言》题曰"江左寄瓢子述"，亦连前并为一人之书，岂祖恭即寄瓢子？然湿温十五条有"一酒客"云是"师治"，《赘言》本作"余在金阊，见业师张友樵治一酒客"，其下"余诊其脉""余脉其右寸浮数"，"余"字皆作"师"，则两书歧出。张友樵名文燮，《医效秘传》有其序。序作于道光十一年，称吴子金寿从余学医，是寄瓢本与子音同师，祖恭即其人，何为又冒其师所治为己治耶？钱培荪云：《三家医案》，乃吴江吴子音金寿所辑叶天士、薛生白、缪宜亭三案，而益以叶氏《医效秘传》，原刊于道光十一、二年，本无《温热赘言》。光绪初年，苏州绿润堂翻刻之时，末附《温热赘言》。王士雄云：吴本虽出江白仙本之后，无甚异同，所附治酒客一案，云是其师治，似较江本为可信也云。据钱考，《赘言》乃光绪年间翻板时增入，则在江本后矣。王士雄又云：此篇始见于舒松摩《重刻医师秘笈》后，云是薛作，章氏从而释之，而江白仙本以附陈作后，吴子音《温热赘言》连前篇并为一人之书，并不标明何人所著，但曰寄瓢子述，且前篇之末有今补薛生白先生一法于后云云，则此篇非薛著矣。其江本所补一法，又无"薛生白"三字，且此篇张友樵所治酒客之案，但称曰"余诊"，言人人殊，无从核实。《清代名医学案》云：生白平生著作无多，惟《湿热条辨》一册为平生杰作。盖母太夫人平生多病湿热，故生白于此证构思独苦，研究最深，以期母疾顿瘳，克享遐龄云。《南病别鉴》，薛生白有自序云：将数年以来所历病机，与诸子弟或阐发前人，或据己意，随所有得，随笔数行，如啖齑羹。又云：一瓢子，生白别号，据此是薛著无疑，而王士雄亦谓系薛生白撰。今并录之，以资考正。

时觉按：收于《中国医学大成》。王士雄《温热经纬》载其节录本题《陈平伯外感温病篇》。

《时疫大意》一卷 佚 1810？

清仪征陈实孙(又群，师竹)撰

道光三十年《仪征县志·人物志》曰：陈实孙，字又群，号师竹，善医工诗。慷慨好友，排难解纷不厌不倦，当时有穷孟尝之称。尝语人云，人不作良相，当作良医，以其济于世也。值大疫之年，以药活人甚众。曾选刻《八家四六文钞》，著有《时疫大意》《春草堂诗集》，其门人崇仁县令万宗洛为梓之，阮太傅元、吴祭酒锡麒为之序。

时觉按：嘉庆十五年《扬州府志·艺文一》载录。另，民国《通州志稿·艺文》载录陈实孙撰《医学大意》，同名同姓，且书名相近，虽籍贯不同，二陈实孙是否同一人，待考。

《瘟疫论辨》 佚 1810？

清仪征刘敞(芳州)撰

时觉按：嘉庆十五年《扬州府志·艺文一》载录是书于《书目·子部》，道光三十年《仪征县志·人物志》载录其事迹。

《类伤寒集补》一卷 存 1811

清吴县张泰(景东)辑论,秀水计楠(寿乔,甘谷外史)参订

计楠序曰:尝读《伤寒卒病论》,而知风温湿热等症举其中矣。但后贤各承家法,不加分辨,故论说虽多,终无卓见,学者何所依归乎?幸东垣先生发明冬温、春温二义,而喻西昌、张石顽两前辈出,得以剔磨仲圣久蒙之镜,续东垣未灭之灯,真大化之元机,名山之秘笈也。予久欲阐论以示同人,自愧才疏,不敢轻于下笔。今年夏,吴门瘦吟薛君来寓闻川,下交予,晦明风雨,教学相长。因道及其友张景东茂才有《类伤寒集补》一书,时感温热,辨症甚详。倩瘦吟求而读之,其学问之深,立说之精,已足并驾喻、张,尤妙在分门别类,以浅言出之,一方一药,无不平易近人,了如指掌,嘉惠后学,功不浅矣。不揣冒昧,略为参节其文,以示瘦吟,瘦吟亦以为善,遂与予向辑《名医录要》同付剞劂,用示世之不善读仲景书者,非括目金锟乎?是为序。嘉庆辛未嘉平月惕盦道人计楠书于一隅草堂。

民国二十二年《吴县志·艺文考二》载录《类伤寒疾补》一卷,书名略异,曰:张泰,字景东,诸生。见计楠《一隅草堂杂著》。

时觉按:是书有嘉庆十六年辛未刊本,并收于《一隅草堂医书四种》《黄寿南抄辑医书二十种》。另著《张景东医论》,未见。

《痧胀源流》一卷 存 1821

清锡山沈金鳌(芊绿,汲门,尊生老人)撰

沈金鳌曰:痧胀,风湿火三气相搏病也。夫痧胀之病,自古已有,痧胀之名,自古未立。考之方书曰干霍乱,曰绞肠痧,曰青筋,曰白虎症,曰中恶,即皆痧胀之病也。特未专立痧胀之名,而其症亦偶一患之,未如近今之甚耳。故从古患此症者,北方多有,谓之曰青筋症,又曰马头瘟,今则南方遍行,谓之曰水痧,又曰水伤寒,江浙则为痧,闽广则曰瘴气,其实一而已矣。惟古已有此病,故凡方书所以治干霍乱、绞肠痧、青筋、白虎、中恶者,皆即治痧胀之方药。惟古未立此名,故凡后世焠、刮、刺等法及所以治之之方剂,皆自古所未专详。后之医者因得藉口,以为古书所无,今人自不能治,以致患此症者俱束手以视其毙,亦可憾矣。虽然,皇古无医书,自轩岐创法,历代名人各有撰述,因而一切之病著,一切之治法亦备。痧胀之病特古未遍行,故治法遂略耳。迨后世其病既盛,其法又何尝不有人详论之耶?且痧胀至今时而始有人详论,不犹之一切病症亦为古略而后详耶?是亦理有固然,无足怪已。夫所谓今时详论痧胀者何人?王养吾是也。养吾名凯,毗陵人,精于医,尤善痧症。曾详列七十二种正变痧,于康熙年间刻《痧症全书》行世,而其板惜早湮没,其书不甚传。向余于痧胀一症,曾遍稽古方书言干霍乱等症者,参以已见,著为论。后得养吾书读之,详尽无遗,仍复理精词达,虽其言兼症、变症、类症处,未免头绪太烦,然掘柢搜根,发前人所未发。直觉养吾未有书,痧症如隐烟雾中,养吾既有书,痧症如显日月照临中,而人皆得共见也。视余向之所论,殊为简而未赅矣。乃即养吾之言最精确者,采辑而条贯之,以著斯篇。又恐人不知余斯篇之实本于养吾,而反没养吾也,因于此特申之,亦不敢掠人之美云尔。

时觉按:有道光二十一年三省堂刻本及咸丰四年来鹿堂刻本。

《痧症汇要》四卷 存 1821

清娄东孙玘(鹤隄)纂集

何其伟序曰:自来厉气与正气并行于一气之中,故感而患痧者无岁不有,亦无时不有。若夫猝然而起,不终日而殇命,合数千里如一辙,则莫甚于今岁夏秋之间。最重者先转筋发麻,麻而吐泻,或不麻不吐而但泻不止,大约此证一作,十不一治,虽谬负医名,不才如伟,亦惶然无所措手。何也?脉先绝而药勿及也。嗟乎!民命在天,降灾何酷?朝生夕死,比比皆然。苟有人心,奚忍坐视?必也有大君子出,存博施广济之心,求万死一生之理,考古方,选良法,仿《内经》针砭遗意,集为一编。凡痧证之危而勿及药者,默察其脏腑受病之处,示其穴而教之刮放,其痧之将发而未发者,或以火焠之,或以针刺之,务使邪达而后止。说无不备,效有明征,如法施行,功夺造化,若病不甚危而有脉可凭者,则有诸药方在此。《痧证汇要》一书所由作也。伟才识拘陋,向守吴氏、戴氏治瘟疫之说,但知切脉用方,而于痧证之刮放诸要诀均未之能习。昨过嘉定望仙桥杨氏,

晤娄东孙鹤隄先生，席间出此书全稿见示，云系近所抄撮，将公捐付梓，以救今天下之枉死者。噫！是即所谓仁人之言不忍人之心乎？儒者读孔孟书，专讲文字之学，无一言一事有裨于国计民生，何如以仁存心，敦古疾病相扶持之义，著一书以晓喻当世，俾知人力可以回天，厉气一泄，则正气自复，手法之效，捷于药方。一人习之，可救数人，数人习之，可救数十百人，其施也博，则其济也众，虽轩岐亦不能专美于前矣。伟不文，不宜为序，承鹤隄先生嘱，校刊既毕，书此数语，以志非能愿学，并冀海内好善者广为流传焉。至此书大旨已详原序中，兹不及。道光元年辛巳仲冬月，青浦何其伟书田氏识。

孙玘跋曰：近染痧疫甚多，治痧专书郭右陶《痧胀玉衡》于刮放医药之宜详哉言之，又有王氏、徐氏《痧证全书》，与《玉衡》本稍有异同，惜不能广其传。为不虞之备，偶集三书，钞集其要。首卷言刮放之法，二、三、四卷及医药之宜。同人汇梓，爰述其概如是云。右陶名志邃，檇李人。道光元年辛巳仲秋上浣，娄东孙玘跋。

时觉按：有道光二年太仓振古斋刻本藏天津、上海、黑龙江中医药大学及上海、南京、河南图书馆；另有光绪五年承恩堂刻本、民国十一年石印本等多种版本。

《痧症指微》一卷　存　1821

清亡名氏撰，天台释普净传，梁溪许锦轩重刊

原序曰：盖人之得天地之正气以生成，故人身一小天地也。正气流行，邪气无由而入，故清升浊降，六气和平，如天之清，地之宁，阴阳寒暑各得其正。若正气不足，邪气乘间而入，重则五脏六腑受伤，轻则四肢皮毛为患，如天之不清，地之不宁，夏雪冬雷，山崩水竭之失其正。此医理之常，人人得而知之者也。独怪迩年来有所谓痧症者，夫医家起自黄农，未闻有患痧者，何今之人感冒痧症？往往治痧者不诊脉不服药，只以手擦针挑，则应手可痊，重则数日可愈。余甚异焉。治症者曰：此邪气也，如疾风暴雨，骤寒骤热，久阴久旱，浓霜重雾，夏电秋雷。或吞噬山岚瘴气，或渴饮毒浆臭水，又如猝嗅山妖木怪，禽兽蛇虫吐毒以及灰粪恶臭，并误食腥膻死畜，不熟不时之物，总谓之邪气。邪气者，正气之贼也。正气与邪气不同，正气与血贯通，在人头面手足周流旋绕，邪气本无隙可乘。倘坐卧当风，天令更遭风雪，或远行饥渴，醉饱伤人，或涉水受湿受寒，房事损骨，则邪气乘之而入，与身之血气两相击搏，不能通行，瘀住凝结，即成痧症。受痧固易，而治痧亦不难，若误用辛热汤药，痧胀亦在倾刻而性命不可保矣。须审其禀气厚薄，受邪轻重，地土燥湿，医药后先，及入于毛皮、腠理、头面、手足、胸腹之不同，切勿乘危计利，迟延误人，此即所谓失之毫厘，谬以千里，可不慎欤？盖痧有七十二种，随发随治，随治随愈，外有十六大症，有险有逆，治法开载于后。吾师尝曰江浙本下湿之地，又因正气薄而邪气盛，日盛一日，染痧者亦日多一日，往往误药杀人，不知凡几。将来邪更盛，误药杀人者更不知如何矣。可胜悼哉？余未之信。适丁亥秋仲男某，初染伤风，随用汤药，久而不效。后似乎疟，续变伤寒，竟成漏底。一月后，饮食不沾，六脉将绝，甚至舌硬唇焦，牙关紧闭，四肢不举，眼定不转，阖里医士皆云不治。偶有相知金兆行探问，余告以无救。金云：莫非痧症，何不请奚医生来一看如何？余曰：伤寒泻痢，舌强脉绝，恐看亦无益，况病月余，未闻有肚痛之说，痧自何来？金曰：又不服药，有何碍焉？强请奚至。奚曰：此亦痧症也。幸前感冒甚轻，禀元尚厚，惜药饵过多，将痧邪闭于内，前攘后夺，无门可出，遂致屡屡变病。若邪盛正衰，稍迟不救，焉能延久至此？况痧不皆腹痛，即今之病，不必用药，亦能救之。随用针刺，约及一时，刺出黯血，睛即转而舌软，六脉起而手足亦动矣。随时渐进饮食，一日以陈米汤糊灌之，三四日后而愈。因是始信有痧症，乃深服医疾之妙，遂与奚相识。间评治痧之要，奚曰：非敢杜撰，有由来也，承受师训，举手救人，非为利己，意欲授人，恐学者乘危计利，殊失济世之心，故未敢轻授。再诘其本，以书示余，知此是天台普净老僧之传，议论精微，条分缕析，盖有经络之不同，重轻之或异，视其异同而治之，非泛言痧者比也。夫今之人卒然患病，狂躁咆吼，咸疑撞神遇祟，求神问卜，广费钱财。即或延医调治，医家识痧者百无一二，而不知者反诬治痧为怪诞不经之语，初诊脉不曰感冒风寒，即曰停滞饮食，必用疏散消导表邪发汗之剂，姜葱绝不能免。岂知痧症最忌姜葱，一服之后，重者气胀，周身红紫而暴亡，轻者亦必口焦身热，而日重一日。医者再诊，不曰伤寒，即曰食胀，此必然之事也。但患痧者日昏一日，势必谵语发狂，饮食不进，脉息弦数，认为热症，再投数剂，寒热与食击搏，变为泻痢，否则胃寒膻热，竟成不治。是谁之咎欤？而遇识痧者视之，不诊脉，不服药，不耗元气，不费厚赀，究索病根，依法抚摩，按穴针刮，顷刻平复，直有起死回生之功，斡旋造化之妙，虽扁鹊复生，卢医再世，亦岂有加焉？呜呼！余非敢附会也，因其屡治屡验，功效甚速，且观其书之所由传，言之合乎理，乃赘一言以为序，庶几福田一端，医家之一助云尔。

孙玘识语曰：此序不知作于何人，亦不识岁月，书系邱天序辑，详序。普净、佳栋殆出于辑者之手欤？较之《痧胀玉衡》，虽方药简略，而针刮之法实足以补其不逮也。道光二年壬午仲春月上浣孙玘识。

顾文山跋曰：古来医书汗牛充栋，独于痧症阙如，习岐黄者亦略不加意。顾痧之为症，其来甚速，一日半日之间，动关性命。其症四时俱有，而于夏为尤甚。无论城乡，所在一辙，城中治疗者众，尚可救援，至若穷乡僻壤，既无治痧之人，并无疗痧之药，卒然病发，相顾腭眙，张皇无措。即有号称能治痧者，皆属粗浅之人，轻者尚能见效，若遇重痧，乱投针刺，病家倚之，贻误非浅。平素忧之，苦无良法，偶从友人处得此编，名曰《痧症指微》，阅之见其按症标名，按穴施治，悉其原委，辨其经络，缕晰条分，精详确当，洵为治痧善本，因即付梓，以广其传。惟愿见是书者，或即悉心学习，可以救人于顷刻，或即翻刻分送，可以普济于无穷。随处活人，至容至易，所谓不费钱，功德端在于是，诚医科中最要一法。吾乡周怀西先生尊甫太翁善治痧，术所至，辄应手愈，虽严寒酷暑，有请必往，不受人谢，赖以全活者无算。后即生怀西先生，以大挑官至守牧，今其令嗣又发癸卯科、己酉科两孝廉。后道有人，方兴未艾，人咸谓乃祖力善活人之报，孰谓艺术之不可种德也哉？咸丰二年岁在壬子阳月锡山顾文山跋。

许继衡序曰：盖痧症流行于四时，而夏令尤盛，治法古无专书。滇南寒暑不时，瘴疠易生，一经感冒不正之气，率多中痧，医药不治，须臾不救。说者归咎于时疫，而不知实未明治痧之方也。余观《痧症指微》一编，治法详明，刮放捷效，阅原序及顾氏后跋，知此书传自天台老僧，习于奚医先生，真有起死回生之功，补前医所未备。爰商澂江郡守王君小铁，集捐刻送。俾滇中家喻户晓，按方施治，随处可以活人，尤愿乐善君子广为传播，未必非普济之一方云尔。时光绪七年岁次辛巳仲秋月，楚南许继衡诚斋氏识。

许锦轩后序曰：从来治病之法不一，独痧之症其发甚速，医者可不慎欤？若不加意针治，则失之毫厘，谬之千里，即有关于性命之忧，能无慨乎？余久有是心以济人，偶于吴门友处得此《痧症指微》编，余细阅之，观其内中穴法精明，病源详细，一一精详，无不备述，实有经天纬地之法，着手回春之术焉。因自兵燹之后，斯书少见，城乡虽有藏本亦不多见于人世，诚恐久后绝毁，故不惜资本即将原书付梓，翻刻印送，以继其传。则虽乡村僻处无医者以备仓卒之需可耳。今非利己之私，实普济于人世，救人于顷刻者也。医者果能悉心习学，熟读斯编，审形察势，按穴针治，无不效验，诚心济而无肥己之心，则心田种德，功莫大焉。光绪十二年岁次丙戌夏六月，梁溪许锦轩序于吴门寓次。

时觉按：有清道光钞本藏中国国家图书馆，2002年收于《国家图书馆藏稀见古代医籍钞（稿）本丛编》影印出版，有序一则及孙玘识语。光绪十二年丙戌石印本无顾文山跋、许继衡序。

《瘟疫合璧》二卷　存　1822

明姑苏吴有性（又可）原撰，清油溪王嘉谟（梅园）补辑

自序曰：医，仁术也，业医与著医书善不善，功罪分焉。善者药救当时，方利后世，仁之至，功之首也；不善者，手杀有数，书祸无穷，不仁之甚，罪之魁也。故与其业不专精，论不神妙，何若不业医不著书之为得乎？语云：庸医杀人不用刀，误制医书害人命，可不慎欤？明末时吴又可先生手著《瘟疫论》一书，独阐杂气，创瘟疫之法门，首指膜原，补《素》《灵》之秘典，真正字香药石，语利针砭，括婆心于药囊，载阴德于简编。此论一出，天下少含冤之疫鬼，此其功为何如哉？余自弱冠业医，每遇瘟疫，虽不肯以伤寒法混治，蹈寒热莫辨之讥，究胸无确见，议病用药必踌躇多番，间有不救，窃自愧我术未精，不敢称彼症难起。自得先生论后，顿觉病机活泼，头头有绪，先生之论其觉性之慧炬耶？真活命之仙丹也。其有功于天下后世远矣，等良相于良医，岂虚语哉？所可惜者，论系先生初脱稿之书，义理虽与日月争光，字句未免醇疵互见，刘松峰曾加考订，而仍存当删之旧文，初学亦难别白。余不揣鄙陋，于繁者删之，减者增之，文理不顺者调畅之，散见各家者汇集之，非敢割裂前人之书旨，擅加涂改，亦不过欲便初学之观览而冀成合璧也。虽多负罪，所不敢辞。道光二年重九日，梅园王嘉谟谨识。

孙熺光序曰：甲申岁，余馆渝城，课读之暇，于烈弟书笈拣得《瘟疫合璧》一书，系明吴又可先生之论，为余友梅园王君手抄补辑以授从游者。余于此道原属门外，然闻先民上医医国、中医医人之说，而心向往之，每于课余时手一编。今阅是书，经梅园笔削，于治瘟之法既备，更有大醇而无小疵矣。渝岁多疫，时外甥刘子初业医，亟命缮写以备传播。不数日，梅园手书来询镌此书板之工值，云璧之人多喜捐金助梓以广施药不如传方之意，诚好善之一端也。余曾掌璧之重璧书院，知梅园深非汲汲财利而不顾人性命者，故业医数十年而囊无储积，今诸君子倾囊助梓，何其同心协力乎？嘻！乐善不倦，璧多君子，余于是编征之果报之说，原不必计也。书成，笔之以告后之好善者。晓林孙熺光。

时觉按：王氏认为《温疫论》义理虽明，字句却醇疵互见，故为之删繁补缺，调畅文理，而为此编。有道光四年蔚文堂刻本等。油溪，四川璧山。

《温热论》 佚 1825？

清吴江潘纬（古怡，贸坡，春如，康惠先生）撰（侨寓嘉善）

光绪二十年《嘉善县志·人物志七·侨寓》曰：潘纬，字古怡，号贸坡，又号春如，眉子。道光五年经魁，好学，工诗文，课徒自给，从游遍六省。晚年掌教魏塘书院，没祀院中，门人私谥康惠先生。善绘梅花，兼精岐黄，贫者求治，辄施药给之。著有《招鹤山房诗稿》《知希斋心镜》《温热论》《治病须知标本论》《围棋谱》，并辑丛书数种。

又曰：潘眉，字稚安，号寿生，吴江廪贡生，世居芦墟镇。工诗文，通史学，迁居魏塘。道光辛丑卒，年七十二。著有《三国志考证》八卷行世。

《温热赘言》一卷 存 1831

清吴江吴金寿（鸣钧，子音，寄瓢子）撰

《温热病大意》略曰：盖闻外感不外六淫，而民病当分四气治，伤寒家徒守发表攻里之成方，不计辛热苦寒之贻害，进使温热之旨蒙昧不明，医门缺典，莫此甚焉。余不敏，博览群书，广搜载籍，而恍然于温热病之不可不急讲也……治伤寒之法不可用以治温热也。夫温者暖也热也，非寒邪之可比也。风邪外束，则曰风温，湿邪内侵，则曰湿温，纵有微寒之兼袭，不同栗烈之严威。是以发表宜辛凉，不宜辛热，清里宜泄热，不当逐热，盖风不兼寒，即为风火，湿虽化热，终属阴邪。自昔仲景著书，不详温热，遂使后人各呈家技，漫无成章。而凡大江以南，病温多而病寒少，投以发表不远热、攻里不远寒诸法，以致死亡接踵也。悲夫！

光绪十三年《平望续志·人物一》曰：吴金寿，原名鸣钧，号子音，士坚从子，苏州府学生。精于医，著有《温热赘言》一卷、《三家医案》。

时觉按：卷端署为“江左寄瓢子述”，与陈平伯《温热病指南集》大同小异，列温热病大意、风温症条例、湿温症条例、察舌、辨脉诸篇，收于《陈修园医书》四十八、六十、七十、七十二种。亦收于张文睿校辑《温症论治》，有清钞本藏中国国家图书馆，2002年收于《国家图书馆藏稀见古代医籍钞（稿）本丛编》，影印出版。

《重订医门普度瘟疫论》二卷 存 1832

明姑苏吴有性（又可）原撰，清黎水孔毓礼（以立），昭陵龚绍林（育和）评

凡例曰：一、是编议论精详，治法大备，实发前人所未逮。黎水孔公评语多执己见，易滋后学疑惑。敝友龚君育和力为矫之，遂使原文炳如日星，洵吴先生功臣也。一、是编论温疫与治伤寒不同，上卷有原病及辨明伤寒时疫数条，下卷有杂气论及正名伤寒正误、诸家温疫论正误，又刘宏璧集补方及各家治案，俱宜潜玩。今卷帙较繁，分刘宏璧以下为末卷，共三卷。一、治疫以脉证为凭，大约证以头晕、足软、胸闷、胎刺，日晡病甚，夜卧不安，先凛凛恶寒，后发热不恶寒，及兼三阳表证、三阴里证者是；脉以数实有力，右关更甚，或初不甚显，迨投达原饮然后见数实者是。盖疫本热邪犹贼，膜原犹窝，槟榔、草果犹捕快手，厚朴犹刑具，知、芩犹牵出，若硝、黄则驱之走矣，白芍、甘草，一谨守门户，一调停众人，此又可先生立方之妙。惟龚君洞悉渊微，故以方济人，即以言阐理，其言如布帛粟菽，允堪辅翼前贤。一、近人多误读伤寒脉紧句，以紧为数，盖缘《伤寒论》有云：紧，无常也。即误以无常为至数之多，不知紧与弦类，弦训不移则有常，紧训无常则移动矣。二三至而紧者，是迟而紧，七八至而紧者，是数而紧。知紧不可以混数，斯知温疫不可以混伤寒矣。一、《伤寒论》有云：数则为虚。此语原未尽善，今人一见病疫脉数，即妄投芪、术、附、桂，害人不少，未始非为虚一语误之也。夫数未必即虚也，数而有力为实，数而无力乃虚耳。知数之未即虚，斯不为前人所误。一、右尺脉与右关毗连，右关洪数兼实，右尺脉未有不洪数者。今人一遇是脉，即疑火不归原，投桂附以引归之，抑思疫为热病，桂附辛热之剂，是犹以火济火，势甚燎原，曷其有极？达原饮之用知母，实力稳当，读者详之。一、是书得龚论曲畅其旨，毫无疑义，其夹虚夹实之人，又有攻补兼施之妙，所谓百变而不失其宗者是也。同人咸劝付梓，以公诸世，且乐输资焉。道光壬辰八月，李砚庄谨识。

《中国医学大成提要》曰：明吴又可原著，清孔以立、龚绍林评。其例言云：是编论温疫与伤寒不同，上卷有原病及辨明伤寒时疫数条，下卷有杂气论及正名、伤寒正误、诸家瘟疫论正误。又刘宏璧集补方及各家治

案，俱宜潜玩。今卷叶较繁，分刘宏璧以下为末卷。李砚庄云：治疫以脉证为凭，大约证以头晕、足软、胸闷、苔刺，日晡病甚，夜卧不安，先凛凛恶寒，后发热不恶寒，及兼三阳表证、三阴里证者是。脉以数实有力，右关更甚，或初不甚显，迨投达原饮然后见数实者是。盖疫本热邪犹贼，膜原犹窝，槟榔草果犹捕手，厚朴犹刑具，知苓犹牵出，若硝黄则驱之走矣，白芍甘草，一谨守门户，一作调人，于此可见先生立方之妙。惟龚君能洞悉渊微，以方济人，以言阐理。是编议论精详，治法大备，黎水孔公评论多执己见，易滋后学疑惑。龚君育和力为矫正，顿使原书之声价日高，吴氏之作传矣。

时觉按：收于《中国医学大成》。黎水，吴江黎里镇，又名黎川、梨花里、禊湖；河南浚县，卫河淇水合流至黎阳，为黎水。此黎水当指吴江。

《痉书备览》一卷　存　1833

清吴邑俞锡禧（敬明，友竹）撰

自序曰：按痉之一证，古来本有，但《内经》之文简而且少，仲景之方略而不多，若不心领神会而比类用方，又乌能应无穷之病乎？后世方书不但少此专论，并且置之不讲，惟王海藏云有三阳痉、有阴痉而立数方。虽为后学治痉可宗，而方书已将湮没，得后贤附赘篇中，尚可稽查，亦生民之幸也。余忆幼年曾见邻居一女子患病，早晨发热恶寒，日中则项强反张，手足拘挛，口噤目窜，人皆不识为何病，即延一老医治之。医用桂枝、瓜蒌根等味而愈。后读《金匮》，始知此为痉病也。又在亲戚家中见一方案，末云：恐其风动痉厥，及至痉厥一来，亦无可如何。可见此病有可治之症，有不治之证，未可一例言也。初起病而即痉者，如仲景方之的对者，原可即愈，若因病而致变者，为不治亦复不少，然亦不能印定人之眼目。仲景痉论，但言难治，非言不治，设有竟不治者，大约因于治不得法故也。庚寅岁，集《伤寒论》毕，观方中行《条辨》后附《痉书》一册，以为必是论痉之精微，孰知为辟惊风而设，亦无可措手。意欲纂此一书，苦于俗事羁缠而不果。至癸巳夏，有关镇兴贤桥姚姓患暑热十余日，邀余至彼诊治，见其面赤头摇，手足拘挛，舌红苔黑，脉数无伦，口噤龂齿，筋惕肉瞤。细询其故，云是病已十二日，既汗而又下，变出此等证象，今已四日矣。余曰：《内经》言热病而痉者死，腰折瘛疭，口噤齿龂也，即是不治，毋庸开方。渠家再四恳求，不得已比例疏方，虽有本事真珠母丸相宜，然已鞭长莫及。果然药未煎成，而病已告殂，诚如《内经》之言。因思痉病多端，变症莫测，前年欲纂《痉书》，因事阻未遂，此时复得汇集诸书，再三探讨，搜得比例诸方移治，庶几痉或可生。若听其畏难苟安，临证又无从措手，势必此证将来百无一生，司命者可不惧乎？是以将《内经》遗训，并仲景原文及各家之注，更附诸贤之论、诸公之案，比例诸方，如背强拘挛，颤振瘛疭，筋惕肉瞤等类，亦一并汇入，以备考查。临证者尽可采择，则痉之或因外感而起者，或因内伤而致者，或汗出过多血不养筋者，或邪火内逼、肝风鼓动者，种种缘由莫不齐备，诚为痉病之备览。倘后人治此而得效者，是余之深所愿望也。癸巳中秋记。

窳翁跋曰：痉之为病久置弗讲，故凡治痉之法也亦久失传于世。俞君友竹能辑诸说以成此编，亦医林中不可多得之人矣。然苟有心于病人，而不往享盛名于浊世，其理固有可决者，以故道光年间曾不闻吾苏有友竹之名。其中如嘉言、韵伯两条最切于病，而又选《临证指南》中语，则友竹识见亦未为高。读此编者正当有定力以不别观之也。光绪十年甲申六月十一日，窳翁记于芝南寓舍。

时觉按：《联目》《大辞典》俱不载，有清钞本藏中国国家图书馆，2002 年收于《国家图书馆藏稀见古代医籍钞（稿）本丛编》，影印出版。陆懋修识俞氏《医方集类》曰：“俞友竹名锡熙，字敬明，吴门嘉道间医家有时名者也。”，锡熙，即锡禧。

《痧病辨》一卷　存　1837

清海陵陆儋辰（筦泉，耳乡，六一老人）撰

同治十三年《扬州府志·人物八》曰：陆儋辰，字筦泉，廪生，居海安镇。善书法，精于医理，著有《医学证治赋》并《运气辨》《痧病辨》。道光元年镇中民多病霍乱，儋辰疏方济人，全活甚众。

时觉按：同治《扬州府志·艺文一》载录，收于《陆筦泉医书十六种》题为《沙辨》，又收于《海陵丛书》。

《痧疹合刻》一卷　存　1847

清鹅湖华菊吟（卧云野史）辑

自序曰：夫痧疹者，感四时不正之气而发也，与时行之疠疫同，其症轻者可重，重者可轻，惟在治之得与不得耳。痧而至于烂喉,尤为危急,最易沾染,而急难救治。乃迩数年来,此症甚行,不拘时令寒暑,且又无分少壮,递相传染,殒命者多,诚足畏也。而治此症者虽属高明,予将束手,况乎世少传书,恐医者无由取则,今余将《秘传烂喉痧书》一种,以及孙复初《瘄痧治法》,并集《三名家要论》,并行付梓,而痧症之治法稍备矣。虽曰病感之轻重有不同,体气之强弱有各异,医固不可执方而治,然亦不能无方而治也。且非敢谓得此书以治人乃竟百无一失也,亦不过曰世有其症,备其论,设其方,苟或救人一命,胜造七级浮屠。余之刊是书者,乃所谓一片婆心也。第余僻处乡隅,管窥见小,难免挂漏之讥,惟高明者其鉴之。是为引。道光丁未季秋之月,卧云野史华菊吟识。

时觉按:是书为顾仪卿《秘传烂喉痧治法经验》、孙复初《瘄疹治法要略》、庄一夔《福幼编》《遂生编》,华氏自辑《痧疹三家要论》之合刻。有光绪十三年丁亥怡颜堂铅印本藏上海中医药大学及浙江省图书馆。鹅湖,江苏省无锡市以及江西省景德镇市、江西省铅山县都有鹅湖镇。

《痧疹三家要论》不分卷　存　1847

清鹅湖华菊吟(卧云野史)辑

时觉按:是书辑孙一奎《赤水玄珠》、缪仲淳《先醒斋医学广笔记》、叶大椿《痘学真传》三书要论,收于《痧疹合刻》。华氏另有《痧疹秘要》,道光二十七年刻本藏中国中医科学院,经查未见。

《痧疫指迷》一卷　存　1847

清云间费养庄(云间医隐)选辑,如皋顾金寿(晓澜,雉皋逸叟)重订

顾金寿附志曰:辨症救急诸方系壬子岁霍乱盛行费养庄先生选订,近年岁气虽与壬子不同,然其邪亦寒热错杂之邪。盖近数年,清明以后雷既发声,雪犹叠降,谷雨以后亢旱月余,芒种以后大雨兼旬,与纯乎寒湿者亦不同。近年所治多以寒热互用获奖,燥烈之药亦非所宜,仍须制寒热通用之药以济斯厄,共登仁寿之宇。晓澜识。其余未尽之旨各方药,列入后篇者,系余录验选集,以补费氏所未备。晓澜再志,时咸丰辛酉中秋后十日,记于崇川雅竹斋中。

《三三医书提要》曰:《重订痧疫指迷》一卷,为云间费养庄先生选辑,如皋顾晓兰先生重加评订。费顾二氏俱为有清名医,痧疫各方收采极精,对于霍乱各症尤为推究精详。已故社友徐石生君手录,价让于裘君吉生。第一为急救溯源,第二为辨证要诀,第三为急救闭症方,第四为治时行霍乱简便章程,第五为摘录《霍乱论》守险预防要法,第六为霍乱转筋外治法。读之于痧疫症自易明辨。

时觉按:收于《三三医书》。咸丰壬子,顾金寿又重订费氏《幼科金鉴评》一卷。归安费涵字养庄,光绪间著《虚邪论》《温热论》,晚于顾金寿,与云间费养庄当为二人。

《吴又可温疫论节要》一卷　存　1847

明姑苏吴有性(又可)原撰,清昆山潘道根(确潜,晚香,徐村老农)摘编

自跋略曰:又可之书,世多有之,而从其治者甚少。偶读娄东顾抱桐先生杂记,言:古今代迁,病随时变,仲景之论,不可执泥。明季洞庭吴君著《瘟疫论》,始抉病情于仲景后,别开生面而底蕴未穷。雍正癸巳,时气盛行,余半年即活一千七百余人,合仲景法者两人而已。抱桐为有学问人,其言若此,因取吴君之论节其要,录为此卷。昔尤氏在泾尝讥喻氏之言,谓瘟温相混,今疏通澄明,庶乎其免矣。道光丁未十一月二十一日,徐村老农潘道根书。

时觉按:《联目》《大辞典》俱不载,有稿本藏上海图书馆。封面署为徐村老农抄,卷端署徐村老农潘道根删润。

《瘟疫会解》,《治痧十法》　佚　1851

清扬州冯道立(务堂)撰

同治十三年《扬州府志·人物五·文苑》曰:冯道立,字务堂,岁贡生,咸丰元年举孝廉方正。好读书,至老不倦。尝创建义塾及家塾,以教贫家及宗族子弟。日课文艺,给以膏火。因岁歉,复仿古义仓法,置丰备仓,以防旱潦。设义栖所,以养老弱疾病者。著《淮扬水利图》并《治水论》,合刻行世。学极渊博,于《周易》学尤深。著作甚富,卒年七十九。

时觉按：同治《扬州府志·艺文一》载录。

《急救腹痛暴卒病解》一卷　存　1857

清三吴华岳（芳伯）撰，元和金德鉴（保三，蒯释老人）增删

江驾鹏序曰：治病必先辨阴阳，而莫难于辨阴阳，阴阳辨斯病源审，而药之寒热温凉皆得其宜，着手回春，越人非别有术也。昔景岳辟河间、丹溪清热之法，注意扶阳，附会其说者创为凉药如秋令杀物等语，而其说偏于阳。吴氏以风寒疫邪为气壅火积，气也、火也、邪也，三者皆热，总以逐邪为功，而其说又偏于阴。二说皆不可谓非也，要在治病者审明乎病之阴阳以用药之阴阳，而不执其说耳。然而治病惟急病最为棘手，如霍乱一症，命悬呼吸。余目击几辈，投药无效，坐视其毙，辄为叹恨。因遍求妙方而学识浅昧，卒未能辨明阴阳，不敢轻试。戊午初夏，吴门金君保三来沪，以集华氏《急救腹痛暴卒病解》一编见示，以霍乱分五种，别两经，前三种虚则补之，后二种实则泻之，据今合古，因病立方，其论详明切当，确能辨阴阳而不谬于寒热温凉者矣。乃叹金君之于医，真不愧明通公溥。而其好学深思，又能虚其心而不致泥其偏，由是活人寿世，未有量也。予悯近时之暴卒甚多而莫救，喜金君之先得我心也，爰亟付手民而为之序。海上翼云江驾鹏谨识。

时觉按：收于《险症择尤》《华氏医方汇编》。

《急救霍乱方》一卷　存　1857

清三吴华岳（芳伯）撰，元和金德鉴（保三，蒯释老人）增删

时觉按：即《急救腹痛暴卒病解》，收于《烂喉丹痧辑要》《小耕石斋医书四种》。

《治证撮要》不分卷　存　1857

清丹徒蔡熙和撰

唐金简序曰：《记》曰：医不三世，不服其药。吾乡蔡时龄先生精于岐黄，驰名数省，载在郡志。熙和先生，其嫡孙也。幼承家学，博览群书。及长，游历大江南北，凡一切险难时症，诸医束手，先生则化险为夷，因难见巧，大有起死回生手段。盖非学、识、胆三者兼全，不能成此绝诣。尝出己意，参以家藏秘本，著有《医略》数卷，惜两遭兵燹，全稿散失。今秋相晤于姜堰包阆田观察家，先生年七十有八，神明不衰，喜旧雨之重逢，慰平生之饥渴，盘桓数日，获益良多。予曰：先生手到疾除，能以绪余饷我乎？先生曰：此非有奇能异术也，如作《四书》文，认题贵真耳。因出《熙和随笔》一本示予曰：此《治症撮要》也，置诸行箧，偶有违和，依法治之，庶不致为庸医所误。予拜而受之，奉为枕中秘，因书数言，以志感云。咸丰七年孟秋，丹徒唐金简识。

包国琪序曰：医者多矣？医者多矣！俗语医有名医、时医之别，按症有内伤外感、调理疏解之不同。如扬郡王九峰先生、安徽汪近垣先生，精于调理；如镇郡蔡氏诸家，精于外感。大都调理缓功，从容尚可，外感骤发，噬脐无及。道光初年，江北瘟疫盛行，随染随亡，先大父因设局，命先严暨伯叔等教琪针灸，治之应手而愈，盖因病如箭疾，非针灸弗及。嗣瘟疫渐止，而就医者沓来，遂延蔡熙和先生设局，施药针灸并行。先严承志，朝夕接谈，受益良多。癸丑，粤匪蔓扰停止。琪于咸丰七年偶患感冒，邀熙和太姻丈诊治，药不三服，霍然。时丈年近八旬，步履尚健，避乱散居，往来不易，述自祖传书集以及手辑数种，因乱失散行箧中，尚有《治症撮要》，出示云：依法治之，庶不为庸医所误云。海陵丹徒包国琪记。

纪芳桂序曰：昔人有言：不药为中医。非谓病可勿药也，其意以为与其药之而误，毋宁不药之善也。医虽小道，理甚渊深，辨证有表里虚实之分，用药有先后迟速之序，差以毫厘，失之千里，不审乎此而率尔操觚，鲜不误人性命者。《记》曰：医不三世，不服其药。旨哉斯言！乡曲之间，良医罕见，业此者胸中只《药性赋》《汤头歌诀》数篇，便以医自名，其尤时髦者，案置吴鞠通《温病条辨》一编，即视为不二法门，或断章取义，重剂轻投，或谬捏病名，欺人骇俗。但知利己，罔顾害人，乡里无知，堕其术中，至死不悟，可深慨哉！予居乡垂五十年，深悉此种恶习，无如素不知医，无术挽救，徒唤奈何。丹徒蔡熙和先生，三世名医也，所著《治证撮要》，论理明，用药当，治时气杂感，诸方灿然备列，包阆田观察为梓行于世。幼时蒙先生手赠一册，珍藏箧中，偶家人小恙，依方服之，立见奇效，以故数十年来未尝为庸医所误，皆先生之赐也。不敢自秘，爰重刊以公同好，附以杂抄经验秘方及治喉痧、瘰螺痧简捷诸法。二者为近时险症，施治偶乖，即足殒命，附刊于此，居乡者家置一编，庶足备缓急云尔。光绪三十一年孟秋，海陵纪芳桂秋崖氏谨识。

《中国医籍通考》按：是册附刊痧喉论、各种神效方，有朱铁山《痧喉论》、南汇陈望三氏《时证论》、知味

轩《霍乱证论》,以及治瘟、痧诸方。

时觉按:有光绪三十一年醉墨轩刻本藏上海中医药大学。

《温热暑疫节要》一卷　存　1858

清吴县周扬俊(禹载)原撰,青浦何昌福(平子,泉卿)节录

顾观光《平子何君小传》曰:君少聪慧,读书日可精熟二百行。王惕甫、姚春木、姜小枚、钦吉堂诸先生来往簳山学堂,指示文选之学,具有精诣。时尊公医道日盛,疲于酬应,乃勖读诸医书,示以方法。潜研者七八年,深得家学,故自尊公卒后,遂能继起。君活人之德不以贫贱富贵异其施,遐迩颂之。喜作书,得苏米逸致,其为医,大致守法东垣,取裁景岳,而不为东垣、景岳所囿。谓东垣论土以气言,专主升清,则为燥土,意欲因其法而参以养营,则为润泽之土,土润泽,木斯发荣矣。近人所患多劳倦伤气,气伤则血随耗,以治木立论。气取三焦,血以养木,阴阳不主命火肾水,而取少阳三焦、厥阴包络,舍体言用,退乾坤而取坎离之意也。此语确有卓见,救人不少。宜姜丈小枚亟称之也。余于姜丈斋中初见君,丈甚称君医学精邃,余得就君析疑问难,而拙著《内经补注》成书,君助为多。君貌不中人,恂恂讷讷,所得财帛皆散之亲友如其先人。治疾之暇,惟教子弟读书,闭目朗诵,首尾如泻瓶水。咸丰八年十月十七日,以劳瘵病卒,年五十有七岁。太学贡生。余与哲弟长治相知之雅,知君莫若余,属为传,因书所以独知君者如此。咸丰九年仲冬之月,金山顾观光尚之撰。

时觉按:前后无序跋,有顾观光《平子何君小传》,节录周扬俊《温热暑疫全书》,分论温、热、暑、疫,故名。有1987年学林出版社有何时希整理誊抄本,与《温疫摘要编诀》合为《温热暑疫两种》。何昌福为何其伟书田之子,何鸿舫之兄。《大辞典》作何其伟节录,误。

《温疫摘要编诀》一卷　存　1858

清青浦何昌福(平子,泉卿)撰

何时希跋曰:此书系清道咸间重固何氏名医平子先生手著。平子先生继何氏历代名医铁山、元长、书田诸先生之后,不坠家声,复抚育弱弟鸿舫先生及子八愚、九思先生等,皆有名于时。古人所谓盛难为继,平子先生其无忝矣。书经水渍,虽由善手装治补缀,仍斑驳不堪,乃过而录之。鸿舫先生所校注者原在行间,今书于文内,仍留印章一枚,其余印蜕乃原钞者九思先生物。九思亦工书,且长于篆刻,诸印亦颇有意趣可味,故存之。时希记,时年七十。

何时希又跋曰:岁癸卯,余在北京中医研究院,有书店之助,得以裱补先代遗著及家藏孤本佳抄六十余册。经良工之六载,遂斐然以可观,皆尝读而跋之。中更沧桑,忽焉已老,惜劫后之幸存,广遗编其宜早。后二十年于东吴重校记之。

时觉按:无序,卷首署“壶春丹房平子编,弟鸿舫校注”。1987年学林出版社有何时希整理誊抄本,与《温热暑疫节要》合为《温热暑疫两种》。《大辞典》题为《瘟疫编要》,误作何其伟编。

《晰微补化全书》二卷　存　1860

清吴门郭镱(祥伯,太原)撰,蒲骚王魁仑(昆臣)传

王魁仑序曰:医书之刻,汗牛充栋,大抵皆操业者本其心得,传之久远,以期济世于仁寿耳。至痧症之治,向来苦无专刻善本,适姻家李君海六出其先君子旧藏《晰微补化全书》一部,云系吴郭镱太原氏秘纂痧症。太原氏者,不知何许人也,亦不详其时代,第论治痧之法实为前此所未有,而足以补诸书之不逮。李君恐兵燹之后钞本易失,眷以劲刻,一时乐善诸君则有张君充实、梁君长庆暨吾弟少云,各捐四金为之助,即期寿诸枣梨,邮寄汉皋,筹及于余,余亦欣输微资,因往坊间付梓,用成善举。其或亥豕鲁鱼,不无承袭之谬,则尚希医林精透者为之订正,庶称全璧云尔。是为序。咸丰庚申仲冬月谷旦,古蒲骚王魁仑昆臣氏撰并书。

《郑堂读书记》曰:《晰微补化全书》三卷附《孳善堂药言》一卷,振古堂刊本,国朝王凯撰,一名《沙胀全书》。凯曾患沙证,遇异人医之愈,并得其指授,因著是书以阐发其旨。先明脉证,次审忌宜,更注对病汤丸,又附其亲经治验者,凡十八篇,议论精详,方脉井井,用以广前人所未备而为后学之法程。其于沙胀一证,亦可谓三折肱矣。附《孳善堂药言》一卷,皆所谓药石之言,乃省心之至要也。虽不为医而设,而可以补医药之不及云。(《四部总录医药编》)

时觉按:《痧证全书》何汾序有言“康熙初,林药樵始以《痧书》授王养吾,丙寅刻《晰微补化全书》,未广

流传。乾隆丙午,江宁有重梓施送者。《沈氏尊生书》亦已收入",且据以纂成《痧证全书》。则是书当属林森原撰,王凯补订,成书早于嘉庆三年《痧证全书》。而《郑堂读书记》直以为王凯撰,一名《沙胀全书》,未及郭镳。蒲骚,在今湖北应城。

《痧症备要》三卷　存　1880

清吴门郭镳(祥伯,太原)撰

胡乃麟序曰:自来痧症一门无专科,亦无专书,而患此症者往往蛮针瞎灸,汤药乱投,因之而毙命者,其为可悯孰甚焉?庚辰春,予与郭君祥伯同居汉皋。祥伯,精于医者也。案头有秘方一本,取而阅之,即是专治痧症之书。此中宜用宜治之药,以及针刺经络各法,法备而精,是书也,何秘之有哉?用即付诸枣梨,传诸斯世,所望乐善诸君广为传送,是则区区寸心所祷祀以求之者夫。光绪庚辰仲夏谷旦,武林胡乃麟谨识。

时觉按:有光绪六年刻本藏上海、浙江、辽宁中医药大学及中国中医科学院、上海图书馆。上卷为痧症总论,列颠折痧等一百十一种正痧、变症痧之名;中卷介绍淬、刮、刺、放四种治痧方法及治痧药食宜忌;下卷载人像图穴五幅,介绍行针刺及刮法正面三十穴,反面五十六穴,论述上、中、下三部痧症,一百十一种痧症诊治;末附阴阳水、陈佛手等便用方十首。

《晰微补痧书》不分卷　存　1911

清亡名氏编著

自序曰:夫痧症一道,始于农皇,无事艰难,随手可愈。盖痧有七十二症,外有十六症,大症其内,皆邪气也。如山妖水怪、禽兽虫鱼蛇吐毒在地污秽臭闻,或浓霜重雾,吞噎山岚及受寒受热,伤风冒雨,饮食过节,或清晨空心,偶触灰粪臭气,或误食腥膻死畜、生冷不时之物,总谓之邪气。今人不能如古人之谨慎,故染痧症者日多一日,但人知腹痛则认为他症,医者误用其药,害人性命不知凡几,而不知痧之极重者约十余种,生死在呼吸之间。故暑天有病,先旁其痧,则无屈死之悔矣。

时觉按:收于《抄本医书五种》,有清抄本藏中国中医科学院,内容为痧症备考、针灸备考、推拿备考,附治病符咒,针灸、推拿部分内容简略,仅为总论、总图之类。郭镳曾有《晰微补化全书》二卷。

《温病歌括》佚　1861?

清丹徒余祚宸(六含,紫珊)撰

时觉按:民国六年《丹徒县志摭余·人物志》载录。

《寒疫合编》四卷　存　1862

清彭门王光旬(春田,半憨山人)撰

自序曰:伤寒、瘟疫,乃人间最酷之灾,医药不当,多致杀人。盖皆不明于寒疫之旨,而入旁门歧路,是此非彼,以为法遵古人,不知古人亦不免有误今人也。何则?汉自张仲景出,发明《素问》,论著《伤寒》,为千古医宗。晋王叔和注于前,宋林亿诸公注于后,金成无己、刘河间,明方中行、陶节庵,以及清喻嘉言、舒驰远、柯韵伯,群贤并注,彼此咀唔,致使后学身困迷城,东西莫辨,何能正其是非也哉?一见瘟疫之传,辄以伤寒合病、两感之法治之,杀人不悟,犹谓彼绝证也,于医何罪。及伤寒病见,又疑疫先夺热之说,表里莫分,误人已甚。此所以读古人书必得具一副眼孔,勿为古人欺,亦不致自欺也。国朝王竹坪先生辑群贤注论为《伤寒撮要》一书,条分缕晰,燎如观火,诚医门法宝,济世慈航。但其篇帙浩繁,艰于记诵,因括其精要,兼以一己之得,逐条为歌,并及吴又可《醒世六书》,编为韵语,合为《寒疫合编》歌括一书,俾使读者便于记诵,而无是非淆杂之患。医门捷径,不无小补。若谓编注仲景之书,则愚岂敢?时同治元年长夏,半憨山人王光旬自序于留鸿印雪之轩。

计恬静序略曰:王子春田,抱干济才,尝从予游,不屑屑于章句。迨入太学,过黄河,历秦晋燕赵之都,登太行、华岳,吟啸以归。予尝赏其《燕云小草》,知其眼底胸次岂一艺所能限耶?惜遭时乱,隐居彭门半憨山麓。兵火后,札瘥盛行,死者枕相藉,春田出为施治,无不立起。盖其天性颖悟,机识通灵,读古人书不泥古人法,伤寒瘟疫,判然黑白,明若观火故也。因病世之学者误己误人,心甚悯焉,乃编《寒疫合编》一书,括诸子精华,发自心卓见,注论而外,继以歌括,俾学者娴熟其歌词,即解其义理,即知其寒与疫也,即知其某经病当用某经药也，即知其传不传而进退活法也，真救人于反掌，事半而功倍。君之虚怀，推乎先觉。书成，走以相质，予喜不自胜，谓曰：君真快人，言之明快如是。亟劝付梓，以广其传，以寿诸世。吾知其书不翼而飞、不胫而走也，万家甘雨，其在兹乎？何莫非大展干济之怀也哉？永为医学津梁无疑矣。故不揣髦昧，为之弁言如此。时同治元年十月朔日，识于锦城惜阴书屋，罗江友人计恬静康甫。

时觉按：《联目》有同治二年四川乐善公所刻本、光绪二十二年崇善堂刻本；复出王春田编成都正右堂刻本，实同书重出。彭门，为彭祖故国，即徐州。

《活命新书》一卷　存　1863

清崇川徐可（载熙，且庵）撰

徐毓海序曰：余乡徐且庵先生讳可，字载熙，善医。著有《活命新书》一卷，探索《内经》诸书而出，专治霍乱，百不生一，比温热、暑疫诸论论霍乱者尤简明。凡是症初□，手足麻木转筋，移时浊气上冲，人即昏瞆，陡然吐泻，睛隐声哑，有朝发而夕死者，有一二时气绝者，夏秋尤甚，医家悉莫能治。是卷立论制方，按症调治，分作治法三条，斟酌尽善。余适得手录稿本，不胜珍重，爰付梓人剞劂藉以流传，觉此方一出，实为回生良药，余不敢恣云好德，聊以彰且庵先生之素志焉尔。时在同治二年岁次癸亥夏六月，崇川徐毓海刊。

时觉按：述痧症霍乱证治，有同治二年福建抚署刻本藏浙江省图书馆。

《温病阐微》　佚　1866？

清泰州江墉（少庭）撰

宣统《泰州志·艺术·袁辅治传》曰：袁辅治，字筱园，号济安。幼受医于桂小山，及长专精吴鞠通《温病条辨》，推阐治法，甚为详备。同治五年温疫盛行，就诊者盈门，罔不效。邑人黄某病几殆，群医束手，饮辅治药获痊。门人朱柏林等甚众。江墉，字少庭，其尤著者，撰有《温病阐微》待梓。

时觉按：宣统《泰州志·艺文志上》载录。

《温热类编》六卷　存　1866

清安吉凌德（嘉六，蛰庵）原撰，上海秦之济（伯未，谦斋）删订

自序曰：琴川孙石芝先生云：有关性命之事，医也。习期于勤，法宜于通，机尤贵乎活泼，然后可以治疾病，保人长生。《易》曰：神而明之，存乎其人。又曰：失之毫厘，差以千里。其事在指掌而死生系焉，曷可苟且从事哉？余尝服膺斯言，惟恐或失，近于昭代名家著述，凡有发明温热病者，取其中正，都为一集，颜曰《温热类编》。书既成，即以石芝先生之言弁之为序云。同治五年岁在丙寅一阳月，安吉凌德嘉六谨识。

秦伯未序曰：辛酉以还，仆谬膺上海中医学会江苏全省中医联合会编辑事，得读沈君仲圭大著，即叹为饱学士，心识之未能忘。阅四载乙丑，忽邮示《温热类编》一书，属加校正，心心相印，益不胜感愧系之。书为凌君嘉六纂，凡八卷：曰原始编，采摘黄帝、越人、仲景之语，辅以《温病条辨》《湿温条辨》《类伤寒辨》《察舌辨证》等；曰温病编，分春温、风温、温疟、温毒、斑疹等；曰热病编，分热证、热厥、热风、惊痫等；曰暑病编，分中暑、霍乱、臭毒等；曰湿病编，分湿温、湿热、湿泻、痞满、脚气、肿胀、黄疸等；曰疟病编，曰时疫编，曰方论编。除原始编外，各编之首复条引群经精义，集各家之大成，实温热病中巨制也。迨潜心展览，则微嫌有重复者，若既冠原始编，而更出群经精义是；有不涉者，若湿泻、痞满、脚气、肿胀等无干于温热是；有可并者，若疟病之堪附于温，时疫之堪附于暑是；而方论编阙不可考，殆已散见各卷，不复汇集欤？用是谋加重订，析正编、附翼为两大类，正编复析证治、诊断两大篇。证治篇分温、热、暑、湿四纲，删原始编，分列群经精义中，易其名曰通论；于温病分春温、风温、温疟、温毒、斑疹四目；热病分热证、热厥、热风、小儿惊痫、热病解后五目；暑病分中暑、霍乱、臭毒三目；湿病分湿温、湿热、黄疸三目。诊断篇则分察舌、察目两纲，而以《温病条辨》《湿温条辨》《类伤寒辨》归纳于附翼，盖皆诸家原本，意在资参考也。例既定，即驰书报沈君，沈君引以为然，遂从事编纂，割裂删增得六卷，先后六阅月，未敢言美，聊尽私心，知我罪我，拱俟大觉。削青日，并书数语简端，明原稿之崖略及删订之经历，至夫温热病之重要，与伤寒不同治，何君廉臣序之详，不复赘云。丙寅五月，上海秦之济伯未甫记于一粟庵。

沈仲圭序曰：凌公嘉六，有清之明医也，读书万卷，著述等身，《温热类编》尤为生平杰作。时阅十稔，稿经三易，书成，复由乃兄晓五公、先贤赵静涵，详加校订，细针密缕，益臻完善，洵为温病之科律，后学之津梁，

足与王氏《经纬》、吴氏《指掌》，鼎足而成三名著矣。甲子之冬，三三医院院长裘吉生君、凌公哲嗣永言君并以校录之役见委。盖原稿虽经三易，仍有乙削，不加杀青，殊难辨认。是时余执教鞭于鄞江，因拟课余从事，孰意教书、诊病，栗六鲜暇，半载之久，成书未及十一。而永言君年逾古稀，渴望尊甫遗著风行宇内，时贻书相促，乃丐其事于神交秦伯未兄。渠读是书，深叹收罗之富，折衷之当，而微嫌体例重复，谋加删订。余韪之。秦子遂日夕从事焉。七阅月而书成，即璧裘君，以报所命，并赘数语，藉明余歉。丙寅仲夏，杭县沈仲圭书于非非室。

凌咏跋略曰：寒家医学，代有传人。自唐都察院竹隐公隐居吴兴苕濠，为人治病，民以“活死人”称之；元吉川公封吴兴郡侯，自徽莅浙，薨后赐葬安吉县石公山，子孙流寓入籍焉。迨明太医院长汉章公云异授针法，闻名于朝，迄于有清吾师胞伯晓五公奂行医济世，伊冢子初平嫡兄绂曾以家传医术两应德宗征召，晋京治报大安，赏赉优渥，因以传名。先府君嘉六公德，少时即与晓五公弟兄豢鸡床下，每晨闻声而起，学医学书，互相奋勉。故当红羊劫后，为人佣书，蒙湖州府番禺杨黼香太尊荣绪以伞繖一字之赏识，知遇提拔，特荐于归安县刑席山阴童小亭先生杰，拜从门下，学习申韩，即随师就秀水县贵阳张公致高任。先君被两案勾留，乃辞馆回省，对人言“刑名不可为，不若以家学行医糊口”，悬牌于下后市街，开业治病。暇时日与浙江书局如谭仲修廷献、施均甫补华、陈蓝州谊、邵伯棠世昌、潘凤凤鸿、袁爽秋昶等诸名士，叙谈文学，间或至杭府学，与陆定甫广文以湉，及王孟英、杨素园、汪谢城诸前辈，讨论医理。而先君有书癖之名，嗜好金石书画，自亦能六法精通。旋因书局诸君科举北上，各自分飞，先君来沪，鬻书行医。初来人地两疏，诊治未能如先伯晓五公之在湖城其门如市，户限为穿。乘此闲暇，精心著述《温热类编》一书，三易其稿，始克就正陆九芝、赵晴岚两先生评校，及胞兄晓五公指正。时年四十五岁，摄有小影，袁爽秋太常为之题赞于上曰：葛天氏之民欤？抑羲皇氏之民欤？大凡著书立说，欲期留名后世，必得劳其筋骨，饿其体肤之际，将酒浇愁，著书遣闷。一经社会欢迎，遐迩争聘，酬应诊务，心绪匆宁，何暇能及斯事？维时道咸以后，大江南北，民病温热者日多，因之医家研求温热者，至有清而载籍烂然，如周禹载扬俊、叶天士桂、吴鞠通瑭、薛生白雪诸先生，皆有专门卷帙，譬之儒者讲学，风尚一时。先君亦此物此志耳。咏早岁既久从先伯父之门，迨后妄希禄养，筮仕鲁省，官不自由，未能侍诊校雠为憾。岁庚子，奉差胶济铁路，与段香岩帮统芝贵文武共事。时值拳匪俶扰京师，德宗蒙尘西陲，项城袁慰帅统领武卫全军，总制齐鲁，适伊生母刘太夫人高年病亟，帅心焦急，经武卫全军医长徐华清等六十人早夕进院诊治，医药罔效，乃延藩臬两司商询，同寅中可有知医者？两司以咏举荐，许可，电达潍县吴长纯统制，差官靳云鹏来文岭分局，命咏回省，另有要公，即驱车就道晋省，赴藩署报到。蒙胡直生方伯景桂延见，方知袁母病重，趋辕禀到。蒙袁世谦、世辅两介弟招待，进内诊治，所拟药案，早登医报，由姜汉卿军门桂题参赞其间，服药后一剂知，二剂已，调咏武卫军粮台差。旋接上海电报，知丁父忧，呈请给咨回籍守制服阕。后因新章捐免保举及留省两项，银两不少，无力措资赴引，起服回东，乃不作出山之计，留沪继承父业，行医自给。癸丑年，教育部有废弃中医之议，医学同志发起神州医药总会于上海，知有上项渊源，公举咏为文牍员。明知滥竽充数，乃央同寅正任益都县李缙臣大令祖年，少年科甲，满腹经纶，为之庖代公议声辨，理由五端。适内府秘书阮斗瞻君忠枢奉命南来，调和冯张对调事宜。咏赴南京呈览，阅竣，回言：废不了，而今年不能报命，明春当有以奉复。咏言：求公斡旋，实苍生之福也。即告辞回沪，转达余伯陶会长等。次年，奉大总统发下国务院第三十五号命令，原呈神州医药总会会长余德壎等批谕中，有“初非有废弃中医之意也”句，藉以转圜，即遵令向行政各衙门立案，咏即御责告退。嗣因越中裘君吉生发起搜罗先贤未刊遗稿，代为刷印行世，不致湮没弗彰，亦保存国粹之意，洵属深心善计。咏得其函招，闻之色喜，即将先府君所有采入《上海县志·艺文游宦类》诸医学遗书手稿，咏以年老多病且无暇晷，未能一一过目校勘者，遣人捆送绍兴医药学报社主任，面交裘君手收。缘刷印机关积滞日久，移居杭省，始克付印，以全交谊，诚信人也。关于先君遗稿如《咳论经旨》《专治麻痧初编》《女科折衷纂要》，既我师晓五胞伯及门所抄存之《凌临灵方》《凌氏外科方外奇方》五种，承裘君于《三三医书》一二集中刷印问世矣。今斯编复蒙裘君采入《读有书楼医书选刊》中，改良刷印；并荷四明王香岩师弟高足武林沈仲圭校勘，两载杀青辨正，尚恐有漏，复函致当世名贤仪征时君逸人、上海秦君伯未为之过目重校，赐予序文，使遗稿增色，殁存同感，不独我乡贤裘吉生君显微阐幽，始终成全已也。兹因刷印在迩，备陈梗概如右，谨志勿谖云尔。民国十六年元旦安吉凌咏永言医叟恭跋于沪寓尚素轩，时年七十有九岁，次子康寿仲昌侍书。

裘庆元缘起曰：本社自印行孤本医书百数种，及刻《医药丛书》四集、《绍兴医报丛书》八十余种、《国医百家》八种、《鲟溪医述》七种、《医报汇编》三十种后，又印《三三医书》一二三共三集，计搜刊医书九十九种以来，屡荷医学界藏书家所赞许。惟书式洋装，纸用舶来，一般顾主责以未能久藏，不合刊行古书之例，且限单本小部，则大部多卷之秘笈，将永归湮没，多数主张改革。爰徇众意，于第四集起，改为白连史纸磁青面、赛连史纸栗壳面两种，均以四开大版，本国装订，选世所未刻之先贤遗稿及不见流传之珍藏古籍，继续印行，更换其名曰《读有用书楼医书选刊》。每种不限卷数与册数，并定各种价目，得以分种单购，仍以三十三种为一集，出版之先随时宣布。惟本社力薄任重，时虞竭蹶，希流通医书同道暨好古博雅君子多方提倡，俾国学重光，国医永保，微特本社之幸焉。中华民国十五年丙寅之冬，绍兴裘庆元谨识。

时觉按：凌氏原本尚有抄本藏浙江中医药研究院，通行本为秦氏删订本，简端并有裘吉生、沈仲圭二序。

《险症择尤》不分卷　存　1867

清三吴华岳(芳伯)原撰，归安凌绂曾(初平)续编

子目：《急救腹痛暴卒病解》，《烂喉丹痧辑要》

蒋泽春跋曰：凌初平别驾所辑《险症择尤》一书，集古人之大成，参以历年经验各方，折衷剖辨，理显词明，虽僻壤穷乡偶遇奇险急症，可按卷自治，洵救世之金针也。惜此卷刷行甚少，求者不可多得，初平将归，以所刊书板付余，余嘉其济世深心，续刷多部以广流传，较之印送善书经文取益更大。特是初平磊落有奇才，推其济世之心以经世，其所到正未可量，此固其笺笺者耳。湘乡蒋泽春跋于艺黍别庐。

时觉按：华岳，江苏人，撰《急救腹痛暴卒病解》；凌绂曾，凌奂子，续增是编，撰《烂喉丹痧辑要》，合二为是书。有归安凌氏刻本存中国中医科学院及上海中医药大学，然上海中医药大学查阅未见。

《温病合编》五卷　存　1867

清安东石寿棠(芾南)撰

自序略曰：吴阊叶天士出，著《温热论》，穷究入微，独起千古，又得吾淮乡前辈吴鞠通先生著《温病条辨》，取其论辨而推广之。其论证穷流溯源，详审精密，而所立清营、清宫诸方，又未能透邪外出，殆未免偏于救阴，有矫枉过正者与？棠虑初学之士略见一斑，未窥全豹，未免有顾此失彼之憾，因于课读之余，尚论轩岐经旨，博考群贤议论，敬承家学，遍访名师。其于盈庭聚讼者，必衷诸一是，其于卷帙浩繁者，必要其旨归，琅琳珠璧，无美不搜，名曰《温病合编》。惟棠年十有三，先大夫见背，恸乏趋庭之训，而又资禀庸拙，不学心聋，徒怀济世之心，深愧测蠡之见，敢希海内名贤补偏救弊，实能起夭札之民同登寿宇，棠将执弟子之礼以事之。是为序。同治六年岁次丁卯春月，安东石寿棠榜名湛棠芾南氏序于诚求书屋。

时觉按：有抄本藏中国中医科学院，1985年中医古籍出版社影印出版。

《六因条辨》三卷　存　1868

清崇明陆廷珍(子贤)撰

豫廷氏序曰：尝观仲景《伤寒》《金匮》杂病，包蕴靡遗，良法大备。经王叔和编次之余，改头换面，茫乎无垠，学者何由以入？迨后英贤继起，如朱奉议、刘河间、张易州辈，皆各抒所见，自成一家言，然未知尽合仲景之旨否也。即有善者，犹耳目口鼻之各立门户而不能兼赅。人第知通三才为儒，而不知不通三才尤不可为医。医也者，非上穷天纪，中极人才，下究地宜，岂能入岐伯之室，登仲景之堂乎？自缙绅先生以方术视医，而医道之凌夷久矣。且方书汗牛充栋，言之当固济世之慈航，倘有差池，所以误天下苍生者，良非细故也。是非深得于心，而几经阅历、几番增损，奚敢笔之于书？吾友陆君子贤，好古博学，上自《灵》《素》，下及百家，搜讨有年。所著《六因条辨》，简而明，约而赅，大书以提其纲，分注以详其用，其中经络脏腑、营卫气血，并用药准绳，靡不由浅入深，曲尽其奥。学者诚能逐条细勘，潜心体认，将见大年广荫，实有裨于斯道。予故喜而为数言以弁诸简端，不识子贤以予言为有当否？时在同治七年五月上浣，世弟颍川豫庭氏其顺拜题。

王祖曾序曰：夫医之道难言哉！民生之体质不同，地土之气候攸殊，即人之致病也亦各有异。苟不神明乎阴阳表里之蕴、弃降变化之原，而出之无当也。况时症诸门，关人性命尤速，其可率尔操觚以误人乎？然欲求勿误人，则莫如求诸书。迩者医书林立，即时症一门，自仲圣而下，代有专书，不胜枚举，然于脉象病原、用药加减而分门别类、缕晰条陈、览之使人一目了然者盖鲜。吾崇道光年间有陆子贤先生者，素精此道，潜心玩索，临症数十年，考古贤之方书，参今人之病情，深入显出，融会贯通，其所以济世救人者，功德盖不可胜量。因取平生阅见时症之名目而总论之、条辨之，证以古说，附以己见，而颜之曰《六因条辨》。总目分十有四，条

辨则百有八十，其于脉象病原、用药加减，或一症之先后传变，或药味之寒热温凉，靡不斟酌尽善，因时制宜，真所谓医书中之分门别类、缕晰条陈者矣。是以本邑人士奉为圭臬，传抄殆遍，不过未公诸天下同好耳。今岁丙午，陆君绎堂先生亦精是道，与子贤先生有薪传之谊，谋欲付梓行世以公诸同好，因携是书以属序于予。予愧不敏，素未熟谙此道，无以仰赞高深。然绎堂先生忠厚士也，难于拂所请，故不揆梼昧，略赘肤语，以弁诸简端云尔。时光绪三十二年岁次丙午阳月中浣，同邑优廪生王祖曾撰于循善堂之双桂轩。

时觉按：收于《珍本医书集成》。

《六因条辨旁注摘要》三卷　存　1906

清崇明陆廷珍（子贤）撰，新安江梓园（潜庵）注

自序曰：余家藏《珍本医书集成》一大巨部，种类繁多，珠玉琳琅，惟集中《六因条辨》一书，颇切实用，我国各大书馆均无单本出售，欲购全集则资力欠乏为多。爰将是编白文从事编集，再仿五经旁训例加以分注，均系抉择之结晶，使读者购阅易得，寓目即了然于心，熟读深思，实有俾于斯道。用弁数言，并附凡例，以示学者。民国二十七年岁在戊寅秋节前一日，潜庵江梓园谨识。

时觉按：有民国二十七年抄本藏浙江省中医药研究院。是书内容大略同《六因条辨》，录其正文至《斑疹条辨》止，略其原注而另撰注文。

《温病指南》一卷　存　1868

清上元王庚（西林）撰

自序略曰：今之业医者不能辨证，凡遇温病率以又可之法治之，迨至变证百出，无所措手，犹谓揭散之未透，不归咎于用药之未当，反云药力之不及，以至死于病者寥寥，死于药者比比。其害可胜言哉？庚年方七龄，先君病冬温，误于群医之手，以致不起。因痛悔幼不知医，至罹此极，遂立志学医，于《灵》《素》诸家潜心诵习二十余年。至道光己亥，因贫谋食遨游秦晋间又三十年，于温证独得心传。丙寅春返里，相好诸人劝庚出而问世，乃接手所视坏证，非化源几绝即阴液消亡，求有一用辛凉之法治温病者竟不可得。与之辩论，奈楚休嗷嗷，无从置喙。因痛心疾首，将近代诸家治温证之明白晓畅者，汇成一帙，欲使有志者咸思改辙，下士皆得与闻。庶天下后世之病温者，不妄死于辛温之药也，于天地好生之德不无小补云尔。同治七年岁次戊辰仲春，上元王庚西林甫识。

凡例曰：一、是书专为温病说法，于风寒暑湿、疟利杂证皆未之及，故药味无多，言词简要，欲人人一目了然，易于翻阅。实乃一片婆心，全无一毫名利之见，愿业医者谅焉。一、是书专为近世用温药之偏者而设，故药用辛凉，无取温热，欲人知温证之多以温药治温病之害。大愿近世之医者、病者不致再入迷途，庶斯世斯人不致再罹夭札，幸勿谓药用寒凉而弃之。一、是书大半宗鞠通原本，举其大略，再从浅近处申言之，欲人易解也。何敢自作聪明，致晦前哲苦心以取罪戾？阅者勿谓徒袭他人旧本则幸甚。一、是书先贵识证，识证真自然用药当。如作文者一题到手，先审题之来龙去脉，再审题旨题神，然后下笔，自能丝丝入壳，不致支离。临证先明病之来原，再想病之去路，度病之情，察病之势，然后下药，自不致张冠李戴，无所措施。业医者不求病之寒温，但议药之可否，不足与言医也。一、是书欲易行世，故从简略。愿医者知温证与伤寒两歧，治温证与伤寒异法，不至视温证为伤寒，不至以治伤寒之法治温证，能救一时之弊即可救天下后世之弊。一、是书以桂枝汤始、桂枝汤终者，所以存古也。但桂枝汤温病后容或用之，病前断无用者。至诸汤液不下分量者，欲医者临时斟酌尽善，庶无畸重畸轻之弊。所用古方，悉遵名家改本。虽仅具规模，而亦足包括一切矣。

王懋庚跋曰：余家知医亦三世矣，独于温热一证未得真传。承西翁示以心法，始悟近人治温大半为吴又可《瘟疫论》所误。即杨玉衡《寒温条辨》议论颇见精微，而立方未能尽善。其治温十五方始终不外乎升降散，与吴又可入手用达原饮同一偏见也。叶天士《温热赘言》渐明其理，吴鞠通复充扩之，治温热法从兹大备，毫无余蕴矣。今西翁又手辑此书，更足以开盲医眼界，余则愿普赠读《瘟疫论》《寒温条辨》者。宗愚侄懋庚谨跋。

时觉按：有清刻本藏浙江省中医药研究院。

《七十二痧症吕祖仙方》不分卷　存　1871

（原题）吕祖撰，清镇江荆园小沛氏刊印。

题词曰：辛未仲春月，此药方由广西寄楚，试之应效如神。荆园小沛氏恭录刊刷敬送，祈仁人君子阅后切

勿收匿，请广传于世，受无穷之福也。板存镇江西门城外小鱼巷凌桂芳刻字店，每本价钱十二文。

卷末曰：予之先岳母为毒物所伤，肿疼非常，无法可治，顺手将烟油擦上，热如火喷而转睫止疼，肿亦渐消，平服如常，方知烟油能改毒也。以后无拘小儿被蛇虫百脚所咬，皆用烟油一擦立愈，但不知其何义，是以未遍告诸人。今恭读吕祖仙师降鸾，烟屎能治痧症，足见烟屎一物大有造于世，其义玄奥，惟神圣知之。予特将并可治被毒虫所伤始末附载于后，如有被毒物伤者请试之，取其疗毒简便之一助云尔。丹徒养舆氏谨白。

时觉按：有刻本藏陕西中医药大学，前有题词，谓"荆园小沛氏恭录刊刷"，卷端题：治羊毛痧、七十二痧症、时症、麻木、瘟病、火疔发斑、发狂发渴、唇肿舌肿、口烂喉痛等症经验良方，无撰著者署名。全书十四节，载羊毛痧、擦鸡蛋清方、雷击散、霍乱症、火疔症、火疔与发斑眼珠突出手中冰冷、发斑症、发狂发渴、唇肿舌肿口烂各症，一切实火喉病不论何名，一切虚火喉病不论何名，白喉症，喉中生包生珠、喉痛破烂日久不愈，卷末署为丹徒养舆氏，养舆氏或即荆园小沛。辛未年，当为同治十年。另有《七十二痧症仙方》，与是书不同，安徽省图书馆藏有湖南龙宗树光绪三年抄本《七十二痧症仙方》不分卷，因是抄本，概不借阅，笔者未能一见，不知其详。

《治温阐要》一卷　存　1872

清吴江汝锡畴(勤访，琴舫)撰

陆润庠序曰：黎川汝琴舫先生以医名于时，同治间与先赠君交，书牍往来，论辨医理，往往盈数纸。观古人书必求其所以然，既知其得力之处，又力祛其偏，每欲以古圣之正法一挽时弊。其治温证用辛凉、和解、淡渗之品，应手辄效。著《治温阐要》一书，于风温、春温、伏暑、秋发等证辨之极微，而斑疹、瘟疫、喉痧诸类附焉。盖能于刘、吴、王、叶外别树一帜者。先生没于壬申岁，迄今二十五年，哲嗣韵泉茂才抱其遗书，乞一言弁其端。余适校刊先赠君《世补斋医书》成，先人著述，守而弗失，当与韵泉共勉之。光绪丙申秋七月，元和陆润庠拜序。

盛宣怀叙曰：吴江汝韵泉茂才，介平湖郭嵩仙大令以其先德琴舫先生所著《治温阐要》相视，嘱赘言于简端。夫轩岐之学昌于仲景，其《伤寒论》《金匮》两书，檃括百病，凡风温、温毒、温疟诸证散见各经。顾微言奥义，既非浅学所易贯通，而其书久经紊佚，或引绪而未伸，或有证而无治，群言淆乱，学者惑焉。后贤继起，察见温热之与伤寒同源异流，必应别为方治，迭相研析，互有发明。逮近世吴又可、吴鞠通、王梦隐诸君辑为专书，于是温病之条别益明，奥窍大辟。琴舫先生邃精医理，治温尤独有心得，是书致详于膜原，足补又可所未备。此虽先生所学之一斑，亦可窥全豹矣。韵泉能守楹书，汲汲焉思表章遗著，以寿一世。余设天津中西学堂，考选生徒，而韵泉之子人鹤以髫年入选。观于其子孙，而知先生活人之德积之也久，天之报之也亦未有艾，又以知先生是书之足以传世造福更无疑也。光绪二十三年四月，武进盛宣怀叙。

光绪二十五年《黎里镇续志·人物》曰：汝锡畴，字勤访，号琴舫。少好读书，工楷法。因病习医，覃思研究，务穷其奥旨。尝出新意，制方疗人痼疾。与元和陆明经懋修交，益治生白、灵胎之书，皆探其底蕴，别其得失。而评叶氏、章氏论温热之误，著《治温阐要》一卷，元和陆祭酒润庠、武进盛冏卿宣怀序。

时觉按：有民国十六年铅印本藏中国国家图书馆、中国中医科学院及北京、上海、天津中医药大学与吉林、贵州、天津图书馆。

《温证指书》四卷　佚　1874？

清上元谈志学(习公)撰

同治十三年《上江两县合志·方技录》曰：谈志学，字习公，精幼科。其后有谈志凤。志凤，志学弟。

时觉按：同治《上江两县合志·艺文》载录。

《暑症类方》，《温病论治集要》　佚　1874？

清甘泉朱星(意耘，湛溪)撰

时觉按：民国十年《甘泉县续志》之《人物八》与《艺文考十四》俱载录。

《温病正轨》　佚　1877？

清青浦金蕴光(砚圃)撰

民国二十三年《青浦县续志·人物二·王裕昌传》曰：王裕昌，尝与黄元音、吴昌凤、金维鳌、金蕴光同修

《县志》。元音字律夫，昌凤字翥云，维鳌字冠卿，蕴光字砚圃，皆勤于采辑，克尽厥职，而维鳌、蕴光尤富著述。

时觉按：民国《青浦县续志·艺文上》载录。光绪三年，金蕴光参与纂修《青浦县志》。

《时疫大略》一卷　佚　1877？

清青浦陆友松(鹤俦)撰

光绪五年《青浦县志·人物三·文苑传》曰：陆友松，字鹤俦，沈巷人。友松刻志励行，尝著《克伐怨欲四箴》以自警。年六十卒。生平见学者不务切近，先求高远，或更务为剽窃模拟，以为此不特学术既乖，人心亦坏，语皆中时病。子旭照，字瞳初，克守家学，好与同侪解难，时称其读书好古。诗质直悃款，如其为人。父子俱诸生。

时觉按：光绪《青浦县志·艺文上》载录。

《广温热论》四卷　存　1878

清上元戴天章(麟郊，北山)撰，元和陆懋修(九芝，勉旃，江左下工)重订

陆懋修序曰：北山此书，以温热与伤寒辨，条分缕析，逐病疏明，伤寒之治不混于温热，温热之治不混于伤寒，诚于秦越人四曰热病五曰温病之异于二曰伤寒者，分疆划界，不得飞越一步矣。然其书明是温热，而其书名则曰《广瘟疫》，推其命名之意，因本于吴又可《瘟疫论》而欲有以广之，故篇中或称疫疠，或称时疫，或单称疫，一若自忘其为论温热者。是伤寒之与温热，北山能辨之，而温热之与瘟疫，北山亦混之矣。余始不解其故，久之而始恍然悟曰：吴氏书名《瘟疫》，而不自知其所论但为瘟疫，戴氏专论温热，而不自知其书之不可以名瘟疫。更合两家观之，在吴氏自论疫中之温，而仍不免纠缠不疫之温，在戴氏则专论不疫之温，恐人于阳明温热之病误用太阳风寒之法，特于书成时未加检点，仍沿俗说，以瘟疫之名名温热之病，只与删去论中尸气、腐气等语及后幅大青龙一方，此外则绝无羼入瘟疫之处，亦无夹杂伤寒之处。余爱其论之精，而惜其名之误，乃于凡所称时行疫疠者，悉改之曰温邪，其开首云"世之治伤寒者，每误以温热治之，治温热者，又误以伤寒治之"四语，则余所缀也。有此一提，而所以作书之意，乃先于卷端揭清，即为之改题曰《温热论》，则此书实足为温热病正法眼藏矣。元和陆懋修。

陆懋修跋曰：此书明辨温热与伤寒，病反治异，朗若列眉，实足为度世金针。然温热之与瘟疫，则仍混同无别，而其误亦甚大也。因为之改正其文，命儿子润庠手录之，而于书中疫字，未及一一更改，意殊未惬，因再命施生起鹏用粉笔涂之，以归划一。至各家原序及所自为序，则姑仍其旧名，以存其本来面目。盖必先将吴又可《瘟疫论》改《温疫论》，再将戴天章之《广瘟疫论》改为《温热论》，以清两君作书之旨，而称名始各当耳。夫伤寒有寒证，有热证。温热则纯是热证，绝无寒证。至瘟疫，则有温疫，亦有寒疫，正与温热病纯热无寒相反，而治法即大不相同。嗟乎！以著书之人，尚不自知其误，用况涉猎者之印目朦心，其能不以传讹贻害无穷哉？光绪四年戊寅七月，陆懋修识。

时觉按：收于《世补斋医书续集》。

《重订广温热论》二卷　存　1911

清上元戴天章(麟郊，北山)撰，元和陆懋修(九芝)删定，山阴何炳元(廉臣)重订

何炳元序略曰：己酉春，南京濮凤笙君邮寄《广温热论》抄本一册，嘱予校勘付印。余因诊务忙，仕事多，日不暇给，暂置高阁。嗣为濮君驰书屡促之，不获已勉承其之将原书一一浏览，始知其书即戴氏《广瘟疫论》，而陆氏九芝为之删订，改定其名曰《广温热论》者也。见其论温热证甚精，论温热病中种种发现之症尤极明晰，洵当今最有实用之书。故陆氏九芝原序云：北山此书，以温热与伤寒辨，条分缕晰，逐病疏明。伤寒之治，不混于温热；温热之治，不混于伤寒，诚于秦越人四日热病、五日温病之异于二日伤寒者，分疆划界，不得飞越一步矣。然其书明是论温热，而其书名则曰《广瘟疫》，篇中或称疫疠，或称时疫，或单称疫，一若自忘其为论温热者。是伤寒之与温热，北山能辨之；而温热之与瘟疫，北山亦混之矣。余爱其论之精，而惜其名之误，乃于凡所称时行、疫疠者，悉改之曰温热，或曰伏邪。其开首云：世之治伤寒者，每误以温热治之；治温热者，又误以伤寒治之。四语则余所缀也。有此一提，而所以作书之意，乃先于卷端揭清，即为之改题曰《广温热论》，则此书实足为温热病正法眼藏矣。其言如此。然余细玩原书，见其于湿温、燥热二症言之甚略，尚少发明，即用药选方亦多未尽善处。此非余一人之偏见也，试述陆氏九芝原评曰：此书明辨温

热与伤寒，朗若列眉，实足为度世金针，而温热与瘟疫仍混同无别。因为之改正其文，命儿子润庠手录之，然屡次删改而终不能惬意也。次述邴氏味清原评曰：此书各论均有至理，即当在《伤寒论》中选方，乃见大家作用。惜多采后人夹杂之方，未免有悖经旨。且既知不可用辛温，而总不出羌活汤、败毒散之范围。将经方辛凉之法弃而不用，先生殆亦趋时太甚耳。又次述李氏鹤访新评曰：此书未将风温、湿温、春温、冬温等分清，而概称时行，未免含混，至列大青龙、九味羌活，沿古治温病之方，则尤疏矣。夫温热病热从内发，岂可用大青龙中麻桂猛发其汗耶？若九味羌活汤，皆一派辛燥雄烈，夹入生地，引邪入阴，真杂而不精之方也。合三说以观之，北山此书虽经陆氏删定，而终不能惬心贵当者，九芝先生自认之；而列方之纯杂互收，邴李二家已发其蒙。故余不揣梼昧，爰为悉心重订，将原书缺者补之，讹者删之，更择古今历代名医之良方而为余所历验不爽者，补入其间。务使后之阅者，知此书专为伏气温热而设，非为新感温暑而言，辨症精、用药当，庶几与戴氏结撰之精心，陆氏删订之苦心，心心相印，永垂久远，而余心始慊。呜呼！莫为之前，虽美不彰；莫为之后，虽盛不传。世之博雅君子，应亦谅我苦衷乎？黄帝纪元四千六百九年十月望，何炳元廉臣识于越中之宣化坊。

时觉按：何炳元序署于黄帝纪元四千六百九年十月，即 1911 年 11 月。民国三年绍兴浙东印书局铅印本藏天津高等医药专科学校、上海图书馆、上海中医药大学，1960 年人民卫生出版社有排印本。

《南病别鉴》三卷　存　1878

清吴县宋兆淇(佑甫)辑注

子目：叶桂《温证论治》，薛雪《湿热条辨》，薛公望《伤寒古风》

自序曰：天下至难为者莫如医，天下至易为者亦莫如医。必欲穷经义，索病源，对症施药，务求中肯，此固难为者也。苟其不读古人书，不问病人因，妄曰凭脉知病。任意书方，偶然中病，愚夫愚妇奉以为奇事，即暗被他伤，医家病家茫然不知，此又易为者也。然以难为者与易为者较，岂独不可同日而语，殆有为善造孽之分欤？《内经·征四失论》曰：诊病不问其始，忧患饮食之失节，起居之过度，或伤于毒，不先言此，卒持寸口，何能病中？妄言作名，为粗所穷。此之谓也。此固不在医林，可置之勿论。夫司命者望问闻切之外，尤须分别土地人情，如北方地寒人强，伤寒最多，故仲景立麻黄、桂枝汤等，原有《伤寒论》可稽，而江以南地卑湿多，人情柔弱，患伤寒者不过百中一二，患湿热者十之八九，若以治伤寒者治湿热，岂非大相径庭耶？余自幼喜读医书，《素》、《灵》、《内经》、仲景《伤寒》、《金匮玉函》等书而外，诵至叶香岩先生《温证论治》、薛一瓢先生《湿热条辨》及外祖薛公望公《伤寒古风》三十一首，每朝夕服诵而不忍去，知其于江南人病最为合法。惜香岩先生论口授门人，随笔记录，层次未楚，虽后人稍为分排，而不有注释。余因之或参经旨，或集陈言，或从素见，增在句读之下，非敢云注，以畅其说耳。稿既成，忽有人告予曰：会稽章君名虚谷者曾有注释。予即购而阅之，竟超出万万，于是复加删易，大半遵章君之注，不过使繁者简之，晦者显之，间或参以己见而标之。其《湿热条辨》，章君亦详注矣，而外祖公望公《伤寒古风》，已了如指掌，不敢谬加一词。因袭三家名言，付之剞劂，为案头课徒之余事，名之曰《南病别鉴》，谓与北方病迥异也。是为序。光绪戊寅孟春上浣，平江宋兆淇佑甫氏序。

徐康序曰：康熙朝，吾吴叶香岩先生医名重当代，同时有一瓢征君，继起有松心老人，号称鼎足，惟先生最为正宗，足资后学模楷。所传世著作几种，皆及门采辑，医案乃最著名者也。此《温证论治》一编，较《舌鉴》《舌辨》更加明晰。今得佑甫世棣逐条诠疏，尤觉精详。佑甫为薛公望先生外孙，好学深思，治病往往出人意表，而一轨乎正，岂非渊源有自耶？兹将付手民，属书缘起。时光绪己卯四月，南宫后生徐康。

毕长庆序曰：医书自《灵》《素》《金匮》后，代有名贤，著作几于汗牛充栋，求其能上继岐黄真传而有益于后学者，渺不可得。推原其故，盖由食古不化，致古人著作之精心晦而难明。或更妄求异说，自作聪明；或各立门户，好为奇僻。于南北地气之分、性质强弱之异概置勿论，无怪医道竟成绝学也。近有叶香岩先生《温证论治》、薛一瓢先生《湿热条辨》、薛公望先生《伤寒古风》，议论精醇，根柢深厚，五行尽其变，五土异其宜，实上继《灵》《素》《金匮》之一脉，而大有功于后世者也。惜香岩、一瓢两先生之书，虽会稽章虚谷注释，而未得其详，医家深以为憾。兹宋君佑甫于治病之暇，朝夕按览，详加注释，俾前人之著述了如指掌，真后学之津梁也。犹忆余十年前得不寐疾，辗转床褥，午夜徬徨，遍访时医，尽皆束手，后得佑甫诊治，应手而愈。至今年逾六十，日高三丈，犹作酣眠，始知佑甫于此道中不知几费揣摩，斯能臻此妙技。古人所谓三折肱者，真无愧焉。余故乐得而为之序。光绪己卯仲春既望，弇山毕长庆撰。

顾文彬序曰:《考工记》谓材美工巧,然而不良则不时,不得地气也。于是以橘逾淮北为枳,鸜鹆不逾济,貉不逾汶,明迁地弗良之意,一再曰地气然也。呜呼!不得地气,不能成良工,不察地气,又曷为良医哉?九窍之变犹是也,九藏之动犹是也。然而齐与楚言语不通、嗜欲不同焉,燕与越言语不通、嗜欲不同焉。不同者地也,即气也。言语嗜欲,其气之常,疾病则其气之变也。用治齐者治楚,吾知其必难已;用治燕者治越,吾知其必增剧,无他。常者不能同,而变者反能同,未之有也。伤寒者,北方之病也,而南人有病,辄曰伤寒,何也?仲景之书遍天下,人习诵之,而忘其地气之不同也,不几用治齐者治楚、治燕者治越乎?已乎?剧乎?国朝康熙间,吴中名医辈出,香岩叶氏、一瓢薛氏为最著。叶有《温证论治》,薛有《湿热条辨》,皆发明南人之病不宜概用伤寒法。厥后公望薛氏有《伤寒辨证歌》,名虽袭北,治实偏南,不外叶、薛宗旨。宋君佑甫为公望外孙,治病之暇,取叶书详注之,复合二薛所著,函三为一,题曰《南病别鉴》,将授诸梓,问序于余。余不知医,惟寻厥题名,证以《考工》,佑甫其能察地气者乎?佑甫为医其良者乎?光绪九年岁次癸未五月,元和顾文彬撰。

《中国医学大成提要》曰:本书上卷列叶香岩《温热论》,宋佑甫增注;中卷乃南园薛生白《湿热条辨》三十五条,宋佑甫手辑;下卷乃薛望公《伤寒直解辨证歌》二十一条,宋佑甫校字;续集一卷,皆详温热诊断辨证,宋佑甫自著。清季康乾时,吴中名医辈出,香岩叶氏、一瓢薛氏为最著。悯南方多温热证,疗治之法自与北地伤寒有别,故名《南病别鉴》。叶有《温热论治》,薛有《湿热条辨》,皆发明南人温湿之病不宜概用伤寒法治。厥后望公薛氏有《伤寒辨证歌》,名虽袭北,治实偏南,不外叶薛之旨。宋君佑甫为望公外孙,治病之暇取叶书详注之,复合二薛所著,并自著续集,汇为一书,授梓传世。裘君吉生合刊《三三医书》,因讹误甚多,炳章特为重校讹误,增以圈点印行。

民国二十二年《吴县志·列传一·张大爔传》曰:张大爔善治伤寒,著声嘉道间。其后有宋兆淇,皆以善治伤寒称。兆淇字佑甫,著《南病别鉴》。

时觉按:是书后附续集一卷,乃宋氏自撰《辨证要略》九篇;《三三医书》本有薛雪序、李清俊跋,薛序原出《一瓢诗话》,系后人改易移置,今与李跋并移诸薛氏《湿热条辨》目下,可参阅。又收于《中国医学大成》。

《温症探珠》六卷　佚　1879?

清川沙王锡琳(涤斋)撰

光绪五年《川沙厅志·人物统传》曰:王锡琳,号涤斋,二十保十六图监生。精岐黄,承四世家学,殚精覃思,活人甚众。兼工吟咏,画墨兰,年七十犹手不释卷。著《温病探珠》六卷、《蜗寄阁吟草》四卷。其子若孙,能世其业。

时觉按:光绪《川沙厅志·艺文》载录。

《瘟疫合订》,《痧证辨惑》　佚　1880?

清江宁陈荣(近光)撰

时觉按:光绪六年《江宁府志·人物·先正二》之《顾绶汝传》载录其著述。

《春温秋燥论》二卷,《三时论》三卷　佚　1881?

清嘉定姚荣爵(天衡)撰

光绪七年《嘉定县志·艺文志三》之《春温秋燥论》注曰:荣爵,字天衡,善治温热暑疫。

光绪七年《嘉定县志·艺文志三》之《三时论》注曰:荣爵取诸书精要,附以方论,为时气要旨。

《时气论》一卷　佚　1881?

清嘉定钱肇然(肇熹,希文,敬亭)撰

光绪七年《嘉定县志·人物志五》曰:钱肇然,初名肇熹,字希文,一字敬亭,诸生,居外冈。少多病,因博览《灵》《素》《难经》,并宋元以来诸家书,尽得其旨,能决死生于数年前。有刘河人,患尫羸数年,遍体生五色晕,诊其脉,知有积食,询所嗜,云嗜牛肉,肇然曰:此中牛毒也。以药下之,晕去病愈。

光绪《嘉定县志·艺文志三》曰:自序:取吴又可之书,校其误,正其偏,补其遗;又取喻嘉言书,引申扩充,并陈愚见。名《时气论》者,一时发见之病云尔。

《瘟疫辨难》三卷　佚　1881？

清崇明施镐(缵丰)撰

时觉按：光绪七年《崇明县志·艺文志》载录。

《加批时病论》八卷　存　1882

清衢州雷丰(松存,侣菊,少逸)原撰,青浦陈秉钧(莲舫,承注,庸叟,乐余老人)批注

陈秉钧序略曰：夫医之治病难,而治时病尤难也。子舆氏云：孔子,圣之时者也。益信时之为义甚大,而时医之不易称矣。乃世人以时医为轻,殆亦未之思也。试即以时言之,春时病温,夏时病暑,秋时病凉,冬时病寒,此固显而易见者,畴不知之？然何者为正气,何者为不正气,何者为胜气复气、正化对化、从本从标,则茫然莫辨其由来。此何以故？盖人但知其常而不知其变也。欲知其变,则非按察四时五运六气不可,能按察五运六气以治时病,于是乎论证立法,随机应变,不难措置裕如矣。今观三衢雷少逸先生《时病论》一书,遵经训以立言,按时令以审证,伏气新感,辨别精详,常识贯夫天人,方法通乎今古,称为医之时者,诚当之而无愧。余因是书简明浅显,深合乎时,间尝作课徒之本,故特缀以批评,聊备参酌,重行付梓,俾广流传。爰志数语以为序。宣统元年仲春月上浣,青浦陈莲舫谨识。

时觉按：有民国十二年、二十一年上海广益书局石印本藏中国中医科学院及甘肃、上海、南京、湖北图书馆与上海、湖北、成都中医药大学。

《时病分证表》三卷　存　1882

清衢州雷丰(松存,侣菊,少逸)原撰,金陵彭荣光(光卿)重编

自序曰：余览古今医书,深玄义奥,莫不慨然憬悟,是规矩于人,而运用在己,准绳取乎书,机变应乎心,学古人之学为学可,泥古人之方以治今人之病未可,故医之治病难,而治时病尤难。自观雷氏《时病论》一书,审时论证,证明立法,法合乎古不泥乎古,真神妙也。惟是书嫌文句前后挪移,头绪不易辨别。偶纂《时病分证表》,内分上中下三卷,上卷为病证,中卷为诸法,下卷为成方。至诸法中略缀按语,并成歌括,俾易记诵。表中虽割章摘句,原意则无擅改。余何人斯？乌敢纂辑成表,聊助学者共析辨也。金陵彭荣光光卿书于惠榜园。

时觉按：按雷丰《时病论》以表格分述时病证治方药。民国二十三年上海中医书局初刊,民国间上海中医书局、中华书局、国光书局有多种铅印本,1955 年上海中医书局又有重印本。

《病症疑问》一卷　存　1882

清亡名氏撰辑,元和陆懋修(九芝,勉旃,江左下工)订

世补老人题记曰：仲景《伤寒论》本兼风寒、温热、湿温诸病,苟能通之,即无疑义。所难辨者,似伤寒而非伤寒。凡类症、变症,种种异治不一而足。此卷分症辨晰,颇利初学,书法亦精,因重装而存之。壬午春月,世补老人记。

《各经类症变症疑问总记》曰：六经伤寒,各有本经一定见症,随症随晰,具载《伤寒论》无遗义矣。外有类症变症,或兼经而发,或各经所有,杂出不一,病难专属。今详明诸病情状,俾临病考症,对症酌方,明若烛照,则病者之症虽杂而医者之心甚清。一本万殊,万殊一本,亦于斯道有会心夫？

时觉按：有清钞本藏中国国家图书馆,2002 年收于《国家图书馆藏稀见古代医籍钞(稿)本丛编》,影印出版。前后无序跋,无目录,以"症问"为标题,述伤寒、温热外感及其变症、疟痢等证治。世补老人题记字体颇类《世补斋医论》陆懋修题记,而二书正文字体亦类,世补老人即陆懋修,而壬午当为光绪八年。

《时疫辨证》　佚　1882

清兴化徐逢年(实秋)撰

民国三十二年《兴化县志·人物志八》曰：徐逢年,字实秋,附贡生。光绪壬午重游泮水,因母疾治岐黄家言。晚慕乡贤陆西星学,为刊《南华副墨》。咸丰丙辰岁饥,江南难民蚁集,全活甚众。

时觉按：民国三十二年《兴化县志·艺文志》载录。

《痧疹从源》 佚 1882？

清宝山寿如椿(曼生,壶中子)撰

光绪八年《宝山县志·人物志》曰：寿如椿，字曼生，自号壶中子，国学生，援例授府照磨。居杨行。壮岁游皖北，与诸名士交。诗文外，旁及轩岐青囊诸术。

时觉按：光绪八年《宝山县志·艺文志》载录。

《伤暑全书》 佚 1882？

清宝山姜问岐(振扬)撰

光绪八年《宝山县志·人物志》曰：姜问岐，本农家子，愤族人为庸医所误，遂究心岐黄，收藏古今医家著述甚富。闻吴门曹某精是术，往从之游，数年尽得其传，归以治人辄效。性狷介，贫者招之辄徒步往，富人或聘以重金，弗顾也。初名某，习医后改今名。

光绪十五年《罗店镇志·人物志中》曰：姜问岐，字振扬，幼习医，壮从吴门曹乐山仁伯游。自《素问》《灵枢》及仲景、时珍诸名家，靡不淹贯。及归，僦居嵺城二十余年，所治沈疴，应手辄效。遇歉岁，汇《疗饥良方》刊刻济世。卒年六十余。

时觉按：光绪《宝山县志·艺文志》载录。

《急救痧症全集》三卷 存 1883

清笠泽费山寿(友棠)撰

自序曰：自来医理非易言，即医书亦难遍阅。医至痧，则又古无专书，而时医亦讳言病由痧起。然则，世将无此证乎？而何以层见叠出，致有种种名目，互相流传，一经误治，则俄顷丧生。乃知非无此证，无善审此证者耳。夫病无不由于停滞郁积、邪秽感触、潮湿熏蒸而发，惟痧则尤发于骤。通都大邑之间，不难延医速治，特患穷乡僻壤，或病发深夜，迫不及待。急救之法莫如针灸，其法始于黄帝，苦无专本，至于失传，经后人详考之，而始得遵循于万一。痧证猝临，旁皇失措，甚至授权于剃发匠者有之。要其所以奏技者，不过口传数诀，类多盲针瞎刺，部位未明，以致经络受伤，血溢难治，闻之常戚于怀。兹在平江署斋，襄理刑名。夏初，报监狱押歇中多犯痧者，拨医调治，方药一辙，不免有效有不效，其效者亦由赋质素强，受病尚浅，幸而免耳。因于案牍之暇，考证方书，即以管窥之见，遇有病犯，以善于针灸者，视痧筋之隐显，轻则提括，重则放刺，先治其标，除去痧毒，再加医药，无不就痊。窃幸体居停痌瘝之仁心，抒平昔哀矜之夙愿，尚不囿于偏见，由此而推，患痧而不知所由来，急何能择，竟委命于庸手。余固不知医，是以诚考核广索我朝专治痧书，因知痧之源流，大略分经络、表里、阴阳、急慢、冷热，辨论指迷针式、刮刺、焠灸，用吐、用下诸法，又兼类变诸痧之名目，并增辑经络脉穴之部位，方寸药食之宜忌，以及汤饮丸散丹药济急等方，参订增补，汇成是篇，名以《急救痧喉全集》。曩曾刊辑《官幕同舟录》，附有急救伤科应验良方，已荷当道刊行于浙皖等省，行见遍于环宇。前年复刊有《胎产心法验方合编》，拟汇成全帙，以公诸世。抑又忆及初生婴儿，每由于胎中积热，生痰生风，至于口噤不乳，变而为二十四惊。证有缓急生死之分，法有推拿捏做之效，治婴本称哑科，口不能言，脉不能诊，其急并于治痧，余亦将纂辑成编，与所藏《咽喉秘集》并期付梓行世。因卷页颇繁，措资不继，假我数年，或者积馆谷之余，得偿此志。先成痧书，俾世之同志者得有参稽，勘其错误，按证而施，即学者坐而习之，起而行之，亦未始非利世济人之一助。至于通权达变，神而明之存乎人，则余之愿，而尤世之共愿也。夫书既成，志其缘起于篇首，阅者谅之。光绪癸未夏，笠泽费山寿友棠甫书于茂苑署斋，时年七十有三。

时觉按：有光绪九年癸未笠泽三省书屋刻本藏中国国家图书馆、中国中医科学院及北京、上海中医药大学。

《霍乱吐泻方论》一卷 佚 1883？

清吴县潘霨(伟如,韡园)撰

民国二十二年《吴县志·列传四》曰：潘霨，字伟如，号韡园。霨年十九应乡试不第，发愤走京师。又精岐黄术，尝奉召入官为孝成皇后治愈风疾。手辑《蚕桑事宜》，刊行郡县，成效大著。光绪十七年疏请入觐，后三年而卒，年七十九。

时觉按：民国二十二年《吴县志·艺文考二》载录。

《温病条辨歌括》不分卷　存　1883？

清淮阴吴瑭（配珩，鞠通）原撰，东台刘维之编歌

自序略曰：温邪一症，四季皆有，患者甚多，伤人亦速，且斯症有风温、温热、暑温、湿温、温疫、温毒、温疟、冬温、秋燥不同，或风暑交感，暑湿相兼，或风与湿搏，湿罢燥生，种种夹杂，难以枚举，设不分清，鲜克有济。赖有鞠通吴氏辨症千条，所立大意以三焦为主，其论病之来路，始于上焦，论病之去路，终于下焦。病有气血、虚实、轻重之分，治有先后、补泻、缓急之妙。其中反复辨论，极加详慎，因证定法，加减随意，斟古酌今，以合时变。决生死于将来，得格物之妙谛，补前人之未备，正各证之淆讹，无不井井有条，丝丝入扣，诚千古渡医之宝筏，为百代救世之慈航，其功可胜言哉？故此书一出，为治温邪之祖，为医家必读之书。然愿读是书者务将条款分明，彼此互证，前后贯通，了然心目，一遇温邪到手，方能迎刃而解。若粗知大略，偶一获效则可，如期必效，则诚难矣。吾故粗编成歌，不敢轻易句字，以失原条本真，惟取音谐悦口，以便朝夕诵记，庶可条析缕分，不致张冠李戴，再加原本日置案头，细阅注解，歌中有未及者，必欲详悉，不可以此失彼，反成遗漏之书。此盖为吾等愚者计，敢于智者语乎？读者谅之。

时觉按：有抄本一册藏泰州图书馆，卷端署：东台刘氏维之著，首自序，无纪年，次目录，载温邪、暑温、湿温、秋燥各上中下焦三篇，寒湿中焦下焦二篇及温疟一篇，凡十五篇。末署：后于癸未年旦月笑写；后为温病方歌，与正文歌括相配套。写于癸未，具体年代不详，或 1883 年，或 1943 年。另有抄本藏上海中医药大学，题为《温病条辨歌括、温病方歌合辑》。又于淮安市河下镇吴鞠通医馆见“历代名医名著”，列有清代山阳县刘云博《温病条辨歌括》，未知刘云博与刘维之是否有关。

《重校瘟疫论》六卷　存　1885

明姑苏吴有性（又可）撰，清邱乐川（云峰）评阅，弇山钱艺（兰陔）鉴定，钱雅乐（韵之）集校

目次题曰：刘松峰曰：论者何？析其理也。自不得证治相间而叙次矣。原文参错庞杂，不一而足，今移之，始有层次。至于其中顺叙诸论，稍分大纲，节目次第浅深命题有大亮者，亦稍为改易，务期檃括通篇大意，一目了然，然仍写原题于下，示不敢深没其文也。至先生立论之所在，未敢稍更一字也。一所引诸家谈疫，皆取简明切当者，如戴氏麟郊、郑氏重光、刘氏松峰、张氏容旃、杨氏占仪、熊氏立品、陈氏节庵、何氏西池、蒋氏问斋等，标一姓氏，以省繁惑，不标姓氏，皆雅按云。

时觉按：有光绪十一年抄本藏上海中医药大学，其书末卷论痧症及水痘，为雅乐初稿。

《温病辨症》一卷　存　1886

清丹徒马宗元（清儒）撰

自序曰：昔仲景先师杂病论亡，温热一门遂由此湮坠。至唐宋金元间，名贤辈出，则论温病者多，然胥未能得其原，所谓习焉不精，语焉不详者也！我朝叶先生天士，尝体会《灵》《素》，尤善学仲景，寻绎《伤寒》《金匮》之旨，兼博考诸家，于章句下得其神理，明六气所由受，发为《温热论》。于温热一症，批隙导窾，实明所由来，示百世之津梁者在此。凡治温热者，遵叶氏法而行之，则重者轻，轻者解，死者生，危者安矣。后起诸先生，亦或从叶氏法恢廓之，而绝未有天质之高出于叶氏，且能补叶氏之不足者。即如徵氏有云：伤寒为法，法在救阳；温热为法，法在救阴。与叶氏治温热实不离救阴一法相吻合，是徵氏之说亦从叶氏来也。窃怪近今之悬壶家，咸知尊仲师，而不知尊叶氏，往往视热病多有误为伤寒者。宗元不揣擣昧，特于伤寒温热之现症类与不类者辨之。为吾人临证一助，亦取其显豁呈露耳。其法皆出自诸先生，而独宗于叶氏，要使人于温热病知尊叶氏，并使人知尊叶氏，实所以尊仲师，庶予之辨症，或不至有伤寒温热之误。非自矜也，实自慎也。予之误，予豫防之，人固幸矣。予豫防己之误，而有能指吾自以为不误之误，则予又幸矣。友人李君东云恩蓉邃于医，为余参订，兼怂恿付筹氏，予重韪其意，爰梓之以为初学之导，如谓以著书自任，非惟不敢，亦不暇。时光绪十一年孟春阮望太阳缠双鱼之次，马宗元清儒自序于铁瓮城西之易简书屋。

李承霖序略曰：夫医道之传，以文字传之；医道之精微渊奥万变而无弊者，则当于无文字处求之；无文字虚悬而无的，则仍当于有文字处之引其端末，竟其余绪处求之，而后知辞约者意果远，《内经》果非圣不作也。向尝持此论以质故友蒋子宝素，蒋子韪予言，其著《医略》也即为之序，迄今四十余年矣。同里马子清儒以所

著《温病辨症》见示。予素不知医，然读其自序，专宗叶氏以上通仲景而神契《内经》，此亦如经学家，由陆德明、孔颖达发明焉。诚以表章六经，寻流溯源，一以贯之，其必无阂隔不通之病，可传后世无疑也。古人云：多歌曲者自能造曲，多读书者自能著书。昔蒋子读书多，著书亦多，惜所刻只《医略十三篇》，余皆散失。马子年力富强，由此以往，学随年进，所以发前人之未发，方且转叶氏而上者，正未可量，此其造端耳，当不第如蒋子但以《十三篇》传也。马子勉乎哉！予即以昔日望蒋子者望之。光绪十二年季秋中浣，八十老人李承霖序。

丁之干序略曰：同邑马君清儒，沉潜好学，尤工于医，于温病一门，要以仲圣为远宗，以叶氏为近守，暇时就其读书所得及临证所亲历者，作为《温病辨症》。爱而读之，其中穷源溯委，毫发无遗，举凡风暑燥湿之相类不相类者，无不了如指掌。噫！马君之用心可谓深矣，马君之济人可谓众矣。是非独仲、叶之功臣，抑亦后学之津梁者矣！虽然，此岂尽为马君之学哉？特以见其一斑云耳。爰为之序。光绪丙戌巧月，同里桐生弟丁之干拜序。

袁善作序略曰：吾友马君清儒，博闻强识，尤邃于医，于温病一门独宗叶氏，辨其伏邪时邪，几于剖毫晰芒，其用心可谓深矣！苟非信而好古，而又加以阅历之功者，乌能若此？吾读马君之书，而知马君之能济人，且知马君之志，欲令业医者不迷于所向而均能济人，岂徒叶氏之功臣，抑亦其范文正之襟期者欤？爰乐闻而为之序。光绪十二年孟春，同里苹冷弟袁善作序。

刘旭序略曰：马君清儒著《温病辨症》，独能远宗河间，近法天士，取舍正矣。其体又以大意先之，则择之精；发明之语后之，则语之详，纲目清矣。而其作例语则谓为中人初学入门而设，抑何所执之谦而词之下也。或谓马君之书实出自诸先生，而又间引易象以杂之，子何盛称之欤？曰：此不足为马君病，《易》以道阴阳，而其为象多近取诸身，人身备阴阳五行之气，亦何不可以附譬？况之古人如班之于马，多全袭其辞。卫正叔纂《礼记集说》曰：他人著书唯恐不出于己，此集唯恐不出于人。古人闳识雅怀，而其为言乃如此。马君此书，取其演赞叶氏耳。若世之语夸心得，甘背叶氏而不辞者，以云独辟则有之矣。岂马君自慎不自矜之心所肯出哉？客闻而退，遂亦附著于末，以附此序马君书者。是为序。光绪丙戌仲夏，同里宾嵎北刘旭拜序。

李恩绶序曰：自赭寇之炽以至戡定后十数年，余睽隔里闾最久，于故乡后起之秀罕识问。舣飘西津辙遏，访杨文子安孝廉，每啧啧夸其高足马君不去口。盖凡星象易传暨畴人诸学，皆力造阃奥，嗣复分其余智以肄习俞跗之术，而诣遂精。子安文邃于医者，今墓草宿矣，余无以征其言之不谬。甲申夏，余始回籍。从弟东云茂才，近悬壶，亦称道马君医道之逞东云。读先高祖招仙公之遗书，又亲见吾从父伟人之制药之精，宜其善于取友而处心领受也。一日，携马君所辑十三篇问序于余。余沉溺词章，生平于僦贷季、苗父诸贤之学，概不经心记述。客焦溪时，唯嗜与杨文谭诗，最膺于社老诗律之细，酒酣以往，各举数十联互相探讨，至切理餍心处则相视而笑。今马君之医，于温病一门独心折叶氏，而于类不类之中剖析清楚，以药时医之误，又恐自以为不误之误，因荟萃群言以辅翼叶氏，而绝不敢掉以轻心。斯真如诗律之细也。又子安先生算学笃守勿庵、东原之说，曾手编勾股，循序两拳，以启道初学，使其取径之易。今马君之辨症，一如其师之算学，罗罗清疏，与人以规矩，即示人以巧，是在人神而明之而已。抑予有感焉。庚午春，伯兄子犹先生侨居记光时患温病，医者误投以热剂，遂致不起，每勖东云以克绍家学，籍以济世，不致为庸流所杀。一追溯往事，往往引以自咎，今见是书，不禁触余鸰原之痛也。时光绪乙酉仲春上浣，同里李恩绶谨序。

民国六年《丹徒县志摭余·人物志》曰：马宗元，字清儒，天方人。性恬淡，有内心，精周髀、岐黄之学。从邑人杨履泰游，天资高，学力亦笃，故算学、医理均批郤导窾。藏书甚富，独于吴中叶氏尤服膺。温病一症，医家多分析不清，唯天士能辨入毫厘，厥功独大。宗元辅翼叶氏，于原书"类不类"之间复细心剖析，以药时医之误。著有《温病辨证》十三篇，邑人李恩绶为之序。

时觉按：是书有抄本藏南京中医药大学，2004年上海科技出版社收于《中医古籍珍稀抄本精选》，排印出版。

《时邪日知录》一卷　存　1886

清曲阿江梓（问琴，否否子）撰

自序曰：梓夙性嗜医。弱冠时，每于窗课有暇辄从事于此。二十岁丁丑游庠，乃屏绝文字，专攻医学。四阅寒暄，理法粗谙。壬午春三月，就业孟河马培之先生，明年春二月，从师游于吴门。施君紫卿患外疡，延久不瘳，自沪临吴就医，师命为之治，愈颇速，闰四月回里。六月，施君总办京口招商局，缘公务烦剧，劳倦伤脾，复感受暑邪，神困肢乏，食少便溏，历医未痊。闻梓在丹，专丁来请，用清暑益气法愈。时洋药局总办杨君韵和患肾虚浮阳上升，头眩鼻流清涕，邀移寓其局，投虎潜法而效。八月中浣，施君偕严君调初来丹顾访，并挽赴芜湖，为冯君砚泉诊喘满之恙，与二君畅谈半夜。及明，即同舟如镇。越日下午，与诸友酒叙第一楼，既毕，随附江裕番舟往燕。诊得冯君属痰气交盛，进三子养亲汤，一剂甫定，继进六君子汤以痊。附江孚番舟旋镇，憩招商局，瓜州镇吴君朝杰患湿温，来延至署，视其身热自汗、烦渴、足胫冷，与苍术白虎汤，二剂全可。返将抵岸，焦山统领钟君祥开患干霍乱，驶舢来延，即登舢之焦，为用探吐法而安。留一宿，仍回招商局。明日施君接上海电音，悉令堂抱恙，当邀同附江宽番舟赴申。症伏气温邪，热已伤阴，为拟青蒿鳖甲汤，三剂热退，易以润通腑气，得更衣二次，诸恙悉减，至调理全愈，已九月望后。客外日久，正拟言旋，适九江关部洪少君吉生久染淋症，到申访医，坚留梓暂往为诊，施治甚合，为欲揽于浔，治尊翁肛漏，梓应之，遂回里。洪君吉生返浔经镇，函邀共舟往浔，视子球观察年迈真衰，病难完口，逾旬，乃力辞以去，及至里，则十一月望。越岁三月上旬，紫卿之尊翁少钦函聘梓至申主领仁济医局，寓顾君勉夫观察公馆，于四月朔始，逐日午后诣局，少钦封翁深信而委以重任，凡疑难症皆提号嘱诊。梓自抚藐躬，愧无实学，常竞竞然恐有不到，致贻诮大方，并有负少翁济世深心，屡次向少翁推让，乃愈推让而愈推重，于是益加临履，旦夕奋勉，搜集诸书，悉心考究。每以时症转变无常，非倍切探讨功夫，没由得其治法，因采要分门缮录，俾得汇集，以便揣摹，名之曰《时邪日知录》，明述而未作也。是为序。光绪岁次丙戌冬月，曲阿否否子问琴氏江梓自识于味道轩。

时觉按：是书有光绪十二年抄本藏上海中医药大学，附《推拿通用法》。曲阿，今江苏丹阳。

《温热一隅》一卷　佚　1887？

清武进汤寿名(春岩)撰

自序曰：昔仲景立《伤寒论》，其始自太阳，传至阳明，以至少阳，次传三阴，盖为正伤寒设也。若杀厉之气伏藏肌肤，发于春者谓之温，发于夏日谓之热，则三者实同源而异派矣。然长沙温热散列《伤寒论》中，断简残编，不无错乱，千百年中，经诸家考订散亡，阐发名义，而后伤寒温热诸病，天渊相隔，鹿马彼分。其罄心凝思，渺虑为言，固已昭然千古矣。余性嗜轩岐，读书稍暇，每思天人性命之故，医实通之。且有谓《伤寒》立法，可以治温热者。浑惧邪说横行，夭札莫救，是以不揣固陋，广采诸家，断以臆见，成《温热一隅》一卷。然智力短浅，不克入《灵》《素》之室，或者以管窥蠡测，非无千虑一得则可，若谓肤词末学有俾当世，是犹使尘露之微，补足山海，萤烛末光，增辉日月也，不亦诬乎？

《江苏艺文志·常州卷》曰：汤寿名，字春岩，清武进人，国子监生。笃嗜医学，辨析伤寒与其他温热之差异颇为精到。撰《温热一隅》一卷。

时觉按：光绪十三年《武阳志余·经籍补遗》载录。

《湿温萃语》　佚　1887？

清吴江秦守诚(千之，二松)撰

时觉按：光绪十三年《平望续志·艺文二》载录。

《霍乱辨证》不分卷　存　1888

清兴化江曲春(泽之)，高邮赵履鳌(海仙)同撰

杨崇恭小引曰：今岁自入伏以来，时疫流行，奔走求医者纷然于道路，往往转瞬之间遂不及救。赖同人议立施诊局，延请吴君成斋、赵君海仙、稚松、李君子衡诸寓公，暨本邑曹君斗南、崔君亮畴、华庭、江君泽之、魏君小泉、应堂、赵君瑞周、张君涤珊，均荷慨许，即日于邑之东关内四圣观设局。诸君黎明赴局，分班轮诊，日昃不遑，就诊者户限几穿，复蒙邑尊刘公祖捐廉倡助，普施药饵，以此全活甚众。赵、江二公又与在局诸君再三商酌，以病形百出，治法各有不同，因折衷诸家，各著论辨，一则实事求是，活人之心有加无已，爰记设局颠末，以表扬诸君子一视同仁之盛德，其所著论辨，一并刊刻分送，以备仁人之采择焉。兴化伯寅杨崇恭谨撰。

时觉按：是书为江氏《霍乱论》与赵氏《霍乱麻痧辨证》之合刊，有光绪十四年戊子兴化四圣观实济局刻本藏中国中医科学院及甘肃、镇江、桂林图书馆与北京、上海、湖南中医药大学等。民国十一年《三续高邮州志·艺文志》载录。

《霍乱论》一卷　存　1888

清兴化江曲春(泽之)撰

时觉按：以温经通阳祛寒治霍乱，善用白通汤、四逆汤、来复丹、六味回阳汤。收于《霍乱辨证》。

《霍乱麻痧辨证》一卷　存　1888

清高邮赵履鳌(海仙)撰

《中国医籍通考》按：赵履鳌祖术堂，父春普，俱以医名。履鳌承家学，运以新意，声誉大振。光绪戊戌，慈禧后不豫，诏天下名医，江督刘忠诚举以应，会病未赴。逾数年卒。著有《续辨症录》。

时觉按：注重霍乱表里寒热虚实辨证，收于《霍乱辨证》。

《霍乱新编》　佚　1888

清兴化吴良宪撰

民国三十二年《兴化县志·人物志九》曰：吴良宪，工医。光绪戊子大疫，倡施医药，全活甚众。著有《乐寿堂医案》。

时觉按：民国三十二年《兴化县志·艺文志》载录。

《霍乱燃犀说》二卷　存　1888

清吴县许起(壬甫，壬瓠，吟鸣，江左老瓠)撰

自序曰：於戏！霍乱而死者，可胜痛哉！夫霍乱，危急证也，霍乱而转筋，则证之尤危尤急者也，人一病之，生者少而死者多，大抵皆不死于霍乱，而死于治霍乱医药者耳。僻处穷乡，赤贫如洗，偶病霍乱，犹有活者，以无医药之害，或仅借外治饮水，反不致十死八九矣。夫医药之害，岂易言哉？今之为医者，大半食古不化，指鹿为马，好为大言以欺人，开口《伤寒论》，动手四逆汤，卤莽灭裂，似是而非。又有读书不成，商贾无资，从游于庸恶陋劣之门，以讹传讹，自以为是，不识人命攸关，峻药妄投，轻病转重，重者转为不治，而一遇霍乱，不问是寒是热，无不以丁、附、姜、桂香燥温热之药服之，而不死者鲜矣。病家亦以为如此温热而犹不能生，直霍乱者之命数耳。特未知医药之害甚于霍乱，遂致孤人之子，寡人之妻，而人家并不咎诸医药，而为医者能不动心乎？且是证也，每于夏秋之间，甚则流人似疫，合境皆然，而莫甚于去年，往往有灭门之染，谓非暑湿热三气之所酿，兼之医药之害，抑何至于斯极乎？余目击病霍乱，而医者之丁附姜桂服之无不含冤而毙，每一念及，辄为心痛。兹始缕述前人名论如干，则是寒是热，朗若列眉，俾家置一编，庶几人人尽知霍乱之原因，胸中早已彻底澄清，则断不听医之模糊影响之谈而被丁附姜桂之害也，因名之曰《霍乱燃犀说》。斯说之是耶非耶，天必知之，非也，天将夺我之算，而是也，天必假我数年矣。请鉴此说者拭目以俟。光绪十四年戊子午月，江左老瓠许起识于吴门竿木第二庵。

许玉林跋曰：霍乱，非怪证也，然而仓卒变端，医药辄误，则霍乱之不怪而怪，较诸怪证而尤为怪也。惟是霍乱，医者都以热证为寒证，而治以热药，至死终不一悟。此则不独证之怪，而医亦无不怪矣。医药之怪，更怪于霍乱之怪。霍乱用医药误治而成怪，而医药在在皆然，不自以为怪，而怪乃锢矣。于是霍乱之无所为怪，而遂成怪证。怪何能知？怪亦可烛。此季父作《霍乱燃犀说》之由来也。昔温太真燃犀以照水怪，历历可数，虽医药霍乱之怪非水怪也，然读是说，则属寒属热绝无混淆，胸有成竹，不使霍乱之遁形变相，不致医药之视赤成碧，岂非怪而不怪？设或霍乱之有怪，医药之怪，人能尽悉其怪，而怪胥化为不怪，是说奚翅燃犀之明仅照水怪哉？戊子夏月，从子玉林百拜谨跋于昆山隐园之寓庐。

谢继康曰：迩年夏秋间，每多平脚痧与绞肠痧，即霍乱转筋与干霍乱也，每多误以夏月伏阴所致，热药妄投，辄遇夭横。吾师特著《霍乱燃犀说》一编，悯含冤于既往，屏积弊于将来，诚济世之宝筏也。受业谢继康百拜谨志。

民国二十二年《吴县志·艺文考四》曰：许起，字壬甫，号吟鸣，甫里人。

民国《吴县志·列传六》曰：许起，字壬瓠，职贡生。工诗古文，善书法。少从同里顾惺游，得医学真传。尝避兵沪上，获交道州何蝯叟绍基，而书学益进。卒年七十六。

时觉按：收于《珍本医书集成》。

《温病条辨歌括》,《霍乱论歌括》 佚 1888

清盐城姜书钦(子敬)撰

民国二十二年《盐城县志第一辑·人物》曰:姜书钦,字子敬,同治癸酉举人。经史、声韵、天算、医药,旁逮阴阳术数家言,靡不通晓,精思玄解,钩深诣微。应怀来县沮阳书院之聘,主讲席者三年。居京师,尝为人治疾。岁戊寅北省旱祲,流民集畿辅,疫疠大作,与御史胡杏芳慨然任疗治之责,全活甚众。京师又尝流行烂喉痧,患者多不救,书钦精心辨证,所治辄愈,求诊者踵接。以方中多用犀角,贫者力不能致,乃言于药肆,凡贫户持所书帖市药者勿取其值,悉为偿之。恬于荣利,沈冥自守,先后客授蔡寿祺、陈名珍、殷如璋、尹肇然、薛尚义、王树藩诸显贵家,未尝干以私。尝为张仁骏阖宅四十余口治危疾获痊,后仁骏开府两江,不复相闻。既退居里巷,益究心地方疾苦。晚年目眚不能视文字,偶有缀述研讲,命人检书史于旁诵之。改国后,偶与门生故人子道往事,辄呜咽不自胜,有衔戢冥报之思焉。戊午季秋疫殁,年七十有六。著《勾股六术细草》《温病条辨歌括》《霍乱论歌括》《痘疹辨证歌括》若干卷,稿藏于家。

时觉按:民国《盐城县志第一辑·艺文志》载录。

《注穴痧症验方等四种》 存 1893

清如皋胡杰(云溪)等撰

子目:《注穴痧症验方》二卷附亡名氏《华佗危急漫痧法》,徐子默《吊脚痧症方》附《觉因道人七十二痧治诸证急救良方》一卷

时觉按:有上海玉海楼铅印本藏中国中医科学院。扉页有俞樾题签:注穴痧症验方。

《绘图注穴痧症验方》二卷,附:《华佗危急漫痧法》不分卷 存 1893

清如皋胡杰(云溪)辑

何汾原序曰:痧无专书,虽古有绞肠痧、干霍乱、青筋、白虎、中恶等症治,而禁忌未明,剖析未尽,千古如在暗室,医家诧为怪症。稍知推拿焠刮者,又禁人服药,迷误就毙,可胜悼哉?康熙初,林药樵始以《痧书》授王养吾,丙寅刻《晰微补化全书》,未广流传。乾隆丙午,江宁有重梓施送者。《沈氏尊生书》亦已收入,而见者卒鲜。爰为删纂开雕,较原书词理简净,视沈刻眉目清疏,中有叠出数见者,便于仓猝检阅,对症施治,毋嫌烦复也。方名原取六十四卦,今改分八音分纪,省字数,易记查耳。家置一册,庶几识所忌宜,无误身命。倘有同志,益广其传可也。嘉庆三年岁次戊午,泰兴何汾丹流氏志。

胡杰自序曰:医集之广,奚啻千卷,独略于痧症。方书所见如曰青筋、白虎、绞肠痧、干霍乱,治法曰刮放,药如平安散、行军散、痧药方,并禁服米粥汤云云,然皆散载诸书,亦未发明。若近世之推拿刮放者,大都半系村媪庸夫,有善于此者,而又昧于彼,又禁人服药。患者亦不延医诊视,故医者亦无从详究,须遗弃不论。如是册《痧症全书》,内有谓落弓痧、角弓痧、羊毛痧、羊筋痧、扑蛾痧等症数十名,并辨症审脉、药食宜忌,条分缕析,明如指掌。岂古无斯症而后世有此症耶?抑岂略于古而独详于斯册耶?因思症有如是等名,治有如是等法,必此书传世已久,惜乎为人隐秘而不见用于世,不知其几何年矣。幸康熙初,闽人林药樵先生始以此册传王养吾先生,刊板救世,后重刻于金陵。嘉庆戊午,泰兴何丹流名汾,芸楼名湘两先生重梓施送。奈世不以痧症为重,亦不信有若干名目,置若罔闻,是以流传未广。近岁痧疫害人甚急,赖斯册活人无算,其为功普矣。而传世甚少,观者颇以抄录为艰,爰商同志诸君子,捐资重刞。即□杰册校豕亥,补拾遗脱,编次付梓,以广前贤之惠泽,庶不辜其救世婆心,岂不利济永远哉!至杰一知半解,间附己意,庶不至贻讥于大雅则幸矣。大清道光三年岁次癸未春月如皋胡杰云溪志。

时觉按:收于《注穴痧症验方等四种》,有上海玉海楼铅印本。前有嘉庆三年何汾原序,实为林森、王凯《痧症全书》之别本,附《华佗危急漫痧法》。

《痧疫论》不分卷 存 1877

清如皋胡杰(云溪)撰

《痧疫症验记略》曰:嘉庆庚辰岁九月,如皋痧疫大行,害人甚速,有不及一日即毙者。初至人皆不识为何症,俗呼为麻脚瘟,缘初得时两脚麻木,吐泻交作,二目下陷,腹痛转筋,六脉全无,或投以痧药回春丹、正

气散，刺委中出血，有得救转者。传闻此症自闽广而之江浙及西北各省。道光元年辛巳岁四月中旬，皋邑又染是症，至九月方止，闻各处伤人甚多，壬午岁亦然。然此疫有呕吐，有吐泻，有单泻，有头痛，有头晕，有遍身冷，有腹痛，有转筋，有寒热，有喑哑，有麻木，有发斑，有咽喉肿痛，有烂喉发斑，有大头颈肿，有昏迷不醒，有烦恼，自不知病在何所。有数症兼见，有兼疟痢风寒杂症及痘疹者，具数十症，不独麻脚一症也。吐泻、无脉、转筋数症并见者极重，医药稍迟，多不及救。染症时误饮酒者，其死甚速，轻者间有可救。染症后误饮米汤及糕粥，多有不治；误饮姜汤亦重险，至有不救。初起即甘草亦不可用。初用治痧法刮放，服辛香丸散汤药，按症医治，后若内火炎时，用清火解毒诸品，阴阳水、地浆水、井华水等法，入腑者攻之。按：是疫皆痧也，因述《痧疫论》。

时觉按：有光绪三年刻本藏成都中医药大学。前后无序跋，无目录、凡例，有《痧疫症验记略》一篇，卷端署：如皋胡杰云溪辑著。

《痧症辑要》不分卷　存　1890

清扬州叶霖（子雨，石林旧隐）撰

时觉按：述痧症霍乱证治，有光绪十六年石林书屋刻本藏甘肃省、吉林省图书馆。查吉林省图书馆所藏，即《沙疹辑要》，四明李振霆刊刻，并非另有温病书，《痧疹辑要》四卷，为儿科痘疹专著。甘肃省图书馆藏本经查未见。

《叶氏增批温病条辨》六卷　存　1895

清淮阴吴瑭（配珩，鞠通）原撰，扬州叶霖（子雨，石林旧隐）增批，山阴何炳元（廉臣）增订

叶霖序曰：伤寒本为外感通称，故仲景引申越人五十八难之义，著《伤寒卒病论》十六卷。奈温暑方论亡佚，惟风寒六经治法仅存。读者泥之，用风寒法治温暑，多有偾事者。原吴门叶氏以温暑分三焦论治，作《温热篇》，言外感风温，上焦先受，而并未及内发伏气。鞠通剿袭其说，将人身界划三截，无论外感伏邪、温疫、湿温、暑、燥诸证，皆要照伊排定路径，由上而中而下，而并可以一方该治者也。其自条自辨，多剽窃《临证指南》，一字不易，惟捏造方名，以为己撰而欺世。不知《临证指南》乃叶氏门诊底簿，为其门人汇集成书，是否治效，抑或偾事，不得而知。故瑕瑜互见，何可作为后学之矜式哉？全在善读者去短取长，未始非临诊之一助。奈耳食庸工执此一本兔园册子，便谓道在斯矣，每见温热时疫伏气，邪由内发，而误于银翘、桑菊者不知凡几。尤可异者，暑人心包，烦闷热炽，用香薷而去黄连，谓是鞠通之法，初病先解上焦之表，不可用中焦里药，以致焦头烂额而不可救。此虽庸工不善读书之祸，而谓非鞠通界划三焦，混分表里作俑之过可乎？目击心伤，不容缄默，故将此书之可法可师、可删可议，何处是剽窃，何处是捏造，逐条批论，以醒眉目，俾后学可得此书之用，而不为此书所误。区区此心，实本乎此，阅者谅之。光绪二十一年岁在乙未秋九月，扬州叶霖识。

时觉按：有民国二十三年上海鑫记书社铅印本藏上海中医药大学。民国十年《江都县续志·艺文考》载录为《评吴瑭氏温病条辨》六卷。

《伏气解》一卷　存　1897

清扬州叶霖（子雨，石林旧隐）撰

自序曰：夫一寒一暑，一昼一夜，天之阴阳也，一呼一吸，一寤一寐，人之阳阴也。以气为阳，以血为阴者，权舆于《素》《灵》，后之言医者无不因此说，滔滔皆是。然是固不明阴阳之理，而违古圣人之意者。何则？天人气血，各具阴阳，非可以他物配之也。嗟乎！近之医知乎其阳，不知其阴，议乎其前，不虑其后，微则不能察，剧则不得当，既不辨阴阳，何知寒热真假？如水益深，如火益热，妄投错施，无知其惑，良可慨矣！丁酉之冬，围炉斗室，时暖日烘檐，冻蝇扑窗，镕儿偕及门诸子以六气阴阳致病为问，因具论四时阴阳伏气之理，他病不及焉。凡七篇，都为一卷，号曰《伏气解》，非敢谓阐岐黄未显之微言，聊以备诸子临诊之一助云尔。石林医隐识于鷦寄轩中。

裴庆元序曰：叶子雨先生《伏气解》七篇，为精参《素》《灵》阴阳气化之道者也，发人所未发，晚近如吴鞠通、王孟英辈之学说犹多辩正，其立言之价值可知。书成未刊，初为社友吴杰三君惠寄，其哲嗣仲经君恐辗转抄录，或有错误，特示家藏原稿，得校刊焉。夫艺术日新，科学尚矣，阴阳气化之道东西医者几斥为虚诞，病

理学中罗列致病之原，半属有形之病菌。病菌为病必经若干日始见发生，其未发之时为潜伏期，而潜伏期之意义似与国医说之伏气同。惟伏气根据阴阳气化，病菌全凭器械（显微镜）检视，肤浅评之，则国医说之浮泛不切，为东西医者排斥也宜矣。虽然，昔日目力不得发见之病气，今日以器械或化学检得为病菌，无他，显微镜等能扩大气化为质点故也。但他日发明十百倍于今日之器械，今日所未得见而斥为虚诞者，岂难得显而再为有形之质点耶？则今日之器械，不亦与昔日之目力无异也？至时而阴阳气化之道始知非浮泛不切，确有奥旨存乎其间，学术递嬗，理势固可推想而定，毋谓余言辩焉。余刊《伏气解》，敢解伏气与病菌之不同点为如是而已。民国八年四月，吉生裘庆元谨序于绍兴医学报社。

时觉按：民国十年《江都县续志·艺文考》载录，有解七篇，收于《中国医学大成》《国医百家》。

《增订伤暑全书》三卷　存　1900

明颖郡张鹤腾（凤逵）撰，清扬州叶霖（子雨，石林旧隐）增订

叶霖自序曰：医家以《素问》有风寒、暑湿、燥火之病，合于天之六气，其变化若不可测然。然则《素问》盖医之圣经也，圣经之义犹天也，天可几及乎？阶而升也。故涉山必历层磴，登屋必藉高梯，欲明《素问》之旨，必赖后人之解说。解说之书也，非从省诵读、率尔操觚之可至发明奥赜者也。余常以《素问》六气之理惟张长沙能造其微，他如金元诸家亦时有著述，而暑之专论，代鲜及之，学者无可矩式。岂《卒病论》阙佚而失之耶？抑以暑病盖寡而遗而弗取耶？次复怪今之医士，畏难而乐易，避深而就浅，日习《温病条辨》《温热经纬》诸书，询以《素问》则茫然不知所对。此所谓逐末而舍本矣，盖患无阶径之可由也。六气者同源而异流，是以《经》言寒暑亦入寒火之要，长沙、河间既述于前矣，庸得于暑而无其阶乎？心恒歉然，欲有作而未逮也。去岁于书肆获睹张凤逵先生《伤暑全书》，亟购归案头，日加索玩而叹曰：张氏其《素问》之功臣乎？暑证之阶，舍此奚复他求乎？然亦时有未尽，愚诚谫陋，敢取诸家精当之言附益于后，犹惧学者之难跻也，又自伸鄙意以释之。凡正其讹谬，补其脱略，仍厘为二卷，目之曰《增订伤暑全书》，冀始学者有以见暑证之要焉。俾由鄙意可以识张氏之意，即张氏之意可以明《素问》之旨，而六气之书，殆无缺憾矣。庶留心医道之士，有可以几于岐黄未显之微言。旧有林北海增刊，无所得失，似属赘疣，尽删之。时著雍阉茂杪秋，石林医隐叶霖书于鷦寄轩中。

裘庆元序略曰：六气感证中最多者为暑病，是以暑温、暑湿、暑毒、中暑、冒暑、伏暑等之病名，几乎家喻户晓，奈何论暑专书惟张氏凤逵《伤暑全书》已？且张氏原刻在明天启年，相距不过数百年，其书已湮没不可觅。读医书者，于《伤寒论》后，但知有《温热论》，一若伤寒病外只有温热病，口头日日念暑温、暑湿、暑毒、中暑、冒暑、伏暑等病名，心上习焉不深求论治暑温、暑湿、暑毒、中暑、冒暑、伏暑之书。呜呼！暑病之重关人生既如彼，暑书之轻于人世又如此，不佞常引为医界一憾事也。今秋扬州叶君仲经自南京邮寄尊甫子雨先生遗著若干种，间有《增订伤暑全书》未刊稿二卷，不禁喜出望外。开卷读之，则张氏原书于暑之为证，固属兼收并蓄，已不愧为全书；经叶氏增订，于暑之为证，尤见发凡纠正，更足称为全书。叶氏原序有曰“《素问》六气之理，惟张长沙能造其微”；又曰“《增订伤暑全书》，冀始学者有以见暑证之要焉”；又曰“张氏其《素问》之功臣乎”数语，见先辈著书之本旨，无不以羽翼先贤，启导后学为心。不佞所主张以《伤寒论》为六气病之纲要，《温热论》为推广《伤寒论》六气中一气之书，今是书亦可谓为推广《伤寒论》六气中一气之书，张氏其亦为《伤寒论》之功臣乎？学者能本叶氏增订之心，有以见暑证之要著，当必知是书与《温热论》诸书并重焉。今有刊行《国医百家》之举，爰亟亟以是稿付诸手民，俾广流传。吾知《温热论》出而温病与伤寒鉴别明，是书出而温病与暑病鉴别亦明矣。从此医者多一方法，病者少一夭札，然则叶氏保存与增订是书之功，微特羽翼先贤，启导后学已哉！民国六年冬月，绍兴吉生裘庆元谨序。

《目录次第说》曰：病生有原，治法顺其原，故辨冬春夏秋寒温暑凉证冠其首焉。暑，阳气也；寒，阴气也。气之运有迟速，有顺逆，有次舍，故次天时。天运于上，地载于下，南北异疆，寒燠殊气，令不能督之使齐，故地气次焉。天地交而阴阳有序，盭则寒暑病作，证候各异，故剖其异若黑白，其独详于暑者，明专科也。忽者使之惊闻，盲者使其昭昭，踌躇顾望而不敢决者，使其奋袂而投咀，令膏肓不能匿，药饵可施，生心庶有托矣。若暑厥、暑风、绞肠沙，诸名家俱载，因之耳。时疫详朱南阳，寒疫独创于李东垣，第宗而演之。至于暑疡、暑瘵，常有此证，从无此名，不识其证，安识其药？予特摹证而立名，庶可据而施治焉。辨疑决证，因证施药，五脏不能告人而脉告之，脉不能接人而指接之。是脉乃天真委和之气，非图可状，非言可传，在人手指心会而已。乃天时有定期，地气有方隅，求其宛转变易，与脉相符者，惟运气为最微焉。夫五运有旋转之机，六气有迟早之

妙,天以示始终之因于地,地以示始终之因于物,然则五脏六腑与物之旺落感应,以此而已。斡旋而调适之,权在乎药饵,若列馔然,惟其所投,投醲然若嗜,神喜而病畏之,不投则恚然若仇,病喜而神恶之。是在取者,药方列下。古人立方良有深意,其议见良有慧识卓越,不可磨灭者固多,中亦有泥古任臆不可为训者,予采各名家论暑原文,后各附愚见品评,以俟览者取裁焉。然无征不信,有考斯传,《医学纲目》所载古今名医类案,非后学之鉴衡乎?彼俟百世而不惑,吾先考正而不谬,庶几哉与古作者默契乎?至若治于未病,防其外邪,顺时颐养,保命度生,是在智者之自调谓何耳?

《中国医学大成提要》曰:明张凤逵撰。凤逵字鹤腾,颖州人,赐进士出身,户部陕西司郎中。自序有云:若伤暑一症,药书止列小款中,世皆忽之,一遇是证,率目为伤寒,以发散等剂投之,间加衣被取汗,甚之用灸以致伤生者,累累不悟,可不悲欤?予诸生时,万历戊子夏患兹证,势极气索,瞀然自愦,庸医以为脾胃内伤,或以为劳役中折,几不自持。徽医汪韫石适在傍,蹙然曰:心烦面垢,此暑证也,何多指?闻之皆骇其名。予于瞀中微解,依之服益元散二剂而苏,仍调以加味香薷饮,数剂而愈。遂著《伤寒伤暑辨》一篇,刊于暑月,印布兼施药饵,其捷效若谷响。乃发愿搜罗群书,著为全帙以济世,惧阅历未久不中窾,期五十以后方就笔研。后至天启壬戌,感仙师教就笔研,挟古诸名家参考,编集而成帙,拮挶十余载,约二万余千言,分为上下两卷,议论皆常语,不敢钩深,以便医家览解,方多遵古无他奇,宜证则灵云云。此述凤逵著书之旨也。叶霖增订序云:去岁于书肆获睹张凤逵《伤暑全书》,亟购归案头,日加索玩,而叹曰:张氏其《素问》之功臣乎?暑症之阶,舍此奚复他求乎?然亦时有未尽,愚诚谫陋,敢取诸家精当之言附益于后,犹惧学者之难跻也,又自伸鄙意以释之。凡正其讹谬,补其脱略,仍整为两卷,目之《增订伤暑全书》。冀初学者有以见暑证之要焉,俾由鄙意可以识张氏之意,即张氏之意可以明《素问》之旨,而六气之书,殆无缺憾矣。旧有林北海增刊,无所得失,似属赘疣,尽删之云。本书前虽有裘吉生君校刊,不久售罄。炳章旧藏凤逵原书,有清康熙十四年渔阳林起龙北海序,校勘印行本,卷末附刊喻嘉言疫论,首论、次案、次方,并有北海疫论序,辨晰瘟疫,其识多有足补吴又可之未详,末有林氏后跋,叶氏尽删去,周禹载虽将林氏、喻嘉言《瘟疫论》序,及《瘟疫论》附刊入《温热暑疫全书》后,然亦删去医案附方,非林氏全书矣。今仍以林刊原本作考校,补刊林氏附增疫论全编及后跋,以成全璧。查本书原目:上卷,首辩春夏秋冬暑温凉寒四证病原,天时地气,辨寒暑证各异,暑证、暑厥、暑风、暑疡、暑瘵、绞肠痧、时疫、寒疫、脉理、运气。下卷列治暑主方二十一方:丸散五方,增补十八方,痢疾二方,疟疾二方,增补二方,发斑一方;服药总法,古今名医品汇,如张仲景、孙真人、刘河间、李东垣、朱丹溪、方古庵、王节斋、陶节庵、虞花溪、李文清、王宇泰等,各名医论暑学说采录无遗,后附名医治暑医案,各条附有叶霖评注,阐发精义,颇切实用。周禹载云:张凤逵《伤暑全书》申明理蕴,精确不磨,虽有小疵,不掩大德,诚可振聩于千古者也。确是定评。

《珍本医书集成提要》曰:本书计二卷,为明张凤逵先生原著。版已久佚,经清叶子雨先生由旧书肆中购得增订。自《内经素问》以至宋元明诸家之论暑者,无不采辑精华,聚于一书。凡一证之论治,一方之收采,张氏已列发明之语,叶氏又增订正之条。明病因焉,由春夏秋冬温暑寒凉,以至天时地气;辨病证焉,由寒暑证状各异,以至暑厥、暑风、暑疡、暑瘵、绞肠沙,及寒疫时疫;审诊断焉,由脉理而及于五运六气;设治法焉,由主方而及于备用方;附以痢疟类症,殿以名医品汇。有此一集,无事他求,允称全书矣。至世之患感证与治感证者,但知伤寒、伤暑之名,而不知伤寒其名伤暑其实者多,尤非读此书不能明焉。惟原稿由三三医社辑刊于《国医百家》后,为时不多,书即售罄。四方函催再版者甚夥,故重加校勘,辑入本集。

《续修四库全书提要》曰:明张鹤腾撰,清叶霖增订。鹤腾字凤逵,颍州人,万历进士,官户部郎中,出为□□朝使,明季殉流寇之难。霖于医学,著述颇夥,有《脉说》,已著录。案:六气之病,古通赅于伤寒,后乃别有专论温热者,至伤暑之病,旧无专书。鹤腾乃探原《素问》,发挥天时、地气致病之由,以别寒暑而明治法,次集古今名医暑证汇论,次列备用诸方。周禹载论其申明理蕴,精确不磨,虽有小疵,不掩大德。霖以近人专习《温病条辨》《温热经纬》等书,避深而就浅,特表章是书,谓其有功医学,又自申己意释之,正讹补略。其精确之论谓,寒暑辨易,温暑辨难,则足为张氏进一解也。附《名医类案》,亦为叶氏所增。张氏原序云分上下两卷,叶序云仍厘为二卷,叶氏藏稿入民国,绍兴裘庆元始为刊行,其序亦称二卷,今本作上中下三卷,当为编辑者所改。又,康熙中有林起龙刊本,附喻昌《瘟疫论》及《疫证治案》,叶序谓其无所得失,似属赘疣,故行删去,今辑《医学大成》,既用叶氏增订之本,又从林本载入附录,似为进退失据,喻氏《瘟疫论》当别为论刊,不必籍此以传也。

时觉按:收于《珍本医书集成》。

《增批温热经纬》四卷　存　1895

清海宁王士雄(孟英,梦隐,随息居士)撰,扬州叶霖(子雨,石林旧隐)增批

叶霖序曰:《增批温热经纬》一书,详博明晰,为世医所习用,通体仿《伤寒论》例,能于唐宋金元诸家外别树一帜,以继轨张仲景氏,亦专门之学已。但其偏驳处,方药与身命关系密切,苟择焉不精,则以讹承谬,贻祸医林,无殊梃刃,不仅为文字之美恶,而无复哓哓置辨也。儿子辈读《内》《难》诸经毕,即令博涉近人著作。顾恐众说纷歧,恒致瞀惑,爰就讲授余暇,取此书及吴氏《温病条辨》详加厘订,削其臆撰与疏解未合者,又间以己见附益之,共为条辨若干则。稿凡三四易,用力首尾几一年,遂觉去肤存液,精粹悉可指数,俾业医者了然于去取之际,临证知所指南,则亦王、吴之功臣也。稿成,示儿子诸生,聊备案头翻检。初未尝有问世意,知交闻之,多远近索观,乃录副以相假,久焉,经纬副本遂失。今年夏,詹君雨门驰书海上,谓其师公嗜学而慕义,古道人也,往在某所获此册于杂物肆行间,朱墨烂然,将谋授梓人而未识为谁氏所作。詹君谂知余名,故特函商于余。抑曩时不过披览,偶得论列,讵必尽当,耳目衰惫,复不克自文其陋,便欲流播,能无搏方家齿冷耶？惟公高谊,碍难固却,且以雨门介绍之坚也,于是为增序还之。江都叶霖序。

民国《江都县续志·列传》曰:叶霖,字子雨,先世浙江绍兴人,雍正间徙扬州。霖幼遭洪杨之乱,废学而贾,然于执业之暇,喜诵诗古文辞,且无所指授,久之渐能领悟。中年后,生计少裕,遂日以诗酒自娱。会其家死丧相等,多误于庸医之手,霖愤其草菅人命,乃广搜方书,读之数年而大通其旨。偶为人诊病,药投则效,名渐噪,求治者日众,霖概不受酬,亦非重病不为治,盖不欲与时医争利也。晚岁泛览医籍,证以中国古方,谓若韭叶之治痰饮,童便之疗头痛,取破瘀镇静,皆与西法不谋而合。所著有《伤寒正义》二十卷、《难经正义》八卷、《伏气解》一卷、《脉说》二卷、《古今医话》十四卷、《痧疹辑要》四卷,待梓。其已刻行世者,《增订张凤逵氏伤暑全书》二卷、《评吴瑭氏温病条辨》六卷、《评王士雄温热经纬》四卷,世皆奉为圭臬云。

时觉按:民国十年《江都县续志·艺文考》及《列传》载录为《评王士雄温热经纬》。

《经验急痧方法》三卷　存　1895

清吴县管斯骏(林初,秋初,藜床旧主)撰辑

时觉按:有光绪二十一年乙未管可寿斋刻本藏浙江省中医药研究院。前后无序跋,卷端为"新辑经验百种时疫急痧方法"。

《霍乱论摘要》一卷　存　1895

清邵埭朱星(意耘,湛溪)撰,朱子仪集方

徐兆英序曰:古今病症,不下千百,而最急最险者莫如霍乱,若兼瘟疫盛行之岁,则尤为危候,往往有不及延医而毙者。今年初夏,气候极寒,数日后又复燥暖;小暑以来,暴雨如注,两昼夜不止,城内低洼之处沟渠积水,街市成河,居民屋宇多在水中;大伏后又加酷热,人在气交之中,寒湿内伏,炎暑外蒸,发为急痧,多不可救。尤恶者,有瘪螺痧一症,为岐黄家书中所未载,较之麻脚、绞肠诸瘟尤为险速,甚至传染一方,死亡相继。余甚悲悯,而苦无术以救之。适邵埭朱子仪兄寄来新刊《霍乱论摘要》一编,其间辨别痧症,条分缕晰,尤妙在首列两方,既不偏寒,亦不偏热,病家仓猝用之,不至贻误。是篇原稿出自子仪尊人湛溪先生,因戊子年瘟疫流行,手辑成帙,未及刊行。子仪兄又复参酌本年时气,裒集诸方,以备救急之用,可谓具济世之婆心矣。湛溪先生与余交契垂三十年,医学精深,素所钦佩,而子仪世兄又复克承家学,讲求不倦,为当代名手。行见检湛溪先生生平著作次第刊布,嘉惠后学,是编特其一斑耳。余深有厚望焉,故乐为之序。光绪乙未孟秋中浣,世愚弟徐兆英拜序。

薛松龄序曰:今岁瘟疫盛行,染此疾者十毙八九,且经各处合药施送,亦或验或不验。盖所合之药偏于热者居多,当病来仓猝,往往不及诊视,不审寒热,乱投方剂,症之不救,尚不知为药所误,良可慨矣。暇时偶至子仪表兄处,见案头有手抄《霍乱论摘要》一书,翻阅之,知系湛溪表姑丈手订之本。余虽不解医,然见此编中条分缕晰,了如指掌,且要言不烦,大旨皆选寒热通用之方,虽仓猝之际,用之绝无流弊者,诚善本也。因劝子仪付梓,以济时急,子仪允之,又复添选寒热主治诸方附于篇末。越一月而书成,以就正于徐观察毓才。观察予师也,素以文名,兼工岐黄术,于医学中最与湛溪表姑丈见解相合。因喜此书之有益于世,既为之序,且出其向年所作《霍乱说》《简明歌》诸作,汇为一册。歌已刊成,《霍乱说》篇幅略长,子仪拟代分门别类,使阅者了然于目,尚未拟就,以俟续刻。今此书之成,其有功当时、有益后学实非浅鲜,而表姑丈与毓才师之医

学，亦于此可略见一斑矣。光绪乙未秋七月杪，愚表弟薛松龄顿首拜序。

时觉按：有光绪二十一年乙未刻本藏长春中医药大学，民国八年刻本藏上海中医药大学。民国十年《甘泉县续志·人物八》曰：朱星，字意耘，居邵伯镇，习医，以湛溪名。著有《伤寒慎思录》《伤寒明辨》《温病论治集要》《暑症类方》。故朱湛溪即朱星。邵埭，属江苏江都，清雍正九年分江都县置甘泉，民国元年复并于江都县。

《霍乱论》不分卷　存　1895

清京江赵濂（竹泉）撰

徐兆英序曰：霍乱一症，极险极速，病家多束手无策，甚有不及医药而死者。即使延医诊治，亦苦仓猝，未克审症按脉，分别寒热，率以笼统治痧丸药试之，幸而获效，夸为神奇，不幸而毙，佥以为病本不治，付之天命而已。今年入夏后，天气凉燠无常，继以淫雨经旬，湿热熏蒸，藜藿之家，屋宇狭小，男妇多不知趋避，以致感受痧症，伤人极多，甚至顷刻间螺纹瘪陷，大肉尽脱，遂成不救。呜呼！惨已。赵君竹泉，素得针灸秘传，凡遇是症，施治多应手而愈。近又著《霍乱痧症挈要秘法》，继之以论，虽寥寥数页，而原本《灵》《素》，语有根柢。病家医家得此一编，按症疗治，不至茫无主宰，可以为济世之慈航矣。读竟佩服无既，爰序而归之，并嘱付梓以广流传，其有功医林岂浅鲜哉！光绪乙未季秋月，愚弟徐兆英拜序。

时觉按：有光绪九年刻本藏中国医学科学院、南京图书馆及上海、南京中医药大学。又名《霍乱痧症挈要秘法》，前有论一篇，后载吐泻交作霍乱神方、刺痧秘诀歌、霍乱不治症、痧毒蓄而未散治法、冷痧治法、喉症要法三方等内容。附于《医门补要》之后，而不见于《珍本医书集成》。

《时病撮要》一卷　存　1896

清丹阳韩善徵（止轩）纂

自序略曰：习俗浇漓，人心不古，自医学不守于王官，人人皆可为医，驯致人人皆不知医。吾见读书不就者为之，商贾无资者为之，近又有宦途潦倒而贫不能自给者亦为之。或受时医成法数则，或记方书歌诀数条，治病幸中，诊者盈门，居然不耕而食，不蚕而衣，因此而厚拥多资者且不知凡几。及叩其所有，腹中空洞，其狡狯者恐人之窥其底蕴而斥之也，于是见富者则多方谀媚，见贵者则曲意逢迎，遇文人学士，或交之以财，或游之以宴，无非为巧藏其拙虚盗其名之计，故虽一介之微，呼之不敢不立应，则世之以医为贱工也，又何足怪？吾独怪夫此等庸恶陋劣之辈，习然不知耻，且以人命为儿戏也。即其中间有思振作而自厉者，则又句读不甚明，训诂不甚解，而古今医家之著述浩如渊海，每多望涯而叹，向若而惊，其或欲罢不能，执守类书一两种，累牍连篇，亦至穷年莫究。尤可虑者，胸无鉴别，书中所云无不尽信，至试而不中，遂茫无所主，反为此道中之狡狯者所嗤笑。嗟乎！此弊不惟贱工不能免，即迩来自命通儒，涉猎医书，彷徨门外，始则误他人，继则误骨肉，终则自误其身者，又不知多少矣。余悯之，因撷前贤精义，编为《时病撮要》，辟邪说，扫浮词，立论必求切近，措语务期简明。寥寥尺幅，数旬内即能烂熟胸中，谚谓：盈尺之大集，不如单行之孤本，以具易于卒读，且无取乎辞费也。庶几质在中材以下者皆得从事于此书而不畏其难焉，则斯编也，或可为医之困而不学者善诱之一助云。若夫明敏宏通之士，则全书具在，正不妨尽取而泛滥之，固无赖此书之琐琐也，然由博返约，其亦不无小补也夫？光绪二十二年季秋中浣，丹阳韩善徵。

时觉按：收于《韩氏医书六种》，有稿本藏上海中医药大学。

《薛氏湿热论歌诀》一卷　存　1897

清吴县薛雪（生白，一瓢，扫叶老人）原撰，无锡王泰林（旭高，退思居士）编歌

王泰林曰：一瓢先生《湿热论》独具卓识，立言明简而用药精奇，惜不立汤名，学者难于记诵。兹编歌诀，以便诵习。

时觉按：收于《王旭高医书六种》。

《吴又可温疫论歌诀》一卷　存　1897

明姑苏吴有性（又可）撰，清无锡王泰林（旭高，退思居士）编歌

王泰林序曰：《温疫论歌括》，见于童梓村先生杂抄书中，未知何人所编。虽便诵习，而挂漏殊多，不无遗

珠之憾！余将其原文一一对撰，重加校正，去其繁复，抉其精要，条论方法，悉编韵语，仍以旧诀者仅十之二，增改其句者十之五，补其缺者十之三，较诸旧诀，更为完备。至于论中治案，概不编入，若夫辞句之间，未尝擅改一字也。梁溪王旭高漫识。

时觉按：收于张文睿校辑《温症论治》，有清钞本藏中国国家图书馆，2002年收于《国家图书馆藏稀见古代医籍钞(稿)本丛编》，影印出版。

《温疫明辨歌诀》一卷　存　1897

清歙县郑莫一撰，无锡王泰林(旭高，退思居士)编歌

时觉按：湖南电子音像出版社有《中华医典》电子版。

《六淫直径》一卷　存　1898

清镇江刘恒瑞(吉人，丙生)撰

自序曰：学问之昌明，明于公也，学问之泯灭，灭于私也。我国文明开化最早，而学界之进步反落他人之后者，皆私心阶之也。医学一门，鄙吝尤甚，致轩岐正理湮没不彰，往往以一方一法之奇，秘为独得之利，良可慨矣。今中医腐败，受西医之压制者，以彼公而我私耳。西人有一心得之新理，必登于报章，俾众加考验，以求公是。众是之，必归功倡首，无掠人之美者，且肯将彼之剖验新理化分新法，显微索隐，翻译成书，惠我士类。噫！西人何其公，华人何其私哉！瑞幼多疾病，不甘寄命庸医，遂轻举业，专重卫生，博览方书，竟皆属一家之言、一偏之见，无一能辅翼轩岐之大成者。且多囫囵施治、模棱两可之处，如风寒浑说、寒凉并称、燥热同治、湿热不分、暑湿夹杂等弊，不可枚举。更有张冠李戴、以讹传讹者，如胃不能纳，反作脾土之亏虚，蛋白汁亏，混言肝肾之不足，类中风即为名目，似疟疾即共一汤，学者久入迷津，奚能略识轩岐门径？瑞屏弃方书，专攻《灵》《素》五载，而后始恍然，五气六淫之理实为赤道以北各国之医道之真传。医道之五气六淫，犹圣人之五德五常，缺一不可也。未有伦常有亏而可以希圣者，未有六淫不能遍识而可以为医者。愚见尚未敢自是。近十年前，又得西医新论，互相考证，旁及格致化学，暨逐年考验天时病症，五洲各国报章，疫症起止方向，轻重死生关系，知欧美各国亦有不能逃出《内经》气运之外者。以时下之中医与西医较，则中国之空言不若西医之实，以岐伯之中医与西医较，则西人之拘泥又不若中医之变通。今执政兴学以来，久置中医于不顾，爰不揣固陋，思为轩岐留一脉，为中医树一帜，谨将六淫平分为六大门径，集而成书，曰《六淫直径》者，以限于篇幅岁月，未能详言其纬也。学者欲求横纬之理，可于已有之书中求之，如仲圣《伤寒论》，即伤寒传变之纬也，吴氏《条辨》，即五门燥湿风暑热之纬也，有古人所未发者，《伏邪篇》中已详言之矣。更参观经历杂论，则中医致中和之术备矣。中医与西医向若隔绝不通者，亦可借此为桥梁、为舟楫，为西医之欲通中医者正途捷径，皆在此书焉。斯为序。时在光绪戊戌年孟夏，吉人氏未定草。

时觉按：首载运气之理，次述六淫诊治之法，尤详于燥，有伤燥表里诊治专论。光绪二十四年戊戌稿本藏上海中医药大学，2008年收于《温病大成》第三部，福建科学技术出版社排印出版。

《伏邪新书》一卷　存　1911

清镇江刘恒瑞(吉人，丙生)撰

自序曰：伏邪为病，前人未有特笔畅明言之。凡近世医生，所谓调理本症是也，以其病持久而徐，变动不速，奏效不易故也。其实内有伏邪为病者十居六七，其本脏自生之病不兼内伏六淫者，十仅三四，前人未尝分别著书立说，以故伏邪与本脏生病皆所混杂不分，而总以调理本症目之，以《金匮》与《和剂局方》等之古法治之，仅按其外面自现症候名目用方，按图索骥，有效有不效，总未得究其病根之法，故鲜能收功。予经历多年，觉本脏自生病不兼伏邪者，用古法治可以奏效，若兼伏邪，即难应手，一遇全因伏邪为病而累及本脏自病者，更无全愈之日矣。俗人徒以试药戏药目之，以为病不可治，而予创立伏邪说治法，分别六淫治之，一面扶正，一面祛邪，不操切图功，务使内伏之邪气外解，脏腑之真元复旧而后已。念年以来，获效甚多，于心甚安，不敢自秘为独得之奇，愿以公诸后世。非予敢独创为异说也，以《内经》有"春伤于风，夏为飧泄"等论，吴氏、叶氏已先开伏暑法门，予因隅反，觉六气皆有内伏为病者，故条分缕晰六气伏邪，分别诊治法，以告后学。盖邪机隐伏，病根深藏，非若新感易于辨识、易于祛除也。著者识。

《三三医书提要》曰：粤稽古今载录治六淫新感者，法赅理尽；治六淫伏邪者，略焉不详。是以临证之医

辨别未易清楚，夭枉者多矣。本书亦为刘吉人故社友之遗著，分伏燥、伏寒、伏风、伏湿、伏暑、伏热而列论六气伏邪，条分缕析，事事皆从实验中得来，开后学无数法门。洵谓发古人未发之旨，立古人未立之法，不特嘉惠医林，抑亦泽及病黎。先人特别见解笔之于书，吾侪现成获读，何幸如之。

《中国医学大成提要》曰：清刘吉人撰。吉人曰：感六淫而即发病者，轻者谓之伤，重者谓之中，感六淫而不即病，过时方发者，总谓之伏邪。已发者而治不得法，病情隐伏，亦谓之伏邪；有初感治不得法，正气内伤，邪气内陷，暂时假愈，后仍复作者，亦谓之曰伏邪；有已发治愈而未能除尽病根，遗邪内伏，后又复发，亦谓之曰伏邪。夫伏邪有伏燥、有伏寒、有伏风、有伏湿、有伏暑、有伏热等种种，精密列论，于六气伏邪，条分缕析，皆从实验中说法，开后学无数治伏邪法门。从来治六气时感者，能法赅理尽，亦且无多，治六淫伏邪者，更略焉不详。是则临证之医，辨别不易清楚，施治未免有误，夭枉者多矣。如吉人先生之著，洵为发古人未发之旨，立古人未立之法，不特嘉惠医林，抑且泽及病黎。是书前刊《三三医书》第二集中，今已售罄，不再重印，炳章恐年久失传，爰为重校，增以圈点，采入本集。

时觉按：收于《三三医书》《中国医学大成》《国医小丛书》。

《温热逢源》三卷　存　1900

清江阴柳宝诒(谷孙，冠群，惜余主人)撰

《中国医学大成提要》曰：清江阴柳宝诒著。宝诒号谷孙，著有《柳选四家医案》，已风行海内。读其书者，咸知先生于温热证有独到之见地。前裘君吉生向无锡承梦琴君以他书交换得之，经周小农精校一次，刊入《三三医书》第一集中。卷上详注《内经》伏气发温、《难经》伏气发温、仲景伏气化温热、仲景暴感暑热、仲景兼感湿各证治诸条。其卷中辨正周禹载温热暑疫各条，辨正蒋问斋伏邪篇、评伤寒绪论温热各条，评录吴又可《温疫论》各条。其卷下论温病与伤寒不同、伏气发温与暴感风温病原不同，论伏邪外须辨六经形证、伏邪初发脉象舌苔本无一定，伏温从少阴初发证治，伏温由少阴外达三阳证治，伏温热结胃府证治，伏温上灼肺金发喘逆、咯血咳服及内燔营血、吐血便红、外窜血络、发斑疹、喉痧等证治，伏温化热郁于少阴不达于阳，及化热内陷手足厥阴、发痉厥昏蒙，或挟湿内陷太阴、黄疸肺胀、泄利等证，伏温外挟风寒暑湿各新邪为病，伏温兼挟气郁、痰饮、食积、瘀血，以及胎产经带诸宿病等条。于温热诸候、变证挟证，辨释无遗。当今研究温热者，实有参考之必要，爰为重校圈点印行之。

《续修四库全书提要》曰：清柳宝诒撰。宝诒字谷孙，号冠群，江阴人，贡生。是书上卷辑《灵枢》《素问》《难经》《伤寒论》所言伏气化温诸条，附暑热、湿温数条，为之详注；中卷辑周禹载、蒋问斋、张石顽、吴又可诸家书中有关温热者，为之辨正；下卷言温病与伤寒病情不同，伏气发温与暴感风温，病原不同，辨六经形证，分论诸经见证，各明治法。清代中叶以来，江浙医家论温热治法，悉宗叶桂之说，吴瑭《温病条辨》始具规模，王士雄《温热经纬》集诸家之论，益为详洽，其后继述日多，要不出其范围。是书搜剔经论，为之曲畅旁通，评骘近贤，为之析疑辨似，于温热要义，阐发殆遍，视吴氏、王氏之书，更为周密，援引近代论温热之说不下十余家，亦继事者易为功也。其论各证如热结胃府及伏温窜络发斑疹、喉痧，热郁少阴不达于阳等条，皆附治案，具征心得。又论阴阳淆乱见证错杂，无一定路径可寻者，须权其标本轻重缓急，分别因应，可为治疑难证之法。盖于斯事经验颇深矣。

《三三医书提要》曰：《温热逢源》三卷，原稿系清季澄江柳宝诒先生未曾刊行之遗著，市上流行《柳选四家医案》即先生已刊之作。读其书者咸知先生于温热证有独到之见地。裘君吉生于数年前用自印书籍向无锡承梦琴君交换得之，又经无锡周小农君精校一次。书内论辨多有发人所未发，不特为搜求柳氏遗书者所欲先睹，即研究温热者亦必欢迎，盖数年来怂恿付印者邮书不绝。

时觉按：是书为其《惜余小舍医学丛书十二种》之一，前后无序跋，原未刊行，后收于《三三医书》《中国医学大成》。

《霍乱新论》一卷　存　1902

清丹徒姚训恭撰

自序曰：呜呼！时疫毒人之惨，其尚有多于霍乱与急于霍乱者乎？考霍乱治法，始见于《伤寒论》暨《巢氏病源》《千金》《外台》等书，宋元以来，诸名家著述亦莫不详论病情，传播方药。顾其方法虽多，而临证施用迄不得效，何耶？既不得效，乃不得不杂取小家言暨单方秘药胡乱杂投，然而法愈歧，谬愈甚，药愈多，效愈鲜。究何故乎？欧人东来，医学传布最早，余尝取其书而读之，有所谓英国霍乱者，有所谓亚细亚霍乱者。一霍乱也，而何以有英国、亚细亚之别？盖所谓英国者，指寻常霍乱，而所谓亚细亚，则恶毒霍乱也。余乃恍然曰：往昔中国方书所载霍乱，殆即今西人所指寻常病，故其方用之亦时而有效。若近今所流行之霍乱，岂非西人所谓恶毒症乎？宜用其方者之如水投石也。顾中医方法既不尽可恃，西人宜有特别之治法，可以无投不利矣。余又尝进考其治法，虽有磺酸、鸦片等剂之设，然亦慰情胜无，不能如汞绿之于花柳、鸡哪之于疟疾、挨阿铗之于瘿脖、哥枝嚓之于酒风脚，可以神验而独效也。岂病出亚细亚，彼西人固有无可如何者乎？是诚医学界之缺点也。然则当今之时而有善治此证之方之法，虽西人且亟欲闻之，矧我同种。自余先人行医数十年，别出方剂治疗此证，收效已逾千人。余于乙未、丙申两年，遵用成法，治效亦大约数百。经验之方而久秘之，醯鸡之见，余何敢安？刊以行世，将以备医家临证之方针与居室辈有病时之查检，其于医学之开明，科学之进步，或能补助于万一亦未可知。至问此证之所以然，则莫详于西人微生物学家言，而余先人之方之所以能治此证，虽余亦难剖晰言之，但以为用必有效，比诸鸡哪之治霉气毒为不合理之治法而已。若所谓解毒云者，为未窥西籍者说法，不得不尔，其遂足为定论乎？其犹未足为定论乎？光绪二十八年五月，丹徒姚训恭自序。

李可亭序曰：是书所论为千古前贤未发之奥旨，实救生之宝筏也。凡患霍乱病者，无论男妇老幼，悉按新论医方，案证施治，只要依样葫芦，立杆见影，真奇方也。余用此经验二十年矣，掬诚以告，望同道者取信不疑，投无不效，幸毋以泛常视之。博施备众，以广流传，则功德莫大焉。彰德李可亭谨识。

言同霨序曰：仆本吴人，少时习闻父老谈叶天士、徐灵胎两先生治疾如神故事，心焉向往。读书之暇，喜读医书，及游汪子常守正、阎玉相珅两先生之门，秉所师承，稍知医理。奉差来彰，得与李可亭先生政均研究医学。上迄轩岐，旁及诸家，凡未见之书、不传之秘，必多方搜求，兼收并蓄。批窾开窍，辨难析疑，殷殷启迪，同霨于医遂日有进步，良友之益多也。近因京、津、沪一带发生霍乱转筋、上吐下泻危症，朝发夕死，传染甚速，渐及于彰。求药乞诊者不绝于门，应接不暇，乃遵李可亭先生所藏丹徒姚先生训恭所著《霍乱新论》解毒诸方施治，着手即效。惟竭吾二人之力，仅能收效一隅，仍难普济同胞，恝焉伤之，急将此书付诸石印，庶不胫而走，远近周知，同力合则分途挽救，全活必多。如蒙仁人君子重印广传，使业医者知霍乱转筋虽系一种传染时疫，实较他疫为最厉。盖疫而近于毒者，切不可因病人舌色胶黏浊腻与白滑如粉、四股厥冷认为寒症，误人性命。使病家按照书中所列各方法上紧调治，必可挽救，得庆更生，同霨将馨香祝之。书既印成，为志其缘起如此。民国八年八月，常熟言同霨百药氏序于古相州之从吾好斋。

时觉按：有光绪二十八年著者自刻本藏中国国家图书馆、中国中医科学院、南京图书馆、山东中医药大学、浙江大学医学图书馆等处。

《绣像翻症》一卷　存　1903

清亡名氏撰辑

时觉按：《联目》《大辞典》俱不载，常熟虞麓山房藏光绪二十九年树德堂刻本及其古法樵印的复制本，台北故宫博物院图书馆亦藏，与《翻症图考》《翻症类治》并非同书。是书前后无序跋，亦无目录，卷端无署名，载录乌鸦狗翻、白眼翻、蚂蚁翻、豆喉翻及兔子翻、长虫翻、哑巴翻、虾蟆翻、蜈蚣翻等七十二翻症，一症一图，述其病状治疗。

《瘟病辨》四卷　佚　1904？

清句容纪丛筠（竹伍）撰

光绪三十年《句容县志·人物·文学》曰：纪丛筠，字竹伍，邑诸生。举止娴雅，能诗工医。著有《蔬香斋诗稿》《瘟病辨》四卷。

《六淫厉气证治异同辨》三卷　存　1905

清丹徒吴士锜（兰宾，虑道人）集解

自序曰：六淫者何？风寒暑湿燥火也。厉气者何？非其时而有其气也。其中于人皆能为病，其病万变，故治亦万变。自仲圣著《伤寒论》，因症制方，推变立法，伤寒一病，穷形尽象，畅发靡遗。洎乎汉唐而下，业医者拘泥鲜通，遂执伤寒之书以统治六淫厉气之病，方与症背，法与变歧。二千年来攻击牴牾，莫宗一是，非伤寒症而死于伤寒之方若法者，无虑恒河沙数。迨及前明吴又可暨我朝叶天士、薛生白发明疫邪、温邪、湿邪之理，吴鞠通、王士雄、章虚谷辈又微而阐之，而六淫厉气之法于是乎备。锜目诵手录，间附己注，编为一集，俾后人晓然于六淫厉气之病各有见症，症各有方，病各有变，变各有法，断非伤寒一书所可统治者，是则琦之私心窃祷也夫？光绪岁次乙巳三月上巳后三日，丹徒虑道人兰宾吴士锜序于自芸书屋。

时觉按：有光绪三十一年乙巳自芸书屋抄本藏甘肃中医药大学，卷端署：虑道人兰宾吴士锜集解。

《时病条辨》四卷　存　1906

清古瀛亡名氏原著，太仓钱雅乐（韵之）增订

钱雅乐序曰：光绪三十有一年孟秋月，翰青表弟持《时病条辨》一书相赠，云未知纯粹可用否？有印板行世否？书计四卷，一时一卷。雅余暇一读，知是初创之稿，未见行世。内云我瀛，是崇明隐名氏所著述者焉。考崇邑乃海中一隅，闻见颇难。彼说道光十年始出治病，至三十年，始著此编。引用诸书，不过喻氏三书、叶氏《温热论》、《温热赘言》之类。而能虚中索玩，悟启象外，条理井然，辨论精详，超出寻常之工矣。此时《棒喝》《全书》《经纬》《条辨》皆尚未出，所以或犯羼杂之病。故暑湿、霍乱、疟痢、斑疹、痧胀，疑似阴症八难，中多不能省豁处、太简太易处、泥而不化处、矫枉过正处，宜合后贤论温各书而参观之，则无畸重畸轻之弊，则此编亦入室之门也。拙不揣固陋，增损而较订之。光绪三十二年春正月，弇山钱雅乐韵之记于念初居。

时觉按：《联目》《大辞典》俱不载，有光绪间稿本存世，卷端署：古瀛隐名氏著，弇南钱雅乐韵之增订，鹿城卫文琦（翰青）同校。卷一，春温辨论、春温条辨；卷二，论伤暑中暑中热辨误、伤暑条辨、中暑条辨、中热条辨；卷三，暴感风寒论，及伤风、风温、痧胀疑似辨、阴症辨论、斑痧疹瘰、白瘖、伤湿、伏暑等症辨论条辨；卷四，秋燥、冬温、温毒等。2010年江苏科学技术出版社收于《清代吴中珍本医案丛刊》，排印出版。

《伤暑论》六卷　存　1906

清南汇徐鹤（仁伯，子石）撰

自序略曰：仲景著《伤寒论》，为方药之鼻祖，论中或言风与温，或言湿与暍，然考其立意，究竟以阴寒邪为主，后人以之统治六气，谬矣。自《伤寒论》出，殿之者数百家，大都以伤寒为辞，而于暑症甚略，即论及之，立名不正，未免指鹿为马，求其至当不易、可以按图而索骥者，戛戛乎难哉。余少撄目疾，遂专心于岐黄家言，然性最拙，惟读书必务得其真情而后快。夫医虽小道，而方类甚繁，始读之，薰莸莫辨，久之，精粗别焉。然读至暑热一门，或以为阴，或以为阳，众论纷纷，尤易眩惑，茫茫然如入暗室之中，罔知南北。由是益置于怀，反复沉潜，若有所得，更复征诸《内经》，参以阅历，遂恍然悟曰：至理即在目前，古人不体之天地自然之法象，不以非暑为暑，妄立谬名，阴阳悖乱，惑人不已甚邪？宜乎若余之拙者如入暗室之中而罔知南北也。虽然，余固拙矣，幸不为古人所惑，即名贤辈出，尚未精澈其理，若守其拙而不为之釐，核实正名，则天下之同余拙者又将何如焉？爰不揣鄙陋，略为辨论，兼综群言，详加考证，吸其精华，吐其糟粕，勉成七卷，以质于世。非敢谓著书立说，惟于阴阳之道庶成不悖，世君子能谅余之拙而正其疵谬，亦幸甚。时光绪三十二年丙午一阳月短至，徐鹤子石氏自序。

于鬯序曰：昔张仲景作《伤寒论》，今徐子石作《伤暑论》，《易》曰一寒一暑，二十四气有小寒、大寒，亦有小暑、大暑。暑之与寒两相对待，有《伤寒论》，无《伤暑论》，医门阙典也。且以无专书，故谈暑者辄人各为言，至于属阴属阳犹不能断决，辨愈多而理愈杂，义亦愈晦。夫号曰暑，焉有不属阳而属阴者乎？子石曰：暑可曰阴暑，寒亦可曰阳寒邪？以中暑为阴暑，中热为阳暑，是未知暑之即热矣。《说文》云：暑，热也。《素问·五运行大论》及《骨空论》，王注亦两即暑乎。且寒从仌。是仌者，寒之本义，故《说文》训冻，冻即仌也。小寒大寒之后，无处寒而有雨水，明明曰雨水，固明明谓仌解矣，则寒亦止矣。故雨水者，即处寒之别号也。然而雨水之后，寒气正多，至于夏月而犹有寒，此其去从仌之义远矣。盖亦引伸之义而已，特寒字引伸之义亦如热字引伸之义，自古习用习闻，且成成乎知有引伸而转忘其本义，而暑却独存本义以至于今，遂昧其引申义矣。其实一理也。抑暑从日，冬之暑何必不由日？则谓冬亦有暑，其于本义且较近，于言，夏亦有寒，惟暑字所从之日，固指夏之日，非冬之日，则终归于引伸之义为得当。夫理不穷其原，徒以习用习闻为说，是即所谓浅学。于是叹儒生训诂之所以通也。子石不治六书而深知训诂之例，且若亦已知假借之法者，故其论瘟疫与寒疫为偶，为其病偏于温热而谓之瘟，为其递相传染如徭役而谓之疫。夫瘟之言温也，疫之言役也，瘟温并谐昷声，疫即谐役省声，瘟疫之即温役也，岂不然哉？此国朝诸先辈读古籍之键钥，古义之所以日出不穷者。持此假借之一法，使子石有志于是，我知其发明必多，然即医之一术，其发明已不少矣。予所闻于医士论伤暑，

固未有如此编之分明擘破者,其殆所谓不惑者与?与仲景《伤寒论》并行而不悖,将并传而不朽也。寒暑两大法门于斯为备,岂非盛业哉?书都八篇,曰原病篇、辨病篇、药汇篇、上焦中焦下焦三篇、寒湿篇、正误篇,以第二、三两篇合卷,都七卷。介胡幹生茂才请序于予,予喜子石之善悟也,故乐为笔之。宣统元年秋七月,香草于邕。

杨而墨序曰:徐子沉静寡默,禀性和平,望之如落落而即之则温温,无论知与不知,识与不识,一见而知为仁厚笃敬之君子也。丙午夏秋之交,余与邂逅一面,彼此道名氏,叙寒温,未及剧谭,亦信其为良医而已。今年秋,复遇于余之外家,而不得归宿焉,一灯对榻,抵掌言怀,长夜不眠,语犹未竟。论诗论画,论经史,论文章,俱有源流,且多心得,然后知徐子所长不独医也,医特其一端而最所用心焉耳。又述其大父行略云:先祖□死于涂炭而登之衽席,医者充其不忍人之心,可以生死肉骨而补造化之权,其道吾子既明,医勉之而已。不朽之业岂必在彼不在此哉?徐子之怀乃释,他日出其所著《伤暑论》,谓将公诸世,请余一言。余于医道茫然,每读医书,辄以不得其解而止。今观徐子之书,分肌擘理,纲举目张,不矜奇炫异,其意欲使读者人人而后快,其有益于医,有功于世,识者已先吾言之矣。而余尤知徐子用心之苦,用力之深,而救世之情切也。不朽之业其在斯欤?所以立医闻于时,显扬其祖业者深且大矣。是非有不忍人之心悚然不安于中者,宁能自苦如此邪?吾愿医学家之读是书者,谅徐子之苦心,而皆以徐子之心为心,其庶几乎?宣统元年岁在己酉季秋之月,占我杨而墨谨撰。

丁泽周序略曰:徐君子石著《伤暑论》七卷,其言曰:暑有阴暑之称,则寒亦有阳寒之说矣。片言扼要,洵足解颐,且复伸引其说,以温热属于暑,所以辨明暑为阳邪,而力辟阴暑之谬者,可谓既详且尽矣。历来言暑者,曰暑必夹湿,夫湿为阴邪,温中燥湿之治所不能废,君于论暑之外有寒湿篇,尤可谓见理明而设想周矣。夫著书立说,求有裨于实用而已,况在于医,尤应审名定义,义定而治法具赅,颠扑不破,质诸往哲而无疑,施于治法而必当,原其积思处虑、惨淡经营,要非浅见者所能窥也。君于七月间来沪,因得款接,蔼然君子,令人敬慕。仆所创医校方将虚席延君,未获如愿。旋以《伤暑论》属序,展读数四,佩君之见解有过人者,谨序而归之。壬戌之秋八月上浣,孟河甘仁丁泽周拜撰。

时觉按:有光绪三十二年丙午稿本藏上海中医药大学。卷端署为南汇徐鹤仁伯氏述,卷首原病附药汇二十四门,卷一辨论,三焦三卷,卷五、卷六为寒湿、正误。

《温症论治》七种不分卷　存

清张文睿校辑

子目:叶桂《温病论治》、王泰林《温热论歌括》、王泰林《吴又可温疫论歌括》、薛雪《湿热论》、江左寄瓢子《温热赘言》、王泰林《十药神书歌括》、亡名氏《素灵约选经穴歌括》

时觉按:《联目》《大辞典》俱不载,有清钞本藏中国国家图书馆,2002年收于《国家图书馆藏稀见古代医籍钞(稿)本丛编》,影印出版。张文睿籍贯不详,然所辑诸书均为吴人著作,故亦列此。

《预防核子瘟》不分卷　存　1909

清上海工部局卫生处编

时觉按:前后无序跋,亦无目录。内容:居家各法、俗行之地面、上海鼠疫病、形式分类、传播情形、预防良法、捕鼠诸法等。为鼠疫预防普及性宣传资料,有宣统元年上海商务印书馆铅印本藏上海中医药大学。

《鼠疫抉微》四卷　存　1910

清嘉定余德埙(伯陶)撰

自序曰:今岁初冬,某西医在沪北偶见死鼠数头,其时附近居民适有病而死者,西人遂瞿然惊,惘然疑。由其理想,乃以为鼠疫萌发之象焉,庸讵知病人自死,死鼠自死,未必因鼠而及人,因疫而致死也。然而时疫流行,每缘地气含有湿毒,鼠先受之而死,死鼠腐臭,与天时沴厉往往酿而成疫,疫行而死亡枕藉,并其屋舍器皿郁有秽氛,著于物而中于人,遂至传染流行,弥漫无涯涘。可畏哉!再畏哉!西人既有检疫之议,而吾人尤当有先事之防焉。鼠疫一名核瘟,同光以前无是名,并无是书。吴川吴君始辑《鼠疫治法》,暨岭南罗君增订之《鼠疫汇编》,八闽郑君厘定之《鼠疫约编》,其良方善法,固已经验于闽粤间。然窃谓三江人士之体质及天时地候与闽粤悬殊,而疗治之方亦不得不斟酌损益而变通之。爰是不揣固陋,参以辨论,逐节按注,名曰《鼠疫抉微》,付梓行世,以供同志之采择,尚希海内方家匡厥不逮云。宣统二年庚戌十二月,嘉定余德埙伯陶。

岑春煊序曰：嘉定余君伯陶精于医，能撷中西之长而沟通之，余力工文词，能以勤究所得笔之书以贻后世。以鼠疫近时传中土，知其名者尚鲜，而世传《汇编》《约编》两书成于闽粤人之手，不宜于长江流域也，乃取而修正之。书成，名曰《鼠疫抉微》以示余。余读之憾而叹曰：宇宙之文化既开，人事愈繁，沴疠之气亦与之俱进，发为奇疾异症，往往为昔人所不及知，传染之烈，乃至城市为墟。若鼠疫者，尤其甚矣。欧西诸国，警政修明，遇疫作，有防御之法，无微不至，其社会亦视为大敌，公私合力，以谋趋避救治之策，故虽屡有疫疠，不至蒙其大害。吾国警备未良，地方自治方始萌蘖，驱疠卫生之事夙所未习，海通已来，五州之民相率莅此，奇疾怪症挟以俱至。医者不察，思以旧有之术应之，不得当则委之劫运，罹疫死者，岁辄有闻。鼠疫之初，始于滇南，延及闽广，死亡濒数十万，亦云烈矣，近乃波及江淮诸省。夫驱疫之策，无过先事豫防，警政与自治不可恃，则唯望医者之著述有以家喻而户晓之。得余君之书，庶几防患于未然，而应变于临机欤？其功伟矣。今岁秋冬间，疫症发于沪北，西人汲汲搜查，闾巷骚然，群事抗拒不得，则提携儿女以谋奔避。凡人之情，于所不知，强之使从，则恒出于争，向使是书早出，人皆知疫之可畏，何至骚动若此？余既叙此书以谂读者，而更惜其付梓之晚也。宣统二年十二月，西林岑春煊。

朱荣璪序曰：吾人特患无救济之心，存心救济，未有不通神明，夺造化，起死回生于俄顷者。庚戌冬，沪上西人查验鼠疫，居民惶惑，迁徙纷扰。伯陶先生起焉伤之，思有以消斯民疠疾之灾，取闽粤得效之方逐一研究，穷源竟委，未发之奇，尽剖而出之。顾疆域异宜，禀赋悬殊，既因方以诠译，不得不因病为加减，义显理明，苦心悉见，洵所谓相得益彰者也。是症国初发于滇南，邦人名曰痒子病，染此不起者数百万万，殆传至闽粤，余目睹此方之取效捷若桴鼓。先生荟萃群书，于症之源流、方之精义，阐发无余。先生是书，厥功伟矣。辱先生盛意，与余商榷，遂不辞而赘数语于后云。宣统二年仲冬月，贵筑朱荣璪晓岚。

李钟珏序曰：宣统庚戌十月，上海租界哗传鼠疫发现，西人卫生局医士查察居民，以防传染，于是讹言四起，纷纷迁徙，阅旬日而始定。吾友余君伯陶，沪上名医也，因念鼠疫一症传染极烈，关人生命至大，爰辑《鼠疫抉微》一书，问序于予。予当光绪甲午年需次粤东，初见斯病。其时省垣医生鲜知其病所由来，但名曰核症，而无从考其核之所由起，或从温治，或从凉治，十死八九，是年穗垣内外死于是疫者十余万人。乙、丙两年，斯疫盛于香港、惠州。戊戌，粤省又作甚厉，始知其病由死鼠之气蒸传于人。于是家家捕鼠，几致搜掘无遗，然伤人亦已数万。余友山阴董君，一家上下惨死九人，不逾五日也。其时有曾为陆丰尉之张君，独以防风通圣散一方加减，当初起时投之辄应，终日疲于奔命，而活人颇多。迨庚子、辛丑，由潮州、汕头而至福州，其殃人亦如甲午穗垣之酷。是时粤闽医士多能考察病源，研究治法，而鼠疫之书遂以首基。尝考斯病之起在光绪辛卯，始见于粤之高州，越两年而属于粤垣，回翔于粤地者七八年，蔓延而至于闽。辛丑以后，虽遗孽未净，而厥势少杀矣。西人最重卫生，防疫尤切。其惩于广东、香港、潮州、福州之役，一传染而死辄数万人，至十数万人，其注重斯症，临之如大敌，视之为切肤，无怪其然也。余考吾国医书，凡疫疠之作俱曰天行，从未有言地行者，吾谓鼠疫之症，其气由地中行者也。大陆山川，各有界别，其界相连，则其气相通，如人身脉络然。沿海之地，粤与闽为一界，浙与江为一界，齐与燕为一界。其界之显而可指者，山川之起伏，其界之微而可察者，人民之风气，界所至则气所至，有若鸿沟之划者。斯疾自辛丑福州大作而后，未闻至于浙，至于江。吾上海间有发现一二者，盖由轮舶携带而至，非由地行来也，是以传染未至于烈。然吾又谓疫疠之气有天行，有地行，亦有人行，三者传染皆至疾。人行之疫又多生于人烟稠密之区，沪上弹丸地聚六七十万人之多，一传十，十传百，百传千，旬日之间，疠气弥漫充塞，可遍南北。然则鼠疫即非由地行而至，而以人传人，不亦大可惧哉？今伯陶此书，详考源流，精选论说，慎择方法，于鼠疫诸家之说搜括靡遗，虽斯病之变未可方拟，然大概已具。读是书者苟能神而明之，其于斯病亦可十得八九矣。然而治疫难，防疫易，已疫而治之，无若未疫而防之，是说也伯陶亦以为然。予与伯陶谈医素相合，是书之成，虽未获襄助考订，而不能不赞一词，故叙述臆说如此。上海李钟珏平书。

陈楠序曰：吾乡伯陶先生，幼而岐嶷，潜研经史，弁髦科举之业，寝馈《灵》《素》之书，昕夕不辍，殆数十年。造庐问道者日不暇给，动奏奇效，名震海内。其相与游者，如朱晓岚方伯、李平书明府，皆不以医鸣于世，而实于此道三折肱者也。上下古今，互相讨论，竟无厌倦，砥砺益纯。迩来沪上检验鼠疫，幸无大患。然先生则谓余曰：地球暗转，赤道潜移，安见大江南北之必无是疫也？由是思患预防，本胸中所素蕴者，手著《鼠疫抉微》一书。书成见示，雒诵数过，其辨症则条分缕晰，论治则左宜右有，信乎世有是病，世不可无是书也。无论通都大邑、穷乡僻壤，允宜家置一编，俾医者病者如获南指之针而不迷于所向，则出险入夷，易危为安，即转瞬之间，如反掌之易，庶不负先生著作之初心也夫。宣统二年十二月，同里陈楠巽倩。

凡例曰：一、鼠疫素乏专书，自吴子存有鼠疫治法，罗芝园取而增删之，名曰《汇编》；郑肖岩又从而注释之，名曰《约编》。兹就成书，参以己见，略加增损，俾臻美善。一、鼠疫证显脉晦，而有时不得不舍脉从症者，盖热沸毒聚，瘀凝血壅，络脉不宣，毫无定准，略举数则，藉资考镜。一、原书所列治法皆由阅历中得来，三江与闽粤体质不同，气候亦异，治法亦不得不量为区别而斟酌其轻重云。一、加减解毒活血汤专治鼠疫，而是编即为鼠疫专书，其余一切泛治各疫良方概不搀入。一、鼠疫医案均系近贤经验治法，俾服药者有所遵循，将以是编为渡津之筏。一、原书引用古方而不及详载者，是编概行补入，并按方系以论说，附列辨误一条，考证一条，兼择《万国药方》数则，藉资互览。一、旧刻《约编》原有八篇，兹特删繁就简，分作四篇，一曰病情，二曰治法，三曰药方，四曰医案。

《中国医学大成提要》略曰：清嘉定余伯陶撰。伯陶字德埙，嘉定人。鼠疫在中国隋唐时已有发现，但向乏专书记载。自吴子存有《鼠疫治法》，罗芝园取而增删之，名曰《汇编》，余友郑肖岩又从而注释之，名曰《约编》。余伯陶先生颇重是书，乃参以己见，略加增损，分列四篇，一曰病情，二曰治法，三曰药方，四曰医案。按鼠疫一症，实即《巢氏病源》《千金方》所谓恶核是也。余氏将原书引用古方未及详载者概行补入，并按方略附议论，附列辨误考证，又择万国药方数则，藉资参考，诚治鼠疫之要籍也。

时觉按：有宣统二年沪渎素庵铅印本及民国七年京师警察厅铅印本，收于《中国医学大成》《续修四库全书》。

《疫症集说》四卷，《疫证集说补遗》一卷　存　1911

清嘉定余德埙（伯陶）撰

自序曰：仆赋质庸钝，专研故纸者二十余稔，未尝少辍。窃不自揆，搜讨旧闻，采撷精蕴，一得之见，不忍秘默。迩日所编《鼠疫抉微》既竟，又以鼠疫者疫之一名，仅辑专书，不免挂一漏万，爰将旧藏百家书中所载曰疫曰瘟与夫一切杂疫辨证治法，汇为一编，名曰《疫证集说》。岂敢自炫其博，亦不欲掩古人之长耳。况疫证触发，死亡在呼吸之顷，救治争毫忽之间，名目繁多，方法各异，苟不划清门径，流弊曷可胜言？区区之衷，不敢局于成见，由是囊括群言，以为集思广益之助，俾海内同志于《抉微》一书而外，庶得窥夫全豹，勿贻笑于汗牛云尔。宣统三年岁次辛亥正月，嘉定余德壎伯陶。

岑春煊序曰：比年以来，鼠疫之势东渐，蔓延于全国，自去岁至今，综核各省防疫之费不下千万，亦一时巨灾也。嘉定余君伯陶既著《鼠疫抉微》一书，备载治法，以为先事预防之资，余为序之行于世。复搜集古今论疫诸书，最录其方论，并历考经史百家纪载疫证之说以为引证，成《疫证集说》以饷世人。夫医术之良楛，不外乎用药之当否，自世人以鼠疫为非吾国所有也，则群趋于西医，以吾国之医士为不可恃。风土不同，药饵之适宜者各异，强己同人，往往有用药不慎致殆者，庸众不察，转相惊扰，不亦傎乎？是故治事者贵操其本，而医术犹然，见异思迁，率焉不察，贸贸然舍己徇人，安得不败？是编采辑多吾国旧说，变化神明，以为知新之助，庶几可以息殃注之奇惨、祛见异之陋习乎？且疫疠之作，沴气所萃，名目繁衍，莫可究测。是书搜摘详备，探本穷源，不独鼠疫一端可以藉资趋避，凡属疫疠固无不概括矣。当世不乏善医，然多自閟其说，不肯示人，即志于传世而言之无文，或不可以行远。然则余君此作，岂仅医理精微，其救世之诚与向学之力固已迥出时流万万也。宣统辛亥三月既望，西林岑春煊。

张鸣岐序曰：嘉定余伯陶先生既著《鼠疫抉微》一书，风行于海内，乃复荟萃群书之有涉于疫证者，剌取其论辨治法，都为一编，名曰《疫证集说》。书成，邮以示余，取而读之，上下今古搜采靡遗，由广大以致精微，考源流以穷正变，先生于兹事可谓用心苦而致力勤矣。夫卫生不讲，疠疫乃兴，先事预防，诚为最要，然病已中于人身，则惟恃治之之有术，使医者不能考察病源，研究治法，漫然从事，几何其不殆哉？粤省频年患疫，罹斯厄者殆未可以计数，比又见端于辽沈，蔓延于畿辅、齐鲁，而沪上一隅独以无恙，虽由防御之有方，毋亦先生救治之力欤？嗟夫！鼠疫之为患于粤久矣，顾无能为之研究剖析，先事预防，至于治之无术，则委咎于地气劫运使然，夫岂然哉？使操刀圭者各取是编，神而明之，有补于人民生命者夫岂浅鲜？然则是编固不仅治疫之指南，抑亦挽救世患之一端矣。宣统三年二月，海丰张鸣岐识于两广节署。

唐文治序略曰：嘉定余君伯陶，悬壶海上，铮铮有声，岐黄家咸推重。去年沪上有鼠疫之谣，曾编《鼠疫抉微》一书，识者矜为创获。君之意以为，鼠疫者不过疫之一端，其他足以杀人者正复无穷，爰裒集古今来论疫之说、治疫之方，荟为一书，名曰《疫证集说》，问序于余。余于医理素未问津，独念处此交通之世，其危更甚于往昔，君此书足以防患于未然，为功诚非鲜也，爰为之率书数语弁之简端云。同郡唐文治谨叙。

李钟珏序曰：伯陶余君辑《鼠疫抉微》一书，余既为之序矣，未几，又以《疫证集说》相商榷。为之考订其部居，审择其去取，阅五月，书成，又属余序。余慨然曰：天下伤人之事物，孰有甚于疫哉？《说文》：疫，民皆疾也。《释名》：疫，役也，言有鬼行役也。一方患疫，少自数百人，多至数万人，往往死亡相藉，人人自危。在昔闭关时代，乡邑患疫不至延及都会，此省疫作未必窜入他省。近则道路交通，凡舟车所至之地，皆为疫疠可至之地。去冬哈尔滨疫起，不旬日而至奉天，而津沽，而京城，其死亡之多既可悲，其流行之速尤可惧。西人畏疫甚，故防疫切，而研究治疫之法之方更不遗余力。今春奉省开会，聚十数国之医士互相讨论，西医咸皇皇焉望其报告之书，以先睹为快，吾华医置若罔闻焉。呜呼！彼何其热，吾何其冷欤！然犹得诿之曰中西异治，华医不能读西书焉。然则吾中国自古相传论疫之书，所载治疫之法之方，又何不一研究耶？伯陶此书，发起在奉天大会以前，盖有见于中西异禀，既不能执一以论治，中西殊文，又不能舍己以从人，故以是书为同志之先导，其用心良厚矣。吾观书中所载诸家论疫，各有精义所在，虽时会所变，病因杂出，病情既异，病名不同，然理法则一。由此悟彼道在因时制宜耳。即如东晋以前未尝有脚气，金元以前未尝有发痧，光绪辛卯以前未尝有鼠疫，而今则治脚气、发痧、鼠疫之方法皆备矣。有一病必有一病之治法，法立而后方出焉，故方之去病由于法之中病，而病因不同，法与方又不能不变。即从治疫论，余师愚以石膏为主药，而吴又可专用大黄，谓石膏不可用。二君皆治疫圣手，活人无算，何以各异其说？盖师愚所治病因由于暑热，暑为天气，即仲景所谓清邪中上之疫也，又可所治病因由于湿温，湿为地气，即仲景所云浊邪中下之疫也。清邪乃无形之燥火，故宜清而不宜下，浊邪乃有形之湿秽，故宜下而不宜清。二君皆具卓识，辨证精，斯立法当，立法当，则处方用药各得所宜矣。余嘉伯陶用心之厚，故为发其大凡焉。上海李钟珏。

陈枬序曰：予与伯陶余君相知最深且久，因于其素所蓄积与夫平生之旨趋莫不相印于心。尝与上下古今讲论搜讨，不觉日晷之潜移，而娓娓焉终无倦也。伯陶抱宏济之怀匪伊一日，谓病者生死悬于医师之手，心无正鹄，则毫厘千里，差谬莫可罄言，略举相类似而易讹舛者数端，缕晰条分，确有准的。予谓宣之于口，莫若笔之于书，是宜撰述成编以餍同志。乃伯陶过人殊远，自视欿然，捣抑虚怀，不肯问世。予曰：著书立说，责在吾辈，君如见道不任，窃恐世之择焉不精、语焉不详者方且纷淆庞杂，灾梨祸枣，嚣嚣者若乱蛙之鸣于沼沚焉。况疫之陡发，捷于诸病，治之不能须臾稍缓，盖所争在瞬息间也，不有人焉以指示径途，恐医家病家两有歧误。迩来南有检疫之谣，北有罹疫之惨，当今医界，执牛耳者舍君其谁？君其漠然无所动于中，默然无以表于世乎？伯陶由是慨焉有著作之志，曰今世必要之书尚付缺如者，厥有数十种，若妇幼诸科等编，当次第纂述，聊罄夙抱而以疫书发其端，盖亦先其所急云尔。夫伯陶前著《鼠疫抉微》一册行世，予既以言弁其简首，兹复统各种疫证，合诸家疫书，集为大成，参以精论，不数月而裒然成帙矣。至其书之掇要钩玄，提纲挈领，足以饷遗海内同志之士，读是编者当知之而能言之，不待予之再赘焉。宣统三年岁次辛亥暮春，同里巽倩陈枬。

时觉按：有宣统三年沪渎素庵铅印本，流传颇广。

《时疫用药法程》一卷　存　1911

清长洲徐尚志（相宸）撰

自序曰：《鼠疫良方初编》，余既取而订正之矣，因物付物，未免为物所囿而不能尽其变。近沈仲礼先生传述此次东省之疫，实非鼠疫而系肺瘟。所谓肺瘟者，发热咳嗽吐血，其呼吸之气能传染他人是也。西人谓此症四百年前俄国曾有之，今久不见，故治法莫得而详矣。又见报载东省华医治效方，重用石膏清热，与鼠疫之重用红花、桃仁活血化瘀稍异。仲礼先生并以二症广征论治。余谓疫症表象，本非一致，故中西名目甚多，治疫见效之药尤不可以更仆数，然要其所以成疫之气与治疫之法，则仅数种耳。愚以为与其随症立方，挂一而漏万，无宁提纲挈领，执简而御繁。医之为道，非无方药之患，而患其不知病因与治法，苟其知之，则温凉补泻，信手拈来，皆成良方而见奇效。所有疫病见症，治法界限，前编郑氏、梁氏及余之长案已言之甚详，有所未及者，治法之类别、药性之统系耳。因作此编，以补前说之未备。匡正而改良之，是所望于贤者。宣统三年岁次辛亥春王月，长洲徐尚志相宸氏谨识。

时觉按：收于《鼠疫良方汇编》。

《温病一得》一卷　存　1911

清张壶隐撰

范毓桂序曰：吾尝嗤班孟坚志艺文取医经、经方、房中、神仙列为方技，而吾家蔚宗撰《后汉书》，刘昫、欧阳修作新、旧《唐书》，遂并星相为方术、方技传后世，修史者乃沿为例，以班、范诸人有其才，有其学，而无其识，未足以语此耳。夫医学之精微，非天资聪颖、学问淹通者不能升堂而窥奥，乃与拘墟之星相、虚渺之神仙等量齐观，近于不类。金人张从正所著《儒门事亲》，谓惟儒者为能明其理也，是岂浅陋如技术之徒可以深造有得者哉？吾友张君壶隐，龆年补学官弟子，未冠联捷成进士，历官中外，以所学者施于有政，声绩卓著。吾阅人多矣，未见聪颖淹通如吾张君者。君幼时读书过目不忘，一览辄尽全幅，于诸子百家皆涉猎探讨，尤好《灵》《素》诸经、长沙方书。自弃官后，乃研究益勤，尝以近时温病最多，采治温各名家学说加以发明，折衷悉当，著为《温病一得》，实足以补前人所未备。信乎惟儒者为能明其理，故能探其微而极其精也。仲景为医家之祖，《伤寒》一论后世所宗，独不宜于治温。盖天时历久则变，生理亦然，后人之病，多热少寒，非古之方书所能尽。叶、王诸子绍述仲景，变化神明，不泥于古，乃能为治温者别辟途径，君复著为是书发挥而光大之。吾知此编一出，必为世所宝贵，乃益叹医学非吾儒莫属，非星相者流所可同日而语矣。抑吾更有言者，昔歙人江含徵著《医津一筏》，自谓今人以方书赠人，人皆欲得而藏之，谓可备不测，若与之谈医理，如卫鞅说秦孝公，以王道闻之，疲倦欲寐，不知理不明，虽有良方而不适于用，非方之不良也，用方者之不达理也。吾愿见此编者无为秦孝公之续，于医学经络气化先明其理，后用其方，则因证而施，应若桴鼓，庶不负吾张君之婆心也夫。建宁范毓桂。

时觉按：有抄本藏上海中医药大学。

《痧痘要诀》 佚 1911？

清金山沈鑰撰

时觉按：宣统三年《枫泾小志·志艺文》载录。

《痧原大略》 佚 1911？

清宝山邵如藻（伊人）撰

民国十年《宝山县续志·艺文志》曰：此书系辨明痧症来源及治法，稿藏于家。

民国《宝山县续志·人物志·邵如燧传》卷十四曰：邵如藻，字伊人，居城。如燧禀承父训，刻苦励学，诸生。精医理，诊治贫户不轻用贵重药品，而往往奇效。诗亦冲淡如其人。存稿并见《艺文》。

民国《宝山县续志·人物志·吴澄传》卷十四曰：吴澄，字清之，诸生。性行端敏，虽仓卒下笔，未尝苟作行草。力学授徒，视弟子如骨肉，邵如燧出其门下，而如藻兼传其医学。其以术济人也，虽寒暑雨雪，必吐哺以应，不以富贵贫贱异视。积劳遘疾，竟卒，年仅三十五。

《转筋症治遗书》一卷 佚 1911？

清吴县金篚集撰

时觉按：民国二十二年《吴县志·艺文考四》载录。

《痧证辨似》 佚 1911？

清常熟单学傅（师白）撰

民国三十七年《常昭合志·艺文志》曰：单学傅，字师白，诸生。著有《痧症辨似》《未得家传医案》。

民国《常昭合志·人物志·文学》曰：单学傅，钓渚人，诸生。

《温热条辨补义》 佚 1911？

清崇明陆建侯（树人）撰

民国十五年《崇明县志·人物志》曰：陆嘉德，字星门，子建侯，字树人，县学生。以困于试，弃举业，精医术，时救治人。著有《温热条辨补义》若干卷。

时觉按：《崇明县志》之《艺文志》亦载录。

《温病说》 佚 1911？

清青浦何寿彭（考祥）撰

民国二十三年《青浦县续志·人物四·何昌梓传》曰：（昌梓）子寿彭，字考祥，亦精医。尝谓，南方地暖，温病为多，因作《温病说》。

时觉按：民国二十三年《青浦县续志·艺文上》载录。

《时症直诀》一卷　佚　1911？

清川沙张金照撰

时觉按：民国二十六年《川沙县志·艺文志》载录，并见于《人物志·张清湛传》。

《时气会通》　佚　1878？

清奉贤陈士锦（文珊）撰

光绪四年《奉贤县志·人物志四》曰：陈士锦，字文珊，苏州元和诸生，迁居奉邑。精医理，博考张刘李朱四家之说，著有《医规》。其子泰来，继先业，著有《女科选注》《时气会通》。

时觉按：光绪《奉贤县志·艺文志》及光绪十年《松江府续志·艺文志》均作士锦著，与《人物志》异。

《时证衍义》　佚　1911？

清如皋丁仁山撰

时觉按：民国《如皋县志稿·艺文志》载录。

《瘟疫论》　佚　1911？

清南汇鲍邦桂撰

时觉按：民国十八年《南汇县续志·艺文志》载录。

《温病赋》不分卷　未见　1911？

清淮阴李厚坤撰

时觉按：淮安市河下镇吴鞠通医馆“历代名医名著”，列清代山阳县李厚坤撰《温病赋》民国十八年姜子房版本。笔者未见。

上温病类，共一百六十一种，其中现存一百一十四种，未见二种，已佚四十五种。

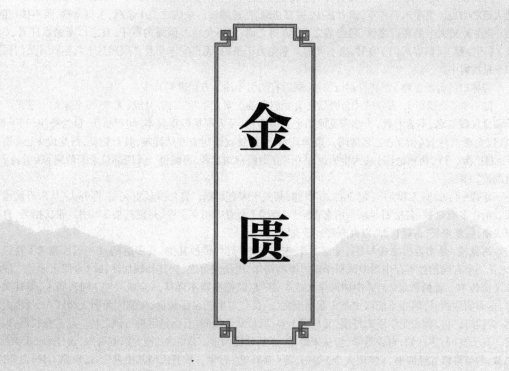

金匮

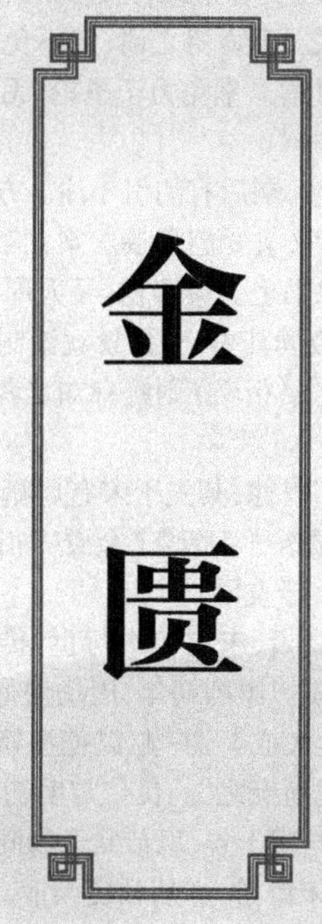

《金匮方论衍义》三卷　存　1368

明浦江赵良仁(以德,云居)撰(占籍长洲)

周扬俊曰:赵以德先生《衍义》,理明学博,意周虑审,本轩岐诸论,相为映照,合体用应变,互为参酌,庶几大道之明也。惜乎未有梓本,读者甚少,更有遗编,注递颇缺。余购之二十余载,未得全璧,因不揣疏陋,拟为《补注》,又大半采嘉言之议,融会成之,而续貂之诮,知不免也。倘海内君子,有志以斯道自任者,如《脉诀》《药性赋》《回春入门》等书,决不可读。幸免力于圣论,无自安于苟且。康熙二十六年秋月吴门周扬俊识于星沙寓中。

程林曰:《金匮要略》明初有赵以德注,嗣后有胡引年注。方论讹舛甚多。

陆心源《金匮衍义·跋》曰:《金匮衍义》,元赵良撰。案:良,字以德。仕履无考,藏书家均未著录。黄氏千顷堂仅载其名,不著卷数,盖亦未见原书也。康熙初,吴人周扬俊得其本,间有缺佚,自为补注,刊于长沙,名曰《金匮二注》,《衍义》之名遂晦。余读其书,于仲景立论制方推阐详晰,具有精义,可与成无己《伤寒论注》相抗衡。乃《伤寒论注》甚为世所重,《衍义》则鲜有知之者,可慨也。(《四部总录医药编》转引自《仪顾堂题跋》)

正德《姑苏志·人物》曰:赵良仁,字以德,其先于宋有属籍。良仁少试吏宪司,即弃去,从朱丹溪彦修学医。治疗多有奇效,名动浙西东。所著《医学宗旨》《金匮方衍义》并《丹溪药要》等书。张氏据吴,良仁挈家去浙,后复来吴,占籍长洲,以高寿终。子友同。

时觉按:是书为世之最早注《金匮》者,未有梓本行世,传抄甚少,又多遗阙,《中国医籍考》卷三十八"未见",今有同治抄本存中国中医科学院。康熙初年,周扬俊得之,为其补缺加注,成《金匮玉函经二注》,即今之流传本。曹炳章录之于《中国医学大成》,谓"赵以德里籍不详耳,《金匮要略》则云明人,但其文笔醇厚,远非明儒所及,然亦不能以史乘失载而疑之"。良仁与明初名儒戴良、宋濂同为浙之浦江人,师事大儒柳贯,为同门;并以师命受学于朱丹溪,又与戴士垚、思恭父子为同门,由是尽得丹溪之传。后占籍长洲,以高寿终。其子友同,字彦如,自少笃学,尝从宋濂游,亦从戴良问业。永乐初,授太医院御医,曾任《永乐大典》副总裁,参与纂修五经四书、《性理大全》等书,著《存轩集》行世。故曹氏谓其史乘失载,里籍不详,盖亦失考。光绪《浦江县志》误为赵良本所撰,所录乃良本传略。良本,字立道,号太初子,良仁兄,亦丹溪高弟。

《金匮要略二注》二十二卷　存　1687

元浦江赵良仁(以德,云居)衍义(占籍长洲),清苏州周扬俊(禹载)补注

周扬俊自序曰:尝思事不师古,其法不立;师古而不师圣人,其理不精。圣人每于礼乐教养之外,凡可以爱护施民者,无所不至,视人疾痛,如在乃身。故仲景既著《伤寒论》垂万世法,而复出其心思,著《金匮玉函经》为杂证矩范,使天下后世有志此者,于此启悟,以拯济斯人,固圣人无己之心,不易之学也。后之学者,若东垣之脾胃,河间之温热,丹溪之湿热,王安道之统论,易思兰之发明,薛立斋之虚弱,莫不各擅其长,要皆得力于此。今之学者,能称述诸家,而不知溯流穷源,上稽圣训,积数十年之敏悟,为百尺竿头之进步,终为浅寡而已矣。然则《要略》为杂病方圆之至也,为方不多,立论殊少,其间推测病由,如六淫之气、七情之感、腑脏之伤,及汤丸之补泄,气味之缓急,罔不毕备。有志之士,苟得其二三,已足名世。及观从来注释诸家,未能久读其书,岂能心知其意,又何从阐发其理!迩者程公云来、徐公忠可,各有疏注行世,已足发挥底蕴,表彰绝业。独赵以德先生《衍义》,理明学博,意周虑审,本轩岐诸论,相为映照,合体用应变,互为参酌,庶几大道之明也。惜乎未有梓本,读者甚少,更有遗编,注递颇缺。余购之二十余载,未得全璧,因不揣疏陋,拟为《补注》,又大半采嘉言之议,融会成之,而续貂之诮,知不免也。倘海内君子,有志以斯道自任者,如《脉诀》《药性赋》《回春入门》等书,决不可读。幸免力于圣论,无自安于苟且。康熙二十六年秋月吴门周扬俊识于星沙寓中。

叶万青序曰:自来学医者多讲求伤寒,而杂病则略之。盖伤寒分经论证,蹊径了然,非若杂病之门类繁赜,博综为难也。不思仲景氏祖经方而集其大成,《伤寒论》中一百十三方皆自杂病方中检入,故无不可以治杂病,其专治杂病之方则惟《金匮要略》一书,神而明之,足以推阐无余。顾《伤寒论》自成无己、韩祇和、庞安时以来,注释论辨,代不乏人。厥后吾吴周君禹载汇为三注,学者益有所钻仰尚已。《金匮》有国朝徐彬论注,虽云明显,要未若宋赵以德之明且详也。乃周禹载又为之补其未备,畅其欲言,名曰《补注》,合《衍义》而

成书，为《金匮玉函经二注》，嘉惠后学，可谓仲圣之功臣。惜其书风行未广，原板旋毁于火，致使学者不能家置一编，良足慨矣。今春，余友春泉见余案头《叶氏医案存真》及《马元仪方案》，怂恿付梓，因论及此，为叹息者久之。访购抄本，苦多鲁鱼之讹，复为遍求初印原本，相与昕夕校雠，醵资重刊，公诸当世，医林不朽之业也，功岂在周氏下哉？既已乐观厥成，而积思顿释，故志其简端如此。道光十二年壬辰仲冬既望，长洲叶万青。

陈文述序曰：汉张仲景医理最精，以伤寒一门为病中最要，既为《伤寒论》以明治法，复为《金匮玉函经》以为治杂症之矩矱，岐伯、秦越人后，一人而已。后之注者，以宋赵君以德《衍义》为最精，国朝周扬俊又为之补注于本书，益加融贯。仲景之书如四子六经，而两君之注则高密之训诂、紫阳之集义也。康熙二十六年楚抚丁思孔梓于楚南，迄今百四十余年，世鲜传本。吴门李君清俊，名医也，于古人载籍无所不窥，治症神效。既得此本，思以公诸当世，因为重付诸剞劂。余之识君也，在嘉庆丙子，适病后左足短二寸，不能着地，君治之两月而痊，至今将二十年，步履如少壮。道光戊子，余扶病重至汉上，邀君同行，君为人施诊，应手立愈，为余制药施人，亦皆灵验，汉上人至今称之。盖君之造诣渊微、立心诚笃所致，今刊此书，犹前志也。昔余弟鸿庆，亦深于医，与君最契，重刊《伤寒活人书》，未竟而殂，君议为竟之，俾与此书并行，于朋之际，所云笃矣。余素不习医，近以学道，从事三尼，医世功诀，读《金碧龙虎》《灵宝毕法》诸书，稍知养生之理，因兼读《素问》《难经》《伤寒论》及是书以相印证，知医家之要尽此四书之中。君尝谓是书医可通仙，并谓余因学仙而通医理。余谓医与仙皆非余所及，其理则固能言之矣。赵君不著里籍，《金匮要略》又云明人，君因欲去序中“宋”字，余谓旧本不宜轻改，且其文笔醇厚，语多非近儒明人所及，朴学之士潜德隐曜，不必以史乘失载为疑也。若夫道家之书，如《心印经》云“上药三品，神与气精”，《胎息经》云“若欲长生，神气相注”，《南华经》云“无视无听，抱神以静，神将守形，乃可以长生”，《黄庭经》云“寸田尺宅可治生，闭子精门可长活”，皆身心性命之本旨，苟能守而行之，风湿寒暑皆不能侵，留形住世不难，又何杂病之足虑乎？以质李君，知余言之不诬也。时道光癸巳八月，钱塘陈文述序于吴门妙香天室。

《中国医学大成提要》曰：宋赵以德衍义，清周扬俊补注。陈文述序云：汉张仲景医理精深，以伤寒一门为时病中最要，既作《伤寒论》以明伤寒治法，复作《金匮玉函经》以为治杂病之矩矱，岐伯、秦越人以后一人而已。后人注者，以宋赵《衍义》为最精，嗣至清代周扬俊又为之补注。惟赵以德里籍不详耳。《金匮要略》则云明人，但其文笔醇厚，远非明儒所及，然亦不能以史乘失载而疑之。末有周扬俊附《增补方》一卷，又附葛可久《十药神书》一卷。扬俊且有自序，及各方下附注方义，实为治虚劳之要书。道光十二年，元和李春泉重刊，长洲叶万青参校，本集则据养恬斋刻本印行。

《续修四库全书提要》曰：清周扬俊撰。扬俊字禹载，吴县人。因赵以德《金匮衍义》一书，扬俊所见非全本，为之补注其阙，故名曰“二注”。案：以德名良仁，元末长洲人，从朱丹溪学。见陆懋修《下工语》。程林《金匮直解》引以德注，称为明初人。扬俊所得本序中称为宋人，钱塘陈文述为是书作序，云赵氏文笔醇雅，语多近儒，非明人所及。且谓旧本宋字不可轻改，乃臆说也。《金匮玉函经》王叔和原编，宋时已有分析，王洙所得名曰《金匮玉函要略》，此注要略而仍袭叔和之原名，失之未考。自宋以后注《金匮》者，以德为最先，立说原本《灵》《素》，取证伤寒，发挥详审，扬俊所补，自称大半采取喻嘉言之说。《衍义》既稀全本，藉此以传，备旧注之一种，亦可重也。日本流传中国医书旧本颇多，据丹波元简《金匮辑义》，亦云未见赵氏此书。扬俊原序成于康熙二十六年，此本为道光间重刊，后附《十药神书》一卷，元葛可久撰，扬俊亦为之注。可久亦长洲人，有至正乙酉年自序，戊子年自跋。其书仅列十方，或出成方，或由自制，序中专论呕血、咳嗽二证治法之次第，因此二证，误治易成劳瘵，言之特详。清叶桂，吴中名医，奉为秘本，凡治吐血证悉祖其法。同郡程永培亦有刊本，字句与此本繁简间有不同，药味轻重亦小异，殆由传抄之别。后来闽医陈念祖得程本，谓是书奇而不离于正，重为注解，更以《金匮》正法疏证之，其说尤备。叶氏、陈氏并近代医家钜子，鉴于张景岳、赵养葵之末流，专以六味地黄汤等方治虚劳，流弊孔多，提倡葛氏是书以为救正，故有取焉。葛氏原序，谓得自至人，未见姓字，方技家每附会神仙以张其说，无足异也。

正德元年《姑苏志·人物十八》曰：赵良仁，字以德，其先于宋有属籍。良仁少试吏宪司，即弃去，从丹溪朱彦修学医，治疗多有奇效，名动浙西东。所著《医学宗旨》《金匮方衍义》，并《丹溪药要》等书。张氏据吴，良仁挈家去浙，后复来吴，占籍长洲，以高寿终。子友同。

时觉按：赵良仁《金匮方衍义》三卷，为世之《金匮》最早注本，未梓，传抄甚少，又多遗编缺注；周氏推崇赵注，为其补缺加注，而成是书，简称《金匮二注》。康熙二十六年，楚抚丁思孔谓“周子之补注洞若观火，烛人心目，世之业是业者不虑入室无门”，梓于楚南。道光十二年，元和李春泉重刊，长洲叶万青、钱塘陈文述为序，增附补方及《十药神书》各一卷。所附补方补《二注》所缺方：苦参汤（庞安时方）、桂枝汤、小承气汤及附子汤四方，原本有目无方，故补；天雄散、《千金翼方》炙甘草汤、《肘后》獭肝散等十六方为《金匮》原本附方，《二注》所删，重刊补入；庞安时苦参汤与《金匮》苦参汤有异，乃《金匮》原方为附补方，三项凡二十一首。收于《续修四库全书》。《中国医籍考》卷三十八载赵氏《金匮方衍义》三卷，“未见”，又录周氏《金匮要略补注》，无卷数，亦“未见”。

《金匮要略方论本义》二十二卷　存　1720

清柏乡魏荔彤（念庭，淡庵）释义（侨居苏州）

丹波元胤按曰：是书页面题曰“论注”，自序曰“释义”，名目各异。序后又附林亿等序，及徐镕说一篇，依旧厘为三卷。注解虽多阐明，不免文词庞杂也。（《中国医籍考》卷三十八）

《续修四库全书提要》曰：《金匮要略》依原次二十二篇，各为一卷，杂病方以下不载，分节悉仍旧本，其注主就仲景原文玩索探讨，不事蔓纷，间有别标附论，不入正注，故两书并名曰“本义”。

道光四年《苏州府志·人物》曰：魏荔彤，字念庭，官江、常、镇道，兼摄崇明兵备道。去官，赁屋濂溪坊，杜门垂帘，点勘四库七略，上自六经诸史，旁及天文地志、稗官野乘、浮屠老子、医药卜筮之书，丹铅不去手。婴痿痹疾。雍正四年乃还其里。著《怀舫斋集》数十卷、《素问注》，并注释《南华》《道德》诸书。

光绪二十三年《赵州属邑志·人物》曰：魏荔彤，号怀舫，十二岁补弟子员，后入资为中书舍人，授漳州守，膺卓荐，分守江、常、镇、崇道，署臬篆半载。彤力学不倦，自经传及诸子百家，皆有心得，注解甚多。著有《怀舫集》三十六卷、《大易通解》十五卷。

时觉按：据道光《苏州府志》，魏氏官于江东，江、常、镇道，兼摄崇明兵备道，去官后杜门点勘著述，至雍正四年乃还其里，是书康熙五十九年成于苏州濂溪坊。有兼济堂刻本，收于《续修四库全书》，扉页题为“兼济堂注释金匮要略”，前有《伤寒论金匮要略释义合刊序》。《中国医籍考》卷三十八载录，作《金匮要略本义》三卷。

《金匮要略方论本义》　佚　1722？

清云间何炫（令昭，嗣宗）撰

时觉按：嘉庆二十三年《松江府志·艺术传》载录。

《金匮心典》三卷　存　1729

清长洲尤怡（在泾，拙吾，饲鹤山人）撰

自序曰：《金匮要略》者，汉张仲景所著，为医方之祖而治杂病之宗也，其方约而多验，其文简而难通。唐宋以来，注释阙如，明兴之后，始有起而论者，迄于今乃不下数十家，莫不深求精讨，用以发蒙而解惑。然而性高明者，泛骛远引以曲逞其说，而其失则为浮；守矩矱者，寻行数墨而畏尽其辞，而其失则为隘。是隘与浮者，虽所趣不同而其失则一也。余读仲景书者数矣，心有所得，辄笔诸简端，以为他日考验学问之地，非敢举以注是书也。日月既深，十已得其七八，而未克遂竟其绪。丙午秋日，抱病斋居，勉谢人事，因取《金匮》旧本重加寻释，其未经笔记者补之，其记而未尽善者复改之，覃精研思，务求当于古人之心而后已。而其间深文奥义，有通之而无可通者，则阙之；其系传写之误者，则拟正之；其或类后人续入者，则删汰之。断自脏腑经络以下，终于妇人杂病，凡二十有二篇，厘为上中下三卷，仍宋林亿之旧也。集既成，颜曰《心典》，谓以吾心求古人之心而得其典要云尔。虽然，刘氏扰龙，宋人刻楮，力尽心劘，要归罔用。余之是注，安知其不仍失之浮，即失之隘也耶？世有哲人，箴予阙失而赐之教焉，则予之幸也。雍正己酉春日，饲鹤山人尤怡题于北郭之树下小轩。

徐大椿序曰：今之称医宗者，则曰四大家，首仲景，次河间，次东垣，次丹溪，且曰仲景专于伤寒，自有明以来，莫有易其言者也。然窃尝考神农著《本草》以后，神圣辈出，立君臣佐使之制，分大小奇偶之宜，于是不称药而称方，如《内经》中所载半夏秫米等数方是已。迨商而有伊尹汤液之说，大抵汤剂之法，至商而盛，非自伊尹始也。若扁、仓诸公皆长于禁方，而其书又不克传，惟仲景则独祖经方而集其大成，远接轩皇，近兼众氏。当时著书垂教，必非一种，其存者有《金匮要略》及《伤寒论》两书，当宋以前本合为一，自林亿等校刊，遂分为两焉。夫伤寒乃诸病之一病耳，仲景独著一书者，因伤寒变证多端，误治者众，故尤加意，其自叙可见矣。且《伤寒论》中一百十三方，皆自杂病方中捡入，而伤寒之方又无不可以治杂病，仲景书具在，燎如也。若三家之书虽各有发明，其去仲景相悬，不可以道理计，四家并称，已属不伦，况云仲景专于伤寒乎？呜呼！是尚得为读仲景之书者乎？《金匮要略》正仲景治杂病之方书也，其方亦不必尽出仲景，乃历圣相传之经方也，仲景则汇集成书而以已意出入焉耳。何以明之？如首卷栝楼桂枝汤，乃桂枝汤加栝楼也，然不曰桂枝加栝楼汤，而曰栝楼桂枝汤，则知古方本有此名也。六卷桂枝加龙骨牡蛎汤，即桂枝汤加龙骨、牡蛎也，乃不别名何汤，而曰桂枝加龙骨牡蛎汤，则知桂枝汤为古方，而龙骨、牡蛎则仲景所加者也。如此类者，不可胜举。因知古圣治病之法，其可考者惟此两书，真所谓经方之祖，可与《灵》《素》并垂者。苟有心于斯道，可舍此不讲乎？说者又曰：古方不可以治今病，执仲景之方以治今之病，鲜效而多害。此则尤足叹者。仲景之方犹百钧之弩也，如其中的，一举贯革；如不中的，弓劲矢疾，去的弥远，乃射者不恨己之不能审的，而恨弓强之不可以命中，不亦异乎？其有审病虽是，药稍加减又不验者，则古今之本草殊也。详本草惟《神农本经》为得药之正性，古方用药悉本于是，晋唐以后诸人各以私意加入，至张洁古辈出，而影响依附，互相辨驳，反失本草之正传。后人遵用不易，所以每投辄拒，古方不可以治今病遂为信然。嗟乎！天地犹此天地，人物犹此人物，若人气薄则物性亦薄，岂有人今而药独古也？故欲用仲景之方者，必先学古穷经，辨症知药，而后可以从事。尤君在泾，博雅之士也，自少即喜学此艺，凡有施治，悉本仲景，辄得奇中。居恒叹古学之益衰，知斯理之将坠，因取《金匮要略》，发挥正义，朝勤夕思，穷微极本，凡十易寒暑而后成，其间条理通达，指归明显，辞不必烦而意已尽，语不必深而旨已传。虽此书之奥妙不可穷际，而由此以进，虽入仲景之室无难也。尤君与余有同好，属为叙。余读尤君之书而重有感也，故举平日所尝论说者识于端，尤君所以注此书之意亦谓是乎？雍正十年壬子阳月，松陵徐大椿叙。

《续修四库全书提要》曰：清尤怡撰。怡有《伤寒贯珠集》等书，已著录。是书注释《金匮要略》，自脏腑经络以下，终于妇人杂病，凡二十二篇，其旧本第二十三篇以后以非仲景原书，故不录。卷数分上、中、下，仍从宋林亿之旧。案：宋金以来，研究仲景之学者专重《伤寒论》，于《金匮要略》未有撰述，其作注者始于赵良，明清之间继起者不乏人，以徐彬《论注》较为详明，故《四库》著录即用其注本。怡撰是书，间采诸家之说，有举其姓氏者，如徐氏彬、李氏玮西、成氏无己、赵氏良、程氏林、喻氏昌、魏氏荔彤、高氏鼓峰、寇氏宗奭、娄氏全善，凡十余人，其中为释《金匮》专书者，惟徐氏《论注》、程氏《直解》、魏氏《本义》数种而已。然怡作注宗旨，在深求仲景本意，不以繁博为贵，其自序云：颜曰"心典"者，以吾心求古人之心而得其典要云尔。又云：向来注家有两弊，或泛骛远引而失之浮，或寻行数墨而失之隘，皆悬以为戒。徐大椿为作序，称其穷微极本，十易寒暑而后成，深致推挹。怡《贯珠集》因伤寒书经羼乱，创分正变诸法，明经权之义，以息众纷，可谓恢之弥广。是书因《金匮》言简意深，推论病机本原，使渊奥之旨悉归明显，可谓约之弥精。二者各擅其胜，而是书尤为大醇，以较徐氏《论注》，繁简不同，同为《金匮》善本也。

嘉庆二十五年《吴门补乘·人物补》曰：尤怡，字在京，或作泾，一字饮鹤，长洲人，布衣。怡始就韩伯休术，欲晦姓名，诗亦不求人知，而重其诗者谓得唐人三昧。

民国二十二年《吴县志·列传》曰：尤怡，性沉静，淡于名利，往来皆一时名流，若番禺方东华、钱塘沈方舟、宁国洪东岸，同郡若顾秀野、沈归愚、陈树滋、徐龙友、周迂村、李客山，皆折节与交。业医始不著于医，晚年为人治病多奇中，稍暇即读书以适其意，间作古文、时文，绝类唐荆川。所著医书数种，已刻者：《金匮心典集注》《医学读书记》及《北田吟稿》二卷。怡少学医于马元一，元一负盛名，从游无算，晚得怡喜甚，谓其妻曰：吾今日得一人，胜得千万人矣。后元一著书甚多，皆怡所商榷以传。

时觉按：雍正十年遂初堂初刻，有版本二十余种，收于《中国医学大成》。

《金匮翼》八卷　存　1768

清长洲尤怡（在泾，拙吾，饲鹤山人）撰

尤世辅序曰：余侄在泾，幼习儒业，长精于医，于古方书靡不毕贯，而治病处方，一以仲景为宗。既以其道活人，虑无以昭后世也，乃注仲景《金匮》，即世所传《金匮心典》是也。问又取杂病讨论之，集为八卷，详其证候，析其治法，表里虚实之辨，补泻温凉之用，开卷了然如指掌焉。呜乎！此道之难知也久矣，今睹是书，抑何其深切而著明也。惜其所注仲景《伤寒论》名《贯珠集》者，余不得而见之。然在泾不专以医名，其所为诗，必宗老杜，一如其医之必宗仲景云。乾隆三十三年岁次戊子岳岩老人世辅书于虎丘山塘之思永堂。

柏雪峰序曰：闻之著书难，选书尤难，医理之难知也，其书汗牛充栋，欲别赝存真，如披沙拣金，览之搏，尤贵择之精。吾乡尤在泾先生，通儒也，邃于医理，所著医书数种，已刻者早已家置一编，而治杂病一书，只存钞本，是书之必传于后，无庸赘述，独惜其未广所传也。吾宗澹安大兄，昔同游西畴夫子门，析疑赏奇，师深喜其好学。迄今积三十年，孜孜不倦，宜其乞方踵至，名动公卿，乃复虚怀若谷，虽盛暑晚归，余至必剪烛深谈也。尝出郭氏《伤寒论补亡》《尤氏杂病》两书，正讹补缺，相与商榷者久之。今尤氏书校刊已成，促其先付剞劂，名之曰《金匮翼》。尤氏固为仲圣功臣，而澹安亦属尤氏知己矣。是为序。弟柏雪峰氏拜书。

徐锦序曰：《伤寒》而外，《金匮》一书又杂症之大法门也。吾吴尤在泾先生，学术渊深，天机敏妙。尝以其吟咏自得之余，究心《灵》《素》，有《金匮心典集注》《北田读书录》行世。又出其生平见闻所以羽翼金匮者，条分缕晰，列为八卷，祖述仲景遗意，荟萃各家之说，参以论断，所谓广长舌大法轮，可想见先生济世婆心矣。余生也晚，不获亲炙先生讨论精奥，读其书如见其人焉。闻诸故老云：先生键户著书，绝意荣利，一时名宿如方东华、顾秀野、沈归愚、李客山诸君，相与结城南之社，其诗采入《国朝别裁集》，为时所诵习者已久。晚年为人治病多奇中，盖历数十年精意研殚，宜其神妙莫测。是书余得之及门平舟沈子，复于星门陈子处借校，讹正缺补，名之曰《金匮翼》，窃仿《伤寒附翼》之义。夫科举之学，揣摩家犹曰中式，况于病乎？则是书为《金匮》羽翼，而先生为仲圣功臣矣。是为序。嘉庆十有八年癸酉三月，长洲后学徐锦书于心太平轩。

尤世楠《大父拙吾府君家传》曰：楠生十年，随吾父移居花溪。又四年，而大父殁。事大父日浅，而所熟闻于吾父之口述者，十有二三焉。恐后之人欲举其事而无由也，谨录而载之家乘。大父讳怡，字在泾，号拙吾，吾曾大父第三子。曾大父有田千亩，曾伯祖鼎黄公非辜被累，鬻几尽，及析产大父，仅受田三十亩。继又以事弃去，遂为窭人。某年除夕，漏鼓移，盎无粒米，大母偕吾父枯坐一室中，灯半灭，大父方卖字于佛寺。晨光透，乃携数十钱易米负薪而归。业医始，不著于时，大母以针指佐食，严寒，鸡数鸣，刀尺犹未离手，卒以是致疾。大父时追悼之，不畜姬妾者二十年。大父甚贫困，往来皆一时名流，若番禺方东华、钱塘沈方舟、宁国洪东岸，同郡若顾秀野、沈归愚、陈树滋、徐龙友、周迁村、李客山诸先生，皆折节与交。楠自晓事后，未见有一杂宾至者。性沉静，淡于名利。晚年治病颇烦，稍暇，即读书、灌花、饲鹤、观鱼，以适其幽闲恬淡之意。间作古文、时文，绝类荆川，然非所专力也。己巳得疾，不服药，绝粒待尽，易箦前一日，索纸笔书留别同社诸公，诗、字、画苍劲不异平时。诗曰："椰瓢松尘有前缘，交好于今三十年。曲水传觞宜有后，旗亭画壁猥居前。病来希逸春无分，老至渊明酒已捐。此后音尘都隔断，新诗那得到重泉。"盖绝笔也。所著医书数种，已刻者：《金匮心典集注》《医学读书记》，以及《北田吟稿》二卷，皆已脍炙人口。大父少时学医于马元一先生，先生负盛名，从游者无数。晚得大父喜甚，谓其夫人曰：吾今日得一人，胜得千万人矣。后先生著书甚多，皆大父所商榷以传，于此见前辈之卓识云。孙世楠述。

淡安附识曰：此蔼谷先生所作家传也。先生人品学问为吴中名宿，今读其家传，益信家学渊源，英贤继起，实有所本云。

《续修四库全书提要》曰：清尤怡撰。怡有《伤寒论贯珠集》《金匮心典》等书，已著录。是书乃自辑杂病证治，分门编录，各门有总论，融会诸家之说，参以心得，挈其大纲。其于繁重诸证，详分治法，如中风门则有卒中八法，诸湿门则分散湿、渗湿、上下分消三法，痰饮门则分攻逐、消导、和、补、温、清、润七法，失血门则分风热、郁热、暑毒、蓄热、气逆、劳伤、阳虚、伤胃八法，膈噎门则分痰膈、血膈、气膈、虫膈四法，虚劳门则分营卫不足、肺劳、心劳、肾劳、肝劳、风劳、热劳、干血劳、传尸劳九法，发热门则分劳倦、火郁、血虚、阳浮、痰积、瘀血、骨蒸、食积酒毒八法，疟疾门则分风疟、温疟、湿疟、瘅疟、牡疟、痰疟、食疟、虚疟、痎疟九法，诸痢门则分寒下、疏解、温通、温补、冷涩五法，皆列为子目。所载诸方自《金匮》以外，博采古今名医之方，精选慎取，分隶条下，使读者随证求方，不致笼统施治，昧于适从。怡所著诸书及身皆已刊行，惟是书只有家存写本，嘉庆中，长洲徐锦始校刊行世。案：医籍中分类巨编，往往但求蒐集繁博，方论虽详而无所折衷，难免芜泛之弊。近代惟徐大椿《兰台轨范》一书，论证悉遵古训，选方不涉浅陋，最称典要。怡深于医术，洞澈本源，学识与大椿相颉颃。大椿笃于信古，多所采唐以前书，怡则兼采宋金以后诸名家，而悉由心得，不存门户，繁简适中，不芜不漏，洵足羽翼《金匮》，名实允符也。

时觉按：是书集杂病古今实验诸方讨论之，载统论二十四篇、方法十九篇、病证二百十四种，足补《金匮》之未备而为其羽翼。乾隆三十三年，书成未名，嘉庆十八年徐锦由其门人沈平舟处得之，校讹补缺，仿《伤寒附翼》之义而名之曰《金匮翼》。收于《中国医学大成》。

《金匮要略纂要》不分卷　存　1736

清亡名氏纂辑，雪樵抄传

时觉按：《联目》“著者佚名”，《大辞典》作“雪樵撰”，有抄本一册藏上海图书馆。前后无序跋，有《金匮》原书目录。卷端题：张仲景金匮要略纂要，无署名，有章“瑰华”；卷末署：时乾隆丙辰荷月抄录于来苏堂中，雪樵记。内容大体抄录《金匮》原书，无多删节，不类“纂要”之名。

《金匮要略类疏》　佚　1743？

清江都萬天民（圣逸，春台）撰

时觉按：嘉庆十五年《扬州府志·人物九》载录。

《金匮辨正》　佚　1779？

清长洲雷大升（允上，南山）撰

《雷允上墓志铭》曰：吾郡工岐扁术者固不乏人，而雷公南山以经济才治活人书，尤熇然绝俗。所著如《金匮辨正》《经病方论》《要症论略》等书，皆卓卓可传。辛巳岁，余奉聘纂修郡志，因□以公行谊载入志中。后四载，其孙梦麟等以公行状，乞余志墓，重勒石以垂不朽。□其略而书之曰：公讳升，字允上，号南山。先世本南昌人，八世祖讳唐，自明中叶秉铎琴川，遂家于吴门，七传而生公。公幼即孤露，稍长砥行读书，屡试有司□□，□弃去，历游燕齐间，两应京兆试，卒不遇。遂归老吴门，效韩伯休故事。晚岁徜徉山水，益肆力于诗古文，有《自订琴楼稿》，藏于家。寿八十四而卒。公生康熙三十五年四月廿六日戌时，卒乾隆四十四年四月初八日辰时。配毛氏，观察□园公女，归公未二稔，卒，无出。继配朱氏，秀野公女；簉室陈氏。子四：楷、椿、桂、兰，楷、椿俱先公卒。女三。以子桂任广西梧州参军，权苍梧县事，公赠如其官。卒葬吴邑□□□□□□□□，以两夫人祔葬。后四十年，始立石于墓云。□□□□士出身、户部山东司主事、军机处行走、癸酉广西乡试主考官姻再侄吴颐拜撰。道光五年岁次乙酉四月，孙梦麟、梦鹏、梦震、燮琛立石，曾孙荣纶谨书。

时觉按：雷大升，吴门名医。雍正十二年，于苏州阊门内专诸巷天库前周王庙弄口开设诵芬堂老药铺，创雷允上药业。

《百合病赘言》一篇　存　1792

清吴县陶宗暄（厚堂，惹庭）撰

唐大烈曰：陶宗暄，字厚堂，号惹庭，清吴县人，住和丰仓前。

民国二十二年《吴县志·列传·艺术一》之《顾文垣传》曰：同时有陶宗暄，字厚堂，著《百合病赘言》。

时觉按：收于《吴医汇讲》卷六。

《金匮要略注》二十二卷　佚　1800

清仪征李炳（振声，西垣）撰

嘉庆十五年《扬州府志·人物九》曰：李炳，字振声，仪征人。幼习医，苦不能得其奥，因习《易》十年，顿悟阳长阴消，遂通《灵》《素》之旨，尤深于仲景书。尝往来楚越江淮间，晚年多寓邵伯镇瓜州北湖。每以白术治疾，应手得效。一妇人数日不更衣，胀甚，医用通药益剧，炳令专服白术，至五日而胀已。一人大渴，服诸凉药不已，炳使服白术，明日愈。或问之，曰：皆仲景法也。《金匮·痉湿暍》篇云：若大便坚、小便自利，去桂加白术。可知术能利大便，盖术性燥邪水而实能生正液，大便因津涸而坚，非术不治也。《伤寒》理中丸下云，渴欲饮水者，加术。可知本能止渴也。又，赵姓背恶寒，医以少阴治之，服桂附不愈。炳以白术合茯苓、桂枝，顿已。余姓者，年六十，痰嗽发寒热，腰背痛。诊之两寸不满，关微弦，令服白术、茯苓而愈。炳曰：皆《金匮》所已言：心下有留饮，其人背寒冷如掌大，此赵某病也；膈上病痰，满喘咳吐，发则寒热、背痛腰疼、目泣自出，其人振振身瞤剧，必有伏饮，此余某病也。二者皆饮，由阳气不运行，不治以白术而何治也？人始以李白术呼之，及见其效，称为李仙。又符姓者，病左胁痛，久而及于右胁，三月罔效。炳诊曰：真肝藏虚，得之经营大过也。重用甘草，佐以枣、麦、山萸，皆炒极焦，二日，其痛若失。炳曰：《金匮》肝虚，当先实脾，补肝用酸，助以焦苦。盖用甘草补脾以生火，焦苦入心亦补火，火盛则金敛，金敛则木实矣。时师补水生木，不知水盛则克火，火弱则金强，金强木弱，是为虚虚，非仲景法也。因悟肝之本在右而行于左，有阴阳互根之义焉。故病肝者，由左而及右，左痛病在标，可泄；右痛病在本，必甘以缓之，更伐之抑之，则生气尽矣。又治一寒证，已服理中汤加附子，益烦。炳仍以理中加附子治之，一服即愈。问以故，炳曰：理中参、术、甘草、干姜皆三两，所以固中气，故名。惟腹满始加附子，然仅一枚而已。前此附子倍于干姜、甘草，故躁动而不能静守。今少用附子而倍加姜、草，中宫治而附子亦得所节制，故愈。其深得仲景之奥类如此。著《金匮要略注》二十二卷、《治疫琐言》一卷、《西垣诊籍》二卷。

《金匮要略注》 佚 1810？

清江都李钧（振声）撰

光绪九年《江都县续志·列传七》曰：李钧，字振声，精仲景法。江春族人患伤寒，见阳明证，时医治以寒剂，疾更加剧。钧诊之曰：此寒证也，宜温中。用附子一两，服之病益剧欲绝。钧曰：剂轻矣。加附子至二两，与人参二两同服，众医难之。钧曰：吾目见及，试坐此待之也如何？力迫之服。至明日，霍然矣。谓诸医曰：病之寒热，辨于脉之往来，此脉来动而去滞，知其中寒而外热。仲景所已言，诸君未及见耳。所著有《金匮要略注》，多发前人所未发。

《金匮注》 佚 1810？

清扬州陆德阳（广明）撰

时觉按：嘉庆十五年《扬州府志·人物九》载录。

《金匮要略阙疑》二卷 存 1827

清扬州叶霖（子雨，石林旧隐）撰

种德堂主人序曰：长沙书只有《伤寒杂病论》，无所谓《金匮》者。晋王叔和搜采仲景旧论为《伤寒》书，当是得其残阙之本，故云采辑也。经五代六朝，医脉中断，孙思邈求仲景书数十年不得，今所传并非叔和本，未可知已。自伤寒与杂证分行，至唐杜光庭始有《金匮玉函经》，盖重其书，故尊其名耳。书分十五篇，或有论无方，或方论不合，缺文、错简、讹字，不一而足。甚矣！是书之难读也。而又注家望文为训，遇难则默，其不解者曲为附会以诳聋瞽，纷拏益甚。余习业医途，夙喜方术，暇则手录，殆者阙之，疑者存而论之。子舆氏曰：我于《武成》取二三策而已。昌黎云：辨古书之正讹，昭昭然黑白分矣。藏诸箧中，以便观玩，后世有子云，未必不有味乎元文尔。道光七年岁次丁亥小春月，种德堂主人识。

时觉按：是书未刊，有抄本藏中国中医科学院、上海中医药大学，2003年浙江科学技术出版社据此二本校勘排印，收于《近代中医珍本集》。

《金匮要略集解》三卷 存 1838

清吴县周孝垓（平叔）集解

自序曰：按《金匮要略》二十五篇，为后世杂病方书之祖，与《伤寒论》相表里。然自宋迄今，注《伤寒论》者不下数十家，注《金匮》者盖寡，赵氏《衍义》又复残缺不齐。自徐忠可作《金匮论注》而其义始详，亦既表彰前人、启迪后学矣。惜其体仿《注疏》，词繁语涩，中材以下，未易了然。吾吴张氏路玉著成《伤寒缵论》，而《金匮》微旨仅散见于《医通》例中，观其疏证论方，发挥精义，盖有志而未逮者。是集取《医通》释义最多，辅以徐氏论注，并采各家注释，可附鄙意，则以“案曰”别之，仿李鼎祚《周易集解》之例，故名《集解》，厘为三卷，以便检阅。疏漏之讥知所不免，读是书者，幸视为千虑之一得焉可也。道光戊戌二月，吴县周孝垓平叔氏识。

张邦瑜序曰：道光丙戌、丁亥数年间，心香周君招余课诸郎君于南山阁。主宾相聚，讨论艺文，兼语余医理，阴阳虚实，辨析毫芒，余心契之。间至其案头，观其医书罗列，上自仲景，下至刘河间、张景岳诸家，靡不丹黄涂乙，表白于其间，知其心之专、力之果，非复一朝夕矣。昔范文正有云“不为良相，即为良医”，谓良医之能活人同于良相也。君故业于儒者，自得一衿，连不得志于秋试，无以遂其由饥由溺之怀，乃去而就医，风雨寒暑，手不释卷，其于病者之来，访闻周，切脉细，赖以全活者无算，此岂非医中之矫矫者乎？去年秋，以疾归道山，长君慈铨不忍父书之湮没，乃挟其所著《金匮要略集解》及《内经病机纂要》二种，乞序于余。余于医茫无所知，然观君采掇之勤，剖析之细，知其必有当于古人，而是书可以永垂不朽也。爰不辞而为之序。道光二十七年二月，世教弟张邦瑜拜撰。

民国二十二年《吴县志·列传四》曰：周孝埙，字愚初，木渎人，诸生。入资为部主事，吴有诸生狱，知名士多逮系。木渎去城三十里，孝埙日怀饼金走系所相慰劳，或行风雨泥淖中，衣湿履败不自息，狱解乃已。入都，分刑部广西司兼安徽司行走，充律例馆纂修官，以养母乞归。居枫桥，先后辑《渎川耆旧诗集》及友朋遗集各数十种，锓板以行。弟孝垓，字平叔，精研古籍，尝刊《毛诗郑氏笺》、李鼎祚《周易集解》，号为善本。

民国十年《木渎小志·人物四》之《周敬夔传》曰：周孝埙，别号逋梅，周敬夔从子，徙居枫桥，著《还渎庐诗钞》八卷。

时觉按：有道光刻本藏上海中医药大学、南京图书馆。民国二十二年《吴县志·艺文考二》载为周孝埙著，误，实孝垓撰。

《金匮管窥》 佚 1841？

清无锡王殿标（佩绅，春泉）撰

时觉按：《吴中名医录》据《锡山历朝书目考》卷十二载录，民国二十二年《三三医报》一卷一期周小农《无锡医学书目考》亦录。

《金匮要略阐义》二十五卷 存 1861

清仪征汪近垣撰辑

刘毓崧序曰：自昔儒家以师承为重，医家亦以师授为先，《史·扁鹊传》载其受医学于为长桑君，《仓公传》载其受医学于阳庆，与《儒林传》载经师之授受，例正相同。张氏仲景为医家大宗，所著《金匮要略》其中引师曰者不一而足，盖即汉代医师之言而仲景缵述师承以告后学，犹许叔重作《说文解字》引其师贾侍中之言也。然则医家依据师说以著书，其所由来久矣。仪征汪近垣先生家世业儒，尤深于医理，学医于同邑名医李西垣先生，授受渊源，具有端绪。西垣先生之医道见重于江都焦里堂先生，及其子虎玉先生。嘉庆乙丑闰二月，虎玉先生遘疾似疹而阴躁，西垣先生诊之曰：脉紧不渴，非疹也。投以真武汤而愈。然群医仍议其好奇。丙寅岁，虎玉先生见《郑素圃医案》云：寒极于内，逼阳于外，阴癍也。与西垣先生所言相合，益叹其术之神。及丁卯三月，里堂先生病寒，其时西垣先生已卒，虎玉先生延先生诊之，先生谓耳聋，舌黑而滑，脉洪大无伦，少阴之阳欲亡矣，非参附不救。群医或咻之，谓舌黑脉大为阳证，虎玉先生忆《郑素圃医案》云：耳聋昏睡，少阴，就少阳脉反散大，真阳欲脱之机，舌黑而滑，肾水凌心也，与先生所言无异。遂决计服参附子之药，应手而痊。《蜜梅花馆文录》中有《郑素圃医案序》，详记其事，以见先生真能得西垣先生之传。当是时，先生年甫弱冠，而医术已精，其后擅重名者垂五十年，齿弥高而学弥粹，生平得力者，尤在仲景之书。咸丰庚申，哲嗣少垣以先生所著《金匮要略阐义》见示，属为此序。书凡二十四篇，其中多援引西垣先生之医案，如第一篇所述治符姓胁痛之案，第十二篇所述治赵姓脊心恶寒之案，及治余姓腰背常痛之案，《扬州府志·艺术门》内，西垣先生传中备列其事。其他各案大都互见于《西垣诊籍》《李翁医记》等书，至于第一篇中言肝木本在右，为气行于左，尤西垣先生独抒心得之创论，因学易以悟其消长之机者，得先生推广引申，其有功于医学大矣。西垣先生曾著《金匮要略注》二十二卷，其书今已无传，有先生此书，略存梗概，其宗旨尚可推测而知。较之三国时广陵吴氏辑其师华元化之方，体例虽殊而志趣如一，皆不忘师训者也。先生自少至老，活人甚众，惜未存诊籍之书，然即观为里堂先生之获痊，已足见其为功不浅。盖里堂先生疾亟之时，杂卦传一篇往来于心，自憾易注未就，及既愈之后，延寿十数年，不但易学三书告成，即《孟子正义》等书亦次第蒇事，微先生之力不及此。昔元时贤相廉孟子有疾，扬州名医王仲明遄往处方，一匕立愈，时人以为能起廉相国，功在天下生民。然则先生能起里堂先生，岂非功在圣贤经传者欤？少垣好学能文，兼通医理，谋刊先生著述以广其传，不独阐扬先德之孝思，亦嘉惠来学之盛意也夫？然《礼》所谓医不三世不服其药，旧疏谓三世乃三古言医之书，非三代习医之士，其说是矣。然古者学出世家，故有官族知畴人世业，不独推步为然。若宋时著《医说》之张季明，元时著《世医得效方》之危达斋，皆数世工医，未始非古人家学相传之意，无异于虞氏传《易》，伏氏传《书》也。况仲景、元化皆曾举孝廉，实以名儒而为良医，则医道非儒家所当事者乎？今少垣既传儒业，复习医方，其于先生此书，不啻弓冶箕裘之相继矣。毓崧上世累叶儒门，先祖琢斋公邃于医道，而毓崧仅传儒业，未习医方，勉存先生之书，岂能无愧于少垣也哉？咸丰庚申十一月朔，同邑后学刘毓崧识。

李祖望序曰：士君子所贵读书以阐明义理者为适于用耳，医者尤切于用，或未达元旨，炫逞私智，偭视古法，而其中遂歧，活人之书，几何不杀人哉？汉张氏仲景衍轩岐之绪，申和缓之旨，著《伤寒论》二十二篇，又著《金匮要略》二十四篇。不知者疑伤寒为专门之业，《金匮》所载多杂证，每歧而二之，岂解二书本互相发明以通于用者。即以脉论沉浮迟数，其大较也，《金匮》于每篇必题曰：某病脉证治第几，言证无不兼言脉，伤寒之言脉者八十三章，王氏叔和多乱其章句，散见于各篇，而伤寒一书几不可读。得昌邑黄先生元御字坤载者，董而理之，脉法之八十三章乃瞭如示诸掌，著《伤寒悬解》及《长沙药解》等书，武进张氏为刻于《宛陵丛书》中。伤寒一书，注述者无虑数十家，黄氏为扫除繁秽，真有用之学也。《金匮要略》条理虽具而注者甚少，国朝有徐彬论注二十四卷，其书又不概见。近垣先生于书无所不通，工隶法，医尤有专嗜，积数十年精力，著《金匮要略阐义》二十四篇，发《灵》《素》之精蕴，辟刘张之忮说，以意逆志，以理证道，会立言之微旨，揭作者之隐意，于营卫血气阴阳死生之故，皆洞探原本。且其言曰：仲景之书非教人治病，教人明病，明病故能治病。又言曰：世之读《金匮》，未有不读《伤寒论》者。可知《金匮》之用本与《伤寒论》二而一之，故先生之治病也，如疟症言今人多用小柴胡汤之弊，痰饮篇纪所治之赵姓余姓等证，皆应手而效，所活众多。运古圣之精义，起膏肓之废疾，惜医案当日未尽存耳。抑思之医者意也，意通于呼吸，医者理也，理运于微眇，通乎意与理者，义也，神而明之，引而申之，是在钩深致远，显微阐幽，以明其义者。先生之书名阐义，信不诬矣。今将刊以行世，余得先读为快，此书之出，体其用者岂惟济一人济一时哉？盖《伤寒论》得黄氏之悬解而显，《金匮要略》得先生之阐义而明，即质仲景于千百年上，当亦所心许以为吾之书本如是说也。咸丰十年七月朔，姻世姪李祖望拜读谨叙。

时觉按：有咸丰间抄本藏南京图书馆。刘毓崧序所言西垣先生，乃仪征李炳，字振声，号西垣，著《金匮要略注》二十二卷及《辨疫琐言》《李翁医记》；焦里堂及其子虎玉，即扬州焦循，字礼堂，辑《李翁医记》，其子焦廷琥，字虎玉，传李氏《辨疫琐言》。

《金匮释例》二卷　佚　1878

清丹徒庄棫（中白，利叔，东庄，蒿庵）撰

民国十九年《续丹徒县志·艺术志二》曰：庄棫《读金匮记序》：《金匮》之于医，其六经之《春秋》乎？自秦越人著《难经》，太仓公答文帝问，而世所谓黄帝、《白氏内外经》及诸《经方》亦相继以出，载《汉书·艺文志》。惟《金匮》著于张仲景，在后汉时为最晚。白氏之书不获见，《金匮》所载多黄帝所未述及诸方证治，林亿复加删定，分伤寒为《伤寒论》，其杂证别为二十二篇。其中义蕴之精，体例之密，辞曲而达，意微而婉，有文见于此而义在于彼者，有既见于此而复见于彼者，有言之而不终者，有反复而长言之者。孟子所谓其事则齐桓、晋文，其文则史。孔子曰：其义某窃取之。即以《金匮》言，其意与义甚于文耶？抑有在于文之外者耶？余将为《金匮释例》一书，仿晋杜予《春秋释例》之例。兹册所载，皆读书所得之语，随手杂录成为二卷。虽于大义未能十得一二，然《金匮》之书亦可因是求之，即其源而溯其委矣。

民国十九年《续丹徒县志·人物志五》曰：庄棫，字中白，深思笃学，博览穷经。贫甚，橐笔走四方，读书不倦。少治《易》，通张惠言、焦循之学；好读《纬》，以为微言大义非《纬》不能通《经》；又治《公羊春秋》，于董子《春秋繁露》一书服膺最切。与戴望、谭献、刘寿曾、袁昶诸人为道义交，学益进。柳兴恩称其竭力读书，穷而不愁，更出虞卿之上。袁昶亦称其于经多读《易》《春秋》，能通其象，数科指；于子深于荀、董，旁及百家，靡不研览；于诗长于乐府，论著文之体制，则于皋闻张氏为近。又晓星度阴阳之占候。居江淮间，久习于河、漕、盐三政兴废利弊之故，言之娓娓可听，可以觇其学识矣。生平著述甚富，谭献为刊其《周易通义》八卷。女夫许承家为刊其《蒿庵诗词集》十二卷、《蒿庵文集》八卷。尚有《荀氏九家义》九卷、《静观堂文》十八卷、《东庄笔淡》八卷待梓。

时觉按：民国十九年《续丹徒县志·艺文志》载录于《书目》。庄棫为清词人、学者，生道光十年，卒光绪四年。

《伤寒杂病论金匮指归》十卷　存　1885

清泰州戈颂平（直哉）撰

戈仁寿序曰：窃思研精医学，皆尊长沙为经方之祖，为万世法。《魏志·华佗传》云：指长沙书可以活人。宋林亿云：活人书者，必仲景之书也。金匮之书，自西晋王叔和选集撰次，后俗传书名也；《金匮玉函要略》，五代及宋时相沿书名也。而原叙云“伤寒杂病论”五字，无金匮之名，此后人宝贵之意，正仲景治杂病之方书也。惟此两书，真所谓经方之祖，可与《灵》《素》并垂者，苟有心于斯道，可舍此不讲乎？当今之世，不思求经旨，不保身长全，卫生尊道，或外感六淫，或内伤七情，阴阳不得致中和而为病。或为痰为饮，乃津液所化，外受寒则凝，得阳气炼之而为痰，滞胸部为结胸，经络为流注，气道为喘咳，为劳为肺痿肺痈；或为火不足于里，而受寒水注肌腠，不汗为寒热，肠胃间为吐泻腹疼，吞酸胃痛，肉间为肿为痈疡，腹膜间肿胀为臌；或为血滞阳络，为吐衄为劳为疼，伤阴络为便血尿血，腹膜为血臌。患病者不胜枚举，痰水血为病者多仲夏作，汗吐下三法以去腑病之有余，痰水血久滞不行，则形盛气弱，脏气损而肉败。亦有水滞脏腑中而内腐败者，西人剖解考验确实，只验其腑坏，未详其脏腑窒塞，亦虚不能周流，故人身脏腑经隧宜虚不宜实，惟通则不实，不实即不痛，人为动物，如诗言，昔贤譬悬钟，虚则鸣，塞则无声。胡子书云：空谷之应响，一声鸣而群声应。天地肇化方此，穷人身之病亦变化无穷，医之良，引例检类，可谓无穷之应用。宣统元年清和月上浣，男仁寿述之谨志。

时觉按：字从《说文》，注释从阴阳开阖学说，多牵强附会之处。收于《戈氏医学丛书》，有光绪间精抄本藏长春中医药大学，2008 年中医古籍出版社据此影印出版。

《金匮方歌》不分卷　存　1887

清亡名氏编著

时觉按：有抄本藏上海中医药大学及广西壮族自治区图书馆。前后无序跋，目录题为《汉张仲景先生金匮方歌》，按原书篇目分录诸方歌诀，后附《周扬俊先生温热暑疫全书方歌》。部分方歌目录下注：歌在伤寒，则作者当另有《伤寒方歌》之作，考甘席隆光绪十三年撰有《伤寒方歌》，则是书或亦甘氏所撰，成书时间亦在光绪十三年。

《金匮原文歌括》六卷　存　1888

清沙沟姜子敬编著

《藏府经络》小序曰：藏府经络隐不可见，然有其外见者焉，若声臭色脉，若寒热痛痒，若喜怒爱憎，若便溺饮食，是皆可即显以知微者也，但粗工不解耳。先师张仲景究天人之际，通神明之德，于藏府经络之内示以望闻问切之法，是亦长桑见物之神丹，太真烛怪之灵犀也。古圣贤四诊元机悉在于此。此论不可不熟也。

时觉按：《联目》《大辞典》俱不载，有抄本六册藏浙江中医药大学。封面以圆珠笔题写书名并署：沙沟姜子敬著作；前后无序跋，无凡例目录，卷端无署名。卷一首篇《藏府经络》，前有小序，抄录原文，无注释，无歌括；第二篇《痉湿暍》，于栝蒌桂枝汤、麻黄加术汤、麻黄杏仁薏苡甘草汤、防已黄芪汤、一物瓜蒂散等条下附歌括论证述方，于葛根汤、承气汤、桂枝去桂加术汤、白虎加人参汤等条下注：方歌并见伤寒；第三篇为《百合狐惑阴阳毒》。卷六为杂疗方及食物禁忌，仅抄录原文，无歌括。各篇名仅取病名而去“病脉证并治第××”；各篇抄录原文，无注释、释义，歌括多附于出治疗方剂条下，无方剂条文少见歌括；作者先此曾有《伤寒原文歌括》之作，今未见。沙沟，今江苏兴化有沙沟镇；盐城姜书钦，字子敬，撰《温病条辨歌括》《霍乱论歌括》《痘疹辨证歌括》，是书或出其手。

《金匮杂病辨》三卷　存　1897

清丹阳韩善徵（止轩）撰

自序曰：医之术尚矣，上古有《灵枢》《素问》《本草》等书，三代时，相传伊圣作《汤液》，要皆方自方，论自论，迨仲景出，而论遂系之以方，诚医家之宗也。乃世俗以《金匮要略》与《伤寒论》并传，而伤寒之道明，杂病之治晦，首其祸者，晋太医令王叔和也。何则？仲景只有《伤寒论》，并无杂病之《金匮要略》，叔和编辑，乃摘《伤寒论》中类症坏症之若干条以成一书。而数千百年沿讹袭谬，遂以伤寒治法施诸杂病，阴受其害而不自知。昔喻西江论消瘅有谓，集《金匮》者采《伤寒》厥阴经消渴之文凑人，后人不能抉择，斯亦不适于用，诚为千古只眼。虽我朝叶香岩后，徐氏洄溪亦云：金匮肾气丸一条是卒然之症，非三消也。今认为三消之消渴，而欲使八味升津以养胃，则笑谈矣。徐氏此语似得其解，乃于之明亦未能辨其误，即所云《金匮》治痉诸方，仅云见效绝少，亦不敢谓此方是治伤寒之痉，而非杂病中治痉之方，是犹为叔和所囿耳。昔陈振孙《书录解题》曰：此书乃王洙于馆阁蠹简中得之，其上卷论伤寒，中论杂病，下载其方，并疗妇人。观此则《金匮要略》断非出诸仲景之手。何也？仲景《伤寒论》已有专书，又何必于《金匮》中列以一卷耶？其非仲圣手著固明甚，王洙删之，颇有卓识。但后二卷既为杂病之书，而又混入《伤寒论》之原文，殊不可解。且中列杂病，非伤寒之类症，即伤寒之坏症，外此者十之一耳。岂圣如长沙，而所见竟如是之不广耶？余所谓《金匮要略》非仲圣之论杂病者，实由乎此。爰逐条以辨之，颜曰《金匮杂病辨》。非好辨也，诚以子舆氏有言：尽信书，不如无书。噫！圣经且然，况医之为小道乎？此余所由不欲辨，而又不得不辨者也。书既成，因述鄙意列于简端，将以告后学之善读书而不为古人所欺者，庶几能精其鉴别焉，斯固余之深望也，岂特辨之云尔哉！光绪二十三年暮春上浣，丹阳韩善征叙。

凡例曰：一、自经络脏腑以下，终于妇人，厘为上中下三卷，凡二十有二篇，仍宋林亿之旧也。一、每篇辨内不载《金匮》原文，以全书俱在，无庸复赘也。一、每篇逐条分辨，首条则曰第一条，次条则曰第二条，余数仿此以推。一、每篇辨中或有不用第几条字样者，则拈条内扼要一二句以辨之。一、每篇中辨一首，或顺叙，或逆溯，或连类互证，或逐段分晰，务求理明词畅而后已。一、《金匮》本非杂病之书，故各种病颇多疏漏，此编必广求其因备列之，至于治法亦并分及。

时觉按：不载《金匮》原文，加意辨析以明其理。收于《韩氏医书六种》，有光绪二十三年稿本藏上海中医药大学，2003 年浙江科学技术出版社据此校勘排印，收于《近代中医珍本集》。

《金匮类补》二十二卷　未见　1909

清吴县王霖（新之）编著

时觉按：收于《留耕堂丛抄》，藏苏州中医医院。本条据《联目》《大辞典》载录，然二书俱不载《留耕堂丛抄》。

《金匮疟病篇正义》一卷　存　1913

清大兴恽毓鼎（薇孙，澄斋，湖滨旧史）撰（居武进）

自序曰：自来注《金匮》者不及《伤寒论》之多，余所见仅八家，日本丹波元简《辑义》出，古今注家稍备。辛亥国变后，日键户读此经，略窥长沙宏恉。遍视各注，类不逾所知，而吴氏《金鉴》及程应旄注尤妄劣误世，使人忧懑，随读随下笺注，蝇头蚊脚，列书眉殆满，意欲纂为《金匮新注》，就正通人。其中疟病一篇，颇似发现真相，正二千年相沿之误。以全稿清理匪易，先取是篇，更加详审，根据《素》《灵》，证之实验，爬梳抉擿，勒为专书，洗眼上池，庶祛虐政，抑先师经文究极性命，精确定义，不苟为出入，文有特异而得闲即在其中，意备于行间，理通于言外，然后病情可得而究，古谊可得而明也。是篇虽少窃尽心焉，风雪寒宵，孤灯人静，一义乍获，乐过连城，恻隐君子或亦有取于斯。癸丑立春后四日，大兴恽毓鼎澄斋自序于太平湖畔寓庐。

《续修四库全书提要》曰：清恽毓鼎撰。毓鼎字薇孙，号澄斋，大兴人，原籍阳湖。光绪己丑进士，历官翰林院侍读学士，通医。欲纂《金匮新注》，未成，先以是编刊行。案：疟病寒热往来，医家多指为半表半里，属之少阳，惟叶桂《临证指南》所载治疟诸方，不用柴胡，同时徐大椿诋之。毓鼎举《素问·刺疟篇》有足少阳之疟、足阳明之疟、足太阴之疟、足少阴之疟、足厥阴之疟，又有心疟、肝疟、脾疟、肾疟、胃疟之名，是疟不专属于少阳。谓《金匮》所列蜀漆散、柴胡去半夏加栝楼汤、柴胡桂姜汤三方，乃宋时高保衡等校正，据《外台》附录，申叶以难徐。又谓，疟病之寒热往来，与伤寒见证根本不同，不得概论。其立说不为无据。窃以为疟之受病，各有原因，变证亦多，由伤寒转变者，间亦有之，谓必当用柴胡法，固不尽切合，谓必不当用柴胡法，亦近于固执。徐、叶为医学大师，疟病又为江南恒有之证，两家经验皆多，当各有所见，似不必偏主一说，强分门户也。

《江苏艺文志·常州卷》曰：恽毓鼎（1863—1918），字薇孙，号澄斋，清末武进人，大兴籍。光绪十五年进士，任翰林院侍讲侍读学士，后升日讲起居注官、国史馆提调，文渊阁校理、咸安宫总裁、武英殿纂修编书处总办，并充光绪乙未、辛丑、壬寅科会试同考官。毓鼎博综群籍，治诗古文辞皆有心得，善书法，精医理，对《金匮要略》研习尤深。

时觉按：有民国二年恽氏澄斋刻本藏中国国家图书馆与首都图书馆、中国中医科学院、天津中医药大学。首有牌记“澄斋医书”，卷端署：湖滨旧史大兴恽毓鼎解。

《金匮新注大略》 佚 1913

清大兴恽毓鼎(薇孙,澄斋,湖滨旧史)撰(居武进)

时觉按:《江苏艺文志·常州卷》据《江苏历代医人志》载录,《续修四库全书提要·金匮疟病篇正义》谓:“欲纂《金匮新注》,未成,先以是编刊行。”

上金匮类,共二十五种,其中现存十五种,未见一种,已佚九种。

临床综合

《医学会同》二十卷　佚　1318？

元姑苏葛应雷（震父）撰

李濂《医史·葛应雷补传》曰：葛应雷，字震父，姑苏人也。攻于医，尝著《医学会同》二十卷，推五运六气之标本，察阴阳升降之左右，以定五藏六府之虚实，合经络气血之流注，而知疾病之候，死生之期。处方制剂砭焫，率与他医异。时按察判官李某，中州名医也，因诊父病，复咨于应雷，闻其答论，父子相顾骇愕曰：南方亦有此人耶？乃尽出所藏刘守真、张洁古书，与之讨论，无不吻合，而刘张之学行于江南，实自是始。应雷由平江医学教授擢江浙医学提举。

陈继《葛彦和墓志》略曰：吴中以儒为医而德被人者，世称葛氏。宣义即思恭，以医显宋季；生进义校尉从豫，博极群书，尤邃医家言；其生官医提领应泽、应雷兄弟，皆伟秀读书，皆精义理，言行皆卓卓，志所存者，皆慕古人，业医皆出群辈。应泽诗文十二卷，绣版以传。应雷病世之言医者执方拘论，莫究原委，宣泄补益、守护攻伐之法不识时用，乃著《医学会同》二十卷，以畅其道。江南言刘张法者，自应雷始。（《文集》）

《苏州府志》曰：葛应雷扁其斋曰"恒"，谓医不可无恒也。

正德元年《姑苏志·艺术》曰：葛应雷，字震父，吴人。攻于医，尝著《医学会同》二十卷。推五运六气之标本，察阴阳升降之左右，以定五藏六府之虚实，合经络气血之流注，而知疾病之候、死生之期，处方、制剂、砭焫，率与他医异。时按察判官李某，中州名医也，因诊父疾，复咨于应雷。闻其答，父子相顾骇愕曰：南方亦有此人耶？乃尽出所藏刘守真、张洁古书与之讨论，无不吻合，而刘张之学行于江南者，自此始。子乾孙，自有传。

崇祯十五年《吴县志·人物十八》曰：葛应雷，祖思恭，宋宣义郎；父从豫，进义校尉，皆攻医。应雷幼习举子业，长，学益进；宋亡，遂以家藏方书研精覃思。扁其斋曰"恒"，谓医不可无恒也。由平江医学教授升成全郎江浙官医提举。葛应泽，应雷弟，仕平江路官医提领。子正蒙，字仲正，世其业，居杉渎桥故第。扁医室曰"复生堂"。其座右铭曰：济世之道莫大乎医，去疾之功莫先乎药。乃周左丞相书，篆刻犹存。

时觉按：钱大昕《补元史艺文志》载录；道光四年《苏州府志·艺文》、光绪九年《苏州府志·艺文一》、民国二十二年《吴县志·艺文考一》亦载录，均作十二卷。《中国医籍考》卷五十一载录，作"葛彦和《医学会同》，佚"。

《医学启蒙》　佚　1348？

元苏州葛乾孙（可久）撰

徐显《葛乾孙传》曰：葛乾孙，字可久，平江人也。生而负奇气，仪状伟特，膂力绝伦；未冠，好为击刺之术，战阵之教，百家众技，靡不精究；及长遂吏，折节读书，应进士举所业，出语惊人。主司方按图索骥，不能识跅弛士，把玩不忍舍，置君亚撰。君曰：此不足为也，吾宁龌龊从谀，离析经旨，以媚有司意乎？遂不复应试，犹时时指授弟子，皆有可观。金华黄公溍尤奇其文，劝之仕，不应。世传药书方论，而君之工巧独自天得，治疾多奇验，自丞相以下诸贵人得奇疾，他医所不能治者，咸以谒君，无不随愈。有士人患伤寒，疾不得汗，比君往视，则发狂循河而走。君就捽置水中，使禁不得出，良久出之，裹以重茧，得汗解。其治他疾多类此。当是时，可久之名重于南北。吴人有之四方者，必以可久为问；四方大夫士过吴中，亦必造可久之居而请焉。其为人倜傥而温雅，慈爱而好施，故人无贤不肖皆爱敬之。至正壬辰，徽寇转掠江浙，吴人震恐。浙西廉访佥事李公仲善请君与图，君劝城之，因守以讨贼，仍请身任其事。李公壮其言，然其计，卒城之而民赖以安。明年癸巳春正月，与予游开元佛舍，私与予言：吾闻中原豪杰方兴，而吾不及预命也。夫今兹六气淫厉，吾犯司地，殆将死矣，如斯必于秋。予曰：何至是？逾月果疾，予往视之，则犹谈笑无他苦。秋七月，沐浴竟，遂偃然而逝，年四十有九。其诗未及诠次，藏于家，其行于世者，有《医学启蒙》，又《经络十二论》。君既没，而朝廷聘君之命适至，已无及矣。（《中国医籍考》卷五十三引《稗史集传》）

时觉按：钱大昕《补元史艺文志》、乾隆二十五年《崇明县志·人物二》载录，《中国医籍考》卷五十三谓"佚"。

《医学引彀》一卷　存　1367

元仪征滑寿（伯仁，撄宁生）撰

序曰：《诊家枢要》《医学引彀》二集，乃撄宁生所著，吴昫庵校订合刻之，而名曰《滑氏方脉》也。撄宁生讳寿，字伯仁，以儒医名天下，与朱丹溪相颉颃，其所著述甚富，旁集诸家，上探轩岐。若兹集乃明于医者之所取法，而庸于医者之所昧焉。□□不本于脉，则无以知气血之虚□、□□□阴阳，不酌于方，则无以决攻补之圆机、逆从之应变。故审脉其体也，处方其用也，体用兼全，神效丕著，推之天下而有准，传之百世而无弊，此撄宁生已征之能事也。予昔编订《皇明文衡》，得朱太史所撰《撄宁生传》，心窃慕之。今姻友吴昫庵承厥考一愚先生家学之懿，自幼多病而精于医，于丹溪、撄宁诸书深有得焉。暇日手录二集，总为一册……（以下阙）

袁铉跋曰：许昌滑先生寿，字伯仁，号撄宁生。幼颖悟，读书过目能暗诵。业医，元至正间自仪真来为临安路教，升江浙行省椽。叔世扰攘，携家过越余姚寓居，著医书甚众，晚年作《医学引彀》以便来学。其殁后一甲子，铉得此稿于其外孙骆士泰，不敢自私，乃者橐以游吴，俾昆山龚君大章录之以传，庶见先生活人之心也。时正统丙寅上元令节，会稽袁铉书。

时觉按：《中国医籍考》卷五十三载录，“未见”，有明休阳吴崧校刻本藏浙江省图书馆，2009 年收于《中医孤本大全》，影印出版。附方一卷，与《诊家枢要》一卷，合为《滑氏方脉》。

《医韵统》一百卷，《百病钩玄》二十卷　佚　1368？

明昆山王履（安道）撰

时觉按：正德元年《姑苏志·人物十八》及钱大昕《补元史艺文志》载录。《医韵统》，康熙三十年《苏州府志·艺文》及乾隆元年《江南通志·艺文志》作“《医统》”。

《丹溪药要或问》二卷　未见　1384

明浦江赵良仁（以德，云居）撰

自序曰：呜呼！某从先生学十余年而来吴中，比三年先生殁，未数年得见此书，名曰《语录》。又十年，遍见于朋友处，更名曰《药要》。噫，是必门人粗所记录，故择焉而不精，语焉而不详，不叙述其病源，而但列药之一二于各病之条下，欲驾其名以传诸徒，岂先生之意哉？先生早年得朱子四传之学于许文懿公，与闻道德性命之奥。后得刘河间再传之医于罗公太无，并受李东垣、张戴人二氏之书，于是集三家之长而一宗于《内经》。夫《内经》之论，述藏府之性情、经脉之流注、气血之生化，皆所以推明阴阳之变化、五行之生克、气运之推迁，以阐造化之机缄，为疾病之所由来也，与伏羲氏之《易》，神农氏之《本草》相贯通。然其文简而其义博，其理奥而其旨深，先生尝谓：非吾儒有格物穷理之功不能读。于是刻意研精，探微索隐，积以岁月，悉得其旨。且谓《内经》首篇以天真名之者，与太极之理相符。然天道阳大阴小，故人禀天真之化，阳常有余，阴常不足。先生教人，所以常令保养精血，以奉天真为要。故其施治之方，与三家不能无少异焉。盖刘、张二氏，主用推陈泻火之法，李氏专主升发胃脘之阳，于天真性命旨，皆未有所发明。故先生发之以足其未备，著书立言遂与三家并传于世，使学者得互考而参用焉。先生平日不从门人之请而著方者，恐后人泥其方不复审病故也。然审病之理，不惟审其邪正之由，又必察夫形气之强弱，色泽之黑白，藏府之坚脆，腠理之疏密，心志之苦乐，疾病之新久，或老或少，或虚或实，或内或外，不可以混同而无辨也。非先生平昔诲益之深，何以得闻其奥旨？今观斯集之简略如此，恐后世不知集书之谬而为先生病也。于是，不揣芜陋，遂于各条之下，因述所闻于先生者，而间附以己意，一断于《经》，设为问答，以发明其一二，虽未能详尽其条目，庶乎后之人可循是推广之。因知用药各有所宜，而不可局于一定之方也。先生讳震亨，字彦修，学者尊之不敢名，故因其所居之地，号丹溪先生。洪武甲子正月既望门人赵良仁以德拜手谨序。

都穆曰：长洲夏建中，洪武间行货下乡，泊舟。夜方半，乡人共来，欲肆劫掠。建中素勇悍，善为搏，以木击群盗，有坠水者，已而盗大聚，建中知不可免，弃手中木潜遁。行约三四里，见田家有烛光，逾垣而入，告以故。盗迫之不能得。建中以过用力，且受惊，归家得疾，卧床席不能展转，九年，群医药之莫效。时建中母尚在，闻浦江赵良仁以德神于医，久寓其乡，然莫可踪迹。适有老妪言，沙湖田舍有赵提举者匿其中，日手一编不置，得非其人乎？母闻之，大喜。夏氏里人有顾亨之者，与赵公交，母买舟，恳顾生往。时冬月，赵方曝背檐下，见顾来，大惊。顾以建中病告，欲屈一视。赵口：吾不出久矣。顾恳之再，遂与偕来。时群医咸集，赵视建中颜色曰：吾观子之聪明逾于众医，病可起，无忧也，然必服一年药则可。后果如其言。赵以建中可托，尽以其术授之。建中既精于医，尤潜心经术。永乐初，以荐为训导。陈太保有戒，俞司寇仕朝、李侍郎蒉、仰大理瞻，皆其弟子。后建中以考绩至京，适外国人进贡得疾，官医不能疗。太宗命在京官员军民有善医者，许奏以闻。御医盛启东与建中同郡，素知其精医，遂举以应命。建中药之，亦无效而死。太宗怒，建中与群医皆下狱。逾年,大臣为之奏解。上曰:吾亦忘之矣,死生有命,非诸医之罪也。遂宥之。建中出狱,已有疾,不久,竟客死京师。(《都公谭纂》卷上)

正德《姑苏志·人物》曰:赵良仁,字以德,其先于宋有属籍。良仁少试吏宪司,即弃去,从朱丹溪彦修学医。治疗多有奇效,名动浙西东。所著《医学宗旨》《金匮方衍义》并《丹溪药要》等书。张氏据吴,良仁挈家去浙,后复来吴,占籍长洲,以高寿终。子友同。

时觉按:赵良仁,浦江人,占籍长洲,子孙居姑苏,《姑苏志》有传,故亦著录。是书未见,史常永先生曾于北京琉璃厂发现明抄本二卷,“半页十三行,行三十二字。书的前后卷端及卷上首页有‘恒仁斋’‘杏林草堂’‘安定边商’‘钱氏伯源’等朱方九印。首有赵良仁序,次各科杂病目录九十六症及妇人门、小儿门三十二症,书末附有赵良仁自述从朱丹溪就学经过及丹溪语录。惜卷下残缺由首痨瘵至厥二十四症,然全书已存十之八九。”嘉庆《义乌县志·艺文》著录《治法语录》,《苏州府志》则著录赵良仁撰《丹溪药要》,上引赵序可知《药要》当为《药要或问》之误。丹溪殁后数年至十余年间,署丹溪之名的医籍纷见迭现,如《菉竹堂书目》著录《丹溪医论》二卷、《朱氏传方》一卷,《述古堂书目》著录《丹溪随身略用经验良方》二卷、《丹溪集》二卷等,大体均出门人之手。卢和《丹溪纂要凡例》言:“门人各为增录,名《荟萃》、《钩玄》、《心法》、《师友渊源》等书,固亦遗漏尚多。”诚是。诸书均佚,不明其详,大约与《金匮钩玄》相似,仍不专条著录,附记于此,以见其例。赵良仁却不满诸书不精不详不叙述其病源,而作《丹溪药要或问》。光绪《浦江县志·艺文》以《医学宗旨》、《金匮方衍义》及《丹溪药要》乃赵良本所撰,误良仁为良本。良本字立道,号太初子,良仁长兄。良本、良仁与戴原礼同日就学于朱丹溪。良本之妻戴如玉,戴良胞姊,戴原礼姑。

《丹溪药要》一卷 佚 1384

元义乌朱震亨(彦修,丹溪)撰

赵良仁曰:某从先生学十余年而来吴中,比三年先生殁,未数年得见此书,名曰《语录》。又十年,遍见于朋友处,更名曰《药要》。噫,是必门人粗所记录,故择焉而不精,语焉而不详,不叙述其病源,而但列药之一二于各病之条下,欲驾其名以传诸徒,岂先生之意哉?(《丹溪药要或问序》)

时觉按:正德元年《姑苏志·人物十八》载录《丹溪药要》。嘉庆《义乌县志·艺文》著录《治法语录》,《苏州府志》则著录赵良仁撰《丹溪药要》,上引赵语可知《药要》当为《药要或问》之误。此外如《丹溪医论》二卷、《朱氏传方》一卷、《丹溪随身略用经验良方》二卷、《丹溪集》二卷等,大体均出门人之手。诸书均佚,不明其详,大约与《金匮钩玄》相似,仍不专条著录,附记于此,以见其例。赵良仁却不满诸书不精不详不叙述其病源,而作《丹溪药要或问》。

《医学宗旨》 佚 1384

元浦江赵良仁(以德,云居)撰

正德《姑苏志·人物》曰:赵良仁,字以德,其先于宋有属籍。良仁少试吏宪司,即弃去,从朱丹溪彦修学医。治疗多有奇效,名动浙西东。所著《医学宗旨》《金匮方衍义》并《丹溪药要》等书。张氏据吴,良仁挈家去浙,后复来吴,占籍长洲,以高寿终。子友同。

时觉按:正德元年《姑苏志·人物十八》载录。光绪《浦江县志·艺文》以《医学宗旨》《金匮方衍义》及《丹溪药要》乃赵良本所撰,误良仁为良本。良本字立道,号太初子,良仁长兄。良本、良仁与戴原礼同日就学于朱丹溪。良本之妻戴如玉,戴良胞姊,戴原礼姑。

《医经小学》六卷 存 1388

明吴陵刘纯(宗厚)撰

自序曰:医,意也,临病立意以施治也。其书《内经》载运气病源,靡不悉备。候天地之变,究疾病之机,尽调治之理,此神圣爱人之仁,拯羸救枉济物之至道也。医道斯立,秦越人演其精义述《难经》,汉张仲景论伤寒,用药定方,晋王叔和集次及撰《脉经》以示后学,意亦至哉。经去圣远,遗文错简,后学专方而惑意。幸唐太仆令王冰重整其义,启大法之幽玄,释神运之奥妙,析理于至真之中,俾学人遇证审脉,用药去病,根本无贬损,医之道明矣。而其为法,制胜伐其势,资化助其生,扶危定乱之功本诸经论,知气识病,治理得焉。嗟乎!学必本于经,病必明于论,治必究于方,而能变通而无滞,斯能尽夫立医之意矣。昔丹溪朱先生以医鸣江东,家君亲从之游，领其心授。纯生晚学陋，承亲之训有年矣，其于经论习而玩之，颇尝得其指归。不自揆度，窃以先生之旨辑其医之可法，本诸经论之精微节目，更为定次歌语引例，具图以便记习，至于《脉诀》之未备者亦为增正，名曰《医经小学》。盖欲初学者得以因流寻源而不蹈夫他歧之惑。有志于古神圣爱人济物之道者，其无诮愚以管窥而蠡测，或有未至，矜其志而加正焉，则不惟医道之幸，亦斯民之幸也。洪武二十一年冬十一月朔旦，吴陵刘纯序。

杨士奇序略曰：往年副都御史陈公有戒刻刘纯所辑医家《玉机微义》，以为施治之资矣，又欲为施教之资也，并刻纯所辑《医经小学》以传。其书首本草，次脉诀，次经络，次病机，次治法，次运气，凡六卷。一本于《素问》《灵枢》《难经》及张仲景、王叔和，至近代刘守真、张洁古、李明之、朱彦修诸家之书，撮其切要，缀为韵语，类粹以便初学。本末条理，明切简备，医学之指南而端本之书也。凡善学者皆务本，况医，人之司命，其可昧本而苟乎哉？学医者诚能熟究是书，融会于心，将所行皆正途，所用皆正法，触类而长之，于岁论十全，何有哉？此书非刘氏莫之为，非陈公亦莫之传，学医之幸，生民之幸也。纯字宗厚，吴陵人，其父叔渊，彦修之高弟，授受有自云。正统三年己未岁九月甲子，光禄大夫柱国少师兵部尚书兼华盖殿大学士国史总裁同知经筵事庐陵杨士奇序。

吴昌衍序曰：《医经小学》一书，予得之陕西左布政使许资。迨予归田，适祥符王仲宏为抚郡守，贰守宣城谢文质、倅府求嘉吴思殷、宁化章元明、推府归善陈常经，志同道合，兴殲补弊，慨念抚之医道弗振，乃选医家之俊就学肄业，日课《素》《难》《脉诀》等书，其用心勤矣哉。予因以此书俾医生录读，仲宏等见而喜，遂与寮友损奉绣梓，用广其传。其嘉惠后学之意，扶植医道之心，为何如哉？予乐道人之善者，遂书此以见仲宏等之用心仁厚云耳。若夫刘忠厚之著述，陈都宪之刻梓，则杨少师之序文详而且备，予奚容喙？时景泰六年乙亥岁九月菊节日四川布政司左参政太中大夫致仕临川吴昌衍书。

元晃跋曰：书原本之后云：此本与保寿院家藏唐本之《医经小学》同本也。又别有植字本名《医经小学》者，此是国朝医人之所编者欤？其本九卷，皆阙卷也。天保己亥五月令人写之，元晃。

凡例曰：一、方书云：医以脉病证治为要，诚不可缺一。盖不明经，则无以知天地造化之蕴；不别脉，则无以察病邪之所在、气血之虚实；不识证，则不能必其病之主名以疗之；不处方，则不能克其必效。然其要节散见诸经，而初入者难究其本领，故多执方主疗。纯特备集其义，不揆芜浅，辄效先儒次小学为入德之基，窃取此义而为歌诀，庶俾初学之士易为记习，不失脉病证治之要尔。唯君子正诸，为医道之幸。一、药性首集气味及东垣《珍珠囊》九十味冠于前，次列妊娠禁用、东垣引经药报使、六陈、十八反、法象、治例于后。其成方之要，另集药例、立方本旨于治法中。一、诊脉入式乃高阳生捃掠《脉经》之意，多有讹舛而病脉未备。今采《难经》之旨及王适斋等脉诀，合而增正，仍取二十四道脉，并怪脉，脉之相类次第，该载其病脉。另集刘三点《方脉举要》、许叔微伤寒脉篇于后，庶不失《脉经》之义，为诊式略备云。一、经络集《素问》《灵枢》篇意而为歌诀，及《针经》内全篇，以尽循络起止交会、气血多少之要。其经穴自有《十四经发挥》《针灸四书》，兹不广引，唯以禁针灸等穴、尻神等例次于治法之后云。一、病机取《素问》《灵枢》之旨，及《伤寒论》《宣明论》《脾胃论》《阴证略例》《儒门事亲》《丹溪语录》《格致余论》等书论运气主病、内伤外感、传变证候、阴阳虚实、病机气宜之要，悉举其略而各成篇。于下引诸经注解病例，标本不同，以尽《原病式》之旨义。或未备，当于各经中求之。一、治法本《内经》五郁、三法五治、七方十剂之旨，次为歌诀。集《脉诀》中望闻审切，《衍义》察病轻重，子和水火标本分治等篇，及次诸经方例，为辨证用药。东垣立方本旨，仲景三法禁例，以尽其要，备医意之大体云。一、五运六气集张子和所次歌括，已举其概。其指掌图意，备见刘温舒《运气奥旨》，兹不再赘。一、每篇歌括有全出书者，于篇首则云出某书，余则皆纯窃取诸经意而成，亦于篇首云集次见某书诸篇，庶可寻考。

何柬曰：《医经小学》，吾乡刘宗厚先生真诚采集，以式后学。人能熟读玩味，上工的确纲领，不可轻弃，以负先生所期。援引皆理要之言，诚入道之门，积学之基，卫生之先务，厘为六卷。其诊脉入式，方脉举要，日久融贯，不必诵高阳生语矣。运气委曲颇详，但前序后首引先生曰：吾每治病，用东垣之药，效仲景之方，庶品味少而药力专精，似彰丹溪造诣忽略，而僭诮东垣药品之繁，不体当时因制之宜，反为彦修方人之累，致衅后学借口，用药只求简当，往往拘泥，致病不中疗。又引云：自有《内经》已来，历代著述，至元时一百七十九家，二百九部，一千二百五十九卷，所可法者七书。不尊仲景而先成无己，似未稳当，甚为一时援引之隘，抑恐讹于录梓者简错。其七十二候内遗麦秋至一候，并体贴气候字眼，悉顺历候补正，今附于后。(《医学统宗·医书大略统体》)

《续修四库全书提要》曰：明刘纯撰。纯字宗厚，咸宁人。有《玉机微义》，《四库》已著录，又有《杂病治例》《伤寒治例》，亦见存目。是书有纯洪武二十一年自序，称父从朱丹溪游，其父名叔渊，见本书杨士奇序。号橘泉，见《伤寒治例》萧谦序。纯承亲训，于经论颇得指归。以丹溪之旨辑为是书，分六大纲，本草第一，脉诀第二，经络第三，病机第四，治法第五，运气第六，每篇中各以歌诀括之。所录古人成作，注曰出某书，其自取经意编成者，注曰集某书，间附图说。卷首为问答二十余条，发挥论医要义，其标举宗旨所在，谓刘、张诸家于湿热相火二气，多以推陈致新泻火之法治疗之，东垣则以饮食劳倦内伤元气而用补中益气之法，而西北之人阳气易降，东南之人阴气易升，苟偏取其法，反以增病。取三家之论去其短而用其长，宜补其阴，与阳齐等，水火自然升降，是其恪守丹溪之法，渊源甚明。案：丹溪门下极盛，明初东南诸医多奉其说，以戴原礼为最著。纯虽北人，乃其再传，一时朝野推许，亦戴氏之亚。其凡例后附跋有云，历代名医著述之藏有司者，至有元时得一百七十九家，二百九部，一千二百五十九卷。杨士奇序有云，比者宪臣有言，请于邑里建学设教，庶几免人于夭阏，一时格于廷议，斯二节皆有关于元明故事，亦考医家沿革者所当知也。

时觉按：《续修四库全书提要》称刘纯为咸宁人，又言“纯虽北人”云云，有误。刘纯吴陵人，吴陵，今江苏泰州，迁居陕西，故有北人之说，故王纶有谓，“丹溪南医也，刘宗厚世其学以鸣于陕西”。是书收于《格致丛书》《珍本医书集成》。

《玉机微义》五十卷　存　1396

明山阴徐用诚（彦纯）原撰，吴陵刘纯（宗厚）续增

刘纯序曰：医学自《内经》而下历数千载，善斯道而作者非一人，其间有言诊者，有论证者，有集方者，莫不皆裨于世用。然奥妙之旨，奚所发挥，虽世异病殊，以方取验，若出一人之手，迥不知世运之远，作者之众，然人同此心，心同此理。汉张仲景本经旨伤寒之法，言诊论证，以例处方，后之学者，得有所据。晋唐以来，其道益广，用法者不一，止言杂病诊证，或求奇示怪，秘而不传。好事者慕其风而继作，或止据于方，虽有一源一意之可观，又非百代可行之活法也。始纯从学于江左冯先生庭干，间尝请其义，授以会稽徐先生所著书一帙。观其法，求其意，盖出于《内经》，非前所谓也。且古今作者非一人，其法各得一意，而后人执之该治，不知变通之法，与经旨多相违戾，不无得失。是以先生究探古今作者原意，披金刘守真、元李明之、朱彦修诸氏论集，本乎经旨而折衷其要，发明中风、痿、痰、泄、疟诸门诊证方例，非一源一意而有通变乎百证千方者，斯为古今可行之活法也欤？岂止集方而已！先生讳彦纯，字用诚。早岁尝客吴中，以《春秋》教授乡之俊彦。今没十有二年，始遇其从弟用中，获询先生学行，知深于医者也。又尝见其《本草发挥》，窃意前书必有全帙，惜今不可见矣，呜呼！岁月云迈，九原不作，幸而遗墨昭然，生意如在。以先生所著，取咳、热、火、暑、燥、湿、寒等门诊证方例，妄意续于诸门之末。虽心同理，而不免获狂僭之过。因摭诸《内经》至数至名之旨，乃目其书曰《玉机微义》，未知果是否？后之明哲，有所正焉。于是乎书。时洪武丙子三月朔旦，吴陵刘纯序。

杨士奇序曰：都察院副都御史姑苏陈公有戒，奉命镇抚陕西，仰体皇仁，躬勤早暮，苏息凋弊，民用向安。遂饬边疆，亦既完固。时有余暇，其恤人之念，未始或忘，苟可利之，为之恐缓。间遇医家《玉机微义》一编，谓可以济人，捐俸僦工，刻以广布。于是布政郝公珩、王公敏，合其同官志在施济者，效协助焉。既成，郝公以求予序。此编辑于会稽徐彦纯，吴陵刘宗厚续有增益，皆明于医者。凡五十卷，门分类聚，于论因证治，条理粲然，既详且备矣。夫医家神农、轩岐、伊尹及秦越人、张仲景之书，万世所宗，不可易也。历晋、唐、宋，代有明者，近代张元素起北方，盖得神授，深造阃奥，再传李明之，三传王好古，南方朱彦修得私淑焉，遂为医家之正派。彦纯、宗厚又私淑彦修者也。论者谓元素，医家之王道，盖王道以养民为本，元素之法，厚脾胃为要，此知本之务也。是编主《素》《难》《金匮》及元素一派之旨，若诸家治法不倍此者，亦旁采而附益之。虽中医执此施治，可以成功。如病者有能知之，亦必不为庸医所误，其所利济，岂小补哉！医者，圣人仁民之术也。有戒诸公于此编协志以广其传，盖其不忍人之心所不能已也，将其不忍人之政，讵可涯欤？正统己未正月癸卯，光禄大夫少师兵部尚书兼华盖殿大学士庐陵杨士奇序。

莫士安序曰：余向读《国语》，医和有言曰：上医医国，其次医人。唐柳子非之，予窃是之。予谓人受天地之中以生，元气流行，各正性命，理之常也。不幸天地之气乖，而人气亦戾，由是疾疠作，民夭阏而国本动摇。惟医师之良者，探造化之机，究阴阳之理，投药起疾，以正人之气。人之气既正，则天地之气亦正，由是民生遂，天命全，而国本固矣。是非医国而何？今观吴陵刘宗厚氏所著《玉机微义》，予益自信予之是和言者果是，而柳子非之者果非也。宗厚之学，本之濂洛先儒，旁究岐黄、卢扁之术。故其发于议论者，始于推运气之原，

以参五行相生相胜之妙，要之于性命之禀赋，贯之于物理之变通，而会之于人事动静不测之微，驰骋经史，出入古今，引譬明验，诚非庸常之流所可及也。其学则私丹溪朱彦修，其法则有得夫汉及近代刘河间、李东垣之秘旨。顾其为书，虽以门分类汇，而非以歌集方、臆度乎艾砭参苓者之可同日而语也。呜呼，医术之奥，有如此者！俾之经国治民，特举而措之耳。孰谓和言之非乎？宗厚世为吴陵望族，以诗礼相传。其先在胜国时，居省宪，掌枢要，以名宦显著者，殆未易一二数。宗厚穷而在下，不能躬耕自食其力，故托迹于医，以自养自晦也。虽然，以宗厚之材之术，抑岂久于栖栖者也？行将膺异等之荐，展上医手以裨圣主仁民之治，此予之所望于宗厚也。宗厚其以此自期乎？其以此自励乎？予与宗厚之严翁桔泉先生有世契，今观宗厚所著书，殆不容于默默也。故僭序其实予卷首，俾览其书者知宗厚之学有本，而勿谓世医而易之也。洪武丙子九月初吉吴兴莫士安序。

汪舜民序曰：提督福建市舶曹郡刘公弘济，重刊刘宗厚所著《玉机微义》，书成，方伯古绛陶公廷信、嘉禾常公汝仁，实有以相之，谓舜民当纪其繇。惟医书以《内经》为主，嗣后名家著书不一，至国初徐彦纯《医学折衷》而诊证方例始备，然门类尚有缺者，此是书所以作也。《内经》谓：至数之要，迫近以微，著之玉版，藏之藏府，每旦读之，名曰玉机。此是书所以名也。刊本在陕右，传之四方，非仕路及通都大邑有力者不得。八闽又僻处东南，且滨炎海，人之气候不齐，诚得一览，或收起死之功，此是书所以重刊也。夫医，仁术，是书专主《内经》，所载尤切要明白。著于我太祖皇帝平定天下之后，刊于我英宗皇帝熙隆治道之余，今又重刊于我皇上居正纪之初，其所以裨圣化而跻斯世于仁寿之域者，不为无小补矣。刘公文雅仁厚，入侍迨今四十余年，济人利物，恒汲汲如不及，即此一事，其用心可见。陶、常二公俱人杰，穹阶殊绩，可数日而至，其可见者，又不在此也。学医君子，当自知之。正德丙寅上元日新安汪舜民序。

黄焯序曰：医自神农肇典以前，民用逮于《周礼》，有医师之政焉。我朝郡县皆有医学，忧民切矣，牧民者不可忽也。方书为种甚多，顾此书议论纯正，制方有据，有病因，有治法，门分类聚，各具备理，皆取决于名医诸集。旧名《医学折衷》，信乎有定见者，乃从新名，益觉渊求，盖不独使初学可以按证而求，或未得其门而入者，亦从病机未见之先而知所慎矣。徐氏彦纯、刘氏宗厚之所用心仁矣。夫永居楚之上流，俗本尚鬼，故宁使巫觋治疾而不寻医，医政敝废，尤可怪恨。乃取善本翻刻以传，使从受读，庶几有阴获其益者，是亦政治之一助云尔。余幼从外大父胡公启问医焉，公命当读此书，则推之于政治之政也。公醇德懋学，清白淮官，授教之余，肆力于医。余拜服庭训，不但是医已也。因附之及之。嘉靖岁次庚寅仲冬良旦，龙津子黄焯书于永山岩望道之处。

王暹跋曰：昔陆宣公罢相，尝集方书以仁乎人，想见其施于当国秉政之日而被其泽者，又何可胜既也耶？此医道所以取重于今昔大人君子者，讵非以其理与造化者参，而有斡旋过橐籥之功也？《玉机微义》一书，辑于会稽徐彦纯，成于吴陵刘宗厚，考据议论，精密详备，实医道之菽粟布帛不可无者，二君子用心亦劳矣。此书稿虽存，未行于世，故知之者鲜。姑苏都宪陈公奉命来镇陕右，于宗厚家得之，始命寿梓，晦而复显。少师大学士西昌杨先生喜而作文序其事，真为此书之荣幸，名今传后无疑也。暇日，予与二三僚友得以尽阅其书，间有鲁鱼亥豕之讹，固责在承命者之不谨，且有辜负都宪之雅意，亦不足以副少师先生恭体仁民爱物之心矣。仍取原稿校雠，凡字意差谬者厘而正之，庶俾后之学者无惑焉。敬书赘其后云。时正统庚申春二月望日陕西等处承宣布政使司右布政使会稽王暹书，左布政使郭坚等同校。

《四库全书提要》曰：《玉机微义》五十卷，两淮盐政采进本，明徐用诚原撰，刘纯续增。用诚字彦纯，会稽人；纯字宗厚，咸宁人。用诚原本名《医学折衷》，分中风、痿、伤风、痰饮、滞下、泄泻、疟、头痛、头眩、咳逆、痞满、吐酸、痉、疠、风痫、破伤风、损伤十七类，纯以其条例未备，又益以咳嗽、热火、暑、湿、燥、寒、疮疡、气血、内伤、虚损、积聚、消渴、水气、脚气、诸疝、反胃、胀满、喉、痹、淋秘、眼目、牙齿、腰痛、腹痛、心痛、癍疹、黄疸、霍乱、厥痹、妇人、小儿三十三类，始改今名，仍于目录各注“续添”字，以相辨识，或于用诚原本十七类中有所附论，亦注“续添”字以别之。是二人相继而成本书可据。《明史·艺文志》惟著刘纯之名，盖失考也。其书虽皆采掇诸家旧论、旧方，而各附案语，多所订正，非饾饤钞撮者可比。嘉靖庚寅，延平黄焯刻于永州。首载杨士奇序，知二人皆明初人。士奇序谓二人皆私淑朱震亨，今观其书，信然。又谓“北方张元素再传李杲，二传王好古，南方朱震亨得私淑焉”，则于宗派源流，殊为舛迕。张、李、王之学皆以理脾为宗，朱氏之学则以补阴为主，去河间一派稍近，而去洁古、东垣、海藏一派稍远。遗书具存，可能覆案。王袆《青岩丛录》曰：“李氏弟子多在中州，独刘氏传之荆山浮图师。师至江南，传之宋中人罗知悌，南方之医皆宗之”云云，其宗派授受，亦极明白。士奇合而一之，误之甚矣。

嘉庆《山阴县志·书籍》曰：用诚，字彦纯。其书虽皆采掇诸家旧论旧方，而各附案语，多所订正，非饾饤抄撮者比。

时觉按：《玉机微义》自序署为“吴陵刘纯”，《伤寒治例》萧谦序称“其先淮南人，以事移关中，遂家焉”。刘纯为吴陵人，即今江苏泰州，洪武初移居陕西，后又居凉州、甘州。康熙《陕西通志》《咸宁县志》俱载其事迹著作，故《四库》误为咸宁人。《中国医籍考》卷五十四载录徐彦纯《医学折衷》，“佚”；又载刘纯《玉机微义》，“存”。

《玉机微义》五十卷　存　1396

明吴县陈镒（有戒）刊刻

康熙三十年《苏州府志·人物列传六》曰：陈镒，字有戒，吴县人。永乐壬辰进士，为四川道御史，庚子升湖广副使，丁父忧。宣德癸丑除浙江，差往鲁家桥运木。乙卯擢右副都御史，镇守陕西，甲子晋右都御史。景泰中，陕西旱甚，民饥，多流移，朝廷不欲重违陕人之意，慰谕勉出。居一年，还朝，升太子太保兼左都御史，仍掌院事。属疾作，坚乞致仕，命遣医给驿以归。居三年卒，年八十二。上嗟悼，遣行人致奠，命有司营葬，赠少保，谥僖敏。镒学博才赡，于书无所不读。所著有《玉机微义》《介庵稿》。

崇祯十五年《吴县志·人物十九》曰：陈锜，僖敏镒弟，世业医，锜术尤精。为人谦退，多所著述。

杨士奇《玉机微义》序曰：都察院副都御史姑苏陈公有戒，奉命镇抚陕西，仰体皇仁，躬勤早暮，苏息凋弊，民用向安。遂饬边疆，亦既完固。时有余暇，其恤人之念，未始或忘，苟可利之，为之恐缓。间遇医家《玉机微义》一编，谓可以济人，捐俸僦工，刻以广布。于是布政郝公珩、王公敏，合其同官志在施济者，效协助焉。既成，郝公以求予序。此编辑于会稽徐彦纯，吴陵刘宗厚续有增益，皆明于医者。……有戒诸公于此编协志以广其传，盖其不忍人之心所不能已也，将其不忍人之政，讵可涯欤？

都穆曰：长洲夏建中，既精于医，尤潜心经术。永乐初，以荐为训导。陈太保有戒，俞司寇仕朝、李侍郎賷、仰大理瞻，皆其弟子。（《都公谭纂》卷上）

时觉按：陈有戒为夏建中弟子，建中学于赵良仁，赵为丹溪弟子，则陈氏为丹溪三传弟子。然据杨士奇序，则知《玉机微义》乃会稽徐彦纯、吴陵刘宗厚所著，陈氏“捐俸僦工，刻以广布”者，并非陈氏所撰。康熙《苏州府志》及乾隆元年《江南通志·艺文志》谓其所著，误。

《手校玉机微义》五十卷　佚　1776？

清长洲沈廷飏（佩游）校正

道光四年《苏州府志·人物·艺术下》曰：沈廷飏，字佩游，长洲人。初业儒，精医理，手校《玉机微义》五十卷。孙焕，字心白，精于疡科。有王靖者，鼻中生菌，气不通，或曰不治，焕以白梅肉塞其鼻孔，一夕尽消。其神效如此。

《丹溪先生治法心要》八卷　存　1543

元义乌朱震亨（彦修，丹溪）原撰，明江阴高叔宗（子正，石山）校辑

高宾序略曰：成化间又有《心法》之刻，弘治间又有《医要》之刻，此外又有《心要》一书，则所家藏而未出者。近岁虽已刊行，而鲁鱼亥豕，讹舛特甚。吾侄子正潜心斯道之久，而常寤寐于丹溪之心，故于是书尤注意焉。又诚不忍坐视其谬以误天下也，遂加手校而重刻之，俾同于人以共跻斯民于仁寿之域，虽极劳费所不辞焉，可尚也已。吾因错伍三书而互观之，《心法》言心而不曰要，《医要》言要而不曰心，此则曰心又曰要焉。盖虽一家之言，互相出入，而此书之视二书，则尤精且备焉。盖实丹溪精神心术之微，凿凿乎流出肺腑者矣。此《心要》之所由名也。后世求丹溪之心者，舍是书何以哉？虽然，尚有说焉。轮扁曰：不疾不徐，得之于手而应之于心，臣不能授之于子，臣之子亦不能受之于臣，正谓上达，必由心造，非可以言传也。书之所存，特妙用之迹尔，认以为心则误矣。求丹溪之心者在吾心，有丹溪之心，而后可以妙丹溪之用，极深研几，察微知著，虚明朗彻，触处洞然，此丹溪之心，妙用之所从出者，亦必由学而后至也。人必研精覃思，学焉以至乎其地，则丹溪之心，不难一旦在我矣。使不求心其心，而徒求其迹，吾恐是书不免仍糟粕尔。吾故为读是书者，又致丁宁如此云。嘉靖癸卯岁十一月朔旦江阴林下茧翁高宾撰。

萧澍霖重印序曰：是书为明高叔宗原刻，海内绝少流传，戊戌夏澍于旧簏检获之，反复寻玩，粗识其意，按

法施治，常获奇效。士大夫稍稍有推余知医者，实是书之力居多。坊间仅有《心法》一书，《医要》已少概见，先生晚年取二书所未尽者，斟酌损益，成此定本。虽一家之言，不无先后出入，其精粹自非二书可比。时论以医家之有丹溪，比之吾儒之有考亭。朱子著书几历年所，《诚意》一章至暮年而始定，可知古人立言垂世，未敢苟焉而已也。惟原书沉郁日久，边角颇遭蠹蚀，幸字迹烂然，一开卷间，英光宝气奕奕纸上，非有神灵呵护不及此。适苏省大吏创设医学研究所于城南，吴中名医悉萃焉，澍备员其间，偶称引及之，咸以未睹是书为憾，且惧其历久而湮没也，爰为集资重印，以公同好。世之讲丹溪学者，或有取焉。宣统元年己酉孟夏之月后学钱塘萧澍霖谨识于苏抚署官廨。

道光二十年《江阴县志·人物》曰：高叔宗，字子正，别号石山，诸生。能诗善画，尤精医。著有《资集珍方》，高宾为之序。

时觉按：是书与赵应春《丹溪心要》，二书同名，《中国医籍考》卷五十三载录。

《医镜》二十卷　佚　1398？

明武进蒋达善撰

万历三十三年《武进县志·人物二》曰：蒋宗武，字季文。曾祖达善，以医名吴越间，所著有《医镜》三十卷。宗武益精其业，天顺间以明医征入供奉，授太医院御医，升院判、院使，进通政司左通政，官至吏部左侍郎。宗武所治，能取捷效。周太后不豫，宗武投药，一剂辄愈。初，上在青宫时病目，亦以宗武药愈。至是，因召至便殿，将骤迁以酬之。宗武固辞。乃命兵部免其戎籍，籍太医院。一日进药，上问以保身养气之道。宗武对曰：保身莫若寡欲，养气莫若省心。上嘉纳之。既归，虽被褌褴褛之夫以病叩，无不为尽心者。惜其所验何病、医药已其病之状，皆不著也。

时觉按：《古今图书集成·医部全录》卷五百十一载录。

《校正卫生宝鉴》　佚　1399

明吴县韩奕（公望）校正

崇祯十五年《吴县志·人物十五》曰：韩奕，字公望，凝子。所著有《韩山人集》，别著《易牙遗意》。兼通医术，又校正罗谦甫《卫生宝鉴》。

康熙二十九年《长洲县志摘要·人物》曰：韩奕，生于元文宗时。少目眚，筮得蒙卦，知目眵不可疗。遂匾其室曰蒙斋，绝意仕进。与王宾友善，偕隐于医。建文初，姚善守吴，造请之。作寿藏于支硎山下，宾为之记。

《内外证治大全》四十八卷　佚　1432？

明丹徒何渊（彦澄，澂斋）撰

《京江何氏世乘》曰：禄元之长子，字彦澄，号澂斋。天性颖异，读书过目成诵，经史子集无不淹贯，一时名儒硕士多游其门。永乐五年，以鸿博征入京师，时仁宗在东宫，知其博学伟识，延资启沃。间有疾，诸医不效，投剂辄愈。成祖授以官，固辞，因赐太常寺卿禄。十八年，随仁宗赴召北京。至二十二年，仁宗御极，眷顾益隆，欲官之，仍不受，上亦成其高志，遂不强。爰赐仆御车马、酒醴彩布、高丽轮藏药斗，礼若宾臣，故所邀宸翰三十一纸，称字不名。迄宣宗朝，恩礼无间，时冢宰王直为题额曰：三朝殊遇。名公卿三杨学士等，皆荣其恩遇，作记赋诗，并志其利济一世之志，名其堂曰皆春。四海内外，咸仰盛名，救疗奇疾，不可胜数。著有《经史析疑》《内外科证治大全》行世。洪武五年壬子生，宣德七年壬子卒。

光绪五年《丹徒县志·人物志》曰：何渊，字彦澄，博通六经诸子史，尤精于医。医不专名一科，洞里彻微，于诸证悉见毫发。永乐中，征隶太医院。时仁宗在东宫，礼遇极隆。御极后，屡欲官之，不受。呼其字曰彦澄，不名，优以太常寺正卿禄。至需药，上多用亲札，间识以图书、著日月。渊前后所得积三十一纸，自庆千载之遇。又赐高丽所贡轮藏药斗一具。渊以布衣近天颜，邀宸翰、食大官禄、屡被显赐。惟汲汲读书，利济一世，固不拜官，名其堂曰皆春，梁潜为之记。士奇疽发背，药之愈。渊卒日，自亲王逮名公卿诗以挽之，凡数百章，士奇为志其墓。

光绪五年《丹徒县志·艺文志十》曰：王直《太医何彦澄挽诗序》：余友彦澄何公在太医二十余年，仁宗皇帝最信任之，用药多出御批，彦澄进药辄收奇效。京师公卿贵人，以至闾阎细民有疾，多走其门求治。公不择高下，皆为治之。凡其谓可者无不愈，其不可者，卒如其言。盖其心仁、其术精，故其所施无不效。予交彦澄久，居相邻，食其德也多矣。今益衰病，益滋出方恃以为安，而彦澄卒矣。呜呼！此余所以伤悼而不已也。然岂独余伤之，凡公卿贵人以至闾阎细民莫不伤之也。予尝谓医者圣贤之学也，必其心仁厚，然后能施德及人。今之为医者众矣，视财利之丰约以轻重其施，而于病之可否则后焉。或妄为之抑扬，以大肆其贪戾，甚且知其不可，姑为好言以钩致其财利。若此者皆仁之贼，而余友彦澄之所深恶也。

时觉按：光绪五年《丹徒县志·艺文志》载录。

《医书纂要集》 佚 1450？

明常熟郁震（鼎文）纂辑

徐春甫曰：郁震，字鼎文，苏州常熟人。累世业医，至震尤读书尚气节。初以明医征至京，复以才武从偏师经略西域诸国者三，以功赐三品服，世授苏州府医学正科。著《医书纂要集》等。

《吴中名医录》曰：郁性，字继善，明常熟、太仓间人。世以医名，祖德之，名医也，父伯昭，叔克明，皆业医。性随克明学，出游淮东西，遇凤阳刘伯渊，尽得针砭之妙，伯渊则得之窦文正公焉。能起危疾，殁后，都御史吴讷铭其墓。性子二：震、巽。震字鼎文，读书尚气节，初以名医召入京师，复以才武从偏师经略西域，出玉门关，逾葱子岭，以至火土罗及五印度。又被简使西洋，如是者三，皆得其要领，而诸国遂义属为外臣。以功德授苏州府医学正科，赐三品服，致仕。徜徉诗酒，著有《医书纂要》等，终年八十一。巽字鼎志，温雅好士，与兄震齐名，为常熟县医学训科三十余年，以上寿终。震子贞，字蒙贞，号时正，以医世其学。景泰间任常熟县医学训科，会令缺，郡守朱胜廉其才，檄署事两月，士民敬畏。邑故有荒丝科动数十万，常预征于夏，所征率为豪右侵匿，民甚苦之。蒙贞署事，力请于巡抚刘孜，遂获捐豁。成化初，谢事家居，号曰半闲。贞孙宗，字弘本，亦以医名。

时觉按：《中国医籍考》卷五十六据徐春甫所言载录，“未见”。

《原病集》六卷 存 1474

明嘉定唐椿（尚龄，恕斋）撰

自引略曰：我始祖永卿教授，自宋元以来，世居邑治西南之齐礼坊下，悉以学术精明重于当时，迄今八世无替者，何也？博济为心，而不以利易操也。汝等当体此，兢兢无怠，庶不负祖宗遗德。且医学之家，书帙浩瀚，辞理深奥，吾恐尔辈受业，不能遍知大理，故搜集各家精要，质以父祖垂训，间附己意，斟酌病源，编类成帙，名曰《原病集》，分为四类，取四德为目。盖元者，始也，大也，以类医道源流切要之理；亨者，通也，利者，宜也，以类据证拟病钤治之法；贞者，正而固也，以类应病之方。此所谓得其大通，而利于正之意也。以类分门，以门钤法，以法钤方，方亦分列汤、散、饮、丸、丹、膏、杂法等七类，类各自始至终，次第编钤，授尔程式，便尔检阅。且如一病有兼几证，一方通治几疾，千变万化，岂能尽合于方法耶？要在临机应变，随时取中，庶不有愧于斯道矣！丹溪朱先生有云，有论无方，无以模仿，有方无论，无以识证，诚斯言也。尔于初学之时，先读儒书，方将《脉经》《本草》《素问》《难经》《伤寒》等书循序相参熟读，兼之考究兹集，知阴阳逆顺，气运变化，脏腑标本，脉候虚实，方看古人用药方法，务须潜心灯案，勤于记诵，研精覃思，造其微妙，则洞然可晓，了无凝滞于胸次。一朝临证诊候，原病施治，不啻良将之决胜耳，何易易哉！又当持心忠厚，爱物恕己，则无得罪于前人，况亦不失为良医也。此书之集，予固知不能尽善，而于尔辈之习学则亦不无万一之助也。尔更能穷究圣贤全书，就其学识高明者而求正焉，是亦予之所望云。时大明成化岁在甲午上元吉旦，恕斋书示诸子。

陈瓛序略曰：《原病》一集，何为而成也？恕斋先生为医学之传而成也。吾邑唐氏尚龄，名椿，别号恕斋，自乃祖永卿教授宋元以来，累世精于医道，咸以济人为心，至尚龄，克勤儒业，斯术愈朗，活人尤多，而仁爱之施博且厚矣。然犹欲其所以仁乎人者不止于吾身，而有以传于后，第恐方书浩瀚，辞理精深，学之者沮于繁而不既读，岂能造其奥妙也耶？于是穷究诸书，讲求至理，发上圣之微言，拔名医之精要，推本父祖授受心法，酌古准今，首论医之源流，次则详列证治，终以应病之方，分门析类，各有条理，汇以成帙，目之曰《原病集》。复自为引，启迪诸子，盖所以推仁爱之心而欲传之于无穷也。集既成，余获登恕斋之堂而得阅所编，观其主意纯一，简约切当，论证处治粲然明白，则知《袖珍方》《医方大成》等书虽亦编集各家以成，然而臧否失断，异宜混淆，曷能以及此集之折衷群言允合用舍哉？至于药之向导增损、制度服法、字疑释音，靡不周悉，犹大纲一张而万目皆举，诚医学之指南也。予惟仁人存心爱物，于人必有所济，古先圣贤设置医术，扶危起死，垂法万世，其惠固无穷矣。若尚龄之殚心苦思，积十余年纂集是编，岂无利及于人哉？凡业医者得睹是集而讲求之，诚足以达于用，则尚龄之仁爱匪直传于后之子孙以善于家，而亦足以垂范于人以及于众矣。然则此集之传讵可以世计哉？呜呼！医家之书博矣，非博不足以究其全，非约不足以领其要，其博而全其要者，予于是书有取焉。是为序。成化十六年岁在庚子孟夏良吉，邑士允轩陈瓛士廉书。

唐时升序曰：我唐氏之先为成都人，当宋世有以道者，为太医事康王，因从渡江，居浙之绍兴，其后世世为医。至元元贞中，永卿为平江路医学教授，来居嘉定，时县尚为州，家在治前。先人言，国初兵徇苏之属邑，我祖犹焚香晏坐楼中，释绎经义，家人告以天兵列队衙前，主将出号令抚安居民矣，乃下观之。已而有举贤良方正者，在洪武中官于朝，出为县。又三世，有成进士者。至时升之先考，道德文章追配古人，为江南多士之冠，晚乃充岁赋为郡文学而不永年。盖历十世，而为儒者皆不如为医之寿而乐康。然是后子孙多习制举俳偶之文而先世之业几坠地矣。维我五世祖尚龄所编辑累世经效之方，与父师口相授受寒热虚实浅深轻重之□要，皆推本于《素问》《灵枢》以成，书凡六卷，曰《原病集》。四方争宝之而未及授梓，人多讥其子孙之无能，或又以为秘之也。兹者萧山来公治嘉定之三年，岁在癸酉，余从子敏学谋于余曰：公之于民苟有疾痛必思调护之恐不及，今此书之调护人者多矣，且可传之无穷，公岂无意乎？余以为然，谨斋宿而言之公，果□然首出俸，人以聚材命工，未毕事，四方闻而□□者相踵也。余犹及见百岁老苍头追事吾祖之著书时事者，言寒暑明晦，手未尝去丹铅，□□游处，口未尝绝讽诵，大抵皆《内经》也。因念圣人以六经垂示万世，而汉儒专门名家探赜索隐以求之，观其笃论天人之际，若有所受于茫茫之表而有所得于昧昧之中，自谓人主用吾言可以安而不危，治而不乱，既而有验有不验，故其书俱不传。唯轩辕岐伯之言，人亦疑非上古之文，然自五运六气、司天在泉与人之脏腑荣卫经络受病浅深，生死之辨，无一字虚设者。盖茫茫之表，昧昧之中，不若取征于声气色脉之可据也。自越人《难经》以来，凡著书者皆《内经》之义疏耳，宜吾祖之矻矻穷年也。嗟夫！此书之成，岂能知百年之后有贤侯至而为之流布哉？盖恐先世之业一旦坠地，留此以示子孙守之勿失耳。今为儒者既久不能自振而俳偶之文实未必有关于当世之安危，如药石之必可以治病，为吾子孙者虽先世之不传者已往矣，而服膺是书想见述作时所以手之不释，口之不置者，如见其容，如闻其声，犹可自全于季世以养其亲，以持其门户，吾盖有望焉。崇祯癸酉白露日，五世孙唐时升稽首题。

来方炜序曰：夫医有《素问》《灵枢》等书，犹之儒之有六经也，而方书论说，犹之诸儒语录也。理道垂于六经若河汉日月，而诸儒辨论考究以录之，其发明理道者，有六经所不能详，而详之论辨考究之语，其嘉惠来学者，诚不可少也，是以六经虽著，必藉表章之力，《灵》《素》自存，尤资方论之功。历古以来，仲景、丹溪，代有论著，代相宝传，不可废也。唐生敏学，其六世祖恕斋先生，承家学之渊源，从儒而妙精医理，既活一时之人，复集其精要，著《原病集》六卷以贻后人。其书有要法，有钤法，有钤方，纲提领挈，综《素》《灵》之秘妙，尽鸿术之微旨，发前人未发之论，起后人无穷之悟，真活人之灵诀，医氏之司南也。精研其旨，则庶几十不失一，无俟隔垣之见哉。唐生将刻而公之宇内，予谓是书明医家之三昧，其当与《灵》《素》等书并垂不朽，永而传之，诚仁人之用心，其活天下者功固不少，殆不可忘表章之力，从而怂恿之。是为序。皇明崇祯六年岁在癸酉三月既望，赐进士第文林郎知嘉定县事西陵来方炜含赤甫撰。

浦某序略曰：吾嘉世医恕斋唐先生尚龄实宗朱氏之学，已人之疾多奇效，而加以切至精勤不遗余力，尝著《原病集》，要裒以群证，证别其门，门列其方，上法二书，中及数家，下迄朱氏微辞奥义，萃聚归一，纲举目张，明如指掌，详于论而严于方，芟其繁而提其要，诚医书之良也。予每读之，未尝不叹其功之深、学之厉而志之坚也。吾将见其与上谷以下二三子之书并传于世，以嘉惠于后人也无疑矣。予忘其固陋，庸序于篇端。弘治十一年岁戊午春正正月哉生明最乐居士京兆浦某序，时年八十二岁。

刻书始末曰：六世祖恕斋府君所辑《原病集》六卷，盖将二百年于兹矣。海内名家传观抄写，得其一帙而试之无弗效者，以为唐氏珍秘不轻示人。先王父、先父俱精其术，远近公卿抱疾者咸争得其一匕以为重，皆有梓行此书之志而未逮。不肖敏学与诸子业儒，蓬户萧条，则先人未竟之志将坠于地矣。会萧山来公来令吾邑，好生之德洽于民心，视民疾苦如在其身，苟可抚而摩之者无不为敏学私计，以为岂弟君子如春阳之欲生万物，若以此书布之人人，真条风湛露之嘘润草木也。公必乐之。遂抱以见公，公读之，谓其精而约，明而易遵，因惜其未梓且叹相见之晚，遂捐俸命敏学鸠工梓之。盖仁爱一邑，德不过一邑之人被之，是集之刻将四海之内，百世之远，咸被其德泽矣。从而为之怂恿者为广成侯君与公同志者也。工毕，敏学为叙其梓行之由若此云。崇祯岁癸酉七月望日，六世孙敏学谨识。

《族谱》曰：唐先世系蜀人，家以医业相承。有远祖以道府君仕宋太医官，奉高祖扈跸南渡，寓居绍兴。

宋季时，族属蕃衍，或仕或隐，谱册详载矣。有讳中和祖，授嘉定医学学录，遂一派迁吴。生二子，永昌，授海道百户，百户生景渊，景渊生守善，无嗣。讳永卿府君，任平江路医学教授，越迁来时，乃卜邑治之西南齐礼坊下居焉，今兄医学训科尚质宅第是也，是为始祖。生五子，二世祖讳景良，仕溧水州医学学正，生高祖讳守仁，国朝洪武初，授官医提举生。曾祖讳公铉，以贤良方正荐授工部主事，迁温州乐清县主簿。生二子，祖考讳玉成，举太医院医士，生先考讳士英洎两叔。生椿辈五人，椿生炯、燧、焯、炜、耀，孙坤、垶、坦、墀、墿、壆，曾孙钥，侄七人，侄孙十人，女不与焉。惟我祖宗孝友持己，忠恕待人，乃以医药之精，慎重名誉于当时。凡有抱病求治者，贫则施惠，富无苟取，于是医仕三朝，世沾德泽。椿服膺遗训，恒惧弗堪，而况医家书论浩博，窃恐诸子不能推广至理，所以穷究群书，积十余年，汇纂是编，资其习学，庶几绍业底就，斯则无负于先志矣。然而此集之成，盖一时念虑所及，第由学识浅陋，老益衰朽，而潜思精索之功愧未逮耳。伏望同志君子，少垂藻鉴，幸赐订正焉。皇明弘治壬戌孟春朔，练川七十四翁唐椿拜识。

乾隆七年《嘉定县志·人物志》曰：元唐永卿，居县治前。宋时有名以道者，为太医院提举，从高宗渡江，因家浙之绍兴，其后世世为医官。元元贞中，永卿为平江路医学教授，始占名数于嘉定。诫子孙，既通经义，必令学医。五世孙毓，字玉成，艺业益精，明初荐入太医院。唐朴字尚质，永卿七世孙，博文高行而以医名。弟椿字尚龄，名与兄埒。尚参考诸家方论著《原病集》行于世。从子熇，字德明，未冠名闻四方。从孙钦训字道术，受其业，有《伤寒心要》二卷。

《分省医籍考》按曰：道光四年《苏州府志》卷一百二十三《艺文二》：作《原病集方》。考同上《志》卷一百六《人物》之《艺术》下《唐椿传》：所著《原病集》下有“方术家多宗之”之语。是《艺文》误连下“方”字，而误作《原病集方》也。

时觉按：有万历、崇祯刻本，1991年中医古籍出版社收于《中国科学院图书馆馆藏善本医书》，影印出版。

《医统续编》五十卷　佚　1493

明昆山周恭（寅之，梅花主人）辑

康熙三十年《苏州府志·人物》曰：周恭，字寅之，别号梅花主人。博洽群书，甘贫养晦，授徒以自给，时与高人逸士讲论古今。昆令方豪固请至县，力辞不赴。方亲书“鹿门”二字以题其居。所著有《枕流集》《医史》《卜史》《西浜丛语》等书。

时觉按：乾隆十三年《苏州府志·艺文一》载录。周恭有《续医说会编》十六卷，现存。

《事亲须知》五十卷　佚　1493

明昆山周恭（寅之，梅花主人）辑

乾隆十六年《昆山新阳合志·人物·隐逸》曰：周恭为诗古雅典则，切切以士风民俗为念，闻有不惜名检者，辄唾之。著有《事亲须知》等书，惟《八哀诗》行于世，吴文定公题其后。

时觉按：乾隆十六年《昆山新阳合志·艺文下》载录。

《增定医学纲目》　佚　1505？

明昆山卢志（宗尹，丹谷）撰

时觉按：乾隆十三年《苏州府志·艺文一》及乾隆十六年《昆山新阳合志·艺文下》载录，《苏州府志》并曰：卢志，于弘治中应明医诏至京。

《脉证方要》十二卷　佚　1522

明古吴俞弁（子容，守约）撰

《吴中名医录》曰：俞弁，字子容，号守约，明吴县人。博通经史，癖于医论，以为事亲者不可不知医，遂将师友讲谈之说、诸史百家之论医者，苦心探赜，随手摘录，积久成《续医说》十卷，成书于嘉靖壬午，今存。又有《脉证方要》十二卷，已佚。

时觉按：《中国医籍考》卷五十七据《医藏目录》载录。

《医略》四卷　佚　1531？

明昆山周伦(伯明,贞庵)撰

康熙三十年《苏州府志·人物列传九》曰:周伦,字伯明,昆山人。弘治己未进士,授新安知县。会秋旱,飞蝗云集。明年大水,疏请停派未发寄养马匹,从之。又仿古常平仓法,减价粜谷以济饥民。长堤溃,即请粟抚院,募民筑堤,堤成而民亦得济。台臣上其考,拜监察御史,巡视居庸、龙泉等关,疏陈六事,皆中机宜。正德丙寅,奉敕勘太监李兴砍伐禁林山木,奏入,上嘉其直。时逆瑾用事,乃以除丧还京违限一年致仕。又摭其曾荐都御史雍恭为党比,罚米二百石;曾论西库花米积弊,再罚米一百石,倾其家。瑾诛,复除御史,升南京大理寺右丞,寻升少卿。嘉靖初,拜都察院佥都御史,提督操江,擢兵、工二部侍郎。清理军职,升南京刑部尚书,旋改北部,侍经筵。时辅臣桂萼以谏官论去,逮其私人李梦鹤等下刑部,张永嘉请解于伦,伦以自有公论对,遂不合。仍改南京,三年,谢政归。与里中故旧倡为延景约。性识医理,每以疾疠施药,全活甚多。又十年卒,年八十。

乾隆十六年《昆山新阳合志·人物列传二》曰:周伦,号贞庵。伦为人坦易,而操履特严。诗词清健,行草有晋人风。所著《贞翁净稿》二十卷、《奏议》十二卷、《西台纪闻》二卷、《医略》四卷。

时觉按:康熙三十年《苏州府志·艺文》载录。

《医学指南》十卷　未见　1545

明吴县薛己(新甫,立斋)编

时觉按:《中国医籍考》卷五十八载录,"未见",国内亦未见载录。严绍璗《日藏汉籍善本书录》载有日本内阁文库藏有原枫山官库旧藏明刊本八册十卷。

《医学撮要》不分卷　未见　1550

明程希洛编,古吴薛己(新甫,立斋)注

时觉按:有素漪氏抄本存浙江省图书馆,经查未见。

《医学决疑》　佚　1550？

明青浦徐沛(泽卿,方壶山人)撰

康熙二年《松江府志·独行》曰:徐沛,字泽卿,少从周莱峰游,以文章行谊相切劘。读书博猎,尤精《内经》,用以诊疾辄起。布袍角巾,闭门吟咏,邑侯屡延宾席不赴,亦不一造见。或谓,尹不疑傲乎?沛笑曰:野老当如是耳。生平不为奇节,而清襟旷度,嚼然不可干以私。所著有《方壶山人稿》及《医学决疑》。沛子三重。

时觉按:康熙二年《松江府志·艺文》载录,《中国医籍考》卷五十六载录,"未见"。

《医学权舆》一卷　存　1563

明建康孙笙(茂林)纂

刘世延序曰:《医学权舆》一书,乃建康世医茂林孙笙氏家传之秘也。予尝官留枢,闻孙氏治疾每有奇验,既接见,与论如症病因治法,出言俱中肯綮,亦羡其艺之精也。孙更好释老性命之学,皆予所尚,遂雅重之。暇日因话医以活人为心,且修道又以济人利物为种德,有曰善根种而灵骨生,灵骨生而仙可冀,倘有家传秘术,出而与世共之,亦种德之一种也。孙因公是书。观其各病分条,每条病因脉理治法,靡不括尽。初学之士,诚能熟读则临症自无错误,实医学之要书也。若世之庸医,得一方,传一法,秘而货利,每失其传,或临大病,故不为医而索厚谢,诚可恶也。是岂仁人之用心哉?如华佗氏之技,世绳其传,是以佗不得其死,若孙氏可谓好仁之士矣。是书宜刻而广之,以资民用,并序其得书之由。时嘉靖癸亥夏四月丁卯,诚意伯青田石圃居士刘世延序。

时觉按:是书三集,一集述中风、伤寒、内伤等五十证;二、三集分别录《雷公炮炙论》和《识病捷法》,收于《洪楩辑刊医药摄生类八种》。

《医学纲目》 存 1565

明娄东邵弁(伟元,玄沙)撰

邵弁《医学纲目》跋曰:庄生有言,为善无近名,为恶无近刑。可以事亲,可以养生,可以尽年,其惟医之谓乎?余家世赖兹为事亲养生之业,庶几免近名近刑之累,虽未明庄生言是医与否,然以余家观之,则医实有类乎庄生之言矣。比部履斋曹先生恬然仕宦,独好方书,雠校精苦,余辈不及也。是书篇帙浩博,传写日久,讹缺殆半,微先生几能成书哉?先生薄轩冕而顾郑重于医之名耶?若夫养生尽年,则仕途与山林所得不翅多矣。玄沙邵弁伟元甫跋。

时觉按:明初,楼英撰《医学纲目》四十卷,嘉靖四十四年乙丑曹灼初刻行世,邵弁为之跋。四十卷后有《运气占候》及邵弁序,由邵序知《占候》乃其为补楼氏之遗而作。故崇祯十五年《太仓州志·艺文志》载录邵弁《医学纲目》,有误;民国八年《太仓州志》卷二十五作《医学纲目补遗》,实为《运气占候补遗》。参看本书运气门。

《方脉统宗》 佚 1566?

明江阴缪坤(子厚)撰

道光二十年《江阴县志·人物三》曰:缪坤,字子厚,其先以医名者七世,坤名尤著。性行淳笃,自察脉审方外,端居诵读,不接尘事。嘉靖间,帅府延至军前疗疫,全活甚伙。著有《方脉统宗》行世。与乡饮十七次,寿九十。

《军中医药》一册 未见 1599

明淮阴王鸣鹤(羽卿)编辑。

《奎章阁图书韩国本综合目录》曰:《军中医药》,存,王鸣鹤(明)编辑(光海君时),一册活字本。训练都监字,34.2cm×21.4cm,四周双边,半叶匡郭,24.6cm×15.4cm,9行16字,注双行,十八张。版心:上下花纹鱼尾。印:弘文馆、帝室图书之章。

《朝鲜医书志略解》曰:《军中医药》,全1册,明王鸣鹤撰,城大图书馆藏。朝鲜朝中期刊本,活字本。

《朝鲜医籍考》曰:《军中医药》,全1册,明王鸣鹤编。无刊记。盖为朝鲜中期刊本,活字大本,纵37.5cm,横21cm,每半叶划间界长25cm,幅16.5cm,9行17字,总纸数18枚。内容:辑医药说、疫气诸病捷说及其治法(有处方)、折伤金疮说、破伤风论(有处方)、行军烟火所伤、冬月手足皲裂(有处方)、救五绝死(溺水死、木石压死、夏月途中热死、冬月冻死、中百毒急死)。其所叙简明而扼要。

时觉按:《联目》《大辞典》俱不载,国内书目未见载录,今唯存朝鲜刊本。以上引用资料见崔秀汉编著《朝鲜医籍通考》,中国中医药出版社1996年出版。考明淮阴王鸣鹤,字羽卿,武进士,万历间历任海州海西所掌印千户,迁指挥,试为天下将才第一,迁甘肃参将,以军功升副总兵,驻通州狼山抗倭,晋都督佥事,任广西总兵、广东总兵,守边三十余年,大小数十战,战必胜。著《平黎纪事》《东粤私忧》《帷间问答》《登坛必究》等兵书,《登坛必究》卷三十二为烽燧、间谍、谋主、祭祷、医药,《医药》篇内容与《朝鲜医籍考》所载同,故是书当即《登坛必究医药》,参阅《医话医论门》。

《订补明医指掌》十卷 存 1622

明仁和皇甫中(云洲)撰,长洲邵达(从皋,纯山,行甫)订补

邵达序曰:余大父釜山先生笃志艺林,驰誉江左,及门问业者多所显贵,而再入棘闱弗利,竟以逢掖老。吾父幼敏慧,大父奇爱之,希其早就。不虞大父忽遘一疾,治不能瘥,遗命吾父曰:汝不为良相,且为良医。无何,吾父兼失所恃,阻试有司,遂改业医,自号念山。五十载以来,颇以是术名于世。吴城内外,老幼男女病伤寒、痘疹者,得吾父即全活,难以数计。生不肖,体弱而多疾,力不能终举子业,吾父即命弃去,训读岐黄诸书。如是者几易寒暑,稍有所得,则出云洲翁所著《明医指掌》示不肖,曰:向尔所习仲景伤寒、东垣内伤、河间热病、丹溪杂证,此学之博者也,约而精则有是书,尔其宗之。余敬受命,朝研细考,始喻其旨,真所谓抉秘钩玄,远绍诸家之说,分标治本,阐明运气之宜。善哉!所微憾者,拘于图而局于论,显于证而晦于脉,详于方而略于法,翻检尚有纡回。乃不惴原其所载,目则分之以门,方则聚之以类,而附列歌、注,各以己意参入,俾学者

因脉辨证，缘证施法，弹指顷便度津梁，而余亦借是多所解悟。盖余不幸，不生先生之世，犹幸去先生之世未远，可以私淑门墙也。当世钜公，愿共鉴之。天启二年九月吉旦，长洲后学邵达行甫谨述。

许士柔序曰：昔祖龙氏焚弃诗书，首存医籍，而史迁又为卢扁立传，汉魏、唐宋，医之一途綦重矣。我国家取医学群书与六经、诸史并镌，内府尊之信之，先民是征，后贤式从，体圣祖远意，若谓生生之原寄于掌，故郡县并设医师，符同胶序，秩视广文，俾其徒日繁，以跻斯世于寿域，此帝王之仁覆天下也。薄海内外，雅不乏人，而千里之间，博综淹贯者仅得一二，何能济八方之老幼？即曰医籍在也，卷帙浩淼，贫者弗遑市，意理渊微，愚者未及察。庸夫竖贾，手录成方，漫夸里肆，以为吾医也，而医之义何居？往者，云洲皇甫翁以三世良医，具普利心，发大愿力，著为《明医指掌》。若歌若赋若笺，而系以诊脉，赘以形方，展卷便于吟呻，辨证按其标本。"指掌"云者，即吾夫子"示斯"之说，所谓道在目前，凝眸即是，转盼则非，难言之矣。虽然，隐而显，至理赅焉！善哉，行甫邵君之订补是书也，酌异同之辞，明详略之故。人生五行，运为六气，六气还归六脉，阴阳刚柔，高下燥湿，行甫悉定于手腕之际，而无念不灵，无境不彻。即此盈尺之书，凡人道之生机，天道之化机，毕在是矣。大人识想，赤子知能，内难外攻，病情药性，丝丝绾合，种种圆通，纤指欲飞，金针得度。行甫年未逾壮，胡遂爽然于撰述？尝闻其尊人念山翁，少承家学，负志青云，数奇不售而隐于医，筑室葑溪之上，扶杖临门，沉疴立起，全活以百万计。而雅情淡寞，不厚责人以金钱，瓢笠萧然，琴书自适。行甫之专精艺术，其渊源固有自夫！余少多病，颇习越人氏之言，今旅居京毂，不暇尽携故箧，行甫独以新编见寄，快题数语，付之劂氏。因慨世之共号医王者必曰家藏秘籍，千金享之，不以示人。生死大故，岂以家秘私夭寿乎？指其掌遇之也，行甫之业高，行甫之志广矣！龙飞天启壬戌菊月朔旦，赐同进士出身翰林院庶吉士苏郡许士柔书于硕宽堂。

凡例曰：一、是编乃云洲先生效吴蒙斋《伤寒指掌图》而作，其为赋为歌为论，俱因病寻源，辞明义显，兼易去俚俗之语，高出蒙斋之上，故一遵其式。一、学医必先明天地阴阳之理，人身造化之机，脉病证治有要诀，经络运气有时宜。故于《病机赋》后摘取岐黄秘旨、先哲格言，汇为一篇，名曰《经论总抄》，使入门者咸知所本。一、临病参方，先记药性，故首卷后即附龚云林之《药性歌》，似为易简。一、旧刻如论有所未发，则参平日所自得而曲尽其根源，或方有所未载，则补先哲所经验以默襄其诊治，庶几不虚"指掌"之名。一、旧刻每篇细证各画一图，方则另成一集，却不便于检翻。今每篇首列歌、论，次附脉法，脉法后直开各款，各款后随注成方，例用加减，按以发明，俾学者因脉辨证，缘证施治，无俟旁搜博采之浩繁。一、按旧刻云赋者，便初学记诵，略举其概，未详其义，此乃逐一证述一歌，务尽其旨焉。一、歌括少自四句，多至数十句，欲赅病情，无拘长短。一、凡论中引《素问》则曰"经云"，引朱、张、刘、李及诸贤之说，则直标姓氏，并足为歌之显证。一、旧本尚阙伤寒一科，盖谓蒙斋有书，便于记诵，然亦间有挂漏。愚僭以陶节庵《家秘》为主，而以蒙斋歌赋参焉。窃常苦心于此，名曰《续明医指掌》，嗣刻问世。葑溪邵达识。

《江南通志》曰：邵达，苏州人，北虞之后人也。喜读司马迁书，手不释卷。精于伤寒，手到病立起。有邻人以乏食病，濒死，达于药囊中裹金饷之，遂霍然。人号为仁山先生。(《中国医籍考》卷五十八)

时觉按：《中国医籍考》分别载录皇甫中《明医指掌图》及邵达《订补明医指掌》，据邵序及凡例可知，邵氏订补皇甫中原书而为现通行本。民国二十二年《吴县志·艺文考三》载录《明医指掌》，作"六卷"，并谓：邵达，字从皋，号念三，明天启间长洲人。此说有误，"念三"即"念山"，为邵达之父，尤侗《伤寒辨略序》谓，"念山尝以皇甫氏《明医指掌》一书手授纯山，既订补而刻之"，则订补者为纯山，即邵达。邵氏世系，当为釜山、念山、纯山，纯山子"三山"，撰《伤寒辨略》。

《刊补明医指掌》佚 1695

清云间王宏翰(惠源，浩然子)撰

时觉按：民国二十二年《吴县志·艺文考七·流寓》载录。

《识病捷法》十卷 存 1567

明苏州缪存济(慕松)撰

徐仲楫序曰：病之难识也尚矣，人禀阴阳五行之气，冲融会萃以有□□，爱养一或不至，则病随之，变应靡常，漫无所执，厥疾之不瘳也不亦宜乎？吾苏缪慕松先生雅好医学，穷本知要，阐微剔幽，靡不通贯。乃著为《伤寒撮要》一书，既已行世，世共珍之。而先生沉默寡合，不自矜炫，闭门读古方书，参稽互考，豁然若有得者。一日，别余远徒，余意其将有四方之志也，叩其所业，则曰：吾志在医，欲成一书以济世，非静不可，故求静耳。已而烟霞高蹈，杳然不可即者二三年。则书□成，出以示余，盖罗集先代医师之传，会通其要，分部分门，以类相从而增损者什二，删繁补遗，掇拾殆尽，名之曰《识病捷法》云。余非知医者，昔于《伤寒撮要》既以俚言弁其首，今此书□成，益睹先生有大过人者矣。刊以传世，抑亦医家之指南也欤？虽然，此不足以尽先生之仁术也。先生甫弱冠，先君五松以疾谢世。既而，吴泰伯孙女为太夫人者，每岁多病，先生苦弗愈，遂弃举子业从叔氏游，肆力于医，太夫人得以长寿。噫！世之获一命之荣者，谁不谓孝亲在兹矣？而先生独肆力于医，不惟得以寿亲，且因以寿来世，视世所谓孝亲者，果孰远而孰近哉？赐进士第文林郎河南道监察御史长洲徐仲楫撰。

邹龙光序曰：《识病捷法》者，茂苑名医缪翁慕松衷群书而钩其玄，以指医家而南者也。翁幼业儒，遭母病，去精岐黄家言，卒长寿其母。今万历癸未，余未免丧而疡小愈，苦神理未王。适翁居停余内弟王正甫待曙楼中，乃需诊焉。谭余受病处若照腑脏已。邑中就视者屡相错，靡不应手愈。至有群医袖手莫先发其谁何者，翁卒而投之刀圭，亦靡不辄起也。余于医无所睹异而肤叩其说，翁亦肤而应曰：吾何能有加于人人哉？吾盖不务药之施而务病之识也，古方书具在，所藉以索二竖于膏肓上下者，不由望闻问切乎？挽近世恒耳视而目听，以望闻识者十未见一二焉，以问切识者十得二三，而本或讳于病者之口，脉或眩于视者之指，虚实表里聩聩尔。已而姑尝试以侔一中，即慎事者亦持两可以执其中，俟药力形见以定症名。嗟嗟！参苓芪术匪不灵于补也，而以之续骨则舛矣；乌喙全蝎非不良于攻也，而以之益元则谬矣。几何而不倒行逆施之耶？吾弗敢矣。余始惊而复叩曰：然则识病有法乎？翁曰：有之，而且捷也。因指其箧谓余：吾所辛勤四三十年，搜抉数十百卷，欲以一得之见而起天下之疲癃，振斯人之聋聩者，志在此也。乌乎！无其法，余受而读之，则有全书在焉。病标其名，名系其类，察司天之候，定生死之脉，列辩验之方，无论业是业者赧然大觉，余亦庶几不终大寐也已。时余外兄盛玄圃氏在座，曰：吾逊志于医久矣，尝见翁锓《伤寒撮要》，意谓卢扁为之后，至李朱弗论也。兹书而广其传也，活世开来，彼宣公非乡之闻人欤？翁曰：可哉！直吾尚有幼科、外科在，而力未足以从剞劂氏之役也。兹其先之。遂付诸梓。赐进士第征仕郎中书舍人让里邹龙光撰。

时觉按：内科杂病为主，脾胃证治列前，以病标名，以名系类。病因脉象从简，方证治法则详，附《炮炙药品便览》及百四十种药物炮炙法。万历十一年刊行，有影印本收录于《续修四库全书》。光绪十八年增刻光绪元年《长兴县志·艺文》题为《缪氏识病捷法》，亦十卷，作常熟缪希雍撰。另，建康孙笙《医学权舆》一卷三集，第三集亦名《识病捷法》，见《洪楩辑刊医药摄生类八种》。

《医学便览》四卷　存　1574

明阳山解桢（应坚，芦河）撰，钱塘胡文焕（德甫，全庵，抱琴居士）校正

宗周序曰：夫医之道与燮理通也，上因乎天，下因乎地，中因乎人。辨岁气之五行，察盈虚之消息，调气味色声之五法，与夫荣卫之升降、主客之脉胜负、水土金石草木飞走之变化，非尽穷天下之理者，孰辨之？世医不求其本原，不识其亢承，胶漆已私，方匭其见，或通药性而昧脉理，谙候症而集方剂，知人病而伐天和，瘳标节而背根本。嗟哉！曷足以寄生死耶？所以故者，盖医之歧径甚多，户牖错集，迷者失道，人无所之。故得其一而遗其二，明乎此而暗乎彼，学之无宗故也。吾门人芦河解子章缝，儁士为儒，探易理之阴阳，悟诗学之情性，覆河洛之休咎，析太极之五行。少而多疾，又以为子不可不知医，故手口《内经》《灵枢》等篇，体验秦越人之脉法，参究张、李、刘、朱之秘传，乃弃其筌蹄，游神意旨。故病者沓至，即投匕起之，邑人赖焉。乃思以其道公之人人，惧其学之无宗也，暇著《便览》一书，分为经络、脏腑，详以诸疾、方脉，如登昆仑而图万山之支，沂黄河而写众流之派，山川人目，无遗观也。余反复之有得，欣然搦管而序之，且俾业者知所访求，而又以嘉解子之心，仁天下之心也。万历二年秋孟初旦，广陵理庵宗周撰。

胡文焕序曰：遄余阅《华佗内照图》有得也，业已梓之。兹复阅解芦河所著《医学便览》，又不独内照而已，凡病凡药，靡不备具而列诸图焉，俾一阅之间，了然可明，捷然可用，诚有便夫医学也。余不忍弃，乃并付诸梓，即吾儒等辈，置一册于案头，或以侍亲，或以自照，藉之为药石，警之为调摄，可得谓之无裨矣乎？余不佞谨识。

时觉按：是书详于图表，绘图一十有五，以详脏腑经络、五行运气，此胡文焕比为《华佗内照图》之所由来；其余五脏用药、药性补泻、伤寒中风、外感内伤、妇科诸疾，无不详列诸表，一一提纲挈领，了然可明。收于《寿养丛书》。《中国医籍考》卷五十九载录，2008 年人民卫生出版社据日本国立公文书馆内阁文库藏江户写

本影印,收于《珍版海外回归中医古籍丛书》。万历三十二年《扬州府志·文苑志·经籍之杂类》载录,作《儒门医学便览》。阳山有三:江宁县东北,明胡广有《游阳山记》;吴县西北,又名秦余杭山、万安山,近太湖;湖南常德县北。

《医学钩元》八卷　存　1575

明吴县杜大章(圻山,子华)撰

徐栻序略曰:余苏圻山杜君集古医家方论,题目《医学钩玄》。夫医,意也,迹古以成编,立方以待病,是所谓尘垢秕糠耳,奚其玄?噫!不然。圻山君少通经术,补郡庠弟子员,每校艺辄居上选,乃得医家读儒书之旨,翩以病对症,上及轩岐,下逮丹溪,与夫百家诸说之异同得失,靡不研其蕴奥而得其肯綮。有遇疾求治者,投之方药,其应如响。幼与南奉常裕春袁公同笔砚,雅相善,当考绩北上,与之偕,例授太医院吏目,既官医,益加深稽邃诣,由是著兹书以诏后学。首揭治疾之本原,次制疗疾之方脉,条分缕析,最为详密,而诸科之理趣赅括无遗矣。夫钩者,言乎考索之深也,玄者,言乎意义之奥也。不深其功犹难语钩,不得其奥犹难语玄。是书窥橐籥之奥,启玄命之秘,诚詹何、任公子、蒲且、伯昏无人之业也,岂曰尘垢秕糠云乎哉?虽谓上补造化、下裨轩岐可也。圻山之弟子庸,国子生,吴闻士也。昆季与余为文字交,爰执是篇谒予序,遂乐为之弁其端云。万历三年仲夏吉旦,赐进士第通议大夫南京工部右侍郎前奉敕巡抚江西地方都察院右副都御史提督湖广学校副使监察御史同郡凤竹徐栻书于留署之慎德堂。

冯时雨序曰:今保御杜君子华所纂《医学钩玄》书,间出示余,余未暇读,会谒宋公督抚、王公副宪于治。二公精治,旁究医理,则皆能道杜君,余唯唯未有以复。余则语:杜君与交固久矣。曩君为博士弟子员,余时时从君游。君强敏精博,善以意揣事情,而推分引真则或推余,余幸博一第矣。君业不售,去为医,医且冠吴中,便去溯淮北上。时吴中达官,或位卿贰陟台省,及郡邑二千石刺史来述职京师,多君故交,与说医理,称善;或病就君诊,辄效,乃相与延誉诸公卿间,名遂震京师。余时代匮省中,就君握手谈,情素至渥也。君数就余论医,余素强无疾,雅不知医,乃戏谓:君若业一技耳,何多论?且如余素无疾,君业良苦,独奈余何?君不应,笑竟去。余俄出参楚藩总簿书,计会诸吏狱纷琐事,事多责成镇官,间遇盘错不可措手,稍一二意之,亦时中理解。自惟曩时与君交,君谓余雅不称事,今竟何如?既入,捧行返道吴,君时亦通籍保御,而吴中咸多君。余以曩所镇楚语君,君乃复大笑语余曰:若何见晚!君不闻牧竖语乎?况医理哉?夫良工之治病,缓急异候,羸强异禀,同疾异感,同剂异施,而取信于二三指下,气而候之,志而逆之,色而察之,久乃识之,不留乎人,乃契乎天,其得之心而用之病也,虽吾亦不知其施之中也,故曰:医者意也。子为政,窃吾绪余以往而何志之扬?为得吾道,奚啻数郡哉!余不能辨,归隐括诸所行,君言良是。于是悉取君书读之,若窥要领,乃遂不敢薄医云。会君书且成,付宪公命梓之以传,而督抚公则复为序弁诸首简,论之悉矣。余不复论,姑志其与君语者。赐进士第朝列大夫湖广布政使司左参议前户科左给事中侍从经筵郡人昆峰冯时雨撰。

时觉按:附《补议》一卷,万历三年乙亥刻本藏中国中医科学院与上海图书馆。《中国医籍考》卷六十载杜氏《医经纂萃》二卷,又载王文谟《医学钩玄》,俱"未见"。

《简明医要》五卷,《简明医要补遗》一卷　存　1605

明澄江顾儒(成宪,云竹山人,慈惠先生)撰

自序略曰:儒因先君多病,久病成医,得延寿考,乃示余曰:事亲者不可不知医,汝能攻之,非惟济世,亦可养生。古良医良相并驰于穷达之间,苟有益于生民,则相业不见其多,而医道不见其少,汝姑勉之。余拜敬诺,即弃儒就医,师浙东之异人,访梁溪之高士,无惮昼夜,力学有年。凡遇病敷药,苦心力索,务求效验,果幸地方得以少济,而妻子亦藉以温饱,由先君之遗教也。今老矣,有子别攻举业,悯后无传,且虑吾之子孙,后或疾痛,假手庸医,无能治疗,欲存管见,自备检阅。又虑夫先贤立论著方之浩繁,搜索不便,故撰择已经效验平常方药,手录成帙,分门论病,分病定方,一阅可得。其难制之方不录,怪异之药不取,岂不简且明哉?名曰《简明医要》,盖皆圣贤之遗旨,非敢隙光自耀,擅措一辞也。识者幸相与订正之。岁在乙巳仲夏录成,时年七十有三。

顾宪成序曰:澄江云竹顾翁以医闻于人久矣。盖近奉庭训,而远宗刘张朱李诸先达,虚研实究,会而通之,以故所投辄效,一方赖焉。于是翁年且七十有三,手录生平已试之方,都为五卷,授剞劂氏,命曰《简明医要》。其言曰:是编所载平平耳,无新奇可喜之说也,聊以遗子孙备检阅耳。余闻而贤之,翁之不为新奇,乃其

能为新奇者乎？语有之：医者意也，诚诚然然，顾其说可以生人，亦可以杀人，生杀反掌耳，不可不察也。意难调而易偏也，是故欲其平平者，以病治病，不以我治病也。病而曰治，曷尝无意？治而曰以病不以我，曷尝有意？有意无意之间，能神能圣，能工能巧，刘张朱李之精蕴，翁一言以蔽之矣。信哉！翁之不为新奇，乃其能为新奇者乎？是故概而论之。是编仅五卷耳，盖综其博而归诸约者也。翁之所见以为要也，徐而绎之，千言万语，总不出"平"之一字，盖至约而实至博者也。余之所见以为要也，读者宜何求焉？翁子言尝从余游，乞余显其端，余为之走笔书之如此，且告之曰：子业服岩邑，领名邦，有种种惠政及民矣，而今而往，其务益加懋焉，以竟厥施，即翁满案活人术不滋畅乎？即翁满腔活人心不滋快乎？异日者，吾又将就子觅医国之谱也。言再拜而起曰：先生之所以投试，言父子腆矣，敢不奉以周旋。万历丙午五月之望，梁溪顾宪成题。

顾言曰：我太公刻《简明医要》成，呼言辈诏之曰：甚乎，医未易言也！吾医行且五十余年，中所见业医者什伯累累矣，大都罔一粟一镪以畜妻孥者耳，夫恶知轩岐之书，东垣、丹溪诸贤之著述为何者哉？其稍稍知读之者，又书不证于症，症不证于书，脉不传于方，方不传于脉，了于口，迷于指，舛错于药，此徒以药试人，以人尝药，生人生死视若儿戏。呜呼！恶用此医为也！故余此集仅悉其病之变，随病而拟方，酌方以合变，即庸夫竖子各得以其病检之书，又各得以其方效之病，先圣贤之精微，且潜其神于中而畅厥旨于外，不容笔与舌也，或贤于笔与舌者乎？语不云乎：可使由之，不可使知之。余以为如是而可矣。若夫聪敏贤智之士，薄予说平平耳，方欲会于《素问》《灵枢》之外，驾百氏之说而上之，以文采自见，自成一家言，则老拙愿让焉。若以治病活人，恐于此集未能尽跳而越也。传曰：制而用之谓之法，化而裁之谓之变。变与法其庶几哉！即使仓扁复起，亦不能抉其神而语其故，第如是而可矣。言等跪受命，伏思我太公生平遇病，轻者立起，至其难者，未尝不踌躇四顾，中夜旁皇，已若庖丁解牛，批郤导窾，罔不中解，然不肯授术于人，即不肖兄弟亦竟弗欲授。尝谓医如用兵，孙吴兵法，那可人人语？则此书亦弓矢也，介胄也，六花、八阵、鱼丽之属也。神而明之，则得其法而传，墨而守之，亦按其法而券取也，夫岂为业医者设哉？我太公累仁积行，施不责报，尝一再沾天宠而意无倦，即悲田乞儿，靡叩弗应，不有是书行于世，则叩者有穷，而我太公之志未畅也，故刻成而述过庭之语如此。不肖男言谨识。

道光二十年《江阴县志·人物三》曰：顾儒，字成宪，少业儒，因侍父疾，遂通医。投剂无不效，不问贵贱贫富，虽寒暑风雨，随叩即赴。其尤异者，以三指切人脉，决荣枯修短，无不奇中。寿八十六，里人私谥为慈惠先生。著有《简明医要》五卷，顾端文序行之。

时觉按：二书合刊，有万历三十三年乙巳张炜刻本藏中国国家图书馆及上海中医药大学。澄江，今江苏江阴。《中国医籍考》卷五十七载录"《简明医要》五卷，《简明医要补遗》一卷，存"。

《治法汇》八卷　存　1609

明盱江张三锡（叔承，嗣泉）撰（客居江宁）

自序曰：用药如用兵，纪律稍乖，吉凶立判，况乎藜藿膏粱，肠胃不同，老幼鳏寡，气血迥异，气候有炎凉，居处有高下，古今方药各有所长。敢因众腋用足一丧，曰《治法汇》。

时觉按：收于《医学六要》。

《杏苑生春》八卷　存　1610

明秣陵芮经（活溪）汇纂，秣陵纪梦德（文麓）编次

王肯堂序曰：尝谓医亦难言矣，非医之难也，非得其理之难也，得其理而协于其窍之难也。夫医者意也，以我之意迎人之意，则两意相孚，脉络自贯。若何而为外感？若何而为内伤？若何而为积痼？若何而为乍萌？显证其方，默调其剂，斟之酌之，泻有余补不足，扶正气，抑邪侵，辄投辄效，百投百灵，决生死于如线，起危亡于俄顷，无足难者。奈何哉！窅窅庸医，径行自恣，遇病依方，弄人命于掌股，济，则其药之灵也，不济，何以数委之？嗟哉！庸医杀人，洵已然矣。此曷以故？始也习坊籍之腐方，务私心之自用，而未得乐本之真诠，乃尔经也。素怀普济，举凡一切医经，靡不博览，其中议论明而调方未善者有之，力量至而先后重轻失序者有之，求其井井然、恳恳然，某病也某方，不啻某剂也，而某病推详，百不获一。兹观经一书，识烛先天之数，动观人事之由，存心会解，执病求原，彰彰可考，诚所谓医学指南者。且也秣陵纪子，提其纲，揭其领，删繁赞简，辑而成编，遂为医家定钵，名曰《杏苑生春》。云间敝友元庚睹之，曰：天下奇珍也，宜付之剞劂，以开天下之迷，则阴功不浅矣。某亦无吝。后之学者，得是书而诵之，信手拈来，头头是窾，将亦无难于医云。万历庚戌孟夏

月吉旦,金坛宇泰王肯堂书。

时觉按:卷端署为"医正活溪芮经汇集,秣陵后学文麓纪梦德次编,太医院史绍庄徐文元发刻,太医院医官云林龚廷贤校正,金陵书坊蒋氏石渠阁梓",王肯堂为序,此本为海内孤本,藏南京中医药大学。《中国医籍考》卷六十载录,并谓"未见"。

《医宗粹言》十四卷　存　1612

明歙县罗周彦(德甫,赤诚,慕斋)撰(移居泰州)

贺万祚序曰:慕斋罗君,盖余老年伯闻野大中丞诸孙也。家学渊源,施于有政,复精《素问》《难经》及诸名贤宗指,刀圭所至,凋瘵尽平,时捐俸修□,散济宇下。比三载,而海上颂更生与其称不冤者,声相袭矣。会邑士大夫谋广其术以寿斯民,遂出手编若干卷,题之曰《医宗粹言》。盖集古圣贤之成而不自居,且明对方,先论原本。君之言曰:人之初生,□受一气,而后情欲渐开也。故立先天后天元阴元阳之辨,而统之曰元气论。有气则有消息盈虚、迟速顺逆之生机,而脉兆焉。自《八十一难》叔和王公畅其指,鹤皋吴君□其蕴,今稍增益其未备,而仍存其题以著篇首。气有先后天,不能不藉于养,故曰上药养性,中药养命,是以药性次之法考焉。用药如用兵,讵可执一?其归随证之法,不可易也,次之用药准绳。运气不齐,受病亦异,不稽之天行,其奚以尽矣?次之以四时方论。若夫男女长幼,以及内外科,方术虽殊,总之归本元气,斟酌脉理,因时随证,攻与□而已,故以四科备录终焉。旨哉!君之论乎。详而有要,简而不遗,祖述轩岐,备□名贤,而启祐后学者,其在斯乎?仁术且永垂矣。盖君幼而善病,弱不胜衣,遂业儒书,博综羲农,而后尊生调摄名理,有味乎文正之言,达则良相,穷则良医,其造命同也。自是南游吴楚,北涉淮泗,侨寓良安者十余祀,与诸名贤家及荐绅学士讨论研究,佐以慧□,投之即响应景从。至分符海上,医疗与政事并传,或者方之淳于公云。余先大王父春轩公以□病,惕然许世子之戒也,尽去其所学而学焉,竟为名医,所著有《医经大旨》《明医会要》诸书行于世。盖亦先原本后成方也。今得君集,窃有当于衷,缀言简端。若夫吏治,俟录之采风者,姑略之。君讳周彦,字德甫,号赤诚,歙县人。万历壬子岁仲秋哉生明年家治生顿首拜撰,停云文葆光书。

小引曰:余尝见古医术若扁鹊、仓公之辈,察脉投剂如声传响,常恨不获见其遗书,及观寅友罗君所辑《粹言》,不觉辗然色喜。君少善病,因究心岐黄家言,荏苒二十余年,盖三折肱矣。谈人疾病死生似饮上池,而犹恐无以诏来兹,乃穷搜方技群书,采白于腋,拾翠于腹,分章析类,汇为成书。其究病如然犀,处方如弄丸,种种入解,是岐黄家之五经,足鼓吹《素问》者也。昔殷中军精于此艺,有常所给使母病,舁为诊脉处方,始服一剂汤便愈。君技何减中军邪?然中军政恨此,遂悉焚经书,则其心之广狭又大与君不侔矣。余承乏盐官,君职游徼,盗戢民安,号称良吏,君于治民亦国手也。因君请志其事,口占数语弁诸首。云间乔拱璧毂侯父撰。

凡例略曰:是书所由成者,盖余少时善病,遍求名医调剂,日惟促膝相对,讨论岐黄之术,居数年,有起色,而稍知医道之径矣。遂南游吴越,北走燕赵,接交卢扁名流,穷搜方技君书。自是谈艺日切,见闻日博,便羁旅长安市上,十年编辑成帙,析类分章,若衣裘挈其领而服用之有方也。盖祖岐黄之所自,若张仲景、李东垣、刘河间、朱丹溪、王叔和、罗谦甫诸名流,皆胪揭其精旨而摘录之,不敢以他歧惑世,故名篇曰《医宗粹言》。是外更著《调理》一书,为昔年多病,深究精仿,纂有成章。顷为政务所羁,未遑续校,以俟他日附入也。

康熙二十三年《江南通志·方技传》卷五十九曰:罗慕庵,徽籍,顺治初移家泰州。医不取利。其持论,先调理而后汤药。灾疫流行,施药救人,全活无数。所著有《医宗粹言》四十卷行世。

时觉按:罗慕庵,歙县人,《江南通志》谓移家泰州,贺万祚序称"侨寓良安者十余祀"。是书有万历四十年壬子常郡何敬塘刻本等,1982年台湾新文丰出版公司有影印本。尚有"万历壬子岁仲秋日叔祖夜鹤顿首拜撰"一序,从略,凡例有缺叶。《中国医籍考》卷六十一载录,录贺万祚序、《江南通志》。

《先醒斋笔记》一卷　存　1613

明常熟缪希雍(仲淳,慕台)撰,长兴丁元荐(长孺,慎所,曲肱道人)辑

丁元荐序曰:先大夫雅好医,录方几成帙,予小子试之,茫乎无绪也。岁丁亥,交缪仲淳氏。仲淳豪爽,自负岐黄之诀,谛东垣、仲景以上,尤注精本草,曰:三坟书不传,传者此尔。游辄不持药囊,为人手疏方,辄奇中。其所诊视及刀匕汤液,与俗医左,俗医不能解,辄谤。遇险怪症,数年不起,或皇遽计无复之,必拱手请质缪先生。仲淳往往生死人,攘臂自快,不索谢,上自明公卿,下至卑田院乞儿,直平等视,故索方者日益相知,

录其方递相传试,靡不奇验。仲淳一切无所吝,曰:顾用之何如尔。仲淳意所独到,坚执不移,至俗医相顾却走,意气闲定自若。其察脉审症,四顾踟蹰,又甚细甚虚甚小心。生平好游,缁流羽客,樵叟村竖,相与垂盱睐、披肝胆,以故搜罗秘方甚富,然惟仲淳能衷之。曰:我以脉与证试方,不以方尝病也。予辛亥赐告归,不敢以山中余日漫付高枕,汇三十余年所积方,取奇中者裁之仲淳,并录后先医案,类而梓之以广其传,窃自附古人手录方书之意云。仲淳讳希雍,海虞故家子,多侨寓,所至称寓公。癸丑春日,曲肱道人丁元荐题。

《明史·列传第一百二十四》曰:丁元荐,字长孺,长兴人。父庆诏,江西佥事。元荐举万历十四年进士,请告归,家居八年,始谒选为中书舍人。甫期月,上封事万言极陈时弊,言今日事势可寒心者三:饥民思乱也,武备积弛也,日本封贡也;可浩叹者七:征敛苛急也,赏罚不明也,忠贤废锢也,辅臣妒嫉也,议论滋多也,士习败坏也,褒功恤忠未备也;坐视而不可救药者二,则纪纲、人心也。其所言辅臣,专斥首辅王锡爵,元荐座主也。二十七年京察,元荐家居,坐浮躁论调。阅十有二年,起广东按察司经历,移礼部主事。甫抵官,值京察事竣,尚书孙丕扬力清邪党,反为其党所攻。副都御史许弘纲故共掌察,见群小横甚,畏之,累疏请竣察典,语颇示异,群小藉以攻丕扬。察疏犹未下,人情杌陧,虑事中变,然无敢言者。元荐乃上言弘纲持议不宜前却,并尽发诸人隐状,党人恶之,交章论劾无虚日。元荐复再疏辨晰,竟不安其身而去。其后邪党愈炽,正人屏斥殆尽,至有以"《六经》乱天下"语入乡试策问者。元荐家居不胜愤,复驰疏阙下,极诋乱政之叛高皇,邪说之叛孔子者。疏虽不报,党人益恶之,四十五年京察,遂复以不谨削籍。

民国三十七年《常昭合志·艺文志》曰:长兴丁元荐辑希雍治疗方法,裒为一编,希雍又补所未备。《稽瑞楼书目》刊本。

乾隆《长兴县志·列传》曰:丁元荐,字长孺,号慎所,应诏子,登万历丙戌进士。少负奇质,慕汲长孺之为人,因以为字。时顾泾阳先生讲学东林,元荐心向往之,北面受业。又游许庄简、冯具区之门,慨然志在天下。既释褐,申相公时行父子素有文字契,举主娄江。王锡爵方柄政,不一私谒。予告丁外艰,居丧尽礼。八年起授中翰,抗疏陈时事曰:可寒心者三、可浩叹者七、坐视而不可救药者二。时光宗储位未定,有三王封之议。元荐封事中,多责称王相国。己亥京察,以浮躁落职。复起历礼部主事。会党局龂龂,元荐屡疏折辩,意在破邪谋而持大体,义壮辞严,并留中不报。元荐遂决计引去,无何又以不谨削籍,刻《程朱道命录》以见志。天启初,沈相国潅趋朝,邀会江都。笑曰:岂有自首郎官舣小舠于相公舟侧者乎?甲子起刑部简校,晋尚宝司丞,升少卿。逆阉用事,削籍归。卒。元荐通籍四十年,服官不及一载。尝言大丈夫宁为玉碎,不为瓦全,好谈古今节烈事,至击节掀髯,听者忘倦。尤加意里党,谢绝一切造请。有投以暮夜金者,却之必峻,或廉其枉,即密解之,不令人知也。旧《志》谓:身在江湖,一饭未忘君父;道虽偃蹇,风采足立柔顽,可谓骨鲠特立之君子。相国朱文肃《志》曰:迹太奇,气太激,议论太深刻。然不如是,则迟回退转流为绕指柔无难,又何以壮顾、许之门墙?皆笃论也。所上封事及条议、时务,悉载《尊拙堂文集》《西山日记》中。又曰:缪希雍,字仲醇,常熟人,居邑下若里三十余年,任侠好奇自负。得岐黄之秘,尤专精《素问》《本草》,曰:古三坟不传,传者此耳。客游不持药囊,但为人疏方辄奇中。其刀匕汤药与俗医左,俗医不能解也。自公卿至负贩皆平等视,察脉审证,细心体认,意所独到,坚执不移。与丁长孺交最久,长孺录其验方为《先醒斋笔记》。又录长孺自序略曰:先大夫雅好医,录方几成帙。予辛亥赐告归,不敢以山中余日漫付高枕,汇三十余年所积方,并录后先医案,类而梓之,以广其传,窃自附古人手录方书之意云。

光绪《长兴县志·艺文》曰:是编元荐取常熟缪希雍所用之方,裒为此书。希雍又增益群方,兼采本草常用之药增至四百余品,又增入伤寒、温病、时疫治法,为《广笔记》四卷。

时觉按:《中国医籍考》卷六十一载录。

《缪仲淳先生医案》三卷 存 1622

明常熟缪希雍(仲淳,慕台)撰,长兴丁元荐(长孺,慎所,曲肱道人)辑。

吴文涵跋曰:《先醒斋笔记》及《广笔记》多载缪仲淳先生治验方,散见于名医类案中,卓然可为师法。流传既久,板籍散佚,今贤裔少村先生搜罗祖泽,觅得俞氏家藏本,抄录一遍,重付剞劂,嘱仆为之校雠。夫仲淳先生一生精力全在《本草经疏》一书,阐发轩岐,颉颃陶李,实历劫不磨之著作。惟学问之道,坐而言,尤贵起而行,《笔记》一书,实先生治症之明效大验。西昌喻氏谓:仲淳先生善以轻药疗人重病,治血三大法最为精当,《医通》诸书俱选录。惟滞下如金丸,一味黄连,每服四钱,虽苦寒坚下,古人原有成法,而任之重,信之专,手眼之高妙实属超出寻常。庄敛之大泻一症,亦用大剂苦寒,多服久服而收效,泄泻门中特辟之见解也。何以诸选家于如金丸方多未采取？得毋以大苦大寒之品，非具有过人识力而浪用之，则救人者或反以误人耶？子舆子曰：梓匠轮舆能与人规矩，不能使人巧。夫大匠之巧，即具于规矩之中，是在用之者之善于领会耳。己未中秋，后学暨阳吴文涵谨识。

徐家树跋曰：家树中年喜医学，见近代各家医书每引缪仲淳先生之方案议论，窃心韪之，而未见其书。辛亥国变后，归隐虞阳，缪广文西京将排印钞本《先醒斋笔记》，属为校正，乃获睹先生之书。广文世居常熟，先生其族祖也。明万历、天启间，先生以布衣名于时，当时山林隐逸声价最高，王侯将相争以隆礼厚币相延，间有如齐人之讥田骈不宦而富过毕者。若高尚其志，廉隅自厉，北则董天士隐于画，南则缪先生隐于医。天士孤介绝俗，先生则介而和，自王公大人，下至田夫野老，以及方外羽客山僧，一以平等视，推襟送抱，胸无町畦。盖能如东坡所言，此心上可陪玉帝，下可陪卑田院乞儿者，故多得秘籍奇方，而先生用之辄奇中。时丁尚书长孺最重先生，归田后手录先生之方案议论，并他医方案而曾就正先生者，汇刻成书，名《先醒斋笔记》。后先生又就丁刻而广之，汇各种为《广笔记》，名医著书多采其说。先生博通典籍，既不仕，益肆力于医。《灵》《素》《本草》《难经》而外，尤精仲景书，故此书传世，为治病患病者之南针，不独治血三诀，言医者奉为准绳也。年代渐远，原书渐少，余访购以校亥豕之讹，久而未得，乃就散见各书并心知其误者正之，疑者缺之，缺者仍之。先生无子，殁将三百年，广文既印此书，又访求先生之墓，绘图附刻书后，且将印缪文贞公遗集。呜呼！苟中国各姓皆有如广文者，各印其先哲之书，则有益生民、有功世道之书皆得不废，而名人古墓不至湮没矣。何意之厚欤？广文年届古稀，尤健而生子，盖非偶然，而先生之书其精义固不可磨灭也。己未仲秋，江阴徐家树谨跋。

缪镐跋曰：我文贞公答石云岫大令书曰：家仲醇布衣，有道者也，得为知己，幸甚。与朱平涵前辈书曰：家仲淳来述，翁台道履清胜，则公与我族世次，盖已莫能得其详。当时以医活人，著作甚多，其古文诗词略见于《海虞文苑》，最著者《本草经疏》一书，亦以版废不多见。俞君养浩藏有《先醒斋笔记》三卷，《炮炙法》一卷，公平生治病心得，医家奉为圭臬，恐年久无传，俞君不自私，特许借抄以公同好。兹用活字板印，命男曾湛重行校正，三百年来孤本发现，嘉惠时医，非独我公之幸，亦当世人民之幸也。郡县志载公未立后，其田亩捐于兴福寺，墓亦由寺带管。今查其墓在寺东南三百余步，墓之南即舜过泉、舜过井，墓碑以“慕台”为号，乃遍考书册，未有是称，且系以“祖”字，又若为慕台之祖之墓，然既是其祖，何用内侄孙奉祀？考立碑之年在清康熙四十年，去公近百年矣，僧家岁岁焚化纸钱，恒呼为缪墓台，问何墓，曰缪氏之祖墓，立碑时已属后辈僧人亦莫得其详，误以墓台为慕台，顺言之曰祖墓昭穆穴。公盖有子亡于先，儿科中有方案可稽，且称长儿，则有次儿可知也。守墓者，山人王根金，现住强姓祠内，每岁向兴福寺支白米五斗云。时民国八年岁次己未冬月，族裔镐谨跋，并摹墓图附后。

时觉按：有民国八年缪曾湛重校常熟承古堂刊本藏上海、长春中医药大学及苏州中医院。卷端题《先醒斋笔记》，署：常熟缪希雍仲淳著，吴兴丁元荐长孺辑，海虞李枝季虬参订，海虞族裔曾湛重校；书口作《先醒斋医案》；后附《炮炙大法》，正成四卷，实即《先醒斋笔记》。民国三十七年《常昭合志·艺文志》载录《仲淳医案》一卷，《述古堂书目》刊本，似非是书。

《先醒斋广笔记》四卷　存　1622

明常熟缪希雍（仲淳，慕台）撰

自序曰：予既不事王侯，独全微尚，幽栖自遂，远于尘累，以保天年。然无功及物，亦岂道人之怀乎？于是搜辑医方，精求药道，用存利济，随所试效，病家藏之，好事者抄录，转相授受，复多获验。先是，长兴丁客部长孺手集予方一册，命之曰《先醒斋笔记》，梓行于世，板留岩邑，未便流通。交游中多索此书者，卒无以应。予适旅泊金沙，文学庄君敛之时时过从，请增益群方，兼采本草常用之药，增至四百余品，详其修事，又增入伤寒、温病、时疫治法要旨，并属其季君骏之镂板流行，传之远迩。庶穷乡僻邑，舟次旅邸，偶乏明医，俾病者按方施治，以瘳疾苦，则是书或有补于世也夫。敛之曰：善。时天启二年岁次壬戌仲冬既望，东吴缪希雍自序。

李枝序曰：古鄣丁长孺先生，世好医学，而独心服吾师仲淳先生。盖稽其言有征，验之事不忒。一方一案，必辑而录之，以公海内，所谓《先醒斋笔记》，无不以为枕中鸿宝矣。金沙好事者复广之，增所未备，不无小补。顾余佩服师训，雅欲家守其说，人师其用，而旧刻远藏他郡，未必遐迩流通。首春无事，简阅故本，删其余论，附以臆说，追思承事吾师于三箬之下，五易裘葛。《本草经疏》一书，相与究尾明首，寻注合经，宣扬至理，穷极天地，每疏一品，必相顾而笑，谓仓公、仲景而在，当无奈我两人何也。余不敏，于吾师幸得子斋张公之秘焉，因为重刻此记，以广其传。且然，黄帝至圣，生而神灵，尚有灵兰之藏，即《经疏》未必尽该，况一二笔记哉？姑识以俟世之君子。崇祯壬午夏，虞山李枝季虬甫述。

《四库全书提要》曰：《先醒斋广笔记》四卷，户部尚书王际华家藏本，明缪希雍撰。希雍字仲醇，常熟人。《明史·方技传》附见《李时珍传》中。天启中王绍徽作《点将录》，以东林诸人分配《水浒传》一百八人姓名，称希雍为神医安道全，以精于医理故也。是编初名《先醒斋笔记》，乃长兴丁元荐取希雍所用之方裒为一编。希雍又增益群方，兼采《本草》常用之药，增至四百余品，又增入伤寒、温病、时疫治法，故曰"广笔记"。希雍与张介宾同时，介宾守法度而希雍颇能变化，介宾尚温补而希雍颇用寒凉，亦若易水、河间各为门径，然实各有所得力。朱国祯《涌幢小品》记天启辛酉，国祯患膈病，上下如分两截，中痛甚，不能支，希雍至，用苏子五钱即止，是亦足见其技之工矣。

《郑堂读书志》曰：《先醒斋广笔记》三卷附《炮制大成》一卷，种德堂重刊本，明缪希雍撰，丁元荐辑。《四库全书》著录。初，长孺手集仲淳医方编录成帙，命之曰《先醒斋笔记》，既而仲淳增益重刊，又增入伤寒、温病、时疫治法，故名曰广。复兼采本草常用之药增至四百余品，详其修事，为《炮制大成》一卷，附以《用药凡例》一篇，合刊于后。大旨法刘守真、朱丹溪两家，故与同时张景岳门径迥异，张持重而或以缓误，缪捷变而或以巧失云。前有天启壬戌自序，并载万历癸丑长孺原序。(《四部总录医药编》)

时觉按：万历四十一年癸丑丁元荐汇集缪氏医学议论、心得、验方为《先醒斋笔记》，经缪仲淳修订补充，更名《先醒斋医学广笔记》，又名《还读斋医方汇编》，天启二年壬戌京口大成堂刊刻，明清间有版本二十余种，收于《四库全书》。乾隆十三年《苏州府志·艺文二》载录"《广笔记》二卷"，而民国三十七年《常昭合志·艺文志》载录金沙庄绶光增辑、汲古阁刊本《先醒斋广笔记》竟达十五卷之多。

《广笔记》不分卷　存　1895

明常熟缪希雍(仲淳，慕台)原撰，清镇洋钱艺(兰陔)重订

钱艺序曰：仲淳所至称寓公，有明天启时人，精于医理，先梓《先醒斋笔记》，后又增益群方，及伤寒、温病、时疫治法为《广笔记》，丁君长孺所辑者也。《先醒斋笔记》，余避难申江，见有刻本缺后集所增《广笔记》，姑置之未买。难平回里，买得抄本《广笔记》，焉马亥豕，似初创草稿，深惜前本未买，不能镜圆，意其世间必有全集者。阅三甲而未见刻本，遂命儿等较订成集，以免日久遗失，俟觅得《先醒斋笔记》合成全集，不特作者之幸，抑亦藏者观者之幸也。时光绪乙未闰五月，后学镇洋钱艺兰陔，时年六十又四。

时觉按：有光绪二十一年乙未抄本，其中杂有钱艺之子钱雅乐治案。

《医林正印》十卷　存　1616

明虞山马兆圣(瑞伯，无竞)撰

自序曰：余家世能医，因各售儒，弗以医名。余少承先君子业，十余岁，搦管为举子家言，稍有端绪。年十五，忽抱危疾，郡邑老医皆为袖手。遂废举子业，尽发先世所藏岐黄诸书，搜其旨，日夜探索，不减季子揣摩状。始知病之变化，擢发难悉，洵在可解不可解之间。时余友选卿张君，少从先君子游场屋，素精医，旁搜广订，志在不遗，乃相与扬榷旨趣，不觉耳目一新，悟病之变化，一言可蔽，病亦寻解。复恋呫哔前业，竟其事，而事变更起，终复蹉跎，扼腕无聊，旧疾仍作，兼以细君姊妹沉疴，问苦拯危，不遑宁处。先君子悯而谓余曰：是固天耶？父析薪，子弗克负荷，料不得一当以竟先业。昔以名医当宰相者，岂以取资当世？盖亦穷三才之原，极五行之化，足以补调燮之功，不愧儒者实修耳！驭神驭气之妙术，不出喜怒哀乐之得中，斯言信矣！于是一意专攻医业，第离索已久，苦难深入。乙巳秋，得从缪先生仲淳游。先生解悟玄宗，接引无类，因为余指示医传，存乎心悟。余得呕心从事，更有悟门，乃知病之变化，向云擢发难悉，一言可蔽者，尤是梦中说梦耳。天人相通，真邪并乱，变化之机，捷于转眄，吾其与阴阳人事之微始终而已矣。数年以来，诠次诸病，订成方论，共十卷，名曰《医林正印》，不过守先人之训，述师之所传，微忝门管窥之见，庶几于诸症之中稍有所补。后之识者，法不以我为妄作也。时万历丙辰仲冬，虞山瑞伯马兆圣识。

陈禹谟序曰：语曰：服习众神巧者不过习者之门，贵习也。余从弟之倩为马瑞伯氏，以儒英攻儒业，而间以其暇习轩岐之言，则遂精于轩岐言，日投甏而应四方不暇也。君乃汇萃为书，以应求者，名曰《医林正印》。予尝得而读之，首列诸证，继备诸方剂，继又详其所宜趋避之法，种种备具，言言精确。盖君年最少，得法最老。某某氏，本医也，病热。众哗曰泄之，君谓宜汗，汗之霍然愈。某某患似中风，君诊之曰：此不可以发散剂

也。饮以参苓愈。盖君精于法，而最得法外之巧，犹之淮阴驱市人战，陈船欲渡而伏兵以胜之之说也。君可谓神医矣！今天下之治方术者日繁，而皆不甚轨于君。君之法率如举火取影，以锥画沙，有肖必神，无微不烛者也。不知者间或少之，曰：未尽得其意。夫意者君自用之，众安得貌揣也？吴廷绍之为太医令也，饮冯相以甘豆汤，而应手立瘥；李道念有冷疾，褚澄取苏一升，服之而积苦以平。何者？对证处方，若取水于方诸而得火于明燧也，手之所至，疾斯去矣，若之愈疾如是矣。君性疏通，叩之者多得之意言象数之表，以故神明如淳于意，敏妙如华旉，奇娇卓绝如甄权辈，盖手之所至，意与俱焉，意之所至，法随备焉，宜其所疗若有神造，远近归之无间也。锡玄子曰：往余在三巴，有意觅一工巧士，屡不可得，况其神圣者乎？幸遇瑞伯，不出余姻，宁直家幸，无亦桑梓之福也欤？今是编且行矣，诸君以书读之，不若以意读之，步其法，不胶于法，使人谓东垣诸公之法再见于吴下。若是，信于医林有光矣！其为吾党之幸又将何如？万历丙辰季冬，虞山陈禹谟锡玄甫撰。

钱谦益序曰：余邑缪仲淳，雅负绝学，其于医家，原本三坟书以为指要，所著《本草》《主治》《互证》诸篇，皆奥博非凡，所知而独称其门人张子选卿、马子瑞伯，以为能明其意。仲淳避地居下若，瑞伯亦徙之曲阿，未几，持所著《医林正印》示余。盖自金匮玉板以来，迄于东垣、元礼诸家，无所不揽采，而折衷以师门之指授，其于班氏所叙医经、经方两家之旨，盖裕如也。瑞伯之用心，良已苦矣！吾闻之，古之医者论病以及国，原诊以知政，故曰上医医国，其次疾人，皆医官也。瑞伯生长虞山，亦尝原论其诊病否耶？炎州之枭，长而食母，中山之狼，免而噬人，盖不知何自有一二遗种于兹邑，见者或以为固然，此其病岂易疗耶？三坟不云乎，病正四百四，此属何病？药正三百六十五，此当何药？乱时不植，气乱作痨，时与气当复何纪耶？上古圣人之教下也，皆谓之虚邪贼风，避之有时，今避之无时矣！毒药不能治内，针石不能治外，移精变气，古称祝由。祝由，南方之神也，今将听于神耶？瑞伯无意于医国则已，瑞伯而有意于医国，未有置乡国不疗而疗天下者也。虽然，古有举国病狂而一人独醒者。举国之人胥以为狂，执而灸焫焉，肤肉灼烂，终不能自明也。瑞伯将以一人疗一国，彼亦将以一国疗一人，瑞伯能无虞灸焫乎？子之先生，能读三坟之书。三坟以山、气、形为别，其言无所不通，或有不尽于医家者，瑞伯无狃于是书，归而谋诸选卿，以余言质仲淳，以为何如也？丁巳春三月，虞山里人钱谦益撰。

马龙祥跋曰：先高祖绩学洽闻，隐居乐道，常以活人为志，著书十余种。唯《医林正印》久已刊行，藏书家多秘之枕中，未见者以为恨。龙祥幼失怙恃，赖先曾祖王母及先王父鞠养，克至成立。奈体素羸弱，虑不永年以上负先人，举业之暇，欲究心于医，间出家藏板检校，则残脱已十之二、三。窃惟先高祖于此书，肱尝九折，事必十全，流播后世，功非浅鲜。乃亟命梓人□□□□行，非惟……时康熙五十八年秋分后一日……

民国十七年《常昭合志·艺文》曰：马兆圣，号无竞，元俊子。医士。

时觉按：初刻于明万历四十五年丁巳，至康熙五十八年，重孙马龙祥补缺重刻，为跋卷后，已有缺失，其第一卷《病形相误论》已佚。1987年江苏科学技术出版社收于《中医古籍小丛书》校注排印出版。

《明医选要济世奇方》十卷　存　1623

明京口沈应旸（绎斋）撰

自序曰：尝论道有本原，学有宗旨，故揭其本而不迷于汗漫，得其宗则不惑于邪曲。自古大道中天，而后世家诵户习，用以觉民，用以济世，绳绳靡晦，厥有本哉。矧医以寄生死，所系尤非渺小。粤自岐黄而下，立言著书，代不乏人，其阐明脉理，裁定方药，津津乎详且尽矣。第气运递降，风土渐移，而病机亦有时乎变更，世之业医者类欲执成方以幸一中，其不矛盾也者几希。不佞应旸起世家科第，间亦究心于医，先大父确斋公、鹿塘公暨先君鹏山五昆仲，叨宦游两都、洛阳、闽、楚间，遍访海内名士，闻见日宏，士林偕郡名医何省克、何东畦、张蒲溪、钱近竹、团王裴、裘氏诸先生结社，相与讨论《素》《难》诸书，因病立方，随机用巧，其取效捷若影响，四方之迎疗者无虚日，而京口之医名振天下矣。不佞少攻举子业弗售，承祖父遗教习于医，博综群书，解悟玄妙，盖亦有年，然不敢自是也。随负笈游海上，与二三同志互相印证，恍然有得，及遇症命方，往往奏效，即危疑怪变，众议沸腾，而揣以心灵，断以独识，靡不一发如树，随录其病机治欵于囊中，几亦成帙。予委之覆瓿云尔。客有谓余曰：子之医壶隐海上，积念余年，其殚精竭思，综奇著异，良亦苦矣，至其方简而用神，尤尊生事亲家之所必藉者，子曷缉而公焉，以开来学之径不可乎？余曰：唯唯。夫医自岐黄始教，而下逮东垣、节斋诸君子，有味乎其言之详且尽矣，复何赘？虽然，医之有方犹匠之有规矩也，大匠不能与人巧，故因病立方而不执方，神而明之，存乎其人。东垣、节斋诸君子为开示后学计，故条分缕析，不厌其繁，不意后之人蒙其词而游演之，以至充栋。彼宦途逆旅、深源僻谷，尊生事亲之家倏病危笃，延医未能，而欲按书取剂，漫无宗旨。

嗟嗟！以呼吸之命而试之杂沓之言，以幸一中，岂不谬哉？余仰承诸君子，不敢妄加意见，第探其本，约其宗，会心察理，每病名下立一确论，脉络贯通，义理粗备，继之以方，附以加减，实以经验，简而可据，明而可绎，仅存诸君子之遗书于十之一二。孔子曰：吾道一以贯之。余不敏，倘亦有一贯之思乎？是编也，会先喆之盛美，殚一生之心思，萃四方之闻见，不识于尊生事亲之家，庶其有小补否？客曰：是直可覆瓿也乎？时天启二年岁次壬戌仲春吉旦，京口后学沈应旸撰于恒德堂。

何俭序略曰：沈君绎斋，故润州世胄也，素业儒，尤善韵律诗赋，挟岐黄术，望隆东洲。一日过斋头，出所著《济世奇方》凡数十卷，曰：此某一生勤勉所历历经验者也。余反复展玩，言言中理窍，脉脉从大医王来，无疑不辨而不失之支，无书不备而不失之冗。令读者一览而病机、治机了然在目，真济众之鸿宝，度世之金针也。因语沈君曰：方书百千万种，尽属赘庞，即此一编具宰辅功矣。盍亟授梓以公海内？沈君用是唯唯。时天启癸亥七月既望，古陵阳外史氏何俭题于东洲之崇正堂。

凡例曰：一、此书之设，效王节斋、李东垣治例，遵朱丹溪心法，暨先喆名公论治。余厌其篇章浩瀚，议论繁冗，钩摘精要之语，明白易见之方，故曰《明医选要》。一、《脉诀》，诸儒论载详明，兹采其切要者录入于治病名下。凡诊得某病某脉得痊，某病得某脉不起，一指掌硕见，有俾于病家匪浅矣。其《脉诀捷要》歌词俱列于后，以便观览。一、治病必求其本，凡发于五脏六腑者难治，必先明其某脏某腑受病，而治从某脏某腑起，当用何药。

时觉按：有天启三年癸亥刻本藏中国中医科学院。另有王政新、张玉果、孙继陛三序，略。卷端署曰：镇江府医官沈应旸绎斋编集，同郡医官何熑仁源参订，裴世恩体仁订正，何应璧继光校阅。

《明医选要万病必愈》十一卷　未见　1623

明京口沈应旸(绎斋)撰

时觉按：国内未见著录，《中国医籍考》卷六十二“存”。《日藏汉籍善本书录》载，日本内阁文库藏有明詹氏文树堂刊本两部，一部为原江户时代医学馆旧藏，十一卷十册；一部为原枫山官库旧藏，别有卷首一卷，共六册。

《医学发明》十卷　佚　1627？

明昆山郑之郊(宋孟)撰

时觉按：道光六年《昆新两县志·著述目》载录。

《医汇》十二卷　存　1632

明泰州徐尔贞(介石，惟正)撰

韩爌序曰：尝闻医之说肇自轩岐，得饮上池，能见五藏，神圣其吸汇之源耶？上穷天文，下察地理，中拯民瘼，与夫推运气之变迁，阐经络之标本，取大小奇偶之制，定君臣佐使之宜，举世而尽登仁寿之域，良有以也。汉唐以下，如巢元方著《病源》书，孙思邈作《千金方》，文繁泾异，甲整乙溃，后世侪医于九流百家，不啻云奔雨府，击石飞空，安望肘后玄霜之吐液也乎？讵意天地能以父母生民，使无治无教，则天地父母之心穷，有治有教，而无医以济困，则治教又穷。是以一有天地，父母君师便不能一日废医，今人诚不能如仲景、东垣、河间、丹溪辈，游方之内外，而以博经披史之心为调元燮化之论，如徐君之《医汇》者，相病必归其要，按药必协其宜，井然有条，灿然不紊，及诸名贤方书应验者，靡不组采，集医家之大成而名曰汇，洵不诬矣！真《素问》之宗谱，而后学之指南也。余与徐君，地联桑梓，久耳侠俊名流，不比冲任伎俩，而辑兹帙，为人间生死作渡筏。无论日后经济，即目前波泽，不大有造庇生灵也哉？甚矣！医道与学术相表里也，毋曰汇功眇小，直补天地父母君师所不逮，倘所云上医医国者，此耶？轩岐其汇之祖，徐君模古遗意，其汇之派矣。余因嘉其集而备叙之。光禄大夫上柱国少师兼太师中极殿大学士吏部尚书韩爌题。

傅懋光序曰：慨自医道滥觞，始于庸医；庸医之害，始于庸方；庸方之害，始于庸耳、庸目、庸手、庸见。譬遇某病，不察虚实三因，剿窃腐本，妄参臆说，则曰以古方某药始效，病家或多惜所费，不求高明，不辨良楛，轻投自试，以致误天下生死不小。不知病有标本久新，治有从逆缓急，医贵通变，药在合宜，如阴不胜阳，脉薄疾狂，阳不胜阴，气争窍塞。是以春伤风，邪气留连为洞泄；夏伤暑，秋成痎疟；秋伤湿，逆咳痿厥；冬伤寒，春多温疫。圣人阴平阳秘，精神乃治，此大略也。医说盈案如山，求其切中腠理者，十不得二，及览徐君《医汇》一书，分门标类，极其详密，更美以内外，删益折衷，卓然汇成一函而请序，则岐黄之奥，昭然日月之明。纵枢机有改桂枝麻黄各半汤为双解散、变十枣汤为三花神佑丸者，人谓有功医门，孰如徐君研精拔萃，千支万派，一了百了也？夫徐君学足以传，才足以济，翩翩洛阳俊人，肯分心广搜华佗、仲景之脉，意琴心舞胎仙耶？意髓海求玄解耶？嗟嗟！今人身职其业，穷以窾会，疏以经络，范然无对，此犹涔蹄求尺鲤，奚语汇哉？徐君其喝醒病人之聋聩者乎？并喝醒庸医庸方之聋聩者乎？岐伯曰：疾高而内者，取阴之陵泉，疾高而外者，取阳之陵泉。殆即汇之义也夫？正议大夫太医院掌院事加三品服俸院使傅懋光题。

民国二十年《泰县志稿·人物列传五》曰：徐尔贞，字介石，贡生。授文华殿中书，兼礼部仪制司主事。明崇祯朝，有《奏免漕粮三分》及《海口阨要》二疏。著有《医汇》行世。

民国二十年《泰县志稿·艺文志》曰：《医汇》发挥甚富，以人体为纲，病为目，下缀诸方，载所引书，其方甚僻。盖医家类书，仿王鸿绪《验方新编》类也。

时觉按：有崇祯玉禾堂刻本藏中国国家图书馆及浙江省图书馆，汇集诊断、本草、方剂、临床各科、食疗、救荒内容于一书，故名。

《新镌医论》一卷　存　1602

明金坛王肯堂（宇泰，损庵，念西居士）撰，秀水殷仲春（方叔，东皋子）校

殷仲春序曰：医自轩岐重民生，谆谆问答，通天地之化，洞阴阳之理，比之典谟，更为穷赜，其慎重若此。故明于此道者，自周历汉晋唐宋金元，著述可法者不过数十家，亦各有所长。此道之难又若此，然禀上资不得原委师承，终亦卤莽。昔扁鹊得禁方于长桑，太仓授诊奇于阳庆，葛洪承秘术于郑隐，思邈得仙法于龙宫，见素之梦神授李明之之正传，朱彦修之埽门于卢大无，王光庵之启钥于戴原礼，故吴中医派得其正脉。宇泰先生飞声翰苑，博综经史，少好医方，自《素》《难》《金匮》《甲乙》诸经，下逮诸子，莫不精探渊奥。其自叙云：余发始燥，慕范文正公存心济物，立志甚切。槜李孝廉谦所先生与先生同年雅契，谦所先生履川简肃公仲子，英华伟量，敦好奇书，得先生《医论》，欲广济宇内，不秘帐中，每命诸英辈刊布未遑。宇泰先生尝云：吴中自王光庵得原礼之秘，再传启东诸贤，医道大振。又云：丹溪纂集诸书，非丹溪手笔，缪于选择访求朱氏抄本，全书斫轮游刃，莫不臻妙。此书若江海之波澜，山岳之峰岭，舟楫之驶樯，壁垒之标帜，其为证治诸书之选锋，安可忽诸？又览先生发热绪论云：《灵》《素》《甲乙》诸书，发热针法大妙，世医罕知，所取其五脏补泻之经络，用药可代，余欲一一立方，但恐印定后人眼目。则知先生圆神又出竿头矣。槜李殷仲春顿首叙。

时觉按：有明刻本藏中国国家图书馆，封面为手写“医论”二字，前有殷仲春《医论叙》，无纪年，目录题《新镌王太史医论》，卷端题署：《新镌医论》，史氏宇泰王肯堂著，后学方叔殷仲春校。首“灵兰要览”，载中风、卒中、疟、痰、喘及疝、痔论、附骨疽、乳痈、子嗣，凡四十三篇，内科证治为主；次“痘疹发微”，列溯源、预防、论痘起足太阳、论汗下、辨虚实、验轻重、惊风七篇；再次则“杂论”望色、扤脉、人参、犀角四篇；“杂记”艾壮、水蛭、须眉发所属、泻汗缓脾、酿酒法可通于医、治大风眉发脱落六篇，共六十篇。名为医论，实临床综合。

《灵兰要览》二卷　存　1602

明金坛王肯堂（宇泰，损庵，念西居士）撰，清如皋顾金寿（晓澜，雉皋逸叟）评订

顾金寿重订绪言曰：欲济世而习医则是，欲谋利而习医则非。我若有疾，望医之救我者何如？我之父母子孙有疾，望医之相救者何如？易地以观，则利心自淡矣，利心淡则仁心现，仁心现斯畏心生。余专攻举业，暇读医书，必且研以小心也。奈非专务于医，临症不多，不敢掉以轻心，盖慎之也。夫自息影后，侨寓吴门，锐志医林，研究方书，上溯黄岐，下采诸子，不下二百余家，其不足以为法者无论矣，择其名贤精粹，随阅随评，更喜与名医辨难质疑，取人之见长，以证己之不及，虚时崖然自悟矣。曩年应京兆试，偶遇同年高君，系果斋先生后裔，携有丛钞十册，乃乞序于当道。余窥其内容，为《重订医镜》《启东秘旨》《医林广见》《肯堂笔麈》《灵兰要览》《王氏医论》《卢氏医种》《果哉杂证》。《医林广见》等为金坛生平得意之集，世无传本，嘱高君重订较勘，以付梨枣也。余向假阅，渠有难色，言之再四，勉允假《秘旨》二册，于是昼夜录竣，适秋闱报罢，各自返里，余集未能如愿，憾甚。嗣以偶步金阊，过旧书肆闲览，见有丛抄副本，意欲购之，肆人答云：此系王九峰之戚出重赀抄成，存此装订耳。又逾一载，应丹阳太守之召，晤契友蒋椿田兄，快慰平生。托其向九峰缓颊。越二日，椿兄复云：九峰询知君有《秘旨》，伊欲借览，如首肯，彼亦唯命。于是得录副本，间有心得处，随笔记录，以免遗忘，非敢妄作眉评，藏诸笥匣，待付手民，以免日久沉沦之憾也。时在道光庚辰荷月上浣，雉皋逸叟晓澜记。

顾金寿按曰：椿田与余最称莫逆，若应吴门之招，必下榻敝庐，朝夕讨论，获益良多。偶见治验稿本，辄加辨正改窜多条，以解门人之惑，彼此有道同契合之妙，深加佩慰。询其九峰之学若何，椿兄哂而答曰：以《薛氏医案》为皈依，用六、八味丸，补中益气汤为范围，妙在临证化裁，亦有心得处，著有医案十二卷。余恒讥其腻于温补，其名赫赫者，逢迎总商，交结缙绅，得以致之者，予深鄙之。然则椿兄学有根柢，惜其性介，其名反在九峰之次，余深不平。其著《医话》十卷，阐发前人所未发，惜未刊行。附记数言于斯也。

《三三医书提要》曰：《重订灵兰要览》二卷，为明金坛王肯堂先生著，清顾晓澜重加评订也。王氏所刻之书如《医统正脉》四十四种、《六科准绳》一百二十卷，流行市上，人所共仰，然皆是王氏编辑之书，述而不作，非自行著撰。本书为王氏一生读书所得者发而为议论，其间奥旨微言是与王氏所刊各书互有发明也。传本极少，又经顾氏评订，其声价已可概想。裘君吉生亦以重值所觅得者。

时觉按：收于《三三医书》及《中国医学大成》，前有殷仲春序，同《新镌医论叙》。是书乃《新镌医论》之“灵兰要览”，卷上录中风、卒中等内科二十一证，卷下录一十七证，并疝、痔、附骨疽、乳痈外科四证，及《子嗣》一则，多为匡正时医陋习而发，并广引文献以为证。向无刻本，清道光间，顾金寿行医于吴门，得钞本录副后，又加按语批注，为《重订灵兰要览》。

《医镜》四卷　存　1641

明金坛王肯堂(宇泰，损庵，念西居士)撰，嘉善蒋仪(仪用)编

柯元芳序曰：《邶风》有云：我心匪鉴，不可以茹。则镜固能茹物者也。而《周礼》言：疗疡六养，凡有疡者，受其药焉。则天下之能茹药者病也。顾参苓或致杀人，而乌喙还能起死，有茹不茹，死生皎焉。将毋病者，药之镜也？何也？以其能茹药也。然不先有镜，其病者将毋噬兽人而夏庭无玉，庆为祥麟，鱼睫浑而秦照鲜金，估为明月？寒茹其温，和茹其毒，酸辛寒苦甘湿，骨筋脉气肉窍，茹各相讹，则制巫彭之丸，不必挟逢蒙之矢，煎空桑之饮，不必设吕雉之筵，定和始之方，亦可废酂侯之律。吾友蒋子仪用，孝行著于闾门，文章名满天下，推暨不忍一草一木之念，痛痒生人，取王宇泰先生所授张玄映医书而读之，曰：是又何待切脉望色、听声写形而后可以湔肠浣胃哉！吾闻古之为镜者，采精阴阳，取竿乾坤，协辉两曜，通意明神，以防鬼正病。又闻古之名医，有视神未有形而除之，与见垣一方人者。今病以万变，方亦随之，如青黄紫绿在染匠手，如山水人物在画工手，如龙穴沙水在葬师手，真医苑中之寿光、容成，已操是书也，更何有不茹药之病乎？非有鉴于其先，乌能使先圣精微益以明著？名为《医镜》，洵不诬焉。余承乏建安，维桑菑殣，虽拯济同怀，而鞭长不及，闻我邑缙绅先生平价卖谷，全活甚繁，仪用实左右之。今又剞劂是书，以播海内，谷以救荒，药以疗疡，不任妒其美事之交擅也已。皇明崇祯辛巳阳月，鹤湖柯元芳楚蘅父书于建安公署。

凡例曰：一、宇泰先生发明医理，著述行世，式从已久，门下订疑问难，益多其徒。但理学渊微，卷帙浩淼，学者苦无津梁。先生手示此编，指其大要，令一披览而晓然于辨证用药，真昭彻若镜，遂以《医镜》名编。一、医莫先于辨证，凡阴阳寒热虚实与夫内因外因之别，相去一丝千里，苟审之未当，汤药误投，杀人最速。先生论列症形，了若指掌，学者详究之，庶无舛错疑似之害。一、治须明于宣药，古人比之用兵，示其难其慎之意。是编惟伤寒一科，姑存古方，馀者皆酌其宜而列以为君为佐，见多寡缓急，各有攸当，且总其凡曰例，概其宜曰类，要在变通活法，不拘成案，神而明之，存乎人之知机也。一、先生详于辨证用药，而脉且略焉，盖因诸集备载，此不复赘。各条下间论及之，亦其概耳。如伤寒一门，自有脉要指法，其中奥理，不可具述，勿以传经所言，遂该其全也。一、先生矢心利济，知无不言，间有丹方经验者，即于药列后一一开示。更有药非对症，反致伤害者，必明其禁忌，学者其识之。一、大小内外，古人视为一道，盖以科虽各别，总不外乎六气所感，七情所伤，与夫十二经络所系属也。后世惧传而不精，未免以人命尝试，始有专门。先生资性敏达，学力渊深，此道一悟百了，故于杂门、疮疡、妇人、小儿，无不著论立方，确有所见，其为后学筏度，功岂小补云。一、是编原本，余得之茂苑张玄映，玄映得之宇泰先生，授受益不轻矣。往余与玄映读书余峰，搦管之余，漫加辑订，爰付梨枣，县诸国门，凡我同人，宝兹囊秘。蒋仪用识。

《郑堂读书记》曰：旧题明王肯堂撰，蒋仪校编。据凡例称，宇泰先生发明医理，著述行世，但理学渊微，卷帙浩淼，学者苦无津梁，先生手示此编指其大意，令一披览而晓然于辨证用药，真昭彻如镜，遂以《医镜》名编。盖即仪所自撰而讬之宇泰，以重其书云尔。凡分内外二十九目，杂门四目，疮疡八目，妇人十一目，小儿十五目，其内科又附以十九目，所载简略殊甚，聊以供穷乡僻壤无书者之需耳。(《四部总录医药编》)

时觉按：崇祯十四年辛巳古吴成裕堂初刊，上海中医药大学、上海图书馆、苏州中医医院等处有藏，收于

《医药镜》,1999 年中国中医药出版社收于《王肯堂医学全书》,校正排印出版。

《医镜删补》六卷　存　1641

明金坛王肯堂(宇泰,损庵,念西居士)原撰,清归安岳昌源(鲁山,泗庵)删补,江浦陈洙(珠泉)重订

陈洙《医学津梁》序曰:有明金坛王肯堂先生为医界泰斗,三百年来承学之士奉《六科准绳》为宝山玉海,而其提要钩元简明切当,尤莫善于所著《医镜》一书。书凡三卷,明末蒋仪用刻之吴门,至清康雍间归安儒医岳泗庵先生为之删补,加以圈识,《归安志·艺文目》载其书而外间未见刻本。岳先生著述别有《经野堂诗删》六卷,厉万榭为之序,称其精长桑君之术。《诗删》刻本今已仅见。余于光绪庚子辛丑间自江右黄氏得先生《删补》稿本,字画端楷,珍若拱璧。原书分门别类,先生复以浅显之笔删订而补正之,其有益于医界殆非浅鲜,夫岂仅王氏之功臣哉?丙辰春间曾嘱盖平李氏抄付石印,已而因乱中止。今年春孟,检原稿重加校订,分为六卷,以医书中复有江笔花《医镜》行世,王氏此书岳先生删补于前,鄙人又校订分卷于后,已非蒋刻之旧,而与岳先生删补之卷数亦有殊焉,因妄易书名为《医学津梁》。俾问津医界者知所率循,而不致与江氏《医镜》之书名相混,则王岳两先生津逮后学之盛心庶几其无负焉。斯盖轩岐以降医界诸贤精神所贯注,而学术之英华亦于是撷以萃也。洙也不学于二先生,未有涓涘之功而有妄易书名之咎,良用愧歉。岳先生《经野堂诗删》亦藏有刻本而缺其半,异日获有全书,若得同志为之刊布,亦艺林之盛举也。是为序。民国八年夏四月江浦陈洙珠泉自识于沪廙之海桑仙馆。

时觉按:崇祯十四年王肯堂原撰《医镜》四卷,岳氏删补,提要钩玄,而为是书,光绪《归安县志·艺文略》载录作二卷。后陈洙重订,易名《医学津梁》,现存民国初年石印本多为陈氏重订本。

《医门正宗》十五卷　存　1641?

(原题)明金坛王肯堂(宇泰,损庵,念西居士)撰,华亭李中梓(士材,念莪)重订

李中梓序曰:夫业越人之技者亦何贤哉?第劓方者弗完论,任症者弗穷经,徒庸庸执方以概病,昏昏恃方以误人,巧幻者借症试方,妄药尝症,以众生为侥幸,至方尽药穷而病有危安,辄曰:越人非能生人也,而命生者不死也。噫!设医原以瘳病,弗能医设言有命,亦大谬矣。故曰:医贵明经,病贵明论。不谙十二经络,开口动手便错;不知五运六气,捡遍方书何济?洵然哉。要旨未明,终属旁门,医之贵得旨也,信乎?乃立斋薛君以医振家世,术籍太院,一时诸医俛坐下风,真越人之后身也。尝著书一十六种,指南医林,活全无算,复存应验方诀、案论秘密云。久有君契挟其成帙以视余曰:此立斋之秘旨也,乢以医道大矣,书亦愽矣。盖自轩岐出而作《内经》,暨仓越而下,刘张朱李非乏具论,夫孰是旨而得秘邪?迄按所撰注,一症次一论,一脉次一方。知经脉,标也,运气本也。以天时外五运六气,删繁约简,倡于前人身内五运六气、标本经络,附于后,遡风火气之运,原先后天之理,别补泻温凉,辨君臣佐使、暑湿风寒、燥火虚实、荣卫形神、七方十剂、六阳五阴,或异病与同症,或一脉以殊经,探本推标,胪纲立目,病有千百万变,而治法尤神圣挽回。虽方古之方,心古之心,其越羲岐《灵》《素》,代□诸科之旨哉,第发所未发,往昔医旨殆无余蕴,名曰《医门秘旨》,厥不虚哉。顾珍之以付剞劂,俾共方家得以明经究症,毋庸庸拘方,毋昏昏拘世,与巧幻者以苟遗误众生也。已是局内之□鉴也。即其一切了悟卫生,用藉赜养神,人无夭札,世多考终,用永我圣天子仁寿天下之化,是书未必无万一之助云。缘梓甫竣,爰卮一言弁诸额,夫岂为薛君衒衒也哉?识者慎无以方技目之。云间李中梓识。

时觉按:《中国医籍考》《联目》《大辞典》俱不载录,日本内阁文库藏有明末金陵文枢堂刊本六册,2016 年中华书局收于《海外中医珍善本古籍丛刊》第 248、249 册影印出版。扉页题署:王宇泰先生原辑,云间李仕材先生重定,《医学纲目正宗》,金陵文枢堂;卷首题署却为:《医门秘旨首卷》,吴郡立斋薛己辑录;伪托李中梓撰序,通篇谈论薛己而又不涉王肯堂。作者究竟何人?扉页题《医学纲目正宗》,各卷端替换为《医门正宗》之名,而卷首仍题《医门秘旨》。书名究竟为何?与张四维《医门秘旨》比对,除原书序跋、诗文、像赞被删外,《医门正宗》内容与之全然相同,故是书乃"金陵书铺廊文枢堂"窃取张四维《医门秘旨》,伪造李中梓序言,伪托王肯堂、李士材大名以售的伪书,并混淆薛己与王肯堂、李士材。

《医学正宗》　佚　1641

明金坛王肯堂(宇泰,损庵,念西居士)撰

时觉按:光绪十一年《金坛县志·杂志上·遗书》载录,或即《医门正宗》。

《医宗必读》十卷　存　1637

明华亭李中梓(士材,念莪,尽凡居士)撰

自序曰:余惟文人之舌,思若泉涌,词若藻发,可以鞭雷驱电,绣虎雕龙,纵其才之所之而无所不极。若夫医宗则不然,呼吸存亡之变,埒于行师,转盼补救之功,同于澍雨。虽有悬河之口,惊筵之句,固不如本性情,考坟索,率典常以揆方,神化以通微之为得也。且书以诏来兹,言之当则为济世之航,不当即为殃民之刃。自非研几循理,宏采约收,曷能扶神圣之玄,开斯人之瞆乎?尝考古之著医书者,汉有七家,唐九倍之,得六十四,宋益以一百九十有七,兼之近代,无虑充栋。然《金匮玉函》之精,而六气之外不详;《天元玉册》之密,而拘方之词多泥。孝忠乱钱乙之撰,完素假异人之传。上古之书久湮,睢水之法偏峻,况其他乎?俚者不堪入目,肤者无能醒心,约者多所挂漏,繁者不胜流览。盖余究心三十余年,始知合变,而及门者苦于卓也。曩所著《微论》诸书,未尽玄旨,用是不揣鄙陋,纂述是编,颜曰《必读》,为二三子指南。会友人吴约生偕其弟君如见而俞之,曰:裒益得中,化裁尽变,明通者读之而无遗珠之根,初学者读之而无望洋之叹。其可秘之帐中乎?遂捐赀以付之剞劂,而嘉惠学者以亟读。余曰:"读书之难,难在轮扁之说齐桓也。不疾不徐,有数存乎其间。余之为此书也,仅为渡河之筏耳。若夫循其糟粕,悟其神理,默而成之,存乎心解,余不能喻诸人,人亦不能得之于余。读是书者,无为轮扁所笑则几矣。友人闻而俞之,而命余弁其首。崇祯丁丑春仲,李中梓识。

陈继儒序曰:李士材兄著《医宗必读》成,未之流布也。尝掩袂语余曰:先生与先君子交旧矣。先君慷慨有大略,明析当世之务,方神庙时有议开吴淞江者,先君详画利害,若指诸掌,当事者弗能用,费以巨万计;既乃与袁了凡先生轸念桑梓,定减省赋役之议,虽赍志以没,未及见诸行事,然是皆经济之事,得志于时者之所为也。梓不肖,承先君之后,发愤不遂,而托于医以自见,工醯鸡之小术,忘先世之大猷,取嘲当世,贻羞地下,其若之何?余曰:嘻!子固习于禅者,如之何其歧视之也?昔狄梁公再造庐陵,而其未第也,亦尝假一匕以扶危;陆宣公力挽奉天,而其退也,亦尝集古方以惠世。夫医亦宁非士君子之经济也?当子在疚之期,才六龄耳,然余及睹其少成之性,弗事董率而能自力于文章,令名噪诸生间,所至夺席,所去悬榻,斯已奇矣。已复出其余力,攻长桑之学,而洞隔垣之照,辨六气之沴疠,察七情之抑滞,所论著不下数种,而愈出愈奇。当是时,自名公巨卿以逮贾夫牧竖,靡不引领于车尘之及门,慰藉于刀圭之入口者,荣何必减拥彗,泽何必逊澍濡也?且夫士君子亦会其时耳,幸而达则以其石画起斯民之罢癃,不幸而穷则以金篦救斯人之夭札,如之何其歧视之也?今丁丑之岁,会新安友人吴约生、君如见是书而悦之,亟欲公世,选美材,征楷画,而付之梓人,于是士材复语余曰:剂施之用有限,而法施之用无穷,余抱此书久矣,微两吴君者,徒作枕中之玩而已,何能传之通邑大都为初学者立程哉?夫事固有无所为而为,不相谋而相成者,是不可无传也,先生其为余志之。余既悲士材之志,汇次前语,而又感两吴君之能相与有成也,复为之申曰:震瀛公之经济非洪业,而士材兄之医术非薄技也,一诸其能拯溺也;士材兄之著述非巨力,而两吴君之寿梓非小惠也,一诸其能启蒙也。通于一之说者,可以论三君子之际矣。眉公陈继儒。

吴肇广序曰:自余兄弟客云间,奉晨昏之欢,视膳之余,佐以汤药,因获交于李士材先生。先生学博而养邃,其于身中鹊桥黄道、大海曲江、九宫三要,播精于子,塞鬼路于寅,养玄珠于戊已之宅,靡不穷其奥也;其于娑婆界中十万八千金石草木咸酸辛辣甘淡之味,与夫寒热温凉之性,如药王药上所称,非即身心,非离身心,靡不探其赜也;其审色察候,如禅师之勘验学人,一一知其病根所在,虽滃忿之气不上不下,靡不隐为照也;其药笼所收,如黄芽白雪,遍地漫空,虽鸡雄豕苓、牛溲马渤,靡不时为帝也;其广发悲愿,结生生之缘,自宰官以逮牧竖,皆入究竟觉中,等无差别,应病与药,随取随给,靡不遍洽也。盖先生从其尊人震瀛公以《易》起家,洞乾坤辟直之理,出入于《参同》《悟真》,而要归于拈花之旨。有养己之功,故内道所通,守约而应玄;有活人之句,故外行所播,事精而功博。其所施药,如刀圭入口,仆者立起,宜乎其名不胫而驰,远迩向慕,争赴无虚日也。先时,先生有《颐生微论》《药性解》诸书行世,脍炙人口已二十年,近与余说,则理益畅,神益圆,调剂于柤梨橘柚相反之味,如禅者明暗玄要相随,未尝瞒盰笼统,又如道者颠倒五行,南水北火,东金西木,纵横变化,无所不可。余始闻而骇,既而会心,知先生所得有进焉者矣。因请其秘藏,得书八卷,遂捐资以授之梓。昔应真叩旨于师,得无心是道之说,每发一念,辄以指刻一血痕,臂无完肤,复举所得证于师,师大喝曰:无心不是道!遂涣若冰释,时往来山中,寻药草以救人,先生其殆类是欤?敬为叙而行之。新安吴肇广题。

夏允彝序曰:李先生士材,博异之士也,隐于岐黄家,号为能生死人。其弟子惧其业之不见于后也,请论立一家之言以垂示智者。士材曰：我何论哉？病之出也，如人面之不同。约而取其源，上士见之，则轶而独出，中材者守而流绝矣；繁而理其委，上士苦其盘碎，中材者炫其歧绪，则智由此惑矣，其害皆足以杀人。我何论哉！虽然，尝求之于往始，自《黄帝内经》以至东垣、丹溪，操笔下意者无虑数百家，人人之言殊，是何为者？有读之而未必行，行之而不合者矣，此殆非作者之失，而后师不知习业者之失也。夫《内经》者，原本情性，参合阴阳，视晚近为约，而其引源未始不烦，譬之前识既立，而后智力从之。《内经》之言识也，虽不及智力，然而识之所及者广矣。见者一以为远，一以为近，犹执盆盎之水，以照丘山之形，有覆水而已，丘山之形岂可得而见哉？此《内经》所以虚设，时师厌为畸书，其失一也。若夫百家者相因而起，匡正之术也，然而必至于偏。如仲景所未备，河间补之，东垣所未备，丹溪补之，四家之言非相违也，而相成也。而后人执其一说，以水附凉，以火益温，曾无折衷，是以聪极之耳责之于视，明尽之目强用于听，与聋瞽同，何从下志乎？盖诸家之相救本非全书，时师乐其成法，偏滞益甚，其失二也。今欲救兹二失，以转愚谬，则当本之《内经》以立其正，合之诸家以尽其变。苟有长也，必有以持其后，使善处其长；苟有短也，必有以原其意，使巧用其短，庶医道明而时师知所归矣。于是受弟子之请，而著书曰《医宗》云。嗟乎！以李先生之才，上而用之，则国之事必决之矣；下而求之，则山林之间、竹柏之下，其必有以乐之矣。而独于医勤勤焉，为之著书，为之驰走，其好为生人而为之耶？抑自寓耶？先生初学道，继学禅，皆超越当世。余间与之语，终日无倦，诚天下奇士，医其一端耳。然医固无容自小也。班孟坚曰：方技者，王官之一守也。盖论病以及国，原诊以知政，今也何如？李子将以论医者论国乎？将以论国者论医乎？吾于医余求之矣。同邑友弟夏允彝具草。

凡例曰：一、是刻悉本《内经》，凡先贤名论与经旨翼赞者，收采无遗。间有千虑一失，匪敢臆说妄评，咸以经文正其偶误，具眼者必能鉴也。一、方书充栋，非繁而不决，即简而多漏者也。是刻洗尽浮辞，独存精要，约而实该，使学者一览无余，更不必他求矣。一、《脉诀》即旧刻《四言赋》，今改而删补者居十之七，俾初机便于诵习，然限于字句，有未尽之意，则以注释详之。另补《心参》一帙，或抒独得，或摘名言，皆诊家当亟闻者也。一、《药性赋》旧刻每味止有一句，岂能尽其用乎？兹者仍用赋体，有用必详，少则三四句，多至十余言，复加注释，期于详尽，并按禁忌，以戒妄投。一、伤寒邪气惨毒，头绪繁多，小有不当，同于操刃。兹者简要详明，方法大备，辟千年之榛芜，张暗室之明灯。一、先祖述《内经》，为之注释，次采集名论，参以管窥，更加圈点，使读者醒心快目，了了分明。一、二十年来，案帙颇多，兹摘其稍异者，附于病机之内，仅百一耳。一、古方最多，有相类者，有险僻者，有漫布者，概为删去。但以如要者载在各证条下，盖已千有余方。若夫神而明之，存乎其人。

萧京曰：李士材，讳中梓。其先人官吏科，君亦明经，薄仕而隐于医，博洽洞晓，具有绝识。阅其所刻《医宗必读》，仅五册，词简而明，法精以详，允为当世正法眼。余婆心热肠，每欲远访，参印疑义，苦为兵戈梗道，有志未遂，俟之他日耳。(《轩岐救正论》)

沈璠曰：士材以阳为君子，阴为小人，热药为君子，寒药为小人。但《易》云“一阴一阳之谓道”，《内经》云“无阳则阴无以生，无阴则阳无以化”，二者不可偏废。至于治症，当以元气为君子，邪气为小人，元气宜补，邪气宜去，寒热温凉，随病而施，中病而止，岂可多事温补，痛戒寒凉乎？《内经》病机十九条，属火者五，属热者四，属寒者一，则知属火热者多，属寒者少。用药治病，宜体《内经》之意，不宜专热已见，谈天说地，以惑后人。七十七老人沈璠谨议，俟后之君子裁酌是否。(《沈氏医案·评〈医宗必读〉论疟疾》)

《续修四库全书提要》曰：明李中梓撰。中梓有《内经知要》《士材三书》等，已著录。是书首总论及骨度、部位、藏府、内景诸图，次脉法色诊，次本草征要，次病机。分诸证为三十四门，采择古今之说而约言之，间附自治医案。观其医案中精到者诸则，具见识力。明季浙东张、赵一派，立言偏宕，喜用我法，不屑详求。中梓鉴其末流，所言循循榘矱，宁浅毋夸，不失中庸之道。世以其平淡无奇，轻为浅诣，然其条理自清，渊源自正，无偏驳诡诞之说搀杂其间。长乐陈念祖论近代医家，谓是书及《士材三书》，虽曰浅率，却是守常，初学者所不废也。平心而论，其融贯古人，条分缕析，以立说浅乃使人易晓，似不得谓其率尔。较之繁称博引，驰骋浮谈者，其得失为何如？其自序有云：文人之舌，思若泉涌，词若藻发，纵其才之所之，而无所不极，医宗则不然，盖亦自道其甘苦矣。至其收集古方，删繁去僻，亦已千有余方，扩而充之，待人引申。后来名著，或精研仲景，或博究汉唐遗籍，乃进而深造之诣，非中梓所几及。故相形见绌，然循其途以溯洄之，非断港绝潢不可通也。

时觉按：自崇祯十年丁丑初刻，明清至民国间有刻本石印本六十余种，收于《中国医学大成续集》，影印出版，1957 年上海卫生出版社铅印本为最早排印本，近年人民卫生出版社及上海、天津、山西科技出版社、三秦出版社、中国书店等多家出版单位有十余种校注排印本。

《医宗必读补遗》一卷 佚 1764

清元和徐时进(学山,安素)纂

民国二十二年《吴县志·列传》曰:徐时进,字学山,元和甫里人。著有《医学蒙引》若干卷、《医宗必读补遗》一卷。

《医统》 佚 1637

明华亭李中梓(士材,念莪,尽凡居士)撰

时觉按:康熙二十三年《江南通志·方伎传》载录。

《颐生微论》四卷 未见 1618

明华亭李中梓(士材,念莪,尽凡居士)撰

时觉按:万历四十六年戊午李氏著《颐生微论》,有书林叶仰峰刻本藏北京大学图书馆。前有万历戊午仲冬士材自序、苏松备兵使者东海高出及华亭施沛序,卷首署:云间念莪李中梓士材父著,笠泽施沛沛然父校,书林叶仰峰梓行。书前列采辑书目、总目录并凡例;正文为《三奇论第一》至《感应论第二十二》,凡二十二篇。崇祯壬午沈颋为之删补,为《删补颐生微论》四卷。

《删补颐生微论》四卷 存 1642

明华亭李中梓(士材,念莪,尽凡居士)原撰,苏州沈颋(朗仲)校正

自序曰:夫用兵救乱,用药救生,道在应危微之介,非神圣不能善中也。故两者均自黄帝发之,非黄帝之独能注精也,得道之至者靡弗通,靡弗通而兼通于医者乃入神圣。《三略》云:莫不贪强,鲜能守微,人能守微,乃保其生,圣人存之,以应事机。何长生之学偕于杀机之发乎?盖靡弗通而通焉者耳。余少治经生言,及两亲子俱以药误,予又早岁多疴,始惕然迫于思,而以邹鲁之业兼岐黄家言,药世道之受病,而因以通有生之疾,似同源而流矣。自神庙戊午采辑成是编,镌而悬之肆,乃翕然遍走天下。嗣后非不究天人,参禅玄,询国政,未甘擅专门学,而携挟持扶,以请一刀圭者,日且相迫,三吴中遂以长沙氏目相之。予岂敢云靡弗通而通于是,抑亦相迫而渐至使然者耶?今二十五年以来,不无少进阶级,思一再订,期丝毫不有误后世,而未可轻与语也。庚辰秋,吴门沈子朗仲翩然来归,一握手而莫逆于心,端凝厚藏,慷慨浩直而不漫齿颊,峨然载道之伟器,与语移旦暮,鲜弗神领。《灵枢》诸经典,了然会大意,投药中窾,砉然如庖丁游刃。岂特曰吾道西矣,而邈然弗可量已。于是相与辨几微,参益损,跻颠极,破偏拘,皇皇登于大道以俟百世,可以画一,则庶几其抉我隐,谢我过焉。嗟乎!吾道之不孤,其有赖于朗仲也乎?因再付之剞劂,与同事诸君更一改观,倘云知青于蓝,虽释其旧本可也已。崇祯壬午四月,华亭李中梓书于飞映阁。

项煜序曰:余阅《颐生微论》,知人有终身之生系于命,有一日之生系乎时,制命与时而操其柄,生不致死,死复回生者,系乎医。然则医岂仅一术哉?心生造化,手生万物,黄帝所以治天下,而使后世生生不息者由此道得也。乃生曷言乎颐?余尝读《易》,至颐卦而得之矣。盖天地间阳尝饶,阴尝乏,而人身中气易耗,血易枯,阴阳不节,血气不平,而生意绝矣。故饶者减之,上下二阳以固其气;乏者盈之,中间四阴以充其血。血不宜闭,震动在内,气不宜蹶,艮止在外,故曰颐。颐者,养也。世医猥云望闻问切可以治病,孰知调五色于荣卫之间,颐以养肌也,此论不明,犹盲而望也。和五音于出纳之会,颐以养声也,此论不明,犹聋而闻也。通五德于情好之中,会五脏于人迎气口之际,颐以养性而养脉也,此论不明,犹喑哑而问、木石而切也。颐之为义,广矣!大矣!安得微者而论之?又删补之?夫微非幽隐之谓也,既观其所养,复观其自养,二义尽其蕴矣。李君念莪之言曰:得道之至者靡弗通,靡弗通而兼通于医者,乃人神圣。卓哉念莪,且入羲文之室,探周孔之蕴,岂特于轩辕《内经》《灵枢》《素问》以及扁鹊、仓公、华佗、仲景、皇甫士安之论淹贯焉已哉?承其流者沈氏朗仲,精核融洽,而用以投药如屠垣解牛,靡弗奏效,诚称善矣。若夫吴氏石虹,出其先世家珍并胸中独得之解而参订于其间,更有未易测者也。余闲居时与石虹对语,如挹春风,使我和气周身,如望旭旦,使我倦魔匿影。石虹医术岂待人之既病而恃药饵为力哉?其于颐生之旨,技也而进乎道矣!颐之《象传》曰"圣人养贤以及万民"之旨哉,言乎俛法六四之颠颐,与上九之繇颐,以攻剂治兵荒,以补剂治疾疫,俾生意充塞天壤之间,所愿于删补之外更进而大焉者也。崇祯岁次壬午菊月项煜题于硕园白雪楼中。

程峋序略曰：壬午之秋，余偶以公余失调，问医于朗仲氏。朗仲名家子，其尊人秉铎一方，门生多显试，为令名介陶狄。朗仲国士翩翩，尝有异术，疑其为神人所授，非当世之所传也。既而手持其师士材氏新所删补其所自著《颐生微论》视余。余读其书，先经伸而后诊视，与所为先教养而后攻取者一也。于是正衣冠而坐，不终日而病去矣。士材尊人取甲第为世名臣，功在青史，而其子少有俊才，出其绪余著论觉世，功比良相，复不自满，假重为丹铅，广其流以活后世，其功岂可计哉？天之福人如以灯取影，罔有攸漏。其将大两家之后复垂青史为名臣，皆不可知也。其以余言为左券云。赐进士出身嘉议大夫奉敕整饬苏松兵备湖广按察司副使程峋撰。

《四库全书提要》曰：《删补颐生微论》四卷，浙江巡抚采进本，明李中梓撰。中梓字士材，华亭人。是编初稿定于万历戊午，已刊版行世。崇祯壬午又因旧本自订之，勒为此编。凡二十四篇，曰三奇，曰医宗，曰先天，曰后天，曰辨妄，曰审象，曰宣药，曰运气，曰脏腑，曰别证，曰四要，曰化源，曰知机，曰明治，曰风土，曰虚痨，曰邪祟，曰伤寒，曰广嗣，曰妇科，曰药性，曰医方，曰医药，曰感应，门类颇为冗杂。《三奇论》中兼及道书修炼，如去三尸行呵吸等法，皆非医家本术也。

同治十一年《上海县志·艺文》曰：《删补颐生微论》四卷，《文渊阁存目》、前《志》误列国朝，四卷作十卷，《明史》亦作十卷，疑有未删本也。

时觉按：万历四十六年戊午李氏著《颐生微论》，崇祯十五年壬午重为删补，删去原书万历戊午仲冬士材自序、苏松备兵使者东海高出及华亭施沛序、采辑书目、《感应论第二十二》，补《先天根本论第三》《后天根本论第四》二篇，载录自序及程峋、项煜二序，改名《删补颐生微论》。《中国医籍考》卷六十一载《颐生微论》十卷，"未见"，又载是书，"存"。1998 年中国中医药出版社收于《明清中医临证小丛书》，校注排印出版。卷一三奇论、医宗论、先天根本论、后天根本论、辨妄论、审象论、宣药论、运气论，卷二脏腑论、别症论、四要论、化源论、知机论、明治论、风土论、虚劳论、邪祟论，卷三药性论，录药百二十品，附录二十品，卷四医方论，录方九十九首，及医案论、感应论，凡二十四论。

《河洛医宗》二十卷　佚　1644？

明嘉定赵世熙(以宁)撰

光绪七年《嘉定县志·艺文志三》载录，朱璧元序曰：是编分门别类，对证用药。

嘉庆七年《太仓州志·人物》曰：赵世熙，字以宁，邑诸生，中行孙。早有文誉，负经济，邑中争区、折槽、官布、白粮诸大务，抗论多持平。崇祯四年岁祲，复漕议起，世熙力言于当事，谓嘉定不但无米，即十万糠粃亦不能办，随改麦折。次年又力争之，漕并得折。子尊，字九英。旁通天文、六壬奇门、医卜青乌家言。

《医林明鉴》　佚　1644？

明无锡华石云(原名廷元，倬辰，蓼庭)撰

《吴中名医录》曰：华石云，原名廷元，字倬辰，号蓼庭，明崇祯年间无锡县人。著《医林明鉴》。

时觉按：《吴中名医录》据《锡山历朝书目考》卷七载录。

《医林统宗》　佚　1644？

明华亭吴中秀(端所)撰

《古今图书集成·医部全录》卷五百十三曰：按《松江府志》：吴中秀，字端所，工岐黄之学。其名与秦昌遇景明相伯仲，六十年间，所全活人不可胜纪。少有至性，侍母疾，衣不解带，躬亲浣濯。其兄尝从索十金，中秀检橐中得数十金，尽与之。其子女六人悉为之婚嫁。有姊年八十，中秀亦笃老矣，犹谨视起居，故世尤称其孝友。生平好聚书，有数万卷，构天香阁藏之。董文敏、陈徵君时过从焉。有子懋谦，能读父书。中秀所著有《医林统宗》《伤寒备览》云。

时觉按：嘉庆二十三年《松江府志·艺术传》载录，《中国医籍考》卷六十四亦载，"未见"。光绪《华亭县志·人物四》谓，乙酉，中秀年八十余，城破死之。乙酉为清顺治二年。

《医学正言》　佚　1644？

明上元王元标(赤霞)撰，王辂、王稚(东皋)续成

时觉按：康熙七年《江宁府志·人物七》谓王元标著有《紫虚脉诀启微》，又有《医学正言》，未及就而卒，

子诸生辂及次子稚续成之。《中国医籍考》卷六十二载录，“未见”，民国《江苏通志稿·经籍》亦载录。

《医理发微》五卷 存 1594

明江阴庄履严（杏旸）撰

自序略曰：余不避迂疏，以《脉诀》《脉经》、诊家诸书，严加发明详说，为一部；次以五运六气、司天在泉、南政北政、阴阳克胜，发言蕴奥，为二部；次以伤寒诸症为三部；次以妇人诸症为四部；次以小儿幼科诸书为五部，名为《医理发微辨疑直指》。或云：人身有百病，何止寥寥五部而已哉？余曰：不然也。自《素问》《灵枢经》及古来医书传有一百七十九家，书不下几千卷，不为不多矣，然皆义理难明，辞多意奥，学者总是模糊。自我朝定鼎以来，其间明于医而著述镌行者亦不下千百卷，诸症尽备，不待复陈，惟举其最关键者直明言之，五部之外则皆易县明而易识也。余实体好生为心，故不愧浅陋云。万历乙未岁仲夏，十二世医杏暘庄履严识于长春轩。

何春熙序曰：余少即留心岐黄诸书，游庠后益采邑诸先辈著述校鱼订豕，历有年所。如吕氏《运气发挥》《经络详据》《脉理明辨》《治法捷要》《葆元行览》《世效丹方》，高氏《资集珍方》，缪氏《方脉统宗》，顾氏《简明医要》，沈氏《山林相业》，黄氏《医宗正旨》，戚氏《伤寒心法》，姜氏《仁寿镜》《本草搜根》《调鹤山庄医案》诸书，靡不潜心参玩，而邑志称庄氏世业医，杏旸先生诊脉甚有奇验，活人不可殚述，著有《医理发微》五部，访之不可得。岁壬午，受知于秋农姚公，追随京师。余初不欲以医著也，而当世名公卿延诊踵错，日不暇给者，忽忽十余年矣。今岁秋旋里，了向平愿，邑之青旸惟一庄君哲嗣冠千，与余长子楷同游庠，又偕次子栻受业守庭先生，因访之，乃其人八世祖也。遂得是书及戚慤烈公为撰《家传》，阅之知其先自宋太医掌院安三公，由淮右来江，传二十世，皆克继业。其间若十五世华初、荣奕，十六世勉斋，十八世邑诸生鸣凤，多得是书之旨而名噪一时。余才拙学浅，敢云识者？窃以是书发先辈之微旨，破来学之疑团，宜刊行于世也亟矣。爰书此弁其端而归之。道光十六年岁次丙申桂秋，同邑何春熙淡庵氏拜撰。

《杏旸公赞》曰：余童时即闻杏旸庄公名，能观色审声，知人脏腑癥结，迄今考《庄氏宗谱》，知其论著甚多，顾皆散失不传，而其一二轶事，里中人往往乐道之。庄氏以医世其业，公术益神。性坦率，不立崖岸，延治疾者辄往不辞。市中少年欲穷其术，伪疾笃，拥絮呻吟，使人当道遮先生入。先生入执其手，曰：噫嘻！死矣。闻者皆掩口胡卢，乃辞去。顷之，伪病者果腹痛气绝，一市大惊，亟趣先生叩疾状。先生曰：是得毋食饱戏跃乎？曰：然，彼见先生来，超柜入卧耳。先生曰：吾诊其右脉若断，兹是肠绝也。众乃大服。同时有太医李某，偕先生谳桂下，先生曰：明年桂秋，公作物外游耳？李咨嗟良久，曰：名下无虚。后果验，其神见类若此。或曰李老医亦公亚，或曰不及远甚。顾交游赫然，而先生落落穷居，寡所知遇也。少陵云，请看古来成名士，终日坎壈缠其身。然乎否耶？

道光二十年《江阴县志·人物三》卷十七曰：庄履严，字若旸，工医能诗。著《医理发微》。

民国九年《江阴县续志·艺文》卷十九曰：庄履严，字杏旸，撰《医理发微》，见志传。

时觉按：国内未见载录，《中国医籍考》卷五十九载录，“未见”。近时江阴中医院花海兵先生于《庄氏族谱》内发现，2022年3月常熟虞麓山房以“古法樵印”复制。扉页：澄江十二世医杏旸庄履严甫著，门人刘尔玺国符参校，裔孙文鹤惟一录刊，《医理发微》，诒谷堂；首列道光十六年何春熙序，次万历乙未自序，次目录，卷端署名同扉页，自序、目录、卷端均题为《医理发微辨疑直指》，有《杏旸公赞》、《明处士杏旸公像》，正文五卷作五部，即脉学、运气、伤寒、妇科、儿科各一部。道光《江阴县志》误其字为“若旸”，民国《江阴县续志》作“杏旸”，无误。

《复苏草》 佚 1594

明江阴庄履严（杏旸）撰

民国九年《江阴县续志·艺文》卷十九曰：庄履严，字杏旸，撰《医理发微》，见志传；《复苏草》，见《江上诗钞》。

时觉按：是书或为诗集而非医书。

《原病治效》 佚 1644？

明昆山李棠（述卿）撰

光绪六年《昆新两县续修合志·人物二十》曰：李棠，字述卿，少业儒，因病辍业，习医术。家贫，好施与，多储药以活贫者。

道光六年《昆新两县志》卷二十八：李棠，昆山人。卒年七十八。

时觉按：光绪九年《苏州府志·艺文二》载录，光绪六年《昆新两县续修合志》卷四十九作《原病治要》。

《医学大成》七卷　佚　1644？

明通州冯寯（子雍）撰

时觉按：康熙十三年《通州志·艺文上》载录。

《医学心解》　佚　1644？

明嘉定宣坦（平仲）撰

光绪七年《嘉定县志·人物志五》曰：宣坦，字平仲，明诸生，居娄塘。严衍门人，能画工诗，通医。尝助侯峒曾守城。入国朝，不应科举。与陆坦时号二坦。

时觉按：光绪七年《嘉定县志·艺文志三》载录。

《医编》　佚　1644？

明嘉定赵承易撰

时觉按：嘉庆十二年《石岗广福合志·艺文考》载录。

《医书》　佚　1644？

明盱眙赵儒撰

光绪元年《盱眙县志稿·人物》曰：赵儒，著有《性学源流篇》《易学》《医书》。

《化机渊微》二卷　佚　1644？

明江阴缪钟理（守恒）撰

道光二十年《江阴县志·人物一》曰：缪钟理，字守恒，善医，著《化机渊微》二卷。

《吴中名医录》曰：缪钟理，字守恒，明江阴人。幼失怙恃，事祖至孝，居丧哀毁咯血。性乐善好施，善医，有《化机渊微》。

《医学渊珠》，《证治问答》　佚　1644？

明嘉定汤哲（浚冲，愚谷道人）撰

时觉按：光绪七年《嘉定县志·艺文志三》载录。

《医书》三卷　佚　1644？

明山阳卢鹤宾著

乾隆十四年《山阳县志·列传三》曰：卢鹤宾者，郡诸生。精医道，著《妇科一览知》《医书》三卷。

时觉按：光绪九年《淮安府志·艺文》载录。

《医书简要》四卷　佚　1644？

明萧县朱自华（东明）撰

康熙六十一年《徐州志·人物志三》曰：朱自华，字东明，萧县人。好读书，兼精医术，授太医院判，逾年归里，施药济众。三举乡饮大宾，年七十九卒。所著有《击壤集》二卷、《樵父吟》一卷、《医书简要》四卷，传于世。

时觉按：乾隆元年《江南通志·艺文志》载录。

《医学汇纂》　佚　1644？

明常熟萧允祯（贤甫，强学先生）撰

民国三十七年《常昭合志·艺文志》曰：《医学汇纂》，一作《类纂》。萧允祯，字贤甫，韶曾孙，诸生，人称强学先生。著有《五音六律度数考》《医学汇纂》,博综古方书为此。

《医学心印》 佚 1644?

明上海刘道深(公原)撰

时觉按:乾隆四十八年《上海县志·艺文续编》载录,嘉庆十九年《上海县志》、嘉庆二十三年《松江府志》、同治十一年《上海县志》同。乾隆元年《江南通志》、乾隆四十八年《上海县志·艺术·本传》、光绪五年《南汇县志》则作《医案心印》。秦荣光《同治上海县志札记》卷六,亦不能折衷一是。

《医门法律》六卷 存 1658

清新建喻昌(嘉言,西昌老人)撰(侨居常熟)

自序曰:医之为道大矣,医之为任重矣。中上之医,千里百年,目未易觏;最上之医,天下古今,指未易屈。世之言医者何伙耶?恃聪明者,师心傲物,择焉不精,虽曰屡中,其失亦屡多;守门庭者,画焉不入,自窒当机,纵未败事,已咎在误时;工邪僻者,心粗识劣,骛险绝根,偶堕其术,已惨同婴刃。病者苦医之聚讼盈庭,具曰予圣,浅者售,伪者售,圆滑者售,而以其身命为尝试;医者苦病之毫厘千里,动罹颠踬,方难凭,脉难凭,师传难凭,而以人之身命为尝试。所以人之有生,水火刀兵、禽兽王法所伤残,不若疾厄之广;人之有死,天魔外道、饿鬼畜类之苦趣,不若地狱之惨。医以心之不明,术之不明,习为格套,牢笼病者,遂至举世共成一大格套,遮天蔽日,造出地狱,遍满铁围山界,其因其果,彰彰如也。经以无明为地狱种子,重重黑暗,无繇脱度,岂不哀哉?昌也闭目茫然,惟见其暗,然见暗不可谓非明也。野岸渔灯,荒村萤照,一隙微明,举以点缀医门千年黯汶,拟定法律,为率由坦道,聊以行其佛事耳。然微明而洗发黄岐仲景之大明,明眼得此,闭门造车,出门合辙,自能立于无过,即浅见寡闻,苟知因果不昧,敬慎存心,日引月伸,以此照其胆,破其昏而渐充其识,本地风光,参前倚衡,亦何愚而不朗彻也耶?先圣张仲景生当汉末,著《伤寒杂证论》,维时佛法初传中土,无一华五叶之盛,而性光所摄,早与三世圣神、诸佛诸祖把手同行,真医门之药王菩萨、药上菩萨也。第其福缘不及我佛如来亿万分之一分,阅百年再世,尽失其传,后人莫由仰溯渊源,然且竞相彼揣此摩,各呈识大识小之量,亦性光所摄无穷极之一斑矣。我佛如来累劫中为大医王,因病立方,随机施药,普度众生。最后一生重补其充足圆满之性量八万四千法门,门门朗澈底里,诸有情微逗隙光者,咸得随机一门深入,成其佛道。与过去、未来、现在尽虚空法界无量亿诸佛诸菩萨光光相荡,于诸佛诸菩萨本愿本行,经咒偈言,屡劫宣扬不尽者,光中莫不彰示微妙,具足灭度。后阿难尊者证其无学,与我佛如来知见无二无别,乃得结集三藏十二部经典,永作人天眼目,济度津梁。夫诸佛菩萨真实了义,从如来金口所宣,如来口宣,又从阿难手集。昌苟性地光明,流之笔墨,足以昭示学人,胡不自澈须眉,脏腑中阴,优游几席,充满烜天赫地耀古辉今之量,直与黄岐仲景两光摄合,宣扬妙义,顷刻无欠无余。乃日弄精灵,向棘栗蓬中、葛藤窠里,与昔贤校短论长,为五十步百步之走,路头差别,莫此为甚。发刻之稿凡十易,已刻之板凡四更,唯恐以凡人知见杂揉圣神知见,败絮补葺美锦,然终不能免也。甚于风寒暑湿燥火六气及杂证多门,殚一生力补之不能尽补,即殚千生力,补之不能尽补,从可推也。途穷思返,斩绝意识,直截皈禅,通身汗下,险矣险矣,尚敢漫言殊途同归也哉?此重公案,俟可补乃补之耳。顺治十五年上元吉旦,西昌喻昌嘉言老人时年七十有四序。

《四库全书提要》曰:国朝喻昌撰。昌既著《尚论篇》,发明伤寒之理,又取风寒暑湿燥火六气及诸杂证,分门别类,以成是编。每门先冠以论,次为法,次为律。法者治疗之术,运用之机,律者明著医之所以失,而判定其罪,如折狱然。盖古来医书,惟著病源治法,而多不及施治之失,即有辨明舛误者,亦仅偶然附论,而不能条条备摘其咎。昌此书乃专为庸医误人而作,其分别疑似,既深明毫厘千里之谬,使临证者不敢轻尝。其抉摘瑕疵,并使执不寒、不热、不补、不泻之方,苟且依违,迁延致变者,皆无所遁其情状,亦可谓思患预防,深得利人之术者矣。后附《寓意草》四卷,皆其所治医案。首冠论二篇,一曰先议病后用药;一曰与门人定议病证。次为治验六十二条,皆反复推论,务阐明审证用药之所以然,较各家医案但泛言某病用某药愈者,亦极有发明,足资开悟焉。

《郑堂读书记》曰:国朝喻昌撰,《四库全书》著录。嘉言既著《尚论篇》,发挥仲景《伤寒论》之秘,犹恐人之进求《灵》《素》《难经》《甲乙》诸书,文义浩渺,难以精研,用是参究仲景《金匮》之遗,分门析类,定为是编。其于风寒暑湿燥火六气及杂证多门,俱能拟议以通元奥,俾观者爽然心目,合之《尚论篇》,可为济川之舟楫,烹鱼之釜鬵,故后人以嘉言及薛己、王肯堂、张介宾,上配张李刘朱四家也。末附《寓意草》,为所治医

案，与但称治验而不言其所以然者，殊有上下床之别矣。(《四部总录医药编》)

《清史稿·列传第二八九》曰：喻昌，字嘉言，江西新建人。幼能文，不羁，与陈际泰游。明崇祯中，以副榜贡生入都上书言事，寻诏征，不就，往来靖安间。披剃为僧，复蓄发游江南。顺治中，侨居常熟，以医名，治疗多奇中。才辩纵横，不可一世。著《伤寒尚论篇》，谓林亿、成无己过于尊信王叔和，惟方有执作《条辨》，削去叔和序例，得尊经之旨；而犹有未达者，重为编订，其渊源虽出方氏，要多自抒所见。惟《温证论》中，以温药治温病，后尤怡、陆懋修并著论非之。又著《医门法律》，取风寒暑湿燥火六气及诸杂证，分门著论，次法次律，法者治疗之术，运用之机，律者明著医之所以失而判定其罪，如折狱然。昌此书专为庸医误人而作，分别疑似，使临诊者不敢轻尝，有功医术。后附《寓意草》，皆其所治医案。凡诊病，先议病，后用药，又与门人定议病之式至详审。所载治验，反覆推论，务阐审证用药之所以然，异于诸家医案但泛言某病用某药愈者，并为世所取法。昌通禅理，其医往往出于妙悟。《尚论后篇》及《医门法律》，年七十后始成。昌既久居江南，从学者甚多。

时觉按：顺治十五年戊戌初刻，有刻本四十余种，收于《喻氏医书三种》《四库全书》《豫章丛书》。民国三十六年，邵阳何舒字竟心，号舍予，仿是书有《医门法律续编》之作，列二百一十八条。

《医学正宗》 佚 1662？

清金山曹爚(舒光，冷民)撰

光绪十七年《枫泾小志·志人物》曰：曹爚，字舒光，号冷民。弱冠遭世难，弃诸生，由干巷徙居枫泾。当事闻其贤，每就访利弊，爚目击践更累，条均役均田议上之。推恩及物，无间亲疏。曾雪夜船行，遇覆舟夫妇，力救之得免，又解衣衣之，终不告以姓氏。晚勤著作，兼工医理。平生环堵萧然，好古不倦。诗得陶、谢风味，与孙执升、柏斯民，时号三高士。著有《岭云集》《归来草》《钝留斋集》《竹窗杂著》《医学正宗》。

乾隆十六年《金山县志·人物二》曰：曹爚，诸生。顺治初，弃举业，留心篇什，长于诗歌。李公复兴令娄，爚作诗并书投之，宛然《郑监门图》。子奕霞，字晳庭，工诗，著《白村集》。

《马师津梁》三卷 存 1662

清苏州马俶(元仪，卧龙老人)撰

《四库全书提要》曰：《马师津梁》八卷，浙江巡抚采进本，国朝马元仪撰。元仪，苏州人。是编前有雍正壬子汪濂夫序，称元仪受学于云间李士材、西昌喻嘉言。士材，李中梓之字；嘉言，喻昌之字。二人皆国初人，则元仪著书当在康熙初矣。其曰《马师津梁》者，盖元仪门人姜思吾传其钞本，濂夫追题此名，非其本目也。所论多原本旧文，大抵谨守绳尺，不敢放言高论，亦不能有所发明。所载诸方，或与所论不甚符。如中风一门，既知病由内虚，不属外邪，而附方仍多驱风涤痰，一切峻利之药。知其亦见寒医寒，见热医热，随时补救之技，非神明其意，运用自如者矣。

时觉按：《四库存目丛书》据湖南师范大学藏清抄本影印，无序跋目录。

《医要》 佚 1662

清苏州马俶(元仪，卧龙老人)撰

时觉按：民国二十二年《吴县志·艺文考二》载录。

《医宗说约》六卷 存 1663

清吴县蒋示吉(仲芳，自了汉)撰

自序曰：余年十二，先母周夫人见背，先君子君辅公杜门读书，道义自许，口不道阿堵字，以故家贫甚。尝寄食子佩舅氏家，舅氏抚教有加焉，于时明发有怀，因思生戚，往往大病。每于诵读之暇，间览方书，先君子遂谓小子曰：汝有意于此乎？古人不得为良相，每愿为良医，盖良相良医其功正相等耳。果能精之，则可以自疗，并可以疗人，亦内典所谓自利利他之道也。予拜训之下，深谢不敏，长而遭沧桑之变，寄迹于穹窿之阳，人有疾者，按方加减与之，所投辄效，因而叩户求方者殆无虚晷。窃思古人陈案，虽各臻其妙，然论多方杂，未易窥测，不免杨朱之叹。故于晨窗夕几，究心《灵》《素》，博涉群书，斟酌尽善，成《山居述》四卷，有论有方，有经有变，颇备苦心。但力绵不克就梓，久置庋阁。今年春，偶公逊叔过斋头，见而阅之，谓曰：汝有此而不与人共之,不亦同于怀宝迷邦者乎?且汝先子之言具在,顾其忘诸?予盖唯唯谢不敏。长夏无事,因于《山居述》中简其要者为主方,随症加减,一症一方以见其常,加减附论以通其变,编为俚句,名曰《说约》,庶几学岐黄者得会归之源,去烦苦之失耳。若曰从此活人,功与调元者等,则予岂敢?康熙二年夏四月,古吴自了汉蒋示吉仲芳氏识。

凡例略曰:一、望色、闻声、问症、相形,俱业医之首事也。今摘《灵》《素》之奥旨,百家之微论,取其切要者贯于编首,为初学登高之自。一、医之用药犹将之用兵也,不识兵法,何以定乱?不知药性,何以攻疾?今取本草之切用者,删繁去泛,编成歌诀,以便记诵,兼注炮制于下,临用自无疑惑。一、一卷二卷俱系杂症,上究《灵》《素》,下采百家,勾精摘要,编成是诀。前段言病之原病之状,中段述病之主方,后段随症加减,或一句一法,或二句四句一法,以尽寒热虚实之变。其言浅,其意深,其词简,其法备,细心熟究,实能活人。一、今读仲景之书,勾其精要,编赋二章,以节庵之方补其未备,约歌六十,熟读会通,自有补耳。一、小儿病,以先哲察病等法编为歌括,更得名家秘方条附于后,治幼者宜预为修合,莫待临渴凿井。一、女科杂症与男子同也,所异者惟胎前产后、调经种子、崩带乳疾耳。今此数条,宗古人书,采专科法,并独得秘,编诀具陈,使学者知所宗,不致望洋而叹。一、疡家,今以经络部分、阴阳善恶、肿疡溃疡补泻之法,总成一赋,其外治升丹降丹等方,起死回生,本不轻传,其如济人心急,不得不公诸同志。业疡医者,先为修炼,庶不负一片婆心也。一、古人著书议论,非特见不传医案,非疑难不记,欲补前人所未备也;今之学者读是书,即泥是说,往往有偏僻之弊。吁!人有南北,病有轻重,法有变更,岂一家言所能尽乎?此集总采古人之遗意,斟酌尽善,庶无偏僻之诮也。一、医自岐黄之神圣,历代之名医方书充栋,精微玄奥,未易入门。是集也,病状合病脉,病原合病方,变何症而为寒,兼何脉而为热,虚实有据,表里无疑,一见了然,诚初学指南也。即未谙医者,一展卷则脉症方治,虚实加减,灿然于目,亦可对症投药矣。敢曰活人心切,聊为济众者之一助也,高明其亮诸。康熙元年中秋朔日,虞山严煜文若氏识。

《郑堂读书志》曰:《医宗说约》六卷,丽正堂刊本,国朝蒋示吉撰。示吉当国初时寄迹窟窿山之阳,以医自给,尝究心《灵》《素》,博涉群书,成《山居述》四卷,有方有论,有经有变,颇备苦心。复于《山居述》中简其要者以为是编,凡通论一卷,杂证二卷,伤寒一卷,儿科、女科合一卷,外科一卷,言浅意深,词简法备,使学者不致望洋而叹,亦守约之一法也。(《四部总录医药编》)

《续修四库全书提要》曰:清蒋示吉撰。示吉字仲方,吴县人,明末清初避乱,居穹窿山下,以医济人。博涉群书,先撰《山居述》四卷,有方有论,兼经权常变之义。晚复为是书,就前书之义编为歌诀,简其要者为主方,随证加减,一证一方以见其常,加减附论以通其变。其大意具见康熙二年自序中,首卷论诊法,论药性,论制方,论治要;卷一、卷二杂证,卷三伤寒,卷四儿科、女科,卷五疡科。言浅意深,词简法备,非剿袭陈言者比。案:书中《伤寒赋》二篇,上篇综论纲要,下篇自抒心得,实能贯串仲景书,参证宋以后诸家而得其要领。又《说约歌》七十三题,取陶华之意而弥缝其疏漏,并为全书之精英。其总论诸篇中,有病在上而求诸下、病在下而求诸上、虚中实、实中虚、治病须求其本、制方定见、调摄得宜,共七则,并附治案,皆自道所得,现身说法,最足启悟学者。自序谓,得会归之源,去烦苦之失,非夸言也。

时觉按:《中国医籍考》卷六十三录,"存",并载《山居述》四卷、《医宗小补》九卷,"未见"。

《医疗歌括》一卷　未见　1663

清吴县蒋示吉(仲芳,自了汉)撰

时觉按:有清抄本藏南京图书馆,经查未见。

《医学集要》九卷　存　1668

清靖江朱凤台(慎人)撰

自序曰:昔东坡喜酿酒以饮客,曰:饮者得醉,吾为之神畅;又喜制药以疗人,曰:病者得药,吾为之体轻。至哉斯言!得斯解者可以悟夫万物一体之实际矣。予尝见夫冬月而泅者,裸身濡沫,没顶陷胸,时予方拥貉戴貂,然不禁对之而寒栗;又尝见夫夏月而煅者,扬锤挥汗,焰烈星喷,时予方乘风摇翣,然不觉对之而体蒸。又尝见夫操舟济江者,樯断橹折,飘转惊涛中,其危亡在于呼吸,时予方兀坐山巅,然望之而俨若摇荡于烟波浩淼间,恍惚震撼而莫定,为之目眩而神慑。迨既久而追思其事,向客言之,犹时欲齿击口张而毛竖。夫泅在他人而己为之寒,煅在他人而己为之热,险在他人而己为之悸,于此知坡公之言信不我欺也。岂有见他人之呻吟疾苦而漠然不一切痌瘝于己身者乎？切，故思有以疗之；疗，又思有以广之。切之疗之广之，当无有过于集方书以喻之之为善也。盖集方书以喻之者，俾之家自为意，户自为救，人自为治，而吾无所尸功焉。是犹之乎疗饥者而喻之以耕耨，疗寒者而喻之以桑麻，疗贫者而喻之以力啬，疗愚者而喻之以诗书，疗梗顽悖乱者而喻之以礼乐教化。在己未少费，而于人已无所不惠，岂以为功哉？亦曰饮者得醉，吾为之神畅，病者得药，吾为之体轻，行坡公之志云尔。虽然，切四海之痌瘝者，亦当聚四海之闻见。不佞偏处孤独，挂漏必多，倘嗣是而后，有能继而辑之，益补其所未备，为造物广生机，为国家广生养，想宜仁人君子之有同心也，不佞拭目俟之矣。是集也，亦详亦慎，必躬必亲，非经已验，不敢误人。其蒐罗采辑，实赖卢君龙孙，而较订损益，斟量去取，则朱君闇卿暨其孙肃瞻之功居最云。康熙戊申夏日，靖江朱凤台题于留耕堂。

朱昜序略曰：王肯堂蒐辑群书，陶铸百家，独称宗匠，医家精旨，综括无遗，譬之百川之归沧海，万山之本昆仑，观止矣。然卷帙浩繁，学者多苦力不能致。予留心博涉几数十载，欲为之删繁就简，以成一家言，使前贤诸案，一旦破荒相见，以年已垂白，精力久衰，贯穿群流，有志未逮。顾兹颓景，每用叹悼，适朱慎翁以《医学集要》一书惠然见示。书凡九卷，大小内外，各有分科，考论集方，皆有精要，凡予之数十年怀此而未能者，慎翁已不惮穷源撷妙，如数家珍。不特予一人老眼为之一快，且使学者不误于救治而有以蠲人之痛，保人之生，即亦天下后世之幸也。抑予因是更有感焉，古君相之于天下也，其所为治之之法亦详且密矣，乃后世用之者有效有不效，或遂以为法当任其咎，而不知此非法之过，乃用法者之过也。法固有其宜矣，宜则尤当以意通之，所谓意者非我一人之意，即古人之法之意也，究之古人无法，亦不过理而已矣。理之所在，古人与今人无弗同者，要在虚以求之，慎以审之，期无戾于理，以期无戾于古人之法，如是而已矣。倘学者持此书辄欣欣然号于众曰：医不过如是而止，我能是，是亦足矣。则又岂慎翁辑是书之心哉？予故书此，并告夫读是书者。康熙戊申病月之朔，眷弟朱昜顿首题。

咸丰七年《靖江县志稿·人物志》曰：朱凤台，字慎人，居布市，乡贤应鼎之三子。举顺治丙戌乡试，丁亥成进士。令于直隶阜平，甫十月，调浙江开化县，以奏最，擢兵部车驾司主事。告归终养，与诸绅士请增学额，创惜字庵于后铺，建育婴堂于西城，又置义塾义冢。五举乡饮大宾。邓侯重延主修志。卒年八十又八。

时觉按：《联目》载有清刻本藏天津卫生职工医学院，未见。日本公文书馆内阁文库藏有康熙七年戊申刻本，2005年中医古籍出版社引回，收于《中医古籍孤本大全》，影印线装出版。目录下署："通州卢恒胤龙孙父，武进金敞廓明父，靖江朱昜闇卿父，靖江朱凤台慎人父，海门丁元弼右升父，朱锷肃瞻父仝纂"。卷一至卷八署为"靖江朱凤台慎人甫纂定"，卷九却署为"古绩唐云龙□真父原本，靖江朱凤台慎人父增删，姑苏孙胤嘉昌所校对"。卷一诊法二十四则，卷二至卷五内科杂病，卷六伤寒，卷七妇科，卷八儿科，卷九外科，内容简要。

《医法指要》不分卷　存　1671

清晋陵史树骏（庸庵）撰

时觉按：史氏撰《经方衍义》五卷，有康熙十年辛亥颐贞堂刻本藏中国中医科学院及成都中医药大学，其卷五即是书与《本草挈要》，《医法指要》十二篇，论十二经脉生理、证治，非独立成书者。故《联目》《大辞典》以为成于咸丰三年，附有《经方衍义》，失考。

《何氏济生论》八卷　存　1672

清京江何镇（培元）撰

汪廷珍序略曰：京江何氏培元者，近代之善医者也，殁之后，子孙世其业，大江南北莫不知之。其所著《济生论》，海内欲观其书者甚多而莫能得也。今其乡庄君孝容求诸何氏之后人，将梓之以济世。而培元氏之从孙凤翙，不私其家传而慨然付之，期以针俗医之聋聩，拯斯民于夭札，二君之用心亦仁矣哉。孔生继治者，仆门下士也，与于校雠之役，因庄君之请，邮书于仆而问序焉。仆观是书，备列诸病而系以治法方药，与近世方书略同，其论治大抵会融诸家而参之己意，其方多取诸古人而间附新法，不主一家，归于纯正，无奥涉难知之论，无险异难行之法，盖将使中人之资可循途而造焉，可不谓详慎者欤？抑仆更有说焉。许叔微氏有言曰：医者意也。天下之病无穷而方有限，方者大法而已，得其意，而后法可得而用也。学者诚能察十四经，明四诊，溯之《灵》《素》《本草》《难经》以浚其原，求之《玉函金匮》以明其道，参之晋唐以下诸家以会其通，多问难、习证候以尽其变，而加之以静专纯一之心思，神明化裁之运用以尽其神，而后观于斯书，左右采获，其益盖不浅矣。若沾沾焉守此一编，而谓可以治天下之病，执寒热虚实四字，而谓可以尽天下之病情，则非培元氏著斯书之心，亦岂庄君、何君刊是书之心哉？是为序。时嘉庆二十有一年岁在丙子季秋月朔，赐进士及第荣禄大夫经筵讲官上书房行走武英殿总裁礼部左侍郎提督浙江学政山阳汪廷珍。

时觉按：康熙十一年，何镇撰《本草纲目类纂必读》，称有《济生邃论》十八卷，亦即《新镌何氏附方济生论必读》十八卷，《中国医籍考》卷六十五“《济生邃论》十八卷，未见”。是书则嘉庆时京江庄孝容所刊，为八卷，皆异名同书。何氏又著《何氏家传集要方》，现存。《医籍考》尚载《原病式》，未见。

《（新镌）何氏附方济生论必读》一卷　存　1676

清京江何镇（培元）纂辑，何金瑄（宗源）参订

张日浣序略曰：吾故读《何氏济生》一论，而知其有仁育百世之功也。何氏医学其来也久，远者不及稽考，近自继元印源暨培元宗源诸君，声振一世，每过我延，罔不起死者而生之，危者而安之，以故培元与余暨余十八弟遴士尤善。己丑之役，余叨附贞石骥，益悉其家学渊源之茂也，虚衷嗜古似秦汉循吏而无敢于伤一人，如列国四公子轻财而爱众。一日，培元出济生之论示弟遴士，思付梓人，欲以济千万人者济百世人，将世之见其书者无复侈谈轩帝《内经》、扁鹊《难经》以及诸儒百家之言矣。细玩是书，蒐订于《准绳》《纲目》者什之七，朱张刘李诸先儒著说者什之三，务取于釐辑无疑而后止。又复一证之论，随附一证之方，区别鳞次，俾曲学之士无所逞其私臆，后学之子不致惑于支繁。虽疮疡、小儿诸科梨枣未遑，而兹编于天地阴阳之几阐过半已。则是论也，与圣贤茂对之理互为表里，颜曰济生，讵云谬耶？虽然，良玉在前，不琢弗成，韫匮而藏，美且弗彰。是役也，参纂分晰，研集经年，捐赀剞劂，吾弟遴士倍有功焉。垂诸奕，冀人得尽年，仁人之言利溥哉！康熙十五年岁丙辰重九之后有十旬，古延年家眷弟张日浣源长氏拜撰。

凡例曰：一、是论始自严氏，久为医学津梁，但率皆抄本，未经刊布，其间不无略而未详、阙焉未备者。余不揣庸陋，复衷之《证治准绳》《医学纲目》以及朱张刘李诸先儒之著述，悉为采集，增订成书，务必因病者以随证定治，期于确无疑而止。一、医学而不明天地阴阳之理，人身消息之机，则脉病证治不得其要，经络运气不晰其微。兹编摘取岐黄秘旨、先哲邃论，如一论有所未发者，则参诸书之独得而曲阐其义，一方有所未备者，则取前贤之经验以共襄其治，务有裨于天下后世，而以济生名书者，匪属虚具。一、他刻每以证论汇为一编，类方另为一集，及临症检阅，恒苦不便。今于各证下先详病之端委，次列病之治法，后即附以效方，兼以发明，又复随证加减，俾学者因论辨证，缘证施治，明若指掌，无俟编帙盈几，苦其浩繁。一、伤寒一证有表里虚实之不同，阴阳传变之各异，证候多端，最难精悉，非断章摘句可竟其旨，欲精斯道无出仲景一书。兹以卷帙繁多，约举大略，后即有《伤寒或问》另为一集，嗣出以质高明。一、女科诸证唯胎前产后所系匪轻，兹已悉载方论以施治疗。其余杂证男妇大约相同，前已详列论方，兹不复赘。一、幼科、疮疡两门俱有全书，余廿年来沉酣有日，各已纂辑论方，编订成帙，因兹急欲问世，未遑授梨，后俟嗣出以公同好。一、是论先分门，次列证，次设论，论中引《素问》则曰经云，引朱张刘李诸先儒之论说则直书姓氏。后之学者可以览《内经》则知论病因者之匪谬，考论说则知治各证者之有法，然后因脉以辨证类，因证以用治法，庶不致有用药探病、以病试药之陋。一、是书与《本草类纂》《本草主治》《家传效方》得张子遴士捐赀付梓，外有《脉讲》《脉诀》《素问抄》《原病式》《伤寒或问》《幼科济生论》《疮疡济生论》行将次第嗣出，就政高贤，但恐鄙芜，徒为眥目耳。京江何镇培元氏谨识。

时觉按：分卒中、诸伤等十四门百九十一证，附方二千一百五十三首。康熙毓麟堂刻本藏中国中医科学院与河南中医药大学，上海中医药大学藏有抄本。

《古今名医汇粹》八卷　存　1675

清新安罗美（澹生，东逸，东美）撰（侨居虞山）

徐文明序曰：夫医道一业，非好学深思、潜心博览者不能究其精微，入乎堂奥也。如《素问》《灵枢》诸经，医学之圣者也，由是以来，代有名贤，著述不啻千百万种。然其间或泥于古法而不能融，或执乎已见而不师古，且或病者有四方风土之不一，四时令序之不同，禀质有厚薄之不齐，故业是医者，曷可不穷究其法，研求其理哉？本朝康熙乙卯年间，有新安罗东美先生，当代之名贤也，著作颇多，惜乎不能概行于世，流传者惟有《古今名医方论》四卷、《古今名医汇粹》八卷。其《方论》四卷久已登之梨栗，嘉惠后学矣，而《汇粹》八卷抄本，系文之祖遗，家传珍秘。是书本乎《灵》《素》二经，证以病情而汇集之也。此乃先生苦心评定者，又慈溪

柯韵伯先生所参订，可谓济世之梁筏，医学之精髓也。思夫学问乃天下公共之事，岂可私乎一己而秘之于家者也？用是于嘉庆己未年仲春商之于陶氏柏筠堂，镌板流通，以公同好，庶几习是业者得以究其精微，相期进乎堂奥也云。嘉庆六年岁次辛酉中和节，吴郡龙章徐文明谨识。

盛新甫序曰：夫天地生人古今寿夭不齐，其故何也？淳漓一变，修短殊途矣！言仁术者辑医药之书以救夭枉，莫不首称《素》《难》，次述汉唐，爰及历代名贤之说，摭拾成帙，为后学之津梁，其功岂不伟哉？然而，方宜有不同，老壮之非一，山居与城市异治，膏粱与黎藿分途，气运之变迁，时代之降升，人生气交之中，其禀赋厚薄，疾疢浅深，与气机相流转，未易明也。至如张子和专工吐下，非不名家；刘守真以暑火立论，动辄芩连；李杲出而阐发脾胃，参芪是赖；朱丹溪惟事清凉，不离知柏。此四贤者，皆足以起沉疴而安衽席，岂有意于立异鸣高哉？因时制宜，济世之心切，不期然而然者也。今之人执古法以施治，将以生人者杀人于反掌，翻疑古人之不足法，岂其然欤？前人有拆旧料盖新房之喻，绳尺不越，轩槛殊观焉！运用在一心，临证如临敌，选药如选将，求其至当而后已。新安罗东逸辑有《名医汇粹》，至当之书也。咀啜近代之精华，不言轩岐而经旨悉具。《金匮》《千金》之方，虽篇目不列而治法无遗，信可谓医学之金针，迷途之宝筏矣！世无刊本抄录，相沿亥豕鲁鱼，阅者攒眉，苕溪友人出所藏善本，校订精详，亟付剞劂，以广其传，未必非济世之一助云。道光三年岁次癸未正月，嘉兴盛新甫撰。

亡名氏跋曰：澹生先生姓罗名美，新安人，乔居虞山，以名儒而兼习岐黄术。生平制述甚富，惟《名医方论》一书已刊布人间。是书皆汇集前贤精蕴，纯一而不流于诡异，非手眼俱到者采取，曷能尽善焉？庚辰春，得之友人斋头，故喜欲缮写，无如何疏惰之至，迨辛巳之秋七月告成。特是舛错颇多，虽略为较正，终不免鲁鱼亥豕之讥，善读书者，领略其意味而寻绎之，则可矣。

沈璠曰：我朝新安罗东逸先生集《古今明医经论证治汇粹》八卷，含英咀华，探奇摘锦，为医林中最上乘。观其“汇粹”二字，其微妙可想见一斑，宜其一灯远绍，永觉医人。奈何甫一世而即泯灭无传？此无他，为其义理奥妙，非浅人所能问津，以阳春白雪而和之自寡，听其沦没而不复问耳。无怪乎鄙俚浅近之书，户传家诵而不朽也。将谓叔和为古之太医，虽谬而亦真，东逸为今之韦布，虽真而亦谬耶？是皆中人以下之才识，而以成败论人也，医道可胜叹哉！若有奇杰之士，志在乎立德而不在利禄之谋，以之习医而不能明乎道者，未之有也。是书予得二卷，一曰《伤寒论翼》，乃柯韵伯先生所著，予已序之矣，一曰《名医方论》，乃汇集古今医方之明论者，意在丝丝入扣，辨析微茫，最忌似是而非，毫厘千里，其文理畅茂，辞句雅驯，又其余事耳。兹皆梓以倡世，欲天下同志之士，访集续梓以成全美，俾医者见之，知斯道之难，鼓勇精进，切劘淬砺，自可尽造乎古儒医之流，功德与相业相参，尚何有习医废人与不服药为得中医之诮也哉？是为序。（《医权初编》附录《重梓〈重梓名医方论〉序》）

丹波元胤按曰：是书抄本亦八卷，有亡名氏跋。宽政丁巳，先子得之长崎镇台平贺氏。先子曰：是当乾隆中人所录。据此文，则罗名美，字澹生，刻本单称东美先生，似是别字。（《中国医籍考》卷六十三）

《郑堂读书志》曰：《古今名医汇粹》八卷，嘉庆己未五柳居坊刻本，国朝罗美撰。是编乃其本于《灵》《素》，证以病情，汇集群书所载而成。卷一为经论集凡十篇，先哲格言凡八十九则；卷二为脉要集凡十六篇；卷三迄末为病能集，凡杂证五十三门，薛氏医案六十四则；妇人治例一卷。皆广搜博采，类聚群分，始自汉代，下迄元明，不下百家，要归一辙，作用底蕴，颇能灿然。其书有经论而无方，别有《方论》四卷先出问世。（《四部总录医药编》）

《续修四库全书提要》曰：清罗美撰。美字东美，歙县人。康熙中以医名，著述刊播者有《古今名医方论》。是书流传较罕，嘉庆中，吴中徐文明家藏抄本，用以付梓。书面有“五柳居藏板”字，吴中著名书坊，所谓陶五柳者是也。卷一为论集，附先哲格言；卷二为脉要集；卷三以下为病能集，分杂证七十三门；末卷为妇人治例。其开章明义，采载论文十篇，不出张介宾、赵献可、喻昌三家之外。先哲格言凡九十余则，引明代及清初共十余家，大概皆归重于温补，标目曰“古今名医”，不特无唐以前人，即宋金元诸家亦未采及，名实不符，其宗旨之偏显然可见。案：清初浙东张、赵医派，其风方炽，美殆亦扬其波而逐其流者。吴中自徐大椿撰《医贯砭》，痛诋赵氏，此类学说，几悬厉禁。徐文明当乾嘉之际，独亟亟表章是书，亦可异已。是书虽有传刊，未为时所推重。徐序有云，曾经慈溪柯韵伯参校，柯氏学派与之不同，其言恐出于附会，未足信也。

时觉按：罗美于康熙十四年撰辑《古今明医经论证治汇粹》八卷，先刊刻《古今名医方论》四卷，其《古今名医汇粹》仅抄本流传。嘉庆六年，吴郡徐文明商之陶氏柏筠堂，始镌板刊行，作八卷；道光三年癸未，嘉兴盛新甫又据苕溪抄本梓行。是书撷选上自汉代、下迄清初历代名医医论与辨证治验，分类汇编而成，分论集、脉要集、病能集三部。民国三十七年《常昭合志》八卷，并谓《稽瑞楼书目》著录有刊本。

《名医汇编》四卷　未见　1675

清新安罗美(澹生，东逸，东美)撰(侨居虞山)

时觉按：《古今名医汇粹》原书八卷，是则节抄其书，有精抄本存世。光绪九年《苏州府志·艺文三》载录罗美《名医汇粹》四卷，或即是编。

《医林绳墨大全》九卷　存　1677

明钱塘方隅撰，钱塘方谷(龙潭)校正，清江宁周京(雨郇，向山堂夕惕主人)编辑

方谷序曰：《绳墨》一书，乃为后学习医之明鉴，俱领《内经》、仲景、东垣、丹溪、河间诸先生之成法，而著方立言，非方谷一人之私论也。盖医之一道，其理甚微，其责甚重，活人生人在此三指之下、两剂之中，若无主见，未有不杀人者。谷自肄业以来，早夜精心，微危是慎，日与门弟子谆切讲解，故以生平所读之书，意味深长之理，时刻玩诵。或前先生所立之论，未及配方，或前长者所主之方，未及著论，方论不齐，难以应用。由是一一配合，必使补泻升降得宜，寒热温凉有准，分门别类，酌病投汤，如涉海者授之以指南之针，如登山者告之以曲折之路，又复定立主意，俾不犹疑，庶使后之有志救世者，引绳画墨，不致以生人之道而为死人之具也。如其中见有差讹，识有未到，凡我同志，乞为笔削论订之，则医林幸甚，而医之为道亦幸甚。万历甲申八月既望，七十有七老人钱塘医官方谷书。

周京序略曰：于友人秘笈中得见钱塘方先生所著《医林绳墨》一书，书分九卷，卷各九篇，篇详八十一症，症各有论，论列有方，方有加减，其间诸证之脉候、诸药之性情，咸详载于各病各函之中，又复今古同参，标明主意。余取而读之，既喜其博取而精研，复爱其深思而透悟，表里阴阳，辨之甚晰，望闻问切，合以论功，且所持论一禀遗经，而察寒热，审虚实，调剂变通，总蕲中病而止，既不胶于古方，又不拘于成说。余于是构为笥珍，凡有病者或商问于余，或求治于时医而不效，一照所论而施治之，见功十尝八九。噫！抑何其神奇也乎！因叹余不习医，又非知医，疗不切脉，病惟问证，而授药即报痊可者，要不过奉此绳墨，以为救人之针筏耳。后渐为工医者所知，每每索录，余因不惜资费，梓而布之，更附以家藏奇效诸验方，使世之览者咸知某病用某方而得宜，某方用某药而合当，某药用之于某症中簌而回生，且也知某病之起有类于某症，而实不可一例，而医某症之成大不同于某病，而亦可触类而通，合宜而用，则于世之疾苦沉疴未必无裨也。又未必不与仲景、东垣、丹溪、河间、立斋诸前辈所著书互有发明也。况仲景、东垣、丹溪、河间、立斋诸前辈所著书，即所称汗牛充栋者也，夫得先于斯集约而求之，分门别类，扼其要领，获其旨归，而后从而该博焉，是又以精益精之大捷径矣。若夫卷分惟九篇，各用九证，尽九九，此又先生生人生世之微衷矣。盖九为阳数，世赖阳气而常生，人得阳气以不死，矧诸病逢阳则易治，有阳则可治，无阳则不治，是先生之以九编集也，阳道也，即寓生世生人之妙道也。先生何时人？生于前之隆庆，失厥称字。其著是书也，乃在万历之甲申，有引，自号为“七十有七老人仁和医官方谷”，想亦家世相传而善精岐黄之学者欤？时康熙十六年岁在丁巳立春后九日，向山堂夕惕主人周京雨郇氏序。

赵之弼序略曰：予友徐子沧来，淹雅有夙抱而通医。先是尝病痢，医不外索取予所得痢疾方，投之立愈。于时民间以痢死者接踵疗之，皆得生，予益珍之。太守阎公日切民瘼，政成矣，犹念民苦于疫，出《治痢奇方》刊布，举以相属，熟视之，即予向所宝爱者也。六州黔首，一时咸赖复生，予用是窃幸阎太守之仁心，而益笃信是方神妙。惜乎搜览传书，莫知创自谁氏，为戚戚也。岁丁亥，袁氏奕苍自山阴来见，其行笈贮残书一本，卷端题方氏《医林绳墨》，症有论，论有方，阅至痢症门，而予所得方在焉，标曰“聂可久治病奇方”，按：聂可久者，故明豫章宿儒而神明于医学者也。方氏录之，昭揭名氏，可谓先得我心矣。顾残书仅存两卷，医师鲜有能道，意当世已无是书，徒取残编寻味之，而河东三箧，时时触念于予心莫能得。浙东观察梁万骥，予中表兄也，其家藏书甚多。己丑春，伊子植来谒予，亟问之，起曰：是书也，先大夫尝购梓版于江宁周氏，束之高阁者，今且二十余年矣。予惊喜，力索得之。统计凡九卷，其中著论立方，抉摘奇要，如大匠之运斤成风，于尺度不爽锱黍，其殆授后世以求生之绳墨，使人人可以扶危起死，而转造化之机在此书也。快心适意，慰藉实多，惟梓版间有遗亡，核以奕苍所贻残书，适符其阙，爰付梓人补之，并覆卷中未录之方为予所试而获效者附载篇末，以济世而广其传。嗟夫！予以一秘方之故，得之罔识所自，忽有标其名而载之于书者，是因一方而得一书，可乐也。脱残编零落，实其方不得尽其书，抑又因方而失一书矣。夫何镂版罗其前，断简补其缀，干将莫邪，一

时并合，使予什袭之方藉书而益显，方氏之书藉吾力而重新，离合之委折，谁实使之然耶？虽然，书成于万历甲申，距今百二十余年，医师既弗之得矣，周与梁虽先后得之，乃复几几磨灭者又三十年，而予始独得以公世。乌乎！彼精深宏博之士，掐擢心肾，撷经史之膏腴，以震发于文辞论说，而升沉显晦，卒亦无常。然则《医林绳墨》之终以得传，予又转为方氏幸之已。康熙庚寅嘉平月之三日，古宜赵之弼东崖氏序。

仲山氏《题医林绳墨》曰：《医林绳墨》九卷，为故明万历间吾乡方谷手编而亡其称字，本朝有江宁周京者，镂之版矣，旋复委弃，以故流传绝少。临川赵使君东崖，雅好藏书，自经史百家至于阴阳象数星辰方药之书，钩索几尽，而独未知有是书也。先是，使君有治痢方，疗疾辄验而失所考。一日从故人弊筐中睹此本方，喜得根据，而残简凋零，徒滋企想。已而于梁氏子购求遗版，脱落颇多，适皆摭拾于弊筐之残简，命工一补缀间，而方氏所编九卷，犁然皆在焉。嗟乎，医特艺术耳。方氏萃毕生心目刮磨成集，延百余年，几就泯灭，而使君顾从虫啮蠹蚀之余抉出以公诸世。世有折衷六经之旨已成一家，言而或忽于近，或扼于时，常至抑郁而莫自表见，使当事者有能如使君之摘发幽光，彼深探而力趣于古者尚有留遗哉？使君治临五年，慎法而宽惠，不刻俗以淳，复于公余，博讨古书秘方祛时疫，民甚赖之。兹获是编，附以家藏奇效诸方，俾览者按症投药，立起沉疴，直如烛照而数计焉。流传天下，人食是书之利皆使君之利也，宁区区临汝云乎哉？使君属予订补，聊志数言，书之于简。康熙庚寅小春，钱塘仲清仲山氏拜书。

黄煜春《重刊医林绳墨记》曰：尝读《甲乙经》序云：通天地人曰儒，通天地不通人曰技。医者，技也，实儒者事也。夫以医为儒者之事，可见医理难明。凡疾病之表里虚实，脉理之浮沉迟数，药性之寒热温平，一切句解字义，惟儒者能理会焉。故古人有不明理、不识字不可以为医之戒。甚矣！医之未可轻言从事也。予年三十，不揣冒昧，先以《素问》《明堂》《针经》等书讲明切究，乃稍知人身十二经络。又好仲景原文及李、朱、刘、薛诸大家暨近代名医著作，亦稍稍涉猎，而意旨深远，茫无折衷。因忆静园姚业师博览医书，亦可谓富所藏矣，而独于《医林绳墨》一书朝夕称道，常以难觅为憾。余于是留以采访，得之于吴兴潘氏，迄今二十年，朝夕揣摩，窃幸领略一二。大约是书之妙，能得治病纲领，较之时下《医宗必读》诸书，更觉明白晓畅，足为医学之津梁。近有获郇陈君见而悦之，决意倡集同志，重付枣梨。余思书者，天下之公器也。考是书初刻于万历甲申，再刻于康熙丁巳，垂今百四十年，坊本罕觏。兹赖陈君，领袖重刊，活人寿世，功莫大焉。书成，获郇嘱序于余，因援笔而为之记。时嘉庆二十一年丙子三月，青浦竹峰黄煜春书于云间白龙潭遗爱堂客次。

时觉按：方谷、方隅原书八卷，初刊于万历甲申；康熙十六年丁巳，江宁周京调整篇目，增补内容，改九卷，更名《医林绳墨大全》，为向山堂本，内容颇多出入；康熙四十九年庚寅，赵之弼以周京原梓版修整刊行，为廓然堂本；嘉庆二十年乙亥，松江陈熙据周京向山堂本重刻，书口亦标“向山堂”，扉页则作“亦政堂藏版”，又有作“同善堂藏版”者。《中国医籍考》卷六十一录方谷《医林绳墨》八卷，有周京序略，当为周京重编本，非方氏原本。2015 年中国中医药出版社有周坚、林士毅等人的校注排印本，分别出版《医林绳墨》和《医林绳墨大全》二书。

《医学三要》 佚 1678？

清嘉定滕见垣撰

嘉庆十一年《南翔镇志·人物》曰：滕，字见垣，资敏，熟习经子。弃业学医，师同里吴伯时，伯时师云间李中梓，其术盖有所自。著《医学三要》，张征君鸿磐作序，医家奉为枕中之秘。

时觉按：张鸿磐，字子石，明末清初嘉定南翔镇人，书法苍劲，善诗古文词。康熙间举乡饮大宾，戊午卒，年八十六。故是书当成于清初。

《医医集》二十卷，《证治理会》 佚 1681？

明武进陆鲲化（叔上，紫岑）撰

光绪十三年《武阳志余·艺术》曰：陆鲲化，字叔上，号紫岑，中丞卿荣子，诸生。才艺绝群，明亡，隐居不出，遁于医。病世裕泥古不化，著《医医集》。年八十三。

光绪十三年《武阳志余·经籍中》曰：大旨以世医泥古不化，戕害人生，著为此编。为目二十，始论病源，次引古书，并载古方，参以心得，附古人及已所治之医案。凡伤寒诸疾，以及外、妇、幼科，无不该备。是编凡数易稿，至八十余而始定稿本。

时觉按：光绪十三年《武阳志余·经籍中》载录二书。

《医法指南》十卷　存　1687

清金沙李梦龙(君宾)撰辑,兰陵徐人凤(伴梅)补辑

徐可先序曰:岐黄一道,其书汗牛充栋,如《素问》、丹溪诸帙,必辨天时,审居处,详嗜好,别劳逸,洞脏腑,非聪明绝世之士罕能达幽贯微,所争在针芒累黍,差则误人。昔有云:学医费人。又曰:医不三世,不服其药。此中毫厘千里,戛戛乎难言也。余于经验奇方虽好自手录,未敢出以示人。岁当康熙壬子、癸丑,余次孙幼秉孱弱,其母发心施药,有全活万人之愿,延金沙李君宾主其事。比时君宾年已八十有三,屦满山庄户外,一如其症以应,无不庆更生者。予长儿奇之,授儿以秘本去。间出以疗人,亦随手辄效。今儿蹇值读礼,每痛两慈母为庸医所误,思时医切脉,脉理幽微,不若详问病症显见可治。爰取君宾所授,广以经验奇方,梓出活人。匪敢比于长桑君所授,亦曰尽此心耳。神明变化,存乎其人。康熙二十五年岁次丙寅,兰陵徐可先声服甫识。

凡例略曰:一、各证首歌诀,老友李君宾所授也。李君嗜好方书,于《内经》《素问》、各名家议论、《本草纲目》,靡不参究,而尤得力于《丹溪心法》。为余施药于青山别业,不假思索,随手付药,活人无算。余奇而问焉,乃云有歌诀一册,非甚怪病,概不越此。见余嗜岐黄,因以授余,余亦随手辄效。今于读礼暇时,勉遵父命,翻阅旧帙,梓以公诸同好。一、附诸方者,歌诀中止括其要领,余选古方以补歌之所未及。然方书汗牛充栋,不能多载,止取其切于用者附之,以俟君子之采择云。一、方前间有辨证一段者,因病证有相似而不同,如便血有远近之异,肿胀有水气血之异,人多混合,故先辨明,而后置方。一、方后附余论者,或发明前诀之意,或申明致病之由,或指出各症禁药,或补辨证所未详,惟辨证详者阙之。一、险症附脉理者,别其可治不可治也;兼病附脉理者,辨其孰虚孰实也。余平易之疾不及尽载。一、单方附诸方之后,其有列诸方之前者,急症也。如中风、中寒、翻胃、产后,命在俄顷,不及备药,且单方力专可以救急,故先刻之。一、诸症中间无歌诀者,李君原本所缺,余不忍伪为以杂之,而又恐观者有未备之叹,故仅集名公余论及选方以备览。一、首卷溯流穷源,似近于迂,然药性、脉理、病机,医家三要也,苟能熟玩乎此而神明之,则以后数卷尽废可也。医岂执方哉?后所立之方不过样子,如习举子业者读先辈文耳。三要为诸方所自出,讵可忽诸?一、末卷似涉于闲,然普济门多调理元气,所谓治未病也;急救门多活人性命,所谓行心所安也。至于衣服、饮食之类诚涉于闲,然亦济人利物一片婆心,唯在仁人善于取裁而已。伴梅漫识。

又曰:呜呼!痛哉!吾母又为庸医所弑,然则天下之父母为庸医所弑者不知凡几。邵子曰:人乃百二十年之物,其不及者皆有所伤也。读礼之暇,父命曰:汝食君禄既不得分身寿世,何不以向所得者笔之于书?因取老友所授广之,列为数册而书成,名曰《医法指南》云。康熙二十六年岁次丁卯,徐人凤伴梅氏书于杏飞堂。

时觉按:《联目》不载,《大辞典》"佚",《中国医籍考》卷六十四载"徐人凤《医方指南》十卷,存"。2008年人民卫生出版社据日本国立公文书馆内阁文库藏康熙刻本影印,收于《珍版海外回归中医古籍丛书》。金沙,江苏南通东北三十里串场河滨有金沙镇,为往来要道,商业甚盛。产盐,清设金沙场盐课大使于此。

《医经允中》二十四卷　存　1693

清毗陵李熙和(时育)纂述

李颙序略曰:今正月朔,毗陵时育李子介雪臣杨先生求其师颜子石英《医经允中序》于予也。其集予不及见而味其题曰"允中",此岂执臆见过不及者之所及知乎?且雪臣先生实读其书而序其集,则谓石英子述《灵》《素》会要之语,由其术以明其道,所著《允中经》要以别阴阳运气之太过不及而治之以温凉补泻,一归于中,无非危征精一之理,其济世利物之诚均之不泯没于天下万世。呜呼!雪臣先生学精一危征之学,达允中之旨者,通其道必明其术,斯言应自不诬,亦足以发石英苦心矣。予尚何言哉?尚何言哉!惟是学术治术者所以医天下万世之人心世道也。而任臆见者胥事其末而不探其本,则世道人心之复古而天地元气之复振也,其何日之兴有?是吾道之中坠反不若医学之有人也。读雪臣先生序,只增自愧而已。且吾关中大荒,孑遗疫疠,又此炽而未已,残黎寄残生于庸医,而毗陵独以石英之明而为之师,时育之贤而为之徒,揭医经之大中,济斯人于沉痾,是天厚毗陵而不一少悯于吾秦民也。读时育札,既以重羡,抑又增吾痛悲于无已而已。时育李君,余何言哉?予不及读颜子书而君欲吾序颜子乎?余惟有愧心悲且痛之心,书以塞命而已。予何言哉?时癸酉正月朔三日也,二曲病夫李颙识。

方辰序略曰：辰幼寓居毗陵，从诸先生讲学于延陵书院，因得交时育李先生。见其品德端方，学问纯正，钦其为君子儒也。询其成德之由，自成童时即追随业师杨子雪臣、颜子石英，皆理学真儒，执经问难，得闻性命之微，遂立志圣贤之学，潜修遁世，不求闻达。然救民疾苦之念时切于中，因托业于医以利济。又念四子五经得程朱夫子发明已无剩义，独医经亦先圣微言，死生攸寄，而自汉以来，方书一出，遂失真传，致民之罹于夭札者不可胜计。有胞与之责者，能不疚心？于是上溯轩岐，研穷精义，纂述医书二十余卷，颜曰《允中集》，揔以发明脏腑阴阳太过不及，而以本草之寒温补泻配合之，不过适得其中和而止，不必拘执程方，而对症用药，治罔不验。所谓中无定体，随时而在者，其有裨于万世苍生非浅鲜也。但先生笃学独行，不谐于俗，故举世莫我知。然其抱道不行于时，正先生之大幸。盖天厚先生之生，使其悠闲纂述，得成其不朽之功名也。岂以一时之显晦为屈伸也哉？辰年少学浅，不能表章先生之万一，今诵读是书，方知医道之高明广大，非能燮理阴阳、参赞化育者不可为儒医也。惟先生其无憾焉！岁在康熙丙子冬，同学弟宛平方辰拜手书。

李柟跋曰：予生昭阳，在江以北，先世有散居江以南者，以故予过毗陵会吾族之贤隽，得家贤时育、朝琎辈，盘桓累日，文章气概迥迈时流，予心许之。后予以薄宦留京师，不数年，朝琎以文章联翩获售，与予聚首，把臂道故，心甚喜。问时育近履，则已谢科举，守幽人之贞而以轩岐济世为事矣。予惜之，尤甚敬之。朝琎曰：时兄之师，隐者也，精于医。时兄于考德问业之余，悯医书之烦而皆失之过与不及，穷精殚力，集医书之大成而会归于至当，颜之曰允中，而雪臣杨君为之序。雪臣者，毗陵理学君子，素为吾党所推重，因书以为介而问序于关中李二曲先生，二曲先生亦乐为之序。此二君者，皆当代贤士，笔墨不轻许可而序之，若此足征其志同道合矣。予闻之心益喜，向也予器时育，今时育复见许于当代大君子，信予见之不谬。至于医经，予实未之见，不敢妄为评论也。无何，朝琎谒选，奔走风尘，予忝为风宪长王事靡宁。今天子幸怜而放归田里，重任弛肩，身稍暇，心稍闲，始得阅时育纂述医经而知其所见者大，所造者深，阐发《灵》《素》之精蕴，无非大中至正、天人相应，一定不易之理，益叹杨李二君之称许不虚。盖轩岐之后有时育，犹孔孟之后有紫阳，而医道昭明天壤也。且其前后谆谆训戒，具见万物一体之怀，岂惟轩岐正脉，是即孔孟求仁之学矣。予老矣，不能燮理阴阳、调元赞化，跻斯民于衽席，内愧厥心有负圣主，反不若时育遁迹园林而功垂奕世。俾后之医者由是书而领会焉，治病用药一适乎中，无过不及之谬，则人无夭札，世享康宁，岂非裁成辅相哉？奚止一方一时之受惠已也。是书出，幸斯民之仁寿，尤幸吾宗尚有传人也。是为跋。叔氏木庵柟敬题。

《续修四库全书提要》曰：清李兴和撰。兴和字时育，武进人，诸生。从同县杨雪臣、颜石英讲学，石英兼通医，有著述。兴和受其学，增补为是书，前四卷题曰医经允中集成，自卷五以下题曰增补颜石英先生医经允中。介雪臣乞序于盩厔李颙，颙未目见其书，序中犹称为颜氏之书也。兴和自述著书大旨，谓病者气血之偏胜，过者泻，不及者补，随其偏以致于中，故命书名曰“允中”。以医莫先于切脉，故采择增损《脉经》为首要，而脏腑经络非熟读《灵》《素》不能审。是书惟以《素问》《灵枢》《甲乙》《本草》《脉经》为宗，论证则独录仲景《伤寒论》，其他方书但备参考而已。其前四卷以论脉为最详，自卷五至卷十六论病，将《内经》原文分隶于诸证而不载方药，惟论动气及妇人保产二篇，略载数方；自卷十七至卷二十三论药，以脏腑各有温寒补泻之宜分配之；卷末集论医格言，多援引儒先之说。案：宋人如郭雍之《伤寒补亡》，程迥之《医经正本》，并以理学家谈医。清代汪绂之《医林纂要探原》亦以经学兼医学，皆与方技专门气象不同。兴和讲学具有渊源，是书辨脉辨证，分疏本草，不为无本之谈，而有折衷之识，所阐明者医理，而不沾沾于方剂。儒者之言，亦可为医籍开一生面矣。

时觉按：有康熙刻本藏中国科学院，雍正七年己酉克复堂刻本藏中国中医科学院、上海中华医学会，分医理、脉理、诊治、药物等专题，纂辑经典著作而成。道光二十二年《武进阳湖县合志·艺文》载录，作十二卷，光绪五年《武进阳湖县志·艺文》、民国《江苏通志稿·经籍》则撰人误作黄德嘉。

《张氏医通》十六卷　存　1695

清长洲张璐（路玉，石顽）撰

自序曰：齐一变至于鲁，鲁一变至于道，道之兴废，靡不由风俗之变通，非达道人，不能达权通变，以挽风俗之隤弊也。今夫医道之变至再至三，岂特一而已哉？余生万历丁巳，于时风俗虽漓，古道未泯，业是道者，各擅专科，未尝混厕而治也。甲申世变，黎庶奔亡，流离困苦中病不择医，医随应请，道之一变，自此而始。当是时也，茕茕孑遗，托迹灵威丈人之故墟，赖有医药种树之书消磨岁月，因循十有余载，身同匏系，聊以著书自娱。岁己亥，赋归故园，箧中辑得方书一通，因名《医归》，大都吻合《准绳》，其间汇集往古传习诸篇，多有不能畅发其义者，次第以近代名言易之。草创甫成，同人速予授梓，自揣多所未惬，难以示人，仅以《伤寒缵绪》二论先行问世，颇蒙宇内颔之。壬寅已来，儒林上达每多降志于医，医林好尚之士日渐声气交通，便得名噪一时，于是医风大振，比户皆医，此道之再变也。嗟予固陋，不能与世推移，应机接物而外，时与先圣晤对一堂，无异手提面命。递年已来，颖秃半床，稿凡十易，惜乎数奇不偶。曩因趋赴孝伯耿公之招，携至霅川公署，失去《目科》一门先是；内侄顾惠吉持去《痘疹》一册，久假不归，竟成乌有。知机不偶，已将残编置之高阁，无复行世之心矣。近闻悬壶之士与垂帘之侣，互参恒德之术，圣门之教无违，炎黄之德不显，道之三变，匪特自今。吾于志学之年，留心是道，迄今桑榆入望，历世颇多，每思物壮则老，时盛必衰，欲挽风俗之陨弊，宁辞笔削之罪知。因是仍将宿昔所述之言，从头检点，爰命倬儿补辑《目科治例》，柔儿参入《痘疹心传》，足成全编，易以“通”名，标诸签额。书未竟，适逢客至，随手开函而语予曰：在昔《韩氏医通》名世已久，今子亦以是名，得无名实相混之虑乎？予谓不然，吾闻元氏集名长庆，白氏之集亦名长庆，二集并驱，后世未尝因名混实，奚必拘于是耶？客莞尔而退，遂以《医通》定名。迨夫三变之术，法外之法，非可言语形容也。康熙乙亥季夏，石顽张璐时年七十有九。

胡周鼎序曰：尝读《周礼》，疾医掌万民之疾，以五谷五药养其病，以五色五气五声视其生死，两之以九窍之变，参之以五脏之动，而识医之职，隶诸天官。故其学于是乎端。后世国无端职，家无端学，岐伯巫彭之教，久失其真，其书虽传，皆为后人附托。惟张仲景《伤寒论》一书，为千百年不祧之祖，特其章句篇帙，不无散紊，自王氏、成氏相起，而漫次其文，目文作注，其间颠倒传会，而仲景之意一晦。迨奉议作《活人书》，叔微编《百证歌》，模糊隐括而仲景之意再晦。即《全生》《蕴要》《准绳》等书，学者咸奉为指南，究未能推衍其奥，而仲景之意终晦于天下。近吾友喻嘉言氏，慨众喙之支离，悯正传之榛芜，取方中行《条辨》重加辨释，作为《尚论》，庶几仲景之意，较若列眉，始幸晦者之不终晦也。甲辰秋，余年家张子路玉过娄东，携所著《缵》《绪》二论示余，大要本仲景之书别为次第，合古今百家之言，精严采择，出其心裁，辨以证治，非独章句篇帙之有伦，而仲景千百年终晦之意，盖彰明较著，无毫发遗憾矣。余初读之，跃然喜，辗转读之，忽戚然而悲，悲嘉言遽殁，不得一见其书而与张子上下其论，相说以解也。昔许胤宗善医，或劝其著书，胤宗曰：医者意也，吾意所解，口不能宣也。今张子以三十年之学力，著书数十万言，虽广世而相感，殆如岐伯巫彭群聚有态之庭，共开济世生民之统，而岂周官疾医之端守一职也耶？张子将付剞劂嘉惠后学，余漫书数言弁其首。康熙乙巳春王娄东年家弟胡周鼎题。

张汝瑚序略曰：余谓医之有谱，犹奕之有谱同，师心者废谱，拘方者泥谱，其失则均。假令刘张李朱同处一堂之上，其论不能皆合，其方不无小异，要其有济于人则一也。家昆路玉氏，崐之望族，故明廉宪少峰公之孙、光禄烈愍公嫡侄，赋性磊落，不事章句，励志岐黄，遂擅一时。六十年来，专心性命之学，不可谓之无恒矣。历年博采古人方论，汰粗存精，敛繁归约，不忍独秘，梓而行之，将以教天下者教万世焉。世之师心者，读是书可以不烦思索，而坐得其标本缓急之理；世之拘方者，读是书且将乐乎其新，忘乎其故，渐渍其中而不自觉也。岂不为有功于后学欤？昔应劭采典艺以正风俗之非，今家昆体经论以正通俗之异，非谓道在是而通俗可正也，言久于其道而天下化成也。医之道在乎达权通变，变通之象恒显见于雷风，吾故以是昉之通之之义，得无有取于是耶？康熙癸酉端午后三日，晋江弟汝瑚拜书。

张大受序略曰：先伯父石顽先生，少而颖悟，博贯儒业，弃绝科举，息居名山，专心医业之书。自岐黄讫近代方法，无不搜览，金石鸟兽草木，一切必辨其宜。澄思忘言，终日不寝食，求析其得心应手，起如发机，可以旋坤乾而效仁知，诊一病投一药，参酌古今，断以己意，靡不奇验。居辄籍记，年既耄，汇而刻之，名曰《医通》。大受伏读深惟，知其功深效多，而非小道以为泥也。圣人治天下，卤鬯圭璧，弁冕车游，弓矢刀剑，皆有所利用，偏而不当，其祸忽焉。医者陈百药，将以生人，而取舍损益，先后毫厘俄顷，机若转辕，譬如操舟行江河，遇风涛开头捩柁，存亡眉睫之间，变而通之，其神也哉，其圣也已。古人之方宜遍习，而有时旁参反观以制用也，万物之味由天成而有时生克互有，水火间行，其利溥也。一身之病而朝暮变易，不可拘也。两人病同，而肥瘠躁缓乘其形性乃有济也，或急攻之则病除，而或勿药亦愈也；或信宿而瘥，或经久服之有益也。远或千里，重以千金，必致其物以救也，或一草木之滋而膏肓遂砭也。天生人不能无疾病，授其权于医药，自非察于形色之表，灼知三才万物之情理，其何以施举手之力扶其危，拯其颠仆？各熙熙于出作入息之间，德与天地参而恩与父母均乎？去疾如克敌，营垒旗帜戈矛火石，无不整暇，伺敌之隙而乘之，鼓声所向，辄如冰消。运用之妙，一心主之，泥其成法，鲜有不败。奉是书者，以口诵、以指画、以神解，通其通是为能通，医岂小道也哉！康熙三十八年岁次己卯仲冬月朔，侄大受百拜序。

朱彝尊序曰：医书通者，长洲张君路玉所撰。古之言医者，或论病体，或论药性，或论治法，各有所主。又其为说，诸家各殊，互相辩击，虽历代所称名家圣手，恒不能一也。至于近世不学之徒，恒思著述，以眩一时，欺后世，医书愈多，医学愈晦矣。君于是考之古，验之今，凡古人不能相一者，皆荟萃折衷之，使读者梨然有会于中，可谓用心切而为力勤也。君之书既行于世十余年矣，岁在乙酉，天子南巡至吴君家，以其书献，深当上意，寻命医院校勘，置之南熏殿。君虽没，而书之流布日远，国史艺文志者，庶列之名家圣手之间乎？昔余先少保实以医起家太医院使，而太傅文恪公始大其门，医故吾家故业也。先少保撰《立命元圭》一编，兵后遗失，序君之书于是乎有感。康熙四十八年春王正月南书房旧史官秀水朱彝尊序。

张以柔奏章曰：江南苏州府长洲县监生臣张以柔谨奏：为恭进臣父遗书事，臣伏见皇上文教覃敷，六龙南幸，山陬海澨之人所献家藏书籍，尽蒙宸鉴。臣故父臣张璐，自幼读书，旁通医术，年逾八十，纂述成书，所有《医通》一十六卷、《本经逢原》四卷、《诊宗三昧》一卷、《缵论》《绪论》四卷，俱经雕版行世。伏念圣朝采访遗书，自天文地理，下逮百家杂伎，无不悉备。臣父著书四种，殚精竭力，久而获成。幸遇皇仁广育，寿域同登，臣以柔拜舞道旁，恭呈圣览，乞敕史馆采择，或行医院重勘。臣父子衔恩缕骨，臣无任激切之至。康熙四十年四月日进呈，奉旨交与御前儒医张睿垂看。于四十七年闰三月二十六日具折覆奏云：此书各卷全是原于《内经》，可比《证治准绳》，奉旨是即发裕德堂另为装订备览。钦此。

凡例曰：一、医学自轩岐、仲景，一脉相承，而近世名家视《素问》为迂远不切，《伤寒论》为古法不可以治今病，至于《灵枢》《金匮》，并其书而未闻也。是编首列《灵》《素》病机，次则《金匮》治例，以冠诸论，第文辞质奥，非肤浅辈可知，故详加释义以明其旨。独不及《伤寒论》者，以《伤寒缵》《绪》二论先梓行世故也。一、艺术之学惟医林最繁，汗牛充栋，莫可名喻。然《灵》《素》《金匮》而外，求其理明辞畅，如王安道、赵嗣真、赵养葵、张景岳、喻嘉言者，指不多屈。即历代名医，造艺各有所长，文理不能兼善，故选择方论如披沙拣金，况多支辞复义，彼此互引，不得不稍为笔削。其文气有不续处，略加片语以贯之，辞义有不达处，聊易数字以畅之。一切晦滞难明者，虽出名贤，概置不录。一、各证治例，类次系诸论之后，皆从古相承，未能逐一辨其出自某某。有例虽明确，而治未允当者，或经治验，或加体会，易以对证方药，非故为举措，变乱成则也。然亦不过如匠氏之绳墨，又必临病审察，随其所禀之偏胜，形志之苦乐而为处方，所以一例后有主二三方者。如《金匮》例云：短气有微饮，当从小便去之，苓桂术甘汤主之，肾气丸亦主之；病溢饮者，当发其汗，大青龙汤主之，小青龙汤亦主之；小便不利，蒲灰散主之，滑石白鱼散、茯苓戎盐汤并主之。所谓医不执方，合宜而用者，其斯之谓欤？一、古今治按，如儒者之历科程文，而诸家所辑方书，都未之及，且从古立言，只就一端而论，人之所患，都兼并不一，非详究古人治验，不能识治法之奥。故于诸按中，择其可以为法者附列论例之末，非若类按之泛引稗官野史以混耳目。一、论中所用诸方，祖方各归其源，专方各隶本门，更有不专一门，不归一源之方，曾采用于前者，已后但著见于某门，不复叠载。祖方则循序贯列，令知某汤中加某药，即为某方治某病，究其出入增减之意，便获古人用药心法。盖临病制方，原非作意师古，即如善于奕者，下子辄成谱势，与医者之投剂不殊。然古方中有极峻厉、极迅烈、难于轻试者，有顺逆反正配合、寒热补泻互用、深奥难明其理者，有故用相反之性激其成功者，有奇兵暂用随手转关者，各于方后发明其义，则极峻厉极奇奥诸方，皆为常胜之师。庶学者胸中不胶执古方不可治今病之说，斯不愧乎大方。洵非专守药性用药者，可同日而语也。间有古方因病杂合，而制难于取法者，稍为更易，以合本条治例，方下标名改定，不敢混厕以诬先哲也。一、是篇证类次第悉如《准绳》，而所辑方论，更迭出入。肇是甲申，迄今癸酉，岁逾五甲，稿凡十易，勒成一十六卷。而所选不欲太繁，繁则郢书燕说，读者愈滋其惑；又不能太简，简则井蛙鼷鼠，临证罔知所措。务在广搜历览，由博反约，千古名贤至论，统叙一堂，八方风气之疾，汇通一脉。俾后世修性命之学者，昭然共由，而趋世骛名者，歧路攸分，请毋事此。

《四库全书提要》曰：《张氏医通》十六卷，浙江巡抚采进本，国朝张璐撰。璐字路玉，号石顽，吴江人。是编取历代名家方论，汇次成编，门类先后，悉依王肯堂《证治准绳》，方药主治多本薛己《医案》、张介宾《景岳全书》而以己意参定之。凡古来相传之说，稍有晦滞者，皆削不录，其辞气未畅者，皆润色发挥，务阐其意。康熙乙酉，圣祖仁皇帝南巡，璐子以柔以璐所著《本经逢原》《诊宗三昧》《伤寒缵绪论》及此书汇辑恭进，得旨留览。考璐自序，是书初名《医归》，未及刊行，佚其《目科》《痘疹》二册。晚年命其子以倬重辑《目科治例》，以柔重辑《痘疹心传》，补成完帙，改题此名。时《韩氏医通》已久行于世，璐书名与相复，自序谓"元氏集名《长庆》，白氏集亦名《长庆》，未尝混也"。今刊本题《张氏医通》，盖亦以别于韩氏云。

《郑堂读书志》曰：《张氏医通》十六卷，国朝张璐撰。《四库全书》存目。古之言医者，或论病体，或论药性，或论治法，各有所主，又其为说，诸家各殊，互相辨诘，恒不能一也。石顽于是考之古验之今，凡古人不能相一者，皆荟萃折衷，以成是编。前十二卷，自中风门以迄婴儿门，凡十六门，每门又各分子目；后四卷自中风门方以迄祖方，凡九十四门，不另立子目。其证类次第悉如《准绳》，而所辑方论更迭出入，独不及《伤寒论》者，以伤寒《缵》《绪》二论先梓行世故也。其选择方论，于文气有不续处略加片语以贯之，辞义有不达处聊易数字以畅之，一切晦滞难明者，虽出名贤，概置不录。务在广收历览，由博反约，俾后世修岐黄之学者昭然共由，可谓用心切而为力勤也。（《四部总录医药编》）

道光《苏州府志·人物》曰：张璐，字路玉，号石顽老人，长洲人。性敏好学，博究古人之书。所著有《张氏医通》一十六卷，诚医学正宗也。

《清史稿·列传第二八九》曰：张璐，字路玉，自号石顽老人，江南长洲人。少颖悟，博贯儒业，专心医药之书。自轩岐迄近代方法，无不搜览。遭明季之乱，隐于洞庭山中十余年，著书自娱，至老不倦。仿明王肯堂《证治准绳》，汇集古人方论、近代名言，荟萃折衷之，每门附以治验医案，为《医归》一书，后易名《医通》……璐著书主博通，持论平实，不立新异。其治病，则取法薛己、张介宾为多。年八十余卒。

时觉按：康熙四十八年己丑刻，有版本十余种，收于《张氏医书七种》。1963年上海科学技术出版社出版繁体竖排校正本，1995年中国中医药出版社、2006年人民卫生出版社、2010年山西科学技术出版社等多家出版机构有多种简体横排校注本出版。

《医林一致》五卷　存　1703

清暨阳骆登高（茉饮，恒园）撰

自序曰：余叨先世家声，窃不自量，妄继踵武，故自就外傅之年，即耽志靡他，除经史举业外，一概不留眉睫，何期屡落孙山，箕裘有替，赧赧之情，莫可言状。然尺蠖之志未尝少挫，故今当衰耗，犹守青毡，则于轩岐一道，奚啻盲者之无与乎黼黻之观，聋者之无与乎钟鼓之音。曷言尔？入乎彼则出乎此，大都然也，审是则今之越樽俎以治庖，有似改途易辙。余言不自相矛盾乎？此中实有致此之由不得已之苦衷在耳。余生禀虚弱，屡遭病魔，证之所尝不少，医之所历恒多，或得或失，悉皆验之于身，可存可删，随即决之于己。间遇老成练达一二卓识辈，相与探本穷源，又不敢遽以为是，必旁搜远稽，取先哲之遗书一一印之，较曩昔之无殊聋盲觉进一层，譬犹种树畜养，不见其益有时而长积渐使之然也。嗣后或遇沉疴怪证，庶不至全无捉摸，为人蛊惑耳。然无本之流，涸可立待，爝火之熠，熄不逾时。自治常虞舛错，治人益所不敢，何况妄自尊大，受徒设教哉？且业儒究医，初意原欲医以保儒，设或好医旷儒，后念不几变儒作医，始志之谓回顾，半途而废奂尔乎？余不若是之无恒，因思匏系家乡，斥鷃之翎长铩，遨游京国，良骥之尾得附亦未可知，北上之念所由萌也。不谓及抵燕台，亲故知交之识余者遇有艰难笃疾，时下名贤掉头摆掌不肯施治者，冀万死一生之机，谬荐于余。余承众友雅爱，又系生死关头，不忍坐视，遂奋螳螂之臂以挽车辙之重，明知无补于事，讵料屡倖微功。正在自讶邀天之力，何意忽来不虞之誉，遐迩讹扬，虚名鼎沸，不特争先趋顾者实繁有徒，且执贽受业者接踵难却，即素有达见如胡子文思、予延昆季亦为众口所煽，抑抑乎执弟子之礼甚恭而师事余焉。余以僻壤村夫骤长身价百倍，是方寸之木竟高岑楼矣。识者应必罪我，故虽谬叨一日之长，而声闻过情，心实耻之，因欲避喧僻地，少掩瑜瑕。时值柯公宪衡知晋之蔚萝，招余课子，适洽余心缘，即欣然就道。而临行多有攀辕者，然业经许往，岂能复留？但师弟分晰之情，不无耿耿于中，惟有心焉藏之而已。及抵蔚萝署，课业之暇，手录五卷，计四十七证，并摘《脉诀》《下学》二条。四月草就，邮寄胡子文思、予延，俾分授诸弟，一罄曩昔从游之愿，以图相与有成。越二岁，余自晋来燕，为返越计，胡子曰：书则得矣，书之旨未易得也。复坚留余与诸子阐发其间疑似，而丁子象辛偕吾长子以文又为编定而注解之，爰标其的曰《医林一致》。凡属及门各授一卷，以见不虚一番聚首之情，此外非所意计。庸讵知胡子忠恕之念油油乎动矣，竟不自觉其誉之失真，作而言曰：是书诚医家之津梁也。和氏之璧焉得独曜于郢握，夜光之珠，何得专玩于隋掌，是用梓以寿世。随丐序于余。余闻言惶悚无地，然其喻虽谬，而胡子一片婆然济世之心，似不容泯，爰局局者久之。曰：夫医理甚难言矣，生死存亡卜于俄顷，毫厘千里，间不容发，所谓玄之又玄，众妙之门，神而明之，存乎其人，所系岂浅鲜哉？故即传之，自祖受之，自父童而习之，髦而穷焉，犹虞不克善其用，神其效。余何人斯？不过啜古人之糟粕，袭前贤之唾余，汇成是集，以表愿学之微忱，并志所验之不爽，浸假而诩诩然矜为折衷之主，炫为一家之书，不特见笑于大方，抑且自忘其本来面目矣。故发梓者实成胡子博施之美意，而不欲呈拙者，实吾斯未信之鄙怀也。今历序原委，甚望罪我者之谅而宥之，且质之高明以备参考，或可为行远登高之一助云尔。时康熙四十二年岁次癸未季春，古暨阳骆登高序。

时觉按：又名《敬慎堂医林一致》，署为“暨阳骆登高茱饮甫，一字恒园辑著”，另有受业丁有曾、王启源二序，从略。其凡例有谓：是书名曰《医林一致》，盖取一致百虑之义也。证有多端，其理则一，扼其要领则千变万化，皆由此出，廖廖数卷，包括无穷，博学君子谅勿哂其举一而废百也。全书四十九篇，内科为主。有康熙四十二年癸未敬慎堂刻本藏中国中医科学院。暨阳有二，一为江苏江阴，晋置暨阳县，后省入江阴；一为浙江诸暨，五代初改诸暨为暨阳，后复故。

《医蔀通辨》二卷　存　1719

清上海唐宏（履吉）编撰

自序曰：南交气间，诞生哲人，《学蔀通辨》出而我道三重蔀障一旦廓清，吾读其书而有慕焉，乃不自揣，辑为《医蔀通辨》。夫学者为利为名，有形之蔀也；医者文理不通，无形之蔀也。昔有一医，谓梨汁寒，蔗浆温，予时方七岁，微吟曰：饱食不须愁内热，大官还有蔗浆温。此医叹赏不置，竟认为实话。近有一医，见予治不眠者，方用皂角曲，大声诟厉曰：和胃须半夏，皂角曲奚为者？飞霞半夏十曲，不识为何物。夫不见《群芳谱》，犹可言也，不见《本草增订》《本草备要》，不可言也。医之伎俩大率如此，而乃为人司命乎？顾泾阳云：有我之心，其发脉最微，而其中于人也，最粘腻而不可解。今医者心在名利，是属有我，已必不能虚，必不能知过，必不能日新，又加之文理不通乎？人见医者口中念念有词，以药书熟也，然错乱阴阳，颠倒藏府，纰谬寒温，尔固无由知之也；人见医者笔端洒洒不休，以为能医案也，然其案中如是如是，其方中却不然不然，尔固无由知之也；且三五行中，文气七零八断，尔又故知之而故恕之也。解之者曰，医卜卖时耳。夫卖时之说，亦止可为文理既通者道。予曾见一劣等试卷，仲尼“尼”字，俱加“氵”傍，以仲尼“尼”字而加水傍，尚可以言考运乎哉？世之医者本属蠢然之物，怀强盗之心，挟光棍之才，装篾片之貌，借揄扬于轩冕，藏伪诈于朴诚，伎俩如此，贱丈夫之龙断者，慎勿学巫，但学为匠焉而可矣。吕晚村云：道理不通，都从文理不通起，而文理之通也实难。士人束发受书，至于头秃齿豁，所讲论者莫非制义，而一遇古奥幽深之作，便懵然不知，乱加批抹。况《甲乙》之奥旨，长沙之秘钥，宋元大家之微言，而竟以学儒不成者习之，其有不为和尚之破句读书者乎？然则将人人提耳而教乎？曰：予固不暇，予固不屑，予自有不辨之辨。陈清澜之辨，学蔀也，考紫阳、象山之年谱以实之，捉习静养神之正藏以证之，破阳儒阴释之弥缝精巧以辟之，明孔孟程朱之标的涂辙以教之。予之辨医蔀也，仿其意而稍变其局面，第取方书中文理之清通轩爽者，勒为四卷，其间究本穷源，血脉联贯，巧法具备，而管见末议略见之于评点。虽所辨者只四百病中之一病，然《学蔀通辨》亦只辨得告子生之谓性之一句。此一病者，生死反掌，处处有之，时时有之。是书卷帙甚约，医者苟能考钟伐鼓，朝习暮诵，如和尚之读《心经》，则文理自通，文理通则不敢以人命为戏，不敢以人命为戏则争名争利之意自淡，然后放眼看诸家之全书，博考杂症之治法，当无不一以贯之矣。书既成，所以判断数千年未了的大公案者，左氏而下诸君子之功也，予何力之有焉？然亦可为嚼饭与人吃矣。康熙五十八年岁次已亥中秋前三日，上海唐宏书于玩颐山房。

前编引言曰：此卷所载，上自《左传》，下迄近今名论，意虽专在伤寒一门，而兼载六淫、虚劳、惊风及病机十九条注者，所以撤天下之蔀也。其《素问》《灵枢》《金匮》等书不列焉，曰：是有专书在。

后编引言曰：此卷所载乃温热暑疫四症异同治法。周扬俊创之，张璐玉增删之，余更为辑《伤寒翼》中数法，法乃大备。昔人谓，明于伤寒而杂症之法一以贯之，予亦谓，明于温热暑疫而后伤寒杂症之法一以贯之。

同治十一年《上海县志·选举表下·例仕》曰：唐宏，字履吉，附监。

时觉按：《联目》《大辞典》俱不载，嘉庆十九年《上海县志·志艺文》载录，有抄本一册藏无锡图书馆。有自序，无凡例、目录，分前后二编，编各一卷，前有引言。

《济生集》八卷　佚　1722？

清太仓秦铁（范如）撰

嘉庆七年《直隶太仓州志·人物》曰：秦世进，业儒，以术名世，见人贫病辄施药饵。子铁，精内科，推重一时，又能诗，多与吴康侯、孙致弥、王晦唱和。

光绪七年《嘉定县志·人物志五》曰：秦世进，字继越，好搜异书，得外科真传。子铁，字范如。

时觉按：嘉庆七年《直隶太仓州志·艺文五》载录，光绪《嘉定县志·艺文志三》作《济生录》。嘉庆《直隶太仓州志》所载唱和者：吴康侯，字得全，又字定远，号铁庵，嘉定人。崇祯十二年举人，康熙元年官浙江武康

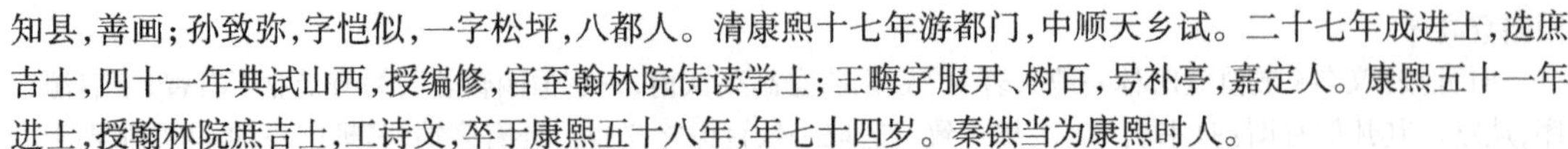

知县，善画；孙致弥，字恺似，一字松坪，八都人。清康熙十七年游都门，中顺天乡试。二十七年成进士，选庶吉士，四十一年典试山西，授编修，官至翰林院侍读学士；王晦字服尹、树百，号补亭，嘉定人。康熙五十一年进士，授翰林院庶吉士，工诗文，卒于康熙五十八年，年七十四岁。秦铁当为康熙时人。

《医简》八卷　存　1722

清锡山秦望(元宫)撰，锡山冯骥良(韵熙)抄录。

自序曰：余少时闻论诗文者，每用一字句，发一议论，必考证其出处，曰此出于某书，始于某人，谓之古典，若创自己意，则曰杜撰，心每不平。及观晋《世说新语》等书，其所载不过偶一戏谑无味之语，乃相奉以为故实，而今之趣语韵事，多有胜于昔人者，则置而弗传也，心益不服。盖必以出于古人者为法，则古人又出于何书？是今人之所传，皆古人之徒撰耳。不肖撰者，何得有书？乃以古人束缚后人之心思，使不得发也。天地间不过一理而已，理无穷尽，人之心思亦无穷尽。故苟其说不合于理，虽出自古人，不能免后人之议，若合于理，虽后人之所创，而古人岂必不为首肯欤？余本不业医，但以为人命之所关，其理精微，所当究心者。壬寅春，游泰山，观黄河，谒孔林，寓于兖州古曹国叔父之官署，长夏无事，乃潜思而得阴阳之理，因笔而记之，分为八卷，名曰《医简》，不无少补于仁术。然必遍读《内经》《金匮》仲景诸名家之书，而后可阅此。盖必博而始可约于简，且症候未备，前人之论说精详无弊者，即不另为论列也。其间脉法方论，多属私心创辟，人苟见之，必以为杜撰，一笑而弃之矣。然天下之大，岂无嗜痂之癖者？取刍荛之一得而取之，安知不反为后人之故实也哉？亦听人之所取而已矣。时康熙壬寅冬日书于曹邑之缄石斋中，锡山秦望元宫氏识。道光二十九年己酉秋月，锡山后学冯骥良韵熙甫录于西漳慈云精舍。

道光二十年《无锡金匮续志·文苑传补遗》曰：秦望，字元功，诸生。精究《易》学，旁及天文地理，作《思通集》；兼善医，著有《医源》八卷。

时觉按：《联目》《大辞典》俱不载，有道光二十九年无锡冯骥良抄本藏上海中医药大学，《中国医籍通考》载录。卷一脏腑、脉法，卷二脉药、论内伤，卷三症治、脱症、中风、虚劳、发热、水肿、臌胀、膈气，卷四黄疸、癃闭等十二症及妇人科，卷五伤寒科，卷六伤寒传变二十二症，卷七伤寒传变二十八症，卷八伤寒传变三十一症，妇人妊娠伤寒治例、产后伤寒治例，附仓公传注一卷，思通集脏腑五行。《无锡金匮续志》所载《医源》八卷，当即是书。

《颐生秘旨》八卷　存　1729

清东海周垣综(公鲁)撰

自序曰：夫医虽小道，能颐生，尤能伤生，得其旨则能颐生，不得其旨靡不伤生。颐生之道无他，去其害生而已。然五运六气、十二经络、阴阳进退之机、天地消长之理，苟不精研极至，奚能尽识病情变迁之妙？世之士君子取功名于八股，鄙此而不言，愚夫欲言而不能业，医者守定家传歌括以为衣钵，《内经》先贤之旨又奚曾梦见？自以世之罕斯道者久矣。吁！可胜浩叹也耶！盖病者寄命于医，犹兵之寄命于将也。为将者不谙战守攻取虚实之旨，不惟不能克敌制胜，顾三军生命藉何获全？综不佞幼善病，因于斯道穷研极究，若有得焉。岁乙未，备员薇幕而客雍邱，有知综者乞方瘳病，每多偶中，问方者日益繁，自愧袜线材，兢兢筹算，鞅掌而恐未称，又何暇酬应之遍及也？应之则不胜其烦，不应则又非平昔之本怀也。客有进而言曰：幸急发枕中秘付剞劂，则有生者曷不有赖焉？不得已，出南北历阅十余载间试验之旨，或得之神晤，或得之秘传，或捡古人方书之必效者，赘以臆见，集成一书，名曰《颐生秘旨》。言秘旨者，非余之秘旨也，轩岐之旨，历代先贤相传之旨，综偶窃闻之，人亦皆知之。客曰：人皆知之，又何言秘？综应之曰：余之言秘者，诚恐人之疑余别有所秘也，知之能行之则秘也，知之不能行，虽秘犹不秘也。客曰：昔人所著方论浩汗充栋，兹所集者数首而已，能悉达病情之变幻也耶？综曰：轩岐之书以及先贤述著，代不乏人，高文大牍，亦不过因病施治，设以一定之方应万变之病，亦犹刻舟求剑、胶柱而鼓瑟也。人有言曰：以旧方治新病，如拆旧房造新屋，不经匠氏之手终不能成。若以未经亲验之方混以惑世，是欺人也。综又何敢？是集也，不过应病家之请，藉此以请正高明也。其间不无遗阙，世之君子必有以教我焉。因书此以记。周垣综识。

沈元瑞序略曰：名医虽无分身之法，而却有化身之道，惟何？刊秘方以散布于四海而已矣。虽五方之气候不齐，饮食少异，其为血肉之躯，以理推之则易知，以理治之则易效。余尝刊布丹方，汇编《达生编》诸书于世，明理君子不谓无益。今阅周公鲁先生《颐生秘旨》一书，诚仓扁再起之言也，恐其岁久磨灭，为之重刊而新艳之。且其所谓颐生者，养生之谓也，夫卫生、保生，皆所以养生也。其目之为秘旨者，是周先生论医之秘妙，非周先生自藏之秘书也。重刊之后，知养生君子家藏而户有焉，不啻与先生居，与先生居，不啻与名医居，是名医无分身之法，而有化身之道也夫！雍正己酉年姑苏沈元瑞怀玉氏重梓。

时觉按：是书述各科百余症，兼及脉法运气，载药百五十余种，雍正七年己酉姑苏沈元瑞裕麟堂刻。

《医学要览》一卷　存　1736

清武进法徵麟(仁源)撰

桥南老人序曰：毗陵法氏以医著于世，自徵麟先生始，代有传人，子孙咸世其业，且各有著述，而求之辄不得。徵麟字仁源，高祖世美以医学传子孙，徵麟学有本源，洞见癥结。有母子病将革，鬻妇于贾，既受值，妇恸绝不肯登车，贾率动大噪。徵麟入按脉曰：不死也，吾药之立起耳。出语噪者曰：活人妻，律得娶耶？蠲己资偿之去。母子病皆愈。程文恭公景伊尝撰《法氏谱序》，谓徵麟喜急人之难，至今行路犹称之。此其一事也。著有《医学要览》一卷，未见刊本。道光《武阳合志》称一卷，而张氏书目称十二卷，不知何据。兹获得旧钞本，亦仅一卷，自当以《合志》所载为信。徵麟先生尚著有《伤寒辨证》《医通摘要》等书，亦未见传本。此本殆为康乾间人所钞，吉光片羽，洵秘笈也。桥南老人识。

道光二十二年《武进阳湖县合志·人物志》曰：法徵麟，字仁源，高祖世美以医学传子孙，征麟学有本源，洞见症结。有母子病将革，鬻妇于贾，既受值，妇恸绝不肯登车，贾率众大噪。征麟入按脉曰：不死也，吾药之起耳。出语噪者曰：活人妻，律得娶耶？蠲己资偿之去。母子病皆愈。程文恭公景伊尝撰《法氏谱序》，谓征麟急人之难，至今行路犹称之。此其一事也。著有《医学要览》一卷、《伤寒辨证》二卷、《医通摘要》六卷。弟公麟字丹书，亦业医，称神效。著有《桂月生传》一卷，皆论伤寒秘要。盖毗陵法氏以医著于世，自征麟、公麟始，而公麟最知名。征麟子谦益，字坤行；复，字中行；学山，字景行，著有《痘科景行录》一卷。谦益长子雄，字振和，著《樗庄心法》一卷；次震，字致和，俱有名于时。雄子絅，自有《传》；复子鼎，字汝和；学山子恭，字瑞和；宽，字养和；信，字协和；惠，字心和。惠著有《医宗粹言》一卷，子履端，字启元，著《脉法金针》一卷。至今法氏子孙咸世其业。

时觉按：道光二十二年《武进阳湖县合志·人物志八》载录。有桥南老人抄本藏南京中医药大学。

《医通纂要》　佚　1879？

清武进法政和撰

时觉按：光绪五年《武进阳湖县志·艺文》载录。

《医林玉尺》　佚　1879？

清武进法冠卿撰

时觉按：光绪五年《武进阳湖县志·艺文》载录。

《医师秘籍》二卷　存　1736

清亡名氏撰，清李言恭(思可)传

申赞皇序曰：《秘笈》一书，乃滇南云州学博李君九茎之祖上发公作令山东聊城时，有隐君子流寓其地，为人治病多奇效。乃父言恭公延之再三，其人誓不入官衙，后感其诚，出是书以授曰：读此可以为良医矣。次日其人即去，盖隐者之秘笈也。乾隆四十二年，顺宁太守佛尼勒捐资刻成，余适游宦滇南，因得之。余观是书所言，以太极阴阳、河图洛书、先后天之理，阐《素问》《灵枢》《难经》《金匮》之旨，发前人所未发，实医道之根源，而其脉证经药，又简而明，切而要，诚渡世之宝筏也。同志者勿忽诸。

周庆承序曰：医自周以来盛于西北，和缓之于秦，淳于意之于齐，张仲景、刘河间之于燕赵，华元化之于中州，当是时，不闻有吴楚之医从而相抗者。南北朝分而梁有徐文伯、徐嗣伯者以医术神，南方之医由是日盛，而北学日替，岂天运为之迁移耶？是不可知已。寻甸僻居遐陬，其文献不传于中土，宦是邦也，未闻有挟奇书秘籍以归者，唯耜仙申公得《医师秘笈》二卷，录之携归吴中。余就松摩舒茂才案间取而卒读之。异哉！吴越之医又将流于滇中欤？其言人之生也本于太极，抱阴变阳，含精化气，无一非天道自然之理，作人生本太极之图以阐之。又曰：五藏六府，位有上下，气有阴阳，本于八卦，故五行迭相生则迭相克，亦天道自然之理，作十二经配合卦位之图以明之。又曰：切脉不兼望闻问者，是忽略也，以人命试其术者也，又取古人之说，作切脉九粟之图以证之。又曰：脏腑各有本病，甚则变之，则他经受其害，故又作五行受病之图以验之。因而推广各经之病，斟酌各病之药，以类相从，不凌不杂，其理简而明，其说赅而博。噫！是岂非医学之津梁也哉？作者无姓氏，其书在滇南亦难得，松摩悦之，遂为刊布，俾业此者家置一册，彼之所谓秘者，从而广之，不使医师之传独盛于滇中也。是为序。嘉庆己巳春日，小塍周庆承撰。

《中国医籍通考》按曰：周庆承序称见是书于舒松摩案间。王士雄《温热经纬》云《湿热条辨》始见于舒松摩重刻《医师秘笈》后。今舒氏刻本不复可睹，而璜川吴氏本末亦有《湿热条辨》，题云：南园薛雪生白著。则其体一仍舒氏之旧也。又吴氏本及光绪杨氏校刊本，书口均作写韵楼，扉页俱题为"薛生白医师秘笈"。考薛雪卒于一七七〇年，周序作于其后三十八载，其时相去未远，故《湿热病篇》属薛氏之作当无疑义。至《医师秘笈》之冠以薛氏，盖欲藉其盛名以推广之耳。

时觉按：是书一名《医师秘笈》，收于《凤氏医书三种》。

《医学心源》四卷　佚　1741？

清无锡唐持志(依仁)撰

《吴中名医录》曰：唐持志，字依仁，清无锡县人。生于康熙壬子，卒于乾隆辛酉。著有《医学心源》四卷。

时觉按：《吴中名医录》据《锡山历朝书目考》卷八载录，另著有《地学辑要》四卷、《文法辑要》。

《医学指南》十卷　存　1742

清扬州韦进德(修己，铁髯)撰

自序略曰：余究心于此四十余年，久欲汇萃一编，为初学入门捷径，而学识短浅，不能眼照古今，加之浪迹四方，有志未逮。今年逾六十有六矣，寄迹粤西会城，以医活人，兼以自活，艺无所杂而心乃益专，谨录先师之口传歌论，并撮诸书要旨，每论一症，先后互相发明，名曰《医学指南》。其中有歌有论，有方有脉，俾初学之士，阅一症则知一症标本首尾，识一症则知一症表里治法。设有起而问难者，即能辨其某为提纲，某为切要，某症为重，某症为轻，某治为难，某治为易，自有得心应手神会之处，何必俟切脉望色、听声写形而后知病之所在哉？且其歌论无多，辞略而法备，语句又顺，言简而理明，学者卒一岁之功，则内外、大小、男妇等症已了然于胸中，而无纤毫疑窦，谓非初学之指南乎？虽然，后贤聪明日生，识见日广，于编中有缺略者，更为增补之，有隐晦者，更为阐发之，有灵验秘方各为时地而奏效者，更为载入之。使其书不为一人独创之书，而为千古人人共订之书，则又予之所望于后来也夫。时乾隆七年岁次壬戌正月上浣，广陵韦进德书于粤西桂林之钵园。

夏暟序曰：医道肇于神农暨轩岐、雷公、鬼臾区、巫咸、桐君辈。秦汉来有俞跗、华佗、太仓公、张仲景、皇甫谧之流，尤称卓卓。其他更仆难数，而葛洪、陶弘景、孙思邈则又医而仙者。广陵铁髯韦君，少秉异才，具仙骨，心薄制艺，以济世自命，凡象纬、坤舆、礼度、乐数、版图、形胜与夫导河煮海、积贮边防、行军列阵之法，一一撷取古人之粹精，酌以今时之运用，下及掺缦、染翰、击剑、著卜、刀圭诸术，靡所不工，已皆弃去，遇异人授导引功，独心折焉。生而双眸炯炯，神采焕发，多髯，髯黝而修，直而劲，望之者飘飘然神仙也，自号铁髯。铁髯之号，声振南北间，由是王公大人争罗而致之，劝以就职，不屑，益豪侠自喜，慕朱家、季布之为人，卒以是贾祸。其迁粤右，有中伤之者，韦君翻然冲而不盈，和其光，同其尘，其二六时中，想别有洗髓伐毛、服气练形处，人卒不得见，得见者春秋六十有六矣，而眸益炯，而神益焕，而髯之已白者益黝，飘飘然其仙耶？非仙耶？留粤右今十六年，托悬壶自晦，近编辑《医学指南》十卷，属序于余，余难之曰：君无所不学，何鳃鳃于医者之书？韦君曰：吾他所学，必得志于时而后可济世也，医之为道，不得志于时而亦可济世也。粤介天末，斯道鲜所指授，吾书所载症候治法，一目了然，医者苟知其病之所在，为外感，为内伤，以药直趋而攻之，而补之，讵尚有他歧之惑乎？余曰：嘻！韦君而医，医轻韦君，医而仙，医证韦君矣。昔葛君有《肘后方》，陶君有《本草补注》，孙君有《千金翼方》，同一济世心，同一神仙度世心也。抑余又闻之，医而仙者又有匡庐董君，活病者，种杏门外，号董仙杏林。韦君之所居名曰钵园，此书盛行，全活者众，钵园门外仙杏成林，余试揩老眼，看取杏花开也。时乾隆壬戌孟春望日，六峰同学弟纪堂夏暟顿首拜撰。

陈齐宸序略曰：维扬韦铁髯先生，少工举子业，博学能文，为士林所推服，早就功名，方在需次。乃自幼得师传医氏真诀，遂悉心研味，凡医家之书无不尽读。既融会贯通，胸有成竹，然后出行其道，故临症一无所疑，随至立效，其名早藉藉江淮间。暇则采辑群书，并其师传一一手录，以为枕秘。其后走京师，一时王公大人无不器重之，方将盛行其道于辇毂间，而忽以波累遭网罗，远戍万里，至粤西之思恩郡。既出九死一生中，于是万念灰息，惟一心朗照，穷极医理，取向所采辑者，更加考订，列卷成书，名曰《医学指南》。噫！士君子怀瑾握瑜，致有韫而无施？遂假一技以自鸣，使信今传后，因之以垂不朽，固其宜也。铁髯既名列行间，军兴亦辄偕往。岁辛亥，右江总戎奉命剿邓横，征八寨，军行疫作，将士之罹疾者十居其半。铁髯察其病之所在，而以药攻治之，无不立验，并救火伤，出铅子于骨，尤极神异。既奏凯旋，而都督张公适病，足痿不能举步，急召使治。铁髯不用汤剂，专主熏洗，未浃旬而霍然。由是声名大振，自粤中当道以及绅士闾阎间，无不知韦铁髯为名医也。壬子夏，会城多疫，前大中丞金公相延至省，其所全活甚众，因留省馆。铁髯呈其所著医书，极加称赏，欲令其于广仁药局中设帐授徒，并刊此书，行之郡邑，会金公入觐，未及举行，而铁髯之名固日以加重。上宪之建节而来者，思所以加惠斯民，莫先于济其夭死，于是递留铁髯，铁髯遂久居于省。今大方伯唐公之初秉宪也，轸恤民瘼，尤念水土之恶，惧无以卫民之生。时今大冢宰为中丞，今大中丞为方伯，相顾而笑曰：君固扬人也，宁不知有韦铁髯乎？铁髯在，君何忧？公闻而异之，退询其所谓铁髯者，亟召而见之，试其道，而知其名之不虚。三年以来，每当夏秋疾疫之际，辄命铁髯随时合药以施济焉。逆苗蠢动，连岁用兵，军营之中，络绎请药者动以万计，其赖以全活者一如其在邓横八寨时。公不惜其资，铁髯亦不惜其力。已而，公得其所著书，抚卷而叹曰：粤西幅员广矣，一铁髯乌能遍给哉？梓是书而分布之，不且有千万铁髯乎？因谋付诸剞劂，而问序于予。予薄殖于书籍，多未寓目，而岐黄一道尤未窥其藩篱，独念粤西古荒徼也，去京师七千余里，中华清和醇粹之气将于是焉而尽，而地瘠人稀，外郡皆荒山，冈陵重叠，林木荟蔚，瘴烟毒雾，日夕发作，虫蛇禽鸟之聚，亦肆其毒以害居人，每春夏水涨，则疾疫连绵而起，即桂、平、梧、浔、柳诸郡，水土较平，而气候不齐，寒暑每致失序，或冬月过温，或伏中不暑，夭札疵疠亦所时有。其间业医可信任者，十不过一二，其余皆心不明医理，目不见医书，道其所道，守而勿失，小民之无知者每一抱病，辄听其所为，卒致不救。《商书》云：降年有永不永，非天夭民，民中绝命。其粤民之谓乎？铁髯毕生平之精力以辑此书，其曰指南者，见症则指其受病之由，识病则指其用药之法，药之所赴，无歧趋，无旁骛，直穷其根柢而攻治之，故曰指南也。首列经论，溯本源也；尊《灵》《素》，如举业家之尊经也；述师传，不忘其所自也。而其中歌诀论辨，宁涉粗浅，勿使隐晦，欲学者之易晓也。苦心研究，精切详明。将以遍行海内，传之久远，俾荒陬僻壤、初学无传之人获睹是书，而医宗真传昭然大白，即不能遍阅诸家医书，亦断不致有歧路诡僻之见以误生民，其功与德岂寻常意计之所可及，而大方伯于惠爱之政次第举行，教养之余，济其夭死，救一时者以药；垂后世者以书，其传于粤西也，当不啻歌甘棠，而渐而流行，宇内蒙福，是亦调元赞化之先声也夫？时乾隆柒年岁在壬戌春二月，昭江年家眷弟陈齐寔顿首拜撰。

李锡秦序略曰：铁髯为广陵名俊，少英敏，无书不览，兼豪侠好义，旋遭波累，窜身岭外。精于医，凡就诊视者，能洞晰致病之由而善治之，无不立效，虽卢扁和缓，无以过是。在粤一十六年，殚思竭虑，察隐烛微，乃以生平之所得者纂辑成书，名曰《医学指南》，准古法而出以新意，苟非考量百家，折衷所见自成一说，岂易臻此？君子曰：此炎黄二帝之功臣也。夫粤西僻在边徼，阴阳寒燠，气候殊常，瘴雨蛮烟，水土各异，不藉调燮，保无夭札疵疠之忧？业是道者岂乏济人之方，然神而明之，恐不可多得。今得《医学指南》一书，广而布之，论其受病之原，审其用药之法，症不错认，剂不误投，自有得心应手之妙，而无纷歧庞杂之虞，则是书实大有造于业医之家，而人世并受其福矣。昔许胤宗以医显于隋唐间，年九十余，名亚仓、涪而不著书，于以自为则得矣，岂若铁髯之著书传后为功不更溥哉？余于《灵枢》《素问》等籍愧无所知，而此书中原原本本，详晰指授，阴阳二气，间偶有舛戾，诸病随之，其说得诸古人，余何能窥其深奥？惟喜铁髯之心存济世，为德无涯，爰书数语以志之。广西按察使司按察使李锡秦撰。

唐绥祖序略曰：铁髯自少读书，负气谊，尤留意有用之学，以故博而多能，其于医则余事也。中年以友累触时网，投身岭外，玉在山而有庚庚之气，珠潜渊而有圆折之文，铁髯虽遭世故，穷约自晦，而时之轩冕，方假其术以康。瘴烟蛮雨之乡，铁髯亦乐以此自见，掩其光芒，发其纯粹，志益专而道益精，此铁髯之所以妙于医也。于是本《三因极一》之说，得古人不言之意，本以师传，证之经验，著为《医学指南》一书。其意以南方鲜医药，业乎此者率临症茫如，欲大声疾呼以发聋聩，并又推究其理，穷其致病之源，使人节宣而预养之，其嘉惠于人者良厚矣。余自秉宪以历藩宣，几历寒暑，偶有侵触，铁髯投药即起，又尝为余修合丸散，以救时疫，无弗瘳者。余既喜是书之信而有征，因付诸剞劂，后之览者，尚有南北异宜之讥、谬证漏一之议乎？昔庞安常为宋名医，人称其著书能与伤寒说话；今铁髯以内外老幼男妇诸症，综以九十五条而一一与之说话。铁髯与安常时虽有先后，皆吾淮南士也，然安常之书，通儒如黄山谷者，亟称之而不敢序，以让于海上道人，余于铁髯不且附赘乎哉？时大清乾隆七年岁次壬戌正月上浣，广西等处承宣布政使司布政使加三级同里唐绥祖书于薇署之东轩。

余诚格序曰：江都韦铁髯先生著《医学指南》一书，分为上下卷，都式拾册。前方伯唐莪村先生为镂版济世，海内风行。阅时既久，版庋于手民家，遂以残缺。谢方山观察存有旧本，商之同人，集资补刊，计缺一百九十三叶，版九十七片，工竣，并旧存版五百二十六片，合共版六百二十三片，移储于江南会馆楼上，仍听人备楮墨就馆刷印，以广其传。余乃叹先生济世之志不得已而托之于医，唐方伯传之于前，谢观察成之于后，故是书无覆瓿藏壁、简断篇零之患，夫岂偶然？光绪三十三年丁未十一月，望江余诚格记。

凡例略曰：一、杂症之书，著述者甚多，繁者苦于汗漫，简者失于缺略。兹集症候虽多而不繁，法则全备而不简，乃初学入门之捷径，亦后贤穷源之要诀。一、是书上下分为二帙，共十卷，内科杂症有六十八条，外科杂症有八条，妇科杂症有六条，小儿杂症有十三条，通共九十五条，以尽内外妇人小儿四科病症。一、是书杂症方论分为十卷，首列天人图说并修己治人之法，次列经论等说，俾学者先知其源，然后溯其流，某为要津，某为支派，某为修己之正论，某为治人之旁解，其先后次序已了然于胸中，一毫不紊，如有可以增补之处，又可以载入以广其学。一、是书上卷所列症候，每症首列歌论，继以杂说，下卷每症首列官方，继以杂治。一方有一方之奇正，一症有一症之紧要，故名之曰《医学指南》。其间有前未发明者，即补注于各症各方之下，展卷即得，毋烦搜索。

《续修四库全书提要》曰：清章进德撰。进德字修己，号铁髯，扬州人。少攻举业，兼习医，豪侠好奇，游京师，因事被罪，戍广西思恩。会军兴，以医从行间，寻桂林疫作，召至治疗多效，遂留焉。在广西凡十余年，成是书。边方多疠疫，少明医，大吏重其书，为之刊行。事具见唐绥祖、李锡秦、夏恺、陈齐实诸人序中。书分上下部，各五卷，上部论证，下部列方，各以病证分类，曰外因、内因、外体、上窍、胸膈、胁腹、腰膝、下窍、外科、妇科、儿科，凡十一门。其论证，首为口传歌括以提其纲，次集诸书要旨，互相发明，其选方奇正兼收，待人自择。进德于医事颇有经验，论证亦能贯通，惟素习导引，兼采丹经铅汞之说，立言杂而不纯，复附会易理无极、太极之说，合释家圆觉、道家金丹、儒家太极而一之，言更汗漫，于医术无关矣。

时觉按：《续修四库全书提要》谓章进德撰，殆形近致误。有咸丰八年戊午刻本藏上海、北京中医药大学。

《医学慎术》 佚 1742？

清嘉定俞坚（心一，育庵）撰

乾隆七年《嘉定县志·人物志中》曰：俞坚，字心一，居北城。曾祖琛，祖都，世有隐德。父琳，精堪舆术。坚少学医于隐士金汝铉，常起危疾。每虑药性多偏，小不谨辄致害人，著《医学慎术》以发明其旨。

光绪七年《嘉定县志·人物志五》曰：俞坚，又字育庵。子镒，字南金，传其业。

《医宗指要》 佚 1751？

清昆山俞补臣撰

乾隆十六年《昆山新阳合志·人物·艺术》曰：俞补臣精方脉，治病必求原本。著《医宗指要》，多所发明。

《蒋氏脉诀真传》二卷 存 1755

清蒋氏父子纂集

自序曰：粤自汉有长沙仲景著《伤寒论》三百九十七法、一百一十三方，为后世治伤寒家开山祖师。其书但治冬月即病之正伤寒，而非治春夏秋三时之温暑杂病也。迨刘河间之补温暑一法，朱丹溪之分别时令直中，李东垣之力辨内伤外感，继长沙公之后，而治伤寒以及温暑杂病无余蕴矣。后虽名贤辈出，不过于四公之书表章而阐发之，究无能超越其范围也。先君□□公受学于名师法氏，于古今方书类皆穷究精微，而独于治伤寒尤必潜心体认，以为其为病也，变态无方，其为治也，头绪不一，苟以正伤寒法投治温暑杂病，或以温暑杂病法投治正伤寒，毫厘有差，千里必失。其兢兢焉详慎于斯者，盖操之毕世矣。晚年来授业小子，凡纂言记事必提其要而钩其玄。小子惧其久而忘之也，于乾隆乙丑之春谨遵严命，先为辑治伤寒温暑杂病之法，取前贤往圣之书，别其为治，若者治正伤寒，若者治温暑杂病，删繁就简，条举目张，制为短章小帙，以便随途随证，临时对比。其书至乙亥季夏方成，名曰《脉诀真传》，要无负于古圣寿世之心、先君谆笃之教而已。其中或有见闻未到之处，又俟阅历日深，虚心体察，方敢出而问世也可。

时觉按：名为“脉诀”，实述伤寒、温热及内科杂病，有抄本藏中国中医科学院，2009年中医古籍出版社收于《中医古籍孤本大全》，影印线装出版。蒋氏父子名号里籍不明，其自序有“先君受学于名师法氏”，法氏或即武进法氏。

《医学蒙引》一卷　存　1764

清元和徐时进（学山，安素）撰

自序曰：医自《灵》《素》而下，何啻汗牛充栋？源头不清，经络不正，难乎其为读矣。故书不贵乎多，若从源头上读将去，经络上读将去，使他人不清之书我读之是清，他人不正之书我读之是正，书又何惧其多，又何必其多。赵普以一部《论语》佐两朝太平，得此道也。余集《蒙引》一书，网罗虽多，指归颇一。自《本草》《脉诀》以至《病机》，虽皆四言为句，缀以韵语，而词义贯通，浃乎气脉，使人可记可诵，是源头上极清极正之书。古有云，看书一丈，不如读得一尺；读书一尺，不如熟得一寸。诚读此一寸者而熟之，于焉以医处郡邑，伴之有司，当不失为良有司；于焉以医处里党，伴之子弟，当不失为良子弟。医若是，是亦足矣。必顾调元赞化，以燮理侔乎良宰相，则非仲景不可，夫何敢？徐时进识。

时觉按：民国二十二年《吴县志·列传·艺术二》载录作《医学蒙隐》，有稿本及蘅甫抄本藏上海中医药大学，并有乾隆二十九年甲申刻本，1992年收于《吴中医集·临证类》，江苏科学技术出版社排印出版。

《医学门径》六卷　存　1764

清元和徐时进（学山，安素）原撰

《吴中名医录》曰：徐时进，字学山，号安素，清元和甫里人，生于康熙三十一年，卒年不详，但在乾隆四十二年依然健在。著有《医学蒙引》若干卷，今有多种抄本；《医宗必读补遗》二卷，今佚；《内科心典》四卷，今有抄本五卷。以及后人根据其著作纂辑的《医学门径》六卷。

时觉按：《联目》《大辞典》作“徐里甫（字时进）编撰”，有民国二十三年上海百新书店铅印本藏上海图书馆及北京、上海中医药大学。卷一药性，卷二经脉，卷三诊法，卷四至卷六春温、头痛、身痛诸证。首列历代名医要论，后附徐氏医论治验。

《症治发微》八卷　佚　1764？

清古吴叶桂（天士，香岩）撰

时觉按：民国二十二年《吴县志·艺文考二》载录。

《兰台轨范》八卷　存　1764

清吴江徐大椿（灵胎，洄溪）撰

自序曰：欲治病者，必先识病之名；能识病名，而后求其病之所由生；知其所由生，又当辨其生之因各不同而病状所由异；然后考其治之之法。一病必有主方，一方必有主药，或病名同而病因异，或病因同而病证异，则又各有主方，各有主药，千变万化之中实有一定不移之法，即或有加减出入，而纪律井然。先圣后圣，其揆一也。自南阳夫子以后，此道渐微；六朝以降，传书绝少；迨唐人《外台》《千金》，不过裒集古方，未能原本《内经》，精通病变，然病名尚能确指，药味犹多精切；自宋以还，无非阴阳气血、寒热补泻，诸肤廓笼统之谈，其一病之主方主药茫然不晓，亦间有分门立类，先述病原，后讲治法，其议论则杂乱无统，其方药则浮泛不经，已如云中见月，雾里看花，仿佛想象而已；至于近世，则惟记通治之方数首，药名数十种，以治万病，全不知病之各有定名，方之各有法度，药之各有专能，中无定见，随心所忆，姑且一试，动辄误人，余深悯焉。兹书之所由作也，本《内经》以探其源，次《难经》及《金匮》《伤寒论》以求其治，其有未备者，则取六朝唐人之方以广其法，自宋以后诸家及诸单方异诀，择其义有可推，试多获效者附焉。庶几古圣治病之法尚可复睹，使学者有所持循，不至彷徨无措。至于推求原本，仍当取《内经》《金匮》等全书，潜心体认。而后世之书，亦当穷其流派，掇其精华，摘其谬误，而后此书之精意，自能融会贯通，而心有实获，则变化在我矣。乾隆二十九年四月，洄溪徐灵胎书于吴山之半松书屋。

凡例略曰：一、每病先叙病原，首《内经》，次《金匮》《伤寒》，次《病源》《千金》《外台》，宋以后亦间有采者。前人已有之论,则后者不录。若一病之中为病不一,则即详著于总名之下,不复另立病名,方之次第亦然。一、一病必有一方,专治者名曰主方,而一病又有几种,每种亦各有主方。此先圣相传之法,莫之能易也,俱载本病之下。其有此病之主方,而他病亦可用者,则他病下只载方名并治法,注云见某病门,以便翻阅。一、专治一病为主方,如一方而所治之病甚多者,则为通治之方。先立通治方一卷,以俟随症拣用,变而通之,全在乎人,服食养生皆在其中矣。一、《金匮》诸方非南阳所自造,乃上古圣人相传之方,所谓经方是也。此乃群方之祖,神妙渊微,不可思议。分载于各症之下,学者当精思熟识,以为准的。一、略取六经主病之方,随症分录,其外诸方兼治杂病者,俱分载各症条下。盖伤寒诸方,当时本不专治伤寒,南阳取以治伤寒之变症耳。学者当合《金匮》《伤寒》两书,相参并观,乃能深通其义,而所投辄效矣。一、后世诸方,其精实切病者,皆附于古方之后。其有将古方增减一二味,即另立方名者,殊属僭妄。盖加减之法,稍知医理者皆能之,若易一二味即自名一方,则方名不可胜穷矣,今一概不录。或有杂药奇法,据称得之秘传,而其理不可解,则有效有害皆未可知,一概不录。或方中有难得之药及无人能识之药,并违禁之药如胎骨之类,一概不录。其有飞炼、禁咒等方,既乏师承,又属渺茫,一概不录。至于大药重剂,药品既多,修治艰巨,以乃服食之大药,非救病之急剂,学者平时查考,以广见闻可也,一概不录。学务穷经,志切师古,不尚奇功,只求实效,此书之志,如是而已。

《四库全书提要》曰:《兰台轨范》八卷,江苏巡抚采进本,国朝徐大椿撰。大椿字灵胎,号洄溪,吴江人。其持论以张机所传为主,谓为古之经方,唐人所传,已有合有不合,宋、元以后,则弥失古法。故是编所录病论,惟取《灵枢》、《素问》、《难经》、《金匮要略》、《伤寒论》、隋巢元方《病源》、唐孙思邈《千金方》、王焘《外台秘要》而止,所录诸方亦多取于诸书。而宋以后方则采其义有可推,试多获效者,其去取最为谨严。每方之下,多有附注,论配合之旨与施用之宜,于疑似出入之间辨别尤悉,较诸家方书但云主治某证而不言其所以然者,特为精密。独其天性好奇,颇信服食之说,故所注《本草》,于久服延年之论,皆无所驳正。而此书所列通治方中,于《千金方》钟乳粉、《和剂局方》玉霜圆之类金石燥烈之药,往往取之。是其过中之一弊,观是书者亦不可不知其所短焉。

《郑堂读书志》曰:《兰台轨范》八卷,半松斋医书六种本,国朝徐大椿撰。《四库全书》著录。洄溪以自宋以还医书无非阴阳、气血、寒热、补泻诸肤廓笼统之谈,间有分门立类者,其议论则杂乱无统,方药则浮泛不经,因著是书以正之。卷一为通治方,卷二以下为诸证,而终之以妇人小儿。大抵本《内经》以探其源,次《难经》及《金匮》《伤寒论》以求其治,其有未备者则取六朝唐人之方以广其法,自宋以后诸家及诸单方异诀,择其义有可推试多获效者附焉。其于病之各有定名,方之各有法度,药之各有专能,无不溯本穷流,简括明备,人人易晓。病者医者对证寻方,互相考证,则是非立辨,不致以性命轻掷,未始非卫生之一助云。前有乾隆甲申自序及凡例。(《四部总录医药编》)

《清史稿·列传第二八九》曰:徐大椿所著《兰台轨范》,凡录病论,惟取《灵枢》、《素问》、《难经》、《金匮要略》、《伤寒论》、隋巢元方《病源》、唐孙思邈《千金方》、王焘《外台秘要》而止。录方亦多取诸书,宋以后方,则采其义可推寻,试多获效者,去取最为谨严。于疑似出入之间,辨别尤悉。

时觉按:收于《徐氏医书》之六种、八种、十种,《徐灵胎十二种》,《徐灵胎医书十三种》,《徐灵胎医学全书》以及《徐灵胎医书三十二种》。

《一见能医》十卷　存　1769

清南汇朱时进(南珍)撰

自序略曰:余读书三十年,窃苦资性庸钝,过目易忘,少所触类。因就耳目所及,于古今名家辨论,手抄卷汇,积成是编,类列病形,了如掌上之螺,详分治法,判若水中之犀,俾得指下分明,胸中有主,虽初学之士见之,亦可依类而就,按书而治,名之曰《一见能医》。付之梨枣,亦聊为未能广稽博考参互错综者开一捷径云尔。时乾隆己丑春王月,南邑石笋里朱时进南珍氏题于振秀草堂。

叶凤毛序略曰:古之神医无事于书,后世庸医废书不观,更有执其偏见如张景岳,谓人尽虚寒,近某著《人参不可饵论》,猖狂恣睢,眩惑愚者,是何异王安石之乱天下也?吾友朱君南珍,去儒业医,勤苦学问,常手录前人秘本,索余一再序之,今又有《一见能医》之著,皆其读书有得,采掇精华,不为好奇立异,世苟能诵习伏膺,何患术之不精哉?是所望于有恒者。时乾隆三十四年姤月十一日,叶凤毛题。

时觉按:有民国三十一年抄乾隆年间本藏上海中医药大学,2004年上海科技出版社收于《中医古籍珍稀抄本精选》,排印出版。

《医学心参》佚 1775？

清上海张成(修己)撰

乾隆四十八年《上海县志·文苑》曰：张成，字修己，乾隆三年戊午领乡荐。文词之衤兼工墨竹，精岐黄，著有《医学心参》《万竹居诗稿》。

《医学传心》四卷 存 1786

明常熟缪希雍(仲淳，慕台)原撰，清休宁孙祐(慎修)补述

孙祐序曰：医虽小道，亦难言矣。粤自长沙公以下，言多杂出而淹通者鲜。盖其理本大易，变化无方，必轩岐上圣天授之资，洞彻渊微，乃见立言该洽，否则各持所见而已，长沙公所云各称其术是也。如后东垣、丹溪、宗厚为大家，亦各著所长。今之学者殆未能尽乎其杂矣，纵得工夫智力讨论十年，历证四方，亦不过稍拓心胸，难除偏见。如近代有偏于滋补或偏于温补者，均未足为名家，即张景岳、喻嘉言言无不善，不善学之未免偏于温补。惟明末吴之立斋、徽之石山二家之言得中。余见嘉言有云：近时吴东缪仲淳尚以濡洵之品称奇而信者众。故余留访仲淳所著，惜刊行甚少。一日，在苏旧书肆中见一墨本，购归阅之，却是仲淳墨笔，所记皆验过案症，品皆滋润，均合法宜，故累中病。岂嘉言自执己见而规他人，未审其实学欤？今将缪本细究，实精确可师，特加详述以传心法，参附名论并手验案。窃欲尽乎其杂，以备医林之采择云。乾隆丙午秋日，休宁孙祐慎修氏识。

《续修四库全书提要》曰：旧题明李中梓撰。中梓有《删补颐生微论》《雷公炮制药性解》，见《四库存目》，《内经知要》《士材三书》《医宗必读》，今亦著录。是书为旧抄，卷端有寿阳祁氏藏印，未见刊本。首载用药赋、治病主药歌、引经药、七方之方、十剂之法、诊脉诀、七表八里九道主病、诊脉总要、包络为六腑、病因赋、六气四因，以下列诸病证，自伤寒、瘟疫至妇科产后，凡六十九则，附腹痛、牙痛杂方，司天在泉及太医院凌汉章编《针灸步穴歌》。案：中梓在明清之际，医名最著，门徒众多。是书名曰"传心"，显是教授门人之本，或出自编，或出门人记录，皆未可知。义取简括，以示医家常识，或赋或歌，便于诵读，盖为中人以下说法。世称中梓治病，变化不主故常，而著书教人则恪守规矩。《四库提要》引《江南通志》，载其医书仅列五种，《雷公制药解》即不在其中，疑为坊间托名炫世。是书虽未经前人著录，然证以中梓所著各书，宗旨尚不相悖，亦不能竟指为伪托也。

时觉按：卷端署为：吴东缪仲淳著，海阳慎修孙祐补述，菊畦程芝采校订。孙氏集录缪氏医论验案，补述诸家之论及己见而成，内容大略同《先醒斋医学广笔记》，或可视其另一版本。有道光四年甲申刊本藏北京中医药大学与首都图书馆，2002年学苑出版社收于《缪仲淳医书全集》，排印出版。

《医林适用》二卷 存 1788

清江宁程家珏(揆百)撰

自序曰：余少习举子业，而性独嗜医，寝食其中者数十寒暑矣。近于朝稽夕考之余，择气运、经脉、本草、汤方之精而要者，为二帙，而识之曰《医林适用》。夫医之理微，医之书博，而医之用则甚切，朝夕可共资，智愚可共晓，此册之所为辑也。运气之说，前人或疑之，谓四时之中，兆人之众，不必同此疾也。然人身之运气，与天地之运气为流通，能者体之以养和，不能者戾之以害性，则司天在泉，以及阴阳风雨晦明之节，其历载经传者，固斯人寿夭之原也，而可勿讲欤？脏腑经络可知而不可见，脉若可见而几不可知，病中于脏腑经络而流露于脉，二者交相须而隐相应，固不独命门之居右居中、人迎气口之取宜讲也。草木之名称形状，古与今果尽同乎？然据其气味而求其性，则宣通补泻涩滑燥湿轻重之用，不惟其备而惟其要可也。古人因病以制方，后人执方以求病，安得病之适如吾方者而用之乎？然方者古人之规矩也，因其法而通其意，所谓神而明之，存乎其人者也。凡此数者，余未能造其微也，而姑求之于显，未能极其博也，而姑要之于约，庶以自适其用者共适夫人之用，以不虚此数十寒暑之孜孜云尔。至《治痘说》一篇，则吾师田淑姜先生之绪论也，附刊之，亦以其适于用者尤广耳。乾隆岁次戊申春三月，江宁程家珏葵百氏识于有基书屋。

雷定源序曰：丁未秋，余适金陵，知金陵诸君子念先大夫都宪公视学之泽，祠祀于清凉山一拂祠间，拜谒之下，怆惕弥深。既闻先大夫所拔士程子葵百，实始其典而经其事，访谢之，则见程君貌和而睟，言蔼而理，固知为学养之君子也。半月后，出其所辑《医林适用》一书相质。余素未娴岐黄之道，览程君所采择，已恍然而

得其领要，则信乎其为适用之书也。或曰：程君不获适其用于时，而欲适其用于医，或有托而然与？或曰：是书本天之气运及地之物产、人之体脉用之适，不已广乎？二说余弗敢知，而即此以窥程君学与养之一斑，则无不可耳。遂于拜辞先祠而反之日，书此于简末，以别程君。乾隆五十二年九月朔旦，通家世愚弟宁化雷定源漪泉甫顿首拜撰。

嘉庆十六年《江宁府志·人物》曰：程家珏，字揆百，江宁人。精于医，著有《医林适用》一书。

时觉按：乾隆五十三年有基书屋刻本藏上海中医药大学，《联目》《大辞典》俱不载，《中国医籍通考》著录。

《医书宝筏济时》两集　佚　1795？

清无锡张星灿撰

时觉按：《吴中名医录》据《锡山历朝书目考》卷九载录。

《葆寿集》八卷　存　1797

清沈文龙等原辑，吴门王云锦，嘐城黄万程，洞庭王俊瞻，周竹田等裒集

程思乐序曰：为善最乐，读书便佳。此不刊之名言也。顾博施广济，往哲犹难，惟随所遇而实力为之，不负此心，即不负此生耳。旧有《寿世编》一帙，首列阴骘文，继以保产、育婴、救急各方，皆简易和平，允推善本。王生云锦尝募友印送至千余部，而板已模糊。今春寄余书，嘱邀同学重刻，会瓜期已及，碌碌未遑。仲夏，因公赴省，王生谒余于吴门旅次，则已早约嘐城黄君万程、洞庭王君俊瞻与诸同人醵金重梓，而二君之力居多。是皆勇于为善，善读书而无负此心者也。剞劂余资，复与周竹田诸君长于医事者裒集经验成方，别为《葆寿集》若干卷，所以补前编之未备，冀寿域之同登，功良伟也。书既成，问序于余。余观其选方之慎重，用意之深远，知是书出而穷乡僻壤胥免仓猝无措之虑矣，施济之仁奚可量耶？又深喜诸君子之先得我心，遂次其颠末而为之序。嘉庆二年孟秋月既望，汉阳程思乐敬序。

时觉按：有嘉庆二年丁巳刻本藏上海中医药大学、苏州市图书馆。

《医宗宝镜》五卷　存　1798

清龙虎山张真人家藏，江左邓复旦传

邹璞园序曰：盖医药之书，坊间不下百计，大抵大者卷帙浩繁，小者义欠通释，均非善本。求其辞简易而义周详者，莫若龙虎山张真人家传秘本之《医宗宝镜》也。真人与江左复旦邓先生有旧谊，因传其书，而先生又有广济仁心，不忍自秘其书，始遍于天下间，则天下医药之书或有难言悔说者可速置诸高阁矣。是书也，非止药性精详，医方明备，而论症论脉无不采摘诸家之微言奥旨，况其修辞则诗歌赋论，不一其体，释义惟字诠句解，益尽周详，然读是书者又不必更读他书耳。岂独岐黄家当私此书为善本哉？即农工商贾以及穷经考道之士，亦当购置案头，随时参阅。虽在荒僻无医之处，不至仓皇而无策，其有以济人之生、救人之疾者何其广也？时嘉庆三年端阳日，龙雾邹璞园辉山氏书于容乐草堂。

时觉按：嘉庆三年凌云楼初刊，北京中医药大学、广东中山图书馆有藏。原题“龙虎山张真人秘本”，不署撰辑者名氏，邹序称江左邓复旦传其书，亦无确据，难以置信。其书杂糅诸书而成，或为书贾辑成而故弄玄虚，则邹氏或出福建连城四堡邹氏刻书世家。邹璞园其人虽不可考，而所署龙雾当为龙岩雾阁之略，雾阁正是邹氏聚居之地，其先邹学圣开四堡雕版印刷之先河，其书坊即名凌云堂。其书分药性、医方、论症、脉诀，作五卷。清末民初，上海蜚英书局石印本、上海文瑞楼石印本改为四卷。

《学医必读》四卷　佚　1802？

清崇明沈溥（天如）撰

光绪七年《崇明县志·人物志》曰：沈溥，字天如，医有异术。邻妇因忿气绝，将殓，溥曰：体微温，尚可救也。令以爆竹环放，妇复苏。又有少妇病祟，延溥治之，未入门，病者曰：天知先生至矣。遂霍然起。溥诗有“药到病知能骇鬼”之句，盖实事也。年九十二。

时觉按：嘉庆七年《直隶太仓州志·艺文六》载录。

《医学蒙求》四卷　存　1804

清长洲徐行(步安,鉴泉)辑

姜晟序曰:尝闻医之为言意也,腠理至微,心可得解,口不可得而言也。虽然,此极叹医之神耳。若夫论血脉、调阴阳、辨君臣、察虚实,古圣传书详哉!其言之岂非以医道之精实关养生之大,而欲开后学,断不可无所发明哉!顾自轩岐以来,医学不下数百种,于此欲括意旨,独揭指归,抑亦难矣。徐子鉴泉,天资颖俊人也,早岁深自韬晦,恒以学识疏陋,抑然自下,枕经葄史,孜孜不倦。无何治举业不就,纵观医籍,得名师吴君正功指示,了然于心,若有夙悟。未几师逝,而声华鹊起,踵门求利济者日益众焉。乾隆丙午岁,吾乡疹疠大作,抚军峙庭闵公命郡守胡公设局于范文正义庄,延医施治。鉴泉与其事,而信手应验,全活甚众,于是闻名益远。余抚三楚时,遇有自乡来者每道及之。余驰驱南北,里闬久离,而鉴泉之根柢不及知。昨冬奉命视河,乞假归里,正欲与二三故旧聚话家园,并欲一访徐子若何。适余戚李鹤皋来晤,鹤皋为诗人客山之孙,南皋之子,本世习轩岐,谈次问及鉴泉,始知即其师也。备述师之虚己精勤,当世实罕其俦,二十年来切脉治病,得心应手,成书四卷,曰《医学蒙求》,业已缮稿矣。因出是编请序于余。余忆昔高叔祖行人公为勿斋徐文靖公礼闱门生,而文靖公为鉴泉六世从祖,余固有深契焉。逮阅是书,分门别类,精核详明,真可为医者之法戒,而非沉潜积学如鉴泉者不能为也。故乐为之序。时嘉庆十年岁次乙丑仲春,赐进士出身诰授光禄大夫太子少保刑工二部尚书湖广直隶总督加三级姜晟拜撰。

《鉴泉三略》曰:病情变幻,医学渊深,脉理精微,治法奇正,余幼承父志,长受师箴,粗涉藩篱,何敢遽称入室?然于斯道习之既久,稍知大义,辑有《内经旁训》《古今名医汇粹》,尚未梓行。近以课徒讲论,著有《伤寒》《内伤》《女科》三略,以便记诵。名曰三略,略者非韬略之谓,乃由博而约,由约而略,是节略之义也。然习斯道者,不得诵此而谬以为捷径良法,即可以立方治病。譬诸史略之意,不过略知梗概,日后深求《内》《难》《伤寒》《金匮》诸书,则势如破竹矣。此亦行远自迩,登高自卑之一助云尔。嘉庆十四年岁次己巳仲冬,徐鉴泉识。

时觉按:有嘉庆十四年己巳五柳居刻本藏南京图书馆,民国二十二年《吴县志·艺文考》载录。扉页署"嘉庆己巳冬镌",卷首署"长洲徐行步安辑,门人李芑传鹤皋校",卷一濒湖脉学,卷二一瓢湿热论、痰论、痞辨,卷三鉴泉三略、舌法考、附医庙记,卷四诸方。《湿热论》有徐序,转录原书下。

《治病要言》四卷　存　1806

清青浦何世仁(元长,澹安)撰

秦瀛《何君墓表》略曰:君以医名于吴中者逾三十年,人比之吴郡叶天士、薛生白两君。方余之识君也,余权臬事于浙,而前按察陆君璞堂病剧未归,璞堂与君同里,闻延君治之。余问曰:璞堂病何如?君曰:无妨,但气已索,尚可活四五年耳。时余患肝疾气逆内自危,并属诊视,则曰:公命脉甚长,非陆公比。璞堂归,果逾四年而没,而余至今无恙。其后来里居,闻君名益噪,有族而病,请他医治不效,君为更方辄效。余以是益服君术之神。

时觉按:青浦何氏医学世家,自宋至世仁,已历二十二世。是书向无刊本,嘉庆二十三年《松江府志·艺术传》载录,光绪五年《青浦县志·艺文上》作《治症要言》。1985年收于《何氏历代医学丛书》,学林出版社出版。

《古今医彻》四卷　存　1808

清云间怀远(抱奇)撰

王昶序曰:予始识怀子抱奇时,方治帖括。自后天下苦兵革,生齿半疮痍,予愧出而为吏,未能苏疾苦、振穷厄。及退居乡曲,知怀子隐于医以自全,生活人无算。嗟乎!不为相则为医,士君子利物济民,有志者当如是矣。然而《周官》之于医也,岁有考,月有稽,以其治疗之多验与否定上中下之目,非如后世之人,自以为长桑而漫无准量者也。夫古今方伎非一,惟医则属之。修短之数,利害攸寄。有人曰:我善用兵,兵不必孙吴。而胜之数少,败之数多矣。有人曰:我善用药,药不必卢扁。而生之徒三,死之徒七。轩皇涿鹿之战,开兵法之祖,乃《素问》一书,实为千古万年续命之经。天道好生而恶杀,圣人以药济兵之穷,愚者乃姑妄试之,而刀圭竟为不祥之器。学医人费,可不为心寒哉?语云:习方三年,无可医之病,医病三年,无可用之方。此言良医别有慧悟，非必局于纸上陈言也。怀子则曰：长沙、易水诸大家，著书立言，发所未发，以诏后人，皆大医王慈照软语。方不可执，法亦不可废，第其中若者从，若者违，争在丝发之间，必能直追所见，自言其所当然，庶免史公疾多道少之讥。而治者称至繁变莫伤寒若，故往往难之，怀子则出之以易简，令人约而可循，迄于杂症、女科，爰悉举其平昔已试之法，剀切详尽，著为《医彻》。吾知其于生人之道，真可告无罪于天下，譬之为民牧者，确有治谱可传，称为众母无愧耳。嘉庆戊辰季春，青浦述庵王昶题。

顾开雍序曰：怀子抱奇氏，少治儒术，壮岁弃去，以家学济世几三十年，功大溥。顷之，又以为施诸利济，不若垂之于言，功益大溥。爰著《伤寒医彻》一书，勒成一家言，自余杂症以次举，遂贻顾子使讨论之。顾子乃言曰：嗟夫！古之君子皆有神明之学，上穷下际，外察五运六气之感，内洞三阴三阳五会之蕴，盖有不待切脉、望色、听声以至写形，莫不晓见生死。故其治人也，合表里有余不足顺逆之法，参其人动静，与息相应，其道至于闻病之阳，论得其阴，闻病之阴，论得其阳。此至人之事，儒生学士，非所可与。仆中年来有志斯役，会人事间之，忽忽不竟学。然窃见世人所害莫亟于伤寒，而其变为甚。当汉中世，有仲景氏以神功闻，而所治冬月犯邪，病在巨阳，率用麻黄取效，间立附子救里，不数数然也。厥后刘河间氏风行北地矣，切其大指，亦泻伐之功百，温平之功一。是二公者略相若。窃独疑虚实嫌疑之辨，尚鐍而未启何也？至东垣李氏出，始发明两感，分别内伤之因，由是释表不事，而建议补中。后之作者，方悟升阳导火，能救人于垂亡，而执例误投者，往往不治。李氏之功，在《内经》岂小哉？今抱奇氏于诸家本末，详哉言之。其为书也，于所患，探其受者何阳何阴，或似是而非也，必有条也；于所治，策其施者何标何本，或患同而治异也，必有别也。昔贤未发者补之，今人沿谬者正之，取所尝疗治多疑难而已效者，据证案末，可不谓体理灿然，博而有要哉？其勤至矣，仆因是有感焉。向尝游京师，意公卿大夫辐辏之地，必有国工若仲氏、李氏翱翔其中。比同舍生犯疾，延某诊视，辄进大陷胸汤，越再宿，结胸而逝。夫某者京师谓之良医，所以致令誉，由此道也，乃一施之南人同舍生则死，斯固误下之咎，或亦南北异禀，治北者不可移而之南乎？然不然也？抑因是又有感焉。忆儿童时，我郡多名家，所主治者荡涤而已，以人参立方什不得一，勉而少用，辄问曰：服人参否也？而服者亦什不得一。今天下则毋论老幼，苟有疾必参，参不已必附，非是，则言草木之汁不奏效也。计相去六十余年耳，生民脆薄日以甚，视六十年前庞眉皓发之侣，终身不进参附者若太古然，岂天地元气薄而不收，人生其时，虽大补而尚忧不足耶？然不然也？夫抱奇氏居中央，斯量地气之刚柔，和物化，斯相古今之厚薄，既升仲氏之堂，旋入东垣之室，兼而济之，各存其是，其书俱在。傥所谓参其人动静而与息相应，将在乎此？神而明之，岂伊异人欤？仆私喜鄙言之有征矣。时嘉庆十三年在戊辰八月朔日，同邑年家眷弟顾开雍拜手撰并书。

乾隆五十三年《娄县志·艺文志》卷十二曰：《医彻》，怀远撰。远字抱奇，书论伤寒兼杂症，孙诸生履中校刻。

时觉按：乾隆《娄县志》载录是书，且已刊刻，读王、顾二序，似嘉庆十三年初刻，前后有二十余年误差，尚不可解，待考。卷一伤寒，有伤寒论、两感论、太阳论、阳明少阳论以至诸证论及夹食夹气、坏证、遗毒，凡二十八论；卷二、三杂症，有中风论、虚损论、血症、咳嗽乃至腹痛、少腹痛、痈症等四十余篇，述内科杂病、外科痈证及五官、口齿病证；卷四女科调经、带症、妊娠、小产、大产及产后诸病外，述心肝脾肺肾五脏五大病，又有医箴六篇：疗医、心术、品行、明理、应机、决择。

《医学指南》 佚 1808？

清甘泉焦煐（炳文）撰

嘉庆十三年《北湖小志》卷六《家述》曰：焦煐，字炳文，通经学，尤深于易，补甘泉廪膳生。好聚书，多异本，皆手校之。湖中学者有疑，则就而问。性温恭醇粹，闻父怒则跪受，乡党宗族以孝称。年四十一而卒。元子伦士公悲愤甚，于楼下掘大坎，薪其中，尽以所聚书投之，烧三日，莫敢谏止。所著《易注》亦焚。惜哉！公面若虎，努目而视，见者却走，而独爱焦循。每呼至其园亭看花酌酒，欢笑累日，未觉其可畏也。尝以一砚遗循，今藏于箧。煐尤深于医，手著《医学指南》。

《医学示程》十卷 佚 1812？

清无锡邹麟书（鲁瞻，此山）撰

《江苏艺文志》曰：邹麟书（1727—1812），字鲁瞻，号此山，清无锡人。幼即有志汉宋儒学，为同邑顾栋高所器重。后肄业紫阳书院，院长沈德潜甚重之。清乾隆三十六年举人，四十六年大挑一等，以知县用，分发直隶,四十八年补授故城知县,勤于民事,积劳成疾,因请改补教职,五十二年选授江宁教谕,先后达二十一年,嘉庆十三年例迁升淮安府学教授,以年老乞休。以子鸣鹤贵,赠资政大夫、广西巡抚。邹鸣鹤《世忠堂文集》附《家传》,有邹安鬯《此山公传》。

时觉按:《锡山历朝书目考》卷八载录,《江苏艺文志·无锡卷》据邹鸣鹤《先府君行略》载录。

《医学指要》 佚 1814?

清上海李枝源(天和,春江)撰

嘉庆十九年《上海县志·志人物》曰:李枝源,字天和,号春江,监生。精医理,泛览诸家书,以为无出仲景范围者,治伤寒应手辄效。著有《医学指要》。

同治十一年《上海县志·艺术传》曰:李枝源,子调梅、舒亭皆能世其业。

《传心集》 佚 1814?

清上海张维勋撰

时觉按:嘉庆十九年《上海县志·志艺文》载录。

《济生宝筏》一百一十卷 佚 1820?

清宝山朱继昌(慎思)撰

光绪八年《宝山县志·人物志》曰:朱继昌,字慎思,乾嘉间人,精医,辑《济生宝筏》百十卷,手录藏于家。

时觉按:民国十年《宝山县续志·艺文志》载录。

《方脉权衡》不分卷 存 1821

清蛟川江维一撰,刘元晖(易门)订定

刘元晖序曰:业师维一江先生,蛟川西乡人也。世务农,九岁入乡塾,甫两载,即责以农事,先生乃以畜牧自任,意谓食牛于野,可手一编而读焉。有难字,归则请于塾师。不数年,所读经书盈尺,缘里中少儒者,启发无人,不克习举子业,于是从美学汤先生学岐黄之术。风雨饥寒,未尝不相随诊视也。年三十余,其术乃售。见贫人助以药费无德色,性古行方,平生绝无过举,临症之暇,读书小楼,此外一无与焉。凡天文地理、奇门六壬、史汉诸书,靡不通晓,故世之知者称为善人,不知者目为书痴也。集有《方脉权衡》一书以授及门,盖示人切脉以辨证,因端以施治,为初学之先路。古人谓得其要领,易于拾芥,求之多歧,则枝理繁碎,如涉海问津矣。晖不才,违先生教,不能造乎高明之域,近且老矣,尚何望哉?今钱子瑶仙以素丝之请,愧乏红蓝之染,不得已将先生之书增益之,且序其次第,为用功之阶级。以《内景赋》为首,俾知脏腑之位置也。谚有云:不识经络,开口便错,故列《经络歌》于次,脏腑明而经络熟,可以诊矣。因次之以切脉,脉象既悉,然后可辨症立方矣。世多杂症,故以伤寒继杂症之后,终之以死证者,亦免谤之一道耳。此采前辈之精华,为后学提纲挈领,庶几无望洋之叹也。能由是博涉诸家,考其异同得失而一归于正,良工岂难造哉?是为序。时在道光元年中秋日,刘元晖题于自知轩。

刘元晖题诗曰:力学沉思数十年,斑斑盈上鬓毛边。先前有志皆成幻,启后无人也可怜。太上恩情非是我,惟忧用老总由天。青囊一卷留知己,珍重从兹可着鞭。见有余纸,书此以赠瑶仙贤契,易门题。

时觉按:有抄本藏中国中医科学院,2009年收于《中医孤本大全》影印出版。蛟川,荆溪别称,在今江苏省宜兴市南。晋周处斩蛟于此,故名。

《医学举要》六卷 存 1826

清南汇徐镛(叶壎,玉台)撰

自序曰:医之为道,不外常、变二义。如某症用某方,是其常也,至其变,则病有合邪,方可借用,总在得其要而已。经谓:得其要而一言可宗。要之一字,最难言矣。自古及今,大家名家之书众矣,专守一说,则拘而不化,博览群书,则泛而无归。且方书著论于前,列方于后,每见学者喜于查阅其方,而于辨脉辨症之文反置之不顾。是集不载一方,即于论中见之,欲学者熟读而得其要,不徒以查阅了事耳。方书分门甚细,是集则约之又约。先以四诊者,治病莫要于望闻问切也;次以六经者,精于伤寒法,即可治百病也;次以时邪者,六气皆能为病，不独寒邪一门也；次以杂症者，遵仲景《金匮》之例，与伤寒分论之也；次以治法者，辨治标治本、孰缓孰急也；次以方论者，补前人之未备，即以补论中之未备也；次以新案者，见治病与读书不同，读书者论其常，治病者参其变也。集自古及今大家名家之所长，简而赅博，亦以少胜多，故以《举要》名之。仲景不云乎：苟能寻余所集，思过半矣。仆又何人，而僭辑若斯，恐不能有惠于后学，而反见笑于同人矣。时道光六年丙戌小春月，六十九老人徐镛于藕花居。

《中国医学大成提要》曰：清徐镛撰。镛字玉台，南汇人。其卷一列六经合论，卷二列时邪合论，卷三列杂证，卷四列治法合论，卷五列古今方补注，卷六列玉台新案。张声驰云：其论六经则条分缕析，论时邪杂症则语简旨赅，治法悉合乎机宜，论方不流于偏僻。其玉台新案，精思所致，仿佛古人，虽不逮石氏之精博，而其平时之精阐《素》《灵》，推原仲景，已可略见一斑。总之，石氏之书其原也，徐氏之书其委也，两书汇集，由原竟委之谓也。是书与《医原》，张谦甫尝于光诸十七年铅印合刊行世，通行一时，近年已不多见，爰再为校刊之。

《续修四库全书提要》曰：清徐镛撰。镛字玉台，南汇人。贡生，儒而通医，治疑难病有特识。是书论治皆合诸证之相类相关者对勘而得其枢要，曰六经合论，曰时邪合论，曰杂证合论，曰治法合论，附以古今方补注及自录医案。开卷言：仲景作《伤寒杂病论》，原未尝分为两书，六经分司诸病之提纲，不专为伤寒一证立法，故其论六经于仲景诸方贯串旁通，历举伤寒之方为杂病所宜用者，以《金匮》互证而益明。论时邪有常气、异气之不同，是邪、非邪之互异。暑有阴阳，阴非寒也，阳外而阴内耳。湿温先伤于湿，又中于暑，乃暑湿相搏而为病，治湿以苦燥之，以淡泄之，治热又宜苦温，佐以甘辛，以汗散之。内伤必稍兼外感，劳倦伤为不足，饮食伤为有余，夹食者先散其邪，次可消导。秋燥有兼时邪者，非概以清燥为治，必合祛邪法乃备。论杂证偏枯与风痱不同，痿与痹不同，原气虚与虚损不同，痰与饮不同，噎膈与反胃不同，呕与吐不同，咳嗽有外感、内伤之不同，血证有伤阳、伤阴之不同，郁证有六气五行之不同，肿胀及黄疸有阴阳虚实之不同，消渴有中消、肾消之不同，眩晕有痰火盛、肝肾虚之不同。论治法，脏腑之外，奇经不可不究，以奇经所主虽不同正经之证，其关于营卫则一也。经络不可不究，以初病在经，久病在络也。重证缓治而有不可不急者，病在危急，必出奇制胜，方能速愈。治虚邪者当先顾正气，补阴即所以攻热，补阳即所以攻寒。诸说皆统观常变，斟酌经权，可称通论。补注诸方，发明其功用，兼与相类之方互参，医案则可以证明论中之意义。是书于古今医说，实能贯通融会，由辨别以折衷，所谓提要钩玄，非同寻常之一知半解也。

光绪《南汇县志·人物志》曰：徐镛，字叶壎，号玉台，居城南，诸生。博学精医，侨居郡城，所交多知名士。嘉庆十九年《松江府志》修成，尝纠其误，撰《余议》四卷。晚著《玉堂小志》十卷，皆载南沙轶事。

时觉按：收于《中国医学大成》。

《儒门游艺》三卷　存　1829

清南汇徐镛（叶壎，玉台）撰

自序曰：余有《医学举要》之刻，盖欲学医年少知所入门也。先诵是编，复精求《内》《难》诸经、大家名家之书，则升堂入室不远矣。板刻既成，客有见而诘余曰：是编为成材计则可，为初学计则未之许也。余以为不然。成材之士已先熟读《内》《难》诸经，而又博览乎大家名家之书，眼高识广，何甘以区区一册动其顾盼哉？惟初习医业，都为通行粗直之书印定眼目，东抹西涂，故欲以《举要》者示之程耳。客唯唯而退。既而思之，客之言亦非无见。盖世之专攻于斯道也，初不辨书之或浅或深，或合或不合，惟取便于记诵，即为好书。爰为化板参活，作七言绝句九百余首，脉也，病也，方也，药也，同归一例，仍各自分门。不特习医者易于记诵，即儒门子弟值肄业之余闲，熟读是编，以之事亲则无愧乎孝养也，以之摄生则无愧乎既明且哲也，以之济人利物，则不致乎欲施恩而反招怨也。噫！六气侵人，通行贫富，士大夫或出或处，保无患病之时？儒而通医，自可处方调治，何致以百年至宝委付凡庸，恣其所措？殷殷为儒门劝正，汲汲为儒门虑也。余之心如是，既可以对古人，即可以质今人，知我罪我，不足论矣。时道光九年七月望日，七十三老人徐镛自序于学圃山庄。

张翼序略曰：我邑徐玉台先生，名诸生也，出经入史，著作等身，制艺而外，尤工吟咏，乡里咸推耆宿。而又究心医术，淹贯群书，撰成韵语，刊为《儒门游艺》三卷以行于世。其旨赅括而靡遗，其词简明而易读，是编一出，几于和璧隋珠矣。乃阅数十年而梨枣就湮，片羽吉光，难窥全豹，学者不免向隅。兹有沈君梅溪、王君雅驯女生，博访遗编，幸获完璧，重付梓人，嘱余为之序。余自惭门外，莫赞一词，第以沈、王二君既精医理，尤复集思广益，景前贤之矩矱，示后学之津梁，而玉台先生之大著亦赖以不朽也。因为之述其缘起云。同治十三年岁次甲戌夏,后学张翼拜题。

叶湛汪序曰:夫医之为道,自《灵》《素》以下,代有名人,历有著述,如仲景、东垣、丹溪辈,皆迥出凡流,世咸宗之。但仲景之书辞义古奥,虽经名家之注疏,亦未能尽晰其理。近代以来,名人虽不少,而未能如玉台先生之疗病皆本《灵》《素》,有仲景之风。所著《儒门游艺》三卷,撰成韵语,于道光间梓行于世,兵燹时板湮毁。余家所存者仅药品一卷,尚属原刻,其余系余幼时所抄,讹字甚多。兹有金报倪君,久精医理,心存济世,余请其校正,并为之跋,重交剞劂氏编行于世。不特业此之得益,而儒者观之亦足以保身家,其功乌可轻视哉?未必非有补于世云尔。是为序。同治十三年岁在甲戌仲秋上浣,后学叶湛汪拜题于笋里南木楼舍。

倪金报跋曰:《儒门游艺》三卷,南邑玉台先生所著也。先生镛其名,徐其氏,居邑之南门街。初业儒,补博士弟子,蜚声庠序间。后精岐黄,驱使草木,活人无算。爰将病源、药品、医方编成词语,非特为医计也,即业儒者案置一编,朝夕吟咏,不几以是书为延年录哉?是书久已梓行,兵燹后板被毁,书之存者亦十不获一。邑中翠岩叶君,家本名儒,性耽医理,所藏旧本药品一卷,尚属原刻,其余抄写,不无亥豕之讹,嘱余校正,并乞弁言,重付枣梨,以垂久远。业医者以此为枕中秘也可,业儒者以此为养生论也亦可。后学倪金报拜跋。

王雅驯跋曰:《灵》《素》诸书不易参,有谁肱肯折经三?先生悟彻轩岐旨,韵语编成性理涵。三卷辞无纤屑误,七言义任智愚探。重刊赖有诸同志,留与儒门作指南。同治十三年岁在甲戌秋七月,后学女生王雅驯俚言拜跋于叶氏是政堂之西轩。

光绪五年《南汇县志·人物志三》曰:徐镛,字叶壎,号玉台,居城南,诸生。博学精医,侨居郡城,所交多知名士。嘉庆十九年《松江府志》修成,尝纠其误,撰《余议》四卷。晚著《玉堂小志》十卷,皆载南沙轶事。

时觉按:又名《儒门游艺歌诀》,有道光九年学圃山庄刻本藏上海中医药大学。《吴医汇讲》卷九收载其《四大家辨》《论医家必读》《论读景岳书不可专得其温补之益》三文。

《敬信录》四卷 存 1834

清吴县徐荣撰辑

时觉按:全书内容:卷一摄生编,卷二妇幼,汇辑《达生编》《慈幼编》《遂生编》《福幼编》,卷三杂症良方,卷四《孙真人海上方》《风药论》。同治三年董儒翰辑为《百试百验神效奇方》二卷。光绪三十一年增订,为《增订敬信录》。有光绪二年丙子养怡居刻本藏湖南中医药大学,有光绪三十一年乙巳武昌宏道善堂刻本藏江西中医药大学。

《遵切会同》 佚 1837?

清川沙周清撰

时觉按:道光十七年《川沙抚民厅志·杂志》之《艺文》载录。

《回春谱》 佚 1838?

清金山何锦撰

时觉按:民国《重辑张堰志·艺文》载录。

《医学传心录》一卷 存 1839

清上海刘一仁撰

时觉按:抄录于道光间,封面有"上海刘一仁"五字,无序跋,以歌赋述诊脉、汤头、本草及内科、妇产科证治,凡八十七章。《联目》《大辞典》均不载,有抄本存世,1954年河北省卫生工作者协会改名《中医捷径》内部出版;1958年河北省中医研究所筹备处据抄本校订排印。嘉庆十九年《上海县志·艺文》载录,明上海刘全德有同名书,而全德字一仁;《联目》载刘全德有《传心诀》一卷抄本藏上海中医药大学。二书篇目大体雷同,则刘一仁即刘全德,明人,则是书当成于明。

《传心录辑注》四卷 佚

清崇明樊嘉猷(献可)撰

光绪二十五年《海门厅图志·寓贤列传》曰:樊嘉猷,字献可,崇明人。从同里施云升习痘科,治证有奇效。遇贫家，予药饵不索直，危证昏夜招之罔弗往。晚益嗜学，通绘事，画蔬尤入神品。著有《传心录辑注》四卷，藏于家。

《修元大道》三卷　佚　1839？

清甘泉方奇(问之，偶金，善昌)撰

时觉按：光绪七年《甘泉县志·方伎》载录，分三章计三卷，白菊溪、陈芝楣序刊行于世，今未见。陈銮，字仲和，亦字玉生、芝楣，江夏人。嘉庆二十五年进士，道光五年擢松江知府，调苏松太道，升苏松粮道，升江苏布政使，又升江西巡抚，再调江苏，后升两江总督，兼署江南河道总督，卒于道光十九年。故是书成于道光五年至十九年间。

《类证治裁》八卷　存　1839

清丹阳林珮琴(云和，羲桐)撰

自序曰：司命之难也在识证，识证之难也在辨证，识其为阴为阳，为虚为实，为六淫，为七情，而不同揣合也，辨其在经在络，在腑在脏，在营卫，在筋骨，而非关臆度也。顾脉理易淆，洞垣谁属，赖古作家别类分门，条列治要，且于一证，错综疑似，缕析丝分，参合脉象，详哉言之，仰见心裁独出矣。然不先窥《内经》奥旨，则皆无本之学也。邃古圣人，尽己性，尽人性，参赞元化，仁寿斯民，其心法备载《灵》《素》各八十一篇。自越人祖述心法，垂为《难经》，嗣后长沙论伤寒，分究六经，河间治温热，专主三焦，东垣倡益气补中，丹溪创滋阴降火，济偏补缺，要皆上阐经训，下启法门，卓然自成大家。由有明迄今，诸名家亦无不根柢圣经，发挥心得，以著于篇，学者研经，旁及诸家，泛览沈酣，深造自得，久之源流条贯，自然胸有主裁。第学不博无以通其变，思不精无以烛其微。惟博也故腕妙于应，而生面别开；惟精也故悟彻于元，而重关直辟。平时灼有定见，临证不设成心，诊毕矣审用何法，法合矣选用何方，权衡乎禀之厚薄，病之浅深，治之标本，药之浮沉，及一切正治从治，上取下取。或上病取下，下病取上，或从阴引阳，从阳引阴，必先岁气，毋伐天和。乃知执一者拘，多歧者泛，师心者愎，随俗者庸。至于体贴病情，曲折都尽，刀圭所投，立起沉疴，善矣！若犹未也。一法未合，虽古法宜裁，一方未纯，虽古方宜裁，必吻合而后已。此其难，殆又在识证辨证后乎？乃观近日悬壶家，大率学殖荒芜，心思肤浅，甚则治温疫以伤寒法，治血枯以通瘀法，与夫喜行温补，不顾留邪，动辄攻消，不知扶正，轻者重，重者死矣。予思矫而正之。己巳计偕后，归而就馆，笔墨少闲，爰始搜辑。丙戌后，又苦南北奔驰。今老矣，分编讨究，惧有遗珠，除伤寒全帙无容赘衍外，余多宗经立论，酌古用方，更欲略辑疡科，兼及幼科，而老病浸寻，来日苦短，缺略之憾，统俟续成。且生平本不业医，间有治案，附于证后，非云程式也，聊存梗概，以寓别裁之微意云尔。编名治裁，愿与有志医学者共裁之。道光十九年岁次己亥端午日，丹阳林珮琴自题。

桂超万序曰：医之为道，必其人有中和仁智之德，而又洞乎阴阳之理、性命之源，寒暑异宜，南北异禀之故，沈潜焉以察其微，反复焉以穷其变，而后能消疵疠，益虚孱，以平造物之憾。此治病之道，昔人所以谓通于治国欤？丹阳林君云和，与余同举戊辰乡试，订交于京师，既而别去，不相问者三十余载。丁未冬，君之子芝本携君所辑方书曰《类证治裁》者，乞序于予，始知君之亡亦且八载矣。君直外方内，治学有根柢，己巳礼闱报罢，退而学医，活人甚多，术既益精，而病世之业医者空疏不学，或拘于成法，以蹈偏驳失中之弊，于是汇辑古方，别裁至当，蕲与人人共明之。呜呼！其用心若此，可不谓中和仁智之君子乎？余固懵于医，于养身济世之术未有得，春官十上，幸获通籍，而衰态遽侵。今兹待罪吴趋，当时同榜中如顾耕石诸君，均先朝露，无可与语，回首今昔，益信穷达一致，劳劳于仕宦而以隳其所业，曾不若君之穷居著述，犹得就一艺以自名，此则序君书而不能无慨于中也。至于是书之蕴，足以抉阴阳而托性命，后之读者当自得之。且已详于君所自为序，故不赘述云。道光岁次丁未十月，知江苏苏州府事年愚弟桂超万拜撰。

吉钟颖序曰：先祖大银台渭厓公，于乾隆年间奉命总阅《四库全书》，获见神农以来医家言著录于文渊阁者九十六部一千八百十有三卷，附存其目者九十四部六百八十一卷。尝语颖曰：旧史医家多置之简末，今《四库全书》子部分十四家，儒家第一，兵家第二，法家第三，农家第四，医家第五。医虽一技，民命攸关，其特升诸他艺术上，有以也。渭厓公博涉于阴阳术数六壬声律之书，手录甚夥，独医类无手定本，家传唯先大夫澹松公《批订叶氏临证指南》，手泽犹新，顾颖卒未能读也。林羲桐先生嘉庆戊辰举乡魁，墨艺脍炙人口，尤精岐黄家言，贯串于《灵枢》《素问》《难经》诸书，以意为变化而不泥于古。著作之暇，以济时为心，士大夫皆礼敬之，余久耳其名。丙戌，余服阕，入都谒部，先生公车北上，相晤于都门，获闻绪论，盛德君子，一望皆知。辛亥春，嗣君筠石茂才将刊先生所著《类证治裁》书，而以序嘱余。书凡八卷，外科附焉，别类分门，前列论，方次之，案又次之，殆与《沈氏尊生书》体例略相近，然详略轻重之际，妙于剪裁，开卷了然，言弥简而法弥备，使夫颖悟之士既得所范围，中材而下亦得循涂以赴，学者固当分别以观矣。昔人论《难经本义》，谓滑寿以文士而精于医，故所著较诸家所得为多，予于先生亦云。筠石嗣其先业，揆度奇恒，无不立效，叩其所学，盖得于是书成法为多，顾不肯私为家传，而公诸同好，其能体先生济时之心者矣。先生所著有《来燕草堂四书文》五百余篇、《来燕草堂古文》二卷、骈体文二卷、《高卧楼古今体诗》二卷、《百鸟诗》一卷、《诗余》一卷，皆予所服膺者，筠石倘能次第开雕，以昭先择，是又余之厚望也夫！咸丰元年岁次辛亥孟夏之月，赐进士出身诰授奉直大夫四川会理州知州同里愚弟吉钟颖顿首拜撰，时年八十有五。

蒋启勋序曰：同治间，余守润州，后又承乏江宁，林生崧广至署来谒，盖余守润州时所取士也。出其先祖羲桐先生医书一册，乞序于予。书固有余先师芗畦吉君原序。先生与余师素号神交，知先生以经济之学郁不得志，沈潜泛览于古来之医集，抉其精英以为是书，卓然必传于后，无疑也。余疏于艺术，医学一道，概未有知，而劳劳仕宦，捧檄东西。窃以牧民之道，其通于医术者，为生告之。当乱离之后，民生凋蔽，培植之政，犹医之急补元气也。奸民猾吏，非种必锄，犹医之涤瑕荡秽，不遗余力也。政治之施行，必求其利害之所在，犹医之分经分络，不得妄施药石也。其他正治从治之道，君臣佐使之宜，虚实损益之故，调和血气，燮理阴阳，良医之于病，亦犹良吏之于民。昔人所以谓治病之道通于治国也。使先生当日幸获通籍，出经济之学以治民，当有更传无穷者，乃先生以大用之才，有绪余之见，阅是书者，咸为先生惜。不知士生一世，只求有益夫生民，治病治民，其揆一也。今先生之医术传，先生之经济不因是深人想象欤？既为生告之，遂书之以为序。同治十三年，知江宁府知府事天门鹤庄蒋启勋拜序。

谢希昉序略曰：咸丰丙辰年间，余避乱浙垣，获《类证治裁》一书，取而阅之，反复而详辨之，见其理明辞晰，言简意赅，论证施治，无不根柢圣经，发挥精义。首列别类分门，次及附方医案，条贯详明，丝分缕析，令人开卷了然。盖取法于古而不泥乎古，自有得心应手之妙。予于医道自揣未能，窃叹世之业医者大都师心自用，随意揣摩，甚且高自位置，不轻示人。每见穷乡僻壤之所，藜藿单寒之家，有恙沾体，无力求医，听其不药自愈。讵知药弗瞑眩，厥疾弗瘳？始则抱病缠绵，终乃酿成莫救，良可慨也。于是欲将此书广为传布，奈原版未获，印刷无从，爰不惜工赀重付剞劂。俾购是书者，得病寻方，因方治病，其于养生济世之术，不无小补云。时同治丁卯六年孟夏月，崇仁谢希昉旭初氏识。

林植本跋略曰：先伯父羲桐先生，以制举之学著声艺林垂六十年。学者览其遗文，望洋而叹，意谓先生毕生之精力殆竭于此，而弗暇以他及，而不知自其少壮喜读方书《五色》《奇咳》，术随年进，洎乎手订《治裁》书，壹志殚心，与老病相终始，固自有不朽之业，而如是乎身心以之者在也。先生熟精《灵》《素》之言，因遂博观仲景以下诸名家书，既已穷极源流，然犹深自韬晦，游迹所至，有主宾数年无识其能医者。里居日久，数察奇恒，声誉所归，丐请至莫可却，则慨然以生人自任。羸童贫叟，匍匐偕臻，靡不乐效其术，乃至富家大族，介其所亲，延缘造请，辄十不一二应，曰：彼岂藉仆生之者？其不屑于应酬如此。是书稿凡数易，尝语植本曰：著书贵适于用。吾年且老，用吾术生人固有尽，吾书成，庶救时之心与无终极耳。又曰：近世名家著述，其号为集大成者，卷帙繁富，学者恒惮于诵习，又或主辨析名理治法，弗取其备，中材之士，亦无由就一人一证而悟其全。吾书务言简意赅，使人开卷了然而已。呜呼！此殆即先生晚年刊落浮华，粹然有用之言乎？植本愚懵无识，于先生著述精意不能有所阐发，第就先生勤于学术而慎于用术之实，以及当时辟咡之言涉是书者著于篇，俾读者有所据以考焉。先生生时，子芝本方习科举，先生未尝授以医，及卒，而求医者谓当有异闻，仍踵相接，不得已，循是书成法以应求者，而所投辄验，所以勉勉于是刻者，又岂徒存先人手泽之意云尔哉？时咸丰元年岁次辛亥端阳前二日，侄植本谨撰。

林芝本跋曰：医病易，著书难；著书易，著书而有益于天下后世难。先君著《类证治裁》，以数十年之精力，搜罗历代，纵览百家，采择精英，折中至当，中而不偏，简而能备，层层推勘，缕析丝分，广大精微，靡不包囿，实足扩大前圣不传之绪，启后人入道之门，而大有益于天下后世者也。彼医籍中或失之凉泻，或失之温补，或失之疏漏，或失之浩繁者，相去天渊，乌可同日语耶？咸丰元年，付之剞劂，八月告成。六年兵祸，板毁于火，迄今二十余年矣。先君之著作文章，其可流传于后世，垂法于将来者甚多，竟以风霜兵燹，散轶无存，而是书早付手民，遂若神灵呵护，贻留至今，卒得善本，可以重锓。怂恿是举者谓：前日之开雕，其力可以至今，今此之重锓，其力之贻留，不卜而知更远。此非独是书之幸，抑亦天下后世之幸也。重锓之举，又乌可缓哉？光绪十年中秋前，芝本谨跋。

传略曰：府君讳珮琴，字云和，号羲桐，先祖翠岩公次子。幼谨愿，不好戏弄，尝自塾中归，有忤之者，怒而色赤。翠岩公见之，教曰：君子所以学，为能变化气质，汝坐不解此语耳。府君志之，终身不敢忘。乾隆戊申，翠岩公以曾祖父母命，视叔祖养三公于武都，府君作忆亲诗转忆翠岩公之念曾祖父母也，有"秦关雪尽增春水，汉塞天低望白云"之句，公归见之为泪下。方公之归，晓行抵邗上，策骡过霜桥，蹶而溺，沉浮乱流中，掣骡尾得出。时冬月，衣履沾濡，行数里始抵逆旅，由是感寒呕哕。其明年，曾祖志开公病膈噎，公设神位空室中，伏地祈祷，常至夜分，及秋反得热疾，竟先志开公卒。越数月，志开公亦卒，家计窘甚。府君与叔父纫秋公、季父钧磻公、从叔西珍公，从张斐园先生学，而修脯无所出。府君虑厪叔祖升儒公忧，乃携钧磻叔父馆于邻村，纫秋叔亦馆村塾，为西珍叔父课读。伯父辑五公助升儒公经理家政，俄而伯父亦以瘵卒，所得馆谷丝粟，悉归升儒公。胡希吕学院岁试，府君以第二名入县庠，诸叔父亦相继游庠。嘉庆戊辰恩科乡试，府君中式经魁，人谓吾祖孝行食报之始云。府君湛深经术，为文苦心融炼，务去陈言，每属稿成弗惬，辄弃去更草，如是数四不厌。为生徒点窜课作，亦一字不苟。或病其典重，谓于场屋风气非宜。笑应曰：讵有是耶？性沉潜书史，一寓目辄已默识，所屋室躬自洒涤，几席无纤尘，独坐晏如，足迹罕履城市。己巳礼闱报罢旋归，先有讹传中途被盗劫者，祖母邹太孺人大忧，因是终祖母之身不与会试。丙子八月祖母卒，先兄舫湝先一月殇。道光甲申，先兄伟堂暨先姊三姑相继殁，府君尝自言，独居循省，万念都尽。丙戌岁，亲友谓府君当预挑选，迫促登程，行至固安渡桑乾，值大风雪，太息作客路吟，谓此生不宜再慕虚名渡河而北也。盖自己巳至丙戌，始再入都，然已大非府君意矣。初，志开公尝以手录方书付府君曰：后日习此，可以救世。府君读之有省，因遂博观《灵》《素》以下诸名家书穷，日课生徒举业，灯下披阅方书，以油尽为率。凡数十年，以疾就者皆急之，起奇疾甚多。其有证非不治，卒迁延至死者，虽年久仍恨之以语儿辈。因叹世俗之多误治也，思有以正之。丙戌自都中归，始令就医者还所服方，择其要者著为医案，前列证论，题曰《类证治裁》。丙申夏，患热疾几殆，冬月复病咳喘，精神大衰，惟眼独明，于未病先作小行楷，无须眼镜，喜曰：此天助我成此书也。为之愈恐不及。己亥春，咳喘益剧，自知不起，而深以《治裁》书未成为憾。实则所撰凡三十万言，分八卷，列证一百一十有奇，内科可称大备。床褥间自制书序及凡例，命芝本录之，自谓如春蚕到死丝方尽也。呜呼！伤哉！府君孝爱仁慈，笃于骨肉之谊，而闵凶夭折，所以处之独难；扩乎同仁之情而澹泊贞廉，所以取于世至约。隐居怀道，以著述自娱，行谊文章，卓然可师表后进。不肖芝本，学行无似，邀志铭以光泉壤，大惧先业遂就湮没，谨撰次其略，俟后世君子乐阐幽德者采焉。府君所著《四书文》及《诗古文》《诗余》十余卷，《类证治裁》八卷，均皆手订。府君生于乾隆壬辰十月初六日，卒于道光己亥六月十六日，享寿六十有八。配吾母薛氏，生不肖三人，长伟堂，次舫湝，先府君卒，次即芝本，女一，字眭，亦早卒。孙五人，崧庆、崧庠、崧福、崧庚、崧□，皆业儒。男芝本泣血谨述，赐同进士出身知江苏苏州府事年愚弟桂超万顿首拜填讳。

光绪十一年《丹阳县志·方技》曰：林佩琴，字云和，号羲桐，嘉庆戊辰恩科举人。学问赅博，尤精于医。尝著《类症治裁》一书，仿《史记·仓公传》刊行于世。

时觉按：咸丰元年丹阳林氏研经堂初刻，同治六年谢希昉、同治十三年蒋启勋分别撰序重刻，有版本十余种。

《医学摘要》 佚 1840？

清高邮张枢（抚辰）撰

民国十一年《三续高邮州志·人物志·艺术》曰：张枢，字抚辰，道光时人。精研《难经》，直穷其秘，为人诊视，必得病源。村人因患风挛，误食蛇肉不化，腰间如带束，气塞垂危，枢以白芷、焦楂俱近斤与之服，病立解。类此甚多。著有《医学摘要》，待刊。

《医略十三篇》十三卷 存 1840

清镇江蒋宝素（问斋，帝书）撰

自序曰：天覆地载，万物悉备，莫贵于人。人所生者神也，所托者形也，疾病所伤者，形与神也。形与神俱则生，形与神离则死，死者不可复生，离者不可复反，故圣人重之。神农著《本草》，黄帝著《内经》，上揆之天，下验之地，中审之人。世异时移，因机动变，使各得其所，不致夭殃，然非明哲，孰能究其文，通其意，以应万病？几千年来，得其要领者，越人设问难，仲景述伤寒而已。甚矣哉！天下疾病若彼其蕃变也，明哲如此其难得也。以天下疾病之蕃变，而求不世出之明哲，此慎疾者之所共忧也。即使明哲生于当时，无能亲身户治天下之病，即使身亲其役，又乌能使天下之人尽知明哲之为明哲也？嗟乎！古今之远，岁月之长，海宇之广，疾病之多，俗情之谬，药石无知，生死难明，藏府不能言，扁鹊、仲景不可复生也。素甚惧焉，乃因家君医话、业师医案，著《医略》八十一卷，先刻六淫门十三卷以问世，幸天下明哲惠而教我。时道光二十年庚子冬至日，镇江蒋宝素自序于快志堂。

潘世恩序曰：《医略十三篇》，乃京口蒋君宝素手著。京口于吾吴为同里，是亦延陵一大郡会也。予自历官台省垂四十年，于里闬奇材异能之士鲜所知者，向闻王九峰、蒋椿田工岐黄术，名噪一时，宝素则椿田之哲嗣，而九峰之高足弟子也。近亦有声大江南北，生平好读三坟，锐志于扁卢之学，其造诣之浅深高下，虽知之未悉，然能述父师之训，折衷于三折肱诸家之说，本经义以立言而著为是编，则其用力于《灵枢》《玉版》之书概可见矣。昔范文正有言：不为良相，当为良医。宝素则谓为医等于为相，以为方家之刀圭量剂，可通于宰辅之鼎鼐和调。会予方忝任保衡，乃因其同邑及门李雨人殿撰请序于予，将以征信于时。《书》不云乎：若药弗瞑眩，厥疾弗瘳。史有之良药苦口利于病，忠言逆耳利于行。然则宝素所为比例于良相良医之论，理或然与？虽然，予滋愧矣，爰书以质之宝素，弁诸简端。吴县潘世恩撰。

阮元序曰：阴阳风雨晦明，天之六气也。阴淫寒疾，阳淫热疾，风淫末疾，雨淫腹疾，晦淫惑疾，明淫心疾，是六气者，乃人生致疾之原也。盖人生不能无病，治病必先赖乎医，是医也者，病人生死之所寄也，顾不重乎？治病者必先求之于形与神，然后求之于藏府，能求之于形神藏府，即有危险之症，亦莫不了如指掌而得心应手矣。无如今之时医，于人有疾，不论其轻重虚实，概目之曰感冒风寒、饮食停蓄。不知伤寒者则恶寒，伤食者则恶食，果伤乎食，在病者自不欲食，今并能食者而亦禁之，将正气渐亏，百病从兹而入，其可危也。抑知人之所恃者正气耳，使正气充足，则百病无由而入，如正气不足，则难言之矣，岂止于一感冒风寒、饮食停蓄不能霍然而愈已耶？以是推之，则人之正气不能不固也明矣。即如书中所言，人之各病之事甚夥，内有论《伏邪》一篇，诚可谓剀切详明，无微不至，深得夫医理，足为后世之楷模也。彼世医其能辨之耶？纵能辨之，亦仅辨夫外感之初症，而难辨夫内伏之危症也。予素不习医，于凡医家之言，无不细为留意。顾方书虽多，而其议论百出不穷，悉未能细考其实，难免无误。今因柳君宾叔见示京口蒋君宝素手著《医略》一书。蒋君，京口人也，于吾为同里，是亦延陵一大郡会也。其言人之致疾之原，无不深求其故，已非世之为医者所能及其万一，而尤详者则莫过于《医略》中之《关格考》《人迎辨》两篇，此可谓济世之书也，可谓传世之书也，即使扁鹊、仓公复生，亦无出乎其右矣。爰此笔以书之。是为序。时道光二十八年二月，扬州阮元撰。

周之琦序曰：语云：医之为言意也。夫人而知之矣。然世之业俞雷者所在而有，其庸庸者无论矣，即专门名家，或拘于偏见，或泥于古方，可以偶一戈获而未可以百发百中，诚欲得医之意，必万全而无害者，不数数觏。予自宣抚粤西，以四时皆夏，一雨成秋之风土，时婴小疾，未暇延医，间尝就验方以意为之，无不应手立瘥。一日，与李雨人学使相过从，谈次及之，雨人为言其锦乡丹徒有蒋君宝素其人者，幼以贫而失学，比长乃究心经籍，锐志学医，承其父椿田老人家传，且得名医师王九峰氏秘授，未几而声誉骤起，所至之处，其病若失。因示其所著《医略》一书，读之于表里阴阳虚实之辨，与夫心肝脾肺肾之源，直可按图而索骥。盖其书原本经术，参考诸家而撮其要旨，病虽万变，理必一归，察脉既真，斯投剂不妄。其目仅十有三篇，而方术家之能事毕矣，奚必博称远引，侈陈夫青囊金匮为哉？用为述其大略如此。中州周之琦序。

李承霖序略曰：吾友蒋子宝素，年甫志学即学医，务精其业，多读书以养其原，其诊脉也洞见症结，言足以显其情，沉疴痼疾，应手若失。余不知医理，但观其效，以为邑有蒋子，一邑之厚幸也。比及见所著《医略》，原本家学，阐发师传，证以六经，参以各说，食古而化，因时制宜，然后知其用心之挚，非儒者剽窃所可同，出而问世，是非真伪，必有能辨之者。是书既传，庶乎医学之不坠，而人皆有生理矣。蒋子体羸瘠若不任事，而风度飒爽，神明殊胜，知其有异人者。比年患怔忡，盖思虑过甚所致。余深愿其慎自珍重，益广其业，令天下得见全书，虽不能争相延请，而缘其立说以为准则，由是伸躄起废，各为全人，是则蒋子所加惠者，固不独一邑之人已也。道光辛丑岁抄，同里愚弟李承霖序。

卓秉恬序略曰：丹徒蒋君宝素，幼极贫，年十四始识字，述乃翁椿田老人家学，并从里中良医王九峰游，尽得其传。不数年而声华藉甚，远近争迎者纷至沓来，不啻和缓之往还于秦晋也。于是本之经术，邃于方剂，自《素问》紫书，旁及仲景、东垣诸名家，芟其芜杂，荟其精英，著《医略十三篇》。及门李雨人殿撰携之京邸，导其意，问序于予。取而观之，觉理之微者无弗显，效之捷者益其神，凡君臣佐使、表里寒热诸大端，举其粗略，而他本之详都不外是，将吾意所解而口不能宣者，亦莫不能了然在目。术家脱皆由是引而伸之，触类而长之，庶乎其易知易能，而亦可以深信无疑也夫？是为序。成都卓秉恬撰。

殷寿彭跋略曰：镇江蒋君承其家学，医名噪于时，尝著《医略》八十一卷，卷帙繁多，先梓六淫门十三卷。首列形证，次列医方，终以己意辨难折衷之，卷后附古方及其关格考、人迎辨，剖析毫芒，详明精确，不泥于古，亦不戾于古，于诸证轇轕疑似处，如烛照数计，如洞垣一方人。夫古之医者，皆刀锥针砭挢引毒熨之，非徒恃汤液也，故药瞑眩而效亦易征。今则专藉草木之滋，以争呼吸之际，而又不能于九窍九藏之脉两之参之，以视其变与动，而反诩诩然以为卢扁复生。得君是书，熟读而深思，其亦可以戢虚憍之气而进乎道矣。道光癸卯，吴江愚弟殷寿彭跋。

《珍本医书集成提要》曰：王九峰、蒋椿田两医皆名盛一时，本书著者蒋宝素为王九峰高足弟子，蒋椿田授业令子。以《九峰医案》《椿田医话》互相参证，加以自己经验以成本书，计十三篇，分十三卷，末附《人迎辨》《关格考》两文，其学理方论之切合实用，可想而知，故当时潘世恩、阮元皆为之序。

时觉按：收于《珍本医书集成》。光绪五年《丹徒县志·艺文志》载录《医略》八十一卷。

《医略稿》六十七卷　存　1850

清镇江蒋宝素（问斋，帝书）撰

自序曰：《医略稿》八十一卷，有草创之稿，有改定之稿，有誊清之稿，凡三易。道光庚子所刻《医略十三篇》，即誊清前十三卷稿也。值壬寅兵燹，誊清、改定二稿皆失，惟存草创之稿亦不全，尝置案头，每欲重为改定，奈四方就诊人多，居无暇日，为之怅然。同里赵云生见而奇之，以为经史子集言医，从未有与方书合论者，遂付剞劂，以故次序颠倒，字句脱落，俱未能免，希同学谅之。道光三十年庚戌长至日，镇江蒋宝素自序于快志堂。

时觉按：有道光三十年庚戌镇江快志堂刻本，另有道光间赵云生刻本作六十五卷，藏中国中医科学院。

《辨证求是》五卷　存　1842

清山阳邹承禧（杏园）撰

自序曰：愚从束发习医以来，先大人耳提面命，庭训谆谆，嗣以质愚性鲁，愧无寸进，颇为自忧。于是专心致志，进与病谋，退当心谋，愿以车笔斗墨，晨窗夕几之功，分门别类，集成《辨证求是》一书，以慰心意。然又恐涉猎不精，反为世害，是以集成后置之高阁，饱鼠养蠹而已。况年逾见恶，尚乏子嗣（拙著未付梓时，已于道光二十七年丁未，余四十八岁生一豚儿，名福长，字寿生。此序成于数年前，故有是言。今附志之），家运颠连，兼患血证，其车笔斗墨之功，恐未能酬也。然车笔斗墨之功终不忍释，勉力将稿中繁者删去，仅取十中之一，敷布陈明，重在辨证，求其是处，因而定名，然后用药，不循方书门类，惟提神作想，洄溯来源，以启临诊时之智慧，得病处所以然之结构，或免歧路亡羊、此是彼是之苦，而尤于病传证变，必如舟行海中，飓风四至，犹能知方识向，则路径清真，把定舵杆而进焉。故此卷内条目不限篇幅，言东略西，当说反隐，参差突出者，正以从来书籍统论浩繁，读者习焉不察耳。余意欲以一言半句，醒豁其间，曰《辨证求是》，为辨其疑似之证而求其实是也。篇中查检之法，全在推寻目录，自见领袖布置，相因而及，故立言不繁，阅之不厌。虽无全豹可窥，或可作闲词寓目也。其有不到之处，尚祈方家谅之。时道光二十二年壬寅二月吉旦，淮安山阳邹承禧杏园自序于袁浦还读斋中。

李宗昉序曰：余幼习制举业，登第后直承明，分曹禁近，轺车造士，槐市衡才，轩岐家言，未遑宣究。顾从汪文端公游最久，燕闲之余，或纵言及医，亦复时有领会。同里吴丈鞠通刊《温病条辨》，时文端公与之往复参订，又得闻绪论焉。岁戊戌，温病盛行，自都下蔓延畿辅，累月未艾，偶以问鞠通，鞠通曰：吾年耄矣，杜门不为人诊，未审其气，安知其所止？然未尝无知之者，里中杏园邹生，昨有书来，云：本年戊为火运，太徵生化，戌为寒水，太阳司天。于初气，温病乃作，至三气，相火为加，临寒水克制，病寒反热，故温病不已。须俟此气泄尽，甫得解耳。且言温病非仅阳毒，兼有夹阴毒者，义见仲景阳毒对阴毒条内。此生真出蓝之彦也。余闻斯言，窃心识之。逾年，奉讳归里，得晤邹生，并悉其所著《辨证求是》。全编心气和平，说理朴至，其辨证也，条分缕析，不固不偏，其求是也，曲证旁通，必详必确。虽未知汪、吴二公以为何如，而自余观之，则亦可谓苦心深造而有得者矣。爰书数语于其简端。赐进士及第礼部尚书都察院左都御史同里弟芝龄李宗昉识。

安振业序曰：余曩在山盱工次，偶患腹右牵痛，归延杏园邹先生诊之，服药颇效。既而时痛时止，谓所患之根蒂在络也，更延他医治。阅一载，转觉舌黑口渴，羸瘦脉弱，他医谓宜补阴，进以滋腻，久服鲜效。复就杏园而询之。杏园曰：此脾痹证，不得泛用滋腻。因出其自著《辨证求是》一书，载此证于简端，论辨明确，依其主治，霍然而瘳。窃谓杏园临证察脉，独造精微，故凡遇一证，认清藏府，析其毫芒，无不应手而愈。是书之成，历数十载，搜讨之深，考辨之益，实事求是，嘉会方来，洵能升古人之堂奥，为俗学之针砭。余佩其志之专，益信其功之伟也，爰怂恿付梓，以广其传焉。军功赏戴蓝翎统辖河营参将愚弟子勤安振业拜序。

光绪十三年《阜宁县志·艺文》曰：邹杏园，山阳人，居东沟镇，太学生，工医。

时觉按：有咸丰元年、咸丰九年春回堂刻本分别藏南京图书馆与苏州中医院。

《仁寿镜》佚　1842？

清江阴姜礼(天叙)著

道光二十年《江阴县志·人物三》曰：姜礼，字天叙，精医术。其治病，立功过格，日记得失。著有《仁寿镜》《本草搜根》行世。子孙世其业。

时觉按：是书已佚，其《本草搜根》现存，有清抄本藏中国国家图书馆。

《辨证录》佚　1844？

清江宁胡大猷(新斋，新侪)撰

时觉按：光绪六年《江宁府志·艺文上》载录。胡大猷著《约退斋医说》二卷，有医话医论三十六篇，道光二十四年刻本藏浙江中医药大学，故是书亦成于道光间。

《医学指归》二卷　存　1848

清高邮赵术堂(观澜，双湖)撰

自序曰：余少时立志于儒，因祖母病笃，延医罔效，深以不知医理即不能事亲为憾，遂肄医。读《内经》诸书，乃知天人合一之道本与儒通，其理微，其法妙，愈加考核，愈觉艰深，初尚半明半昧，继则将信将疑，几有望洋之叹。窃以医之为道，外感、内伤为证治两大关键，去其所本无，复其所固有，儒如是，医亦如是，可两言而尽之。盖六淫外袭，身中气血日失和平，有汗吐下和之治，是去其所本无也。若七情暗伤，身中气血日就亏耗，有滋填培补之治，是复其所固有也。然不知十二经络，不辨虚实表里寒热温凉，差之毫厘，谬以千里，举手便错。卅余年来，恒潜心于此辨究，如履虎尾，如涉春冰，不敢以人命为尝试，惟谨守规矩之中，不矜奇，亦不炫异，谓我拙者听之，笑我迂者亦听之，终其身日以寡过自期。平居用药，悉遵本草用药式，熟读黄帝《灵枢·经脉篇》及诸穴分寸歌，日加探索，爰集成经络解、病证解、治法解各十二篇，并绘成十二经图、十二腑脏图。作者谓圣，述者谓明，即仅云述，余亦何敢？不过编释一册，愿后之子孙能儒则儒，否则欲学为医，当亦如余之由儒习医，兢兢惕惕，先讨论乎是书，奉为指归，然后参读古圣贤各家注集，庶几脉证相参，经络既明，用药自有把握。行见危者安，困者亨，登斯人于仁寿之域，是则予之所厚望也。子孙其守藏之勿替！道光二十八年岁在戊申仲冬日，高邮赵术堂观澜氏自叙。

梁园棣序曰：余自服官以来，三令兴化，每接士大夫，必询其人之孝友者及仁厚端谨者，期以为风俗倡。又以其地数有水患，人多病湿，思得良医起其病，众咸以双湖赵君对。已而因微疾，见其人恂恂然恭且谨，及其论脉络分寸，如洞见五脏症结，冠一时岐黄家。乃知君故高邮人，家于兴为医，以活人为志，江淮间足迹殆遍。性谦慎，好施予，乐于为善。内行尤淳笃，事二亲克孝。遇病且贫者就医，必赠以药。虽大寒暑，治病弗辍，兼以其暇成《医学指归》一书，俾后之学医者识经络原委焉。夫以所见于君者如彼，所闻于人者如此，其孝而好善也，信矣！其仁厚端谨而工医也，信矣！余因望兴人而并及于侨兴之人，君乃其尤粹者，故于君归道山时，余有"实心为善"之额贶之。近闻令子以君行实请旌于朝，余亦以令兴久，编辑《兴志》将成书，载君于流寓传。然则君志在活人，君之书又志在贻后学以活人，读其书者亦可悟折肱之微意也。夫因是书就刊，悉君之生平，而乐为之序。钦加知州衔知兴化县事灵石梁园棣拜撰。

吴棠序略曰：双湖先生所以有《医学指归》之作也。指，指示也；归，依归也。先生性纯孝，弱冠即虑不知医不能为人子，而殷勤博采，曲证旁通，寝馈于诸书者二十余年而始有所心得。因本其所独得者作经络辨证等十有二解，指后学以依归，不独己之心尽于亲，且使凡为人子者之心皆有以尽于其亲焉。懿哉！诚所谓永锡尔类者哉！棠前承乏清河，名医孝子之声时已洋溢远迩，嗣读伯韩朱侍御《赵孝子传》，益知先生之祗奉高堂，颐性娱情，果获冲融寿考，天盖成先生以孝，天因神先生以医也。是编卒业有年，遍质吴越诸名宿，始自订为成书。洎先生归道山，大吏上其孝行于朝，请祀孝弟忠义祠，亦即取鉴于是。异数也，实先生之笃行有以广兹令誉也。今贤嗣小湖昆仲世其家学，刊行是书，先生之锡类先锡于家庭，其亦凛凛于不知医不能为人子之遗训也夫。署江南漕督江宁布政使司布政使愚弟吴棠顿首拜撰。

宋晋序略曰：汉人诂经征实，其事难；宋人诂经谈理，其事易。医学亦然。自明代薛立斋、赵养葵倡为通同之议，辄欲以数方治万病，学者惮读书，乐从其说以自便，而误人者多矣。此亦高谈性命以召生徒之流亚也。高邮赵双湖先生辑《灵枢·经络》篇即五脏六腑、十二经合本经所载病证表里虚实寒热，而缕析其用药之式，为《医学指归》一书，无一无本之言，可谓能征实矣。《易》曰：神而明之，存乎其人。先生之学，必有神明于是书之外者，然规矩绳墨在是，是必不师心自用者也。先生笃孝，大吏请旌于朝。语云：为人子者不可不知医。此书之著，盖即其孝之一端也。譬之经学，不特言征诸实，亦且行征诸实，此书不良可贵哉？与张子和《儒门事亲录》、无名氏《寿亲养老新书》并传可也。余夙耳先生名，且闻其哲嗣三人业儒业医，皆克家无愧。今先生已归道山，余与子询郎中同官水部，余弟又与笛生主政联姻，其知先生也尤稔。长公小湖家居养母，方辞荐辟，将梓厥考遗书，请叙于余，为述颠末以告读是书者。工部侍郎姻愚侄宋晋顿首拜叙。

蔡春泉序曰：昔范文正公文章德业为有宋一代完人，少时尝曰：吾不能为良相，必为良医。盖良相治国，良医治病，事异而心与理则同也。顾不察夫经络脉息，不足以言医；即察夫经络脉息而不审证之寒热虚实，辨药之君臣佐使，亦断不能医。医岂易言哉！双湖先生隶高邮，居兴化，笃行君子也。少攻举业，诵辄不忘。事亲孝，逮养大母，大母病，随侍汤药，苦无善治者，遂专心习医，精研脉理。自《灵枢》《素问》以及景岳诸家审证、立方、制药之法，确有心得。吾乡龚意舲太守向宰兴化，曾为余言先生品粹医精，窃心慕之，而未一面也。己亥馆泰署，始识荆。越辛丑，余来承乏兴邑文正书院，交益密，每病治无不愈。甲辰返里病笃，诸医敛手，偶检先生旧方，一服即痊。后询其故，先生谓病有本有标，此适合隔一隔二治法也，其精审详密类如此。先生天性肫挚，善承先志，拯困恤嫠，乐善不倦。殁后，邮、兴两邑纂列乘志，吁大吏请旌孝行。而诸哲嗣能读遗书，蜚声艺苑。长君小湖，前徽克绍，四方就诊，无异昔时。今春余病累旬，屡医弗效。长君适自外归，数帖霍然，渊源洵有自也。顷以先生手辑《医学指归》属序，读之钩元提要，缕析条分，益信品粹医精，龚公谅非虚语。尝至孟城，泛珠湖，登文游台，穆然想见前哲之流风；而兴邑有得胜湖，又昔贤文正公莅治之邦也，先生自号双湖，其有慕文正公"良相良医"之说，择其一以济人乎？东坡先生谓范公仁义礼乐、孝弟忠信，为有德者必有言。先生出是编以证世，墨沈沾溉，臻斯民于仁寿，则良医直与良相同功矣。是为序。时咸丰元年辛亥闰八月下浣，韵溪愚弟蔡春泉顿首拜。

郑銮序曰：语云：为人子者，不可不知医。吾友赵君双湖，纯乎孝者也。幼因侍祖母疾，弃举业习医，尽通其术，著手则效，活人无算，声名藉藉江淮间。生平好阴行善，多仁人长者之行，鳏寡孤独之赖以举火者日数十家。寓乎医以施济焉，孰非孝行所推哉？今以孝旌于朝。令嗣小湖复梓是书问世。君之医与孝传，小湖之医之孝亦俱传。吾钦其人，乐为叙梗概云。咸丰元年九月上浣，世愚弟郑銮拜叙。

李福祚序略曰：双湖赵先生，盖伎与心兼良者。籍高邮，侨寓吾兴，深于《素问》《灵枢》诸书，以医鸣三十年，名动江淮间。惧世医之不辨虚实表里寒热温凉也，著《医学指归》二卷。先生卒后，令子小湖将授梓，乞祚撰叙。祚自惭谫陋，未读《内经》，何敢叙先生之书？惟观今之名医，趾高气盛，不耐烦劳，又或秘惜禁方，弗肯示人。而先生谦退不伐，视疾兢兢然恐有错误，日治百余人，自朝至夜分始罢，寝食或废，未尝惮烦。且天性笃孝，当事请旌于朝。贫而好施，邑中穷嫠恃以衣食者甚众，窭人就疗，辄赠药物。兹复述其所得辑为一书，欲登斯人仁寿之域。不骄不吝，非良于伎而尤良于心者耶？艺精而人不忌，身殁而子克家，天之所以报先生者，显其名，昌其后，视扁鹊辈奚啻过之？昔乐天谓梦得诗"在在处处有灵物阴护"，祚谓是编亦然，必传于世无疑也。故乐为之序。咸丰元年岁在辛亥闰八月上浣，学山李福祚顿首撰。

刘春宜序曰：吾友双湖先生所遗《医学指归》一书，其子小湖暨诸昆季付之梓而公诸世，嘱宜叙，宜不知医，何叙为？然先生所以业医之故，惟宜知之且悉。初至兴也，年十有七，即与交。见所阅医书，通目即稔。宜尝劝读儒书，先生曰：儒书明理尽性以尽人之性，医书亦然。曩者先祖妣及先妣病，延医诊治，久药不瘳。窃叹己不知医，致使大人弥留床蓐。又尝见有父母者，往往因小疾而误于方剂，卒至殒身失养，恨不知酌良剂以活之，俾其亲得终余年。医之习也，缘是故耳。宜因知先生之医为事亲计也，且为凡事亲者计也。古云孝弟为仁之本，先生一生尽孝而外，行仁之事不能枚举，宜乎大江南北声名藉甚。至易箦后，上至官长缙绅，下及乡愚妇孺，无不望棺拜奠，涕泗交颐者。迹其致病之原，春夏交会，大疫流行，先生迫于救人，至数十昼夜而未安寝食，由是精神耗竭。自知不治，诏诸子曰：吾勤劳数十年，一无所遗，惟遗此书耳。此书乃尔先祖命吾敬慎辑成，留为尔曹之志于医者酌用。阅书所载，悉本《神农本草》《黄帝内经》以为言。《礼》曰：医不三世，不服其药。此书一出，将神明于三世者多矣。噫！先生遵父命而遗书于子，其子又能推父意而公书于人，是亦以孝继孝之意欤？或谓：子与先生交既久，盍以其孝行详述于此？宜曰：指日天恩表孝，纶綍煌煌，永垂不朽，亦奚事宜胪陈其事而后传？咸丰元年岁次辛亥仲秋上浣，世愚弟刘春宜顿首叙。

姚武宽跋略曰：如我双湖世伯大人，以孝旌于朝，事实中载庸行数条，以及乐善好施诸大端，类皆啧啧人口。惟《医学指归》二卷，尚未梓行，宽乞而抄读之，恍然知药按君臣佐使，证详表里阴阳，酌古准今，法良意美，洵《灵枢》之功臣也。宽先世亦以太医院显名于世，悔无传人。及世伯自邮迁兴，与宽祖宅比邻，交深三世，因得熏陶其学问，熟悉其生平焉。每忆世伯造诣深邃，禀资灵明。医由孝生，养老之新书可补；道从心悟，课功之伏案何勤。遇窭人则极力扶持，几忘囊尽；临疑证则一经调摄，辄见春回。讵意庚戌年天灾流行，因救病而不计安居，遂劳神而致成重疫。葛仙即病卧不起，犹悯贫民。文翁虽宴饮如常，早知亡日。方书一卷，仅称身后之遗，探索终身，始著不刊之作。呜呼！赵孟往而无与为善，仓公殁而谁为生人？手泽犹存，心源可接。所欣克家著望，医缓永称继起之良。益信教孝有书，儒门别无事亲之录。咸丰元年八月下旬，世愚侄姚武宽顿首谨识。

《续修四库全书提要》曰：清赵术堂撰。术堂字观澜，号双湖，高邮人，寄居兴化，诸生，旌表孝行。少以侍祖母病习医，研穷古籍，不袭时医陋说。在道光中行医三十年，乐善好施，遇贫者不受酬，且助以药饵，江淮间称善人，事迹具朱琦撰《赵孝子传》及两邑志乘。晚著是书。卷首载十二经络图，书中以十二经分部，每部首经络解，次病证解，次治法解，并载经络分寸歌及本草脏腑虚实标本用药式，与他医籍以证候分类者不同。案：考经络，辨药性，医之体也，审证候，制方剂，医之用也。古经《素》《灵》《甲乙》《本草》，皆发明本体之原理，后来诸家方论则审证以施治，各有所长，而医术始备。是书先体而后用，可谓知本，其论病证治法，亦略具纲要。观其自序云，先讨论是书，奉为指归，然后参读古圣贤各家注集，庶几脉证相参，经络既明，用药自有把握，原非谓医术已备于是，可无待他求也。亦以明代赵养葵辈师心自用，辄欲以数成方治一切诸病，足以误人，欲使学者按理切脉，实事求是，勿涉于影响模糊。其宗旨尤可取焉。

同治十三年《扬州府志·人物四》曰：赵术堂，字观澜，直隶州州同。精医业，著有《医学指归》二卷。

咸丰二年《兴化县志·人物志·流寓》曰：赵术堂，号双湖，高邮人，居兴化。内行淳笃，性谦慎，工医术，名动远迩。窭人就医，必赠良药，阖邑称长者。子春普，能继其志。

时觉按：分十二经络，各述经络解、诸穴歌、分寸歌、病证解、治法解。道光二十八年初刻，1960 年上海科技出版社有繁体直排本，1988 年人民卫生出版社有简体点校书。

《医理汇绎》十卷　佚　1855？

清无锡王文濂（莲舫）撰辑

时觉按：王文濂，生于乾隆壬寅，卒于咸丰丙辰，议叙县丞。《吴中名医录》据《锡山历朝书目考》卷十二载录。民国二十二年《三三医报》一卷一期周小农《无锡医学书目考》亦载，谓王氏乾隆时人，似有出入。

《传家宝》十二卷　佚　1864？

清无锡顾鸿逵（仪卿）撰

时觉按：顾鸿逵，生于乾隆戊申，卒于同治乙丑。《吴中名医录》据《锡山历朝书目考》卷十二载录，民国二十二年《三三医报》一卷一期周小农《无锡医学书目考》亦载，谓乾隆时人，不确。

《费批医学心悟》六卷　未见　1883

清天都程国彭（钟龄，恒阳子）原撰，武进费伯雄（晋卿，砚云子）批注

时觉按：有民国二十八年人文印书馆铅印本藏兰州大学医学院、上海交通大学医学院。

《医学心悟注》　佚　1891？

清松江许德璜（甘泉）撰

光绪十七年《枫泾小志·志人物下》曰：许德璜，号甘泉。道光癸未水灾，倡捐助赈。幼喜读书，以多病弃举业，流览群籍，究医理。尝注《医学心悟》甚详。间为人治病，辄效。年八十犹耳聪目明，手不释卷。子辰珠，另有传。

《医学穷源》 佚 1857？

清靖江郑楫(济川)撰

咸丰七年《靖江县志稿·艺文志》曰：内载太极阴阳、河洛八卦之说，《伤寒》四卷、《杂证》六卷、《妇人小儿》附。

时觉按：《靖江县志稿·艺文志》还载录其《伤寒门问答神行集》。

《医学述要》十一卷 佚 1858

清上海朱书(拥予，湘城)撰

时觉按：民国七年《上海县续志·艺术传》载录。

《传心集》 佚 1861？

清青浦蒋元烺(朗山)撰

民国二十三年《青浦县续志·人物三》曰：蒋元烺，字朗山，诸生。尝从何其超学，以医名。

时觉按：民国二十三年《青浦县续志·艺文上》载录。何其超，嘉庆二十年始学医，道光十年弃举业而为医，故蒋氏道光间始习医，书成于咸同间。

《医学刍言》一卷 存 1862

清无锡王泰林(旭高，退思居士)撰

方步范《王泰林传》曰：王泰林，字旭高，晚号退思居士。世为无锡人。有清以来二百数十年，医术递变，由伤寒而开温热之道，以周、叶、薛、吴诸氏为先。无锡当宁苏之冲，医学一门，名贤辈出，嘉道间有以疡医驰名江浙者，曰高秉钧锦亭先生，著有《疡科心得集》《景岳新方歌括》等书行世，即泰林之舅氏也。高先生殁后，泰林传其业。其始先以疡医行，逮后求治者日益多，寖及内科，无不应手奏效，于是遂专以内科行。门下士习业者，每年以十数计。泰林读书，上自轩岐，下迄当时诸家，无不精心贯串。于古书研求故训，于后人书则必分别疑似。所著有《西溪书屋夜话录》《医方证治汇编歌诀》《增订医方歌诀》《退思集类方歌注》《医方歌括串解》《湿热论歌诀》及《环溪草堂医案》诸书。泰林生于嘉庆三年二月，卒于同治元年八月，享寿六十又四。昆季五人，泰林年最少，无嗣，故殁后无绍其业者，著述散佚，什不存一。同里周镇小农、江阴方仁渊耕霞收掇遗稿，整理刊行，与有力焉。(《遂初轩医话·名医补传》)

时觉按：入门综合读物，前后无序跋，分三十三章，首辨证概述，二、三章为六淫、七情治法，第四章为劳倦、饮食、色欲伤，余为内科诸证，末为妇人门。世无刊本，有抄本流传，1960年北京中医学院整理，加副标题《中医临证指要》，人民卫生出版社出版。

《医学心裁》 佚 1862？

清宝山王应辰撰

光绪十五年《罗店镇志·选举志》曰：王应辰，道光壬辰汪岁科。

时觉按：光绪八年《宝山县志·艺文志》载录。

《三折肱医书》 佚 1864？

清元和邵炳扬(杏泉)撰

光绪九年《苏州府志·艺术二·徐锦传》曰：邵登瀛曾孙炳扬，字杏泉，世其业。炳扬弱冠入元庠，即弃举子业，专攻岐黄，著有《三折肱医书》。

时觉按：邵炳扬同治甲子辑刊曾祖邵登瀛《邵氏医书三种》。

《医学宗源》 佚 1864？

清吴县丁麟(振公)撰

光绪九年《苏州府志·艺文一》卷一百三十六曰：丁麟《医学宗源》《幼科必读》，字振公。吴县人。

《医学集要》三卷　存　1866

清娄东郑兆芬(子愚)撰

自序曰:余家祖籍玉峰,自十三世祖从政公传外家薛氏,洎余二十一世,以故青囊之书所藏颇多。庚申初夏遭发逆乱,余避难嘉邑之畹香族叔家。后复返太,移寓腰泾北之张宅。壬戌初夏,贼复至焚掠,余被掳至杭。越二载,杭城收复,蒙长邑龚尧甫运副暨同里汪义门照磨,赠资旋里。维时嗣母弃世已及一载,而南北所寄之书仅存十之二三,并多残缺。窃念余幼习制举,及长,屡试不利。先师耀泉王公赐书慰之曰:如第之才自当获隽而仍不售者,大抵运不好耳。其受知之深如此。旋因家难频仍,兼遭大故,为饥寒迫,弃儒就医,不克博寸进以慰亲师之望,滋愧良多。讵意沧桑之变,卷帙几空,功名既废半途,方药复归末劫,上不能承先,即下无以启后,而余罪益深矣。爰将诸症论治,集腋成裘,汇成一帙,间有参入鄙意,系平生阅历有得者,名之曰《医学集要》。非敢好作聪明,聊以传示后人,以见箕裘之未尽亡尔。时在同治五年岁次丙寅孟冬下浣,子愚郑兆芬书于博陵馆舍。

时觉按:有抄本藏上海中医药大学。全书九册,目录及补遗目录共一册,正文分金、石、丝、竹、匏、土六册,补辑为草、木二册。卷一金,载枢要玄言、诸脉象论、辨舌色、经论总抄、五运六气、五脏六腑、诸绝症、病机赋;卷二石、丝、竹、匏、土五册,为外感内伤诸证;卷三补辑,草集伤寒,木集痧症。从分册名目、内容、篇幅言,全书似应为八卷,金、石、丝、竹、匏、土、草、木各一卷。

《证治明条》　佚　1870?

清常熟王昌熊(烟乡)撰

光绪三十年《常昭合志稿·人物志十一》曰:王昌熊,字烟乡,梅李人,诸生。肄业郡城正谊书院,京江赵院长椐目为后来之秀。省闱佹得复失,乃退而习医,医固其世业也。有《证治明条》一书,皆王氏累世所纂成者。昌熊视疾用药精审,遇沈疴辄奏效。卒年八十有八。

时觉按:光绪九年《苏州府志·艺文三》亦载录。

《医学参醇》　佚　1872?

清上海蒋蕴山撰

同治十一年《上海县志·艺术传》曰:蒋蕴山,二十一保人,监生,精医。有《医学参醇》《友竹轩诗赋》《经义》。从孙人杰传其业。

《医学六经汇粹》　佚　1872?

清上海张翰(珊洲)撰

时觉按:同治十一年《上海县志·艺文》载录。

《医学心畲注》　佚　1873?

清盱眙华燮臣撰

同治十二年《盱眙县志·人物志八》曰:华燮臣精于医药,方数味,病者辄愈。有内弟某得血疾,燮臣适他出,戒勿服人药。归,再诊则曰:服药已误,不可治矣。著《医学心畲注》。

《医学切要》二卷　佚　1874?

清扬州李朝光(御瞻)撰

同治十三年《扬州府志·人物八》曰:李朝光,字御瞻,以父母时有疾,日检方书,中年遂精于医。有请诊者,日必两视其脉,以子午二时阴阳递转,天之气候与人之脉络相通,少有参差,便多贻误。又谓《灵枢》《素问》非黄帝时书,多魏晋间人伪托,惟论五行为切要耳。著《医学切要》二卷。子天基,字嵩山,得其传,盛行于时。

《医门集要》八卷　佚　1875

清丹徒袁开昌(昌龄)撰

民国六年《丹徒县志摭余·人物志·方技》曰:袁开昌,字昌龄,本江都人,徙居丹徒。性谦谨,好读书,工医卜。光绪元年乙未，邑人患瘪罗痧甚众，开昌制药，遇贫人辄施之，多庆再生。晚年辑《医门集要》八卷。弟开存，字春芳，亦精医。开昌子阜，克承家学，著《命理探原》八卷。开存子焯，亦悬壶。江督端方考验医学，列优等。著《丛桂草堂医草》四卷，渊源有自也。

时觉按：乙未为光绪二十一年，非元年，似为乙亥之误。端方光绪三十四年任两江总督，宣统元年调直隶总督，则考验医学当在此时。

《医学金针》八卷　存　1877

清吴县潘霨(伟如，韡园)撰

自序曰：余尝增辑《伤寒类方》，并《神农本草》及太医院《伤寒附法歌诀》，汇刊一编，以贻世之习医者，俾弗迷于所向。又恐人之苦其难也，复取长乐陈修园先生《医学实在易》及《医宗金鉴》中《名医方论》、昌邑黄元御《四圣心源》，取其简明精切者，辑成八卷。余忝理藩条，愧无实政及民，欲仿吕新吾先生振举医学之意，凡伤寒、中风、痰火、脾胃、虚劳、小儿，各有专方，务令学者读之熟，讲之精，庶不致于误人。彼《灵枢》《素问》诸书，卷多理奥，未易精通，而熟此一编，则从流溯源，升堂入室，未始不可企及高深。先约后博之机，亦即由博返约之道也。妇科、外科已辑成付梓，无俟再赘，往哲金针，略具于此，学者其谅余苦心哉？光绪丁丑孟秋，吴县潘霨识。

柯逢时序曰：自医家列于方术而其学遂湮。古圣人之于民也，既为调其阴阳，俾无夭札，复为考其经络，时其启闭，以济运气之穷，盖见道之机缄，而为政者之仁术也。疡师既废，异说繁兴，长沙之学至本朝而始昌，订讹汇论，独集大成，而长乐陈修园、昌邑黄研农，尤能会其统宗，邕厥风情，发聋振聩，隐然有人心世道之忧。狂瞽之徒，性灵汩溺，横加訾议，以为偏于扶阳，良可慨叹。窃以为陈氏善于宣泄六经以散其邪，黄氏善于升降二气以复其本，而握权制要，皆取运于中央。夫中央者，人生之根本也，根本固而枝叶茂，岂有他术哉？韡园中丞上窥《灵》《素》，下逮百家，旁及昆明《千金》之秘，而一以长沙为宗，其来莅吾楚也，楚之民鼓舞而咏歌之，京朝官咸相庆。期年而政具举，既为设医药以苏民困，复取二子之书，芟其烦芜，归于简易，并编成歌括，用备遗忘。以逢时于斯道稍有窥见，畀以校雠之役，剞劂既竣，勉述簷言。后之学者，当憬然于慈惠之师，其造福在生民，而流泽及万世也。艺事云乎哉？光绪四年夏至日，武昌柯逢时。

例言曰：一、陈氏举四诊易知，谓望闻问切，诊病至要，其切脉一端，尤以浮沈迟数细大短长为脉之提纲，而同类之脉附之，因举表里寒热虚实盛衰为证之提纲，而所属诸证附之，为医学中第一明晰之书，为学医者第一必读之书。一、仲景《伤寒论》以六经提纲，而《金匮》为治杂病之书，以病证之同类者汇之，其病证方治可以互参。陈氏仿《金匮要略》之例，首列伤寒表证，即以他病之属表者合之，诚不易之定规而启悟之捷法也。一、陈氏之书采集《神农本经》《内经》《难经》以下诸书之精华，自谓约千百言于尺幅之中而又以浅近出之，诚哉是言。兹复于简之中更取其简，非敢有所删薙，诚欲诱掖学者引诸入门，俾循序渐进焉。如能究心，则不独陈氏全书具在，即《神农本经》《内经》《难经》诸书亦班班可考，岂可以废而不读乎？一、儒者治生不可以不知医，昔贤少贱时即以天下为己任，盖上者活国，下者活人，具见儒生经济。即使一行作，更蓬转萍飘，随所见闻辄为援手，亦复有益身心。吕新吾先生振举医学，立考较之法，余心慕之，近于鄂垣设官医局，窃师其意，愿与诸同志共勉焉。

民国二十二年《吴县志·列传》曰：潘霨，字伟如，号韡园。霨年十九，应乡试不第，发愤走京师。又精岐黄术，尝奉召入宫，为孝成皇后治愈风疾。手辑《蚕桑事宜》，刊行郡县，成效大著。光绪十七年疏请入觐，后三年而卒，年七十九。

时觉按：入门读物，首四诊易知，次分表里寒热虚实六证及幼科述病，收于《韡园医学六种》。民国十二年上海中华新教育社石印本作《医学易通》。或以为是书陈氏原撰而潘氏纂辑，由自序可知所取诸家，故非陈氏源出一家者。

《证治汇辨》六卷　佚　1878？

清金山吕绍元(玉峰)，陈经国(南庐)同辑

时觉按：光绪四年《金山县志·艺文志》载录。

《医学十全编》　佚　1879？

清南汇火光大撰

光绪五年《南汇县志·人物志三·古今人传》之《火始然传》曰：火光大与兄始然(字充保，号欲堂)、锦纹、

金涛皆能诗,上海王庆勋辑《应求集》,选其昆季诗独多。光大子文焕,号星垣,优贡生。尝续辑《海曲诗钞》,未就卒。弟文炜,号蓬山,精医,工为小篆。父炳,亦有文名。

时觉按:光绪五年《南汇县志·艺文志》载录。

《医略六书》十九卷　佚　1879?

清南汇瞿焕文(杏园)撰

光绪五年《南汇县志·人物志三·古今人传》曰:瞿焕文,号杏园,十七保三十七图人。少从陈峄峰习医,精通其诣。求治者率徒步以往。

时觉按:光绪五年《南汇县志·艺文志》载录。

《医学管窥》十二卷　佚　1879?

清丹徒何龙池(让庵)撰

光绪五年《丹徒县志·人物志》曰:何龙池,字让庵,父早卒,及长,习劳以为长。锐志医学有名。

时觉按:光绪五年《丹徒县志·艺文志》载录。

《回春约言》四卷　佚　1881?

清嘉定钱肇然(肇熹,希文,敬亭)著

光绪七年《嘉定县志·艺文志三》曰:周南序略曰:发明主治之道,条分缕析。

《医学通论注》　佚　1881?

清宝山沈朗然撰

时觉按:光绪八年《宝山县志·艺文志》载录。

《医学揭要》二卷　存　1882

清濑江高骞(子闾)撰

陈公亮跋曰:《医学揭要》一书,朱曹高子闾先生手辑也。友人鲁溪因其明白显畅,有裨后学,遂携付梓以公同好,而岷山、松硚、仲芬、棫堂、西亭诸友人共襄其事,工竣,委序于余。余阅其书,首详入门看症诀,次详各经见证,次详诸疾治法,后附脉象、汤头歌诀,医书林立,未有如此书之直捷了当、简约而该者。此书诚医学入门之捷径也,因额其书曰《医学揭要》。后之览是书者,庶几得医学之要领矣。余不文,聊缀数语以弁诸首。光绪岁次辛巳仲冬上浣,同邑梅孙陈公亮拜撰。

时觉按:有光绪七年辛巳德远堂刊本藏南京中医药大学。濑江,即溧水,流经溧阳,故溧阳旧称濑江。

《医学针度》　佚　1882?

清宝山高应麟(瑞和)撰

光绪八年《宝山县志·人物志·艺术》曰:高应麟,字瑞和,居广福,性颖悟。幼失怙恃,遂弃举业,习岐黄术。家藏多善本,手自丹黄。所治沈疴,动有奇效。居恒必正冠危坐,乡里称隐君子。子含清,字士华,能继父业。

时觉按:光绪八年《宝山县志·艺文志·书目》载录。

《医理逢源》　佚　1882?

清宝山高含清(士华)撰

光绪八年《宝山县志·人物志·艺术》曰:高应麟子含清,字士华,能继父业。

时觉按:光绪八年《宝山县志·艺文志》载录。

《颜氏医典注》　佚　1882?

清宝山侯瑞丰撰

时觉按:光绪八年《宝山县志·艺文志》载录。民国二十四年《真如里志·艺文志》亦载录,作信瑞丰著,或形近笔误。

《医林阐要》 佚 1882？

清宜兴钱富邦撰

时觉按：光绪八年《宜兴荆溪县新志·艺文》载录。

《医学指归》二卷 佚 1883？

清江都谈鸿谋撰

时觉按：光绪九年《江都县续志·艺文考十》载录。

《医科约旨》六卷 佚 1884？

清松江张鸿撰

时觉按：光绪十年《松江府续志·艺文志》载录。

《医门要诀》二卷 存 1885

清吴县吴锡圭(介府，回春渔隐)撰

褚文忠《古嘐处士介府吴公传》曰：吴公介府者，讳锡圭，泰伯九十八世孙也。其先世唐监察御史少微居休宁石舌山，迨明季，公前九世祖守福迁江苏嘉定之合浦门外，遂家焉。父讳锬，生三子，长锡川，次锡鋐，公其季也。公生而聪颖，幼如成人，读书善属文，一本修齐平治之旨，不涉浮华，邑中耆旧目为非常才。咸丰时，父母相继殁，怙恃无依，零丁孤苦，其仲兄方营商，促公弃儒服贾，一若素所娴者。洪杨乱至，大江以南，烽火连天，庚申端午，进逼邑城，公适收债于外，及返，贼已遁太仓，于是助仲兄迁运店货于邑之西南鄙方泰镇。居数日，贼由青浦来犯邑境之安亭，嘉定高守备奉檄往敌，势孤，公投笔而起，偕陈董率方泰乡勇数十名援之。中途守备遁，陈绅亦不前，盖承平已久，武事废弛，军民闻战先怯。公独箠马提刀，麾众猛进，当者辟易，勇气百倍。转战数时，虽身受创，不肯退避。纵未克捷，贼亦胆落，方泰幸得偏安。翌日，闻长兄因避走失其去路，将欲殉于田塍间。公曰：未至疆场，奚死？为奔救负逃之沪。未几，邑城陷，糊口数年，乱平始归里。为童子师，殷殷诱掖后进，先训以忠孝大节，取与毫厘，咸宗法则。学子之被其教泽者，率皆端庄谨饬，淳朴有古风。公素抱济世之怀，潜读医书颇富，乃负笈而游朱医师、董医师之门，术益精，自号回春渔隐。救人疾厄，处剂迥出凡医，所投辄效，远近以垂毙经公疗治而更生者，不啻万千。岂独病家感其德，知医者亦皆誉其道之全而术之神也，非深窥扁仓之秘，孰能与于此哉？昔人谓不为良相则为良医，公纵终身幽隐乡间，较诸名显朝廷享万钟之禄者当架而上之，诚天爵之足为崇贵尔。余闻长老称道公之盛德及其行谊，知之颇悉，及见公皤皤白发，神态洒然，和蔼之气溢于眉宇，偶相与语，辄以礼义相勖。论政局之得失，人物之良窳，若决流东注，就熟驾轻，动中肯綮。而性耿介，不苟取求，有过常面斥其短，以故落落寡交，鲜合时俗。自光绪癸卯以后，屏绝世事，优游林下，泉石寄情，是以获享大年。辛亥革命起，痛清祚之乍移，愤郁涕洟，裹足不出，有夷齐耻食周粟之慨。生平著述颇多，而稿成辄毁，曰：吾乌可自误误人？所存者仅《医门要诀》一卷，乃焚余也。公于清道光二十五年乙巳七月乙酉生，民国十一年壬戌孟春丁未卒，春秋七十有八。生丈夫子一，宗善，以医名于世；孙男一，祖泽，孙女二，长祖淑，次祖莹。后起蒸蒸，泽流绵远，继公之德者将罔替焉。

沈承谦跋曰：医学浩如烟海，以吾人享有之岁月，安能竟其业？是以《灵枢》有知要之诏，昌黎有提要之文，由来著医书家，类皆网罗众妙，折衷成编，条例贵赅备充疏漏，而不贵驳杂，指词主浅近，易逮下而不主高深。覃虑研思，苦心孤诣，初志未尝不本知要提要之旨也，及其下笔千言，一泻万里，词华藻发，作鞭雷驱电、绣虎雕龙之态，遂不免于繁琐。乃有悯古书不便初学记诵而点缀韵语者焉，如《灵枢·经脉》篇为证治纲领，要其文繁复难读，元李杲裁为七言，成《经络歌诀》十二首。他如编《脉经》为《脉诀》，宋高阳生而下亦数十家，而明皇甫中、李梴，清吴谦、陈念祖辈，又将古医书所列之病证药方，或编为赋，或编为诗歌。其孜孜汲汲惟恐后学有望洋兴叹之思，谦未尝不为之倾襟礼拜也。我太夫子介府吴公邃于医术，以诸明哲虽创歌诀而繁简未能得中，或涉于彼而未及此，或狃于习而失诸偏，于是裒敛众长，参酌己意，纂辑《医门要诀》一卷。而业师达侯先生绍其箕裘，细酬诊余暑将先人手泽订补印行。顾是书文字不过五万言，而于藏府、经络、病机、诊候、药物、方剂皆得回归领要，学医者即此为初桄以上窥夫《内》《难》《伤寒》《金匮》《千金》《外台》及百家所集之奥,庶几其可了悟矣乎。先圣有言,行远自迩,登高自卑。能自得师,端在近取,又乌得以浅近少之哉?岁在昭阳大渊献之八月既望三日,门下晚学生云间沈承谦谨跋。

凡例略曰:先严尝辑《医门要诀》一书,书成于清光绪初,致意于藏象、经络、脉要、药性、方剂,采录先贤词赋歌章,并参自著者。简括包罗,壹以便读易记为宗旨,诚渡津之宝筏也。一、集中纂旧有照录原文者,有稍为删改者,先严自著数篇亦均更订,非敢僭也,但求揣其本。一、原稿阙望闻问法及病机,初学之门径似乎未备。兹订正文字,僭为补入,并移易其编次,分为上下二卷,方智圆神,同归一贯。一、《内》《难》二经所论藏象诸篇,其文奥衍闳深,《内景赋》括两经之旨,制为骈文,有益读者。至其著者何人,已不可考。癸亥仲秋中浣,男宗善谨志。

时觉按:有稿本藏上海中医药大学,并有民国十二年油印本藏中国中医科学院。

《医理捷径真传秘旨》不分卷 存 1885

清梁溪心一子(芝阶)编

铁卿序曰:医道之广而且博也,夫人而知之矣。此本虽分门别类,略存其大概,以为幼童医学之进步。惟此书只可付于我子我孙参阅,不得为外人道也。能用心于此,大略不致误人于死地,祈子孙再参我闻言杂录等法,又读古人之书,则日进无疆也。不可守此书为要秘,无心用功,一旦临证则认证不明,用药不灵,误人贻于胡底,使子孙一伤阴德,而有愧我祖宗之未尽善也。时在光绪十一年春王月,曾孙铁卿录本,宣统三年春二月青浦沈祝宸拜读敬抄。

时觉按:有沈祝宸抄本藏上海中医药大学,目录后注:青浦隐园氏拜藏,卷端署:梁溪心一子芝阶编,孙对扬批注,曾孙铁卿谨参,青浦三世医沈祝宸敬抄拜读。并有远志精舍抄本藏中国中医科学院。

《证治明辨》六卷 存 1887

清吴门王毓衔(吉安,柳峰)撰辑

自序曰:余自少孤而多病,咳血经载,几成童废,年甫弱冠,从游于蕴山顾师,虽肄医业,而材疏谫陋,漫卜有成。于是采坟典之精华,核古方之微奥,笔之于书,积有百卷。咸丰庚申蒙大难,适异域,举家被困,故集沦湮。迄同治元年壬戌,吾吴恢复,问年将届四旬,而苏台自兵燹以还,患疫症者指不胜屈,考稽无自,焦灼良深。遂温乎《内经》《金匮》诸书,以追各大家名言,广为搜罗,复殷采辑,而辨症体之阴阳内外虚实,究治法之补泻先后温凉,读其书,录其书,曾不敢妄施管见,以一言之赘,遗万世之讥。况乎病之名目不一,症之变幻靡穷,非深造者何能探索?惟上工不废乎绳墨,圣人早示夫范围,而援乎古,证乎今,积累藏之辛劳,备后人之研究,集成六卷,分而别之,合而成之,名之曰《证治明辨》,取其易于别辨,易于洞明也。纵不能作济世之航,远超乎往古,亦聊以为初学者问津之机,不致有望洋之叹耳。是为序。光绪丁亥仲夏之日,吴门王毓衔识。

时觉按:有抄本藏苏州大学炳麟图书馆。分为礼、乐、书、御、射、数六卷,卷端署:古吴后学王毓衔吉安氏编辑,门人俞毓桂、男清藻、孙钟杰、小门人顾国治、孙明德同校。

《医学见能》四卷 存 1890

清彭县唐宗海(容川)原撰,上海秦之济(伯未,谦斋)批校

秦伯未序曰:《医学见能》四卷,蜀天彭唐容川著。仆得于江右之笥箧,忽忽十余载矣。辞简理周,最有功于济世。盖容川原为初学弟子与夫不知医者说法,故理不求深,而方必录验,较之务求艰奥而无裨实用者未可同日语也。忆昔家君宦游豫章,幕府中人有以疾苦告者,即检方与之,新发者覆杯即止,久者三饮而已。因是上下皆谓家君知医,而不知实得之此书之力,洵可贵焉。容川学通今古,识超凡俦,其所著《中西汇通医书》五种,不舍近而求远,不趋新奇而废正道,早刊行世,已为学者奉若圭臬。惜是书独付阙如,乃为校阅,并附经验简效方于眉上,以备采用,即付手民。呜呼!古人云:为人子者,不可不知医。仆谓:为人父母者,亦不可不知医。顾医籍棼如,难以遴择,圣言悠远,良匪易悟。世传《验方新编》《一盘珠》《珍珠囊》等,本源未澈,瑕瑜互见,殊憾理不足而方难效。然则是书之出,愿医者朝夕展玩,凡为人子父母者,去彼从此,而各手一编,广医学之识见,助天地之生成,获益诚匪浅,而其功又讵在作者下欤?甲子八月,上海秦之济伯未氏序。

秦伯未按:此书出版之十年,陕西紫阳程君振兴获成都灌邑文茅堂刊本,书名《医学一见能》,互相对勘,颇多出入,而卷首有唐氏自序,弥可贵也。惟缺方歌,而药品不注分两,似不及此书之完备。承邮寄嘱加校

正，因就其所异，摘录眉上，以蜀刻本三字别之。书末并缺外科、刀伤、跌打、救急诸门，当是另有专刊，盖唐氏本有《外科说意》之作也。申戌中秋前一日记。

时觉按：有附于《血证论》者，秦伯未批校本并收于《谦斋医学丛书》。

《医悟》十二卷　存　1893

清孟河马冠群（良伯）撰

陈庆溥叙曰：昔普明子积三十年之精勤，研究方书，由浅近达深细，豁然贯彻，用以问世，作为《医学心悟》凡六卷，意欲以己之能，悟导天下后世以同悟也。余读其书，喜其用力之专，用心之仁，宗仰虽专在《丹溪心法》中，而无执一废百、入主出奴之私见，实足为初学津逮，犹惜其择焉未精，语焉未详也。如中风条，以中府为在表，谓即伤寒六经见证；类中风条，不列痰中，谓中湿即中痰，又以中食为类中；吐血条，援引葛仙翁十剂而分析并无层次，乙字方以为天寒地冻，水凝成冰，名曰阴乘阳，欲治以理中汤；泄泻条，责重在去食积、利小便，尽废一切病因不顾；三消条，宗河间法，治以黄芪汤。此皆不可为训。六经见症脉伏条，不言伏何以为将汗之机，乃泛称雨过而天气清，汗出而精神爽；目痛鼻干条，不言何以干痛；盗汗条，言自汗而不言所以盗汗；舌卷囊缩条，但言津液枯，不养筋，不言所以舌卷囊缩；口渴溺赤条，但言津液不生故渴，不言所以属太阳府，又不言何以溺赤。此皆当重加引伸。首卷有论疫篇，杂症复有疫疠条；风温湿等应归伤寒、类伤寒篇，而首卷又有六气相杂一篇；中风应归杂症，而首卷又有中风及中风不语、中风类中等篇；中暑已见类中，又别出伤暑一篇。此皆重复当删。其他小疵，尚枚举不能悉尽。常惜无人为之订正补足，以开后学悟境，使不堕于迷误。今读《医悟》一书，夙憾乃为之顿释也。是书荟萃《灵》《素》《伤寒》《金匮》《千金》《外台》《和剂》《圣济》，以及《准绳》《医通》诸书，搜罗可谓赅博。然于古人沿讹袭伪处，确凿订正不少，假借附和，又能一归平正通达，无偏执，无成见，不独为学者先导，并使病者以病对方，不至为无学时流所迷误。愿得是书者，如普明子之精勤深思，而切究之，一旦豁然洞悟，知必有以拯夭札，救沉痼，不负撰述者十余年之心力，则悟人之功能广而且远，其为天下后世所托命岂浅细哉？时在光绪十九年三月吉旦，楚北愚弟陈庆溥顿首拜撰。

沈熙廷序略曰：常郡孟河马氏，以医名天下者，数传于兹矣。求诊者日踵其门，络绎不绝。其家人妇子，耳濡目染，莫不识医，家学相承，必有心法，非寻常医家所能比数也。良伯茂才承先世之学，为后起之英，天资岐嶷，经术湛深，平日博览古今，精通史汉，著有《两汉舆地考》《西北边防考》《东南海防考》《朔闰考》《令长考》《经生渊源考》《大事表》《大礼表》《宗室世系表》《年表》《三公年表》《行在表》《戎事表》《郡国沿革表》《补百官表》《颜注疑汉书注疑》《汉书疑补》《郊祀志》《郡国今地释》《补汉书纪传》，又著有《读经记后》《读史记后》《读书记后》《二十四史事类编》，积稿盈箱，均已手定待梓。其考核详明，证引渊博，非胸有积卷者，恶能及此？其留心经世之学，既大异乎沾沾习贴括业者所为，可谓卓识鸿才，一时无两矣。又不敢数典而忘，复能肆力于医学一道，其于内外诸科，莫不精通贯彻。亦著有《脉经类编》《伤寒类编》并《医论》各种。且见世之习医者，多承讹袭谬，以误传误，兹又特著《医悟》一书，为古圣昔贤曲宣其奥旨，为后来学者指示其迷津，是为善读古人之书，而又能佐古人之所未逮。即如论胎色一项，淡白胎与粉白胎，前人多混为一类，均指为寒象，是编特另立粉白胎为一类，引证确凿，指为热象，且经试验而后，笔之于书，破千古未发之秘以告当世，即此一论，已足见是书之精到矣。余于辛卯冬自笠泽回省，患不寐之症。初为庸手所误，指为阳虚，迭进补剂，病势日剧，濒于危者屡矣。今夏五月，厥病加厉，前医束手告去，幸姻家莫屿香司马转延邀君至，为我诊治，登床切脉，即指为痰热之症，制方选药，数剂而诸痛渐平，不旬日即能起坐，得获更生，实马君之赐也。其于斯道，岂仅三折肱而已哉？《医悟》一书，于望闻问切论之最详，辨之最确。其杂症，论伤寒诸篇亦由试而后言，末卷以家藏秘方举以公诸世，绝无吝啬。是书一出，足以称开拓万古，推倒一时矣。且然，君岂仅欲以医名世哉？其博识多能，禀经酌雅，怀经世之具，兼长诗古文词，他日跻清要，入黄阁，调元赞化，为熙朝良相，当以吾言为左券尔。时光绪十八年岁次壬辰八月既望，古翁愚弟沈熙廷拜序。

例言曰：一、医籍之著录于世者，至今日无虑千数百家，求其不拘泥成法，不胶执己见，不专守一家之言，不泛徇混同之论，有实效而无流弊，又能行文显近，择义简约，不艰深，不冗蔓，为初学所易喻，亦名家所不能废者，盖戛乎其难之。《本经》《灵枢》《素问》，上古圣经也，而能读者盖寡。《难经》释经见义，《金匮》《伤寒论》以作为述，医学之科律也，而读者益寡。《外台》《千金》《圣济》，唐宋间最善之本也，而知其书者并寡。徐灵胎云：叶天士初不知有《千金》《外台》。此皆辟奥穷破，屯蒙浚灵，明牖知觉，为学人所终身钻研靡尽之书，而时辈顾以为难，且以为高远无当，独取《本草备要》《从新》《医方集解》《濒湖脉诀》《医宗必读》

诸书以为授受秘笈，外此一切罢去，不复过问。此数书者，其显近简约，诚便于记诵，无有《灵枢》《素问》之艰苦，然其言不皆是也。且局于成法，不能通变，以尽善自信为是，不能虚衷以求益，私一尊而薄众说，既惮于兼收博采，沿讹袭讹之言，亦混同收入，不复订正，最为误己误人之大错。医事身命死生所系，是何等事，顾可混收？讹讹之言，既误己复误人，使流害于无穷期耶？某发始燥即读医经，家世业医，四方求诊者极多，见闻较广，深痛夫坊行本之误人也。进而求之《三书》《六书》《脾胃论》《心法》等，则大惧其偏。《金匮》《伤寒》诸注，大率剿袭稗贩，移步换形，绝无平正通达见解，且皆不宜于初学。思欲自为一书，以为同门先导，自己卯、庚辰属稿，每有所得，辄复删改，至今几五六易，草创始成。经文固其原本也，其大略取材于《准绳》《医通》，又旁及陶、薛、张诸家言，皆有据，并无一字杜撰，集前人之精义而成书，不欲以己作为能也。然于历来沿袭之讹讹，则皆凿凿辨正，不敢稍有阿附以误同学。其治法力求平正，无有偏执过当，且皆已试实有效验，并非纸上谈兵，不足以当一战。取义虽约，已足赅括众说，进求之《准绳》《医通》，亦不至中无定见，为巨帙所淆惑，同学有精习是编，因以上窥《金匮》《伤寒》《灵枢》《素问》《本经》者，虽未足为上工，亦庶几不至误己以误人也欤？一、高阳讹诀，嫁名叔和，遂以风行，而纰缪百出，致攻击者至今未已。其实叔和自有《脉经》，悉《素》《灵》《金匮》《伤寒》之言，为脉法正宗，特时下未之见耳。金元以来崔紫虚、蒋紫阳、李濒湖各有韵语脉诀，然混同拉杂，绝无条目，初学读之，茫无主见。是编先提大纲，次分子目，次述病脉，条分缕晰，一望了然，于记诵时不无稍有便益。一、《经》曰：善诊者察色按脉，先别阴阳，审清浊，而知部分；视喘息，定声音，而知所苦；观权衡规矩，按尺寸，辨浮沉滑涩，而知病所生。又曰：凡治病，察其形气色泽，脉之盛衰，病之新故，乃治之，无后其时。是察色辨形，固治病之首义也。《医门法律》首详望色诸条，反复辨论，最得肯綮。《医通》及《医学心悟》亦有色及鼻目诸条，并原本经旨，为后人显切指示。但二书所言专重伤寒，略于杂症，未免挂漏，且张袭喻，程又袭张，并无确见足称。兹特援引《内经》、仲景之言，指示大略，以便有志者沿流溯源，求诸原文，是亦临症时之一助。一、舌胎始详于仲景，至金镜观占心法，且有专书，《医通》又广为称引，要犹未免讹讹。粉胎一门，又为自来谈医者所未分晰。兹特先述杂症大略，继以伤寒八舌，杂病伤寒，各分门类，实自仲景创始，《金匮》中风诸条，原本风论，大略与辽金元后以类中风为风者大异。其述虚劳亦本《内经·逆调论》，大略与唐宋时言虚损劳极者稍殊，与金元后言阴虚成损者大异。此非古人之遗漏，亦非后贤之背弃，古法病因百出，本不可一致论也。近世见中风辄议温补，见虚劳辄言滋养，间有读古者，则又以续命等治本虚，以建中等治阴虚，不顾病情，自矜家法，医事遂至不可以言。此皆重大之症，纰缪如此，其余可知。是编参酌古今，务以中病为是，又皆历验有效，并非据纸空谈，得是意而引伸之，或不至于迷误无当。一、自仲景创为《伤寒论》《千金》等书引伸其言，方治固已详备，明季方、喻两家专注为一书，王肯堂又恢廓条理，六经症兼症言不一言，后起虽以籍述为能，断不能出其窠臼。是编一准王书，惟辨经腑、辨湿热、夹阴诸条，确确凿凿订讹正讹，自为足补所未备。一、妇人首重经带胎产，其余则受病与男子同，方治亦即无庸更赘。王妇科本极详备，足为后学准绳，间有沿袭未正处亦详加辨论，不敢以唯阿踵误。一、疡科名目极烦，《大成》《大全》至积卷数十，然扼要止在辨其阴阳、虚实、逆顺。是编仿《医学心悟》例，附以一卷，其详较《心悟》加倍，间有言治法与《金鉴》《正宗》等稍异者，则皆家传真诀，不敢自秘，聊以公诸同学。一、古方今治极多，几于瑕瑜混杂，有中病者，有不中病者，昧昧取用，适以误人。是编详为决择，如病与方符者，用之必不偾事，间有与古歧异者，则平时以己意参订，曾经屡效，实胜原本，并非妄行更改。一、后帙外科诸方，半出家传，尤非时行方书所可比拟。

时觉按：收于《四库未收书辑刊》。2012年中医古籍出版社、2016年中国中医药出版社分别有校注本。

《心源匙锤》二卷　存　1894

清青浦徐公桓（伯揆）撰

自序略曰：呜呼！医岂易为哉？然而，余之医理，亦全未梦见。于是搜采诸书，考之实在，得有黄氏八种医书，其中渊妙奥理，超出诸家，虽有千病万症，不出乎阴阳升降燥湿六字。余读之再三，略有心悟，但其书之笔法，是天姿生成，故此所论之症，所立之方，皆奥妙渊微，辞简理深，初学者未易领会，势必将其书置之高阁，未免弃珠玉于沟壑矣。或但用其方，而不参其论中之奥理，且其方下，或有注明定法两字，所以坦然而用之。既用之后，而症反觉加重，此时岂不归罪于黄氏乎？殊不知黄氏之书，不重于方而重于理。理明，然后有方，理不明，方虽多，而纯是不经之方，立方其何用乎？故此黄氏之书，与诸家之书大相径庭。诸家之书，或有一病而立数方，或有一方而治数病，甚而药品有多至数十味者，其中对症者固有，而不对症者亦复不少，推其原，总因医理尚未曾根究着的解，故此但说某病用某方，某方治某病。试问其中之方岂无错杂乎？惟黄氏之书，独讲症情根源，阴阳造化，而方不多立，即有所立之方，亦不过示人规矩格式而已。至于方下或有注明定法两字，显见活法，要人参透医理而变化也。即此而论，定法两字已有深意，余者之奥旨，不问可知。然而自古至今，凡深旨造化之书，文法一例如此。余今稍知其书之理，故此不辞谤议，立论数则，并有图注，将黄氏之显微隐旨畅明一番，注为浅论，名之曰《心源匙锤》。如有博学君子，要推究医经之正脉，请将余之浅论，与黄氏八种之书并看，然后仲景之堂可入，轩岐、越人之道脉传矣。得能如此，则天下医中之矢人渐少，医中之函人渐多矣。然余笔志之时，适在醉后初醒，言语不无狂妄，众论有所不免，或有以余言为然，莫非亦时务之不识也。大清光绪十年岁次甲申五月，江苏青浦徐公桓伯揆自志于上海述农居。

徐元骏序曰：伯揆侄著《心源匙锤》一卷，其意在太极之阴阳升降，气化周流。书虽不出坤载先生《黄氏八种》，而发明较胜，亦未始不本述祖之心，而直欲上穷造化也。光绪二十年甲午岁，愚叔父元骏龙川甫撰。

俞宗海序略曰：徐君伯揆以医世其家，悬壶海上几历十载矣。今岁春延余课二子读，余馆其室，见藏书万卷，率皆岐伯家言，而徐君恒手执一编，终日不倦，九折臂而成医兮，余至今乃知其信然。日者以所著《心源匙锤》一卷出而示余，且曰：将以付梓而公于世，请一言以为序。余不解医，受而读之，知黄氏以太极创论医理，而徐君独得其传，贯微达幽，诠次其说，分门别户，绘画其形，取法于古人，而适之以己意，名曰“匙锤”，良有以也。盖莫为之前，虽美勿彰，莫为之后，虽盛勿传。徐君以家学渊源而能与黄氏一书互相发明，其德则仁恕博爱，其智则宣畅曲解，谓黄氏之功臣也可，谓当世之良医也亦无不可。徐君有心济世，不私为枕中秘，实所钦佩。爰不揣固陋，谨书数语以神徐君活人之一术而已，序云乎哉？光绪甲午花朝日，四明听竹馆主俞宗海湘臣氏述。

时觉按：有光绪二十年甲午刻本藏上海中医药大学，民国二十三年《青浦县续志·艺文上》载录。

《证治要旨》十卷　存　1894

清太仓钱敏捷（勤民）编纂

钱雅乐序曰：爰自神农尝草，肇兴《本草》之经；轩岐问答，始著《素》《灵》之籍。商尹以元圣之才，起汤液之祖，兵火散失，世无传本。后汉仲景张氏，医中之圣也，伤六淫害人，悯杂病治误，心印羲轩，方阐商尹，著《伤寒杂病论》合十六卷，立方三百五十四。自汉而后，著书立说，派别流分，各鸣所长。窃思立言垂教，本先世维世之心，晰理辩疑，乃后学求道之志。医为性命之学，利人即济世之慈航；药寓生杀之权，误用即殃人白刃。雅冲年习艺，苦难博采宏收，近得董氏《医级》，为由浅入深之阶级，郭氏《针经》作博采宏收之针线，勤民胞弟续本朝之要言。弟于此书，自庚及甲，研究五载。三月初旬，患咳红胀泄，自知不起，遽尔谢世，折此一臂，痛何如之！检阅遗箧，存稿未抄。因不揣固陋，续抄成帙，以竟厥志，非敢问世，聊作燕翼贻谋之计，以便初学读本。至其文之工拙，不暇计焉。倘有惠教不逮者，存没幸甚。时光绪二十年岁次甲午端节后一日，序于念初居之北牖，娄湄雅乐钱韵之。

钱质和序曰：语云：太上有立德，其次立功，其次立言，是之为不朽。夫人生天地之间，胸怀济世之志，具兼人之才者，孰不以三者为念哉？如历代名臣有能消患未萌戡定既乱者，必功德并留，名垂竹帛。惟大丈夫之能遇于时者之可为也，其不遇于时者每多坎坷终身。如先次兄勤民之生长圣朝，自幼多病，虽颖悟过人，而秉性沉静，学识绝伦，是以家君取名曰敏，凡经子史集，堪舆医药，西洋算星之术，无所不览，预卜阴晴，如桴应鼓。光绪己丑，乔寓玉峰，行医济世，观其临证时默运神机，澄源澈底，立案处方，洛钟相应，以故不自夸张而名声浩大，不有推荐而竟日不暇，致寝食不安，积劳成病。弟屡劝其服药节劳，以却戾气而致中和。讵知君济世志长，怡生术短，今春虚体感邪，遂致不起，悼惜殊深，如扼一腕。检其遗箧，见有《续编证治要旨》，其稿初定，长兄韵之重为抄订。三复是编，言简义赅，洵医家之宝筏，未始非立德立功立言之事也。时在光绪二十年十月上旬，胞弟钱质和拜撰。

凡例曰：一、董氏《医级》，证辨颇详，论因颇切，脉亦大纲必备，治则纤悉申明，固初学入室梯阶，壮行不忘之典要，故编首篇。一、郭氏《针经》，援引群书，撷其精要，后贤方案，搜检无遗，而大旨先采叶氏。盖天地之数，历久必变，趋时之法，用者多验，洵家塾必读之书，不可须臾离也，故编次篇。一、勤民续编及拙补辑，虽采名医精要，辞多鄙俚，平仄不沾，难观大雅。思医在理通辞贯，不尚文华，以医为性命之学也。故次末篇。低一格者，不敢比古人焉。一、郭氏每句中嵌入小注，有人名、书名、方名、脉名、因名、证名、药名，皆取一字，如石菖蒲取“菖”字之类。兹俱节录，以刊行之书，家喻户晓也，惟续补之条则不然。一、书中汤名、丸名、散名、饮名、煎名、膏名、丹名，及证名、脉名、因名、药名，原书逐项注明，眉目醒然。兹不录者，以考其文思，以长其记忆也。一、此书虽云初学必读，然必读者，《内经》《难经》《伤寒》《金匮》，唐宋诸书，必先读过，则成竹在胸，无投不利矣。

时觉按：《联目》《大辞典》俱不载，有光绪二十年甲午稿本存世，2010年江苏科技出版社收于《清代吴中珍本医案丛刊》，排印出版。钱敏捷据武林董西园《医级宝鉴》、海宁郭诚勋《证治针经》编纂，以歌赋形式述诸证。卷一提纲门为外感，卷二内因门，卷三神志门，卷四外体门，卷五上窍门，卷六胸膈门，卷七胁腹门，卷八腰足门，卷九下窍门，卷十女科门附有幼科，后附《外科赋》，乃苏州蒋示吉原辑，古瀛陈实功编纂，钱敏捷长兄钱雅乐订定。

《续辨证录》 佚 1898

清兴化赵履鳌(海仙)撰

民国三十二年《兴化县志·人物志九》曰：赵履鳌，字海仙，祖术堂，父春普，俱以医名，载前志。履鳌承家学，运以新意，声誉大振，就医者不远千里来。光绪戊戌，慈禧后不豫，诏天下名医，江督刘忠诚举以应，会病未赴。逾数年卒。著有《续辨症录》。

时觉按：民国三十二年《兴化县志·人物志九·艺术附传》载录。

《医学启蒙》不分卷 存 1900

清昆山余鸿钧(申甫，升孚，心禅)撰。

自序曰：余自髫年就学家大人，即兼课以《金匮》《灵》《素》诸书，童而习之，嗣即负笈虞山之阳姑丈憩亭陈师之门。师固吴下之名医也，求治者门庭若市，甲于江左。师歿，更得如山表兄晨夕切磋，医学一道，始有一隙之明。奈家贫，业其术以糊口，迄今已二十余年。爰举平时应验之方，编为四言韵体，以授文泷、文漋两儿，兼示墨敏、墨慧两女，俾知某病应用某方等，熟诵而深思之，可以变通加减，不至茫无津涯。然此仅为初学入手功夫，故仿八股家之《启悟集》《课徒草》之例，颜之曰《医学启蒙》。光绪二十六年十月，余鸿钧升孚氏自记于鹿城之重荫山房。

时觉按：《联目》《大辞典》俱不载，有光绪二十六年稿本存世，2010年江苏科技出版社收于《清代吴中珍本医案丛刊》，排印出版。是书为启蒙读本，以四言韵体述医学基础知识，便于诵读记忆。内容：首论医学审辨、医宜静镇、医者宜忌，并论脉、论舌、论色、论症，后述临床病症，详明病因病机，主方用药。

《知医捷径》一卷 存 1901

清江阴钱荣国(缙甫)撰

自序曰：此编皆医家常法，极浅极易极简，盖以备学医者觅食之门，故名之曰《捷径》。能文之士，先取《汤头歌诀》熟读之，复取《经络歌诀》熟记之，更取《本草从新》时时翻阅之，然后披览是编，大约中人之资不过半年工夫，可得斯道门径矣。虽然，病情万变，医道宏深，行医者关人生命，若以此自域而不博考详求，则造孽无涯，殊可畏也。光绪二十七年辛丑孟冬，荣国自识。

曹家达跋曰：右《知医捷径》一卷，钱缙甫先生作也。先生长于经学，文章冠时，老不得志，为苏州府教授，乃悉出其治经之精力研求《内经》，旁及《伤寒》《金匮》，宋元以来诸家著述靡不搜罗抉剔，得其纲要，篇中所罗举者皆是也。嗟乎！医学之门径，至繁且赜，自非居简驭繁，正自有终身学之而茫无畔岸者，则《知医捷径》之作曷可少哉？今者先生往矣，回忆苏垣茗叙，述及向者南菁聚处龃龉不入之况，已不胜今昔之感。予去苏垣四载，先生即以前年归道山，嗣是以来，予之飘泊海上未有竟时，而先生之墓草宿矣。今令嗣夔若将以是卷付梓，索序于予，顾序则先生自为之，聊缀数言于后，以志斯卷之刊行。不惟幸先生有子，亦当借以自励也。宣统退位后十三年岁在甲子春正月，世愚侄曹家达跋。

时觉按：是书又名《家常必备知医捷径》。有民国十三年江阴钱氏石印本。

《命理探原》八卷 佚 1899？

清丹徒袁阜撰

民国六年《丹徒县志摭余·人物志·方技》曰：袁开昌，子阜，克承家学，著《命理探原》八卷。

《儒门医学》三卷,《附录》一卷　佚　1902

清昆山赵元益(静涵)撰

民国十一年《昆新两县续补合志·人物·文苑》曰:赵元益,字静涵,世居信义。父之骥,卒于官。元益幼育于外家,弱冠补新阳诸生。力学好古,积书数万卷,兼精中西医理,旋从事沪译馆,与西士林乐知、傅兰雅、卫理辈译外洋制造、测绘、法律及医学等书。光绪戊子举于乡,以医官从出使大臣薛福成游英、法、意、比四国。译西书《地理志》若干卷。归筑室于春申浦上,聚罕见书先后刻之。光绪壬寅冬,复以译书至京师,遘疾卒,年六十三。

时觉按:民国十一年《昆新两县续补合志·艺文目》载录。

《医学总论》　佚　1911?

清昆山赵元益(静涵)撰

时觉按:宣统三年《信义志稿·著述目》载录。

《医学精华》十二卷　存　1904

清吴县汪允伯(克让)辑

自序曰:《周礼·医师》"十全为上",则知医可十全,凡失一失三者,心窃鄙之。余生也晚,不获十全之方,少时从事诗书,游庠后屡荐不售,遂甘弃举子业。闻莲舫陈师名噪大江南北,因即负笈从游,不数年,谬承奖励,谓可悬壶门左矣。然医道一业,非好学深思、潜心博览者不能究其精微,入其堂奥。盖临症难多,而历代医书尚未窥其全豹,然其间或泥于古法而不能融,或执于己见而不师古,仍难保十之或失其一。乃穷搜《素问》《难经》,及张刘朱李暨诸大家著作,日夕揣摩,辄遇心得,随时手录,积之愈久,得卷十二,分类百种。奈勤于编辑,怠于缮楷,且愧才劣,未经订定。迨癸卯春,得门下严子蓬士乐任其劳,阙者补之,误者正之,遂得装订成帙,就正于莲师。无如我师奉召入都,后常应各大府征聘,致是书束之高阁年余。及见之,即蒙嘉许,胡不早付梓梨以广其传?退而扪心,终不自信。姑述其缘起,以俟博物诸君子匡吾不逮,幸甚!幸甚!光绪三十年岁次甲辰季秋,吴下汪允伯克让谨识。

陈秉钧序曰:昔昌黎云:业精于勤。学问无他,如斯而已。医虽小道,何独不然?吾徒汪允伯茂才博经史,工文章,有士风,庠序士也。攻苦之余,旁通医学。癸巳春,从游于予,予知其读书多而临证少,为之悉心开导,令与余弟子互相切磋。历有年,予应征聘远方,踵门求治者即委以代庖其事,从旁考察,居然因病立方,归于至当,私心窃喜得传人焉。未几,遇冯君培之观察,于见之余,极承嘉奖,即邀其吴门驻迹,悬壶于冯先贤祠。十余年来,治病甚多,一一尚能无误,尤喜其于诊事余暇,博览群书,口诵心维,几与从学时无少间。今春来沪,与言终日,出其所抄《医学精华》十四卷求序于余。详加校阅,别类分门,各条不紊。始辨脉,次引经,终叙证,而后独抒卓见,各系以论断一则,凡计百篇。其所备之方,先以四大家,继以八大家,并及近代诸贤之绪论,择精语详,几足以包括靡遗,岂特为初学之津筏也?爰为之序,俾不没其历年苦志云。时在宣统元年岁次己酉仲春月,戊戌丁未戊申三次征士友生陈秉钧莲舫氏拜手。

时觉按:有光绪三十年甲辰抄本藏上海中医药大学。

《医学指掌》二卷　存　1906

清武进张维垣(济清)撰

自序曰:医非小道也,《灵》《素》之传,造化阴阳之理寓焉。况疾病所关,生命所系,岂敢以浅尝之法传之后世贻误学者乎?自轩岐为医祖,至仲圣而集大成,美矣备矣。后世著作林立,人持一义,家囿一说,反使古圣贤精义日晦,学者或至无所适从。垣窃忧之,不揣固陋,撰《医林正鹄》十卷,《经脉正鹄》二卷。光绪元年春起,四易其稿,至十八年而成。虽治法全备,后学尚难一目了然。今又集《医学指掌》一书,指掌者,言其明且易也,分上下两卷,论治皆合经义及古大家之秘旨,故每症下节录经义数句,幸勿视为无本之源。是书也,质诸成材,不嫌其浅,授之初学,不苦其深,玩索功弥,自能头头是道。虽不敢厕于作者之林,而循循善诱之心,此中甘苦堪自喻矣。有道君子惠而政之,幸甚!幸甚!光绪三十二年岁次丙午夏六月之吉,武进张维垣济清氏撰句并书于海上之平安居,时年七十有八。

吕景端序略曰:上海一隅,居四方辐辏之地,冠盖殷轸,人物阜庶,贵耳贱目,遗实务虚。医者自炫鬻以网利而弋誉，求者惟名之是震，不问其术之如何，达官贵人要其一临，酬橐填溢，窭者累趾其门，屏息如伺尊贵。及其诊之也，临以矜心，处于浮气，杂以夸言，其于五气、五声、五色、阴阳、表里、虚实，病之所由来，曾不一审也。此虽和缓卢扁不能善其事，矧以庸工当之，为祸可胜言乎？吾里张济清先生，粹然儒者，殚心医术，行道于沪已数十年，利济之心老而弥笃，所著《医林正鹄》一书，包罗古今，义蕴宏富。先生自言，凡历十六寒暑，四易稿而后成。既而复有《医学指掌》之作，余受而读之，沿流溯原，博观约取，简而能赅，略而有要，以浅显易明之理，寓推行尽利之心，犹正鹄意也。余体弱多病，喜玩索医家言，近乃获交先生，聆其言论，观其方剂，知先生师古而不泥古，每治一疾，洞瞩根本，直凑单微，纯无时流涂饰欺谩之习，亦未尝借口轻灵不着痛痒，扬叶氏之颓波以误人而误世。庄子曰：技也而进乎道。杨泉曰：医非仁爱不可托。先生本仁爱之怀，行其有道之技，求之并世，吾见亦罕矣。然则是编也，虽肘后青囊，不盈缃素，即谓为今之活人书焉可也。光绪丙午夏日，同郡吕景端叙于上海寓庐。

时觉按：有光绪三十二年石印本藏黑龙江、天津、上海中医药大学及南通图书馆。

《医学传心赋》不分卷　存　1907

清钟氏亡名原撰，长洲赵廷玉（双修）抄辑

赵廷玉序曰：甲辰之岁，科举废，予始有志于医学，所觅得奇方秘本甚夥，悉手抄之，然半皆得自吴县芮君福标处。盖芮君固业医者也。其次年，偶至芮君书室，见壁橱中有抄本大字《传心赋》一册，询之，则云得自其姑母处。其先世亦业医，以此册致千金焉，珍藏至今，乃付芮君，芮君未暇抄也。因予向假，乃转以付予，予亦以事冗久搁，延至今岁季春寓宝山署，晴窗多暇，取而抄之，阅两旬始竣。惜是书受潮湿太甚，纸角霉烂，卷首药性已有四页、卷末《温热论》半皆烂去。幸有《临证指南》可据，故《温热论》虽不能抄，亦不必抄也。中间大字虽完好而额上之小字眉评时有脱落之处，最可惜者，脉诀藏象已成残缺。原抄多讹字，似从刻本录下者，然屡向书肆询问，皆言无此书。其求之未周耶？抑从未梓本而转录者耶？撰人名氏，观卷末小字眉评，似为钟氏，观其后录叶天士《温热论》，则钟氏之作或与天士并时，或在其后，皆未可知，而抄者在叶氏之后则昭昭明也。予既获得是书，其脱落之处则审其灼然而无疑者用朱字补之，其讹字则以朱书改正之，其脱字之无影响可寻者姑阙之，仍拟殚吾力以搜求原本，苟果不能得，则必精求博考以补之。此则予之志也。噫！予固自信为是书之知己矣，不知书果以予为知己否？且不知撰是书者亦以予为知己否也？撰者不可见，而书则现在，书不能言，而吾则现在，我自知书，何必书之知吾？亦何妨以书为知吾？书自遇吾，不期吾之知书，亦安能禁吾之知书？吾自知书，非知撰者也，撰者自著书，非欲吾之知也。无端而撰者之书忽入吾手，无端而吾得是书，欲加以补辑，且得知撰人名氏，因耶？缘耶？有意识耶？无意识耶？吾不知而知之，又安敢望书与撰者之必能知，与必不能知哉？丁未季春中浣，长洲赵廷玉抄毕甫记。

时觉按：收于《赵双修医书十四种》，有光绪三十三年稿本藏中国中医科学院。

《医学心传》四卷　佚　1908？

清泰州孙桂山（馨谷）撰

钞本宣统《泰州志·艺术》曰：孙桂山，字馨谷，家世精岐黄，至桂山益臻纯粹。能以平和剂愈疾，有起死回生之功。著有《医学心传》四卷。子三，长士荣，能得其家传，著有《伤寒辨似》四卷。

《医学汇纂》十余卷　佚　1908？

清宜兴徐祝封（尧农）撰

光宣《宜荆续志·人物志·艺术》曰：徐祝封，字尧农，诸生。精医理，病家争相延致，取效如响，而受酬甚微。曰：吾非藉此糊口，第既如此，不容不尽吾心耳。著有《医学汇纂》十余卷，惜身后残阙矣。

《医学辨正》四卷　佚　1908？

清宜兴俞宗海（紫澜）撰

光宣《宜荆续志·人物志》曰：俞宗海，字紫澜，和桥人。以举人议叙知县，署东城兵马司指挥，寻改授泰州学正。至则葺治讲堂及尊经阁，进士而业之，复就胡公书院增课经古，一时文风蔚兴。宗海因侍母疾，遂知医，著有《医学辨正》四卷。其居乡也，亦勇于为公，凡有兴设，辄为规画章制，今犹守之。

时觉按：光宣《宜荆续志·艺文》载录，作《医术辨症》。

《黄氏摘要》二卷　未见　1910

清昆山黄飞鹏(仲书,体仁)辑录

《吴中名医录》曰:黄飞鹏,字仲书,号体仁,清末昆山县人,生于同治三年。昆嘉两邑商务总董,昆邑安亭乡自治乡董。热心公事,博通医理,精女科,兼理眼、幼二科,著有《黄氏摘要》二卷。宣统年间加入中西医学研究会。

时觉按:《吴中名医录》据宣统三年七月《中西医学报》第十六期载录。

《公民医学必读》不分卷　存　1910

清无锡丁福保(仲祜,畴隐居士)编纂

孟昭常序曰:丁君仲祜著《公民卫生必读》,余既为之序,同时著《公民医学必读》,亦将授梓,使余并序之。余曰:此专门之学也,余何敢言?虽然,医,专门之学也,今使书不足以识名姓,文不足以记米盐,贸然持寸管,以意指画,辄敢以药物入人口,戕贼人至死而不悔者为之,世之人群盲,从而听命焉,不问其所以,顾视其生命不綦轻欤?夫人惟知宝贵其生命,然后可与言文学、政治、智能、技艺之美,此而不慎,他何有者?丁君此书欲以医学知识普及于社会,使人人有爱生贵生之心,不至贸然听人之戕贼,其意可知也。此则余之所能言也。己酉正月,阳湖孟昭常。

时觉按:收于《丁氏医学丛书》。

《医学指南》不分卷　存　1910

清无锡丁福保(仲祜,畴隐居士)编纂

《丁氏医学丛书提要》曰:《医学指南》,无锡丁福保著。凡历代医学之源流、中西医学之分科、内科学药物学之大要、《内经》本草等各书之谬误,皆言之綦详,为门径中之门径,阶梯中之阶梯,故曰《指南》。著者欲以医学知识普及齐民,故定价极廉,每部收回印工洋二角。

时觉按:宣统二年庚戌铅印本藏上海图书馆,收于《丁氏医学丛书》。

《医学指南续编》不分卷　存　1910

清无锡丁福保(仲祜,畴隐居士)编纂

《丁氏医学丛书提要》曰:《医学指南续编》,无锡丁福保著。其内容有解剖学、产科学、药物学、看护学、诊断学、花柳病学、卫生学、胃肠病学、儿科学、中外医通、名医列传,以及种种内科学各序,凡三十余种。其材料之丰富、理论之新颖,为医学论说中独一无二之作。

时觉按:宣统二年庚戌上海文明书局铅印本藏上海图书馆,收于《丁氏医学丛书》。首载《赵静涵先生家传》,下则《胃肠养生法序》《中外医通序及例言》《实行诊断学教科书序》等书序二十八篇。

《医粹》二卷　存　1911

清长洲朱逌伊(苍葭)编撰

时觉按:有宣统三年抄本藏上海中医药大学。卷端署:长洲朱逌伊苍葭氏辑,前后无序跋,述内科诸证及咽喉科,其后《金匮辑录》《千金辑录》均辑妇科内容,后为妇科经论、崩带、求子、胎前产后、女科集方。

《医学启蒙》　佚　1911?

清丹徒锡昌(选之,遐龄)撰

时觉按:民国六年《丹徒县志摭余·人物志》载录。

《医方启蒙》四卷　存　1911?

清亡名氏编撰

凡例略曰:一、凡看方歌,先看凡例,庶知所作之意论之总括,恐人句读不明,故以七字为句,唯妇人、小儿散论。一、编药性赋为其原,编冷热温平韵少,今摘韵可编者类成四篇,以便记阅。

时觉按:《联目》《大辞典》俱不载,有抄本二册藏无锡图书馆。封面有"荣德生先生遗命捐赠""大公图书馆藏”二篆章,无序跋、目录,有凡例。上册卷一首列制度药品,次启蒙心法,下为望闻问切,及脉法、六陈十八反等药性论述,为基础理论;卷二以下则列诸病证治。《中国医籍考》卷六十二载舒元贯《医方启蒙》十五卷,“存”,《联目》不载,《大辞典》“佚”,国内无存,《日藏汉籍善本书录》载,日本内阁文库藏有明崇祯元年吴氏兰桂堂刊本十八卷十册,署为吴从周编。卷数不同,当非是书。

《方论汇粹》不分卷　存　1911

清亡名氏汇辑

时觉按:《联目》《大辞典》不载,有近代抄本藏常熟图书馆,无封面、扉页、目录,前后无序跋。首载《叶香岩温症论》,次《薛一瓢湿热论》歌诀。下署:无锡王旭高编,次《温疫明辨歌》及《吴又可温疫歌括》,无王氏署名。其后为《四时百病条辨》,首外感六淫,下则中风、劳瘵、臌症、脘腹痞胀、噎膈反胃、痰饮、咳嗽、血症、下血等内科杂病,下则妇人门、黄疸、脏腑十月养胎歌,其下又内科杂病,心腹痛、痛风、癫狂痫、消渴、伤食、疟、痢疾、头痛、耳聋、疝、泄泻、积聚、呕吐哕呃、五淋癃闭、遗精、赤白浊、自汗盗汗、奔豚等证治方剂,下为痰论、疟辨、清疟饮、产后蓐劳,及周慎斋和中丸、回天再造丸。

《医学大意》一卷　佚　1911?

清南通陈实孙撰

时觉按:民国《通州志稿·艺文》载录。道光《仪征县志·人物志》载录陈实孙,字又群,号师竹,善医工诗,著有《时疫大意》。同名同姓,且书名相近,然籍贯不同,二陈实孙是否同一人,待考。

《陈氏医学入门捷径》四卷　存　1911?

清金匮陈益孙编撰

时觉按:《联目》《大辞典》俱不载,有稿本八册四卷藏无锡图书馆,所附标签有“栩栩庵藏”字样。前后无序跋,无凡例,各卷前有目录,下署“金匮陈益孙编”。卷一首释音,次则诊法;卷二伤寒十六证及儿、妇诊法;卷三真中风、类中风、虚劳、鼓胀水肿、噎膈反胃、关格诸门类证治;卷四则痰饮四症、七疝、二十三蒸、七传、九疸等三十五门证治。

《医论分证折中》不分卷　存　1911?

清亡名氏编撰

时觉按:《联目》《大辞典》俱不载,有抄本六册藏无锡图书馆,无署名,前后无序跋,亦无凡例,不分卷。以病证分篇述证论治,前各冠以书名“医论分证折中”,部分篇中专列“景岳论证”。

《无锡叶氏医论》不分卷　存　1911?

清无锡叶氏亡名编撰

时觉按:《联目》《大辞典》俱不载,有抄本四册藏无锡图书馆,无署名,前后无序跋,亦无凡例、目录,不分卷,四册各为元、亨、利、贞,当为四卷。前三册以外感及内伤杂病病证为主,有中风、头风、头痛、眩晕、耳、目、鼻、衄、牙、咽喉、咳嗽、失音等篇;第四册为妇儿科,立调经、淋带、崩漏、胎前、产后、症瘕、热入血室,及幼科痘、疳积、慢惊、痫痉厥等篇。

《医学精要》　佚　1911?

清江都曹秉钧(小谷)撰

民国十年《江都县续志·列传第八》曰:曹秉钧,字小谷。从祖枢旸,父学曾,皆以医名于时,至秉钧三世矣,能传家学,尤精妇科调理。著有《医学精要》待梓。

《医学穷源补》　佚　1911?

清靖江郑熊撰

时觉按:民国八年《靖江县志稿·艺文志》载录。

《集试秘览》二十卷　佚　1911？

清高邮欣湛然（露文）撰

民国十一年《三续高邮州志·人物志》曰：欣湛然，字露文，监生。世为名医，至湛然而术益精，博览古今方书而不泥于成法。凡遇疑难重症，无不应手奏效，名遍天、盱、滁、泗间，踵门求医者日不暇给。著有《集试秘览》二十卷，皆生平试验心得之良方，藏家待梓。

《家传秘录》　佚　1911？

清高邮绪思上（念劬）撰

民国十一年《三续高邮州志·人物志·艺术》曰：绪少怀，字用思，习医术，尤精幼科。杨河厅张襄子痘症危险，诸医棘手，延少怀诊治，应手奏效。张书楹帖赠之，由是著名。子思上，字念劬，绍父世，并善妇科，参考各家，多心得。著有《家传秘录》，待梓。

《心法摘要》，《医学摄要》，《医学杂集》，《卢氏新编》　佚　1911？

清高邮卢怀园（玉川）撰

民国十一年《三续高邮州志·人物志·艺术》曰：卢怀园，字玉川，监生，居北乡老人桥。精医术，善治妇人、小儿。有张姓儿患痘，无浆垂毙，园以秘药治之，痘即含浆。嗣因痘痂不落，复用麻黄两许并他药佐之，一服大汗，痂即尽落。著有《痘学条辨》《医学摄要》《心法摘要》《卢氏新编》《医学杂集》，藏于家。并善抚琴，工词曲。性不苟取，虽道盛行，而淡泊如故也。子僎，亦以医著名，并耽吟咏，著有《赵人吟》，待梓。

《医学心得》　佚　1911？

清南汇顾明佩（凤池）撰

民国十八年《南汇县续志·艺文志》曰：《医学心得》，顾明佩著。明佩字凤池，居二团。

《医学指南》九卷　佚　1911？

清铜山许永彰（朗清）撰

民国十五年《铜山县志·艺文考》曰：许永彰《医学指南》九卷，永彰字朗清。

《医学便览》　佚　1911？

清太仓陈廷柱（能睿）撰

民国八年《太仓州志·人物四》曰：陈廷柱，字能睿。尝随父松江，盗持刃向父，廷柱以肩背受之，伤，父得脱。卒年七十四。

时觉按：民国八年《太仓州志·艺文》载录，父陈涞，字就列，善医，著有《蘧庐医案》十卷。

《医学要旨》　佚　1911？

清嘉定陆荣（月卿）撰，陆锦林续撰

民国十九年《嘉定县续志·艺文志》曰：《医学要旨》，陆荣著，未成书而卒，长子锦林续成之。陆荣，字月卿，居陆家行。

《医学入门》　佚　1911？

清宝山甘德溥（葶林）撰

民国十年《宝山县续志·人物志》曰：甘德溥，字葶林，居真如。性和而介，承先世医术，求治者踵相接，不设酬格。同怀四人，德溥居长。晚年以所著《方案》授子侄，别见《艺文》。

时觉按：民国十年《宝山县续志·艺文志》、民国二十四年《真如里志·艺文志》载录。

《医学指南》 佚 1911？

清如皋管士杰撰

时觉按：民国《如皋县志稿·艺文志》载录。

《医书》一卷 佚 1911？

清江苏张文潜撰

时觉按：民国《江苏通志稿》卷二百零四《经籍》载录。

《小儿杂证便蒙捷法》四册 存 1911？

明云间陆金（云峰）集校，云间陆道元（南旸）附增，亡名氏纂辑，清程其祥藏

曹炳章曰：《痘疹全婴金镜录》三卷，明信州翁仲仁嘉德辑著，云间陆南旸道元补遗，附《小儿杂证便蒙捷法》一卷，明云间陆金云峰集校，万历己卯刻本。明翁仲仁著。仲仁字嘉德，信州人。陆金补遗，金字南旸，号道元。陆明旸参补，明旸字道光，皆云间人。胡心湖校订，心湖字汝敏，鹅湖人。《小儿杂证便蒙捷法》一卷，陆道元辑补附增，前有明万历己卯仲秋云间南旸陆道元后序，署名《新刊补遗秘传痘疹全婴金镜录》，分上、中、下三卷，每半页九行，每行三十字。卷下末页，有明万历己卯仲秋寿春堂刊行。鹅湖异楼杨方书后，附刊《小儿杂证秘传便蒙捷法》一卷，下署名云间云峰陆金校集云。上述本书，明万历精刻本之书品式样大意也。查近时坊刻本，以道光庚子扫叶山房翻刻康熙庚午钱塘仇天一校本为最佳，改作四卷，将陆道元增补《便蒙捷法歌》作卷一，署名信州翁仁嘉德辑著，钱塘仇天一瑞元参阅，将陆氏补遗、参补诸人及陆氏后序一概删去，前加增异形痘症图像九页，为明本所无，亦不注明采自何书，亦混作翁著。其他各卷，讹误脱落不胜枚举，实不堪卒读。盖《痘疹金镜录》为幼科痘疹最切实用要书，其中歌括并赋，辨症释方，绝无偏寒偏热，偏攻偏补之弊。可谓约而赅，简而明，诚后学之津梁，幼科之明镜。虽有奇形异证，一鉴《金镜》，自无遁形矣。但是书购求者甚多，近见坊间类多承讹袭谬之本，余甚惜焉。爰将明万历陆氏补遗原刻足本，圈点重校，铅椠行世，以供同好。（《中国医学大成终集·总目提要》第273页）

时觉按：有稿本四册藏苏州大学炳麟图书馆，前后无序跋，亦无目录，未见明确分卷，《中国医籍考》卷七十五载录为十卷，并谓"存"。第一册卷端无署名，有"程其祥"章。首载《小儿杂证便蒙捷法歌》，次为寒门、热门、伤风门、伤寒、斑疹门、惊风门、吐泻门、疟门、痢门、疳积门、伤积门、脾胃门、肿胀门、脐风撮口门十二门总括歌，各门总括歌或包括不治歌，惊风门总括歌则包含慢惊慢脾歌、胎惊歌、天钓歌。此即云间陆金云峰集校，其子陆道元南旸附增于《痘疹全婴金镜录》者，并同山东中医药大学所藏《小儿杂证秘传便蒙捷法》一卷。下为诊法，有入门审证、面色、三关脉法、小儿脉法、小儿死候歌等内容，又以七言歌诀为杂方诗括。此下则空白二叶半，后为斯行先生"口授秘方"，载慈幼丸、紫雪、碧血、天水散等十四方，又有鱼骨哽喉神符。再下为胗脉寸关尺、六脉及小儿分期、诊法、诸疾、诸方。以上为第一册，为儿科内容。第二册载《药性》《心授要略秘录》《妇人科》三部分：《药性》载药本五味、引经报使药、六陈歌、十八反歌、十九畏歌及药性歌二百四十七味；《心授要略秘录》杂病证治，载中风、伤寒、中暑、霍乱、吐虫、瘟疫、中湿，直至三消、痓病，共七十二症；《妇人科》列调经、血崩、带下、妊娠、产育、注产、乳病。第三册载虚劳虚损诸证治、急救方；又载外伤科方，诸般癣疮验方、伤科验方夺命丹、七厘散、接骨紫金丹等，及治发背神方、治疔疮方；另列服药方，包括：外科诸方，痢疾、腹痛、呕吐、食不下、泻、疳等内科方，及小儿方、杨梅恶疮方、洗药方、红药线、膏药方、收口药、煎药等。第四册载治瘰疬、治漏肩风、大麻疯、鹤膝风、偏瘫、羊痫风等方，壮阳种子奇方，水蛊肿胀方等方，十八种蛊症及诸方，治老年阳痿方。以上共十八叶。以下十九叶起，笔迹、字体有异，内容杂乱，包括：疟、伤暑腹痛、身热头痛、泄泻、眩晕、痢、眼疾方、小儿八仙膏、哮等证治方剂，似是抄录未完者。全书全部内容，除第一册前半部分属《小儿杂证便蒙捷法》，有明确的来源、作者，其余部分属儿科外，第二册药性、杂症、妇科，第三册虚劳虚损、急救方、外伤科方，第四册外科为主，内容杂乱，并不完整。故是书仅一小部分为《小儿杂证便蒙捷法》，甚至并非儿科著作而为临床综合性医书。曹炳章谓"陆金补遗，金字南旸，号道元"，误。乾隆《平湖县志·人物志》曰：陆金，号云峰，自华亭徙湖……二子，道光，号明阳，道充，号宾旸。

《医学穷源》 佚 1911？

清靖江郑霖撰

时觉按：民国《江苏通志稿》卷一百九十八《经籍》载录。

《沈氏医学汇书》五卷 佚 1911

清上海沈廷奎(庚梅)撰

民国二十四年《上海县志·艺术》曰：沈廷奎，字庚梅，洋泾市沈家弄人。幼有大志，世承家学，不屑治举业，专攻医学。鉴于近代西医颇有发明，除研究中医外，兼肄业中日医学校，得医学学士位。任松军军医科长，并在乡里施医给药，以救贫病。会乡有针灸某，庸而时者也。邻人患痧，延某针治。庚梅在旁质之曰：凡用针，须旋而进，亦旋而出，此何理也？某瞠目不能答。庚梅曰：针细而滑，旋则不伤腠理，汝为针科，尚不知此理乎？某赧然而去。其见解越人如此。著有《沈氏医学汇书》五卷。卒年三十四。

上临床综合类，共二百三十种，其中现存九十九种，未见十种，已佚一百二十一种。

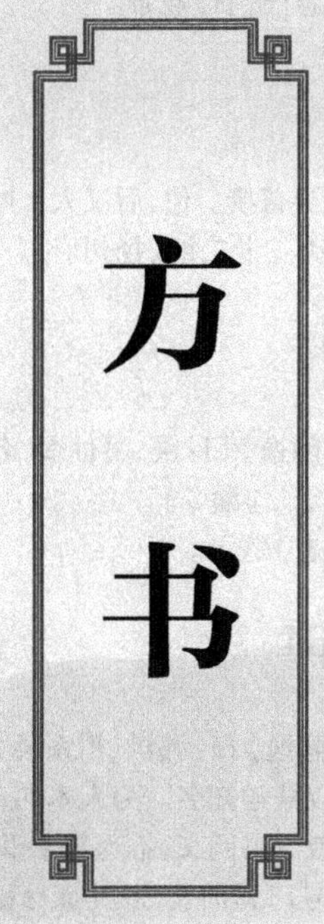

方书

药店成药目录类置方书之后

《广陵吴普杂方》 佚 264

魏广陵吴普撰

时觉按：乾隆十五年《句容县志·杂志·遗书》载录。

《华佗方》十卷 佚 264

魏广陵吴普撰

《隋书·经籍志》曰：《华佗方》十卷，吴普撰。佗，后汉人。梁有《华佗内事》五卷，又《耿奉方》六卷，亡。

时觉按：《宋史·艺文志》作一卷，万历三十二年《扬州府志·文苑志·经籍杂类》亦载录。

《葛氏杂方》九卷 佚 280

吴句容葛元(孝先)撰

乾隆十五年《句容县志·人物志下·隐逸》曰：吴，葛仙翁，名玄，字孝先，有仙术。尝从吴主至溧阳，吴主异之，为立洞玄观于方山。孙洪，号抱朴子，勾漏令。

时觉按：乾隆元年《江南通志·艺文志》载录。

《金匮药方》一百卷 佚 364

晋句容葛洪(稚川，抱朴子)撰

乾隆十五年《句容县志·人物志下·隐逸》曰：葛洪，祖系吴大鸿胪，父悌，入晋为邵陵太守。洪少好学，家贫，躬自伐薪以贸纸笔，夜辄写书诵习，以儒学知名。为人木讷，不好荣利，闭门却扫，未尝交游。于余杭见何幼道、郭文举，目击而已，各无所言。时或寻书问义，不远数千里，崎岖冒涉，期于必得，遂究览典籍，尤好神仙导养之法。从祖元，吴时学道，得仙术，号曰葛仙翁，以其炼丹秘术授弟子郑隐，洪就隐学，悉得其法焉，兼综练医术。凡所著撰，皆精核是非。太安中，石冰作乱，吴兴太守顾秘为义军都督，秘檄洪为将兵都尉，攻冰别率，破之，迁伏波将军。冰平，洪不论功赏，径洛阳，欲搜求异书以广其学。洪见天下已乱，欲避地南土，乃参广州刺史嵇含军事。及含遇害，遂停南土多年，檄命一无所就。后还乡里，礼辟皆不赴。元帝以功赐爵关内侯。咸和初，选为散骑常侍，领大著作，洪固辞不就，惟欲炼丹期寿。闻交趾出丹，求为勾漏令，帝从之。洪遂将子侄俱行，至广州，刺史邓岳留不听去，洪乃止罗浮山炼丹。岳表补东官太守，又辞不就，岳乃以洪兄子望为记室参军。山中优游闲养，著述不辍，言黄白之事命曰内篇，其余驳难、通释名曰外篇，自号抱朴子，因以命书。若碑诔诗赋、移檄章表、神仙良吏、隐逸集异等传，五经史汉、百家之言、方技杂事、《金匮药方》、《肘后要急方》，名编卷帙行后。年八十一卒。

时觉按：康熙七年《江宁府志·人物传四》载录，应即《玉函方》。

《玉函方》一百卷 佚 364

晋句容葛洪(稚川，抱朴子)撰

葛洪曰：余见戴霸、华佗所集《金匮绿囊》，崔中书《黄素方》及百家杂方五百许卷，甘胡、吕付、周始甘、唐通、阮南河等各撰集《暴卒备急方》，或一百十，或九十四，或八十五，或四十六，世人皆为精悉不可加也。余究而观之，殊多不备，诸急病其尚未尽，又浑漫杂错，无其条贯，有所寻按，不即可得而治。卒暴之候，皆用贵药，动数十种，自非富室而居京都者，不能素储，不可卒辨也。又多令人以针治病，其灸法又不明处所分寸，而但说身中孔穴荣卫之名，自非旧医备览《明堂流注偃侧图》者，安能晓之哉？余所撰百卷，名曰《玉函方》，皆分别病名，以类相续，不相杂错，其《救卒》三卷，皆单行径易，约而易验。篱陌之间，顾眄皆药，众急之病，无不毕备，家有此方，可不用医。医多承袭世业，有名无实，但养虚声以图财利，寒白退士所不可得使，使之者乃多误人。未有若自闲其要，胜于所迎无知之医，医又不可卒得，得又不肯即为人使，使腠理之微疾，成膏肓之深祸，乃至不救，且暴急之病而远行借问，率多枉矣。(《中国医籍考》卷四十引《抱朴子》)

《晋中兴书》曰：葛洪，字稚川，丹阳句容人。幼览众书，近得万卷，自号抱朴子，善养性之术。撰《经用救验方》三卷，号曰《肘后方》，又撰《玉函方》一百卷，于今行用。(《中国医籍考》卷四十引《太平御览》)

时觉按:《晋书·葛洪传》作《金匮药方》一百卷。

《玉函煎方》五卷　佚　364

晋句容葛洪(稚川,抱朴子)撰

时觉按:《隋书·经籍志》"《玉函煎方》五卷,葛洪撰",《中国医籍考》卷四十据此载录,并据《通志·艺文略》载录《葛氏单方》三卷,俱佚。嘉庆十六年《上虞县志·典籍一》亦载录。

《肘后方》六卷　佚　364

晋句容葛洪(稚川,抱朴子)撰

自序曰:抱朴子丹阳葛稚川曰:余既穷览坟索,以著述余暇,兼综术数,省仲景、元化、刘戴秘要、金匮、绿秩黄素方近将千卷。患其混杂烦重,有求难得,故周流华夏九州之中,收拾奇异,捃拾遗逸,选而集之,使种类殊分,缓急易简,凡为百卷,名曰《玉函》。然非有力不能尽写,又见周、甘、唐、阮诸家各作《备急》,既不能穷诸病状,兼多珍贵之药,岂贫家野居所能立办?又使人用针,自非究习医方,素识明堂流注者,则身中荣卫尚不知其所在,安能用针以治之哉?是使凫雁挚击,牛羊搏噬,无以异也。虽有其方,犹不免残害之疾。余今采其要约,以为《肘后救卒》三卷,率多易得之药,其不获已须买之者,亦皆贱价草石,所在皆有。兼之以灸,灸但言其分寸,不名孔穴,凡人览之可了其所用,或不出乎垣篱之内,顾眄可具。苟能信之,庶免横祸焉。世俗苦于贵远贱近,是古非今,恐见此方,无黄帝、仓公、和、鹊、踰跗之目,不能采用,安可强乎?

《晋书·列传第四十二》曰:葛洪,字稚川,丹杨句容人也。祖系,吴大鸿胪。父悌,吴平后入晋,为邵陵太守。洪少好学,家贫,躬自伐薪以贸纸墨,夜辄写书诵习,遂以儒学知名。性寡欲,无所爱玩,不知棋局几道,樗蒲齿名,为人木讷,不好荣利,闭门却扫,未尝交游。于余杭山见何幼道、郭文举,目击而已,各无所言。时或寻书问疑,不远数千里崎岖冒涉,期于必得,遂究览典籍,尤好神仙导引之法。从祖玄,吴时学道得仙,号曰葛仙公,以其炼丹秘术授弟子郑隐。洪就隐学,悉得其法焉。后师事南海太守上党鲍玄。玄亦内学,逆占将来,见洪深重之,以女妻洪。洪传玄业,兼综练医术,凡所著撰,皆精核是非而才章富赡。太安中,石冰作乱,吴兴太守顾秘为义军都督,与周玘等起兵讨之。秘檄洪为将兵都尉,攻冰别率,破之,迁伏波将军。冰平,洪不论功赏,径至洛阳,欲搜求异书以广其学。洪见天下已乱,欲避地南土,乃参广州刺史嵇含军事。及含遇害,遂停南土多年,征镇檄命一无所就。后还乡里,礼辟,皆不赴。元帝为丞相,辟为掾,以平贼功,赐爵关内侯。咸和初,司徒导召补州主簿,转司徒掾,迁谘议参军。干宝深相亲友,荐洪才堪国史,选为散骑常侍,领大著作,洪固辞不就。以年老,欲炼丹以祈遐寿,闻交阯出丹,求为句漏令。帝以洪资高不许。洪曰:非欲为荣,以有丹耳。帝从之。洪遂将子侄俱行。至广州,刺史邓岳留不听去,洪乃止罗浮山炼丹。岳表补东官太守,又辞不就。岳乃以洪兄子望为记室参军。在山积年,优游闲养,著述不辍。其自序曰:洪体乏进趣之才,偶好无为之业,假令奋翅则能陵厉玄霄,骋足则能追风蹑景,犹欲戢劲翮于鹪鷯之群,藏逸迹于跛驴之伍,岂况大块禀我以寻常之短羽,造化假我以至驽之蹇足?自下者审,不能者止,又岂敢力苍蝇而慕冲天之举,策跛鳖而追飞兔之轨,饰嫫母之笃陋,求媒阳之美谈,推沙砾之贱质,索千金于和肆哉?夫僬侥之步而企及夸父之踪,近才所以颠碍也,要离之羸而强赴扛鼎之势,秦人所以断筋也。是以望绝于荣华之涂,而志安乎穷圮之域,藜藿有八珍之甘,蓬荜有藻棁之乐也。故权贵之家,虽咫尺弗从也,知道之士,虽艰远必造也。考览奇书既不少矣,率多隐语,难可卒解,自非至精不能寻究,自非笃勤不能悉见也。道士弘博洽闻者寡,而意断妄说者众。至于时有好事者,欲有所修为,仓卒不知所从,而意之所疑又无足谘。今为此书,粗举长生之理,其至妙者不得宣之于翰墨,盖粗言较略以示一隅,冀悱愤之徒省之,可以思过半矣,岂谓暗塞必能穷微畅远乎?聊论其所先觉者耳。世儒徒知服膺周孔,莫信神仙之书,不但大而笑之,又将谤毁真正。故予所著子言黄白之事,名曰《内篇》,其驳难通释,名曰《外篇》,大凡内外一百一十六篇。故不足藏诸名山,且欲缄之金匮,以示识者。自号抱朴子,因以名书,其所著碑诔诗赋百卷,移檄章表三十卷,神仙、良吏、隐逸、集异等传各十卷,又抄五经、史、汉、百家之言、方技、杂事三百一十卷,《金匮药方》一百卷,《肘后要急方》四卷。洪博闻深洽,江左绝伦,著述篇章,富于班马、又精辩玄赜,析理入微。后忽与岳疏云:当远行寻师,克期便发。岳得疏,狼狈往别,而洪坐至日中,兀然若睡而卒。岳至,遂不及见。时年八十一。视其颜色如生,体亦柔软,举尸入棺,甚轻,如空衣,世以为尸解得仙云。

丹波元胤按曰:是书名"肘后"者,言其方单省,足以立办,其卷帙亦不多,可挂之肘后以随行也。《隋志》

有《扁鹊肘后方》一卷。《抱朴子》曰:"辟蛇蝮,以干姜附子带之肘后",其意并同。友人都梁伊憺甫恬亦曰:肘后者,斥佩囊之类,谓常在于肘腋下也,犹斥剑云腰间物。《玉台新咏》集魏繁钦诗,"何以致叩叩,香囊系肘后";《晋书·周顗传》曰:"今年杀诸贼奴,取金印如斗大系肘后";《抱朴子·勤求篇》曰:"尽其囊枕之中,肘腋之下,秘要之旨";王子年《拾遗记》曰:"浮提国献神通善书二人,乍老乍少,隐形则出影,闻声则藏形,出肘间金壶四寸"。盖腋下者,肘之所抵,故云"肘后"。又云"肘下",又云"肘间"。《抱朴·遐览篇》载《崔文子肘后经》一卷、《李先生口诀肘后》二卷,其义可以类推也。

乾隆元年《江南通志·人物志》曰:晋葛洪,字稚川,句容人。好异书,尤耽神仙、导养之法。屡避功赏,授官皆不就。句漏产丹砂,求为其令,至广州,刺史邓岳留之,止罗浮山。著书名《抱朴子》。

时觉按:是书已佚,历代书志所录书名卷数不尽相同,《晋书·葛洪传》载列《肘后要急方》四卷,《隋书·经籍志》作《肘后方》六卷,《旧唐书·经籍志》作《肘后救卒方》四卷,《新唐书·经籍志》为六卷,日本藤原佐世所撰的《日本国见在书目录》则为《肘后方》一卷。

《补阙肘后百一方》三卷　佚　493?

晋句容葛洪(稚川,抱朴子)撰,梁丹阳陶弘景(通明,华阳隐居,贞白先生)增补

陶弘景自序略曰:太岁庚辰隐居云:余宅身幽岭,迄将十载,虽每植德施功,多止一时之设,可以传方远裔者,莫过于撰述。见葛氏《肘后救卒》,殊足申一隅之思。夫生人所为大患莫急乎疾,疾而不治,犹救火不以水也。今辇掖左右,师药易寻,郊郭之外,已似难值,况穷村迥陌,遥山绝浦,其间夭枉,安可胜言?方术之书,卷轴徒繁,拯济殊寡,欲就披览,迷惑多端,抱朴此制,贵为深益。然尚有阙漏,未尽其善,辄更采集补阙,凡一百一首,以朱书甄别,为《肘后百一方》,于杂病单治,略为周遍矣。应璩昔为《百一诗》以箴规心行,今余撰此,盖欲卫辅我躬。且《佛经》云:人用四大成身,一大辄有一百一病。是故深宜自想,上自通人,下达众庶,莫不各加缮写而究括之。余又别撰《效验方》五卷,具论诸病证候,因药变通,而并是大治,非穷居所资,若华轩鼎室,亦宜修省耳。葛氏序云:可以施于贫家野居,然而不止如此。今缙绅君子,若常处闲佚,乃可披检方书,或从禄外邑,将令遐征,或宿直禁闱,晨宵隔绝,或羁束戎阵,城垒严阻,忽遇疾苍卒,唯拱手相看,孰若探之囊笥,则可庸竖成医。故备论节度,使晓然无滞,一披条领,无使过差也。寻葛氏旧方,至今已二百许年,播于海内,因而济者,其效实多。余今重以该要,庶亦传之千祀,岂止于空卫我躬乎?旧方都有八十六首,检其四蛇两犬,不假殊题;喉舌之间,亦非异处;入冢御气,不足专名;杂治一条,犹是诸病部类,强致殊分,复成失例。今乃配合为七十九首,于本文究具,都无忖减,复添二十二首。或因葛一事,增构成篇;或补葛所遗,准文更撰,具如后录,详悉自究。先次比诸病,又不从类,遂具劳复在伤寒前,霍乱置耳目后;阴易之事,乃出杂治中;兼题与篇名不尽相符,卒急之时,难于寻检,今亦复其铨次,庶历然易晓。其解散、脚弱、虚劳、渴利、发背、呕血,多是贵胜之疾。其伤寒、中风,诊候最难分别,皆应取之于脉,岂凡庸能究?今所载诸方,皆灼然可用,但依法施治,无使违逆。其痈疽、金疮,形变甚众,自非其方,未易根尽。其妇人之病、小儿之病,并难治之,方法不少,亦载其纲要云。凡此诸方,皆是撮其枢要,或名医垂记,或累世传良,或博闻有验,或自用得力,故复各题秘要之说,以避文繁。又用药有旧法,亦不复假事事诠诏,今通立定格,共为成准。凡服药不言先食者,皆在食前,应食后者,各自言之……凡以上诸法,皆已具载在余所撰《本草》上卷中,今之人有此《肘后百一》者,未必得见《本草》,是以复疏方中所用者载之。此事若非留心药术,不可尽知,则安得使之不僻缪也?案病虽千种,大略只有三条而已。一则府藏经络因邪生疾,二则四肢九窍内外交媾,三则假为他物横来伤害。此三条者,今各以类而分别之,贵图仓卒之时,披寻简易故也。今以内疾为上卷,外发为中卷,他犯为下卷。具列之云:上卷三十五首治内病,中卷三十五首治外发病,下卷三十一首治为物所苦病。

陈振孙曰:《肘后百一方》三卷,晋葛洪撰,梁陶隐居增补。本名《肘后救卒方》,率多易得之药凡八十六首,陶并七首,加二十二首,共为一百一首。取佛书"人有四大,一大辄有一百一病"之义名之。

时觉按:是书已佚,历代书志所录书名卷数不尽相同,阮孝绪《七录》最早载录,作九卷,新旧《唐志》作《补肘后救卒备急方》六卷,陈振孙《直斋书录解题》为《肘后百一方》三卷,日本藤原佐世《日本国见在书目录》则为《葛氏肘后方》三卷,又录陶弘景《肘后百方》九卷。陶隐居增修葛洪《肘后方》为是书,以佛教一百一病,立百一方以治,故名"百一"。宋王璆有《百一选方》,以选方之精而名"百一"。二书均以"百一"名,后世有因而致误者。《平津馆鉴藏书籍记》《孙氏书目》《郑堂读书记》《开有益斋读书志》俱著是书为

王璆撰，大误。冈西为人《宋以前医籍考》于《肘后备急方》后专列附录，载录诸家之说以辩。

《肘后备急方》八卷　存　1144

晋句容葛洪（稚川，抱朴子）撰，梁丹阳陶弘景（通明，华阳隐居，贞白先生）增补，金杨用道附广

杨用道自序曰：昔伊尹著汤液之论，周公设医师之属，皆所以拯救民疾，俾得以全生而尽年也。然则古之贤臣爱其君以及其民者，盖非特生者遂之而已，人有疾病，坐视其危苦而无以救疗之，亦其心有所不忍也。仰惟国家受天成命，统一四海，主上以仁覆天下，轻税损役，约法省刑，蠲积负，柔远服，专务以德养民，故人臣奉承于下，亦莫不以体国爱民为心，惟政府内外宗公，协同辅翼，以共固天保无疆之业，其心则又甚焉。于斯时也，盖民罹兵火，获见太平，边境宁而盗贼息矣，则人无死于锋镝之虑；刑罚清而狴犴空矣，则人无死于桎梏之忧；年谷丰而畜积富矣，则人无死于沟壑之患；其所可虞者，独民之有疾病夭伤而已。思亦有以救之，其不在于方书矣乎？然方之行于世者多矣，大编广集，奇药群品，自名医贵胄，或不能以兼通而卒具，况可以施于民庶哉。于是行省乃得乾统间所刊《肘后方》善本，即葛洪所谓皆单行径易，约而已验，篱陌之间，顾眄皆药，家有此方，可不用医者也。其书经陶隐居增修而益完矣，既又得唐慎微《证类本草》，其所附方皆洽见精取，切于救治，而卷帙尤为繁重，且方随药著，检用卒难，乃复摘录其方，分以类例，而附于《肘后》随证之下，目之曰《附广肘后方》。下监俾更加雠次，且为之序而刊行之。方虽简要而赅病则众，药多易求而论效则远，将使家自能医，人无夭横，以溥济斯民于仁寿之域，以上广国家博施爱物之德，其为利岂小补哉？皇统四年十月戊子，儒林郎汴京国子监博士杨用道谨序。

段成己序曰：医有方，古也。古以来著方书者，无虑数十百家，其方殆未可以数计，篇帙浩瀚，苟无良医师，安所适从？况穷乡远地，有病无医，有方无药，其不罹夭折者几希。丹阳葛稚川，夷考古今医家之说，验其方简要易得，针灸分寸易晓，必可以救人于死者，为《肘后备急方》，使有病者得之，虽无韩伯休，家自有药，虽无封君达，人可为医，其以备急固宜。华阳陶弘景曰：葛之此制，利世实多，但行之既久，不无谬误。乃著《百一方》，疏于《备急》之后，讹者正之，缺者补之，附以炮制、服食诸法，纤悉备具，仍区别内、外、他犯为三条，可不费讨寻，开卷见病，其以备急益宜。葛、陶二君，世共知为有道之士，于学无所不贯，于术无所不通，然犹积年仅成此编，盖一方一论，已试而后录之，非徒采其简易而已。人能家置一帙，遇病得方，方必已病，如历卞和之肆，举皆美玉；入伯乐之厩，无非骏足。可以易而忽之邪？葛自序云：人能起信，可免夭横。意可见矣。自天地大变，此方湮没几绝，间一存者，阏以自宝，是岂制方本意？连帅乌侯，夙多疹疾，宦学之余，留心于医药，前按察河南北道，得此方于平乡郭氏。郭之妇翁，得诸汴之掖庭变乱之际，与身存亡，未尝轻以示人，迨今而出焉，天也。侯命上刻之，以趣其成，唯恐病者见方之晚也。虽然，方之显晦，而人之生死休戚系焉，出自有时，而隐痛恻怛如是其急者，不忍人之心也，有不忍人之心，斯有不忍人之政矣，则侯之仁斯民也，岂直一方书而已乎？方之出，乃吾仁心之发见者也。因以序见命，特书其始末以告夫未知者。至元丙子季秋，稷亭段成己题。

鹿鸣山续古序曰：观夫古方药品分两，灸穴分寸不类者，盖古今人体大小或异，脏腑血脉亦有差焉，请以意酌量药品分两。古序已明，取所服多少配之，或一分为两，或二铢为两，以盏当升可也。如中卷末紫丸方代赭、赤石脂各一两，巴豆四十，杏人五十枚，小儿服一麻子，百日者一小豆且多矣。若两用二铢四絫，巴豆四，杏人五枚，可疗十数小儿，此其类也。灸之分寸，取其人左右中指中节可也。其使有毒狼虎性药，乃急救性命者也。或遇发毒急，掘地作小坑，以水令满，熟搅稍澄，饮食自解，石为地浆。特加是说于品题之后尔。

《四库全书提要》曰：《肘后备急方》八卷，浙江范懋柱家天一阁藏本，晋葛洪撰。洪字稚川，句容人。元帝为丞相时，辟为掾，以平贼功，赐爵关内侯，迁散骑常侍。自乞出为句漏令，后终于罗浮山，年八十一。事迹具《晋书》本传。是书初名《肘后卒救方》，梁陶宏景补其阙漏得一百一首，为《肘后百一方》，金杨用道又取唐慎微《证类本草》诸方附于《肘后随证》之下，为《附广肘后方》。元世祖至元间，有乌某者，得其本于平乡郭氏，始刻而传之。段成己为之序，称葛、陶二君共成此编，而不及杨用道。此本为明嘉靖中襄阳知府吕容所刊，始并列葛、陶、杨三序于卷首。书中凡杨氏所增，皆别题“附方”二字，列之于后，而葛、陶二家之方则不加分析，无可辨别。案：《隋书·经籍志》“葛洪《肘后方》六卷，梁二卷，陶宏景《补阙肘后百一方》九卷，亡”。《宋史·艺文志》止有葛书而无陶书。是陶书在隋已亡，不应元时复出。又陶书原目九卷，而此本合杨用道所附，只有八卷，篇帙多寡，亦不相合。疑此书本无《百一方》在内，特后人取宏景原序冠之耳。书凡分五十一

类，有方无论，不用难得之药，简要易明。虽颇经后来增损，而大旨精切，犹未尽失其本意焉。

《经籍访古志·补遗》曰：是书校之《外台》《医心方》《证类本草》等所引，甚非隐居之真面，恨今世所传唯有此本。杨用道序曰：得乾统间所刊《肘后方》善本，又得唐慎微《证类本草》，摘录其附方，分以类例而附于《肘后》，随证之下，目之曰《附广肘后方》。下监俾更雠加次，且为之序而刊行。明陈继儒序亦曰：外附以赵原阳《外科方》益之。盖原阳于洪武间曾请此书入《道藏》，而胡孟晋又虑此书罕流于世，特严加校核而广其传。由是考之，用道《附广》本，原阳收之《道藏》，而明代更摘出刊行，此本是也。然朝鲜国所辑《医方类聚》所引，亦系用道《附广》本，而今本所无凡十四门，此则《附广》本亦已被后人删汰。甚矣哉！是书之厄也。小岛春沂有补辑本，考订极精。又按，延享丙寅浪华沼晋校刊本，首载万历中陈继儒、胡孟晋重镌序及陈嘉猷序，沼又有宝历丁丑跋，称得华本再校，盖指此本也。又，乾隆中程永培刊《六醴斋丛书》收入是书，亦据万历本。

杨守敬曰：明万历二年李栻刊本。按：李栻刊有《通鉴纪事本末》，亦好事者。但此书既经中统杨用道附广，已非隐居之旧。至元丙子又刊于乌氏，至栻为之再刻，又非皇统本之旧。森立之《访古志》云：据朝鲜《医方类聚》所引，亦是用道《附广》本，而今本所无者十四门，《医心方》所引亦时多差互，然则此为乌氏所删欤？抑李栻所删欤？今皇统本不可见，至元本亦不闻有藏者，甚可惜也。又，此书有万历三年胡孟晋重刊本，日本延享丙寅浪华沼晋又据以翻刻，以《外台》《千金》《证类本草》所引校刊于界栏上，颇为不苟，唯晋沼不见《医方类聚》及《医心方》，犹未为尽善也。小岛春沂有补辑本，考订极精。（《日本访书志》卷九）

乾隆五十七年《绍兴府志·经籍二》曰：《肘后方》六卷，《隋志》葛洪撰，《梁》三卷，《陶宏景补阙肘后百一方》九卷。浙江采进遗书录《葛仙翁肘后备急方》八卷，本葛洪撰，屡经后人增损，有洪自序、陶隐居序。今本为明嘉靖间吕颙重刊。

时觉按：葛洪《肘后方》，陶隐居增修为《补阙肘后百一方》，仍为三卷，金皇统四年杨用道取《证类本草》附方五百一十首，依类附入，为《广肘后备急方》八卷，为今之通行本，又名《附广肘后方》《肘后救卒方》。收于《道藏》《道藏医书十四种》《道藏举要》《四库全书》《六醴斋医书》《瓶花书屋医书》。《中国医籍考》卷四十载录葛洪《肘后方》"佚"，陶宏景《补阙肘后百一方》"佚"，杨用道《附广肘后方》"存"。

《杂戎狄方》一卷　佚　422？

南朝宋武帝刘裕（德舆，寄奴）辑

时觉按：民国十九年《续丹徒县志·艺文志》载录。

《香方》一卷　佚　472？

南朝宋明帝刘彧（休炳，荣期）辑

时觉按：嘉庆九年《丹徒县志·书目》载录。

《药方》二种各二卷　佚

南朝丹阳徐文伯（德秀）撰（寓居钱塘）

《南史·张融传》略曰：东海徐文伯，字德秀，濮阳太守熙曾孙也。熙好黄老，隐居秦望山。有道士过求饮，留一瓠芦与之，曰：君子孙宜以道术济世，当得二千石。熙开之，乃《扁鹊镜经》一卷，因精心学之，遂名震海内。生子秋夫，弥工其术，仕至射阳令。尝夜有鬼呻，声甚凄怆，秋夫问何须。答言姓某，家在东阳，患腰痛死，虽为鬼，痛犹难忍，请疗之。秋夫曰：云何厝法？鬼请为刍人，案孔穴针之。秋夫如言为灸四处，又针肩井三处，设祭埋之。明日见一人谢恩，忽然不见。当世伏其通灵。秋夫生道度、叔响，皆精其业。道度有足疾不能行，宋文帝令乘小舆入殿，为诸皇子疗疾，无不绝验。位兰陵太守。宋文帝云：天下有五绝，而皆出钱塘。谓杜道鞠弹棋、范悦诗、褚欣远模书、褚胤围棋、徐道度疗疾也。道度生文伯，叔响生嗣伯。文伯亦精其业，兼有学行，倜傥不屈意于公卿，不以医自业。融谓文伯、嗣伯曰：昔王微、嵇叔夜并学而不能，殷仲堪之徒故所不论。得之者，由神明洞彻，然后可至，故非吾徒所及。且褚侍中澄当贵，亦能救人疾，卿此更成不达。答曰：唯达者知此可崇，不达者多以为深累。既鄙之，何能不耻之？文伯为效，与嗣伯相埒。宋孝武路太后病，众医不识，文伯诊之曰：此石博小肠耳。乃为水剂消石汤，病即愈。除鄱阳王常侍，遗以千金，旬日恩意隆重。宋明帝宫人患腰痛牵心，每至辄气欲绝，众医以为肉症。文伯曰：此发症。以油投之，即吐得物如发，稍引之长三尺，头已成蛇能动，挂门上滴尽，一发而已，病都差。宋后废帝出乐游苑门，逢一妇人有娠，帝亦善诊脉，而诊之曰：此腹是女也。问文伯，曰：腹有两子，一男一女，男左边青黑，形小于女。帝性急，便欲使剖，文伯恻然曰：若刀斧恐其变异，请针之立落。便写足太阴，补手阳明，胎便应针而落，两儿相续出，如其言。子雄，亦传家业，尤工诊察，位奉朝请。能清言，多为贵游所善。事母孝谨，母终，毁瘠几至自灭。俄而兄亡，扶杖临丧，抚膺一恸，遂以哀卒。

《南史·范云传》曰：武帝九锡之出，云忽中疾，居二日半，召医徐文伯视之。文伯曰：缓之一月乃复，欲速即时愈，政恐二年不复可救。云曰：朝闻夕死，而况二年？文伯乃下火而床焉，重衣以覆之，有顷汗流，于此即起。二年果卒。

许叔微曰：《南史》记范云初为陈武帝属官，武帝有九锡之命，在旦夕矣。云忽感伤寒之疾，恐不得与庆事。召徐文伯诊视，以实恳之，曰：可便得愈乎？文伯曰：便差甚易，只恐二年后不复起耳。云曰：朝闻道，夕死犹可，况二年乎？文伯以火烧地，布桃叶，设席置云于上，顷刻汗解，裹以温粉，翌日愈。云甚喜，文伯曰：不足喜也。后二年果卒。（《类证普济本事方》卷八）

时觉按：《隋书·经籍志》《通志·艺文略》《国史经籍志》载徐文伯著述五种：《辨伤寒》一卷，《药方》二卷，又二卷，《辨脚弱方》一卷，《疗妇人瘕》一卷，俱佚。"东海徐氏"世医，始创于徐熙，熙传子秋夫，秋夫传子道度、叔向，道度生文伯，叔向生嗣伯，已历四世；文伯之后，传子徐雄，雄之子之才，善医术，仕北朝，以医药为朝野所称，官至尚书令，封西阳郡王；之才弟之范，官仪同大将军，亦以医名，袭之才爵为西阳郡王。之范子敏齐官太常卿，亦工医，世称为徐氏七代世医。据姚夔《太医院判徐公墓志铭》谓，秋夫、文伯之后，"追宋南渡，有以侍医扈从居嘉禾；元大德间号月翁者，为镇江路医学提领，迁华亭；月翁子号云隐者，为松江医学提领，遂家南梁。云隐子子暘，不应召，赐号清隐处士，以娣仲子可豫继，后官海盐医学教授，赠奉议大夫、太医院使"。可豫子徐枢，字叔拱，明太医院使；枢子彪，字文蔚，太医院判；彪后裔有名伟者，嘉靖中为太医令。徐氏世医，自晋徐熙至明嘉靖间仍绵延不绝。

《胡洽方》不分卷　辑佚　470？

南朝广陵胡洽（道洽）撰

刘敬叔曰：胡道洽者，自云广陵人，好音乐、医术之事。体有臊气，恒以名香自防，唯忌猛犬。自审死日，诫弟子曰：气绝便殡，勿令狗儿见我尸也。死于山阳，殓毕，觉棺空，即开看，不见尸体，时人咸谓狐也。（《中国医籍考》卷四十引《异苑》）

张杲曰：胡洽道士，不知何许人。性尚虚静，心栖至道，以拯救为事，医术知名。（《医说·三皇历代名医》卷一）

时觉按：《隋书·经籍志》载《胡洽百病方》二卷，《旧唐书·经籍志》载《胡居士方》三卷，《新唐书·艺文志》载《胡居士治百病要方》三卷，书名、卷数有异。《中国医籍考》卷四十载胡洽《百病方》，"佚"，其书早佚。严世芸等人据《外台秘要》《医心方》《千金要方》《补阙肘后百一方》重辑，分治伤寒温病方、治风痹风湿风毒脚弱方、治卒中风痱㖞僻方、治飞尸疰病方、治蛊毒方、治虚劳病方、治诸气膈病方、治积聚痰澼痰饮方、治呕吐下利方、治水肿病方、治妇人产后病方、治疮疽方、食治，凡十三门，不分卷。收于《三国两晋南北朝医学总集》，2009年人民卫生出版社出版。

《效验方》不分卷　辑佚　493？

梁丹阳陶弘景（通明，华阳隐居，贞白先生）撰辑

《补阙肘后百一方》自序略曰：余又别撰《效验方》五卷，具论诸病证候，因药变通。而并是大治，非穷居所资，若华轩鼎室，并宜修省耳。

《本草经集注序录》略曰：余祖世以来，务敦方药，本有《范汪方》一部，斟酌详用，多获其效，内护家门，旁及亲族。其有虚心告请者，不限贵贱，皆摩踵救之，凡所救活，数百千人。自余投缨宅岭，犹不忘此，日夜玩味，恒常欣欣。今撰此三卷，并《效验方》五卷，又补阙葛氏《肘后》三卷。盖欲永嗣善业，令诸子侄弗敢失坠，可以辅身济物者，孰复是先。

时觉按：《南史·陶弘景传》载其著《效验方》，《隋书·经籍志》称为《陶氏效验方》，《新唐书·艺文志》名《陶弘景效验方》，《通志·艺文略》称《陶隐居效验方》，嘉靖四十年《浙江通志·艺文志》载录"《效验方》，无

卷数”。《中国医籍考》卷四十一载录“《隋志》六卷,《梁》五卷,《旧唐志》作十二卷,佚”,其书早佚。严世芸等人据《补阙肘后方》《外台秘要方》《医心方》重辑,分治伤寒温病方、伤寒下痢脓血黄赤方、天行发斑方、山瘴疟方、治连年疟方等,不分卷。收于《三国两晋南北朝医学总集》,2009年人民卫生出版社出版。

《握鉴方》三卷　佚　493?

梁丹阳陶弘景(通明,华阳隐居,贞白先生)撰

时觉按:嘉庆十六年《江宁府志·艺文上》载录。《校勘记》按曰:《唐志》作《握镜》一卷,不合;《宋史·艺文志》作《握镜图》一卷,疑有误。

《太清草木方集要》三卷　佚　493?

梁丹阳陶弘景(通明,华阳隐居,贞白先生)撰

时觉按:《隋书·经籍志》作《太清草木本集要》二卷,《新唐书·艺文志》载录《太清草木方集要》三卷。后世诸书载录书名、卷数不一:嘉靖四十年《浙江通志·艺文志》作《太清诸草本方集要》,无卷数,乾隆元年《江南通志·艺文志》作《太清草木方集要》三卷,乾隆十五年《句容县志》作《太清本草方集要》三卷,嘉庆十六年《江宁府志》作《太清草本集要》二卷。

《太清玉石丹药集要》三卷　佚　493?

梁丹阳陶弘景(通明,华阳隐居,贞白先生)撰

时觉按:《新唐书·艺文志》载录,光绪三十年《续纂句容县志·艺文》亦载录。

《杂神丹方》九卷　佚　493?

梁丹阳陶弘景(通明,华阳隐居,贞白先生)撰

时觉按:民国《江苏通志稿·经籍》载录。

《服玉法并禁忌》一卷,《服云母诸石方》一卷,《消除三尸诸要法》一卷　佚　493?

梁丹阳陶弘景(通明,华阳隐居,贞白先生)撰

时觉按:光绪三十年续纂《句容县志·艺文》载录。

《灵寿杂方》二卷,《如意方》一卷,《坐右方》十卷,《杂药方》一卷,《大略丸》五卷　佚　549

梁武帝兰陵萧衍(叔达,练儿)辑

时觉按:道光二十二年《武进阳湖县合志·艺文志三》载录。另,乾隆元年《江南通志·艺文志》载录梁武帝《坐右如意方》二十卷。梁武帝萧衍是兰陵萧氏世家子弟,南兰陵郡武进县东城里人,今江苏省丹阳市访仙镇。《中国医籍考》卷四十一载录诸方书均作“亡名氏”撰辑。

《如意方》不分卷　辑佚　551

梁简文帝兰陵萧纲(世缵)撰

时觉按:《隋书·经籍志》载录,无撰者名氏,《旧唐书·经籍志》《新唐书·艺文志》《通志·艺文略》因之,然《南史》载为梁简文帝萧纲所撰。《中国医籍考》卷四十一载“亡名氏《如意方》十卷,佚”,其书早佚。日本丹波康赖辑其佚文三十七处于《医心方》中,包括隐疹、长发、护发、面疱、黑子、去胎、媚俗、香身、相爱、止妒、治噎等方。严世芸等人据以载入《三国两晋南北朝医学总集》,2009年人民卫生出版社出版。

《宝帐仙方》三卷　佚　555

梁元帝萧绎(世诚,七符,金楼子)辑

时觉按:道光二十二年《武进阳湖县合志·艺文志三》载录。

《杂药方》一卷,《坐右方》十卷,《如意方》一卷　佚　555

梁元帝萧绎(世诚,七符,金楼子)辑

时觉按:光绪十一年《丹阳县志·书籍》卷三十五载录,另载录梁简文帝《如意方》十卷。

《寒食散对疗》不分卷　辑佚　589?

南朝释道洪撰

《诸病源候论·寒食散发候》曰:江左有道弘道人,深识法体,凡所救疗,妙验若神。制《解散对治方》云:钟乳对术,又对栝蒌,其治主肺,上通头胸。术动钟乳,塞短气,钟乳动术,头痛目疼。又,钟乳虽不对海蛤,海蛤动乳则目痛短气。有时术动钟乳,直头痛胸塞。然钟乳与术所可为患,不过此也。虽所患不同,其治亦一矣。发动之始,要其有由,始觉体中有异,与上患相应,便速服葱白豉汤。

时觉按:《隋书·经籍志》著录是书一卷,《诸病源候论》谓道弘道人制《解散对治方》,则为其又名。《中国医籍考》卷六十七载录"一卷,佚",原书早佚。严世芸等人据《诸病源候论》《千金方》《外台秘要》《医心方》重辑成帙,不分卷,收于《三国两晋南北朝医学总集》,2009年人民卫生出版社出版。

《真人肘后方》三卷　佚　741?

唐彭城刘贶(惠卿)撰

《旧唐书·刘子玄传》卷一百二曰:子玄子贶、悚、汇、秩、迅、迥,皆知名于时。贶,博通经史,明天文律历、音乐医算之术,终于起居郎、修国史。撰《六经外传》三十七卷、《续说苑》十卷、《太乐令壁记》三卷、《真人肘后方》三卷、《天宫旧事》一卷。

时觉按:刘贶,刘知几长子,唐玄宗开元前后在世。民国《江苏通志稿·经籍》载录是书。

《类证普济本事方》十卷　存　1132

宋真州许叔微(知可,元同先生)撰

自序曰:医之道大矣,可以养生,可以全身,可以尽年,可以利天下与来世,是非浅识者所能为也。苟精此道者,通神明,夺造化,擅回生起死之功,则精神之运,必有默相于冥冥之中者,岂可谓之艺与技术为等耶?窃疑上古之时,如岐伯辅黄帝,伊尹相商王,皆有方书以瘳民瘼。逮及后世,周有和缓,秦有扁鹊,汉有仓公,魏有华佗,宋有徐文伯,唐有孙思邈,又皆神奇出人意表,背望踵蹑,代不乏人。自兹以往,其妙不传,间有能者,仅可一二数。何古人精巧如是而今人之不逮也?予尝思之,古人以此救人,故天畀其道,使普惠含灵,后人以此射利,故天啬其术而不轻畀,予无足疑者。予年十一,连遭家祸,父以时疫,母以气中,百日之间,并失怙恃,痛念里无良医,束手待尽。及长成人,刻意方书,誓欲以救物为心,杳冥之中,似有所警。年运而往,今逼桑榆,谩集已试之方,及所得新意,录以传远,题为《普济本事方》。孟启有《本事诗》,杨元素有《本事典》,皆有当时事实,庶几观者见其曲折也。予既以救物为心,予而不求其报,则是方也,焉得不与众共之?

钱开礼序略曰:许子叔微,白沙人也,夙颖慧,嗜岐黄。绍兴中举进士,仕翰林学士。服官之暇,研究经论,每遇疑难,必阐其蕴,发其微,究其源,穷其奥,以故奇症怪病皆能疗之。手著《伤寒发微论》《伤寒百证歌》《议证二十二篇》《仲景脉法》诸书,皆脍炙人口。至《本事方》其后焉者也,举生平救治诸方投而辄验者,集成一书,分为十卷,名曰《证治普济本事方》。于本事而颜之曰普济,不特以慈祥恺恻之怀发而为救世利民之事,并欲使黄冠缁衣咸受其化裁,不致抱疴而莫救,庸医昧士俱遵其例派,毋庸杜撰以争奇,故于方后或述病源,或明用药,使人一览而易晓焉。向使许子非沉溺于三皇五帝之书,浸淫乎诸子百家之说,乌能出奇无穷,良效如是?业医者得其方而玩索之,识见于是而益开,举业于是而益粹,即不知医者身处乎僻壤穷乡,求良医不逮者,得是书而珍惜之,开卷亦可检方斟酌,即能自药,其有补于天下后世也,岂浅鲜哉!是亦普济之义也夫?钱开礼谨序。

孝忠跋曰:右许知可《本事方》,并目录制度共十二卷。是书一方一论,切病证而用之,蠲疴起死,有非常之功。如言气厥不可作中风候,益肾用滋润之药,五虫能杀人,及区别肠风、脏毒、虫痔不同,皆所以破后人之疑误。至于论说《伤寒》两卷,尤发明仲景指意,善用之者,如以是论扣是镲,一一契合,无毫厘差。山阳范应德先生盖知可高弟,深得其法,孝忠童稚尝从授书,见其切脉用药不与今医者相似,家叔与之游,此方所从发也。后刊板武昌，苦无善本以正讹谬，及归老蒙山，意颇阙然，因孝忠侍见，屡及之，欲更定而不可。岁且一纪，孝忠来宦夷陵，有蜀人刘奇者，老于医，砭艾尤工，诵经络如流水，遂相与论证甚悉，又从鄂渚刘君邦佐参考焉。问其所未知，释其所可疑，于是为备制度炮炙，各疏其下；方证腧穴有而未具者附益之，凡六十有一；又校定字画，增者二百二十有四，减者六，乙者七，正其误者三百三十有四，锓木家塾，于以成叔父之志。夫许氏之本心，冤其亲之陨于医，发愤此书，济世而不求其报，用意到，故无一不可用者。后之人，络脉证侯之不分，新陈寒凉之无别，精粗毕用，炮制非法，而于书有疑焉，是不可与言也。淳熙乙巳五月旦日，孝忠谨书。

陈振孙曰：《本事方》十卷，维扬许叔微知可撰。绍兴三年进士第六人，以药饵阴功，见于梦寐，事载《夷坚志》。晚岁取平生已试验之方，并记其事实，以为此书，取本事诗词之例以名之。

黄丕烈曰：初，书坊某云书船有残宋本《普济本事方》，余属其取阅，久之以书来。仅存三册，序全，目失，六卷后已遭剜改也，六卷尚完好，第一卷首多《治药制度总例》。拟购之，无如索值六十金，既而持物主之札索还，并云中人须酬十金，余未及还价而罢。昨书船之友携来各书俱无惬意者，因询前书，云尚在某坊，问其直，元易为洋矣。今日遂与议易，给以番饼二十枚，以他书贴之，合四十两青蚨。百忙之中，出见银一斤置此残帙，旁人见之，得勿笑其痴耶？书存六卷，细点叶数，序二叶，目录存九叶，《治药制度总例》四叶，卷一十九叶，卷二二十四叶，卷三二十六叶，卷四二十四叶，卷五十九叶，卷六十七叶，共计一百四十四叶。以叶论价，各每叶青蚨一百九十五文。近日书值昂贵，闻有无锡浦姓书贾即浦二田之后，持残宋本《孟东野集》，索直每叶元银二两，故余戏以叶论价，此书犹贱之至者也。此书亦即出浦姓手，书有"锡山浦氏珍藏印"，又有"浦氏蕢菽鉴赏"印，当亦二田家藏者。二田故多宋本书，后人不知，尽皆散失。余向年曾得杨倞注《荀子》、钱佃本《二程遗书》，俱由浦姓贱售于某坊，某坊以之归余者。此书浦姓贱售于某家，某家又售于书船，获此厚直，幸余次第得之，俾宋刻勿致失坠。此区区之苦心，虽无钱而必勉强致之者，职是故耳。至于宋刻之可宝，序及《治药制度总例》，时刻所无，其余卷中错误不可枚举。莫谓方书杂伎无足重轻，倘药品缺少、分两差池，致病罔效，犹诸经典缺误处，足以妨事，所系岂浅鲜哉？书船友姓邵名宝墉，云其书得诸江阴，即浦姓贱售者。并记。复翁。

《四库全书提要》曰：《类证普济本事方》十卷，浙江巡抚采进本，宋许叔微撰。叔微字知可，或曰扬州人，或曰毗陵人。惟曾敏行《独醒杂志》作真州人，二人同时，当不误也。绍兴二年进士，医家谓之许学士，宋代词臣率以学士为通称，不知所历何官也。是书载经验诸方，兼记医案，故以"本事"为名。朱国桢《涌幢小品》载："叔微尝获乡荐，春闱不利而归。舟次平望，梦白衣人劝学医，遂得卢扁之妙。凡有病者，诊候与药，不取其直。晚岁取平生已试之方，并记其事实，以为《本事方》，取《本事诗》之例以名之"云云，即指此书。然考《独醒杂志》，叔微虽有梦见神人事，而学医则在其前，不知国桢何本也。叔微于诊治之术最为精诣，故姚宽《西溪丛语》称"许叔微精于医"，载其"论肺虫上行"一条，以为微论。其书属词简雅，不谐于俗，故明以来不甚传布。此本从宋椠钞出，其中凡"丸"字皆作"圆"，犹是汉张机《伤寒论》《金匮要略》旧例也。国桢又记叔微所著尚有《拟伤寒歌》三卷凡百篇，又有《治法》八十一篇及《仲景脉法三十六图》、《翼伤寒论》二卷、《辨类》五卷，今皆未见传本，疑其散佚矣。

道光三十年《仪征县志·艺文志》曰：许叔微晚岁取已效之方，并记其事为此书，本事诗词之例以名之。陆志载《宋史志》叔微所撰又有《普济本事方》十二卷，疑即此《本事方》也，特卷帙不同耳。嘉定间，医士吕启宗重刊行，司法刘宰撰序。

陆心源《本事方》跋略曰：是书罕见旧刻，《四库全书》只据影宋本著录，世所通行，有乾隆中云间王梁陈刊本。夏长无事，与宋本六卷对校，卷首、序文、卷一《治药总例》，王本皆缺，中间多出二十余方，皆宋本所无，未知何所据也。查王梁陈刊本序云：抄本相传，亥豕良多，余用是取坊贾抄本与家藏善本校订釐正，镂版以传。其书之不足据，已自为供状矣。（《仪顾堂集》卷十九）

《慈云楼藏书志》曰：《类证普济本事方》十卷，云间王氏刊本，宋许叔微撰。《四库全书》著录，《书录解题》《文献通考》俱载之，《宋志》作十二卷，其二字疑衍也。陈氏称其以药饵阴功见于梦寐，事载《夷坚志》。晚岁取平生已试验之方，并记其事实以为书，取本事诗词之例以名之。按：唐孟棨作《本事诗》，系诗记事，因称本事。是编载方而加以医案，故亦用此名。知可潜心长沙之书，尝撰有伤寒歌百篇，亦见陈氏、马氏所载，今已佚。是编凡分二十六类，立论渊微，方多经效，其神效散、温脾汤、玉真丸、退阴散之类，识精理到，尤足补前人所未及。故自宋以来诸家皆极称许，惟其文辞简雅，不为俗医所喜，故传习之者颇鲜。（《四部总录医药编》）

时觉按：又名《普济本事方》，收于《四库全书》。《慈云楼藏书志》称许氏尝撰有伤寒歌百篇，今已佚，或为《伤寒百证歌》，则今仍存。

《类证普济本事方释义》十卷 存 1745

宋真州许叔微(知可，元同先生)原撰，清吴县叶桂(天士，香岩)释义

叶桂自序曰：余幼习举子业，丹铅之暇，喜涉猎岐黄家言，自《素问》《难经》及汉唐宋诸名家所著书，靡不旁搜博览，以广见闻。岁十四，遭先君子忧，既孤且贫，不能自给，因弃举子业而一意肆力于岐黄，得睹家藏宋许学士《本事方》。学士许叔微，字知可，官集贤院学士，盖士而精于医者也。观其用药制方，穷源悉委，深得古人三昧，苟非三折肱，良不易办。盖其心存普济，于以阐发前人之秘，以嘉惠后人者，厥功伟矣！顾世之不知者或疑之，以其官居禁近，岂其一无所建白于世，而顾不以功名显，并不以文章名，考之《宋史》，姓名不少概见，即儒林艺术，曾不得一厕名其间，而仅见之稗官野史，抑又何也？不知宋自高庙而后，国事日非，奸良莫辨，学士以文章经济之身，处闲散之位，事权不属，强聒何为？因发愤著书，以自抒无聊之志。所谓邦无道，危行言孙，学士固不求人知，人又何能知学士也？且《宋史》成于元代，于中朝士多所简略，安知非蒐罗未及而故逸之也？虽然，君子不得志于时而著书立说，藏之名山，传之后世，亦未可为不幸。今其书具在，读者诚能服膺而勿失，于以寿人而寿国，何莫非学士之力乎？余惧其久而湮没弗彰也，因不揣鄙陋，为笺释其义而授之梓，因为弁数言于首。乾隆十年岁次乙丑十二月上旬，长洲后学叶桂识。

顾文烜序曰：天下事，精其艺者必有心传，学其艺者每有心得，今与古以心相印，乃成不朽之业也。予幼抛举业，从事岐黄，凡《内经》《素问》《金匮》，靡不童而习之，以及丹溪、东垣、节庵诸大家亦尝博览兼收，特所见异辞，所闻异辞，莫能得其融会贯通之所在。厥后得许学士《本事方》一书，观其因症著方，因方辨症，始觉豁然心目，然犹以为人所共见之书也。及得叶香岩先生《释义》，探原索委，使许氏未发之奇、不传之巧尽剖而出之，予一旦秘之枕中，胜读十年书矣。嗟乎！古今人气体不相同也，无论上古之世，即如仲景以来数千年，气体厚薄迥乎有别，以古人之成方，治今人之气体，不亦泥哉？而许学士仅去今六百余载，香岩先生予曾肩随共事，则是书尤觉切近于斯世也。夫先生得学士书，遂升堂入室，疗疾如神；学士得先生注，则义显理明，苦心悉见，是两人相须正殷，所谓精其艺者有心传，学其艺者有心得，非虚言也。予虽椎鲁，敢让先生以独得而不为分惠乎？且将以先生所得者为予心得云。乾隆五十六年岁次辛亥仲冬，吴县顾文烜西畴氏撰。

石韫玉序略曰：叶君澹安将刻其曾祖天士先生所著《本事方释义》一书，而问序于余。观其原书，既有许学士之序矣，著为《释义》，则又有先生之自序，余复何言？虽然，先生所以著此书之意，与澹安刻此书之故，不可以不述也。特是执古方不可以为医，而舍古方又何以为医？是在神明于规矩之中，若大匠诲人，不越乎斧斤绳墨，而巧拙则存乎其人尔。此许氏本事立方，而先生又因方而释其义之意也。方先生之以医鸣于世也，神明变化，起死回生，余生晚，不及见先生，然吴中父老皆乐谈其轶事，书之虽累牍不能尽，谓为今之扁鹊、淳于意可也。将来本朝国史为方术立传，必以先生为第一人矣。顾其生平少所著作，世惟传《医方指南》一编，其书乃先生弃世后门下学者各以所闻知荟萃而成，其方不尽出先生之手，而又无所发明，观者不知其用意之所在，故书虽盛行于世，先生度世之金针不在斯也。此书于某方治某病，某药行某经，君臣佐使、攻补升降，一一发明其义，虽所录无多，令人可获举一反三之效，其嘉惠后学，功岂在古人下哉！先生自谓一生心得在此，故迟之久而后成，书成在乾隆十年，先生年已八十矣，将缮本付梓。是岁先生遽归道山，而其书亦亡。嘉庆八年，澹安之弟羽壶于古簏中捡得先生所著序文，因而知有此书，然求之累年不可得。至十七年，澹安之侄半帆始因其友刘景黄言，访而得之于城南顾西畴家，借归校之，宛然赵璧复还，澹安因亟谋剞劂，以期寿世，惟视世所行坊本少三十余方，复购宋本校之，则与此书同，而坊本所多者宋本皆无之，殆好事者于何时附益之耳。澹安以为医者依方疗疾，多一方则多一方之用，与其过而去之，毋宁过而存之。故其方虽无先生释义，仍加采录，附于原书之末。学者欲知先生圣神工巧之处，观此可以窥豹一斑矣。余先祖介庵先生亦以医术名于世，余以仕宦劳形，不克继承先业，然生平颇好方书，常景仰先生之风，而怪《指南》一书之冗杂不足以传也。今得此书，略见先生心力之所在，故乐得为之序。嘉庆十九年六月，同里石韫玉序。

黄丕烈序略曰：昔宋儒许学士著《普济本事方》十卷，迄今医家奉为圭臬，国朝叶香岩先生为之释义，许创于前，叶述于后，为之而有其效者，前后一揆矣。香岩之书向未刊行，家无藏本，而传抄之帙流落人间，故西畴顾君奉为枕中秘，叶氏子孙访求数十载，渺不可得，西畴身后，叶氏访而得之，将缮本付梓。因元本与坊本多有异同，恐无以信今传后，遂从余家借得宋刻残本前六卷，及老医周蕴石家抄本，后四卷并无名氏，旧抄本

十卷，逐一勘对，始知《释义》本实系许氏原书，非坊间新刻可及。刊成之日，属序于余。余曰：予不知医理也，但有医书耳。有医书而可为医理之助者，予所愿也。许书宋刻，世所罕见，余幸有之，以待今日校勘释义之用，此亦非余为之而效自至者乎？究心医理之效，通于医者得之；究心医书之效，藏其书者得之，岂不相得益彰乎？余嘉是书之刊成，而并感叶氏与余商榷之盛意，遂不辞而赘数语，以见事之为之而效自至者，凡事皆然也。然则世之读书者，又安可不稽古求是乎哉？嘉庆岁在甲戌六月立秋前五日，黄丕烈序。

吴云序曰：吾吴叶天士先生以医名，手到病除，迄今数十年。贩夫竖子，类能举其名字。植德既高，后裔皆才俊，孙堂精音律，有《纳书》《楹业谱》行世。曾孙铨以名诸生献赋，授官中书。予咸与之友，顾未尝轻言医，盖守先生之遗训严矣！铨早世，其子滋亦能文，邮寄先生所著《本事方释义》示予，而请为之序。予受而读之，叹曰：医之为道，虽本性生，未有不成于学者也。先生天禀颖特，于岐黄家言无所不窥，既得宋集贤院学士许叔微所撰《本事方》，抉精探微，为之句比字栉，而务发挥其所以然，精审不苟，实为晚年论定之书，然后知先生神明规矩，其于古人成法沉潜默识，而后能变化从心若是。予深痛夫乡曲小夫，目不知书，骋其师心自用，而以性命为尝试，真所谓以药饵为刀刃者。呜呼！得先生是书，熟读而深思之，其尚知所返哉！抑予往尝见俗子佣书，遇古医方脱落残缺，辄任意补缀，一字之讹，流毒杀人。是书得滋与其世父钟遍求宋椠善本，详加校正，叶氏之有后，可喜也。且援以为习医而细心读书者法。嘉庆十九年四月望日，同里吴云谨序。

朱昌和序略曰：天士先生裔孙澹安先生有《类证普济本事方释义》之刻。《本事方》者，宋集贤院学士许叔微之所著也，学士负希文之志而晦于医，高卢扁之名而轶于史。始缘甄权之孝而练其术，终法陆贽之仁而笔诸书，彼其五诊精参，六微洞究，严析夫四然二反之交，匀调乎三佐一君之用，其通微则秦氏之禁方也，其集验则仓公之诊籍也。特以措词近古，聱牙或骇殷盘，加之椠本传讹，触目颇嗔燕烛。先生乃取家藏善本，罄心摘玄，出意译秘，成《释义》十卷，将付剞劂氏而未果也。今日者宰树逾围，楹书感涕，持夸朋好，群惊仙遇龙威，为体痌瘝，弗忍秘同鸿宝，裔孙等爰出藏山之本，谨刊行世之书。呜呼！百年手泽，一寸心田，不禁对是编而愀乎有感也。澹安先生暨其犹子讷人、半帆等，雅游竹素，弗业刀圭，非持门风，务标宗数，第以仙瓢宛在，难私一卷之经；命钥攸关，合扩千金之德。幸读者细绎殚精，神明应手。果堪遇学士于卷中，快领凿心之斧，讵假起先生于地下，更施续命之汤。嘉庆甲戌孟冬朔日，吴县朱昌和谨序。

叶钟跋曰：右《本事方释义》十卷，先曾祖香岩府君所著也。府君精于医，于医家书多所发明，单辞只义，门弟子互相传录。而是书成于乾隆十年，方谋付梓，遽以明春谢世，遂不果，书亦散佚。迨嘉庆八年，已五十余年矣，从弟钧偶检遗书，获见残帙，则序文及补传裒然存焉，顾以不见全书为憾。因念吴中必有藏弆其副本者，既闻城南顾西畴先生家有其书，先生亦淑府君之教而以医著名者，会从弟亡，而先生亦卒，因循至今，侄潮暨从侄滋始因先生及门刘子景黄，从先生之孙大田假归抄录焉。但其所据本与坊刻迥异，因复从黄荛圃孝廉假得宋椠残本及他本参较同异，于是决然知是书之善而坊刻为不足据也。昔归愚沈宗伯为府君作传，称其于医不执成见，而是书独墨守古人陈言，为之句比字栉，比于唐人疏经，不参异议，则岂非欲变化于成法之外，必神明于成法之中哉？恭阅钦定《四库全书简明目录》，称是书属词简雅，多入微之论，俗医岂能甚解，故罕传习。然则今之操是术者不深微之是究，而徒沿习夫浅近之言，宜其师心自用，以性命为尝试而不自知其误也。令得是书而朝夕寻览，即所释之义以求古人配合之妙、损益之精，将见数十年中必有名世之医与学士并驱者。是则小子刻书之意，盖不独表扬先德为一家之私也。嘉庆十有八年岁次癸酉夏五月，曾孙钟谨识。

《续修四库全书提要》曰：清叶桂撰。桂有《温热论》《幼科要略》，已著录。是书身后数十年始出，同县石韫玉序称，其曾孙澹安检得桂自作序文，始知有是书，而家无藏稿，遍为访求，于同里顾西畴家得之。所据许叔微原书，视世行坊本少三十余方，校以黄丕烈所藏残宋本，及周氏旧抄本，悉相吻合，遂据为底本，刊以行世。其释义就每方某药治某经，君臣佐使之法，推阐无遗。桂虽天资独绝，世号神医，其读书乃如此细心，实事求是，宜其临诊得心应手也。视赵养葵、高鼓峰辈，专执己见，以一二方笼统施治者，何可同日而语？许氏于南宋初负盛名，著述皆有根柢，《本事方》一书参酌古今，尤多特识，治疗辄出新义，有奇效。桂医派颇与相近，是书乃其得力所在。相传桂名重一时，医无暇晷，故自著之书颇少，是书卷帙既繁，每药考论，极费日力，或疑未必躬亲其事。然序出于手稿，若自发纂例，门下助成，亲为裁定，名人著述，大类如斯，与他人托名者迥异矣。所据原书出于宋本，可正俗本之羼乱，校刻又复精审，弥为增色也。

时觉按：嘉庆十九年甲戌姑苏扫叶山房初刻。嘉庆二十五年《吴门补乘·艺文补》及道光《苏州府志》、光绪《苏州府志》、民国《吴县志》诸志俱载录。曹炳章受上海大东书局委托编纂《中国医学大成》，收入是书而因抗战未能出版，上海科学技术出版社成其未竟之业，于 2013 年出版点校本《中国医学大成终集》，是书收于其“方剂五”。先是,1999年中国中医药出版社作为《叶天士医学全书》一部,收于《明清名医全书大成》出版,又于2012年出版单行本;山西科学技术出版社亦收于《叶天士医学全书》,有校点注释本。

《类证普济本事方后集》十卷　存　1150

宋真州许叔微(知可,元同先生)撰

日本泝流跋曰:凡天地之间,粗者易求,精者难得,犹金玉之寡,瓦石之多。从昔医家蓄方之书虽多,其精者鲜矣。惟《本事方》尤精者,因之变通,何有不愈之病?然其书以字误句差,本朝曾未刊行,今也幸得全本,苟以苍生不悦乎?予则训点焉,令梓镂之洽于天下云。享保乙卯四月甲戌泝流书于中正堂。

丹波元坚识曰:《本事方后集》十卷,《宋史》著录以后,明清诸家书目并不见其名,乾隆《四库全书》亦漏载之,则彼土早失其传者无疑也。此宋刊本旧系于怀仙后人越智樶庵正贞所藏,樶庵先世遗书甚夥,皆传保不失,但是书以后日所获,而余垂涎不已,割爱以见馈,余狂喜不知所譬。以樶庵究心本草,乃描明人贞白先生《听松图》幅于插架中,以为瓜报焉。盖南宋名医以许学士为冠,况此实罕觏之秘笈,岂可不什袭宝重耶?前方宋刊,浪华木世肃尝献之于医校,惜亟为祝融氏所夺。然安知世别有其本,而它日得华剑复合,余刮目而俟之。嘉永辛亥花朝,丹波元坚识。

胡玉缙曰:宋许叔微撰。案:《本事方》,《四库》已著录,此即续其前书。所载经验诸方,兼记医案,体例与前书同,亦与自序“皆有当时事实,庶几观者见其曲折”合,为江南图书馆所藏日本刊本。卷末题“享保廿一年向井人三郎刊行”,盖当我国乾隆丙辰年。其中有三十四方均见于乾隆间王梁陈所刊《本事方》中。昔黄丕烈得宋乾道刊前六卷校之,谓“时刻多方几许,未知所据”,见《士礼居题跋》。近陆心源又以影抄淳熙本后四卷校之,淳熙本有所增益,而所多方见于续书者,两本皆无,谓“梁陈刊版时羼入,或明以前已羼入,则莫可考”,见《顾仪堂题跋》。兹恐后人执时刻《本事方》而疑及是书也,爰引黄、陆二说于此,以祛其惑。原本与前书合刻,兹别而出之焉。(《四库未收书目提要续编》)

《三三医书提要》曰:《本事方续集》十卷,宋许叔微先生著。市上流传先生所著《本事方》十卷,为清叶天士研究医学得力之书。惟《续集》十卷吾国素无传本,且未见著于各家书目,因之吾医绝未知有是书。本社主任裘君吉生得日本刻本而藏之,所谓礼失求诸野,洵不诬也。其间所载各方,较初集十卷中尤为详备。此种秘笈,凡吾医家必欲鉴赏之心人人所同,特翻印以饷同道之搜求遗著者。

时觉按:又名《续本事方》《本事方续集》,收于《三三医书》者无序跋。2013年,上海科学技术出版社与《类证普济本事方释义》同收于《中国医学大成终集》,出版点校本。

《普济本事方补遗》不分卷　未见　1135

宋真州许叔微(知可,元同先生)撰

时觉按:有据日本刻本的抄本藏天津卫生职工医学院。

《谭氏殊圣方》　未见　1150?

宋下邳谭永德(洪农)集

《幼幼新书》曰:《殊圣方》,洪农谭永德撰,永德,沛国下邳人。

时觉按:《幼幼新书》卷四十《论药述方》之《近世方书第十四》载录,其所引用谭永德《谭氏殊圣方》,有时作《谭氏小儿方》。《证类本草·密陀僧》引《谭氏小儿方》疗痘疮瘢方,与《幼幼新书》所引《谭氏殊圣方》全同。

《备急总效方》四十卷　佚　1155

宋溧阳李朝正(治表)撰

陈振孙曰:《备急总效方》四十卷,知平江府溧阳李朝正撰。大抵皆单方也。

嘉庆十八年《溧阳县志·人物志》曰:李朝正,字治表,性刚直,不苟于势利。游太学,登建炎二年进士第。历敕令所删定官、知溧水县,有异政。知府叶梦得荐于朝,被召赐对,转一官赐银绯,从民所欲,命还溧水。秩复满,除太府寺簿。母忧服阕,再除敕令所删定官,俄除户部郎,改右司。绍兴十五年正月,户部侍郎王铁言:措置两浙经界,窃见户部员外郎李朝正,昨任溧水日,曾措置均税,简易而不扰,至今并无词诉,乞同共措置。

从之，遂权户部侍郎。寻奉词，起知平江府。绍兴二十五年卒，年六十。

时觉按：嘉庆十八年《溧阳县志·艺文志》载录，乾隆元年《江南通志》卷一百九十二作《备急总要方》。

《传信方》一百卷　佚　1162？

宋泰州卞大亨（嘉甫）撰

咸丰四年《宝庆四明志·先贤事迹上》曰：卞大亨，字嘉甫，泰州人。初由乡举入太学，靖康中，携二子走行在，丞相范宗尹以遗逸荐。绍兴中，隐于象山之钱仓村，特恩调怀宁薄，无仕进意。手植万松，婆娑成荫，行吟其间，自号松隐居士。好左氏传、迁固史，耽老杜诗，喜怒哀乐一寓于诗。素习养生导引术，医药、占算术极其妙，手制药饵惠利甚溥。著《松隐集》二十卷、《尚书类数》二十卷、《改注杖诗》三十卷、《传信方》一百卷。

时觉按：嘉靖四十年《浙江通志·艺文志》，嘉庆十五年《扬州府志·艺文一》载录。

《续附经验奇方》不分卷　未见　1172

宋溧阳李日普辑

时觉按：有金大定十二年家塾刻本藏辽宁省图书馆，明刻本藏宁波天一阁。

《总效方》十卷　佚　1189？

宋长洲胡元质（长文）撰

乾隆十三年《苏州府志·人物九》曰：胡元质，字长文，长洲人，绍兴十八年进士第。初寓临安，光宗即政，以荐为太学正。历秘书省正字校书郎，礼部兼兵部，迁右司侍经帷直史笔，参掌内外制，给事黄门，知贡举。出守相州、太平、建康，淳熙中为四川制置使，知成都。奏减蜀盐虚额钱，大略谓：盐井重额，沈痼百姓垂五六十年。由是，每岁计豁除折估钱五万四千九百余贯。又请蠲夔路九州民间岁置金银重币。蜀人德之。卒年六十三。

丹波元胤曰：东密延玺跋《杨氏方》曰：枢密洪、杨二公，给事胡公，前后守当涂，各有方书，锓木于郡中，亦遗爱之一端也。其名曰《洪氏集验》《杨氏家藏》《胡氏经效》云。此《胡氏方》似元质所著，而《宋志》“总”字，恐是“经”讹。

时觉按：《宋史·艺文志》载胡元质《总效方》十卷，乾隆十三年《苏州府志·艺文一》亦载录，并非如丹波氏所谓“总”字乃“经”字之讹。

《东垣试效方》九卷　存　1266

金真定李杲（明之，东垣）原撰，元吴县倪维德（仲贤，敕山老人）校订

砚坚序曰：医之用药，犹将之用兵。兵有法，良将不拘于法；药有方，良医不拘于方。非曰尽废其旧也。昔人因病制方，邪之微甚、人之虚实，莫不详辨而参酌之，然后随其六气所侵，脏腑所受，剂品小大，平毒多寡，适与病等，丝发不舛，故投之无不如意。后人不揣其本而执其方，但曰此方治此病，幸而中者时有之，不幸而误者固多矣。谚云：看方三年，无病不治；医病三年，无方可治。斯言虽鄙，切中世医之病。东垣老人李君明之，可谓用药不拘于方者也。凡求治者，以脉证别之，以语言审之，以《内经》断之，论证设方，其应如响，间有不合者，略增损辄效。盖病之变无常，君之方与之无穷，所以万举万全也。罗谦父受学其门，君尝令以疗病所制方录之甚悉，月增岁益，浸以成编。凡有闻于君者，又辑而为论，将板行于世以广君之道。抑予闻李君教人，讲释经书之暇，每令熟读本草，川陆所产，治疗所主，气味之厚薄，补泻之轻重，根茎异用，华叶异宜，一一精究，初不以方示之，意盖有在矣。谦父不私所有，推以及人，善则善矣。李君教人之本意，殆不然也。君所著《医学发明》《脾胃论》《内外伤辨》《药象论》等书，皆平日究心，将以惠天下后世者。必须合数书而观之，庶知君制方之旨，免泥而不通之患。若持此编，谓君之能尽在是，非李君所望于后人也。至元三年立春后五日，邛城砚坚序。

王博文序曰：东垣先生受学于易上老人张元素，其积力久，自得于心，其法大概有四，曰明经、别脉、识证、处方而已。谓不明经，则无以知天地造化之蕴；不别脉，则无以察病邪之所在，气血之虚实；不识证，则不能必其病之主名以疗之；不处方，则何以克其必效。故先生每治人之疾，先诊其脉，既别脉矣，则必断之曰此某证

也，则又历诵其《难》《素》诸经之旨以明其证之无差，然后执笔处方，以命其药味，君臣佐使之制，加减炮制之宜，或丸或散，俾病者饵之，以取其效。一洗世医胶柱鼓瑟、刻舟觅剑之弊，所以为一代名工者，以此也。今太医罗君谦父，师先生有年矣，尽传其平生之学，亦为当世闻人。今将此方厘为九卷，锓梓以传，不独使其师之术业表见于世，抑亦惠天下后学之士，俾获安全之利也。其用心之忠厚，诚可嘉尚，故乐为序其端。噫！先生此方，特立法之大纲耳，不知变者，欲以治疾，或有不效，则尤之曰，此制方之不精也，则误矣。孟子曰：梓匠轮舆，能与人规矩，不能使人巧。又曰：大匠不为拙工改废绳墨，羿不为拙射变其彀率，引而不发，跃如也，中道而立，能者从之。吾于此书亦云。先生姓李氏，讳杲，字明之，东垣其自号云。至元十七年岁次庚辰清明后二日，通议大夫燕南河北道提刑按察使东鲁王博文序。

《东垣老人传》曰：东垣老人李君讳杲，字明之。其先世居真定，富于金财。大定初，校籍真定河间，户冠两路。君之幼也，异于群儿。及长，忠信笃敬，慎交游，与人相接，无戏言。衢间众人以为欢合处，足迹未尝到，盖天性然也。朋侪颇疾之，密议一席，使妓戏狎，或引其衣，即怒骂解衣焚之。由乡豪接待国使，府尹闻其妙龄有守也，讽妓强之酒，不得辞，稍饮，遂大吐而出，其自爱如此。受《论语》《孟子》于王内翰从之，受《春秋》于冯内翰叔献。宅有隙地，建书院延待儒士，或不给者尽周之。泰和中岁饥，民多流亡，君极力赈救，全活者甚众。母王氏寝疾，命里中数医拯之，温凉寒热，其说异同，百药备尝，以水济水，竟莫知为何证而毙。君痛悼不知医而失其亲，有愿曰：若遇良医，当力学以志吾过。闻易水洁古老人张君元素医名天下，捐金帛诣之学，数年尽得其法。进纳得官，监济源税，彼中民感时行疫疠，俗呼为大头天行，医工遍阅方书，无与对证者，出己见妄下之不效，后下之比比至死，医不以为过，病家不以为非。君独恻然于心，忘餐废寝，循流讨源，察标求本，制一方与服之，乃效。特寿之，揭于耳目聚集之地，用之者无不效，时以为仙人所传，而錾之于石碣。君初不以医为名，人亦不知君之深为医也。避兵汴梁，遂以医游公卿间，其明效大验，具载别书。壬辰北渡，寓东平，至甲辰还乡里。一日谓友人周都运德父曰：吾老，欲道传后世，艰其人，奈何？德父曰：廉台罗天益谦父，性行敦朴，尝恨所业未精，有志于学，君欲传道，斯人其可也。他日偕往拜之，君一见曰：汝来学觅钱医人乎？学传道医人乎？谦父曰：亦传道耳。遂就学，日用饮食仰给于君。学三年，嘉其久而不倦也，予之白金二十两，曰：吾知汝活计甚难，恐汝动心，半途而止，可以此给妻子。谦父力辞不受，君曰：吾大者不惜，何吝乎细？汝勿复辞。君所期者可知矣。临终，平日所著书捡勘卷帙，以类相从，列于几前，嘱谦父曰：此书付汝，非为李明之、罗谦父，盖为天下后世，慎勿湮没，推而行之。得年七十有二，实辛亥二月二十五日也。君殁迨今十有七年，谦父言犹在耳，念之益新。噫嘻！君之学知所托矣。至元丁卯上元日，真定路府学教授砚坚述。

丹波元胤按曰：明初吴县倪维德校订是书，见《医史》《朱右〈敕山老人传〉》及《明史》本传。（《中国医籍考》卷五十）

康熙三十年《苏州府志·艺术传》曰：倪维德，字仲贤，先为大梁人，徙居吴，世以医名。维德于是取《内经》研其奥旨，欣然曰：医之道尽是矣。颇病大观以来多遵用裴、陈《和剂局方》，古方新病，多不相值。后得金季刘完素、张从正、李杲三家书读之，知与《内经》合，自以所见不谬，出而用药如神。每言刘、张二氏治多攻，李氏惟在调补中气，盖随世推移，不得不尔也。操心仁厚，窭人抱疾求治，维德授药，兼畀烹器。客问曰：药可宿备，瓦缶亦素具乎？维德指室北隅，盖积数百枚。校订李杲《试效方》锓行。

乾隆十三年《苏州府志·艺术》曰：倪维德以《内经》为宗，出而治疾，无不立效。周万户子八岁，目眊不识饥饱寒暑，以土灰自塞其口。诊之曰：此慢脾风也，脾藏智，脾慢则智短。以疏风治脾剂投之即愈。严显卿右耳下生瘿，大与首同，痛不可忍。诊之曰：此手足少阳经受邪也。饮之药，逾月愈。刘子正妻病风厥，或哭或笑，人以为祟。诊之曰：此手脉俱沈，胃脘必有所积，积则痛。问之果然。以生熟水导之，吐痰涎数升愈。盛架阁妻，左右臂奇痒，延及头面，不可禁，灼之以艾则暂止。诊之曰：左脉沈，右脉浮且盛，此滋味过盛所致也。投以剂旋愈。林仲实以劳得热疾，随日出入为进退，暄盛则增剧，夜凉及雨则否，如是者二年。诊之曰：此七情内伤，阳气不升，阴火渐炽，故温则进，凉则退。投以东垣内伤之剂，亦立愈也。所疗治多类此。故主方不执一说，谓随世推移故也。常患眼科杂出方论，无全书，著《元机启微》；又较订《东垣试效方》，并刊行于世。洪武十年卒，年七十五。

《郑堂读书志》曰：《东垣先生试效方》九卷，元刊本，金李杲撰。焦氏《经籍志》、倪氏《补辽金元志》、钱氏《补元志》俱著录，俱无先生二字。倪氏作罗天益撰，盖谦父为东垣弟子，编录其师之方成帙，故亦可以题其所撰也。东垣用药不拘于方，凡求治者以脉证别之，以语言审之，以《内经》断之，论证设方其响如应，间有不合者，略增损辄效，盖病之变无常，而东垣之方亦与之无穷，所以万举万合也。谦父得尽传其平生之学，录其所制方，月增岁益，浸以成编，分为二十四门，各以其方录之，并以闻于师者又辑而为论，分缀各门，不独使其师之术表见于世，抑亦惠天下后学之士，俾获安全之利也。其用心亦良厚矣。(《四部总录医药编》)

时觉按：是书明初倪维德校订刊行，山东、上海图书馆及上海中医药大学有藏。分十四门，论证候病源、治法、方药，有二十九篇，收方二百四十余首，并附医案二十余则，录药八十五味。

《德安堂方》一百卷　佚　1300？

元海陵尧允恭(克逊，观物老人)撰集

元至顺《镇江志·人材隐逸侨寓传》曰：尧允恭，字克逊，海陵人，宋淳祐中从父徙京口。景定甲子、咸淳癸酉，两以词赋领乡荐。归附后，一洗旧习，专意经传，尤邃于《易》，深得性命之理。江浙行省檄充濂溪书院、东川书院山长，俱不赴。安贫乐善，四方学者多从其游。匾所居曰"葵轩"，自号观物老人。大司农燕公楠尝称其古心绝俗，清气逼人。卒年八十二。诗文二十卷板行于世，又集《德安堂方》一百卷藏于家。子稷岳。

时觉按：钱大昕《补元史艺文志》载录。康熙十四年《扬州府志》卷二十八、乾隆元年《江南通志》卷一百九十二、道光七年《泰州志》卷二十六均作《德安堂方书》。

《简验方》　佚　1344

元崇明殷震亨(元振，在山)撰

元至正四年《昆山郡志·释老》曰：殷震亨，号在山，初居苏城，大德初来为岳宫开出住持。公性嗜书，尤好岐黄术。诸所撰录有《在山吟稿》《简验方》，皆锓梓以行。阅世八十五，以至顺壬申七月十八日趺坐长逝。

康熙三十年《苏州府志·人物·释道传》曰：殷震亨，号元振，崇明人，为宝庆观住持。好诗，有《在山稿》《太上感应篇集注》《简验医方》。大德间卒，年八十五。

时觉按：钱大昕《补元史艺文志》载录"道士殷震《简验方》"，崇祯十五年《太仓州志·艺文志》、光绪七年《崇明县志》卷十一均作"殷震"。

《攖宁生要方》一卷　佚　1367

元仪征滑寿(伯仁，撄宁生)撰

时觉按：《医藏目录》载录，《中国医籍考》卷五十三谓"未见"，《联目》不载，《大辞典》"佚"。当佚。

《铁瓮城中申先生方》　佚　1368？

宋元间丹徒申先生亡名辑

光绪五年《丹徒县志·人物志》曰：申先生，佚其名，并佚其时代。然屡见于李时珍《本草纲目》，每录其方辄曰，《铁瓮城中申先生方》。盖宋元间人而精于医者也。

《古方论》　佚　1368？

元仪真王君迪(居中)撰

康熙五十七年《仪真志·列传四》曰：元王君迪，字居中，由江南迁仪，以医著。所述《古方论》无一不详。脉别二十四状，参之以外候、偏邪，如烛照鉴别。吴草庐澄为作《可山斋记》以赠。

时觉按：道光三十年《仪征县志》卷四十载录，作《古今方论》。

《指治方论》　佚　1368？

元吴县姚良(晋卿)撰

时觉按：崇祯十五年《吴县志·人物十九》载录。

《海上方》　佚　1368？

元上海钱全衮(庆余)撰

同治十一年《上海县志·人物一》曰：钱全衮，字庆余，吴越王后。祖福，宋承武郎，自钱塘徙居华亭，遂为郡人。至正间，松江达鲁噶齐密里沙举为从事，省符民讼，多见咨访。元末，张氏据吴，或讽以仕，不答。有胁之者，则曰：谷阳水清，吾死所耳。筑别业于盘龙江，裒周伯琦、杨维桢翰墨置一室，号芝兰室。著有《韵府群玉掇遗》。

时觉按：钱大昕《补元史艺文志》载录，并见同治《上海县志札记》卷六。

《惠民方》三卷　佚　1368？

元昆山郑公显撰

民国十一年《昆新两县续补合志·艺术补遗》曰：郑公显，节介自励，潜隐不仕。始传外家薛将仕医术，日检方书济人。著《惠民方》三卷。

《医方集效》　佚　1369？

明道州周南老（正道）撰（迁居吴县）

乾隆十三年《苏州府志·人物六》曰：周南老，字正道，本道州人，宋季徙吴。祖才，父文英。南老元季用荐授永丰县学教谕，改当涂县，代还。会天下乱，省臣奏为吴县主薄。所著有《易传集说》《丧祭礼举要》《姑苏杂咏》《拙逸斋稿》。

时觉按：乾隆十三年《苏州府志·艺文一》载录。子敏，字逊学。

《医方集要》，《平治活法》　佚　1398？

明吴县沈绎（成章，又字诚庄）撰

乾隆十三年《苏州府志·艺术·沈以潜传附》曰：沈绎，字成章，吴县人。洪武间，谪戍兰州卫。精医道，保任肃府良医。善琴工诗，与昆山丁晋、钱塘杨志善，俱以齿德为时所重，号金城三老。所著有《医方集要》《平治活法》《绘素集》《芝轩集》诸书。

乾隆十八年《长洲县志·人物二》曰：沈绎，其先自沛徙吴。从子以潜，名玄。宣德初，召为医士，八年卒官，著有《潜斋诗集》。

时觉按：《医方集要》，民国二十二年《吴县志·艺文考三》作《医方集解》。

《卫生易简方》十二卷　存　1423

明毗陵胡濙（源洁，洁庵）撰

进书表略曰：臣出自医家，生逢圣世，夙承教养，尝趋孔孟之门庭，重沐熏陶，复究轩岐之事业，过蒙拔擢，深愧凡庸。幸沐宠荣而任使，俾驰轺传以咨询，岁月无拘，江湖任适，由是名山大川，雄藩巨镇，固皆遍历无遗，绝域殊方，偏州下邑，亦各周流追尽。惟圣主抚大同之运，故微臣罄博采之勤，访辑搜求，经十七载，讨论讲究，阅千万人。网罗南北之奇良，搜辑古今之秘要。取其省易，不特便于旅途，拔其精华，实有利于人己。收裒既广，经验亦多。夙夜欢欣，心神健美。自朝及夕，考古验今，援诸例以分门，比其类而列款，纲维不紊，群队无差，举册可以对证求方，疗疾更须随宜用药。臣固不专斯业，间尝窃玩方书，遇疾必投剂以救援，获效辄服膺而纪集。此特醯鸡之见，鼫鼠之能耳。皇上嗣登大宝，抚御华夷，继志守成，代天理物，谋谟制作，广大精微，不特耀古以腾今，实足光前而启后。且如《永乐大典》一书，赅括古今，包罗天地，事物巨细，纤芥无遗，方术科书，毫厘备载，文明之治，万善咸臻。伏睹比年以来，凡用军民力役，悉皆给赐衣粮，又必预为药饵，恤其饥寒，救其疾苦，人无夭阏之虞，事获坚完之效。又如京畿内外，张药局于通衢，设饭堂于要路，无分军民商旅，普济贫病饥寒，复施百衲之衣，不下万金之费。蒙恩得所者，稽首呼天，脱疾无虞者，欢声动地。至若命臣出使，亦赐御药俱行，使四海八方，均沾圣泽，际天极地，共沐恩波。纳斯民于寿康，召和气于穹壤。风调雨顺，海晏河清，人乐升平，物无疵疠，功侔造化，德迈裁成。自生民以来，未有盛于今日也。臣幸生明盛之时，乐育钧陶之内，承恩沐宠，镂骨铭心，徒怀蝼蚁之诚，莫展涓埃之报。太平无补，土木何殊？谨集易简诸方，少资惠安万姓。代惟圣暇，俯鉴愚衷，臣下情无任，瞻天仰圣，激切屏营之至。永乐二十一年七月初四日，钦差礼部左侍郎臣胡濙谨上表。

杨士奇序曰：医者，圣人仁民之术也。古之君子有爱民之志而无行道之地者，往往用意医药，以几有所济利，仁者之心也。礼部尚书毗陵胡公源洁，早有志及民，举进士，官侍近，奉命四方，其耳目所遇有可利民者，多奏而行之，然未足以充其志也。闲暇兼用意于医，得一药一方之良，手自录之，盖以试皆验，以施济亦博矣。所集录既富，永乐中尝具表以进，特被奖赉。其书析十二门，靡所不备，而名曰《卫生易简方》，比刻梓以传。公幸际亨嘉之运令，佐天子和邦国，有行道之地，方将导迎德泽以覃利天下，而犹汲汲于此，盖仁人君子爱民之一念，无所不用其至也。然善为医者，如良将用师，精熟古法而不执一道，临敌之际，随机制胜，故所向成功。夫得是编者，诚能究明阴阳、表里、虚实，与夫经络脉证之故，审度而用之，将其施也，养由之射，庖丁之解牛，恶足以喻其妙且速哉？其功不甚博矣乎？此固胡公利人之意而未发也，故为引诸卷首。宣德丁未六月甲子，荣禄大夫少傅兵部尚书兼华盖殿大学士庐陵杨士奇序。

自跋曰：古语有云：不为良相，则为良医。余尚以此自愧，仕固短于才，而负素餐之责，医亦失其爱，而亏述事之功。惟孜孜砥砺，欲求分毫裨补于时，而无由以致其力。适永乐丁亥钦承上命，巡历四方，东南经涉于海隅，西北旋转于沙漠，海内郡县，罔不周流。每自公余，旁求艺术，采辑良方。凡遇遘疾之人，即投医药料理，按方施治，获效良多。日就月将，经十七载，至永乐癸卯，裒其所积，研精汰冗，纂集成书，名曰《卫生易简》，已经上表具进，所存余稿安敢秘藏？若但区区之管见，曷足以公诸人？斯皆往圣前贤之所订定，用之经验，传布人间。今余不过掇拾多方之散逸，为之类聚群分，以便于仁者之检用尔。盖施药不如施方之意也，又岂敢拟议其良医之万一耶！时永乐甲辰孟夏如来诞日，毗陵胡濙谨志。

夏原吉跋略曰：观今春官尚书毗陵胡公所辑《卫生易简方》，则知公之用心即古仁人君子济世利民之良心也。且其中所列诸疾，皆人所常患而治之当急，所用之药，皆世所常有而致之不难。间尝以一二证试之，无不神验，诚为简易有效。公卿士庶之家所当宝有而不可无者，以之锓梓行世，岂不宜哉？虽然，古人有言：不为良相，则为良医。是盖负其志而不能大有为于时者之言也。惟胡公则不然，抱明敏特达之才，际雍熙泰和之世，见知天子，擢任春官，典邦礼以协和神人，赞皇猷而振宣风化，士林交誉，远迩驰声，是能大有为于时，而其相业之良可见矣。矧于轩岐之术，尤能惓惓博究，辩证授方，必欲跻斯民于仁寿之域，其为医道之良又何如耶？此予所以嘉其能，爱其贤，遂忘其芜陋，特为表著其美，以系于所辑方书之末。后之君子倘因是感发，以广其仁爱之术、利济之心，则于国家安养元元之道，实亦有所裨益，岂徙云然乎哉！岂徒云然乎哉！宣德丁未仲秋，荣禄大夫少保兼太子少傅户部尚书监修国史长沙夏原吉书。

杨荣跋略曰：昔我太宗文皇帝尝命礼部侍郎胡公源洁遍游天下名山，俾以御编《性理大全》《为善阴骘》《孝顺事实》诸书劝励士庶，而又俾其广求奇方妙药，修合良剂，以扶植疲癃。德至溥也，曷尝以为惠？道至隆也，曷尝以为功？惟公克推先帝天地生物之心，周览四方，遇名医异人，辄就而咨询之，由是所得奇方，日增月益，不可胜计，遂编录为卷十二，名曰《卫生易简方》。表进于朝，伏蒙圣览，嘉叹再三，将以刊布中外而利济于天下后世。未果，龙驾上宾，万方哀悼，及今又四三年。公乃居宗伯之任，一旦慨然怀先帝之深恩，念是编之勿传，以大岳太和山所录副本锓梓，以传于世，且属予言识其后。公家世业医，活人之功，匪一朝夕，至公乃以科第发身，而尤克究其家学，用以济人，多有奇效。是编也，虽本于先帝博施济众之心，亦惟公克相成而有以赞夫天地生生之德者也。将见是编播之海内，传于后世，使疮痍为之苏息，枯朽为之发生，熙熙然不自知其跻于寿域矣！公之德不既多乎！予故乐为书之。宣德二年岁次丁未夏五月既望，资善大夫太子少傅工部尚书谨身殿大学士兼修国史总裁建安杨荣书。

黄淮跋曰：《卫生易简方》凡十二卷，附录一卷，礼部尚书胡公源洁纂集之书也。公初以都给事中，后改礼部侍郎，将使命于四方者几廿年。名山胜境，靡不游历，足迹所至，过于司马子长远矣！咨询之次，间得医方便于愈疾者，类次为书，名之曰《易简》。盖简则措语不烦，易则药无隐僻。语不烦，则人皆可晓；药无隐，则急或可求。视他方之博而寡要者，大有径庭。既成编，表进于朝，上悦之，什袭缄縢，藏之秘府。公退以其副锓梓传诸远迩。呜呼！公之用心可谓勤矣，其惠利及人可谓厚矣！余又闻公之近世以医业相承，尝居善药以应人之求，贫困者不责其直，赖以全活不啻千百，故公食其报于明盛之时。今公是书之行，所赖全活者日益众，子孙食报于后，盖可必也。虽然，公以弘博雅重之量，为圣天子心膂股肱，出谋虑，赞可否，以成无为之治。俾亿兆黎元咸跻仁寿之域，要皆以《易简》为本，其德泽所被，又岂是书而已哉？此公素志，余故表而出之。宣德二年春二月朔日，荣禄大夫少保户部尚书兼武英殿大学士永嘉黄淮书。

金幼孜跋略曰：《卫生易简方》者，今礼部尚书毗陵胡公源洁之所编也。公在永乐间，由给事中擢礼部侍郎，恒奉命出使四方，凡山川风物之异宜，民生习俗之异尚，莫不历览而周知其故。间以方书所载及时俗所传医药之品，施以济人，辄籍记而验察之。岁月既久，所得益多，乃复精加博采，区分类别，编集成书，为十二卷，名曰《卫生易简方》，其用心亦勤矣。永乐癸卯秋，予扈跸塞外，公适以事赴行在，且进是书。时秋半，天甚寒，上召交公至幄中与语，披阅再四，极加称赏，逮夜取烛，命中贵人以玺钤识其上，匣而藏之，及退已二鼓矣。予窃庆公荣遇之隆，而深喜是书之遭也。数年来，公不肯自秘，爰命锓梓，以嘉惠四方，不鄙谓予题其后。宣德二年丁未秋七月甲午，太子少保礼部尚书兼武英殿大学士临江金幼孜书。

杨溥跋曰：医之济人博矣。古之人立论制方，所见虽不同，其所以利人之心则一。尚书胡公政务之暇，集《卫生易简方》，余视之有三善焉：随证用药，无所不备，便于人一也；治疾或止一二味，又非难致之物，便于人二也；其类聚明白，虽非专于医者，皆可据而用之，便于人三也。通都大郡，良医善药之所萃，固不为无助，若荒州小邑，医药不易致，而猝遽有急，得此书而用之，其所济可胜言欤？观公之所用心，知公之所及人。呜呼！厚矣哉！宣德丁未夏六月望日，嘉议大夫太常卿兼翰林学士南郡杨溥书。

贝泰跋略曰：礼部尚书毗陵胡公，素承家传之业，又为当代通儒，发身科第，荐至宗伯，受知于太宗文皇帝，命出使四方，省观风俗，问民之休戚苦乐，奔走于外将二十年，足迹遍乎区内，询咨暇日，尤注意于医药方书之事。博采广搜，详讨细论，得省易经验者总三千九百六十三方，分为十二卷，服药忌例二十二条，六畜四十七方为附录。书成表进，上嘉纳焉，用其副锓梓，名曰《卫生易简方》。间出示泰，受而读之，见其立言不泛，辨证无失，施剂克当，未尝不叹公用心之仁且勤也。传曰：仁者人之所亲。有慈悲恻隐之心，以遂其生成，殆公之谓矣。此编宜与古书并行于世必也。泰敢忘其僭，窃题辞于后云。国子祭酒金华贝泰书。

《明史》卷一百六十九《胡濙传》略曰：胡濙字源洁，武进人。生而发白，弥月乃黑。建文二年举进士，授兵科给事中。永乐元年迁户科都给事中。惠帝之崩于火，或言遁去，诸旧臣多从者，帝疑之。五年遣濙颁御制诸书，并访仙人张邋遢，遍行天下州郡乡邑，隐察建文帝安在。濙以故在外最久，至十四年乃还。所至亦间以民隐闻。母丧乞归，不许，擢礼部左侍郎。十七年复出巡江、浙、湖、湘诸府。二十一年还朝，驰谒帝于宣府。帝已就寝，闻濙至，急起召入。濙悉以所闻对，漏下四鼓乃出。先濙未至，传言建文帝蹈海去，帝分遣内臣郑和数辈浮海下西洋，至是疑始释。皇太子监国南京，汉王为飞语谤太子。帝改濙官南京，因命廉之。濙至，密疏驰上监国七事，言诚敬孝谨无他，帝悦。仁宗即位，召为行在礼部侍郎，转太子宾客，兼南京国子祭酒。宣宗即位，仍迁礼部左侍郎。明年来朝，乃留行在礼部，寻进尚书。四年命兼理詹事府事。正统九年，年七十，乞致仕，不许。英宗北狩，群臣聚哭于朝，有议南迁者。濙曰："文皇定陵寝于此，示子孙以不拔之计也。"与侍郎于谦合，中外始有固志。景帝即位，进太子太傅。英宗复位，力疾入朝，遂求去。赐玺书、白金、楮币、袭衣，给驿，官其一子锦衣，世镇抚。濙历事六朝，垂六十年，中外称耆德。及归，有三弟，年皆七十余，须眉皓白，燕聚一堂，因名之曰寿恺。又七年始卒，年八十九。赠太保，谥忠安。濙节俭宽厚，喜怒不形于色，能以身下人。在礼部久，表贺祥瑞，以官当首署名，人因谓其性善承迎。南城人龚谦多妖术，濙荐为天文生，又荐道士仰弥高晓阴阳兵法，使守边，时颇讥之。

《明志》注曰：永乐中，濙为礼部侍郎，出使四方，辑所得医方进于朝。一作十二卷。

《续修四库全书提要》曰：明胡濙撰。濙字源洁，武进人。建文庚辰进士，历官至礼部尚书。黄氏《千顷堂书目》载是书，作四卷，注云：濙为礼部侍郎，出使四方，辑所得医方进于朝，一作十二卷。《明史·艺文志》因之，钱塘丁氏《八千卷楼书目》有明刊本四卷。又《善本书室藏书志》著录嘉靖刊本，作十二卷，有永乐廿一年七月初四日濙进书表，略称：幸沐宠荣而任使，俾驰轺传以咨询，访缉搜求，经十七载，讨论讲究，阅千万人，网罗南北之奇良，蒐辑古今之秘要，取其省易，不特便于旅途，拔其精华，实有利于人已。谨集简易诸方，少资惠安万姓云云。卷后有濙自志及夏原吉、杨荣、黄淮诸序。此本为其裔孙所刊，仅有乾隆四十六年重刊自序，于表、志、原序皆缺而未载。盖未见明刊旧本也。案：濙于永乐初年，以给事中奉使巡行各行省，先后至十七年之久，阳称颁御制书及寻访仙人为名，成祖实隐使侦建文及从亡诸臣踪迹，还朝已，晋秩礼部侍郎。《千顷堂书目》所言，尚未详悉。是书凡载三千九百六十余方，但明主治，无附论，故名曰"简易"。搜辑甚广，其中当有秘方，嘉靖中奉敕校刊，当时颇重其书也。

道光二十二年《武进阳湖县合志》略曰：胡濙，建文庚辰进士，授兵科给事中，永乐中进都给事中。时传建文君逊去，旧臣多从行。上遣濙颁御制诸书，并访仙人张邋遢为名，侦建文所在。濙时以无外虞为报，上疑始释。宣德初，累迁礼部尚书，寻兼户部事。上尝曲宴濙及杨士奇、蹇义、夏元吉，曰：海内无虞，四卿力也。濙节俭宽厚，喜怒不形于色，能以身下人，历事六朝，垂六十年，中外称耆德。年八十九卒。

时觉按：有宣德二年初刻本藏中国国家图书馆、中医科学院、中国医科大学、上海中华医学会、重庆图书馆，《续修四库全书提要》载录。尚有三跋从略"宣德二年秋八月朔，奉政大夫左春坊大学士翰林侍读学士兼修国史庐陵曾棨""奉政大夫右春坊大学士兼翰林侍讲学士太原王英""奉议大夫右春坊右庶子兼翰林侍读学士泰和王直"。

《治效方论》 佚 1424？

明仪真蒋武生(用文)撰

陈镐《蒋恭靖别传》曰：蒋用文，名武生，以字行，其先魏人，世有宦业。洪武初，伯雍者由元进士荐为史官，以疾辞，出为兰阳县丞，徙居句之龙潭八都城。用文早承家学，尤邃于医。初入太医院为御医，永乐八年升院判，日侍文华殿。其医主李明之、朱彦修，不执古方，而究病所本自为方，故所治恒十全。王公贵人，下逮氓隶有疾，众医难愈者，谒用文治即愈，谓不可愈，无复愈者，其报不报未尝计。受知仁庙，随事献规，多所弘益。上尝论保和之要，对曰：在养正气耳，正气完，邪气无自入焉。又尝问医于卿效率缓何也？对曰：善治者必固本，急之恐伤其本，是以圣人戒欲速也。永乐二十二年秋卒，寿七十有四。上甚悼之，遣中使护丧归，督治祠坟。明年改元，三月下诏，特赠曰恭靖。

陈继《蒋用文传》曰：其为诗文，有《静学斋集》若干卷，《治效方论》若干卷。

万历二十一年《上元县志·人物志》曰：蒋用文，其先魏人，洪武初徙句容，遂入都城。精于医，其医主李明之、朱彦修，不执古方而究病所本，自为方，故所治恒十全。王公大人下逮氓隶有疾，众所难愈者谒用文，治即愈，谓不可愈，无复愈者。子四人：长主善，能世其传。仁庙尝谕用文曰：卿有子矣。用文卒，召赴京，谕慰再四，赐织锦衣，即日授御医，寻升院使，出宫媛三人李、庄、徐以为继室，惠赉甚厚，景泰间卒。次子主敬、主孝、主忠，皆以医名，而主孝喜为诗，主忠尤嗜儒术，为古文辞。主孝子谊，别有传。

《古今图书集成·医部全录》卷五百十一曰：按《仪真县志》：蒋武生，字用文，少读书，过目成诵。六岁，有赠里师万年松者，赋诗曰：使者来西岳，采松云万年。佳名虽自好，何不长参天？师惊喜曰：是儿已见不凡。随父任，公暇必质所业，闻说无疑问。父奇之，曰：吾有嗣矣。父殁，乃习医，会同黜异，得其要而综之。决死生，定缓急，治效无一弗中。当路荐入太医院，时戴原礼为院使，擅其业，人靡有当意者，及见用文，喜曰：君儒而为医，吾道昌矣。遂言于上，授御医。太宗御极，用文屡承眷顾，会车驾北巡，仁宗以东宫监国，用文侍上前随事献规。上尝问保和之要，用文对曰：在养正气，正气完，则邪气无自而入。又问：御医效率缓何也？用文对曰：善治者必固本，急之恐伤其原。上皆称善。永乐间，迁承直郎太医院判。丙申，考绩最，升承德郎。上尝命工部为营第室，用文叩头谢曰：臣荷恩遇莫能报，又敢縻公费，不益愧悚乎？再辞乃止。甲辰，谢病上疏乞归，词意恳切，末有"清心寡欲，慎加调保，以绵圣治，以慰万方"等语。上览疏惊叹。明日，遣中贵赍敕慰谕，用文力疾读之，顾谓其子敬、忠曰：荷国洪休，万弗酬一，归语诸兄弟，宜竭忠孝以继吾志。遂终，年七十有四。仁宗即位，遣中官陈义乘传护丧，归建祠墓。用文生平嗜学，颜其私室曰"静学"，有《诗》《治效方论》行世。洪熙元年，官其子主善为院判，亦能共职。笃学好古，取《商书》"克一"语名斋，中丞吴讷纪之。

康熙五十七年《仪真志·列传四》曰：蒋武生，字用文，以字行。少读书，闻父论说，洒然无疑。尝博观医家书，遂精其术，洪武中以荐入医院。时戴原礼为院使，喜曰：君，儒也，而为医，吾道昌矣。荐授御医。永乐中，仁宗以东宫监国，用文日侍左右，是时汉王谋夺嫡，汤药非用文进者不尝。随事献规，多所裨益。尝问保和之要，用文对曰：在养正气，正气完，则邪气无自而入。又曰：卿医效率缓何也？用文对曰：善治者必固本，急之恐伤其原，圣人所以戒欲速也。东宫善之。迁太医院判，谢病乞归，未及归而终，年七十四。仁宗即位，遣中官陈义乘传护丧归金陵，赐谥恭靖，国初大臣多无谥，而用文独得之。仁宗赐札有"朕在，必不使尔子孙失所"之语。用文生平嗜学，颜其私室曰"静学"，恣玩群籍，时忘寝食。其殁也，吴文恪公讷为之状，自称门生，盖文恪尝学医于用文云。

时觉按：康熙五十七年《仪真志·艺文志·杂类》载录。

《慈济方》一卷 存 1439

明中吴释景隆(空谷)撰

聂大年序曰：空谷沙门景隆上人尝辑医方一卷，名曰慈济，间以示予，征言序之。上人戒行精专，经禅之暇，旁及于此，盖能体大雄氏慈悲济世之心，欲俾有生同济仁寿，其用意良厚不薄矣。医之方有限而人之病日变无穷，譬若律令治罪，临事比类，存乎其人，苟徒泥于一而不通，则虽科条数万，无补于用也。医之为道岂异是哉？所辑之方易直简明，便于检阅，仓卒之际得而用之，以解颠连危困之患，而取效于须臾，其为利济岂不弘且博哉？昔唐陆宣公负经济之才，犹注医书以寓其济世之志。今上人寄迹方外，而用心仁厚如此，可谓异世而同符矣。推此心以用世，岂不贤于尸素速谤者哉？故序而传之。正统四年六月壬午，临川聂大年书。

《续修四库全书提要》曰：明释景隆撰。景隆号空谷，吴人。卷首有正统四年临川聂大年序，称景隆戒行精专，经禅之余，旁及于医。是书杂记丸散膏丹及单方，凡内外诸证、治伤疗毒皆具，而不以类分，盖出于随得随记，其中尽有秘异之方。自撰病端说一篇，略谓：病端者，心识也，病无自性，依心体而后病缘。是以记得我有头运之症，头运便至，记得我有寒热之症，寒热便至，气噎转食、耳鸣眼花、吉凶夜梦，莫不皆然。此心是妄心，亦名缘虑心，升天隧地，皆此心也。此心依乎佛性而成妄体，匍匐生死而无有了期，修行学道，正要销此妄心，发明佛性也云云。以禅理论病，于摄生持养，原有特见。若以医理言之，心果静定，七情自可无伤，六气亦少轻犯，然天时人事亦终有不可避免者，以言减病之量则可，竟谓绝病之缘，仍未能信也。释氏之说往往有独到之处，而无以赅其全，于此可见。是本出于吴骞旧藏明刊本，又有明善堂、安乐堂两藏印，宣统初，海丰吴氏石莲庵据以重刊，亦医籍中之稀本也。

时觉按：有明正统刻本藏中国国家图书馆，笔者所见为缩微胶卷，卷端署：中吴空谷沙门景隆统领。全书以病症为纲，分四十余类，载二百三十余方。宣统二年吴氏石莲庵重刻。《中国医籍考》卷五十五据《医藏目录》载录，“四卷，未见”。

《慈惠方》一卷　存　1448

明中吴释景隆(空谷)撰

自序曰：生生之道，源源无穷，顺其大化，疾自何来？微乖其理，疾乃潜生，乖之大者，其患亦大，医药申救，宁可忽乎？神农尝味，轩岐难问，异人迭出，以宏其教，业其教者，各有专门，非释子之事。然佛圣人之教法，以成道为本，利人为用，如法修行，释子事也。言利人者，有内外焉，内指明心，外施方便，内外虽殊，利人则一。若稽佛圣人旷劫济人之行，随机而应，初无定方，且言其舍身命救人之一端，亦非才智者所能计其万一，况有万德万行乎？伏读六度等经，睹佛行实，痛感于衷，故于禅诵之暇，或遇利人之事，亦不忍弃之，所谓恻隐之心，人皆有之也。然亦不能大有为，但顺其可为之所宜耳。或闻湖海缁素言及历试海上方，或医书遗失之方，必录之，积以成帙，不为私淑，安可滞之于箧，不得利于人乎？故锓于板，名《慈济方》，临川冷斋先生序之，已传于世。厥后复有所闻，亦积成帙，凡得一善，必欲与人共之，禀性而然也。今亦锓梓以广其传，或有一方二方可以对机取用，为亦一助而已矣。是书从慈心而作，因名《慈惠》云。正统十三年龙集戊辰春正月朔越十又三日，中吴释空谷景隆序。

自跋曰：病有二因，一者睽其正养，二者宿业所感，其病既至，无地可逃矣。但可宽怀容受，独处静室，诚意正心，奉天垂命，责诸往咎，悔过自新，加以药饵调理，庶有可愈之期。或怨疾之所作，或恶弗克早愈，或怀名誉利养，或思赏心乐事，皆难治也。心机所夺，非药不效矣，此则贵其私心，贱其心德者也。十室之邑，必有忠信，第加警之，是为最善，余复说偈，聊为警云。此身血气之所成，难免生老病死苦，惟能常正其性情，谨其行止无余咎。设当夙报病亦轻，修德俟刑希风化。此身具有净法身，直与佛身无少异。昔沉迷妄至于今，六趣浮沉受诸苦。为惜同灵法界中，聊将片善为资辅。愿我此方展流布，普天率土皆饶益。闻者用者生善心，信解佛乘为善种，依法修行证法身，脱此浮沉六趣苦。功成果感意生身，出生入死如游戏，为度群生示出生，如月印波焉有迹，普愿同灵知此音，此道力行无自尽。正统十三年冬，姑苏释空谷景隆书。

时觉按：日本国立公文书馆内阁文库藏明正统十三年序刊本，2016年中华书局收于《海外中医珍善本古籍丛刊》第135册，影印出版。无目录，卷端题署：《慈惠方》，姑苏释空谷景隆积聚。《中国医籍考》卷五十五载录，《联目》《大辞典》以为即《慈意方》《慈义方》之又名。

《慈意方》，《慈义方》　存　1448

明中吴释景隆(空谷)撰

时觉按：《慈意方》载二百一十九方，《慈义方》载一百二十四方，二书合刊，订为一册，前后无序跋，无目录，无卷数。《慈意方》首署：武林正传兰若空谷沙门景隆积集；《慈义方》首署：空谷沙门景隆编次于钱塘山舍。《联目》二书下注：又名《慈惠方》。中国中医科学院藏有据明萃文斋本抄本。《中国医籍考》卷五十五载录“《慈惠方》一卷，存”，前有正统十三年戊辰自序。

《救急易方》一卷　存　1448

明苏州赵叔文(季敷)撰

高宗本序略曰：国朝永乐间，大宗伯胡忠安公有《卫生易简方》，正统间又有赵叔文《救急易方》、黄吉甫

《备急仙方》。《卫生易简方》有官板，又刊于四川，刊于浙江；《备急仙方》则刊于吴下；河南大参孙公伯大又以《救急》《备急》二方，总名之曰《备急》而刊于河南。此皆仁人之用心，无非欲广其传，使天下之人，转夭阏而为仁寿之归也。然如此传之而犹不甚广，如扬州一大郡，所有者惟三四家，而况于天下之广，岂能一一遍及哉？近扬州守三山杨公成玉到任不久，即出行部验灾伤，且濒海穷乡之民患病苦于无医，及有医而又无药，有药而又无方，乃甘心于巫觋祷祈之末，不然，则袖手待毙而已。杨公为之恻然，思欲有以拯之，乃命工以《救急易方》重新翻刊，将欲家给一册。使穷乡之民有稍知医识字者，能对症检方，执方寻药，幸而中则一方可活一人之命，使皆活而无舛焉，则其所活又可胜数哉？此则杨公之所以用心也。板刻既成，且请予序所以重刊之意。余惟此方谓之救急，可见其汲汲焉有救人之心，谓之易，又可见其休休焉有救人之术。孟子所谓以不忍人之心，行不忍人之政，盖惟有仁人之心，而后能行仁者之政也。则是方者，合仁心仁政而一之者欤？杨公以甲申进士授监察御史，升守扬州，观此亦可见其为政之一节云。成化己亥冬十月初吉，赐进士出身河南按察司副使致仕古雄高宗本书。

跋略曰：自昔予为郡庠弟子员，得此方于郡倅麻城徐公公善，珍藏于家，家遴之间偶患疾者，辄对症按方，执方求药而治之，无不取效。既而宦游中外，恒收之行箧，以备取用。比者奉命来抚汉民，适睹吾率多居于深山穷谷之中，间有疾者最苦于无医而无方，故虽有药而莫能用，徒袖手待毙而已，诚有如复斋高公所云者。予闻之，恻然于中，乃阅此方而得之行箧，爰命城固李尹宪翻锓于梓，以遍锡吾……（以下阙）

崔溆跋曰：平壤，大府也，人物之繁盛冠于该州，而设医局购药以救民命久矣。第以无方书可考，岂非大关？况此土风气劲恶，往往民多暴死，须臾不救，宜仁人之轸念也。岁壬寅，监司李相国崇元驻节于此，煅然心甚忧之。得《救急方》一帙，思欲锓梓广行，工未讫而见代。今监司朴相国楗继至，不阅月而讫，而所谓无正不用其极。呜呼！至矣。岁时成化二十年仲秋下浣，行平壤府教授崔溆谨跋。

时觉按：叔文为赵良仁孙，友同子。成化十五年己亥刻本藏上海图书馆，前有高宗本序，后有跋一则，阙失署名，崔秀汉《朝鲜医籍通考》载成化二十年平壤府重刻本，有崔溆跋。书载内外科一百四十八症，妇人门七十一症，小儿门五十三症，附录缠喉风等八症。2001年有线装书局影印本。《日藏汉籍善本书录》载，日本现存二部，内阁文库藏有明成化十四年序刊本不分卷，一册，为原枫山官库旧藏；东京大学总合图书馆藏二册，刊本同。

《新增救急易方》八卷　存　1485

明苏州赵叔文（季敷）撰，博兴熊祐（良佐）增补

杨一清序曰：《救急易方》，集于吴人赵叔文，世之有力者屡尝翻刻，其传亦广矣。镇江守博兴熊公良佐取而阅之，曰：是能救人之急而简易行者。然犹病其不备，悉合群书而附益之，参以平日所闻见，厘为八卷，门分类集，视旧本不啻倍之。于是奇方奥诀，前人所经验者，收拾殆尽矣。既僦工锓梓，将属合郡之里正耆老，人给一册，以备旦夕不测之急，而其里邻族党之有急者，得博济焉。呜呼！兹非仁人之用心哉。公之为郡守也，息烦屏苛，事从简易，温然惠利之及人，政事之余，遇可便民者为之恐后，是书固其一节，以类而推，他可知已。有疑者曰：医之有方，犹兵有法，兵不可泥法，则医之不可执方也审矣。故风土异宜，阴阳异证，虚实异禀，不有明者别之色脉，而徒懵然执一定之方以当之，借曰成功，亦幸焉耳。予曰：事有缓急，法有常变，疾疢之来，捷如风雨，虽有名医善药，仓卒难即致，而况穷乡下邑、单夫窭人，势有所不可致，力有所不能致，与其坐致危殆，曷若得是方而用之，所全活者不既多乎？巨航以利涉，而风涛有不测者，一木可以济危，此方之所以为救急，且曰易焉者也。公欲得予序，于是乎书。成化乙巳冬十二月既望，赐进士第徵仕郎中书舍人连城杨一清序。

时觉按：《联目》《大辞典》俱不载，国内无存，《中国医籍考》卷五十五载录，"存"。《日藏汉籍善本书录》载，日本内阁文库藏有成化二十一年序刊本八卷二册，为原江户时代医学馆旧藏。另有李延寿校增万历二十八年刊本二部，一部为原江户时代医学馆旧藏，一册；一部为枫山官库旧藏，四册。2016年中华书局收于《海外中医珍善本古籍丛刊》第137册影印出版。

《校增救急易方》二卷　存

亡名氏原撰，明蠡吾张一之（约斋）传

序曰：分司提刑蠡吾约斋张先生一之，按部政暇，出医书一帙，名曰《救急易方》，命刻诸木，以利济郡民，

且嘱愚引诸简首。愚惟生民之道惟礼教与衣食，医药最为吃紧，而不可一缺者也，其他容可缓焉。何也？盖无礼教则人道不立，无衣食则饥寒切身，无医药则疾疢莫疗，人道不立则乱，饥寒切身则困，疾疢莫疗死，然则医药之有益于人不其重哉？故古之圣君贤相，如神农之尝百草、黄帝之《素问》、伊尹之《汤液本草》之类，咸以活人为心，利济万世，与礼教衣食所宜胥有而不可缺者，医药之于世，乌可轻耶？延安边鄙山郡，民俗朴野，信鬼好巫，鲜知医药，愚履任之初已尝申明国典，禁革邪巫，谕诲医流，修举惠民药局以利济吾民矣。每以地不通舟车，四方药饵艰至为忧，今获是书，药不必备而疾皆可疗，吾民何苦幸哉？且先生以名进士为名御史陟今职，心赤才雄，所至激扬伸理，赫然有声，而又切切焉悯边民之罕知医药，乃出是书欲广流布，其不专于法绳而仁爱吾民之深意从可知矣。愚遂命医重加校阅，增入平日经验简易效方，锓梓以传。且颁布郡属，俾给医人执以疗吾民之有疾疢者，得以安全，不至夭折，久则民必咸知医药之足以起死回生，而鬼巫之妄诞不足信矣。若然，则先生之仁爱匪特及……（以下阙）

志顾重刊跋曰：岁丙申，志顾自宜阳徙守苍梧，维时有岑猺之役，乱略既遏，菁葿逋孽尚未附，梧之地犹蠢蠢也。沅陵张公奉简书以宪节莅粤，出部梧中，至则议缮兵储，抚肆崄通道履，畛为百世安。逾年，举疮痍而苏息之，粤氓庶沦浃湛泽，不啻耳华胥而身击壤矣。公犹念此瘴疠之乡，疾疢时有，民俗故颛愚，岐黄之术诎焉。暇出所藏约斋公《救急易方》，增订而授之梓，布诸民间，其方种族繁大，要以偏师取胜，无贵杂施。若保婴扶羸、瘳痼起废，恍乎执法善之镜，靡不验者。在昔抱朴弘施于贫野，贞白便济于穷村，此方之传，盖千载而同辙矣。志顾惟昔人言，良医可当良相，则扶世康民泽等耳。公以文武材镇抚蛮方，拮据筹画，狥疆场之急而其恻怛余仁，广诸方术以寿民生，无问巨细，泽实兼焉。行将置身鼎铉，调燮阴阳，恢宏德业，被于寰壤，若大医王现西极而普舍三千，其功泽莽乎钜哉！志顾不敏，窃沐公定梧之洪庥，而重有感于兹刻也，乃遵命而跋诸后。

时觉按：《联目》《大辞典》俱不载，有明刻本藏中国国家图书馆，二册二卷，有序阙下半，失其署名，知其初刻于延安，重刊于广西，成书、刊刻时间不详，卷端署：广西府江兵巡道重刊。卷上救急诸症，卷下方剂并新增诊病歌诀，与赵叔文同名书有异。蠡吾，今属河北蠡县。

《济急仙方》一卷　存　1459

明赣县刘渊然（高道，长春真人）原撰，东吴邵以正（通妙真人）编纂

《明史·方伎传》曰：刘渊然，赣县人。幼出家为祥符宫道士，后诣雩都紫阳观师赵原阳，传其法，能呼召风雷。洪武二十六年，太祖闻其名，召之，既至，入对便殿，赐号高道，馆朝天宫。永乐中从驾至北京，仁宗嗣位，赐号冲虚至道元妙无为光范衍教庄静普济长春真人，给二品印，诰与正一真人等。宣德初进号大真人。七年乞骸骨，命送南京朝天宫，御制山水图歌赐之。卒年八十二，阅七日入敛，端坐若生。

时觉按：《中国医籍考》卷五十五载为刘渊然撰辑，《联目》《大辞典》均作邵以正编，有明刻本藏上海图书馆，并收于《青囊杂纂》。笔者所读为上海中医药大学所藏《青囊杂纂》抄本，前后无序跋，有目录，载列救自缢危、救水溺危、救冻危、救伏暑危、救暑渴危等急死十证，霍乱吐泻、缠喉风闭、吐血闪损、中砒毒等十般急证，以及妇人产方、难产凑心不下、胎衣不下等急证一百十九条。卷端无署名，书名下有“方皆经验，遇各有缘”八字。

《秘传经验方》一卷　存　1459

明东吴邵以正（通妙真人）撰辑

《明史·方伎传》曰：刘渊然徒有邵以正者，云南人，早得法于渊然。渊然请老，荐之，召为道录司左玄义。正统中，迁左正一，领京师道教事。景泰时，赐号“悟玄养素凝神冲默阐微振法通妙真人”。英宗复辟，以正具疏辞，诏以左正一闲住。未几，真人张元吉荐其戒行，诏复真人，仍掌道教。天顺六年八月卒。

时觉按：是书收于邵氏所辑《青囊杂纂》，其书自后序署为“东吴邵以正”，而《明史·方伎传》称为“云南人”，籍贯各异，或为祖籍占籍不同。《青囊杂纂》自后序曰：“以正闻于高人达士、名医钜公所闻所未闻，已试而效者，别为《秘传经验方》一帙，附于诸方之后以广济世之功”。前后无序跋，有目录，分“治诸风湿暑、破伤风、头风疼痛”“治诸虚损、咳嗽、脾胃、消渴、泻痢”“治诸积气、心肚疼、肿满、疟疾、牙疼痔”“治咽喉眼目、腰痛、跌扑伤、诸疮、杂证”四门，载列效验良方。

《良方秘括》 佚 1474

明嘉定唐椿(尚龄,恕斋)撰

乾隆七年《嘉定县志·人物志》曰:元唐永卿,居县治前。宋时有名以道者,为太医院提举,从高宗渡江,因家浙之绍兴,其后世世为医官。元元贞中,永卿为平江路医学教授,始占名数于嘉定。诫子孙,既通经义,必令学医。五世孙毓,字玉成,艺业益精,明初荐入太医院。唐朴字尚质,永卿七世孙,博文高行而以医名。弟椿字尚龄,名与兄埒。尚参考诸家方论著《原病集》行于世。从子熇,字德明,未冠名闻四方。从孙钦训字道术,受其业,有《伤寒心要》二卷。

时觉按:乾隆七年《嘉定县志·艺文志》载录。

《医方摘玄》 佚 1488?

明无锡张用谦(原名益,止庵)撰

弘治《无锡县志》卷二十之四曰:张用谦,深究朱李,著有《医方摘玄》。

时觉按:康熙二十九年《无锡县志·著述》载录,民国二十二年《三三医报》一卷一期周小农《无锡医学书目考》亦载录。

《医方集论》不分卷 存 1493

明金陵俞朝言辑

桑悦序曰:《袖珍方》一书,诚学医者之指南,同知广信府金陵俞君朝言病者方论杂出,难于检阅,因择其□自为一帙,题曰《医方集论》,捐俸绣梓,以广其传。版来,予适倅柳,道经其郡,求予题其首。夫人禀天地阴阳之气,节宣滞淫,自成疾疢,此论推其受病之源,脉络分明,各有条理。业其术者玩其理而有得焉,然后检方以治病,游刃恢恢不有余地耶?昔唐陆敬舆既辞相位,闭门惟集医方,不忘利济也。朝言博学能古诗文,起家科第以至今职,其握郡章及专清戎政,均徭役,廉能并驰,在在民被其泽,公暇而意于兹,是非心敬舆之心者欤?虽然,吾儒调和三光以并寿域,其方载于大学,曾子传□具在之,则行岂不足以医下哉?呜呼!三代而下,民病多矣,凡有天下国家责者,不可视为空言。弘治六年中秋前十日,思玄居士东吴桑悦民怿书。

时觉按:采择《袖珍方》五十四病证医论改编而成,有弘治六年癸丑俞氏刻本藏中国中医科学院,1995年中医古籍出版社据此影印,收于《中国中医研究院图书馆藏善本丛书》。

《本草单方》八卷 存 1496

明吴县王鏊(济之,守溪)撰

自序曰:予读《大观本草》,见汉晋以来神医名方往往具在,间取试之,应手而验,乃知药忌群队,信单方之为神也。而世不及见,穷乡下邑,独以《海上方》为良,不知古方固犹在乎,而散见杂出,仓卒之际,未见检寻。予在翰林日多暇,手自抄录为一编,对病检方,较若画一,不敢自秘,因梓刻以传。于乎!群队之患,非独医药也,用人用兵,盖莫不然,有能得是方而治之,其可少瘳已乎?弘治丙辰,翰林院侍读学士兼左春坊左谕德王鏊序。

又自序曰:始余捃摭诸方,未克汇粹,吾弟秉之益加搜讨,许忠甫又细校之,始有端绪。又以近世名医如东垣丹溪之论冠诸篇首,庶览者晓知病因,随病用药,命延哲刻而传之。

序曰:昔者圣人养民之政毕举,巨细弗废,医药载在《周礼》,医师之职可考也。盖政以养民,非医医之,则民病何瘳?如民生何?予守渝郡甫及一载,恒恫斯民之多病也,思有以济之而未逮焉。乃政暇阅旧刻本草,有图焉,有方焉,有说焉,用心惟密,推爱更口藐哉,弗可尚矣。第费用颇侈,刷印为难,本册太繁,揭观未遍,况在村落蚩氓者乎?迩者胡青岩谏议假道此邦,偶出单方,亦本草也。然撮其众要,厘为一书,某病某药,某药某病,展卷索材,浑无难办,验方投剂,更可易知,庶观者不俟三思而了然一目矣。《传》曰:守约则简易可寻,务博则散漫无穷。此固予重刻《单方》之意也。虽然,医者意也,神而明之,存乎其人,若拘法行兵,按图索骏,又岂予之所知哉?嘉靖戊申冬八月吉旦。

何柬曰:翰院王谕德集于弘治丙辰间。闲中阅《大观本草》,见汉晋以来,神医名方往往俱在本草间,取试之立验,念穷乡下邑,独以《海上方》为良,不知皆出乎此。遂分门逐类,冠贤哲病因于首,分为八卷,以中风、伤寒等为第一卷，诸气、血证等为二卷，诸虚等为三卷，鼻、眼、耳、齿为第四卷，疮疡为第五卷，金疮折伤为第六卷，妇人门为第七卷，幼科为第八卷。仓卒之间，采取甚便。斯虽出自《大观》，而病情不一，因病检方，并卷不易使得。王集此本，其用心何其仁哉！医者诚能于采取之时，以诊为先，辨人病之新久、阴阳、表里、虚实，庶几应手作效。体公之仁心，实得方而疗病，不因方而困病也。方无定体，在用者取之何如，毋恃方孟浪试人，伤生之鹭有报。论单方，予思上古风土药性方宜贞醇，人禀赋太朴，四时采取根苗花实，故药一味可治数疾。迨今风土天时人事，校上古不侔，医若固执此本，品味独而药力专精，量十可中二三耳。学者通融上古经文七方之说，有某病，却取可独行者为君，而并复之，庶几推广斯尽善。(《医学统宗·医书大略》)

钱谦益曰：王少傅鏊，字济之，吴县人。成化十一年进士及第，自编修，历官吏部右侍郎。正德元年入内阁，进户部尚书，文渊阁大学士，加少傅，改武英。四年致仕。嘉靖初，遣行人存问，将召用而卒，谥文恪。

康熙三十年《苏州府志·人物列传八》曰：王鏊，字济之，号守谿，东洞庭人。父朝用，光化知县，有政绩。鏊十六随父游国学，落笔惊人。有传其论策于叶文庄公盛，大奇之，归入府学。成化甲午、乙未，乡会试俱第一，廷对复拟第一，执政忌之，抑置第三，授翰林编修。杜门力学，避远权势，凡中宫弟侄来请业者，悉峻却。九载，升侍讲。《宪庙实录》成，升右谕德，寻晋侍讲学士兼日讲。又请科举之外，略仿前代制科如博学宏词之类，以收异材，选将亦然。虽忤权幸而卒多施行，遂以入东阁，历进少傅兼太子太傅户部尚书武英殿大学士，与焦芳同在阁。刘瑾时权倾中外，及焦芳专事媕阿，而瑾骄悖日甚，毒流缙绅，鏊不能遏，遂乞归。或以拂瑾意，虞有奇祸，鏊曰：吾义当去，不去乃祸耳。瑾使伺鏊，无所得。鏊立朝三十余年，廉正守道如一日，及主试南畿，会试、同考、主考，尤公严得人。林居十四年，世宗即位，甲申将复起之而殁，年七十五，谥文恪。有《震泽集》及《长语纪闻》若干卷。

乾隆十三年《苏州府志·人物六》曰：王鏊，博学有识鉴，文章尔雅，议论明畅。晚著《性善论》一篇，王守仁见之曰：王公深造，世未能尽也。

康熙二十八年《具区志·人物》曰：王鏊，经学弘通，制行修谨，冠冕南宫，回翔馆阁。文章以修洁为工，规摹韩、王，有矩法。诗不专法唐，在宋梅圣俞、范致能之间，峭直疏放，自成一家。书法遒劲，兼工篆隶，盖经济之余事也。

时觉按：有嘉靖震泽王延喆刻本藏上海图书馆，有嘉庆李陵云据王延喆刻本抄本四卷，名《古单方》，藏中国中医科学院。1991 年中医古籍出版社据此抄本校正排印，收于《珍本医籍丛刊》。后万历间新都方如川有《重证本草单方》六卷，崇祯间常熟缪希雍有《本草单方》十九卷，与此并非同书。

《经验方》一卷　佚　1539

明昆山顾鼎臣(九和，未斋)撰

《明史·列传第一百八十一》曰：顾鼎臣，字九和，昆山人。弘治十八年进士第一，授修撰。正德初，再迁左谕德。嘉靖初，直经筵。进讲范浚《心箴》，敷陈剀切。帝悦，乃自为注释，而鼎臣特受眷。累官詹事。给事中刘世扬、李仁劾鼎臣污佞，帝下世扬等狱，以鼎臣救，得薄谴。拜礼部右侍郎。帝好长生术，内殿设斋醮。鼎臣进《步虚词》七章，且列上坛中应行事。帝优诏褒答，悉从之。词臣以青词结主知，由鼎臣倡也。改吏部左侍郎，掌詹事府。请令曾子后授《五经》博士，比三氏子孙，从之。大同军变，张孚敬主用兵，鼎臣言不可，帝嘉纳。十三年孟冬，享庙，命鼎臣及侍郎霍韬捧主。二人有期功服，当辞。乃上言：古礼，诸侯绝期。今公卿即古诸侯，请得毋避。礼部尚书夏言极诋其非，乃已。寻进礼部尚书，仍掌府事。京师淫雨，四方多水灾，鼎臣请振饥弭盗，报可。十七年八月，以本官兼文渊阁大学士入参机务，寻加少保、太子太傅、进武英殿。初，李时为首辅，夏言次之，鼎臣又次之。时卒，言当国专甚，鼎臣素柔媚，不能有为，充位而已。帝将南巡，立皇太子，命言扈行，鼎臣辅太子监国。御史萧祥曜劾吏部侍郎张潮受鼎臣属，调刑部主事陆昆为吏部。潮言：兵部主事马承学恃鼎臣有联，自诡必得铨曹，臣故抑承学而用昆。帝下承学诏狱，鼎臣不问。十九年十月卒官，年六十八。赠太保，谥文康。鼎臣官侍从时，悯东南赋役失均，屡陈其弊，帝为饬抚按。巡抚欧阳铎厘定之。昆山无城，言于当事为筑城。后倭乱起，昆山获全，乡人立祠祀焉。

万历四年《昆山县志·人物二》曰：顾鼎臣，字九和，弘治乙丑举进士第一人，授翰林修撰，转侍读。世宗登极，特命充经筵讲官。累官太子太保礼部尚书、武英殿大学士。已亥二月，车驾南巡，特敕留守京师。亡何，卒于位。所著《文集》凡若干卷。

时觉按：乾隆十三年《苏州府志·艺文一》载录。

《山林相业》十卷　佚　1542？

明江阴沈绶撰

道光二十年《江阴县志·人物三》曰：戚秉恒、沈绶、黄五辰、陈明祈俱能医。沈著《山林相业》十卷，藏于家；黄有《医宗正旨》六卷行世；陈应埙，亦以医名。戚宗扬，宏治朝名医，秉恒克缵祖绪，咸称世医云。

时觉按：《中国医籍考》卷五十六载录，"未见"。

《济世内外经验全方》六卷　存　1546

明长洲刘伦(宗序)撰辑，吴县薛己(新甫，立斋)撰辑，长洲张允积(云水)参订

子目：《济世内科经验全方》三卷，《济世女科经验全方》一卷，《济世幼科经验全方》一卷，《济世外科经验全方》一卷

费宏序曰：古以良医拟相，非谓有寿民之用乎？夫生民命脉喁喁焉利赖乎上，而人身疾疢汲汲焉利赖乎医。吾御医宗序刘君善切脉，精太素，察九窍，内外女幼等科，称引《内经》、《脉诀》、王叔和、李东垣诸书，摘其精要剀明。凡疾病吉凶、贵贱寿夭及心术隐微，变换万状，皆本于脉，按其弦长洪缩、清浊伸引，盖言太素者莫能尚之。其手辑《济世良方》，必经验始录，盖合生气之和，道五行之常，使疾疢不作，而无妖祥之累，起敝扶倾，措斯世于康强，非先王所以寿民致治者乎？方今主上图维化理，举喙息蠕动之细，莫不禀仰太和，沐浴玄泽而保安庶类。如刘君者，濯痍煦寒，而转之生养安全，又以民之疾病未治为虑，行是编于天下，诚裁成赞之大端也。况其顺时却病，与医家溯流穷源，不拘执古方而能有功者，舍是奚观焉？或曰：君子存为顺事，没为吾宁，而有迁避将迎为得耶？曰：《洪范》论五事，亦有咎征、休征，人之身固范诸阴阳五行者也，敬修则吉，从逆则否，居易以俟，守经不回，固行仁之不可涯际尽者欤？信乎其与良相之燮理经纶一道也。成化丁未，铅山费宏题。

引言曰：《济世内外经验全方》卷之一，包括《脉赋》《左右手配脏腑部位》《五脏平脉》《四时平脉》等为脉法歌括，《秘传太素脉》。

《吴中名医录》曰：刘伦，字宗序，明长洲人。名医刘溥子，家系世医，刘伦继其祖业，于内外妇幼诸科皆有心得。成化中征召为太医院御医。又精外科手术及麻醉，《稗史外编》载：吴氏有女跌伤，其面久肿消，宗序曰：病属多骨疮，法当饮麻药，以刀剔出其骨乃得愈，不然，明年此时逝。其家以为浪语，都维明亦曰：刘亦效售术者耶？后疮中骨渐长，竟至碍鼻，昼夜呼号而卒。刘伦著述颇多，所著有《济世内科经验全方》三卷、《济世外科经验全方》一卷、《济世女科经验全方》一卷、《济世内幼科经验全方》一卷，均佚。

时觉按：又名《济世经验全方》，重庆市图书馆藏有成化二十三年丁未刻本，存四册。卷首一册，载费宏序、凡例、目录，及《脉赋》《总论》《经图》《覆诊之图》《仰诊之图》《太素脉》，余三册为《济世内科经验全方》卷上、卷中，卷下及《女科》《幼科》《外科》均阙。《中国医籍考》卷五十六不载，载录子目四书并谓"存"。《日藏汉籍善本书录》载，日本宫内厅书陵部藏有"成化年间"刊本六卷五册，为全本，2016年中华书局收于《海外中医珍善本古籍丛刊》第138、139册，影印出版。内阁文库藏有明刊本《济世经验全方》五卷五册，无《小儿科》一卷，为原江户医学馆旧藏。分元、亨、利、贞四集，分别为内、女、儿、外四科，署于各科首叶书名之下。卷端署：明仙医院判刘伦宗序辑，长洲后学张允积云水参，而女科、外科序中均谓薛己编纂，却与现存薛氏书异，应为托薛氏大名。考诸序，费宏生于成化四年，而成化二十三年撰序；费寀序署于嘉靖丙午；罗洪先、徐阶二序无撰年。罗洪先嘉靖八年中状元，十八年罢归，四十三年卒；徐阶嘉靖四十一年任首辅，二序当成于嘉靖中后期。故是书刊行年代并非成化而为嘉靖中后期或更晚。

《医方集宜》十卷　存　1554

明金陵丁凤(文瑞，竹溪)撰辑

自序曰：予幼学活人术于师，未尝不悯人之疾而以仁存心也。仁以存心，又识其有义存焉。义者，宜也。夫人有疾必请医，医必请方，以是方治是疾，则脉理有虚实，疾势有标本，用药有佐使，取效有迟速，欲藉是方而宜之，方敢执乎哉？古人立方，如持权衡以较轻重，未尝不宜，执方者之自不宜耳。执方欲偶一宜之，譬则猎兔者不寻其穴，令人围于四隅，偶一人获之，则曰是人能获兔也，而曰兔专在是，岂理也哉？寻其穴者或寡矣，予惧夫穴之不寻，兔之不偶得也。于是袭先人之遗编，考古医之要旨，采其方之善者而撮为一集。每于所

犯之疾详述其原，拟议其药，又不敢以虚迹诬人，咸平日之所目及手医者，亦犹寻穴得兔，不为不艰也。苟舍其方而不集，有以病吾仁，执其方而泛集之，有以病吾义，吾之心病矣，敢以医天下之病身者哉？仁者以天地万物为一体，世之病吾不能尽医者多矣，义者各适其用，而与时宜之，医之而不尽其宜者，吾未尝敢焉。后之吾族子弟及有志于斯者，业是术而心以仁，权以义，又曷患乎医之不宜？又曷患乎医之不宜！嘉靖甲寅岁春月，医林后学江浦竹溪子丁凤谨序。

丁启濬序略曰：赠公竹溪先生《集宜》一书，盖世授秘方，荟诸胜而传之者。司理公启之帐中，版之宇下，既以嘉惠吾闽，而祖德家学，由是益以表章。赠公之言曰：仁者以天地万物为一体，舍方则病仁，执方则病义。是言也，即深于儒者未之能及，何论挟匕？在昔太仓公以言方特闻，其所授出诸公孙光、阳庆，顾甚秘之，非精谨不传，用意一何狷狭也。太仓之后，辽绝无人，殆其一念所造。济阳之裔，越在江介，是孙是祖，鹊起蝉联，仁人之燕贻也远矣！闽上故险阨，比岁熯潦不时，生民之计日蹙，皮骨穿露，而海内外衅璺百出，邪脉偾骄，骎骎有不治将深之势。司理公如饮上池，洞一方症结，其于攻补之宜、燮和之妙，时时于垆鞴间见之。由斯以还，君家金版玉函，世世寿民，未有艾也。万历戊午初夏谷旦，赐进士第中顺大夫翰林院提督四夷馆太常寺少卿前吏部文选验封清吏工司郎中治生丁启濬顿首拜撰。

丁明登序曰：余家上世以来，率精于医。洪武间，吾祖仲宝翁以耆德推重乡评，承京兆委署本邑事最久，其神异尤多。成化间，吾祖德刚，江之浒芦苇丛薄间多虎暴，德刚翁为文祭之，虎渡江去，地遂无虎患。又尝还人遗金。至今祭虎还金事，里中人犹津津然能道之，其它行事具见庐陵孙公鼎传中。暨吾祖伯远，读书龙洞山中，遇异人授秘方，后令朝城，九载致政。其交游迓游燕京，当时在朝诸老如刘公大夏、屠公镛、侣公钟、曾公鉴、顾公佐、潘公祯，俱重翁之品，欢然与相酬唱，篇什甚众。盖屡世皆擅活人妙术，其遗方秘简，历更以来，亦颇散逸。逮吾王大父竹溪翁，精心慧识，始搜括蠹余而表章之，参以古方，益以已所证验，裒集成书，凡有十卷。其书首病源，次形证，次脉法，而治法治方治验又次之，一开卷而病者之情形与用药之窾会，了然指掌。尝曰：医者意，意者宜也。因名之以《集宜》。顾散帙旧藏笥中，余惧其久而寖以散失，使前人一片活人心地湮没不传，不忍也。又闽地绝少医药，以祷赛代针砭，以巫觋当医王，一有寒暑霜露之虞，束手无策，况其大者乎？于是谋寿诸梓以广其传。惟吾王大父仁心为质，其天性孝友，忠诚不欺，诸不具论，论其细者，于凡贫难之人乞医药，厚资给之，婉慰藉之未已也。又谆复期以来告，必无自沮，殷殷然应之无倦色。于戏！此其心何心哉？慎斯术也以往，则必不遗微细，则哀此茕独。旨哉！王大父良相良医之论，真知言也。吾故因叙是书而并及其制行大略，以见吾王大父苦心济人之意，非只区区剿古人绪论，以衍岐黄一脉已也。

丹波元胤按曰：是书《明志》旧为丁毅所著。然毅则登明序所谓德刚也，今改订焉。(《中国医籍考》卷五十八)

光绪十七年《江浦埤乘·人物》曰：丁凤字竹溪，幼承家学，所著《医方集宜》诸书，家户奉为指南。丁氏子姓均世精其学。

时觉按：有学凤楼刻本藏中国中医科学院，万历四十六年戊午重刊。有抄本多种，分别藏甘肃、吉林、内蒙古、安徽、桂林图书馆，及天津、上海、江西、湖南中医药大学等处。尚有蔡应麟、龚云致、李懋桧、苏宇庶、胡公胄、杨锡璜、李光晋诸序，从略。

《苏意方》 佚 1643

明江浦丁明登(剑虹，莲侣)撰

丁雄飞曰：若先君子则研究愈深者，著《疴言》《小康济》《苏意方》行世。(《行医八事图记》引言)

光绪十七年《江浦埤乘·人物二》曰：丁明登，字剑虹，号莲侣，万历三十四年举于乡，四十四年成进士。由武学国学博士，授福建泉州府推官。遇有微眚，当杖责者，令纳米狱中以赡贫犯。尝夏月修葺监屋，给香薷汤、蒲葵扇，冬设椒姜等物，念狱囚大抵无知犯法。泉俗停柩不葬，明登召父老谕以大义，凡葬三万一千一百八十三棺。天启二年去官，寻升户部主事，出守衡州。衡俗婚嫁奢侈，民多溺女，明登戒以俭约，俗遂革。入觐，过魏珰生祠，不拜，致仕归，作《珰焰歌》。筑园于江宁之乌龙潭，栖心禅悦，著述二十余种。明登子雄飞，详看儒传。

时觉按：光绪十七年《江浦埤乘·艺文上》载录，《苏意方》作《春气录》。《疴言》载录于医话医论门，《小康济》载录于养生门。

《翠谷良方》 佚 1459？

明华亭何全（廷用，翠谷）撰

光绪四年《华亭县志·人物三》曰：何全，字廷用，号翠谷，天祥后也。父严，宣德四年副贡。积学，工诗文，官太医院副使。全幼失怙，中正统十二年举人。母亡，绝意仕进，专精岐黄，有盛名。卒年六十五。弟震，字以仁。全子凤春，官太医院御医，宪宗朝进太平丸，有奇效。卒，特命配食功臣庙，异数也。元孙十翼，官景、楚二府良医正。隆庆四年告归，一郡倚为司命。

乾隆二十三年《奉贤县志·艺术》曰：自宋元以来，何氏世以医名。全领正统丁卯乡荐，不徙故业，益加精研，屡起沈疴而不责报。尝奉诏至京，特授御医掌院正使，留侍内廷有功勋，上赐建立俊士坊。寻以亲老乞归，陛辞日，御制诗文送之，人称荣焉。

时觉按：光绪十年《松江府续志·艺文志·子部补遗》载录。

《资集珍方》 佚 1543？

明江阴高叔宗（子正，石山）撰

道光二十年《江阴县志·人物三》曰：高叔宗，字子正，别号石山，诸生。能诗善画，尤精医。著有《资集珍方》，高宾为之序。

时觉按：高叔宗校辑朱震亨《丹溪先生治法心要》八卷，亦高宾为序，现存。

《亲验简便诸方》一卷 存 1565

明华亭徐陟（达斋）撰辑

自序曰：自岐黄以来，医家所著方书甚多，有不云经验者，有虽称经验而药品珍繁，难于卒办，及为予辈所未尝亲试、罔获见闻之真者，率皆梓以示人，未尝有济实用。曩予自弱冠，既念贫民昧于医药，沦于夭死，故每留心体察。诸医暨诸士大夫，语及凡已试而简便者，悉令人笔识之，意在锓行，而冗累未果。今寓留都稍暇，又得太医院医官江阴赵文育氏为予分类缮写，足成一编。虽其所具未若他书之多，然皆非道听途说，言之无据，亦非待医家临病斟酌，烦厥心力者也。但本意主于便物，不止专济其生，故于服食物用之凡，从宜料理之法，少有裨于斯民日用者，亦辄类附于后焉。仍虑其罔知文义，爰为之词，咸近方俗，即医家语亦不全采，要在使之易晓而已，观者幸勿以为浅近而忽之也。并书凡例于后：一、此书中凡言烧灰存性者，虽是欲放地上，收他火毒，其实要将碗碟盖蔽，闷杀其火以存留本物原性，庶使入药有力。一、诸药凡言为末者，俱要极细，惟言粗末者则不必细。一、诸药凡用酒者，俱要用好酒，有灰者切不可用。一、凡杏仁、桃仁，其中如有双仁者，毒能杀人，须拣去之。一、凡言生姜自然汁，俱是纯姜汁，不可加水在内，其姜须用带皮者。一、凡言不可同食者，非是不可同日食，乃不可同时食也。一、每类后空白纸，留待日后再遇有亲验方随类刊入。嘉靖岁次乙丑秋九月吉旦，赐进士出身嘉议大夫南京工部右侍郎华亭达斋徐陟书。

时觉按：有嘉靖四十四年刻本藏宁波天一阁，搜集验方，经太医院医官赵文育整理成编，后附食物疗理之法。《日藏汉籍善本书录》载，日本内阁文库藏有徐氏《菉竹堂简便诸方》明刊本二卷二册，为原江户时代医学馆旧藏，与此本书名略异，卷数不同。经查考，日本国立公文书馆内阁文库藏有明刊本二卷二册，2016年中华书局收于《海外中医珍善本古籍丛刊》第149册影印出版，其书口载“菉竹堂”，鱼尾下“简便诸方”，目录则同列《简便诸方》目录与《菉竹堂集验方》目录，实为二书合刊。卷前首载施舍通治方如意丹、紫金锭、神仙太乙膏、阿魏膏、点眼黄连膏五方，正文则按病症分类，载外感六淫及内科杂病，刀箭汤火跌打损伤、眼疾、外科痈疮及妇、儿科诸病。

《简便单方俗论》二卷 存 1566

明崐山杨起（文远，远林，长病老人）撰辑

自序曰：施药济人者迩而寡，施方及人者远而博，古有不施药而施方者，良以是也。人欲尊而行之，第恐弗克始终，尽善为忧耳。起素秉病弱，最易染疾，凡外内感伤之病，靡不攸扰。平生绝无连三日康泰，常与方书药鼎为伍，每遇四方名医高士，罔不请教。兢兢惕惕，苟得延此残喘，稔知医药之功不细也。因念夫穷乡僻壤，贫病之人力不能召医市药者，困苦呻吟，淹缠枕席，吾诚有恻然而不忍闻者久矣。兹以平日所知简易验方萃而集之，欲期贫病者便于寻治，或虽富贵人病，水山遐隔，仓卒不能致医者，亦足可以应其急也。自揆所见不广，竭诚拜恳医友朋辈允教。先从白下择日，约同孙养孟等祭告都城隍祠下，誓各出其秘，互相参照，分门别类，十成有六矣。省墓归崐，再乞儒医王后舟等位，深求博采，始克成帙，非敢以吾管见轻举妄施以为功也。亟谋梓行，与四方共之，尚冀同志者推而广之，以济其所不及，则起之至愿毕矣。故忘其陋，而僭为之告云。嘉靖十八年岁己亥冬孟哉生明吉旦，寓白下长病老人崐山远林杨起焚香拜书。

焉应龙序略曰：方不可泥也，亦不可废也。赵括读父书而败，非书之罪也，不善用其书之罪也。若惩括之败，遂将兵家诸书而尽弃之，可乎？不可乎？远林杨子所以汲汲乎其集方者，意盖如此。姑以近事证之，宋主患脾疾，久而弥甚，有吉老者，自煮药以进，立愈。召问何药，以理中丸对。宋主曰：朕服是药多矣，弗效，今效何也？吉老曰：陛下以饮冰致病，臣即以冰水煮之，是以偶中。呜呼！此所谓神而明之也，所谓不废其方而不泥其方者也，可以为法矣。远林子创义塾，立义塚，周贫士，给槥施药，搆桥治道，所费不赀。唐陆宣公相业满天下，尝著方书，岂以活人之道小可用之于医耶？此当与知者谈也。远林老子始以身之疾而隐，夫人复以方之验而推，夫人何其爱博而厚耶？昔我先考卯素君间有药性诸辨行将翻布，远林可谓先得我翁之同然矣。夫简便，足以济急；单方，可以卒致；俗论，又将以通中人。斯方一出，岂独有补于膏粱，且逮及其乡邑，岂独有功于遘疾者，亦且有资于专医矣。人谓远林翁之好事，乃非也，义塾掩骼，大率类此，吁！仁哉！嘉靖己亥小春朔日，南江焉应龙撰并书。

凡例略曰：求诸公单方，皆出其平日试验百发百中者，诸公之德，患者之幸，起之至愿也。谨拜嘉付梓以与四方共之。其间不无有过热过寒者，有气分相宜而反耗血者，有阴虽得掇而脾或致亏者，此皆偏胜而无全功，则不敢录也。

杨铨重刻后序曰：医方之在天，弗效虽多，亦奚以为效而弗广其传，又非仁人君子之用心也。愚以员外郎诣金陵郡，初主杨君远林家，觌其老成温雅，婉然可即，暨闻议论风生，迥出人表，因贺其得贤主人。尝语愚曰：起少多病，藉医方以济之，思欲广传于人，久而弗果，奈何？愚遂嘉其仁人君子之用心矣。及见穷年汲汲，若干理家，蛊咨工人，以寿诸梓。集一时医友士友经验诸方别为门类，附以讲解，且各疏名其下，以示可稽。既而之巩昌也，临歧谆谆付之以广其传，则用心之远大宁有涯耶？愚遂捐俸属工人以刊之，则吾民之穷乡僻邑咸得以沾其惠，盖亦心杨君远林子之心耳。是为序。时嘉靖二十一年岁次壬寅孟夏吉旦，赐进士出身前南京户部江西清吏司郎中知巩昌府事中宪大夫古邳杨铨撰并书。

光绪九年《苏州府志·人物二十》曰：杨起，字文远，父琼，昆山人。

时觉按：道光六年《昆新两县志·著述目》载录杨起《名医验方》无卷数；光绪九年《苏州府志》则作《集名医验方》十卷，或即是书另名；《中国医籍考》卷五十七载杨氏起《经验奇效单方》二卷。上海图书馆藏嘉靖二十一年杨铨重刻本，无扉页，有总目，杨起自序后列"所求各出秘方医士名号并学行技能可录"，载南京七人，崐山十人，二册，卷上风门至疮疡十二门，卷下痰饮至劝善十二门，共二十四门。杨铨后序称重刻，则有初刻本，未见传世。《大辞典》称嘉靖二十七年丘玳初刻，失考。

《简便单方俗论·经验奇方》四卷　存　1583

明崐山杨起（远林，长病老人）、华亭徐陟（达斋）原撰，姚弘谟（禹门山人）重订

姚弘谟合刻序曰：曩余落史职佐英六与次皋丘翁游，量移将行，别翁山馆。授一书曰：此为《简便单方》，老夫袭藏有日矣，顾未暇刻，先生其留置行囊中，他日行道济时，愿出此以活天下，幸毋相忘。余谢不敢，珍重而别。别二十年，与翁杳不闻问，余亦凭藉旧资，敭历中外，晚以非才，谬官铨贰，曾未满一考，福过灾生，果以痰疾告归。久之，遂与山氓野老益相狎，五更清梦，无复朝天，差足乐也。惟是丘翁雅意，竟作空谈，聊试一思，汗簌簌下。乃谋寿此书于梓，余虽病废，当有按方而取效者，行之一乡一邑，秋毫皆翁仁惠也。庸讵知非授书盛心哉？先是，余为南祠部，即得少司空徐公所录，亦曰《简便诸方》，板置南太医院，其传未广，精约吃紧，殆出一辙，遂并梓之。二书以类相从，中多互发，不独取其同为简便已尔。此则不佞合刻之意。万历癸未四月望日，禹门山人姚弘谟书。

丘玳引曰：远林杨君《简便单方集》，予得之久矣，随试无不效者，几欲刊之未果。嘉靖丙午，予奉勅总储上谷，皂时书识门皂有遘疾而弗之治，间有甘心以毙者，询之咸云药矣而不效，近祷祠亦不应也。予怜其愚，悯其病之日笃，乃检对症之方，出以付之，令自制以服，寻皆痊活。嗣是而病者相传以治，及有以卒症、以痼疾来索者，与之亦罔弗验也。越二年，戊申春，有医氏携楅板数片，刻字万五千有奇进谒，其制如铜板，然印刷甚

便,乃印是集,并以平日所闻经验切要诸方附印于后,以给镇之多医,庶亦可以济遭疾甘毙如前云云者。其诸序引与诸名医姓号、食忌,不暇备印,以医氏之字有限,且欲归之速,非敢略也。时嘉靖二十七年阳月望日,赐进士总理宣府等处粮储兼管屯种户部郎中英六次皋丘玳识。

卷四《经验奇方》识语曰:附录《经验奇方》,长病老人远林杨起,一大症恐非单方所能尽,故附录不以简便为例。

时觉按:万历十一年姚弘谟合刻杨起《简便单方俗论》、徐陟《简便诸方》,亦二十四门,后有附类,大体"凡分门,即系原刻;凡分类,即系《简便诸方》",即二书各以类属分别合刻,后附《经验奇方》,当为丘玳"以平日所闻经验切要诸方附印于后"者。上海图书馆藏有此本,四册,与嘉靖二十一年刻《简便单方俗论》不同,自是二书,《联目》《大辞典》以二书同一,非。

《避水集验要方》四卷　未见　1566

明泗州董炳(文化,怀鹤)辑

康熙《泗州府志·方技》曰:董炳,字文化,署人。家世业医,为州学生,能承家学。所辑有《避水集验要方》,颇为精粹,人拟之陆宣集古方书。

《四库全书提要》曰:《避水集验要方》四卷,浙江巡抚采进本,明董炳撰。炳字文化,泗州人。是编以常用有验之方,分类裒辑,无所阐发。其所用之药有积雪草者,《本草》所未详,特为具其图形,述其功效。然药类至多,惟在善用,正无取乎搜罗新异,自夸秘授也。其以"避水"名者,盖隆庆丙寅淮水决,炳避居楼上以成是书。末附柳应聘撰《玉鹤翁传》一篇,备载炳父相治医事。玉鹤,相之自号,故炳又号怀鹤云。

时觉按:辑录家传常见病验方,罕见药则以图标之,收于《四库存目》。《泗州府志》之艺文佚失,未见载录,《中国医籍考》卷五十九"未见",《联目》不载,《大辞典》"佚",《四库存目丛书》亦不载。《四库全书提要》谓"其以避水名者,盖隆庆丙寅淮水决,炳避居楼上以成是书"。杨武泉《四库全书总目辨误》曰:丙寅为嘉靖四十五年,明世宗死于是年十二月庚子(十四日),其子于当月壬子(二十六日)即位,改次年为隆庆元年,见《明史·世宗纪》。隆庆仅六年,无丙寅,故隆庆为嘉靖之误。

《窦氏秘方》二卷　未见　1569?

明无锡窦梦麟(仲泉,西岩医士)撰

《江苏艺文志》曰:窦梦麟,字仲泉,号西岩医士,明无锡人,生于嘉靖年间。医术益工,声名籍甚。辑遗书,重订经验诸方。

时觉按:《江苏艺文志·无锡卷》有明文泉堂向松馆刻本藏南京中医药大学。笔者未见。

《途中备用方》二卷　佚　1576?

明吴江徐师曾(伯鲁)撰

时觉按:乾隆十二年《吴江县志·撰述一》载录是书及《经络全书》二卷。

《宦邸便方》二卷　存　1580

明润州钱后崖撰,广陵李齐芳(埴村,清修外史)、闽洪有助增补,武林医士张杲校梓

李齐芳序曰:医道寄乎生死,医书积若丘山,世之业医者苦于书之浩瀚,欲究其微奥亦难矣。必儒者见理精粹,一览则洞然于衷,如上古岐黄,心融神会,不待学而知也。兹润州钱君后崖,宗圣贤学,抱济世之才,有多能之艺,且家世业医,博文稍暇时览及医经,况闻先氏秘论,凡施治之,辄有奇效,终为缙绅所重,于医儒二学相兼用焉。尝思游宦者,或侍亲恙,或为己病,无辨医家精伪,间有误害之愆,深悯惜之。故纂集古方,参以己见,遂成书一帙,曰《宦邸便方》。余得而详阅之,嘉其用心之切,慨其太简之偏,不揣初知,各补其不尽者,庶无千症千人之忧,设有一症开卷自得矣。续成付之梓,公于四方,虽愚夫愚妇亦有矜式焉。万历六年仲夏朔,广陵清修外史埴村李齐芳书。

洪有助序曰:夫医一技耳,善用之,可以卫生而寿世,进乎技矣。云间王后阳氏手一编赠余谓:方以便名,以宦邸名,抽什一于千佰,括越人之禁脔,搢绅家挟此行四方,即未必起太子于五日,亦庶几不出户而洞见五脏者耶?刻将成,会鹾台周鹤阳公寓数方,尽奇方也,因并梓云。二公雅有卫生寿世之致,不欲此方亡传,又

不欲其传之不广也，故先后从更成之。万历壬寅重阳日，闽人洪有助书于南关公署。

《宦邸便方说》曰：集内皆古方，乃素所经验一一取效者。无医之处，若以此本自随，虽未必有起死回生之功，亦庶乎中工之医常在左右，仓卒之际，不为庸劣所误矣。一、四时备用方：四时之气不一，人之感病各殊，其治病之方不得不因时而异焉。或者非其时而有其气，则对症移方，又无妨于通变也，故曰备用方。一、必用方：富贵之人必多思虑，膏粱火常炽于上，又必多媵妾，房劳水常耗于下，欲知兴居调摄之宜，须识清上实下之理，故曰必用方。一、通用方：人有异同，病无古今，验证检方，皆可施救，故曰通用方。一、新验奇效方：此帙皆录钱氏所拟，迩年又见后载紫金丹、斑龙丸、治怔忡方、治脓窠方、治齿痛方、金瓶煮酒方、长生酒，灵效异常，因附录各门之末，故曰新验奇效方。

杨起元《惠民便方引》曰：杨生故为东阿令，盖《便方》之刻，惠阿民也。其方出润州钱后崖氏，而参订补苴则广陵李参军氏实成之。二氏举名公，故所著大为海内重。余藉手惠民，辄奏异效，洎今得请家食，则欲共之梓里有日矣。亡何，示医家，语所为经验状，则恬不为省，甚且病其简，见谓无当。嗟乎！世无扁鹊，谁识禁方？至梓里无赖，诚怜之矣！会邑大夫泽宇先生开局惠民，大起贫病，邑之民方远迩禔福，欣欣然颂更生之泽于未艾，而先生不自知也。一日延杨生见所刻《惠民方》，辄击节叹曰：千金一诀，是刻具见，持此惠民，尚亦有利哉！已出奇方种种，弁之首，且令之传。余惟参苓积案，匪医不施，方策盈筐，待人后行，故曰神而明之存乎人，制而用之存乎法也。今之医果称神明哉？抑所恃惟此法耳！借令方书未备，即备或未精，乃纷纷焉逞胸臆而漫试之，必不幸矣。先生寿国寿民，直欲饮醇和而华胥之者，而医不通方，则安能晏然而已哉？此《便方》之所为传也。余初志本欲共之梓里，而先生曲成之，则讵惟不佞受贶，将钱、李二公亦庶几附青云之上而施于后世哉！（雍正《临汾县志·艺文中》）

时觉按：《中国医籍通考》谓是书藏上海孟河丁氏思补山房，为海内所罕见。又载录《惠民便方》，"佚"。有万历八年庚辰刻本残卷藏上海图书馆。《日藏汉籍善本书录》载，日本内阁文库藏有万历三十年刊本二卷二册，为原江户时代医学馆旧藏，2016年中华书局收于《海外中医珍善本古籍丛刊》第157册影印出版。卷端无署名，据李齐芳序，知为润州钱后崖原撰，万历六年李齐芳增补，刊于万历八年，万历三十年洪有助重刊，增补周鹤阳数方，卷末有"武林医士张杲校梓"小字。《中国医籍考》卷五十九载录，"钱氏后崖《宦邸便方》二卷，存"。全书载四时备用方二百零五首，必用方四十一首，通用方一百零八首，后附新验奇效方七首。万历三十二年《扬州府志·文苑志·经籍之杂类》载录兴化李齐芳《宦邸便方》。

《集善方》三十六卷　佚　1580？

明丹徒钱原浚（彦深，愈庵）撰

康熙《江南通志·方伎传》曰：钱原浚，字彦深，号愈庵，丹徒人。集书数千卷，录其精要，有得则标题于上。旁通医术，著《集善方》三十六卷。

时觉按：嘉庆九年《丹徒县志》卷三十二，光绪五年《丹徒县志》卷四十六，并作二十六卷。《中国医籍考》卷五十八据《镇江府志》载录。

《众妙仙方》四卷　存　1595

明华亭冯时可（敏卿，元成）撰

自序略曰：不肖往得邹尔瞻氏及文方伯所惠二书，梓之西粤。西粤素无良医，用是方而投之剂，往往剧者以愈，死者以生。其后移治郧襄，其地亦罕良医，众庶不幸而有疾，多拱手不治而依托于神巫，弊鼓丧豚，曾莫之惜。郡大夫云南杨君患之，请于予曰：农黄之后，周之矫之俞之卢，秦之和之缓之竘，宋之文挚，郑之扁鹊，汉之娄护、阳庆、仓公，其人久矣，其九京矣，安得起之而卫我生哉？幸有是方在，则农黄之法犹存什一于千百，使君能以嘉惠粤西，其独不能嘉惠郧襄哉？遂出是编付之剞劂而为之序。嗟夫！恒言有云，世无良医而有良方。医之为言意也，意无所准而姑试于一揆；方之为言防也，防有所程而取验于百中。论医于上古，则方不如医；论医于末世，则医不如方。彼其推症结，酌主辅，非漫然立而漫然行之者，譬诸用兵，勒步伍，整方阵，虽无韩白亦可不败矣。治病者信能用是方也，而何必矫俞和缓辈而复作哉？杨君名应兆，滇之建水人，其同官诏安蔡君肇庆、猗氏齐君应甲，相与协衷以药石其民，皆一时之国手也。时万历岁次乙未冬十月上浣日，赐进士第中大夫湖广布政使司右参政吴郡冯时可撰。

自跋曰：余在均阳侍直指徐公坐，直指自云两臂麻木，恐成风证。余劝之服活络丹，直指曰：服是丹者，病虽暂愈，终有大害，为内有白花蛇、乌梢蛇二物损其经络也。曾见数人服此者颇妨于寿。余因忆《唐国史补》称李舟之弟患，或说蛇酒可疗，乃求乌蛇生覆瓮中，加之曲糵，数日蛇声不绝，及熟，香气酷烈，引满而饮，须臾悉化为水，惟毛发独存。大抵戕物命以求生，非仁者所安，故轩辕用药止尝百草，未及于物，陶隐君亦以注本草多用虫鱼，不得即列仙籍。苟病非至亟，恶用伤生以全生？况未必全耶？书此为戒。万历丙申中和节，赐进士第中大夫湖广布政使司右参政吴郡冯时可撰。

又自序略曰：往不佞居里，邹尔瞻氏自白下以《简便方》遗之，曰：愿以是广仁术也。不佞拜受而笥藏之。已居粤，涪陵方伯文公又惠《救急易方》，用药所苦罔不瘳。是年两粤间沴大发，懒溷腐浊之气中人肤也，往往致湿造热，令人内若结轖而外若被酲，先后毙者几以泽量，椁椟积如基矣。中丞广陵公、直指南昌涂公忧之，命有司给糈给饵，罔不左顾。粤俗争尚鬼，病则倾橐事禬禳，不急医，即医亦多耳学臆断，不程方，无论《内经》《灵枢》《玉函》《金匮》，与桐君所录、雷公所记莫之探，即近代刘朱数家所铨综者，亦漫不识为何物。民不幸为二竖所虐，六贼所侵，不以其身委于茫寐不可测之神，则以其身试于庸下不可托之医，其能成三折而起一匕者，何几哉？不佞往以童子侍先廷尉，得案上一帙，尝操以自卫，兹复参以二书，荟蕞成集。念粤无良医，不敢秘也，谋付诸剞劂氏广其传，命曰《众妙仙方》，袭先名也。(《中国医籍考》卷六十一引《冯元成选集》)

时觉按：有万历二十三年乙未刻本藏中国中医科学院，卷首论医德，后分六十门述方。《中国医籍考》载录"冯可《众妙仙方》，未见"，无卷数，所录自序略言出于《冯元成选集》，与书中序跋有异，当为西粤初刊序，可参合阅读。

《医便》二卷　存　1569

明淄川王君赏(汝懋，四山)辑

自序曰：余游京师时获兹集，检其方甚约，谛试之辄验，因益以续收诸条，更裁定焉。稍稍蓄治药材，无论疾久近，循方分剂，罔不克臻奇功。嗣是出按晋，及再承投关陕，于时从役者人以十数，岁月既赊，得无有虞采薪。然虽传舍中法严，内外医不可得延而入也，独赖是以济，取左右如叩。夫医弗烦而药足，方弗繁而用备，名之曰《医便》。既事竣，将言复诸从役求甚殷，苦无余本。录则众弗给，政或给焉，示亦弗广也。举而筹之太守，太守曰：藏有废版可更，遂以命梓人。隆庆己巳重阳日，巡按陕西监察御史王君赏识。

徐应登序曰：道术乱而世法歧，操术歧而人心惑，歧故多病，惑则迷方。世之贸贸于对症也，夫岂朝夕，故吾夫子教人拔去病根，而一言蔽之曰：能近取譬，可谓仁之方也已。然则尧舜之犹病与支离之神全，其要渺政可想见，如必待卢、华、越人而后已病，则世所寄命之道盖寡矣。呜乎！此余有感于《医便》之所由作也。按是编为王侍御公按秦时所辑，久之，以参知刘公分守吴兴，益广其传。余先公得而宝之，为补其提纲，以资省览，盖故直指陈岷麓公令清溪时所遗也。先公故喜谈医，又时时轸余善病，每计偕必授与俱行，及余出入宦邸，尝比于《孝经》大、小学，无须臾敢去案头，而江表之役，尤十七在呻吟间，反而取诸囊中，罔不应手，即不乏习卢、华、越人，而精其传者大都非是，则无以佐其不逮，盖近取若斯之效也。惟是纸故墨渝，而俯仰往今，其人又俱为异物，惧其久而失传，故乘息肩稍暇，事复新之，非敢必世之不惑不歧，姑以行吾所信有如此者。巡按直隶监察御史姚江念之道人徐应登题。

丹波元胤按曰：万历壬寅吴秀序曰"震泽沈竹亭与龄所录也"。《苏州府志》又曰"沈与龄号竹亭，吴江人，工医，能决生死，著《医便》行世。"然据徐应登序，称按是编为王侍御公按秦时所辑，则知其出君赏矣。

乾隆四十一年《淄川县志·进士》曰：王君赏，字汝懋，号四山。嘉靖己未丁士美榜，授中书科舍人，历浙江道监察御史，巡醛河东，巡按陕西。忤权贵，谪郑州倅。历推官、刑部主事、员外郎、浙江陕西佥事、苑马寺少卿，疏乞终养。

《中国医籍通考》曰：本书丹波氏称存，今海内未见，又据《苏州府志》云系吴江沈竹亭所著，丹波则断为出自王君赏。然观君赏自序，谓"游京师时获兹集，并益以续收诸条，更为裁定"，则知书非君赏原著，吴秀序及《苏州府志》谓沈与龄所著，亦可信也。又《医籍考》云，是书张受孔本作四卷。

时觉按：隆庆三年王君赏初刻本今已不存，现存版本最早为万历十五年刘藩伯《增刻医便》，万历三十年吴秀本得之沈与龄，收于《珍本医书集成》。《中国医籍通考》作王三才、饶景耀同撰。因与《医便初集》《增补医便续集》有关联，故亦录于此。

《医便初集》二卷　存　1602

明淄川王君赏(汝懋,四山)辑,吴江沈与龄(竹亭)录,乌程吴秀(越贤,平山)增补

吴秀序曰:竹亭沈先生,震泽里人也,医名于时,四方迎者踵至,不遇,觅之于所往,争求先过,尝见喧哗。盖先生一舟而尾之者数舟,若官府然,医可谓良矣。余幸相邻谊通家,病不俟□,愈不受谢。自垂髫以迄登第,三十年保弱龄,全戚属,不知有迎医之难,亦不知有简方之劳,唯祝先生无疆奉以终身。一日谓余曰:吾数将不久,汝善保无危,疑疾所录方书对病用之可也。余泣而受之,日恐恐焉。虑病之及身,而□名医之去我远也。道府公祖县父母,□其所刻《医便》□□而之有者十八九,甚善。以仁寿友属,□初似□□,宦游归老泉石,试无不效。而摩阅既久,且将残缺,亟以旧本校梓。告之同我者曰:名医难致,非妄尊大,求之者众,酬之者厚也。富家尊生,远方奇药力致之,饮参术如饮茶饭,名医环视下剂,恶用阅方书为?我等中人家难效此,然又不能不药,按《医便》以尝,可幸无悔。是刻也,其推广道府公祖县父母之心,竹亭先生爱我之心乎?先生讳与龄,资敏而思沉,通星历,能诗章,善谈论,履仁蹈义,忘势利人也。貌清古,眉长二寸,卒年八十余,士大夫无不哀悼,余何敢忘?万历壬寅岁清和月吉,平山吴秀顿首书。

目录后附记:悉照原本方药详开目录,以便简用。其间方可通治、症须互参者,更宜前后细查,慎勿执一。

康熙二十三年《江南通志·方伎传》曰:沈与龄,号竹亭,吴江人。工医,能决人生死,世称沈仙。著《医便》行世。

乾隆十一年《震泽县志·人物》曰:沈与龄,工医学,不为危言高论,而所治十不失二三,远近神之,称为竹亭先生。有《医便》行世。

同治十三年《湖州府志·人物传》曰:吴秀,字越贤,号平山,乌程人。隆庆五年进士,授刑部主事,以经术辅律作戒,官司典记论囚江北,详敏清约。晋郎中,出守九江,讲求利弊,裁节供应。疏龙开河,得良田三千顷。筑凿老鹳故塘,以维商艘。创五馆于郡,治驱游食聚庐其中。复筑长堤便往来,民号曰吴公堤。谣曰:民不死,吴公是。改知扬州,建义仓,复五塘。时倭信急,河大溃,所部淳家湾决,秀率众筑堤,直前,身负土先之,顷刻而就,部使者尤愧之。郡有平山堂,与秀号相合,秀喜曰:平生事业当在扬州。即地积土,号曰梅花岭。内外交荐,推其才力,胆大有可为。迁闽臬,未赴致仕。归自号匡庐道人。

时觉按:有明刻本藏中国国家图书馆,前有吴秀序,破损缺失颇多。1992年收于《吴中医集·临证类》,江苏科学技术出版社排印出版,吴秀序亦不全,仅"宦游归老泉石"至末。吴秀万历丙戌为许兆祯《医镜》作序。全书内容:卷上载饮食论、男女论、补益调养通治方论之外,为春月诸症治例、夏月诸症治例;卷下载秋月诸症治例、冬月诸症治例及外科、养老、济阴、慈幼、禁方。按季列症,按症列方,是其书特色。《中国医籍考》卷五十九载录"王氏君赏《医便》二卷",并注:张受孔刊本四卷。日本内阁文库藏明张受孔、姚学颜重订《医便》《医便二集》合刊本七册,2016年中华书局收于《海外中医珍善本古籍丛刊》第236、237册影印出版。张、姚重订本《医便》首列徐应登序,正文列提纲一卷,为徐父所增补,录二百二十六方。卷端署:海阳张受孔心如父、姚学颜伯愚父重订。内容大体同吴秀《医便》,改二卷为四卷。

《增补医便续集》四卷　存　1636

明萧山王三才(学参)原撰,乌程吴秀(越贤,平山)增补

吴秀序曰:余家旧有《医便集》,盖得之竹亭先生云,迄今三十年,索者犹踵至。武林因之有二刻,托为御院本,继又见苕中刻《补遗》,则归之朱济川、黄文洲两人。两人固良医也,所采集当不谬。余合两书删订之,补以已试方,用续先刻。世有不能致医药,与能致而付之庸工之手者,览此庶有瘳乎?抑吾闻之,人有所以生而非形也,形有所以促而非病也,病以所以治而非药也,以病病者十之一,以不病病者十之九。彼夫重裀华阁、适意恣情而致不起者,盖可胜道哉?若夫犯霜露、苦筋骨而神志乃日进,是遵何术欤?慎起居,节饮食,屏嗜欲,此三言者方最便,亦最良,愿与天下共守之。精神不能止邪气而欲求治于枯茎,虽司命且奈何?扁鹊曰:越人非能生死人也,此自当生者,越人能使之起耳。神农曰:上药养命,中药养性,下药养病。性命之间,固非人力之所能代也。崇祯九年岁在丙子十二月廿有一日,书于康庄之修竹庐。

医便序略曰:沈括尝论医有五难,五者犹其大概,微至于言不能宣,详至于书不能载,若是则彼,故谆谆以难示戒。而兹刻胡为乎以便与人也?虽然,唯难者深而不可攻,便者易而可为守也,难者竭力有不足,便者会心故不远也。矧集出孝庙,太医所定外伤之难据,则扶辨舌杂病之难凭,则广禁方,一展卷而胪诸掌,不终朝

而了于心也。余友姚愚公修长者行，凡拯人之事无所不用，因合前集并行之。或天涯孤宦，卧戴星披雾之劳，芳草王孙，多中酒迷香之病，当荒邮猥市间，间委七尺于未经熟察之医，毋亦近取诸枕中而不失也。公盖感夫括之五难而为便之意云。

凡例曰：一、初集以杂症分配四季，虽本《内经》，然初学不便寻阅。今以病症分类，庶对症觅方为易得耳。一、妇女杂症与男子同，不更详载，止将经产诸方开列于后，更有未尽，则《护生篇》中言之详矣。一、幼科所最重者惟痘疹及初生诸症耳，皆命在呼吸，未易揣摩。虽方经已试，不敢轻载，若保护大略，亦具《护生篇》中。一、每类之后必留空幅，俟有验方，再续于后。倘同志仁人各肯笔记赐我，陆续流通，亦一快也。一、医由意运，药不执方，非博学苦心，虚怀体认，未可轻言起死也。每见草泽庸人，惯用青皮枳实，甚而芒硝大黄；贵介之医则又不问虚实，妄投参附。二者之杀人日不知其几千万矣。又如种子则必用辛热，治血则必用寒凉，治郁治痰则必用香燥，推此而论，未易详陈。每欲一一著论，用破群迷，而愁冗相仍，尚未就绪。倘海内同志有秘传有心得，尚祈明与商榷，开示将来，此亦利物之最切者，愿拭目俟之。

康熙三十二年《萧山县志·选举志》曰：万历二十九年辛丑张以诚榜，王三才，二甲二名，应天府尹，赠南京工部侍郎。

康熙三十二年《萧山县志·人物志》曰：王三才，字学参，乡举尚书第一人。由进士任虞衡，洁己奉公，中贵莫敢干以私。督学三晋，矢公秉鉴，凡所甲乙，悉协舆评。本司旧有羡金，例入私帑，公以创校士馆，又于诸郡设仓百余，贮廪以赈寒士，无丝毫染指。转督粮储，历任徽安，寻擢山东布政，所至平盗理枉，息蝗劭农，异绩旋著。入觐，举卓异第一，晋留京府尹。上疏举俸助边，节冗费若干以裕国用。卒于官，赠工部右侍郎，赐祭祀乡贤。

时觉按：《联目》《大辞典》不载，《中国医籍通考》“佚”，有与《医便初集》合刊明本藏中国国家图书馆。卷一卷二，首养生篇、补益、脾胃论之外，为内伤、伤风寒等内科外感内伤二十九症，按症列方与初集同，然不按季列症，诸方已见初集者并不更载；卷三妇科八症；卷四外科杂方；附《胎产护生篇》。一本题为王君赏字三才著，王君赏并非王三才，乾隆四十一年《淄川县志》谓：王君赏，字汝懋，号四山，嘉靖己未舍人，曾巡按陕西。民国二十四年《萧山县志稿》谓王三才，字学参，万历辛丑年进士，为官山西、安徽、山东，未及陕西。二人籍贯相远，宦迹亦远，自非一人当明。《医便》自序署为“巡按陕西监察御史王君赏识”，徐应登序谓“是编为王侍御公按秦时所辑”，故王君赏辑于隆庆三年，而后王三才与饶景耀、张汝懋于万历四十二年校刻其书。故二人于《医便》其书所为亦不相同。《中国医籍考》卷五十九载录“吴氏秀《增补医便续集》四卷，并注：张受孔刊本六卷。日本内阁文库藏明张受孔、姚学颜重订《医便》《医便二集》合刊本七册，2016 年中华书局收于《海外中医珍善本古籍丛刊》第 236、237 册影印出版。张、姚重订《增补医便续集》四卷为《医便二集》六卷，扉页：太医院重订，《医便二集》，武林藏珠馆梓；首列《医便》序，后半残缺，不明撰序人、时，似为张受孔所撰；正文卷首仿《医便》列有”提纲”，取吴秀诸方增编序号，载列主治，共四百二十八方；卷端署：海阳张受孔心如父、姚学颜伯愚父重订；卷一至卷四大体同吴秀《医便续集》，卷五禁方，卷六附薛己注《敖氏伤寒金镜录》，则为张、姚所补，而无吴秀《医便续集》卷五《胎产护生篇》。

《壶隐子日用方括》一卷　存　1603

明淮阴刘浴德（肖斋，子新，壶隐子）辑

自序曰：方名日用，语常行也。语曰：绫锦千厢终不若一裘之适体，珍羞百味总不若一饭之充饥。若而方也，平易近人，其真医林中之布帛菽粟者与？德也于活人暇，括之以歌，先病后汤，因名释义，冠汤名于始，列病证于终，引用不遗焉。庶始学者因病投汤，按方用药，奚有错施之患哉？虽然，纸上之方，有限之方也，胸中之方，无穷之方也，入方之内，游方之外，是吾有望于同志君子。万历乙未夏日，肖斋刘浴德子新甫自题。

冯汝京序略曰：医之有方，譬之文章典型、兵家律令，不典不型则笔墨之命绝，不律不令则帷幄之命乱也。曩余承武黉乏，日用此意，绳削多士，一时游方之外者佥就方内。而刘肖斋《方括》一书，雅合余意，盖不特医林津筏已也。夫方可常，圆不可常，不可常但可偶也，其可常者，日而用之不厌耳。此编义也，五寸之矩尽天下之方矣。虽然，羿之法非亡也，羿不世中，禹之法犹存，而夏不世王。学肖斋者，日用而日不用，令用医如用易乎？则又肖斋方外之方所不得形诸纸笔者也。故曰：医者意也。里人冯汝京题并书。

程国贤序曰：我闻曰：生人作疾，亦云夥矣，大都不过气血痰郁四者而已。节斋氏之言也，岂欺我哉？今观肖斋《日用方》一帙，冠数汤于弁首，意有在焉，非漫然者之集也。先之以病能，次之以汤头，释方名，作歌括,合药品病证引用而一之者也。瞭若指掌,诚医方捷径,后学准绳,庶用方家无事于旁求一展卷间而治法无余蕴矣。不佞捐金以付剞劂,用公人人。万历甲辰季春望日,新安修吾程国贤序。

引言曰:不佞辑《日用方》盖有日矣。丁未春正,乃于集中集外仍录一帙,仅百三十首,与特效也。门英辈从旁言曰:无乃太简乎?愚曰:微与片玉可琦,奚必盈尺?而况知要则能守约,守约则足以尽博矣,未得其博而独操其约则画矣。咸曰唯唯。

凡例略曰:一是集先标病能,次释方名,终列歌括,第艰音律,语虽土苴,方实简便。一、汤头歌括咸以七言绝句为主,中有不尽然者,间亦用律体、古体耳。惟醉疟饮乃西江月一阕。一、歌括止于汤散而不及丹丸者何?盖丹丸可以修合待用,而汤散仓卒遘疾,非歌括畴能记之。至应病丸散另有别集。一、汤名释义大都以程氏《释方》为主,更以参黄子《医方考》补其缺略,其中犹有未合者,静言思之,间亦窃附己意,或闻庭训,悉正如左。

时觉按:又名《医谭一得》,收于《壶隐子医书四种》。卷首载壶隐子像传及《医劝》《医惩》二论,三皇十代图像赞传,载方百二十首,又有续集十首,共百三十首,末附《杏林联对》。

《类集试验良方》二卷　存　1605

明云间潘云杰(源常)撰

自序曰:余不敏,雅好涉览,耻为拘儒治经术,暇则纵观诸子百家及稗官小说,农圃医卜之书时一寓目,尤喜得医方以疗人疾。广为搜采,积有岁月,因得良方百余种,抄写成帙,其已梓行而不可废者十之四,其未梓而得之秘密者十之六,总之皆经验不移,自□辄为刊布以公海内。嗟乎!士之济世利物岂专在勋烈哉?夫经生治博士家言,擢上第,登要枢,原咋藉以自润,要以利泽弘施,为天下后世图永赖耳。余辑是编,盖为穷乡僻壤之医与梯山航海之众,一时医药所不逮,按方而治则沉疴可瘳,颠连者起,困顿者苏,至于济世勋亦未必无丝毫也。昔人云,不为良相则愿为良医,旨哉斯言,实获我心。第恐涉闻寡见,收罗堇堇一斑。幸同志者广所未备,俾余续而登之梓,余少藉以永世不磨云。万历乙巳端阳日,潘云杰源常甫撰并书。

时觉按:有万历三十三年乙巳作者自刻本藏苏州中医医院,不得借阅而不见。《中国医籍考》卷六十一载录,"存"。日本内阁文库藏有此刊本三部,二部为原江户时代医学馆旧藏;一部系丰侯佐伯藩主毛利高标旧藏,文政年间出云守毛利高翰献赠幕府,明治初归内阁文库,2016 年中华书局收于《海外中医珍善本古籍丛刊》第 161 册,影印出版。扉页题署:云间潘源常先生辑,《试验万应良方》,凡居家出入,缙绅商贾切不可无,宜珍重之,余葵明梓;自序题作《类集试验良方引》,目录题作《滋德堂类集试验良方目录》,卷端题署:《类集试验良方》,云间潘云杰源常甫辑梓。以病为类,卷上载诸急证、诸风、伤寒瘟疫、咳嗽痰火、痢疾、腹泻、疟疾吐血、虚损等二十五类;卷下列肠风脏毒痔漏、发背痈疽肿毒、诸疮疖、疝气及妇儿科等十类;卷末列饮食宜忌、六畜病类,其中用药烧灰存性、为末极细、须用好酒、桃杏忌双仁等,与徐陟《亲验简便诸方》凡例所述同。

《济世奇方》三卷　佚　1608?

明嘉定何其高(仁所)撰

时觉按:嘉庆七年《太仓州志》卷五十五载录,光绪七年《嘉定县志·艺文志三》作《济世良方》。

《备急良方》一卷　存　1627

明广陵钱国宾(君颖)撰(侨寓钱塘),京口王应乾(励恒)订

唐世济序曰:士有操一艺轶侪类擅场,著声当世者,要必有苦心焉。其始或采撷诵习,钩深揣摩,废寝食,毕精力赴之而后苦者以甘,以极能以疑神,未闻卤莽获者,技无小一也。至于医,又非小技矣。人死生系翲忽焉,非其囊阴阳埴万类,察古今风气异宜,南北劲柔、原隰燥湿异剂,五行岁气衰旺异候,裹三才,观会通,微入而审出之,冥冥瞒瞒,其以人试也。广陵钱君颖以医来游吾里,会予居多暇,与相辨难,知其博闻闳览,于轩岐家言无不窥,诸汤液醴洒、镵石挢引、案抏毒熨,无能傲以不知者,著书且盈箧。至剖别经络,绘图笺注,几俨然见垣一方。而复频年壮游,走云中、上谷,历榆关,归乃翱翔余浙西,足迹半天下。所谓劲柔燥湿、南北古今之异同,法以人证,耳以目证,闻见赅矣,简练熟矣。在昔秦越人生来齐赵周秦,医随俗为变无定名。今君颖矻矻若此,志岂不远哉?宁卑论侪倍鬻良杂苦者比耶?间谓余蟫蚀半生,庶几一家言,谋付梓人,虞浩瀚难竟,聊撮肘后善方及诸禁忌日用所急者行之于世,疾苦或有当焉。少司寇何山沈公、太仆少天玉何公,相与嘉

之，捐赀助成。予为述其概，是书行，君颖囊锥脱矣。吾闻古郊人列在学宫，勉旃善行，其余待又语乎当必有成均之上尊以觞子。天启丁卯孟夏，乌程唐世济题，梁溪沈沈书。

时觉按：《联目》《大辞典》俱不载，《中国医籍考》卷六十二载录，并谓“存”。2008年人民卫生出版社据日本国立公文书馆内阁文库藏天启七年丁卯序刻本影印，收于《珍版海外回归中医古籍丛书》。卷端署为：广陵钱国宾君颖父著，京口王应乾励恒父订，载列疟、痢、霍乱、吐泄、诸出血、头风头痛、疝气、脚气、大小便秘、诸虫、妇人经带胎产诸疾、杨梅疮、喉蛾、臁疮、金疮、跌打损伤外伤科及急救、解毒、服药反忌、饮食宜忌、妊娠禁忌等内容。

《本草单方》十九卷　存　1633

明常熟缪希雍（仲淳，慕台）撰

钱谦益序曰：缪仲淳既没数年，其著书多盛行于世，而所摘录《本草单方》，朱黄甲乙，狼籍箧笥中。康文初、庄敛之搜讨诠次，穷岁月之力而后成书，于执侯梓而传之，于是缪氏之遗书粲然矣。仲淳以医名世几四十年，医经、经方两家，浩如烟海，靡不讨论贯穿，而尤精于本草之学，以谓古三坟之书，未经秦火者独此耳。《神农本经》朱字，譬之六经也；《名医增补别录》，朱墨错互，譬之注疏也。《本经》以经之，《别录》以纬之，沉研钻极，割剥理解，神而明之，以观会通。《本草经疏》之作，抉摘轩岐未发之秘，东垣以来未之前闻也。出其余力，集录单方，剟其踳驳，搴其芜秽，其津涉生民者甚至。此书成而《经疏》之能事始毕，仲淳可以无憾于地下矣，三君之功，岂曰小补之哉？仲淳电目戟髯，如世所图羽人剑客者，谭古今国事盛败、兵家胜负，风发泉涌，大声殷然，欲坏墙屋。酒间每慷慨谓余曰：传称上医医国，三代而下，葛亮之医蜀，王猛之医秦，由此其选也。以宋事言之，熙宁之法，泥成方以致病者也；元祐之政，执古方以治病者也。绍述之小人，不诊视病状何如而强投以乌头、狼毒之剂，则见其立毙而已矣。子有医国之责者，今将谓何？余沉吟不能对。仲淳酒后耳热，仰天叫呼，痛饮霑醉乃罢。呜呼！仲淳既老病以死，而余亦连蹇放弃，效忠州之录方书以终残年。因是书之刻，念亡友之坠言，为废书叹息者久之。仲淳讳希雍，吾里之古族也，侨居长兴，后徙于金坛老焉，葬在阳羡山中。余它日当为文以志之。崇祯六年十二月，虞山老民钱谦益叙。

吴履中序曰：海虞缪仲淳先生以布衣游宇内，声称籍甚公卿间，盖闻其急患难，修然诺，七尺可捐，千里必赴，视金璧如尘土，为古田光、鲁仲连之流。犹退而寄托于医，颇精治疗，微独明颖根乎性成，亦由涉历所到，虚心采访，往往得秘授、悟真诀，故能见极洞垣，技参游刃。余恨生也晚，时正埋头铅椠，终岁罕一窥足城市，遂不获睹先生眉采，聆其玄屑，然大略风慨尝得之吾友祁西岩、邓晋伯两兄，不啻神交梦接。近复入郭居，晨夕与文初、敛之兄辈麈谈，益晰其生平底蕴，取诸怀抱，无非以济人利物为务。凡所著述诠次，如《本草经疏》之梓于琴水，《笔记广记》之镌于长城吾邑，并足开蒙后学，饶益群生，而所遗犹有手摘《本草后单方》问缀以自藏奇秘屋，恒不轻示人。于执侯兄偶见而珍之，欲广其传，嘱友人编类刊行。余不谙岐黄，未敢妄论方药微旨，缘素景慕其人，知所由选录，是必龙藏之余宝、凤林之逸毳也。敬为之序，附垂不朽焉。崇祯六年夏五，曲阿吴履中题。

引例曰：缪翁天禀异姿，志存经世，奈冲龄失怙，不克自致青云，思佐一二同好，略展蕴抱而际会多屯，一时先辈非负望沦没则触忌沉废，缘是壮业不伸，良筹莫吐。退而寄托轩岐，研究方药，聊以抒拯厄扶危之本怀，俾斯世群生小沾余泽云尔。其所著撰如《本草经疏》及序例诸篇，既已嘱海虞毛氏梓行，流传几遍，惟遗手摘《本草后单方》，向不多示于人，人亦罕窥其秘。晚年卜筑金沙，病中屡以祝不肖及庄敛之兄一为板行，云可救贫寒之不辨医药者。屈指先生谢世已十载余，耿耿此言如醉余两人心脾间。一日，偶与于执侯兄言及，欣然愿捐赀剞劂以广其传，急嘱不肖与敛之分类编次。事始于壬申夏仲，工竣于癸酉春末，别列凡例如下，庶开卷者知缪翁济生微旨，并是刻详慎，非同草率市利者苟添卷帙而已。一、此书分列内外妇幼及杂治五科，总十九卷，卷中又各分症类，使患者循目易查。一、伤寒一症，表里虚实备载仲景全书，临症用药变幻无穷，非拘守成方可以胶柱，故概置不录。一、药有治病最良而经或见遗，经有著药奏功而方反不及者，特为拈出。一、方有传自口授并悟从心得者，注自记以别之。一、凡药品贵重难求及方产远稀难致者不载。一、方或寻常习用，久著耳目，又品味多、修合难者不载。一、病不至伤生，方中多戕物命者，不载。一、药性有犷悍峻烈，虽堪取效损害实深者不载。一、古人定方或因地因时用药，适与证对而不可通行尝试者，不载。一、服食兼治类中，间有用珠玉重宝并修制稍艰者，特备以供富贵人参取酌试，不在例内。云间通家子康浤敬述。

《明史·列传第一百八十七》曰：又吴县张颐、祁门汪机、杞县李可大、常熟缪希雍，皆精通医术，治病多奇中。而希雍常谓《本草》出于神农，朱氏譬之《五经》，其后又复增补别录，譬之注疏，惜硃墨错互。乃沈研剖析，以本经为经，别录为纬，著《本草单方》一书，行于世。

时觉按：谢世十余载后，由康文初、庄敛之整理刊行。以病证为目，归纳为二百零六类，但不载伤寒方。崇祯六年癸酉华阳堂刻本藏中国中医科学院，1999 年学苑出版社据此校正排印出版。康熙二十六年《常熟县志·艺文》载录。以《本草单方》名者，有弘治间吴县王鏊《本草单方》八卷，万历间新都方如川《重证本草单方》，与此并非同书。

《新刻简易验方》四卷　存　1634

明新城王象晋（子晋，康侯，康宇）辑，广陵樊如柏（贞卿，寄庵居士）订

王象晋自序曰：予性最懒，而耽披阅，生平幸鲜疾病而好蓄药饵，不谙医术而喜集成方。弱冠以来，一切稗官野史、断简残编，见一方靡弗录也；高贤绪论、卑夫俚谈，闻一方靡弗识也。间以授人多奇中，人有求者辄录而畀之，相知者怜予之仆仆也，曰：曷梓之乎？予谢未博。曰：举尔所知，尔所不知，人其舍诸。予豁然有当于心。会春曹事简，春日多暇，乃略为简汰，而付之剞劂。随所探先后，第为甲乙，无论次，便续增也；方多单简，药多寻常，便穷乡也；已尝验者，人共称者，亟收之，否者暂置之，便应用也；其他伤害物命者，虽效弗录。倘此帙行，而方因病投，病随方愈，共食天和，无罹患苦，庶几诸君之意不虚哉！若夫分门别类，厘为成书，此予夙志，而今未能也，请俟异日。新城王象晋书。

王象晋又自序曰：苏文忠公曰：他人得药，吾为之体轻。此真当家之言也。人生群萃州处，谁能无情置呻吟痛楚之人当吾前而漠不关切？必其残忍寡恩而后可一引为为现前生意，即草木禽鱼无不欲去危即安，以遂吾性天者。予在春曹辑定《验方》一书，博传远近，冀暘子咸有一体之意，每更逢人探讨，得一验方，胸次为之陶然，弥日不忍释去，日积月增，渐近富有。乃复分别门类，授梓维扬署中，苟有利于当厄，梦空寐中念想，怕自悯恻，况缘面相觌，饵或有不施，方禁有不吐也乎。好德示我，谅有同志，民物春台，永与大地共之。此书行，今而后觉痛痒果不啻在吾躬已也。象晋又题。

时觉按：《联目》《大辞典》俱不载，《中国医籍考》卷六十二载录六卷，并谓“存”。考日本内阁文库藏明刊六种十卷四册《续刻简易验方》，2016 年中华书局收于《海外中医珍善本古籍丛刊》第 167、168 册影印出版。前有王氏二自序，其卷七至卷十题署：《新刻简易验方》，新城康宇王象晋辑，广陵贞卿樊如柏订。王氏万历四十二年辑《简便验方》，以时为序，不分门类；后积方渐多，遂分门别类，天启九年成《增补简便验方》；崇祯十七年增补三刻，名《三补简便验方》。今国内所存唯《三补简便验方》，而万历、天启二版均无存。此《新刻简易验方》，即樊如柏订补王氏《增补简便验方》。卷七载伤寒、脾胃、痨瘵、膈噎、心痛、痰火、积滞、疟疾、衄血、折伤、疮疡等内外科病症十一门；卷八先按身形列头面、咽喉、口齿、耳目、须发、手足六门，次列二便、泻痢、淋浊、杂治四门；卷九杂论天时、人身、用医、用药、治病、神授、禁方、饮食、物性、制药、服药、针灸、养老、蛊毒、却病，凡十五门；卷十则延年种子、妇人调经、保胎、产后、育婴、痘疹六门。

《续刻简易验方》二卷　存　1634

明广陵樊如柏（贞卿，寄庵居士）辑

时觉按：《联目》《大辞典》俱不载，国内无存，为日本内阁文库所藏明刊六种十卷四册《续刻简易验方》之卷一、卷二，2016 年中华书局收于《海外中医珍善本古籍丛刊》第 167 册影印出版。卷端题署：《续刻简易验方》，广陵后学贞卿樊如柏辑。全书分中风、伤寒、脾胃、虚损、噎膈、心痛、痰火、霍乱等内伤外感诸证，及咽喉、口齿、耳目、延年种子、妇人胎产、育婴、痘疹等，凡三十门，载录简易验方。

《医方捷径》三卷　存　1638

明丹徒何应璧（次奎，继充）撰

何时希序曰：考汤方之有歌诀见存刻本者，似以康熙三十三年甲戌汪昂讱庵所著《汤头歌诀》为最早。汪氏盖取所著《医方集解》中切于常用之方，约为歌诀，分二十门，自加注释，条理明畅。按：汤方药物配合、性味、主治，本不易记诵，《汤头歌诀》一出，于证遣用，一思索而即得，学者称便，嗣后增补者不绝。今考《医方捷径》之作者何继充，系明万历、崇祯间人，有当世医生之称。有明刊本，盖早于汪昂《汤头歌诀》之问世约七八十年。揆思当时版刻印书之量少，明清易代之际，生民扰攘，何家镇江，汪籍休宁，相距甚远，可知汪昂未

必曾见《医方捷径》,则此书之可珍为何如耶?此书抄本乃同道惠赠,又假得中国中医研究院明刊本相校,如有鲁鱼之瑕,刺泐之处,为校补以重抄一过。书凡三卷,收方二百四十余首,以伤寒方为最伙。何氏世以伤寒著名,故经验独富云。戊辰春王正月,裔孙何时希序于海上皆春楼。

时觉按:有何时希藏抄本,1994年上海科技出版社影印出版。目录署为“太医院何继充先生增编医方捷径目录”,卷端署为“太医院何先生校补便用医方捷径”,上卷载诊脉至捷歌等诊法、病候、辨证歌括四十首及伤寒、伤风类方,中卷寒、暑、湿、疟、痢、咳嗽、霍乱、水肿、宿食及妇女、小儿诸方,下卷为药性总论、诸品药性歌。

《祖剂》四卷　存　1640

明华亭施沛(沛然,元元子,笠泽居士)撰

自序曰:玄晏先生曰:仲景广伊尹《汤液》,用之多验。成聊摄谓:自古诸方,历岁浸远,难可考详,惟仲景之书最为群方之祖。要之仲景本伊尹之法,伊尹本神农之经,轩岐《灵》《素》,大圣之所作也。其于处剂之法则曰:君一臣二,制之小也;君二臣四,制之大也。经中如麋衔术泽汤、乌鲗鱼散、半夏汤、鸡屎醴等方,多不过三四味,即后许胤宗亦谓古人用药,简要精专,故仲景之方,其药品甚少。后至洁古、东垣,立方有多至三十余味者,说者谓东垣如韩信将兵,多多益善,他人效之,则未免广络原野之讥矣。兹所集,首冠《素》《灵》二方,次载伊尹《汤液》一方以为宗;而后悉以仲景之方为祖,其《局方》二陈、四物、四君子等汤以类附焉。若东垣之补中益气、丹溪之越鞠等剂,诚发前人之所未发,虽曰自我,作古可也。近代医书如戴元礼之《证治要诀》、薛新甫之《明医杂著》,方皆简略,与仲景之意不大纰缪,故多采之。要之方者仿也,医者意也。自仲景而本之伊尹,由伊尹而上溯轩农,其于方剂之道,庶几焉近之矣。崇祯庚辰岁重阳日,元元子施沛题。

时觉按:康熙二年《松江府志·艺文》《中国医籍考》卷六十二载录其书,有明刻本藏上海中医药大学,并有1983年上海古籍书店影印本。收于施氏《灵兰二集》,日本独立行政法人国立公文书馆内阁文库藏有崇祯末年华亭施衙啬斋刊本,2016年中华书局收于《海外中医珍善本古籍丛刊》第400册,影印出版。扉页题署:施笠泽先生编纂,《祖剂》,啬斋藏板;有目录,卷端题署:《祖剂》,华亭施沛沛然父编纂。以《内经》《汤液》为宗,仲景方为祖,归类介绍流传名方,载祖方七十五首,祖方化裁生成附方七百八十七首。

《袁体庵经验方》　佚　1643

明高邮袁班(体庵)撰

嘉庆十五年《扬州府志·人物九·术艺》曰:袁班,字体庵,高邮人。自二十岁闭户十年,岐黄家书无所不读,名噪南北。王曰藩寒疾死,已小敛,班过视之,以一剂灌入口中,遂活。孙铨部妻王氏得疾,偏身俱紫,人事已绝。时孙欲携弟就试,期逼不能待,延班视之。曰:但去无妨,此证五日后必活,已而果然。著有《医学心传》若干卷,藏于家。江西喻昌,生平不许可人,而《寓意草》中特称高邮老医袁体庵《经验方》皆用阴阳两平之药,令人有子,盖得阴平阳秘之旨。然则班之医固可传者矣。

《单方抄录》不分卷　未见　1644

明黄翼圣撰,清虞山钱谦益(受之,牧斋,蒙叟,东涧老人,虞山老民)选

《清史稿·钱谦益传》曰:钱谦益,字受之,常熟人。明万历中进士,授编修。博学工词章,名隶东林党。天启中,御史陈以瑞劾罢之。崇祯元年,起官不数月至礼部侍郎。会推阁臣,谦益虑尚书温体仁,侍郎周延儒并推,则名出己上,谋沮之。体仁追论谦益典试浙江取钱千秋关节事,予杖论赎。体仁复贿常熟人张汉儒讦谦益贪肆不法。谦益求救于司礼太监曹化淳,刑毙汉儒。体仁引疾去,谦益亦削籍归。流贼陷京师,明臣议立君江宁。谦益阴推戴潞王,与马士英议不合。已而福王立,惧得罪,上书诵士英功,士英引为礼部尚书。复力荐阉党阮大铖等,大铖遂为兵部侍郎。顺治三年,豫亲王多铎定江南,谦益迎降,命以礼部侍郎管秘书院事,冯铨充修明史馆正总裁,而谦益副之。俄乞归。五年,凤阳巡抚陈之龙获黄毓祺,谦益坐与交通,诏总督马国柱逮讯。谦益诉辨,国柱遂以谦益、毓祺素非相识定谳。得放远,以箸述自娱,越十年卒。谦益为文博赡,谙悉朝典,诗尤擅其胜。明季王、李号称复古,文体日下,谦益起而力振之。家富藏书,晚岁绛云楼火,惟一佛像不烬,遂归心释教,著《楞严经蒙钞》。其自为诗文,曰《牧斋集》,曰《初学集》《有学集》。乾隆三十四年,诏毁板,然传本至令不绝。

时觉按：有钱谦益抄本藏上海图书馆，载方二百余首。

《小青囊》十卷　存　1644？

明秣陵王良璨（玉卿，求如）编次

时觉按：是书国内无传，《中国医籍考》卷六十一“存”。日本行政法人国立公文书馆内阁文库藏延宝三年（即康熙十四年）乙卯二条通书肆武村之复刻本，收于《海外回归中医善本古籍丛书》，人民卫生出版社排印出版。前后无序跋，卷首署秣陵求如王良璨玉卿编次，推测约成于万历间。录主方三十有九，由此加减、合和，衍化为三百三十九方。卷九类证用药，卷十采诸家医论。

《世效单方》　佚　1644？

明江阴吕文介撰

道光二十年《江阴县志·人物三》之《吕夔传》曰：孙文介铭其墓，著有《葆元行览》《世效单方》两书。

《医方》　佚　1644？

明阜宁郭九铉（幼象，相园老人）撰

光绪十三年《阜宁县志·人物六》曰：郭九铉，字幼象，九有弟也，邑庠生。值兄宦游，以定省为己任。明季，闻兄殉，遂绝意求名，闭户临池，纂《医方》，焚香读《易》。所著有《四书集韵》《幼学书规》。作字独成一家。年八十，与乡饮酒礼，自号相园老人。孙从先，为儒林杰出。

《苏氏家抄良方》十四卷　佚　1644？

明如皋苏文韩撰

时觉按：民国《如皋县志稿·艺文志》载录。

《得效名方》　佚　1644？

明松江沈惠（民济，虚明山人）撰

时觉按：康熙二年《松江府志·艺文》及卷四十六《艺术》载录。

《隰西禁方》一卷　佚　1644？

明铜山万寿祺撰

时觉按：民国十五年《铜山县志·艺文考》载录。

《医经方》不分卷　未见　1644？

明淮阴卢续祖撰

时觉按：淮安河下镇吴鞠通医馆“历代名医名著”，据《山阳县志·艺文》列明代山阳县卢续祖撰《医经方》，笔者未见。

《济人自济经验诸方》三卷　存　1657

明仁和王梦兰（蕙子，醒庵主人），东莞梁宪（绪仲，无闷）纂辑，常熟蒋伊（渭公，莘田）刊订

蒋洲序曰：尝考《周礼》，为姬公行王道致太平之书，而医师首隶天官，其职掌医之政令，聚药以供事焉。其属四官，自食医掌调五味以和王六食六饮外，即继以疾、疡、兽医，掌万民之疾病，内证不兼外科，治人不兼治兽，胥授方，此盛王之世，所以民无夭札，物无疵疠，何其仁也！然则医之为术，民命系焉，宁可以小道目之？至长民者，有抚字元元之责，更可以医事贱置之乎？且其道无论肇自炎帝，继以轩辕，济之岐伯、伊尹，为上古历圣悉心经营者，即下逮周秦之际，如医和医缓之辈，亦并卓著于经传。洎扁鹊之怒而投石也，曰：君与知者谋之，而与不知者败之，以是知秦国之政。观于此，愈以知艺之通乎道，医氏之有方岂细故哉？盖天之为道也，以阴阳五行乘除递嬗，阳愆阴伏而寒暑往往不得其平。人身一小天地，亦阴阳五行行其顺，斯五脏六腑

通其宜，而骨肉之躯藉以不坏，此古人所以有不为良相必为良医之语也。良相之职，以佐人君，继天立极，调元赞化，使中和得其序，而天地于以位，万物于以育；良医之功，察人之阴阳虚实，既得其真而立方投剂，能使少者因以不夭，弱者转以康强，老者于以寿考。则均之，为天地立心，为生民立命。相也，医也，其道一而已。顾自州域之风土不齐，人之产自南邦者大都气柔质弱，易以感疾，而因之切究于《内经》《素问》者亦遂伙。北地土厚水深，生其间者大率力劲气壮，邪不易侵，遂有毕生不识药饵为何物者，而岐黄一道亦竟不问。于是一有违和，鲜不袖手，无论弱者衰者难以存全，即少者强者未免夭没，比比然也。曩者余大父莘田翁视学中州，尝滋悯焉，随延名师王君蕙子、梁君无闷辑古医方一册梓而行之，能守此者，亦时时应验。后伯兄太仆省庵公绳武两河，虑版已漫漶，既重镌以寿世，讫今又三十年矣。乃者余膺简命，领三晋方岳之任，敢不以民瘼为念？而冀兖豫雍其俗相埒，缘命工人复将家刻刷印数十百部公之于世，无虑资费，庶几由士大夫以及齐民有心者，悉用之以自济而济人，则余今日区区之衷思以佐成圣化，咸登斯民于仁寿之域者，其于蚩蚩之氓或不无小补云。时乾隆岁次丁丑仲夏月，虞山蒋洲书于晋阳官舍。

时觉按：《联目》不载卷数，《大辞典》"不分卷"，有乾隆二十二年丁丑州历轩刻本藏河南中医药大学，2012年1月收于《古医籍珍本集萃丛书》，由中原出版传媒集团中原农民出版社排印出版。卷端署为：仁和王梦兰蕙子、东莞梁宪无闷纂辑，常熟蒋伊莘田刊订，孙男涟省庵重校，洲履轩重刊。

《经验良方》 佚 1657？

清常熟蒋伊（渭公，莘田）撰

民国三十七年《常昭合志·人物志乙二》曰：蒋伊，字渭公，号莘田。康熙癸丑进士，选庶吉士，康熙二十六年卒于官。有《文集》十八卷。

时觉按：民国三十七年《常昭合志·艺文志》载录。

《神方拾锦》不分卷 存 1657

清白云山人编

时觉按：有稿本藏上海中医药大学。封面署：白云山人偶辑，前后无序跋，有目录，汇编单验方二百七十四首。

《集验良方》 未见 1658？

明无锡钱凝禧（公锡，亦静）辑

《江苏艺文志》曰：钱凝禧（1585—1658），字公锡，号亦静，无锡人。明万历时任礼部儒士。

时觉按：《江苏艺文志·无锡卷》据《锡山历朝书目考》卷十载录，笔者未见。

《集方》五卷 存 1661

清如皋丁其誉（蜚公）编

小序曰：方书从来尚矣。先正有言，不得为良相，当为良医，仁人君子之用心固如此也。是以名公钜儒动有述焉。然剂重者弗简，品奇者弗易，弗简则仓猝莫办，弗易则贫者艰得。方虽良，力有能不能，势有及不及，能济矣，未能普也。昔庐陵彭用光集《简易普济良方》最为善也，窃取其意，于先哲名论及古杂记所载验方汇为一编，庶□□□□□慈施可谱为《集方》。天柱丁其誉识。

时觉按：仿彭用光《简易普济良方》，取历代医书笔记所载简易验方汇编成册。收于《寿世秘典》。

《简易活人方》二卷 佚 1661？

明太仓陆世仪（道威，尊道先生，文潜先生）撰

光绪六年《壬癸志稿·人物》曰：陆世仪，字道威，诸生。凡天官地理、礼乐河渠，以至用兵行阵之法，口区手画，灿若列眉，穷居授徒，隐然负开济之重。鼎革后，绝意科举，体验益精，著述益富。顺治间，督学张能麟具礼聘辑《儒宗理要》。后常讲学于锡山、东林书院，说《易》于毗陵大儒祠，设教于云阳黄塘，闻风亲炙者皆感动奋发。卒年六十一，门人私谥尊道先生，亦曰文潜先生。

时觉按：民国八年《太仓州志·艺文》载录。

《方书》佚 1661？

清太仓周式(左序)撰

民国三十七年《常昭合志·艺文志》曰：周式，字左序，顺治辛丑进士，宿迁教谕，太仓人。子翥赘虞，迎养，遂居于此。著有《方书》《绵芝稿》。

《经方衍义》五卷 存 1671

清晋陵史树骏(庸庵)辑，晋陵俞嶐(卷庵，泯图子)订正

自序略曰：余少多病，每喜抄录方书以为朝夕服食之左证。今年初，适以吏事诣省，俞宜人在署疾作，时医误视，遂至不起。余既痛宜人之可以不死而死，而因念世之不死于病而死于医者不知凡几。爰取向所录诸方属俞子卷庵衍而传之，意在原人阴阳表里之所感以探百病之本，而合于古人制方之义。俾览者随所患苦即晓然于病之深浅与药之宜忌，时时有扁鹊、俞跗之诏于前，庶不令钟乳乌喙杂然并进，如子瞻氏之所取喻云尔。孟子曰：函人惟恐伤人，余与俞子亦犹函人之用心也夫。时康熙庚戌仲冬，毗陵史树骏题。

俞嶐序略曰：庸庵先生以甲第起家，遏历中外，绩著典郡。其为政屡变，昔守北地也以精敏，今守岭表也以休养。南北异宜，动静殊致，南以锲急无完民矣。如元气甚弱，仓廪未固，外邪时攻，脏腑至肤体无一非病，尚施之针石，饵以乌喙，欲不僵仆得乎？此先生得医之意以疗国，而意主于生人者也。故民用休息，日以优豫，鹤影在庭，芸编在手。每于狄梁公之刀圭救人，陆宣公之集方惠世，而慨然慕之曰：狄则吾不遑，其宣公乎？或以是辅吾政之不逮，而庶几于一命之士苟存心于济物云尔也。其书要而详，简而立可行，若行远处僻，不必秦越人之介吾侧，而治疗洞然。大指而主于扶元气，固仓廪，凡攻击峻削之剂慎重而不易收，则犹之乎其为治也。以予于医为家学，宜有所窥见，谬委以订正焉。先哲据经以命方，兹复立歌以明义，颜曰《经方衍义》。凡五卷，计四十九门，准大衍之数也，附以《本草挈要》并《医法指要》，凡以便入门者之诵习。有志斯道者其可无望洋之叹乎？泯图子曰：《内经》以手足痿痹为不仁，程子以为斯言最善名状，谓痛痒无关也。今天下痿矣，同室之痌痒有不相关者，而况于不知谁何之呼吁乎？人之痛痒渐与己隔，苟便于己，虽害人亦将为之。是书之成也，以亿兆之疾痛为己疾痛，心在生人，功在天下矣。苟得此意以疗国，将愁叹息而疮痍起，直旦暮俟之矣。康熙辛亥仲秋，泯图子俞嶐漫述于肇庆公署。

时觉按：分四十九门载方，附七言歌赋以衍义，卷五为《本草挈要》分八部载药二百八十种，和《医法指要》十二篇，论十二经脉生理、证治。有康熙十年辛亥颐贞堂刻本藏中国中医科学院及成都中医药大学。

《医方考》 佚 1673？

清无锡华硕藩(价臣)撰

《吴中名医录》曰：华硕藩，字价臣，明清间无锡县人。生于崇祯壬申，卒于清康熙癸丑，著有《医方考》一书，另有《东林讲语》。

时觉按：《吴中名医录》据《锡山历朝书目考》载录。

《何氏家传集效方》三卷 存 1674

清京江何应时(继元)纂集，何镇(培元)、何金瑄(宗源)校刊

张金镜序曰：昔炎帝赭鞭草木，以肇药说，盖验其性味之殊，合于民生疾苦，而思所以用之，亦俾后世之按用者可以之试效勿爽也。嗣是品汇日繁，证类多门，家异传，人异术，几于纷错而无定衡矣。余于诵说之暇，备观《本草》，上自《本经》，下迨诸家，玩其品味。思岭南多毒，而金蛇、白药则可以疗毒；湖南多气，而姜、橘、茱萸则可以治气。诸如此类，难以缕举，大概前人之未备发者固多，而今人之藉以取效者政不少，与其师心自用而罔应，曷若问途已经者之为允当哉？此何氏之家传效方所为著也。何氏以轩岐世其业，其家先后诸君，阅病则无证不治，立方则无证不悉，或上宗先儒，或得自秘授，或自制验方，率皆屡用屡效，数见奇功，世世相传，汇编成帙，其所流传者不一代，而著述者不一人，何氏诸君几苦心哉！己酉秋，培元先生过余邑，出其家传效方，属余弟遴士偕《济生本草》概授之梓，其意不欲自秘其家学而公诸宇内也。凡习业者，按病可以用方，因方可以治症，即穷荒僻壤，医家所不及治者，一见此方，无不可立起沉疴而登诸衽席。而是刻也，直以活千万人者活百世人已，后学有能通变随宜、神而明之者，即以兹集为医学指南也可。余与何氏世交谱谊，故乐

诵其美而为之序也。康熙十三年岁次甲寅清和之吉，年家眷弟张金镜圣宣氏拜题。

小引曰：《集效方》，凡见之别集者不复再赘。兹集悉皆恒用应验之方，或系古本，今人未经试用，及自制用之，则屡建奇功，或友人家秘偶传试验，俱汇编成帙，以公同志。

时觉按：有康熙十三年甲寅毓麟堂刊本藏中国科学院、中国中医科学院、上海中医药大学。扉页署：京江何培元先生手辑，《家传效方》，毓麟堂藏板；目录作《何氏家传集效方》；书口作《何氏类纂集效方》；卷端署：《新镌何氏类纂集效方》，京口何应时继元甫纂集，男何镇培元甫、侄何金瑄宗源甫同校，后学李沛鸿涛、侄孙何如瀍绎源、孙何衍子长、何濒瞿涛合编次。据卷端所署，应属何应时原撰，而子、侄、孙、侄孙等编次校刊者。

《方便书》十卷，《方便书补遗》一卷，《急救须知》一卷　存　1675

清常熟朱鸿雪（若瑛，半僧）撰

自序曰：《方便书》者，集古今极便之良方，而欲行方便者，亦莫如此也。长夏无事，偶阅家大人元明公遗书，中有诸家本草，不觉喟然有感。天地间昆虫草木至牛溲马勃，皆可济人危，救人命。人为万物之灵，俯仰七尺，转瞬百年，无一毫利益人事，清夜扪心，能无颜汗哉？范文正云：不为良相，则为良医。盖有以也。嗟！余不良不莠，老大无成，不幼习岐黄，悔无及矣！今岂无良医，岂无良药，第时世艰难，民穷财尽，荒村僻巷中，患病者多，服药者少，盖因名医尊重，不敢轻易延致，药料颇贵，不能剜肉医疮，往往坐而待毙，良可痛惜。余阅本草，中有极平常药料、极简便良方，摘其要者，录成一册，曰《方便书》。信手拈来，草医得人便恷，何必参苓附贝，是以官料皆不录。人之些微病痛便思医治，何忍害彼物命？是以有生灵者皆不录，所录者不过家常物料，但能益人，不致损人，非比药石误投有不测也。书成，本欲便于检用，适沈元振表弟见之，谓是书也家藏一帙，则尽大地莫非药草，普天下再无病人矣。力劝刊行济世，余笑而从之。时康熙乙卯中秋，半僧朱鸿雪书于梅花书屋。

钱朝鼎序曰：宇内书籍，莫尊于圣经贤传，其次百家著述，有切于民生日用者，无如医，故秦火之厄，神农岐黄之编得与壁经俱存。自后医书之广，不下八百余家，即白首其业者尚不能遍览，况不为医者哉？吾虞朱子若锳，贫士也，心存利济，选古今名医经验单方，集为《方便书》十卷、《救急须知》一卷。凡有疾者，不必求医，不必市药，信手拈来，立可奏效，且一览了然，贤愚共晓，家藏一册，则人可为医，谓之方便，洵不诬矣。昔陆羽著《茶经》，王积著《酒经》，俱足不朽，然未若是编之有益于民生也。喜为之序，时康熙十六年三月朔日。

时觉按：有康熙十六年丁巳抄本藏上海中医药大学，后附《方便书补遗》《急救须知》各一卷。《中国医籍考》卷六十四载录《方便书》十卷，《救急须知》一卷"未见"，载录《方便书补遗》一卷"存"。

《古今名医方论》四卷　存　1675

清新安罗美（澹生，东逸，东美）撰辑（侨居虞山）

自序曰：自昔彼美云遐，良遘难再，士生其间，动成慨往。无叩角短衎之谣，有戴月归锄之兴。是以陆沉之志思似长沮，麋鹿之情实甘丰草。微吟午夜，耿怀人至曙星，鲍梦北窗，享羲皇于肱半。虽或果哉，终斯已矣。无如大壑沦漂，蓬炭渊浸，三时或馁，九稔恒饥。则又去而逃死，悬壶给食，于是始为医学。搜时传之秘简，阅指掌之授书，见其类证，为编括方以次。尘轩岐于废坫，霾长沙以云雾，转益膏肓，徒增横夭。仲景不云乎：人禀五常，以有五脏，经络府俞，阴阳会通，玄冥幽微，变化难极，自非才高识妙，岂能探其理致？今之学医，不思识字，讨论经旨，以演其所知，而乃面墙窥管，费人试方，老者不愧，少而无知，痛心哉！不揣不敏，每循斯事，思欲究开合之玄枢，抉参同于符易，日与同志数公旁搜远绍，始自汉代，下迄元明，无下百家，要归一辙，作为底蕴，颇能灿然，因集为《古今名医经论证治汇粹》八卷。方论在其末编，今令先出，请正同学。以诸医方所集，要约简明，皆日用常行，昭昭耳目，用之恒常而易忽，体以证治而或非。虽人人拈，未事事当，用将以为耳前之嚆矢，睟畔之电光，野人搜集，聊涧芹之一献云尔！其于漏卮无当，因槁项黄馘之所固然而无足道也。因序。时康熙乙卯巧月既望，新安罗美书于虞山麓之古怀堂。

凡例曰：一、古之方书，得人乃传，非人勿言，诚重之也。故扁鹊、仓公辈皆称禁方，不轻授人。后汉张仲景夫子，伤横夭之莫救，博采众方，平脉辨证，著《伤寒杂病论》，公之天下，欲人见病知源，是世医方之祖也。其方发表攻里，固本御邪，内外证治，无乎不备，后人惑伤寒为一家书，束之高阁，即专治伤寒者，又为《活人》《全生》诸书所掩，未尝好学深思，心知其故，则见为古方难用，竟营肤浅，以矜捷得，所以瓦釜雷鸣也。兹编本欲以仲景方为首简，恐人犹重视而畏远之，姑以日用诸方表表耳目者为先导，诸方义明，而后入仲景之门，亦行远登高之自尔。一、汉建安以前，苦于无方，宋元丰以后，《局方》猥赜，蔓延今时，何有根柢，漫无指归。惟薛立斋先生所用诸方，简严纯正，可为后法，是编多所采录。而《金匮》《千金》《外台》诸书，及洁古、东垣、太无、丹溪方之佳者，咸择而录焉。仲景有云：学者能寻余所集，思过半矣。一、有方即有柄，自仲景始也；有方更有论，自成无己始也。明代赵以德有《金匮衍义》，于方颇有论。吴氏鹤皋著《医方考》，近时医林复有张景岳、赵养葵、喻嘉言、李士材、程郊倩、张路玉、程扶生诸公，各有发明，余喜得而集之矣。然其间或择焉而未精，语焉而未详，亦间有不惬于心者，因与素交诸同人往来探索古作者之意，时时析疑欣赏，得见一斑，即各与分方补论，因而附列增入，少开后学，本非啖名，实未辞续绍之愧云。一、病名多端，不可以数计，故仲景分六经而司治之，使百病咸归六经，是扼要法也。后人不知六经为杂病辨证设，竟认为伤寒设，由是仲景辨证之权衡废。夫不知证，便不知方矣。巢元方作《病源》，陈无择作《三因》，为近来医书之祖。华佗之《肘后》，孙思邈之《千金》，是后来《局方》之祖。然论虽多，方虽广，而不得治之要，实千载迷涂矣。后此继起者，莫不贵叙证之繁，治法之备，集方之盛，求胜前人。不知病名愈多，后学愈昏，方治愈繁，用者愈无把柄，一遇盘根错节，遍试诸方，眇无所措。岂如得仲景法，不于诸病搜索，但于六经讲求，一剂而唾手可愈耶？友人韵伯，于仲景书探讨有年，所著《伤寒论翼》，多所发明，故是编于伤寒方中，录其论最多，亦欲学者因之，略见仲景一斑耳！一、吴氏作《医方考》，其意未尝不欲以立方本源，开后学之蒙也。究乃拘证论方，譬多疏注以迁就之，仍与诸家类书无别。夫所谓考者，考其制方之人、命名之义、立方之因与方之用，因详其药之品味，分两制度，何病是主治，何病可兼治，何病当增减，何病不可用，使人得见之明，守之固也。乃尔分门分方，第知有证之可寻，徒列方以备员，亦何知有方之神奇变化，考其所用之精妙乎？是编非但论其方之因、方之用，详其药性、君臣法制、命名之义而已，必论其内外新久之殊、寒热虚实之机，更引诸方而比类之，又推本方而互通之，论一病而不为一病所拘，明一方而得众病之用，游于方之中，超乎方之外，全以活法示人，比之《方考》稍有一得耳！一、僭评方论，非取文章，故所批阅，必于眼目肯綮，指出所以然，以质同志。人有共目，则人有同心，非敢僭为臆说也。一、兹选不佞本以数年心目，遍搜古今名医经论，删纂其要，定为《古今名医汇粹》八卷，实为经论无方之书。兹选《方论》附在末部，因剞劂费繁，兹编先出，用质四方同志，以为可教，析珠玉见投，以慰饥渴，即当补入正集，用庆大观。

《续修四库全书提要》曰：清罗美撰。美字东逸，号澹生，歙县人，寓居常熟，以医名。是书有康熙乙卯自序及凡例，原辑为八卷，名曰《古今名医经论证治汇粹》，其末为方论，因剞劂费繁，兹编先出，凡论一百五十二篇，又补十九篇。案：乾隆朝敕撰《医宗金鉴》，中有《删补名医方论》八卷，即以是书为蓝本，篇数增至一倍有余，其小序即摘录是书凡例中语。论中间有评语，《金鉴》未经采入，所收诸论，以柯氏韵伯之文为最多。柯、罗二人，皆寄寓常熟，卷首题柯氏参阅名，当是同事纂辑者。是书采择精当，有裨医学，故为官撰所取则，虽官撰益臻详备，而原本评语点睛之处，颇资启发，亦自有特长。至其《汇粹》全编，嘉庆中始由吴中陶氏柏筠堂刊行，有徐文明序，传本甚稀。日本丹波元胤《医籍考》搜罗最博，仅得《汇粹》乾隆抄本，于《方论》则注“未见”。是本康熙原刻，弥为可珍，今特著录焉。他书载作者，或称曰罗东美先生，盖误合名与字为一，据此可以正之。

光绪九年《苏州府志·艺文三》载录罗美《名医方论》四卷，民国三十七年《常昭合志》曰：《名医方论》四卷，集各诸家之论，有自序。《稽瑞楼书目》著录有刊本。

时觉按：收于《三朝名医方论》。选录常用方剂百五十余首，方论二百余条，附补方药杂论十七条。《中国医籍考》卷六十三载录，“未见”。

《医方论》三卷　存　1669

清慈溪柯琴（韵伯，似峰）撰（侨居虞山）

时觉按：《联目》《大辞典》载有抄本存四川省图书馆，经查未见；又收于《医方十种汇编》，亦未见。中国国家图书馆藏有清抄本《古今名医方论》二卷，前有罗美康熙乙卯序、凡例，同今通行本《古今名医方论》；卷上端署：慈溪柯琴韵伯父、新安罗美澹生父仝选评；卷下作：《古怀堂评选古今名医方论》卷下，新安东逸罗美澹生父评选，男明举声倩父仝校。此或即柯氏《医方论》。

《万全备急方》一卷　存　1680

清嘉定王翃（翰臣，东皋，楫汝）撰辑

自序曰：庚申夏秋之交，江南淫潦为灾，饥馑载涂，继以疫疠，大师相开府慕公既以蠲赈得请于朝，复大施方药以疗民疾，所全活者以亿万计。上洋曹君绿岩闻而谓余曰：我闻病有万端，药亦千变，今开府以一方疗众疾，亦有说乎？余应之曰：丹溪有言矣，杂合之病，当以杂合之法治之。今江南所患，正天行杂合病也，似疟非疟，似痢非痢，治以杂合则生，治以疟痢则死。开府所传，信有本矣。绿岩又曰：是方也，独不可以疗众疾乎？余又应之曰：一方疗众疾者，天行病也；一方疗一病者，正病也。治天行者不可以治正病，犹之治正病者不可以治天行，苟不明乎十剂之宜、八方之制，而欲执古方以治今病，未必一一能活人也。虽然，余闻夫穷僻之乡，贫窭之子，与夫梯山航海之客，一旦有疾，不能猝致良医，不能猝求良药，非委命庸工，即束手视毙，以此夭枉甚众。间尝上稽《农经》，下考仲景以来二百七十余家之书，知天地生一物，即有一性，生民有一病，即有一治。大抵山居知木，湿居知草，渔佃者知飞走虫鱼，如油煎可以引发蛇，苏子可以吐鸡雏，鸬鹚杀蛊，獭髓辟尸之类。凡耳目间仰取俯拾，何物非药，何药无治，奚必生而神灵，始能遇物辨性，身试百毒，后乃按药已病哉？所以昔贤如孙思邈、张文仲、张鸡峰，各有随身备急方以救世，"备急"云者，法取经验，品从简易也。余于编辑《伤寒杂证全书》之暇，以其绪余，亦手录备急方八百余首，另为一编，名曰《万全备急方》。其间录其功必表其过，用其正间收其奇，方则宜于贫贱者多，宜于富贵者少，药则得之山野者多，得之市肆者少。盖富贵之家，市肆之地，易致良医，易求良药，于备急之义无所取尔也。然是书也，或一证数方，或一药数治，虽曰小方，合之而即为大方，虽曰奇方，两之而即为偶方，又重之而即为复方，惟在用药者神而明之。则长沙、河间、东垣、丹溪诸大家，俱可变化于八百方矩矱之中，岂特区区备急云尔哉？绿岩始跃然起，曰：开府慕公身为师相，以仁政佐国家，活万民，今子身为布衣，亦出名方，活人无算，良相良医，地不同也而心同有如是乎？是书也，请为君梓之。余谢不敏，曰：君言过矣，君以好生为德，是书也，余辑之，君梓之，苟以是为好生录，则君与余共之可也，他则何敢？因序其问答以弁于简端。时康熙十有九年菊月中浣，吴瞤东皋王翃谨序。

曹垂璨序曰：大雄氏有云：吾是世间大医王，众生有种种病，我设种种药，故如来出世，每地菩萨皆以善方药疗治诸病，方便度生。是能医众生之身，而兼医众生之心也。夫地水火风，假合勾质，阮有厄身，则生者病死，势所难免。然降灾者天，弭灾者人，养身修德以消变沴者，上也。次之格物穷理，广搜博览，以防患未然，人事亦焉可不尽乎？夫用兵有法而不泥于法，治病有方而不拘于方，神而明之，存乎其人。是宜力图万全，而不轻于一试者也。吾友王子翰臣，与余为儿女戚，著等身书而尤精于岐黄，业为名孝廉，不乐仕进，而一以济人利世为念。庚申岁，江南水旱频仍，继以疾疫，民困极矣。大师相开府慕公阮，请赈以救民命，复施方药以拯民疾，其全活不可胜算，宜翰臣之闻而兴起也。翰臣曰：病有千端，药亦万变，以一方治众病者，天行也，以一方治一病者，正病也。与余再四斟酌，反复辨论，辑成是书。大约利于仓卒者多，而舒徐次之；利于贫乏者多，而富贵次之；利于荒村僻野，梯山航海者多，而通都大邑、医多药备者又次之。触类旁通，仰观俯察，无非是药，如昌黎所云，牛溲马渤，败鼓之皮，待用无遗，其用心亦良苦矣。是心也，即善体开府之心而推广之者也。余落落寡合，无益于时，仅闭门修斋诵经，是欲以佛法医心，并欲以佛法医世。盖身病当医，心病亦当医也，阅是编者，应作如是观。康熙庚申仲冬上浣申江曹垂璨题于永怡堂。

凡例曰：一、伤寒、中风、劳瘵、鼓膈等重证，必须审证察脉，不易妄投之方不载。一、偏寒偏热，大补大泻，药性峻厉，误投有害之方不载。一、药味众多，须临病加减，不便杂投之方不载。一、药品贵重，不易购求之方不载。一、缓病可以延医，不须急治之方不载。一、前贤称述神奇，不可尽信之方不载。一、俗传驱邪辟恶，虚诞无凭之方不载。一、损伤阴骘，戕贼物命，如用胎骨、天灵盖、鹿胎、雀卵等药之方不载。

《慈云楼藏书志》曰：《万全备急方》不分卷，嘉庆己卯三槐堂坊刻本，国朝王翃编。所录诸证方分三十四部，部各有子目，盖以便穷乡僻壤猝难得医者检用，故皆选易致之药，而其方实良，故题是名。前有曹绿岩垂璨序及东皋自序，序中称天行杂合病当以杂合法治之，亦可谓发人所未发矣。(《四部总录医药编》)

时觉按：乾隆七年《嘉定县志·艺文志》载录《万全备急方》，后佚，日本行政法人国立公文书馆内阁文库有藏，2002 年收于《海外回归中医善本古籍丛书》第 8 册排印出版。《联目》载明王禾佳字东皋有《万金备急方》，后附《徐灵胎先生慎疾刍言》，嘉庆二十四年己卯海上三槐堂刻本藏白求恩医科大学。其书名相近，版本与《慈云楼藏书志》所述相同，作者姓氏相同而名有异，或为同书，而禾佳或为翃的别号。待考。

《万全备急续方》一卷　存　1683

清嘉定王翃(翰臣，东皋，楫汝)撰

自跋曰：予《备急》初编成于庚申之冬，刻期告竣，以应我绿岩先生救世活人之请，殊未惬予怀也。次年复从吴下白门，搜罗坊刻旧本，有似《葛洪肘后》《澹寮》《百一》者数家，翻覆简阅，去其雷同舛谬，更得名方四百余，则汇而观之，庶可以悉病情、穷药用矣。遂录而呈之绿岩先生，先生能以《觉言》诸书医众生心，更能以是书医众生病，是亦当今之五地菩萨乎？癸亥春仲，平浣王翃谨跋。

曹垂璨序曰：珠玉玩好奇异之物，悦于人之耳目而无补于人之性命。丝枲五谷有补于人之性命，而危急存亡之秋，未可恃以无恐也。若有补于人之性命，而取之无禁，用之不竭，使危急存亡有恃而不恐者，则有药在。然不得其取之之道，用之之法，犹之乎无药也。夫取之之道，用之之法，每散现于载籍，极博中以供有心人之采择者，方书是也。大匠以目用，然未有离绳墨而巧者也；良医以意用，然未有舍方书而神者也。吾友东皋先生著《万全备急方》，余梓而行之，流播四方，一时为之纸贵。而犹恐蒐罗未备，更于吴下白门，取坊刻旧本，翻覆简阅，复得名方四百余，条列井井，其救世活人之心，有加无已。尤妙于人弃我取，人略我详，盖有用之用人知之，无用之用人不尽知也。余敢秘之不传，作中郎帐中宝乎？昔农王尝草，孙真人著《千金方》，自古已然，于今为烈，孰谓古今，人不相及也。时康熙癸亥谷雨后三日，绿岩曹垂璨题。

时觉按：《万全备急方》及《续方》国内早佚，《中国医籍考》卷六十四分别载录，俱"存"。日本行政法人国立公文书馆内阁文库藏有康熙二十二年序刊本，分乾坤二册，2002年收于《海外回归中医善本古籍丛书》排印出版。《联目》载明王禾佳字东皋《万金备急方》，附《徐灵胎先生慎疾刍言》，嘉庆二十四年己卯海上三槐堂刻本藏白求恩医科大学。

《群方类例》 佚 1683

清嘉定王翃（翰臣，东皋，楫汝）撰

时觉按：乾隆元年《江南通志·艺文志》载录。

《应验方一集》 佚 1683？

清上海曹垂璨（天澳，绿岩）撰

嘉庆二十三年《松江府志·古今人传》曰：曹垂璨，字天澳，号绿岩，上海人。顺治四年进士，出宰藁城、遂安，有惠政。癸巳，海岛张名振犯上海，总兵王某谓邑中通寇，祸且不测，垂璨率诸绅士请于抚军，愿以百口保良善，合邑赖之。康熙癸亥与修邑志，著有《明志堂全集》。

时觉按：乾隆四十八年《上海县志·艺文》载录。

《医通祖方》一卷 存 1695

清吴县张璐（路玉，石顽）辑

小序曰：夫字有字母，方有方祖，自伊尹汤液一脉相传，与释氏传灯无异。苟能推源于此，自然心手合辙，谅非时师所能测识也。

时觉按：有江夏后学猷小云手录抄本藏上海中医药大学，2004年收于《中医古籍珍稀抄本精选》，排印刊行。以桂枝汤、麻黄汤、续命汤、升麻汤等三十六方为方祖，下各列相关方剂若干，载方三百十九首。

《千金方衍义》三十卷 存 1698

唐华原孙思邈原撰，清吴县张璐（路玉，石顽）衍义

张璐自序曰：《易》云：眇能视，跛能履。明乎非所能而自以为能，不自知其才德之兼绌也。余自惭固陋，乏经国济世之略，生遭世变，琐尾流离。迨永清大定而后，章句落荒，株守蓬庐，惟有轩岐性命之学，日寻绎焉而不倦。时吾里有李瑾环兹者，与余为胶漆契，博闻强记，潜心医学，君子人也。所可议者，务博而不知所宗，浅涉而未探窔奥，尝与之究《玉函金匮》及《千金方》一书，非不有识堪资，而求所谓惬心贵当，尚有憾焉。深叹述古之难，如昌黎所云，补苴罅漏，张皇幽眇，洵非末学所可几也。夫长沙为医门之圣，其立法诚为百世之师；继长沙而起者，惟孙真人《千金方》可与仲圣诸书颉颃上下也。伏读三十卷中，法良意美，圣谟洋洋，其辨治之条分缕晰，制方之反激逆从，非神而明之，其孰能与于斯乎？余自束发授书以来即留心是道，曩所辑《缵》《绪》二论及《医通》一十六卷付梓行世，深叹学识迂疏，仅可为后学自迩自卑之一助。迄今桑榆在望，尚欲作蜣螂不朽，亦自愚矣。而此书不为之阐发，将天下后世竟不知有是书，深可惧也。因不揣愚昧，汇取旧刻善本，参互考订，逐一发明。其反用激用之法，贯串而昭揭之，其于针灸一门阙，以俟专家补之。俾学者开卷了然，胸无窒碍，照宋刻本仍隶三十卷，仿赵以德敷衍《金匮》之义，又殊愧敷衍成文，爰名曰《千金方衍义》。后

之君子有以讨论修饰，授之剞劂，亦斯书之幸甚。余不学无术，老无思索，意之所致，信笔成书，殆所谓眇之能视，不足以有明；跛之能履，不足以与行也。康熙岁次戊寅十一月既望，八十二老人石顽张璐路玉序。

席世臣序曰：余不知医，而先世家藏秘方，颇能活人。故凡遇医方之良者，必购而藏之。岁庚戌，新安程翁瘦樵以《千金方衍义》授予曰：斯编绝业也。自唐迄明，绵历千余载，无有能阐发其奥蕴者。故庸医袖手咋舌，吐弃而不敢用，贤者用之，而反为世所诟病，其不至泯没而无传也亦几矣。张子路玉者，良工也，生平服膺是编，数十年不辍，晚年始有定本，未及刊行。今观其书，于逆从反激之法，探赜索隐，深究而详说之。又援引《本经》甄权英华之主治，以祛世俗之惑。其于用药之过于峻利者，则又斟酌于南北风气资禀之强弱而消息之。是书之作，实是以发矇振聩，必传于后无疑也。程翁精于岐黄者也，其言岂欺我哉？爰为订其讹，补其阙，而付之梓。嘉庆庚申桂月之望，南沙席世臣识。

《郑堂读书记》曰：国朝张璐撰。璐以孙氏《千金方》法良意美，其辨治之条分缕晰，制方之反激逆从，非神而明之其孰能与于斯？因汇取旧刻善本参互考订，逐一发明，其中反用激用之法贯串而昭揭之，其于针灸一门，阙以俟专家补之，俾学者开卷了然，胸无窒碍。仿赵以德敷衍《金匮》之义，于每方后敷衍成文，名曰《千金方衍义》。盖即明人新刊九十三卷之本，照宋刻本仍分为三十卷，其门目次序悉如明人新刊本之旧云。其书于逆从反激之法探赜索隐，深究而详说之，而于用药之峻利者则又斟酌于南北风气资禀之强弱而消息之。是书之作实足以发蒙振聩，而有功于孙氏不浅，虽未能复孙氏之原书，无害也。（《四部总录医药编》）

《续修四库全书提要》曰：清张璐撰。璐著有《张氏医通》《伤寒绪论》《缵论》《本经逢原》《诊宗三昧》诸书，《四库》并列入存目。是书初未与诸书合编，后席氏别刊单行，故《四库》未经载及。孙思邈《千金方》包罗宏富，自来医家未传笺释之本。璐于诸方，每药详其功用，疏通贯串，发明制方之义，致力甚勤。后来叶桂撰《许叔微本事方释义》，即仿其例也。璐耆年绩学，医派与薛己、张介宾相近，当时颇负盛名，其著述皆以平实为宗，不尚矜奇立异。《四库》于清代医家诸书悬格甚严，大抵重在自出手眼，方见收采，《提要》于璐之诸书，未尽加以贬辞而概归屏弃，其长子登所撰《伤寒舌鉴》，次子倬所撰《伤寒兼证析义》，片长碎义，反登著录，似轻重不无倒置。案：是书在璐诸著述中，未为上驷，然平正通达，不失实事求是之意。《千金方》古法甚多，得其发明，俾学者就以研求博奥，有裨于医术非鲜。拾此遗珠，藉于《四库》去取之间，稍申广义，非轻翻前人之成案也。

《清史稿·列传第二八九》曰：张璐，字路玉，自号石顽老人，江南长洲人……谓唐孙思邈治病多有奇异，逐方研求药性，详为疏证，曰《千金方释义》，并行于世。

时觉按：康熙三十年戊寅初刻，收于《四库未收书辑刊》；1995 年中国中医药出版社有校注排印本。

《最乐堂应验神方》二卷　存　1703

清东海李岁昌辑

自序略曰：人倘有同志者，或将原板翻刻，或携纸来舍刷印，俾其方广布宇内，是则予之所望也夫。时康熙癸未年十月既望，东海李岁昌书于最乐堂。

时觉按：单验方汇编，有康熙四十二年癸未刻本藏苏州大学炳麟图书馆。自序缺页破损，仅存半叶，卷端作《东海最乐堂刊布应验神方》。分八十八门叙证载方，并附急症方药及预防瘟疫十法，末附“续刻内外大小应验诸方”。

《经验良方》二卷　存　1707

清锡山刘起堂（羽仪）撰，锡山华允藻（天翼）参订

华允藻序曰：从来岐黄之术，死生所寄，所以良医治疾，审脉气之虚实，察药性之寒温，定方之时，再三详慎而不敢忽，诚以变症不常，尚随病以定方，不可执方以治病也。然至变者病，变而不变者治病之理，变而不变而或有变通于其间者，俱系于治病者之心，乃医家不察，愚不肖辈固暗昧而无能矣。知者流复矜术而自用，往往药石乱投，以人之命为尝试，竟有可以不死而死者，予目击而心悯之。惟吾邑羽仪刘先生则不然，先生簪缨后裔，文学淹通，屡试棘闱，数奇不遇，乃弃儒习医，汇集方书，潜心玩索，揣摩几数十年，遂通医道，而且存心仁厚，不好利，不求名，假此济人，阴行其义。垂危而全活者，指不胜屈，此诚当代良医，踪扁卢而并贤者也。予向有《奇效秘方》之刻，因获交于先生，承先生直笔可否，悉归至当，予览之，敬佩不胜，爰出其所著书以示予。余捧读数日，辨证则细而精明，选方则慎而切要，分门别类，宜忌了然，自无因药致毙之虞。乃不觉叹赏

曰：此诚不朽之书也，可不公诸天下，传诸后世耶？先生以力薄为辞，予乃引为己任，因同先生朝夕与居，参互考订，累月而书成。予勉力付梓，印施广布，使习医者不致误用以伤人，即患病者亦可依方而自疗，则此书之有功于天下后世者岂浅鲜哉？此书一出，将见利济无穷，可免凶折之灾，共登仁寿之域，不特先生德被人寰，名传天壤，即余痌瘝一体之念，亦可藉以稍慰矣。时康熙岁次丁亥仲春，锡山华允藻天翼氏书于浣月亭。

时觉按：分四十一门，载方四百余首。有康熙四十六年丁亥刻本藏苏州大学炳麟图书馆。

《舟车经验良方》二卷　存　1711

清锡山谢汉（文祯）辑

马遴序曰：夫人之生，六欲七情感于中，风寒暑湿侵于外，谁能免于无病？既病矣，非药饵不为功；有药饵矣，非良方不能速取效。然世之方多矣，非经验而屡经验者不敢遽信以为良，如果经验良方，人多秘而不肯公诸世。锡山谢子负策与士大夫游已三十载矣，其历燕、历鲁、历秦、历晋，凡舟车所至，结纳所深，遇有良方，悉书之绅，闻有良方，必竭力以求得之。今辑有大小经验良方共二百六七十方，意欲公诸世以济人焉。余嘉其志，亦出平日所录经验良方数十，共编一帙，捐俸而授之梓人，多刷而广传之。如有同志，或修合、或翻刻而推广焉，不无于世少补云。时康熙辛卯桂月，中宪大夫知衢州府事三韩马遴撰。

时觉按：目录署为《宝树堂舟车经验良方目》，末署"西湖树德堂原刊"。分感冒、疟痢、诸风湿、耳目鼻牙咽喉、心胃肚腹、损伤等十一门九十九证，录方三百有余。康熙五十年辛卯初刻藏上海中医药大学，康熙六十一年壬寅许之瑆重刻，1994年中医古籍出版社据康熙五十年刻本影印出版，收于《中国医学科学院图书馆馆藏善本医书》。

《自在壶天》五卷　存　1711

清亡名氏撰辑，新安孙继朔（亦倩）传

孙继朔序曰：天下医学之书充栋汗牛，要皆彼此异见，法用殊途，而实难于遵循也。余寓广陵，偶于友人秘笈中得见《自在壶天》一书，惜乎篇残简断。余检而读之，喜其博取而精备，内外大小以及怪疾兽病无一不登。有古方，有秘方，有今古同参方，又有煎剂方、丸散方，并针灸膏酒等方，其间或效或不效，余不习医，又非知医者，乌能知之？然病惟问症而授药，如某病用某方而得宜，某方用某药而得当，且某病类于某症，不可一例，而医某症大不同于某病，实可触类而通，则世之疾痛沉疴未必无补也。余因借录成帙，置列几案，以为救人之针筏可耳。但不识集此书者为何时人，且姓氏里居俱湮没而无传，想亦家世相传而善精岐黄之学者哉，而充栋汗牛之书可不必究心也矣。时康熙五十年岁在辛卯中秋后一日，新安孙继朔亦倩氏记。

时觉按：《联目》《大辞典》俱不载，有抄本藏中国国家图书馆，2004年收于《中国古代医方真本秘本全集·清代卷》第104、105册，影印出版。前有《自在壶天序》，有目录，卷端无署名，载方一千一百七十九首，又附有神方可服健步延年方、眼目昏花补肾方、胃气疼隔纸膏、痢疾神方、药酒方五首，共一千一百八十四方。其书于广陵友人秘笈中得见，故亦录之。

《经验单方汇编》一卷　存　1717

清吴兴钱峻（青抡）原辑，古吴沈元瑞（怀玉，裕麟堂主人）增校

钱峻自序曰：先考亭立公一生乐善，不幸中年弃世，垂没嘱峻曰：吾家世代种德，汝当善承先志。峻泣而志之不敢忘尔。时终天悲痛，急患失血几危，逾年稍愈。母氏许谕峻曰：汝犯此症，功名之念已矣。吾见汝自幼好辑方书，不如留意岐黄，一可以养生，一可以济世，庶不负先人好善之嘱也。峻遂矢志医业，昕夕不怠。一闻灵验奇方，必重礼购求，或遇急病即对症试之，其有效者，辑选取焉。如是十有余年，积集约八百余方。癸未春，旧患复发，迄今三载，病势日增。峻已自料不起矣，将欲为善后计，而藐兹孤儿，襁褓未离，尝闻积德可以贻后，而善书中惟舍药施方最为切要。幸得友人徐芸兄素存与善之心，先后刊刻《阴骘注证》、《并微今铎》二书行世，而举业之余亦尝旁及小道。爰同心遍采神方，汇集成编，今夏方得脱稿，而峻旧患大作，命在须臾。但是编积十年之辛勤，志欲公世，岂可不终厥事？因促梓人速竣其工，兼托世伯沈子翁暨世兄遂公，代为广施劝布，流传海内，峻在九泉，亦可藉以瞑目也。康熙丁亥夏月，吴兴钱峻青抡自序。

徐士璐序曰：尝闻人有二疾，一曰心疾，一曰身疾。心疾入于膏肓，非因应果报之说，不足以针砭之，此予所以既纂《阴骘注证》于前，而又继之以征今之刻也。若身疾，则惟赖药笼之参苓矣，使不有良方奇术以力挽

其间，安能振聋聩而起夭札哉？吾友钱子青抡，少以攻苦而患咯血，因留意于岐黄之术，一闻奇方，即百计访得，或庸业秘传，不惜重物以购求之，不数年汇集成编，时时出以示余。余谓此书之有裨于世者不浅，因为鼓其寿梓，而钱子心有同偶，遂先以女、幼二科付之剞劂。乃刻未竣，而旧患顿作，惴惴焉深惧是书之不克观厥成矣。然予每走候，钱子惟谆谆以是书之竣工为托。余曰：安有心存博济，登一世于仁寿之域而天反促其生者？数日后，钱子果大有起色，信乎天道难知可知矣。世之人苟得是编而翻阅之，或遇危急，对症酌用，则病罔弗瘳。人必以是编之可疗身疾，而恍然于余之前后两刻足疗心疾为不诬也，则予书又将藉是编而广行遍播也已。时康熙丁亥夏日同学弟徐士瑢芸稗氏拜题。

沈元瑞自序曰：尝谓食以养生，药以疗病，二者用之而当，施之于急，而人鲜有不臻于仁寿之域者。然而七年之病，难求三年之艾，故药不可不预备也。千方易得，一效难求，而方又不可不细审也。窃念先君子积德累仁，拳拳诸善，尤留心于以药济人，自弱冠见背，凛思遗命，宁敢须臾离乎？其如心富力绵，常恐不及是虑，数载以来，幸荷文式陶汰先生砥砺多方，得以稍申一二，又获交同社诸君，有倡点饥亭以济饥人，有继育婴堂以怀襁褓，有赞普济堂以安病茕，无不考订医药，互购良方，推而彼此修制，施济良多。余得追随于诸君子之后，私窃余光，然犹恐未足以抑副先人之志也。余家居时，每有叩门乞棺者来，询此曰夭于某疾，询彼曰卒于某症，为之恻然。三思曰：余家虽制救人之剂，然百不及一，顾安所得济世诸方以广劝有力者在在救人乎？一日，获见钱子青抡所刊《经验丹方》，可谓详且备矣。惟是板行未遍，人未周知，而钱君例有“若能翻刻，尤慰鄙怀”之嘱，因即以是编稍为增较，勉力捐资，付之剞劂，庶几广钱子之善愿，以与天下善人同其善耳。如是则既得其方，使人预备其药以施之于急，用之而当，使斯世永臻于仁寿之域，诚有厚望于诸大君子也已。时康熙丁酉清和月，古吴裕麟堂主人沈元瑞怀玉氏谨识。

凡例曰：一、古今方书不下数百种，而或效或不效，未堪尽攸。兹只取其经验之最神者汇集一编。因颜之曰:《丹方汇编》。一、予自幼酷好单方，凡有见闻必勤笔登录，或业医之所珍秘者，亦不吝重物以购得之。搜索十载，约有八百余方，屡试辄效。今春发愿公世，因遍采方书，熟知向所秘录者皆系古名医之所制，故每方下明载之，欲人知所自由也。一、诸症单方奇效者甚多，然太冗繁，恐反令人一时难择，故每症只选十中之一以备急需。一、诸方或得效于实而不宜于虚者，或获济于寒而不利于热者，俱不妄载以误人。即有立见神效者，亦必注明虚实寒热之所宜。一、方药若利害太甚者，不敢乱载，是编所登皆已所验过，幸勿畏惧加减以致无效。一、凡草药人所难识者俱不载人，凡膏药丸丹疗疾固甚神异，然必先预备，一时不能救急，载亦无益。倘有发愿施济者，至舍抄录无吝。一、予不善摄生，久患咯血，经验神方难尝修合施济，而是编之校谬订讹，精力难胜。悉托友人徐芸兄代为斧削，其苦心亦与予同偶也。今予旧患又作，精力益加衰疲，幸是书之得告成者，实赖徐友之力居多。一、女科症候不一，而调经保产最为紧要，而慈幼亦莫先于保婴。予每加意于斯，故先付剞劂，但尚未遍行，故又附列于后。一、是编所载丹方无不神验，只要专信服之，自必见功。久病久服，其病自愈，慎毋速期其效，半途中止也。古云：服药而不言吃药者，盖谓人能信服其药始效耳。一、古今奇方不一，而一人搜罗有限，未经见闻者谅罄竹难书，同人果有累试历验之方，幸祈抄录见示，嗣容补入是编。一、是书务期广远流通，四方君子发心施印多部，福有攸归，若能翻刻，尤慰鄙怀。钱峻漫识。

时觉按：吴兴钱峻纂《经验丹方汇编》，康熙四十六年丁亥风联堂刊刻，分贸药辨真假篇、诸症歌诀篇、单方摘要篇、女科纂要篇、保婴纂要篇、良方补遗篇，分六十六门，载八百余方。康熙五十六年丁酉古吴沈氏裕麟堂重刻，上海图书馆有藏，卷端题署:《经验单方汇编》，吴兴钱峻青抡编辑，徐士瑢芸稗校正，沈秉均予平、沈元瑞怀玉仝阅重梓。后，乾隆间婺源俞焕星园又为之增补，为《丹方类编》；道光间陈彦吾续补，为《观心书屋经验良方》四卷。

《天基神方》一卷　存　1719

清扬州石成金（天基，惺斋愚人）撰辑

时觉按:《联目》《大辞典》俱不载，收于石氏《传家宝全集》，2000 年中州古籍出版社有校正排印本。前后无序跋，载中风痰厥、膈食翻胃、痰膈、鼓胀及痈疽疔背、肿毒痈疽、无名肿毒等内、外科诸症及若干产科、儿科方。

《医林玉尺》四卷　存　1729

清长洲尤怡（在泾，拙吾，饲鹤山人）撰

时觉按：有民国抄本藏苏州图书馆，前后无序跋，署：饲鹤山人尤在泾尤怡集，分内经门、治气门等，目录末注：统共一千零三十八方。卷一载脉有重阴重阳、脱阴脱阳等平脉辨证论说，次十剂，次五欲、五宜、五禁、五走及五运六气用药式等药性理论与用药法。卷一末附《运气总论》。

《村居急救方》七卷　存　1730

清丹阳魏祖清（东澜，九峰山人）辑

自序曰：夫人同生天地之中，得其气之和者，则气血宣流，肌肤润泽，饮食倍进，肠胃充实，病自不作。一为沴气所伤，则阴阳不和，气血乖张，而诸病生矣。其在穷乡僻壤，客途旅次，偶得急症，或伤诸毒疮疡痈肿，命在须臾。仓卒之间，延医不及，救疗无方，靡不错乱束手待毙者，予每见而窃伤焉。虽有良法，莫能家喻而户晓。庚戌仲夏，避暑江干，日长无事，有感于斯，特检笥中经验良方，采择其简便而效者，汇成一帙以寿世。倘逢急症，不必问诸医家，求诸药肆，即平常日用之物，皆能治疗，所费无多，获效甚速，诚良法也。故一切佳珍难制之药并缓症缓医者概不收录。盖为山野平居，仓卒无医，便于口传，易记易办也。幸毋以简易而轻忽之。更望同志君子嗣而续之，或另刻传送，或预修药物以备急需，其利济之功岂浅鲜哉？此又予之所深望者也。雍正八年中元日，丹阳九峰山人魏祖清题于润州清宁道院。

魏廷槐、魏廷柏后记曰：家大人向有《急救方》之刻，岁久字画多漫漶不可识，大人恐以救之者误之也，爰命儿子槐与柏重加校定，厘为数卷，授诸梓人。集内所载，搜阅医家言不下千余种，取裁药物皆村居所恒有，一切珍异，概从删略，但炮制等分，不得任意增减，于此特兢兢焉。槐等悉禀指授，订正无讹，至若因时调剂，变化从心，则斫轮氏所谓"臣不能喻于臣之子"者也。乾隆戊辰中秋前三日，男廷槐、廷柏谨识。

魏晋辉序曰：右《卫生编》《树蕙编》与《村居急救方》《保产机要》凡四种，皆先大父东澜公所集而梓也。大父以医名江左五十余年，望色听声，如见五脏，士大夫交相引重，以为国工。遇贫乏则不受其馈，甚有转赒之以药资者。生平广搜秘方，随时采录，即未成牍者，人得其方而传服之，亦多立愈。晋辉守先人彝训，自少而壮，于手泽何敢刻忘。鹿鹿尘缘，治生为急。岁辛丑，以梦溪兄由部曹出守豫省之汝宁，佐理署务。归里后，遭严慈见背，寻觅一抔，历有年所，窀穸之事方毕。岁月蹉跎，未暇经理，以致板多残缺，遇有奇症访求旧本者，来自远方，窃念先大父手集群书，订成数种，原冀流传奕世，永远济人。晋辉不克绍承祖志，抱愧实深，今年近六旬，精力日衰，若不亟为措办，必至朽蠹无存，罪孰大焉？因于庚申秋，拨诸俗冗，将原刻各板检查，并求旧本细为校核。越明年冬，修辑完好如初，虽不敢谓医家之圭臬尽在兹编，然起危救急，或不无小补，聊以体先人济世之志云尔。嘉庆六年辛酉仲冬上浣，晋辉谨记。

《三三医书提要》曰：《村居救急方》七卷，计分外感门、内伤门、杂症门、妇人科、小儿科、外科症、救五绝方，又附余录为种子方、避难全婴法、煮豆救饥方、生产神效仙方、开玉门仙方、七字真言等。顾名思义，则其方多便于村乡居户急救之用书，为丹阳魏东澜先生所辑。裘君吉生以其切于实用，在绍时向社友曹炳章借得录藏，久欲付印以行世者，深愿购阅诸君及慈善家到处翻印，以广其传。

时觉按：收于《三三医书》作《村居救急方》，并无以上诸序。《丹阳县志》所载《千金方翼注》今未见，魏晋辉序文备言诸著述，《卫生编》三卷有丹阳魏树蕙堂刻本。

《千金方翼注》一卷　佚　1730

清丹阳魏祖清（东澜，九峰山人）辑

光绪十一年《丹阳县志·方技》曰：魏祖清，字东澜，号九峰，汤溪人。世业医。随父游丹阳，遂家焉。生平潜心经史，王楼村式丹、刘艾堂师恕，交相引重。尤喜以长桑术济人，所制膏丹，名闻京师。著有《树蕙编》《卫生编》《村居急救方》《千金方翼注》行于世。

《绛雪园古方选注》三卷　存　1731

清古吴王子接（晋三）撰

自序曰：尝读《周礼》，疾医掌养万民之疾病，以五味、五谷、五药养其病，以五声、五气、五色视其生死，岁终则各书其所以入于医师，盖至慎也。顾通其学实难，苟师心自用，而不准乎古人之成法，患在不学；泥一成之法，而欲强人之病以就其说，患在胶执。二者交讥，其于医道日以偾矣。余制举之余从事于医，力学者二十余年，燃松继晷，研寻古训，所撰《脉色本草伤寒杂病》一书，自谓有得。迨年逾五十，始窥古圣贤窔奥，乃知从前急于著书，尚觉卤莽，深自愧悔，尽付之火，然立言明道之心，至老未能或忘。溯上古神农辨药性，轩岐著

《灵》《素》,伊尹、巫咸作《汤液》,扁鹊解《八十一难》,皆医中上圣,莫或佪焉。至东汉张仲景著书一十六卷,其《伤寒论》申明六经治病,采择祖方,化成百十三方三百九十七法,处方则一成而不易,用法则万变而不滞,上绍轩黄,下开来哲,犹马迁之于文,子美之于诗,平原之于书,可谓兼先圣之长,其医学之集大成者乎?厥后唐王冰始有注释,宋钱仲阳发议论,迨成无已有方解,吴鹤皋有方考,柯韵伯有名贤方论,国朝汪讱庵则集众说而成注,递相祖述,辅翼前人,厥功伟矣。独于方之有矩,法之有规,犹鲜有旁推交通之者。夫用药之道等于用兵,废孙吴之法而曰我善为阵、我善为战,乌合之众,其不足为节制之师也明矣。然车战之制,房琯用之而卒以致败,则神明变化之用,终有未尽也。余不敏,窃选古方之合于三方四制十剂者,为之显微阐幽,申明其方之中矩、法之中规,刚柔有变,约制有道,治三焦则分大小之制,处铢两则分多寡之数,其间辨五行之生化,察天时之温严,审人事之阴阳虚实,与夫药性之君臣佐使,无不调而剂焉。所谓运用之妙,存于一心,皆古人未发之蕴,而犹不敢参以臆说也。盖医之精义皆具于书,顾世人习焉而不察耳。因厘为三卷,上卷独明仲景一百一十三方、三百九十七法,中下二卷发明内科、女科、疡科、幼科、眼科及各科之方,末附杂方药性,名曰《古方选注》。虽不敢谓有当立言之业,然古人之书本可以不朽,而余得疏通推阐于后,则质之古人,或不至以余言为缪盭,而于《周礼》疾医之旨,殆亦有合也夫?遂书之以为序。雍正十年九月望后六日,古吴王子接晋三序并书,时年七十有五。

魏荔彤序曰:夫士君子立言,不有实学,焉能附于古圣贤之末?非有卓识,又安能窥夫古圣贤之心?余尝披阅医方而考各家注释,欲求溯其源抉其微者,不少概见,盖方之微妙窔奥,非一言可蔽。其于经络异手足、药品配气味、补泻分寒热,苟未能扼其要旨而谬为注释,谓可上契往拓,下示来兹,乌乎信哉?且轩岐以后代有良方,而神明变化莫过于仲景,读其一百一十三方、三百九十七法,悉从和寒温、汗吐下六剂中化出,分条共贯,有造化生心之妙。乃今之医徒务涉猎,而于立方精义,往往习焉不察,无异买椟还珠,鲜有得其要者。东吴王子晋三,以通儒而深研医理,挟术以游,全活不可数计。盖从事于斯者垂五十年,深思力学,得之有素,于仲景之书,如探珠赤水,独得颔下一颗。集成《古方选注》三卷,十三科靡不备录,阐幽发隐,各极其微,虽不皆仲景之方,要皆与仲景之旨默相契合者。余于戊戌岁监司京口,一见若有夙契,抵掌而谈,颇惬素心。罢官日侨居吴门,又时相往还,期与共明斯道。辛亥春,出是稿相示,其所注汤液,句栉字比,而力阐乎立方命意之所以然,展卷再三读,心开目明者久之。愧余自束发以来,即好轩岐之学,于帖括吏牍之暇,尝取《灵》《素》《伤寒》《金匮》诸书为之注疏,自以为得古人之万一,今观王子选注,又觉珠玉之在前矣。殆仲景之功臣,古昔圣贤之羽翼也,以之砭俗学而示来兹,其中流之一壶也。夫余耄矣,一官去守,匆匆北归,不能更与王子把臂朝夕,疑义相晰,不胜黯然。书此为序,兼志别焉。时雍正辛亥季春,年家弟柏乡魏荔彤念庭氏题。

《四库全书提要》曰:《绛雪园古方选注》三卷,附《得宜本草》一卷,浙江巡抚采进本,国朝王子接撰。子接字晋三,长洲人。自古集经方者不过注某圆某散主治某证而已,其兼论病源脉候者已不多见,至于制方之意,则未有发明之者。近始有《医方集解》,然所见较浅,亦未尽窥运用之本旨。是书所选之方,虽非秘异,而其中加减之道,铢两之宜,君臣佐使之义,皆能推阐其所以然。前有自序,称厘为三卷,上卷独明仲景一百一十三方三百九十七法,中、下二卷发明内科、女科、外科、幼科、眼科及各科之方,末附杂方药性。以书按之,则和、寒、温、汗、吐、下六剂,及内科以下诸科,上、中、下三品本草,俱各自为帙,不题卷数。盖其门人叶桂、吴蒙等所分,非子接之旧也。今仍定为三卷,以还其旧,而《得宜本草》则附于末焉。

《郑堂读书记》曰:《绛雪园古方选注》无卷数,附《得宜本草》一卷,行素堂刊本,国朝王子接撰。《四库全书》著录作三卷,据其自序而分之也。今是本佚其自序,姑依页数之多寡约略分之。第一卷为伤寒,分和寒温汗吐下六剂,前有条目;第二卷为内科方及丸方;第三卷为女科、外科、幼科、痘疹、眼科、咽喉、折伤金簇、祝由符禁九科诸方。各于方后有注,句栉字比,而力阐乎制方命意之所以然,辨析往往造微,虽不皆仲景之方,要皆与仲景之旨默相契合。以之砭俗学而示来兹,其中流之一壶也夫?末附《得宜本草》一卷,分上中下三品,各随时用增补,亦殊简括可观。前有雍正辛亥魏念庭荔彤序。(《四部总录医药编》)

民国八年《太仓州志·艺文》曰:《四库书目》云,是书所选方虽非秘异,而其中加减之道、铢两之宜、君臣佐使之义,皆能推阐其所以然。前自有序,称方三卷,上卷独明仲景一百十三方、三百九十七法,中、下二卷发明内科、女科、外科、幼科、眼科及各科之方。

时觉按:又名《十三科选注》。上卷以法分类论伤寒百十三方,余论各科二百三十二方。乾隆二年介景楼刻。光绪间上海乐善堂据雍正九年版补刻是书前半,为《伤寒古方通》二卷。

《是乃仁术医方集》不分卷　存　1735

清锡山麋世俊(天瑞)编集,皓山氏增补

自序略曰:古之称良医者,莫不曰卢医、扁鹊诸人而已,然时世递迁,至今安在哉?予故继神农之源,效叔和之末,谢笔墨之微劳,书耳目之见知。虽曰痨有七十二,损有三十六,寒有内外之称,火有虚实之名,五行之相生相克,六腑之相损相益,病症多条,难以枚举,然各分其门,各书其症,使某得某病以某方某药服之,则观看者得以清其眉目,而求治者亦得以易于寻觅也。第以予之自少而壮,自壮而老,搜求亦非一日,考证宁止一人?载之于书,以示将来,予之心苦矣,虽然,苟能救人之膏肓,起人之沉疴者,即施予心之仁也。故尝扪心自问曰:向欲谋仁之术者,是可名之否?而予心窃自书,是乃仁之术也。又尝执是以询于人,人曰:是亦仁之术也。倘能起邹孟于今日,叩而问之,谅必曰:是乃仁术也。予故特书其名曰:《是乃仁术》也。后之仁有览于斯者,亦将有感于予心耶?时大清雍正十一年岁次癸丑仲秋中浣谷旦辑正,江左锡山麋氏世俊天瑞自书。

时觉按:麋世俊辑于雍正十一年,后光绪间皓山氏多次增补,现有稿本藏山东省图书馆,为国内孤本。2003年,中医古籍出版社据此影印,收于《中医古籍孤本大全》,线装出版。自序前部缺页,无目录,卷端无署名,不分卷次,据病位病症分养生门、头疼门等八十五门,内科为主,兼及妇儿科、外伤科与五官科,卷末"治跌打损伤极效方"下,署"皓山得于光绪元年春月"。

《辑录良方》　佚　1735

清如皋姜琐忻(自申,半闻,逸林,庆园先生)撰

道光《白蒲镇志·人物》曰:姜琐忻,字自申,一字半闻,别号逸林,居庆园中,有《庆园诗文集》,学者称为庆园先生。少与伯兄颖新同学,天资警敏,读书数十行齐下。厥后,兄成进士,官臬司,而己终不遇。因抒其蕴蓄,萃为诗古文辞,日携樽榼与骚人逸士相徜徉于山水间。家居穷究桐雷之书,诗文余暇辑录良方以济世。寿七十有一终。

时觉按:姜颖新,字子庸,号至山,为雍正元年进士,官至直隶按察使,著《至山诗文全集》《名家诗衡分编》。则姜琐忻为雍乾间人。

《治病方论》十二卷　佚　1739?

清无锡华文灿(纬五,天游)撰

《吴中名医录》曰:华文灿,字纬五,号天游,诸生,清无锡县人。生于顺治庚子,卒于乾隆己未,著有《伤寒五法辨论》及《治病方论》十二卷。

时觉按:《吴中名医录》据《锡山历朝书目考》卷八载录。

《选方拔萃》不分卷　存　1740

清吴县王维德(洪绪,林屋山人)撰,竹攸山人编辑

竹攸山人跋曰:余家有《全生集》,淮郡有《达生编》,此二书皆被验,恐失所传,累年集月,用将各论及家制要方,并耳闻目睹灵验各方,分门别类,统列此书,题其名曰《选方拔萃》。家制耳闻目睹者用圈别记,家制广行者直三圈,家制次行者直二圈,耳闻甚效者横二圈,目睹甚效者横三圈,耳闻目睹次效者一圈,简方未试者无圈。兹特刊成印送,深望有心济世者宝之藏之,或经试验,印送广传,功德无量,是则所切祷者尔。光绪壬辰季夏竹攸山人谨识。

时觉按:光绪十八年壬辰金陵教敷营高锦文刻字店刊本藏上海中医药大学和云南省图书馆。竹攸山人自跋谓,取王维德《外科证治全生集》与《达生编》及家制要方验方汇辑而成书,故非王维德原本已明。《大辞典》直作王氏撰,《联目》则二出,一为王氏撰,一为竹攸山人编,均有未妥。

《汤引总义》一卷　存　1741

(原题)清吴江徐大椿(灵胎,洄溪老人)撰

时觉按:伪托徐氏,取材吴仪洛《本草从新》的《药性总义》,仅寥寥百字。收于《徐灵胎医书三十二种》。

《丸散膏丹方论》不分卷　存　1741

清金阊雷大升(允上,南山),谢锷(岱为)撰

雷大升序曰:古人治病有汤液醪醴、丸散膏丹诸法,今之名家但取其汤液之便者用之,其升炼蒸晒漂洗等难于采备修合者皆弃之。余性喜方书,因是集其应用必不可缺之丹丸诸方,不畏其难,置办药料,考其真伪而修合之,以待诸公之需用。然于修合时拣取诸方,辨其药性,推测古人之意而常记之。岱为谢子过舍见曰:何不所有丹丸概立方论,行之于世? 因是共襄其事,而成《方论》一册,亦贻咲于大方耳。金阊雷允上述。

民国二十二年《吴县志》卷七十五曰:雷大升,号南山。父嗣源,宛平籍拔贡生。大升乾隆元年举鸿博不就,隐于医。

时觉按:是书当即道光四年《苏州府志·人物》所载《丹丸方论》,有清刻本藏苏州大学炳麟图书馆,目录、卷端作:伤寒杂症女幼痘科丹丸方论,署为金阊雷升允上氏、谢锷岱为氏同撰,载成方功用,凡八十五方,后有雷云或谢云按语,以释证论治,末附雷允上堂炮制药品目录。

《经病方论》　佚　1741

清长洲雷大升(允上,南山)撰

道光四年《苏州府志·人物》曰:雷大升,字允上,长洲人。父嗣源,官内阁中书。大升幼业儒,既长善医,治疾无不效,尤精于修合丸散胶丹,为当时所珍。善琴工诗,所著有《金匮辨正》《经病方论》《要症论略》《丹丸方论》等书,并刊行于世。

时觉按:雷大升设诵芬堂老药铺,创雷允上药业,丹药冠绝一时。《丹丸方论》当即《丸散膏丹方论》,现存。

《应验秘方》四卷　存　1748

清李宏文撰,冯尧眉(云瞻)集

冯尧眉序曰:自岐黄以来,医家所著方书甚多,有不云经验,有虽称经验而药品珍繁,及为未尝亲试、罔获见闻之真者,率皆猝以示人,未尝有济实用也。余念贫民昧于医学,沦于夭死,故每留心体察焉,凡诸方所试,而简便者悉笔识之。有邻友李君宏文,世习内外杂症,远近著名,余往见其医者,虽疑难之症,无不立愈。伊子得三不幸早亡,而医道无传,余因索其家,得抄本秘方十余卷,因病立方,无不了了。余取一二方试之,无不霍然立效。切思医之一道,实可济世,凡天下之疲癃残疾,皆登诸仁寿,而圣人老少安怀之志,不啻相若也。戊辰暮秋,天雨连绵,书窗独坐,因取遗卷而向所笔拾者汇成一集,合内外诸症,分门别类。至于疥癣之疾、养身之要、服食之宜,亦所不遗,但本意主于便物,故有稍裨于斯民之日用者,亦辙类而附之焉。仍虑其罔知文义,爰为之词,咸近方俗,即医家之语,亦不全采,要在使之易晓而已,因名之曰《应验秘方》。虽云秘而实公之,后之学者幸勿浅近而忽之也。乾隆戊辰年嘉平月,云瞻冯尧眉谨识。

沈钫序略曰:表母舅云瞻冯君,少好岐黄之术,凡药性之导引经络,分配君臣,靡不留心讲贯,所谓物各所好,固以业精于勤矣。而邻友李君宏文,世习内外杂症,夙推神效,朝夕往还,抑且尽契其秘。惜李君既殁,其业不传,因索其家得遗稿若干首,而又纂以诸子百家之成方,汇以时贤已验之异术,盖洋洋乎极天下之大观矣。乃为四卷,分为七十一门,颜之曰《应验秘方》,而后世之疾痛沉疴者,循是卷而行之,无不霍然立效矣。夫达则为良相,不达则为良医,诚以良相调元赞化,泽被生民,良医救病扶衰,功补造化,其用有广狭,其理无区别也。则是集之成,真济时之金针、救世之宝筏。倘其付之枣梨,行将不胫而走矣。乾隆庚午夏六月上旬日,表甥沈钫书。

时觉按:撰辑者里籍不明,有乾隆抄本藏上海中医药大学。

《家藏秘方》　佚　1751?

清昆山赵方郭撰

乾隆十六年《昆山新阳合志·人物》曰:赵方郭《家藏秘方》,治伤寒最验。

《种福堂公选良方》四卷　存　1752

清古吴叶桂(天士,香岩)撰,锡山华岫云(南田)编次

杜玉林序曰:华与余家世为姻娅,华君岫云精通岐黄术,常存利济救人之心,孜孜不倦。向慕吴门叶天士先生为当世卢扁,留心觅其医案,约计盈万,分门选刻,共成十卷,名曰《临证指南》,已遍行海宇矣。壬申岁,又将其《续补医案》《温热论》与平生所集各种经验奇方付刊,以备救急,其愿甚诚。忽于癸秋谢世,其方止刻十之二三,半途而废,见者咸为惋惜。华君好友岳君廷璋不忍漠视,力劝徽苏义商程、叶两君子,授梓完璧,以公同志。一日,汉川程君来蜀,出此编丐余作序。予素不知医,且当公务纷拏,军书旁午,竟不暇及。第展阅一过,了然心目,洵为青囊家不可缺之一书,即卢扁复起,亦不能舍是而别开窔奥。倘于乡陬僻壤,证患奇难,一时罕有良医调剂,备此查考,对症用药,立能起死回生,功效匪浅,慎勿以此编易简而忽诸。乾隆四十年冬小春月,赐进士出身钦命四川按察使司加三级凝台杜玉林撰并书。

嘉庆二十五年《吴门补乘·艺术补》曰:叶桂,字天士,号香岩,居上津桥。父阳生,精医术。桂仰承家学,不执成见,治病往往有奇验。一女子嗜笋,卧病经年如瘫痪,桂投以白凤仙根,病若失。其治痘尤入神,隔牖而嗅,死生立判。其孙痘,媳请视之,始揭帷,即嘻曰:此死气也。不视而出。媳不悦,谓亲其所疏而疏其所亲也。痘卒不治。其他类如此。以故名满天下,凡白叟黄童,无不知有叶天士先生也。

时觉按:即《续刻临证指南》之卷二、三、四。内容:卷一叶氏温热论、续医案,余为各科经验方。

《叶氏经验方》不分卷　存　1746

(原题)清古吴叶桂(天士,香岩)撰

时觉按:收于《汇刊经验方》。托名叶氏经验方书颇多,如清末刊本《叶天士经验方》,民国上海世界书店《叶天士秘方大全》、上海中央书店《叶天士秘方大全》等。

《叶天士秘方大全》一卷　存　1745?

(原题)清长洲叶桂(天士,香岩)撰

汪绍达叙曰:叶天士先生,本一祖传之专门儿科医家也。自受学于王子接,始能贯通各科。先生一生医名噪甚,求诊者户限为穿,国初诸老咸谓先生并无著述,非不能,实无暇也。世传先生著述多种,皆后人所托名,而以最通行之《临证指南》《温症论治》误人最甚,今之谈医者多奉二书为圭臬,转污先生之盛名矣。予早年得先生家传秘诀写本一册,随笔记载,并未加以修饰,细读之,知系先生晚年追记平生所治儿科诸症并祖传心得方法笔之于书,传于后嗣者也。其论症与《内经》、仲景往往吻合,真不愧王氏嫡传,其证一也。其治小儿虫疳诸症,别出手眼,所述祖训家传方法,皆他书所不经见,其证二也。其谓钱氏小儿方每有错误,必非仲阳亲笔,如此之类,非先生不能知之,其证三也。末载治其孙走马疳症,足见此书乃先生晚年所记,其学问阅历并臻精到,非他人草率著书可比。先生负神医之目,及其老也,仅此一卷儿科书,岂非以累世家学不容湮没,故留以嘉惠后人?予以二百年后幸得先生未刊遗书,又何敢湮没不传,使天下知叶氏医学之自有其真者,固在此而不在彼耶。己巳五月,江宁汪绍达。

时觉按:收于汪氏《回澜社医书四种》,名《叶天士家传秘诀》。是书出汪氏之手,而以为“叶氏医学之自有其真者固在此”,未可置信。即汪氏以为证者三,医家谁不如此,自不足为证。

《万应奇效秘方一千五百种》不分卷　存　1745?

(原题)清吴县叶桂(天士,香岩)原撰,民国李愚(古直,景叶楼主人)编次

李愚自序略曰:清吴县叶天士先生能鉴后世医家之失,而重视方术之用,其治病不主常方,方无常药,随症施药,药简而效宏。时人莫测其术,咸以神医称之,不知其术乃得力于方术之所致。民国十六年,余以宦游稽滞华亭,清晨涉足破屋内,以所佩牙签坠落,拨断砖觅之,见砖下有物,掘之获朱漆箧,贮天士手写秘本四大册,署名为《万应奇效秘方》。有题记述此书集录之经过及其功效,遂珍藏之。遍以其方试病者,无不灵验,而余所莅之处亦以此获神君之誉焉。然后知此名医之所以重视方术者,盖有由也。年来杜门悬车,山居多暇,不忍此活人之奇书湮没不传,爰为编次付梓以广流传。或有疑余此书者,余不愿置辩。语云,事实胜于雄辩,当使此书之奇效自白之。民国二十六年五月,景叶楼主人自识。

凡例曰：一、是篇系就所掘获叶天士手写《万应奇效秘方》加以编次，凡原本所载之方概行以类编入，不敢妄有删改，以存真实。一、原本系随手集录，漫无体例，同治一病之方，前后杂出，检阅颇难，是篇概行分门摘出，治一病之方列作一类，一类之中复标明所治之症，前后贯串有序，一检便得。一、原本随方标题，至为纷歧，是篇为统一编制计，稍加删削，以资划一。一、原本埋土既久，颇有漶漫伤损之处，凡残缺之方概从割爱，以免讹舛遗误。一、原本方术，天士自述系得自古代良方及师友秘传，但既经手抄亲验，则功效愈加准确，无论为古方或传授，皆成天士秘方矣。愚虽于古方稍有考证，然未加注明者以此故也，幸恕其疏漏，勿滋疑难。一、原本方术经愚试用，著效者不下千种，概不敢以经验所得增加意见，盖天士此书，功效具在，毋待于缘饰也。一、是篇于每类之前加以病因说明，其中有病状难明者，间于每方之前加以病状说明，以便按病投方，免致良方误用。一、是篇整理编次颇费经营，为利人济世计，不揣谫陋，勉力完成，所分门类及所加说明，难免纰谬，幸识者谅之。

时觉按：又名《万应奇效秘方》，有民国二十六年铅印本四册藏浙江图书馆。内封载“叶天士先生遗笔”，下注：上图乃叶天士先生亲笔题记，系由原书影印者，原书长九寸，宽五寸半，古香古色，洵为难得之秘宝也；有凡例八则；卷端署：叶天士秘本，李古直编订。自序称于民国十六年发现叶氏秘方四册，遂编次付梓，分内、外、妇、儿、急救五门，门下分类，内科门分伤寒、中暑、痧症、霍乱、瘟疫、痢疾等二十九类，外科门分疔疮、痈疽、丹毒、瘰疬等九类，妇科门分经病、带病、不孕、孕病、临产、产后、乳病七类，儿科门分胎病、惊风、痘症、麻痘、疳积、杂症六类，急救门分死伤急救、毒物解救、急症救治、险事解脱四类。每类前加病因说明，每方前加病状说明。

《黄位七十二方》　佚　1749？

清甘泉黄位（位五）撰

同治十三年《扬州府志·人物八》曰：黄位，字位五，甘泉人。先世习医，至位尤精其业，能辨阴阳虚实于疑似之间。从张仲景《伤寒》百十三方外，又制七十二方，往往以一剂获神效。求者络绎相继，时有半仙之号。江都令赵天爵赠句云：“孺子亦知名下士，仙人曾授枕中书。”盖纪实也。

时觉按：赵天爵，乾隆十一年句容县令；十八年，泰州知州。其赠句当于此间。

《经验良方》二卷　未见　1753

清宜良李希舜（慄斋）撰（历官兴化、上海、常熟、太仓）

民国十年《宜良县志·人物志》曰：李希舜，号慄斋。由雍正癸卯举人，丁未中明通榜，授寻甸学正。八年，乌蒙作乱，与州牧崔乃镛协理军务，固守城垣，著有劳绩，为鄂文端公赏识，保题昭通教授。乾隆十年升江南兴化令，捐俸修筑范公堤以御水灾，创立义学以培士类。继署太仓牧，并常熟篆，善政多端，尤尽心灾赈一事，严查户口，亲自散给，慨捐廉俸，煮粥赈饥，士民爱戴。

《宜良县志·人物志》之《方技》曰：李希舜，历任江南兴化、上海、常熟等县知县，太仓州知州，循声卓著。生平尤精岐黄术，著有《经验良方》二卷刊刻行世，贾纶为之序。

时觉按：乾隆十八年癸酉敬修斋刻本藏上海、山东中医药大学。李希舜云南人，宦迹多在江南，故亦录焉。

《洄溪老人二十六秘方》不分卷　存　1759

（原题）清吴江徐大椿（灵胎，洄溪老人）撰，梅里余懋（啸松）录

导言曰：徐灵胎先生医学渊博，有过人之识，于内外科并擅长，其著述已风行海内，惟方法不传于世。殆岐伯有申禁之誓，长桑有无泄之戒欤？昔袁随园欲采其方以活人，卒不可得，此为余群得之于秀水吕慎庵，慎庵得之于王氏孟英，孟英得之于金氏复村，复村即先生之弟子也。阅者珍之。庚午仲夏方公溥识。

时觉按：收于《国医小丛书》，为其第三十四册，扉页作：徐灵胎著，上海国医书局印行；卷端署：《洄溪秘方》，徐灵胎著，余啸松录。单验方汇编，载顺气化痰丸、通神补血丸、攻积破坚丸、来复固真膏等二十六方，实为光绪间余懋啸松所辑而托于徐氏，后附《余氏牛痘要法》《推拿述略》。参看光绪五年《洄溪秘方》条。

《经验方》 佚 1761

清常熟邵恒(道久,咸斋)撰

光绪三十年《常昭合志稿·人物志十一》曰:邵恒,字咸斋,祖籍上虞。少读书,试辄蹶,遂负笈至临安,从老医何某游,尽得其秘。何语之曰:若非尘埃人,异日当以术鸣天下,吾不足为若师。乃辞之行。先是,父以懋迁至常熟,赘于王,居唐市葡萄堰。至是,恒依舅氏居,试其术辄效,人始异之。支塘有倪氏妇患痼疾,投数剂立愈,支塘人挽留之,遂家焉。汪应铨奇其术,言于蒋文肃,挈以入都,名噪都下,至为语曰:二竖憎,请邵恒。人欲荐恒入太医院,会文肃卒,恒亦念亲老,托疾归。迨二亲没,蒋文恪巡抚湖南,招恒往,居五载,复延入都,以恒名荐。召见奏对称旨,授太医院额外御医。以年老,不随班值宿,尤异数也。供奉数年,乞骸骨归。所辑《经验方》《医案》及《手批诸书》藏于家。卒年七十。

时觉按:《经验方》,乾隆五十三年《支溪小志·人物志》作《经验良方》,民国三十七年《常昭合志·艺文志》作《集验方》一卷。蒋溥,字质甫,号恒轩,常熟人。雍正八年进士,历官吏部侍郎、户部尚书、礼部尚书、东阁大学士,乾隆二十六年卒,赠太子太保,谥文恪。

《医方集解论辨》 佚 1761

清常熟邵恒(道久,咸斋)撰

乾隆五十三年《支溪小志·人物志·游寓》卷三曰:邵恒,字道久,号咸斋,浙江上虞人,雍正初侨居支塘。善医术,薄游京师,以蒋文恪公荐,给事内廷,多奇验,授太医院御医,旋引疾归。他郡邑及里中人叩其术者日不暇给,称国工。尝论仓不如扁,谓切脉实学也,饮上池水诞已。著有《经验良方》《医方集解论辨》若干卷。年七十一卒。子松岩,太学生,今家焉。

《医方集验》一卷 佚 1762

清吴江徐继稚(惠南,南郇,集寿老民)撰

同治十三年《盛湖志·书目》曰:《医方集验》一卷钱大培序,吾邑南郇徐先生,仁心为质,耄期称道不乱。所著《续二十四考》,事简而义周,又申之以《体孝》十条,辅之以医方数十。

同治十三年《盛湖志·文苑》之《陈王谟传》曰:徐惠南,名继稚,监生。中年折节读书,性喜吟咏,于乾隆二十七年高宗南巡蒙奖。自号集寿老民。著有《南郇诗稿》。

《纲目类方》四卷 佚 1765?

清武进黄德嘉(瑞峰)撰

时觉按:乾隆三十年《阳湖县志·人物志·方技》载录,无卷数,道光二十二年《武进阳湖县合志·艺文志三》载为四卷。

《叶天士医方集解》 佚 1773?

清无锡华礼贤(裕柔)集解

时觉按:华礼贤,生于康熙辛巳,卒于乾隆甲午。《吴中名医录》据《锡山历朝书目考》卷十一载录。

《河间宣明论方发明》三卷 存 1784

金河间刘完素(守真,通玄处士)原撰,清吴陵纪桂芳(次荷,中纬)注释

时觉按:《联目》《大辞典》不载,收于《乾隆吴陵纪桂芳医学丛书》,为卷一至卷三,有乾隆间稿本藏天津图书馆。卷端署:邑司马万朴村先生点定,吴陵纪桂芳次荷释。内容:卷一,人参散治煎厥证,吴茱萸治瞋胀证,地榆汤治结阴证,利肾汤治解㑊证,柴胡地骨皮汤治口糜证,槟榔丸治虚瘕证,参苓丸治食亦证,防风汤治鼻渊证,等二十六方证及风门三方;卷二,热门三方,寒门一方,积聚门四方,水湿门四方,痰饮门七方,燥门一方,痢门一方,妇人门五方,补养门八方,诸痛门五方;卷三,痔门五方,疟门五方,眼目门九方,小儿门七方,杂病门九方。

《仙芝集》六卷　存　1785

清长洲王昕（菊堂）原撰，长洲徐赓云（撷芸）编次

自序曰：庖牺氏知天而八卦列，神农氏知地而百草尝，轩辕氏知人而藏府别、经络彰，厥后雷公精炮制，伊尹作汤液。大哉医乎！由来久矣。余自少每以施药济人为切，间于论文稽古之余，内外两科，朱黄甲乙，病必抉夫源，治必归于当，或参之古方，或出之异授，凡膏丹丸散，活人无限。爰随笔登志，偶欲生人，固可开卷而有功，一遇急症，即能按方而解救，洵寿世之仙芝也。谨序。乾隆乙巳仲冬初三日，长洲王菊堂书于禄水园。

褚通经序曰：先外祖菊堂王公，于举业外喜诵岐黄家言，盖以医之有济于世也。习之久，遂精其术。经七龄受业时，见士大夫及里中迎视者无虚日，以故日未午辄出，至暮且返，以为常。所治疾往往奇验，然先外祖术既妙，而犹学，夜炳烛，手披前贤著述不少懈。暇时因取古方及所自制方百余通，综而书之，颜曰《仙芝集》，迄今几三十载矣。戊辰夏，撷云六兄编次是集，披阅之下，犹仿佛想见儿时景象也。先外祖本贵介，屡踬场屋而志不少衰，年七十余，经应小试归，呈所作，辄曰未佳，每篝灯拟作，亹亹忘倦。今遗文尚有数篇，亦附于后，以志勿谖。是为序。嘉庆十三年闰五月几望，受业外孙褚通经百拜谨撰。

时觉按：收于《味义根斋偶抄》，《大辞典》《联目》俱不载，《中国医籍通考》著录。

《经验方》　佚　1785

清吴门孙泰溶（学成）撰

嘉庆二十五年《吴门补乘·人物补》曰：孙泰溶，字学成。祖振，自昆山迁于郡城，父鼎钟。泰溶平生好学，不务空言，一以生人为心。尝遍历四川、陕西、湖南、江苏诸幕府，所至必访求民间疾苦，既得实，若疮疡在身，必速去之为快。其于救荒一事，尤竭诚无隐憾。晚集《经验方》，采药草为丹饵，施人多奇效。乾隆五十年卒。

《养正斋良方》　佚　1786？

清无锡华北恒（子方，景南）撰辑

时觉按：华北恒，生于康熙戊子，卒于乾隆丁未。《吴中名医录》据《锡山历朝书目考》卷十一载录；民国二十二年《三三医报》一卷一期周小农《无锡医学书目考》亦载，谓华氏康熙间人。

《方义指微》不分卷　存　1786

清常州杨炜（紫来，槐占，星园）撰

自序曰：凡病有名有症有机有情，因名立方者，粗工也；顾名思义、据症定方者，中工也；于症中审察病机病情，知其机得其情，单刀直入，药无虚设，引经报使，眉目分明，可以为仲景之徒矣。自唐以后，门分类别，见症立方，去古日远，师心自用，君臣不分，佐使合一，方无成辙，良可慨也。仲景立方简括明净，如神龙变化不可捉摸，而其与病情对照处丝丝入扣，毫发不紊，不惟一味变而方义相殊，即分两差而意旨已别，或症同而方异，或症异而方同，学者未明其理，未会其机，未得其情，如云雾中行矣。无怪乎存其方而弗敢用，即用其方而弗获其效也。许学士云：吾善读仲景书而明其意，未尝纯用其方。斯真善读书者。间尝摘其微而论之，以附韵伯《伤寒论翼》之后，好古君子庶有以教我。此书脱稿二十年矣。己丑岁，友生叶南湖曾为予刊刻而禁止其半，后与同志者相酌，屡抹屡更，稿凡数易。丙午岁，来吴门，寓范文正公庄施诊，出以就正于同事诸公，薛子性天欲登之梨枣，诸公皆出资以助，书遂以行。后之留心斯道者能为予改而正之，是予之厚望也。乾隆五十一年七月望后，武进杨炜记。

胡世铨序曰：张仲景以医学显于汉，允足上绍岐黄，下开刘张朱李之心传者，其手著各书惠济苍生，传为世宝，不啻与日月江湖并昭天壤。后学欲为发明义旨，往往附会穿凿，未能揭其精微，其说愈繁，其理愈晦。甚矣！注疏之难也。毗陵杨君紫来于诵读余暇，雅好方书，尤究心于仲景《伤寒论》诸方，取六经之义合之方，复分各方之旨验之症，症之变化无端，方之因应不穷，或佐使分配，或君臣易宜，一味之增减，具有妙义。经杨君摘微阐奥，逐加诠释，汇成一编，名曰《方义指微》。维时顾子雨田、薛子公望，皆以医理噪名金阊，见其书而善之，请以登之梨枣，并求序于余。余本不知医，顾喜其词旨爽朗，理致清澈，洵足以辅翼先贤。迢迢千载，脉脉寸心，此篇之成，其亦长沙所不契乎？因赘数语简端以证懿好。时乾隆五十一年七月既望，梁园胡世

铨鉴泉甫谨序。

《江苏艺文志·常州卷》曰：杨炜字槐占，号星园，清阳湖人。乾隆四十三年进士，改庶吉士，后历任江南柘城知县，江西饶州、南昌知府，广东道员等。工诗，善书，亦通医。

时觉按：《伤寒论》方义诠释，有乾隆五十一年丙午刻本藏中国科学院，卷端署：常州杨炜紫来著，苏州顾文烜雨田、薛承基公望鉴定，表姪郭日墀丹庭校。无目录，内容：伤寒论六经经症、伤寒论方、时令不同治法各异、伤寒论方较。

《攒花易简方》四卷　未见　1789

清古北陈杰(乐天叟)，丰城徐文弼(勷右，荩山，鸣峰，超庐居士)集

时觉按：《联目》载单验方汇编，成书于乾隆五十四年，有咸丰五年乙卯刻本藏苏州大学炳麟图书馆、南通市图书馆等地，还有抄本藏中国中医科学院、上海图书馆、上海中医药大学。《大辞典》谓，分急救门、杂症门、女科门、小儿诸症门、怪异诸症门、内症门、暑痧门、外症门等诸篇，凡百余症，一千六百余方。笔者先见上海中医药大学所藏吴章侯重校抄本，前后无序跋，卷端署：滇西徐文弼原本，歙南吴章侯重校，前有《吴章侯劝行医说》，下注：原本七则，今录其五。所录内容为外科重症、喉症、疔症、流痰流注、乳痈等证治心得，以为似即徐氏《新编救急奇方》之别本。后又见有咸丰五年刻本，为2004年收于《中国古代医方真本秘本全集·清代卷》第64册之影印本，大体同上海中医药大学所藏吴章侯重校抄本，有吴氏自序及潘曾绶序，则知其书经吴氏重辑增补，自与徐氏原本异，内容亦与《大辞典》所述有出入。故笔者窃以为，是书并不存在，所有者乃徐氏原本而吴氏增辑的《攒花易简良方》，参看下条。

《攒花经验方》不分卷　存　1789

清亡名氏辑录

时觉按：有抄本藏苏州市图书馆，前后无序跋，有目录，分列内科37方、女科4方；外科93方，外加十二时辰吹药12方，共105方；幼科15方。合计161方。卷端无署名，抄于“合兴号”方格稿纸，字体工整。

《攒花易简良方》四卷　存　1856

清滇西徐文弼(勷右，荩山，鸣峰，超庐居士)原本，歙县吴章侯(端甫，畹清，攒花)编纂(任职苏州)

自序曰：是书刊自滇西，于乙巳春得之都门携归，偶试数方皆验，因其板字模糊，且其中有方味难觅及猛峻过中之品，爰为删去，每方后注明已验未验，并将吾家送药时奇效诸方附于各证之末，重梓行世，便人采择。此书取其门类详备而治法简易，大旨以救急为主，奇证次之，至若寻常古方亦间列一二者，专为穷乡僻壤或远出仓猝之需。否则体有虚实，证有阴阳，时有寒暑，何能一例治之而竟云活人之书尽于此哉？是贵随方体验以合病机，勿为陈方贻误则幸甚尔。用弁数语而以“易简”名编。咸丰乙卯长至后三日，古歙吴端甫书于吴门之寄庐。

潘曾绶序曰：予与畹清太守同官内阁，知其家居时辄以岐黄之术济人，精于医而不欲以医名，并经理育婴堂事井井有条。兹将之官浙江，以所梓《简易方》属序，舟车仓卒，与贫而无力者遇病叩方，应手而得，皆推广前贤济世之婆心也。而太守之存心爱物，嘉惠闾阎，不于此可见哉？咸丰丙辰秋七月，年愚弟潘曾绶撰。

王士雄曰：歙吴畹清太守，世精外科，以家传秘法刊行寿世，名《攒花知不足方》。业外科者，当奉为圭臬也。又刻徐、陈两家《易简方》四卷于苏州。其凡例首条云：近来无论内外科，一病就诊，先求多衍时日，不肯使人速愈。在有力者虽不惜费，不知病久体乏，受害端由于此；至于贫病，既不能一概送诊，务使早日痊愈，方可自食其力，若亦久延，必至无力调治，奄息待毙，甚且因病废业，举室饥寒，忍乎不忍？愿行道者心存利济，力返积习，定获善报。(《归砚录》卷二)

时觉按：《联目》《大辞典》俱不载，有咸丰刻本藏中国国家图书馆，2004年收于《中国古代医方真本秘本全集·清代卷》第64册，影印出版。扉页作：咸丰乙卯鞠秋，《易简方》，延陵攒花藏板；首载《劝行医七说》，末署：咸丰丙辰立夏前一日，攒花谨识；卷端署：滇西徐文弼原本，歙南吴章侯重校。吴端甫自序下有“臣端甫印”“畹清”二章，《劝行医七说》攒花署名下有“端甫”“章侯”二章，则知攒花、端甫、章侯、畹清为同一人。内容：书分急救、救各种毒、杂症、周身内外全部、各种灵方凡五门。吴承森等撰《皇清诰授中宪大夫例晋通奉大夫候选道署浙江台州府知府随带加四级纪录七次前内阁中书定远县训导癸卯科举人畹清府君行

述》,此行述笔者尚未得见。

《汇集经验方》一卷　存　1791

清五世同堂老人纂辑

民国八年补刻同治元年刻咸丰四年《清河县志·艺文》曰:汪汲《汇集经验良方》与《怪疾奇方》共一卷。

时觉按:载各科百八十病证二百方。收于《古愚山房方书三种》,作者即海阳汪汲,号古愚老人、海阳竹林人。

《怪疾奇方》一卷　存　1801

清清河汪汲(古愚,海阳竹林山人,五世同堂老人)辑

杨光衡序曰:天缺东南,地乏西北,常也。若夫日月星辰或失度而变其象,蓬莱弱水,几可即而遮于风,斯亦奇矣。人生亦小天地,不幸触风雨,冒寒暑,五运六气偏倚,驳杂之厉感而致疾,加以日用饮食之不谨,嗜欲逸乐之失节,忧思抑郁之不裁,血气一乱,腠理皆虚,于是万妄毕呈,众幻咸集,能保养疾之不中于乃身哉?史称实沈台骀为灾,二竖子入膏肓之间,左氏诬夸,几与豕啼石言等,有乎?否乎?奇乎?否乎?然博观近代之书,如主簿虫治以扁螺,武昌献花寺僧自究噎病,得骨化于鹅血,历城穆吏部桂阳疾,额有小人,时时骑驴往来,类皆信而有征。呜呼!疾非奇,吾奇夫治奇疾者,抑治奇疾固足奇,吾特悲夫得奇疾之不能一一以奇方治之也。是安得于书仓中编荟前人辨症之精详,撷其对症之良方,备缓急而广施济哉?辛酉长夏,古愚老人集汉唐迄今诸名家奇疾方如干则,汇为一编,缮写工整,雠校详明,不独耳目一新,其于生人洵非小补云。嘉庆六年辛酉季夏天贶日,平阶杨光衡书。

时觉按:是书收集汉唐来诸名家四十四书中奇疾怪症百四十五种,注明来源而不注方名,后附侯宁极《药谱》。收于《古愚老人消夏录》《古愚山房方书三种》。

《六味地黄丸方解》《八味地黄丸方解》二篇　存　1792

清吴县沈家熊(惟祥,香岩)撰

唐大烈曰:沈香岩,名家熊,字惟祥,受益曾孙,实夫出嗣子。国学生,世居葑溪乌鹊桥东。

时觉按:收于《吴医汇讲》卷十。

《三因方论》　佚　1793?

清江阴姜健(体乾,恒斋)撰

道光二十年《江阴县志·人物三》曰:姜健,字体乾,继祖父医学而术益精。晚年好《易》,于五运六气、阴阳变化阐发甚精,故能投剂如神,决生死不爽。里中业医者多得其指授。

时觉按:《吴中名医录》据姜庚白《姜氏世系表》稿及光绪《江阴县志·人物·艺术传》卷十八载录。有《恒斋公方案》七则收于《龙砂八家医案》。

《脉药联珠古方考》三卷　存　1795

清长洲龙柏(佩芳,青霏子)撰

《脉药联珠汤头合古方复方说》略曰:余纂《脉药联珠》,有云"去古方而合新法"一语,似觉谬妄,然而细心推究《联珠》所定之方,未尝不与古方吻合。夫古人治病有七方十剂,为医门规范,汤液名色虽众,总不离乎《本经》药品之三百六十五味及《别录》所增益之数,统计七百三十味而已矣。夫古制汤液丸散,立医门法则,治病虽有方药模范,不可无增减活变之巧。若以规范人,以方矩病,求其概合,不亦讹乎?况夫人之形貌体色不齐,脏腑气血岂类?虽六淫侵犯相同,其七情感触各别,是病情不能相合。若执古方治今病,不能无阙。故患病同一伤寒而治法百变,用药重轻分两难定。固不可以壮夫之剂投之弱婴,更不可以产妇之汤疗诸武健,是不得不变易增减而后可用。若一经增减即易其名,汤液丸散之名岂胜记诵,使学者不免有望洋之叹。所谓欲指迷津,讹其南北,岂得不误趋向也哉?仆之所纂《脉药联珠》,其脉症既兼,汤剂不得不合,是非用药夹杂也。至于徐之才十剂虽分,而其间如宣则兼轻,补则兼重,通则兼泄,滑则兼湿,燥则兼涩,而及其互变无穷,此又剂之复者也。夫方复已,剂复已,则药味众已,若概行用之,岂得不谓之夹杂乎?故当抽其不急,

用其必需,是在学者临症得宜而已。是以仆所纂《脉药联珠》不遵古方,不订分两,不立汤名者,不但恐欲明反暗,欲简弥繁,正欲使学者抽更变换,以应病症耳。然不免博学君子,指驳仆之谬妄不经,任意杜撰,故又于歌诀之下,注明某某药味合某某古方,而一诀之下,或三或两,并不参差,所以原遵复方之意,以明非不经杜撰之比。余岂好辨哉?亦不得已焉云尔。并附录《联珠》所合古方于歌诀之后,以备考识,非自作赘瘤,画蛇添足也。

时觉按:与《脉药联珠药性考》《食物考》合为《脉药联珠》,并收于《翠琅玕馆丛书》。是书以浮、沉、迟、数四脉为纲,合"奇经八脉部"共五部,先以《脉药联珠》言脉理及相兼脉主病、用药,继以《脉药联珠古方考》附方336首,分别载录方名、来源、主治、药物、分两、煎服法。民国二十二年《吴县志·艺文考三》载录《古方考》四卷。

《医谱》十二卷　佚　1795?

清嘉定沈彤(丹彩)撰

钱大昕序曰:沈子丹彩,吾邑世族,少年弃去举业,独究心医方,五行、壬遁之术,皆有神解。又以为占筮之失止于不验,惟方药主于对病,病之名同也,而或感于外,或伤于内,或实而宜泻,或虚而宜补,疑似之间,毫厘千里,学医费人,为祸尤烈。乃博涉古今方书,分类采辑,辨受病之源而得制方之用,为《医谱》凡若干卷。既成,将付之剞劂,而属予一言序之。予复于丹彩曰:子亦知相马之说乎?昔者伯乐言九方皋于秦穆公,公使行求马,三月而反,报曰:得之矣,其马牝而黄。公使人往取之,牡而骊。召伯乐而让之曰:子所使求马者,色物牡牝尚弗能知,又何马之能知也?伯乐喟然太息曰:技一至于此乎?皋之所观者,天机也,得其精而忘其粗,在其内而忘其外,见其所见而不见其所不见,是乃所以千万臣而无数者也。汉马文渊少师事杨子阿,受相马骨法,及征交趾,得骆越铜鼓,铸为马式,以为传闻不如亲见,视景不如察形,乃依仪氏羁,中帛氏口齿,谢氏唇鬐,丁氏身中,备此数家骨相以为法。夫伯乐之于马,观其天机而已,色物牝牡且不暇辨,而伏波乃斤斤于口齿唇鬐、支节分寸,一一取其相肖。此与皮相者何异?然伯乐世不常有,而相马之法不可不传。将欲使物尽其才,人藉其用,骅骝毋困于盐车,驽蹇勿参乎上驷,舍伏波铜马之式,将奚观哉?古人本草石之寒温,量疾病之深浅,辨五苦六辛,致水火之齐,以通闭解结,于是乎有十一家之经方。此犹伏波相马之有式也。而善医者又云,上医要在视脉,脉之妙处不可得传,虚著方剂,无益于世。此伯乐所云观其天机,不见其所不见者也。今子既精于察脉,洞见垣一方,而复集古今证治之法,为谱以示后人,其有合于伏波之意乎?虽然,按寸不及尺,握手不及足,相对斯须,便处汤药,昔贤所讥,于今为甚。以是求识病之真而不谬于毫厘千里之介,抑又难矣。予将举以告读子之书者。(《潜研堂文集》卷二十五)

光绪七年《嘉定县志·艺文志三》曰:钱大昕序略曰:是编博涉方书,分类采辑,辨受病之源,得制方之用。沈彤,字丹彩,监生,兼精壬遁。

时觉按:吴江沈彤字冠云,号果堂,撰《释骨》一卷,与此沈彤当属二人同姓名。钱大昕,字晓征,嘉定人,清代著名史学家、文字音韵学家,卒于嘉庆九年,与吴江沈彤同时代。

《方书》　佚　1795?

清常熟周王命(令侯)撰

乾隆六十年《常昭合志稿·人物》曰:周王命,字令侯,邑诸生。为人岳岳方格,好谈当世大略、风俗利病。著《田赋水利考》《救荒策》,有《恒河堂诗草》及《方书》若干卷。

《经验简便良方》二卷　存　1797

清毗陵刘烜(瀛坡)辑

自序曰:余尝谓古方无不验者,特辨症未明,毫厘千里之谬,往往以养人者害人,若单方,看似平易,每收奇效。余昔宦黔中,岁己丑,出师滇南,得稽山王氏简便方刻本,藏之箧中。三十年来宦辙遍南北,凡道途仓猝之间,对症查方,施之辄验。因急刊布以广其传,于原本第加刊误,不复删削,所有增补诸方,并非已验不录。又《保产》《慈幼编》,尤为日用居室所不可废,并汇而梓之以公世。嘉庆丁巳孟秋,毗陵刘烜瀛坡书于霞漳节署。

孙日烈序曰:夫人有百病,天生百草以剂之,而寒热燥湿之必时,君臣佐使之必辨,斟酌尽善,良工心苦。

证治类方诸书，汗牛充栋，要各有其意旨之所存，而浩繁卷页，携带维艰，此前人有简便良方之刻也。姚君晓珊于江南袁浦得《经验简便方》二册，为毗陵刘瀛坡先生所刊，携以来粤者有年矣。时则赵君诚甫、张君梅溪、朱君服斋及烈同宦粤东，偶检是册，咸推精选，共思捐金重刊，重行于世，用成善举。惜卷页残缺业已过半，姚君等以烈确知医理，属以校正之役。惟思泥古方者不可以为良医，而舍古方者尤不可以为良医，合数十百人之著述，而取其百发百中者刊存之，则人获一编，虽道途之间鲜遇良医，而枕秘攸存，按方可服，此非利己利人之大者乎？爰不辞固陋，细为补缀，并增以经验数十方，聊以共事云。时道光十有七年岁次丁酉季夏之月，武林孙日烈海珊氏谨序。

刘遵陆后序曰：同邑庄书年先生辑《保产》《慈幼编》，足广天地大生之德，顾惜其刷印不多，流传未遍，曾历燕、齐、闽、浙，竟不一见。今夏家君汇辑经验诸方，捐廉付之剞劂，复以是编命加校雠，诚保抱提携厥妇子之意也。余按保产方诸本各有所载，今将胎前产后方药悉编入《保产篇》，以便翻阅。至《慈幼篇》内只摘其保赤要言，并婴儿初生诸法，其原本稀症、解颅良方，悉编入《经验方》，以次胪列，似与原本离而二之，实则摄生之方合而一之也。是为序。嘉庆岁次丁巳孟秋，涧楠刘遵陆辑于丹霞书院。

时觉按：初刊于嘉庆二年丁巳，有道光十七年丁酉两广督署重刻本藏上海图书馆、上海中医药大学，《联目》误以道光十七年为成书时间。

《宁寿堂经验济急丹方》三卷　存　1798

清葆寿集诸同人辑

葆寿诸同人序曰：旧秋，诸同人既重刻何铁山先生所辑《寿世编》之余，复采古今经验方为《葆寿集》，遂并二书而一之。第思《寿世编》于施济丸散诸方殊未之及，而《葆寿集》卷帙稍繁，印送较费，兹于二书内摘其尤切要而可资济急者为三卷，就正有道，并以为前二书之嚆矢云。嘉庆三年孟夏谷旦，葆寿诸同人识。

凡例曰：一、所重刻《寿世编》系悉遵照原书，是刻虽删繁就简，间亦小有润色，期于一览了然。一、《葆寿集》所辑诸方，其时随见随录，兹乃按方修制，对症疗治，临机制宜，稍为变通，故与前书字句小有异同，然问途必于已经，则是刻尤足征信云。一、是刻增辑方剂诸说为前二书所无者，以亲增二字别之。倘乐善君子或广为布送，或翻刻流传，更增高论名方以宏利济，实所切望。一、每方上各以一圈别之，似觉醒目。葆寿集诸同人谨识。

凡例又曰：一、是刻初拟仅辑上下二卷，及既刻，乃复增入中卷，虽卷帙寥寥，似已足资济急。中卷诸方多系新增，并记于此。一、是刻散疔膏、硃砂膏诸方实为诸书所无，屡经奇效，幸勿忽视。一、《葆寿集》之回生丹、三黄宝蜡丸颇著神效，因药赀过重未录，且为僻地而设，故单方中无珍贵之药。一、朋好惠示新方及得之秘本，其尚未经用者，列之备考。季夏之望又识。

时觉按：单验方汇编，扉页：《济急丹方》，道光十九年己亥重刻；凡例、卷端：《宁寿堂经验济急丹方》，有苏州三槐堂本藏上海中医药大学。《联目》《大辞典》作沈元龙等纂辑，然序、凡例、各卷端均署为葆寿集诸同人辑，未见沈元龙署名。《联目》另载有嘉庆三年宁寿堂刻《济急丹方》藏南京中医药大学，为是书初刻本。

《验方摘要》四卷，附《补遗》一卷、《续增》一卷　存　1799

清毗陵周履端(临庄)撰，同里吴簪(竹坪)编

时觉按：前后无序跋，卷一内科通用四十七方，卷二外科疮疡五十八方，卷三外科损伤十九方附眼科方，卷四应急杂治六十四方，补遗六十二方。嘉庆四年己未清慎堂刻本藏中国医科大学，次年有周氏古郯官署刻本藏南京中医药大学，另有抄本藏中国中医科学院。

《普济应验良方》八卷　存　1799

清金陵德轩氏(容山)辑

自序曰：《静耘斋集验方》八卷，救治良法，无证不备，行世已久，人所共珍。今于原集中择取简要诸方，录为一册，间有依他书补入者，要皆屡经效验之方，汇付枣梨，量力印送。知乐善君子见是书，其利济之心不能自已，当必同印广施，遍救疾苦，则斯刻之幸也。时嘉庆己未仲春。

王锦文序曰：壬辰岁，余既重刊武林毛枫山先生所辑《养生经验合集》矣，而金陵德轩氏《普济应验良方》一书，分门别类，无病不收，试其方良验，不亚《合集》之治便而效速。爰重镌一板，与《合集》并存郡城婴

堂，以便刷印施送。原序、自序悉遵原本，示不敢掠美也。刻竣，为记其缘起如右。道光癸巳冬十二月，南汇王锦文谨识。

时觉按：又名《普济良方》。采选《静耘斋集验方》编成，道光七年又予增补，共载方七百首，收于《寿世汇编》。《静耘斋集验方》，清临桂黄元基字澹园撰辑。《中国医籍考》卷六十六载“亡名氏《静耘斋集验方》八卷，未见”。今有嘉庆四年刻五卷本藏中国中医科学院、上海中医药大学，述内科杂症成方，末附灭虱、治食、辟谷、兽医诸杂方。

《医学钩元》四卷　佚　1800

清上海陆南英（超亭，千士）撰

同治十一年《上海县志·人物四》曰：陆南英，字超亭，精医，著《医学钩元》四卷。

民国十一年《法华乡志·艺术》曰：陆南英，号千士，父思诚，录《文苑》。南英太学生，自幼多病，弃儒就医，年四十后名闻遐迩，一乡称善。道光二年卒，寿八十。

《经方合璧》十卷　佚　1803？

清吴江汪鸣珂（纶宣，瑶圃）撰

道光二十年《平望志·文苑》曰：汪鸣珂，字纶宣，号瑶圃，同知琥子。

光绪九年《苏州府志·艺文三》曰：汪珂字宣纶，琥子，上思知州。

时觉按：汪琥，吴江县平望人，乾隆时官“赠朝议大夫附贡生讳揀长福建漳州府南胜同知候选郎中”，与康熙时长洲名医汪琥同名，自是二人。其子汪鸣珂，官广西知州，遂家桂林。能诗词，善书，工画山水。

《古方汇精》五卷　存　1804

清爱虚老人辑

自序曰：《难经》云：望而知之谓之神，闻而知之谓之圣。神圣之精意不可得而传矣，然医之道备乎阴阳气化，尽物性以尽人性，而显著者则在方书。慨自《青囊》未传，《肘后》未得，而古方之流播于世者亦皆难阐其精焉，而莫谓无精之可阐也。且夫上药养命，中药养性，下药治病，治病之药苟不通性命之故，则病亦安可治哉？然则病之治治以方，而养命养性，所谓方之精也。嗟乎！《灵枢》《素问》非不载籍极博而为人所乐称，第恐得其粗而遗其精，而古人之良法美意不能面稽于千百载以上，则亦如广陵散之绝而不弹已。惟能得乎其精，则方之极奇辟者固以精而得精，方之极平淡者更以不精而得精，况由参考诸方，推求善本，是又合古人之精而得精，并精古人之精而为精，此所谓汇精也。昔孙思邈有《千金翼方》，陶弘景有《集验》五卷，皆流传后世，获济甚多。施药之功，又不若刊方流济之功为最大，是编颜之曰汇精，即谓孙氏之《千金》，陶氏之《集验》也可。爱虚老人序。嘉庆九年岁次甲子二月，京江尊仁堂刊。

凡例略曰：一、古今方书汗牛充栋，经验方本刊刻亦多，兹于各方本择其屡效屡验者，分内外妇儿四门，又附奇急一门，共五卷，名曰《古方汇精》，付之枣梨，公诸当世，挂漏之讥，固所不免。一、内外诸方，妇儿通用，其有专属妇儿者列为专门。至妇人胎产，小儿初生，尤为紧要，特采录《达生论》《变蒸考》于后。一、奇急一门，症非常见，仓猝奇险，迟则难救，故遍采诸方以尽周急之义。一、是编所录之方，俱系参考诸书，择其善本，详加校订，以免讹错，采用者切勿妄议加减。一、是编分定目录，编定号数，其有一方兼治数症，一症参用数方者，各于汤引下注明见前见后某门某类某号，以便查阅。惟奇急一门，有形症无名目，未列号数。

时觉按：载三百四十方，收于《珍本医书集成》。嘉庆九年京江尊仁堂刊，则爱虚老人或为京江人。

《医学折衷论》十卷，《何氏十三方注解》一卷　佚　1804？

清丹徒何游（澹安）撰

嘉庆九年《丹徒县志·方技》曰：何游，号澹庵，金绣子。生而颖悟，过目不忘。念先世彦澄、仁源、绳源诸公皆以医学著名朝野，虑家学之或坠也，苦志习医。家藏医书甚多，无不悉心讨究，兼通内、外、针灸诸科，脉理医方别有神解。于是声名大振，四方争延致之，凡经诊视，立奏奇效，车轨马迹遍历九省。性好施与，尝屡致万金而辄散之。尝曰：医家以空手取人财，不用之于施与而安用耶？著有《医学折衷论》十卷、《何氏十三方注解》一卷、《医案》四十卷。子修业，号学庵，克传家学，声名不亚于父。

《编选良方》,《传家秘方》 佚 1806?

清无锡邵纶锦(晴江,香谷,补楼)撰辑

时觉按:邵纶锦,晚号补楼,生于乾隆乙亥,卒于嘉庆丁卯。《吴中名医录》据《锡山历朝书目考》卷九载录。

《医方证绳纂释》 佚 1807?

清吴江孙登撰

时觉按:乾隆二十八年《儒林六都志·著述》载录。

《普济方》七卷 存 1809

清毗陵孙君摘编

时元福序曰:范文正公有言,不为良相,必为良医,医能救人,其功为甚普也。顾药进于医手,其理非可轻言,而方传于古人,其效确有可据。昔扁鹊遇长桑君传以禁方,葛稚川有金匮秘方、肘后急要方,孙思邈得龙宫秘方,皆以普济天下后世。今其方不尽传,间有载入医书者,卷帙浩繁,真赝杂糅,后人无由辨取。乡里之间名医既不可得,而猝有死生呼吸,若胎产、喉风、溺死、缢死、犬咬、蛇螫之类,急切不及延医,多致殒命。他若痈疽等毒,初时不治,拥肿溃烂,痛楚不可胜言,以及火烧、骨骾、夜啼、齿痛诸杂症,亦往往辗转呻吟,仓皇无策。斯时设有以良药投之,以神方告之,死者苏,痛者止,不犹解倒悬而肉白骨乎?吾乡有孙君者,心为悯之,裒集秘方如干,汇为四卷,分为四门,一曰胎产,二曰危急,三曰疮毒,四曰拾遗。凡所录者皆故老流传,名医口授,屡试屡验之良方,其试之而不效者,概不载入,不敢以遗误后人也。因复与同人捐赀刊板而广传之,名曰《普济方》。盖诸君特为之倡始于一乡一邑,而同志之士广为传播,并可以遍天下及后世。俾得家藏一篇,按方而治之,无不应手立效,其所济者岂复有量哉?昔陆宣公晚岁家居,留心医术,凡有秘方,必手抄之以为活人之具。今诸君乃刊行之,俾传诸世,其心即宣公活人之心,而其功则倍多矣。世之仁人君子倘有如诸君子之用心者乎?尚其续而传之,并相与踵而增之,是则余之所厚望也夫。时乾隆岁在丁酉仲秋朔旦,毗陵月圃时元福谨序。

王维梅小引曰:尝思经验良方刊刻流传,是亦济人之一端也。余于壬子秋初,自莱芜至泰安书院访陈君立方,见案上堆积是编,叩之,则泰安郡太守徐大榕先生刷印施送以济人也。余取二本藏之巾箱,至乙卯冬回家后,凡遇病者,披阅是编,按方治之,无不立效。有志刊刻而苦于无赀,言念及此,未免怅然。去年秋,适与郁君质庵言及是编,郁君慨诺捐赀,余即托同里沈敬亭、顾斗垣二子照本录清,复得社友陆龙九相助校正付梓,将来济世救人之功其可量乎?夫郁君生平乐善好施,其本性也,兹复独任刊刻是编,他日仁人君子见是编而信其有效,捐赀刷印,传及远方,拔难救灾,德非浅鲜。此非特余与郁君所深慰,即徐公有知,岂不欣然大快乎哉?嘉庆己巳仲夏,武原王维梅书于听竹轩。

时觉按:《联目》《大辞典》俱不载,《中国医籍考》亦不载,日本内阁文库藏清嘉庆十四年刻本二册,2016年中华书局收于《海外中医珍善本古籍丛刊》第185、186册,影印出版。扉页:嘉庆己巳重镌,叶天士先生鉴定,《普济良方》;卷端题名《普济方》,无署名,署“摘取古传,悉皆神验”八字;原四卷,为胎产、危急、疮毒、拾遗四门,嘉庆刻本作七卷,拾遗门分为口耳等症、手足等症、寒暑等症及治疟奇方四门。

《丛桂堂集验良方》一卷 存 1809

清毗陵丛桂堂居士编

自跋曰:曩刊《集验良方》,得之秘授者多,间复参以古方,嗣是屡加增刻,虽略分门类,而错综处究未能画一也。谚云:千方易得,一效难求。兹所刻者,非曰夸多实效,方之不敢秘匿耳。阅者幸无忽焉。丛桂山房谨跋。

时觉按:正集书口作《集验良方》,分通治、急救、解毒、内、女、幼、外科七门百六十八证,录二百八十九方;续集卷端题《续经验良方》,书口作《良方》,无解毒门,列六门六十二证六十七方。嘉庆十四年常州守愚堂初刻。汪和鼎收于《毓芝堂医书四种》,扉页作:嘉庆十七年壬申新镌,《丛桂堂集验良方》,板存常州府城内双桂坊守愚堂汪宅,听凭携料刷。

《经验百方》一卷　存

清毗陵丛桂堂汪君原撰，毗陵一真子编

自序曰：谚语云：千方容易得，一效最难求。予注释《第四殿慈王玉历章句》云：家藏良方，秘不传授，该入小地狱之罪。正思购选良方，有友人大昭孔君携书一册，谛阅全部，乃本郡丛桂堂汪君一片婆心，集成良方。内采取便、贱、验三者，男妇、内外、大小、急救百方。虽有其方，觅惟难，故为不便；方中若用参桂贵品，无力者侧目，故取乎贱；方有万千，不效徒费工炭，故取乎验。此择百方，居家玩索，凡有百病，应以百方，汪公之功也。毗陵一真子识。

时觉按：录保产万应方、加味芎归汤、佛手散、生化汤等验方一百首，为《慈恩玉历良方汇录》卷四，撰辑人亡名。有民国北京琉璃厂文馨斋刻本藏中国中医科学院，1993年中医古籍出版社收于《珍本医籍丛刊》，排印出版，为《百病经验一味良方》之一部。

《景岳新方歌括》一卷　存　1809

清锡山吴辰灿（鹤山）撰

自序曰：景岳之有新方，诚纯粹以精者也。补、和、攻、散、寒、热、固、因八阵之设，悉依编次古方之法，窥其制方用药之意，有足与古方相表里而并发前人所未及者。所以业医者莫不潜心体玩，奉以为宗，几等于《肘后》、《千金》，俱为枕中之秘矣。顾方计以累百，博闻之下，强记颇难，余因仿汪讱庵先生古方歌括之例，而以韵语编之，方系以歌，备载诸药，兼述治疗，使当日用意精深处显然共明。虽语愧不文，未免贻讥谫陋，然足为以事景岳者辟其易简之路。若熟读是歌而能提纲挈领，触类旁通，予以应变无穷，博施济众，庶无负仁人之术云尔。是为序。嘉庆岁次己巳孟春之吉，锡山吴辰灿题。

时觉按：嘉庆十四年己巳尽心斋初刻，光绪间又有重刻本。

《医方论解》　佚　1814？

清上海张以恺（林菁）撰

嘉庆十九年《上海县志·志人物》曰：张以恺，字林菁，洋泾人。聪敏喜记诵，师施不矜。业医，颇用李杲法。曹锡寓幼时痘将死，命置釜甑片时，以虱杂棉絮拥之；一僧喉闭三日死，以鸡毛蘸桐油搅之，出痰如饴，皆活。以恺又好奕。居家俭，而遇贫者病，尝助药资。年八十九无病卒。著有《医方论解》《林菁医案》，辑《名家棋谱》。

时觉按：嘉庆二十三年《松江府志》卷六十一作《医论解》。

《经验良方》　佚　1814？

清上海平希豫撰

嘉庆十九年《上海县志·志人物》曰：平希豫者，善用秘方，时称“平怪”。辑《经验良方》。又有夏泽生，俱以善医名。

《山居济世方》不分卷　存　1817

清丹徒戴辉撰辑

自序曰：古今方书之多，汗牛充栋，举不胜举，孙真人之《千金方》卷帙浩繁，往往一病列数十方之多，无所适用，斯为憾事。余家在前明隆庆间即以医为业，至今已八世矣，先人手泽，荡然无存，纵得之零缣断简，亦珍如拱璧。余业此有年矣，奔走江湖间数十年，平生手集验方若干则置行箧中，稍加整理，已成巨帙。究来其源，有得之先人遗墨，有街巷里闾父老遗闻者，有业斯道者传授，有田间识敏农夫农妇之口论，文章间有采至前人，但选择谨严，未敢滥竽充数。呜呼！余老矣，将数十年间手集验方汇集成册，命名为《山居济世方》。病者无须求医，按症寻方，莫不效如桴鼓。书成，记其始末如此。是为序。时在大清嘉庆二十二年秋，丹徒戴辉识。

时觉按：有抄本藏辽宁中医药大学，2009年收于《中医古籍孤本大全》，影印出版。据自序，戴氏自明隆庆起八世业医，至清嘉庆二十二年，已历二百五十年，积累经验，搜集遗闻逸论，汇纂成书，《联目》定是书成于1510年，谓有嘉靖三年甲申刻本，似有误。

《醉经楼经验良方》一卷　存　1818

清金山钱树棠(憩南)辑

自序曰：余家自先大人虔制玉枢、梅花等丹施送，伯兄继之，渐次增广，迄今垂五十余年矣。余曩检青麟丸方，每思修合，复虑其制之浩繁而效之莫必也，遂不果。壬申夏，游吴门，友人浦逸夫以丸暨方授余，曰：此药屡试屡验，君家可制。及归而施诸病者，辄见奇效。因出《经验良方》，合之孙、袁两君所刊，按法虔制。频年以来，惟外科一门未尝轻试，其余诸症，效难殚述，诚有如孙、袁两君所称者。余乃惧流传之未广也，爰为校正，以付剞劂，并录两君之说而自叙其大略云。时嘉庆二十有三年岁次著雍摄提格皋月，金山钱树棠识。

孙星衍序曰：内府传有十五制大黄丸方，家大人每岁如法制成以施病者，不论何疾，一服辄愈，因刊行以广其传。昔家真人思邈，少婴羸疾，博究医术，撰《千金方》《千金翼方》，集医学之大成。星衍亦病俗医不学，喜搜罗医方古书，订证《神农本经》三百六十种，刊宋本《华氏中藏经》，然试之治疾，惟制大黄最神效。大黄于《本草》为下品，而无毒无所畏，《本经》称其主下瘀血、血闭寒热，破症瘕积聚、留饮宿食，荡涤肠胃，推陈致新，通利水谷，调中化食，安和五脏云云，张仲景治伤寒多用之。宋人法帖载唐张旭草书云：忽肚痛不可堪，不知是冷热所致，若服大黄汤，冷热皆有益。据此，则知大黄不独治热病，今俗以寒疾不宜服大黄者，非也。古人以单方治疾，或以数十种药合作丸散，兼治各种疾，如华佗书所载万应丸；或用汤液，则出于伊尹及张仲景，必有一药为之君，配以臣佐及使，分量按五行之数俾行五脏。今人既不解诊脉，不知疾在何所，因试之以药十余种，轻重任意，不得主宰，不按古方，疾既委顿，乃复以药治药，故汉人有不服药为中医之论，岂不然乎？病有汗吐下三法，而汗吐辄耗元气，致损食啖，惟下之速愈，而大黄奏效尤神，陶隐居谓其有将军之号。且经十五制，其性已化，多从小便下达，不致泻利，是以塞外求大黄，比于中原之求人参。而此制大黄方，亦自都下通行海内，但俗医恶其速效，曷抑之，率称不可服。因为考古叙其证验云。阳湖孙星衍序。

袁体乾序曰：窃闻人之疾病，多生于风寒暑湿；医者用药，不外乎攻表和补。古人立方，各审其病之所自，病风者治以风药，病寒者治以寒药，暑湿痰食诸症，各从其病之所重，用其药之所宜，加以君臣佐使，立一方以疗一病。后世名医又随其人之气质强弱而加减之，应手奏效者固多，失手无功者不少，如以一方兼内、外、男、妇、儿科而治百病，未之有焉。余少时与项君修远先生交，适病痢，承馈青麟丸，服之而愈，并赠《同寿录》一帙，载有是方，开列汤引，通治百病。遂照方虔制，施送病痢之人，余病不敢妄试。癸丑冬热春寒，积雨阴湿，疟痢甚众，乞药者络绎不绝，佥云服之即愈，甚有疟痢并剧者，服二三丸亦愈，兼有病黄疸痧、肺痈、喉症、蛊胀、痰迷、颠狂、遗精、白浊、鱼口、脏毒、大小肠痈、小儿疳疾、惊风，无不奏效。妇人久不育，服之而孕，又有疹子发不出及发出而复陷者，亦无不愈。噫！异矣。予阅是方所配诸药皆平淡无奇，其疗病何如是之多而功之溥也？细审大黄之性峻猛，侧柏叶之性平和，大黄破血，侧柏叶凉血生血，经以十五次蒸熟，峻猛者化为和平，败坏者变为滋养，所配诸药，虽甚寻常，用以治积滞，去风痰，清暑祛寒，除湿降火。如以桃叶杀虫，桑叶明目，槐叶败毒，全藉大黄冲坚破阵之性，统领诸药入脏腑、剔诸疾，莫不各尽所长，扫除一切邪垢，屈曲从小便而去，且有五谷六汁扶其元气，诚所谓攻补兼备、和表并至者也。方只一而百病皆治，药不多而功效如神，此非仙人之方何能如是乎？余百试百验，深信不疑，立愿虔制，遍施贫病，第恐所施不广，谨将制法汤引详细刊列，布告海内仁人，如法制送，是亦利己利人之一事，并不负仙人救济之苦心云尔。山阴古愚袁体乾识。

钱培荪《金山钱氏家刻书目》曰：《经验良方》一卷，系先伯祖憩南公手辑，嘉庆二十三年梓以行世。讵遭兵燹，原版尽付劫灰，遂使先伯祖惓惓寿世之苦心几于湮没，廉甚恻焉。因广为搜求，去秋始购得印本，详加校勘，重付剞劂，工竣识之。时光绪二年五月，姪孙廉谨跋。

时觉按：以内府秘授青麟丸与家传验方合编，载方二十首，嘉庆二十三年醉经楼刻，上海中医药大学及浙江省中医药研究院有藏。

《简捷桂方》　佚　1818？

清松江姚光明撰

时觉按：嘉庆二十三年《松江府志·艺文志》载录。

《医方集解》 佚 1820?

清无锡李炯(东山,山泉)撰

《江苏艺文志》曰:李炯,字东山,号山泉,清乾嘉间无锡人。卒年六十三。

时觉按:《江苏艺文志·无锡卷》据《锡山历代书目考》卷十一载录。

《枕中秘》 佚 1824?

清苏州卫泳撰

时觉按:道光四年《苏州府志·艺文五》载录。

《增补急救方》不分卷 未见 1831

清苏州姚德丰(稔斋)辑

时觉按:道光十一年刻本藏安徽省图书馆,扉页言"道光辛卯年秋镌,板藏苏州姚寿春堂",分十五门,载七十九条急救方法,末附《总按》,述预防轻生之法。此即《增补洗冤录急救方》,不分卷,可入《法医门》。

《外台方染指》一卷 存 1833

清昆山潘道根(确潜,晚香,徐村老农)摘编

自题词曰:仲景伤寒方法虽大备,然主于冬月之伤寒,河间之热论主于夏热,后叶香岩之温热主于春温,薛一瓢之湿热主于夏湿,似乎备矣。但冬春寒温之交,春夏湿热之交,有异气为患,类发斑疹而又与疫大异,后人舍之不讲,此《外台》《千金》诸方多有之,惜乎千年暗昧也。闻嵺城姜秋农丈近日为撰集,异时当抠问之。咸丰二年四月小尽日晨,起观未记,徐村老农根。

自跋曰:《外台秘要方》四十卷,唐郿郡太守王焘撰,自为序天宝十一载也。其书博采诸家方论,如《肘后》《千金》世上多有之,至于《小品》、深师、崔氏、许仁则、张文仲之辈,今无传者,犹间见于此书。大凡医书之行于世,皆宋仁宗朝所校定也。按:《会要》嘉祐二年置校正医书局于编修院,以直集贤院掌禹锡、林亿校理,张洞校勘,苏颂等并为校书官,又命孙奇、高保衡、孙兆同校正。每一书毕即奏上,亿等皆为之序,下国子监版行,并补注《本草》,修《图经》《千金翼方》《金匮要略》《伤寒论》,悉从摹印,天下皆知学古方书。呜呼!宋朝仁民之意溥矣。根素喜方术,暇日从同学张若木秀才所借得郑氏刊本读之,因摭录一卷以备疏方之用,名曰《染指》,亦尝鼎之一脔之意云。道光十三年夏月,梅心老农潘道根确潜甫偶识。按《唐书·王珪传》,珪孙焘性至孝,为徐州司马。母有疾,弥年不废带,视汤剂。数从高医游,遂穷其术。因以所学作书号《外台秘要》,讨绎详明,世宝焉。

时觉按:摘《外台》三百六十余方,分伤寒、温病、黄疸、疟、霍乱等三十门,分析与仲景方之异同。有抄本藏南京图书馆,封面有潘氏自题词,卷端署饭香老人潘确潜偶钞于娱拙斋。

《医方集要》一卷 未见 1835?

清无锡陶塘(宪章,静安)纂辑

《江苏艺文志》曰:陶瑭(1777—1835),原名滢,庠名鸿基,字宪章,号静安,清无锡县人。贡生,通医。

时觉按:《江苏艺文志·无锡卷》据《锡山历朝书目考》卷九载录,笔者未见。

《医方》 佚 1837?

清如皋姚国乾(献可)撰

道光《白蒲镇志·人物》曰:姚国乾,字献可。远性逸情,不以功名为念,故才学优长,仅老于上舍生。凡天文地理、诸子百家,无不涉猎。多蓄肘后奇方,愈一疾,活一人,则欣然色喜。尝取春秋列辟、战国群雄,以及历代之窃号割据者,编年纪月,具载首尾,合之则为一部,分之则各成子史,名曰《考古编》,共四十卷。又著《天文书》二卷、《舆地综录》二卷、《珍宝录》一卷、《花木谱》二卷、《食诗》二卷,《卜筮》《医方》若干卷。所绘《乾纬》及《周天全图》,细究毫发,朗若列眉,粗心人尤无从着笔。园居数十年,移花养竹,别酒评泉,一时高士幽人远道来访者,户外之车常满。至今追溯遗徽,皆叹为陈华亭、赵寒山之流亚也。

《证治主方》一卷 佚 1840

清镇江蒋宝素(问斋,帝书)撰

时觉按:光绪五年《丹徒县志·艺文志》载录。

《千金方管见》 佚 1840

清长洲徐锦(炳南,澹安)撰

时觉按:光绪九年《苏州府志·艺术二》卷一百一十曰:徐锦,字炳南,长洲人。少学医于顾雨田,顾为伤寒大家,从游甚众,锦独得其传,治疾多奇效,名与顾齐。顾有遗孙大田,即从锦学,亦有医名。锦搜罗医书最伙,尝著《千金方管见》,辑《奇病录》各若干卷,又校刊宋郭雍《伤寒补亡论》及近人尤在泾《金匮翼》、孙从添《活人精论》、邵步青《温疫论》等书。余事能诗通琴理。子龙翔,字召南,孙淓,字承南,能世其业。与锦同时有张容庭、外科陈莘田,皆医名卓卓者。

《集验良方拔萃》二卷,《集验良方拔萃续补》一卷 存 1841

清恬素氏辑

夏世堂序曰:古之人有兼人之具,故无内外科之分,分之自唐宋始,于是作者如林,著述充栋。然非有秘授神传,伎俩亦无可观。盖疮疡痛苦,有无量烦恼,而秘药灵方,竟有非情理可测者,用之得当,能定痛苦于顷刻,消诸毒于无尽,此力量不可思议矣。间读周栎下侍郎《书影》,谓欲聚散记杂录中遗方轶事汇刻之以寿世。盖古之人,苟非一一经验,不敢率尔操觚,其功与刻无益之书有间。然《赖古堂丛刻》中并无其书,或侍郎有志而未成欤?余承乏云间,尝与黄省斋先生言之详矣。兹改铨山海关通判,迎养家君重来吴下,省斋先生出是书索叙,云系同志友所汇集其曾经屡验诸方,锓板以广传济者,因识数言为之序。道光二十一年闰月下浣,建宁玉甫夏世堂撰。

陆增祥序曰:庚戌秋,余乞假南旋,过吴门,憩于树萱居。偶于案头得是编,因而阅之,知为恬素氏旧辑本,后复随时补刊,其采择益精,其疗治益备,诚济世一片婆心也。夫方肇自《内经》,衍于仲圣,嗣是《肘后》《外台》《千金》《圣惠》诸书不一而足,然执古方以治今人,或未足以穷其变。后贤法制推阐,因时制宜,往往神妙莫测。是书所刊,悉皆应验,树萱主人因偕乐善诸君子广为印送,历数年无倦,达数省辄行。凡乡僻闾里、逆旅舟车,得是编者不且无医而有医乎?其功亦曷有量哉?余故乐得而扬扢之如此。道光三十年岁次庚戌冬十月,太仓陆增祥书。

自跋曰:余素不谙岐黄,惟暇时辄喜翻阅,心窃慕焉。每见有立能起死回生、药到病除之方,随时摘录,闻有灵药妙方为人人所传播者,必求而得之,不惜辛劳,购选药品,虔制备存,遇疾辨症,按方疗治,无不应手立效,已历有年矣。第恐良方湮没,编次成帙,质之黄君省斋,志与同好,为余校勘,且怂恿剞劂,因力绵未能开雕,乃商于同志,乐而付梓,名曰《拔萃良方》。谚云:施药不如送方。盖药仅济一隅,方更可广布广传。卫生之宝,当与同仁共之,余岂可独秘箧笥哉?故将生平所亲自试验若干方,和盘托出。其中之最神效者,方上刊三圈,得心应手者二圈,见于他书,并友人所传而未经亲试者无圈。刊既竣,爰记其颠末于简尾云。道光二十一年岁次辛丑迎夏日,恬素氏识。

谢家福按曰:是编于咸丰九年春,由寄沤氏翻刻于苏,书乃大行。先君子辑《集腋》《合璧》时尚未及见也。所载三圈二圈应验诸方,先妣张太淑人试之辄效,因选存若干方付梓流传。光绪乙未春,谢家福识。

时觉按:以外科为主,分十二类载二百方,后附《补遗经验良方》三十一首。谢家福收于《桃坞谢氏汇刻方书九种》,其先君子即谢元庆,字肇亨,号蕙庭,辑《良方集腋》《良方合璧》。恬素氏籍贯未明,由诸序跋知其生活于苏州一带,故当录之。

《拔萃良方录要》不分卷 存 1841

清裕德堂、树护室辑,吴县金忆祥抄录

时觉按:为《集验良方拔萃》节录本,有抄本藏中国中医科学院。封面署:道光二十一年,裕德堂、树护室同辑,宗景慕思书屋录,咸丰辛酉吴县金忆祥录于江右丰城。首恬素氏《拔萃良方原叙》,加署:咸丰辛酉清和月,吴县金忆祥手书于江右丰城之篠塘客舍。

《良方集腋》二卷　存　1842

清吴县谢元庆(肇亨,蕙庭)辑

顾承序曰:医为仁术,功与良相等,然而精其业者,不可数遘。世传古方,又或不宜于今,求其十全为上如《周官》所云者,戛戛乎其难之矣。唯一二丹方,往往有奇验者,然亦不可以得,得之,又或秘而不出。人遇骤病,不及诊治而毙者,实为可悯。谢君蕙庭念切痌瘝,留心于此已二十余年,所集丹方积有若干,欲汇而梓之以济世,洵胞与之盛心也。夫人疾苦在身,不啻陷于水火,有能拯而出之,其德之存为何如?医家非不心乎利济也,然有或中或否之殊,其奏功也,又有或速或缓之别。兹以百试百中之方而不秘于一己,俾人人家有其书,是犹聚千百良医于一处,而布其活人之术于四方,其收功之广且远也,何可量哉?且其所用之药不必贵,有一二文而见奇效者,未可以其贱而忽之也。故为序其卷首,而并以此告览者。时道光二十一年八月,醉经顾承。

潘曾沂序曰:晋庾衮当咸宁中大疫,二兄俱亡,次兄毗复殆,疠气方炽,父母诸弟皆出次于外,衮独留不去。诸父兄强之,乃曰:衮性不畏病。遂亲自扶持,昼夜不眠,如此十有余旬。疫势既歇,家人乃反,毗病得瘥,衮也无恙。父老咸曰:异哉!此子守人所不能守,行人所不能行,岁寒然后知松柏之后凋。始疑疫病之不相染也。盖人平日摄养使中气能作得主,即遇毒染邪皆旁行而不伤,况孝友诚至如衮,岂无冥冥扶助者乎?吾亲戚多贤者,皆知舍财以行善,惟表弟谢蕙庭兼尽心力,有衮之风。近出一编示余,皆平日亲验良方,将刊以行世,盖自其先世好以方药济人,吾少时即闻里党间称说谢善人家巴膏,今方中所列者是也。语云"方多传于古人",其足重不待言,独重蕙庭之勇于为善,必躬必亲,如衮所称性不畏病之类。有如是之心力,然后用如是之方药,感而遂通,又不待言者也。是为序。时辛丑季冬朔,小浮山人潘曾沂书于归真园之船庵。

陈际昌序略曰:余外曾祖谢幕斋公,好制丹药济人,外祖怡堂公、舅父恬庵公,皆力行不怠,迄今代阅四世,岁及百年,而其间之所为活人者不可胜数矣。今表兄蕙庭又复采辑《良方》,每以药之与病显见其相宜者,遇病而试之颇验,历试之亦无不验。因思荒陬僻壤,未能多得名医,亦未必多得良方,意欲出所亲验者付之剞劂。又以所见不广,所得不多,用购觅于亲友,是以晓山马姻丈、梅溪尤君、云鹤程君并同志诸公,各出其家藏经验之方慨然授之,乃克集腋成裘。而王君蘅香为之剖分门类,考订差讹,际既喜蕙庭兄之念切利人,而并喜诸君子同心赞善焉。爰述其颠末而为之序。道光二十二年二月雨春,陈际昌。

潘世恩序曰:谢子蕙庭辑《良方集腋》二卷,条分类别,治疾皆有明验,信乎可以扶危济困矣。板存吴中,需是书者恨不能遍及,星阶内侄孙因重刊于京师,又取近时经验各方此书所未载者附而益之,以广其传。吾知蕙庭闻之当以称快。今星阶出宰有期,本利济之心以宏此远模,其造福又岂止百里已哉?道光戊申孟夏,吴县潘世恩书。

卓秉恬序略曰:门人汪生曜奎谒选入都,携其乡人谢氏所辑《良方集腋》重刊以医世。其书简而有要,其方非世所恒有,然皆经屡试而验。予固非知医者,而于是书则知其真能活人也,尤愿汪生推此活人之心,居官行政,以与吾民苏雕瘵也。欣然序之。道光戊申四月,益州卓秉恬并书。

陈官俊序曰:汪生星阶谒选来都,出《良方集腋》二卷示余,请弁言而刊行之。余读其书,上下卷共为三十门,为方四百有二十,皆采自古书,传自良医,卷帙不繁,经验有征。余甚嘉王谢二君用心之精,而星阶利物之切也。夫阴阳寒暑不能无愆而灾疠生焉,世无扁卢,虚实莫辨,攻补杂投,方与病违,动辄夭札。如近日时疫流行,生死呼吸,为庸医所误者比比皆是,补救无权,遂诿其咎于阴阳寒暑,岂然也哉!是书辨证极于危难,集方期于赅备,较诸稚川《肘后》之方,忠宣《集解》之录,更为简约易操,使穷乡僻壤家置一编,遇有难症,检方立愈。东坡云:药虽进于医手,方多传于古人。求诸方不犹愈于求诸不知方之医乎?抑余更有望者,星阶行将出宰名区,诚能求民隐,省疾苦,休养生息于未病之先,则良吏之功将与良方争烈矣。星阶勉乎哉!道光戊申季夏上浣,古平寿陈官俊序并书。

陈组授跋略曰:今谢蕙庭先生素蓄婆心,竭力济疴,集众方之善者汇为一书,读其文不仅出仲景一书,凡用之曾获效者,不论奇偶,不拘内外,一一录入。盖不忍自秘,宛如和盘托出矣,以荒村僻壤,医药难于卒办也,苟非以胞与为怀者而能若是乎?兹将寿诸梨枣,乃跋其缘于简后。时在道光二十二年岁次壬寅清和上浣,子林陈组授跋。

王庆霄跋略曰:谢君蕙庭,积善士也,尝以灵方济人疾病者二十余载矣。兹特采集经验积方若干,欲付剞劂,属余校订。余一介后学,未入古人之室,因不自揣,勉为考核,爰自辑其效验,正其亥豕,复以家传秘笈补其未备。书成上下二卷，列为三十二门，虽曰集腋成裘，可云撮粹撷华，以之嘉惠四方，起人疾苦，未必无小补云尔。窃附管见四则，并以质之高明。是为跋。时在道光壬寅夏日，蘅香王庆霄景伯甫书于兰雪斋中。

凡例曰：一、是编专为辟壤穷乡感撄疾病，困顿床笫，邀医既远，兼乏专科，因循贻误，症成不起，殊深惨恻，爰是博采经验良方，以备疾痛危殆之需。一、是编群方，或征诸古本，或传自良医，或家藏枕秘，或亲验奇方，虽极蒐罗，终恐挂漏，尚冀高明匡以不逮。一、是编别类分门以便检视，复经世医名手细加参考。一、是编丹方奏效虽同，第价廉者仅费钱数文，而昂贵者非多金不办，况丹成九转，艾蓄三年，炮制务精，仓猝难备。深望乐善诸君，虔修施送，以拯四方贫病交迫，医药无资之辈，厥功岂浅鲜哉？一、行世方书原多善本，顾卷帙浩繁，不特乡曲购求匪易，抑且行箧携带维艰。兹刻仅上下两卷，检阅甚便，远乡易致。一、是集秘方，不敢独私，用授梓人，公诸海内，广期利济。同志如欲印送，不取板利，得遍流传，欣幸靡涯。

光绪九年《苏州府志·人物十一》曰：谢元庆，字肇亨。道光中，吴门以医著声远近者，首潘功甫，次谢蕙庭。蕙庭，即元庆也。尤喜携药囊仆仆委巷间，救人贫病，潘曾沂赠联云“一生行脚衲，斯世走方医”，盖录实也。庚申春，杭城陷，四月，郡城陷，元庆走避黄埭，六月没，年六十有三。其所辑《良方集腋》一书，至今贫病尤赖之。

时觉按：收于《谢元庆医书三种》《桃坞谢氏汇刻方书九种》。道光四年广陵湘滨氏有同名书七卷，述眼、喉、外、伤科一百三十五方；汪氏《良方汇录》殷兆镛序谓，道光间俞大文刊本亦更名《良方集腋》。

《良方集腋合璧》二卷　存　1852

清吴县谢元庆(肇亨，蕙庭)辑

王庆霄序曰：苏子瞻云：药虽进于医手，方多传于古人。然病有内伤外感、杂病卒中之辨，医有虚实缓急、隔二隔三之治。夫临证如临敌，思何计以破之，用药如用兵，思必有以胜之，其病之弱者补之，即如降者抚之是也，故徐子才有十剂，张介宾有八阵也。谢君蕙庭，世以灵方修合济人。迨于道光壬寅，辑《良方集腋》一书，嘉惠僻壤穷乡之感撄疾病卒难医药者，得是书以求方，起人疾痛危殆，其乐善有恒者哉！书将遍行寰宇，汪君星阶复镂板于京师，而四方好善同志得有经验奇方，不惮路遥，驰书寄赠，欲藉君以寿世也。及今复有试验者，共得方若干，委余再为纂校，欲付梨枣，以应同志企望。然其中有药性不与病合者，余惟以意裁之耳，即如番木鳖大寒大毒，人误食之，用肉桂煎服，以辛热而解大寒，知是方之必有效验也。凡类此者，悉皆辑入。其有未然，咸摈弃之。斯即医者意也。原编之未备者，兹集辑名医辨论补成之，则后先媲美，堪云合璧，故即以《良方集腋合璧》名之。是为序。咸丰二年岁次壬子秋九月，蘅香王庆霄谨识。

潘曾莹序曰：古今良医多用古方以治病，然病杂出，未必一一与方合符，顾用之之术何如耳。谢蕙庭表兄所辑《良方集腋》一书，普惠穷民，有猝撄疾病不得医治者，用其方多验。汪星阶复刊布于京师，四方好善，驰书购求，数年以来梨枣遍行矣。壬子岁，王君秋樵复采经验者，得方若干，于原编所未备，增辑名医辨诊以补成之，其弟芹香捐资付刊，名《良方集腋合璧》。夫今之患病者每苦无医，俾尽得良方而用之，按病调剂，分毫不爽，即可于此而求医也。《集腋》一书，因《合璧》而愈彰其美，益可见仁人济世利物之心务在愈推愈广，其功岂浅鲜哉？咸丰五年冬十二月上浣，潘曾莹序。

冯桂芬序曰：吾吴自贼窜白门以来，濒于危者数矣。幸以无事，固师武臣力使然，顾亦有天意焉。说者遂谓吴人乐善好施之报，虽大吏如许信臣侍郎诸公佥有是说，殆非虚语矣。吾吴固多善士，求其实心实力如身家衣食之为之者，亦不过数人，谢君蕙庭其一也。君子善举靡不为，减其产不悔。道光壬寅，刻《良方集腋》上下卷，以贻穷乡僻壤之无医者，与夫贫不能求医、亟不及待医者。人试之辄验，以故不胫而走，数年间翻刻至四五处。因递有附益，君亦随时续辑，积十年又成帙。咸丰壬子冬，并前书合刊之，曰《良方集腋合璧》。既成，问序于余。余惟刻善书为善举之一，其弊也，高阁庋之，酱瓿覆之，尚不如刻方书。方书必有求之者，求之斯试之，数试而一效，是一帙活一人也，设千帙，不遂活千人乎？吾闻之，活千人者有封子孙，功莫大焉。余因思之，吾吴既以好善闻天下，比者残寇未殄，邻疆沸羹，天祚吾人，恬然衽席，正宜恐惧修省，不懈益虔，遂以兆升平而弭沴戾，方将旌君以风我里人，使益加勉也。咸丰六年丙辰夏四月，冯桂芬序。

时觉按：收于《谢元庆医书三种》。有与《良方集腋》合刻者，并同收于《桃坞谢氏汇刻方书九种》。

《增订良方集腋》四卷　存　1877

清吴县谢元庆(肇亨，蕙庭)辑，昆山汪肇敏(尔祉)增订

汪曜奎序曰：医理至精而审病处方为至要，惟方良斯效速。通都大邑，易致名医，僻壤穷乡，难求善剂，行

程偬逶，措置尤艰，此谢子蕙庭所以有《良方集腋》之刻也。其存心济世，造福无穷，仓卒间一检阅而可得善剂，即如遇名医矣，便莫便也。板存吴中，我吴之人几家置一编。予于戊申岁谒选入都，携于行箧，亲友见之无不爱慕，借钞日众。维时卓海帆、陈伟堂两夫子、潘芝轩祖姑丈，皆敦劝重刊，且各赐弁言，俾是编之得表彰于世。予复就卷中所未及载者汇而录之以附简末，意欲推谢子济世之心日广日备，而后之君子更从而增订之校刊之，庶名医善剂可致之于仓促之间。其为功德孰大于是？敬识其梗概如此。时道光戊申仲冬之月吴郡汪曜奎星阶甫敬序。

山石道人序曰：原夫生人初禀，有强弱之分，上帝甚神，极胞与之量，惟欲灵根永寿，谁知真性渐漓，饮食伤于外，嗜欲乱其中，以致疾病生焉。于是轩岐竭虑，卢扁抒诚，慈悲之念，仁人固如是尔，恻隐之心，善士宜加勉也。有谢子者，不畏琐屑，集应验方书二卷，刊以济人。今又欲于李生序外，更求一序，予念其心有类于仁者，故书数语，愿谢子于方书之外，更能量行方便，则愈有进境矣。道光乙巳年四月十四日。

了一山人序曰：谢子志切救人，功能济世，真是婆心，始成仙手。不秘以射利，乃出而问世，方可抵夫千金，病岂患夫二竖？出死入生，不难夺命，扶危济厄，竟可回春。余甚佳其用心之厚而用力之勤也，锡以美名，题曰百效，此诚善事也。如于价廉工省者，能配合以济人，则更善矣。同治癸亥年八月十四日。

彭慰高序曰：方书汗牛充栋，非有力者不易致，即致之而仓促检阅，茫然无所适从，虽多亦奚以为？吾郡谢君蕙庭，善人也，道光间有《良方集腋》之刻，汪文星阶益以经验方数十则，刊版京师。简约赅备，既便乡曲，复便行程，造福洵无涯涘。咸丰己未，汪文虑原版未能远致，谋重锓于吴门，值粤寇乱，事遂寝。今哲嗣尔祉大令集资重刊，其承先利物之怀为不可及。大令需次久行，将出而临民，推此心以求闾阎疾苦，则所以跻斯世于平康者，奚啻一州一邑而已哉？光绪三年九月，长洲彭慰高撰并书。

汪肇敏跋曰：是编吾郡谢蕙庭先生所刊，分上下二卷，条分类别，历试有验。道光戊申，先大夫携至都门，戚友传钞无虚日，遂于京师锓板，并取近方之经验者附益之。书成风行海内，称善本焉。而吴中旧板，兵燹后散佚无存。同治丁卯，肇敏以引觐入都，先大夫命于京师刷印百部，以备分赠亲朋，并拟于苏门重寿梨枣，而奔走鲜暇。越十余年，肇敏奉差鸳湖，亟谋从事剞劂，以成先大夫未竟之志。维时同寅之好善者咸怂恿之，并各解囊助刊资。因于光绪丁丑春月开雕，己卯四月工竣。中间肇敏奉檄权桐乡县事，簿书鞅掌，未及手校，公余复检先大夫遗箧，得所辑内外两科历验旧方二卷，附刊于后，于以慰先大夫频年搜辑之苦心，而即以推谢子诚心济世之盛德也。刊成，谨志颠末如左。至助资诸君，姓氏例得备书并登于后。光绪五年岁阳在屠维阴在单阏，月雄在则雌在余，释迦生日，昆山汪肇敏识于桐溪公廨。

汪肇敏又跋曰：光绪己卯之夏，肇敏以先大夫所刊是编，集赀锓于嘉郡。印本流传二十年来，箧藏寖罄，板存手民薛锦昌肆中，便人往刷也。乙未毁于回禄，肆主愿贬价而重雕之，爰亟启募同人，得好善诸君慨助梨枣资，乃出剩本趣之刊，而是编遂得如幸草。肇敏愧不能独承先志，其何敢掠诸君子之美，因述几绝复续之由，而历署姓氏如下。光绪二十有六年岁次庚子蒲月之望，汪肇敏续志。

时觉按：谢氏《良方集腋》，王庆霄校订，道光二十二年壬寅初刊，今不存；道光二十八年戊申，汪曜奎重刊；光绪五年，汪肇敏以其父汪曜奎"内外两科历验旧方二卷附刊于后"，为《增订良方集腋》，凡四卷。

《卫生鸿宝》六卷　存　1844

清崇明祝勤（修来，补斋，西溪外史）辑

林端序曰：《论语》康子馈药，子曰：未达，不敢尝。圣无不通，岂有馈遗常物而不识者？解者谓为丸药，盖合药已成者，故不知为何物。此以知古者与人药，不与方也。《素问》《灵枢》传十八方，《素问》出于战国之末，《灵枢》自宋始出，皆不足恃。《史记》火齐汤亦未审何药，医家谓为黄连汤，终无据。至蜀张机《伤寒论》始传一百十三方。嗣是，唐王氏《外台秘要》、孙氏《千金方》、宋太平兴国《局方》载记繁富，后医家复各述见闻，附以己意，方书乃指不胜屈。然因证求治，随时交通，按图索骥，十不一合，苟非心得，易惑多歧，良以摭拾求多，事归一是，折衷罔据，何异望洋？夫医非人所尽知，而疾则人所时有，刀圭所需，次于日用，苟有深于其术者，举其至明，撮其至要，且必其可行而不至于过差者载记之，而俾家有其书，亦经济之一端也。同年祝补斋订交三十年，未尝知其能医。岁甲辰，以俸满谒省，间辱过从，出所辑《卫生鸿宝》一书属为序。阅三月始尽读之，其书应有尽有，诸科略备，成编所纪及近时士大夫所传，辄择录之，理必可信，物必可致，简而不漏，详而不冗，博学说约，补斋所神而明之者在是书之外矣。呜呼！医之学难矣，尽古方求之，不足穷病之变也，谓卫生尽于是书，补斋必不以为然。然精思多学，不拘方体，此医者事，非病者事。乡僻闾里，逆旅舟车，病者但有此书，皆适于用，其亦可行而不至于过差者欤？不然，则《外台》《千金》《局方》，古人亦犹之筌蹄耳，能契舟以求剑乎？且今之医者何等乎贩夫村妪、流民野僧，无不为人治病，其方率多无理无法，夭人年寿，与其付生命于若辈，又不若得是书酌而用之，犹可庶几也。此则补斋之志也。夫书中疟门有香橼、雄黄一法治三阴疟，予适为人治此疾，用之殊验。然则是书非特有济于病，且有济于医，业此者不能举《素问》《灵枢》以下旁通而有得，或挟此以游市井，犹胜于无具也。此或亦补斋之志也夫？道光二十四年初冬，愚弟林端谨序。

凡例曰：一、医方肇自《内经》，衍于仲圣，嗣是《肘后》《外台》《千金》《圣惠》诸书为世矩范。后贤法制推阐益详，间有海上流传，家居抄录，世无刊本者。兹特汇辑近人试验之方，撮其精要，参订异同，综为六科，依类分卷，窃取孙真人卫生之义，简帙无多，聊作枕中之秘云。一、药期中病，医不执方。故同一方也，前人用之获痊，后人遵之鲜效；同一药也，此处采之颇便，彼处求之较难。是集本取药品简易，俾僻壤穷乡探囊可得，其有仙传秘授，一料可济千百人者，所望仁人选材道地，虔制普施，尤贵对症发药，慎毋草率从事。一、内科方书林立，在明眼临症取裁，如伤寒六经传变，内伤外感，切脉审症，固非可泥一二成方作八寸二分帽戴也。惟恶痧时疫，危迫急需，疟痢虚劳，神奇久著，校录稍宽余，第择平易近情，有益无损者，协诸摩擦之功，辅以罨熨之法，不求备载。一、外科有阴阳寒热之见端，红白痈疽之审辨，未溃固可解毒，既腐必重培元，敷淋砭灸，各有攸宜。至于蕴毒生疔，养痈成漏，喉痹虚实异治，目瘴内外殊功，名方彪炳，用得其当，起废箴肓。此外，疮疡细微不慎，长堤隤蚁，爰将各症条分缕晰，以资考镜。一、幼科杂病与大人同治，惟方剂有大小耳。其初生之脐风，平素之疳积，最关紧要，不厌搜罗。至惊风一门，前贤辟谬，具见苦心。兹取各条，标明眉目，俾初学知症有急慢虚实，不得混施。婴孩脏腑柔嫩，药勿轻投，故所抄纳气通脉等法，并以外治见功。一、痘科书多缒幽凿险，惟聂氏方旨跻泰华之巅，集中十登八九，而以名方精义羽翼之。若宋氏《正宗》滥用膏黄，流毒海内，后学勿扬其波，要之痘贵托宣，最忌冰伏。种苗一法，实足纳苍髻于寿域，月内出痘，亦近来亲验，后附痧疹诸方，保赤者宜加意焉。一、女科经带乳疾别于男子方技，其尤前人种子丹丸，每用温涩壮阳，偏见未敢附和。若夫胎前以保孕为先，产后以理虚为本，临盆则安危俄顷，《达生编》训诫谆笃，集中略见一斑。并将回生、普济、黑龙等丹，深究制法服法之妙，庶几有备无患。一、伤科动关人命，《洗冤录》中首五绝，次诸伤及误吞中毒诸条，总为救急而设。抑闻至人不治已病治未病，和气致祥，乖气致戾，与其补救于事后，曷若防范于几先？故于卷末备著急中之急，更附方外之方，以为吾人治心之药石，卫生之义庶无余蕴矣。一、陶隐居本草以水蛭、虻虫等入药，功虽及人，亦伤物命，淹滞上升。乃近代医家析枯骸以疗金刃，截灵盖以发天花，未起渠疾首之疴，先问人粉身之罪。更或河车炮紫、铅鼎湔红，同类相残，均属岐黄之魔道，孽归作俑，神鉴难容。兹集概从屏削。一、经验方行世不一，第太简动多挂漏，太繁莫可适从。是编方龙宫之禁，搜橘井之遗，披沙拣金，制裘集腋，丹铅整饬，剞劂精工，不惟贯通《灵》《素》者印可参同，即凡略辨鲁鱼者醒心豁目。尚俟有道君子细加裁订，长寿枣梨，天下名方愿与天下共宝之。一、凡修合丸散诸方，宜择天医或天月德日，忌见妇女、鸡犬、孝服人。

时觉按：署为“古瀛西溪外史编辑”，道光二十四年初刻。亦附于《华氏医方汇编》，有光绪十一年上海务本书局刻本。

《玉函广义》二十八卷　佚　1844

清崇明祝勤（修来，补斋，西溪外史）撰

光绪七年《崇明县志·人物志》曰：祝勤，字修来；父湘衍，字佩和。祝勤，监生，好读书，嘉庆二十一年举人。暇即翻阅群籍，凡所论撰皆精当。兼精医理。以母忧归，起署吴县教谕。卒年七十二。

民国十五年《崇明县志》卷十二曰：勤著有《钱谱》二卷、《卫生鸿宝》四卷、《玉函广义》二十八卷、《地理汇参》四十卷、《省身辑要》。

光绪十九年《东台县志稿》卷一曰：祝勤尤精医道，往往起废疾。多蓄奇书古简，搜讨至忘寝食。曾应礼部试，在都下以一裘易一古钱。著述甚富，终日事铅丹，无间寒暑。自六经子史，下逮古文词赋、医药堪舆之属，靡不殚究。在任之日，刊有《养蒙诗钞》十卷、《卫生鸿宝》四卷行世。其未刊者有《禹贡水道考》二卷、《诗经通解》二十八卷、《附录》一卷、《授受》一卷、《诗综》四十卷、《仁方辅世编》若干卷、《孝经通解》二卷、《圣迹汇函》二卷、《圣门弟子考》二卷、《传经诸子考》一卷、《诗林模范》八卷、《钱谱》二卷、《玉函广义》二十卷、《地理汇参》四十卷，藏于家。

时觉按：光绪七年《崇明县志·艺文志》载录。

《汤方简歌》一卷　存　1844

清青浦何其伟(庆曾，韦人，书田，竹簳山人)撰

时觉按：前后无序跋，附六陈歌、十八反歌、十九畏歌、孕妇禁服歌、诸经泻火药品歌引经报使药例。1984年学林出版社有何时希整理排印本，与《何氏药性赋》《何氏四言脉诀》《救迷良方》合为《何书田医书四种》。

《良方续录》一卷　存　1845

清常熟俞大文(荔峰)辑

殷兆镛序曰：虞山俞氏，踵《经验百方》，为《良方续录》合刊行世，大旨取便、贱、验三字。板经乱毁，李斗岩外弟文楏与朱翰芬茂才栋复刻，祝籽安部郎寿眉刷印施送。余不知医，因家人久病，好辑药方，忆己酉、庚戌间，汪星阶大令尝携俞氏本锓诸京师，请潘、卓、陈三相国作序，更名《良方集腋》，视今斗岩等刻微有损益焉。夫方不在奇，药不在重。余亲戚中有产妇濒危，群医束手，其家撷方书试服生化汤立效，后治他产妇罔弗效。所谓便、贱、验者，此可类推。如俞氏本，穷乡僻壤宜家置一编也。近世方书日杂，医日庸，药品多赝，参桂等物名存实亡，不独无力者难购耳。昔李观察宗沆赠余再造丸真方，谓俗传用人参者伪，余以贻京师同仁堂药肆仿制，与是编所载异，暇时当检寄诸君，质之精于斯事者。同治壬申七月，吴江殷兆镛序。

自跋曰：方有尽乎？曰无尽也。方无尽则遗无尽，遗无尽则补无尽。《良方续录》付刊后，复得若干方列于卷尾，名曰《补遗》，盖补《续录》中文所采取之遗，非谓良方自此靡遗也。其不另编卷帙何也？曰：版鲜可附也。其不分标门类何也？曰：方约易检也。若夫搜讨良方，随时增刊，则文之所望于同人者犹前志焉。道光二十八年仲冬，俞大文荔峰甫跋。

时觉按：录方四百五十二首，为《慈恩玉历良方汇录》卷五，后续补验方十五首。

《慈恩玉历良方汇录》五种五卷　阙　1845

清亡名氏辑

子目：存二种二卷：卷四毗陵丛桂堂汪氏《经验百方》、卷五虞山俞大文《良方续录》

时觉按：是书又名《慈恩玉历汇录》《玉历良方汇录》《良方汇录》。辑者亡名，所存二种二卷均为江苏人著述，故收录之。

《续增经验急救良方》不分卷　存　1848

清毗陵一真子辑，艺芳斋增辑刊刻

一真子识曰：世上所刻的善书，许多说不尽处，善恶多端，反复叮咛，恐难尽悉。故总而言之，大抵人受命于天，生来之福有限，积来之福无穷，良心人所自有，见善亦知当为。此生不学一可惜，此身闲过二可惜，此身一败三可惜。昔人云，在世若不行方便，如入宝山空手回。旨哉斯言。兹举《事亲歌》以立人生之根本，虽常言俗语而妇孺皆知，盖其词甚浅，其义最深，览斯编者倘能慎而爱之，体而行之，将根本既立，众善亦必如响是应矣。岂非大厚幸乎哉？

《石天基先生事亲歌》跋略曰：故总而言之，大抵人受命于天，生来之福有限，积来之福无穷，良心人所自有，见善亦当知为。此生不学，一可惜；此日闲过，二可惜；此身一败，三可惜。昔人云，在世若不行方便，如入宝山空手回。旨哉斯言！兹举《事亲歌》以立人生之根本，虽常言俗语而妇孺皆知，盖其词甚浅，其义最深。览斯编者，倘能慎而爱之，体而行之，将根本既立，众善亦必如响是应矣，岂非大厚幸乎哉？道光岁次辛丑仲夏月朔日，古盐金鸿文堂。

《友于歌》小引曰：《石天基先生事亲歌》七十首，言浅意深，感人心脾，然徒知事亲而于兄弟之间或不和睦，则不但失手足之情，并于孝道有亏，爰续三十首，名曰《友于歌》，合《事亲歌》共成百首，盖取惟孝友于兄弟之意云尔。

艺芳斋《经验百方》叙曰：此《经验百方》，盖取乎便、贱、验三者，无论贫富，均可应治。向系毗陵一真子附刻于《玉历》，传抄之后，广印济世，功非浅鲜。若能玩索，遇有无力就医之人，适患对症，即依方治之，无不效验。予故专印是编，敬送同好，可冀广布。艺芳斋局刻并识。

时觉按：有道光二十八年艺芳斋刻本藏中国国家图书馆，2004年收于《中国古代医方真本秘本全集·清代卷》第80册，影印出版。此为善书，无续增本序，首载汪氏《经验百方》，前有毗陵一真子识语；次《续增经验急救良方》二百三十方，后附《石天基先生事亲歌》七十首，铭心居士《友于歌》三十首，又附《经验百方》。《友于歌》下署：道光二十八年岁在戊申季秋月，铭心居士谨识，并加盖程文清红字章，则程文清为资助行善之人。书为艺芳斋增辑《经验百方》而成，艺芳斋未明，所录诸书均为江苏人著述，故当录之。毗陵一真子辑丛桂堂汪君《经验百方》，收于《慈恩玉历良方汇录》为卷四，可参阅。

《经验良方》一卷　存　1845

清程沆(小堂)辑(役于金陵，殁于金陵)

武秉衡序曰：小堂程六公子，辑有《经验良方》一册，盖平时课余所手录也。小堂为琢堂先生季嗣，性孝友，极嗜学，客秋随先生于役金陵，闻尊慈讣，茹痛承欢，形神日瘠，归不两日遽逝。先生恸甚，虽西河蔑过焉。是编乃得之遗箧中。诸同好珍其手迹，力请付梓。先生以小堂年甫逾冠，且素非知医，随笔所录，恐未及检，固辞至再。余闻，亟索观之，其间某症某药，无不一一详悉注明，依方配之，皆可取效至捷，即如保产、稀痘二方，屡试屡验。此余之所亲见者，而人多漠不经意，得是编以晓于世，则小堂虽往，而小堂之利济于靡涯者不且历久常在乎？是亦可稍纾先生之哀悰矣。爰怂恿成之，并缀数语于首简。道光乙巳夏五，溧水武秉衡序。

时觉按：有道光二十五年刻本藏上海中医药大学。程沆或为徽人，役于金陵，殁于金陵，故当录之。

《济世良方合编》六卷，《济世良方合编补遗》四卷　存　1845

清顺邑周其芬(桂山)辑，金陵莹轩氏补辑

莹轩氏序曰：余闻古人云：智者医于未病，愚者病始求医，欲治其身，宜先治其心也。第正心诚意之功，贤者惟能乐此，而福善祸淫之道，愚者每易忽诸。窃尝立愿欲辑录先贤格言人所易知共信及经验良方屡试有效者，汇集一册，寿诸梨枣，布诸海内，使家传户诵，虔奉修持，恒存善念，庶心无愧怍，则广大宽平而体常舒泰，岂非医于未病乎？至于因病立方，按方用药，试之辄效，服之通灵，疾免误于庸医，功实同夫良相，岂不愈于病而妄求医乎？余方举斯念，是夕梦寐若有告余者曰：汝之立愿欲汇辑是书，前人已有刊而行之者矣。当即省寤，次日旋至坊间物色，果得有顺邑周其芬先生所辑《感应篇阴騭文》及《经验良方》合刻一册，足见致诚则形，有感斯应，非偶然也。余即捐赀印送，八九年来因按阅是册，凡格言经文及医方有未备者，复来录诸书，并拾辑《仙方秘要》，择其简便灵效以及素所闻神验秘方增辑，共为一编。若方内有隐僻草药人所难识者，概不载入。抄集后细加校阅，亥豕无讹，爰付剞劂，以偿夙愿。惟冀乐善君子广布流传，庶几僻壤荒陬、客途旅舍，携有是编，开卷了然，于修省方便之道均不无小补云尔。道光乙巳仲夏，金陵莹轩氏识并书。

官文序曰：古者名医望闻问切审病之所由来，不挟成见以立方，世或有之，却罕所觏矣。今亦有学古者流，究心《肘后》，各有所得，然宗仲景者恒诋河间，法节庵者每疑仲景，非失之偏，即陷于泥，均于病无当也。尤有略记方书，便榜知医，寒暑不分，补泻妄投，互相刺挤，茫无证据，其病人实甚，乌能疗病？可知勿药当中医之说，谓其误人者多也。余曩官粤东时，见有《济世良方》一书，皆集古之成法，裒为一册，每有病者，按法依治，辄奏捷验，而且卷帙简便，目录分明，自老幼男女以及内外救急，网罗维备，既便稽查，又易携带，富者贫者，行者居者，靡不便焉。倘能家置一编，微特可省延医之劳，且可免庸医之误。因亟向粤东购取，则板已无存矣，诚恐活人金丹世无续本，遂出旧所藏重付于梓以广流传焉，亦聊以为卫生之一助云尔。是为序。时同治四年乙丑初秋，大学士一等果威伯督楚使者官文誌于两湖节廨之耕心书屋。

时觉按：周氏原辑《经验良方》，载七十五种病证，收方千四百零五首。莹轩氏取《仙方秘要》撰《济世良方合编补遗》四卷附后，增补急症、中毒及正编缺遗病证，收方五百首，使全书门类齐全。《济世良方》原书六卷，卷一至卷四，卷端无署名，卷五、卷六卷端署为苕城钱峻青伦编辑；《济世良方补遗》卷端无署名，有题词曰：经验良方，救危济急，虔付剞劂，诚心寿世。见者广传，幸勿私秘，修善修福，利人利己。

《医方杂录》不分卷　存　1847

清亡名氏撰辑

时觉按：有道光二十七年抄本藏上海中医药大学。无署名，前后无序跋，所录方载药物、剂量，却无功效、主治，后附陈、李济方，题：道光二十七年六月吉旦抄。《大辞典》作“吉旦抄录”，以吉旦为人名，有误。

《医方补论》 佚 1848？

清宝山沈学炜(同梅)撰

光绪八年《宝山县志·人物志》曰：沈学渊，字涵若，居春雨庄，诸生，嘉庆十五年省试获隽。从弟学炜，字同梅，少孤。入书塾，母毛氏珍惜之，不令攻课，而所读倍常。以目疾不与试，援例入太学。习先世医业，能自出精意，奏效如神。

时觉按：光绪八年《宝山县志·艺文志》载录。

《医方荟编》 佚 1849

清青浦叶奕良(万青，晓山)撰

光绪十七年《枫泾小志·志人物》之《列传下》曰：叶奕良，字万青，号晓山，监生，青浦籍。祖承伯，父宜菖，迁居枫泾。奕良好古嗜学，中年以病就医京口，遂通医理。道光己酉水灾，襄理赈务，不辞劳瘁。辑有《医方荟编》。

时觉按：叶天士玄孙叶万青，字讷人，道光十二年壬辰序《叶天士医案存真》，与其自是二人。

《医方集类》三卷 存 1850？

清吴郡俞锡熙(敬明，友竹)辑

陆懋修识曰：俞友竹名锡熙，字敬明，吴门嘉道间医家有时名者也。所辑一方只主一病，而于他病之生此方者不再见，固无此理，然一病自有主病，则一病自有主方，但取各病主方以备检阅，却亦能自成一格，且可见其流览之机博，非默守数方以应万病者之可比也。自三□之法行而只用数方便可应人延请者，非友竹之罪人耶？光绪壬午春，江左下工九芝记。

时觉按：《联目》《大辞典》俱不载，有刻本藏中国国家图书馆，2004年收于《中国古代医方真本秘本全集·清代卷》第84册影印出版。无扉页，前后无序跋，卷中之后有陆懋修识语一则，有目录，卷端署：吴郡俞友竹集。卷上列中风、伤风、破伤风、疠风、中寒伤寒等三十门八百十五方，卷中列发斑、发疹、眩晕、头痛、面、目、耳、鼻等四十八门八百十八方，卷下列诸痹、体痛、麻木、腰痛、痿躄、拘挛等，及痈疡、外疡、金疮跌扑和妇人、小儿，三十三门八百三十七方，三卷共一百十一门二千四百七十方。锡熙，亦作锡禧。

《经验奇方》 佚 1850？

清如皋赵春霖(雨亭)撰

同治十二年《如皋县续志·列传二》曰：赵春霖，字雨亭，国学生。工医，著《经验奇方》。道光间人。

《敬信要录》 佚 1850？

清常熟陆咏之，张楚山辑

民国三十七年《常昭合志·艺文志》之《附录二》曰：医士陆咏之、张楚山同辑。辑录《敬信录》之精要，选成方之良者附焉，邵渊耀序，见《小石城山房文集》。

时觉按：邵渊耀，生于乾隆五十三年，嘉庆癸酉举人，官国子监学录，卒于咸丰八年，则是书大约成于道光间。

《经验良方》十卷 佚 1850？

清无锡陶汾(渭阳)撰辑

《吴中名医录》曰：陶汾，字渭阳，清无锡人。生于乾隆戊戌，卒于道光庚戌，著《草经》十四卷，《经验良方》十卷。

时觉按：《吴中名医录》据《锡山历朝书目考》卷十二载录。

《增订医方汤头歌括》不分卷 未见 1851

清高邮欣基福(用五，种斋，笑园，种五)撰

时觉按：2013年学苑出版社排印出版欣基福《增订伤寒秘要便读》，其《刊印说明》谓：有《增订医方汤

头歌括》一书，待另行刊印，笔者未见。

《保赊堂信验良方》一卷　存　1851

清宜兴任道源（步园）辑

自序曰：古之仁人，悯生民疾痛而设为医，于是医有专家，且著书以垂后，而奇秘良方，尤足拯一时之厄。如扁鹊遇长桑君，传以禁方，葛稚川有《金匮秘方》《肘后急要方》，孙真人得龙宫方，皆取验一时，遂以普济万世。顾其书不尽传，间有载入他医书者，卷帙浩繁，真赝杂出，后人无所辨识。偏僻乡里，名医既不可得，猝有死生呼吸，若胎产、喉风之类，急切无从措手，多致殒命。即痈疽等毒，初不经意，必至溃烂，苦楚不胜言，而痧胀、急惊、目疾、齿痛诸杂症，亦往往转辗呻吟，仓皇无策。设有告以神方，投以良药，死者苏，痛者止，不犹解倒悬而肉白骨乎？爰裒集若干方为一卷，悉故老流传、名医口授屡试屡验之方。其试有未验者，非临症不的，即方有不同，概不敢载入，反致赊误也。时咸丰元年岁在辛亥孟春朔日，阳羡任道源步园氏识。

时觉按：又名《宜兴任保赊堂信验良方》，有道光三十年上海时中书局石印本藏长春、上海中医药大学及苏州大学、苏州中医医院等处。《联目》《大辞典》均作任锡芳字道源撰。

《医方选要》十卷　佚　1852？

清兴化江国膺（元礼）撰

咸丰二年《兴化县志·杂类志·方伎》曰：江国膺，字元礼。郡尊吴公母抱奇疾，或荐国膺赴郡治，立效。著《医方选要》十卷。解上珍、李嵩山、吴硕庵，俱精内科，李龙起精外科。子孙皆世其业。

《经验急救良方》二卷　佚　1852？

清无锡秦灏（凤洲，芸轩）撰辑

《吴中名医录》曰：秦灏，字凤洲，号芸轩，国子生，清无锡县人。生于乾隆庚辰，卒于咸丰壬子，寿九十二岁。著有《外科秘要全书》二卷、《经验急救良方》二卷。

时觉按:《吴中名医录》据《锡山历朝书目考》卷九载录，民国二十二年《三三医报》一卷一期周小农《无锡医学书目考》亦载。另著《宗传录》四卷、《续修秦氏金石录》二十卷、《闺懿集》八卷。

《扫花仙馆抄方》二卷　未见 1853

清亡名氏辑

时觉按：录方二百二十六首，原为莲舫叶姓家藏抄本，后杭州吴述安整理抄录，有抄本藏苏州大学，经查未见。

《方案汇辑》不分卷　存　1853

清亡名氏辑录

跋曰：此本予自咸丰癸丑岁在小普陀所得，曾经试验，无不应效，千金难易，珍之宝之。上之疢誉皆在，下之细聚，以聚于下，故以不知疢誉多寡若何。禄皆修序。

时觉按：有抄本藏上海图书馆，收于林庆彰、赖明德等四人主编，台中文听阁图书有限公司 2013 年影印出版《晚清四部丛刊》第九编第八十六册。前无序言，后有短跋，下为目录。载列姚孟川先生治牙痛三方、姚孟川治蕴辉大解方、治羊癫风、治痛风止疼方、治腿痛方等方剂。目录下云：以上之药病名故聚于下，本其当集于上，然不知其病名寡多，故而集聚于下也。目录下另有七十余叶，笔迹不同，载录光绪、同治、咸丰间医案。卷末有怨老词二首，其一之后署：咸丰三年季春月立录，字迹同前之方剂。是书原本似为方剂与怨老词，录于咸丰三年癸丑，而医案则录于此后，以证诸方“曾经试验，无不应效，千金难易”之珍。

《医方切韵》二卷　存　1853

清上海王森澍（沛寰，云舟）撰

自序曰：夫医者意也，方者法也。古人立法制方，法良意美，学者不能明于意中，安能超乎法外？然能明于意中，究不能离乎法外，此医方所以为万古之模楷也。余于岐黄殚心数十年，知医之精微前人阐发殆尽，更无容参以臆说，惟苦陈方散漫，因取简要者缀成五言七言，调以平仄，谐以声韵，汇成一编，名曰《医方切韵》。非著书也，承歌括之遗焉；非作诗也，俾记诵之便焉。本不敢以之行世，亦只为家学课本计尔。时咸丰三年岁在癸丑，引溪王森澍云舟氏自序于麓西小憩。

王焕崧跋曰：先君子幼习举子业，年十五，即能文工诗，善谈论，一语辄惊长老。弱冠后，先大父命从钱松溪外太岳游，举业遂废。松溪公著有《伤科补要》行世，精岐黄，耽吟咏，疗病之余，结为诗社，相与剪烛联吟，衔杯遣兴。先君子以此诗学益进，每有所触，发为啸歌，惜心存施济，身任驰驱，故遗稿半多散佚，惟裒集《医方切韵》二卷，常置奚囊，推敲不辍。易箦之夕，遗命焕崧兄弟，谓此编虽不登大雅，而于医学不无小补，特未及身付剞劂为憾耳。今年夏，内戚汝南氏延儒医茂才朱缃城世丈在家调治，崧往候，剧谈医理，遂出是编就正，丈即援笔为弁言，怂恿付梓。崧因与仲弟峨谋登诸梨枣，以仰副先君子嘉惠后人之至意，非敢冀传世而行远也，亦聊便家学记诵云尔。时咸丰八年岁在戊午仲夏中浣，男焕崧百拜谨跋。

朱书序略曰：戊午夏，在引泾，汝南氏纪台携其先尊翁云舟先生所著《医方切韵》二卷，约二三百方，将以付梓，委序于余。细阅其书，比汪讱庵所编《汤头歌括》尤为雅驯，盖声韵平调则易于诵习也，门类分别则不致淆乱也。余承纪台命，虽自知不文，然竟不辞。念余与先生同居一邑，同为此道，东西路隔半程，生前缘悭一面，纵读其书，如见其人，而余转不胜叹息。何则？余因病成医，亦编《药方叶韵》一卷、《医学述要》十余卷，然未有师承，不若先生有钱松溪前辈秘授青囊也。倘先生而在，斯时可以就正。噫！何先生辞世之速，而余来此地之晚也！咸丰八年岁次戊午五月下浣，梅源后学朱书缃城氏题。

同治十一年《上海县志·艺文》曰：是编分门别类，悉宗《医方集解》而损益之，缀成五言七言诗。

民国七年《上海县续志·人物传》曰：王森澍，字沛寰，号云舟，引翔港人。好读书，习医，遇贫病送诊施药。裒集医方，编诗成《医方切韵》二卷。道光二十七年与周锡琮倡立厚仁堂，活人无算。

民国七年《上海县续志·艺术传》曰：朱书，字拥予，号缃城，国华三子，附贡生。幼多病，研阅方书，洞知奥窔，遂以医名。好吟咏，得诗三千余首，晚年删存七卷，犹病其多丐诗友青浦金玉、同邑贾履上更选定之。旁通非但舆家言，尝改正蒋氏《水龙经》，惜稿已佚。光绪三年卒，年七十有五。著有《医学述要》十一卷、《药方叶韵》一卷、《医方一得》六卷。

时觉按：有咸丰八年戊午刻本藏中国科学院、苏州中医医院、上海中医药大学。

《医方切韵续编》 佚 1875？

清上海王焕尉(鱼门)撰

民国七年《上海县续志·人物》曰：王焕尉，号鱼门，业医，施诊药。著《医方切韵续编》。

时觉按：王森澍子名焕崧，则焕尉当为森澍子侄辈，是书成于同光间。

《华氏医方汇编》三种六卷 存 1857

清三吴华岳(芳伯)撰辑

子目：《急救腹痛暴卒病解》一卷，《急症治法》一卷，《卫生鸿宝》四卷

江承桂序曰：自来以仁心行仁术者莫如医者，人有言曰：不为良相当为良医。余恨不知医，而自幼多病，当分心于轩岐之学，稍一知药理，以故得一妙方，辄不惮于手录之，藏之箧中。癸卯春，友人赠予《卫生鸿宝》一书，自内外科以及女科、幼科诸秘方，至详且备，迄今悬十有五年而书板散失，无有存者。爰与二三同志举书中所未及而素所经验者增益之，以重付剞劂氏，庶家置一编，聊以为寿人寿世之一助耳云尔。咸丰七年岁在丁巳仲秋，候选内阁中书辛亥恩科举人上海江承桂谨识。

周国桢序曰：昔人云：医之于药，犹将之于兵。读孙吴之书有不知兵者焉，其故何哉？盖谓明于纸上，暗于临事也。余以为书在善读耳，果能审形势，练机宜，慎攻守，得古人之意而不泥古人之法，集思广益，变而通之，可不谓之良将乎？其于医也亦然。同郡金君保三，通敏士也，读书好古，邃于农黄之学，尝集古今良方，疏通证明，是正迷谬，以腹痛转筋症尤危险，爰著《急救方》一卷，本华氏原纂加之精核增删，先行镂版，属余引其首。挚矣哉！其利济之心也，苦口谆谆，不啻大声疾呼矣。庶几危者安、险者夷乎？余不知医，姑述所闻以复于君，世有通晓医理者，其必以此为洴澼之方也夫？咸丰七年龙在丁巳孟秋中浣，同郡周国桢题。

时觉按：补充祝勤《卫生鸿宝》，增辑《急救腹痛暴卒病解》《急症治法》。有光绪十一年上海务本书局刻

本藏北京、南京、成都中医药大学。

《经验易治良方》一卷,《经验易治续方》一卷　存　1857

清古槎秦世奎(东庐,髯如),古槎周式澁(雨樵)撰辑

程序钧《经验易治良方序》曰:昔先正有云:不为良相即为良医。夫相之与医,小大不伦,贵贱悬绝,乌可比拟?然其利济之心则一也。盖人不能无疾病,即不可无疗治,其在都邑城市,不乏业医之士,至于穷乡僻壤及寒畯之家,往往不能求治,设遇可治者而不之治,或为锢疾,或致丧身,不大可悯乎?余友东庐秦君,儒而隐者也,雅喜金石词翰,邑人士咸乐与之交,而其心则时以利人济物为事。往岁集先正格言汇刊施送,其与人为善之意概可见矣。兹复广采经验良方,择其便易速效者续梓流通,意在觅药无难,备价甚易,患者即痊,贫者不费,其用心之厚为何如哉?余愿世之同志广为刊送,辗转相传,由近至远,户置一编,俾斯世共臻仁寿之域,其利济乌可量乎?推是心也,谓之良医也可,谓之良相也无不可。时道光十有七年仲秋之望,同里愚弟程序钧书。

姚元滋《经验易治续方跋》曰:夫古圣贤虑人心之患之无以治也,于是乎有识道之出;虑人身之患之无以治也,于是乎有医术之举,其为后世计,深且远也。然而性理之渊,庸俗莫辨,《灵》《素》之秘,亦猝难穷,非潜深于其间者,焉能骤窥其奥?由是好善者,爰集格言以翼经传之渊,录验方以广医药之用,欲以体古人立言之微意、尝草之苦心。古语俗说之流传,或味百回而不厌,一草一木之偶效,或经百试而不渝。善哉!非以其浅而易悟,简而易措哉?是编系疁城秦君髯如、周君雨樵所辑,首集格言,验万物,各图穹其中,而书实之,并附验方于后,合梓而分存之。余弟玉如侨居槎溪,既得《格言集要》板于周姓,因后购附方板于秦,而是书遂合为一以示余,且嘱余志数语于后。余惟格言之集不足成书,寓目者恒视为陈言而生厌厌,兼验事而公之,令人逢其图并玩其辞,识之为触目警心之一助。至于验方之录,所以资遇不能择医及贫病乏力、僻居野处之无医者助。兼于产痘时欲诸遇险症数详,如《达生》《福幼》,救遇俗言诸书,类多经验,因择其尤要者数方补录于后,非敢蛇足也,亦聊以便识用者翻检焉耳。余既乐是书亦足为吾人身心之一助也,既录补数方,遂述其缘起而为之序于后也如此。咸丰七年岁次丁巳重九前二日,沪上姚元滋润生氏跋。

时觉按:秦、周二人于道光十五年撰辑《格言集要》,复广采经验良方,辑《经验易治良方》一卷,咸丰间又辑《续方》。《良方》《续方》各一卷,附于《格言集要》,有咸丰七年刻本藏长春中医药大学。扉页:咸丰丁巳年,自怡书屋重镌《格言集要》,后附《经验良方》,上海城隍庙园内益化堂善书坊印。《格言集要》二卷,录历代醒世铭言,教人行善远恶,参阅《医话医论》。《经验易治良方》一卷,摘录效验易用良方,分内症方、外症方、小儿方、妇人方、损伤方、急救方、难症方七类,各类以症为目,共一百五十八目约一百七十余方;《经验易治续方》一卷,分急救方、小儿方、外症方、女科方、杂症方、诸伤方、奇病方、不药方八类,共七十方。卷端无署名,《联目》作周雨樵撰,《大辞典》作秦世奎辑,世奎或为东庐名;《联目》《大辞典》并载《经验易治续方》,作秦髯如、周自樵辑,髯如或为东庐号,而自樵当为雨樵之误。古槎即槎溪,有二,湖南新化有槎溪镇,上海嘉定区南翔镇,古名槎溪。嘉定又名疁城,姚元滋称为"疁城秦君髯如",又言"余弟玉如侨居槎溪",则古槎当为今上海嘉定之南翔。

《杞菊居集古验方》不分卷　存　1857

清长洲陆毓元(乾始)辑

自序曰:尝读费补之《梁溪漫志》云:陆宣公在忠州,裒方书以度日,及放翁《渭南集·跋续集验方》云:予家自唐丞相宣公在忠州时著《陆氏集验方》,故家世喜方书。予宦游四方,所获亦以百计,择其尤可传者,号《陆氏续集验方》。然二书今皆不传,故费氏又云:近世士大夫家藏方或集验方流布甚广,然唐人及本朝诸公文集杂说中名方尚多未见有类而传之者。予恨藏书不广,傥有能用予言,集以传诸人,亦济物之一端也。毓元系不知医,每流览杂家小说家言,有引述医方者,见必录出。今逾三十年,裒集日增,因提取其要,分门类聚,不敢自秘,亦欲广其流传,以期有济于世,于前人之用心,庶几其万一云。杞菊居士自序。

时觉按:有咸丰七年长洲陆氏开益斋刻本藏苏州中医医院。卷端署:元和陆毓元乾始辑,长洲陆凤梁仪卿刊,分头面、咽喉、心肝、脾胃、肺肾、肚腹、大小便、疟痢、血证、劳损、补益、风疾、寒暑湿、疮疡、诸伤、妇人、小儿、解毒共18门,载录验方,末附《治药须知》。

《集验良方》 佚 1857？

清靖江瞿哲(希诚)撰

咸丰七年《靖江县志稿·人物志》曰：瞿兆能，字作谋，邑诸生，居布市。始祖介福善医，明季迁自常熟。五传而至增公学海，有五丈夫子，兆能行在三，弟哲、恕。瞿哲，字希诚，国子生。生平勇于为善，每为人排难解纷，潜消乡党中雀鼠之争，然未尝迹涉公庭。

咸丰七年《靖江县志稿·人物志》又曰：明，瞿介福，其初常熟人，后徙靖，以医名。为人性端谨，言笑不苟。万历间，邑中瘟疫大作，介福施药，全活甚众。子宗爵、宗鼎，俱克世其业。

时觉按：咸丰七年《靖江县志稿·艺文志》载录。

《辨症良方》四卷 存 1858

清萍川蒋锡荣(杏桥)辑，东嘉孟璜(峰山)刻

孟璜序曰：蒋杏桥先生所辑《辨症》一书，其济世之功，诚非浅鲜。予虑其淹没勿传，因命梓人以镌之，广为流传，庶荒僻壤中无处延医，获此书以考证之，不啻迷津宝筏，即先生之苦心将与此书以垂诸不朽焉。时咸丰庚申秋七月，东嘉峰山孟璜识。

俞树风序曰：岁戊午春夏间，余督军括州，东嘉绅士孟璜从余襄防剿事。时外至兵丁多不习水土，动辄遘病伤亡，相继求治无从。璜甚悯之，屡告余曰：曩闻向军门出师，每选良医随行，立方施治，全活甚多。今仓猝无济人术，深悔岐黄之未习也。凯旋后数月，适署参军蒋仙帆出其尊人杏桥学博所辑《辨症良方》见贻，展阅之下，觉简而赅，精而当，无方不备，无症不详，症以辨而甚明，即方以良而受益，诚寿世之金丹，回生之要术已。此书一出，非第从军者疾痛有拯，即穷乡蔀屋苦无延医之处，皆得按患投剂，起朽振枯，使隐灾悉除，再生有庆，恐当日向帅军中未必先有如是书之广效者，因忆往事，以示孟君。君虑其书之不能遍及也，即慷慨解囊，捐资重刻于东瓯，请叙于余。余嘉其意寓好生，本是意以充之，将使天下后世永无夭札之患，既不负蒋君作书之苦心，而孟君乐善无已之隐愿，不亦从可验哉？为书数语于卷首。赐进士出身钦加盐运使衔浙江温处兵备道广丰俞树风书于鹿城官舍。

王景澄序曰：余曩习举业，暇时旁览医书，见夫《灵枢》《素问》，奥博难稽已。此外名医代出，如仲景、河间之类，皆有成书流传当世，然卷帙浩繁，乡村僻壤，未易购觅，求其简便易行、适于时用者，殆不多得。蒋杏桥先生以名儒宿学望著艺林，丁酉科副举于乡，文章经术，誉重一时，生平尤以济人利物为务，惜名场稍滞，未得尽展其用。先生素多材艺，博览群籍，旁及岐黄。曾有《辨症良方》一书，今春哲嗣湘帆参军出以示见。余观其书，纲举目张，条分缕晰，荟萃古人之精意，而又审于考校，使阅者一望了然，如车之指南，不迷方向，如衡之称物，不差累黍，间出己意，别具新裁，皆本前人之准绳，神明而变通之。先生本不以医名，而于医道又无不精，其材艺之博，于此可见一斑。余尤嘉先生济世之心，功德更属无量，使沴戾夭札悉化祥和，同善之怀，其有裨于时用岂浅鲜哉！哲嗣湘帆参军官于瓯，有贤声，行见循良，极最有日矣。于先生令绪益光而大之，垂裕无穷，更足为先生庆也。爰归其书，而并志其缘起如此。咸丰十年暮春之初，萍川王景澄撰并书。

时觉按：分便易方、急救方、诸痛方、外科方、损伤方，有咸丰十年刻本及光绪十七年晓风杨柳馆刻本。蒋氏另有《稿本医书五种》藏浙江中医药大学，内容包括《救急》、《便易》附《良方举要》、《诸痛》、《妇女》附《保儿举要》、《痘症》附《麻疹》，前三种与是书同。一说，蒋氏常州人。

《药方叶韵》一卷，《医方一得》六卷 佚 1858

清上海朱书(拥予，缃城)撰

民国七年《上海县续志·艺术传》曰：朱书，字拥予，号缃城，国华三子，附贡生。幼多病，研阅方书，洞知奥窔，遂以医名。好吟咏，得诗三千余首；晚年删存七卷，犹病其多，丐诗友青浦金玉、同邑贾履上更选定之。旁通堪舆家言，尝改正蒋氏《水龙经》，惜稿已佚。光绪三年卒，年七十有五。著有《医学述要》十一卷、《药方叶韵》一卷、《医方一得》六卷。

时觉按：民国七年《上海县续志·艺文》载录二书，未见，现存朱书《妇科医方一得》不分卷，或为《医方一得》六卷之一。

《经验方选》不分卷　存　1861

清弇山朱锡绶述，长白忻承恩圃校正

时觉按：《联目》《大辞典》俱不载，有同治元年颐性堂刻本一册藏杭州图书馆。封面毛笔题写“民国元年阴历三月二十五日”，当属藏书人所署；扉页题署：同治元年秋刊，《经验方选》，颐性堂藏版；前后无序跋，无凡例、目录；卷端题署：《经验方选》，长白忻承恩圃校正，弇山朱锡绶述。所载方剂一是妇产科方如保产万应方、加味芎归汤、佛手散、生化汤、神效达生散，二则儿科方如秘传神效小儿惊风散、稀痘三豆汤、解毒汤、痘疳丹，三则骨伤科方如接骨神方、接骨方、接骨简效方，亦有内科方如当归补血汤、通脉汤、治胃气痛方、治疟疾方，尤多急救方，如解砒毒，治疯狗咬，治绞肠痧，救五绝，救缢、溺、冻、压、自刎、惊、暴死、中热猝死等救诸死方，解毒法如解盐卤、砒霜、铅粉、冰片、巴豆、鸦片、水银、白果、菌毒等，此外还有汤火伤、误吞异物、毒蛇虫兽伤等。弇山，太仓。

《汤头歌辑要》　佚　1861？

清句容倪信预（光裕）撰

光绪三十年《句容县志·人物二·技艺》曰：倪信预，字光裕，精医理，著有《汤头歌辑要》。子怀垕，字济川，亦以医名。怀垕子德扬，字杏圃，仰承家学，其道大光。邑令许道身称为良医，遂举任训科。著有《杏林集验》《保赤新编》两种。德扬子三人，皆世其业有声，仲氏安朱，《义行》有传。

时觉按：光绪三十年《续纂句容县志·艺文》作《汤头歌集要》。

《丸散求是》一卷　存　1862

清胡求是撰

时觉按：有抄本藏中国中医科学院。封面署：同治末年，广陵守素斋绩甫先生抄本，陈氏一沤吟馆藏。前后无序跋，亦无目录，收固精种子丸、河车大造丸、卫生膏等四百余丸散膏丹。陈崇光，原名召，字崇光，后改字若木、栎生，号纯道人，扬州人，有《一沤吟馆选集》。

《良方集腋》　佚　1864？

清无锡顾鸿逵（仪卿）撰

时觉按：《吴中名医录》据《锡山历朝书目考》卷十二载录，民国二十二年《三三医报》一卷一期周小农《无锡医学书目考》亦载，谓乾隆时人，不确。

《百试百验神效奇方》二卷　存　1864

清吴县徐荣原纂，董偶翰重辑

董偶翰识略曰：《敬信录》一书，刻本甚多，大旨总在劝善，自徐君荣附以各方，阅之既可省愆于平时，兼足治患于仓猝，可谓美无不臻已。惜原板存吴门，已为兵燹所毁。适裴樾岑水部荫森于琉璃厂斌升斋觅得有恪素堂李重刻存板，检阅数过，尚无漫漶处，惟缺第五本未刻，当即照缮，详加校对付梓，补入并增以良方一二。

时觉按：汇集偏风散、七针丹眼药方、玉钥匙等各科验方八十四首，有急救缢死四法、温病忌用柴胡论等内容，末附食忌四十四条。有同治三年甲子刊本藏上海中医药大学、中国科学院、云南省图书馆。有清刻本藏中国中医科学院，不著撰人，1987 年中医古籍出版社收于《珍本医籍丛刊》，排印出版。

《古今千家名医万方类编》三十二卷　未见　1865

清武进费伯雄（晋卿，砚云子）辑

时觉按：《联目》《大辞典》载录上海六艺书局刻本残卷藏泸州市图书馆。笔者前往四川泸州查对，得《古今名医万方类编》残卷两种，一为民国大东书局石印本，残存一册，为卷九至卷十二；一为巾箱本，存二册，分别为卷六、卷二十六；二书卷端均署：新建曹绳彦鞠庵手集，族甥闵其昌校对。且任何文献未见有费氏自辑《古今千家名医万方类编》三十二卷的记载，故此书不存，乃《联目》《大辞典》以曹绳彦鞠庵手集《古今名医万方类编》误为费氏《古今千家名医万方类编》。

《医方论》四卷　存　1865

清武进费伯雄(晋卿,砚云子)辑

自序曰:欲救人而学医则可,欲谋利而学医则不可。我若有疾,望医之救我者何如?我之父母妻子有疾,望医之相救者何如?易地以观,则利心自淡矣。利心淡则良心现,良心现斯畏心生。平时读书,必且研以小心也,临症施治,不敢掉以轻心也。夫而后以局外之身引而进之局内,而痛痒相关矣。故医虽小道,而所系甚重,略一举手,人之生死因之,可不儆惧乎哉?近年以来,迭遭兵火,老成多半凋残,学医者纷纷日起,吾恐其无有师承而果于自用也,故于拙刻《医醇賸义》中先标一"醇"字,非不求有功但求无过之谓,若仅如是,是浅陋而已矣,庸劣而已矣。何足以言醇乎?吾之所谓醇者,在义理之的当,而不在药味之新奇,如仲景三承气汤颇为峻猛,而能救人于存亡危急之时,其峻也,正其醇也,此吾之所谓醇也。夫学难躐等,而法有正宗,初学者此法,成就者亦此法,先后共此一途,行远自迩,不惑于他歧,如是而已矣。第书籍散失,学者难于博观而约取之,乡曲之士,每以《医方集解》一书奉为枕秘,甫经临症,辄检用之,殊不知集中可用之方固多,而不可用者亦不少,漫无别择,草菅人命矣。兹于所集各方之后,逐加评论,盖欲为初学定范围,非敢为高明下针砭也。且欲学者淡其谋利之欲,发其救人之心,犹前志云。同治四年十月,武进费伯雄晋卿甫题于古严陵之寓斋。

凡例曰:一、是编专为初学而设,但取《医方集解》所选之方逐一评论,其余概不旁及。一、是编但载一方一论,与原书对看自明,其主治与注释一概不录,以归简便。一、学医而不读《灵》《素》则不明经络,无以知致病之由;不读《伤寒》《金匮》,则无以知立方之法而无从施治;不读金元四大家,则无以通补泻温凉之用而不知变化。《集解》所选之方,原以仲景及四家为宗,其余所收者,不过张王许钱严陶数人而已,本未尝博采群书也。然于此而得其醇,化其偏,触类引伸,亦可以无大过。有志之士欲求更上一层,则自有由博返约之法在。一、雄以驽骀下质,何敢以管窥之见妄议古人?然欲为初学折衷一是,则僭妄之罪所不敢辞。

光绪十三年《武阳志余·经籍中》曰:晋卿治病,不喜用猛峻之剂,义主和缓。是编以兵后医书散佚,学者难于博观约取,故集各方,逐加评论。

时觉按:收于《费氏全集》《续收四库全书》。

《怪疾奇方》一卷　存　1865

清武进费伯雄(晋卿,砚云子)辑

众宝室主人序曰:武进费先生所著《医醇》若干卷,自序已遭火劫,惟传《賸义》方论,风行海内已二十余年矣。今冬识毗陵友人,谈及先生之医,欣然曰:吾有奇方稿本,是先生早年手编。因函假归,缮写付之手民。余虽门外,观其志怪赏奇,承先启后,洵日下和缓也。先生手泽,谅可从《賸义》并垂不朽云。光绪十年三月,众宝室主人识。

时觉按:《联目》《大辞典》俱未载录,2003年浙江科学技术出版社据光绪甲申众宝室刻本校勘标点,有排印本收于《近代中医珍本集》。

《龙宫三十禁方》一卷　存　1865

清亡名氏辑

孙紫尘曰:西风凉逼海门秋,壶峤蓬莱任浪游,乞取天书人不觉,回风吹过海西头。云停鹤驻,到此已倦,今与世人讲解医术,点醒迷途,须知医道全在脉理清真,病家延医,何异望梅止渴?良医用药,一二剂即可痊愈,庸医不察药源,反走多少歧路,诚由见理茫昧,一味疑猜,用是当攻不攻,否即误攻,当补不补,否即误补,汗之乃至于虚其阳,燥之乃至于铄其阴,吐宜速而反迟,下宜慎而误早,鲜不为病家害者。兹先将《龙宫三十禁方》传下,使尔世人知道,一草一木、一粟一果,用得其当,亦可解疾,用之不当,即参苓芪术亦足为灾。要宜详审病源,胆不大而自大,慎重人命,心不小而自小。谁谓医可忽乎哉?紫尘孙氏降笔。

《中国医籍通考》按:该书不署辑者名。《龙宫三十禁方》唐书有载,称孙思邈尝得之云云,后世未见传,越千年而咸丰间复出,属伪托无疑。书中又有所谓华阳隐者陶宏景序,诞谬无伦,不足证信。所列方治,大抵皆简易之品,或相传验方之采摘,或得之前贤医籍,如其中噎症而用韭汁牛乳饮则本诸《丹溪心法》也。故书名虽不经,而方药有可参考处。禁方后附外证十方及林文忠公解烟方、妙香社戒烟神方等,为当时救弊而设,辑者苦心亦于此见一斑矣。

时觉按:有同治四年乙丑扬州穆近文堂刊本藏上海中医药大学、中国中医科学院等处,收于《司命秘籍》。辑者亡名，扬州穆近文堂刊行，流传于江南，故亦录之。

《一效集》不分卷　存　1865

清江宁司马湘（晴江）辑

时觉按：封面题：奇妙大方，一效集全部；卷端署：江宁司马湘晴江编辑，胞弟涛啸山仝校；卷末署：慈溪朱炳钦涣珊氏补方。载各科经验秘方四十四首，后附市肆所卖丸散膏丹各方。有清刻本藏中国中医科学院。

《医门辨证引方》二卷　佚　1851？

清元和陆嵩（希孙，方山，愤生野叟）撰

光绪九年《苏州府志·人物十七》曰：陆嵩，字希孙，元和人，文子，廪贡生，镇江府学训导。生平著书尤富。孙润庠，同治甲戌状元。

民国二十二年《吴县志·列传七》曰：陆嵩子懋修，自有传。

时觉按：光绪九年《苏州府志·艺文二》载录。嵩父陆文，庠生，儒而知医，著《医门良方所见录》，开陆家通医学之先。嵩幼承家学，儒而涉医，廪贡生。道光八年赴顺天乡试不中，游浙、皖幕府作客；道光二十六年中举，任溧阳、金坛教谕，升镇江府学训导。工诗，宗汉魏唐，崇杜甫。著《意苕山馆诗稿》十六卷、《续集》一卷、《古文》二卷、《读杜一得》、《玉溪生诗解义》。《医门辨证方》二卷未见刊行。编录《易卢孙三家医案》，存。子懋修，一代名医。

《不谢方》一卷　存　1866

清元和陆懋修（九芝，勉旃，江左下工，林屋山人）撰

小引曰：疾、病二字，世每连称，然今人之所谓病，于古但称为疾，必其疾之加甚，始谓之病。病可通言疾，疾不可遽言病也。子之所慎者疾，疾者未至于病，及子路请祷，又欲使门人为臣，则曰子疾病。《左传》于魏颗辅氏之役，述其父武子疾，既而曰疾病。又陈文子召无宇于莱，亦曰：无宇之母疾病。此皆以病字别为一句。病之为言困也，谓疾至此困甚也。故《内经·四气调神论》曰：圣人不治已病治未病，病已成而后药之，譬犹渴而掘井，斗而铸兵，不亦晚乎？《经》盖谓人于已疾之后，未病之先，即当早为之药，乃后人以疾为病，认作服药于未疾时，反谓药以治病，未病何以药为？不知《经》言未病，正言已疾，疾而不治，日以加甚。《仪礼·既夕》记：疾病，外内皆埽。郑注：疾甚曰病。郑于《丧大记》首句义同，并足取以证《说文》"疾，病也；病，疾加也"两义。再证以《周礼·疾医》，贾疏引《汉书·艺文志》"有病不治，恒得中医"，则谓药不中病，不如勿药，非谓既病而可弗药也。汇而观之，可见病甚而药，药已无及，未至于病，即宜药之。此则《内经》未病之旨，岂谓投药于无疾之人哉？夫病必使之去，不可使之留，《内经》最恶留病，故曰：百病之始生也，必先于皮毛，留而不去，传入于府，廪于肠胃。又曰：风寒客于人，病人舍于肺，弗治，病即传而行之肝，弗治，肝传之脾，脾传之肾，肾传之心，满十日法当死。故又谓：善治者治皮毛，其次治肌肤，治筋骨，治六府，治五藏，治五藏者半死半生也。然则如《经》所云：邪之新客，未有定处，推之则前，引之则止。时顾可留其病而弗使去乎？医之能治大病为上，医正以不使病大为能。人之言曰：不使病大，则病家并不信《内经》十日以后事，即此十日内不速去之病为之，故病愈而不谢，病愈之速而更不谢，曲突徙薪者必无恩泽也。虽然，病而不愈必大，惟其愈之能速，而凡后此传变皆消弭于无形，所以有此人不及知而已独知之之妙。余只问其病之愈不愈，遑计人之知不知哉？今录诸方存之，即名之曰《不谢方》云。江左下工自记。

时觉按：收于《世补斋医书》《灵芝益寿草》《桃坞谢氏汇刻方书九种》。

《新增不谢方释义》二卷　未见　1866

清元和陆懋修（九芝，勉旃，江左下工，林屋山人）撰

时觉按：有泸县普明石印局石印本藏泸州市图书馆，经查未见。

《二十四品再易稿》二卷　存　1866

清元和陆懋修（九芝，勉旃，江左下工，林屋山人）撰

时觉按：中国国家图书馆藏稿本，2002年收于《国家图书馆藏稀见古代医籍钞（稿）本丛编》，影印出

版。无序跋,首载急病急治、中风方,及火刺缠喉风法;卷上载消散风寒第一、辟除温暑第二、分经解表第三、存阴复阳第四、彻热清中第五,至化食杀虫第十;卷下自润燥泄秘第十一至聪耳明目第二十一、健骨强筋第二十二、气血并补第二十三、阴阳两调第二十四。凡二十四品,各列和药、次药及方剂。

《金鉴方论》二卷　存　1866

清元和陆懋修(九芝,勉旃,江左下工,林屋山人)撰

时觉按:中国国家图书馆藏有抄本,即《宏维新编》,其目录作《金鉴伤寒论方次序》,《联目》另作一条列出,实一书二名。参阅伤寒门《宏维新编》条。

《应验良方》不分卷　存　1867

清苏州觉庵山人撰辑

自序曰:盖闻千方易得,一效难求,故有应验之方制药以济人者,乐善君子恒急为之,所施不过耳目所及,不如将历验之单方刊布,无论远近,皆能遍传,内有至简至易而效至捷者,穷乡僻壤仓猝间照方以试,应手奏功,亦救世之善术也。特汇刊一帙,以公于世。伏望仁人得是编而或制药,或刻方,则活人之功不可思议矣。同治六年夏日,觉庵山人识。

时觉按:有同治六年苏州西山刻书店刻本藏湖南中医药大学,一册不分卷。扉页作:《应验良方》,下注:板存苏城临顿路萧家巷南首起首毛上珍子西山刻书店,印订不误;序言则作:《应验单方序》;无目录,卷端无署名。载列观音大士救苦神膏、平安万应仙方、出痘经验良方等,末附观音大士救苦神膏治验七则。此为善书,刻于苏州,则觉庵山人当为苏州人。

《良方汇选》佚　1869?

清苏州袁志鉴撰

时觉按:光绪九年《苏州府志·艺文一》载录。

《竹石草堂成方汇要》三卷　存　1870

清陈舜封(豫东)辑

自序曰:方者法也,医之有方,犹射之有的,是方者医林之矩矱也。上古无方,伊尹始著《汤液》,然其书不传。迨后汉长沙太守张仲景先生,撰用《本经》,制为汤剂,《伤寒》《金匮》两书,神明变化,诚万代之准绳。降至两晋三唐,名贤间出,其心得亦足上追先哲,要未若长沙公之大而化耳。风雨鸡窗,特拣古方,汇集成篇,仿陈无择之《医方考》、汪讱庵之《集解》诸书,门类增至十倍,首以轩岐、仲景,尊经也,其他诸贤,各从类分。未暇计年代之后先,学者当据证以立方,不可执方以就证。运用之妙,存乎一心,守是业者其毋忽诸?同治九年岁次庚午仲秋月,豫东陈舜封识于竹石草堂。

又序曰:元遗山诗云:鸳鸯绣了从教看,莫把金针度与人。盖古人之语言识见约略相同,而其天机所到神龙不测,有笔所难述者,则在立方之中以见其神奇,此即古人之金针也。故前人无难用之方,后人有高搁之书,未得金针,焉求神妙?余尝论之,治病有三:曰识证,曰立法,曰用方,然用方一言,尤为首务。盖证既识矣,法既立矣,方之不善,安足云良?且一方有一意,意之所到即法之所在,由一法而变化无穷,由一方而运用无既,由是古人微茫窅渺之思,精奥难传之秘,了然可见。登堂入室,未尝不从此阶升也。豫东氏识。

时觉按:有同治九年庚午稿本藏上海中医药大学。序署"豫东陈舜封",又署"豫东氏",则"豫东"非籍贯而为字,稿本藏上海,故亦录之。

《简易神验方》一卷　存　1872

清江都朱履庵,陈敬之同辑

刘怀礼序略曰:医之为道,自长沙、河间、东垣、丹溪四大家后,代有传人,成方具在,详且尽矣。然往往世传经验良方至简极易,远过于古人盈尺之书数部。问之城市小肆,名且不知,又何论穷乡僻壤哉?即有其药,或苦于市远难求,或苦于贫不能办,则亦无如之何而坐以待毙。噫!可慨已。江都朱居士履庵,余妹丈翁子薇卿之姻丈,其人善士也,与其亲家陈君敬之刻《简易神验方》行世,问序于余。余素不知医,第感于世之

务详尽者，或苦无其药，或仓猝难待其药，或窘迫难购其药，则《简易方》之为功大也，其有裨于生民者岂浅鲜哉？是为序。同治十一年岁次壬申三月，泰州刘怀礼于循氏敬书。

时觉按：有同治十一年刻本藏上海中医药大学，《联目》《大辞典》以为刘怀礼编，由其序知为江都朱履庵与陈敬之同辑。

《杂症秘验良方》二卷　存　1872

清亡名氏辑，嘉善孙荣寿(小云，玉峰樵客)抄传

《中国医籍通考》按曰：《杂症秘验良方》未见有刊本。上海中医学院图书馆所藏本系绍闻堂抄本。书后有同治壬申玉峰樵客嘉善孙荣寿小云氏题记，曰：绍闻堂秘方二册，为戚墅堰吴氏家藏秘笈之本，其经验与否，不得而知，所用半皆毒药热药，不可轻尝，性命交关，勿为其所误。同治壬申九月七日，余自常镇差旋，费钱一百文，买于万卷楼。俞坊友、夏坊友以为吴氏之本，甚珍之。玉峰樵客识于吴门草桥公廨。由是而论，当年吴氏之秘笈，今已为世间之孤本矣。

时觉按：是书流传于江南常州，有绍闻堂抄本藏上海中医药大学。

《鹂集汤头》二十一卷　未见　1872

清杨吉峰编撰

时觉按：有光绪二十一年张峻豫抄本藏苏州大学，经查未见。

《曹氏平远楼秘方》四卷　存　1872

清吴县曹维坤(云洲)原撰，曹毓秀(贯甫，春洲)编辑，曹元恒(智涵，沧洲，兰雪老人，兰叟)校刊

《吴医汇案·时医里居考》曰：曹春洲，讳毓秀，字植夫，沧洲之叔。住黄鹂坊桥弄。卒于光绪甲辰。

《吴医汇案·时医里居考》曰：曹沧洲，名元恒，字智涵，住阊门西街。吴中医家首屈一指。

时觉按：是书原本未刊，为曹春洲门人朱范九所藏，早佚，朱氏戚陈风高有抄本，今藏苏州大学炳麟图书馆。前后无序跋，卷端署：吴县曹维坤云洲著，男毓秀春洲字贯甫参，孙元恒沧洲字智涵较。卷一为五官、口腔、皮肤、乳房证治，余为外科诸病证治，录曹氏秘方一千一百余首。

《医方》一卷　佚　1872？

清上海金仁荣(德元)撰

同治十一年《上海县志·艺术传》曰：金仁荣，字德元。其师潘采瑞，字鼎望，善医，多奇效。仁荣传其业，专精幼科，治痘证虽险能活。长子云苞，字翔九；次子云从，字乘六；孙嘉，字孚吉；顺，字炳良，均能世其传，时称金氏儿科。

时觉按：同治十一年《上海县志·艺文》载录。

《急救应验良方》一卷　存　1872

清笠泽费山寿(友棠)辑

引言曰：急救应验良方，凡斗殴轻生以及跌扑碾轧等伤，均属命悬呼吸，仓猝莫救，每多殒命，遂至缧绁囹圄，论拟抵偿，牵连累讼，至于家破人亡。怀念及此，深堪悯恻，虽祸患由乎不测，而补救实藉良方，是以广集方书，择其应急经验者胪列于后，以冀广布流传，藉得起死回生，化险为夷。尚望同志诸君，或捐备要药，储待济施，或刊发流通，劝制救急，未始非体天地好生之德，发到处活人之心耳。

杨昌濬序曰：古人尝谓，一命之吏苟存心于爱物，于物必有所济，况职任地方，能于人命生死关头急为补救，则救一命以全两命，所关岂浅鲜乎？夫乡愚无知，每逞血气之勇，以致斗殴杀伤，命悬呼吸，良有司处此，务为急求生路，惟力求其生而不得，乃不得已而鞫凶拟抵。昔刘帘舫先生有验伤后收养署中调治之檄，洵爱民救命之苦心也。孙琴西方伯秉皖臬时，刻有《急救应验良方》一册，信属有关民命之书，各州县官苟能平时留意，猝遇此种案情，急为救治，庶无愧为斯民父母。用特仿照刊印，分给各属，凡在民牧，均宜念切爱民，勿置民命于膜外，余实有厚望焉。至后附各方，亦为济世便民而设，其各留意毋忽。光绪二年岁在丙子闰五月中浣之吉，杨昌濬识。

王德彭序曰:《急救应验良方》,本笠泽费君友棠所辑。今夏六月初,吾师徐小勿先生偶于丛书中检得之,谓彭曰:此书条分缕晰,浅近易行,诚为活人善本。费君尝谓:斗殴逞忿,跌扑刃伤,均属命悬呼吸,仓卒莫救,每多殒命,遂致囹圄缧绁,论拟抵偿,讼累牵连,至于人亡家破。言念及此,殊堪悯恻,虽祸患出于不测,而补救实赖良方。斯言可谓详且尽矣。今此卷皆屡经屡验之方,于伤科尤为发前人所未发,合亟重付剞劂,以广流传,特命彭司校雠之役。兹幸镌板告成,故书其缘起如此。光绪庚辰夏六月上浣,都梁门人王德彭谨识。

徐福辰序略曰:语云:千方易得,一效难求。呜呼! 自斯言一出,得毋使刊方济世者之心因之而懈乎? 是又不然。盖方不必多,惟良则效,譬如精兵劲旅,以一当百,自然所向无敌,事而尤莫切于救急。近世所传如《验方新编》,又经加增重刻,可谓备矣,而不能无憾矣。夫人赋质有强弱,受病有浅深,若不问脉理,概行查方,鲜不误事。尝见一弱妇产后头痛,照方服芎、归各五钱,几至汗脱。又有人照方截疟服密陀僧,即昏瞀发狂。其他如新增伤科各门颇详且备,惜药名半多冷僻诡异,固本草所未收,亦药肆所不识,安得人人知采以备用耶? 且全书鲁鱼亥豕,讹谬繁多,迨后稍改,而印已千部,愿有是书者明辨精择,庶不负集方者之心矣。同年徐小勿明府权篆上虞,留心民瘼,得费君友棠所辑《急救应验良方》,嘱为校刊。光绪六年庚辰仲夏,仪征徐福辰星北氏谨序。

熊銮序曰:辛巳得上虞大令徐小勿邮示《应验良方》。其书为笠泽费君所辑,灵丹万应,救创尤多。光绪七年夏六月朔日,江右安莪熊銮殿丞氏谨识。

时觉按:为外伤科方书,载回生第一仙方、八厘散等五十余方。有版本二十余种。

《急救应验良方》不分卷　存　1875

清亡名氏辑,瑞安孙衣言(绍闻,琴西)刊

孙衣言札饬曰:钦加布政使衔江南安徽等处提刑按察使司按察使总理驿传事务孙:为刊发《急救良方》事,照得本司前在署藩司任内札发《急救良方》一书,饬令各府州刊印分给,实因皖省风气强悍,无知愚民动因口角细故斗殴酿命,乡僻处所又无医药,其受伤较轻者往往置之不治,正犯既须拟抵,乡邻亦被株连,殊堪悯恻。而前发一书,各府州均未能遵饬刊印。兹特于省城先刊一板,发存司狱衙门,以便各属来省印送,以资疗治。庶几保全一命,即可保全两命,且使邻里乡党不致无辜受累。各该州县共切痌瘝,其勿惜此小费可也。合行札饬,到该府州,即行遵照转饬毋违。

光绪丁丑葛序曰:《急救应验良方》者,予友旌德令陈君建西所刊也。建西仕皖有年,历任繁剧,其处己也俭,其决狱也明,生平好善,济人不遗余力。前在芜湖等县任内,每遇验伤之案必亲为救治,并将历试应验之方刊布流传,活人无算,诚不愧民之父母。乙亥于役邗江,适予亦有事在扬,召予同居公廨,晨夕聚晤,获聆仁者之言,觉祥和之气蔼然一室。案卷置有此书,翻阅一过,足证当时善政不少。因乞携一册,重付梓民,所愿海内有志济人者推广传播,俾得同登寿域,其功德岂浅鲜哉! 光绪三年冬十月,仁和葛元熙理斋。

余晋和序曰:居今日而言救度生命危险,自以医院为最适宜。何则? 医院设科完备,器具精良,事半功倍,是以活人较多。虽然,此特就普通而言之耳。若夫地非通都大邑,时值夜静更深,送院不能,延医弗及,此际邻里乡党中如有人持良方以应急需,挽回将颓之性命,其功效敏捷当不可思议。按郑氏《六艺论》"黄帝佐官七人,岐伯造医方",又《隋书·经籍志》"医方者所以除疾疢、保性命之术者也",又印度学科有医方明,包括医学、卫生、药剂等学,盖即陆宣公所谓"药虽进于医手,方多传于古人"是也。乃者警廨同事王模山科长出示箧存《急救应验良方》一编,系逊清安徽孙廉访在任时所刻,版藏皖司狱署。其所载诸方均屡著功效,喧传人口。模山精于岐黄,此次醵资重付剞劂,嘉惠同胞,与寻常不谙医学而专以施济为目的者有别,爰述其崖略于简端。中华民国二十九年庚辰仲夏月,余晋和序。

王模山跋曰:验方之萃集以鲍相璈之搜罗为最富,然兼收并蓄,有验有不验,识者讥之。是编刊自皖省廉访孙公,署名《急救应验良方》,版藏司狱署,所均采方案出自钜公及名医之手,著有奇效。孙公为法界名宿,专为司狱者开示活人途径,用心良苦。《洗冤录》为已死者谋昭雪,是编则为将死而未死者求保全,其术虽异而其心则同。燕赵古称北方之强,斗很之风远逾南服,近受经济压迫而自杀之案尤层见叠出,尝见奄奄一息无术疗治,心窃怜之。果能遵照是编方法而救治之,或可有更生之庆。因联合同仁醵金付印,聊使孙公之术之心得以普及。倘有仁人义士依方配制,以备施送,尤所馨香默祝者也。古六天柱山樵模山氏谨跋。

光绪三年葛元熙序曰:《急救应验良方》者,予友旌德令陈君建西所刊也。建西仕皖有年,历任繁剧,其处己也俭，其决狱也明，生平好善，济人不遗余力。前在芜湖等县任内，每遇验伤之案必亲为救治，并将历试应验之方刊布流传，活人无算，诚不愧民之父母。乙亥于役邗江，适予亦有事在扬，召予同居公廨，晨夕聚晤，获聆仁者之言，觉祥和之气蔼然一室。案卷置有此书，翻阅一过，足证当时善政不少。因乞携一册，重付梓民，所愿海内有志济人者推广传播，俾得同登寿域，其功德岂浅鲜哉！光绪三年冬十月，仁和葛元熙理斋。

光绪七年韩鉴吾序曰：光绪七年，岁在辛巳仲冬之初，楚锺祥县宰熊殿丞由驿递到《急救应验良方》一书，内载疗斗殴杀伤诸药方，能救命呼吸。其纂辑者为震泽费友棠，选刻者为上虞县宰徐小勿，而熊殿丞又重刊广布之，三人者洵皆留心民瘼矣。夫乡曲斗殴杀伤多有身犹未死而医乏良方，卒致受伤者不救，伤人者论抵，至于家败人亡，殊堪悯恻。曩余购有书内所列之回生丹、玉真散数药，备民间不测之用，第一邑之大，距城道里远近不一，往往缓不济急。窃谓施药不如传方，而原方之苦无由得，恒觉不惬于心。今熊殿丞以此书远道邮示，余得之不啻拱璧，爰照刊刷印，推广流传。设吾民遇有乡邻斗殴、跌扑金刃以及缢溺服毒、疯狗咬伤，照方疗治，药到即效。勿以身命轻付诸无学庸医与游方伪医之手，则幸甚。关中醴泉韩鉴吾镜轩氏识于四川达县官廨之知足斋。

光绪八年韩鉴吾序曰：《急救应验良方》一书，余前刊于达县，以书遍给城乡士民，以板存三费局。今奉檄量移巴县，莅任月余，民间具报斗殴扑跌服毒案数起，并有客民被疯犬咬伤，每因医乏良方卒致殒命，邻舍街房不免小累，殊觉可悯。爰检出原本，嘱省好义绅商重刊刷印，普给城乡民商以备不虞，亦济世活人之一善事也。光绪八年岁在壬午孟秋之月，镜轩氏记于巴县官廨之公生明轩。

光绪十年李兆梅序曰：是书系皖省臬司孙廉访因慎重人命而刻，有起死回生之术，曾经应验。由皖省得数本，现今只存一本，携入黔中，于任所照方配制，凡遇受伤者施用，每著奇效，活人无算。因虑不能遍及，且恐历久遗失，殊为可惜。爰付梓民，以公同好。倘蒙好善者布施印送以广流传，其于促使民命之苦衷不无小补云。光绪十年五月，桂林李兆梅志于贵筑官署。

时觉按：民国二十九年铅印本藏中国国家图书馆，2004 年收于《中国古代医方真本秘本全集·清代卷》第 106 册，影印出版。扉页作：光绪元年五月刊，《急救应验良方》，版藏司狱署。然又有民国二十九年序，当为原版重印者。笠泽费山寿友棠《急救应验良方》一卷，录引言及光绪二年杨昌濬、光绪六年王德彰、徐福辰、光绪七年熊銮四序。考《全国中医图书联合目录》，名为《急救应验良方》者七种之多，分别为费山寿、杨昌濬、陈建西编纂，而著者佚名者尚有四种。经核对，七种版本均出光绪元年“钦加布政使衔江南安徽等处提刑按察使司按察使总理驿传事务孙”之司狱署版，原书均无撰辑者署名。杨昌濬本，序曰：“孙琴西方伯秉皖臬时，刻有《急救应验良方》一册，信属有关民命之书”，并非杨氏编纂已明；陈建西本葛元熙刊于啸园，内容与杨昌濬本全然相同，实即费山寿光绪三年啸园刻本，唯续增数方略有出入。著者佚名者，光绪十年桂林李兆梅于贵筑重刻，“是书系皖省臬司孙廉访因慎重人命而刻，有起死回生之术”。陕西省中医药研究院所藏1940 年铅印本则即此民国二十九年序本。兹并载列光绪三年葛元熙、光绪七年八年韩鉴吾、光绪十年李兆梅诸序，以见诸本同出一源。

《续救急良方》不分卷　存　1886

清亡名氏辑

卷端引语曰：附录经验数方，凡仁人君子留心济世者，修合施送，功德无量。

时觉按：《急救应验良方》光绪丙戌重刊本下，有《续救急良方》，不著撰辑者名氏，不分卷，前后无序跋，有目录：治天时瘟疫方、蛇咬伤方、五绝急救方、女科至宝得生丹、阴症急救方、被人咬伤方、火伤方、痢疾方、鼻血不止方、难产仙方、五香丸、治胎前双乳肿硬方、治产后乳毒乳吹、各种疔疮神效方、陪赈散方、治痢奇效三方、治疟疾三方、反忌类、诸毒须知、服药宜忌、解救各毒、止火法、救饥法、客路须知、催生万全汤、生化汤。同为急症专书，与《急救应验良方》以治疗金刃杀伤、跌打损伤为主不同，《续救急良方》以救治瘟疫、中毒、疟痢、妇科胎前产后、外科疔疮火伤为主，两相配合，于急症救治更为全面。

《神效经验方》一卷　未见　1873

清常艇阁主人辑

时觉按：汇集经验方七十二首。常熟毛文彬刻。《联目》《大辞典》俱不载。

《沈氏医书注解》 佚 1874？

清上元钱遵(厚堂)撰

同治十三年《上江两县志·方技》曰：钱遵，字厚堂。有《沈氏医书注》，精其学，一时之隽也。

《万方汇览》八卷 佚 1874？

清高邮韩凤仪(翔虞)撰

同治十三年《扬州府志·人物五·文苑》曰：韩凤仪，字翔虞，高邮人，诸生。父早殁，家贫嗜学。工书法，手录经史诗文积盈箧，著有《课闲堂吟稿》。精岐黄术，编辑《万方汇览》八卷。

《半吾堂医方》 佚 1836？

清高邮孙应科(研芝，彦之，小康居士)撰

同治十三年《扬州府志·人物五·文苑》曰：孙应科，字研芝，高邮人，廪贡生。邃于经学，工文词。筑一室，藏其先世书，榜曰"书窝"。著有《半吾堂文钞》。又辑孙氏事迹、遗诗为《犹存集》。

时觉按：同治十三年《扬州府志·艺文一》载录。道光丙申，高邮孙应科刊行明异远真人《跌打损伤妙方》一卷，为自寿说并序言，时年六十，署为小康居士，胡泉跋则称为"彦之先生"。

《经验方》不分卷 存 1878

清亡名氏辑

时觉按：收于《平江贺氏汇刊医书》，有光绪四年戊寅刻本藏中国中医科学院。

《经验方书》 佚 1878？

清南汇王锦文(拙如)撰

光绪四年《南汇县志·人物志》曰：王锦文，字拙如，十六保十四图人，监生。事亲孝谨，好善不苟。慨郡城婴堂费绌将不继，出资助理，弃儿者则暗投其门，锦文为之转送，月常数四不倦。习医，贫者不取值，刻有《经验方书》。

《良方便检》一卷 存 1879

清长洲彭翰孙辑

自序曰：青囊之书汗牛充栋，兹择简要而神验者摘录数十方付梓行世，盖以所治各疾皆人所恒有，故特为拈出，取其精不取其多，倘穷乡僻壤或逆旅舟车，无处延医，便可按方疗治也。慎勿忽诸！光绪己卯六月，长洲彭翰孙识。

时觉按：记五十余种病症六十余方。有光绪五年广州郡斋刊本藏南京中医药大学及苏州大学炳麟图书馆。

《急救医方撮要》不分卷 存 1879

清平江周祖升传，昭文陈星涵辑

陈星涵跋曰：星涵佐青田时，得平江周大令祖升刊传回生第一仙丹、神水万应膏二方，方后备述治验，心窃谨而佩焉。光绪己卯，调权余杭，因属会垣胡庆余堂遵古方训，虔诚精制，并重灾梨枣，俾广其传，而以仪征方观察备兵瓯括时所刊《医方易简》中救缢救溺各法系于方后，为是丹之辅。丹甫成，适报左近有人溺，即授之丹而告以法，讵救者仓皇，将丹先投，用法稍缓，仍至不救，甚为恻然。究其故，则以治法婉曲，仓猝未能尽谙，而又以所需药末管箸未及购备为累。噫！城市尚然，况穷乡僻壤间耶？是即有良丹美法，而所以佐其丹与法者未能应手，尚恐无补。用再熟筹，为添置半夏皂角之末贮以瓶，笔管竹箸包以布，与丹膏同送，俾临救无所掣肘矣。惜限于力，所制无多，不广布其用而因有望于海内好善乐施之仁人，或具同志，随处修合，俾回生妙术不遗乎一邑一乡，是则星涵有窃幸焉。书成而以为跋。光绪五年己卯七月，昭文陈星涵识于余杭佐署。

陈星涵识语曰：此书丹方专救刀铳伤毙及缢死溺死、跌死冻死等命，于光绪八年禀经前升藩宪德批饬另刊，书刷印三千本，通饬各属遵方制备，随时施救在案。今阅年矣，恐所传渐泯除，添配丹膏外用，再刷印分送。世不乏仁人君子，以道义自任，必有起而为之制备，随时随地，如法施救。古圣云：作善降之百祥，而作善之道莫重于民命，况鼠牙雀角，所在皆然，苟救一命，则两命存焉，且因之以免破家株累，尤有阴受其惠者在。故星涵敢百叩首为诸君子劝也。浙江遂昌县典史陈星涵谨识。

牌记曰：壬辰仲冬，海宁乡约所翻刻，板存州城天后宫桥南首钱启顺纸店，刷印每本工料计钱八文。

时觉按：《联目》载周祖升《急救医方撮要》光绪十八年星涵刻本藏云南省图书馆，《大辞典》因之。此刻本亦藏中国国家图书馆，2004年收于《中国古代医方真本秘本全集·清代卷》第110册，影印出版，撰辑者佚名。原书有光绪五年陈星涵跋，封面有陈星涵识语，当识于光绪十八年，无目录，卷端无署名，首载回生第一仙丹。

《洄溪秘方》一卷　存　1879

清吴门徐大椿（灵胎，洄溪）原撰，梅里余懋（啸公）辑

余懋序曰：灵胎先生医学渊博，有过人之识，于内外科并擅长，其著述已风行海内，惟方法不传于世，抑即岐伯有申禁之誓，长桑有无泄之戒欤？昔袁随园欲采其方以活人，卒不可得焉。今予此辑得之于秀水吕丈慎庵，慎庵得之于王氏孟英，孟英得之于金氏复村，复村即先生之弟子也。按先生论汤剂未尝不能行于藏府经络，若邪在筋骨、肌肉之中，则病属有形，药入肠胃而气四达，则有不克奏功者，故治内另有丸散攻守之用，治外又有膏丹按摩之法，是皆不可少之方也。且内外治法，兹已略备，爰急录而汇存之，不啻金匮玉函之珍云。时光绪五年端二日，余懋书。

陆佐墀序曰：《洄溪秘方》一卷，系新安啸松余先生《白岳盦杂缀》之一。先生哲嗣楫江孝廉霖与佐墀幼同砚席，故得分赠全帙，后佐墀读乌程汪氏谢城曰桢《随山宇方抄》，得灵宝香红丸、珠黄紫香丸二方，皆此书所未载，因特补之。汪氏所抄尚有再长灵根及疡科束毒丸、疔毒丸三方，佐墀考再长灵根方已见于《洄溪医案》，惟束毒、疔毒二丸方中均用熊胆，与此书不同，未知何故。又，汪氏谓：洄溪老人尚有止痒一方，屡访不可得，设海内好善君子或有得之而肯出以传此者，非特副汪氏之愿，且亦吾家宣公所谓活人一术矣。光绪二十年孟冬之月，秀水陆佐墀昌年甫序

《中国医籍通考》曰：陆佐墀序载于上海中医学院馆藏手抄本，书体遒秀，用笔精良。是否光绪间陆氏手泐，抑后人重抄，旁无参考，难以明确。

时觉按：单验方汇编，实余懋所辑而托于徐氏，后附《余氏牛痘要法》《推拿述略》，收于《国医小丛书》。

《顾氏秘书》四卷，《医方集要》一卷　佚　1879？

清南汇顾芳源撰

时觉按：光绪五年《南汇县志·人物志二·古今人传》载录。

《三因简妙方》　佚　1879？

清丹徒赵乾（又宜，柘山）撰

光绪五年《丹徒县志·人物志·方技》曰：赵乾，字又宜，号柘山，诸生。好医学及堪舆术，究两家群籍，大有心得。著《三因简妙方》及《青乌法》数卷，用于世辄有效。卒年五十七。

《路氏家言》　佚　1879？

清奉贤路耀文撰

光绪五年《奉贤县志·人物志四·术艺》之《李清华传》曰：路耀文，画栏桥人。四方邀诊无虚日，应手辄效。著有《路氏家言》。

《方论辑要》二卷，《医论》一卷　佚　1879？

清青浦陆承祖撰

时觉按：光绪五年《青浦县志·艺文上》载录。

《刘节和方》 佚 1880

清仪征刘节和撰

光绪三十年《句容县志·人物二·技艺》曰：刘节和，仪征人，精于医，年二十余，渡江南来，悬壶于陈家店，人无知者。时邵阳魏源在陆制军幕府患疾，群医辞不能治，节和后至，书方用白萝卜汁作引，服之疾若失，由是名大噪。后徙钱家村垂四十年，远近奔赴，全活甚众。节和治疾长于攻痰，谓百病皆缘痰起，症之变皆痰为之。南方人多患湿痰，经节和治，无不奏效。孟河名医马征士培之得其《方》，遇吾乡之求医者，谓之曰：诸君何远行？刘节和今之妙手也。年八十余，白发童颜，见者疑其为人中仙也。

时觉按：此方似未成书。魏源道光二十一年入两江总督裕谦幕府，刘节和为之治病当在此时，后徙钱家村垂四十年，即光绪六年前后。

《医方验钞》 佚 1880？

清江宁王锡琛撰

时觉按：光绪六年《江宁府志·艺文上》载录。

《活人录》六卷 佚 1880？

清嘉定童大钟(始万)撰

光绪七年《嘉定县志·艺文志三》载录，曰：童大钟，字始万，辑经验良方，间抒心得。

《应验简易良方》一卷 存 1881

清常州长年医局辑

长年医局序曰：从来万物以有用为贵。自太极而判两仪，地下天上曰否，天下地上曰泰，明乎天地贵于交相为用也。自两仪而布五行，或以相生为用，或以相克为用，而有用之不可离者莫如水火，而火水则曰未济，水火则由既济，明乎水火贵于交相为用也。人在天地间，其见用于世者，立德以化民，立功以卫民，其不用于世者，立言以教民。虽出处不同，而均归于有用者则同也。范文正公不云乎：不为良相，当为良医。可藉展康济民生之志。为相为医，虽升沉不同，而均归于有用者则同也。兹搜罗古今经验良方各种，编为一册，凡内症、外症、痧症、急症、险症，无方不备，无效不神，洵乎有用之书也。付梓以公诸世，务祈四方诸君子有力者捐资合药，无力者录送流传，用以济人，用以寿世，其造福也岂浅鲜哉？光绪七年五月上浣，常州长年医局识。

时觉按：有光绪七年辛巳长年医局刻本藏中国中医科学院及上海、河南中医药大学。

《医方采粹》四卷 佚 1881？

清嘉定朱柱(沧一)撰

光绪七年《嘉定县志·艺文志三》载录，曰：朱柱，字沧一，诸生。此书蓝本汪氏《集解》，正方三百七十四，附方四百十二，辨论明简。

《医学大全》佚 1881？

清嘉定周大勋撰

时觉按：光绪七年《嘉定县志·艺文志三》载录。

《丰豫庄便农药方》不分卷 存 1882

清吴县潘增沂(企曾，功甫，小浮山人)编撰

惠济丸注曰：明嘉靖间濒湖李时珍为四川蓬溪令，志存利济，尤念力田耕作勤劳，诸病百出，特为惠济丸。于作宰时制药授民，病者无不立愈，当时牧民者咸则效之，全活甚众。

时觉按：潘增沂，嘉庆二十一年举人，道光元年官至内阁中书、国史馆分校，五应礼部试不第，道光四年患肺病辞官归里。是书当成于道光间。载录惠济丸一方，后为治牛证二十六条，附治羊证四条，治猪证四条。是书与《耿嵩阳先生种田说》《诱种粮歌》《丰豫庄课耕会记》《潘丰豫庄课农区种法》合为《丰豫庄本书》，

同收于《广仁堂丛刻》，有光绪八年壬午津河广仁堂刻本藏南京图书馆。《联目》《大辞典》均作“半豫庄”，当属笔误。

《内外验方秘传》二卷　存　1883

清京江赵濂（竹泉）撰

自序略曰：方者法也，通乎法之中而化出法之外，流通活泼，如珠走盘，范围而不过焉，斯亦可矣。若遇病用药，药不执方，方须活法，法以制宜，是法之不可无者，而方之不必立也。凡症之不常见者，偶一遇之，无须迟疑，须触类而旁通其法，运其心思，鼓其识力，施其技巧，径似庖丁解牛，不难应手而效。至于徒执板方以疗人疾，而不知变化者，奚益于病？故余补立诸法，备人采择，本乎临症而来，非由臆度以惑世诬民，所谓法出于方，而方之不可泥者，庶乎近焉。噫！古今来著书浩博，论理明通，辅翼医林者实繁，有徒而所载方法悉从经历，骤使获效，粹然以精者，未易数数觏也。虽然，方固有善有不善，能用方者不善而化于善，不能用方者即善而亦使于不善也。若谓古今医籍尚夥，竟未尝熟读深思，理精义彻，临症多历年所者，何能臻乎神妙也？医之道岂不戛戛乎难也哉？所难者先在识病，尤在用药，病犹敌也，药犹兵也，兵强始可克敌，药精方能去病，其义一也。爰弁数语于简端。光绪乙未孟春，京江赵濂竹泉序于广陵客邸。

马培之序略曰：惟竹泉赵君于医道潜心殚虑，极五十余年临症之经历，变化裁成，遂撰《内外验方秘传》二卷，深得个中三昧。俾人人可以对病检方而施治，足见心存仁术，学贯古今，可征炉火纯青之妙，以之济世，其功岂不伟哉？虽然，姑且滞于名山，留诸石室，犹之和璧隋珠不至泯没，终必发其精华。适逢锓板事蒇，不仅后来纸贵五都，而其流泽于人者更无穷也。光绪乙酉仲秋月，孟河马培之拜序于京口旅邸。

时觉按：有光绪十一年、二十一年刻本及民国十九年上海务本书药社铅印本等。

《青囊立效秘方》二卷　存　1883

清李彭年（步筏）辑

自叙曰：医有良相之功，方有回生之力，医必择方而技始精，方非医授而效亦捷，惟在方术之神妙，不在药品之贵昂，则方之足为珍惜，不且远胜于医者哉？尝有病者舍医而求方，而病每易愈，有求医而病反难愈者，足见求方急于求医，求得奇方，不忧病不愈矣。向者余寄寓句曲山中，忽幽径遇一高士，峨冠博带，道骨仙风，飘飘然逼人。余惊跽而叩其姓讳，答曰：吾乃前梁陶弘景也，曾养道于此山，子可知：功垂不朽者，莫若溥为济人。济人之策固非一端，大则秉权政，兴利除害，小则传方书，救弊补偏，人宜速培善根。兹有青囊书一帙付子，代为刊布，俾济一人，即可济一世也。拜而受，既而转盼，仙踪已杳，而书且什袭怀归矣。不敢有负仙训，急付梓人，以显仙君救世之婆心，实为医门之捷径，凡家居与客邸各备一编，对症捡药以施治，其效捷如桴鼓，诚堪历验而不爽。或曰：子之方书由山径而得，毋乃邻于荒诞，未必人皆信从，保毋不指为假托欺世以沽名耶？余曰：现有方书可传，夫岂好怪，仅空言以惑世哉？卞玉隋珠，精奇内蕴，世不易觏，当时纵不以为可贵，异日必有知其为宝者，不患声价之不长也。每憾人有良方，自矜独得，秘不传世，其殆未知尼山己立立人、己达达人之圣教欤？倘诸仁人见此书广为传播，大公之好，谅有同心，则功德正无量耳。光绪九年仲春月上元，李彭年步筏识于广陵客次。

周锡五跋曰：自来传刻之方书夥矣，其始也未尝无一效，卒之有效于昔而不效于今，有效于此而不效于彼者。然则各处所刻诸方，大都未经历试而出，抑非名医高士亲传，不过剿袭成书，刊为递送，使人检方遇病以自疗，其存心也不为不厚，特惜其方非秘授，病幻万端，安能有实济于人也？今此方一出，试之者无不验，使斯世渐登寿域，则陶隐君之厚泽入人者甚深，抑亦李君彭年善为传述之力也夫？光绪九年仲春，天长愚弟周锡五备徵谨跋。

时觉按：附于《医门补要》之后，不见于《珍本医书集成》本。首载治霍乱痧秘要、散痧汤、解暑丹，或以为下篇《霍乱论》内容错简于此；下载千槌膏、蟾酥散、桂附散、青霜散、中白散、遇仙丹、华佗散等二百余方，不分类，多为外科、皮肤科、喉科方。李彭年籍贯未详，寓句曲、广陵，又托名陶弘景刊行，并附于京江赵濂书后，故当录之。

《青囊秘方》不分卷　存　1883

清亡名氏撰辑

时觉按：有抄本藏苏州图书馆，无撰辑者署名，前后无序跋，亦无目录。杂载各科方。

《验方杂志》 佚 1883？

清六合田肇镛(心华)撰

时觉按：光绪九年《六合县志·方技·田淑江传》载录。

《选集一效秘方》不分卷 存 1885

清广陵黄育珍抄辑

自序曰：世之业医者各专一科，济世之心虽有，屠龙之艺难精，然病症多端，变化稍难，医悉措手，而病家亦多慌乱。医法十三科均有官方，间有未能直达病原，安能尽善尽美？如疯、劳、蛊、膈、痧疫、伤寒，均属大证，险逆者良医按法治之，或可得生。若夫棘手痈疡，全赖秘奥之巧、心法之灵，官方虽多，霍然不易。圣经云死生有命，毕竟其中焉有不误者乎？所谓人无误生之病，而有误人之医，医无误人之心，而有误人之技，其故未得法耳。古虽有法，历年已久，兵火湮没，失之多矣。病愈急则投方愈乱，不死于病，不死于医，乃死于圣经之遗忘也。余每见沉疴痼疾致命者，鲜得回春妙药耳，生民不幸，目击难湛，因存心效法，随时录记，非敢要誉射利，人孰不乐告以善哉？今择其善者而从之，屡验者而珍之，以备乎临时参酌，不无小补云。同治癸酉季春清明日序，光绪十有一年岁次旃蒙协洽酉月上浣，广陵后学黄育珍手抄。

时觉按：有光绪十一年乙酉抄本藏上海图书馆，收于林庆彰、赖明德等四人主编，台中文听阁图书有限公司2013年影印出版《晚清四部丛刊》第九编第八十七册。无目录，卷端无署名。

《验方选易》三卷 存 1887

清虞山邹文翰(访渔)辑

自序曰：昔神农尝百草以疗疾，雷公作炮制以济人，方书之留贻于古者多矣。世有《验方新编》，分门别类，皆择古方屡试屡验者刊刻行世，足征斯人用心良厚，其获益殆非浅鲜欤？所谓药虽经于医手，而方多传于古人，于兹益信。惟方需贵价之药，恐穷僻之乡以伪乱真，反而贻误，即非鱼目混珠，遇贫病者未易措办，虽有良方，恐亦向隅。余今就方药之价廉者，仍照原书门类，汇为一编，贵忌之方，概从割爱，更其名曰《验方选易》，似于世易有济耳，未知有当世好否也。爰为序。光绪十三年孟夏月，访渔邹文翰谨书。

马文植序略曰：今年春孟，吾乡听鸿余君归里，携其友虞山访渔邹君所刻《验方选易》一书，授予读之，盖信乎利济苍生而能心文正之心者。听鸿言之曰：邹君乐善好施，不乐仕进，兵燹之后，修理义庄，整顿义田，善事不可枚举。每年延请名医，施给诊药，以拯疾苦，数十年来，孜孜不倦。又以施诊给药，止利一方，而不能远遍为忧，爰不辞劳瘁，择《验方新编》中之奏效甚速、药价廉而用力省者，集成此书，编成三卷，付之梓人，遍发远近，使荒村小民略识之无者即可开卷得方，依方觅药，不致以无力为虞，岂非医家一大快哉？予愧不学无文，既敬邹君之善行，又喜此书之大有造于生民也，故不揣固陋而乐为序之。光绪十四年戊子夏六月中浣，孟河培之马文植书于姑苏之怡云室。

何长治序曰：古云用法在简易，医道亦然。古之医药之采制，俱臻精妙，以备应时之急。今之医不特书理未明，即药之出处、性与味、真与伪之异同及价之高下，均莫之辨，一任市肆鱼目之混，或彼此阴为朋比。一则多列珍奇，一则过高价值，富者亟于疗病而不暇计，贫者一剂损十日之粮，直同乘危取材，恻隐何存焉？寒家上世有《养生便方》《寿世编》《痧证汇要》《急救方》之刻，兵后板毁无存。今邹君访渔寄示《验方选易》之刻，取《验方编》中价廉易于取用而效者，药固不分贫富，而贫者更得不费之效，俾穷乡僻壤，家置一编，颂君阴德不浅。邹氏为海虞望族，好行其德，保世滋大，爰缀小言，以弁其端。光绪戊子小暑前二日，横泖惰农何长治鸿髣甫书于重古梅华庐。

时觉按：有光绪十三年思诚斋刻本藏中国科学院、上海中医药大学、苏州中医医院、苏州大学炳麟图书馆。

《普济良方》 佚 1887？

清阜宁杨氏辑，杨绍先(振祖，省斋)校梓

光绪十三年《阜宁县志·人物》曰：杨国华，杨绍先子，山邑庠生。绍先承父志，梓父辑《普济良方》行世，并施药拯急。国华以绍庭绳武，接施不倦。寿八十余。

光绪十三年《阜宁县志·人物二》曰：杨绍先，字振祖，号省斋，大河卫人，世居云梯关。

时觉按：光绪十三年《阜宁县志·艺文》载录。

《择录箴言简捷良方》二卷　存　1888

清金陵三鱼堂七十老人辑

松石主人序曰：尝观六经所载，大都天人相感之理，而于吉凶善恶言之綦详，特以义蕴深微，难于猝解。窃欲得古人嘉言善行，明显简括者集为一册，俾人人传诵，可以易知而易从，然实有志而未逮也。兹读《择录箴言简捷良方》一编，真可谓先得我心矣。盖是书首载文武二帝圣训，本为世所敬奉；次载先哲箴言数十则，其事皆日用常行之事，言皆浅近易解之言，如能奉为准绳，有益于身心者不少；后载医方一卷，尤为简捷，如遇乡隅荒僻、舟车仓卒之时，偶染微疴，即可检方疗治。虽是书卷页无多，而惠人则甚大也，因付剞劂，敬弁数言。又见坊间刻本有《圣谕广训》《像解阴隲文图说》二书，多集古人事迹相为引证；有石成金先生《传家宝》一书所载，皆存心行事、居家居官一切事理；又有《医方简易新编》一书，载方千余条，皆简易可用。好善君子如能刷印分送，皆可与此编相辅而行。偶意及此，并附志之。光绪戊子孟秋，松石主人识。

《简捷良方》自跋曰：以上所辑之方简捷易晓，药料亦价廉工省，贫富皆宜，处穷乡僻壤最为方便。外治居多，即内治诸方亦皆稳妥。然施治之时务宜对症，若遇有此症而兼有彼症者，不可擅自服药，恐致贻误也。如有好善君子抄录一本送人，功德非寻常阴隲可比，尚毋忽诸。光绪十三年岁次丁亥小阳月望日，金陵三鱼堂七十叟谨择录。

自跋曰：古语云：为人子者不可不知医。然医之一道，奥妙无穷，非精于岐黄者不可擅自代人治病。性命所关，切宜慎之。古人医书药书，尽善尽美者指不胜屈，查阅匪易，今于古人书中择取简捷易知良方数十种，俾阅之者易晓，遇病对症传方，不费多钱，而且省事，故特选录以公人之便易医治也。凡有同好诸君，可将此《箴言》及《良方》抄录一遍，置诸座右，俾子弟阅之，大有益于心身也。若能抄录送人，不独有益于己，亦善与人同之意耳。光绪十三年岁次丁亥小阳月望日，金陵三鱼堂七十叟谨集抄录。

时觉按：择录古医籍中简捷易知之百七十余种病证，二百五十余方，为《简捷良方》，与《择录箴言》合刻，扉页署为《择录箴言简捷良方》，光绪戊子年刊。有光绪十四年永盛斋刻本藏北京、上海、山东中医药大学等处。

《急救经验良方》不分卷　存　1888

清亡名氏辑

子目：《急救异痧奇方》，《一枝轩经验方》

书前牌记曰：此册居家舟车必备之方，并刊有《验方新编》《经验良方》等书，如有仁人印送者，方便于世，功德无量。向本坊定印，专取纸料印订工价，决不叨润，幸乞谅之。光绪戊子夏月上洋，彩衣街扫叶山房北市江左书林校刊发兑。

时觉按：有清抄本藏中国国家图书馆，2004年收于《中国古代医方真本秘本全集·清代卷》第106册，影印出版。前后无序跋，有目录，卷端无署名。首载诸痧时疫症治，次为喉科急症及急救用方，大体类同《急救异痧奇方》；下为《一枝轩经验方》，其末有咸丰十年李宗沆《记再造丸真方》一则。江左书林校刊发兑，故亦录之。

《舟车便览》　佚　1888

清兴化江曲春（泽之）撰

民国三十二年《兴化县志·人物志九》曰：江曲春，字泽之，恩贡。精医，所著有《舟车便览》一书。

时觉按：民国三十二年《兴化县志·艺文志》载录。

《医方诗要》四卷　存　1889

清仪真孙庚（位金）纂辑，邗江唐宝善（楚珍）参辑

孙庚序曰：翻阅《医学入门》，载歌三百首，东垣歌二百六十八首，皆未分门别类，每用一方，搜寻殆遍。夫方者一定不可易之名也，前人作之，后人因之，厥后名贤辈出，触数而广之，总不能越仲景之范围乎。惜工于医者不暇工于文，所编歌诀，词不达意，论病未免不详，粘韵不叶，诵读苦不顺口。然古方甚多，难以备录，追忆吾考实三公在日，尝语余曰：《医方集解》一书系休宁汪讱庵先生博采古圣贤之方书，错综参伍，诚为医家

切近之途。立意编括成歌，以备后学之易于记诵、便于搜寻，不意天夺吾考之年，竟未酬其素志，迄今思之，不禁于怀矣。遂不自揣，约取是书于近人常用之方，括成诗句，悉按诗韵，平仄尽叶，名曰《医方诗要》。其中有限于药名、汤名不可改易者，则略为倒置，不拘五言七言绝律，亦无不悉贯其义，其受病之源，约信经络，因治病之脏腑寒热，《集解》中所载明者无不总括于内。推明古人制方本意，颇竭愚衷，未敢穿凿。第查是方中痈疡、眼目、妇人、胎产如有专科，既分别有方，以备应用，而独于幼门未及论者，想一时遗漏故也。余又于翁仲仁先生《金镜录》采取要紧必用者三十余方，并括成歌，总而计之共四百余首，非余好为增益也，要不过补前人未备，使阅书者得以详明，用药者有所据依，服药者易于参稽，苟能引而伸之，一隅三反，可应无穷之变。惟冀初来学者平居读之，心机或易通明，临病者考之，攻补不致误用。设遇庸碌之才，既可据理以较方，即处荒僻之乡，不难按方以治证，此余管窥之见，不识高名之家以为然否？即有罪余言之妄者，吾不恤也。仪真孙位金庚识。

道光三十年《仪征县志·艺文》曰：孙庚，字位金，辑医方成诗，以便初学。于药性配合，简而能赅，较《汤头歌括》尤备。

时觉按：分二十门，载方三百八十余首，以诗歌形式编撰，以药物归经释义。《联目》《大辞典》各立唐编、孙编二种，就内容而言并无二致，当为一书。有抄本存世。道光三十年《仪征县志·艺文》载录，作二卷。

《简要良方》一卷　存　1895

清古润雪凡道人辑

自序曰：昔范文正谓：不为良相，即为良医。苏东坡、沈存中两先生有《苏沈良方》之刻。盖古人存心利济，医方其一端也。余素不知医，然喜阅各家所集良方，见其方之有意义者，必取本草逐味考核，然后笔之于书，岁月既多，遂至成帙，久欲刊以行世。惟念内科辨证最难，差以毫厘，失之千里，未可拘执成方，转致贻误。若外证则显明易见，但能辨明痈疽阴阳寒热，依方施治，往往奏功，非若内证之头绪繁多，难于捉摸也。窃念以富贵人而患痈疽，不过多费钱财，即可保全性命，若贫苦者不幸患此，不独有名之医无力延请，甚至有穷乡僻壤急切无处延医者。且贫民一日不作，一日不食，一人抱病，举室长愁，若得经验方速为调治，早除一日痛苦，即可免误一日生机，故验方之刻，于贫人最为急要。爰将从前所录外证各方，复加删订，付诸手民，其中诸方有亲自修合、试验有效者，亦有传自友人、据云曾经施治屡试屡验者，即此外选录诸方，亦系于方书中再三审择，平稳无弊，然后入选。自维谫陋，何敢谓心存利济，追步古人？唯于乡僻穷民，无力延医之辈，或不无小补云尔。光绪乙未秋八月，古润雪凡道人识于邗上之补过斋。

时觉按：是书为外科专著，首载痈疽总论及治法十四条，继以膏丹散汤酒诸方百六十二首。有光绪二十一年扬州因利局刻本藏上海图书馆、上海中医药大学。

《摘要良方》一卷　存　1896

清毗陵修竹居士，毗陵怡情居士撰辑，怡修居士校刊

自序曰：自来奇疾不遇奇方，则名医亦为束手，而奇方之出，悭吝者往往视为鸿宝秘书独珍，至市侩者流，又复挟为奇货可居，渔取厚利。噫！如是而世之辗转待毙者众矣。我等术乏岐黄，向搜采古方，心存利物，或传方制药，或备药施人，辄无不应，惟所传仅一乡一邑，每思广其传而未果也。客冬遇同乡怡情居士，亦有心人也，谈及秘方济人一道，欣然出平素应验方数纸，曰：是皆得之秘录，或系家藏，均屡试屡验者也。子既与余有同志，盍出所辑以广流传？于是各择经验方如石投水、如鼓应桴者得十四方，合资授梓，颜曰《摘要良方》，以期持赠四方仁人君子推广刊行。俾乡居偏壤，家置一编，虽寥寥数方，不足赅疗诸病，亦未始非方便之一助也。是为序。光绪丙申孟夏，毗陵修竹居士撰并书。

时觉按：有光绪丙申刻本藏浙江图书馆，前有牌记"光绪丙申孟夏怡修居士校刊"。载仙传万灵丹、疔疮神效釜墨膏、治疯气及半身不遂至神至验方、武癫狂仙传龙虎丹等效验十四方，附制炉甘石、西瓜霜、松香、百草霜等法。

《青囊秘传》一卷　存　1897？

清孟河马文植(培之)撰

费行简《马文植传》曰：马文植，字培之，武进诸生。祖以医名，故幼即习其家学，及壮为人治疾，详慎精

审，弗少草率，名渐著。俞樾病泻几殆，以牛羹饮之而愈，樾方为南士主盟，乃为延誉，望以日隆。光绪庚辰，江苏巡抚荐其治拉后疾，药投而效，宠遇越众。以寺人索贿急，厌之，且无求仕进心，假昏眩旧疾辞归。后瘥，仍赐额以旌其庐。年七十余卒。文植以医起家致钜富，和厚恺悌，好济人困难。殁后其门人辑《马氏医案》，洞达本原，唯用剂甚轻，至今遂传为孟河派，俗所訾为果子药也。(《近代名人小传·艺术》下卷)

时觉按：马氏嫡传弟子无锡邓星伯诸人收集整理马氏日用丸散专集，《联目》《大辞典》俱不载，有珍藏抄本。1985 年张元凯校正编纂，又参以马氏所集江湖铃串、民间单方及《马氏经验方》诸书，归类索引，探源删复，江苏科技出版社收于《孟河四家医集》排印出版。前后无序跋，分六门，共一千一百五十一方，丸门一百十九、散门二百二十五、膏门九十一、丹门一百四十二、药门六十八、方门五百零六。

《医方歌括》一卷，《医方证治汇编歌诀》一卷　存　1897

清无锡王泰林(旭高，退思居士)撰

时觉按：二书前后无序跋，收于《王旭高医书六种》。

《增订医方歌诀》一卷　存　1897

清常熟曹存心(仁伯，乐山)撰，无锡王泰林(旭高，退思居士)编辑

周镇曰：此本余少时所录，与《汇编歌诀》及《类方》详略互异。今录其前书所无，或歌注不同者，以存其真。周镇注。

时觉按：是书分补益、发汗、攻下、和解四部，载方歌十五首，述方二十七则。褚玄仁曰：是书初刻于民国十二年上海千倾堂所印《王旭高医书六种》中，署为王旭高编辑，曹仁伯增订，系倒置。2001 年学苑出版社刊行《王旭高医书全集》已移正。

《退思集类方歌注》一卷　存　1897

清无锡王泰林(旭高，退思居士)撰

引言曰：后汉张仲景著《伤寒》《金匮》两书，为后世医方之祖。其方治病，虽千头万绪而条理不紊，方中之药，少者仅一二味而又无所不包括，多者至二三十味而又无一味不紧切，所以谓之方祖。此卷所辑皆其方也，间附后世数方，使人从流溯源，知夫熔古化新之妙。学者能于此卷诸方精思而熟读之，应变无穷矣。

陆锦燧序曰：近来医家，北方尚多用仲景方，而动辄得咎，南方竟谓古方不宜于今，实则莫名其妙，畏缩而不敢用。此非仲景方之不善，乃不善用其方，斯觉不善耳。观王君斯编，以仲圣祖方为主，以后贤化裁而出之方为辅，归类编歌，便于诵记，并于每方注明宜忌加减，照此用之，自然丝丝入扣，恰合病情。是编计分二十四类，散帙一束，周君小农珍藏之本，寄来嘱为整理残阙，校阅讹字，披诵之下，想见王君伏案功深，于此道真三折肱矣。如或付梓，其饷遗于后学岂浅鲜哉？中华民国九年午月，吴县陆锦燧识。

张济众跋曰：慨自欧化东渐，竞尚维新，我国医学，亦崇慕西术，凡自命时医者流，往往束《内经》于高阁，假刀圭为利器，而能以保存国粹为职，志搜罗前代中医名著，力谋梓行以流传者，实不数数觏。吾邑周君小农为张聿青先生之高足，不趋时尚，专研求先贤遗籍，什袭珍藏，间有残缺，则精心记录，复就正有道，因深探此中秘奥。昔年余患肿胀重症，延请治愈，遂识荆焉。癸亥首夏，余方舌耕沪上，顺道过访，当告别时，出手抄《退思集》六种、《医方歌注》秘本一册，委带沪上谋刊。余素重然诺，忠于为人，况此书是前清名医王旭高先生所编著，门类分晰，注解详明，撰成韵文，尤易诵习，倘得刊刻行世，嘉惠医学实非浅鲜。乃不辞劳瘁，辄于课暇奔走商务、中华各大书局，多以俗眼相观察，诿为与时尚不合，迭遭摈弃。最后蒙千顷堂主人大加赏识，极表欢迎，遂让与版权，立付剞劂，庶青萍结绿，长价于薛、卞之门矣。夫以前清遗著，曾遭沈水之厄，埋灭几及百年，至今得以刊行，流传海内，非旭高先生在天之灵实式凭之不致此，而小农先生保存国粹之苦心，亦有不容没者，岂特公诸同好，为后学之津梁而已哉？民国十二年孟秋上浣，梁溪作霖氏张济众跋于沪东杨树浦平凉路厚德里养心斋内。

周逢儒跋曰：是书家君力谋寿世，命余缮成副本，今夏承张君携之上海，千顷堂主人读而善之，即付石印，成书有日。然余心犹未已，再访诸王氏族人，佥云著作俱无存者，仅录示家谱一则，云先生为启贤公之第五子，字泰林，幼读书颖悟异常，长习岐黄颇精，有药到病除之妙，脉别男女，药分四时，作述甚富，散佚亦多。今所知者，《退思医案》《医学入门》《选方约注》《伤寒一百十三方歌诀编辑》，仅常熟方耕霞刊注医案一部行

于世，余存刘氏未刊。生嘉庆戊午，卒同治壬戌八月初二日。则先生著述，合计当有六七种，今所刊者，或即为《伤寒一百十三方歌诀》一种，而其存刘氏者，今亦不知流落何处，余因之有感矣。经书典籍，虽火于秦，至汉大备，《艺文》所志，何其盛也。历代以降，所有著述，时虞湮没而不传，则又曷故？论者谓书之存亡，非有幸有不幸，实以有益无益为视，斯说似是而非也。人能弘道，非道弘人，孔子之教岂逊于基督，而未大昌明者，由提倡者之少耳。昌黎云：莫为之前，虽美不彰，莫为之后，虽盛不传。不得谓典籍存亡，为天演之淘汰也。夫前贤著述，多发明古说及平生经验，吾人读之借以进阐精微之学，不尤事半功倍乎？且今人提议编辑医药书籍者夥矣，前人著作之善者，正可省后人无数心力也。深望医界同仁，藏有未刊孤本，幸勿自秘，急谋传布于世以为法，岂独王先生一人之著述而已哉？无锡后学周逢儒谨跋。

时觉按：收于《王旭高医书六种》。

《保寿方》四卷　存　1897

清王璋（梦椽，法海迂叟）撰辑

自序曰：古之医方，无非为保寿而作，然编入方书者率皆卷帙浩繁，艰于采用，至荒僻之区，良医罕觏，一有疾病，束手待毙，尤为可悯。此苟有简当医方，应手奏效，谓之《保寿》，不亦可乎？璋性愚昧，近复老而贫，何敢以保寿自居？偶检箧中诸方屡用有效者，不敢自秘，一一录出，公诸同好，倘有力者为之刊印广传，未始非保寿之一助云耳。时光绪二十三年冬，王璋自记。

时觉按：《中国医籍通考》谓为道光十八年稿本，藏上海中医药大学，然自序署为光绪二十三年，相距近六十年，殆有笔误欤？王璋籍贯未明，稿本藏于上海，则苏沪人氏可能大，故亦载录。

《汤头歌诀续编》四卷　存　1899

清莫釐郑思聪（敏斋）撰

自序曰：夫疾病之原，不外乎内伤外感、七情六欲之因，辨其阴阳虚实，晰其表里寒热而已。考古人书，医今人病，随机领略，全凭望闻问切之间。然方有奇变，医无执一，或一病而治有多方，或一方而能疗诸病，察因辨证，择方施剂，不偏不倚，如见肺肝者，治之奥旨莫善于本朝汪讱庵先生所集《医方集解》一书，行世已久，皆唐宋以来诸大家名方也。分门别类，不下千首，其方有大小，药有简繁，读者难于记取，虽有另编《汤头歌诀》三百余首，惜剩六百有奇方，未尽其末，恐后之学者不遑应易。余不揣固陋，诊治余闲，续编全璧，补前人之未足，其中药味、病原无不包括，庶几记珠在手，成竹罗胸，洵临池之一助云。光绪二十五年岁次己亥夏至前一日，莫釐郑思聪敏斋氏自序于梦吟山房。

时觉按：有民国十六年、二十年华新教育社石印本藏中国国家图书馆、中国中医科学院、广州中医药大学。莫釐，苏州东山第一高峰，隋莫釐将军隐居且葬此而名。

《不药良方》一卷　存　1899

清吴县潘志裘（泉孙）撰

李钟珏序曰：自神农尝百草而药传，自伊尹制汤液而方传，而《本经》所载三百六十种，经百家注说，不免支离强合，用以治病，未必尽验也。至伊尹汤液，汉世已失其传，或谓张仲景所著经方悉本伊相，亦无可考证。自是而后，陶隐居著《别录》而药增，孙思邈著《千金》而方亦多矣。至于明代李濒湖《本草纲目》，罗列至千数百种，而后之著《拾遗》者又复增多焉。药愈多则方愈杂，或有方而药不可得，与无方同。药得矣，或真赝不能辨，或地道不得当，治病如以水投石，则与无药同。此古人所以有不药之方也。吾友吴县潘君泉孙，以世家子登贤书，后筮仕粤东，生平于学无所不窥，闻见殚洽，发为议论，洞达世情。尝涉猎岐黄家言，悯斯人疾病之厄，晚近良医之寡，乡僻之地，或至医药俱无，束手就毙，乃于公暇搜罗载籍，遍采古今相传不药之方，历数年裒然成帙。乃区分门类，手录一册以示钟珏，谓皆经验良方，试之果多奇效，爰为校而刊之，庶几补医药之穷，为造化助其不及。潘君其有功哉！抑余更有进焉者。今日人心之病亟矣，试聊举数端言之：知有己而不知有人，则病隔膜；知有利而不知有义，则病苟且；任性情而品节不明，则病傲惰；喜新异而奇邪误中，则病蒙蔽；尚权术而表里初终不能合一，则病虚浮。凡此者求之本草而无药，索之载籍而无方，然此犹其病之浅者焉，失此不治，隔膜将变为残忍焉，苟且将变为悖谬焉，傲惰将变为狂放焉，蒙蔽将变为瞀乱焉，虚浮将变为诞妄焉。病变益深而救治益难，此余之所深悯而将问方于潘君，吾意潘君亦必有《不药良方》以治人心大病，他日赓续是编，余不禁祷祀期之矣。光绪二十五年己亥，上海李钟珏序于遂溪官廨。

时觉按：医籍之名《不药良方》者，前此乾隆间四川王玷桂，同治间赵月亭氏各有辑本。有光绪二十五年己亥上海李氏刻本、成文堂刻本等。

《救急良方》一卷　存　1899？

清吴县潘志裘（泉孙）撰

且顽老人跋曰：潘君泉孙，吴县世家，以名孝廉纳赀盐场大使，需次粤垣，与余深契。尝辑《不药良方》一书，余为序而刊之。兹录其救急百方附于《潜斋简效方》后，亦可为仓卒救济之助焉。且顽老人识。

时觉按：《联目》载潘氏《不药良方》而未载是书，《大辞典》因之。《不药良方》有光绪二十五年己亥上海李钟珏于遂溪官廨之序，则且顽老人即李钟珏。是书有中华书局聚珍仿宋版印本藏中国国家图书馆，2004年收于《中国古代医方真本秘本全集·民国海外卷》第8册，影印出版。

《读易堂丸散录要》一卷　未见　1899？

清吴县鲍晟（竺生）撰

《吴中名医录》曰：鲍晟，字竺生，清吴县人，居西麒麟巷，后迁马医科，生于道光二十年，卒于光绪二十六年。竺生幼年读书，颖悟异常儿，有神童之称。二十入县学，利试高等，补增广生，旋以优行注籍，达礼部。同治六年应乡试已中，式额满而遗，遂弃举业，研读岐黄之书，深究医家之要，自《素问》《灵枢》以下，无不博观而精取之。善治温热病，养阴泄热是其所长，著有《读易斋丸散录要》。其书斟酌古方，佐以新意，成各种丸散成方，有求者予之，并告以制方之意，俞樾为之序。

时觉按：俞樾《鲍君竺生传》、民国二十二年《吴县志·艺文考》载录。

《经验秘方类钞》二卷　未见　1900

清丹徒吴霈生（兆云）辑

时觉按：又名《经验秘方》。分三十二门载方四百五十首。有光绪三十四年留耕堂石印本。

《济人神效方》三卷　存　1902

清武进程祖尉辑

自序略曰：吾观西人最重卫生之学，国家专设医部学堂，专立医科，且能推锡类之仁。英美多来华遍设医院，日本步趋泰西，迥轶绝尘上，政治大纲亦以医特立一科，与法律、文学、理、数、农、工等，共为六门。医必考试，高等给有文凭，方许行道，开矿必有医，行军必有医，日人之视民命若是之重。其所以富国强兵，效至神速，实基此耳。予江左迂儒，少时遇戚友患证，辄闻以医相诟病，谓人死于病者十之三，死于医者十之七，继思斯言虽为迂甚，然人不能自卫焉。解卫人乃于文史之余，涉历医籍，迄今已十余载，出而应世，本成方而参以活法，大都有效，先贤不予欺也。窃痛穷乡贫户，无力延医，且重证猝发，医亦未必立效，思为补救万一之法，莫如集简切神效良方，广为刊布，俾得家置一编，悉堪对证施治。兹将历年由友选录、试辄获效之方，力破时医自秘之习，由沪刊印分送，资则予表弟张观察韶甄所慨助也。自愧志奢力薄，徒能掠美以市恩。所愿执政柄者，上追古治，下师西法，知医为养民强国之一大端，而不徒因噎废食，谓西医不习风土，中医又鲜真传，止可从缓而不思进步，以救倒悬，则幸甚矣。光绪二十八年岁在壬寅天中节，武进程祖尉序于京都武阳会馆。

时觉按：有光绪二十八年经世文社石印本藏中国中医科学院、上海中医药大学。

《弃物治病方汇编》一卷　佚　1898？

清嘉定黄宗起（韩钦，霞城）撰

民国十九年《嘉定县续志·艺文志》曰：是编系采取各医书及当世医家经验诸方，都凡百又四方。

民国十九年《嘉定县续志·人物志》曰：黄宗起，字韩钦，同治癸酉举于乡，不屑以科名求仕进，而专务根柢之学。精医理，兼善书画，而山水在大痴、石谷之间。其主讲震川书院垂三十年，评定课艺，士皆心服；其主讲沅州秀水书院，不期年而士风丕变。著有《知止盦诗文集》《笔记》《尺椟》《家训》《日记》《课孙书诀》等若干卷。卒年六十七。子世礽。世礽字浚初，光绪甲午举人。

《成方便读》四卷　存　1904

清武进张秉成（兆嘉）辑

自序曰：孟子云：离娄之明，公输子之巧，不以规矩，不能成方圆；师旷之聪，不以六律，不能正五音。百工技艺且然，况于医道乎？且医之为道，秉天地造化之权，掌疾病死生之柄。昔范文正有不为良相即为良医之说，以相能济天下之安危，医可救一方之疾苦，故良相良医，虽出处异殊，其用心则一也。由此观之，医岂小道哉？但习医者当先明药性之性味，察方法之异宜，然后运古方治今病，亦犹成方圆者，不可废规矩，正五音者，不可废六律。考古今本草一书，不无汗牛充栋，其间不失之繁，即失之隘，求其确切简明而易读者，诚为难觏。岁丁亥，手辑《本草便读》两本，已命大儿校对抄录，使之习诵。因念药虽出于医手，方多法于古人。故凡以医道鸣世者，无不皆以古方为范围，而以叹成方之不可不读也。兹集汇录古今成方二百余首，皆为世所常用、同道所习尚者，编为歌诀。其方下各加注疏，使读者知病之所来，方之所自，非敢即以此为医家之规矩六律，不过为初学便于诵读，使胸中略有成竹，庶可见病思源，不无小补。如为高者必因丘陵，为下者必因川泽，读此两书者，亦此之谓欤？光绪三十年岁甲辰仲春，武进张秉成兆嘉氏自序于存诚堂。

凡例曰：一、此书汇集古今成方二百余首，即仿汪讱庵《医方集解》之例，分门别类，编为歌诀。其间不切于时用者去之，或为世所好尚，同道所趋竞，如张景岳、吴鞠通诸公之类，以及后时备用丸散各方，皆择其尤者，一概编入。一、古今方书创始者首推张仲景，其他如《千金》《外台》诸方，似多杂而不纯，虽各有深意，然总不能出仲景之范围。兹集为学者引进之始基，故方中仅录仲景者为多。至《千金》《外台》，以及药味怪僻非今人所常用者，一概不录。一、古人立方皆有深意，其君臣佐使之间，进退加减之法，无不井井有条。后之注方者悉随文衍义，总未能畅发其方精蕴。兹集特于每方后，先论致病之源，出处不一，再叙其立方之意，与病相符，并以各药性主治注之，庶读者得以触类变通，明乎治病立方之法。一、此书原为初学者诵习而设，不过使之胸有成法可寻，故其中歌诀，止取谐声，不限音韵，且歌中均以方名贯首，平仄亦在所不计，读者谅之。一、凡学医者，当先读《灵枢》《内经》，使先知人身之表里阴阳、脏腑经络之大概，再以《本草》读之，以明各药之性味主治，而后复以《金匮》《伤寒》，辗转习诵，自然临病胸有成竹，笔有灵机。夫如是再读此书，温熟各方，以备临时应用。一、此书仿汪氏之例，首列补养之剂者，所谓圣人不治已病治未病也。逮虚不肯复，则病邪乘之，当观其属表属里，分别而治。倘或半表半里，抑或不属表不属里者，则又宜从而和之。然人之一身以气血为主，无论表里诸病，属虚属实，皆不出气血两途。继之以风寒暑湿燥火，使学者知外感六淫之邪；里证以痰为百病之母，故继之以除痰。实而有余，或成积成聚者，当消导；虚而不足，或汗或遗者，当收涩。疟为伏邪所发，使人知治伏邪之法，然后可以触类治温。虫因湿热所生，如不治则患莫测，甚则可以杀人，故继之以治虫。至于目病、外科、妇人、小儿，虽各有专门，然亦不可不知其治法，故兼及之。一、各方之下，间有附方，均于目录中一概标出，附于本方之下，使学者读之，便知有加减出入之妙。一、书中各方出于何人所作，可考者记之，不可考者缺之，至方后之注，大半亦皆出于前人所述，但不能记其姓氏，间有系出鄙见之处，深有望于同志者正之。

时觉按：有民国上海千顷堂书局石印本等多种版本。

《秘本方书》　佚　1904？

清句容杨金式（占春）撰

光绪三十年《续纂句容县志·人物》曰：金式字占春，附贡生。淡于荣利，事父母终身若孺子慕，处昆季怡怡如也。母殁，遂以毁卒。抄《秘本方书》传世。

《校正增广验方新编》十六卷　存　1904

清善化鲍相璈（云韶）撰辑，古吴陆啸松增广

时觉按：《联目》载《新增正续验方新编》，有上海汇文堂书局石印本藏浙江大学，经查未见。林庆彰、赖明德等四人主编，台中文听阁图书有限公司 2013 年影印出版《晚清四部丛刊》第九编第八十七册收载光绪甲辰年仲秋月上海洽记书局石印本，作《校正增广验方新编》。首载善化鲍氏原序，下署：光绪二十六春之月古吴陆啸松书序，附“王洪绪先生《全生集》自序并凡例”，又录鲍氏原书凡例、目录，其新增则注于分卷目录之下，如卷一，头部下注：新增治头风各方、雷头风痛、发不落不白、治秃头疮；目部下注：新增附后，治产痧痘

风眼、偷针眼、目多泪、治痘后目瞽、眼目生翳。

《周氏易简方集验方合刻》二卷　存　1905

清锡山周憬(莘农,惜分阴轩主人)辑

自序曰:余素喜验方,承良朋抄赠,旬储月积,数十年来裒然成集,顾以古今世运不同,气体各异,因宗费氏和缓之旨,命长子镇广稽群籍,参合时宜,由博返约,汇订八门,并自行付梓。先印千部,继有同邑尤君心柏诸友附印五百部,均为分送远乡僻壤,并不射利。倘蒙乐善君子印送或流布,并加校对,幸甚。兹于锓工之蒇也,述其缘起如此。光绪三十一年岁次乙巳秋八月,锡山周憬识于沪南惜分阴轩。

金乃基序曰:许胤宗曰:药之于病,有正相当者,止须一味,药力既纯,病即立愈。此单方之所由来也。溯自东晋范汪《东阳方》后,历唐宋元明,以迄我朝,屡有验方传世,顾卷帙浩繁,每苦难以检索。余素好岐黄,课读之暇,曾亦涉猎及之,只以质本驽钝,又因饥驱奔走四方,忽忽念余载,未能得其要领。癸卯秋,来游沪上,获交周君小农,倾盖相交,遂成莫逆,小农别署伯华,为锡山张聿青先生高足,潜心力学,深得岐黄奥旨。甲辰夏,以毛世洪先生《经验集》见赠,集后附刊急救方,受而读之,已钦其用心之细、好善之诚。乙巳夏,复出其尊甫莘农先生平日所录以济人确有经验者,汇成一集,分列八门,末附戒烟、少饮、节欲诸条,颜曰《卫生易简方》。将梓而行世,问序于余。披阅一过,见其条分缕晰,意简言赅,间附评注,亦复精切,洵卫生之至宝,简便易行,穷乡僻壤之间苟能置一编,审病检方,获益岂浅鲜哉?即间有贵重之品,为急救所必需,尤望乐善诸君子预合施送,则幸甚焉。余向所有志而未逮者,今忽得于周君之手,不禁距跃三百,因忘其固陋,濡笔而为之序。光绪三十一年岁次乙巳孟夏下浣,世愚弟归安梅亭氏金乃基拜序于沪南寓次之蔼如楼。

时觉按:卷一为《周氏易简方》,卷二为《周氏集验方》,汇订八门,即内症、急救、伤科、眼目、喉症、妇科、幼科、疮毒,凡三百四十八方,附戒烟、少饮、节欲、延年益寿卫生诸法。收于《医药丛书十一种》。

《周氏集验方》一卷　存　1908

清锡山周憬(莘农,惜分阴轩主人)辑

张谔序曰:嗟乎!医之学问殆随年月与俱进乎?当予初学时,则必购有方之书,阅有方之论,一若执方例病,径无再捷者矣。及阅喻氏三书并唐大烈之《吴医汇讲》,其所称述大略为吾医学问全在乎无方处求方,无治处求治,当以无方之书为根本也。今锡邑周莘农先生征求海内外名医著述,刊《集验良方》一书,不日可以行世,一似周君之用意与喻氏之论殆有所背而非治病求本之旨欤?是岂知周君之用心盖非浅识者所能窥也。彼喻氏、唐氏诚有见于近日医家师心自用,漫无定识,业医益众而为学益荒,偶有幸中之方即以为万古可遵之法,著书几同制艺,不失之于泥古,即失之于崇新。以一人有限之见,治变化无穷之病,其方虽验于此而或误于彼,乌得谓之良方乎?今周君不敢自私,征集海内外之智识,以求百试百验之良方,集腋成裘,琳琅满纸,如仲景之一百十三方,可谓万世遵守者同而寒素之家,鄙陋之医,得此一卷,胜读十年书矣。盖检病查方,取效良多也。由是观之,周君之用心可谓纯且粹矣,而周君之积德抑又未可限量也。即起唐氏喻氏而质之,亦必叹服者欤?谔南沙愚鲁,寡学陋闻,偶有所感,即泚笔书之以示周君,非敢为序云。时丙辰年三月下浣,南沙张谔识。

马钱昌序曰:单方之盛,肇于《外台》,徐氏灵胎每则之,为叶天士先生所叹赏。《肘后》《千金》,弥极神效,仓卒所需,每获其益。侧闻张聿青先生课余尝令门弟子浏览验方,诚有见也。周君伯华出张门,潜心圣道,博览典籍,与余相交十余年矣。己酉,上海巡警开办卫生,延君医治,懋著勤劳,尊甫莘农先生胞与为怀,遇有贫病,往往自出舆金,十余年来,毫无稍息。间尝选辑毛世洪《经验集》《卫生易简》《临产须知》等书,饷遗世界,脍炙人口者已非一日,近以数年间,亲朋投赠有秘本简方,中西杂陈,治法颇备,复积页成卷,因属伯翁分门别类,刊印行世,足见痌瘝在抱,期世人寿域同登,远绍东坡良方之刻,近规泰西实验之求,洵心诚造福者矣。因乐得而为之序。宣统二年庚戌清和月,长洲马钱昌范九甫撰。

例言曰:一、是编喉科门所选《囊秘喉书》,系小儿同门常熟萧冬友明经所赠,三孙痘后舌菌,小试其方,大获效果。考其中秘方,世不多见,因近年喉症甚烈,故采录要方冠于卷首。一、是编所选《串雅》方,乃泉唐赵恕轩先生《利济十二种》之一,前由远省购得,并与《拔萃方》等选录要方编入。一、是编眼科亦采辑《眼科易秘》,系四明专门阅历之言,间附一二以正俗误。一、是编广征秘方,同邑张笠臣广文屡验之方及伯华世交中惠钞选存者,得之四五,余从历年日记中录出,一再甄选,方敢列入。一、是编因初印《卫生易简》排字时,校对三次，尚有错误，故本集改用刻印，如有同志附印行世，务望校正为要。锡山周憬莘农敬识。

时觉按：《周氏易简方集验方合刻》二卷，为《周氏易简方》《周氏集验方》合刻本。《周氏集验方》分喉舌、急救、伤科、眼科、内症、妇科、儿科、疮毒八门，凡二百二十六方。有宣统二年庚戌上海宏大善书局石印本，亦收于裘庆元《医药丛书》。

《周氏集验方续编》一卷　存　1917

清锡山周憬（莘农，惜分阴轩主人）辑，周镇（小农，伯华）参订

自序曰：余前辑《易简方》《集验方》，丙辰岁，绍兴医药学报社采入《医药丛书》第一集刊印。继思近世新验方浩如烟海，非一卷方书所能尽备者，乃于民国三年起，留心选辑，并登各报以征求，承海内诸君不弃，选验寄下，积数年，珍集成帙矣。乃甄别尽善者录为一卷，即斯编是也。近日，新病为前编所未备，如急救吞磷火镪水等毒方，较前编为略全，付刊之举，事不容缓。其中有他人已验之方，药品稍戾乎正者，或驰书商榷，或去霸存纯，虽在外省，必询谋佥同而后已。如药品此地所有而他省所无，方虽佳无录也。编书之难慎如是。然人之体质方地异宜，不能概论，用之得当则效如影响，不当受患亦深。则有方与病合，治验不应者，非方不验，实与人之体质有宜有不宜也。海内医学家当不河汉斯言。聊记缘起以告阅者，俾知审慎云尔。民国八年岁次己未春仲，无锡周憬莘农谨序。

王寿芝序略曰：周君小农与予契交最久，其尊甫莘农先生当今纯仁长者，性甘淡泊，嗜好全捐，生平孝友情笃，一介不苟。雅好方药，前有《易简方》《集验方》之刊，力矫多金难办之弊，谅有识者所共赏。今先生又搜辑《集验方续编》，校雠付梓，俱近时新验良方，与前编相辉映，可推为社会卫生鸿宝也。且夫时移世变，疾病日多，古无今有，病万变，药亦万变，不有慈善文豪珍集而剞劂之，遂随世遗亡散佚，后之人遇疾难瘳，并前贤创方苦心亦不白于天下。彼《千金》《外台》《圣惠》等书，良方繁博靡涘，多则多矣，然非医识高超，不能披沙采金，何若斯编开门见山之易也？聪明安富之俦，耗精神于误用，涣千金于游戏，睹周君验方之刊，当亦有悔适从。周君既为当世慈善大家，良因善果施报无穷，此编续出，不仅洛阳纸贵，国粹增光，倘视为代疮痍造福，亦浅之乎测周君矣。不揣谫陋，爰为之序。民国八年一月上浣，古黟江村王寿芝谨识。

《周君莘农小传》曰：周憬，字莘农，江苏常州无锡籍。幼丁洪杨之乱，备历艰辛；长而习商，性甘淡泊，自幼不嗜烟酒。事继母维谨，待继母所出诸昆仲友爱备至，偶有拂逆，绝不与校，而处之故怡怡如也。尊人达三公，曾刊《感应篇》及《劝戒溺女图说》以惩薄俗。先生体尊人之志，以好善方便为事，赒人急，济人困，损己利人，只求于事有济。后尊人营业失败，先生走沪上，同乡祝兰舫氏器重其人，聘司会计。平生于嘉言懿行奉行维虔，得戴翊青撰《朱伯庐治家格言绎义》，即醵资印行，而于矜孤恤寡、施米赠方，均黾勉从事，不辞劳乏。哲嗣镇，幼惠多疾，诗书诵习，后乃命学医于毗陵张聿青氏。迨其毕业也，为之定最低之诊例，甚至有沪绅已请薄其低例来辞不必去者，先生廉得其情，则曰：人以为高价则物美，讵知医以济人为事，非是谋利之途？不仅低其例，且当赠诊给药以副吾行，吾素之志。其教督后嗣如是。然先生虽不知医，而性喜经验方，戚友有恙与方合者，投之往往应手而愈。求其方则录以示人，常言古人经验方则中医之国粹也。汇录盈册，日久虑其散佚，于乙巳、庚戌两次付印行世。今绍兴医药学报社已采入丛书。继登报征集验方续编，兹又付印。孙源，未弱冠，喜属文，有怂恿学西术者，先生鉴于浙省某军医误发药事，仍令诵国医书，曰：西不必皆可法，中不必皆可废，要在精耳。先生经两次大病，丙午因伤而足痿，己酉痢血日百次，极危，有劝服雅片以涩痢者。先生婉却之，曰：予素恨此，生平未涉足烟馆，岂可因病而破戒乎？其律己之严如此。今先生精神矍铄，子肖孙贤，备享天伦之乐。《易》曰：积善之家，必有余庆。因果之说，信而有诸。中华民国七年冬月，古黟江村王寿芝撰。

时觉按：收于裘庆元《医药丛书》，有民国十年绍兴医药学报社刻本。2004年中国国家图书馆收于《中国古代医方真本秘本全集·民国海外卷》第14册，影印出版。卷端署：无锡周憬莘农选辑，男镇小农参订，绍兴裘庆元吉生校刊，孙源逢儒校。

《集验方撮要》一卷　存　1918

清锡山周憬（莘农，惜分阴轩主人）辑，周镇（小农，伯华）参订

小引曰：利人之事固莫善于方书，然选择不严反足以贻害于人，余习闻之矣。昔曾辑《易简方》《集验方》二种合刊，上年小农又集《续编》，倩绍兴医药学报社印行。然其中方法浩繁，贫者购置无力，未能普及为

憾。长日无事，因撮急救新法及喉科等类之尤要者，印单行本分赠与人，俾不致临事茫然无措手处，亦方便之一法焉。莘农氏识。

时觉按：有民国七年无锡周氏铅印本藏中国国家图书馆，2004年收于《中国古代医方真本秘本全集·民国海外卷》第14册，影印出版。卷端署：无锡周憬莘农选辑，男镇小农参订，绍兴裘庆元吉生校刊，孙源逢儒校。内容包括急救新法及喉、伤、内、妇、外各科验方。

《新编医方汤头歌诀》一卷　存　1906

清常熟方仁渊（耕霞，倚云，思梅）撰辑

自序曰：仆自幼好流览医书，弱冠后，习儒兼医，欲记汤头药味，诵汪氏《汤头歌诀》，即嫌其门类太多，取方太杂，门类与方多未合处，且许多习用良方未录，无治温热病初起者，意欲重录一编，以便同学。乃学问浅陋，未敢动笔。今年老力衰，诊事废堕，有暇晷，因取汪氏旧本，删减其芜杂不合用者七十有奇，添入治温热及调理需用者亦如之，宗景岳八阵法分隶八门，搜罗得二百首，附方一百有奇，合三百余首，中附新制两方，一治春冬风温初病，一治夏令湿温初病，妄录于后，以正高明。方下详为注解，使虚实寒热各有攸归，细心参悟，自能了然于心，苟交通化裁，可应无穷之用。其外科、幼科自有专书，略而不具。若原选文理通顺，押韵牢稳者，仍其旧，不敢没汪氏之功也。夫汪氏之所以少温病方者，盖亦有由，以康熙初年，喻氏虽有温热之论，而温热之旨未大昌明，古方甚少，故所选多伤寒之方，后学不明，用治温热之病二百余年，无人起而重编者，误人不少。今重为选辑，庶几大江南北，不致再以辛温之方而治温热之病，则此编未始非吾道之一助也。中间偶有韵脚欠稳者，以限矛药味、医理，未能悉协，望有识君子谅之。光绪三十二年乙巳一阳月，耕霞氏方仁渊时年六十有二叙。

徐元霖序曰：古称一介之士，必思有以利济于世，而可以利人济世者，孰有愈于医乎？然学医最难，药不中病，辄以伤人。古人制方，君臣佐使苦心配搭，或一方治一病，或一方治数病，错综变化，增损轻重，非随手掇拾所能侥幸取效也。忆岁庚申，避乱渡江，过父执褚杏村先生于紫琅，褚君亦避难其间，藉医赡家，声名藉甚。余羡之，求询医学梯阶，蒙示《素》《灵》《金匮》《伤寒》及医方、本草、《汤头》等书，曰：医道不外乎此，熟读之可以举隅，再商临证也。即假归研究，沉闷晦塞，茫无头绪，惟《汤头歌》差近情。嗣因眷属病，无力延医，即检古方中与病相合者尝试之，辄效，遂益信医为有用而肆力攻习之。既而饥驱出门，需次江右，遂以中辍，然寅僚有闻知者延余，稍稍应之，略有验，不觉知医之名已藉藉人口矣。余治病喜用古方而参变之，曾嫌汪氏《汤头歌》择之不精，采之未备，且词韵未妥，注解欠明为憾，暇时将汪氏未收要方另编歌括，以奔驰宦辙作辍未成。去春，乞假旋里，知交零落，余亦老病，惟方君耕霞相见如故。方君前曾下榻余家，喜其明敏好学，命侄滨臣师事之，今二十余年矣。旧雨重逢，晨夕谈心，亦一快事。一日，出其所著医话、医论及《新编汤头歌》等书，商量参酌，乃叹其学益进而心益虚，顾肯问道于盲若斯耶？夫医者意也，方者法也，意至而法随，此为上乘者言之，下此不能无取乎古方以为成法。至临症参酌，存乎其人，丹溪曰：以古方疗今病，犹拆旧料而改新房，必难合度。原谓古方可以拆改，非谓可全废也。如一方之制全无主脑，譬之师无主帅，鲜不偾事。更可异者，今时师专用和平轻淡之品，撮合成方，毫无结构，不去病，不伤命，试问古方中有如是取巧乎？医道凌夷，为之慨叹。今方君仍汪氏而参易之，存旧者十之六七，新增者十之三四，去取既当，注解亦明，一增损间，悉为完备，诚医门之圭臬，后学之津梁。从此汪氏方歌不得专美于前矣。若夫名医大家，见解超越，随意立方，应手辄效，诚神明于规矩，不拘拘于成法，则是仲景、《千金》复生，又乌用此区区糟粕为哉？世有其人，吾师乎？吾师乎？是为序。光绪丙午八月二十六日，世愚弟九石老人徐元霖拜书。

张仁敏序曰：尝谓学不究天人者，不足以穷医道之蕴，识不贯阴阳者，不足以造医道之深。此医道之所以必精于儒，而非肤学者之所能问津也。耕霞先生禀赋灵明，造诣深邃，其于岐黄之学，错综融贯，景岳之法，搜罗精详，此我所以仰慕其高明，而必欲传其道于不朽者也。间尝窃叹先生，未经著书寿世，未免恩不推广，泽难久被，今观《新辑汤头歌诀》一书，由医学会已经研究，一病有一病之方，一方有一方之用，丝毫不谬。窃谓先生虽不以是见专，而观龙鳞亦未始不可以见其全体，而况此书仍汪氏而参易之，存旧者十之六七，新增者十之三四，取要删繁，词韵牢稳，减旧增新，注解详明，使后学有所遵守，不致误入歧旁，非特厥功之伟，抑亦登斯人于寿域乎？惜是书原板模糊，遗误滋多，用特重加校勘，再添圈点，分句清楚，付之剞劂，此岂非医林中之大快事乎？宣统元年己酉闰二月，医学会张仁敏序。

时觉按：张仁敏序见于宣统元年己酉五音书局铅印本，已明言方氏书，然《中国医籍通考》《中国医籍大辞典》《全国中医图书联合目录》均另立《新汤头歌诀》专条，题为张仁敏撰，失考。

《医方撮要》不分卷　存　1907

清长洲赵廷玉(双修)撰辑

时觉按：前后无序跋，有汤头歌诀总目，分二十门载方。收于《赵双修医书十四种》，有稿本藏中国中医科学院。

《秘方》不分卷　存　1907

清江阴吴静昆录

时觉按：《联目》《大辞典》俱不载，有光绪抄本藏中国国家图书馆，2004 年收于《中国古代医方真本秘本全集·清代卷》第 64 册，影印出版。扉页作：《秘方》，江阴吴静昆手录，大清光绪三十三年菊九月吉日立。前后无序跋，无目录，列斜狗咬方、催生方等。

《验方集成》　佚　1908？

清宜兴任侃(少鱼)撰

时觉按：光宣《宜荆续志·人物志》及民国九年《宜荆续志·人物志》载录。

《新增医方汤头歌诀》一卷　存　1909

清休宁汪昂(讱庵)原撰，江阴钱荣国(缙甫)增订

时觉按：有民国间上海大一统书局与文瑞楼石印本藏广东中山图书馆，上海图书馆藏有抄本。前有汪昂自序、凡例，同《汤头歌诀》，卷端作：《新增医方汤头歌诀》，休宁汪昂讱庵编辑，男汪端其两较，江阴钱荣国缙甫改增。于《汤头歌诀》增外感、治痰、温热、润燥、理气、治痢、杂治、妇科八类，三十六正方，十七附方，编为七言歌诀。

《千金珍秘》一卷　存　1909

清孟河巢峻(崇山，卧猿老人)撰

时觉按：巢峻，生道光二十三年，卒宣统元年，同光间行医沪上，擅内外科，尤以外科为精。是为巢氏生前所纂，成书未刊，后子巢元瑞凤晨、孙巢祖德念修补辑，有抄本藏上海中医药大学。前后无序跋，分丸散膏丹药方六门，共四百四十六方。

《方书》一卷　存　1910

清亡名氏原辑，娄东钱瑛传

钱瑛序曰：宣统元年仲夏，家严赴诊于西乡尉迟公潭徐姓，诊病，见乡妇诊脉出残书一卷以为挟绒线之用，不念先人辏集之劳，而今不足为宝，是真乡妇之见也。余家严始终一阅，其中良方不少，而未可旦夕之抄，嘉其非贵价，疗病治疾多是浅近，博采草料，临时选用，毋费病家重资，故展归辑录，以惠后人。时在宣统二年季冬月，于娄东桃园幽斋，钱瑛记。

时觉按：现存抄本有三，藏上海中医药大学及江西、安徽省图书馆。

《中西医方会通》不分卷　存　1910

清无锡丁福保(仲祜，畴隐居士)撰

何炳元序略曰：苏子瞻曰：药虽进于医手，方多传自古人。故《汉书·艺文志》列方技为四种，凡经方十一家；后汉张仲景崛兴，抉择经方，撰《金匮玉函经》，集周秦以前之大成，加减合度，君佐不紊，后世推为医方之祖。敻乎尚已，自是以降，名医飚兴，良方秘法，层出不穷……或自成一家，或祖述前哲，非不桀然雄视，惜多经验未确，选择未精，泥沙杂揉，甄别为难。后学不敢轻试，往往束阁而为蠹简，良可慨焉。惟欲本此罗列之成方而理董之以为科学，则非精研乎泰西之药物学者，必不能说明方剂。是犹匠人染人之业，虽我国所素有，而欲说明其义，则非待今日之重学化学家不可也。而过渡时代，治国医学者，挟其经验之成绩以傲西医，治西

医学者，挟其学理之新颖以斥国医，若有不可并列之势。岂知中西医学各有短长，吾人于此正宜择善而从，不善而改，何必强分国际界限，以为必不可以汇通也哉？且彼之学说虽以科学法例为利器，而基础终由于经验。然则我国医学经数千年之遗传，数千万人之实验，中药确有良材，制方尤多精义，诚不得以理论之或有悠谬，而并没其经验之良方明矣。吾友丁君仲祜邃于中西医学，治病多奇效，又深信西医学说之可据，数年间译撰新医书三十余种，更深信外国医方可以参用而补我之缺也，于是译述《中西医方会通》。全书分十章，一呼吸器病，二消化器病，三神经系病，四传染病，五全身病，六皮肤病，七泌尿器及生殖器病，八目病及耳病，九外科各病，十妇科各病，中西医方各居其半，分别部居，拔其精粹。一片保存国粹保守利权之深心于斯益见，且使学者深明西人所用之药，不至妄用，并知外国所传之方，亦广流传，厥后彼此会诊，不致互相非难，动辄枘凿，以消新旧相嫉之意见，此诚过渡朝代必不可缓之著作也。于其将出版也，略述管见以叙之。宣统二年二月，越医何炳元廉臣氏序。

时觉按：收于《丁氏医学丛书》。

《验方抄》不分卷　存　1911

清亡名氏抄辑

时觉按：有清钞本藏上海图书馆，不著抄辑者，前后无序跋，无凡例、目录，不分卷。杂乱抄就跌打损伤验方，大约为伤科医人习医记录，尚余半本空白纸张。

《药方抄》不分卷　存　1911

清亡名氏抄辑

时觉按：《联目》《大辞典》俱不载，有清钞本藏上海图书馆，不著抄辑者，前后无序跋，无凡例、目录，不分卷。各列五脏补泻利治诸方药，及和气、破气、活血等类方剂，末为《脉诀要言》《望舌色》。

《崇德堂医方抄》不分卷　存　1911

清亡名氏抄辑

时觉按：有清钞本藏上海图书馆，不著抄辑者，前后无序跋，无凡例、目录，不分卷。以“治伤寒”“治妇人干血痨”“治妇人安胎”等类，抄辑药方。

《单方随录》二卷　存　1911

清亡名氏抄辑

时觉按：有清钞本藏上海图书馆，二卷，封面署：烟樵手抄，前后无序跋，无凡例，有目录。上册列呕吐、霍乱等四十七症，多内、外、妇科；下册列小儿痧症、急惊、慢惊及内、外科八十四症，各载效方验方于下。

《良方摘要》不分卷　存　1911？

清曹昱书摘辑

时觉按：有抄本藏苏州大学炳麟图书馆。封面作《良方摘要》，署曹昱书氏，前后无序跋，亦无目录，卷端题灵验神秘方，无署名。以外科方为主，多外用方兼及泻利、痧症、痢疾、咳嗽等内科内服方，凡二百六十余首。

《百效方》不分卷　存　1911

清亡名氏撰辑

时觉按：有抄本藏上海图书馆，无扉页、目录，前后无序跋，卷端无署名，成书年代不详。载验方四百二十余首，多即病症要点为名，丸散膏丹药酒制剂为多，涉及内、外、妇、儿、喉、眼各科。

《兰陔室医案辑存》　未见　1911？

清青浦何长治（补之，鸿舫，横柳病鸿）撰，宝山沈寿龄（子庚）辑

光绪十五年《罗店镇志·人物志》曰：宝山沈寿龄辑何鸿舫经验良方，为《兰陔室医案辑存》。

时觉按：名为“医案辑存”，实为方书，《联目》《大辞典》不载。

《方论秘传》 佚 1911？

清南汇鲍以熊撰

时觉按：民国十八年《南汇县续志·艺文志》载录。

《续汤头歌括》 佚 1911？

清南汇鲍邦桂撰

时觉按：民国十八年《南汇县续志·艺文志》载录。

《医方集解》 佚 1911？

清赣榆刘凤文（桐森）撰

民国八年《赣榆县续志·人物》曰：刘凤文，字桐森，附贡生。有品学，精医术，临症胆识俱优，活人甚众。著有《医方集解》以惠学者。卒年八十余。

《万方汇源》 佚 1911？

清嘉定严锡州撰

时觉按：民国二十四年《真如里志·艺文志》载录。

《验方》 佚 1911？

清阜宁庞桐（琴轩，润甫）撰

民国二十三年《阜宁县新志·艺术志·医术》曰：东坎镇岁贡生庞桐，字琴轩，晚号润甫。天资绝高，初与儒医姜菊泉为友，谈文十余年，每代开药方。又好问，深思善悟，平日多购读医书，运之以心，不囿古方法，遂驰名县境及涟水、灌云。有手录三十年中《验方》一册，藏于家。卒年七十五。

《治验方》，《袖庵残稿》 佚 1911？

清长洲谢池春（友伯）撰

民国十九年《相城小志·人物》曰：谢池春，字友伯，相城人，长庠生。明医，有《袖庵残稿》藏于家。吴荫芳为之作传。传云：君早业儒，有声庠序。戊戌政变，舍去帖括，袯被走海上。受业于女科金绍山门，故于调经、胎产之学，深窥奥窔。嗣又从章自求游，致力于伤寒、瘟疫。读书自《灵》《素》而下，迄前清缪、张、叶、徐诸作，莫不穷源竟委。问病尤能虚心探讨，一洗时下习。甲寅夏，瘟疫大作，死亡枕藉，君重用生石膏、大黄、犀角等剂，治愈无算。有鱼人屈某，常入水，虽寒冬赤足出没冰雪中，尤酷爱火酒。忽觉两足麻木渐肿，针灸熏服均无效验。君闻之趋视，询以所苦，以白马脚壳二两，醋汁为末，陈酒冲服，外用小川芎、当归尾、牛膝梢、伸筋草、红花、秦艽、独活、细辛、鹿角片、猪后脚骨两根煎，洗服半月而愈。其平生治验各方，经上海神州医药会刊行《月报》行世。

民国十九年《相城小志·人物·附流寓》曰：章自求，佚其名，苏州人。性谦和，善治瘟病，名闻一时。所与交多知名之士，执业为门弟子者亦踵相接。

《野方》十卷 佚 1911？

清常熟钱嵘（柱高，东霞，三野山人）撰

民国三十七年《常昭合志·艺文志》曰：钱嵘，字柱高，号东霞，自号三野山人，诸生。著《史编》《野方》十卷集仲景以下诸名家之方，《性余集》三卷。

《肘后良方》 佚 1911？

清信义周诗（南始）撰

宣统三年《信义志稿·艺术》曰：周诗，字南始，居星溪。习制举不售，叹曰：不为良相，必为良医。遂去，习岐黄术，贫者疗治，恒不求报，亦未尝曳裾贵门。喜吟咏，葺草庐两楹，庭砌杂植花木，客至烹茗清谈，竟日不厌。著有《肘后良方》《易简诗草》。年七十余卒。

时觉按：康熙《常熟县志·人物》载“周诗，字以言，昆山人，诗名噪甚”，乾隆《江南通志·人物志》谓“周诗兼精医，作《内经解》”。二人同姓名，同善诗，信义亦属昆山，然异字号异年代，似非同一人。

《医证验方》一卷　佚　1911？

清如皋任庆辰撰

时觉按：民国《如皋县志稿·艺文志》载录。

《医学精华》　佚　1911？

清如皋许永年撰

时觉按：民国《如皋县志稿·艺文志》载录。

《良方》　佚　1911？

清青浦金敬坦(晋子，梯愚)撰

民国七年《章练小志·人物》曰：金敬坦，字晋子，号梯愚。以贡议叙县丞，拣发山东，历叙历城县县丞、胶州灵山司巡检事，督办长清县玉符山行宫。差竣，议叙加一级，补授兖州滋阳县县丞。初至，委办大差无贻误，任职综理具有条理，嗣以耳疾告归。治家严肃，待亲朋甚和谐。精究岐黄书，合丸散以施病者，辑《良方》数卷，汲汲以济人为务。

《辑清代诸名家古方》二十卷　佚　1911？

清无锡贯文熙撰

时觉按：民国二十二年《无锡富安乡志稿·著述》载录。

《药方歌诀》　佚　1911？

清嘉定匡谦吉(恒甫)撰

民国十九年《嘉定县续志·人物志·艺术传》曰：匡谦吉，字恒甫，居南翔。初攻举子业，后习医，凡《金匮》《灵》《素》之秘，无不潜心默究。故其治病辄能分阴阳，辨表里，于伤寒、湿温等症辨别尤精，即治疡毒，亦能应手奏效。所著有《药方歌诀》《女科摘要》等书。

时觉按：民国十九年《嘉定县续志·艺文志》载录。

《补拙集方歌》三卷　佚　1911？

清吴县王荫之撰

时觉按：民国二十二年《吴县志·艺文考》载录。

《蛾术稿》,《汇粹续编》六卷,《古方歌诀》一卷　佚　1911？

清常熟朱正己(慎旃，敬夫)撰

民国三十七年《常昭合志·艺文志》曰：朱正己，字慎旃，一字敬夫，监生。善医，著《蛾术稿》、《汇粹续编》(汇集医家诸说成此)六卷、《古方歌诀》一卷。

《选景岳方》四卷　佚　1911？

清常熟单继华(协唐，野亭)撰

民国三十七年《常昭合志·艺文志》载录，曰：单继华，字协唐，号野亭，郑思孙，长洲学诸生。

民国三十七年《常昭合志·人物志·文学》曰：单郑思，字闻声，能诗，有《非非先生集》。

《验方集锦》二卷　存　1911

清亡名氏辑录

时觉按：有亡名氏抄本藏上海图书馆，收于林庆彰、赖明德等四人主编，台中文听阁图书有限公司2013

年影印出版《晚清四部丛刊》第九编第九十册。前后无序跋,卷端无署名,未标明卷数,二册当属二卷,扉页于书名下各示目录。一册内科疾病,列哮、喘、郁、气、火、湿、暑、伤风、伤燥、衄血、吐血、霍乱、呕吐、梅核气、失音、不语、健忘、怔悸、脱、痿、脐,凡二十一门;一册眼科为主,先眼科总论,有目论、脉法、证候,列眼痛、眼科秘录、点眼药、翳目、瞳人反背、洗眼、泪眼、九窍出血、头风眼、虚眼、夜白眼、昏花、胬肉攀睛、偷针眼、拳毛倒睫、劳碌眼、赤烂眼、近视远视,凡十八门,兼及其他杂症十一门,骨槽风、脚发背、脾胃、厥、痹、麻木、臭虫、怪症奇方、诸物入肉、圆酒药法、狐魔,甚至包括畜病,有牛马病和猪瘟。诸证先概述病症、病因病机及治疗大法,后为治例,详述治法,载列方剂。

《医方锦编》不分卷　存　1911

清孙步瀛辑录

时觉按:有抄本藏上海图书馆,收于林庆彰、赖明德等四人主编,台中文听阁图书有限公司 2013 年影印出版《晚清四部丛刊》第九编第八十五册。封面署:孙步瀛,陶村。前后无序跋,有目录,以内伤、虚劳、失血、劳瘵等病名分类,卷端无署名,首列先哲格言,阐述寒热虚实之辨证论治之理,载消食健脾丸、开胃进食汤、平胃散等方。

《古今方诀注》三卷　佚　1911？

清昆山戴晋(锡蕃)撰

民国十一年《昆新两县续补合志·艺文目》载录,曰:戴晋,字锡蕃。

《便易良方》一卷　佚　1911？

清嘉定秦垚奎撰

时觉按:民国十九年《嘉定县续志》后附《前志补遗·艺文志》载录。

《医验类方》四卷　佚　1911？

清青浦卫朝栋(云墀)撰

时觉按:民国二十三年《青浦县续志·艺文上》载录。

《叶氏珍藏秘方》十二卷,《袖中金》二卷　佚　1911？

清江阴叶熊(应昌)撰

民国九年《江阴县续志·艺文二》曰:叶熊,字应昌,著有《叶氏珍藏秘方》十二卷、《袖中金》二卷。

《医论》不分卷　存　1911？

清毗陵赵自新编撰,毗陵吴伯允参阅

时觉按:《联目》《大辞典》俱不载,有抄本六册藏无锡图书馆。无序跋、凡例,不分卷,有目录,列补中益气汤、黄芪建中汤、人参养荣汤、归脾汤、保元汤等八十七条,其中九条合论二方、三方,共一百零二方,另清暑益气汤下附暑门诸方,卷末附补方药杂论十七条,又有补遗二方,参苏饮、香薷饮。卷端题:医论,署:毗陵赵自新先生评定,同邑吴伯允先生参阅。各方载主治症候、方剂组成、煎服方法,后引述各家阐发其理。卷末附有《四言脉诀》,则不见于目录。就内容言,当属方论,却题作医论。

《丹方抄》不分卷　存　1911？

清亡名氏抄辑

时觉按:有抄本一册存上海图书馆。前后无序跋,亦无目录,卷端无署名,成书年代未明,载太乙万灵膏、三妙膏、粗纸膏、皮蛀神效方、平胬肉方、面上黄水疮方、生皮药、癣药方、喉癣珍珠散、乳癣方、肠红方等,均为外科用方,凡二十二叶,另纸一叶半,抄有脱力方、伤药方、疯湿方等。

《药方类纂》不分卷　存　1911？

清亡名氏纂辑

时觉按：有抄本一册藏上海图书馆，前后无序跋，亦无目录。载膏药门软膏药黄腊膏药、水银黑膏等十八方，硬膏药密陀僧硬膏、合口膏药等十方；丸药门补血丸、哑啰丸等十三方；药散门白矾散、儿茶豆蔻散等十方；药水门樟皮水、儿茶水、黄连水等十九方；药酒门樟脑鸦片酒、鸦片酒、斑蝥酒等十三方；药油门八角油、薄荷油、丁香油等七方；末为药品，载酸醋、柠檬汁、磺强水及椒、生姜、甘草、芦荟、胡麻子、蜜、麝香、没药、烟草、樟脑等三十七药。

《法古宜今》一卷　存　1911？

清吴趋沈锦桐（谱琴）纂辑

时觉按：《联目》《大辞典》俱不载，收于《经史秘汇》，有吴翌凤家抄本藏上海图书馆，笔者所读为电子版，无序跋、目录，卷端署：吴趋沈锦桐谱琴氏纂辑手录。首载秘方，真万应灵膏，列十三条治症；次则乳香没药去油方、十宝吹口疳药、真人中白方、真血余炭方、真穿肠骨炭方等外伤科方二十四首；次则九种胃气方、肝胃气方、治胃气痛丹方等治心胃痛方二十首；肠红效验方、肠红下血方、肠红丹方、治肠红方、痔漏去管生肌方、痔疮漏管方等治下血痔疮方九首；又次八宝丹、治赤白癜疯方、湿毒白玉膏、洗烂腿方等皮肤病用方，又列止崩调经丹方、去翳神效方、穿井开眼方、画眉断乳方、小儿出尿方、天泡疮方等各科杂方六十三首。全书共一百十六方。

《秘方》不分卷　存　1911？

清亡名氏撰

时觉按：有清抄本藏常熟图书馆，无封面、扉页、前后无序跋，亦无目录。《联目》《大辞典》载有《秘方》若干种，与是书异。首咽喉科，载自子至亥十二字吹药方及吹蛾散、瓜霜散、金丹、碧丹、高锦庭金丹、贾兰峰神仙通嗌散、烂喉痧秘方等；次则外科方，包括耳鼻眼目、乳病、瘰疬广疮、接骨等内容；再次为痧气门摘录及胡雪岩秘制辟瘟散；以下则较为杂乱，载录肺痈、哮喘、噤口痢、胃气痛、痰迷心窍、吐血、疝气、黄病、脱力、乳汁不多不通等方及煨脐育麟神效膏方；下为戒烟药方，首"常邑言子游巷叶氏定戒烟药方"，据此，抄辑者或为常熟人；林文忠公戒烟方后有"蒋泰康国药号，俾尔寿康，精制饮片丸散"；末则急救砒毒、吞鸦片烟、破伤风、消炎伤、家狗咬等急救方。

《丸散膏丹花露集录》不分卷　存　1816

清常熟生生堂主人原撰，慈溪袁溥田编，海虞杨彬卿修订

生生堂主人序曰：本堂内店发兑各省正药、各种丸散膏丹，杜煎虎鹿龟驴等胶，四时痧甑花露、应验药酒秘方、痧药灵丹，不惜重资，诚心修合，价定不二，童叟无欺。凡士商赐顾，须认明姑苏常熟县前东街朝北石门内生生堂便是。一应丸散胶丹花露饮片，每逢朔望现钱一律九折。嘉庆二十一年岁次丙子九月，生生堂主人谨识。

袁溥田跋曰：粤自典医设职，皇古传本草之书，辨物究原，学士摭群芳之谱。是以煎药创于伊尹，丸药制自巫彭，诚以治疾固藉医师，而疗病实需药饵也。独是真伪多淆，是非罔定，色惟悦目，紫固夺朱，鞟自无文，羊因冒虎，品赏不当，讵可回天？决择未精，即非道地。彼以济人之物为愚世之资者，功难言矣，罪莫大焉。本堂嫉售欺之成习，伤厥疾之不瘳，故自开张以始，择料尤佳，选工尽善。仰盛世大同之治，寿域同登，完斯人安泰之天，中怀泰若。丹飞膏液，子母配乎阴阳，散粉丸采，轻重调夫雀燕。不敢坏古人美制，不敢乖良医苦衷，合必如方，价惟得本，无相恶相反之患，有其难其慎之心。庶几忘忧蠲忿，不搏虚名，起死回生，皆经实效。术精金液，差堪拟橘井之仙，春暖青囊，不止疗烟霞之癖。爰具一寸之诚，以应万变之疾。若夫用失其道，服先其宜，以致玉版，无虚银丸，寡验者，此固非本堂之所敢任咎也。是为跋。慈溪袁溥田氏识。

袁生生堂启曰：本堂虔制饮片，诸药货真价实，各种丸散膏丹、花露油酒，悉皆虔诚修制，不敢自欺。但各有主治，服必审证，故集陈方数百种，分为十门，汇成一册，不惜重赀付梓镌刻。集内如某药治某病，言之至详且悉，庶俾阅者过目了然。凡仕商赐顾，无论近地远行，皆便备览，且可转转济人。此书为用，洵不

小也。

时觉按:《联目》《大辞典》俱不载,有光绪三年刻本藏常熟图书馆。扉页题:《丸散膏丹花露集录》,袁生生堂藏板;生生堂主人序后有"生生堂""松芝印记",则主人或名松芝;袁溥田序后有"姑苏三槐堂王涌年书坊刻"牌记,目录作"袁生生堂丸散膏丹花露目录",卷末署:"光绪三年荷月上浣,旧主嘱余修嵌增梓,印订于本店炼丹房内。海虞杨彬卿记事",其旧主或为原"生生堂主人",而袁氏或为后来接手者。分补益心肾、伤寒诸风、脾胃泄泻、饮食气滞、痰饮咳嗽、诸火暑湿、眼科、妇科、幼科、外科、胶膏露酒十一门,各门前有小序,载药二百五十二种,记其药性、主治、价格,不载组成、药量。中国国家图书馆亦藏,并于2004年收于《中国古代医方真本秘本全集·清代卷》第85册,影印出版。

《鹿芝馆丸散膏丹目录》不分卷　存　1821

清鹿芝馆主人撰

自序曰:盖药丸之设,所以便行李之提携,备昕宵之调服,而救灾祲之猝遇者也。粤自神农辨药性,轩岐著《灵》《素》,伊尹巫咸作汤液,而扁鹊作《难经》而医法立焉。至东汉张仲景著《伤寒》《金匮》诸书,申明六经治病,采择祖方,化成百十三方、三百九十七法,而经方定焉。唐宋以后,厥为时方,如孙思邈之《千金方》、王焘之《外台秘要》,尤能集其大成。至金元间刘李朱张之辈,更能本诸古法以各臻其妙,如张介宾又有《新方八阵》,皆后世所宜取法者也。然汤者荡也,过而不留,可治标病,唯制为丸药,则动中窍要,治病尤良。本馆所取古方时方之必需者,及时人所经验之方,如法精制,务合乎三方四制十剂之用,又深明其方之中矩,法之中规,刚柔有变,约制有道,君臣有佐使之宜,铢两分多寡之数,而选药也,又审乎地产之宜,真伪之辨,务必慎之又慎,精益求精,以求合乎制方之意,而奏中病之能,以此济世,自问无憾矣。爰特分疏各病所治之丸药,俾服者了如指掌,虽非同灵丹九转,立地飞仙,而却病延年,未治非斯世之一助云。时道光岁次辛巳菊月,鹿芝馆主人谨序。

卷末识语曰:本馆监制各项大小药丸,选料参茸玉桂,老铺原在广东省,分设上详棋盘街北老巡捕房对面开张。诸公赐顾,请认鹿芝馆招牌、住址,并写明某丸名目,以免错误。部堂挂号、厘金税务,贵客自理。药丸难认,出门无换,实银不折不叩。鹿芝馆主人谨识。

时觉按:有道光元年刻本藏上海图书馆,卷端作:鹿芝馆陈家园拣选上药精制各项大小丸散膏丹各款腊丸开列;载成药二百六十四,载列其主治、功效、服法,不载组成、制法。《联目》《大辞典》载《鹿芝馆陈家园药丸汇集》光绪九年刻本藏上海图书馆,或为另本,未见。

《劳松寿堂虔制丸散膏丹胶露目录》不分卷　存　1822

清苏州劳松寿堂主人编

自序曰:本堂发兑各省正药,杜煎虎鹿龟驼等胶,各种丸散膏丹、四时沙甑花露、万应灵膏、秘方痧药灵丹,零拆饮片细药,不惜重资,诚心修合,价定不二,童叟无欺。凡士商赐顾者,须至姑苏阊门吊桥西堍第八家朝南墙门内,认明本堂招牌松鹤图为记,庶不致误。一应丸散胶丹、花露饮片,每逢朔望逢五,现钱一概九扣。道光二年岁次壬午巧月,松寿堂主人谨识。

自跋略曰:决择未精,即非地道,彼以济人之物为患世之资者,功难言矣,罪莫大焉。本堂嫉售欺之成习,伤厥疾之不瘳,故自开张以□,择料尤佳,选工尽善。仰世大同之治,寿域同登,完斯人安泰之天,中怀泰若,丹飞膏液,子母配乎阴阳,散粉丸揉,轻重调夫雀燕。不敢坏古人美制,不敢乖良医苦衷,合必如方,价惟得本,无相恶相反之患,有其难其慎之心,庶几忘忧蠲忿,不博虚名,起死回生,皆经实效。术精金液,差堪拟橘井之仙,春暖青囊,不止疗烟霞之癖。爰具一寸之诚,以应万变之疾。若夫用失其道,服失其宜,以致玉版无灵,银丸寡验者,此固非本堂之所敢任咎也。是为跋。劳松寿堂主人识。

自记曰:本堂虔制饮片诸药,货真价实,各种丸散胶丹、花露油酒,悉皆虔诚修制,不敢自欺。但各有主治,服必审证,故集陈方数百种,分为十门,汇成一册,不惜重赀,付梓镘刻。集内如某药治某病,言之至详且悉,庶俾阅者过目了然。凡士商赐顾,无论近地远行,皆便备览,且可辗转济人,此书为用洵不少也。

时觉按:有道光二年刻本藏中国中医科学院。自跋阙前半叶,载三百二十九方主治、功效、价格,不载药物组成。书口作《丸散集录》,冯存仁堂书同名。

《桐鹤堂膏丹丸散集录》不分卷　未见　1826

清胡桐鹤堂编

时觉按：有道光六年王涌言书坊刻本藏苏州市图书馆，经查未见。姑苏阊门外渡僧桥西堍有桐鹤堂药店。

《丸散集录》不分卷　存　1846

清冯存仁堂编

自序曰：范文正公云：不为良相当为良医。人之所重莫大乎死生，拯人之死生莫重乎医，而医之所重，惟药为最。康熙初，先人元长公由郡城开设药铺，颜其堂曰“存仁”，凡药必审其产处之优劣，炮制修合必规。先正其遗训曰：余少好医，视人疾病如己身，兹铺之设以济人为务，不计赀本盈亏，惟求无愧于心，后世当有光大门闾者。谨读之下，惕然思仁人用心有合于文正良医之旨与？本堂远承先绪，唯恐失坠，念先人以仁存心，欲绍前徽，而有志未逮者已历年所。岁甲辰，客自粤东来，馈参芪数枝，丹丸数颗，以为至宝也，藏之箧中。有友素怯，分半与之，而精神培长，询……贤，暨先世秘藏，选料加工，更分十门，表以主治，俾得了如指掌，各种胶等括洗净洁，采山谷甘浆煎熬，火候必极其妙，非敢自矜独步，庶几无愧于心，用以答先人存仁之命意云尔。道光二十六年岁在丙午端阳月，同治元年孟夏重镌，冯存仁堂主人谨识。

时觉按：有同治元年刻本藏上海市图书馆，其藏于苏州大学炳麟图书馆者，经查未见，民国十一年又有增订本，题为《丸散全集》，有铅印本藏上海图书馆。成于道光二十六年，载五脏明方论、六腑门方论二论，分补益虚损、伤寒诸风、饮食气滞、脾胃泄泻、痰饮咳嗽、诸火暑湿、眼科诸疾、妇科诸疾、幼科百病、外科损伤十门及胶膏露油酒，载四百四十六方。冯存仁堂药店，慈溪人冯映斋于咸丰元年设于又新街，同治元年设分店于上海汉口路昼锦里。

《乐善堂药单》不分卷　存　1880

清上海乐善堂药房岸吟香撰

自序曰：日本处扶桑之东方，其神掌天地祥和之气，古称蓬莱，现在瀛洲，中多仙山灵水，间产异树药草，是以医亦多神手，其著书往往流入中国，翻刻者不少。本堂在日本东京开设多年，所选制各种丸散丹膏等药，俱系仙传秘方，务期对症灵应，必奏奇效。是以驰名远近，华人到东洋者无不购归，视如珍宝。庚辰三月，分设上海北市河南路老巡捕房对面，坐西朝东门面开张，以便四方购求者，而免远劳跋涉。敢望各省绅商代为售卖，以广销路而遍济世，故特廉价发售，本堂不过仅收回药本工资，以使代售者均沾利润，可见本堂非隐有射利之见，诚欲推广济世之心也。兹将各种药名并功用详列于左，以便检阅者。倘蒙诸尊光顾者，请认明东瀛仙传招牌，庶不致误。此布。乐善堂药房岸吟香谨白。

时觉按：乐善堂为日本东京中药店名，光绪六年开设分店于上海，此为成药目录，有铅印本藏中医科学院、上海中医药大学。成书时间未详，以自序有“庚辰三月”设上海分店，《联目》作 1925、1940，未知何据。附志于此，以见当年日人在沪上药业之一斑。书有岸吟香自序，首载因果报应医药故事二则，载千金保真丸、徐福玉壶丸、神仙无忧散等成药三十五种，附插图十四幅。

《半半集》三卷　存　1882

清上洋老德记药房辑

自序曰：详稽载籍，医药之道肇自神农，迄今已历数千百年，并经历代名人潜心考究，精益求精，殆将上下贯通，无微不至，患是病必有是药，宜其手到病除。但理义深微，其中奥妙只可意会，岂能形容，全在揣摩简练，自能愈入愈深。至药材等物，古时医家往往随身携带，一如近世外科，而制度一法，中华竞为雷公，且有委之药肆，宜其以假当真，法制迁就，中华之服药无灵，半由于此。然以泰西诸国较之，奚啻相悬天壤矣？盖外国制药之法，皆参以格致变化而来，事关性命，慎重非凡，非比中国药肆，学习三年即能从事。即就用水而论，与中华已属径庭，凡中国煎药合药应用之水，不过去浊留清，用矾澄洁，殊不知水一经矾，真味已变，倘遇有药性相反，则功未见而祸已随，昧已害人，莫此为甚。而欧洲合药之水，务择至清至洁，又须色味咸美，才为取用。凡制药之法，或取其气味，或聚其质形，均以格物器具蕴酿而成，所以色泽甚□，见者皆赞而治病之药则如法制炼,必沉疴尽却。何以今之中华,仍有负病奄奄,经年累月,呻吟床笫,服药无功,甚致枉死接踵,不以为奇耶?推其故,无非医之药不对症,或系药之法制未精欤?盖药之一道,种类浩繁,追本穷源,更仆难数,或取其气味,或聚其质形,或以相须而行,或以相制而化,君臣佐使,各有规模,如果对症用药,譬诸匙开锁,立可见功。古人所谓七方者,大小缓急奇偶复耳,先试数次,如果应效,方敢出售,抑有其药合成,试验不灵,宁使弃药折本,断不敢姑卖害人也。今本药房所售各种丸散膏丹,不拘何病,按症给药,百发百中。惟所制之戒烟白药粉,尤为独出心裁,效如桴鼓,服之立膄,即诸种之戒烟药,亦咸推本药房为巨擘焉。复蒙中国各省大宪赏赐匾额,温谕褒扬,仆因素崇朴实,不喜矜张,更恐迹似江湖,反为不雅。是系宪匾勿刊仿单,致滋疑窦,亦不肯多挂门首,以示辉煌。但愿药到病除,历日既久,自然销路渐广,利物济人,益见功居魁首。倘蒙贵宦富商以及有力之人购备此药,携带穷乡僻处,以救小户贫民而却终身之痼疾,则其功其德何止矜怜而已哉?光绪八年春旺月谷旦,上洋老德记药房谨启。

时觉按:有光绪八年刻本藏成都中医药大学。系药房成药介绍,录百二十方,后附戒烟白药粉验案数则。

《王鸿翥堂丸散集》一卷　存　1882

清苏州王鸿翥堂主人撰

自序曰:宋内翰沈存中之言曰:汤液丸散,各有所宜,欲达诸五脏四肢者莫如汤,欲留诸胸膈间者莫如散,久而后散者莫如丸。由是而言,则丸散之与汤液,其功用岂可轩轾哉?上古《灵》《素》诸书,但详病源,于方药则禁而鲜传;后汉长沙太守出,纂述经方,而灵秘之机缄始启昭;及晋唐,《肘后》《千金》并征神异;至宋元丰中,诏天下高医各以秘方下医局试验,制药鬻之,仍摹本行世,药肆之设,殆肇端于是,而《局方》之用于是大著。自宋而后,河间、东垣,或主寒凉,或重脾胃,丹溪则意在滋阴,子和则专事攻伐,景岳诸贤复力矫前辙,趋于温补。寻流溯源,二千余年之方药,其变迁略备于斯,而投之于人,辄有应有不应者何也?丸散之用,一成不易,非若汤液之可增减,故用得其当,则效如桴鼓,用不得当,则祸若矛戟。即以铺家而论,其难亦有数端,盖丸散各方,其散见于方书者并无专集可以考订,互相传写,往往沿讹失真;即使一一稽核,而或修合时于工本之微略存计较,炮制之法略趋简便,毫厘差谬,流弊何穷?又有说者,丸散之名种类浩繁,其中有非所常用者,储之数年,其性不能不减,凡此之类,皆丸散之所以骤难见效者也。本堂鉴此数者,爰集同人,悉心讨论,一切采择修炼之法,宁拙毋巧,宁繁毋简,而于药物之变易,或古有而今无,或古无而今有,则必求尽乎吾力所能致,而留其不可必于天,庶几去伪存真,而于古人制方慎重之心或不致大相刺谬焉。是为序。光绪八年岁在壬午春三月朔,鸿翥主人志并书。

时觉按:分十五门,录四百六十余方,有光绪八年石印本藏上海、黑龙江中医药大学及中国中医科学院、上海图书馆、苏州中医医院。

《扬州存济堂药局膏药方》不分卷　存　1882

清钱塘吴尚先(又名安业)(师机,杖仙)撰

时觉按:附于谢应材《发背对口治诀》,收于《三三医书》;又收于《逯南轩谢蘧乔先生医书二种》,有光绪八年状元第庄刻本藏河南省图书馆。

《同春堂药丸汇集》不分卷　未见　1887

清赵宗济撰辑

时觉按:录一百三十四方,《联目》不载,有清石印本藏上海中医药大学,然经查未见。赵氏同春堂设在上海。

《柳致和堂丸散膏丹释义》七卷　存　1890

清江阴柳宝诒(谷孙,冠群,惜余主人,致和堂主人)编撰

弁言曰:本堂自庚寅年创设以来,将及十稔,一切丸散膏丹依法修制,日益求精,凡购药施用,靡不应手取效。迩年来,远道购药者逐年增益,职是故也。惟见信者愈多,则责效者愈切,而本堂之修制愈不敢稍形粗率,以辜诸君子之厚期。今特与在堂同事诸友再四订约,不敢稍涉自欺。因将本堂所备丸散膏丹分门列目,并将各方中药品修制配合治病之理,逐方详释,汇成全册,精刻分赠。倘蒙诸君子有意惠顾,即可按门检

查，随证购用，不至有疑误之虑已。惟大雅鉴之。光绪二十四年岁次戊戌鞠有黄华之月，致和堂主人谷孙氏谨识。

惜余主人跋曰：万物所藉以生养者，太和元气也，天时人事或失其和则病矣。医药者，将以调其不和者，俾得致其和也。导其和惟药之功，违其和即药之过，然则选药之精，制药之宜，所以程致和之功能者将于是乎在，而谓可卤莽从事哉？颜其额曰“致和”，藉以自勖，并以勉诸同志云。光绪十有六年庚寅四月，惜余主人书识。

民国九年《江阴县续志·人物二》卷十六曰：柳宝诒，字冠群，一字谷孙，岁贡生。为人和厚，好学能文，尤长于医。著有《惜余小舍医学丛书十二种》。

时觉按：扉页后署：本堂开设江阴县周庄镇中街，坐东朝西门面。录一百七十六丸散膏丹方，分补益、内因、外感、妇女、小儿、诸窍及外疡折伤等七门，卷各一门，方下标价，列功效与主治，无药物及剂量。有光绪二十五年致和堂刻本与举善医局刻本藏上海、湖南中医药大学及上海、苏州市图书馆；中国医药科技出版社2019年有校注排印本。柳宝诒，字谷孙，又字冠群，号惜余主人，故致和堂主人谷孙氏弁言、惜余主人跋均为柳宝诒撰，是书即出其手。惜余主人跋中“程致和之功能者”，“程”似为“呈”字之误。

《汪恒春堂丸散膏丹汇编》不分卷　存　1890

清王道(皞皞老民)编撰

自序曰：盖闻大德曰生，济人为善。自神农尝草而药之名彰，有岐伯典医而药之用大，所以弥造物之憾，宏利济之功也。厥后代有名医，法多通变，化汤液为膏丹，准刀圭为丸散，可备荒远之急用，而便舟车之提携，不特藉此除灾，抑且资以益寿。然古方固已周详，而心法犹赖传授。恒春堂主人汪君剑秋，为孟河巢崇山先生高弟，受其心传之益，得其临症之神，而巢氏出马氏之门，衣钵相传，源渊有自。今二氏之名久播海内，惟念远方异域延请为难，因得马氏秘笈中，内外伤科毒门调补，一切丸散膏丹神验者，不惜重赀购择良品，遵前方而虔合，延能手以程功。凡选料制度之有需时日者，不敢苟且，以成就精益求精，务期成效。历周年之久，始悬壶于市，祛疾补虚，各有门类，近购远寄，便于取携。庶几海澨山陬，不致燃眉束手，黄童白叟，并可益寿延年。今将服治诸引编次成册，眉列分明，以供高明者之采择，爰志数语于简端。光绪十有六年岁次庚寅仲春之月，皞皞老民王道并书。

凡例略曰：一、某丸散膏丹、蜡丸膏药、胶露油酒，以及各种珍贵细料，一味能治数症，而编入一门者，难以门门编入，祈统而阅之，过目了然。凡仕商赐顾者，无论远近，便于佩览，并可辗转济人，指登寿域，为用非浅鲜也。一、某丸治某症，一丸治一症，一丸治数症，并所用药引，书中不载，仿单详明，其余各色，皆照此例。一、仿单所载药引，详细编列，且本堂主人究心医学，深知药性之宜重宜轻，故而所用引药酌有分两，以便用时持单购引甚易。如乡僻小镇而无药肆之处，以及离市较远，或患起仓卒，或遇深夜不便购引者，用白滚汤亦可。一、货满一元，本堂奉送《卫生宝鉴》书一本，如欲多取，每本作钱六十文。

时觉按：有光绪三十四年刻本藏中国中医科学院。扉页：《卫生宝鉴》，光绪庚寅暮春上浣，书口作《卫生宝鉴》。为上海汪恒春堂成药目录，分四十二门，录三百八十四方。

《徐滋德堂丸散汇集》不分卷　存　1891

清姑苏徐滋德堂主人撰

自序曰：盖自神农尝药，功用始彰；岐伯通医，方书备著。市上悬壶济世则功参良相；庭前列灶回生而术出仙人。《天官》详攻养之宜，《月令》纪聚畜之候。所以橘井香生，流风自昔；杏林誉播，遗爱至今。或其甘苦辛咸，勿药兮有喜；至若阴阳寒暑，恐不治兮将深。惟我本堂同人救世，膏丹出自虔修，丸散本诸秘制，选料既极夫精良，奏功尤期夫神速，务使君臣佐使，气味咸宜，燥湿刚柔，节时得当。或兼绛雪以齐研，霏成玉碎；或和元霜以并捣，脱以珠圆。极万变而不穷，应四时而辄验。异香钥秘，方敢夸为十全；珍品笼藏，价亦定诸不二。既奏效于刀圭，著起死回生之力；复称神于针石，擅治十起九之功。兹将各症汇详，便为诸君采择。倘荷凭方惠顾，尚祈逐味亲尝。此则活人之德，余敢自居，倘然射利为怀，天所明鉴。庶几应手回春，渐获同人之真赏，虔心济众，不负本堂之苦衷尔。徐滋德堂主人谨识。

卷首识语曰：本堂特向泰西名厂购到上等机器，邀请美国医士柏乐文先生择选各品新鲜果汁监制啫嘝名水，格外道地，以图久远。倘蒙中外士商赐顾者，须认明本号图记，庶不致误。

识语又曰：本堂虔制各项丹丸膏露，京都驰名，各种丸药、陈年虎鹿诸胶、人参鹿茸、东西洋参，拣选上品药料，精工监制，开设苏城内扩龙街吉由巷口内朝南第六墙门便是。凡仕商赐顾者，请认招牌为记，辨明各药气味，庶不致误。此丸散汇总各款治症，不过录其大略，以便采览，至服法引药，各有仿单详叙。

时觉按：有光绪十七年苏州徐滋德刻本藏南通市图书馆。封面作：徐滋德堂丸散汇集，姚孟起题签；扉页：光绪十七年孟春新镌，寿世长春，姑苏徐滋德堂谨识；书口作：滋德堂药目。载列益寿比天膏、消痞狗皮膏、秘传太阳膏、洗眼蚕茧药、肝胃气痛丸等一百九十八方，各具性味功效、主治诸症、药品单价，不列方剂组成。

《雷桐君堂丸散全集》不分卷　未见　1891

清苏州雷滋蕃编撰

时觉按：雷桐君堂为苏州雷滋蕃在上海小东门方洪路所开药店，是书分十六门，录二百九十十方，有光绪石印本藏中国中医科学院，经查未见。

《仁寿堂丸散膏丹全集》不分卷　存　1899

清南京仁寿堂主人编

郑骧序略曰：今仁寿堂主人鉴兹诸弊，约取古方验效者，遵法虔制，药料必求道地，炮制必极精审，并将病家治服诸法分门胪列，刊布流传，诚济世之金针，寿人之妙诀，非仅悬壶市上，藉博营逐已也。书既成，爰乐志数语缀诸简端。光绪庚子春谷雨后一日谷旦，溧水叔龙甫郑骧识。

张晓春序略曰：窃惟世运循环，体质互易，自开海禁以来，外洋亦产各药，惟温凉之性互有不同。如日本之黄连、石斛皆含硫质，并无凉性，若贪其价廉，以之合药，其弊不浅。主人与在事诸君誓约力杜此弊，方必求其经验，药必求其道地，所有合成膏丹丸散等品，视人身之脏腑气血筋骨脉络，及药性之阴阳表里补泻温寒，无不考竟精详。俾知一病有一药之医，患是病即投是药，未有不立起沉疴者。兹于己亥年将治病见效各药，分门别类，开列于左，阅者自一目了然，按此单以购药，未始非寿世之一助也。光绪二十五年岁次己亥九月，墨卿张晓春谨志。

陈作霖跋略曰：金陵仁寿堂主人，性慷慨，好施与，思惟济世之大莫如药，爰遍求经验良方及私家不传之秘方凡若干条，特聘明于医理者为之修合而斟酌尽善。举凡吉之参、浙之术、越之桂，无不拣送上品，不惜工本，购自远方。盖主人以仁存心，期于寿世，故颜其堂曰“仁寿”，纪其实而已，非云牟利也。昔人有言，不为良相，则为良医，良相寿国，良医寿世，今观主人之存心，其不愧斯言者欤？余嘉主人之志，用书数语缀于篇末以谂斯世。光绪庚子春莫，江宁陈作霖撰。

包岩跋略曰：近代人心不古，药不精良，徒具方名，难求实效。迩来伪药滋多，流弊愈甚。吾友仁寿堂主人济世为怀，因博采良方，精求药料，一切炮制悉照原法，不敢稍有参差，深恐贻误病者。具此仁术，寿我生民，他日海内风行，更当活人无算也，跂予望之。时光绪二十有六年季春月，归安包岩谨跋。

凡例略曰：一、本堂丸散集俱出前辈名医论定，而远近购买者不外是集中所应有，兹将丸散膏丹分列十门，杜煎胶露油酒四门，并附戒一门，共十五类，用是汇成一书。一、是集共分十五类，补益为先，戒烟次之，泄泻、诸风火又次之，妇科、儿科、外科、眼科又次之，胶露油酒膏滋膏药又次之。分门编次，校对无讹，庶不紊乱。一、是集中总目之外，又分列目录以清眉目，俾阅者检查某药可治某病，一见了然。一、是集所汇陈方共三百有奇，虔诚修合，藉备远近贵客相需之应。惟丸散之名甚繁，尚有未及登载，合并陈明。

时觉按：有光绪二十六年金陵仁寿堂刻本藏南京图书馆，光绪三十一年叶天德堂刻本藏苏州中医医院。南京仁寿堂药店自制中成药目录，分补益心肾、戒烟等十五门，录三百余方主治、功用、用法。

《镇江公济丸散膏丹全集》不分卷　存　1900

清镇江公济参药号编

《续增序》曰：本号开创以来，购货求真，拣选正路上品药料，谨遵纲目，如法修制，金石等味最难出汁，依法修制成粉，特刻仿单注明主治修治之法，方可应症奏效。各味遵古，宜水煮，宜酒渍，随方药性而制适中，不及则功效难求，太过则气味反失。火制有四，煅炮炙炒也；水制有三，渍泡洗也；水火共制曰蒸与煮也。酒制升提，姜制发散，入盐走肾而软坚，用醋注肝而止痛，童便制除劣性而降下，米泔制去燥性而和中，乳制润枯生血,蜜制甘缓益元,陈壁土制窃真气骤补中焦,麦麸制抑酷性勿伤上膈,乌豆汤渍曝解毒致令平和,羊酥油猪脂油涂烧咸渗骨容易脆断,去穰者免胀,抽心者除烦。丸散膏丹谨遵古法修合,凭乎天理炼制,不惜乎人工,非求奇也,非邀誉也,谚云:神仙难识丸散膏丹,如不遵方修制,何能见效应症?总总本号成本人工浩大,售市高昂,非是寻常贱市伪货可比,仕商购办者切勿贪其价廉,最易受骗。伪货足以害人,无如人虽知择良医而不知择良药,即知择良药而不知依良法制之,殊可慨也。仆承先有志,何敢济世?惟求利人,存心讲求药业数十年,仿照古方,丝毫不苟,督友虔修售世,灵验异常,举历年应效之方,撮其要者以续增于后。

时觉按:有光绪刻本藏上海图书馆。镇江公济参药号自制中成药目录,分妇、儿、眼、外科,及胶、膏、露、油、酒等门类,前各列小序、目录,述成药所治诸症之机理,及功效、治法。又有《续增》,前有序一篇,有目录,不分类。

《沐树德堂丸散集》不分卷　存　1907

清孟河丁泽周(甘仁)撰

自序略曰:我国初,名医徐灵胎有兰台局之设,叶天士有炼丹房之名,均后世所宜取法者也。然汤者荡也,过而不留,可治标病;惟制为丸药,则动中窾要,治病尤良,可以便行李之提携,可以备昕夕之调服,而救灾祲之猝遇者也。仆悬壶海上,临证二十余年,所取古方时方之必需者,及仆之所经验各方,一并虔诚修合,亲临调度,如法精制,务合乎三方四制十剂之用,又深明其方之中矩,法之中规,刚柔有变,约制有道,君臣有佐使之宜,铢两分多寡之数,而选药也,又审乎各地生产之宜,四时采取之当,真假之辨,炮制之工,务必慎之又慎,精益求精,冀望投剂辄效,立起沉疴。此仆创设沐树德统号之本心也。今修合丸散,药正方真,倘有假骗,罪我惟天。心存利物济人,非徒有名无实,此则仆之素志云尔。光绪三十三年,沐树德主人甘仁丁泽周谨序。

郑兆兰序略曰:吾孟河丁甘仁先生,悬壶海上二十余年,得扁鹊之真传,行岐黄之妙术,著手成春,不啻万家生佛,立言不朽,无愧一代传人。而尤心存济世,手检成方,翻阅古书,更加考正之功,出传秘制,以示大公之意。配味于君臣佐使,选材于川广浙闽,凡夫铢两毫厘之称衡,参苓桂术之炮炼,莫不审之又审,精益求精。盖深恐鱼目混真,非专为蝇头觅利也。余于医学,有志未逮,兹见先生将各种药目汇集成书,载治病之原由,分为注脚,著奏功之神速,朗若列眉,行旅既便于取携,仓猝无难于购办。余喜其究病之精,无微不至,制方之备,有美必收,因缀芜言,以志卷首。光绪三十三年岁次丁未,同乡郑兆兰序。

郑兆兰跋曰:历来医家,善治病者固多,善治病而又能善制药以疗人病者实鲜,求其于丸散膏丹,精益求精,炮制修合,慎之又慎,尤属难乎其人。吾乡丁甘仁先生,非特无党无偏,深入岐黄之室,抑且有原有本,穷究神农之经。选一方而方中之利害必参,立一法而法中之意义又周,宜其立起沉疴,顿回宿疾,俾沪地有口皆碑,同心共服也。仆赋禀本孱,每欲下帷奋志,而精力不逮,故弦诵之暇,亦兼读医书,藉以自养。然苦无师承,仍如夜行,而于丸散一门,尤属惝恍。今见是书,分门别类,皎若列眉,挈领提纲,明同观火,而于戒烟一途,尤能匠心独运,按经施治,诚发前人所未发,备时人所难备。是书一出,洵济世之慈航,渡人之宝筏也。今书告成,谨抒数语,以志渊源。同乡晚生郑兆兰谨识。

曹家达《丁甘仁先生别传》曰:丁君甘仁殁后,予既据生平实录为之撰述家传,然先生良医也,以先生之绪论为予所得闻者,及今不为论次,后将无有知者矣,为作别传云。甘仁先生既卒业于其乡,初行道于苏州,无所合,复东行之海上,乃大行。既而问业于汪莲石,汪令治伤寒学,于舒氏《集注》最有心得。由是凡遇杂证,辄先规定六经,然后施治。尝谓脑疽属少阴,发背属太阳,皆不当误投寒凉,此其大较也。又善易理,尝语予曰:夏至一阴生,易象为姤,嗣是阴气渐长,中阳渐虚,阳散于外,阴守于内,设持循而不乱,足以抵御天阳,当无暑热之病。设或过于饮冷,中阳不支,乃有洞泄寒中及寒霍乱诸证,予因是悟附子理中及通脉四逆方治。冬至一阳生,易象为复,嗣是阳气渐长,里阴渐薄,阴寒在外,伏阳在内,设固秘而不耗,足以抵御寒气,则必无伤寒重证。惟妄为作劳,阴液散亡,阴不胜阳,乃有冬温之病,予是以悟少阴有大承气及黄连阿胶方治。予曰:善。先生于治病方药,知无不言,言无不尽。其论疔毒曰:热毒暴发,头面为重,甚有朝发而夕死者,乡村求药,去城市辽远,一时不及措手,惟有速取野菊叶捣汁饮之,渣涂患处,消肿最速。予向者于吴姓验之。又曰:凡湿毒在里之证,正当祛之出表,但既出于表,宜重用大小蓟、丹皮、赤芍以清血分余毒,不独外疡为然,即历节风亦无不然。是说也予近于戴姓妇人验之。又曰:凡心痛不可忍者,急用乳香、没药酒水合煎,可以立止。是证也予于江姓缝工验之。又尝言吴又可《温疫论》最得仲景微旨,予问其故,先生曰:太阳篇云:本发汗而复下之,此为逆也,若先发汗,治不为逆;本先下之而复汗之,为逆,若先下之,治不为逆。由前之说,则伤寒之治法也；由后之说，则温热之治法也。予治夏秋之交热病亦屡验之。今先生往矣，惜乎相见日浅，绪论无多，故即夙昔所闻者著之于篇，传后生小子，知吉光片羽之大可珍惜焉。丁卯冬十二月，世愚弟曹家达拜撰。（《丁甘仁医案》）

时觉按：有光绪石印本藏上海中医药大学。

《眉寿堂丸散集录》不分卷　存　1911

清眉寿堂撰辑

时觉按：有清刻本藏上海图书馆，无扉页、目录，前后无序跋，卷端无署名，成书年代不详。分伤寒诸风、诸火暑湿、眼科、女科、外科、幼科、胶膏、花露、香油、药酒十门，列膏药为补遗，载二百五十成药方。

上方书类，共三百八十八种，其中现存二百零一种，残阙一种，辑佚四种，未见二十四种，已佚一百五十八种。

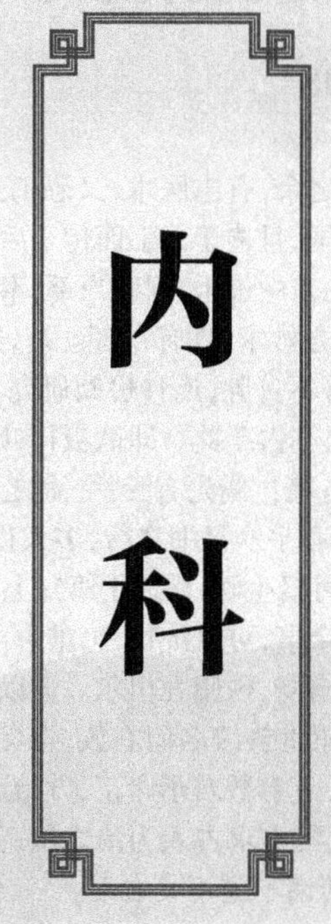

内科

内科类，先总论杂证证治，次中风，次劳及咳、喘，次疟痢臌胀，次痿痹脚气，末则禁戒鸦片。

《医学蠡子书》五卷　佚　1367

元仪征滑寿(伯仁，撄宁生)撰

时觉按：《中国医籍考》卷五十三据《浙江通志》载录，谓“未见”，《联目》不载，《大辞典》“佚”，当佚。

《杂病治例》一卷　存　1408

明吴陵刘纯(宗厚)撰

萧谦序曰：予自髫年入郡庠，读书之余，有志医术，又恐工夫分用，急务相妨，窃叹此术，自为之固不及，若得前闻人良方录传，不惟及于一家一国，且遍于天下而传于后世，岂不愈于身亲为之者耶？博访旁求，累月经年，无可意者。迨举天顺己卯乡试，乙未中进士，观政户部，奉命给赏甘州官军。甘州，即汉张掖酒泉郡也。而名医刘宗厚，□□□□□□□□□□神方妙术，犹有存者。乃延其后人，礼貌之，恳求之，慨然以《太素脉诀》《杂病治例》见与。予如获隋珠赵璧，喜不自胜，连日检阅研究，知其切脉辨证，疗病用药，深有奥妙，绰有法度，救急扶危，起死回生，与夫吉凶贵贱，亦占于此。即欲板行，则力又不及焉。今幸以菲材来尹应天之上元，遂捐俸资，以偿夙愿，且序其得之之由。噫！儒先有云：一命之士苟存心于爱物，于人必有所济。予读儒书，叨承上命而为民牧，敢不以济人利物为心乎？是书之行，多人得之，不啻记里车之有所凭，因诀察理，循例治病，其济利岂浅浅哉？成化己亥岁秋七月既生魄，赐进士第知上元县事长安萧谦书。

《兰室誓戒》曰：一、医事本吾儒之余事，可以济物，患难中可以防身。古人云，养道而已。切不可恃意妄为穿凿，与人为治，误人生命，不惟祸及自身，殃堕九祖尔。但以活人之心为心，本于因民之所利而利之，一则生意自有，二则祸患自无也。一、吾宗累世簪缨名门右族，吾父橘泉翁始从丹溪朱彦修学此术，患难中实得济。余又得从乡先生冯庭干、许宗鲁、丘克容数君子印正，方始道明艺精。但以因虚名，多受权要掯摭。后吾子孙，遇道行时，仍守儒业可也。一、此集本求古人为治之法，如指诸掌，可以见法例之变无穷，病证之机不一，谆谆求究，藏为家宝，切不可示人，传诸不道不义之士。一、伤寒证候，宜熟读《伤寒论》《明理论》《百证歌》及《吴蒙斋指掌图》。大抵紧要在表里、虚实、寒热二字。况一证有兼证，看于著紧处先之。如结胸，身热发黄俱见，脉沉而实，宜陷胸合茵陈急下之，后看次第调之。是以不可执一，当看证例约之。一、杂证，看形气实者，宜以刘、张大法治之。形气虚，脉虚，或老幼羸弱脱荣者，宜以东垣之法治之，药亦不可太杂。是以丹溪云：吾每治病，用东垣之药，效仲景处方，庶品味数少，药力专精也。又云：以某药治某病，以某药监某药，以某药为引经。此得人之心法也。

《四库全书提要》曰：《杂病治例》一卷，浙江范懋柱家天一阁藏本，明刘纯撰。纯有《玉机微义》，已著录。是书成于永乐戊子。末附兰室誓戒四则，叙其父橘泉翁受医术于朱震亨，纯承其家学，又从其乡冯庭干、许宗鲁、邱克容游，尽得其法，因撮举纲要，著为一编。分七十二证，每证各标其攻补之法，盖皆其相传口诀，故略而弗详。初无刊本，成化己亥，上元县知县长安萧谦观政户部时，奉命赏军甘州，始从纯后人得其本，为锓版以传。

时觉按：《联目》不载，《大辞典》“佚”，《中国医籍考》卷五十四载录，并谓“存”。有成化十五年萧谦刻本藏辽宁中医药大学，1995年收于《四库全书存目丛书》影印出版。

《济世内科经验全方》三卷　存　1546

明长洲刘伦(宗序)，吴县薛己(新甫，立斋)撰辑，长洲后学张允积(云水)参订

引言曰：《济世内外经验全方》卷之一，包括《脉赋》，《左右手配脏腑部位》《五脏平脉》《四时平脉》等为脉法歌括，《秘传太素脉》。

凡例曰：一、王叔和《脉赋》，二、滑伯仁《诊家枢要》，三、六日传变经图，四、太素脉，五、内科上卷十六门，六、内科中卷廿四门，七、内科下卷三十八门。一、每门首有论，止摘要略几语，其次序从重而轻，从先圣定方及丹方，而每方文两炙炒浸制，毫忽不紊，用者详之。一、用药看证加减，选药精洁为上，服药亦看证，加法宜忌须法眼详之。

时觉按：为《济世内外经验全方》之一，成化二十三年丁未刻本藏重庆市图书馆，存四册，卷首一册，余三册为是书卷上、卷中，卷下阙。卷端署：明仙医院判刘伦宗序辑，长洲后学张允积云水参。《中国医籍考》卷

五十六载录,“存”。《日藏汉籍善本书录》载,日本宫内厅书陵部藏有《济世内外经验全方》明成化年间刊本六卷五册,为全本,2016年中华书局收于《海外中医珍善本古籍丛刊》第138、139册,影印出版。其《内科》三卷,卷上载中风、厥、痛风、脚气、疠风、头痛、中寒等十六门,卷中载火、瘫疹、消渴、痰、哮、喘、咳嗽、眩运等廿四门,卷下载黄疸、诸气、六郁、虚损、阴症、脱阳、吐血、呕血等三十八门。

《内科摘要》二卷 存 1545

明吴县薛己(新甫,立斋)撰

《慈云楼藏书志》曰:《内科摘要》二卷,明薛己撰。上卷凡分十二门,下卷凡分十一门,俱先论后方,附以治验。所载诸病,本病为多,标病校少,其治法亦然,盖立斋之本旨如是也。(《四部总录医药编》)

时觉按:是书前后无序跋,分二十一篇载脏腑元气亏损所致内科诸症,二卷末各载方药一节。收于《家居医录》及《薛氏医案》九种、十种、十六种、二十四种;后应麔校刊改编,改名《内科医案摘要》。

《内科医案摘要》 存 1592

明吴县薛己(新甫,立斋)原撰,严陵应麔(祓父)摘校

应麔序曰:兹录所治多士大夫,法与齐民小异,故薛氏别为一卷。每见时医之治齐民,不出汗吐下三法,无烦再剂而霍然起矣。人固有宜用攻者,若士大夫之病得之虚者十九,居平思虑之所伤,加以房帷之所耗,元气之存几何,能再堪攻伐之剂乎?所以薛氏用药必先化源以培土之母,此政医中王道也。今士夫多览方书,病辄检方自药,迨不效而延医,惟问时名,不问其所学也。时医投以祛风降气、化痰清火之剂,则以为平而用之,遇达本者治以人参、桂附,则畏之如鸩,不曰是动肺火,则曰终发疽疮。噫!见噎忘餐犹此,两患者前未尝见,何故为不必然之防哉?孙真人曰:四十以下有病可服泻药,四十以上不可轻泻,宜服补剂,五十以上四时勿阙补,如此乃可延年。夫补必自化源始,愿士大夫常置此录于案头,观先辈之服参附者效如彼,其以为平而可服者,服之只自益其疢也,亦可以破时医时方之惑矣。

时觉按:日本内阁文库藏泰昌元年刻本,中医古籍出版社收于《中医古籍孤本大全》,影印出版。《中国医籍考》并载有应氏《删补医方选要》十卷,“存”,《联目》《大辞典》俱不载。

《汇辑薛氏内科医案》七卷 存 1642

明吴县薛己(新甫,立斋)原撰,秀水黄承昊(履素,闇斋,乐白道人)辑评

黄承昊小引略曰:予弱冠抱羸疾,此时未解岐黄之术,悉听时师所为。既罔效,乃广阅方书,得先生所著甚契,如法治刀圭试之。先生医道,正似纯王,必世后仁,予服之旬月未效,遂谓先生之言平平耳,辄更方而治之。于是病情数变,药饵杂投,百无一验,盖濒死者屡矣。赖兢兢慎摄,至强仕之年稍愈,然孱弱弗胜劳,终未脱病网。嗣患指麻,虑中风,遍求治之。时名手陈月坡劝余勿作风治,以补中益气汤为丸服之。予博证方书,睹先生旨与陈君吻合,乃恪遵而久服之。近数年来觉精神渐旺,大胜少壮时,因甚悔当年求速效,不久服先生方,致二竖徽缠几廿载。岂意纯王之药,非渐涵数载则弗奏功,而杂霸之术徒伤元气,迄无所济。是后袭之奚囊中,每有所患,即简先生书而用之,试无不效,益奉为圣书,而宝之如贝玉,信之若蓍蔡。二十年来扬历中外,驰驱四方,幸保残喘,则此书力也。予乃伤弓之鸟,脱网之鱼,此中险阻艰难,皆身所亲历。凡方书所载之症,十患其三四,《本草》所载之药,亦十尝其三四。故确信此书发前贤之未见,开后世之拘挛,为当世正法眼藏,非敢泛称而谬述也。曩见士大夫亦知宝是书者,宋司寇梓于北,李司农梓于虔,皆序其历试历验,可信可从,可为先得我心矣。但所梓止医案两卷,惜其未完。昔王节斋先生有《明医杂著》,立斋先生从而注之,已久行于世。先生妙旨,多载其中,即所载医条尚有出前两卷外者。予挂冠归里,山居之暇,会为一编,细加评注,其有耳目亲历之症治,间附载于后,以告世之同患者,不复罹矰网之苦,则予之一片婆心也。先生于外科、女科、幼科无不精妙,另出手眼,各有全书,然最切吾侪,为座右行囊所不可一日缺者,则无若兹编要矣。崇祯己卯秋日,槜李黄承昊谨题。

李嗣京序略曰:必悟庖丁汤稼之理,而后可以施《青囊》《肘后》之灵,后人率昧斯旨,至东垣而暗室忽燃,至薛立斋而始神明变化。所注《明医杂著》,发王节斋所未发,警铎聩蒙,备载经验。其《内科摘要》一书,尤得指归,故或一方而复见,或同治而分条,殊碍披览。予曩欲汇而辑之,未之逮也。嘉禾黄闇斋先生,立履清约,糠秕俗流,扬历树勋,泽弘利济,而寄情高远,墙仞莫窥,复以余闲,游意方技,精华却老,冰玉留年,独会

心《立斋医案》,区别苞综,研括烦省,标以新义,鬯辟玄风,照彻脏腑之微,尽抉桐雷之秘,尤足发立斋所未发,不知向秀之注庄周、庄周之注向秀也。适共事闽南,悯斯民之枉夭,为广其传,授诸剞劂。自此集行,俾人知养即为治,治即为养,善用之,虽乌头、天雄,何异参、苓、归、苄?非独疗疾,兼以卫生,又宁至见误于庸医,使人归咎于神农之作俑也耶?闇斋真千万世之功臣矣。昔殷中军妙解经脉,悉焚经方,予窃憾焉。坡翁所至,尝蓄善药,有求者辄与之,曰:病者得药,吾为之体轻。此圣贤人己一体之言,坡翁以无心吻合。若人得一良方,何翅百千良药?闇翁兹刻,固超坡翁而上之,不独中军见而知悔也。崇祯壬午长夏,广陵李嗣京题于邵阳署中。

黄承昊跋曰:承昊往岁请告归田,辑成此书,亟欲寿之梓以广好生,奈负郭数顷,仅供饘粥,不遑问杀青。迨起浔臬而迁闽海,过建阳,与书坊二三相知谋刻此书。议已定,及入署,而清凉特甚,遂寝前议。适值海陵李少翁先生持斧按闽,先生之文章吏治,夙所倾心,曩在豫章,获奉教于君子,兹幸为属吏,深庆三生。时昊承乏代庖兴泉之篆,从先生按部,得周旋左右者两月有余。因饫聆秘密之旨,惊闻河汉之言,每入谒,必虚往实归,得未曾有,大快生平。一日,入候起居,谈及岐黄家言,先生发前人所未发,破时师之拘挛,奥论微言,开胸洞髓。昊乃自愧于兹道尚未窥见堂厅也。先生甚称立斋薛氏之书,正而不颇,切而不泛,可作时师法绳,深于鄙见有合。因出此编就正,先生谬加赞赏,慨然捐奉,檄瓯宁孙令公梓于富沙。令公仰体先生好生之仁,速竣厥后,俾昊一片婆心,数年积想,忽焉鬯遂,感且不朽。忆昔守建南时,行囊失携此书,从建、延二郡,遍购之士绅家,仅得一抄本。今梓行于斯,使薛氏正论昭揭于三山八闽之间,免庸医之杀伐,救斯民之夭枉,先生功德,真似恒沙无量矣!惟愿览此编者共宝为暗室之灯,而勿作齐门之瑟,则大幸矣。中秋日,承昊谨识。

吴学损曰:薛立斋先生医案,女科、幼科、外科俱有专书,足称美备,独于内科所集尚欠序次。《摘要》善矣,然读之或未能得其详。旧惟黄履素先生于各案中摘集成书,名曰《内科医案》,诚补薛立斋之未备。嗣当不惜余力,为订定以公世焉。(《中国医籍考》卷五十八引《痘疹四合全书》)

时觉按:有崇祯十五年刻本藏中国中医科学院,康熙《秀水县志·典籍》作《汇辑薛立斋内科》六卷,光绪《嘉兴县志》作十卷。《中国医籍考》卷五十八载录《辑评薛立斋内科》十卷,“未见”,录吴学损之言。

《儒医心镜》不分卷　存　1560?

明亡名氏原撰,田氏亡名考补

时觉按:前后无序跋,著者与成书时间不详,约成于明中期。卷首以七言歌诀述二陈、四物、小柴胡三方加减应用,后载内科二十六病证治方药,篇末有“田氏考之曰”言。有抄本藏上海中医药大学,2004年收于《中医古籍珍稀抄本精选》排印出版。

《杂病证治准绳》八卷　存　1602

明金坛王肯堂(宇泰,损庵,念西居士)撰

自序曰:余发始燥,则闻长老道说范文正公未达时祷于神,以不得为良相,愿为良医。因叹古君子之存心济物,如此其切也。当是时,颛蒙无所知,顾读岐黄家言,辄心开意解,若有夙契者。嘉靖丙寅,母病阽危,常润名医延致殆遍,言人人殊,罕得要领,心甚陋之。于是锐志学医,既起亡妹于垂死,渐为人知,延诊求方,户履恒满。先君以为妨废举业,常严戒之,遂不复穷究。无何举于乡,又十年成进士,选读中秘书,备员史馆凡四年,请急归,旋被口语,终已不振。因伏自念,受圣主作养厚恩,见谓储相材,虽万万不敢望文正公,然其志不敢不立,而其具不敢不勉,以庶几无负父师之教,而今已矣。定省之余,颇多暇日,乃复取岐黄家言而肆力焉。二亲笃老善病,即医非素习,固将学之,而况乎轻车熟路也。于是闻见日益广,而艺日益精,乡曲有抱沉疴,医技告穷者,叩阍求方,亡弗立应,未尝敢萌厌心,所全活者,稍稍众矣。而又念所济仅止一方,孰若著为书,传之天下万世耶?偶嘉善高生隐从余游,因遂采取古今方论,参以鄙见,而命高生次第录之,遂先成杂病论与方各八巨帙。高生请名,余命之曰《证治准绳》。高生曰:何谓也?余曰:医有五科七事,曰脉、曰因、曰病、曰证、曰治为五科,因复分为三,曰内、曰外、曰亦内亦外,并四科为七事。如阴阳俱紧而浮,脉也;伤寒,因也;太阳,病也;头痛发热、身痛恶寒、无汗,证也;麻黄汤,治也。派析支分,毫不容滥,而时师皆失之,不死者幸而免耳。自陈无择始发明之,而其为《三因极一方》,复语焉不详,李仲南为《永类钤方》,支分派析详矣,而入理不精,比附未确,此书之所以作也。曰:五科皆备焉,而独名“证治”,何也?曰:以言证治独详故也。是书出,而不知医不能脉者,因证检书而得治法故也。虽然,大匠之所取平与直者,准绳也,而其能用准绳者,心目明也。倘守死句而求活人，以准绳为心目，则是书之刻且误天下万世，而余之罪大矣。家贫无赀，假贷为之，不能就其半，会侍御周鹤阳公以按鹾行县至金坛，闻而助成之，遂行于世。时万历三十年岁次壬寅夏五月朔旦，念西居士王肯堂宇泰识。

时觉按：《中国医籍考》所录《证治准绳》实指是书，八卷；而《四库全书提要》所录则为《六科准绳》，为一百二十卷。收于《六科证治准绳》。

《杂病证治类方》八卷　存　1602

明金坛王肯堂（宇泰，损庵，念西居士）撰

时觉按：又名《类方准绳》，为《证治准绳》之二，前后无序跋，汇集《杂病证治准绳》用方，卷次、分类、顺序均同。乾隆元年《江南通志·艺文志》载录。

《暴证知要》二卷　存　1603

明长洲沈野（从先）撰辑，吴江顾自植（公立）校正

顾自植序曰：不佞为鄱阳几数载，初无善状，郁郁多病，每事退损，时有高常侍转忆陶潜之念。去年冬，走一介行李，邀沈从先先生于锦帆泾上。从先不我鄙，不远二千余里，嘉不佞聘币，俨然临之。每一挥尘，语语清空，不觉使人情开涤。昔曹孟德读檄而头风愈，楚太子闻发而沉痾起，信有之哉。从先于书无所不窥，自入鄱阳坐一□，不啻闭关比立，而从先不以为苦，日唯对数竿修竹读□□□迄升玄飞步，妙有灵洞之书，暇则览□□□□，靡不究通。尝指几上语不佞曰：□□可成，已于方之外，一者可及物于方之内。昔范文正云：不为良相当为良医，人年四十，既不复能探囊取封侯富贵，泽流海内，无亦从陶弘景哉？不佞于是居常说先高曾仁下及所知识，曾被疑证，更数医不验，最后以天书亦终遇良者而痊。不佞每发其端，从先辄应之曰：是某证，法当投某药，往往与良者吻合。异哉已属。不佞奔走迎送，稍触风露，右手瞤战，殊非佳候，几不能执不律，久服汤药，及用散傅，重未得效。因谓从先曰：先生雅负布衣之节，即不欲越尸祝以代之，乃友朋疾苦，宁忍视之耶？遂与神桑汤，继以玉屏风散加减，与数剂辄愈。由是臧获辈凡罹内外证求于从先，从先仁慈，视贵贱等，必有所应，皆奇验。不佞愈益异从先腹子中真是难测地也。从先在斋头，事事都懒，第勤于著述，未半岁，其所辑有《隐芝外志》《群书线帙》《本草心法》《诊家要略》《暴证知要》数种，种种切要，有仁人爱物之盛意。至于《知要》者，大都谓证之缓者，即诊有未明，方难卒辨，尚可踟蹰计度，然后治疗，以保万全。乃若诸暴证者，皆迅雷不及掩耳，命在须臾，稍涉拟议，事已去矣，宁不先为之他乎？不佞窃多从先之指，甚至立命意事小史，书之剞劂传焉。畴昔君家有名建者，不肯仕宦，能治病，病无轻重，建治辄愈。导引服食，轻举飞行，在世凡三百余年，此固从先事，我家玄平虽率信仁爱，或以禳厌，尝因《孝经》曰，吾以正胜邪也，不佞顾学焉，然亦隐而不仕，逍遥一生。不佞栖栖风尘，不知所□驾，安得而比之？彼陆宣公者在忠州时，抑郁不快，哀方书以度日，庶几不佞类焉，敢袖手以塞难者。从先为不佞次子家爌受业师，为人皎皎霞外，廉洁独行，人间势利，屹然不足以动之，修古文辞，与不佞日益善。万历癸卯新秋，松陵顾自植书于芝城公署。

顾自植《与沈从先书》曰：弟自植顿首从先词丈先生足下：昔人有言，三日不见，胸中便成茅塞，弟与足下别且二年矣，不闻邈论，其茅塞更何如哉？比来意况何似？四方馈遗能稍稍供曲蘖乎？有一奇事，敢以相告：旧岁携来《暴证知要》，偶以数卷悬之长安市上，中贵人购去，达之圣览，圣心佳赏，遂命中书科缮写十帙以奉圣母，并赐太子、诸王弟。窃论之：以沈先生之才品，而竟扼于布衣，游戏于诗酒医药之间，可谓不遇矣。偶辑一编能当圣心，致勤中书之笔札，非所谓不遇而遇者乎？然而沈生犹然布衣也，上不能取卿相，次不能赐白璧黄金，家徒四壁，则又遇而不遇矣。造化其谓之何哉？足下能不以室家为累，来游京师，安知不声振于公卿间，其后福且未量。倘尚未能脱然，犹恋恋于乡间，则惟有俟弟归沥酒相为欢耳。书板已作，字付小儿促归。不尽。

民国二十二年《吴县志·列传》曰：沈野，字从先，为人孤僻寡言，不能治生。僦庑吴市旁，教授里中，下帘卖药，虽甚饥寒，人不得而衣食之也。曾能始见其诗，激赏之，延致石仓园，题其所居之室曰吴客轩。

时觉按：有日本抄本藏上海中华医学会、上海中医药大学，1992年收于《吴中医集·临证类》，江苏科学技术出版社排印出版。日本内阁文库藏有明万历三十一年序刊本四册，2016年中华书局收于《海外中医珍善本古籍丛刊》第270册，影印出版，其顾自植序为国内抄本所无。卷端题署：《暴证知要》，长洲沈野从先辑，吴江顾自植公立校。载危重急症如中风、中暑、霍乱、绞肠痧、痉、厥、心痛、出血、外伤、痈疽、中毒等七十八则，

简述病状、病因、救治大法,详列急救方法及用药,间附“野曰”以述经验心得。

《杂症全书》 佚 1644?

明丹徒霍应兆(汉明)撰

《武进县志》曰:霍应兆,字汉明,丹徒人,寓居武进。精岐黄术,天性孝友,事八十岁老母爱敬不衰。为人正直,与人论古今节义事,辄慷慨奋发,阴行善不求人知。业其道四十年,所著有《伤寒要诀》《杂证全书》。(《中国医籍考》卷三十四)

时觉按:康熙三十三年《常州府志·方伎》载录。

《杂病秘术》 佚 1644?

明松江沈惠(民济,虚明山人)撰

时觉按:康熙二年《松江府志·艺文》及卷四十六《艺术》载录。

《杂症烛微》 佚 1644?

清昆山徐观宾撰

《吴中名医录》曰:徐观宾,明昆山人,业医,著有《杂症烛微》《药性洞源》二书,已佚。

时觉按:道光六年《昆新两县志·著述目》载录。

《证治济世编》三卷 未见 1672

清施叔驭原稿,娄东顾祖亮(汉明)辑

时觉按:是书乃祖亮师施叔驭原稿,以《证治准绳》为主,辅以《广笔记》《必读》,又参以《心传》而成。原题《证治家珍编》,顾为厘正并改题。有稿本藏中国科学院,不得借阅,未能一见。

《玉机辨证》二卷 存 1674

(原题)清慈溪柯琴(韵伯,似峰)撰(侨居虞山)

时觉按:《联目》载亡名氏《玉机辨证》无卷数,年代不明,有抄本藏苏州市图书馆,《大辞典》谓“经查未见”。1992年湖南科学技术出版社《中医古籍临证必读丛书·内科卷》,据北京中医科学院馆藏传抄本,以柯琴为作者,上下二卷,述内科杂症、妇科杂证共三十八篇。然方志书目均未载录柯氏此书,当为后人托名者。

《杂证元机》 佚 1683

清嘉定王翃(翰臣,东皋,楫汝)撰

时觉按:见乾隆七年《嘉定县志·艺文志》,《中国医籍考》卷六十四据此载录,“未见”。收于《医家四种》,今佚。

《医林小补》不分卷 存 1684

清南徐何学海(虚愚)辑

自序曰:夫医仁术也,能活人,亦能杀人,投之当则生,不当则死。故昔人言曰:上医医国,其次医人。又曰:不为良相,则为良医。何也?以其能操生死之权,欲活人于指下以济苍生,功侔良相也。岂易言哉?今之人不然,寒热妄投,阴阳不辨,以生死若弁毛,视人命为儿戏,一匕下咽,多至不救者,可胜道哉?最工者卑躬谄媚,满口胡柴,首可使之至地,膝可使之徐行,结交则卖婆为母,管家为兄而作先声,装来则裘葛鲜明,冠履齐楚,仁术变为幻术,廉心改作贪心。呜呼!杏林已矣,橘井丘墟。先大人著《医学津梁》四卷,简练精约,或一证而旁采数书,而参考一证,抽门启钥,探微钩隐,而得病之源与治病之法。恨友人窃其论方一卷,深为可惜。是时声振两京,卿相倒屣,而四方之抱沉疴者莫不梯航而至。余日侍侧,而见症立方,无不应手而得,于是汇而成帙,别类分门,以补友人窃者之未逮。至若医者意也,可以类推,不可执一,故曰:投之当则生,不当则死者是也。康熙甲子季春,虚愚何学海识。

时觉按:有抄本藏长春中医药大学,一册,不分卷,卷端署:南徐何学海辑,丹水邢进思校。何学海集其父临床经验而成帙，载中风、类中风、暑、湿、脚气等四十余证，各证有论有方。南徐州，今江苏镇江。

《证治汇补》八卷　存　1687

清上海李用粹(修之，惺庵)撰

自序曰：夫书以载道，非博无由考其详，学以穷理，非约不能操其要，神明于博约之间，而精一之道坦然昭著矣。岐俞之学，自皇古而递至兴朝，从庙堂而数夫草泽，千载群书，真足充栋，不患乎书不博，而患用书者骛博也，不患乎说不约，而患立说者拘约也。何则？索隐之材驾前哲而攻已成之论，庸常之质守一家而泥偶效之方，所以异学争鸣，同人互驳，求其贯通《素》《难》出入缓和者，几罕觏矣。予也谬叨家学，上参三坟之典，下考往哲之书，审其异同，穷其辩论，始知古人立说适所以相济而非相悖也。如仲景治冬寒而河间发明温暑，洁古理脾胃而东垣发明内伤，子和攻痰饮而丹溪发明阴虚，此六家者，古今称为医学之宗。迨夫冬寒之论，至王安道而中寒伤寒始明；温暑之论，至巢元方而热病中暑方晰；内伤之论，得罗谦甫而劳伤食伤乃别；痰饮之中分湿痰燥痰，其帮助于隐君；阴虚之中分真阴真阳，其论创自叔和。乃知古人立说，各有一长，取其所长，合为全璧，先圣后圣，其揆一也。然广征万卷，恐多歧亡羊，专执一说，是守株待兔，不若内遵经旨，外律诸家者为当耳。于是不揣孤陋，取古人书而汇集之，删其繁而存其要，补其缺而正其偏，每症列成一章，每章分为数节。其间首述《灵》《素》，示尊经也；下注书目，传道统也；冠以大意，提纲领也；赘以管见，补遗略也。稿凡三易，辑成数卷，颜其端曰《证治汇补》，盖欲以汇合古人之精意而补古人之未备也。大概此集编次法，即为临症审治法，先以病因，详标本也；次以外候，察病状也；次条目，审经络也；次辨症，决疑似也；次脉象，凭折衷也；次治法，调虚实也；次劫法，垂奇方也；次用药，入门也；续以附症，博学问也；终以方剂，与绳墨也。每证之中，首尾编次，皆列为十事，如是而大纲毕备，条理井然，合其章句，前后相贯，分其节目，次第成章，庶几流览诵读，无太繁太简之弊。俾贤智者，俯而就之，即不及者，亦跂而致之，是或继往开来之一助耳。但病机变化，诚难尽于纸上陈言，证治玄融，岂易罄夫心中妙理？予才末学，兹集少文，是知规矩不足尽匠氏之巧，彀率无以喻射者之智，彼临机应变，必俟神圣通心，举错合宜，方为化工在手，斯实望于世之君子。时康熙丁卯孟冬上浣，申江李用粹修之氏题于杏花春雨书屋。

徐秉义序曰：陶隐居曰：余宅身幽岭，迄将十载。虽每植德施工，多止一时之设，可以传芳远裔者，莫过于撰述。故隐居于修真之余，撰《药总诀》《肘后方》《本草》三书，唐司马子微所称阐幽前秘，启蒙后学者也。自炎帝尝草，轩皇作经，降及后代，莫不有书，故世得其济，民无夭札。是则阐幽启蒙，端赖于撰述矣，苟无传书，虽善息脉如俞跗，善处方如桐君，亦惟自神其伎耳，将何以广其传，以共济群生哉？上海李惺庵先生，才敏识精，以其余学傍究医术，息脉处方，有验精良，博采轩岐以来诸书，条贯辨晰，标奇举要，集为一编，命之曰《证治汇补》。予读而嘉之，以为越人、淳于虽神奇难遇，今可以探之枕笥而得矣。《扁鹊传》曰：人之所病病疾多，而医之所病病道少。病疾多者，言病其疾之症多也；病道少者，言病其治疗之道少也。拙工抵滞，不能旁通，是以病道少也。兹书别为八门，统以十事，参伍错综，应变无穷，何患其道少乎？钟律至微也，昔人以辨症切脉比之，兵法至变也，昔人以制方用药比之。兹书十事之中，始于病因，终于方剂，临症施治，了然于心目，又何患其微且变乎？甚矣！惺庵之施博而功大也。苏子瞻云：蜀有学医人费之谚。太仓公对诏问曰：臣意心不精脉，时时失之，不能全也。太仓公，医之圣而至于神者也，心偶不精，犹或失之，况今之为医者乎？吾愿读是书者用心必精，毋驰于名，毋骛于利，学之万全，而后用之。不然，必费人矣。可不惧哉？康熙辛未七月，昆山弟徐秉义书。

凡例曰：一、杂症刻本甚多，然繁者连篇累牍，虽详于议论，而有汗漫之失，简者短歌叶韵，虽便于记诵，而多缺略之文。兹集汇合群书，采其至言，摘其要句，故节目多而不繁，法则备而不简，是幼学必读之书，亦壮行不磨之范。一、病机症状，变化多端，赖昔贤经历验过，各著简策，昭兹来学，故诸书之中各有一得，而良法美意存乎其中。此集录其紧要，断章取义，所以有摘一二句者，有留一二法者，其余文无当者，则删而不录。一、古今著书立说者，或垂心法，或载新论，或立奇方，是皆有功于来学，岂可没其声称？故每句每段每方之下，必注明出处，传述渊源，间有未备，而余僭增一二以发明之，其下则注“汇补”二字。一、医书之有《灵》《素》，犹儒家之五经也。故每章必首述经文，间有经中论症论法支节分歧者，则亦编入因症条内，盖取其条目井井，一览了然，易于分辨也。一、每症章中，各题大意，病因病状，详列脉法治法。虽有种种段落，但取文理贯通，互相接续，俾读者明白显易，便于记诵，抑且启其文思，非好为割裂也。一、古来诸方，先辈或编为类方，或详为考论，虽有各刻，然究意尚未全备，盖方名繁杂也。兹集所选，但存至当至正者，故附方特少，盖欲就乎正之途以示后世耳。然熟玩诸法，则正中有奇，奇中有正，加减变化，存乎其人，善将将者，亦不嫌其少矣。一、用药之法，诸家书中，某症系某方，加减某药，然以一方而垂加减之法，则症候未备，莫若以一症而垂加减之法，则取舍必详。故兹集每章另立用药之规，载备用之品，是法丹溪之意以立言耳。一、病有七事，曰病因，曰见症，曰脉象，曰经络，曰治法，曰用方，曰选药。兹集务欲辨明症候，审量治法，故证治独详。一、脉法为投治之本，故每章列证以后，先载脉之顺逆吉凶，以为学者入门之法，至于脉之体状，另有专本刊行。一、伤寒传变，方法最严，另有特本，以俟续刻，此集不载。

《续修四库全书提要》曰：清李用粹撰。用粹字修之，号惺庵，上海人。是书分门，首曰提纲，总论风寒暑湿燥火，次曰内因，次曰外体，又次分上窍、胸膈、腰膝、下窍。每证首列《素》《灵》经文，次列诸家之说，各注出处，参以己见，随证载方，多取平正之方，不取奇异。其持论谓正中有奇，奇中有正，加减变化，存乎其人，善将将者不嫌其少，绎其旨趣，颇与华亭李氏中梓宗派相近。明季清初，江左医家大率类是，深浅不同，渊源无二，亦犹文字之有桐城派，诗家之有别裁集。初学以为依归，则轨辙可寻循，不涉歧异而数见不鲜，不足于医林自立一帜。然较之偏执诡诞之流尚奇而反悖于正者，则宁取此不取彼。凡例中言脉法为治病之本，书中每证先载脉之顺逆吉凶，以示学者入门之法，至脉之体状，另有专本。又言伤寒传变，方法最严，另有特本续刻，未知果有别本传世否。其不并入是书者，殆不欲羼乱全编之体例也。

乾隆四十八年《上海县志·艺术》曰：李用粹，字修之，号惺庵。父赞化，邃于医。用粹克绍家学，用心变化，独臻神妙。尝著《证治汇补》等书，医家奉为拱璧。商丘宋荦巡抚江南，延至幕府，临归书擘窠五字赠之曰：行贤宰相事。人称不愧云。子撰文，孙春山，俱世其业以名于世。

同治十一年《上海县志·艺术传》曰：李用粹，宁波人，工医。前明崇祯间，以叔大宗伯金峩荐，召见赐中书舍人。晚年侨寓邑中，刀圭所及，沉疴立起。

时觉按：成书于康熙二十六年，有本年刻本藏上海图书馆、陕西中医药大学，分提纲、内因、外体、上窍、胸膈、腹胁、腰膝、下窍八门，载内科八十二证，引文、方剂均注明出处。

《订正证治汇补》 佚 1687？

清上海李邦俊(彦章)订正

时觉按：乾隆四十八年《上海县志·艺术》之《李用粹传》附《李邦俊传》述及，邦俊为用粹从兄弟。

《纂辑证治汇补》 佚 1911？

清南汇鲍邦桂撰

时觉按：民国十八年《南汇县续志·艺文志》载录。

《医学近编》二十卷 存 1697

清华亭陈治(三农)撰

小叙曰：近编者，使人灼见而易知，分门晰类，无事远求也。盖脏腑经络之所系、四时六气之所染，与夫荣卫阴阳、气血寒燠之所变迁，皆于群书中掇精萃华，采集众腋汇成一裘，以济危险矣。窃恐提纲摄领，要言不烦，渊博之士谓非全豹，余何敢辞？愚以为殊途错综，不若合理专司，但期中节有当。危者安之，昏者苏之，弱者强之，悴者壮之，亦足以济人于颠沛之顷矣。故曰：不以辞害，不以文疵。吾存吾义，医学在兹。

时觉按：收于《证治大还》。

《症因脉治》四卷 存 1706

明上海秦昌遇(景明，广野道人，乾乾子)原撰，清上海秦之祯(皇士)补辑

秦昌遇自序曰：医有五科：曰脉，曰因，曰病，曰症，曰治，丹溪先生以病症为一，故以四字该之，纂成一帙，名曰《脉因症治》，实为寿世之书。奈后代之贤，不业是作，遂至散亡淹没，予所深惜。然谛思之，仍有难于宗行者。盖执脉寻因寻症，一时殊费揣摩，不若以症为首，然后寻因之所起，脉之何象，治之何宜，则病无遁情，而药亦不至于误用也。是以古人先重望闻问，而独后于切耳。余不谅，敢窃丹溪之余语，汇成一卷，改名《症因脉治》，先辨其症，次明其因，再切其脉，据症据因据脉用治，节节可证，而法不谬施，谅必无罪于后世也。但年迈神衰，恐多疵漏，未敢授梓传世，待后之贤者详定而行可也。崇祯辛巳嘉平月，淡香堂广野道人秦景

明序。

秦之祯自序曰：余幼业医，见家伯祖景明公有《症因脉治》一稿，序原丹溪先生《脉因症治》中来，时余学浅，未会其趣。后见嘉言先生《寓意草》云：治症必先识病，然后可以议药。今人学医者，议药不议病，叹《内经》《甲乙》无方之书，无人考究。丹溪《脉因症治》分析精详，反不见用，而《心法》诸书群方错杂，则共宗之。余因知景明公《症因脉治》之作非无谓也，遂有纂述之志，然慎之未敢为也。后三十年，年至虑深，每思有以成公之举，而牵于生事，日无宁晷。偶忆袁先生可以济人之语，遂乃屏绝应酬，潜心纂述。症分内外伤，因分内外因，脉分虚实，治分经络，对症用药，无游移多歧之惑，不十载而就。意者彼苍好生，或丹溪、景明两公阴能助余也。书成之明年，余友施君宇瞻仲季见而悦之，因谓余曰：是书寿世之宝也，与其宝之一方，不若广之天下，与其利诸目前，不若传之后世。子为是书以利济一方，余兄弟为是刻以公天下，可乎？余与及门皆大欢喜，乃谢施君曰：是书出，倘有补于斯世者，惟君之力。时康熙四十五年岁在丙戌腊月，秦之祯字皇士纂。

沈宗敬序曰：秦子皇士，好学多材艺，自幼博通经史，及长名重士林，惜不得志以有为。古之人进则救民，退则修己，为秦子者，独善其身可矣。然而秦子济人利物之心不甘自弃，谓无其位而可行其志者惟有医，于是取岐黄之要，潜心三十年，而其道甚明，遂行于世，全活者无算。不论富贵贫贱，终日孜孜，惟以救人为事而不计利，其术工，其志大而正，固一时之彦也。而秦子思以海内之大，后世之久，非一身之所能及，必求其可大可久者以遍于天下，传之将来，然后可。乃发其祖景明先生所传之秘曰《症因脉治》者，复穷搜博览，阐明而损益之，以行于世，俾行是道者因症按脉而脉不虚索，因脉用药而药不妄投，其有功于世，不大且久乎？向以不得有为为秦子惜，今则为秦子庆矣，假使秦子者得一官效一职，不过安全一乡一邑而止，其能起四海九州万亿千载之老少强弱，悉保合太和以安全于熙皞之天哉？癸未冬，予以疾告归，其书适成，会施君宇瞻及昆季葆文、纹石、象山诸公者，善发一家，欲跻斯民于仁寿之域，捐资将授梓，予不禁抚掌而为之序。时康熙四十三年端阳后十日，赐进士现任翰林编修同郡沈宗敬书于醉花处。

查慎行序曰：秦子皇士者，上海人也。少时慨然有利济天下之志，遂研精医学，而于古今方书无不通彻，要以黄帝、神农造命宗旨为指归。其临症必力穷其症之本末与夫轻重缓急，推之至微。尝曰：我非欲精于医也，惟期内省不疚而已。斯真仁人君子之用心者，于是声称籍甚。海昌去海邑相距不啻四百里，而名声习闻如比屋然，非实大者而能如是耶？余向也奔走四方，深以不得面承请教为怅。自壬午冬，膺特简日侍内廷，盖益绝远当世之士云。然秦子者实益大，声益洪，四方贤士大夫闻风远迎者日益众。乙酉春赴嘉禾之请，接临敝邑，起沉疴者不计算，名益贯盈于耳。因念古者学成名立，必手定一书以公于世，今以秦子之学如是，之名如是，使无所传以公于世，古之利济天下者不如是。至季冬，单升陈子来入春闱，会家人持方书数卷，名曰《症因脉治》，约五六百帙进，阅之，乃秦子皇士所著也。分门别类，无不本末兼举，轻重缓急之得宜，直令读者据其书，自无不至于神而臻于化，人人皆可造命者。既而宇瞻及仲季诸公，捐金镌刻，以公世用，因请序于余以弁其简端。余不禁跃然大喜，以为秦子于利济天下之志，庶几能垂无穷矣。施诸君光被天下后世之功，且与余公于世之意有合也。遂书而为之序。康熙乙酉除夕，赐进士出身现任翰林院编修通家弟查慎行书。

顾昌朝跋曰：予始于攸宁堂中与秦先生周旋，见其简易古朴，坦然帖适，而议论斩斩，不务为影响迎合，既悚然重之，进而探其底蕴，则浩乎若秋水之时至，决川灌河而四达也，涣乎若春冰之释，溶溶然浙浙然而还于泽也。进而试其功效，则所以治某某者如此而愈矣，所以治某某者如彼而又愈矣，遂爱焉而乐与交。予室抱沉疴二载，几疑难起，秦先生为予处方，投之立效，第辍则旋作，今服药已数斤许矣，疾亦去八九矣，先生固见之真，予亦自谓信之专也。秦先生故业儒，其洋洋洒洒之机，间流露于口颊，而是编也，研精殚思，条分缕析，绝不欲炫其文采。秦子曰：医虽活人事乎，终小道耳，乌用震而惊之耶？是编也，使初习其事者视之了然，若指诸掌，即冥心高契者，玩轩岐之妙言而未归实地，虽口以为筌蹄，心未尝不于此收鱼兔也。吾知利于物而已，奚缘饰为？昔许学士抱技通神，或劝之立言，笑而应曰：若谓书真有用耶？爱椟而还珠者比比也。吾悉其奇以告人，未获吾益，且加损焉，故曰：托诸空言，不如见诸实事，俯仰之间皆陈迹也。达哉！学士之论乎？五方风气不齐，古今运气大别，朱、张、刘、李四家之言，善用之亦各极其胜，专泥之则不能无偏者，皆以为大中至正，百世无弊之道，而不知有随时之义在其中也。是编也，就证而审因，就因而审脉，就脉而审治，各求其故，无成见之设，原不过补缀前人，若谓立言，则吾岂敢？先生为予言，予嘿然而受其教，退而思之，其真进乎技，不矜乎名者耶？故既为之序于前，复为之述于后，诚重之也，诚爱之也。康熙四十七年戊子蕤宾朔日，年家眷晚弟顾昌朝珮声氏拜题。

凡例曰：一、是书之作，窃比丹溪先生《脉因证治》篇，但先生凭脉寻因寻症施治，暗中摸索，后人苦无下手。是以王宇泰先生著《准绳》书，竟取证治立名，则有确据下手矣。然不详及脉因二条，余又恐其脱略，今更其名曰《症因脉治》，则四科俱备，开卷了然，亦足以为初学之津梁矣。一、凡前贤著书，往往于外感内伤、有余不足，混叙一篇，不分条例。彼以同是症名，则同一论列，听人自择而已，不知此但可语中人以上者也，设中下之才，因见同在一门，每每以治虚之法施之实症之人，内伤之方用之外感之症。余今于每症中，必以外感内伤各著一端，有余不足各分治法，临症庶无多歧之惑。一、治病先当分别十二经络，灼见何经主病，用药可以不误。故凡一经见症，则以一经所主之药治之，两经见症，则以两经之药合而治之。如是则孰急孰缓、从少从多，皆有主宰，有病之经，再无失治，无故之经，不妄诛伐也。一、用药之法，须寻实据之症固已。然有症脉相应，依脉用方，而为正治者，亦有症象分明，脉象模糊，难于依脉立方，而必随症施治者。余于治法中立此两条，则从症从脉，自有准绳，玄机之士，所当触类而旁通也。一、每症章中，详立外感内伤，诚恐学者混于施治。然亦有外感而兼内伤者，则以外感方中加内伤药一二味，有内伤则兼外感者，则于内伤方中加外感药一二味，若二症并见者，则以二症并治。例如仲景治伤寒，若见纯表症者，纯用表药，见纯里症者，纯用里药，表里兼见者，则以一半发表、一半清里，双解表里之邪。广而推之，伤寒如是，杂症亦无不如是也。一、凡著十二经络症象，不能一条详悉者，必得互相发明，症象始著。故余著水肿症，已经分别各经络病形，然有言之未尽者，则于后条胀症中重言以申之，以为两相阐发之用。他如五脏咳嗽、五脏痿痹等症，经络既同，则症象亦无不同，前后合参，彼此互发，相得益彰，泛视之竟似重复，实反复发明诸经形证。今之治病不明经络者，通忽此法耳。一、病机百出，书不尽言，集中诸病，皆确见于平时临症而不惑者，故敢就正当世。至如篇中或因文义拘牵，而病情不无遗漏；或因言此彼明，而辞意概从省释；又或病症中大关节处，前书未尝明言，后人每多忽略。往往反复告戒，以见郑重其词，安辞烦琐之讥，难免支离之诮。然而闻一可以知十，知经可以达权，业是道者，或亦鉴此苦心也。秦皇士识。

高鋐曰：余原籍奉天，先大夫参政京华，遂居辇毂下。四方医士云集京邸，因闻天下名医出在松江，然多高隐，未得来京，未获亲逢考究。自辛卯春迁任吴阊，得见云间秦子皇士之书《证因脉治》，施子宇瞻昆季所刻也。证分外感内伤，治分经络表里，就证以审因，就因以审脉审治。因叹向闻松郡多明医，是书果为寿世。(《伤寒大白序》)

《中国医学大成提要》略曰：明秦景明纂著。景明字昌遇，云间人，其从孙之桢皇士编辑，康熙时攸宁堂刊。首卷论李赵二氏及《内经》《金匮》，症因各别，治法不同各异谛，次列各病。按皇士纂辑是编，症分内外，因亦分内外，脉分虚实，治分经络，对症用药，无游移多歧之惑。施宇瞻因谓秦曰：是书为寿世之宝也，与其宝之一方，不若广之天下，与其利诸目前，不若传之后世，为是书以利济一方，爰为是刻，以公诸天下，可乎？及门皆大欢喜，惟施君之言与有力矣。此秦公著书行世之微旨也。

时觉按：秦昌遇撰于明崇祯十四年，其孙之祯补辑编次，初刊于康熙四十五年。卷首载医论六篇，正文载内科四十三证，收于《中国医学大成》。《联目》载录误作《病因脉治》。《中国医籍考》卷六十六载录“秦之祯《证因脉治》，未见”，亦无卷数，录高鋐《伤寒大白序》之言。

《大方折衷》 佚 1641？

明上海秦昌遇(景明，广埜道人，乾乾子)撰

时觉按：康熙二年《松江府志·艺文》载录。

《证治百问》四卷 存 1673

清武林刘默(默生)撰(侨居苏州)，海盐石楷(临初)校正

石楷序曰：《百问》一书，未悉创自何手。观其源本《灵》《素》，辨析脏腑，条分缕解，洞见隔膜。盖以今之世疗病非难，识病为难，故详为回答，发明其义。如中风别乎虚实，而真类判然，感冒异于伤寒，而轻重迥别，其余诸症，大概如斯。又谓病之表里各殊，欲究明之，当先审脉，使按指稍讹，则虚实俱误，其害可忍言哉？所以辨症之后，复详脉体部位，上遵经旨，不循遗书倒置之诬，脏腑只别阴阳，不蹈伪《诀》表里之误，大肠候于右尺，膀胱诊乎肾间。其脉理之详明，真可还王滑之旧章，一洗高阳之积惑者矣。夫病察乎脉，脉原乎病，二者固属相须，而汤药尤宜亟讲。故于一症之后各拟一方，不胶执于一定之法，而神明于古人之意，或补阴之中佐以助阳而不为误，助阳之中兼以滋阴而不为杂，君臣佐使，调剂适宜，补泄宣通，考辨必悉，其立方之变通，无不本虚实轻重相为准则也。予于丙午岁有《伤寒五法》一书，业已梓行，公之海内。每叹杂证未获穷

奥,因殚精购求,忽得是书,启而读之,实堪与《五法》相伯仲焉。丁未仲春,负笈入都,蒙石芝刘大宗师见知,揄扬公卿间,薄技少展。辛亥夏,闻先严之变归里,而吾师亦奉命校士我浙,复得晋接。公余之暇,因诘予曰:元化有绿帙之秘,稚川有肘后之方,子业家学而疗病奇中,必有元化、稚川之秘术能起人于白骨也。予因出《证治百问》以进,师读之而欣喜曰:是书也,真能启后学之茫昧,为医宗之指南,济世寿人,孰过于是?神而明之,可令斯世咸登春台,何虞夭札哉?捐资付梓,用广其传,殆本胞与之怀,以广利济之泽也邪?书成,或有为予称功者,予因曰:不有作者,其何能述?不有述者,其何能传?亦惟归其功于作是书之人暨吾师而已,予何功之有?是为序。康熙癸丑孟秋,颐志主人石楷谨识。

刘元琬序略曰:至今世有《证治百问》一书,分门别类,罔不周详,溯源寻流,靡弗究竟,尽举前人不言之秘而发明之,斯真可以问亦可以答者矣。昔人谓《黄帝内经》犹儒家之六经,仲景、东垣、河间、丹溪四家,则犹《学》《庸》《语》《孟》,为六经之羽翼。若今之《证治百问》,其犹朱子之《或问》乎?海盐石子临初,儒者也,能通乎医。余见其立论也高,定方也确,调治疗理,核实有法,心窃奇之,意其遇异人而得异书者。一日持《百问》一书以进,谓余曰:是书也,向无刊本,其姓字不传,将较订之,付之梓,广布四方。因乞余鉴定,而为弁言于首。余叹曰:石子其可谓之医已!夫智能宣畅曲解之谓医,德能仁恕博爱之谓医,石子较此书,条分缕晰,曲畅傍通,智也,不秘一已,公之天下,仁也。智而且仁,不谓之医,不可也,以医而智且仁,不谓之儒而医,不可也。石子诚儒者而能通乎医者也。今而后《百问》一书传矣,石子于《百问》一书为大有功矣,不惟大有功于一书已也,并四家之说俱于斯见焉。进而求之《内经》之旨,亦不外是也。石子其有熊氏之功臣也哉!时康熙癸丑清和上浣,汝阳刘元琬题。

唐起哲序曰:《百问》一书,昔默生刘先生所著《青瑶疑问》是也。先生家世武林,受业于缪仲醇先生。明季时,来寓苏郡之吴趋坊,活人甚多,名震当时,吴越缙绅先生靡不式敬。晚年颇厌酬接,于鼎兴顺治丙申间,遂闭关养静于所居之青瑶轩。门人刘紫谷、叶其辉诸兄以先生有独得之秘,虑其失传而无以示后也,于是因疑进问,因问有答,发明经旨,剖析疑义,笔之于书,三载成帙,名之曰《青瑶疑问》。盖先生真积力久,一生所得,出自心裁,绝不摭拾前人一字。因古今气运之盛衰,人生赋禀之厚薄,故论证则变通经义,投剂则不执古方,皆因时制宜,折衷允当者也。予与故友紫谷、其辉两兄,以黄氏同门之谊得见是书,并悉其由。予固诵之久矣,每叹先生诸及门不能为先生付梓传世,以广仁人之用心,徒藏之以为肘后不传之秘,惜哉!乃于浙贾书航忽得是书,虽易名为《证治百问》,而书则一字不异。始知有海盐临初石子宝爱是书,而藉督学刘公以梓行于世也,自是先生之功永垂不朽矣!所可惜者,实火咳嗽之一证遗而不全,作者之名隐而弗著,于是书不无缺焉。然观其序曰:《百问》一书,未悉创自何手。又云:书成,或有为石子称功者,石子不自居,而曰亦惟归其功于作是书之人。噫!比之剽窃人书冒为己作以欺世者,石子可不谓君子人欤?予不敏,于默翁先生未经亲炙,而私淑之久矣。今将以原本补其所遗,并表先生之姓氏与紫谷、其辉两兄所以成先生之书者以告于世,使知其所自云。康熙己巳孟夏,茂苑唐起哲谨识。

康熙《苏州府志·人物》卷七十八曰:刘默,字默生,钱塘人,侨居郡城之专诸里。以医名,遇危症能取奇效。所著有《症治石镜录》《本草发明纂要》。

时觉按:刘默侨居苏州郡城,门人刘紫谷、叶其辉因疑进问,因问有答,发明经旨,剖析疑义,笔之于书,三载成帙,名为《青瑶疑问》,康熙《苏州府志·人物》载《证治石镜录》即是。石楷校订,康熙十二年刊行,改题《证治百问》,《中国医籍考》卷六十三载录。福建霞浦林开燧亦补充改编,为《林氏活人录汇编》十四卷,有乾隆十八年三原张在浚重辑刊行本。先是,林开燧子祖成改编校正,乾隆四年刊于黄岩,改名《会篇记略》。

《医要》 佚 1718

清吴县汪光爵(缵功,学舟)撰,其孙汪元亮(明之,竹香)、汪元轼(正希,古香)选录

唐大烈曰:汪缵功,名光爵,号学舟。太学生,屡试不第,考授州同知,遂业医。治病多奇中,载在《吴县志》及《苏州府医学志》。年五十六岁,殁于康熙五十七年。著有《医要》若干卷,未梓行世,而同学多有传抄为秘本者。此篇系其孙明之、正希节录付梓。明之名元亮,号竹香,壬午科举人,候选知县;正希名元轼,号古香,长洲县医学训科。(《吴医汇讲》卷十)

时觉按:民国二十二年《吴县志·艺文考二》载录,今佚。《吴医汇讲》卷十载其孙汪元亮、元轼选录《虚劳论》,整理成篇,又载元轼《读先祖保阴煎谨记》,可见其一二。

《吴门尤北田在泾氏大方杂证集议》四卷　存　1729

清长洲尤怡（在泾，拙吾，饲鹤山人）撰

时觉按：有旧抄本藏中国中医科学院，分元亨利贞四集，前后无序跋，有目录。各门先统论，次分证各论，述证治方药。如咳嗽门，分冷嗽、热嗽、郁热嗽、饮气嗽、食积嗽、燥嗽、虚寒嗽、肾嗽、咳嗽失音。

《各症集说诸方备用并五脏各论》二卷　存　1746

（原题）清古吴叶桂（天士，香岩）撰

时觉按：《联目》《大辞典》俱不载，有抄本二册藏北京大学，封面作：叶天士家传，《各症集说诸方备用并五脏各论》，寄售洋蚨肆圆；有总目；前后无序跋，卷端无署名；卷末署：里堂老人读，有阴文篆章“萬氏藏书”。其《各症集说》列中风、类中风、痛风、头风、疠风、伤风、伤寒、斑疹、暑症，乃至眩晕、止疸、消渴、厥证、痉症、癫狂、痖症、健忘、惊悸怔忡，汇集内科杂证七十种，先立论，述各症病机、证候、治法，次注解，引述《内经》之言解释证候。《诸方备用》载列小续命汤至三和汤共一百八十六方，各述方剂组成、剂量、煎服法，不列主治症，为各症集说之用方。后列《五脏六腑集论》，即封面所题《五脏各论》，引《内经》《难经》言以述五脏六腑，并及脏腑异用、脏腑有合、五脏通七窍、五脏正经自病、脏腑相关、五脏死期。是书当为后人伪托叶氏之作。

《杂病证治》九卷　存　1759

（原题）清吴江徐大椿（灵胎，洄溪老人）撰

《医略六书》凡例曰：杂病之书，从来夥矣，阅历群编，有既详于论病不及详论其方者，亦有独恃方药而不及细辨其病者，均非尽善尽美之编也。兹书首揭纲领，即详注其节目，使人开卷了然，不虚《杂病证治》之名耳。

时觉按：当为托名伪作，收于《徐灵胎医略六书》，光绪二十九年赵翰香居铅印本。

《杂病源》一卷　存　1767

（原题）清吴江徐大椿（灵胎，洄溪老人）撰

时觉按：有光绪三十三年上海六艺书局石印《徐氏十六种》之单行本，1985年江苏科技出版社有排印本。前后无序跋，载阴阳、命门、君火相火、六要等十一篇，论杂病之源及病机辨证。篇目、内容类同《景岳全书·传忠录》所载，当为窃取景岳而伪托徐氏之作。

《七松岩集》二卷　存　1771

清吴中郑树珪（桐山）著

时觉按：书成于乾隆三十六年，未刊行，有同治四年乙丑抄本藏苏州中医医院，有光绪三十年甲辰抄本藏中国中医科学院，苏州大学炳麟图书馆亦藏有抄本。1959年河北人民出版社有校正排印本出版。前后无序跋，以问答方式阐述内科杂病六十七种。

《杂病源流犀烛》三十卷　存　1773

清无锡沈金鳌（芊绿，汲门，尊生老人）撰

自序曰：极天下能烛幽者，犀之角而已。角何能烛？以犀性之通灵也，犀之神力全注于角，其通灵之性亦全聚于角，是以燃之而幽无弗烛也。夫人得天地最秀最灵之气，失其灵者，私汩之耳，私汩其灵，必是非莫辨，矧能烛幽若是者？吾于医有感焉，人之有病，或感七情，或染六淫，皮毛肌肉、经络脏腑受其邪即成病，而病即发于皮毛肌肉、经络脏腑之间，故曰杂也。杂者，表里易蒙，寒热易混，虚实易淆，阴阳易蔽，纷形错出，似是实非。欲于易蒙易混易淆易蔽中，确定为勿蒙勿混勿淆勿蔽之症，非本通灵之性洞彻精微，安能如犀之无幽弗烛？秦越人视病洞见人脏腑癖结，能烛幽也，能本通灵之性以烛乎至幽也。夫医何能尽如秦越人？然切脉辨证，就证合脉，反复推究，从流溯源，纵不能洞见癖结，当必求昭悉于皮毛肌肉、经络脏腑之间。或为七情所伤，或为六淫所犯，知其由来，审其变迁，夫而后表里不相蒙，寒热不相混，虚实不相淆，阴阳不相蔽，悉皆通灵

之为用也。悉皆通灵之用原本于性生者也，虽不燃犀，奚翅幽之能烛乎？亦何忧病之纷形错出于皮毛肌肉、经络脏腑间乎？书既成，因名之曰《杂病源流犀烛》。乾隆癸巳清明前一日，锡山沈金鳌芊绿氏自书。

岵瞻序曰：余弟芊绿，博古明经，一生笃学，大约四十以前专志儒书，四十以后专攻医学，故著作甚富，于儒则有《芊绿草堂稿》若干种，于医则有《沈氏尊生书》若干种。余于所著儒书能读之，以余所知也；于所著医书虽读之，实不能知也，然不知者医之理，犹能知者医之文。兹读《杂病源流犀烛》，共计长短一百七十余篇，篇各一法，法各宗诸左史，无一散乱，无一重复。于所著儒书，知其能独发心裁，成一家言，则于所著医书，即文法之变妙，亦可知其能独发心裁，成一家言也。此余不知其医书，而犹能即所知者以知之也，特书此以弁《杂病源流犀烛》云。愚兄岵瞻书。

凡例略曰：一、是书之成，每病各著源流一篇，便记颂也。每篇之中，无不究其原委，悉其形症，考其方治，与夫病情之变幻，病势之缓急，病体之轻重，一一推极而详言之。或有奇变百出，篇中所未之及，是在医者随时审量焉。一、每篇正文，余所自选，其中援引古人论说，必载明书目，如"《灵枢》曰""《内经》曰"之类。而古人之论有精当不磨，篇中却不及援引，而其义又足补篇中之未逮也，则采录于每篇之后，仍各冠名目，使人晓然知谁氏之语。一、每病必有病脉，而脉法准的，莫备于古人。故每篇之后，必于第一条先录脉法，盖欲知病必先知脉，既知脉方可识病也。一、书中如春温、夏热、瘟疫、眼目、咽喉、跌扑、闪挫等篇，皆采取前人议论而成，各于本篇后注明，不敢掠美也。一、病之成，或脏腑，或六淫，要各有所因之处，因于每篇首句即为提明，如"咳嗽，肺病也""霍乱，胃虚病也"之类。其有兼及他因者，则于篇中分析言之，以宾主不可紊也。一、每病既各有因，其病即隶于所因之脏腑，或所因之六淫，及内伤外感，与身形、面部之所属，阅者庶益晓然于病所由来矣。一、脏腑内因也，六淫外因也，既详脏腑六淫之病，而又必立内伤、外感一门者，以所属病伤于内者，并不专由脏腑，感于外者，亦不专主何淫，何必另立此一门也？一、面部、身形之病，亦由脏腑六淫，然症既现于面部、身形，则必立此二门，从部位也。一、导引运功，本养生家修炼要诀，但欲长生，必先却病，其所导所运，皆属却病之法，今各附于篇末，病者遵而行之，实可佐参药力所不逮。

时觉按：上海图书馆藏有乾隆四十九年甲辰无锡沈氏师俭堂刻本及同治十三年甲戌湖北崇文书局刻本，并收于《沈氏尊生书》。1962 年上海科技出版社有铅印本，近年人民卫生出版社、中国中医药出版社亦有校正排印本。卷首二卷，载脉象统类、诸脉主病诗，正文分脏腑门、奇经八脉门、六淫门、内伤外感门、面部门、身形门共六门，述内科病症源流为主。书前有《沈氏尊生书总序》《沈氏尊生书总自序》，今移《丛书类书门》之《沈氏尊生书》条。

《内科心典》五卷　存　1777

清元和闵暹（曙公，迈庵）原撰，元和徐时进（学山，安素）辑校

自序曰：余之习医有年矣，医难言哉！而著书尤难。轩岐而降，代有闻人，发天地之奥，抉阴阳之秘，所有述著，不下百千万卷，继往开来，皆有裨于当世。然繁者太繁，简者太简，求其繁简得宜、切中病情、展卷了然者，不多得也。况运移气殊，古今异轨，先圣后贤不一论，旧方新病不同符，譬之历法，尚有越差，而医不变通，能勿误乎？余幼习举子业，性拙家贫，不能治生理，窃思医道乃世业，将所贮存典籍罗置案头，夙兴夜寐，刻意参研，人有疾者，投以汤液，颇奏微效。数年来偶有一得，随手志之，窃维古人陈式，虽各臻其妙，然论多方杂，未免有望洋之叹。由是集生平鄙见，汇成《心典》，一伤寒，一杂病，一女科，繁简之际，几经斟酌，后之志于医道阅之者，未知能明心典否？大凡随症先有成竹，临病始无淆惑，譬之航海无指南，其可济乎？昔陶节庵前辈先生作《六书》以教子，自序云：可为知者道，勿与俗人言，窃恐俗人见之，笑为俚鄙。余于此集亦云。乾隆四十二年岁次丁酉菊月登高日，八十五老识于蘧蘧草堂。

郑灿如序曰：方书浩繁，每多望洋之叹，求诸言简意该、曲中窾要者，莫若《心典》一书也。是书也出于闵氏，未经梓刊，坊家无之。余初见于学山先生之孙成立之家，诵读之下，不胜欣幸，始知是书之美，与《蒙引》《病机》两书，并经学山先生考订，为徐氏之所珍秘而不妄传者也。而惜也仅见其半，余已散失。厥后偶遇菊如汤生者，谈及是书，知伊家藏诸久矣，即求而录之，后之学者读《蒙引》《病机》两书，又再考之以《心典》，于内科一途何患不明哉？爰为之序云。时维咸丰四年岁次甲寅小春月，秉中郑灿如谨识。

《吴中名医录》曰：闵暹，字曙公，号迈庵，明清间元和甫里（今苏州角直）人。天性孝友，精轩岐术，能诗，士林多推重之，云间李士材尤相器重。卒年七十八。著有《内科心典》，稿本经徐时进整理，未刊，现存其抄本。曾孙志行，世其业。

时觉按：有咸丰四年郑灿如抄本藏上海中医药大学，1992年收于《吴中医集·临证类》，江苏科学技术出版社排印出版。卷一述外感，卷二至卷五述内伤杂病五十六种。《吴中名医录》据《吴郡甫里志·耆硕》卷七载录闵暹撰书，郑灿如序谓是书"出于闵氏，未经梓刊""经学山先生考订"。徐氏自序却谓"集生平鄙见，汇成《心典》"，《联目》《大辞典》均作"徐时进纂"，似有不妥。民国二十二年《吴县志·艺文考四》载录，作四卷。

《医学金针》 佚 1797？

清吴江翁纯礼(嘉会，素风)撰

道光二十年《平望志·文苑》曰：翁纯礼，字嘉会，号素风。尝受业于里中沈祖惠、陆厥成、嘉定王鸣盛之门，故所著悉有可观，明于医理。自《灵枢》《素问》与历代良医之书无不读，每能医人所不能医者。著有《爱古堂集》《平望志》《医学金针》。

时觉按：光绪九年《苏州府志·艺文三》亦载录。王鸣盛，字凤喈，一字礼堂，别字西庄，晚号西江，嘉定人，官侍读学士、内阁学士兼礼部侍郎、光禄寺卿，史学家、经学家、考据学家。以汉学考证方法治史，为"吴派"考据学大师，撰《十七史商榷》百卷。卒于嘉庆二年，年七十六岁。

《医学津要》 佚 1802？

清太仓沈闻典(宁庵)撰

嘉庆七年《太仓州志·人物·艺术》曰：沈闻典，字宁庵。幼习举子业不就，学岐黄之术，早夜探索，不数年其术渐称神。为人忠厚端恪，一以济人为事，虽单门小姓，急而叩之，无不立赴。

时觉按：光绪七年《嘉定县志·艺文志三》载录。

《妙凝集》 佚 1811？

清江宁谢与辉(宾旸)撰

嘉庆十六年《江宁府志·技艺》曰：谢与辉，字宾旸，江宁人。精于医术，有《妙凝集》行世。

同治十三年《上江两县合志·方技录》曰：谢儒，郡廪生。通医术，遇奇证，他医不能辨，应手辄愈。传子日升，日升传世泰，字约斋，存心济物，不责报，世多称之。世泰子锡元、孙与辉，有《妙凝集》。曾孙珊、元孙煃，七世皆有文誉，通医术。煃著有《外科或问》，又有《燕贻堂文稿》。

《大方全璧》 佚 1818？

清上海闾邱铭(尹节)撰

时觉按：嘉庆二十三年《松江府志·艺文志》载录，同治《上海县志札记》卷六以为应是闾邱炳撰，光绪五年《南汇县志·艺文志》正作闾邱炳著。

《笃敬堂医书》 佚 1819？

清江都常心池撰

嘉庆二十四年《江都县续志·人物》曰：常心池，瓜州人，精医术，辑有《笃敬堂医书》。品端谨，急人之病，为里所倚赖。兼工诗能书，当事咸尊礼之。

嘉庆《瓜州志》第六册《本传》曰：常心池，端品植行，精岐黄术，时治小儿尤著奇效。著《敬堂纂辑医书》。既殁，阎纛园观察以"谁与保赤"旌之。时张阶升亦精是科，并著名。

时觉按：民国十六年《瓜州续志·书目》亦载录《笃敬堂医书》。

《临证管窥》，《医学指掌图》 佚 1819？

清无锡朱超(保真，济安)撰

时觉按：朱超生于乾隆戊寅，卒于嘉庆庚辰。《吴中名医录》据《锡山历朝书目考》卷十二载录其书。曾孙朱丙焱，字亳然，撰辑《朱丙焱医书稿本》四十六册，其书常有"济安按""曾祖济安"等批语，可见朱超遗笔。《朱丙焱医书》有《外科钤》《摘要录》《伤科指掌》各一册，《六淫时症》二册，《传家宝》八册，或可遗留二书内容。

《医学真诠》二卷　佚　1820

清仪征汪熊(仓光)撰

道光三十年《仪征县志·人物志·艺术》曰:汪熊,字仓光。幼嗜医术,父母殁,目眚,经年始愈,研究医术益笃。从常州钱人俊游,传其师法,通《金匮》《伤寒》之指,学日以进。族孙淮庆府知府喜荀少患羸疾,诸医决其必不起,熊以仲景法疗之,不数旬而痊。其它治验多类此。晚年精神矍铄,贫家请诊治者,徒步往返,不惮其劳。尝戒其弟子曰:医家当视人疾如己疾,不可稍有疏虞以戕人命,惟自勉焉可耳。卒年八十一。著《医学真诠》二卷。汪喜荀撰《像赞》及《行状》。

时觉按:汪喜荀,字孟慈,甘泉人。嘉庆十二年举人,道光八年补户部山东司员外郎,道光二十四年委掌拦黄大坝,二十五年补河南怀庆知府,二十七年卒于官。汪熊为其族祖,当生活于乾嘉间。

《京口何氏家传万金秘诀》不分卷　存

清京口何氏亡名撰辑

时觉按:《联目》《大辞典》俱不载,常熟虞麓山房藏有清抄本及以"古法樵印"的2020年复制本,前后无序跋,有目录,卷端无署名,成书年代未详。自中风、中寒、中暑、湿、气、血、痰、郁、头痛、心痛、腹痛,至痞、肺气、痿证、痛风、疠风,共四十篇,述内科诸病证治。

《杂证总诀》三卷　存　1820

清青浦何其伟(庆曾,韦人,书田,竹簳山人)撰

姚椿《竹簳山人传》略曰:山人姓何氏,名其伟,字韦人,一字书田,而书田之名尤著。世居簳山,以医称,晚而以竹簳山人自号,云其先世自宋以来以医有声者十余世。父世仁,尤以医显,然不欲子世其业,督从读书。性豪侠好善,所得酬谢辄散诸贫穷,及没乃大困。山人于是始学为医,性机敏不其袭用古法,治辄效。始走上海,继游吴越,有所至欢迎,然终不肯远游,以为吾非售技者也。山人无所嗜好,独好为诗,喜饮酒,与知名士游,其浮慕者或姑称许之,然终不屑。中年后游公卿,有名日甚,未尝以私事干请,由是贤者多称之,流俗人辄以简傲相訾謷。山人曰:吾不能以艺为人役,且老多病,吾乌能博为哉?山人从弟其超、子昌福、门人浦廷标、陈祖庚皆传其业。山人尝与余论医,以为能知之者,以传见属。予以为山人医实三海内多知之,又其事皆实验,不可伪造,乃系其所治者著于篇。里人以食冷水饭卧柳荫下,病发狂不可止,君使两人持,切其脉右手伏不起,曰:此病在中焦,食与邪交结为患,可用大承气汤,明旦便下即瘥……凡山人所取效者类如此,然山人云:此其粗也,若其精则有不可得而言者。又每劝人毋轻视药,曰:药有偏胜,不若调摄之为愈。其视疾有不可为者,虽重币固留之不为止,其于取舍之前所如也。予尝以友人疾悬叩之,所言其人形状、嗜好皆符,友人以为素论。曰:明季余姚黄氏宗羲传张介宾,以为太史公传仓公,件系其事,后世宗之。而世之俗医,以术负饭,死以为生,亡以为愈,其言诚有然,然近世高医亦颇自列其案以示人,如戴良、宋濂辈作之为文,而张未志庞安时,又言著所尝治而愈,人所传道者,更列于碑阴以为法,后竟不成,意犹恨之。然则传山人而条列其说以为征,岂无故哉?道光十有六年丙申冬至,姚椿撰。癸卯春日,何时希录,时客京华八年矣。

何时希序曰:书田公撰述医书多在四十七岁,即嘉庆二十五年之后,此见于公自撰之《竹簳山人添岁记》中者,惟《删订医方汤头歌诀》一书有序,余皆无序跋,盖为课徒教子之所需,一编既出,诸人传钞,未为定本,亦未尝及身刊成也。书田公亲自刊成之书不鲜,有《陈忠裕诗文集》、《夏节愍全集》、庄师络《十国宫词》、何小山《七榆草堂词草》及自著《簳山草堂诗稿》《续稿》《三稿》等,乃无一医著刊行,惜哉!公受王芑孙、王兰泉之学,工诗古文词,故其医学著作多以韵语出之,如《四言脉诀》《何氏药性赋》《杂证歌括》及此书皆是也。《医方汤头》韵语精当,雅驯似尤胜于汪氏,且有序,抄笔亦工整,当为公精心惬意之作。是书本名《杂证总诀》,乃何氏再门人嘉定人陈松于光绪十九年刻行时改名为《医学妙谛》。书田公谦抑为怀,安能自称妙谛之理?陈松又窜乱原文,将自注之语改为陈参,剽窃之风,不足为训。其后又有裘吉生、何廉臣两种印本,皆搜陈刻本,亦均缺最后自选之用方二百余道,今见此稿本,始称全璧矣。六世孙时希考定于北京中医研究院。

时觉按:又名《杂症歌诀》,收六十一种病证,以七言歌诀述总括、死候、病因、辨似、脉法、治法,收方三百八十六首。有光绪二十三年陈晋泰抄本藏山西图书馆,1984年学林出版社有何时希抄本影印本,首列姚氏《竹簳山人传》,次则何时希序,次录《青浦县志》,次目录,下为正文。原书咸丰兵燹中散佚,嘉定陈松考订

辑补，光绪十九年重刊，改题《医学妙谛》，并收于《三三医书》《医药丛书》，核对二书，全然相同。

《医学妙谛》三卷 存 1837

清青浦何其伟（庆曾，韦人，书田，竹簳山人）撰

王文韶序曰：医者意也，意之所注，往往如期而中。夫医之书多矣，自神农尝百草疗病，而后岐伯之刀圭，伊尹之汤液，暨乎汉唐，历宋元明，以迄于今，医书增至千百余种，神明变通，悉可遂机而应，第卷帙繁多，学者限于智识，如何口诵心维？此医书之所以难得佳本也。青浦何书田先生本儒者，精于轩岐，手著《医学妙谛》一书，分门别款，计七十六章，每章内引《内经》《灵枢》《素问》及诸名家各种方书论证，根柢精审不磨之言为宗旨焉。病因治法，编为七言歌括，词意秩然有序，后列各症条款、应用方药，加之参论，朗若列眉，为家塾读本也。嘉定陈墨荪少尉，医承世业，学有渊源，更师事先生之嗣平翁，同游讲贯，精通《灵》《素》百家，今三折肱矣。此书经咸丰庚申兵燹，已多散佚，墨荪参互考证，缺者补之，复完全帙。数十年来，凭此编为人治病，历历中肯，百不一失，真枕中秘也。不欲自秘，将付剞劂氏，而邮书问序于余。余素昧医理，公余退圃，翻阅各种方书，略知梗概。今观是书，简而不遗，要而不繁，初学之士，熟习而深思之，于以上溯源流，进观堂奥，不难契灵兰之妙谛，而参《金匮》之鸿文也。是为序。光绪十有八年壬辰仲秋之月，赐进士出身诰受光禄大夫头品顶戴军机大臣兵部尚书兼都察院右都御史云贵总督使者浙江仁和王文韶序于云南节署。

杨文斌序略曰：今我陈墨荪先生以《医学妙谛》一书相示，且属为序。余受而读之，青浦何公书田之所著也。公名在缙绅间，昭昭藉甚，今读其书，乃益悦然于神明之妙。中分为三卷，举凡病情、脉理、治法、药品，悉以韵语括之，而附方于后，驱遣《灵枢》，启发《金匮》，即论文笔，已有风水相遭之奇，而况乎有极大者固寓乎其中哉？神灵在手，造化因心，不刊之作也。今先生将为付梓，公诸海内，先生固公子之门人也，渊源澄澈，故艺精而道明，亟传此书，吾知其实有康济之怀，将使人人登诸寿域，无疾病夭札之虞，功同良相也，又岂特为医家之指南而已哉？钦向不已，爰为之序焉。光绪癸巳秋七月，蒙自杨文斌质公甫书于鄮山官庙之餐柏轩。

序例曰：一、何书田太夫子，世居青浦北簳山，本儒术，通轩岐之学，临症著手成春，日日远近就诊者门庭如市，时或舟车往来，吴会士大夫莫不争先延致。在嘉道间为吴下名医之冠。一、先生成功后，不复进取，著述甚富，曾刻《簳山草堂诗文集》行世，暨《江浙水利》等书，为林文忠公器识，文章经济，推重当时，实为医名所掩耳。一、《医学妙谛》，先生手辑书也。仿《金匮要略》，分门别款，每章之前，专宗《内经》《灵枢》《素问》，及采诸大家千古不磨之论为引证焉，并列各证条款、宜用汤剂，皆出先生平时阅历手定者也。其病因治法，编为歌括，童而习之，以便口诵心维，为家塾读本也。一、予家传幼科，松承庭训。咸丰癸丑，奉家君命，业医须习大方脉，调理诸症，方称成伎。于是命松负笈从平子夫子受业，在门下甫十月，适家君病足疾，书来促余辞归。临歧分袂，蒙夫子执手殷殷论曰：同事砚席未久，遽唱骊驹，未免耿耿。因袖出一篇，语云：此书吾家习医秘本，即以赠行。松老矣。回首师门，乌能自已。光绪十九年岁次癸巳秋八月上浣谷旦，小门人嘉定陈松谨识于四明需次。

时觉按：原名《杂证总诀》，又名《杂症歌诀》，咸丰兵燹中散佚，后嘉定陈松考订辑补，光绪中重刊，改题《医学妙谛》。收于《三三医书》《医药丛书》。

《何氏杂症》三卷 存 1837

清青浦何其伟（庆曾，韦人，书田，竹簳山人）撰

时觉按：《联目》载有抄本藏苏州中医医院，未能得见；常熟虞麓山房藏有清卓若氏抄本三册及以“古法樵印”的2020年复制本。分上、中、下三册，封面署：卓若录，前后无序跋，有目录，卷端署名：簳山何其伟书田甫著。自中风、伤风、中寒、暑病、注夏、湿症、火症、内伤、伤食、六郁、气、痰、咳嗽，乃至梦遗、滑精、浊淋、二便、三消、脚气、疝、耳、目、鼻、口舌病、牙痛、喉痹，共五十六篇，述内科诸病证治。

《医学启蒙》 佚 1821？

清昆山李傅霖（润苍）撰

光绪六年《昆新两县续修合志·人物》曰：李傅霖，字润苍，国学生。少习举子业，既弃去，学诗，泛览唐宋元明诸大家，而一以剑南为宗，间习医道。道光辛巳，时疫盛行，邑设医药局，施贫病者，傅霖随病制方，十不失一。卒年七十余。

时觉按：光绪《昆新两县续修合志·著述目下》载录。

《陆筦泉医书》六卷　存　1837

清海陵陆儋辰(筦泉，耳乡，六一老人)编撰

子目：伤寒证治赋、伤寒医方歌括、中风证治赋、暑湿证治赋、瘟疫证治赋、燥火证治赋、风温证治赋、温热证治赋、秋时晚发证治赋、肿胀证治赋、咳嗽证治赋、痰饮证治赋、虚劳证治赋、虚劳医方歌括

韩国钧《证治赋总叙》曰：昔汉成帝使谒者陈农求遗书于天下，诏光禄大夫刘向校经传诸子诗赋，侍医李柱国校方伎。方伎者，颜师古以为医药之书，然则医经方书皆归方伎，固与诗赋各自为类，分别部居，不相杂厕者也。刘《略》班《志》，相承勿替，而实斋章氏学诚《文史通义》谓后世百家杂艺亦用赋体为拾诵(注云：窦氏述书赋，吴氏事类赋，医家药性赋，星卜命相术业赋之类)。盖与歌诀同出六艺之外矣。然而赋家者流犹有诸子之遗意，居然自命一家之言者，其中又各有其宗旨焉，不其然欤？里先正陆耳乡明经为吴州提学舜从曾孙，博兼群艺，著述等身，于医学尤极精通，其《运气辨》一书，余既述而墨之版矣，明经又虑伤寒以下各证治，群书汗牛充栋，俗工未必能诵，即诵矣而于古人之精义茫然不知其所在，则诵犹未诵，贻误匪浅。用是罗列古义，撰为证治赋若干篇，附以歌诀，皆撷取旧说，不参己意，注明出处，得失自见。使固傸者扩其见闻，劬学者得以综核，顾弗善欤？惜明经殁后，书多散佚，今其存者约十余种，曰伤寒，曰中风(此门附尸厥、痹、历节、痿、脚气、痉、狂、癫、痫各证治赋九篇)，曰暑湿，曰燥火，曰秋时晚发，曰风温，曰温热，曰瘟疫，曰肿胀，曰痰饮，曰咳嗽(以上三门歌诀阙)，曰虚劳，共为赋二十篇。而于伤寒一门，运长沙本文于韵语之中，复考诸家之说注于后，尤能折衷众长，定以一是，为其极用意之作，固不得以江湖歌诀例之也。睦之陈君亦以医名者也，假余副本，印既成，乃为叙其篇目列于简端。世有李柱国其人，傥能为我校焉，幸甚。民国十二年癸亥二月，韩国钧叙。

韩国钧跋曰：余既为筦泉先生印《运气辨》，又抄得《证治赋》十二种，其目曰伤寒，曰中风，曰暑湿，曰燥火，曰秋时晚发，曰风温，曰温热，曰瘟疫，曰肿胀，曰痰饮，曰咳嗽，曰虚劳，而中风门下又分厥、痹、历节、痿、脚气、痉、狂、癫、痫等九篇，共二十一篇。前六种盖即六气正病，以后盖旁通隐伏而错出者也，而《伤寒证治赋》又为诸篇之要领。此外又得《沙辨》《医方歌括》二种。盖自古圣不作，而医经之传世者惟《本草》《内经》《难经》耳，至东汉长沙太守张仲景机，始有《伤寒论》与《金匮要略》并传。而伤寒特六气之一，谓为可以括诸病之全不可也，然舍《伤寒论》而欲求古人之意与法，理非后圣不能径造，善医者必先通伤寒之微旨而不泥于是，即伤寒以悟其余未言之蕴，譬之冬日饮汤，夏日必饮水矣，举一隅而三隅可反也。因之遂有吴又可之《瘟疫论》、叶天士之《温热论》《温病续论》诸书出，可以补仲景之所未及。而诸家注解繁芜蔬葛，莫衷一是，于伤寒本义且难彻究，而欲其发挥旁通及于他证，不其难哉？先生学无不窥，而于诸家注经之书又无不熟且精，故能胸有智珠，不致目迷五色。其于病也，分门别类，采前贤已定之论，不参己意，敷为俪语，条注于下，使读者一览而得其意与法，而又易于记诵，岂非淮南鸿宝可竟作枕中秘哉？遂乃录其全文，亟墨诸版，以公于世。世有心通其际者，由是而参考古书，当自有得之于心而应之于手者，若由是而自足焉。如经生家射策决科，视为兔园册子，束古书而不观，则非先生之意也。民国十二年癸亥月，韩国钧跋。

民国二十年《泰县志稿·艺文志》曰：《筦泉医书》六卷。儋辰所著《运气辨》篇中，虑《伤寒》以下各证治群书，俗工未必能诵，贻误匪浅，用是罗列古义，撰为证治等歌诀，皆撷取旧说，不参己意，注明出处，得失自见。贻后著述存者仅此十余种，曰伤寒，曰中风，曰暑湿，曰燥火，曰秋时晚发，曰风湿，曰湿热，曰温疫，曰肿胀，曰痰饮，曰咳嗽，曰虚劳等，为赋二十篇。而于伤寒一门，运用长沙本文于韵语之中，后考诸家之说注于后，尤能折中众长，定以一是。为其极经营之作，固不得以江湖歌括例之。刊入《海陵丛刊》中。

时觉按：《陆筦泉医书》六卷，凡十五种，包括《证治赋》十二种、《医方歌括》三种。收于《海陵丛书》，有民国十二年、二十四年铅印本藏南京图书馆、南京中医药大学、苏州图书馆、苏州大学。卷一、卷二，《伤寒证治赋》及《伤寒医方歌括》十七方；卷三至卷五为中风、暑湿、瘟疫、燥火、风温、温热、秋时晚发、肿胀、咳嗽、痰饮、虚劳等十一种证治赋及《虚劳医方歌括》十七方；卷六为《医方歌括》，分"中风、尸厥、痹、历节、痿、脚气、痉、狂、癫、痫""温热、暑湿、疫病、燥火"两大类，录方一百三十五首，化裁方七十五首，共二百一十首。

《医学折衷》八十四卷　佚　1841？

清宜兴潘恩印(朝赉)撰

道光二十一年《宜荆县志·宜兴人物志》曰：潘恩印，字朝赉，偕弟恩绂少有文名，后以举人官仪征县教

谕。丁父忧起复,改选溧阳,课士衡文,为人钦服。夙精医术,全活甚众。后奉文截取知县。恩印曰:教职虽冷官,尚不失儒生本色也。因以教授升,改补庐州,告归。

时觉按:道光二十一年《宜荆县志·宜兴荆溪艺文合志·载籍》载录。

《医学析义》,《症治宝筏》 佚 1842?

清清河方璞(葆华,荇漪)撰

民国十七年《清河县志·人物上》曰:方璞,字葆华,号荇漪,诸生。中年婴瘵疾,习方药,著有《医方析义》《症治宝筏》两书行世。年未四十卒。弟琢、琚。琢字句香,别字二区散人,工绘事,有名于时;琚字韵卿,号博庵,廪贡生,有文名,与山阳秦焕、桃源尹耕云、同邑吴昆田相友善。

时觉按:秦焕,字笠亭,号辑篁,无锡人,生于嘉庆十八年,道光戊戌秀才,官句容县训导,卒于光绪十八年,著《水竹轩诗文集》等。尹耕云,字杏农,桃源人,生于嘉庆十九年,官至礼部郎中,卒于光绪三年。吴昆田,字云圃、伯海,生于嘉庆十二年,道光十四年顺天乡试举人,修纂光绪《淮安府志》、咸丰《清河县志》、同治《山阳县志》、光绪《安东县志》等方志,卒于光绪八年。其弟方琚与三人友善,年当相若,设生于嘉庆十五年,则璞或生于嘉庆十年,卒于道光二十五年前。

《医学指迷贯革集》二卷 未见 1851

清吴门赵琪(东闾)纂

时觉按:卷一为虚损专篇,卷二风、暑、湿、燥、火热,外感诸病。有精抄本藏军事医学科学院。

《杂证类编》十六卷 佚 1851?

清嘉定浦廷标(子英)撰

光绪七年《嘉定县志·人物志五》曰:浦廷标,字子英,诸生。工行楷,精篆刻。中年得瘵疾,乃学医于青浦何其伟,潜思默悟,尽得其术。尝谓近人气禀较薄,治病以培养元气为本。子文俊,字隽人,国子生,世其业。能文工书,肆力于诗。

时觉按:光绪七年《嘉定县志·艺文志三》载录。何其伟,嘉道间名医,浦廷标中年从之学医,故书或成于道咸间。

《临证度针》五卷 存 1853

清昆山潘道根(确潜,晚香,徐村老农)撰辑

光绪九年《苏州府志·艺文》曰:潘道根,字确潜,康侯六世孙。少颖悟,为新阳邑令李汝栋所鉴赏。稍长,从王学浩、吴映辰游,研求经史,旁及《说文》、音韵之学。肆力为古文词,入栎社有名。周流授徒,兼习医资生计。晚年尤私淑邑先儒顾炎武、朱用纯,故所造益粹。遍搜乡邦佚事,补入志乘,辑《昆山先贤冢墓考》,裒然成集。又与张潜之辑《昆山诗存》梓行。笃于行谊,早鳏不再娶。插架书满,皆手自校雠,闻异书必借录副本,目肿腕脱,至老不休。咸丰元年,昆令王省三举道根孝廉方正,作书以四不可,力辞。

光绪六年《昆新两县续修合志·人物》曰:潘道根,咸丰八年七月卒,年七十一。

民国十一年《昆新两县续补合志·人物》曰:潘道根,号晚香,后居徐邨,又号徐邨老农。

时觉按:《联目》《大辞典》俱不载,有稿本存世,江苏科学技术出版社1992年收于《吴中医集·临证类》,排印出版。前后无序跋,述杂病近二百种。

《医学提要》二卷 存 1854

清川沙陈广涛(文灏,鲈江)撰

自序曰:尝考《黄帝内经》八十一论,而知医之理通于天地四时五行者也。盖天为一大天,人为一小天,天有阴阳风雨晦明六气之淫变,人有风寒暑湿燥火六疫之灾侵,或气血之失调,或脏腑之偏胜,起居不节,饮食无常,七情撞扰而百病生焉。上古及今,国家医学群书与六经诸史并垂,卷帙浩繁,意理微渺,贫者难以市其书,昧者未易究其竟,虽欲博综淹贯,凡天道之化机,人道之生机,援引焉而失其旨,侈陈焉而拂其义,此无他,未得提其要而以济八方之老幼,不几难乎?文业绳祖父,谬厕医林,于今六世矣,而死生夭枉之徒,未得

救其一二，温凉寒热之剂，何能用之咸宜？未尝不抚躬而自愧也。窃惟会集群书，去繁就简，按其标本，莫逃乎六气，赘以成方，不越乎四家，因是不揣鄙陋，纂述是编，而玉札丹砂，牛溲马勃，贵贱仍为并蓄，不敢妄自臆断，遂借名曰《医学提要》，即昌黎韩公所谓“纪其事者必提其要”云尔。虽寡闻浅见，衰益未尽得中，而初学者读之，不至有望洋之浩叹，庶几秘诸帐中，为医学入门之径路云。若夫循序而进，由阶入室，所谓神而明之，存乎其人，吾不能喻诸人，人亦不能得之于我。阅是编者，苟出明通之见，匡我以不逮也，则尤幸矣。大清咸丰四年岁次甲寅杏月上浣，后学陈文灏谨序。

民国二十六年《川沙县志·人物志》曰：陈广涛，字文灏，号鲈江，长人乡人。精内科，名噪一时，弟子从游者甚伙。著有《医学提要》二卷，其宗旨悉本前人六气、六疫之说，汇集群书以成。子叙卿，孙宝善，诸生，曾孙伯梅，均传其术。

时觉按：上下二卷，分载内科病证三十八、四十三种，载方一百四十一首。有咸丰四年稿本及光绪十一年康雪香抄本藏上海中医药大学。

《医学明辨》，《病证入门》 佚 1860

清吴县高骏烈（扬庭）撰

民国二十二年《吴县志·列传一》曰：高骏烈，字扬庭，吴县附生，议叙布政司理问。精岐黄术，力学不倦，著有《医书》三种，惜遭兵燹遗失。遇疫疠，周行乡里，活人无算，不取酬金。咸丰庚申卒，时年七十。

时觉按：民国二十二年《吴县志·艺文考二》载录二书。

《医醇賸义》四卷 存 1863

清武进费伯雄（晋卿，砚云子）撰

自序曰：秦有良医，曰和，曰缓，彼其望色辨候，洞见膏肓，非所谓神灵诡异者欤？乃其论针灸，论汤药，言言典要，开启后人，又何其纯粹以精也？岂不以疾病常有，怪病罕逢，惟能知常，方能知变，故于命名之日早以和缓自任欤？夫疾病虽多，不越内伤、外感。不足者补之，以复其正，有余者去之，以归于平，是即和法也，缓治也。毒药治病去其五，良药治病去其七，亦即和法也，缓治也。天下无神奇之法，只有平淡之法，平淡之极，乃为神奇，否则炫异标新，用违其度，欲求近效，反速危亡，不和不缓故也。雄自束发受书，习举子业，东涂西抹，迄无所成，遂乃决然舍去，究心于《灵》《素》诸书，自张长沙下迄时彦，所有著述，并皆参观。仲景夐乎尚已，其他各有专长，亦各有偏执，求其纯粹以精、不失和缓之意者，千余年来不过数人。因思医学至今芜杂已极，医家、病家目不睹先正典型，群相率而喜新厌故，流毒安有穷哉？救正之法，惟有执简驭繁，明白指示，庶几后学一归醇正，不惑殊趋。爰将数十年所稍稍有得而笔之于简者，都为一集，名曰《医醇》，共二十四卷，分为六门：曰脉、症、治，首察脉，次辨症，次施治，此三者为大纲；就治字中又分三层，曰理、法、意，医有医理，治有治法，化裁通变，则又须得法外意也。乃灾梨半载，而烽火西来，赤手渡江，愁苦万状，栖身异地，老病日增，风雨之夕，林木叫号，半壁孤灯，青影如豆，回首往昔，如梦如尘，良足悲矣！自念一身精力，尽在《医醇》一书，欲再发刻以大畅和缓之风，而坊刻定本与家藏副本尽付祝融，求之二年，不可复得。昔人谓人生得几句文字流传，大关福命，此言诚不我欺也。近因左足偏废，艰于步履，坐卧一室，益复无聊，追忆《医醇》中语，随笔录出，不及十之二三。儿子辈复请付梓，予以并非全书，不欲更灾梨枣，而门下士以为虽非全豹，亦见一斑，且指迷处正复不少，若并此湮没，则大负从前医尚和缓之苦心矣。勉从其请，改题曰《医醇賸义》，而自序其颠末如此。惟愿阅是编者谅予之心，悲予之遇，匡其不逮而惠教之，则幸甚。同治二年岁在癸亥仲春之吉，武进费伯雄晋卿氏题于古延陵之寓斋。

李小湖先生题辞曰：《访费晋卿明经伯雄于武进之河庄即赠》：舟泊石桥湾，水行变而陆。巾车赴河庄，只轮转轣辘。一路枷板声，纳禾场已筑。乌下多白颈，农来尚赤足。不放锄柄空，种麦秋雨沐。因风忽戏我，吹帽堕岩麓。蓦然见嘉山，上有参军躅。天使步古贤，催诗送题目。村氓那得知，独造幽人屋。其二：渎传孟简迹，山被孟嘉名。嘉山对黄山，两山夹一城。城为备倭设，滨江古屯兵。江落沙洲拓，幸远波涛惊。五门不通楫，四至皆陆程。鸠聚到今日，草草称太平。君家城南隅，环堵出书声。别舍偲相接，病腊来千形。仁心济仁术，不出慰苍生。名士为名医，倍泄山川灵。其三：入门未见君，壁悬两小影。一坐红豆村，一招采莲艇。自题南北曲，优入元人境。俗子但寻医，新腔复谁领？不破万卷书，安试药三品？由来艺通道，神悟到毫颖。会稽名书家，转掩志高迥。竟陵号茶神，风雅为齿冷。无怪閰画师，天子呼不省。其四：儒林与文苑，千秋照简编。岂无艺术传，别表冠世贤。华佗许颖宗，妇孺惊若仙。本草三千味，《难经》八十篇。格致即圣学，名与精神传。况用拯危殆，能夺造化权，活人较良相，未知谁后先。莘渭不卷遇，徒手难问天。孟城一匹夫，所值蒙生全。日济什百人，功德岁万千。大哉农轩业，托始尧舜前。

发凡曰：一、是编先论病症，随载自制方，后附成方。非敢僭越古人，后先倒置，欲令阅者先将病症及治法了然于胸中，然后再取古方一一参看，使知印证古人之处，全在不拘执成法，而亦不离成法，乃为能自得师。一、东垣、丹溪，一补阳，一补阴，实开两大法门。惟升柴知柏非可常用，故方中凡有此四味者，概不多录。后人但师其温补脾胃及壮水养阴之法可也。一、伤寒一门头绪纷繁，非数千百言所能尽，集隘，故不复登。

朱祖怡跋曰：右《医醇賸义》四卷，从《重药轻投辩》起至《产后三冲》止，计二十四门，共出自制方，每门少则三四道，多者至二十道，共得一百九十六方，新增有方无论者八道未算在内。先生日鲜暇晷，晚年抽闲成此《賸义》，并无名利之心，不过自抒心得，为后学举隅示范而已。祖怡所注，学识有限，自愧不克尽量发挥。深愿后之读者，从条文中求得辨证的原理；从方法中求得用药的原则；从相对的比较、相反的比较中，求得中医药学理的正确观点；好学虚心，不断努力，庶不负先生郑重叮咛之一片苦心尔。通家后学朱祖怡敬跋。

光绪十三年《武阳志余·经籍中》曰：原编有二十四卷，坊刻副稿并毁。是编追录十之二三，厘为四卷，更名曰《賸义》。盖病医学芜杂，不睹先正典型，相率喜新厌故，故著是书，一取醇正，以察脉、辨证、施治为三大纲。有自序。

《越缦堂读书记》曰：伯雄尝著《医醇》二十四卷，分六门，曰察脉，曰辨证，曰施治，曰医理，曰治法，曰法外意，经乱板毁，且亡其副。乃追忆绪言，录成四卷，故曰賸语也。其言以平淡为主，于东垣、丹溪诸家多有所驳正；所论脉象藏征，俱有名理；所载诸方，亦多平实可依，惟不载伤寒证治耳。后附《医方论》四卷，取《医方集解》中所载者，各为论其当否，自言专为初学而设，然最为有用之书也。其书刻于丁丑，其言药中升麻、柴胡、知母、黄柏、石膏、附子、肉桂七味不可轻用，而于升柴知柏四者尤反复言之，尤为名言。(《四部总录医药编》)

《续修四库全书提要》曰：清费伯雄撰。伯雄字晋卿，武进人，贡生。咸丰、同治间以医名大江之南，就医者麕集凡数十年，所居孟河遂成繁盛之区。初撰《医醇》二十四卷，分六义，曰脉，曰证，曰治，曰理，曰法，曰意，甫刊成而遭寇乱，板毁于火，稿亦无存，晚年追念《医醇》中语，别录之，故题曰"賸义"。分证成篇，先论病证，随载自制方，后附成方。意在先了然于治法，然后以古方一一参看，印证古人，而不拘成法，亦不离成法，乃为能自得师。以伤寒一门头绪纷繁，非数千百言所能尽，集隘故不复登，所编专载杂病。其论医大旨，谓古之良医曰和曰缓，眩异标新，用违其度，欲求近效，反速危亡，不和不缓故也。故其治疗，悉寓神奇于平淡，无一偏之说，在清季医林中宗旨最正。其《医方论》，则因世行《医方集解》一书，漫无别择，故于各方逐加评论，乃欲为初学示范围，不外"醇"之一字为宗旨。其自序曰：标一"醇"字，非不求有功但求无过之谓，若仅如是，是浅陋而已矣，庸劣而已矣。吾之所谓醇者，在义理之的当，而不在药味之新奇。如仲景三承气汤，颇为猛峻，而能救人于存亡危急之时，其峻也，正其醇也。持论至为平允。伯雄持脉最精，临诊戒病者毋先言，以脉象定其应有之证，逐事询其然否，乃定方，一诊之后，预决愈期。故老传述遗闻轶事甚多，而未有医案流传，仅以是书行世。子孙世其业，门下传衍多有名于时，咸称为孟河派云。

时觉按：收于《费氏全集》《续收四库全书》。

《超心录》,《临证病源》 佚 1872？

清上海张化麟(献琛，古珊)撰

同治十一年《上海县志·艺术传》曰：张化麟，居三十保，精外科，合药不惜费，临诊不较酬。

民国七年《上海县续志·艺文》曰：张化麟，字献琛，号古珊。

又曰：张乾佑，字健行，号惕夫，化麟子。精医，尤擅长伤寒暨妇人科。卒年八十有五。子燮澂，字静溪，号志清，庠生，亦以医名，外科尤长。

时觉按：同治十一年《上海县志·艺文》载录。

《医学通神录》十卷 佚 1873

清江宁叶觐扬(敏修)撰

光绪六年《江宁府志·人物先正二》曰：叶觐扬，字敏修。少承兄教，善文辞，得其义法。举道光十九年乡试，以大挑教职，历署淮安、扬州、泰兴学篆。同治二年，选授高邮州学正。觐扬才识淹博，于音韵、训诂、星算、金石，兼通其恉；尤精心经世之务。其校士也，兴义学，劝月课，躬自评骘。同治十三年卒，著有《求放心斋文集》《金石跋》《随笔》《医学通神录》《莲因居士所见集》。

时觉按：光绪六年《江宁府志·艺文上》亦载录。

《医中易知录》十卷　佚　1874？

清徐州陈式翰撰

时觉按：同治十三年《徐州府志·经籍考》载录。

《内科脉镜》一卷　存　1877

清吴县凤在元（实夫）辑

时觉按：养和医室藏稿，前后无序跋，内容：五脏六腑图论，主病，药队，各分补泻凉温猛将次将，列方。收于《凤氏医书三种》，有光绪三年稿本藏上海中医药大学。

《简明杂症治法》　佚　1877？

清青浦金蕴光（砚圃）撰

时觉按：民国二十三年《青浦县续志·艺文上》载录。光绪三年，金蕴光参与纂修《青浦县志》。

《医学宗源》四卷　佚　1878？

清奉贤葛人炳（楚文）撰

光绪四年《奉贤县志·人物志四》之《李清华》曰：葛人炳，字楚文，画栏桥人，监生。专精医理，善起沈疴，著有《医学宗源》四卷。

《医学心镜》　佚　1880？

清江宁朱植桢撰

时觉按：光绪六年《江宁府志·艺文上》载录。

《传世录》　佚　1644

明宝山李魁春（元英，筠叟，竹隐先生）撰

乾隆十八年《长洲县志·人物三》曰：李魁春，字元英，号筠叟，为诸生，好读书，治《春秋》有声。思陵殉国闻至，北向号恸，有死志，家人日夕玩守，不得死。遂弃诸生，凿坯高隐以终。与同邑许琰为莫逆交，琰死节，魁春泣曰：玉仲死，我何颜独生？玉仲死而我生，我无以妥玉仲魄，我益滋戾。玉仲，琰字也。乃收其骨葬白公堤南，抚恤其家。南都再建，遣同志呈请当路，赠琰翰林典籍。有巡抚御史闻其名，屏驺从过访，劝之仕，径拂衣入，御史逡巡谢去。晚与遂宁李实、竹墩沈钦圻友善，相与倘佯山水，对酒悲歌，以消其抑郁。纂述最富，鼎革时尽委诸烬。性喜种竹，庭前有竹数竿，清风洒然，颜其斋曰竹隐，因又号竹隐先生。

时觉按：光绪八年《宝山县志·艺文志》载录。

《锦囊心法》　佚　1882？

清宝山程倬撰

时觉按：光绪八年《宝山县志·艺文志》载录。

《业医必读》　佚　1882？

清宝山袁谦（豫来）撰

时觉按：光绪八年《宝山县志·人物志》袁谦有传，民国十年《宝山县续志·艺文志》载录是书。

《治法删补》　佚　1882？

清宝山张涛（紫澜）撰

光绪八年《宝山县志·人物志》之《张古民传》曰：张涛，字紫澜，业医。治伤寒应手辄愈。

光绪十五年《罗店镇志·人物志中·游寓》曰：张古民，原名遇，字人远。涛与兄古民同社，诗名在伯仲间，业医。

时觉按：光绪八年《宝山县志·艺文志》载录。

《医学玉连环》二十卷　佚　1886？

清泰兴朱芝香(仙植)撰

光绪十二年《泰兴县志·人物志二》曰：朱芝香，字仙植，国子生。少耽读，得咯血疾，弗竟其业。尽发轩岐《难》《素》诸书，穷究奥旨，以医名里中。著《医学玉连环》二十卷，为时宗尚。

《临证杂识》　佚　1889？

清宝山汪均(柳圃)撰

光绪十五年《罗店镇志·艺文志》曰：《临证杂识》，汪均著。稿存。

光绪十五年《罗店镇志·人物志中》曰：汪文标，字逸藻，精外科，治病多奇验。治难治之证，从何取效，辄笔以记之，凡百数十则。子煜，字汉炎，传其家学，并习内科。孙均，字柳圃，尤擅绝，视病辨表里，审阴阳，十不一失。曾孙铎，字觉斯，亦能医，绩学早卒。元孙沅，克世其业，求治者犹门庭如市。

民国十年《宝山县续志·汪沅传》曰：汪沅，字芷兮，居罗店，世业医。高祖文标，善治疡；再传至均，擅术愈精；沅父铎，绩学早世。家贫幼孤，髫年得祖父指授，究心《灵》《素》之旨，立方必出万全。邑令王树棻延医其子，与青浦何长治议方不合，王以沅说为长，服之果愈。又尝与青浦陈秉钧遇于病家，研究精当，陈亦为之心折。

时觉按：民国十年《宝山县续志·艺文志》作《临证杂志》，汪煜著。

《风劳臌膈试验良方》，《医学发微》，《临证一得》　佚　1889？

清无锡薛福辰(振美，抚屏，时斋)撰

《吴中名医录》曰：薛福辰，字振美，号抚屏，清无锡人，生于道光十二年，卒于光绪十五年。七岁试为文，下笔沛然，父湘奇爱之。及长，博览经史，旁通诸子百家，兼习《素问》《灵枢》等书，冥心孤往，独得机缄。道光庚戌入庠，咸丰乙卯，顺天乡试中式第一名，试礼部未第，及议叙员外郎，分工部。戊午，湘歿新宁，福辰间关至楚，扶柩归里。光绪辛巳至天津，会慈禧太后疾，李鸿章、曾国荃交章荐福辰，请脉处方，语皆称旨，故虽简放广东雷琼遗缺道，阔授督粮道，均留内廷，未赴也。时因福辰兼通医理，精研方书，在诊治慈禧之疾中，处方立论，引经据典，洞烛病理，大为先在会诊之曲阳知县汪守正及常州孟河名医马文植培之等惊服，故名公巨卿求之者，应接不暇。丙戌迁顺天府尹，召对便殿，德宗尝温语奖之曰：卿非特能医病，实医国才也。给予联额，又赐体元殿筵晏，西厂子观灯，赐赏共百数十次，举朝赞叹，以为荣遇。丁亥冬，调宗人府府丞；戊子冬，授都察院左副都御史，旋得半身不遂症，疏请开缺；己丑夏，三疏乞退，濒行，慈禧赐"人游霁月光风地，家在廉泉让水间"联语。是岁七月，卒在里第，年五十八。所著《文集》及《风劳臌膈试验良方》《医学发微》《临证一得》等遗稿，俱未及写定，世多惜之。

时觉按：《吴中名医录》据沈克明《无锡近代名医传稿》载录。

《枕中诀》四卷　佚　1891？

清松江张国治(子瑜)撰

时觉按：光绪十七年《枫泾小志·志人物下》载录。

《医宗易知录》　佚　1894？

清丰县陈于上撰

光绪二十年《丰县志·人物类上》曰：陈于上，岁贡生。幼颖悟，称神童，年十五入泮，旋食廪饩。文如夙构，稿成不易一字，远近成立之士多出其门。性高洁，淡于荣利，足迹不入城市。博通经史，尤精理学，兼精岐黄。晚著《四书绎》《医宗易知录》，锓板行世。

《活人一术》四卷　佚　1899？

清震泽吴钊森(良模,晓钲)撰

光绪二十五年《黎里续志·寓贤》曰:吴钊森,字良模,号晓钲,震泽庙头人。幼禀奇质,性耿介,意所不可,不肯苟合。好读书,于经史百家之书研极理趣。长于诗律,辞锋敏捷,而尤洞岐黄术。年十六取经学补诸生,曾赴京兆试,辇下名公以吴大儒称之。尝受业于陈福畴,读书艳雪斋,后馆陈氏敬恕堂。著有《蓬心草》一卷、《活人一术》四卷、《独弦录》二卷。

《内科理法前编》六卷,《内科理法后编(前)》六卷,《内科理法后编(后)》六卷　佚　1902

清昆山赵元益(静涵)撰

时觉按:民国十一年《昆新两县续补合志·艺文目》载录。

《用药准绳》二卷　存　1905

清亡名氏撰

卷首题词曰:本书上下两卷,并无刻本。前因出借,被人将句读及药方硃笔误点,大半不通,宜照墨圈为是。阅者谅之。民国四年阴历乙卯三月朔日,徐庆增手记。

卷末跋语曰:此书并无刻本行世,上卷多系曾祖凡天公手抄,下卷后因遗失,托人于友人处转抄者。乙卯初冬,徐元镛手志。

时觉按:封面署:东海眉寿堂藏,不著撰辑者,无原书序跋,列诸风、中寒、中暑、疟、痢、痰饮等四十五证,上卷二十七证,下卷十八证,各述用药要点,并药性功效,次及病机病证、主症方剂。有抄本藏上海中医药大学。

《杂病治法》不分卷　存　1907

清长洲赵廷玉(双修)撰辑

时觉按:前后无序跋,亦无目录,载疟、霍乱、暑、泄泻、湿、痢诸证治。收于《赵双修医书十四种》,有光绪三十三年稿本藏中国中医科学院。

《仁术肩墙录》十卷　佚　1908？

清泰州江镇(篪春,丽春)撰

民国二十年《泰县志稿·艺文志》曰:江镇,字篪春,一字丽春。此书本李东垣之温燥而升清气。

时觉按:钞本宣统《泰州志·艺文志上》载录。

《杂证绳墨》一卷　佚　1908？

清泰州荣诏撰辑

钞本宣统《泰州志·艺术·戴雪舫传》曰:戴雪舫,字芝盘,世业幼科,尤善治痘疹。他医所不能治者,雪舫治之,应手辄效;有不可治者,予决其死期,百不失一。其后有荣诏者,亦业幼科,名与雪舫埒,著有《杂证绳墨》一卷。尝改沈虚明《痘疹书》,多所发明。

《证治汇通》十七卷　阙　1911

清亡名氏编撰

时觉按:有宣统三年抄本藏上海中医药大学。卷端无署名,前后无序跋,分礼义忠信四集述内伤杂病,仅存礼集。礼集十七卷,述中风、诸中、中暑、发热、恶寒及泄泻、痢疾等十七证,证各一卷,大体述其辨证、治法、方剂或脉法。余三集有目录,正文阙佚。

《证治心法》二卷　存　1911

清华亭董松年编撰

时觉按:有宣统三年稿本藏上海中医药大学。卷端署:证治心法指南医论,华亭董松年手稿。前后无序跋，亦无目录，分六淫、杂病两部，各证无标题，一气连下，述内科诸症病机为主，而及治法、用方，无药物。其中风一节末云：案中种种治法，余未能尽宣其理，不过略举大纲，分类叙述，以便后人观览。余门仿此。

《杂症须知》不明卷数　阙　1911

清丹徒吴士锜（兰宾，虑道人）编撰

时觉按：有抄本残卷藏镇江市图书馆，残存卷三，不明有无后续卷数。卷端署：丹徒吴士锜兰宾汇编，男舜龄瑶卿校字，女小兰、媳何佩瑶仝校。述头痛、面痛、心痛、胃脘痛等四十种内科疾病证治，列方二百八十七首。

《医林拨云》不分卷　存　1911

清申江李孤峰真人编撰，秀水吕焘（萧鐕）校

时觉按：有抄本藏南京图书馆。卷首署：申江孤峰李真人著，秀水萧鐕吕焘校。前后无序跋，不分卷，首内因目次户集，列伤食、伤酒、郁证、脾胃、劳倦、虚损、痨瘵、虫病、癫狂、痫病、惊悸怔忡、健忘、饮证，述内科疾病证治。其《伤食》章内容包括：大意、内因、外候、脉法、治法、峻剂宜戒、挟寒挟热、伤食成痞、脾虚甘补、肾虚温补、胃枯平补、用药，附恶寒、不能食。

《医学折衷》二卷　存　1911

清吴趋曹鉴开（守庭）编撰

时觉按：有清抄本藏浙江省中医药研究院。前后无序跋，汇辑诸家名论成书，上集四十五论，下集六十二论，各署名氏。卷端署为吴趋曹鉴开守庭氏手辑。

《学医摘要》，《内科秘方》　佚　1911？

清南汇陈世珍（企眉，纲珊）撰

民国十八年《南汇县续志·人物志》曰：陈世珍，字企眉，号纲珊，居邑城，岁贡生。有至性，尝再割臂疗父母病。筑王公塘，修崇圣祠，皆躬与其役。乙巳八月飓灾，海溢，漂没人畜田庐无算，世珍遍历灾区，撩尸殓埋，计口发赈，倍极况瘁。丁未增筑李公塘，又总其成。尤精于医，治沈疴则应手愈。所著见《艺文》。

时觉按：民国十八年《南汇县续志·艺文志》载录。

《证治纂要》十三卷　佚　1911？

清海门刘惟寅撰

时觉按：民国《续海门厅图志·艺文志》载录。

《囊中要术》八卷，《活人一术》六卷　佚　1911？

清如皋马锦云撰

时觉按：民国《如皋县志稿·艺文志》载录。

《回生录》　佚　1911？

清江苏郭进撰

时觉按：民国《江苏通志稿》卷一百九十三《经籍》载录。

《疑难杂症校补》一卷　佚　1911？

清川沙张清湛（见山）撰

民国二十六年《川沙县志·人物志》曰：张清湛，号见山，八团人。其先坤岩、云川，两世俱擅眼科，云川兼理大方、推拿，著有《推拿秘要》一卷。至清湛，初传眼科，旋兼女科、杂症。曾著《女科摘要》一卷，校补张氏《疑难杂症》一卷。传子金照、孙凤仪，均业眼科。金照尤擅大方，著有《素灵汇要》三卷、《察舌辨症》一卷、《证治汇补》一卷，条理具备，是善用古法而不为法所拘者。

时觉按：民国二十六年《川沙县志·艺文志》载录为《疑难杂症校补》一卷，又载录金照《时症直诀》一卷。

《证治汇补》一卷 佚 1911？

清川沙张金照撰

时觉按：民国二十六年《川沙县志·人物志》之《张清湛传》述及，《艺文志》载录。

《医学补旨》二卷 佚 1911？

清宝山朱诒绪撰

时觉按：民国十年《宝山县续志·艺文志》载录。

《稻香斋医书》四卷 佚 1911？

清常熟潘承绪撰

时觉按：民国三十七年《常昭合志·艺文志》载录四卷。

《证治权衡》二卷 存 1911？

清亡名氏撰辑

时觉按：《联目》载有清抄本藏天津中医药大学，无卷数，《大辞典》谓经查未见。泰州图书馆藏有抄本二册，分别为上下卷，各有目录，无序跋，卷端无署名。上卷载中风、肝风、眩晕、头风、虚劳、咳嗽等四十六篇，下卷载郁、肝火、不寐、嘈、三消、脾瘅等四十三篇。各篇引证经义及各家论述，阐述诸证病机治法，然不出方药。

《治风方》一卷 佚 1101

宋淮阴张耒（文潜）撰

陈振孙《直斋书录解题》曰：张耒文潜所传，凡三十方。

《东都事略》曰：张耒，字文潜，楚州淮阴人也。幼颖异为文，从苏辙学，辙见其文爱之。举进士，为临淮主簿、寿安尉、咸平丞。苏轼亦深知之，称其文。召为太学。元祐初为正字，迁著佐郎，改著作郎，兼史院检讨。在馆八年，顾义自守泊如，擢起居舍人。请郡，以直龙图阁知润州，徙宣州，责监黄州酒税，徙复州。起为通判黄州，移知兖州，召为太常少卿。甫数月，复以直龙图阁知颍州，又徙汝州。复坐元祐党落职，主管明道宫。初，耒在颍闻苏轼之讣，以师弟子礼举丧，言者以为言，遂贬房州别驾，黄州安置。五年，得自便，居陈州，寻主管崇福宫。卒年六十。

光绪九年《淮安府志·人物》曰：张耒，字文潜，清河人。生而有文在其手曰耒。幼颖异，年十七作《函关赋》已传人口。游学于陈，学官苏辙爱之，因得从苏轼游。

民国十一年《山阳志遗·遗文》曰：张文潜有医书一卷，凡三十二方，号《治风》，见陈振孙《书录解题》。

时觉按：光绪九年《淮安府志·艺文志》载录，作《医书》，《中国医籍考》卷四十六载录。

《风劳臌膈四大证治》一卷 存 1796

清江阴姜礼（天叙）撰

曹家达序曰：乡先正姜天叙先生，肆力于医，慨念汉医放失，斐然兴著述之志。综其生平所著，有《四大证论》若干卷，书中所论风劳臌膈，旁征博引，参以己意，至为详审。曩者予于同乡仲佩绅所设九如堂药肆遇仲之外舅陈某，出以相示，因得窥其全豹。厥后中医学会刊布杂志，门人王一仁见而悦之，因逐期刊布杂志中，易其名曰《风劳臌膈论》，从其实也。厥后其裔孙文骏寓书中医学会，略谓家藏旧本不知何缘遗失在外，冀得原稿，以保存先世手泽。姜氏固多贤子孙哉，然当时以刊布未完，欲归赵而不果。嗣因姜君达夫之请，向中医学会取原稿，而下卷业已遗失。幸一仁所刊杂志并来书刊入卷尾，略无讹脱，一仁信有功于姜氏矣。今者达夫拟用单行本行世，索序于予，爰为略举颠末，弁简端以归之。庚午年八月，邑后学曹家达谨序。

瞿简庄序曰：呜呼！吾华市北镇向以医名世，至今衰坠不振者久矣！余髫年受庭训，即从事于《内经》《难经》《金匮玉函》诸书，训以知之者为知，行之者为行，宁使知之而未能行，莫使行之而未能知，不意垂垂衰老，仅得略窥其皮毛，何曾咀拾其精髓？吾友苏墅桥吴乃良先生曰：姜体乾与叶天士同时行医，体乾游苏，适居天士比邻，凡有就叶诊弃之者辄为之治。一日，见坠泪咨嗟者曰：势将奈何？急询其故，知天士断其木叶落时定难飞渡。体乾即为之诊，曰：病固急矣！勉为处方，不特璧其诊资，并助以药资，嘱服十剂，果验。天士闻而骇曰：是谁能挽回斡旋欤？因知我华市有姜体乾公之医道。天士先生特来华市谒姜公，并谦曰：昔日有眼不识泰山，今特来请出山。体乾下榻曰：余处穷乡，贫病者多，不能出。乃款留而去。由是知学无底止，而医学更无底止。体乾之风，类都如此。而其乃祖天叙先生之医学弘搏，有非时下所能望其项背者。今其裔孙正从持天叙所著《风劳臌膈四大证论》稿嘱为校正。据曹孝廉家达得之于仲九如望，曹公详序之。正从深恐先人之心血手泽湮没，他日付枣梨，吾知姜氏将来有继兴者焉。

姜文骏序曰：今夏检校旧帙，将祖传医书数百册，特为之分箧珍藏，免与诸书间杂也。中有一小册，偶尔披阅，见书首有“四大证全书，江阴姜礼天叙氏辑，孙健、曾孙大镛参订”字样，并有邑诸名宿传题，阅竟不胜惊喜，以为吾先祖著作至今日而始发现焉。惜仅存十数页，末由窥见全豹，亦憾事也。犹忆余童年时，尝闻先祖咏仙公云：“吾家祖遗医书不下数百种，著作满室，富有五车。同治初，太平军解放江城时，溃军土匪窜扰，焚毁殆尽，然烬余尚存数千册。伯祖蕴山、荫乔两公所得约有千余册。庚申春，故宅毁于火，煌煌巨制，从此都付诸劫灰。”呜呼！先人累世之心血，历年愈久愈湮没而不彰矣。即今所存《四大证全书》，亦属残缺不完。询诸伯叔，早稔原本失踪无考，惋惜久之。讵今秋吾友陶君南鹏肄业上海医专学校，惠赠校出中医杂志一册，内载有姜天叙著《风痨臌膈论》，卒读是篇，尚待续未竟。因念吾先祖之姓名奚为而在此耶？得毋姓名有同耶？继而思余因业商，不明医学，今日所见之风痨臌膈，莫非即所存之《四大证全书》然乎否乎？即将旧稿悉心校对，果然一字不易，乃知此论实为先祖所著无疑也。于是昔日所黯然神伤者，今顿欣然色喜矣。夫天叙公，龙砂姜氏二世祖也，生于顺治十一年，好读书，善医术，立功过格日记得失，终身不怠，旁及玄功，名噪大江南北，年七十有一而殁。邑志载有《仁寿镜》《本草搜根》行世，今已轶，家乘中只有《四大证全书》名目。此外，邑志家乘所未载而为乡贤藏匿者，则《证治汇理》一书是也，计抄本念余册，今悉藏张少泉先生家。畴昔家伯省轩，因掌教于南通医专校，曾亲谒张公，云已什袭珍藏矣。他日如能合浦珠还，自当刊行以垂诸久远。一九二五年秋九月，十一世孙文骏敬识。

《天叙姜公传》曰：公讳礼，字天叙，姓姜氏，其先浙绍人也。父玉田公，始居江阴之华墅，生公，遂世为江阴人。公好读书，善医术，常立功过格，日记得失，终身不怠。每遇贫者施诊，往来徒步，出囊中药治之，不取值，以故邑中贤士大夫乐与缔交。盖非徒重其术，并重其德焉。华墅在邑东五十里，龙砂两山屏障于后，泰清一水襟带于前。其山川之秀，代产良医，迄今大江南北延医者都于华墅，而华墅之中又独推姜氏，盖自公一人开之也。韩子云：莫为之前，虽美弗彰，莫为之后，虽善勿继。吾于姜氏亦云。公于岐黄外旁及玄功，所善有瞿道人者，发不栉，足不履，寒暑一衲，行止无定。追卒之岁，谓道人曰：三月之望，吾将逝矣，汝当来。及期，瞿不至。谕诸子曰：须之三日，道人必来。是日命沐浴更衣坐，道人果至。时不能言，但手书讽经二字，瞿诺之，即奄然逝。《记》曰：至诚之道，可以前知。公可谓至诚者矣。《论》曰：古云医不三世，不服其药。谓医者当读三世之书也。余读姜公所著《四大证全书》，理精词约，非数十年之学力，焉能得心应手活人无算乎？宜其子孙食报于无穷，小道云乎哉？嘉庆元年岁次丙辰孟春之吉，长寿孔广居拜撰。

道光二十年《江阴县志·人物》曰：姜礼，字天叙，精医术。其治病立功过格，日记得失。著有《仁寿镜》《本草搜根》行世。子孙世其业。

时觉按：1957年江苏人民出版社排印本另有承淡安序，从略。

《中风大法》不分卷　存　1764

(原题)清吴江徐大椿(灵胎，洄溪老人)撰

时觉按：述中风证治，收于《徐灵胎医书三十二种》。实托名伪作，系《徐灵胎医略六书》的《杂病证治》“中风”一节立为专书。

《十药神书》一卷　存　1348

元苏州葛乾孙(可久)撰

自序曰：夫人之生，皆禀天地之气而成形，宜乎保养真元，固守根本，则一病不生，四体轻健；若曰不养真元，不守根本，病即生矣。根本者，气血精津也。予得先师之教，万病无如痨症之难。盖因人之壮年，血气充

聚、津液完足之际，不能守养，惟务酒色，岂分饥饱，日夜耽欲，无有休息，以致耗散精液，则呕血吐痰、骨蒸烦热、肾虚精竭、形羸、颊红面白、口干咽燥、小便白浊、遗精盗汗、饮食难进、气力全无，斯因火乘金位，重则半年而毙，轻则一载而倾。况为医者，不究其源，不通其治，或大寒大热之药妄投乱进，不能取效，殊不知大寒则愈虚其中，大热则愈竭其内。所以世之医者，无察其情。予师用药治痨，如羿之射，无不中的。余以用药次第，开列于后，用药之法，逐一条陈。如呕血咳嗽者，先服十灰散遏住；如不住者，须以花蕊石散止之。大抵血热则行，血冷则凝，见黑则止，此定理也。止血之后，患人必疏解其体，用独参汤补之，令其熟睡一觉，不要惊动，醒则病去六七矣。次服保真汤止嗽宁肺，太平丸润肺扶痿，消化丸下痰疏气，保和汤分治血盛、痰盛、喘盛、热盛、风盛、寒盛六事，加味治之，余无加法。又服药法曰：三日前服保真汤，三日后服保和汤，二药相间服之为准。每日仍浓煎薄荷汤灌漱喉中，用太平丸徐徐咽下，次噙一丸缓缓化下，至上床时候。如此用之，夜则肺窍开，药必流入肺窍，此诀最为切要。如痰壅，却先用饧糖烊消化丸百丸吞下，又依前嚼太平丸，令其仰卧而睡，嗽必止矣。如有余嗽，可煮润肺膏服之，复其根本，完其真元；全愈之后，方合十珍丸服之，此谓收功起身药也。前药如神之妙，如神之灵，虽岐扁再世，不过于此。吁！世之方脉用药，不过草木金石、碌碌之常耳，何以得此通神诀要、奇异之灵也？余蒙师授此书，吴中治痨，何止千万人哉？未尝传与一人。今卫世恐此泯失，重次序一新，名曰《十药神书》，留遗子孙，以广其传矣。时至正乙酉一阳日，可久书于姑苏养道丹房。

又自序曰：余自髫稚学业医道，考究方脉，三十余年，遍历江湖。多学广博者，不过言语、文字形容之耳；及其用药治病，皆不能捷。是以日夜苦心用志，务在中病。后遇至人，同处三月，斯人极明医道，精通方术，用药如发矢，无不中的。余曰：必神人也。遂拜为师，得授奇方一册。阅之，或群队者，或三四味者，皆余目睹至人用效者也，使予如久旱逢霖，夜行得月，心中豁然。自此回至吴中，一用一捷，无不刻验，信乎奇方，可锓梓者也。余以三余暇日，将至人所授奇方，并日用决效之法，类成一帙，名曰《十药神书》，盖余用效者，辄记录之。今西浙大痴道人与余通家之好，用礼求授，故录以奉养生济人之功用尔。时至正戊子春正月三阳日，可久再书于姑苏春先堂。

宁献王序曰：药有奇方，医有妙理，非天赐神授，世俗而能是乎？古之医方非不多，世之名医非不众，治疗证者，皆载于方册矣。然能知是证而不能治其疾，染其疾者而无更生之说，则曰医所不疗之疾也。果方之不验欤？医之不然欤？孰不知犯大难者，非神力不能免，苟非神圣之功，曷能救其死亡耶？是书也，非世医之常方，实神授之秘书也。胡氏子瞻传子云翱，云翱传子光霁，八十年间，活数百人矣，未有药到而不愈者。誓曰：不许轻泄妄传，违者同不孝论。光霁为吾王门佳宾，得之。予曰：仁人之心，天下共之，岂特私于家哉？乃取《崔氏灸法》付之，以倡其书，仍命刊印，博施化域，诚不刊之秘书也。得之者，实希世之奇遇焉，可谓生死出于指掌，有是理矣。

周扬俊序曰：予读此十方，俱出人意表，其间次序缓急，可为千百世法，即不必十方并用，要无能出其范围者矣。一方之中，自得肯綮，即不必全用其药，亦可以细推其理矣。乃今日之治血症者，辄用六味地黄增减，冀其收功，皆由《医贯》入手，而未尝从《神书》体会者也。彼谓肾水衰则火炎为患，壮水之主，可镇阳光也，孰知人之犯此病者，阴虚固多，而他因者亦复不少？假如从劳力而得者，其伤在足太阴矣；从忧思而得者，其伤在手少阴矣；从嗜饮而得者，其伤在手太阴矣；从愤怒而得者，伤又在足厥阴矣。皆致吐血、咳血、咯血等症，岂一壮水可以胜其任乎？总之，人身之血，附气而行者也，一脏伤则气必不调，而血遂溢于外，故逆则上出，坠则下行，滞则阻痛，寒则凝，热则散，此自然之势也。后之君子于诊视之际、闻问之余，斟酌而得其情否乎？果能于此着眼，视其病之所伤在何脏，脉之所伤在何部，时之所值在何季，思过半矣。余曾治一咯血之人，平日极劳，每咯紫黑色俱成小块者，然必是饱食则多，少食则少，不食则或少或无。予以韭汁、童便、制大黄治之，二服而安，后以补中益气加血药愈，而知者以为怪妄，予谓极平常。盖实从《神书》究心，而置《医贯》为谈料者也。康熙二十六年五月，吴门周扬俊识于星沙寓中。

潘霨序曰：余奉使渡台后，感受海外瘴疠，吐血咳嗽，公余翻阅是编，照方试服，不旬日血止而嗽亦平矣。深服是编十方治法为切中窾要。盖吐血原于肺胃上逆，十灰散用柏叶以敛肺，大黄以降胃，牡丹皮、山栀等味以泻肝胆之火，然后清金补土，固其营卫，以次奏功，焉得不愈？经陈修园先生逐方详注，极为精当。余又以己意及名人所论，随笔添注于上。汪子用大令索阅是编，读而好之，用之有效，因为付梓，剞劂既竣，并乞弁言。光绪己卯秋吴潘霨书于鄂署之精白堂。

程永培跋曰：吾吴天士叶先生，凡治吐血症皆祖葛可久《十药神书》，更参以人之性情、病之浅深，随宜应变，无过不及，治无不愈。然亦治之于初病之时，与夫病之未经深入者；若至五藏遍传，虽卢扁亦莫可如何矣。

家藏此书有年，几获脉望，故亟付梓。然书中仅列十方，世皆以方少忽之，不知十方中错综变化有几千百方。故复采周氏之说，使人粗晓。业是者更察虚损二字，分自上而下、自下而上，自不致概以六味开手矣。古吴瘦樵程永培识。

刘桂曰：葛可久《十药神书》，其方治劳损吐血，颇有功效，但疑太平丸后跋曰：此方利人甚众，所得贶不可胜纪，未尝妄传非人，余渐老，恐致泯失，由是编次，与子孙济人无穷之利云。观此等语，知其非葛氏之书矣。可久，豪杰士也，虽医术亦所不屑为之，岂区区言利者哉？《姑苏志》有《可久传》，称其著书有《医学启蒙》《经络十二论》而不载是书，非其所著也明夫。(《中国医籍考》卷五十三引《续医说》)

丹波元胤曰：按弟坚曰，余尝疑《续医说》称葛可久《十药神书》，观其跋语，知非葛氏之书，而今本则云“胡子瞻得之于异人，传于子孙”一语，不及可久矣。顷阅《修月鲁般经后录》，具载十药，又有可久跋，正与其言符。且据李濂《医史》及《湖海搜奇》，可久之学，特受其父，而是书有“先师”字样，益可疑也。然《鲁般经》为元季明初之书，与可久眉睫相接，则赝书之成，殆在可久存世之日，岂以其盛名而然乎？(《中国医籍考》卷五十三)

《中国医学大成提要》略曰：按明外史本传，葛乾孙，字可久，长洲人。父应雷以医名时，著《医家会同》二卷。乾孙体貌魁硕，膂力过人，精于医学。《古今医统》云：葛可久名乾孙，震父之子，医实跨灶，心甚仁厚，求治不分贵贱，辄尽心药之，无有不效。著有《医学启蒙论》《经络十二论》《十药神书》等书。考葛可久十药次第之用法，如呕吐、咯血、嗽血者，先以十灰散劫住，如甚者，再以花蕊石散主之，大抵血热则行，血冷则凝，见黑则止，此其理也。止血之后，患人之体必稍疏解，用独参汤一补，容其熟睡一觉，不令惊醒，睡起元气复其二三。却分病用后诸药，保和汤止嗽宁肺，保真汤补虚除热，太平丸润肺扶痿，消化丸下痰疏气，随症加减。服药之法，每日三食前服保真汤，三食后服保和汤，二药间而服之，每日又浓煎薄荷汤灌漱咽口，用太平丸先嚼一丸，徐徐咽下，次再噙一丸，缓缓溶化，至上床时，亦如此用之。盖夜则肺窍开，药味必流入窍中，此诀紧要。如痰壅盛，先用饧糖拌消化丸一百丸吞下，次却依前嚼噙太平丸，令其仰卧而睡。服前七药后，若肺燥余嗽未除，可煮润肺膏如常服之，续煮白凤膏食之，复其真元，完其根本，全愈后合十珍丸服之，乃收功起身之药也。此葛氏通治劳嗽十药次第用法也。是书初见于周扬俊《金匮二注》后，先生于其方后再阐发立方深义，推究病之原因，治疗收效之理由，辨释发明；厥后程永培刻入《六醴斋十种》内，将周扬俊注改作自注；后陈修园加以注解，采入《伤寒》《金匮》；后林寿萱并作汤方加减歌括，刊于光绪甲申。吴江潘霨将陈修园逐方详注本，又以己意及名人所论，随笔添注于上。元和金德鉴将周扬俊本刊入丛书。炳章据周扬俊最初刻为正本，增加程永培评注，陈修园详注，林寿萱歌括，潘霨眉批，汇为一书，各家精义，可称纤屑无遗矣。

《明史·列传第一百八十七》曰：葛乾孙，字可久，长洲人。父应雷，以医名。时北方刘守真、张洁古之学未行于南，有李姓者，中州名医，官吴下，与应雷谈论大骇叹，因授以张刘书，自是江南有二家学。乾孙体貌魁硕，好击刺战阵法，后折节读书，兼通阴阳、律历、星命之术。屡试不偶，乃传父业。然不肯为人治疾，或施之，辄著奇效，名与金华朱丹溪埒。富家女病四支痿痹，目瞪不能食，众医治罔效。乾孙命悉去房中香奁、流苏之属，掘地坎，置女其中，久之，女手足动，能出声，投药一丸，明日女自坎中出矣。盖此女嗜香，脾为香气所蚀，故得是症。其疗病奇中如此。

徐显《葛乾孙传》曰：葛乾孙，字可久，平江人也。生而负奇气，仪状伟特，膂力绝伦。未冠好为击刺之术，战陈之教，百家众技，靡不精究。及长遂吏，折节读书，应进士举，所业出语惊人。主司方按图索骥，不能识跅弛士，把玩不忍舍，置君亚撰。君曰：此不足为也。吾宁龌龊从谀、离析经旨以媚有司意乎？遂不复应试，犹时时指授弟子，皆有可观。金华黄公溍尤奇其文，劝之仕，不应。世传药书方论，而君之工巧独自天得，治疾多奇验。自丞相以下诸贵人得奇疾，他医所不能治者，咸以谒君，无不随愈。有士人患伤寒，疾不得汗，比君往视，则发狂循河而走，君就捽置水中，使禁不得出，良久出之，裹以重茧，得汗解。其治他疾多类此。当是时，可久之名重于南北，吴人有之四方者，必以可久为问，四方大夫士过吴中，亦必造可久之居而请焉。其为人倜傥而温雅，慈爱而好施，故人无贤不肖皆爱敬之。至正壬辰，徽寇转掠江浙，吴人震恐。浙西廉访佥事李公仲善请君与图，君劝城之，因守以讨贼，仍请身任其事，李公壮其言，然其计，卒城之，而民赖以安。明年癸巳春正月，与予游开元佛舍，私与予言：吾闻中原豪杰方兴，而吾不及预，命也。夫今兹六气淫厉，吾犯司地，殆将死矣？如斯必于秋。予曰：何至是？逾月果疾，予往视之，则犹谈笑无他苦。秋七月，沐浴竟，遂偃然而逝，年四十有九。其诗未及诠次，藏于家。其行于世者，有《医学启蒙》，又《经络十二论》。君既没，而朝廷聘君之命适至，已无及矣。(《稗史集传》)

时觉按：附于《金匮要略二注》，收于《六醴斋医书》《小耕石斋医书》《陈修园医书四十种》《铧园医书六种》《中国医学大成》。民国二十二年《吴县志·艺文考二》载录周扬俊《十药神书注》一卷。

《十药神书注解》一卷　存　1803

元苏州葛乾孙（可久）撰，清长乐陈念祖（修园，良有，慎修）注解

陈念祖序曰：此叶天士家藏秘书也。前此流传，皆为赝本。余归田后始得原书，重为订注，附于《伤寒论》《金匮要略》之后，盖以《伤寒论》《金匮要略》为万古不易之准绳，而此书则奇以取胜也，然奇而不离于正，故可取焉。闽长乐陈念祖识。

林寿萱跋曰：姑苏葛可久先生精通方术，与丹溪朱彦修齐名。所著《十药神书》，专治虚损，虽编中仅列十方，而用药之次第逐一条陈。吴航陈修园谓其奇而不离于正，诚哉是言也。顾前此流传皆为赝本，修园解组后，始得原书重加注解，将刊附于《伤寒论》《金匮要略》之后而未果。乙卯岁，萱从旧书坊中得一抄本，于今三年矣，遍询方家，俱无是书，萱不敢私自秘藏，因并作汤方俚歌，亟谋付梓，以广其传，庶不负先生寿世寿人之意云尔。咸丰岁次强圉大荒落季冬月，后学林寿萱谨跋。

时觉按：收于《南雅堂医书全集》及《陈修园医书》之十六、二十一、七十二种。

《葛可久十药神书歌诀》一卷　存　1897

元苏州葛乾孙（可久）原撰，清无锡王泰林（旭高，退思居士）编歌

正德元年《姑苏志·文学》略曰：葛乾孙，字可久，生有奇气，貌特伟。膂力绝人，好击刺、战阵之法，以至阴阳、律吕、星数，靡不精究。长乃折节治经，研覃渊邃。入试屡下，遂弃去，不求仕，肆力古学，为文章陵铄古今，沛如也。父应雷取医书授之，乾孙稍治辄精，而不屑施行，或施之，辄取异效。壬辰，徽寇转掠，苏人震恐，廉访佥事李仲善请乾孙图之。乾孙劝城之以守，然后请自往讨贼。李从之，卒城之而事戢。明年，语光福徐显曰：闻中原豪杰方兴，而吾不得与，命也。今六气淫疠，吾犯咸池，殆将死矣，如期必于秋。一日，见武士开弓，取挽之而彀，归而下血。亟命其子煎大黄四两，子密减其半，饮之不下。问知之，曰：少耳，亦无伤也。我当以明年死，今未也。再服二两而愈。明年果卒，年四十九。所著惟《医学启蒙》《经络十二论》传。

时觉按：载总诀一篇，十方各一篇。收于张文睿校辑《温症论治》，有清钞本藏中国国家图书馆，2002年收于《国家图书馆藏稀见古代医籍钞（稿）本丛编》，影印出版，后附《肿疡主治方歌》《溃疡主治方歌括》。

《上清紫庭追痨仙方》一卷　存　1396

元亡名氏原撰，明赣县刘渊然（高道，长春真人）传，东吴邵以正（通妙真人）编纂

老叟自序曰：吾自处世以来，精研药术，急救济危，针灸明堂，无不详览，寻文检籍，洞视五脏之盛衰，缅怀古人，世莫能究，至如晋景公何为而死，虢太子何为而生。吾思刮骨续筋，开肠取病，惟有传尸之病最为难测，虽是患起一身，变动万种矣。为医者能明脉候，察病根本，如此治疗，固不为难，若差毫厘，则失千里。夫传尸劳者，皆因三尸鬼疰，九虫传灾，具载其原，以开未悟。

刘渊然序曰：人之百病莫甚于痨瘵，始于一身，终则延蔓而有灭门之祸，甚则及乎亲友，不已惨哉？因存先师原阳赵公手编治劳方论，盖出紫庭法中，皆前代明师所论。治要方法，实为简切，间尝以之施人，无不奇验，是用锓刻以广流传。倘苟有是病而得是书者，不待开津启钥而可以续命于危急之秋矣，且使人人得以同跻于仁寿，实所愿也。洪武二十九年岁次丙子孟秋，章贡体玄子刘渊然书。

时觉按：《道藏》录于太平部恻字帙中，为亡名氏《急救仙方》卷十、十一，所录老叟自序后附注：传世已久，固知姓名，惟存此文，不敢妄加其字，以俟知者。明天顺三年邵以正编纂《青囊杂纂》，收载是书，作一卷。老叟自序下，总论传痨，并第一至第六代虫证六篇，下为苏游论、痨瘵诸证、浴法、守庚申法、修合药法、医传尸方越王文，下为方剂，取虫鬼哭饮子、天灵盖散等三十余方，及针灸法。《大辞典》《中国医籍通考》作邵以正撰，并收于《医方全书》。

《论咳嗽条》一卷　佚　1449？

明奉贤徐彪（文蔚，希古）撰

时觉按：姚夔《太医院判徐公墓志铭》及乾隆二十三年《奉贤县志》卷七《艺术·本传》载录；康熙二年

《松江府志·艺文》、同治十一年《上海县志·艺术》均作《论咳嗽分条》二卷；嘉庆二十三年《松江府志》卷七十二及光绪四年《奉贤县志》卷十七又俱作《分条治嗽痢纂例》二卷。

《痨瘵至言》 佚 1655

清吴门郭佩兰(章宜)撰

时觉按：民国二十二年《吴县志·艺文考二》载录，同书《列传》作《痨瘵玉书》。

《理虚元鉴》二卷 存 1771

明绮石原撰，清古吴柯怀祖(德修，心斋)订正

赵何宗田跋曰：绮石先生医道高玄，虚劳一门，尤为独阐之宗。尝曰：人之禀赋不同，而受病亦异：顾私己者，心肝病少，顾大体者，心肝病多；不及情者，脾肺病少，善钟情者，脾肺病多；任浮沉者，肝肾病少，矜志节者，肝肾病多。病起于七情，而五脏因之受损。先生悯世人之病虚劳者委命于庸医，而轻者重，重者危，深可痛伤。特校昔贤之书几千百家，如四时各司一气之偏，未逢元会。乃伏读《素》《灵》而启悟门，得其要领，参订补注，集成一书。辨症因，详施治，审脉法，正药讹，精纯邃密，后岐黄而启发者也，其功岂浅鲜哉！奈书成身殁，易箦之日，犹谆谆以斯世之责，至嘱于两世兄及诸门下士，而不肖亦与闻遗命焉。今先生虽逝，而道在人间。长君伯儒，能读其书，次君东庵，能继其志，犹子济明及门下武林君宾沈子，能广其传。然则先生固未尝逝也！先生不忍后世病此者夭折而莫救，故临终以山中宰相事业专付仲君。会世变，遂弃棘闱而潜心于箕裘之绍。是书之成，实其发明者居多，所恨身丁丧乱，受梓无人，大惧淹没先生之德，是望后之仁人君子，体先生之心，登此书于梨枣而广传之，则吾侪幸甚！天下后世读其书饮其泽者幸甚！受业赵何宗田氏谨识。

柯怀祖序曰：医学祖《灵》《素》《难经》，而方不传。制方首推仲景，嗣后各立一说。仲景治冬寒，而河间明温暑，洁古理脾胃，东垣讲内伤，子和攻痰饮，丹溪究阴虚，六家为医学之宗主。王安道以冬寒分出中寒、伤寒，巢元方以温暑分出热病、中暑，罗谦甫以内伤分出劳伤、食伤，隐君以痰饮分售出湿痰、燥痰，叔和以阴虚分出真阴、真阳，其论尤为明晰。古人立说，各具一长，合其长，乃称全璧。余遍观诸家，虚症犹未尽厥奥。雍正乙巳仲秋，购得绮石先生《理虚元鉴》，实发前人所未发。其治阴虚主清金，肺为五脏之天也；治阳虚主健中，脾为百骸之母也。其方甚简，药味无多。《神农本经》药三百六十五种，效法周天度数，仲景一百十三方，取《本经》药九十一种入《伤寒论》中，或合经之大纲，或合经之一目，乃详于伤寒，推及诸病也。绮石先生独详于虚劳，盖风寒暑湿多乘虚而入，正气固则受病少，治虚劳是治其本也，诸病其余事耳。余素留心于六气司天，主客进退，乘除偏胜，而人病焉，不谙司天审病，误投药饵者过半。《元鉴》亦参及之，则绮石之论虚劳，犹仲景之论伤寒，非举一而废百也。韩昌黎谓孟子之功不在禹下，绮石岂在仲景下耶？医道大而微，不知天地人，不可与言医，不通儒佛仙，不可与言医。余浅昧，愧未贯彻，但愿业医者广为搜讨，会其指归，则吾道幸甚！斯世幸甚！乾隆岁次辛卯初夏，古吴柯怀祖题于复韵斋。

华杰序曰：余年未三十，获交柯君德修，今六十有九矣。君业医，余喜地学，辄谈论天下技术，地关一家休咎，医关一人死生。钝根人求名不成，改业图利，相地习医，自误误人，曷有底耶？然地误廿载后，医误旦夕间耳！君天姿颖敏，幼就塾同学，分授经，悉耳熟背诵，故潜心医学，得深造焉。本世医，复以明师指授，探源溯流，广搜博记，多购未见书，《理虚元鉴》其一也。君于疑难症立辨，制方不停睫，案简当，老医慑服。入都，名大振，医院诸人避席。太原守病，邀入幕，山右抚司以下，咸以扁卢目之。君善导引，长余数岁，健食如虎咽，步履捷于少壮人。余日就衰颓，每以屏俗缘、毋懈系功为最。君之邃于医，不但贯串诸家，得于静悟者尤多，来余家剧谈不厌，延治者急甚，久之乃去。今欲刻《理虚元鉴》公诸世，余四十余年知己，述其概弁诸简端。乾隆三十六年岁次辛卯三月朔日，牛毛道人华杰撰。

陈焱序曰：岁甲戌，予守毗陵，得一士柯子心斋。其先世浙慈人也，家传忠厚，多业医者。令祖锦堂先生侨寓锡邑之鹅湖，遂家焉。心斋性聪颖，倜傥不附时俗，文章有奇气，精书法，兼通家学，隐识为远到材，迄今二十载矣。一衿潦倒，蹭蹬场屋，岂其爱博而不专欤？顾多才者多艺，不相妨也，遇合会有时耳！予患头风，访医仰药无纤毫之效。心斋诊予脉，乃云治病不求其本，真为头痛治头。缘制一方，却与所患不相涉，服后痛渐愈，不啻陈琳之檄。及见伊令伯德修所刻《理虚元鉴》，因知心斋制方之意之所由来也。德修柯君，虽未晤言，其学业之渊博，已于所订者窥见一斑。且是书沉埋剥蚀，历有年所，当世不知有是书，即见之，谁复知为绮石作者？今柯君不掠美，以付剞劂，参订而表彰之，更可见其用心之厚矣。噫！学固贵崇其本，业必有待乎

时，不独医道也。是为序。时乾隆三十六年岁次辛卯嘉平月，闽中陈焱晋亭氏题于姑苏署次。

柯有田跋曰：《传》云：三折肱为良医。《楚辞》云：九折臂而成医。《曲礼》云：医不三世，不服其药。则业医者，贵专且久也。曾伯祖韵伯公，本诸生，精研医理，笺疏辨论极夥，自著《来苏集》等书数种，向未梓行。表舅祖陈时行，韵伯公嫡派，吾伯父所受业者，渊源固历历不爽也。吾家藏书颇备，刻本、钞本若干卷，相与析疑辨难，克穷阃奥。又与琴川杨资生先生讨论有年，凡儒生渊博而贯通者，广资稽考，则伯父于医，原本先世，参究明师，博访良友，冥搜囊哲，可谓专且久矣。今《来苏集》等书已刊刻行世。是书乃绮石先生所著，亦钞本之一，不敢自私，镌刻公世，既以阐古人之秘，亦以表得力之自云尔。乾隆三十六年岁次辛卯小春朔又五日，侄男有田谨跋。

陈光淞跋曰：右《理虚元鉴》两卷抄本，无锡顾信成所藏。信成研究医理，亟称此书，以为治虚劳功不在仲景《伤寒论》下。钞一册见赠，且请速梓之以行世。观其序跋稠叠，似经刊刻，遍求京师及各处坊间丛残故楮中，殊不可得。《四库提要》及张氏《书目答问》、朱氏《汇刻书目》均未及收，乃亟付剞劂，传诸久远，以为治虚专书，未必无补。传写既久，讹谬滋多，学识固陋，校勘非易，不敢臆度，传其可信，阙其可疑，网罗考订，有俟笃好。绮石先生姓氏里居，急切难考。观赵氏跋语，岂明末之遗老与避世之隐君子欤？杀青既竟，书诸简端。大清光绪二十二年嘉平月，萧山陈光淞识。

《中国医学大成提要》略曰：绮石先生，不详姓氏、履贯、时代。是书光绪二年葛氏已刻入《啸园丛书》，只有赵序一篇，葛氏后跋一篇。光绪丙申，陈光淞大版刻本，多柯怀祖序及牛毛道人华杰序、闽中陈晋亭序三篇，又有后跋二篇。兹准是刻起本，校勘付印。他如陆九芝，亦有是书删订本，刻入《世补斋丛书》后集中，今并述之，以备参考。

《续修四库全书提要》曰：明绮石撰。绮石以字行，姓名籍贯未详。门人赵何宗田序称，其次子东庵会世变之亟，遂弃棘闱而潜心于医，是书之成，实其发明者居多。知绮石当属明季人也。乾隆中，慈溪柯怀祖始为刊行（怀祖属清初名医琴之孙）。光绪中，元和陆懋修别有重订改编之本，同时，钱塘葛元煦仍以原本刊入丛书。上卷论病，下卷方药，诸论多精核，大旨谓虚有三本，肺、脾、肾是也。前人善治虚者，李东垣主补脾，朱丹溪主滋阴，薛立斋主补火，各有特见，亦各有流弊，当执两端而用中，合三部以平调。主脾主肾，前人颇有发明，而清金保肺一着，尚未有透达其精微者，故其书于论肺独详。又谓治虚有二统，阳虚者统于脾，阴虚者统于肺，前人专补肾水者，不如补肺以滋其源，专补命火者，不如补脾以建其中。故用东垣、丹溪之法而不泥东垣、丹溪，至于立斋之说，则尤慎也。案：虚损之病，号为难治，不培其中，则终无结果，调补不得其宜，则更生支节，无益而反有损，庸医误人者无限。是书辨证精审，治法分明，流弊较少。近时西法发明肺病最为慎重，绮石似已有所悟及，故能详前人之所略。陆氏改订，于治法无所异，惟于编次较从简明，今仍以原本著录，而改本则附于陆氏诸书中互见，以各存其真焉。

时觉按：原书成于明末，乾隆三十六年柯怀祖订正刻板，为流传通行本，光绪间又数为重刻，并收于《啸园丛书》《中国医学大成》。柯怀祖籍贯，自署“古吴”，《续修四库全书提要》称“慈溪”，《江苏艺文志》载于“无锡卷”，综合陈焱、柯有田序跋知，其先世浙江慈溪人，柯琴乃其伯祖，侨寓常熟，其祖锦堂侨寓锡邑之鹅湖，遂家，故籍贯有三。

《重订绮石理虚元鉴》五卷　存　1867

明绮石撰，清元和陆懋修（九芝，勉旃，江左下工，林屋山人）重订

陆懋修序曰：绮石先生《理虚元鉴》，传于其门下士赵子宗田，而刻于慈溪柯君德修者也。惜赵不言绮石姓氏，惟于原序中约略知其为胜国时人，其少子身遭世变，未经授梓，可见德修以前世无传本。而德修实得力于是书，故不使其终于沉埋剥蚀，而特寿诸梨枣以表彰之，其用心之厚，诚有如晋亭陈氏所言者。而德修所刊本亦未盛行于世，故世无多见此本。余自友人处借抄得之，其治虚之所以异于人者，已尽于六因中医药一因及所辨非弱七证，而于阴虚主清金，阳虚主建中，实超出乎专事肾经者徒以桂附补火、知柏滋阴之上，葛氏养道丹治虚十药不能专美于前矣。惜余所见传抄之本，体例混淆，先后错杂，所载各方，或书药名，或为歌诀，均未尽善，原本又不可得见，无从校对。乃不自揣，为之第其先后，一其体例，分为五卷，以理虚总论为第一卷，所列病症为第二卷，治病余论为第三卷，用药宜忌为第四卷，脉法列方为第五卷，删繁补漏，层次井然。非敢僭妄丹黄，实以此书确有至理可取以为治虚法，一经洗刷，遂成完书，既可阐绮石寿人之心，亦不没德修梓传之功云尔。同治六年丁卯仙诞日，元和陆懋修九芝氏志于梨花里邱氏寓斋。

李政均跋曰：绮石先生明季隐于医而以治劳推独步，所著《理虚元鉴》于虚劳治法确有心得，故能于群医莫挽之沉疴，愈彰其神妙。汉张长沙后，动称四大名家，其所操医术非不各擅所长，若举其治痨瘵、虚损以观，先生实后来居上矣。且其论症辨脉与夫审察药品之详明精当，无不示人以易知易从，即治此症之专门家，如胡氏《慎柔五书》、葛氏《十药神书》，亦难专美于前，洵救虚劳之宝筏也。其亲炙先生者，有赵子宗田，叙其书而表彰之，竟未传其姓氏，致过时末由稽考，亦缺憾事矣。其传播先生之书历有可考者，前清乾隆辛卯柯君德修梓行于吴，而闽中陈晋亭君为之叙，并称柯能不掠绮石之美，则其书之难能可贵与其人之沉埋既久已可想而知。而柯叙中则谓其书于雍正乙巳秋购得之，极称绮石论虚劳之功不在仲景论伤寒下，惟绮石此书为钞本为刻本，柯未道及，亦只可存而不论矣。所幸医界中有此不可磨灭之书，而若隐若现者百数十年，卒得柯氏一付剞劂，而人与书自此可永其传，岂非有天意存其间乎？又百年以医名著于吴者，有陆相国凤石之尊人九芝封翁，见此书而重之，惟惜其为传钞之本，体例多乖，难遽授梓行世，不得已于同治丁卯重加修订，并刊于《世补斋》后集。厥后无锡顾信成氏亦藏有此书钞本，光绪二十二年得萧山陈氏光淞刊传于沪，其体例尚不大异于陆，且多载药方五道，其所治亦关紧症，必为陆见钞本所遗者，或顾藏钞本即出自柯刻原本欤？宣统初，又有桐乡冯氏汝琪、汝玖京局排印本。玖为受医学于陆相者，琪复两次闱试出陆门，皆封翁再传弟子。盖以《理虚元鉴》为医家切用之书，陆全集非尽人可得，不如摘出为单行本，流传易而拯救多，且陆刊后集冯曾任襄校，更信足为印本模范，亦因久客于都，沪刻尚未寓目也。均少时即性嗜医籍，而年逾花甲始获睹《理虚元鉴》于友人案头，崇拜之余，亟购于汴梁书肆，竟少知者，又求于京津两地亦弗得。迟之久，乃得契交言百乐君惠以冯印本，旋又承郑志先、谭千里两君前后赠以沪刻本，而后觖望大慰，既思始之得见此书已晚，继复购觅维艰，皆由刊传印行未能远布，知者寥寥耳。今所得刊印本两种，如陆氏之校订精严，顾氏之钞存完美，皆寻求非易易者，又喜彰郡有慎记石印局，能慎重将事，用特谋诸局友，为印若干册以资散布，庶几业医者遇此重大棘手之症，获金针而普度，拘恙者当存亡呼吸之际，赖神术以回生，则斯世之幸，亦此书之幸也夫！中华民国陆年岁次丁巳仲秋，虚度四百有二十甲子，辽东李政均可亭氏识于古相州。

时觉按：同治六年，陆懋修重订明绮石《理虚元鉴》二卷，改为五卷，卷一理虚总论，卷二虚劳诸症，卷三治病余论，卷四用药宜忌，卷五脉法列方。收于《世补斋医书》。

《周慎斋遗书》十卷　存　1573

明东吴周之干(慎斋)撰

赵树元序曰：余舅祖琢崖王先生，乾隆甲午寿届七十有九，病将易箦，手书一编，嘱余曰：是为明医《周慎斋遗书》，开雕未半，子幸竟其事，卒成吾志。余谨受教，唯而退。乃于是年之冬续刊其余，共成书十卷。雕事毕，为之序曰：先生讳琦，字载韩，号綷庵，又号琢崖，晚年自称胥山老人。未弱冠，补弟子员，即馆余家。先王父松谷公相与昕夕讨论书史，上下古今，旁及青乌演禽、蓍筮云篆、贝叶之文，兼收并览，孳孳至忘寝食。性俭，素尚义，壮年丧偶，不更娶，不蓄资，有得即以供剞劂氏，刻所注李太白、李长吉等集，既《医林指月》十二种，其他未付梓者尚多。此《慎斋遗书》则得自晚年，第钞本阙陋，借得东扶张先生藏本，始备卷数。慎斋名之干，明季东吴人，以医鸣，著书三数种，《张氏医通》曾引其说。此本为勾吴逋人名球者所订，其文义颇未润泽。大抵慎斋门人记其师所指授，语多质朴，无高手宣达义旨，读者尝病其蹇。东扶先生少为利导之，琢崖先生复细加厘定，始成完书。余于岐黄理无所窥。然以先生之博极群籍，又醉心于方药术者数十年，其所许可谓补世之所未备，则其有裨益于医道无疑也。是书传，慎斋之名亦传，而勾吴逋人亦不枉费数十载之参稽，其名亦传。岂徒以其名也欤哉？世有人熟玩反复，禀是以御诸疾，而收其立成之效，虽得其旨于慎斋，然卒成其书之功，而垂益于后世，非先生其谁与归？余是以不敢委其命于草莽，而终践其诺也。仁和赵树元石堂氏谨序。

勾吴逋人序曰：医道自东汉张仲景后，教亦多术矣。东垣温补，河间清热，丹溪滋阴，戴人攻伐，四家者，概皆有闻，然俱各得仲景之一体，而非轩岐之正派也。明季江东周之干慎斋氏，生乎二千年后，而独得仲景之精髓，直驾李刘朱张而上，有非季世俗医所能仿佛二三也。但《遗书》数卷，出于门人之记录，未经较正，多有隐晦重复之弊。球久欲删烦去冗，订为定本，年来因注《易》未遑，近日《易》注告成，南阳《金匮玉函经解》亦已脱稿，于是删释《遗书》，更定卷帙，阴阳脏腑，气运色脉，经解方解，病机方案，分录十卷，以翼仲景《金匮玉函经》，作杂证之准绳，为后学之楷式，少医医者虚虚实实之病。球僭妄之罪，自知难逭，然球自年十四即业医，继晷焚膏，诵读几三十载，幸得稍知一二，而性拙不能阿世，天之所以命我者，端在斯矣。即欲偷安而诿责，业有所不敢耳。乙酉申月，勾吴逋人书于学易草庐。

《中国医学大成提要》曰：读赵氏《存存斋医话》云：周先生慎斋名子干，宛平太邑人，生于明正德年间。中年患中满疾，痛楚不堪，遍访名医无效，复广搜医方，又不敢妄施。一夕强坐玩月，倏为云蔽闷甚，少顷清风徐来，云开月朗，恍然大悟曰：夫云，阴物也；风，阳物也。阳气通畅，则阴翳顿消，吾病其由是乎？遂制和中丸，服不一月而安，后遂成名医。盖先生初从查了吾游，尝就正于薛立斋之门，故其用药亦以六味、八味、补中益气数方治病，犹不能脱薛氏窠臼，惟先生能变化心裁，不执死方。传云：问难数日，豁然贯通，立斋真名师也。理道甚明，惜其稍泥。若先生之治疟，有升其阳使不并于阴则寒已，降其阴使不并于阳则热已，可谓神明变化者矣。尝阅《本草述钩玄》卷首云：自明以来，江南言医者类宗周慎斋。慎斋善以五行制化、阴阳升降，推人脏气而为剂量准。雍正以后，变而宗张路玉，则主于随病立方，遇病辄历试以方，迨试遍则束手。吾于是欲购求慎斋先生书，后得见《医学粹精》五种，如《查了吾正阳篇》、《慎斋三书》、《胡慎柔五书》、陈友松《脉法解》。其《慎柔五书》已刻于《六醴斋丛书》内，本集刊于虚劳丛刊中，其脉法亦是慎斋先生著，陈友松加注而已。考查了吾乃慎斋师，见石震《胡慎柔传》，胡慎柔为慎斋先生弟子，三书者，皆先生与弟子口授耳传，记录成篇者也。惟《慎斋遗书》尤为先生晚年心得所集，出于门人记录，未经校正，多有隐晦重复之弊。勾吴逋人球先生自幼年习医，继晷焚膏，以三十载苦学，特将此书删繁去冗，更定卷帙，以阴阳、脏腑、气运、色脉、经解、方解、病机、方案，分为十卷，书成，藏于复易草庐，未即行世。其时适王胥山老人刻自注《李太白集》及《李长吉集》，即《医林指月》十二种等竣工，嗣得复易草庐《慎斋遗书》，遂详加校订，阙漏者借得东扶张先生藏本，钱登谷抄本，及胡念庵先生所藏《慎斋医案》，互参补正，且仍表明从何书补入，然勾吴所订原本虽已删润，其文义仍未润泽，读者常病其蹇，复经东扶先生之鉴定，胥山老人之厘订，于是始成完书。时在乾隆甲午，琢崖先生年已七十有九，开雕未半，病将易箦，手书于仁和赵石堂先生曰：是书为明医周慎斋遗书，开雕未半，幸竟其事，以成吾志。赵君谨受教唯唯而退。是年之冬，乃续刻其余，成书十卷，惜印行无多，板遭兵燹，故近世已属罕见。炳章旧得杨素园藏本，以重值购归读之，见其阐发病源病理，真能独出心裁，不拾前人牙慧，把玩不忍释。余意业斯道者，苟能将此书殚精致力，必大有裨益也。爰重为校定，将张王等注，未经圈点者则加圈之，原文注语义有未尽处则参以已意，于句下附注之，其原文仍不更动，恐乱其文义耳。校订既竟，曾于民国八年间付诸石印，惟字迹过小，讹字圈点，错误仍多，亟为重校，编入本集印行。

时觉按：慎斋口述，门人记录整理，书成未刊，清乾隆三十九年钱塘王琦据勾吴逋人删订本，参阅张扶东、钱登谷评注本，参互补正，刊刻行世。有乾隆四十一年丙申刻本藏白求恩医科大学及四川省图书馆。收于《中国医学大成》。

《慎柔五书》五卷　存　1636

明毗陵释慎柔（住想）撰，毗陵石震（瑞章）订正

顾元交序曰：士生于叔叶，不能希志轩冕，又不能遂邱樊，其或隐身以利物，混俗以宏道，往往以技显于时。史家列方伎，日者、仓公并传，刘歆校中秘书，占候、医方并载《七略》，一则定犹豫于几微，一则救艰危于呼吸，学医乎？学卜乎？吾学医矣。予自壬午逮乙酉间，连岁作客，几罹兵革者数矣。乃退而悬壶市上，予岂妄诞哉？吾友石氏瑞章为之依表也，然予之知瑞章，由于先知有胡氏慎柔，以医隐于僧，物故者十年矣。予交之在二十年之前，先是，吾师熊鱼山先生夫人得奇恙，随宦游，遍叩青囊，终无济者。予推毂慎柔，竟以六剂奏效，再数剂全瘳。自是予与慎柔同客于先生松陵治所者一年，既得朝夕领绪益，又尽收其枕匣之秘，得抄本盈尺。辛未年，予北游太学，携之篋中，会鱼山先生以黄门罢归，思慎柔不可得见，欲尽索其书，予不敢私，而紫编丹笈，自吴入燕者，又自燕入楚矣。寻又遭寇獗猖，先生挈家迁播，闻其书已久没兵火中，乃慎柔即有另本，亦已星散不可问。比年来，予以瑞章友善，每与促席研究医旨，兼诸家之长，深望洋之叹，青过前人，玄成奥帙。然终于不忘所自，思慎柔不少辍，而虚怯一门，尤推独步，遂出其遗书，即予向所授受者也，予为庆幸及感慨者久之。瑞章遂谋之枣梨，盖传其学，传其人，起膏肓于未形，驱府俞之沉患，瑞章之业广矣，瑞章之庆长矣。瑞章齿少于予，其学窥渊海，宿儒不能也。刀圭入口，僵者立苏，所在户外履满，所著述甚博，丽名诸生，身故在隐显之间。予则灰心，将以越人老矣，惟瑞章有以导予。考尹顾元交书。

石震《慎柔师小传》曰：师毗陵人，胡姓，本儒家子，生而敏慧，稚年寄育僧舍，长寻剃发，法名住想，字慎柔。性喜读书，凡一切宗乘以及儒书经史子诸编，无不究览。心血耗疲，得瘵疾，几不起。时查了吾先生寓医荆溪，师往求治，岁余获痊。了吾先生泾县人，为太平周慎斋先生高座。师颖悟沉静，了吾先生深器之，欲授

以己学，师由是执贽事先生十余年。先生惧其学识过己，乃令往从慎斋先生，与薛理还偕行。理还亦毗陵人，予于己卯春曾识荆于嘉水，时年已逾七十。因出了吾生平所验案及禁方赠予，予自此益尽窥了吾之学。慎斋先生名满海内，从游弟子日众。师随侍，每得其口授语，辄笔之。先生初无著述，今有语录数种行世，多师所诠次也。师自是归里，治病辄应，履日盈户外，然性好施，虽日入不下数金，而贫如昔。岁庚午，吴江宰熊鱼山先生夫人抱奇恙六七年矣，延师至，以六剂奏效，一时荐绅士大夫咸服其神明。因往来吴会间，里居之日少。岁壬申，予时习岐黄家十余年，雅慕师，每相过从，谈论辄达曙忘倦。师每忾生平所学，嗣者寥寥，言之惋然。然窃谓师貌古神暗，当得永年。亡何，丙子仲夏忽示疾，以手札招予，授生平所著书，凡虚损一，痨瘵一，所札记师训一，治病历例一，医案一。又数日，竟脱然去，年六十五。距今又十年矣，予将以其书寿之于梓，因为之传。

师训题辞曰：师训者，查了吾先生麈头之言，而慎柔述之者也。刻《慎柔五书》而先之以师训者，志所自也。应酬驳剧，随感随发，非著撰也。晨昏风雨，随闻随述，非笺疏也。故其言多直率而不文，其词章多琐屑而无脊，然正如道家之丹源，禅家之宗旨，得其单词片语，即可该贯万理。今又错综原文，依类连举，稍加序秩，无伦次而有伦次，庶几学者便于观览焉。是编出，不但慎柔祖述了吾之言在是，而慎斋先生之源流亦可窥豹一斑矣。

王陈梁跋曰：程瘦樵每以旧医书饷予，前岁得睹王太仆《元和纪用经》及韩飞霞《韩氏医通》，既抄录而珍袭之矣，今夏复以《慎柔五书》示予。予观其书，凡治诸症皆以保护脾胃为主，渊源本于东垣而化裁宗诸薛氏，其于虚劳之症截然两分，治法不混，更发前人所未发，洵为医家可宝之书也。手为抄录，不惮烦暑，亦以见老年嗜好云尔。乾隆丙午秋七月，后学王陈梁识，时年六十有五。

道光二十二年《武进阳湖县合志·人物志八》曰：胡住思，字慎柔，精于医。与泾县查了吾善，遂师周慎斋，尽得其传。所著《慎柔五书》，能发慎斋所未发。其徒石震又从而注释之，名亦埒焉。

道光二十二年《武进阳湖县合志·艺文三》按曰：是书，一师训，二治病历例，三虚损，四劳瘵，五医案。

《续修四库全书提要》曰：明释慎柔撰。慎柔，胡姓，武进人，本儒家子，为僧，名住想，以字行。究览宗乘，兼通儒书，见石震为作小传。以病瘵求治于泾县查了吾获痊，因从学医，又问业于太平周慎斋。会熊鱼山为吴江令，妻久病七年，慎柔为治愈，医名益播，常往来吴会间。是书分五章，曰师训第一、医劳历例第二、虚损第三、劳瘵第四、医案第五，多述其师查氏、周氏之言，其渊源实出于薛氏立斋而不为所囿。凡损证、瘵证皆由于虚，变证百出，泛言培补，非当也。慎柔因病学医，体会亲切，所列方证赅括，又能参以活法，乃时医之铮铮者。是书清初刊于石震，后经程永培刊入丛书，治虚劳者颇多取资。光绪中，建德周学海有评注本，称其书格律谨严，颇有精语。又谓，观其医案，药力太薄，不足以治大病，讲方法者必有《伤寒》《金匮》之矩矱，兼《千金》《外台》之魄力，乃能任艰巨，适变化而不竭。其论不为无见，然可与立乃可与权，当于谨严中求变化，正不必专以高谈古调方为吐弃凡庸也。

时觉按：道光二十二年《武进阳湖县合志·人物志八》载录石震《慎柔五书注释》。收于《六醴斋医书》《周氏医学丛书》《中国医学大成》。

《何氏虚劳心传》一卷　存　1722

清云间何炫（令昭，嗣宗）撰

《中国医学大成提要》曰：清何炫撰。炫字嗣宗，云间人。首列虚劳总论，其云虚劳之证无外邪相干，皆由内伤脏腑所致。如酒伤肺，湿热熏蒸，则肺阴消烁；色伤肾，精室空虚，则相火无制；思虑伤神，神伤血耗，则心火易炎；劳倦伤脾，最能生热，热则内伐真阴；怒气伤肝，郁怒则肝火内炽而灼血，大怒则肝火上冲而吐血。此五者，皆能劳其精血。道经云：涕唾精津汗血液，七般灵物总属阴。阴虚则内热生而成虚劳之症。大约酒色成劳者多，童子患此者则由先天禀受不足，师尼、寡妇、室女思欲不遂，气血郁结，亦能致此。此论其成劳之原。至于证状多端，不及尽述，其如病有七传。其治有七误，其一引火归元之误，其二理中温补之误，其三参芪助火之误，其四苦寒泻火之误，其五二陈消痰之误，其六辛剂发散之误，其七治疗过时之误，皆条分缕析，详辨其致误之由。盖治之甚难，有三大要焉，一曰补肾水，二曰培脾土，三曰慎调摄。今观世人之患斯病者多，而保之者少，以病者治之不早，医者治之不善也。故特发明阴虚成病之因，次及方书之混列，更推其真阴易虚之故以及标本传乘并治之误，而终之以治要。其指归如是，非敢娇当世之偏，实本诸先哲及先世之发明，及余生平之经验，合之以为《心传》云。他如察脉法、辨死候、虚劳所宜饮食药物及养生之法、虚劳所忌饮食诸物及却病之方，列虚劳选方二十方，自制二方。每方先列主治证候，次药方，次兼证、加减法，次发明方义及宜忌之症，变通化裁，尤赖心领神会之机巧。名家虚劳验案，有法中之法、法外之法，凡用药须活泼地，如珠走盘，心灵智巧，随机应变，则成道矣。

《续修四库全书提要》曰：清何炫撰。炫字嗣宗，松江人。是书专为治虚劳而作，大旨主于阴虚则生内热，谓服参芪受补者为可治，气虚阳虚之证也，服参芪不受补者为不可治，血虚阴虚之证也。世医不知阴虚者，多将气血阴阳模糊调治，其误有七：一曰引火归原之误，二曰理中温补之误，三曰参芪助火之误，四曰苦寒泻火之误，五曰二陈消痰之误，六曰辛剂发散之误，七曰治疗过时之误。其主治之要有三：一曰补肾水，二曰培脾土，三曰慎调摄。又详饮食药物之宜忌，为养生却病之方法。选前人成方及自制者共二十方以备用，附历来治验为印证，于病之浅深异候，分别甚晰。案：陈念祖论《金匮》虚劳诸证治，桂枝加龙骨牡蛎汤从肾虚立法，建中汤从脾虚立法，黄芪建中汤从气血俱虚立法，八味地黄丸、天雄散从脾肾俱虚立法，至薯蓣丸主祛风，大黄䗪虫丸主逐瘀，并前补虚诸法为治虚劳之三大纲。此古法也。自朱震亨创阳常有余阴常不足之论，后人尤注意于阴虚，是书即宗其说者。其论治要虽以补水培土为主，而自制之清金散、加味清宁膏、白凤膏等方，力避温燥以保肺，实于补肾补脾之外，更申广义。绮石《理虚元鉴》标明三本二统，谓阳虚之证统于脾，阴虚之证统于肺，立论较是书尤为剀切，其宗旨则无大异。绮石之说治虚劳者奉为指南，是书亦正可与之参证也。

时觉按：是书前后无序跋，收于《槐庐丛书》《中国医学大成》。

《虚劳秘要》一卷　存　1907

清云间何炫（令昭，嗣宗）原撰，长洲赵廷玉（双修）修订

惠善恩序曰：是书系云间何嗣宗先生著，为其平生心力所萃，付之后裔珍藏，不肯稍示外人。其门弟子惟陆峨方石得其心传。今春相识何先生季子铁珊氏，出重价借观，仅许两日。余命诸子漏夜分抄，越宿而成，为时甚暂，不及细心参校。以录存之不易，故述其源起以示后人，愿永藏之以为鸿宝焉。光绪三十一年三月，红豆后裔惠善恩序于种芝斋之研北。

时觉按：何炫原撰《何氏虚劳心传》，惠善恩抄录，后赵廷玉修订，收于《赵双修医书十四种》，有光绪三十三年稿本藏中国中医科学院。

《肺病论》六卷　存　1911

清江都葛荫春（廉夫，绿萝庵主）撰

自序曰：昔者古圣人之著医经也，谓天布五行以运万类，人禀五常以有五脏，使五脏元真通畅，人即安和，其调和之法诚不可以偏废也。夫既不可以偏废，而荫独著《肺病论》者何谓也？盖以肺居至高，为脏腑之长，主持诸气，统营卫，朝百脉，外合皮毛，举凡内外诸邪皆得从而干之，故肺于人身负责任为最重，乃相傅之官也。自黄帝至于今日，凡诸名家，无不推重在肺，善养在气。荫承家学三十余年，近复参阅泰西医理，揆其意旨，大半发源于中学。其论肺也，亦颇推重研究，且谓叠经名医考证，竟未获肺体炎之原，尚未得治肺病之正药，其用心可谓苦矣。又谓各国军民之死于肺体炎者，常得三分之一，其受害可谓惨矣。核其宗旨，良由西医长于实验理化，短于气运理化，故其论肺病仅得中理十分之半，而华士之习西医者，多不参考中学以补西医之阙漏，致中西允无结合互证之日，而中医疗肺病之妙谛，永不能启发西医之智识，而西医抱肺病之沉疴永不克取效中医之药石，荫甚悯焉。方今中西互市，凡百制造，中西皆互相传述，新理发明，一日千里，何为医学而各守其旧堦？日本由中医而改进西医，其治疗诸病多参合中理，自守秘密，为货居奇，荫颇非之。所以有《肺病论》之专著，无非一视同仁，唤醒西医知我中医之疗肺病有广大之良法美意。能得我书而读之，可以永脱肺炎之苦恼焉。宣统三年三月朔日，江都绿萝庵主峒道人廉夫。

游敬森序曰：葛君廉夫以医名噪大江南北。光绪癸卯，徐菊人中堂为巡部尚书，特创中央官医院隶于部，闻君名，以厚礼聘于沪上，授为医院中医正医官，敬森备位西医监督。自开院以来，每日之就诊于中医者，上自王公，下至贩竖，约三百五六十人，而就君诊者恒占十分之六。其有不及待者，愿退号牌，明早再至，不肯就他医。而君于诸求诊者应手辄效，百不失一。斯时中西医互相标谤，君独訚訚如也。敬森同乡有法部许参议之子，病风躄住院就诊者将一月无效果，敬森乃叩于君。君谓少年人苟非色欲之伤，均可计日而愈，但须摒去西医诸手术，非鄙之也，各承家技，方无榫格。敬森伟其言，乃如君命，未十日而病者能履，再十日而健步如

常。中医何尝无人焉？因此而中西互谤顿息，西医士之旅京者咸于君特加殊眼焉。宣统元年，初创禁卫军，训练大臣涛贝勒特调敬森为军医科监督，以君为中医科科长。适军中病喉痧甚亟，西法屡穷，得君之补助，全活甚众，以功授参领兼内廷行走。敬森间尝与论医术，谓西医专注重肺病，而至今未得治肺炎之新药，泰西各国年来之死于肺体炎者岁日增加，中医于肺病何视之漠然？君哑然失笑曰：中医之视肺病较西医为尤切，西医虽重视肺病，且未识肺字之义，中医之于肺病既详且尽，一者散见各书，二者多不以肺病名，譬如痰饮、咳嗽、哮喘、吐血、咯血、胸痹等证，皆肺病也。况人一身之内外，皮毛、三焦、气血、营卫、经脉，无一而不统于肺，六淫七情、九窍四末诸病，无一而不关于肺。仆不吝预识西医肺病之说，空言无补，欲思有以补救之，抱四海同仁之决心，乃于公余之暇，搜集诸名家肺病论治，都为一编，凡六十余论，九百余方，颜曰《肺病论》。现尚在筹集中，未竣也。敬森闻斯善利，不禁狂喜，请先睹为快，君乃出稿示之。略读一过，见其条分缕晰，引证详明，斯时所见仅得其半，他日此书全部告成，不独为中西医家之宝笈，凡人皆当手执一编，预作利己利人之用。盖以是书曲尽肺病之内外标本病理，而百病皆可以见病知源也。谁谓中医无科学原理者哉？归寓喜而忘寐，乃荃次其问答以为序。民国三年夏历四月上浣，三水愚弟游敬森星伯氏拜题。

山西中医改进会序曰：时至今日，中医陵替极矣。自前清道咸以后，泰西医术澎湃而东，中医当之，几不免受天演淘汰之末由，竞存救时之士尽然忧之，佥谓中土医籍非无精深独到之诣，第以文字奥衍，漫无统系，东鳞西爪，爬梳为难，学者有终其身望洋而叹者。是非仿效西例，重行编制不可，而先生应时势之要求，乃有《肺病论》之产出。肺病论者，论凡关于呼吸器官之病理也，是在病理学中最重要之一部份。先生首及于此，为之定其义例，准是而推及于循环器官病理、消化器官病理、排泄器官病理，终结之以神经系病理，是中国无病理学而有病理学矣。则此《肺病论》一编，实为后世编制病理学之导师也。矧泰西人士称肺病为最难治，经数十国之著名医家历验多年，迄今尚无正当之疗法，岂知我国自《内》《难》以降，以至汉晋唐宋金元诸名家学说，业经覃思竭虑，几费研钻，得先生汇合而编次之。凡肺之本病以及肺之所属，与夫肺之所受内外诸病，罔不条分缕晰，备述靡遗，计论六十七篇，选方九百二十余首，弘中肆外，聚欧亚诸大家学说而一炉镕冶，此固空前绝后之巨著也。宁独知医者得此，临证施治可引为参考之资，即不知医者得此，见病知源，亦可藉广利济之用，其为裨益岂浅鲜哉？昔敝会医学杂志刊行伊始，先生投稿数则，曾经披露一斑，今则脱稿付梓，俾海内人士得窥全豹，行见斯书一出，纸贵洛阳，有无不以先睹为快者矣。夏历甲子长至前五日，山西中医改进会拜序。

时觉按：有民国十六年山西医学研究会铅印本藏上海图书馆、上海中医药大学、云南省图书馆。

《虚痨证》 未见 1911？

清常熟金君赞撰

《吴中名医录》曰：金宝之，名玉振，清末常熟练塘镇人，生于道光六年，卒于宣统三年。家经商，本性恬静，好读书，有志于医，年未弱冠，即从御医马培之游，尽得其传。归里悬壶，治病常获佳效，求治者日众。又在邑城虞山镇中巷设立医庐，医名闻乡邑。行医六十余年，规矩法度，宗以经义，博学旁通，善集众长。其治咽喉疡症，继承马氏经验，祛毒务尽，内外兼施，用药轻巧；其治内科杂病，重却邪安正；疗虚劳之症，重后天生化之本，一旦胃气得苏，即以饮食消息之。生平爱书，家藏逾万卷，后焚于日兵。为便乡村僻壤，创办树德堂药店，深受农人赞誉。子君才、君赞均承父业，医名亦振。君才卒年四十九，君赞终年六十三。君赞遗有《医宗脉诀》《药性赋》《虚痨证》三篇手迹，以及部分内外科医案验方。

时觉按：《吴中名医录》据金光宇供稿载录。

《消证汇编》 佚 1881？

清崇明施汝谐撰

时觉按：光绪七年《崇明县志·艺文志》载录。

《痰饮论》 佚 1881？

清崇明石中玉(蕴冈)撰

光绪《崇明县志·艺文志》曰：石中玉，字蕴冈，监生。性温厚，精岐黄书，有起死回生之术。

时觉按：光绪七年《崇明县志·艺文志》载录。

《痢症汇参》十卷 存 1773

清海虞吴道源(本立)撰

齐秉慧序曰：是书所载，盖因痢证坊间刻本尚少专科。余业医有素，博览《痢症汇参》一书，其中汇集喻嘉言、张路玉、叶天士、张景岳诸名家之论，皆本《素问》《灵枢》《千金》《外台》诸书，悟出不偏于寒、不偏于热，凡阴阳虚实表里补泻，无不各尽其妙，详其肯綮，诚为痢症善本。以便按集考证，俾业是科者当细意参究，庶几不愧于斯道云尔。齐有堂主人识。

凡例曰：一、是刻本《内经》微旨，继采前贤的论，凡险僻者不录，即近似而不可为典要者，亦概从删节。一、痢症向无专科，至明喻、李两先生出，始分外感、内伤、湿火、燥火、三阴、三阳以及疏散、凉解、升举、温补诸法。有脊有伦，宗之辄验，后学之临证者，大可据以下手。故余博采前人绪论，凡标本治法之明晰者，几无遗漏。而于此二公议论尤所服膺云。一、治痢诸法似易，实至难，小有不当，同于操刃。是集所载古法，皆取中正和平。凡四大名家著述，订其醇驳，各为论定，庶寓目者一览了然。一、痢症为病名之一端，原可数言而悉，兹恐后学轻忽，证治间有称引多端、涉于繁琐处，然大旨仍无难出，阅者其鉴予苦衷焉。一、凡医书列方于证后，今则另开集后，仍依各门次第，以便按集而稽。间有重复，概从删略，临证察资病情，细意选方，庶不致攻补误用耳。一、妇人胎前产后之痢，自昔称为难治，宜宗路玉先生三禁五审，必先其所难而后其所易，盖难者治而易者不难。所歉藏书不广，挂漏良多，四方同志更益所未备，则幸甚。一、是书初脱稿，即经凌君颙若反复商榷，里中王君敬亭复怂恿付梓，因循五载，始克告成，而凌君墓草已宿矣，曷胜挂剑之感。道源本立氏识。

民国三十七年《常昭合志·艺文志》曰：《痢疾汇参》十卷，凌万才等序，王式金评，《恬裕斋书目》刊本。吴道源，字本立，善医，居梅李。

《续修四库全书提要》曰：清吴道源撰。道源字本立，常熟人。道源以治痢旧无专书，惟近代李中梓、喻昌两家于外感、内伤分别最清，因遍采前人治痢方论，以资参考。首载诸贤总论，次言外感、内伤、三阴三阳、湿火燥火致病之由及诸痢之别，次言患痢者之见证，次言女科产前产后诸证，次言儿科诸证，次集治痢诸方，引用诸书至四十种，可谓详博矣。案：仲景《金匮要略》呕吐哕下利合为一门，而方论与《伤寒论》三阴篇之文略同，喻氏疑《金匮》原有脱失而后人以伤寒文补之，其说虽别无确证，要是读书得间。其《医门法律》中治痢之法最多心得，道源是书实以其说为主要，复博采众说至数十家，以为辅佐，分证胪叙，惟诸家立论，于清温攻补各有偏见之不同，荟萃贯串，颇费斟酌。自述凡例云：间有称引多端，涉于繁琐处，大指仍无杂出，亦所谓得失寸心知也。所载诸方，各就原书胪列，不避重复，盖取案而不断之义。然医家之事重在实验，熟于利害，方能折衷，归于一是。若第就群书辑录，可资借镜之资，而不免多歧之惑，阅是书者正在善会之耳。

时觉按：收于《齐氏医书四种》，未见“凌万才等序，王式金评”等内容。《中国医籍考》卷六十六载录，无卷数，“未见”。

《治痢论》一卷 佚 1855？

清无锡王文濂(莲舫)撰辑

时觉按：《吴中名医录》据《锡山历朝书目考》卷十二载录，民国二十二年《三三医报》一卷一期周小农《无锡医学书目考》亦载录。王氏生于乾隆壬寅，卒于咸丰丙辰，习举子业，屡试辄屈，议叙县丞。精岐黄，施诊舍药，以仁厚为怀。

《痢症汇参》 佚 1860

清青浦张仁锡(希白)撰(迁居嘉善)

光绪二十年《嘉善县志·人物志八·艺术》曰：张仁锡字希白，青浦人，后居魏塘，以儒术为医，精于诊切。著有《痢症汇参》《四言药性》《夺锦琐言》《医案》《医说》等书，思念粤寇之乱，弟子吴炳存其稿待梓。

时觉按：张仁锡，青浦人，迁居嘉善。《嘉善县志》之《艺文志一·书籍·新补》载录为《痢疾重编》。

《疟疾伤风心法》 佚 1807？

清青浦倪赤文撰

乾道间《金泽小志·艺术》曰：倪赤文，田山庄人，县诸生。资性通敏，读书目数十行下。立品端方。通

《内经·脉要精微论》，为时名医。广陵丁太守某闻其名，延治其子病。诸医入座，咸难之。赤文布衣草笠而至，诊视曰：此易治也。令置暗室，一宵痘发而愈，盖纵蛇吮其毒也，诸医乃帖然。酬以金不受，取盆兰二本而归。又有贵公子病烦闷噤语，赤文曰：香触其脑，嗅以粪即痊。其治法神效多类此，远近咸称为仙。著《疟病伤风心法》，以二症人所忽视，故言之特详，惜其书已佚。

时觉按：乾道间《金泽小志》卷三《艺文》作《疟疾伤寒心法》，以伤风为是。

《三疟心得集》四卷　未见　1824？

清无锡汪士燮（理斋）撰

《江苏艺文志》曰：汪士燮（1781—1831），字理斋，清无锡人。

时觉按：《江苏艺文志·无锡卷》据《三三医报》一卷一期周小农《无锡医学书目考》载录。

《三疟得心集》二卷　佚　1824？

清宜兴屠用仪（羲曜）撰

道光二十一年《宜荆县志·荆溪人物志·艺术》曰：屠用仪，字羲曜，邑诸生。资性过人，于诸子百家无不披览，好吟咏，兼喜琴，手录《琴谱》十余册。尤长于医，大江南北延请者无虚日。尝治一产妇，妇之夫抱两月孩投水中，用仪遇之，救以归。讯之，则以家贫妇病，不能延乳抚养也，用仪愈其病而助以资焉。著有《三疟得心集》行世。

《三疟正虚论》　佚　1839？

清娄县张宝仁（健元）撰

时觉按：光绪五年《娄县续志·艺术传》载录。

《痢疾辨》　佚　1842？

清武进邵文卓（向如）撰

道光二十二年《武进阳湖县合志·人物志》曰：邵文卓，字向如，业岐黄，善治小儿痧痘。每临变证，用意逆之，无不立效。尝著《痢疾辨》云：痢疾在肝肾，当用急流挽舟之法，使清阳达表，则寒邪散而痢止。年八十卒。侄企宗，亦以幼科称。

《痢疾明辨》一卷　存　1857

清暨阳吴士瑛（甫恬，壶芦山人，子虚子）撰

自序曰：尝谓医者意也，通其意则灵，不通其意则滞，善用其意则巧，不善用其意则拙。余尝有句云：学医漫说秘青囊，用法全凭用意良。又云：读书泥古非师古，因证施方不执方。甚矣！医贵通其意而尤必善用其意也。何则道本无言，因人以显，然一落言，诠便著相矣。浑言之而无所不通者，圣言也；专言之而条分缕析者，凡言也。然规矩在此，绳墨在此，熟于规矩绳墨之成法，而能因时制宜，处处参以活法，而又动合古法，斯为至矣。即如痢疾一门，外因六气之邪，内因饮食之积，又因疫疠之气合而成病，乃时气也。古之医书，每以脏病内伤下痢混同论治，执死法者滞而不圆，拘古法者泥而不变。爰著痢疾之明辨，分六经列四纲，辨种种见证，以及妇女胎产。四十年来由折肱而心悟，由心悟而知古今之得失，一一辨之。后之君子，倘有通其意而善用其意者，是予之所厚望也夫。咸丰七年岁次丁巳闰夏五月之吉，江阴吴士瑛甫恬序。

吴文涵序曰：澄江之东南隅有龙沙山，瑰奇灵秀，代生名医。清道咸间有吴公甫恬医名噪遐迩。髫龄闻前辈谈吴公轶事，公于醉后诊新产妇，投以安胎药，随诊者不敢下笔，先生促之。翌日酒醒，方疑虑间，而病家来云：复生一儿。公乃狂喜曰：吾三指固未尝醉也。镇江将军女病，闻吴公名，以重金聘之诊，公误为妾媵也，诊毕谓将军曰：非病也，且喜得男。将军默然。少顷，公方膳，将军出，谢曰：先生果名医也。以一盘捧上，盖破腹而出者也。公大惊，由此得心疾。其门下传抄有《痢疾明辨》一书，云传自喻嘉言之甥舒进贤，其大旨以南阳《伤寒论》六经为主，中分陷邪、秋燥及时毒、滑脱四门，实为病证特开生面，并能阐发《伤寒论》之精义。涵窃以是书为可传，不敢自秘，爰加校勘，录数语于简端。民国十一年八月，暨阳后学吴文涵谨序。

凡例曰：一、痢疾由暑湿热三气，夫人知之，及至治病，虚实不明，表里不辨，用药杂乱无章，胸中全无把

握，故首列六经辨证以资考证。明乎此，则伤寒六经亦贯串矣。一、痢疾四大纲，嘉言喻氏扼要法，渠甥舒进贤亲承口授，窃附鄙意，公之同志。一、痢疾三阳最多，皆因初起误治或延久不治而入三阴，从未有病起即见三阴者，最宜分别。一、医案如州县详办之成案，所以印证诸病之寒热虚实也。辨证在此，治法在此，效验亦在此，阅之未免烦冗，然皆临证要法，宜详究之。一、各条据实记载，援古证今，阅历研究，苦心悟出，江浙两省患者实在如是，未知他省若何。稽之宋元明以来，殊多歧说，惟河间、丹溪之论若合符节，故尊之为四大家。景岳专于温补，遗外感而重内伤，未免一偏之见欤！

光绪四年《江阴县志·人物三》曰：吴士瑛，字甫田，太学生。熟于《素问》书，著有《痢疾明辨》，万青黎为之序。

《三三医书提要》曰：本书一卷，亦属未刊稿本，系社友常熟吴玉纯君所录惠，为暨阳壶芦山人子虚子吴士瑛甫恬先生手著。其自序题"折肱心悟"四字冠之。盖先生治病之法经四十年之久而著此书，自有心得，可概想矣。书中辨痢疾分六经、列四纲，自初症以至坏症及老人虚痢、休息痢、产后痢、胎前痢、噤口痢，详论古今方法之得失，间附治验各案，允称治病专书。临证医家，当人手一篇也。

时觉按：收于《三三医书》。又名《折肱心悟明辨》。光绪《江阴县志·人物》谓其"字甫田"，有万青黎序，《三三医书》本与之不同。

《万方会萃》一卷　存　1880

清亡名氏撰辑

时觉按：有抄本藏苏州大学炳麟图书馆。封面：《万方会萃》录痢疾方，然藜书屋庚辰年；卷端：然藜书屋古方会萃卷之一，署名被挖去，前又加"伍延"二字，为"伍延医馆□□□□□□甫抄"，挖去处加三章，分别为兆福、杨景、炳生。前后无序跋，亦无目录，分疟疾门、痢疾门、泄泻门辑录验方效方。

《痢疾论》四卷　存　1896

清丹阳韩善徵（止轩）撰

自序曰：痢，重症也。古人以其邪入脏腑，故慎之。但辨症不清，施治多误，或与三阴利同论，或以诸泄泻混入，二千余年，皆同一辙。虽金元间有刘李诸先哲略示端倪，惜乎后人不能阐明其义。和者一，攻者百，而痢疾之病不明，痢疾之治日晦，诚生民之大不幸也。明时王金坛著《证治准绳》，其辨痢疾一病，已具苦心。我朝叶香岩有《景岳发挥》一书，言痢疾更见分明。是以徐氏诸家遵而行之，皆中肯綮，而此病遂大白于天下。无如贪常习故之流，犹复固守师说，牢不可破。余不得已，乃撷前贤精旨，参以生平心得，作为是书，庶几邪说熄，正学行，使夭札之民咸登仁寿之域，岂非医家一大快事哉？光绪二十二年六月既望日，曲阿韩善徵。

时觉按：收于《韩氏医书六种》，有稿本藏上海中医药大学。

《疟疾论》一卷　存　1897

清丹阳韩善徵（止轩）撰

自叙曰：余自幼名场奔走，困于诸生者二十年矣，每思平昔所攻，无裨于世，乃弃举子业，广搜岐黄家言，朝夕研究。迄癸巳夏秋，吾乡疟疾盛行，医率投小柴胡汤，毙者接踵，询诸医，皆以此为不祧之法。久之游于外，历质各郡之负盛名者，亦未能明其义，心实歉焉。嗣读古吴叶香岩疟案，若有所得，及见海昌王孟英著述，乃恍然于曩日医家执正疟之治以疗时感疟，无惑乎轻病变重、重病至死也。于是潜心者又阅四载矣。不揣谫陋，因述先哲格言，参以拙意，编成是帙。稿凡五易，始付梓，诚以见闻未广，就正有道云尔。若曰问世，则吾岂敢？光绪二十三年岁在丁酉仲夏吉日，曲阿韩善徵止轩氏书于申江旅次。

凡例曰：一、疟疾向少专书，惟明卢子由有《痎疟论疏》，泛引经文，食古未化。夫医家著述以切用为要，兹编不蹈积习，务期简明切当，不事高谈以惑人。一、《灵》《素》《金匮》等书，代远年湮，必多缺误。经中大旨，当以意会，最忌拘执一字一句，曲为之说，如卢氏以痎属阳，疟属阴，实嫌穿凿。此编理衷一是，凡经文不可通处，概勿录以强解。一、述前贤诸说，或各篇首标明姓氏，或随注于每篇夹叙夹议处，不敢掠美也。一、兹编专为疟疾而设，他病不兼收，间有类及者，则低一格附于后。一、前半卷辨晰诸疟，症治分篇畅发，似无余蕴。但古说多混杂不清，故兼纠其谬以成数则，使学者知所适从。一、中卷首列病，次列症与因及脉，并附治法。但牝疟古人皆谓属寒，实不尽然，故无定因可分，另附其说于牝疟案后，产前产后亦同此。一、后半卷先列案，后列方，则临症知所变通，立方有所取择，统观全卷，诸法略备。倘有未尽，四海诸贤匡余不逮，斯则生民之幸也夫。

《中国医学大成提要》曰：清韩善徵纂。善徵字止轩，曲阿人。《内经》论疟既分六经，又分脏腑，至仲景曰瘅疟、曰温疟、曰牡疟，皆未尝谓专属少阳一经。奈前贤因《伤寒论》足少阳经"寒热往来，休作有时"二语，遂谓疟疾无不本于少阳，经训虽在，置若罔闻。惟古吴叶香岩论疟，原本经典，不为俗说所囿。嘉道间，海昌王士雄发明叶说更畅。即徐洄溪犹以风暑入于少阳等语，妄议叶案之非，下此者更无论焉。善征之论，首列各论，如正疟、时疟，伏气内伤，外感合病，营卫气血，上中下焦疟名异同，截法治疗诸说正误；次列病分辨似、兼痢；次列症分寒热、日作间作、昼夜、早晏、新久；次列因寒、风、温、暑、湿、瘴、疫、食、痰、鬼、虚、劳；次列脉，疟无定脉；次列案分古今；次列方分古今。其前半卷，辨晰诸疟证治，分篇发明，似无余蕴；中卷分列病症与因及脉，并附治法；后半卷，先列案后列方，则临证知所变通，立方有所取择。统观全卷，诸法略备。卢氏《痎疟论疏》阐明古经奥义，以明疟之本原。韩氏《疟疾论》博采时贤新法，以全疟之疗法，温故知新，相得益彰矣。

时觉按：收于《韩氏医书六种》《陈修园医书》《中国医学大成》。

《阳痿论》二卷　存　1897

清丹阳韩善徵（止轩）撰

自序曰：古吴良医荟萃之区也。我朝如张路玉诸公，名贤辈出，至叶氏香岩术益精，补古圣之残缺，订前人之讹谬，和平中正，可法可传。黄退庵曰：先生于内科一门，可称集大成，信然。彼轻而视之者，皆徬徨门外者也。继叶氏而生者，接踵相起，惟洄溪徐灵胎先生为最，各种著述，精义妙旨，络绎迭出，与叶氏后先相辉映。其于阳痿一病，尝有云：其症多端，更仆难数，非专论数千言不明，容当另详。然考之徐氏各种书中，并无阳痿专论，或有散佚耶？抑有志而未竟耶？斯固徐氏之遗憾，亦后世苍生之不幸也。余才陋学浅，此道中无能为役，而继往开来，讵敢率尔自信？但斯病之义一日未明，即生人之祸一日不熄。爰不揣愚昧，窃取徐氏之义散见于各书而诸贤之偶及者，皆罗而致之，更参以拙见，条分缕晰，拾其遗而补其缺焉。徐氏有灵，其或许我为同心也，殆又在可知不可知之数也夫。光绪二十二年岁在强圉作噩孟陬月，润州古云阳韩善徵。

时觉按：收于《韩氏医书六种》，有稿本藏上海中医药大学。

《痢疾指南》一卷　存　1911

清九峰老人原撰，云间李林馥（启贤，隐医居士）校订

李林馥序曰：医也者，操生杀之大权者也，若笔之于书，则更有贻害后世之忧。故吾人生古人之后，读古人之书，将欲继古人而垂救世济人之功，心神明于古人矩矱之中，方能机杼在胸，锤炉在手，心如明镜，笔若春花，不落习俗窠臼，不傍时尚门户，千变万化，层出不穷，药无虚发，方必有功矣。若以卑鄙管窥之见，率尔操觚，则鲜有不草菅人命，贻害无穷者。故医之一字，其学甚深，其权甚重，固不若诗文之可随意出版，无关轻重也。徐子鸿经居申二十余年，叹人海之茫茫，慨名医之难得，且深知医道之不易，故于古今人之著述，网罗宏富，遇有善本，不惜工资，刊印行世，不行医人之术，而作医医之举，其救世济人之心，可谓深矣。近又觅得《痢疾指南》一书，拟将刊行，问序于余。余读其书，持论平正，说理详明，取诸家之长而舍其短，无门户之见，无派别之分。其救逆之法，确能神明于古人矩矱之中而变化不穷者。学者能熟读此书，则治痢之法游刃有余矣。因促其付梓公诸世，以为寿世者一助也。民国二十四年四月七日，云间隐医居士李林馥启贤序。

时觉按：是书有民国二十四年上海仓昌书局铅印本。《联目》不载，而载九峰老人撰、李林馥校订《疟疾指南》，有民国二十四年国医出版社铅印本、上海仓昌书局铅印本；《中国医籍大辞典》亦不载，所载《疟疾指南》有民国二十四年二条，分别为国医出版社九峰老人撰、李林馥校订，与上海仓昌书局王征君撰者。"疟疾"似为"痢疾"之误。

《辨脚弱方》一卷　佚

南朝丹阳徐文伯（德秀）撰（寓居钱塘）

时觉按：《隋书·经籍志》《通志·艺文略》《国史经籍志》载徐文伯著述五种，《辨脚弱方》一卷为其一种，佚。

《水饮治法》一卷　存　1869

清元和陆懋修(九芝,勉旃,江左下工,林屋山人)辑

引言曰:今人不读水饮一症,凡所患诸症之由于水饮而来者,无所统属,故治之亦不得其要领。此卷所选各方,皆为水饮对症之剂,苟能体会方柄,针对用药,则病无不除。诸病皆然,特于此发其凡耳。

时觉按:有同治八年林屋丹房稿本藏中国国家图书馆,2002年收于《国家图书馆藏稀见古代医籍钞(稿)本丛编》,影印出版。

《脚气病之原因及治法》二卷　存　1910

清无锡丁福保(仲祜,畴隐居士)撰

自序曰:左氏有言曰:沃饶而近盐,土薄水浅,于是乎有沉溺重腿之疾。此脚气病之见于经者也。夫脚气病,古名瘴疾,《内经》名厥,两汉间名缓风,晋宋呼为脚中,见王羲之及羊欣书。永嘉丧乱,公卿徒跣跋涉,侵江南之蒸气,不习水土,饮食亦异,脆弱之质,为脚弱为肿满,毙命者踵相接不绝。至脚气之称,始见梁武帝书曰"数朝脚气,转动不得"是也。武帝大通三年,侯景围建康,闭城之日,男女十余万,擐甲者二万人,被围既久,人多身肿气急,死者什八九;隋炀帝大业元年,刘方征林邑,士卒肿足,死者什四五;后梁纪"会阴雨积旬,黄泽道险,堇泥深尺余,士卒援藤葛而进,皆腹疾足肿,死者什二三"。唐人谓之软脚病,备载于孙氏之《千金方》、王氏之《外台秘要》,唐人又称为江南之疾,韩昌黎曰:是疾也,江南之人常常有之。柳子厚之贬永州也,亦曰昏眊重腿,意以为常。孙氏论脚气曰:魏周之代无此疾。魏周皆在江北故也。太史公称楚越之地,烹海为盐,饭稻羹鱼,地势饶食,不待贾而而足,以故呰窳。说者曰:呰,弱也,窳,病也,羸弱而足病也。则江南之多脚气,秦汉既然,而左氏之言于是乎益验矣。其在日本也,唯江户最多此疾,而京摄次之,意者江户地势大较与江南相类,此病状之所以相同也欤?上海地土卑下,滨海而处,迩来学校工厂中之患脚气者日益多,因此而毙命者不少。余乃悉发家中藏书,凡关于脚气者悉研究之。唐李暄有《新撰脚气论》三卷、《脚气方》一卷、《岭南脚气论》一卷,苏鉴、徐玉等有《脚气论》一卷,宋董汲有《脚气治法总要》二卷,徐叔向有《脚弱方》八卷,徐文伯有《辨脚弱方》一卷,日本饭贞密有《脚气发明》一卷,今村亮有《脚气钩要》二卷,三浦守治有《脚气之病理》三卷、《脚气治疗法》一卷,山极胜三郎有《脚气病论》五章,贺屋隆吉有《脚气论》一卷。古今之论脚气病者,略备于此矣。余本平日之实验,观察古今之学说,用昌黎氏提要钩元之法,随阅随编,成《脚气病之原因及治法》二卷。上卷述古法,下卷述新法,中西之药品虽不同,而其理则一,见仁见智,存乎其人。既脱稿,因书其缘起于简端。宣统二年庚戌四月,无锡丁福保识。

自后序略曰:《脚气病之原因及治法》校刊既竣,乃复为之序曰:脚气者,因食物而起之一种特别中毒也。吾国之广东、上海,与日本流行最盛,其症状大抵先现于脚部,故名脚气。其原因诸说纷纷,今日尚未确定。今之业医者,既昧于脚气之原因,复不知脚气之治法及卫生,因书其大略如此,以告世之患脚气病者。宣统二年庚戌六月,无锡丁福保识。

《丁氏医学丛书提要》曰:无锡丁福保编译。脚气为传染病之一种,其起也多出于不意,迁延弗治,治之弗当,则即陷于冲心期而不能救,可危可畏,莫此为甚。无怪吾国人之死于脚气者夥也。是书分上下两编,上编为中国旧法,分名义、原因、症状、治法四章,诸家学说、经验良方,无不搜罗备载。下编为外国治法,凡脚气之症状、解剖的变化、诊断、豫后、疗法,及其所以发生之原因,载之尤详。脚气冲心唯一之疗法为射血法,他书多不载其手术,此书并其学理亦详载之,洵最佳之脚气病专书也。读者并可藉此一觇中西医术之异同焉。

时觉按:有宣统二年庚戌铅印本藏浙江图书馆、上海图书馆,并收于《丁氏医学丛书》。

《脚气刍言》四卷　佚　1911?

清青浦徐公桓(伯揆)撰

时觉按:民国二十三年《青浦县续志·艺文上》载录。

《治闽粤蛊毒诸方》　佚　1614

明高邮王三乐(存斋)撰

道光二十三年续增《高邮州志·人物志·术艺》曰:王三乐,字存斋,明神宗时人。精于医,著有《运气指

明》,今无传。论者但传其因年省病,因人定药,因时立方,因地投剂数语。又言《治闽粤蛊毒诸方》,尤为奇验,书未见。

时觉按:是书已佚,《运气指明》今仍存,有抄本藏上海中医药大学。

《雕虫集》一卷　存　1808

清吴江徐大椿(灵胎,洄溪)原撰,吴县徐赓云(撷芸)校正

徐赓云弁言曰:治虫之书而名之曰雕虫,无乃拟于不伦乎?盖以人身之虫内附脏腑之间,外为疮痍之患,非药石所能及,必藉手于针刺、熏洗、香饵钩引之法以奏功。医者刻骨镂心,百计图维以治虫,亦无异玉人攻玉,殚其心思智力于雕之琢之也。是虽小技,而进乎神矣。撄斯疾者,灾切于剥肤,痛逾于剜肉,宛转号呼,求治甚切,苟无治虫之方与有其方而不知其法,皆如镂冰雕朽,迄用无成。是集确指病名,精求治法,神存心手之间,痼疾沉疴,投药立效,洵足为度世之金针。留心医术者慎无以雕虫小技而忽之。嘉庆十三年岁次戊辰夏闰五月望日,古吴撷芸徐赓云书于味义根斋。

时觉按:收于《味义根斋偶钞》,有嘉庆十五年抄本藏上海交通大学医学院。

《治蛊新方》一卷　存　1823

清融县路顺德(应侯)撰,江阴缪福照(介夫,澄江渔者)重订

自序曰:昔大禹铸鼎象物,使民知神奸而为之备,后世赖焉。然此皆有形有质,故得按图而稽之,未若近世蛊之害人,其为毒也无形,其中人也至烈,而其来也一发不可复制。呜呼!岂不痛哉?盖南方地气卑下,湿气熏蒸,秉其气者,毒每倍于他方,加以猺苗杂处,俗尚巫鬼,凡诸幻术,皆非意计所及,盖蛊之由来久矣。余中年为亲负米,浮湘之粤,渡彭蠡以归,凡洞庭南北、象郡西东及滇闽边界,足迹几遍。计自戊寅迄甲午十七年,往来蛮烟瘴雨中,无日不临深履薄,予虽幸免斯毒,而窃悲染此毒者,思有以治之而未得也。壬午春,道出南宁,于旅肆中得抄本《治蛊新方》一书,其言半杂融县土音,其所抄录亦鲁鱼殆半,猝猝未暇订正也。乙西丙戌间,客博白之大岭埠,埠介山泽间,莠民之以蛊流毒者指不胜屈,其地荒僻鲜医药。余心悯焉,为之按方施药,应手辄愈。乃取是书,通其语言,订其讹舛,邮寄同人,广为流布。今已倦归故里,桑梓熙恬,民淳物阜,无复中蛊之患,然回思前此求治诸人,呼号匍匐,如在目前,痛定思痛,愈滋疚焉。因复取而校之,而志其缘起如此。呜呼!毒之生于天者,吾无如何矣!安得良有司者取人之所为蛊而禁之,而化之哉?是则所谓功不在禹下者矣。道光乙未花朝后三日,澄江渔者缪福照介夫氏序。

自跋曰:今世俗之吸烟,昉自明天启间,其时守边士卒多中寒死,非烟不治,故严禁之亦不止。今则三尺童子皆视吸烟为常事矣,然未有如鸦片之流毒深也。凡私贩鸦片之人,曰卖土,曰买土;吸食鸦片之具,曰烟枪,曰墩,曰炮,语已不经。至吸食有一定时刻,稍迟即性命悬于呼吸,一似暗设机械以束缚吾民之肢体,岂不痛哉?夫时俗之好尚,人心系焉,凡今日泉刀布币、器皿颜色之属,无一不以称洋者为居奇,即鸦片亦美之曰洋烟。吾不知再阅数百年后,鸦片亦如今世之吸烟,竟不足为怪耶?抑天不惠此民,将耗尽其脂膏骨髓而后已耶?布衣野老,盖有不敢言不忍言者矣,故就见闻所及,作《鸦片四耗论》以附路氏《治蛊新方》后,俾天下知鸦片之毒不异于蛊,而鄙人所论,亦庶几治蛊之新方焉。此则区区所厚望者矣。道光乙未九日,澄江渔者书。

民国《融县志·文化》曰:路顺德,清举人,古鼎村人。殚精医学,著有《治蛊新方》一册。

时觉按:所附《鸦片四耗论》者,耗神、耗气、耗精、耗血,其毒不异于蛊,缪氏重订时附入。收于《艺海珠尘》《丛书集成》。

《经验治蛊奇方》不分卷　存　1850

清江浦石文华传方,镜川程资(尔资)抄辑

自序曰:水肿之症殆矣哉,有所谓肤胀、臌胀、肠覃、石瘕者是也。名虽殊,究其因一,脾虚气滞,不能防制肾水,水无所归,泛滥弥漫,此肿之所由生也。诸家治法,或用人参、附子、木香等药,徒能益脾,勿能导水,其肿愈盛,甚至庸医用巴豆生药宣利,随得随失,用针放水,水尽殆危,皆非良法,适足以残其生也。江浦医士石君文华,夙得奇方,曰内消金不换木香丸,曰实脾沉香快气丸,诚前贤所未发,诸方所未有者也。施诸斯疾,刻日取效,如反掌之易也。以二方而收莫大之功,在他人则为乘时射利之资矣,君则率以济人利物为心,此外毫

发不较焉。君之德信崇矣，惠信博矣。予辱君为莫逆，且重其贤，故特序其事实云。后学程资辑。

时觉按：收于《程尔资抄辑医书八种》，有道光间抄本藏中国中医科学院。镜川，即镜湖，在今浙江绍兴。

《救迷良方》一卷　存　1844

清青浦何其伟（庆曾，韦人，书田，竹簳山人）撰

自序曰：右军有言：死生亦大矣。岂不痛哉？盖痛夫有生之难而致死之甚易也。知其难而爱之保之，尚不免疾厄之夭折，况明明导以速死之路而甘心蹈之，至丧身斩嗣弗顾，不痛之尤痛哉？今者阿片之流毒遍海内矣，嗜之而死，虽亿兆人奚足恤？然岂无将死未死，忽翻然悔惧，求延残息于顷刻者，是不可不有以苏之。我欲生即生，良方具在焉，若朝既欲生，夕又忘死，一念为人而一念为鬼，则亦未如何也已。道光十三年癸巳季春月望日，闽中大君子命竹簳山人书于苏抚节署平政堂之西廨。

钱培名序曰：青浦何氏，世精轩岐之术，著作甚多，此书《救迷良方》乃书田翁晚年所辑，治烟瘾方也。侯官林尚书尝刻于楚省，再刻于粤东，而此间反鲜传本。翁哲嗣鸿舫、长治以视予，爰并刊之。道光三十年庚戌六月，金山钱培名附识。

张文虎序曰：世人未吸鸦片时，亦能说人诫人，及至临场染指，则又多方解说。其人迷之故有四：或以应酬为趋时，或以白吃为便宜，或借为房中之药，或信为却病之方。自谓必不成瘾，乃始而掩饰，继而回护，终而沈酣。向之说人诫人者，未几而与之俱化矣。此由时势使然，非言语所能劝诫，且百万广长舌亦无能为役，多见其不知谅也。此刻《救迷良方》，为真能悔祸者聊备一筹，其实即有良药，岂能强不欲医者而使之服，况徒方乎？予之哓哓不置，惟恐他日一时不谨，使导我先路者反唇相讥，故书此以自警。鸿舫属校，因书以归之。道光庚戌七月之望，南汇张文虎啸山识。

潘曾沂跋曰：道光甲辰重九，访鸿舫何兄于葑门彭氏寓斋，谈次，出其先尊公书田先生所辑《救迷良方》，喜为得未曾有，爰假归录副。方论言言金玉，真大医王之黄昏汤也，惜溺此者食而甘之何？小浮山人潘曾沂识。

钱培名跋曰：青浦何氏世精轩岐之术，著作甚多。此《救迷良方》乃书田翁晚年所治烟瘾方也。侯官林尚书尝刻于楚省，再刻于粤东，而此间反鲜传本。翁哲嗣鸿舫长治以视予，爰并刊之。道光三十年庚戌六月，金山钱培名附识。

光绪《青浦县志》曰：何其伟，字韦人，又字书田，增贡生，世仁子也。其伟幼解四声，长通六义。医能世其传，名满江浙。林文忠则徐、姚椿皆深重之，谓其不仅以医名者。伉爽尚气节，年六十四卒。晚由簳山徙重固。

光绪《青浦县续志》曰：青浦何书田茂才，工诗，家世能医，书因益精其业，名满大江南北。侯官林文忠公抚吴时，得软脚病，何治之获痊，赠以联云：菊井活人真寿客，簳山编集志诗豪。由是投分甚密，而何介节自持，未尝干以私，人皆重之。

时觉按：收于《陈修园医书》二十五种、二十八种、三十种等多种版本。

《救吞鸦片烟方法》一卷　存　1873

清亡名氏撰

小引曰：呜呼！死生亦大矣。自鸦片流毒中国，毙于烟毒者日复日多，较他物杀人为祸更烈，为害尤夥，人命草菅，真可为痛哭流涕者也。虽然，鸦片能迷人心性，惰人支体，败人身家，不能杀人性命也。尝见轻生之辈，或因债逼，或因羞忿，或含冤自尽，或图赖忘身，不得已吞服鸦片毒物，移时烟性发作，人事昏迷，白沫涌出，头汗如油，牙关气绝，皮肉变黑。家人遂谓已死，照常殡殓，不知其形虽死，而支体柔软，生气犹存，轻则七日，重则十日，烟性过后，无不醒者。闻忤作云，服鸦片死者，发棺开验，其尸非反即侧，断无挺然仰卧者。其为性过复活确据无疑，想其生闭棺中，辗转求活，负痛含哀，不堪言状，求之不得，则真死耳。愚浪迹半生，伤心人命，既痛委身于烟者迷途难返，又悲毙命于烟者赍恨无穷。因就数十年足迹所经，耳目所及，采得救治良方，确凿明证，抒诚布刻，敬乞仁人君子转为流播，穷陬僻壤咸使周知，遇吞鸦片烟毒者，除身硬尸胀不治外，其余按照后方救治，无不全活，即三五日内未见急效，如尸未胀溃，虽旬日后不可棺殓，静待苏回。人命至重，是为至要，否则死者尚欲求生，生者必欲致其死也，岂不更可为痛哭流涕者哉？谨书数条于后。

时觉按：专辑解救吞服鸦片烟方法，列急救方二首，案三则，仅千余字。收于《平江贺氏汇刊医书》，有光

绪四年戊寅刻本藏中国中医科学院。

《禁吸鸦片烟刍议》不分卷　存　1906

清宜兴蒋蒙(履曾)撰

自序略曰:昔范仲淹有言,不为良相,即为良医,夙膺斯言,有志未逮。居游见世所称大员巨绅,无不吸食鸦片,消磨岁月,心窃非之,以为非禁绝吸鸦片烟,一切安内治外,皆无从入手。岁在戊戌,旅游浙江,己亥,北上京师,肄业医学,微有所得。以为鸦片一物,为各国医药所必需,而中国乃独受其害者,惟昧于服法、分量之故。中国药方重量由数两至数钱数分而止,罕以丝毫厘忽计者,以服之过量之足以杀其躯也,遂有吸烟之一法以辟其奇,而岂知其成瘾有甚于内服也?中毒不骤发,其实瘾愈深,毒愈固,废时失业,耗财弱种,麻钝知觉,销沉精力,皆职是故。顾蒙窃思之,中国所独受害之处,惟在吸鸦片之烟,则治标之法当先禁吸鸦片之烟,俾鸦片之为物不以烟为用,而用之于药物,惟医师能用之,病人之可服与否及其分剂,悉听医师节制之,一面行例禁,一面兴医学,则虽有鸦片,不以为烟而以为药,断无不为害于各国者而独害于中国之理。壬寅年,蒙即以但禁吸烟不禁鸦片之意条呈于某公。某公曰:鸦片为关税大宗,如汝所言,鸦片所用无几,一时恐办不到。后入大学堂肄业,呈于管学大臣长沙张公,当蒙批答,大旨略同。惟独蒙总教习采入寄宿舍单程内,是为学生不准吸烟起点。腐毒所蕴,物极必反,阅三年而禁烟两字发布于政令,海内人士所以乘时策禁烟之办法者亦日繁。杜栽种,绝交通,缉私售,罪私制,雷厉而风行之,对内之法也;其对外之法,颇闻以专卖为外人干涉矣,彼干涉专卖者,托商务为名也,今严禁之,使社会自为禁,不但官之代为禁,如进口货之日日减少,彼无辞干涉也。外人敢干涉专卖,而决其不敢干涉禁烟,所冀望于我政府者,短促其期限而已,十年也者,姑息迁就之代名词也。禁烟则迟迟十年,而禁吗啡若汲汲不可终日,此岂事理之平哉?总之,鸦片吗啡皆毒物也,实皆药物也,于文明法律,当检验,当限制,顾必先严禁烟之期限,则专卖及限禁皆应为之事也。独惜戒烟之禁不肃,必迟之十年而斤斤然议专卖鸦片,禁止吗啡,自今日论之,不过以为轻重缓急之失宜失序而已耳,孰知夫由因求果,将使徇专卖之利,而渐弛忘夫禁戒之目的,抑且以禁止吗啡之故,昧药物之方法,使出于无可措手之一途。其强者犹不肯邀幸生命之一试,弱者乃不得不姑待十年之时期而逍遥于烟窟之中,是则将使戒烟之事永不能实行者,未始非谋始之不慎有以致之,其因若甚微而果乃绝大,所谓毫厘千里者。蒙所以悁悁焉悲吾国士大夫知识之不逮,而窃为之危惧于中,终夜彷徨,不能已于一言而不敢逃妄言之罪者也。刑部主政徐德辉谓余曰:此心可白其无他。是则差堪自信者也。倘蒙热心济世之志士,别有良法美意,敷陈当道,或将本篇中误谬处批摘而救正之,此则祷祝以求者矣。著者识于日本东京都吉田町福寿馆之东厢,时在光绪丙午十一月。

时觉按:有光绪三十二年丙午铅印本藏常州图书馆,卷端署:留学日本帝国医科大学学生宜兴蒋履曾初稿。内容:正名、抵瘾、祛惑、制药、原性、原病、兴医学、创药局、善后、烟叶、结论。当局以鸦片为关税大宗,并不真正禁烟,设十年期限,设专卖之法,禁吗啡而无法行戒毒治疗,自序主张严禁,有与虎谋皮之感。自序一再自称"蒙",著者当名"蒙",所署"履曾"当为其字。

上内科类,共一百四十三种,其中现存六十五种,残阙二种,未见四种,已佚七十二种。

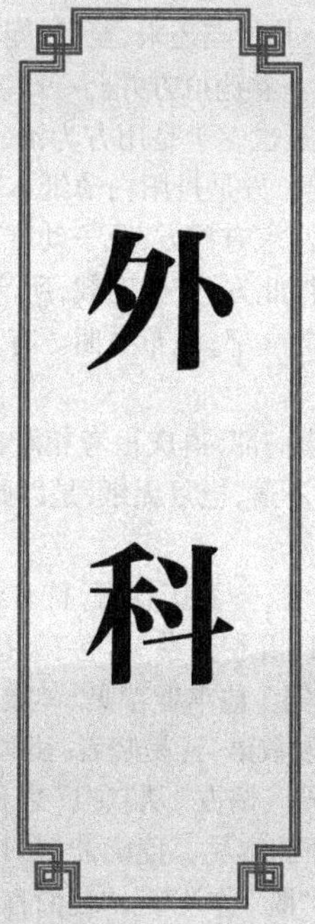

外科

《刘涓子鬼遗方》十卷　阙　499

晋刘涓子撰，南齐龚庆宣编纂

龚庆宣序曰：昔刘涓子，晋末于丹阳郊外照射，忽见一物高二丈许，射而中之，如雷电声若风雨，其夜不敢前追。诘旦，率门徒子弟数人寻踪至山下，见一小儿提罐，问何往。为我主被刘涓子所射，取水洗疮。而问小儿曰：主人是谁人？云：黄父鬼。仍将小儿相随还来，至门，闻捣药之声。比及，遥见三人，一人开书，一人捣药，一人卧尔，乃齐唱叫突，三人并走，遗一卷痈疽方并药一臼。时从宋武北征，有被疮者，以药涂之即愈。论者云：圣人所作，天必助之，以此天授武王也。于是用方为治，千无一失，演为十卷，号曰《鬼遗方》。姊适余从叔祖，涓子寄姊书具叙此事，并方一卷。方是丹阳白薄纸本写，今手迹尚存。从家世能为治方，秘而不传。其孙道庆与余邻居，情款异常，临终见语：家有神方，儿子幼稚，苟非其人，道不虚行，寻卷诊候，兼辨药性，欲以相传属。余既好方术，受而不辞。自得此方，于今五载，所治皆愈，可谓天下神验。刘氏昔寄龚方，故草写多无次第，今辄定其前后，蔟类相从，为此一部，流布乡曲。有识之士，幸以自防。齐永元元年太岁己卯五月五日撰。

龚道庆曰：王祖母刘氏有此《鬼方》一部，道庆祖考相承，谨按处治，万无一失。舅祖涓子兄弟自写，称云无纸，而用丹阳录。永和十九年，资财不薄，岂复无纸，是以此别之耳。顾修曰：永和只十二年，且去宋武甚远，疑元嘉之讹。

徐乃昌跋略曰：《刘涓子鬼遗方》五卷，齐龚庆宣编，首有永明元年刘道庆序。宋刊本每半叶十三行，行二十三字，高七寸三分，广四寸，单边白口五卷。卷一、卷三、卷五卷首跨两格大字，卷二、卷四小字，与卷一、卷三连接。中缝止一“鬼”字，在上鱼尾上，他本皆罕见。《敏求记》藏宋钞，以为难得，此宋刻更足珍护，假瞿氏本摹，传序有难解语，《敏求记》节取数语，皆易晓者，读画斋刻不言何本。“余从祖叔涓子”，顾改“从叔祖”，前云“从祖”，后云“舅祖”，前后歧异。按古“从叔祖”之称不如“叔涓子”之妥。陆皕宋楼藏明钞，钱遵王藏宋钞。至刻本，止艺芸精舍有之，即此本矣。读画斋据旧钞校正宋刻，颇有似者，今录如右：卷一有“彼疮者”，“彼”作“被”；“刘氏昔既龚方”，“既”作“寄”；“歧伯答曰”，“歧”皆作“岐”；“未之痈疽之作知其六可刺”，“其六”作“六日”；“此起有所逐”，“此”作“比”；“三十九”，“三”作“二”……此宋本误而顾校是者，未敢轻改而著于此。南陵徐乃昌撰。

《宋书·宗室传》曰：遵考父涓子，彭城内史。

钱曾曰：《刘涓子鬼遗方》五卷，刘涓子不知何许人，晋末于丹阳郊外射中一物云云。是书极为奇秘，收藏家罕见之。别有《刘涓子治痈疽神仙遗论》一卷，与此同是宋钞，皆宜别录副本备之。

周锡瓒曰：嘉庆十年二月，偶于湖州书贾得抄本《刘涓子鬼遗方》五卷，并《治痈疽神仙遗论》一卷，因取向年所藏照宋抄本《鬼遗方》校之，行款与此本不同，字句间有脱讹，亦有脱叶，实不逮所藏本。惟所藏本偶有缺字，此本有之。首卷“碎骨”作“辟骨”，辟同擘，擘有分义，剖义，碎字似因字形误。皆此本之胜于所藏本。钱述古《读书敏求志》所载书二，云同是宋抄，此两书合为一册，或亦祖钱本欤？可知宋刻非一，不得执彼以议此。凡读书须博观众本，采集所长，不可因有宋本，它本遂置而不观也。《鬼遗方》席氏已开雕，而刘涓子《治痈疽神仙遗论》世无传本，其书十卷，载于陈直斋《书录解题》。卷或一版，或数行，此本其为后人所并欤？其论病源，决死生，言之确凿可据，实堪与《鬼遗方》并传也。余因校阅所及，略书所见，以质世之读是书者。香岩居士周锡瓒识。

周锡瓒又曰：后借得黄氏士礼居所贮述古堂旧抄《鬼遗方》校勘，补缺正误，裨益甚多。其原误者仍照钱本改，所以留旧抄面目，其书不过正嘉间人所抄，非宋抄也。此本从钱本照录，颇信余前跋之不妄。不知何日再得旧抄《神仙遗论》一校，成合璧也。锡瓒又识。

《续修四库全书提要》曰：宋龚庆宣撰。庆宣，《崇文总目》作宋人，自序作于永元元年，实已入齐代，别本亦作齐人。序称刘涓子晋末于丹阳郊外得异人遗一卷痈疽方，并药一臼。时从宋武北征，有被疮者以药涂之即愈，用方为治，千无一失。涓子姐适龚氏，庆宣与涓子孙道庆邻居，因得其书，为定次第云云。是书历代著录，流传有绪，而书名卷数，互有出入。《隋志》“《刘涓子鬼遗方》十卷，《疗痈经》一卷”，均庆宣所撰；《唐志》作“《刘涓子男方》十卷”，“男”字为“鬼”字形近之讹。《直斋书录解题》有《刘涓子神仙遗论》十卷，东蜀刺史李颐录，注云：“《唐志》《刘涓子男方》十卷，未知即此书否？”卷或一板，或止数行，名为十卷，实不多也。《宋志》同《解题》而李颐作李顿。钱曾《读书敏求记》有“《刘涓子鬼遗方》五卷”,又有“《刘涓子痈疽神仙遗论》一卷”,均属宋抄,分为两种,其《鬼遗方》一种,后归吴黄丕烈,犹未与《神仙遗论》相合也。常熟瞿氏《铁琴铜剑楼书目》有宋刊《鬼遗方》五卷本,亦未有所附。光绪中,归安陆心源得旧抄本《鬼遗方》五卷,附《神仙遗论》一卷,有周锡瓒跋二则,疑其或祖钱本,而谓宋刊非一,不得执彼议此。案:古籍传久,时有异同,综考诸说,《鬼遗方》与《神仙遗论》卷数相同,颇似一书而异名通称。《解题》因所见仅一本,故未遽断定,卷数原本零星出于后人归并,宋刊、宋抄皆已作五卷。《隋志》《鬼遗方》下原别有《疗痈经》一卷,后来所附《神仙遗论》者,是否即其原本,亦未可知。《读画斋丛书》所刊未附载此论,其所祖出于何本,亦未有跋识。今胪举诸本之异同如是,书中方治致详,固疡科、伤科最古之籍也。

《三三医书提要》曰:《医学大辞典》曰:《鬼遗方》五卷,刘涓子得之于山中鬼物,后传其姊之从孙龚庆宣。原本草写无次第,龚氏得之,厘为五卷,并为序于篇首以详其原起。书中于痈疽金疮之部位及治疗法颇详,所用药品少于《千金》《外台》而多于《伤寒》《金匮》。观其制方之法,确为魏晋人手笔,实中医外证治法之最早者云。据此,则此书之价值可知,惜世少传本,今本社裘君吉生不自秘而公诸世。

时觉按:刘涓子撰于刘宋元嘉十九年,龚庆宣重编,原十卷,今存宋刻五卷本,且讹误漏脱甚多。收于《读画斋丛书》《三三医书》《中国医学大成》《丛书集成》。

《神仙遗论》十卷 阙 499?

晋刘涓子撰,南齐龚庆宣编纂,东蜀刺史李頔录

陈振孙曰:刘涓子《神仙遗论》十卷,东蜀刺史李頔录。按《中兴书目》引《崇文总目》云:宋龚庆宣撰。刘涓子者,晋末人,于丹阳县得《鬼遗方》一卷,皆治痈疽之法,庆宣得而次第之。今案《唐志》有“龚庆宣《刘涓子鬼方》十卷”,未知即此书否?或一板,或止数行,名为十卷,实不多也。

胡玉缙曰:此《鬼遗方》之类也。案:陈振孙《书录解题》:《刘涓子神仙遗论》十卷,东蜀刺史李頔录。《中兴书目》引《崇文总目》云,宋龚庆宣撰。刘涓子者,晋末人,于丹阳县得《鬼遗方》一卷,皆治痈疽之法,庆宣得而次第之。今案《唐志》有龚庆宣《刘涓子鬼方》十卷,未知即此书否?或一板,或止数行,名为十卷,实不多也。以上皆《解题》之说,似以《鬼遗方》《神仙遗论》为一书。今考《遗论》亦治痈疽之法,其论病源决生死,言之确凿可据,盖亦涓子制此方而托之仙遗,与《鬼遗方》同一作用,而实非一书。此陆氏所藏旧抄本,原与抄本《鬼遗方》同装,后将此书刊入《群书校补》中,今据以著录。宋时卷或一板,或数行,则此本其为后人所并欤?(《四库未收书目提要续编》)

时觉按:又名《刘涓子治痈疽神仙遗论》,《直斋书录解题》载为十卷,今存世一卷,附于《刘涓子鬼遗方》。有抄本藏上海图书馆和上海中医药大学。

《经效痈疽方》一卷 佚 1096

宋萧县张氏传,王蘧辑

自序曰:元祐三年夏四月,官京师,疽发于背,召国医治之,逾月而益甚。得徐州萧县人张生,以艾火加疮上,自旦及暮,凡一百五十壮,知痛乃已。明日镊去黑痂,脓血尽溃,肤理皆红,亦不复痛,始别以药傅之,日一易焉,易时旋剪去黑烂恶肉,月许疮乃平。是岁秋夏间,京师士大夫病疽者七人,余独生。此虽司命事,然固有料理不知其方遂至不幸者,以人意论之,可为慨然。于是撰次前后所得方,模版以施,庶几古人济众之意。绍圣三年三月日题。

时觉按:《宋史·艺文志》载录,《中国医籍考》卷七十据《本事方》引录自序。是书固王蘧所辑,然萧县张生艾火灸治,自大有功,其经验于王氏尤切,故亦列入。

《外科会海》,《疡医方论》,《疡医本草》 佚 1222

宋长洲颜直之(方叔,乐闻居士)撰

乾隆十三年《苏州府志·人物九》曰:颜直之,字方叔,世为长洲人。以弓矢应格,差监省仓,即丐祠养亲。自号乐闻居士,平生施与,尤乐以药石济病,赖以全活者甚众。工小篆,得《诅楚文》笔意。所著有《集古篆韵》二十卷、《疡医方论》、《外科会海》、《疡医本草》等书。年五十一,以嘉定十五年卒。

时觉按:乾隆十三年《苏州府志·艺文一》亦载录。

《秘传外科方》一卷　存　1395

亡名氏原撰，明开封赵宜真(原阳子)辑录，赣县刘渊然(高道，长春真人)传，东吴邵以正(通妙真人)编纂

渊然道者序曰：夫医通仙道，业擅专门，岂后学所易晓？苟不识证之所因，则必妄投其剂以误人，可不谨乎？予自得先师原阳赵公付传之后，心虽存于利济，志唯切于偷闲，是以躬行有所弗逮。曩承师嘱，曾编西平善观李先生所授《外科集验方》，已行于世，而此方乃吾师得于庐陵荣可萧先生者，与前外科别为一脉，弗及类刊。然其方，疮之所发各有图象，使人易于会解，可以对证用药，不至于误人，诚良方也。既得是本，焉敢缄藏？复以《济急仙方》并用锓刻，与有缘者共。倘若知机于有兆，防患于未形，究是方之精微，广胸中之活法，岂曰无小补哉？因述得方得效之由于其末，以示信于睹者云。时洪武二十八年乙亥岁孟冬，渊然道者书。

时觉按：收于《道藏》，在太平部造字帙中，洪武二十八年与《仙传外科集验方》《仙授理伤续断秘方》合刊，天顺三年邵以正收于《青囊杂纂》。原撰者亡名，殆庐陵萧荣可？抑或萧氏另有所自？首列总论十八条，次载化毒消肿托里散、内托千金散、秘传十六味流气饮、内塞散等十六方，又载形证脾肚发、莲子发、蜂窠发、散走流注发等二十痈疽证，下为诸疮及药方二十七条。

《外科新录》四卷　佚　1403？

明吴县沈宗学(起宗，墨翁)撰

时觉按：崇祯十五年《吴县志·人物志十八》载录，无卷数；民国二十二年《吴县志·艺文考一》作四卷。

《大河外科》二卷　存　1407

明大河王拳撰

王时槐序曰：永乐中，大河王拳得异人秘授，精外科方，密传其子孙者六世，效大显。世莫不知有大河外科者，而其书顾益秘，莫有传。代巡山泉吉公来按闽，间出一帙，槐得而观之，所论著多朴而不文，往往务为蹇涩重复，杂以俚下之语，岂其故为是，欲以晦其指而终秘其传耶？然公昔年尝患肩痈曰马刀，治不效久之，得奇方立愈，后数年乃见此书，则向所谓奇方者在焉。槐窃谓，凡遗疾摄形之家固称多术，要在爱护元气，勿令伐伤，此其大指也。《大河外科》为图三十有六，大抵皆险恶危怪之疾，在庸医且骇悸眙愕，即往往下峻烈猛毒之剂急攻其内，蕲速效旦夕，故一臂疡肘癣而辄不救者，则伐元气之过也。而此书附载诸方，多疏解销导，达支而卫本，此其所以为得欤？嗟夫！海隅塞外，异时羽书相闻，良足畏顾，驱除在机术何如耳，而慎毋毕耗吾民力。此殆亦元气之说，而忠诚忧世，真为社稷计者，将必于大河有取哉。书故抄本，督屯宪佥黄君朏一见，谓宜广其传，遂相与请于公付梓云。嘉靖丁巳六月，福建按察司佥事庐陵王时槐序。

乔壁星重刻序曰：昔佗能视脏，玄化脍痈，伯宗徙痈于树，江左解毒为痂，皆神术也，惜其书不传。乃今《大河外科》，异人所授。一日，里人京兆云蛟黄公持是书寄余，余爱其直指简要。然所列状皆险怪可骇，患是者百不一二，间有之，按籍而治，随试辄效。独计今海内额外之科，赤子疮痍，蜀复加以旱灾，人人称病，余多方抚之，尚不能俾其全活。嗟嗟！医与政通，政贵因时，譬其人血气尪溃，姜桂乌喙之药类若枘凿，唯在参苓糜粥渐调而渐苏之耳矣。余有味乎是书，重刻以广其传。万历庚戌岁六月之吉，钦差督抚四川军门临城乔壁星撰。

丹波元简曰：《大河外科》二卷(前)，明永乐中大河王拳撰。开雕，嘉靖丁巳庐陵王时槐为序；重刻，万历庚戌，临城乔壁星序；其书为图及诗，论证三十有六道，大抵皆险恶危艰之疾，方多用轻粉、信石，尽奇古之书矣。《大河外科》二卷(后)，又曰《回生外科》，明永乐中；余象斗家藏，李廷机为序。

时觉按：国内久佚，《联目》《大辞典》不载，《中国医籍通考》"佚"，《中国医籍考》卷七十一载录，"存"。王时槐序于嘉靖丁巳六月，日本宫内厅书陵部藏嘉靖三十六年刊本；乔壁星重刻序于万历庚戌，日本国独立行政法人国立公文书馆内阁文库藏万历三十八年刊本。2007年中医古籍出版社据内阁文库万历刊本线装影印出版。据蒲小兰等考证：大河，即大河卫，于今淮安；约成书于永乐五年；又名《回生外科医方》，系余象斗盗版翻刻，并伪造李廷机序；现国内馆藏有：北京大学藏日本嘉永元年影抄明余象斗刻本，天津图书馆藏明余文台双峰堂刻本，中国科学院藏明刻《回生外科医方》，宁波天一阁藏日本宽政七年浅井正刚抄本《回生外科医方》，署为王奉仙传，余象斗编。参阅《中华医史杂志》2011年第6期。

《济世外科经验全方》一卷　存　1546

明长洲刘伦(宗序),吴县薛己(新甫,立斋)撰辑,长洲后学张允积(云水)参订,张云来增参

费寀序曰:尝论国政失则急于修省,夷乱华则急于攘御,医道内外科亦然。御医刘宗序已辑《内科全方》,详委而核要,而外科实并有关,其重者关存亡死生,其轻者关悔吝安危者也。南京太医院判薛立斋汇古方书目,唐陆宣公编集良方,李东垣《十书》,及《医学正传》《救世良方》《万氏家抄》等书。兹以海上丹方为主,采前书凡系于外科者,累而盈箱,历年余为之分门别类成篇,医无漏诊,诊无漏证,证无漏方,使纤微疑似,阐发明白。一证也,或逆境而忧愤成疾,或顺而嗜欲滋毒;一证也,或寒暑郁结于内,或风露冒触于外;一证也,或老稚之两境,或方域之各禀;一证也,或强弱之异质,或劳逸之殊由。图其像,则正人几证,侧人几证,覆人几证,妇证童证疯证,历历条例,无微不究,无隐不洞,不啻秦越人与卢扁隔垣可见人疾病也者。行是集也,诚患家之针砭,医林之准绳,其禔福斯民之功,良不浅也。乃知医人治国,理同事异,国得出将入相,如裴、郭诸公,治兼内外,而寄之生生之任,则金瓯永固,外侮消萌,今薛君精攻内外科而起沉疴,置生全,夭札瘥疠不作,疮疡时毒不染,即负赘悬疣出于性,一经君手,旋化而为元神矣。其功当不减取日虞渊,洗光咸池,彼区区纤介不足平矣。嘉靖丙午春三月,礼部尚书兼翰林院学士费寀撰。

凡例曰:一、外科首列诸图以辨症名,以定治方,凡正人、侧人、覆人、女幼诸症,无一漏误。一、外科精要诸论俱合前图诸症,发挥穷究八十一条,方共三百四十七条。一、外科集官方,觅丹方、海上方,俱有神效者。吾人不必行医,语云:人不可不知医,设闲暇作一小说解闲,自治治人,方便法门也,奚必苦苦求人哉?一、外科方后附服食补养方凡三十三条,人预服之,可以诸病不作,内外无虞者。识者详之。

时觉按:刘氏《济世内外经验全方》有"成化二十三年丁未刻本"残卷藏重庆市图书馆,经查,仅存《济世内科经验全方》上、中二卷,是书未见。《中国医籍考》卷七十一载录,"存"。《日藏汉籍善本书录》载,日本宫内厅书陵部藏有《济世内外经验全方》明"成化年间"刊本六卷五册,2016 年中华书局收于《海外中医珍善本古籍丛刊》第 138、139 册,影印出版。《外科》一卷,前有嘉靖丙午费寀序,卷端署为"吴郡薛己新甫原集,张□□云来增参"。内容:外科要症图示、外科精要、外科秘方、一切无名肿毒、瘰疬、疔疮、杨梅疮、诸疮、跌扑损伤、服食补养。

《外科精要校注》三卷　存　1547

宋临川陈自明(良甫)撰,明吴县薛己(新甫,立斋)校注

陈自明自序曰:凡痈疽之疾,比他病最酷,圣人推为杂病之先。自古虽有疡医一科,及《鬼遗》等论,后人不能深究,于是此方沦没,转乖迷涂。今乡井多是下甲人,专攻此科。然沾此疾,又多富贵者,《内经》云:大凡痈疮,多生于膏粱之人。仆家世大方脉,每见沾此疾者十存一二。盖医者少有精妙能究方论者,间读其书,又不能探赜索隐。及至临病之际,仓卒之间,无非对病阅方,遍试诸药。况能疗痈疽、持补割、理折伤、攻牙疗痔,多是庸俗不通文理之人,一见文繁,即便厌弃。病家又执方论以诘难之,遂使医者鼯鼠技穷,心中惶惑,当下不下,悠悠弗决,迁延日久,遂令轻者重,重者死。又多见生疽之人,隐讳者众,不喜人言是痈疽发疾,但喜云只是小小疖毒而已,及至孔洪,遂致不救。又有病家猜鄙,吝其所费浩瀚,不肯请明了之医,而甘心委命于庸俗之手。或有医者,用心不臧,贪人财利,不肯便投的当伐病之剂,惟恐效速而无所得,是祸不极,则功不大矣。又有确执一二药方而全无变通者;又有当先用而后下者,当后下而先用者;又有得一二方子,以为秘传,惟恐人知之,穷贵之人不见药味而不肯信服者多矣。又有自知众人尝用已效之方,而改易其名而为秘方,或妄增药味以惑众听,而返无效者亦多矣。此等之徒,皆含灵之巨贼,何足相向!又有道听途说之人,远来问病,自逞了了,诈作明能,谈说异端,或云是虚,或云是实,出示一方,力言奇效,奏于某处。此等之人,皆是贡谀,其实皆未曾经历一病,初无寸长,病家无主,易于摇惑,欲于速效,又喜不费资财,更不待医者商议可服不可服,即欲投之,倏然至祸,各自走散。古人云:贫无达士将金赠,病有闲人说药方。此世之通患,历代不能革。凡痈疽之疾,真如草寇,不守律法,出意凶暴,待之稍宽,杀人纵火,无可疑者。凡疗斯疾,不可以礼法待之,仍要便服一二紧要经效之药,把定脏腑,外施针灸以泄毒气。其势稍定,却乃详观方论,或命医者详察定名,是痈是疽,是虚是实,是冷是热,或重或轻,对证用药,毋失先后次序。病者不必忧惶,医者确执己见,不可妄立名色,怆惶惑乱,收效必矣。如近代名医李嗣立、伍起予、曾孚先辈,编集上古得效方论要诀,愚因暇日,采摭群言,自立要领,或先或后,不失次序。其中重复繁文者削之,取其言简意尽,纲领节目,整然不紊。庶几

览者，如指诸掌，虽不能尽圣人之万一，使临病之际便有所主，毋致渴而穿井，斗而铸兵者乎！时景定癸亥孟秋，宝唐习医陈自明良甫序。

薛己自序曰：外科盖指疮疡门言也。上古无外科，专名实昉于季世，后人遂因而分内、外为二科。兹外科乃宋陈良甫先生所著，虽以疡科名其书，而其治法固多合外内之道，如作渴、泄泻、灸法等论，诚有以发《内经》之微旨，殆亘古今所未尝道及者，可传之万世而无弊也。第其他所设方药，亦不无宜于昔而不宜于今者，非先生之术有未精要也，良由今人所禀远不逮昔，虽使先生至今存，亦不得不因时而损益之矣。余于时自忌浅鄙，漫仿元本之所既备而未悉者，断以愚意而折衷之，仍其旧名，厘为四卷，其补录一卷，则出余管见。同志勿咎其僭，而进其所未至焉。嘉靖丁未春月吉日，奉政大夫太医院使致仕吴郡薛己谨序。

王询序曰：尝谓古之医也其学一，今之医也其学二，一则通，二则泥。夫分内外而二之者，形证也，遗也；合内外而一之者，元气也，理也。古之医者达乎此，故神圣之妙臻，而病者无夭札之虞，若秦越人读五色禁书，能洞视人症瘕，变应无方者是已。夫所谓禁书，顾非今《内经》《素》《难》之类与？奈何后世专门之术兴，而此义遂晦矣。内外分治，至若水火之不相萌，俾病者瞀惑，宁甘心饮其药以死，而不悟者滔滔也。噫！是岂不大可哀哉？吴郡立斋薛君早岁以外科闻，乃其学一本之于内，以故历事三朝，声称为特著焉。迨中年转掌院事，遂拂袖归，深惩末学支离之弊，益肆力于著述，冥搜远讨，精力罔遗。尝取宋临川陈氏所著《外科精要》重加补注，本之《素》《难》以探其微，参之诸家以会其粹，附之治验以彰其则，遂成一家之言，而疡科乃有完书矣。大要补益为多，譬夫平水浚源，养木培根，有不达且茂焉者否矣。即推之诸症，恐亦无不宜，何者？理一而已。是书盖以明此一也，虽谓立斋今之越人可也。余尝病足疽于京，百药罔瘳，偶得立斋《心法》《发挥》，检治随瘥，恒心窃宝之，况此视二书为尤备哉？遂乐为之叙，以与卫生者共焉。嘉靖戊申岁夏月吉日，赐进士出身承德郎户部陕西清吏司主事成都王询撰。

《慈云楼藏书志》曰：《外科精要》三卷，宋陈自明撰。《宋志》不载，倪氏《宋志补》始载之。凡分五十五门，上卷中有图三，卷末有拾遗及附录。立斋为案语以注之，并附治验于各条之后，大旨谓外科用药当审其经络虚实以治之，不可泥于热毒内攻，专用寒凉克伐之剂。然是书立斋已有所增损，亦非良父之原本矣。(《四部总录医药编》)

时觉按：薛己增损补注，并附验案，收于《薛氏医案》十六种、二十四种。民国九年北京自强书局石印本题为《外科宝鉴》，有亡名氏后序如上。

《外科精要补》一卷　未见　1547

宋临川陈自明(良甫)原撰，明吴县薛己(新甫，立斋)补

时觉按：《联目》《大辞典》不载，《中国医籍考》卷七十载录，“存”，笔者未见。

《痈疽神秘灸经校补》一卷　存　1529

元胡元庆(鹤溪)原撰，明吴县薛己(新甫，立斋)校补

杨子成序曰：人具五脏之形，而气血之运必有以疏载之，其流则曰历、曰循、曰经、曰至、曰抵，其交际则曰会、曰过、曰行、曰达者，概又所谓十二经焉。十二经，左右手足各备阴阳者三，阴右而阳左也，阳顺施而阴逆施。以三阳言之，则太阳、少阳、阳明，则阳有太少也矣，而有阳明者，取阴阳合明之意也。以三阴言之，则太阴、少阴、厥阴，阴既有太少矣，又有厥阴者，取两阴交会之义也。非徒经之有十二，又有系络者，为系络之数三百六十五，所以附经而行，周流不息。若阴阳维跻、冲、带六脉，皆有所系，惟任督二经则包乎腹背而有专穴，诸经满而溢者受之。初不可常而忽焉，宜与诸经并论，通考其穴三百五十又七，此人身之常遍也。概经血所滞，发而为痈疽、为疔疖，此皆气血不能通之谓也。历观诸经，传变不一，是经之滞，当审何经所发，何穴所滞。辨视其穴，则用火以攻之，疏其源流而无滞也，犹如沟渠塞其庭水泛滥。今胡元庆先生深穷妙理，周遍玄微，遂缉十二经所滞之穴，毫端妙理，用以广生民之福，同跻仁寿之域也。至正甲子，永昌杨子成序。

薛己序曰：人身之气血，昼则行阳二十五度，夜则行阴二十五度，如环无端，会于寸口，是为真息，滞则壅肿，或六淫七情、饮食起居所伤，则痈疽疔肿之症发焉。治者察其受症之经，灸其应症之穴，使气血流畅，隧道疏通，其功为捷。或灸而毒不解，欲其溃敛，然后投之以汤药而辅其不逮，尤当审各经气血多少、地部远近、禀赋虚实而用之，辄用攻劫之剂，未及患所而肠胃先伤，反有所误。故上古之治疾，针灸为尚，而汤药次之。前

元鹤溪胡先生著《神秘灸经》，我朝节庵陶先生集《神秘验方》，探玄发微，灸药之功具载，二先生之用心可谓精矣。后之医者，必合是二书然后可收令功。予尝访吾乡贞庵都宪周公，出是书示予曰：子宜发明之以惠斯人。噫！公之心仁矣哉！予因喜而叹曰：予家旧有是书，亡失者几年，今复得之，其斯人之幸哉！但其穴其方有未详，辄按针灸家书以图其穴之所在，或一穴而可兼治者，亦明著之。至于各方之剂，辨其性之寒热温凉，别其证之阴阳虚实，补其缺略，锓梓以传，俾后之君子酌而用之，庶乎前人几微简要之法传于世而不泯云。嘉靖丁亥孟冬吉日，南京太医院院判吴郡薛己谨识。

彭用光序曰：此《痈疽神妙灸经》图穴共一十七人形，其经各有痈疽之状，又有灸治之穴，复引《针灸经》点穴之法，真疡科神秘之妙。人能按图逐经详览，遵其灸法治之，随手作效，百发百中，诚起死回生之术，而有万全之功也。录此书不传，遂天下书坊无此板，而外科医流亦未之见。昔年用光在京，偶得此书，遇患疮疽者，按图灸之，多获神效。但治早功速，若疮成脓出，依法灸之，亦徐徐收效，万无一失，可谓简易而便于贫穷者。故特出诸于天下后世共传焉。

佐野古庵跋曰：薛己氏所校选之书有二十四种者，或有二十种者，或又有十六种。盖此薛氏之意而门生为类聚而成之邪？抑出后世好事之采摘邪？有□于此之在《神验灸经》者。初，薛己校补而与《神验方》并而锲之，所谓《二十四种》之中不采此书，特摭《神验方》，其意何也？此书有裨千两，我岂第他书之叱哉？然却脱此，然则果出好事者之手而非薛氏家之意欤？余读书之暇，尝把此书校正亥豕，旁副国字，而终赠之书贾，且告以刊行之事，因识之岁月于篋尾云。享保戊申冬至日，浪华后学古庵佐方教志。

时觉按：《薛氏医案》诸种未见收录。《中国医籍考》卷七十载胡元庆《痈疽神秘灸经》一卷，录杨子成序；又载薛己《痈疽神秘灸经校补》一卷，二书俱"存"。是书收于《医学集览》，有明万历三十一年序刊本藏日本内阁文库，2016 年中华书局收于《海外中医珍善本古籍丛刊》第 377 册影印出版，录杨、薛二序，卷端署：元鹤溪胡元庆著，吴郡立斋薛己校补。嘉靖四十年庐陵彭用光注释，收于其所著《简易普济良方》为卷六，中国中医科学院有藏。中国医学科学院图书馆藏有日本享保十四年己酉铁研斋翻刻本。

《外科心法》七卷　存　1528

明吴县薛己（新甫，立斋）撰

小识曰：夫《心法》者，余手录古人论治之要也，间尝窃附己意，以平日治验者参之，卒成是书。恐其约而未尽，故复梓《外科发挥》以阐其余绪。后之君子览是书而能兼及之，则庶乎其备矣。嘉靖戊子孟秋吉日，立斋薛己识。

沈冬魁序曰：南京太医院判薛君己，邃于医，而外科尤精。手录古人医说之要，与其平日治法之验者授予观。予素未攻医，因读之，考其所谓要与验者三复，恍若有得焉。夫医之为学实难矣！脉候虽有诀，而杳乎人微，方书虽有传，而艰于对病。诸家著说，连篇累牍，望洋浩瀚，初学者亦难于窥其牖户，敛博还约，惟曰察虚实而止尔，要其在兹乎？所集若干条，皆古名家杂著，辨脉论症，一以虚实为据，及云参用之，具得明验，种种在录。察脉证之虚实，实其虚，虚其实，治无余法也。顾时医少知其要，于凡痈疽疔肿诸危证，往往不察虚实，局守方药，而概以试之于人，虚虚实实，鲜不为其所误，则此篇不可不公于人也。乃梓为一编，厘为七卷，总其题曰《外科心法》。曰心法者，古今人相授受，契于心而著于法者也。因趣刻之，且僭序诸首简。于乎学者，必务知要，知要则守约，守约则垂博，虽穷天下之事，皆可从而理也，自直医家然哉？薛，吴人，世以医名家，膺吏礼部佥荐擢馆院，童时称得人，缙绅间且以公廉稚素多之。嘉靖四年夏四月上日，资善大夫南京礼部尚书前户部侍郎都察院副都御史阜城沈冬魁序。

王冀序曰：神农氏尝百草，黄帝氏作《内经》，实开万世医学之源，是后名医代作，无虑百人。然推本二圣人遗旨，发其未发以启来学，则吾得二人焉。盖李明之尝受学于王从之、冯叔献两君子，朱彦修又受学于大儒许谦，故皆以其济世之学托之乎医，而医几乎圣。予多病，欲知医，尝阅本草、《素问》及东垣、丹溪书，心甚契之。每以语医家者流，则皆茫然，予喟曰：不知此，岂医也乎？嘉靖甲申，始识姑苏立斋薛君新甫于南都耳，其论殊治《内经》二子。予奇之，索其所著书，得外科治验若干卷，阅之，大较以损实益虚、标本阴阳为变通之法，故随试辄效，如良……（原书此处缺页）能继其父志，且显扬之矣。予以是益嘉之，决其书可传也，为之序。大明嘉靖四年乙酉春三月朔，赐进士出身南京礼部郎中金溪东石王冀时祯书。

时觉按：《中国医籍考》卷七十一载录。收于《医学集览》，有明万历三十一年序刊本藏日本内阁文库，2016 年中华书局收于《海外中医珍善本古籍丛刊》第 376 册影印出版。又收于《薛氏医案廿四种》。

《外科发挥》八卷　存　1528

明吴县薛己(新甫,立斋)撰

自识曰:疮疡之症,根于脏腑,见于皮肤,攸系甚重,有不可以浅近窥者。余以薄劣,独未见其全书,岂古人艰于著述,故后传之者或寡邪?余先君于家庭每命录治验,遂积累七卷有奇,恐其久而或失也,于乙酉岁已锓梓为《外科心法》,于是乎复续此,以"发挥"名之,庶乎观《心法》者得以考其不尽之意云耳。嘉靖戊子孟秋吉日,立斋薛已识。

张淮序曰:医家内、外科实相表里,惟小儿为难治,故谓之哑科。虽疮疡为有形之症,然亦必先审乎脉。脉也者,气血之运也。天以阴阳之运成四时,人以气血之运成一身,以气血之运定于所赋,移于所感,是故人有老少强弱之等,而脉亦有盛衰虚实之异。故疗病治疮疡者皆当先辨其有余不足,而为主客缓急之施则善矣,其见于东垣、丹溪、河间、仲景之论,可考而知也。吾窃叹夫世之庸医未尝读书明理,以疮疡试方药而遂误人者不少也。尝见南京判院薛君《外科心法》,精当切要可传,而许其有扶困起废之仁。一日,持是编以告余先君子,欲以随治验方萃以成编,庶克济人,且以自验其力。余承先意,乃今分症异,欲而录其既验者,尤致详于有余不足之辨,而为虚实主客之宜。欲锓诸梓以传,庶有便于穷乡下邑之无名医者,不独自验而已也。少宰蒲汀李公尝见之,标曰立斋《外科发挥》,子盍叙之?余惟君子不忘乎亲,不私其有。夫不忘其亲之谓孝,不私其有之谓仁,孝则仁,仁则公,公则溥。君之是编,其真君子之用心哉!吾儒以推己及物求仁,而欲措天下于仁寿之域。是编之行,于人必大有济,故为之叙,以推广而传之。嘉靖戊子秋孟月朔,南京刑部员外郎前进士郡人张淮叙。

时觉按:《中国医籍考》卷七十一载录。收于《医学集览》,有明万历三十一年序刊本藏日本内阁文库,2016年中华书局收于《海外中医珍善本古籍丛刊》第376册影印出版。又收于《薛氏医案廿四种》。

《外科经验方》一卷　存　1528

明吴县薛己(新甫,立斋)撰

重刊自序曰:医方之传世者多矣,苟未经试验而妄用之,斯须一误,为害不浅。自予识饵剂以来,恒虑乎多方之惑人也,每投药疗病得效甚明,辄心识之,既赖以自用,亦尝以语人。盖不啻百试而误者少矣。今幸备员留都,岁甲申,因取平生经验诸方锓于药局,以示诸生,犹病其寡而无序,兹复增补,以类别之,俾医者执此以往,庶几无误于世哉。嘉靖丙戌夏六月吉日,南京太医院院判长洲立斋薛已新甫识。

时觉按:原书刊于嘉靖甲申,前后无序跋,分十四章载外科经验方;丙戌增补,撰重刊自序。收于《医学集览》,有明万历三十一年序刊本藏日本内阁文库,2016年中华书局收于《海外中医珍善本古籍丛刊》第376册影印出版。又收于《薛氏医案廿四种》。《中国医籍考》卷七十一载录,并谓"存"。

《疠疡机要》三卷　存　1529

明吴县薛己(新甫,立斋)撰

沈启原序曰:夫医犹理也,医之有疡医,犹理之有兵也。善为理者正其五官,齐其百司,使纪纲法度各有所摄而不弛,则垂拱委裘而天下可以无变,不幸而一隅乘衅,然后不得已而兵之。故兵非理之所尚也,将藉之以除乱也。彼其平居无事之时,而吾所以弭乱之本既已缜密完固而无所疏漏,一旦有急,则除之而已耳,故兵虽试而国家之元气不亏。医之为道也亦然,方其病在腠理也,汤液之所及也;其在肠胃也,澣浣之所及也。若夫隆然皮肤之间,甚至不可名状者,彼何为哉?其能不攻刺乎?其能不搏击乎?顾攻有守而后攻,击有备而后击,苟不谛其虚实,不量其壮羸,而动曰攻击之,吾恐病未却而精已耗。譬则忿兵数逞,而国计内空,疥癣之疾将不为腹心之患者几希。噫!可不慎乎?故明于理者可与语医也已。世之以疡名家者多矣,然孰有如我立斋先生者耶?盖先生以岐黄世业,旁通诸家,微词颐旨,靡不究竟。其言以为不知外科者无以通经络之原委,不精《内经》者无以究阴阳之变合,内外殊科,其揆一也。故其视病不问大小,必以治本为第一义,无急效,无近期,纾徐从容,不劳而病自愈。间出《疠疡机要》一编,属其友沈生梓之以传。沈生读之,大率以已意而订古方,以医案而验治效,以调补为守备之完策,以解利为攻击之权宜。盖不出乎庙堂之讦谟,而坐得夫摧陷廓清之术。假令业医者而执是焉,既不病于滞而不通,又不病于肤而无本,奚至攻其所习而毁所不见耶?噫!若先生者可谓医而通于理者矣。是录也,顾不可传哉?或者曰:诚若所言,则内外医分门异业者非欤?

《周官》有疾医、疡医二职并存，何也？曰：非是之谓也。昔秦越人之为医也，闻秦贵小儿则小儿医，赵贵妇人则带下医，周贵老人则耳目痹医。一医而三习，非其术诚奇幻，理固不殊也。若《周官》所存，则以其职言耳，岂知后世判为两途绝不相通者哉？古之任官，居则为命卿而出则为命将，夫一人也，而理与兵兼焉，孰谓内外医果不相通者哉？嘉靖岁甲寅中秋，秀州沈启原道卿甫著。

《慈云楼藏书志》曰：疠疡之病已见《内经》，然惟淮阳、岭南、闽粤间为多。初起为疡，久则为疠，其病似风症疮癞而兼内证，甚至皮肉筋骨麻木脱烂而死，故治之宜早。是编上卷分本证、变证、兼证、类证、治法四门，类证之末有治验；中卷为续治诸证，则皆治验也；下卷为各证方药，条析详尽。（《四部总录医药编》）

时觉按：收于《家居医录》《薛氏医案》。

《外科枢要》四卷　存　1571

明吴县薛己（新甫，立斋）撰

沈启原序曰：往余少时，获交于立斋薛先生，尝与余通书，所手钞笥袠者亡算，时时窃好之弗置也。嘉靖戊午，余上奏官，先生报病疡，比举进士归，则先生死矣。先生神于医，而尤以疡擅名，所为诸疡书甚具，凡病瘫肿、痈疽、挛踠、瘘疡，经先生诊治，亡不立已，然卒因疡死。故人多訾先生，以为执泥补法，不知合变。嗟乎！冤哉！其言之也。始余识先生时，妇病肿疡濒死，先生竟活之，语在医案中。当是时，诸医抱药囊环立，咸愕吐舌，不敢出一语，而先生率意信手，日剂一二，不动声色，坐而收功，如充国金城之兵，方略预定，其正翕张，动中成算。即是以例，先生之医，殆所谓神解者？而世乃以执泥訾之，岂非贵耳贱目者众耶？语云：尺有所短，寸有所长。必若所云，是越人至今存，而轩岐不古也，嘻！亦悖矣。昔扬子云作《太玄》《法言》，桓谭以为必传，且谓世人亲见子云，故轻其书。当时传闻如刘歆，亦恐后人用覆酱瓿。然则世之所为訾先生，亡乃类是也乎？乃余则以为医顾业精否耳，业诚精矣，当必有排众说而独是之者，一时知不知亡论也。先生没，诸版刻渐次流散，余悉为购得之。而先生从子师颜，复手《外科枢要》一编示余，盖不独补诸刻之所未备，而立凡举要，深足为疡家指南，因属雠订并刻之。余固亲见先生者，方愧不能为先生之桓谭，而师颜之克世家学，则刘歆之虑，吾知其免矣。夫先生诸他著作，世多有其书，不论。所为序本《枢要》，论所由刻云。隆庆辛未夏五既望，檇李沈启原道卿撰。

《慈云楼藏书志》曰：是编凡六十条，先论后方，并及治验成案，乃立斋治疡之本旨也。（《四部总录医药编》）

时觉按：收于《薛氏医案》。

《痈疽神秘验方》一卷　存　1603

明余杭陶华（尚文，节庵）撰集，吴郡薛己（新甫，立斋）校补。

自序略曰：予嗜医术积有年矣，惟外科一书不得其奥，因自患乎疽□□，难得一方一药，不能拔其病根，况所交相知多有丧于疽毒，是可痛也。遂发愤钻研旧典，遍求外科奇方异书。宣德戊申，始得东垣、丹溪二先生外科要诀，选试孙真人辈秘传方法，百治百效，可谓神矣。汗牛充栋，系杂之书云乎哉？于是辑先贤遗秘方法，以己之试效方法并而录之。吾门人俞景清乃兄景美，纯厚人也，患背疽而卒，景清哀痛不已，遂授此书。凡余平日试效诸方及大小内外疮疡无名之毒常试效者，集成一帙，为痈疽全书。然窥门墙者不得其人，片纸一方未尝示露，兹授景清宝而藏之。古云，是宝不泄于非人，勉之勉之。余杭医学训科节庵陶华序。

时觉按：收于《医学集览》，有明万历三十一年序刊本藏日本内阁文库，2016 年中华书局收于《海外中医珍善本古籍丛刊》第 377 册影印出版，卷端署：余杭节庵陶华编集，吴郡立斋薛己校补。又收于《薛氏医案二十四种》，且加按语。《医藏书目》、乾隆《浙江通志·经籍》载录《十段关》一卷；《中国医籍考》卷七十一载录是书，“存”；又载录《十段关》一卷，“未见”。《痈疽神秘验方》卷端第一节题“痈疽十段关”，故是书有题为《十段关》者。

《疮疡经验全书》十二卷　存　1569

（原题）宋燕山窦杰（汉卿）撰，明无锡窦梦麟（仲泉，西岩医士）续增

申时行序曰：余读迁史记载秦越人、淳于髡、俞跗之徒，其治人疾病皆能观察体脉，辄洞脏腑，决死生，至不爽毫末。如与齐桓公、魏太子所辨治多验弗诬，盖其伎神妙，得之于心而又持其机权以识其阴阳寒热之辨、

经络肠胃腠理之殊，而后施夫刀圭方药，若烛照而数计者。是以业是者未易及也。然非太史公为之记叙，其何以声施后世而千载诵法之哉？宋有窦汉卿者，以疡医行于庆历、祥符之间。诏治太子疾，召入仁智殿下讯之，未几太子病愈，辄嘉劳之，封为太师，以国老称。遂命制诸方，以弘济寰海外内，一时神其术者，咸知有窦氏疡医矣。然其书之传于世者，分析种种，绘图定方，具有法度，信利人之妙术，济世之弘轨也。我明以来，家有传焉，其方多验。裔孙楠续授太医院医士，其子梦麟术业益工，声称籍甚，乃缉遗书，重增经验诸方，梓以行世，盖得其一技之良有功于人，庶几绳祖父之万一矣。盖溯汉卿为合肥人，尝游江湖，遇一至人，而其术益神，则医业之精，信非偶然者矣。梦麟号仲泉，今家常之无锡，与华太学复阳游，复阳为秋官补庵公之子，比来京师，备能道之，欲乞一言为序。余知窦氏之医如卢扁而深愧吾言之不能如迁史，令其信今而鸣后也。聊书以归之。隆庆三年龙集己巳菊月望日，赐进士及第翰林院国史修撰分校永乐大典纂修世宗实录兼理诰敕经筵讲官吴郡申时行书。

陈廷柱序曰：尝慨疾病于人，惟疮疡为最惨，乃近时疡医指不胜屈，求其明经络谙方药者，百不得一焉。盖世之医经医方浩如烟海，非得秘旨奥诀，融以心得之正法，几何不至河汉其旨耶？宋时有《窦太师全书》盛行于世，明隆庆中，其裔孙梦麟增订重梓，申相国尝为之序。惜其板久失，传本多亥豕之讹，同里洪瞻岩先生精医术，所□书不下数十百种，余因获觏是书，遂假归重录，谋付剞劂以救世之疾痛颠连者，而瞻岩先生复得宋刻原本相为校勘，窦氏之遗书由是又粲然矣。若夫窦氏之得神其术，始末已详申序，兹不具述。特以疡医之视疾，其形色虽辨于外，而虚实必审于内，苟非剥解微细而刀圭漫用，药石误施，岂不以人为戏乎？余窃怜之。昔人有云：阴淫寒疾，阳淫热疾，风淫末疾，雨淫腹疾，晦淫惑疾，明淫心疾。此六者伏于内，则病在腑脏，发于外，则病在肢体，有诸内者形诸外，理固然也。今观是书所载，图其形症，明其脏络，察其色脉，辨其逆顺，详其吉凶，识其浅深，此真所谓秘旨奥诀也。则是编也，不独珍之灵兰之室，用当刊布寰区以启后学也可，以济群生也可。康熙丁酉菊秋，桐川陈廷柱识。

《四库全书提要》曰：《疮疡经验全书》十三卷，旧本题宋窦汉卿撰。卷首署燕山窦汉卿，而申时行序乃称"汉卿，合肥人。以疡医行于宋庆历、祥符间，曾治太子疾愈，封为太师，所著有《窦太师全书》。其裔孙梦麟亦工是术，因增订付梓"云云。考《宋史·艺文志》不载此书，仅有窦太师《子午流注》一卷，亦不详窦为何名，疑其说出于附会。且其中治验皆梦麟所自述，或即梦麟私撰，托之乃祖也。国朝康熙丁酉，歙人洪瞻岩重刊，乃云得宋刻秘本校之，殆亦虚词。

《郑堂读书志》曰：旧题宋窦汉卿撰。《四库全书》存目。前有明隆庆三年申时行序，称宋有窦汉卿者，合肥人，以疡医行于庆历、祥符之间，诏治太子疾，未几太子病愈，封为太师，遂命制诸方，一时神其术者咸知有窦氏疡医矣。然其书之传于世者，分析种种，绘图制方，具有法度，我明以来，家有传焉。其方多验，其裔孙仲泉梦麟术业益工，乃辑遗书，重增经验诸方，择以行世。据此知为仲泉增辑其远祖之书。是书所载，图其形症，明其脏络，察其色脉，辨其逆顺，详其吉凶，识其深浅，一一如指诸掌，固业疡科者所必须之书矣。倪氏《补元志》载是书作二卷，竟误认为元人，钱氏《补元志》并载在窦默《铜人针经密语》及《标幽赋》《指迷赋》下，统为默撰，更为误中又有误矣。(《四部总录医药编》)

《浙江图书馆善本书目题识》曰：《重校宋窦太师疮疡经验全书》十二卷，元初肥乡窦默撰，明隆庆三年裔孙梦麟增订重刊本。按：此书原署宋燕山窦汉卿辑著，卷首有申时行序，称汉卿合肥人，于庆历、祥符之间封太师。卷七后有裔孙窦楠跋，称予家自宋太师子声公发迹疡科云云。考《元史》，窦默字子声，初名杰，字汉卿，广平肥乡人，国兵伐金被俘，脱走渡河，遇名医李浩授以《铜人针术》，归变姓名自晦。世祖即位，召为翰林侍讲学士，卒赠太师。然则汉卿本金人，称为宋太师者，误也；汉卿肥乡人，肥乡本战国时赵之肥邑，亦称古肥，申序谓之合肥，亦误也；窦汉卿即是窦默，卢文弨《补辽金元艺文志》既载窦默《疮疡经验全书》十二卷，又别出窦汉卿《疮疡经验全书》十二卷，亦误也。钱大昕《补元史艺文志》只载窦默，不复出窦汉卿，足正卢氏之误。惟此书署燕山，不署肥乡，署窦汉卿，不署窦默或窦杰，此由窦氏裔孙刻其先人遗书，讳其名而称其字，又欲夸其家世，特标族望以自重，则固无足怪者。又按，第八卷后有梦麟刊书跋，称先太师著《外科全书》，麟有家藏善本，招同志少溪施君补其缺略，予同正其讹舛，付之梓人云云。是此书亦称《外科全书》，特梦麟校刊之时已多所增订，今检各卷中，署梦麟校正、梦麟谨识、梦麟谨述者，往往而有。第八卷以后，全似后人附益之文，末卷并附蛊毒、桃生毒四则，署少云张宪，不知何人。盖此本编次虽仍十二卷之旧，而其间添改之处正不少矣。申序称梦麟刊此书在于无锡，而此本各卷首皆题三衢大酉堂绣梓，地址既异，且与版心地五桂堂不符，殆此版后人坊贾之手，剜改署题，然谓为翻板则非也。《四库存目》载此书作十三卷，三字盖二字之讹。

(《四部总录医药编》)

道光二十年《无锡金匮续志·方技》曰:窦良茂,字朴庵,博学工医,为邑医学训科。良茂孙时用、时望,有患疡七年不起,时望起之。时望子楠,字乳泉,能诗,征太医院医士,不就。孙中丞应奎之初令江阴也,母疽发于背,诸医不效,楠治之一月起。邵文庄作《乳泉记》,载其医术之神。楠子梦鹤、梦麟,鹤少从王问游,敦学行,问称为儒医。麟详注窦太师默《疡医全书》行世,申时行为之序,并得名。

时觉按:《四库全书提要》及《中国医籍考》丹波氏按语均以为非窦氏书,斥申时行说为妄。实为窦梦麟辑补明以前医籍并增经验诸方而成者,又名《窦氏外科全书》《窦太师全书》。窦梦麟为汉卿裔孙,亦无所据,并不可考。

《医学秘奥》十二册　存　1569

宋锡山高德因(洄村)原撰,裔孙锡山高梦麟(仲泉)编辑

申时行序曰:余读迁史记载秦越人、淳于意、俞跗之徒,其治人疾病皆能观察体脉,辄洞脏腑,决死生,至不爽毫末。如与齐桓公、魏太子所辨治多验弗诬,盖其伎神妙,得之于心而又持其机权以识其阴阳寒热之辨、经络肠胃腠理之殊,而后施夫刀圭方药,若烛照而数计者。是以业是者未易及也。然非太史公为之记叙,其何以声施后世而千载诵法之哉?昔有高德因者,以疡医行于庆历、祥符之间,诏治太子疾,召入仁智殿下讯之,未几,太子病愈。辄嘉劳之,封为太师,以国老称,遂命制诸方以弘济寰海外内,一时神其术者咸知有窦氏疡科矣。然其书之传于世者,分析种种,绘图定方,具有法度,信利人之妙术,济世之弘轨也。我明以来,家有传焉,其方多验。裔孙楠续授太医院医士,其子梦麟术业益工,声称籍甚,乃缉遗书,重增经验诸方,梓以行世,盖得其一技之良有功于人,庶几绳祖父之万一矣。遡汉卿为合肥人,尝游江湖,遇一至人,而其术益神。则医业之精,信非偶然者矣。梦麟号仲泉,今家常之无锡,与华太学复阳游,复阳为秋官补庵公之子,比来京师,备能道之,欲乞一言为序。余知窦氏之医如卢扁而深愧吾言之不能如迁史,令其信今而鸣后也。聊书以归之。隆庆三年龙集己巳菊月望日,赐进士及第翰林院国史修撰分校永乐大典纂修世宗实录兼理诰敕经筵讲官吴郡申时行书。

时觉按:有清抄本12册藏浙江中医药大学,卷端署:洄村高德因撰;第一、二册喉科为主,首《咽喉说》三篇,末署:锡山裔孙梦麟识;下为"新增一应咽喉口舌等症神效方"一首及缠喉风说等;又绘图阐述诸喉症证治。余则描绘脏腑图像,阐述脏腑生理病理联系,主论外科诸病,次及儿科,论证列方,载药213味,验案多例,附图数百,工笔描绘明人服饰。其申时行序全同窦杰《疮疡经验全书》申序,虽以高德因置换窦汉卿,然"一时神其术者咸知有窦氏疡科",又谓"汉卿为合肥人,尝游江湖,遇一至人,而其术益神",并未改动,则是书或出窦氏。比对全书,内容亦有出入,故是书与《疮疡经验全书》、高德因、高梦麟与窦汉卿、窦梦麟究竟如何关系,尚待进一步考证。

《外科启玄》十二卷　存　1604

明长洲申拱宸(斗垣,子极)撰

自序曰:夫医自上古以来,岐黄分于内外,实相表里,未有不以仁而施于道者也,虽刮骨剖腹之玄而未尝传之于世。余虽才智疏匪,发挥疮疡,乃先贤未发之秘,启前人不尽之玄,故名《外科启玄》,实泽民利物之要书。非其仁哉,非其心哉,是谓仁者乃仁慈之仁,心谓恻隐之心,可显于今时,既及于后世,当播于京都而传于天下矣。近时疮患颇多,奈萌时不治,待形症息而求疗,《内经》云:病已成而后药之,乱已成而后治之,譬由渴而穿井,斗而铸兵,岂不晚乎?诸疮稍缓,惟恐疔疽之变,势非小可,若不早求治,施明医而就于庸俗,焉知疮症虚实,时之逆顺,势之缓急,全不以生命为重,往往卒于夭阏者多矣。惜哉!乃持惜之误也。余忝医末凡数十年,游侠江湖,遍访方外,奇方异论,无不载集,奥旨秘诀,岂肯瞒隐?剪繁去冗,专求精里之精,煎炮煅煮,悬寻验中之验。图其形症,明之经络,察之色脉,辨之逆顺,详之凶吉,识之深浅,卷分十二,成之一部,聚资剞劂,广之永远,以济天下之人咸登寿域,非冀其积阴功,亦留是心于疮疡聊助一小补也哉!时万历甲辰春月弦日,集隐玄堂书。

申时行序曰:余忝职内阁,思日赞襄,以少俾几务,暇日尤不敢以自逸,凡内藏秘典,上而皇史坟书、宸翰瑶章、鸟篆龙蟠、仙经释部、兵历石室、玄经等书,下至农史、稗说野谈、山堂考记、医卜算数、九流等书,无不探讨,然资力有定,如窥豹见其一斑,九鼎尝其寸臠,弗能尽也。求其济斯世于仁寿,以登于春台之上,元元无夭

疠之患,以跻于安今之域者,无以加于书,切于日用之常。因叹曰:炎帝之试百草,一日频死,天神默佑,因而复苏,著为今书,天下万世赖其生全,后世若伯岐之内经,雷公之炮制,伊尹之汤液,越人之针砭,仓公之神鉴,以逮叔和之难经,仲景之伤寒,丹溪之心法,河间之杂症,东垣之十书,千门万户,百家殊途,悉根于炎帝之浚其源而各适其流者也,莫不有功于斯民。余甚究心焉,正欲稽其术而未能,适有族属字子极者,持书二帙以示余曰:某少而从儒,弗获能博一第,乃究心于医学,孳孳汲汲,今已桑榆,生平精力竭于此矣,弗知可传于天下后世否?余视其书,一则伤寒之《视舌》,一则外科之《启玄》,皆有以广前人之所未备,补前人之所不足。其中议论精详,考究悉当,某病某脉,某脉某药,宣通补泻,君臣佐使,明岁运寒暄,各适其宜。此真得异人之秘传,加之以心得之正法,付之梓人,有美则爱、爱则传者乎?吁!此正仁者之用心,登斯民于仁寿,有功于天下万世者也。昔穆伯论太上立德,其次立功,其次立言,士有此三者,然后可以垂名之不朽。其即立言者耶?名垂不朽与霄壤并,余族有若人,其利溥,其德宏矣。申子名拱宸,斗垣其别号也。赐进士及第大学士申时行撰。

储纯臣序曰:余有事留垣,习知斗垣申君精于养生旨,尤专精外科,因自撰述《外科启玄》凡十二卷。君从弟一孺君为余幕宾,数数称其从兄斗垣君遇异人授异方,及披是编,君真异人哉,尤不废方。医之有方,犹匠之规矩,车之辙迹,渔猎之筌蹄,方可废乎?且养生若养民,去其害者而已。君所制论,无虑百篇,所集毒发类,无虑三百种,所按对疾方,无虑千余目,积十余星霜而后成帙。杼柚于心神,经纬于岐黄,搜猕于四氏百家,卒之补其编而要其旨,夫各有当。夫人之一身,血气流液,苟有疮痏,弥浃弥凝,患者苦之。藉君是编,疗于未然,康于将然,留之都人士熙于春台,跻于宁宇,万口共声,延君誉而入余耳者,日新月盛,此真异人之异方哉!及睹君丰采,广颡丰颐,三花荣于鬌鬓,君亦异人矣。君无用余言以赏音,麝不风而自馨,珠不蜯而自媚,又奚必余言?余既因一孺君以知君,复因睹君以知君精于养生旨,尤专精外科。余尝临疮痏者熨眉不开,蹙额不顾,诚不忍也。阅君《启玄》寿梓人,公不忍人之心于世,世将不苦疮痏矣。敢爱余言以引诸编首。昔人有言:不为良相则为良医。君诚医之最良者,进于是则医王为药师,为药王,为药工,长生久视,又无足云。余曰:望申君之进也,勉之哉!时万历甲辰下商初吉,赐进士第文林郎南京兵科给事中吴江储纯臣以忠甫撰。

申五常后序曰:尝闻秦越人疗疮疡以蚖脂凤卵,俞柎疗疮疡以麟腊龟趾,术贵则药奇。宗兄斗垣公以儒生早岁游侠建康,昵牛首、燕矶、栖霞、茅君洞天诸名胜,多遇异人授异方,知白日冲举之术,乃厌薄儒而间以其绪窥医,尤精外科。其方针藏肘后,亦颇济人,人莫测其秘,试之病,辄收奇迹,全活人无算。公丰神俊爽,两眸烨烨映,一见知非常人,年近耆而不屑以指使。不佞弟尝侍公,公曰:若知医乎?医者意也,得意者亡法,何论方?然秦越人以神医闻,必先受禁方长桑君所,奈何废方?世医棼知,率未及一笑,而求谐六律隶奉常,甚者托言师心,倍轩岐四氏而自用,彼剽陈言为神,悖矣。师心蔑视古,悖之悖矣!与其师心,毋宁执方,与其执方,毋宁穷理。理者玄之又玄,君臣佐使异用,寒热虚实异齐,多寡轻重异宜,亢承异制,不即方,不离方,妙在得意。是之谓玄道在是矣。乃出一编名《外科启玄》,不佞弟手是编而卒业,论凡一百二十有奇,毒发类凡二百三十有奇,方凡一千有奇,析为十二卷,合为一编,不欲针藏肘后,行且寿剞劂氏,以公之九围千祀,盖欲登世世于寿域,公之阴行,善使学医者曙用,仁心何深挚哉?不但术贵药奇而已。因思吾宗肇自轩辕,为医鼻祖,至唐开元间,进士秦芝公白日冲举,赐号妙寂灵修真人,为吾家乘祖,其他文武忠孝,姑未暇论,即公知白日冲举之术,又以《外科启玄》,先以《伤寒观舌心法》,二书行世,真其苗裔耶?抑闻祖先神圣发祥,后有子姓,必有克肖者兴,以缵修前烈,良不诬矣?公姓申氏,讳拱辰,字子极,别号斗垣。委不佞弟题诸简末,忝在一体而分,敢以不文辞?辄不逊而为之序。时万历三十有二载岁德次舍甲辰菊月吉旦,从弟五常拜手撰。

《痘科》序曰:夫痘疹瘄麻,自古有之,虽夷狄未免。自钱氏立论甚详,诸贤篇论烦杂,亦未顿切,后学虽聪,难以深便。愚思古贤有至仁至德,虽传法传方,况今时今世,人多禀受不同,古方焉合今症耶?余虽不敏,虽立数论,虽不玄奥,而实珍于婴幼之心至矣。曰痘毒当分三因而得之,虽陈无择亦未详焉,预知痘疹之诀,古人秘而不书,辨认四时逆顺,部位轻重,形症色之吉凶顺险逆,更变虚平实治法,款款开列及百句,以便于后学之诵,细陈于总括,实前人未备,启婴幼之危厄,虽生命之有数,而补医之一拙,岂敢隐秘,伏以显于好生之德甚矣哉。

时觉按:卷十为《痘科》,有序列于卷首,《中国医籍考》所录申五常跋过于简略,故仍录其跋全文。1955年人民卫生出版社有繁体竖排本出版。

《疡医证治准绳》六卷　存　1608

明金坛王肯堂(宇泰,损庵,念西居士)撰

自序曰:《周礼·天官》"冢宰之属,有疾医、疡医",内外科之分久矣。疾医中士八人,疡医下士八人,重内轻外,自古已然,然未有不精乎内而能治外者也。疾医之所不能生者,于父母遗体犹得全而归之;而疡医不然,至于烂筋骨、溃肌肉、见脏腑而后终焉。故疾病于人,唯疕疡最惨,而世顾轻之,何哉?乃世之疡医,明经络谙方药而不嗜利,唯以活人为心者,千百无一也。其见轻固宜,然不曰并自轻其命耶?余童而习岐黄之术,弱冠而治女弟之乳疡,虞翁之附骨疡,皆起白骨而肉之,未尝有所师受,以为外科易易耳。欲得聪明有志者指授之,使为疡医而竟无有,故集先代名医方论,融以独得而成是编,与世专科书,图人形,列方药,诧为秘传者,万万不侔。能熟而玩,神而明之,可以名世矣。余既以便差还故山,例得支俸,受之则不安,辞之则立异,乃以付梓人,逾期而后竣事,于是诸科分证用药之书略备。夫孰使余窃禄于朝,而又得优游编葺以行于世,岂非圣主之赐也欤?万历三十六年岁在戊申七夕,微雨作凉,金坛王肯堂奢懒轩下书。

时觉按:收于《六科证治准绳》。中国中医科学院藏有《外科准绳简纂》抄本,当为是书之摘要本。

《仁室秘机》十六卷　阙　1612

明蒋柏山传,明沈自东(元曙)编次

自序曰:医之所传者,司人身命之大道也,必得其真传实受之学,更须参悟医中机窍详明,庶可施行其术也。比及儒家之有四书五经,然而虽能熟读,恐非明师讲究,岂能作文成章哉?吾家世代名医,岂无秘典?虽有传于后裔,盖尔晚辈,必须揣听祖父之亲传,效学前人格式,方可相继其祖业耳。倘虽有其书,不得指教,即是有书,不教子孙,愚之谓欤?况此术艺干系极重,一点之下,别其生死,一剂之内,身命相关,岂可卤莽为之乎?故医之一门,自古有传也,比如伏羲作天元玉册,又教万民却病延年,神农著本草治百病,岐伯讲内经明堂论道□□□□□□□(原注:缺页,第一页后半页计一百余字。约言蒋氏先世本洛阳吉氏,有吉平者,为汉末时太医令,当时名医,其家人因吉平与国舅董承等结盟反魏王曹孟德。)魏王拘勘吉平,犹恐累及,避魏奔吴,隐居村落,虽不出仕,仍前方脉济生,历传八百余医,乃吾外祖柏山翁继之。乃翁只生一子,别号鲁岩,乃吾母舅也,青年入泮,才望过人,满图上进,意不屑为医者。吾外祖所虑,艺术无传乃婿,吾父怀虹公讲习岐黄辈,诸圣贤古典医理悉明,于是辅佐柏山翁,八十七岁,未闻蒋氏有所秘传者。以致柏山大寿将终,乃命吾父近榻,出书一册,云:此书自秦以来几百世先人之心血也,方方经验,句句秘机,今传之于汝,万勿轻忽,务要珍藏,果安家之至宝,济世之良谟也。虽堪子孙传授,非仁义之辈切莫容易付之耳。勿忘吾嘱,为万幸矣。吾父拜受此书,敬奉开阅,乃见一诗云:秦朝先子探玄微,普济群生立法奇。笔端写出千年业,方脉流传八百医。唯愿后人承祖德,广行仁义始相宜。须信救人为重务,莫教利欲污心机。盖此书授受远年,蛀残蠹蚀,故柏山重录一遍,乃有所感而作诗焉。中有一百七十三方,无不神验者,吾父子向来取方疗病,验如应响,如鼓之应桴,其间更有口传心受,方法极多。予恐久后疏失其传,以致泯灭蒋氏之恩德,故笔之于纸,更参家尊怀虹公平生之玄妙,兼之考究历代圣医之格言,并予之鄙见,增补疡科失传之缺文,编合一书,题名《外科仁室秘机》之目,列为一十五卷,每卷无有不尽其心、不穷其理者。若评之皆浅陋俗谚之谈,殊不知悉选诸名公之精粹,犹如四书直解,使同道者易释易用,一为家传之本旨,一为初学之启蒙。唯愿后辈子侄,切念余成立之难,灯窗之苦,勿致倾废,必须悠远相传。吾之幸甚,蒋氏幸甚也!时大明万历壬子岁仲冬吉旦,南京太医院吏目沈自东序。

自跋曰:医有十三科,惟大方脉总统之也,盖大方术学之中,特举内外为诸科之首领。然而内科者,今古相传,方法悉备,诸名家各有书本遗传,并无缺典而言词不到者,奈何学之不尽,读有余也。但外科之术,虽然自古有传,盖先贤以其形色外显,证候易见,略陈一二要者附大方之末,竟不详其里,俾后学以推大方之理,合治其外病焉。何其近世庸医误认外科易学,舍本就末,不察其内,妄医其外,专用毒药烂开,次以膏掺收敛,自恃才能,害人不少。余不忍见其苍生赤子罹受其殃,追求诸名公专门书籍,并祖传《秘机》,配合详备,辑成此书,分门别类,悉具众理,可为外科之大全也。大法必以五内本原为主,乃治外科疮疽,并合内外兼而治之,必然不致有误于人者。但愿后学子侄,读之此书,行之此术,庶几不惹同道嘲笑,或流落后世,可作悠远济生之道焉。大明南京太医院吏目沈自东元曙。

时觉按:有抄本藏上海中医文献馆楼绍来,据《中医文献杂志》2011 年第 3 期介绍,首卷纲领门,卷一至卷十五分别为：统治、众疾、部属、诸窍、内病、诸疮、痼疾、伤寒、妇女、保婴痧痘、损伤、奇症、里症、杂症。雍正十一年癸丑菊月沈鎏启年甫重录，已佚失卷十五杂症门。嘉庆二十年乙亥，沈沅芳再重录。明吴江沈自东，字君山，乙酉后杜门著述，有《医学博议》，年七十一卒。是否即南京太医院吏目沈自东字元曙者？待考。

《外科正宗》四卷　存　1617

明崇川陈实功（毓仁，若虚）撰

自序曰：历下李沧溟先生尝谓，医之别内外也，治外较难于治内。何者？内之证或不及其外，外之证则必根于其内也。此而不得其方，肤俞之疾亦膏肓之莫救矣。乃古今治外者，岂少良法神术哉？或缘禁忌而秘于传，或又蹈袭久而传之讹，即无所讹，而其法术未该其全，百千万证，局于数方，以之疗常证且不免束手，设以异证当之，则病者何其冀焉？余少日即研精此业，内主以活人心，而外悉诸刀圭之法，历四十余年，心习方、目习证，或常或异，辄应手而愈。虽徼及岐黄之灵，肉骨而生死，不无小补于人，间自叩之灵台，则其思虑垂竭矣。既念余不过方技中一人耳，此业终吾之身施亦有限，人之好善，谁不如我？可不一广其传而仅韬之肘后乎？于是贾其余力，合外科诸症，分门逐类，统以论，系以歌，殽以法，则微至疥癣，亦所不遗。而论之下，从以注，见阴阳虚实之元委也；方之下括以四语，见君臣佐使之调停也；图形之后，又缀以疮名十律，见病不可猜、药石之不可乱投也。他若针灸、若炮炼、若五戒十要、造孽报病之说，不啻详哉其言之也。余心其益熯矣。集既成，付之梓，名曰《外科正宗》，既而揽镜自照，须鬓已白。历下所云"治外较难于治内"，庶几识余之苦心哉！里中顾比部诸君似亦嘉余之有裨于世，各褒以言而弁其端。余则惶悚逊谢曰：韩伯休名根未划耶？第诸君且褒余，余敢不益广诸君意，谨唯命而以是公之养生家。时万历丁巳之秋七月既望，东海陈实功谨识。

范凤翼序略曰：吾里若虚陈君，少遇异人，授以刀圭之术，既后乃遂肆力于医，医辄精，即奇疡怪证，一睹辄晢，投以半匕，无不立痂而愈。虽有厚毒攻中，陷胸洞胁，万无生理者，亦必计日以瘥，心手之间，若有神与存焉矣。又慷慨重然诺，仁爱不矜，不张言灾祸以伤人之心，不虚高气岸以难人之请，不多言夸严以钩人之贿，不厚求拜谢以殖己之私。然久之而家颇益饶，乃以间行，斥千金构祠，以祠医王及先代之良于医者。已复分火粥饥，蠲槥瘗骼，好行其德于乡，历数十年不倦。已复念龙宫之秘，久混于凡方，而青囊之书，竟不传于人世，则又裒刻其生平已效之医案，题曰《外科正宗》。

顾懋贤序曰：余自束发以来善病，医书满几上，药饵不离口。去岁官金陵，适有赍捧冬麦之役，至中途病甚而归，几化为鼠肝虫臂，乃濒危而更生者，医之力也。后有流言，谓余以不病病，当事者罢余官，今且杜门扫轨，豁如也。一日，陈君《外科正宗》书成，索余为之序弁诸首。夫陈君，疗余病者也，余素习其为人。语曰：医者，非仁爱者不可托，非聪明理达不可任，非廉洁淳良不可信。人不幸为二竖所侵，六贼所苦，方其危困时，众方徐徐冀邀厚利，而君之赴也急于救焚，且于富贵人、穷人并无二视，不过督其金。其投剂必察以九窍之变而参以五脏之动。余亲见其治一人疽，疽有五管，颐隐于齐，肩高于顶，似不可药矣。君以药涂刀刺之，血如瀑下，众皆掩面，君独喜，谓其家人云：三日可愈。甫三日，果愈。盖君弗医则已，医则罔不立效者。然其平居深念则曰：吾全活者，崇川之人已耳。自崇川而广陵，不能什之三四也；自广陵而海内，又不能什之一二也。可不刊为成书，公之远近？故自《内经》《灵枢》《玉函》《金匮》，与夫桐君所录、雷公所记，及近代刘朱数家所诠综，无不网罗而包孕焉。或者传海内，垂来祀，按方疗病，无不可全活者，亦犹吾全活之也。陈君用意之厚固若此，岂徒日处百方、月为千轴而已者哉？且君以医致数千金，不私橐中，创药王庙于城河之南，叠石为山，引河水绕其旁，上栋下宇，肃如也。自三皇以及扁鹊、华佗之类采其方者，辄祀其人，所以报本，亦一奇观也。盖陈君于诸书无不窥深，近似乎闻道者。兹固其一斑云。时万历丁巳夏日，郡人顾懋贤题。

王象晋序曰：昔人云：兵可千日不用，不可一日不备。余谓凡物宜然，医药尤甚。兵家五花八阵，离奇变幻而不出其宗，故大将登坛，指挥如意，虏在目中，不战而屈人之兵者，是为王师，非掩其不意而攻其不备者若也。韩信、李广，多寡之用不一，审势度机，必有得于制人之先，断非以人国侥幸者也。善喻者以中国为腹心，四夷为疥癣，腹心固则疥癣不能为灾，顾尺寸之肤未宜不爱，岂得委之勿理？故攘外安内，智者原不分之为两。荒服来宾，国势斯奠，百窍关通，腹心益宁，此惟有备故能无患耳。王君秉钺海上，三历寒燠，六经潮汛，刁斗震肃，风鹤不惊，隐然有扫狼烟、清瀚海之势。羽扇登坛，指顾优暇，间且编辑百药于内科之后，别为外科，而统归之《正宗》。余读而壮之，恍如提师百万，挞伐不庭，未出国门而先握胜筹，以此标揭海内，行见户握铜符，家悬露布，劲敌外患，永消弭于此帖括中。王君其珍之，请用是道，以医我国。时崇祯四年仲冬日，济南王象晋题于海虞公署。

康熙十三年《通州志·人物下》曰：陈实功，字毓仁，号若虚。幼善病，因究心《素问》、《难经》、青囊诸书悟，辄曰：天殆以是起疮痍也，乌可私诸己？小试之小效，大试之大效，造化生心，大江南北赖以全活者无算。精刀圭四十余年不责报，人咸以全德归之。晚得异人秘授，精黄白术而不为。年八十二终。

弘光乙酉《弘光州乘资·人物》曰：陈实功，少遇异人授以医，医多奇中。州大夫重其行，延登宾筵者再。总兵王公扬德尤重之，出其家传《外科正宗》畀公，公弗敢私，即参订而付之梓，遂大行于世。年七十六卒，通人无少长靡不殒涕云。

时觉按：王象晋序所言，是书作者似为秉钺海上之王君，亦即《弘光州乘资》所言总兵王扬德。乾隆二十九年徐大椿批注本为十二卷，并收于《中国医学大成》；乾隆五十年张鹭翼重订本，亦为十二卷。另，陈氏有《外科微义》四卷、《外科尺木》曹炳章抄本四卷藏浙江省中医药研究所。

《新刊外科微义》四卷　存　1699

明崇川陈实功（毓仁，若虚）原撰，清罗濬（禹功）重订

时觉按：有明刻本藏上海图书馆，首列陈实功《外科正宗序》，所署“万历丁巳之秋七月既望东海陈实功谨识”之下，又署“康熙已卯夏后学罗濬禹功重订”；目录则作“新刊外科微义目录”，分四卷，依次列痈疽原委论、痈疽治法总论等一百五十七门，全书内容经罗氏重订，有所增删；卷端“新刊外科微义卷之一”下，并无署名；卷末则注“新刊外科微义正宗卷之四终”。《联目》《大辞典》作陈实功撰，然罗氏重订之功亦不容忽。

《重订外科正宗》十二卷　存　1785

明崇川陈实功（毓仁，若虚）原撰，清古吴张鹭翼（青万，乐山）重订

自序略曰：近代惟陈实功先生所著《正宗》一集，七情六气、阴阳表里、寒热虚实，无不尽晰，皆本之内以言外者，诚学者之指南也。第转相传刻，谬讹颇多。兹集经朱德敷先生参订，未免承讹袭谬，其中汤散丸丹计方四百有零，而方歌每多不合，如归脾汤之缺当归、远志，补中益气之多麦冬、五味，或方全而歌未全者，难以枚举。今不揣愚昧，悉为校正，后之君子更即余所不逮而校正之，则又予之厚幸也夫。乾隆乙巳孟春月中浣，张鹭翼乐山氏书于荷岸书屋。

时觉按：卷端署为古吴张鹭翼青万重订，《联目》《大辞典》误“鹭”为“鹜”，《大辞典》且误张氏“字青州，号万山”。乾隆五十年后有清代版本二十四种。

《外科正宗批注》十二卷　存　1764

明崇川陈实功（毓仁，若虚）原撰，清吴县徐大椿（灵胎，洄溪）批注

徐大椿序曰：从来外科，必须传授。成名家者，另有奇方秘法，或各有专长之证，每试必效，非若内科，多读古书可以对证用药也。若大概辨别生死，指名疮证，内服外敷，自唐及明，其法详备。此书所载诸方大段已具，又能细载病名，各附治法，条理清晰。所以凡有学外科者，问余当读何书，则令其先阅此书以为入门之地，然后再求良法。岁在丁亥，有问道者欲得余详为去取，并加批点。余因从首至尾，细阅一过，见其所立医案，荒谬错杂，毫无知识，至所载之方，全属误用，尤可恨者，将恶毒之药以为常用之品，轻者变重，重者立死，犹自诩以为神奇。后人读此书者信以为然，事事效法，杀人无算，全无悔悟，云：此乃外科之真传，现有医药可据。其尤痛者，乃疮之本证，其死者，乃其人之应死。罪首祸魁，皆此书也。于是奋笔痛骂，指其背谬，以为读此书之戒，至其分证列方，颇为明备，全在施用，不得因此人用法不善，而并其所载之古方而废之也。洄溪道人徐大椿识。

《清史稿·列传第二八九》曰：徐大椿兼精疡科，而未著专书。谓世传《外科正宗》一书，轻用刀针及毒药，往往害人，详为批评，世并奉为善本。

时觉按：通行本为许梿增订本，收于《中国医学大成》，题《徐评外科正宗》。

《重订外科正宗》十二卷　存　1860

明崇川陈实功（毓仁，若虚）撰，清吴县徐大椿（灵胎，洄溪）评，清海宁许楣（辛木）重订

许梿序曰：余昔阅《外科正宗》，尝病其纰缪，欲正之未暇也。既而从长洲蒋氏夔，得吴江徐氏大椿批本。寻览数四，叹为暗室一灯，遂嘱季弟楣手订，余随时复勘，俾成完书。季弟间出其稿以示同邑蒋子光焴，蒋子

愿肩校刊之任，已讫功，请余为之叙。乃言曰：医，仁术也，而易入于不仁，外科为尤矣。内科之为医，技无高下，鲜不欲人之生者，声誉稍著，奢骄自大，有请不时往，病者忍死以待，不仁矣，外科非欲人之死也。内科之病易坏人，医者如救焚拯溺，外科之病不遽坏人也，缓之以见功。时其急而取厚资焉，贱药而贵货，不仁甚矣。虽然，此以言乎业外科之无良者也，苟有肺肠，何遽至是？盖又有入于不仁而不自知者矣。何以言之？外科者，内科之绪余也，而疡医特为世所贱简，通人胜流，耻以是名。业此者，大都习内科不成，而后遁于外科，操之既无其本，所恃独方药之末，然且锢藏深秘，讳所自得。其方之良者，既已隘于施济，而其未尽良者，或至于杀人。夫以无本之学，守什伯成方，漫为飞虫之弋获，至于杀人，而不思所变计，此所谓入于不仁而不自知者也。于此有人焉，为之破其所恃，示以用方之宜，与夫方之偏正纯杂，寒热缓急，所当详审，及汰其可以杀人者，因论治法，俾知深求于其本而出之，无至试药而费人。其为仁术，孰大于是？然徐批此书，近百年转相传抄，未有知刊之者。蒋子独引以为己任，昔贤谓刊人诗文集，比于掩骼薶胔，刊此而传，其于生死而肉骨也，以恒河沙计，无有既极，岂直为徐氏掩薶功臣。蒋子之用心亦仁矣哉！抑余观徐氏自叙，本为问道者发，固将以垂示来者，非以为一人一家之藏，乃或者议余季弟，与蒋子轻泄枕秘，又何其自同于不仁也。咸丰十年岁在庚申花朝前三日，乐恬散人许梿书于静心多大年室。

《续修四库全书提要》曰：明陈实功撰，清徐大椿评，许楣重订。实功，崇川人，事迹未详；大椿所著诸书，多经著录；楣字辛木，海宁人，博物能文，兼明医学。实功原书，世所通行，流传海外，日本亦有刊本，作四卷，其分并先后尚待考。大椿为清代医学巨子，兼精内外科，人以外科请业者，每令先阅是书，以其列证颇备，方药亦详，惟病其所纂治法虽具，施用不能尽当，因为逐条勘明得失，俾定去取。楣与兄梿得批本，重为编次，附以己说，皆就徐说以推阐之，付同州蒋光煜刊行，近时医家奉为圭臬。案：大椿识语云：外科必须传授成家者，另有奇书秘药，或各有专长之技，非若内科，多读古书，可以对证用药。窃谓历来成法成方，在乎人之别择运用，内科亦未尝不然，而外科尤甚者。盖疡医重在秘药及手术，必有所授受，而未必为兼通内科之人，尤难得兼工文事之人，即有自辑方书，大抵仅传其糟粕，故外科书之可取者尤罕。实功书方法未尝不备，一经大椿之剖别是非，穷究利害，间参补义，示以指南，遂化朽腐为神奇，全出于运用之妙。至于戒轻用刀针毒药，免病人之痛苦，尤为万全。大椿之治外证，仅于自定《洄溪医案》中载入数事，世以未窥全豹为憾，而于是书评语中抒其心得，无秘勿宣，沾溉医林，可资法鉴，即以为徐氏一家之言，亦无不可也。

民国抄本《东台县志稿·流寓》曰：许楣，字辛木，浙江海宁县人。道光十三年癸巳科会元，官户部主事。同治元年，其兄子诵宣署东台县事，奉以同来。诵宣解任，楣因寓东台。会其子诵敦署何垛场事，在任二年，商灶宜之，盖得力于庭训者多。楣为人峭直，不与俗人交。于古今利弊、人事得失，明若观火，论辄千言，委中窍窔。顾未展所用，惟著书见志。诗古文不名一家，而动与古合。成《钞币论》一卷、《真意斋诗》二卷、《随笔》四卷、《重订外科正宗》十二卷、《说文撰要》若干卷。平生嗜内典，兼善导引，故老而精神不衰。九年秋，遇遘微疾，忽自诧曰：若来日午刻方归，不及见矣。时诵敦方在泰州。乃作札别所知，字画端正如平时。端坐拱手谓家人曰：予此去采药，不苦也。言已遂瞑，头上腾腾如釜上气，良久乃灭，面如生。寿九十四。

时觉按：前有徐大椿原序，许楣序后有附录一则，为其按语："是书将刻竣，仲兄郎示此数条，余反复推详，所论实为疡医指南，因检阅各卷无从羼入，特附于序文之次"。收于《中国医学大成》，题《徐评外科正宗》，民国《浙江通志稿·人物志》载录许氏《校正徐评外科正宗》。

《外科纂要经验良方》三卷　存　1622

明崇川王大纶（怡冈）撰

时觉按：《联目》《大辞典》俱不载，国内无存，《中国医籍考》卷七十一载录，并谓"存"。日本内阁文库藏有江户时期抄本三册，2016年中华书局收于《海外中医珍善本古籍丛刊》第363册，影印出版。是书为《王氏家抄》之二，前后无序跋，有目录，卷端题署：《外科纂要经验良方》，崇川怡冈王大纶集。卷上述痈疽理辨、名称、内服外敷药及洗割禁忌、药品异名；卷中述流注毒、瘰疬、瘿瘤、痔漏、肺痈、肠痈、漆疮、金疮等外科疮疡四十一种；卷下以身形分类，述眼目、耳、鼻、口舌、咽喉、牙齿等部位之内外科常见疾病。

《刀圭通》十卷　佚　1644？

明六合孙国敉（国光，伯观）撰

康熙七年《江宁府志·人物传四》曰：孙国敉，字伯观，原名国光。国敉书淫传癖，鉴赏最精，四方碑板法书贾京师者，必先投国敉订之。居金陵小馆近庙市，时董公思白为大宗伯，每过市必至敉寓中，翻阅竟日。著《燕都游览志》四十卷、《鸡树馆诗文集》《读书通》《藏书通》若干卷。乞假归老，年六十有八。子宗岱，亦能诗文，投笔为偏将军，晚年隐居卖药，有古人风。

顺治《六合县志·人物志·文苑》曰：孙国敉，天启五年恩选贡生，廷试第一。随授延平府训导，后钦授内阁中书。蒙召题《九阳图》及敕定琴名。以光字重庙号，赐改国敉。

又曰：孙国敉，以明经授古右史官，本县知县刘庆运，博采舆论，辑附《文苑》。为之注曰：六合有中翰孙国敉者，以曼倩之才游戏金马门，借笔墨之缘以收文字之果者也。劳身励行，虚己忘心，通会神明，檃括百行。简留鸡树，只以炼其耸鹤昂霄之骨；备文内殿，赖为实其羽仪朝宁之名。行藏载之秘书，文字同之御览，倾河不竭，刻烛成吟。王逸少之临池，潇洒风流，洵折荆钗之股；蔡君谟之润笔，清华绝俗，真留屋漏之痕。著书七十余种，茹古函今，已备成经国之大业。钟灵三百余载，开先启后，孰再睹不朽之奇文？兵燹消沉，委之山泉墟莽，时虞散逸。闲居记载，倘稽国史邑乘，岂患无征？嗟乎！芳躅在悬，亦既遘只，子云难再，曼倩已矣。余将寻绎其苦思以为藏山之副墨，而以其应世、名世、传世者，以当历代之纪也欤！

顺治《六合县志·志外纪·艺林》曰：国敉著有《刀圭通》十卷（注曰医药）、《莲馊通》六卷（注曰饮食）、《石餸通》四卷（注曰服食）。

光绪九年《六合县志·人物志·儒林》曰：孙国敉，《明史·艺文志》作孙国庄。所著书不下百余种，凡天文地理、乐律兵法，莫不有书。

时觉按：顺治《六合县志·志外纪·艺林》及乾隆元年《江南通志·艺文志》载录。

《济人说》 佚 1644？

明吴县陆承宣（凤山）撰

《古今图书集成·医部全录》卷五百十七曰：按《吴县志》，陆承宣，字凤山，陆忠宣贽后裔。有才力，居武职，后陷吴，精刀圭术，著《济人说》行世。子拱台，字明三，继业焉。

《外科宗要》二卷 佚 1644？

明武进郑汝炜（明甫）撰

道光二十二年《武进阳湖县合志·人物志八》曰：郑汝炜，字明甫，宣城人，徙居武进。精岐黄，尤以刀圭善长，有华元化之风。前授太医院官，后隐迹悬壶垂六十年，全活甚众。年八十卒。著有《外科宗要》。子文起，续纂行世。孙泽山，亦精其业。

时觉按：道光二十二年《武进阳湖县合志·艺文三》载录。

《外科宗要续纂》 佚 1644？

明武进郑文起撰

道光二十二年《武进阳湖县合志·人物志八》曰：郑汝炜著有《外科宗要》。子文起，续纂行世。

时觉按：光绪五年《武进阳湖县志·艺文》载录。

《外科宗要》 未见 1722？

明武进华元化（之凤）撰，子华文起续纂

《江苏艺文志》曰：华元化，字之凤，明武进县人。授太医院医官，后隐居行医六十年，全活甚众。卒年八十岁。子文起，承父业行医。

时觉按：《联目》《大辞典》俱不载录，据《江苏艺文志·常州卷》载有康熙间华文起刻本，并谓“存”，笔者未见。华元化及其子文起撰写、续纂《外科宗要》，与郑汝炜及其子文起撰写、续纂《外科宗要》，有何联系，是否同一事而姓名有误？待考。

《外科证治金镜录》 佚 1661？

清嘉定郁士魁（桔泉）撰

乾隆七年《嘉定县志·人物志中》曰：郁士魁，字桔泉，居外冈，以疡医有盛名。子孙世传其术。其徒陈日允耀甫善刀针，能治危证，与师并驱云。

光绪七年《嘉定县志·人物志五》曰：郁士魁，业医二十余世，善刀针，精疡科。崇祯时奉诏治疫，授南京太医院官，不赴。子履豫，孙维禄字天贤，曾孙廷钧字平一，俱精其术。

时觉按：光绪七年《嘉定县志·艺文志三》载录，并载录郁廷钧著《洞阳铁板》十卷，廷钧子汉京著《针砭指掌》四卷，汉曙著《医源》三卷、《名医通鉴》、《初弃纪闻》。

《洞阳铁板》十卷　佚　1661？

清嘉定郁廷钧(平一)撰

时觉按：光绪七年《嘉定县志·艺文志三》载录，并谓：得家传，业疡医。是编专究疡科，从经脉论起，证治方法俱备。

《明医诸风疠疡全书指掌》六卷，附《内外杂症要方》二卷　存　1675

清上虞释传杰(子木)撰(寓无锡万寿庵)

自引曰：慧愚超堕，等级悬殊，为僧而果能练性依空，安禅辟悟，去来生死，脱然无碍者，盖其难之。兼能识岸俱消，身田无相，一意于渡迷拔诸苦，真实不虚，亦非易事。勿然而闭门饮食，私心独了，茅檐隙窦，兀自沈沦，又非觉王遗旨。勿然而影现规仪，蹒跚世法，临深加少，妙舌纵横，已布地狱种子。勿然而四声五弦，丹青黑白，夸矜技绝，不异优孟衣冠，山河大地，浮浪何堪？然则人亦何苦而为僧，而有不得不为僧之时之势，又适有可以为僧之筏之根，则三十年来，余之幻寄是已。余本上虞兰亭成氏，十龄而失怙恃，依兄习学，稍长而嗜经文，遇师归戒。乙酉鼎沸，家口流离，漂泊江南，只影颠沛。嗣后乡邑亲知虽间通音问，而空门之愿，矢誓已决，遂投澄江智文师，为余削除。遵遗命，与师兄寅白相依为伴，寻亦谢世。险危孤阨，独余为甚，谬生天地，未执君亲。因思好生之德，无过于医，而疠疡一证，备诸疾苦。早年即留心此学，搜罗医典，咨访同术。窃以博而不精，不若卑而取效，既得丸散之方于智文先师，后得针刺之法于金溪子宣林先生，朝夕研思，揣今订古，心手相随，渐臻神境。意者如来之启迪，俾余得展布心神，遐通慧愿，以迄有成，未可知也。岁月既久，积稿成编，大抵诊脉察色，以知其人之表里虚实，审音核证，以悉其病之寒热经络。用针刺以去其毒血，施汤散以异其邪风，内以拔藏府之根原，则剂有先后，外以敷疮疡之肿溃，则法分轻重。直至气血和通，肤肉完好，病根尽除，永不复发，无碍生育，不留斑痕，咸称美善。庶几痈疡一证，不致医者畏难而束手，患者苟安而陨命，亦觉王救世之一快事也。今余寓锡之陡门万寿庵，市嚣不接，生趣悠然，谨将平生累用累验诸法与方，和盘托出，公诸海内，不负先师衣钵，破除一切私吝。遐迩抄誊，愧非帐秘，而檀善助梓，冀以流通。但余性禀下根，学力又浅，句词不文，义理未洽，灾梨之诮，其能免乎？尚恳当世贤哲大方，惠垂教削，则幸甚。康熙岁在乙卯桂月既望，曹溪释氏子木传杰谨识。

成兆彩序曰：子木余胞弟也，生有至性，垂髫时即嗜斋，薰受持训，典西方之教，乃其素志有不可移者。鼎革之际，家口流离，余兄弟三人，天各一方，存亡莫测，嗣后四方渐平，远近音耗渐通，长兄远游未归，而子木三弟已得其踪迹在澄江二泉之间，日与贤豪长者交。越五年，余兄弟始得聚首，而三弟已戒珠缁珮，居然青莲座下品矣。顾其精修妙乘，慧悟传灯，吾不得而誉之，至倾心济物，志行不苟，果能无愧于支遁维摩之教者。先是，曾被掳江阴营中，帅主欲以邻女江氏配之，询知已字，誓不苟合，多方诒诱，而竟不从，久之，左右皆信吾弟为不可及。即此一事，品行有足多者。乃其济物行仁之愿，事无大小，心极其诚，情有可展，表里若一。既为僧矣，而复为医，为医而复举其平生之所学，并记习之所长，悉以公之当世，慈祥惠爱，寓内声称籍甚。今《疠疡》一书镂枣已成，行且荫慈云于广亿，洒甘露于大千，是真能抉至性而现津梁，面西方而证其足者矣。携箧示余，忻喜忘寐，因为之弁其首云。康熙岁次丙辰清和朔日，上虞成兆彩瑞溪甫题于东山之坐啸轩。

凡例略曰：一、麻风向列外科而无专科，世有专科而未见其有专科之学。窃见《内经》大旨，提纲挈领，前贤所缵，或略或详。余习是科，不敢因陋就简，漫然应世，发愤考订，二十余年始成此书，讵云可作来学之津梁，庶几不悖大方之指画。一、论辨不精，糊涂过日，临症辨药能井然者寡矣。药方不解，潦草塞责，左支右吾，与病情不合，自欺欺人，其注误者多矣。故一卷、二卷、三卷列辨、列方，以便考索。一、是书既详癞症，如不并详类症之方，终为缺略，故随症注方，列于四卷。一、用药不究药性，难免疑贰，而本草浩繁，既艰于客囊之提挈，尤壅于耳目之纷纭，故约举二百四十余种列于五卷。虽遗漏尚多，而日用之需亦稍备矣，又不独专为本科设也。一、余寓锡之僻邪万寿庵，多历年所，远迩治验非止一隅，药饵选裁，终无私秘。一岁之中，四方药案不止一寸，兹录其十之一二，直书方药之效，非有炫耀之文。一、博考群书，身亲历试，平生辄私录之，今勒三百余条，附之卷末，俾远近流通，或少佐卫生之一助云尔。万寿堂传杰识。

时觉按：麻风专著，《联目》《大辞典》俱不载，《中国医籍通考》《浙江医籍考》“佚”，国内无存，《中国医籍考》卷七十一载录，“存”。有康熙十四年刊本藏日本国独立行政法人国立公文书馆内阁文库，2009 年中医古籍出版社收于《中医古籍孤本大全》，影印线装出版，2016 年中华书局又收于《海外中医珍善本古籍丛刊》第 363、364 册，影印出版。扉页作：燕山窦太师论定，曹溪子木师著，《外科正宗全书》，本衙藏板；卷端题署：《明医诸风疠疡全书指掌》，燕山太史窦汉卿论定，曹溪释传杰子木氏纂，武林仇沄天一氏较。卷一至卷三为列辨，介绍疠疡辨病辨证治疗经验，病由四气八风外之“杀厉不正之气”而致，有重症二十四症、轻症二十三症、类症十六症，其“辨证宜详”“治病宜早”，重在下法、针刺法；卷四则为列方，内服五十余首，外敷三十余首，类症百余方；卷五列常用药物二百四十八种，补遗六种；卷六列医案一百十三则。后附《内外杂症要方》二卷，选录三百余方，不拘于疠疡用方。

《外科安生集》四卷　存　1683

清苏州周扬俊（禹载）撰

时觉按：前后无序跋，有目录，分元亨利贞四部，但未在目录中标明，仅在各卷首页注出。有抄本藏浙江省中医药研究院。

《外科证治全生集》一卷　存　1740

清吴县王维德（洪绪，林屋山人）撰

自序曰：明刘诚意伯言，药不对证，枉死者多；余曾祖若谷公《秘集》云，痈疽无一死证。而诸书所载，患生何处，病属何经，治乳岩而用羚羊、犀角，治横痃而用生地、防己，治瘰疬恶核而用夏枯、连翘，概不论阴虚阳实，惟以引经药陪，以致乳岩、横痃，成功不救，瘰疬恶核，溃久成怯，全不悔引经之药误，反妄言白疽百人，百可致泉乡。夫红痈乃阳实之证，气血热而毒滞，白疽乃阴虚之证，气血寒而毒凝，二者以开腠理为要，腠理开，红痈解毒止痛即消，白疽解寒化凝立愈。若凭经而失证治者，药之对经而实背证也，世之患阴疽而毙命者，岂乏人乎？如以阴虚阳实别治痈疽，无究证之语确矣。余曾祖留心此道，以临危救治之方，大患初起立消之药，一一笔之于书，为传家珍宝。余幼读之，与世诸书治法迥别，历证四十余年，临危者救之，初起者消之，疼痛痒极者止之，溃烂不堪者敛之，百治百灵，万无一失。因思痈疽凭经并治，久遍天下，分别阴阳而治，惟余一家，且余之治，止于村境，若遍通邑，分身无术，偶闻枉死，无不痛惜。特以祖遗之秘，自己临证并药到病愈之方，精制药石之法，和盘托出，尽登是集，并序而梓之，以质诸世之留心救人者。依方修合，依法修制，依证用药，庶免枉死，使天下后世，知痈疽果无死证云尔。时乾隆五年岁在庚申仲春朔日，林屋王维德洪绪氏书。

谢元淮序曰：洞庭王洪绪先生《外科全生集》，旧有前后集各三卷，所载痈疽各证，分别阴阳虚实施治，屡见奇功，刊行海内者百余年矣。无如时医庸妄，不肯遵行，而病者又专信耳食，亦不能尽用，往往自罹非命，良可叹也。余曩在吴门，见苏州府知事陈君源重刻此集，自云十年前身患腰疽，百药不效，苏州名医皆束手回复，奄然待毙而已。后得此集，用醒消丸半月全愈，因发愿重刻。然所刊系袖珍小板，字画潦草，未尽善也。今年秋，童石塘太守校刻汪讱庵《医方集解》《本草备要》二书，属余为校字，盖因汪氏二集为时人所便，几于家有其书而善本绝少，故为校刻之。时余长女字易氏者患乳核数年未愈，就医来江南，用《全生集》中阳和汤方，服至八十剂而痛止核小，颇见功效。他如阳和解凝膏之贴治阴疽，刻欢丸之立止牙痛，皆凿凿有效。因劝石塘并刊之，石塘自言其配前患乳癌，其幼子患流注，皆服阳和汤，贴阳和解凝膏获愈，遂欣然付梓。兹先寄刊成样本来，披阅一过，见其编排次序分论证、治法、医方、杂证、制药、医案，各为一类，校原刻前后多歧、头绪纷乱者，已觉一目了然矣。其中俗体错字并为更正，实为此书从来未见之善本，真快举也。惟余前所见《全生集》后尚有《喉科十八证治》一卷，亦分阴阳二证，极其简明，为今刻所未备，或当并求续刊以成全璧，尤所厚幸也。道光乙巳季冬，两淮淮南监制同知松滋谢元淮谨识。

王浩序曰：余自幼闻痈疽有不可治之事，名曰阴发。五六岁时，舅氏子京先生以骨槽风亡，问之长老，云：久则成痨瘵也。甲子岁，子仁丈患骨槽风，始甚剧，后案《外科证治全生》法治，辄愈。余取其书观之，乃知阳为痈，阴为疽，骨槽风亦痈疽类，非由瘵发，由发后服凉药延久成瘵耳。世人知阴发之名，而不达阴发之治，良可慨也。适秦君立甫示其家藏刻本，余因据以参校，互有得失，其字之显讹者改正之。间有改而意仍未明，及疑者有疑而未改者,如大痈溃后治法,两本并云:体虚年老者,投参、芪、草,皆炙也。夫托毒忌炙,上已详之,而此忽云炙,盖承上痛息毒散,肿退色转红活而言。即体虚年老者,亦必至是而后可用炙,断断不可早用。今改云:体虚年老者,始投参、芪、草,更用炙,勿仍误谓虚者初起即当用炙也。瘰疬治法第四条云:即在下手之脚骨。别本云:即在手下突出之骨。脚骨,足跗外高骨也,突出之骨,掌后锐骨也。患系喉间,手为近,故从别本,然足阳明脉亦循喉咙,下循骱外廉,下足跗。拔疔散、六和散两方并有瓜蝎,而他方或作血蝎。考方书,有作瓜儿血竭者,知此蝎为竭误。第如雄黄之名腰黄,后集申之,瓜竭则无文,《本草》亦无瓜竭之名,今并改血竭。轻粉无毒,而于黄连则云解轻粉毒,文歧出。考《本草》亦云无毒,而注云有毒黄连解。今改无为有,庶免眩惑。牛膝治茎痛,茎别本或改胫。按茎中痛,水道中痛也,第曰茎,似非茎中矣。而《本草》主治列茎中痛,此其脱中字乎?痈疽方诀归苓花粉节煎成,麻黄、青蒿、甘草皆有用节者,此其甘草节乎?锁喉方药诀,甘桔各一钱,别本作二钱。《本草》当归全者活血,而是书云定血,此俱未敢臆断。表弟时清甫于吴门买是书,即立甫所藏本,清甫又于书肆旧书中见是书与吴门所买本异,欲买之以示余,则即子仁先生藏本也。重刻者不外此二本,辗转淆讹,益不足据矣。原本刻于乾隆五年,子仁先生藏本则刻于嘉庆五年,立甫藏本不知刻于何年。是书流传已百余年,而疡医都若未见,何哉?胡氏孤女所患,治久不效,按是书治法乃效,既效,欲刻余所校本以广其传,爰更取二本严勘付梓,而序其始末,并识其疑,以质世之精于医者。道光二十有一年辛丑七月朔日,王浩荆门氏撰。

黄鋐序曰:是编乃林屋山人出其家传枕中秘,不为自私自利之谋,而亟亟焉以济人为急务,呕出心肝,情尽昭揭,以阴阳辨痈疽之别,以赤白明阴阳之著,实能补古方书所未逮。其词简,其法易,虽不明医者亦开卷了然于心目也。往岁,余患骨槽风,医家投散风清火之品,几至危殆,得是编如法治之乃瘥,余颇信之。厥后凡亲友间遇有病瘰疬、痰核、流注、背疽,及一切阴发重症,各告以照方施治,无不立效,余益信之。乃者胡氏外孙女左股痛,足不着地年余矣,既觉所苦处漫肿坚硬,而皮色如故,是编所谓贴骨疽无疑也,亦照方投以煎剂丸散,不百日而溃且敛矣。余惟信之深,而尤欲人共信之,独惜坊本率多亥豕之误,方谋订正重刊,广为流布,外孙女欣然解囊金授余而请之。适王君荆门曾有勘定本极精审,遂付剞劂氏。凡人有所乐为,皆根诸心,而其心之一于公者,世不概见,林屋山人是编之著,可谓公之至矣。今复以王君善校本行世,俾见是编者人人知医,岂不一大快事乎哉?外孙女年未及笄,聪慧知书,余嘉其信道之笃,好善之诚,因识刊刻颠末,略书数语于简端。道光辛丑六月,子仁氏黄鋐序。

黄鋐又序曰:林屋山人悯人之混称痈疽,不知痈之与疽,治法大相悬殊。此辨晰痈是痈,疽是疽,于古方书未备而独得之秘授者,一一出方济世,不使后人以讹传讹,千古竟同长夜,非谓是书一出,诸方书可尽废也。凡与世医治法有异同者不载,古方书具在,可遍观而博取焉。惟读者好学深思,心知其意尔。子仁氏九月朔又识。

凡例曰:一、痈与疽之治,截然两途,世人以痈疽连呼并治。夫痈疽二字之连呼,即夫妻二字之连呼也,若以痈药治疽,犹以安胎之药服其夫矣。是集以痈疽分别两治,皆执证执方之治法。如照法治制,照证用药,救人之功余不敢分,害人之罪余当独认,情愿万劫披毛,甘受屠家诛戮。一、辑是集专论阴虚阳实,认定初起红白两色是痈是疽,治即全愈,所载诸方皆药到病愈,切勿增减,逐证治法,开卷了然,不必投师,人人可精此道。一、诸书惟《冯氏锦囊》内附《阴疽论》与余家遗秘相符,独无消疽之方,惟有温补兼托之法。且疽初起,如即平塌,安可用托?托则成患。余家之治,以消为贵,以托为畏,即流注、瘰疬、恶核,倘有溃者,仍不敢托,托则溃者虽敛,增出者又如何耶?故以消为贵。一、医可寄生死,阅坊刻外科,妄称《正宗》载云:证现七恶即死。又载以桐油烧红衣针,针入痰块半寸,用降药为条插入针孔,七日块自开裂,再以条插七日,其核自落。又称毒在皮里肉内,刀割深要寸许方能泄毒,殊不知毒在皮里膜外,或应开刀,尚忌深过三分,恐伤内膜,若深入寸许,伤透内脏,病人何能堪此极刑?七恶之现顷刻,世之宗其法者,尽属刽徒。此集唯疔用刺,此外概不轻用刀针,并禁用升降二丹,令人痛烂。一、是书无论背项腰腹,色白者言疽,以疽药愈之,红肿者言痈,以痈药愈之,坊刻书称以某药与服不应,再易某药,岂非以人试药乎?倘患生要紧穴道,安可遭医几试?望高明详之。一、世无烂久之痈,唯疽初起失消,或遭降、灸、针、割,以致年久不敛。治之之方,详载集中。一、外科药证外,另有杂证五十方,俱一服即效者,附梓集中,并无以人试药之误。望有力者照方合就,遇病施送,如抄方传人,注明制法。一、此集所到之处,见信者自然药到病除,更愿处处翻刻,速遍海内,使疮毒无枉死之人,余愿始遂。余年七十有二矣,治病历四十余年,用药从无一误,或疑药味香散猛烈,畏而不服,则是养痈贻患,非余之咎也。

《续修四库全书提要》曰：清王维德撰。维德字洪绪，号林屋山人，吴县人，居洞庭山。曾祖字若谷，精疡医。维德传其学，著是书藏于家，为秘本，至子琢如通籍后，始刊行于世。有乾隆庚申年自序，原分前后集，是本乃道光乙巳包氏所刊，不分卷，以论证、治法、医方、杂证、制药、医案分为六类。谢元淮序称，与原刻先后次序有异，头绪较为了然。案：外科书素鲜善本，世所通行《外科正宗》一书，列证较详，方多泛而不切，又喜用刀针及三品一条枪诸酷毒之药，增病者之痛苦。吴江徐大椿批评其书，纠之甚严。清代治外科者，徐氏最有名而未有自著专书，维德宗旨与之相同，戒用刀针，慎用补托。其精言曰：以消为贵，以托为畏，尤致辨痈疽二证之异同，分为一阳一阴，治法迥别。制阳和汤、阳和解凝膏以治阴证，醒消丸、苏麝膏以治阳证，备前人所未及，选方治药，悉由治验心得。自云传业三世，亲历四十余年，痈疽原无死证，首在辨别阴阳，乃不致枉死。论皆平实，于近代外科中最为简明纯粹之书。是本编校审当，亦最称善本，后来屡经传刻皆从之。

《清史稿·列传第二八九》曰：同郡吴县王维德，字洪绪，自号林屋山人。曾祖字若谷，精疡医，维德传其学，著《外科全生集》。谓：痈疽无死证，痈乃阳实，气血热而毒滞；疽乃阴虚，气血寒而毒凝。皆以开腠理为要，治者但当论阴阳虚实，初起色红为痈，色白为疽，截然两途。世人以痈疽连呼并治，误矣。其论为前人所未发。凡治初起以消为贵，以托为畏，尤戒刀针毒药，与大椿说略同，医者宗之。维德兼通阴阳家言，著《永宁通书》《卜筮正宗》。

民国二十二年《吴县志·列传》曰：王维德，字林洪，一字洪绪，吴县洞庭西山人。自号定定子，世尊之曰林屋先生。曾祖若谷，留心疡科，以效方笔之于书，以为家宝。维德传其学，恨生于山僻，不能遍历通邑。偶闻有枉死者，恒痛惜不止，遂以祖遗及己所得效之方，辑为《外科全生集》四卷，梓行之。又善卜，有《卜筮正宗》行世。

时觉按：自乾隆五年初刻，有版本九十余种，卷数有二卷、四卷、六卷不等，并收于《陈修园医书五十种》《古今历验良方》《韡园医学六种》《桃坞谢氏汇刻方书九种》《中国医学大成》。现通行本为马文植评注重刻本，作四卷。《中国医籍考》卷七十一载录《外科证治全生》前集、后集各三卷。

《外科证治全生择要诸方》一卷　存　1885

清吴县王维德(洪绪，林屋山人)撰，吴县潘霨(伟如，韡园)选辑

时觉按：附于《灵芝益寿草》，择抄痈疽论、痈毒治法及阳和汤、小金丹等二十余方。

《马评外科全生集》四卷　存　1892

清吴县王维德(洪绪，林屋山人)原撰，孟河马文植(培之)评

潘霨序曰：余阅外科书夥矣，而求其剖析阴阳、辨理寒热、简明切要者，莫如此书。《灵枢·痈疽》之篇条绪繁多，浅学难于寻识，《金匮》只列疮痈、肠痈两种大意，以深浅分阴阳而其旨未畅。后人钻研末由，遂歧途径。王氏独绍绝学，启发卢扁，振坠扶危，厥功钜已。嘉定王氏校刊本，鄂中再刻之，其论证互见，未便翻阅。家弟器之治此有年，曾为区分门类，颇有增损字句，世称善本。嗣长洲蒋氏刻于苏城，伯寅弟翻雕于京师，鄂中尚无此本。余既刊各种医书成，即急为付梓以广流传。吴县潘霨。

汤纪尚序曰：《周礼·天官》：疡医掌肿疡、溃疡、折疡之祝药劀杀之剂，注云：劀谓刮去脓血，杀谓以药食其恶肉。又曰：凡疗疡以五毒攻之。注云：今医方有五毒之药，合黄堥，置石胆、丹砂、雄黄、矾石、磁石其中，烧之三日三夜，其烟上著，以鸡羽扫之以注疮，恶肉破骨则尽出。又曰：以五气养之，以五药疗之，以五味节之。注云：既劀杀而攻尽其宿肉，乃养之也，五气当作五谷之误。是上古疡药攻补兼施，无专用攻击之确证。予尝慨《医藏》一目综今存者，几与释道埒，惟疡医之书其见著录，惟宋李迅《集验背疽方》、窦汉卿《疮疡经验全书》、元齐德之《外科精义》为近古。而国朝王氏洪绪撰《全生集》，说尤完美，盖是书务审病因，而辨章阴阳强弱，不失累黍，故世推为善本。武进马培之先生，关籥道枢，营垒琉篆，三世学医，跐美弥笃，由是誉满江南，一时叩门求药者，踵武相接，候色論眉，莫不膏肓洞达。已而被诏入都，声望益奋，廓其闻见，所疗辄应，如春台登而上池饮也。其明年，既告归家，□林阿贞颐，暇日宏览秘芨，思有述造，用诏末学。以王氏重用阳剂，发言过激，非古人和缓之意，奋以己意，攘剔瑕瑜，别白汤剂，条件斠正，列于眉间，凡一月书成，以归武林吴氏付剞劂行世。夫阴疽流注，呼吸死生，俗医剽窃一二禁方，妄施针石，固足杀人，即高明之士，竞竞守王氏一家言，亢厉自高，而于受病之本因、发病之形色，及夫阴阳向背、用药节宜、禁忌之所宜，概置不讲，其为伐天和而残民命，亦梃刃之异耳。今得先生斯评，庶业医者得所圭臬，不致索涂擿埴，其为功甚巨，而先生所以自寿以寿

人者，亦讵可量哉？刻既成，用述缘起如此。光绪九年季春之月，萧山汤纪尚拜叙。

吴恒序曰：光绪丙子秋，儿子庚生病胃胀痛，百治不瘳，耳孟河马培之先生医声，挈儿子就河庄求治。日坐先生旁，见其就诊者日数百辈，其以疡毒来证者，去寻丈外即听声諗色，洞达症结。讶其先瞩之奇，间诘之，因谓予疮疡之发，患实内蕴，病情神色未有不达于面目者，故可望形而得之。其用药非精熟《灵》《素》，按脉辨证，平章阴阳，无以应手辄效。如兢兢守一二古方，漫然施治，不莽莽乎？且外症实难于内科，非得真传口诀，未易券获。至于看法、治法、手法，亦非笔墨所能宣。刀针有当用，有不当用，有不能用之别，如谓一概禁之，非正治也。如痈疽毒初聚，用针以泄气，可冀消散；毒已成，针之易收口；若令自溃，必至脓腐穿破，疮口卷脔，难以收功。古书固不可废，而辨证尤为首务。议论所及，又谓王氏《全生集》一书，近时业疡科者奉为枕秘，设遇症即录方照服，既不凭脉，亦不辨症，贻误非浅。集中所载阳和汤、犀黄丸、子龙丸，法非不善，而论证究失一偏。白陷者概认作疽，用阳和汤，不知假寒真热，假热真寒，区别攸分，阳和汤为温散血中寒邪，果系阴寒凝结，服之或可消散。如伏热郁热之症，皮色白者误投之，是速其溃也，至已溃之症，麻黄尤所必忌。乳岩起于肝郁，郁久化火掣痛，姜桂必不宜服。肺痈乃金受火克，肺喜清肃，倘肺有伏热，犀黄丸多溃气之品，讵非转劫真阴乎？子龙丸行水驱痰之剂，只可施之壮实，如虚羸之质，则吐泻作而生气损矣。先生之论类如是，皆发前人所未发，而其要首贵审脉而已。爰亟觅旧本，首请详注，重刻行世，以不负先生寿世之苦心。工既竣，因质述其平日之说，以告世之读是书者。先生尚有《验方新编》，亦按部择验过之方，增减重订，成集待刊云。光绪九年仲春上浣，仁和吴恒仲英。

凡例曰：一、是集流行已久，缙绅之家，几于家置一编，每遇外症，照方抄服，幸而获效，群以为神，即或致误，不尤方之刺谬而咎之无治。庚生侍先生临症数年，每见发背、乳岩等症，误服阳和汤、犀黄丸而败者，不可胜算，心甚悯焉。特觅善本，请先生评正刊刻，庶读是书者知所采焉。一、不能红白二色分阴阳也。是集大旨以分阴阳为主，而其分之之法，则不辨脉息，不分虚实，惟以色之红白为定，不知阴中有阳，阳中有阴，有真热有假热，有真寒有假寒，若一概以色之红白为分，何能无误？一、外科不能不明脉理，无论痈疽疮疡，症虽现于外，病必由于内，即几微之疔毒癣疥，亦必内有火毒湿热而后外发，其未发之先，脉必先见洪数弦滑等象，更有外症虽轻而本原大亏者，有内病与外症交发者，若非细辨脉理，何以别虚实寒热、标本先后乎？乃曰不谙脉理，尽可救人，真如梦呓。一、外科不能不读《灵枢》《素问》，肺痈、肺疽、肺痿，细辨脉象自知。《金匮》云：问曰：寸口脉数，其人咳，口中反有浊唾涎沫者何？师曰：为肺痿之病，若口中辟辟燥，咳即胸中隐隐痛，脉反滑数，此为肺痈。咳唾脓血，脉数虚者为肺痿，数实者为肺痈。是肺痈之候察脉便知，有何难觉？而曰诸患易识，肺痈难觉耶？惟其不谙脉理，不读《灵》《素》，以致如是。一、是集流传已久，辗转淆讹，贻误非浅，爰觅道光中裘氏本重加订正，其分两一切，悉仍其旧，惟加评语，以便采择。一、是集所选方药，半系疡科必不可少之方，其未加评语诸方，均平妥可用，惟药性炮制诸法太觉简略，当照《本草备要》《雷公炮制》为是。

林屋散人言外科不谙脉理，可以救人，吴庚生驳之甚是。盖外科虽较内科稍易，如不知脉，仅辨外面形色，以红白为寒热，何以分其真假寒热、虚实阴阳耶？然脉学欲知其精细，毫无错谬者，不但外科中少有其人，即求诸内科中亦不常有，如不识脉理人，可用予所作简便医学寒暑表测其寒热，亦可竟分明也。阶臣记。

时觉按：1985年江苏科技出版社收于《孟河四家医集》，排印出版，前有道光间重刊本黄鋐序，从略。

《重订外科证治全生集》八卷　佚　1911？

清嘉定黄世荣（闇伯，蝯叟）撰

民国十九年《嘉定县续志·艺文志》载录，并录其自序云，近世诸刻本各有增损，短长互见，乃参酌众本，疏其异同，录成一帙。诸本有按语足相发明者，并行采录。

民国十九年《嘉定县续志·人物志》曰：黄世荣，字闇伯，晚号蝯叟，宗文子，廪贡生。颖敏善悟，于书无所不读。其祖汝成撰《日知录集释》，学者宗仰。世荣一承其绪而推衍之，治经不分门户，务身体力行以致于用。洞明医理，治疗辄奇效。著有《味退居文集》及《书牍》《诗存》《嘉定物产表》《治疗偶记》等八种。卒年六十四。

《葆生秘钥》二卷　佚　1751？

清昆山俞汝翼撰

乾隆十六年《昆山新阳合志·人物》之《支东云传》曰：疡医俞汝翼，治病不计利，称于时。

时觉按：光绪九年《苏州府志·艺文二》载录。

《疡医大全》四十卷　存　1760

清芜湖顾世澄(练江,静斋)撰(侨寓广陵)

自序曰:澄生逢尧舜之世,身为太平之民,每念圣天子宵旰勤劳,惟恐四海臣民有纤芥之苦,御极之始,即下诏征方,汇辑《御纂医宗金鉴》,颁发中外,使穷乡僻壤,凡有疾痛,皆得检方施治,沉疴立起,而各省上宪,又复仰体圣慈,每岁自捐清俸,开设药局,以济贫病,其爱民如子,可谓至周极备矣。澄本一介布衣,赋性迂拙,圣贤之书,读而未竟,业医自赡,碌碌无闻。因思身体发肤,受之父母,安居乐业,悉出皇仁,而君父之恩,无由报称。是以诊视之暇,不惮精神劳悴,搜括古今名医确论,首标《内经》义旨,宣明脉法元微,详分经络穴道,汇集内景证形,上自巅顶,下至涌泉,凡涉外证者,绘图立说,按证立方,诸如汤火刀伤,刑杖跌扑,兽伤虫咬,误吞药石毒物,五绝解救之法,自今古成方之外,又益以先祖宁华公、先父青岩公家藏经验诸方,别类分门,计四十卷,名之曰《疡医大全》。俾患者咸知疡必有名,医必有法,按图施治,经络分明。初起期其必消,已成必其易溃,已溃速其易敛,使人间无破漏之危,更可免酿痈之患。况所备诸方,悉俱养正驱邪,调卫和荣,虽云小道,利济匪轻。斯书纂辑,阅三十寒暑,因囊橐空悬,未获授梓,今缘两淮同人慨为捐资,始付枣梨,以成此志。爰述缀辑原委,弁之简端,以见成之尤非偶然云。乾隆二十五年岁次庚辰孟夏,静斋顾澄练江书。

汪立德序曰:昔苏文忠公云:药虽进于医手,方多传于古人。粤自轩岐而降,代有传人,博览群书,方称国手。或谓望而知其病者谓之神,闻而知之者谓之圣,问而知之者谓之工,至于诊脉浅深、呼吸至数而后能疗治者,得巧之道焉。夫如是则临证施治,宣通补泻,岂徒按古人成方遂可毕乃事哉?故神明变化,运用之妙,存乎一心,而规矩准绳,则又不能舍方书而私心自用也。顾君练江,鸠江儒士,三世业医,今侨寓广陵四十余年,丹荔青芝,起颠连而跻仁寿者,指不胜屈。因念张、刘、朱、李诸书以及时贤立论著述,咸于内证阐发无遗,而外科亦间施治有方,终未能得窥全豹。不惮岁月,殚精竭神,搜括古今确论,都成一集,名曰《疡医大全》。下问于予,予披览数过,深叹顾君之学问渊深而用心良厚也。夫世之庸工不明脏腑,不按经络,临证制方,灭裂古人之成法而私心自用,则于外科为尤甚。及偶得一经验之方,辄珍之为己有,秘不示人,殊不知古圣贤创设成规,笔之于书,原示后人以矩范,徒以秘而不宣者煽巧矜能,自诩为专家独步,何见之小耶?顾君则不然,首述《内经》,次详脉络,以及分门别类,无一非先哲名言,珍方秘旨,悉皆胪载其底蕴渊深,亦从可知矣。夫良医之后,必有达人。顾君是书一出,将与杏林橘井媲美争光。吾愿世之习是科者,咸奉一册以为标准,则于古人施济之意庶几得之。予不敏,乐援笔而为之序云。乾隆癸巳仲冬长至前三日,新安健堂汪立德撰。

乔光烈序略曰:余尝欲仿《诸病源候论》《济生拔萃方》例,采自元明以来方家医案,为发明其议证处方之故,以证合乎黄帝、扁鹊、仲景、东垣之书,以与王氏《准绳》、薛氏《医案》、张氏《类经》、孙氏《元珠》相表里,一行作吏,此事遂废。昨岁司藩豫省,偶以一剂愈相国兆公宿疾,今年春膺抚黔之命,恭逢翠华南幸,请训行在,仰承天语,褒及知医于时,扈从诸钜公咸就诊脉,而芜湖顾君练江出所著《疡医大全》四十卷请弁其端。按《周礼》医师之职统于天官冢宰,而疡医所掌"凡疗疡以五毒攻之,以五气养之,以五药疗之,以五味节之。凡药之酸以养骨,以辛养筋,以咸养脉,以苦养肉,以滑养窍",自非明乎炊汤脉神之术者,其可易而为之哉?且古之人诊头痛而决其将呕脓,脉面赤而知其为内痈,兼能并擅,方号名家。顾君传医三世,精通内外两科,其活人甚多。其为书也,自《灵》《素》、诊候、运气、经络以及痈疽,明论治法,元元本本,缕析条分,举生平所得力父祖之秘方,尽出而公之于世,由顶致踵,一证一图,几于尽见五脏症结。其新增妇人脚气门,殆越人带下医之意欤?至其寒门五法,则又仲景之功臣也。读是书者不虞道少,不患疾多矣。近有以善医蒙征者,所撰方案辄以摺片进逞御览,人以为荣。今顾君术仁术,心仁术,圭章特达,余于是书乎卜之,因题左方以为券云。乾隆二十七年岁在元默敦牂中吕月,赐进士出身诰授资政大夫巡抚贵州提督川贵军务兼兵部侍郎加四级记录十二次年家眷弟乔光烈拜撰。

凡例略曰:一、首重《内经》,发明玄奥,疮疡虽曰外证,必先受于内,然后发于外,故不得不宣明《灵》《素》,阐发机微。况《内经》如奉行之律,律有万无可易之旨,而张李朱刘以及历代诸家医集,有发前人所未发之论,拯救呼吸危亡复生之案,如今所引之例,其中多死中得活之条。所以司医者平时宜多读书则见识广,如临万难医治之证,色脉相参,其证尚有一线可生之机,便须竭其心力,旁求可生之法救之,庶不负上天好生之德与前贤立说之心,是以《内经》列之于首。一、论诊候形状以别表里虚实,以决顺逆死生。近来疡科只仗膏丹,不习脉理,遇一大证,便令病家另延内科服药。殊不知专司方脉兼谙外证者少,每至内外两科彼此相左,当表散而反补,当内托而反清,当峻补而反泻,贻误非轻。兹编汇集脉法,俾司疡科者留心脉理,若能内外一手，则病者更受其益矣。但脉理至微，不特三部九候，即浮沉迟数四脉情形凭何指示，父不能传之子，师不能传之徒，其故何也？所谓得之于心，应之于手，必须资质明敏，临证时心平气和，呼吸调匀，时刻留心。譬夫诊察寒门，诊脉时细加体会，原来表证见是脉，半表半里见是脉，传里见是脉，三阴见是脉，临诊既多，经历渐久，日夕精进，始能得脉息之情形，察虚实存亡之至理。若漫不经心，虽终身亦不知脉为何物，得心应手，岂易言哉？《脉经》务须熟读，而后用心调息诊之，自得矣。一、列痈疽初起内消、敷围、针灸、溻洗、内托、砭石、刀针、溃后托补、生肌敛口三十八法。一、列痈疽名目，逐类分门。上自巅顶，下至涌泉，每一证即绘一图，首标历朝名医确论，续陈妄参末议，补前人所未载，续编简之未备。每证除以前代古方载入以为遵守规模，继入各家经验奇方，以备临时采择。其中诸同志所赠良方，刊入俱标姓氏，不敢泯其所自，澄世传秘方，今俱备入，惟求济世活人，不敢私留只字。一、江左妇女脚气，非秦汉男妇五痹、湿热脚气一类，治法不同，故特增人。一、幼科痘疹，古名天疮，澄家有《邵氏秘书》，儿科罕见。今特以清江聂久吾先生、喜泰顺先生痘科秘本、朱纯嘏先生《痘疹定论》，四家汇辑，增入疮科，保婴寿世。凡司痘疹者留心斯卷，用意讨寻，则保全寰宇婴孩性命，其功溥矣。一、冬月伤寒最为酷烈，六经不明，每多混治，差之毫厘，失之千里，攻表倒施，危亡立待。特附卷末，诚乃寒门捷径。一、澄本布衣，三指谋生，家口既多，负累綦重，黎明而起，昏夜方眠，应接之暇，思欲编著一书，诚非易事。所幸平生从不敢粗心浮气，妄施攻补，复不敢乘人之危，诳人肥己。因不负人，故心地宁，不妄求，故魂梦安。惟知守分安贫，以仁为念，专心采辑，今始告成。惟是一人所著，见闻不广，遗漏必多，全希诸同志先生鉴原更正为幸。

《续修四库全书提要》曰：清顾世澄撰。世澄字练江，芜湖人。三世为医，乾隆中侨寓扬州四十余年，医名甚著。以历代医家于内证阐发无遗，而外科虽间有施治之方，终未得窥全豹，因采古今确论，都为一集，经历岁月，而后成书。首纂《内经》，阐发机微，次论诊候，以别表里、虚实、顺逆、死生，次论五运六气以明岁气盛衰，次遵铜人图，经络穴道，庶攻补不致妄施，次辑诸家论治，逐类分门，绘图列说，并参已见，所列诸方，凡古今各家经验方皆备，家传秘方亦并载入，别增南方妇女脚气、幼科痘疹，推及伤毒急救，古今奇病，又冬月伤寒，原属内科，亦附卷末焉。案：外科专家之书多以经验见长，于辨证选方各有灼见，即为尽其能事。清代作者素推《医宗金鉴》外科一门为善本，治法已称详备，而于研究病机，发明精奥，犹未尽也。世澄学有渊源，兼通内外科，故能上探《灵》《素》，荟萃前贤名论，兼赅本末，蔚然大观，与寻常疡医局守隅见者不可同日语。陆以湉《冷庐医话》尚论清代著述，于外科独推是书为名作，非虚誉也。

时觉按：顾氏芜湖人，汪立德序谓其“侨寓广陵四十余年”，故亦录之。有乾隆后刻本石印本十余种，1987年人民卫生出版社据乾隆三十八年艺古堂刻本有繁体竖排校正本出版。卷一《内经》纂要，卷二脉诊，卷三卷四内景图说，卷五运气及治法指南，卷六至卷九各种疮疡内外辨证治法，卷十至卷二十九按头面、眼目等部位及内痈、诸疯、癞癣等分类阐述外科疾病诊治，卷三十至三十三为小儿疮痘，卷三十四、三十五疔疮，卷三十六跌打损伤，卷三十七至三十九急救及虫兽伤，卷四十奇病证治。内容极为丰富完备。《中国医籍考》卷七十一载录。

《外科心法》十卷　存　1775

清昆山唐黉（玉峰，芹洲）辑

自序曰：夫医之学，须知受病之因、脏腑之原委、内伤外感之分、补泄佐使之宜、本草之性、汗吐下法、五运六气之顺逆、望闻问切之智巧，余未之知，且上溯神农，迄今《内经》、《素问》、《脉诀》、病症主治、汤头等书，汗牛充栋，茫然不知其畔岸也。自《钦定医宗金鉴》书成，颁发各省，刊刻求得之，敬谨恭阅《伤寒论》、《金匮要略》、名医方论、四诊运气、杂病妇科、幼科痘疹、外科眼科、刺灸正骨诸门，无不备载，病症明悉，万方具备，大矣至矣，垂不朽之仁慈，开生民之寿域。凡志切尊生者，欲求兹妙，无不得心应手。至《外科心法》，巨细必详，歧贰必彻，真创古之未有。黉遵方施治，其应如响，每劝士民求备《金鉴》，以滋利济，均以卷帙浩繁，力不能购为辞。谨将《外科心法》录要付梓，庶穷乡僻壤易于购备，以冀推广皇仁，于初学不无稍助云尔。玉峰芹洲氏唐黉叙。

张松孙序曰：原夫黄岐，遍尝草味，分三品以位君臣，辨五行以制生克。《书》曰：燮理阴阳。《易》曰：保合太和。医相之良，斯言信不谬也。尝考医列十三科，而治区内外症，谈内家者，书固充栋，专外治者，学亦宏深，自古扁鹊、卢医诸名家，秘旨奇方，既惜不传，而坊肆间卷帙繁多，纯驳不一，致后人北辙南辕，蹈针药妄投之愆，贻误匪浅。考城三尹唐子芹洲，小试河员，沈酣书库间，于备防余暇为人疗病，如隔一纱，治辄立效，考之民起生死而肉骨者，无不瓣香尸祝，咸服如神。又尝叹蔀屋蚩氓，无赢资以购善本，致小症流为不治，乃大发婆心，录《钦定医宗金鉴》内之《外科心法》全部，有症必载，无法不备，洵属外科之金针，便人览法施治。书以示予，并嘱片言序其端。予愧道行无术，寿世有心，每分俸以广同仁之举，亦谓医术不系政刑，而实裨生成大德，如石公之三斛火，刘子之一壶冰，用药之法虽殊，而济人之念则合。唐子是编此物此志也，世有同好者奉为宝筏，行见春风满座，池水生尘，野无夭札，家庆耆颐，沐浴太平之盛，优游郅治之隆，岂不休哉？乾隆四十年岁次乙未仲夏月，姻弟张松孙题于黄沁署之小盘谷。

时觉按：为《外科心法要诀》之节要本，乾隆四十年初刻。

《外科选要》二卷　存　1775

清昆山唐黉（玉峰，芹洲）辑

自序曰：余素不知医，每于乡僻处，敬遵《御纂医宗金鉴》施治，其《外科心法》更为响应，已录要付梓。第恐初学未易入门，故于乾隆丙申秋，复将陈毓仁《外科正宗》、祁广生《外科大成》、王宇泰《疡医准绳》，辑其简要易明者汇为成帙，计二卷，名曰《外科选要》，庶初学得近阶梯，更研究《金鉴心法》，可以升堂入室，不但具活人之心，而亦得养生之半矣。因并付梓，附于《外科心法》之后。昆山芹洲氏唐黉谨识。

《中国医学大成提要》曰：清唐黉撰。黉字芹洲，昆山人。乾隆丙申辑成是书，集陈毓仁《外科正宗》、祁广生《外科大成》、王宇泰《疡医准绳》，择其简要易明者，汇集成帙，计分二卷，以为初学之阶梯，再读外科《金鉴心法》，便可升堂入室，事半功倍矣。察其内容，搜罗《正宗》者为最多。十二经药品，及分汗、下、渴等，分证治法，颇多发明。初学先读此书，再求深造，庶乎近矣。

时觉按：收于《中国医学大成》。

《内外合参》二十卷　佚　1781？

清嘉定朱鸿宝（钧石）撰

光绪七年《嘉定县志·人物志五·艺术》曰：朱鸿宝，字钧石，世居黄墙邨，兼治内外证，外科尤擅绝。尝言：外由内发，内自外彰，六气之邪，客于营卫则为伤寒时疫，客于经络则为痈疽肿胀。先痛后肿者，气伤形也；先肿后痛者，形伤气也。痈疽之源有五，总不出三因，惟神明于内者能神明于外，亦惟神明于外者乃能神明于内。故内证必察其俞穴有无壅滞，外证先考其六经有无外感。然后表里攻补，施之立瘳。其持论如此。子士佺，字秉衡，传其术。百余年来，东南疡科首推黄墙朱氏云。

时觉按：光绪七年《嘉定县志·艺文志三》载录曰：自序略曰：宋元以来，内外各立专科，不知汉唐以前，内外一体，治无二理，故合而参之。

《续内外合参》八卷，《疡科治验心得》，《临证医案》四卷　佚　1911？

清嘉定朱澧涛（少村）撰

民国十九年《嘉定县续志·人物志》曰：朱裕，字冠千，号芝村，世居黄墙。精内外科，尽得其祖鸿宝心传。海上某巨公患大疽，诸医束手，裕先进清血液之剂以解其毒，后用温补以收其功。巨公感之，力荐入薛苏抚幕，坚却不应。子澧涛，字少村，克绍家业，又通术数诸学。

又曰：朱成璈，字阆仙，鸿宝曾孙，从叔祖丽涛习医术，经验愈多。丁家巷农人患脱壳子痈，两睾丸亦溃烂。治法内用掺药，外以湿豆腐衣包裹丸子，重生囊皮，亦完好如初。花家桥顾姓百会穴生疽，形若覆碗，硬如铁石。先敷药以烂之，继用刀以割之，随烂随割，数月疽去，顶骨尽见，改用生肌药收功。川沙一小儿年十二，患烂喉证缠绵岁余，成璈知系先天所遗梅毒，投以三黄解毒消火之剂，遂愈。

时觉按：民国十九年《嘉定县续志·艺文志》载录三书。

《外科秘本》二卷　存　1803

（原题）清吴江徐大椿（灵胎，洄溪老人）撰，嘉顺堂葛氏抄辑

时觉按：有嘉庆八年抄本藏苏州中医医院，封面作：抄嘉顺堂录徐灵胎先生传外科秘本，附仁寿堂咽喉杂症秘方，并附记各种良方集录图位；扉页作：外科良方，抄嘉顺堂葛氏秘本，徐灵胎先生传，附咽喉症方，嘉庆八年冬抄藏。前后无序跋，首列各症分类目录，实为上卷目录；卷上端作：外科良方；卷下端作：嘉庆乙丑年

正月抄荥阳仁寿堂秘方,据云昔年徐灵胎先生传。

《疡科临症心得集》三卷　存　1805

清无锡高秉钧(锦庭)撰

郭一临序曰:忆余幼时,偕郑春江姊丈同受业于淮南姜村阮师之门。时松陵灵胎徐丈往来吴中,旅居与姜村师衡宇相望也,亦频相过从,每窃闻其绪论。徐丈方辑《难经经释》诸书,尝质正于师。师曰:丈之外科,洵精且博矣,而用力乃专意于内科,何哉?丈曰:凡言外科者,未有不本于内科者也,若不深明内科之旨,而徒抄袭旧方以为酬,鲜有不蹈橐驼肿背之诮矣。余心韪之。今阅高子锦庭之书而益信。锦庭积学工医,临证已三十余年,精习经方,洞晓脉理,虽治外科,而必熟复于《内经》诸圣贤之书,洵能探其本不袭其末者欤?故其治病也不胶于成见,不涉于附和,或症同而治异,或症异而治同,神存于心手之际,务使三缚悉除,四难并解,非意会于中,超然有悟者其孰能之?颜曰《心得》,诚自道其所得也。书成将付剞劂以嘉惠后学,可见用心之厚。而世之习是科者得是书而循诵习传,奉如圭臬,亦可不迷于向往也已。今灵胎徐丈之哲嗣渔村先生世其家学,公卿倒屣,名重海内,与予春江姊丈有姻谊,暇日当寄览焉,未知渔村以为何如也?嘉庆丙寅仲夏,吴趋郭一临题于锡学之如舟小舍。

杨润序略曰:锡山高子锦庭以疡医名。习是业者往往不衷于古,不通于今,守其不经之才,变万而治一,毒流于人,而不自知其非。高子则曰:外科必从内治,熟读《内经》,然后可以临证。故其视疡也,先究乎色声味之淫,进察乎精气神之变,寒热虚实,洞见症结,由是劀杀以破之,针灸以出之。当其定方,则又君臣佐使,子母兄弟井井然,铢两因心。盖病家之濒于危而受活者不少焉。余在锡数载,家人有患疡,属治辄效。今年夏,幼子肿发于面,自唇齿间延缘颊颧而及于目,恶肉溃腐,甚创且殆。高子乃敷以良膏,饮以和剂,拔毒剔骨,痂脱而病瘥。迨入冬,余姊陡发肝气,日夜掣痛,以年逾六旬,平素气血虚怯,深患之。亟延高子至,曰:痈脓已成,幸生皮里膜外。刺之脓出盏许,痛止即安,余甚感之。既乃出所为书丐余叙。读其论,幼孩有所谓腮与多骨及肠痈者,即余家之两病。其它辨析微至,历有经验,而创论获解,虽前人或未之逮,然后叹高子之肱折深,而其书未可以暗昧而不显也,因亟劝之梓,而名其集曰《心得》。是固医之所以为意,绝非有胶柱之迹存,且能深悯夫庸医之误人,有以发其蒙而救其失,其用意尤厚矣。嗟乎!士大夫高谈经济,或鲜能及物,而仁君子之术顾得诸方技之中,则是书之有裨于世岂浅鲜哉?至若运用之妙,则非高子不能言,而余又乌能代为言耶?嘉庆乙丑小春上浣,山右杨润叙。

孙尔准序曰:医家内外科并有起死之责,毫厘之误,人命系之。世人重内轻外,于疡科每易言之。职是科者,又皆廉材肤学,不深明脉气浅深虚实之辨、药性君臣佐使之宜,墨守其术,以祈投合。乌呼!其幸不败裂者亦仅矣。高子锦庭,系内外两科范圣学、杜云门之高弟,究心《灵枢》《素问》,探索有年,洞垣一方,识其症结。盖其内外科之学皆有心得,又悯疡科之误人也,故专论之,亦仁人君子之用心矣。顷出所著见示,名曰《心得集》,标识形象而必探论本原,量其阴阳强弱以施治疗。余按《周礼》天官,疡医掌肿疡、溃疡、金疡、折疡之祝药劀杀之齐。注家谓:劀者刮去脓血,杀者以药食其恶肉。又曰:凡疗疡以五毒攻之,以五气养之,以五药疗之,以五味节之。注谓:既劀杀攻尽其宿肉,然后养之五气,盖五谷之误,节节成其药力,此可以见古者疡药攻补兼施之明证。今之业是者,惟持攻毒之方,治其外而不知其内,循其末而不论其本,无怪乎学医人费也。高子是书出,使人知必深明内科,始可言外科,不得仅执成方,率尔从事,其有功于世岂浅鲜哉?嘉庆十年小春下浣,孙尔准书。

例言略曰:一、余禀性疏愚,见闻谫陋,岂于方书敢云博览?第三十年来临证参详,颇有心得。兹集中议论时著鄙见,其有当于古人与否,未敢自必,望高明教之。一、是集论列诸证,不循疡科书旧例,每以两证互相发明,而治法昭然若揭,其中有两证而同一治者,亦有两证而治各异者。一、是集编次诸证前后,依人身上中下为序例。发无定处,不能属于何部者,另列于后,始不致牵率混淆,以便如例检阅。一、是书未入内景经络之图,不详本草气味之论,以古人成书具在,考镜有资,毋庸赘述。一、是集采摭古人外,俱系集腋成裘,间有一二录其原论者,则标其姓氏于首,余俱不及署名,以难于备载也。并非掠美,识者谅诸。一、景岳先生《新方八阵》悉皆平生心得经验之方,立法纯粹以精,能补前贤所未备。习斯业者,日夕浸润而不觉,蒙其惠者饮食仁寿而有余,惜无歌括成书便人诵习。余师圣学范先生,临证之暇曾囊括成章,如汪讱庵《汤头歌括》之例,然简而未备。兹表兄吴鹤山复为增润,汇为一帙,因附刻于集后以公同好,亦足为博古之一助云。

道光二十年《无锡金匮续志·方技》曰：高秉钧，字锦庭，性伉直，工医。求治者应手辄愈，贫不索酬。著有《心得集》，孙尔准为之序。

《续修四库全书提要》曰：《疡科心得》三卷，清高秉钧撰。秉钧字锦庭，无锡人。绩学工医，内外两科皆有传授，积三十年经验研究作是书，凡论一百四篇，大旨重内外兼治，不袭疡医窠臼。略其琐屑，究其本原，分人身上中下三部，病在上部者多属于风，风性上行故也；在下部者多属于湿，水性下行故也；在中部者多属气郁、火郁，以气火之俱发于中也。他如痘毒、疯疮、广疮、结毒等类，发无定处，另列于后。要以阴阳虚实临证分别，故以“心得”名其书。案：世之疡科，多恃秘制珍药及刀针手法，即有富于经验号为良工者，往往于其得力处秘而不宣。清代徐氏大椿为医学大师，而于外科未有专著，仅批评《外科正宗》一书以示刀针毒药之戒。王氏维德《全生集》，分别阴证阳证最为清晰，而于内治外治之关系密切处，亦未发挥详尽。是书独抒心得，畅所欲言，其总论有云“疮疡之部位，其经络气血之循行，即伤寒之经络”一言，最为扼要。论外证而与轩岐仲景之奥义息息相通，洵足启蒙解惑。秉钧于医林虽名未大显，其书实可为疡科辟一正轨也。

时觉按：后附《疡科要录方汇》三卷、《方汇补遗》一卷、《家用膏丹丸散方》一卷，并有抄本独立成书者，藏中国中医科学院。

《谦益斋外科医案》一卷　存　1805

清无锡高秉钧（锦庭）撰，江阴杨道南校订

杨道南序曰：锡山高锦庭先生，清嘉庆时人也，积学攻医，精内外两科，临证卅余年，出所经验以飨后学，著有《疡科心得集》一书以行世。其案头课录散见于门弟子者，又有《谦益斋外科医案》一书，惜书不流传，为世罕存。道南弱冠受业于锡邑邓师李芳之门，师固以内外科名家，其治外科亦本内科以佐治，故病无论气血阴阳、表里虚实，莫不洞见症结，应手而愈。道南亲炙邓师久，迹其经验各方，证之高氏《疡科心得集》，若合符契，方知邓师与兄莘伯先生，兄弟竞爽，为我医界导师，其来有自。道南寡闻鲜见，就邓师门，于《疡科心得集》一书亦既耳熟能详，而于《谦益斋医案》则未之见。岁丙寅夏，道南禀师承出以问世，是年病外甚众，类多变症，益复心仪夫高氏是书。偶检故箧，于藏书中得残编一卷，卷首标目，剥蚀莫名，页复零杂散乱，无条理可辨，方拟收拾残纸，以整笥箧，待经披阅，觉所列方案，均精义入神，出自高氏手笔，并有上池君手辑及为之附注，于以知是书其为道南平时所心仪而欲见之《谦益斋医案》无疑。于是散者聚之，紊者理之，文义因蠹蚀而有脱简者，参己意以条贯之，分门别类，校勘数过，为之装订成册。今特付中医书局刊行，以公同好，并叙是书刊行原委于卷端，俾后之习医者知先生立言之精神亘古常在。道南不加珍惜，负疚于前，庶或盖愆于后云。后学江阴杨道南拜撰。

时觉按：按人体部位自上而下阐述外科病证，后附《疡科日用丸散膏丹论》。民国中医书局铅印本藏中国国家图书馆、中国科学院、首都图书馆等处。

《南翔宝籍堂外科秘本》一卷　未见　1805

清亡名氏撰

时觉按：有嘉庆十年乙丑宝籍堂抄本藏中国中医科学院。嘉定有南翔镇。

《外科集腋》八卷　存　1814

清梁溪张景颜（阆宾）撰

自序曰：古者岐黄著术，疡医与疾医并重，劀杀与调剂兼施，盖外科内科，治法不同，而济世之心一也。夫人感寒暑燥湿之邪，生痈肿疕疡之疾，苟非察其形色，视其死生，审其表里虚实，洞明熟悉于脉穴经络之微，欲以刀圭所施投之辄效，必不能矣。是以习外科者不难用方制医，而难于视脉辨症。余承先君子教，参考方书，靡不手录以备遗忘，积之既久，萃为一编，又恐采择未精，致多贻误，去冬重加翻阅，间与一二同志商榷再三，凡文繁无当，事出不经，及试之而不效，或偶效而诡于正者，概从删节，非云博收约取，亦务于简当，不敢轻有所试而已。书成，益以针灸、伤科，凡八卷，颜曰《集腋》，取赵良与商君语意。当世不乏专门，或无取诸此，而初学之士藉作禅家初桄，由是而贯通群书，神明变化，智巧从心，以之济世，或亦未尝无小补云。嘉庆十九年岁次甲戌春正月，梁溪张景颜阆宾氏自序。

颜皋序略曰：钦定《医宗金鉴》一书，有图有说，有方有论，集千古医学之大成，业是术者罔不奉为圭臬。同业张君阆宾，秉其尊人邦祚先生之教，攻习是书，尤工祝药劀杀之法，以能医见称于时。又尝汇集良方，揣摩玩索几数十年，疡科之外益以针灸、伤科，厘为八卷，将谋剞劂而问序于予。昔新建喻嘉言自序《寓意草》云：医以意运，然必有诚意之功，而后有用意之妙，此道中之欺慊，乃众人之人鬼关头。余尝服膺斯言，今阆宾以济世利物之心，汇萃方书，不秘为枕中鸿宝，而欲公诸当世，其于喻氏之旨知其必有合者。以视俗医拾人唾余，诩诩然惊奇炫异，自以为和缓后生，至叩其方所由来，不曰此先世之真传，则曰此人之秘授，甚有"宁予人以千金，毋予人以一方"之说，彼其猥鄙龌龊，以阆宾较之，度量何大相越也耶？抑吾闻三折肱为良医，阆宾于刀圭之用，既得乎心而应乎手矣。怀斯也以往，益肆力于《灵枢》《玉版》诸书，穷《甲乙》之经，饮上池之水，技也而进乎道，治十起九之效，将于阆宾见之。而是书之流布，何难与龙宫秘帙、肘后奇方并垂不朽也哉？是为序。嘉庆甲戌陬月上浣，同邑顾皋撰。

时觉按：有嘉庆十九年甲戌鹊印堂刻本藏中国医学科学院、中国中医科学院、南京中医药大学、苏州大学炳麟图书馆。

《外科辨疑》四卷　存　1816

清无锡黄钟（乐亭）撰

时觉按：有抄本藏南京图书馆，前后无序跋。

《黄乐亭先生外科医案》二卷　存　1816

清无锡黄钟（乐亭）撰，范懋勋（志尹）校录

时觉按：民国二十二年《无锡富安乡志稿·艺术》载录《乐亭医案》，有抄本藏上海中华医学会图书馆。前后无序跋，封面、目录均作《黄乐亭先生外科医案》，正文卷端作：《黄氏医案》，黄钟乐亭著，范懋勋志尹校录。

《解围元薮古本》　佚　1816

清无锡黄钟（乐亭）辑

道光二十年《无锡金匮续志·方技》曰：黄钟，字乐亭，候选县丞。善医，疑难症应手奏效，不责酬，人馈之亦不辞。手辑《解围元薮古本》行于世。

光绪七年《无锡金匮县志·艺术》曰：黄钟，子瀚，亦有医名。

《薛氏秘传》二卷　佚　1818？

清松江薛凤（宗梅）撰

嘉庆二十三年《松江府志·艺术传》曰：薛凤，字宗梅，蒋庄人，为疡医。一日见邻妪，知其将发疔毒，喻之曰：不治必危殆。妪未之信也。阅日，毒发果死。著有《薛氏秘传》二卷。

《疡科捷径》三卷　存　1831

清太仓时世瑞（静山）纂

自序曰：尝闻古人云：不为良相，愿作良医。何视医之重也？盖医可以疗人疾苦，普济颠危，实体大造好生之德以寓人生恻隐之心，故可与燮理阴阳、调和鼎鼐者比。十三科元理通同，而治则各有专家，精其业者咸以心法刊之枣梨，贻诸后学，所以其书汗牛充栋，难以悉数。即属疡科一书，亦复连篇累牍，然著述者不无偏倚，详者失之太繁，简或流于缺略。若欲尽读其书，会而通之，非廿年精究不办，天下庸有闭户半生而后作一疡医者乎？予因是选集诸篇，撮其要领，汇成一书，为诸砚友不无小助，署曰《捷径》，取其便于诵习云尔。此家塾之课本也，如谓余已得此中三昧，遂立言以炫世，则吾岂敢？道光十一年岁次重光单阏仲秋下浣，静山时世瑞自序。

时觉按：民国八年《太仓州志·艺文》载录。有道光十一年辛卯刻本、光绪十年娄东时氏养正室刻本等，1992年收于《吴中医集·临证类》，江苏科学技术出版社排印出版。

《临证一得方》四卷，附：《疡医探源论》，《论疔疮对口发背治法》，《外科应用经验要方》 存 1833

清青浦朱费元(怀刚，杏村)撰

自序曰：前拟《探源论》大致已了然矣，而犹虑业是者有医药之误，爰命儿辈分类集方约有若干，颜之曰一得。此皆本前论以施治应手辄效者也。或曰：子之门舐丹者踵相接，何止一得乎？应之曰：余质愚鲁，一得，义取诸此。且得者谓得于心也，一者举此可以隅反也，亦何必不谓之一得哉？时道光十年岁次庚寅九月，古由拳朱费元手泐。

朱士辉序曰：先君子杏村公，幼读，后拟耕以养亲，而文园抱病动辄患疡，就附近诸医罔效，因遍贯方书，精求博考。不数年得其奥，而虚怀若谷，不敢自用师心，因访游汪孝先生之门，学宗王道，技斥霸功，遂得不传之秘。由是学益进名益高，从游者济济盈门，求治者源源接踵。其治证也，循经分络、察色辨脉，于七情六气、阴阳表里、寒热虚实，无不缕析条分，辨证立方，对病发药。临证之暇日与及门诸弟子讲解渊微，究极义理，且谓：疾医、疡医，古者虽各有专门，实二而一者也，未闻弗明乎内而可以制胜于外者。著《疡医探源论》，谆切训诲，泄灵兰之秘，启后学之心辉也。趋庭聆训，有忝承先，爰集遗方，并叙颠末，以公同好。学者苟能深思好学，触类引伸，明其意于法中，神其意于法外，亦未始非济世之一助焉。时道光十五年岁次乙未一阳上浣男士辉百拜谨叙。

倪皋序曰：呜呼！医道之不明于世也久矣，岂独疡科然哉？而于疡科为尤甚。病之者既视为肤毛之事，不加深察，医之者亦不究厥由来，略知一二，聊复尔尔，何怪流毒靡已、枉死载途也乎？求有讨论而悉其源、临症而得其效者，卒不数觏。吾邑从事斯而实由读书阅历，本心得以立言启后者，厥惟杏村朱先生。先生德性谦和，造诣深邃，不泥古，不好奇，以元气为根本，以刀针为末务。所著《疡医论》一篇、《获效方》四卷，启《灵枢》之秘，生面独开，宏胞与之怀，婆心一片，宜其得心应手，持危扶颠，迄今犹遐迩争颂也。今令嗣平庄先生持以请序于予，翻阅再过，觉方论精切，实堪发聋振聩，寿世福民，益信人言之不我欺也。彼豆塞耳者，乌足以语此？予初酷嗜医，只以公车南北，有志未逮，读是书，此心不觉怦然复动，乃命男骏宝执贽修弟子礼，侍立门墙，获窥美富，诚能探论以立体，究方以妙用，广其传而活人济世，即不为良相作良医之意云尔。余虽不文，亦乐得而为之序，并嘱骏宝持呈平庄先生，区区管见，非独抒倾慕之诚也。其以余言为所见之相同否？时道光十九年春三月望日，愚侄倪皋琴舫氏顿首谨撰。

陆我嵩传曰：君讳费元，字怀刚。青浦朱氏居东北乡崧子里，父德基，生四子，君序最长。早岁失恃，事继母崔诚敬备至，崔亦忘其非己出也。既任家督，为诸季授室，楮柱门户。业渐落，因从汪孝先生习医，尤殚心疡科。疡科俗称易习，人多轻之，君独穷探阃奥，究阴阳之变，责气候体质寒热虚实之异同，与夫方书服食之要，而折衷往哲。制药剂倍恪不吝资，不责偿贫窭，故治辄应手取效，所居滨岑泾，舣棹常满。深慨俗工治疡卤莽，作《疡医探源论》，大致谓人赖元气以生，视病者亦必视元气存亡决生死。俗谓疡医外证，轻用刀针致戕元气，不知外证半由内证，元气先亏，毒气随炽，虽触毒浸淫，间由传染，然邪之所凑真气必虚，遂以刀针泄其元气，是犹援溺于井而下石也。东垣立疏通、托里、和营卫三法，未成者疏通自溃，已成者托里自溃，已溃者营卫和则自敛。纵肌肉腐败，苟得元气鼓舞，易败亦易治。至针砭熨灸，古有其法，世久失传。经络拘缓，筋膜深浅，毫芒不失，犹恐伤元，部位稍差，立致损殒，是以名家方论动色相戒。间有刀针奏效者，大多轻浅之证，即不用刀针亦自能溃能敛，总不如内服外敷、保元托毒之为急务。论共千五百余言，委曲详尽，类发前人所未发，足为外科圭臬。然君虽以治疡名，求诊者多伤寒杂证，知理固内外一贯也。性尤肫挚乐善，酬币所入，辄分润族戚。值岁饥，里有鬻妇者，尝助资完之。所著《临证一得》四卷。子若孙皆业儒，兼能世其学。赞曰：余与君累世交契，村居相距四五里，故知君医术独深。盖诚求济人，迥异庸俗之所治，而不欲以方脉自囿者也。乃余癸巳归自闽，闻君作古，国工殂谢，良足悲已。夙喜所为《探源论》，因传君志行，为撮叙于篇。时道光十有三年岁在癸巳辜月，同里姻世侄陆我嵩拜撰。

朱乐虞朱寅夏记曰：《疡医探源论》者，先大父杏村公所作以训及门与先君子平庄公者也。公字怀刚，医名远震，乘舟驾车，劳劳罔暇，日夕无倦容。年六十有五，积劳成病，卒于道光十二年之冬。时虞年十五，寅年十三，均束发就傅。回忆朝暮出入庭帏，公虽年逾花甲，犹手不释卷，读书得间，即以遍示及门，口讲指画，更以妄用刀针为戒，此《探源论》之所由作也。先君子躬禀庭训，缵承先绪。适虞等弱冠后，侍诊案右，即命读

《内科》《内经》《金匮》《伤寒》,历代名贤著述诸书为入门,继授外科等书与《探源论》,使之潜心考究,并以不背前人为嘱。今虞等又五旬外矣,生平诊治无善可继,惟一本先人,不违心法,可告泉壤而已。愿子孙暨诸同学本内科治外证,以祖训为师资,继继续续,永安勿替,庶几贻误无多,夭枉自少,而先大父之流泽孔长矣。幸甚!时同治十一年壬申小春月中浣,孙男乐虞、寅夏谨志。

朱礼堂跋曰:疡医之名昉于《周礼》,尔时以冢宰领其职,诚慎且重也。自后代医入方技,视医渐轻而视疡更轻。岂知济世寿民,孰有重于此乎?先大父杏村公邃于医学,于疡更伤,著有《疡医探源论》,寻流溯源,直躬奥窍,集方四卷,良药利病,悉神效也。忆嬉戏时,四方求诊,门庭若市,先大父于及门论治几无余暇。嗣父时泰公勤学,早世未及继业,大父几为丧明。及礼束发受书,粗知文理,命嗣医业,侍案侧二三载,而大父倏归道山,哀痛莫可言。既礼与先叔父平庄公同参医,而礼以短视为嫌,仍复攻书应试,讵知维摩善病,名卒未就。丹溪心法不克承先,紫阳家声乃思裕后,青毡一席,训儿成名,亦聊以慰先灵于冥漠耳。今者驹光迅速,马齿加长,回首当年,犹有余憾,爰撰芜词,谨志简末。时同治六年岁在丁卯嘉平之望后三日,孙礼堂谨叙。

朱飞熊等跋曰:先曾祖杏村公,业疡医而兼大方者也。学邃名噪,百里外咸来求治,不事刀针而随症拟方,得心应手,颇有回春之誉。著有《探源论》及《一得方》,秘泄灵兰,术通仙杏,探其源,直括叔夜《养生》之论,得其一,即是卢循续命之汤。视时辈学医而人费者,诚有间矣。窃思先曾祖施治如神,当时有十全之目,自署其方曰《一得》,何其谦欤?继而思之,谦则受益,自以一得,所以十全,此中殆有深意存焉。业是者,诚即此论与方而寻绎之,揣摩之,当笑外治诸法为末学肤受矣。庭训递承,籍扩充管见,心传用续,道在守文,手泽如亲,功归绳武,家学渊源,讵敢数典而忘哉?时同治十二年三壬申一阳月下浣,曾孙飞熊、鹏翱、鸿翰百拜谨跋。

光绪五年《青浦县志·杂记下》曰:朱费元,字怀刚,居崧子里。道光初岁饥,潜心医学,尤善治疡。著有《疡病探源论》。同里陆我嵩称之,谓足发前人所未发。

时觉按:是书即《朱杏村外科医案》,有清抄本藏上海中医药大学,附《疡医探源论》《论疔疮对口发背治法》《外科应用经验要方》,2004年收于《中医古籍珍稀抄本精选》刊行。光绪十年《松江府续志·艺文志》载录其《疡医探源论》。

《外科图说》四卷　存　1834

清华亭高文晋(梅溪)纂

自序曰:余尝读医书之经者七,曰《内》也,《难》也,仲景之《玉函》《金匮》也,《甲乙》也,《中藏》也,《岐黄问答之脉》也。上古诸书本乎一贯,内外无分,盖明于此者必明于彼,善乎彼者必善乎斯也。又有如脉学、本草、汤液、骨度、经脉、经络、筋经以及奇经八脉等,并不分某为某科。自宋代以后,医书渐繁,而分内外及各种名式,但外科惟有膏丹敷贴之法、刀针之异耳。余于乾隆甲辰秋由杭至川,道光丙戌冬回至乡里,四十余年历游六七省,寻访明师,搜求古训,集成十余种精粹。其外科一曰《金针》,一曰《花蜜》,若《图说》一书,摘《花蜜》之要言,与窦氏原稿合而为一,非敢希图行世,博取微名,原不过使徒辈易于记诵。至于疮疡之药,最难于降药一方,不但得方难,且修合更难。余觅五六方,惟大降药方,羁留于杭城六七年,大费重资,适值奇缘而得焉。谚云:千金易得,一秘难求。信不诬矣。爰述其原委弁于书首。时道光甲午秋,华亭高文晋序于春晖草堂。

时觉按:有道光十四年甲午刻本、咸丰六年浦南慎思堂刻本等十余种版本。

《发背对口治诀》一卷,《外科秘法》一卷,《扬州存济堂药局膏药方》一卷　存　1840

清毗陵谢应材(邃乔)撰

谢翼为序曰:《发背对口治诀》,先大父邃乔公所著也。先大父性颖悟,好读书,常以济世为念,教学不怠,屡困棘闱。及先伯父香伯公举于乡,始无意进举,惟读书以自娱,暇则讲求岐黄,曰:士不能得志,是亦济世之一道也。通内外科,多所阐发,每视病必矜重。四方延请,虽远必至,却馈,贫困者以药助之。尝为人治发背对口诸症,以古人之法投之多不效,沉思其故,曰:是非古人之欺我也,特未通其变耳。夫一证之成,其受病必有偏重之处,审其所偏重而切治,则效可立见也。自是凡治此证,必辨其位之左右上下,色之赤白深浅,脉之浮沉迟速,以审其经络、脏腑、窍穴之所系,与夫阴阳、虚实、淫郁、燥湿之所归,而复参之天时,相其地宜,以制五行生克之用,取古人之法,损益变化以通之,于是所治罔不效。既而先伯父迎养琴江,署舍多暇,乃取历年医案，裁定《发背对口治诀》几卷，附录经验几卷，及归而授之先君，曰：此书未经人道，勿轻视之，艺虽小，亦足以济世矣。先君东环公暨先叔父东揆公，亦皆以儒术通《素》理。先君子久战北闱，未遑展施，先叔父以是道行世，善用先大父遗法，故所治多奇而中人。今先君、先叔父相继逝世矣，为与诸弟皆材劣不能通一艺，先人之书具在，徒使置而勿用，是先人济世之志至为等而中绝也。杨君子逸夙闻是书，勉余敏梓，余欣然从之，庶几先人遗术传播四方，高明之士鉴而采择焉，未必不有补于世。虽未能述先世之事，犹不失先世之志也夫。道光二十年仲春七日，孙翼为谨序。

《三三医书提要》曰：本书一卷，清谢邃乔先生所著，并谢氏世传《外科秘法》一卷，附以《扬州存济堂药局膏药方》，为其孙翼为先生在道光年间辑印以分送友人。惟板毁，书鲜流传，本社裘吉生君爰将所藏手抄本刊行。因其间完全属经验之方，近来中医外科退步，凡遇发背对口之大症往往束手，西医之有学问而收觅古方者又日见其多，裘君不自秘，以供中西医者之求，微特为谢氏传书也。

光绪十三年《武阳志余·经籍中》曰：谢应材，诸生。其言发背、对口诸证治，以古人之法多不效，是未通其变也。人之受病，必有偏重之处，审其偏重而切治，无不效者。凡治此证，必辨其位之左右上下，色之赤白深浅，脉之浮沉迟数，以审其经络、藏腑、窍穴之所系，与夫阴阳虚实、淫郁燥湿之所归，而复参以天时，相以地宜，以制五行生克之用，取古人之法，损益变化以通之，而治神乎技矣。

光绪十三年《武阳志馀·艺术》曰：谢应材，字邃乔。以儒术通《素》理，尤善治外证，取古人之法损益变化之，所治辄效，著《发背对口治诀论》。

时觉按：《逯南轩谢邃乔先生医书二种》所录《谢氏医书》二卷，实即谢氏《发背对口治诀论》与《外科秘法》，后附《扬州存济堂药局膏药方》为吴尚先所撰。收于《三三医书》《国医小丛书》。

《外科余论》　佚　1841？

清无锡王殿标（佩绅，春泉）撰

时觉按：《吴中名医录》据《锡山历朝书目考》卷十二载录，民国二十二年《三三医报》一卷一期周小农《无锡医学书目考》亦录。

《外科选要》六卷　存　1843

清昭文徐惪钰（春泉）撰

王振声序略曰：吾邑春泉徐君，为明尚书凤竹公之裔子，家门鼎贵，代有闻人。君少攻举业，已乃弃去不复为，慨然以经世自任，孜孜讲求。凡邑中利病，无不欲以次兴复之，厘剔之，虽至奔走劳苦之役，苟有所济，亦未尝鄙夷不屑为，而医其一也。君既勇于为善，而识力尤绝人。邑之城厢故有广仁、凝善诸堂，而各乡未设，君请于当事，于徐墅创同善局，各乡遂得踵为之。水毙之尸，善堂既得收埋，君复推广其例于路毙，并请详准通饬，亦经允行。邑中连遭水灾，君议开白茆塘以资宣泄，一吏据以入告，而巨工以成。而其议之尤要者，则在海口之筑土坝。盖沙随潮上，日有一枚钱厚，前人不知堵截，故随浚随淤，今从君议，历十年而河流如故，永赖可卜。君之卓识类如此。君尝谓：世儒谈经济，援古证今，真若可信，及考其生平所设施，其利益民生者不数数觏。又或陈义甚高，迂远阔于事情，反以小道为不足，为终于瓠落无所容。此皆非实心任事者也。君故乡居，每见耕夫、馌妇暑毒猝发，医者不善治疗，多殒非命，恻焉伤之，因遂精究其术，所至无不应手愈。近复移寓东郊，以广其施而不受值，间以其暇辑古人之确论与古方之经验者为此编。其治病也不求利，其著书也不求名，盖即陆、苏诸公之用心也夫？道光岁次癸卯季夏，文村居士王振声拜撰。

杨希镛序略曰：徐君春泉，世居徐墅，由儒业精究医理。耕夫、织妇，祈寒暑雨有所患苦，徒步往治，辄多奇效。数十年中，济人无算。近乃取先哲不刊之论，前人历验之方，裒集成编，付梓行世。俾乐善者可如法配合，按病施药，以拯道途仓猝，乡僻贫穷，而习医者亦于擿埴索涂之下得所指迷，其利济不甚溥哉？至其勇于赴义，不辞劳动，搜罗沉湮苦节汇请表扬，又请设善局以广济施，请浚白茆以资蓄泄，俾邑之民去忧患而底生全，是又具圣贤济世之志而能推仁术以行其仁心者矣。道光壬寅嘉平月穀旦，同里杨希镛谨序。

陶贵鉴序曰：道光辛卯，余以劝分至昭文县东乡徐墅，过前明徐凤竹尚书旧宅，见其旁绣衣坊完整如新，忾然有老成典型之思焉。顾叔真孝廉因语余：尚书有裔孙春泉，天性伉爽，勇于赴义，里中凡有善事无不出力成之。余心识其人。既而大宪以频年雨潦，规画堤防，春泉则为议以上，请开白茆以资宣泄，其尤要者于海口筑土坝，藉拒潮沙，不至随浚随淤，当事皆采而用之。余尝谓：此议也，沿海各州县皆行之，即防海已得要策，岂惟农田之利哉？癸卯季夏，余归自浙东，张君允恭持春泉近所著《外科选要》见示，余读其书，喟然太息曰：春泉抱利济之怀而老于乡曲，顾藉此疡科小道寄其仁术哉？夫古之仁者，立人达人，随其所在，无不可行其志也。伊尹终隐有莘，汤药亦且著为书矣。陆宣公谪官忠州，《集验方》仍不忘斯民矣。况身居畎亩，亲睹村野，偶遘疾苦，而医工或茫昧不识救疗之宜，至于贻误，深可痛也。取旧藏方书集成此编，以寓其博爱，较之缄鐍而不以告人者，用心固判若霄壤。辄为弁数言于卷首，愿好善之君子广为流布，知应手奏功起危疴于俄顷，不独一乡利赖之也。惜叔真已逝，无由持此质之一证所称述之不虚耳。同里愚弟陶贵鉴撰。

时觉按：有道光二十三年刻本藏中国国家图书馆、上海中医药大学、上海中华医学会。

《慈恩玉历外科统治外科专治门》一卷　存　1845

清常熟俞大文（荔峰）撰辑

《良方续录小引》曰：迩者重刊《玉历》，校雠至《经验良方》，文于是有续为增益之志。而方书浩如烟海，遍阅为难，爰就所见善书如《济世养生集》《痧症汇要》《痧症指微》《良方集腋》《卫生至宝》《身世金丹》《简便良方》《续刊立效神方》《神效良方》诸书中所选择其为世所必需者，汇编付梓，盖取其刊行已久，屡著效验也。而戚友复相率以经验之方抄录见示，益之以文所采辑者又得若干方，并刻入以补他书之阙。所愿睹是编者，或辗转抄传，或依方修合施送，则庶几乎其利溥焉尔。曰《良方续录》者，所以寓推广《经验百方》之意，而并望海内同志之士随时采取增刊云。录既竣，为叙哀辑之义著之篇。道光二十五年嘉平月，昭文俞大文荔峰甫识。

俞钟诒跋曰：《玉历》一书为先大父所遵信，先君子继志膳刻者也。行世既久，应感极多。岁庚申，粤匪寇吴，板遭兵燹，惟同邑太原王氏翻刻板仅存。今夏六月，男祖福患恙几危，诒因焚香虔祷于司命前，愿印送叁拾部以广流传，而祖福病即获愈。因附记之彰应感云。同治八年仲冬月，昭文俞钟诒调卿氏谨识。

时觉按：《联目》《大辞典》俱载，经查验，成都中医药大学所藏同治癸酉年常熟寺前街留真堂书坊重刻本《慈恩玉历汇录》，其卷五为《良方续录》，分内科外感门、内科内伤门、外科统治门、外科专治门及妇、幼、伤、急救等门。故是书为《慈恩玉历汇录》卷五《良方续录》之一部，非独立成书者。

《瘰症全书》　未见　1846？

清无锡朱培年（子延，亘垣）撰

《江苏艺文志》曰：朱培年（1796—？），字子延，号亘垣，清无锡人。诸生。

时觉按：《江苏艺文志·无锡卷》据《锡山历朝书目考》卷九载录，笔者未见。

《超心录》三卷　存　1848

清嘉定赵观澜（伯琴）撰

民国十九年《嘉定县续志·人物志》曰：赵观澜，字伯琴，仁翔子。世居纪王镇西北赵家阁，精咽喉及内外科，著有《超心录》四卷。

时觉按：有抄本藏上海中医药大学。扉页署沈鼎安诊所，卷端署嘉定后学赵观澜伯琴著，前后无序跋，亦无目录。卷一，发病预知、脉诀、舌苔、脏腑病因诸论，及外科专论若干、辨证要点、外科诸证；卷二，咽喉总论、咽喉诸病、肠痈、肺痈、五脏诸痈、乳痈及诸乳病；卷三，汤头歌诀。《联目》《大辞典》均作赵术堂字观澜，号双湖者著，混淆于高邮赵术堂字观澜，误。

《外科秘要全书》二卷　佚　1852？

清无锡秦灏（凤洲，芸轩）撰辑

时觉按：《吴中名医录》据《锡山历朝书目考》卷九载录，民国二十二年《三三医报》一卷一期周小农《无锡医学书目考》亦载。

《痈疽蛾术录》五种十二卷　阙　1852

清武进曹禾（畸庵）撰

子目：《痈疽内篇》二卷（阙），《痈疽外篇》四卷，《痈疽经方录》二卷，《痈疽药性录》三卷，《痈疽禁方录》一卷时觉按：有抄本藏南京中医药大学，阙卷一、卷二《痈疽内篇》，各卷端均署《痈疽蛾术录》。

《痈疽外篇》四卷　存　1852

清武进曹禾（畸庵）撰

自序曰：老子曰：惟其病病，是以不病。上工不治已病治未病，是以不病为病，使人尊节爱养而无病也。古之君子，形非不劳也，精非不摇也，但御之以节，不使其弊与竭耳。六淫非不中也，七情非不触也，但处之有方，不使其贼与害耳。今也则不然，形则役而不休，精则劳而致乏，于是六淫之扰得以戕身，七情之惑得以丧志，不能防御于未病之前，仅藉救疗于已病之后。为医工者，苟不揣病练术于平素，乌足补偏救弊于临证耶？于治疡也亦然，善夫轮扁之言曰：不徐不疾，得之于手，应之于心，口不能言也。古之书，古人之糟魄也，糟魄之中，精神寓焉。读古书者当咀味其精神，不可仅甘其糟魄，故能求己之所不知于古人之所知，求己之所不善于古人之所善，庶不知者可知，不善者可善矣。爰以此意辑缮杂疡治疗，为《痈疽外篇》。道光庚子冬日，曹禾序。

时觉按：收于《痈疽蛾术录》，为卷三至卷六，有抄本藏南京中医药大学。内容：金疮、丁恶疮、诸瘘瘿瘤、丹臛、大风恶疾癞癣、阳窍、阴窍、妇人乳、杨梅疮、内痈、杂疗。

《痈疽经方录》二卷　存　1852

清武进曹禾（畸庵）撰

自序曰：《汉书·艺文志》曰：经方者，本草石之寒温，量疾病之浅深，假气味之滋，因气感之宜，辩五苦六辛，致水火之齐以通闭解结，反之于平。《千金论》曰：经方难精，由来尚矣。藏府盈虚，荣卫通塞，耳目不能察，必诊审寸口关尺浮沉弦紧之乱，俞穴流注高下浅深之差，肌肤筋骨厚薄刚柔之异，则不致益盈损虚，遗人夭殃。故学者必须泝流讨源，不可道听途说而自误也。先师仲景撷医书之要旨，采经方之精义，著《伤寒论》《金匮要略》，为万世医道之经常。张苗、汪范、阮炳、侩深、胡洽、鄞邵之徒，各以师承，著之编简，至孙华原、王徐州之《千金》《外台》，综核诸家，摭采该博，徐州且于方注原书之卷次，经方之学赖此以传，经方之书因兹遂废。《圣济总录》虽选精择详，然不注出处，又多窜改，古学废坠，滥觞于斯。夫疡医之为医之一技，《周官》疡医与疾医分职异治，是艺重专门，然扁鹊、仓公均不名一艺，《伤寒》《金匮》亦间论痈疽，若夫病源述证之详，《外台》择方之博，专门之技莫是过矣。然后学浅识，病机既难悉彻，方义岂能尽知？二十年来，玩索有得，习用著效者凡百七十方，已附内外篇之末，虽太仓一粟，巨牛一毛，亦千虑之一得。所谓愚者读方二年，便谓天下无病可治，及治病三年，乃知天下无方可用也。于是惭愧恐惧，熟研经方，寻思妙理，复摘录《千金》《外台》《圣济总录》治疡方之浅显易明者，覃思审谛之。唯心得口讷，疏解不能措一辞，是学力未纯也。苟能一旦豁然贯通，免为含灵蠹贼，是志也，岂易言哉？岂易言哉！道光庚子春季，曹禾序。

时觉按：收于《痈疽蛾术录》，为卷七、卷八，有抄本藏南京中医药大学。内容：痈疽内方、痈疽外方、内痈方、丁恶疮方、诸瘘瘿瘤方、丹臛方、大风恶疾癞癣方、阳窍方、阴窍方、妇人乳方。

《痈疽药性录》三卷　存　1852

清武进曹禾（畸庵）撰

自序曰：《本经序》云：药有酸咸甘苦辛五味，寒热温凉四气，疗寒以热药，疗热以寒药，痈肿疮瘤以疮药，风湿以风湿药。大病之主于疡医，则有喉痹、金疮、踒折、痈肿、恶疮、痔瘘、瘿瘤、阴蚀、虫蛇所伤，其间变动枝叶，各宜依端绪以取之。《周官》疡医掌肿溃金折四疡之祝药劀杀之剂，凡疗疡以五毒攻之，五气养之，五药疗之，五味节之。又曰：凡药以酸养骨，以辛养筋，以咸养脉，以苦养气，以甘养肉，以滑养窍。是古之疡医治一定之疡，必有一定之药，救一疡之变，必有处变之法，丝发不容紊也。谨按《本经》、《别录》、《药性论》、《日华子》、《唐本注》、陈藏器、孟诜诸书，采取近时所有之品，列其性味，别其治疗，分为十有一类，曰疗痈通用，曰寒热，曰脓血，曰内痈，曰诸疮，曰诸瘘，曰疥癣风瘙，曰九窍，曰妇人乳，曰金疮，曰杂疮，各系以论。道光辛丑闰三月，识于惜阴书屋。

时觉按：收于《痈疽蛾术录》，为卷九至卷十一，有抄本藏南京中医药大学。目录列十有一门：疗痈通用第一，痈疽寒热第二，痈疽脓血第三，内痈第四，诸疮第五，诸瘘第六，疥癣风瘙第七，九窍第八，妇人乳第九，金疮第十，杂疮第十一，内容与自序所列同。

《痈疽禁方录》一卷　存　1852

清武进曹禾(畸庵)撰

自序曰:昔扁鹊受禁方于长桑君,长桑君戒其无泄;太仓公受禁方于公乘阳庆,公乘阳庆亦戒勿教人;华佗临死出书一卷,而复索火烧之。是禁方为古人所吝惜,而勿得传者也。然扁鹊之弟子如阳厉治针石,子豹治熨剂;仓公之门人若宋邑学五诊,高期、王禹学砭灸,冯信学和齐法汤,杜信学筋脉五诊,唐安学五诊经脉奇咳;华佗弟子吴普依准佗疗,多所全济,樊阿善针术。是禁方未尝不传,恐传非其人,不如不传之为愈也。苟人可传矣,其材不能竟吾之所欲传,则教以一技之擅,以成其名,量其力以成其志也。盖习禁方者未尝不明医经,不治经方,故能决死生,定可治。扁鹊能饮药三十日视见垣一方人,始能出以视病,尽见五藏症结,太仓公尽去故方,受脉书上下经、五色诊、奇咳术,揆度阴阳,外变药论石,神接阴阳禁书,受读解验,三年始能诊决精良。是医经不明,虽得禁方,亦不足恃也,医经既明,虽无禁方,亦足任也。治病者贵能别病之源流,斯处疗切当,如宜僚弄丸,圆转不息,苍鹰搏兔,狡藏莫及。疡医能谙习医经经方,复得禁方,出而问世,厥疾有不瘳者,吾不信也。治医经经方,竟以禁方殿之,骨部、筋脉更殿之。道光辛丑秋日,曹禾序。

时觉按:收于《痈疽蛾术录》为卷十二,有抄本藏南京中医药大学。内容:薄药方、贴药方、丹药方、丸药方、散剂、僧奎光喉痹方。

《疡医雅言》十三卷　存　1852

清武进曹禾(畸庵)撰辑

自序略曰:《周官》疡医掌肿疡、溃疡、金疡、折疡之祝药劀杀之剂,凡疗疡以五毒攻之,五气养之,五药疗之,五味节之。是古之疡医莫不洞明病本,因事制宜,特以祝药别有师承,故与疾医各专其治也。夫肿溃二疡缘积微之所生,金折二疡系仓卒之所受,医不娴术于平素,奚能御变于临时?是以扁鹊、仓公均不名一艺。自汉中叶,通医经者第工针刺,治经方者惟擅药剂,致刘氏《七略》、班氏《艺文》判分为二,界划截然,于是医经、经方始各不相谋。至南阳张子以述为作,联络两家,融成一贯,著《伤寒论》《金匮要略》,为千古效法之经常。而隋有巢太医,唐有孙真人、王太守,采摭班史之遗,撰《病源》《千金》《外台》,为南阳之羽翼,治疾治疡之法于兹大备。因援其旧论成方,并撷农经陶录疗疡诸药,缀以疏释而序之曰:一、学有渊源,宜亟探讨也。论痈作于医经,述于《病源》,治痈始于《金匮》,备于《千金》《外台》,而专门之书,凡二十四家二十八部八十卷。元明以来,《鬼遗方》仅存五卷,又与《千金翼》大同,李逸《背疽方》五十三条,国朝据《永乐大典》郭应详序作李迅,及东轩居士《卫济宝书》,皆录存四库,外无行本,故征引未及。其金元以下诸书贰于医经经方者,概不采录。一、痈疽钜患,宜慎审察也。痈有仅害血肉者,内侵藏府者,疽有内蚀骨髓者,有外结皮肤者,察其形色,可概见源委微甚死生矣。述古五十七候、释义七章曰:痈疽上篇,集古二十九方,附药十类,疏其大法,曰:痈疽下篇。一、疡类繁庶,宜归统隶也。痈生藏府,性命攸系,为内痈第一。惨痛卒加,死生俄顷,为金疮折伤第二。形小祸迅曰丁,丁之属一十七;貌恶创剧曰疮,疮之属五十五;悽怆容华者曰鼾黵皻皰,其属一十,为丁恶疮鼾黵皻皰第三。瘘属窜伏延蔓之疴,其类三十有六;瘿瘤乃撄扼拥肿之疾,其类一十九,为瘘瘿瘤第四。皮肤变异曰丹,丹属三十五;皮肤坟起曰肿,肿属八;孔窍蚀烂为疳䘌,疳䘌属五,为丹肿疳䘌第五。面部七窍,耳病二,目病十三,鼻病三,唇口病六,舌病一,齿病四,咽喉病七,为阳窍第六。害于肛者曰痔,痔六种;聚于囊丸者曰㿉,㿉二种,为阴窍第七。妬精淫毒,腐坏茎物者曰阴蚀;绚染形体者曰梅疮,为杨梅疮第八。妇人产育伤阴,乳字伤乳,为妇人阴乳第九。虫兽螫啮,水火灼淬,木石触刺,庞杂琐屑,为杂疗第十。禁方丹法,古所吝传,为禁方丹法第十一。凡此十三篇者,皆疡医之恒言,日用之切要,余所勤勉而视同的彀者也。读余书者,原余心而政余失,有厚望焉。咸丰二年修禊日,武进曹禾。

光绪十三年《武阳志馀·经籍中》曰:述古五十七候,释义七章,曰痈疽上篇;集古二十九方,附药十类,疏其大法,曰痈疽下篇。治疡之法于兹大备。

时觉按:收于《双梧书屋医书四种》,有咸丰二年壬子自刻本藏中国中医科学院与北京中医药大学。

《刀圭图式》　佚　1857？

清靖江孟有章撰

咸丰七年《靖江县志稿·人物志》曰:孟有章,居新街,精于《素问》《灵枢》之学,与苏州叶天士、镇江何澹庵齐名。其疡科尤有神效。一人患足痛，卧床久不起，有章知脓在膀骨内，令先服麻药，挟利刃破其膀肉见骨，则以舞钻穿一孔，孔中插麦草管，吸脓而出，洗净，傅药于膀，渐愈。闻者称有刮骨去毒之风。又暑天治一邻人目疾，谓子勿以目为患，第恐三日内两足大指生疔，给令常视足趾防之。盖其症属心火，心在目则火上炎，心在足则火下降。由是，目疾愈而疔亦不生。奇术皆此类也。所著《医案》及《刀圭图式》，年久散佚无传。西乡杨敬安，从有章游，得其术，亦以医名。

《外科须知》 佚 1861？

清吴江吴云纪(汝恒，冠震，星甫)撰

光绪二十五年《黎里续志·寓贤》曰：吴云纪，原名汝恒，字冠震，号星甫，平望人，苏州府学生。及长多病，因病习医，《内经》诸书及唐宋以来名家之所论辨，皆能钩摘幽隐，尤精于切脉，洞见病源，言无不验。每出新意制方，投之辄效。人以疾告，不计酬谢，然势家以厚币聘者，必谢却之。道咸间，赁居里中蒯氏观稼楼二十余年。云纪晚年好道，恒避喧青牛观，弹琴赋诗，怡然自适。著有《女科集说》《外科须知》《钝翁笔记》。子家梗，字翘生，亦能医。以平望故居被毁，遂为黎里人。

光绪十三年《平望续志·人物一》曰：吴云纪，有二子。年六十二卒。

《陈莘田先生外科临证医案》四卷，《陈莘田先生医案续集》二卷 存 1869

清吴县陈莘田撰

杨渊序曰：《经》曰：诸痛痒疮，皆属于心。可知外疡亦由内而生也，治内即所以治其外，故外科须兼明内科，方可理明法合。若徒执于外治之末而不探乎内治之源，则胶柱鼓瑟，安能应变随机哉？吾苏枫江陈莘田先生，精疡科，名重一时，踵门求治者不远千里而来，门庭若市，著手成春。余自幼识其名，憾未升其堂而前其席，所诊方案皆门弟子手录，秘不示人。余礼下者再，并以善价相易，遂得此四册。观其识症用方有一定之理，经验深而目光老，一望而知其吉凶乎？其技也，学疡医者可不珍之乎？同治八年杏月朔日，子安杨渊识于望月楼。

钱伯瑄跋曰：陈莘田先生苏州人，是吾乡外科名医，经验丰富，疗效甚高，乃先曾祖之师，吾家得其薪传已数世矣。己未夏日，耿君鉴庭持此见示，为黄寿南先生分类抄辑者，字迹秀丽，读之几不忍释手。缅怀渊源，敬跋数语，聊申景仰之意。钱伯瑄跋于北京西苑。

时觉按：分文、行、忠、信四集，分部述外科各症。民国二十二年《吴县志·艺文考》载，陈莘田，居枫桥，著《枫江疡案》四卷，当即是书，又有《陈莘田先生医案续集》二卷，收于《黄寿南抄辑医书廿种》。1981年中医古籍出版社影印出版。

《枫江合药方》一卷 佚 1869

清吴县陈莘田撰

时觉按：民国二十二年《吴县志·艺文考二》载录，曰：陈莘田，居枫桥。

《陈莘田外科方案》五卷 存 1869

清吴县陈莘田撰

时觉按：南京中医药大学藏有稿本，前后无序跋，五卷，凡二百三十门，载六百五十八案，后附外科备用诸方及陈憩亭方案六则，与《陈莘田先生外科临证医案》为二书。2004年收于《中医古籍珍稀抄本精选》刊行。

《虞山墩头丘陈氏方案》一卷 存 1869

清常熟陈憩亭原撰，子陈如山编纂，吴郡黄寿南(福申，沁梅)抄辑

黄寿南识语曰：虞山墩头丘陈氏素善外科，其四乡奔而就治者甚众，其方案皆从游者日录其诊治者分类编书。申既好此道，辛未岁游虞，于友处借录而归，以志其来由云。元和黄福申识。

《吴医汇案·时医里居考》曰：陈憩亭，住常熟墩头丘。先行疡科，名噪四方，后通内科。卒在光绪初也。

时觉按：收于《黄寿南抄辑医书廿种》，名《陈如山方案》，1981年中医古籍出版社影印出版，题为《虞山墩头丘陈氏方案》。目录题为《墩头坵陈憩亭子如山先生方案》，内容以游火、病后痘后结毒发颐、时毒、口疳

豆瓣疳、走马牙疳等外科喉科皮肤科病症为主，兼及臌胀、休息痢等内科病症。

《外科摘要》 佚 1872？

清上海张化麒（献琛，古珊）撰

时觉按：同治十一年《上海县志·艺文》载录。

《外科辨疑》八卷 佚 1874？

清吴县许大椿撰

时觉按：民国二十二年《吴县志·列传·艺术二》载录。

《外科或问》 佚 1874？

清江宁谢煃撰

同治十三年《上江两县合志·方技录》曰：谢儒，曾孙珊、元孙煃，七世皆有文誉，通医术。煃著有《外科或问》，又有《燕贻堂文稿》。

光绪六年《江宁府志·人物二》之《焦以厚传》曰：谢煃，以诸生通医术。著有《燕贻堂稿》《外科或问》。

《刺疔捷法》一卷 存 1876

清慈溪应遵诲（味农）原撰，吴门张镜（蓉亭）编纂

张镜序曰：浙慈应侣笙先生精于治疔之法，昔年过苏，遇有患疔者，见其按穴刺之，不日而消。庚申夏，余避难迁沪，旋因访友航海至慈，而侣笙先生已归道山。哲嗣蓉舫，余通家谊也，出示书曰：此先人手泽，治疔法也。遂录其原稿归。继于他处购得刻本两种，校对略有异同，参其奥旨，皆按经循络而治其本泄其毒也。惟间有杀出难考者，不揣鄙拙，略为删繁就要，详明经络各穴，绘以总图，治法编成歌诀，以便临症之易于检考也。王君缄三谓是书之有益于世，足以补外科之要旨，出资雕板以广其传，爰述是书之缘起云尔。光绪二年仲春，吴县张镜书。

俞樾序曰：治疔之法向无专书。南渡时有《救急仙方》，皆载疡医之术，所论疔疮甚详。惜原本与作者姓名并佚，天禄秘钞，不可得而窥也。无专书遂无专家。乡曲逆旅之人，仓卒肉坟，未及延医，误犯口戒，每不治。即有能治之者，未得窾要，虽有明堂秘传，安能扶危于顷刻间哉？吴门张君蓉亭，游于浙，得钞本于慈溪应氏，继于他处得刻本二种，参考异同，原其本皆按经循络，遂删繁就简，合为一书。前举要言各穴，绘以总图，治法编成歌诀，附以膏方，名曰《治疔捷法》。王君缄三患指疔，蓉亭为之治，病若失，索其书亦不秘，王君以之疗人辄效，继增其考正穴法，愿付手民，以广其传，而求序于余。余向不精岐黄之术，尝读《素问》诸书，间有疑义，辄为通其说。顾以旧史退居田里，生逢圣世，无补尧舜施济之功，往往滋愧。此书一出，使黄童白叟，悉免颠连，拟以《救急仙方》，斯真无愧。非特余所深幸，古人亦无湮没之憾矣。是为序。光绪丙子春仲，德清俞樾撰。

时觉按：民国十五年丙寅余姚吴韵仙有《重刊刺疔捷法》，增附治疗良方及歌诀。又有避嚣庐主杨氏重编《刺疔捷法大全》，王调生序言其始末甚详。

《刺疔捷法大全》不分卷 存 1911

清慈溪应遵诲（味农）原撰，吴门张镜（蓉亭）编纂，避嚣庐主杨氏重编

王调生序曰：治疔本疡医术，得其法应手而愈，否则有朝发夕死者矣。汉华元化先生《中藏经》，其治疔法略分五种，至南渡时有《救急仙方》，所论最详。秘抄孤本，藏之天禄，未曾广布人间，市井之医未得窾要，患者或误犯口戒，每多不治。若夫《医宗金鉴》《疡科大全》等书，类皆以排脓提毒为治，奏效甚缓，而患者苦不可支，求其循经刺穴，能扶危于顷刻间者，未之前闻。同治间，吾浙慈溪有应侣笙先生，精于治疔，按穴以刺，刻日而消。吴县张蓉亭见之而奇其术，航海至慈溪求之。时先生已归道山，其子蓉舫出其手抄藏本示之，录稿而归。后复得刻本，校对异同，删繁就简，详明经络各穴，绘以总图，治法编以歌诀，以便临症易于检考。光绪二年，锓板以广其传。今吾友余姚吴韵仙能治疗，善刺法，问其术，则曰昔游京师，获抄秘本，愿付梓以公于世云。其戚党里友中多乐于为善，乃出资刊印，广为传布，俾家喻户晓，按穴施治，易于回春，足以辅外科之要

法，为疮家之至宝也。是为序。中华民国十五年丙寅春仲定海王调生撰。

时觉按：有民国二十五年上海元丽印刷公司石印本藏中国中医科学院及北京、上海中医药大学。

《外科秘方》三卷　存　1875

清梅敦寿抄辑

时觉按：有抄本藏上海中医药大学。前后无序跋，分三册，杂乱记载外科方，每册后有大量空白纸张，似随意抄录而未毕。

《疡科补苴》一卷　存　1877

清丹徒沙书玉（石庵，石安）撰

自序曰：轩岐问难，注在《灵》《素》，合天纪，察地理，调摄阴阳，分六经，辨六气，备九针，疗疾病，无微不至。古训深邃难明，自汉儒以《书》《礼》合经旨，疏明精奥，而文义始畅。张长沙依经发明论治，立方立法，言简意赅，为医中圣。迨唐宋分十三科，则各有专司，使之易明而反昧，即如外科一门，二千年来，外疡初起，不离辛散，继用温补。辛热也，温亦热也，外疡属火，最忌辛温，医不知助阴托毒为善。举之一端，医道此难可知矣。《内经》原有始寒化热之句，后医宗寒忘热，皆曰痛属阳，不痛属阴，皆不知火烁血脉，血生于心，心通灵而知痛，火烁筋骨肉，犹木石土而无知则不痛。痈疽火伏阴中，名为阴疽，非寒证也。世医不解，直以阴字作寒字讲，多误于此。外疡本属湿温、燥火、食色之毒伏聚脏腑，出络而成，亦非外感证也。即有寒结之疽，终必化热，则寒者甚属几希。温热病与外疡大同而小异，余治外疡，多从《经》旨温热发明其义，以补前贤之未言者，曰《疡医补苴》，自抒管见，质之当世有道君子，以为何如？光绪四年九月，沙书玉书于润东大港镇，时年七十有七。

徐兆英序略曰：医学灿然大备矣，然皆详于内症而略于外症。外症古今相传以高肿疼痛者为阳症易治，平塌不痛者为阴症难治，相沿固执，牢不可破，而外症之死于温补者不知凡几矣。惟徐灵胎先生有云：外痈阴症千不得一，非平塌即为阴症也。然是说但引其端，未竟其绪，后学仍无所遵循。京江沙石安先生邃于医学，既著医书名《医原记略》，发明天地阴阳五行之理，格致精微，无所不到，又著《疡科补苴》，历叙外症治法，辨晰精透，得未曾有。其尤为紧要关键，则在补出外症之平塌不痛者有火伏湿中一症，仍当甘寒清热渗湿，不得用温补升托。此乃发前人未发之蕴，其有功司命岂浅鲜哉？以视昔之河间诸贤自出手眼、各补精义者殆不多让，是书之必传也决矣。光绪五年岁次已卯荷月中浣，乡晚徐兆英拜序。

引言曰：祖晓峰公世医毗陵，先君继之，入籍丹阳，载入县志。我朝诸多名医较先贤既精且细，惟外科一门不明内科，贻误至今多错。余宗经旨火热以证之。

民国六年《丹徒县志摭余·人物志》曰：沙书玉，字石庵，与弟书瑞字序五，以医齐名。先世毗陵人，祖九成，徙居邑之大港镇，遂占籍焉。世以医显，至书玉昆仲名益著，声振大江南北。书玉著《医原著略》《疡科补苴》等，书瑞实赞成之，时人佥以二难目之。书玉子用圭字桐君，书瑞长子用赓字永清，次子用儒，三子用璋字夔堂，均世其学。用圭、用璋尤名噪一时，公卿争礼延之。能克承先志，有父风。用赓子承标字锦舟，用圭子承桢字献廷，用璋子承志，亦继以医名。

时觉按：有光绪三年丁丑洪溪书屋刊本藏上海、南京中医药大学。

《外科秘方》不分卷　存　1884

清炳安夫子授，汤敬如抄录

时觉按：有抄本藏上海中医药大学。封面署：光绪十年岁次甲申清和月谷旦，炳安夫子授，汤敬如抄录。

《玉梅华馆遗方》一卷　存　1889

清杭臣五撰，门人仪征周世昌（靖川），吴宗钰传

张丙炎叙曰：昔有得禁方于异人者以示人，人自为医立效，虽使俞、缓亲操圭匕，较活人多寡，反居其殿。谚云：施药不如施方。信哉！盖良方最奇，有时费不过十数钱，而能救呼吸之性命，止极惨之呻吟，故以良方传世，使病者立解痛厄，此心感格苍穹，其功岂有既哉？周靖川茂才钞示其先师杭臣五先生遗方，属为刻之。先是，有为靖川谋者曰：方既屡验，是可秘为己有，何必播之于众？靖川弗听，卒以授余。夫士君子心存利济，

凡有济于物者，事虽小，皆当力行，以冀渐推渐广，所谓扩而充之也。昔衡山聂乐山先生继模以布衣居乡，身非官医，每入囹圄视病囚，给以药饵，其妻亦亲制丸散施人。后仲子焘已通籍作令，翁犹行之无倦。林屋王洪绪先生维德，以其曾大父若谷公秘集曰《外科证治全生》刻以行世，其子琢如遂捷乾隆二年丁巳礼闱。近年，休宁黄封翁精医而不行道，乡邻有患疾者，亲诣视之，舆中必携药笼，贫者施治，暑寒无间。子钰，咸丰癸丑传胪，位至侍郎。此外获报者不可胜纪。诸君为此岂望报哉？推其仁民爱物之心，惟恐一物不得其所，况当疾痛呼号，闻之不能少释，而忍因以为利哉？靖川殷殷好善，惟恐此方之不传，岂惟表彰师学，其利济之心深矣。他日科名接踵，高大门闾可以操券俟之。光绪己丑中秋，仪征张丙炎叙。

周世昌、吴宗钰识曰：先师杭臣五夫子，秉晋五太夫子家教，精岐黄术，活人甚众，其外科诸方，为家传秘宝，用之尤效。世昌等亲承指授，不敢自秘，因照方录出，稍分门类，久欲付剞劂而力未果。张午桥姻伯见之，念生民疾苦，慨然任之。此书一出，虽乡僻无医之所，皆可按证施治，不可继《千金》《肘后方》乎？门人周世昌、吴宗钰谨识。

时觉按：杭臣五里籍事迹不详。仪征张丙炎为之序。周世昌、吴宗钰称张为“姻伯”，则门人当为仪征一带人。1956年耿鉴庭《广陵的华佗遗迹》谓，尝见杭臣五先生外科药方传抄本前有鲍紫来先生所题“可以活人”四字，则其书流传于广陵。故杭臣五应是扬州一带人氏。

《颍川集》 佚 1891？

清松江盛韶（景夔，佐虞）撰

光绪十七年《枫泾小志·志人物》之《列传下》曰：盛韶，字景夔，号佐虞，监生。屡试不售，弃而习疡医，艺甚精。著有《颍川集》。

《外科要方》一卷 存 1892

清蠡溪顾毓茼（伴松山人）抄辑

时觉按：有光绪十八年抄本藏中国中医科学院，民国抄本藏上海图书馆、苏州图书馆。笔者所见为苏州图书馆藏本，封面署：蠡溪伴松山人藏，有顾毓茼章；卷端作外科要方汇编摘录，辛酉伴松山人抄订。前后无序跋，有目录，载方名并主治功用，列方约一百五十。蠡溪，在今江苏省无锡市。

《马培之外科医案》一卷 存 1892

清孟河马文植（培之）撰

范凤源序曰：马文植，号培之，余之太师也。江苏孟河人。天资聪颖，侍祖省三公学医十六年，读书最多，领悟最深。因记忆力强，辨症颇精细，用药极审慎切当。每遇宿学名师，不惜虚怀就正。凭脉理之精微，十二经络之所在，遇症刻意精思，审问明辨。对人体生理病理变化，病状轻重虚实，治法从阴从阳，宜降宜补，宜温宜凉，宜行宜养，宜散宜润，宜表宜下，要皆谨慎其事，务求精切。当时太平天国之后，因战乱疾病更多，太师居乡间，为农民群众服务，诊金不计，每日一百余人。所治疾病多获奇效，远地病家闻名群至。孟河一小乡镇，舟泊盈河，旅舍溢满，如是凡五十年。自谓所治各病，名目繁多，在一千余种以上，内科居其三，外疡居其七。治病立方，要能博览旁稽，深求实学，得前贤真髓，并从天时寒暑，土气燥湿，禀赋清浊，嗜好偏异，体质偏阴偏阳，病肇何时，受于何地，发于何因，在气在血，属脏属腑，舌苔可辨，脉理可参，一一切按而密勘之，庶克有济。并且病无常病，药无常方，不可拘泥成法，漫无变通，亦不可尽舍成法而师心自用，务求药能中病之的，达病之里，入于经络，通于脏腑，几费经营，配方始成。后之学者，必穷究前人用意之所在，当临症之时，庶得所取法焉。太师生平访求验方甚多，经试辄效，莫不公开流传，非但获益人民，且使民间宝贵治病经验得以保存。近百年来，中国药肆中所流行之外科丸散膏丹，十之八九由太师传出。太师善外科，举凡咽喉及全身痈疽，若脑疽、对口、肝痈、肺痈、大小肠痈、腹皮痈、多骨疽、穿踝疽、疵疽、脱疽、阴疽、疮漏、瘰疬、疔疮、乳核、鹤膝、骨糟风，均能药到病除，即初期鸡胸龟背，亦能治愈，至若历节风痛，辨明虚实，治亦病除。太师亦精内科，举凡肺痨、咳嗽、吐血、噎膈、肿胀、痫厥、痿痹等症，均能治愈，尤擅治心脏病、痰饮等症。太师善针灸，凡贫穷病家无力服药者，太师均以针灸治之，自谓针灸有特殊疗病效能，尤其精神病、神经病，获效最速。太师晚年被邀至北京为御医，一年后力辞回乡，仍为民间良医，后在苏州、上海行医。殁时年七十有九，时为清光绪二十三年戊戌，葬于孟河河庄北之嘉山。逝世前一年，曾召儿子辈整理自己医案，著成《医略存真》一本，未曾出版。一九三〇年八月上海中医书局曾出版《马培之外科医案》一册，系太师中年时门人汇录抄本，对外科各症尚不完全，需要增订。余适整理太师著作，乃将家藏太师晚年医案，择其属于外科者，及《医略存真》稿本中有关外科之论文，补充药味，汇录成册，与前次已刊《外科医案》，修正错字，合并成此一册，仍用旧名，付之印刷，供世研究，以作为人民健康服务之参考，或有功于世，亦未可知。

时觉按：收于《三三医书》名《马培之医案》，无此序。

《外科传薪集》一卷　存　1892

清孟河马文植（培之）撰

周镇序曰：余素不习外科，壬辰岁初，就邓羹和先生读内科书，知其胞侄星伯从孟河马培之征君。征君擅长外科，有方书备载外科诸方，即《传薪集》也。许恒氏曾从星伯君学，故得是书，余向之假录一过，什袭藏之。会丁酉家慈背患搭手，重如负数千钱，因家境艰难，未延专科治，自外敷出毒收口止，均将此书检方用药，化重为轻，幸而获痊。故将得书缘由，识之如右。无锡周镇小农别署伯华识。

时觉按：载外科方二百一十七首，附"许恒君传用法"，收于《珍本医书集成》。

《医略存真》一卷　存　1896

清孟河马文植（培之）撰

自序略曰：疮疡之生也，六淫伤于外，七情扰于中，气血阻滞，经脉隧道为之壅塞，有随感随发者，有积久而发者。无论恶症险候，即疥癣之小患，无一不由内而达于外。前人治病，在能得其致病、受病之由，故瘕痹可以内消，痈疽可以内散，及破溃之症亦可以内收，何尝于方脉外另树一帜乎？逮宋元丰间，太医局设方脉、针、疡三科，元齐德之为御药院外科太医，著《外科精义》，始有外科之名，则内外显判矣。然既判之，而近来著述诸家每重阐发内科，而于外科辄忽之，将以疮疡之显而易明者无资乎脉理耶？夫症别内外，纪其名目千有余条，内症居其三，外疡居其七，前哲浑内外而为一，乃探源之治也，后之所以分内外而治者，殆以思力不及前哲，取其分治易于奏效，又安见内重而外轻哉？是所望于达道，君子勿执成说，而范围勿过，既求方脉而刀圭益精，斯克尽运用化裁之妙也乎？余侍先大父治医十有六年，观察脉立方，因病制药，辨症之寒热，审寒热之真假，以及症势之轻重缓急，无不细切，而于外科治法，凡手眼所到，亦极精当，达权通变，为人所难及。惜著作所存甚少，庚申红巾扰境，又被毁失。今值闲暇，追述指示诸法，信笔录出，得论症十六则，列于卷首，复搜取数十年来颇称心得者附之，订为一册。奈老病日增，手震足乏，偶一劳思即作昏眩，所记忆而采入者无多，名曰《医略存真》，儿辈请付梓，余亦未能忽置，有负先人之苦志云尔。光绪二十二年岁次丁酉清和月，孟河退叟马文植培之氏序。

凡例曰：一、经旨渊微，病机丛杂，学者每执偏见，悖乎经旨，见病治病，鲜有中的。余列祖列宗世操是业，潜心若而年，问世若而年，尚不自满足，可见医易言而不易言者也。一、自来方书汗牛充栋，后人非择其至精至当，依样葫芦，并前人之苦心而失之，故莫收其验。是刻阐前人所未备，本《内经》以立言，务存精要，非敢自炫，具眼者必能鉴之。一、凡内诊之变幻莫多于痰饮，不明其故，贻误非浅。是刻分门别类，或抒独得，或摘名言，繁约必求其当，亦可为诊家临时一助云。一、世之习医者每忽外疡，谓无甚精义，不知自宋元丰间设立太医局即有三科之名，则外疡尤为古今所重，可不慎哉？一、鸡胸龟背两症患者甚多，古今方书悉提并论，未析其源，医者值此皆谓正本亏损，专于补益，故获效者罕。兹特分其何经，指其何因，后来学者庶几胸有成竹也。一、是刻但取经言未详，前哲不道，创为论说，未立其方而治法亦在个中。至数十寒暑所见怪怪奇奇之病、经验方案，均俟续刊。

民国二十二年《吴县志·艺文考》曰：马文植，字培之，孟河人，居瓣莲巷。

时觉按：有光绪二十四年作云室刻本藏南京、苏州图书馆与南京中医药大学，民国《江苏通志稿·经籍》载录。

《外科集腋》一卷　存　1903？

清孟河马文植（培之）撰

《吴医汇案·时医里居考》曰：马培之，讳文植，本籍武进之孟河。慈禧国后有疾，曾召入京。侨寓吴中瓣莲巷。著有《医略存真》《批点全生集》。卒于光绪癸卯。

时觉按：马氏嫡传弟子无锡邓星伯诸人收集整理马氏外科医案专集，故名。《联目》《大辞典》俱不载，有珍藏抄本，1985年江苏科技出版社收于《孟河四家医集》排印出版。前后无序跋，以人体部位由上而下分类，共二十六门，四百十四案，麻风门附有《麻风论》一则。

《外证医案汇编》四卷　存　1894

清荆溪余景和（听鸿）撰

自序略曰：宋许叔微将经验方案汇裒成帙，名《本事方》，金元明诸家皆效之，著书繁杂，皆将前人经验、自己治验方案载于节末，甚至卷帙浩繁，各舒己见而为心得，夸富斗奢，遂成门户，医案渐多矣。至薛立斋专刻医案七十八卷，孙一奎新都治验、三吴治验、宜兴治验，周子幹医案、续刻医案，缪仲淳之《广笔记》，喻嘉言之《寓意草》，笔记医案虽多，临症方案未见。至国朝吴中叶天士先生杰出具天纵才，无书不读，名振寰宇，终身未著书，虽有数种，皆后人书贾伪托其名。余读《唐书·许胤宗传》，胤宗陈隋名医，终身未著书，人求其著作，胤宗曰：医者意也，在人思虑，出而述别脉、识症、用药之难，不敢著书贻误后学。天士先生亦胤宗一流人耶？后锡山华岫云辑其晚年门人所录方案，不载称呼，不夸效验，但冠姓于前，扫尽诸家浮习，分门别类，都为十卷，名曰《临证指南医案》。读其方案，审医处方，详慎简洁，不刻意于古而自饶古趣，此所谓宗学术规矩，参以灵悟变通，随笔所著之书也。收入《四库全书》，后仿其体例而刻医案者接踵而起。张氏辑叶氏遗稿，合康作霖、王子接为三家。吴氏合薛雪、缪遵义又为三家。其后裔辑其遗稿四卷，曰《医案存真》。王小林辑其遗稿两卷，曰《徐批叶案真本》。琴川曹仁伯《延陵弟子记》，如皋吴渭泉《临症医案笔记》，丹徒王久峰《日记医案》，海宁王士雄《医案》，如皋顾晓澜《吴门治验录》。余居孟河廿余年，集马培之征君、费晋卿观察、益三马君、佩堂丁君、沛三巢君、日初马君、费兰泉先生、麓泉堂伯诸前辈旧方至数万页，未得梓行。余见医案虽多，惟外科临症方案未曾见也，后得青浦陈学山先生外证医案读之，审病详慎，案句简洁，虽不能与叶氏相抗，聊可武其后尘，余甚爱之。间有初学外科者，以成方而治新病，恐寒凉温补误投，外证未愈，内证蜂起，以致不可收拾，内外推诿，往往弃而不治，余实悯之。陈学山先生专于内而精于外，合叶氏《指南》涉于外症者辑裒成帙，与初学外科者开灵活之机，化拘执之弊。稿成，乞赵惠南乡丈阅之，加以评语，置之末行。会稽顺斋孙君，余道义交也，去秋慷慨助资，刊余注《伤寒论翼》，今春见此稿，欲余问世，余曰：医之一道，《灵》《素》九经，文辞质奥，通人尚难章句。班固疾医之以热益热，以寒益寒，医之能辨寒热者鲜矣。淳于意自云药方试之多不验，则十全者难矣。人每问余医理，惶愧不敢答，再刻一书，贻笑方家。孙君索之再，余笑曰：史迁云“君所谓富而好行其德者也”，未便固却，倩孙君校正增删，都为四卷，名《外科医案汇编》，以付手民。是书孙君赞助而成，非余志也。枣梨告竣，索余弁言于首，余恐医案日多，学术日衰，浮薄之风日盛，若剿袭辞句方案为行医之捷径，华其外而悴其内，恐不足恃耳。余髫失学，自愧不文，爰笔书此，惟愿吾道不涉浮华，当重学术为是。光绪二十岁次甲午十二月中浣，荆溪余景和听鸿氏序于海虞寄舫。

孙思恭序曰：谚云：不为良相，当为良医。良相治世，良医济世，道虽不同，其功则一也。阳羡听鸿余君，挟岐黄术，壬午秋仲，来游虞麓，予过而访之，见其人朴诚温厚，绅宦乡民就诊者，慎思切问，毫不异视，无谄谀骄傲之容，绝时髦矜夸之习，知非寻常医佣所可拟，斯真有道之士也。企慕殊深，友交最笃。见其曩时注有《伤寒论翼》一书，析理辨疑，医家皆奉为圭臬。又读其《外证医案汇编》，名家会集，卓论纷披，方经验于前人，案皆征诸实事，繁者分其门类，奥妙者阐以释词，碎玉零金，裒然成帙，知其济世之心，有流露于字里行间者矣。二书经阳湖赵惠甫先生订正，加以评注，余君雅不欲刻，予力劝其梓行。去秋《伤寒论翼》刊成，已昭昭在人耳目。今春索其《外证医案汇编》以付手民，余君正色拒之者再，曰：一再刻书，形迹近于标榜，岂竟欲使方家贻笑吾等为好名者耶？予以济世之言，动其济世之念，责其济世之功。余君慨焉允许，遂出书命予执校雠之役。予不谙医理，何敢当此？但好行其德。予与余君夙有同情，余君著书济世，予劝其问世，又赞其寿世，存诸前辈流风遗泽于无涯。此书一出，定必纸贵一时，不胫而走，与《伤寒论翼注》二书并传不朽。枣梨刊竣，匠氏请序于予，予不得以不文辞谢责，遂援笔志缘起于简端。时在光绪二十年岁次甲午仲冬月上浣，会稽孙思恭顺斋氏谨序。

赵宾旸曰：同郡余君听鸿，以轩岐之术世其家。从父讳成椿，有声道咸间，即世所称麓泉先生者也，今阳羡士大夫犹能言之。君既嗣其绪，复执贽于费兰泉，艺益精。会兵燹，家中落，事平复理故业，侨居孟河。孟河故多良医，有声振寰曲，为名公巨卿所倒屣者，有一时煊赫，舳舻衔数十里者，然未尝以君幼忽之。光绪初，君来游于虞，始以施诊试其术，不数载而道大行，东北城乡居民尤崇信之。辰午求诊，扶老挈稚，履阈为之穿也。顾君自视欿然，虚衷好问，绩学靡倦，于书无所不读，心领神会，尽晰其理，尤乐表彰前哲，虽片楮只字，零珠碎玉，必搜求掇拾，择其精粹，加以诠释，棐版行世。先大夫恒称其好学谦受，为近时不多觏。往岁有《伤寒论翼注》之刻，先大夫既厘订其例而为之序，乃剞劂未竟而先大夫不禄，弗克见其成也。今兹复辑《外证医案汇编》四卷，将杀青，乃以书谂余曰：仆与子两世交矣，辱先公不弃，得侪群从间，耽味名论，今已不可再，而此卷实先公之所点定，且有评语在，不可以勿纪，子盍弁其端以竟先志，可乎？余不敏，未尝知医，恒惟医之为书，自古逮今，浩如烟海，门径繁复，窾窞深邃，昔之所是，即今之所非，此之所宗，即彼之所诟，泛涉则靡所指归，精求则鲜有正的，《易》所谓"失之毫厘，谬以千里"者，奚敢以浮掠之见妄论其得失也？顾稔君既久，不可以不文辞。又惟先大夫精究医理，著述满楹，咸未及哀辑，登诸梨枣，而此实手泽所寄，吉光片羽，首获寿世，感且不朽矣。爰不揣固陋，序其崖略如左，聊表其抱守之志以答君请，抑亦稔余罪戾云尔。光绪甲午七月既望，阳湖赵宾旸。

时觉按：光宣《宜荆续志·艺文》载录余氏《外科医案》四卷。宜兴县人口、赋税繁多，雍正四年分为宜兴、荆溪两县，共一县城，同属常州府。民国元年撤废荆溪县。

《增订治疔汇要》三卷　存　1896

清梁溪过铸(玉书)撰

自叙曰：余幼习内科，长遭兵燹，避难江北，悬壶泰州者数年。乱平归里，右食指患疔，闻近城某医以治疔著名，比往求治，坚索重酬，如数应之，乃与敷药，而痛益甚，数日而溃，痛如初。阅五月，疔脚翘然，附骨不可拔，至八阅月始收功，而一指废矣。越数年，中指复患疔，求之医，皆如前说，肿痛亦如故。因思是指之重废也，乃遍究秘方故籍，具草泽铃医之说亦录焉，自治而效。同人之患疔者延余治之，亦无勿效，于是专治外科。意谓外科门类甚多，兼治为难，不从内科入手则不谙脉息，不知来经，辨证用药，何能尽合？若以内科而妄治外证，则于针灸劘刺诸法，亦属隔膜。徐灵胎为当代名医，其所批外科诸方，半由意会，试之未必皆然。徐氏如是，世之精通内外科者能有几人？不过藉以欺世而糊口耳。余治外科数十年，而于疔尤专，所治无虑千百人，幸未一失。因念疔证最险，治之者向无专书，即宋人《急救仙方》亦多略而未备，爰取平日经验诸方，用聚珍法都为两册，曰《治疔汇要》，而于辨证用药、外敷内治诸法，不惮再三申论，以竟厥绪，务使直捷明快而后已。工既竣，同人及门来索是书者日不暇给，远近购致，不久罄尽，因即原书大为修润，重付手民，非敢问世，惟愿世之与余同病者少受庸医妄治之痛苦，则余之心也。至外证经验诸方，复别辑之，厘为三卷，名曰《外科一得录》，以限于资力，剞劂之役尚俟异日。时光绪二十四年岁次戊戌仲秋之月，梁溪过铸玉书自叙于西泠客邸，时年六十。

马培之序曰：余自己未冬卜居锡山，与过君玉书遇，谈论甚浃洽，遂相与订交，朝夕过访，语及医理甚通畅，余因知玉书于岐黄之术颇能讲究也。今年春，出其所著治疔书，嘱余为序。余观其辨证用药之法，条理不紊，皆平日所历验者，而刺法一门，尤能考究，得陈实功论疔疮禁灸不禁针、畏绵不畏铁之意。余又深知玉书明于医理，而于治疔之法具有心得也。《灵枢》有云：膏粱之变，足生大疔。疔主火毒，脏腑厥热，毒因血聚而成，证势最险，发于何部，是名何疔，治以何法，玉书尽闻而尽知之，又何俟余赘乎？夫医本乎儒，由儒而求医，则见理必明。玉书文雅士也，可谓儒而医者矣。虽然，玉书于流注阴证，近拟撰经验治法成《外科一得录》，则所学益博，所求益精。是刻特其著作之发轫，虽善，未足为玉书多也。余居玉书一日之长，治医之岁又多于五书，每遇奇证，察脉立方及刀圭药饵之所投，未尝以为戏，虽于斯道中眼法、手法、针法三者稍有阅历，余敢自比于三折肱者乎？庚辰岁，慈禧皇太后圣体违和，奉诏入都，诊视获效，幸邀上奖，乞假归来，而求治者愈众，殊自愧也。近益老懒，每欲取平日所历之证、经验之方采录成帙，辄以惮于思索置之。今懒睹玉书之作，则服其用心为极勤也。玉书行将销假赴浙，宏才大略，得藉手以展其所怀，济世救人之心，推而愈远，区区捐资劫馈，不吝丹药以疗人疾，岂足见玉书之运量哉？不揣浅陋，勉缀数言，小寓期望之意云。光绪二十二年岁次丙申冬十月，孟河退叟马文植培之甫叙于锡山山南之怡云室。

俞樾序曰：古无疔字，《集韵》始有之，古字止作丁也。《素问·生气通天论》曰：高梁之变，足生大丁。王冰注曰：所以丁生于足者，四支为诸阳之本也。斯文也，余尝读而疑之。疔之名至多，所生之处不一，如其说则手亦四支也，何独生于足乎？窃疑此足字为是字之误，是生大丁，犹上文云乃生痤痱，下文云乃生大偻耳，说详余所著《读书余录》。王注云：膏粱之人，内多滞热，皮厚肉密，故内变为丁。斯言颇简而明。盖诸疔之生皆由于是，故曰是生大丁，明乎此可以治疔矣。过君玉书宦游吾浙多年，余夙与周旋之雅，初未知其知医也。今年君来权知吾邑，辱以书问讯，且以所著《治疔汇要》求序。盖君尝于右食指生疔，就医治之，疔愈而疔脚不拔，此指竟废，已而中指复生疔，惧其指之又废也，博考故籍，遍求秘方，治之而效，以治他人亦效，遂以善治疔闻于时。三折肱为良医，信夫！某论疔曰：人受不正之气，或恣食煎炙，或误中诸食物毒则生疔。盖即《素问》所谓膏粱之变，足生大丁，而亦王注所谓内多滞热者也。其著此书，于辨症用药，外敷内治，无不曲书其旨，视《永乐大典》中所载宋人《急救方》，什百过之矣。且不独治疔，并痈疽亦治焉。盖君固精于外科者，所著尚有《外科一得录》，因疔之为患尤险且速，故先出此编以行于用。江西尝来印数千部以去，而楚中亦有翻刻之本，惠之所及者广矣。君宰吾邑虽不久，而邑人皆称其贤，君不独以医传，而医亦足以传君。《史记》载太仓令臣意但传其方伎，而不传其他有无治绩，君则兼而有之。异时方伎循长，并有专传，即于此编征之矣。光绪二十八年，曲园俞樾书。

盛保泰跋曰：玉书先生通儒也，邃于医，喉科外尤善治疔，与予为父执，又为忘年交。先生以余粗知医理，乐与讲贯，思尽举所学授之，属以衣食之谋从公税局，未遑学也，先生每惜之。又悯其蹶名场而困下僚也，一技之善，誉不去齿龋者，在不顾也，然不作溢分语。先生殆今之古心哉？会有是书之刻，属为校勘，间有疑义，辄与问难，而文字之损益，亦得赞一词焉。先生治疔之善，无俟赘言，所难者精而能详，劳而忘倦，其于针灸敷治、望问闻切，靡不研究尽致，而尤善刺疔。簉室张安人，洞明医学，刀法亦精，能分先生劳，遽于去夏谢世，故先生于奏刀之余，未尝不黯然神伤也。夫疔之为毒蕴于五脏，毒注何经，证发何部，循经穴轻刺之，毒泄而势自解，《经》所谓刺皮毋伤肉也。若开心在脓熟之后，刀法间有浅深，非如刺之一无流弊，世俗不知刺法，以开刀非治疔所宜，乃并刺而废之。吁！岂通论哉？予既从先生久，春间，儿子指间生疔，夏秋之交，余内家助妇连患指疔及咽喉重证，皆延先生治之，此外，戚友中踵门求治者不可胜数，虽至险，无勿效者。余既佩先生医道之精而审也，于其书成，附识数语以志景行，尤愿斯人之有斯疾者，得是编而考证之，毋为庸医所草菅也可。时光绪戊戌小春月，吴县盛保泰拜跋并书。

时觉按：又名《治疔大全》，附《过氏医案》。有光绪二十二年木活字本、梁溪华氏文范阁刻本及光绪二十四年武林刻本等版本十余种。

《外科便方》五卷，《外科肿疡主治类方》不分卷　未见　1898

清吴县钱国祥（乙生，吴下迂叟）撰辑

时觉按：有稿本藏中国科学院。

《外科便方纪要》　未见　1898

清吴县钱国祥（乙生，吴下迂叟）撰

时觉按：民国二十二年《吴县志·艺文考二》载录，或即《外科便方》五卷摘要本。

《外科证治秘要》一卷　存　1900

清无锡王泰林（旭高，退思居士）撰

时觉按：不分卷，前后无序跋，分四十七章，卷端署：九龙山人王旭高先生著。有清末抄本藏常熟褚玄仁医师处，2019 年常熟虞麓山房有该本以“古法穛印”的复制本；1991 年中医古籍出版社有校订排印本，收于《珍本医籍丛刊》。湖南电子音像出版社有《中华医典》电子版。

《外科微义》，《外科要诀》，附《青囊奇秘》不分卷　存　1900

清无锡王泰林（旭高，退思居士）撰

时觉按：《联目》《大辞典》俱不载，有清末抄本藏常熟褚玄仁医师处，2019 年常熟虞麓山房有该本以“古法穛印”的复制本。不分卷，前后无序跋，无目录，卷端署：王旭高著；所附《青囊奇秘》为药方，卷端署：常熟南乡蛳螺泾沈氏述，福山徐正氏寿恭义芝氏汇辑。王旭高从舅父高锦庭学医多年，高氏嘉庆时人，精内外两科，临证三十余年，出所经验以飨后学，著《疡科心得集》《谦益斋外科医案》。王氏尽得其传，初事外科，后专力于内科，尤多关注温病。

《梁溪王氏外科医桉》一卷 存 1900？

清无锡王泰林(旭高,退思居士)撰,江阴包昭兹(通意子)辑校,常熟缪鉴(恨石居士)钞录

缪鉴序曰:《梁溪医桉》者,王旭高先生所作也。先生讳泰林,字旭高,江苏无锡人,无锡故梁溪,故以梁溪名医桉也。先生生于咸丰间,行医锡邑,为有清一代宗工。当清季中叶也,朝事日非,士大夫多作遁迹山林之想,而先生隐于医,而以医名。会洪杨事起,变生仓卒,陷金陵,克镇江,顺流而下,由丹阳而常州,渐及无锡,官吏望风披靡。先生不得已,由锡邑挈眷避难来虞,移砚常熟,虽遭流离颠沛,居恒晏如也。昔喻喜言先辈遭闯乱,由南昌而避居常熟,得先生而二,钟灵毓秀之邦,成群贤会集之地,实足为虞山生色多矣。先生著作等身,未得搜集汇录,而其医桉独存,为常熟方耕霞君辑录,曾梓板行世。惜未再刊,后学都以未获购备为憾。此案为友人处借钞,案仅外疡,不及内症,然其立意之精,用药之洁,超人一等,以较阳羡余氏之外案汇编,相去奚殊霄壤？惟此仅是外疡医案,而有如此佳构,故益觉其难能可贵也。盖外症实从内出,精于治内者必长于治外,假使景岳复生,亦当抚卷赞赏。今原案板存常熟寺前冲天庙巷方子君嘉处,曩曾专访,因知梗概。苟得同志数人,集资再板以广其传,为后学作楷则厥功尤伟,宁非快事也哉？夫今世业医者众矣,其江湖食技者流,姑置勿论,而所谓医者不求实学,竞尚炫异,斤斤于营业,君子耻之,欲求博览群书,旁搜载集而折衷于诸家之说者,殊为不数觏。纵获窃钩之名,得蝇头之利,清夜扪心,能毋愧乎？今睹此案,辨析毫厘,议论明畅,其学问盖有自矣。余故乐而序之。民国二十一年岁次壬申蒲月之吉,恨石居士缪鉴作序于裕远堂东偏之海鹏书屋。

时觉按:《联目》《大辞典》俱不载,有民国抄本藏常熟褚玄仁医师处,2020年常熟虞麓山房有该本以“古法樵印”的复制本。封面题《梁溪王氏外科医桉》,扉页题签:壬申蒲节,《梁溪医桉》,恨石居士鉴题;卷端题署:《梁溪医桉》,无锡王旭高先生著,江阴包昭兹先生校。分脑疽、失荣、骨槽痈、大头瘟、耳痈、鼻渊、喉痹、古疳、烂喉痧、牙疳、瘰疬、发背、肾俞发、乳痈、外肺痈、胁肋痈、胃脘痈、肚角痈、少腹痈,凡十九门,载录外科医案。

《疡科指南医案》一卷 存 1900

清王乐亭撰

李耀南序曰:疡科名目甚繁,举其要,不外乎虚实寒热四大提纲。名为外科,实与内科用出一源。《书》云:成于中,形于外。此即是治外科之宗旨也。乐亭王太夫子,幼习岐黄,精究《灵》《素》,效法仲景,迨内科功成之后,复参疡科,故太夫子之治外症也,与泛乎言医不同,凡对口、发背、疔毒、流注诸大症,诸医束手无策矣,而太夫子尤能洞悉其源,按步进剂,挽回造化,故邑乘已载于医术门,其学问之高超,毋庸重述耳。此按乃太夫子亲诊之按,授用康华业师者,兹令长男豫贞录而宝之,略序缘起,俾不忘业师华夫子培植之恩焉。光绪二十六年岁次庚子仲冬,受业小门人耀南谨序于梁溪桔庵。

时觉按:光绪二十六年庚子李豫贞抄本藏上海中医药大学。李耀南序谓,王太夫子事迹“邑乘已载于医术门”,查考嘉庆、光绪《无锡金匮县志》之《方技》无王乐亭,王姓惟王鹗翔字心一者一人,且事迹不合;而光绪志载黄钟字乐亭,辑《解围元薮古本》,世传黄氏尚有《外科辨疑》《黄乐亭先生外科医案》。或王乐亭为黄乐亭之误,吴音“黄”“王”不分所致。

《高憩云外科全书十种》 阙 1902

清江阴高思敬(憩云)撰

子目:存七种十八卷:《外科医镜》十二卷,《外科问答》一卷,《外科三字经》一卷,《五脏六腑图说》一卷,《运气指掌》一卷,《六气感症》一卷,《逆症汇录》一卷

湛耀斋序略曰:吾友高憩云先生,学贯中西,术通内外,髫龄即酷嗜医学,且家学相承,天资颖敏,壮岁宦游燕赵间,傲骨嶙峋,不合时尚,遂弃官而专心于此。悬壶济世,活人无算,一时有华佗复生之称,良由外科之学已得精微,而内科之学亦探奥窔,再世华佗非过誉也。余自弃举业后,始桓津门,于丙午夏间闻丁君子良创办医药研究会,余素有承先习医之志,遂直接而入会。此时高君为会内外科长,与余见面,如旧相识,品行学术辄景慕之,耳濡目染,亲炙六载于兹。奈余不谙外科,而亲见其治法,历试历效,宛如桴鼓,方则阴阳奇偶,纤悉无袭,法则药石刀圭,皆中肯綮,至于辨症时目力精详,洞见症结,刀针时手法灵妙,出人意表。更见其施

舍药饵，毫不铿吝，以济人为宗旨，以财利为毫末。昔司马温公曰：不为良相，即为良医。良相系一国之安危，良医关生民之寿夭，先生之志，殆即温公之志欤？兹因高君著有外科书五种，有《三字经》，有《医镜》，有《问答》，有《六气感症》，有《药性简歌》，有选方，有治验，独出心裁，好古而不泥古，苦心孤诣，几费春秋，因劝其付之剞劂，以为后学津梁，于外科一门不无小补。余本不善谀词，亦略就所见所闻，举其梗概，藉表同情。爰赘数言，以弁诸首。中华民国元年壬子岁杪，济南府湛耀斋序于秋吟山房。

晏宗凯序略曰：江阴高憩云先生，技尽六微，门擅桐君之术，功深九折，家传葛氏之方。初宦游津门，当道适有养病所之设，延主医事多年，全活不可胜数，人始知其奇异，求诊者无虚日。嗣经世乱，遂淡宦情，等良相为良医，本仁心行仁术，惟圣人博施犹病，故先生半济为怀。而衣褐食藿之家，重财轻身之辈，疾不以时治疗，急者乱投巫医，夭枉实多，拯济盖寡，乃设同人之院，以便就诊之人。疾疡兼医，痈疽尤善，情无间于贫富，视同墨子兼爱之亲，名未达于公卿，感倍郭玉四难之说。盖自欧风东渐，医道西兴，每厌家鸡而喜鸭鹜，不知种族攸别，体质迥殊，南北尚不同风，中西复各异俗。第今之医者，或浅学而急速化，或傲物而独师心，或泥古罔识变通，或趋时惟工圆滑，多其药幸获一效，遽身价以自高，同此病试历数医，必症论之互驳，以性命为尝试，致诟病之交加。亦有良师而名不出门，奇方而秘不传世，而西医转乘吾敝以行其道，加醉心欧俗之豪家贵族复提倡之，靡靡从风，将见中医无复问津者矣，良足慨然。今憩云先生学通中外，识达古今，采辑众长，自为家法，特将平生殚精所得，以及历证经验之余，著为《外科医书十种》，以标正旨而挽末流。宗凯素不知医，久抱儒门事亲之憾，何以为序？聊述病坊济众之功。获寿世于斯编，休云小道，至医国之妙手，岂竟无人？是为序。旃蒙单阏六月，扬州晏宗凯序。

丁国瑞序曰：吾友高憩云君，苏产也，性颖悟，读书得味外味。行道四十年，奏奇效而活人者殆不可胜数，识者重之。近著《外科十种》，书成问序于余。噫！医岂易言哉？东西各国大学，医术著为专科，我则鄙之为小道，世遂有医卜星相之称，其不见重于社会也久矣。故志趣远大之流以习医为耻，而庸俗腐败者始假之以为衣食计，叩以岐黄精理，辄茫然其莫解，此蔑古者之不足以言医。或读书未成，功名莫遂，不得已于医中讨生活，高谈雄辩，殆非胸中无物者可比，然食古不化，尽信书不如无书，故临症主方，贻胶柱刻舟之诮，其草菅人命，视卤莽灭裂者殆有过之无不及，此泥古者亦不足以言医。求一学理富、经验深者，已戛戛乎其难之。况世界交通，文明日进，尤当互换知识。求实者粗，凭虚者谬，不为古所欺，不为今所眩，盖千百中不获一人也。今读憩云先生之《外科十种》，学通古今，理贯中西，经验家，非空谈家也，折衷派，非株守派也，故其论症选方汇案，洵足为后学津梁。其裨于吾道者岂浅鲜哉？是为序。金坛丁国瑞识于天津敬慎医室。

张际和序略曰：医书纵称繁赜，大抵内治者多，而外科足以寿世者殊鲜。窦汉卿、薛立斋、冯楚瞻诸贤，非无外科之著，然不过为内科之附属物，其不足为专家也明矣。近世如陈远公、王洪绪、顾练江辈，各有专书刊行，非语焉不精，即择焉不详，识者惜之。吾师憩云先生，天资聪颖，自幼酷嗜医，莅津行道越四十载，活人无算。近创同人医社，治疗岁以万计，而犹惧疡科之失传也，于是编《外科丛书》二十四卷，授蒙读之，窃叹洋洋大观，真空前绝后之作矣。何则？自来著述家偏于理论者多，而先生独注重经验，故论症选方汇案，皆其确有心得者，若浮光掠影之谈，丝毫不敢阑入。且说采中西，理参新旧，无门户拘墟之见，故能披靡时流，为当世所推重。夫先生固以外科称者也，其实先生于各科无不研精阐微，而于《灵》《素》诸经几有寝馈不舍之状。每遇疑难大症，群医束手无策，先生独根据学理，斟酌病情，批窾导要，言人所不能言，起死回生，洵非幸致，而世人仅以外科目之也，盖浅之乎视先生矣。虽然，先生即仅以外科称，而先生之外科盖倜乎远矣。书成，嘱蒙序，蒙喜其博大精深也，而金针度人，于今世科学尤近之，其惠于学而福于世也岂浅鲜哉？谨赘数语，聊以志梗概云尔，乌足以言序？受业张际和鞠躬谨识于天津城西慈惠寺初高等小学校。

娄荣光序略曰：吾师高憩云先生，素精外科，在津行道三十余年，活人者屡矣。每慨近日外科失传，思有以振起之，爰将平日所经验者著为《外科全书》，计十种，曰《外科医镜》，曰《外科三字经》，曰《六气感证》，曰《外科问答》，曰《逆症汇录》，曰《脏腑图说中西合绘》，曰《五脏补泻温凉药性歌》，曰《运气指掌》，曰《井荥俞经合原歌》。理既精深，法尤敏妙，苟习外科者人手一编，研究有得，吾知疡医一科不难再振于今日。是则先生著书之微意也。不揣谫陋，谨叙其内容如右，读者幸注意焉。受业娄荣光谨序，中华民国六年阳四月下浣。

陈曾源序略曰：澄江高憩云先生，乃儒林名士，宦界达人，竟弃仕就医，以承前圣济世救人之道。历南北洋三十余年，所治活之人，几如恒河沙数。著有《秘笈医书十种》，稿成而尚未发刊，愚窃意天生神物，不可终于沈埋，于是敦劝先生付之剞劂以公诸世，俾后学之嗜医者得津梁焉。愚遂不自忝而为之序，以见追随骥尾之意云耳。津门后学陈曾源泽东氏谨识。民国六年阳五月上浣。

张国璋序略曰：余之师友高憩云先生，研究外科四十余年，颇有心得，在津门施其术，活人无算。庚子避乱嘉兴，闭户著书，愿将心得者公诸于世，乱后旋津，设立同人医社，精心施治，专以救济群生为己任。先生之志大矣哉！余于壬子年开天一山药肆，始得聆先生教言，颇恨相见之晚，于是朝夕过从，知先生学力心术洵为医中正派。嗣将其所著《外科全书十种》示余，并嘱余代为校阅。余细读之，其间发言立论，由浅入深，由微达显，条分缕析，层出不穷，有令人不厌百回读者，非数十年阅历经验，不克臻此境界，因劝先生从速付梓。此书一出，固足为天下后世法程，亦为亿兆灾黎在苦海中得遇慈航也。余爱之羡之，爰乐为之序。章武后学张国璋义人拜叙，民国六年阳五月上浣。

鲍世庆等跋略曰：吾师憩云先生，天资颖悟，过目不忘，髫年即酷嗜外科，恒以济世活人为念。居尝谓吾等曰：医学自汉唐以降，代有名贤，著内科书者不下二三百家，此中精微奥义，业阐发无遗蕴矣。著外科书者若睹晨星寥寥无几。窦汉卿、薛立斋、朱奉议、冯楚瞻、王肯堂、王涛、张介宾等贤，类皆精于内科，于外科无甚精义，不得谓为专书。申斗垣、陈实功、蒋士吉、王洪绪、陈远公辈，虽有专书，第各执己见，互有短长，且僻处偏隅，见闻不广。若顾练江所著，确系全书，大都汇萃群言，无甚要领。高锦庭确独出心裁，颇合时尚，惜偏轻淡，利便南方，不宜北地。予也莅津几三十载，平日细心研究此间受病原因以及外发病状，与南方迥然不同，爰将日常所治诸证，别类分门，并应验诸方笔之于书，为诸君考证。倘有不妥洽处，望删而润之，弗贻笑海内方家为幸。张筱亭等拜读之下，见其议论湛深，有条不紊，固为当时杰出，而辨症立方详明确当，堪为后学津梁也。因劝先生速付剞劂，以公诸世。想业斯道阅是书者，当不以张筱亭誉之过当也。是为跋。受业鲍世庆云卿、张际和绍山、王作霖春田、湛湗筱斋、张筱亭观瀛、陈光藻少林、娄荣光普贤、李恩弟锡卿、孙其斌洪年、高令牲述卿、孔瑞芝友兰、吴祖昆仲卺、郭裕曾季贤、金士珍少林、杨福先念安、张锡庆耀孙、陆金鳌海峰、干宝枢仰宸、边春霖幼三、吴斌菊亭脱帽拜序。

《续修四库全书提要》曰：清高思敬撰。思敬字憩云，江阴人。幼学医，兼内外科，光绪中宦游天津，会善堂设养病院，司其事，专主外科，临诊万计，技乃益进。后与同人创医社，就所经验成书数种。其治验纲要多详于《医镜》一书，以十二辰分部，子部为论说，丑部为选方，寅部脑疽、发背、搭手疔疮诸大证，卯部流注，辰部头面诸证，巳部以下备诸杂证。其选方以历试有效者始收入，否则虽名方不载。其持论重实验，于前人推陈实功《外科正宗》、高锦庭《疡科心得》，而谓王洪绪《全生集》有奥妙微言，立方不免偏执。又谓刀针不可废，当用不用，亦有养痈之失，盖所治多藜藿之体，以去病速为主，无所瞻顾。然人之血气虚实强弱，固不可一概言之也。医者传授各异，经历不同，各就所得力之处为说，是在览者善会之耳。所附《问答》，多辨中西治法之不同，《三字经》仿陈念祖之例，《脏腑图》参中西之说，《运气指掌》《六气感症》参究气化，详疡医所略，《逆症汇录》则载施治未能收功者以备参考，其用意亦可取也。

时觉按：有民国六年天津华新印刷局铅印本藏中国中医科学院及天津、山东中医药大学、浙江中医药研究院等处。

《外科医镜》十二卷　存　1902

清江阴高思敬（憩云）撰

自序曰：呜呼！医学岂易言哉？仆髫年即酷嗜斯道，业成即可养身，兼可济世。年十七，受业于表伯赵云泉先生之门，先生固吾邑内科之专门家也。忆初学时，日惟讲《内经》数页，每讲时先生指划口授，反复辨论，必待仆果了然于心而后已。次年，即随先生至公善医局临证。局分内外两科，内科咸推重吾师，其外科为李遇良先生也，亦疡医高手。李与仆一见如故，常与吾师言：内科外科，名虽殊而理则一，此子颇有胆识，曷不令其内外兼习耶？师遂令仆襄理外科。斯时，仆窃喜外科较易，凡见李立一方，阅一症，罔不注意，胸中服膺弗失。历两年，已觉胸有成竹，目无全牛，初固不知天地之大，徒自坐井观天已耳。迨居邑东仓廪桥，迫于家计，遂操是术以养生。初遇小症，未尝不到手辄愈，及遇奇难重症，则束手无方。于是专心刻苦，于前人外科诸书，靡不细心研究。历五六年，始有门径，意谓从此可升堂入室矣。复经五六年，前之所谓升堂入室者不禁废然自返，知今是而昨又非矣。古云学医最难，岂不信然？此后每遇一症，必细心研究，果何者为阴，何者为阳，何为阳中之阴，何为阴中之阳，虽治外症，如治内焉。如此又五六年，始觉略有心得，前后统计已阅二十余年矣，医岂易言乎哉？岁丁亥，姐丈杨君殿臣在天津创设养病医院，春冬留养病人，夏秋施医舍药，因缺外科一席，再三函邀以承斯乏。是年至戊戌，前后十二年，所治外科不下十余万，其间惟乳岩、舌疳、肾岩、翻花、筋瘤、石疽无法施治，余则所治尚称应手。故常曰：治症不难辨症难，有命此为是，命彼亦不为非者，几微之介，千里毫厘。今人但知阴症、阳症、阴阳相等症三者而已，而不知阳中有阴，阴中有阳。有状似阴而实阳者，流注串毒是也；状似阳而实阴者，疔疮、发背、脑疽是也；然流注亦有纯阴症，贴骨流是也；疔疮、发背、脑疽亦有纯阳症，类疔疮、类发背、类脑疽是也。诚能于此中辨明表里阴阳、寒热虚实，则治痈疽大致不外是矣。陈实功云：得其要一言而终，不得其要流弊无穷。旨哉斯言！庚子夏，因事来申，适遘拳匪之变，道途梗阻，友人曹君挽留至嘉，长日无事，爰将仆之学医始末，以及平时一知半解、古今应验诸方，不揣鄙陋，纂述是编，颜曰《医镜》。非敢问世，特记所知所见而已，尚祈海内诸君匡我不逮，则幸甚。是为序。光绪庚子六月，江阴憩云高思敬识于嘉兴曹氏芝桥草堂。

王志祥序曰：吾友高憩云，抱济世心，操活人术。予昔供职太医院时，偶过津门，即闻有华佗之称，惜匆匆不及造访，深以为憾。壬寅夏，制军袁公设官医局于保阳，因得与高君共事其间，遂订交焉。尝观其为人治疗，不避污秽，不事矜张，每遇奇难重症，无不应手而瘳，心窃疑其家有秘本，不然何以能如斯之神速耶？及观其立方命意，莫不参用古法，其刀针之神，存于心手之际，更有可意会而不可言传者，知前之华佗之称，非过誉也。于是朝夕切劘，益我良多。兹出其平日所治诸证，并古今应验成方，汇为《外科医镜》一书，别类分门，凡十二卷。其中议论宏深，鞭辟入里，若分脑疽发背为前中后三说，尤为独具卓识，发前人之所未发，洵外科第一要义。其与痈疽肿毒、疔疮流注等症，缕析条分，发挥详尽，所集方案亦皆有确切考证，更参验成方，斟酌损益，化裁尽善，通变达权，岂区区俗学能之哉？允宜速付枣梨，嘉惠后学，而作者之苦心亦可以表见于世矣。是为序。光绪壬寅岁仲秋月，舜卿王志祥题于保阳官医局。

晏振恪序略曰：暨阳高君憩云，本济世心，能活人术，证经历验，学有渊源。尝以古今内治书多，无虑汗牛充栋，而外症一科，殊不多觏，且书以诏来兹，如已经见《医宗说约》《外科正宗》《证治全生》《金鉴》，朱肱《卫生集》、《疡科心得》、《疡医大全》，《洞天奥旨》《东医宝鉴》等书，亦多未可尽信，不免瑕瑜，或假托神仙，邻于怪诞，或理论偏驳，失之平和，其他错位纷陈，百端淆惑，初机误学，流弊无穷，非精鉴确识之人，不可学也。高君究心三十年，临证十余万，悲斯道之将丧，悯挽救之无方，爰著是集，注证论方，使知受病有原因，治疗有轨则。凡十二卷，别类分门，首为论说，简阅前编，独标正旨。庶几初学读之，不迷门径，用者据之，有所取裁，宁非外症之一助欤？余与高君交十余年，观其辨证精微，虚怀灵变，故能神存于心手之间，信于此道三折肱矣。是编诚临证之指南、外科之医镜也，其可秘之枕中乎？遂怂恿以付之剞劂而嘉惠学者。高君闻而愉之，而属余弁其首。光绪癸卯夏日，仪征晏振恪题于大名道署。

章恩培序曰：曩日曾游西湖，澄波万顷，朗鉴须眉，恍如人在镜心，即可以悟道心。吾友高憩云先生，外科圣手，所著《医镜》一书，洋洋洒洒数万余言，条序分明，洞见肺腑，烛照无遗，亦如西湖波平似镜，游鱼可数，书以镜名，贯彻晶莹，毫无尘翳，非仅见医学光明，实自写心迹双清也。予与憩云籍共三江，一衣带水，皆历宦途，有志未遂，借医为隐。自客秋丁子良兄邀入研究聚会，常与晤谈，心心相印。憩云与予志向虽同，学力则予退谢不遑，不揣鄙俗而为之序。时在光绪三十三年孟春之上浣，会稽章思培静畬甫识于津郡贾家桥西浣桐书屋。

张文灏序略曰：吾邑高君憩云先生，术精岐黄。岁戊子，余橐笔游津上，时先生已先余北游，听鼓是郡。郡多善举，凡局所中设有医席者，当道悉委任焉，以是活人无数，名噪一时，而余亦因与谋面，遂订交焉。岁甲寅，余自漠北宦游告倦，作归老计，道出津门，闻先生已弃官，一意医业，业愈进而名愈噪，有非前十余年相见时可窥其万一者，遂复往访。既入其室，见病者相率而来，填咽于门，门以内几无厕足地，室中联额稠叠，悉系感颂先生盛德而赞扬医术之神奇。先生手诊目视，口讲指画，曾无少间，及门诸弟子一视先生意旨，凡书方撮药，施针灸，执刀圭，各事咸尽其职，无敢或懈。盖先生率以为常，于兹已数年矣。且遇有病而贫者，医药兼施，酬金悉却，迨至病愈，犹复量予资助，俾得遂其病后调摄而去。若先生者，可谓无愧于谚所称之良医而能如良相之以济世活人存心者欤？旋出所著《医镜》一书相示，并嘱弁言。是书共计十二卷，盖汇其生平经验方剂，并抒其学识所及，别为论说，且指摘前人各医书之纰缪，恐贻误后学而辨证之，以惠久远。既编成帙，将付剞劂矣。余固无文，本不足当弁言之责，特以交契数十年，谊无可辞，爰叙其梗概，表先生之于医有非寻常可及，以为世之学医者之津梁焉。是为序。甲寅年八月，暨阳张文灏兰舫甫谨序。

金永甫序略曰：近时医家辈出，大都偏重内科，其于外科一门似不屑一试，欲求外科而兼精内科者，更戛戛乎其难之。标本不分，阴阳不辨，滥投方药，而医术遂为世界病。吾友高君憩云心焉悯之，本其生平经验，著为外科丛书十二卷，颜其名曰《医镜》。言人所不能言，发前人所未发，以视近世陈实功、王洪绪辈，相去奚可道里计？洵所谓天资学力，家学相传而一贯之者也。高君研究此道几五十年，临证约十余万，而于古书又无所不读，每遇一症，不拘成法，动辄得效，一时踵门求诊者阈为之穿，无不释其痛苦而去，诚医中之佼佼者。故其发言也精，博大不泥于古，先之以论说，次之以方案，终之以手术，卢扁复生，亦当心折。此书一出，将不胫而走，为医学放十丈光明，非特医学之指南，实病家之宝筏也。同人怂恿付梓，问序于余，欣然受命。然笔墨芜荒，乌敢言序？聊赘数语，用志景仰云尔。敢以质之诸君子。中华民国四年桂月，山西巡按使者金永甫识于山右旅次。

盛钟岐跋略曰：澄江高君憩云，乃疡科专门家，曾为天津病院医长，其兄诚斋大令与岐交几二十年，尝言憩云天生夙慧，凡于古今诸书，过目辄能成诵。其于外科一道亦颇有心得，惟性情怪僻，不合时趋耳。乙未岁，姬人患烂喉丹痧势甚危险，同舍刘君雨仁为岐黄高手，频投方剂不效，日渐加剧。因诚斋得延憩云治疗，初视即云：病虽重而无妨。遂进普济消毒饮，并约照服必效，否则病重药轻，恐无益也。岐以方中生军至五钱，未敢轻试，当与雨仁商减二钱，服后病如故。复邀再视，则云：所言未必如约，何胆怯乃尔？岐直告之。乃将昨方略为更易，既服病若失。始深服其认证之确、识见之高，信于此道三折肱矣。第一二方案，未获窥其全豹，时以为憾。庚子拳变，岐避乱申江，适憩云来见，示《外科医镜》一书，并嘱为跋。岐受读之，其中议论渊宏，辨证精确，得医之意，察脉之真，考之古今外科诸书，未有能如斯之发挥彻尽者。至其前后方案，表里攸分，补泻温凉，阴阳相配，所谓法古而不泥古，用意于法中，变化于法之外也。他日是编刊行海内，其嘉惠后学岂浅鲜哉？光绪庚子重阳，阳湖盛钟岐星衫甫谨跋于申江旅次。

时觉按：收于《高憩云外科全书》。

《外科问答》一卷　存　1902

清江阴高思敬（憩云）撰

自引曰：甚矣！医学之难也。立一方，看一症，与人身命攸关，虽曰小道，其责任不亦重且大哉？我国医学腐败极矣，而于外科为尤甚，推其致败之由，皆缘世少专书，病多污秽，人皆视为小道，薄而不为，所以高尚者不屑学，迂拘者不能学，心粗者不可学，胆小者不敢学，明敏者不专学，即有一二学者，类都家传衣钵，或袭取成方为衣食之谋，鲜肯深造，遂成今日腐败之势。而我国民性质咸喜新恶旧，见西医之涤肠剖脑，莫不惊为神奇，不知我上古俞跗以及扁鹊、仓公诸子即有此法，汉之华佗亦精斯术，惜其书失传，其弟子吴普、樊阿辈复继述无闻，晋唐迄今遂无传者，致让西人独步。今秋，丁君子良存胞与怀，明合群益，创医药研究会于津门。仆也猥蒙不弃，滥厕其间，学浅才疏，曷胜歉仄？夫研究者研究受病之原因与夫疗病之方法，仆于医学，苦乏师承，莫探奥窔，自谓于外科一门少有心得，幸诸君子聚集于斯，爰不揣谫陋，纂成《外科问答》一书，就正有道，虽词粗意鄙，未免贻笑方家，然由浅入深，于初学不无裨助云尔。尚祈子翁诸君改错指疵，匡我不逮，则幸甚。是为引。时在光绪三十二年冬至月，澄江高思敬憩云氏识于天津蝼居草堂之南窗下。

紫荆花馆主人序曰：余素读岐黄家言，苦无师承，莫探奥窔，且古今医书浩瀚，已觉泛览维艰。近复东西医书译行于世，名词多新，益难解了其中之良法奥旨。西之新理名言，开卷茫如，于何索解？而今之悬壶者大都一知半识，谋食不暇，遑明至理？澄江高憩云先生学贯中西，科通内外，早岁闻名乡里，久擅郭玉之针，迨至施医津门，共神华佗之术，曾一行作吏，性情因不合于时趋，遂三折其肱，研究更验夫实地。其于外科一门尤有心得，著有《外科医镜》《三字经》多种，故略诸内而详诸外，恃许子之不惮烦，可得解而不得宣，岂允宗之为言意？析疑问难，胜读十年之书，随笔汇存，已逾百条之记，良补前书之未备，更多新义之发明。以先知觉后知，以先觉觉后觉，通今博古，虽非旦夕所可期，而取西补中，知必权舆之在此。爰请于先生，附诸前书之末，以公同好而示来兹。先生曰可，属志其缘起如右。光绪丙午冬月，紫荆花馆主人题于津门寓庐。

章恩培序曰：忆自髫年从师习医，专考内科，于外科未窥堂奥，临症常以知内不知外为憾。憩云先生家学源渊，由内科脏腑经络，致力外科，出其刀圭，无不奏效，所著《外科问答》，纯用西学发明中医，参观互证，动中奥窔，洵能启后学进步。予与先生为知己友，常相过访，受益甚多，乃为之序。光绪丁未年荷月，弟静畬章恩培谨识。

时觉按：收于《高憩云外科全书》。

《逆症汇录》不分卷　存　1902

清江阴高思敬（憩云）撰

李恩第跋曰：人生之处世，有顺境即有逆境；医者之治病，有顺症亦有逆症。治顺症易，治逆症难，治逆症而转逆为顺尤难,譬诸良相之治国,不遇天运人事之奇变,何足见调和鼎鼐之才?迨至化险为夷,转危为安,始共惊为补天之手,不知其燮理阴阳,煞费苦心也久矣。医之为道亦应如是。吾师憩云先生,外科高手也,阅历四十余年,专研究疮疡诸症,其于顺症治愈者约有数十万计,独于逆症之变幻,不避嫌怨,内外兼施,必期转逆为顺而后快。非敢谓尽白骨而肉之也,其救世之婆心,亦加人一等。今观其所著《逆症汇录》一书,详细注明,俾后之学者一目了然,不致如盲人骑瞎马,冒昧从事,是则先生区区之微衷也。是为跋。中华民国五年桂月,受业李恩第锡卿。

时觉按:收于《高憩云外科全书十种》,并有民国五年铅印本藏浙江省中医药研究院,《联目》载有民国刻本藏天津市卫生职工医学院。载列外科险恶逆症二十四案。

《外科三字经》一卷　存　1905

清江阴高思敬(憩云)撰

自序曰:童子初读书时,每以《三字经》为之启蒙者,以其易于成诵也。古今医书浩繁,至难竞读,若非篇章简要,词理通明,则学者茫如望洋,于何取择?陈修园医书虽著有《三字经》一种,洵便初机,惜于外科阙如,至今未有著者,余窃憾焉。四子建藩拟传斯业,苦无教法以速其成,爰仿陈氏之意,纂述是经,别类分门,言浅义显,俾之熟诵,易记不难,一旦豁然,于斯道不无小补云尔。是为引。光绪三十一年岁在旃蒙大芒洛暮春望日,澄江高思敬憩云氏题于析津差次。

晏宗凯序曰:古今医书至为繁夥,而外科书流传者殊少,即已经见诸家,其论证治亦多阙略,岂金针不度欤?抑工于此道者未必工于文词,不能达意,遂置而不讲欤?澄江憩云先生天资颖悟,学业渊邃,其于疡科精微,固神而明之,运用从心者矣。观其《外科医镜》一书,所论痈疽真类之辨、方药宜忌之分,既新义之发明,为后觉之先导,良足补前人之所未备,而先生一生心力亦全注于是矣。兹仿陈氏《三字经》之意,复撰是编,盖以其浅而易明,略而知要,用便初学之诵习耳。夫行远自迩,登高自卑,若由此而阶进之,则由显达微,为学不既易乎?爰乐为之序。光绪乙巳暮春下浣,竹西晏宗凯捷馀甫谨序。

丁国瑞序曰:尝闻天下事不朽有三,立德,立言、立功是也。若夫医药之书,虽无当于文章钜丽之观,然能起人沉疴,益人神智,且隐培强种强国之基,亦可谓不朽之事矣。吾友高君憩云者,乃今之外科专门家也。昔在天津养病所施医时,所活甚众,予耳其名久矣,古人所谓心交者,已非一日。今秋,国瑞纠集同志,创设医药研究会于津门,极承高君热心赞助,朝夕过从,知其胸怀所蕴蓄者,如龙虎之变幻莫测,亦惟恨相见之晚而已。兹复出其所著《外科问答》并《三字经》,及曩年手著之《医镜》三书,嘱跋于予。不才一再展诵,其间精微奥义,美不胜收,论症则溯本穷源,鞭辟入里,立方则斟酌确当,生面别开,发前人之所未发,云近代人所未云,诚患者之宝筏,后学之津梁也。璞从事斯道廿载有奇,所阅古今外科诸书不下数十种,大都此详彼略,彼绌此优,从未能如斯书之得心应手,精妙入神者。至论刀针手法,尤为冠绝一时,所谓法外有法,方外有方,其殆神妙欲到秋毫巅耳?彼拾人牙慧,袭取成方者,对此能无颜汗?僕本不才,笔墨久荒,勉撰俚言,藉以报命云尔。时光绪三十二年岁次丙午嘉平月,宛平丁国瑞子良甫识于天津敬慎医室。

陈光藻序曰:吾师憩云先生天生夙慧,过目不忘,幼时读书日二百行,犹从容逸豫,行若无事,一时咸以伟器目之。惜遭家不造,童年即失怙恃,读而未成,从事医学,深以内科奥窔难窥,稍一不慎必致误人生命,因专力外科,不数年而尽得刀针秘法,为人施治,无不应手而瘳,故时有一针高之称。而先生心既仁慈,性复坦直,见人之疾苦,若己有之,每遇奇难险症,辄寝食不遑,反覆推求,必得病原之所在而后已,以是病无不治,治无不效,盖其肫诚恳挚,天性然也。庚子拳变,先生避难嘉兴,闭户著书,思以寿世。既成《外科医镜》十二卷,其间首论症,次选方,又次汇案,凡症经先生一手医治者悉录焉,条分缕晰,论辨精微,是则法古而不泥古,一视气候为转移者也。嗣为世兄建藩计,更著《三字经》一种,别类分门,意旨清醒,尤为医学之全书,外科之捷径也。今秋,丁君子良创医学研究会于津门,先生热心公益,协力提倡,常以外科世少专书,最为憾事,特将平日与友人所谈外科证治诸条并论中西治法之互异处,汇为一帙,名曰《外科问答》,以公同好。虽数仅百条,然皆阅历有得之言,足补前书之所未备,先生之孤诣苦心,亦可表见于世矣。光藻忝列门墙,未窥堂室,深渐愚鲁,不敢赞以一词,谨就平日所亲炙者略述一二,蠡测管窥,何足序先生之万一也哉?光绪三十二年嘉平月,受业陈光藻拜撰。

时觉按:收于《高憩云外科全书》。陈光藻序似为《外科问答》作。

《六气感证》一卷　存　1902

清江阴高思敬(憩云)撰

杨福先序曰：天有阴阳五行，暑往寒来，四时递嬗；地有山川陵谷，江河原隰，高下悬殊；人处天地之间，无论富贵贫贱，贤蠢智愚，同受天地长养，均为天地摧残。如春之温，夏之热，明呈生长之机；秋之燥，冬之寒，隐示摧残之意。苟绸缪未雨，纵摧残亦若卫体良方，倘调护失宜，虽生机转为戕身媒介。故风寒暑湿燥火六气，应时而来，主生养万物，非时而至，即杀害万物，内科诸书固言之切而辨之详矣，独外科阙如，间有言其梗概，未能悉中肯綮，学者望洋兴叹，莫得旨归。吾外祖高憩云先生家学相承，并经名师指授，专事外科已四十余载，平日悉心体会，于此道已三折肱矣。尝谓外科诸书，非失之凡庸，即失之肤廓，用特著外科书多种，有已脱稿者，有未脱稿者。近复著《六气感证》，嘱序于甥，拜诵之下，知先生学力阅历非寻常有所能颃颉者。其间分风寒暑湿燥火六门，每门有二气相感、三气交侵，外现何状，内系何因，应用何药何方，编成歌括，俾学者一望而知为某症，当用某药，按图索骥，酌理衡情，有条不紊，诚启迪之金针，渡世之宝筏。将来刊行海内，使斯世斯民咸登寿域，先生厥功不亦伟哉？谨爰为之序。中华民国三年三月，再甥杨福先念安拜撰。

时觉按：收于《高憩云外科全书十种》。卷末署为《外科六气感证》。《联目》《大辞典》载于《温病门》，不当，应属《外科门》。

《玉壶仙馆外科医案》一卷　存　1909

清孟河巢峻(崇山，卧猿老人)撰

时觉按：《联目》《大辞典》俱不载，有巢氏门下及裔孙念修辑录珍藏抄本，前后无序跋，以部位分头面、五官、项腰背等十门，载常见外科病四十余种。1985年张元凯校正编纂，江苏科技出版社收于《孟河四家医集》排印出版。

《外科学讲义》一卷　存　1911

清京江刘恒瑞(吉人，丙生)撰

《三三医书提要》曰：外科为十三科之一，自来颇鲜善本，惟徐批陈著之《外科正宗》、窦氏之《疮疡经验全书》堪称名著，然是私家著述，不合学校之用。京江刘吉人前哲，殚精医学，内外兼长，清端督考医，先生名列优等。本社曩刊《察舌辨症新法》业已一再毁版，即系先生大著。是书独摅心得，精选众长，外科应用之学详述无余。外此，若疔毒、霉毒、疥疮、痔疮，论列尤精，末附小儿丹毒各方，颇便病家。

时觉按：有四明慈竹草堂刻本藏广州中医药大学，并收于《三三医书》。

《麻疯秘诀症》一卷　存　1911

清亡名氏撰

时觉按：有清抄本藏苏州图书馆，无撰者署名，前后无序跋，亦无目录，有“楚光之印”章一枚，前有今人以圆珠笔注：此书是楚光于习医时购于苏城书摊，拟希我之来者善加爱护耳。首十七叶三十四幅图，描外科痈疽疮疡而非麻风；次汤方十五叶、丸散十六叶；末为制药法，包括玄明粉、硝石、金顶砒、蟾酥等。

《臧氏珍珠囊》　佚　1911？

清高邮臧明德撰

民国十一年《三续高邮州志·人物志·艺术》曰：明德善针灸，能治奇症。某纳凉藤阴下，一日背奇痒。明德谓内有虫蛊，以铁圈炙红按患处，溃其皮肤，钳出小蜈蚣数十而愈。著有《臧氏珍珠囊》，待刊。

时觉按：民国十一年《三续高邮州志·艺文志·书目》作《外科珍珠囊》。

《臧氏外科治验录》　佚　1911？

清高邮臧仁寿(殿卿)撰

民国十一年《三续高邮州志·人物志·艺术》曰：臧仁寿，字殿卿，弟保寿，字锡五，五世居永安镇。家自明季即业疡医，阅十传，至其父明德乃大噪。仁寿性尤警敏，习父方书，参考诸家，业乃愈精。为人治摇头症，前医或平肝，或泻火，无效。仁寿命取家凫最老者食之，至四十九只而愈。有某姓儿，于酷暑时，忽肢体挛曲，仁寿曰：此中寒也。解其衣置蒲包中，陈于日，晒之热地，反复按摩，良久，儿乃大啼，汗出病解。其神效如此，并以术授保寿。有北方僧，头肿如斗，医莫能辨，保寿谓其病根在下部，僧不之信，复诊于仁寿，亦云然，僧乃听治。保寿因缚之于柱，针刺尾闾，出脓数碗而愈。又有发背，溃成百余孔，脓出不畅，病者神昏，已不觉痛。保寿令仰卧绳床，床下对疮口炽炭，撒末药取脓，烟熏之良久，病者觉痛，乃撤炭，另敷以药。次日脓大出，渐次脱腐生新，半月全愈。保寿由是与兄齐名。仁寿著有《臧氏外科治验录》，待刊。

《治疗要略》 佚 1911？

清南汇朱也亭撰

民国十八年《南汇县续志·杂志》曰：朱也亭，善治疔，其法以刀刺疔根，深以药条，不忌荤腥。著《治疔要略》。

《外科神效方》 佚 1911？

清太仓浦毓秀撰

时觉按：民国八年《太仓州志·艺文》载录。

《外科诸集》 佚 1911？

清嘉定杨谦（筠谷，吉人，近香仙史）撰

民国十九年《嘉定县续志·附录》之《前志补遗·人物志》曰：杨谦，字吉人，嘉定人。少年力学，究心诗古文词，居恒慨然有济人利物之志。时岐黄家无精外证者，谦澄心研讨，编选良方妙药，寄迹邗沟，凡疑难险恶之证，针砭药饵，无不应手立愈。竹西人无论知与不知，咸德之。喜为篆刻，尤工牙竹印，师文三桥、汪果叔。然深自抑损，不以所长骄人。所著有《外科诸集》及《某某印谱》。

《外科集成》 佚 1911？

清兴化方志祖撰

时觉按：民国二十二年《兴化县志·艺文志》载录。

《外科医案》不分卷 存 1911？

清亡名氏撰

时觉按：有近代抄本藏常熟图书馆，无封面、扉页、目录，前后无序跋，凡三十叶。《联目》载有《外科医案》三种，分别为胡济和、何步文所编纂，另有一种著者佚名，存天津中医药大学、苏州大学，《大辞典》所载同，然内容均与此本不同。首颈痈一案，凡八诊；次下疳，有冯、黄二案；下则阴寒流疽、外疡、湿痰、走马牙疳、缺盆疽、遗毒、肾俞流注、肺痈、胃脘痈、石疣、疬痰、肛漏、痰串、脱疽、舌岩、乳岩、广痘、肾岩、乳痈十九症二十案，其中痰串二案，合计二十一症二十三案。

上外科类，共一百三十一种，其中现存八十五种，残阙五种，未见七种，已佚三十四种。

伤骨科

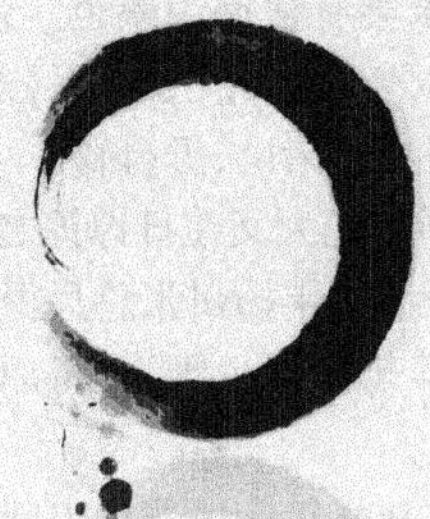

《秘传打损扑伤奇方》三卷　存　1527

明意远和尚辑

砚田氏序曰：盖医之一术，造其妙固不甚易，得其诀亦不甚难，伤寒、小儿、男妇、方脉各有专科，至跌打损伤其关系甚大，死亡在于顷刻，医者未知真诀，谬为调治，或骨折而骨不能复完，打伤而伤仍归如故，岂不有误于人而自伤心术也哉？是书得之异人，应验如响，依此而行，庶可广济世人于第一也。乾隆庚申岁仲春月，砚田氏钟于佃耕堂中。

时觉按：述人身骨节及受伤部位，有伤科五十四方，有经验良方、药性赋。2007 年中医古籍出版社收于《伤科集成续集》出版。《联目》《大辞典》另载明亡名氏《秘传打损仆跌伤奇方》三卷，有乾隆五年抄本藏南京中医药大学，实即是书。

《正体类要》二卷　存　1529

明吴县薛己（新甫，立斋）撰

陆师道序曰：世恒言，医有十三科，科自专门，各守师说，少能相通者，其大较然也。然诸科方论，作者相继，纂辑不遗，而正体科独无其书，岂非接复之功妙在手法，而按揣之劳，率鄙为粗工而莫之讲欤？昔我毅皇帝因马逸伤，诸尚药以非世业莫能治，独吾苏徐通政镇侍药奏效，圣体如初，而徐亦由此遭际，擢官至九列，子孙世以其术仕医垣。此其所系岂小小者而可以弗讲也？且肢体损于外，则气血伤于内，营卫有所不贯，脏腑由之不和，岂可纯任手法而不求之脉理、审其虚实以施补泻哉？太史公有言，人之所病病疾多，医之所病病道少。吾以为患在不能贯而通之耳。秦越人过琅琊即为带下医，过洛阳即为耳目痹医，入咸阳即为小儿医，此虽随俗为变，岂非其道固无所不贯哉？立斋薛先生以痈疽承家，而诸科无所不治，尝病正体家言独有未备，间取身所治验，总而集之，为《正体类要》若干卷。极变析微，可谓详且尽矣，而处方立论，决生定死，固不出诸科之外也，然则学者又岂病道之少乎？先生尝著《外科枢要》，余既为之序以刻矣，将复刻是书，备一家言。余叹其用心之勤，乃复为缀数语于卷首，使后世知先生之术固无所不通而未尝不出于一也，学者其勿以专门自诿哉？先生名己，字新甫，官位出处详《外科枢要》序中，兹不更列。前进士礼部主事陆师道著。

《慈云楼藏书志》曰：此伤科证治法也。上卷凡四门，一主治大法，一扑伤治验，一坠跌金伤治验，一烫炎伤治验；下卷为诸伤方药。（《四部总录医药编》）

时觉按：收于《薛氏医案》《中国医学大成》《家居医录》。

《接骨手法》不分卷　存　1643

明亡名氏撰。

时觉按：以七言歌诀阐述骨上骱手法，有巢念修、石筱山抄本藏上海中医药大学，1999 年人民卫生出版社收于《伤科集成》，排印出版，亦收于湖南电子音像出版社电子版《中华医典》。

《少林寺伤科秘方》一卷　存　1646

明少林寺僧著，清扬州张总兵录，江阴吴之谦校

吴之谦序曰：余少体羸多病。十岁时梯行不慎坠而晕，幸半时即苏，先大父急检本书方服而瘳。至今贱躯虽遇四时八节之令、阴霾风雨之夕，未尝有宿瘀为祟也。余父乏昆季，而所生惟余，故先大父在日钟爱逾常，不忍远离膝下，故少时在家课读。以余羸弱，故令习医，盖一可以养生，一可以济世也。先大父尝云：为医当居仁由义，济世为怀，虽得良方秘籍当公诸世，毋自秘。今中医书局有征求伤科书之举，故特将先祖珍藏《少林寺伤科秘方》缮奉，寿诸梨枣，庶不负先大父在日谆谆之训，又可得将精诚所结，兵燹之余而得保存之国粹良方不致再湮没不闻于世也。此书顺治三年扬州张总兵得之少林寺，道光十五年先祖于王燮变之处录得，卷帙不多，然至言名方，实至宝也。惜辞句俚俗少雅，今将原书照录，未曾增损一字，庶不失庐山真面目矣。时公元一九三二年七月，江阴吴之谦识。

时觉按：《联目》《大辞典》俱不载，1999 年人民卫生出版社收于《伤科集成》，2000 年中医古籍出版社收于《珍本医籍丛刊》排印出版。《大辞典》题为《伤科秘方》，另载录释德虔同名书，1987 年北京体育学院出版社出版，然非同书。

《军中伤科秘方》 佚 1668？

清吴江汝钦恭（允肃）撰

嘉庆十年《黎里志·人物七》曰：汝钦恭，字允肃，少习韬略，膂力过人。值明末丧乱，遂从戎，为抚军张国维所器重，署为亲将。

嘉庆十年《黎里志·人物六》曰：汝先根，字天培，承源子。承源，字养蒙，家贫，以父钦恭军中所得《秘方》试辄效，藉以自给。先根不事生产，喜与文士交。医术精于承源，疗治多奇中，肢体断折者可复续，肠胃溃出者可纳入。浙西数郡翕然称之，当事咸慕其名，循例荐授太医院吏目，以亲老辞。族弟光椿，字佺期，学于先根，得其传，亦多效。年八十余卒。先椿子祖昊，字旭升，能承父业，惜早卒，未尽其进境也。

同治十三年《盛湖志·艺能·陈基传》曰：汝季民，以字行。其先世有《军中伤科秘方》，治辄神效。季民更精其术，疗治多奇中。肢体断折者，能使复续也。远近称之。

《伤科方论》一卷 存 1732

清秣陵甘边（雨来）传，云间封文标手录

序曰：古之良医神于治病，针灸药石用之应当，不以专家名。唐代始有十三科之别，传其术者，应习一科，折伤科其一也。后世妄谓华佗工于治伤，以其不传为据，缘伤科专书不多见，往往散见于他书，间有抄辑成编者，遂为一家之秘密，互相传录，鲁鱼亥豕之讹，不可胜计。执舛误之方以治伤，岂非差之毫厘，失之千里耶？予平居历览各科医书，讲求方药，遇知医者必与讨论，获益良多。雍正十年，尹大中丞承制选练技勇，浙督宫保李公亦选数十人遣诣京师，道经吴门，尹中丞暂留验试，众技勇皆寓苏，而教师甘君边来予寓顿行李。甘本秣陵人，世精武艺，性颇粗豪，敦意气，重然诺，与予甚契合。临别时，出一帖授予曰：此吾家五世秘传也，君其录之，以此术利己利人。予即手录细阅，凡分别治伤应方，及应伤要害，俱明白易晓，迥非世间庸医舛误方书可比。真甘君世传之秘，不但有活人之功，抑且有资身之术，后学者珍秘此书，庶不负相授之意也。

时觉按：序后有“秣陵甘雨来先生真本，云间封文标手录”字样，载伤科八论，列方六十二首。有雍正十年抄本藏上海图书馆，1999年人民卫生出版社收于《伤科集成》，排印出版。

《伤科秘传》一卷 存 1746

清秣陵甘边（雨来）传，双溪胡宋有手录

时觉按：有序大体同《伤科方论》序，后另署“乾隆丙寅年清和月，养斋主人录授，凤升贤契珍藏《伤科秘传》安妥，新安古歙李世达细指各症丹汤散，秣稜甘雨来传，双溪胡宋有手录”。内容亦大体同《伤科方论》，增补伤科方三十余首，当为原书别本。有乾隆十一年胡宋有手录抄本藏上海中医药大学。

《伤科大全》 佚 1761？

清南汇顾宗燕（舜臣）撰

光绪五年《南汇县志·人物志二》曰：顾宗燕，字舜臣，邦宪裔孙。父万程工医，每出，宗燕常负药笼以从。宗燕传父业，兼擅技击，著有《伤科大全》。季子克勤，兼善形家言，著《学医管见》《地理微言》。曾孙芳源，著《医方集要》一卷、《顾氏秘书》四卷。

《伤科补要》四卷 存 1808

清上海钱文彦（秀昌，松溪）辑

自序曰：神农尝草木始知医药，黄帝咨岐伯始制《内经》，商周之世，伊尹《汤液》，越人《难经》，汉晋以来，名家林列，内外方书，汗牛充栋，而伤科一法，诸书虽载，略而不详。迨我朝高宗纯皇帝御纂《医宗金鉴》，无科不备，独于正骨一书，昭垂心法，缕晰条分。近世专家各执秘录，未及参观，所以究其微而折其衷者鲜焉。余幼读医书，乃其义理渊深，未免望洋之叹，欲就是科遍访名家心传未获。辛丑岁，偶折左膊，得雨昌杨夫子施治，不日疗痊。因一时之痛苦，触平昔之衷怀，即受业于杨夫子之门，始得接骨入骱之法、秘传治伤之方，参以《正骨心法》之要旨，屡试屡验，乃叹斯道之神而异也。夫医虽小道，责任非轻，且是科之关系，尤甚于他科。凡人血气方刚，鲜知自爱，跌磕损伤，固所不免；甚或一时斗殴，生死攸关，若毙一人，即伤两命，倾家破产，孤子寡妻，目击情形，心实悯之。余故不辞工贱，务穷其奥，不揣固陋，手辑成编，遵《正骨心法》之精义，合平日试验之真传，分作三十六则，将经验之方浑括为歌，使学者易于成诵，临症时了然心目，爰集为帙，名之曰《伤科补要》。是道也，既贵心灵，又藉手敏，高明之士既不屑为之，肤庸之辈又难知其奥义。余本愚拙，廿载以来，细心穷理，稍得其要，不忍秘笈，欲以公世，未识可补斯道否乎？大清嘉庆戊辰荷月，上邑钱秀昌松溪氏自序。

苏昌阿序略曰：余司民社有年矣，民健斗而讼而死者在在有之，故尝亦思得其书以传其精诣之微妙。上海精是者曰钱生，呈其书曰《伤科补要》，余读而善之，又以伤科书仅见而珍之也。嗟乎！筑室而不成者，道谋之误之也；习焉而不极者，多师之棼之也。内科之书解古说而如聚讼矣，主其所见、矜其所得而执偏矣，似是而非，荧学者之心目而惑之矣。读之者非贯汇诸家，参互其义而择之精，辨之详，鲜不失焉。今伤科书不多见，是书传而世得其济也，得无转胜于多书者与？独著而删烦，有是而无非，所谓得其要也。肱三折而后医良，盖历而试也，非历而有所亲得，何能创说以补古之所缺？补而能要，余尤善之，故欣然濡笔而为之序。吾闻古医者解颅理脑，破腹湔肠，后世不可复得，而余亲见折足者，医断其骨而齐之，中接以杨木，卧百日耳，步履不爽其恒，岂古医之奇者其遗术在伤科欤？为之穆然而思，然而忘亲而斗狠者，民风之悍也，驯悍而化之者，有司之责也，彼储玉札、牛溲而察脉者，吾见其书而求其人。伤科乎？吾愿而书之传，而祝而术之无传也。嘉庆己巳季春，知上海县事长白山人铁庵苏昌阿撰。

陈炳跋略曰：松溪钱先生抽青囊之秘旨，立丹灶之玄机，诊疾之暇，博览医书，集古今之精英，启将来之俊杰，制三十六则，补前贤之未备，歌九十一方，祛沉疴之的要。属予抄录，握笔之暇，窥其志之不特寿人于今，直欲寿世于后。嘉庆庚午年季秋月谷旦，七十老人愚溪陈炳谨跋。

王焕榕跋曰：昔外曾祖松溪钱公，以伤科无专书，作是编以补其要，意至深也，惜年逾六旬，未有似续。及门极盛，先君子字沛寰，号云舟，尤得心传。松溪公将归道山，即命是书原板代为收藏，且嘱勿靳刷印，以冀流传。松溪公殁，先君子广招书肆，令其刷出，壬寅、癸丑之乱，板在危城，先君子设法取出，免遭兵燹。今先君子有《医方切韵》之刻，而季弟鱼门焕尉承先人余绪，术守岐黄，崧因与之将旧板迭次校雠，虑有剥蚀，即行刊补，讵四十年来毫无缺失，于以见松溪公德泽之长，而先君子亦不负付托之重也。校阅既遍，谨赘数语，以志板之所在云。时咸丰戊午秋仲，外曾孙王焕崧拜跋。

同治十一年《上海县志·艺文》曰：是编参《正骨心法》之旨，分作三十六则，将经验之方浑括为歌。

民国七年《上海县续志·艺术传》曰：钱文彦，字秀昌，号松溪，虹口人。精伤科接骨入骱诸法。嘉庆戊辰，狱中有自勒图尽者，文彦治之，应手愈。工诗，晚年学益进，与诸名人多唱和之作。

《续修四库全书提要》曰：清钱秀昌辑。秀昌字松溪，上海人。因曾折左膊，为同县伤科杨雨苍治痊，遂从受学。得接骨入骱之法及秘传治伤之方，又参考《正骨心法》，为伤医数十年，就所经验，撰为是书。首为人身图、器具图及名位骨度注释、伤科脉诀，次为治法三十六则，次为治伤汤头歌诀，次为增录之方及急救之方，有嘉庆己巳上海县知县苏昌阿撰序。及门颇众，无子，书中虽有男丹书婿何锦华同校，乃照例列嗣子之名，身后以书板付外孙王沛寰传其业，见咸丰中外曾孙王焕崧修补书板跋语。案：伤科少专书，旧医籍多附治诸疡之后。明王肯堂《外科准绳》所载盈一卷，采取较详，而非属专门。陈实功《外科正宗》更为简略。《医宗金鉴》专重正骨。自来业此擅名者，往往不尽士流，手法方药多从口授，秘而不宣。秀昌是书，诸图多袭《灵枢》《洗冤录》《医宗金鉴》诸书，旧说惟治法三十六则为其经验心得，虽文句未尽精纯，要皆确实可据。世传《疡科大成》亦多采及其说，因专书甚少，特为著录焉。

《中国医籍通考》按：是书由其子钱丹书杏园、婿何锦华鹤汀同校，参订门人有宝山陆雨田苍虬、上海戴御天云樵、王沛寰云舟、殷维三蔼堂、戴上珍秋桥，南汇罗星海琴圃、赵东序省庵，学者或可据此而考探钱氏学术之流派。

时觉按：有嘉庆二十三年戊寅刻本、咸丰八年戊午姑苏来青阁春记刻本等多种刻本。二十世纪五十年代后期，上海卫生出版社、上海科技出版社有影印本。收于《中国医学大成续集》。据民国《上海县续志·艺术传》，钱氏姓名字号俱全，则诸书所署为其字。

《接骨全书》二卷　存　1808

清亡名氏原撰，清平江王昕（菊堂）鉴定，平江徐赓云（撷芸）编次

徐赓云序曰：闻之《礼》曰，身体发肤受于父母，不敢毁伤，君子守身如执玉，为此凛凛焉。窃怪世之好勇

斗狠者，逞一朝之忿，睚眦必报，两雄相角，卒致两伤，甚而边鄙小民动辄械斗，以性命为儿戏，此等愚顽，可嗤亦可悯也。至于乘屋，未习圬工，忽焉陨越，下堂不仅虎步，偶尔损伤，或蹈坎窞之危，或值岩墙之覆，事皆出于意外，灾竟成夫切肤，当此创巨痛深之时，非有起死回生之术，何以曲全而无害耶？此《周礼》医师之属掌于冢宰，岁终必稽其事而制其食，而伤科亦列医师之属也。其治法立方，各有专师，允推绝技。兹有《接骨全书》者，乃伤科之活人书，神效不啻青囊，灵妙直通《素问》，久为王菊堂先生枕中之秘，每当治事余暇，悉心鉴定，倘遇倾跌受伤者踵门求治，按图索穴，对症拟方，得心应手，无不立愈。即吴下时医如殷、张辈，因与参校之列，得其绪余，皆名噪一时。其用意之精，用药之当，洵足为后学津梁。余于长夏无事，偶阅是书，见其甲乙丹黄，目迷五色，窃为编次其前后，分为上下两卷，目录数页，未浃旬而竣事。以之消永昼，即以之驱睡魔，聊自比于抄书佣耳。若谓余仰慕陆忠宣公之留心医术，闻有秘方，必手自抄，得医之意以活人者，则余岂敢？嘉庆十三年岁次戊辰五月夏至日，平江撷芸徐赓云撰。

时觉按：收于《味义根斋偶钞》。又有光绪九年癸未抄本不分卷。卷上：正背面伤穴全图，跌打损伤穴道要诀、验症吉凶、接骨入骱手法奇秘、刃伤跌压炮打踢伤等症治法；卷下：损伤诸方、经验诸方，录伤科经验方近百首。

《接骨入骱全书》不分卷　存　1817

清崇明王承业（顾东）撰述

自序曰：夫医各有科，皆赖先圣传授于世，惟骨科一症遍阅诸书未得其详。予少游江湖，适遇一人，称日本国人，业精此症，讲之甚明，上骱有术。予不吝金帛，待之如父，随行数载，不惮辛劳，所得传授试之无不效验，以为后世养身之宝矣。今将原伤骨骱论方，实肺腑不传之妙，不易所得，后世子孙一字不可露，莫与俗人言，勿使良医见尔。宜谨慎珍藏，毋违我之至嘱。大明至元冬月，崇明王承业顾东甫著述。

时觉按：以正骨手法为主，兼验吉凶，辨顺逆，察生死诸诊断法，录理伤医方八十七首。书末署为“嘉庆丁丑岁桂月上浣录”，而序署“大明至元”显然有误，盖明无至元年号。此序见于伤科书累矣，有嘉庆二十二年抄本藏中国中医科学院，2007年中医古籍出版社收于《伤科集成续集》，排印出版。

《跌打损伤妙方》一卷　存　1836

明异远真人撰，清高邮孙应科（研芝，彦之，小康居士）传

自寿说曰：十年一寿，古无明文，近世多行之，亡于礼者之礼也。今年九月癸卯，余六十生辰，儿辈谋称觞，戚友醵钱为寿，余曰：称觞一身计也，醵钱一家计也，于一国天下何有焉？或曰：尔贫士也，老且病，侈言一国天下，何也？余曰：达而在上建不朽之业，穷而在下刊未有之书，其事异，其功同也。跌打损伤，古无专书，偶传一二秘方，伧父据之以渔利。癸巳夏，余受其害烈也。匍匐南行，得《妙方》一卷，便欲付梓，蹉跎未就。今年春，蒙霜露之疾，瘥后检旧稿略为编订，穴名未谙，以滑氏歌《明堂图》考之，药名未稔，以李氏《本草纲目》正之，蔚然成一家言，真补天手也。有罹斯劫者，按方施治，伧父不得居奇，亦无所售其毒也。抑余重有感焉：余不折臂，必不获见此书，他人见此书，必不肯付梓。安知非天之欲广其传而假手于余也？此非余一家之书，乃一国天下之书也。余不能遍乞诸一国天下，第乞诸二三知己而已，二三知己相与有成，是二三知己之力，而非余之力也。寿人寿世，将及于一国天下，视儿辈称觞一室藉此醵钱者，其轻重大小何如也？戚友闻之，忻然笑曰：善哉！尔之自为寿也。道光丙申秋九月，小康居士孙应科书于安宜之八宝亭。

自序曰：天下共有之书，可不作也，天下绝无之书，不作可乎？世间无益之书，可弗传也，世间有益之书，弗传可乎？自轩岐问答一堂，洞见症结，长桑以降，著述日繁，《青囊》《肘后》诸方，虽不知医者皆可按图而索，惟跌打损伤一门，书阙有间，岂前贤未之及与？抑视为奇货可居而去其籍与？尝有覆车坠马，惨被天刑，断肘绝胫，横罹人祸，一时呼号望救，专门名家之流，应手取效。然但求善贾，莫畀良方，其或技本不精，徒知射利，一为所误，终身废疾，是可伤已！癸巳夏，余馆汜水之东乡，乘劣蹇，折其左肱，医者失治，百日后甫离床第。秋九月，勉至高邮，宿晓云山房，晤江右黄君，木贾也。侨寓于邑之南二十五里神庙，少遇异人，授秘书一卷，疗折伤甚验。惜余延久，许以半瘳，疏方制药，不受谢。余乞其书阅之，同一鼻也，梁与尖异；均是手也，左与右殊；两眉尖也，穴分上下；一腰眼也，治别棍拳。胁损矣，新旧须知；目伤矣，阴阳必辨。腿断，与膝眼、膝盖之外，最重吊筋；头破，与出浆出汗之余，转宜红水。为气囊为血囊，归于小腹；为脚跟为脚背，系在涌泉。舌根照以灯火，耳背忌食鸡鱼。肩膀立凤膊之名，调敷甚妙；咽喉锡将台之号，末药

通灵。其时，则初起、远年宜识也；其处，则全身、半部当审也；其岁，则四十以上、四十以下必问也。缕析条分，得未曾有，而且性皆平和，无迅厉之品，法多加减，寓活泼之机，洵济世之金丹、渡人之宝筏也。余录稿归，依方调治，寖以奏功。甲午冬，赴江阴，乙未入秋闱，邗沟道上，于役不休，风烛余年，黄君之赐，抑是书之力也。书昉于明嘉靖二年，署名异远真人，亡所考。《礼》曰：知而不传，是不仁也。余僭为厘订付梓，以广其传，而工费无出，于是乞诸同人量力佽助，积少成多，与其急而求之，委命庸医，何如锓板流行，于人共济？无量功德，莫此为甚，岂泛泛灾梨祸枣可同日语哉？至移搬之法，若辈擅长，兹编不具载云。道光丙申立秋日，高邮孙应科谨启。

胡泉跋曰：彦之先生癸巳夏折左肱，南行求治，得《跌损妙方》一编，由是小愈。今秋重加校订，欲付梓而难其资，就商于余。余读之，用药平稳，立法精详，询医林中匽见之作，可补《灵》《素》以来所未备。程子云：一介之士，苟存心于利物，于人必有所济。先生之谓与？爰助其刊资，并缀数言于后。道光丙申九月，同学愚弟胡泉谨跋。

刘宝楠赠诗曰：彦之先生刻《跌损妙方》成，漫题长句一首，即寿其六十生辰。身是精金百炼余，年华六十再生初。筹添甲子週迴日，著到轩岐未有书。世上风波经解脱，胸中块垒酒消除。寿人自寿真无量，珍重青囊万宝储。岁在柔兆涒滩涂月佛日，姻愚弟刘宝楠拜撰。

时觉按：有道光十六年丙申刻本藏中国中医科学院，通行本为管颂声与《救伤秘旨》合刊本。同治十三年《扬州府志》之《艺文一》载录其《半吾堂医方》，《人物五·文苑》谓，字研芝。

《王传伤科秘方》一卷　存　1871

清梁溪萧墀（玉谐）撰传

序曰：同治十年蒲月，在梁溪东湖塘，吾师得遇萧老夫子，名墀，号玉谐，名医兼名画。萍水相逢，遇如故旧，徘徊三月，朝夕与谈，其人古道可敦，心直口快，非与俗人可比。鉴别时不忍相弃，赠伤科一本。此方非易得，察之秘之，一一录之，我子孙不可一字传出，因为世所罕有耳。

时觉按：《联目》《大辞典》俱不载，2007 年中医古籍出版社收于《伤科集成续集》排印出版。

《世传秘方》，《接骨入骱全书》，《伤科合药摘要》各一卷　存　1874

清朱韵香编

时觉按：有抄本三册藏上海图书馆，各书均无序，有目录。《世传秘方》封面题：大清光绪六年清荷月，复古堂朱韵香抄，内容以外科方为主，兼及内、妇科；《接骨入骱全书》封面题：同治甲戌年杏月吉立，复古堂朱韵记；《伤科合药摘要》扉页作《伤科合药秘本》，同治拾年玖月初旬日立，朱韵记抄订。

《伤疡屡效方》二卷　存　1876

清洞庭严敬（味芹）撰

马金藻序曰：人皆言千方易得，一效难求，不知效方犹易得，特患秘而不宣，专利而不肯利人，安得如味芹先生，年逾八旬，深虑其方之湮没，急欲传世，以为他日得瞑目也。同治庚午，余馆东山，适以跌伤，左肋痛苦异常，敷其药，一宿而痛苦失。后问用何药物，先生曰：此方虽断骨可接，余此等方甚多，将付剞劂氏。因抄其方质诸高明，皆曰疡科等方虽佳，尚有刊在他书者，至其伤科真秘方也。苟有力者合药贮送，虽穷乡僻壤，缓急可求，盖方之公于世犹虚惠，药之施于人有实功。余曰：药出于方，有方不患无药。爰为之代集刻资，而序其缘起如此。光绪二年岁次丙子仲春之月，华亭马金藻谨序。

时觉按：有光绪二年丙子苏州得见斋刻本藏上海图书馆、上海中医药大学、苏州中医医院，2007 年中医古籍出版社收于《伤科集成续集》，排印出版。洞庭，洞庭山，苏州西南太湖中，因以指称苏州。

《接骨方书五种》不分卷　存　1879

清亡名氏撰辑

子目：《接骨入骱金枪杖伤一切杂症》，《秘传接骨金疮禁方》，《叶宝太传接骨秘方》，《秘传杖丹膏丸散末方》，《嵇氏接骨方》

嵇氏家训曰：医为人之司命，若不检读方书，用药与证不合，轻则误人，重则杀人，暗中之过自不知也。吾家迨南渡迄今业接骨医相传子孙五百余载，矧先世医冠两浙，身荣御院不二青囊之秘，其有过人学识者矣。嗣后以来，吾家及诸族中渐无潜读医经者数十年矣。即接骨祖业本系秘典传遗，口言心授，目识手到，俱是子看父，弟看兄，见有患人来家，看是某样病症，怎么医法，怎么样用药，何样说话，立在柜桌之旁记熟在心。至长大冠巾，却如此依规蹈矩，行去诚实，愧对于人。若心机灵巧者尤有参究，若愚蠢无知者糊涂到底。我今见汝辈数人之中，一无承前启后之人，一无别图恒业之人，蹉蹉跎跎，将祖先传流艺业一日荒废一日，岂不痛哉？我今将问病口诀、医病药方、治病法则，汝等须知读悟。一帙之内，如某样病当如某样治，用某样药方；如某样病思与某病相类，又当用别药而治；如折骨出臼、割喉碎囊、内伤等病，实是要紧，手段功夫不可草率，轻忽误人。后开疮毒几方，亦是常来问医之症，不可不知。此篇俱系定言据见，传与汝等，殊为摘要简便，使汝愚者易得明白，智者益添参酌。其中我或有未到之处，或格外异症，或治法不同，如汝有所见，亦可改而行之，不必胶柱鼓瑟。即注定药方，或可随症加减，丸药膏药，一料半料，照分两制度配合。再有内外杂症，不知之处必须检读内外科、小儿科、妇人一切诸书。若认真苦下功夫，三载潜心习，断能行之于世，养家活口不悉。此集遗我子孙，虽不能比膏腴之产，可谓四季有收、不虞旱潦之田也。有若能行医者，不负余一段愚赐，遵而能守，则祖业有望重光，吾荣矣，幸矣！时崇祯乙亥桂月朔旦，屿斋稽氏记序。

时觉按：全书无序跋，不明撰辑者，不明成书年代，惟所集《嵇氏家训》可见流传始末之一二。有清抄本藏上海中医药大学，2007年中医古籍出版社收于《伤科集成续集》，排印出版。

《接骨全书》一卷　存　1883

清练川徐瑛撰，吴县顾文三传

自序曰：夫医各有科，皆赖圣贤传授于世，惟骨科一症遍阅诸书未得其详。予少游江湖，适遇一人，称为日本，精于此症，讲之甚明，上骱有术，接骨有法。予不吝金帛，待之如父，随行数载，不惮劳心，所得传受试之无不效验，以为子孙养身之宝矣。今将原伤骨骱论方，实肺腑不传之妙，不易所得，后世子孙一字不可轻露，莫与俗人言，毋使庸医见。

亡名氏序略曰：有清和顾子文三，出练以川徐氏《损伤家秘》属余题辞。余翻阅数遍，见手法、刀法、人骱法、绑缚法、诊视法、调治法，并程方加减、折伤食用法，莫不毕具。余不觉喟然叹曰：有是哉？不意千载以下更有华氏真传，青囊虽火实未焚矣。古人治病之医药以济其夭死，今阅其书，不真度世津梁乎？予因颜之曰：度世筏。笔之书卷首以集会志集者之苦心焉。顾子文三者，祖籍江苏，以下居吴地，不织而业，不耕而食。此时曾与之同行业儒，未及半载，忽被风吹散，然其姿品性情已见推于一时矣。无何，顾子才学日著，凡笔墨之事、技艺之茶具传而习焉。予降心仰之，虽未敢自许廉颇，几近刎颈之交。花朝月夕，风雨晦明，非谈文即论武，非论武即试剑，题咏呕吟，数之时交五载余矣。缘余历遭盘错，牢骚满腹，自知襟怀不及曩昔者已经年矣。近以贫窘之类功名之急，欲至京都往告顾子，不谓其遭无妄而悉局不展者亦如斯也。此时知心相对，爰闷备尝，遂彼此论后立身之许。顾子谓予曰：我今有业矣。因出示徐氏接骨秘术，云既授彼心法。使予观之，惊喜交集，乃叹顾子奇才，已非昔日之奇才矣，然今较昔奇才不更添一筹耶？嗟夫！古谱云飞攻吴下河少者，于顾子得之矣。然亦谓其惊者何也？谓其术得华佗也，谓其术得庖丁也。倘一旦遇关夫子而刮骨，宁不可惊？对卫后而奏刀，宁不可喜？予因勉顾子焉，得此父母俱全，兄弟无故，仰不愧天，俯不怍地，何妨林下高歌，衡门长笑？葛衣幅巾，凡遇抱残历症者，利之济之，而使世无疾疴之人，道无颠蹶之夫，将见功德之原，家道之丰，当不与庸夫俗子争蜗角之虚名，竞蝇头之微利于红绳间矣。顾子勉夫哉，顾子勉夫哉！

时觉按：自序累见，内容与《少林真传伤科秘方》大体一致，附方亦基本相同。有光绪九年及一九六一年抄本，1999年人民卫生出版社收于《伤科集成》，排印出版。

《伤科全集》一卷　存　1883

清练川徐思晃（方明）撰，青溪雷隽（南英）校

时觉按：全书无序跋，不明成书年代，《联目》《大辞典》作民国二十七年，联系《接骨全书》亡名氏序“有清和顾子文三，出练川徐氏《损伤家秘》属余题辞”，或与其相近，故载录于此，然二书内容迥异。有抄本藏上海中医药大学，2007年中医古籍出版社收于《伤科集成续集》，排印出版。

《伤科医书》不分卷　存　1886

清亡名氏撰

时觉按：前后无序跋，内容颇为杂乱，脉法、伤科方药之外，更有马氏喉痹、痧症秘旨。有光绪十二年抄本藏上海中医药大学，2007年中医古籍出版社收于《伤科集成续集》，排印出版。

《活人方》一卷　存　1888

清泰州宫本昂辑

自序曰：陆忠宣晚年家居，每见医家秘方，辄手自抄录，或有疑其近于琐琐者，公曰：此亦活人之要术也。夫造物以民命为重，而有司实司命之官，往往一命谳出，辄累系多人，波及无辜，非好为牵连也，亦实有不得已耳。使先时有以良医调治，未必遽死非命，是不独可以活一人，所保全者众矣。余自弱冠登仕版后，即搜罗古人简便诸方，复与知医之士细加讲求，配合成药，凡所医治，无不神效。故服官卅年，承乏十邑，轻易无命案者，职是故耳。在任时每捐廉经营，成视伤处一区，凡有受伤乏人照料者，即安置其中，妥为调治，延儒之能医者董其事。复与朝夕研究，因裒集各方为一编，前半方皆夙所制配，屡经效验者，后列数十方，则药品无奇，咄嗟立办，而奏效甚捷。以僻壤穷乡，觅医不易，得是书可以按症翻寻。书成，名之曰《活人方》，非敢妄希宣公也，亦聊以公诸同好云尔。览斯编者，其顾名而思义哉？光绪十四年，泰州宫本昂识。

时觉按：录跌打金刃伤救治验方七十首，有光绪十四年刻本藏上海中医药大学。

《伤科大成》一卷　存　1891

清京江赵濂（竹泉）撰

自序曰：常观天地间，九域之风土各殊，人生之性情亦异，不必外侵沴厉，内结忧思，在在有仓猝之患。命悬呼吸者而欲化险为夷，回生起死，谓非医可乎？医非书得乎？医书之夥，汗牛充栋，独于伤科略而不详，何也？盖沾沾独得者深韬其秘，不肯流传，其与达己达人之意不大相反耶？慨其忽遇跌伤者，与夫嚣悍之邦，人喜斗狠，一朝之忿，互相手失，忘身及亲，轻者皮破血流，犹可疗治，重者骱脱骨断，命在须臾。专赖医之手法、书之方药以挽其危，不至累讼偿命，是使一命得全，即全两命，可无破产倾家，寡妻孤子，尤免邻里牵累无辜。伤科奥旨，顾可不讲乎哉？余常参汇医籍，遍访专家，四十余年，始获伤科抄本，细为较勘，择其精详，补其缺漏，加以经验之真，编辑成帙，颜曰《伤科大成》。欲公于世，爰付剞劂，使阅者如庖丁解牛，心得手应。苟志存利济者，广为刊传，不仅城镇得沾惠泽，即穷乡僻壤，均可检书施救，庶被伤者咸登康寿之域。然则医门虽曰小道，未必非仁术之一端也已。京江赵濂竹泉志。

陈凤章跋曰：伤科之症，重则殆命，轻则废残，最关人生利害。世有专门而无专书，纵稍见于医方者，法多未备。每有跌打损伤者，治不合法，便成废疾，书之缺漏，岂不大可叹哉？竹泉夫子悯世心深，积数十年精力，博采群书，证诸平日治法手法，撰集成编，既详且悉，以补千古医林之未备，所谓术在精而不在多，方在灵而不在杂，诚度世之金针，济人之仁术也。后之览者，其毋忽诸？光绪辛卯仲秋，刑部郎中受业陈凤章敬跋。

时觉按：有光绪十七年刻本藏中国医学科学院、苏州中医医院，收于《续修四库全书》。

《伤科诸方》一卷　存　1891

清亡名氏撰，汾溪夏镐抄

时觉按：有光绪十七年汾溪夏镐抄本藏上海图书馆，2007年中医古籍出版社收于《伤科集成续集》，排印出版。前后无序跋，卷首题：跌打损伤诸般接骨入骱刀斧损内伤诸药方摘要，光绪十七年岁次辛卯桂秋月浣抄版，汾溪夏镐谨录。

《专治跌打损伤科》不分卷　存　1896

清亡名氏撰辑，戴寿石抄录

序曰：其书戴姓藏本，在朋情顾锦炳处借来，未存试用，然亦勿敢即能，看了此书，照样抄法，然而有性药味名堂，实因勿束。此本说法又等难解，我想来前徒亦自抄来，其种中又嗟错难，使必须要请教台前辈先生以详其明白。然看伤科其书有多少药方，不知细详再难。

时觉按：《联目》《大辞典》俱不载，有抄本藏苏州大学炳麟图书馆，混藏于《针法经穴编》函中。封面署：丙申年刊，戴寿石抄本；其序字迹拙劣，语句不通，然大约亦能略知其意，故亦录之。

《伤科秘诀》一卷　存　1897

清亡名氏撰，吴郡蒋濂抄

时觉按：有光绪二十三年吴郡蒋濂抄本藏上海中医药大学、浙江中医药大学，2007 年中医古籍出版社收于《伤科集成续集》，排印出版。前后无序跋，卷首题：大清光绪丁酉年甲辰月中旬，吴郡蒋濂抄录；卷末又题：大清光绪戊子年乙丑月除夕抄，至丁酉年三月下旬重订，吴郡蒋濂氏。

《跌打损伤全书》二卷　未见　1900

清张羽中编撰

时觉按：有抄本藏上海图书馆，经查未见。

《秘传伤科全书》三种四卷　存　1911

清亡名氏撰辑

子目：《秘传跌扑损伤》一卷，《青囊书》二卷，《接骨全骱丸散膏丹》一卷

《秘传跌扑损伤》序曰：自古以来，人之生死系于疾病，故古昔圣贤以及后之名流立书著方以垂万世，而人庶有不致夭枉之苦也。然正科及外科而外，具系乎人之生死者，尤在跌打一科，不可不究心焉。存亡在呼吸，治疗贵及时，苟能细心参订而神明其术，则可起死而回生矣。兹录也，方法备，图穴明，司是业者其当以此帖为良璧也，则庶乎其近理。俾之传世行远，其后引掖之后学津梁也夫？

时觉按：有抄本藏上海图书馆，2007 年中医古籍出版社收于《伤科集成续集》，排印出版。

《少陵秘传》一卷　存　1911

清不退和尚（少陵）辑录

接骨论小序曰：夫医各有科，皆类小陵传授于世，惟接骨科一症遍阅经书未得其详。予少游江湖，适遇一人，称云：小陵业精跌打损伤接骨，究之详细，讲之甚明，上骱有术，接骨有法。予不惜金帛待之，随走数载，不惮辛劳，得之以传授，试之无不效验，诚为济世至宝。今将原伤骨骱按论诸方，实乃肺腑之妙诀，得之非易。我后子孙不可一字轻视，勿与俗人言，莫使良医见，亦宜谨慎珍藏，毋违至嘱云尔。

时觉按：有抄本藏上海中医药大学，2007 年中医古籍出版社收于《伤科集成续集》，排印出版。《伤科集成续集》另录有不退和尚《跌打损伤接骨用药备要》，末谓：此书不退和尚正骨法并无刻本，只有抄传，不可忽视，慎宜秘藏。浙江省中医药研究院藏有不退和尚《少林伤科治法集要》抄本一卷，收于《伤科集成》，排印出版。又有《少陵伤科方》，《少林正宗嫡传骨伤秘籍禁方》，题为少林寺僧著，附录于此，不另立专条。

《伤科秘传》一卷　存　1911？

清亡名氏撰述

引言曰：救人生者药方也，有义之人方可传授，无义之人切莫传。外打表也，内打里也。富贵之家不可谋害，贫贱之家不可轻视，英雄豪杰搭话不可自大，十漂九流，不可不知。凡江湖之人，先拜师傅，后交朋友，眼睛招子要斩，心要小，胆要大，仁厚要义气。然交五湖四海皆兄弟，高低无二分，贫贱一般看，仁义为友，道德为师。小心天下东南西北，犹我去得，犹你知得，亦犹你之得，切莫强得。一生学得，又然知得，最要忍得，及其好也。

时觉按：成书年代不详，有抄本藏上海中医药大学，2007 年中医古籍出版社收于《伤科集成续集》，排印出版。

《伤科阐微》 佚 1911？

清上海释铁舟撰

民国七年《上海县续志·杂记二》曰：铁舟，本湖北江夏名家子，能鼓琴，工书画，兼精医术，居引翔港太平寺。得润笔资，赠寒素弗惜。著有《伤科阐微》，未刊而卒。

《伤科指要》三卷 佚 1911？

清上海龚浩然（少峰）撰

民国七年《上海县续志·艺术传》曰：龚浩然，字少峰，高行人也。世业农，至浩然始读书，精医理，治伤科尤有心得。著《伤科指要》三卷。

上伤骨科类，共三十二种，其中存二十七种，未见一种，已佚四种。

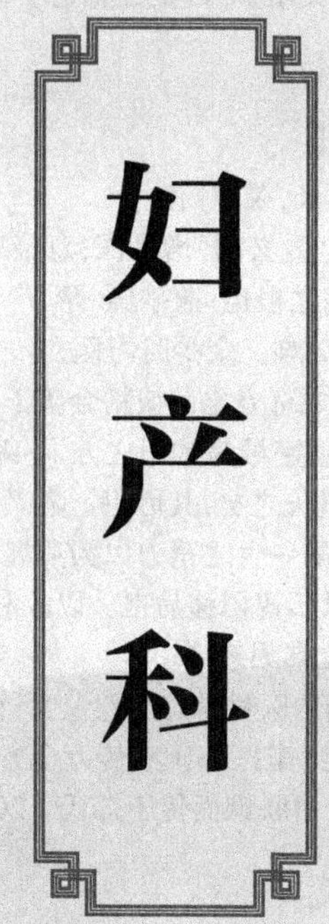

妇产科

妇产科以妇科、产科区分先后，广嗣书则介于二者间。

《疗妇人瘕》一卷　佚

南朝丹阳徐文伯（德秀）撰（寓居钱塘）

时觉按：《隋书·经籍志》《通志·艺文略》《国史经籍志》载徐文伯著述五种，《疗妇人瘕》一卷为其一种，佚。

《坤元是保》三卷　存　1165

宋昆山薛轩（仲昂）撰，昆山郑亭（春敷，荥阳）传

自序曰：妇人一科，古人称之曰难。爱必溺，憎易深，意最著，情实偏，牵恋生忧，憎恶蓄怨，嗜欲过于丈夫，感伤倍于男子，心结不散，此数者，病之根也，兼乎经、孕、产又男子之所无。夫去病必去其根，根不去，苗必复发，妇人之病根于心，难乎为治，故曰难。余少时习医，今古良方，靡不博览，焦心劳思四十余年，始得成帙，名《坤元是保》，诚屡试屡验，不易得之奇方也。彼精金美玉，为用易尽，此用之不尽者也，秘之足为恒产。其目调经，次胎产，次杂症，简且备焉。编字号为常用之方，不编者备用之耳。后之人不可轻视苟传，虽翁婿甥舅师弟之亲且切者，亦不可借观。余既矢之矣，其毋犯。隆兴三年九月，有吴薛轩识。

郑亭跋曰：呜呼！此余内父仲昂公竭一生之精力以为燕翼之谋者也，乃竟以似续乏人授予。予不材，虽读其书，实未能神而明之，然亦未尝敢以私智稍移易也。以故利济于世者盖百不失一焉。今予亦既衰老矣，后之为我似续而食前之德，慎毋以前人之嘱累忽诸。

时觉按：是书无刊本，有抄本藏中国中医科学院。卷上女科诊法、病因、杂病证治，卷下载方一百余，方名按词牌“丁仙观绛都春”韵文编目，后附《李医郑氏家传万金方秘书》一卷，即《女科济阴要语万金方》之别本。郑亭为薛轩婿，薛氏家传《万金方》由联姻而传于郑氏。2015 年中国中医药出版社有林士毅、周坚等人的校注排印本出版。

《女科济阴要语万金方》一卷　存　1165

宋昆山薛轩（仲昂）撰，昆山郑亭（春敷，荥阳）传

自序曰：妇人一科，古称之曰难者，以其嗜欲多于男子，感病倍于男子，加以慈恋爱憎，嫉妒忧恚，染着坚牢，情不自释，致病根深也。殊不知经水胎妊，生产崩伤，则又险而至难。吾早岁学医，求产书若干，如《产宝》《产经》《良方》《济阴》等书，靡不较阅，其杂病与男子同，而载于诸书者历历可究。惟产方则汗漫杂出，非有传家万金之方，何以知其要领？是以集其诸家之善，抄世验之奇，始于调经，继以胎产，终于杂症。凡方论字字如精金美玉，随世所病，用而辄应者也。惟有字号者乃日常必用之方，无字号者则备用耳。嘱我后人，不可轻视而苟于传授，虽至亲密友如甥舅师弟之间，亦不可借览。予已祝天设誓，后之子孙，不可轻犯，家无恒产，此为金穴耳。隆兴三年菊月，郑春敷题。

郑仲饶序曰：余得荥阳公秘书一卷，名《万金方》。是传家至宝，不可轻玩，大是快心，坎井之识，以治妇科诸症，纤悉备矣。尝记其要语，领略其精微，据其成方，慎用其新机，觉秦镜在握，楚珍在手，随用随效，济物利己，尽在于斯，奇矣！神矣！凡为我后之子孙者拱璧视之，勿弁髦忽之，而轻借与人、售与人者，有誓在前，予不更赘。咸淳元年腊月，太医院监局兼翰林院提举郑仲饶记。

时觉按：是书即《济阴要语》《女科万金方》之合称也，有抄本藏中国中医科学院。何时希谓，明任树仁据是书订为《妇科约囊万金方》二卷。

《妇科约囊万金方》二卷　存　1644？

宋昆山郑亭（春敷，荥阳）原本，明淞南任树仁（晒含，月峤）订

薛纪茂跋曰：……年月不述，姓名后书南无阿弥陀佛、有缘得遇二语。舍岳张厚轩年老痨症而艰嗣，依方服之，一月而病却，两月而肌生，不逾年而得子，命名佛生，不忘得方之自也。已而试诸五十以上，皆效如左券，乃知其方不谬，遂广其传。恐闻者信之不深，遂述其得方之奇及取效之捷云。若以质于他医，妄意加减，或搀服别药，及服药不继，则非此方之咎。谨告。隆华薛纪茂谨白。

唐仲贤跋曰：予二十时得一子，遍体如冰，予按之寒甚不可近，奄奄四五日，不育。后十年不字，得此方

在同年金子鱼家,谓传自职方殷海岱先生。先生五十后尚无子,服此方遂孕,初犹未之奇也,试服一年,连举二子,体□□苟殊觉强壮。子鱼犹在疑信间,稍嫌其带寒味耳。嗣后友□□□服之取效。即余所睹记不下数人,遂再三怂恿子鱼服之,会得子矣。其有服而不效者,亦有不能信心,亦未遵其法耳。因广薛先生之意,另立一重左验,求嗣者幸勿以陈言忽诸!东海唐仲贤谨述。

时觉按:《联目》《大辞典》俱不载,有清求志堂抄本存世,2007年收于《中医古籍孤本大全》,影印线装出版。是书又名《求志堂任秘藏妇科约囊万金方》《求志堂任秘藏万金方神书》,卷端署为"淞南求志堂月峤氏树仁珍藏"。卷上载妇人科说、分阴阳论、大小产论、滑胎论、瘦胎论、调理精血论等论说,载经候不调、经候不通、崩中、漏下、带下等四十证,又载《胎前一十八问奥旨》;卷下首载《产后论》二十一篇,附《妇人胎前产后补遗妙方》三十余首及《产后至捷一撮珍用药目录》。薛氏跋前有脱页,后有《回生仙丹诗》,就其内容,当为回生丹跋语。何时希谓,明任树仁订宋郑春敷《女科济阴要语万金方》为是书,郑春敷为宋人,任树仁为明人不知何据。

《薛氏济阴万金书》三卷　存　1165

宋昆山薛辛(将仕,古愚)原撰,明昆山郑敷政编

原序曰:妇人之病有可治有不可治,皆由心性善恶之所致也。间有德性柔良,举止端严,克尽妇道,孝敬翁姑,相夫教子,勤俭理家,女红、井臼、桑麻之事无弗善者,必无危病,纵有微疾,尚有可治也。有等逆诟阴恶,罔尊陵卑,惟饮食自私,全无孝敬之念,犯有七去,助无一能,天教病入膏肓,虽卢扁复生,亦难疗治。余幸遇人传授产书并《万金方》以济之,无不效验,庶使产妇有患而无患,然平素修德去病之方,可不自勉也夫?因胪胎前、产后诸病,及经脉十五论、胎前十月形、治产后十八论、杂效三方、种子妙诀、升精诀,都为两卷,以绍后人,并为之序云。《昆新县志》曰:宋郑公显,上柱国亿年五世孙,监察御史元辅子。荫以政郎,潜隐不仕,节介自励。妻钱,其外祖薛将仕,善带下医,公显传其术,遂擅名。著有《惠民方》三卷。按郑氏累世业医,皆自公显始。

郑敷政序曰:妇人一科,古人称以为难,以其嗜欲多于男子,又多经脉、胎产一途,感邪且十倍,加以禀性恒执。余早岁学医,求产科书如《产宝》《产经》《良方》《济阴》等书,靡不周览,往往汗漫杂出,惟吾家薛氏所传《济阴万金书》,最为得其要领。余更为诠次,始于调经,次以胎产,终以杂症。方有字号者,乃日常必用之方,吾家之秘也。家无恒产,此为恒业,嘱我后人,不可轻视,虽至亲谊友,慎勿转观。大明隆庆三年菊月,昆山平桥郑敷政。

方谟序曰:余得郑氏《济阴万金方》阅之,大是快心,但方论颠倒,故为重订。其医疗之方可云全备,学者诚得其要领而出以新机,则秦镜在握,真可随施而随效者也。但和阳氏戒勿轻传之语,窃有微憾。医药者,天下之公用也,仁者存心,事事求其公,犹或失之,奈何云不可转观而忍折斯人之命哉?用付梓人,以传诸寓内云。康熙四十年桂月,北洲渚水方谟丕显序。

钱雅乐跋曰:妇人一科,首推吾吴昆邑郑氏,自宋至清六百余年,无有休息。疑其别有秘传,觅之数年间,有见于世者不过《药诀百问》,毫无深意,未快余怀。辛卯仲春,见王子香父执处《济阴万金书》两卷,书是薛将仕所授,叙证颇详,立方显豁,固别有师承,因借归录之。惟后幅产后全抄《纲目》,故不录。子香述此书是新邑名士潘君道香得于邻女之手。邻女适昆邑郑氏,早寡,遗下抄书一箧,归宁携归。潘见而奇之,假回连夜抄集,编次成帙,奉为至宝,抄赠子香。子香乃潘君之密友也。合并识之,以见得之不易云。镇洋后学钱雅乐韵之跋。

时觉按:是书有明抄本藏上海中医药大学,2004年收于《中医古籍珍稀抄本精选》出版。薛氏其他妇科著作有:《玉峰郑氏女科秘传》三卷,有昆山平桥抄本藏辽宁中医学院;《妇科胎产问答要旨》二卷,有乾隆三十七年查氏砚秋书屋抄本;《家传产后歌诀治验录》不分卷,有抄本藏南京中医药大学。

《女科万金方》一卷　存　1265

宋昆山薛辛(将仕,古愚)原撰

序曰:女科之书种种不一,且女科之病尤为紧要,呼吸之间存亡系焉。女科者,胎前、产后、临产之谓也,至于经候、劳伤、风寒、湿热之症,皆为要紧。余于玉峰游访数年乃得此书,非易易也。此真女科夺命丹耳。谨藏于家,以备用焉。务要稽考详细以用于人,投之必中,亦不可造次,为庸医所笑。

又序曰：妇人之病，有可治有不可治者，何也？因其性急善恶之殊也。如德性温良，举止端重，克尽妇道者，必无危病，虽有之亦可治。若夫逆垢险恶，自私自利，犯有七去，助无一能者，虽扁鹊亦难治矣。故传此《万金之方》，以为子孙之用。其胎前、产后，自有诸方列后。此方乃宋末时薛古愚真传。

时觉按：是书成于咸淳元年，有明崇祯己巳抄本藏中国国家图书馆，1992 年收于《吴中医集·临证类》，江苏科学技术出版社排印出版。

《郑氏秘传万金方》一卷　存　1629

宋昆山薛辛（将仕，古愚）原撰，明昆山郑玉峰增辑

时觉按：述妇科调经及胎产诸病及方剂，后有郑氏增辑八十四方，不著方名。有抄本存中国国家图书馆。

《郑氏家传女科万金方》一卷　存　1697

清吴中郑元良（绘章，吴中医隐，松房子）辑传

郑元良序曰：妇人有专治方尚矣，盖取易基乾坤、诗首关雎之义云尔。自轩岐而后，薛氏、李氏相继迭兴，详著女科方书，各擅专门，而闺阃之调乃大备。吾宗从宋朝南渡来吴，隐居不仕，得二氏奥诀，有《万金方》一书，代传为枕中秘，诚胎产家之至宝也。《礼》称医不三世，不服其药，余先世历宋元迄今十有八世矣，不独知之审而见之明，尤且制之精而用之当，挟是而游海内，庶无道少之患哉。夫人弗克为良相佐天子，理阴阳，登斯民于春台和煦之境以寿国脉，则愿为医疗民疾苦以卫苍生，跻斯世于寿域。虽显晦不同，而利济之心均有助于帝王之仁覆天下也。语云：半积阴功半养生，不信然乎？余少承家学，负志青云，久荒于嬉，迩年飘笠萧然，寄迹平江，将隐于医，因发家藏秘籍伏而读之，知渊源有自，顾安能全活百万以继先世之志耶？康熙己巳吴中医隐松房子二十六世孙郑元良字绘章书序。

郑隆祚序曰：妇人之病，有可治有不可治者，皆由其性之善恶所致也。闻有德淑性顺，举止端严，克尽妇道，孝敬翁姑，相夫教子，勤俭理家，女工井臼桑麻之劳，无不尽善者，必无灾病，设或有之亦易疗也。在等逆桀阴恶，罔尊凌卑，不敬宗亲，惟衣食自私，犯有七法助无，天降其疾，虽卢扁亦难治疗，不可不知。予家传女科诸方，遇仙人所授，用无不效，夺天地之造化，为后学之阶梯，名之曰《万金方》，谓万金不易之良方也，即至亲骨肉亦不轻授。吾祖显公尝云：积金以与子孙，子孙或不能守，积此书以与子孙，为子孙之恒业。真传家之宝也，可不重欤？可不习欤？二十六世孙郑隆祚谨识。

时觉按：有康熙间抄本，1994 年中医古籍出版社据此校正排印，收于《珍本医籍丛刊》。郑氏类似著作存世，尚有《郑氏家传心法》抄本藏常熟中医院褚玄仁医师，有清咸丰间郑梅村家藏秘本《郑氏万金方》二册抄本藏常熟虞麓山房，2019 年虞麓山房以“古法櫄印”复制二书。

《仙传济阴方》一卷　存　1397

明亡名氏原撰，赣县刘渊然（高道，长春真人）编校，东吴邵以正（通妙真人）编纂

刘渊然序曰：右《济阴方》一帙，神效不可具述。比者吾母尝遘疾，遍求于医，久而未效。一日，会释氏子能专济阴科，因请其药而归，服不尽剂，其病已愈。遂袖香致谢，并叩其方，惟得异香四神散、蒲黄黑神散、乌犀丸而已，固常切慕其全方，竟尔未获。后遇吾师原阳赵公，问道之暇，出示全方，实与前释氏子所专科者同出一源。因叹一方一效之缘，遇者各有其时。予既得以奉亲，又间出以济人，其收效也多矣。盖其中用药斟酌得宜，俱有定论，但只问证发药，无不奇验。每常念不能普济人，爰命锓刻以广流传，使有疾者咸遂生全，实所愿也。时洪武丁丑孟春，章贡渊然道者书。

时觉按：《中国医籍考》著者亡名，《中国医籍大辞典》《中国医籍通考》作刘渊然撰，《联目》作邵以正编。据“章贡渊然道者”跋所言，“后遇吾师原阳赵公，问道之暇，出示全方”云云，则原撰之亡名氏为开封赵宜真原阳子。邵以正《青囊杂纂》自后序谓，乃刘渊然编校其师赵宜真所传，复经邵氏校正，收于《青囊杂纂》者。《秘传外科方》亦有渊然道者序，谓“予自得先师原阳赵公付传”，亦可相互印证。丹波元胤误刘渊然自序为章贡序。刘渊然赣县人，有章、贡二水在此汇为赣江，故称“章贡”，“章贡渊然道者”即刘渊然。原作三卷，收于《青囊杂纂》作一卷，目录之下，首列序论一篇，下为异香四神散、乌犀丸、蒲黄黑神散等十二方，又为四十一证歌括药方，末为生孕秦桂丸、济阴返魂丹，最后是渊然道者跋，录于《中国医籍考》称“章贡序”，有误，章贡非人名。

《茅氏女科秘方》一卷　存　1488

明安亭茅友芝传,清潘采瑞(鼎望,镕斋)抄传

《安亭茅氏女科密授于女嘱言》曰:吾世家上洋之西北六十里,地名龙江是也。数世以来,惟藉女科一业,以为不耕不蚕之衣食。招婿在门,作配次女,幸有所出,四男霖强妒,不可与以田宅,故密授此书于女,以为成家立业之基。自我上祖相传,已有此书。注胎前产后,共药五十九种,及伤寒二十一种,杂病八十一种,可时常检阅。凡遇症时,审的病源,对症施药,无不中的,比一定之规也。今传于汝者,以汝能勤且俭,复躬孝于我故耳。后日不可以吾受之私乱传他人,遭此罪谴,神祇鉴之。至于琥珀聚宝丸,日用不可缺少,珍之宝之,切勿妄泄。弘治二年菊月,安亭茅友芝谨记。

潘采瑞识曰:嘉庆八年癸亥,时年七十有五,夜读安亭茅氏书。胎前产后及伤寒,共八十一症,言简而该,易于习诵。惜杂症八十一种仅有其四,尚有憾耳。先生宝之,后学得此,亦以为宝。昔为茅氏书,今为潘氏传。嘉庆八年癸亥立秋前三日,镕斋潘采瑞鼎望氏谨识。杂症八十一以崑山薛氏女科补之。

时觉按:是为潘采瑞抄本,另有光绪六年庚辰森秀林晋抄本,题为《安亭茅氏世传女科》,俱藏上海中医药大学。2005年上海中医药大学出版社收于《中医珍稀抄本三种》,影印出版。

《女医杂言》一卷　存　1501

明无锡谈允贤撰

自序曰:妾谈世以儒鸣于锡,自曾大父赠文林郎南京湖广道监察御史府君赘同里世医黄遇仙所,大父封奉政大夫南京刑部郎中府君,遂兼以医鸣。既而伯户部主事府君承事,府君父莱州郡守进阶亚中大夫府君,后先以甲科显,医用弗传。亚中府君先在刑曹,尝迎奉政府君暨大母太宜人茹就养。妾时垂髫侍侧,亚中府君命歌五七言诗,及诵女教、孝经等篇以侑觞。奉政喜曰:女甚聪慧,当不以寻常女红拘,使习吾医可也。妾时能记忆,不知其言之善也。是后读《难经》《脉诀》等书,昼夜不辍,暇则请太宜人讲解大义,顿觉瞭瞭无窒碍。是已知其言之善而未尝有所试也。笄而于归,连得血气等疾,凡医来必先自诊视以验其言,药至亦必手自拣择,斟酌可用与否。后生三女一子,皆在病中,不以他医用药,但请教太宜人,手自调剂而已。是已有所试而未知其验也。及太宜人捐养,尽以素所经验方书并治药之具亲以授妾,曰:谨识之,吾自瞑矣。妾拜受,感泣过哀,因病,淹淹七逾月,母恭人钱私为妾治后事而妾不知也。昏迷中梦太宜人谓妾曰:汝病不死,方在某书几卷中,依法治之,不日可愈。汝寿七十有三,行当大吾术以济人,宜毋患。妾惊觉,强起检方调治,遂尔全瘳。是已知其验矣。相知女流眷属不屑以男治者络绎而来,往往获奇效。倏忽数稔,今妾年已五十,屈指太宜人所命之期三去其二矣,窃叹人生驹过隙耳,余日知几何哉?谨以平日见授于太宜人及所自得者撰次数条,名曰《女医杂言》,将以请益大方家。而妾女流,不可以外,乃命子濂抄写锓梓以传,庶臆见度说或可为医家万一之助云尔。观者其毋诮让可也。正德五年岁在庚午春三月有既望,归杨谈允贤述。

茹銮序曰:名医多称三吴,女医近出吾锡山谈氏,自奉政君暨配太宜人皆善医,宜人传于其孙杨孺人,此《女医杂言》则孺人之手笔也。夫医在丈夫称良甚难,孺人精书,审脉投药辄应,女妇多赖保全,又能为书以图不朽,活人之心殆过男子。使由是而通《内则》诸书,则壸限以里之事当更有条格仪节以传后也。太宜人出吾茹,而孺人与予为表弟兄,惟深知,故又望之。赐进士第朝列大夫福建布政使司右参议前奉敕兵备湭南佥事姻生茹銮书。

朱恩跋曰:余闻医家之说,有曰宁医十男子,不医一妇人,其所以苦于医妇人者,非徒内外相隔,亦由性气不同之故也。惟妇人医妇人,则以己之性气度人之性气,犹兵家所谓以夷攻夷而无不克者矣。余内之表姐曰杨孺人谈氏,聪明读书,深达于医,经验既多,爰著《女医杂言》一书,盖将大济乎众,非止仁其一乡一邑而已。若孺人者,奚复有前所言之苦哉?然则是编之作,较之班姬之赋、卫夫人之书,与朱淑真之诗,其用心得失岂不大有可议者耶?乡进士同邑朱恩题。

谈一凤跋曰:《杂言》若干则,皆吾姐杨孺人所经验者也。孺人聪慧警敏,迥出吾兄弟辈,为祖母茹太宜人所钟爱,饮食动息必俱,所言莫非医药。孺人能入耳即不忘,书得肯綮,长复究极诸家秘要而通融用之,故在在获奇效,乡党女流得疾者以必延致为喜。晚恐其沦胥而泯,乃著是书。于戏!良医之功与良相等,古有是言,以活人之难也。溯而上之,称良相者代不数,称良医者能几何哉?而况于后世乎?况于妇人乎?是书之出,必有识者,顾余芜陋,罔测微奥,且言不足以信传,要不能轻而重之也,虽然,可得轩而轻之耶?敢赘此以

俟。正德辛未四月朔旦,京闱壬子举人劣弟一凤拜书。

谈修跋曰:祖姑杨孺人以女医名邑中,寿终九十有六,生平活人不可以数计。余在齠齔,目睹其疗妇人病,应手如脱,不称女中卢扁哉?第余闻活人众者其后必昌,孺人之子濂既早亡,孙乔复以株连蔽罪死,爰室祀遂斩焉。岂余闻诸史册者不足凭乎?为之扼腕者久矣。适闲居多暇,检先世遗泽,得余大父大邑府君手书有《女医杂言》跋语。余窃谓得是编行世,则孺人之名将藉是不朽。多方构之弗得,有客郭寒江氏持是编授余曰:闻足下将先人之业是修,请以是书备记室之录。余再拜受命,展卷庄读,皆正德庚午前所识。庚午后年益高,术益神,乃无复识而传之也者,其信然乎?抑尝识之而今已覆瓿耶?矧是编先尝镌诸方板,里中先达邵文庄公暨茹少参公辈素重名义,不侵为许可,题跋中所称述源流治验若指掌,良足为孺人重矣。今此板无有存焉者,伤哉!斩其祀以故其泽易湮也。余重濡翰而镌勒之,则孺人之所为活人者,不提食报于子孙,尚垂名于世,世为不朽哉!万历乙酉季春修禊日,侄孙修百拜敬跋。

时觉按:著者为女医师,所治多妇人小儿,载案三十一则,包括内外科案。万历十三年侄孙谈修重刻本藏中国中医科学院,2007年中医古籍出版社收于《中医古籍孤本大全》,影印线装出版。

《校注妇人良方》二十四卷　存　1529

宋临川陈自明(良甫)原撰,明吴县薛己(新甫,立斋)校注

自序曰:世之医者于妇人一科,有《专治妇人方》,有《产宝方》,治以"专"言,以专攻也,方以"宝"言,爱重之也。盖医之术难,医妇人尤难,医产中数证则又险而难。彼其所谓专治者、产宝者,非不可用也,纲领散漫而无统,节目详略而未备,医者尽于简易,不能深求遍览。有才进一方不效辄束手者,有无方可据揣摩臆度者,有富贵家鄙药贱而不服者,有贫乏人惮药贵而无可得服者,有医之贪利以贱代贵、失其正方者。古云,"看方三年,无病可治,治病三年,无药可疗",又云"世无难治之病,有不善治之医,药无难代之品,有不善代之人"。此之谓也。仆三世学医,家藏医书若干卷,既又遍行东南,所至必尽索方书以观,暇时闭关净室,翻阅涵泳,究极未合,采摭诸家之善,附以家传经验方,秤而成编。始自调经,讫于产后,凡八门,门数十余证,总二百六十余论。论后有药,药不惟其贵贱,惟其效。纲领节目,粲然可观,庶几病者随索随见,随试随愈。仆于此编,非敢求异昔人也,盖亦补其偏而会其全,聚于散而敛于约,期决无憾云。愚者千虑,必有一得,君子毋以人废言。时嘉熙元年八月良日,建康府明道书院医谕临川陈自明良父序。

沈谧曰:病一也,而妇人为难,医一也,而识病为难。夫病多始于七情,邃古之初,性静情逸,精神纯悒,每治于未病之先,治之以不治也,以故药不尝而跻上寿者比比。迨乎后世,恣情纵欲,精神耗而元气索,病道日多而医效日鲜。况妇人女子之性,阴浊胜而阳明微,喜怒哀乐,发而中节者寡,其为病常浮于男子什九,欲诊问以识所因,亦诚难矣。吴郡立斋薛君,雅好岐黄《素》《难》之书,每为人治病,察色辨脉,变药立方,增除横出,优游容与,俟其自然,不示功,不计程,期在必起,时精绝技,医者不能及,尤旁通外科、女科之术。间取临川陈良甫所著《妇人良方》篇帙,为之补注,附以治验,示余读之,见其发挥经络,揆度阴阳,网罗百病,凡妇人症最人所难识者,彬彬可睹。盖薛君生平精力不暇妄费,坐卧行住,须臾不离。呜呼!斯观其深矣,业医者自得之。秀水石山沈谧撰。

凡例曰:一、各论有重复阙略,悉遵《素》《难》及历代名医治法增减,庶灼见本症病因,不致纷杂难晓。一、各论有陈无择、熊鳌峰二先生评论治法,去繁就简,并入本论,以便观览。一、诸治验原随方者悉从其旧,若词义重复者删之,以便览阅。一、伤寒之症,反复迁变,命系毫发,须熟读仲景等书,专为一科,庶无博而不精之误。一、制药之法,当因病制宜,本集所云,未备不录,恐执泥也。一、各方有合大剂者,今减作小方,庶得临证损益,量病加减。其有常服者悉仍旧。一、十二卷首论妊娠所禁之法,当为遵守,其所用之药,不可轻率。一、补遗第二十四卷,各卷已备不录,今补茧唇等一十四症方论,足成其卷。一、芍药之性味酸寒,产后用之于大补、八珍等汤内,以酒拌炒用无妨。凡属脾胃虚寒,虚弱面色萎黄者,亦宜酒拌炒用。

《四库全书提要》曰:《妇人大全良方》二十四卷,宋陈自明撰。自明字良父,临川人,官建康府医学教谕。是编凡分八门:首调经、次众疾、次求嗣、次胎教、次妊娠、次坐月、次产难、次产后,每门数十证,总二百六十余论,论后附方。案:妇人专科始唐昝殷《产宝》,其后有李师圣之《产育宝庆集》、陆子正之《胎产经验方》,大抵卷帙简略,流传亦鲜。自明采摭诸家,提纲挈领,于妇科证治,详悉无遗。明薛己《医案》曾以己意删订,附入治验,自为一书。是编刻于勤有书堂,犹为自明原本。前有嘉熙元年自序,称"三世学医,家藏医书若干卷,又遍行东南,所至必索方书以观",其用心亦可云勤矣。

《慈云楼藏书志》曰：宋陈自明撰，明薛己重定并注。《四库全书》著录，作《妇人大全良方》，盖原本也。《宋志》不载，倪氏《宋志补》始载之。原本凡分调经、众疾、求嗣、胎教、妊娠、坐月、产难、产后八门，前有嘉熙元年自序。立斋重定此本，于胎教门后附以候胎一门，末又增疮疡一门，注曰新附，盖原本末卷为补遗，立斋取散各门中，因补此一门以足其卷数也。其中低一字者为立斋所注，并以其治验附入各条之后。按：良父采摭诸家，先论后方，于妇人一科可谓详尽；立斋为注，辄加删定，其所增补及治验又不别为编，故虽于是书有裨，而原书之次第泯矣。(《四部总录医药编》)

《中国医学大成提要》略曰：明《薛己医案》曾以己意删改，附入治验，自为一书。各论有陈无择、熊鳌峰二先生评论治法，删繁就简，并入本论。原书各方，有合大剂者，今减作小方，庶得临症损益，量病加减，其有常用者，悉仍其旧。其一十二卷，首论妊娠所禁之法，当为遵守，其所用之药，不可轻率。其补遗第二十四卷，各卷已备不录，今补茧唇等一十四症方论，足成其卷。薛氏之用白芍，多用酒拌炒，因白芍之性味酸寒，产后用之于大补、八珍等汤内，以酒拌炒用无妨，凡属脾胃虚寒虚弱面色萎黄者，亦宜酒拌炒用之。是编刻于勤有书堂，为明之原本，前有嘉熙元年自序，今重刻之。

时觉按：收于《薛氏医案》《中国医学大成》。

《济世女科经验全方》一卷　存　1546

明长洲刘伦(宗序)，吴县薛己(新甫，立斋)撰辑，长洲后学张允积(云水)参订

罗洪先序曰：古医书之传也，王李许朱辈著纂无不于女科究心，大约以调经养血理气为先，以胎前产后为次，而杂症又次之。盖经水调，血气理，则胎产自安，前后俱可无虞。即妊母胎动胎涩、产逆产难，与胞衣恶路、带下虚损，及无孕小产，靡不由经水血气而成。况经水系生息孕育之基，而胎产关后裔绵延之自，所以我南京太医院判薛君立斋邃于医，而于女科更加意焉。乃辑《济世良方》，非经验者不录。是集也，耽而玩之，循而行之，必当家承一索再索之娱，户享宜子宜孙之庆，谐白发，颂螽斯，端由之矣。赐进士及第翰林院学士左春坊罗洪先撰。

凡例曰：一、女人经水宜调为先，集经病方。二、女人血气宜养为次，集崩漏方。三、女人诸病俱属血气不足，有赤白带，集带下方。四、女人胎孕当安，或有安不安，故集胎前方。五、女人产事重大，或有不足、过月、难涩之殊，集难产方。六、女人产后，或因气血足不足，或因身痛、胞衣、子宫、恶血、水肿、昏迷等，集产后方。七、女人虚弱诸病，防后日生育不便，集方。八、女人有经水不调，无子由血气虚，集子嗣方。

时觉按：刘氏《济世内外经验全方》有“成化二十三年丁未刻本”残卷藏重庆市图书馆，仅存《济世内科经验全方》，是书阙略。《中国医籍考》卷七十三载录，“存”。《日藏汉籍善本书录》载，日本宫内厅书陵部藏有《济世内外经验全方》明成化年间刊本六卷五册，2016 年中华书局收于《海外中医珍善本古籍丛刊》第 138、139 册影印出版。《女科》一卷，前有罗洪先序。载妇人经病、崩漏、带下、胎前、难产、产后、子嗣七门。

《女科撮要》二卷　存　1548

明吴县薛己(新甫，立斋)撰

范庆序曰：余闻轩岐事业，遐哉邈矣！其言说流布，至今未尽泯也。然传或效或否，岂其书不可尽信耶？是信乎人焉耳。语曰：医不通儒，不可以言医。其以是欤？太医院使薛君立斋，雅近于儒，其以医名世也固宜。君尝以日所施活者，述其病原，详其脉候，著其方验，有所得，辄录之，积汇成帙，标曰:《家居医录》。他日呈于大司马中丞约庵翁，翁览而善之，授余以锓诸梓，且命申其说。余曰：嘻！是仁者之心哉！或曰：何谓也？夫医，术也，而心术观焉。世之医者，得一方辄以自秘，取一效即以自多，人病在身，而渠病在心，且弗之药，是尚可以言医？薛君以名医致身，不自秘而以示人，将欲致人人于名医。中丞翁抚绥畿辅，振衰剔弊，既登斯民仁寿之域，复布其医书，欲寿斯民于无穷，兹非仁者之事哉？是宜梓之，以训于世，观者毋徒执其方而求得其心焉，则是录也，其可传矣。嘉靖戊申春正月吉，剑江存所范庆书。

自后序曰:《易》曰：乾道成男，坤道成女，男女之所赋惟均，而疾则女恒多于男者，盖以阳尝散缓，阴多凝蓄，是故其气愈滞，其性愈执，为多忿，为多郁，为多所好恶，而肝脾不得其平，矧且益之经乳胎产，变态百端，良由是尔。余尝掌医院，及归田，凡所治疗获效，辄用手录成帙，题曰《家居医录》，而于妇人一科曰撮要焉，慎所难也。吾乡侍御两湖王公见而悦之，捐重俾登诸梓，指示四方，余谓两湖为王谏议为德为民溥矣，而于林泉犹有兹举，亦复视民如伤又可见矣。若夫余之所知则浅也，安敢与陈临江之良方并驰于天下邪？同志者幸为

继正之，庶乎其无负侍御之心矣。嘉靖丙午孟春吉日，前奉政大夫太医院使薛己书。

时觉按：收于《家居医录》《薛氏医案》《十竹斋刊袖珍本医书十三种》。

《名医女科方论治验》二卷　存　1618

明吴郡薛己（新甫，立斋）撰，豫章刘一灿（絅伯）校订

刘一灿引曰：吴郡薛立斋先生已，儒也而老于医，以方术著声嘉隆间。其为人诊治辄应手愈，所著有《家居医录》诸书，今宇内盛行之。而其录中有产乳杂方，则好事者别为系之，曾削名《女科摄要》云。盖尝闻之先达，谓缙绅家不可无此书，岂不以宦游远方，医未必良，即良矣，阃内外言岂得辄相闻？夫闻且不可，则问切又庸施乎？于是子不得□豫乎亲，夫不得无慨于室，父不得毕爱其女，人生霜露一不戒，而参术为矛盾，奈何其可无此书也？家弟旧从外氏得是帙以归，余因庋之箧中，载以游闽越宣汝诸地，每遇有患，按方和剂，不必咨之外而病往往若脱。因念医所以寄死生也，阃以内病仿佛医猝未易辩也，而产乳诸证，治又呼吸安危所系也，虑旧镌或未遍，爰于暇日稍为校订，重刻之以代延访，庶几淳于公在人人邸中，可无烦折简致之已。万历戊午季夏，豫章刘一灿书。

时觉按：《联目》《大辞典》俱不载，有万历戊午豫章刘一灿重刊本四册，无目录，卷端署：吴郡立斋薛已著，豫章絅伯刘一灿校订。对照原文，是书即薛己《女科摄要》之又名。

《天傀论》一卷　存　1578

明蕲州李时珍（东璧，濒湖）原撰，清亡名氏辑录

李时珍曰：太初之时，天地絪缊，一气生人，乃有男女，男女媾精，乃自化生。如草木之始生子，一气而后有根及子，为种相继也。人之变化有出常理之外者，亦司命之师所当知，博雅之士所当识。故撰为《人傀》附之部末，以备多闻眚咎之征。（《本草纲目·人部·人傀》）

时觉按：有抄本藏上海中华医学会图书馆，前后无序跋、题记，系清人抄录《本草纲目·人部》“人傀”条内容及其他章节有关妇科疾病方药，并添加种子部分而成。“天”系“人”字之误，“论”字则为抄录者所加。“傀”谓怪异，郑玄注《周礼》“大傀异烖”曰：“傀，犹怪异也，大傀异烖谓天地奇变”；《庄子·列御寇》：“达生之情者傀”，傀，亦可谓达生之情者。述生育之奥、双胎多胎之因，及五不女、五不男、妇女生须、男子产儿、男化女、女化男诸异常。所载诸方如七宝丹、饮仙酒歌、椒红丸歌、斑龙丸歌均见于《本草纲目》。

《支氏女科枢要》一卷　阙　1581

明太仓支秉中（以道，改斋主人）撰

王穉登《太医支君传》曰：医故方伎士，能以术济天下，故晏子谓其功与良相等。孔氏以其有恒事，与巫者略同，遂并数曰巫医云。后世不察也，由此或卑医，然医亦自卑也。操三指入公卿门，顾望颜色，诺诺惟命，莫敢吐气，有天幸投一药偶愈，即厚索黄金归，不幸则坐视以败。嗟嗟！医安得不卑乎哉？京师医最多，当天下什伍，以余所知，善称为良医师者，惟毗陵贾君艺及东海支君秉中二人。二人于公卿门未尝不入，所投药未尝尽愈，愈亦未尝不取金，然惟视病，不徇人意指。病弗可愈，药弗妄投，或强而投，卒莫之愈也。以故病者辐辏两家，门外屦常满，不惟药且愈者德二人，虽弗愈弗投药及强而投弗验，但得二君一言，皆奄然委其命以尽无憾已。贾科大人而兼攻儿医，支以颅囟名而察大人，脉皆奇中，二君术盖相通云。贾朴茂，有林壑之气；支善经术，于先代及今世典故靡不了了，人益莫测其奇。贾视主人讳疾者，必委曲令自解，但求济，无取苛直。支至则索赫蹏，署病可否，云从吾药，不从吾去，乃公安能为若首鼠哉？二君志气不伦，逮其术久且神，人两称之无间也。然贾仅仅自树为长者，而支君为邹先生画秘策，又甚壮。王先生曰：肃皇帝时，严相虐焰炙天下，邹侯批逆鳞而夺之气，读其书未尝不吐舌相视也。后稍稍传其谋出于支君，支阳出入严相家，而阴刺其短报邹，邹遂得其要领云。夫射白额者其彀百钧，盖非持彀之难，而发其机之难也。若支君，岂徒方伎之士哉！（《燕市集》卷下）

时觉按：有残卷藏上海图书馆。

《女科证治准绳》五卷　存　1606

明金坛王肯堂（宇泰，损庵，念西居士）撰

自序曰：妇人有专治方，旧矣。史称扁鹊过邯郸，闻贵妇人，即为带下医，语兼长也。然带下直妇人一病耳，

调经、杂证、怀子、免身，患苦百出，疗治万方，一带下宁渠尽之乎？世所传张长沙《杂病方论》三卷，妇人居一焉，其方用之奇验，奈弗广何？孙真人著《千金方》，特以妇人为首，盖《易》基乾坤，《诗》首关雎之义。其说曰：特须教子女学习此三卷妇人方，令其精晓，即于仓卒之秋，何忧畏也？而精于医者，未之深许也。唐大中初，白敏中守成都，其家有因免乳死者，访问名医，得昝殷《备集验方》三百七十八首以献，是为《产宝》。宋时濮阳李师圣得《产论》二十一篇，有说无方，医学教授郭稽中以方附焉；而陈言无择于《三因方》评其得失，确矣；婺医杜荍又附益之，是为《产育宝庆集》。临川陈自明良甫以为诸书纲领散漫而无统，节目谆略而未备，医者局于简易，不能深求遍览，有才进一方不效辄束手者，有无方可据揣摩臆度者，乃采摭诸家之善，附以家传验方，编葺成篇，凡八门，门数十余体，总二百六十余论，论后列方，纲领节目，灿然可观，是为《大全良方》。《良方》出而闺阃之调将大备矣。然其论多采《巢氏病源》，什九归诸风冷，药偏犷热，未有条分缕析其宜不者。近代薛已新甫始取《良方》增注，其立论酌寒热之中，大抵依于养脾胃、补气血，不以去病为事，可谓救时之良医也已。第陈氏所葺多上古专科禁方，具有源流本末，不可昧也；而薛氏一切以己意，芟除变乱，使古方自此湮没，余重惜之。故于是编务存陈氏之旧，而删其偏驳者，然亦存什之六七而已。至薛氏之说则尽收之，取其以养正为主，且简而易守，虽子女学习无难也。若易水、瀫水师弟，则后长沙而精于医者，一方一论，具掇是中，乃它书所无有。挟是而过邯郸，庶无道少之患哉。其积德求子，与夫安产藏衣，吉凶方位，皆非医家事，故削不载云。稿成而兵宪蔡虚台公、明府涂振任公助之赀刻行之，以为此亦二公仁政万分之一，遂不复辞。万历丁未早秋，念西居士王肯堂宇泰甫书于无住庵。

时觉按：收于《六科证治准绳》。

《邯郸遗稿》四卷　存　1617

明鄞县赵献可(养葵，医巫闾子)撰，清吴趋吴升(元一)校刊

吴升序曰：史公《扁鹊传》中称其“过邯郸，闻赵贵妇人，遂为带下医”，此女人科之所昉乎？先生之《邯郸遗稿》，此物此志也。妇女之病难治于男子，禀性阴柔，气血最多凝滞，且见症又诡变百出，往往误投一剂即酿成沉疴，而世所称女科善本如《济阴纲目》诸书，议病裁方不无畸重畸轻之弊。《邯郸遗稿》他书引用颇多，其论胎产别开生面，实有发前人所未发者，惜无刻本行世。辛丑岁得抄本一帙，屡于临症时师其大意，辄获奇效。藏诸家塾，借抄者踵相接也，恐辗转沿写或滋亥豕鲁鱼之误，亟付梓人，以公同好，庶先生一片苦心，其启牖靡涯欤！先生《医贯》一书，久经行世，以未化拘墟之见，故洄溪砭之，而此书则简赅详明，能令读者耳目一新，较诸《医贯》奚翅霄壤哉？想《医贯》著在学养未深之候，或依草附木者流捉刀所为，亦未可定，乌容执一以薄古人耶？先生赵氏，名献可，养葵其字也。著述家每出一书，辄称翻刻必究，余甚惑焉，倘艺林中有同余好者，或嫌镌板未工，务期陆续刊发，则先生之立言，尚其不朽乎千古。嘉庆元年岁次丙辰春王月，吴趋生吴升谨叙。

潘澄濂序曰：赵献可养葵晚年所著《邯郸遗稿》，是一本妇科专书。书以《史记》载扁鹊“过邯郸，闻贵妇人，即为带下医”而名之，寓意甚深。肖埙氏称此书为胎产秘籍，吴升氏亦谓其论胎产别开生面，实有发前人所未发者，并深有体验地说，屡于临症时师其大意，辄获奇效。可见前人对其已有甚高的评价。然此书世少传本，据丹波元胤氏《医籍考》载：“赵氏献可《邯郸遗稿》未见”；《中医图书联合目录》亦无收录，故多数医者仅知其名而未读其书。去冬，李君兆斋将其已故业师祝怀萱老友所珍藏的《邯郸遗稿》抄本献给《浙江中医杂志》编辑部，濂捧读之余，深感是书立论精要，颇多阐发，较之其他妇科书籍，有其不少独到见解，实甚可贵。全书凡四卷，卷一论调经，卷二论血崩、带下、淋浊，卷三论妊娠、临蓐，卷四论产后。观其学术特点，独重肾水命火，如论调经强调“以滋水为主，不须补血”“滋水更当养火”；论妊娠主张“肾中无水胎不安，用六味地黄丸壮水；肾中无火，用八味地黄丸益火……”此诸书之所不及，余特表而出之。赵氏对安胎习用黄芩、白术亦有异议。举凡这些，不仅贯串了赵氏的学术思想，而且有其重要的实践意义。借《浙江中医杂志》行将连载是书全文之际，谨向广大读者推荐，深信这对于继承发扬祖国医学遗产，提高中医妇科学术水平，将起到有益的作用。潘澄濂识，一九八二年二月一日。

时觉按：是书嘉庆丙辰灵兰阁刻本流传极少，《鄞县通志·文献志》著录，并谓：为胎产秘策，世罕读。1982年《浙江中医杂志》据祝怀萱珍藏抄本校雠刊行，浙江科技出版社1984年出版。《中国医籍考》卷七十三载录，“未见”。

《女科秘方摘要》四卷　未见　1641？

明上海秦昌遇(景明，广埜道人，乾乾子)撰

时觉按：《联目》《大辞典》《中国医籍考》不载，《中国医籍通考》载录，谓有抄本存世。

《妇科百辨》一卷　存　1644

明江阴庄履严(杏旸)撰,二十七世孙庄憩樵抄录

时觉按:是书前后无序跋,分杂证、调经、种子、胎前、临产、产后、附志七章,设为问答,述证近百,故名。后附论中引用各方。庄憩樵抄本今存上海中医药大学图书馆,2004年收于《中医古籍珍稀抄本精选》刊行。作者另著有《医理发微》五卷,存;《复苏草》,已佚,道光《江阴县志》、民国《江阴县续志》载录佚。

《妇科一览知》三卷　佚　1644?

明淮安卢鹤宾撰

乾隆十四年《山阳县志·列传三》曰:卢鹤宾者,郡诸生。精医道,著《妇科一览知》医书三卷。

时觉按:光绪九年《淮安府志·艺文》载录。

《女科微论》一卷　佚　1655?

明华亭李中梓(士材,念莪,尽凡居士)撰

时觉按:《中国医籍考》卷七十三载录,"未见"。

《济阴近编》五卷　存　1697

清华亭陈治(三农)撰

自序曰:坤道维阴。阴常不足而易病者何也?盖女子之经同月之盈缺,女子之妊系体之安危。已捐精耗血而致亏元气矣,且深居闺阁之中,五性蕴结多偏执,或起居失宜,或阴阳乖戾,荣血即由此而愆期,鲜有不体惫神疲而致病也。特拈胎前产后,经期通塞,与夫师尼、寡妇、室女而另列女科一门,以别其异于男子之治法。其余诸证仍同男子,毋穿凿也。忆余曾大父髫年肆志场屋,壮岁涉猎诸子百家,读褚澄书,深有悟,于济阴之道,救困扶衰,遐迩咸服其有神异。当其颠危顷刻、命若悬丝之际,神功片匕,立起沉疴。及其晚年,尚志林壑,活人无算。每曰:医以寄死生,治病而中其肯綮难矣,而于女子为尤难,能明其内外两因之道,而不熟悉胎产经期之证,虽胸罗《难》《素》,博览群书,夫复何益?于是将平生所著尽削繁芜,聊存一二,俾后之从事者,以见济阴之道不谬云尔。

时觉按:前四卷述经带胎产诸病,卷五辑李士材《女科纂要》、杨子建《十产论》。收于《证治大还》。

《济阴近编附纂》一卷　存　1697

清华亭陈治(三农)撰

时觉按:《济阴近编》卷五辑李士材《女科纂要》、杨子建《十产论》,当即是书,《中国医籍考》卷七十三视为专书载录,并谓"存"。

《女科心法》二卷　存　1697

清长洲郑钦谕(三山)撰

小引曰:是集乃三山翁之藏本,余为手录,当珍之秘笥,慎勿轻以示人。康熙丁丑季冬,嘉庆堂录。

黄寿南序曰:余春初于旧书肆中见抄本《女科心法》两卷,视其论病入理,用药和平,惜两卷纸页大小不侔,笔迹亦非一手,初阅之不料其为全书也。以贽购归,细检两卷,重复而同者数十页,无一字不合,方知为全书无疑。无如卷帙不一,蠹蚀满纸,字间鱼鲁,药方缺失,乃较补编抄成书,但原本无著作之名,而不能知其何人手笔矣。岂专门家世守之秘本乎?因缀数语以待访求焉。光绪庚子中秋记于知拙书屋。

时觉按:收于《黄寿南抄辑医书二十种》作《女科心法纂补》。《中国医籍考》卷六十三录郑三山《医家炯戒》,"未见",据《居易堂集》录徐枋序。序谓:吴门郑氏受业于李垣,为带下医尚矣。民国二十二年《吴县志·艺文考一》载录。2007年中医古籍出版社据辽宁中医药大学藏嘉庆堂抄本收于《中医古籍孤本大全》影印线装出版。

《妇科症治汇编》不分卷　存　1722

清亡名氏编纂，纳远山楼抄辑

卷末附言曰：此书得之杭城木扇陈，不可轻授，珍之珍之！

时觉按：《联目》《大辞典》不载，有清初抄本藏常熟图书馆，封面手题：《妇科症治汇编》一本，纳远山楼；无扉页、目录，前后无序跋，卷端即为《胎前》，无署名。首载胎前，次妊娠论解，包括胎忌药歌、食忌、受娠切忌月游胎杀方、日游胎杀方、十二支日游胎杀方等，又为妊娠之病十则，各附方药，又言“将十月而损坠者，得服此药而遂安痊矣”，列芎蒡补中汤、白术散、安胎饮等方，又列妊娠诸病用方。下为产后，述产后之病、初生小儿洗浴、初产婴儿调护法，末附：疫鬼所游之方。

《女科指掌》五卷　存　1724

清川沙叶其蓁（杏林，困庵）撰

自叙曰：或问余曰：医之道，何道也？余应之曰：生人之道也，亦杀人之道也。古人有言，学书纸费，学医人费。嗟乎！人其何可费之哉！痛言医之不可不精且专也，明矣！上古之医，帝王师相，而有轸恤民瘼之念，如黄帝、神农、岐伯、伊尹是也。中古之医，道侣仙俦，而为积功累行之基，如桑君、壶公、葛仙翁、孙真人之辈是也。嗣后人心日降，民病日多，医者不能遍治之，故有十四科之派，内脾胃科失传，今所存者，十三科而已，如风科、伤寒科、大方科、小方科、妇人胎产科、针灸科、眼科、咽喉口齿科、疮疡科、正骨科、金镞科、养生科、祝由科。目今立斋所集，不过四科，《准绳》所载，亦仅六种，医学之传，自古难之矣。尝见今人偶得一方，视为利薮，千金不传，与古假病立方之意相左矣。因思昔者，扁鹊入虢，虢太子尸厥，鹊令弟子子阳针三阳五会，有间而苏。又令弟子子豹以汤药熨两胁，太子即能坐起，而名动诸侯。过秦，咸阳人爱小儿，遂为小儿医。游赵，以邯郸重妇人，遂为带下医。而女科之传，自此始矣。其后褚侍中、李师圣、陈自明、郭稽中等，皆专精于女科者也。余外祖震陵陆公，亦以女科鸣。虽未得耳提面命，而其流风余泽，乡人为余啧啧称之，至今未尽泯也。大抵妇人之病，多于男子十倍。何则？深居闺阃，不无忧思郁结之怀；病在隐微，固多羞涩难言之状。惟在看脉揣度，脉其可尽凭乎哉！且带下、经期、胎乳、产育，男子则无是也。况夫女科之传，更难其人。轻狂佻达之徒，虽聪明过人，倘有不庄，适足以败道取谤；谨厚少文之辈，质地不敏，呆板应酬，恐有执滞不通之讥。是以难也。近者二三子欲从余游，余集是编以授之。愧不成文，聊以便初学之诵习耳。安敢自附于蒙高之后耶？凡五卷，曰调经，曰种子，曰胎前，曰临产，曰产后。苟能精此五者，则女科之能事毕矣。而其要在于辨明脏腑经络，表里虚实，荣卫气血，寒热标本，而后治之，既无虚虚实实之差，又无太过不及之弊。若何而可免杀人之名，若何而可得生人之道。诚能如此真心实意做去，一旦必有恍然自悟于言语形容之外矣。又何须纸上陈言也哉！或者曰：唯唯否否，我恐能言之者，未必能行之也。余曰：敬受教。因录以为叙，与二三子共勉之云尔。康熙四十四年孟秋日，叶其蓁撰。

唐声传序曰：人之生死，数也；人之病不病，非数也。夫人气有清浊，质有厚薄，故风寒暑湿之所感，虽至人亦不能无病，而况有喜怒哀乐、声色货利、贫贱富贵之纷纷，以消耗其精神血气，而病以多。又或纵其眼耳鼻舌之欲，肆其贪嗔忌刻之私，不顾疾风暴雨、雷电霜雪之威，以致其病，而病乃甚。况于为妇女者，其气阴，阴则不能明达；其性执，执则不能圆融。潜居闺闼，每以慈恋爱憎、恚怒忧思，成其性情之偏，其体质之易于致亢，十倍男子而病乃不可胜治。夫死生，数也。由无病而有病，因有病而复于无病，非数也，医也。不能使病之难者死而复生，而反使病之易者生而之死，非数也，医也。良医善治而死者，犹孟子所谓尽其道而死者也，数也；庸医误治而死者，犹孟子所谓桎梏死者也，非数也。医之良者，必于脏腑经络、表里虚实、荣卫血气、寒热标本，见之明，辨之精，有神明变化之能，无胶柱鼓瑟之固。而有诸内者，必形诸外；得于己者，必公于人。泽于一时者，必传于后世。此今日杏林叶子所以不能已于成书也。杏林才富学深，工于诗，老于医。四方延聘，日不暇给。手不释卷，著述弥多。兹念妇女之病，倍于男子，治妇女之病，难于治男子，而女科行世之书，又往往约而不备，偏而不全，用编辑五卷，集前人之已言，阐前人之未发。每病先歌以志之，次论以详之，次脉以定之，次方以治之。参天地之秘，配阴阳之和，使读者洞若观火。此杏林所以有《女科指掌》一书之刻也。夫杏林积德累功，活人多矣。今复以此书示天下后世，使学者宗之而得于言语之中，悟于绳墨之外。夫而后天下之医者，可以不言数矣，亦可以言数矣。天下之病者，可以言数矣，亦可以不言数矣。康熙四十五年丙戌午日，年家教弟唐声传拜手序。

张鹏翮序曰：《周礼》医师之政令邦有疾则使分而治之，自四海九州莫不仰瞻其盛，所以民无夭札，并乐升平。迨三代降而废弃不讲，而《汉史》郭玉、《魏志》华佗、晋皇甫士安、孙思邈得龙禁方，皆非常人也。五代至唐而恒不复世觏，宜乎居世之士不能留神医学，而斯道之难明也。今吾圣天子发政施仁，睿智好学，经史百家，博极群书，特谕太医将《灵》《素》、《金匮》、《药性》定为三书，一时医林大振，教饬极其精，风雅极其盛，咸登春台而跻寿域，被乐育而歌不老矣。甲辰春杪，楚林王甥，挈伴心培叶子来京就试，叶子复出其尊人手著《脉镜》及《十三科指掌》，缵绪《内经》，方法《金匮》，而药性亦在是矣。一览明了，如指诸掌，韵叶四言，使读者开卷对镜，心领神会，须眉相映，毫发炳然，亦可云应运挺生。仰体大圣人爱育黎元之至意，播九州四海，生生不已，岂仅民无夭札，抑尔共乐休明之盛也夫。雍正甲辰春五月成都张鹏翮书。

费伯雄序曰：是集凡五卷，调经、种子、胎前、临产、产后，乃切于人伦日用之常，非泛论浮文之比。每见分娩之际，仓卒不救者指不胜屈，岂皆正命，毋乃岩墙。于是订方集论，酌古准今，上自轩岐贤圣禁方，下宗昭代名家近集，岂曰医家之秘录，实乃居家之要书也。光绪纪元仲夏之吉，孟河费伯雄撰并书。

凡例略曰：一、是编首则总括一歌，次则序诸家之论，次则脉，次则方，使人一展卷焉，歌以志其大纲，论以详其条目，脉以验其相应，方以治其沉疴。歌论脉方，恍然在目，了无疑义，庶得附名于指掌云耳。一、是编以女科为首者，宗《千金方》也，盖以妇人为生化之源，自无而有，人道之始也，调经、种子、胎前、临产、产后凡五卷，其他伤寒杂症，另有全书，兹不多赘。一、女科书之行于世者，惟《妇人良方》《济阴纲目》《女科经纶》而已，此外不可多得，即如《邯郸遗稿》《产宝新书》《外台秘要》《褚氏遗书》，亦未易见，蓁不惜重价，求之数十年，始得寓目，更于大全书中，逐一拈出，参以己意，积成卷帙。因家贫不能全刻，删去其半，如回生丹、资生汤、安产图、藏衣法，较之他图，自有径庭，虽不敢杜撰遗讥，亦不致随风附和也。一、产时服独参汤、佛手散极有神效，产后宜服资生汤、回生丹。蓁每用之，虽危险之症，十救五六。一、尝细究此方，原出罗谦甫所制血极膏，东垣称为女科圣药，而又合琥珀散，又合二味参苏饮，又合仲景红蓝花酒，是合四方而成一方，正所谓复方也。妙在攻补兼行，制度有法，何诸书失载不传耶？今悉补之。

叶化龙《十三科指掌全书后跋》曰：先祖困庵公，讳其蓁，字杏林，别号抱乙山人。先世龙游，侨居雀浦。少孤力学，精专朱程而念切苍生。壮岁浮沉，考订岐黄而情关斯世。慕曩贤之素志，良医良相有同功；秉前哲之居心，立德立言为不朽。是以酣心好古，傲骨违时，喜观经济之书，耻事空疏之学。九流七略，颇跌宕于胸中；五岳三山，时纵横于笔下。光凝曲几，暑搜露草之萤；冷入寒窗，雪映荒檐之雀。耗壮心于灯影，性嗜潜修；凋绿鬓于萍踪，道行普济。以致春回九野，海边化雨时来，橘荫千村，江上凯风渐发。得心应手之秘，剖析篇章，幼学壮行之机，垂传宇宙。酿花作蜜，集腋成裘，诚足继起前规，昌明后学。编辑卷帙，不独一家，剞劂流行，已传几种。而且禀资孝友，赋性善良，行薄脂韦，生成古朴。对梅花而心甘淡泊，藜藿充肠；爱松枝而性绝繁华，布褐蔽体。岂特闲惟把卷，果然清只饮泉。但消岁月于马蹄，徒怜誓岳；老风霜于犊鼻，未遂题桥。然而朱门纵热，祢生刺不轻投；白屋虽贫，杨子身为有守。一邱一壑，自许安心；半郭半乡，人知刮目。至于声名垂于身后，啧啧相称；品望著于生前，昭昭可法。所恨者，抱志溘焉长逝，全书尚未镌成。对此手泽功深，潸然泪下；读此遗编法备，朗若心开。依稀三秋之云净长天，仿佛二月之雷惊春浪。兹因家贫如洗，未能尽寿枣梨；行看谋及完工，必将就正有道。所编书目，开列如左。《女科》《幼科》《风科》《大方科》《伤寒科》《咽喉口齿科》《针灸科》《眼科》《外科》《正骨科》《金镞科》《养生科》《祝由科》《脉镜》《居恒录》《感通集》《医余小草》《痘疹方》《医式》。雍正十年岁次壬子重阳日，孙男化龙百拜敬跋于克绍轩中，年通家眷弟李大伦顿首填讳。

时觉按：是书成于康熙四十四年，现存最早版本为雍正二年甲辰书业堂刻本，道光、光绪并有多种刻本、石印本留存，1996年收于《中医古籍临证必读丛书》，湖南科技出版社有排印本。卷端署为“困庵叶其蓁杏林甫编辑”，卷五并署有“及门吴允恭克让、刘家龙南超、男大本全初同参”。

《女科医案》 佚 1750？

清川沙叶大本（全初，蕉村）撰

道光十七年《川沙抚民厅志·人物》曰：叶其蓁，子蕉村，亦精医，著有《女科医案》《医余小草》。

《女科秘要》 佚 1745？

清吴县郑氏亡名原撰，郑嗣侨（灿夫）传

乾隆十年《吴县志·人物·方术》曰：郑嗣侨，吴县人。先世著有《女科秘要》，侨得家传，盛行于时。子筠，能绳祖武。

民国二十二年《吴县志·列传·艺术一》曰：郑嗣侨，字灿夫；子均，字载筠。

《叶氏女科证治》四卷　存　1746

（原题）清吴县叶桂（天士，香岩）撰，山阴陈钜堃（又笙）传

序曰：医，仁术也，亦危事也，故医病难，医妇人之病为尤难。女子二七而天癸至，任脉通，太冲脉盛，月事以时下，故有子。盖冲为血海，任主胞胎，二脉流通，气充血盈，经以时下，故无病而有子。一有不调，则经失其常度，而诸病以起。至若胎前产后，变症愈多，治法愈难，若不深究其理，洞悉其源，鲜不如涉大海茫无津涯者。此《叶氏女科证治》之所可贵而最难得者也。先生天资极高，颖悟绝人，悯妇科之无专书，忧胎产之多疾厄，殚精竭虑，特成此书。自调经种子以及保产育婴，靡不一一辨举，条分明晰，虽变症万端，得此书而游刃有余，昔所谓最难治者，今而后知其非难矣。跻妇孺于仁寿，造幸福于社会，洵女科之宝筏也。

时觉按：是书又名《叶天士女科证治秘方》《叶天士女科全书》，原题叶桂撰，当属书坊伪托其名。书末有“山阴陈钜堃又笙谨识”题记，但序文未署作者姓氏。考陈钜堃，字又笙，清同治光绪间山阴医人，著有《养性山房验方》一卷，为疡科方书。

《树蕙编》一卷　存　1748

清丹阳魏祖清（东澜，九峰山人）撰

自序曰：礼始于谨，夫妇所以承祖考、广后嗣，乃身世之重且大者。虽曰天命，而人事存焉。尽人事则可以言天，人事未尽而听之天，非能知命者也。夫天地之机生生不息，而患气乘之，或有时阻滞，如日月有薄蚀、山川有崩竭之类是也。圣人者出，则教以修省，运以干济，而七政齐、高山奠、大川通，谓非修人事而裁成辅相乎？昔者神农尝百草，黄帝、岐伯制方药，历代名家祖述阐明，而医学大备，彼岂能保民无夭札，六气之行无有淫厉？只欲尽人补天体好生之意以广生耳。至于男女孕育，乃先天真一之灵萌于情欲之先，䌷缊乐育之气触于交感之后。紫阳真人谓在生身受气之初，朱文公亦谓禀于有生之初，不知其然而然者。审斯言也，似非人事所得参，又岂药饵所能与？但孕育本于精血，精血本于神气，神气本于心志，倘起居不节，饮食不慎，药饵妄进，甚者纵淫欲，伤七情，更极而役心志于歧邪众薄之中，则神气何由定？精血何由足？其不孕不育也固然，是焉得尽诿之天哉？且人生一气耳，太极动而生阳，静而生阴。太极，理也；阴阳，气也。阴阳由于太极，则理可帅气，自人可格天，虽日月星辰、山川河岳，一切万物之化生不外乎是，而又何有于男女之生育为？戊辰夏日，偶叙话及此，友人颇然余说，并嘱余辑书广布，复促之再四。因博采方书，取其醇者以为编，但书成仓卒，恐择焉未精，话焉未详，是望仁人君子，以广生为念，增之损之，削之正之，使天下男无不父，女无不母，而尽人以合天者，生生不已之机，讵有涯哉？乾隆戊辰中元日，九峰山人魏祖清书于润州茅氏有香草堂。

王步青序曰：魏君东澜，恂恂儒者，发未燥，即慨然以济世为念，格于力，其志弗就，去学医。古今医家言皆息心研究，尤邃于羲文河洛之学。阴阳翕辟，倏忽变化，以及山川之所以流峙，草木之所以荣枯，无不抉幽摘髓，而通其理于医。君于此道，可谓三折肱矣。所游历淮、楚、闽、越间，储药以饲贫乏，达官长者靡不倒屣而迎，有所馈赠，应手辄散，萧然旅橐，止载得山经地志以归，家无担石弗问也。余少长于君，订交日久，迩年来，君为其尊人卜兆于吾邑之东郊，岁时展省，因得数数见。出所辑《树蕙编》质余，反复寻绎，为之击节叹赏不置，虽恒言而切中乎理，是家人六二之吉也，是厘降沩汭之旨也，是关雎始之而螽斯、麟趾应之也，是正位乎内正位乎外，而非仅如卜社征兰之兆也。三千之《礼》归于敬，三百之《诗》蔽于无邪。呜呼！生民之本，万化之原，备于是矣。余重君之学，技也进乎道矣，故亟序之如此。至其处心厚、立品端、好行隐德以利济斯世，世固有被其泽者，咸心识之，余不复赘。时在戊辰立秋日，巳山王步青题于后村书屋。

魏晋辉跋曰：右《卫生编》《树惠编》与《村居急救方》《保产机要》，凡四种，皆先大父东澜公所集而梓也。大父以医名江左五十余年，望色听声，如见五脏。士大夫交相引重，以为国工。遇贫乏，则不受其馈，甚有转赒之以药资者。生平广授秘方，随时采录，即未成帙者，人得其方而传服之，亦多立愈。晋辉守先人彝训，自少而壮，于手泽何敢刻忘？鹿鹿尘缘，治生为急。岁辛丑，以楚溪先兄由部曹出守豫省之汝宁，佐理署务。归里后，遭严慈见背，寻觅一抔，历有年所，窀穸之事方毕。岁月蹉跎，未暇经理，以致板多残缺。遇有奇症，访求旧本者来自远方。窃念先大父手集群书，订成数种，原冀流传奕世，永远济人，晋辉不克绍承祖志，抱愧实深。今年近六旬，精力日衰，若不亟为措办，必至朽蠹无存，罪孰大焉？因于庚申秋拨诸俗冗，将原刻各板检查，并求旧本细为校核。越明年冬，修辑完好如初，虽不敢谓医家之圭臬尽在兹编，然起危救急或不无小

补，聊以体先人济世之志云尔。嘉庆六年辛酉仲冬上浣，孙晋辉谨记。

姜斗光跋曰：晋献公赐毕万魏，卜偃曰：毕万之后必大万，盈数也。魏，大名也，先生其苗裔耶？所辑《树蕙编》为广嗣计，自"修德"至"置妾"共八条，礼以闲情，敬以遏欲，福善祸淫之说，不惮三致意焉。得是编而存之，凡为氏族数且逾万必自魏始也。白皋姜斗光拜手跋。

光绪十一年《丹阳县志·方技》曰：魏祖清，字东澜，号九峰，汤溪人。世业医。随父游丹阳，遂家焉。生平潜心经史，王楼村式丹、刘艾堂师恕，交相引重。尤喜以长桑术济人，所制膏丹，名闻京师。著有《树蕙编》《卫生编》《村居急救方》《千金方翼注》行于世。

时觉按：有光绪五年己卯丹阳魏树蕙堂刻本藏上海中医药大学，分修德、调元、药饵、及期、避忌、护养、保婴、置妾、受胎总论、补遗十篇，阐述求嗣广嗣之道。

《女科指要》 佚 1761？

清上海王敬义（协中）撰

乾隆四十八年《上海县志·艺术》曰：王敬义，字协中，从刘正夫游，得岐黄术。殚思妙悟，聚书数千卷，丹铅不辍。远近就治者骈集，有神医称。构浦滨息庐，莳花种竹，神致潇然，寿九十而终。著有《疫疠溯源》《女科指要》。

时觉按：乾隆四十八年《上海县志·艺文续编》载录，嘉庆十九年《上海县志》及嘉庆二十三年《松江府志》并作《女科选粹》。

《妇科玉尺》六卷 存 1774

清无锡沈金鳌（芊绿，汲门，尊生老人）撰

自序曰：尺者，划分寸，量短长，取其准也。尺而以玉为之，分寸所划，坚久不磨，尤准之准也。余窃思短长之数，必取准于尺，于物然，于病亦然，于妇女之病更无不然。何则？妇女深居闺房，则情不畅；妇女见地拘局，则识不开；妇女以身事人，则性多躁；妇女以色悦人，则心偏妬。稍有不遂，即为忧思，忧思之至，激为怨怒，不知忧则气结，思则气郁，怨则气沮，怒则气上，血随气行，故气逆而血亦逆，血气乖争，百疾于是乎作。及其疾作，又苦不自知，即或知之，而幽私隐曲，又不肯自达，且多掩蔽。于是其家一委之医，医一凭之脉，而此翕翕跳动之脉，欲藉以测妇女幽私，达妇女隐曲，毫厘千里，贻祸不小。岂非妄意揣度，而未知用玉尺以量之，且用玉尺以求得其准乎？昔者仓公诊女子，知其欲男子不得，脉出鱼际一寸，是以玉尺量准者也。古来如仓公之医者不乏，要皆量以玉尺而能准者，举古人为法，求得其准焉，夫何幽私隐曲之不可达哉？虽然，言医之书甚繁，其不能读者无论已，有能读者，苟非识精见卓，确有把持，将此纷纷聚讼者，何自援以为准？余故不惮参稽，著为妇科六卷，所言诸病，必按脉切症，要于的当，不失幽私隐曲之所在；摘录前人之语及方，悉皆至精至粹，百用百效者。以是而当尺之分寸，庶几如玉所划，坚久不磨，取以量妇女病，应无不得其准之准者欤？乾隆甲午清明前二日，无锡沈金鳌自书。

凡例曰：一、妇女病倍多于男子，其原不外经产崩带数大端，故是书篇目虽止有九，而一切病皆统于是矣。一、每篇正文皆充类至尽，似无遗症，然病变无方，或有未备者，又当临时裁度，因势酌方，不可拘泥。岳武穆云：运用之妙，存乎一心。兵法也，亦医法也。一、妇科书本言妇女病，若求嗣一款则兼言男女，故列于首篇。一、崩漏虽属血病，然非专由经也，前人往往杂于经病中，非是，余故次于产后病下。一、小产原是胎前之患，不得以大产小产递及，今列于临产前者，明其病属于胎前也。一、每篇正文后，前人论说必择至精且当归于一是者然后采录，期免矛盾之诮。一、所采古方，除试验获效外，其余必取方药之性味，按合所主之症，再四考订，果属针对不爽，才敢载笔。稍觉阻碍即弃去，虽分量多寡，亦必筹较，未敢轻心相掉，贻误将来也。一、方有与症相合，本文及前论却俱未引及者，亦附录备考，不肯割爱云尔。

时觉按：收于《沈氏尊生书》。

《女科医案》一卷 存 1764

（原题）清吴江徐大椿（灵胎，洄溪老人）撰

时觉按：载历代妇科验案四百余则，分经带胎产列述，后附治则方药。实托名伪作，收于《徐氏医书十六种》。

《女科指要》六卷，附《女科治验》 存 1764

（原题）清吴江徐大椿（灵胎，洄溪老人）撰

《医略六书》凡例曰：女科之书，由来久矣，创始扁鹊，而自秦以后书多散失，犹赖后贤所续，重出应世。然细绎之，皆记述成文，何怪不能复其旧格也？兹遵师承时用之法，而证治脉药亦属井然，故曰《女科指要》云。

时觉按：前后无序跋，设经候、阴肿、种子、胎前、临产、产后诸门，附女科治验数十则。当为托名伪作，收于《徐灵胎医略六书》。

《女科切要》八卷 存 1773

清海虞吴道源（本立）撰

自序曰：古云：宁医十男子，莫医一妇人，诚以女病倍于男子，而更多不可名言之隐也。其居富贵之地者，更面藏帐帏，臂盖绮纨，医者望闻既难，切脉亦无从仔细，故女科益难从事焉。余幼殚精举业，亦究心岐黄，缘历试不遇，遂以方药应世。数十年来，穷源竟委，上采前贤之著述，旁录时人之议论，成《痢症汇参》一书，既为四方君子称评，劝授梓人。兹复念女病难医，即平日所辑前哲要语，分门别类，汇为一帙，颜曰《女科切要》。质诸二三同志，俱云语简而明，此书一出，将临症者俱可唾手取验，而至难医者从此不难，亟当传世，以为普济之资。因不揣固陋，勉付剞劂云。时乾隆癸巳小春，梅溪吴道源题，年七十有五。

《中国医学大成提要》曰：清吴本立纂辑。本立字道源，海虞人，是书乾隆癸巳刻成。先生究心岐黄术历数十年，上采前贤之著述，旁录时人之议论，穷源竟委，巨细无遗，先成《痢症汇参》一书，风行海内，已采入本集第六类中。复念女病难医，将平时所辑前哲要语，分门别类，汇集一书。其第一卷列调经；第二卷列血崩、便浊、白淫、淋带、血膨、血癖、经准不孕；卷三列广嗣、受孕、脉法、十月胎形，论妊娠调护法、小产、正产、安胎；卷四列妊娠诸病；卷五，列临产诸病；卷六、七、八，皆列产后诸病，及绝产不育、妇女杂症等类。皆本实验，方全法备，简明切要。苟能将此书熟读揣摩，然后临证治病，不难著手成春也。

《续修四库全书提要》曰：清吴道源撰。道源有《痢症汇参》，已著录。是书荟萃前人方论，于调经、广嗣、胎前、正产、产后及诸杂证等，应有尽有，惟末附妇人修饰一门，为近人女科所罕见，似无关于“切要”之义。古籍如孙思邈《千金方》及日本丹波康赖《医心方》则具载之，未尝非先例也。道源纂辑，主于详备，胪列方论，听人随证择用，是书宗旨与《痢症汇参》相同，尚无偏僻之弊。全书于胎产较详，所采之方，皆有斟酌，在女科中尚为平正通达。大凡生产，本属常理，而人之体气强弱及受病原因各有不同，随宜应付，斯为稳著。他书或偏主温通，戒用寒凉，或专主滋阴，反涉腻滞，各有所长，亦各有所短，言之莫不成理，用之未必全宜。是书无特殊之见，近于老生常谈，要在乎临证者之虚衷体验，惟切病乃能得治要，或转胜于自树一帜、专用数方者，利在而弊亦随之也。

时觉按：收于《中国医学大成》。《中国医籍考》卷七十三载录，作三卷，民国三十七年《重修常昭合志·艺文志》亦载录。

《史氏实法妇科》一卷 未见 1781

清吴县史大受（春亭）撰

杨寿元《吴医汇案选辑》曰：史大受，字春亭，清苏州人，居阊门。究心医学二十余年，遍访高明，欲为弟子之列而不可得，赖有古人成书，日对案头，晰疑辨难，无异耳提面命，遂精医术。虑医书充栋，繁简杂出，多则数十卷，诸科毕集，少则数卷，门类不全，恐后学莫知所综，难以为法，故敛繁补简，削伪存真，集成方书一部，凡历代名家辨证论治得心应手经有实效者，悉宗为法，遂以《史氏实法》名之。尝谓医家有三多：读书多，议论多，临症多，三折肱，九折臂也。《礼》云：医非三代，不可服药。乃教人读三代以上书，若家传无学，虽十代亦属庸医。其如好奇夸张，欺世盗名，投刺走托，交游吹荐者，拘泥陈迹不知变通者，畏寒畏热毫无把握者，更若朝见方书，暮则轻试，皆近时通病，莫可挽回。

民国二十二年《吴县志·艺文考》曰：史大受，字春亭，居阊门。著《史氏实法》八卷。

时觉按：《联目》载有清抄本藏南京中医药大学，经查未见。史氏撰《史氏实法》八卷，是书外尚有《实法寒科》《实法痘疹》，抄本。其书后传于朱廷嘉手，补纂而成《朱氏实法》，中国科学院藏有光绪九年抄本。

《增注寿世编》 佚 1795

清宝山汪沅撰

民国十年《宝山县续志·艺文志》曰：是书刊于乾隆年间，后屡刊屡有所增，皆胎产经验良方。沅精于医理，曾详加注释。编中治幼科慢惊方法，尤为奇验。

时觉按：是书皆胎产经验良方，与“青浦诸君子”所辑《寿世编》不同。

《郑氏女科集义》一卷 存 1821

清吴县郑祥征（继善，少遇，念山，敦复老人）撰辑

自叙曰：《易》曰：坤道成女。《千金方》曰：妇人者阴气所集。坤体外实而内虚，阴质露柔而伏刚，女子之受于天而聚于形者，原与男子不同流也，况其冲任漏泄，为经为带，崩漏生产，耗蠹劫夺，故其血液营卫易生疾病。即其经带、产育，亦复有常有变。加以性情之偏执，内伤之多端，是以众患横生，有关生死。先贤特立专科以调治之，职此故也。当世所传女科方书，不为不多矣，不独繁简鲜当，挂漏支离，与夫泥古袭近，种种之多弊，欲求其精，适用不为空言，可守可传，深入理窟者，十不得其四五，无怪乎一乡一邑，妇女之以胎产死者，终岁计之，不啻倍蓰于男子，盖罹其患，无有以方术救之者耳。余家世业是科，自宋迄今五百余年，先世所传方论，虽散佚已多，而其留存者迥与世本有异，盖因考究探索之专精，故得精切适用之真实。余既病流传其本之无佳书，遂采集各种女科，重加采辑，而以家传方论参入其中，大纲细目、经法变治，无不毕具。其于因症源流，尤加详讨，实者何道从来，虚者何道从去，合形气，参色脉，务使知其所以然，不徒言其所当然，俾学者、用者醒心豁目而后已，庶几不蹈空言之弊矣。夫医学之难，难于应变，而医事之精，精于识源，岂徒女科哉？惜吾不能遍招天下业医之人，而悉告之以探本穷源之学也，故以此《女科》一集，为天下业医者升堂入室之嚆矢云尔。道光元年上浣月，郑祥征敦复老人自叙。

《吴县志》曰：郑祥徵，字继善，号少遇，晚号念山。世习女科医，祥徵潜心研究，不泥古方，时奏神效。尝采辑历代名医议论，成《灵兰集义》若干卷。工诗，著有《念山草堂存稿》。

时觉按：郑序所谓“世业是科，自宋迄今五百余年”者，似为传《女科济阴要语万金方》昆山郑亭字春敷者后人。是书有道光元年辛巳抄本藏上海中医药大学，当亦《灵兰集义》之一部。

《东山妇人科》二卷 存 1829

清亡名氏著

原叙曰：妇人之病有可治者有不可治者，皆心性善恶使然。如德性温柔，举止端重，孝顺翁姑，助益夫子，井臼、桑麻之事无不备举，必无灾病，虽或有之，亦易为治；若逆诟险恶，罔尊凌卑，衣食自私，不图宗祀，犯有七去，助无一能，是病成膏肓，天实为之，虽卢扁复生，亦难治疗。予洞识病源，借立医方以为劝戒，胎前产后各自有方，详列于后。

时觉按：有道光九年济南活字本藏浙江大学医学图书馆、南通市图书馆。原叙与《薛氏济阴万金书》相似，首妇人总论，次东山妇人科胎前产后诸证汤方，后为东山陈氏妇人科，秘传妇人科问答凡十六篇，末附《秘传妇人科杂病奇方》。

《女科秘传》不分卷 存 1829？

清亡名氏编撰

时觉按：有抄本藏苏州大学炳麟图书馆，一册，不分卷，封面署□□□道人，因破损无法辨认，前后无序跋，亦无目录。

《妇科宝案》一卷 存 1836？

（原题）清吴县叶桂（天士，香岩）撰，门人锡山华岫云（南田），玄孙叶万青（讷人）编次

时觉按：《联目》载于妇科，作李中梓撰，《大辞典》载于医案医话，有吴锡麟抄本藏苏州大学炳麟图书馆。名为妇科，实属杂录，首载李士材《四言脉诀》，次则摘录本草药性功效，载医案一百八十余例，多内科案。

《验所验》一卷　存　1838

清亡名氏原撰，淞南长柄壶芦园叟传刻

长柄壶芦园叟序曰：余二十年前得此册于破书摊上，无撰人名氏，其序亦残缺不全，惟其名书曰《验所验》，当是其所用之而有验者也。观其书，具有条理，凡分百二十症，皆妇人科之所宜知者。故友张子石虚见而奇赏之，亟用其法以济世，亦无不奇验。今石虚亡矣，能用是书者不多见也，故刊布之俾传于世，以不没作者之心。世复有取而用之者，当亦作者之所愿也。或者曰：此书之法宜于北妇而不宜于南。盖谓其填补之方太少耳。噫！清则燕窝、淡菜，温则雀卵、鹿筋，海错山珍以为滋益，南中近尚愈见新奇久已，古法成方弃如粪土矣。然病之人有不宜于补者，富贵与贫贱有时同也，不用珍奇可也。病者之家有不能购珍奇者，不必强贫贱与富贵同也。即不珍奇之品，亦奏功也，亦何疑乎此书之方法乎？道光戊戌仲夏，淞南长柄壶芦园叟记。

原序略曰：夫经者，常也，一有不调，则失其常度而诸病见矣。若欲调其既病，则惟虚实阴阳四者为要。先期而至者血热也，后期而至者血虚也。先期而至虽曰有火，若虚而挟火，则所重在虚，当以养营安血为主；亦有无火而先期者，则或补中气，或固命门，皆不宜过用寒凉也。后期而至者本属血虚，然亦有血热而燥瘀者，不得不为清补；有血逆而留滞者，不得不为疏利。总之，调经之法但欲得其和平，在详察其脉证耳。若形气、脉气具有余，方可用清用利。然虚者极多，实者极少，故调经之要贵在补脾胃以资血之源，养肾气以安血之室，知斯二者则尽善矣。妇女经脉不行，多有脾胃损伤所至，不可便作经闭，轻用破血之剂，须察其脾胃，或损伤中气，致血少不行，只宜理脾，以白术为君，佐以黄芪、芎、橘、麦芽、归、断等药，以苓、芍为使，脾土旺足，生血而经行矣。如脾胃无病，果有血块，方宜行血。女人郁气最多，凡治女子诸病，以乌药称神，香附开郁圣剂，故古人单用醋附丸调理极效。大抵调理女科，四物汤、二陈汤两方加减，先察内外、脏腑、经络、新久、虚实，方以脉合之。如症与脉合，或正治或以治可也；有症与脉不合者，当审其轻重，辨其真假，或舍症从脉，或舍脉从症以治之。

时觉按：后附《回生丹方法》一卷，有道光戊戌长柄壶芦园叟刻本藏上海、南京图书馆及上海中医药大学、浙江中医药研究院。

《妇婴三书》十八卷　存　1862

清醉六堂校刊

子目：沈金鳌《妇科玉尺》六卷，《幼科释谜》六卷，强健《痘症宝筏》六卷

时觉按：同治元年壬戌华亭浦南高杏庄泰泉醉六堂藏板重刊本藏中国国家图书馆及上海、山东、陕西、甘肃、成都中医药大学。

《重订傅征君女科》八卷　存　1864

清阳曲傅山（青主，公佗）原撰，元和陆懋修（九芝，勉旃，江左下工，林屋山人）重订

陆懋修序曰：经生家言，每以辟去常解，独标新义，为杰出冠时之作。至于医之为道，因病施治，随证投方，宜若无所谓常，亦无所谓新矣。然而一病也，阴阳、寒热、表里、虚实、真假，其病若相同，其原则大异。世医狃于习俗，乐于浅尝，人云亦云，但就病名为治，更不求病本之何在者，比比然也。先生每遇一病，必先列常解于前，而后自解之，非故求新，不囿于常则自成新耳。此书《女科》二卷、《产后编》二卷，《女科》中已列有产后一门，而《产后编》中所载各病又与《女科》卷末似一似二，或重见而叠出，或此有而彼无，先生本属两书，读者未免眩目。因揣先生于产后治法另为一编之意，若专为阐发钱氏生化汤而设，因即易其名曰《生化编》，以避两书重复，而仍不失原书本旨，当犹是先生之志也。尝谓先生是书，力求其新，适得其常，固非炫异矜奇者可比。修之服膺是书有年矣，始从友人处辗转借抄，久之乃得《海山仙馆丛书》新刊本，咀嚼玩味，惜其集中语句杂沓，体例参错，且《产后编》所列类伤寒证，以阳明府胃家实一证属之三阴，此其贻误非细，疑非出自先生之手。祝崖祁氏序文不云乎？此书晋省抄本甚夥，然多秘而不传，彼此参考，多不相符，则雅乐之为郑声所乱多矣。而于阳明府混在三阴之条，尤有不可不厘正者，因于晨夕展玩时，移易增删，改定体例，以女科入门分为八卷，另附《生化编》一编。繁者汰之，冗者节之，晦者明之，杂者一之。始咸丰庚申，迄同治癸亥，悉心厘订，乃成完本，诚欲求得先生真面目，使后儒开卷了然，而非敢有涂改点窜之意也。凡先生之亮节高行，散见于马文甬《义士传》、李子玉《儒林传》，及《觚賸》《鹤徵》《兼济堂文集》《小长芦诗集》中者，当

再汇录成帙，以光益是书，俾读是书者如见先生焉。乃叙其缘起如此。同治三年甲子五月十六日，元和后学陆懋修谨序于青浦舟次。

时觉按：收于《世补斋医书后集》。

《女科歌诀》六卷　存　1864

清元和邵登瀛（步青）原撰，曾孙邵炳扬（杏泉）编辑，玄孙邵景尧（少泉）校刊

时觉按：前后无序跋，附《经验方》一卷，载烂喉痧三方、转筋霍乱五方，收于《邵氏医书三种》，民国二十二年《吴县志·艺文考二》载录。

《女科心法纂补》二卷　存　1870

清亡名氏原撰，吴郡黄寿南（福申，沁梅）编

自序曰：余春初于旧书肆中见抄本《女科心法》两卷，视其论病入理，用药和平，惜两卷纸页大小不侔，笔迹亦非一手，初阅之不料其为全书也，以赀购归，细检两卷，重复而同者数十页，列一字不合，方知为全书无疑，无如卷帙不一，蠹蚀满纸，字间鲁鱼，药方缺失，乃较补编抄成书，但原本无著作之名，而不能知其何人手笔矣。岂专门家世守之秘本乎？因缀数语以待访求焉。光绪庚子中秋，记于知拙书屋。

时觉按：收于《黄寿南抄辑医书二十种》，有抄本藏中国中医科学院，不著撰述者，然其编中有“兼山先生家训”“学山先生训”。兼山，吴县郑栴字兼山，清初医而儒者。尤侗为撰《郑兼山墓表》，谓其所著书有《论证琐言》及《先天水火》《广嗣》诸论。《中国医籍考》卷六十五丹波元胤谓：蒋示吉《医宗说约》参阅姓氏，有郑栴兼山。

《女科要略》一卷　存　1877

清吴县潘霨（伟如，韡园）撰

壶园寓客序曰：韡园居士辑《女科要略》，付之剞劂，而属余校其字，且曰：妇人之病与男子俱同，惟经之前后与胎产之前后则治法有别。此编取傅青主、徐灵胎、陈修园及越中钱氏秘方诸书，择其用药精审、诸名家意议相符者，一以经验为准，无取多也，略而已，非云备也，要而已。今与倪凤宾《产宝》合刻之，俾闺房中各置一编，随时浏览，开卷了然，适遇有症，可免烦乱延医杂投方药之弊矣。余因书其语以为缘起云。光绪丁丑六月朔，壶园寓客识。

时觉按：附《产宝》，收于《韡园医学六种》，民国二十二年《吴县志·艺文考二》载录。

《妇科医方一得》不分卷　存　1877

清上海梅源朱书（拥予，缃城）撰

扉页题词曰：此书为世传验方秘本，原拟筹资付印，以广流传，因世变未果。希后人永珍视宝存之。收藏者志。

民国七年《上海县续志·艺术传》曰：朱书，字拥予，号缃城，国华三子，附贡生。幼多病，研阅方书，洞知奥窔，遂以医名。好吟咏，得诗三千余首，晚年删存七卷，犹病其多，丐诗友青浦金玉、同邑贾履上更选定之。旁通非但舆家言，尝改正蒋氏《水龙经》，惜稿已佚。光绪三年卒，年七十有五。著有《医学述要》十一卷、《药方叶韵》一卷、《医方一得》六卷。

时觉按：《联目》不载，《大辞典》佚，有抄本藏中国国家图书馆，2004年收于《中国古代医方真本秘本全集·战国至宋元卷》第40册，影印出版。前后无序跋，扉页作：世传抄本珍秘，《妇科医方一得》，张维墝、张维忠二位；卷端作：《医方一得》，梅源朱书缃城氏著；目录载列临产门二证、产后门二十八证、癥瘕门、乳门、前阴门诸证。据民国七年《上海县续志·艺术传》，朱书卒于光绪三年，则为清人，非元人；是书或为其《医方一得》六卷之一。

《女科切要》　佚　1878？

清奉贤陈遇天撰

光绪四年《奉贤县志·人物志四》曰：陈遇天，萧塘人。精女科，疗病如神。著有《女科切要》。

《女科规条》 佚 1878？

清奉贤路藩周撰

时觉按：光绪四年《奉贤县志·艺文志》载录。

《女科选注》 佚 1878？

清奉贤陈士锦（文珊），陈泰来撰

光绪四年《奉贤县志·人物志四》曰：陈士锦，子泰来，继先业，著有《女科选注》。

时觉按：光绪四年《奉贤县志·艺文志》及光绪十年《松江府续志·艺文志》载录。

《女科纂要》三卷 佚 1881？

清嘉定王桓其（德贞）撰

光绪七年《嘉定县志·艺文志三》曰：《女科纂要》三卷，闺秀王桓其著。桓其字德贞，珠女。

《女科正宗》 佚 1887？

清武进杨汝器（镛在）撰

光绪十三年《武阳志余·经籍下》载录，曰：处士杨汝器镛在撰。

《女科指南集》四卷 存 1893

清申江戴烈（武承）撰

凡例略曰：一、大道全体由之易，知之难，欲其知之，不反复致详，何由得乎？管见哓哓，殊觉其赘，良欲使难者归于易耳。一、治病之法有经有权，经者道之常，权者道之变。蹈常履变，固因乎病，施经用权，悉在于人。信得其权，当不以经为例。一、病有取脉为凭者，有取症而舍脉者，盖以望与闻，闻与问之余，尚有疑而难定，以故取之一，决非专主于脉而治病也。每见侈谈脉理者云：病可以不说，脉自了然。脉之为脉，果如是乎？篇中罕论其理，非偏且略也，当以为例。一、调经方论前人主于温补者恒多，篇中寒凉独进，克伐就施者，良以病在则从，非嗜偏也。一、胎前诸症前人大都以安胎为主，然必究胎之所以不安者由于病，病去胎自安。篇中专于治病而不云安胎者，欲洁流先澄源之法也。一、胎产之难，前人催逼之剂良多，然后时之弊尚缓，先时之弊可骇。必正产之□□见，方克有济。篇中谆谆反复，良加苦心也。一、产后诸症前人主于温补气血，虽有他症，以末治之。然必视其孰轻孰重，孰缓孰急，孰当养正，孰当驱邪，然后处方，庶不致误。篇中辄用苦寒顿施驱荡，病之宜，事则然耳。咸有治验可征，非浪语也。一、汤散丸方皆苦心搜讨，推敲于理之至极而出，非泛泛臆度任意者，故对症而施，靡不奏效。幸高明勿以为妄。

时觉按：光绪十九年上海古香阁石印本藏浙江省中医药研究院，民国二十二年苏州中国医学研究社铅印本藏上海中医药大学、中国国家图书馆。

《资生集》六卷 存 1893

清亡名氏撰

时觉按：是书前后无序跋，卷一、二总论经带诸病，卷三、四述胎前，卷五临产及产后，卷六妇科杂病，后附《补遗》《集方》。有光绪癸巳抄本藏上海中医药大学，2004年收于《中医古籍珍稀抄本精选》刊行。

《竹林妇科》三集 未见 1897？

清无锡沈步云（更名融照，小庄，莲乙）撰辑

《吴中名医录》曰：沈步云，更名融照，字小庄，号莲乙，清无锡东绛人，生于道光五年，卒于光绪二十四年。幼颖悟，从钱及何读经书，习制举文，屡试未第。父玉堂，字蒲庄，工医，步云承先业。咸丰庚申，太平军至邑境，步云挈眷避居上海，行医赡家，又徙南翔镇，侨居开业，翌年夏回锡。时兵燹后疫疠流行，乃在乡应诊。光绪初，迁居新塘桥，曾设塾课徒，经四载，又去沪行医，历八年，戊戌秋殁，寿七十四。遗著有《竹林妇

科》三集、《淞沪吟草》二卷。

时觉按:《吴中名医录》据沈克明《无锡近代名医传稿》载录。

《妇科总括》一卷　存　1899

清亡名氏撰,筱轩氏抄传

时觉按:有光绪二十五年筱轩氏抄本藏上海中医药大学。

《女科集说》　佚　1899?

清吴江吴云纪(汝恒,冠震,星甫)撰

时觉按:光绪二十五年《黎里续志·寓贤》载录。

《女科秘笈》一卷　存　1906

清郑照山撰辑

时觉按:有抄本藏苏州大学炳麟图书馆,前后无序跋,有目录,分五十四门述妇科诸证。

《郑氏女科》一卷　存　1911

清郑假山撰辑

时觉按:有抄本藏苏州大学、山东中医药大学。封面为《郑氏女科》,右上角又注“八十三治”,下署“惇荫堂”;卷端作《郑氏女科八十三治》。凡八十三篇,因证立方以治;次为女科大略,亦因证论治,列方二百三十余首;末有“程新仲藏”阴文篆章。《联目》《大辞典》载《郑氏女科》《郑氏女科八十三治》二书,似即是一书。

《玉峰郑氏家藏八十二方选抄》不分卷　存　1911

清苾庵老人辑录

时觉按:有民国抄本藏苏州图书馆,二册,不分卷,前后无序跋,亦无目录。卷端署:玉峰薛医产宅郑氏家藏八十二秘方选钞,甲戌九秋,七十一老人苾庵录。录八十二方,治产科诸症,附方则治产后及一切虚劳等症,又有调经凤雏丸等,附录老幼证症神效丹方。后三分之一为《理虚元鉴》。

《女科揭要》不分卷　存　1907

清长洲赵廷玉(双修)撰辑

时觉按:前后无序跋,目录为女科要旨,收于《赵双修医书十四种》,有光绪三十三年稿本藏中国中医科学院。

《女科秘诀大全》五卷　存　1909

清青浦陈秉钧(莲舫,承注,庸叟,乐余老人)撰

自序曰:余业医数十年,凡一切大小证候,经余手治者不可以数计。晚岁,又应征赴京师,并悉南北体质之不同,气候之各异,精心考察,未尝或懈。阅历所得,用作师资。信矣哉!医道之不易行也,然而行医难,行医而治妇人则尤难。谚云:宁治十男子,莫治一妇人。此谓妇人之病难治也。推究其因,妇人之病本与男子同,而妇人之情则与男子异。盖妇人阴性偏拗,幽居多郁,七情所染,坚不可破,而且面加粉饰,语多隐讳,仅凭切脉一端,下药岂能免误?此就杂证言之,已觉诊视之非易,况复妇人经候,与夫胎产各证,自有专科,更觉难之又难。率尔操觚,鲜有不败者矣。余因鉴及于斯,每当公余之暇,博览群书,采取先贤之精义,匡补一己之不逮,孜孜兀兀,历有年所,至耄不倦,与及门诸弟子,采索钩稽,研求讲解,于女科尤加详焉。凡有所得,辄笔之于书,分门别类,厘订成编,略参按语,用以析疑。本属课徒之举,初无问世之心,置之案头,不期为同人所见,谬加赞许,且目为女科之秘诀,怂恿付诸剞劂。余乃不得已重行修纂,分作五卷,虽未敢自诩美备,而一得之愚,公诸斯世,亦不无小补云尔。时在宣统元年夏月上浣,陈莲舫谨识。

曹沧洲序曰：往岁，德宗病剧时，余与先生同应征召，赶赴京师，会晤于旅邸中，讨论方药，得聆清诲，益信先生医学湛深，识见宏博，有非余辈所能冀及也。遄返后，余因应诊事冗，不获常相亲炙，每引以为憾。一日，有同里张君荫芗者，先生及门高足也，来造余前，袖出《女科秘诀》一书，丐余作序以付梓。余不敏，未敢贸然下笔，遂留存之。批阅数夕，五卷始竟，见其中汇粹先贤论说，备述妇女病原，纲举目张，细大不捐，悉从根本着想，条分缕晰，朗若列眉，使后之学者得以升堂入室，窥奥窍而抉藩篱，实出先生挈引之功也。而又参加按语，发明精义，首于调理经脉一端尤所注意。盖经脉既调，妊娠可必，故继之以胎前。胎前无恙，临产何难？故又继之以临产。临产得法，产后亦安，故复继之以产后。次序井然，证治咸备，殿以杂证，藉补调经之不是，初非泛设，具有深意，首尾一贯，洵极女科之能事矣。虽缺种子一门，较异于他书，而不知种子即寓于调经之中，毋烦赘言。然乎？否乎？敢还质诸先生。余用是不揣谫陋，聊志数言以为序。吴中曹沧洲序于五峰书屋。

凡例曰：一、是书专治妇女之病，凡与男子相同者悉不拦入，因定名为《女科秘诀大全》。一、是书搜集诸家论说，考证妇女之病源极为详细，与个人著作不同，亦取述而不作之意。一、是书于诸家论说后略加按语，分析前贤之精义，非徒逞一己之辩驳也，阅者谅之。一、是书分门别类订为五卷，一经脉，二胎前，三临产，四产后，五杂证，各载方药，可以备用。一、是书所列杂证一卷似与男子相类，然妇女多肝经气郁各病，未可删除，因附于经产之后以资讨论。一、是书于种子、育婴二门概付阙如，因种子关于男女之事，非平日修身积德不为功，徒恃方药无益也，小儿自有专科，故不采入。一、是书条目繁多，故分一二三四等字，点清眉目，可使阅者一览而知。一、是书多有未尽善处，所望诸大方家有以匡正之，则幸甚。

时觉按：民国间上海广益书局有多种石印本，2007年收于《民国江南医家著作选粹》，福建科技出版社排印出版。

《坤道指南》不分卷　存　1911

清根心堂主人纂，毓岩山人笔

子目：《坤道指南》、《薛古愚女科方》、《产科问答》二卷、《产科万金方》、《仙传秘方》二卷

题词曰：此是耑科家抄录秘传，千金可舍，此不可失。

时觉按：全一册，署为根心堂主人纂，毓岩山人笔，前后无序跋，亦无目录；中缝署：坤道指南；诸子目书无署名，亦无目录。有抄本藏上海中医药大学。

《凤林寺女科秘宝》不分卷　存　1911

清凤林寺僧慧明撰

序曰：此书系南京凤台门外牛首乡凤林寺僧慧明传出，一派于浙江萧山竹林寺僧静暹济世；一派于本寺。适有王继斋，年过半百，尚乏后嗣，到寺求药，如得一子，愿以捐资普济。僧云：居士若果能真心普济，愿将祖师遗秘书传授。斋即立誓。僧与斋交契益深，后将秘书付继斋，普济一年，果得一子。至甲午年九月间，斋患病，偶遇清江逸樵谈及，樵为医数月而愈，后复临危，仍请樵医得全。斋曰：无以报德，余有秘书一帙赠兄，积德养身，莫过于此。樵即拜受，及展卷，内中字眼多有不解，更祈指示。斋曰：另有一单对症用药，不可加减。即付樵。樵得书归家，数月之间，连作十余症，药到病痊，真有神异。余知其妙，再三求传，数年不许，直至樵同余岳父往贵州作官，临别谈及前因，随传于余。然犹未信此书之真伪，及至竹林寺，见有“凤林寺嫡派”匾额，始知其不谬也。

时觉按：封面题为《凤林寺女科秘书》，其序题为《秘授妇科一〇二拾症引》。有抄本藏上海中医药大学、浙江省中医药研究院。

《秘授妇科》不分卷　未见　1911

清凤林寺僧慧明传

时觉按：附《宋纯阳祖师傅杭城郭有德牡丹十三方》《竹林寺产科调治问答》。有抄本藏浙江中医药大学。

《女科摘要》　佚　1911？

清嘉定匡谦吉（恒甫）撰

时觉按：民国十九年《嘉定县续志·艺文志》载录。

《女科撮要》一卷　佚　1911？

清川沙张清湛(见山)撰

时觉按:民国二十六年《川沙县志·艺文志》载录。

《金氏女科医案》一卷　佚　1911？

清吴县金肇承撰

时觉按:民国二十二年《吴县志·艺文考二》载录。

《妇人集》四卷　佚　1911？

清江苏陈维嵩撰

时觉按:民国《江苏通志稿》卷一百九十八《经籍》载录。

《医学宝筏》三卷　存　1911？

(原题)沛国华佗(元化)著,周先生删补,清黟县汪连仕(瀛先)抄辑

时觉按:《联目》《大辞典》俱不载,《新安医籍考》载录于《附录·安徽省博物馆书目》,"不著撰者",有抄本藏安徽省博物院,撰辑年代不明。全书三册,抄于"荣演堂"方格稿纸。第一册前半阙损,始自"妇人小便白浊白淫",下为经水先期第五、经水过期第六、经水多少第七、经水颜色第八、行经腹痛第九、行经发热第十、逆经第十一、浮肿第十二,述证论治列方,后附医案;下为调经诸论,载心脾为经血主统、经不调由风邪客于胞中、论三月一来为居经等;下则为调经通用诸方。第二册卷端题:《医学宝筏女科胎前杂症》卷二,下署:沛国华佗元化氏著,周先生删补,新安黟邑汪连仕瀛先甫敬抄。第三册卷端题:《医学宝筏女科杂症》卷三,署名同卷二。托名华佗,显然不实,周先生无名无字,亦不知何许人,是书或即汪连仕编纂辑录。《联目》于"临证综合门"载录亡名氏《医学宝筏全书》十卷抄本残卷藏上海图书馆,《大辞典》谓经查未见,撰著者、书名、卷数、内容均异,当非是书另本。

《嗣产法论》一卷　未见　1548

明吴县薛己(新甫,立斋)撰

时觉按:崇祯五年壬申十竹斋刊袖珍本《薛氏医案九种》列是书于内而原缺,《联目》《中国医籍大辞典》俱不载,查日本全国汉籍データベース亦未见。《中国医籍考》卷七十三载录,并谓"存"。

《济世珍宝》二卷　存

明王詠(太朴山人)汇集,沈震(卓斋)校录

时觉按:是书无序跋,卷首录《西山真仙卫生歌》《后卫生诀》《养生却病歌》,次《广嗣要语》,后亡名氏《坎离种子神方》,后附延龄种子方、保产无忧方、马料豆仙方。有明抄本藏南京中医药大学图书馆,2004年收于《中医古籍珍稀抄本精选》刊行。

《坎离种子神方》一卷　存

明亡名氏撰

自序曰:余少娶,既壮,而熊羆之祥不协。稽诸古方,曾服世传南岳魏夫人济阴丹、续嗣阴生丹、紫石英丸、秦桂丸等剂,俱勿获效。因阅丹经子书,究阴阳交媾之道,穷生身受气之初,成人成仙之道,先天后天之分,乃知大道之在斯也。遂悟古方因病而说,效于彼者,必不效于此,苟不明阴阳化育之机,徒藉服药以求嗣,犹缘木而求鱼也。于是遍历江湖,幸而遇上人方师父,怜余多病身弱,以致求嗣之塞,教以摄生保身之道,袖出方书一帙授余,戒曰:是书乃雷公岐伯指示内外交养之机中摘出《坎离种子神方》一卷,百投百中,宜敬秘之,勿妄传于无德。余拜受详玩之,乃知斯书深明二五妙合生育之道。按卦五方,推移投疾之法,大臻妙理,非执方胶柱之比,诚有功于斯世。依制服之,家室一时而孕,竟一男一女产焉。越四载,复制前药服之,验如

其初。余药馈亲友试之，俱各得嗣。后游金陵，将此方见授于缙绅士庶，悉获其效。久知是方百发百中，而神化之道不可诬也。窃见世人无子，往往信服金石房中之药，不惟不效，抑且增致他疾，噬脐莫及，心实悯之。昔蘧伯玉恶独为君子，有善而不共诸人，岂有道者哉？敢不自讳，遂将此方逐一致诚较正，录梓与天下求嗣者共之，以布阴骘，保我子嗣克昌，然济人利物之心，又孰有加于此哉？夫好善乐成，孰无此心？行之而不乐，未必得以成乐之，而时未至，亦未必竟以成也。余昔好奇术，凡阴阳医卜之书，靡不究览，遇有奇术切于人道者，辄录以藏之。彼种子神方，旧在余所，常举以济他人，悉有效应，甚珍而欲刊久矣。因不得其详而止，是所为乐之而未得时者也。今以薄宦都下，见小川王先生之本奇书，乃得以详玩先师注述之意，首尾条贯，一览了然，诚藏书也。嗣续乃人伦之大，不得自私，余乃请诸先生，愿捐资翻刻以传于世，是所谓得其成，乐其成，庶不负好善之初心也。得是书者也，他日子嗣森森，岂可忘此书之功及用心之意哉？遂书以录之。

时觉按：收于《济世珍宝》。

《祈嗣真诠》三卷　存　1586

明吴江袁黄（坤仪，了凡）撰

自序曰：予气清而禀弱，苦乏嗣，夙讲于星占术数之学，知命艰于育，且安之矣。后游建康之栖霞，遇异人授以祈嗣之诀，谓天不能限，数不能拘，阴阳不能阻，风水不能囿，信而行之，果生子。予虑天下之乏嗣者众，而不获闻是诀也，因衍为十篇，以风告之，俾嗣续有赖，生齿日繁，而家家获螽斯之庆，吾愿慰矣。嗟嗟，岂独生子一节乎哉？命可永也，穷可达也，功名也建也。触而通之，是在智者。

韩初命序曰：子嗣于生人，系至重矣，曷论王公韦布贫贱富贵之殊。今嘉禾了凡袁先生，思广其生物之心，患天下之艰于嗣者，或惑于数命而不知求，即求而或懵于生生之本也，乃编十篇，首改过，终祈祷，今得日用而信行焉，名曰《祈嗣真诠》，业付梓人矣。然是编也，本建康之异人而明其感应之说云尔。先生登进士，名重于天下，天下士传诵举子业，如《心鹄》《备考》《疏意》等书，命都市纸增价，又作《经世略》三百卷、《通史》一千卷，皆未梓，世莫睹焉。先生衍贯古今，究极玄奥，即诸家杂流，靡不精诣，然而爱物之心实其天性，故举子业则心术阴骘其所重，而祈嗣必本之改过积善，大旨可睹矣。天地之大德曰生，爱者生之本，恣情长恶，残忍其心而刻薄其行，则此身于天地生理亏灭殆尽，安望其生育而繁昌？其祈嗣者往往不少概见矣。故先生出其行之有验者而发明之，其于是编也，颇信理而遗数命，令世之有志者力行之不怠。当知无嗣者可赖之以获螽斯之庆，有嗣者亦赖之以衍麟趾之祥，斯先生之愿哉，而生人之道毕矣。万历庚寅夏，门人东莱韩初命谨撰。

《四库全书提要》曰：明袁黄撰。黄有《皇都水利》，已著录。黄持功过格谨，乡里称为愿人。是书分改过、积善、聚精、养气、存神、和室、知时、成胎、治病、祈祷十门，杂引常言俚语及医方果报之事，颇为芜杂。（四库杂家类存目）

嘉庆《嘉善县志·人物志》曰：袁黄，初名表，字坤仪，一字了凡。邑之赵田人。与嘉善接，因入籍嘉善。曾祖颢，祖祥，父仁，世业读书，俱有著述。黄少负异才，三乘四部、星洛诸书，无不研究，声誉藉甚，因补嘉善邑诸生。隆庆庚午举于乡。万历丁丑会试拟第一，以策忤主试被落。后改名黄，至丙戌始第。

光绪《嘉善县志·人物志》曰：袁顺，字杞山，世居陶庄。善龟卜，豪侠好义。与黄子澄谋匡复，事露出逃。行至吴江北门，作《绝命词》，行吟数四，自投于河。有居民吴贵三者援而出之。吴亦好义，询得其状，破家相容，得免于死。子颢，博学而隐于医。宣德间，大理卿胡概将析县定治，父顺老矣，颢甫弱冠，说概用古太史觇土较轻重法，遂定治魏塘。颢尝著《周易奥义》《袁氏春秋传》《袁氏脉经》《主德编》，惜不传。其曾孙，职方黄也。

时觉按：收于袁氏《了凡杂著》，有万历三十三年建阳余氏刻本。又收于《资生镜》《丛书集成初编》。嘉善袁顺寄籍吴江，其子颢及孙祥、曾孙仁、玄孙黄，俱入吴江，为吴江赵田人，袁黄后补嘉善诸生，复入籍嘉善，故袁黄亦为吴江人。

《妙一斋医学正印种子篇》二卷　存　1636

明兰陵岳甫嘉（仲仁，心翼，妙一居士）撰

《种子篇》自序曰：《种子编》乃予《医学正印编》之一也，合女人调经、固胎、护产为上下卷，藏之笥中久矣。曩者在金陵时，待御赵公劝予授之梓，予见峦儿饮冰茹蘗，未便购梓，及随任禹杭半载，见儿悬鱼之署，垂橐更甚，是编几付之尘蠹，无复公世想。适触杭城中有标榜通衢，鬻打胎绝产之方为业者，其术之不仁一至是，儿虽禁示颇严，未必无一二潜鬻以图射利者。天下往往有求嗣而艰育者，乃怀妊而反欲堕之，不几拂天地好生之德乎？予于是出是编命儿曰：宁减我辈衙斋之膳，亟授之梓，以告杭人，并以告天下之为杭人者，庶不至习为残忍刻薄之业。缘是而减口腹之奉，可以惜福；习保身之法，可以延年；得广嗣之意，可俾天下男无不父，女无不母。为当今圣天子，成一多福、多寿、多男世界，予与尔之心不更惬乎？峦唯唯，旋付剞劂。妙一斋主人述。

《女科》小引曰：按：治妇人证，自扁鹊过邯郸为妇人带下医语后，张长沙、孙真人、白敏中、李师圣、郭稽中、陈无择、杜诸君子出，各有著述，第诸书或简或烦，散漫无统。至临川陈自明始采摭诸家，辑成方论，是为《大全良方》，纲领节目亦灿然可观。然其论多采《巢氏病源》，什九归诸风冷，药多破散燥烈，不善用者比比多误。至薛立斋则全以己意芟除，一翻前人之案，唯以调脾胃养气血为主。此诚得医家之王道，为救时之良医。独短其不以去病为事，令后人不免有骤补大补失于次第节宣之害。若王金沙，则折衷己意，存陈氏之旧而收薛氏之全，庶纲领节目于是乎大备，而无遗漏偏驳之憾。然有识力者固喜其方之备、论之全，可以唯吾斟酌，而识力未逮者则犹入五都之市，目眩心惊，茫茫无所适从。予于是亦参以己意，详为考订，使寒暄不混、补泻不淆，而其要总归于调脾胃养气血，以为生生化化之本。若大破大散大寒大热之剂，不得已而用之以去病。俾览者豁然洞晓，盖风气寖薄，非独男子之禀气远不及古人，而女人之不及古人尤甚，酌今正以准古，即令扁鹊诸贤复起，当不以予言为谬。妙一居士仲仁氏识。

《女科》附记曰：予以调经固胎护产诸方并入《种子》一编者，盖以阴配阳，因子顾母，正种子之成功也。若夫胎前产后，杂症尚多，而调治方论亦不一，嗣入《女科全编》，兹不具载。

岳虞峦跋曰：峦不敏，食高曾之书泽者已累世于兹矣。家鲜舂粮，而字窖书仓颇与公卿大夫等，即公卿大夫之志不在书者，亦或不及焉，犹世贾者之余于资，世穑者之余于粟也。至先大父启蒙公，以文章业名于世，然丰于种而啬于年，且体甚文弱，遂以其余嗜及神农黄帝诸书，然以之养身，犹未济世也。至家大人而天禀既闳，绩学日茂，少期踔厉胶序，下笔辄数千万言，崇尚高古雄健，魏晋以下书，夷然不屑读也。适其时古学湮澌，文体卑下，凡经生家，见有猎古者即狂而笑之，所以家大人之学又不售。及年四十，而峦之发已覆额矣，幸叨夙惠，能读父书。大人乃慨然曰：余之力业于斯已二十年，棘围之役，五战而五北。碧翁之意，其在子乎？余有此方将窥烟波而瞰沧洲，何能与儿曹争此蜗角？遂将举业家言一切束置高阁，且覃思殚虑，治隐相之事，所全活以千万计，而概不责其报。不两年而峦隽于乡，逾三岁而隽于国，意者累叶诗书之泽，数年利济之功，于兹而食报也哉！然峦又善病，自髫年以及弱冠，无日不需药饵。及入仕而兴复萧疏，目眚作祟，几几丘明之失明，犹幸稍事服食引导，得还岩电。是心之不盲资家学，目之不盲资家药也。虽未敢希陶隐居之仰青云、睹白日，而笼中苓蜜，或不烦给县官尔。家大人所著《医学正印》一书，不下百卷，日因峦窭甚，未及授梓。今幸尸禄于杭，愿借慈云岭上一株，以资削简。先出《种子》一卷，为杭民广嗣，余亦渐次公世，是大人以寿身者寿国，而峦窃以养亲者养民。孟夫子所称亲亲而仁民，意在斯乎？意在斯乎！峦不敏，谨述其概，斋沐而跋于编后。崇祯丙子上巳日，男虞峦熏盥百拜书于杭署之雪堂。

《续修四库全书提要》曰：明岳甫嘉撰。甫嘉字仲仁，号妙一居士，武进人。儒而为医，著书统名曰：医学正印。此《种子篇》乃其中之一种，分男科、女科为上、下卷，大意男以养精为主，而去病宜先，女以调经为主，兼养胎之法。持论尚为平实，无偏倚诡诞之言。案：生理乃人之常，无子者病为之耳，治其病则可复生生之常理，无待别求种子之法。世人不能寡欲清心以端其本，医者循俗，往往以温补之剂求效，反以助欲，流弊无穷。是书于男科所列治效诸案，尚能对证选方，而其丸丹等方，仍无以异于通行者。盖既以种子为专书，已出于俗见，终不能脱去窠臼。至于卷首总论生理诸条，俗说相沿，揆以科学新理，皆成刍狗。当科学未发明之时，虽可勿苛论，然名医著述于此类无佐证之言，正不必人云亦云，加之发挥耳。考《武进阳湖合志》，甫嘉子鲁峦，崇祯辛未进士，官至江西布政司参议。是书为鲁峦官杭州时所刊，有其后跋云：《医学正印》全书不下百卷，先刊一种。其他种并未见传本，不识果有成编否？

时觉按：《医学正印》有子目十六种，岳虞峦跋言：不下百卷，先出《种子》一卷，即是书。又名《种子全编》，分男科、女科各一卷，有自序，《中国医籍考》已录，其女科另有小引与附记，可知并非《女科全编》，《联目》以为又名《医学正印女科》，恐误，《中国医籍考》另出《女科全编》专条为是。原有自序及赵志孟序，当为《医学正印》十六种之序而非《种子编》之序，参阅《丛书门》。

《女科全编》 未见 1636？

明兰陵岳甫嘉(仲仁,心翼,妙一居士)撰

时觉按:《中国医籍考》卷七十三载录,“未见”;《联目》不载,《大辞典》《中国医籍通考》“佚”,《中国医籍通考》且有按语:是书丹波元胤《医籍考》有载,然未见,疑即《医学正印女科》之别称也。岳甫嘉《医学正印》有《女科证治全编》,丹波氏据以载录为《女科全编》,诚是;疑即《医学正印女科》之别称,亦为有理。《医学正印种子编》二卷,分男科、女科各一卷,其女科另有小引与附记,附记曰:“予以调经固胎护产诸方并入《种子》一编者,盖以阴配阳,因子顾母,正种子之成功也。若夫胎前产后,杂症尚多,而调治方论亦不一,嗣入《女科全编》,兹不具载。”明言并非《女科全编》,《联目》以为《医学正印种子编》又名《医学正印女科》,当误。是书搜寻未见,仅《中国医籍通考》载有《医学正印女科》明崇祯九年丙子刊本,又不明馆藏,恐亦《种子编》之误。查中国中医科学院图书馆藏有《医学正印种子编》四卷,或包含《女科全编》二卷？待考。

《祈嗣种子篇》一卷 存 1638

明松柏子辑

跋曰:夫心者,妙万物而兆吉凶也。故上帝垂训曰:人能于颠覆流离之际,善用一言,上资祖考,下荫儿孙,岂不在心之所存乎？昔禹钩之为善,仲淹之恤孤,传之万世,后倩贤哲者不绝焉。王介甫之所行荼毒于世,故子孙生有项带内枷者,敢望其贤而终不致泯灭乎？是故人之一心,所存乎仁,为体而所有,为工夫为用。苟有其体而无用,则虚远天命,何所成功？今观松柏子之存心,则合天地之地为心,真仁君子之所施也。得此书,不自私于己用,广其传刊行天下,纳人于寿域而生生不已,则富贵功名,延年百岁,即可见矣。于是乎跋。

时觉按:又名《继嗣珍宝》,与《金精直指》合为《房术奇书》之卷下,收于《摄生总要》。

《嗣育》一卷 存 1673

清如皋丁其誉(蜚公)撰

小序曰:天地氤氲,男女媾精,岂假智虑哉？文中子云:未知为人父母之道而生子,是以男女不育而民人多夭。是固有道焉。世之乏嗣者误求种子良方,妄服药饵,终鲜实效。诚了然于男女受病之源,因证施治,人人可庆螽斯矣。爰集众论有关于衽席者,为《嗣育》。天柱丁其誉识。

乾隆十五年《如皋县志·人物传》曰:丁其誉,字蜚公,顺治乙未进士。释褐后,授石楼令。读书之余,兼精岐黄术。楼民病贫,不能药,其誉施药济之,抱疴复起者甚众。任满,擢行人司,奉使星三出,历万里。所著有《寿世秘典》《耆英录》诸书。年六十三卒。

时觉按:收于《寿世秘典》为其五。

《广嗣论》 佚 1690

清吴县郑栟(兼山)著

尤侗《郑兼山墓表》略曰:君故医而儒也。至其考究《难经》《素问》《金匮》禁方,保御未尝数数然有所指授也,而君宿惠妙解,以意得之,虽遇疑疾,投之辄愈。居恒记其所验治者,一岁几何,更仆难数,有如淳于意之对文帝者。所著书有《论证琐言》及《先天水火》《广嗣》诸论。其亦太史公所谓守数精明,修序弗易者乎？(《艮斋倦稿》卷八)

丹波元胤《中国医籍考》卷六十五按曰:蒋示吉《医宗说约》参阅姓氏,有郑栟兼山。

《性源广嗣》一卷 存 1691

清吴县王宏翰(惠源,浩然子)撰

自序曰:阴阳妙合之真,谛辨男精女血之偏说,然育嗣之机,惟赖乾元之培养,坤质之调和,秉时候之适齐,凝宝结胎,有美物诞瑞之征。至男质之厚薄,女禀之盛衰,皆启微晰秘,条论而列方,务诊用合宜,岂止育嗣,更得元阳坚固,却病顺生,则神旺而寿益,有永保天真之乐。但胎孕既凝,而胎元化形次序向无定见,今抉微确论,使千载疑案,一旦剖明,又预验男女之兆,有内测外察之别,其怀孕变常,有十五六月之异,防堕孕有保胎之方，求子保育有养性之章，安胎易产有胎教药食之忌，儿之聪慧寿夭虽禀由元质，有时会地土之不同，男女体质之乖，有不可夫不可妻之变。定四行，配五藏，辨金木之非，尽阐发无遗，泄天地之秘，启迪世人，奚独广嗣云尔哉？康熙三十年岁次辛未清和月，古吴浩然王宏翰撰。

时觉按：有康熙三十年辛未刻本藏云南中医药大学。《吴县志》载王氏著作多种，但未言本书。

《种子心法》一卷　存　1719

清扬州石成金（天基，惺斋愚人）撰辑

石成金曰：生子虽云天数，然而人能积德，便可回天。果能推广良心，常行方便，随分随时讲好话行好事，自然食天之报如执左券，又何子嗣之不可求耶？昔日窦禹钧夜梦故父谓曰：汝不惟无子，更且不寿，速修善行，挽回天意。钧自是佩服，力行各种利人事，复梦父谓曰：上天鉴知，延寿三纪，赐五子荣显。其后果应。晋国公裴度相主饿死，因香山还带，出将入相，子孙繁衍。冯商还妾，果生冯京，状元及第，时有为《三元记传奇》以劝世者。今略指三公以为求嗣式，凡无子改为有子，细读袁了凡《立命说》则知矣。予有《愚批命诠》数卷，已刻于《传家宝》书内，兹不重载。可知回天是种子第一法，其风水、命相、卜数等说皆未足论也。

时觉按：内容：要回天、选雌、寡欲、知时、知窍、疗治，其总要秘诀在回天意，尽人力。收于石氏《传家宝全集》，前后无序跋，兹录其第一节《要回天》。《联目》《大辞典》载有抄本藏天津中医药大学，经查未见。

《种子神效药方》一卷　存　1719

清扬州石成金（天基，惺斋愚人）撰辑

时觉按：《联目》《大辞典》俱不载。收于石氏《传家宝全集》，2000年中州古籍出版社有校正排印本。前后无序跋，录太乙种子丹、血余固本丸、广嗣延龄至宝丹、大培衍庆丸、南岳夫人济阴丹、韩飞霞女金丹、七宝丹、西台金丹、煨脐种子膏，凡九方。

《大生二书》五卷　存　1781

清古疁王珠（品泉，慎斋），嘉定钱大治（翼清）辑订

子目：《祈嗣真诠》三卷，《重订宜麟策》二卷

王珠《祈嗣真诠》跋曰：丁酉秋，得屠中孚校袁了凡先生《祈嗣真诠》一册，首列《改过》《积善》两篇，意其腐儒家言，置之庋阁；已而览其《养气篇》，心折之，遂卒业焉。前六篇示人以人德入道之门，而祈嗣之道寓于中，后四篇则专言祈嗣。窃惟医书自孙思邈《千金方》以还，言祈嗣者不下数百家，然率皆崇尚方药而已。孰若此聚精养气存神之为得其本哉？一日，同里栅园俞先生见之，击节叹赏，为点评首二篇，怂余将全册重刊，且助之赀。会先生就苏郡广文，余逡巡未果。戊戌春，有友钱上舍翼清者，好古士也，精于医，见此册，亦怂余重刊，共任剞劂之费。时余病目失明，又未及付梓。今春，上舍得一子，余目亦稍痊，乃互相校雠，误者订之，疑者阙之，其扼要处则密圈以别之，内就鉼管僭增八条，各有所本，质诸了凡先生于冥漠中，或不致见诃也。是编自首夏开雕，中间作辍靡常，四匝月而始蒇事。爰书数语以志余之从善不勇，而多俞广文、钱上舍之好善有同心云。乾隆己亥仲秋，后学王珠跋。门人秦宝稼维、姪王燮调元对读。

王珠《重订宜麟策》序曰：往岁，余与钱子翼清有袁氏《祈嗣真诠》之刻，或有疑其无方药者，钱子复录张景岳先生《宜麟策》，集其方于末，拟续刻之。《宜麟策》者，《景岳全书》妇科之一也。余谓《真诠》之祈嗣以道，此书之祈嗣以术，君子重道不重术，奚赘焉？钱子曰：否！道与术相济者也。术不根道则诡，道而无术则迂。《真诠》有治病篇，原未尝废术也，特谓能学养气存神之法，则不须药耳。此书人事篇曰聚精会神，曰致远在气，气由集义而生，不亦重道乎？是二书者，互相表里，又何道术之歧之与有？余韪其言，乃纠谬删繁，序其次，别其纲目，标其精要，而又增经义八条以补其阙，合《祈嗣真诠》而一之，名曰《大生二书》，其义盖取诸《易·系辞传》云。乾隆四十五年岁次庚子三月，疁城后学王珠书于慎斋。

光绪七年《嘉定县志·艺文志三》载录，曰：取《祈嗣真诠》《宜麟策》增补校正。钱大治，字翼清，监生。

时觉按：王、钱二人增补校正袁黄《祈嗣真诠》、张介宾《宜麟策》，《嘉定县志》载录为《大生二书》。《二书》收于《资生镜》，有嘉庆二十五年庚辰重刻本汗筠斋藏板，山西省图书馆有藏，尚无独立成书。

《广嗣五种备要》五卷　存　1821

清崇川王实颖(西成,耘苗主人)撰辑

子目:《种子心法》,《保胎方论》,《达生真诀》,《新产证治》,《全婴须知》各一卷

金照序曰:窃思志士回天,达人造命。天不易回而亦有回所难回,且多有、富有而无所不有;命不易造而亦有造所难造,且大生、广生而不一其生。是知高爵厚禄犹后也,而广嗣为独先,要其所以回之造之之道,无他,在植善果、种福田而已。然植之种之之日,初未尝希求夫似续,而芝兰玉树生于阶除,有不期而然者,若窦禹钧,晋裴度之前事可考也。夫贤媛当怀孕之日,坐必正,行必端,作止语嘿,罔不中礼,所谓胎教也。及既生二三年,甫有知识,早已告以正言,明以正行,反复指示,毫不以邪辟之语漓其性真,自成立后,为子尽孝,为臣尽忠矣。而其于临产之候,尤宜亟讲焉。大凡少年孕妇,当万难自主时,惊惶者有之,急遽者有之。要之,诞生之道,纯任自然,无事勉强,最宜以安静为第一要着,果能如是,而尚或拆副灾害,不先生如达者,岂理也哉?王君西成,体好生之德,扩保赤之怀,性好乐施,作种种利人事,因为父为子之道,是以又兼习岐黄,统汇景岳、叔和诸说,博采《准绳》《金鉴》群书,胪列千条,分为五种,一曰种子,二曰保胎,三曰达生,四曰初产,五曰全婴。于未产而保护之,于临产而慎重之,于既产而调养之,而稍长而教诲之,美无不备,法无不周,增损乎卢氏之良方,变通夫涪翁之妙剂。不惜多金,付之剞劂,公诸同人,广为印送,遂使天下后世有广嗣之乐,无难产之患,免不育之忧,产母婴儿共登寿域。庶几天无难回,而积善者果得石麟之报,名无难造,而修福者定符鸣凤之占,则集是编者其功岂浅鲜哉?是为序。道光元年仲秋,保金照凤池氏题于花树书屋。

自跋曰:盖闻天地化洽于细缊,祖妣统绵于似续。承我宗事,云礽深绳武之思;转尔后嗣,教养见蒙求之正。乃有丝褵亲结于房,弧帨虚悬于室,玉燕投而屡堕,朕兆未孩,石麟降而终夭,童龀早折。纵使中郎有女,少解悲酸,何堪伯道无儿,空伤孤孑,此固伦类所同凄,复载之遗憾也。颖恭承庭训,念事亲者当知医,恪守家传,信修德者必获报。《达生编》广于江左,仅见端倪,《胎产书》秘于浙东,犹多遗漏。爰即《医宗金鉴》《证治准绳》《传家宝》《医通》《医统》《东医宝鉴》《艺海珠尘》等书,并平日累效之药饵,博观约取,集为一编,类别门分,区以五种。为善最乐,行阴骘者上格苍穹;大德曰生,精调摄者旁参人事。既在母而无忧,讵生子之不备?况乎教始安胎,功兼翼卵,坎离交姤以怀婴,精炁同源以袭气。痌瘝乃身,证治详及于新产;诞弥厥月,恩勤爱切于初生。观其备已,睹指而知归,得其要应,朝施而夕效。庶几一索再索三索,多男者梦尽燕兰,五年六年七年,幼教者材皆谢树云尔。耘苗主人西成氏谨识。

时觉按:《种子心法》分回天、选雌、寡俗、知时、知窍、疗治六要,附种子方;《保胎方论》述胎前三十余症,载五十余方;《达生真诀》载临产、十二产难论、既产调护、产难生死歌、产图乖二十则;《新产证治》述产后常见病证治五十则;《全婴须知》论初生儿急救、护理、种痘,后附小儿语、续小儿语。有道光元年耘苗主人刻本。

《秘本种子金丹》二卷　存　1896

(原题)吴县叶桂(天士,香岩)撰

廷瑜氏序曰:夫有人民,而后有夫妇,有夫妇,而后有父子,是故婚姻之后,必求嗣续,乃人伦之大本也。盖男女成夫妇之道,贵乎及时。男子二八而精通,则三十而娶;女子二七而天癸至,则二十而嫁。欲其阴气完备,阳气充实,然后交会,交而孕,孕而育,育而寿,此上古圣人之至教也。今世则不然,男女未及冠笄辄成夫妇,男则精气未充而早泄,女则天癸始至而有伤,所以交而不孕,孕而不育,育而不寿者多矣。故上古之人,春秋皆度百余载而动作不衰,其知道欤?后世嫁娶太早,未及半百而衰,年逾七十者几稀矣。窃夫无子者,贫则计不能得,无如之何;富且贵者,则千思万虑,终夕不眠,或供佛饭僧,对神祈悃,不然,谋方进药,计出不端,致妾媵无数,始终有不获遂其志者。是皆心行有亏,非命也耶?果能革心之非,所行者善,以阴骘扶持,积德累功,施恩布德,则上天之报施,自然庆流后裔。故先贤立方垂训,以启后人。光绪二十有二年,曲阿廷瑜氏序。

时觉按:是书上卷专论房室宜忌及种子之法,下卷为保婴编。《联目》《大辞典》俱不载,有光绪二十二年上海书局石印本藏山东中医药大学;中医古籍出版社2001年收其卷上于《中国古代房中养生秘笈》。廷瑜氏序未及叶氏名氏,殆为书坊伪托其名者。

《继嗣珍宝》不分卷　存　1911

清亡名氏辑

自序曰：天有人民而后有夫妇，有夫妇而后有父子，是故婚姻之后，必求嗣续，乃人伦之大本也。盖男女成夫妇之道明乎及时，男子二八而精通，则三十而娶，女子二七而天癸至，则二十而嫁，欲其阴气完备，阳气充实后，后交会，交而孕，孕而育，育而寿，此上古圣人之至教也。今世则不然，男女未及冠时即成夫妇，男则精气未充而早泄，女则天癸始至而育伤，所以交而不孕，孕而不育，育而不寿者多矣。故上古之人春秋皆度百余岁而动作不衰，其知道欤？后世嫁娶太早，未及半百而衰，年逾七十者几希矣。切夫无子者，贫则计不能得，无如之何，富且贵者则千思万虑，终夕不暇，或供佛饭僧，对神祈祷，不然谋诸方药，计出百端，致妄滕无数，始终有不能遂其志者。是皆心行有亏，非命也欤？苟能革心之非，所行向善，以阴騭扶持，积德累功，施恩布德，则上天之报施自然庆流后裔，故先贤立方垂训以启后人。此求嗣篇之所由作也。

跋曰：夫心者，妙万物而兆吉凶也，故上帝垂训曰：人能于倾复流离之际，善用一言，上替祖考，下荫儿孙，岂不在心之所存乎？昔窦禹钧之为善，范仲淹之抚孤，传之万世后胤，贤哲者不绝焉。王介甫之所行荼毒于世，故子孙生育项带肉枷者，敢望其贤而不致泯灭乎？是故人之一心，所存乎仁为体而所有为工夫为用，苟其有体而无用，则虚违天命，何所成功？今观机杓子之存心，则合天地之心为心，真仁人君子之所施也。得此书，不自私为己用，广其传，刊行天下，纳人于寿域而生生不已，则富贵功名，延年百岁，即可见矣。于是乎跋。

时觉按：封面题《继嗣秘刮》，而卷端、书口均作《继嗣珍宝》，内容：种子法、轩辕黄帝简生后嗣论、妇女十三岁至四十九岁按月种子，后为金精直指。有刻本藏浙江省图书馆。

《广嗣要方》二卷　存　1911

清金陵松柏老人辑

总论曰：尽万物而观之，山无不草木，地无不黍稷，人无不生育，要之得其养耳。得其养则硗者肥，瘠者以沃，草木何惧乎不蕃，黍稷何惧乎不秀？夫人亦由是也，苟形质过壮而嗜欲无节，久之不免虚衰，赋禀怯薄而摄养有道，终焉亦能完贯。不待少健而老衰，早壮而晚惫，滋悟保护之间固可以税秋冬而复春夏也。昔者名医罗天益言戊午春，桃李始华，雨雪厚寸，一叟令举家击栏堕雪，焚草其下。是年他果萧然，而此园大熟。然后知地之气尚可以力转移，于人之事岂无所用其力哉？余乃不惭愚昧，积以平日所阅缙绅方士之所质诸古今名家论议，著为《调理精血》《直指真源》《男女服药》三论，阴阳虚实四图，合用方法三十二道，附录经验秘方，号曰《广嗣要方》。精切晓明，纤芥非隐，信此以行，将见天下无不可父之男，无不可母之女，而螽斯之应，比屋皆然矣。

时觉按：有清刻本藏上海中医药大学，并收于《四库未收书辑刊》。

《大生集》二卷　佚　1911？

清宝山张朝桂撰

时觉按：民国二十年《宝山县再续志·艺文志·书目》载录。

《女科胎产问答要旨》三卷　存　1279

宋昆山薛辛（将仕，古愚）原撰，清娄水周王政（治庵）重辑

原序曰：古人云：女科，医之难事也。盖其嗜欲多于丈夫，感病倍于男子，况富贵之家居奥室之中，帷帐之内，复以绢帛蒙其手臂，既不能行望色闻声之神，又不能殚切胗之巧，未免尽理质问，病家见其问烦，遂鄙其弗精。予之乐习是业也，因慈亲有疾，刻志于医，远游楚蜀，复适越土，拜访真人，搆讲阴阳逆顺、气运变化、藏府标本、胗候虚实，斯得所传以还。试之累有神效，但方书浩瀚，辞理渊深，尤虑后世之未能悉其大义，故采真人所传《捷要心法》，间以己意斟酌病原，详列治症之法，分门别类，各有条理，汇以成帙，名曰《女科胎产问答要旨》。此业清高，流遗后世，而士君子辈罔不爱焉。凡幼学时宜究儒理，次习是道，一可以修身，更可以济世，其难经胗诀、素问本草，熟习胸中，精研义理，然后施治，必须持己以忠，待人以恕，勿为利牵，勿择亲疏，勿分富贵，勿厌贫贱，凡遇负疾求医者，悉以仁术施之可也。然是书也，未能尽善尽美，幸后之君子参订校辑，共襄成帙，以造乎至极之地。予虽没世，尤见诸君子于今日同也。时宋阏逢岁阉茂小春，玉峰古愚薛将仕识。

周王政序曰：宋平桥薛古愚著有《女科要旨》，从未付梓，相传抄录，讹字颇多，无从考订，且后贤各为增订，诸本互异，未见其能尽善也。兹本余得之吴门薛公望兄处，借抄阅一月甫竣，因识于卷末以不忘得之之自云。乾隆壬辰年五月望日录本。

时觉按：有乾隆三十七年查氏砚秋书屋钞本藏浙江省图书馆。卷首署为：玉峰薛氏原撰，郑氏原述，娄水治庵周王政重辑，香溪信庵朱善钤同校。卷上广嗣论、月水门、脉说、论经问答方歌凡五十六问答、五十一方歌、月水论八则；卷中胎前门、八论、六十四问答、五十四方歌；卷下产后门、脉说、产后论、产后杂症、四物汤加味治法、产后六十四问答、四十一方歌，然方歌多缺失。

《家传产后歌诀治验录》一卷　存　1279

宋昆山薛辛（将仕，古愚）原撰

时觉按：有抄本藏南京中医药大学，前后无序跋。

《便产须知》二卷　存　1500

明颜汉撰，江阴高懋斋校，江阴高宾（叔宗，林下茧翁）刻

高宾序曰：医小道也，而有仁人之功，君子虽不为，亦不废也。矧有系于嗣续之重，切于人道之常，至理所寓而教存焉者哉？家自先祖芬庵府君，强于藏书，百家兼收，得此写本曰《便产须知》，盖医流书也。用之家，示之人，施无不利，知其为良久矣。先君子尝曰：古有胎教，兹实近之。每念广施而未及也。今年夏，伯兄懋斋手为校厘，千里封寄，且示曰：先志也，卒之。予惟产之为疾，家必有之，而其为医人不尽克，且以秘在闺室，违远嫌疑，于凡起居澡浴之宜，幽暗纤微之务，有非尽外医所能预者。然一失其理，则子母俱殆，夭厉之大，系者二焉，是岂寻常痰疾伦哉？此其为书，所宜家置一编而不繁者也。矧果如其所谕而百慎之，则所谓形容端正而才过人者，亦在其中矣。念先志之攸存，又不害为仁者之事，兹故梓行，以与吾人共也。请尝试之，必有可观。时弘治庚申岁十有一月上浣，赐进士文林郎知瑞安事江阴高宾识。

吴鹏跋曰：右《便产须知》凡几卷，顷从陈介泉先生处借阅，今吴郡间有之。昔李师圣得《产论》，郭稽中附益以方，行于世，是岂其遗耶？广俗信巫少医药，此方多经验，其为证易详，法易用也。乃属郑子尚刻之郡斋，苟家宝是帙，寻文求治，可备急卒，回夭枉，固不必远求诸医也。呜呼！介泉不惟自秘，育物之仁溥矣。嘉靖戊戌八月丁丑日，默泉吴鹏识。

时觉按：有明刻本多种，收于《明刊医书四种》《便产痘疹合并方书二种》。笔者所见为浙江省中医药研究院所藏抄本，不著撰者，前后无序跋，有目录，上卷载嗣续论、交会旺相日、交会禁忌、夫妇方药，及经候胎产诸疾症治，与临产须知论、催生方药、暑月产方、寒月产方，凡四十篇；下卷载逆产横产针法、方药灸法、碍产、坐产、盘肠产等。《联目》《大辞典》作高宾等著，据高氏序，知为其祖芬庵所得抄本，则非高宾所著亦明矣。《中国医籍考》据《澹生堂书目》定为颜汉撰，然今本《澹生堂书目》未见相关记载。台湾中央图书馆藏有明嘉靖十七年跋刊本，收于《海外中医珍善本古籍丛刊》第307册，前有高宾序，后有吴鹏跋，可参阅。隆庆六年，罗青霄辑《广嗣全书》，谓郡守梁月川所寄之《便产须知》，与《全幼对症录》《痘疹书》，三书合而为《广嗣全书》，付龙溪李尹刻之。又谓，梁讳楹，号月川，南京人。可参阅。

《保产育婴录》不分卷　存　1528

明亡名氏撰，无锡周敏学校

时觉按：收于嘉靖七年戊子童氏乐志堂刻《奚囊广要》，前后无序跋，不分卷，无署名，保产八篇，育婴十五法，末署无锡周敏学校阅。《联目》《大辞典》载道光十四年刻本《保产育婴》附《增订达生编》《育婴常语》，藏长春中医药大学；《中国医籍考》卷七十三据《医藏目录》载录《保产育婴》二卷，谓“未见”。

《产宝百问》五卷　存　1559

（原题）元义乌朱震亨（彦修，丹溪）纂辑，明金坛王肯堂（宇泰，损庵，念西居士）订正

王肯堂序曰：产宝，古名典公器也，包含天地，贯穿阴阳，可传而不可秘，可守而不可离，旨通化机之玄，方启心法之妙，其立言专为妇人设科。奥旨微言，多本于名医巢元方之论。凡经络藏腑、水火标本、次第方略，宣畅曲辨；原疾量剂，贯微达幽。极于参两之妙者，忽抄莫遗，诚可以规矩方圆，准绳平直，学医之士，宜

善用之。尝考《千金方》论妇人之疾之难十倍男子，而其所以难者，妇人性辟欲多，慈恋爱憎忧恚之情一染即坚。葛稚川曰：妇人胎产之疾尤为诸疾之剧，若非先令其情意宽缓，药亦无功。是集一传，则胎产之妇抱呼吁之困者，有不资藉灵文回膏肓、赎夭札转尫羸之体而乐于寿考之天乎？但医书浩翰，医理渊源，在昔明哲，虽皓首穷年，得其言而不能得其理，究其迹而不能究其蕴者。如晋王叔和《脉经》一书，古今名典，而宋驸马都尉神医褚澄氏者，据"男子阳顺，自下生上，妇人阴逆，自上生下"之说，以妇人左手三部脉当移取右手，命门脾肺三脉次第之在左手，右手三部脉当移取左手，肾肝心三脉次第之在右手，颠倒排轮合地道右行之义，固为超见，却恐翻按例程，不敢深信为然。须俟后之洞晓《灵》《素》之高明，方可以载司南而定群议也。予敢自用为？

《郑堂读书记》曰：《产宝百问》五卷，旧题元朱震亨撰，明王肯堂订正。倪氏、钱氏《补元志》俱不载。前有宇泰序，称夫产宝古名典公器也，其立言专为妇人设科，奥旨微言多本于名医巢元方之论云云，而不详言得是书之本末，疑后人采掇丹溪诸书中妇科家言以成，而托名于宇泰云。凡分一百问，前为论，后为方，冠以总论九篇。（《四部总录医药篇》）

《中国医学大成提要》曰：元朱震亨纂辑。震亨字彦修，别号丹溪，金华义乌人。明王宇泰订正并序。考宋齐仲甫先生，在宋为医局教授，分治妇人一科。尝撰《女科百问》二卷、《产宝杂录方》一卷，自孕元胎始，气形将护，产前后诸杂病证，剖析答问，明白易晓，嘉泰庚辰二月自序书成。余藏有明隆庆辛未石城居士许榖序重刊本，震亨本齐仲甫书增删改润，别为总论一卷，列《坐产论》《妊娠分别男女脉法论》《转女为男法论》《气形保卫论》《男女七八之数论》《子嗣论》《受胎时日法论》《推旺相日辰法论》，计九篇，为首卷。其卷一自"精血以分男女之本源"第一问起，至五卷"产后下血过多极虚生风"第一百问止，奥旨微言，多本于宋以前名医及巢元方之论。凡经络藏腑、水火标本、次第方略，宣畅曲辨；原疾量剂，贯微达幽，诚可以规矩方圆，准绳平直。学医之士，宜善用之。是书分证设问，答辩用药，无一不本诸齐仲甫《女科百问》原本，惟字句略事改润，竟易以朱震亨纂辑，而齐氏原名，一字不提。查丹溪各书及传略，亦并无言及是书。就炳章所藏齐仲甫《女科百问》明隆庆许氏校刻本，朱丹溪《产宝百问》明王宇泰校刊明本，一一检校，殆为明季书坊以丹溪名震当时，故冒易其名以广销路，未可知也。待考。

丹波元胤按曰：是书未知果是朱氏所著否，有王肯堂序，唯称《产宝》古名典公器也，又不言成于何人手。想是书估托二公盛名，并序文而伪撰者欤？《文渊阁书目》有"《产宝百问》一部一册，阙"，当非是书。钱国宾《女科百病问答》与是书全然相同，可疑。（《中国医籍考》卷七十二）

时觉按：《中国医籍考》已疑其伪，《郑堂读书记》则据"倪氏、钱氏《补元志》俱不载"，王序又"不详言得是书之本末"，而疑后人采掇丹溪诸书中妇科家言，而托名于宇泰云。核对是书与《产宝百问》，唯卷一较齐氏原书增总论九篇，余全然相同，故曹炳章谓"殆为明季书坊以丹溪名震当时，故冒易其名以广销路，未可知也"。《慈云楼藏书志》则直言《妇科百问》"别有一刊本，改名《产宝百问》，题元朱震亨撰，与此本悉同，惟语句间有微异，亦不及此本，前又多总论九篇。考丹溪实无是书，则为改托无疑"，故《产宝百问》即《女科百问》，宋太医院妇科教授齐仲甫撰。现在最早版本为嘉靖三十八年己未吴门德馨堂刻本。

《女科百病问答》四卷　存　1633

明广陵钱国宾（君颖）撰（侨寓钱塘）

宋裕本序曰：余尝谓佛氏之参上乘如一合菩提，若菩提心，若舍利子，亦若珊瑚枝，慈庵芥粒光莹管簇无遍体相，亦无毛度相，游三昧，参上乘，乾坤攸敕正果，而医之道亦然。医以神圣工巧生成大慧，余谓有不尽然，人无实实体验之精，则无虚虚揣摩之识，岐黄而后，生秉神圣工巧之慧者，未如一见浙君颖氏，世共推其极神圣工巧之妙。余于其人亦稔其医之为国手，生来慧识，即体验真精神，人不言，余亦不能参其想。兹《女科百问》一刻，余卒其业自为问答中悉中坤道膏肓其生成之慧绝亦其体验之真精，总之一合一泻，物之元秀一于物之遍体毛度之间，若舍利子，若珊瑚枝，是是非非，是一非一，令人言其为实体得，又言其为虚揣得，若恍若惚，若可若否，术进三昧，功成上乘矣。其坤道之攸彩也哉，其君颖之正果也哉？时崇祯癸酉孟夏廿日，特进荣禄大夫柱国军都督府管府事太子太保西宁侯定庵宋裕本拜撰并书。

丹波元胤按曰：是书与前卷所著《丹溪产宝百问》毫无差异，岂书估以钱氏之书剽为朱彦修所撰者欤？国宾字君颖，浙钱塘人。（《中国医籍考》卷七十三）

陆以湉曰：《续名医类案》卷三十《奇疾门》钱国宾案下注云："钱塘人。万历时人，有《寿世堂医案》四十则，多奇疾。乃刻本由杭太史堇甫处借得。”凡三十二字，阁本无。魏氏家藏本有《奇疾门》钱论肉行一症，可补瘟疫诸书之缺云。观此钱亦当时名手，而今罕有知之者。不有《续名医类案》，不几湮没无传乎？（《冷庐医话》卷二）

时觉按：《联目》不载，《大辞典》《中国医籍通考》“佚”，国内无存。《中国医籍考》卷七十三载录，“存”，严绍璗《日藏汉籍善本书录》载，日本内阁文库藏有明崇祯六年序刊本，为原枫山官库旧藏，后附《钱君颖催产字字珠》一卷，共四册，2016年中华书局收于《海外中医珍善本古籍丛刊》第309册影印出版。卷端题署：《女科百病问答》，浙钱塘钱国宾君颖著，胞弟国鼎君石政，国相君辅较。书列女科问答百题，既有天癸、经候、避年之类妇女生理相关问题，亦有经带胎产妇科相关问题，共列百题。内容与托名朱丹溪撰集、王肯堂订正《产宝百问》俨然相同而本诸宋齐仲甫《产宝百问》，据曹炳章氏考证，则不仅非丹溪著述，亦非钱氏书。钱氏有《备急良方》一卷，天启丁卯乌程唐世济序称“广陵钱君颖以医来游吾里”“频年壮游，走云中、上谷，历榆关，归乃翱翔余浙西，足迹半天下”，则为广陵人而侨寓钱塘，是书卷端署为浙钱塘钱国宾，而陆以湉、丹波元胤直以为钱塘人。

《女科百病补遗》一卷　存　1634？

明广陵钱国宾（君颖）撰（侨寓钱塘）

时觉按：《联目》《大辞典》俱不载。严绍璗《日藏汉籍善本书录》载，附于《女科百病问答》后，日本内阁文库藏有明崇祯六年序刊本，2016年中华书局收于《海外中医珍善本古籍丛刊》第309册影印出版。内容包括：辨奇异证、禀赋、妇女受病之源、用药法、钱君颖催产字字珠，非独立成书者，《中国医籍考》卷七十三专条载录，并谓“存”，故亦列此为专条。

《胤产全书》四卷　存　1602

（原题）明金坛王肯堂（宇泰，损庵，念西居士）撰

自序曰：世之什袭而藏者，金玉玩好已耳，稍有关于世，则乌得什袭而藏之？关于世者，兵农钱谷，重莫与医埒也，老人弱子，又莫若妊妇重也。盖人之身一，而妊妇之身二，方儿为胚胎，性精血而身母腹，母寒热为儿寒热，母虚实为儿虚实，医于此可少忽乎？顾帏幕中乍佩宜男，而辄先露草者，且比比然，岂妊家固有专门治验，未多灵剂耶？予每慨于斯。一日，张孝廉心如过予，烧烛检书，阅数十笥，独胤产无成编，相与咨嗟永夜，为出所藏，付之订梓。噫！古今怵惕恻隐之心能于婴儿者，其于儿之始基更何如乎？证类若干条，方采若干首，妊家胎产前后，纤悉备列，庶取诸左右，无不逢原。猗欤盛矣。予敢恡一标示，而使如金玉玩好，同敝袭中也夫。念西居士金坛王肯堂宇泰父题。

张受孔序曰：予昔在括苍，其府库多奇书，守兹土者，云间新宇俞公，馆谷不佞，得尽阅焉。于岐黄别笥有《产便》数种，予请携归，间以试之室人，无弗效也，试之亲故，无弗效也，叩之业是，又弗有知也。欲梓之以广其传，计偕上春官弗逮，而室人重身，竟殒于产中，过听庸医家，弗知检也。予痛恨甚焉。居无何，侄远文妇一如室人之误，而弗知救。一月之间，里妇相次殒者三四。噫！是予过也。衣珠而弗之省也，过金坛怀之，以质宇泰王公，并得王公手录。远文梓之，名曰《胤产全书》，谈者乃侈曰：是书也成，可以赞天地之化育。予何敢？远文亦何敢？第吾两人均伤弓之鸟，睹伤弓者，不觉故疮痛，如宋人得不龟手之药，因欲尽愈夫水战者耳。不敢望封爵，其敢拟天工。先哲谓，一介之士苟存心于利物，必有所济，吾两人任斯语已矣。若夫云间俞公之授是书，金坛王公之参是书，功德不可思议者也。今而后家置一册乃可。海阳张受孔题。

凡例曰：一、是编宇泰先生考古证今，耳闻目睹，汇集手录，非蠡测所能及者。一、是编专以胤嗣调经并胎前产后，致有杂症在所不录。一、首列提纲，内分四卷，便于寻阅。一、男妇嗣艰非所乘羸弱，即斫丧太早，故首以男子聚精，次以妇人调经，为胤嗣之本。一、男女交媾，受胎各有其时，有过时，有不及时，虽终身由之，而不知其时者众也。今备妇人翕受之时于下，以开发育之端。一、每一症具一论，于先令知受病之源，按方图治，万不失一。一、汤药丸散与外治之法，悉经效验，无得增减，与其授命庸常，孰若循此医案。一、胎前产后症虽同，而用药殊异，故前后一病二类，及方中兼治之剂，阅者辨焉，幸毋轻忽。一、方内药味逐一对症，较其温凉、时令所宜，更无酷烈峻利，取效一时，遗患后日者。一、妇人怀孕，饮食起居，一应动作，具载录中，以便迁避。一、编内分九十余类，具三百症，其中变症人未见闻，细细详赘。一、是编欲其家习户晓，广嗣育生，不事繁炫，不缀余文，令易知也。

时觉按：《中国医籍考》卷七十三载录，收于《续修四库全书》。据张受孔序，是书乃括苍守云间俞新宇所传，经王肯堂参订手录而成者。

《胎产证治》一卷　存　1602

明金坛王肯堂（宇泰，损庵，念西居士）撰，清归安岳昌源（鲁山，泗庵）重订

陈洙序略曰：明王肯堂先生《六科准绳》中女科一种，允为医林一大著作，而不免稍失之繁。今此书为肯堂先生手稿，清初名医岳泗庵先生删校重订，虽仅一卷，而简当精核。余得其稿本于江右黄氏，藏箧中三十年矣，今重尠中医书局钱君季寅之请，校印行世。吾知手此一编者，其于妇科证治如观螺纹而数家珍也。用兵者无一定之法，弈棋者无一定之谱，惟医亦然，苟昧于通变而泥古方，吾知其为孙武、弈秋之所弃，终其身不能涉岐黄氏之藩篱者也。若昧症治而以方试病之庸医，更何论焉？明乎此而后可读此书，且可进而读《金匮》《千金》之书。中华民国十八年六月，江浦陈洙珠泉氏序于沪寓之种瑶草堂。

秦之万序曰：妇人病之别立科目，滥觞于扁鹊之为带下医，继之者仲景有妇人方，至元代设带医、乳医、褥医等科，宋陈自明著《妇人良方》，明王肯堂著《女科准绳》，清武之望著《济阴纲目》，而妇人科遂独立矣。夫妇人与男子不同治，根于生理之不同轨，故经带病、乳疾及胎产诸症，为妇人方书立论之鹄。江浦陈珠泉君能医，于妇人科独长，尝藏《胎产证治》一书。书为肯堂所著，清岳昌源氏重订，分月经、胎前、临产、产后四大类，言不过二万，而纲举目张，简明扼要，妇人病症，了如指掌。宜乎陈君珍为青囊瑰宝，藏之数十秋，按法施治，全活数百人也。兹念异说横流，中医凌替，实效方书，亟宜公布，检付中医书局印行，于是学者得一暗室明灯，终南捷径，而陈君仁厚之心，医林共仰，王氏不传之秘，薄海争诵焉。既倩吾兄伯未审定，余谨为序如此。至于肯堂之书，流传者仅《六科准绳》，前岁中医书局得《医学笔尘》，今复得《胎产证治》，吾知其遗书之失传者当不止此，则更愿中医人士竭力搜求，使先贤之苦心得永垂于不朽，曷胜馨香祷之？中华民国十九年四月，上海秦之万又安序。

时觉按：今所存传本为民国十九年上海中医书局铅印本，流传颇迟。

《保生集要》一卷　佚　1627？

明金坛张文远（振凡）撰

《古今图书集成·医部全录》卷五百十三曰：按《金坛县志》曰：张文远，字振凡，善医，尤工于胎产。著《保生集要》一卷，提学副使冯序之以行。万历四十年授太医院官。子祥元，字元如，亦以工岐黄术称，授太医院吏目。

光绪十一年《金坛县志·人物志一》曰：张文邃，字振凡，善医，尤工于胎产。著《保生集要》一卷，冯曾橧序之以行。子祥元，字元如，亦以岐黄术称。

时觉按：光绪十一年《金坛县志·人物志一》作“张文邃”，“冯曾橧序之以行”。冯曾橧，字伯构，万历三十二年进士，则是书成于晚明。

《保产要诀》一卷　存　1634

明广陵樊如柏（贞卿，寄庵居士）辑

时觉按：《联目》《大辞典》俱不载，国内无存，为日本内阁文库所藏明刊六种十卷四册《续刻简易验方》之卷三，2016年中华书局收于《海外中医珍善本古籍丛刊》第167册影印出版。卷端题署：《续刻简易验方保产要诀》，广陵后学贞卿樊如柏辑。首“保产要诀”，述胎产宜忌诸事；次列产前、催生、产后诸方；再次歌诀“经产指迷”；末附治经诸方、回生丹总论、保生论、经验益母丸。

《胎产护生篇》一卷　存　1636

明淮南李长科（小有，广仁居士）撰辑，当湖陆锡禧（予绵）参，毗陵杨启凤（季衡）定，清源林秀（恕庵）较梓

小引曰：予壮岁艰嗣，服祖传秘方，联举六子。每值闺中坐草时，辄为魄动心惊。壬申夏产第四儿难甚，兼以收生老媪耄而呆，母若子几致俱殒，亟用蓖麻子，侥幸无恙。因是发愿辑《胎产护生篇》，即欲刊行，以为保妊妇婴儿生死关头第一着。迁延至今，仅得家大人已试良方一帙耳。会予友乳迁孙仲氏授我《产要》一

书，为四明卜氏所传，又复旁搜遍采，共成兹编，亦既备厥苦心矣。但保妊自受胎始，前此诸证，有妇科专门在，予不问也；保婴自出胎数日止，后此诸证，有幼科专门在，予亦不问也。因述颠末如此。广仁居士李长科小有氏。

颜茂猷叙曰：人物之灾有二途，生与死耳。生有所乎来，则母与子分；死有所乎归，则魂与魄殊。而当其将生未生，将死未死之际，茹荼纳楚，呻吟万变，宁独身其艰者如棘如疑，即孝子慈父、兄弟亲戚欲分一痛而不可得。虽然，救死者免一死得一生，救生者得一生以全二生，此其功德尤恢乎大哉！是书专为保婴妊设也，浪医费人而不获睹是书者何限？令得家藏户置，全活者可胜道哉？愿力遍满，将使产妇闻其声音而得解脱，不特药石之功已也。宗璧居士颜茂猷题。

于泰序曰：从来物之成败皆天也，历览典籍，或湮没无传，或残缺失次，在在皆是，即圣经贤传，其错简缺略，犹有后世所深惜者，矧曲艺小道，为圣贤之绪余者乎？然能维持使不敝者，其责在人，而修整以成完璧，则人也而实有天焉。吾郡恕庵林君《胎产护生篇》之刻，历有年矣，越数十年而缺三十余页，君重尹君，起而补之，嗣是又阅数十年，而旧本仅有存者，乃板则不完，殆几几乎渐就沦没矣。先是兵燹之余，汪君正宇存是刻于阛阓间，与余议令作叙言，道厥由来，亦不果，至是而汪君往矣。是板若存若亡，辗转反复，而终归于余。维时有南张君与予议补是书，而同志者灿章邵君、景思王君并出资以成补之愿，更相转致多人，刷印分书，是诚人事之集莫之致而致，亦莫之为而为者，夫非书之幸欤？抑亦胎产者之幸耳？顾或谓是举皆善念之所感召也，吾以归诸天。嘉庆三年六月天贶节之夕，清源于泰东长氏题。

林秀跋曰：君子之行仁也，务使万物得所，其愿固奢而难副，然有存心利物，于物必有所济，此则随在具足者。独至妇人生产一事，乃母子生死第一关头，为仁人君子所不能用力，勿论亲者魂惊，闻者心悸不宁，即素称老医，亦束手无策。夫岂口不能言、药不能施，而言之不验、药之不效，其与不能言、不能药者等，此仁人君子所为痛心也。向得《胎产护生》一书，依方制药，因症用药，试之既屡验矣。盖其所以踌躇于未产既产之际者既重以周，所为胎前产后诸症可免，其所以审慎于将生已生之后者复详以至，所为脐风、痘毒诸症可免。而天下于是无不生全之产母，无不生全之婴儿矣。岂非利物之婆心，万物得所之一大端也乎。因与家弟盛霖详加审定，重为之梓，以广仁人君子所不逮，于是乎书。时康熙龙飞岁在己丑蒲月穀旦，清源恕庵林秀。

林通济跋曰：右《胎产护生篇》，其效之神，载在前跋者既详且尽，无待余言矣。但是书为妇人第一生死关头，先大人置斯板于康熙之己丑年，维时远近印送，受其利者所在多有。自是以来，日久蛀坏，不无残缺。于乾隆元年间，余念先人之志不可泯也，检其所损数页，补续如初。是板既全，复行印送若干卷，迄今又数年于兹矣。诸亲友向余言，欲出是板，同心协力，共相鼓舞，分领自施，各存利济。余欣然应诺，且随乎其后，既幸是书之传，窃幸是板之不虚也。虽然，一人之力，固施之难给，一处之人，亦行之不远，所望仁人君子睹是书而有济人利物之心者，旧板具在，愿与共之，则活人无算，而先大人救世之婆心，庶不致终泯也夫。时乾隆十一年岁在丙寅中秋，林通济谨跋。

尹嶂跋曰：《胎产护生》一篇，与《僧舍闲抄·课儿格言》，乃吾郡大善人恕庵林先生心存利济，搜集刊刷之善本也。历兹有年，功施既普，追印刷日繁，不无漫灭，其嗣君德广公克绍先志，深惧鱼鲁之差，致成亥豕之误，于乾隆丙辰岁，更取而补续之，且以公之同志，共相印送，期于永久，用广先人之泽，迄今又二十余年。其不虞箧椟之疏，顿少三十余页，遂使濂珠隐光，金剑蒙尘，而四方采求者益众，漫无以应，深可悯惜。嶂与先生既同里闬，悉其善行多端，而此书之功尤为最著。急欲勉为补苴，第以绵力，惧弗克承，因是商之同志，共勷期举，倩工剞劂。越两月而工始竣，遂成完璧。倘有矢志印施者，诸板俱在，多寡随心。嶂非敢自多其功，仍亦不没恕庵林先生利济之本志云尔。时维乾隆岁在丁丑荷月上浣之吉，清源尹嶂君重甫谨跋。

梅安德跋曰：《护生篇》一书，辑于淮南广仁居士，梓于清源林恕庵先生，盖相传已久矣。先大人以所载诸方屡试屡验，神效异常，洵足为妇科至宝，又虑是□□□□无剥蚀，发愿重锓行世以普济，施事未竣，痛即见背，易箦时嘱安德、弟安瑞终其事。乃安瑞以聪颖之姿，经理家业，渐成饶裕，其用心也过甚，未几亦下世。病中犹喃喃以未成先志为憾，因以其书授二子，时二子年尚幼，不克即付枣梨。今安德侄占元、占芳俱臻成立，聪听祖考之彝训，恪遵乃父之遗言，亟命剞劂印送。板成，用识颠末于篇终，非敢夸济世之功，亦聊表承先之志而已。至若道光辛巳岁，都中大疫，德侄占元等修合灵通万应丹施送，所活不下数万人，是又能广先志之所不逮，而介繁祉于无穷也夫。道光庚寅岁重午月上浣吉旦，梅安德谨跋。

《续修四库全书提要》曰：清李长科辑。长科字小有，扬州人。是书首为产家要诀，次列经验诸方，分产前、安胎、临产、产难、产后、保婴七项。其产家要诀乃会稽金世英原本，余皆蒐集前人旧论成方，世所通行者。

案：近世产科诸书以亟斋居士《达生编》原本为最善，以胎产为生生常理，当顺其自然，不扰为主，故其列方极少而最妥。后人踵事增繁，反失其本意。至于产前、产后诸病，人之虚实不同，各有病因，医家随宜因应，亦难以刻舟求剑。是书所列方治不为不备，其中不无偏胜之剂，非无可概施者。所谓秘制丸丹，尤有香窜诸药，用之不可不慎。此乃产科诸书之通弊，所谓尽信书则不如无书也。

时觉按：是书《中国医籍考》录于明人诸书之前，考今存本以崇祯九年《增补医便续集》卷三所附为最早，故李长科当为明人，颜茂猷叙即见此本。《续修四库全书提要》称清李长科辑，《联目》《大辞典》定成书于嘉庆三年，有误。以《产家要诀》益以家藏良方而成，有产前经验方、安胎经验方、临产经验方、难产经验方、产后经验方及保婴经验方，并录《产家要诀》原序。收于《曼陀罗华阁丛书》。

《产经》一卷　存　1636

唐时贤撰，宋寿沙郑汝明订补，明华亭施沛（沛然，元元子，笠泽居士）编校

郑汝明附言曰：妇人生育，固是常理，傥一时失于调护，深可惊忧，危如累卵，命在须臾，岂可忽诸？汝明昨得湘潭陈友直施本二十一论，乃大观间郭稽中集，不云何许人作。至绍兴辛亥镂板印施，屡试神验，起死回生，效有万全。尝谓古人用药处方皆出于本草，精辨君臣佐使、冷热寒温，无不诚确，务在救人。盖缘药材土产殊方，不能拣择地道，好恶相半，以伪代真；或制度不依古法，或铢两不计差殊，反忽略方书；或苦料剂数多，因循废合，束手待尽，遂致夭枉，何可胜言？间有庸医设心狗利，立为异说，毁谤古圣，用心诡为难服，尤见不仁之心甚矣。近再得状元王公容保安《产经》二十一论墨本，所序生育乃人道之本，正性命，保太和，皆聚此书。又曰：衡阳宋居士云，旧日王岳《产经》，湖南漕使陈公傅良亲跋于后。二公实今名贤钜卿，尚留意于此方，时人可不敬哉？汝明谨并《三因方》再请明医参订，添补备急累验奇方，将前施本细检，分铢注入，辨真伪，论制度，重新刊换，庶几急切易便合服，利物济人，同跻仁寿之哉，乃夙昔之愿也。时当改元嘉定，岁在戊辰浴佛节，寿沙郑汝明题。

时觉按：《联目》不载，《大辞典》"佚"，国内无存，《中国医籍考》卷七十二"存"。收于施沛《灵兰二集》，严绍璗《日藏汉籍善本书录》载录，日本内阁文库藏有明崇祯间刊本，2016年中华书局收于《海外中医珍善本古籍丛刊》第399册影印出版。扉页题署：施笠泽先生秘本，《产经》，啬斋藏板；有目录。二卷题署：《产经卷之上》，唐翰林学士赐紫金鱼袋时贤撰，明奉政大夫南康府同知施沛校；《产经卷之下》，宋郭稽中集，明施沛校。卷上载时贤《产经》"胎前十八证"，又名"胎前十八问"，后有临产、难产、下死胎等方论，则为南宋郑汝明所辑，并加附言；卷下首载"产后二十一证"，即《产育宝庆方》，次则郑汝明辑补"新增杨子建十产论"及"产经附录""胎前杂证方""产后杂证方"。

《兰阁秘方》二卷　存　1643

明金陵丁凤（文瑞，竹溪，古愚公）撰，秣陵丁明登（剑虹，侣莲）传

《江宁府志》曰：丁毅，字德刚，江浦人。路逢殡者棺下流血，毅熟视之，曰：此生人血也。止舁者欲启之，丧家不之信。毅随至墓所，强使启棺，乃孕妇也。诊之，以针刺其胸而产一儿，妇亦旋苏。盖儿手执母心，气闷身僵耳，针贯儿掌，儿惊痛开拳，始娩。通邑称神，著有《医方集宜》《玉函集》《兰阁秘方》，人争传之。崇祀乡贤。（《中国医籍考》卷五十五）

光绪十七年《江浦埤乘·艺文上》按：《痘科玉函》《兰阁秘方》《医方集宜》三书，吕《府志》、旧《邑志》，俱作丁毅著。《医方集宜》《明史》亦作丁毅著。考丁雄飞《行医八事图记》，谓其曾祖竹溪公著此三书，则知《明史·艺文志》、旧府、县志均失考矣，今正之。又按，竹溪名凤，见丁明登《先茔碑记》中。

丹波元胤按曰：《医方集宜》《玉函集》，丁凤所著也。针下死胎，始自李洞玄治长孙皇后，后医家比比称之，详见于先子《医賸》。《府志》所载，固不足信焉。

时觉按：学凤楼板丁明登刻本藏浙江大学医学图书馆。前后无序跋，卷端署：古愚公授，秣陵丁明登客东甫付梓，姑篾后学叶可教、张有道订证，后附《妇女胎产方》。《中国医籍考》卷五十五载录，"未见"，引述《江宁府志》，有按语。丁雄飞《行医八事图记》引言称其始祖德刚公、曾祖竹溪公，其父则为丁明登，谓竹溪公著三书。《江宁府志》误为丁毅撰。古愚公当即丁凤，是书为江浦丁凤撰。丁凤字文瑞，号竹溪，又著《医方集宜》十卷、《痘科玉函集》六卷。丁明登为丁凤之孙，字剑虹，号侣莲，万历四十四年进士，衢州知府，著医书《痌言》《小康济》《苏意方》。

《胎产保生编》 佚 1644？

明上元王辂撰

同治十三年《上江两县合志·艺文中》载录，曰：王辂，元标子。

《胎前产后书》四卷 佚 1644？

明嘉定茅震（起之）撰

光绪七年《嘉定县志·人物志》曰：茅震，字起之，居西城。父琮早世，家贫，资医以养。专治妇人科，兼工针灸。

时觉按：乾隆七年《嘉定县志·艺文志》载录。

《救产全书》一卷 存 1697

清金陵谢文祥（麟生）撰

陈廷敬序曰：从来有济人之阴功者，必享奕世之遐福，此非决之于数，而决之于理也。夫天地有好生之德，而不能使只咸遂其生，所藉以维持调护挽回造化者，人也。昔阿难尊者遇一婆子产难，往而白佛，佛曰：吾自有生来未尝杀人。阿难往告，婆子闻之而产难遂免。呜呼！佛之不杀，天地之好生一也，有能使生不折副，人无夭札，其功岂在佛与天地后，而其福有岂可涯量乎？曩岁癸丑，予奉命校阅武闱，得谢子修五，见其人则英年俊逸而复沉毅端方，见其文则素娴韬略而复局警机圆，已早识其为大器。榜后询及家世，东山之苗裔，而乃翁麟生公为文学名流，毅然高尚，性极仁慈，假岐黄以济世，故天赐之以福，而年逾耄耋，克昌厥后。修五以青年得邀天宠，授以侍卫，予既喜得人而又以其仁爱性成，遂觉情逾父子。后出汛粤东，难数年契阔，未尝不为悬念，近自运米塞外，事竣来谒，出乃翁手订救产一书，予阅之再三喟叹，曰：此真一片婆心也。使天下之子若母咸遂其生，其所全活，宁可以数计耶？修五曰：此书行于粤东、江左，已两易其版，而不可复用。今将宦于蓟北，欲重付之剞劂以救此一方生育者。予甚喜其利济之心，克成先志也。自今以往，谢子必将大展经猷，为皇家梁栋，而其昆玉森蓝，亦皆簪缨累累。若予之所谓有阴功必有遐福者，不更于此而可征哉？康熙岁次丁丑仲春日，通家生陈廷敬撰。

范是崇序曰：天地于举凡民物，必欲各遂厥生，而生生有未遂，势不得不假权圣人。是以神农伊尹汤液周礼医师药性方伎所系设也。然群生之内，尤重始生，故《易》乾坤即次屯蒙。屯也者，物形始肇，曲屈未身，有胎之象；蒙也者，物生之初，蒙昧未明，有产之象。曰难生曰险止云者，皆危道也，故蒙必言养，而养蒙不若养屯，坤必言顺，而顺坤即以利蒙。圣人盖明明示以胎产，不可不从事医药，尤不可难，几微娇□未谐。顺养胎产者，实人世之宗祧，生所由寄，母子之呼吸，命所由分，顾不重哉？往读迁史《淳于意传》、医师孙思邈书，而必首载妇人，妇人尤首载求子、妊娠、养胎、难产，则是古真仙之济世与古良史之传心，原自符合。胎产之书，凡有家室者，尤当置之几案，□夕披览，使天地之生气当存也。虽然，其事既已郑重，著述正未易言，即有成编，而亦未可轻试。殆必著述之人德量心智度超群伦，懿行嘉言率循閒闲，素有济世康时之术，合于濂洛关闽之儒，生平经验日积月累，沘毫削牍，无言不摅，书始足传，传始足信，惟吾麟生谢先生是矣。先生东山后裔，湛明经史，蔚为硕士。早年具经世才，而不轻为世用，据梧南郭浥露上池问道求生，户外之履恒满，远迩习服，不翅叔度太丘。所著嘉言善录、卫生养性诸篇，艳传宇内。予与交最深，稔识先生德范，芝根醴源，多所渟畜。其季修五，上承亭讯，捷于南宫，扈从上林，出而治戎领表，声施蔚然。顷以解组，遨游燕赵，一日会于上谷，见其粤游诸集，叹为惊才体发，屈宋衙官。修五尤先手授是编，拂几细绎，言简旨深，先生盖以淳于意、孙思邈之心为心哉！中有方之便于乡曲者，论有超逸古人者，文有起死回生，母若子呼吸存亡与天地争顷刻者，有习行之，可却妊娩之致疾，可无痤疽之戕生者，难者易，危者安，自此家少仳离，户无夭札，胎产保而族类繁，族类繁而天地之元气复矣。先生是编讵仅胎产云乎哉？予以为是书传之天下，家珍户宝，永无颠危，其所全活不可偻指。粤东、江南两付剞劂，其板累累难契从游，予与佟子念庵更授梓人，用广厥传，庶乎予心欲行而不能即行者，益借先生而远被，有危毕求，无生不遂。噫嘻！先生之意果再推广之，方为善读先生之书矣。时康熙岁次丁丑中秋后三日，沈阳范是崇顿首拜撰。

时觉按：有康熙三十六年丁丑沈阳佟国翼刻本藏南京中医药大学。

《保产心法》一卷　存　1719

清扬州石成金（天基，惺斋愚人）撰辑

时觉按：前后无序跋，分怀孕、足月、临产、月内、意外五部，述保产心法。怀孕部，戒交媾、恼怒、安逸、暖热、猛药、厚味、惊骇、放纵，调理脾胃，常服条芩汤；足月部，释忧惧、慎医药、选稳婆、知难产、防胎晕、务器用；临产部，切不可急促、喧闹、饥饱、触犯、试水、曲身，辨认是转是正产证验，及服药、饮食宜忌等；月内部，述起居宜忌、饮食宜忌，介绍产后腹痛腹胀验方四则；意外部，则述难产、死胎等治法。《联目》《大辞典》俱不载，收于石氏《传家宝全集》，2000年中州古籍出版社有校正排印本。

《达生法言》一卷　存　1719

清扬州石成金（天基，惺斋愚人）撰辑

引言曰：天地之大德曰生，胎产本易也，而人自难之，胎产本常也，而人自异之。今再集达生法言若干条，前载缺略者今详补之，反复叮咛以明世人。惟愿顺承大德，各遂其生而已。

时觉按：分保胎、临产、胞衣、验案、药方、产后、乳少、小产，凡八篇。《联目》《大辞典》俱不载，收于石氏《传家宝全集》，2000年中州古籍出版社有校正排印本。

《保产全书》　佚　1722？

清云间何炫（令昭，嗣宗）撰

时觉按：嘉庆二十三年《松江府志·艺术传》载录。

《保产机要》一卷　存　1736

清秦郡汤处士原撰，槎溪柯炌（集庵）删补

柯炌序曰：《诗经》有云，凡人之生，必拆副灾害其母，故以如达美后稷始生之灵异。此在古昔已然，况后世乎？是以仁人君子非不知天生天化，相忘于不识不知，四海九州之大，族类殷繁，不必尽有保产之书也，而有所不容已者，则以人命至重，嗣续须延，偶涉艰难，殒亡莫救，僻壤小邑，或无名医，风雨晨昏，谁为接济？苟无参赞之功，是亦生民之缺陷也。若夫泰郡汤处士《保产机要》一册，余近得读之，见其简切谆复，谋重付梓。杜子莹阳又以钱处士《绣阁宝生》遗余，所言吻合。余因遍简医书，朱丹溪《产宝百问》、杨子建《十产论》、陈自明《妇人良方》，参考互订，始知汤、钱两编皆本于先哲，而疏衍详明，一览尽见。余遂以《机要》为主，存其确论，节其冗言，补其未备之条，载以经验之剂，至易至简，可遵可行，居家者其可忽诸？至若胎前产后各证，浩不及载，惟临产一关，医家不能措手，故著为通俗之言以行于世云。丙辰秋日，吴疁集庵柯炌识。

时觉按：柯炌序于丙辰，未明何年，别本有乾隆丙寅景星序，则丙辰当在此前，或为乾隆元年，或更早；有乾隆五十二年丁未濮川同善堂初刻本藏中国国家图书馆。《联目》定1779年，即乾隆四十四年，未知所据。槎溪，嘉定南翔镇古名。"秦郡汤处士"，别本作"泰郡汤处士"，未知孰是。

《保产机要》不分卷　存　1746

清昆山吴疁柯炌（集庵）原本，云阳景正文（月相）辑订，云阳景星（庆云）校正

台敏序曰：絪缊化醇，造物自然之理，人得天地之气以成形，则其孕育之道实与造物同而无庸娇强。《诗》云：不坼不副，无灾无害。使孕育者而尽若是其易，亦何至于有难产之咎？乃世多产厄，总由未产前失于调护，将产时过于张皇，以致婴儿横逆，产母艰危，生死悬于呼吸，两命难以兼全。予每闻之，恻然心伤，思所以救之而弗获也。向予摄篆阳邑，得交魏东澜先生。其为人也，温文尔雅，谦厚和平，尤精医学，遂称莫逆，并晤其令子。位三克承家学，颇以利物为心，因出华大成所赠《保产机要》示予。公余披阅，见其议论简当，指示精详，大有裨益。其书为吴疁柯子集庵所纂，历年久远，板字漫漶，位三重加删订以付剞劂，实惬予心。予思天地以好生为德，圣人以育物为仁，人苟存心爱物，则此不忍之念触处可施。况保产一道，既救其母，复存其子，恻隐之端其所扩充者甚宏而可以斡旋造物之生机矣。倘能将此一编流传广布，家喻户晓，俾世间产母婴儿尽有如达之庆，而免临盆颠蹶之危，则位三此刻厥功伟哉。予故不辞而为之序。特简镇江海防清军理事分府署常州府知府加三级三韩台敏题于毗陵官署。

景星序曰：余尝思天下之善事，人若肯为，无论大小未有不报应者，救蚁中状元之选，埋蛇享宰相之荣，即此二事可证也。故人生在世，必以积德为根本，以方便为措施。尝忆吾先祖凤翔公在日，最乐行善，急者济之，危者救之，忿者解之，争者息之，毕生并无一字入公门，言可坊，行可表，府县闻之，举为介宾，给匾褒奖，年至八十又蒙皇恩而荣加冠带，宠锡国老之秩，享年八十有六。预知逝日瞑目之期，犹谈笑而自若也。至吾父正文公，谦和处世，恭敬守身，矜孤恤寡，爱老怜贫，周道路之饥寒，御奴仆之宽恕。一日遇一术者，谓吾父曰：汝年行至四十外五十内，十年之中，运数未佳。果至四十二三利锁，江北遭水灾数次，人烟飘散，本息俱亡，空经几番辛苦，只获身命归乡。吁！虽术者之言可验，实赖我祖积善有余，我父吉人天相，故临难克济而出险不惊也。今祖母年逾八袠，鹤发安然，椿萱并茂，阖家安康，清夜自思，即朝夕焚香礼拜亦难以酬答天地神明于万一耳。甲子秋月，余往苏州，得遗书一卷，名为《保产机要》，但恨字颇不明，旧烂极矣。每见生产亦险事耳，二命决于须臾，存亡即在呼吸，有此《保产机要》，利人甚便，济世甚弘，故辑补考订，矢志重刊，岂敢曰此积德之事、方便之事，举而行诸以求善报哉？亦欲绍我祖我父为善之家风，渊源不绝，而稍以酬答天地神明护佑之德尔。况古有云，夫不知者，非其人之罪也，知而不以告人者，不仁也。余不忍秘藏，欲公诸世，愿四方同志君子珍之重之，传之示之，有力者合丸以周贫乏，无力者逢人而说丹方，广晓远喻，众渐习闻，将使分娩之际，可免慌张危急之时，调治有法。赞天地之化育，辅覆载之生成，其功至大，岂曰小补乎哉？此《保产机要》本于吴嵺柯子集庵，惜其所传未广，戴子舜俞见而称之，嘱予曰：子之《广神楼集》，人咸称快，若重刊斯帙以行于世，其有裨于人者大矣。予唯唯应之，付之剞劂。不日告成，四方布送，第以赋性慵懒，交游寥寥，知所传不能远及，敢冀乐善君子体上天好生之心，念胞与同仁之谊，勉力刊送，使家喻而户晓，直令天下后世无生产之阨，讵非宇内一大快事耶？是为序。乾隆岁次丙寅仲春既望，陵南景星识。

时觉按：前有小引，即丙辰柯炌序，序于乾隆元年；景星序于丙寅，为乾隆十一年。卷端署：昆山吴嵺集庵原本，云阳景正文月相辑订，男星庆云校正，孙聚魁重梓。

《保产机要》一卷　存　1748

清槎溪柯炌（集庵）撰辑，丹阳魏祖清（东澜，九峰山人）订

魏晋辉曰：右《卫生编》《树惠编》与《村居急救方》《保产机要》，凡四种，皆先大父东澜公所集而梓也。大父以医名江左五十余年，望色听声，如见五脏。士大夫交相引重，以为国工。（《树蕙编》跋）

台敏曰：向予摄篆阳邑，得交魏东澜先生。其为人也，温文尔雅，谦厚和平，尤精医学，遂称莫逆，并晤其令子。位三克承家学，颇以利物为心，因出华大成所赠《保产机要》示予。公余披阅，见其议论简当，指示精详，大有裨益。其书为吴嵺柯子集庵所纂，历年久远，板字漫漶，位三重加删订以付剞劂，实惬予心。（《保产机要序》）

时觉按：光绪十一年《丹阳县志·书籍》卷三十五载录魏祖清是书，据台敏序，《保产机要》为柯炌集庵所纂，魏氏父子所校订，并非魏著。

《保产汇编》四卷　存　1801

清槎溪柯炌（集庵）撰辑，汤虚堂编纂

韩沆序曰：天地之大德曰生，人得天地之心以为心，固未有不得天地之生以为生者，是故男女之化生一天地之化醇也。天以五行四时得其正，而草木鸟兽遂其生，人于七情六欲防其流，而麟趾螽斯衍其庆，其理一也。世人昧于调剂之方、自然之道，或伤产难，或叹嗣艰，于以违天地之化机而乖民人之生育，良可悲也。余自戊午初春馆于汤汇庵先生舍，有令弟虚堂先生者，气宇磊落，精于《灵》《素》之术，一见余而乐，数晨夕称莫逆交。一日，出一编示余曰：此《保产机要》也，凡遵行者百无一失。其书出自秦郡汤氏，而集庵柯氏曾为重刊，后附补编一卷，种子、保婴各一卷，则属先生手自编定，将付剞劂者。其间条例参用旧说，间出新裁，至简且易，较之向来诸本，务折衷于至当，所以防其未至，拯于将危。夫固言约意该，例明义举者矣。会见施之遐迩，难产者挽残喘于垂危，艰嗣者庆多男之裕后，即谓其有补于天地生生之意也，又谁云斯言过哉？余故乐为赞成而志俚语数行于简端。嘉庆六年孟冬下浣，镡溪弟韩沆拜序。

时觉按：所录丙辰柯炌自序同《中国医籍考》卷七十三所录《保产机要》自序。有嘉庆六年辛酉刻本藏上海、安徽图书馆及浙江省中医药研究院，附《种子要旨》《保婴要旨》各一卷。光绪八年《宝山县志·艺文志》载录柯炌《达生编》，无卷数，当即其“保产”诸书之又名。

《大生要旨》五卷　存　1762

清上海唐千顷(桐园)撰

自序曰:《黄帝素问》自唐王太仆开山注释,迄今不下数什家,若注《灵枢》者,惟明马玄台一人耳。仆以二书之注,义未尽晰,不揣固陋,复为注疏。书成,适流寓练水,因便得求教京华素识光禄沈敬亭先生。时先生主娄东书院讲席,寄以就正,请以弁言。光禄答书如右,而余年来株守海角,交游日寡,未知当世大人先生谁欤?善岐黄之学而九折臂者,苟阅此而赐以教言,仆即携书造谒,请以大序,并祈指谬,则光禄一书即拙著之序征也,因以付之剞劂氏。上海唐千顷识。

沈光禄书曰:前晤汪年兄,知先生乔迁嘉邑,更为娄东带水所隔,与以时接光仪,欣慰何似?辱示尊著《内经注疏》一书,足征先生沉潜精进,阐明古圣奥旨,其嘉惠后学,利济苍生,为功非细。但弟于此事实未究心,以门外汉妄有称述,虑贻扪籥之讥,故未敢应命,将来梓成之后,望惠一帙,以为家藏之宝,幸甚!幸甚!此复,并候近祉。弟起元顿首。

蒋勋序曰:《淮南子·精神训》云:人一月而膏,二月而胅,三月而胎,四月而肌,五月而筋,六月而骨,七月而成,八月而动,九月而躁,十月而生。许慎《说文解字》则云:妇孕一月曰胚。字虽不同,其义一也。人元气起于子,男左行三十,女右行二十,俱立于巳,为夫妇。男从巳左行十得寅,故十月而生男,女从巳右行十得申,故十月而生女。寅为阳正,申为阴正也。其俱立于巳,为妇怀妊之象,说始于秦越人《难经》,后高诱、许慎、王逸诸家,咸畅衍其义,杂见于《淮南》《说文》《楚辞注》等编,学者皆得而考焉。生生之道,和合天地,承顺阴阳,合精血气三者而成,形一不及,子母皆能受病,则医药为贵。但古无专行之书,宋政和《证类本草》只载张烋《子母秘录》、昝殷《产宝》、谭氏《小儿方》、杨氏《产乳集验》数种,要皆偏而不备。上海唐君桐园博学能文,兼深岐扁,客嘉定时,著有《大生要旨》若干卷。公余之暇,翻阅数过,精到详尽,殆欲突过前人,洵为救人之良术。尝欲镌行,以广其传,因出刺绥州地,无剞劂之工,不果。己酉春,来西安,晤鄠令镇洋钱君劭园、粮储参军玉山尹君和斋,皆有同志,且云:试其说良验。其醵清俸,谋付梨枣,二君皆以此举之始于余也,令弁语于简端,于保婴安产不无小补云。乾隆五十四年夏四月,陕西直隶绥德州知州南沙蒋勋记。

姚绍烈序曰:生育之理至顺易,而又至逆难,非有顺易有逆难也,盖知保养则顺而易,不知保养则逆而难耳。保养之书,善本綦多,惟上海唐桐园先生所著《大生要旨》言之最悉,有胎前临盆以示保胎之方,有产后保婴以明养子之要,又先列种子,以立易生易育之基,亦云备矣。然犹于惊风、痘疹,小儿两大关头未致详焉。嗣得《福幼遂生合编》,为武进庄在田先生著作,辨症最明,立方最善,余私意以为与《大生要旨》诚足相辅而行也,同珍藏而信奉之。二书流传广远,殆已有年,故吾鄂旧多藏板,独惜原刊唐本散佚于兵火,并其书亦罕覯。余久欲出所藏本重付梨枣,以年来家务纷纭,蹉跎未就。友人杨君琴一知余有是念,今春过余曰:闻君避地千里,尽弃一切,独此书尚存,是殆乐善之诚,服膺弗失欤?抑有呵护之者将藉以传欤?子其速刻以毕子之愿,而谢子之责,余欣然喜诺,爰出书,命三儿大乾同杨君仲嗣树人缮校付梓,并取平日散见他书为旧本所未载者,随册增入,而以《福幼遂生合编》附后,庶汇辑一帙,观之简便,俾家诵户藏,咸得保养之法,而广生育之门。书成,杨君以是念之出于余也,令弁语于简端。余思君子贵乎成人之美,又莫大乎与人为善,余有志未逮,赖杨君并力以成。信乎!杨君真能成人之美,而与人为善者也。谨援笔而叙其缘起如此云。时咸丰十年岁次庚申秋九月,鄂城姚绍烈笃轩氏识于锦江书屋之种芝轩。

曹锡端《江宁广文唐先生传》曰:先生娶严氏、吴氏、陈氏,子二,长方沂,次方淮,今名千顷,入太学,好经术,著书廿种。更通岐黄,尝活人。孙秉钧,幼博览群书,能标卓识,见者莫勿惊奇器重。

嘉庆十九年《上海县志·志艺文》曰:唐千顷,字桐园,监生。好经术,著书二十种。其《周易铨义》《禹贡图书指掌》《毛诗粹腋》,沈德潜皆为序之,又有《子学类要》等书。通岐黄,别著《大生要旨》。

光绪七年《嘉定县志·艺文志三·流寓著述》曰:博采古人方论,考辨精审,胎产要识。

《续修四库全书提要》曰:《增广大生要旨》五卷,清唐千顷原编,叶灏增补。千顷字桐园,上海人;灏字雅卿,娄县人。千顷儒而兼医,著有《内经疏证》《伤寒论疏证》等书,汇辑产科旧说,间出新裁,以为是书,刊于乾隆中。灏又采休宁汪喆《产科心法》及家藏胎产诸方,附列千顷书中。原分种子、胎前、临盆、产后、保婴五门,一仍其旧。案:产科书约分二种,一为医家专论治病,各就经验,自抒心得,如傅山之《女科产后编》等类是也;一为兼论调摄,集合成方,以备采用,此类最多亦最杂。是书乃兼论调摄,于前人成注,搜载详备,选择不谬,久为世所通行;灏所增补者如《产科心法》尚出于专门之医,至采及天师符箓,称为有效,则涉于迷信,无裨医事，可见其学识不逮前人，未免蛇足之诮。唐宋人产书中亦间有类此者，推之时日、方向、吉凶、宜忌，皆术数之说。虽由古义，俗见相承，存而不论可耳。

时觉按：唐氏原编名《大生要旨》，又名《妇婴宝鉴》，有版本六十余；后道光五年马振藩增补，名《增补大生要旨》，四卷；道光十九年叶灏增补，名《增广大生要旨》，五卷，亦有版本三十余；光绪间，施衍庆有《增订大生要旨》八卷，增补《竹林寺女科》《福幼》《遂生》及杂症诸方三卷；光绪二十一年，又有与《续增大生要旨》合刻本，名《新增万应三科大生合璧》。又：自序及沈光禄书所言《内经注疏》，然唐氏无此书传世。

《增补大生要旨》四卷　存　1825

清上海唐千顷（桐园）撰，长安马振蕃增补

乔光烈序曰：天地具造物之功，人民有好生之德。自帝王卿相，下逮一命之士，编户之氓钧是人，即钧是心，莫不以好生为念。而况人之始生，儿命所关，即母命所系，其所为维持调护者更不可不周且详也。往者修善之家刊《达生编》《保产机要》等书，世多有之，而相沿袭刻，未晓医理，其中不无舛误，且止及临盆一节，而于统前彻后，凡得子之道、育婴之方，则缺焉未备，有心者每以为憾。同邑唐君相园，儒而医者也，其先封王父上采公，精岐黄术，以药济人，行谊著《通志·孝义邑志·独行》中。尊人仁岩先生，余之表母舅也，明经硕望，秉铎白门，都人士翕然宗之，居卿居官，咸能务恤单寒，至今犹感道不衰，迹亦具于邑乘。君禀承世德，学有渊源，更师事邑之名医王协中先生，同游讲贯，精通《灵》《素》百家，今三折肱矣。著有《内经注疏》《脉证》诸书，义博帙繁，剞劂尚需岁月，而汇辑《大生要旨》一编，分种子、胎前、临盆、产后、保婴三卷，参用旧说，间出新裁，视向来诸本，务折衷于十全而无弊。缙绅仁者或见而宝之，共勷付梓。会予荷天子宠命，巡抚黔中，赴江苏行在所请训，便假旋里，得快读斯编。见其言简而意该，例明而义举，防于未至，拯于将危，所附诸方，一一斟酌精审，在富室固可奉行，即贫家亦可遵守，至荒村僻壤、急剧仓皇之际，罔不可检阅以知保护。因以叹是书之用心足补造化所不及，而为功至巨且远也。语云：不为良相，即为良医。君真今之国手乎？播诸遐迩，全活必多，即谓能体乾之大生、坤之广生也可。乾隆二十七年，乔光烈润斋氏序。

马振蕃序曰：天地之大德曰生，万物之灵秀惟人，生人之道一，至易至简之理也。乃天下竟有人而不生、生而不能保其生者，其故何哉？良由未生而先凿其生生之原，将生而复矫揉其生生之机，既生而又乖舛其生生之宜，以致至易至简之道辄不免有产难夭札之伤，良可悯已。孟子曰：苟得其养，无物不长，苟失其养，无物不消。则所以培养此生之仁道者可不预为之讲哉？余家旧有唐桐园《大生要旨》一书，其中所载胎前、产后、调养孕妇之理至周，保护婴儿之方更备，较之亟斋居士所刻《达生篇》精当透辟，更能曲畅其旨。不忍独私，曩已捐刻印送，以广其传。嗣承乏粤东，公务之暇，伏读云间许氏所刻《敬信录》，见其集附良方，所增广者甚多，弁其简曰《增订敬信录》，乃知福田无量，多多益善也。思另附刻，以风尘鞅掌不果。迨后奉檄赴甘，公旋里门，遂集所闻，择其切于产育者就正于缙绅先生，携入简末。阅今十春，复获经验良方若干，依类续增，非必多求前功，聊补原籍所未备云尔。四方君子，倘鉴愚忱，妙剂名言，络绎惠我，余将更竭棉续登，俾僻壤穷乡得见所未见，庶不负桐园唐君纂辑之心，而亦余曩者印送之初志也夫？时道光五年岁次乙酉孟春，前任广东兴宁县典史长安马振蕃谨识。

徐恒昌序曰：余甫弱冠，即留心医学，非敢云批郤导窾，而临症详审，必切脉，尤必按理。至于妇妊幼科中，生产保婴诸书，更加意研求，无弗参证而备考之。盖寝食其中，亦廿有余年矣。曩尝见有《达生篇》，未始不嘉惠后人，第犹嫌词句过简，法门未全，其中深奥之旨或难尽窥。暨龙安程参军锦堂先生来摄富义，曾见示中州所传《达生别集》，自胎前迄产后调养诸方，均见良妙，又有催生符式，亦多征验，久欲刊刻以公诸世，固有志而未逮也。兹关中守愚洛公，由秦携来《增补大生保婴》一册，复偕宗公楷贤，持以相示。余受而读之，乃上海唐桐园之所辑注，长安马少尹之所续增。凡妇幼两科，异疾奇症，靡不推究精详，其于济世活人之道，思过半矣。因参附以前二编，并为合璧。洛公力行善事，即思刊以广之，宋公好善同志，又捐资以赞其成，皆仁人君子之用心，有不同登寿域，共乐春台哉？余既校阅之，且怂恿之，虽不文，亦乐得为之序云。时道光九年岁次己丑季冬月，江阴后学徐恒昌静奄氏谨识。

时觉按：唐氏乾隆二十七年编撰《大生要旨》，马振藩增补，附以《经验各种秘方辑要》，名《增补大生要旨》；后有多种增订本，如叶灏《增广大生要旨》五卷、施衍庆《增订大生要旨》八卷，又有《续增大生要旨》及合刻本《新增万应三科大生合璧》。

《增广大生要旨》五卷 存 1839

清上海唐千顷(桐园)原撰,娄县叶灏(雅卿)增广

江驾鹏序略曰:《大生要旨》一书,我邑唐桐园先生所纂著,锓板行世已久,其中列种子、胎前、临盆、产后四门,酌选古方紧要,皆切而稳,简而明,药到回春,以仰体天地大生之德,功莫大焉,惜其版散失无存。古娄叶君雅卿仁心好善,夙究岐黄,其家世藏妇科胎产诸方悉至精且当,保命卫生历验,实有明征者。因即唐氏所辑而增广之,至保婴诸方,俱选经验必效者,而尤莫要于出痘,故以稀痘种痘为最稳,种痘之方旧板亦失,雅卿尚须精选续刻以寿世,先以此乞序于余,并附刻余所作种痘之序于后。余故不揣冒昧,谨缀数言以推广大生之旨云尔。咸丰八年人日,海上翼云江驾鹏谨识。

同治十一年《上海县志·艺文》曰:今有《增广大生要旨》一书,为娄县叶灏所订。

《续修四库全书提要》曰:《增广大生要旨》五卷,清唐千顷原编,叶灏增补。千顷字桐园,上海人;灏字雅卿,娄县人。千顷儒而兼医,著有《内经疏证》《伤寒论疏证》等书,汇辑产科旧说,间出新裁,以为是书,刊于乾隆中。灏又采休宁汪喆《产科心法》及家藏胎产诸方,附列千顷书中。原分种子、胎前、临盆、产后、保婴五门,一仍其旧。案:产科书约分二种,一为医家专论治病,各就经验,自抒心得,如傅山之《女科产后编》等类是也;一为兼论调摄,集合成方,以备采用,此类最多亦最杂。是书乃兼论调摄,于前人成注,搜载详备,选择不谬,久为世所通行;灏所增补者如《产科心法》尚出于专门之医,至采及天师符箓,称为有效,则涉于迷信,无裨医事,可见其学识不逮前人,未免蛇足之诮。唐宋人产书中亦间有类此者,推之时日、方向、吉凶、宜忌,皆术数之说。虽由古义,俗见相承,存而不论可耳。

时觉按:原书以方为目,方下列症,是书则列症为目,依症选方。道光十九年初刻,有版本二十余种。

《增订大生要旨》八卷 存 1893

清上海唐千顷(桐园)原撰,施衍庆(菉舒)增补

施衍庆序曰:医者意也,当以己之意运用于按脉立法之中,庶几十得八九,然莫难于女科、儿科两种。何则?妇女骄恣性成,一有所郁,遂不解而成疾;小儿血气未充,脏腑柔脆,稍有寒暖失宜,饮食失度,即致急慢惊风等症。故自来仲景、东垣、丹溪诸大家尝云:宁医十男子,不医一妇人,宁医十妇人,不医一婴儿。足见此两医实医者所掣手。余弱冠时于故纸堆中检得《大生要旨》一书,女、儿两科合为一编,缕晰条分,了如指掌,抑且保胎保儿之法,注载详明。遵而行之,果见神效,试诸亲戚乡邻,亦屡见捷如影响。此真医理中之善本,久欲付刊以公同好,而力有未逮,每思辄止,然终不甘自秘也。所以十余年来,亦博一衿,亦屡邀乡荐,究之成名未显,由于积善无多,于是竭诚募赀,令此书得广传斯世。初愿庶偿,今荷诸亲友慨然解囊,金已集有百,无如身入仕途,难逾凭限,幸蒙襟弟杨积生贰尹、内弟张瑞臣守戌,力任校刊,印成分送,则穷乡僻壤与夫无力延医之人,藉以保婴安产,得广生息,皆沐无穷之德,还望同志者再为集腋,广行印赠,不以为纸上空谈,弃之不顾,幸甚感甚!光绪二十七年巧夕,菉舒施衍庆识。

张人凤跋曰:是书为唐桐园先生原本,庄在田先生合编《遂生》《福幼》,板存汉镇永宁巷,后陈明德大房善书局娣倩施菉明府,以道远购送不易,因又增入《竹林寺女科》,并附杂方,立愿经募付刻公世,非伊朝夕,今偿所愿,足见有志者事竟成,苦心人天不负,以是为之心喜。惟忆菉舒姊倩赴苏时,谆切嘱曰:天道好生,人命最重。十余年之试验,方敢募刊。方内分两,不容稍讹,尔须悉心校对。凤谨领之,曾不敢忽。但愿用是书者遵其泡制,弗生疑虑,由此救病活人,而报应自不止福及己身,亦并将子若孙共获余庆耳。同志者共勉之。光绪辛丑仲冬,泉唐张人凤跋。

时觉按:有光绪二十七年巧夕刻本藏上海中医药大学,增补《竹林寺女科》《福幼》《遂生》及杂症诸方内容凡三卷。《联目》不载,《大辞典》载录。

《新增万应三科大生合璧》三卷 存 1895

清上海唐千顷(桐园)原撰,黔阳吴师贤(齐之)辑刊

吴师贤序曰:医书汗牛充栋,何止三科?三科之书亦汗牛充栋,何止数方?不知三科为人家常有之症,数方极治疗响应之奇。吾乡旧有合刻,名曰《三科备要》,不幸毁于兵燹。壬申筮仕来蜀,寻之书肆,并无合刻者,因拟重镌未果及。癸酉冬,余举一子,适因公上府,署中人以川俗之法治之,愈治愈危,仅存一息,余归

察其形色,亟照方大剂投之,立时见效。因念穷乡僻壤明医甚难一遇,此等证候治不得法,往往轻者变重,重者变危,使得家置一编,因证施治,其全活岂不众哉?亟取三书合而刊之,名仍其旧,览是编者幸勿忽而视之。光绪元年乙亥长至日刊,黔阳齐之吴师贤题。

《增刻三科大生合璧序》曰:《三科备要》行世有年,其间论产妇、保婴孩详而且备,简而有要,诚救世之慈航,渡人之宝筏也。己丑春,余权三台事,得阅李伯起太守前刻《大生要旨》,论症甚详,用药甚切,宗此疗病,经验尤多。究厥诸方,均系《三科备要》所未采入者,余窃憾焉。用将二书合刻,于以补三科之要,且以广大生之德,颜之曰《合璧》,俾疗病寻方者庶无偏而不举之叹也夫。光绪二十有一年岁次乙未仲冬月长至日,黔南筱农甫邱祖培谨识于巴州署斋。

时觉按:为《大生要旨》与《续增大生要旨》合刻本,卷一种子,卷二胎前、临盆、产后、保婴,为《大生要旨》;卷三为续增种子方、保胎方、催生方、产后杂症等百余方。光绪二十一年巴州署斋刻本藏中国中医科学院。

《达生编补注》一卷　存　1781

清古鄮王珠(品泉,慎斋),钱大治(翼清)辑订

王珠《达生编》跋曰:《达生编》立论精而取方慎,非深于医者不能作也。比来重刻者侭多善本,而三农老人所注为最。钱子翼清以我鄮流传尚少,邀余共相雠正,重授之梓。原编二卷,注本增方倍之,益作三卷,兹仍其旧,而增方与原方相间者,则另列于后云。乾隆庚子长夏,古鄮后学王珠跋。三农老人注本,乾隆十四年古吴徐尚慧忒江刊。

时觉按:收于《资生镜》,有嘉庆二十五年庚辰重刻本汗筠斋藏板,山西省图书馆有藏,光绪七年《嘉定县志·艺文志三》载录。

《胎产至宝》三卷,卷末一卷　存　1789

清亡名氏原撰,吴县蔡璘(勉旃)辑刊

自序略曰:昔先君子于乾隆初得《胎产至宝》一编,见其至精至密,极平极稳,遂镌板施送,后遭郁攸,板皆煅烬,久欲重刊,因其书散佚,无从搜寻,稽迟至今。今年长夏无事,翻阅方书,见《胎产》一帙,汇集诸说,言简意赅,得顺其自然,克遂其生之理,而与先君子所刊之本,语意相符,因稍为修饰而剞劂之,仍名《胎产至宝》,昭旧志也。刊竣,刷印广送,俾家有此书,先期可以预防,临时可以应变,产母婴儿庶可免于厄难也夫。乾隆五十四年仲秋,勉旃蔡璘序。

凡例略曰:一、凡胎前、临产、产后调护之法,一一备载,不厌繁复。盖原系闺房琑屑,家居日用之事,一有不到,皆足致病。与其服药于病后,曷若致谨于平时?一、开卷先载临产一门者,盖事当仓猝,不及细检,因以切要者载之篇首,令人开门见山,非紊其绪,乃先其急也。若平时展玩,则胎前、产后二门,自可兼及。一、是集分门别类,各有归宿,即一圈一点,皆出匠心,披阅之下,心目了然。虽云剿袭陈言,固已别开生面。一、是集示人以着眼处,用密点;至理名言处,用密圈;分明句读处,用疏点疏圈;先引一说,又引一说,本不相贯者,中空一字;段落处,用一画;所列方名,用长竖;间用注释及旁评处,用细书。一、集中所采汤药共八方,具载卷末列方条中,可以据集查考;外有附方一条,共有十二方,皆系极平极稳,屡试屡验者也。此系济世之心,不能割爱,且虑乱人之意,何敢滥收?一、调经为种子之由,故卷下末附晋陵蒋君所著《调经至言》一篇,而附方中亦采及调经汤丸共三方。一、先列临产,所以先其急也,附方中先列调经,次胎前,又次临产,后产后,所以顺其序也。

徐珂曰:蔡璘,字勉旃,吴县人。重诺责,敦风义。有友某以千金寄之,不立券。亡何,其人亡。蔡召其子至,归之,愕然不受,曰:嘻!无此事也,安有寄千金而无立券者?且父未尝语我也。蔡笑曰:券在心,不在纸。而翁知我,故不语郎君。卒辇而致之。(《清稗类钞·敬信》)

时觉按:有乾隆五十四年己酉刻本藏中国科学院,中国中医科学院有复抄本,扉页示:姑苏胥门谭云龙子一夔氏刻。卷上临产门十七条,卷中胎前门十二条,卷下产后门二十一条,三门共五十症,卷末附集中所选之列方八方,集外所采之附方十二方。

《保产要旨》四卷　存　1806

清阳羡许廷哲(潜修)撰

紫封法辅序曰:乙丑春,余适游阳羡,遇吴君曙堂,延至家,出《保产要旨》一书示余,荆溪许廷哲先生所

辑也。与余虽未识面而闻名已久。今吴君欲刊布济世，恐犹有未粹者，商榷于余而剞劂之。余浅见寡闻，何敢论定？然吴君既以济物为心，余于管中窥豹，略见一斑。翻阅其书，胎前之辨，临盆之说，产后之论，犹附《保婴》一卷，条分缕析，靡不各精且当。今付诸梨枣，于世大有裨益，非特此书可垂不朽，而曙堂之惠宁有既耶？时嘉庆岁在柔兆摄提格季秋，武进紫封法辅题于迎曦书屋。

吴莹跋曰：真言六字，专重临盆，至论十篇，特详坐草。本大生广生之理，阐不拆不副之常，所以采采兴歌，先征芣苢，诜诜衍庆，拟彼螽斯，此《保产》一书所由作也。吾邑许廷哲先生，泉石为心，作山中之良相，造化在手，握艺术之正宗，顾精其道，不居其名。念丹溪莫医妇人之说，参仓公垂诊女子之微，爰采证治之精华，用揭《难经》之奥旨。药可活人，悬诸肘后，方堪寿世，撮在目前。争生死于须臾，即是返魂之术；判安危于顷刻，堪矜夺命之丹。家置一编，不必求和于千里，人咸通晓，奚烦蓄艾以三年？在先生志存保赤，不啻锡以参苓，而莹也念切济人，用是登诸梨枣。为可传也已，足取信乎今。神而明之，又在不泥于古云尔。嘉庆岁次丙寅之秋，曙堂吴莹识。

时觉按：有嘉庆十一年丙寅迎曦书屋刻本藏上海中医药大学，卷一胎前，受胎保护八条、小产当慎五条、妊娠杂症七条，并妊娠十证证治；卷二临产，难产七因、六字真言、临床宜忌；卷三产后；卷四保婴要则。阳羡，属今江苏常州。

《保产节要》 佚 1806

清阳羡许廷哲（潜修）撰

道光二十一年《宜荆县志·宜兴荆溪艺文合志》曰：许廷哲，字潜修。中年后以医术名荆楚间。所著有《保产要旨》《保产节要》二书行世。

时觉按：是书已佚，《保产要旨》仍存。

《解产难》一卷 存 1813

清淮阴吴瑭（配珩，鞠通）撰

题词曰：天地化生万物，人为至贵，四海之大，林林总总，孰非母产？然则母之产子也，得天地四时日月水火自然之气化，而亦有难云乎哉？曰人为之也。产后偶有疾病，不能不有赖于医，无如医者不识病，亦不识药，而又相沿故习，伪立病名，或有成法可守者而不守，或无成法可守者而妄生议论，或固执古人一偏之论而不知所交通，种种遗患不可以更仆数。夫以不识之药处于不识之病，有不死之理乎？其死也，病家不知其所以然，死者更不知其所以然，而医者亦复不知其所以然。呜呼！冤哉！瑭目击神伤，作《解产难》。

时觉按：附于《温病条辨》为卷五，又名《胎产要旨》。

《衍庆编》二卷 存 1816

清南兰庄大椿（书年）撰述，商邱陈谦（澄之）校梓

陈濂序曰：生生之理，贵顺自然，一涉矫揉，反生荆棘，此《衍庆》一书所为编刻也。此书大旨约同《达生》而简约明畅，尤闺阃中所必不可无者也。近世岐黄无术，苏董不闻，症遇疑难，率皆束手。噫！与其求治于临时，孰若保持于平日？目人生至易之事而反以为难，此果谁之过也欤？急付劂刊，普济斯世，词取达意，焉用文为？有同心者幸为广布是望是祷。丙子二月，商邱陈谦识。

时觉按：有同治十年森玉堂刻本藏中国国家图书馆。卷上述胎产六字真言、宜忌、试痛，卷下保胎、小产、产后杂病，卷末署：南兰庄大椿书年氏述，商邱陈谦澄之氏梓，后又附调经圣方及安胎易产双宝汤二方。庄氏并编纂儿科著作《保生编》五种六卷，有道光四年甲申刻本，则丙子当为嘉庆二十一年而庄氏成书尚当前推。南兰，南兰陵郡，今江苏武进。

《产孕集》二卷，《补遗》一卷 存 1830

清阳湖张曜孙（仲远）撰，泾县包诚（兴言）重订

自序略曰：产孕者，天地之大化，生人之本始。而难产之患自古有之，《左传》庄公寤生，惊姜氏，寤生，即逆产也。然古者持胎教，寡嗜欲，生理顺而难产少，故《生民》之诗曰：诞弥厥月，先生如达，不拆不副，无灾无害。《列女传》述文母之胎教，终之曰：溲于豕牢而得文王，言生之易也。后世不知胎教，务自纵恣，生理

既逆，难产实繁，于是设方法以治之，处汤液以救之，而方药愈备，难产益众，遂有妇媪群起，妄造谬法，剖胎出婴，使无知之赤子、无罪之妇人，撄屠磔之刑，罹锋刃之惨，生人之祸，莫此为甚。夫人命至重也，父子至爱也，而戕贼生命，刳剔人子，旁观不以为非，主者不以为怨，何哉？医无救之之术，不能不望救于妇媪。假令扁仓在左，妇媪在右，则虽至愚，必知所择，故妇媪之杀人，医者之过也。虽然，产孕之事非医事也，难产之疾皆自致之，非本然也。故欲汤之沧而扬之，不如勿焬也；欲弦之固而续之，不如勿断也；欲难产之安而药之，不如勿致也。不揣其本而齐其末，不绝于彼而救于此，良吏勿能为治，良医勿能为功。然则，欲治难产，先理胎教，欲理胎教，先明礼则，礼教隳废，内仪不修，宴私昵于帟帷，勤惰愆于厥职，以苟适为便，以傲恣为高。盖自搢绅浸于编户，女德日敝，难产日多，竞哀其末，莫知其本。君子之道，造端乎夫妇，《记》言其不信矣。夫岁在己丑，家君宰馆陶，余随侍官廨，民有疾苦，踵门求治，辄为除之，而难产之患同于江左。有妇逆生，医者莫救，太孺人闻之，命裹药遣仆，驰往治之。至则死已竟日，以贫故未收，耄姑幼子，号泣于室，强饮之药，旋即苏活。又巨室张氏妇孕五月，动而漏下，医不知治，十日而陨，血注不止，因而晕绝。余闻，药之苏，又治百日乃瘳。其他惨酷，大都相类。由此观之，无辜而死者盖多已。夫杀卵殀夭，先王所禁，况在人类？体仁利物，儒者之事，况在斯民？用是考核原委，该约大旨，著为此书，冀以绝其流弊，豫其常变，穷理之士或无诮焉。道光庚寅冬十二月，阳湖张曜孙。

包诚序曰：阳湖张氏仲远，以名孝廉服官楚北，所在有声，幼精医理，奉母汤太夫人命，著《产孕集》。其卷分上下，为类一十三门，条析病状，援据方书，胪列治法，约略已备。兹因孕疾子痫一症，应变双胎一症，病皆危急，载方较少，续增子痫二方，双胎一方，皆经验有效者，因而补之。仲远生前曾向予言，此集虽已行世，所惜遗漏尚多，今后有暇，续作补遗，因循未果，每以为憾。今集重订刊成，予据所见所闻，博采约收，更作补遗，以续其后。虽症变百出，方难悉赅，然事皆已经，则无所可疑，法可互求，则不病于执。由是穷乡僻壤，凡属孕妇婴孩之症，悉可参酌前后各方，按症照治，庶各保其生全，而无苦难夭折之患。藉践前言，或可稍慰良友济世之志也夫？爰书颠末为叙。同治七年岁次戊辰七月，泾县包诚书于湖北省寓。

济世序曰：粤稽古来产书，惟《产宝》诸方及《产育宝庆》方，见于《永乐大典》，藏于我朝四库，世间多不传，所传者《胎产心法》《达生篇》诸书，择焉不精，语焉不详，皆不得为善本。阳湖张仲远先生有《产孕集》一书，推原人生受命之始，因时调护之力，变故挽回之法，无乎不备。而其措词雅事，推本阴阳生化之原，关睢之乱，尤以隐维世道，默挽人心，所以端本于闺门，立极于椎辂，其用心深矣至矣，其济世广矣久矣。是书向有刻本，风行海内，先生自序剀切详明，行箧擦损，无可仿写，梓人重刊，聊叙颠末。光绪二十四年岁在戊戌冬十月，长白济世谨序。

史丙荣跋曰：圣贤中庸工夫，全讲平易近人，医小术耳，而理亦不能外。是编豹人弟向仲远借读，赴蜀时留在案头，偶阅一过，觉天地进化之理已了了在人心目。理虽至精，而愚夫愚妇无不可知，始叹近世医家好读奇僻，皆醉人呓语耳。仲远家学渊源，抱负不浅，乃读书数十年而无所试，只此偏长薄技见重于时，亦可哀也，然而已足千古矣。道光丁酉十月，维扬史丙荣。

吴大彬跋曰：二五细缊，妙合而凝，诞弥厥月，瓜熟蒂落。此天地自然之道，不必以人事计之者也。然妊子之妇，调护识别，自有法度，七情交战，六气横攻，一有不慎，不得不藉药饵为补救之术。是书阳湖张子所手集，曾刻于吴中三松堂潘氏，法多经验，世推善本。潘子子宜随侍闽省，箧中携有是编，锓之版以广其传。夫僻壤穷乡，胎教不明，药石误投，号呼莫救者多矣。拯闺闼之呻吟，杜婴孩之夭枉，妇子熙熙，咸登仁寿，安知非是书之一助也？小道云乎哉？同治辛未秋八月平江吴大彬跋。

潘志厚跋曰：《产孕集》十三篇，阳湖张子所著，济世利人，实非浅鲜。道光乙巳家补之叔祖为之校订，刊于吴门，一时风行，不胫而走，嗣燬于兵火。同治戊辰，重付剞劂，志厚随侍十闽，箧中携有是编，见之者咸以为善，接踵向索，而版存里中，猝无以应，因复为锓版以广流传，并识其缘起于此。同治辛未秋八月潘志厚谨跋。

《续修四库全书提要》曰：《重订产孕集》二卷，《补遗》一卷，清张曜孙撰，包诚重订。曜孙字仲远，阳湖人。道光癸卯举人，官湖北武昌县知县，有政声，以军功累擢候补道。父琦，绩学通医。曜孙承家学，亦以医名，以产孕多危证，奉母命撰是书。诚为其姻戚，亦通医，有《伤寒审证表》，已著录。曜孙曾与言所撰尚有未备，诚乃为之续补。是书原为十三篇，曰辨孕，曰养孕，曰孕宜，曰孕忌，曰孕疾，曰辨产，曰产戒，曰用药，曰应变，曰调摄，曰怀婴，曰拯危，曰去疾，诚于养孕、孕疾、辨产、产戒、应变、调摄、拯危、去疾八篇，并有增补，别为一卷附之。案：近世所行产科书，往往出于俗医之手，剿袭前人，杂收方论，以多为贵，无所折衷。曜孙学有本原,又长于文事,荟萃古今名论验方,持论明通,选方皆注出处,不取峻利劫剂。产戒、用药两篇,言之谆谆,尤为可法。其生平论医,有偏于温补之处,是书则主于和平醇正。其论产后,富贵之家必服人参,而致死者多,矫其弊者并倡产后无补益之说,而致死者亦多,产后诸疾,多出于虚,人参非不可用,而用之自有法,得其法益身而却疾,不得其法得疾而促生,立说尚得其平。至包氏所续,不过拾遗补阙而已。是书传刊有数本,以包氏所订为足本云。

《清史稿·列传第二八九》曰:阳湖张琦、曜孙,父子皆通儒,以医鸣、取黄元御扶阳之说,偏于温。曜孙至上海,或劝士雄往就正,士雄谢之。号叶氏学者,要以士雄为巨擘,惟喜用辛凉,论者谓亦稍偏云。

光绪十三年《武阳志余·经籍中》曰:《产孕集》分内外篇为上下卷,内篇辨孕、养孕、孕宜、孕忌、孕疾,外篇辨产、产戒、用药、应变、调摄、怀婴、拯危、去疾,共十三篇,附以方药,成于道光十年。自为序略言:欲治难产,先理胎教,欲理胎教,先明理则。礼教隳废,内仪不修,燕私昵于帘帷,勤惰愆于厥职,以苟适为便,以傲恣为高。盖自搢绅浸于编户,女德日敝,难产日多,竞哀其末,莫知其本。此又士君子修齐之责矣。

光绪五年《武进阳湖县志·人物》曰:张耀孙,字仲远,山东馆陶知县琦子,道光二十三年举人。援例选授湖北武昌县,以军功积官至候补道。慷慨善论兵,前后督抚皆重之,然亦不能尽其用,仅一署督粮道,郁郁以卒。承家学,尤精于医。官知县时,尝坐堂为民诊疾,日昳无倦容。著《产孕集》。

时觉按:收于《珍本医书集成》《中国医学大成》。有民国十六年上海千项堂书局石印本《产孕须知生育指南》二卷,南京、浙江中医药大学有藏,经核对,即是书另本,内容完全一致。

《增订达生编》一卷 存 1834

清金山朱鈖(朗山)增订,朱锟(棠溪)参校

自序曰:八十一难之经,二百六十二方之注,三百六十五种之药,一千一百四门之秘,一千七百二十论之源,一千八百七十一种之图,缅论綦繁,厥义尤夥。金张从正自署其误曰《儒门事亲》,信乎为人子者不可不知医也。鈖侍母疾,称药量水久,渐识草木甘苦,市医增减古方,一不当辄能洞澈纰谬。祖居绿树村,地僻多绝港断流,水不得舫,陆不得舆骑,悬壶者绝迹,猝撄疾,迎医数十里外,医或故妮冗不即至,购药又数十里外,药或恶劣鲜珍品,往返迟留,病其可待乎哉?病即可待,产其可待乎哉?人有终身不遘急疾,鲜有终身不产者,有十人不病之家,无十年不孕之妇,妇不孕,妇病也,急当治者也。孕不及产,产不获母子全,皆不解护疾,而得疾不知祛疾而增疾,尤当急治者也。无医无方无药,是无命矣,不必其竟无也,往返迟留而始得,亦无命矣。癸巳冬,增订《育婴常语》,开雕将竟,复增订《达生编》若干条。书成,有三便焉,疾能早却,医不远求,药可预贮,僻地如绿树村者,何限得此帙,咸庆先生如达矣。因遵老母命,梓以寿世。丹溪后人朱鈖朗山氏识。

朱锟序曰:《生民》之二章曰:诞弥厥月,先生如达。《说文》无"弥"字,殆卫包所改;《尔雅》训为"终",先生谓未生之时,达,通也,通达言语也。言姜嫄孕稷已终十月之期,惟时稷未生,如有神焉,以坼副灾害之词告语之,慰解之,凡以纪灵异也。后儒借达为羍,妄以七月生羔当之,殊不思孕在春分,生值寒冰,安得谓之七月乎?且郊壇大祀,上帝居歆而顾下,拟先祖于羊子,诬嫄亵稷,莫此为甚。此与《韩诗》以骏厖比汤何异?乃自赵宋以降,盲说相承,一若宇宙生人之数,尽侪于羚羍之列也者。谁复以通达之义作雅诗之达诂哉?旧有《达生编》一卷,凡所以通达胎产之词者甚晰,朗山家孟于穷经之暇,推而广之,为纲十有二,为子目百有八十有八。其自求子保胎、临产临月,以逮胎前产后诸证,旁及小产难产,各条靡不详备,末更附以差治之证,其用心可谓精且勤矣。乃其于求子也以积德为先,于保胎也以绝欲为要,临月临产,药不妄投,产后胎前,方必精选,又复列诸秘证,导之自医。达其理于未生之前,达其术于既生之后,更达其情于生生之外,出经术之绪余,作医术之津筏,丹溪家学,兄实替人。吾知世有是编,当无俟副菑候禳,而胥天下之载生载育,群乐其无灾无害也已。同产弟锟敬识于守经堂。

时觉按:有道光十四年刻本藏长春中医药大学。扉页作:道光甲午春镌,《保产育婴》,《增订达生编》,《育婴常语》,素行堂藏板;有二序,作《增订达生编》序、自序;卷端作:《增订达生编》,金山朱鈖朗山增订,弟锟棠溪参校。故是书当定名为《增订达生编》,而附《保产育婴》《育婴常语》当为另名。内容:求子第一、验胎第二、胎前调摄第三、胎前诸证第四、临月第五、临产第六、难产第七、产后调摄第八、小产第九、产后诸证第十,附乳证、前阴诸证。《育婴常语》三卷,平湖戈恩撰,朱鈖增订,有朱鈖序、朱锟跋,参阅《儿科门》。

《顺天易生篇》二卷　存　1835

清姑苏赵璧著

自序曰：胎产非患也，而产难则为人患，人患不殄，乃归之于天，天何尤乎？亦惟求之顺理而已。此编专为产难而设，盖区区一点真诚之念，倘能熟看谨行，皆可先生如达，人患弭而天德叶矣。知之而不言，非也，闻之而不传，非也。好生者见之，宜为广布，有力者重刻通行，无力者手抄数册，口授数人，随分尽心，未始非吾儒同胞同与之一事。利济为怀，原非求福，积善余庆，必有攸归。此编揣摩印证，委系无疑，凡重刻手抄，不必更改，尤不可增入方药，以相矛盾。姑苏赵璧著。

时觉按：是书为难产专著，道光十五年沈氏初刻，光绪二年苏城得见斋重刻。有临产、试痛、保胎、胎前饮食、小产、产后、胎死腹中、胞衣不下等篇。

《产科秘要》二卷　存　1846

清周复初撰

顾培芝序曰：《周礼》天官自医师以下数职，其慎疾之道纂详，独不闻为妇人设一专职，岂不以人在气交之中，同此感受，即同此证治，初不必与男子异耶？然而经期胎产，则固妇人之独也。昔扁鹊过赵，闻邯郸贵妇人，病带下，即为带下医，此殆妇科之权舆欤？且妇科之症不一，而其最为存亡安危之系，莫如胎产，其保养调摄法，讲明在平日，备用在临时，要不厌精且审矣。考古书之专及产育者，就管见所知，为《产育宝庆方》，为《产宝诸方》，其原本久已散佚，著录于《四库全书》，外间卒不易传，学者歉焉。今春过周君复初斋，出《产科秘要》本示余云：将付剞劂。受而读之，见方论精详，病理明晰，其少疏者惟无一语及脉耳。盖妇人血之所从生，胎之所从系，皆在冲任二脉，其他则带督为之权衡，蹻维为之护卫，得问闻之明，分察之晰，其于医也，思过半矣。故十二经之配于寸关尺者，本无奇经之说，是书亦略而弗讲，况脉之理，幽而难明，症之因，显而易据，诚得病机而条分缕析，则穷乡僻壤不难按方而疗人，其所以济世之功岂浅鲜哉？固不可少矣，爰并数语于端而归之。时丙午仲春中浣，玉田顾培芝。

时觉按：有清刻本藏苏州中医医院，扉页题"道光丙午新镌，板存姑苏杭钱会馆"，附《达生编方》。

《增注达生篇》　存　1852

清亟斋居士撰，沪城毛祥麟（瑞文，对山）增注

毛祥麟序曰：夫人之妊娠，弥月而生，如天之生物，应候而成，得天地生化之机，各循其性之自然，而无不易耳。虽有不同者，则如地有肥硗，雨露之养，人事之不齐也。资生之理，其在斯乎？余尝研求医艺，遍阅诸书，胎产一科，无过于亟斋居士之《达生编》，盖其立论详明，指譬切当，书中方药，皆取先代名家集验之方，百世之下，无一失者，信乎人定可以胜天，是书之可以济世，岂浅鲜哉？今流传已久，原板模糊，且附《祈嗣真诠宜麟策》及《种痘心法》，未免卷帙太繁，不易检阅，近刷者又附《感应编》，复恐携之闺闼，亵渎圣贤。今仅录是编，复增入数条，揣摩详注，重刊之，以广其传云。时咸丰二年岁壬子正月上浣，沪城毛祥麟谨识。

时觉按：《联目》《大辞典》俱不载，有宣统元年刻本藏上海中医药大学。

《乌金丸录》不分卷　存　1876

清汪迈园撰，扬州务本堂同人订

务本堂同人序曰：汪迈园先生所传《乌金丸录》，为女科简要良方，行世日久，最著神效。黄君子衡于东亭吕祖宫见其刊本，遂携来扬。同人因集赀购求陈墨，拣选药材，于端阳日虔制若干丸，欲济四方之需，并照原本重付剞劂，以广流传。惟愿乐善君子见此录者，仿而行之，多多益善，庶不没此良方，兼可以广人寿也。是为序。光绪二年仲夏，维扬务本堂同人公订。

时觉按：有光绪丙子扬州务本堂刻本藏成都中医药大学，著录乌金丸方。

《达生胎产心法验方合编》三卷　存 1879

清笠泽三省书屋老人辑

三省书屋老人叙曰：保产之书非不多矣，应验之方非不广矣，然临盆之际往往几濒于危，母子存亡顷刻

者，岂拘泥古剂、法未变通欤？抑胎产不同，方犹未备欤？盖《黄帝内经》十八卷为医书之祖，相传至唐宋门户遂分，陈良父曾著《妇科大全良方》，内有胎教、难产、产后等篇，门各有证，证后附论，论后附方，摭拾诸家，提纲挈领，于妇科证治，详悉无遗。胎产之方，由是始具，然总不外临产六字真言而已。苟遵此法，永绝危机，安用证方？惟男妇年少无知，罔识避忌，致沦不测，良用慨然。己卯四月，适遇手民艺中魁，持《达生编》以推广源流，增纂验方，重刊济世。为请披览一过，觉言简意赅，不同凡帙。惟历年既久，体质异宜，症变无常。近阅新报秀州浣花生函，述田螺生、笔管生诸名目，可见疑难之产愈出愈奇，即精于此道者临时亦难立诀。甚矣！医理之难而论症验方之不可不遍为择辑也。况情伤伯道方深似续之忧庆际，中郎忽陷庄周之戚，固可悯恻，且有求嗣心切，易孕不育者，尤属堪怜。皆缘士庶之家，未悉其详，猝遇险症，手足无措，苟得验方，何敢枕秘不宣？谚云，施药不如传方，用采《胎产心法》《产宝》各论，并闻见诸法，搜罗择要，荟萃成书，分为三卷，名之曰合编，俾得家置一帙，预知警觉，以冀防患，俄顷化险为夷，聊尽一片婆心耳。时值假馆玉峰，古稀将届，谱棣锄月种梅主人意欲预为介寿，因思人赖父母得有此身，当子生之时，正母难之辰，方劬劳之未报，岂敢大开东阁，恣杀生灵？既忘罔极之恩，复违好生之德，中心负疚，非所乐从。然谱棣情意殷殷，却恐不恭，回忆花甲时曾集刻共证善果《广生延寿录》传送，今是编告竣，商付剞劂，聊作称觞，亦深以为善。因相醵资，广为印送，保全妇婴，则同谱之心两尽，较诸称庆一时相去几何哉？尚望世之好善诸君，撙节祝嘏汤饼宴会之资，同作修善戒杀放生之举，则余幸甚矣。书既成，志其缘起于篇首。时在光绪己卯清和中浣，笠泽三省书屋老人叙于玉峰公廨之晚香馆。

时觉按：有光绪五年三省书屋刻本藏黑龙江、湖北中医药大学及苏州大学、上海图书馆。上卷《达生编》，其卷端署为：当湖陆锡禧予绵参，毗陵杨启凤季衡定，清源林秀恕庵校梓；中卷《胎产心法》，述求嗣种子、养胎保产；下卷载验方百余首。

《保产良方》一卷　未见　1879

清孙奎台辑

时觉按：有镇江老仁和刻本藏镇江市图书馆，经查未见。

《保产摘要》　佚　1880？

清高淳杨雨森撰

光绪七年《高淳县志·列传·艺术》曰：杨雨森，读书不应试，生平精研岐黄，尤善妇科。著有《保产摘要》行世。侄锡朋得其传，以医行世。

时觉按：光绪六年《江宁府志·艺文上》亦载录，雨森作雨霖。

《详要胎产问答》一卷　存　1892

清亟斋居士撰，三农老人附注

《胎产大意》曰：一、胎产一事，自《产宝》诸书以后，代有发明，其保胎临产及产后调理之法，率皆至精至密，似无遗义，又何事今之多言？但或专精方药而未及其所以然，或略一及而未竟其旨，倘非究心有素之人，未易明而用之也，仓猝之际，殊难得力。兹特倡明天德自然之说，不厌烦絮重复，以期于畅，使平日可以预防，临时可以应急，从此天下后世产母婴儿，同登寿域，岂不快哉！然亦特曲遵古人之意而条达之，非创为异说也。一、此编只是反复以言其理，至于方药殊未之及，偶载一二，皆取先贤古方极平极稳者。盖极平常之事，须用极平常之药，一切矜奇炫异之方，概置不录，且保护得法，虽平常之药，亦无所用之矣。一、此编虽共所当知，而富贵之家尤宜熟讲。盖闺人平时娇养，口厌肥甘，身安逸乐，体气脆薄，且性情骄傲，不听人言，当此时才一知觉，即不能耐，点灯著火，上呼下应，房中挤簇多人，内外嚷成一片，稳婆络绎，各要争功，脉未离经，胎未转下，即便坐草，及至不顺，奇方珍药，纷纷乱投，以致母子两误者多矣，岂不惜哉？但能留意此编，自可平安清吉。一、开卷即载临产者，盖临时仓猝，不及细检，因以切要者载之首篇，且令开门见山，人人熟习，自可无误。若平时原不妨从保胎顺序看之也。一、试痛一篇，尤为紧要，盖知试痛之误，方知正生之易，正与临产一篇互相表里，最宜细看。仍采先贤格言之足相发明者数条载之，聊以征予言之不谬。一、此编揣摩印证，委系无疑。好生者见之，宜为广布，有力者重刻施行，无力者手抄数册，口授数人，随分所至，未必非吾儒同胞共与之一事。

时觉按：是书又名《儿女至宝》，后附管可寿家传女科金丹验方，吴县管斯骏秋初刊印。与管林初撰儿科学著作《管氏儿女至宝》同名，又同属管可寿斋铅印本，然非同书。有光绪十八年上海管可寿斋铅印本藏上海图书馆、上海中医药大学、浙江省中医药研究院。

《达生编韵言》一卷　存　1901

清吴县李遂贤(仲都)编撰

自序曰：《达生编》为亟斋居士所撰，专为难产而设，反复详言，本诸天德。海昌祝氏业已详论之矣。窃谓生产本不足患，所患者调摄有乖，致为大厄耳。然富贵之家，其所以调摄于平日者岂不至哉？而生产之患多中之。至于贫贱之户，居养远逊富家，而其患反少者，此其故何也？盖寒暑之变、井臼之劳，此患之所由生也。贫贱之户终岁操作，琐屑辛勤，其肌肤之所冲犯，筋骸之所运动者，轻风雨而狎霜露，惯劳苦而惮逸安，是故寒暑不能为之毒，井臼不能为之劳。今富贵之家戒寒却暑，喜逸畏劳，起居娇养于平时，体气柔弱于不觉，畏之太甚，养之太过，稍有侵感，患即伏矣。及其临事也，复加以庸医、巫妪之鼓簧，妇人、女子之惊诧，欲其涉险而不伤者几希。余览亟斋是编，不禁掩卷叹曰：若是编者，其南海白衣之宝筏乎？尝欲重付剞劂，广为印行，因念愚妇村夫未必尽解文义，故即原编所论之言编为俚句，以韵叶之，至于所辑古方，均仍其旧，并辑验方以补不足。苟能识丁老妪都解，香山舍人其教我矣。编次既成，因陈东台施冰涛夫子鉴定之，而序其缘起云。光绪二十七年太岁在辛丑仲冬月，吴县李遂贤自序于东瓯官廨。

施济序曰：今天下四百兆之众，孰非父母所生者乎？天之大德曰生，天以是生人，天必不以是厄人，其厄也，皆人自厄之也。当初试痛时，即举室惊惧，急召稳婆，稳婆至又急于见功，曰：儿顶已露，速坐草。且属产妇曰：速用力，速用力。吁！瓜未熟而生摘之，其不变夷为险也几希。此亟斋居士《达生编》所由辑也。然辞义浅近，虽易于讲解，而句法参差，究难于记诵。必平时熟于口而会于心，斯临时方有把握，不致听稳婆之鼓簧，则非编为韵文，易于记诵不可。此平江李君仲都《韵言》所由作也。仲都为古渔通守喆嗣，能绍其家学，经史而外又博览时务诸书。岁辛丑，余主瓯榷，文牍公余之暇，课其弟读，得共晨夕。一日出示是编，余读之曰：此有功世宙之书也。俾天下粗识字妇人皆熟于口，会于心，晓然于瓜熟蒂落之说，自能化险为夷，其功不与亟斋埒哉？因怂恿而付之手民。是为序。光绪二十七年十一月，东台施济冰涛氏识于东瓯榷署。

凡例曰：或有问于余曰：是编何为而述也？余曰：为产难而述也。以韵言名何也？示别于原编也。别于原编者何？句限四字，叶以音，便妇女也。原辑汤药之外，复辑验方者何？补不足也。辑而不广者何？方贵乎精，非徒餍病者也。后附儿科者何？备不虞也。或问既罄，逐次问答之言以为凡例。

时觉按：据《达生编》原意改为四言韵语，有光绪二十七年刻本藏苏州中医医院。卷端署：亟斋居士原本，吴县李遂贤仲都次韵；一卷，列《孕妇格言》四章、《诸证治法》十二章、《诸证汤药》十三章，附录小儿脐风方四首。

《临产须知》一卷　存　1906

清锡山周憬(莘农，惜分阴轩主人)撰

自序曰：妇人生产，往往二三日不下，心慌无主，误听无知稳婆手探刀割，致有性命之忧，闻之良深惨恻。殊不知生产乃造化自然之理，俗谓瓜熟蒂落，原属平常之事，譬之哺鸡日足，自能啄壳而出，岂有导之者哉？自然而然，不能勉强，于人何独不然？间有难产者，皆因妊娠之后不知培养之道，犯禁忌于平时，及至临期，但急催生而用力太早，以致横生、逆生种种难产，伤害母子，所以胎前宜为保护，临产坐草亦须究心。余阅《达生篇》，言之甚详，但卷帙纷繁，或仓卒不及检查，转虞迟误。此编简明切要，平日可以预备，临时可以应急，人皆通晓，专意行持，自可无误。但愿海内仁人广为印送，俾得家喻户晓，是则鄙人之深望也夫。光绪三十二年岁次丙午孟秋中浣，锡山惜分阴轩主人谨识。

张彦昭序略曰：近来东西各国崇尚卫生之学，日研日精，而胎产尤关生理之本，彼国皆有学子专门考求，若《产婆学》《产科图谱》《产科术要》诸书，颁之学校，行之通俗，其保民之道盖周且至矣。吾国妇女一科，代有专家，治产之书，类极精审，而士大夫目为鄙事，置不措意，以生命之重，委之于无识之一老妪，卤莽从事，草菅人命，可慨也。吾友周君莘农隐于市，好善之怀老而弥笃，暇时既选《卫生易简方》，命哲嗣小农纂集而刻之矣。兹复取关于胎产诸方，择其切要，都为一编，并附保婴各条，暨《立命要诀》于后，谋之同志，鸠资付刻，虽卷页无多，而言简意赅，有益于尊生保赤者非细，殆技而进乎道者耶？矧方今世界大通，竞争日烈，识微之士倡言以保种为先，得此编而预防于平日，济急于临时，如达之生，从此悉免灾害，岂非保种之尤要者欤？其可以小道忽之欤？光绪三十二年岁次丙午仲夏之月上浣，世愚弟张彦昭谨序于雉皋学舍。

周镇志曰：西法有益中国，洋痘其一也。远乡僻壤，或犹未知。曩予从学张聿青夫子，请业之余，间及痘疫之酷。吾师云：旧种鼻苗亦颇险峻，新法牛痘稳当可恃。世兄辈种之，从未有复染天痘者。镇书绅未忘。乙亥，长子生，即延许友种牛痘八粒，甚妥。二儿请浙宁尹则卿先生种二次。先生诚心保赤，尝赐种牛痘书数册，洛诵久之，乃悉妙术。岁甲辰，三男未弥月，染天痘，自布浆至结痂，长、次二儿并未沾染，以是将是书竂会汇为一帙。适逢家君选辑《临产须知》一编，爰附于后，以期世人临事谨慎，辨别真假，俾赤子同登寿域云尔。无锡周镇小农别署伯华志。

时觉按：有光绪三十二年石印本藏南京中医药大学、上海图书馆，并有民国印本多种。书末附有种痘之法，为周镇小农所补辑者。

《产宝百问》不分卷　存　1911

明古虞郑文康（时乂，介庵）原撰，清赵士佳（作美，省身主人）重辑

自序曰：予先世河南人，开封郡中，乃后相王侯之裔，凡策名于仕籍十有七世，儒业之家也。胡为而以产科为业？自夫高宗南渡，始祖随行，卜居于越。一日游至崑，寓于薛公古愚之药室中，坐以节劳，而古愚视其容貌魁梧，饮食动静，卓然不群，询尚未娶，遂招为婿。而古愚为邑中巨擘，居平桥南堍下，专门医治产科，名振东吴。吾始祖不觉欣羡，弃儒就医，得传斯业，奕世相承，将五百年矣。今余虽幸登科，而不仕王朝，殚心于医以济世，于是推本始祖传授薛公古愚心法，复加损益，详列症法，分名别类，汇以成帙，遗后人以养生。此业虽微，然高人罔不敬爱，如学之不成者，固无暇究心于斯，而学之已成者，即可习为恒业。后人更当珍重，穷究圣贤遗书，就其学识高明以造乎精微之域，庶不辜余之志，而古人传授之初心，益广于无穷矣。不亦孝乎？若有不肖者，既不业儒，又不业医，只为始祖之罪人耳。警省而勉之。赐进士出身古虞郑文康介庵谨识，后学赵士佳作美抄。

时觉按：郑文康，邑庠生，名医郑壬长子，世业妇科。正统三年举人，正统十三年戊辰科进士，授观政大理寺，未满月即乞归养亲。未抵家而父亡，四年后母又病卒，悲悼数年成疾，遂不复仕进。所著是书外，有《平桥稿》十八卷、《介庵杂编》六卷、《平桥漫录》一卷。是书有抄本藏上海中医药大学。卷端署：省身主人赵士佳作美抄，卷末署：时维宣统三年岁次辛亥中元前五日，省身斋主人抄于对月轩中。内容：诸症要论、诸症问答、经候问答、诸积问答、胎前问答、产后问答，附汤饮七十八方、安胎方九条、胎前要方三十条、产后急要方十三条。

《济生录》不分卷　存　1911

清真州诒古山庄辑刊

总论略曰：此书所载各方皆极灵验，遇有难产者照症用方，必能有效。惟各方务须细看，有临产时方能吃者，有实是难产方能吃者，不可错误。至书内各符亦须谨慎，因符力过大，须实是临产迟缓，真不得已，方可照样试之。催生至宝神符更要小心，非真正临产，极其艰难，势极危急，万勿随便乱用。过于用早，反恐无益。画符时尤以诚敬为主，稍有亵渎，便不能灵。催生至宝符内有真言，更须心静志虔，切戒大意，催生各法亦不可轻易试用。总之，生产之人于临产时，第一要安睡，第二要忍疼，第三要临盆不可太早，静心忍耐，缓缓候之，瓜熟蒂落，自能皆得顺生，不止十全八九。家中各人亦勿惊慌畏惧，须知此事乃自然之理，非可以人力硬行，生产有一定时候，到时自会生产，大小均安，何必预先慌乱？只要劝产妇能忍勿急，定可平安无事，正自不必吃药。书内方符虽可救急，然与其人已危险，用药与符何如平时讲说明白，使临时自有主意，照上安睡等三条，安心守候，顺然而下，不用药符之为妙乎？所愿见此书者，切戒妇人于生产之时，忍疼惜力，保养精神，俾人无灾厄，产妇婴儿同登寿宇，此书备而不用也。至胎前、临产、产后保护诸法，及治初生小儿方，书内不过略述一二，《达生编》最佳，言之详切矣。

岳钟峻《神授保产经验简便良方》跋略曰：此萧山蔡氏之神方也。蔡氏屡孕不育，临盆即变证百出，尽室惊惶，巫医罔效。后扶鸾示以大小行舟之法，获授此方，如法服之，自此而后，始免产厄。此方刊板已久，自遭兵燹以后，湮没罕闻。峻由沈拜庚观察处传来，如法治人，洵为神效。较之《达生编》所辑各方有先后之分，尚恐措手不及，时或有颠倒错乱之弊，此则总备一方，尤为简便。自此而传之戚好，传之邻里，虚者服之而效，壮者服之而亦效，若非神人慈航普济之力，安得如是之至平淡至神奇无上上妙方耶？因复校正刊行，庶几好

善益广为传播，不以平庸无奇而忽之。若胎前调护之道、产后将养之宜，《达生编》固已详言之矣。同治乙丑夏，毗陵岳钟峻谨识。编者按曰：右全录岳君原跋，以见此方实神妙无穷，不可轻忽视之也。

时觉按：有真州诒古山庄刻本藏扬州市图书馆。前后无序跋，首总论一则，节录如上，载神授保产经验简便良方、芎归催生饮、加味芎归催生饮、保产护婴至宝良方等九方，附治腹内儿啼方，下为神符、神咒若干，又附胎前、临产、产后保护诸法，及生化汤方、治初生小儿方，末署真州诒古山庄敬刊。后又有江宁质甫郃长泽录催生至宝汤、神效催生丸，又署真州诒古山庄敬刊，似是书成后又增补者。是书当为真州诒古山庄辑刊善书。《联目》《大辞典》以为又名《神授保产经验简便良方》，有误，此方仅为所录首方；《联目》作岳钟俊编，《大辞典》不著撰者，实出诒古山庄。

《凤林寺胎产秘方》不分卷　存　1911

清凤林寺僧慧明撰

时觉按：封面题此，卷端题为《秘授妇科》，下注：南京凤台门外牛首乡凤林寺僧慧明。有抄本藏浙江省中医药研究院。似与《凤林寺女科秘宝》同，待考。

上妇产科类，共一百四十三种，其中存一百一十种，阙一种，未见七种，已佚二十五种。

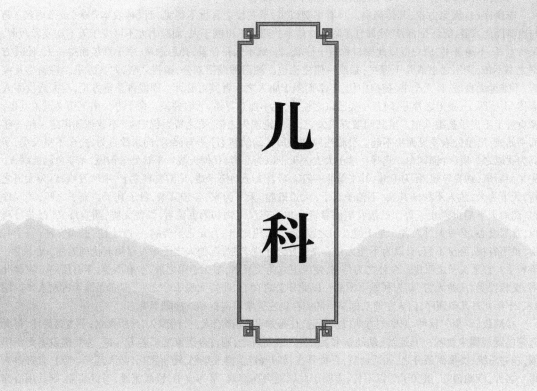

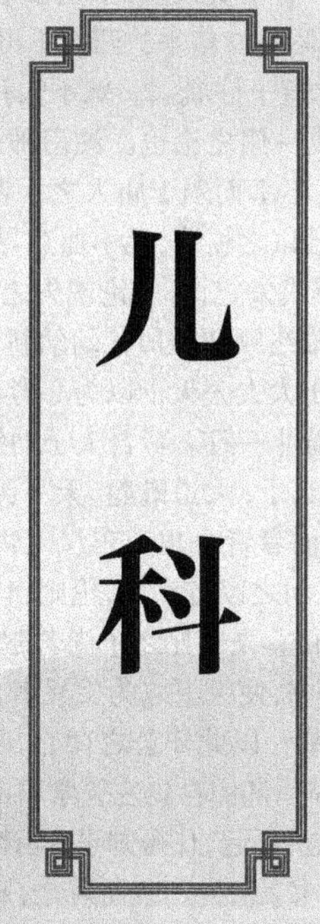
儿科

儿科以通论与痘疹区分先后，痘疹书目居儿科通论之后。

《幼幼新书》四十卷　存　1150

宋潮阳刘昉(方明)撰，明古吴陈履端(见田，于始)重辑

李庚序曰：医家方论，其传尚矣。自有书契以来，虽三坟之言世不得见，而《神农本草》《黄帝内经》乃与庖牺氏之八卦，绵历今古，烂然如日星昭垂。信乎！药石不可阙于人，而医书尤不可废于天下。或者乃谓，医特意耳，不庸著书，唐史臣以此剧口称道于许胤宗。殊不知张仲景、孙思邈辈，率千百年而得一人，使其方剂之书不传，则医之道或几于熄矣，是或一偏之论也。湖南帅潮阳刘公，镇拊之暇，尤喜方书。每患小儿疾苦，不惟世无良医，且无全书，孩抱中伤，不幸而殒于庸人之手者其可胜计？因取古圣贤方论，与夫近世闻人家传，下至医工、技士之禁方、闾巷小夫已试之秘诀，无不曲意寻访，兼收并录。命干办公事王历义道主其事，乡贡进士王湜子是编其书。虽其间取方或失之详，立论或失之俗，要之皆因仍旧文，不敢辄加窜定。越一年而书始成，惜乎公未及见而疾不起。公临终顾谓庚曰：《幼幼新书》未有序引，向来欲自为之，今不皇及矣，子其为我成之。庚曰：谨闻命。呜呼！学士大夫公天下以为心者，几何人哉！平日处念积虑，无非急己而缓人，先亲而后疏，物我异观，私为町畦，其来盖非一日。昔吾夫子助祭于蜡，出游鲁观之上，喟然发叹，以为太道之行，天下为公，故人不独亲其亲，不独子其子；大道既隐，天下为家，各亲其亲，各子其子。夫子之叹，盖叹鲁也，然而天下后世岂止一鲁而已哉？滔滔者皆是也。东汉人物如第五伦者，悃愊无哗，质直好义，似若可喜也，意其设心，必有大过人者。至于或人问之以有私乎，伦则曰：吾兄之子尝病，一夜十往，退而安寝；吾子有疾，虽不省视，终夕不寐，自以为不能无私。夫以兄之子尚若尔，况他人之子乎？以第五伦尚若尔，况下伦一等者乎？宜乎夫子之叹也。今公之为是书，使天下之为父兄者，举无子弟之戚，少有所养，老有所终。家藏此书，交相授受，庆源无穷，其为利顾不博哉？以此知公之存心，非特无愧于今之人，抑亦无愧于古之人矣。绍兴二十年九月几望谨序，门人左迪功郎潭州湘潭县尉主管学事巡捉私茶盐矾李庚。

楼璹跋曰：庚午秋仲，潭帅刘方明以疾不起，仆摄帅事，问诸府人：公治潭久，凡所兴立，不为苟且计，得无有肇端既闳偶未就者？于是以《幼幼新书》来告。索而观之，则古今医家之书若方与论，为婴孺设者无不毕取，包并总统，类聚而条分之，如适通寰，百货具在，如开藏室，群玉粲然，随所宜用，必厌其求。噫！昔好事人得一名方，椟藏谨守，虽父子誓以不传，方明于此顾能穷探博取，萃为成书，锓版流通，与世共宝，则其用心亦仁矣哉。因命趣工，以成其美，又集旧传宜子诸方，列系于左，为第一通云。

石才孺后序略曰：褐阳刘公帅荆湘，尝命编集古今医书中小儿方剂之说为一书，总四十卷，目曰《幼幼新书》。既成三十八卷而疾不起。漕使四明楼公实继其政，乃曰：前之美不可不成。因命亟讫其事，因合后二卷为一，复纂历所求子方论为一卷，冠其篇首，阅月而书成。噫！可谓尽矣！

陈振孙曰：《幼幼新书》五十卷，直龙图阁知潭州刘昉方明撰，集刊未毕而死，徐璹寿卿以漕摄郡趣成之。

陈履端序曰：医，兵也，小儿病，弱国幼主被敌也。质柔脆，易侵难禁，且不能自达，难测而易起疑，故治小儿病，辅弱国、扶幼主而御强敌也。不有祖述，即山甫、方叔不免浪战，即胜犹幸，况不胜乎？宋本《幼幼新书》，心保赤子，具本具末具变，悉中肯綮，得吕牙、孙武制胜合变之玄机，诚医家韬钤之选也。板经兵火，亡失已久，印本世唯存二，一留中秘，远不可得，一属钱氏，闷不可求。端世幼科，传自白下，先子枳田，痛婴儿多抱期颐而夭襁褓，宏修前学，靳靳若不逮，构得一二，端髫时捧读心慕，更求无获，而钱氏故本转归云间顾研山氏。端因黄清甫河水为介绍，怀资偕某恳得之，与某各藏其半。顾本合南北宋板，复缺三卷有奇，端神祈广询，一恒徐永锡氏有质本抄得其全，玉庵杨大润氏欲抄而索之，某竟秘以烈焰辞。阅岁，徐本归古歙程大纲氏，复往抄之，始获睹全帙，深慰天幸。且笔且读，领其要略，会见世医伤寒家无分七热风食，辄以伤寒治，问之，曰：不尔何以身热如炙也？疳积家无分五疳、虫食、积聚，辄以疳积治，问之，曰：不尔何以面黄、腹胀、肌羸也？惊悸家无分痘疹、痫痉、风痰、蛔厥，悉以惊风治，问之，曰：不尔何以涎潮、搐搦、戴目也？昧日用，偏仁智，治多夭阏。目击其弊，知不可户晓也，鄙心恻然，欲以书传布而广济之。载易寒暑，删繁理乱，裁初本十之三，稿凡四易，卷四十，总五百四十七门，便简阅也。倾资采梓，数字偿值，手录授工，首事两月，食木者六之一，同志如某者杂以力助，完卷可冀。庶乎家世者不至袭旧名而妄投，崛起者不至无章程而杜撰，师门授受不至秘而不传，使人人祖述，病者起，生者延，夭者寿，仁术广开，惠泽宏溥，远宗作者之谟，近继先子之志，一生苦心尽是矣。虽然，病有机变，方贵合宜，运用之妙，存乎一心。书犹筌蹄也，亦犹兵家，时日异宜，戎蛮异性，器械坐作，叵胶柱也。尤有进焉，大率脑麝、牛黄爰暨石药悍剂，皆不可轻用，医家每以网利而重投，病家每因

慕名而甘恋，不知厚味一进，引寇入肝、脾、心脏，牢不可拔，遂为儿异日害，虽鹊缓莫能施其术，此又世之大戒也。故更以鄙见，拟别录本草辅之，见古方不可执一云。万历十四年太岁丙戌端阳日，古吴陈履端谨序。

王世贞序曰：上古圣人，其视黔黎真若一体，稍得其所以生者，即思去其所以害生者，以故炎帝甫制耒耜，教民树艺，而五谷之外，百药性味之所宜，与对治之法、君臣佐使之用即继之。黄帝之世，其人甫息肩于兵革，即忧其灾厉沴疾，而岐素之道显。彼其一日而不能忘卫民之生也如此。然圣人之于民，老老幼幼，宁有二观？且必自幼而壮，而后老，而至于幼幼之术，抑何其简略不备晰也？至秦越人之游秦，以其地贵小儿，始为颅囟医。而张仲景之高弟卫汛，衍其方而得一卷已尔。若夫仓公、华佗、徐氏父子之术神矣，而未有称及幼幼者何也？岂圣人之仁其心思尚有所不及，而三代之民不甚爱其子耶？将无风气朴茂，所得于先天者不薄，而夭札之虑少故也？然自余之生长闾里间，耳目所睹，见人之生，以日计而得全者十不能七也，以月计而得全者十不能八也，以岁计而得全者多矣。然痘疹乘之，则十又不能六也。夫痘疹于幼为甚危，而医之于方绝不及者何也？或曰：其症不起唐以前，第不知所由始。考之前史，备载人貌之妍丑正偏，独不言疹痛，其然哉？夫幼者之为病，非若壮而老者之有七情五欲，焦心劳形以为讹，其感也不烦，而治之若稍易。然既不能自名其所苦与所由病状，欲以方寸之指而察其脉则甚难。天下之为人父以律为人子者之情，则老者差急，而少者差缓。然以事理论，则老者所必至，而少者尤摧阏而可悯。用是而观，凡唐宋之际有能究颅囟及痘疹诸方证而笔之书者，其人不必圣人，而其用心与操术则圣人也。宋故有《幼幼新书》，长沙刘帅托善为方者王历、王湜萃诸方面诠次之，而李庚为之序者也。凡三百余年，而书散佚不备。吾郡之精于医者陈履端氏，奉其父之遗意，求之二十余年而始得其全。念其传之弗广也，订其误，删其复，而手书之以授梓人。于戏！若履端者不亦圣人之徒也哉？窃闻之，主上高拱渊穆日，勤思元元，恤灾赐租，必欲使斯世登仁寿之域而后愉快。然则是书行，其所以阴翊王政不浅也。是故感而为序之。嘉议大夫南京刑部右侍郎予告琅琊王世贞撰。

张应文序曰：友人陈子履端校辑《幼幼新书》既就绪，复手自缮写付梓，应文阅之而深有感焉。夫人之所病病疾多，而医之所病病道少，方书之切于世用也尚矣。矧婴儿质特脆而语未达，调治为艰，又古方之传者独鲜，宜陈子之悉力购求而殚精刊定也。其为病者谋、为治病者谋，可谓均无憾也已。抑医之能十全也不专在方，方不足，则患夫少算而不胜，方有余，则患夫多歧而易惑。欲其不乖于方而不泥于方也，必也运量于一心乎？《传》曰：如保赤子，心诚求之。虽不中，不远矣。语天下之无所不用其心，孰如父母之爱子者？善医者果能以众父母心为吾心，即随时审症，处方授药，操纵损益，动中机宜，必能通其不能言之意，而奏彼不世出之功。虽古方所未发者，咸可裁自一心，而投之所向，靡不如意也，奚但颅囟一科擅神圣功巧哉？推是心也，而视人亲若吾亲，则过洛阳而即为耳目痹医可也，悯匹夫匹妇弗获其所，则过邯郸而即为带下医可也。举同类之痒疴疾痛者而皆孩之，虽医国医天下者且将就而问道焉，而况呱呱襁褓者畴不长育于寸衷之恻怛耶？然则《新书》四十卷，而一言以蔽之者岂他物也？且夫世所急愿治而医所不易治者，皆以婴儿所苦为最甚，或者邂逅此际，而一念稍差，于是乎见鼎盛家而为贪求心，见下劣家而有轻忽心。若然者，其胸次已先自乱矣，纵有禁方五车，谁复能决择而善用之乎？故尝谓：业医者活人之心不可无，而自私之心不可有，未医彼病，先医我心，夫然后可与斟酌变化，握道枢以应无穷，而《幼幼》之书始不为纸上陈言已矣。陈君君子长者也，仁慈一脉，既绍枳田先生之家学，而早岁习儒，中岁奉释，其滋培夫心地者尤有素，所谓不可无之心几备，而不可有之心几泯焉者。其研心是编也，虽曰载籍极博，以愚观之，皆君妙明心之注脚云尔。噫嘻！愚更有叩于君。君方刊布《新书》，而复参寻《内典》。《内典》所谓有妙药王名阿伽陀，遍治众病者，此非特《新书》未载，盖自炎帝所尝、轩帝所问尚秘焉。以此，《幼幼》奚啻十全，即万金不足道也。第不知其药之貌象若何，君试拈出，与宇宙间精于医者共识之。万历十有四年岁在丙戌秋九月之望日，巢居子张应文著并书。

刘凤序略曰：宋以来吴之专家者曰陈曰钱二氏，陈以热，钱以凉，故有火与冰喻者。今二家渐歇，而书犹出自钱，则其源绪可推。而金陵之陈自枳田益盛，陈子传父学而参以众家，尤精良有验，四方来谒药者恒满。若是书求之累年不置，为之分析条其义，与所投各有宜，其解悟得之性，手敏心调，特以神遇之，而犹必本之方所载，可谓不轻用矣。予固好数，意尤善之，予所用五验，曰敷和、升明、备化、审平、静顺，此医之大旨也。少小方当不易此属。锓梓且完，为书此，引其端。赐进士河南按察司佥事晋阶朝列大夫前监察御史沛国刘凤撰，始平冯时范书。

曾世荣曰：调理婴孩小儿，上古黄帝未有言著，鬼臾区云，谓小儿受病，另是一门，故不载入《素问》。始自巫人《颅囟经》篇章三举，自后智者继述本末，世传诸家之善，经进详要旨证准绳之者，凡八十一家。近世湖南潭州周宅，广收其文，专人编集，目之曰《幼幼新书》，四十册，仅数十万字，排列名方，似涉繁碎。犹如元帅要退伏兵，欲以一箭败阵，乃定太平，彼时求选一夫善射，急于百万军众皆张弧矢，以待比较优劣，临机对垒，就敌之势不可得，而用之奇正，退其潜伏，犹豫再三，乃非良将者耶？临时检阅，审较可否，考其效验，正由渴而掘井，斗而铸兵，不亦晚乎？学医之士，若不究竟，胸次了了，肘后简径，直截扶危之功，若也取次缓慢，智意不逮，彷徨之久，出不得已，肆意而设，自不知惭而且愧，有如马服子强战，无不失利。孙子曰：上兵伐谋，可以比喻。良医用药何异良将用兵？医无智则不行，将无谋则不堪用，医家者流，讵可为常？兵用百战百胜，药行十举十全，所谓失一次之，失二又次之，失三为下。鬼臾区云：医明标本，厥疾乃瘳。近世医者相尚，学医有何不可？切勿容易投饵，于疾无补，学术不当，盖胸次见寡，智不精通，轻易设施，有乎得失。后学之士，倘能究备要妙，深意讨论者，必不虚负医名。智者鉴诫，幸毋诮焉。(《活幼口议》)

乾隆十年《吴县志·人物·方术》曰：陈履端，字见田，吴县人。精小儿医，名播江南。著有《幼科新书》四十卷。兼善米家书法。子珍如，世其业。

丹波元胤按曰：万历丙戌，古吴陈履端刊行是书，其方论字句，并为笔削，以故刘氏原书之晦尚矣。特秘府所藏明人钞本，实为完帙，每卷首尾有二印，曰中山世裔，曰和阳刘氏，奕世儒医，岂其方明氏之后欤？宽政辛亥，祖考蓝溪君申请以传录之。《医藏目录》为陈履端所著，疏甚。(《中国医籍考》卷七十四)

《皕宋楼藏书志》曰：楼璹，《书录解题》误作徐璹。刘昉，字方明，广东潮阳人，绍兴中知潭州兼荆湖南路安抚使，与干办公事王历义道、乡贡进士王湜子是同编。既刻三十八卷而昉卒，楼璹转运判官摄郡事，续纂历代求子方论冠于首。《四库·医家类》未收。此明万历重刊，凡分四十门：曰求端撰本，曰方书叙例，曰病源形色，曰形初保育，曰初生有病，曰禀受诸病，曰蒸忤魃啼，曰惊潮在因，曰惊风急慢，曰惊钓噤病，曰痫论候法，曰胎风中风，曰伤寒变动，曰咳嗽诸病，曰寒热疟瘴，曰斑疹麻豆，曰诸热痰涎，曰热蒸汗胆，曰寒痛逆羸，曰癥瘕积聚，曰五疳辨治，曰无辜疳剧，曰诸疳异症，曰诸疳余症，曰吐哕霍乱，曰泄泻羸肿，曰滞痢赤白，曰诸血淋痔，曰三虫，曰颓疝，曰水饮鬼疰，曰眼目耳鼻，曰口唇喉齿，曰一切丹毒，曰痈疽瘰瘿，曰疮瘰疥癣，曰头疮冻瘃，曰鲠刺虫毒，曰论药叙方。每门又各分子目。原序云四十卷，《解题》作五十卷者，误也。

温廷敬曰：楼璹，见楼钥《耕织图后序》，曾为於潜令，进《耕织图》。楼钥之伯父。

时觉按：国内流传本均经陈履端删正重辑，《联目》《大辞典》所载俱然，《中国医籍通考》所录日本枫山秘府藏明人墨书本则未经陈氏重辑。上所录诸序即万历十四年陈氏重辑时所撰者，卷端署为：后学古吴陈履端于始辑，校正者则各不相同。中国中医科学院另藏有亡名氏抄本《幼幼新书摘录》，当为是书摘抄本。民国二十二年《吴县志·列传·艺术一》亦载录陈履端传。

《活幼口议》二十卷　存　1294

(原题)元衡阳曾世荣(德显)撰

叶一兰序曰：活幼口议者，演山翁之所作也。且夫医道之难，言于世也久矣，况小儿一科，古谓之哑证，而医家尤难于言也。虽然，亦有要然矣，通而变之，存乎其人，不能明理之至，则亦未易言耳。所以观其形色以验其虚实，观其呵欠以明其脉气，观其赋禀厚薄而投其药饵，或喷嚏鼻塞而有伤风变蒸之异，或夜啼身热则有脐风口疮之殊，治各有条，岂容无议？又有逆证似顺，阴证似阳，甚至惊风惊痫，众疾百作，不可枚举。所以局滞者不变，窒塞者不通，旷时者不果，旁越者不周。是故涵志潜神曰渊，巧发奇中曰颖，知微通机曰聪，投机顺变曰达，四者，医之的也，术之枢也，道之轨也。运枢执轨以至于的焉，则亦无事于议矣。议通则贯乎理矣，理贯则几乎神矣，医之道于是乎无愧矣，而小儿之疾不容于不议矣。舍是其奚以哉？既序诸首，复行以广其传云。时嘉靖乙巳孟夏上瀚之吉书林静斋叶一兰谨序。

熊槐序曰：世言医病与医国，同一源流，国以新造之病为难攻，人以幼稚之疾为难疗。新造之国，病在于人心之未孚、法制之未备，故事不厌乎议，如周人之于市、郑人之于乡校是已。幼稚之童，病在于气血之未全、筋脉之未力，既不可以言语求，又未易以智巧索，谆论而复辩，且未足以究其万分之一，况欲忌鱼筌于纸上之尘言，其箦笄而蟹螯蜞者几希矣。兹演翁《口议》之所由作也。翁质直而不华，雅朴而实辩，如议证、议药、议诸氏之方，皆凿凿乎如老法吏之议刑辞，丝发不可以动移，求之文理，诚若不足，索之义理，沛然有余，凤髓玉诀，政亦不容多逊也。或曰轮人之轮，庖丁之牛，应之于手，得之于心，盖非区区口耳所能造。今议以口为言，其视莫能教，子不见全牛之妙，径庭盖可知已。吁！有是哉，使释凿而特以原本为第一议，曰乳哺，曰食忌，曰伤柃，不必议可也。然且以不绝于口，翁之此意，岂独为医工计哉？有能以幼幼为心，宝有其书，圭臬其说，宛如省翁之耳提面命，将护于震夙之初，调理于生育之后，于其疾乎何忧？其或以竖子之梗为予告，亦将语之曰：翁有口议在，由是幼吾幼以及人之幼，挈而同归寿域中，此翁之初心然也。然则是议也，又当求诸省翁之心，谨毋曰滕口说。时岁在癸未梅月朔旦，石峰熊槐书。

丹波元胤跋曰：《活幼口议》二十卷，元曾世荣撰，见于焦竑《国史经籍志》。余家旧藏抄本仅八卷，文理讹舛，殆不可句。弟茝庭尝从朝鲜国《医方类聚》中录出成编。余谓是书所载，自其诊视理疗之法，以至于平素鞠养、保摄、乳哺、嬉戏，谆谆乎议之甚详，使怀抱中物免为朝菌夏虫，其幼幼之心可谓笃矣。世荣又著有《活幼心书》，杨仲叔序称，衡邑遭灾，连甍巨棟数千室，俱煨烬其书板，有好事者纳诸池中，而得无恙，以为天心之使然，良有以也。乃若是书，亦当神物拥护者，不宜付于阙如之叹矣。后阅十余年，今秋七月，叔父蒨园君持竹洞后人人见友雪所藏足本而被借，惊喜之余，速录一通以传家，于是乎感世荣慈念之所存果不至湮灭，而喜余前言之足以徵矣，记其颠末如右。文政庚辰孟冬二十有二日，东都丹波元胤识于柳沜精庐。

时觉按：序中一称演翁，二称省翁，则作者当非曾氏，然《联目》署曾氏，《大辞典》则谓曾氏又号省翁。《中华医史杂志》1993 年第 2 期考证，是书作者当为江南世医史演山，字省翁，著于宋绍兴二十年至宝祐五年间。《续修四库全书》载录，题为《新刊演山省翁活幼口议》。1985 年中医古籍出版社据中国中医科学院藏日本文政庚辰抄本影印出版，署为曾世荣著；而 2005 年第二军医大学出版社排印本则署为演山省翁编著。《中国医籍考》卷七十四载录，并谓“存”，丹波元胤另撰一跋，却未录入。

《相儿经》一卷　存　1308

元严助撰，清吴郡程永培(瘦樵)辑

时觉按：闻声察形而断小儿寿夭生死，收于《说郛》卷一百〇九、《程刻秘传医书四种》。《联目》以为程永培瘦樵编，不妥。

《保婴集》四卷　佚　1461

明昆山葛哲(明仲)撰

郑文康序曰：《保婴集》者，昆山葛哲明仲所辑也。明仲业传累世，于儒医二家之书无不读，于内外诸科之书无不究。窃谓婴孩之疾，语言不通，脉理未定，猝有所遇，无所措手，凭信者惟声与色耳。汶阳钱仲阳、汉东王镠之言，固无容议。若陈文中喜热而恶寒，喜补而恶解利，已不免丹溪朱氏之辨，非若张长沙伤寒法，后世莫之违而可据也。爰是采取诸家已试获效之方，分门系论，以药随之，剂皆平和，而孟浪者弗录。集成奏进，宣宗皇帝亲览之，赐宴奖劳。明仲存其副于家，请言引首。噫！医，仁术也，天下之术，莫有仁于医者。夫父母之于子，无所不至，不幸而有疾，计无所托，乃托之医，医无良方善药，将奚受其托哉？得其人则变危为安，苏死为生，非其人则患有不可言者，世系或至于莫续，宗祀或至于遂殄，矧万全之产乎？此明仲《保婴集》之所由辑也。明仲博学明脉，而有恒心，今为迪功佐郎楚府良医副云。(《平桥稿》卷五)

郑文康《致仕良医副葛明仲同妻蔡氏合葬墓志铭》曰：吾昆多世医，若周、若许、若董、若沈、若吾郑，咸著工巧于前代，近时独葛氏以术显而得官。葛氏数传而至讳吉甫者，益弘其业，名出数家之上。吉甫生叔成，叔成用药专以守成为本，慎于克伐，其收功虽缓而活人甚多，修眉长髯，年八十五而终。叔成娶张氏，生三子，长某，次即公，讳哲字明仲，次睿字季真。永乐间，明仲选士太医垣，授荆府良医副；季真起为本县医学训科，昆仲在位三十年，各致其事。今季真之孙阑，又嗣为训科，一门之内，以术而膺冠带者三人。噫！前人积德之厚可征矣。明仲自荆改梁，又改楚，持恒守道，历三府鲜有败事，府僚自长史而下，无不重其人而神其术也。在医垣日，尝集《保婴方论》若干卷上进，在荆府日，尝授赐敕有式，克勤慎之，褒阶修职佐郎。公之配蔡氏讳净，同县思斋之女，柔慧孝敬，童而处，白而偕老，夫夫妇妇，内外无间言。公卒天顺五年四月廿一日，蔡卒腊月七日，公寿七十有三，蔡逾其一。子男六，某某；孙男四，某某。明年二月廿五日，合葬马鞍山阴凤凰峰下。乃按长垣县儒学教谕徐季昭状而造铭曰：既多男，复多寿，二难并，不必富。偕老者，结发妇，同日藏，永无咎。(《平桥稿》卷十六)

万历四年《昆山县志·人物七》曰：葛哲，字明仲，世业儒，尤精医药。哲以荐授荆府良医。所著有《保婴集》上之朝。弟睿，亦善医。时称二葛。

康熙三十年《苏州府志·人物》曰：葛哲所著《保婴集》进宣宗亲览，赐宴奖劳，授迪功郎。

《吴中名医录》曰：葛哲编《保婴集》四卷，将正本奏于朝，宣宗皇帝亲览之，赐宴奖劳。其副本留于家，郑文康为之序，已佚。

《治小儿疳疾方》 佚 1460？

明丹阳尹蓬头撰

光绪十一年《丹阳县志·方外》卷二十四曰：尹蓬头，不知何许人，客邑丁氏、蔡氏最久。手持一杖，披羽袍，叩其由来不答，问其年，则曰历绍兴以来三百十有一岁矣。寻遁去，后有游天台者见之，或云在云南骑铁鹤上升矣。留《治髭疮方》，又《治小儿疳疾方》，神验。

时觉按：绍兴以来三百十有一岁，推测约在明天顺间事。

《校注钱氏小儿直诀》三卷 存 1541

宋东平钱乙（仲阳）原撰，大梁阎季忠（资钦）编集，明吴县薛己（新甫，立斋）校注

薛己自序曰：宋神宗时，有太医丞钱仲阳氏，贯阴阳于一理，合色脉于万全，伟论雄才，迥迈前列，可谓杰起而振出者也。门人阎孝忠记其典要，缉成《直诀》若干卷，而幼稚之色脉证治无遗漏矣。先君尝语余曰：幼幼之药，宜善调之，古谓小儿为芽儿，如草之萌，如水之沤，故其命方曰保婴，曰全幼者，盖不欲以峻攻耳。钱氏之法，可以日用，钱氏之方，可以时省也。愚服膺先人之言，仅有年矣，遇施之治，有一得验者，辄自识之，用补注于钱文之下。同幼其幼，不敢以紫乱朱，以薰并兰也，非特以钱氏峻攻为不可用也。视古既远，元气亦殊，不欲直施之于今耳。敬以一得之愚，附续貂尾，更覬明哲者正诸。

陈振孙曰：钱氏《小儿药证真诀》三卷，大医丞东平钱乙仲阳撰，宣教郎大梁阎季忠集。上卷言证，中卷叙尝所治病，下卷为方，季忠亦颇附以己说，且以刘斯立所作《仲阳传》附于末。宣和元年也。

曾世荣曰：晋朝（原文如此）有医工钱氏讳乙，设方用药，明证识候，直究竟婴孩脏腑冷热表里虚实传变，顿取其效，正所谓医孩童之意，准绳法则之道如此。后世欲以及其仪者，盖阙如也。往往诵钱君之书，记钱君之药，钱君之意旨未之闻也。愚详其意径且直，其说劲且锐，其方截而良，其用功而速，深达其要，广操其言，万世不可掩其妙，四方皆可遵其说。凡八十一家书，各述精通，莫若钱君智意克效，究竟不劳再三，亦无中道而废。门人阎公编集，未具钱君心服，想计恢洪纯粹，妙理希奇，纸笔不可得而录者耶？时有高见之士，一悟钱君意旨，医之与药，规矩法度，无以异钱君，运乎中，显乎机，而自然造化者，莫之能语也。良工妙用，信乎野老之言，毋曰管见。后之学者，尽心讨论，必有深著于胸次，且德义于人，扬名于后世之道，不亦宜乎？（《活幼口议·议钱氏方》卷三）

曾世荣曰：郑氏议古人医书，不能无失，如钱氏治慢惊用栝蒌汤，与病不相主对，是谓之失。以愚观之，所待药性，医者之通晓，纵有前证，未必肯用，但不容不讲明耳。殊不知钱氏既没之后，其书成于仕路故人阎孝忠编集刊行，屡经异代。况钱氏儒医，名闻朝野，施治之法，如珠在贯，未尝少差。郑氏所指慢惊误用栝蒌汤，然本方下明载治肺热涎盛，非为慢惊之设，阎孝忠岂不知此？其或居官录梓之日，失于参考，误传此剂，致有前议。奈历年已远，卒难校正，若论五脏补泻之妙，却无瑕可指，及杂方有功于世，不为不多。《直诀》一书，信不诬矣。（《活幼心书》）

李光廷跋曰：右宋钱乙《小儿药证真诀》三卷。书久佚，明嘉靖辛丑吴县薛己得残本，更其次序，为之注，厘为四卷，附刻《薛氏医案》中。崇祯元年，真定梁维本单取此书刻以问世。其书多更删节，于钱氏医案止存治验，其中审证用药之曲折，鲜所发明，又多参以己案，治法亦别。自序云：非特以钱氏之峻功为不可用也，视古既远，元气亦殊，不欲直施之于今耳。梁序云：钱主清凉，薛主温补，两公识议稍别，然南北之风土，冬夏之异候，原自不同，详审互酌，以期万全，是在用之者云云。是直薛氏之书非钱旨耳。是编采自《永乐大典》，犹为古本，训词尔雅，推阐深至，远出薛书之上，乃叹明人好改古书为不知谅也。然《大典》修书已疏，且由各韵采集而成，不无缺漏，故书中所经用尚短十余方，反有此失而彼具者，余取以互校，别为补遗以附于后，其小有不合则附各条之末焉。计所缺无多，将还旧观耳。三卷药方同者仅三分之一，盖薛氏删去旧方，录近人补剂以全其说，如补中益气方出自东垣，非宋时所有也。儿科莫古于《颅囟经》，江左苏氏、齐之徐王俱名于世，而书不传，是编岿然灵光，实为大宗之嫡子。（《四部总录医药编》转引自《宛湄书屋文钞》）

时觉按：收于《薛氏医案》八种、十六种、二十四种诸本。道光四年《苏州府志·艺文二》载录薛铠《注钱氏小儿直诀》四卷。

《保婴粹要》一卷　存　1529

明吴县薛己(新甫,立斋)撰

时觉按:前后无序跋,述小儿外科疾病十九种,收于《家居医录》《薛氏医案十六种》。道光四年《苏州府志·艺文二》载录薛己《保婴释要》一卷,当即是书。

《济世幼科经验全方》一卷　存　1546

明长洲刘伦(宗序),吴县薛己(新甫,立斋)撰辑,长洲后学张允积(云水)参订

徐阶序曰:婴儿之始孩,已属毛离里矣,而自朝以至月,自月以至周岁,自孩笑提抱以至能行能语,而乳哺,而总角,而嬉戏,而小学幼仪,历几年岁,经几寒暑风光?于凡动息燥湿、衣食悲喜,宜过不及之兢兢;于凡脾胃惊搐、疮疹麻痘,宜祸与福之凛凛。防于未然,图之于早,设使临疾而求医,医未必良,遇患而寻方,方未必合。父母方且志虑仓忙,心神无主,一旦安危在即,吉凶未保,憎药饵之无效,訾时师之图功,复何及哉?吾辈均有慈幼抚婴之心,为异……(缺半叶)。赐进士及第翰林院大学士加上柱国太子太师兼少师华亭徐阶撰。

凡例曰:一、小儿初生至周岁,如鲜花一般,岂堪狂风骤雨?此惊与风,动静中俱有之,须看二十二种,从筋色定证治之,照穴道搓灸之。然此证自一岁至五岁俱有之,死生关于顷刻,故列之首云。一、痘疹,凡有生皆经一次。首图像共六十道,大约未见时看眼耳,已出看根脚,看其歌诀,定证轻重,宜药不必药,然后散汤丸饮,在时师慧眼行之,故次。一、小儿证候出于不意,或寒暑饿饱,俱易为患,列有三十三方于末。

时觉按:刘氏《济世内外经验全方》有"成化二十三年丁未"刻本残卷藏重庆市图书馆,然仅存《济世内科经验全方》,是书阙略。《中国医籍考》卷七十五载录,"存"。《日藏汉籍善本书录》载,日本宫内厅书陵部藏有《济世内外经验全方》明成化年间刊本六卷五册,2016年中华书局收于《海外中医珍善本古籍丛刊》第138、139册,影印出版。《小儿科》一卷,前有徐阶序。首序论,次诸方,下小儿科摘要方目,秘传经验小儿科药方摘要,小儿痘疹方诀。

《保婴撮要》二十卷　存　1555

明吴县薛铠(良武)撰,薛己(新甫,立斋)增补

薛己序曰:《保婴撮要》一书,余先人所编集也,余所尝治验者,因类附焉。大参石山沈公见而嘉之,谓有益于民也,遂付诸枣。呜呼!先人之用心,于是乎不泯矣。昔先人之为是书也,其意甚勤。尝诲己曰:稚科惟洁古老人最精,若陈文中、钱仲阳,则二大家也。文中未尝专用热剂,而后世宗陈者或失之,仲阳未尝专用凉剂,而后世宗钱者或失之,故有互相诋排,遂为二先生累者矣。而二先生之法,则岂端使然哉?又曰:小儿无补法,此俗说之误也,钱陈二先生之法无是也。然世之持是说以杀人者多矣,可不戒欤?又曰:大人小儿,其剂异制。所以然者,大人之肠胃大,其剂宜丰,小儿之肠胃小,其剂宜约,法固然也。且儿亦有大小,襁褓之儿,剂不可同于髫龀,髫龀之儿,剂不可同于成童。□□胃之不堪,必有所伤,是以治者慎之也。□□攻伐之剂者,必审察其真,毋眩不足为有余;中病即止,徐而调之,病必善愈;不止者,命之曰过剂之伤,儿之忧也。治者慎之。又曰:子母一体也,况未食之儿,全资母乳,其感通尤速,故母病子病,母安子安。由此言之,凡诊儿病者,不可不察其母矣。但疗其母,子病自愈,一则药之气味,酿乳汁中,入儿之腹,一则母病既去,儿饮善乳。二者儿皆有得愈之道,诚疗儿之善术也。若母无他疾,其儿自病,然儿甚苦于服药者,亦当与母服之,药从乳传,其效与儿自服药等。吾盖屡试之,非漫云也。又曰:大人小儿,其治同也。夫何故?五行生克,其理一焉耳。治病而不本诸五行之生克,其盲其聋,其愦愦者欤?兹吾所惧而弗敢也。且吾所论集保婴方治,多可通于大方脉治者,在识者善用之而已。又曰:诸所集或多旧方,盖欲其备,非谓按方即可施治也。旧方多因当时病者而制,与今人所患病情,未必悉合,大率未可遽用,宜审酌之。噫!凡先人所以剖玄示要,谆谆以诲小子者,可谓详且至矣。余小子安敢忘诸?安敢忘诸?夫玄微之语,切要之论,乃稚科之指南也,业者不可不知也。读保婴书而不通是论,其殆转户而亡其枢,挈裘而亡其领者欤?恶乎可哉?恶乎可哉?遂谨述先人之语而次序记之,用置诸卷首。先人讳铠,字良武,素业儒,为郡学生,以明医征,弘治年间为太医院医士,今赠院使。所著述甚多,此特其一耳。平生履历,纪于学士大夫,载于家乘及墓志为详,兹不赘及。嘉靖三十四年岁次乙卯九月朔旦,奉政大夫太医院院使致仕男薛己谨书。

林懋序曰：余一日过薛立斋先生，见先生蓬头执卷，细绎寻思，恍然如经生下帷之状。先生以余至，乃入户理衣冠。余谛观几案中，皆残编断简，皮壳脱落，及取一卷阅之，其点窜注释，较之经生下帷者倍之矣。余曰：先生苦心哉！先生曰：医之道不明，世之患夭札者，将何所控诉为也？而婴儿为甚。夫婴儿不能言也。传曰：如保赤子，心诚求之。虽不中，不远矣。夫中其欲非难也，尤须心诚求之，而况于疾痛痒疴变幻百出者邪？今之医者，率执数方以求试，及其不效，则曰命也。夫按方以求病，非因病以处方，此与刻舟胶柱者何异焉？顾卒委之命，悲夫！先生又曰：真精合而人生焉。是人之一身固五行之躯壳也，五行之中，土能生物，是人之身亦借脾土以生，兹盖主本之论云。今婴儿虽未能言，然声音之所悲号，形气之所宣扬，意欲之所指向，机未尝不可见也。虚之实之、扶之抑之，古人之成法俱在，或晦而难辨，或杂而不分，宜乎学医者之望洋矣。余曰：愿先生纂而约之，余将刻以传焉。先生唯唯。余又曰：频年以来，倭夷弗靖，丘墟村落之民耕织之所依者，十亡二三也。先生幸用心校之，倘是书的然可传，则今日之所生全者，即不必皆俊秀，固亦云汉之遗黎，桑榆之耕织也。先生有余仁矣。书成于丙辰年正月。余不佞，为之识其篇端。立斋先生名己，官太医院院使，盖三吴世家云。嘉靖丙辰岁春正月吉日，赐进士第中宪大夫知苏州府事前工科给事中闽林懋敬书。

《四库全书提要》曰：《保婴撮要》八卷，浙江巡抚采进本，明薛铠撰。铠字良武，吴县人，弘治中官太医院医士。是编分门纂辑，于幼科证治最为详悉。其论乳下婴儿有疾，必调治其母，母病子病，母安子安，且云："小儿苦于服药，亦当令母服之，药从乳传，其效自捷。"皆前人所未发。其子太医院院使己，又以其所治验附于各门之后，皆低一格书之。后人集己遗书为《薛氏医案》，此书亦在其中。考卷首苏州府知府林懋举序，有"请己纂而约之"之语，疑铠但草创此书，其编纂成帙则实出己手。后人收入己书，盖由于此。此本为嘉靖丙辰所刊，犹未编《医案》以前单行之帙也。

崇祯十五年《吴县志·人物十八·艺事方术》曰：薛铠，字良武，少为府学诸生，兼精医理。有所剖析，亦皆切玄微，疗病必本五行生克，不按方施治。所著述甚多，惟编《保婴撮要》足为后世法程。弘治间，以明医征入太医院，屡著奇验。以子己，赠为院使。

《慈云楼藏书志》曰：《四库全书存目》作八卷，盖别一本也。《明史·艺文志》所载与此本同。凡分二百十六目，先论后方，纂辑诸书而成，于幼科证治可云备矣。其子立斋间附以案语，又以治验系各条下，俾互相发明云。(《四部总录医药编》)

《适园藏书志》曰：《保婴全书》二十卷，明刊本，明薛铠编，男己治验。良武著内科十卷，先刻为《保婴撮要》，继得外科十卷，陕西巡抚赵可怀并刻之，改名《保婴全书》。时为万历十七年，有可怀序、王缉序、清序、王体复跋。(《四部总录医药编》)

时觉按：正集十卷，薛铠原作，薛己补入医案，刊于嘉靖三十五年；续集十卷，薛己撰，刊于嘉靖三十八年。收于《薛氏医案》八种、十六种、二十四种。

《保婴金镜录》一卷　存　1555

明亡名氏撰，吴县薛己(新甫，立斋)注

自序曰：小儿医名哑科，盖以幼稚不能自言病，虽或能言而亦多不知调摄。噫！可谓难也已矣。故治者苟不察兼脉色，疗兼子母，量大小虚实而施之，鲜无误者。余切悯焉，思所以保之，敢摘是科之最要者，说数条、方数枚，聊成小帙，合溪史君梓曰《过秦新录》。非能由博致约，特欲其简省易阅，以便初学及乡僻人士耳。诚采用者，更能临证制宜，则于病情，庶可以毕照之矣。嘉靖庚戌春三月之吉。

丹波元胤按曰：《薛氏十六种》所辑，题曰《保婴金镜录》。(《中国医籍考》卷七十五)

《慈云楼藏书志》曰：明薛己撰。按：幼科诸证，察识为难，孩提之童，既不能述其所苦，又不可以证脉得之，故古人立有观面色及虎口三关脉纹诸法。此编汇合参订，附以治验，而又细注十三指形，为治法之简便，绘图立论，附方药于末，其书足副其名矣。(《四部总录医药编》)

《中国医籍通考》曰：上海中医学院图书馆藏明嘉靖二十九年庚戌鹤洲草堂刻本，年久蠹蚀，由明迄今已历四百余年，弥足珍贵。首页钤有"叶霖心赏"阴文、"石林书屋藏书"阳文印章各一，盖光绪间名医维扬叶子雨所旧藏本也。

时觉按：《中国医籍考》卷七十五载录，名为《过秦新录》。收于《薛氏医案》十六种、二十四种。

《幼科图诀药方》二卷　佚　1580？

明兴化李齐芳（壒村，清修外史）撰

时觉按：咸丰二年《兴化县志·艺文志·书目》载录。另，钱后崖《宦邸便方》有李齐芳序，署："万历六年仲夏朔，广陵清修外史壒村李齐芳书"，万历三十二年《扬州府志·文苑志·经籍之杂类》载录兴化李齐芳《宦邸便方》，二李齐芳当为同一人，则李齐芳字壒村，号清修外史，是书大约成于万历初。

《金口独步》，《全婴撮要》，《活幼心书》　佚　1583？

明松江沈惠（民济，虚明山人）撰

康熙二年《松江府志·艺术本传》曰：沈惠，字民济，华亭人。幼得异传，为小儿医，能起死者。尝从浦南归，闻岸上哭声甚悲，问知某氏只一子，自塾中归，暴绝。惠走视，其胸次尚温，作汤剂灌之，遂苏。有富家子患痘危剧，已治木矣，药之而愈。惠以小儿医多秘其书不转，乃覃思博考，著书九种行世，学者以为津梁。有老媪善治疳，惠拜受其方，媪亡，为治后事。惠为人谨厚谦下，无贵贱贫富，必尽其心力，立身有绳检。晚自号虚明山人。徐文贞有诗赠之。临终赋诗而逝。同时有王节之，与惠并称，两人相得甚欢，遇有疑疾，必相质正也。节之子一凤、一鹏皆名医，一鹏自有传。

时觉按：康熙二年《松江府志·艺文》及卷四十六《艺术》载录此三书及痘疹专书《扁鹊游秦》，"著书九种行世"，其他五种书为《药能》《方家法诊》《决证诗赋》《得效名方》《杂病秘术》。嘉庆二十三年《松江府志·艺文志》《金口独步》作《金石独步》。徐文贞，即徐阶，卒于万历十一年，则沈亦嘉万间人。

《幼幼集》四种四卷　存　1593

明江宁孟继孔（春沂）撰辑

子目：孟氏《治痘详说》《杂症良方》，钱乙撰孟氏校《钱氏经验良方》，孟氏集录《上用方》，附《本草药性》四十三味

胡文焕后序曰：不佞游学白下，即闻春沂先生之名，未识其面也。后于友人寓获识其面，未知其术也。及儿辈患痘甚恶，诸医咸目为逆，独先生目为险，日三顾而保全之。嗣是凡杂症，即先生一一治焉，靡不应手而愈，先生之术诚神矣哉。然业是术者，恒以九流自居，小道是泥，先生则素性慷慨，足称豪侠，以之积德为重而资身为轻也，故无论贵贱贫富，望风生快，饱德于中，互为传诵，于是先生之名日益著。不佞谓先生与其著名于一时，孰若垂名于万世，则述作似不可少，乃先生急于救人，饮食且不暇，又奚暇及此。无何，有事于犴狴，殆天假此于先生为述作计也？先生既出，书果获成，非唯先生酬其素志，即不佞之素志亦酬矣。不佞因请付诸梓，而先生并钱氏方俾不佞校而梓之。不佞因总集而目之曰：幼幼。盖先生前此颇艰嗣，息兹且幼，是取子舆氏"幼吾幼以及人之幼"之义云尔。书行，先生之德更溥矣哉，万世之下，见先生之书，不啻识先生之面矣，果一时之足云？万历乙未孟秋望日钱唐胡文焕谨识。

康熙七年《江宁府志·人物传七·方技》曰：孟继孔，字春沂，亚圣公裔。宋南渡，以医世居吴门，洪武初，隶太医院。继孔幼颖慧，习举子业，游焦澹园先生之门。父垂殁，命习世业，道术日进，声满都邑，生平存活婴稚未可数计。每痘疹流行，间从群儿嬉游中予决生死，无不奇中。性通脱不羁，所得金钱悉推予贫乏，随手辄尽。殁之日，囊无遗物。所著有《幼幼集》。子二人，皆能世其业，仲子景沂，尤以大方脉著。

时觉按：孟继孔曾任南京太医院吏目，万历间因事入狱二年，是书即成于狱中。《中国医籍考》卷七十五载录，并谓"存"，子目诸书，《治痘详说》及孟氏自序录于《中国医籍考》卷七十七；《杂症良方》有歌四首述经脉气血指纹，论二十篇述诸病证治，有方八十三首；《钱氏经验良方》，初生有诀，辨证有歌，所述诸证大体与卷中类，载方四十四，亦颇有非钱氏方者；《上用方》四十首，后附本草药性。万历二十四年胡文焕辑于《寿养丛书》为三卷，其后序述事始末颇详。

《小儿杂证秘传便蒙捷法》一卷　存　1579

明云间陆金（云峰）集校，云间陆道元（南旸）附增

丹波元胤跋曰：右陆道元《便蒙捷法》一卷，原附刻于《金镜录补遗》后，癸未岁，借西京福井氏所藏陆氏原本而抄之。甲申荷月，元胤。又曰：陆道元《金镜录补遗》全袭胡廷训《全幼录补遗》，是册亦系其第四册。

掩前贤之书以为己有，伎俩之狡，殆可恶也。元胤又识。

昕识语曰：文政六癸未岁皋月念七日校。昕识。

时觉按：《联目》《大辞典》载录一卷刻本藏山东中医药大学，不著撰辑者，首载《小儿杂证便蒙捷法歌》，次为寒门、热门、伤风门、伤寒、斑疹门、惊风门、吐泻门、疟门、痢门、疳积门、伤积门、脾胃门、肿胀门、脐风撮口门十二门总括歌，各门总括歌或包括不治歌，惊风门总括歌则包含慢惊慢脾歌、胎惊歌、天钓歌。此即云间陆金云峰集校，其子陆道元南旸附增于《痘疹全婴金镜录》者，可参阅《增订痘疹金镜录》曹炳章提要。又有日本文政六年据舒其才刻本之抄本藏日本内阁文库，2016 年中华书局收于《海外中医珍善本古籍丛刊》第 349 册，影印出版。无序、目录，卷端题署：《新刻小儿杂证秘传便蒙捷法》，太末石泉舒其才梓。据丹波元胤氏手跋，并与胡廷训《痘疹辨疑全幼录补遗》相对照，二书完全相同。又有亡名氏《小儿杂证便蒙》，有稿本四册藏苏州大学炳麟图书馆，其第一册即是书内容，全书并载诊法、药性、医方、杂证、妇科、外科等内容，当属综合性医书，却仍以首篇命名，易致混淆。《中国医籍考》卷七十五载录《小儿杂证便蒙捷法》十卷，并谓“存”。

《幼科辑粹大成》十卷　阙　1595

明吴门冯其盛(安予，躬甫)撰

申时行序曰：余观太史传越人、仓公，称其所受禁方本之长桑、阳庆，慎戒毋泄，而仓公亲奉宣问，对状为详，然亦不列其方剂，世靡得而述也。岂真神奇秘怪，书不能尽言，言不得尽意耶？毋亦挟术擅名，高自标置，而鲜公天下利万物之心耶？盖古之人，三折肱而更求方，曰：以济来者，此其仁心可仰已。余友冯躬甫早工博士业，廪于庠，久而不第。自以家世名医，不欲坠先业，则时时为人治病。良已，所藉方书皆奇验，因汇录成帙，名曰：《幼科辑粹大成》，且欲付剞劂以公之同志者。盖不欲以禁方自秘，而以济世利物为亟，真仁人之心哉！后有传躬甫者，考其书，知其人，当与越人、仓公争烈矣。万历乙未春三月吉，休休居士申时行。

徐显卿序曰：今天下有幼幼，无老老。老老者，非必及人之老，老吾老足矣。吾每见人得一甘饵，必曰以饲幼子以饲孙，而不口大耋；美婴孩膝上，伺其轩渠笑悦，而不闻嬉戏以娱其亲。故曰：有幼幼，无老老。吾友冯君躬甫，至孝，顾不锡类为老老书而幼科是辑，何居？盖有深意焉。人之寿考在元气，辅以美食。老老者，夫亦在人子养志为先，温清定省，令其起居甚适，而竭力以备甘旨。若平日不此之务，逮父母有疾，第迎医问药，欲以汤熨针石奏功，不知老人之不可药，犹弱国之不可战也。虽然，其要又在老者自老其老，其心澹然无事，如此，则安用方书为？乃婴儿则不然，苟非夭札，其血气向盛，可投剂安全。此冯氏世业专幼科，而躬甫所为辑书意也。昔扁鹊名闻天下，所受长桑禁方，其为带下医，为老人医，为小儿医，随俗而变，靡所不治，故天下以扁鹊能生死人。今躬甫不云乎？随南北、察冬春，不执一隅之见。呜呼！安知他日不有悉取禁方，予躬甫辑大成者？阳羡新主人徐显卿书。

江盈科序曰：躬甫冯君盖儒流之俊也，髫时用制举业，鹊起胶庠中，侪偶期君旦夕脱颖去，乃坐数奇，屡踬棘院。君意稍稍厌之，辄取先世所遗幼科诸方术研穷探索，久乃遂窥其奥。以治里中小儿，无不应手起者，众惊为神。君既已收其功于身，又欲广其传于人人也，于是博采精校，汇为一书，题曰：《幼科辑粹大成》云。予观君为人，真实醇笃，较然不欺。其妙于小儿医也，非独方术胜也，所谓心诚求之，虽不中不远矣。不佞于此邦元元，辱父母之托，然坐视凋瘵委顿而不能起，将方术浅短耶？抑其诚有未至耶？以躬甫观之，当由求民者未尽诚耳。不然六经《语》《孟》具言子民之方不啻详矣，而不佞试之未必效，何也？藉令躬甫异日握一命之寄，吾知其收效于民也，犹小儿矣。盖吾不信躬甫之方术，而信躬甫之诚之必能中也。后世用躬甫书者，或有效，有不效，可以思矣。万历乙未冬，楚桃源江盈科题。

张凤翼序曰：夫医之难言也久矣，说者谓带下医难于老人医，医小儿难于带下医，非谓妇人不尽言则难，小儿不能言尤难耶？吾友冯君躬甫，家世业医，里中号称幼科专门，而与钱氏、陈氏相颉颃者也。乃躬甫则生而颖异，不屑世其业，业佔毕。弱冠即为督学使者高第弟子，无何而廪于宫，且将大其拯物疗民之用，而每试棘闱辄报罢。于是则归而姑以世之业小试之，试辄验，由是里门凡小儿病无论甲族穷巷争迎躬甫，躬甫随应之，检故方而损益疗之，其有裨益于里中儿不浅鲜矣。且惧无以衍其传也，为之纂而成帙，命之曰：《幼科辑粹大成》。卷凡十，类凡六十有奇，汇群说，罗诸方，不嫌于略，摄纲领，采精英，不厌其烦，允乎大成之云匪僭也，允乎亡羊之讶不足凭，而齑菜之谚可明征也。夫以躬甫之明彦，既能以穷经之绪余，推而为小儿医，则必能以小儿医之旁通者，推而为带下医，为老人医，他时脱迹黉校，拜命通籍，又讵不能推其所既验于医者，老老幼幼，起民瘼而跻之安全之域哉？是其所以纪旂常铭鼎钟者，当更有在，不独是编之永其传也。予窃有望焉。

是为序。长洲张凤翼伯起书。

王敬臣序略曰：夫所以审疾处方，保护其幼小而期于成者，其所系甚重，而其术诚不可不精也。知其系之重而必欲精其术，其躬甫冯先生乎？躬甫少壮时，刻意博士业，其廪于阙而驰誉于棘闱者久矣。一旦念志之难遂，而思以仁幼之术溥于时也，乃以其先世所素业者而更扩之。上探《素》《难》，博及诸名家，以追钱仲阳氏，靡不研究其渊微而操执其旨要。由是出以疗疾，其取效若符之合而响之答也，盖群然遐迩争赴矣。然躬甫以幼稚无言说，察之不易，而柔肌弱脏，药之尤不易也，每投剂慄慄若所谓九折肱而称良者，吾于躬甫有取焉。呜呼！此躬甫之所以为儒医与？夫儒之道，视保小民若保己之赤子而心诚求之；躬甫视人之赤子亦犹己之赤子也，安得不心诚以求之乎？则其疗之当而效之神也，其亦宜矣！躬甫犹以济一时一方之幼，其及有限，而思欲广之于无穷也，于是整齐其所为书，成一家言，以行诸远，以垂诸后。其卷十，其类六十有奇，名之曰《幼科辑粹大成》。呼呼！何其用心之弘而立志之远也！其殆仁及于天下万世矣！夫人所患，无其心耳，其所遇之不齐，乃时为之，无足论也。若躬甫之仁心恳恻，真若有固结于中而不容解者，倘其获任民社，其功业岂眇小哉？然即躬甫今日之所就，有以跻夭阏于康寿，以行夫礼义而贵乎物，固亦足以助王道之所不及，而默相天地生成之功矣。其平日未遂之志，夫亦有所寄而不虚也哉。长洲王敬臣以道撰。

时觉按：《联目》不载，光绪十八年《桃源县志·艺文志》载江盈科《幼科大成序》，《大辞典》据此载冯躬甫《幼科大成》，“佚”；《中国医籍通考》则并载冯其盛《幼科辑粹大成》与冯躬甫《幼科大成》，误。《中国医籍考》卷七十五载录“十卷，存”。严绍璗《日藏汉籍善本书录》载，日本国立公文书馆内阁文库藏有明万历二十三年序刊本五卷二册，为原江户时代医学馆旧藏，与《中国医籍考》所载十卷有异，实为残卷，阙后之五卷。据此，中医古籍出版社 2008 年有线装影印本；人民卫生出版社 2010 年收于《海外回归中医善本古籍丛书续编》，排印出版。卷端署为：“吴门安予冯其盛躬甫纂辑，弟熙东冯曙升甫校正，门人省吾吴俊秀甫仝校”，各卷参校门人各异。

《幼科证治准绳》九卷　存　1607

明金坛王肯堂（宇泰，损庵，念西居士）撰

自序曰：医家以幼科为最难，谓之哑科，谓其疾痛不能自陈说也，称黄帝之言曰：吾不能察其幼小，为别是一家调理耳。吾独谓不然。夫幼小者，精神未受七情六欲之攻，脏腑未经八珍五味之渍，投之以药，易为见功，犹膏粱之变难穷，而藜藿之腹易效也。何谓难乎？然古今辑是科书未有能善者，如《心鉴》之芜秽，《类萃》之粗略，《新书》则有古无今，《百问》则挂一漏万，皆行于世，未足为幼科准绳也，故吾辑为是编，而麻痘一门尤加详焉。平生聚麻痘书百数十家，率人所宝秘、千金不传者，然多猥陋，不足采择，益可以见世之无具眼矣。或曰：夫人之病，无论男女长幼，未有能越五脏者也，子于它科不分五脏，而独幼科分之何居？曰：正以精神未受七情六欲之攻，脏腑未经八珍五味之渍，独有脏气虚实胜乘之病耳。粗工不能精究而臆指之曰，此为内伤，此为外感，此为痰，此为惊，此为热，妄投汤丸，以去病为功，使轻者重，重者死，亦有不重不死，幸而得愈者，然已伤其真元，夭其天年矣。吾之独分五脏，以此也。大中丞沈太素公从大梁寄余俸金百，以助刻费，而是书稿适成，遂鸠工刻之。又逾年始竣，因序而识之，使后之人有考焉。时万历三十五年岁在丁未夏五十又三日，念西居士王肯堂宇泰甫书。

目录下附注曰：目录专备分证检方之用，今止列有方名者，其单方无名者，多不互用，故不复列，览者详之。

时觉按：收于《六科证治准绳》。

《育婴至宝》二卷　存　1608

明晋陵赵本善辑刻

吕金声序略曰：余甥赵本善氏因其得子之晚也，多方探得子之术，既有子也，多方求保婴之术。又不忍秘之以自私也，复欲广其传以济世。嘻！是何其存心之密，用意之纯至是耶？余告致山居，每思保婴之术，以为却病魔之根宗，而深忧其未易致也。偶一日，吾甥至是独觉轩中，手持一册示余，展玩之，则保婴良扶也。盖自未结胎之始，以至种痘之后，凡百余条，言言有据，节节有理，用诸所宜，避诸所忌，身心耳目悉遡其六原，昼夜寒暑悉令其调遣，辞不厌繁，理咸入细，读之殊不忍释去。使凡为父若母，悉体而豫之，婴宁有疾作？或时有感伤，就令医家执方治之，可得立效，则成婴医之良，誉者又自此起，真如将之用兵，然大公孙氏之法而神应之,所至克捷,良有以也。吾甥既得是编,特为梓之以示四方诸君子,俾婴孩咸得保于无恙,即或有之,俾用药者得藉于有稽。若幼而壮,壮而老,老而不衰,悉资是以隆,其老也,其为益岂少哉?惜乎余不能保元婴于有生之后,以致今日欲保之而不能也。此又编外之余意也,固难为众道已。万历戊申秋九月上浣之吉,晋陵吕金声甫书于独觉轩中。

多良玄达手跋曰:有天保十五年甲辰仲春写,桃仙院法印藤长年藏抄本于柳北学庠。医学生多良玄达谨识。

时觉按:《联目》《大辞典》俱不载,国内未见载录,《中国医籍考》亦不载录。有日本天保十五年抄本一册藏日本国立公文书馆内阁文库,2016年中华书局收于《海外中医珍善本古籍丛刊》第348册,影印出版。卷端题:《育婴至宝》,无署名;书末则署:刘元信校。卷首载天皇秘诀小儿惊风专科等十七篇,以歌诀述惊风诊察、辨证、治疗及三关指纹图、面部、全身、手足图等;卷上载初生小儿调养、护理、防病、求医诸事,凡三十六条;卷下列指纹、面部望诊、药物炮制诸法,次述儿科常见疾病证治。

《育婴家秘》一卷　佚　1619?

明仪真李尚新(怀德,顺泉)撰

《仪真县志·人物志》曰:李尚新,字怀德,世医也,万历中布衣。著书济世,复耽怀素《圣教》诸帖,兴至与诸名流倡和,诗见《春江社草》。子奎爆,治痘疹更称神效。孙相如,不以贫富异志,邑人疾病咸赖焉。真州幼科,今以李氏首推云。

道光三十年《仪征县志·人物志》曰:明李尚新,字顺泉,世医也。子奎爆,治痘疹更称神效。孙相如,不以贫富异志。邑人疾病咸赖焉。

时觉按:嘉庆十五年《扬州府志·艺文一》载录。

《婴童类萃》三卷　存　1622

明崇川王大纶(怡冈)撰

张元芳《婴童类萃序》曰:昔人谓,利济人物功回造化,率以良相譬之良医;而予谓,良相难得,良医尤难得,辅幼主之良相难得,保幼儿之良医尤难得。夫六尺之孤奥处深宫,目不习稼穑,耳不闻刁斗,如襁褓中不见天日,即民生受病,国脉日蹙,识者方忧,元气之尪羸,而倘非良相在旁,缓不思治本,急不思治标,唯视人鼻息以为缓急也。国庸可瘳乎?又何怪治幼科者无隔垣之见,无起死之手,而以幼儿之性命为戏也。吾里王怡冈氏则不然,怡冈先世籍西江,元以幼科著声,爰因高皇帝定鼎金陵,遂徙崇川而家焉。凡生必治儒,儒必转而治医,所全活者不知凡几。一越乃翁杏冈,医道大行甲江淮,南北间无两。杏冈翁曾不以此为拘拘也,唯是问花寻柳,嘲风弄月,日与陈古燕、钱小崖、朱望云、吴潜庵及先君辈寄情棋酒以为适,而一腔活人心事,迄今揭日月也。故德厚流长,举子九人,举孙廿余人,若长公慰冈、季公少杏,皆以良医早世,而怡冈则于此道独攻苦者也。即乃弟紫垣君、乃郎二怡君辈具负隽将蜚英于南国,而怡冈不知也。知有幼儿之应治而已,知有治幼儿之应慎而已。乃上稽往牒,近督时症,辨九州燥湿之气,究五行生克之理,观四时寒燠盈虚之数,谂八母肥瘠乖和之性,而于以相幼儿之皮毛,洞幼儿之肺肠,揣幼儿之骨节,想幼儿之神情。其视疾也,按常症以经之,按变症以权之;其用药也,按先天以保之,按后天以补之。其急人之危,分人之忧也,不问晨昏,不问寒暑,不问贫富,蕲我无误幼儿,幼儿无误造物,而无撄天地之宁,而无坠祖宗之业,洵可谓良医苦心矣。怡冈犹清夜思之,恫婴儿之未孩也,虑民生之不寿也,所全活者少,而尤惜殇鬼之莫讯也。患庸医之误杀也,所负歉者大,故矻矻穷年,考古征今,察端见委,随目之所到,手之所触,意见之所及,辑而成书,将付杀青。播四方,垂千秋,知崇川之有王怡冈氏也,斯不亦功回造化而利济与良相等乎哉?予与怡冈为总角交,偶过予,视予弱孙,而以其书视予,予不揣孤陋,遂为诠次其略如此。赐进士出身奉训大夫南京户部福建清吏司员外郎通家眷弟张元芳顿首拜撰。

凡例略曰:大凡治病,药用依时,方随病制,寒热温凉,性各不一,宜通补泻,贵乎得宜。恒存济人博爱之心,乐人之乐,忧人之忧,则药无不效灵矣。谨附凡例九则:一、辨风土。如北方凛冽,药宜辛热;两广烟瘴,解毒为先;云贵高暖,清凉取胜,江南亦然;江北则地卑多湿,辛温是主。推之九州风气而用药,罔不效者。一、按时令。春季则以升阳散火,加以辛温;夏则清暑益气,济以清凉;秋当肃杀之时,清金去燥;冬则闭藏之候,药宜辛热。故曰:必先岁气,毋伐天和,此之谓也。一、守经。幼科诸症,治惊最难。大率琥珀抱龙丸、紫金锭、睡惊丸、利惊丸、利惊丹，俱皆良剂。痰甚，玉芝丸、白玉饼、牛黄八宝散、牛黄丸、蝎梢饼，皆治惊之要药也。审症而投，无有不效。非经验不赘。一、用权。凡用药当从王道之剂，即有偶尔不效，不至伤人。若附子、蜈蚣、全蝎诸有毒之药，不可浪用。药不投症，害儿不浅。如慢惊，诸药不效，不得已而用之，亦当斟酌，中病则已。如金石之药，取以镇惊安神，多服令儿痴呆。麝香、冰片，用以通窍，多服反泄真元。巴豆有定祸乱而致太平之功，非制得法，反受其害矣。举此为例，则诸毒药之可知。凡用毒剂，以甘草煎引佐之则善矣。一、芽儿当下即下。儿初生落地取迟，口吃恶秽内蓄，腹胀不乳，亦似脐风，或乳少，以食哺儿，或乳多，又将饼食哺儿，又有将柿饼黑枣哺儿者。芽儿无知，任彼喂之，开口便纳。幼年之妇，见儿肯吃喜而喂之不已。余目系种种，庶不知芽儿初生，肠胃脆薄，此物日积，何能克化？以致肚腹膨胀，呕吐发热，诸疾生矣。病家昧而不言，医者不知，苟不察而用诸惊之药，大谬之甚，欲求病愈可乎？宜感应丸如菜子大七八丸和平胃丸少许，生姜紫苏甘草汤下。出月者加五六丸。凡遇此症宜即下，食消而病愈，此良法也。况小儿纯阳之体，即下未必便虚，失下迟延。日久病日甚，痞块内作，多致不救。一、禁挑筋论。夫小儿两手虎口风、气、命三关，即大人两手寸关尺之脉也。左辨心肝之理，右察脾肺之情，有诸内，故形见于纹，视形察色，以验病症，以决死生，非细故也。余郡原无此术，祸于罗平野。古有小儿推拿法，村落无医，用此法援一时之急耳。以姜葱擦印堂、虎口，摩擦肚腹上，藉葱姜之力，开通毛孔，取微汗即愈。平野术且不精，儿罗害多矣，平野死，但在通郡教书者俱平野传授，又变而为挑筋之说，真胡说可笑之极。若虎口三关筋可挑，必有传授之书可据，出于《黄帝素问》乎？出于历代明医乎？出何经典乎？病家昧而不知，恣行无惮，视儿为奇货，反构索谢仪，所为惑世巫民，深为可恨。小儿疾三间虎口筋可挑，则大人有疾，寸关尺之筋亦可挑乎？凡针灸必看人神所在，挑筋者谅不知此，岂顾人神所在乎？如值之，儿受祸岂浅浅耶？筋有大络小络，各有定数，容易可挑断耶？此术不禁，则流漫不已，俟道中高明正之。筋断纹绝，儿有疾何凭治之？一、儿初落地，稳婆即将砭针割舌下筋，致血淋漓，以墨涂之，因而口害，畏痛不乳。余甚不忍，问之何意？彼云：不割，儿长大舌强语言不利。生此孟浪之言，未割者多未常见语言不利，乡村之间，那得稳婆？执此可破，不该刀刺明矣。一、落地受惊论。儿初生，稳婆将儿地上滚转数遍。彼云：如此儿胆大不惧惊吓。愚人听从行之。殊不知儿初脱胞，从暖处来，芽儿落地，便知惊吓。随时变惊者有之，脐风撮口者有之。夏月犹可，冬月冒寒，种种他症，如胶入漆牢不可解。好好芽儿无辜受害，噬脐何及？一、小儿禁洗浴。儿初生，将猪胆汁洗浴，令肤细腻，且无疮疥。如无，用软绢轻轻洗之，其白垢自退。每见稳婆将肥皂洗儿头面，抹入眼中，致目日久不开，因害成瞽有之，且令皮肤粗涩。亦不可频洗，泄儿元气，或伤脐带，脐疮终身痼疾矣。

自跋曰：夫医之道微矣，医及婴童抑又微矣。盖男妇之疾，感于七情，当其感而成疾也，各能自察其枯荄，各能自周其调折，即求医而功与医各操其半，故治之易。在幼儿，月内为褓褓，及期曰婴，三岁为孩，七齠，八齔，十岁稚子，十六岁为童。婴孩则不能言，言亦不能悉，在童则能言，言而不能自摄。婴童之病，独听命于医，而医独为众婴之母，治未易易也。仓公曰：医者意也。旨哉斯言！意殆为婴儿司命钥乎？顾身之所及，意斯及，身所不及则意穷，意所不及则药穷。惟是使药不穷于意，意不穷于身，非无穷方术不可也。昔韩子原道，而所喻于薪尽火传，安见夫火传之方脉，即不尽之薪耶？余家世业岐黄，迄今九叶矣。祖孙父子相授受，不啻三折肱矣。其间大小方脉，多所研究，而尤于幼科为专门。纶潜心觅古，凝志探今，备考先贤之论，附察有验之方，积以岁月，汇成斯帙。一曰《痘瘆心法》，一曰《婴童类萃》，续以《外科经验诸方》，总名曰《王氏家抄》。遇病则按症寻方，审候则随宜投剂，傥亦火传之遗旨乎？不揣愚陋，悉授梓人，以公吾党，为幼儿三指之助。俟高明复加删斥正，未必无小补云。天启二年菊月，怡冈王大纶跋。

时觉按：有天启二年壬戌刻本藏上海中医药大学，1983 年人民卫生出版社有排印本。为《王氏家抄》三种之第三种，卷末自跋为《家抄》跋；而《家抄》三种之第一种《痘瘆心法》，前有张元芳《婴童类萃序》，转录于此。

《保婴要诀》一卷　存　1634

明广陵樊如柏（贞卿，寄庵居士）辑

时觉按：《联目》《大辞典》俱不载，国内无存，为日本内阁文库所藏明刊六种十卷四册《续刻简易验方》之卷五，2016 年中华书局收于《海外中医珍善本古籍丛刊》第 167 册影印出版。卷端题署：《续刻简易验方保婴要诀》，广陵贞卿樊如柏辑。载论四十余条，首初生儿捜口、断脐、洗浴、乳哺诸护理法，次虎口关纹、听声、考味、脉法、形证、冷热诸诊察法及辨验脏腑病症诸法，杂症诊治，附保婴要方一百一十余首。

《幼科折衷》二卷　存　1641

明上海秦昌遇(景明,广埜道人,乾乾子)撰

凡例曰:一、是编之作,因幼科诸书非偏寒偏热之误,便喜补喜泻之殊,予故僭而折衷之,因命曰《幼科折衷》。一、凡诸病总论,皆采《内经》要旨以为提纲,继之以历代名医可法之语,间或附以己意成篇,亦从本来,非臆说也。一、每论之首,录旧人总括四句,使后学临症时便识其概,其向缺者予自补之,词虽鄙俚,但便诵习耳。一、论首脉法,皆采王叔和《脉经》要语,本经缺者,则于历代名医诸书采其可法者以附录之。其一二岁未可论脉,则有三关指脉形,在下卷脉法论内。一、论首诸方,大概某病用某药,故止录诸方为后学设绳墨,其分量重轻并修合服法,大略不书,欲学者随机应变,因时制宜,决不可妄执古方以治今病也。一、凡诸书有可采句,论中未能尽述,俱补遗于论之首,以便参阅。一、痘疹一书,或坊刻或家传,种种不一,然多有可采处。予另有《痘疹折衷》一集,兹不编入。一、幼科与大方症用药原无大异,予有《内科折衷》,亦须兼看。一、此集本为幼学而设,当善藏之,不可轻传外人,反取谤詈。一、论中稍有疑难字眼,悉照《海篇》直音注解,以便初学者之诵读。

吴果超按曰:《幼科折衷附痘疹》一书,予家藏有《幼科》抄本,而缺《痘疹》一集,俟异日觅得全书,即当付刊。至《大方》,则未闻见也。云间许元仲《三异笔谈》载惊痘事与《府志》同。

时觉按:上海中医药大学藏远志精舍珍籍秘抄本,未有刊本,后上海古籍书店有影印本。卷首为记录十四科,并载初生护养、入门审候、观面部五色、三关脉纹主病等歌括,小儿杂病证治四十余篇,各载七言歌诀及脉法,次诸医家论,后治法,末附六气之图、逐年五运六气图。光绪十八年壬辰有孟作霖抄本《幼科折衷总括秘传真本》一卷与是书略同,而首尾缺少。

《订正秦昌遇幼科折衷》四卷　佚　1641?

明上海秦昌遇(景明,广埜道人,乾乾子)原撰,清江都杨和(育龄,燮堂)订正

时觉按:嘉庆十五年《扬州府志·人物九·术艺》载录。

《幼科折衷部括秘传真本》一卷　存　1892

明上海秦昌遇(景明,广埜道人,乾乾子)原撰,清江都杨和(育龄,燮堂)订正,孟作霖(雨荪)抄辑

孟作霖序曰:医之一业,擅于岐黄,称为国首。夫医者意也。以望闻问切而察其表里虚实,因暑湿风寒而合乎病脉形证,孰标孰本宜详,在脏在腑可辨。思维切而病之底蕴可窥,用意深而药之却病必易。合而观之,本无偏颇之患,析而论之,亦有中正之理。余观《折衷》一书,分门甚简,病情悉备,洗净浮辞,独存精要,为海内罕见之书,实有益民间之用。奈粤匪乱后,刊板尽废,无从可购,所有家藏,均属抄本,皆有秘而不宣之意。余弱冠时闻先人言及,欲习幼科,必谋《折衷》,式目为幸。后十余年,适有知己怀保赤之心,苦于局外,知余宗幼科历有年数,承借是书,取而玩之,实深感慨,可谓欲拯斯人之疾苦者,即以是为济世之航也。虽无推拿之法,而用药极当。独惜此本亦是抄传,其中字句乖误甚多。余依样葫芦,不求甚解,虽稍有涂改,仍不免以一误传误之弊,若有识者见之,不妨指点迷津耳。光绪十八年岁次壬辰壮月录,济世轩雨荪孟作霖谨序。

附言曰:是书抄成,一片苦心,宜尊之重之,久而藏之,切勿借于外人。况医家皆以为秘本,其实非也,特恐遗失故耳。望吾后裔将此书藏之,无废吾之苦心也。至要至要!

时觉按:是书内容即抄录于秦昌遇《幼科折衷》而首尾有缺,以书名亦见其所自。有光绪十八年壬辰孟作霖抄本藏上海中医药大学,2004 年收于《中医古籍珍稀抄本精选》排印出版。

《幼科金针》二卷　存　1641

明上海秦昌遇(景明,广埜道人,乾乾子)撰

吴果超志曰:《幼科金针》一书,为亭林世医戴氏所藏,世无刊本,亦鲜人知,郡史小说均未载及,若无戴氏收藏,秦氏佳编湮不彰矣。余与戴氏为医世交,章甫君因余习儿医,慨然借录,余不敢自秘,校勘付印,用广其传,以志君之惠书。书凡百则,末缺四则,幸其目尚存,留待补辑云。辛酉季冬,金山吴中俊果超谨志。

曹元恒序略曰:松江吴君果超,予中表婿,以儒术通医理,为人治病,全活甚多。一日,在友人处见秦氏《幼科金针》,惜其孤本,行世无多,拟重刊之,问序于予。予数十年来,承远近过信,所见病者疾痛惨怛之状

千变万态，不可胜数，而举家老幼危急忧惧之情，实令人心恻不已。即以幼科论，哓泣咿嗄，痛疾之意，莫可形容，质弱病重，纳药无多，见效至难。或老年得子，枯杨生稊，一而难再，或累世单传，举家血脉，在此块肉，其父母涕泣待命，呼号求援。当此之时，下笔踌躇，每于万难措施之中，求一线之生机，虽万全不敢必，而吾心庶几无憾。昔孟子有言，今人乍见孺子将入于井，皆有怵惕恻隐之心。病之危，无异入井，而医之难，百倍于援溺，夫安得不慎乎？父母爱子之心，无所不至，人情所同。为医者苟能视人之病如己之病，视人之子为己之子，则其造福于斯人也无穷，而天道好还，善气所感，康强自寿，子孙蕃衍，理有必然。然苟非学有渊源，多读古医书，多得经验方，而平心实事，以求其是，亦安能以仁心行仁术耶？秦氏书凡六种，皆精详确当，实于医学有裨。向鲜刊本，我家故有旧抄全帙，兵燹后失之。今果超得善本，不自珍秘，以昭同志，予嘉其存心之仁且公，敬书所见题之。癸亥正月，古吴曹元恒智涵氏书于兰蕙雪白之斋。

钱铭诠序略曰：辛酉夏，儿子润琳年甫二岁有奇，病暑湿甚剧，延吴君果超诊治，危而复安。余与吴君本属世交，因之益加亲密，辄谈医理，知其家学渊源，寖馈医学者二十有余年，家藏古书甚富。偶见手抄郡人秦景明先生《幼科金针》一书，云借录于亭林戴氏，惜末缺四则，无从补录。辨症精细，获断详确，偶师其意，辄获奇效。不敢自秘，拟付剞劂，以广流传，嘱余为序。深愧不文，于医学又乏门径，何敢妄议古籍？且秦氏书皆精详确当，曹序已评之，是为千秋定论，余可毋庸复赘矣。中华民国十有二年秋八月，金山钱铭铨选青序于云间复园。

时觉按：民国间有上海中医书局铅印本，上海图书馆藏有康熙二十三年甲子陆时雍抄本。

《幼科医验》二卷　存　1641

明云间秦昌遇（景明，广埜道人，乾乾子）撰，秦沆（载明）辑

同治十一年《上海县志·艺术》曰：秦昌遇，字景明，居北门外。少善病，因学医，治儿科有神效。已而，遍通方脉，不由师授，妙悟入微。尝行村落间，见妇人淅米，使从者挑怒之，妇人忿诟。昌遇语其家人曰：若妇痘且发，当不治，吾激其盛气，使毒发于肝部耳。日下春时应见于某处，吾且止，为汝活之。及暮，如其言，投药而愈。又青浦林氏子年方壮，昌遇视之曰：明年必病，三岁死。亦如其言。名动四方，然未尝自多，谓：当死者，虽卢扁不能为，苟有生理，勿自我死之可耳。为人潇洒自适，预知死期，卒年六十。从孙之桢亦精于医，撰述甚富。

嘉庆二十三年《松江府志·艺术传》曰：昌遇生平志趣高雅。董文敏尝绘《六逸图》，皆郡耆宿，景明年最少，与焉。著有《大方幼科痧折衷》行世。

时觉按：为临床验案集，前后无序跋，列三十三症、四百二十八方。上海中医药大学藏有稿本及抄本，2006年据稿本影印线装出版，2004年抄本则收于《中医古籍珍稀抄本精选》排印出版。

《急救小儿良方直旨》二种二卷　存　1644？

明亡名氏撰，明金陵太医院校正

子目：《新锲太医院精选小儿全婴秘法》一卷，《新锲太医院小儿全科经验秘诀传奇真方》一卷

时觉按：《联目》《大辞典》不载，国内无存，严绍璗《日藏汉籍善本书录》载，日本内阁文库藏有明建邑书林熊心舜刻本二卷一册，三部，一部系原枫山官库旧藏，两部为原江户时代医学馆旧藏。2016年中华书局收于《海外中医珍善本古籍丛刊》第325册，影印出版。无序跋、目录，扉页题署：《太医院精选急救小儿良方直旨》，清白堂杨初虹梓；卷端题署：新锲太医院精选小儿全婴秘法卷之一，金陵都前太医院校，建邑书林熊心舜刊；另一合刊书卷端题：新锲太医院小儿全科经验秘诀传奇真方，署名同前。《全婴秘法》首载诊法，包括验指、三关、手足穴法、辨证、验痘心法；次为痘诊证治，列发热、报痘、起胀、贯脓、结靥三朝决生死门，又总论滞痘方要；《传奇真方》亦以诊法居前，望神色、正经、症候、面部五色十八部、天吊观形、三关等，及四十四症诊诀、外症死候、诸症附方。

《慈幼全书》　佚　1644？

明金山宋世德（修之，二怀）撰

乾隆十六年《金山县志·人物二》曰：宋世德，字修之，别号二怀。廉介，隐于医。凡察脉候气，动中窾会。其视疾，必先贫者，曰：吾非以医媒利也。所著有《慈幼全书》。范叔子濂为作传。子道昌，字克孝，号如怀，

守其家学，危症遇之辄愈。董文敏公为书“护诸童子”扁额赠之。所著有《幼科集要》。道昌子甲，字冲怀；孙仪，字成怀；曾孙枝芳，字宁怀，皆精于医。

嘉庆四年《朱泾志·遗事》曰：宋世德，裔孙景祥。宋公景祥，与子函可俱以治痘著名。有乡人先延可至，以小船重载，不可治告之。其人以独子故，泣求其父景祥。景祥往视曰：尚可生，晚来取药。归责函可曰：某家儿何为轻弃？对曰：其家贫甚，安所得参而活之？景祥曰：我已许其生矣。乃手煎一瓯药与之，得不死。盖用人参五分，乡人不知也。

时觉按：嘉庆二十三年《松江府志·艺术传》载录。

《幼科集要》 佚 1644？

明金山宋道昌（克孝，如怀）撰

时觉按：乾隆十六年《金山县志·人物二·艺术》之《宋世德传》载录。

《保幼编》 佚 1644？

明味元子原撰，丹阳蒋晓（东明）传

康熙二十三年《江南通志·方伎传》曰：蒋晓，字东明，丹阳人，世业医。偶有黄冠卖卜于市者，自称味元子，晓从之游，得其《保幼》一编，治疾皆奇验。有王生者，子方周岁，忽不乳食，肌肉尽削，医疑为疳。晓曰：此相思症也。众皆嗤笑之。晓命取儿平时玩弄之物悉陈于前，有小木鱼，儿一见喜笑，疾遂已。

康熙二十四年《镇江府志·方伎》曰：蒋晓，孙乘龙，世其术。

《保赤心法》一卷 佚 1644？

明常熟陶闻诗（伯言）撰

民国三十七年《常昭合志·艺文志》载录，曰：陶闻诗，字伯言，医士。

时觉按：光绪三十年《常昭合志稿·艺文》载录，无卷数。

《医宗说约小儿科节抄》一卷 存 1663

清吴县蒋示吉（仲芳，自了汉）撰，林钟节抄

引言曰：示吉常读《内经》曰：以酒为浆，以妄为常，醉以入房，以欲竭其精，以耗散其真，不知持满，不时御神，务快其心，逆于生乐，起居无节。此岐伯言令人致病之由也。若夫小儿则荣辱不动其心，色欲不伤其肾，惟天之六邪外入，风、寒、火症为多，暑、湿、燥次之。内因诸病，易惊则伤神而心病，善啼则怒而肝病，多食伤脾而脾病，至于伤肺伤肾之事无有也。故予集幼科诸方，通神、泻白，风、寒、火之通治也；红燕丹、鸡肝药，肝病之通治也；小牛黄丸、珍珠丹，追虫取积，化毒，专司清热；玉枢丹消痰逐水，定惊解毒，兼理怪病，俱去害之良药。因小儿纯阳之体，害去则生生之气自长。惟慢惊及久吐久泻、慢脾、诸迟等症，法宜温补治之。

时觉按：林钟节录《医宗说约》卷四小儿科内容，详辨析病证而略方药。载医论三篇，列十七证治，末附沉香末子、加减地黄汤二方。有嘉庆二十年乙亥乐道医室抄本藏中国中医科学院。

《著石堂新刻幼科秘书》六卷 存 1681

清江宁孟河（介石）撰

何采序曰：余儿时随家中宪官金陵，弱质善病，就医于起潜孟先生。稍长益与投分，为忘年友。先生谓余曰：吾老矣，有第三子，明慧诚挚，能读父书，异日所造，当在老人右，子识之。余臆间有一介石久矣。迨余官长安归，先生已弃人间世，始得交介石，握手道故，相对泫然。自是儿孙辈俱就医于介石，亦若余之于起潜也。起潜如扁鹊入咸阳时，专为小儿医，介石极深研儿，穷理尽性，所学益备，如邯郸之贵妇人，洛阳之爱老人者，皆托命焉。尝为余言：治妇人老人易，治小儿难，以神智为问答，以药饵为乳哺，非于心诚求之四字体认真切，鲜克效者。故刊《幼科》一书，并诸症要方，属余序以传。介石洵仁人哉！今人有寸长，有小利，辄矜技诡啬，求自异于众而居其奇，是以太史公之传扁鹊曰：女无美恶，居宫见妒，士无贤不肖，入朝见疑。其叹世慨俗者深矣，宁独为医言哉？即长桑君奇扁鹊为非常人，犹至出入十余年，呼与私坐，始传以禁方，戒令毋泄。介石乃不忍秘其传而公于世，长桑君且不逮，况今之人乎？使读是书者达义通变，应时而剂用，一时之就医者不独

抱子牵孙，在在皆堪图画，即妇女老人之托命者益无算也。余与介石同生丙寅岁，余衰且病，如六七十许人，介石则颜如砂，须如漆，肌肤如冰雪，非本于仁术者能若是耶？传曰：仁者寿。介石有之。吾愿介石之自寿以寿世也。康熙辛酉春日，同里庚弟何采书。

方亨咸序曰：金陵孟氏世家名医，而介石君为最，治男女大小症精善，而婴儿为尤最。治婴儿诸症，率应如响，虽极难治者，投之匕箸而能生，予子侄儿孙辈数数验也。介石不忍秘其传，梓以公诸世。其论受病之根与轻重之别，中症之变及治济之方，灿然指掌，诚保赤良书也。昔孙思邈受奇方于水府，持以公世，陶隐居验本草以晓后人，皆以博施济众，举一世熙熙然，登春台而臻寿域也，其利溥哉！介石之意将毋同然耶？予今年六十矣，忽患疹症与婴儿同，因读是书，纤微悉验，服之如神，则是书不独为保赤良书，亦养老奇方也。以此告天下，其必哂我心之童而信予言之当云。康熙戊午冬，心童弟方亨咸书。

范莱序曰：医亦难言矣，不念生死所关则心不仁，不探岐黄所著则理不晰；理明矣，心仁矣，而后手之所到，无非阳春，目之所视，洞见脏腑，医故难言也。吾里孟介石翁，世医也，祖以慈幼擅名海内，迄今三百余年矣，而介石翁于此心此理，较之乃祖，适符积薪之喻。但介翁门如市，橐如洗，且倦于酬对，敬奉金刚果报及诸佛典籍，暇时即书格言数十条，或粘之壁以劝人，或刊诸木以醒世，故笔可经年，粮无隔宿。与余最善，神圣工巧之妙，时讲究焉。一日，出一编示余曰：此予所著幼科书也，从未常轻以语人。子四世祖乐静公所称大医王种种，纂刻为世所珍，而子平日持论有本，今幸为我详较焉。余展阅再四，见其与小儿病证、应证诸方，入理甚微，造言复显至当不易，驾昔贤所著而上之矣，其于痧痘诸论尤见保赤婆心。余不禁拱手敬服，曰：此书一传天下，无不可医之病，并无不知医之人，有功斯道非浅。识者应共宝之，余何能赞一辞？时辛酉惊蛰前一日，北山范莱又吕氏顿首书。

钱汇序曰：昔唐宜之先生偶集《金刚影略》一编，介石先生好之，且以嘱余曰：择其尤奇特者以行。余唯唯，顾其意，余不测也。介公名家，医且三代，尤以幼幼擅声，已而尽以其所藏秘本详细授梓，若不知其秘焉而珍之，又若人之私其秘焉而不啻公之。余然后喟然知介公之用心也，曰：介公其有金刚度世之智也，而姑以是为之《影略》乎？且宜之先生述之矣，曰：昔人之注是经也，笔无停晷，读至先世罪业应堕恶道，以今世人轻贱，故先世罪业则惟消灭，阁笔者久之。一禅师告之曰：是经能摧种子故也，注经者当下了了，从此沛然无复留碍矣。嗟乎！禅师之一言，而先生述之，介公从而用之，大哉善哉！且夫四相之为相也，我相为之种子也，无我相者，摧种子者也，功必有所出也，曰非我莫出也，名必有所成也，曰非我莫成也，善盖一乡，惟我盖之而善归于我，利尽一国，惟我尽之，而利萃于我也。今介公何如哉？吾有书而吾白之，其于度东方虚空也，无殊于度南西北方上下虚空也，其为影略也，宁有尽哉？吾向也曾亲见太公矣，手挈一囊以自随，曰：其儿之父母至不信吾说而信其师说，竟有三五日而不得一粒食者垂尽矣，吾谬曰：吾适有要药而投之，投之而无不愈也，吾尝以干饭度人无虚日。噫！孟氏之为《金刚影略》也，岂自今一日而然哉？时康熙壬戌秋，钟山学人钱汇拜手题。

时觉按：《大辞典》载录《幼科秘书》一卷，《联目》则无卷数，《中国医籍通考》则作《著石堂新刻幼科百效》。其卷端作：著石堂新刻幼科秘书，中缝则作《孟氏儿科》。此为初刻本，雍正间《幼科直言》则为重刻本。有康熙宝光阁刻本藏上海中华医学会，有抄本藏上海中医药大学。

《幼科直言》六卷　存　1725

清江宁孟河（介石）撰

孙嘉淦曰：雍正乙巳，予奉命视学安徽，署在姑孰，与金陵密迩。丙午春，予幼子疾几殆，延医于金陵，而东山孟年兄竟不我弃而肯来焉。东山之先人，世以医名家，而东山业儒，邃于儒而兼医，故其医尤邃，计日程效，不爽时刻，虽古之和缓，不是过也。暇日出其先人介石公所著《幼科直言》，予读之而肃然起敬焉。夫医道不易，而幼科尤难，凡视病者望闻问切，小儿不能言而脉易变，不可问而切也，故其症难明；脏腑皆弱，不胜诸毒，故其药难用；而天下之为幼科者，类皆村翁老妪，不能精通文义，故其书亦难著，浅言之而不详，深言之而不解。以不精通文义之人，读不详不解之书，以临难明之症，而用难用之药，如是而望其有效，必无冀矣。孟氏有忧之，故与之直言，简而不繁，质而不华，介乎深浅之间，其言易晓而未尝不详，其理甚备而尽人可解。状难明之症，传经验之方，虽村翁老妪，读之而皆能豁然有悟，按其方以治症，百不失一焉。是不啻汲上池之水遍饮天下之人，皆可以为鹊、佗、和、缓，将天下之孤幼得遂长，而老耆可以无悲，其为德岂有既哉？东山之重刊是书而广之也，可谓善继先志而能仁天下者矣，故为序。时雍正四年仲秋朔旦，安徽督学使者合河孙嘉淦书于姑孰署中。

《续修四库全书提要》曰：清孟河撰。河字介石，江宁人。世习幼科，其子东山承其业，重刊是书。卷首有雍正四年孙嘉淦序，称其治效。书中首列痘证、痧证，各为专卷，其余内外诸证及杂证方论皆备，言从浅近，取其便俗易晓，故以“直言”名其书。案：此类专门医家，大抵长于经验，各有心得递相授受，临诊多能取效，其所奉为圭臬家传之本，往往了不异人。盖非由于博通古今载籍，溯本穷源，故持论不离凡俗。如书中谓“真伤寒乃冬月受之，而逢春末夏初发者方为确，余月不过类伤寒”，与《伤寒论》所云“中而即病者曰伤寒，不即病者寒毒藏于肌肤，至春变为温病，至夏变为暑病”说显不合。又屡言阴脏阳脏之不同，名目亦不应经法。类此非一。至其论治病有虽病而不须服药者，有宜攻伐者，有宜安守者，病家急欲求好，医家又图速效，两家相急，而致于坏者，此等不可不知。又论送方送药，错传为害，则皆阅历有得之言，观者节取可耳。

时觉按：收于《中国医学大成》。又名《孟氏幼科》《幼科指掌集成》，嘉庆三年戊午本扉页题作《幼幼指掌集成》，首页则题《著石堂新刻幼科直言》，实即《著石堂新刻幼科秘书》之重刻本。

《丁天吉医书》　佚　1690

清武进丁天吉（若衡）撰

道光二十二年《武进阳湖县合志·艺术》曰：丁天吉，字若衡，邑庠生。少有文名，习岐黄业，尤精幼科，郡守于琨题其门曰：保赤国手。贫者疾甚，当用参饵，天吉隐置药中给之，勿告也。著《医书》十余种，里党传写之。

时觉按：于琨，字景刘，顺天府大兴人，康熙二十九年任常州知府，则丁氏清初人，推测成书时间亦相近。

《幼幼近编》四卷　存 1697

清华亭陈治（三农）撰

自题曰：人我一体，天地同生，长怀兹意，俯仰移情。何分胞与，此重彼轻？人之有疾，若已身承，幼人之幼，关切惟诚，青云保赤，贤圣咸称。寒凉温燠，内外虚盈，癍疹痧痘，急慢搐惊，证分表里，治切准绳，音声形脉，纤悉详明。兢兢毋忽，实济生灵，守之不辍，必有令名。

时觉按：收于《证治大还》。

《幼科机要》　佚　1697

清云间王宏翰（惠源，浩然子）撰

时觉按：民国二十二年《吴县志·艺文考七·流寓》载录。

《儒门保赤》　佚　1707？

清南汇华长源（天来）撰

光绪五年《南汇县志·人物志二·古今人传》曰：华长源，字天来。康熙丁亥，仁皇帝南巡，长源献《颂》百韵，书仿古隶，蒙恩奖赏。尤精儿医。

时觉按：光绪五年《南汇县志·艺文志》载录。

《幼科指掌》四卷　存　1708

清川沙叶其蓁（杏林，困庵）撰

自序曰：夫医之道难言也，而于幼科为尤难，安能如《指掌》之明且易哉？盖惟其难也，故不得不博，亦惟其难也，故不得不约，与其博而寡要，莫若约而中节也。自巫方《颅囟经》以来，如扁鹊游秦秘术、孙真人婴孺神方、钱仲阳《小儿直诀》、陈文中痘疹方药，自古及今，立方定论，余所已知共二百余家，皆专司幼科者也，若附录于大方之后者不与焉，而余所未知者正不知其凡几也。盖非博则无以明其理，非约则无以精其用。博者何？古今诸家书籍是也。约者何？阴阳表里、气血虚实是也。设使驰骛于声气之中，而或宗文中陈子，或祖仲阳钱君，以致辛凉失当，补泻违宜，乌乎可？其或株守成法，举一废百，以一定之方而应无穷之症，遂致薰莸同器，泾渭不分，乌乎可？要必博以寻其绪，约以指其归，博以始之，约以终之，庶几万派同源，多歧一贯。是集也，删削繁冗，采摘精要，惟期明易，如指诸掌，然则约之为用也大矣哉。吾故曰：与其博而寡要，莫若约而中节也已。康熙戊子端阳，东海叶其蓁撰。

《郑堂读书志》曰：《幼科指掌》五卷，乾隆癸亥刊本，国朝叶其蓁撰。困庵精理幼科，因博选诸家及自经用效者以为此编。凡分八门，辨证察形，先示育婴之法；听声切脉，继拈保赤之条；有正有从，病机各别；或因或逆，治法无讹；神明于规矩之中，变化于准绳之外，直以至艰至要之道，述为至易至简之理，实济世之慈航，存孤之宝筏也。前有康熙戊子自序及凡例，并摭古书目，至乾隆癸亥付刊，李大伦又为之序。(《四部总录医药编》)

道光十七年《川沙抚民厅志·人物》曰：叶其蓁，字杏林，号困庵，本城人。工诗，精医理。著有《诸科指掌》《疫疠脉镜》等二十一种行世。子蕉村，亦精医，著有《女科医案》《医余小草》。孙中枢，字朝阳，世其学，著有《斯人正命》行世。

时觉按：乾隆八年初刻本藏中国中医科学院、上海图书馆、苏州大学炳麟图书馆及上海、南京中医药大学等处。卷端：《抱乙子幼科指掌遗稿》，海上困庵叶其蓁杏林甫编辑，男大本蕉邨氏敬述，孙化龙华阳、中枢朝阳校录。卷二以后署名更加：曾孙至德懋修、至健亮恭、至善元长、至刚毅方读。《中国医籍考》卷七十五载录为《抱乙子幼科指掌遗稿》五卷，"未见"。

《全婴心法》一卷　存　1719

清扬州石成金(天基，惺庵愚人)撰

时觉按：有抄本及康熙五十八年己亥刻本藏南京中医药大学。收于石氏《传家宝全集》，无序，分初生、变患二部述新生儿护理治疗。

《古今图书集成·初生部》一卷　存　1725

清常熟蒋廷锡(扬孙，西谷)，闽侯陈梦雷(则震，省斋)奉敕编

时觉按：《初生部》为《古今图书集成·明伦汇编·人事典》卷三十一，记述养胎、护胎、胎教、初诞与相儿吉凶等。收录于赵立勋等编纂《古今图书集成医部续录》，中国医药科技出版社 2002 年排印出版。

《古今图书集成·人异部》一卷　存　1725

清常熟蒋廷锡(扬孙，西谷)，闽侯陈梦雷(则震，省斋)奉敕编

时觉按：《人异部》为《古今图书集成·历象汇编·庶征典》之一四〇卷，记述畸形、连体、孪生、多胞胎、侏儒、巨人、性变异常等多种形体及生理之异常。收录于赵立勋等编纂《古今图书集成医部续录》，中国医药科技出版社 2002 年排印出版。

《活幼指南全书》一卷　阙　1727

清詹瑞(廷五)撰

时觉按：有雍正五年丁未稿本残存卷一，藏上海中医药大学。

《幼科集要》佚　1745？

清盱眙吴天挺撰

时觉按：乾隆十一年《盱眙县志·拾遗》之《方技补遗》载录。

《幼科要略》一卷　存　1746

清吴县叶桂(天士，香岩)撰

华岫云按曰：婴儿肌肉柔脆，不耐风寒，六腑五脏气弱，乳汁难化，内外之病自然多。然有非风寒竟至外感，不停滞已属内伤，其故何欤？尝思人在气交之中，春夏地气之升，秋冬天令之降，呼出吸入，与时消息，间有秽浊吸入，即是三焦受邪，过募原直行中道，必发热烦躁。倘幼医但执前药，表散消导，清火通便，病轻或有幸成，病重必然颠覆。钱仲阳云：粪履不可近襁褓小儿。余言非无据矣，四十年来治效颇多，略述其概云。

王士雄曰：叶氏医案乃后人所辑，惟此卷《幼科要略》为先生手定，华氏刻于《医案》后以传世，徐氏以为字字金玉。奈大方家视为幼科治法，不过附庸于此集，皆不甚留意，而习幼科者谓此书为大方之指南，更

不过而问焉，即阐发叶氏如东扶、鞠通、虚谷者，亦皆忽略而未之及也。余谓虽为小儿说法，大人岂有他殊？故于《温热论》后附载春温夏暑秋燥诸条，举一反三，不仅为活幼之慈航矣。(《温热经纬·叶香岩三时伏气外感篇》)

时觉按：附于《临证指南医案》者为卷十，收于《周氏医学丛书》《钱塘许嗣灿汇辑医书四种》作二卷。

《幼科医案》 佚 1760？

清川沙叶大本(蕉村)撰

时觉按：道光十七年《川沙抚民厅志·杂志》之《艺文》载录。其《人物》曰：叶其蓁，子蕉村，亦精医，著有《女科医案》《医余小草》。乾隆八年叶其蓁《幼科指掌》，卷端署：男大本蕉邨氏敬述，孙化龙华阳、中枢朝阳校录。则蕉村名大本，为其蓁子。其书当成于乾隆中期。

《幼科释谜》六卷 存 1773

清无锡沈金鳌(芊绿，汲门，尊生老人)撰

自叙曰：余性素拘，凡所著述，皆言其所明，弗明者弗敢言也。夫明非不喻其理之谓，谓必得所传授，亲习其事，有以证其理之不差，而后晓然于心者，亦晓然于手与目，斯之谓明也。如是言之，则皆确凿可据，非浮光掠影之谈，非臆测附会之语耳。余于医，传自孙庆曾先生，凡男妇大小，为脉为症，皆得之亲受，故试之诊视，罔弗取效。前著《伤寒纲目》《杂病源流》《妇科玉尺》，皆晓然于心与手目，一一笔之于书者也。幼科中独痘疮一症，其旨微，其候险，其变化百出，尤必临症指示，而后能悉其精微，知其蕴奥。孙先生与前辈叶天士同出一门，固精于痘，而余于受业时，非专属行医，弗获相随痘家，亲聆教诲，故独于痘弗敢言也。虽古痘医首推钱仲阳、陈文中，后如曾氏、万氏、汤氏、魏氏，皆接两家宗派，而翟氏、聂氏尤能阐明钱、陈底蕴。其书具在，未尝不深切究明，晓然于理之所在，然未得临症指示，所谓晓然于心，未能晓然于手与目也，既不能晓然于手与目，其敢自谓已明而妄有言乎？故辑《幼科释谜》六卷，共分二十四门，独阙痘症，非竟阙也，庸有待也。孙先生虽已捐世，或得一精其业者受其传焉，则阙者未尝不可补矣。《释谜》既成，因书其故以冠于首。时乾隆三十九年甲午十二月上浣，无锡沈金鳌芊绿氏自书。

凡例曰：一、是书独缺痘症，已详明自序中。其余共分二十四门，虽症变多端，或有不尽于此者，更当临症消息，然大段备具，已足赅幼科纲领。一、二十四门症候，各著四言韵语阐明医理，不列散文者，便诵习也。但韵语中探源析流，义尚简括，阅者当求意旨之所在，勿以为略而短之。一、韵语后，各采前人议论以相发明，要皆择其至精至当，归于一是，足为幼医科律者，故书中所登，无错杂，无重叠，无支离，无牵扯。一、是书删繁就简，虽卷帙无多，实足发明病旨。遵守斯法，已大概无误，若能神而明之，则存乎其人矣。一、芽儿脏气未全，不胜药力，周岁内，非重症勿轻易投药，须酌法治之。既二三岁内，形气毕竟嫩弱，用药亦不可大猛，峻攻骤补，反受药累。一、儿病多由食积，固是要语，医家不可不知。然亦有禀受薄弱，或病后虚怯，其所生病有全无食积者，不得以此语横亘心中，仍为消导，既或有之，亦当扶正而使积自消，消息甚微，当意会毋执。一、古人治幼儿，或专攻，或专补，或专凉，或专热，皆有偏处。是书宗旨一以中和当病为归，不敢偏于攻补凉热。一、病家怕惊不怕泻，医家怕泻不怕惊，要知惊泻俱为重候，在病家罔知病症，固无足怪，医家既怕泻，又安得不怕惊耶？若存不怕之念，恐有轻心妄治以致害者，不可不慎思之也。一、古人制幼方，必使药品与幼儿相得，本与大方有别，医者固不可执古方以治今病，亦不可妄作方剂，有背古人之意，此旨亦至微，明者自领之。一、婴儿二三岁内，全属天真，痛痒不能自达，其时脉虽不可凭，而观色察形，或视三关指纹，医者反得依据。有一种娇养小儿，至四五岁六七岁，知识略开，便生诈伪，不饥为饥，不渴为渴，不痒为痒，不痛为痛，为父母溺爱不知，谆谆告医，医若不察，便尔多误。此又当观色于色之外，察形于形之表，以辨其情伪者也，切勿为他瞒过。

时觉按：收于《沈氏尊生书》。

《福幼编》一卷 存 1777

清武进庄一夔(在田)撰

慕豫生序曰：世之医者妄云小儿无补法，只此一语，祸延靡极。夫小儿脏腑柔嫩，经脉未充，易于受邪，偶遇身热恶食，稍为和解足矣。乃医者每以不消不补轻浅之剂，愈则可以居功，未愈亦可以免谤，不应，必消导发散，兼用寒凉。殊不知风药多则阴血受伤，而多汗亡阳，气亦随耗，再用苦寒伤胃脾，阳明无司运之权，而太阴亦失传送之度，以未充之经脉、柔嫩之脏腑受此无穷之消伐，慢惊之所由致端在是矣。当此之际，尚不亟思补偏救弊之法，犹谓邪未尽而热未除，必迫之万无可生之路而后已，杀人毒手未有惨于此者。夫慢惊乃虚寒之故，亦有无所因而内发者，此根于赋秉本虚，阴阳失互相生长之机，渐形歇绝之状，惟审其偏胜，力为补救，庶几十得一二耳，若犹以外因治之，纵使稍为和解，杀之亦至捷也。今读毗陵庄在田先生《福幼编》，其言慢惊致病之由则究本穷源，治法则丝丝入扣，立方则审其阴阳之辨，而直中其窾窍。古有活人书，此其是矣，宜亟付之梓人，广行于世，俾医者觉迷途于末晚，而世间赤子，全活者奚止数万万而已哉？是为序。乾隆丁酉季夏吴门慕豫生拜撰。

高举序曰：人无误生之病而有误人之医，医无误人之心而有误人之技，其故为何？未得法耳。乾隆乙巳年，余权牧荆门，庄公亦暂与少府事，见其办事精详，不知更为医中圣手也。适长随患发背、腰疽，两处坚肿，形如覆碗，势甚危笃。医者以为七恶俱备，患者亦自分必死，庄公笑曰：是症何难？且可计日愈。不用刀针，不加敷药，煎药六剂，两毒如失。又有买办之母，向生瘰疬，今患对口大疽，医辞不治。庄公开方，旬日间非但对口全消，瘰疬亦愈。先后数人，历试不爽，凡痘毒等症有求医方，无不应手而痊。因问其故，乃知庄公昔曾患病，荏苒不愈，遍访名师，兼以身试，十余年来甫能就痊，方得岐黄真谛。所谓识得寒热虚实，对症立方，如探囊取物。丙午春，余孙康宁甫二岁，病后慢惊，诸医束手，余亦以为此自古不治之症。幕友任子云：庄公知医，盍姑延之？诊视毕，开温补药方，一剂惊止，二剂全愈。余莫之解，数日后，询其故，公乃袖出向著行世之《福幼编》，所开即编内方也。付之梨枣，已经十载，爰捐俸重刊，广为印送。得此书者倘以为宁从其同，不从其独，疑而不用，只可云患者之命矣。是为序。乾隆五十一年岁次丙午桂月，襄阳府通判年家眷寅弟高举拜识。

凡例略曰：一、此编专以温补见长，凡小儿既成慢惊，必于后开条目内有数处相合者，即放心照方服药，勿谓此书与古方清热散风之药不同，仍泥用古方以自误也。一、近代所卖之抱龙、牛黄等丸，皆清热化痰之药，急惊最为对症，若慢惊之甚者，下喉即死。急惊与慢惊全属相反，急惊之症小儿气体壮实，前数日发烧致口鼻中气热，大便结，小便臊，忽而惊风大作，喉中多有热痰，用抱龙、牛黄等丸，下咽即醒，再用清热消导之药，一剂而安。本欲附方于此，恐治慢惊者先用治急惊之方，则为害匪小，是以姑述其由而方不叙入。慢惊总是病后气血不足，虚极生风，非脾肾双补、姜桂同进，如何能愈？一、姜桂、附子乃编内药方中之用神，减去则无效。肉桂好者难得，薄桂、浔桂但有油者皆可用之。所以《本草备要》云：肉桂有油俱佳。一、慢惊之轻者，理中地黄汤内多用姜桂，亦可治愈。若虚寒至极，非用附子不可，附子性热，人多畏之，本草附子下亦注明治慢惊字样，可见温补二字确系治慢惊秘诀。

时觉按：是书版本颇多，除《遂生福幼合编》诸本外，又收于《平江贺氏汇刻医书》《宛陵张氏丛书》《谢刻医书三种》《济世专门编》《保赤汇编》《陈修园医书》诸种、《痧疹合刊》诸丛书。

《遂生福幼合编》二种二卷　存　1777

清武进庄一夔（在田）撰

自序曰：痘科证治大都皆系清热败毒，此编独言温补气血。余子侄孙甥，遭清热败毒而毙命者，言之寒心，用温补气血而得生者，指不胜屈。二十年来经验确凿，方敢笔之于书，所谓幼吾幼以及人之幼也。荷蒙诸君子赐之序文，各处皆登梨枣，然究系管见萤光，未知果有济世于生灵性命否？聊记数言，敬候名贤斧削云尔。在田主人识。

醒未子序略曰：在田庄公，痛鉴流失，细心讨论《内经·素问》诸书，研究历代名贤立论精意，参互考证，阅历数十余年，始心有所独得，因发前人所未发，手著《遂生》《福幼》二编，以为天下后世婴孩造命秘诀，斟酌尽善，诚为渡命金针、慈幼宝筏矣。一时士大夫以及士庶家得其书者，信而用之，起死回生，百不失一，乳孩莫不同登仁寿。故二十年来，如风行海宇，而板已不觉十数易镌。癸酉岁传来吾郡，余受而读之，议论剀切详明，辨晰寒热虚实，的的不爽，即起卢扁于今日，亦莫能易其一字一词。因叹余前此一孙一子，皆痘后变症致殇，均由过服寒凉克削等药，是虽非死于时师之心，而实死于时师之技。技止此耳，悔何及耶？今而后愿得是编士庶家，无论自己孩郎、亲邻孺子，凡遇痘疹、慢惊等症，即按是编详审寒热虚实，对症服药，信用勿疑，毋再摇惑于庸医之口，置爱女娇儿于万无可生之地，则所保全者大矣。尤愿时师家得是编而穷究之，细玩揣摩，再三印证，勿谓与古书不同，与我所学所传相反，仍执先见，庶有以补前此之失，而种将来之福。不然，时医之后多不振，历征乡党见闻，前车昭若列眉也，可不惧哉？抑余更有持平之论焉，时师之失，多在寒凉，庄公之得，多在温补，是固然矣。虽苟或偏执之，而不小心致详，则亦均不能无弊，务在业此技者细心下气，详审小儿平时肥瘦强弱，临症寒热虚实，考之真，察之确，然后依症用药，或补或泻，自万无一失。倘稍涉疑似，且缓立方，不作聪明，不执己见，庶无偏倚之患，否则泄固为失，补亦未为得也。要而论之，小儿虚弱者多，强实者少，总在临症时小心谨慎，必求的确，不以人命作试验，庶几造福无涯耳。苟业此技而学术未精，临症惝恍，宁可及早回头，另寻生活，毋苟图衣食，以免堕落，如此则既不自误，亦不误人。上帝必嘉乃心，昌大其门，不惟己身获福，必且子孙蒙休矣，区区生生之吏云耳哉？至乐善君子，得是编而广刊普送，俾穷乡僻壤，亦家有其书，则济赖无穷，其福报尤不可思议焉。是为序。时嘉庆十八年岁在癸酉戊午月夏至前五日榖旦，宁庵醒未子维周氏熏沐顿首敬识。

秦光弼序曰：窃谓近代名医，各有专门。余向因家属多病，延医诊治，每窃视其对病发药之由，后又问业于芦川沈朵山先生，十余年来粗知一二，然门类极多，莫能尽识。去年春，魏晋卿妹丈由彭城回，挈有毗陵庄在田先生所著《千金至宝》一书，借观之，内分遂生、福幼两编，专论小儿痘科、慢惊二门，独出见解，不为时俗所惑。阅是书者诚能奉为圭臬，凡遇此等险逆之症，何难挽回造化，为赤子夺命，真济世良方也。是书在直隶、中州、安徽、姑苏等处梓行已久，而两浙所传绝少，惟恐见闻不逮，因竭力付梓，并更其名为《保赤联珠》，取乎两编合刻之义。见症取法，必有奇效，谅质之高明，当不谓阿私所好焉。是为序。同治八年岁在己巳仲春上浣，当湖后学秦光弼子筠氏谨识。

魏焘跋曰：是书风行已久，刊本颇多，仆所得者成都汪致轩先生所刊本也。先生精医理，守徐时悯徐之业痘者不问虚实，概用寒凉，虚寒者往往枉其生；至慢惊一症，非特无人能治，更无人熟识，缘刻是编以济世。编中用药专主温补似偏，然痘症之实热者治法未尝不载，特以症既不多，且时师所优为，故所详不在此。而慢惊则症本虚寒，舍此别无治法，正非一偏之见。遵其法以疗病，莫不奇效。忆丁卯春，先生适远出，有女孙出痘，忽内陷危甚，招仆商治，即遵《遂生编》治疗之，桂附各增至四钱，连进十余剂竟愈，则利人者于己未尝不利哉。其余本此奏效者更指不胜屈。携归后即欲付梓人，以力薄未果。会外弟秦季筠兆勋有子方二岁，患慢惊濒危矣，仆适往求治，即遵《福幼编》法疗之，遂愈。其昆子筠光弼奇其术，因出是编示之。欣然曰：乡里之精岐黄者固不乏人，而此之症则少专门名家，倘令家有一编，获益岂浅鲜哉？因独任剞劂之资以广其传。刊既成，嘱识数语于末。时同治己巳春三月，当湖魏焘谨跋。

方钊跋自：秦君子筠，术擅岐黄，心殷保赤。获是编，悦其立论之明确，定方之精当，抄录一通，不敢夸为枕中秘也，重付手民，以公同好。得此流传浸广，其于字幼之方，岂惟小补？同治八年仲夏，方钊跋。

王铭新跋曰：古人立方，温凉无偏废，各视其症之所宜。治儿科者徒以体属纯阳，温补大剂概不敢用。是编所载并非创解，亦古法也，但就今人之所不敢用者而力破其疑畏焉尔。同治八年小暑，王铭新跋。

时觉按：是书版本颇多，又名《传家至宝》《保赤联珠》《千金至宝》《庄氏慈幼二书》《痘疹慢惊秘诀》《保赤全编》等。

《小儿夺命丹》二种二卷　存　1836

清武进庄一夔（在田）撰

子目：《遂生编》《福幼编》各一卷

迂拙山人跋曰：谚云：医家有割股之心，谁忍视性命为儿戏？无如见解既偏，遂至药饵误用，兼之小儿致病之由，非伤风停食，即暑湿胎毒之类居多，且咸以为纯阳之体，于是竟投凉散之药，一投不效，必再投之，再投不效，必重投之，势不致戕其生不止。乃祖乃父方顾垂毙之儿而谓命实使然，初不疑方药之误，良可慨也！武进庄氏所著《福幼》《遂生》两编，洵属保婴要诀，其中治验确凿不爽，奚烦余之赘言？但余恐医治已迟，需服多剂，只服一二剂，或因儿小药汁入口太少，未能奏功，遽然归咎，无论庄生不任受，余亦不任受也。嗟夫！余与庄生受诬而海内婴儿枉死者众矣。故余非为庄生辨，亦非自为辨，为婴儿之生命不忍不辨也。如甫生之儿一日一剂，不能灌尽，可分二三日灌，似此必半月服至五七帖，自获奇效。或谓病实属风寒暑滞，用温补可乎？余曰：慢惊者，痟疾也，小儿为慢惊，大人为劳瘵，若以为一病，何遽至此？其亦不思之甚矣。小儿精气有限，即素平壮实，亦易羸弱，患此者固由内因，然均从外感起见，特以禀赋之厚薄，外感之轻重，致受病之浅深，一经吐泻，风寒暑滞固已驱除，且初病之时未有不以荆防查曲等药消散之，治之不效，故愈治愈危。总之，外感之证突如其来，亦霍然而去，略为缠绵，必须温补，不问病系何因，但日渐黄瘦，急宜早为见几。余更为之申一言曰：即属邪气许久不散，正气不足显然矣。譬之盗贼入人家室，主人气焰足以制之，必将随入随出，至久据其中，其囊橐不竭尽无余者几希。若又以为凉散正以驱邪，温补适以锢邪，噫！亦仍视正气之足与不足耳。温补所以扶正气，主人不能胜贼，徒藉旁观驱逐，非贼者将转而为贼，是又益一贼也。我足以相制，贼惊走之可也，即关门杀之亦可也。伏愿见是书者，共相遵信，再为广布同人，则苍生登寿宇，而赤子纳福林矣。幸甚幸甚！同治丁卯孟秋月，迂拙山人谨跋。

时觉按：有道光十六年临安田氏六安写本及民国铅印本藏上海、成都中医药大学及四川省图书馆。收于《张氏医集三种》，名《庄氏慈幼二书》，另有张琦序，参阅《张氏医集三种》条。

《幼幼心法粹纂》 佚 1782？

清江宁湛永恕（尊五）撰

嘉庆十六年《江宁府志·人物·技艺》曰：湛永恕，字尊五，江宁人。精婴儿医，独冠一时，著有《幼幼心法粹纂》若干卷。其子邑庠生昌会、宏德，俱以医驰名。乾隆壬寅春，昌会被召诊公主，应手而愈。

时觉按：光绪六年《江宁府志·艺文上》载录。

《幼科精义》四卷 佚 1783

清上海顾承仁（寿卿）撰

乾隆四十八年《上海县志·艺术》曰：顾承仁，字寿卿，著有《幼科精义》四卷，知名于时。子琳，世其业。

《孙丰年先生幼科三种》六卷 存 1785

清白下孙丰年（际康，小田子）撰辑

子目：《幼儿杂症说要》二卷，《治痘汤丸说要》二卷，《治痘药性说要》二卷

刘继善跋略曰：善幼攻举子业，廿余年来而未获一售，先严因谕善曰：不为良相当为良医，于是访小田子孙老先生而进谒焉。先生不弃而曲引之，善诱之，比年则屯蒙稍开觉，得诸书册者尚多拘执，而得之口授者自可会通。因疑而进质之，先生曰：以古书治今病，其犹持旧料而欲成宫功乎？矧风气屡迁，民质渐易，地有高下之别，治有南北之殊，泥于古者不可通于今，拘于方者不能达诸病，比比然也。缘授以手著《治痘对症说要》一书，善受而诵索焉，跃跃乎犹大匠之以规矩不易之法在是，因心之巧亦在是。因思《灵》《素》以来，著述多家，或详于病机略于察脉，或止明诊候不及证方，或徒标治法罕明药性，抑或汇诸家之言，供后人之采择，求夫折衷简约，独标指归，炳炳烺烺，足为后世法如吾师者，盖亦寥寥。吾师貌严而恭，心醇而朴，抱圣贤之□，博施济之仁，而又恐泽一时不能寿后世，于是积三十余年之考订，将成三册，如《素问约注》《伤寒心得》二作方半，因同志诸公急欲登之梨枣，故先出兹集。不意正在付梓而吾师逝矣。呜呼！理道精微而才智易绌，天竟不能假以数年俾成此卷，此有心人当必群加悼叹，宁独善乎？然先生往而手泽存，睹著作而辨论宛在，究旨义而剖别常新。士君子斟酌损益，考先后以治疗，按原委以补泄，则痧痘备矣；晰气味之厚薄，随温凉寒热以扶正去邪，则本草全矣；推之而疮疡外症、妇人胎产，亦皆寓引而不发之中。高明者潜心探讨，可以上几神化；浅近者按图索骥，亦足以启其心胸。然则医固不可不知，而又何可不深知之以重负古人之意及吾师之苦心哉？用是敬跋微言附诸卷末。乾隆五十年岁次乙巳仲冬月上浣日，受业门生刘继善葆初氏百拜跋。

时觉按：又名《幼儿科说要》，有乾隆五十年乙巳刘葆初刻本藏中国中医科学院。

《幼儿杂症说要》二卷 存 1785

清白下孙丰年（际康，小田子）撰辑

小引曰：予著《治痘对症说》，不过一管之窥，倘大雅赐以笔削，或者抛砖得玉也。然儿之死于痘者固多，而儿之殒于杂症者亦不少。如审音察色，良法久废，从标从本，活术空存；不准之指纹口口乱道，舛错之惊风症症皆兼；痰惟金石重坠，热令放血挑筋，流极者何日克返哉？兹于儿症，经前贤已著明于各部书中者无庸再赘，惟举最忽者五十余条，辞虽鄙俚，窃觉暗室逢灯，迷途得路。为儿父母，倘子女曾有夫治在予说条中者，猛以前病思今论，或谓予说差有□于片理，则后之婴儿遂生遂长，而予与后儿幸甚。

补遗引言曰：前痘痧约举痘痧之脉，杂症浅言幼儿之脉，而脉之精奥靡穷，内景之深藏难测。兹补说八条，为诊家之少助云。

时觉按：附《撮记说中切要治验》，包括惊风验三则、折腰痘治验二则、痧验四则；补遗，包括正脉宗、论脉

义、论脉位、条晰经言以清脉绪、命门诊辨、三焦诊辨等。收于《孙丰年先生幼科三种》。

《幼科似惊非惊辨》等二篇　存　1792

清吴县姚本厚(德培,芬溪)撰

唐大烈曰:姚德培,名本厚,号芬溪,世居玄妙观东。

时觉按:本文与《痘科伏毒急于闷症说》二篇,收于《吴医汇讲》卷七。

《诚求集》一卷　存　1803

清无锡朱世扬(淇瞻,猗园)撰

嘉庆十八年《无锡金匮县志·方技》曰:柯怀祖,字德修,工医。尝入都,名噪公卿间。稍后有朱世扬,字淇瞻,善岐黄术,所著有《诚求集》。其同里华虞薰学于世扬,亦名于时云。

时觉按:有承志书屋抄本藏上海中医药大学,2004年收于《中医古籍珍稀抄本精选》刊行。前后无序跋,列儿科三十四证治,各附治验。

《幼科秘传》一卷　存　1808

(原题)清吴江徐大椿(灵胎,洄溪)撰

徐赓云序曰:幼科者,古人谓之哑科,以其言语不通,病情难测也。况自初生以至成童,病名不啻百计,苟未能精通病变,则中无定见,随心所忆,姑且一试,动辄误人,欲求如《周礼》医师之十全为上,戛戛乎难之矣。自世有专科,斯民无夭札,其著书立说,明备精详,固自成一家言,以信今而传后焉。是编方论,俱从钱氏《直诀》选出,间有未备之方,更考他书补入,治小儿之法,大端略备,虽属幼科之滥觞,从此因端竟委,沿流穷源,未始非保赤济时之一助也。余因录为枕中秘云。嘉庆十三年岁次戊辰夏闰五月望日,撷芸徐赓庚云撰。

时觉按:收于《味义根斋偶抄》,有嘉庆十五年庚午抄本藏上海交通大学医学院。

《保赤编》　佚　1808?

清嘉定钱廷熊撰

时觉按:嘉庆十三年《安亭志·艺文》载录。

《幼科秘旨》二卷　佚　1810?

清江都杨和(育龄,燮堂)撰

嘉庆十五年《扬州府志·人物九·术艺》曰:杨和,江都人,业医四世,和尤精于小儿医。汪应庚孙,生未及周岁,病吐泻,面青白,手足微动,医以肝风治之益剧。和视其色薄而败,唇淡而枯,口燥而不能多饥,曰:此虚寒也。搐者,胃之虚风动也;流涎痰壅者,阳不摄也。投以参附,且力任之,得愈。谢蕴山生子甫三月,气嘈吐乳,日搐数十度,面青色,无泪,下泄青沫,闻声掣跳。医以惊风治之不效,和诊之曰:非惊也,先天肝肺不足,魂魄不定,而心火上炎也。治以犀角地黄汤加琥珀、珍珠而愈。程某,仲夏病,早晨热渴,暮退,食如平时,神渐骫顿,治不效。和令以滑石八两煎水,尽饮之,果愈。和曰:此病非表非里,热伤气也,表则气愈伤,养阴则热在气分不能入。《本草》滑石,味淡色白入肺,肺金得清,气不伤而热自已矣,佐以他药则力不专,用轻剂则力难达。《金匮》云,百合病变发热者,以滑石主之,正此之谓也。方姓子痘后身弱,吐乳,寒热不宁。和用白芍、茯苓、乌梅水、甘蔗汁,温服。入口,吐即止。他医用药即吐者,肝木克土,补土而不治肝,吐何能止?故先以酸平木,所谓以酸收之,以甘缓之也。某氏子七八岁,病午后发热,至夜则退,以渐而甚,以外感、食积及痎疟治之皆不效。和视之曰:外感则常热,热止于午后非外感,疟必先寒,伤食则舌苔厚,皆非也。此阳气不运之症。人身之气,昼行阳二十五度,夜行阴二十五度,气行至阴而气之少减,则滞于血而热作矣,宜以流气之品治之。以香附、檀香、广皮、郁金、木香,令于午前服之,二服而热减,四服而愈。张氏子病夜热口渴,已而发疹,医断其乳食,下之则泄泻气促。和视之曰:气血两虚之证,宜理阴煎。服之,神少苏,泻不止。和曰:气不固也。加人参、附子,更服四神丸而愈。或认疹毒伤肺,热遗大肠则误矣。所著《幼科秘旨》二卷、《订正秦昌遇幼科折衷》四卷、《燮堂医案》一卷。子上衡、持衡,皆诸生。上衡能世其业。

嘉庆二十四年《江都县续志·人物》曰:杨和,字育龄,精于痘科,所至如神。痘起自中世,皆以为小儿先天热毒所发，历来无不以凉剂攻克，致有误伤者。和因时消息，力辩其不可偏执，以此多效，郡人争延之，或连昼夜不得宁。

《保婴易知录》二卷，《补编》一卷　存　1812

清阳湖吴宁澜（溶堂）撰，阳湖汪和鼎（味根）刊

自序曰：余续《宜麟策》成，复采群书而慎取之，集鞠养之说一十有五为上卷，初生之疾六十有七为下卷，题曰《保婴易知录》，或曰《诚求保赤》。不学易能以鞠养之宜诏之闺阃，是固无难领会也。古称儿医曰哑科，最难调理，况乎胎疾尤贵揣摩，欲使人尽能医，谈何容易？余谓不然，小儿出腹，精之至，和之至，直养何难？揆其致病，或母气之偏，或姑息之过，非如杂症多歧，四诊难决。今为之著其病因，明其证候，一披条领，可无过差，岂诚求者独不能消息于其间乎？惟胎疾既骤且危，倘村居僻远，或城关严阻，求医迟至，至已束手无策，曷若示以可遵之成法，速行投治为愈耶？然而病至而为之治，不若致谨于未发者之为豫也。论列鞠养，虽浅近琐屑，尤当先致意焉，若能进推宜麟之旨，以求诸朕兆之先，则胎气清纯完固，疾何由生？上工治未病，其斯谓至治欤？方剟大制，药屏珍奇，或不出乎垣篱之内，指顾可得，即求诸市购之匪难，亦取其易而已矣。嘉庆十七年仲春，阳湖吴宁澜溶堂氏述。

汪和鼎序曰：吴君溶堂集育婴之说，与夫治疾之方，分为二卷，颜曰《保婴易知录》。余观其博观约取，简而明，精而该，若网在纲，有条不紊，作而曰：若溶堂者，庶儿善保赤者乎？前合梓《宜麟》《达生》二编，慎之于受气之先，固无事于医药，而不能必其皆然也。有是录以治之于既疾之后，则疾无弗瘳。其事实有相须而适相成者，是书又曷可少也？余素未学医，深愧无济人之术，爰鸠资劝付剞劂，更冀乐善君子广为刊布，庶使道远而不及求医，与夫茫昧而束手无策者，皆有成法可遵也夫。嘉庆壬申孟秋之望，阳湖汪和鼎味根氏序并书。

潘钟序曰：《保婴易知录》二卷，《补遗》一卷，毗陵吴溶堂先生撰，同邑汪味根先生鸠资剞劂。余久欲募刊，以广其传，难于集腋。道光乙未夏，宣城李蓴村明府宰密云，延余课其哲嗣允莱。明府为政，诚求保赤，以廉仁勤敏著，所至民仰之若慈父母，素精轩岐术，尤喜制合经验方药济人。允莱禀承庭训，亦孜孜为善，惟恐弗及，余举此书语之，即禀命捐资，邮致吴门开雕。余既喜夙愿之得偿，而尤望乐善者之转相刊印，以大广其传也。爰书此志之简端。道光丙申夏四月，吴郡潘钟恕斋氏识。

《补编》引言曰：小儿杂症，病机纷如，非若初生胎疾禀母气之偏者居多，尚易捉摸也。然其致病之由不外乎风寒暑湿燥火食痰，治以疏解通利，轻症易痊。兹选平稳简易之方，以治初起之候，至于病深传变，虽国工尚难之，非病家所能择方图治也，故不详其说。至疮疡之治，亦具其大略而已。

时觉按：汪和鼎收于《毓芝堂医书四种》，扉页作：嘉庆十七年壬申新镌，《保婴易知录》，板存常州府城内双桂坊守愚堂汪宅，听凭携料刷印以广流传。

《解儿难》一卷　存　1813

清淮阴吴瑭（配珩，鞠通）撰

题词曰：儿曷为乎有难？曰：天时人事为之也，难于天者一，难于人者二。天之大德曰生，曷为乎难儿也？曰：天不能不以阴阳五行化生万物，五行之运不能不少有所偏，在天原所以相制，在儿任其气则生，不任其气则难，虽天亦莫可如何也。此儿之难于天者也。其难于人者奈何？曰：一难于儿之父母，一难于庸陋之医。天下之儿皆天下父母所生，天下父母有不欲其儿之生者乎？曷为乎难于父母耶？曰：即难于父母欲其儿之生也。父母曰：人生于温，死于寒。故父母惟恐其儿之寒也。父母曰：人以食为天，饥则死。故父母惟恐其儿之饥也。天下之儿得全其生者此也，天下之儿或受其难者亦此也。谚有之曰：小儿无冻饥之患，有饱暖之灾。此发乎情，不能止乎义礼，止知以慈为慈，不知以不慈为慈，此儿之难于父母者也。天下之医操生人之术，未有不欲天下之儿之生，未有不利天下之儿之生，天下之儿之难，未有不赖天下之医之有以生之也。然则医也者，所以补天与父母之不逮以生儿者也，曷为乎天下之儿难于天下之医也？曰：天下若无医，则天下之儿难犹少，且难于天与父母无怨也。人受生于天与父母，即难于天与父母，又何怨乎？自天下之医愈多，斯天下之儿难愈广，以受生于天于父母之儿，而难于天下之医，能无怨乎？曷为乎医愈多而儿之难愈广也？曰：医也者，顺天之时，测气之偏，适人之情，体物之理，名也物也象也数也，无所不通，而受之以谦，而后可以言医；尤必上与天地呼吸相通，下与小儿呼吸相通，而守之以诚，而后可以为医。奈何挟生人之名，为利己之术，不

求岁气,不畏天和,统举四时,率投三法,毫无知识,囿于见闻,并不知察色之谓何,闻声之谓何,朝微夕甚之谓何,或轻或重之谓何,甚至一方之中,外自太阳,内至厥阴,既与发表,又与攻里,且坚执小儿纯阳之说,无论何气使然,一以寒凉为准,无论何邪为病,一以攻伐为先,谬造惊风之说,惑世诬民,妄为痟疾之丸,戕生伐性,天下之儿之难,宁有终穷乎?前代贤医,历有辨难而未成书,瑭虽不才,愿解儿难。

时觉按:附于《温病条辨》为卷六。

《保婴备要》六卷　未见　1813?

清武进庄逵吉(伯鸿,雨香,恂斋,蓉塘别客)撰

道光二十二年《武进阳湖县合志·人物三》曰:庄逵吉,字伯鸿,炘子。早慧倜傥,累困场屋,援例为知县,分发陕西。历署剧邑,补蓝田,调咸宁,擢潼关同知。中湿致足疾,遂卒。著述以舟行渗漏,漫漶几尽。仅存《保婴备要》六卷,《秣陵秋》《江山缘》乐府二种。

《江苏艺文志》曰:庄逵吉(1760—1813),字伯鸿,一字雨香,号恂斋、蓉塘别客,清武进人。炘子,钱维城甥,太学生。以乡试屡黜,嘉庆三年捐资为县令,分发陕西,历署咸阳、大荔知县,补蓝田知县,调咸宁,以酷治县民擢潼关同知。十八年,以跪烈日中祈雨得病卒。逵吉博学多能,与陆继辂为莫逆交,又从钱坫、洪亮吉、孙星衍治训诂考据之学。晓音律,擅词曲,工篆书,画学钱维城。三十岁后曾究心医道,时有论述。

时觉按:《联目》《大辞典》俱不载录,《江苏艺文志·常州卷》据《毗陵庄氏族谱》载录,并谓"存",笔者未见。

《儿科家秘宝箴心法要集》二卷　存　1814

清云柯陈宏照撰

题词曰:医道盖难言也,一举指间而人之生死系之,苟非学问渊博,探索精深者未足辨焉。古之良医,明其道不谋其利,行其义不居其功,惟精其业,虚其心,如是无不见效者也。云柯陈宏照先生辑《儿科家秘》,梅竹居珍藏。

沈文楼序曰:夫医道不易而幼科尤难,凡视病者体用望闻问切以定准则,小儿不能言而脉易变,不可问而切也,故其症难明。脏腑皆弱,不胜诸毒,故其药难用,如是而望其效,必无冀矣。云柯陈宏照先生,伊先人世业以医名家,而先生业儒,邃于儒而兼医,故其医尤邃。维幼科特然精专,计日程后,不爽时刻,其应效如神。每采精蕴奥旨,攻订先辈经验,著辑家秘,授诸后昆。族侄维垲与鸠常侍先生,指垲而言曰:孺子非常人也,与求经史,后必魁奇特起耳。谓其鸠曰:可谓人中骐骥,安得垲之潇洒耶?后垲果举进士,鸠屡试未遂,而先生固可谓善知人者也。鸠随先生辅佐,因症施方,秘妙独得,真传在是矣。先生既殁,鸠继承先生之道,予友徐体仁于嘉庆甲戌及其门,因得是编。其时髫髦未觉,日抄日诵,不能详解,鸠著浅近,发用提要七十二法,与之分注各部脉络。至丙子夏,不幸遭伯父大故,于是为掘井九轫而不及泉,纷冗之际,而提要失亡矣。呜呼!可深惜哉。道光壬寅,浒屿梅竹居人潘昶兄延予正蒙,叙述其事,不胜嗟叹,索取是编诵之,欣然曰:简而不繁,质而不华,介乎深浅之间,其言易晓而未尝不详,其理甚备而尽人可解,状难明之症,传经验之方,虽村翁老妪,读之而能豁然有悟,按其方以治其症,百不失一焉。汲上池之水,通饮天下之人,而皆可以为鹊佗和缓,将天下之孤幼得遂长而老耆,可以无悲,其为德有既哉?先生著是编而广之也,因述其事而志之。潘君浼予而录是编者,诚有怵惕慈幼之心在矣,故弁其首。时道光二十三年九月既望,云柯松雪道人沈郁斋书于梅之雪香书屋。

时觉按:有抄本藏上海中医药大学。沈序之后墨描二章:郁斋、沈文楼印,则松雪道人为沈文楼号,而云柯沈郁斋,又见云柯陈宏照,则云柯当为地名。《大辞典》以为陈宏照字云柯、松雪,有误。

《保生编》五种六卷　存　1824

清晋陵庄大椿(书年)编辑

子目:《保生编》一卷,《慈幼编》一卷,《遂生编》一卷,《福幼编》一卷,《医方汇编》二卷

《慈幼编》自引曰:余既辑《保生诸说》,复赘为《慈幼要语》者,缘世人生子之后,非失于过爱,则失于疏忽,生而或夭,殊可深悯。苟能熟悉是语,庶几稍知为人父母之道,以无负保赤之心。虽遗漏颇多,当亦仁人君子之所谅也。晋陵庄大椿书年氏识。

《医方汇编》卷一《保赤类编》自引曰：幼孩之病，首在惊风，然惊有急慢之别，治有攻补之殊。世多有以慢脾之症动以急惊之药投之，鲜不受其所害，惜哉！今闽金溪黄君伦乐原本分条□晰，刊布流传，可谓善举。慈特就其原本并已经验各方一并付梓，愿有心者珍而行之，亦未始非寿世保赤之一端也。

时觉按：《联目》载《保生篇》于妇产科，附《遂生编》《医方汇编》，作者亟斋居士，成书于康熙五十四年，有道光四年甲申刻本藏黑龙江省图书馆与广州中医药大学，《大辞典》因之，并谓“经查未见”。查阅广州中医药大学藏本三册，第一册二卷，扉页作：道光甲申年镌，《保生编》，附《慈幼编》，公所藏板；卷一《保生编》前有“康熙乙未亟斋居士记于南昌郡署之西堂”自叙一则，目录署为“亟斋居士著”，内容：大意、临产、宜忌等，实属亟斋居士《达生编》；卷二《慈幼编》，前有庄大椿引言，卷端署为“晋陵庄大椿辑”，内容：集要、乳哺宜忌、洗浴宜忌、寒暖得宜、保护须知等日常育儿知识，附小儿杂病如脐风、撮口、噤风风噤口噤、口糜七星疮等病症及药方，变蒸考并药方、痘宜种不宜出论附紫府稀痘仙方等十二论。第二册二卷，扉页作：道光甲申年镌，《遂生编》，附《福幼编》，公所藏板；卷一《遂生编》，前有嘉庆六年在田主人自叙、嘉庆二年毕沅序，卷端署为“武进庄一夔在田氏著”，卷二《福幼编》，前有在田主人题词、乾隆丁酉慕豫生原叙，目录、凡例。第三册二卷，扉页作：道光甲申年镌，《医方汇编》，公所藏板；卷一《保赤类编》，前有引言、目录，内容分保赤、慢惊、理幼、保产四类，保赤列小儿抱龙丸、凉惊丸、胃苓丸等十二方，慢惊列慢惊论、辨证情形等十四则及逐寒荡惊汤、加味理中地黄汤二方，理幼首列回生救急方、验虎口法、三朝浴儿、初生血皮、初生不乳及吐乳等二十四病症，肥儿丸、苏藿丸二方，保产列保产要佛手散等二十六方、法；卷二则是经验杂方，列五十七条儿科诊治方、法。是书当属儿科著作，《联目》《大辞典》书名作《保生篇》不妥，归之于妇产科不妥，作者属亟斋居士不妥，所附仅《遂生编》《医方汇编》而遗《慈幼编》《福幼编》不妥，全书无卷数亦不妥。庄氏并辑《衍庆编》二卷，内容类同《达生编》，嘉庆二十一年丙子商邱陈谦校梓，有同治十年刻本存世。

《育婴常语》三卷　存　1834

清平湖戈恩（少怀，镜庐）撰，金山朱鈖（朗山）增订

朱鈖序曰：辑证治之书有三不可，论不可泥，治不可偏，方不可执。即以幼科论，如黄砚农之论痘证并非胎毒，实感岁气，若急为表散，则痘可不出，不知其痘疮虽感外气，亦由内毒，否则同感其气，何以未出痘者乃病痘，已出痘者不病痘乎？又如薛良武之论服药，婴儿不能服药，当令乳母服之，药由乳传，其效自捷，必若此，是但为儿计，不为母计，设母有他疾，药与证违，其害岂浅鲜哉？此其不可者一也。痘证始见于《齐东野语》，自元明以来，著方立论，日渐加详，而偏执者多，圆通者少。有以固元气为主者，谓元气既盛，自能驱毒气使出，则偏于补；有以化毒气为主者，谓毒气既解，始能保元气无恙，则偏于攻。由是攻补互施，寒温殊用，医见稍偏，婴命枉毙。又如汪省之之论痘证皆主于火，不审虚实，不事攻补，不顾别证，偏而不中。其不可者二也。同一方也，《苏沈良方》所载褐丸子皆攻补兼行之品，服之无弊，若《瑞竹堂经验方》所载褐丸子，则品皆峻利，婴躯脆嫩，其何以堪？况董汲所撰药方名《旅舍备要》，每用腻粉、朱砂为儿科恒品，在当时或亦奏功，而古今异禀，南北异气，讵可概施？此其不可者三也。呜呼！成见未融，读书未破，而漫欲著书立说，信今传后，医虽小道，其可不知而作乎？当湖戈氏，世专婴科，至镜庐先生而益精，享盛名，臻上寿。观其号少怀，可以知其志矣。每慨时医鲜通，古方难据，且虑初生失于检点，则患贻日后，平时忽于服食，则害中细微，爰仿《保幼大全》，作《育婴常语》三编。其于初生抚养，慎食种痘，靡不详辨，其慎忽条晰，其宜忌缕陈，其调治立论通而不泥，主治平而不偏，选方皆量质而投，无峻削之患又为之剖析性味，按切佐使，既不若吴又可之但列丸名，漏载药品，又不若徐用宜之排钞群方，毫无发明，诚济世之金科，保婴之宝筏也。薇轩侍御曾为梓行，历今二十余年，板已漫漶，传本亦日鲜。余惧其将湮没也，不揆梼昧，重为订校，间有增参，亦欲扩携持保抱之心，以拯疾痛疴痒之厄，非与先生有同异见也。尝考济婴之书，始于《颅囟经》，嗣后如《药证直诀》《保婴撮要》《保婴金镜录》《衄幼集》《痓书》《痘证理辨》《仁端录》，皆传于世；其不传者，则有《婴童宝镜》《小儿灵秘方》《小儿至诀》《医方妙选》《小儿瘫疹论》，具载晁、陈二氏著录中。此外散见于医案准绳等书者，犹不可胜数，然皆供习医者之研究，不能便育婴者之观览，即《保生碎事》亦止载初生七日以内事耳。今览是编，自落地以至成人，纤悉具备，且所谓三不可者，仍无一存焉，其为信今传后，又何疑哉？校录既竟，重为开雕以广流传，凡增多于旧者十之六云。朗山居士朱鈖书于春园草舍。

徐楠序曰：考医学始于《灵》《素》，而发明轩岐之旨者代不乏人，和扁以下，首推长沙、河间、东垣、丹溪四子之书。其外诸家林立，方书充栋，虽亦灿陈钜见，然不免各执一偏，非必其言之尽可寿世也。近代业岐

黄者遍海内，求其能尽斯道者百不一觏，又乌论其书之可读可传哉？鹉水戈镜庐先生为近世医道名流，晚年撰《育婴常语》一编，彰隐阐微，研几极深，且其书美而备，简而赅，发幼科直诀之所未发，足为仲阳钱氏功臣，宜其海内风行，不胫而走。惜乎近日传本渐少，朗山表棣重为增订，得二百余条，更详且备，可谓有功于世，真保婴之秘要也。棠溪表棣同为校定，概然付梓，至是而行远垂世，其书复见全璧，二君子之功顾不伟欤？余与郎山昆仲雅讬姻娅，今获观厥成，敢不怂恿流布，公诸同好？爰不揣谫陋，聊弁数语于简端。道光元黓执徐且月，澹人徐楠题于含晖书屋。

朱锟跋曰：鹉水镜庐先生世精和扁术，晚岁撰《育婴常语》，意主于治在病先，慎在药外，创论亦至论也。曾于嘉庆乙丑梓行江浙，而近日传本绝少，岂有阴厄之者邪？朗山家孟购得原本，重为增订，正讹补脱，得二百余条，余为校定付梓。由是先生之书得订正而益精，先生之心得重刊而益慰。惜先生已游道山，不获手是编访若镜草庐，相与质疑问难也。壬辰闰重阳，棠溪朱锟跋。

光绪《嘉兴府志·平湖县艺术》曰：戈朝荣，字瑞斋，庠生。精岐黄术，尤长于幼科。群医所不能疗者，治之立效。子恩，字少怀，武生，亦精幼科。博综古今治法，而能参其变，著有《育婴常语》。

时觉按：嘉庆十年初刊，道光十四年增订重刊，有刻本藏苏州中医医院图书馆。卷端署：平湖戈恩少怀原编，金山朱鈖朗山增订。

《幼科心法》一卷　存　1834

清亡名氏原撰，奚少能抄

时觉按：扉页署：道光十五年乙未岁菊月中浣抄于南村馆舍，奚少能；内容：望诊歌括、阳掌诀、运八卦、手法，述推拿，小儿无患歌诀、将危断候，下列方剂。有抄本藏上海中医药大学。

《叶天士家传秘诀》　存　1838

（原题）清吴县叶桂（天士，香岩）撰，江宁汪绍达传

汪绍达序曰：叶天士先生，本一祖传之专门儿科医家也，自受学于王子接，始能贯通各科。先生一生，医名噪甚，求诊者户限为穿。国初诸老咸谓先生并无著述，非不能，实无暇也。世传先生著述多种，皆后人所托名，而以最通行之《临症指南》《温症论治》误人最甚。今人谈医者多奉二书为圭臬，转污先生之盛名矣。予早年得先生《家传秘诀》写本一册，随笔记载，并未加以修饰。细读之，知系先生晚年追记平生所治儿科诸症并祖传心得方法，笔之于书，传于后嗣者也。其论症与《内经》、仲景往往吻合，真不愧王氏嫡传，其证一也。其治小儿虫、疳诸症，别出手眼，所述祖训家传方法，皆他书所不经见，其证二也。其谓钱氏小儿方每有错误，必非仲阳亲笔。如此之类，非先生不能知之，其证三也。末载治其孙走马疳症。足见此书乃先生晚年所记。其学问阅历并臻精到，非他人草率著书可比。先生负神医之目，及其老也，仅传此一卷儿科书，岂非以累世家学不容湮没，故留以嘉惠后人？予于二百年后幸得先生未刊遗书，又何敢湮没不传？使天下知叶氏医学之自有其真者，固在此而不在彼耶？己巳五月，江宁汪绍达。

时觉按：初刊于道光十八年，又收于《回澜社医书四种》。汪绍达序于叶氏后二百年，则己巳当为民国十八年即一九二九年，亦难信其真，姑录以备考。

《痘症慢惊合编》二种二卷　存 1848

清武进庄一夔（在田）原撰，石门方廷炯（饯珊），古吴潘炜（惺香）辑校

子目：《遂生编》一卷，《福幼编》一卷

方廷炯跋曰：庄在田先生任楚南州佐，并不以岐黄之术自炫而图利，惟夙精医理，又复存心济世，于幼科痘疹、慢惊诸症研求详慎，辨析毫芒。悯世之治此症者，墨守旧传，版滞陈方，一概以苦寒峻厉之剂治之，绝不讲求变通补救之法，贻误殊非浅鲜。先生潜心体究，编中所载诸方及幼儿之危而获全者，历历有据，不忍自秘其术，手纂两编，用以济人而济世。呜呼！仁人之用心，其利溥哉！余不知医，而友人潘惺香司理潜玩《灵》《素》之书，其学甚挚，谓是编之成足以补前贤未经阐发之论，拯后来无数□□之疾者胥于是乎在。约余同为捐赀付之剞劂，而传之。有心济世者当亦同此婆心，而不斥为好事也。道光戊申六月既望，石门后学方廷炯书后。

潘炜跋曰：是编余与方饯珊参军捐赀付刊，分赠寅好及在保阳之以儿科名者，已不下数百本，辗转流传，

闻都门坊肆中亦已翻刻售世，窃喜是编之益广其传也。惟北地医师素以寒凉泻利为宗，终觉疑信参半，而寅好中颇有信是编而照方疗治者，百不失一，故皆啧啧称善。余以□平司李，每见诸囚之疾苦，官医之具文，遂于暇时博览群书，凡症属疑难者不惮亲加望问，悉心参考，以冀全活。一遇卢扁良方，辄亦随时搜采，因知儿科中之出痘、慢惊诸治，未有不以培养元气为先者，故余于是编所言，笃然终未有疑其奏效之神也。庚戌夏杪，适两儿复天花，幼者病轻，服补中汤三剂而全愈，而长者起浆即不顺，终日倦笃，不言不食，殆点见而死，皆独陷两目，因考是编，以荆防地黄汤大补元气，连服数剂，病势始起，胃气渐调，幸获平复，益信庄在田先生之手辑是编，心存保赤，真可悬之国门，一字不能增减矣。凡阅是编而以温补为疑者，是殆有死生之定数存乎其中，岂人之所能为哉？钦佩之余，谨附数言于后。道光三十年庚戌仲夏，古吴后学潘炜识于保阳司李署之得且住斋。

时觉按：有道光二十八年刻本藏故宫博物院，2000年收于《故宫珍本丛刊》，海南出版社影印出版。

《慈幼新书》三种三卷　存　1849

清武进庄一夔（在田）撰，奉新廖积性（寄游居士）辑

子目：《遂生编》《福幼编》《广生编》各一卷

李煊《遂生编序》曰：余于二十年前所生一子一女，年皆四岁，均因出痘不育，其痘之顺逆与治痘者之是否，莫之知也，犹忆尔时所用药味多系清解克伐等类，全无补法。数十年来，与痘科先生咨询治法，并察其所开方药，滋补之说百无一二。煊于己酉岁蒙恩司铎介休，偶得在田庄先生《遂生》《福幼》等编，其治痘以温补兼散为主，至寒凉攻伐药味，非禀体强壮真有实火者断不轻用。壬子岁暮，适小儿出痘，年方二岁，三日出齐，头面较多，通身疏落分明。延医调治，服用清凉表散等类，六七日后起胀灌浆，欠发欠满，将有内敛之势，更请医治，仍是大同小异，亦无效验。至十日，咬牙呕吐，塌隐泄泻，诸病俱作，以为是儿万无生理。急阅斯编，内云：小儿气体虚弱，必定大便溏软，小便清白，法当温补，再显咬牙干呕频泻情形，并误服寒凉之剂，宜先服六味回阳汤，速进大补元煎，与大温中饮相间服之，真有起死回生之功，鬼神莫测之机。是儿与书言若合符节，照方服之，先服六味汤一剂，痘势回头；即服大补元煎与大温中饮，间服数剂，诸病渐退，尤恐多服，虑有他变，安养数日。惟眼封皮肿，不开不消，查用治眼药味外洗内服，数剂后，忽然腹胀食减，眼跳口歪。余臆诸症之作疑是虚弱已甚，寒凉复中，此风邪所由来也。放胆仍服大温中饮，温补兼散数剂，遂获奇功。益信斯编之不诬，而婴儿得免于伤亡，其功岂浅鲜哉？爰捐俸付梓，急广在田先生保赤寿世之本志，更祈同志者之共珍信焉。是为序。时咸丰四年闰七月望日，介休县训导洪洞李煊序。

廖积性《广生编序》曰：人不幸而有疾，疾不幸而遭庸医之手，此大憾也。然或者孽由自作，不可救药，虽非遭庸医亦无可生之理，直付之无可奈何已矣。若尚非元恶大憝，罚只及身，则祖宗何罪，忍令得绝嗣报？赤子何罪，忍令得夭折报？不为之思一援手乎？予幼耽岐黄，间一出为同人诊视，寒暑不吝，非其人则亦深自敛晦，以顺天罚，惟目睹乏嗣之人、殀殇之子，不无耿耿。用是乞灵诸书，历试不爽，得种子方一，救脐风法一，以公诸世，稍广生生之意，然亦须迁善改过以回天心，不则得而弗信，信而弗验，仍归无可奈何之数，是真予之憾矣。道光己酉孟夏月，奉新寄游居士廖积性识于观我生斋。

《续修四库全书提要》曰：清庄一夔撰。一夔字在田，武进人，官直隶布政司理问，以医闻于时，尤长儿科。是书汇刻三种，曰《遂生编》，曰《集验方》，曰《福幼编》，各一卷。其《集验方》杂采内外科、妇人、小儿之方，无编辑义例，殆因专取曾经试验有效者，录以备用，非经意之作，乃后人汇刻附入。考《武进阳湖合志·艺文》，但举儿科，称曰《慈幼二书》，是初本，《集验方》原未在内也。《遂生编》专论治痘之法，兼附治疹。其言曰：痘科一证，顺者不必治，逆者不能治，可治者惟险证耳。始终全凭气血，故以培补气血，疏通经络为主。又曰：治痘宜温散，治疹宜清散，此其大旨也。《福幼编》为生平得意之作，尤注意于慢惊一证，专以温补为长，所制逐寒荡惊汤、加味理中地黄汤二方，于虚寒证颇著神效，近时儿科治慢惊者多宗之。夔医派颇近于周子干，于疹证、喉证多取周氏之说，盖私淑所在，由之以上追李杲。虽主张温补，有所偏重，似未足赅儿科之全，然实有见地，非仅随声附和，人云亦云也。《遂生编》有嘉庆二年毕沅序，又称其治一切痈疽，应手而愈，神于外科。而一夔别未传外科专书，仅于《集验方》中列治外证十方，略见一斑而已。

时觉按：《联目》《大辞典》俱不载，查日本全国汉籍データベース亦未见，有咸丰四年重刊本藏中国国家图书馆。封面题：《慈幼新书》；扉页作：咸丰甲寅年仲秋重镌，武进庄在田先生著，《痘疹慢惊秘诀》，板存汾州府介休县十字楼东，坐北向南瑞祥仁刻字铺，每本实价纹银四分；子目三书扉页分别作：痘症秘诀《遂生

编》,慢惊秘诀《福幼编》,种子方秘诀《广生编》;三编之后,列保婴出痘第一经验简易良方、昆布化积丸、跌打损伤接骨膏等三则。子目与《续修四库全书提要》所载有异。有同治刊本藏常熟图书馆,题为《保赤全编》,《联目》不载,《大辞典》载录《福幼遂生合编》,即是书又名。

《幼幼集成枢要经验方》一卷　存　1849

清罗浮陈复正(飞霞)原著,平江宣礼(松亭)摘录

自序曰:间尝考农轩以来迄于周秦,先有药而无方,至汉张仲景作《伤寒论》而方始立。夫方以求蠲疾也,用之不当,非特不能蠲疾且益疾矣。若小儿体称稚阳,真阴不足,难耐外感寒热,多成痉病,后世见其口噤脚挛,每以惊风治之,毫厘千里,害岂胜言哉?余于癸巳莅南解,其地土俗,凡小儿有疾,神昏筋强,即名凶候,非以刀割,则以针刺,又不以部位血道,十病九夭,虽谆谆劝谕,积习难除。自恨未谙岐黄,欲救无术,而悯恻之怀未尝一日已也。偶读罗浮陈飞霞先生所著《幼幼集成》一书,试其方屡获神效,而乳子伤寒一门力辟惊风,发前人所未发,诚属婆心济世,惜卷帙浩繁,未能家置一编。爰摘其经验而尤效者寿诸梨枣,以便按症施之,引伸触类,庶山农野老了如指掌,小儿无惊风之说,仁人同心保赤,苟能广传,岂小补也哉?至难症等门,则有先生全集在焉,购之亦不过数百文,有力者如合药施送,功德益难与言矣。剞劂告成,爰缀数语于首。道光岁在屠维作噩嘉平月中浣,平江宣礼识于錪研山房。

(托名)陈飞霞序曰:天有风雨晦明,人居其间,苟不稍加调摄,则病从此而生。至乳子身弱气虚,更易感受,此则全仗医者察颜观色,妥用刀圭,但穷乡僻壤,延医不易,且乏高手,爰摘简便之方,承宣松亭另付剞劂,以便翻阅,余亦不便固辞,遂不揣谫陋,出以问世,若谓有功世道,则吾岂敢?己酉腊日,飞霞氏自记。降乩署名。

时觉按:有道光三十年刻本藏长春中医药大学,中国国家图书馆、中国中医科学院、北京中医药大学、故宫博物院等处亦藏。扉页作:道光庚戌年新镌《幼幼集成枢要经验方》,板存山西省城靴巷街路西晋魁斋刻字舖,《幼幼集成》力辟惊风之妄,余曾施治年久,毫厘不爽,故摘录刻送,如不见信,务求转传为幸。宣礼择陈氏《幼幼集成》之要而成,首为幼科预宜修制应用丸药七方,次载脐风、胎病、惊风辟妄、柔痉、刚痉、血虚寒袭太阳病痉等五十四篇,后附种痘万全要法、百方编号、经验百方。

《重订幼科金鉴评》一卷　存　1850

清云间费养庄(云间医隐)原撰,如皋顾金寿(晓澜,雉皋逸叟)重订

自序曰:幼科最难,世称哑科,以其不能自言病情,惟赖医师细心揣度,辨其标本、寒热、虚实,而补偏救弊以挽之也,若偶一疏忽,有毫厘千里之差。存仁人之心,不精诚讨论,何足以济世人之厄焉?余不敏,生平喜读医籍,凡心得之言,随手识之,其未惬者,必评其是非而订正之,历廿余寒暑,日积月累,随集随弃。兹检旧笥,有《幼科金鉴评》一帙,篇章虽约,辨论精详,乃庸医之棒喝,保赤之金针,其未惬者重加校勘,以为暗室一灯,中流砥柱之宝筏焉。又辑《急救痧疫指迷》一编,因憾近年斯疫骤然辄发,仓卒无以应其急,特选《千金》《外台》《金匮》中寒热通用良方、辨证要诀,汇集待刊,俾世人了然心目,以拯斯厄。时道光庚戌中秋后五日,云间医隐费养庄自识于万卷草堂之南窗。

顾金寿叙言曰:古今医学难言矣哉!肤浅者无论矣,其《金鉴》一书,可谓阐先圣之秘笈,启后学之津梁,厥功伟焉。惟编辑者尚有未尽精微之遗憾。然病有表里之别,人有强弱之殊,要在临证化裁而用,岂执成方而求活病哉?予性耽岐黄家言,有所见闻,随手识之,或订其未当,或补其未备。偶阅云间名医费养庄先生手辑《幼科金鉴评》一帙,展诵数过,爰其发前哲所未发,补原书之不逮,简略而明,如获圭璧,惜其辗转传抄,豕亥频多,其立法沿误未尽善处,不揣鄙陋,随录随按,以冀完备,重加订正而付剞劂,未尝非后进之先导,以为研究幼科者之一助也。时在咸丰壬子清和月上浣,雉水顾金寿记于吴门寄寓丛荷池畔不波画舫中。

时觉按:有民国八年绍兴医药学社铅印国医百家本藏上海、苏州图书馆,收于《国医百家》。

《保婴撮要》　佚　1850?

清仪征李德礼(爱堂)撰

同治十三年《扬州府志·人物八·术艺》曰:李德汉,字倬云,监生,精明医理。其先习医历十四世,于幼

科、痘症、惊风,治尤神效。兄德礼,字爱堂,与之齐名,著有《保婴撮要》,医家奉为圭臬。厥后,子侄亦皆能世其业。

道光三十年《仪征县志·人物志·艺术》曰:李德汉,以医名,尤精痘疹。自明迄今,十四世习其业,送诊者踵相接,皆细心按切,不以贫富分畛域。年愈八十卒。刘雨亭挽以联云:待同岑无妒忌心肠,实意在保全赤子;倘阖邑有疑难病,那时才追忆先生。其为同道钦服如此。

时觉按:同治十三年《扬州府志·艺文一》载录。

《慈幼秘诀图像秘要》一卷 未见 1852

清亡名氏撰辑

时觉按:有咸丰二年壬子抄本藏上海中华医学会,经查未见。

《急慢惊风》一卷 存 1856

清亡名氏撰辑,祖霞鑫抄传

时觉按:有抄本藏苏州大学炳麟图书馆。扉页注:此书咸丰陆年三月中,祖霞鑫抄录。前后无序跋,亦无目录,共三十九叶,述推拿治疗小儿急慢惊风之理与法,并附验案六则。

《幼科杂病心得》二卷 存 1861

清亡名氏原撰,元和陆懋修(九芝,勉旃,江左下工,林屋山人)编订

陆懋修序曰:《幼科杂病心得》一书,不著撰人名氏。乙未冬月,需次浙中省姑夫董寅谷广文基泰于禹航,姑夫嘉余之能兴其业也,以此本示余,曰:读此亦可以幼人幼。余受之,置行箧,往来道路间,未遑卒业。庚申二月,寇陷杭城,方本生道而四月苏垣复陷,仓皇出走,依胡海虞茂才其炳以居,藏书尽失,所携惟《通鉴总目》一部,及医家言数种,而是卷亦尚在箧中。痛先君子见背,又废书者半载矣,十二月与沈子润庠读史之余,讲论医理,值此颠沛艰,虞青青子衿不足以赡家食,亦将令为医,乃展此卷来读之。惜其章法有未尽善,而为之删其繁芜,第其先后,以归于简而明。命沈手录,厘为二卷,乃成完本。而余于此书得之之由,乃不免重有忧焉。苏杭先后陷贼,禹航消息久断矣,呜呼!先君子骨肉之亲,惟其姑一人在今世矣,其存殁尚不可知,即世而无恙,而先君子已不及再见,念及此,能弗肝肠寸断乎?因叙是书而兼以志其痛云。咸丰十年庚申十二月二十六日,元和陆懋修书。

时觉按:《联目》《大辞典》俱不载,有清钞本藏中国国家图书馆,2002年收于《国家图书馆藏稀见古代医籍钞(稿)本丛编》,影印出版。

《幼科必读》 佚 1867?

清吴县丁麟(振公)撰

时觉按:光绪九年《苏州府志·艺文一》卷一百三十六载录。

《济婴秘诀》一卷 存 1870

清亡名氏辑

时觉按:有同治九年抄本藏上海中医药大学,卷端无署名,前后无序跋,亦无目录、凡例。首惜养真元广嗣益寿、养护失宜令子疾夭;次详辨,为脉诊、指纹及望色诸诊法;次变蒸、家藏秘法,以小儿推拿为主;次诸惊因治方药、惊痫经验余方,面部五脏图、手掌六经图、拿掐紧用穴图;末署:《济婴秘诀》终,共计二十八叶,下卷,后附秘传小儿疳积方、小儿其余诸症、神应保婴蜡丸等。

《陈氏幼科医案》一卷 存 1871?

清长洲陈标(少霞)撰

《吴医汇案·时医里居考》曰:陈少霞,讳标,住史家巷。幼习颅囟医,从王寿田学。卒于光绪某年。著《痧痘金针》三卷。

时觉按:有抄本藏上海中医药大学。封面署:陈少霞先生幼科医案,丙寅春日,徐三行签;目录作《陈氏

幼科医案》,卷端署吴门少霞甫撰;前后无序跋。成书年代不明,陈氏有《痧痘金针》三卷,成于同治九年,则是书亦当相近。

《医学纂要儿科》一卷　存 1873

清惠阳刘渊(圣泉,伏龙山人)原撰,云间黄敩(斌彩)抄辑

时觉按:有同治十二年抄本藏中国中医科学院,卷端署:《医学纂要》,云间黄敩斌彩摘录。抄辑刘渊《医学纂要》儿科内容,首载初生养护歌、初生养护论、初生证、胎赤、脐风撮口口噤、变蒸歌、辨虎口纹歌、诊三关脉、吐泻惊风歌、急慢惊、痫证、疳、魃、疰诸证及诸痘神诀,末附《竹林寺胎产真传》三十一症。另有《医学纂要妇人科》,抄辑者朱敩,字斌彩,名字俱同,姓氏有别,似为笔误。

《慈幼论》一卷　佚　1879?

清丹徒何飞(德明)撰

光绪五年《丹徒县志·人物志·方技》曰:何飞,字德明,精幼科,诊视如神。著《慈幼论》。

《保赤心传》　佚　1881?

清嘉定王世禄撰

时觉按:光绪七年《嘉定县志·艺文志三》载录。

《朱氏实法幼科》五卷　存　1883

清平江朱廷嘉(心柏)纂

时觉按:有抄本藏上海中医药大学,无著者署名,前后无序跋,有目录,卷端有副题:古今名家秘传诸书合采。未知是否即朱廷嘉所著者。中国科学院藏有光绪九年抄本,收于《朱氏实法等三种》,笔者未见。

《大医马氏小儿脉珍科》二卷　存　1886

清马氏亡名撰,丁芝亭抄

时觉按:是书前后无序跋,卷端无署名,马氏名字、里籍、生平不详。有光绪十一年丁芝亭抄本藏上海中医药大学,2004年收于《中医古籍珍稀抄本精选》刊行。孟河马氏秘传有《幼科心鉴》,为痘疹专书,成于光绪十九年,可参考。

《幼科摘要》一卷　存　1888

清鹤湖黄德兴(惕斋)原撰,宝邑郭少兰摘编

钱桂馨序曰:孔子曰:人而无恒,不可以作巫医。医与巫虽并称,而医之利人生也比巫为尤甚,是知医不可不学也。然学医难,学医小儿尤难,以其疾痛疴痒不能自达,必先察其隐微,辨其形色,属何经络,或泻或补以断其吉凶,则莫善于推拿一法。夫推拿一法,所以代用药也。男子生于七,成于八,故八月生乳牙;女子生于八,成于七,故七月生乳牙。因其脏腑薄,肌肤嫩,一有感触,恒自苦之于心而未能宣之于口,用药之际或有不当,而稍呆则滞,稍重则伤,稍不对诊则莫知其乡。此所以不得已于推拿欤?郭君少兰先生,宝邑之世医也,尤长于风科,其旧箧中曾有《摘本推拿》一书,藏之久矣。曩尝携来与诸同人传写,披阅之余,知其推拿之法已略备于斯,苟得宗其法以行于世,亦足为一技之擅长也。或有见而问之曰:推拿虽小道,欲尽其技者必博综群书以求其全备,岂区区摘要已足满其志欤?然神而明之,存乎其人,苟不出于法之外,而自不离乎法之中,亦何疑是编之割爱也?砚卿贤甥倩珍而惜之,拟付梓以行世,来问序于馨,馨不敏,未尝究心于医,何敢妄赘弁言?乃是书未经坊刻,有志于斯者或采其绪论,或览其绘图,未始非临诊之一助也,爰不辞而为之序。光绪十一年岁次乙酉秋八月,海上钱桂馨谨识。

时觉按:乾隆二十一年黄德兴撰辑《胎产集要》,后附是书。此为有光绪十四年石氏韫玉山房刻本藏中国中医科学院。鹤湖,今浙江嘉善县境内;宝邑,今上海市宝山区。

《述古斋幼科新书三种》六卷　存　1889

清宝应张振鋆(醴泉,筱衫,惕厉子)辑

子目:周于蕃《厘正按摩要术》四卷,亡名氏《鬻婴提要说》一卷,张振鋆《痧喉正义》一卷

王仪郑序曰:余耳筱珊名久矣,己丑七月,始邂逅于扬州,见其性情纯挚,气象雍穆,望而知为非常之士,然固未尝知其能医也。庚寅春,余两子染疫殇,疫传儿遍。移家江北,与筱珊结邻居,就筱珊医治皆痊。昕夕过从,谈论极洽,因得尽读其所著《述古斋医书三种》,话不矜奇,法皆师古,委曲详尽,缠绵诽恻,其辨证也如扁鹊之视疫,症结皆见,其制方也如鄂王之用兵,变化不测。遵是术也,天下无夭民矣。余既悲两儿之不能得筱珊以起其死,而又为天下之千万亿童幸也。光绪庚寅闰二月,姻愚弟盱眙王仪郑拜序。

时觉按:有光绪十五年邗上张氏刻本、光绪十八年上海古香阁、思求阙斋等多种刻本。

《鬻婴提要说》一卷　存　1889

清宝应张振鋆(醴泉,筱衫,惕厉子)辑

自序曰:苏内翰曰:惟有子为不朽。人之有子也,讵可忽乎哉?境不论贫富,家不论贵贱,其爱之惜之保护之则一也。独是婴儿之生,犹草木之有萌蘖也,萌蘖甫出,遇严寒酷热则或枯,经骤雨狂风则不达,生机方露,调护为难。若婴儿亦人之萌蘖耳,近来由萌蘖而夭折者不可胜数,其中或饥饱之不均,或寒燠之不节,或调养之无法,或禁忌之不和,恻然心伤,计无可施。因念古人于所爱惜、于所保护者,如何阅历,如何经验,而后垂一法以施之,立一说以遵之。余乃集群书之奥旨,采先哲之格言,颜曰《鬻婴提要说》,即系于《厘正按摩要术》之后。夫《按摩要术》治已疾也,《鬻婴要说》治未疾也。《诗》曰:恩斯勤斯,鬻子之闵斯。其即此义也。夫家有一人病,则一家不安,家有婴儿病,且疾痛不能言,啼泣不能止,汤药不肯服,亦时闻父母之言曰:天与我病,勿与我儿也。其一家之不安何如乎?是书防患于未然,所期家置一编,仿而行之,以为保婴之宝筏也可。光绪十有五年春三月,宝应惕厉子张振鋆原名醴泉筱衫甫叙于安宜梁氏草堂。

孙凤翔跋曰:扁鹊入咸阳,闻秦人爱小儿,即为小儿医,是爱小儿者,自古已然矣。然爱之不得其道,则适以害之,良可慨也。筱衫先生辑《按摩要术》成,又采古人育婴之说,汇为斯编,既明而简,易知易从。《书》曰:如保赤子,心诚求之。《素问》曰:圣人不治已病治未病。先生其深体此意也夫?光绪己丑夏仲,江都孙凤翔筱山甫谨识。

时觉按:是书要在预防,内容包括乳母选择、饮食调护、治病简易方。收于《述古斋幼科新书三种》。

《保赤要目》二卷　存　1890

清亡名氏撰辑,王仁贤抄传

时觉按:有光绪十六年抄本藏中国中医科学院。封面作"痘科",卷端署:庚子孟秋王仁贤录,又有朱笔改过,作:庚寅孟秋丁子佩。卷上有目录,末列种德堂虔制各种丸散膏丹药酒,在于无锡城中大市桥东堍北首便是;卷下无目录,载痘疹证治图注,末为毓麟芝室秘传痘症玉髓方类,凡十二方。

《管氏儿女至宝》一卷　存　1893

清吴县管斯骏(林初,秋初,藜床旧主)辑

时觉按:卷端署:吴县管斯骏秋初甫编辑,鄞县施巨卿味琴氏校刊,辑录聂尚恒急惊治法、庄氏《遂生编》治痘法、毓兰居士《神痘法》。有光绪十九年管可寿斋铅印本藏上海、黑龙江中医药大学与苏州中医医院。

《徐氏活幼心法》六卷　存　1894

清琴川徐恂甫撰,虞阳何大滽(君娱)录传

何大滽跋曰:《活幼心法》一书是琴川徐恂甫先生所著,小儿方法非止一端,分章旨,立议论,有歌诀,立要方。有惊须看虎口,有病须问乳母,因小儿无知无觉,只能啼哭大叫,医者必须望闻问切四字最不可忽略矣。滽习医三年,所得此书,据吾师胡云栽说是徐氏传下,故部面上书八字:非有德者切勿轻传,真秘书也。滽得时癸巳仲夏,录至甲午涂月。若耑是科者,终身行之有不能尽者矣。时光绪二十年岁次甲午十二月,董浜醉月山庄君娱何大滽谨识。

时觉按:《联目》《大辞典》俱不载,有清钞本藏中国国家图书馆,2002年收于《国家图书馆藏稀见古代医籍钞(稿)本丛编》影印出版。卷端无序,题:虞阳醉月山庄何君娱录。

《保赤须知》一卷　存　1895

清古润雪凡道人撰

自序曰:昔人谓儿科为哑科,盖以小儿在襁褓中,毫无知识,疾痛疴痒不能自言,故医治为最难也。余于岐黄家言素未谙习,然经理保婴局务历有年所,每遇婴孩有疾,局医诊视,余必从旁审察,兼与推求,阅历之余稍有所得。窃谓婴儿气体未充、脏腑柔嫩,内服药物易致损伤,惟外治之法最为妥善。因将局中历年试验获效之方以及采录各书中验方抄录成帙,兹复检阅一过,重加删补,付诸手民,其中诸方大抵外治之法居多,间有内服之方,皆取其平稳无弊者,或可为保婴之一助,所有局中屡次验过之方,皆于各方下注明,听阅者临时酌用可尔。光绪乙未秋八月,古润雪凡道人识于扬州泗桥保婴局。

时觉按:有光绪二十一年扬州保婴局刻本藏镇江图书馆、重庆图书馆、广西桂林图书馆与贵州中医药大学。扉页题识:板存扬州北乡淮泗桥保婴局,如要印者不取板资。录初生儿、婴幼儿证治六十余则,附《变蒸考》。

《保赤至要》一卷　存　1896

清吴县周钟琪(采山)撰

自序曰:噫!夫秦火书,经学失真,宋分科,医道大变。天竺耆婆云:天下物类,皆是灵物。《周礼》稽功,全科通转,古之大医,无所不通,乃后人各有专门,自逞技能,痛痒不关,道同心异,神如扁鹊,见害于李醯,不亦惜哉?余自愧浅陋,揣摩圣经贤论,大部小册,无所不备,惟有保赤一节,诸书不过带及大意,不得见源流一辙之论。余搜求古训,将及廿载,目睹治效方药,共记一册,名之曰《保赤至要》,以便居家案头翻阅无难,随症治疗,如桴鼓相应。余思有论有方,一时无药,亦不能救急济厄,且病起仓卒,不与人期,每临危急,岂遑知救要?必贮药藏用,以备不虞,所谓起心虽微,所求则广。观好养马者,常贮马药以防微,何况人乎?圣贤豪杰,无有不养小成大,故保赤虽细微,亦不可少,自婴及长,则是崇本而发枝也。所难者,一病所用无多,一时配药难成,且有煅炼火性不退,病不能候药,药未合就病,不及待矣。况轻微之药,研散飘扬,鼻嗅器占,精气尽泄,与败土朽木不殊,欲求实效难矣。故余不惜谤议,集资亲制飞炼,精工修合,照本发兑,以方便闾阎,广行宇内。《内经》云:司气备物则无遗主矣。昔时韩康卖药,思邈游宇,皆以普救为心之苦,实为治病,非特药以贸利也。倘幸遇有仁人君子,好施救厄,广济四海,余所厚望焉。光绪丙申冬至日,古吴周采山书于燕都宣武门外达子营。

李传元序曰:今世所行儿科专家之书,以钱氏小儿方为最古,晁氏《读书志》称其度越纵舍,卒合于法,后来言保赤者,未能或之先也。顾仲阳方于惊风一证论之详矣,其于他证则犹有未能赅备者。夫初生小儿,口不能言,脉不足据,苟非得之于神悟,证之于目验,鲜有不精瞀而神眩者矣。吾郡周君采山精岐黄,于书无所不读,其治症也,一以《伤寒》《千金》为宗,而能变化出入,不主故常,于晁氏所谓度越纵舍,卒合于法者,其庶几乎?今夏出其所著《保婴至要》一册见示,于小儿初生蒸变之状,乳哺之法,胪列详尽,又虑病起仓卒,无从得药,为之豫合以备不虞。吁!君之用心亦良苦矣。君久客思归,濒行属序于余。夫余于医术固无所窥见者,何以序君书?然君于余家数起沉痼之疾,余性喜辨论,每处一方,必与往复论难,彼此洒然,而后服之,服辄有效,则君之术余固能约略言之矣。爰为书数言于简端,且冀世之读君书者,益广流传,俾穷乡僻壤皆知保赤之法,不为庸医所误,君子之苦心庶几无负也已。光绪丁酉夏,玉峰李传元拜识。

吴炳序略曰:余十年前即闻周君采山之名,顾未之见也。君雅善轩岐之学,士大夫家多延之,至则沉疴立起,故称誉之者不绝于耳。君吴门人,以医游都下,性和易,素抱利物之志,著有《保赤方书》一卷,深明阴阳化生之理,其思患预防处,尤能洞中窾要,发前人所未发。是书一出,世之保赤者皆可按方药而预储之,不致有仓卒不救之患,登苍生于衽席,君之功为不鲜矣。余故乐为之叙。光绪二十三年岁次强圉作噩旃蒙大荒落月,保山愚弟吴炳拜识。

时觉按:初刻于光绪二十二年,有刻本藏上海中医药大学。

《增订保赤辑要》一卷　存　1897

清钱塘吴嘉德(藕汀)原纂,金山吴道镕(砺侯)增订

陆润庠序曰:嘉庆初年,钱塘吴藕汀先生精于轩岐之学,曾纂《保赤辑要》一书行世,时隔百年,中经兵

爨，世间绝少传本。金山吴砺侯茂才，余友梅心同年之子也，善承家学，喜读古书，经史之外，兼通《灵》《素》，世藏书籍甚富，青囊家言亦不下数百种，半系近世罕见之本，中存斯编，自孩提初生以及稍长调护之法，极为简易。君甚宝之，为之增订，以余粗知医理，得寓目焉。其收罗之美备，倍于原书，而汤液并未增入，盖宗古人“不药中医”之说，为保赤之准绳，信于此道三折肱矣。夫幼科世称哑科，疾痛疴痒未能自达，遽付凡医，恣其所措，安保无毫厘千里之失乎？凡为父母者思患预防，此书诚足取法矣。余为之序而归之，华亭顾泰云明经为约徐子云、张厚如、吴愚谷诸君助资付刊，以公同好云。时光绪二十三年丁酉仲春三月，元和陆润庠序。

顾钟泰跋曰：吴砺侯如侄，弱冠后即弃举子业而习岐黄，自负得仲景心法，世人往往讪笑之，勿顾也。去岁，先后起沈儒卿、徐善余两奇病，咸在众技告穷、束手受败之际，于是松溪人氏群服其神，昔之讪笑者亦默而息矣。今春出《增订保赤辑要》一书以示余，调护婴孩法无不备，屏去汤药，具见良工苦心，盖恐效尤不善，反致误人耳。余年逾四十，前后得三子皆不育，今而知非尽死于病也，见此书不免恨晚矣。兹集同人助刊行世，余虽不能自幼吾幼，敢不假此以及人之幼哉！光绪丁酉二月，华亭顾钟泰跋。

时觉按：嘉庆十年吴嘉德撰《保赤辑要》，后有郁荻桥补遗之作。吴道镕增订有光绪二十三年刻本藏上海中医药大学。

《幼科总要》一卷　存　1898

清亡名氏撰辑，念慈录传，玉峰王兆鳌(学汶)重校

时觉按：有光绪抄本藏苏州大学炳麟图书馆，不著撰辑者，前后无序跋，无目录，卷末署：光绪二十四年十一月，念慈手录。首儿科诊法，述虎口、形色望诊；次诸证论治，凡六十余门；末《推拿摘要辨症指南》，玉峰王兆鳌学汶重校。玉峰，昆山西北有玉峰山，又名马鞍山。

《育婴汇讲》不分卷　存　1904

清娄县陈宗彝编

时觉按：有光绪三十一年乙巳松郡育婴堂刊本藏上海中医药大学，卷端署为松郡育婴堂司事娄陈宗彝编辑，前后无序跋，有目录。幼婴儿养护普及读本，内容：婴儿初生将护法、婴堂新收将护法、授乳法、与哺法、衣裲法、眠抱法、慎疾预防法、有疾调护法、审证法、审因法、审治法、相寿夭法、寓教育法，附外洋天然、人功养育法、附论，凡十五篇。

《育婴浅讲》一卷　存　1904

清松江陈宗彝原辑，顾保圻改编

例言曰：一、原书系采取古人养育婴儿之说，及一切医治之法，汇辑成编。惟原书宗旨系为教授婴堂乳媪保姆而设，而所采古书，大都文义深奥，可以意会，难于口讲，爰将各门分课，编为浅讲，以期教员便于教授。脱漏支离之处在所不免，阅者正之。一、原书首列婴儿初生将护法，顾人家送婴至堂已是出胎后事，若出胎至裹脐诸事，于堂中无甚关涉，故附编于末，以备送婴之家观焉。一、原书附论一卷，即以所列各门择其要旨，反复详讲，最于乳媪保姆为有益，故移于编首，名为开卷总论，分为各节，以期乳媪等先有所悟，然后按课讲授以下各门，似易领悟也。一、原书审治法，大都论古方治病之要，惟所列各方，多有存其名而不列其药剂者，爰汇辑各方药剂制法，附于本类之末，以备查考。一、原书天然、人工养育法，大半列东瀛用牛乳各表，至炼制牛乳所一表，但讲炼乳之地，与用法似无涉，而堂中究以用法为要，且地名侏儒，似非乡妪村媪所能记忆，故从略焉。

时觉按：是书为《育婴汇讲》之改编本，上海图书馆、上海中医药大学有藏。

《保赤新编》　佚　1908？

清句容倪德扬(杏圃)撰

时觉按：光绪三十年《续纂句容县志》之《人物二·倪信预传》与《艺文·书目》载录。

《幼科摘要》一卷　佚　1908？

清川沙蔡元瓒(燮堂)撰

民国二十六年《川沙县志·人物志》及《选举志上·同光间诸生表》曰：蔡元瓒，字燮堂，八团人。同光间

南汇县学生，精幼科。寓沪城多年，全活甚众，名与其师庄贵严相埒。

时觉按：民国二十六年《川沙县志·艺文志》载录。

《保赤要言》五卷 存 1910

清昆山王德森(严士，鞠坪，岁寒居士)编纂

自序曰：治病难，治小儿之病更难，身受其苦，口不能言，故俗名小儿医曰哑科。惟恃医者细心辨别其症之为寒为热、为实为虚而施治之。治之得法，则危可使安，治不得法，则生者即死，甚可惧也。无如病家以性命付医，徒信虚名而不求实效，医家以病人试药，只图厚利而不采良方。呜呼！夭折之惨，虽由天命，恐医亦不得辞其咎矣。仆初不习医，因连殇三男，稍稍涉猎方书，恍然知向之死者多为药误，痛心疾首，虽悔何追？今有一隙微明，按法施治，无不立效者，而不举以告人，是犹见孺子入井而不救也，不仁孰甚哉？故将幼科名家屡经治验之书，择其尤要而易知者著于编，俾病家略知大概，不为庸医所误，名曰《保赤要言》。

《吴中名医录》曰：王德森，字严士，号鞠坪，晚号岁寒老人，清末民国昆山人。生于清咸丰六年，卒于民国三十二年，居昆山迎薰门内。德森幼承父训，少年读书，二十九岁礼试高等，补廪膳生，因不惯当时科举制度种种弊端，放弃仕进念头。肆志于诗文，兼习岐黄，窥测《素》《灵》微旨，家人有恙，藉以自治，亲故见招，赖以痊愈。中年徙居苏州，命其室曰市隐庐。精内、外、妇、幼各科，著有《保赤要言》，刊于宣统二年，1926年丙寅，四明马炳森念其书初刊数量不多，原板漫漶难办，遂加重刊，以广流传。并请王德森重新酌定分两于约方之下，补刊《琐语》等三卷于后，改《保赤要言》为《保婴要言》，重刊为八卷。1941年，上海国光印书局《保婴要言》铅印本。德森的另一本医著《市隐庐医学杂著》，初刊于民国二年癸丑，《医史文献分册》记其为咸丰三年癸丑，其时德森尚未降生，系误。该书是王德森的心得医论，共有论文十四篇，涉及的内容有湿温、儿科、妇科、暑病、杂症、血症、伤寒等。后来刊行该书的计有1918年杭州绍兴医药学报社刊本、曹炳章《中国医学大成》本、裘吉生《医药丛书》本三种。1922年，嘉定光明印刷社又将王德森《市隐庐医学杂著》《保赤要言》两书合刊，名为《病镜》。另有《岁寒文稿》八卷、《劝孝词》，均已刊行。手稿本若干未刊。子延之，以邮电为业，兼精医术，终年八十九岁。

时觉按：宣统二年庚戌苏州笪锦和初刻，民国八年重刻；民国十一年嘉定光明印刷社与《市隐庐医学杂著》合刊，为《病镜》二种六卷，有铅印本存世。

《保婴要言》八卷 存 1926

清昆山王德森(严士，鞠坪，岁寒居士)原纂，四明马炳森补刊

马炳森序曰：《保赤要言》一书，初梓于吴门笪氏，印行四千余部，板已漫漶；铅印于毗城顾氏、乔氏，一千余部，亦既分送无存。吾同人欲广流传，炳森为之重付手民，仍倩王严士先生酌定分两于药方之下，并补刊《琐语》等三卷于后，改保赤为保婴者，以取其省目也。从此推行益广，家置一编，庶几孩提之童莫不同登仁寿，即或偶撄疾病，亦不至杂药乱投以促其生，而茫然不知其故。此则吾同人以幼及幼之心所不能自已者尔。丙寅暮春，四明乐善堂马炳森识。

时觉按：《保赤要言》五卷，分述急惊、慢惊、麻症、痘症、脐风，是书补刊卷六琐语，卷七、八小儿便方。民国十五年四明乐善堂刻。

《陈氏幼科秘诀》一卷 存 1911

清苏州陈氏世医编纂

《三三医书提要》曰：苏州世医《陈氏幼科秘诀》一卷。吾国各科医家凡以世医名者，无不怀口口相传之秘，偶有所得，未肯示人，致医书湮没，医法失传。甚至自己子孙有恃无恐，亦不他求参考，寖至徒读父书，草菅人命，犹曰吾家世医别有薪传，欺人自欺，罪不可逭。裘君吉生昔以重价购得，爰即付刊，欲化世医为国医，将传秘方为公方。想陈氏见之固属无可如何，而其他读者必多表同情也。

时觉按：是书前后无序跋，卷首署"浙东慈竹居士藏"，自初生、沐浴、噤风至痧疹、痧疹后四危症，凡三十五篇，收于《三三医书》。

《保婴灯》二卷　存　1911

清柳春台、石静斋、溪澄荠、梅古村合撰

寿山道人序略曰：丙戌冬，张子灵山、卞子方山、刘子香山，欲觏保赤一书而不可得，偶于山窗间叙会，有四人突如其来，谓灵山辈曰：公等欲求保赤书乎？因各出袖中所珍。灵山辈捧而阅之，天然四帙，一论痘，一论疹，一论惊风，一论杂症，并井然纲举而目张焉。灵山素娴岐黄，一见知为异授，拜而登之，宝而藏之。因根寻四人名姓，一则曰柳子春台也，一则曰石子静斋也，一则曰溪子澄荠，一则曰梅子古村也，及更寻居址，四人相笑而去。其事近幻，而其书实可宝贵也。一日，余偶云游于扬道院，访旧所熟识者，灵山辈皆余故人，知余于医学稍知一二，因出所得书示余。余备阅反覆，不觉鼓掌而跃曰：是诚保赤金针也，是诚寿世良书也。其论虚实寒热、攻补散泻，缕晰条分，如数计而龟卜，齿颊春风，指头生意，节节引人入胜，又如暗室灯光之莹彻。然世尝谓言无过费，若尽如斯编，虽层篇累帙，亦何嫌于费乎？其立言也，乃所以立德，而立功也则甚矣。言之有补于世而不可少哉？惜四人往不告处，书不留名，令人犹有遗憾，而余既奇其人，尤奇其书，则有不忍埋美玉于泥沙者，因有悟于往圣薪传之旨，而代名之曰《保婴灯》，且备为之序，亦以见有益之言何嫌著论而立说，尤愿世人奉为蓍蔡，慎毋藉口立言，乃搜奇撰异，自沦于隐怪也夫。

蔼轩跋曰：《保婴灯》一书，所以保婴儿之性命，悬灯于法界中者，厥功岂浅鲜哉？婴儿受症，阴阳寒暑，口不能言，脉不能诊，是犹人在长夜暗室，任医家之操纵，为之父母者呼天吁地，竟不知毙于谁氏之手。夫日昱乎昼，月昱乎夜，灯光昱乎日月之所不及，而其用无差。斯书之传，譬如悬灯碧落，普照尘寰，俾长夜暗室之中得以鉴貌别色，审其寒热虚实，庶几若慈母之术而多中，而婴儿之性命乃于是可保焉。婴儿之症莫重于痘疹，次之惊风，杂症又次之，是谓顺天，疏后天之气以泻先天之毒，是谓补天，不则逆天甚矣。疹与痘，脏腑表里不同，其发于先天则同，非若惊风杂症，但缘外感得之。然感于外者必传于内，则寒热虚实、温凉补泻，辨之又不可不早辨也。尝见世之业医者，理解未精，漫称济世，往往视性命若儿戏，而或执己见，或泥成书，一匕妄投，祸如反掌，纵事后深自悔责，而呱呱之子一线已绝，岂足以偿血泪乎？读《保婴灯》天花一门、麻疹一门、惊风杂症各一门，灯光所照，洵乎与日月同功，是用付之剞劂，公诸当世，宜为有目所共赏，而非仆之私祟。霭轩谨跋。

古盐散人跋曰：昌黎有言曰：本之茂者其实遂，膏之沃者其光华。窃尝持是说以遍阅经书，是洒洒洋洋原原本本者，皆不出昌黎所论。乃或谓艺浅于道，术逊乎德，恐绪论难以精邃，而不免于粗疏率略，是又泥于方家之言而未读《保婴灯》者也，亦何异乎管窥而蠡测也哉？夫《保婴灯》者，异人之所授，其为言约而该，醇而肆，深以入，浅以出，尺幅具山海奇观，片语抉岐黄秘髓，一字一义，无不从诸名医家根柢而来，而杼轴在手，又复经纬灿若，令人爱而嗜之，宝而珍之，诚如昌黎所谓本茂实遂、膏沃光华者与？若夫四帙浑如一帙，分类各成一类，详则尽态穷形，简则骋妍抽秘，理法精妙，不可端倪如化工，意者其仙手乎？不然胡造斯极也？抑昌黎又云：气，水也，言浮物也，水大而物之大小毕浮。则是言以气行、气载言之。予谓理足者气盛，气盛者辞达，无实理，虽有是气，何以为言？而《保婴灯》书之理又何如乎？吾愿读是书者且默参夫生生之理，乃徐观其变化之言，其或有悟乎？谨跋以附。古盐散人题。

时觉按：是书成书不明，寿山道人序谓丙戌年得书，当为光绪十二年；诸序不署名姓年月，似已入民国而为诸遗老者撰。《中国医籍大辞典》谓成书民国元年，亦有理。诸相关人等俱无真名，有淮安焦廷玉刊本藏上海中医药大学，或为淮安人士所撰辑者。

《痘幼良方汇编》不分卷　存　1911

清琴鹤主人辑录

时觉按：《联目》载录《古今良方汇编》，有光绪间抄本藏上海图书馆。收于林庆彰、赖明德等四人主编，台中文听阁图书有限公司2013年影印出版《晚清四部丛刊》第九编第九十册，扉页题《古今良方汇编》，署“琴鹤主人手选”，前后无序跋，亦无目录，不分卷，卷端题为《古今良方汇编》，无署名。首《妇人第一》，次《小儿第二》，次庄一夔《福幼编》及《治慢惊风心得神方》，次庄一夔《痘症总论》，次《山阴倪涵初先生手定疟痢三方》。

《钱氏家宝》不分卷　存　1911？

清亡名氏编纂，沈天柄（明垣）藏

时觉按：儿科类著作，有抄本三册藏苏州大学炳麟图书馆，无序跋、目录，卷端题：《钱氏家宝》，无署名，亦不分卷，有阴文"沈天柄印"、阳文"明垣"二章。全书一百六十门，各有序号。第一册载产前将护一、藏衣法二、产后将护三、胎教四、胎教避忌五、日游胎杀六、月游胎杀七、十干游胎杀八、十二支日游胎杀九、六甲胎种十、孕妇食忌十一、胎中滋养十二、禀赋之殊十三、胎中受病十四、胎教十五等，述小儿未生之先；又述禀受十六、初生护法十七，直至胎内十二证四十五、胎外十二证四十六，述初生新生护理、证治；面部形色气候四十七、面上五脏部分色四十八，直至五脏绝候歌五十九、五脏标本六十四，述形证诊法。以上为第一册。第二册自补泻之法六十五、望闻问切六十六，至脉诀论、五脏脉证七十八，阐述儿科临床各种诊法；其下则惊痫歌发搐、慢惊、慢脾风、五脏诸痫，至食痫一百零六、中风一百零七、痓一百零八，分述儿科临床诸症，为第二册。第三册自伤寒三阴三阳证一百零九起，述伤寒证治；下则伤风咳嗽一百十九、齁鮯一百二十、猢狲百二十一、盗汗骨蒸一百二十一、疟疾一百二十二、解颅一百二十三、囟陷颅填一百二十四、滞颐一百二十五，至肿胀一百三十八、五淋一百三十九、遗尿一百四十、便血一百四十一，述小儿内科诸病证治；再下则为麻疹、水痘、痘疹，直至痘疮身疼一百六十止。全书共分一百六十门，收方一百七十余首。

《全婴秘要》 佚 1911？

清宝山龚星台（信侯）撰

民国十年《宝山县续志·艺文志》曰：《全婴秘要》，龚星台著，钱衡同序。星台，字信侯，居罗店。

《刘文锦幼科》一卷 佚 1911？

清清河刘文锦撰

民国十七年《清河县志·人物上》曰：刘文锦，独精幼科，人称医儿神手。

时觉按：民国十七年《清河县志·艺文》载录。清河，今淮阴。

《幼科经验》 佚 1911？

清青浦吴时行（竹生）撰

民国二十三年《青浦县续志·人物四·艺术传》曰：吴时行，字竹生，祖青田，父芝山，均善小儿医，擅推拿术。时行承其业，名益著。而时行朴如田叟，所居仅蔀屋数椽耳。尝曰：小儿藏府娇嫩，用药岂堪猛烈？有他医束手者，时行与二三味辄霍然。张锡类，字禄香，张库人，善幼科，亦以推拿名。貌魁伟，长髯过腹。卒年八十有三。

时觉按：民国二十三年《青浦县续志·艺文上》载录。

《疮疹诀》 佚 1150？

宋彭城刘洙（道源）撰

刘昉曰：《疮疹诀》，彭城刘洙撰。洙字道源。

时觉按：《中国医籍考》卷七十六据刘昉《幼幼新书》卷四十载录，"佚"。

《宋胡大卿小儿痘疮八十一论方》不分卷 存 1276

宋胡石壁（大卿）原撰，清蓉湖吕鼎调（燮元，蓉湄）编纂

小引曰：余童稚之年，忽患惊搐，召医至，云：惊风也，当用凉惊之剂。后医云：非惊也，乃痘症也。未几而痘出。若非后医，误药夭逝矣。遂请命良医祖述前贤方论，集成《八十一论方》，广传于世云。

《痘疹八十一论方》略曰：一、小儿必患痘疮者何？二、四脏有证，肾独无证者何？三、名状不同者何？……七十七、乳下婴儿、能食童子治法不同者何？七十八、董氏方、指迷方、钱氏朱氏所论不同者何？七十九、有正痘疮，有伤寒发泡疮相似者何？八十、冬温发斑、温毒发斑者何？八十一、有正痘疮，有肤痘疮者何？

高武曰：《胡氏八十一论》，大率宗陈文秀。第六论云，不可服升麻汤以解利矣；于六十九论云，大小便不通者，失于解利；七十三又云：小儿之病，当先泻失。其自相矛盾如此。（《中国医籍考》卷七十六引《痘疹正宗》）

朱一麟曰：胡石壁大卿著《八十一论》。（《中国医籍考》卷七十六引《治痘大成集》）

时觉按：吕鼎调编次《小儿痘疮八十一论方》，首列《宋胡大卿小儿痘疮八十一论方》，有清抄本藏中国医学科学院；次则按原论次序补充相关方剂，为《宋胡大卿小儿痘疮八十一论汤饮丸散照次补入全方》，包括：第六论升麻汤一，第八论惺惺羌活散二……葛根橘皮汤百零一，共一百零一方；又列入《论外六方》（和中散，牛李膏，猴梨酒，二气丹，葡萄酒，犀角散）。蓉湖，在无锡西北，古名无锡湖。

《重刻元传陈氏小儿痘疹一宗方诀》不分卷　存　1312

宋符离陈文中（文秀）原撰，元鄱阳魏君用编述，清蓉湖吕鼎调（燮元，蓉湄）编纂

时觉按：收于吕鼎调编次《小儿痘疮八十一论方》，前有"皇庆元年仲春望日鄱阳魏君用编述"之叙一篇；卷端署名：宿州符离陈文中文宿甫集，旁注：此集非陈氏原本；《论痘疹治法》凡十三条，《陈氏小儿痘疹一宗方诀经验良方》；后为后学琴川张□□甫著《附入魏氏重刻一宗方诀后》，载调理痘疹要法、大腹皮修治等；末为魏君用跋。魏氏序跋同《小儿痘疹经验良方》。

《麻疹全书》四卷　存　1364

（旧题）元仪征滑寿（伯仁，撄宁生）撰

滑先生原论曰：吾本北人，自先祖考服官南行，束发受书，即好医理医道，济人历五十寒暑。以《内经》文语深奥，注《内经真诠》《难经博议》《脉理存真》。因家贫不能付刻，惟《脉学》一书，行世最先。今此《麻证新书》，吾与张先生共制，如有心济世者传此绝大之功，此六合婴儿之幸，吾与张君素志借此标扬。此书要议，全在保护，非时医俗流专以透发为主，即西河柳透麻，遐迩同出，此极害人。此物阳和初布，萌蘖最早，其性温散窜扬，体壮之人犹恐难抵止，弱质柔姿，何堪设想？南方秉气柔弱嫩脆，更宜调护得法。有此救劫良书，为苍生开一光明世界，补前人未发之奇，开后学将来之法，其功德岂可限量哉！尝见六合以内，幼童均有痘、瘄二关，痘虽险证，自宋王旦传种苗法，后贤踵起，痘书林立，兼有专科，维瘄疹绝少专书，各家虽略述程目，亦皆语焉不详，择焉不精，一逢此证，方脉多委儿科，儿科即推痘医，辗转错误，儿命不堪矣。痘乃阳证，五脏所发，瘄为阴证，六腑所出，犹水火然。因此证人多藐视，不知此证为儿女要紧关头，一生气血虚实，由此分径，稍不留意，病缠终身矣。近来人多内证，大半因瘄中所遗祸。此书一出，暗室明灯，不但为幼稚开一甘露法门，直欲泄造化未有之奇，纳群生于在宥，夫岂可等闲此哉？此书救渡无边，不但麻疹中要旨灿然大备，即将来疫证流行，亦可采取。天道六十年一小变，三百六十余年一中变，三千六百年一大变。古书虽精华俱在，然时移势易，气禀各殊。此书立论定方，别出新裁，权变有经，阴阳有叙，洵可为生民救世之大书也。

浮海道人序曰：原夫黄岐创药，和缓制方，疢疾沉疴，变新割故。所以杏仁麋犬、甘草化羊，物类感人，神灵莫测。范文正公云：不为良相，即为良医。苏文忠公云：医虽出于时手，方实创于古人。贤士大夫，古圣先哲，多究心此道，岂浅鲜哉？麻科世所罕有，亦少传书。世运开未有之奇局，医道启未有之奇书，赖滑公苦心孤诣，集成全书，诸君左右维持，大功已就，疗疾救人，千秋同善。此中依论立方，因方治病，无几微累。惟脉理全书不谈，非脱简也，缘此证多儿曹所发，方脉虽惑亦难订定脉理，以故不传。法律惟病脉两字，究不可阙，不揣鄙陋，敢补心传。如麻证不论初潮、收后，右手脉和缓有力，虽重可治。婴儿以一指按右寸及关，有神不妨无碍，以即吉凶消长之机，最不可忽。其余各法，详慎周密，无可增减，为度世之金针，救人之宝筏。愿习此道者细心研究，触类旁通。谓麻疹之全书可，谓时疫之宝鉴亦无不可。书既藏，问序于余，节序此并示脉理。后之人当玩索而得，勿以予言为河汉则得已。浮海道人作。

汤鼎烜叙曰：昔周公分官三百六十属而以医列其中，医必以十全为上。宋范文正公云：不为良相，当为良医，以良相能寅亮天地，良医亦燮理阴阳也。顾尝观医书中如伤寒、中风、疟痢、咳嗽、喉痛、温疫，妇女行经、胎产，小儿疳、惊、痘疹，各有专门，而于麻证独未载，即载矣，亦语焉不详，择焉不精。求其立论定方，统寒热虚实、老少强弱，分门别户，各具妙义者，盖不可得。医者苦之，病者尤苦之。庚子冬，余因病乞假晋省就医，寓东湖之畔。次年十月病稍瘥，徐步于百花洲，偶过旧书肆中，得神医撄宁生滑伯仁先生所著《麻证全书》，计论百有八，计方三百六十有奇，凉热、虚实、表里、气血，无不条分缕晰，即保护调理，亦备极周详。暇时以其方施之，患麻者辄无不验。枕中有此鸿宝，心窃喜之。壬寅冬，假旋梓里，因与诸戚友参互考订，盖将公诸同好以广流传，而不敢秘为己有焉。考伯仁先生，元代襄城人，随其父祖官江南，徙仪征，又迁余姚。幼警敏好学，工诗，从学于王居中名医，授以《素问》《难经》，遂分藏象、经度等为十二类，晨夕研究，参会张仲景、刘守真、李明之三家，又学针法于东平高洞阳，尽得其术。乃取《内经·骨空》诸论，及《灵枢》篇所选经脉，著《十四经

发挥》三篇，通考隧穴六百四十有七。他如《读伤寒论抄》《诊家枢要》《痔瘘篇》，及采诸书《本草》为《医韵》，皆有功于世。所至人争迎之，以得一言定生死为无憾。人无论贫富皆往治，不责报，遂知名吴楚间，活人无算。所著《脉学存真》等书久已脍炙人口，复出此绪论，以著为成书。遵古而勿泥于古，随时而不囿于时，因证立方，爽如眉列，俾四陲之远、六合之内，皆将浸淫于此书之菁华而奉为圭臬。少壮以茁实，老耆以寿终，幼稚得以遂长，拔之水火而登诸衽席，虽古良相经纶天下，无以逾此矣。于戏！泄千古未有之奇，造四海群生之福，岂非所谓十全为上者哉？书为滑伯仁先生所手著，而助其成者则为杨半生、陆云生两先生。心香所感，寿诸手民，谨述其崖略而为之叙。光绪三十年岁在阏逢执徐小春月，蓬莱旧吏汤鼎烜谨识于浙萧饮香居。

莫善承序曰：夫业不专则术不精，术不精则用不适，凡事皆然，医为尤甚。古人分医为十三科，良欲学者专其业，精其术，以适于用也。第医书无虑汗牛充栋，独于瘄证未有专书，而世之病者、医者，又辄视为小疾，漫不经意，以致阴受其害，贻误良多。岁庚子，汤太史味斋先生从旧书肆偶得《麻证全书》，购归谛视，乃元滑伯仁先生所著以治瘄证者。谨案：瘄字罕见古书，《字典》引《博雅》云：疾也。音未详。今南人读音如醋，特浙闽间方言耳。其证则方书所云麻证是也。因证立方，条分缕析，意义周匝，论辨明通，计论百有八，方三百有奇。尝遵用之，应手奏效，洵救世之慈航，渡津之宝筏也。任君伯衡见而狂喜曰：世以痘、瘄并为一科，而医家每言痘发于肾经，瘄病于肺经，大相径庭。今得是书，如暗室一灯，洞明透彻，治是证者当无患业不专、术不精、用不适矣。其忍秘之笥箧，令先生寿世之德湮没不彰乎？太史欣诺。时何君倬云、许君仲瑛同愿校雠缮写，以付手民。窃忆先生著医家书十余种，时代未遥，流传甚广，独此一种沉沦于故楮堆中，不遇太史，其为朽蠹几何时耶？太史得之，任君、何君、许君怂恿之，俾数百余年残编断简，焕然犁然，复明于世，窃以为先生幸，而大为后人患是证者幸。光绪三十年仲冬月，莫善承谨志。

任百衍跋曰：味斋先生，仆髫年问字师也。先生通籍后出膺民社簿书鞅掌，郁郁垂三十年，而先生老矣。解组归来，时相过从，每见先生拥皋比，握秃管，静对方书，摩挲不置。仆讶然曰：先生岂进于此欤？抑别有怀抱也？先生曰：否否。此《麻证全书》，乃元季神医滑伯仁先生遗稿也，吉光片羽，埋没人间，余偶然得之，试验者屡矣。亟欲付梓，苦无同志，子盍为我图之？仆许诺，欣然任分校焉。朝夕从事，两阅月而告成。先生命缀数言以志颠末，仆不学，不知医不敢言，第思先生之镌此书，追溯滑神医之创著此书，遥遥千载，同比活人济世之心心相印也，岂偶然哉？岂偶然哉！仆虽不敢言，而终不能已于言。岁甲辰仲冬，姻愚弟任百衍僭跋。

《续修四库全书提要》曰：旧题元滑寿撰。寿有《难经本义》，《四库》已著录；《诊家枢要》今亦著录；二书之外，又有《读素问抄》《读伤寒论抄》《痔瘘篇》《医韵》等书，惟是书不见著录。光绪中，萧山汤鼎烜官江西县令，于南昌书肆得之，付刊。前二卷论一百八篇，又总括证治二十条，后二卷载方三百五十有一，卷后附各药详注。案：寿为元代遗民，明初犹在，故《明史》入《方技传》，书中引及张景岳、李士材、缪仲醇，诸人远在其后，非寿所及见。其所载诸方，出于明以后者数见，至银翘散、桑菊饮，乃清吴瑭《温病条辨》中所自制方，且文笔凡近，与寿他书不相类。其论四方病名异同，历举各地有十九行省名目，非元明之间语，显是清嘉道以后之人所作，伪记寿名。卷首有寿原论，自述所著诸书云：以《内经》文理深奥，注《内经真诠》《难经博议》《脉理存真》，因家贫不能付梓，惟脉学一书行世最先，今此《麻证新书》，吾与张先生共制等语，其书名皆与传本不合，同撰是书之张先生，亦未著其名字。又有浮海道人原序，及无名氏原评数则，皆浅泛类近人之笔。审其书中方论，详晰可取，何必冒名以自累其书？或是原稿佚作者之名，无识者装点增饰，假寿名以市重，医籍中类此固恒有之。今节取其书而辨其作者之不足信如此。汤氏新刊序称，与戚友参互考订，可见者，四方麻名论后有增补一条，其他论末间有加"愚按"之说者，或亦其所补，而于可疑之处皆无辨订。每卷首行列"总纂汤某会纂某某"之名，其陋可知矣。

时觉按：是书又名《麻证全书》《麻证新书》，系清人伪托滑寿，《续修四库提要》考证已详。

《慈航痘疹》 佚 1368？

元江苏赵慈航撰

时觉按：民国《江苏通志稿》卷二百零四《经籍》载录。

《疮疹集》三卷 存 1457

明亡名氏撰，任元浚删定

任元浚序曰：夫人受天地中和之气以生，何尝疾病之与有？由四气外感，七情中煎，损真元而不能节宣，于是乎疾病作焉。若夫疹疾则异于是，兆于人生始胎之时，自幼而长而老，未有能免者，所谓百岁疮是也。然斯疾也恒发于婴孩，口言手指，又非大人之比，俄顷之间传发多端，临症投剂，不可与诸疾同科，虽名医老师往往难于措手，以致横夭者亦多矣。恭惟我世宗太王，以天纵之圣、好生之德合乎天地，尝命内医搜摭诸方，凡属疮疹者合为一帙，名曰《疮疹集》，印颁中外。顾其书犹颇阙误，我殿下特留宸虑，清燕之间，取阅此书，而病其未备，遂命臣及吏曹参议臣李克堪，俾之删定，遇有难会，略为附注，始自发出，至于灭瘢，凡为剂有九，为卷三，方论药证，无不具载，而其规模节目，悉禀睿裁。又命佥知中枢臣李礼孙就加雠校，书成，命臣序之。臣窃惟经曰：元后作民父母。盖父母之于子，无所不爱，故亦无所不用其情。自昔圣帝明王之为政，为之衣食，以济其饥寒，又为之医药，以救其疾苦。由羲轩而下，圣人继作，莫不以此为重，无非所以父母斯民之意也。我主上殿下继天立极，神功盛德，复越千古。凡仁民之政靡不毕举，而犹虑一夫之或罹夭札，拳拳以是书急其所以上祖羲轩，下述先王，加惠黎蒸，施泽万世者。呜呼至哉！天顺元年苍龙丁丑四月下浣，朝散大夫守直艺文馆知制教兼春秋馆记注官臣任元濬拜手稽首谨序。

时觉按：有抄本藏上海中医药大学。

《小儿方》一卷　存　1459

明亡名氏原辑，赣县刘渊然（高道，长春真人）传，东吴邵以正（通妙真人）编纂，金陵许荣（孟仁，怡筠老人）录

金琮《痘疹证治序》曰：大明弘治甲寅冬，京师间小儿出痘疹，相传殆无孑遗，出而获生者十仅二三，其厄惨甚。是时凡有儿息之家靡不惊惧欲求良法，乃豫为之防与临机而应者比比。时若金陵许孟仁甫手录《小儿痘疹证治》一帙，采众论之长，备诸方之妙，尝口授人一论一方，归而试之，辄复有验。孟仁遂锓梓以广其传。呜呼！孟仁亦仁矣哉！是编之出，使人人得而藏之，或豫防也有荣，或吟机也有应，验诸家之妙，奏十全之功，乃后日痘疹之厄，不复为今日之惨，非徒京师之人一时之顷蒙其惠，而所及者博且远也。孟仁诚仁矣哉！余与孟仁交，知孟仁读书善星学，旁通于医，嘉孟仁是作之有益于人，不独善诸已而其惠之博也，于是乎书。明年乙卯元旦，江东金琮元玉序。

时觉按：收于《青囊杂纂》，有明弘治崇德堂刻本藏中国中医科学院、南京图书馆，并有抄本藏上海中医药大学。卷端署：新刊小儿痘疹证治，怡筠老人金陵许荣孟仁集，书口：小儿，页码前一至前六，每半页十四行，行二十四字，内容：杨仁斋痘疹症治、疮疹备论、疮疹证候、坏疮治法、记升麻葛根汤、疮疹恶候、灌药服药法；此下，书口：小儿方，页码一至二十七，每半页十二行，行二十字，内容：钱仲阳疮疹症治，及张洁古、李东垣、陈文中疮疹证治、朱彦修论陈氏用热药之过，后为诸家药方，末署：小儿方终。前后页码、页面、书口均有异，然为诸家痘疹主治则一。

《秘传痘疹寿婴集》一卷　未见　1491

明江东胡璟撰

自序曰：寿夭固有命也，然必莫之致而致者，乃可谓命，苟人事之不尽而徒诿之命，智者如是乎？若夫痘疹之疾，人之寿夭关焉。自始觉以至收靥，各有次序，受证之原，固有不同，而调护之方，则有定法。循其法而治，罔有不生，舍其法而不之循，未有不殒伤者矣。是岂可不尽人事而徒归之命乎？予生子女者十人，其卒于痘疹者几半。弘治改元，一子二女俱婴疾于痘，予惩前日之殒殇，而震恐之不下，乃求钱氏诸家痘疹方药，谨循其序而治之，重者轻，轻者愈，不逾月而俱获安全。其所生者，固曰有命，予则曰：前此而殁者，未尝循方而治，其亦人事之未尽者乎？故深恨之。乃辑诸家之为痘疹者，究其原，图其形，迹其变，各述其方论方药而汇为一编，将以与我四方之为人父母者而共览焉。庶或可保婴孩之寿，而全天之命也欤？弘治辛亥菊月朔旦，江东胡璟序。

时觉按：《联目》《大辞典》俱不载，《中国医籍考》卷七十六载录，并谓“存”，然查日本全国汉籍データベース亦未之见。

《痘疹集览》四卷　佚　1515

明盱眙蔡维藩（邦卫，安东老牧）撰

时觉按：据蔡氏《小儿痘疹袖金方论》自序，曾著《痘疹集览》四卷，《中国医籍考》卷七十六据此载录，

谓“未见”。查《联目》《大辞典》俱不载,方志亦未见载录,当佚。

《小儿痘疹袖金方论》一卷 存 1518

明盱眙蔡维藩(邦卫,安东老牧)撰

自序曰:世不可以无医,医不可以无传,医而无传,则亦不可有传矣。仆少时侍先君子宰滑邑,幼弟痘,委之庸医,坐视而殒,心切痛之。业儒之暇,窃愿学焉。延访明师,搜致古籍,指授参考之余,似恍然有所得者,因著《痘疹集览》四卷。越数年,觉其汗漫无统,复详说之,为《痘疹方论》一帙,名曰“袖金”,盖取其不容什手而贵重之也。凡证之在人,与治之在我者,悉备无遗。或谓曰:是真得其所传者矣,是亦可以传诸人。予曰:事无所征,因以是验之两淮,验之两畿,宦辙所至,冀之北,湖之南,又从而验之,无往弗协。或谓曰:征而信矣,可弗传也乎?予曰:志犹未广,行将进而验之天下可也。然已往而论之,凡其验之所协,皆其迹之所通,今老之将至,而迹未由以通之也。奈之何哉?或又释之曰:验之协者,理之同也。理有未同,虽迹踪遍天下,夫何益?理苟同矣,虽半武不出户,亦何损?君子亦理而已矣,何以迹为?予深以为然,因自叙之,以识岁月耳。若后世之传与否,吾固不得而知之也。正德戊寅上元月,东安老牧盱眙蔡维藩著。

重刻蔡氏痘疹叙曰:有秘传小儿痘疹者,陈文中、钱仲阳两家。嘉靖戊午冬,悠中痘疹盛行,两侄一时俱夭于痘,时余方在疚,竟委之命,伤矣,乃检厨中得二家书观之。钱书为小儿正钵,然痘证太简,故而陈书方药率用温燥,不可轻试。又得近时闻人与汪氏书并观之,醇驳各半,悉难为据。反检蔡氏书,则发明钱氏而条举目贯,一览豁然。始悟痘家理甚明而俗医未尝窟心之误也。夫痘,胎毒也,多感时气而发,其克长结就之者,小儿血气也,故治法但调其血气,亦不过表里、寒热、虚实六字闻耳。寒者温之举之,热者清之,虚者补之,实者疏之,五六日足先毒极,未就为力,七日之后,血气已成为力,此时医方可为者。窃曾比之粙医然。俗有善粙蘗者,里人共呼之为粙太医,究其致则大法欲温则戒之在热,发之贵缓,其思在寒,而忌之在风,防之贵预,要自发焉。痘疹职此之由,鲜或有能外之者,故人以为百岁疮也。

徐希庶重刻跋曰:余自髫岁趋庭,间见先考君子手录一帙曰《小儿痘疹方》,珍而藏之以保婴泽物者有年矣。迨考登进士,征拜台史,日有言责。余弱冠,方时习秦子叶录散逸,每有脉尺殇痘疹者十之八九,每恻然无措,有遗憾焉。嘉靖丙寅冬,考捐馆舍,诸契旧率走相弔,弔皆有赙。刘兵宪西塘公惠以《蔡氏小儿痘疹方》一册,余展读,即考旧所手录者也,恍若神晤,涕辄湲湲下。噫!安得起考君于重泉而无以永其传也。方中所载表里寒热虚实之宜忌悉皆具备,吾舅氏王温泉君循方典剂,诸女服之寻瘳,及遍试内外亲识,罔弗应手,称治效咸曰活幼之指南,居家之不可缺者。余固不忍自秘,尤欲克成先德,乃与弟希稺氏共议曰:可遂募工重梓于仰恩书堂。聊赘数语用以识岁月云,至若因方会意,随时制宜,则又存夫用之者,余何言哉。万历甲戌仲秋吉日,长垣山人徐希庶撰。

朱一麟曰:近盱眙蔡氏有《斑疹小痘大痘》一论,详备,发千古所未发。

郑大忠曰:蔡氏维藩先生,执钱陈二子之中,谓夏以钱用,而值证之大寒,则又间用乎陈。冬以陈用,而遇证之大热,则又间用乎钱,得丹溪先生会成达权之意矣。

刘浴德《安东老牧传》曰:安东老牧,盱眙人也,姓蔡氏名维藩,字邦卫。因幼弟病痘委之庸医,坐视而殒,心切痛之,业儒之暇窃愿学焉。延访明师,搜致古籍,指授参考之余,似恍然有所得者,因著《痘疹集览》四卷。越数年,觉其汗漫无统,复详说之,为《痘疹方论》一帙,名曰袖金,盖取其不容释手而贵重之也。尝谓大率婴儿之痘,虚寒者百中一二,实热者十恒八九,仆守五苓散一方四十余年,百发百中,诚所谓神仙夺命丹也。若泥于热而不敢疏利之,殆非治法。医之用药如将之用兵,五月渡泸,雪夜平蔡,何尝拘拘于秋高马肥之候而后举之哉?赞曰:熊经有言:诸痛痒疮皆属于心,而况痘疹乎?治法而用五苓,则心火降而肾水生,是亦探本之论也。于乎,药贵合宜,法当应变,纸上陈言,又焉可泥哉?运用之妙,存乎一心,蔡氏之子,其庶几乎?(《医林续传》)

乾隆十一年《盱眙县志》卷十八曰:蔡维藩,州学生,盱眙人。弘治间,以贡荐授直隶庆云令,调东安令,以忧归,居乡行养最高。著有《地理说》《痘疹方》《训蒙书》数种。子尊周,任山西霍州同知,著有《患立录》。

时觉按:日本内阁文库藏有据万历二年甲戌跋刊本之文政四年抄本一册,2016年中华书局收于《海外中医珍善本古籍丛刊》第328册影印出版。卷首题署:《蔡氏小儿痘疹袖金方论》,安东老牧盱眙蔡维藩邦卫著,长垣后学温泉王浴订,山人忠轩徐希庶阅,逊吾史殿誉。载论四十篇,首论受病之源、诸热之证、预防之法、避忌之方，继则辨析痘疹病状、病势、日期轻重，详论痘疹形状、进展及斑烂、虚脱、惊搐、痛痒、吐泻、寒战、腹胀、咳嗽、喘急、狂叫诸兼症；又论痘疹之气盛、热毒壅遏、收靥、空壳、余毒、靥后，辨别斑疹、水痘、大痘，伤寒产后痘疹传变，寒热用药不同；列方七十三首，又附汪机《痘治理辨》保元汤、水杨汤于末。收于《痘疹大全八种》题为《痘疹方论》，万历二十年吴勉学校刻，无重刻序跋。

《陈蔡二先生合并痘疹方》一卷　存　1518

宋符离陈文中（文秀），明盱眙蔡维藩（邦卫，安东老牧）撰，明歙县吴勉学（师古，肖愚）校辑

时觉按：即陈文中《小儿痘疹方论》、蔡维藩《痘疹方论》合编，收于《痘疹大全八种》。

《校注陈氏痘疹方》一卷　存　1550

宋符离陈文中（文秀）原撰，明吴县薛己（新甫，立斋）校注

陈文中自序曰：尝谓小儿病证虽多，而痘疹最为重病。何则？痘疹之病，疑似之间难辨，投以佗药，不唯无益，抑亦害之。况小儿所苦，非若大人能言受病之状，乃知畏恶之由，为父母者惟之知子病急于得药，医者失察，用药差舛，鲜有不致夭横者。文中每思及此，恻然于心，因取家藏已验之方，集为一卷，名之曰《小儿痘疹方论》，刻梓流布，以广古人活幼之意，顾不韪欤？和安郎判太医局兼翰林良医陈文中谨书。

薛己自序曰：尝谓医之分析，虽有内外大小之殊，要其理初不异，特在人化裁之耳。至如痘疹痈疽，则尤其相类，而治亦相通焉者。盖其始而发出，中而成脓，终而收靥，彼此一致，故东垣先生合二者而论之，必皆明托里、疏通、和荣卫三法，良有以也。陈氏之书，又以心得发明虚实寒热，盖契经旨而起诸家者矣。观凉膈散之治实热，白术散之治虚热，异功散之治虚寒，木香散之治虚弱，分别表里，察色辨形，兼得之矣。但以上治法，又须见证便施，若稍延缓，反多致误，学者不可不知。仆幸私淑先哲，亦时获验，敢为校注重梓，尚多得失，幸同志教正云。嘉靖庚戌九月吉旦，前奉政大夫太医院院使后学薛己谨序。

《慈云楼藏书志》曰：《小儿痘疹方论》一卷，薛氏医书本。旧题陈文中撰，明薛己注。其序称：小儿病证虽多，而痘疹最为重病，用药差舛，鲜有不致夭横者，因取家藏已验之方集为一卷。按：是书凡七篇，曰论痘疹致病之由，曰论治法，曰类集已效名方，曰附方，曰制附子法，曰丹溪先生解疮毒药，曰稀痘方，所载俱极简明。立斋以案语为注，并附治验，皆低一字为别。文中不知何代人，其载丹溪方，则元明间人矣。（《四部总录医药编》）

时觉按：收于《薛氏医案》十六种、二十四种，收于《陈修园医书七十二种》。

《痘疹玄机》四卷　存　1574

明太仓支秉中（以道，改斋主人）撰

小引曰：医家以小儿科为难，至于痘疹，号为尤难。盖其禀受之毒有浅深，则其所发之痘有顺逆，如顺者可必治，逆者不可治，惟介乎可否之间，兼之以他证者，则必藉药力以维持之。然昔之立法者，不偏于寒热，则偏于攻补，以致今之胶柱调瑟、不知合变者，惟执前人一定之方，以应变化不测之证，往往陷人于虚虚实实之祸。非人不之知，虽彼亦不自知，余窃悲之。乃即痘之始终本末类次为论，随症附以方药，盖惟因人之气血虚实寒热，痘之多寡轻重，相机施治，并录其所治者于后，以备参考。初未敢削规裂矩，别之枢轴，妄为臆说，以欺世误人也。录成，名之曰《痘疹玄机》，期与同志共之，因付诸梓。若曰良医不立方书，此则吹齑之谈，非仁者之用心也，览者幸相谅焉。是为引。万历甲戌孟冬日，改斋主人支秉中书于仁寿堂。

刘浴德《支改斋传》略曰：改斋支君，太仓人也，姓支氏，名秉中，人称改斋先生。生长南服，道行北方，精婴儿之异业，擅痘疹之专门，术动公卿，名播遐迩，接踵而来，其门如市，多所全活，虽更仆未易数也。每诊疾，佥曰易平，君曰：此属鬼录。佥曰难愈，君曰：此系龄长。悉如所云。凡遇痘疹，俱看人之大小，痘之多寡，气血之虚实，时令之寒暄，其中宜补者补之，宜解者解之，宜表者表之，宜下者下之，有先补而后解者，有先解而后补者，有前后补而中解者，有前后解而中补者，曷尝拘拘于一定之方哉？因撰《痘疹玄机》以行于世。赞曰：闻之也与宁治十男子，莫治一妇人，宁治十妇人，莫治一小儿，盖言保赤难也，而理痘尤难。支氏子为当时幼幼之冠，痘疹玄机其参透矣。今人师之，用以为楷式焉，其于痘疹又何难之与有？（《医林续传》）

时觉按：《大辞典》作“六卷”，《中国医籍通考》“有抄本三卷”，《联目》三卷，卷数各不相同。有原书稿本藏中国中医科学院，抄本藏黑龙江省图书馆，国内无刊本存。《中国医籍考》卷七十七载录，并谓“存”，《日

藏汉籍善本书录》载,日本内阁文库藏有明万历二年序刊本四卷二册,为原丰后佐伯藩主毛利高标旧藏,文政年间出云守毛利高翰献赠幕府,明治初期归内阁文库。内阁文库另有支氏《痘疹玄机方》一卷,为万历年间刊本,一册,为原江户时代医学馆旧藏,为是书附录,分汤、散、丸归纳诸方。支秉中,字以道,为"宅仁医会"发起人、会员。

《增订痘疹金镜录》四卷　存　1579

明佛山翁仲仁(嘉德)撰,云间陆道元(南旸)补遗,陆道光(明旸)参补

仇沄序略曰:若痘疹总凭色象以别吉凶、辨症候,盖痘疹之出虽有五脏六腑之分,要皆遗毒肇自先天,发出之时无非因内而达于外者。余先大人汝霖公博览群书,尝谓余曰:幼科方书,唯《金镜录》一册可谓约而赅、简而明矣。余亦每阅是书,其中歌括并赋辩、类方极其指示详明,美善兼尽,绝无偏寒偏热、偏攻偏补之弊,诚后学之津梁,哑科之明鉴也。但其书购求者颇多,而传世甚久。近见坊间类多残缺,余甚惜焉。适有客出书,向余参订,欲重刊行世。余幸其福世不浅,酬应之暇,即挥汗考正,不自觉其倦之何以忘也。志学之君子,尚亦与余有同情耳。是为序。康熙庚午岁季夏,钱塘仇沄天一氏题于养素草堂。

梁世澄序略曰:丁卯秋,予应京兆试,从厂肆中得翁仲仁先生所著《痘疹玉髓金镜录》。取而读之,见其方简而备,纯而精,法密而不失之迂,论奇而不诡于正,剖晰奥妙,迴迈前人。及阅叶天士医案,所用治痘疹诸方多以此书为本,是知后先合辙,名医巨识,虽卢扁复生不易也。间尝博考医籍,痘疹一科,专书实鲜,即宋秘书钱乙《颅囟经》略载数条,亦未免语焉不详。今得是书,诚福幼之宝筏,度世之金针。顾粤中向无刊本,亟付剞劂,以广厥传。至其辨证之微,则在读者潜心玩味,幸勿以菖阳引年而欲进豨苓也,是尤予所厚望也夫。同治十又二年岁次癸酉长至日,南海梁世澄序于汾江孟晋斋。

《郑堂读书志》曰:《增补痘疹玉髓金镜录》四卷,通行本,明翁仲仁撰。嘉德以医擅名,而尤精于痘疹,因以其所经验者作为是编。其中歌括并赋辨类方,极其指示详明,美善兼尽,绝无偏寒偏热、偏攻偏补之弊,且其词约而该,简而明,实为幼科纲领。业此技者鲜能出其范围,更有终身诵习而不能入其堂室者,实非是录之深奥,乃世情之狃于浅近也。后来乔来初钟泰为之随文注释,殊较原本为易知易行焉。是本标题有"增补"二字,恐未免为俗医所窜改,是当以乔本正之。前有康熙庚午钱塘仇天一沄序。(《四部总录医药编》)

曹炳章曰:《痘疹全婴金镜录》三卷,明信州翁仲仁嘉德辑著,云间陆南旸道元补遗,附《小儿杂证便蒙捷法》一卷,明云间陆金云峰集校,万历已卯刻本。明翁仲仁著。仲仁字嘉德,信州人。陆金补遗,金字南旸,号道元。陆明旸参补,明旸字道光,皆云间人。胡心湖校订,心湖字汝敏,鹅湖人。《小儿杂证便蒙捷法》一卷,陆道元辑补附增,前有明万历已卯仲秋云间南旸陆道元后序,署名《新刊补遗秘传痘疹全婴金镜录》,分上、中、下三卷,每半页九行,每行三十字。卷下末页,有明万历已卯仲秋寿春堂刊行。鹅湖异楼杨方书后,附刊《小儿杂证秘传便蒙捷法》一卷,下署名云间云峰陆金校集云。上述本书,明万历精刻本之书品式样大意也。查近时坊刻本,以道光庚子扫叶山房翻刻康熙庚午钱塘仇天一校本为最佳,改作四卷,将陆道元增补《便蒙捷法歌》作卷一,署名信州翁仁嘉德辑著,钱塘仇天一瑞元参阅,将陆氏补遗、参补诸人及陆氏后序一概删去,前加增异形痘症图像九页,为明本所无,亦不注明采自何书,亦混作翁著。其他各卷,讹误脱落不胜枚举,实不堪卒读。盖《痘疹金镜录》为幼科痘疹最切实用要书,其中歌括并赋,辨症释方,绝无偏寒偏热,偏攻偏补之弊。可谓约而赅,简而明,诚后学之津梁,幼科之明镜。虽有奇形异证,一鉴《金镜》,自无遁形矣。但是书购求者甚多,近见坊间类多承讹袭谬之本,余甚惜焉。爰将明万历陆氏补遗原刻足本,圈点重校,铅椠行世,以供同好。

时觉按:又名《幼科痘疹》《增补痘疹玉髓金镜录》《痘疹精义》,既称"增补",已非原本,但非即平湖陆氏本。《四部总录医药编》作"《痘疹金镜录》三卷,附《小儿杂证便蒙》一卷",署为"明翁仲仁撰,陆道光补遗"。收于《幼科三种》。许橡村重订本分为《痘疹》三卷、《幼科杂证》一卷,收于《许氏幼科七种》。或取其书歌赋为《翁仲仁先生痘科金镜赋》,有嘉庆二十一年江宁天籁堂书店刻本藏河南省图书馆,有抄本藏山东中医药大学。

《痘疹金镜录补遗》三卷　未见　1618

明佛山翁仲仁(嘉德)原撰,云间陆道元(南旸)补遗

自序曰:《金镜录》者,乃翁氏所辑诸书精要,与其平生鞅掌历试,汇而成集,真儿科妙诀也。医称寄人生

死，故与儒家共名为活人术，俗以儿科，不列于大成，不知天地生人，初无二理，况痘疹所关非细，岂浅浅肤见所能尽哉。元自幼业儒，不获窥宫墙咫尺，乃谋诸家君，命习弓裘，苟得一展活人艺术，亦于此生无忝，遂以家传翁氏旧本，讲究初终，潜玩融液，按而行之，参酌时宜，元父子藉以少效微劳，虽不敢自谓活人几许。然皆翁氏力也。补遗者，补录中诸论，诚金镜隙光余照，未附杂证，亦以补痘科所未及，殆望闻问切具备，而保传之力，尤不可阙也。孰非所以拂金镜之尘者乎。痘科方书浩博。然旨趣要归，曲中膏肓者，殆不越此，愚是以多赘，幸同志者鉴云，明万历戊午阳月，云间南阳陆道元识。(《中国医籍考》卷七十七)

陆时雍《陆氏家言》序曰：夫治症犹治国也，君臣佐使各尽其职，然后政立而事举，国是以之而晏清，庶无倾危颠覆之患矣，故曰医者相之道也。然医至于幼科，实难言之，何也？盖大方易以切问，外科可以形著，惟此科问何由得？切不易致，而形藏婴腹如哑科，不由悉心谛访，竭意搜求，乌能洞其肝膈，征其原因，使下指了然而无遗憾哉？余赋性卤拙，中年失学，于是薄守家声，艺不他造。云间南旸、明旸两先生，乃余之从叔祖也，兄弟心心相授，一传而再，实为幼科指南，婴孩司命。祖孙奕世，一灯相续，幼而弁而长，兢兢逞逞于斯道几四五十年，而临一症，治一方，使一剂，未尝不推根原始，察本求标，重者起之，轻者活之，实有年矣。其间针芥相投，毫厘不舛，故得随症施方，得心应手，屡试屡验者精为一书，名曰《陆氏家言》，例其条目，以续《金镜》之貂尾，合吾家之症，传其书之旨，大抵简而不烦，备而不漏，凡计百条，原委、歌诀、治法详别于其中，使开卷井然，了无余义，其为济世之道，岂不巨哉？于是寿之梨枣，以问高明。要知吾道之权变不腐于陈编蠹简之中，贵在其人之不泥不窒，以致流通变化焉可也。康熙甲子孟冬望日之旦，云间元方陆时雍谨序。

时觉按：《联目》不载，《大辞典》"佚"，《中国医籍考》卷七十七载录。陆氏自序谓"以家传翁氏旧本，讲究初终，潜玩融液，按而行之，参酌时宜，元父子藉以少效微劳"云云，正为翁氏书增补本。《中国医籍大辞典》载翁仲仁原著、陆道充增补《增补痘疹金镜录》四卷，或即此书。上海中医药大学藏陆时雍抄本《幼科金针》，中有《陆氏家言》自叙，言其"续《金镜》之貂尾，合吾家之症，传其书之旨"，则《陆氏家言》为《金镜》之续，故录其序备考。另，《中国医籍考》称"道元"，《四部总录医药编》作"道光"，即陆时雍所谓"云间南旸、明旸两先生，乃余之从叔祖"；《大辞典》称"道充"，道充号宾旸，见乾隆《平湖县志·人物志》。

《增补麻疹心法》一卷　存　1618？

明云间陆道元(南旸)撰

《麻疹总论》王按曰：既是心火刑肺金，即是贼邪，其症当重，何反轻于痘？余每治麻疹，但据见症以泻白散加减大剂投之，即至危困之症无不愈者。其他时师用苦寒降火，辛温发表，而阽于危亡者不可胜数，安在其为心火刑肺也？

《水痘》王按曰：水痘，今小儿患之者大率无害，如无内症，不心服药，无事生事也。前有四方，不为轻剂，非热甚不解，二便秘涩，烦闷不宁，不宜轻服。

乾隆《平湖县志·人物志》曰：陆金，号云峰，自华亭徙湖。每旦启户，病者鳞集，以入门先后为切脉序。二子，道光，号明阳，道充，号宾旸。道光精幼科。一儿多食果，腹胀，医罔效。光取桂麝瑞香三味丸，服之立愈。一儿染奇症，四肢坚不可屈。光曰：非药可疗。举伞覆之，绕床焚安息、沈檀，儿即平复。少间又发，屑沈香饮之，遂瘳。道充，诸生，亦精医。人称二难。有《陆氏金镜录》。

时觉按：《平湖县志》记载陆氏兄弟名、字，"道元"作"道充"，"南旸"作"宾旸"，略有差异。《联目》《中国医籍大辞典》载录，有清刻本藏山东省图书馆。分前后二册，合订为一册，前后无序跋，无目录，未见"道充"或"道元"署名，未知定名所据，亦不知二则"王按"为何人所按。前册首麻疹总论，列泻白消毒散、三豆汤、代天宣化丸；后分初热、见形、收后、禁忌，各述治法、方剂；附水痘；后册首麻疹论治，列诸方。日本内阁文库藏有日本江户时期抄本一册，2016年中华书局收于《海外中医珍善本古籍丛刊》第349册，影印出版。亦无序跋，有目录，卷端题署：《增补麻疹心法》，信州翁仲仁辑著，云间南阳陆道元补遗，明阳陆道光参补，白岳损庵吴学损校订。《中国医籍考》卷七十七载是书于翁仲仁《麻疹心法》之后。

《痘科玉函集》六卷　存　1582

明江浦丁凤(文瑞，竹溪)撰

自序曰：夫子言志曰：少者怀之。子思子经治国曰：上恤孤民不倍。子舆氏陈王道曰：幼吾幼以及人幼。凡国之保有其人民，曰庶、曰富、曰教，总不越民无夭札者基之。是以明王治国，其着意于抚幼恤孤，见于经传者已可概见矣。民之为病四百有四，而痘疹之症为难知察，其源乃命门膀胱之热毒，男女房室时实始之，而精血有厚薄，胎孕有羸壮，痘疹发毒亦遂因焉。余尝研究其理，审度其症，而参酌于病之寒热，与夫时之凉燠以为节宜，大率以血气旺、胃气强为主，损之益之、温之解之，是不一法，神明之妙，存乎一心。古之曙斯术者，钱仲阳、陈文中、刘河间、张子和为最，近世惟巴蜀龙公、楚黄公，其著论立方颇号详悉，惜其繁芜未削，而纲要未提。余乃从为钩索其旨趣，敷畅其论议，列类编门，会通脉理，而黄龙二公之心法庶几显著，驳者淳，舛者序，更无复向之遗憾者矣。寿国者先寿其民，寿民者先扶其殇，余非能寿殇者也，推黄龙二公之意以广其传，亦存此广寿之心云尔。时嘉靖己未岁秋仲，江浦竹溪子丁凤序。

庄际昌序略曰：莲侣丁先生来理吾泉，洞察利病之原，妙剂膏肓之砭，其治法主于抑强扶弱，导和振滞。迩来时丰岁稔，妇子嬉宁，莫不加额鼓腹，歌咏使君之德，尤加意生养，普及穷蔀，当下车即刻其祖竹溪先…(阙一页)…一念施济万方，是祖是孙，世德作求，顾不韪哉？今国家即东溃西讧，总以安戢内地民心为主，本其旨以用之天下，温之解之，损之益之，急缓标本，随方而调，而更悯无告之情，开无知之网，一原于慈仁惨怛之意，本治既固，又何风雨漂摇足虞哉？此固竹溪先生寿民寿国之旨，莲侣先生所饶为而厚发其世泽者也。闽泉治子庄际昌顿首拜书。

蔡曰兰跋曰：竹溪丁先生幼习举子业，卓有致君泽民大志，历数科而名不流，慨然托医道以利物。且曰：诸证惟痘科杀人较多，由药误之也。独留神在此三十余年，闻善理痘者，无远近师之，又上交黄、龙二先生医谱，每看方书，虽夜分不寝，是于痘科真有得者。至壬午春，大试其所得，以活都中残喘，诸药响应。兰异其有秘书，乃恳之授，及授间乃校阅黄、龙旧著，又百恳之，又出黑舌等六心方药。兰检诸书无得，乃拊兰背笑曰：老友此腹稿也。兰叹服久之，始信先生之心法在是，余可推矣。盖先生与兰，犹晦翁、季通也。出是托梓人刊附《玉函集》，而先生莫可，兰又以昔之活人心讽之，先生遂自道曰：子之言然。壬午夏，江西门生丰城县虚所山人蔡曰兰恳刻。

张宪后序曰：余观痘疮科诸说竞详，宜有定论，缘症一而变有不同，以本温再热、已寒又凉者居多，间又有虚寒，有实热者。虚寒而温补，实热而凉解似也，但虚寒用热药，而参芪丁附便尔奏效，实热用凉药而芩连栀子反致杀人。此皆泥药以就病，而不能变通以趋经络者也，庸医也，无怪乎幸效于温补，而凉解之妙境未达也。夫温补幸效者，其人虚弱，六脉微细，痘色淡白，身凉小便清，大便泄，或痒塌，寒战咬牙，投以参芪丁附之药，是乃温补得宜，此人所共知，不必归诸医。如人壮盛，六脉洪数，见点而大热不退，痘色焦紫，口渴便秘，红紫斑见，唇糜舌黑及诸恶毒，凉之以芩连栀子之药，卒多无效者何？盖黄芩清肺金凉大肠，黄连泻心火，栀子降小肠之热结，追稽诸贤方论，与黄龙妙秘以究其极，谓痘乃命门膀胱二经之热毒，用芩连栀子实相背驰。此妙境也，而世之庸医不妙达于解，是不能变通以趋经络者也。故愚每因是而重有感激，往往困心衡虑，深思而力索之，一旦少悟，凉解之秘似有得于诸家心传之神者，遂不觉痛心酸鼻，惜痘疹之枉死者误也，君子不谓命也。然欲人人而思以活之者，愿也，而竟限于愿之莫克遂者，势也。既而得竹溪先生所编纂龙黄妙秘与其所传之看法，退热解毒之验方，附黑舌等之心法，刻布于世，为痘科万一之裨补，诸君以为何如？万历壬午秋，旌邑后学南源张宪谨序。

丹波元胤按曰：《江宁府志》，为丁毅所著。是书全袭黄廉《痘疹全书》，而第八卷"附古西蜀龙公说心法"六条，无复所发明矣。（《中国医籍考》卷七十七）

光绪十七年《江浦埤乘·艺文》曰：《痘科玉函》《兰阁秘方》《医方集宜》三书，吕《府志》、旧《邑志》俱作丁毅著。《医方集宜》《明史》亦作丁毅著。考丁雄飞《行医八事图记》，谓其曾祖竹溪公著此三书，则知《明史艺文志》、旧府、县志均失考矣，今正之。又按：竹溪名凤，见丁明登《先茔碑记》中。

时觉按：有万历十年刻本藏中国中医科学院，《中国医籍通考》谓"佚"。严绍璗《日藏汉籍善本书录》载，日本龙谷大学大宫图书馆藏有明万历年间刊本八卷及目一卷，共十册，为原写字台文库旧藏。

《扁鹊游秦秘术》二卷　存　1583？

明松江沈惠（民济，虚明山人）撰

时觉按：康熙二年《松江府志·艺文》及卷四十六《艺术》载录沈氏《扁鹊游秦》，取扁鹊游秦，秦人爱小儿而为小儿医之意名书。今有抄本一函一册藏中国中医科学院，题为《扁鹊游秦秘术》，凡二卷，前后无序跋，亦无目录，封面与卷端无署名。为痘疹专书，上卷列痘论、痘疮形辨、痘疮不治症歌、痘疮逆候歌、痘疮变症不治歌、痘疮七不治症及痘疹五脏所属、形状、诸症、观痘二十七法、三十一痘归经症治等；下卷小儿杂口、痘疹秘诀、轻症、禁忌、班症及歌诀、诸疹毒论、疮疱瘾疹，其《五陷说》下署"华亭秦昌遇景明补遗"，则其书当早于秦氏，当即沈氏《扁鹊游秦》。广东省中山图书馆亦藏有抄本，笔者未见。

《痘疹正觉全书》六卷　存　1903

明松江沈惠(民济，虚明山人)原撰，清朱庆甲、朱曜素抄读

时觉按：有抄本藏上海中医药大学。封面署：主人朱庆甲所有，朱曜素读，春王月置；卷端署：沈虚明先生痘疹正觉全书；无序跋，有目录。明松江沈惠，字民济，号虚明山人，精小儿医，撰《金口独步》《决证诗赋》《全婴撮要》《活幼心书》诸儿科医书，《扁鹊游秦》则为痘疹专书，今有《扁鹊游秦秘术》二卷存世。另有《沈虚明先生痘疹全集》二卷，有光绪二十九年姜琴舫抄本藏新疆医学院、广西桂林图书馆，笔者未见。

《改订沈虚明痘疹书》　佚　1911？

明松江沈惠(民济，虚明山人)原撰，清泰州荣诏改订

钞本宣统《泰州志·艺术》曰：有荣诏者，亦业幼科，名与雪舫埒，著有《杂证绳墨》一卷。尝改沈虚明《痘疹书》，多所发明。

时觉按：民国十三年《续纂泰州志》卷二十七《人物·艺术》载录。沈虚明原撰痘疹专书《扁鹊游秦》，后改订为《痘疹正觉全书》六卷，有抄本藏上海中医药大学；另有姜琴舫抄本《沈虚明先生痘疹全集》二卷，荣诏所改当属此二书之一。

《治痘详说》一卷　存　1593

明江宁孟继孔(春沂)撰

自序曰：古人云，宁治十男子，莫治一妇人，宁治十妇人，莫治一小儿。黄帝曰：吾不能察其幼小。是以小儿医为难也，而不知其所最难者，犹莫甚于婴儿之痘疹。差之毫厘，失之千里，吉凶在反掌之间，生死在旦夕之内，可不慎欤？治痘者若不能□表里虚实、气血寒温、毒势深浅而施治焉，未有不为害者。予深慨夫治痘之医，或有拘于日数者，或有拘于方书者，当用升麻药保元汤，而强执不用，不当用者，则又妄用之。血不足矣，反补其气；里本实矣，反补其虚；热毒盛矣，反助其火；阳气脱矣，反解其毒。实实虚虚，损不足而益有余，如此死者，非医杀之乎？病死不之知也，为人父兄者亦不之知也。至于方书所载，又有偏于温补者，有偏于凉泻者，有先人之妙用则可，无先人妙用则误矣。岂应以当今粗率孟浪之见，滑诈嗜利之人为之哉？予素研穷于此，尚未得其奥旨，因被逮淹禁比部二载，遂将闻人氏、钱氏、陈氏、蔡氏，及《痘疹全书》《玄机》《博爱心鉴》等书，细加参详，将其已出未出，长发灌浆收靥，形色治法，肤浅易晓之说采集，及予素所经验者，编成一帙，名为《治痘详说》，不特宜于东南，虽西北之人亦不越是矣。惟高明同志者校之。时万历癸巳夏，后学孟继孔识。

时觉按：收于《幼幼集》。

《痘疹不求人》一卷　存 1595

明丹阳朱栋隆(子吉，春海，瓶城子)撰

自序曰：痘疹源流治法，诸家已详，但方书汗漫，难以检用，识见纷纭，又无定论，且仓卒惊惶之际，求医觅药，任其诊治，误投药饵，大伤父母之心者多矣。余家子女罹此害者亦几几矣，每以不得真传简便医方为恨。及随先考亚中大夫历官两京、三吴、江右、闽、粤，乃遍访医师，始得纲领节要，更与群书考证，务得简明奇验，诸方各具，病因治法详开于前，随病立方加减于后。又酌古通今，分为十门，一曰总论，二曰预防，三曰计日，四曰通解，五曰托里，六曰快斑，七曰化毒，八曰余毒，九曰疹证，十曰孕痘，庶临病便于择取，因证得方，合宜用药，展卷之间，如指诸掌，虽穷乡下邑，凡能识字者即解依用调治，可保生全必矣。然天下爱子之心一也，余著此书之初，方欲保余家之子女耳，然民吾同胞，不可善推我爱子女者以爱同胞之子女耶？但推之有限，则此心之爱狭矣，何若梓之以广此爱心无穷耶？用是梓之，意天下之心即吾心也。宁知读此者复推千百世爱子之心更重梓之耶？此又不能不厚望于后之君子云。

自题曰：凡痘疹关系性命，乃父母膺情切心者，欲得易简医方甚难。余访验考证二十余年，方成此简明详备一书，更载蜡丸三种，又包括痘疹始终证治，神效奇绝，百发百中，何用求人？不敢自私，敬梓以传。是天下无一人不出痘疹者，斯天下无一家不可无此书矣。幸同志鉴之。

徐维楫序曰：余亲家春海朱君，乃江西宪副朱平野公之长子，自幼颖异，攻举子业，补京庠弟子员籍，有文名。屡屈场屋，后因母氏遘疾，侍汤药者十年，遂刻意医学。自轩岐《素》《难》诸书而下，迄守真、子和、仲景、东垣诸家著述，悉考究精详，至于痘疹一科，尤注意焉。凡钱仲阳之《药证直诀》，陈文中之《痘疹方》，闻人规之《痘疹论》，魏直氏之《博爱心鉴》等书，更与名医参考研究，殆二十余年。撮此易简切要者，直指以示人，俾一展卷，而方证了然于心目，取效易如反掌。又访制蜡丸三种以备危急，治痘初出者，名稀痘丸；五六日用者，为快斑丸；十日后者，为解毒丸。俱应效如神，真治痘疹始终之圣药也。倘远方下邑，医药所不及者，预蓄此丸，临时服之，即可保全婴幼，免求医药矣。故名其书曰《不求人》。呜呼！公之用心仁矣哉。使此书行之一方，则一方之婴幼全矣；行之天下，则天下之婴幼全矣。其与良相博施济众之功用，岂有二乎哉？君又刻《延寿易简周天诀》，即能健脾祛病，其谓延年可知。且明农于天津静海已舍药几三十年，无非欲人并跻寿域意也，故余乐为序云。春海讳栋隆，字子吉，号瓶城子，锦衣籍，镇江府丹阳县人。时万历二十三年岁在乙未夏六月望日，渤海徐维楫拜书。

郎廷槐序略曰：予甲子之春游于山居，得睹是书，逐篇参阅，字字精确，使看者无繁多之苦，令患者遂生育之宜，逐日附方，随症加减，无有不应。及异传蜡丸三种，依方修合，施送有年，诚为希世奇珍，活婴儿之至宝。因思举世明医难得，真方难求，不但山野贫贱之家不能得其良医，虽都邑富贵之中实难分庸明之异，不论虚实寒热妄施，不陷危亡者鲜矣，岂不悲哉！是以不敢珍藏迷世，重梓是书，普与同仁，但能依书趋避，随方用药，逐日检阅，可以不必求医，得全嗣而无遗憾矣。时康熙丁丑岁仲冬望日，三韩郎廷槐公之氏熏沐顿首题并书。

《续修四库全书提要》曰：明朱栋隆撰。栋隆字子吉，号春海，又号瓶城子，丹阳人，锦衣籍。为京庠诸生。父字平野，官江西宪副。栋隆随宦历两京、三吴、江右、闽、粤，侍母病十年，遍访医师，遂通医术，尤注意痘科。参考钱乙、陈文中、闻人规、魏直诸家之说，撰为是书，以易简切要示人。分十门：一曰总论，二曰预防，三曰计日，四曰通解，五曰托里，六曰化斑，七曰化毒，八曰余毒，九曰疹症，十曰孕痘。所开方凡七十有二。虽书仅一卷而论证清晰，治法详备，其辨陈氏木香异功散辛热仅可用之阴证，魏氏保元汤以人参为主，于毒气方炽时反为不宜，说皆折衷平允，盖实有经验，非食古不化者比。日本多纪氏《医籍考》载是书，有渤海徐维楫万历乙未序述其生平甚悉。云：明农于静海舍药三十年，又云，其所舍自制稀痘丸、快斑丸、解毒丸三种，应效如神，其方皆见于书中。栋隆虽南士，久居北方，工医乐善，可见梗概。重刊本缺徐序，专载栋隆自序，又未著年月，故著录者误以为清代人，特为补正之。

时觉按：徐维楫序谓“明农于静海舍药三十年”，则明农或为栋隆别字。康熙三十六年丁丑刻，又名《经验痘疹》，收于《便产痘疹合并方书》《经验四种》《伤寒痘疹辨证》。

《袁氏世传痘疹全书》五卷　存　1606

明吴江袁颢（菊泉，孟常）原著，袁祥（怡杏，瑞甫）增辑，袁仁（良贵，葠坡）删订

袁黄序曰：余祖世受宋恩，戒子孙不得仕元。入国朝，以法竣刑重，犹逡巡未敢出，故曾祖菊泉先生当永乐时，资禀颖异，学问渊深，而自托于医。吾祖怡杏，吾父葠坡，皆英敏博洽，而不习举子业。吾父始教吾兄弟为时文应试，而余遂登丙戌进士。入仕以来，遇缙绅诸公，尝慨治痘无奇方，而婴儿横夭，予思菊泉翁因徐氏故业著《痘疹全书》，怡杏重为增辑，而葠坡复从而删订之，是皆出其绪余，以广济人之术。而其著论阐幽，绘图立法，真能发前贤所未发，而开千古之迷，遂命工镌梓以传。此书出，而治痘者有准绳矣，婴儿之命十可全六七矣，我祖宗之遗惠不浅矣。呜呼！东方朔之智不尽于诙谐也，而传《汉书》者遂以诙谐概其名；王羲之之学不尽于笔札也，而慕右军者竟以笔札掩其大节；我祖宗之心术行谊不尽于是也，而后之读是编者或指是以称袁之盛，则误矣。余谓欲知菊泉者当观其所著《周易绪言》《春秋别传》，欲知怡杏者当观《春秋或问》《革除编年》《忠臣自靖录》《智士顺天录》，欲知葠坡者当观《大易法》《毛诗或问》《尚书砭蔡编》《春秋针胡编》及《一螺集》等书，庶足以知其概耳。虽然，遗编种种，皆粗迹也，心之精华，口不能宣，而况形之副、墨之迹乎？然则未足以知吾祖考也。善学者由粗致精焉可矣，由粗致精，即《痘疹》一编亦足玩也。是不可不传矣。赵田逸农袁黄拜手书。

《嘉兴府志》曰：袁仁，字良贵，父祥，祖灏，皆有经济实学，至仁愈邃，谓医贱业，可以藏身济人，遂隐于医。

时觉按：乾隆十三年《苏州府志·艺文二》之《流寓著述》载录袁灏《痘疹全书》，有明书林双峰堂刻本二册藏浙江图书馆。扉页作：《袁氏世传痘疹全书》，书林双峰堂梓行；袁黄序则作：刻袁氏世传痘疹丛书序；目

录作：袁氏痘疹全书；卷端作：袁氏痘疹丛书，书名并不一致，而王畿《袁参坡小传》作《痘疹家传》。卷端署：明吴菊泉袁颢孟常甫创稿，子怡杏袁祥父瑞甫增修，孙葰坡袁仁良贵甫删正，曾孙两山袁衷和卿甫、星槎袁裳垂卿甫、了凡袁黄坤仪甫同述，玄孙小山袁锡寿邦正甫订、袁天启若思甫校。卷一五运六气；卷二经络，述十三经图穴歌并治痘法，人身图说十篇，五募、八会、四关、十二原、十三骨空、四海，及痘症诊断、预测、分期、治法；卷三问热听声、鉴形察色，述诊法、辨证、诸痘形图；卷四痘轴论，述阳明轴总诀、痘轴诸图上下；卷五述九不识图、镜台验痘式二十七图、易看难辨图二十七图、贼疔总论、贼疔座格十二图、玄轴奇方，下为方剂，列惺惺散、升麻拔毒散、回阳丹等十五方，及治孩儿百日里出痘方、治痘被秽触变方、治痘触变焦紫方等对症立方五十八方，诸方先述机理，后以歌诀述症述药物组成，评述功效。

《秘传痘疹神书慈幼玄玄》四卷　存　1610

明海陵陈应旌（文龙）撰

自序曰：宇内方书既汗牛充栋矣，乃痘疹一门尤甚。工其术者，藉非有神授秘诀，第据纸上陈言，希几倖于尝试，无异赵将军读父书而覆师辱国，此夫以人为戏者也。不佞颛蒙，无似受一经不售，曩岁在丙戌之都门，就业成均，尝买舟循淮泗而上，忽梦庞眉老人指不佞曰：尔非青云之骨，勉事铅椠何为者？能活数万命，聊可佩组拖绅，充国家牛马走，任至裔人必鹊起，光尔先公矣。既觉骇叹，曾绵薄之力而冀活命如许邪？迨抵京师，悯遗金者悲号状，亟出囊赀代偿，阅旬日，餘云游羽衣，竟以方书相酬，归而施之子姓则子姓验，施之闾党则闾党验。不佞昆季姻娅谓获是书奇，是书之取效复奇，因付梓，漫记之曰神书，讵不佞敢以幻杳之说诒世而自神厥书也？时万历庚戌孟夏上浣之吉，海陵陈应旌文龙父书。

陈应芳序曰：窃怪世人业方家术，动辄以术藐之，不知术何藐士？士未神其术，而为世藐耳。余家季文龙，固非业术者，□□疹遇之必效，效为奇中，□□士大夫迄今竞传其□□□获书事。余谓校书老人□□中老人面目恰肖其为神无疑矣。顾老人匪以神书授余家季也，殆借余家季以寿海寓也。盖余家季生禀驺虞之性，居恒恂恂温雅，虽造次不见疾言遽色，毖饬期永无蹠盭，梦中广生全而膺书，徂既券矣。至其裔人绪言则未报于食者也，余何敢知？海陵兰台陈应芳书。

侯荣卷末识语曰：此书板已失传久矣，余所得者大不易易，从中方法甚妙，目下鲜见耳。光绪己丑年五月，吴门侯荣后。书虽佳，惜乎少注。甲午读后又笔。

时觉按：有万历三十八年庚戌刻本藏上海图书馆，封面作《慈幼玄玄》，目录题《秘传痘疹神书慈幼玄玄附经验良方》，前有三序，首"三晋顺衡李植拜撰"一序，破损缺失颇多，无法卒读，略。虽自序称其书得自一云游羽衣，卷端仍署：海陵陈应旌文龙父辑。卷一治痘总论凡十二条，卷二痘疹六十四症，卷三治痘三十四方，卷四为所附《经验良方》，治偏头痛方、点眼膏、牙疼方等。卷末有吴门侯荣识语。

《王氏痘疹决疑》二卷　存　1623

明亡名氏原撰，王钿（天毹，敬慎）传

岵瞻公序曰：是集为痘疹书，得之老母朱孺人。云曾祖敬慎公，隐德君子，为里中逋太仓粮，责公代完，孑身避居于吴，与玄妙观黄冠交善，因授是书，精心研究焉。及归，即以是术行于世，一邑奉之，不啻卢扁云。迨祖爱敬公，侠烈丈夫，不屑业是术矣。先考桃涧公，因余兄弟辈多，虑有痘患，平日治家之暇，时究心于兹，以是余兄弟虽痘最险无害。邑中慕先考名医，请疗之，无不效。先长兄北野亦粗晓是书，里中儿凡有染痘者，踵门延视，决生死如神。癸亥之夏，余在家无事，见古本蠹蚀几半，发具重录之。又父老相传，此书尚有一册，在余表亲陈姓者处，欲觅归抄写，合为全集，珍藏于家，不惟有益于后昆，亦庶几继祖志云尔。曾祖讳钿，字天毹，别号敬慎，成化间人。天启岁次癸亥七月十九日，岵瞻公识。

时觉按：是书得之吴之玄妙观，王氏祖孙三代究心于兹，今有天启三年癸亥抄本藏上海中医药大学。

《痘疹心法》二卷　存　1625

明崇川王大纶（怡冈）撰

亡名氏王氏家抄序曰：王氏累世皆以儿医名海上，其先世余不及知，而杏冈公者与余善，操术甚神，婴儿即抱危症，得公一刀圭，无不立起，所全活不可数计。且其人倜傥风流，善食酒，喜吟咏，有古名士风。举丈夫子九人，诸孙二十余人，或以儒名，或以医显，真可称王氏琳琅。而怡冈君者，其第四子也，妙得公之秘而加以精研，一郡婴儿恃君为命已，复念身之所及有限，而天下婴儿委命于族医之手者无限，乃搜辑古今方书，并先世所传，附以已意，著为一书，曰《活婴类粹》，间出以示余。余为叙之，曰：自炎帝氏别百药之性而医之源以开，轩辕氏之《素问》《难经》出而医之理始著，迨秦越人、淳于意、华元化、孙思邈以及诸徐父子，而医之术益神且奇。然所治疗多大人而及小儿者少，或有谓古昔盛时，人多急于老老，而于幼者不甚加之意，以今度之，当不其然。夫人幼幼之念视老老更急，且不幼何由得老？或以小儿有所痛苦不能自名，而欲以一指定其安危，恐未可据，故不敢轻于持论耶？秦越人入咸阳，知秦人……（以下佚失）

时觉按：《联目》《大辞典》俱不载，国内无存，《中国医籍考》卷七十八载录，"存"。严绍璗《日藏汉籍善本书录》载，日本内阁文库藏有明天启五年序刊本二册，系原丰后佐伯藩主毛利高标旧藏，文政年间出云守毛利高翰献赠幕府，明治初期归内阁文库，2016 年中华书局收于《海外中医珍善本古籍丛刊》第 349 册影印出版。前有亡名氏《王氏家抄叙》，后半阙佚，失其署名及撰年，谨录于前；又张元芳《婴童类萃序》、杨承钦叙、王大绶《家抄纂要序》、天启乙丑凌荪《王氏家抄叙》，由诸序可知，《痘疹心法》《外科纂要经验良方》《婴童类萃》三书合为《王氏家抄》，则分别转录于《王氏家抄》及《婴童类萃》。《王氏家抄》于流传中分散异地，是书为三种之第一种，故多《家抄》总序，却无是书本身之序，而《婴童类萃》卷末则有《家抄》自跋。卷上首载凡例十三条，实为治痘十三法：禁食发物、戒洗浴、验五虚五实、当热不热不当热而热、审汗下等；次则原痘论、痘症源原论及验痘诸法。卷下述种种痘症及兼症、变症、恶症、坏症，并水痘、痧症之异于痘。

《痘疹保婴汇粹鉴衡集》三卷　存　1626

明延陵吴国翰（振寰）撰

亡名氏序曰：《衡鉴集》者，吾友玄汭、叔氏振寰先生所著也，两人少负大志，每怀一夫不获之耻，谓是提衡天下不难耳。玄汭成进士，官侍御，晋廷尉，召问而谠忠屡进，疮痍立起，生全赤子固无量矣。惟振寰厄于科试，济人利物之怀郁郁不得自鬯，适嗣君痘阽危，延医数辈，终至病夭，乃皤然恚恨曰：天下无不可救药之事，区区一痘遂令婴赤含冤，赍此未竟之年以长没世耶？于是大发龙宫之秘旨，旁求黄父之遗方，肆力穷搜，洞心彻髓，毋论一切贵贱，有求必往，有治必痊，全活万人，每难罄竹之死而之生者且种种征奇也。余见李氏某为振寰西宾，其子痘已绵笃，先生不远数十里往问之。医师氏曰：郎君已万无生理，胡以远致名人？李曰：渠自高谊，何以相辞？先生一剂而间，再剂而苏，三剂而霍然已。又有佃人石氏子痘濒死，频频曰：死则死耳，恨未蚤得主人翁一睐而绝。先生坐而睐焉，遽以刀圭投之，俄而复苏。又有其甥某，素擅桐君之术，先生偶遇于途，讯之则曰：儿子痘殇，焉治辨具？先生曰：睐之可乎？曰：既已绵缀，敢烦舅氏？先生曰：阅之何害于死？亟往，鼻息尚恹恹未竟。先生曰：向来所服何药？曰：某某等剂。先生曰：此非痘之罪也，治痘之罪也。试以某药投之，不受则命也。下于咽，犹可救，强而灌之，渐就微差。凡此者，皆九死而一生者也，而卒生之，是天之不能违先生也。药饵之力也，即或有命值其穷、运居其厄之生而复之死者，天实为之，是人之不能逃乎数也，非药饵之过也。呜呼！人工以回造化与？盖高人力道并驰，其术可谓神化矣哉。但朱门蓬户，履迹恒满，延医求药，宵旦不宁，虽虔婆之心实切而耆反之倦已殷矣。旁有从事者曰：先生嘉惠一方，孰若著为书传之天下后世耶？因念越人彻睐于腑脏，秦和洞达于膏肓，仲景候色而验眉，元化刳肠而湔肺，彼虽探幽极变，仅逮成人而痘疹一书，世无全璧。于是采集群方，独斟己见，若镜列于前而妍媸毕炤，衡悬于上而锱铢罔渝，故即谓之鉴衡。是集也，若不镂之玉版，藏之金匮，何以达幼幼及人之念？捐赀剞劂以播其传，先生之阴德与斯心俱不朽也。昔文正有云，不为良相必为良医，玄汭，良相之事也，先生，良医之事也，均之，济人利物而已矣。两人固可同话一辨也。书成三卷，一立论，二列症，三剂方，症候调析，拟议分明。是书一出，即不知医者犹可因症简方而得治法，仁人之心，其利溥矣。虽然，此哲匠之肖物而准乎鉴衡也，其能用鉴衡者，目与手也，使后之学者不能以心程手目，而以手目程鉴衡，纵有愈疾炤病，不过燧铜之灵器，关石和钧亦曰：王府之故事而已，安能稽炎农……（以下佚失）

吴履中序曰：今天下何脊脊多事也？酋奴浊乱于东北，流气煽焰于西南，慨我中原运了其否，遇除其屯，民不聊生于焉极矣。余以一介王臣，酸悼痛楚无救药。已卯奉命巡方，捐资建塞恒山、钜鹿之间，凡一十余所，塞彼害气颐葆灵光，心甚苦也。继而旋有丈戟之督，今兹竣复。复命视师瀛海，日夕忧虞，少祈补救，惟恐殒越厥命，以残生齿祭时事艰为天休日变。正如昔时痘险而痧夷，乃今痧与痘等，昔时痧痘之症十存八九，今且死与生等。呜呼！生天运气几何而不竭耶？不有挥戈倒日之忱，挽回维系于其间，将无生人殄灭之无遗育耶？吾叔氏自而立之年逮耆耄之岁，罔不昼夜日勤，辅相生气，驰百金而狥经方，竟三余以亲药饵，异术同窥，奇综毕核，岂非欲拟婴寿于彭聃，绵稚龄于龟鹤，俾我化工不逮也哉？予最艰于嗣息，长儿四岁痘疹，昆润名医卒至束手，吾叔从容而徐图之，宝饵凝灵，天机辔策，使余无子而有子，子无生而有生，非其驻历之效神乎？且生我同宗，可以百计，生我邑里，可以十计，服劳宜药无征，红杏半株，是难能也呼？嘻，寰海黔元长居其半，幼居其半，余与王诸臣拮据尽瘁，未能极延于万一，叔氏蕴灵心阙，颐绎性源，俯仰神秘，幽求今古，撰方一部，号曰"鉴衡"。片楮飞传东土，奇考数布而坐收斯效，子实愧之矣，予实愧之矣。原素老好生之心，匡皇上大生之德，因序吾两人丹忱赤息固如是耳。得是书者当起殷重想，心叔氏之心，行叔氏之行，而复可以用叔氏之方矣。不然，陈兵而学战，临病而简方，不亦刻舟求剑乎哉？贻厥子孙，永为家训，俾吾族子若孙或无夭札，暨天下若子若孙世世无夭札也。虽十斯秭百斯秭可也，如是而我叔氏之心始悟，叔氏之德滋长矣。语云：用药如用兵，用兵不犹如用药乎？黎枣告成，蚤以示我，虽然，但愿世人皆不病，何妨药籠火生尘，销锋铸镐，卖剑买乎。余与叔氏日有望矣。崇祯癸未孟春望日，侄履中顿首撰。

自序曰：余生多艰而子息为尤，历十有数胎，止得三男一女，其他惊搐死者有之，而死于痘者最为酷烈。因忿极，窃思古来诸杂证皆有方药可治，岂痘遂无真传耶？乃遍求诸家，参互考订，其发端指归缕缕焉，凶险疑难死证，若皆可目稽手授，诚可藉为活人方寸资矣。然学人往往悉举成书，口诵心维，历岁月而淹熟者无虑数辈，及用药而先后倒施，温凉误用，虚实舛观，致有庸医杀人之咎。读书之效，茫如捕风，何也？岂书之误人哉？要以繁冗者不芟截当，参驳者未能简汰故尔。翰甚苦之，因出臆见，广搜名公所说，刊其繁芜，汇而成编。其议之精详者因虽尽而大意则无不该，方之确当者未必备而投剂或可无误，虽挂一漏万，理所必有。但其条陈者约而明，简而该，观采甚便，情知蠡测之识必见笑于方家，而愚性鄙固，自为千虑一得，或可为学人津梁云。因述俚识以识。

时觉按：《联目》不载，《大辞典》"佚"，《中国医籍考》卷七十八载录，作二卷，"存"。查日本全国汉籍データベース，有江户写本二册藏公文书馆内阁文库，题《家藏秘验痘疹保婴汇粹鉴衡集》，作三卷，2016年中华书局收于《海外中医珍善本古籍丛刊》第355册，影印出版。首列其侄二序，一序尾残，佚其名；一则吴履中崇祯癸卯；次目录，卷端题署：《家藏秘验痘疹保婴汇粹鉴衡集》，延陵吴国翰振寰较集。三卷所论，各为立论、列症、药方，卷上序因、论原、谛经、兼纪、辟脉、审候、验声、鉴形、察色、测臬、启钥、辨证、治法等三十四论，并述痘之阴阳、疑似、兼夹、诸变及痘发部位、五脏痘证；卷中以痘之轻重、形状、颜色、部位等，举一百四十余种痘疹名目，言其病因、用方；卷下列痘疹禁忌三十六药、六经泻火药性十七味，并述百二十药治痘功效与禁忌，末附预防法，列九十余方。

《痘经》三卷　存　1631

明江旭奇（舜升）撰

敖浤序曰：舜升江先生，金马才也。自天地星历，以迄名法纬象，蔑不苞之胸中，吐词则宏肆瑰错，莫可测究，亦既巨矣丽矣，极才人之致矣。乃其原本六籍，而宗之《孝经》，其一段恳至蔼恻之真，更可摹绘焉。前镌《孝经疏义》《孝经翼》二种，夫已上彻宸聪，下开良觉，胥人生大道，昭乎揭日月而行。近又出《痘经》相示，尤其怛焉赤婴，不惜数年之力，汇南北岐黄，手自编成者，前后三卷，不下十余万言。嗟夫！江先生之蒂念于幼，何若是殷殷哉？盖先生宏阐孝道，矢之屋漏，广之四方，宁讵孝之殚而慈是斁者？斯念之蒂，乃天经地义所沁脉乎？先生欲付之剞劂，病于悬鱼，不克独肩，蹙頞道其状，欷歔久之，肫隐神色，真堪摹堪绘矣。于是，姚生价诸友辈的感先生嘉惠至意，协捐资力，以佐其成，业将就绪。贞弟窃惟夫先生芳风，可以诱群蒙，可以寿群赤，而且能启笃义之朋，会勷大愿。昔六一居士云：誓结十万人缘同登净土。先生之谓乎？弟虽呰窳哉，庸敢自后？敬叙数言，弁诸简端，以附于高山景行之谊，即爰莫助之，实欣慕焉。崇祯四年朱明首月，安岳训导通家教弟敖浤顿首书于问心斋。

时觉按：有崇祯四年辛未抄本藏上海中医药大学。《中国医籍考》卷七十八"存"，注：或作《痘疹大全》。

《痘疹要诀》一卷　存　1634

明广陵樊如柏（贞卿，寄庵居士）辑

自序曰：夫幼科自《颅囟经》以后，惟钱氏小儿备其方，迄寇衡美氏《心鉴》，始分门悉症，虽全而实烦焉。至于痘疹，自河间、丹溪、东垣而下，法□峻补，以异功、保元奏功，惟罗田万氏著《心法》《格致论》，始发明无余蕴,而后之宗者遂分两途,世之喜峻补者偏于燥热,虽热症而寒凉之品固执不用,有泥解毒之说者,即虚寒而寒凉之味仍投,更当母感乎实实虚虚,损不足而益有余,以火助火,以寒益寒,婴儿之夭札多矣。余因思之,大约痘疹一症属火,虚寒者十之三,实热者十之九,宜详症而对,治之不致妄执异功、保元为一定之局,亦不可专用寒凉,为必不可少之品,热者寒之,寒者热之,虚者补之,实者洩之,痘前解之,痘后补之,热甚者、毒盛者稍解其毒,而危险可以转安,气弱者、□治者□易其方而呼吸可以回生。症候当前,变通在人,庶乎婴儿免于夭札,治痘之论始行重于一其事。兹疹瘀属肺胃二经,议论绝少,方书缺然,世每于□,更难调摄。余因是简约简易者姑录其要以补幼科之不逮,至如吴李阴陈翁彦诸家种种痘论及方,未暇悉备,特先以此质□□。人之阅此,可按症决轻重死生,按方调虚实寒热,不必□求庸陋而□□简易,子嗣艰于痘疹者,或免于患而远已。婴孩获全,宁字□论□说之工拙哉?□秋仲之朔,邗江樊如柏书。

时觉按:《联目》《大辞典》俱不载,国内无存,为日本内阁文库所藏明刊六种十卷四册《续刻简易验方》之卷四,2016 年中华书局收于《海外中医珍善本古籍丛刊》第 167 册影印出版。卷端题署:《续刻简易验方痘疹要诀》,广陵后学贞卿樊如柏辑。有樊氏《痘疹要诀序》列于《续刻简易验方》之前,首载痘疹总论,述其根源、辨证、治法;次为痘之寒热、虚实、轻重、生死诸论;下为发热三朝、报痘三朝、起胀三朝、灌脓三朝、结靥三朝及痘后余毒、痘疮首尾戒忌诸论,并述痘科应用药品、禁用药性,附痘科药性四十味、要方三十首,痘后治症十方、瘀麻症三方。

《删订痘疹神应心书全集》一卷　存　1634

明贵溪柳樊丘(可封,汝礼)裁定,新城王象晋(康宇)发刊,广陵樊如柏(贞卿,寄庵居士)辑校

谭应梦《删订痘疹神应心书序》曰:余家世南云,去和夷七千里而遥。戊戌夏,捧檄来游,维时母大人春秋高矣,儿才五龄,意犹豫不欲发。母大人咤曰:而夙志谓何?何以吾为念,吾尚能与而俱西也。如虑此五龄儿,独难得一岐黄家乎?遂促装行。今年春之正月,儿偶发热,医不意痘也,药之,已而见点矣,又药之,转见昏闷,舌黑,头腰痛,诸恶证并生,医无所复之,察形诊脉,第谓必死。余母大人与余妇携持号哭,声彻外庭间,而余亦勉强从延陵季子事,乃阖境人士,犹皇皇为余走望于神,有如卫父兄而捍头目者。顷之,部民刘文光扣壁请见,余因辟内而见之。渠以捻子照儿面三部,便跪而前曰:民得请于神矣,请听民,民传有九味神功散,当令必生。余造次恍惚,计莫知所出,一惟是听其便宜而专制之。日晡散就,煮以饮儿,稍得睡,再煮以饮儿,稍知寻母,又再煮以饮,东方白矣。儿遂大悟,索粥饮,更穷日夜,进一服,副痘渐出,佐以紫草茸,毒尽解而红活可爱。余始大神其术,至问所从来,即以是书进。余受而卒业,则正统壬戌间上饶柳樊丘公教授凌江时所著,而其弟子裴生庶为之论次者也。嗟乎!方,神方也;公,神人也。余儿再生,又神视于民而应之者也,独恨公以南人宦南方,而其著述编刻,更自南方始。南人治痘疹家,往往不闻珍录,即录之,亦第引其发渴、痒、塌一二款以备参互,如《类聚》《保赤》诸书止尔,无甚赏识也。岂不谓参芪难常试,遂于神剂妙论,一切资覆瓿乎?抑其所论次者,浮漫不雅训,剞劂氏又鲁鱼任意,或令观者厌薄之,致未尝寓目乎?不然,何此土此书,既廑廑有之而用其万一,而在吾南土则尤泯泯也?余特为之正其讹,汰其冗,补其阙,叙而一再锓之,题其额为《痘疹神应心书》,一以庆吾儿之遇,一以拜人神之嘉,一以广丘公神明之德于无穷也。至其立论主方,圆神断制,具方论中,中所称紫草茸者,出乌思藏,自是一种,用之化毒治疗,活血排脓大有神效,又丘公所未常见,未常用矣。并缀数语,入心书具只眼者当自得之。万历二十九年辛丑佛浴日,潭州谭应梦梦传父书于荣经之明威堂。

王象晋重刻题词曰:婴孺一门,医家称为哑科,语云:宁治十男子,不治一妇人,宁治十妇人,不治一小儿,言治疗之难也。至痘疹一科,尤婴孺生死之关,其蕴毒在有生之初,而其变化在倏忽之顷,或方吉而忽凶,或倏凶而旋吉,毋论主人无定见,即医家亦鲜成效。往往付危症于庸医,而轻性命于一掷,良可惋惜。我家少师霁宇兄督黔蜀还,携有《神应心书》一帙,所言谭令子于痘为至危,于法为不救,乃刘医所为治之者,旋投旋愈,收功如拾芥。于此见人生无不可治之病疾,而世医之以人命为尝试者,皆缘术之未工也。惜其书脱落二版,无从订补,而就中现存之方试之多奇验。予欲出以公世久矣,会兵备广陵,乃蠲俸而寿之梓人,使世之有子者不殇于痘,世之病痘者不苦于医,其与吾兄万里远携之意其无负哉?聊题数语,用题简端云。新城王象晋题。

丹波元胤按曰:是书收在于王象晋《简易验方》第六卷,题曰:贵溪柳樊邱可封裁定。余别藏钞本《痘疹心书》二卷,不题撰人名氏,盖亦是书。考书中载逆顺险三候图及保元等汤,则其说原魏氏《心鉴》而演之者,

非正统中人所著，起岩之语，殆不可信焉。孙一奎《痘疹心印》、朱一麟《治痘大成集》采录其论，似出于嘉万间者矣。

时觉按：有万历二十九年辛丑抄本藏中国中医科学院、上海中医药大学，前有谭起岩序，不分卷，卷端题署：《删订痘疹神应心书全集》，贵溪柳樊丘可封裁定，南雄门生裴庶论述，溦水起岩谭应梦删订。《中国医籍考》卷七十七载录是书，丹波元胤按语谓，收于王象晋《简易验方》第六卷。考日本内阁文库所藏明刊六种十卷四册《续刻简易验方》，其扉页题署：广陵樊贞卿先生辑，新城王康宇先生校，《简易验方》，内附《痘疹神应心书》，文枢堂藏板；卷六题署：《删订痘疹神应心书》卷之六，贵溪柳樊丘可封裁定，新城康宇王象晋发刊，古扬贞卿樊如柏重校。2016 年中华书局收于《海外中医珍善本古籍丛刊》第 168 册，影印出版。分议论、治法二门，议论门载天元秘论、握机、权衡、标本精微、阴阳大纪、玄根不息、观色全神、气色通神、三境天真、六贼戕元、九候通玄、脉法玄宗、生物、伏精驭气、冲阳、气变、乘除元化、神枢定命、补罅余话、真似宜辨二十篇；治法门则分预防、发热、初出、出齐、起发、行浆、浆足、回水、收靥、结痂、痘外傍证十五篇。

《痘疹折衷》二卷　存　1641

明上海秦昌遇（景明，广埜道人，乾乾子）撰

朱国盛序曰：予友秦长公景明，裔出少游，负才倜傥，少治公车，牍笔落风雨，长善病，遂尽读古方书而穷理尽变。数从异人，授大还丹，秘出其余以活人，自我铸古，自我作古，治小小效，治大大效。每出以药笼自随，田姑村媪襁负其子，不问姓名，辄手授刀圭立起之。如缙绅贵倨诣门造榻，则又轻韬布帆，出入烟云汀蓼间，服长光之微澈，问山月之初上，或竟日弗得其所之也。其术几于造化生心，出奇无穷，乃其中一腔生意，与人言忠孝。医特如君平之卜，盖隐于医，非以医显者。余受教最久，晚举五子，间有疹疾，千里必迎公诊视。公至，谭笑间而呻吟已苏，翛然蒲榻，焚香煮茗，相与讨性命之微旨，抉鸿濛之一窍。或夜坐空庭，三更月晓，觉陶弘景所谓青云紫宵，去人不远。余闻之，眉公医非神仙圣人不能，其次静者，其次玄机。道人深有味乎其言之也。公胸罗星斗，眼空世界，腕中有神，下笔多悟，辄著成帙甚夥，诸入室弟子争录之，而《痘疹折衷》有论有原有案，其天厨之一脔也。予先板行之，以广其生生之念，若夫《杂症折衷》等书，与夫手疏琼笈瑶编，缥缃满架，请悉授之梓，以为三千功行圆满券。天启甲子八月，云间鹤道人朱国盛书于秦邮之问月轩。

凡例曰：一、集中诸论皆述前贤大经大法，更参以近日切近精实之语，间或附以己意成篇，皆系素所经验，非虚说也。一、魏氏顺逆险三法，千载不易之定论，第法太拘而词太约，恐有按图索骥之诮。今广而推之，虽定以十四日为期，其间吉凶悔吝则一览无遗矣。一、证治之法不过为后学设绳墨，大约以十五日为准，其间活泼之机，全在吾人自用，慎弗执古方以治今病也。一、看痘人出痘时百般小心，结痂后饮食起居遂致懈弛，往往有九仞一篑之叹，故有痘后禁忌之论。一、古人补泻之方，原备之以俟后学参酌而用者也，奈何世医不辨虚证似实、实证似虚，妄行补泻，多致夭折。论中虽不能悉辨，大约近世习俗所用已备录用药禁忌条矣。一、痘中杂证，证治论载之甚详，深恐略而未备，另择痘证最急者重复著论二十二首，词虽鄙俚，惟欲发明其理而已。一、集中论辨有发前人之旨而不嫌于因袭，有出一己之见而不嫌于独创，玩之虽确有根据，行之则实有成验，非饰辞以要名也，识者鉴之。

时觉按：笔者先读苏州大学炳麟图书馆所藏嘉庆六年辛酉经艺堂刻本，其序前及中间似有缺失，卷端题署：《新刻秦景明先生痘疹折衷》，云间后学夏之升东步订，天都陈维坤子厚阅。收于施沛《灵兰二集》，严绍璗《日藏汉籍善本书录》载录，日本内阁文库藏有明崇祯间刊本，为原丰后佐伯藩主毛利高标旧藏，2016 年中华书局收于《海外中医珍善本古籍丛刊》第 399 册，影印出版。扉页题署：施笠泽先生编纂，《痘疹折衷》，啬斋藏板；有凡例、目录。卷端题署：《痘疹折衷》，广野道人秦昌遇景明父著，一鹤道人施沛沛然父阅，秦鼎取新父参。卷上论痘疹之源、察痘诸法，分发热、报痘、起胀、灌脓、收靥五阶段述痘症证治并痘后调理；卷下痘后杂证论，述二十余证，附麻疹及古今经验方。

《痘疹全书》　佚　1697？

明上海李延昰（期叔，辰山，寒邨）撰

嘉庆十九年《上海县志·人物》曰：李延昰，字辰山，号寒邨，原名彦贞，进士尚衮孙，大理评事中立子，中梓从子也。少学医。中梓撰方书十七部，延昰补撰《药品化义》《医学口诀》《脉诀汇辨》《痘疹全书》四部，

刊行之。又曾走桂林，任唐王某官，事败后遁迹平湖佑圣宫为道士，以医自给。聚书至三十匮，生平事迹，不以告人，人亦不能知也。晚与朱检讨彝尊善，举所著及藏书二千五百卷畀焉。康熙辛丑卒。

时觉按：嘉庆十九年《上海县志·志艺文》载录。

《痘疹集》四卷　佚　1644？

明嘉定赵承易撰

光绪七年《嘉定县志·艺文志三》载录曰：《自序》，古有看法无治法，治法出于宋元后，最著者，陈文中主辛热，钱仲阳主凉泻，魏桂阳主补益，三家之方，并行不悖，神而明之，存乎其人。子世熙，曾孙俞《跋》。

时觉按：乾隆七年《嘉定县志·艺文志》作《痧痘集》，无卷数。

《痘疹论》三卷　佚　1644？

明丹阳孙桢(志周)撰

乾隆《镇江府志·儒林》曰：孙桢，字志周，丹阳人，太学生。幼聪颖异常儿，及长嗜学，自经史艺文，至象纬堪舆之术，靡不洞悉条理；旁及彝鼎书画，寓目即辨真赝，然非其好也。与湛甘泉若水、唐荆川顺之交，究心性命之学。所著《诗稿》二卷、《淳化阁帖释文》、《十七帖释文》及《痘疹论》三卷，又《遗稿》若干卷，陈征君继儒序而传之，称其宏览博物，比之杨新都、王太仓云。

时觉按：民国十五年《丹阳县续志补遗·文苑》作《痘症论》。

《痘疹汇纂》　佚　1644？

明上海周官(伯元)撰

乾隆四十八年《上海县志·艺术》曰：周官，字伯元，明侍郎周洪六世孙也。幼习举子业，寻丧父食贫，乃去儒业医。诸方书无不洞晓，而保婴一术尤称神妙。明崇祯时，礼部上其名，给札冠带荣之。年八十卒。所著有《痘疹汇纂》诸书行世。子景荣，为诸生；景新、景闳，仍世其业。

《痘科合璧》　佚　1644？

明吴县李魁春(元英，筠叟，竹隐先生)撰

道光四年《苏州府志·人物·隐逸下》曰：李魁春，字元英，号筠叟，吴县学生。与许琰为甥舅，是时中原板荡，魁春与琰论古今节义事，眦裂发竖，恨不能效死疆场间。甲申闻变，北向号哭，家人知有死志，日夕环守，不得死。后闻琰死，曰：玉重死，我何颜独生？我无以妥玉重魄，我益滋戾。乃收其骨葬白公堤南，抚恤其家，以事闻当路，赠琰翰林典籍，私谥潜忠。不负同志也。直指李某按吴劝驾，魁春曰：闻之尧称则天，不屈颍阳之高；武称尽美，能全孤竹之洁。扬子云曰，鸿飞冥冥，弋人何篡？愿公全薛方逢萌之节，拜赐实多，否则死耳。直指惭谢去，继以“高隐鸿儒”额相赠，笑而裂之。爱佳山水，一瓢一杖，逍遥林壑间。喜种竹，方曲屏障悉画竹，名其斋曰竹隐。生平纂述甚富，经史子籍及阴阳医卜之书，多钩纂注释，鼎革后委诸烬。今存《春秋三传订疑》《痘科合璧》，皆属晚年删定者。

《天花秘集》　佚　1644？

明嘉定汤哲(浚冲，愚谷道人)纂辑

时觉按：光绪七年《嘉定县志·艺文志三》载录。

《痘疹详辨》　佚　1656？

明铜山崔岳(维宗)撰

康熙六十一年《徐州志·方技志》曰：崔岳，字维宗，业儒不售，托迹岐黄，尤精幼科。临症如鉴，用药如响，然不以医为利。性好佳山水，每以未遍九州为憾。所著有《痘疹详辨》行世，识者比之青囊七叶云。丙申痘疹盛行，与友人韩启钷公设同惠堂以济婴赤，徐郡赖以存活者不可胜数。

乾隆元年《江南通志·人物志》曰：崔岳，铜山人。

《痘疹生民切要》二卷 存 1664

清新建喻昌（嘉言，西昌老人）撰（侨居常熟）

陆师鉴序曰：生人之害，痘疹最酷，而又为尽人之所不能免。谚语目痘为关，固非惟暴之云，直欲判人鬼耳。盖不获生，入玉门者多矣。伤哉！江右喻嘉言先生，擅和缓之能，而于痘科尤加意无已，经其治者，业莫不生死而肉骨。又著为此书，以昭示来兹，诚保赤之金丹，寿千百世而无穷也。其书流传至吴下，得之者均私为枕中秘匿，不以示人，此大非先生济世之本心矣。今春坊友用重值购得，将付剞劂，丐序于余，余甚善其能成先生之志，并竭驽钝，附入数则而归之。时乾隆壬辰夏日古瀛陆师鉴圣苍氏题。

时觉按：仅存乾隆三十七年壬辰刻本藏上海图书馆及山西医科大学，卷上痘疹预防、治法及用药准绳；卷下辨气血两虚及麻疹证治。《江西通志稿》载为《生民切要》。

《痘辨》一卷 存 1666

清崇明管玉衡（孟旋，侗石）撰辑，崇明周南（岐来，召南，慎斋）参订

管玉衡自序曰：病变多端，其最酷者莫如伤寒、临产、痘疹，他症犹可从容商治，三者死在旦夕，用药一误，轻变重，重变毙，无法为救。其临产药亦不及，须调护在平日矣，是以有产妇无病法，次则有伤寒，而痘疹一书，留意三十余年，刻本抄本，搜阅无数，有好为由，后见云间秦景明书，大意□寒。又十余年，恐老倦不能终事，遂参酌成集，大要治痘首眼力，非眼力不能决休咎，而起死回生者药也，用药不精，即眼力通神无益也。眼力在经历，经历久犹可仿佛，用药要明理，明理必要多读书，勤读贯专，心神一态，百难一二。是集前段备看法，后则详于用药，然提纲挈领多在初起。如种豆然，土松易出，和暖易芽，滋润易发。大忌腻膈药、大寒药、燥药，腻膈如地黄之类足以遏苗，大寒如芩连之类足使冷滞，燥如苍术半夏之类足以枯根；则如未发忌黄芪，虑补腠则膈不松；将发忌葛根，虑太疏；欲发无序补气兼补血，恐失经痘不活动；大热先利小便，恐生寒则先温养。凡此以治痘妙诀，初疾详痰，以后调理便而世医志在获利，视性命如戏，病家不辨好歹，靠医若太山，可悲可叹。若大于是，此集不敢妄夸尽美而头绪分明，治法乐和，按此试医，谅不为寡昧所从，或可作幼科之一鉴云。康熙丙午寒食前一日，侗石管玉衡序。

周南自序曰：尝谓痘疹一症乃幼科之大关而实婴儿之恶劫，为生人所不能免者。然有顺有逆，险夷不一，虽曰数有前定，而调理失宜而致夭枉者不可胜计，与其事过而委之于数，孰若先事而明其理乎？余自弱冠业医，不为幼科专家而独留心痘症，故不但守家传秘本而旁搜博览以广见闻，得于师资者固必铭刻于心，由于涉猎者更已甄别于目，非敢云眼力过人，能辨吉凶于几微，大概以胸有成竹，可审存亡于俄顷，且吉凶易辨而辨吉处藏凶者为难，存亡易审而审亡地可存者为要。今花甲将周，双眸若雾，目力大逊于前而心思常注于后，故凡坊刻所有人所共见者不复采辑，惟是名医所录未付枣梨者不使甄没。一以昭前人之学问，一以启后人之聪明，岂曰秘有独得而藏之枕中哉？然穷年仆仆，未遑集众善之成而为一大成，故虽有家传读本，有《痘疹捷法》，有《甦民切要》，有《痘辨》，稿本具在，不克剞劂，终无以广其传，尚俟诸异日。于数者之中，至善且明者莫如《痘辨》一书，平日观此了然于心，临症自能了然于目，幼幼之道当于大关之际而透此关，恶劫所在而解此劫，始不负仁术之初心也。不揣固陋，万里浪游，无裨于人国，惟以生人所不能免者为医师所当共究，缮稿以质高明云尔。时丙午三月上巳，江左古瀛洲博士弟子慎斋周南岐来氏书于崎阳不染庵。

凡例曰：一、此书前明大意，后臚杂症，皆酌古证今，不尚奇僻辩论，详悉方药，总当观者不以无奇处而忽之。一、方有君臣佐使，味数不拘，轻重自异。此书所载方药不注分量者，以人有大小，症有轻重，一方之中止注上中下，宜多者为上，些少者为下，不泥古方君一臣二、君一臣三佐四之说，随症处方，示以活法，临时酌用可也。一、此书明季管侗石先生著辑，先大人耀元公校定脱稿，成于康熙丙午年，藏诸笥中迄今六十载，近三十余年按辨治症，历有明效。余所亲验，不敢没所自也。一、侗石先生著述甚富，有《伤寒辨》《杂症辨》以及《药辨》，皆不付梓，其意藏之名山，传之其人而已。余乙巳东游，检挟行笥，丙午录此稿存于东国，倘有裨于幼幼，或数之前定未可知也。丙午上巳，慎庵周南识。

时觉按：《联目》《大辞典》《中国医籍考》均不载录，有日本弘化三年（即道光二十六年）抄本二册藏日本内阁文库，2016 年中华书局收于《海外中医珍善本古籍丛刊》第 358 册影印出版。卷端无署名，据管、周二序，知管氏著书于康熙丙午，周耀元为之校定，雍正丙午耀元之子周南为之增订，撰写序言、凡例，故周南亦为是书撰辑者。书立论十一章，首“痘疹大意十六辨”，述其病因、病机、诊察、辨证、用药；次则以未见点、初见

点、起胀、贯脓、收靥、脱痂六期，辨痘形色、表里虚实及其论治、药方；后则"出痘始终杂见诸症"四十一辨；末则妇人出痘、痘方便考、治痘要药辨，附麻疹辨、痧疹辨、凶死辨。全书列一百零九方，述四十六药。

《痘科约囊》五卷　存　1668

明琴川黄序(六苍，鹤溪)撰

弁语曰：尝思保幼莫要于痘科，根于脏腑，显诸皮肤，顺逆稍殊，死生立判，真童稚之大关也。每怪《内经》不载，意上古气淳禀厚，时无此证，故黄岐不言，后世莫宗欤。说者谓，此证起于汉兵南征，人众郁蒸而成，传染中国，历今为患。前此无方，任其夭折，先哲陈氏、钱氏特悯之，殚心极虑，各陈治法，实痘家之鼻祖。然陈氏主补，钱氏主泻，意旨既殊，方术亦异。自丹溪著"陈钱优劣论"，大率进钱却陈，若东垣，若海藏，若节斋，若洁古，若闻人氏、刘氏、王氏诸君子，立论不一，而符丹溪之意者居多，苟善用之，均有济也。今之喜于温补者，动称文秀，不问其人壮实，概行丁桂姜附之属，以致皮溃肉烂，咽疮目昧，传诸恶毒，不可治者多矣；喜于凉泻者，辄祖仲阳，不问其人虚弱，概行芩连栀柏之属，以致脾胃损伤，呕吐泄泻不食，痒塌而死者有矣。呜呼！此皆泥方以用药，不审证以裁方，误人者非方也，乃己见不明，不善用之过也。近有魏氏桂岩、吴氏东园、万氏密斋三家者出，以痘方甚繁，率无纯效，各著数千言，足为痘家正脉。魏氏扫众轨而更辙，出独见而立言，排变异归肾之非，以剖人不决之疑，揭毛甲骨牙之毒以示人，勿罹其害，特制保元汤以固根本，又制水杨汤以宣和气。其曰：始出之前，宜开和解之门；既出之后，当塞走泄之路；结痂之时，清凉渐进，毒去未尽，补益宜疏。旨哉数言，启蒙解惑，发前未发，良可师也。所惜者，不分寒热，不量虚实，自始至末，一以保元汤主之，痘之虚寒者得之矣，若实热者，必罹壅毒之害，斯不能无遗议耳。吴氏例以众家之言，参以心得之秘，辨虚实寒热之异，明汗下补泻之宜，备裁诸家名方，开陈诸品药性，条分缕析，示人活法，甚可尚矣。但博而寡要，使观者靡所适，又谓六日以后，制药用盐酢。夫六日以后痘方起，采盐能发痒，酢能破血，岂其所宜？万氏视二家尤详，既多辨论，且制歌括，其立论多强合附会，前定一百四十七方，有迂杂不切者，袭人之旧有而易其名者，似亦未尽美焉。大抵诸家所著，或拘己见，或蹈前说，或详于议论而不备乎方药，或繁于方药而不精乎选择，俾后人怀犹豫之疑而抱多歧之叹，毋乃非济世之心乎？《灵枢》曰：夫约方者，犹约囊也。囊满而弗约则输泄，方成弗约则神弗与俱。又曰：未满而知约之以为工，不可以为天下师。余故博采诸名家之说而返于约，名曰《约囊》。先之以议论，人览而易明；次之以歌赋，文顺而易读；详其图说，可按而决死生；列其成方，可考而极险证。鉴乎古而不泥乎古，师其意而不滞其迹，使表里寒热、气血虚实之辨，灿若列星，焕如观火。非敢谓功倍古人，或于删述之意窃有得焉耳，抑更有进焉。夫医者意也，随时变易而无不宜也。若能顺天时，度地宜，察人事，于以审病势之顺违，详药理之宜异，庶万举万全，而童稚无夭折之患矣。

何讷叙曰：吴中丞松石兄交满天下，别驾耀轩黄公方遇，北□把酒论文，相见恨晚，气谊相浃，遂可婚媾。六苍即耀轩公子，大参润寰公孙也。少时沉深嗜古，随尊人宦游，多奇闻博览，下笔□□□千言，凡经史百家无不蒐究，而于岐黄之学复殚心利济焉。六苍自言曰：医之为道，圣人重，第小侔星卜□流，良者难已。顾良于幼科者难，良于痘科者尤难。尝观《黄帝内经》曰：吾不能察其幼小者。方书每言医莫难于小儿，中古巫妨氏作《颅囟经》，以占婴孩疾病寿夭。晋王叔和谓，在观形察色、听声究病，因贵心诚求之耳。若痘之名，前古未载，或谓汉人传染，以其形似豆而称之。迨其后而症之顺逆、人之生死系焉，名家辈出，著书日众，莫善于钱陈二氏温凉补泻相为用而不相悖尔。案是者不能神明其意，乃以粗率孟浪之见、锲薄嗜利之私行乎其间，甚至假抄誊之方为世传之秘，欺以售人，宁无误乎？由是斟酌名家诸书，独抒心得，先生以议论继之以歌赋，图说俱详，成方在列，命曰《约囊》，将寿诸梓，问叙于余。余惟《周礼》以保息六策，万氏一曰慈幼，盖医道通于治道，故以之掌之医师，而隶之《天官·冢宰》。天道好生，医以承天，可不谓圣人之事欤？忆予在晋阳，中丞李公梅昌悯此地之无良医也，以钱氏之心要行之而验，齐康公按晋，复得陈氏真诀，行之又验。二公□年甫□子，博求是书，亦辄奇中。今六苍之书既出，殆与钱、陈二家鼎立垂布矣。金梧中丞见或谊，素重六苍之才学，即无是书而其名且传之不朽，况复以良方寿世乎？则是书也，亦犹越人入秦之意，人知以是重六苍，而不知六苍之有以自重也。医仅保赤云乎哉？是为叙。康熙戊申十月既望，赐进士出身都察院观以山西太原府推官昆山何讷撰。

民国三十七年《常昭合志·艺文志》载录，并曰：分论赋、歌诀、图说、证治、古方备考，《稽瑞楼书目》，刊本。

时觉按：有康熙七年戊申琴川宜兰艺圃黄氏刻本藏中国中医科学院、苏州中医医院，卷端署：琴川黄序六苍父著，门人陆士旦继之、宗镐周京、陈为砺傅金参订。《中国医籍考》卷七十八所录自序无署名，原书所署为：康熙著雍涒滩橘如哉生明鹄溪黄序述，有“鹄溪”阳文印章，则黄序字六苍，号鹄溪。另有卢紘序，未录，署为：康熙七年岁次戊申季秋月重九后二日，赐进士第亚中大夫分管江南松苏常镇四府粮储及巡视漕河布政使司左参政加二级楚蕲卢紘淡岩氏所述之序。黄氏博采诸家之说，引《灵枢》“夫约方者犹约囊也”而由博返约，著为是书。先发议论，主张顺天时，度地宜，察人事，审病势顺逆，详药性宜忌；次以歌赋图说，再论证治，附以古方。琴川，常熟之别称。

《痘科键》二卷　存　1668

明宛陵朱巽（嘘万）撰，清靖江朱凤台（慎人）校刻

朱凤台序曰：向者予刻《医学集要》问世，客有诘予者曰：传称上医医国，三代而下，葛亮之医蜀，王猛之医秦，由此其选也。以宋事言之，熙宁之法泥成方以生病者也，元祐之政执古方以治病者也，等而下之，不诊视病状如何，而强授以乌头、狼毒之剂，则见其立毙而已。子有医国之责者，不务其远大，而沾沾与术士角胜，其谓之何？予答曰：不佞以凉德匪才蒙圣恩不加谴责，勅令休致，亦已倖矣，敢有越思乎？敢言远大乎？然士君子苟留志于利济，即近者小者亦有可尽其心者在，况医之为道又非诸小近可比拟者哉。客曰：生人修短无命乎？曰：有命。客曰：子之刻是书何为者？曰：子亦见夫操觚而就试者乎？得失命也，试者必有木鸡之养、穿杨之能，而见蹶于主司，始归咎于命可也。枵腹于平日，扞格于临时，欲以燕石与隋珠争售，其见刖也固宜，而曰吾命为之，人不窃笑者几希。医之于病也亦然，死生命也，医者必有扁鹊仓公之技，而遇膏肓之疾始可曰彼命不延医何能为。今以庸医而治人之病，未谙其症而姑试其药，不异于操刀而杀人也？余愁然忧之，欲医者究吾书而不至于杀人耳。治人之病，莫难于婴儿，婴儿之病，莫险于痘证。余少时出痘，几为医者所误，长而闻父母言，每竦然自危，而并为众婴儿危。以故留心斯证，苟有良方，无不采辑。忽获秘传上下卷，如得拱璧照乘，用是搜讨诠次，穷岁月之力，而后授之梓。客曰：其名键，何也？曰：键者，户钥也。户非钥无以开，是书之于痘，犹钥之于户耳。客曰：由子之言，使婴儿得免于庸医之手，子之功孰大焉。曰：医者得是书而究心焉，以保婴儿于无事，医者之功与婴儿之命也。于余何有？犹之今天下乂安，海晏河清，如人一元宁泰，四肢和畅，此天子之祉也，医国者敢尸其劳哉？靖江朱凤台慎人父漫题于退思堂。

袁元序曰：慎人先生刻《医学集要》，书成，予览而谓之曰：此长桑、越人上池之水，仁术也。已而复刻《痘疹》一书，乃属余序。夫予不知医，安能序医？虽然，千尺之松，群草乐附之以生，惟左右有以荫之也。君子苟有以荫于世，则天下莫不乐之以生矣。天下之人其为残癃危齿者半，其为婴儿赤子者半。先王春育幼少，秋养孤子，与上庠下庠并重，亦以老幼错出皆天地所生全，而保合之道未可偏畸也。此《痘疹》一书所以继《医学集要》行世也。从来称治痘者始于陈文中，后有刘河间、张子和，而世之宗陈氏者多以为不如宗张、刘两家，要必从丹溪“虚者益之，实者损之，寒者温之，热者清之”之论为无弊，至于清火即为去毒，保元即为固本，调养血气，分辨经络，即为必先岁气，毋伐天和，此即五运六气、三阴三阳诸论所不能外也。五运六气、三阴三阳诸论所不能外者，即是书所不能外也。痘者胎毒也，乘气于胎，感候而发，譬如种豆，先布种，后甲拆，故亦曰痘也。或曰：治痘无奇术，欲静所以安也，欲洁所以平也，安则和，平则利，是固然矣。若夫得症有浅深，感候有顺逆，毒发有轻重，本质有强弱。急之则伤，攻之则殆，自非明于事而精于辨，鲜有不败者。尝观之物矣，羚羊治石毒而生于山，蠃蚬治湿滞而生于水，凡发于气之中者，则必有足以胜彼之气，缘其所本以为通也。且慎人之刻是书，盖有所自焉。余尝过广陵，观育婴堂，凡无力收养之子咸就乳哺。慎人别业东皋，特倡此举。兹《痘疹》一书，可以遂其长养而全其灾患，保婴之术有其一端，而又有其一端也。昔范文正曰：四方学医者宜聚而讲习，以精其诣，编辑名方，颁布郡国，为天子好生之助。是书也，慎人好生之心与文正好生而因以广天子好生之心，可谓旷百世而相符者矣。石梁年家小弟袁元北海氏拜题于骥渚之忍庵。

池田晋曰：先考切忧深虑，著书若干篇，以教以导，《痘科键删正》是其一也。门人佐井闻庵，将奉先考遗命刻之，于是乎请余以校正与补注。时会痘疫流行，日夜无宁息，是故门庭藩阃，皆著笔纸，每有寸闲，校补而书之，草草卒业。余固不学文辞，唯于治疗尤焦思，坐卧仰俯，二十年殆如一日，博读痘书，普验患者，看其形证，解释其义，故文辞虽鄙劣，理实不诬，庶几有小补于矫世医之二弊、救婴儿之殀夭云尔。文政十三年龙次庚寅正月六日，关东医官痘疹科池田晋柔行撰。（《痘科键删正补注序》）

胁山该曰：池田雾溪子之先人锦桥先生，尝著《痘科键删正》也，使该校之。《痘科键》者，明朱嘘方之所著，而未脱稿者也，文字庞杂芜陋，初无条理。至清朱慎人，虽搜讨诠次，而百孔千瑕，随乱随失，亦未如之何，

加诸痘因之说，先生之固所不取焉。虽然，书中多载前修之格言粹论，则苟淘汰而簸扬之乎？希世之珍，无价之宝，孰有多于斯书者焉耶？是乃先生所以有删正之举也。惜哉！其业未卒而逝。于是乎令嗣雾溪子慨然欲缵先人之绪，潜心斯书，寝食几废，有年于兹。一旦有所发明，终就铅椠。书中凡说之首尾相盭、简之前后相错，及空论浮词无益于治者，痛绳苟纠，毫不假贷。然唯加抹字傍，不敢删除，以示存旧之意。且围衍文，填脱字，注字句语意一览难了者，题曰《痘科键删正补注》。命该重校，刻问于世，然后乃知先生之志始伸于白杨黄泉之下矣。呜乎！雾溪真子者不独为先生之孝子，将为二朱之知己。宁但是耳，该将以天下百万婴儿之慈父目之，谁谓不然？校毕，聊书所见，以置卷首。时文政十二岁躔己丑秋七月七夕前日，越后村上儒官退斋胁山该识于东都莲池邸中君子楼。（《痘科键删正补注序》）

丹波元胤按曰：桐溪池田柔行曰：是书宛陵朱巽述家秘之口诀，与古人之要论，而所辑录，原无题名；靖江朱凤台者，撰次刊行，名曰《痘科键》。若因期施治篇、金镜赋、节制赋、指南赋，自“始熟”至“落痂赋”六篇，自“虚变实”至“治虚弱二法论”十则，并见于《金镜录》；麻疹篇概见于《保赤全书》；其他间有古人之论，若自“发热”至“落痂余毒口”六则，满天秋、救苦丹、热见愁、千里马、赛春雷、一丸春等方论，俱见于《丹台玉案》。考《玉案》系崇祯中孙文胤所著，虽不知与是书先后奈何，据朱巽言而查之，是书所引春沂师、桂农子、吴东园之说，《玉案》亦载之，不记出典。是书有“家大人曰”之语，《玉案》亦载其说，无“家大人曰”字。要之是书立论，多有古贤未发之论，明辨详委，宋元以来痘科之书无虑数十家，未见出于是书之右者，则是岂剽袭旧说以为己所著者耶？于是断为成于朱巽之手者，唯原本颇多错文，是凤台从其稿本未经校勘者也。（《中国医籍考》卷七十八）

时觉按：《联目》《大辞典》载有日本享保十五年（雍正八年）武叔安刻本、安永六年（乾隆四十二年）刻本、文政十三年（道光十年）古我堂刻本及道光十一年徐森荫堂刻本等多种版本。现存最早者则为康熙刻本，藏日本内阁文库，2016年中华书局收于《海外中医珍善本古籍丛刊》第356册，影印出版，扉页作“朱慎人先生纂”，卷端署为：宛陵朱巽嘘万父著，骥江朱凤台慎人父订，庐阜杨大成集之父参，庐阜杨大经石袍父较。卷上总论、审症、明治、诊察、辨证及痘原、部位、兼证、变证、坏证诸法，解答痘证预后、吉凶、轻重等二十三题；卷下分发热、见点、起胀、灌脓、结靥、落痂六期，各为三日口诀，述正痘论治、药方、加减法，又录金镜赋、节制赋、指南赋及始热、放苗、发秀、成实、结靥、落痂六歌赋，述诊治要点，并附药性、附方。日本文政十二年（道光九年），池田独美、池田晋为是书补注，有《痘科键删正补注》二卷，兹则略选其序跋之有关是书者，以见《键》之来历。咸丰《靖江县志·艺文志》载录朱凤台是书，则以校刻误为撰述。

《小儿痘疮八十一论方》不分卷　存　1669

清蓉湖吕鼎调（燮元，蓉湄）编纂

子目：《宋胡大卿小儿痘疮八十一论方》，《江湖经验方》，《重刻元传陈氏小儿痘疹一宗方诀》

《参校闻胡两先生痘疮八十一论方》序曰：余之沉湎于痘书殆三十余年矣，虽严寒酷暑未尝片时阁笔，以故痘书之订正者盖亦不少。因录宋曾世荣《活幼心书》内至痘疮一条云：惟证预防之法，胡大卿、陈文秀二公之书该载详备。陈氏痘疹久获善本，而胡氏痘疹架上独无，为之远搜博访，后知一张氏有之，奈秘惜如珍。迟岁余，遇姻家两孺俱逆痘，力挽回生，其张乃舅氏也，余方敢以此书请。张感余恩，破格手授，接读则录本也，鲁鱼亥豕，不知凡几，且惊其语句即与闻伯圜先生《八十一论》概同六七。中宵不寐，疑闻人在前耶？胡氏在前耶？两人之意义何以符合若此耶？潜心把玩，始悟闻人氏即以前人张从道百二十论脱化而出，而胡氏又以闻人氏原本删补而成，私庆其胡氏之舛讹乃得以稽考矣。日取二书参订，备极艰辛，□无悖谬，更诧者，闻人氏方仅载其半，而胡氏方什一而已。兹偲以闻人方畝入胡氏书中，尚有未全者，检得明汪石山先生校论宋人治痘一百五十三方，依顺论内方名，照次续进，庶乎灿若可陈，始称大备。旧本诸方即列各论之后，追后论续见，重复再三，未免翻觅费手，今论下注明方次若干，汇集于全论之尾，便检阅也。要之此集，校自戊申春，成于己酉夏，凡易十三稿而始妥，部帙虽小，俾贻子孙，慎毋忽诸。康熙岁次己酉榴月朔日，蓉湖吕鼎调燮元氏别号蓉湄书于六皆堂。

时觉按：有清抄本藏中国医学科学院。

《江湖经验方》不分卷　存　1669

亡名氏原纂，清蓉湖吕鼎调（燮元，蓉湄）编纂

小引曰：道玄每恨小儿痘疮表里受证，外内蕴毒，调治失宜，夭逝多矣。伏睹陈氏论表里虚实证治甚明，

已录于前，又以胡氏《八十一论》杂证毕备，谨录于后。又见江湖医士所用治疹痘奇方，及孕妇受病，护胎保产，其效如神，遂求并录以传。俾子母俱生，吾之愿望也。医者贵宜详审，虚实冷热加减用之。

时觉按：收于《小儿痘疮八十一论方》，有清抄本藏中国医学科学院。载列大功散、圣功散、神功散、调胃散等十三方。

《痘疹广金镜录》三卷　存　1672

清长洲汪琥（苓友，青谷子）辑

自序曰：《痘疹金镜录》一书尚已，其按症制方，率宗仲阳钱氏，至今幼科习之，全婴甚众。然我惜其论之犹未详也。何也？夫症有阴阳之疑似，药有良毒之异宜，不可以不悉也。今其所编辨症等赋及汤丸歌诀，混淆粗略，使学者但知验症，而不知症之所由起，但知用药，而不知药之所以用，脱有未效，辄曰：天也，非人也。何藉乎良医之能起死回生、转逆为顺哉？愚故推而广之，逆其病源，别其部位，条其经络，分其藏府，辨其药性气味，俾阴阳疑似之症一一了然，而后施方，不拘良毒，自无不得矣。至于调护禁忌，在疹家犹所当知，因详释焉。而一切歌诀悉为删去，题其编曰《广金镜录》云。康熙壬子长至日，吴门后学汪琥苓友书。

萧新椿序曰：余幼多疾病，日事药饵，以故方药一途，耳目濡染者久，又侧闻诸名家绪论，每手录之。长攻举子业，暇则涉猎轩岐，而知识不扩，于医学源流虽心向往之，恒虑迷津之难逮也。岁乙卯，从学于城南西畴顾先生，先生家学渊源，邃于医理，求诊者日不下百人，皆手到病除，而于痘疹为尤神。惜余短于目力，未能并得其传，殊自歉耳。然于讲席间时窃闻其奥旨，谨志之而不敢忘。己未冬，偶于故簏中得汪苓友《广金镜录》一书，系其手录本，翻阅之下，喜与我先生论辄符。夫翁氏《金镜》几遍海内，然粗举其略、引而未发者有之，浑示其旨、辨而未晰者有之，以故不善学之，或主温补，或主凉攻，未免矫枉过正，求其攻补协宜，未易一二遘。因思天地只此一理，古今同此血气，其有□变，变而终不越于正，源之不明，流渚所以易淆也。循《金镜》之成规而不悉《金镜》之用，则《金镜》之明不彻；泥《金镜》之故辙而未究《金镜》之源，则《金镜》之障不除。此《广金镜录》之所以能起死回生、转逆为顺者，道于是乎操也。《易》有云圆而神，其是书之所为仍名《金镜》乎？遂以质之先生。先生欣阅累日，叹而诏椿曰：此书先得我心矣，真全婴之宝鉴也。子勿视为枕中秘，速当公之于世，亦君子存心之仁也。椿敬再较而寿诸梓，爰窃慨是书藏吾家故簏中几六十载，今始得问世，显晦有时，岂不信哉？道光廿年岁在庚子一阳月，鸿城萧新椿绍标氏书于养和斋。

时觉按：有嘉庆五年庚申刻本藏苏州中医医院，道光二十年庚子存仁堂刻本卷端署为“茂苑汪琥苓友辑，鸿城萧新椿绍标较刊”，藏中国中医科学院等处。《中国医籍考》并录有亡名氏《金镜录抄》、平湖唐守元吾春《后金镜录》、钱塘顾行敏三《痘疹金镜重磨》，俱“未见”。

《詹氏痘科》　佚　1700？

清丹阳詹思益撰

光绪十一年《丹阳县志·方技》曰：詹思益，精于幼科，著《詹氏痘科》书。吴门叶天士桂尝采其说入《临症指南》。

时觉按：光绪十一年《丹阳县志·书籍》载录。

《痘疹定论》四卷　存　1713

清豫章朱纯嘏（玉堂）撰，上海曹锡宝（鸿书，剑亭）重刊

自序略曰：痘疹者何？原于胎毒，感于时气，发出而为痘与疹之证也。定论者何？前此之论未定，而今日始定之也。何言乎前此之论未定而今日始定之？必有说也。前此言胎毒，有因欲火之所致，有因恣食厚味、辛热炙煿之所由，有因降生之顷口中含有秽血未得取出咽下入胃之所自也，殊不知皆非确论，与理不相入也。《易》曰：大哉乾元，万物资始。资始者气之始也。又曰：至哉坤元，万物资生。资生者形之成也。夫人之有生，受气于父，成形于母，则胎毒亦随之，而根于阳施阴受之始，岂待成胎之后欲火不忌、厚味不节，降生之顷咽其秽血而后有是毒耶？前此又言胎毒藏于五脏，故有痘出五脏、疹出六腑之说……前此言胎毒重则出痘，与疹必逆。殊不知胎毒有顺而无逆，犹人之性有善而无恶，然人之为恶，气禀习俗之所移，痘疹之为逆，时令浊气之所变。稍能明乎阴阳，气化鼓舞两间，其中有清浊邪正之分，乘其清正之气，得清正之痘痂，种出顺症之痘，历历有验，则知胎毒之所以为痘，只有顺而无逆。疹虽无痂可种，然得其清正之气，亦趋于顺。予经今

五十余年，以种痘深得胎毒细微之理，并透彻胎毒纯粹之精，有顺无逆，决无虚谬。前此之名家业是科者代不乏贤，而论症用药不偏于寒，则偏于热。唯清江聂久吾讳尚恒者，生于隆庆末年，著有《活幼心法》，论痘与疹极其详切有据，订方用药，极其中正无差。予乃遵其成规，发其蕴奥，补前哲之所未详，删方书之不合。然此《痘疹定论》，稿虽草创于康熙二十年以前，尚未全备。适值钦差内务府广储司郎中徐公讳廷弼者奉旨来饶制造御器，特到江省传皇上旨意，命江西督抚考选种痘并明于医药调理者两人。有江省督粮道李公讳月桂，凡各属呈送到来医家，不知凡几。李公问医等：痘疹始于何时，胎毒藏于何处，种痘自何人立法，痘书以何人为的，议论以何人为当，辨别以何人为详，痘有虚实寒热，药有补泻温凉，方有君臣佐使，治有标本先后，略晰明白，方合吾选。独于侪众之中，挑选予与陈添祥，二人于本年七月二十二日自江省起程，八月十四日到京。次年承旨选种试苗，俱皆全愈，然后奉旨在大内，遇喜处种痘，复又差往边外各蒙古地方，历历俱获全愈。因此身历边境，南北之水土强弱，贵贱之元气虚实，一一判然于中。在京二十六年，又经见自出之痘，内有怪症变症，前此所未见者，又添一番见解，于此分析胪列，始为全备。兹盖恭逢皇帝陛下御极五十二载，天元花甲初周，实乃万寿无疆之期，欢腾中外，庆溢臣工，车书一统，海宇升平，时和年丰，民安物阜。予叨皇恩，较之诸医特恩有加无已，赐予居址，授爵御医，静夜自思，年将老朽，无以仰报高厚隆恩。谨将心得之余，分别条例，极其明白，著为《痘疹定论》，刊刻流传。将有得是论而熟读之，异日应诏上为圣子神孙、公文郡主种痘，种苗有一定之成规，调理有万全之法则，不为浅见狭识所摇惑，亦可以补助国家万年无疆之福矣。更有高明鉴阅，必再加讨论修饰以补未备，是乃予之深愿，而期望于役此之同志者，宁有既耶？嘏生于江右新建，年近八旬，《定论》之内，未免辨别是非，言辞激切，极知僭逾，无所逃罪，然广后学之见闻，未免无所资助。是为之序。康熙五十二年癸巳春三月上浣之吉，太医院御医豫章朱纯嘏玉堂氏谨识。

高渭川序曰：痘科一症，实病之最险而最急者也。谚云走马看痘症，信然。脱非虚实寒热四字辨之真而认之确，毒手杀人，未有惨于此者，心窃伤之。庚辰夏，余寓羊城，适郑君槐卿过访，携羌琦光先生家藏《痘疹定论》一书示余，展诵之下，阐发详明，及屡试之，而又辄效焉，洵痘科中之圭臬也。惜是书向秘而弗传，未免保赤金针难于普度。兹幸郑君出以行世，又遇诸君子好善乐施，敛资付梓，此书遂传。行见补偏救弊，矫流俗之沉迷，起死回生，立小儿之性命矣。是为序。光绪六年岁次庚辰夏六月，番禺高渭川撰。

秦大冏跋曰：大哉！《定论》之书也。探赜索隐，钩深致远，有难以言语形容者，而先生发前人之所未发，特揭而指示之。其辞文，其理当，其事直而中，其比类也杂而不越，其辨别也显也不晦，其立标准也简而易，其删削其存留也，俱取正于聂氏，不仅作痘疹之书已也，当与性理天命互相参看。《曲礼》有云：太上立德，其次立功，其次立言。先生之《定论》非止立言已也，泽被天下，非德乎？言垂后世，非功乎？将令普天下之业痘科者得是书而熟读之，知胎毒藏于命门，命门中之阴阳即痘与疹之原，经胎毒之阴发出而为痘，经胎毒之阳发出而为疹，直破千古似是而非之论，故曰发前人之所未发。由兹反覆玩味，渐得著书立言之旨，将必户诵家传，起赤子于襁褓之中，其德与功岂浅鲜哉？年家姻弟秦大冏牧伯氏顿首拜撰。

程永培曰：余既刻朱济川《痘疹传心录》，因思种痘一法得以预为调理，乘春秋之和爽，避冬夏之寒暑，不使风寒外侵、饮食内积，故其所施，百无失一。暇日流览医书，如《赤水玄珠》《张氏医通》间有附载，皆不甚详。兹见朱纯嘏《痘疹定论》，彼以种痘知名，官太医二十五年，南自豫章，以至鸭绿江北，各随土地施治，无不奏功，其技妙入神矣。此书曾刊于康熙癸巳，时年已七十八，采痂、下苗，诸法俱备，有发前人所未发，并种法之不可少者，悉照原本以付剞劂，附于《痘疹传心录》之后。至于调治用药，乃遵聂久吾《活幼心法》，不出朱济川之范围，故不复采。盖种出者与自出者同治耳，读是书者毋以两科歧视可也。乾隆丙午仲春瘦樵程永培志。(《痘疹传心录》)

道光四年《新建县志·人纪》曰：朱纯嘏，字玉堂，幼习举子业，后通医术，于痘疹尤得秘传。康熙间地方大吏荐之辇下，授太医院御医，赐居第，年七十余乞归。著有《痘疹定论》行世。同时同邑人熊权庸亦为医有名。

嘉庆十九年《上海县志·志人物·艺术》卷十三略曰：曹锡宝，字鸿书，号剑亭，祖煜曾，父培廉，见《独行》。锡宝乾隆六年顺天举人，二十二年成进士，改庶吉士；以忧归养疾将十年，三十一年改刑部洊陞郎，出任山东粮道；五十年与千叟宴，已而授陕西道监察御史；五十一年疏劾和珅家人刘全革职留任；又七年卒，年七十四。锡宝幼颖敏嗜学，暇即手录经史、古诗文、佛荚无间，诗尤长五言，有陶韦风。前后充山西学政、河南副考官、乡会试同考官巡北城各一。家綦贫，意泊如也。乡人至，有无辄与共，晚得咯血疾乃惫。葬吴县七子山，朱文正珪志其墓。著有《古雪斋诗集》。

时觉按：是书豫章朱纯嘏撰，康熙五十二年癸巳聚英堂初刻，有版本四十余种，流传颇广。上海曹氏重刊，见于乾隆四十八年《上海县志》卷十一《艺文续编》，故亦录之。

《痘疹秘诀》一卷　存　1722

清长洲伍大华（承橘）撰辑

范允临序曰：古以医卜农圃为技之最小，并不列于六艺之中。嗟夫！余以为谬矣。卜与农谓之小技可也，医寄人之死生，圣贤原有通微之理，而可云小技乎哉？至于痘学，尤医中之最难而人生百病之始，如蒙养然也。夫蒙以养正而圣功即具于此，故古者六艺之内，而精义入神寓焉，犹之一贯之道原乎此也。夫人禀气于父母而生，自襁褓以至孩提，物感甚少，而痘即中焉。此非病也，禀也，特感天时之气而泄于外耳。禀固不可不慎其所养，而业之不专，学之不精，其不以庸误婴孩者鲜矣。盖气有清浊厚薄之别杂揉于中，而全赖乎医者之补偏救弊，涵泳以归于中正，亦犹蒙养之于作圣者然也。《经》曰：上有关元，下有命门，乃道家炼气之关键，而痘疹之发，自关元命门而出，不谓之禀而谓之病可乎哉？故业是术者不谓之大道而谓之小技，亦可乎哉？长洲承橘伍子以是业著名于三吴，三吴之赤子赖以活者以千万计，是其业之专而学之精，所谓幼吾幼以及人之幼者哉。并将广推其爱赤之心，欲以救天下之群赤，著为歌诀一书。余与伍君为通家世好，夙称莫逆，屡遇渔庄小斋，偶得是编于案头，题曰《痘疹秘诀》，深有感于广济之仁，而并嘉其阴功之大也，故为之序。崇祯癸酉荷月上浣，范允临题于渔庄小隐。

时觉按：有清抄本藏苏州市图书馆，目录作伍氏痘疹秘诀，卷端署长洲伍大华承橘甫著，东洞庭朱立方录。内容：看痘总提要略、脏腑十二经五运六气主年痘应何地、四言歌诀、五言歌诀、七言歌诀、先痧后痘论、先痘后痧论、痧痘并出论、痘后发痧论、风疹、方释；目录另有《见点部位二十八症图》《闷痘论附闷痘歌四首》，而正文不见。

《曹氏痘疹准则》一卷　存　1725

清金沙曹祖健（履宝）撰

自叙曰：冲栋得其诀者无多。古云：得诀回来好看书。诚哉是言也。夫痘乃病中之一症耳，何另立一科，纷纷议论传于后世，使学者茫茫，无从辨其真伪，不用成方，不顾孩童之性命，以己意乱投，希图应手，其可得乎？吾高祖文渊公幸宝金鳌老人枕中秘，传于曾祖介甫公，公治痘甚善，但胸怀抱负，不以痘名。是时父业儒不暇习也，其法传于中寅伯祖，伯祖授予。其年已耄，日夕盘桓博文讲究，参究书外之余言，采摘诸书之奥旨，遂汇聚一帙，题名曰《准则》，言规矩准绳之法则也。家传口授增换补续，编成一书，搜求经络传变，投剂辄应，若合符节，此书一出，如日月经天，江河之流派，令观此一目了然，不爽丝毫，其功岂浅鲜哉？读者甚毋以浅近而忽诸也。金沙曹祖健履宝氏题于留春亭。

时觉按：有雍正三年乙巳抄本藏南京中医药大学。金沙，今江苏省南通市通州区。另，金坛王肯堂有《金沙王肯堂先生医案》一卷抄本藏中国国家图书馆，则金坛或亦有金沙之称。

《痘疹心书》　佚　1725

清高邮吴谷撰

乾隆四十八年《高邮州志·人物志·方伎》卷十下曰：吴钟奇，字念真，少习儒，精于幼科。大江南北，岁活婴儿无算，考授太医院吏目。为人坦怀朴貌，举乡饮大宾者再。总漕吴公驰驿招致之，与之交最深。卒年七十四。长子桓，庠生。次子谷，习父业，多所著述，有《痘疹心书》行世。谷子令尹，国学生，考授州同。令尹子江鲲、江鲸、江鳞、江鳑，并以幼科名于世。

《痘疹心书》　佚　1725

清江宁吴江（钟奇）撰

同治十三年《上江两县合志·方伎》卷二十四下曰：吴江，字钟奇，精医，好周急，贫者来就医，不受其酬，或更赠以药饵之资。曾捐修景公祠及杨忠襄公墓道，自为记。乡里义之。

时觉按：乾隆元年《江南通志》卷一百九十二《艺文志·子部》载录“江宁吴江《痘疹心书》”。此吴钟奇，与高邮吴钟奇同名，亦撰《痘疹心书》，先后相差百余年，相互关系待考。

《痧痘集解》六卷　存 1727

清句容俞茂鲲(天池,丽溟,句曲逸士)原撰,於人龙(耕烟,孟河畸人)补注

自序曰:余集解痘科方药甫竣,客有诘之者曰:子集解仲仁《金镜赋》,只收录仲仁方药足矣,奚用他人之方药为哉?余应之曰:君言诚是也。虽然,方药之攸关大矣,有宜于古而不宜于今,有宜于北而不宜于南者,如钱仲阳之多主清凉,陈文中之泥于温补,下此者类多偏见,未可以概而收用也。且古今之立论者不一其人,另出心裁者人非一辙,得失相参,可否互揉,余则折衷归于中和,录者录,汰者汰,即仲仁先生之方药亦有存而不论者,而诸贤之方药尽多择而收录者,不过曰吾取吾应用,吾求吾中病已耳,初未尝任意去取也。客又曰:子集解古今方药,或简而能明,或详而克备,露胆披肝,呕心敝舌,愿废楮笔而不忍废一痘儿,诚可谓老婆心切者矣。然方中多有只列药味而不列铢两,更有一症云用其方,又或用某方,甚有一症而用三方者,将使后学何所适从乎?余曰:然。夫方有大小奇偶,药有君臣佐使,有一定之理而又有一定之数者,丸散之品味与分两是也,有一定之理而无一定之数者,汤液之加减与分两是也。有一定者,余则列之以为后学之规矩准绳,无一定者,余则阙之以待后贤之神明变化。至一症而用二方三方,悉任医者之临症审用,均不过曰存乎其人云尔,君何疑焉?客唯唯而退。句曲逸士茂鲲天池自记。

黄越序略曰:俞子天池,博雅士也,尤究心于痘科。闻其出就外傅时,适里中延一名痘科至,辄从旁听其辨论,观其指示,罔不心领而神会焉。塾师将施夏楚,然卒弗能禁也。盖其性之所近,童而习之,故笃好乃尔。嗣后博涉群书,就正有道,自刘河间、钱仲阳而下,靡不究其源流而悉其奥蕴。其出而治症也,地无论远近,时无论寒暑,以怵惕入井之心,施锻炼九还之妙,羸稚咸藉之色起。晚而惜其术之无传也,于翁仲仁《金镜录》加以训释,复裒辑诸家,参以辨论,备载方药,附以治验,名曰《痘科集解》,付之剞劂。家季骏声邮书见示,属予一言以弁简端。予受而读之,窃叹其择焉而精,语焉而详,穷源竟委,稽古证今,如列诸掌。昔人秘之,而天池公之。鸳鸯绣出凭君看,不把金针度与人,是书出而金针为之尽度矣。读是书者开卷了然,按图索骥可也,即依样葫芦亦无不可,夫非保赤之津梁、诚求之善术欤?伏见圣天子御极以来,日讲求于老安少怀之治,自京师以至各直省,特建育婴堂,令长吏实心举行,无非欲民无夭札,物无疵疠,俾一世尽登仁寿之域,甚盛心也。是书一出,可以黼黻皇猷,赞襄圣化,谓其济世之功与良相等,讵不信欤?天池于是乎不朽矣。是为序。时雍正五年岁次丁未清明前二日,石城黄越拜书于北山楼。

王汝骧序略曰:吾友俞君天池,豪杰士也,读书尚义,以古人自期许,负其才无所用,乃以积居颇致饶给,而性慷慨好施。尝遇岁祲,斥其资买米数百石,为糜以饲饥者,令近其居三十里内毋得鬻男女,有辄罚其人,而如所得值赎还之,故其旁近居人,皆以君为王仲回、莲处士之流亚云。性好方书,而尤加意于小儿医,谓小儿所患痘症为最,尝悉取诸家痘症书究心焉,而得其要领。闻人家儿女有危症,君辄自媒往治之,或症宜人参,而其家不能办,君尝阴袖以往,置剂中,而不使其家知。凡痘症经君手,无不巧发奇中,多所全济。积三十余年之勤,谓惟翁仲仁《痘科金镜赋》荟萃精要,集诸家之成,乃即其赋之文句诂字训,为《集解》二卷,而其后附以己所心得,著为《条辨杂说》,因及其所治验何县里人儿也,何症用何药,以其症之状悉具于篇,又四卷。凡为书六卷,出示余,使为之序。噫!天池非医也,而其书如此,其为人之仁智胆略具于是,此非所谓本立而能兼乎其末者耶?吾尝论汉之李郃、唐之严譔,人物甚伟,二史不当列之《方技传》中。今以君之为人,而读是书者若徒作方书观,是见虎之一斑而谓之文狸,有目者误不然矣。余与天池戚友,心折其行事久,因其请序是书也,遂件右其略而归之。雍正五年丁未花朝,金坛同学姻弟王汝骧拜书于墙东草堂。

王侃序曰:天池俞翁,尊戚也,又里闬相望,时获追随,得略识其绪余焉。翁幼颖敏,博极群书,下及在家杂技,靡不通晓,专门名家者俱无以过之,而尤精于医理,尤神于儿科痘症。且翁素封不业医,求治者日踵相接,翁亦不问风雨寒暄,率应其求,甚至参桂之需,贫不能备者,辄与之不取值,凡其疏方调剂,起骨而肉之者盖不可屈指计矣。陈道宪卫郡尊慕其术,复高其谊,因请业焉,且疑其挟奇秘。翁曰:治痘大法,不出翁仲仁《金镜赋》中,神而明之,存乎其人耳,无他秘也。侃近喜为博杂之戏,曲学小道,尝驰心旁及,即痘症一书,如仲仁《金镜赋》,诵阅良久,私窃卑之,无甚高论也。偶以语翁,翁正色曰:读古人著作,须咬出汁浆,若囫囵吞,虽四子五经,不且泊乎寡味耶?遂出手注《金镜赋解》示侃,侃归而复诵阅之,深悔曩时浮游其心,未能领悟,今得句释字解,胸臆间豁然开朗,而赋中之精义妙旨,觉亹亹乎其来会矣。尝念王太仆注岐黄《内经》,成聊摄注长沙《伤寒论》,使圣贤裁成辅相,仁心光昭万世。翁之解《金镜赋》也,较之太仆、聊摄何多让焉?适有客曰:小儿患痘,变症百端,《赋》固尽善,得毋略而未备乎?翁闻之曰:书不尽言,言不尽意,是在引而伸

之，触类而长之已矣，何必多求？然欲立法示人，则客言良允。乃又广搜钱仲阳、陈文中及海阳、损庵、万氏、史氏等书，严加采择，会萃成帖，凡若干卷，付之剞劂。卷有杂言、心法、条辨、方解，或撷前人之菁英，或摅一己之独得，择焉而精，语焉而详，人即懵然无知，有不开卷了然者哉？至如附以经验方案，翁非惊奇炫异为也，正愿后之学者鉴其审慎之意，察其变化之用，恍然于仲仁《金镜赋》，犹大匠之以规矩，不易之法在是，因心之巧亦在是云耳。昔人有言：医不执方，合宜而用，最忌以印板文字印定心目。今翁是书，金针暗度，即有墨守其说者投之，所向无不如志。呜呼！至矣！蔑以加矣！抑侃闻之，小儿痘症为生死关，是书一出，人奉楷模，济婴赤之夭枉者，且不第属诸翁，而更寄诸他人。翁之调元赞育，直与世无终极矣。今者诸嗣君亭亭玉立，窦家五桂，不敌其半，荀氏八龙，已逾其三，夫孰非怀保之庆与？然其叶华封人之祝者，岂仅多男也乎？雍正五年五月夏至后二日，眷小侄王侃拜书于承恩堂。

於人龙附记曰：岁癸卯，自夏徂秋，主天池翁之松荫堂，爰取翁所集解《金镜赋》而参阅之，相得益欢。甲辰夏五，久客还乡，暑酷炎蒸，城居如甑，至友巢子象明暨难弟慎仪相招消暑，馆予于别室。阶下奇花小卉足以游目，好鸟巧音足以娱耳，室中嘉膳苦茗足以悦口，舍旁深柳方塘足以纳凉散步，良朋知己足以赏奇析疑。窗前文杏一株，绿荫覆荫几席。诗不云赤日行天午不知乎？坐卧之次，心志悠然，复取天池翁所集解应用方药参阅一过，嘉其辞达而理畅，言简而意赅，令习者易检而易记，可称毫发无遗憾矣。于以见良医良相，保赤保民，殊途同归，百虑一致也夫。孟河畸人耕烟氏记。

端木锦补序曰：大凡精神之所寄，虽历劫而不磨，而况岐黄医药，操生死之权衡，为奕祀之津梁者耶？余家居湖熟，累世藏书不下千部，医科亦数十种，兵燹后尽为灰烬，不胜惋惜。同治癸酉春，仲孙男长龄痘后，延广严寺张东成四兄调理，先生亦痘科世传之良医也。杯酒之余，相与谈论。余曰：曾忆幼时，家先大父楷亭公以句邑唐陵村俞天池先生《金镜赋集解》一书相示，赏其独有心得，嘱勿轻视，今惜无存，感慨系之。东成曰：余检残编，尚留一册，仅集中之前半耳。因以借阅，然不窥全豹，只露一斑，灯下窗前，不无扼腕。噫！天池之精灵，岂竟于此而止耶？暇日偶过雍雅亭仁侄处，雅亭与句邑西地村韩昆山为好友，西地与唐陵相近，昆山先生忽来湖熟，余因雅亭转托代觅天池《金镜赋集解》之全璧。一朝送至，如获异珍。然翻阅一过，前篇半多阙文，甚为骇异，因代补全。天池此书，若非昆山之代觅，无以完后半之全，非东成之检存，无以补前半之阙。此书不朽，即天池不朽。天耶？人耶？其中固有莫之为而为之者耶？总之，精神之所寄，积久而弥彰。余与东成、雅亭、昆山四人，不过为其牵引播弄而已。噫！异矣。时在大清光绪乙亥元年清和之吉，七十老人郢香端木锦自识于安乐窝，润州丹衢沈墀手书。

端木琦序曰：慨自散花成厄，群生蒙薏苡之冤；尝草无书，何处觅兰亭之本？先代之简编残缺，后来者盲瞽相扶，况飘茵坠溷之危机，婴儿何罪？问飞谷落风之伎俩，和缓先穷。盖久已求艾无灵，落花满地矣。父执郢香先生，幼幼及人，殷殷求古，秦灰半卷，手检如金，鲁壁余光，眼明似镜，计存亡之数目，深惜遗珠，穷剔抉于岩柯，乃成完璧，宜亟著为绳尺，属之枣梨，成后学之梯航，见先贤于手泽。洵可谓利用之功无远近，而文字之缘有宿分也哉？然而鸠杖空虚，萤囊枯涩，王戎不富，酸寒非钻核之家，将伯频呼，慷慨鲜拔刀之助，徒怀诚而未发，惜奢愿之难偿。旧雨余三，高风第一，经谈道德，曾握手于樊川，疾辨膏肓，素甘心于竖子，学道则两肱三折，论交则一诺千金。以归省之余闲，读是编而欣赏，方欲悬金以购，久有相印之心。果然破镜重圆，不惜回天之力，付诸剞劂，不计锱铢，体《康浩》保赤之怀，生死骨肉，济浊世岐黄之术，德泽仁风。携至邗沟，刻期镂板。嗟乎！脱名士文章之厄，焉知历劫几生。广人间似续之恩，胜造浮屠七级。琦众生普度，惭无医俗之才，见义勇为，仅有兰言之赠。于是集之告成，纪两美之必合，行见二分赏月，此镜常明，岂徒十里栽花，如松之寿。谨序。时在光绪丙子仲冬上浣之吉，宗愚弟琦鉴人氏述于邗江之松寿堂。

李芸序略曰：芸赋性素拙，本非从事于医，不过服贾药林，略知何药何性而已。然于闲暇时偶展医方古书，伏而读之，上得名医之指引，下藉良友之观摩，虽未肱经三折，庶几管见一斑。间有求医于门，无不婉言以却，设有不获相辞，亦惟尽心力以治之耳。光绪甲戌夏五，四棣麟占，一子一女，偶感时气，寒热交来，予拟一方而药之，寒热虽平，而一面一身，赤瘢隐现，知非内症，随即就医于广严寺张痘科者。张固世医，其父邦幹，著名道咸两朝，门庭如市。父没子继，以为家学有自，不比世之剽习者。初云是痧，开单服药，病不见减，而所示赤瘢缕缕，则已灌浆而如珠矣。要之痧痘乃伊家专业，今且痧痘不分，愦愦如是，安能奏效？呜乎？死生有数，而如是之为医，能无令人恨恨乎？端木郢香先生，吾乡耆儒也，握手道故，始知渠有二孙，亦因天喜误于庸医，乃遍觅雍正朝句容俞天池先生《金镜录集解》一书，残缺者补之，漫漶者正之，无间寒暑，缮写成书。思欲付诸剞劂氏，无如手无斧柯，徒唤奈何，因与芸谋镌板付梓，计应需纸板工费若干。芸虽阮囊不充，而书关保赤,敢不勉力而为?前已刷印若干卷,分送相知,辰下人知善本,求书于门者趾踵相接。复又翻刻若干卷,爰缀数语于末,以明是书之湮没而复彰者,非得郢香先生广求是卷,恐难破镜重圆,又非得韩焜山代觅是书,亦难碎玉完璧。是俞天池之精灵赖以不坠者,二君之力居多,芸何故多占焉?是为序。光绪十一年季夏之吉,余三李芸谨识于邗江。

乾隆十五年《句容县志·人物志》曰:俞茂鲲天池,字丽溟,例贡生。尝绘赈饥图四幅,志四方苦景,以示后昆,曰:此吾生平躬亲者也,尔曹睹此情形,拯困之念自油然兴矣。卒年七十七岁。精痘科术。有《金镜录》行世。

光绪三十年《句容县志·人物》曰:俞念祖,字畹亭,太学生。父茂鲲精于治痘,有《痘科集解》六卷行于世。念祖世其学,险症赖以全活者无算。承祖字梅村,太学生,亦以治痘名。皆茂鲲子也。

时觉按:俞氏原撰《痘科金镜赋集解》,嘉庆十六年《江宁府志·人物·技艺》作《痘科集解》,道光七年《泰州志·艺文一》作《痘科金镜录详注》四卷,光绪六年《江宁府志·艺文上》作《痧痘集解》。光绪二年于氏补注整理编为是书,又名《重刊俞天池先生痧痘集解原本》。收于《四库未收书辑刊》。

《痘学真传》八卷　存　1731

清无锡叶大椿(子容)撰

奚禄诒序略曰:夫人禀气于父母而生,襁褓以至孩提,犹少物感,而痘即中焉。此非病也,禀也,特感天时之气而发于外耳。禀固不可不慎其所养,而业之不专,学之不精,其不以庸误婴儿者亦已鲜矣。盖气有清浊厚薄之等,杂揉于中,而补偏救弊,涵泳以归于中正,亦犹蒙养之于作圣者然也。《黄庭》曰:上有关元,下有命门。乃道家炼气之关键,而痘之为症,自关元、命门而出,不谓之禀而谓之病,不可也。故学是术者不谓之理而谓之技,亦不可也。锡山叶子子容,以是学名于三吴,三吴之婴儿赖以全者以千百数计,业之专而学之工,其不以庸误婴儿者哉?今将广是以救天下,著为成书。余时司马晋陵,屡过锡,而叶子以年家子请序于余,余与其学而并嘉其广之之志,故为是说以告天下之学医者。楚黄奚禄诒苏岭父撰。

郝毓参序曰:乐善,人情之所同也。人之善足以及一乡则乐之,足以及一邑尤乐之,足以及天下后世则尤乐之。苟其善足以及天下后世,则幸其成,虑其阻,即成而幸其传,虑其不传,此又情之所同也。叶子子容,业儒者也,不独为儒而业医,笃学精思,大方家、妇人、小儿家,无不明了,视病如烛照而数计也,如见肺肝而知其疾苦也,言生则生,言死则死,往往无失焉。遇病者辄与药不计。岁施药于乡三日,病者日聚数十百人,按脉疏方,两手交作,三日夜无停止,各授药且与之方,不取一钱,常活数千人,然视其貌如无能人,退让未遑也。呜呼!此叶子之所以精于其业而人莫能及者乎?吾见世之为儒者,少有所见,辄傲岸自足,谓人无出己上,滟滟之声音颜色,使人望而远之。惟中之无所有,故抑人以自高,毁人以誉己,不得不为是以欺人也。道益高则心益卑,德日至则行日抑,惟恐人之有善而不得闻也。叶子之退让若无能人,以所以精于其业而人不可及乎?然见当世之医各是所见,谬误时有,如为儒者然,则又不忍,因著所得先成痘学一书。然吾虑其不传,传之不广也,则幸其寿之梓而布之于人。会果梓而行世矣,吾乐之,不徒吾乐之,应亦人情之所同幸而乐之也。余故书其所知于叶子而乐其书之传之意以弁其首。颖川郝毓参题。

《续修四库全书提要》曰:清叶大椿撰。大椿字子容,无锡人。与吴县叶桂同族,受医学于桂,尤精于痘科,有名于时,就阅历心得撰为是书。首论说三十二篇,次逐朝证治,次兼证,次医案,次古人医案,次古人哲言,次方释,次药性,而以痧疹诸论附于后,使与痘证不相混淆。其诸论说,贯串古今治痘诸书,发明阐绎,皆从体验得来,尤精者,如痘不为害,惟毒为害,及兼证误药诸篇,实为治痘者度尽金针。其方释一卷,荟萃方书,逐味加以诠释,使用方者临诊有所斟酌。药性一卷,详其宜忌,既可悟古人制方之作用,又以防误用之流弊,非同于普通之注本草者。案:痘证为小儿生死关头,其病最普,其书亦最夥,在专业者墨守一家言,未必全通奥理,在兼擅者略举大纲之法,未必深究根源,下之则陈言稗贩,众说雷同,求其名编,稀如星凤。大椿学有渊源,富于经验,是书论医理则究委穷源,胪治法则分条共贯,使学者按节而施,确乎可据,为痘科最详明最切用之书,百年来医家奉为指南之导,无间言焉。

道光二十年《无锡金匮续志·方技》曰:叶大椿,字子容,南延乡人。精于痘科,症无危险,应手即愈,人以神医目之。著有《痘学真传》八卷行世。

时觉按:雍正十年壬子金阊巽记书坊初刻本藏上海、浙江、陕西图书馆及上海、南京、辽宁中医药大学,另有乾隆、嘉庆刻本。

《痘科景行录》一卷　佚　1736？

清武进法学山(景行)撰

时觉按：道光二十二年《武进阳湖县合志·人物志八》卷二十九之《法徵麟传》载录，曰："徵麟子学山，字景行，著有《痘科景行录》一卷。"

《保婴要旨》一卷　存　1750

清茂苑毓兰居士编

识语曰：此方吴中沈香谷家行之，已不出痘三世矣，勿轻忽之。具此数方，保赤之功大备，尤望好仁之士情殷怀少，广积阴功，或口传其法于人，翻刻此书于世，务使贤愚共晓，远近周知，天下后世之人咸通此法，痘殇之惨，永远无有。其于圣天子仁民保赤之至意，不亦藉以抑推于万一哉？茂苑毓兰居士谨识。

时觉按：又名《种痘法》，前后无序跋，卷端署"毓兰居士原辑，拜松居士增订"。论痘症病因，首总论，继分痘苗、天时、择吉、调理、审儿、禁忌、补种、自出、治法等篇，专题介绍种痘法及种痘后诸证，末附郑望颐《种痘论》、杨用修《劝孝文》。有道光二十三年癸卯刻本藏中国中医科学院。收于《妇婴至宝》、《陈修园医书》四十八种、七十二种等，民国六年拜松居士为之增广。茂苑，又名长洲苑，故址今江苏省吴县西南，后亦作苏州代称。

《痘症宝筏》六卷　存　1758

清上海强健(顺之，易窗)撰

自序曰：原夫痘证，上古所无，《内经》未之论。盖三代之世，民淳俗朴，有生之初鲜此先天火毒，是以痘无由生。相传自汉马伏波征武夷蛮，出卒遇疫，流入中原，发疮似豆，有生长收脱之期，因名焉。及后世，嗜欲为累，非上古比，故痘为小儿所必出也。然前人犹未之治，至宋钱仲阳著《小儿直诀》，阐《素问》诸痛疮疡皆属于心之义，立方解救，多寒凉而少温补，亦不过数行了事。刘河间、张子和、张洁古、王海藏俱宗之，独陈文中力矫其偏，专主温补，而朱丹溪又言陈氏之偏，取钱氏之长，以解毒、和中、安表为主。逮魏氏分顺逆险三候，黄西邱著图设治，而形色善恶赖有征验。但前代方书尚属未备，今人禀质浇薄，痘愈变幻，法难尽致，文虽充栋盈几，而择焉不精、语焉不详者多。唯有明云间秦氏《痘疹折衷》，始为楷当，其言简，其旨微，寒凉温补，无过不及，惜乎书板久废，不克遍通寰宇。举世咸以《金镜录》《救偏琐言》为务，往往刻意于寒凉，纵恣于攻下，忽朝期而无缓急，乱方药以致疏虞，贻人夭枉，不自醒悟，皆因未睹善本，昧于根柢故耳。能有究本穷源之士，与之谕秦景明《折衷》之正、聂久吾《心法》之精、朱玉堂《定论》之妙，而后可以医痘矣。虽然，玉堂追踪聂氏，而晕脚塌陷，愈加深细。至于论疹，亦附聂氏先天之说，大谬不然，处方夹杂辛热香燥，不无偏嗜。取其长而去其短，即可以为全璧。健悲幼龄失怙，未能直接秦氏灯传，然既世其业，则慈幼之心不敢稍懈，以故综核诸家之菁英而运用之，应手副心，颇获实效，是知作者之贵精，而学者之贵得也。况夫人生疾苦，惟伤寒与痘最为难治，毫厘之差，其变立至，而世人全不介意，以讹传讹，良可慨焉。苟能寻味个中真谛，则治痘易于治伤寒也。因采群贤之精粹，补苴罅漏，纂著是书，曰《痘证宝筏》，愿与其学同登彼岸云尔。时乾隆二十三年岁次戊寅春正，上海强健撰。

《郑堂读书志》曰：国朝强健撰。易窗以痘书自钱仲阳《小儿直诀》后，代有作者，然是是非非，难言尽善，唯秦景明《痘疹折衷》引经据证，义精理切，故以之为主，兼该诸家精要，补以己见而缕析之，以成是编。前五卷为论辨、图考、治法，后一卷为古今经验方，纲举目张，无一闲空文字，学者潜心体悟，不患无过人之识矣。其称《痘证宝筏》者，盖痘发必带兼证，或遇外感之染袭，或值内伤之承害，是痘为本而证为标，缓急之治无偏废也，因是以名焉。前有乾隆戊寅自序及凡例。其书与所著《伤寒直指》俱未付梓，仅存稿本，李筍香于嘉庆乙丑之冬并得而藏之，即于明年冬校梓是书，并为之序。其《伤寒直指》卷帙较多，未及付刊。(《四部总录医药编》)

嘉庆十九年《上海县志·志人物》曰：强行健，字顺之，号易窗。仿宋元诸家山水，缜密有法，尤精医，宗朱震亨说。著《痘证宝筏》《伤寒直指》。分隶亦高古，尤工缪篆。后改名健。

嘉庆十九年《上海县志·志艺文》曰：易窗因伤寒、痘证诸书，入主出奴，未可据依，爰取汉张机《伤寒论》、明秦昌遇《痘疹折衷》精加选择，旁及他家，参以己见，纂成《痘证宝筏》《伤寒直指》二书。有醇无疵，可示来学。其《直指》一书卷帙颇多,容俟续刻。

时觉按:是书成于乾隆二十三年,《郑堂读书志》谓“李筍香于嘉庆乙丑之冬并得而藏之,即于明年冬校梓是书”,刻于嘉庆十一年丙寅。李筠嘉字笋香,其《古香阁藏书志》谓:“《痘证宝筏》六卷,原稿定本。嘉庆乙丑,余得此书原稿,时因子女四人痘发,不觉有动于中,谓如获安痊,必将此书刊行。旋竟如愿,于丙寅冬校梓之”,二说可以印证。《联目》载有乾隆二十三年戊寅刻本藏湖北医学院,笔者未见其书,据此推论,可能因有乾隆二十三年戊寅作者自序而误。笔者所读为同治元年壬戌醉六堂刻本,国内所藏颇多。

《痘疹歌诀》二卷　佚　1763?

清吴江孙杰撰

时觉按:乾隆二十八年《儒林六都志·著述》载录。

《幼科痘疹心医录》一卷　未见　1766

清华亭邵成平(庸济)撰

时觉按:有乾隆三十一年丙戌刻本藏辽宁中医药大学。

《遂生编》一卷　存　1777

清武进庄一夔(在田)撰

自序曰:语云走马看痘症,极言其变症之速也。经云痘禀于阴而成于阳,譬之种豆,亦必天气阳和,土地温暖,才能发生,人身之痘,亦犹是也。痘之将出,全仗真阳托送,斯时培补气血尚且不暇,何堪克削?无如近代痘师,但见发热,便用寒凉,无非连翘、大黄及一切凉药,元气乍亏,痘疮立陷。又云痘之一症,有神司之,某家子本好痘,转瞬间换为坏痘而毙。如果神欲杀之,当其初何不即与其坏痘,先与其好痘而换为坏痘,神何心哉?委因不知培补,妄行攻伐,此立时告变之明证也。走马看痘症,痘神换坏痘症。此二语举世相传,迷而不悟。纵更换医师,亦总是寒凉克削,爱女娇儿,必驱之于万不能生而后已,或亦生民之厄也。言念及此,不禁为斯世斯人痛哭耳。余性嗜岐黄,身试既久。乾隆丙申,侄孙女染患慢惊,为中州庸医误用黄连致毙。闻信之下,深为恻然,旋于丁酉著得《福幼编》,专治慢惊一症。舍侄钧为南阳太守,付诸梓人,为之流传,收效颇众。余窃幸此书之不无小补也。嗣见痘殇者甚多,因考究痘症一门。二十年来,博览群书,竟得个中秘诀,临危治愈,颇获奇功,万无一失。治痘之法,宜温补兼散,治疹之法,宜养血兼散。二症俱忌寒凉消导,所谓秘诀者,如是而已。窃取先哲名言,与鄙见相符者,集成一帙,愿后之得此书者不至为庸医所误,依方疗治,定可以顺遂其生,爰名之曰《遂生编》,以祈方家采择,或亦活人之一助云。嘉庆二年丁巳仲春,敕封儒林郎晋授奉直大夫直隶布政司理问毗陵庄一夔撰。

毕沅序曰:海内医书汗牛充栋,然无病之家非所急也,惟幼科痘症,自中外以及率土小民皆不能免,险症最多,无不恐惧之至而望救之殷,倘有良方,必当家喻户晓。毗陵庄在田先生,江南宦族,牧民于江汉有年,凡见对口发背及一切痈疽,辄与之方,莫不应手而愈。楚人称之为神外科非一日矣。乾隆丁酉曾著《福幼编》,专治慢惊,屡收奇效,久已风行海内。今著《遂生编》,专医痘疹,理明词达,起死回生,且逆症亦可治愈,真济世金针,活人秘宝,何可一日无之?余至荆南,因梦兆得见此编,展颂回环,不能释手。爰属其亟付枣梨,为赤子立命,为幼科指迷,济世阴功,莫大于此。得是编者谨宜什袭藏之,以备拯救,慎毋以为与古书不同,仍听信时医贻误也。是为序。时嘉庆二年丁巳春仲上浣,赐进士及第诰授光禄大夫兵部尚书湖广总督年家乡眷弟毕沅拜撰。

海庆序曰:左氏曰:三折肱知为良医;《楚辞》曰:九折臂而成医。盖言医之难也。古之医惟卢扁,治病能见人五脏癥结,余皆取效于望色闻声问症切脉。然此仅可论诸成人,若乳抱孩提,气血未充,语言难达,脱非于虚寒实热四字辨之真,认之确,其不为庸医所误盖亦鲜矣。毗陵庄在田先生,名家望族,固非业医谋食者比。因童年多病,初读儒书即究心岐黄,每得良方,必手抄心记,然亦止寿身自葆,初不作炫技弋名之想。嗣因子侄甥孙辈或夭折于惊风,或殇亡于痘症,怵然心动,爰就《内经》及诸书,细加体察,心有所得。由是,凡亲族中小儿痘症惊风,误于庸医之不察虚实,专用寒凉克伐者,一经补偏救败,无不药到病除,应手而愈。方悟曩之殇折诸小儿,凡所谓天年本促、人力难施者,皆庸医巧为藉口,非定论也。乃手著《遂生编》,专医痘症,《福幼编》,专治慢惊,以补《内经》诸书之阙。《福幼编》行世已久,惟《遂生编》尚系抄本。余见其辨症立方,阐发详明，无疑不晰，既宝而重之，复不忍秘而藏之，爰合订成编，捐俸付之剞劂，以广在田保赤寿世之本志。凡编中所载各方，皆其潜心研究，屡试有验，方敢传刊，阅斯编者设非确有卓见，幸勿意为增减，又致自误，是更余之厚望焉。是为序。嘉庆戊午春仲，诰授奉政大夫同知湖南长沙府事世袭佐领年通家弟海庆拜识。

魏时杰序曰：余不敏，少习举业，屡困场屋，遂受聘入幕，迄今五十余年。赋性拘谨，每为当事所错爱，因之辛勤日多，暇豫日少，年未四十，半身怯冷，气分亏损所致。乃于检点公牍之余，翻阅医书，见岐伯论上古之人法于阴阳，和于术数，形与神俱，百岁尚可生子，今世以酒为浆，以妄为常，不知持满，不知御神，务快其心，遂于生乐，故半百而衰。然则人之寿命全赖气血以生神，气血一败，神无所依，欲长寿可得乎？若夫襁褓之子，脏腑柔嫩，气血未充，自古称为纯阳之体，每用寒凉消导，如身热恶食，或可治愈，至于痘症慢惊，肆用苦寒克消，未有不戕其命者。奈举世相传，竟成一辙，医者终身不悟，逝者瞑目无辞，可痛可悲，莫此为甚。余外孙舒廷藻头顶痘毒，群医束手，适遇在田庄先生，不施膏丹，但用补药，旬日全愈。又余幼子痘后发热，延医诊治，无非清热散风，渐至身热不退，两目昏沉，幸依《福幼编》原方医治，始获一醒。可见补气血之说真实不虚。先生向止《福幼编》一书行世，今又为痘症著《遂生编》，两书合刻，为保赤治痘法门，真可寿世。幼儿过此二关，再能养惜精神，将见普天下人皆可登上寿而享太平之福矣。余亦积数十年研究，治己治人，确有可信者，用敢历历言之。适先生自南来，为余言曰：此书甫著三年，刊版已经五处，益以见效之神，信之广也。鄂郡丁子敦夫、泰瞻昆仲集费重镌，余故欣然以为之序。时嘉庆六年辛酉春王正月，敕封文林郎四川嘉定府洪雅县知县衔七十八老人江夏魏时杰卓庵氏撰。

潘澍霖序曰：予自嘉庆十年得《遂生编》，沈潜玩味，觉其言当理即，什袭葳之。至壬申年冬，予子绍基年十三岁，气体本虚，天花极为稠密，予向见世间庸医一遇痘症，不察虚实，辄用大黄、黄芩等凉药，以致无所亏损，变症百出，而毙命者不计其数，心甚伤之。幸得四川孝廉熊君德芸，生平究心岐黄，兼善痘科，素尊信此书，故开方皆师其意，于温补之中加透发之药，自齐苗、养浆、结痂，无非培补气血，立见奇功。苏轼曰：方已经效于世间，不必皆从于已出。澍霖诚欲以著有成效之书，愿普天下痘师重开觉路，而救亿万赤子之生命，斯真苦海之慈航也夫！时嘉庆十八年癸酉夏季，吴兴潘澍霖雨田氏重刊并序。

光绪十二年《武阳志余·艺术》曰：庄一夔，字在田，武进人。湖北荆门州吏目，治事精详，尤深于岐黄之学。尝病俗医委云小孩无补法，每于热邪惊风诸证，辄投以寒凉表散之剂，恒致无救。一夔谓：风药多则阴伤而亡，阳气亦随耗，再进以苦寒，则阳明无司运之权，而失传送之度，杀人毒手，未有甚于此者，著《福幼编》。又论治痘之法宜温补兼散，治疹之法宜养血兼散，俱忌寒凉消导，著《遂生编》。其治小孩即濒于死者，群医束手，一夔排众论，予一二剂无不应手效。大要以温补见长。

时觉按：是书版本颇多，流传极广，除《遂生福幼合编》诸本外，又收于《宛陵张氏丛书》《寿世汇编》《济世专门编》《痧疹合刊》诸丛书。

《痘汇六捷》二卷　存　1779

清喻念祖撰，姚淳抄辑

自序曰：痘之为症也，其次序有六：发热、报痘、起胀、贯浆、收靥、结痂而已，均不出此六者。其为书也，文中主热，仲阳主凉，如《保赤》，如《心法》，或主中和，或主汗下，议论不一，惟在得宜而已。其可出顺险逆之外乎？仆见其书太繁，颇多重迭，学者惑于多歧而自误者有之，畏其太繁而中止者有之，故敢搜罗古今方书，与家传历验良方，辑成一帙，名曰《痘汇六捷》。盖由痘之次序而言也。既成而质之高明者，高明者曰：可也。简学者其居敬而行之。乾隆四十四年岁在已亥维夏吉旦，沐手敬书。

姚淳序曰：夫痘也者，形似豆而言也。初则发热、报痘，继则起胀、贯浆，终则收靥、结痂，古今方书详之众矣，总不出顺险逆之外乎？其中寒热表里之分，气血虚实之辨，虽各有条理，然议论甚繁，学者往往多歧而误矣。予友寄村唐君亦老于医，每过余家必谈道学。及前辈喻念祖先生《痘汇六捷》一帙，简而明，约而精，不紊不淆，正痘科中之秘书也。予即询有遗卷否，唐君曰：有。爰是踵其家，阅是书，真学积力久，博览群书而辑成者也。自先生济世至今，不仅一乡一邑啧啧而称之，曰：喻先生，痘科之神医也。无如余与寄村皆是后学，恨不得先生而从游，而今得先生秘传，是亦幸也矣。惜乎未付剞劂，流于当世，故将原本录出，仍照旧册编集，既业于医，敢不宝之而藏于笥箧乎？谨书数语以志之。嘉庆戊寅中秋前二日，后学姚淳拜。

时觉按：有嘉庆二十三年戊寅姚淳抄本藏上海中医药大学。

《种痘心法》一卷　存　1781

清古疁王珠(品泉,慎斋),嘉定钱大治(翼清)辑订

王珠《种痘心法》序略曰:《御纂医宗金鉴》特著《种痘心法要旨》一卷,全书集医学之大成,此册尤婴儿之宝筏。顾以卷帙洪富,购求不易,遍读亦难,而小儿医又多讳言种痘,种师复秘其说,故疑者半焉。数年前不揣冒昧,纂辑纯嘏诸家之说有足阐明种痘心法要旨者,谨注各条之下,欲刊未果。近见万维翰《大清律集注》,乃复加参校,典衣而付之梓。更愿好善君子广为刊布,使良法美意家喻户晓,天下无不种之痘,万世绝夭札之伤,以广圣天子保赤之至意,岂不休哉!时乾隆四十六年岁次辛丑三月,王珠谨志。

时觉按:收于《资生镜》,有嘉庆二十五年庚辰嘉定汗筠斋藏板之重刻本藏山西省图书馆。光绪七年《嘉定县志·艺文志三》载录为《种痘书》。

《治痘汤丸说要》二卷　存　1785

清白下孙丰年(际康,小田子)撰辑

小引曰:医方自长沙迄今,不可以万千计,后学即日为诵读,临症终不能切当,何也?盖症不明则无以检方,方不明则无从裁化,大匠能与人规矩,不能使人巧。方者,规矩也,巧即在规矩之中,苟必拘守成方,是犹抱规矩而徒执方员,病未愈而医先死于方矣。长沙为医方祖,长沙之方又从何方始乎?兹于痘门选成方若干首,附新方若干首,分报点、起长、灌浆、回靥、余毒五门示规矩也,又于门中分诀,逐方阐说,于规矩之中而巧寓焉,规矩之外而巧运焉。所谓居安资深,逢源者自得之也。夫善师者不陈,得鱼者忘筌,又何古方之必拘,又何今方之不可立哉?

刘继善跋曰:甚哉!医不可不知也,尤不可不深知也。不知则事亲养身之道何以全,不深知则毫厘千里之差何以别,攻补先后之宜何以施,而况幼科痘证为小儿生死关头,虽顺逆之数始发可征,而斡旋之方贵精于理,苟曰几日宜解,几日宜助,以印板文字,印定心目,则依样葫芦,何以对证也耶?善幼攻举子业,廿余年而未获一售,先严因谕善曰:不为良相当为良医。于是访小田孙老先生而进谒焉,先生不弃而曲引之,善诱之,比年则屯蒙稍开,觉得诸书册者尚多拘执,而得之口授者,自可会通。因疑而进质之,先生曰:以古书治今病,其犹持旧料而欲成宫功乎。矧风气屡迁,民质渐易,地有高下之别,治有南北之殊,泥于古者不可通于今,拘于方者不能达诸病,比比然也。缘授以手著《治痘对症说要》一书,善受而诵索焉,跃跃乎犹大匠之以规矩不易之法在是,因心之巧亦在是,因思《灵》《素》以来,著述多家,或详于病机,略于察脉,或止明诊候,不及证方,或徒标治法,罕明药性,抑或汇诸家之言供后人之采择,求夫折衷简约,独标指归,炳炳烺烺,足为后世法,如吾师者,盖亦寥寥。吾师貌严而恭,心醇而朴,抱圣贤之心,博施济之仁,而又恐泽一时不能寿后世,于是积三十余年之考订,将成三册,如《素问约注》《伤寒心得》二作方半,因同志诸公急欲登之梨枣,故先出兹集,不意正在付梓而吾师逝矣,呜呼!理道精微而才智易细,天竟不能假以数年,俾成他卷,此有心人当必群加悼叹。宁独善乎?然先生往而手泽存,睹著作而辨论宛在,究旨义而剖别当新,士君子斟酌损益,考先后以治疗,按源委以补泻,则痧痘备矣,切脉、察色、审声、辨气,以知病之所由生,则杂证详矣。晰气味之厚薄,随温凉寒热以扶正去邪,则本草全矣。推之而疮疡外症、妇人胎产亦皆寓引,而不发之中,高明者潜心探讨,可以上几神化,浅近者按图索骥,亦足以启其心胸,然则医固不可不知,而又何可不深知之,以重负古人之意及吾师之苦心哉?用是敬跋微言,附诸卷末。乾隆五十年岁次乙巳仲冬月上浣日,受业门生刘继善葆初氏百拜跋。

时觉按:收于《孙丰年先生幼科三种》,有乾隆五十年乙巳刘葆初刻本藏中国中医科学院。

《治痘药性说要》二卷　阙　1785

清白下孙丰年(际康,小田子)撰辑

时觉按:阙卷上草、木、果三部,存卷下,谷、菜、虫、鳞介、兽、人、金石水火土部,收于《孙丰年先生幼科三种》。

《痘疹汇钞》　佚　1786?

清武进恽熊(亨时,西园)撰

道光二十二年《武进阳湖县合志·人物志八》曰:恽熊,字亨时,国子生。屡试不售,乃业医。乾隆五十一

年大疫，熊祷于关圣前，默求神威除疫，神见梦于庙祝，疫竟止。江阴金捧阊《客窗偶笔》载其事，目为仁医。著有《痘疹汇钞》。

《恽西园痧麻痘三科定论》一卷 未见 1826

清武进恽熊（亨时，西园）撰

时觉按：《联目》载有道光六年抄本藏南京中医药大学图书馆，笔者未见。

《痘疹宝筏》三卷 佚 1795？

清嘉定赵曜（光远）撰

光绪七年《嘉定县志·艺文志三》载录曰：杨士元、徐玉瑛序。赵曜，字光远，子绵春，字开阳，世精幼科。

时觉按：徐玉瑛，号渭田，嘉定人。乾隆二十年举人，工诗画刻竹，与时起荃、王有香、张欣告有四先生之目，著有《吴畽画雅》。故赵曜为乾隆时人。

《史氏实法痘疹》一卷 存 1800

清吴县史大受（春亭）撰

自序曰：痘者胎毒，痘出五脏，又谓百岁神疮，以其人终身必有此一度。或云至老未经痘疮者，此必行痘之年于肌肉隐僻处见过一二点，未有苦楚，人不觉也。痘疮上古绝无，以故轩岐之书不载，秦越人、仲景皆所不谈，或云起于汉末耳。所云胎毒者，乃得之先天淫火之邪，又云母腹中之秽污入儿五脏而致，是皆始于有生之先，发于既生之后，乃婴孺生死第一关头。有以预服方药以解胎毒，有以初产时将儿口内不洁用手拭去，可免痘疮之患也。夫发痘之际，必有触动之因，或风寒惊食，或时气流行，故痘疮将出必先发热，甚者沿门挨户，与瘟疫无异。张子和云：斑疹之作，多于五寅五申岁，相火司天故也。春夏为顺者，喜其生长，秋冬为逆者，恶其收藏。至看痘之法，以形色、精神为主，疏密、虚实为辨，方书有顺、逆、险三者之分，变迁在气、血、毒三字之间。有志是科，须熟读书中条款而详辨焉。嘉庆庚申三月上浣，史大受春亭氏识。

时觉按：有嘉庆间抄本藏上海中医药大学，史氏尚有《实法寒科》《实法妇科》，均系《史氏实法》之分卷。

《种痘书》，《痧疹吾验篇》 佚 1805？

清江都焦循（理堂）辑

同治十三年《扬州府志·人物五·文苑》曰：焦循，字礼堂。少颖异，嘉庆六年举人。一赴礼闱，嗣以足疾不入城市。葺其老屋曰半九书塾，复构一楼曰雕菰楼，读书著书，恒在其中。著《雕菰楼易学三书》；又疏《孟子注》，著《孟子正义》三十卷；又著《六经补疏》；又考浙江原委以证《禹贡》三江，著《禹贡郑注释》一卷；并著有《雕菰楼文集》二十四卷、《词》三卷、《诗话》一卷；《种痘》《医说》等书若干卷。卒年五十八。

时觉按：同治十三年《扬州府志·艺文一》载录，光绪九年《江都县续志·艺文考十上》作《种痘说》，书名略异，并与《痧疹吾验篇》《医说》合为一卷。

《痘科红炉点雪》二卷 存 1808

清华亭叶向春（完初）撰，六世孙叶锡瑞编辑

篇首题词曰：松江郡守鲁公续修《府志》，及松江府宪纲册，载叶向春，字完初，幼读诗书，长攻卢扁，著有《红炉点雪》《晴窗摘锦》流传济世。为人行谊端方，谦和拔俗。万历四十一年，母陈氏心疾几危，百药勿效，日夜悲号，因默祷，割左肱煎汤以进，母啜而神爽如初。四十五年，父芳枝患痰症濒死，刲进如前，当即病痊。迨逾六年，父故，长哀斋戒云云。

江白岸跋曰：此书所略者，痧疹无分条，一病也；限乎歌诀，其词不畅，二病也；有正无奇，药方无多，三病也；抄者误字，歌诀重出，四病也。然立法颇好，世已难得，故代校补数节，助孝子之一端云尔。江白岸书尾。

叶锡瑞跋曰：《红炉点雪》一书，瑞六世祖完初公作也。书成藏长房，未锓版，而长孙遘狂疾，举付祝融氏，只字不留。瑞遍求阅时，知公当时门人多受读，因从其裔求之，惟痘科仅存，然亦残缺鱼鲁已。江白仙先生仁深保赤，为校讹补则，鉴定以济世，岂非体大生为生生欤？倘一斑见而全书犹有藏者，瑞愿请得而汇正之先

生。嘉庆戊辰闰月，六世孙锡瑞百拜谨识。

嘉庆二十三年《松江府志·古今人传》曰：叶向春，字完初，华亭人。父芳枝。

光绪四年《华亭县志·人物四》曰：叶向春弟日春，字完声，同春，字完彝，居东门外，皆良医。

光绪四年《华亭县志·人物五》曰：叶必传，字宛初，向春子。尝于府署闻间壁咳声，询知其人，劝之归。抵家，疾发而死。

时觉按：叶氏明末人，所著《红炉点雪》遭兵燹，后六世孙叶锡瑞搜集残卷，仅存痘科一门，于嘉庆戊辰刊行。有嘉庆十三年、十六年刻本藏中国中医科学院、上海图书馆、山东中医药大学，另有活字本、抄本。2004年收于《中国古代医方真本秘本全集·清代卷》第80册影印出版。卷端署：华亭叶向春完初氏著，江白仙先生鉴定，校正讹字、加评补则。内容：卷一顺痘八种、逆痘十四种、险痘十二种、杂痘五种、歌诀十三首、杂说二十二则，卷二头面痘图、诸痘图说、痘毒图说，后附《先生证治方案》《古方用法》。

《治痘秘要》 佚 1811？

清上元章廷芳（石纶）撰

嘉庆十六年《江宁府志·人物·技艺》曰：章廷芳，字石纶，上元人。痘医，著有《治痘秘要》若干卷。

《痘证溯源》 佚 1811？

清六合董勋（世安）撰

嘉庆十六年《江宁府志·人物·技艺》曰：董勋，六合人，世医，著有《痘证溯源》。

光绪九年《六合县志·方技》曰：董勋，字世安，子其升，父子并善外科。刻有《痘证溯源》行于世。

《痘疹秘诀》二卷 佚 1814？

清上海李桂（蟾客，秋芳）撰

嘉庆十九年《上海县志·志人物·艺术》曰：李桂，字蟾客，诸生，精幼科。嘉庆十六年辛未重游泮水，有《痘疹秘录》及《医案》。卒年八十。

同治十一年《上海县志·艺术传》曰：李桂，二十二保人。子熊，廪生，亦精幼科，著有《金镜录约注》。

民国七年《上海县续志·艺术传补遗》曰：李桂，字秋芳。

时觉按：嘉庆十九年《上海县志·志艺文》载录为《痘疹秘诀》二卷。

《黄帝逸典评注》十四卷 存 1824

清震泽沈闾（师闵，复斋）注，震泽张步階（驾六）评

邱孙梧序略曰：考之上古无痘，始于南北朝十六国春秋而盛于隋唐，故巫氏《颅囟经》后，惟《黄帝逸典》实为治痘之祖。旧传得之唐御藏中，作者何人，不著姓氏，大抵唐初之书也。蓝真人注以知白守黑之功，洞达先天水火二源，精深微妙，不可思议。然多为上智者言之，若中人以下之资犹苦未尽通晓，不若南浔沈、张二君评注本，逐句逐行鳞次笺释，尤为直白易明，毫无剩义。故此注实与蓝采和真人注本相为表里，并垂寰区。甲申之岁，适当五寅五申岁气大至，少阳相火司天，春阳布令而又加之以主气厥阴，客气厥阴，在泉预发之气，厥阴上下加临，木火炽甚，阛户沿街，毒痘焦烂。陈半亭先生悯群殇之无辜也，又忧时师之不读古书也，特出家藏秘本以广其传，殆所谓济世婆心欤？刻成，问序于余。世有大慈为怀者，必当深究《黄帝逸典》蓝注及沈、张所注本，当表散则表散之，当疏利则疏利之，别参唐宋明以来之治法，博观而精取之，于先天水火持其本，于后世时毒疫疠通其变。《黄帝逸典》任功而不任过焉，则生灵幸甚，在表章《逸典》注本者亦幸甚。道光四年甲申，中吴后学邱孙梧后同氏序。

陈赓飏序略曰：《黄帝逸典》一书为千古治痘之祖，旧有蓝采和仙师注本，固神妙难言矣。先大人晓江公自宦游归，闭门息影，觅得南浔沈、张删节评注本《黄帝逸典》，爱不忍释，时时精究之，后家中有时痘危症辄验。既而命赓飏从洞庭山周湘筠先生习岐黄术，盖大人济世之心綦切也，且欲刻此注本以淑世久矣。赓飏负笈于洞庭六年，既而往来金阊，徜徉于邗江、娄江、虞山、狼山，所见各州县小儿痘疹科，初发点不过以升防提之，三四朝不过以犀羚紫草透之，余皆非所知也。偶翻《临症指南幼科》所载一条，松江东地多宗《秦镜》，京口江北咸推管柽《保赤编》，吾苏悉遵翁仲仁《金镜录》，大抵各守师承，囿于方隅之见。所愿明于斯理者由

《秦镜》《金镜录》《保赤编》而上之,取《黄帝逸典》诸书说心研虑,探赜索隐,当必有深造自得之一境矣。少阳司气一至毒风昭灼,阖户沿衢,死亡枕藉,亲邻啼哭,惨目伤心,今年甲巳化土,五申岁支,木克敦阜,主客气助司天,毒痘尤烈,苟有精明其道如沈张两先生者,出而济世救婴,得乎心而应乎手,不难反夭殇而胥登之仁寿也,岂不善哉?爰敬述先大人志,手抄《黄帝逸典评注》本以付梓人,里中诸同人咸欢喜赞叹,醵资助刊。是役也,不徒承先人未竟之志,而又广先人之善而推而至于与人为善焉。余厚幸矣。是本与蓝仙注本各极其妙,互相发明,特蓝仙注本一段一注,此则逐字逐句,更为通畅,旁有加注,本文略删节繁冗,所谓言有尽而意无穷者,世之读是书者,其亦言有尽而意无穷欤?至于博综众说,会归水火二源,则详见后同邱子序,后同与余论医如针芥合,生平谈研经史,惜不能专著俞跗生家言耳。爰倩后同先述古今源流而自序悯世苦心如此。道光四年岁次甲申,半亭陈赓飏书于聚五堂之南荣。

张在田《述略》曰:上古之世,风俗淳和,民鲜痘症。至汉建武时,马援南征,军行下隽过壶头关,士卒疫死大半,援亦中病寻卒,相传为痘症之始。嗣是而后,渐见于世,求其不犯是症者,百无一二焉。先祖驾六公悯赤子之多厄,见妄药之致误,存心医学,稽古独深,究灵素之微言,阐仲景之要义,其于阴阳脉理、脏腑虚实,以及司天岁气、寒热温凉,靡不讲解,洞悉根源,是以出而治症,咸称寡过。惟痘之一症,未见经文,殊难折衷,于是博采群书,自宋迄明,与夫昭代,得数十家,究其议论之是非,症治之得失,要皆各执所见,互标名目,而脏腑虚实、传经异用,未尝一置论焉。后得麻溪沈复斋先生閒所藏《逸典》一书,托为蓝采和所作,以补《素问》所未及,阅其词旨宏深高远,其论夫痘之为症,症之为治,有迥出群书之外者。为之去其繁芜,正其纰缪,间有于理不达者率以意改之,与夫症治所不切者直削去之。使词义昭宣,而因症知经,按经施治,实有济困扶危、反凶为吉之理意,以是书为痘科之宗范,而复斋复为之详注焉。盖欲使业是科者知痘之有脏腑轻重之分别,用药有虚实补泻、始终前后之难易,不可概指为火毒,以凉药折之,以毒药攻之,使病而属实犹足以胜其所治,而稍涉乎虚者罕不为其所害矣。今因禊湖陈半亭先生之刊刻是书也,而谨述其略如此。张在田述。

时觉按:《联目》《大辞典》载亡名氏《黄帝逸典》十四卷,不载是书,有道光刻本藏浙江图书馆。扉页作:道光甲申春镌,痘症要书,《黄帝逸典评注》;卷端署:震泽沈閒师闵注,张步階驾六评。书载十四论,卷各一论,为卷一原痘论,卷二脏腑论,卷三格三论,四传经,五发热,六报痘,七点八胀,九浆十靥,十一余症,十二方,十三药性,卷十四麻疹论,附痘后余毒。

《金镜录约注》 佚 1837?

清川沙李熊撰

时觉按:道光十七年《川沙抚民厅志·杂志》之《艺文》载录,同治十一年《上海县志·艺术》亦载。

《经验小儿月内出痘神方》一卷 存 1836

清亡名氏原撰,吴县高培元(问梅主人)传

紫阳山人序曰:盖闻为善降祥,礼上天好生之德,良方广播,实下民简便之门。昔年稀痘插法,美哉善哉!近今牛痘传浆,可歌可诵。恐里道迢迢而恩泽不能遍及,寸衷耿耿而海隅何以周知?余偶过同年胡君任内,见案头有《小儿月内出痘神方》,不胜喜跃,更为便易,窃思兽类尚有月内痘厄,而小孩岂无天花关头?无论地即远近,皆可解囊而得保万全,势纵维艰,不费多金而获益良多。余不揣固陋,付梓成函,庶人人阅之甚便,亦藉以永传不朽。是为序。时在道光十六年,紫阳山人谨识。

高培元序曰:痘乃婴孩至要,幼科第一关头,最为惊险。考之医学经传,历来治痘之方虽有所宗,然亦议论不一,即陈、钱二氏温凉治法各异。惟自种痘一法,广搜医宗群书,莫测其原,虽云宋真宗时峨嵋山人所创,余谓之曰:此成方中附托,非经传所载,不作为据。兹来南儿省之苗种盛行,其必待至周岁或三五岁方种。夫岂知小儿筋骨已坚,胎火蕴毒藏伏已深,既喂乳人食物中之余毒,且或时有外感,以他孩之痂引彼孩之痘,禀赋之强弱亦有所不同,故难百发百中。近以北地牛痘过浆之法,官绅设局施种,子民沾惠,诚善举也。殊不知过浆者只能引去肌肤之浮邪,于肝肾至阴之处,漠不相关,故有需种三回四次之说。若是则阴阳不和,风邪蕴蒸之时俗,为天花盛行之际,能保不再出者几希矣。余自弃儒业医迄有年矣,欲继叶、薛之宗绪,备参遗迹。窃惟儿科一门,著述丛杂,未敢遽别真伪,虽具保赤之心,慊无卫婴之术,抱愧奚拟?丁亥秋,陈舍亲念本由皖江回吴,袖出一卷示余,云:自至友处得来,真护婴之至宝,曾在皖南亲睹如法而行者无不效验。阅是签曰:小儿月内种痘方。其药性之冲和,议论之详切,并无戕伐本元,剥耗真精,洵保赤之良方,无怪陈君之获是书而珍同拱璧。常存恻隐,得此奇遇,其救世之婆心,随地皆然,果能日新又新,益信乎其纯一自然。旋欲付之手民,余意有上下江水土禀赋之异,必待亲试而后刊。细考此方,《良方拔萃合璧》中早有刊出,惜吴地所未举行,客冬今春,亲试数孩,均以应验若神,遂得决志锓板,推广寿世,以公同好。复询于余,余固质钝才疏,爰以实见确问,聊志数语,以诚征信,况原序中详切明辩,已无遗漏,毋庸赘述。得此方之流传,保赤靡涯,可为种痘之正宗,较之苗种过浆,稳捷万倍,尚祈远方善士翻刻广布,斯功斯德,无量无疆。时光绪已丑十有五年孟夏,古吴问梅主人高培元谨识。

时觉按:以桃红四物去川芎,加银花、荆芥为小儿月内出痘神方,后附《痘源篇》。

《经验麻疹真传》六卷　存　1840

清长洲张璐(路玉、石顽),南邑俞中和撰,辋川黄大霖(树轩)汇辑

黄大霖序曰:麻疹一症,方书所载总不若我邑小儿科俞中和论列详明至当。因未发坊制,人多不知,间有后裔留传抄本,方列之中,颠倒错乱,有鱼目之混,拘执之徒泥乎一定,其祸非浅。近得张石顽《医通》,总论例治与此意义符合,而所录方药更详细精,行斯道者务须细心参考,不得妄以己意增减。今人于其不思饮食者,若必强以食之;于其热滞烦躁者,若不与清凉解毒消导,而即将生鸡剖开,用麝遏肚,以拔其毒;于其惊搐者,忽以灯火艾叶灸之;于其浑身胀痛者,或用芫荽水食并熏洗,又执俗说护麻浪痘,将衣被厚护,甚至汗出太多,毒反内逼,亡阳之变不可枚举。以上俱症,庸医如此治,忍心害理,真可痛恨!速宜用川连、犀角、羚羊角、石膏不时与服,方可救转一二,不然束手待毙,无可如何。故特指之以示览云。辋川黄大霖树轩氏书于部首。

梅启照序曰:从来仁人君子所处不同,为善之心则一。昔苏东坡好传验方,陆宣公裒集药书,其他丹方秘录,屹然林立,至麻痘一节,每憾缺如。即有前贤论及,亦或择焉不精,语焉不详,致令临斯症者左支右绌,全无准绳,或以私见妄治,或以古方混施,一食下咽,祸如反掌,良可叹也。近得俞中和先生所著《麻症真传》,聂久吾先生《活幼全书》,可谓精且详矣。惜兵燹后风霜剥蚀,旧板无存,至传本之行世者,真蒙泉剥果也。兹幸诸友人好善同心,慷慨乐输,俾重付梓,以广流传。庶乎业此症者得所依据,不致误投药饵,即非业斯症者,亦于展卷间得其大概,诚于世不无小补云尔。爰以为序。光绪己卯秋七月既望,抚浙使者梅启照撰并书。

黄恒《痘症心法歌诀》跋曰:医学之难,莫难于幼科,幼科之难,尤莫难于痘症。世之业是者,往往执定数方,限以期日,以发热之日用某方,起胀之日用某方,灌浆之日用某方,以致收靥结痂,无不拘拘于此。其在顺者,原可取效,若稍涉险逆,胶柱鼓瑟,毫无变通,多有不验,势将坐视矣。客腊,余儿孙辈相继出痘,中间颇为棘手。元旦贺岁,登汪君宽甫姻大兄之堂,偶述其状。宽甫曰:是殆泥于期限用药之故乎?余闻之,始知宽甫精于岐黄而不肯自炫者,因固请过舍诊视,乃果一一回春,俾得转险为顺。宽甫复出一编示余,曰:此《痘症心法歌诀》,自粤东携归,所用方药,悉出其中。余素不精习,翻阅再四,见其治痘之法,始终毕备,虽宽甫法眼之高,用药精详,固有神明于是书之外者,而是书实治痘之金针、活幼之宝筏也。爰急付梓,以公同好。时道光二十年岁次庚子暮春,海阳黄恒谨志。

光绪重刻跋曰:右列方论,颇为周详。至于麻后变症,某病、某方、某药,不可谓不详且备矣。如或变症相兼,非上虚下实,即表热里寒,或鼻血红而大便泻青,或舌尖紫而小便溺白,又或咽痛目痛,兼及腹痛口干、唇干,还致喉干。此中虚实相兼,寒热相乘,不一而足,何能逐一言之?惟望治斯症之君子存心济世,以人之幼如吾之幼,将无方处求方,难治处索治,自能触类旁通,即此达彼,神而明之,存乎其人,何患麻后病变千状万态而不能愈也哉?光绪拾肆年立秋后三日,宣邑沚镇同人重刻并跋。

翟体政序曰:麻症向无专书,自张石顽、俞中和两先生创为是编,而麻症之精微以出,世人乃识所向方。其书刻于辋川黄氏而毁于兵燹,其后春谷刘氏复刊之,顾多行于皖南,而皖北则未之见焉。同治季年,南陵何君种痘吾邑,携有此书,余见而喜之,跃然曰:是麻科未有之真传,子何由而得此?曷惠吾数本以广流传?适书已散尽,因借抄一通,藏之箧衍,已阅多年。今年春,吾乡麻症盛行,危险迭出,因而致毙者所在多有。余悯然曰:是未读《麻症真传》一书,而吾藏之久矣,安得不亟之以公诸世乎?姚君挹清又极力赞成,遂即布告同人,相与集腋,刊板传世,俾得家有其书。知医者固能推石顽、中和两先生幼幼之苦心,以康济斯世:即不知医者亦能识所向方,不至南辕而北辙也已。光绪二十七年岁次辛丑仲春月,无为翟体政礼门氏谨识。

姚鹏远跋曰:国朝张石顽先生名璐,字路玉,石顽其号也,著有《麻症总论例治》并四十则,详载论方;南邑俞中和得而推阐之,有《撮要例言》及八十症,论列详明。其后辋川黄氏复加汇辑,刊刻寿世,乃轮铁消磨,原板毁于兵燹。岁辛丑元旦后三日,晤翟君礼门,相与筹论,礼门亟出藏有抄本,互相厘订。旋于八日先行付

梓，颜其额曰《经验麻症真传》，即步告同人集腋蒇事。吾知是书出，为业医者之金针，即不精于医，愿家置一编，遇症之顺逆常变，开卷了然，如症疗治，百无一失。俾三先生诚求保赤之苦心得而推广者在是，补造化生成之偏者亦端赖是书，登幼幼于仁寿之天云。光绪二十有七年岁次辛丑季春之上浣，江南姚鹏远挹清鸿印氏谨识。

时觉按：是书又名《麻疹秘传》，亦即《麻症秘传》，然《联目》《大辞典》《通考》以为二书，题《麻疹秘传》为张璐、俞中和合撰，而《麻症秘传》为黄大霖所辑，误。《中国医籍大辞典》既题为张、俞合撰，又以为成书于光绪二十三年，尤大误，张为康熙间人。黄序未署年月，汇辑时间未明，其卷六《痘症心法歌诀》黄恒原跋署于道光二十年，当辑于此时；《联目》以为辑于 1697 年，亦误。今存光绪十四年、十五年、二十七年刻本，光绪十四年刻本藏中国中医科学院和上海中医药大学。辋川，今陕西省蓝田县辋川镇。

《痘症辨疑大全》六卷　佚　1740？

清无锡秦伯龙（春山，蛟门）撰

《吴中名医录》曰：秦伯龙，字春山，号蛟门，清无锡人。生于康熙乙丑，卒于乾隆甲子。雍正二年进士，潍县知县，著有《痘症辨疑大全》六卷。

时觉按：道光二十年《无锡金匮续志·艺文·著述补遗》《锡金历朝书目考》卷五载录。

《治陈易斋子痘论》　佚　1840？

清吴江陆俊（智千，猗竹，鹤癯道人）撰

道光二十年《平望志·文苑》曰：陆俊，字智千，号猗竹，晚号鹤癯道人。忽得咯血疾，医者曰：能静养则愈矣。其祖父多藏书，乃精洁一室，尽发其书遍阅之，掩卷茫然也。后读《朱子全书》，至“心之虚灵，无有限量，如六合之外，思之即至”，遂静坐数月，恍然有悟，纵笔为文，顷刻数千言，不加点窜，自成章法。其所读之书了了于心，人颇讶之，有摘隐僻书中句问者，即背诵其上下文。忽一日，有人言某某病难治，俊曰：当用《圣济总录》中某卷某方治之。试之果愈。由是求医者无虚日，俱有神效。所作诗文不存稿，其弟诸生念祖拾其数十篇刻之，曰《骈拇賸墨》二卷。年五十三卒。其书法似赵董，有《文乐堂墨刻》二卷；其画山水如吴历、查士标；其《武林游草》《题画诗》，其中年所刻也。子纫兰，国学生，能传其医学，兼工画。

时觉按：光绪二十五年《黎里续志·寓贤》卷十一载录，谓：“诸生陈子谅子疾濒殆，诸医束手，邀俊治之，亦谢无术。泣请而后定方，药之即瘳，有《治陈易斋子痘论》一首，语多元妙。”

《痘学钩元》　佚　1840？

清吴江陆得楩（禹川，畏庭）撰

道光二十年《平望志·文苑》曰：陆得楩，字禹川，号畏庭，县学生。工诗古文，善医，著有《痘学钩元》。家贫多故，儿不能糊口。

《豆疹索隐》一卷　存　1844

清武进曹禾（畸庵）辑

自序曰：《扁鹊列传》扁鹊随俗为变，不名一艺，赵贵妇人则为带下医，周重老人则为耳目痹医，秦爱小儿则为小儿医。是古医技本贯通，非泛泛者所能为也。今之小儿医尤重治豆，称为专家，实不知豆之原始，盖泛泛者也。治豆之法出于晋唐，至宋始备，其神明变化原不滞于规矩，而由规矩以生，故精义奥旨莫不与经方遥合。后医撰为诞谩不经之说，概不以病就方，惟喜破坏成法。赤子何罪？心窃悯焉。爰辑豆家精言，理繁归易，务准实济，为之序曰：医不知本则昧学术之所从，病不知本则昧补救之所措，乃原豆之始，为豆原第一；别豆之形，为豆形第二；征测部位，揣度顺逆，为部位第三；察发热轻重缓急，为发热第四；标豆迟速疏密，为标豆第五；标齐颖长，邪正相持，虚实不别，祸基立成，为起肥第六；颗满浆生，外虚内实，攻补失当，危亡踵接，为行浆第七；浆足痂成，豆事渐竣，爱护偶疏，全功顿弃，为收痂第八、落痂第九；方法、药性精义存焉，差以毫发，易利成害，选方二十七道，分类疏释，为方解第十；男女殊体，长幼殊性，明其体性，未有不中肯綮者，述成人异治，种豆择苗，为杂疗第十一；斑疹麸疮水疱，宋贤与豆罔门异治，择方比例，为麻沙隐疹第十二。凡一十二篇，义不妄出，法必有据，自谓不无小补，知我罪我，企诸后贤。道光甲辰夏日，武进曹禾。

时觉按：收于《双梧书屋医书四种》，有咸丰二年壬子自刻本藏中国中医科学院与北京中医药大学。光绪十三年《武阳志余·经籍》载录。

《豆医蠡酌录》三卷　存　1844

清武进曹禾（畸庵）辑

自序略曰：禾拙不文，雅嗜载籍，道光辛丑著《疡医蛾术录》竟，慨豆书之不经，豆医之不学，探索古书，务穷底蕴。始知豆出最后皆晋唐经方家，及北宋明医参详作疗，其神明变化原不滞于规矩而由规矩以生，故精义奥旨往往与经方遥合。后人未究本源，不明此理，得其一鳞片甲即变为支离繁碎之说，纷嚣聚讼，愈神愈晦。于是治豆者概不以病就方，惟喜破坏成法，致药不按方，方不中病，幸而愈则高自矜许以炫异，不幸而死则狡辨呵喝以自脱，洊致仰之鬼神、委之天命，赤子何辜，罹斯夭枉，心窃悯焉。爰辑豆家精粹之言，证以古人成法，为《豆医蠡酌录》一十三篇，去繁从简，理难归易，务准实济，非以私术臆见断焉者也。书既成，因为之叙，叙曰：一、本源宜追溯也。迺原豆之始，推其时代，引证诸家，胪其名目，俾读者有所稽核，为豆原第一；别形之正变，测气之传舍，为豆形第二；征标点之部位，度全局之顺逆，为部位第三；联肢体之骨度，配经脉之循被，为经脉第四。凡此皆证之《素问》《灵枢》者。一、诊验宜缕晰也。因察发热轻重缓急之利害，为发热第五；标豆迟速疏密之顺逆，为标豆第六；标齐颗长，邪正相持，虚实不别，祸基立成，为起肥第七；颗满浆生，外虚内实，攻补失当，危亡踵接，为行浆第八；浆足痂成，豆事渐成，爱护偶疏，全功顿废，为收痂第九，落痂第十。凡此皆撷诸家精粹，证以医经经方者。一、杂义宜摭抉也。男女殊体，长幼殊性，故治豆必度人之性以求豆之性，得其性则责虚得虚，责实得实矣。因述成人异治、种豆择苗法，为杂疗第十一。一、药性宜详绎也。因择经方近方之平正通达切于豆用者凡二十七道，分类而疏释之，为方解第十二。一、麻沙宜分列也。斑轸麸疮水疱，宋贤与豆疮同提并治，后人好奇，创议各辟一径，持论徒娇，殊难蒙溷。遍核医经经方，竟有联合而神于用者，凡得数条，皆前人所未齿及，比例详解，为麻沙隐轸第十三。凡此一十三篇者，一义不敢妄出，一法必有据依，博采众说之英华，求合圣经之要典，岂曰必征必信，自谓不无小补，知我罪我，企诸后贤。壬寅至甲辰，凡三阅寒暑而葳，天中前一日，武进曹禾识于惜阴书屋。

时觉按：扉页作《痘法述原》，有道光二十四年木活字本藏北京中医药大学，中国中医科学院藏有抄本，末署：门人阳湖刘汝航校。但《武进县志》《医学读书志》仅载《豆疹索隐》而未及是书。

《痘疹书》　佚　1850？

清仪征洪牧人（茱萸老人）撰

道光三十年《仪征县志·人物志·艺术》曰：洪牧人，号茱萸老人，著有《痘疹书》行世。

《痘疹金针图说》九卷　存　1851

清上元吴仪（竹坡）撰

邓廷祯序曰：同乡吴生竹坡，以所作《痘科图说》乞序。余览毕，为之序曰：痘之为字，《说文》所无，痘之为病，《素问》、《难经》、张仲景方所未有。盖创见于六朝，而大盛于元明，以至今日，医家以为由胎毒，是诚然矣。顾胎毒也，何以古无而今则有欤？昔者唐虞三代，饮食有时，起居有制，取火于木而掌以司爟，藏冰于冬而职以凌人，其养人者如是其悉。而又导之以礼，以防其弛纵，和之以乐，以宣其湮郁，犹惧其未也，凡夫奇技淫巧，以至食物不时者，皆不得鬻于市，分至之日至，使官徇于路，警之以"不戒容止，生子不备"，若此者皆今之所谓迂而可笑者也。然其时教布于上，化行于下，民之嗜欲淡泊，血气和平，生则尽其天年，而无札瘥夭昏之患，又安有所谓胎毒者与？汉魏以后，礼乐堕坏，一切随之，藏冰诸典，世多不行，而一取火于猛烈之石，其所食者多害人之物，其所行者皆纵情极欲伤生之事。盖人至授室之年，而脏腑鲜有无病者矣，胎毒之说由此其兴也。嗟夫！天下之事亦探其本而已矣，本之既坏而欲其后之无伤，凡事皆不能，疾病者特其一端焉尔。是故以痘言之，其受毒浅者，名医可治也，其受毒深者，虽扁鹊、仓公复起无能为也。吴生之书，余未能尽通其说，观其引证笺释，条鬯通达，其诸今之名医与？昔吾乡有戴麟郊著《瘟疫论》，吴生之书殆可与抗行与？得其说而善用之，是在其人，而余之意更欲使贤者究古昔教养之旨，不泥其法而通其意，使人淡嗜欲，平血气，自保其身，而因之保及赤子也，不亦善夫？赐进士出身资政大夫振威将军巡抚安徽等处地方兼理粮饷兼提督邓廷桢序。

时觉按：有咸丰元年刻本藏中国军事医学科学院、苏州大学炳麟图书馆及陕西、上海中医药大学。

《瘄疹必读》一卷　存　1852

清魏士芬(芝汀)、徐荣达(竹畦)同撰

自序曰：迩年瘄疹之证日甚一日，且多不治者，何也？缘由汉迄今，医书林立，证治精详，莫不具备，而独于瘄疹门从无专学，间有一二及此，瘄或见于伤寒之末，疹多附于痘证之中，致使后人无所宗法。或早用寒凉，或杂以燥烈，或骤加腻补，因而害事者往往有之。盖天有八风六气，俱能生杀万物。凡疾风暴雨，酷热严寒，四时不正之气即为戾气，人若感之，便能为害。且迩年来天道南行，冬不藏阳，每多温暖，及至春令，反有凛寒，皆为非时沴之气，感触者蕴酿成病，所以其证发必一方长幼男女相似，甚或传染与疠疫同。禀气旺者，虽感重邪，其发亦轻，禀气弱者，感微邪，其发亦重。医者必须究其发病之因，循序以治，毋早进一切寒凉、燥烈、腻补之药。古人云：发表未除，不可攻里，上盛未除，不可攻下。真不易之定例也。所以先贤败毒等散中皆用表药，即此意耳！余二人因不揣固陋，遍考方书，融以心得，汇集成编，非敢谓补前人之未备，亦聊以资卫生之一助云尔。时维咸丰二年岁次壬子仲吕之月，魏士芬芝汀、徐荣达竹畦识。

时觉按：有光绪十一年乙酉奚松如抄本藏上海中医药大学。

《痘花启蒙》一卷　存　1853

清董进材撰

自序曰：夫痘疹一症，为人身生死之关，而人岂可不慎哉？今考诸方书，议论精微，恐后之学者未免难豁然于胸中，今将古方汇成歌诀，则五脏六腑表里虚实阴阳可以明辨而无疑矣。时在咸丰三年癸丑正月，书于草堂南窗之下，选撰。

时觉按：有咸丰三年抄本藏上海中医药大学，其扉页署：董进材先生辑，《痘花启蒙》，存仁堂选撰，癸丑春月。

《痘疹保赤类编释意》不分卷　存　1857

清海门凌仁轩撰

《保赤类编小引治案叙》曰：痘疹两科，男妇不免之症也。方书治疗，议论纷繁，而立方施治，善本却少。况此两症施治稍差，祸不旋踵，家中藏本，乌可少耶？余少不谙医，且以痘疹为小儿疥癣之恙，素不经心，虽先大父业是科者有年，间为开说，时年及壮，置若罔闻，家藏善本仅事胥抄而临症治疗不知也。癸巳，儿垣以岁余患痘，其症颇险，迩时大父年逾八秩，一切汤药禀命维殷，至灌浆时，寒战咬牙，几难救药。犹忆大父龙钟泪眼，然为审视，独以为痘重浓清，色尚红活，当不坏事，随命余检点方药，谓宜服异攻散。半日之间，开口进食。大父喜形于色，以其定见可凭也。四年后，大父弃养。岁越庚戌，次子东府又复出痘，发热之初即唤腰疼，急照藏书服人参败毒散，已知其症之不善也。胀浆时谵语频增，痘色红紫，欲加前之方药，一主于大父，而已渺不可追矣。翻阅方药，多属不治，夜叩春霆先生家中求商方药，伊出《保赤类编》一书，内藏治谵语者宜导赤散，归而治之，不日就愈。因而潜阅是书，立方最稳，用意独殷，一片婆心，洵堪救世，一时未暇抄录。癸丑，馆食大塔，东家适藏是书，余偶谈及，彼此称善。惟苦卷帙浩繁，论症立方，不便翻阅。爰以课读之余，按症编成歌句，歌意或有未明，即就顶幅摘录原文，并将药方注载歌次，随阅随得，前已见方，后志某则，较之原书，似更便焉。卷中独缺妇人孕妇出痘治法，因取大父藏本二症治法补入歌中，并将痘毒成现用三仙丹吹入即愈，与痘当浆胀痘during六七成泡，顶现小珠，曾经用药竟获收功者，已效二症，随补歌中(七十一则并百九十六则)，以备不虞也。是书后载小儿男妇并出疹治法，亦同编入，仅得俗歌二百七十六首，余则《瘟疫论》暨方书所载良方随意欣赏，即增编末。虽曾类编所有，要皆经验良方始加入也。歌词只求书旨明白，声韵、词华与平仄等概不可拘。若拘声律，固谢未能，诚恐言务雅驯，未能便俗故耳。钞成，名之曰《便读歌》，并附儿曹医案，非谓知医，亦欲以身试者人堪共试也。至于歌词谫陋，叙说荒唐，自已抱愧，若先生大人力加诲正，是余之厚望也夫。咸丰七年岁次丁巳仲夏月上浣谷旦，外江清荣狙化轩氏复抄。

欧阳眪序曰：医莫难于幼科，幼莫难于痘症，古来著书立说，代有其人，而我言攻者不言补，言补者不言攻，胶固之见未融，俾阅者庞然不得其宗，致使痘有可生者而亦莫之救，是痘症之误人甚，而科书之误人尤甚也。吾乡仁轩先生深晰岐黄及张刘李朱四大家之旨，悯赤子而寓保赤之心，明医法而指俗医之迷，取古人之论而参订之，尊古人之意而引伸之，就古人之方而编辑之，分其条目，著为诗歌，词取浅而不文，语求明而不晦，读其书者皆知补泻温凉，随症投剂，因症运方，则无不可治之痘疮，即无不可保赤子矣。晒读其书及其原，行知渊源有自，阅历尤深，诚医学之津梁，保婴之宝筏也。因羡慕之而乐为之序。海门欧阳晒。

时觉按：有咸丰七年富荣堂刻本藏北京中医药大学。

《牛痘新书》一卷　存　1850

清南海邱熺（浩川）原撰，丹徒王惇甫（新吾）增补

王惇甫前牛痘序曰：自古至常之事，其始曷尝不奇？智者知之，愚者疑焉。南海邱浩川先生以牛痘传于粤，保全赤子已过万千，吾师善化杨煦生夫子心毅由粤传于楚，香山曾卓如制军传至京师，迄今数十年，种者不再出，凡前后试者无不同然。然则其事未尝不奇，行之既久，遂习以为常矣。乃或有拘执不信、观望不前者，此皆见理未明、泥于成说而不能通变者也。夫痘，先天毒也，毒无形而有气，气蓄于内发于外，于是著形如豆。牛痘之法，剔皮毛，刺肘臂，由三焦入五脏，此直达捷径也。天行者，由内达外，牛痘者，由外引内，其事虽殊，其理本一，有何疑焉？近世种痘者泥古塞鼻之术，不知由肺而入，绕道诸经，每多变症，今牛痘新法由三焦直达肾经，趋易避难，事半功倍。体上苍好生之德，开下民简便之门，从此愈传愈广，普济婴孩，实可补造化之缺憾焉。是为序。道光十一年辛卯春二月，丹徒王惇甫新吾书于汉阳晴川阁敦本堂。

王惇甫后牛痘序曰：予少时游幕粤东，时阮太傅文达公督两广，重修省志，予与仪征秋史榜眼令嗣江君启同遇于节署，成莫逆交，谈艺之次，见志书杂录中采入牛痘新法，心甚奇之。亟见南海邱浩川先生，读其《引痘略》钞本，及当代名公钜卿投赠之作，不觉心悦诚服，欣慕久之。因束装归里，就道匆匆，虽慕牛痘之奇而未得刺种之法，耿耿于心。丁亥春，就幕楚南，闻善化杨煦生夫子善此道，予信之深而求之切，即执贽谒见，受业于门。吾师善乐人同，慨传衣钵，是时同门从游者休宁程茂远、汉阳傅达尊、歙县汪征远及湖南本省诸君，共十三人。历四寒暑，闻香山曾卓如制军已设局京都广东会馆，其道盛行。予遂由湖南买舟雇婴，渡洞庭，传浆至湖北。吾乡业醝汉口好善诸君，设局汉阳晴川阁，武昌绅富亦设局于黄鹤楼，种牛痘者络绎不断。予遂图传浆下江浙之计，特印《牛痘新书》万册，雇黄安吉信舟由楚入吴至越，沿途分送，为东南导引之先声。甲午春，当涂，予告尚书黄左田宫保，偕芜湖王子卿观察、陈小实广文，设局芜邑丰备义仓，延余倡首刺种。余欣然由楚雇乳妇携群婴飞渡长江，接种至芜湖，牛痘始入江南境。宫保诗云：一阵凫舟飞楚北，满船牛痘下江南，信可乐也。乙未冬，天寒浆断，拟再赴楚购浆，因路遥人众为难。吾乡包厚村观察保赤诚求，当仁不让，请于两江制府陶文毅公给照遄行，关津无滞。自楚至吴，舟中集幼孩而传种之，往来水程四千里，花费万金有奇，遂得达扬州，分种清江浦，时丙申春三月也。于是大江南北均得分浆广种，诚所谓洒功德水遍大千世界者，非寻常善举所可并量齐观，宜乎厚村后嗣昌盛繁衍，获报无涯而永膺余庆者也。名曰《牛痘新书》，是启前贤亘古未发之蕴，补历朝良医未备之书也。又序。道光二十七年丁未夏四月，丹徒王惇甫新吾书于江宁省城生生堂。咸丰九年已未冬十月，羽士鲁秋畦住持姑苏让王庙，重刊书板，益广其传，属予于序。予嘉其善，略加增改，述其颠末以告同志云尔。新吾又识于吴门沧浪亭寓斋。前两江制军陶云汀宫保书云：牛痘传至江南，善机动自足下，为济时之木铎，实传世之指南。经始者备尝辛苦，积久必自回甘，道之将行，尤宜努力云云。新吾并识。

吴钟骏《姑苏沧浪亭种善堂牛痘书序》曰：自无痘而有痘，自有痘而鼻痘，自鼻痘而牛痘，固天运之变更，亦人事之精巧，以旷古未闻之法，补前贤未发之蕴，度婴儿最要之关。呜呼！道至此，大矣哉！丹徒王君新吾为江浙创种牛痘之首，老稚男女举欣欣然有喜色而相告，余以为仅知其仁术耳，而不知其所尤难者。初创时，富者以善举告之，送其书，劝其乐善，贫者以金帛许之，劝其种，买其接浆。每逢酷暑严寒，其辛勤倍于他日，数十年恳恳殷殷，倾家资竭心力，而未尝伐其劳。赤子普被其泽，阴受其福，后世有不奉之若神明者哉？王君少游粤楚，得牛痘法为最先，传痘浆为最广，创痘局为最多。往年吾友沈君玉生同人设种善局于沧浪亭，特延王君倡首以开其端，招其徒陈鸣山继其事，不独泽被姑苏，早流传于闽浙。沈君重锓书板，请序于余。余官京师时目睹其妙，深知尽美尽善，所谓立德立功立言三不朽者，惟牛痘之道足以该之矣。将见此序与《沧浪亭记》共传不朽云。道光三十年庚戌春二月，吴县吴钟骏姓舫撰文。

黄钺《芜湖丰备义仓牛痘局序》曰：余官京师，早知牛痘之妙，思传其道于江南未果，所极难者以浆传浆，难在鲜苗连绵不断耳。余告归里后，每见天行传染，保全不过十之二三，殊堪悯恻，心常歉然。牛痘始于粤，传于楚，达于京师，保赤新法久已信而有征矣。此道惟粤楚都门笃信力行外，亦未闻踵而行之者，良法终湮，

洵为可惜。偶晤同年友，见丹徒王君新吾重辑新书，知王君已同人倡局于汉阳，离芜不远，遂致书之楚，特延王君共襄义举，王君欣然由楚北雇带乳妇群婴轻舟东下，接种至芜湖。往年思之未得者，一旦快然得之，为之狂喜者累日。牛痘入江南之始，大江南北快睹争先，儿子少民请设局于芜邑丰备义仓，重刊痘书，以绵善举，洵足补天地之憾，并可夺造化之权。特嘉王君之勇于为善，善乐人同，牛痘新兴，刺种维新，以告天下之诚求保赤者。道光十四年甲午春三月，当涂左田黄钺识。

时觉按：有刻本藏中国中医科学院。

《牛痘诚求》一卷　存　1863

清南海邱熺(浩川)原撰，丹徒王惇甫(新吾)辑

自序曰：痘症为小儿关隘，每当天行沴厉，家传户染，虽有医方保护，因此夭札者不可胜计。向来鼻痘一科，堪以斡旋造化，然只能先事预筹，究难万不失一。惟牛痘别开门径，一一生全，较天行之痘固趋易避难，即较鼻塞之痘，亦事半功倍。予少时游幕粤东，时阮太傅文达公督两广，重修省志，获见志书杂录中《牛痘新书》一篇，心甚奇之。后谒南海邱浩川先生，并读其《引症略》抄本，尤欣慕焉。然未得刺种之法，常耿耿于心。丁亥春，就幕楚南，闻善化杨煦生夫子心毅精此，予信之深，求之切，执贽受业。时同游门下者，休宁程茂远、汉阳傅达尊、歙县汪征远及湖南本省诸君共十三人。历四寒暑，闻香山曾卓如制军设局京都广东会馆，其道盛行，予因由湖南买舟，雇婴渡洞庭，传浆至湖北，与吾乡业鹾汉口好善诸君，设局汉阳晴川阁。武昌绅富亦设局于黄鹤楼，刺种者络绎不断。予遂作传浆下江浙之计，特印《牛痘新书》万册，由楚入吴至越，沿途分送，为东南导引先声。甲午春，当涂，予告尚书黄勤敏公，偕芜湖王子卿观察、陈筱石广文设局芜邑丰备义仓，延予倡首刺种，予欣然由楚雇乳妇，携群婴，飞渡长江，接种至芜湖，牛痘遂入江南境。宫保诗云：一阵凫舟飞楚北，满船牛痘下江南。纪实也。乙未冬，天寒浆断，拟再赴楚购浆，因路遥人众为难。吾乡包厚村观察请于两江制府陶宫保文毅公，给照遄行，关津无滞，自楚至吴，舟中集幼孩，传种之往来，水程四千里，费万金有奇，得达扬州，分种清江浦，时丙申春三月也。于是大江南北，均得分浆广种，非厚村之力不及此。自癸丑春，粤逆东窜，数年以来，扬镇江苏，陆续并遭蹂躏，真浆几断，赖清江浦善局分种，方得绵系至今，此中固有天意，当亦观察默有以佑之。浩川先生《引痘方书》，观察尝重刊行世，板存扬城，遭兵毁，原篇有香山曾制军望颜、顺德温副宪汝适，莆田郭太史尚先、上元章廉访沅诸公弁言。是书经汉阳、芜湖、金陵、镇江、姑苏、句容、仪征、扬城，迭次翻刻，予复缀拾大意，汇为《牛痘新书》，黄勤敏公及吴县吴侍郎钟骏、内乡王观察检心，并点订作序。□神板亦散失，今复就遗书摘录数十则成篇，兴化同□诸君子，醵金复刊行世。自今以后，愿我同人按法推行，多分支局，广种普传，永远不断，庶无负前人保赤之意也夫！同治二年癸亥夏四月，丹徒王惇甫新吾叙。

陈恩藩序曰：余闻牛痘之说，心窃疑之，谓痘症乃小儿极险之关，父母忧心之事，仅于两臂间刺种数处，出六五颗，或两三颗，而小儿所最苦者遂履险如夷，纵极人世之智巧，安能简便若是？续与丁君时祥交游，见其引种牛痘，寒暑无间，日数十辈，承种之孩比年来未闻复出天花，而向之所疑者，乃益信。旋因丁君出王君所辑牛痘书就正于余，细阅之，知其用法精，奏功捷，足以夺造化之权，补生人之憾，真苦海中渡童稚之慈航也。因急为厘订之，而弁数言于其首。集云陈恩藩识。

时觉按：有同治二年刻本藏上海中医药大学。

《牛痘新书济世》一卷　存　1865

清丹徒王惇甫(新吾)辑

黄家驹《重刻牛痘新书》序曰：《牛痘》一书，南海邱浩川先生所著，方备法详，毋庸赘序，大江以南传种甚广。或谓牛痘平平无奇，不若鼻苗之雷霆发泄，因而疑信参半，舍易趋难，孩提灾厄往往不免。岂知天地具好生之德，父母存爱子之心，不于平中求平，必于险中冒险，何其愚也！金陵初复，查君祥考设局施种，因是书旧本无存，嘱余重刊。余三子四女均种牛痘，不忌风寒，不饮药饵，旬日告成功，十余年来并未再发。一家验推之天下无不验也，因是请而亟付手民，广劝世之为人父母者。同治四年孟夏，南城黄家驹冠北甫识于金陵善后总局。

涂宗瀛《重刻牛痘新书》序曰：古书无痘字，痘即豆疮之讹，《外台秘要》《巢氏病源论》《千金方》《本草纲目》载疮名或曰豌豆，或曰麻豆，或曰班豆、面豆，皆其形相类也。其症之源始于胎毒，感时气而发，世谓之天行。不待天行之时，而以痘痂塞鼻中，引其胎毒，使早发以解散之而致不为大害，世谓之种痘，谓之鼻苗，

又谓之放花，曰种曰苗曰花，仍与豆字之义相生也。天行始于东汉，种苗昉自宋代，意欲窃造化之机以为保赤之术，然亦往往有险症，以其术之犹未得其精要也。嘉庆初年，复传牛痘方，其法备著于南海邱浩川先生《牛痘新书》，活人最广。泾县查君吉人，最善其技，宦游所在，设局布种，传法门徒，百不失一。盖天下之患待其蓄积既久而后发焉，不如乘其未发而引动之，使早发而早治之之为愈也；乘其未发而引动之使早发，又不如得其关要之处而宣导之，使顺其自然、行所无事之为愈也。予权守江宁，请于爵相湘乡公，属查君开局施方以济婴儿。黄冠北观察重刊是书，查君乞为序，予深喜牛痘之方实胜于鼻苗之法，又惧时人之不能尽信也，因为是说以解之。读是书者使皆求精其术而笃信不疑，则仁其可胜用乎？同治四年六月，六安涂宗瀛谨识。

查祥考《重刊引种牛痘方书》序曰：予自髫龄失怙，赖家慈太恭人抚养成立，每命读书立志以外，当以济人利物为怀。予自禀承慈训，晓夜思惟，自顾一介寒士，恨无力推广救济之心，中怀歉疚，寝食增惭。迨弱冠后，得于芜州黄佐田宫保家从子颖夫子习种牛痘，窃以痘症为童年最大关隘，虽有益方保护，而值殄疠天行，家传户染，夭殇居多，即有神痘塞鼻之法，犹难保其无失。惟牛痘功奇效捷，万种万全，诚仁术也。因殚精竭虑，求其奥妙，始自芜湖、清、淮、徐、宿施种，以其吴门、毗陵供职余暇，所在设局广行，即良辰令序，未敢稍懈。至江北里下河，并海沭地方，亦嘱门下士设局布种。及壬戌、癸亥两岁，署篆清河，境处冲繁，虽未躬亲施种，仍于城乡分设四局，令从学者长年布种，婴儿获益良多。计自前后经予手于大江南北所设之局，所种之婴，何止亿万人乎？其至善至良之法，不但前人救世苦心详叙无遗，予实手奏奇功，丝毫不爽。今正由淮赴金陵供职，因思省垣甫经收复，无告赤子必多，别用玻璃夹板带有干浆，意欲请示施种。当蒙府宪涂阆仙太守，先因普育堂婴孩有出天行痘者，意防遍染，大生恻隐，令予尽行施种。事竣后，予请推广以遂诚求保赤之心，随蒙禀明爵阁督宪暨各当道，出示招徕，禀定章程。无论贵贱贫富，均沾益惠，凡襁负就种，挟所愿而来者，无不惬所愿而去。今局宪黄冠北观察情殷保赤，翻刻是书，广为传播，不啻慈航普渡。惟望育子之家深信不疑，切勿听信庸医再出之语以自误，切勿因微劚之疑以姑息，切勿以流年不利以因循。实令自身骨肉得登仁寿之域，岂不美哉？岂不快哉！匪特副今日各大宪救济之婆心，抑慰予家慈太恭人命予救济之始愿云尔。同治四年四月立夏前五日，泾上查祥考吉人谨识于金陵百花巷泾县会馆。

时觉按：有同治、光绪间多种刻本藏中国中医科学院、上海中医药大学等处。浙江省中医药研究院所藏，经查未见。

《痘疹大成》一卷　佚　1867？

清太仓张寅撰

民国二十二年《吴县志·艺文考七·流寓》曰：张寅《痘疹大成》一卷。太仓人，自言姓卢，崑庠生，缘事改姓，寓浒墅为医。

时觉按：光绪九年《苏州府志·艺文四·流寓》载录。

《痧痘金针》三卷　存　1871

清长洲陈标（少霞）撰，吴郡黄寿南（福申，沁梅）编

自序曰：昔扁鹊入咸阳，秦人爱小儿，即为小儿医。盖小儿六淫病与大人无异，惟疾痛苦痒不能向父母而悉告之，浮沉迟数不能切脉情而细绎之为异耳。独是痘疹诊法与杂症迥异，全凭眼力察形色以辨吉凶，假令毫厘之差，遂致千里之谬，可不慎欤？虽古方书不啻卅数，卓识各殊，初学者目眩心愦，莫知去从，未免有举东失西之弊。所以爰集是书，采择执中之论，间附管窥之见，删冗存粹，约该简明，使后之业是者开卷豁然，作指南之金针以便备考而已。虽事等鸿毛，奈情同鸡肋，草草录成，以候高明削正焉。是为序。时同治九年岁在上章敦详孟夏中浣撰。

宋兆淇序曰：孔子曰：少者怀之。孟子曰：幼吾幼，以及人之幼。《康诰》曰：如保赤子。古圣贤皆以幼为重，而我医可独不以幼科为重乎？幼科之中尤重者，莫痧痘焉。庚申劫后，前辈规范几乎废弛，守先则古，临危症而不致无所措手者殆无其人。吾友少霞陈君不独于《灵兰》《内经》诸书探源星宿，从汉以来，唐宋元明诸百家书，无不极意研究，其晰疑难问之尤能独具法眼，然有资学力兼全者，焉能臻此？于是积厚而流，就其平日所采集诸书，精益求精，取其尤合乎五运六气之常变、三因四诊之微细者，集为一册，题之曰《痧痘金针》，庶使望洋问津之辈有所向而取归。噫！我知陈君不但救一时之偏弊，虽云百世可也。是为序。同治壬申初秋，同学弟佑甫宋兆淇识。

引言曰：痧，方书名麻疹，浙人呼曰瘄子，吴人曰痧子，江右湖广曰麻子，山陕曰肤疮，曰糠疮，曰赤疮，北直曰疹子，自古无专书也。至石顽《医通》始曰麻疹者，内应手足太阴、阳明蕴热，外合乎皮毛肌肉，感时气传染所发。谓吾吴地水土濡弱之乡，生气最易萌动，麻疹自始至二三日即安，从古迄今，靡不皆然。近来风气变迁，有似北方之候，寻常麻疹亦必六七日乃化，或有变症百出，其危甚于痘者。因遍考方书从无麻疹嵩学，予汇集方书绳墨，与愚鄙临证活机，参时下治痧之法，集补是编，以便后学。管见一斑，为痧疹时开生面云，并候高明教正，示以指南为幸。

周灿跋曰：幼科门类甚繁，论说不一，往往有求之愈广，失之愈泛，苟非因时制宜者，不得探其元奥也。此编乃我师裒集古今良方确论、阅历心得之法，名曰《痧痘金针》，以授同学揣摩。灿受而读之，觉原委毕呈，了如指掌。或读者顾疑其偏用寒凉，未免以词害意矣。昔洄溪作《慎疾刍言》，而自论之曰：有疑我为专用寒凉攻伐者，不知此乃为误用温补者戒，非谓温补概不可用也。谅哉此言！移赠是篇可乎？岂非为吾党增一指南，其为有功于痧痘者亦不浅矣。时于辛未夏日，受业周尚文灿拜跋。

钱宝鼎跋曰：昔寿田王太夫子，吾吴之名医也，精于痧痘，诚求保赤，庚申之变，已归道山。闻之无不叹惜，佥曰继太夫子之道而得其奥者，惟吾夫子一人而已。夫子少霞陈君，独具峥嵘头角，有出类拔萃之才，志切活人，心存济世，轩岐卢扁及汉唐迄今之幼科诸书，无不研究。求诊者日以继晷，踵接于门。诚哉！出死入生，不难夺命，扶危济厄，竟可回春，方可抵夫千金，疾岂患乎二竖？真是婆心，始成仙手。鼎问字之余，尝曰：幼医痧痘，凭眼力为至要，以定顺逆。今吾道日衰，恐将来必至问津无自，顾误乏人，非偏倚固执之弊，即亥豕鲁鱼之讹，集书二册，可为初学之指南矣。爰乞稿录成，题曰《金针》，聊以志吾夫子用心之厚，用力之勤也。鼎谊切师生，用是耿耿，弗敢藏丑，尚幸有道教之。同治十二年岁次癸丑酉秋七月庚申朔六日壬子撰并书，受业钱宝鼎绍乙氏谨跋。

民国二十二年《吴县志·列传·艺术二》曰：陈标，字少霞，长洲人。受业于王受田，为同光时儿科名家。著《痧痘金针》三卷。后又有沈硐山、连山父子，皆精于是科。

时觉按：收于《黄寿南抄辑医书二十种》，1992 年收于《吴中医集·临证类》，江苏科学技术出版社排印出版。上卷痧科，中、下卷痘科。

《引痘条约合梓》一卷　存　1874

清顺天孙廷璜，浙江郑源，钱普，陆宫叶，江苏吴放，四川金国昌，痘师王怀远等七人同辑

绍诚序曰：痘症为先天胎毒所蕴，发自骨内，与痧麻瘢疹得之外感者不同，实小儿生死一大关煞也。自牛痘之法得传而夭于是症者遂百不一遇，其法至简易，其理至明切，卫婴之要蔑以加兹。余在都供职之余，尝于梓潼庙立局施种，行之有年。同治六年，来官大梁□□，省垣旧有牛痘局，□□将废，乃与稽心、一林、至山诸君酌定条规，别设一局，□三四乐善君子专司其事，仿照京师成法，每岁施种数千人，其经费一切系倡同南岸三厅捐廉所办。嗣以岁岁劝捐，终非长策，复详明河抚两院，于各厅领款内额提若干归局，永为定章。七年以来，点种贫家儿女以数万计，民咸称便。以省会之大，经费有赀，法在人存，当可垂久，惟省外郡县未尽通行。夫人之欲善，谁不如我？仁民福幼，当不乏创办之人，特恐未得良规，难于经理。用将《引痘新书》及本局历办条款合刻成本，广布四方，务望后之君子乐善施仁，广行仿办。种无量之福德，溥实惠于黔黎，是则诚之所厚望者也。甲戌七月，长白绍诚识于河南臬署。

任道镕序曰：凡事必继其成，所施益广，莫为之后，虽盛弗传。自来《引种牛痘》一书，译自西洋，传从南海，泄元枢之秘，补金匮所无。近年各省流传，渐能溥及，盖肱无取乎三折，浆借疗于一元，种布良苗，喜占勿药，春成着手，兰丛无损。育之花疾可去身，琼圃鲜匿，瑕之玉全生善术，莫妙于斯。余从事河防，踵行设局，继前人之善，全赤子之生，仍恐渐被未宏，博施犹隘，行无倦力，术贵有恒，效著全功，善期能广。爰取邱氏《述略》原本，暨历来增刻序言，并内外章程，酌拟条约，裒成合梓，用益群生。嗟乎！兵燹频年，疮痍遍野，孩提遘劫，阬陷尤多。推幼幼以及人，庶芸芸而毕遂，栽培元气，爱护生灵，力可回天，心诚保赤，藉以弥生成之憾，造化无功，咸使消疵疠之灾，慈祥遍德。甲戌秋月下浣，阳羡任道镕识。

姜篪《拟滋德堂施种牛痘局序》曰：《康诰》之言王政曰，如保赤子，保赤何先？子之所生必有痘，痘必百日然后免于患，夭札废疾，往往由之。中土之民感感焉无善策，洎得外洋种牛痘之法，实为万全之妙术。粤人先得其传而概行之，递传至内地已数十年矣，豫省设局已久，而法未尽善。同治七年，绍葛民方伯分巡开归时，为筹经费，立条约，施种于金龙四大王庙之殿外，命李令抡元、闵令继文等专司其事，复赖诸君子好善秉

公，或捐赀，或出力，行之两年，颇收其效。八年，绍方伯陈臬豫垣，余权其任，知实有裨益，亦复照行。成都转张廉访任方伯，先后行之，而来者益众，每年不下数千人悉无患，保赤之效显而易见矣。夫事之始举也，必先以诚求，而期其垂久也，尤赖乎善继，安知后之视今，不愈于今之视昔乎？是举也，所谓以实心行实政者，此其一端，在吾辈有保民之责者，正宜实事求是，择人而理，始终勿怠，则不忍人之政，必本于不忍人之心也。爰掇其大略，并附条约于后。同治岁次甲戌孟夏中浣，前署开归道事候补道姜篪序。

郭尚先序曰：痘，重病也。自牛痘种自异域，传至粤东，粤东遂无以痘夭者，徒以道远不能传至都，都下人日兢兢焉以痘为虑。香山曾卓如太史闵之，寓书粤中传牛痘浆于象牙簪上以来，种焉而验，既验则思广其传，因设种痘局。设局不能无所费，费且钜，当代仁人君子念婴儿厄于痘者之可哀，牛痘种之传至都之甚不易，而幸其传之可以广也，必且有以佽之，其传既广，子子孙孙，继继承承，常获安泰，诚非寻常乐善好施之说所可并量齐观，仆愿为诵西铭及高忠宪同善会序焉。道光八年六月朔日，莆田郭尚先启。

《滋德堂施种牛痘局章程》第一条曰：省城之有滋德堂牛痘局，为长白绍葛民方伯所创始。方伯于同治七年观察河篆时，集同人捐廉设局于东司门之金龙四大王庙，一定条规，历经举办，数年来收效殊多。自此广远流传，遵而行之，其福为无艾焉。

时觉按：有同治十三年河南滋德堂施种牛痘局刻本藏中国中医科学院、新疆医学院。所载《引痘略》有邱氏自序及道光二十八年崇伦、温汝锡、曾望颜等六序，从略。

《痘无死法说》一卷　佚　1874？

清上元耿氏佚名撰

同治十三年《上江两县合志·方技录》卷二十五曰：耿岗耿某，著《痘无死法说》一卷。

时觉按：光绪六年《江宁府志·艺文上》载录。

《种痘条辨》　佚　1874？

清扬州冯道立(务堂)撰

时觉按：同治十三年《扬州府志·艺文一》载录。

《西洋点痘论》一卷　存 1878

清南海邱熺(浩川)原撰，平江贺缙绅辑刊

周景明识曰：南海邱浩川先生牛痘一法，自西洋传中夏，行之而验者，不可更仆数。余曩闻其术，而以为未获见其书为憾！岁戊子，负笈麓山，始得其书于吴君葆元，以呈欧阳坦斋夫子，夫子善之。于是同砚诸友咸踊跃醵金镂版，以广其传。其书原有诸名公题咏，约数千百言，皆身受其益而赞其妙者，兹因简帙太繁，未及备录。第即其图说、方法刊焉。余惟世之苦痘久矣，吹鼻之法往往得失参半，而是书乃计出万全，转难为易，转危为安，诚发千古未发之蕴，而有以跻一世之婴孩于仁寿之域也。遵而行之，是所望于慈幼者。道光八年岁在戊子七月既望，衡山周景明春台氏识于岳麓书院之居业斋。

时觉按：即《引痘略》，更名收于《平江贺氏汇刊医书》，有光绪四年戊寅刻本藏中国中医科学院。有嘉庆丁丑温汝锡序，从略。

《痧麻明辨》一卷　存　1879

清三吴华壎(昌伯)撰

自序曰：上古之世，茹毛饮血，不火而食，所以鲜痧痘之患。秦以前相去未远，虽经烹饪，其气质犹未尽变，故亦无之。迨自伏波征南，由军士传染而来，始有所谓虏疮者，是即痘证之肇端也。而痧则未之前闻，惟《药性论》枳壳条下有治遍身风疹，肌中如麻豆恶疮者，诸家本草各药条下亦有治斑疹者，亦有治瘾疹者。其豆非今之痘耶？而麻与疹非今之痧耶？盖当时痧、麻、痘、疹尚浑而未分，故仲仁翁氏犹以痧为麻疹，岂知今更另出一麻，而又有一疹乎？由是以来，各抒所见，其类始分而不紊，其治尚略而不详，大率视痘重痧轻，故不以此为要也。何期风气变迁，证无一定，尝见今之痧更有甚于痘者，苟或调摄失宜，未有不因此而夭枉，予甚悯焉。爰自城复归来，十余年中所诊痧麻，无不细心体察其一切，形状之轻重，主治之宜否，皆随时考证，或取法古人，或别开生面，务期归于纯正，并取诸前贤所著，不自揣量，妄加增辨，俾协于今之所患，名曰《痧麻明辨》。虽不敢言斟酌尽善,设后之病此者,若不谙如是调治,即不死,恐亦非旦夕所能愈也。然此实由经历中得来,希勿以此言为不足信而鄙之,则幸矣。时光绪已卯立夏日,昌伯氏华壎自记。

时觉按:有民国十年、民国二十四年千顷堂书局石印本。

《疹病简易方》 佚 1880?

清江宁陈荣(近光)撰

时觉按:光绪六年《江宁府志·人物三·先正》之《顾绶汝传》载录。

《广见编》四卷 佚 1881?

清嘉定俞钟(元音)撰

光绪七年《嘉定县志·艺文志三》卷二十六曰:《广见编》四卷,俞钟著。钟字元音,武生。辨痘疹颇精当,附《医案》数十则。

《痘科摘锦》 佚 1882?

清宝山胡颖千(天赐)撰

光绪八年《宝山县志·人物志·艺术》曰:胡颖千,字天赐,居杨行,诸生。精医,尤长痘科,能治人所不治。子大经,字品伦,传其家学,应手辄效。年七十余卒。

时觉按:光绪八年《宝山县志·艺文志》载录。

《牛痘新编》二卷 存 1885

清沈善丰(榆村)辑

包国琪序曰:牛痘种法,书中已详,不具述,所难者真浆不断耳。道光十六年,先大父由楚省传浆至扬郡,先大人督率躬亲其事十有余载,分种芜湖、清江、镇江、仪征、兴化等处。癸丑春,粤匪东窜,真浆遂断,扬镇克复后,追思先志,弗克敬承,心滋戚焉。值许缘仲太守司牧海陵,今春过晤,知清江尚有真浆,太守先为公子试种,甚效。余即催婴前在传种,至姜堰,先为二子种之,乡人闻此法之善且便也,乞种麕集。从此推之弥广,同志者递相传引弗衰,则皆太守保赤之仁有以成之也,而余勉绍先人遗意,亦藉以稍慰也夫?爰述颠末以志幸云。咸丰八年戊午暮春,京江闻田包国琪谨识。

许樾身序曰:父母爱子之心无所不至,惟孩提痘症愈爱愈忧,虽有鼻苗引种,犹恐十失二三,于是有牛痘种法,乃真万无一失者也。西医传其法于粤,嘉庆十年,邱君浩川身试而精其术,著为书,继而遍传大江南北,得此良苗,保全赤子数千万人。咸丰戊午,先兄缘仲知泰州,延京江包君先为二舍侄引种,遂设局广行,并重刊邱书,板存邗上。今春,觉尘沈太史见示哲弟榆村所辑《牛痘新编》二卷,原本邱氏及诸家言,删繁就简,补所未备,条理尤精。下卷决疑说,探气血聚散之原,析横竖顿渐之义,设疑问难,豁目爽心,皆凡为父母所欲言而不能言,凡为爱子心中所欲达而不能达,榆村独畅达之,苟家置一编而熟思焉,岂犹有疑于牛痘者耶?爰付枣梨,以广流传,并附存包君旧序,更以是编续先兄之夙愿也可。光绪十一年乙酉夏日,钱塘息庵许樾身谨识。

时觉按:有光绪十一年刻本藏上海图书馆、广西桂林图书馆。

《幼科痘科金镜录合刻》六卷 存 1888

明佛山翁仲仁(嘉德)等原撰,清上海乔钟泰(来初)注释

严氏序曰:夫幼科之治者,莫艰于周岁。况玉体未充,又兼口不能言,苟有疾病,惟赖风寅、气卯、命辰三关,更审其啼哭声音之清浊,量体躯之虚实,望色察纹以辨风寒暑湿、乳食失养之由。治幼之难,莫甚于此也。古语云:宁治十老人,莫医一小儿。盖谓莫洞其脏腑之微焉。余博览群书,唯《金镜录》一册可谓约而赅,简而明也。此书中歌括并赋辩、类方,无偏寒偏热、偏攻偏补之弊,极其指示深远。逐一注释详明,兼汇补续增、摘要西法诸集,画形图说,以审思之,岂不尽善尽美哉?此后学之津梁,哑科之一助耳。且古今皆欲购求,是书颇多残缺未余,今幸而得之,校正刊传于世,则学之应酬之无穷,其福世无涯矣。光绪十三年小春月,严氏识。

时觉按:又名《详注足本金镜录》,附《增补保赤心法》二卷、《西法要略》一卷。有光绪十四年务本堂刻本、光绪十七年常熟抱芳阁刻本。

《保赤心法》二卷　存　1888

清上海乔钟泰(来初)辑注

乔钟泰《幼科痘科金镜录合刻凡例》略曰：诸名家所著痘疹一症，犹乎《麟经》之有左胡公谷，此亦一不为少，百不为多，其发辉议论纯融无疵者，皆是祖述仲仁，羽翼《金镜录》，以开稚科之聋聩，实为痘疹之津梁。予虽不暇遍搜，乃检诸案头，删其烦复，啜其英华，录附于后，一以补缀前贤之未逮，一以勗勷今世之见闻。上洋鲁岩来初氏乔钟泰谨识。

时觉按：《联目》载翁仲仁所著清刻本藏苏州中医医院，经查验核对，实为民国八年江阴源德堂梓《幼科铁镜》而非是书。是书与《西法要略》一卷同附于《幼科痘科金镜录合刻》，有光绪十四年务本堂、光绪十七年常熟抱芳阁刻本。卷端署：《增补保赤心法附》，信州翁仲仁著，上海乔来初注释，徐瀛洲原校，陶岩重订。内容：卷上包括：痘疹秘诀七十四症、痘疹心话、痘疹秘旨、诸痘神诀、五行痘诀、痘疹心话拾遗、全婴医机，卷下包括：痘疹折衷、夹疹、大小便秘、验舌、惊搐、痘疹秘藏。据乔氏凡例，是书当为乔氏编纂各家议论以羽翼《金镜录》者，非翁仲仁所著，卷端所署大约是承前卷所署而来。康熙三十四年有人撰《幼科保赤心法图说》，亦署翁仲仁之名，有光绪十三年刻本藏辽宁中医药大学，经查未见。

《痧疹辑要》四卷　存　1890

清扬州叶霖(子雨，石林旧隐)辑

自序曰：沙疹一证，汉魏经方不载，唐宋以降亦未有论及者。前明罗田万氏稍稍阐明其义而语焉不详，难执为法。近代诸家间有精论，多散见痘书之末，每与隐疹、时麻淆混，辨证不清，治法多舛，苦无专书故也。余甚悯焉。戊子之冬，寒夜挑灯，涉猎旧籍，不揣固陋，钩往哲之精华，抉先贤之奥旨，汇而成帙，间附一得之愚，颜之曰《沙疹辑要》，未敢言有功斯世，或于业是科者未必无小补云尔。光绪庚寅春，叶霖序于石林书屋。

李振霆序曰：《周礼》，周公所以治天下者，无一事不备。至于医师，特令上士为之，下逮鸟兽亦谓医，以是知百家技艺皆圣人之所创制，民生之不可一日无者，其为经纶参赞之功至矣。今世医亦有官，而四方之为医者不少，如史传记载未之或闻，欲求平正通达之医亦不数觏，良由学业不精，故斯道日晦。吾友叶君子雨，敏而好学，中年频遭家难，多误于庸工之手，慨然有济世之志，广搜医籍，闭户十年，深造轩岐之奥，著述甚富。昨以《沙疹辑要》一种见示。伏读再过，其辨证论因，折衷中外，于前人依违附会之说立为剖断，而论三焦及同身取寸之义，发前人所未发，尤为名言至理，超轶古今，可谓济世之书也，可谓传世之书也。爰付手民，公诸海内。是为序。光绪庚寅暮春之初，四明北亭李振霆撰。

凡例曰：一、是书之辑，专论沙疹，其痘、斑、麻、隐等证未便涉及，惟烂喉丹沙稍有发明，然亦略而不详，欲求全义，自有陈耕道《疫沙草》在，故不赘述。一、治病须明经络，若经络不明，如瞽者夜行，而三焦一经尤为沙疹、伏气第一关键。越人以降，或有形，或无形，纷纷聚讼。余不惮琐亵，证以《泰西解体》诸书，缕晰辨明，使数千年幽晦复明，庶几长夜一灯，不致暗中摸索。一、经络虽明，俞穴难考，汉唐以后，针灸失传，总缘不辨同身取寸之义，致议论纷歧，语多隔膜。余折衷诸家，畅明经旨，泄千余年失传之秘，固痘疹之津梁，实针灸之宝筏。一、清泠渊、消泺二穴为三焦经脉，泰西引种之说，引其命门伏毒由经络外达，此法与牛痘同，倘能推广行之，亦保婴之一助也。一、选录诸家精论，当以许橡村首屈一指，其余各有奥义，读者须细心领会，勿轻看过。一、论治虽无剩义，惟疑似同异之间，病情百变，临证之士惝恍无所适从，故选案数十条，各法略备，其间具治病原委，览者心目豁然，遇证之偶相类者用之无疑，效可立俟，庶免望洋之叹。一、书分四卷，卷分八篇，曰述原，曰引种，曰预防，曰禁忌，曰辨证，曰论治，曰运气，曰选案，每有一得之愚，附之篇末，高明之士起而正之，匡其不逮，固鄙人之幸，亦是书之幸也。一、古人文字未便割裂，前后之间难免拉杂，然书虽八篇，气则一贯，读者参观互证可也。一、是书首重畅明医理，未敢以文害义，其重复芜杂之诮，知所不免，阅者谅之。

时觉按：有光绪十六年李振霆刻本藏中国中医科学院、北京中医药大学、吉林图书馆等处，民国十年《江都县续志·艺文考》载录。

《幼科心鉴》二卷　存　1893

清孟河马氏秘传，赞化刘行周抄传

时觉按：有光绪抄本藏苏州大学炳麟图书馆，封面为篆体“心鉴”二字，前后无序跋，卷端作幼科心鉴，孟河马氏秘传，为痘疹专书，末署：大清光绪龙飞在著雍阉茂杏月，赞化刘行周谨录。《联目》以为著者佚名，《大辞典》误为龙飞在编。

《痘科正宗验方》二卷　未见　1897

清王怡亭撰辑

时觉按：有光绪二十三年抄本藏南京中医药大学，经查未见。

《痘疹心法》十二卷　存　1899

清阳湖段希孟（齐贤）撰辑

恽思赞序曰：痘疹医书指不胜屈矣，惟上海强氏《痘症宝筏》一书，专言痘而以疹附之，谓痘系先天之毒，疹乃时气之邪，疹与痘不得并称，洵为至论。其书以秦景明《折衷》为主，而参以聂久吾之《心法》、朱玉堂之《定论》，凡聂朱之以先天论疹者皆驳正焉，有大纯而无小疵，业是科者实宜家置一编也。吾常幼科不乏名人，而于痘症则率用枳朴、青皮，若未见庄在田治痘宜补气补血之说也者；疹症则率用麻黄，若未见叶香岩治疹宜辛凉之说也者。余每见而讶之，屡思翻刻《痘疹宝筏》，编赠诸家以救其弊，而仍以向未临症，难免尊信之偏，终迟迟而未果。今吾友段君星榆奉其祖齐贤先生《痘疹心法》一书，嘱为弁言以付剞劂。余捧诵再三，见其于症之本原治之，次第已于《碎金》二赋发其凡，而复虑学者之不能隅反也，更为总括及各门歌括以详示之，且分注焉。其嘉惠后学活人救世之心何深且挚欤？书凡十二卷，详于痘而略于疹，先治法而后验方，与《宝筏》全书大旨不无吻合，虽间有痘疹并称之处，要皆痘有是症，疹亦有是症者。惟以疹为胎毒，仍宗聂朱二家先天之论，不免与《宝筏》独主秦说小异耳。然赋与歌括便于诵习，足使学者了然于口，即了然于心，有功幼科实更在《宝筏》之上。是书告成，业幼科者如能家置一编，则余向思翻刻《宝筏》之愿，不于兹大慰也哉？遂忘其固陋，泚笔而为之序。乙未仲春，世再姪恽思赞谨撰。

朱兆纶题识略曰：吾郡幼科多名手而少传书，但能奏一时之绩，不克活万世之婴。同里前辈段齐贤先生思孟，襁褓失怙，患痘濒危，母夫人虔祷获安，居常举以相警。先生性至孝，感亲言，读书之余究心医学，尤精幼科，踵治者辄应手效。晚年综生平心得纂成一书，名曰《痘疹心法》，穷源竟委，博览旁搜，始列骈言，继编韵语，逐条分注，纲举目张，既极精详，复便句读，用意至为深厚，所谓活万世之婴而不第奏一时之绩者，此也。先生之孙星榆中翰出是书付梓，俾寿诸世，以纶粗涉厓略，命任校雠，谨跋数言以志景仰。盖益见先生流泽之远，子姓守护之诚，是书造福之广且大，岂仅医学云乎哉？夫孝亲者方能慈幼，明德后必有达人，于先生券之矣。光绪二十四年戊戌三月，同里后学朱兆纶谨识。

《段齐贤先生家传》曰：公姓段氏，讳希孟，字齐贤，生晬而失怙，殷太孺人抚以成立。幼秉至性，父谐轩公耽吟咏，公能言即受以唐诗，值春秋上冢省视松楸，必长跽墓门，涕洟背诵，声与泪迸，见者哀其稚而叹其无一刻忘亲也。太孺人篝灯夜织，公挟册随读，机鸣轧轧，与书声相间彻五夜，太孺人安枕始就寝。及长，遂工诗。家贫，废举子业，思择术以谋甘旨。太孺人命之曰：汝少患痘疮，误服凉剂，痘伏不起，势剧险，日夜祈祷，幸转危而安，思之胆犹裂。婴儿有疾，口不能道所苦，顾复之情，愁以身代，疗治得中，有以慰凡为父母者之心，即不忘予曩者抚摩急病之心，非止利己也。乃深究幼科，独有神悟，远近踵门，业以渐裕。叔父竹亩公宦皖，屡招之往，公以太孺人一生节孝，且宿苦心悸，远游则缺养，不肯跬步出里门。每当问寝不寐，辄中宵起，侍奉汤药达旦，数十年如一日，疾笃则刲臂以进。乡里欲上其事于政府，公泣辞之曰：毁伤遗体，曾子所谓不敬之大者，果尔，直重予罪耳。乃止。居丧哀瘠，祭祀洁诚，持己恭，接人敬，虽遭拂逆，夷然不介于怀，周恤茕独，未尝少吝。婚葬有不能举，倾囊以助。某氏妇其子患疳，资以药饵费愈之，妇感德深，贫不能报而思以身事，公正言峻拒。有知其事者称颂阴隲，公极讳为妄传，且戒勿轻蔑人，尤人所难能云。刊谐轩公《听香馆诗集》，以成先志而阐幽潜。著有《念莪斋诗钞》四卷、《痘疹心法》十二卷，载邑志。夫人非有悱恻缠绵之至情，其发为心声必不真，降至一技之长，艺成而下，使微至诚肫笃，感于天性之激发，则其习之也必不专，而其为之亦不精。今虽未读公诗，而慨想生平，知其歌咏篇章必时喟于伊蒿之兴，艺黍之怀，非夫词人吟风弄月者之漫为舒啸。乃其医学流传，后人读之，得公之活人者以济世，则幼有所养，民无夭札，皆孝思锡类之所为，推而非可于文苑技艺中仅列其名也。公年七十有二，德配曹孺人。孙中书舍人绍襄尝为崇明校官，赠公如其职，稔交于徵彦，今岁庚寅，将辑家乘，以行述邮示，敬叙以为传而归之。宜兴后学崔徵彦谨撰。

时觉按：有光绪二十五年刻本藏于中国军事医学科学院、上海图书馆、吉林省图书馆及南京、长春中医药大学等处。卷端署：阳湖段希孟齐贤。内容：痘疹总括，发热，出见，起发，成实，收靥，落痂，余毒，疹毒证治，妇女疮疹，古今经验良方。光绪五年《武进阳湖县志·艺文》载录其书，则成书远早于光绪二十五年。

《麻科至宝沈氏麻科合编》二种二卷　存　1903

清王瑞图(芝谱)编

《秘传麻书序》曰：医莫难于幼科，而幼科之症最速者莫如麻痘，盖痘症自历代名医叠出，辨论详明，择善而从，无不奏效。独至于麻，罕有成书，间或有之，寥寥数则，类附于痘书之后，语焉不详，择焉不精。此秘传麻科之所以可贵也。是书予得之于朱君朵香，朵香得之于林君月香，条分缕析，辨症详，用药当，按书施治，效如桴鼓，洵治麻之宝筏，保幼之慈航也。按：是书向有刻本，迨年湮代远，旧板无存，仅有传抄，此亦一线之延，未必非天心慈幼，使之不能泯灭也。第私思之，于己所全有限，公之于人，获济无穷。予弟仲升精于岐黄，心又乐善，缘约同人出资相助，以授手民。梓既成，爰叙其颠末云耳。光绪二十九年孟春月下浣，芝谱王瑞图撰。

时觉按：有光绪二十九年海门林裕源石印本藏上海图书馆及北京、山东中医药大学。

《痘科秘要》一卷　存　1905

清亡名氏原撰，元和邵星森(蓉伯)校刊

邵星森序曰：古人云，宁治十男子，莫治一妇人，宁治十妇人，莫治一小儿。幼科一名哑科，天花尤称难治，我家六世儒医，于痘症歉无的传。辛丑夏，于莼川绅友处无意中得此秘帙，邮呈家严，蒙谕是书按出痘朝数用药，有条不紊，若再于临诊时神而明之，则痘科三折肱矣，命森亟刊以寿婴孩。因勉付梓人，俾一方婴儿得免夭札，愈传愈广，亦仰承亲志云尔。光绪重光赤奋若壮月，元和邵星森谨序于湖北蒲圻县港口官廨。

张瀚序曰：痘科之证，生人皆有，不可谓之病而较诸病为尤危。盖此证只须辨之真，医之的，则治千人可活千人，治万人可活万人，否则差之毫厘，失以千里，鲜不危矣。适有吴门邵君蓉伯手一编示余曰：此痘科家秘本，依书辨证，照证求方，效验如神，百发百中，将欲筹资付梓以传诸世。夫医之为道与良相同功，良相以治天下为心，良医何独不然？故宋贤有言曰：不为良相，必为良医。而后世医家每有所谓秘方，不以示人，何其私也。此我中国锢见，于医家可见一斑，西人尝谓中华国民最缺公德，岂苛论哉？邵君宦鄂，所至有声，不以医名而医已为人所不可及，盖累世儒医，得知此道者深矣。而尤以人之所秘者愿传诸世，其公德更为人所不可及矣。余乃亟将秘本缮刻成书，以副邵君之志。第愿我国同胞俱作如是观，无论善政良方，苟可以济于人，皆宜公诸天下，同登仁寿，未尝非强国保种之美德也，秘何为乎哉？时光绪乙巳岁仲秋，中州子云张瀚序于湖北黄冈公廨。

时觉按：有光绪三十一年刻本藏苏州大学、武汉大学。封面作《痘科秘要》，扉页、书口作《痘科要略》，其前半为《幼科痘期施治要略》，分一至十二期论治，后为《痘科撮要》。

《玄隐痘疹总诀》不分卷　存　1911？

清亡名氏撰辑，易安居士藏

时觉按：《联目》《大辞典》俱不载，有抄本藏南京中医药大学。封面作《痘疹总诀》，易安居士藏本；无撰辑者署名，前后无序跋，亦无目录，成书年代不明。易安居士乃宋李清照号，而是书非宋版宋抄显然，故此易安居士另有其人。

《抄集诸家治痘秘诀、治麻疹秘诀》六册不分卷　存　1911

清亡名氏撰辑

时觉按：《联目》《大辞典》俱不载，有抄本藏上海图书馆。无撰辑者署名，成书、抄录年代不详，前后无序跋，六册，不分卷。前五册为《抄集诸家治痘秘诀、方歌》，载列用药口诀、天元赋、初热赋、见点赋等，述痘症诊断、形证、顺逆，凡四十二篇；后为辰砂散歌四十三，至惊恐所伤证治歌八百五十一、中风证治歌八百五十二，以证治统方歌，书口分别作：发热、见点、起胀、灌浆、收砺、痘后诸证治；末三叶为《抄集诸家治水痘秘诀》。第六册为《抄集诸家治麻疹秘诀、方歌》，载列金镜赋、麻疹碎金赋、疹原等症方歌赋、用药口诀、药性秘诀，内有“愚谷歌曰”字样，卷端有吴天和印、达天氏、愚谷印章三枚，或为抄辑者名氏。

《痘学条辨》 佚　1911？

清高邮卢怀园(玉川)撰

时觉按:民国十一年《三续高邮州志·人物志·艺术》载录。

《痘疹英华》 佚　1911？

清太仓周鸿渐(于逵)撰

民国二十六年《增修鹤市志略·杂传》曰:周鸿渐,字于逵,居众兴桥南。能诗,隐于医,著《痘疹英华》。性嗜菊,种最繁,八景中所称"南苑秋光",即鸿渐家也。

《痘疹辨证歌括》 佚　1911？

清盐城姜书钦(子敬)撰

时觉按:民国二十二年《盐城县志第一辑·艺文志》载录。

《痘论》一卷　佚　1911？

清常熟徐述祖撰

民国三十七年《常昭合志·艺文志》载录,并曰:徐述祖,原名世椿,世栋弟,善画。

《牛痘集说》 佚　1911？

清上海徐晋侯(侣樵,幼甫)撰

民国七年《上海县续志·人物》曰:徐本铨,字隽甫,周浦塘口人。子晋侯,字侣樵,号幼甫。少习贾,旋弃去,游苏,发愤力学,与诸名士订交,获切磋益。遂工书,兼善墨梅,以迫于生计,为邑胡氏主会计。喜吟咏,通医理,精推拿法,所著《推拿辑要》《牛痘集说》。

《痘疹秘要》 佚　1911？

清江苏亡名氏撰

时觉按:民国《江苏通志稿》卷一百九十四《经籍》载录。

《痘疹拟案》一卷　佚　1911？

清吴县王寿田、吴晋光同撰

民国二十二年《吴县志·列传·艺术》曰:王寿田,吴人,精幼科。与同邑吴晋光合著《痘疹拟案》一卷。其女夫钱铸,字青选,得其传。

上儿科类,共二百二十六种,其中现存一百四十五种,残阙三种,未见七种,已佚七十一种。

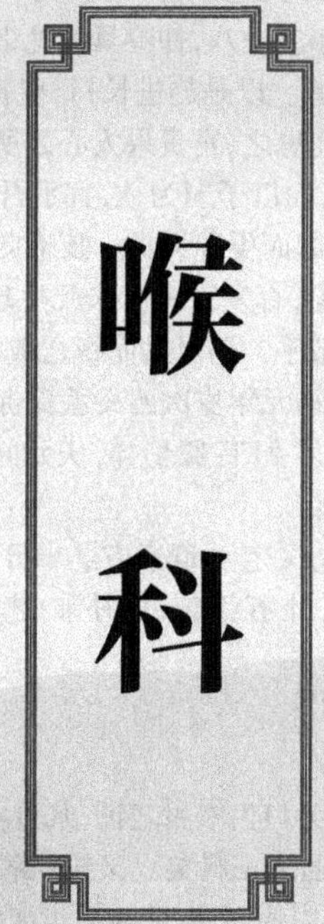

喉科

《走马急疳治疗奇方》一卷　存　1275

宋南阳滕伯祥(乐善老人,滕佛子)撰(迁吴)

自序曰:吾滕氏自唐迄今六百余年,科第联芳,簪缨相继,诗礼传家,清明持守。至大父举应贤良方正能言极谏科不仕,蒙赐号廉静处士。吾父国学进士,亦应是科。年一十六而奄弃独遗,不肖早孤,失学无闻,唯谨是持而唯善是务耳。宝庆改元,吾时年二十八,仲春具牲礼诣墓拜扫封茔。途遇一老叟,貌古而奇,气舒而泰,风度飘飘,精神落落,顾吾若欲与语者。以是趋进长揖,叟执吾手,笑而谓曰:子善人子也,何少读书耶?今且不得贵,亦当致子富也。吾卒然感而思之,富贵果人心之所爱者,然吾向乏嗣,不若以此为请于叟乎?于是敬上白焉。叟曰:子既不以富贵为欲,而以子嗣为欲,宜乎吾当以子寿。继而出授一书,嘱曰:愿子将此多济人子嗣,则子嗣必多矣。使吾向日拜,起而叟遂失焉。骇感良久,谨捧书归,焚香开读,乃治小儿《急疳走马真方》也。按方精修合施于人,果甚奇验,百发百中。未几生珪,长仕吴江州司训。珪生清。迨今吾年八十余矣。噫!叟之言神且信也,其书敢不敬乎?乌可易而视之哉?是用识于篇首,示吾子孙当保是书而精修药饵,惟以济人为心,不以利为心可也。德祐元年岁次乙亥孟夏吉日,乐善老人南阳滕伯祥撰。

崇祯十五年《吴县志·人物十九·方术》曰:滕伯祥,庆元间人,乡党称为滕佛子。尝出郭遇至人,得《小儿疳方》,因以为业。今其子孙尤不替所传。

时觉按:又名《走马急疳治疗奇方》《走马疳真方》,收于《三三医书》。自序谓“生珪,长仕吴江州司训”,遂家于吴,故《吴县志》有传,嘉庆二十五年《吴门补乘·艺文补》亦载录《滕百祥走马急疳方》一卷。

《口齿类要》一卷　存　1528

明吴县薛己(新甫,立斋)撰

《慈云楼藏书志》曰:明薛己撰。前为口齿喉舌之证,凡分六门;后为骨鲠诸虫体气治法,亦分六门;卷末附以方药。立斋诸书各明一义,可谓尽通十三科矣。又按《薛氏医书》十六种,俱《四库全书》著录,合而观之,皆多补本扶元之法,著有成效。然系因病而施,非如后世庸流脉证未辨动投温补偾事,立斋初不料其流弊至是也。(《四部总录医药编》)

时觉按:前后无序跋,分十二篇载口齿咽喉诸症,末为附方并注。《中国医籍考》卷六十九载录,收于《家居医录》及《薛氏医案》十六种、二十四种。

《喉科秘本》一卷　存　1527

明海宁郁凝祉传

跋曰:此方海宁郁凝祉先生于弘治三年无名氏秘授,为江南独步,三代祖传。于嘉靖六年授于锡邑尤鄢存,尤氏七代祖传,又授于金邑杨氏,亦三代祖传。此方实为秘本,非比泛常,不可轻视。且医之一业,上可济困扶危,下可以积德取义,不可忽略。看症依法,可以无误,然金邑杨江溪先生秘授喉症起死回生,专治一切咽喉急症,垂死可救,不用刀针,单方吊录,不可轻传于人耳。道光五年岁次乙酉一阳月日内省居抄录喉科秘本终。

时觉按:有道光五年抄本藏中国中医科学院,又名《尤氏喉科秘书》《无锡尤氏秘传喉科真本》《尤氏喉科》《喉科秘传》等,为无锡尤氏喉科所本。不著撰人名氏,《全国中医图书联合目录》《中国医籍大辞典》均题为清尤乘撰,然方志均无著录。

《尤氏喉科秘书》一卷,《附方》一卷　存　1667

(原题)清梁溪尤乘(生洲,无求子)撰,常熟吴氏辑《附方》

吴炳篆序曰:喉症书亦多矣,惟锡山尤氏所著不蔓不支不偏不漏,其议论浑括包举,其治法缕晰条分,惜未有梓而广其传者。余于无意中获其抄本,抑何幸也。乾隆己酉仲春,琴川山爽阁主人吴炳篆识。

冯岩峰序曰:医,道之小焉者也。于小道中而以喉科著,抑又小矣。然玉霜一点,红粉半匣,遽尔既危于俄顷,起沉疴于斯须,人巧极天工,错即未窥全豹,而小中见大,施济之功在焉。予忝列黉宫,未暇问岐黄术,而习见夫庸医之误人也,贪夫之徇利也。早无以为饔夕无以为飧者之鸣号焉,而莫如引手救也。慨然念士生当世,不获身名民社以宏辅相,或得一术以济人于危急,何莫非立达之初心。奈役役半生,愿莫之遂。今年秋，假馆东山之麓，陈生在丰以五十金得是编于梁溪尤氏，予叨一日长，得晏然有之，此固生之雅意，抑亦予之急想世手而鬼神通之者欤？而予于此窃自念也。传曰：正其谊，不谋其利，明其道，不计其功。圣贤其事，日月为昭，人能本此意以行之，内省可无惭矣。人有裨益，道虽小也，利实溥焉，此世上龌龊小夫撍为利事耳，道于何有哉？爰述数语以自警，且使后之子孙勿视为寻常方药而传之非人，抑知此为明道之书而勿开利窦也。乾隆岁次辛丑中秋后，余假馆于蠡河之南惠氏，深想数年，借得私时秘录。乾隆乙卯年，浙慈冯岩峰授传手录。

陈耕道序曰：喉主天气通于肺，为呼吸之门，咽主地气通于脾，为饮食之户，险地也，而危病求治可不急急乎？治当治火，而火分虚实，实则疏之清之下之，虚则理之滋之导之，总贵医者之随时用法耳。尤氏为喉科专家，多秘方，施之虚实无不宜，世宝其书。余先人曾以青蚨二万易得之，会若云张君购刊，因举旧本校勘一过而质之，并识数语于卷末云。嘉庆十三年岁次戊辰孟春，静岩陈耕道识于思诚庐。

张海鹏跋曰：余前患喉证甚险，用计医药咽下即瘥，势如锐师陷阵，震霆荡秽，不知其何方也。今春黄君琴六、吴君心葵劝余刊尤氏喉科书，曰：此卷二十年前秘不得传，惟季医曾获其一鳞半甲，因假别本于陈君继先，盖知其尊人石泉先生曾以二万钱抄易者也。顾字句已多后人增改，再考《沈氏尊生书》所录，又非全本，决择颇难。幸沅楚吴君以珍本相赠，遂得据以付梓。后有附录一卷，系吴氏所辑经验良方，非尤氏著，以其相类，并附刻之。张海鹏识。

《续修四库全书提要》曰：不著撰人名氏，旧题锡山尤氏秘本。盖尤氏为喉科传家，世传此本。乾隆中，常熟吴炳篆得其钞本，陈石泉亦以重资购钞之。嘉庆中，张海鹏患喉证甚险，得药而痊，当时黄琴六、吴心葵皆多识秘籍，劝海鹏刻是书。因合吴、陈两本校定传刊，此本又以张本重刊者也。是书分辨证总论、辨证细条、治证秘法、用药秘法、制药秘法、配药秘法，及煎剂、丸散、吹药诸方各若干条，其附卷之方，则吴氏所增者，于喉科诸证，应有尽有。乾嘉以来，大江以南治喉科者多宗之。《沈氏尊生书》大致收入而非全本，其他专业此科，往往家各有所著录，名目不同，要不能出此范围。案：喉证至清季，白喉为祸最烈，乃由于疫气，当以祛疫为重。当乾嘉时此病尤未盛行，故书中未注重及之。至普通咽喉及口齿诸病，治法已略备，其尤可贵者，制药、配药诸法，缕悉言之，皆确有经验，一一可据为规则，其沾溉者匪鲜也。

《中国医学大成提要》曰：清尤乘撰。无锡人。东山陈在丰钞藏。慈溪冯岩峰于乾隆乙卯年授传手录。首列喉症总论及看法，次列咽喉门各证，次列治法，次列制药法则、喉症应用主方、牙症应用主方、外治用药法、加减良方等类。外吹各药制法，确有师传秘授，慎勿轻视，内服诸方，加减别有经验特识，可法可传，实为喉科秘书之一种。

《古今图书集成·医部全录》卷五百十二曰：按《无锡县志》：尤仲仁，字依之，以喉科名。初，御史周清白一中官于大狱，得秘方十有七，周死而甥得其方，即仲仁之祖也。尝起严文靖于属纩，活范屏麓、孙雪窗于危剧。三人共出赀为仲仁补授太医院吏目，遂世其家。

时觉按：尤乘苏州人，著《经络全书》《药品辨义》《寿世青编》，辑《士材三书》，并无喉科经历及医验，《中国医学大成》称尤乘撰，并无所据，似以尤乘名盛一时而误植，且不顾籍贯并不相合。《联目》《大辞典》沿袭其说，亦误。题为《尤氏喉科》抄本流传颇众，其著者或作尤氏，或作锡山尤氏，亦有以为尤怡者。据干祖望考证，犹有吴青田抄本作尤存隐，许履和抄本作尤仲儒，尚有作尤仲如者，且明有太医院吏目尤仲仁，仲儒、仲如、仲仁或为一人，数代积累，至尤存隐而著此《尤氏喉科》。《喉科秘本跋》所述流传过程当为可信：此方海宁郁凝祉先生于弘治三年无名氏秘授，为江南独步，三代祖传；于嘉靖六年授于锡邑尤鄹存，尤氏七代相传；又授于金邑杨氏，亦三代相传。是书又名《无锡尤氏秘传喉科真本》《喉科尤氏书》《喉科秘本》《喉科秘传》，其他尤氏喉科书有：中国国家图书馆藏亡名氏《尤氏喉科大法》，清抄本，不分卷，2002 年收于《国家图书馆藏稀见古代医籍钞(稿)本丛编》，影印出版；南京中医药大学藏尤存隐《喉科浅秘》二卷，乾隆三十六年抄本；中国中医科学院藏《尤氏秘传喉科真本》等，不一一具载。

《同仁堂秘授喉科十八证、尤氏秘传喉科真本、喉科全书》三种　存　1667

清亡名氏辑

唐成之题词曰：此书由扬州购来，较寻常医喉诸方不同。不知同仁何许人，尤氏亦何人也。药方、理论完备，足宝。成之，民国庚申年藏。

唐成之又曰：此抄本内容计分三个部分，第一部分为同仁堂秘授喉科十八证及喉症再集，第二部分为无锡尤氏秘授喉科珍本，第三部分为喉科全书，乃喉科之丛抄也。

时觉按：三书合编，有抄本藏中国中医科学院，扉页有唐成之题词，第二则题词后为咽喉十八症目录。是书由扬州购来，且包含尤氏秘传喉科，原出江南，似可成立。

《喉症辨治良方》不分卷　存　1720？

清长洲洗心子编

引言曰：燕晋风气信用凉药，每遇似火非火之症，辄投苦寒，治他症犹可挽回，以之治急喉症，命悬顷刻，为害非轻。喉症非无因火而起者，第来势甚速多由于寒。《内经》云：骤起非火，缓起非寒。譬诸雷电之火焰由阴生，燎原之火炽由渐著。夫咽喉三十六症，其最急者曰喉连、喉闭、锁喉、缠喉风、喉珠、喉癣、乳蛾是也。凡此等症，初起切忌寒冷，即水果亦不可食，总以开提表散解毒为主，开关之后，酌服清咽利膈等品，随证施药，慎以治之。予不敢自命知医，谨按古方施治之法，略为加减，汇为一帙，仍俟高明酌行之。洗心子手识。

时觉按：《联目》《大辞典》俱不载，2004 年中国国家图书馆收之于《中国古代医方真本秘本全集·清代卷》第 73 册影印出版。书名下注“附”，起于第二十五叶，当为附编，原书却未见，不知原出处。洗心子，长洲文掞，字宾日，号古香，一号洗心子，生明崇祯十四年，卒清康熙五十九年，文征明之后，父文�。初随父隐北邦，后居小停云馆，善书画，山水法倪黄，高洁不交当世。好蓄古研石，喜藏书，藏印有“文掞”“宾日”“东吴文献”“衡山世家”等。门人私谥曰贞悫。著《十二研斋集》。

《喉科指掌》六卷　存　1757

明松江张宗良（留仙）撰

彭启丰序曰：夫医之为类最繁，其为道甚难，而于咽喉一科则尤难之难者也。咽以纳食，喉以纳气。纳食者为胃脘而通于脾，从土化；纳气者为肺脘而通于心，从金化。金性燥，其变动为涩，涩则闭塞而不仁，故喉病谓之痹；土性湿，其变动为泥，泥则壅胀而不通，故咽病谓之肿。治咽喉者，夫人能知之，而至其证之虚实寒热，与夫治法之攻补升降，所为剖析于毫芒，折衷于疑似者，非聆音切脉、辨气察形，鲜不以铢黍之差，成淄渑之判，即或兢兢慄慄，试探揣摩，恐不得当。顾势急而救之以缓，伤重而扶之以轻，因循之害，其法谬戾几何？故曰难之难者也。吾郡留仙张先生素精医理，其于咽喉一科究心益深且久，采缉成方，参以己见，条例详细，裒集成编。自神气脉理，以及色之青红紫白，音之高下沉浮，一一皆有注释，了然指掌，较若列眉，合诸所治之症，如灯取影，百无一失，真济厄之慈航，拯危之宝筏。其所经验取效，盖不可胜纪。同人咸怂恿付剞劂，俾远近之习是道者，流传其说，发挥其蕴，其为功于世寅也，何可涯量？是为序。乾隆丁丑春王三月，赐进士及第浙江提督学院共部左侍郎长洲彭启丰芷庭氏拜撰。

赵必达序曰：今年夏，郡中多喉疾，递相传染，其重者往往至于殒命。余一子二女相继夭折，幼女生甫两月，势亦濒危，同乡孙月轩少尉以是编授余，如法疗治，得不死。镇藩李杏南大令挈眷至郡，其女公子及一婢疾与余家同，亦如法治之而瘳。按咽喉七十二症，症各有方，了若指掌。余喜是编之言之备，而惜得是编之迟，益以痛余子女夭折之为不幸也。世无和缓，开卷其如觏和缓乎？重付剞劂，以广其传，并缀数语于简端云。咸丰五年岁次乙卯七月，山阴赵必达溥泉民识于凉州寓斋。

宋炘如序曰：省垣近日喉证甚夥，疗治一不得当，立就危亡，每以无良方为惜。夏间，史七兄戟门携来治喉书一卷，图说详明，辨证甚悉，亟劝付梓。予翻阅数通，其治法平易近人，刊刻行世，以期患是症者得所遵循，不至误治。予素不知医，每见方必录，配药远送，非以是沽名誉也。自念筮仕中州，一无功德，时有虚生之感，是以好善之念刻刻不忘。乡友潘子善先生质性高明，尝云人生世上，富贵功名不过泡影，惟积德行仁可以持久，心窃然之。年来施送善书，时时以济困扶危为事，屏除一切嗜好，自觉精神倍爽，身体逾康，愈自兢兢业业，思以仰答天庥，不至再生堕落。有志之士各宜见善勇行，同登彼岸。得是书者，其有以鉴予之心焉？时在同治十有一年十二月中浣，燕山宋炘如识于大梁官署。

朱晴崧序曰：大凡咽喉之地，患症最急最险，而治之不得其宜，终鲜能救。且遐陬僻壤，良法无闻，水陆舟车，良医难觅，仓卒间缩手乏术，尤为可怜。予于壬辰冬自浙江请假旋里，获睹是编，觉图说之详明，医方之美备，令阅者了如指掌，足宝足珍，因用价购之，翻刻施送，以便居者行者相因参考。第旧本未有篇名，爰名之曰《治喉指掌》。敢借著编之手，传遍青囊，欲使对症之人，始开丹井，斯不致有所贻误云。是为序。梁溪朱晴崧。

时觉按：又名《治喉指掌》《喉科》《喉科秘旨》。有乾隆云间张应时刻本藏中国中医科学院、中山大学医学院，有版本十八种。

《喉科金针》一卷　存　1785

清尤氏述，杨氏校纂

张燃犀序曰：医之为役，贱役也，喉症之于医，则末之又末，故小道可观，卜子不屑。君子苟有志于斯世者，当置身于苓参术之中，入君相之药笼，立身要津，问民疾苦，时为调护，展其经纶，以延生民之命脉，胜任而愉快者，庶在于兹。不此之求，特执一小技以栩栩曰：吾将行其道于天下。志士闻之，有纳头羞死耳。若是，则以此篇而效之者，得毋鄙甚？然希文先生有言曰：不为宰相，当作良医。谓其可以济人也。噫！今之以医为业者半天下矣，携篋而入疾病之门，不必其术之精也，汲汲焉惟食之求，耽耽焉惟利之是视。故有一至者矣，而人之死亡随之，有三四至者矣，而人之疾痛加焉。人之视已同神仙，而己之所挟几聋聩，矧如是，是向之济人者今直以之杀人耳。乙巳秋，于友峄阳执事书示，于见其精详慎密，遂不禁喟然曰：向所谓可以济人者，意在斯乎？意在斯乎！且古今来文人学士，孰是甘为小道者哉？无如翅可奋凤池，而口难给朝夕，才可列廊庙，而身久屈山林，至于家贫亲老，而满腹文章，当困厄之时不可以之供菽水者往往有之。先人有言曰：士大夫不可不知养生。旨哉斯言！然则，曷不为其大也？盖有生以来，属目于我者不一人，苟结缘青萍，甘沉草野而俯仰，宁无愧怍？为此者既不至败乃公事，又不至远而恐泥之，为贫而仕者辞尊富而居卑贫云尔。是以书数语以弁其首。时乾隆乙巳桂月上浣骧江张燃犀题。

时觉按：有乾隆五十年乙巳抄本藏上海中医药大学。

《经验喉证诊治准绳》　佚　1786？

清无锡华北恒（子方，景南）撰辑

时觉按：华北恒，生于康熙戊子，卒于乾隆丁未。《吴中名医录》据《锡山历朝书目考》卷十一载录是书；民国二十二年《三三医报》一卷一期周小农《无锡医学书目考》亦载，谓华氏康熙间人。

《烂喉丹痧论》等七篇　存　1792

清吴县唐学吉（迎川，载张）撰

唐大烈曰：唐迎川，名学吉，号载张。吴县医学训科，住西城桥。

时觉按：《烂喉丹痧论》《脏腑受盛辨》《大温中饮炙甘草汤合论》《论柴胡》《论犀角升麻》《辨紫茸之伪》《辨郁金之误》七篇，收于《吴医汇讲》卷三。

《烂喉痧论》一篇　存　1792

清吴县李基德（纯修，云浦）撰

唐大烈曰：李纯修，名基德，号云浦。国学生，住齐门外蠡口。

时觉按：收于《吴医汇讲》卷八。

《烂喉丹痧治宜论》一篇　存　1792

清吴县祖世琛（鸿范，小帆）撰

唐大烈曰：祖鸿范，名世琛，号小帆，住海红坊巷。

时觉按：收于《吴医汇讲》卷八。

《咽喉经验秘传》二卷　存　1794

清亡名氏撰，吴县程永培（瘦樵）辑校

龚桂序曰：医有内外科之分，独咽喉一症则介乎内外之间，其病至险，其变至速。今虽不乏专门名家，然或僻处穷乡，起当暮夜，有不可终辰之势，延医莫及，贻误非小。兹有陆君振美，心存济世，于亲故家见程瘦樵《咽喉经验秘传》原本，治法大备，而于修合诸药尤为尽善。因原板已毁，捐赀重镌，俾防患未然者得以预备各药，临时亦可查急救各方，此诚一片婆心，爰赘数语以弁其首。光绪丙子重五月，啸庵龚桂识。

跋曰:《咽喉经验》一书所论喉症,其法详备,后增《丹痧阐解》,专言痧症,谆谆以透解为先,须俟痧透,内火化燥,乃投清剂收功,盖鉴于早用寒凉之失也。是书一出,依法疗治,无不获效。但近年来,烂喉痧一症至重极危,每多不治。医者株守常法,有过用风药,痰随火升者;有早用寒凉,邪郁不达者;有偏用温发,以火济火,速邪内陷者。窃思外邪变幻虽多,不出六淫之外,病人气体不一,不无传变之殊。详考《内经》、仲景及《准绳》等书,所论十二经脉皆上循咽喉,尽能致病,统其所属,乃在君相二火,总之皆火病也。但所因不一,有风火相煽者,有寒郁火者、有湿郁火者,并有燥湿合病者。因各不同,治亦有异,是以有汗法、有清法、有两解法、有下法,降亦是下,有吐法、有熏法、有针法,总在察脉参症,随病而施,非可执一也。仁心医术者当详审之。

嘉庆二十五年《吴门补乘·艺文补》曰:程永培,号瘦樵,元和人。

《中国医籍通考》按:此书不著撰人,清乾隆时苏州程永培(字瘦樵)校刊。程氏尚校刊《醴斋医书十种》及《证治准绳》。《咽喉经验秘传》采有明末清初时诸家咽喉秘方,如沈慕溪方、尤仲如方、尤存隐方、张明珍方、高冲元方、孙茂筠方等,并记载马铭鞠修合之事。马氏验方多载于明缪希雍《先醒斋医学广笔记》中。

时觉按:道光间张铁耕辑评本题为《丹痧咽喉经验秘传》,中国国家图书馆有藏。

《喉症机要》二卷　存　1802

清亡名氏,吴县程永培(瘦樵)原撰,平江徐赓云(撷芸)增辑,姚履佳(正帆)校订

徐赓云序曰:夫咽喉者,水谷之道,气之所以上下者也。舌系于心,能知五味,口通于脾,能知五谷,皆司出纳,而呼吸相关,不容稍有窒碍。而人之寄形宇内,寒暑相侵,性情郁结,恒足以致病,而发于咽喉口舌者最为危急。迩来吴中薪同于桂,朝夕炊爨,咸资煤炭,其酷烈之性更易中人,发为喉症,十不活一,医师束手,药饵无功。余目击心伤,窃思医虽小道,实操补救造化之权。古人云:良医功与良相等。语不虚也。特以青囊失传,遂致回春无术耳。暇日过访张桂岩同砚,见案头有《喉症机要》一册,乃程瘦樵员外赠姚正帆先生者。姚公岐黄之学为吴门医士冠,得是编而加以讨论,附以经验诸方,其书尤为精密,及门者拾其绪余,皆名噪一时。桂岩妹婿孙竹楼亦受业于门,获传是书,故桂岩藉得手钞一册。余翻阅一过,如贫人遇宝,虽莫知其名,不适于用,而心乎爱之,手不忍释。因向假归,缮写成帙,增入秘方数首,置之座右,吟诵之余,略观大意,愧不能利物济人,聊为保身小助云尔。嘉庆七年岁次壬戌仲冬长至日,撷芸徐赓云题于爱吾庐。

时觉按:收于《味义根斋偶钞》。是书当为《咽喉经验秘传》增订本。

《疫痧草》三卷　存　1801

清虞山陈耕道(继宣)撰

自序曰:余闻之老父曰:肺胃蕴热则发痧,痧症轻,自古无专书。又曰:瘟疫之症险,变幻不测,传染无已者也。顾瘟疫未尝曰发痧,发痧未尝曰烂喉,烂喉发痧,实起于近年也。发痧何以名疫?为烂喉而传染于人也。发痧何以烂喉?凡人口鼻之气,上通于天,天有郁蒸之气,霾雾之施,人自口鼻吸入,著于肺胃,肺主咽喉,故疫痧多兼烂喉也。疫气者,今昔之所同有也,而近日疫气何以发痧烂喉?盖今人气禀不逮古人,抑且起居失调,所以疫厉之毒,乘虚而干肺胃,以致烂喉发痧也。烂喉发痧,其症必险,气息传染,死者甚众,良可哀也。夫疫痧之症,见象不一,当汗当清,其机甚微,道不揣鄙陋,观其象,察其机,偶有所得,而遂笔之于书,其草率无文,故名曰《疫痧草》。嘉庆六年岁次辛酉仲秋,虞山陈耕道自序于思诚庐。

万镛序曰:余家业儿医四世,先大父鸣岐公治痘疹最有声于时,自秉鸿从兄即世而刀圭失传,然里中诸名家常与往还,以余亦素心于方脉,间有来诊者,固亦未尝不实事求是也。昨夕外科沙君耀荣,幼科刘君德林,持虞山陈氏《疫痧草》示余曰:方今痧气流行,役使远迩,我辈从嘉庆戊辰、癸酉两次治疫痧后,俱奉是书为圭臬,试辄有效,惟原版远在姑苏,吾淮珍藏无多,偏僻丘墟,从来未见,非重抄付梓,广为布送,恐痧毒燎原,救之不及,我辈转于心自疚也。顷有宋翁耀廷,怵惕靡遑,引为己任,已捐资若干,亟鸠镌木之工,求吾子序其简端,并可发明一二。余闻之,避席谢不敏,然耀荣、德林两先生,虚衷而不自私,实力以求普化,宋翁向称长者,婆心倾助,俾是书传之枌榆,群生登之仁寿,皆乐善君子也,可多得哉?可多得哉?余维辰戌之岁,初之气,民厉温病;卯酉之岁,二之气,厉大至,民善暴死,终之气,其病温。寅申之岁,初之气,温病乃起;丑未之岁,二之气,温厉大行;子午之岁,五之气,其病温;巳亥之岁,终之气,其病温厉。又,冬伤于寒,春必病温,温之为病众矣。夫伤寒之邪从足太阳入,温热之邪从手太阴入。世以治伤寒之法治温热,如凿枘不合,而汗下并行,助

虚滋甚，叶天士《温热论》极精细，近时吴鞠通《温病条辨》更为赅备，虽其说未必尽验，而初病忌辛温，瘫疹禁升提，温毒如咽痛喉肿，耳前后两颊肿，均用普济消毒饮去升麻、柴胡，初起并去芩、连，洵金针度人也。顾疫痧烂喉，向无专条，而最传染，最迅速，善治犹难，矧误投药饵乎？陈氏是书，观象察机，体会而出，序言：疫气吸自口鼻，著于肺胃，今人气禀不逮古人，抑且起居失调，故疫厉乘虚，以致烂喉发痧而险恶可哀也。余因之有感矣。《金匮真言论》曰：夫精者，身之本也，故藏于精者，春不病温。岐伯曰：不相染者，正气存内，邪不可干。盖疫气秽浊，未有不因少阳而自能上腾者，如果少阴不亏，少阳自伏，经旨固明明示人也。且少阴主君火，少阳主相火，两火相然，故喉病至溃烂。是书谓正阴虚而疫毒盛，诚为危疾，有以也。要而言之，温病热变本速，疫痧烂喉尤亟防内陷。临是症者，于陈氏疏达、清化两剂间详审而运用之，则关键在手，存活不少矣。沙君又补《疡医大全》第三十三卷所论痧疹宣毒发表，不可骤用苦寒，亦攸关生命也。沙君又谓：是书未立吹漱药方，当择善而补缀于后。吁！余何知医？聊述所闻，与是书互证，并以质之沙君、刘君。道光十八年岁实戊戌春二月之杪，松巢万镛书于慈竹凌寒草堂。

瓜渚逋叟跋曰：虞山陈氏《疫痧草》、湖南张氏《白喉捷要》，曾汇刻于龙川，板藏叶氏，久未刷印，知者甚少。今年叶氏远徙，欲携书板俱去，得霭园徐君介绍，因备价购归，集资印送，以广流传。或曰：陈氏《疫痧草》只专言疫痧红肿烂喉，未及白喉，张氏《白喉捷要》亦只专言白喉，未及疫痧，似于近年患疫痧者未有不白喉，不但红肿，患白喉者未有不疫痧，见症既异，用药岂可强同？况荆防诸禁药，并未避忌，苟取法是书，恐转滋流弊。余深韪其说，爰寓书邗上医隐徐君霭园，请其详加参考，著为论说，发明疫痧烂喉、红肿及白腐诸症，因并详列禁药各品，附刊编末，藉补二书之不逮。高明之士，果能于汇刻二书悉心研究，神而明之，似于施治喉疫险症较有把握，为医学之一助。爰述颠末，俾阅是编者知所抉择焉。己未季春之月，瓜渚逋叟跋于市隐草堂。

棣华馆主人跋曰：古人治喉于三十六风多发明处，而痧喉一证不少概见，盖此证起于近时，治法良少，而燎原之势，惨莫可言。余因博求痧喉书，如朱氏铁山、洪氏仲举尝有痧喉书行世，其书虽善，而寥寥数语，未足尽其奥窔。今年春，遂安骆任迁痘师携抄本《疫痧草》见示，于是证原委详悉，又善于随证制方，洞然若指诸掌，诚可令斯证生死而肉骨也。惜吾郡未见板行，亟为付之剞劂。但是书屡经缮写，亥豕殊多，间用鄙意窜易，其难以意会者仍承其讹，尚希博雅君子校正。至于善与人同，更望广为刊布焉。道光二十有二年夏，棣华馆主人跋。

民国三十七年《常昭合志·艺文志》曰：陈耕道，字继宣，监生，医士。《疫痧草》一卷，张燮等序，《恬裕斋书目》，钞本。

时觉按：有道光十四年梓文斋刻本藏吉林图书馆，有版本二十余种，并收于《国医小丛书》。

《疫痧草》 佚 1911?

清长洲顾绍濂（蕴山）撰

民国二十二年《吴县志·艺文考三》卷五十七载录，曰：顾绍濂《病机辑要》《疫痧草》，号蕴山。

《咽喉证治》四卷 存 1814

清华亭戴培椿（菱舟，退痴野人）编

自序曰：余家旧藏誊本咽喉科二卷，均不载作者姓氏。一卷立论用药极平正，一卷兼用针法，方药特奇。余弱冠习医于从兄学轩先生，自惭拙钝，专究内科，至今老去，未获绪余，无暇兼治外证。老友朱君仲和友篪，自幼颖悟好学，复得名师指授，兼精内外诸证，其治咽喉尤称捷效，而首重用针，其针法不专于患处，惟于头面手足间略刺皮肤，而病已如失。暇日，执此卷奉教，君曰：此皆海上秘方也，能用针可勿药，能用药可不针，二者均极神妙不测。惜词芜，方复传写多讹，嘱余手为编订。君复慨然出秘枕中，补其不足，合编成三卷，复集古人证治诸方一卷附，统名之曰《咽喉证治》。幼儿因本未离塾，即能读《素问》《灵枢》，朱君喜授其针法，遂命将师傅一一笔之于楣，附录于后，俟他日有力时锓木以公诸世。嘉庆二年丁巳岁次重七日，晒书检得此卷，手识数语，命因本珍藏之。退痴野人戴培椿书于环溪别业之十笏书巢。

张应时序曰：古人云，施医不如施药，施药不如施方。诚以医药及人者有限，惟方可传于久远耳。病有可延时日，方待斟酌去取，士君子犹当广为流布，以听临证参用。况病有迫不及待之病，方有立见奇效之方，不得且求之，既得之，可不急公诸世以拯斯民之疾苦乎？余同案浪三兄从子村潜戴君，世精轩岐业，从父学轩、尊甫菱舟两先生,名重云间。贤昆若泉君传其家学,流寓都门,名公卿多来就诊,声满辇毂,余前试北闱时曾亲见之。君亦精其业而不乐应酬,迩年来馆寒宗枕善从父之复真别业,读书课徒外,绝口不谈医,四方求治者踵相接,君概谨谢。有强之治者,安危立决,而口不名钱。惟喉证求诊,虽际勺水不入,君立与救治,施一针,处一方,无不塞者立通,破涕为笑。余大异之,询厥渊源,君笑而不答。再三索之,曰:我方脉传自先人,针法得诸父执友朱仲和先生。出一编见示,曰:此我先人所手编者,惜无资锓木。余展阅一过,见君所治诸证用针用药之法悉具于中。力任开雕,急公诸世。昔苏子瞻、沈存中两内翰得一方药,必手录之,至今《良方》十卷,鲍氏知不足斋丛书从《四库全书》中钞刻传世,其方效者多,不效者间有,而两内翰利济之心昭然若揭。况咽喉命系呼吸,急莫延医,君既善体先志,不自珍秘其方,余何敢不急为刊布,使世之患是证者得所拯救乎?惟愿得是编者平时揣摩纯熟,庶几得心应手,奏效于仓卒之间,不负余与君贤父子施方之意云。嘉庆十九年甲戌岁次三月,虚谷张应时谨序。

嘉庆二十三年《松江府志·艺术传》曰:戴培椿,字菱舟,娄县人,监生。精于医。著有《花溪醉鱼稿》《治目管见》等书。

时觉按:有嘉庆十九年甲戌书三味楼刻本藏上海图书馆、浙江省中医药研究院。

《窦氏喉科》三卷　存　1816

清窦氏亡名撰,仲雅氏编纂

仲雅氏序略曰:余自甲戌夏忽患喉症,初则甚重,继则时发时止,多方调治,数月依然,诸医皆猜寒猜热,论实论虚,终无一中其病者。明年夏,举发益甚,时有友人赠以《喉科紫珍集》,披阅之下,不胜欣幸。因思世之治此症者,不乏专门名家,惟所闻尤杨二氏,其临症之法,论病之源,洵称详备。第尤氏书虽已梓行,而有异同歧错,杨氏则仅抄本,尤罕拘,且传写多讹。余乃遍求善本,悉心校订,年余始竣,其时适又得邵竹泉先生手集喉科书,仍其原序汇而录之,复以《医宗金鉴》《东医宝鉴》诸书中喉舌门,及采取别本经验方法附后,遂发愿照方修制施送。孰知是念方举而夙恙渐瘥,如响之应,何捷如之?用录其书,以公诸同好,爰志数语于简端。顾览是书者,如方修合,施济世人,不特利人有功,即利已之效,可获甚多。尤愿保身者先事预防,恒兢兢于忍嗜欲,节饮食,勿遘患而试此良方,是尤余之志也夫。嘉庆二十一年岁在丙子长至日,仲雅氏识。

时觉按:三册,作天地人三卷,有嘉庆抄本藏苏州大学炳麟图书馆。

《喉症全书》　佚　1820?

清无锡朱培华(亘垣)撰

《吴中名医录》曰:朱培华,号亘垣,诸生,清嘉庆间无锡县人。著有《喉症全书》。

时觉按:《吴中名医录》据《锡山历朝书目考》卷九载录。

《喉科秘要》一卷　存　1825

清邗江周春山撰,王一飞抄传

时觉按:有抄本藏苏州大学炳麟图书馆,封面署:丁巳岁,王一飞藏,未见撰辑者署名,前后无序跋,亦无目录。分喉症总论、辨证细条、用药秘法、制药秘法四章,末署:民国陆年丁巳岁夏季日抄。又有民国二年金国礼抄本藏上海中医药大学,笔者未见。

《华佗师喉科灰余集》一卷,附:《喉科秘书补要》,《喉科秘书补要续录》　存　1825

清亡名氏原撰,金匮华文棫(倬云,葫芦道人),金匮华文柱(子同,竹里闲人)增辑

华文棫跋曰:族祖元化公,讳佗,汉名医也。居沛国谯郡,以针灸杂法胜,殆合神圣工巧于一身者也。乃以医活人,即以医祸己,至自焚其书而不传,意者术愈精则天机愈泄,为造物所忌欤?迄于今,名家者流罕道其术,诸方书中溯其术者绝少,惟《中藏经》《古内照图》尚存于世,而流俗信神之风炽,往往追想而崇奉之。夫固生为英而死为灵者耶?兹于映山大兄处得读《灰余集》一卷,玩其语气,殊非汉时手笔,而症治中之虚实寒热,颇能剖析明了,于喉科不无小补,故特录以备考云。若曰鱼目混珠,则非所计矣。嘉庆二十五年岁次庚辰六月,葫芦道人文棫谨识。

华文柱《喉科秘书补要》跋曰:夫医道有三,一以事亲,一以养身,一以济世,古人亦尚论之矣。然则医者

非愚俗之所为，实学士之所必知者也。学之须穷其理，探其微，庶可免庸医之诮。否则方药妄投，杀人不少，求其养身且不能，何况事亲与济世乎？仲兄倬云，存心医学已数年，庚辰岁，既订正前辈喉科之书，更增辑《补要》一卷，盖以喉症最急切，故详为考订耳。余以今夏秋间，时症甚行，死生顷刻，爰同伯兄秋萍共参医理，兄弟辨难蕉窗，亦天伦之乐事，而余于喉科尤致意焉。兹特将诸书录之，深心研究，后日倘得付梓，公诸同好，岂不为天下后世养生者之一助哉？道光元年岁次辛巳冬，竹里闲人华文桂跋。

华文械《喉科秘书补要续录》序曰：余于弱冠之年始参幼科推拿法，岁丁丑以后，历考方书，粗知医理。庚辰夏，以喉科于人最为紧要，特订正秘书三种以备参考。至辛巳岁，伯兄秋萍命余曰：医理非共相参究不可，独学者毋乃孤陋乎？余谨诺之。时季弟子同亦颔之，乃相与居今稽古，赏奇析疑，较诸三人行必有我师之说，尤亲切焉。子同弟禀赋敏悟，制方以简括胜，尤长于喉科，随病施治，有得心应手之妙。而其性清雅，不喜烦冗，且谦退不敢以医自任，今已不弹此调矣。乃以余所订秘书于虚火证治未甚详备，爰自择其治虚方案，续录于后，以补缺略，其余治验甚多，因编隘不赘。知弟者当不疑其偏于用补耳。兄葫芦道人特书此以志之。

华文桂《喉科秘书补要续录》跋曰：右虚火治验六条，俱余所诊治效验而随时手录者。窃以尤氏诸书，治实者多，治虚者少，余遇虚症，更为潜心研究，探其本源，故治辄得效。其中有力辨狂论处，非敢自矜其能，实出于不得已耳。知必见笑于大方之家，而竟得以谈言微中者，亦余之幸也夫。抑愚者千虑，必有一得欤？今姑录之，未识可以补诸书之缺略否？时道光五年乙酉秋杪，竹里闲人自识。

时觉按：有道光刻本藏中国科学院图书馆。卷端署：金匮华文械倬云氏校录，附：华文械《喉科秘书补要》，署金匮华文械倬云氏增辑，载杨龙九氏要方六首，简要单方六首，神奇医案十则，及烂喉痧论、烂喉丹痧治宜论；华文桂《喉科秘书补要续录》，署金匮华文桂子同氏著，载吹药选用药品、吹药选用古方、养阴降火丹方、回阳救急丹方、敷药选用古方、枣灰散方、骨哽祝由法、虚火治验。

《喉症全书》二卷　存　1839

清亡名氏原撰，上邑孙师善抄传

时觉按：有抄本藏上海中医药大学。无著者署名，前后无序跋，卷末署：自道光十有九年冬月，余偶访松坪，大哥出示喉科一卷，读之甚善，即分录是卷，日后不特利生，并济世也。上邑孙师善谨志。

《喉症辨似》　佚　1841？

清无锡王殿标（佩绅，春泉）撰

时觉按：《吴中名医录》据《锡山历朝书目考》卷十二载录，民国二十二年《三三医报》一卷一期周小农《无锡医学书目考》亦录。

《丹痧咽喉经验秘传》不分卷　存　1843

（原题）吴县叶桂（天士，香岩）撰，吴郡程永培（瘦樵）原本，张铁耕辑评

龚桂序曰：医有内外科之分，独咽喉一症则介乎内外之间，其病至险，其变至速。今虽不乏专门名家，然或僻处穷乡，起当暮夜，有不可终辰之势，延医莫及，贻误非小。兹有陆君振美，心存济世，于亲故家见程瘦樵《咽喉经验秘传》原本，治法大备，而于修合诸药尤为尽善。因原板已毁，捐赀重镌，俾防患未然者得以预备各药，临时亦可查急救各方，此诚一片婆心，爰赘数语以弁其首。光绪丙子重五月，啸庵龚桂识。

跋曰：《咽喉经验》一书所论喉症，其法详备，后增《丹痧阐解》，专言痧症，谆谆以透解为先，须俟痧透，内火化燥，乃投清剂收功，盖鉴于早用寒凉之失也。是书一出，依法疗治，无不获效。但近年来，烂喉痧一症至重极危，每多不治。医者株守常法，有过用风药，痰随火升者；有早用寒凉，邪郁不达者；有偏用温发，以火济火，速邪内陷者。窃思外邪变幻虽多，不出六淫之外，病人气体不一，不无传变之殊。详考《内经》、仲景及《准绳》等书，所论十二经脉皆上循咽喉，尽能致病，统其所属，乃在君相二火，总之皆火病也。但所因不一，有风火相煽者，有寒郁火者、有湿郁火者，并有燥湿合病者。因各不同，治亦有异，是以有汗法、有清法、有两解法、有下法、降亦是下、有吐法、有熏法、有针法，总在察脉参症，随病而施，非可执一也。仁心医术者当详审之。

时觉按：又名《丹痧经验秘传》《咽喉经验秘传》《制药秘法》，附喉症十二字药方、喉痈吊痰方。有道光二十三年种德堂重刊本藏中国国家图书馆，1957 年商务印书馆铅印本“不著撰人，程永培校刊”。另本题：程

瘦樵原本，张铁耕辑评。

《张吟香堂医喉秘诀》一卷　存　1844

清亡名氏撰，江苏张吟香录传

唐成之封面题语曰：此书系江苏张氏得于杨石山家，余曾抄懋公学授石山喉科书，本与此大同小异，可见此本确出于石山，且较懋公所抄尤详，并附他方多种。成之笔记，时民国七年戊午长至前十日。

扉页题语曰：此书前半抄自《重楼玉钥》，但有数症有附案，其余亦均录自各书，方症多与喉科有关。

时觉按：有抄本藏中国中医科学院，无撰者署名，前后无序跋，有目录。列喉科秘论及各方偶录凡九十六条症方，后附神验草药方，载诸花以硝制过入药。末署：道光廿四年岁次甲辰立秋后录，江苏张吟香录传。

《秘传烂喉痧治法经验》一卷　存　1847

清无锡顾仪卿(文山)撰，鹅湖华菊吟(卧云野史)校

引言曰：叶天士先生云，雍正癸丑年以来，有烂喉痧一症，发于冬春之际，不分老幼，遍相传染，发则壮热、烦渴、斑密、肌红宛如锦纹、咽喉疼痛肿烂、一团火热内炽。医家见其火热甚也，投以犀、羚、芩、栀、黄连、石膏之类。每至隐伏昏闭，或喉烂废食，以致不治，或便泻内陷，转眼凶危，医者束手。孰知初起之时，速进解肌散表之药，温毒外达，多有生者。《内经》所谓"微者逆之，甚者从之"是也。如见火热之甚，而以寒凉强遏，多至不救。良可慨也。

孙复初识语曰：余涉猎多年，深得此中秘旨，见瘖隐隐肌肤，不论症之顺逆，先行其血，兼之透达阳气，不致过分，乃能反凶为吉，经验多人，从无一失，所有方术，不敢私秘，爰授之梓，以公诸世云。武林孙复初识。

时觉按：《联目》有道光二十七年苏州王兰坡刻本藏苏州中医医院，并收于《痧疹合刻》。鹅湖，江苏省无锡市以及江西省景德镇市、江西省铅山县都有鹅湖镇。

《喉科秘方》不分卷　存　1850

清锡山杨龙九(鸿山)撰

时觉按：收于《喉科七种》，卷端署：锡山杨龙九先生喉科秘方。内容：咽喉总论、治法要论、喉科宜忌、喉科各症、喉科神方、喉症煎剂主方、预备诸药目录。《中国医学大成提要·重订囊秘喉书》曰：清杨龙九著，道光间陈坤培藏本，新阳王景华编订，则杨氏生当道光之前。

《咽喉秘传》一卷　存　1851

清封一愚辑

自序曰：咽以纳食，喉以纳气，咽喉者人身之关窍，性命之枢机。咽喉病则生死系于医生，治不精则卤莽必致害命。故余得受是书，常于灯前窗下选择名师治法良方，汇而成帙，愿后之学者探其精微，熟视各症，虔心合吹散丸丹，并切记《明训》《十要》《豁心赋》等，得以了然于心，施治自必神效。余严慈早丧，自愧学陋才疏，未能尽文法句意，然必当存心济世，扶救困穷，庶不负余选录之意云。时在咸丰元年岁次辛亥季夏望后一日，封氏一愚记。

时觉按：有咸丰抄本藏上海中医药大学，2003 年浙江科学技术出版社据此校勘排印，收于《近代中医珍本集》。

《喉症论治》一卷，《治喉续论》一卷　存　1866

清赣榆周维墉(崇如)撰

杨益豫弁言略曰：赣榆周君精于岐黄，而喉症尤所洞晰。闻时之因喉症而失于不救者，辄抚几太息以为独不得施其方以济一时之急，抑何其用意之慈而施术之仁也。余自立秋一病，久未就愈，因友人识君而施治，凡阅月而已痊。日前手出一编见示，则所著治喉痹诸方也。其方简而妙，以施治百不失一，盖不啻千金之秘矣。因请于君锓板行世，同乡诸君乐于为善，咸出资共襄其成。周君之用心如此，诸君之用心亦如此，从此人登寿域，民无夭札，岂非人间一大快事哉？余因乐与其成，为书其缘起于端。同治五年丙寅仲冬月，新繁杨益豫。

时觉按：主论喉痹证治，实则煎、吹、吐、敷、搐鼻，虚则煎、吐、敷，末附《治喉续论》。有同治五年刻本藏南京图书馆。

《烂喉丹痧辑要》一卷　存　1867

清元和金德鉴（保三，蒯释老人）撰

自序曰：烂喉丹痧，至危之症也，寒暖非时，郁成厉毒，一乡传染相同，即是天行之瘟疫也，与寻常咽喉、通行痧症，俱迥然不同。道光丙戌、已酉两年，吴下大盛，余亲友患者甚众，医家不能深察，杂用寒凉，目击死亡者夥矣。良由冬不藏阳，无冰少雪，温邪为寒所束，若乘势表散，邪从畅汗者得生，否则无有不殒命者。予亦患此症，赖陈君莘田重为表汗，始得痧透而痊。由是潜究喉科痧症诸书，颇自致疑。后得《经验阐解》一编，不著撰人姓氏，寥寥数页，要言不烦，丹痧治法，另辟一途，足补喉科之未备。余于此症固已深知灼见矣，因考古证今，删增《阐解》原文，备采要法，著为此编，非逞臆说也，实以阅历有年，方知此症重在发表，不在治喉，其喉科自有全书，毋庸夹杂，若乃此症四时皆有，是在随时活变，总之畅汗为第一义也。元和金德鉴保三甫撰。

张汝炳序曰：烂喉痧证最属危险，温凉易治，祸不旋踵。余今秋沾染是疫，几濒于危，家君悉遵元和金氏所辑《丹痧经验阐解》诸方主治，渐渐转危为安，幸矣！第春三月至今，病斯疾者惑于《白喉忌表抉微》一书，误人不浅。可知治病必求于本，在表在里，属寒属热，用药之际，宜当明辨，表则疏之，里则清之，寒则温之，热则凉之，随症施治，无不应手立效。初发则壮热烦渴，咽喉肿痛，肌红无汗，病在于表，进解肌散表，冀其有汗则生；倘神昏谵狂，龈腐舌焦，颐肿喉烂，乃是表邪在里，有汗痧透可投清里消毒，无汗仍须解肌达表之剂，否则必变痉厥。《内经》所谓微者逆之，甚者从之，表邪未清，寒凉强遏，多致不救，可不慎诸？夫喉咙本属肺系，温疫先由口鼻吸受，鼻通肺络，始传于表，手太阴经病也；肺气膹郁，喉必腐烂，病家医家，往往疑是火热，内灼少阴，清补杂投，酿成痰壅喘促，种种险症，良可慨也。余初病壮热无汗，咽喉肿痛，烦渴神昏，得汗而丹痧透布，喉痛顿减，神志渐清，因此而思庭训，觉有汗则生之说，可垂永鉴矣。蒙按北省，地高风燥，冬用煤炕，致火灼液涸，故投养阴润燥，不至有害；但东南地卑湿胜，感四时不正之邪，其病骤至，初当疏泄透解，庶表邪解而不至传里。不察病之虚实，不审邪之在于表里，概以忌表为宝箴，视疏散为砒酖，今岁之误误于书，非误于医也，非误于书，实误于书中之神方也。然病家之忌表，原属常情，医家之不察表里寒热，以养阴润燥为主，将疏散透解之剂置于高阁，实不能解。作是序以质好奇执一之辈，尚其勿河汉斯言也。幸甚！幸甚！光绪二十七年冬至辛丑，再生人上海张汝炳星若甫谨识。

江承桂跋曰：大凡时疫之流行，半由冬不藏阳所致，而总由于人心之不古，贪诈疾狠，在在以损人利己之心为心，天不能不降之罚以示惩，遂假手于庸医，寒温颠倒，用药不慎，以致疾不可为。呜呼！岂独庸医之误人耶，亦由于人心之贪诈疾狠，种种不善自误之也。然又有说焉：拘谨自守、乡党好善之人，间亦有染此症者，曷故？曰：良由于起居勿慎，饮食勿节耳。总之，医不可不择，药不可不辨，桂素不知医，乌敢置喙？然热药之误人，其变立见，犹可救也；凉药之害人，潜伏于内而不可知，卒至病入膏肓，而始翻然悟。呜呼！亦已晚矣。苏城金君保三，获交已二十年，见其切脉理则细而明，用汤药则慎而谨，素所敬佩，且本劝人为善之心，凡时症用药之易于误会者，辄编辑良方，采择名论，以破其惑而正其趋，已有若干卷，兹又辑成《烂喉丹痧》一书，读之恍然见寿人寿世之心惓惓不已也。吾愿虚怀若谷者咸体是心也可。同治六年季春，海上小弟江承桂谨跋。

胡钦莲跋曰：是书为吴下名医金君保三所辑，备载喉症诸方，采择尽善，余家向有此书，屡经试验，无不立见功效。乃以相沿既久，原版坏烂，又余与金君有金石交，去冬已归道山，余惧其前书散佚，方药失传，使后之患是症者无从问津，因特重付剞劂氏，遵照原书，刊版行世，藉公同好。览是书者，勿视为陈方腐剂忽略置之，致负金君青囊济世之心，是亦余所深望也夫！光绪十六年岁次庚寅孟夏，仁和胡钦莲夏堂甫谨识。

裘绍良跋曰：烂喉痧一症，向惟北方有之，近则江浙之间亦多传染，症极险重，治不得法，有朝不及夕之虞。此书论症论治，可谓详且尽矣。同邑郑久也封公印送原书已历年所，遵法治之，屡有明验，第治法虽善，而此症吃紧处尤在食品宜忌及嗽口等，方书中未及刊入，尚嫌疏漏。吾友郑君平甫，以余嗜医，尝述及之。今年春，余儿出外学贾，亦染此症，医者进荆防葛根等味，误参凉药，延至五日而殇，可知此症初起，若以荆防葛根汤进之，以玉钥匙吹之，或不至有此害也。童君佐宸愿刊是书，谨为补入数条，别标新增字样，以清眉目而广流传，且愿有心济世者预合玉钥匙，以备不时之需，幸甚。光绪辛卯夏五月，慈溪裘绍良谨识于武林试邸。

时觉按：收于《小耕石斋医书四种》及《陈修园医书》四十八种、五十种。

《焦氏喉科枕秘》二卷　存　1868

清亡名氏原撰，元和金德鉴（保三，蒯释老人）传

应宝时序曰：医之为道，切于民生日用，理近而事难，古人有司命之目。自仲景著一百十三方，后贤缵而衍之，汤液之方遂加于针石。迨子和、河间、东垣、丹溪辈根柢圣经，发挥心得，学者益泛滥沉酣，准方施治，而针石之法乃日微。吴中金君保三，业轩岐家言，能贯穿于《灵枢》、《素问》、秦越人《八十一难经》，以意为变化，心殷济时，为士丈夫所推服。近得《喉科枕秘》一书，针石与汤药并施，审证绘图，曲折详尽。特以无副本传世，为此商之孙君云斋，云斋遂引为己任，鸠资以付剞劂，将缘起弁其首。予谓喉以纳气，通于天和，咽以纳食，通于地道，会厌管乎其上以司开阖，实为心肺肝肾呼吸出入之路，声音吐纳之道，关系生死，为任綦重。先民有言，咽肿属痰，喉风属火，治法宜祛风豁痰，解热开郁，乃无遗误。若猝投辛散，煽动风火，必至增肿腐，灼阴阳，络失所养，遂不可救药。今观是书，参合证因，条列治要，错综疑似，缕析丝分，令人一望而得疗治之法，有补于民生日用为何如耶？针石之有裨于汤液为何如耶？固宜不胫而走，群奉为枕中鸿宝者矣。虽然，阴阳相贯，如环无端，营行脉中，卫行脉外，倘脉理之偶淆，即洞垣其谁属？权衡乎病之浅深，治之标本，选用成方，能奏奇效，刀圭所授，立起沉疴，是在善读书者。同治七年龙在戊辰孟春月，永康应宝时撰。

时觉按：又名《喉科枕秘》，收于《小耕石斋医书四种》。

《名家秘方》不分卷　存　1868？

清亡名氏辑

子目：程永培《咽喉经验秘药诗》，亡名氏《南阳叶天士先生医案》，《焦氏喉科枕秘应用良方》，金德鉴《烂喉丹痧辑要》

时觉按：《联目》《大辞典》俱不载，有清抄本藏中国国家图书馆，2004年收于《中国古代医方真本秘本全集·清代卷》第9册，影印出版，以为程瘦樵辑。书前无序，卷端《咽喉经验秘药诗》书名下署“程瘦樵制”，首列咽喉总论，列咽喉方，有新增喉痈吊痰方、新增喉腐丹痧经验方；《南阳叶天士先生医案》下注：家藏本抄出，无署名，为喉痧验案及制药秘法；《焦氏喉科枕秘应用良方》有同治六年海上小弟江承桂跋；《烂喉丹痧辑要》下署：元和金德鉴保三甫撰。程永培有《咽喉经验秘传》，《南阳叶天士先生医案》见于道光间武林孙复初撰《秘传烂喉痧治法经验》，《焦氏喉科枕秘》与《烂喉丹痧辑要》收于同治间金德鉴《小耕石斋医书四种》，三书均于程永培后，故书非程瘦樵辑。

《痧喉证治汇言》一卷　存　1872

清崇川施猷（小桥）辑

自序略曰：《痧喉证治汇言》曷为而作也？慨夫医学失传，时师阅几种浅近之书，便自东涂西抹，俨然为医矣。医道既行，繁于酬应，更无暇搜阅群书焉。及遇稍异于常之病，辄胸中无主，以药试病，否或诧为怪疾，藉口于古书未有此证，于是师心自用，视人命如草菅。吁！可叹已。不知气运迁流，病随时异，医宜博览，尤须潜心。古者温热之证错见于《伤寒》条内，故无专书，以致后人混同论治，至叶香岩先生始极力阐发《温热》一论，不啻大声疾呼，而世知有温热证矣。近时烂喉丹痧之病，古亦无专书，当香岩先生时，其病尚未广行，观《临证指南》并无一案及是，则知当时尚少斯恙。厥后吴中唐笠山刻《吴医汇讲》于乾隆壬子，始集有唐、祖、李三论，而踵起者又有高氏之《疡科心得》，迨云间朱氏、古歙汪氏出，遂大畅厥旨，论证论治，义显词明，略无影响模糊，可宗可法。无如吉光片羽，间见错出，阅书甚少者尚未曾寓目。际此疠灾流毒之时，而可宗可法之言埋没于线装书中，不使时流一见，岂非憾事？猷因汇集群言，略加按语，编为一帙，俾医师览此而所以折衷，而世之患此恙者或有可幸免。若览此而鄙夷不屑，仍然师心自用，此至圣所谓吾未如之何也已矣。时顺治壬申岁秋九月，崇川施猷小桥甫识。

自跋曰：辑《痧喉证治汇言》成，复阅一周，似无不尽之意。惟丹痧散等不能临时猝办，行道者必须预合，或好善有力者平时修合密藏，以之施济贫人，实为莫大阴德。至编内汤药分两或有多少不等，须视证之缓急轻重酌为加减，此又在临证者变化从心之妙，不能预限以印定眼目也。小桥甫又识。

时觉按：又名《痧喉汇言》，汇集古吴唐迎川《烂喉丹痧论》、祖鸿范《烂喉丹痧治宜论》、李崇修《烂喉痧论》、锡山高锦庭《烂喉丹痧顺逆论》、王步三《烂喉丹痧论》、云间朱铁山《痧喉阐解》、漱喉方、《喉痧辨论》，

附浙医王孟英治痧喉方二首，有同治十一年壬申学仁术斋刻本、汉口中亚印书馆刻本等。收于施猷小桥辑《临证指南论集》，有抄本藏上海图书馆。自序署为顺治壬申，乃据上海图书馆藏抄本《临证指南论集》，然顺治无壬申年，施猷生活于咸丰光绪间，其书所集材料出于乾隆之后，王孟英为咸丰同治间浙江名医，故顺治显然为同治之误。

《喉方集解》四卷　佚　1874？

清泰州朱宜(驭时)撰

同治十三年《扬州府志·人物六》曰：朱宜，字驭时。父为质，通医理，施药济时。宜承父志，为人疗疾六十余年，著有《喉方集解》四卷。性慷慨，咸丰元年举孝廉方正。

钞本《宣统续纂泰州志·人物传》曰：朱宜，泰州之白米镇人。

《窥喉心法》　佚　1874？

清吴江陈基(树本，杉山)撰

同治十三年《盛湖志·艺能》曰：陈基，字树本，号杉山，监生。精疡科，所治无不应手。其时郡伯何观澜患疽，诸医棘手，聘基视之而愈，名益重焉。性喜吟咏，出医四方，即景赋诗，颜其舟曰寻诗艇。著有《杉山遗稿》。

时觉按：光绪九年《苏州府志·艺文三》载录。

《疫喉浅论》二卷，《补遗》一卷　存　1875

清江都夏云(春农，继昭，拙庵稀叟)撰

张丙炎序曰：咽通六腑，喉通五脏，其病有内伤、外感之别，而内伤、外感又有寒热之殊，治之亦各有异。风寒结于咽喉者，温而散之；风热结于咽喉者，凉而散之；内火不足者燥之以辛热，即所以开其郁；内水不足者润之以辛凉，即所以通其关。总使其气畅痰消，则咽喉之患自除，此论咽喉之常病也。若夫疫喉之证，吴又可《瘟疫论》言之甚详，则与常病不同。何也？咽喉之常病，感天之清邪而成，咽喉之为疫，感地之浊邪而得。风寒暑湿燥火之气，天之清邪也；污秽虫蛇毒烈之气，地之浊邪也。清邪之伤人也微，浊邪之伤人也甚，几微之辨，大相悬殊，即《内经》所谓奇恒之病。其邪能遍传脏腑经络，不独咽喉，而咽喉之病较他症更险，此夏君春农《疫喉浅论》所由作也。其书论症则以口鼻受不正之气与二火为患，论方则以清营透邪化毒为主，按法用药，活人甚多，其羽翼前贤、嘉惠后学之功，良非浅鲜矣。书久刊布，医林奉为矩臬，近复详加增益，附以门弟子诠注，益臻美备，故因其书之成而乐为之序。己亥八月，愚弟张丙炎拜撰。

陈浩恩序曰：近代言温疫者以鞠通吴氏为最详，而实本诸叶氏。吴氏《温病条辨》言疫言痧不言喉，叶氏《临证指南》言疫言喉言痧而未统言疫喉痧。先生此书明其自来，穷其究竟，谓疫者役也，如役使然，又役者行也用也，皆动象也，以三焦相火为发源，以肺胃二经为战场，以口鼻吸受疫疠不正之气为贼渠。其论至明且切，予因得推其意而广之。夫用药如用兵，治病如治敌，古人称要隘之地必曰咽喉，然则咽喉者，诚人身之要隘也。今疫疠不正之气而发于咽喉，是要隘已为贼渠所踞，疫喉而见痧，则不独贼踞要隘，抑且贼势蔓延要隘，既踞势复蔓延，当此岌岌乎殆之时，自非用兵如孙吴，必不能奏肤功于反掌。先生以清火化毒为第一要着，直洞见贼之伎俩，虽经踞要隘而蔓延，究竟不过一不正之气，譬如胜算既握，自不难迎刃而解，故集中所用诸方，皆堂堂正正之师，以至正治不正，王师所至，乌合立散，真是擒贼擒渠手段。病解之后，主以清热救阴之品，又如疮痍甫定，必扫其余焰，复其元气，而后大功乃可告成。苟明乎此，以之治天下不难也。医云乎哉？疫喉痧云乎哉？同治十三年岁在甲戌仲冬之月冬至后三日，乡愚弟雨芹陈浩恩谨序。

徐兆英序曰：疫喉痧一证，古无专书，其散见于《疡科心得》、缪氏《笔记》及李纯修之《烂喉痧论》、唐迎川之《烂喉丹痧论》、祖鸿范之《烂喉丹痧治宜论》等书。非不各有心得，惜皆语焉不详，大率宜散宜清，多执己见，远寒远热，各有所偏。甚矣！立说之难也。况疫喉痧证，来势极险，变证极速，且最易传染，若不辨晰精透，胸中了然，仓卒用药，鲜有不草菅人命者。吾扬向多是证，今春尤甚。夏君春农，郡中名医也，每诊是疾，辄应手而效。暇时出所著《疫喉浅论》一书，发明岁运及司天在泉之理，断为疫由火化，而一主于清透，篇终附以问答，反复辨论，以伸其旨。其有功司命岂浅鲜哉？或疑是书偏于辛凉，与时医温散之法不合，不知《经》云“一阴一阳结，谓之喉痹”，本属君相二火为病，加以今岁厥阴司命，少阳在泉，又属木火当令，春来阴雨连绵,以致湿热熏蒸,疫遏不升,发为是病。先生治法专取火郁发之之意,透表解里之中,佐以芳香逐秽、清化攻下之剂,必须保护真阴,所谓必先岁气,无伐天和,并非专以寒凉从事也。若岁运与今年不同,本非火淫所胜,即发为疫喉痧证,亦必与今岁有别,自当因时审证,触类旁通,或先宜辛透,或先宜凉解,或散而兼清,或清而兼渗,或苦寒以泄热,或峻剂以驱痰,圆机活法,神而明之,存乎其人。是当于先生言外之旨会之,又乌可以胶柱而鼓瑟哉?光绪乙亥仲夏月,同里弟毓才徐兆英拜序。

卞宝第序曰:夏君春农著有《疫喉浅论》,脍炙人口,余索而读之,脉象形证,解说分明,令人易晓。治法首以清透为主,次则清化、清凉攻下、清热育阴,诸方药临证变化,妙有机绪。诚哉!三折肱为良医也。余劝其刊刻传世,春农谦不敢任。不知今之自谓喉齿专科者,剿窃一二草头方,无论是何病象,概以是药投之,鲜不误人性命。通都大邑,知医尚不乏人,僻壤穷乡,受害滋甚。春农此编详于辨证,明于说理,精而当,简而赅,果能付梓流传,俾有心者得以周览,临时有所遵循,则亦指南之一助也,济人之功岂浅鲜哉?光绪丁丑冬月,同里弟卞宝第拜读。

《新补会厌论》自序曰:夫医为仁术,重于救人,名利两途弗暇计也。尝读仲圣《伤寒论》曰:怪当今居世之士,曾不留神医药,精究方术,上以疗君亲之疾,下以救贫贱之厄,中以保身长全以养其生。但竞逐荣势,企踵权豪,孜孜汲汲,惟名利是务。嗟乎!争名图利,今古皆然。然医理元微,病多变化,而变化之证莫速于咽喉白腐,尤莫速于会厌腐溃。余学浅齿衰,每临斯证,兢兢业业,以期有济于人。总之,医难十全,只求无愧于心。前著《疫喉浅论》,明知未能合拍,今复补著《会厌论》,不惮烦琐,究为急于救人起见,非敢沽名而射利也,想同志者当共谅之。光绪庚子仲夏,邗上拙庵稀叟夏春农书于存吾春斋。

徐穆《新补会厌论》序曰:谚曰:医家有割股之心。此言也,姑妄言之姑听之耳,今于夏君春农而信之矣。闻其两次割股以疗二亲疾,各享遐龄,诚孝子也。君以孝子之心而兼施仁术,每遇贫苦求诊者,分毫不取,极贫则赠以药饵,此明验也。暇则以时下奇幻危险诸症往来于心思,所以治之更求救急诸方以解之。夫急莫急于咽喉,尤莫急于疫喉,积之久而发之暴,有一溃而不可救药者。君则寻源竟委,反复辨论,必夺隘斩关,绝不掉以轻心,随证立方,刊刻行世,可谓精且勤矣。今春又补著《会厌论》,爰立证治,简切详明,总求有济,迥非大言炎炎无实效者。虽非圣手,然以天士之小心,施回春之妙手,可不谓贤乎?余不知医,而君以慎医自勖,大作见示,云:《素》《灵》精义亟微哉,气运阴阳莫混猜。勤我工夫求实效,感人疾苦动深哀。七方才觉分奇偶,三指常忧昧去来,反掌毫厘生死判,知机应变愧无才。讽诵再三,真"老至深于医理细"也,若谚所云有割股之心,庶几近之。从此宇内同登寿域,岂不快哉?论曰:国家莫大于兵刑,亦莫重于兵刑。兵则教民七年,乃可即戎,不教而杀谓之虐,一败则万骨成灰矣。刑则先王有明慎用刑之语,盖死者不可复生。医家亦然,生死关头只争顷刻,病家不知医,无怪也,医若技艺不精,模棱两可,误事非浅。或不问病者平时气血虚实、表里寒热,又不明经络府俞、阴阳会通,惟有各承家技,终始顺旧,省疾问病,务在口给,相对斯须,便处汤药,似此按寸不及尺,握手不及足,而欲仓猝奏功,是犹盲人行路而必致多歧也,可乎哉?时在光绪庚子夏五月,耄学词人姻愚弟徐穆啸竹氏拜序于竹西草堂。

陈彝跋曰:昔我先妣朱夫人,四旬外多疾,类劳证,淮阴吴鞠通先生书方曰建中汤一百剂,服四十剂良已,其后体虽弱,寿逾七十。而伯兄朴生、仲兄象衡皆深研医理,亦往往为言鞠通先生事。迨余十八九岁,而鞠通先生《温病条辨》出。余虽不解医,以两兄谈医,故亦偶一寓目焉。庚辰腊杪,归自滇南,衰病侵寻,慨然有入山采药之志。而是时吾郡能活人者最称夏春农先生,往来既久,因出是编示余。盖自明以来,民病温者日多,诸温之中疫毒尤重,而疫毒之中于喉者其来愈急,稍一误治,辄可杀人。春农乃条分缕晰,穷源溯委,出以浅语,虽不知医者可以共解,其仁寿斯民之意为如何也?因念余两兄若在,于春农是书将必有深契焉,而皆不克自永其年,东坡《夜雨》所谓黯然神伤也。鞠通先生有《医案》数卷,昔在京师得其稿本,异日将乞春农校定,以行于世云。光绪辛巳二月,同乡愚弟陈彝拜跋。

民国十年《甘泉县续志·人物传八》曰:《疫喉浅论》都二万余言,已刊行世。

时觉按:有稿本及光绪三、四年刻本藏中国中医科学院,有版本六种,《疫喉浅论治验》亦有光绪三十一年单行本。

《咽喉问答》 佚 1880?

清昆山孙天骐(德甫,苏门)撰

时觉按:光绪六年《昆新两县续修合志》之《人物·艺术》及《著述目下》载录。

《痧喉正义》一卷　存　1889

清宝应张振鋆（醴泉，筱衫，惕厉子）撰

自叙曰：方今行疫疠之气，发痧喉之证，邗上为最。一家病者，或亡二三，或亡四五，其故何哉？自八月下旬雨，至十月初旬乃止，晴曦温暖，冬胜于春，湿郁热蒸，酿成疫气，气由口鼻而入，病居肺胃之间，初发憎寒壮热，烦渴不宁，痧点隐隐，咽喉红肿白腐，幸获余诊，则危者安、逆者顺矣。间有病势垂危，邀余治之，十救一二，殂者七八，小儿辈较多于焉，目击心伤。揆其所自，或因投升柴羌葛一切风燥诸品，升提痧毒，盘踞吸门，一误也；或服麻黄、桂枝、苍术、香砂一切辛热药味，助毒上冲，俾痧毒塞蔽，不能外达，致成内攻之患，二误也；抑或外感新凉，不知宣表，遽以芩、连、黄柏、大黄一切苦寒之剂用以泄水，实则冰伏疫毒，遏郁不发，热愈盛，喉愈烂，致成闷毙，三误也；又或不知禁忌，腥浓炙煿、甜粘米饮之类，俾助胃火，熏蒸闭塞，四误也。余方于《厘正按摩要术》四卷、《鬻婴提要说》一卷之后，爰集近来各家疫喉痧证治，或著一说，或注成书，每篇后系以案语，是则是，非则非，以归于正，颜曰《痧喉正义》，以求方家匡其不逮，共救海内之染是证者。光绪十有五年十月中浣，宝应惕厉子张振鋆原名醴泉筱衫自序于竹西旅馆。

江曲春叙曰：喉证一门，自古本有专科，按方取义，不待智者而自知，然识证固属不易，知时则为尤难。南北分途，寒温各异，喉证发于天气炎亢之时，其常也，发于阴雨湿蒸之候，其变也。同学张君筱衫，攻举业之暇，考究方书，历有年所。缘今岁邗上喉患盛行，死亡相继，目击神伤，乃集先辈治喉之良法，缀以按语，名曰《喉痧正义》。抉择甚精，折衷极当，宜今秋邗上赖君全活者甚众，良工心苦，可敬可慕。书成索序于余，余葑菲庸材，何敢妄议？不得已勉赘数言，聊以塞责，未免令方家齿冷尔。时光绪十五年十一月下浣，兴化江曲春泽之叙于海陵客馆。

孙凤翔叙曰：疫者何？秽浊气也，西人谓之炭气。疫何以烂喉？其气经鼻入肺，喉为肺之门户，故病见于此也。又何以发痧疫？气道气管趋血管道，血管周一身，故由此达表也。其证古少今多，且每发于人烟稠积处者，地球生气日浓，炭气亦日重，人繁秽盛，秽盛故疫多也。翔自弱冠学医于内景诸说，窃滋疑焉，继知玉田王氏亲见脏腑，亟取其书观之，竟翻轩岐以来四千余年之成案，顾亦未敢遽信，后闻西医剖视遗骸，复求读其书，标新领异，诧为海上奇谈。去岁道经沪渎，观西医蜡范人形，归取其书再读之，始恍然于其说之果有据也。盖其议论与王氏多隐合，与《灵》《素》及后世诸家，亦消息潜通。试举数端，以证疫喉痧之说：地球之上，生气弥纶，西人分浓者为养气，淡者为淡气，清者为清气，浊者为炭气。谓秽浊之区，炭气所聚，人多病疫，与喻、张、叶、吴诸家谓疫为秽邪，程镜宇谓疫为浊阴地气，详略不同，所见一也。其谓肺中有气管，二歧为众小管，管末端有气胞，与血管网支相连，网支下达心，心运血历周身微丝血管，入回血管，还至于肺，此即吸入之邪由气入血之道路，叶香岩谓肺邪逆传心包，吴鞠通谓痧为血络中病，二说与之相符。窦氏、沙氏治疫痧用活血药，亦此意也。又谓：人一吸入养气一升，一呼出炭气一升，草木之叶，出养摄炭，与人相济，故山林人少疫轻，城市人多疫重，与纪文达《笔记》人气最热之说足相发明。西书虽立论新奇，而精详确凿，实与中国医学殊途同归。王孟英称其说理最精，非虚揣空谈，诚知言哉。宝应张筱衫先生，见疫喉痧证日多，夭殇接踵，乃折衷诸说，汇为一书，辨证立方，各法具备，名曰《痧喉正义》。将付剞劂，嘱为弁言，遂述管见如此，先生其笑我为医中杨墨乎？光绪十五年己丑十二月，江都孙凤翔犊山叙。

《中国医籍通考》按：《痧喉正义》所采诸家之说，有喻嘉言、叶香岩、余师愚、邹滋九、顾祖庚、王孟英论疫；叶香岩、余师愚、邵新甫、陈元益、屠彝尊、缪仲淳、吴鞠通论痧；张善吾、吴鞠通、李纯修、祖鸿范、唐迎川、王步三、高锦庭、陈继宣、顾玉峰、朱铁山、王孟英、沙耀宗、程镜宇、王聘之、施小桥论痧喉，其末则为总论。有清一代有关痧喉之论庶几大备矣。

时觉按：收于《述古斋医书三种》。

《喉科集腋》二卷　存　1890

清濑江沈登阶（青霞，青芝）撰

自序曰：夫喉症之凶险者，当针则针，不可乱针，当吐则吐，不可妄吐。性命攸关，死生立见，苟不识其标本而治之，则祸不旋踵矣。余细阅各大家喉科，其凶险者不外喉痹、喉风、缠喉风、白喉风、烂喉痧、阴虚喉等症，死而不救者年年皆有，而早年尤甚。乾隆五十四年秋间，曾行白喉风，北直最多。咸丰六年，此症南北大行，医者多不识为何症，因忆《经》云：肺属金，其色白，肺为相傅之官，娇嫩之脏。无论少壮老，值此夏月不雨之天，复感阴湿之气，如枯水日久发菌，故生此症，所以服风燥之药不救，惟用清润之剂得生。每见不服药而亦得生者，若误服药则难医。其症初起，头痛或不痛，恶寒发热，喉中色白凸起，身热，手心中如火一团，肌肤似乎隐约痧疹红点，身热干亢无汗，烦躁刻不能安，或有头面浑身皮肤红赤如火，嗌燥舌干，苔黑唇裂，喉中疼痛难忍，牙关紧急，汤水难下。但有汗可以得生，尚须细察面色生克，辨明脉情寒热虚实，立方用药耳。然方出于古人，予阅张君之用龙虎二仙汤，即古人之白虎汤、普济消毒饮、黄连解毒汤、犀角地黄汤、龙胆泻肝汤数方化出，惟除去升提、风燥、酸涩之品，故十难之论，大可为后学之法也。光绪辛巳年，方伯融观察曾同予集各大家喉科三十六种，其中症之虚实，以及用药并吐法、针法均详备。迨庚寅年春三月，白喉风大江南北遍行，而扬州城乡传染大小，十人之中生者二三。予从宝应回邗，始知白喉风大为肆虐，与烂喉痧症同而稍异，予医数十人，照古人方法治之，幸未有一人不愈者。又泰州、镇江传染此病不起者极多，观察复招余将白喉风及凶险各症方药、针、吐之法一一编辑，以公于世。不揣固陋，并将已经治验者复附于后，可为高明之一助云尔。光绪庚寅年，濑江沈青芝识。

方燕昭《喉科心得》序曰：此卷为溧阳沈青芝所赠。青芝具活人术，与余交十年，见其治疾无不应手效，而喉科尤为擅长。每询其法必有所选，则唯唯不肯出示。日者或谓余曰：仆老矣，仆之喉科一法，非君所欲见而未得者乎？因授以此卷，且曰：仆之一生心血尽在于斯。伊古以来喉症一科不乏奇方名论，然皆有验有不验，加以汗牛充栋，好学之士欲窥门径而不得，一失之偏，为害非细。此卷所列论方，皆出自师传，或由古书及经历而得，百试百验，有益于世者不少。君曷公之同好，俾初学者得以入门，而高明者爰而指谬也？光绪辛巳孟秋，定远方燕昭伯融识于邗上寓园之温翠轩。

时觉按：光绪七年辛巳，沈氏与方伯融所集为《喉科心得》，有方氏序；至光绪十六年庚寅复为增补编辑而成是书，有沈氏自序。《珍本医书集成》载濑江沈登阶《青霞医案》一卷，末署"光绪十八年二月濑江沈青芝记"，并言"余年届八旬"，与方序"日者或谓余曰仆老矣"相合，则沈青芝即沈登阶。有广陵王文藻精抄本藏南京医科大学，有清抄本藏上海图书馆、上海中医药大学。濑江，即溧水，流经江苏溧阳，故溧阳旧称濑江。

《喉痧正的》一卷　存　1890

清吴县曹心怡(叔培，侯甫)撰

自序曰：医不通其理不足以言医，通其理而未得其法，则亦无术以处此也。余家世读书，举业之余，往往泛滥百家，旁及《灵》《素》，以故多能医之士。余自成童时挂名弟子员籍，省闱再荐，邀备未售，深恐樗材坐废，无补升平。年来侨寓沪滨，辄假刀圭为肆应之具，猥以谫陋，获信友朋。沪上自戊子春始，烂喉疫痧盛行，牵连沾染，夭枉不可胜计。虽死生有命，载诸圣经，毋亦法有所未尽欤？经余治者，获痊居多，同人疑其有秘，不知至理自昭天壤，苟得其旨，亦何必私为枕中宝哉？爰将体验所存，缀为一帙，付诸剞劂，倘刍荛可采，默消疵疠于无形，则草茅微贱，未始非仁寿斯世之至意也。光绪十有六年岁在上章摄提格律中吕日月会于实沈之次，吴县曹心怡叔培甫序于朗斋。

余炳焜序曰：余素不敢以医名，故阅世数十年，从未以衙推自诩，而其所以略窥医之门径者，因先君子曩日精岐黄，活人甚众，壶虽不悬，而门常如市。鄙人于趋庭时，得先严之指导，乃粗识《素》《灵》之奥旨。中年课徒之暇，又常取先人之手泽揣摩而研究之，坠绪搜寻，因得禅参三指，然亦不敢以此问世也。近年喉痧症盛行，蚩蚩编氓，服药剂而获愈者固夥，服之不当，因此而转入轮回界者亦复指不胜屈。穷源竟委，盖喉为一症，喉痧又属一症，辨之不精而概以凉品遏抑之，喉未见效，痧已郁而不发，毫厘千里，贻害何极？呜呼！以刲股救人之苦心，结果乃等于草菅人命，其咎安在？在狃于白喉忌表之说，而未知外托与内镇固未可混而为一也。余弟剑侯有见及此，久欲著书，以贡一得之愚，而又恐人微言轻，世不我信，故虽有济世婆心，终未敢妄抒臆见。兹于《陈氏丛集》中检得《喉痧正的》一书，伏案循览，首肯者再，喜而语余曰：昔人之辨理精，诊断确，其真知灼见，真有先得我心者。导路有灯，不敢自秘，即印是书以寿世何如？余闻之曰：善。乃书数言以述其颠末云。中华民国十七年岁次戊辰秋七月，余炳焜南坡甫书于广陵双桂轩。

例言曰：一、医之于病，如射侯之有正鹄，失其彀率则折镞坠羽者有之。是书以正的名，虽无养由穿杨之技，或少挽王良诡遇之风乎？一、先哲有言：医者意也，吾心能领之，口不能言之。又云：治病当活泼泼地如珠走盘，如或刻其舟而胶于柱，则官礼且或误苍生，矧区区技术之书哉？世果有赵括其人，此则非余所敢知已。一、著述之家，书不尽言，言不尽意，子舆氏云：大匠诲人，能与人规矩，不能使人巧。余固非哲匠也，所望海内淹博之儒起而订之。一、医案之刻所以佐运用之机宜，是书辩论已繁，无庸更赘。一、是书甫脱稿，即悉维扬张氏有《痧喉正义》之刻，不知与拙论同异若何，以道远未获一读为憾，姑识之以俟高明选择焉。

民国二十二年《吴县志·艺文考二》曰：曹心怡，字侯甫。

时觉按：光绪十六年庚寅苏州曹氏朗斋初刻，收于《陈修园医书》三十二、四十八、五十、七十、七十二种。有曹氏《喉科汇录》不分卷，抄本藏浙江中医药研究院，即是书另名。

《喉痧至论》一卷　存　1896

清无锡过铸（玉书）编撰

自跋曰：喉痧虽重，治之极易，若服寒剂，转眼危亡。叶天士先生医案，语语精确，当奉为圭臬。道光丁未年，吾邑患喉痧死者城乡以万计。华君菊唫出其所藏烂喉痧秘本，并集三家名要论，并行付梓，医士从之，应手而愈，不致传染，是症遂息。近人刊《丹痧辑要》，集诸家之说而成，备言表散，不用寒凉，与是书参观，庶不致草菅人命矣。

时觉按：有清刻本及苏城毛上珍铅印本藏南京、湖南中医药大学。辑录叶天士喉症医案、论治喉四要法，末附四案。

《秘传喉科十八证》一卷　存　1898

清亡名氏原撰，笋香氏摘录

跋曰：此书于太学肄业时从丛书中录出者。出京者尝患喉症，诸医束手，觅此册不得，后于旧仆处得之，检方一服而愈，神效莫可名言。世无单行本，因手为校录，付书坊主人印售之。可以救世，可以生财，一举而两善备，肆主人殆亦乐于从事也。笋香氏识于苏垣藩署。

时觉按：有民国间上海千顷堂书局、学海书局石印本藏上海、南京中医药大学、中国中医科学院，并收于《国医小丛书》。

《重订囊秘喉书》二卷　存　1902

清锡山杨龙九（鸿山）原撰，海虞陈坤培传，新阳王景华（士翘）编订，海虞张谔（汝伟）增评

俞养浩序略曰：吾邑陈巷有陈任者，少任侠，道光季年缘事戍潼关。任子薇卿念父远戍，比长，习刀槊二十余年，独身赴戍所省父，寻遇赦得归。任弟坤培工击刺，兼擅方伎，尤精于喉科，药奇效，不轻传其方。咸丰庚申，粤寇至，坤培率其子芝珊拒贼于道。芝珊老而聋瞽，道当年杀贼事，怒气犹勃勃。吾邻严春岩子幼岩婿其家，得书一册，儿子承莱假以归，览之帙如掌，蚕眠细字，纸断烂，则《囊秘喉书》也。是岁秋冬起喉症，次年春尤盛，间取其一二方，制药施辄验，思传其书，而体例踳驳，方名诡异，嘱新阳王君士翘、吾友萧君中孚厘定之。二君参考诸家，存精义而归于驯雅。胡君鹤年劝同人醵资付剞劂。至作是书者，为杨龙九氏，近代莫举其名，若无陈氏珍秘，则山岩屋壁，沦毁几何，又非仅杨氏书一端已也。光绪二十八年十二月，海虞俞养浩钟銮撰。

张谔序曰：《囊秘喉书》一书，前年俞金门别驾刊刷送人，盖欲使穷乡僻壤之区无医可延者，得此书亦可以依症检方，依方服药，人人得以自治，其用心可谓至矣。自刊至今十余年矣，前印之书早经送罄，版又遗散无存，谔思推前辈乐善好生之意，欲重行刊刻以公诸世，无如才识谫陋，有志不逮，屡执笔而屡废者矣。今逢绍兴医药学会成立，发行报纸，且有古籍选刊一门，敢不贡献以效采芹？苟能推此书而普及天下，则凡患喉症者均可脱至险之途而登仁寿之域，庶几不负作者之初心，俞公印刷之本意，及余之推广之素愿也夫。是亦生民之幸福欤？爰述大概而为之序。中华民国四年岁次乙卯七月，常熟张谔汝伟书于寿石居。

王景华跋曰：《囊秘喉书》一帙，无卷数，俞养浩先生得之某氏。辛丑冬，喉症盛行，迄于明年之夏。先生施药之外，谋刊是书，以广治法。因其文义踳缪，方名怪特，一似铃医所为。爰命景华重加厘订，谨就原文，钩稽审核，参以群说，别为八篇，删取异名，归诸尔雅，药味铢两，悉仍其旧。萧君冬友与参订之役，商榷既定，竟付杀青。光绪二十八年四月，新阳王景华跋。

张谔跋曰：咽喉一症，其来也速，其势也猛，其致病之由也杂。医者审证用药，寒热攻补，各有所宜，诚未可偏执一是也。顾自来治喉症者无专书，临证者卒鲜把握。自洞主仙师《白喉忌表抉微》之书出，治喉症者遂相率而用寒凉，依方而用，效者害者互见，未可以为尽善之书。曩昔友人赠予《囊秘喉书》一册，反覆研究，确有至理，取而用之，复有神效。噫！杨公之作是书也，无陈氏宝之，固已失传，然无王君为之厘定，俞君为之

刊刻，则是书也亦仍归于泯灭而已，而谔也虽有此重订广布之愿，亦无从着手。今幸编录已臻完善，不敢忘诸君之德，故复赘数语以为跋。民国四年乙卯八月，海虞张谔汝伟书于寿石居南窗下。

凡例曰：一、是书原稿本无凡例，兹特增入评注圈点，故列凡例。一、是书虽为喉科而设，实于温病伤寒均有关系，能于此书贯通悟彻，不惟可治喉症，一切外疡虚实标本之意均可悟出。一、是书凡着眼处必加圈点，以使阅者醒目，间有窃附鄙意及治案，必加"谔按"二字以醒眉目。一、是书共分两卷，其体例悉遵其旧，篇末另附治喉秘方，皆系谔搜罗诸家之精萃，并深心研究而得，幸无以浅近而忽之。甲寅年原历八月，海虞张谔附识。

《中国医学大成提要》曰：清杨龙九著，道光间陈坤培藏本，新阳王景华编订。原书一卷，光绪壬寅冬以袖珍本刻印。常熟张汝伟于民国四年加以评点，增方六道，附刊于《绍兴医药学报》，印刷无多，不久告罄，近已不可多得。原刊本凡上下两卷，上卷首列诊法三则，次列辨证二则，类证四十一条，治法一十九条，药例一条，附治方四十条；下卷列医方上四十有七，下三十有二，制药十条，附录方六条，增录一束。其张氏增附之评语治案，皆有谔按二字以表明之。据张氏跋云：杨公之作是书也，苟无陈氏宝之，早已失传，然无王君为之厘定，俞君为之刊刻，则是书也亦仍然于泯灭而已。炳章敢谓，苟无汝伟先生评点，即得光绪壬寅原刊本，虽传勿彰。

《续修四库全书提要》曰：旧题杨龙九撰，王景华编订，张谔增评。龙九籍贯事实未详；景华字士翘，新阳人；谔字汝伟，常熟人。据俞锺銮序略云：是书钞本，细字小册，旧藏常熟陈巷陈氏，光绪中假得，取其方制药施治辄效。因其体例踳驳，方名诡异，属王君厘订之，醵资刊行。至民国初年，张谔复为增评，付绍兴医药学社重印，今刊入《医学大成》丛编中。首为诊法、辨证，次为分类四十证，次为治法四十一则，次为丹散汤丸七十九方，次为制药十法，于咽喉口齿诸证治，尚为详备。案：近百年来白喉证多危险，尤为喉科所重。是书于白喉一证，尚未加详，似其书成当较早；撰书之人时地皆无可考，其所载末一方出于王梦隐，则已在咸丰之后，然医籍中往往数经传写，随时递有增加，则亦难以确指也。据王跋，谓原本文义踳缪，一似铃医所为。此类专科之书，渊源出于秘本，浅人羼乱，在所不免，其中尽有单方善法，第取其有裨实用可耳。

时觉按：收于《中国医学大成》。署为杨龙九原撰喉科抄本尚有：范云溪据杨氏《秘传喉科大法宝书》辑录《杨氏喉科要诀》一卷，有道光三年抄本藏中国科学院；《喉科真诀》不分卷，有光绪二十八年抄本藏上海第二医科大学；《咽喉急症秘书》一卷，有抄本藏上海中医药大学；《杨龙九喉科》不分卷，有抄本藏辽宁中医药大学。新阳，今江苏昆山。

《咽喉秘授》一卷　存　1903

清南汇邢建明撰

叙曰：咽喉有内外，有虚有实，有缓有急，非灼见其所以，未许窥其堂奥也。吾邑建明邢先生，喉科世家相传，当年外省堪舆授受，吹药神方，已经五代，投之所向，无不神奇。某症而某药治之，某药而某症愈之，分门别类，皎若日星，真救世之灵丹，活人之神术也。内兄润远极慕，专家罕有是科，嘱甥师事而问津焉。余思死生所寄，莫重于医，况喉科一道吉凶反掌，倘未能领略玄微，难免亥豕混淆而指鹿为马，直授儿以危事矣。遂于壬申之冬，躬自造庐，执贽师事，先生亦不吝教，备详渊源，传得真方，实念廿年世好，传之真者，先生言尚未有二焉，深嘱此乃我家之秘宝，非其人不可轻授。又思危急之顷，以吹药为要，存亡之机，由脉理而分，先生察色辨症，但有末药，犹缺脉科，未免遗珠之憾。由是参究内科脉，合之内科之症，沉潜反复，亦既有年，而脉理之渊微庶有以得其梗概，而源流可共贯矣。然其至急而不可缓，至速而不及待者，莫如喉风，非实有隔垣之视，观火之明，而抱拯危救世之婆心者，不足与于斯也。故反复详明，于兹尤三致意焉。若喉风而外，症候新久之不一，老少之不同，禀赋之厚薄，情性之缓急，胎前产后之悬殊，师尼姑寡之异致，一切内外虚实之间，有未可以轻心处之者，要惟凭脉用药，以吹药综理于其间。原其所自始，推其所终极，纵贫贱富贵之攸分，无彼此重轻之意念，见之真而赴之的，斯为吾道之徒，可驯至于升堂入室之阶矣。于以操司命之权也何有？是为序。此书系是江南汇县城之东南隅邢建明先生所传秘书，此志。

时觉按：又名《应验咽喉秘科》，有光绪二十九年癸卯古黟务本堂抄本藏上海中医药大学。

《烂喉痧集记》三卷　存　1904

清吴郡黄寿南(福申，沁梅)编

自序曰：烂喉丹痧一症，最盛于近年，而以壬寅年为尤甚，死者亦最多。有喉烂而发痧子，兼夹紫斑毒疱风丹,互相传染,此所谓疫症也。至于泰西论治,名目本与中华不同,欧学盛行,其所译《新论》《阐微》等书亦尝过目,愧属门外,不敢妄议,姑勿论。惟就中医病家每有偏见,怕用透达之药,崇信清凉解毒,并有误信白喉忌表,随手清滋,使痧邪郁滞不得外达,致内陷喘闭;亦有信《喉痧阐解》者,过表则壮火增焰,满喉腐烂,若烂伤肺管,声哑喘闭,皆能致死,是则偏之为害。夫治疫症本难十全,但为医者当尽我之心,寿二十年来治此颇多,悉从昔贤肺胃为本,先散后清,清透并用,及泄热清营、化斑解毒、清神志、消痰火,种种变化,学步前修,幸少误人。今集诸前哲论症列方,并自手治验,见今昔风会、体质、病变有同有异,治此亦当随病转圜,集记以资自为考镜。光绪三十年岁甲辰,心梅黄寿南识。

时觉按:收于《黄寿南抄辑医书二十种》。上卷陈耕道《疫痧草》,中卷叶天士、李纯修、祖鸿范、屠彝尊、计楠、高锦庭等名家论说,下卷为医案。附杏林斋主人《喉痧汇论》,又名《喉痧阐解》,有批语曰:此编专主透达,虽未免壮火增焰之误,然正可为误信养阴八柱汤当头棒喝。又附黄氏《白喉风大略》《痧痘斑疹大略》。

《痧喉痢疟经验奇方》不分卷　存　1911

清山阴倪宗贤(涵初)原撰,古吴陆上石辑刊

长白《重刊痢疟奇方序》曰:山阴倪涵初先生工岐黄,好施与,终其身全活人无算。生平著述颇富,而于痢疟二症,尤三致意焉。故手定治痢奇方妙论并治疟奇效三方,其论简而明,其效神而速。余十年前即获治痢治疟各一方,屡试辄验,奇妙难述,特以未得全书为惜。今于故纸中检有逸简毫耋山人所刻善本,宛然完璧在焉,又虑是本之竟同硕果也,爰付梓人,以广其惠,是亦《千金》《肘后》之片玉碎珠也。刊既竣,志数语于首。时乾隆癸酉仲夏,长白撰文端伯氏书于生香书屋;宣统三年岁次辛亥七月谷旦,古吴葑溪陆氏上石重印。

时觉按:是书为后人与倪氏《疟痢三方》合刊本,有宣统三年上海鸿文书局石印本藏南京中医药大学,扉页题:板存苏州葑门内南仓桥陆宅,如有善士印送,只取工料,在上海鸿文恒记书局代印。《浙江历代医药著作》载录有倪氏《咽喉通论》一卷。

《白喉问答》一卷　存　1911

清扬州杜锺骏(子良,药园)撰

自序曰:白喉一症,年来盛行,通都大邑,人烟繁盛之地,甚且有酿成疫气而传染者。而沪上尤为繁盛中之繁盛,冬春之交,当乍寒乍热之时,此症纷纷发现,治之者有曰宜表,有曰忌表,互相诋謗,莫衷一是,殊可笑也。其尤为荒谬者,则用辛温发汗以竭其阴,苦寒清热以遏其邪,若此之类者比比然也。咽喉专科不知时邪伏邪之因,但株守世传治喉之成法,索治喉之药一一试之而鲜效;大方之家论理则井井有条,疏方则泛泛不切,其有实验而应手者,亦不仅见。以致病家疑而不信,于是仙方、乩方、草头单方纷然杂进,及至病成不救,归咎无从,委诸天命,良可慨也。夫白喉,温病中之一症也,有发痧疹者,有不发痧疹者,不必拘拘于治喉,但须分其时邪伏邪,松其毛窍,开其腠理,则邪有出路,而咽喉之围自解。不揣陋劣,贡其一得之愚,设为《白喉问答》,俾有疾之家稍知审择,有厚望焉。岁在壬子孟冬,扬州杜钟骏自题。

吴引孙序曰:天地不正之气往往郁为瘟毒,或乘时而发,或积久始发,结为白喉一症,不得其治,顷刻垂毙。第此症古方未见,今世罕传。余向不知医而喜读医书,窃观迩来言温疫者以鞠通吴氏为最详,而实本诸叶氏《临证指南》,吴氏《温病条辨》言疫言喉言痧,但未尝合并言之,要惟明其由来,穷其究竟,乃可言治。疫者役也,如役使然,以三焦相火为发源,以肺胃二经为战场,以口鼻吸受疫疠不正之气为贼渠,是白喉为温疫病之一种确无疑义。特咽喉为要隘地,今疫疠不正之气而发于喉,则要隘已为贼渠所踞,疫喉见白或见痧,不独贼踞要隘,抑且贼势蔓延,当以岌岌危殆之时,若用兵如孙吴,始能应手得心,迎刃为解,否则差之毫厘,失之千里,人命关系至重,可不惧哉?此《白喉问答》一书,同乡杜君子良所由作也。君素善岐黄术,活人无算,京外交推,现寓沪以济世为心。慨念世之患白喉者苦无良医,苦无良法,或云白喉忌表,或又因忌表而误,遂云宜表,并未得表字真解,每致互相诟訾,莫衷一是,其实未能明其由来,穷其究竟耳。此书以时邪、伏邪详细分析,篇中问答辨难,了如指掌,浅显易明,庶病家不至游疑,医者不至歧误,斯拯人即以寿人,传世自堪寿世,君之一片婆心,诚足令人钦佩也。虽然,余窃有进焉,医理通于治理,医者以正治邪,邪去而正自复,盖要隘廓清,不令蔓延,洵擒贼擒渠手段,疮痍甫定,又必扫其余焰,复其元气,而后大功乃可告成。明乎此,则治天下不难矣,医云乎哉?白喉云乎哉?壬子小寒后五日,同里弟福茨吴引孙拜序。

时觉按:有民国元年京华印书局铅印本,收于《杜氏医书五种》,亦附于刘昌祁《白喉治法要言》民国二

年重刻本、八年苕溪吴永重刻本、十六年皖湖徐德润重刻本后。民国二十一年，有与绍兴杜同甲《白喉忌表抉微驳议》合刊本，收于《蒉蕙轩医学丛书》为第三种。

《喉症经验良方》，《证治补遗》 佚 1911？

清宝山王士芬撰

时觉按：民国十年《宝山县续志·艺文志》、民国二十四年《真如里志·艺文志》载录。

《喉痧要旨》一卷 佚 1911？

清川沙张思义撰

民国二十六年《川沙县志·艺文志》曰：张思义，市区人，于宣统二年正月当选川沙城议员。

《喉科摘要》二卷 佚 1911？

清上海徐鉴亨（小岩）撰

时觉按：民国七年《上海县续志·艺文》载录。

《喉痧阐义》一卷 存 1877

清歙县程镜宇（翼安）撰（客居维扬）

自序曰：痧喉一症，古无专书，疫疠时行，于今尤烈，有心人所为恻然动念也。因究近代诸说，莫不外状其形，内迷其理，大概述所当然，而于其所以然者鲜有发明。爰不揆庸昧，将疫毒发为痧喉之故及夫疫之与瘟其气有别之义，细意阐推，畅敷厥旨。至疗治诸方，则前人已备，略加编辑，无事赘瘤，曲畅旁通，注明状证，俾操斯柄者得以按脉切理，如见其肺肝焉。光绪丁丑，古歙槐塘翼安甫程镜宇识于维扬之从吾斋。

民国二十六年《歙县志·人物志·义行》卷九曰：程镜宇，字翼安，槐塘人。署通州石港场盐大使，光绪中人。又精究医学，著有《喉痧阐义》一书。

时觉按：作者程镜宇，歙县槐塘人，曾任“通州石港场盐大使”，其书著并刻于维扬之从吾斋，故亦著录。有光绪三年维扬从吾斋刻本藏北京、南京、上海、安徽、成都中医药大学等处，述温、瘴、疫、疠、斑、疹、痧诸证治，载多种痧喉外治法。

上喉科类，共五十七种，其中现存四十六种，已佚十一种。

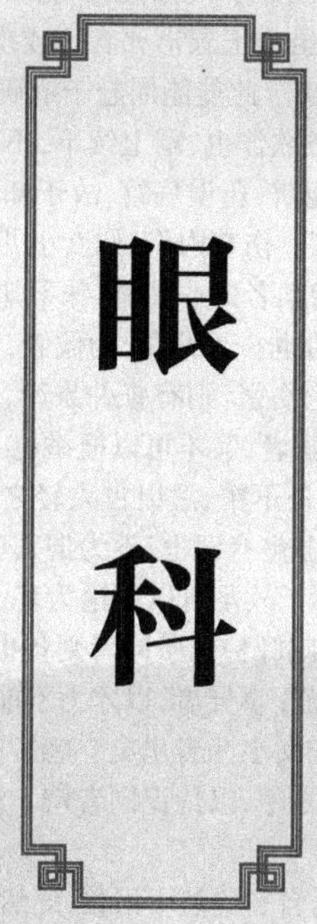

眼科

《原机启微》二卷　存　1370

明吴县倪维德(仲贤,敕山老人)撰

自序曰:医为儒者之一事,不知何代而两途之。父母至亲,有疾者而委之他人,俾他人之无亲者乃操父母之生死,一误谬则终身不复。平日以仁推于人者,独不能以仁推于父母也,故于仁缺。朋友以义合,故赴其难,难虽水火兵革勿顾,故周其急,急虽金玉粟帛弗吝。或疾则曰素不审,他者曰甲审,遂以甲者,渠者继曰乙亦审,又更乙者,纷纭错扰,竟不能辨。此徒能周赴于疮痍,而不能携援于三一也,故于义缺。己身以爱为主,饮食滋味,必欲美也,衣冠玩好,必欲佳也,嗣上续下,不敢轻也。疾至不识,任之妇人女子也,任之宗戚朋友也,任之狂巫医卜也,至危犹不能辨,药误病笃,故于知缺。夫五常之中,三者云缺而不备,故为儒者不可不兼夫医也,故曰,医为儒者之一事。伤寒内伤、妇女小儿,皆医通习也,又不知何代而各科之。今世知某者曰专某科,复指某者曰兼某科,又指某者曰非某科,殊不知古有扁鹊者,世重老人则疗老人,世重妇女则疗妇女,重小儿则又疗小儿,岂分异而治也?予耄矣,为儒者,则文章政事、致君泽民,不复妄拟也;为医者,伤寒内伤、妇女小儿,颇为致力也。然论伤寒,则有张仲景论,内伤有李明之论,兼妇女小儿杂证者,有刘守真、张子和,中间括之以歌诗,析之以注解者,又不可以概举也。诸书已具,予不复更加筌凿也。惟叹其治眼一书,独缺不全,虽杂见于诸书中,且不备不精,意以古人轻之,而不为之著说耶?抑亦授者之不真,而惟受之于浅薄耶?使为医者曰,热也、风也、上焦有邪也,不为据其所自;为病者曰,目也,细事也,于命无击,不为重其所苦,致有不睹不见,永不其悟也。予故不自以所论为妄,竟裒集为一书,因《阴符经》曰"心生于物,死于物,机在目",故目之曰《原机启微》。呜呼!志于同者则备也,事于异者则分也。古之同者,不能以其所同而授于人,故列其所同而为受同者之轨范;事异者,以才力不能同其同,竟分其所同而置之为异,以是同源分异,遂失其同,为儒为医,为伤寒内伤,妇女小儿者出矣。噫!同耶?异耶?反此则不同不异也。予为此书,非异于目也,特为补同者之缺耳。因为之序,以待识同者辩。洪武三年龙集庚戌上元前二日,敕山老人倪维德序。

自后序曰:方,仿也,仿彼而准此也,自非确然不可移,屹然不可动摇者也。是以《素问》无方,《难经》亦无方,非无方也,为仿为方也,为仿为活法也。汉世才有方,为备于仿也,为实其无仿也;今人泥方秘方,至有父子不相受授者。殊不知天有不同者,四时异也,地有不同者,南北异也,人有不同者,禀受异也,病有不同者,标本异也。持此方治此病,吾见其拙于治也已,故方为仿也可知。予愚且耄,岂敢以分寸之见而窥其涯涘乎?虽然,不陈不明者,方之体也,累穷累遗者,方之用也,此予所以探仿以置方,因方以媒仿。于是论之曰:某阴某阳之病,某脏某腑之病,某气某血之病;继之曰:疗虚疗实之方,疗风疗湿之方,疗寒疗热之方;复次之曰:此为君也,此为臣也,此为佐使也;斯为逆治,斯为从治,斯为反正之治。若此者,予能陈而明之,不能穷而尽遗也。俾用之者如丸之走盘则可也,如持圈印模则不可也;如拆旧宇改新宇则可也,如凿圆纳圆,遇方乃拙则不可也。噫!毋为泥者,幸为通者。

王庭序曰:《原机启微》一书,敕山老人所著也。敕山吴人,生胜国时,卒于洪武初。少受书碧山汤公,得其疏通知远之旨,好积坟素,多至五千卷,为重屋栖之,恣其探讨,以才博闻。或劝之仕,则曰:富贵有命,不可强也。时元季崩剥,意不欲仕乱世,故谩应云。晚置别墅于敕山,逍遥物外,自称敕山老人,人亦随称之。敕山尝读《黄帝内经》,慨然叹曰:穷而在下,可以济人利物者,其惟医乎?乃益发古今方书,研究而会通之,不数年尽能工其术。其治人无问贵贱男女、内外大小,凡所治咸效,专以慈仁为意,未尝邀报谢,故施惠博而道益尊,浙河之西其声鍧然震也。是书载治眼一科,书凡二卷,上卷论病疾之原,下卷论方剂之宜,以及君臣佐使、从逆反正之义,其说甚明,使人可按疾而治,治罔不奇效者。敕山之用心如此,可谓仁矣。他所著方书并行于世,不特专是科也。今之为医者大抵守师说,如伤寒、内伤、带下、小儿,各专门自高,殊不能相通,此岂可与论玄命之奥哉?治眼绝无古传方,虽张仲景、李明之诸公论医之详庶几神妙,而于是犹略略也,后之学者无所师,故目疾为最难治。夫医者意也,非其心明乎天下之际,察乎古今之变,卓然有所见焉,乌可以易言哉?是书析理精明,法制具备,文词尔雅,成一家言,殆有超乎方术之外者,虽达之为政可也。敕山之学,其能以涯涘窥乎?予旧藏写本,顾多讹谬,不敢轻以试人。南京太医院院判薛公新甫见之曰:此书予求之久矣,今幸见之先生所,请梓焉以广其传。仍撰次己所见闻为一卷附于后。薛公亦吴人,以医显,生平著述甚富,藏之尚方,副在家集,能行其学者也。此书之传绝且百余年,至新甫而复行,后之人日蒙利焉,新甫可谓同敕山之用心矣。敕山姓倪氏,名维德,其行事具宋太史墓铭。予但序是书之始末云。嘉靖壬辰春,南京礼部祠祭司主事长洲王庭书。

朱祐《敕山老人传》曰：敕山老人者，三吴名医也，姓倪名维德，仲贤其字也。敕山在胥门之西三十余里，盘纡郁秀，有岩壑卉竹之美，老人之居里在焉。老人宋和州防御使昌嗣之后，当前代盛时，读经史世其家业，坟典丘索而外，若神仙方伎之书，吐纳导引、熊经鸟伸之术，无不涉猎，而于轩岐之学尤精到绝伦。常自诵曰：吾成通灵之姿，窥橐籥之奥，究火策之候，启玄命之秘，以御风而遗世，宜无难者。而独念夫大化之生人也，以其有益于世也，使其生而无益于世，犹无生也。然而功彰山河，名登旂常，此则有命；畀而在下，克施其惠者，其惟医道乎？乃校订金李东垣明之所著《医说》凡若干卷，表章以行于世，复演《灵枢》《素问》运气本草之说约为治目精要，曰《原机启微》等论，示人以分门列证之法。老人居敕山，有草堂数间可以免震凌，有裕穲田数十亩可以备伏腊，裕然不求于人。遨游湖山，乐以自适，间一适城市，爱过从之，相与而不去也。人则从而质焉，其人亦不告也，以故于老人他伎无知者，而惟医则老人以急济为务，独著誉焉。老人今年逾七十矣，而颜色如四五十岁人，康强步蹈，精彩矍矍，言笑引接与少壮无异，其所以自养者如此。至其为人也，广博神速，效绩不可胜计，今姑摭数事以传之。淮南周万户子始八岁，忽得昏瞶疾，数日方苏，呆憨如木偶人，寒暑饥饱皆不知节适，率尝食土炭，至口不得出音。老人视之曰：此脾风也，脾，智意府也，而以风其不知人事也，宜投之疏风助脾之剂。数服而愈。同郡顾显卿妻年五十余，患瘿始生如块，近三年如益一首，痛楚不可忍，群医视之，投药且厌而卒不效。老人曰：是少阳经为邪气所攻耳。即剂以其药服之，逾月而愈。吴陵盛架阁内子左右肩背上下□痒，至两臂头面皆然，屡以艾灼痒处，暂止且复作。如是数年，老人切其脉曰：左关浮盛，右口沉实，此酒食滋味所致也。投以某剂，其痒遂止。陈上林仲实以劳役得热疾，日出气暄则热，夜及凉雨则否，暄盛则热增剧，稍晦则减，如是者二年。老人曰：此七情内伤脾胃，阴炽而阳郁，且以东垣饮食劳倦法治之。其热旋已。此其尤彰彰者也，其他固不得悉附焉。呜呼！贤哉。越人仓公见录于史迁矣，今望之若神人，然老人之术足以继之矣。予生也后，不得以从事老人之教，姑援述者之概，次第而为文之，其于老人之造诣如蚓足之度山，蝦目之望洋，得其万一也。洪武六年龙集癸丑中秋日，天台朱祐撰。

宋濂《故倪府君墓碣铭》并序曰：吴郡有名世之医曰倪府君，讳维德，字仲贤。其先家于汴梁，曾大父曰嗣，宋和州防御使，生秀文，值宋禄既讫，挟医术游大江之南，遂择郡之吴县居焉。秀文生鼎亨，能绍家学，有闻于时，则府君之父也。府君嗜学不厌，受《尚书》于碧山汤公，焚膏继晷，探赜精微，发于词章，皆烨烨有文气，汤公器其才，劝之仕。府君曰：爵禄乃资之以泽物者，然有命焉，不可以幸致，曷若绍承医学以济吾事也？于是取《黄帝内经》，日研其奥旨，见其疏陈治法，推究本原，欣然曰：医之道尽在是矣。间有疑难，质于父师之前，心绪益开明，颇病大观以来粗工多遵用裴宗元《和剂局方》，故方新病多不相值。泰定中，得金季刘元素、张从正、李杲三家之书读之，知其与《内经》合，自以所见不谬，其积力久，出而用药往往如神，奇证异疾一经珍视，有如辨黑白无少爽者。周万户子八岁，患昏愦，数月而醒，不识有饥饱寒暑，欲语则不能出声，时以土炭自塞其口。府君切其脉，曰：此慢脾风症也。脾藏智，脾慢则智不定，其不智人事也，宜投以某剂而瘳。顾显卿妻右耳下生瘿，大与首同，其痛不可忍，更数十医弗效，府君诊已，告于众曰：此手足少阳经受病故也，甚易治耳。治某药令啖之，逾月而愈。刘子正内子病气厥，或哭或笑，人以为鬼所附，府君察其故，且脉之，谓刘曰：左右手脉俱沉，胃脘中必有所积，有所积必痛。问之果然。以生熟水导之，吐痰涎数升，病遂除。盛梁妻左右肩病痒，蔓延至两臂，上及额而不可禁，或于病处灼艾，势暂止，已而如初。府君曰：右脉沉，左脉浮且盛，此滋味伤厚之所致也。投以某药，疾旋已。林仲因劳发热，热随日出入为进退，饮食渐减，府君切之，曰：此得之内伤，故阳气不升，阴火渐炽，温则进，凉则退，是其征也。投以治内伤之剂，其疾如失。府君治难治之疾多类此，文繁弗载。府君每有言曰：刘、张二氏治多攻，李氏唯在调补中气，盖随世推移，不得不尔也。于是府君之治疾，既察天时地理，又参之以人事，所以十不失一，然操心仁厚，但来谒者即赴之，不知有富贵。一旦有窭人抱疾求治，府君既投药，兼畀以烹药之器，客怪而问曰：药可宿备，瓦缶亦素具乎？府君指室北隅示之，其积者益百数云。府君病眼科杂出方论，竟无全书，著《原机启微》若干卷，又校定李杲《试效方》若干卷，锓梓传世，君子多之。性尤嗜文籍，预置金于书肆，有新刻者辄购之，积至五千余卷，构重屋以藏。晚年建别墅于敕山之下，每乘扁舟具酒肴，与二三宾客放浪于水光山色之间，翛然高举，如在世外，因自号曰敕山老人。寿七十五，卒于洪武十年六月二十日，其年七月二十一日葬于县之至德乡上沙村两重山之下。娶章氏，先府君卒，至是同穴。生一子曰衡，通儒书，亦以医鸣于时。三女曰净真，曰媛真，曰孝真，各适士族。三孙男曰谨，曰识，曰让，二孙女曰婉宁，曰婉柔，尚幼。予尝患《内经》之学晦而弗章，无豪杰之士以洗涤之。浙河之东有朱君彦修以斯学为己任，而三家之说益明；浙河之西则府君奋然而起，盖与彦修不约而同，使泥《局方》者逡巡退缩不敢鼓吻相是非，而生民免夭阏之患者，二君之功为多。彦修之殁，予已铭其墓，今府君之子亦复惓惓为请，予安得固辞耶？因历书其行事而铭之。铭曰：医者之学，《素问》为宗，犹儒治经，专门是攻。寒暑温凉，升降浮沉，或逆或顺，制治最深。随时立方，始与疾同，正气既摅，邪沴乃融。粗工蚩蚩，守一不移，执中无权，罔契厥几。群昏方酣，苟不力扶，冥冥夜行，擿埴索途。三家者兴，上窥本源，如揭日月，照耀天门。伊谁承之，作世范模？东则有朱，西则有倪。视彼沉疴，目牛无全，肯綮既中，万疑皆捐。斡运元化，陶冶枢机，人谓其功与良相齐。敕山之阳，一苇可航，载翱载翔，与世若忘。明鉴之失，孰不嘘嚱？视其故箧，幸有遗书，发而读之，相继绳绳。何以征之，墓门有铭。洪武十年龙集丁巳九月望日，翰林学士承旨宋濂撰。

《明史·列传第一百八十七》曰：倪维德，字仲贤，吴县人。祖、父皆以医显。维德幼嗜学，已乃业医，以《内经》为宗。病大观以来医者率用裴宗元、陈师文《和剂局方》，故方新病多不合，乃求金人刘完素、张从正、李杲三家书读之，出而治疾，无不立效。周万户子八岁，昏眊不识饥饱寒暑，以土炭自塞其口。诊之曰：此慢脾风也。脾藏智，脾慢则智短。以疏风助脾剂投之即愈。顾显卿右耳下生瘿，大与首同，痛不可忍。诊之曰：此手足少阳经受邪也。饮之药，逾月愈。刘子正妻病气厥，或哭或笑，人以为祟。诊之曰：两手脉俱沉，胃脘必有所积，积则痛。问之果然，以生熟水导之，吐痰涎数升愈。盛架阁妻左右肩臂奇痒，延及头面，不可禁，灼之以艾，则暂止。诊之曰：左脉沉，右脉浮且盛，此滋味过盛所致也。投以剂，旋愈。林仲实以劳得热疾，热随日出入为进退，暄盛则增剧，夜凉及雨则否，如是者二年。诊之曰：此七情内伤，阳气不升，火渐炽，故温则进，凉则退。投以东垣内伤之剂，亦立愈。他所疗治，多类此。常言：刘张二氏多主攻，李氏惟调护中气主补，盖随时推移，不得不然。故其主方不执一说。常患眼科杂出方论，无全书，著《元机启微》，又校订《东垣试效方》，并刊行于世。洪武十年卒，年七十五。

《苏州府志》曰：倪维德，字仲贤，先为大梁人，徙居吴，世以医鸣。维德少受《尚书》于汤碧山，奇其才，劝之仕。曰：爵禄以济物，然有命焉，不可幸致，不若绍承医学以济吾事。于是取《内经》研其奥旨，欣然曰：医之道尽是矣。操心仁厚，来谒即赴。窭人抱疾求治，维德授药，兼畀烹器。客问曰：药可宿备，瓦缶亦素具乎？维德指室北隅，盖积数百枚。晚建别墅敕山，自号敕山老人。(《中国医籍考》卷六十八)

时觉按：收于《医学集览》，有明万历三十一年序刊本藏日本内阁文库，2016年中华书局收于《海外中医珍善本古籍丛刊》第374册影印出版。又收于《薛氏医案二十四种》，《中国医籍考》卷六十八载录。

《原机启微附录》一卷　存　1370

明吴县薛己(新甫，立斋)撰

自序略曰：眼目一科，世无全书，予每病焉。尝读南齐龙树王所著《龙木论》，篇章简略，其义未备。曩予承乏留都，获敕山老人《原机启微》，其词古，其论确，刀圭之玄，刀剂之神，炮爁之精，条分缕析，气运该通，可谓见道分明，得《内经》之旨。予嘉之，一日三复，不能去手，尝采诸书中治眼方法，附绣梓传诸四方矣。予将葬亲，卜地于敕山之麓，怀贤吊古，庐墓丘墟，无复得斯人矣。斯集也，阳湖祠部叙之于前，兹又摘《玉机微义》论方附于卷末，复梓以广其传，毕予之志而已。

时觉按：附于《原机启微》后，未见自序，署为“吴郡薛己著，后学郭显恩梓”。载论目为血脉之宗、论目昏赤肿翳膜皆属于热、论目疾宜出血最急、论内障外障、论瞳子散大、论倒睫赤烂、论目不能远视为精气不足、论目疾分三因、论贼针眼、先哲治验，凡十篇。乾隆十三年《苏州府志·艺文一》载录，并曰：述倪维德书。《中国医籍考》卷六十八载录，并谓“存”，有自序略言录如前。

《眼科正宗原机启微》二卷　存　1755

明吴县倪维德(仲贤，敕山老人)原撰，清兰石施世德(述堂)辑注，兰石施广(博望)歌诀

施世德序曰：医学古无眼科书，明初有敕山老人倪仲贤先生者，创著十八病论，四十六方，列上下卷，命名《原机启微》以垂世，由是眼科书始备于医学。其书博而约，简而文，成一家言，其言率先主议论，由议论而出病因，由因以溯病，由病而列证，由证而征脏腑经络以立治。其治攻散补泻，点洗吹敷，丸散汤膏，刀针割刺，大概咸备。其论条既有浅深次第、对待奇偶，其方制复具逆攻顺从、反异正宜，其文奕奕有生气，使人骤一遇之纸上行间，若荷耳提面命然者，盖自仲景《伤寒论》以来杰出之书也。敕山著书意，以为古人才大学博，于医无不通，于病无不治，顾可无庸另树眼科之学，末俗风尚躐等而少恒，故习医者日众而知医者益寡。夫人五

官之用目为最，目有病而无通医，殆从事于偏方曲治以幸目之全，盖险矣。于焉反复《内》《难》，踌躇经络，荟萃药味，权衡内外因，弗恤劳神殚精，镂肝鉥肾，不知凡几寒暑，而后《原机启微》出。士夫获此书，宜如处暗得炬，阻川逢楫，寒受衣而饥值食，庶乎无负敕山。乃敕山殁，书亦竟不行。呜呼！岂曲高和寡，愚者得之皮之高阁，抑鬼神靳啬，吝者得之则又秘诸箧笥耶？予盖重有慨于王、薛两君之语也。王主事曰：此书传绝且百余年。薛院判亦云：予求此书久，今幸见之先生所。是则敕山恻怛惠世之文直未亡于一线耳。世德资才驽钝，见闻寡浅，曩识此书《薛氏医案》中，迄今三十余年，跂仰之不足，读之弗厌。《薛案》卷帙多，寒士或难购置，顾尝录出全本，意期镂版独行，计百篇之直，家家可有，俾阅人多而利济溥，敕山之志以酬。乃因俗务纷挐，力有未遑举也。顷者，内府郎中关四裕先生病目，延予治之已，询及眼科书籍，予以《原机启微》告，并述欲新其版之鄙怀，先生欣然引为己任，且促役焉。予惟古人不朽之业，其续绝之机往往系于一乐善之君子，不泯敕山苦心，薛立斋后关四裕先生也。世德又念有裨初学，须有发明，故于论条之末各为之按，所以泄其蕴蓄，彰其幽闷，复命儿子广编纂病因证治方药歌括共一百首殿书后，欲令初学易于上口，字句之粗，粘韵之失，勿计也。薛本更有眼科杂方一卷，以非敕山书，不录。其王庭一序，原志立斋得书之所自，然其称道敕山，与潜溪所撰墓序合，今并入刻，俾百世之下敕山大略犹有可考也。谨按，此书本名《原机启微》，今冠之以"眼科正宗"者，盖以此书宗《内》《难》，后学宗此书，要皆弗失于正，且以别夫偏方曲治之邪讹，又以告夫天下后世之学眼科之学者俎豆敕山弗替也。乾隆二十二年丁丑六月之上浣，兰石后学施世德述堂氏题于蓟东别业之明德堂。

施世琦跋曰：家孟述堂先生唱明勑山眼科之学，聿尊《原机启微》为正宗，而又著为笺疏，发挥其意，犹子广亦制全书歌括附其后，将付剞劂，以示世琦。世琦叹曰：述堂父子于勑山亦可谓之勤矣。夫《原机启微》一书，予所熟习也，今并笺疏读之，恍如箫管之由风引，峰峦之逢雨濯，益以觉其黛色可餐而清音欲绝也。尝考眼科一事，《难经》《素问》有说而无方，《局剂》《千金》有方而无说，若乃准古酌今，方说俱良，实自勑山《原机启微》始。于是推为正宗，盖亦人心之大公，而非述堂一己之私也。勑山盖列仙之儒，托轩岐以累功积行者耶？观其"爵禄为泽物之资"一语，可概立心矣。嗟乎！世之爵禄者，安得尽人此语也？潜溪墓序弗及勑山门弟子，岂寻常之材不足以受同，而勑山之同遂亦终无所授？此书之在当时有不行，非以门人弗图其传也。隋末文中子著述极多，唐初王魏房杜、李药师辈皆其弟子，文中子殁，其书亦不行，君子以为门人弗图其传也。勑山异于是，勑山与丹溪同时，《丹溪心法》至今田夫野老往往能言之，而《原机启微》则仅仅一值立斋院判取刻于百年之后，又三百年而始得吾述堂家孟掇拾其残篇断简，汲汲为之笺疏剞劂以图其传也。古人之于著述，固有幸有不幸欤？述堂语世琦：此书笺疏，吾为素不谈医而乍读论条者设，君其句读之，不更易于省览乎？世琦承命，遂泚不律，点其句读，圈其段落已，复谬于肯綮处僭加密圈，切要处僭加密点，并请于述堂，蒙首肯焉。小阮歌括既例之以七言，毋庸捉句云。丁丑长夏，弟世琦识。

时觉按：《联目》《大辞典》俱不载，有乾隆二十二年丁丑施氏明德堂刻本藏中国国家图书馆。施氏于《原机启微》卷上十八病症各详为按语，以阐其蕴蓄，彰其幽秘，复命其子施广按十八病症之病因、病证、病治及方剂编纂七言歌括凡一百首，编纂而成。据《御纂医宗金鉴·诸臣职名》载，施世德为纂修官、太医院御医加三级记录三次，施世琦为校阅官、太医院御医加三级记录二次。兰石，在今安徽泾县东。

《医眼方》一卷　存　1540

明昆山顾鼎臣（九和，未斋）撰辑

自序曰：南方虽热，双瞽者绝少，予宦游往来三十年，见北地双瞽者多。久而思之，乃得其故。眼属五脏，其瞳子属肾水，五脏气和，阴血周流，滋养真水，故目能视。善养生者，节色欲，少谋虑，不嗔怒，不过劳，不食辛辣煎煿油腻之物，是以阴血不亏，真水常足，虽至高年，双目犹明。北方男子妇人，常睡热炕，火气蒸炙五脏，煎熬真阴，加以口食膏粱辛辣热物，饮五香等烧酒，淫欲暴怒以为当然，精髓气血皆蕴热毒，是以所生男女，或在胞胎，或在襁褓，或因痘疹，或因疾病，多致双瞽，永为废人，甚可怜悯。故作此文以示劝戒，并制二方及妊妇小儿宜忌数条，刊刻广布，达理之士，鉴我此心，幸听信之，若仁人君子转相模刻以传四方，尤为幸甚。

屠应峻跋曰：壬辰秋八月，应峻病目甚，逾月而愈，犹蒙蒙焉，即迎风泪泫然下也。间谒事于西堂未斋顾翁，则示所著家刻《治目方论》，乃按治之，不五日而目冏然以明。则叹曰：嗟乎！夫畿辅之民病目而弗治与治弗良者无算也，公之方若论，易简若此，而弗布，夫孰得而家论焉？于是即旧本重梓于公署，俾传之盖广，庶以溥公仁人之惠云耳。是岁冬十二月望日，属吏平湖屠本峻谨识。

洪慎跋曰：人之有眼，犹天之有日月，所关岂不大哉？眼苟病矣，无以察是非，辨黑白，而痛涩之苦亦难形言。医治之方多矣，而未有若此书之简而易也。己亥夏，偶得于燕都，荆布患眼疾有月，按而治之，即有神效。是岁秋，适尹兹府，命工锓梓以广其传云。嘉靖庚子孟春上浣，唐城洪慎重叔书。

采真序曰：《医眼方》一卷，明顾公九和之所著也。本邦未有刊本，近者有图梓行者来请序余。余尝阅之，方论仅数十条，治法亦不全备，虽然，要顾公之于方伎也，仁人之心可不谓大哉？且其言曰：仁人君子转相模刻以传四方，尤为幸甚。然则此举也，亦是顾公之志矣乎？是余之所以不辞操觚也。顾氏名鼎臣，字九和，崑山人，弘治十八年进士，后进礼部尚书，以本官兼文渊阁大学士，卒赠太保，谥文康。如其履历，功业详于正史。文化甲戌秋九月，采真藤笃。

《朝鲜医籍通考》曰：《医眼方》，全一册，明顾鼎臣述，内阁文库藏。中宗三十五年（1540）庆州府开刊。整版、上下右缘截断改装，每半叶匡郭纵 20cm，横 15.5cm，十行，行十九字，纸数本文八、跋一枚。此跋下有庆州府开刊之记。

时觉按：《联目》不载，《大辞典》“佚”，《中国医籍考》卷六十八据《国史经籍志》载录“顾氏鼎臣《医眼方论》一卷，未见”，乾隆十三年《苏州府志·艺文一》亦载为《医眼方论》一卷，崔秀汉《朝鲜医籍通考》载录，然亦“未见”。有日本文化十一年甲戌东都书林万笈堂英平吉刻本藏日本早稻田大学图书馆。笔者从早稻田大学图书馆网站查阅得读此书。内容：八物解毒丸、二物汤、妊娠五忌、小儿五宜，慎疾摄生部分有千金方论、东坡手录所论读书时目之养生、教以埜极老按摩法，次以点乳法、灸法、目疾诸方法、洗眼方，最后述点盐法。

《眼科对证经验方》一卷　佚　1560？

明无锡顾可学（与成，惠岩）撰

《江苏艺文志》曰：顾可学（1482—1560），字与成，号惠岩，明无锡人，懋章长子。弘治十八年进士，官浙江参议，被劾斥归。见世宗好长生，乃自言能延年术，厚贿严嵩以求进，官至礼部尚书加太子太保。世宗感其言，采芝求药，中使四出，人咸恶之。卒谥荣禧。素工诗，所交皆当世艺苑闻人。《明史》有传。

时觉按：《江苏艺文志·无锡卷》据《千顷堂书目》卷十四载录，佚。

《审视瑶函》六卷　存　1642

明江宁傅允科（仁宇）撰，傅国栋（维藩）辑

自序曰：余犹记澡发时，日肆椠铅，朝呫夕哔，冀幸逢年拾青紫，幸绍祖业而承父志，庶振袂猎缨，不致迈征而忝所生尔。乃生也不辰，历落孙山，咄咄徒嗟。青灯慧业，蹇置河干，家严进不肖于庭，而诏之曰：儿学业靡成，毋得淹抑东隅，作牢骚问天想也。无已，则有先人之衣钵在，幼鲜读书，几轶邯郸之步，壮营治生，难言谢傅之规，茕茕青囊箧底编，堪以继弓裘而费钻研，儿曷勉旃？已焉，焚笔砚，攻《素》《枢》，举桐雷俞扁，石函、金匮，日劘而月淬之，距三年而始觉祖武之绳承亹亹，实获我心也。鸳鸯绣出，朒眶重明，悉从兰心莲舌，馥馥沁肌，而造车合辙，勿问之已。越甲申，南都医院乏员，管少宗伯采访廉能，奉温纶下颁，遂擢余进内殿保御。惟时入直朝参，奉职无状，兢兢以鳏旷是惧，归而仍理旧业。拉表弟文凯扃户著书，删繁辑略，讨诸名家方书，采掇要领，靡勿详该，上溯轩岐，以及李、张、朱、刘四大名家鸿裁硕论，博综而纂订之。越八载，书就绪，请诸家君，颜其额曰《审视瑶函》。务令览之者察症以审因，鉴形而辨候。月华日采，胸尔昭明，何难以燃炬者鉴物，烛犀者燃明，穿石凿铁者成浴日光天也哉？余渺识寡闻，徒读父书，安能以泽民和物为己任？抑使尺寸树绩，无忘锡类之思，上下绍庭，克成祖业之绪，于以保王躬而济苍赤，卞之壶，邈之匮，唐之瓢，朗朗金石垂之，其何敢炫名市惠，致忝先人之钵哉？海内名宿，读是函而信余累世刀圭，不惮剜心以道济，而仍廛隐于折肱者，其以余言为嚆矢也夫？圣济殿侍直迪功郎傅国栋维藩氏谨识。

陈盟序略曰：仁宇傅君，以慈祥臆，擅龙木誉，名闻诸侯，惠济苍赤，扩亿丈大光明藏，现大医王身而为说法，一匕神楼，已足格紫霄而骖乌龙已。然且秉赭鞭，救匍匐，启霾雾而耀明旦，刀圭之积功，靡以加已。式于家则见斋心敦善，茹蔬戒修，嶷嶷庞居士也；式于闾则见瞿昙植果，香芬栴檀，油油许玄度也；式于都则见俭惠良稷，寒施纤扩，蔼蔼傅大士也。而矧婆心廑热，佛手疗人，令昏聩颠危者仰抚摩而跻春台也，余曷能更仆哉？岁己巳，余病目谪归，借憩秣陵，遍访长桑而不得其人也。阅弥月获觏傅君，授余上池而霍然苏，豁然瞭也，因喟然嘉叹久之。岂葛仙捣药鸟，犹作丁丁杵春声，将醉卧紫金床头，拉伯阳参同漱炼，一洗羊豕狗鼠，

廓轮溲渤，为刍鬼夜魔，踢开许大宝月轮，金光藏，醍醐甘露，洒须弥峰顶，自在王座者，抑傅君之谓欤？而君尚逡逡谢勿敏也。老氏云：予惟不矜，故能与天下同功。颜氏子云：无伐善，无施劳。君其功圆果满，拔宅冲举，当不在马自然、徐秋夫下。而且弓治绳武，作述一家。嗣君维藩，馆甥文凯，隶职院僚，析髓洞筋，咸颐霤接武，彬彬王谢门风，雅称乌衣子弟哉。二君仰体家钵，汇笥中《审视瑶函》，日批月录，将命剞劂氏而寿诸梨枣焉，乞予一言，以公为鸿宝。余见二君青出于蓝，式穀其似，行且列鹓鹭班，奉仁宇之家珍，以佐保御而育群黎。异日谟明弼亮，分寄耳目股肱，燮挠阴阳，不惟为朝家庆得人，而俾翌为明听者，咸资启沃而垂霖树焉。余当诵周官而上考成也，傅君以为然，用弁之简端。时崇祯甲申嘉平榖旦，赐进士第通议大夫资治尹吏部左侍郎兼翰林院侍读学士纂修会典同知经筵日讲官通家侍生陈盟顿首拜撰。

陆彬序曰：《素》《难》而后有专科，犹六经而后有子史也。其旨玄，令人罔象而搜珠；其理微，令人碧落而占气；其奥沉，令人望洋而观澜。以故鼎之贵者，恒斑驳以征奇；业之专者，须鞭草以灼膜。操一技，工一术，必期扁之斫轮，庖之批窾，致精造极，而称绝艺，谓必求之桐君、秦越之坛，庶几幸遇其人，而不意仁宇傅君一快觏之。君舌则莲，品则仙，道济博施则眉山子瞻。不佞承乏院署，初物色于凤台鹭渚，把臂謦谭，而使我喜不能寐也。喟然叹曰：世有硕德长者傅君，若而人与之联驷承明，出其补天鸿绩，浴日月而荡乾坤，复何事之难济为？君槃阿乐泌，一衲一瓢，翛然自足，将营菟裘而壶隐焉。饵施昏瞀而不尸功，泽漉閰党而不任德，心斋被庭帏而守之若维摩，檀施浃耆阇而奉之若鸠摩。蔼蔼乎与物同春，利之而不庸；脊脊乎与时分忧，习勚而勿萦。且燕贻承芳，道光继志，上自克家，次逭义方，箕裘式穀，聿启象贤。若万石君家，不言而躬行，君备有焉。语云：不知其系视其教。长公维藩，同事僚契，坦甥文凯，美秀而文，矧淑慎尔止，接踵联璧，若鹫鹭之轶鸡群，行将展六翮而搏南溟。天祚明德，有开必先，其佑积庆而锡之令终者，讵鲜券哉？岁甲申，君家枕中之秘《审视瑶函》就帙，而丐正不佞，余矢只语以劝之曰：珍之独，曷若宝之众？私而家，曷若公而国？君请梓诸，仁宇遂踊跃摩顶，拈花爇香，向大士如来坛前一发弘誓，出《审视瑶函》，广锓薛涛笺端，永为三千大千琉璃震旦普渡一切。千手千眼不住声色香味触法，施之是举也。不佞何敢夷《瑶函》为一门筏渡，直尊为海岸慈航可矣。是为序。时崇祯甲申菊月榖旦，中议大夫资治尹加光禄寺少卿仍掌太医院院使通家友弟陆彬顿首拜撰。

《续修四库全书提要》曰：明傅允科撰。允科字仁宇，上元人。世为医，以眼科名。子国栋，字维藩，为南京医院侍直御医，继父编纂成书，又名《眼科大全》，分礼、乐、射、御、书、数六集，定眼疾为一百八证。卷首载前人医案，卷一诸论，卷二病有三因，内伤外感分十八类，卷三至六分列一百八证。是书所采，自《龙木论》《银海精微》眼科专书之外，宋元以来名医治眼方论，搜罗甚备，并及针灸诸法、制药诸法。医案总录之外，分证亦间有附入。案：日本多纪氏《医籍考》载清康熙中王协所刊无名氏《眼科全书》三卷，《青囊完璧》七卷，协序云，二书皆出旧抄，详略不同，实是一书。傅氏《审视瑶函》全窃其书，改头换面，原书共一百六十证，傅氏所得盖残脱之本，不得已改为一百八证。试较之，真赝妍媸，自然毕露。原本但曰眼科书，另无题号，故更题曰《青囊完璧》。又云：傅氏之子亦明季专门世业士，名于一时者，其论说非无一二发明可采，故今舍短取长，以润色此书，等语。据王氏之说，则傅氏此书确有蓝本，而书出重编，自有发明，世久通行，且《青囊完璧》传本较稀，未经目见，今姑以此著录焉。

时觉按：又名《傅氏眼科审视瑶函》《审视瑶函眼科大全》《眼科大全》，现存版本五十余种，均署为傅仁宇撰。读傅国栋序，知其扃户著书，博综纂订，删繁辑略，采掇要领，八载始成其书，功莫大焉。然而，据《青囊完璧》王协序，则傅仁宇窃取亡名氏眼科书，“改头换面，错置冠履，颠倒衣裳，且捃摭不急冗论、无用套语而推衍排列，以眩目骇耳，埋没前人之苦心，冒为己有，刻成庸陋之书”。《续修四库全书提要》则以为虽有蓝本，而重编发明，仍有其功。

《眼科简便验方》一卷　存　1644

明广陵林长生（士纶）撰，清锡山林宝山（敬堂）刊行。

《目不专重诊脉说》略曰：……望闻问居其先而切脉居于后，盖切而知之仅谓之巧耳。况症之重者关乎性命，而惟恃巧以中之，何轻视乎性命耶？必精详审辨而后治之可也，重性命者当必以是言为然也。矧目为五官之最要者哉？假令一瞽目隐身于帷幔之中，舒其手于帷幔之外，其一脉未尝不与有目者相同也，切脉者从何脉辨知其为瞽耶？恐上古圣人亦未易知，后贤岂能臻此之妙而知之耶？必猜度拟议之而用药，亦猜度拟议之药尔，欲其当而效之速，实难矣。较而论之，两误之中，病者之自误为尤甚也，兹特摘出其弊，必于诊脉之外更加详视，始不至有误耳。时崇祯甲申菊月谷旦，中议大夫资治尹加光禄寺少卿仍掌太医院院使事陆彬谨撰。

《目疾慎戒论》曰：夫目疾之由，或因风火郁伏，痛赤羞明流泪；或因痰气攻扰，肉突星罗翳蔽；与夫肝亏肾损，水火不济，内障青盲，神散光短。证类虽殊，不外内伤外感两途，调治既多良法，戒除更有数端。诸如嗜欲宜清，思虑宜节，而饮食起居稍有不慎，皆足为患，不可不知不慎也。今将应须戒者补列于后：一忌酒色操劳，哀怒思虑郁；一忌避热炕火炉，熏炙食物；一忌食鸡鸭虾蟹鳗鳝黄鱼；一忌食麻菇香蕈鲜笋葱蒜；一忌食莴苣蒿菜韭菜姜椒；一忌食辛辣酸涩、桃梅李果。崇祯甲申菊月，广陵林长生撰。

沈鸿斌序曰：林丈敬堂，锡山人也，工篆刻，通岐黄，尤精眼科，与先君为莫逆交。性慷慨，生平好施舍，所施方药辄应手奏效，以故求诊者踵相接。夫人尤氏亦好义，相与施诊，历久不辞瘁。庚申之役，先君殉于难，林丈避氛江北，其间踪迹稍稍暌，克复后重晤于省垣，朝夕过从，于兹盖已三十年矣。今林丈年登上寿，仆亦齿及花甲，抚新追旧，慨然同有风烛之感。昨林丈出其囊时神验良方，编列一册，嘱为审定，将付梓人，以广其传。仆自揣未窥堂奥，何敢妄赘一说，特林丈平日济世之心不可深没，爰为述其崖略如此。光绪十九年岁在癸巳，泉唐沈鸿斌云裳氏谨识。

林敬堂序曰：夫人之耳目为聪明之官，耳为采听，目为鉴察，耳得二三，目居七八，故毁聪而能任事，失明即为废人矣。此目疾关系重大，医治不可无本也。敬见《眼科大全》《审视瑶函》，观其不诀，谚云：千方易得，一效难求。今于道光戊申秋八月，弟礼堂忽患目疾，双目不明，敬日夜心中不安，访求名医，求之不得。记出有吾祖士纶公家传秘本，细阅其书，有证注明，画眼图形，有方，有合眼药之法，随即斋戒祈于灶君，拈香默祐祷告，求签句语即可照方医治，将及一月竟全愈也，静养百二十天，光明如旧。兹后立愿谨送眼药，敬率同室人尤氏疗人目疾，十有余年，约有万余人矣。由咸丰辛酉春，避难江北泰州，所有仙女庙等处，江浙两省难中之人，受其风寒者多，患目疾者众，来医治者分文不取，广送眼药以救目疾之苦也。是复后于同治乙丑年春三月，携眷回杭，不失一人，祈赖神明呵护之恩，出此水火也。而迄今仍送眼药，并送仙制巽喜橘，专治一切胃气痛，又送止血补伤丹，皆系验方，不敢秘藏，特付梨枣。为原本世传二百余年，汪君平甫借去抄录缴还，大难携带不失，于光绪壬午回禄焚失原本，复问平甫易来抄成，恐其失传，因刻刷印敬送，祈望诸君好施，印送流传，功莫大焉。自为叙。光绪癸巳秋八月，锡山林敬堂谨述。

时觉按：光绪十九年锡山林敬堂刻本藏上海中医药大学、苏州大学炳麟图书馆、中山大学医学院及浙江、广西图书馆。是书卷端题为《林氏眼科简便验方》，署为“先祖士伦公署，孙宝山敬堂氏梓”，书口题为《眼科验方》，卷首有明崇祯甲申陆彬“目不专重诊脉说”及林长生“目疾慎戒论”。《联目》以刊行时间定为光绪十九年著，有误。

《眼科全书》三卷　存　1669

明亡名氏原撰，清蕲州王协（恭男，约庵居士）传

卢紘序略曰：华亭令王君约庵曾得《眼科全书》于黄冈王太史家，珍而录之，缮写多本，以授友人，以藏秘笥。方期万无或失，继而藏之秘笥者竟毁于火，其书遂化乌有，约庵叹息，以为不可复得。继又思曾于京邸为蕲水岑广文借抄，庶几或存，后闻岑久殁于宦所，约庵益叹息，以为终不可复得。又数年，托友询诸岑之遗孤，而果得之，乃喜不自胜。方莅任华亭，谋为重梓，梓成，属余为序。余按其书首列以图，次详以论，次辨以症，旧症止七十有二，今增至一百六十，又次系以方，按图察症，按症授方，明若指掌，宜百无一失矣。得是人，安在华佗之生不再见？得是书，何憾青囊之传不可续也。惜其姓名不传，然其书既得而复失，既失而复得，疑有鬼神主于其间，而终借约庵以永其传也，约庵之心抑苦矣哉？时康熙八年岁次己酉桂月朔日，楚蕲同里年家眷侍生卢紘述于云间舟次。

王协抄刻始末述曰：余以辛卯循序入都，应明经廷试，候选吏部。偶过京山友人秦公绪馆中，见案头有眼科抄本一部，披阅竟觉其有异。盖世之专门是科者，止云七十二证，此则一倍有奇，前序列形证，后则因证配方，其中或治或不治，莫不条分缕析，备极精详，末又附以点洗升炼灵药诸方，皆神妙入微。询其所自，云借之同乡黄冈今太史王涓来先生，时先生尚肄业国学也。其先太史安生公任淮司李时，有医者秘此书为家秘，不肯轻以告人，偶罹奇冤，公力为之伸雪，知有此书，索观之，医乃出以呈于公，并借以云报也。兵燹之后，此书犹存，涓来先生携之都中，欲授梓而未果。公绪素婴目疾，暂假考验，因借归馆，时正隆冬，寒炉呵冻，手录一部，浠川年友岑碧甫亦手录一部，各藏行笥云。冬杪选后，余得襄阳司训，遂与碧甫分袂，策蹇而南。壬辰

莅任后，门下士有目疾者，出是书以示之，按症治方，无有不验。因复手录二部，一以寄余叔岳宋赐之，冀其传于吾蕲；一为同寅向吉人尊太翁携去，传于潜江。其原抄本自都中来者，又为同寅郑伯仪索之，传于麻城。丙申，余丁外艰归，各抄本虽经散去，而念寄归叔岳者尚可为续录也。丁酉正月之三日，邻人弗慎于火，余并罹其殃，此书遂灰烬无遗。同社易二如亦有目疾，坐间语及此书，不胜扼腕，因忆岑碧甫抄本向在行笥，虽碧甫已作古人于郴，而其孙尚能读其祖之书，谅不忍以犹存之手泽与断简残编委之荒蔓间也。二如有心人，访之浠川，果获以归，同里友人竞相传写，不下十数本。余自已亥起复，再补随铎，继宰枣邑，六七年来，未尝不叹息此书之不可复得也。甲辰丁内艰，守制归里，同社胡帝邻出其手录，阅之实与原本无异，因倩友人代书一部，置之笥中，暂幸故物之重完，初不意克授之梓也。丁未补任华亭，遂念此书抄本不足以广其传，而云间梓匠为海内最。戊申冬，鸠工锓板，越今岁己酉夏告竣。王子曰：余于是书之成，有感于公私之分，盖有天人之应焉。曩医者之秘此书也，欲以利一身也，私也，私则人忌之，天亦鉴之，卒借罹祸以俾此书克行于世，而此书遂不得秘为一家之书。余之手录此书也，欲以利天下也，公也，公则人争慕之，即天亦若默相之。卒之既录而复散，既失而复得，且借作吏之便，授之梓而广其传，则此书遂不仅为救世之书，而并可为垂世之书。岂非一念之公私，天人之分应，昭昭不爽，可不凛哉？余因序述是书之始末论列其后，以告世之居心者，惟私是务去，而允底于公，不独于是书为然也。楚蕲约庵居士王协恭男甫书于云间署中。

时觉按：有康熙八年楚蕲王氏古香堂刻本藏上海图书馆、北京中医药大学，另有抄本存世。王协为华亭令，疑傅仁宇《审视瑶函》剽窃是书，列此以供参阅。

《青囊完璧》七卷　未见　1674

明亡名氏原撰，清蕲州王协（恭男，约庵居士）传

王协序曰：予曩令华亭时，尝刻《眼科全书》，而其书所由始末，已具其序中，不复赘焉。越六年，又获抄本一部，较之于前刻者，其论议精确，证方全备，盖原本之完美者也。而知前刻之未尽善，虽欲拾遗补阙，既出于人间，而不可尽得复收。遗恨不寡矣。因切念更刻此书，以弥缝前漏。手录较正之际，适得明人傅仁宇所纂录《审视瑶函》，而反覆披阅，则知傅氏全窃此书，改头换面，错置冠履，颠倒衣裳，且捃摭不急冗论、无用套语而推衍排列，以眩目骇耳，埋没前人之苦心，冒为己有，刻成庸陋之书，以欺世求名。且其凡例中有言曰：昔人载一百六十证，则失之滥，上古著七十二证，则失之简，是函摘要删繁，纤钜各当，定为一百八证云。意黠俐狡猾，靡所不至。殊不知古人对病施治，议证设方，垂世仁心，严然具在者，何有所害？刻迫削划，如此容易也。窃意无他，盖傅氏所获亦残脱抄本，而所谓一百六十证方不具全者，故不得已虚喝大言以吓人耳。试将此书较照傅氏《审视瑶函》，则真赝妍媸，自然呈露，宁俟辨耶？且夫此书，予所目睹前后二部，俱只曰眼科书，而另无题号，且并亡作者名氏。顾前代隐德君子，孜孜切切乎济世悯民之情，不能得已而所著作，实所谓一百六十证论，治术条理缕析，备极精详。于戏！此书再出于世，而后之盲瞎者复明还光，应屈指而期尔。青囊之术于是乎可称完璧矣，故更题《青囊完璧》。寿梓公四方。抑彼傅氏之子，亦明季专门世业之名于一时者，其论说中非无一二发明□采取，故今舍短择长，以润色此书，扬傅之功，以偿其罪也。吁！傅氏之灵其有知，称予为异世忠臣而已矣。康熙十二年岁次甲寅，楚蕲约庵居士王协恭男甫撰。

时觉按：《中国医籍考》卷六十八载录，“存”，然国内未见，《联目》《大辞典》不载，《中国医籍通考》“佚”。因王协疑傅仁宇《审视瑶函》剽窃是书，列此以供参阅。

《七十二问》，《育神夜光丸方》，《莲子金针说》，《鼠尾金针说》，《时代金针》，《眼科方》　佚　1644？

明仪真李瞻（小塘）撰

康熙五十七年《仪真志·列传四》曰：李瞻，号小塘，以眼科名。著有《七十二问》，按七十二候以明内外障之得失。尝有一下姓人目肿，久药罔愈。瞻曰：子目易愈也，但恐此客火流毒于股，旬日必暴发。其人遂日以股为忧，一药而愈，股亦无伤。又一气虚人，目暗如行雾中，受苓术即眩。瞻曰：子以沸水浴两足。亦无药而瘳。或问其故，瞻曰：性暴人最不耐疾，心愈躁而目愈病，今移其意以忧下，即易疗。气虚人荣卫不和，涌泉穴位足底，热之则可上达于泥丸，必和而药始效。有李节钺妾病目，瞻曰：二目脓出方愈。李虑损貌，瞻曰：以虎睛调药，则脓从鼻下，无伤也。李果捕虎取睛，治之如所言。王荆石锡爵相公，两瞳反背，瞻令端坐，置书几

上,用金针从脑颊刺之。初拨,曰:见黑影矣。再拨,曰:见行道矣。三拨,则笔画朗然,曰:君其神授耶?将千金谢。瞻却不受,惟取其园中一绿磁瓶盖。王曰:贱物何足贵?瞻谓余久得瓶失盖,此其匹也。王以为诞,验之果然。某舍有茶僮,火暴迷目,瞻为缚僮于柱,手探取其睛寸许,洗之,炭屑出而目愈。著有《育神夜光丸方》《莲子金针说》《鼠尾金针说》,今其书盛传。

时觉按:乾隆元年《江南通志·人物志·艺术》载录《育神夜光丸方》《莲子金针说》《鼠尾金针说》三书,光绪十六年重刻道光三十年《仪征县志·艺文志·子类》卷四十四载录《时代金针》《眼科方》二书。

《银海精微补遗》 佚 1673?

清无锡王树德(启明)撰

民国八年《无锡县志补遗·人物志》载《王先生树德事略》曰:先生名树德,字启明,系出琅琊,为晋右军将军羲之后裔,明清之交,辗转徙居无锡之张村镇。先生少孤力学,诵范文正公"不为良相,当为良医"之语,慨然有自任之志,遂绝意于科名。闻昆山眼科专家某医士名,负笈就学数年,尽得其奥。旋里后,参考各种方书,于诊脉立方配药各事,精心探讨,术益大进,应手则愈,江淮南北求治者辐辏其门。更著《银海精微补遗》一书,以行世传后。名动公卿,赠以匾额楹联者踵相接。子伯荣,字丹华,能继先生之志,以济世为前题,富者不计费,贫者更助以药资,瞽蒙之得以重见天日者不可殚数,远近称无锡张村王眼科云。里党之人,遇疾痛疴痒,必求诊于先生,无丝毫费,病即霍然。或有急难,亦必奔告先生为之排解,乡人之于先生,如婴儿之依慈母。殁之日,闻者无不流涕,祀之于庙,馨香俎豆,至今不衰。

时觉按:景陵赵双璧字公瑶,撰《银海精微补》四卷,日照李篁、清苑王麟胤订定,并非是书。

《叶氏眼科》一卷 存 1746

(旧题)清吴县叶桂(天士,香岩)撰

王廉泉序曰:今夫目之在人,犹日月之在天也。日月在天,高卑远近靡有不照;眼之于人,山川景物无所不见。故五官之中,目为最要,微有云翳,如黑云遮日,而光彩莫著,则人之两目不可微有疾也彰彰明矣。然吾历观斯世,见有眼疾者恒多,或红肿,或流泪,或干痛,或生云翳,往往数月不愈,甚至有因病失明者。岂前辈高明无所传眼科欤?盖虽有其书,而学其艺者浅尝涉历,未精其业,安能使有目疾之君子无所忧患,而有将瞽复明之效哉?余前二十年间得叶天士先生所传《眼科》,见其用方平正通妥,逐症均绘图形,使人一望而即知其病之在肝、在肺、在心、在肾,是风、是火也。后乡党朋友有生眼疾者,余依其方而治之,无不效验,乃知先生是书虽属无多,实有回天再造之功能,不可视为易易。因刊而刻之,以公诸世,使宇内君子虽有眼疾,不过如日月之食,暂而不久也。先生之艺,亦可永垂不休也夫!时咸丰八年五月,晋汾介休县王廉泉序并刊。

俞嘉仪序曰:仪自幼先天不足,旋染目疾,镇日生花,执笔不满五十字,则全纸皆黑,医治罔效。幸略知药性,阅叶天士先生《眼科良方》保元汤似觉对症,不敢增减,间日服之,不月而愈。间有亲友病目者,悉依余方治之,无不立验。不敢自秘,因检而刊之,以公诸世云。时在同治丁卯,白鹭洲璞君俞嘉仪识。

梅启照序曰:同治初年,予官粤东,偶患目疾,郭玉麓廉访祥瑞授《眼科抄本》一卷,云传自叶天士先生,遂按方治之,甚有奇效。当付剞劂,版存羊城,今特重刊,用资广布。医道之失传久矣,临症多者读书未必博,读书博者临症未必多。古云:医不三世,不服其药。又曰:三折肱知为良医。吾愿世之业岐黄者,多临症,多读书,勿使人谓学医废人也。独眼科乎哉?光绪四年正月,抚浙使者南昌梅启照小岩氏识。

汪曰桢跋曰:刊成后,又得一别本,大同小异,首题:歙西槐塘程松崖正通先生眼科家藏秘本,盖程氏就叶书稍增损之者。今藉以刊正原本讹字,并列其异同缀于卷尾。

《续修四库全书提要》曰:清叶桂撰。桂精于医而不矜言著述,是书论证二十余条,所集方亦不满三十,义取简明便用。眼科古有五轮、八廓、七十二问之辨,傅氏又分为一百零八证,名目猥多,转滋惑乱,其纲要不外乎辨经脉,审虚实,酌标本以为治。《临证指南》所载桂治目疾二十余案,其论证用药,皆与是书相应。徐大椿评云,眼科自有专家,现证各有主治之方,案中虽未必切中,然清淡和平,无苦寒温补之弊,反胜于近日之名为眼科者。医理苟明,则无不通矣。若欲深求,则有专门之书在。其论良是。案:是书虽简,于经脉所属,虚实所分,标本所宜,皆已赅括靡遗,方药则取和平切证,不以炫博矜奇,使读者一目了然,无致淆惑,虽非专门特长,其启发且过于专门之繁冗,实为切用之书。桂之于医,世称为变化入神,然其持论取法,每归简易,不悖中庸之道，大率类是。当时于其短论小录，互相传播，奉为圭臬，往往真伪相杂。是书条理秩如，尚非赝作，乌程汪曰桢刊入丛书，校勘精细。所附校文乃别得歙程松崖家藏秘本，略有增损，互勘著其异同。后附六方为原本所无，是否叶氏别传之本，抑出于程氏续增，则未可臆断也。

民国二十二年《吴县志·艺文考二》曰：尝言撰《眼科方》，书未见。

时觉按：又名《眼科良方》《叶天士眼科》，以图注形式，上图下注，载二十一症，二十余方，论症用药与《临证指南医案·目疾》二十案大略相应。后汪曰桢据程松崖家藏秘本校勘删补，收于《荔墙丛刻》；亦附于《验方新编》，梅氏增刊本为其卷十七。

《启麟堂医方》 佚 1783？

清上海金坚（应坚，贻周）撰

乾隆四十八年《上海县志·艺术》曰：金坚，性情伉爽，举业之暇，兼攻岐黄。探得《银海精微》，得秘传金针法，能拨内障。著《启麟堂医方》。

同治十一年《上海县志·人物三》曰：金坚，原名应坚，字贻周，府庠生。能以金针拨翳，治瞽复明，著《吟草》《医方》。坚子照文，从子德，字敏轩，传其业。

《银海指南》四卷 存 1809

清桐乡顾锡（养吾，紫槎）撰（移居松郡）

朱方增序曰：天下之目，瞽于病者半，瞽于医者亦半，医者自瞽其心，而欲不瞽天下人之目，势必不能。余二十年中，走南北数千里，见医者千百辈，医目者亦百十辈，其能起沉疴疗痼疾，曾不得数人焉。而因噎废食者，遂创目不医不瞎之说。呜呼！是说起而天下之目益受其祸矣！然亦由不善治目者之有以祸之也。桐乡顾养吾先生，悯天下之目受其祸而不能遍为之救，乃出生平所学，参以古大家之论，著为《银海指南》四卷。辨轮廓所以明经络也，戒钩割所以养精血也，至于七情六淫，分致疾之原，五脏六腑，表主病之象，辨脉辨舌，不厌其详，用药用方，贵充其类。列兼症，患病情之变，存医案，准治法之宜，可谓大无不包，细无不入已。前年冬，余以先大夫忧旋里，获读先生书，知先生之学固不仅以治目名也。忆乾隆庚戌间，伯兄遘目疾逾半载，手足复肿痛不能运动，诸医以温凉补泻之药轻投之，两目几瞽而余疾不少衰。迨后先生至，叹谓先大夫曰：是湿热壅滞所致，疗之至易。如其法而患痊。盖先生之于医无不通，而治目其绪余耳。先生与先大夫为莫逆交，余少时习闻先生教，略通《素问》《灵枢》之义。今海内莫不宗仰先生，得是书以广其传，庶几言医者不致瞽其心，而天下之人亦不致瞽其目也。是为序。嘉庆己巳冬，世愚侄海盐朱方增撰。

张起麟序略曰：桐乡养吾顾先生以眼科名于时，人之患目者，远近争趋之。仆习闻病目者曰：吾之目赖先生以存。或又曰：吾之目微先生几废。窃疑先生医目如是之神，必有不传之秘、独得之奇，故能超越恒流，取誉当世。今观先生之论与所著之案，始知先生之学，于凡六淫之感，七情之伤，必先有以澈乎其源，而后施以补泻温凉之剂，以故投无不利，病无不起。然则先生之于医，不尚异，不矜奇，只于受病之源看得透耳。医师之良，孰逾于是？是即以先生之学治他病，亦何所往而不宜耶？今乃以眼科名，是亦未以足尽先生也。然以眼科名，亦见先生之全力尽在眼科矣。兹本其救世之心，出此《指南》示人，俾治目者不至误于他歧。或补或泻，或补泻兼行，各得其道，于以复光明之体，岂非世之人大快乎哉？是为序。嘉庆十有四年岁次己巳孟夏之月，海昌张起麟拜撰。

《养吾先生小传》曰：公讳锡，字养吾，紫槎其别号也。先世吴人，始祖隐德公仕宋，熙宁中领馆阁，同修《经武要略》，随高宗南渡，居于归安之韶林。十四传至竹崖公，始迁乌镇，建富春园以读书。又三传至盟鸥公，顺治己丑进士，刑部四川司郎中，是为公之高祖。公累世清德，至父明远公家益落，公慨然思所以养亲者，遂弃举子业。闻练市王先生精岐黄术，往从之，尽得其秘，复遍读古今言医者之书。时同里有徐某者，以治目著声，四方冠盖辐辏其户，有不效，咸归咎于疾。或劝诣公治，辄不信，间有诣者，治辄效，始稍稍知公。迨后，徐所不能治者，公无不应手愈，而公之名遂噪过于徐，远近币聘无虚日。公悉以所得佐甘旨，奉讳后，窀穸尽礼，与兄铭常先生同居数十载，抚其二子成立，又为之授室，置田宅。后移居松郡之西郭，铭常先生常往来其间，暮景怡怡，皆仰借于公。其他赒恤族党，设王先生墓田，尤见公之古谊焉。公平生不轻然诺，丰颐修髯，豁达有大度，与先大夫交最久。余年十四五时，侍先大夫侧，闻公绪论，皆忠厚笃挚，有关世教者。岁丁卯，先大夫辞世，公哭之恸。越五年公卒，无子，以侄师濂嗣。女淑昭，工诗，通医理，承公训也。方公疾将亟，亲卜地于海盐之甘泉乡，与先大夫墓相邻近，曰：吾生为莫逆交，死亦欲从之游耳。呜呼！若公之孝友笃信，虽求之古人，不易得也。所著有《银海指南》若干卷行世。赐进士出身诰授荣禄大夫内阁学士兼礼部侍郎文渊阁直阁事提督江苏学政世愚侄朱方增顿首拜撰。

殳芬跋曰：九窍之病，惟目为之最重，苟有误治，其失明者无论矣，即神膏未损，遇善手极力挽救，已不免微云点缀，滓秽太清，良可恨也。古人所以另立专科，俾得精通一艺，不至于多歧亡羊。奈今世之业是科者，每以发散攻伐为用，其贻祸可胜言哉！吾师顾养吾夫子，独窥灵兰之秘旨，辨症酌方，投无不效，是以名震南北，远近争赴无虚日。侨寓松郡以来，积案盈千累万。今年春，先生惧其多而散失，集其已验者若干症编为二卷，更著六淫外感、七情内伤、杂病兼症等论，并发明五脏六腑主病，无微不抉，无义不搜，诚眼科之指南，抑医林之圭臬也。其立法详见于治目总论中，至于用方则宗景岳，用药则守之才，足见与古为徒，心源印合。然巧运神思，独抒己见，岂末学所能测识乎？昔倪维德《原机启微》一书，立斋薛氏奉为至宝，刻入《廿四种》内，其治法亦以补益为主，与东垣之脾胃、丹溪之滋阴后先一辙，故附案甚多，外此诸大家，于眼目一症皆有条论，莫不寒热虚实并陈，补泻温凉互用，惟张子和自患目疾，有人以针刺出血而愈，遂宗血实破之之法，创为谬论，一变而为钩割，再变而为炮烙，受其害者殆不可胜数。近时张飞畴能以金针拨障，顷刻奏功，详见于《张氏医通》，洵为神妙。世有传其术者，争羡慕之，然拨愈者固多，拨伤者亦多复不少，总非善治。先生综核前贤之要旨，先究本原，次详脏腑，后及经络，按脉论症，宜其能使昏然者昭然，而眊焉者亦得了焉也。忆乙丑秋季，偶罹目患，历医数人，过服散风清火之剂，几至归于长夜。赖先生力，得留一隙之明，仍砚耕笔织，然棘围久困，无志功名。间尝窥探医籍，以图济人自济，计亦两得。来从先生游，授以此编，口讲指画，不啻当头棒喝。因请付梓，以公同志，俾天下之误于所治者，日置案头，按症索方，庶不致一误再误而贻误无穷矣，宁非斯民之大幸事哉！嘉庆十有二年岁次丁卯仲冬朔后二日，平湖受业门人殳芬郁芳氏百拜跋。

鲍廷博题词曰：吾读华元化著《中藏经》，曾闻治眼良法求空青。五轮八廓递运水火木金土，经络精血苞含元气无留停。六淫七情或客感，天和岁气偶尔生畦町。治之匪难亦匪易，要在心细手乃灵。温凉补泻各异用，先保神膏一点无伤刑。针金屑玉神乎技，一或不中往往残其形。真人思邈久不作，绘图标证徒丁宁。谁欤闲邪守正法，偏与盲瞽开昏冥。桐溪髯叟名儒列，去翳还睛得真诀。熟读《灵》《素》穷医藏，艺成何止肱三折。读书多是活人多，请药扣门时不绝。闲来石室手著书，迥与《宝镜》《元机》《阳秋》《铁镜》诸家有区别。迷途喜有车指南，十手传钞无暂歇。岁在嘉庆庚午冬，爰命梓人寿剞劂。医林从此得指归，咸免骑墙趣败阙。永为银海作津梁，万古高悬霜下月。长塘鲍廷博，时年八十有三。（民国《乌青镇志·著述》）

《续修四库全书提要》曰：清顾锡撰。锡字养吾，桐乡人。诸生，侨寓松江，以眼科名。嘉庆庚午自刊是书，有朱方增、张起鳞等诸序，《医学大成》收入重刊。首为守正辟邪论，以目疾肝肾为本，舍本治标，皆非正宗，次面部定位图，次五轮八廓解，次论运气，次论六气七情，次论瞳神，次论脏腑主病，次论杂病，次论兼证，次辨脉辨舌用方用药诸法，次汤丸点药诸方，而以治验之案附于后。案：目疾兼证最多，书中于六气七情、五脏六腑致病之由，言之尤详，诚为探本之论，列方亦详于兼证而于本证反略。以肝肾为本中之本，故其用方宗张介宾者为多，门人殳芬跋中述之，证以守正辟邪论所言，及诸方首列六味丸、八味丸，其宗旨显然可见。至治目专科所用针挑、刀割、火炙、水洗诸法，皆斥言有害，悬以为戒，近于因噎发食，非标本并治之义。要之是书，于治兼证最为擅长，专恃正本清源以蠲痼疾，用救粗工卤莽之弊，颇为有见。若欲括眼科之全，当更为进一解也。

民国二十五年《乌青镇志·艺术》曰：顾锡，字养吾，号紫槎，师事练市王某，尽得其秘。时同里有徐某者，以治目著，有不效，或劝诣锡，治辄效，名遂噪过于徐。事父明远孝，与兄铭常同居数十年，抚其二子成立。又为师王某置墓田。人咸称之。锡治目不轻用针刺，所著有《银海指南》行世。后移居松江西郭。无子，女淑昭，工诗，亦通医理。

时觉按：《续修四库全书提要》谓其“侨寓松江”；《乌青镇志》谓“后移居松江西郭”。嘉庆二十三年《松江府志·艺文志》载录其书，又言：顾锡字养吾。故亦收录。《银海指南》又名《眼科大成》，有版本十余种，收于《中国医学大成》。

《秘授眼科》一卷　存　1811

清周赞亭传，王伯舆（遂园，洞庭山人）录

王伯舆序曰：经云：目者，五脏精华所系也。面为包络，五脏或蕴积风热，或七情之气郁结不散，上攻眼目，各随五脏所属，或赤肿而痛，羞明怕日，隐涩难开，或云翳内障，白膜遮睛，其症七十有二。治之须究其所因，风则驱散之，热则清凉之，气结则调顺之，翳障则点退之，肿痛则消止之，此治疗之大略耳。目为宗脉之主，目内眦及上纲，太阳经所过也；目锐眦少阳也；目下纲及两傍交额中，阳明也；足厥阴连于目系，故目总统乎肝，实兼乎五脏也。若白睛变赤，火系于肺也；上下纲赤肿，火系于脾也；五色花翳遮黑睛，肾水不足也；青睛被翳，肝虚火旺也。一切赤痛翳涩，火自甚也，皆火为病。经云"热盛则肿"是也。能审其经络，察其部位，明其脏腑，随病用药，则无不应手而治矣。周君赞亭示余眼科一帙，其中七十二问、飞鸿论治症方药，了如指掌。客窗晴暖，因手录之，以备居身之一助云尔。嘉庆岁次辛未小春月，遂园王伯舆书于乍浦之望海楼。

时觉按：有嘉庆十六年辛未抄本藏河南中医药大学图书馆，2012 年 1 月收于《古医籍珍本集萃丛书》，中原农民出版社排印出版。首载王伯舆序，卷端署：洞庭山人遂园氏录，内容：总论、四季五行发挥诀、论目疾受病原因、论目疾宜出血最急、论治、五轮分位歌、五轮应属歌、五轮五脏受头疼、五轮病源、五轮所属主病、八廓统率歌、眼科七十二症及药方。王伯舆号洞庭山人，且客居乍浦，当为苏州一带人物。

《治目管见》 佚 1814

清娄县戴培椿（菱舟，退痴野人）编

嘉庆二十三年《松江府志·艺术传》曰：戴培椿，字菱舟，娄县人，监生，精于医。胡氏兄弟三人赌食藕伤，僵卧不醒，培椿令急饮淅米水汁而愈。或问之，曰：藕窍实，米煮易烂，米汁能败藕耳。有贫者患肠痈，培椿曰：须饮麻子油，通则不痛，润肠解毒无有逾于此者。数服果消。有女人患疬久不愈，培椿令食川产贝母，他医未信。椿曰：诸君读《葩经（诗经）》未熟耳。言采其虻，虻即贝母，朱子谓能消郁结之疾也。服之，患渐平。著有《花溪醉鱼稿》《治目管见》等书。

《内府秘传眼科全书》一卷 存 1835

清仰山氏撰

自序曰：且夫眼者，乃人之精华，犹天之日月也。医者用药如用兵，风火寒热、安危生死之所系。苟经络不明，盲子夜行，症候不识，愚人迷路。须诊视精详，斯治疗曲当，对症投药，百发百中，奥妙于斯尽载。当熟读而深详，宜潜思而博览，庶可了如指掌，而无愧于心乎？时在道光乙未小春月，偶书于席桥馆舍，众香国仰山氏识。

时觉按：有抄本藏上海中医药大学。

《眼科秘方》一卷 存 1857

清亡名氏撰

引言曰：尝闻人有二目，如天之有日月，视万物，察秋毫，无所不至。然而日月有一时之昏者，风云雷雨之所致也。眼目亦有一时之不明者，七情四欲之所伤。七情者何？喜怒忧思悲恐惊是也；四欲者何？酒色财气是也。大抵眼为一身之主宰，五脏之精华，故以五脏分五轮，八廓分八卦。五轮者，肝属木曰风轮，在目曰黑睛；肺属金曰气轮，在目曰白睛；脾属土曰肉轮，在目为上下胞；心属火曰血轮，在目为大小眦；肾属水曰水轮，在目为瞳仁。八廓者，则五脏、大小肠、三焦之腑也。胆之腑曰天廓，膀胱之腑曰地廓，命门之腑曰人廓，肾之腑曰风廓，小肠之腑曰火廓，大肠之腑曰山廓，三焦之腑曰泽廓，脾之腑曰雷廓。此眼之根本，气血之精英，故五脏蕴积风热，七情郁结不散，则疾生于目，治目者必先究其根源，风则散之，热则清之，气则顺之，郁则开之，不可妄用刀针，恐成终身大害。亦不可过用寒凉之药，或为凝滞之痼疾。又必问其老幼，审其虚实，识五脏之病，论八廓之源，辨翳膜之浮沉，论受病之表里，分药性之温凉，斯无误矣。虽然，患此疾者多因风热血少，神劳肾虚。风热则沙涩肿疼，血少则昏矇近视，神劳则视物不明，肾虚则昏花暗黑。近起者除风散热，久害者养血安神，大要又在修肝补肾，肝乃肾之子，肾乃肝之母，修肝则神魂安定，补肾则精血流通。知斯二者，治无遗失矣。

时觉按：附《口齿类要》。有咸丰七年抄本藏上海图书馆，光绪三十四年刻本藏天津中医药大学，另有清抄本藏南京图书馆、苏州大学、云南省图书馆。

《眼科》二卷 存 1870

清亡名氏撰

时觉按：有抄本藏上海中医药大学，封面署：横湖求是斋珍藏，无著者署名，前后无序跋，亦无目录。有民国十一年铅印本藏广州中医药大学，另有抄本藏山西省图书馆、中国中医科学院、陕西中医药研究院等处，未知是否同书。

《眼科方药》一卷　存　1894

清歙县程正通(松崖)撰，程洛东、浔江林植堂、丹徒汪植庭传，京江宝善堂刻，自省堂抄

林植堂原序曰：程洛东世叔出宰江右，丙寅1866春，小住署中，见都人士之求治目疾者踵相接，莫不应手奏效。向不知洛东之知医也，何神妙乃尔？叩之，出是卷曰：此枕中秘也。因就录一通，宝之行箧，所至辄应手奏效。夫人之有目，辨别好恶，胥是赖焉，修治职业，胥是赖焉，使偶尔疾，疾而笃，所关不綦重哉？敢寿之枣梨，与有目者共之。浔江林植堂谨识。

汪植庭跋曰：早与殷友荼叙云：向患目疾，幸在广东时得此秘卷，照方治之，十数年之疾一旦竟愈。后治数人，亦俱见效，余因录此分赠同好。光绪庚辰仲夏月，丹徒汪植庭谨记。

宝善堂跋曰：目乃先天之水，精英聚于瞳人，清轻之气上浮，以故得天久照。其窍在肝，肝为将军之官，愈制愈刑悖戾。自植兄手援此卷，见其每方俱用轻笔，神妙不可思议，应手无不奏功。佥谓此程松崖先生订，或又谓叶天士先生订，原刻世已罕见，抄本久恐就湮，用特重付剞劂，以垂久远。

时觉按：有据光绪二十年甲午京江宝善堂刻本之自省堂抄本藏南通图书馆。封面题：《眼科方药》，仁和记，自省堂抄本；扉页：敬惜字纸，《眼科宝笈》，自省堂抄；封二：光绪甲午年校刊，板存京江宝善堂；前有林植堂原序，后有汪植庭、亡名氏二跋，无目录；卷端题：《古歙槐塘程松崖眼科》。据诸序跋题签，歙县槐塘程正通松崖原撰，同治丙寅程洛东传浔江林植堂，林氏刊刻行世；光绪庚辰丹徒汪植庭得之，录以传布；光绪甲午，京江宝善堂刊刻；后自省堂仁和氏据以抄录，题为《眼科方药》《眼科宝笈》，抄录时间不详。《联目》载1894年程洛东编订《眼科方药》抄本及《眼科宝籍》光绪二十年京江宝善堂刻本二书，实为同书。程松崖眼科书有《眼科易知录》《眼科秘方》《歙西槐塘松崖程正通先生眼科家传秘本》《程松崖先生眼科应验良方》《眼科全方集蒙》等。

《秘传眼科》不分卷　存　1911

清亡名氏编撰

时觉按：《联目》载释宝成编撰《秘传眼科》，有抄本藏安徽、南京、苏州图书馆，但各不相同。是书为苏州图书馆藏抄本，一册，不分卷，无撰者署名，前后无序跋，亦无目录。封面《秘传眼科》下注：眼科抄本一。内容：五经传授之病、论气虚、论热生病、论冷生疾、治眼药品、各经病症主药、五脏虚实病主药；次煎药各门例，载明目流气饮、洗心散、泻肝汤等十八方；论寒热虚实秘诀方、丸药方、制炉甘石法、童便、点眼药方，及五轮图、八廓图、秘传针灸诀。

《秘传眼科》五卷　存　1911

清释宝成编撰

时觉按：《联目》载释宝成编撰《秘传眼科》，有抄本藏安徽、南京、苏州图书馆，但各不相同。是书为南京图书馆藏抄本，四册，五卷，卷端署：福溏释氏宝成集，前后无序跋。内容：卷一卢医问答四十五症，卷二眼科秘传药方心要，卷三眼科秘传心法，论症，卷四未见，卷五秘传眼科心法，载目赋、医家发挥赋、八廓诗法、泻诸经之火，后为药方。安徽省图书馆所藏未能借阅，不知其详。

《眼科传心录》四卷　未见　1911

清裘岳(柱峰)撰辑

时觉按：《联目》载有抄本藏苏州大学炳麟图书馆，经查未见。

《眼科书》　佚　1911？

清信义赵元益(静涵)撰

时觉按：宣统三年《信义志稿·著述目》载录。

《实验眼科要义》 佚 1911？

清宝山徐继勉(志勤)撰

民国十年《宝山县续志·艺文志》载录其书,又曰:上海黄庆澜序。继勉,字志勤,居罗店北乡。

《眼科经验良方》 佚 1911？

清沛县孟传仁(强恕)撰

民国九年《沛县志·人物传·行谊》曰:孟传仁,号强恕,至性过人,因母患眼疾,遂专医道。著有《眼科经验良方》。

上眼科类,共三十一种,其中现存十六种,未见二种,已佚十三种。

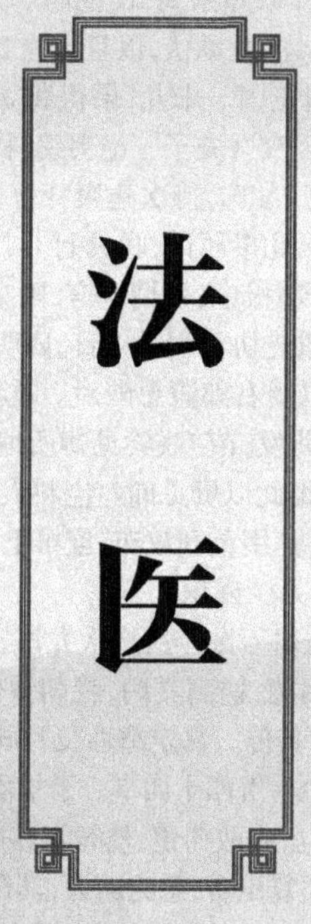

法医

《棠阴比事》一卷 存 1213

宋慈溪桂万荣(梦协)撰,明常熟吴讷(敏德,思庵)删补

自序曰:开禧丁卯春,仆以饶之余干尉趋郡书满,纠曹公孙起,武林人也,留款竟日。话次因及臬事,谓凡典狱之官,实生民司命,天心向背、国祚修短系焉,比他职掌尤当谨重。近者鄱阳尉胥为人所杀,昏暝莫知主名,承捕之吏续执俞达以告,证佐皆具,亦既承伏,以且谋连二弓手,结款无一异词。某独不能无疑,躬造台府,请缓其事,重立赏榜,广布耳目,俾缉正囚。未几,果得龚立者以正典刑。不然,横致四无辜于死地,衔冤千古,咎将谁执?万荣闻之,瞿然敛衽,因叹吾夫子三绝韦编,特著其议狱缓死之象于中孚,而古之君子,亦尽心于一成不可变者,公其有焉。既而东归参选,待次建康犴曹,屡省斯事,若有隐忧。遂于暇日,取和鲁公父子《疑狱集》,参以开封郑公《折狱龟鉴》,比事属词,联成七十二韵,号曰《棠阴比事》。凡与我同志者,类能上体历代钦恤之意,下究诸公编劘之心,研精极虑,不谓空言,则棠阴著明教,棘林无夜哭,曷胜多礼之幸?用是弗嫌于近名,拟锓诸木以广其传。岁在重光协洽闰月望日,四明桂万荣序。

后序曰:端平改元七月乙卯,万荣以尚右郎蒙恩陛对。首奏守一心之正以谨治原,次奏惩群吏之贪以固邦本。天威咫尺,洊赐褒嘉。既而玉音巽发,谓:朕尝见卿所编《棠阴比事》,知卿听讼,决能审克。万荣即恭奏:臣昨调建康司理右掾,待次日久,因编此以资见闻。岂料大侈其逢,误关一览,容臣下殿躬谢。既出黄门,便有力求此本者。锓梓星江,远莫之致,是用重刊流布,庶可上广圣主好生之德,下裨莅官哀矜之意。十月既望,朝散大夫新除直宝章阁、知常德府桂万荣谨识。

刘隶序曰:疑狱有集,旧矣。理掾桂君万荣今所撰次尤详,真治狱龟鉴也。职牧守者所当究心,毋徒曰此司狴犴者之责也。昔于公自谓治狱有阴德,遽高其门,我朝钱公若水问狱得情,亦自其为郡府小官时。桂君之为此,其后讵可量耶?亟命锓木,用广其传。嘉定癸酉良月既望莆田刘隶书于金陵郡斋。

吴讷曰:《棠阴比事》,宋桂氏所辑,总一百四十四事。予早岁得而读之,惜其徒拘声韵对偶,而叙次无义,欲详订之未暇也。后承乏乌府,于凡刑狱,虽弗敢弗慎,然智识弗广,每自悔焉。迩来谢事归闲,偶于故椟得见其书,因命儿辈录出。凡事弗可为法及相类复出者,悉为删去,其存者得题八十,别为序次,以刑狱轻重为先后,标题文仍其旧,纪事乖僻者,稍为更正檃括,庶读者得知其事而资智识也。予补编、续编,即附于后云。海虞吴讷。

又按:桂氏前序题曰重光协洽,是辛未之岁,乃宋宁宗嘉定四年也;后序题曰端平改元,则理宗甲午岁也。两序相去二十有四载,盖万荣自释褐筮仕县扬,历三十年,乃知是郡。惜乎史册无传,莫能考其履历之始终也,姑书以俟知者云。

《藏园群书题记》按:此书明代经吴讷删正,刻入《学海类编》者只八十条,视原本已损六十四条。吴郡黄荛圃得宋本于顾听玉家,大字阔板,十行十八字,一百四十四则,通为一卷。道光己酉,金陵朱绪曾得之,依式翻雕,世人始见桂氏原本。同治丁卯,临汝桂嵩庆又以活字印行,虽源出宋刻,而行款颇已改易矣。此写本出于知不足斋,所云石门吴氏,则吴孟举也。惟以朱刻校之,行款既别,又分为上下卷,与朱刻迥异,且刘隶一序,两本皆佚去,疑宋元间别有覆刊本,故差异有如是也。刘序录左。

《四库全书提要》曰:宋桂万荣撰,明吴讷删补。万荣,鄞县人,由余干尉仕至朝散大夫,直宝章阁,知常德府。讷字敏德,号思庵,常熟人。永乐中以知医荐,仁宗监国,闻其名,使教功臣子弟。洪熙元年,擢监察御史,官至右都御史,谥文恪。事迹具《明史》本传。是集前有嘉定四年万荣自序,称"取和鲁公父子《疑狱集》,参以开封郑公《折狱龟鉴》,比事属词,联成七十二韵"。又有端平甲午重刻自序,称"以尚右郎陛对,理宗谕以尝见是书,深相褒许。因有求其本者,以锓梓星江,远莫之致,是用重刻流布"。其书仿唐李瀚《蒙求》之体,括以四字韵语,便于记读而自为之注。凡一百四十四条,皆古来剖析疑狱之事。明景泰间,吴讷以其徒拘声韵对偶,而叙次无义,乃删其不足为法及相类复出者,存八十条,以事之大小为先后,不复以叶韵相从,其注亦稍为点窜,又为补遗二十三事,附录四事,别为一卷。万荣书中《附论》七条,首五条辨析律意,末二条则推论他事,然不应仅首尾有此五条,中间全置不议。或传写又有所删佚欤?第四条下注云:"存中,宋人,不书时代,后同。"不类万荣之语。当亦讷所加也。讷所续二十七条,每条各有评语,附于题下。其书虽略于和诸家,而叙述明白,较 等乃为简切,亦折狱者所宜取裁也。

时觉按:收于《四库全书》《墨海金壶》《学海类编》《丛书集成初编》《四部丛刊》等,未经吴讷删改有道光十九年"重刊宋本"与同治六年"聚珍本"。《四库全书提要》以万荣为鄞县人,民国《重修浙江通志稿·著述》因袭,《四库全书总目辨误》曰:"陆心源《宋史翼》卷二二桂万荣传,据《成化四明郡志》云'字梦

协,慈溪人,庆元二年进士,授余干尉。'雍正《宁波府志》卷二一桂万荣传所载同。光绪《慈溪县志》卷二五桂万荣传,据桂氏甥赵景侪所撰传所载亦同,且谓卒年九十有六。而康熙《鄞县志》不载桂万荣其人及其著述。可知桂万荣非鄞县人,《总目》所述籍贯,误。"

《棠阴比事补编》一卷　存　1442

明常熟吴讷(敏德,思庵)撰

吴讷《补编》序曰:昔在虞周,圣君制刑弼教,其钦恤之意具见于经。两汉而降,愿治之主所以培植基本者,亦未有不以致谨刑狱为先也。洪惟天朝以仁义立国,明刑定律,一以钦恤为本,万世臣民,何其幸欤!讷曩膺诏命,备员六察,因取律文,夙夜研讨,复录经传训言暨古今法戒,置于左右,用励服官报国之志。继蒙升典留台,黾勉祇职,始终十载,获遂归老,皇恩如天,没齿无报。闲阅桂氏《棠阴比事》,嘉其有可益人智虑,因为绪正而补续之,仍名之曰《棠阴比事》,不改其旧也。或问之曰:桂氏尝嫌近名,兹无似乎?讷曰:万荣在宋宁宗时筮仕余干县尉,秩满待次而刊其书,故有干进之嫌。今愚以耋老之年,杜门待尽,复何觊哉?况今圣明在上,哀矜庶狱,祈天永命,比隆成周。是编之成,万分有一,得为司详刑者式微由狱之助,讷虽死而有荣幸焉。问者唯而退。因书为序。正统壬戌秋八月朔,嘉议大夫都察院左副都御史致仕海虞吴讷谨序。

时觉按:《棠阴比事补编》见于《四库全书》。

《棠阴比事续编》一卷　未见　1442

明常熟吴讷(敏德,思庵)撰

民国三十七年《重修常昭合志·艺文志》曰:《棠阴比事补编》一卷《续编》一卷,以桂万荣原书叙次无义,删其不足为法及相类复出者,存八十条,别以刑狱轻重次第之,注语亦有改窜。《补编》所载凡二十三事,附录四事,每事各有评语;《续编》则载善可为法者十三人,恶可为戒者十人,体例同。丁丙《善本书室藏书志》钞本,《四库》著录无《续编》。

《明史·吴讷传》曰:吴讷,字敏德,常熟人。父遵,任沅陵簿,坐事系京师。讷上书乞身代。事未白而父殁,讷感奋力学。永乐中,以医荐至京。仁宗监国,闻其名,命教功臣子弟。成祖召对称旨,俾日侍禁廷,备顾问。洪熙元年,侍讲学士沈度荐讷经明行修,授监察御史。敬慎廉直,不务矫饰。宣德初,出按浙江,以振风纪植纲常为务。时军犯逃者,往往令家人妄诉,逮系至千人。讷请严禁,即冤不得越告。从之。继按贵州,恩威并行,蛮人畏服。将代还,部民诣阙乞留。不许。五年七月,进南京右佥都御史,寻进左副都御史。正统初,光禄丞董正等盗官物,讷发之,谪戍四十四人。右通政李畛者,奉使苏、松,行事多不谨。讷微诫之,畛不悦,诬讷稽延诏书等事。讷疏辩。互为台省所劾,俱逮下狱,既而释之。英宗初御经筵,录所辑《小学集解》上之。四年三月,以老致仕,以朱与言代。讷博览,议论有根柢。于性理之奥,多有发明,所著书皆可垂于后。归家,布衣蔬食,环堵萧然。周忱抚江南,欲新其居,不可。家居十六年而卒,年八十六。谥文恪,乡人祀之言偃祠。

《尧山堂外纪·吴讷》曰:吴讷初为太医院医士,用杨文贞荐,历官都御史,谥文恪。吴中有夜航船,群坐多人,纷纷偶语,讷尝谈及浅学后进曰:"此《韵府群玉》秀才,好趁航船耳。"盖言此辈破碎摘裂,只足供谈笑也。吴思庵为御史时,巡历贵州回,三司遣人赍馈黄金百两,追至夔州,思庵欲不受,就题其封上曰:萧萧行李向东违,要过前途最险滩。若有赃私并土物,任教沉在碧波间。南京大理少卿长兴杨公复,在京甚贫,家畜一豕,日命童子玄武湖壖采萍藻为食,吴思庵时握都察院章,以其密迩厅事拒之。杨戏作小诗送云:太平堤下后湖边,不是君家祖上田。数点浮萍容不得,如何肚里好撑船!(《尧山堂外纪》卷八十二)

时觉按:民国三十七年《重修常昭合志·艺文志》、民国《江苏通志稿·经籍》载录。

《洗冤习览》十卷　佚　1586?

明上海王圻(元翰,洪洲,梅源居士)撰

康熙二年《松江府志·文苑》曰:王圻,字元翰,上海人。嘉靖乙丑进士,授清江令,转剧万安,拜御史。以忤时相,出佥闽中,中忌者,以他事谪补曹县,擢守开州,升副使,备兵武昌。改督学,典福建、山东两试,所奖拔士后多为名臣。迁陕西少参。初,圻以奏议为内江所推,江陵与内江交恶,讽圻攻之,不应。新郑为圻座师,时方修隙文贞,又以为私其乡人,不助己,不能无恚,遂摭拾之。里居著书,至年逾耄耋,犹篝灯帐中而靡倦。年八十五。

时觉按:康熙二年《松江府志·艺文·史部之刑法类》载录;乾隆元年《江南通志》卷一百九十二作《说冤

录》十卷；嘉庆十九年《上海县志》卷十八作《洗冤录集览》十卷。王圻编纂《续文献通考》二百五十四卷、《洪洲类稿》四卷、《两浙盐志》、《谥法通考》、《稗史类编》（又名稗史汇编）一百七十五卷、《云间海防志》、《（万历）青浦县志》八卷；注《周礼》《武经》《水利考》《明农稿》《吴淞江议》《古今考》，与其子王思义合编《三才图会》一百零六卷。

《洗冤录辨正》一卷　存　1827

宋建阳宋慈（惠父）原撰，清嘉定瞿中溶（木夭，木居士）辨正

瞿中溶自叙曰：予于嘉庆丙寅筮仕之先，适见吴门黄君荛圃新获元刻宋淳佑丁未湖南提刑宋惠父慈《洗冤录》一册，亟向假抄，盖将自以为从政之津梁也。厥后又购入同类之书，互为参校，因成《洗冤录辨正》一卷。考惠父之书，不著录于宋人书目，予初以为创自惠父，及读李心传《朝野杂记》云：《检验格目》者，淳熙郑兴裔所创也，始时检验之法甚备。其后郡县玩弛，或不即委官，或所委官不即至，至亦不亲视，甚则不勘检覆告，由是吏奸得肆，冤枉不明，讼狱滋炽。兴裔为浙江提点刑狱，乃创为格目，排立字号，分界属县，遇有告杀人者，即印格目三本付所委官，凡告人及所委官属行吏姓名，受状承牒及到检所时日，廨舍去检所近远，伤损痕数，致命因依，悉书填之，一申所属州县，一付被害之家，一申本司。又言于朝，乞下刑部镂板，颁之诸路提刑司。准此从之，遂著为令。乃知此书实南宋孝宗朝郑提刑兴裔所创，久著为令者。惠父自序中云：博采近世所传诸书，自《内恕录》以下凡数家，会而粹之，厘而正之，增以己见，总为一编，名曰《洗冤集录》，刊于湖南宪治。然则惠父此书盖有所增益，而重为梓行广布也，亦可谓仁人之用心矣。后代虽递增加详，要皆以其书之得传为依据，厥功良非浅鲜。予尝欲以其书分类重编，使易于检查，不致为形迹相似者所误，而稿已数易，迄今未成。因先将《辨正》一卷缮写清本付梓，而叙录原委于前。予虽久未摄州县，然步惠父后尘，从事湘楚十五六年，闻见已复不少。尝与幕中老友谈论，每云东家能看《洗冤录》，则幕友之责之便轻，盖定谳固有例案，而伤痕之真伪重轻，非目睹者不能知之也。然予谓苟留心吏治者，又岂肯以此书束之高阁邪？外省大小衙门自当奉《律例馆校正洗冤录》之本为准。乃予所见，往往多坊刻恶劣小册，且惟刑书仵作备有其书，以为护身符耳。脱文讹字，若辈安得而知？且书中尚恐有增损窜乱之处，承办官若素未留心，临时听书仵等检呈，便信以为然，岂不可惧乎？馆本《洗冤录》踢伤致死后附小注：一说言妇人羞秘骨，若系娼妓则青黑殆遍。予曾闻之友人云：尝试验其说未确。案：此条乃金坛王氏《读律佩觿》增益之言，未可尽信矣。又闻诸熟谙检验僚友云：伤痕经久必渐淡，覆检时或在隐约之间，则有无便易于朦溷。可知命重初检之语最为切要，并附及之以告良有司之慎重民命者。时道光七年岁次丁亥三月上巳，木居士瞿中溶书于古泉山馆。

瞿中溶识语曰：己丑四月假馆吴门，老友顾涧苹以全椒吴山尊学士所刻袖珍本见赠，覆校旧钞本，微有不同，遂标出逐条之下，恐吴本据别本有改动也。木居士又识。又读《咸淳毗陵志·史能之序》云：岁淳佑辛丑，余尉武进，时宋公慈为守。又《秩官志》题名：宋慈，嘉熙四年十一月朝奉郎；淳佑元年八月，转朝散郎，三月赈济有功，转朝议郎；当月除司农寺丞，四月改知赣州，未离任罢。当即作《洗冤录》之惠父也，盖后六年，已擢为湖南提刑矣。惜不知其终于何官。戊戌闰月二十日，无不可翁老木又书，时年七十。

时觉按：民国十九年《嘉定县续志》附《前志补遗·艺文志之史部》载录。以元本《洗冤集录》为据，参校其他版本，引用二十余种著作以辨正考略，收于《增补本补注洗冤录集证》。光绪十八年李璋煜为《续增洗冤录辨正参考》。

《洗冤录解》一卷　存　1831

清襄平姚德豫（立斋）撰，古吴孙熹（欢伯）校刊

自序曰：前贤之书，岂不赖后儒传述哉？儒之《大学》，医之《灵枢》《素问》，既昭如日星矣，不有朱子《章句》，扁鹊《难经》，则错简之当正，衍文之当删，残阙之当补，疑义之当析，学者从何而知之？豫作吏卅年，承乏九邑，簿书鞅掌，学问久疏，于儒学、医学均未窥其藩篱，特念官思其职，深恐人命之狱死者含冤，生者诬枉，瞻伤察创之不明，狱讼岂得端平？况诬以有罪而诛戮，其冤苦更甚于疾痛。治狱无冤非吏之责，与求无冤狱，非读《洗冤录》不可。《洗冤录》之作，前集约十余卷，其源盖本于宋淳祐间《洗冤集录》，而《集录》二卷乃湖南提刑宋慈博采《内恕录》诸书，荟萃而厘正之者也。元海盐令王与作《无冤录》，多引《平冤录》《洗冤集录》之文而稍为驳正。明末吏治废弛，以致此书竟成废弃，太仓王君《笺释》集中仅载二十八条，我朝南昌曾慎斋甫作《洗冤汇编》，康熙十三年刑部郎中高邮王君明德即生平见闻所及并伊先人文通公莅任司李、县

令所亲，试作《洗冤录补》若干条并急救各法；康熙年间，律例馆荟萃成编，总为四卷，而《洗冤录》乃有全书。乾隆三十五年，因安徽增廉访奏请，颁发《检骨图格》，附于《洗冤录》之后，昭哉备矣！然作者既非一手，各有师承，故间有异同，又言近旨远，读者每多误解，故习刑名者查阅是编，非深通儒学医理之奥，未易得其仁恕之心，使斯民登仁寿之域也。豫浅见寡闻，安能解此？惟经幸逢盛世，如伤在念之时，仅就一得之愚，管见所及，为近日世所习误者作解数十篇，不敢自信，名曰未定稿，就正有道。当世不乏名宦名幕，良相良医，无论素好神交，望千里驰书，勤攻予之错谬，不令自误误人，豫当拜而受教，即时更正，或于天下后世稍有裨益，则豫之厚幸也夫！道光十一年，署慈溪县事襄平姚氏德豫书于官舍。

《续修四库全书提要》曰：《洗冤录解》一卷，道光刻本，清德豫撰。德豫字立斋，姚氏，内务府汉军正白旗人。署籍襄平，官浙江慈溪县知县。是书刻于道光十二年，续刻于十七年，有初刻自序及其弟德丰跋，续刻赵仁基序及德豫子斌椿跋。编中以切勿任听仵作喝报，及访察宜善使，不然适足自误等条，各为作解一篇，计三十事，皆于检验学理有所发明。就中尤以妇女无羞秘骨解一条最为重要，其言曰：妇人隐处有羞秘骨乎？曰：无。《集证》所载庆元民妇无羞秘骨，以为骨相之异，予检女骨未见羞秘骨，复询之同官，皆曰未见。且据老仵作云：妇人产子则交骨开，若多羞秘骨，无生育之理矣。今检骨格云：产门之上多羞秘骨一块，本于《洗冤录补》，以此辨贞淫，阅一人即加青一点，其骨切不可检，恐误认青黑为伤云。不为辨论则妇女下部受伤而死，转致污其名节，岂不大可惨哉？又是何色目人解一条云：各籍皆良也，乐户与丐户、蛋户、九姓渔户，皆贱也。然秦省、晋省外无乐户，明州、越州外无丐户，建德外无渔户，广东外无蛋户，前朝因一人有罪，诛其人而贱其家，甚至忠义之士、敢言之臣，子孙沦于污贱者有之，作法凉矣。我世宗宪皇帝以罚勿及嗣之仁心，革罪人以族之虐政，豁除贱籍，著为律令。乃浙江各府豪强之徒于温饱之家捐考，即指为堕民丐户，任意扰害兴讼，伏愿为民上者，仰体圣朝之德政，勿惑刁健浮词，其风或少息矣。此非录文本义，然诬人贱籍，冤之大者，作此篇洗之云云。其他各条从略。德豫作吏三十年，承乏九邑，官思其职，于《洗冤录》推阐其所未明，补救其所不及，宅心如此，其于检伤决鞫谳，决有平衡。天道往还，理无或爽，其子斌椿以江西知县内擢庆丰司郎中，同治五年奉使海外，开后进之先声，贻令名于奕世，人皆羡之。正如仁基序言：刑官之惨舒，必溢其分以偿之，既以仁恕为心，又推是心著书而惠当世，是宜丰美其报，不于其身，必于其子孙也。

时觉按：其自序称为"《洗冤录解》未定稿自序"；卷端署：襄平姚德豫立斋甫著，古吴孙憙欢伯甫校刊。

《补注洗冤录集证》五卷　存　1837

宋建阳宋慈（惠父）原撰，清武林王又槐（荫庭）增辑，山阴李观澜（虚舟）补辑，会稽阮其新（春畬）补注，元和张锡蕃（鹤生）重订

张锡蕃序曰：检验之言始自宋代，曰《内恕录》，曰《结案式》等书，今皆亡佚失传。传者仅宋淳佑间宋慈《洗冤录》五卷，佚名氏《平冤录》一卷，元至治间王与《无冤录》二卷，是为检验书之祖。我朝颁行之《洗冤录》乃荟萃各家言，厘剔考证而成书，检验之法于是乎详且备矣。厥后，武林王又槐于尸伤之疑似难明者，参考成谳方书，载于各篇之末，曰《洗冤录集证》。山阴李观澜又录蕲水令汪歙之《洗冤录补遗》三则，国拙斋中丞之《洗冤录备考》十一则，并杂说三十余条于卷尾。近时横州牧阮其新复本又槐之《集证》，而以经验成牍及世传之《宝鉴篇》附之。所谓《宝鉴》者，乃全录之歌诀也。宫保祁竹轩中丞阅而善之，已刊行于西粤，锡蕃偶得是书，录其副本。丁酉夏，来宰禹山，复得前令仲振履所刊《石香秘录》一篇，其说亦多可采，因于治事之暇合诸篇校雠而考订之，乙其段落，分其句读，于篇中之纲领则密加圆点，于篇中之关键则加以联圈，奇偶正反者尖角以别之，总结上文者密点以志之，庶几条分缕析，节目了然，又未始非治狱者之一助云。道光丁酉岁季冬月望，元和张锡蕃识于禹山官廨之廉饮堂。

时觉按：是书为阮其新《补注洗冤录集证》重订本，后附《石香秘录》，道光十七年三色套印广州刊本藏中国中医科学院、广东省中山图书馆。后又有道光二十一年刘体重序刊本藏上海中华医学会。

《补注洗冤录集证》五卷　存　1843

宋建阳宋慈（惠父）原撰，清武林王又槐（荫庭）增辑，山阴李观澜（虚舟）补辑，会稽阮其新（春畬）补注，元和张锡蕃（鹤生）重订，萍乡文晟（叔来）校补

瑞宝序曰：大凡法司谳狱，以验伤一事为至要，为至难。盖伤痕隐现之处疑难杂出，而人心险诈，因此真伪混淆，先民论之详矣。矧仗一仵作极陋极贱此役司其事，诚如襄平姚君所云：苟非良有司熟习《洗冤录》，

与之辩论确切，辄任其喝报，即据以定案，欲求其辨冤无讹，恐甚难尔。宝自服官以来，每遇验伤之事，辩论其生伤尸伤以及检骨伤，必先阅《洗冤录》，反复审视，慎思而明辨之，冀先得了然于心，庶几临事不致茫然于目。从来所验诸伤，核诸《洗冤录》内前人记载论列之条，无不恰合，可知是编之有裨执政者非浅鲜也。稽考诸君所述，总以宋淳佑宋慈《洗冤录》、佚名氏《平冤录》、元至治王与《无冤录》为祖，后则加入武林王君又槐《集证》，山阴李观澜所录蕲水汪君之《补遗》三则，国拙斋中丞《备考》十一则，并杂说三十余条，竹轩制军抚西粤时汇集刊行，是书已可谓明且备矣。岁在丁酉，余友张鹤生权宰禺山，复得其前宰仲君柘庵所刊《石香秘录》，合竹轩制军所刊副本，校雠考订，刊成书，分其段落句读，加以圈点，使条分缕析，开卷了然，益加详焉。甲辰春，叔来刺史复刊是编，并择其平昔见闻与集内可相发明者，散注于各条之内。宝不揣冒昧，亦将姚君宰慈溪所注《洗冤录解》补于《石香录》之后，汇成全编，所谓刑狱至重，精益求精者也。板成于道光甲辰仲夏，存于禺山署中，兹特印佈数函，愿执政者留意斯编，是亦寿民济世、正刑明辟之愚衷尔。时道光二十五年岁在乙巳清和月，长白瑞宝献亭甫识于瑞州官廨之集星堂。

刘开域跋曰：阮春畬司马《补注洗冤录集证》一书，祁竹轩宫保抚粤西时阅而善之，刊发僚属，奉为圭臬。道光丁酉，前禺山尹鹤生张君复刊行于东粤间。粤俗轻生，素多命案，予服官岭表垂二十年，第遇检验，憟憟然深虞或误。癸卯冬，握篆广州，综夫谳局，案牍愈繁，稍涉疑难，悉赖是书辨证，狱成而孚。惟张君擢澳门司马入觐，除守紫阳，已携板去，各僚好索以传抄，咸有洛阳纸贵之憾。禺山文尹请以原本重附梓人，予然之。阅三月而工成，爰跋数语于后。道光甲辰六月，北平刘开域跋。

文晟跋曰：张鹤生太守前宰禺山，重刊《补注洗冤录集证》一书，寅僚奉为圭臬。嗣鹤生除官紫阳，携板以去，爰商之刘菊人太守，重付剞劂，并就平昔闻见所及与斯集可相发明者，散列于录中各条之末，注以"续辑"二字，亦间有列入顶批者，则加套板黄字以别之。维时同列中有南海梁磦、香山刘药珊、高要瑞献亭，实相与共成其事焉。道光甲辰仲夏，昭萍文晟跋于禺山官廨。

时觉按：有刊本、石印本十余种，重刊《补注洗冤录集证》。

《重辑洗冤录》 佚 1874？

清泰州程祥栋（小松）撰辑

同治十三年《扬州府志·人物一》曰：程祥栋，字小松，泰州人。工文词，赋笔尤华赡。以廪贡生从军黔中，历著战功，由知县、同知，荐升知府，加道衔，赏戴花翎。历官四川新繁、乐山、江津知县。任新繁时，建复东湖书院，刻有《东湖草堂赋钞》及医书数种。《重辑洗冤录》，流播川中。年逾七十告归。

时觉按：宣统《泰州志·艺文志上》作《重辑洗冤录外编》。程祥栋同治间任四川新繁县令，开发东湖有功。

《检骨图说》一卷 存 1890

清宜兴陈任旸撰

陈任旸序曰：天下事有理之所必无，而为情之所必至者，不曲体其情以进求其理，则不特其情不出，而其理亦不伸。以荒塚之将毁也，为之备匣检拾，另埋善地，以生人之理揆死者之情，当有感而无憾矣，而辄闻某某以迁拾某处荒塚，鬼且从而祟之。意者不当迁而迁欤？然不迁，塚且毁于无何有之乡，鬼之祟不情甚矣，理于何有？积疑者有年。上年秋，江都之三江营地方有荒塚无算，逐坍入江，余承办焦山救生，设分局于是，不忍视其沉沦也，为谋迁拾，以向未讲求，甚恐。或有遗憾，不惧鬼之见祟，而虑心之难安，在友人处假得是书，日与工作者考证，始恍然于曩之所积疑者，不但得其情，而并于情之至者，理之至焉。夫鬼之骨殖，犹人之肢体也，举人之肢体而分而置之，不分者是雠而谁雠？即讼之有司，上断不科讼雠分者以罪。然则是书乌可不广为传布，以冀鬼适其情而人亦心安理得也。是为序。光绪十六年六月望日，宜兴陈任旸并书。

时觉按：有光绪十六年味腴书屋刊本藏镇江市图书馆，前又有光绪二十三年丹徒刘增序，略。首载骨骼图十二幅，立迁拾章程，详辨骨殖的男女、手足、胎儿、人兽，又有《骨考》一则。

《续增洗冤录辨正参考》一卷 存 1892

宋建阳宋慈（惠父）原撰，清嘉定瞿中溶（木夫，木居士）辨正，诸城李璋煜（方赤）重订

李璋煜序略曰：古必有检验之法与律例并行，顾其书多不传者，以《洗冤录》为最古。宋孝宗淳熙元年，

浙江提点刑狱郑兴裔创为《检验格目》,上之于朝,颁下诸路;宋惠父又博采诸书,增以己见,名曰《洗冤集录》,后世刑名家奉以为金科玉律。嘉定钱少詹事《养新录》谓《辍耕录》记勘钉之法为创闻,然此录已先有之;又谓此书屡经后人增改,失其本来面目,唯初刻为可贵。嘉定瞿木夫先生为詹事之婿,宏通博雅,得元刻宋淳佑本,以校正今本凡若干条,名为《洗冤录辨正》。余通籍后服官刑部,充律例馆提调官且十年,深知此事之难,遇有名法家古书善本必多方假抄。今得先生是书,亟为刊布,以广其传。尝读《晋书·刑法志》,谓:在昔,前汉著律凡六十篇,世有增损,错揉无常。后人生意,各有章句,叔孙宣、郭令卿、马季长、郑康成诸儒十有余家。魏明帝下诏,但得用郑氏章句,不得杂用余家。盖古大儒精于律令,以兹事任大责重,故以治经之法治之,析其章句,正其讹脱,如此之详且尽也。况推鞫大辟之法自检验始,此书所关尤非浅鲜。吾愿良有司各置一册于座右焉。戊戌小阳春,诸城李璋煜叙于六一堂东偏桐连理馆。

时觉按:有光绪十八年壬辰上海图书集成印书局铅印本藏中国国家图书馆,光绪宣统间有与《检验合参》《洗冤录解》合刊石印本。

《法律医学》十二卷　佚　1908

清无锡徐寿(雪村)撰

民国七年《上海县续志·游寓传》曰:徐寿,号雪村,无锡人。凡声、光、化、电、算、数、医、矿诸学,靡不穷源竟委,江督奏举奇材异能,并以宾孔罗致门下。寿尝病空谈格致,成书阙如。既入沪上翻译馆,与金匮华蘅芳译述多种。日本闻之,派柳原前光等来访购,取译本归国仿行。格致书院创始,寿主讲席,昕夕不倦。时各省建设机器局,暨兴办金、铁矿,罔不就寿商榷。其于原籍提倡蚕桑,研究筑灶烘茧、制机缫丝诸法,成效尤著。荐辟不就,以布衣终。宣统元年,学部大臣唐景崇奏请宣付史馆立传。

时觉按:民国七年《上海县续志·艺文·游宦著述》载录。

《法律医学》二十四卷,卷首一卷　佚　1911?

清昆山赵元益(静涵)撰

时觉按:民国十一年《昆新两县续补合志·艺文目》载录。

《洗冤录节要》　佚　1911?

清山阳王溥撰

时觉按:民国十年《山阳县志·原志艺文补遗》卷十三载录。

上法医类,共十四种,其中现存八种,未见一种,已佚五种。

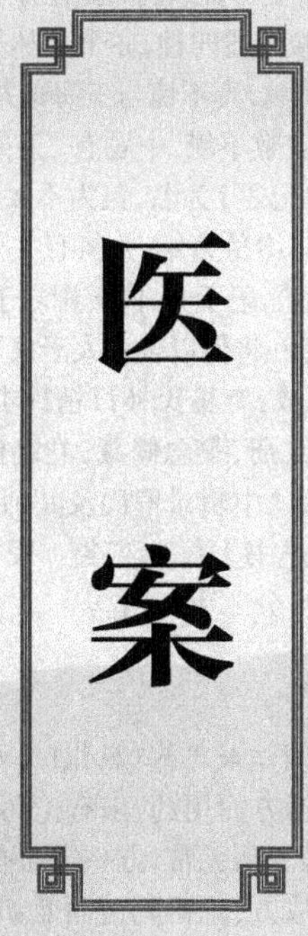

医案

《罗谦甫医案》二卷　存　1281

元真定罗天益(谦甫)原撰,清孟河巢祖德(念修)补订

巢祖德序曰:不佞幼禀庭训,于医书无所不好,而尤好医药与史实,亦性之所近也。暇览江氏《名医类案》,颇喜罗谦甫案之记载详实,说理透澈,且有史可证,曾拟录出别行,事冗未果。先君弃养后,访得《卫生宝鉴》全帙,分药误永鉴、名方类集、药象类集、医验记述四种,亦个人丛书之类。捧读一过,知其立论悉本轩岐,深得经旨之奥,且能举证发明,又处处不越乃师藩篱,真不愧与王海藏并称东垣传人也。复拟辑其医案,惜原书板刊虽旧,讹误颇多而罢。近又睹旧钞二册,已破敝不堪,中题有"卫生宝览医验记述",不知何人所辑,翻阅既遍,知即罗氏医案,而取《卫生宝鉴》之一《医验记述》为名,盖为不佞所欲为而未为,他人已先我为之者。因购之归,整其凌乱,修其破损,汰其无关,补其阙脱,增目编年,并将有关史实之五则附焉。釐为二卷,仍装二册,复取原书校之,觉此抄残处不少,其异同者则以蓝笔记于旁,俾便用之于临证,亦不负前人辑录之一番苦心耳。呜呼!二十余年宿愿虽一旦得偿,其奈二毛之现鬓,将何以告先人于泉下乎?为之怃然。念修巢祖德识于耘可轩。

时觉按:辑《卫生宝鉴》中八十案而成,有巢氏补订精抄本藏长春中医药大学。扉页作:《罗谦甫医案》,卫生宝鉴医验记述,元罗天益著,旧写本二册,巢念修藏;卷端作:《罗谦甫医案》卷上,元罗天益原著,巢念修重订补录。民国五年裘庆元从《卫生宝鉴》中辑录罗氏及其师李杲八十八案,为《罗谦甫治验案》二卷,有绍兴医药报社木活字本,并分别收于《医学丛书》第一、二集。民国二十三年,徐衡之、姚若琴合编《宋元明清名医类案正续编》,有《罗谦甫医案》不分卷,分二十二门。

《丹溪医按》二卷　存　1377

元义乌朱震亨(彦修,丹溪)原撰,明浦江戴思恭(原礼)编

王行序曰:予尝见学于医者咸论病据方而用药,未有论药制方而已疾者;尝有诲予医,亦曰治某病以某方,以某方治某病而已。然窃疑之。病多变而无常,方一定而有限,以有限之方应无常之病,吾恐其有时而穷也。既而告予者曰:欲求缘病处药不执故方,论得其情而效如其论者,今惟王立方氏为然。予闻造之,听其论,殊不类常闻也,因而质焉,根据深远,博而扣之,援引精切,予大嗟异。问其所从得,曰金华戴氏肃斋父也;问戴氏所从得,曰义乌朱氏丹溪先生也。丹溪初从金华许文懿公学,年三十,以母多病始事乎医,根本二书,旁搜众论,博采精详,附会折衷,数年而恍然有得。为书数万言推明医道,著药而不著方,深契古人之旨。是以一时咸宗,朱氏之学遂大行于浙东西而名重天下矣。肃斋当侍教之日,见先生用药治病,病异而药异,此固然也;有病同而药殊,有病异而药同,然病无不瘳者。肃斋从而录之,名曰:医按,犹法家出治之左券也。肃斋推而为医,已人之疾多奇验,尝授之立方,立方为医之良,未必不由是乎?乃以示予,洎为之序。予知医之良,良在用药究病,读夫书得于心奏夫效,绰绰然无少括阂,正犹农之为稼,耕耘既力,浸灌以时,驯致有秋之获,而为农之良者。此先生之医,肃斋之医也,亦立方之医也。彼临病执方,拘拘切切,觊夫治效,宜夫效反不臻。盍于是而观焉?洪武丁巳春二月吉吴郡王行序。

张习跋曰:右《丹溪医按》所载治证三十八,列条三百六十有六,乃元之金华朱先生彦修平日施治辄验,其门人戴院使原礼所辑以成书者也。院使授之吾县王立方氏,后致吴医之良者皆为先生之支委。吾友费克明世医出以假予,谨详观其用药,皆中和平易,治证不专攻偏守,可谓得医家之王道者。遂挈之宦游北南,遇调摄失宜,或仆从有患,仓急莫获乎医,则依所著稍加扩之,投剂鲜有不取效也。亟叹先生济人之功无已焉。乌敢自秘,图梓溥传四方,君子有意于卫生,当考求之哉。成化甲辰如月朏广东按察司佥事、敕提学政前尚书仪部员外郎姑胥张习识。

恐庵跋曰:同治丙寅孟夏,吴门海鸥生来,下榻余斋,出此相视,因嘱从弟镜湖手抄一过。其用法高妙,固非后人所易窥测,意当力索深思,或冀一悟云尔。恐庵校并识。又曰:此系抄本,海鸥生得之于艺海楼,原本字画近褚登善,精妙绝伦,盖世罕传本也。海鸥生,吴中世医,姓徐,字子晋,兼精行隶,书刻竹石皆工妙,人亦诙谐涉趣。恐盦又识。

时觉按:是书浙人撰述,如张习跋所谓元礼"授之吾县王立方氏,后致吴医之良者皆为先生之支委",流传于吴,影响吴医甚巨,故亦录之。原书久未见,后于苏州大学炳麟图书馆发现清抄本,现校点注释,收于2005年上海中医药大学出版社《丹溪逸书》。张跋谓其"载治证三十八门,列案三百六十六则",实有三百四十五则,缺失之数,殆为传抄佚失。其转载于《名医类案》《续名医类案》《古今医案按》诸医案专集者百四十七则,而《名

医类案》《续名医类案》二书共载丹溪医案三百四十四则，是书所载远非现存丹溪医案全部。

《三合集》二卷　存　1436

明秣陵张继科(元之，如如居士)撰，清江宁汪琦(制西)厘订

自序曰：予髫年失怙，先慈治家俭而课读勤。偶于万历戊戌倖取，无何授兴安守，觅舟奉母同行，己亥春抵任。始知潇湘之源发于海阳，在邑之南，其地高，其风数。憩息数日，母患眩晕，荒邑无医，聘于省会，往往以风治火治未效。忧心如焚，遂索轩岐诸方书，读至河间掉眩肝木，恍有会心。木性浮，风从上，舟浮则人之气亦浮，风数则内之风亦上，有如木得其养，气何浮风何生焉？因而益水荣木，调治半月渐平。此予习医之始也。庚子冬，经过北流，即古勾漏。昔稚川先生求为勾漏令，谓产丹砂，询之邑人，无丹砂，岂山川灵气不同，亦物产之有限耶？谒稚川祠，望之俨然，先生之道高矣。生云：生地而仍同，天地以不朽。自是诵《参同》《悟真》，喜延方士。究竟性命之学多幻，方脉之传或真。此予研医之概也。两粤十有四稔，一时相知，持脉索方，日不暇给，家食亦复如是。大都以浮沉迟数滑涩评其脉，阴阳标本、表里浅深验其证，寒热温凉、辛酸甘苦、厚薄升降取其气，次其味。三者互为参订，意者或有当乎？医虽小技，难以拘方，如麻黄、桂枝，仲景用之北，今人施于南。扁鹊随俗为治，何心哉！或曰：子诊视不惮琐屑，娓娓笔之，必以脉合证，证合药，药合脉，何不名曰《三合》以广其传，为摄生一助？予甚愧愧。夫神农岐黄，数圣人开物成务，而脉药方书，犹不能兼该，予何人斯，妄冀三合哉？若为摄生一助则可。缘落笔散逸，无副墨，仅录存笥者畀之梓人。时崇祯九年岁次丙子春日，如如居士张继科识。

汪琦序曰：道形而上，器形而下，器载道以行而不外于道，道充器以立而不囿于器。是天下无道外之器，亦无器外之道。明乎此，可以知道与器之合一，即可以知脉与证、证与药合一之旨矣。元之张先生，始母病知医，继研医造道，今观其书，人所易忽者辨之必严，人所难治者见之独卓，名著一时，功超后世。惜其书久淹，知者遂寡。余先君子博极群书，于轩岐坟籍尤所究心，凡服食起居，身心性命，无不教之诲之，以故老母深悦颐言，至今年九十而康。呜呼！先生因母病精医而作是书，余因母健信医而重订，使天下同登于仁寿之域者，先生之功，使天下共精此道而无误者，则不佞之志也。敢以是为序。时康熙三十八年七月望日，江宁汪琦制西氏书于细草堂中。

时觉按：《中国医籍考》《联目》《大辞典》俱不载。有汪琦重刊本为海内孤本，藏故宫博物院，2002年收于《故宫珍本丛刊》医家类精选整理本，海南出版社排印出版。

《医效日钞》四卷　佚　1493

明昆山周恭(寅之，梅花主人)辑

时觉按：乾隆十六年《昆山新阳合志·艺文下》载录。

《璞庵医案》　佚　1497？

明宜兴王玉(汝瑛)撰

嘉庆二年重刊《宜兴县旧志》卷末《杂志》曰：王玉，字汝瑛，成化末举明医，隶太医院。宏治初，每用药有奇效，帝与太后甚嘉宠之。累官通政使，赐麒麟服一袭，犀带一围。著有《医案》传世。子廷相，官御医。

时觉按：道光二十一年《宜荆县志》卷九之一《宜兴荆溪艺文合志·载籍》载录为《璞庵医案》。

《(巨源)药案》　佚　1500？

明太仓陶浩(巨源)撰

徐春甫曰：陶浩，字巨源，太仓人。以儒攻医，数起奇证，有《药案》藏于家。

时觉按：《中国医籍考》卷五十七载录，"未见"。

《薛氏医案》一卷　存　1529

明吴县薛己(新甫，立斋)撰，钱塘卢复(不远)辑

《按种刻〈薛按〉缘起》曰：庚子暮春，素社再集，友人蔡生甫赞叹立斋先生功德之美，始欲求其全书。次日过瑞石山房，晤唐青来文字，从架上见白下新刻，乃盛言其妙。青来即举赠之，持归，得以纵观其书，虽多种旨归易简，《内科摘要》中主脑都具在矣。大约薛氏妙在求病之因，得因而后审症，因症参合，据脉定方，可以

按期克效，试之莫不暗应。《医种子》成，附载兹帙，用之为种，以观全书，便可迎刃而解。虽语意重复，莫非满艺之旃檀，方册繁多，总作点炉之霏雪矣。敬附《医种子》。庚申改元立冬钱唐不远卢复记于芷园蒲室。

时觉按：《中国医籍考》卷五十八载录《薛氏医案》一卷，“存”，又载录《薛氏医案》七十八卷，亦“存”，前者应即是书，后者则为丛书。《薛氏医案》诸书均为丛书，国内未见一卷单行本；卢复编辑《史记·扁鹊仓公传》及薛己、易思兰医案为《医按种子》，为今仅见。薛雪亦有《薛氏医案》一卷，自是二书，不可混淆。

《莲斋医意·立斋案疏》二卷　存　1782

明吴县薛己（新甫，立斋）原著，清嘉兴叶崧（瞻嵩）疏

时觉按：《联目》《大辞典》俱不载，有抄本藏中国中医科学院，2009年收于《中医古籍孤本大全》，中医古籍出版社影印出版。叶崧曾于康熙二十三年参订萧埙《女科经纶》。

《立斋医案疏》四卷　存　1782

明吴县薛己（新甫，立斋）原著，清嘉兴钱临（准可，北山）疏，嘉兴钱本瑜（润之，璞斋）笺注

冯光熊序略曰：先舅氏北山先生，幼以足疾废，遂肆力于诗，著有《拙养草》，兼精岐黄术，远近延致及就医者踵相接也。暇则手一编，丹黄纂述，而于《薛氏医案》尤条疏缕析，以发其蕴。晚年两目失明，犹口授其孙润之钞撮校订，耳濡目染，亦工于医，克绍家学。今夏来予署，为疾者授方，指摘病源，洞切理要。予异之，润之出《立斋医案疏》示予，盖舅氏会萃诸家精义而又屡验之临症，聚毕生之心力以成是书，润之复能潜心参究，笺释而补注之，可谓弗坠其先泽者矣。乾隆壬寅冬月，甥男冯光熊敬识。

马俊良序曰：钱子璞斋，梅里北山先生之孙，名本瑜，润之其字也。为嘉兴邑庠生，好古力学，恂恂儒雅，晋接间不作寒暄世态语，无贵贱，平等视。岁壬寅，予应南昌太守之招纂修郡乘，璞斋共事，昕夕盘桓，得悉其余艺通医术，治疾多奇效。出其令祖所著《医案疏》，属予为序。予闻北山先生为人古直，好读少陵诗，著《拙养草》，又精《灵枢》《素问》，以迄汉宋元明诸贤著述，罔弗群搜博采，体验而神会焉。虽仆隶之子延请，必造其室，以故良医之名迄今称道勿衰。夫医虽小道，非卤莽可试，非胶执能通，立斋薛氏著十六种医书行于世，而医案一编，尤为义精法密。顾后人读其书未能喻其意，喻其意未能即其意之所属旁通而类推之，先生阐发其妙蕴而系之以疏，抉奥剖微，朗如悬镜。璞斋受而读之，复从而笺释之，可谓数典勿忘者矣。是疏出，我知专门名家者固乐以为兰，即摄生之士各置一帙于案头，时加玩索，将于审症服药之理亦必有所获也。梨枣将竣，书此以应其请。赐进士出身内阁中书石门弟马俊良拜撰。

乾隆《梅里志·艺术》曰：钱临，字准可，号北山，太学生。因躄，终身不娶。精医术，深通薛立斋诸书，专以济人为急，远近称良医。

光绪《嘉兴县志·列传》曰：临以躄故，弃儒业医，纂有《立斋医案疏》。能诗，著《拙养草》。

时觉按：《联目》载录乾隆四十七年刻本藏上海、浙江图书馆，浣花室主人抄本藏苏州图书馆，作者钱临（北山）疏，孙本瑜编。误钱临之孙钱本瑜为孙姓。

《薛案辨疏》四卷　存　1782

明吴县薛己（新甫，立斋）原著，清嘉兴钱临（准可，北山）辨疏

徐莲塘序曰：立斋薛先生，生当有明，以医名世，平生深阅丰富著作，而其医案一书，尤为一生经验之作，精神所在，人人咸钦仰。予自少好岐黄学，慕先生名，每自恨生也晚，未得亲门墙，心私淑之，而于先生医案，尤三致意焉。居恒窃叹先生医案，每为人所指驳，究竟所指何失？所驳何短？亦如自鸣己长而已。不若无名氏者，能将先生之案辨之疏之，不拘成见，以期明晰，厥功不诚伟哉？是书也，余得之书肆，其书似稿本，不录辨疏者之姓氏，因遂颜之曰无名氏《薛案辨疏》而已。实藏日久，正拟付梓，适浙绍医药学报社诸君有《国医百家》之刊，余乃公之同好，用作后学津梁。古人云：莫为之先，虽美勿彰，莫为之后，虽盛弗传。余亦愿为其后而已。若窃他人之能以为己功，则吾岂敢？中华民国七年岁次戊午冬月徐莲塘序于勾章紫荆花馆。

严鸿基序曰：医籍自《灵》《素》以下，至仲景《伤寒》《金匮》，学医者莫不奉为圭臬，取为师资，若医案则瞠乎后矣。殊不知《灵》《素》诸书虽为学医者所当取法，而医案则更为学医者所宜借镜。医案系就症立案，拟方施治，得失易见，非同泛观，故更深切著明也。虽然历代以来医案多矣，求其广行于世脍炙人口者诚难数，惟叶氏、薛氏两种为近今所尚，而叶案为尤甚，诚以叶案为天士先生及门所刊，纯驳互见，经徐灵胎先生逐案详批，

而后谬误明，纯粹见，蔚成完璧。若薛立斋先生之医案，虽流传于世，犹不满于陈修园，然修园先生虽极力诋薛案，而不能指薛案之所以失，仍是私心自用，非可为定论也。今徐君莲塘出秘藏无名氏著《薛案辨疏》一书，余披阅一过，不禁狂喜，无名氏者能将薛氏之案不明晰者而辨明之，不可通者而疏通之，于是薛案与叶案可以后先辉映，俾陈氏亦无所用其诋诽。然则无名氏者，实薛氏之功臣，而徐君能不秘所藏，公诸同好，尤为薛氏、无名氏之功臣也。夫慨自世变日丞，国学沦亡，东西载籍日流中土，黄钟毁弃，瓦釜雷鸣，我国医学其有式微之惧乎？徐君此举不特有表扬先贤之盛志，抑亦有保存国粹之热诚也矣。中华民国六年丁巳岁冬月慈严鸿基谨序。

《国医百家七种提要》略曰：《薛立斋先生医案》，固已风行全国之书，凡吾医家无不备焉。其文简而其义蕴，治验各案，往往读之似属平易，而仔细推敲，则一案有一案之精义，惜无人而详为辨疏。槜李黄履素虽有评注，要亦未能阐其奥旨。是书将薛案之断证立论、用药处方明辨而详疏之，不特足为读薛氏书者之指南针，更可以开医者治病时神明变化之思。书无辨疏者之名，其为未刊稿本可知，社友徐君莲塘购自书贾，不以宝贵而自秘，特邮寄付刊，以公同好。此书校刊既竣，社友查贡夫君邮到《立斋医案疏》残本一卷，知书为梅里钱北山先生所辨疏，清乾隆壬寅为其甥冯克馨先生刻于南昌署中，又有其孙璞斋先生之笺注，其板已存与否，不得而知，惟较诸稿本，则原文已为割裂者多。然则，此稿之刊行尤为世所欢迎。

时觉按：是书原为未刊稿本，较《立斋医案疏》钱璞斋笺注本，似尤完整。有乾隆四十七年刻本藏中国科学院，收于《国医百家》，有民国七年绍兴医药学报社裘氏铅印本。

《（叔旦）医案》 佚 1566？

明句容陈景魁（叔旦，斗岩）撰

乾隆十五年《句容县志·人物志下》卷九曰：陈景魁，字叔旦。端拱间，其高祖理以医任玉台秘书。景魁颖慧善记诵，从邑中樊懿斋游，受《易》于毗陵陆秋崖。闻湛甘泉讲学南畿，魁又往谒。一日父病疫，诸医罔效，魁虔诚祷天，夕梦老人授言：蚖蟺水可愈汝父。既觉，不辨蚖蟺何物，博访之，知为蚯蚓也，捣水饮父，立愈，人咸以为孝感所致。后精心医学，如有神助，所投辄应。著有《医案》，皆奇疾奇方也。

《分省医籍考》按：乾隆《句容县志·斠勘记略》：《人物·方技》第六十六页第十一行，宋陈景魁下，有“往谒湛甘泉”语，甘泉列《明史·儒林传》，景魁何得为宋人？又按，康熙七年《江宁府志》卷二十六《人物志》七，景魁列明人后；则乾隆《句容县志》并乾隆《江南通志》俱作宋人者，误。

时觉按：乾隆元年《江南通志·艺文志》载录。湛若水，字元明，号甘泉，增城人。嘉靖初官南京祭酒，陈景魁“闻湛甘泉讲学南畿”当在此时，则其为嘉靖、隆庆间人。

《复斋医案》 佚 1596？

明丹徒钱宝（文善，复斋）撰

《古今图书集成·医部全录》卷五百零八曰：按《镇江府志》：钱宝，字文善，原濬曾孙。诗多藻思，工小楷、行书。精于医，拯危济困，恒孜孜焉。所著有《医案》《运气说》《复斋集》。

时觉按：乾隆元年《江南通志·艺文》载录，最早见诸万历二十四年重修《镇江府志》卷二十六，多种县府志作《医案》而无“复斋”二字。

《金沙王肯堂先生医案》一卷 存 1602

明金坛王肯堂（宇泰，损庵，念西居士）撰

陆懋修跋曰：余家旧藏损庵先生五种《准绳》，乱后散失，箧中惟存此《笔尘》一卷，则余于丙辰冬得之友人处而族叔啸谷为余录出者也。叔于庚申四月被难后，不知所之，或云已为贼戕害。今读是卷，手迹如新，而叔之生死无从得实，盖不胜离乱之痛云。同治元年春，懋修识。

时觉按：有抄本藏中国国家图书馆，前无序，无目录，卷端署：王肯堂先生笔尘。首医论，次医案，末有陆懋修一跋。

《（瑞伯）医案》 佚 1616

明虞山马兆圣（瑞伯，无竞）撰

时觉按：民国三十七年《常昭合志·艺文志》载录。马氏有《医林正印》十卷，载录《临床综合门》。

《慎柔医案》五卷　存　1636

明毗陵释慎柔（住想）撰，清建德周学海（澂之）评注

时觉按：收于《慎柔五书》《六醴斋医书》《周氏医学丛书》《中国医学大成》。

《云起堂诊籍》一卷　存　1640

明华亭施沛（沛然，元元子，笠泽居士）撰，门人富元亮抄略

吴尔成序曰：余读《淳于意传》，心异之，异之非异也，方脉不爽其常也。余因是知天下事，天下事如焦腧间有瘆瘆矣。而轩岐家眯瘆所在，如爇火，如凝冰，瘆益以滋。今天下墋黩之惨尽如是，而秦越人隔垣之视，视得瘆所在，而熨汤投之，亦霍然也。故淳于意不爽其常也。今则施沛然为淳于矣。医门多疾，疾辄疗，疗辄平，世駴为神，而沛然谓常也。其于天之五贼、人之五内，洞其生灭变化之情，而草木之滋，如炮石中鹄也，谓今淳于，岂虚哉？沛然于轩岐，隐耳，以筹戎垒，何难平华裔之瘆也？诊籍，谓即汉淳于诊籍可也。吴尔成题。

同治十一年《上海县志·人物二》卷十九曰：施大经子沛，字沛然，天启初以贡除河南廉州通判，调署钦州。首建文庙，优礼俊髦，革陋规，捕宿盗，民咸赖之。议时务十二条，语多切中。会出师勤王，给素袍，士卒哗，兵备杨嗣昌属沛使易，时已夜，沛召梓工以莱菔雕花杂印作彩，缀以绛布日月形，黎明毕具，师遂发。转南康同知，归后嗣昌督师招致之，不赴，寻卒。沛素知医，既罢官，益精其术，活人甚众。

时觉按：《中国医籍考》卷六十二载录，有刻本藏上海中医药大学；并收于《灵兰二集》，日本独立行政法人国立公文书馆内阁文库藏有崇祯末年华亭施衙啬斋刊本，2016年中华书局收于《海外中医珍善本古籍丛刊》第400册，影印出版。卷端题署：《云起堂诊籍》，笠泽居士施沛沛然父案，门人富元亮钞略。载施氏万历间医案二十九则，门人富元亮整理成书。

《医验大成》不分卷　存　1641

明上海秦昌遇（景明，广埜道人，乾乾子）撰

时觉按：晚年整理医案成书，同治《上海县札记》卷六载录，有抄本存世未刊。1984年浙江中医学院图书馆于整理旧藏时于原英士大学藏书中发现清精抄本，一函四册，题"海上景明秦先生著"，无序跋，《联目》不载。1985年中医古籍出版社收于《珍本医籍丛刊》排印出版。《大辞典》另载有四卷本，杂症二卷，妇科、儿科各一卷，藏上海中医药大学，笔者未见。

《鹤圃堂三录》不分卷　存　1641

明华亭沈时誉（明生）撰

子目：《鹤圃堂药案》，《鹤圃堂治验》，附沈智弢《沈朗生治验》

许缵曾序略曰：吾郡沈翁明生，为陆君履坦门下士。陆君性方严，受徒甚少，惟许可翁一人，不靳尽吐其所蕴蓄，而翁领悟敏，用功密，稽今综古，会意人神，遂兼许嗣宗之妙解，费世产之著述，其许者如卢之治季良，其谢者如缓之报晋侯，纤芥靡爽。先君子深服有素，交弥久，情好弥洽，余用是亦得时聆霏屑，且翁之济世心不择人，不辞险，不计穷苦，必使颠连困顿登诸衽席可后已。翁又不落时蹊，不执成见，非特无石火刘冰之癖，即丹溪诸君子犹未免各立门户，翁能融会贯通，冥迹而运其神，故活人不可胜数，远迩向慕，颂祷者亦不可胜数。余蒙恩予侍养，幸旦暮周旋膝下，念慈闱春秋高，非药饵调摄，无以永劭天和，藉翁调和营卫之法，为颐养承欢之助，频遇斋头，留连累日，见翁行箧携有《鹤圃三录》，若《药案》之确而不易，《病议》之当而恺切，《治论》之神而素中，即卢缓再见，将齐驱并驾，曷有逊诸？操是术也，岂有缓其所急，急其所缓，以致本末失宜、轻重鲜当哉？故即以翁集为治国之经也，亦可。同郡许缵曾拜撰。

蔡方炳序略曰：以余所见，惟沈明生先生之医道其庶几乎？余三弟病，人谓阴虚，明生用消而愈；余长儿病，现似外邪，明生峻补而康。乃知先生善医，殆先生之善《易》乎？先生有生人之心，殆有生人之术乎？先生往矣，每遇亲朋病剧，辄怅然思之，因询其子若孙，先生有遗言可以垂教者乎？爰授之往来书札中，得《病议》；有门人所记，得《治验》；更求之故纸，得《药案》，汇为《鹤圃三录》。先生行道五十余年，可以垂教者不知凡几，此特安石碎金耳，已可与东垣、丹溪并传千古。学医者由之开悟于一切，则药炉之丹头在是矣。先生之后人能世其业，长公朗生尤著，并附其治数则于后，以见先生家传不替云。桃花翁蔡方炳题。

康熙三十年《苏州府志·人物》曰：沈时誉，字明生，华亭人，工医。徙吴，居桃花坞唐寅别业。切脉若神，投剂辄起。晚年筑室山中。著《医衡》《病议》《治验》等书。

时觉按：有抄本藏上海中医药大学。《通考》载《鹤圃堂药案》，《鹤圃堂治验》，附：沈智牋《沈朗生治验》，据二序及《苏州府志》，似应有《鹤圃堂病议》。《中国医籍考》卷五十六载录，引《苏州府志》谓"沈时誉，字时正"，《中医大辞典·医史文献分册》因之，误。康熙《苏州府志》"字明生"，后乾隆、道光《苏州府志》，乾隆、民国《吴县志》，均作"字明生"。

《鹤圃堂治验病议》不分卷　存　1641？

明华亭沈时誉（明生）撰，门人梅藊、青浦蒋元烺（朗山）、长洲汪琥（苓友，青谷子）、顾諟录

时觉按：常熟虞麓山房藏有清抄本及该本以"古法樵印"的2021年复制本。封面题：《鹤圃堂治验病议》；不分卷，前后无序跋，无目录；卷端题署：《鹤圃堂治验》，云间沈明生先生，门人梅藊、蒋元烺、汪琥、顾諟。是书或即《鹤圃堂三录》许缵曾、蔡方炳二序及《苏州府志》所言之《鹤圃堂病议》。

《两都医案》二卷　存　1642

明倪士奇（复贞）撰，清孟河巢祖德（念修）抄

方拱乾序曰：自都门识复贞于家外舅所，十年来卒未尝试以药。客岁妇病几殆，群医胥束手，适饵复贞数剂而霍然起。予儿女多，皆善病，病饵复贞剂皆立痊，以逮群从臧获罔不然，一时争诧为奇。不知上池滴水，当作何等光怪，及发其药而从容视之，无异也，犹夫世之所谓药也，犹夫世之医所谓温凉燥湿而视病以为药也。顾凝窥之，则若有独异焉者，一剂也，人曰可，复贞曰否，即病者曰可，复贞亦曰否，甚至病者曰昨饵此剂而瘳，仍则瘳，不仍将殆，而复贞亦夷然曰：昨则瘳，今仍则殆，我自用我法，卒卒不仍则瘳，仍则几殆。盖其凝神定虑，五洞之下，百脉洞然，有视听移其性情，而鬼神诏以呼吸之意，故江技无不灵而奏效奇以捷。其奇以捷也，固以最平淡而成者乎？天下事，坏于病者十一，坏于药者十九。痈石虽铦，隐以伐性，不药丧迟，误药表蹶，古今治乱之大，未有一无病者也。因其病而药之则病受，病既已而仍药之，而不病者受病。虽不已而已，不任受药则病将别有所受，矧夫参苓罔功，重以乌喙，床榻间非不旦夕稍有强阳起色，而根之既拨，膏消凝尽，虽有和缓，能不望而走乎？医如鹄然，弱则弛，厉则裂。老氏曰：孰能浊以止静之徐清？孰能安以久动之徐生？医说也，不独医说也，彼梓人末技耳。柳子厚尚曰：其道可以通于相。苟能三复于复贞之所为医也，可第曰见垣仅小道哉？丁丑六月石城髯史方拱乾题于深江草阁。

吴光义序略曰：吾之知倪君复贞也以医，而其心折复贞也又不仅以其医。复贞儒者也，方其为武美秘书时，出入禁闼，佐宰辅，理阴阳，其志意宁在人下？乃偶试之刀圭，辄奏奇效，北之人争踞请之，争交口诵之，迨其在南也，仍无以异于在北也。此宁非地有南北，而君臣佐使之宜，寒热虚实之审，多寡轻重迟速之效，左之宜之、右之有之哉？今读其医案一书，传急而缓，传缓而急，用奇而平，用平而奇，盖非学术之独优，抑其胆其识有以大服人之心焉耳。善乎眉山之言曰：其病之所由起者深，则其所以治之者，固非卤莽因循苟且者之所能去也。夫天下事，一坏于卤莽者之气躁，再坏于因循苟且者之神萎，不察其原，不清其流，而事之脊脊可知矣，宁独一医然乎哉？余理药南中，广寻良手，会四儿一病几殆，赖复贞数数而安，今取其方视之，不过散解以清外邪，琥珀以消内滞耳。夫邪之不清，讧不仅在外也，滞之不消，祟不独自中也，果其乳合冰融，又何忧肺脏郁衷而营卫枯衰乎？余是以知复贞诚古之君子而托于医以自行其志者也。故曰余之知复贞不仅以其医也。崇祯己卯中夏，淮南吴光义题。

时觉按：有巢念修抄本藏上海中医药大学。

《寓意草》一卷　存　1643

明新建喻昌（嘉言，西昌老人）撰（侨居常熟）

自序曰：闻之医者意也，一病当前，先以意为运量，后乃经之以法，纬之以方，《内经》所谓微妙在意者是也。医孰无意？而浅深由是，枘凿由是，径庭由是，而病机之安危倚伏，莫不由是。意之凝释，剖判荒茫，顾不危耶？大学诚意之功在于格致，而其辨尤严于欺慊之两途。盖以杀机每随于阴幽，而生机恒苞于粹白。庄周曰：天地之道，近在胸臆。万一肺腑能语，升坠可怜，先儒人鬼关之辨精矣。昌谓医事中之欺慊，即众人之人鬼关也。奈何世之业医者，辄艳而称儒，儒之诵读无灵者，辄徙而言医。究竟无主之衷，二三杂揉，医与儒之

门两无当也。求其拔类者，长沙一人而已，代有哲人，然比之仙释则寥寥易于指数，岂非以小道自隘，莫溯三氏渊源乎？夫人生驱光逐景，偶影同游，欣慨交心，况于生死安危，忍怀侥幸。芸芸者物也，何以不格？昭昭者知也，何以不致？惟虚惟无，萌于太素者意也，何以不诚？格一物即致一知，尚恐逐物求知，乃终日勘病，不知病为何物，而欲望其意之随举随当也，不亦难乎？昌于此道无他长，但自少至老，耳目所及之病，无不静气微心，呼吸与会。始化吾身为病身，负影只立，而呻吟愁毒，恍忽而来。既化我心为病心，苟见其生，实欲其可，而头骨脑髓，捐之不惜。傥病多委折，治少精详，早已内照。他病未痊，我身先瘁，渊明所谓斯情无假，以故不能广及。然求诚一念多于生死轮上，寂寂披回，不知者谓昌从纸上得之。夫活法在人，岂纸上所能与耶？譬之兵法军机，马上且不能得，况于纸上妄说孙吴。但令此心勤密在先，冥灵之下，神挺自颖。迩年先议病后用药，如射者引弓，预定中的之高下，其后不失，亦自可观，何必刳肠涤肺乃称奇特哉？不揣欲遍历名封，大彰其志，不谓一身将老，世态日纷，三年之久，不鸣一邑。幸值谏议卣臣胡老先生建言归里，一切修举悉从朝廷起见。即昌之一得微长，并蒙格外引契，参定俚案之近理者，命名《寓意草》。捐赀付梓，其意欲使四方周览之士，大破成局，同心愍痌，以登斯民于寿域，而为圣天子中兴燮理之一助云。然则小试寓意，岂易易能哉？崇祯癸未岁季冬月，西昌喻昌嘉言甫识。

《四库全书提要》曰：《医门法律》后附《寓意草》四卷，皆其所治医案。首冠论二篇，一曰先议病后用药；一曰与门人定议病证。次为治验六十二条，皆反复推论，务阐明审证用药之所以然，较各家医案但泛言某病用某药愈者，亦极有发明，足资开悟焉。

同治十二年《南昌府志·艺文》曰：《寓意草》为所治医案，皆一一明审证用药之意，亦不似他家医案，但称治验而不言其所以然。

时觉按：是书集疑难治案六十二则，议病格式完备，有三十余种刻本，并附于《医门法律》。收于《豫章丛书》《喻氏医书三种》，《中国医籍考》卷六十三载录。光绪四年谢甘澍有《寓意草注释》四卷。

《医案心印》 佚 1644？

明上海刘道深(公原)撰

时觉按：乾隆四十八年《上海县志·艺术》载录。道深与李中梓为中表，则生活于明末清初。

《杏园医案》一卷 佚 1644？

明武进曹秉铉(公辅)撰

道光二十二年《武进阳湖县合志·人物志八》曰：曹秉铉，字公辅，喜读书。有济世志。因父病，遂学医。曰：吾姑寿此一方，以延亲寿。遇大疫，秉铉不避危险治之，不取值，赖全活者甚众。著《杏园医案》行世。

《神医诊籍》 佚 1644？

明上元姚福撰

时觉按：同治十三年《上江两县合志·艺文中》载录。

《医案大成》 佚 1644？

明宿迁吴隐(存己，澹夫)撰

同治十三年《宿迁县志·人物列传》曰：吴隐，号澹夫，善岐黄，所著有《中和斋稿》《寄幻吟》《燕市草》《医案大成》。

同治十三年《徐州府志·人物志上》曰：吴隐，字存己，宿迁人，父明德。隐工诗，精于医。子之珆，以岁贡授知推，辞不就。

同治十三年《徐州府志·吴明德传》曰：吴隐，字澹夫，性慷慨，急人之难，虽千金不吝。工诗。

《活人医案》 佚 1644？

明无锡俞兆熊撰

民国二十二年《无锡安富乡志稿·艺术》曰：俞兆熊，精幼科，远近延致，治剧病，则应手愈。贫不能医者，资以药饵，且助以钱。著有《活人医案》，为后学准绳。

《鲁斋医案》 佚　1644？

明无锡吴邦铨(鲁斋)撰

时觉按：民国二十二年《无锡安富乡志稿·著述》载录。

《里中医案》一卷　存　1666

明华亭李中梓(士材，念莪，尽凡居士)撰

自序曰：盖闻万变而不可拘者，命曰病机，一定而不可易者，命曰方药，若夫胶一定之方以应无穷之变，未有见其或可者也。故曰：用古方治今病，譬犹拆旧料改新房，不再经匠氏之手，其可用乎？余以方药起沉疴，盖比比也，而不至于阴阳逆用虚实倒施者，诚有见于病状万殊，刹那生死，不敢不穷源而治也。而源于何穷，不过以色合脉，以脉合症，以症合问，谨持四者，互而求之，病机虽人人殊，而方药且符节合矣。以是受知于当世四十余年，吹枯振槁，固非褚墨所胜纪。兹摘其朱紫易淆者聊录一二，以传后世，非敢妄自矜诩，良欲偕天下为穷源之学，勿得草草以欺世而自欺也。仲景云：观今之医，务在口给，相对须臾，便定汤剂，按寸不及尺，握手不及足，人迎趺阳，三部不参，动数发息，不满五十，明堂阙庭，概不见察，夫欲定死决生，实为难矣！余也三复斯言，肌肤粟起，遂沉湎于三坟，惟鱼蠹是师，故可幸无罪耳。倘天下后世，因予之案以尚友三世，弗令南阳捧腹则几矣。云间李中梓士材甫识。

后记曰：此书系吾曾祖于磐公手录，至今有五十余年矣。其残编犹存于古架之上，览其前后，凋落不堪，已成半废。吾父见之曰：此士材李公家藏之脉案，因吾祖与李公旧交，故得此抄录以秘藏之，当须珍重。噫！吾曾祖手录之时，不知四世孙之续其全矣。吾续之后，不知复有何人重较耶？丙辰小春下浣，四世孙升庵续记。

时觉按：不分门类，载案一百六十一则，有抄本藏苏州市图书馆。李延昰选录数十则，收于《脉诀汇辨》为卷九，其前有小序曰：医之有案，如弈者之谱，可按而覆也。然使失之晦与冗，则胡取乎？家先生之医案等身矣，语简而意明，洵足以尽脉之变，谨取殿之。由此以窥轩岐之诊法焉，千百世犹旦暮也。

《高霁阳医案》不分卷　存　1668

明吴县高阳(霁阳)撰，清长洲徐珊(斗南)纂，吴江陈应亨(嘉甫)录

石震序曰：先生夫椒山人，幼失怙恃，依浙医凌左瀛育焉。年十余龄，即令读《素》《难》，继令究心仲景及子和、河间诸书，咸有会心。弱冠，左瀛殁于里中。卖药糊口，间有求治，多获奇效。余于崇祯己巳间，亦以医学售世，见而奇之，每与谈，辄竟日夕，解一切疑义，深得古人心髓。余于仲景一门，实由之启钥焉。庚午春，锡山一富翁抱病，延郡中医名最著者四人，内有浙医管仁源者，邀先生充其徒侍焉，欲阴以助其方药。迨至彼，诸医每一人入诊视，出言人人殊。先生亦求诊，诸医笑视之，勉令进诊。诊毕，语主人曰：彼老医皆二竖也！病一而脉异，理一而治殊，且今晚子后当吐黑血数碗。主人初未信，至五更果大吐黑血。越晨独晋先生，调治月余，获厚赠归。后仁源问："彼何症，汝治以何法？"曰："公亦曾读叔和《脉诀》乎？书曰：寸芤积血在胸中。彼病者，脉芤而喘，是以升动，得子后一阳生，而所积随升降之机动矣。"仁源愕然。又一日自乡归，途次求附舟，船尾甫坐，袖中取书默览。舟中人乃郡医谢鸣皋也，初不相识，异其好学，且在酷日中，延入视其书，乃《灵枢经》。与之谈，颇有佳语。乃告以乡人患目病源：一四十男子，病目半年，眼皮合不能开，泪流不止，投诸药罔效。先生索方视之，曰：方固对矣，但少君药耳！上下眼胞为脾，脾虚清阳下陷，阳不升，故眼合不能开。方中加生黄芪五钱以助清气上升，不出三帖愈矣。鸣皋怃然曰：是也。急返棹趋病者家，果与前药，竟愈。由是名益藉甚，一时诸医咸不敢轻视少年。余时年亦二十余，谬为诸老医所推引。然先生性躁急，鲜含蓄，惟与余为莫逆交。每得奇验，辄向余抚掌称快，余每操管札记。无何，患心疾成瘵而殁，年仅二十有五。使天假以年，所造正未可量。今偶于书簏乱纸中检出，亦已仅存十一，距昔已三十五年。言念曩时，曾聆教益，意当师事，因略志颠末数言云。时康熙戊申仲夏，石震记。

时觉按：夫椒山，即包山，在吴县西南太湖中；或谓夫椒为二山，夫为洞庭东山，椒为洞庭西山。是书无单行本，《联目》《大辞典》俱不载，徐珊于道光二十二年收入《八家医案》，有抄本存世。2010年收于《清代吴中珍本医案丛刊》，江苏科技出版社排印出版。

《石瑞章医案》不分卷　存　1668

清武进石震(瑞章)撰

时觉按：是书无单行本，《联目》《大辞典》俱不载，徐珊于道光二十二年收入《八家医案》，有抄本存世。2010年收于《清代吴中珍本医案丛刊》，江苏科技出版社排印出版。道光二十二年《武进阳湖县志·艺文三》载录石震有《医案》六卷。

《医意商》一卷　存　1671

清吴县蒋示吉(仲芳，自了汉)撰

民国二十二年《吴县志·列传》曰：蒋示吉，受业于云间李中梓，著《医意商》，在顺治时。

时觉按：示吉撰《望色启微》三卷，是书又题为《望色启微后集》。医案专集，前后无序跋，载中风、痨察、顿咳等案二十则。是书国内无传，《中国医籍考》卷六十三载录，并谓“存”，日本国独立行政法人国立公文书馆内阁文库有藏。2002年收于《海外回归中医善本古籍丛书》第一册，人民卫生出版社排印出版。

《诊籍》不分卷　存　1673

清华亭朱世溶(若始)撰

张士甄序曰：甚哉！医之系于寿命也，君子不可以不尽心焉。虽然，难言矣，与之为有方则固，与之为无方则散而失所归，夫惟以有方为无方者，知医已。朱子若始，云间知名士也，学问四方，书无不通知其意而尤深于医。尝与之推运气相生胜衰，辨色脉，揆阴阳，寒暑燥湿风火，案进退缓急之宜，斟酌方药，参错万变，莫可端倪。其卒归之治本，譬诸孙吴之用兵，先为不可胜以待敌之可胜，朱子之医几乎以有方为无方者也。所著《伤寒删要》《医枢》诸书，与立斋、念西诸君子相表里，以卷帙繁多，未及鸠工，兹先出其《诊籍》一编，《诊籍》特朱子之绪言耳。然而，有方无方之能事无所不具，故能读《诊籍》而有得者，即可以知诸书矣，可以知朱子矣，且可以知医矣。时康熙癸丑中秋，赐进士第礼部右侍郎兼翰林院学士年家侍生燕山张士甄顿首撰。

时觉按：有康熙十二年癸丑刻本藏中国科学院图书馆，与《内经要旨》共一册，无扉页、目录，载内科医案二十三叶，女科医案十一叶。卷端署：华亭朱世溶若始著；卷末手写：康熙辛酉中秋四日，若始先生手授。

《医案惊隐篇》　佚　1682？

清震泽吴宗潜(芳生，东篱)撰

乾隆十一年《震泽县志·人物六·节义》曰：吴宗潜，字东篱，振远弟。兄弟七人，并有才藻，而宗潜与弟宗汉、宗泌尤知名。宗潜负经世之学，酉戌间，往来南都、东浙，数蹈危险。振运之执，宗潜时在鲁王所。既而知事无成，幅巾归隐，结惊隐诗社。岁以五日祀屈原，九日祀陶渊明，除夕祀林君复、郑所南，宗潜常为祭酒。后十余年，以序人《选诗》触忌讳，遂与同事者系狱，时相唱和，有《圜扉鼓吹编》。久之得释，遂隐于医，著名苕霅间。治疾不问贵贱，惟事召之必不往。人谓其通而介。年七十八卒。

时觉按：乾隆十三年《苏州府志·艺文二》载录。吴氏复明不成，顺治七年归隐，与吴振远、叶继武、吴珂，吴兴沈祖孝、范风仁，嘉禾金瓯、朱临等结惊隐诗社，康熙初犯文字狱，诗社作鸟兽散，得释之后方隐于医，则医案成于康熙二十年左右。

《医验》二卷　佚　1682？

清金山李天成(显生)撰

乾隆十六年《金山县·李磐石传》曰：李磐石，字文之，原籍兰溪，崇祯末避居松隐镇。尝受《方书》于异僧无碍，遂精于医，予决死生多不爽。子天成，字显生，世其业，著有《医验》二卷。

嘉庆二十三年《松江府志·艺术传》曰：李磐石，华亭人。

《旧德堂医案》一卷　存　1687

清云间李用粹(修之，惺庵)撰

自序曰：纪古称湔浣肠胃，漱涤脏腑，割皮解肌，抉脉结筋，此炼精荡形之术，超伦希世之神，其法不可考矣。三代以降，汤液初兴，方论始备，十剂以准规矩，七方以明绳墨，补泻因乎虚实，寒热合乎时宜，症有真假，凭脉而施治，治分从逆，临症而审机。变化生克，若易道之无方，虚实奇正，如兵家之有纪，故一症有一定之论，一方有万变之能，未可寒热两歧、攻补互似也。非审脉验症、辨明定治，何能斡旋造化之意耶？东坡云：脉症难明，古今所患，至虚有盛候，大实有羸状，疑似之间，生死反掌。佩服斯言，战兢自惧，犹恐遗训在耳，贻羞地下，乃奋然鼓志，研求《灵》《素》，考据百家。受知当世，十有余年，虽无回生起死之功，稍有吹枯振槁之用，或舍症而取脉，或舍脉而取症，或对症以定方，或因方以立论，楮陈墨迹，累案盈几矣。及门二三子请付剞劂用广闻见，于是不揣愚鄙，聊录一二。自知雕虫小技，不合大道，然而他山之石可以攻玉，狂夫之言圣人择也，则此刻或有道之所取裁乎？敢以就正。云间李修之甫识。

田元恺序曰：尝闻炎帝之泽，寿世而资生，尧舜之政，仁民而及物，利济天下，其揆一也。然爱民者以亲亲为先，寿世者以老老为务。元晏先生云：人受先人之体，有八尺之躯，不知医事，此游魂耳。虽有忠孝之心，慈惠之念，君父危困，赤子涂地，何以济之？圣贤所以精思极论而尽其理耳。余尝有志于斯，奈周旋皇路，劳瘁簿书，每叹元晏高风，有惭苏仙奇行也。及承乏云门，观风海邑，有修之李君者，年富而学博，养邃而识纯，其决病也如洞垣之照，其投剂也若大还之丹，无论沉疴怪病，卒能返本回真，仁风翔洽，遐声称久矣。余之所不能去于心者，辛丑季秋，余将入觐彤廷，会家君患泄，神疲形瘁，已成痼疾，恐不起。其如会同大典，已任北山之后，报政长征，曷舒南顾之忧？自度此身，不忠不孝，何自立于天地间也？幸李君以补天之功，斡旋造化，展指上阳春，而沉寒忽散，泼壶中甘露，而元气顿光，起家君于万死一生之危，依然堂上，俾不肖于燕山楚水之遥，还瞻膝下，微李君德泽不及此。余衔恩有素，铭德无涯，聊仿古人式庐下车之敬，旌其堂曰：今日东垣，以著培杏弘林，步武乎易水师弟也。继而视膳失节，泄泻复作，病入膏肓，痛难身代。虽先子尽其天年，而李君德意之厚与道望之隆，深足追述也，孰谓和缓才名有逊于秦晋两君哉？余故爰载始末，附诸简端，以志感云。若夫活人功用，自有笔舌可纪，是刻特其一斑耳。西秦田元恺华臣氏书于云间署中。

唐廷翊序略曰：惟吾师修之李夫子，天资颖悟，家学渊源，饮上池之水，洞隔垣之照，刀圭施而沉疴顿起，丹丸投而僵仆回生，九峰三泖，咸化为寿域春台矣。翊也企仰仪型，亲炙道范，幸大冶炉锤，启小子聋聩，书绅明教，盖已有年。二三同志，虑照示之不广也，属余立案以记之，用是敢竭斑见，敬陈片言。虽学海泓深，难以蠡测，龙门多士，何藉管窥？然山高在望，安敢怠荒，名论在兹，愿叨笔舌，见闻所及，记述大概。上自名公巨卿，下逮贾夫牧竖，其间怪异之病，奇特之方，或还生起死，或养气守真，时而培补阳和，如阴霜见晛，时而调元滋水，若甘露澍霖。圆融活泼，总不外回春之泽，临机应变，尽皆成利济之仁，庶天下后世知吾师活人功用上接乎仓公也。至若著述藏于金匮，编刻秘于玉函，上撷万卷之书，下振千秋之铎，此吾师入神之妙用，余未有知，安敢窥其万一耶？申江唐廷翊百拜书。

《三三医书提要》曰：《旧德堂医案》一卷，清云间李修之先生遗著也。其书中所记之案，上自公卿，下逮贩贾，所载多怪异之病，所用皆奇特之法。其及门诸子早已付刊，西秦田华臣先生序文亦云已有刻本，惟乃时家刻书籍，印送亲友，未易普及。海上中医杂志按期选载，阅者多以不得急窥全豹为憾，裘君吉生特将旧藏抄本刊行，以副同道先睹为快之望，亦即中医杂志社选载流传之意也。

乾隆四十八年《上海县志·艺术》曰：李用粹，字修之，号惺庵。父赞化，邃于医。用粹克绍家学，因心变化，独臻神妙。尝著《证治汇补》等书，医家奉为拱璧。商丘宋荦巡抚江南，延至幕府，临归，书擘窠五字赠之曰：行贤宰相事。人称不愧云。子撰文，孙春山，俱世其业以名于世。

同治十一年《上海县志·艺术传》曰：李用粹，宁波人，工医。前明崇祯间，以叔大宗伯金峨荐，召见，赐中书舍人。晚年侨寓邑中，刀圭所及，沈疴立起。

时觉按：收于《三三医书》。

《吴中医案》 佚 1687

清长洲过孟起（绎之）辑

唐大烈曰：康熙时有过君绎之者，裒集众贤治案，合镂为书，名曰《吴中医案》。此又片善悉录，一艺必庸，旁搜博采而成者也。夫广罗成效，固以志乡先辈之典型，而各抒论言，亦以征诸君子之诣力。况乎精是业者高才不少，明其理者卓识自多，匿采韬光，非乏枕中之秘，灵机妙绪，讵鲜囊底之珍？凡属蕴藏，可胜惋惜？仆谨仿《吴中医案》之旧帙，更辑《吴医汇讲》之新编。奥义显词，统为求教，长篇短节，并日无拘。（《吴医汇讲自序》）

黄中坚重刻《仙传痘疹奇书》序曰：丙辰秋，过君绎之以医行于光福里，里中皆以为良医也。予观其貌冲然、听其言洒然，与语及古今之事则娓娓然而不倦，故相得甚欢，以君为有道而隐于医者。继而造其寓，则陈书满案，详视皆举业也，始知君固有志儒术者，而窃怪其业之不专。居无何，乃出抄本书一卷示余，其颜为《仙传痘疹奇书》，甚言其灵验，且非吴中所有，将求资而刻之，因属余序。余谢也。越二日，复札索余序，并示原序二首。余以是又怪君之不工于医也。夫人将有擅能于天下，类无不私其所得而不乐以告人。今是书既灵异有验，而世又罕有知者，宜秘为独得而自神其术矣。顾欲刊布而公之，何哉？遂以诮过君。君曰：否！某闻昔有许君叔微者，贫而困于场屋，私念惟积善可以造命，而医业近儒可济人，由是究心岐黄，务行利济，其所全活甚众，而许君遂以掇高第。若是者某非敢望，而窃有慕焉。所以欲刊是书者，为济人计耳，岂敢掩古人之美以要利乎？余闻之而爽然，叹曰：甚哉！君之志大而心苦也。夫以君之才而艰于遇，宜其有所不平。乃君既不以所有自多，亦不以所无自少，而惟孜孜务积德以丰之，可谓贤已。惜世人徒知君之善医而不知其意不在医，知君之尝为儒而孰知其专于儒之深于儒也，刊布之故，诚不可以不志。若夫书之所由传且著，则原序已详矣。过君挟是术以往，则痘医之称，必不专美于前，而自今之童稚得是书而不殇于痘疹者，皆君赐也。福报之隆，可操券而取，其为利孰大焉？（民国十八年《光福志》卷十一）

时觉按：民国二十二年《吴县志·艺文考二》据唐大烈《吴医汇讲自序》载录。过氏并有《本草经》三卷，上海中医药大学现存康熙二十六年刻本。民国十八年《光福志》卷十一载过氏重刻明信阳高如山、高尧臣《仙传痘疹奇书》事，载黄中坚序。

《(庄永祚)医案》 佚 1695？

清华亭庄永祚(天中)撰

嘉庆二十三年《松江府志·艺术传》曰：庄永祚，字天中，华亭人，徵麟子。贡人太学，闱试屡绌，病归。取医书遍读之，立方自治，遂获痊。后为医，他人谢不能者，投之辄效。辑《医案》若干卷。吴骐序之。

光绪四年《奉贤县志·人物志二》曰：庄永祚，以贡入太学，考授同知。诗词隽拔，著《西堂诗稿》二十卷。尝病三年不瘳，自取医书读之。

时觉按：吴骐，字日千，号铠龙、铁崖、培桂桂斋主，华亭人。崇祯诸生，明亡，绝意仕进，以遗民终老。卒于康熙三十四年，故是书成于此前。

《燕台医案》 佚 1700？

清云间顾氏撰

毛奇龄序曰：仓公受扁鹊之书于公乘阳庆，逮其家居，汉帝尝其治病所验者记之于册，此后人医案所自始也。顾治十得九，世难其人，浸假得失平参，世必好举其所失而略其所得，况浮湛汤液，因循取验，其得失原无成形，安能历考其所得而为之记之？云间顾先生不然。先生以经义治四门学，作选人，京师藉藉闻先生善医。其家居时，每医人有成绩，称圣儒，其为声在崔长史、李庆嗣上。姑请召之，而先生亦复以邸舍岑寂，即应召往。顾京师多官、私医，萃天下之能医者而僦于其间，自给事内廷以至踟蹰幸舍者比比而是。即有诏召问按验，亦别有给事在左右者，而先生非其人也。然而所至辄起，亦且有医药已病之状，书之成帙。夫上医医国，其次医人，夫人而知之矣。生平读书讲道，治举子之学，原不能抉阴阳之精，调燮补助，而即其试仕方州，骤膺民物，其张弛激扬，亦何能展我欲为？而有如呼吸之间，就人之死生转旋俄顷，以与造物者争其权度，此亦吾儒施济一快事也。若失其按可验，则予之家人已列其一，如薄忧女子者，又何怪焉？（《西河合集》）

时觉按：《中国医籍考》卷六十三载录，“未见”。

《素圃医案》四卷 存 1707

清歙县郑重光(在辛，素圃老人)撰(寓居扬州)

自序曰：夫人身命之所系，阴与阳而已。阴阳和而生意遂焉，偏胜则害，汤液所以救其偏而和之也。是故药之为性，不寒则温，不升则降，不补则泄，不泻则涩。而自轩岐以来，圣神辈出，悉皆兼收并蓄，待用无遗，而曾不敢为画一之规使去温取寒、存补废泄者，凡欲以药性之偏救人气血之所偏也。自朱丹溪殿于张刘李三家之后，成一家之言而为之说，引日月之盈亏以喻阳常有余阴常不足，遂印定后人耳目，专事苦寒以伐真阳。呜呼！夫人身气血之所偏而率皆阳盛而阴虚也，丹溪之治亦无误焉；不然，真阳既亏而复甚之，苦寒以伐之，其亦不仁甚矣。《经》曰：阴平阳秘，精神乃治。又曰：阴阳离决，精气乃绝。夫曰平，则不欲过盛可知；曰秘，则当宝护可知；曰离决乃绝，则阴精不独绝可知，阳气亦离决可知。然则圣言具在，司民命者且必专事苦寒以伐真阳也耶？张介宾有言：刘朱之论不息，轩岐之泽不彰。辞虽过激，用意良深。不佞寄居芜城凡三十年，每当临证施治，辄不敢谬执成见，而必消息详审，察气血之所偏，究病因之所极，与其情之所欲得，治既效，则录其颠末以备参考。案帙繁多，兹简其即用先圣成法与治合丹溪，后人不尽眩惑之证，束而庋之，独摘其亢害疑似之证汇成四卷，用示门人。会又米、且硕、绣天诸君欲为捐资付之剞劂。余曰：溯医学之源，察阴阳之理，轩岐奥典，则具在矣。各家阐发，亦有可参，胡区区乎胶固为？然以尊《内经》之旨，补专事苦寒之偏，而于以和阴阳而遂生意，则是编也不无小补焉。不揣固陋，用质大方，凡我同心，幸为裁正。康熙丁亥小暑后三日，新安素圃老人郑重光题于守一斋，时年七十。

许彪序曰：余读郑素圃先生《医案》，而深叹先生仁育之功之大也。先生体验深，故见之独确，阅历久，故信而有征，具卓然之识而能好学深思，心知其意，故其视人病不啻见垣一方，苟非司命无奈之何，先生莫不使之霍然而起。今年已老，不忍没其生平之苦心，全活之实效，举其尤大彰明较著者，笔为《医案》，斯真足以信今传后而垂无穷。吾闻先生之于医，非偶然也。先生早年痛其尊公先生即世，自伤为人子而不知医，旋又自膺疢疾，复苦医之多不精脉，不达阳生阴长之故，苟非大相乖舛，即同胡广之中庸，味道之模棱，遂致宛转于药炉间者凡五年。用是忧愁发愤，恣意搜讨，上自轩岐，下迄近代，不遗余力，一旦确然有以会其指归。夫五年之久，切身之灾，其间四时之更迭，七情之感触，标本虚实，藏府传变，方剂损益，无不饮食寤寐，甘苦亲尝，始悟医之互相沿习，多事虚声，而古先圣人医之源本，方之准绳，欲求神明变化于其间，固非仿佛袭取之所能得也。夫医之为书汗牛矣，穷年涉猎，而无当于治，虽多亦奚以为？今缝掖之儒，无论帖括稿本匝地弥天，即自谓羽经翼传，著述裒然，求其接孔孟心传，千百中无有也。苟能体之身心，验之实践，则求之六经四子而有余，先生之于医，亦若是而已矣。《灵》经《素》《难》，先生之六经也，仲景、东垣，则先生之濂洛也。本身征民，先生之道其庶几乎？吾观《医案》之中，凭脉者十之八九，三指不明，误人七尺，先生之脉精矣，参之望闻者勿论，则隔帏不出一语而能决其为幽阴之隐疾也。意得者十之一二，医者意也，先生之意神矣，则观市中之多鲖鱼而能知其中毒，见几上之葡萄干而能知其舌之非不可治也。如此者不能胪举，要皆他医敛手莫措，而先生迎刃奏功，则先生之《医案》其可不流传以示后世哉？且《医案》不可与医方同日语也。先是，先生之曾祖梦圃公有《墨宝斋经验方》，焦弱侯太史公序而行世。闻有秘方，不惮数千里购之，虽重资勿恤。兵燹之后，板多散佚，先生重修而广布之。然方虽良，必视乎证，苟证之疑似介乎毫芒，则犹恐不免于泥古谈兵，按图索骥。案则详于证而方具焉，如法家之成案，供其事之始末而判其尾，又如禅家之公案，举其语之触背而透其宗，后之留心于此者取而例之，而参之其通变，不尤足多乎哉？或疑先生《医案》中多著他家之误何也？曰：是先生之仁也。先生悃愊无华，非若李士材之工于排俗，而于医之误者必备载之。世之病而死者半，医而死者亦半，徒避彰短炫长之小嫌，而使后之误者踵其误，是听人之相藉以死，先生不忍为也。且讳其人而第著其误，何伤乎？故曰仁也。或疑先生《医案》中偏于温补何也？曰：非偏也，亦先生之仁也。吾闻阳道舒，阴道肃，故乾统乎坤，卦画于一。阳，所以生生不已之元也，万物体阴而用阳，二气屈阴而伸阳，圣人贱阴而贵阳，人之身，阳不尽则不死，阴不盛则不病，而道家谓阴尽而后仙。此其旨惟先生明之，故《医案》所载，得姜桂而起者为多。夫过于辛温，投以清凉即解，一失于苦寒而顿殒者，比比也，且先生非胶柱而鼓者也，故曰：亦先生之仁也。先生仁被斯人之功大矣哉！彪不敏，时有采薪，唯先生托命焉。会先生卷帙有成，一二同志将寿诸梨枣，因踊跃以襄不朽，但愧言之少文，又无能窥见阃奥，以当年侍先君子时，时与闻导引，得诸过庭之言。今读是书，触绪而有合也，故不揣而序之如此。时康熙丙戌夏五月小暑日，同里后学许彪又米甫拜撰。

嘉庆十五年《扬州府志·人物九》略曰：录取生平治验为《素圃医案》四卷，自以三阳证显朗易见，故多载亢害之气似是而非者，太半皆取效于桂附。然所载，汪嵩如病夜不寐者月余，秋深尚畏热，裸而扇。重光诊之，虚大而数，按之豁然，曰：此得之盛怒而恐，魂不归肝，气不归肾，因卫气常留于阳，则阳蹻盛，不得入于阴，则阴虚，故目不瞑。真阳外越，脉不敛，故天令虽寒而犹热，似阴盛格阳，然非真武、四逆证也。阴者，阳之守，阳者，阴之卫，阴不守阳，孤阳飞越，寒之不寒，是无水也。用从阴引阳之法，以八味地黄汤治之，果愈。吴敦吉病，始独坐不见人，医以痰治，渐昼卧，昏时起盥洗，夜分饭饮，谈笑如常，天曙则卧。重光诊之，以为思虑伤脾，须情志以胜之，当如华佗之治魏守，激其大怒，时以为戏。言未几，有人隔屏愤争，触其怒，披衣而起，大声辩论，即霍然。员虞肱病颠，语言失常，脉不长口，非痰非狂，察其言，能记忆，自知其妄。曰：肾病也，得之失志，肾气不以时上，故言变而志乱，须独宿，可勿药。投以六味地黄汤加当归、麦冬、五味、远志、人参，半月愈。

蔡毓徵得异疾，周身、头面红肿，痒不可耐。重光诊之，脉浮数无伦，《经》有刺风一证，不如是甚，脉亦殊，不合也。忆市肆鲴鱼甚多，询其曾食此否，曰：然。《本草》鲴鱼令人发癞，察食时觉舌麻，为中鱼毒无疑。以甘蔗汁、芦根汁、橄榄汤杂，时许即止。其精奥巧慧又如此。

《珍本医书集成提要》曰：重光字在辛，歙县人，所著有《伤寒论条辨续注》《温疫论补注》。此书则其生平之治验也。惟医案所载得姜桂而起者多，崇东垣、景岳而黜河间、丹溪，补专事苦寒之偏。而伤寒治效多在厥阴一经，自谓伤寒诸案皆属三阴，而阙三阳者，盖三阳显明易见，诸道中治无遗病，即光所治亦无异于诸公，特以亢乃害之证似是而非者，令儿童辈录存，非略三阳也。然则重光虽长于温补，亦不囿于温补也。此书卷三男证门贡姓武弁破伤风一案，亦见陆定圃《冷庐医话》卷四，贡姓历诸医不效，已濒于危，而重光以加味小续命汤活之，亦可见其技之神矣。

时觉按：收于《郑素圃医书五种》《珍本医书集成》。重光歙县人，嘉庆《扬州府志》载于《人物传九》之《术艺》，当寓居扬州。

《印机草》一卷　存　1713

清苏州马俶（元仪，卧龙老人）撰

自序曰：夫医之为道，盖难矣。历观古人之书，《素问》《灵枢》详于辨论，《千金》《金匮》富于立方，以迨后世诸家方论精详，非不照验，有成法可师，志欲执是书以治病，而罕有合者，欲废是书而云医，则更茫然无可下手，故余曰医道之难也。余少攻医学，殚精研思二十余年，专以穷理尽实、知权守经为务，故余之论医不杂乎书，亦不执乎当。及出而应世，遂觉灵机在我，测病之浅深微甚，用药之操纵进退，不必求合古人，而自无不与古人合。岂在一时之臆见，可通千古之心思何？盖古书之所毕具者，理也；吾心之所独契者，机也。理与机会，则理无不通；机与理合，则机无不灵验。则所谓医之难者，在乎得机，而得机之要，在乎穷理，乃浅学者恒凿，亦妄谈，拘迂者又按图索骥，是岂足以书医之事哉？余自康熙庚申，迄今四十余年，所积医案凡数十帙，门人辈请付枣梨，俾后之学者得观是案，患悟重机。余曰：运用之妙在乎一时，此案已属成见，又岂所执足以论治何？姑存什一，聊广尔等见闻可耳。今余年既耄，喜与名山衲子谈论禅理，应酬之绵，撷取支那撰述《金镜语录》等书，观其传心印可妙悟图通，一如医之诊病，灵机活泼，不可端倪。余盖因禅机而益悟病机也，故题其端曰《印机草》。康熙癸巳秋八月，卧龙老人马仪识。

《续修四库全书提要》曰：清马俶撰。俶有《马师津梁》，《四库》列入存目，又有校定沈朗仲《病机汇论》，今亦著录。据俶撰《病机汇论》序例，是书乃自订医案，原附刊于《病机汇论》之后，当时别有单行，传刻不止一本，其中文有异同。是本乃附刻于《叶案存真》者，光绪中建德周学海新加评点，仍附叶案重刊。所载凡七十余案，而伤寒居十之四，多为疑难之证，辨证用药，皆有特见。周评谓其为张璐门人，其学出于李东垣，细读此书，理法可见。又云，叶氏治温热用甘寒轻扬，马氏治伤寒用苦辛温散，二者不可差互。两家医派不同，而前人以是书附于叶案者，藉以发明温热、伤寒异同之故也。俶之医学渊源所自，于《病机汇论》序中言之甚明，初师沈朗仲，后师李中梓，于喻昌未及亲炙，窃私淑之，故《四库总目》于《马师津梁提要》中引汪濂夫序，直言李喻两家皆所师事，至周评称为张璐门人，则未见于俶所自述，未悉有无明据。张氏《伤寒绪论》有论伤寒兼湿热者甚多一条，因南方地气湿热熏蒸，人多气虚多痰，一受风寒，便与湿痰相结，俶之治案往往从泻心、陷胸诸方套出，与张氏持论相合。江浙卑湿之区，医者多主斯义，盖不独张氏一家之言也。

乾隆十年《吴县志·人物》曰：马俶，字元仪，得薛立斋之学。性好善，不乘危取财，多所全活。年八十余卒。著《病机汇论》《印机草》。

民国二十二年《吴县志·本传》曰：马俶，吴人。为云间李中梓、沈朗仲入室弟子。集其师说为《沈氏病机汇论》十八卷，著《印机草》一卷。俶在康熙时医名藉甚，从游者甚众。米绅、盛笏、项锦宣、吕永则、俞士荣、江承启，其最著者也。

时觉按：附于《病机汇论》；周学海评点，收于《周氏医学丛书》。《中国医籍考》卷六十四载录。

《胡氏医案》　佚　1718？

清仪真胡尚礼（景初）撰

时觉按：康熙五十七年《仪真志·列传四》载录。

《医权初编》二卷　存　1721

清海陵王三尊(达士,励斋)撰

自序曰:余从事医林近三十年矣,所治之症,每不能与古人相符者何也?盖病情交错,本无定体,医亦随机而变,安可执一以治之?故方之中有权在焉。昔人有云:读十年书,天下无一可医之病;医十年病,天下无一可读之书。此诚研穷久而阅历深,能得权之妙者矣。夫古人创立方书,无非为后人入道之门,若适莫相乘,皆非妙理,所以武穆论兵,谓运用之妙存乎一心,盖此意也。虽然,岂易言哉?苟非博览群书,取精用宏,则遇一奇症,胸臆无主,颠倒错乱,毫厘千里,安能随机应变,奏功于旦夕耶?今夏偶检敝簏,取平日所治奇症之案与所论医理,内有及载与不及载者,因潜心追忆,取而厘定之,名曰《医权》,授以锓梓,用敢质诸同道。非敢薄视夫古人,亦以见医道之始于有书,终于无书,既不可离乎书以治病,亦不可泥乎书以立方。管见如是,不识高明有以教我否?康熙辛丑榴月中浣之九日,励斋王三尊自序于心远洞中。

柳彬序略曰:余尝言世之号为医者有三,而几于道者百无一焉。朝颂《灵枢》,暮阅《金匮》,按图索骥,胶柱鼓瑟,是为文字医;头痛治头,脚痛理脚,悬揣虚实,妄拟阴阳,是为意见医;饵药识性,善病悟机,侧闻绪言,因此测彼,是为聪明医。如若辈者未尝不称国手,夸洞垣,然知经而不知权,道其所道,非医之所谓道也。知权之说者,其惟王君达士乎?达士家东皋之赤岸,去扬郡数百里,予未见其人而辄耳其名,盖良医也。予门首座缪子又安自赤岸来谒,携其所著《医权》二卷嘱予序。予阅其书,据症立案,审案用药,辨温清于锱铢,酌补泻于杪忽,一切通因通用、塞因塞用、寒因热用、热因寒用之妙,要皆与病推移,而不凝滞于病。美哉!达士可与权矣!世之读此书者,神而明之,引而伸之,自觉《准绳》失之繁,《儒门事亲》失之羁,《寓意草》《医门法律》失之偏,不如是书之囊括诸经,旁通众说,为几于道也,又何文字之可泥,意见、聪明之足恃哉?抑余更进焉,王充不云乎:春秋王道之权,在一身有一身之权,在一乡有一乡之权,在天下有天下之权,用虽不同,权则一也。由斯说也,广医之权而用之,治天下不难矣,谁谓医国医民有二理哉?仍介又安质之达士,达士其勿以予言为河汉也夫。辛丑阳月望前三日,邗上柳彬廷章氏拜书。

缪伟望序曰:医者道也,夫道无对,唯权有以准之也。我中表王子达士,究心于医者历有年所,凡遇一病,未敢轻为投治,必细审其根由,详视其变态,然后以古人之法运以心裁,故无往不利,而远近内外,靡不帖然悦服,曰:善哉!技至此乎?达士语余曰:予之所好者,道也,进乎技矣。始予学医之时,所见无非可医者,三年之后无一可医也。方今之时,一若予以神遇,而不以目视,官知止而神欲行,依乎天理,批隙导窾,因其固然。今予之医三十年矣,所治数千人矣,而医道若新发于硎,故取曩日所治之已效,与所论定而不治者,笔之于书,名曰《医权》。呜呼!王子之心苦矣。今之号为医者,非执方以治病,即取病以试药,求其变化因心,不泥乎法而亦不离乎法者无有哉。余因避而诘之曰:未始有对者,权也。子之所谓权,即谓之道枢也可,枢始得其环中,以应无穷,可乎可,不可乎不可,医固有所可,有所不可,而一以权准之。善哉!权之为功大也。予因搦管为之,而乐附片语于简末。康熙辛丑蒲节后五日,默庵弟缪伟望书于赤岸之倚云轩。

凡例曰:一、是书无论医案,凡一切医事有所发明少补医林者悉记之。一、是书一编分为上下,上论下案,论记五十有五,案记七十有八,编以次第,以便查阅也。一、是书创自辛丑,追忆三十年前之事,其有脉症不能尽记者,遂阙如,不敢虚作巧合遗误后人也。一、案中同事辈,有粗庸误人者其姓名不书,相济成功者必书,为其隐过而扬善也。一、是书无阶级可寻,必已成之医方能测其端倪也。一、是书所记之症所论之事,必古书所未载今人所罕见者。若案案载入,论袭前人,则是依样葫芦,不可胜载矣。一、是书虽不泥古执方,然亦理所必至,其势不得不然者,此即圣门之权中庸之道也。若云妄作惊人,则吾岂敢?一、是书直讲症情病理切要处,即堪舆家看龙气水口之下手处也,一切迂远穿凿附会之谈悉置之。一、道先经后权,经多权少,此书所治之症,乃百中之四五,不可以此法概治寻常之症也。一、予偶有粗疏之处,亦记以自检,不敢自掩其过也。一、是书但在实序其事,不尚文饰,辞句粗鄙,幸毋喷饭。一、是书所载之症大半系外感时疫,杂症终易治,不若是症之投剂少差,立见杀人,故治杂症虽多,存案则少耳。一、是书泻多于补,非偏于用泻,以时疫外感用补者毕竟百中四五。一、是书所载之条,乏赀不能尽刻,兹其大略云尔。一、附重梓《伤寒论翼》与《古今名医方论》二序于后者,因序有志未果,欲使天下之人知有《名医汇粹》八卷,同心搜辑,重梓以光于世也。一、附《拟黜巫状》于卷末者,欲当世之显仕君子,特振义举,黜邪崇正,以免邪术杀人之惨也。

时觉按:是书卷上医论五十五篇,卷下医案七十八例,后附《重梓伤寒论翼序》《重梓古今名医方论序》《拟黜巫状》。收于《珍本医书集成》。

《何嗣宗医案》一卷　存　1722

清奉贤何炫(嗣宗,令昭)撰

李光地《赠自宗何子序》略曰:何子自宗,天人之学淹贯胸臆,惟以济人为心,不以利己为念,视人之疾犹己之疾,视人之危犹己之危,未尝责报。四方荐绅及闾阎之寒士,靡不德之,争以其所至为幸。由此而观,谓非良医可乎?康熙辛卯,余门人吴趋陈汝楫,学守士也,忽撄重疾,虽法医视之,咸以为非何子自宗不为功。已而何子至,慨然切其脉,洞明阴阳表里虚实之故,良剂甫投,起将危之疾而复安,自非良医妙术,曷克臻此耶?陈生深感其德,谓赠人以金,不若赠人以言,遂装潢缥轴,嘱其师走笔以谢之。余念昔在维扬,亦感何子医药之惠,今虽王事鞅掌,宁敢惮劳而不一书其实行耶?乃志之曰:夫医之术,其来尚矣,自神农尝百草以救民,历千万年莫得而废也。其间名有可闻、德有可仰者,岐跗雷和卢扁仓意数人而已,求其能继遗踪者,非何子而谁哉?何子家承数世之医,存心爱物,德术并彰,良医之功,洵可视诸良相也。安溪李光地撰。

张泌《同学何子自宗五十初度小序》略曰:何子自宗于余为金石交,其敏慧捷出,博览而多通,余也无能为役,而其性激烈无顾忌,雅与余同。又时时喜事而轻发,浅中而忘备,私心日夜忧之。何子日乘虚虑,扬帆数百里间,南北东西,动涉旬月,其归若蘧庐,每一再宿辄复出,予虽欲有言,不得而尽也。然何子名愈盛,才愈高,嫉之者愈众。何子生朝在上元前四日,四方缙绅及里中亲旧,咸为歌诗以侈其盛,予不能为韵语,故述其所当警者以为何子勖,何子其为我轩渠尽一觞乎?时康熙辛卯人日,同学小弟王铸惕蒙拜撰,同学小弟张泌长源书。

王顼龄《悼何子自宗文》略曰:何氏为我淞望族,前明翠谷先生举孝廉,仕于朝,忤珰归,挟医术活人无算。嗣后代有闻人,至饮宾宗台而名愈显,一时以华佗目之。惟我友自宗君,为乡饮之孙,弱冠列诸生,积学能文,蜚声艺苑,帖括余暇,旁及岐黄家言,而术日以精,名日以起。三十年来芒鞋布袜,游历吴越间,遇有沉疴,投一二剂即愈,其不愈者克日不爽。上自公侯卿相,下逮商贾儓舆,争相延聘者人驾肩也,舟行则舳舻衔尾,陆则轮蹄相望,以君速过其家为幸。而君不以匆冗杂遝,稍行玩忽,又不以门第判低昂,值贫乏不能办药者,辄解囊以应,无吝容亦无德色,以故遐迩颂君之德于勿衰。史传载扁鹊遇长桑君,饮以上池勺水,视见五脏癥结,窃疑腐迁之诞,若君神妙,庶几近似,而《周礼》所谓十不失一者,其在斯乎?其在斯乎!己丑春,余归自京师,息影小园,谢绝尘事,喜探金匮秘籍,无可与语者。君寓庐数椽,相距仅数武,值君无远游,或游乍归,辄遣伻邀致君,君亦时不速而来,相与反复辨难,常至烛跋漏移,犹未倦也。乙未,余被内召,偶小极,辄思君不置,玉融李方伯偕君来都,谒余邸第,解榻联杯,复与讨论《内经》奥旨,相得甚欢。君数以课子为念,不两月而飘然南归矣。昨得家邮,知君首秋中浣殁于玉融藩署,惊悼实甚。回忆少壮时奉先大父里居,饮宾父子过从谈笑浃晨夕,后复与君周旋,屈指交好已历三世。天夺君算,其何以堪!夫以君之识之学之德,为万民所托庇,岂能寿人而不能自寿耶?其次其下者或得享大年,而为其上者乃仅以下寿终耶?呜呼!洵可悲矣。虽然,诸哲嗣英年嗜学,连掇泮芹,将来翘首云衢,显扬正未有艾,吾知逍遥极乐之乡,君且含笑而往,彼尘寰之局促,奚足为仙驭之久留耶?鸡絮在筵,灵旗不远,呜呼!王顼龄颛士撰。

乾隆二十三年《奉贤县志·艺术》曰:何炫,字令昭,号自宗,汝阈孙也。少颖悟绝伦,读书一过,辄终身不忘。人有疑之者,乱抽架上书以试之,果背诵如流。家世擅岐黄术,炫以颖悟之质起而习之,乃益精诣,起沉疴愈痼疾如神。然志在济世,未尝一计利也。炫初为诸生,后以例贡入太学。卒年六十有一。子鸿堂,字惟丹,王模,字铁山,皆能世其业,江浙远近争延之。

时觉按:作者为南宋以来何氏十九世名医,积案由裔孙时希编校刊行。无序跋,首载会诊十五案,继而分类载七十三案,尤详肿胀证治。原有抄本藏上海中医药大学,稿本1982年由学林出版社出版。何炫著作见于著录者六种:《伤寒本义》《金匮要略本义》《嗣宗医案》《何氏虚劳心传》《保产全书》《怡云诗稿》;医书今存者二种,是书外仅《虚劳心传》。

《东皋草堂医案》一卷　存　1722

清吴县王式钰(仲坚,翔千)撰

程郊倩序略曰:余于医,虽不谓读书明理,然谈及梓匠轮舆,心切耻之,以故经年闭户,甘从几案上问医,不从屐齿上问医。抱此素心,苦无道契,乃于落落寞寞中,晚得友及王子仲坚,其人沉深敏洽,家世于儒而医,复性而成之,真无愧于读书明理者。居恒雅知师重,不数数于医,乃间有不尊梓匠轮舆而轻为仁义者,则鉴而延之，延则赴，赴则效，效不效，其案具在。余得索而阅焉，病既研几，方更具法，一切浮沉迟数，迥然世之叔和指次，乃急怂之曰：此可以梓矣。世医灾木以为羔雁地者累累，中无所有，袭即成册，其去舆从服饰之为招摇卖弄者几何？余非怂及仲坚之效尤，特借此作医门中一帙功过格，使人知医如仲坚之读书明理，方不为费人之医，则医案之梓，亦如仲坚之读书明理，方不为灾木之梓。庶几余生平所耻于梓匠轮舆者，得从仲坚一洒之欤？新安程应施郊倩书于吴门遐畅斋。

兴机序曰：原百病之起瘉者，本乎黄帝；辨百药之味性者，本乎神农；汤液称伊尹方法，则推长沙，皆古圣人也。继后医经、医方两家，浩如烟海，每令人有望洋之叹，势不得不为忠州之集验方，按病取方，处方治病，此医案之权舆也。倪维德之锓《东垣试验方》也，表其所学，无医案之名，而实医案也；薛立斋之集《二十四种》也，附其所撰，有医案之名，而实不止于医案也；至如宋太宗之编《圣惠方》，而以亲验千余首类人，则又一书中而兼人与己之医案也。惟沈存中之《灵苑》，许叔微之《本事》，皆取己所已试已验，而丹溪则直以医案名书，是三者或名或实，皆医案之属也。而其最始，则无如《史记·仓公列传》，贤人有作，贤者述焉。迄于今，先河后海，可按而知也。班孟坚之论医经也，曰犹磁石取铁，以物相使；其论经方也，曰以通闭解结，反之于平。旨哉言乎！而又谆谆告诫于失理失宜者，至谓有病不治为中医。呜呼！此盖有感于习医者之望洋而未审，博学反约，取方治病之道者也。吾门王仲坚，以诗书世其家，以岐黄游其艺，其于古今圣贤，医经医方，固已博览旁通，尽化裁神明之道矣。而又请益之勤劬，如豫章喻嘉言，则生死不间，如新安程郊倩，则风雨必咨。医案之作，正所以自述其会通，自发挥其指归也。可以上考四圣人之精蕴焉，可以下证诸先贤之经验焉。世之不能立一方者，固不足与较，即师心泥古以试方者，亦岂能望其后尘哉？因忆予曾病饥，医诊曰：此少阳经伤寒也，宜小柴胡汤。求其立案，则柴胡一味而外，皆非仲景原药也。曾应友请，诊其妾气郁，医先有案，克期冬至日不起。予诊之，批其末云：勿药，冬至日瘳。予服所谓小柴胡者病几危，而所诊冬至日不起者病果瘳矣。予浮沉方外，万缘放下，何有于医？但侧见今之名医，往往如此，故于仲坚之医案集成，请论定也，不觉牵引葛藤而命笔焉。虞山冯定远读之曰：是集也，而有是文也。可以识往砭今而信后也，应弁之首也，遂以为序。洞上震岩道人兴机撰。

冯班序略曰：余邑赵元度好藏书，聚医书为医藏，载之连车不尽，缪仲醇先生指之曰：此皆误人之物也。余时犹垂髫，愕然征其说，先生曰：古今不同，五方异气，感疾之深浅，禀受之厚薄，诊候处方得之于心不能尽于言，若执古法以临之，似胶柱而鼓瑟矣。差之毫厘，失以千里，未有不误人者也。近代良于医者多有医案，皆序其身所经历，虽亦有得有失，读之每使人心开，能醒滞思，胜于徒读古方也。人之多疾者往往知医，盖有由哉。我友仲坚王君，儒者也，通敏多所习多所通，邃于农黄之学，为人治病如古之垣一方者。孙思邈所谓大医，仲坚其近之矣。自非博涉经艺，通于三才之理，未可以语此也。仲坚自叙其所治为医案，将镂板以为后人之法，张孟恭引其首。孟恭于医为深博，如余何知哉？或曰：古人亦有书如此者乎？余曰：有之。太史公《仓公列传》即淳于公之医案也。第多古语，人或不能尽解，若仲坚者，后世有太史公必为作佳传欤？虞山二痴道人冯班序。

时觉按：有康熙刻本藏上海中华医学会，2007 年中医古籍出版社收于《中医古籍孤本大全》，影印线装出版。卷端署：雷溪程郊倩先生鉴，古吴王式钰仲坚著（旧字翔千），同学朱元度月思校。洞上震岩道人兴机即张拱端，字孟恭，号震岩，太原人，迁苏州，曾授职方主事。好藏书，人清后居南京天界寺，有《孤云集》。冯班，字定远，号钝吟老人，又号“二痴道人”，海虞人，为钱谦益弟子，虞山诗派代表人物。有《钝吟集》《钝吟杂录》等。

《静香楼医案》一卷　存　1729

清长洲尤怡（在泾，拙吾，饲鹤山人）撰

柳宝诒序曰：此案为尤在泾先生所著。先生名怡，字在泾，自号饲鹤山人，江苏长洲县人。邃于医学，于仲景书尤能钻研故训，独标心得，时吴下以医名者如叶氏桂、徐氏大椿、王氏子接，均煊耀一时，先生与之联镳接轸，辉映后先，于医道中可谓能树一帜者。所著有《伤寒论贯珠集》《金匮心典》《医学读书记》，均刊行。惟此案未经授梓，其刻于《读书记》后者仅有三十余条，非全本也。此本为吾邑吴氏所钞藏，咸丰兵燹后，始于詹文桥张氏斋头见之，假归钞录，复就其中选精粹者得十之五，评录如左，分上下两卷。窃念近时医学荒废，其简陋剿袭、毫无心得者无论已，间有钻研古籍不知通变者，动辄以仲景为家法，而咎今人不能用古方，目为庸陋，其实古方今病，往往枘凿不相入，执而用之，偾事者多矣。及读先生此案，而不觉憬然有悟也。先生博极群籍，尤服膺仲景之书，所著《伤寒论》《金匮》两注，上溯仲景心传，独抒己见，读其书者，无不知先生之于仲景不啻升其堂而入其室已。乃观此案，论病则切理餍心，源流具澈，绝不泛引古书，用药则随证化裁，活泼泼地，从不蹈袭成方，可见食古期乎能化，裁制贵乎因时。彼徒执古书者，不且与王安石之周官，房管之车战，其弊适相当哉？是故读他人之案，有不用古方者，或犹疑其服古未深，未能得力于仲景也。若先生则读书不可谓不多，用功不可谓不切，其沈酣于仲景之书，尤不可谓其不深，乃其论病之平易近情也如是，立方之妥帖易施也如是，是则此案不第为治病之良规，并可为读古之心法已。用书之以谂后之读此案者。光绪二十六年庚子二月下旬，江阴后学柳宝诒识。

《续修四库全书提要》曰：清尤怡撰。怡有《伤寒论贯珠集》《金匮心典》《金匮翼》《医学读书记》诸书，已著录。《读书记》后附《静香楼医案》三十一则，非足本也。光绪中，江阴柳宝诒于故家得抄本，选其精粹者一百余则，居全编十分之五，逐案加之评语，重编刊行。案：怡医术湛深，《贯珠》《心典》两编，于仲景书致力最勤，《读书记》贯通古今，《金匮翼》于杂病分门别类，荟萃前人方论，简括得要。若医案，则见运用之妙，实可相辅而行。其全编晦而未显，柳宝诒始表彰之，所评亦有发挥，惜仅取其半，未尽备尤氏一家之学。其总论此书谓：论病则切理厌心，源流俱澈，绝不泛引古书，用药则随证化裁，活泼泼地，从不蹈袭成方，可见食古而化。又谓，古方今病，往往凿枘，以尤氏服古之深，而立方之妥贴易施如是，可为治病之良规，读古之心法云云。盖犹未免时医方隅之见。宝诒有自撰《温热逢原》，今亦著录。其医派以吴叶桂为宗，所评选医案同刊凡四家，别有常熟曹存心、无锡王泰林、苏州张大曦，虽亦各有所得，视尤氏有大小巫之别，非其耦也。

时觉按：是书附于《医学读书记》者，并非全本；另有单行本，收于《南雅堂医书》《槐庐丛书》。光绪三十年柳宝诒得医案抄本，选其精粹者一百余则，逐案加之评语，收于《柳选四家医案》刊行，为今之通行本，亦收于《中国医学大成》。

《沈氏医案》一卷　存　1730

清南汇沈璠（鲁珍）撰

邱松山序曰：细阅鲁珍沈先生医案，用药大抵豁痰清火之方十有六七，不知者妄议为偏于清火。殊不知先生盛名几十载，其全活定以万计，记载医案亦岂仅此一卷？宜温其凉，宜攻其补，辄中肯綮者，未易胜数。予生也晚，无由窥其全豹，此恨事也。且就此一卷而论，其所施清火豁痰之品，俱出人意外，高人一等。庸医之共见为虚寒者，彼独确见为痰为火为郁结，援引《内经》及丹溪东垣诸说，指证明晰，穷诘原委。且为主病兼病之分，治标治本之论，次第不紊，详略昭然，真若饮上池之水而洞见脏腑者。岂同俗医之约略仿佛，见外症而不审虚实，举一节以概其余，或执一己之私，或矫同道之说，或巢袭成方而不思贯通，或攻为奇异以示聪明，以他人之性命，试我技术之短长者，所可同日语哉？若使先生果偏于清火，何以于后方所载，有时症而即施参橘，后用六味丸收功，发热而急进参芪，后用归脾汤调治？乃知虚弱之症，宜补而补，仍能补人之所不能补者也，偏于清火之说，可不辨自明矣。僭弁简首，以为阅此书者解其惑。庚午十月，澧江间邱松山氏记。

张文英《沈鲁珍批〈景岳全书〉序》曰：天下惟中正无偏之理，守之不失，则其立言也无弊，而垂诸世也可久，苟不得其中而执乎一隅之见，漫焉有所著述以惊愚而动众，虽或博一时之誉，终未可以信今而传后也。善学古人者不为古人所愚，况今人乎？会稽张会卿以医名于时，著有《景岳全书》若干卷，学者宗之无异议矣。海上沈子鲁珍，谓此书独以先天水火阴阳命门真言立异，而其治病也一以扶阳温补为主，且以河间丹溪之言为后学之害，是执乎一隅之见而不可以为训，且恐宗其说之人于歧趋也，于是摘其纰缪，揭其舛错者，一句一字，旁批而辨驳之，考证详确，无义不精。司马子长有云：非好学深思，心知其意，难为浅见寡闻者道也。夫人之有疾，死生存亡之所系也。古之善治疾者，必推越人淳于诸贤，谓其遇症用药，可清可温，可寒可热，可攻可补，神明变通，而不胶于一定者也。若依景岳之说，惟讲扶阳而用热药补塞，则其为功也暂，而其为祸也甚烈。学周孔之学者之乎其偏，则其为害也止于一己；学轩岐之学者而之乎其偏，则其贻害也，且将及于天下后世而系人之死生存亡，可不惧哉？鲁珍之有是评，非矫为异也，要归之中而已，岂得附和其说而谓景岳之所愚哉？鲁珍出是书以示予，阅毕，念其一生精力之所寄也，作此以赠之。松江府尊张文英撰。

《沈鲁珍评〈医宗必读〉论疟疾》曰："久疟必虚"一句最能误事，如果虚而有寒痰者服之相宜，如疟久而有痰积于胃，又有阴虚而火盛者，服之必不宜。士材议近世之医皆不明理，惟我独尊，此言过也。松江东门外有赵嘉树者，其人少年多欲，患疟经久，醇酒厚味不禁，求其速愈，请何士宗调治，用生姜一两，人参一两，煎服可愈。彼如其言，始觉爽快一时，后觉大热，即下为血痢，腹痛后重，昼夜三四十次。延余治之，至已告殂矣。

此乃误补之故，记之以告同志者。士材以阳为君子，阴为小人，热药为君子，寒药为小人。但《易》云：一阴一阳之谓道。《内经》云：无阳则阴无以生，无阴则阳无以化。二者不可偏废。至于治症，当以元气为君子，邪气为小人，元气宜补，邪气宜去，寒热温凉，随病而施，中病而止，岂可多事温补，痛戒寒凉乎？《内经》病机十九条，属火者五，属热者四，属寒者一，则知属火热者多，属寒者少。用药治病，宜体《内经》之意，不宜专执己见，谈天说地，以惑后人。七十七老人沈璠谨议，俟后之君子裁酌是否。

《珍本医书集成提要》曰：《沈氏医案》一卷，清沈璠著。璠字鲁珍，与叶天士同时，用药多豁痰清火。然其所断为痰火者皆确有见地，且时症初起亦尝立投参芪，则知鲁珍非偏于清火者也。此书系手抄本，今于医案编次，仍其旧观，所附医论数篇，则汇列于后为附录。鲁珍曾著《景岳全书评》一种，此书附注评景岳字者，皆自评本录出。然竟无传于世，惜哉！

乾隆四十八年《上海县志·艺术》曰：沈璠，字鲁珍，医理精妙，远近称为神医，江浙人就医者无虚日。著有《脉诀》等书。

嘉庆十九年《上海县志·志人物》曰：沈璠，一团人，性伉直。昼视病，夜参方书，无不效。先是，李中梓言近人元气薄，尚温补。璠谓：邪留不去则成为实，补之病将日甚。又《经》言治病必求其本，乃受病之本，非专指脾胃，而昂火抑水为不得其平。虚有阳虚阴虚，而谓大虚必挟寒者谬。《经》言头痛耳鸣、九窍不利，肠胃之所生。此义有虚有实，如因痰血食积者，俱宜清胃为治。其他指摘，皆原本《内经》，切中士材之失。浙盐使噶尔泰血痢月余，用参至二斤转剧，璠以脉实，朝用香连丸，晚用保和丸愈之。有老妇八十余，声气皆实，如前法亦愈。著有《医案》。

时觉按：收于《珍本医书集成》。上海图书馆藏抄本沈东霞编《沈鲁珍医案》一卷，成于宣统二年，未见，未知是否同书。另有抄本《沈鲁珍驳正〈医宗必读〉案》，无序跋，又题为《沈鲁珍医案》，未见。是书末附《沈鲁珍评〈医宗必读〉论疟疾》、张文英《沈鲁珍批〈景岳全书〉序》，可为参阅，故亦载录。

《沈鲁珍先生医案》一卷　存　1730

清南汇沈璠（鲁珍）撰

小传曰：先生名璠，字鲁珍，明四川布政思裔孙，居一团，精于医学。上海名医故有徐沈刘李四家，沈最后出，名特著。璠性伉直似粗豪，而治病悉心体察，委曲变善物。昼则治病，夜则遍考方书以参治法，至老不倦。上海令李鹿与论阴阳五行生克之理，抚其背曰：尔固知性理者。谢曰：璠何知？璠所知医理耳。所至环绕求诊视者无暑虚，有贫家相恳，虽极劳必勉应之。若挟重聘以强，辄堂目不顾。人以此愈高其品。

光绪五年《南汇县志·人物志》曰：沈璠，指摘李中梓书，切中其失。邑令李鹿友与论五行生克之理，叹曰：君固知性理者。谢曰：璠何知，知医理耳。门人甚众，华宏璧、王日煜尤知名。著有《医案》并《手批景岳全书》。宏璧字尧章，横沔人。尝入都，值医院考医生，与试高等，入值内药房，出与编修顾成天、孝廉顾昺讲究，技益进，名动公卿间。雍正十年，调兵西出塞，选医偕行，宏璧中选，引见，赐白金，官医院吏目。既还，以疾卒。日煜字为章，二十保人。屡起沈疴，贫者不受谢。寿八十，无疾而终。

时觉按：上海中医药大学所藏抄本，与《珍本医书集成》所收内容有异，故另立专条。前后无序跋，有小传一则，共一百另九案。

《其慎集》五卷　存　1731

清崇明周南（岐来，召南，慎斋）撰

引言曰：方法皆遵古，权宜悉酌今。普天同理性，率土异方音。强弱由资禀，风寒在外侵。逸劳移气体，忧喜感其心。老幼不同例，标本须更斟。病因新久变，治辨实虚禁。望闻可知略，问切乃得深。法中参活法，凡症莫轻临。寒热每生假，虚阳防伏阴。寒如投桂附，热即进连芩。得当如桴鼓，失宜转祸祲。须知真与似，对症若锋针。崎邑山川秀，幅员人总林。平生皆好洁，过半爱椒馨。水土亦非薄，七情倍六淫。所须之药饵，大概用参芪。无论症大小，三因仔细寻。其难宜其慎，以此名作箴。乙巳秋仲，古瀛慎斋周来岐来氏题于崎阳邸舍。

城门章阳秋序曰：《其慎集》者，吾周先生之所自名其案也。乙巳夏，先生航海来，因吾国聘也。始抵长崎，次华馆，后出舍译胥柳氏之宅。每投药饵有验，凡崎人疲癃废疾，无不应手而立愈。先生之于医也，可谓神灵。其明年，章远闻之而心甚喜，束装下崎，往拜请受业其门。初谒见先生，详述所由来，而章服劳馆下，只受教妙术秘方，或折衷于往昔，或指点于目前，所谓药饵之当否，实性命之所系。余始莫穷其际于寥廓，已而了了有会于胸中，皆先生有以化我者也。丁未岁仲夏，先生国籍限满，将还古瀛，章悲不自禁，携酒肴奉饯，与译人陪席于滋德堂。拜请曰：不肖自执贽门墙，荷训既深，云天湛露，感佩镂骨。惟冀先生以或折继统之意而函括二字间以为斋号，使不肖永传于后，幸明示之。先生曰：善哉！尔之好医也。乃自挥毫题为景岐斋而言曰：景者慕也，岐者岐伯也，将此二字为斋号，使尔子孙能慕岐伯，知究心于《灵枢》《素问》，而医学精粹，则杏林春水矣。章乃谢之曰：轩辕所敬者岐伯天师，吾所慕者岐来夫子也。先生大悦曰：助我者其阳秋乎？复授章秘方一卷、医案一册、《东垣十书》，执手而属曰：古今医籍之广，充栋汗牛，尔以叟所授书为阶梯，则骎然入域矣。其情惓惓，章再拜而受，遂别去。其案乃在崎所疗之病，章虽愚鲁，深感其指示，造次颠沛，弗能忘也。读之至再至四，则知吾师之学术明贯天人，洞彻微奥者也。是年余寓摄城，欲寿诸梓而布海内焉而考订之。先生家世易学，考究阴阳，玩占爻象，弱冠步黉，其才卓荦，就张星豫宿学轩岐术。张星长洲人，豫宿其字，今世所行《医通》者，从父石顽先生之编也。《传》曰：医不三世，不服其药。先生受业于豫宿，其统亦可谓源远矣。故遐迩企慕，负笈而至者，络绎道路云。先生名南，字岐来，别号慎斋，系宋濂溪周子之裔，江南苏州府崇明县人。余以其所承，略识大概，爰赘数言于卷首以志不忘耳。享保十六年辛亥孟夏上浣日，山阴松江门人城门章阳秋顿首拜书。

舒仲缓序曰：太史迁列叙仓公，以医案传之，述而不作，《仓公传》因其案案焉，医之有案于是乎权舆。案也者，治病患状，良医唯能道。后世名家案无虑数百篇，昭昭乎有闻也。其人则正吴门周君岐来，踏海东矣，既东，馆于崎，三历年所，初官命视病，周君抑乎如弗胜也，迨诊候气脉，关系水土刚柔强弱所自来有差，则释然非不南面，疲癃者、废疾者，使二竖不得辟之，刀圭之所当若此，即效辄录，诸左右随治随成，前所谓状者，未始尝不为今之案也。案积成卷，命其集曰其慎，犹之自号曰慎斋，而医一于慎也。于先土亦同，题云城门阳秋为摄之，阳生云人以君名欣欣焉而西，出入门下，得受其卫生之术，业已卒周君言，旋令阳生观光上国，将刊行以广其传，志尚可嘉焉。卿吾识阳生于卿与有之谋，且周群知己于我而不于目击，吾不为不慊，安敢舍诸？乃为论之曰：病可疗也乎？曰：不必尽疗。药可验也乎？曰：不必尽验。然则医案之奚为也？应机变，察虚实，辨当否，寒温补泻，燮理调养咸称宜，何药之不验？何病之不疗？此仓公之创，犹信诸名家有继哉！周君乎有所能攻也。近古罕闻，附骥策人，阳生独也。在今也，雕木岂谓无仰岐来氏？阳生问序。享保辛亥夏五月既望，长崎平君舒仲缓撰。

乾隆二十五年《崇明县志·人物志二》曰：周南，字岐来，邑庠生，以母病侍药，遂治岐黄，精其术，时获其效，诸当路赠额盈堂。康熙六十年，日本王耳其名，渡海延之，南往，遍医悉验。王使国中医皆受业，五年而归。著《其慎集》五卷行于世。日人平君舒为之序。

《中国医籍通考》按：今《其慎集》仅见日刊本二种，其镌于享保二十一年者，在周氏归国后十年，则其著作是书，殆在日本时欤？又明嘉靖间亦有周南者，字启东，授常州府通判。其医案四卷，名《周通判医案》，盖别是一家也。

时觉按：周南雍正三年赴日，享保十六年即雍正九年撰成是书，载奇、久、难病案六十有一则，卷五以问答载医论。有日本享保二十一年即乾隆元年平安仰山馆据升屋孙兵卫藏板印本藏中国中医科学院，安永八年即乾隆四十四年浪华柳河氏仰山馆重刻本藏中国医学科学院。另有“京淀上源昌言子俞甫”序，略。卷端：大清江南古瀛处士周南岐来著，皇和山阴松江门人城章阳秋校。卷五为附录答问十二条。

《临证治验神行集》 佚 1746

清靖江孙光远(和中)撰

咸丰七年《靖江县志稿·人物志》曰：孙光远，字和中，例贡生，居桑木桥西，前明乡贤同伦之五世孙。幼颖悟，读书过目不忘，尤精轩岐之术。刘氏仆患疫证垂毙，用砒导之，一吐即解。其他怪症，奇验多类此。性亢爽，不计酬，尝与苏州叶天士往来考订，著有各种书，载《艺文志》。子芳行，邑诸生；次潮，继乃父医术。孙模、槐、槐，俱邑诸生；楷，职员，克世其业。同时族裔有名春者，亦以医名。

时觉按：咸丰七年《靖江县志稿·艺文志》载录。

《笔麈》四卷 佚 1755？

清嘉定张承诗(致修)撰

光绪七年《嘉定县志·艺文志三》曰：《笔麈》四卷，张承诗著。承诗，字致修，诸生。乾隆二十年大疫，所活甚众。此其医案也。

《孙氏医案》　佚　1758？

清睢宁孙宗岳撰

光绪十二年《睢宁县志稿·人物志》曰：孙宗岳精医，能以意治病厄，应手辄效。乾隆二十三年，灵璧知县黄震抱病，群医束手。或以宗岳荐，诊之，笑曰：此肉积也。一药而愈，赠金不受。某太守幼子病剧，延宗岳治之。以手摸曰：无病，思玩物耳。诘乳媪，果有银铃失去数月。寻给玩之，三日，病若失。人以孙一摸称之。晚岁，名振江淮，有《孙氏医案》。

《(朗轩)医案》　佚　1760？

清崇明施鉴(朗轩)撰

光绪七年《崇明县志·人物志》曰：施鉴，字朗轩，善画山水人物，有太仓四王笔意。知县赵廷建修邑志，延写《瀛州八景图》。

时觉按：光绪七年《崇明县志·艺文志》载录。“知县赵廷建修邑志”当即乾隆二十五年修《崇明县志》。

《邵恒医案》　佚　1761？

清常熟邵恒(道久，咸斋)撰

时觉按：民国三十七年《常昭合志·艺文志》载录。

《洄溪医案》一卷　存　1759

清吴江徐大椿(灵胎，洄溪)撰

《续修四库全书提要》曰：清徐大椿撰。大椿原名大业，字灵胎，号洄溪，吴江人。有《神农本草经百种录》《兰台轨范》《伤寒类方》《医学源流论》，《四库》已著录；《难经经释》《医贯砭》亦见存目。《医案》《刍言》二书，其时犹未刊行，故未采及。《医案》共列五十五证，每证间有兼收数案者，中多疑难，半出他医误治，一经诊辨，斡旋补救，其效如神。疡证尤属专门，所列近二十案，诸案每有传播一时。见于他人记载，终不及自记之确。其阐明理法，皆足资隅反，启悟无穷。《刍言》分补剂、用药、中风、咳嗽、吐血、中暑、痢疾、阴症、老人、妇人、小儿、外科、治法、制剂、煎药服药法、延医、秘方、诡诞、宗传，凡十九篇，精理名言，出以浅显，于俗医之失，亦多纠正，为医家言之，兼为病家言之，虽篇帙无多，实非读破万卷者不能道也。大椿于清代医家号为泰斗，天才绩学，尤长于文事，其著述皆贯串古今，博考约言，于聚讼纷纭之际斩断葛藤，直标真谛，而论说明畅，能达其委曲，浅人皆可了然共喻。是二书言之尤为亲切，一则使临证者有所抉择，不致淆惑，以善其运用之法。一则使治医者有所指归，不致茫昧，以杜其歧误之途。其有功于医术者甚巨，尤当奉为南针也。医案间附王士雄按语，亦颇审当，可资印证。

时觉按：今之存本为咸丰五年王士雄编注本，有王序、许楣书札、蒋光煜识语，收于《徐氏医书》之六种、八种、十二种、十三种、十六种诸本。

《洄溪医案按》一卷　存　1855

清吴县徐大椿(灵胎，洄溪)原撰，海宁王士雄(孟英，梦隐，随息居士)编辑

王士雄序曰：袁简斋太史作《灵胎先生传》云：欲采其奇方异术，以垂医鉴而活苍生。因仓卒不可得，仅载迮耕石汪令闻数条，而语焉未详，余甚惜之。今夏吕君慎庵以《洄溪医案》钞本一卷寄赠云：得之徐氏及门金君复村者。余读之如获鸿宝，虽秘本而方药不甚详，然其穿穴膏肓，神施鬼设之伎，足以垂医鉴而活苍生。爰为编次，窃附管窥，用俟高明，梓以传世，余殷望焉。咸丰五年岁次乙卯十月海昌后学王士雄。

许楣书札曰：惠书久不报，阙然于怀。承示医书二种奉缴，弟于此事茫然，《洄溪案》仅校出误字数处，即转寄吴葆山舍亲。葆山医学与王君孟英在伯仲之间，亦极赞此书手眼通灵，即过录一本，奉为鸿宝。又校正数字，属转达左右，早付手民以广其传，功德不细也。内有脱简，弟意得原本补之大妙，无则于章末旁注一“阙”字，从郭公夏五之例，何如？覆蒋中堂书，与医案无异，似宜附刻；与秦司寇书则皆寒喧语，可删耳。《疡科选粹》批点，确是徐氏手笔，足与所批《正宗》相辅而行，已过录珍藏矣。来书谓中多时俗口头语，弟意名医

手笔,既未可辄改,又此等书取其活人而已,不当以诗文例绳之。正如药物,牛溲、马勃止期有用,非若佳花美卉,有一残缺便须摘去也。原本不分卷,亦可仍之。叶多则当分,叶不满百,可无分也。

蒋光煜识语曰:此书原本传写多误,光煜与钱警石泰吉广文、许辛木梱农部两先生,商榷再四,始行付梓。兹摘录农部札如上。阙简已从原本校补,此外不敢增损一字,以见光煜于此,盖慎之又慎云。海昌蒋光煜附识。

时觉按:《洄溪医案》今之存本即此,收于《徐氏医书》之六种、八种、十二种、十三种、十六种诸本。

《管见集》四卷　存　1764

清吴江徐大椿(灵胎,洄溪)撰

时觉按:有稿本藏上海图书馆,笔者所见为其电子版,不明确分卷,共四册,各册前有目录四处,可视为四卷。前后无序跋,馆藏卡片著为徐大椿撰,有大椿手录、灵胎氏、炼药草堂、寿昌、顾氏秘笈五枚藏书印章。第一册首卷痧,妇科调经、崩带、求子、安胎、临产、产后、癥瘕核块、热入血室、师尼寡妇寒热、女科杂症,外科内痈门、外科杂症,伤科跌仆损伤,幼科杂症,及杂治门;第二册卷二劳瘵、吐血、哮症等二十二症;第三册为卷三,痰症、中风、内伤等十八症;第四册卷四亦为内科,头痛、大头瘟、面部病、失音、咽喉等凡二十七症。卷面类二层楼格式,上层为方剂,下层为医案。《联目》入"医论"。

《徐洄溪先生医案》不分卷　存　1771?

清吴江徐大椿(灵胎,洄溪)撰,长洲潘春藻(萼斋)抄传

时觉按:有抄本存世,2010年收于《清代吴中珍本医案丛刊》,江苏科技出版社排印出版。收载医案九十六则,案皆有题,附注证候,更为醒目。

《扫叶庄医案》四卷　存　1764

清吴县薛雪(生白,一瓢,扫叶老人)撰

《珍本医书集成提要》曰:《扫叶庄一瓢医案》四卷,清薛雪著。雪字生白,晚号一瓢老人。生白工诗,善医术,与袁子才太史善。尝谓太史曰:我之医如君之诗,俱以神行。所谓人居室中,我来天外是也。同郡叶天士与生白齐名,然生白雅不欲以医见,逮其卒,行状无一字及医者,随园驰书抵其嗣中立,惜其生平奇迹之不传。生白所著有《医经原旨》等行世。此《医案》四卷为未刊稿本,方药皆自出机杼,宜为后学所矜式,而疗治温热之轻灵,尤览者所宜体味者也。

《康方伯传海上仙方》题识曰:甲戌清和之初,因菊溪先生以《扫叶庄方案》嘱抄,其卷后有一瓢老人附录军门陈公所传《调经种子良方》一页。窃思阴经既调,阳不健运,则亦不能成其化育之功,适于残编检得此方,附之于末,质诸高明,不识云可否。

时觉按:收于《珍本医书集成》,前后无序跋,附录调经种子良方、康方伯传海上仙方。民国八年,陆士谔又编纂《薛生白医案》。

《碎玉篇》二卷　存　1764

清吴县薛雪(生白,一瓢,扫叶老人)撰

时觉按:《联目》《大辞典》俱不载,1989年上海科技出版社有吴仁山、吴鸿洲点校排印本。前后无序跋,以内科病症医案为主,上卷载类中风、痿痹、厥逆、痫厥等十九门,下卷载咳嗽、喘逆、不寐等十一门,并五官、咽喉、女科、幼科、疡科病症。

《薛氏医案》一卷　存　1764

清吴县薛雪(生白,一瓢,扫叶老人)撰,笠泽吴金寿(鸣钧,子音,寄瓢子)纂

嘉庆二十五年《吴门补乘·人物补》云:薛雪字生白,号一瓢,所居曰扫叶山庄,为钱氏南园旧址,有花竹林泉之胜。乾隆初,举山林隐逸,寻放归。沈文悫公以王光庵比之,谓能诗而以医自晦,与光庵同,至工八分,解绘事,驰骋骑射刀稍间,又有能光庵之所不能者。袁太史枚有庖人将死,延雪药之,一剂而愈,因极口推重。雪曰:我之医如君之诗,能以神行。所谓人在屋中,我来天外是也。山庄门贴云:堪笑世人无狗监,何妨自我

作牛医。楹贴云：九重天子垂清问，一榻先生卧白云。其自命可知矣。子六郎有神童称，早卒。

道光四年《苏州府志·人物》曰：薛雪多学能诗，精医，与叶桂齐名。有一人十年久痢，雪诊之曰：脉来数而细，此肾伤，而群医作脾胃病治，谬矣。因书熟地、归身、补骨脂、五味、菟丝等药，十余剂而愈。一人右腹痛如刀割，必泄气，痛稍缓，曾服蚌灰小效而复发。雪曰：蚌属介类，味咸功坚，直入至阴，是病在阴络，络病在下属血。用䗪虫、桃仁、酒炒大黄，加入麝香少许饮之，下黑血数次而瘥。一闽贾病垂危，延雪诊之，曰：不治。其逆旅主人曰：死生有命，但能延旦夕之喘，俟其子至此，将我等经手出纳之数交清，则我等可以无累耳。雪曰：可以试为之。遂进以药，病势稍瘥。至十三日，已稍稍坐起，其子亦至。雪密告主人曰：此人今夕当死。主人大骇。雪曰：我许汝延其旬日之命，不曾许汝活也。其人果至中夜而殒。又有姚雨调者，亦时医也，与薛姻娅。姚之妹伤寒发狂，姚自治之不效，延雪诊之。雪曰：是中有结粪十三枚，今夕服我药可下七枚，明日全下则病愈矣。已而果然。又有洞庭山人伤寒甚剧，诣雪求药。雪曰：吾新制一方，试服之。第一日用枣三枚、葱根三个、生姜三片，次日减为二，又次日减为一。其人果三服而愈。因命其方曰三妙汤。雪生平与叶桂不相能，自名其所居曰扫叶庄以寓意。然每见叶处方而善，未尝不击节也。性喜龟，庭中畜龟数十，曰：吾将效其龟息。所著诗曰《吾以吾鸣集》，行于世。族孙承基，字公望，亦以医名。

民国二十二年《吴县志·列传》曰：薛雪游于吴江叶燮之门，自少已工于诗，既长精医，兼工绘事，墨兰尤精妙。雪为人放诞风雅，偶遇异僧，身持一瓢，镌七字曰：吃尽天下无敌手，雪奇之，邀至家共饮。以瓢注酒容一斤，僧尽三十六瓢，雪仅一瓢，遂以自号。

时觉按：收于《三家医案合刻》《中国医学大成》。

《临证指南医案》十卷　存　1764

清古吴叶桂（天士，香岩）撰，锡山华岫云（南田）编次

华岫云序曰：古人有三不朽之事，为立德、立功、立言也。盖名虽为三，而理实一贯，要之惟求有济于民生而已。夫有济于民生，则人之所重莫大乎生死，可以拯人之生死，虽韦布之士亦力能为者，则莫若乎医。故良医处世，不矜名，不计利，此其立德也；挽回造化，立起沉疴，此其立功也；阐发蕴奥，聿著方书，此其立言也。一艺而三善咸备，医道之有关于世，岂不重且大耶？故上古圣帝辨析阴阳，审尝气味，创著《内经》，垂不朽之仁慈，开生民之寿域。其大《易》《本草》《灵》《素》诸书，炳若日星，为万世不磨之典。厥后亦代有名贤，穷究其理，各有著述，开示后人，以冀其跻仁寿。无如后世习是业者，其立志存心，却有天理人欲之两途。如范文正公虽不业医，而其所言“不为良相，即作良医”者，斯纯以利济为心者也；俗谚有云，“秀才行医，如菜作齑”者，此浅视医道仅为衣食之计者也。夫以利济存心，则其学业必能日造乎高明；若仅为衣食计，则其知识自必终同于庸俗。此天理人欲公私之判也。故每阅近代方书，其中有精研义理，发前人未发之旨者固多；亦有徒务虚名之辈，辄称与贵显某某交游，疗治悉属险证，如何克期奏效，刊成医案，妄希行世。不知此皆临证偶尔幸功，乃于事后夸张虚语，欺诳后人以沽名誉，则其书诞谩不足信也。噫！欲求遵嘉言喻氏遗法，临病先议证、后立方，其于未用药之前，所定方案无一字虚伪者，乃能征信于后人，但执此以绳世，诚不易多得也。惟近见吴阊叶氏晚年日记医案，辞简理明，悟超象外，其审证则卓识绝伦，处方则简洁明净，案中评证，方中气味，于理吻合，能运古法而仍周以中规，化新奇而仍折以中矩。察其学识，盖先生固幼禀颖绝之才，众所素稔。然徒恃资敏，若不具沉潜力学，恐亦未易臻此神化也。惜其医案所得无多，不过二三年间之遗帙，每细心参玩，只觉灵机满纸，其于轩岐之学，一如程朱之于孔孟，深得夫道统之真传者。以此垂训后人，是即先生不朽之立言也，故亟付剞劂以公诸世。至其一生之遗稿，自有倍蓰于此，个中义理，必更有不可思议者，自必存在诸及门处，什袭珍藏，尚未轻以示人也。然吾知卞氏之玉，丰城之剑，其精英瑞气，断不至于泯没，自必终显于世，只在先后之间耳。倘有见余是刻，能悉将先生遗稿急续刻行世，此岂非医林中之大快事，抑亦病家之大幸事也？谅亦必有同志者，余将翘企而望之。因以为序。乾隆三十一年岁次丙戌季冬，锡山华岫云题。

李治运序略曰：吴阊叶君天士，禀赋灵明，造诣深邃。其于轩岐之学，错综融贯，处方调剂，立起沉疴，故名播南北，所遗医案与方脍炙人口。华君岫云婆心济世，辑而成帙，别类分门，将付剞劂而请序于余。余审阅再过，实足以启迪后人，使好学深思者触类引伸，未必非济世之一助，至进而求其所以然，彼《灵》《素》诸书具在，而心领神会，则又存乎其人也云尔。乾隆二十九年岁次甲申秋七月既望，吴江李治运题于太薇清署。

邵新甫序略曰：近代以来，古吴有世医天士叶君者，学本家传，道由心悟。吾乡与吴郡接壤，犹忆曩时凡

知交患证，棘手濒于危者，一经调剂，无不指下回春，其声誉之隆，不特江左一隅，抑且名标列省。惟是应策多门，刻无宁晷，未遑有所著述以诏后世，人皆为之惋惜。近有岫云华君，购其日诊方案，欲付之梓以公诸世，请序于余。余虽习医有年，愧未能深知医理，然观其论证则援引群书之精义，拟法则选集列古之良方，始知先生一生嗜古攻研，蕴蓄于胸中者咸于临证时吐露毫端，此即随证发明之著作也。其于阴阳虚实标本格致之功，实足以上绍轩岐，下开来哲，以此行世，凡医林之士见之，自必勤求古训，博采众方，迨将来造乎高明，庶不致临证有望洋之难，则此帙实济世之慈航也。故为之序。乾隆丙戌仲秋，锡山邵新甫题。

李国华序曰：吾吴叶天士先生以岐黄妙术擅名于时者五十余年，凡一时得奇疾而医药罔效者，先生一诊视而洞悉源委，投以片剂，沉疴立起，远近之向风慕义者无间言。余旧居胥江，与叶氏属通家，其门墙桃李亦皆至戚旧交，心神其术，因录其方案成帙，藏之有年，方欲公诸天下，令锡山华君岫云为之分别门类，授之梓人。余喜君之与余有同心也，因任校雠编辑之役，书既成，君嘱余书其缘起。夫良医之功同良相，人所稔知也，然良医不能使其身寿同金石，而屡试其技于后人，亦势之无可如何者矣。今得同心者汇录其成案，而使后人有所取法观摩，其功顾不伟欤？使后有能者得是编而神明变化之，则先生之遗泽流被于千百世而无穷，而先生不死矣。今日是书之成，爰书其大略如左。乾隆岁次丙戌季秋，李国华大瞻识。

嵇璜序略曰：吴门叶天士先生天分绝人，于书无所不读，终身不能忘。其视脉也，不待病者相告语而推述病源，有病者思而后得之者，不啻日周旋于病者之侧而同其寝兴饮食，熟其喜怒惊悲也，盖以其意深识病者之意，而又神明乎古人处方之精意而直以意断之。故其处方也，一二味不为少，十余味不为多，习见不妨从同，独用不嫌立异，轻重系于杪忽之间，而其效在乎呼吸及数十年之后，投之所向，无不如意，迎刃而解，涣然冰释。先生之名益高，从游者日益众，而先生固无日不读书也。尝记余乡人有患痼疾者，间诣先生，所为处方授之曰：服此百剂，终身不复发矣。其人归，服至八十剂盖已霍然者月余矣，乃止不服。逾年病复发，复诣先生所，先生曰：是吾令服某方百剂者，何乃如是？其人以实告，令再服四十剂，即永不发矣，卒如言。其神妙若是。是岂俗手之意为增损者可同年而语哉？今所存医方若干卷，皆门弟子所录存者，学者能读其书以通其意则善矣。乾隆丙戌嘉平，锡山拙修嵇璜书于绚秋书屋。

高梅序略曰：余不敏，窃慕范文正公之论，因师事吴门亮揆张先生，先生乃叶氏门墙桃李也。余因得窥叶派之一斑，观其议病疏方，动中窾綮，所谓游夏之徒不能赞一辞者也。拟印叶师之妙谛，以开后学之法门，其有待于他年乎？由是归而读书，不与尘事。里有华君岫云者，好古之士也，过而与语甚洽，遂出一编示余，乃叶氏之方案也。问所从来，曰积数十年抄集而成，其苦心济世为何如耶？噫！叶师之方案，至妙者不可胜数，而散佚居多，此其剩事耳，然零珠碎玉，岁久弥湮，秘而不传，将终失也。请授之梓，以惠当世，华君然之。余嘉其非业医者而有是志，于是乎书。时乾隆丙戌季冬，锡城高梅题于响山书屋。

扫叶山房主人跋曰：国朝灵胎先生，医学超越前代，其所著《徐氏六种》已采入《四库全书》，久已风行海内，本坊复加《刍言》《医案》为八种，继又增《外科》《道情》为十种。徐氏之书，搜罗殆尽矣。至《临证指南》一书，为吾吴叶香岩先生所著，惜当时未经手订，系身后门人辈汇辑成帙，其中方案不无搀杂，瑕瑜互呈，难称宝璧。一经徐氏批点，始知一病有一病之方，一方有一方之用，丝毫不容假借。盖先生学有渊源，故能剖析详明，使后学有所遵守，不致误入歧旁，是不特医学之功臣，抑亦叶氏之直友也。惜是书原板模糊，舛错遗误滋多，因特重加校勘，付之剞劂，套以丹批，使阅者朗若列眉，倘得家置一编，对症检方，裨益良非浅鲜也。刊既竣，爰缀数语于简端。扫叶山房主人跋。

凡例略曰：一、此案出自数年采辑，随见随录，证候错杂，若欲考一证，难于汇阅。余不揣固陋，稍分门类，但兼证甚多，如虚劳、咳嗽、吐血本同一证，今各分门，是异而同也；即如咳嗽，有虚实标本六气之别，今合为一门，是同而异也。如暑湿而兼疟痢，脾胃病而兼呕吐、肿胀，凡若此者，不可胜数，欲求分析至当不易。余本不业医，且年已古稀，自谢不敏，专俟高明之辈翻刻改正。一、一证之中，有病源各异，如虚劳有阴虚、阳虚、阴阳两虚之不同，若再分门，恐有繁见之叹。今将阴虚先列于前，继列阳虚，继阴阳两虚，使观者无错杂之感。余门仿此。一、此案分门类时已剔去十之二三。今一门之中，小异而大同者尚多，本应再为剔选，但细阅之，小异处却甚有深意，故不敢妄为去取。且如建中汤、麦门冬汤、复脉等汤，稍为加减，治证甚多。若再为删削，不足以见先生信手拈来、头头是道、其用方变化无穷之妙矣。一、每阅前人医案，治贫贱者少，盖医以济人为本，视贫富应同一体，故此案不载称呼，仅刻一姓与年岁，如原案已失记者，则以一某字代之。至于妇女之病，年高者但将一妪字、中年以一氏字、年少用一女字列之。然有本系妇女，而案中未经注明者甚多，不敢臆度，强为分别。一、医道在乎识证、立法、用方，此为三大关键，一有草率，不堪为司命。往往有证既识矣，却立不出好法者；或法既立矣，却用不出至当不易好方者，此谓学业不全。然三者之中，识证尤为紧要，若法与方，只在平日看书多记，如学者记诵之功。至于识证，须多参古圣先贤之精义，由博反约，临证方能有卓然定见，若识证不明，开口动手便错矣。今观此案，其识证如若洞垣，所用法与方，皆宗前贤，而参以己意稍为加减之。故案中有并非杜撰之句，余顾业医者于识证尤当究心，如儒家参悟性理之功，则临证自有把握，然后取此法与方用之，必有左右逢源之妙矣。倘阅是书者，但摭拾其词句，剿袭其方药，藉此行道为觅利之计，则与余刻是书之一片诚心大相悖矣。幸后之览者，扪心自问，切勿堕落此坑堑。近日此辈甚多，并有只学其瑕而尽弃其瑜者。一、此案须知看法，就一门而论，当察其病情、病状、脉象各异处，则知病名虽同而源不同矣。此案用何法，彼案另用何法；此法用何方，彼法另用何方，从其错综变化处细心参玩。更将方中君臣佐使之药，合病源上细细体贴，其古方加减一二味处，尤宜理会。其辨证立法处，用朱笔圈出，则了如指掌矣。切勿草率看过，若但得其皮毛而不得其神，则终无益也。然看此案须文理清通之士，具虚心活泼灵机，曾将《灵》《素》及前贤诸书参究过一番者，方能领会此中意趣。吾知数人之中，仅有一二知音，潜深默契；若初学质鲁之人，未能躐等而进，恐徒费心神耳。一、案中治法如作文之有平浓奇淡，诸法悉备，其用药有极轻清治平淡者，取效更捷。或疑此法仅可治南方柔弱之质，不能治北方刚强之体，余谓不然。苟能会悟其理，则药味分量或可权衡轻重，至于治法，则不可移易。盖先生立法之所在，即理之所在，不遵其法，则治不循理矣。南北之人，强弱虽殊，感病之由则一也。其补泻温凉，岂可废绳墨而出范围之外乎？况姑苏商旅云集，案中岂乏北省之人哉？不必因其轻淡而疑之。或又曰案虽佳，但未知当时悉能效否。余曰：万事不外乎理，今案中评证、方中议药，咸合于理，据理设施，自必有当。至于效与不效，安得人人而考核之哉？一、每门之后附论一篇者，因治法头绪颇繁，故挈其纲领稍为叙述之，以便后人观览。又恐业医之辈文才有浅深，遂约同志措辞不必高古，观者幸勿因其俚而忽之。一、凡治诸症，俱有初、中、末三法。如伤寒初起邪在太阳，则用麻黄、桂枝、青龙等汤；疟症初起，则用小柴胡加减；痢症初起，先用胃苓汤加减；目疾初起，则用柴薄荆防以升散之。此皆初治之大略也。今就所辑之案，大凡治中治末者十居七八，初治者不过十之一二，其故何欤？盖缘先生当年名重一时，延诸非易，故病家初起必先请他医诊视，迨至罔效，始再请先生耳，故初治之案甚少。观是书者，其中先后浅深层次不可紊乱，须细心审察而行之。华岫云识。

沈德潜《叶香岩传》曰：君名桂，字天士，号香岩先生，自歙迁吴。君少从师受经书，暮归，君考阳生翁授以岐黄学；年十四，翁弃养，君乃从翁门人朱君某，专学为医。朱君即举翁平日所教教之，君闻言即彻其蕴，见出朱君上，因有闻于时。君察脉望色，听声写形，言病之所在，如见五脏癥结。治方不执成见，尝云：剂之寒温，视疾之凉热。自刘河间以暑火立论，专用寒凉；东垣论脾胃之火，必务温养，习用参附；丹溪创阴虚火动之论，又偏于寒凉。嗣是宗丹溪者多寒凉，宗东垣者多温养。近之医者，茫无定识，假兼备以幸中，借和平以藏拙，甚至朝用一方，晚易一剂，而无有成见。盖病有见证，有变证，有转证，必灼见其初终转变，胸有成竹，而后施之以方，否则以药治药，实以人试药也。持论如是，以是名著朝野，即下至贩夫竖子，远至邻省外服，无不知有叶天士先生，由其实至而名归也。居家敦伦纪，内外修备，交朋忠信，人以事就商，为剖析成败利钝，如决疾然，洞中窾会，以患难相告者，倾橐拯之，无所顾藉，君又不止以医擅名者。殁年八十。(《中国医籍考》卷六十六引《归愚文钞》)

《天士传》略曰：叶桂字天士，号香岩，居上津桥。父阳生，精医术。桂仰承家学，不执成见，治病往往有奇验。一女子嗜笋，卧病经年如瘫痪，桂投以白凤仙根，病若失。其治痘尤入神，隔牖而嗅，死生立判。其孙痘，媳请视之，始揭帷，即嘻曰：此死气也。不视而出。媳不悦，谓亲其所疏，而疏其所亲也。痘卒不治。其他类如此，以故名满天下，凡白叟黄童无不知有叶天士先生也。(嘉庆二十五年《吴门补乘》)

《四库全书提要》曰：《临证指南医案》十卷，浙江巡抚采进本，国朝叶桂撰。桂字天士，吴县人。以医术名于近时，然生平无所著述。是编乃门人取其方药治验，分门别类，集为一书，附以论断，未必尽桂本意也。

《郑堂读书志》曰：《临证指南医案》十卷，卫生堂刊本，国朝叶桂撰，其门人华南田编。《四库全书》存目。天士于医学错综融贯，处方调剂，立起沉疴，故名播南北。所遗医案与方，岫云辑而成帙，分门别类，辞简理明。其审证则卓识绝伦，处方则简洁明净，案中评证，方中气味，于理吻合，能运古法而仍周以中规，化新奇而仍折以中矩，足以见其信手拈来，头头是道，故能备极变化无穷之妙矣。岫云因其治法头绪颇繁，复于每门之后附论一篇，以挈其纲领，所以便后人之观览也。(《四部总录医药编》)

时觉按：桂殁于乾隆十年，是书初镌于乾隆二十九年，有吴江徐大椿评点本，卷十为《幼科要略》，后有单行本，作二卷。《中国医籍考》卷六十六载录。

《续选临症指南》四卷　存　1775

清古吴叶桂(天士,香岩)撰,锡山华岫云(南田)编校

道光四年《苏州府志·人物》曰:叶桂字天士,以字行。先世自歙迁吴,祖时,藉医术以供甘旨。父朝采,字阳生,尤精医术,不问贫富皆疗之。范少参长倩,生无谷道,延朝采视之,朝采曰:是在膜里,须以金刀割之,割之而始开。子即伏庵太史,长而作传以报焉。朝采兼工书画,好吟咏,善鼓琴,卒年未满五十。桂年十四失父,父在时曾授以岐黄学,父殁又从学于父之门人朱某。朱即以得于师者教之,桂闻言即彻其蕴,见出朱上,遂有闻于时。桂察脉望色,听言写形,言病之所在,如见五藏症结,治方不执成见。尝云,剂之寒温,视疾之凉热。自刘河间以暑火立论,专用寒凉;东垣论脾胃之火,必务温养,习用参附;丹溪创阴虚火动之论,又偏于寒凉。嗣是,宗丹溪者多寒凉,宗东垣者多温养,近之医者,茫无定识,假兼备以倖中,藉和平以藏拙,甚至朝用一方,晚易一剂,无有成见。盖病有见症,有变症,必胸有成竹,而后可施之以方。人服其论。桂治病多奇中。天官坊章松岩司马老年致仕,患呃逆不能言语,延视,令用人参四两、附子四两,同煎一大碗,将小匙频进。一夜药尽,呃止而安。其时,章之子器商侍侧,桂熟视之曰:日内必疟作,势重且久。疏方令服,明日果患疟,医治百日始愈。及桂易箦时,执孙堂手曰:汝脉色可得大年,惟终身不可服凉药。后堂年逾七十婴小疾,偶服羚羊、连翘等药,即汗出神昏。忽忆前言,改服温剂而愈。又有友人患痼疾,桂诊之曰:此时尚可治,十二年后复作,则不可为矣。其人果历十二年而没。有一富人,眠食如常,忽失音,百药无效。延桂诊之,曰:此有痰结在肺管,阻其音,非药力所能化也。邀针科尤松年至,令于肺俞穴一针。少倏,病者猛嗽一声,吐一痰核而愈。又嘉兴人卧病两月,遍服柴胡、葛根等解散之剂不效,就诊于桂。桂于后方中加厚朴一钱、老姜三钱,一服而洞下宿垢盈器,寒热大作。再服大汗,至家已霍然。其神效如此。居家内行修备,交友忠信,为人剖析成败,洞中窾会,尤能拯人之危。卒年八十,临殁戒其子曰:医可为而不可为,必天资敏悟,读万卷书而后可借术以济世,不然鲜有不杀人者,是以药饵为刀刃也,吾子孙慎勿轻言医。所著有《许学士本事方注》。孙堂,字广平,精音律,所辑有《纳书楹曲谱》。

时觉按:卷一载《温热论》及续选医案一百六十余则,即《种福堂公选医案》,余为《种福堂公选良方》二百余首。有乾隆四十年刻本藏故宫、陕西中医药大学及天津、山东图书馆,有版本十余种,附于《临症指南医案》。

《叶氏医案》一卷　存　1746

清古吴叶桂(天士,香岩)撰,笠泽吴金寿(鸣钧,子音,寄瓢子)纂

时觉按:收于《三家医案合刻》《中国医学大成》。

《眉寿堂方案选存》二卷　存　1746

清古吴叶桂(天士,香岩)撰,吴县郭维濬(闻升)纂

《中国医学大成提要》曰:清叶桂撰。桂字天士,又字香岩,吴县人。郭维濬纂。维濬字闻升,吴县人。是编乃郭维濬萃录眉寿堂天士真案,上卷列春温、时疠、暑、燥、寒、冬温、疟疾,下卷列女科、幼科、痘疹、外科。精选各类险恶症候,施以严密经验方治,始终完备,各列一例,无重复杂乱之弊,症证不同,方方可法。且于《指南》不同,《叶案存真》详于内伤虚劳,是书备于时症、妇儿瘟疹。《存真》例言云:家藏复有《女科》数卷,现在编校未成,容俟续出云,或即此类欤?惟杂症多未备,疑非全璧耳。书系古旧抄本,炳章重值购得,其议病议药,如老吏断狱,切中病情,嘉惠后学,实非浅鲜。爰刊本集,以供参考。

时觉按:是书前后无序跋,收于《中国医学大成》。

《未刻本叶氏医案》二卷　存　1769

清古吴叶桂(天士,香岩)撰,古吴周显(仲稭,小狂)录,婺源程门雪(振辉,九如,壶公)校

朱周夔序曰:闻之士生斯世,不为良相,当为良医,盖以良相良医皆可救斯人之疲癃残疾,而不忍坐视其颠连而莫告也。然非识学兼到,相固不能济世,即医亦不能济人。吾考古之名相,无识何以旌别淑慝,求贤以辅治?无学何以本仁祖义,监古以善今?古之名医,无识何以审病源之虚实而调剂得其平?无学何以明脉理之精微而制治有其要?是可知医国医人,初无二理,为相良固难,为医良亦不易也。无怪乎求良医于当代,不

少概见，惟吴中天士叶老先生庶名克副实，不愧为良欤？粤稽叶老先生精通脉理，洞见病源，用药尤能心小胆大，当日之无远无近染疴求治者日不暇给，症多怪异而方亦新奇，每授汤丸，无不效验，所谓不笏而饶相业，有枢以转天心者，舍先生其谁属？所以仲升周子日侍左右，每见方案，无不汇而集之，积成卷帙，虽人之致病各殊，投剂亦异，未可以张冠戴李，致有毫厘千里之失，然读书临症之余，备以广博览，亦未始无旁通之益焉。其年顾亲翁世业岐黄，亦有见及此，因即假周子原本细心抄录，持以示余，乞余为序。余于披览之下，见叶先生按症酌方，各有因心之妙用，子夏云：虽小道必有可观者焉。良不诬也。后之学者，苟勿视为古人糟粕而能深求其精义，无负叶老先生揆方之精心与周子汇集之苦志，则识学虽未必兼到，而亦稍稍有合乎不为良相当为良医之遗意，岂不大有功于斯世哉？余不揣固陋，冒昧为序，望勿以言之不文而姗笑之，幸甚。时乾隆己丑孟夏，洵愚氏朱周燮书于存古堂之邀月轩。

程门雪序曰：朱周燮不知何如人，文亦未甚高，但因此序而知此册实先生门人所抄录，甚可信也。周仲升虽署名于下，未言门人，他处亦未见之，苟无此序，无可征矣。顾其年既世业岐黄，其子侄辈自有承家学者，顾氏既假周本而抄录之，其侄辈又假顾本而重抄焉，则此本是矣。周氏原本无此序，朱君为顾作序，纪年乾隆己丑，册末抄者手记亦署己丑，虽无名字可以悬揣，所谓假叔父本者，必属顾其年之子侄无疑矣。时去叶氏未远，流传有绪，真确不疑，虽系寻常门诊之作，寥寥数语，而处方之妙，选药之精严，有非他人所能望其项背者。玩读再三，爱不忍释，耀卿同道得此见假，不私所宝，惠我多矣。因略为校正讹字而记于端。甲申九月，程门雪。

卷末识语曰：此按系己丑岁假叔父本抄录，至辛卯岁桃月初六日午刻始竣。

程门雪校读记曰：此案舍末后附载一案是连方外，其余均系按日抄录门诊方，未曾经过修饰整理者，真可靠之叶氏原按也。惟不载姓氏及复诊三四诊等等，漫无分别，使学人无从稽考，是大损失之处。其中案语有极简者只二字，且甚多，可见当日风气，寻常门诊不重脉案，然以理推之，恐必是复诊或再三诊之类，其始诊必不如斯简略耳。此等案人以为无可取，余仍珍视之者，良以以药推证亦得六七，且其配合之美，同一可研味，故不废也。中间夏秋暑疟、利、咳嗽方最多，其余则调理虚损杂病间见，似是一年中所录，而长夏秋间为多耳。方重出者不少，其相类者尤多，大概普通病症均有一定标准，主药数味不甚换，其换者一二味耳，虽云套法，却堪究味，聚而玩之，制方选药、因症转移之理十得八九。且其选药味至精湛，一味之换，深意存焉，六味之中，涵咏不尽，每含古昔名方数种为一炉冶，加减变幻之美，从来所无，清真灵活，如思翁书法，渔洋绝句，令人意远。余读其案方结构之美，则则有味，最为相契，平生心折，实缘于此，非徒然也。若同时生白诸公方案虽佳，方之结构，逊之远矣，亦有极相似者，风气移人不自觉耳。天士用方遍采诸家之长，不偏不倚，而于仲师圣法用之尤熟，案中所载，历历可征，诋者苟澄意阅之，不致狂言如呓矣。此集按方之佳处，正在相类方多，可资研究，若论议论之恢宏，治疗之奇特，收罗之广博，自不及《指南》之富、《存真》之精，而其特有之好处，亦二书所未有也。布帛菽粟，家常所需，贱不可废，奇珍异宝，时或逊之，此编则其例也。天士未刊医案极难获得，此编真而且多如是，其宝贵焉可以言语尽哉？自庆福缘，因记于此。一九四四年九月十一日书种室灯下书，程门雪。

《中国医籍通考》按：此本久藏私箧，数百年不传于世，今日复出，亦医门大庆幸事耳。所载案治，笔墨洗练，用药简当，令人咏涵不尽，可与《指南》相印证，研索天士医学妙旨。程门雪先生按、跋亦精湛隽永，耐人寻味。

时觉按：是书不明确分卷，然分《方案》《保元方案》二部，末则各标“方案终”“保元方案终”，则为二卷亦明。原抄本藏上海张耀卿医师，经程门雪校订批注，1963年上海科技出版社排印出版，又收于《精选明清医案丛书》。

《古今方案汇编》六卷　存　1768

清吴中叶锦（若城，杏村，药树道人）辑

自序曰：余不敏，嗣承先人之医业，行道于湖乡，迄今二十余年，虽未臻神异，然于阴阳寒热、虚实补泻之旨，谅不至大谬，而取验亦历历可纪矣！丙子春，时疫专行，乡城传染，一时业医之辈奔走若狂，不察病情，概施通套方剂，间有明者，虽惧应酬不暇，亦粗疏了事，夭枉者不可胜数，一皆委之劫运，良可伤悼！以是益起用药如用兵，昔人之言不谬也！夫医之一道，固当究心脉证无论已，次则最要在用药，医者之用药，皆古人方也，方义不明，用药焉能适中？今方书甚多，但云某病主某方用某药，欲求其所以用某药之故，则未之及也。徒列方以备员，亦何由知其制方之人命名之义，立方之因，立方之用？其中神奇变化，使人得见之明，守之固乎？是以古人之方不可不亟讲也。其次在乎立案，医之案，诊籍也，病机不识，处方焉能的确？今时下医流，诊毕即定方，但书某日拟某方，初不论病从何起，证属何名，脉之三部九候何异，二十四脉中何见，其标本先后何在，汗吐下和、寒温补泻之治法，必当用七方中之何方、十剂中之何剂也。遂致以模棱迎合之术，妄图侥幸，为时医之通弊矣。故治病当先立案，用药务在明方，方明而可以用药，其案立而乃能治病矣！治一病而不为一方所拘，明一方而可得众病之用，一如良工之不能舍规矩准绳以为方圆平直也。锦身厕医门，恨不能移风变俗，思欲以成法昭示来兹。因采录古方之讲论精详者，良医之治案奥妙者，类而成编，共得若干卷，为医门矜式。其有未经发明之方，则补以鄙见；曾遇奇验之症，亦附赘俚言。谨以就正同人，果以余言为然否？时乾隆二十一年岁次丙子闰九月望后五日，药树道人叶锦书于三杏轩之南窗。

陈汉阶序曰：甚矣！医道之难也！或思精而枵腹，或腹便便而昧理，或理谙平日而不达于临症，或识周临症而无卓见以制方，或思精识远、理明见老而不能援古证今，达之于人，以昭示来兹。故苟非穷诸子百家之精奥，通阴阳节候之乘除，声色气味以察其微，望闻问切以穷其变，血脉筋络以究其归，君臣佐使以妙其用，不胶柱而鼓瑟，不刻舟而求剑，安能怪险卒投，得心应手，墨楮所述，洞垣窥藏乎？然吾见亦罕矣，甚是其难也。丁亥岁，余寄窗平氏，获交湖滨叶若城先生，其文章翰墨，靡不工赡，守先子之业，尤精医理，上自岐黄，中及孙葛，下逮张喻诸书，研穷殆尽。每视一病，必深思会理，扩识立见，不斤斤于弋利，故起死回生不可指数。虽遇险重诸症，独有会心者，尤必退而志其病之源流，药之先后，效之迟速，旋复证以古贤之论议，先哲之案方，博者约之，缺者补之，晦者释之，异同而参伍者，融会而变通之，使朗朗如玉山行。数十年来，阅症几遍而积亦盈箱满箧焉。噫！苟非胸有圆珠、目无全牛者，乌能如是耶？间尝谓余曰：余此中辛苦，匪朝伊夕，拟欲编付剞劂氏公诸同好，特恐管窥蠡测，未尽其奥，且病变百出，毫芒千里，不遇解人，转为俗口所诋，不徒负余济世婆心乎？余曰：出蛇走獭，徙柳针茅，若斯之类，诚属不经。先生所志，固即前人义蕴所包含，后人窥悟所未及，集而示之，正可为当世庸医下一砭针，何必视为枕中秘也？先生曰：唯唯。遂即《外伤门》先编六帙，缮写持示。余念医道之难，慕先生业之精而意之厚也，谨为序。乾隆戊子秋后五日，虞阳陈汉阶书于平氏西窗。

凡例曰：一、医帙浩瀚，自古迄今，不下数百家，其讲证论治，极其至矣。所歉者，书中胪列方剂，鲜所发明，令习岐黄者视之懵如，而村闾市井中，稍知药性，辄尔悬壶，非无救济之心，奈无救济之学，以致草菅人命，恬不为怪。此无他，总由方意之不明，故治法之不精也。粤惟仲景之方，注者不乏，然皆因其论而及之，非专注其方也。他若吴鹤皋之《医方考》、汪讱庵之《医方集解》，近时更有柯韵伯之《古今方论》、王晋三之《古方选注》，非不讲论精详，各有可取，奈皆另成卷帙，不列于治病之后，又或篇章杂乱，阅者不便披寻，要不得谓医家之要编也。兹将四子之书而扩充之，且包举之而变通之，方以类集，条分缕析，诸方之下，采辑名言硕论以释之。或详受病之因，或明用药之意，既知诸品之气味忌宜，更识群剂之君臣佐使，其有义理未明者，窃为讨论以补其阙略，其有文情未畅者，妄为修饰以润其精华，如是则方义乃得明了矣。又列医案以尾其后，于是知用方投剂，自有权衡，临症治疗，定需规则，即以医者之案，以证药方之用，岂非前贤之模范，作后进之津梁乎？比四子之书，不且美善毕具也耶？未识方家以为然否？一、是书以方案成编，而于方案之前，先冠名公总论一二条以明大义，使知受病有源因，治疗有大法。然后集方廿道，列案数篇，既可据证以校方，复可循方而究案。庶几心理开明，一展卷而了然。然论皆简要，不比诸书之繁絮，以是编所取不在是也。一、兹编所汇之方，皆诸书所共取，每病之必用者，允为医门大法。故凡幽险奇怪之方，一概不选，以不可为后学法也。间有厉剂峻剂，为攻坚泻热所必需，亦必采择一二，以备临症之取裁焉。一、兹编所汇之案，皆一一不违矩矱，和平中正之良法。至于用药怪异，偶获侥幸者，概不入选。间有神奇高远，出于常法之外者，亦可以开发后学之心胸，故必采录一二以为仪式。正奇并列，常变共陈，虽未足以尽医疗之蕴，苟能触类引伸，其师资亦已不穷矣。一、仲景方为古今之祖，故不敢删逸一方，而集论尤加详悉，有志斯道者，更当细心玩索。仲景云：学者能寻余所集，思过半矣。一、薛氏案为古今之正治法，故列之于前，尤为医业之造就，但其要言不烦，而于案后必加细绎，庶可得其治法之妙，观者勿厌之而倦于披寻也。一、古方自仲景而下，如《千金》《外台》《肘后》《本事》以及后贤之所制，不可枚举。惟节庵之《槌法》，治伤寒而可以通治时行之病；景岳之《八阵》，治杂病而可以专治夹虚之人，实为今世切要方也。但二子之方，曾经注者甚罕，他若诸子之方，亦未有发明者。锦虽识见卑猥，皆勉力解释，必期于明白快畅而后已。其有不得其解者，不敢妄加逆意，取戾先贤，其即遵文宣不知为不知之训欤？一、古案自薛氏而外，如许学士、东垣、丹溪辈，亦云夥矣。近惟《景岳全书》《医宗必读》《寓意草》，以及四明、东庄、庸隐、慎柔诸书所载，亦尽有识见高远而用意深奥者，或以议论胜，或以纪事胜，或浅显而简核，或奇幻而深长，总皆取治法之精良，不计文章之工拙，要亦不下于昔人洞垣窥藏之技。兹得会选群芳，集腋成裘，正如登秦京而观武库，诚医林之大观也！锦也其敢重古而非今乎？一、各门所集之方，所选之注，皆有所宗，未敢师心自用也。夫伤寒以仲景方为主，而注则取柯韵伯、王晋三二先生为主裁；其外如中风、中寒宗喻嘉言，温病、热病宗周禹载，瘟疫宗吴又可，虚损宗张景岳，痈疡宗薛立斋之类。此诸先生者，各有专论为之宗，更会合众说以成完璧，墨楮难罄，阅之自知。一、方书充栋，用之不竭，锦虽间有心得，自成新法，可以应手取效，然未敢配合成方，贻笑当世。惟于治病之余，而所记诊籍，不揣鄙陋，亦得若干则。其属常病常法，所谓于补虚泻热，攻实温寒之属而无谬者，概不选录。必也疑似之中，甫投剂而竟获奇特之验者，乃附书于名案之后，辱厕医林。虽曰珠盘鱼目，玉匣碱砆，而其活人之苦心有不可埋没者，世当共鉴之矣。一、编中所分门类，盖以病之来也，始于六淫，故先之以外伤门。抑病之生也，必兼乎七情，而七情之中，即包括虚损气血痰食之属，皆为内因，故次以内伤门。及既病矣，外伤者见乎躯壳之表，内伤者成于藏府之里，故次曰表证与里证门。然犹未足以尽之也，人之一身，上下九窍，见症尤多，故又次以上窍下窍二门。至于妇人小儿，各有专科，故亦皆别立门类。末附怪病诈病，以竟世事人情之变幻不可测度者。更附救急良方，以补各门诸类之未逮，可以应仓卒，可以济贫困。如是则医道之应酬，可以包该而无遗矣。一、古人书多有采用前言而不能推原其所自者，则以“某书曰”三字概之，如《纲目》《准绳》之属是已。一、古今相传之方，不知始自何人，而不可废者，则亦阙其姓氏，第录其方而已。亦以见贫士藏书之寡，见闻不广，以俟将来博学者补之可也。一、汇是编也，虽皆集前贤之制作，而出自呕心者无几，似乎易于告竣。然历年以来，已三易其稿，萤窗雪案，寒暑无间，不可谓非工良心苦矣！况锦未得优游林下，闭户摊书，日舟车于碧沦红尘之间，其著述不更难乎？戊寅小春，始成外伤六帙，亟欲就正大方，故先抄誊而校正焉。正以全书浩繁，难供剞劂者之资，而陆续付梓，或有志者事竟成云尔。杏村主人载识。

时觉按：《联目》《大辞典》俱不载，有抄本存世，2010 年江苏科技出版社收于《清代吴中珍本医案丛刊》排印出版。

《沈芊绿医案》不分卷　存　1773

清无锡沈金鳌（芊绿，汲门，尊生老人）撰

时觉按：有抄本藏镇江市图书馆，前后无序跋，有目录，载寒热、风温、湿温、春温等外感与内科杂症，及经漏崩带、胎前、产后、幼科、疮疡，共六十门，各门下附医案数，共五百四十七案。卷端署：沈芊绿先生医案，润德堂藏本，未见抄辑者名氏。

《缪氏医案》一卷　存　1775

清吴县缪遵义（方彦，宜亭，松心居士）撰，笠泽吴金寿（鸣钧，子音，寄瓢子）纂

《清史稿·缪遵义传》云：遵义亦吴人，乾隆二年进士，官知县。因母病通方书，弃官为医，用药每出创意，吴中称三家焉。

时觉按：收于《三家医案合刊》《中国医学大成》。另有道光二十五年乙巳《松心堂医案经验抄》抄本。缪氏门人锡山黄堂，字升阶，藏有《三余纪效》，民国初年梁溪名医严康甫藏有《松心医案》，今人合辑为《缪松心医案》，有中国中医药出版社 1994 年版本。

《松心医案笔记》二卷　存　1775

清吴县缪遵义（方彦，宜亭，松心居士）撰，嘉禾董寿慈（受芝）重订

董寿慈序曰：范文正公有言，士大夫不为良相，当为良医。斯言也，其以医道通治道之名言乎？盖良相治国，良医治病，守经达权，无二理也。医理之神化无方，包含于《灵》《素》《伤寒》《金匮》诸书，而求其应用变化之方，超乎象外，得其环中，见于妙用，征诸实验者，惟名医方案一类，足与医经相发明。近代如叶、薛、缪、尤、徐，以逮高氏鼓峰、孙氏东宿、雷氏少逸、王氏潜斋诸家，各擅其长以著效果，方案流传，泽及后世，顾寥寥数大家而外，可传者寡。余夙喜搜罗方案，时于故纸堆中得名家手迹，珍若琳琅，将以备继续《名医类案》之辑，见闻隘陋，所获无几。今春遇吴门书友，得《松心医案笔记》抄本，及缪方彦、叶杏圃两家未刻医案，静中参究，如遇名师，因质诸同道，诸先生咸谓不可不传之书。爰取《松心》一种，先行编次校定，分为上下两卷，集资付印。惟原书不标明著者姓氏，第据其方案所载，有治愈叶天士所未能治愈之症，因知著者必与天士

同时；案中有吾家仲醇云云，可知著者为缪姓无疑。余因此有感焉，古来妙手，治病如神，湮没于穷乡僻壤，姓氏不闻，方案不传者，何可胜数？惟赖后之人广为表彰，传前贤之遗著，启后学之灵机，使良医之流泽无穷，非特为仁寿斯民之助，且使后之览者心领神会，日益发明，岂非轩岐一脉之幸也欤？癸丑冬，嘉禾受芝董寿慈记。

张龢芬序曰：医之为道，不外规矩神明，规矩出自古人，而神明则本诸心得，心得之学，医案其端倪也。周秦汉唐诸书，已如六经之典要，规矩尽之矣。自宋元以来，名家治验方案，尤为医林所尚，藉以扶翼先典，启发后学，其有裨于天下生命，实非浅鲜。近世如《古今医案》、《名医类案》、叶氏《指南》、吴辑《三家医案》、《吴门治验录》以及潜斋王氏所著，江阴柳氏所选，多神明于规矩之中而出奇制胜者。嘉禾医士董君受芝，潜心医学，与余论学相契，近以所藏《松心笔记》抄本见示，谓得之吴门书友，如获龙宫秘方，按法施治，辄见奇效。余读之终篇，见其议论透辟如喻嘉言，灵机活泼如叶天士，议病议药，别出心裁，亦可谓神明于规矩之至矣。虽吉光片羽，寥寥仅存，而实医林之宝筏，度世之金针也。案中有吾家仲醇云云，则著者为缪姓无疑焉。君夙喜搜罗名医方案，志在刊布，尝谓方案留存，不啻昔贤之耳提面命，是不可以湮没不传。余深韪其言，怂恿付梓。君乃重为编订，嘱余为之弁言，所藏尚有别种方案，议将继续印行，则此书之传，其流播仁术之嚆矢乎？癸丑冬日，慈溪张龢芬书于海上寓庐。

时觉按：董寿慈得抄本于吴门书友，编次校定，分为二卷印行。有民国二年铅印本藏上海、成都中医药大学，又有民国四年张存存斋石印本。二序知著者缪姓，且与叶天士同时，医案又以松心为名，却不知其为缪遵义。张、董二人真寡闻如此，抑故为玄虚以神其事？

《顾雨田医案》一卷　存　1775

清吴县顾文烜(雨田，西畴)撰

时觉按：顾氏病案抄本今中国中医科学院、苏州中医医院、上海中医药大学均有藏，上海中医药大学所藏石岑抄本2004年收于《中医古籍珍稀抄本精选》刊行。

《顾西畴方案》一卷　存　1775

清吴县顾文烜(雨田，西畴)撰

黄寿南识曰：是书于己酉年考贡之期，试院前书肆见抄本购归。因纸薄而叶大，不便插架，重录一通，以原稿与笏臣翻阅。而原书载平原陆氏抄得夏氏所录顾公门诊出诊方案成书，陆云：素不知医，未能分门别类。寿就可分者约略区分，抄竣，识其得书之由。惜夏、陆二氏皆未留名，无从搜志，姑付阙疑。宣统庚戌二年秋八月，黄寿南识。

黄寿南《顾公小传》曰：顾公名文烜，字雨田，号西畴，国学生，世居南城下。见唐刻《吴医汇讲》小志中。再考叶刻本《奇方释义》各序，天士自序当乾隆乙丑十年，石执为序云天士时年八十矣，而顾雨田为续刻之序在乾隆五十六年辛亥岁，自云与叶先生肩随视病，则顾公当是乾隆年间人矣。寿乙卯春借得顾雨田、何嗣宗、薛生白抄稿一宗，缘由另记成书之后。乙卯夏四月仙诞后二日，寿南再记，时年六十七岁。

时觉按：收于《黄寿南抄辑医书二十种》。1981年中医古籍出版社影印出版。

《顾西畴城南诊治》二卷　存　1775

清吴县顾文烜(雨田，西畴)撰

黄寿南引言曰：医者意也，意之所通则中，故昔贤治疾如隔肤见癥，望而知病，岂可云捕风捉影？仓公虽得公乘阳庆之传，及对汉文帝所云，不过多读书而通于意者两语。夫前事者为后事之师，若师其意而通变，其法则得之矣；若欲袭其方以凑病，罔冀诡遇，则失之矣。是案为吾吴顾西畴遗稿，先生名文烜，字雨田，吴县人也，居苏城之南。乾隆中叶为人治病，名闻遐迩，《吴医汇讲》中有著述，《本事方释义》有序言，所谓多读书而通于意者乎？吴中道光年闻有前辈名医曹仁伯先生乃薛性天先生高弟，所著医案、语录有曰顾雨田、徐澹安都是凉手。又云：雨田先生善用凉药，非无用温处，用至七分止矣；性天先生善用温药，非无用凉处，用至七分而止。两家对待，各有至理。雨田又自云：一分热邪不除，便为不了之病，易戕正气云云。引此可作是案评语，使读者自得之耳。其稿向无刻本，寿假之同道新之，新之得之龚君莲峰者。书成，缀识为引。宣统纪元腊八日，吴民黄寿田书。

民国二十二年《吴县志·列传·艺术一》曰：顾文烜，字雨田，号西畴，世居南城下。著《城南诊治》二卷。

时觉按：收于《黄寿南抄辑医书二十种》。1981 年中医古籍出版社影印出版。

《吴正公医案》不分卷　存　1776

清吴县吴蒙（正公，砚北）撰

时觉按：是书无单行本，《联目》《大辞典》俱不载，徐珊于道光二十二年收入《八家医案》，有抄本存世；2010 年收于《清代吴中珍本医案丛刊》，江苏科技出版社排印出版。另有《砚北吴正功方案》六卷，门人叶孝庆抄辑，有乾隆四十一年抄本存世，笔者未见。

《次荷医案》二卷　存　1777

清吴陵纪桂芳（次荷，中纬）编著

林光照序曰：纪生桂芳，吴陵博士弟子也，以医名。集其治之验者著为编，将以此自鸣欤？抑因寄所讬耳？医之为术至难，而究非读书明理不能渐造其深也。缓之言曰：肓之下，膏之上；和之言曰：上医国，次医人。其洞察根蕴，皆有至理，故知浮游涉历，偶一著效者，未得称为三折肱矣。纪生深思好学，潜心有年，始以此著于世，其斟酌调燮之宜，又能不拘局方而自得于心焉。宋时杜太和为人谦下，好读书，而讬于医，无贫富贵贱，招之辄往，多为士大夫所知。王荆公云：予尝与之语，久而不倦。古之方术皆读书之士，故其理明而技无妄作也。纪生文人而志在济众，必当力为专门之学以传世。是编之辑，用附于无忘所能之义，予故嘉之而为序。时乾隆四十二年岁次丁酉阳月望日，霞浦林光照撰。（序后原注：州伯林公号珠浦，乾隆辛巳恩科进士，现官江南直隶海州知州。此序官泰州时所撰。杜太和，见《江南通志·人物志》。）

徐昂序曰：昔龙门作《扁鹊仓公传》，而后之言医者皆宗之。虽然，太史之文、仓扁之医，不少概见，医与文两呈其妙，以成天地古今之大美。使后之览斯编者皆流连不忍释手，是其精神面目不可不流传于天壤间也。今年夏，吴陵纪生袖医案一帙乞序于余。余受而读之，文与医俱出其手，以出风入雅之笔，阐轩岐性命之旨，决人死生，百不爽一，何其神欤？噫嘻！此帙出，当令学士爱其文，养生家究其术也。纪生长于诗古文词，旁通六艺。余佐理海陵，与余三共寒暑，从未以私事干请，其品诣之清纯更有高人一等者。余闻良医之功同于良相，纪生行年五十，才举子一，余与之命名积庆，其尚体天地好生之德，全活数千百人哉。勉之毋怠。乾隆岁次丙申孟秋谷旦，通家侍生燕山问心徐昂拜书。（老师徐公，大兴学官，徐州府别驾，管邳宿运河水利。此序官泰州司马时所作。）

缪永煦题辞曰：奉题《次荷医案》即尘二先生削定：良相功堪媲，知微本缓和。新编遗我夥，妙手活人多。肺腑窥如语，阴阳剂不磨。虚衷时暗诵，暇日记经过。剥啄掀髯笑，雠书爱掩关。眼光超肘后，心印阐河间。白发愁侵老，丹砂藉驻颜。倩君施大药，案立法如山。静轩缪永煦脱稿。

时觉按：《联目》《大辞典》不载，收于《乾隆吴陵纪桂芳医学丛书》，为其卷八、卷九，有乾隆间稿本藏天津图书馆。书分为二，《余庆堂医案》一卷，载三十三案；《辛丑年医案及绎出旧案》一卷，载二十二案，卷端署：古歙管幼孚先生点定，吴陵纪桂芳中纬著，受业刘玉璋绶堂校。

《（书樵）医验》一卷　佚　1788？

清青浦金枭（澹民，书樵）撰

光绪五年《青浦县志·艺文上》曰：《医验》一卷，国朝金枭著。王陈梁序称其老于医术，深知其难，取生平治有成效者成书。大略参酌虚实强弱之间，不偏于攻补。

乾隆五十三年《青浦县志·人物六》曰：金枭，字澹民，号书樵，居沈巷。沈静寡默，手不释卷。又工草书，耽吟咏，著《选幽居诗》。

光绪五年《青浦县志·文苑传》曰：金枭，字旷民，沈巷人，布衣。沈静寡默，耽吟，手不释卷，工草书。又精医。同里王心，字载宁，与夏简并长古文，有笋溪双凤之目。心有十友楼，延致一时名士而为之主，亦喜为诗。简字宛青，十友之一也，枭亦十友中人。曾孙庭槐字柱峰，以枭诗乞序，徐芗坡称之。王心、任镛遗诗皆庭槐所编录，亦能世其医。

《青浦诗传》曰：金枭，字澹民，号书樵，青浦人，工草书。（《皇清书史》卷二十二）

《薛公望方案》不分卷　存　1790？

清古吴薛承基(性天,公望)撰,后学严恩锡(康夫)录,及门张鸣时、常熟曹存心(仁伯,乐山)、鲁怡然、石品三、吴斗槎参订

时觉按:《联目》《大辞典》俱不载,常熟虞麓山房藏有清抄本及该本以“古法樵印”的2020年复制本。扉页题署:古吴性天薛公望先生著,后学严恩锡康夫甫录,《薛公望方案》,及门张鸣时、曹仁伯、鲁怡然、石品三、吴斗槎参订。前后无序跋,目录载风寒、暑湿、燥火、风温、温热、冬温、痰症、痰饮八门,卷端署名同扉页。

《兰室医案》一卷　佚　1792

清嘉定钱肇然(肇熹,希文,敬亭)著,门人朱范莲,嘉定郁璞(在中,淡庵)辑

光绪七年《嘉定县志·艺文志三》曰:《兰室医案》一卷,钱肇然著,门人朱范莲、郁璞辑。

光绪七年《嘉定县志·人物志五》曰:郁璞,字在中,居外岗。本天元定化之旨,神明于司天在泉、主客间气之运行,每立一方辄应手愈。画笔亦沈厚。

时觉按:乾隆五十七年,钱肇然纂《续外岗志》四卷;郁璞为画家,《练水画徵续录》有载。

《蘧庐医案》十卷　佚　1802？

清太仓陈顾涞(蘧蓬)撰

嘉庆七年《太仓州志·人物·艺术》曰:陈顾涞,号蘧蓬,州学生。昆山王成博、王九来皆出其门。精医,能起死,有陈仙之称。著《蘧庐医案》十卷。

时觉按:《吴中名医录》载为“陈涞,字就列,善医,著有《蘧庐医案》十卷。”

《李翁医记》二卷　存　1805

清扬州焦循(理堂)辑

汪绍达序曰:李翁不知何许人,要为乾嘉时淮扬一带之高手也。惜其名字不传,无由识其生平大概。焦理堂先生比之李东垣、戴原礼,其医学之卓绝一时,可想见矣。此《医记》二卷,即理堂记翁之医案,上卷皆理堂家人之病,下卷则得诸他人所述李翁之治验也。古今人之医案多矣,若寻常之病即治之不误,何足以著书传说?况误治者满纸皆是,医案愈多,而愈误人矣。此篇所述之病多医书所不经见,若入庸手,未有不误,翁独批郤导窾,游刃有余,虽无成法可循者,亦必运以精思,使药与病无毫发之不合,是非烂熟《内经》《本经》而神明于仲景之法者不能为也。理堂于下笔叙述时,每一病必穷源竟委,务使阅者能明其所以然。如此医案,虽三五条已足开人无限智慧,况数十条之多耶?读者苟能举一反三,则一切笼统浮泛之习自能涤尽而无遗矣。己巳五月,江宁汪绍达。

同治十三年《扬州府志·人物》曰:焦循,字礼堂,少颖异,嘉庆六年举人。一赴礼闱,嗣以足疾不入城市,葺其老屋曰半九书塾,复构一楼曰雕菰楼,读书著书,恒在其中。著《雕菰楼易学三种》,又疏《孟子》,著《孟子正义》三十卷。又著《六经补疏》。又考浙江原委,以证《禹贡》三江,著《禹贡郑注释》一卷。并著有《雕菰楼文集》二十四卷,《词》三卷,《诗话》一卷,《种痘》《医说》等书若干卷。卒年五十八。

嘉庆十五年《扬州府志·人物九》曰:《李翁医记》云:黄某病伤寒,有叶生者,治以姜、术而烦减,将服附子。翁诊曰:胃热敛于脾,故减耳,更温,脾烂矣,服大黄生,服附子死。服大承气,两目珠戴入于脑,翁曰:热纵也。又下之,目珠出而颈软头不能直,翁曰:热遁于足太阳。加滑石、甘草下之,愈。江心培病伤寒烦甚,服清凉之品未已,医议下。翁诊曰:病之格阴,服附子生,服大黄死。服附子狂走、目眦溢血,他医悉谤翁。翁曰:寒竟也。力任其治,倍附子加人参,服之愈。周生者,病头痛,翁诊之曰:是有鬼气乘之。或疑其言之奇,未几日,果见鬼物。翁曰:鬼附于肝不能自去,驱鬼必以风,用羌活、独活、川芎、细辛、防风、荆芥、升麻、甘松,一切升阳发散之品为末,服之而愈。观察和腾额。两足痿弱不能行,翁始诊之曰:足未病之先,阳必痿,阳未痿时,肌肉即羸瘠,皆对曰然。翁曰:病宜治脾以及肝,少用白术、茯苓、甘草,加白蒺藜一两五钱。和奇之,以问王献廷。献廷,京口名医也,曰:李之学,足为吾辈师,其用意岂吾之能知也?宜从之,必有效。服数十剂不易方,果愈。

时觉按:李翁乃仪征李炳,字振声,号西垣,是书即附于李氏《辨疫琐言》后,亦收于《回澜社医书四种》

《焦氏遗书》。嘉庆十五年《扬州府志·艺文一》之《书目》载有李炳《西垣诊籍》二卷，或即是书。

《马怀远医案》六卷　阙　1805

清邗上马怀远原撰，萸林老人辑

胜槐序曰：夫医者，意也，药不执方，合宜而用焉。昔古神农尝百草以济民生，轩皇辨四方而立《素问》。历代圣贤仁人，皆咸注意，传《玉函金匮》，无非济世之良法，紫府青囊，总是活人之秘诀。人有风寒暑湿之所感，喜怒忧思之所伤，药有寒热温凉之各用，补和攻泻之分方。凡病必辨其候，证必切其脉，须察病而后订方，是病而选药，莫云易矣为功。取古人已验之成规，今仿之为效，前辈有工于诗文，有词不达意者，何必以近而致远？用药如兵法，军机量四时，而望闻问切，在人之灵明，岂能纸上与之耶？奈世之医而称儒，且儒诵读而言医，但医与儒两途也，以浅而视深，或以深而视浅，屡屡莫定。邗上马门，乃淮西世业，前明万历年间道传至今，将三百年矣，屡世称阳春，伊家数白眉为最。予曾受业门墙，故将庭训而珍秘，取其文疏简便，开卷可对证而施，用以疗人之疾苦者。先生历年所集之治验之方案数十余本，因其迁移有失，惜未能一见。时行非医莫愈，亦不可执方，须酌意而施之也，勿偏傲之，故为序云。时嘉庆十年岁次乙丑二月廿日，胜槐灯下拜题于桐桂山房之西窗。

时觉按：又名《马氏庭训》，六卷八十门，现上海中医药大学藏抄本残卷一卷，有中风、眩晕、感冒、大头瘟、斑疹等十门。

《临证医案》　佚　1806？

清无锡邵纶锦（晴江，香谷，补楼）撰辑

时觉按：邵纶锦，晚号补楼，生于乾隆乙亥，卒于嘉庆丁卯。《吴中名医录》据《锡山历朝书目考》卷九载录。

《徐氏方案》　佚　1808？

清常熟徐洙（杏春，竹村）撰

民国三十七年《常昭合志·艺文志》曰：《徐氏方案》，黄廷鉴序。徐洙，字杏春，号竹村。

光绪三十年《常昭合志稿·人物志十一·汤鼎传》曰：学于鼎者，昭文徐洙，字竹村，学医兼学诗，均得其指授，诗尚性灵。所汇录《徐氏方案》，精研脉理，黄廷鉴序而刻之。

时觉按：黄廷鉴，字琴六，自号拙经逸叟，昭文人，清代校勘家、藏书家，卒于道光二十二年。其父黄叔灿，乾隆三十年撰《参谱》一卷，嘉庆戊辰黄廷鉴为跋。

《（祖受）医案》　佚　1808？

清安亭钱大一（祖受）撰

嘉庆十三年《安亭志·人物志》曰：钱大一，字祖受，乡饮宾。大一幼攻制举，文负干略，中岁不遇，以医术活人。尝集唐人语，自题轩柱曰：早知名是病，应用道为医。切脉能悉脏腑受病，决生死无不验。书宗李邕、赵孟頫。手定《医案》，连篇累纸，引古证今，顷刻数千言，时医见之，退避三舍。

《燮堂医案》一卷　佚　1810？

清江都杨和（育龄，燮堂）撰

时觉按：嘉庆十五年《扬州府志·人物九·术艺》载录。

《葆真堂医案》　佚　1810？

清仪征刘敞（芳州）撰

时觉按：道光三十年《仪征县志·人物志》载录。

《经验志奇》　佚　1810？

清上海施不矜（履谦）撰

时觉按：嘉庆十九年《上海县志·志艺文》载录。

《王九峰临证医案》二卷　存　1813

清丹徒王之政(献廷,九峰)撰,丹徒王硕如(跛道人)辑

王硕如题曰:谬承家学叹才庸,卅载辛勤一瞬中。剩有文章惊海内,用将心血绍先踪。书生毕竟志清狂,负责医林拟改良。笑指龙宫三十卷,欲加整理署圆方。乙亥冬日编次九峰公医案,竟夕未眠,偶成七绝两章,自题肖像,兼以述怀,录呈吟坛斧正,并乞锡和。跛道人王硕如未是草。

焦易堂序曰:《书》云:医不三世,不服其药。盖谓读三世之书,然后知良。一说,传之三世,学术经验堪称精善。丹徒王九峰先生为前清御医,声名扬溢乎海内,国人多崇奉之。江苏省国医馆馆长王硕如氏为其裔孙,家学渊源,箕裘克绍,殆三世之良欤?今将九峰先生医案刊行,斯诚为"孝子不匮,永锡尔类",故乐而为之序。中华民国二十五年元旦,焦易堂。

张钟毓《王征君九峰传》曰:王征君讳明泾,字献廷,号九峰,江苏丹徒县人也。乾隆癸酉二月二十三日生于白沙村,去丹徒县约四十里,少而喜方术。受清乾隆皇帝之召为御医,授太医院院监,钦加三品衔,分省江西补用道。嘉庆十四年貤封登仕郎,淡于官途未仕。王氏古多国手,藏秘笈,生死人,历世钻研勿稍衰。公入庠后,慕扁鹊之为人,慨然曰:士苟精一艺以推及物之仁,虽不仕于时,犹仕也。乃悉焚弃向所习举子业,一致力于医焉。博通经方,精意诊处,公盖跨其灶者也。为人治病,决死生多验,且多所全济。每应人延请,使二仆夫舆之,出没里巷。一日路过河畔,一老者正事垂钓,乃丈人行陈明道也。陈翁素娴医术,且耻以医见业,咎公之年少自负也,阻舆不令前进,问以将何之。公下舆执弟子礼甚恭,且告之曰:应某人延。陈翁怃然有间,曰:汝居然能医耶?公曰:然。相与问答频繁,卒为所困,公心虽钦羡,恶其轻视,能无怨之。乃返居玉皇阁大楼,博览典籍百家之言,手不释卷,遂尽其妙。裘葛五易,迄未尝一下楼,其志学之忱可谓毅矣。陈翁闻而嘉之曰:后将为良医。卒如其言。张钟毓曰:余往炼壁谒九峰公墓,是夜宿王植庭如兄家,其尊人为我说陈、王事云。殆学成,出而问世,遨游江淮之间,于当时称上手。疗病平脉之候,其效若神,无高下,无贫富,无贵贱,不务财贿,不惮劳苦,矜老恤幼为急,所活不可胜计。名公巨卿,盐商大贾,无不倒履以迎,延为上宾,愿致之无虚日,迄未尝悬壶,而上自朝廷,下至贩夫竖子,远至邻省外藩,鲜有不知王氏者。是诚有先生则生,无先生则弃捐填沟壑,长终而不得反,固医官也。公起当生之疾,固无论矣,而其察脉之妙,辨脉之微,知人生死,决嫌疑,有足称者。江宁将军女,女病延公,公尚不知其为在室之女也,入绣房,垂帐候诊,仅出素手,公候之,乃告将军曰:案脉怀躯,非病也,奚以药为?将军闻公言,怒发尽上冲冠,目眩然而不瞋。既而延之客室,将军仓皇入,须臾复出,而将军已握黄金与血胎并出矣。顿首而致谢曰:良医也。重贶遣之。当是时,公魂精泄横,容貌变更,慑怯离去。将军为八抚子弟,礼教素严,公耳为之吓聋,时以王聋子呼之。于戏!诊断之难也如此。而或者曰:此殆王十七聋子事,非公也。然公子之哲裔硕如先生言之审矣。一日,太湖盗魁某罹疾不起,嘱其徒党诳请登舟治病,舟行不知所至。殆抵盗窟,其徒党告公曰:大王罹疾,势颇笃,慕先生仁术,特来迎迓,望先生起之。惟吾语汝,病若不愈,不能生还。越数日,病果霍然起,始送归。公至此,盖深知医之不易为矣。尝书语录云:医之为道,难矣哉,亦危矣哉!医生倒霉,冷板凳难坐,医生走时,热轿档难跨。后世子孙,以行医为不孝。慨乎言之也!是知之深而言之切也。又尝致友人书云:医之为道,非大仁大智,不克为之。读书万卷,何如指下三分,谨守成规,岂过心灵一点。某也不才,谬应时誉,功过之凭,自问难安。苍苍者天,知我罪我,只可验诸后世耳。但求无愧我心,如此而已。年六十有几,卒于家,有子七,曰:继鏊、友通、宝堂、同寿、同庚、同源、同庆。孙二,曰:明开、明璋。曾孙若干,积德累功,克昌厥后,而著述留篋,未付枣木,医案散存,所在多有,闻硕如氏将为刊丛书而广其传焉。张钟毓曰:余读《王氏语录》《九峰医案》,钦其志学之毅,及抚但求无愧我心之章,不禁又感公之宅心仁厚也。吾闻之叶氏之诫其子曰:医可为而不可为,必天资灵敏,读万卷书,而后可济世。不然,鲜有不杀人者,是以药饵为刀刃也。吾死,子孙慎毋轻言医。于戏!仁人之言,其利溥哉!是与公训相吻合,此盖道术有辅于世,后世皆当取鉴者也。而江上名医,每数言公裔,若硕如氏,若彦彬氏,皆公之后也,均以医术鸣于时,于公言之为不孝,在后世言之,其为食德乎?语云:善人之后必昌。又曰:活千人者,子孙必封。若王氏昆季,厥为祖荫乎?抑将以继斯学于濒绝耶?大仁大智,克绍箕裘。于戏!君子疾没世而名不称焉。闾巷之士,其将砥行以立名乎?若公者,可以风矣。爰为文以传之。中华民国造国之二十有四年十二月上浣,锡君张钟毓撰于梁溪安仁草庐。

时觉按:又名《王九峰医案》,有民国二十五年镇江国药公馆铅印本,并有多种抄本存世。《大辞典》载录王氏另有《医案随笔》一册,有陈伟文抄录本藏辽宁中医药大学,未见。

《王九峰医案》三卷　存　1813

清丹徒王之政(献廷,九峰)撰,镇江朱方严(敦益,受甫,渔隐)辑

朱方严序曰:吾乡王九峰先生,精于岐黄,上自《灵》《素》,下逮薛、喻诸家,无不研求贯串,出其方剂,无不应手奏效,求治者日益多,驰名于江南北。吴江徐灵胎先生即九峰之师也,徐先生殁后,论良医者莫不啧啧称九峰。顾自洪杨之后,医案散佚,未有专书。余少嗜医理,前在邗江,获见徐荫庭所抄《九峰医案》,借归读之,见其论症选药,思路深细,用法精到,颇能独开生面,发前人之未发,因抄成册。继到京师,与同里王绍棠同寓,绍棠所录同里蒋宝素《医略》载有九峰医案,宝素其高足也,乃复另抄一册。暇与绍棠纵谈医理,出其所抄《九峰医案》三本,取而比较,大略相同,第皆序次紊乱,阅者不能爽目,又展转传抄,鲁鱼亥豕,所在多有。爰为审批排比,简其精粹,分其门类,正其错误,稍稍划一。其有错落讹误,无从更正者,一仍其旧,从疑以存疑之例,盖慎之也。以《医略》中所载为正卷,后编者为副卷,嗣又得若干条,归入补遗。此后如再有所获,续为搜入。惟校勘恐有未当,尚希同志之士匡我不逮。录成,其志缘起如此。时民国十二年八月望日,朱方严敦益受甫氏号渔隐识于都门。

时觉按:是书有正卷一,副卷二,后附《补遗》《集方》。有民国有清抄本藏上海中医药大学,2004年收于《中医古籍珍稀抄本精选》刊行。朱方严序称王绍棠、蒋宝素为同里,蒋镇江人,则朱亦镇江人。

《王九峰医案》一卷　存　1813

清丹徒王之政(献廷,九峰)撰,钱塘赵筑农辑

项元序曰:丹徒束季符太守在钱塘任时,延医其眷属及其幼子均获效,交好甚厚。出其同里王君九峰录存医案两厚本,束公书法本超于世,小草行间一字不遗,尤属难得。其述九峰先生于嘉道年间医名震宇内,曾与铁保贵显通谱,一时王公大臣乐与之交。其治症不□病者,每言于医所开方如夙见。九峰幼年通笔札,长通医,即行道,为人作难,后发愤,居一小楼读书,十年不下楼,遂成名医。光绪丙申阳月,项元檠下志于武林。

时觉按:有抄本藏浙江中医药大学。据项序,丹徒束太守携王氏存案来钱塘,是书辑于钱塘,藏于钱塘。

《王氏医案存稿》不分卷　未见　1813

清丹徒王之政(献廷,九峰)撰

铁保《王聋子郭风子二医人传》曰:聋子姓王,名之政,字九峰,江南镇江人。幼习儒,博通典籍。年三十余遭子丧,耳闭不听,又为行医者误投凉剂,竟至不通音响,遂自号聋子云。聋子因耳疾,不求仕进,遂弃儒学医,深通岐黄之术,声名大振。所至求医者,肩摩毂接,络绎不绝,多奇效。寻常家居,每旦病者踵门无虑百十人。于中堂设师座,一旁列及门四人,每一病诊后,属门生辈处方,口讲指画,应接不暇。又素不计赀,听其家自给,遇贫乏者多施药以济之,以故求者益伙。聋子不耐烦扰,遂就扬州盐政之聘,岁千八百金。鹾商有请者,多不就,曰:吾不能以低颜仰富翁面,自贱吾术也。性复磊落慷慨,有丈夫气。与余交最密,每赴江宁,相依必数月,有赠多不受。嗣闻余获罪,有乌垒之行,一日夜幞被至清江,依依不能舍,泪随语下,复亲送余眷属十余程,过山东界始回,其古道待人如此。至其医术之神,决死生于数月之前,其应如响。吴菘圃河帅暑月感热症,投以清凉之剂不效,淹淹就毙,聋子以附子理中汤治之,一剂而愈。谈韬华观察略无病形,聋子诊其脉,决以六月必死,不爽月日。其它立起沈疔,随手奏效,不能殚述。子二人,长官东河通判,次未仕,俱不能世其家学,惜哉!(《惟清斋全集·梅庵文钞》卷二)

光绪五年《丹徒县志·人物志》曰:王之政,字献廷,号九峰,祖籍开沙,居月湖。性颖善悟,复好读书。于岐黄家言独得精蕴,初游扬州即著。有显贵延视女病,不知其在室也,断为孕,且言必男。少顷,已剖腹出胎来视,大惊,耳遂聋,名益震。嘉庆中,奉征召,以重听辞免。一时南来名宦如费淳、铁保、陶澍诸公,皆乐与之交,聘访迭至,翰墨往来,名噪海内。终身无暇著作,门人各私集其方为《九峰脉案》,奉为圭臬,不绝于今。其从学者众,如虞克昌、李文荣、蒋宝素、朱致五辈,卓然一时,皆出门下。有小门生李欣园私淑其学,尤得真传。

时觉按:有抄本藏中国中医科学院,经查未见。

《调鹤山庄医案》　未见　1814?

清江阴姜大镛(鸿儒)撰

道光二十年《江阴县志·人物三》曰:姜健,字体乾,继祖父医学而术益精。晚年好《易》,于五运六气、阴

阳变化阐发甚精,故能投剂如神,决生死不爽。里中业医者多得其指授。从子大镛,字鸿儒,监生,亦善医工诗,著有《鸣秋集》《调鹤山庄医案》。

《吴中名医录》曰:姜大镛,名医姜健从子。生于乾隆五年,卒于嘉庆十九年。监生,得家传,精医理,以《黄帝内经》、张仲景《金匮》《伤寒论》为宗,别取刘河间、李东垣、朱丹溪、薛之康诸家论著为证。其治病,投剂立愈,名噪大江南北。曾视疾吴门月余,其医术医德出诸前辈名医叶天士之上,旋即归里,名益彰,数百里间求治者踵相接。所著有《调鹤山庄医案》,今有残稿存其后裔家。又工诗,著有《鸣秋集》。

时觉按:《吴中名医录》据姜庚白《姜氏世系表》稿及光绪《江阴县志·人物·艺术传》卷十八载录,并谓"有残稿存其后裔家"。大镛上承曾祖姜礼、从父姜健,又有子星源字润寰,孙之檀字树芳,曾孙维烈字雪澄,家学渊源,传承不替。明江阴亦有姜大镛者,字寿椿,字杏旸,习举业,亦工诗善医,著《妇科百辨》《医理发微》,当属二人同姓名。

《大方医案》 佚 1814?

清上海周尧载撰

嘉庆十九年《上海县志·志人物·艺术》曰:周尧载,业内外科。初无重名,会同里王廷珍从高倾坠,破其阴,外肾突出,闷几绝。尧载视之曰:络未断,可治也。拾其肾,徐纳诸囊,线缝之,敷以刀圭,果无恙。著《大方医案》。

时觉按:嘉庆十九年《上海县志·志艺文》及民国十一年《法华乡志·艺术》均载录。

《林菁医案》 佚 1814?

清上海张以恺(林菁)撰

时觉按:嘉庆十九年《上海县志·志艺文》载录。

《(李桂)医案》一卷 佚 1814?

清上海李桂(蟾客,秋芳)撰

嘉庆十九年《上海县志·志人物·艺术》曰:李桂,字蟾客,诸生,精幼科。嘉庆十六年辛未重游泮水,有《痘疹秘录》及《医案》。卒年八十。

时觉按:嘉庆十九年《上海县志·志艺文》亦载录。

《(王镇)医案》 佚 1818?

清娄县王镇(泰岩)撰

嘉庆二十三年《松江府志·艺术传》曰:王镇,字泰岩,娄县人,丕烈从孙,监生。善隶书,精岐黄术,能治伤寒。北郊汤某,盛暑壮热九昼夜,势甚危殆,诸医争以黄连石膏投之,热愈甚,乃延镇诊。徐问病者思饮否,曰思饮甚,曰思饮水乎饮汤乎,曰思饮汤甚。遂主姜附定方,一剂热退,不数日瘥。尝语人曰:习医而不知《易》,必无合处。年六十余卒。著有《医案》,藏于家。

《分省医籍考》按:光绪五年《娄县续志·人物传》谓,镇卒年六十有九。

时觉按:王丕烈,青浦人,雍正五年进士,官福建、河南按察使。

《绿野医案》 佚 1819?

清江都裴之仙(绿野)撰

时觉按:嘉庆二十四年《江都县续志》卷八《经籍》载录。

《何元长先生医案》二卷 存 1806

清青浦何世仁(元长,澹安)撰

何时希曰:《何元长医案》八卷,原书为《福泉山房医案》一卷、《青浦何元长先生医案》二卷、《济世堂医案》二卷、《何元长先生医案》二卷、《淡安公医案》一卷等五种抄本。盖或出于子弟之所汇,或出于门人传录,随诊有先后,录存有多少,故诸书各有所缺,亦略有重复者。今汇集五种为一,付之影印,以存原书面目,

则又不当删削，故附此索引于后，以便检阅。七世孙何时希记，时年六十有八。(《何元长医案跋》)

嘉庆二十三年《松江府志·艺术传》略曰：何世仁，字元长，青浦人。候选布政司理问。祖王谟，父云翔，累世名医。世仁尤神望闻之术。病者集其门，舟车杂遝，至塞衢巷，不以贵贱贫富异视，务得其受病之由，故所治皆应手愈。性慷慨，罔勿应，独力刊行《陈忠裕公遗集》。卒年五十五。著《治病要言》《簳山草堂医案》各若干卷。

时觉按：收于《重古三何医案》。嘉庆《松江府志·艺文志》尚载其《福泉山房医案》十卷，另有《世济堂医案》《世济堂医存》，各有抄本。何时希汇集各种为《何元长医案》八卷，1984年学林出版社有影印本。

《竹簳山人医案》六卷　存　1820

清青浦何其伟(庆曾，韦人，书田，竹簳山人)撰

何时希后记略曰：《竹簳山人医案》自来未见刊行，我所藏在八卷以上，今汰其重复者，得六卷，付之影印。其首二卷有近代名医程门雪先生的批校，尤可珍重。至于北京石印本《重固三何医案》中卷，前半属于何书田之高祖何炫的医案，为编者陆晋笙误列为书田，今已归入《何嗣宗医案》中印行，为《何氏历代医学丛书》的第二种。

光绪五年《青浦县志·人物三》曰：何其伟，字韦人，又字书田，增贡生，世仁子也。其伟幼解四声，长通六义，师事娄庄师洛、同里王昶。昶与师洛辑《陈忠裕集》，其伟任其校刊。诗效陆务观，主清澈自见。医能世其传，名满江浙。林文忠则徐、姚椿皆深重之，谓其不仅以医名者。伉爽尚节气，年六十四卒。晚由簳山徙重固。弟其章字耀文，诸生，早卒。著有《七榆草堂语词稿》。

民国二十三年《青浦县续志·杂记下》曰：青浦何书田茂才工诗，家世能医，书田益精其业，名满大江南北。侯官林文忠公抚吴时得软脚病，何治之获痊，赠以联云：菊井活人真寿客，簳山编集志诗豪。由是投分甚密，而何介节自持，未尝干以私，人皆重之。

时觉按：《联目》不载，1985年何时希校辑整理，学林出版社影印出版。其卷五为医话十九则，乃何书田好友朱绶、姚椿为撰《竹簳山人传》时摘录验案，许为生平得意之作；卷六诊断四则，则为门人所记。

《簳山草堂医案》三卷　存　1820

清青浦何其伟(庆曾，韦人，书田，竹簳山人)撰

时觉按：嘉庆二十三年《松江府志·艺文志》载录何世仁《簳山草堂医案》十六卷，《大辞典》"佚"，《联目》不载。是书1989年上海中医学院出版社据家藏抄本校正排印，署为何书田著，上中下三卷，列六十五门，以内科医案为主，兼及外、妇、喉科。

《何书田医案》一卷　存　1820

清青浦何其伟(庆曾，韦人，书田，竹簳山人)撰

前言曰：何书田先生名其伟，字韦人，自号竹簳山人，青浦县重固镇人。生于乾隆三十年甲午，道光十七年卒，为何氏南宋以来二十三代世医。其为医，《青浦县志》称为名满江浙，梁拱辰誉谓名满大江南北，《清代名医医话精华》秦伯未谓其起疾如神，为嘉道间吴下名医之冠。其经济文章亦推重当时，特为医名所掩耳。书田先生著述以《救迷良方》一卷最为名传宇内，乃文忠林则徐官江苏巡抚时所恳作戒除鸦片烟之效方，林公广为传刻，又制药施送，得济万民。林乃据以上奏道光皇帝，此书尚传有重固、上海、江苏、皖、闽、广等十余种刊本，功泽之于人广矣。又《杂证总诀》，一名《医学妙谛》，颇有增补之本，传为内科医学之津梁。又《医方汤头歌诀》、《竹簳山人添岁记》(年谱之根据)及《竹簳山人医案》六卷(辑案一千有余)，均已刊入《何氏历代医学丛书》之中。今续刊此本，乃书田先生之子名医何鸿舫门人苏州陆方石(于光绪二年丙子入拜门下)所钞，案二百六十有九，足补前书之不足。其写在眉上者，不利影印，余为移录于后。老来不暇作楷，读者谅之。岁在壬申二月，七八叟、裔孙何时希记于海上皆春楼。

时觉按：有金山朱继璋桔泉抄本藏上海中医药大学，并收于《重古三何医案》，1994年学林出版社有影印本。另有清末兰泉镜涵氏钞本藏中国国家图书馆，题《世济堂医案》，青浦市人何书田先生定，2002年收于《国家图书馆藏稀见古代医籍钞(稿)本丛编》，影印出版。《联目》载录《世济堂医案》，又名《何氏医案》，似

一书三名。

《簳山何氏医案》 佚 1856?

清上海沈葵(心卿)辑

时觉按：民国七年《上海县续志·艺文》之《医家类补遗》载录。沈葵咸丰六年撰辑《紫隄村志》八卷，大约成书此时前后。

《彭城医案》 佚 1821?

清南汇刘作铭(鼎扬，意亭)撰

光绪五年《南汇县志·人物志三》曰：刘作铭，字鼎扬，号意亭，居下沙镇。钱时来之婿也，少业儒，后得时来传。道光元年疫疠大作，他医多束手，作铭独用黄连香薷饮加减，投之辄效，求诊者填门，不暇给，因参定其方梓行之，全活无算。朱姓妇腹隆，众以为癥瘕，作铭曰：此孕妇也。果生男子。

时觉按：光绪五年《南汇县志·艺文志》载录。

《吴门治验录》四卷 存 1822

清如皋顾金寿(晓澜，雉皋逸叟)撰

戴联奎序略曰：晓澜学博先生，余内弟也。幼同笔砚时，辄见其读书少暇，即好旁览技艺诸集，而于岐黄家言尤为笃嗜，甫弱冠，蜚声黉序，未三十遂入贡成均，素负大志，因未遑以医事自命也。迨南北奔驰，锁闱困顿，年四十，卒以明经秉铎而归，遂乃绝意功名，研心医学，凡《灵》《素》、越人以下诸书无不精心熟玩，得其深意。每遇宿学名师，不惜虚怀就正，求其脉理之精微，十余年中孜孜不倦。每遇一证，必留意精思，寝食俱废方定，卒起沉疴，医名颇噪。闻其偶游吴门，亦以医事为吴人攀留，竟乐此不疲，十数年来，活人无算。今门弟子录其方案成集，欲请付梓，而问序于余。余素不知医，而传闻之与目睹，实效之与空言，则未尝不能辨也。昔范文正未发时，有不为良相即作良医之愿，晓澜之居心，非即欲补前贤所未及者耶？至其考核之博，论症之精，用药之活，吴中人自能啧啧不忘，更毋庸余之多赘矣。是为序。道光辛巳冬日，愚弟戴联奎拜撰。

俞恒润跋曰：晓澜先生，润内舅父也，乾隆乙卯间，初识公于戴紫垣外舅处，见其言谈丰采迥异恒侪。嗣以淹贯多能，为公卿所重，而于医事尤津津乐道不衰，会家人有小极，无不指到春回，一时求为原诊者络绎不绝。公以为烦，携两弟子假读西山谭柘寺，两年足不入市。嘉庆己未间，竟以屡困名场，秉铎南下。越数载，润以史官出守西蜀，侧闻公已弃冷官如敝屣，就吴门以济人。十数年来，活人无算。诸及门集其方案成册欲付梓，公犹未敢自信也，仅择其得心应手者百余案，每案复设为问辨，以自明其诚求之心。书虽成，尚未开雕。至道光壬午春，润复以闽守擢雁平监司，见公于吴门寓斋，须眉虽白，而言谈丰采一如在都中时。出斯册示润，虽未能细玩深思，而辨症之明晰，用药之灵妙，令人一目了然，已非近今医书中所有。夫公之文章经术仅假医以传，似乎不尽公之所长，然得处山水胜地，以活人为务而成其名，公已置身神仙中矣。视世之风尘奔走者，相去岂可以道里计耶？读公是书，固知福德未可思议也。愚甥俞恒润谨跋。

《续修四库全书提要》曰：清顾金寿撰。金寿字晓澜，如皋人。贡生，为校官，精于医。晚年辞官，寓苏州十余年，活人甚众。门人汇集其医案，编为四卷，每治一病，录先后方案，终以门人问答为总论，详其病因，及所以施治得效之故，体例特善。案：金寿学有本原，经验亦富，最为吴人信仰，尤长于杂病。戴联奎序称其考核博，论证精，用药活，循览诸案，三言实足副之。陆以湉《冷庐医话》有一条论是书，每用人所不恒用之药而奏捷效，妇女解郁调经而以合欢皮煎汤代茶，妇女反胃痰饮则用东壁土墙白螺蛳壳，入墨骡溺，连土阴干，研末入药。又治痰迷心窍，忽于数日之内所读书皆不记忆，用茯神、远志、半夏、菖蒲、南星、珠母、甘草，以惜字炉灰煎汤代水获效，又加益智仁、灵磁石服之而愈。妇科两方，犹可说也，至谓以惜字炉灰取效，近于附会。此类皆小慧，非医家正轨，不足以尽金寿之长也。特附辨之。

民国二十二年《吴县志·艺文考七·流寓》曰：顾金寿，字晓澜，如皋人。潘奕隽序云：以明经秉铎，晚而息辙于吴门。

时觉按：又名《顾晓澜先生医案》，道光三年苏州黄鹤本为最初刻本，中国医学科学院有藏。

《张履成先生医案》不分卷　存　1824

清乌镇张履成（阔寰）撰，昆山潘道根（确潜，晚香，徐村老农）增辑

引言曰：乙巳新正六日，归安胡书堂，字仁基，名德升，同其子鉴，字镜澜见访识间，谈及近况，知书堂移家乌镇，因询逶村上人，则已示寂数载矣。或及门有张君履成，亦著名，因出《医案》一卷见示，留录其副。余答《疟问》附焉。

时觉按：道光二十五年潘道根抄本藏中国中医科学院，卷端作乌镇张履成先生医案，署：道光甲申，名西□，号阔寰。载内、妇、儿科案百余则，附《疟问》，昆山张序均字礼庠问，潘道根字确潜答。

《马省三医案》不分卷　存　1827？

清武进马省三（吾庵）撰

时觉按：马省三，字吾庵，武进通江乡人。善针灸术，尤精于疡科，为道光年间武进名医。其孙马文植字培之，医名益盛。《联目》《大辞典》俱不载，常熟虞麓山房藏有清抄本及该本以"古法樵印"的2019年复制本。前后无序跋，亦无目录。

《叶氏医案》　佚　1827？

清苏州浒墅关李大瞻撰

时觉按：道光七年《浒墅关志·艺文补遗》载录。

《叶薛缪三家医案》三卷　存　1831

清震泽吴金寿（鸣钧，子音，寄瓢子）辑

子目：叶桂《叶氏医案》，缪遵义《缪氏医案》，薛雪《薛氏医案》

例言曰：《三家医案》藏箧有年，校刊《医效秘传》竣事，同人以两书如丰城宝物，必合延津，怂恿合刻。缘重为补订，命门人凌又新、侄右庢校正，以应同人之命，并略系例言如左。医案与医书，似同实异，书则示人以规矩，故宜分门别类，使后学有一定之准绳；案则因症用法，寓法于症，无一定之体。存之者，欲人知治症之常变，处剂之权宜，一症有一症之治法，一方有一方之适用，不致泥古不化，以佐书之不逮。既无定体，奚烦类别？故随选随录之，况案中病情杂见者颇多，本难条分缕析也。叶氏方案散播人间者不少，然所存俱当时门诊为多。余搜罗二十余年，不下八九百案，惟禊湖毛氏、邱氏本，皆系及门汇存赴诊之案。案中议论超迈，立法精到，尤足启迪后人，故采取独多于他本。薛案余所得郡中朱氏抄本外，散见者落落晨星，如定武兰亭不少概见。惟余同里沈子莲溪有手抄本，较朱氏多十分之四，亟为登入，然终根存方不多，倘同志君子另有藏本，尚希邮寄补刊，以广其传，幸甚！缪案乃业师张友樵先生手录。缪氏专于调补，善用异类有情之品疗治虚劳杂症，头头是道，实补前哲所未发，故合纂行世。是书所录仅三家之寸鳞片爪耳，而回春妙手已见一斑，诚即此触类而引伸之，于斯道未必无小补云。续刊书五种：西洋利西泰《人身说概》，盐官裴一中《言医》，平湖陆秋山《瘟疫新编》，暨拙著《语冰漫录》《阅历知非》，俱已汇稿嗣出。道光辛卯秋八月望日，笠泽吴金寿子音氏识。

姚文田序曰：余奉命视学江左，按临苏属。苏属人文渊薮，校士之暇，留心博访，震泽吴生金寿以所纂《三家医案》请序于余。三家者，叶天士、薛生白、缪宜亭三先生也。三先生皆吴中往哲，素闻其治病之神如磁引针，如鼓应桴，今阅其方案，灵机活泼，议论精醇，诚非学有根源，不克臻此超诣。然非吴生拾遗补缺，汇萃成编，则当日斟今酌古、殊途同归之理，何由观其会通？余故心折三先生而并以此多吴生也。吴生博学好古，工诗，善六法，兼通医理，为吴郡张容庭入室弟子。容庭者，继三家而起者也，生于医固无俟于余言，而余窃有一言为生进者。盖医之道下流为艺，上通于儒，轩岐以来，《内经·素问》尚矣，而后贤辈出，代有成书，要其旨，虚实以质异，情性以因感，风气以变生，所谓穷阴阳升降之微，悉运会转移之故。五行尽其变，五土异其宜，足与天地权生息之机，为国家培太平之本，医之学不亦大哉！余望吴生能近守师承，远宗前哲，功深养到，实至名归，有以传三先生之书，必有以传三先生之学，则此集其嚆矢焉耳！故于请序也，书以勖之，并嘱其持示容庭，其不以使者之言为河汉否？道光纪元岁次辛巳十月既望，赐进士及第诰授光禄大夫南书房行走户部左侍郎提督江苏全省学政加三级归安姚文田撰。

陆长春序曰：三家医案者，叶天士布衣、薛生白征君、缪宜亭进士之所作也。青囊一肩，紫书三卷，壶公术妙，獭女神奇。甘居带下之名，自获《肘后》之秘。变金液于六一，改银丸于三七，丹砂玉札，待用无遗，牛溲马勃，收藏不弃，盛以竹节，量以刀圭。赤箭劚于云根，红盐拂于灶上，明珠耻其价，金镜惭其形。杏林之树，以董奉而益珍；橘井之泉，非苏耽其谁凿？游刃恢乎，奏刀騞然，无枝经肯綮之忧，得批郤导窾之要。今虽扁卢已杳，和缓云游，郭玉之针靡传，淳意之经失授。而问秘书于金匮，鼠迹犹存；抄禁方于龙宫，蠹蚀未尽。倘不搜之石室，镌以玉版，则桃胶莫问，金浆遂漓，安能唤三折之肱，起一抔之土，续已断之琴弦，补久亡之笙诗乎？此莺湖吴子音先生所以有合刻之选也。先生以民胞为怀，婆心救世。赤饼胸纳，青芝手采，五行精理，六气辨淫，心源接俞跗之传，意学探允宗之妙。岁活人以万计，日扪心无一疵。固已严州道上争颂桐君，成都市中惟寻韩伯矣。乃当夫春雨初过，药苗微香，花拂帘垂，茗熟炉沸，茶烟袅于帐后，砚云起于池中，簟滑瓯甘，窗疏几净。爰翻玉轴，细检牙签，考阴阳之和，按升沉之度，攻必腠理，位必君臣，总思邈之《千金》，资葛洪之万卷，莫不明析虫翼，细察蚊睫，著解颅理脑之效，显涤胃湔肠之能，洵可以寿诸枣梨，观其草木焉。今夫秘术不宣者，庸医之窄量也；著书行世者，良医之苦心也。设或箧藏内典，枕贮《灵枢》，窃巫彭之制而号为己能，抱岐伯之书而矜为独得，则春风已歇，兰草孤芳，抱朴虚传，简文空劝，竟没飞仙之迹，难言妙道之公。乃先生则玉字亲编，金针暗度，潜消沴盭，广被太和，其心可不谓美哉？其利于是乎溥矣！长春少有痼疾，长习微疴，药性粗谙，方书渐熟，命含毫而撰序，遂濡笔而成章。嗟拙陋之无文，恐揄扬之未善。神君活我，医者原存割股之心；贤士知余，狂夫难疗看花之癖。道光辛卯九月既望，愚侄乌程陆长春瓣香氏谨撰。

凌铭跋曰：铭奉吾师命校订《三家医案》一书，师于是书几经岁月，随在搜罗，辑往哲之良方，备临时之宝鉴，案取揣摩，方留绳墨，斟今不致泥古，酌古即可通今。于以公诸同好，不吝青囊，授之吾徒，遥传丹灶，此济世之盛心，指迷之宝筏也。师近日又取徐灵胎所批《临证指南》重为删订，因华氏所刻门类虽分，精粗交杂，爰复扫除繁芜，务归的当，庶使妙义显呈，金针暗度。继往开来，未始非吾师兹选启其端也。今于医案告成，附识数语以续请剞劂云。道光壬辰夏四月，门人凌铭志于暖翠楼。

陆增书札曰：自亲雅范，若饮醇醪，别来时忆清芬，不啻东野云龙之感。缅怀足下，远溯灵兰，近搜杂著，特开生民之寿域，实为济世之慈航。弟于斯道，交情颇广，未尝有究心如足下者，钦佩之至。兹于梦琴仁弟处接奉朵云，极承绮注，垂爱殷拳，深铭五内，并荷惠及瑶章，过奖太甚，益觉汗颜。鄙人自愧才疏，碌碌奔走三十年来，愁长鬓丝，皮宽腰带，身如蕉而破碎，肘生柳以支离，燕影萍踪，依然故我，不免为时光所笑人也。拙著《瘟疫》一书，成于仓猝，笔墨荒芜，岂堪行世？因承不弃，故敢布鼓于雷门。倘足下必欲付之梓人，务求深加斧政，去其瑕疵。集中尚有纰缪及字画未真处，另呈裁正。承录校刻姓氏，得叨附骥，不胜欣幸。梦琴亦嘱谢谢。平湖陆增秋山。

陈希恕书札曰：执别逾岁，笺绘旷隔，离逖之感，驱役魂梦，朗月照胆，清风吹怀，钦向靡涘。伏维足下，业隆伯休，劬学著书，蓄之有素，救弊补编，一归于正。方今耳塞豆者，何足语此，每与秋山兄言而叹息。足下寻坠绪之茫茫，独旁搜而远绍，作中流之砥柱，回既倒之狂澜，是以触处生春，颂声遍地，所谓无一夫不被泽者也。昨承托致秋山，尺素领悉，灵兰秘册，尽付剞劂，活人寿世，流泽何穷？恕辈指南有针，实堪领教。惟蒙以校刻之中叨厕贱名，渐钦实甚。拳拳盛心，何以克当，感谢奚似？倘刷印后，乞早赐读是幸，景星庆云，先睹为快。同里陈希恕梦琴。

《续修四库全书提要》曰：《三家医案合刻》三卷，清吴金寿辑。金寿字子音，震泽人。吴中名医，叶桂称首，薛雪、缪遵义名亦相亚，金寿就搜访所得，合而刊之。叶氏方案旧有门人华南田等编《临证指南》，金寿谓其书所存皆当时门诊为多，此本出于禊湖毛氏、邱氏，乃汇存赴诊之案，较为精到，故与他本有异。薛氏传本仅有吴门朱氏钞存者，为数无多，此本又就震泽沈氏钞本补入，较朱本增十分之四。缪氏传本更少，此本乃张友樵所录，谓其专于调养，可为治虚劳杂证者所取法。叶氏医名煊赫，及门与私淑者各事搜求，人各有得，故传本不一，其后裔复有《叶案存真》之刻，而俞震《医案按》所收，又出诸家之外，各以所得者为胜。而医派不同者，亦不免互相菲薄，元和陆懋修《世补斋文集》中，颇诋是书，谓用药之谬，彼此相似，词句亦多雷同。又云，薛、叶素不相能，岂肯亦从叶派。案：陆以湉《冷庐医话》载薛、叶相轧，由于在医局同诊更夫之疾，薛辞不治而叶治愈之，因是启衅。二人同以治温热名，医派初不甚相远，隙末之后，遂有扫叶庄、踏雪斋之互谤。然治病应有定法，必谓两家不相能，即治病不当同法，似于理由非充足者。医家门户之见，亦犹文人相轻，毁誉不尽可凭，要视其书之有无可取，斯为持平之道也。

时觉按：光绪十三年《平望续志·艺文二》载录。收于《中国医学大成》。

《吴鞠通医案》四卷　存 1833

清淮阴吴瑭（配珩，鞠通）撰，杭州金月笙编次

高德僧序曰：医之有案，犹国之有史也。治国者鉴于古代治乱兴衰之故而后知所以为政之理民之道；为医者察于昔人起疴拯危之神，而后知所以治病用药之方，盖皆积所经验以传诸后世而资其师法者也，其为书顾不重哉？淮阴吴鞠通先生医声震海内，盖不特叶氏之高弟，抑亦仲圣之功臣也。生平著述有《温病条辨》《医医病书》及《吴氏医案》诸书，而医案尤先生毕生精力之所荟萃。今《条辨》既传布全国，为世宝贵，而《医医病书》亦已由本社刊于去冬，独《医案》一书向鲜传本，偶有钞录，藏者亦秘不示人，遂使先生数十年经验之良模，不获见知于世，宁不惜哉？三十年前，余曾向下灶胡氏处假录一通，常置案头，用资师法，友人见者，均叹为良书，转相传钞，几于日不暇给。同社友吉生裘君有刊行《医药丛书》之举，欲将此籍收入之以广其传，因详加校雠而付之。夫传播古籍以嘉惠后学，吾人之责也，若谓表章先贤，则吾岂敢？至案中有用量过重处，佥谓刊时可删去，此余期期以为不可，盖刊行古书，须存古书真面，俾后学得窥遗泽，凡书内之或是或非，应在读者各自加其主见，倘妄行编次，随意割截，不若自行著作，何必借古人之名而灭古人之实，逞一己之私而贻后人之憾耶？丙辰二月，后学高德僧汝贤谨序。

吴庆坻序曰：医案之作，昉于明人。《四库全书》医家类著录薛己、陈桷两家医案，世鲜传本。惟明江瓘《名医类案》、国朝魏之琇《续名医类案》，乾隆间长塘鲍氏刊行之，同治间有重刻本。江氏征引古今方论，附以评语，颇多辨证；魏氏采摭尤繁富，而不能免芜杂之累。若喻嘉言《寓意草》，自述其所治验而不以医案名。叶天士《临证指南》盛行吴越间，市医浅学，奉若科律，然中多门弟子伪托，不皆出于天士，故纯驳互见，胶柱鼓瑟，贻误后来，识者病焉。淮阴吴鞠通氏以医名大江南北，所著《温病条辨》，上为吴又可之诤臣，下导王孟英之先路，亦既家有其书矣。金君月笙覃精灵兰之秘，博观医家书，得鞠通氏医案手稿，分类编次，厘为五卷。金君谨斋为排印行之，而督余序其端。余于医学无所得，顾少而善病，颇事涉猎，因受而卒业焉。窃叹其书也，可以为医门之阶梯矣。其辨微也，分肌擘理，若屠牛坦一朝解十二牛而芒刃不顿；其纠缪也，若老吏谳狱，虽情伪万变，执吾法以绳之而无所于挠。至若疗章氏颠狂之疾而先激其羞恶之良心，几几于穷理尽性之学；治陈某肿胀之疾，与陈颂帚论药，齐轻重以决其效不效，折座容之气，而卒以服颂帚之心。于戏！可不谓神矣乎！昔杭先生大宗序《名医类案》，括以三言：曰审脉，曰辨药，曰慎思，其论绝伟。余于是书，则但取鞠通氏之自道曰“认证无差”一言尽之矣。认证无差，非多读古书善察时变者不能。今世言医者十九下工耳，不读古书，不察时变，苟焉以医为市，其戕贼于芒昧者，不知其凡几矣。夫守一家之言，讵遂足为高手医，然得是书而深研其处方用意之所在，触类以充其识，隅反以神其悟，由是上通五运六气、三部九候之旨，不愆于汤齐先后缓急之序，毋以学医人费蒙世诟病，驯至于祲沴潜消，民无夭札，则金君传布是书之举，不诚为仁人之用心矣乎？岁在柔兆执徐涂月，吴庆坻序。

《续修四库全书提要》曰：清吴瑭撰。瑭有《温病条辨》，已著录。是书为所治验之案，旧从手稿传抄，入民国，杭州金月笙分类编次，厘为五卷，始有印本。案：瑭医学渊源于吴中叶桂，用其说撰《温病条辨》，风行一时，墨守仲景书者则以其专论三焦，不审六经为失旧法，而指所制清宫、增液、一甲、二甲、三甲复脉、小大定风珠等方，不免有引邪内陷，滋腻伤阴，所论亦各持之有故。是书为瑭手定，所载诸案于诸温病为最详，居全书三分之一，治法全与《条辨》相符，至诸杂病，多能自出手眼，本旧法而临证变通之，变而不失其正。每案详载接诊时日、次序，著其结果，皆有线索可寻，视他家医案仅载一二方，不见始末者，其体例固为胜之。医家自述，大抵各抒所得，不言所失，然就一案数方，或十余方为之前后互相印证，其施治之是否应手得效，及转变曲折之处，十可得其七八，再合所著《条辨》一书，随证体察，于吴氏一家言之，或得或失，亦可思过半矣。

《中国医学大成提要》曰：清吴瑭著，瑭字鞠通，淮阴人。其医学上追《素》《难》长沙，下遵叶派，以医名大江南北。所著《温病条辨》《医医病书》，上为吴又可之诤臣，下导王孟英之先路。其所著《实验医案》，前乌程汪曰桢任绍兴会稽教谕时，已欲捐俸受梓，因其案用药分两过重，恐后学不量体质强弱误用，中止付刊，于是所传只有抄本。厥后吾绍裘君吉生刻入《医学丛书》，惜乎刻印未精，讹误居多。杭州金君月笙分类编次，厘为五卷。金君谨斋，以二号铅字排印行之，校刊较清，爰采是本，重为校定印行，虽间有药分过重，但苟能审证无讹，然后察体之强弱而运用之，固无方也。昔杭大宗序《名医类案》，括以三言：曰审脉，曰辨药，曰慎思，其论绝精。余于是书则取鞠通氏之言以告同志曰：认证无差，而后用药，病重体强则药分重，病重体弱则避重就轻，庶乎其可也。

时觉按：收于《医药丛书十二种》《中国医学大成》，民国五年医药学报社刻本作二卷，题为《吴氏医案》，前有冯国璋序，收于《医药丛书》第一、二集，藏浙江图书馆。

《仿寓意草》二卷　存　1835

清丹徒李文荣（冠仙，如眉老人）著

自序曰：方书汗牛充栋，鲜不称神效者，而用之往往不验。古人岂欺我哉？抑病情变幻无穷，药不执方也？若医案诸书，成效可睹，宜足启发后人。然如《薛氏医案》，书盈二尺，择焉不精，语焉不详，一男子，一妇人，真耶假耶？观者懵焉。至叶氏《临症指南》，见书不多，文义浅薄，方求平妥，不言效验，是书不作可也。惟喻嘉言先生《寓意草》力大思深，议论精辟，明效大验，彰彰可考，书虽二帙，正足以简练揣摩，益人神智。予心摹神追，自思二十年来亦颇有精心独造，得古人法外法者。辛卯二月，宫保云汀夫子留住节署，雨窗无事，随笔记录，虽所忘实多，而经过一番苦心者尚历历可纪，已得若干篇，何年、何月、何病、何效，大都其人俱在，信而有征，嗣后倘有心得，仍当节录。盖虽无格致之功，尚有虚灵之性，虽无折肱之学，实有割股之心，喻氏有知，或不至挥之门墙外乎？爰题为《仿寓意草》云。

陶澍序曰：儒者读书明理，经史而外并及《灵》《素》，小道也，而至理寓焉，非实学不足以资考订，非虚心不足以阐精微。此中甘苦，身历者知之，此中功效，身受者知之。忆自乙酉秋，余病疟，为医药所误，几莫能挽。蒙观察钱公特荐润州文士冠仙李君来，一经诊视，转逆为顺，调治痊可，如获再生，遂成契好。厥后冠仙从余游，无往不利，凡论诊治，靡不应验。有初诊，惟恐冠仙言不治者，盖一言不治，则虽远就诸医莫能救药，知冠仙于此真三折肱矣。且其为人亦光明磊落，相知日久，公余之暇，辄与畅谈文字，穷究岐俞，从未闻一语道及私事，知其立品端，居心正，故肄业独精。窃叹钱公推荐之初，谓为近今罕觏，洵不我欺也。兹见所著《仿寓意草》，信而有征，言近旨远，堪为有心人引伸触类之一助，爰叙其梗概，俾后来者略见一斑云。道光十五年岁次乙未八月既望，友生云汀陶澍书于两江节署。

陆懋修序略曰：今读京江李冠仙先生书而叹其能读书以临证也。喻嘉言《寓意草》未议药先议病，先生本之以作此书，记其生平治验若干篇，使人心追手摹，有可取信，而又矜平躁释，绝不以盛气凌人，是其高出西昌之上者也。中翰汪君药阶自京江来，携以示余，属为序。校读数过，讹者正之，先生有子，盍即刊以行世，俾世人知临证者必多读书，而后能辨证用方以活人耶？余临证亦有心得，惜不获就正于先生。而昔在京江时，侧闻有李半仙者，度即是先生也，故乐为序而归之。光绪七年春二月，元和陆懋修书于都门寓斋。

李恩绶序曰：恩绶焉知医？自先世洁夫、根仙两公相继以医名，家藏《灵》《素》及《镜经》诸书，惜皆弃佚无存。然独剩时珍《纲目》残帙数十卷，每刺取其典入词章，辄见其中附铁瓮城西申先生方，怪其名字竟不传，意其为壶隐之流，必邃于医者，或亦我辈中人也。如眉老人精于文，暇读方书，间出其余技以济人，应手即活。嗣为陶文毅座宾，赏识尤有加，一时名噪遐迩。记恩绶童草时，曾见先叔秩音师假《仿寓意草》抄置案头，沬胝不已。又授以老人所著《合饴堂文》，读之俨然箴膏肓，起废疾。予文遂稍进，而苦于《仿寓意草》之不敢问津。前岁客金陵，咏春丈寄视此编，读一过，乃知医之理通于文。老人因病立方，绝不掉以轻心，而察脉之细如讲《学》《庸》诸题，其识症之精如论大题之能得主脑，而且不泥古方，不胶成见，又如文之行机参变，宜其取效之神如此。编中每叙某某症，详其来源颠末，批郤导窾，癥结立剖，洒洒千百言，其笔力又足以副之。盖词藻缤纷，有足多者。信乎儒者之医高出市上衙推诚不可以道里计，较喻氏原编有过之无不及也。今咏春丈年亦八十，颀乎以传先世之著作为事，仁孝尤可嘉。两世皆享大年，知颐摄之功必有薪传。申先生邈矣！吾愿获此编者好学深思，心通其意，不但铁瓮城中民无夭札，行见传诸寰宇，咸乐游于仁寿之天也。时光绪丁亥闰四月下盥四日，宗再侄恩绶谨叙于都门宣武坊南之信天翁室。

李士林跋曰：此编外尚有《知医必辨》，林谨遵遗命，未敢付梓。先君晚年见医学日杂，多狃于积习，防后人习此亦为所误，特明辨若干条以除其惑，所辨切中时弊，皆有所见。大抵类吴又可之粗率，则动用攻发，致犯虚虚；不善读《景岳全书》，过信其偏论，则动用温补，致犯实实。其他或误会古方，转致贻害，更有不得不明辨者。如肝阳不敛，认作肾气不纳，妄投《金匮》肾气汤之类是也。惟误者不察，明辨何益，将徒肆讥评耳。故此卷只合传家，难以问世。数十年来，知己争相传抄，辄云获益，此不梓犹梓矣。至邑乘列我先君《知医必辨》于书目，而不及《仿寓意草》，是亦传闻失实之一证。闻同人疑之，爰陈其颠末云。男士林敬跋。

光绪五年《丹徒县志·人物志》曰：李文荣，字冠仙，诸生。好读青囊书，得其精粹。从月湖王九峰游，得其治法，以医名数十年，远近传之。

民国六年《丹徒县志摭余·人物志》曰：李文荣，晚号如眉老人，廪贡生。工时艺，精医。授徒里闬，及门成进士者三。初就陶文毅澍聘，主讲南汇、青浦两书院讲席，继入袁江医馆。受文毅知遇十五载，不干以私，谆谆以行谊勉士子。著有《含饴堂课孙草》《仿寓意草》《知医必辨》各集行世。卒年八十三。

时觉按：有光绪十三年刻本藏中国医学科学院及北京、长春、上海、浙江中医药大学，收于《三三医书》。收录医案以内科杂病为主，兼及妇科、五官科。

《李冠仙医案》一卷　存　1835

清丹徒李文荣（冠仙，如眉老人）著

时觉按：前后无序跋，载案二十七则，多见于《仿寓意草》，有清抄本藏上海中医药大学，2004年收于《中医古籍珍稀抄本精选》排印出版。

《林佩琴医案》不分卷　存　1835

清丹阳林珮琴（云和，羲桐）原撰，金山朱继璋（橘泉）抄传

菡香馆主跋曰：丹阳林珮琴，字云和，号羲桐，手订《类证治裁》八卷，咸丰元年初刊，六年板毁兵火，光绪十年其子芸本重锓。先生生于乾隆壬辰十月初六日，卒于道光己亥六月十六日，享六十有八。是卷医案辑自《类证治裁》，便于翻阅外无甚特点，为金山朱氏旧物。今依其书补抄写之脱漏。因记。菡香馆主。

时觉按：封面署：丹溪林珮琴先生医案，金山后学朱继璋橘泉氏抄录；扉页作：丹溪林佩琴义桐先生医案，溪、义，或为笔误。辑于《类证治裁》，抄本藏上海中医药大学。

《临证医案笔记》六卷　存　1836

清如皋吴篪（简庵，渭泉）撰

自序曰：余禀赋最薄，少多病，每下帷辄作数日苦。同舍友有劝余习长桑书以自求导养之术者，余深韪其言，因取家藏《灵枢》《素问》暨李濒湖《纲目》各书读之，时有心得。遂废举子业，博求各大家经方辨证诸书，专心研习，句梳字栉，阅数年，得古人处方用意之妙，按脉自治，积痼顿痊，而肤体充实，营卫亦固。既里闬中遇险异证，为之一治，十奏九效。洎游燕赵，至京师，乡前辈以余知医，每一证辄延视，亦往往应手愈。于是公卿士大夫家，车马往来，几于突不黔而席不暖。迨匏系一官，簿领丛杂，由令而牧而丞而监司榷史，兼三陈臬事，权方岳，吏事孔亟，无暇及此，且亦不敢以此旷职。己丑春，擢任山东都转，年已七旬，以足疾告退，戢影田庐，萧然无事。因思数十年来辛苦备尝，所临之证既多，所拟之方亦众，其有疾已危殆，余投一二剂而若生者，当时因公务烦劳，方多湮没箧中，仅有《临证医案笔记》数卷，友人力劝行世，乃为一一检出，区别门类，择其得心应手者类录数则以付梓，非敢如庞安时之自言心解也。海内高明之士如匡予以不逮，则幸甚。时道光十六年二月，雉皋吴篪渭泉氏识于退耕思补之轩。

胡调元序略云：如皋渭泉先生，学探五际，才擅九能，由宰官洊擢至转运使。顾先生于医理甚精，平时对症发药，靡不奏效如神，海内翕然称之。当先生扬历皖江时，调元适守濠州，幸得亲炙其休光，渥邀知奖，燕坐追陪，时承指示，因得稍窥灵兰奥旨，识其按病处方之微意。嗣先生擢山左，未几即以疾乞归，椠娱蔼轴，射雉城边，堂开绿野，德星辉里，道广太丘。课孙余间，著其生平《临证医案》凡六卷。殁后，其哲嗣燮堂郎寄来皖，俾序之以付梓人，调元幸得观厥成书，追想音徽，弥深景黯。于虖！若先生者，殆夙具范文正公不为良相即为良医之素志，其夙所抱负早已超越寻常，故能出为良臣，处则为良医，以大展其闳济之怀，其所纂著足与仲醇、嘉言、香岩、迴溪诸名宿并传不朽无疑矣。用是不揣梼昧，勉缀一言，以志景仰，亟为刊布，嘉惠杏林。至先生政猷治绩，伟略丰功，已照耀榑桑，声施海岱，人皆能道之，兹不赘述云。时龙飞道光岁在强圉作噩日月会于鹑尾之月佛生之前一日，受业长汀胡调元谨识。

沈岐序曰：夫有非常之际遇者，必有非常之艺能，具嵚崎磊落、俶傥瑰玮之才，发为事业，著为文章，必能方轨前哲，垂训来兹。如我叔外祖渭泉先生，洵当代伟人也。人知先生遭遇之隆，而不知其奇才异能，实有度越侪辈者。出为名臣，处为名医，兼而有之矣。忆嘉庆丁卯、戊辰间，先生需次都门，与岐往来甚密，稔知先生岐黄之学冠绝一时，辇下名公卿造庐求请者冠盖相望。即后宦皖省，观察闽疆，有自彼中来者咸啧啧称先生之政绩与医理均臻绝顶，非其伟抱宏敷，奇才出众，能若是之脍炙人口耶？读是篇者，分肌擘理，井井有条，因叹先生学之富，艺之精，用心之勤，毕生精力荟萃是书。由是推此心以活民而民活，推此心以治国而国治，岂

仅挟青囊一卷，肘后奇方，自号为专门名家也哉！岐知先生最久，故深信其名实之相符，而书其梗概如此。道光丙申年花朝前三日，愚再甥沈岐拜序。

曹炳章序略曰：有搜集诸病现状之种类以定治疗之法程者，即吴君渭泉之《临证医案》是也。且先生由大令晋阶司马，不数月而特擢监司，洊升鹾使，其出为名臣，处为名医，即范公所谓不为良相当为良医，洵当代之伟人也。故其著医案，每叙一证，必先列现状种类，次则见证立法，遵古法而不泥古方，各类之后又附有简效单方及外治各法，皆多奇效。惜是书《再续名医验案》亦未搜采，惟何惠川《文堂集验方》及《存存医话》偶采单方数则，多称其妙。是书道光丙申刊行，未久而遭兵燹，板片损失殆尽，因此湮没失传者有年。炳章上年购有是书旧本，惜首卷损破，缺字尤多，其后五卷，幸无缺陷，恐其失传，爰为悉心校勘，急谋石印，以广其传。其间偶有字画谬误，检查引用原书以正之，文简脱漏，鉴考语意以补之。再恐犹多缺失，待后起好学之士改正之，则幸甚也。中华民国八年三月日，四明曹炳章赤电氏叙于古越之集古阁。

道光十七年《如皋县续志·列传人物》曰：吴篪，字简庵，号渭泉。少负经济才，游京师，为公卿契重。官江西金溪县丞，以前在夔州军营议叙，选安徽东流县令，地枕江滨，即古之彭泽，移学宫，修书院，延名师主讲。戊寅得凭云路，发解成进士，东人士咸蔚然兴起。以卓异，调太和令，尝辑明太和吴令世济《御寇始末》，以彰前徽。调安徽凤庐道，会擢两淮运使，调山东运使，未赴任，以疾告归。卒年七十有七。历官三十余年，两任观察，三权臬事。六安杨志信方伯为辑《皖江从政录》，纪述最详。所修《东流县志》，各大宪览而重之，为之序。篪善画菊，尤精岐黄。致仕后，著《临症医案笔记》六卷，挹其余绪，亦可以见其利济之心为无穷矣。

时觉按：是书有道光十六年手稿本藏镇江市图书馆，并有道光十七年丁酉树滋堂刊本、民国八年上海集古阁石印本。

《陈士兰先生医案》一卷　存　1837

清陈元凯（士兰）撰，昆山潘道根（确潜，晚香，徐村老农）抄传

前记曰：此陆行桥前贤潘晚香先生手抄本，于道光十七年丁酉十一月十五日抄至十八日毕。先生时举五十日，署知非道人，见隐术堂日记。壬子夏日贞日记于淞南。

时觉按：载内科六十二门、妇科三门案，有抄本藏上海中医药大学。陆行桥前贤潘晚香，即昆山潘道根。

《济生堂医案》　佚　1838？

清金山王显曾撰，次子王淮（秋崖）辑录

道光十八年《重辑张堰志·人物》曰：王淮，号秋崖，显曾次子，诸生。显曾邃于医，屡起危疾，淮遂精其术。

时觉按：道光十八年《重辑张堰志·艺文》载录。

《千里医案》五卷　存　1839

清桐乡张千里（子方，梦庐）撰，金山姚景垣（光祖）录存

姚景垣序曰：予幼年多病，长而未能脱然，故性耽医籍，尤好前贤医案。盖医书不过道其常，示人以规矩耳，若夫医案则通权达变，审情度势，机械万端，如刑名家之有刑案，可以生死人而肉白骨者也。尝观《冷庐医话》，称桐乡张梦庐先生以名孝廉而行医，家住后珠村，就诊之舟日以百计，可想见先生当时之声名学术，私心向往久之。会游苇城，于友人案头得见先生医案两巨册，亟借归抄录。但见案语则简洁老当，用药则与病宛转相赴。是盖原本经旨，融会诸家学说而贯通之，故无模糊影响之谈，洵属可传之作。甲子初夏，裘君吉生有《三三医书》之辑，征求海内藏稿，爰校勘一过，略附评语，由邮驰寄。若蒙采入，则先生之手泽可以永垂不朽矣。中华民国第一甲子季夏月，金山后学姚景垣光祖谨识。

凌咏跋曰：忆昔髫龄，就傅城南编吉巷施师补华塾中课读，间尝闻之太夫子许雷门、汪谢城两先生言：吾浙名医以桐乡张千里学博为最著。惜咏生也晚，不及瞻仰丰仪为憾事。旋从晓五胞伯侍诊十年，耳提面命时，亦曾以张先生勖励后进。尔时，先嘉六府君就贵阳张公秀水县刑席，公余之暇，散步城中。向有书癖，在旧书摊上购得此稿，阅之珍为拱璧，藏诸行箧有年矣。内有详陈锡山孙文成公病肿，议请停止草药，缘由将身体作提防，洞彻病因，分明譬解，名言精义，颇具至理，不愧斫轮老手。嗣于父执武林校官陆定圃先生《冷庐杂识》书中亦见有此论，则斯稿为张先生手泽可无疑虑，兼有吾湖归姓方案为之质证。今幸越中医界诸同仁发

起搜集各省先贤遗稿，刊印流传，俾存一线曙光，用作后学津梁，免致湮没勿彰，亦保存国粹一端也。爰录此稿邮呈，以应裘君吉生函招，藉副神交知己雅命。且咏肉帛逾年，精力日衰，胡敢自秘？公诸同好，未始非活水灵源之一导也。时庚申春，后学吴兴凌咏永言医叟谨跋于沪滨尚素轩寓居。

《三三医书提要》曰：张千里先生，清季名医也。江浙同道咸知先生在日之其门如市，将遗稿医案互相争抄。前年社友凌君永言曾亦录惠一本，并附跋语，因循不刊，深负热忱。今因本集编辑之初，社友姚光祖君又以同书见惠，且加以校评者，遂用姚本付刊，并将凌跋附之，以志二君共抱阐扬先贤幽光之志也。书分五卷，所记之案，轻灵敏活，别具慧心。开卷读之，足俾后学，洵无俟刊者多赘。

时觉按：张氏医案遗稿未刊行，有道光邵庆槐抄本藏成都中医药大学，邱鸿翼抄本藏上海中医药大学刊行。辗转传抄，民国十三年由姚景垣整理加按撰序，交付裘庆元出版，收于《三三医书》。载案135则，以内科为主，而外科尤为独到。

《叶天士医案存真》三卷　存　1836

清古吴叶桂（天士，香岩）撰，玄孙叶万青（讷人）辑校

叶万青序曰：先高祖《临症指南》一书，为锡山华君岫云所刻，书成于乾隆丙戌，风行海内。余成童时涉猎之，不能识也，后检故纸，得家藏方案一册，鲁鱼亥豕，所在多有，谬谓此必《指南》选刻所遗者，亦慭置未暇究。近年留心斯道，因发箧读之，然后知先哲之所以享重名者，久而弥光，盖自有在。嘉庆丙子获见《天元医案》于研六斋周谢庵姨丈家，精光腾跃，叹为希世之宝。道光辛卯于城东陈顺庵家复见方案，摘录百十条，简洁高妙，洵为门诊之精华，又不胜遗珠之叹。因思华君居非同里，又素不业医，能以数年采辑之勤，沾丐后人，厥功甚伟，余为裔孙，独珍手泽而不公诸当世，华君有知，其谓我何？但《指南》类症分编，余则一无去取，亦不分门别类，自愧识浅，不敢妄为选择，姑还旧观。且自来医家临证虽多，岂能尽备，而兹又篇帙无多乎？其《天元医案》中载马元仪先生案颇多，皆神妙，与先祖方案如骖之靳，另附于后，自为一卷，而祁正明、王晋三两先生之案亦附焉。世有好学深思者，或再搜采选刻，则其功当不在华君下矣，其拭目以俟之。道光十二年岁在壬辰四月，玄孙万青谨序。

石韫玉序略曰：吾乡叶天士先生，生在康熙初，没于乾隆十年，工长桑之术，身历三朝，名闻九域，夫人而知之矣。其谢世已九十余年，至今谈方术者必举其姓字以为仲景、元化一流人也。其生平所制方，有萃录成编者，其玄孙讷人等校而授梓，问叙于予。夫人祖宗，一言一行，无非彝训所存，凡为子孙者，必多方表彰之，以寄其数典不忘之志。况方书为活人要术，可以调元赞化而消斯民夭札疠疾之灾者乎？即如龙宫禁方，非孙氏传之世人，又乌从而知之？谚云：施药不如施方。讷人昆弟，斯刻不特表扬先泽，亦有合乎昔贤与人同之义，又可缓乎哉？是为叙。道光丙申七月，旧史氏石韫玉撰。

胡国英序略曰：叶香岩先生治称神术，百余年来无有继其传者，惜其生平济人事殷，无暇著述，如《临症指南》一书为门人所采辑，久已风行海内。今复见《医案存真》三卷，系其哲嗣讷人先生汇集家藏方案成编。观其施治之妙，实由辨症之的，其不惑于症之疑似，治之不违于法而又不泥于法者，苟非根柢《内经》，博涉诸家，其乌能洞澈阴阳标本，随症立方，神明于规矩若是哉？至马、祁、王三家医案，各抒精义，制方附刊于后，亦足资后人采择，此书诚可宝也。书既成，先生济世之业与其哲嗣济世之心并传不朽，而流泽孔长矣。是为序。道光丙申秋九月，吴郡胡国英识。

凡例曰：一、医案皆系叶氏真本，非若《临症指南》，间有杂凑及门方案，转令鱼目混珠。一、方案不分门类，仍沿昔日抄本之旧，阅者当分别观之。一、古人用药，本无一定分两，随症轻重用之，方中有载入分两者，亦仍其旧。一、用药有用别名者，如申姜之类，申姜疑即猴姜，不敢妄易，以俟博雅参考。一、载某府某人及年岁大小系当时门诊及门所录，今悉照原本刊刻。一、研六斋藏本后，有马元仪方案及祁正明、王晋三数案，不敢没美，附刊于后。一、医案抄本，向有圈点。今不刻圈点者，读其文，知其义，明眼人自能辨之。一、家藏复有《女科》数卷，现在编校未成，容俟续出。

时觉按：民国九年陆士谔有《增补重编叶天士医案》四卷，民国二十六年松江求恒室主李林馥启贤有《叶案疏证》二卷，已出本书编录范围，不录。

《评点叶案存真类编》二卷　存　1893

清古吴叶桂（天士，香岩）原撰，叶万青（讷人）编，建德周学海（澂之）点评

周学海序曰：窃尝论之宋后医书，惟案好看，不似注释古书之多穿凿也。每部医案中必各有一生最得力

处，细心遍读，是能萃众家之所长矣。第非精熟《灵》《素》及仲景法者，中无权衡耳。叶先生于外感，最长于温热，于杂病，最长于虚损，总是长于治郁而已。自来医案皆自编辑，故必其证之稍新，治之已效者，乃从而著之，其寻常易晓者不多见也。先生案辑于后人，得失兼收，瑕瑜不掩，固其所矣，而案之宏富，遂为医林中独成一子。好学深思者，正乐受而读之，以观其真，岂非盛事耶？国朝大医，私服张石顽及先生两人。昔徐灵胎评点《指南》，多所攻击，视其圈点如晨星落落，想见笔在纸上，如蜻蜓点水一往无停。学海术浅，谢不敏矣，只求发挥本义未详者，申之未备者，补之未明者，疏而阐之，必其理之极难通，与其法之显不合者，乃从而疑之辨之。末附马元仪、祁正明、王晋三三家，亦皆一时之杰也，读之便觉粘滞，不及先生之圆相矣。此天资之不可强也。先生之学，其于仲景元化诚未知何如，若东垣丹溪似有过之无不及也，徐灵胎、陈修园未免轻薄口吻。古人云，尔曹身与名俱灭，不废江河万古流。古今是非，何日论定？吁！不论则定矣。光绪十九年岁在癸巳八月中浣，建德周学海澂之书于袁浦城内观音寺之西院。

凡例后周学海附识曰：考先生所著书见行于世者，有《温热论》《儿科要略》《陶氏全生集评》《许氏本事方释义》《本草经解》；至于《指南》与此书，乃后人所辑，真伪不分；《柯氏伤寒论注评》仅数条，不为成书；若《景岳发挥》，与先生平日言行不一类，伪托无疑，且其书琐屑苛刻，与《医贯砭》《新方砭》相近，而远逊于《局方发挥》《溯洄集》矣，不足取也。学海附识。

时觉按：《叶案存真》原刊于道光十二年，光绪间周学海据病类编，卷上载内科杂病案二十四类，卷下为外感热病及妇儿病案二十五类，各加评点，收于《周氏医学丛书》。

《徐批叶天士晚年方案真本》 存 1888

清古吴叶桂（天士，香岩）撰，吴江徐大椿（灵胎，洄溪）评点，吴县张振家（筱林）参校

张详龄序曰：古之志士隐沦卜祝，藏器屠钓，非贱鼎钟轻轩冕也。丧乱既降，匪才不宏，故有辱身以济物，降志以匡时。若家无一命之恩，朝无许史之戚，而希黼黻求殊异，亦足耻也！夫利禄有损于贤豪，贤豪无求于利禄，故甘岩壑，悦栖遁者，恶闻足音。然闲旷性之所适，衣食身之所资，不能弃所资，取所怿，是以君平握粟以自怡，韩康负囊而不悔。小林先生，隐君子也，以医三致千金，视夫士大夫之屈志意，竞名利，又与夫无岩处奇士之行，而说仁义，长贫贱者不可同年而语。义而能富，孔父不等浮云；巧者有余，子长于焉验道矣。予尝叹夫技不足养妻子，财不足给祭祀，守残缺，命高蹈，何足称焉？此乃小林先生之所羞也。惜其术成不可托后昆，惧其艺之将没，乃寄意《临证指南》，托其宗旨，抒其所得，亦可慨矣！尝自谓：人颂予为济世，如予者乃世济耳。盖无骄之心，见于是语与是书，殆司马迁所谓富而好行其德者欤？夫证莫大于寒热，班固疾医之以热益热，以寒增寒，然则医之能辨寒热者鲜矣。淳于意自云：药方试之多不验，则十全者难矣。况《素问》《九灵》文辞质奥，通人尚难章句，医乃神圣所慎，今则视为读书不成去学剑之事也，恶能决嫌疑定可治哉？又尝论世之学师医师，其权与朝廷等，且为朝廷之害。何以言之？人虽圣，俗师教之无不狂也；人虽寿，庸医治之无不夭也。是朝廷培之，俗师覆之，朝廷生之，庸医杀之。杨马之文章，郑孔之学术，管乐之事功，亦云少未遇俗师，长未遇庸医耳。世之父兄孙子，方卑辞厚礼于俗师庸医之前。悲夫！若小林先生之综览书史，强记博闻，予窃慕焉。宜其逍遥池馆，谋度酒食，耆艾若童稚，健步若壮夫，撰述传于远裔，待收侔于千户也，有味哉！张详龄撰。

张振家跋曰：叶氏《临证指南》一书，风行海内，操轩岐术者恒家置一编。说者谓中多赝鼎，命意立方间有可议，实非当时之定本也。曩从贝师游，有叶先生手写方数页，治法入神妙，字迹亦苍劲及古。闻先生家别有存本相承，洎六世不以示人，乃真洄溪所评定者。咸丰初，粤逆扰吴下，其家中落，货大书簏于市，故纸充塞，检之则是书在焉。振家以厚币易归，如获波斯鸿宝，只身窜海上，抱书以行，人或讥诮之，不顾也。今忽忽垂三十年，振家亦老矣，脱终失坠，岂非先生之罪人欤？先生元孙讷人曾刻《医案存真》，而此书未尽刊人，藏为家秘，爰属及门诸子详加校订，以公斯世。先生之真传不泯，亦振家之幸，振家尝叩先生之书而讨论之，偶有所得，附赘于上，聊以醒读者之目。先生达于医，著述不多见，晚年求医者户限欲穿，鲜著书暇，其《温热论》数则，赴证洞庭山，与门人成于舟中者，饮无所得。光绪十四年戊子仲冬，吴县后学张振家跋。

《清史稿·列传第二八九》曰：徐大椿与叶桂同以医名吴中，而宗旨异。评桂医案，多所纠正。

时觉按：收于《中国医学大成》。

《叶案括要》八卷　存　1873

清古吴叶桂(天士,香岩)撰,番禺潘名熊(兰坪)纂评

潘名熊叙曰:《叶氏医案》一书,诚学医者暗室明灯,患病者孽河宝筏也。余生平遵先生治法,疗病罔不奏效,故每举是书以勉同道。今儿侄辈业儒之暇,更欲业医,余念看书易而记书难,因辑案中之最要最精者作为四言歌括,使之熟读,得歌括中数言,即可记叶氏书中全案,斯临证有所指归焉。戊辰岁,余将《评琴书屋医略》付梓,爱余书者每惜此书之略而附案无多,遂复刻此《叶案括要》,并将余生平遵叶氏法治验之案附入,以公同好,庶以补《医略》之未备,聊亦慰爱余书者之愿望焉耳。同治癸酉春三月,番禺潘名熊兰坪氏自序于西村之评琴书屋。

李光廷序曰:吴县叶天士先生以医名海内,应世既亟,未遑著书。先生殁,门人辑其医案,分门别类,附以论断,刻为《指南》。其元孙万青又辑书中所遗之案,不分门类,刻曰《存真》。今家有其书,衣被广矣。夫医之道微矣,学不至,足以误人,学至矣,而辨证不审,立方不精,亦足以误人。盖自《内经》开辟鸿濛,《难经》复发挥其指要,虽遗文不无残缺,而微言奥旨皆定为经。张长沙崛起汉季,《金匮》二百二十六方,《伤寒》一百一十三方,始抉《经》之心立为成法。此后诸贤递相祖述,至金元四家辈出,波倒澜翻,法以大备。先生生千百年后,咀研经旨,因脉以辨证,因证以立方,又原本长沙而出入金元诸子,其高识悬解,独开面目,则尤在春温、肝风二门。夫阳易复也而阴难复,经易通也而络难通,善参岁气者治于有形亦治于无形,善调脏真者治于正经尤治于奇经,世徒知大寒大热,攻补互施,至消息不通,遂束手而坐。因先生本原既裕,变化从心,其洞幽凿空、十发九中者,机先得耳。顾其义既奥,方亦丛杂,骤读者辄不得其要领,即有一知半解,或方不全记,临证茫然,故其书虽行,而学不至、证不审、方不精者仍纷然于世,无怪乎医日多而医愈晦也。吾友潘君兰坪,邃于叶氏之学,其于医案盖尝句析字疏而等其重轻,又虑学者之难晓也,别择于诸门中删繁举要,仿李瀚《蒙求》之体演为四言歌诀,义撮其大而方括其全,其试而尝效者,间以己案附焉。散者厘之以整,繁者驭之以简,譬之满屋散钱,尚无收拾,一经贯串,遂举手而可挈。是书一出,使中材以下皆能记诵,用以辨证立方,已俨有规矩可守而不至误人,是固前哲之功臣、后贤之先路矣。君与余总角交,以为能与于此也,书成,使为之序。余于医未窥其门,敢序君书哉?顾尝读喻嘉言《尚论篇》,嘉其能尽扫前人,独抒卓见,及观林氏合刻,乃知全取方有执《条辨》之作攘为己书,林氏件举毛求,抨击不无过甚,亦喻氏之掠美有以取之也。今君括叶氏之书,仍还叶氏之目,所附各案亦只证明其是,而非扬己以炫才,其书不知于喻氏何如?品则过之远矣。余故乐表而出之,以告后之著书者。同里李光廷序。

民国二十年《番禺县续志·人物志七》曰:潘名熊字兰坪,西村人,邑诸生。通禅理,善弹琴,尤精医术,审证矜慎,诊治无不应手奏效。顾不自满假,尝戒子勿轻学医,赋诗有云:医良能济人,医庸必贾祸,知之斯最佳,业之未必可。邑人陈璞称其真实本领,绝大见识,不徒训子弟,可与一切学医者读之。著《医略》一书,邑人李光廷为序之。又以《叶天士医案》读者难晓,因于诸门中删繁举要,仿李瀚《蒙求》体演为四言歌诀,义撮其大而方括其全,其试而尝效者,间以己案附焉,名曰《叶氏医案括要》。括叶氏之书,仍还叶氏之目,所附各案亦只证明其是,绝不炫己以扬才,其品高矣。暇日喜吟咏,有《评琴书屋诗草》二卷。

时觉按:同治十三年癸酉初刻,又有民国十四年广州大成新记书局铅印本和民国二十四年广州林记书庄石印本。潘氏善诗,《括要》后亦附诗草十一章及他人和诗,另附以自制经验方主治,其方有还金汤、和胃泄肝饮、潘氏甘露饮、藕汁十黑丸、温络荡浊丹、龟鹿守真汤、加减肾气九、坎离固摄丹、玉液煎、金浆饮等,诸方散见附案中。潘氏尚有《评琴书屋医略》三卷传世。

《八家医案》不分卷　存　1842

清长洲徐珊(斗南)编著,吴江陈应亨(嘉甫)抄录

徐珊《奇病录》跋略曰:先君子为医垂五十余年,至老而学弥笃,每苦酬应纷如,无暇著述,然犹夜阑剪烛,不辍丹铅。自著数种,如《奇病录》《千金方管见》《慎药录》《司天运气蠡测录》,藏稿箧中,未及问世。兹因同志劝刻《奇病录》,江城吴子音先生见此书,谓宜分奇病、奇治、附纪,为三卷,深服其有合编书之例,缮本付刊,聊备博雅君子有以采择焉。道光庚子夏日男珊斗南、龙翔召南谨跋。

光绪《吴江县续志·人物》曰:陈希恕,字梦琴,多贤豪长者交。沈曰富,其女夫也,尝为《陈先生治疾记》一卷。希恕子应元,字骈生,世其业。亦多长者交云。

时觉按:《联目》《大辞典》俱不载。原名《九家医案》,有道光二十二年陈应亨精抄本,分元亨利贞四册,不分卷。封面题署:《九家医案》,道光壬寅年录,灵兰精舍藏;前后无序跋,抄录高霁阳、石瑞章、何嗣宗、叶天士、薛一瓢、吴正公、顾西畴、徐澹安八家医案,并非九家,2009年收于《清代吴中珍本医案丛刊》排印出版,改名《八家医案》。编纂者徐珊,徐锦子;抄录者陈应亨,吴江芦墟人,名医陈希恕次子。

《紫珍诊案》二卷　佚　1842?

清武进蒋理正(紫真)撰

时觉按:道光二十二年《武进阳湖县合志·艺文三》载录,光绪五年《武进阳湖县志》作《紫真医案》。

《昆山潘道根医案》不分卷　存　1842

清昆山潘道根(确潜,晚香,徐村老农)撰

卷末附言曰:道光壬寅孟冬中浣七日,饭香潘道根录于徐村隐居之善补过斋,时年五十有五。卧榻前、瓦灯下记。

时觉按:《联目》《大辞典》俱不载,有抄本一册藏无锡图书馆,封面作:《昆山潘道根先生医案》,无序言、目录,不分类,卷末有附言。

《竹亭医案》九卷　存　1844

清崇川孙采邻(竹亭,亮揆)撰

顾大田序曰:竹亭先生,崇川旧族,迁苏后以医术著名。精理内外大小各科,尤于妇人科为特长,暇日集所诊定经验方案若干卷,颜曰《缀珠编》。盖先生儒而医者也,文章之事通于性命,而得失之故贯于天人,轩岐之道与孔门之道,千古同一理也。先都运公自致政归,家居二十载,亦尝喜读《灵》《素》书。犹忆初见先生时,谈顷即深相引重,曰:审君抱负,道必大行。及观其书,每多巧发而奇中,可见心灵智巧而能用意精通,诚有泽乎仓扁、元化之遗,假有良史如子长、承祚辈,其必有采焉可知也。春适侍侧,得闻庭训,至今不忘。先生三十年来历治险症,治者甚众,方案特十之一二耳。其中奇正相生,变化不测,所以嘉惠后学者不少。立案则要言不烦,用药无一味虚设,尤可宝贵。异日付诸剞劂,传世不朽,发扬广大,救世无穷,岂医家以一技自鸣而墨守一隅者所共论也。道光二十四年岁次甲辰仲冬,吴门顾大田春林甫识。

孙凤生序曰:先祖竹亭公,一字亮揆,原籍崇川,迁苏后医道大行,活人无算,寿登八秩而犹手不释卷。当时临证医案积稿颇多,其捷如桴鼓、效如影响者大半散佚,只有什之一二,汇为大方杂症六卷、女科三卷,置笥中历有年矣。是皆先祖手笔,凤生于临诊之余,披阅手泽,深有所得。窃思医案取诊治以成理而理由明,得药剂以成法而法自信,俾后学者可以领悟而效用焉。曾记吾祖竹亭公昔年撰句,有"命悬指下争功险,药到肠中补过迟"一联以自警,敢以就正有道,亦见吾祖朝乾夕惕之意云尔。时在光绪戊寅年季春月,孙男凤生谨识于春雨楼。

卓序曰:此编方案乃海内孤本未曾刊行者,余喜搜罗医籍,在春申旧书店以重价购归,曾呈我师鉴定,亦颇赞许。其用药灵巧,后进诚可效学,洵是一部有实用之参考书也。惜首卷数页已烂破漫漶,不能修补,只可照录二序,脱字未补,俟高才下笔,弥其缺憾。书边有竺生鲍氏图章,必先收藏,是亦有心于医道者,附志钦佩。卓识。

李梦蓉序曰:余少失学,壮习医,中道而废,以所学不精,恐误人生命也。往岁行道槎溪,识顾子坤一于许氏宅中,觉其道义过人,为学不倦,热肠侠性有足多者。后于海上重逢,悬壶济世,不治生产,室中医书满架,四壁萧条,手不释卷,寒暑无间。或于书摊冷肆获得珍秘医书,饷予评骘,予弃医已久,愧无贡献,第念交同水乳,有类弟昆,数十年无一违言。次儿拜从门下,获益更多。乃者以孙氏竹亭手泽《缀珠编》嘱为抄录,原序残缺之处加以篡改,以不学如余将贻点金成铁之诮,然阿私所好或不见讥,谨为修整如上。云间李梦蓉识,甲午重阳。

题记曰:竹亭公手笔,道光年间旧钞本,价值可贵,勿轻视之,兰雪老人题"医门珍笈"四字,宝之!宝之!始于乾隆,迄至嘉道间,名医竹亭孙公与南城顾雨田齐名,顾郎大田从孙公游,因雨田先生先归道山。此事闻诸兰雪老人,盖云洲公乃顾大田之入室弟子。老人又云孙公之医案曾未寓目,今得见古人手笔,真梦想不到,快何如之,岂独眼福而已也。又云此公心思灵巧,先祖亦曾言及,往往用药有奥妙,看似数味,却有奇效，与时医所常用之套药迥别。当时雨田、惕人等诸名医俱甚钦佩，每逢疑难杂症必绍介于孙公也，可见人之智慧大有不同。辛亥仙诞日记，后人宝珍，勿轻示人。

时觉按：一名《缀珠编》，有稿本藏上海中医药大学，2004年收于《中医古籍珍稀抄本精选》排印出版。孙凤生序同《寸心知医案》而略简，称竹亭、廷问二人均为先祖，甚至所记联语亦无二至，或为同一人，或有错讹，待考。

《临证经验方》一卷　存　1846

清吴县张大爔（仲华，爱庐）撰

自序曰：夫兵家以料敌制胜，医以料病立方，可以取效。是集方不繁而门类较全，案不文而始末必述，意取简约明净，便于览观，故稍涉类同，悉除不赘。先后随取随录，无分杂症时邪，要惟三时六气、内因外因、不内外因之别。至若传经之正伤寒，究属南方罕见，吴又可所论之真瘟疫，系饥饿之后疠气所触，二者俱非恒见。内录二三不治之症，备见临症醒目，既可慎始慎终，并鉴时风之误，余如坏症救逆之方，乃苦于不克出治，而宗从治、反治诸法，甚至摩古方而特制者，种种用意，系非杜撰，所赖平时研究，于审症、用药、立方三者之要，能致夫恰中病情之想。妄敢担任于立方之前，要必奏效于立方之后，允称不负苦心，信手而得，此即余之乐境也。噫！后之人岂非羡斯乐乎者哉？留是集以待之。古吴爱庐张大爔述，壬子初夏后学苏州黄寿南谨抄。

陈兆翔序曰：今夫变之者病情也，不变者方药也。变而不变者，病必根乎六气也，不变而变者，药须配夫五行也。今欲以一定之方药，揣万端之病情，难乎不难？洵如是，则谓先哲成方似无所用之矣，虽然，刻舟求剑者固非，而偭规越矩者亦非。前辈张仲华先生，讳大爔，字爱庐，吴下晋江人也，精于岐黄，名噪一时。其于病情之虚实，方药之重轻，六气之乘除，五行之错综，灼然胸有成竹，故随机应变，所向奏功。惜乎数十年良工心苦，方案不自收拾，随手散失，晚年仅将平生所得心应手、胜任愉快者汇为一编，名之曰《临症经验方》。兵燹后，原板久已散佚，今见友人家藏有旧本，因徇及门之请，商假归，重为校录，付诸手民，以广流传。至于方之临机变化，酌理斟情，俱能不外乎经旨，固有识者所共知也。呜呼！吉光片羽，罕而弥珍，所谓精金良玉，历久必显其光者，然耶？否耶？翔才疏质劣，敢以蠡见略为弁言，以志钦佩云尔。光绪八年岁在壬午暮春之初，元和陈兆翔序于吟香馆。

民国二十二年《吴县志·列传·艺术》曰：张大爔，字仲华，号爱庐。善治伤寒，著声嘉道间，晚年集临症经验方为《爱庐医案》一卷。其后有杨渊、宋兆淇，皆以善治伤寒称。

时觉按：收于1994年中国中医药出版社《吴中珍本医籍四种》，系梁溪邹兰谷家藏黄寿南抄本，又名《张氏治病记效》，然未见于《黄寿南抄辑医书二十种》，亦无陈兆翔重刊序。光绪八年陈兆翔重刊本，笔者未见。

《张仲华医案》一卷　存　1846

清吴县张大爔（仲华，爱庐）撰

自序略曰：余每于临证之际，一洗执著，虚衷以俟病机之触，如是兢兢立方，求其方之适然于心者，仅十二三，惜随手散失，录存者少。迩已衰老，精力疲乏，追思三十余年，恨无一长可以启后学心思，爰将平昔得心应手之方，稍集一二，以广流传，窃喜获效于前，故目之曰《经验方》。然学浅才疏，愧乏琢磨，不揣鄙陋，敢以就正有道焉。倘蒙高明裁削，以公于世，乐何如之！光绪二十二年岁在玄黓涒滩旦月，湄南草堂记。古吴张大爔谨识。

跋曰：按是集方不繁而门类较全，案不文而始末必述，意取简约明净，便于览观，故稍涉类同，悉除不赘。先后随取随录，无分杂症时邪，要惟三时六气、内因外因、不内外因之别。至若传经之正伤寒，究属南方罕见，吴又可所论之真瘟疫，系饥饿之后疠气所触，触者俱非恒见。内录二三不治之症，备见临症醒目，既可慎始谨终，并鉴时风之误，余如坏症救逆之方，乃苦于不克出治，而宗从治、反治诸法，甚至摩古方而特制者，种种用意，系非杜撰，所赖平时研究，于审症、用药、立方三者之要，能致夫恰中病情，妄敢担任于立方之前，要必奏效于立方之后，允称不负苦心，信手而得，此即余之乐境也。噫！后之人岂非羡斯乐乎者哉？留是集以传之。爱庐氏张大爔又跋。

《中国医籍通考》按：上海中医学院图书馆所藏清光绪二十二年抄本后，附有《钱子裕先生医案》十余则。后有“光绪二十二年岁在玄黓涒滩旦月，湄南草堂记”字样，自序后书“古吴张大爔谨识”。然考凤实夫

《临证经验方》自序(作于同治丙寅)及跋文雷同。且张氏之书亦曰《临证经验方》,与凤氏医案同名,故事有可疑也。

时觉按:张氏著声嘉道间,其书有道光二十七年丁未养怡书屋刊本,至光绪二十二年则有五十年,再署其序已不可能,且以"古吴张大爔谨识"附于"湄南草堂记"之后,亦属蛇足,则抄录者窃取凤氏序言而归于张氏欤?其跋则为《临证经验方》自序,署为"古吴爱庐张大爔述,壬子初夏后学苏州黄寿南谨抄"。故是书与《临证经验方》为一书二名,颇为可疑。

《张大爔爱吾庐医案注释》 佚 1874?

清青浦顾逵(雨田)注释

民国二十三年《青浦县续志·人物四》曰:顾逵,字雨田,诸生。以带下医著称,寓吴中,享盛名。亦何其超门下士也。

时觉按:民国二十三年《青浦县续志·艺文上》载录。

《爱庐医案》二卷 存 1899

清吴县张大爔(仲华,爱庐)撰,江阴柳宝诒(谷孙,冠群,惜余主人)辑评

柳宝诒序曰:右《爱庐医案》若干条,胥江张大爔仲华所著也。仲华道光时人,以医术驰名江浙间。原刻上下两卷,共一百余案,咸丰时刻于苏州,未几毁于兵燹,遂少传本。甲午夏,诒于友人案头得见抄本,假归读之,见其论病选药,思路深细,用法精到,颇能独开生面,发前人所未发。惟刻意争奇,不肯稍涉平境,因之议论有过于艰深者,立方有流于纤巧者。窃念方药之道,动关性命,非如词章曲艺,可以随人好恶,各自成家。是必博稽精采,慎所从违,庶几可法可师,不致贻误来学,因就所抄本精选而加评焉,共得二十四条,令门人录而存之。后之学者,苟由此而触类旁通,随机应变,不至如赵括之读书也,斯可矣。光绪己亥七月,柳宝诒识。

时觉按:收于《柳选四家医案》。柳宝诒序于光绪二十五年己亥,则中国国家图书馆所藏光绪八年有陆九芝批校刊本,必非柳氏评选本。《临证经验方》有光绪八年陈兆翔重刊本,则属此本可能为大。民国二十二年《吴县志·列传·艺术》谓张氏"晚年集临症经验方为《爱庐医案》一卷"。

《沈平舟先生方案》不分卷 存 1848

清元和沈焘(安伯,平舟)撰

题辞曰:道光二十七年申月,侣机氏手录《沈平舟老夫子方案全册》。此册方案虽非全备,而一隅三反,引伸触类,是有望乎知者,学者其参悟可也。

顾跋曰:吴门沈平舟老夫子精理岐黄,治症多奇中,手不释卷,寒暑无间。凡遇疑难怪异之症,探索研求,致忘寝食,务使厥疾得瘳。尝时沐其教者,皆美化气质,恂恂然有儒雅之概,真一代高手也。此册立案命方,简括明备,不失古人法度,爰考录以为楷式。道光二十八年戊申六月,顾志。

时觉按:有抄本存世,2010年收于《清代吴中珍本医案丛刊》,江苏科技出版社排印出版。据俞志高、潘月根《整理说明》,沈氏弟子顾锦,字少竺,号术民,其弟顾莹,字守之,是书内有"守之课本"字样,断为顾莹手抄读本。则跋语所署顾志,则为顾莹所志。

《紫来堂方案》二卷 存 1894

清元和沈焘(安伯,平舟)撰

序曰:非古方之不可用也,治古之病而古方之可用也;非古方之不可变也,变古之病而古方可变也。何则?病之由也有二:一曰天,一曰人,由于天者,六气之邪淫,由于人者,七情之隐伏。犹是天也,犹是人也,则亦犹是病耳,何不可以古方治今病?不知上古之世,人皆天也,降而天人参矣,降而天亦人矣,天岂有今古之殊耶?亦人自汨其天,而天若不能有古而无今,是情胜气一人胜天。此非萃古贤成法,神明变化而出之,鲜有弋获于万一者,乃或拘拘于古制之不可紊而熟读方书,一有相似,率意投之,漫谓古人定不我欺。是犹以尧舜之治治叔季也,乌乎可?从夫子游,侍奉几席者迄今五易寒暑,始则讶古法之不存也,继则疑变古之自是也,兹乃叹用古之入化。爰集来施治之方,分条析缕,汇录一编,以为后辈朝夕推摩。非习此而弃置古方,求所以变古方之理也,求所以用古方法也。是为序。是集也,平舟老夫子之方案也,虽条分缕析而其间尚有传抄之

误，然治病之法皆有所本。若能融会是集，兼博考古书者，知其皆有原耳。不敢私秘，用敢质之同人。

民国二十二年《吴县志·列传二》之《沈心伯传》曰：沈心伯，佚其名，元和人。世为医，至心伯，名尤重。孙焘，字安伯，号平舟，传其业。著有《紫来堂医案》。

时觉按：卷端署沈平舟先生著，有序无署名，卷一外感九门，卷二内伤三十八门。有抄本藏中国中医科学院、上海中医药大学、苏州中医医院、苏州大学。民国二十二年《吴县志·艺文考二》载录，作四卷。《中医文献杂志》1993 年第 2 期，常熟中医院江一平《珍本〈紫来堂医案〉选介》，嘉庆、道光间吴中名医沈焘，字安伯，号平舟，元和人。吴中王福照辑《医门精萃》，其第一册载徐召思、徐澹安、曹乐山、沈平舟方案，称沈为太夫子。

《花韵楼医案》一卷　存　1850

清吴县顾德华（鬘云）撰

张元瑞序曰：何谓乎医案也？断病与处方而已。盖医案汗牛充栋，大都统治男妇杂症为居多，而专治妇科则甚少。吾吴顾鬘云女士，妇科名医也，道咸间吴下士大夫皆争延诊而钦仰之。曾著有《花韵楼医案》一卷，惜乎未刊行世，知医者偶一道及，每有欲求不得之憾。余向藏有顾女士医案抄本，其论治透彻，立方平善，洵是经验之作，方之现今女医中实罕有与匹。余屡欲镌刊，以供海内诸君子之研究，然深惭力绵，未能如志公诸同好，意诚怏怏也。爰是函商绍兴医药学报社裘君吉生，谋付剞劂以广流传，幸承允可。自兹以往，风行寰宇，则顾女士济世利人之婆心既可不致湮没，裘君之赞扬功宏亦并垂不朽云。民国纪元十年辛酉季冬，吴县张元瑞玉田氏序于吴趋青选书屋。

《珍本医书集成提要》曰：本书为清顾德华女士遗稿。女士字鬘云，江苏吴县人，近贤顾允若名医之太姑母。苏州宋爱人名医从顾氏学，知之甚详。女士在日，名盛一时，治验之案必多。本书经撷华咀英，钩元提要，咸属精粹之作。在十余年前，由其同县张玉田医士录寄三三医社，久未刊行，用特辑入本集以广其传。

时觉按：收于《珍本医书集成》。据《吴中名医录》载，原书四卷，《珍本医书集成》载其一卷，余三卷现存顾为贤处。

《蓬莱轩医案》不分卷　存　1850

清长洲徐龙翔（召南）撰，鄮西金鼎（蔼庭）编辑，长洲徐鉴（子明）校录

时觉按：《联目》《大辞典》俱不载，2010 年收于《清代吴中珍本医案丛刊》，江苏科技出版社排印出版。龙翔为徐锦子，是书为其临证医案，有旧抄本存世，每面九行，行二十字，楷书精抄，收载病症 50 余种。

《临证医案》佚　1850

清金山张春榜（茂良，礼园）撰

民国《重辑张堰志·艺术列传》曰：张春榜，字茂良，号礼园，诸生，居旧港。道光庚戌重游泮水。习岐黄，治多效，著有《临证医案》。子家璐，孙其益，侄孙其晋，号奏三，均监生。曾孙选青，号廉夫，诸生，并继其业。

时觉按：庚戌为道光三十年，民国《重辑张堰志》卷九《艺文》载录是书。

《问斋医案》五卷　存　1850

清丹徒蒋宝素（问斋，帝书）撰

自序曰：医之原始于黄帝咨于六臣，黄帝，玄极之神圣也，六臣，命世之鸿才也。然鬼臾区对黄帝之问，犹称臣斯十世，言习医经十世于兹矣，医盖若此其难也。帝与六臣平素讲求问难以拯元元，所谓《内经》，《尚书》不载，儒者或不传。盖殷末周初，良医述黄岐之论，而《内经》出焉。《内经》以后五百余年，而有扁鹊设《八十一难》。扁鹊没又五百余年，而有仲景作《伤寒论》。仲景没后，《内经》大义日湮。汉魏以降，唐宋以来，名家竞起，方书充栋，求其与经旨全符者鲜矣！如真风类风之错乱，阴暑阳暑之不经，湿热湿温之疏略，金燥火燥之混同，相火君火之无凭，六淫且昧其五，安问其余？此医案所由作也。医案五卷，分心、脾、肺、肾、肝五部，合火、土、金、水、木五行，共四十三门，令百病各有所系，如日以系月，月以系年，先正其名，而后论治，类聚诸家之说，参以经史子集之言，别是非，定从违，必符经旨而后已。岂好辨哉！为去前贤白璧之瑕，为明圣经垂训之旨耳。值瓜洲淦堂李永福精于医，为余参订付梓。（句意未尽，当有脱漏）

蒋安吉序略曰：上医医国，能医未病；其次医已病，并医百世之病；医一世之病，不能医百世之病，斯为下矣。扁鹊、秦和、秦缓医国，民未病之医者也；仲景医已病，医百世之医者也；仲景以后至于今，著书立说者盖二百余家矣，皆能医一世之病，不能医百世之病。离圣久远，仰参经旨，何异居九壤而测九天，然有所得，亦能取效一时。世转风移，成法翻为疑案，以偏救弊，鲜得其中，偏弊相承，有乖经义，以故二百余家所著之书，均皆有病。此医案所以正名为主，名正则言顺，治当而无偏倚之弊。本《内经》之旨，聚诸家之说，证以经史子集之言，令其是非自见。膏肓既针，废疾俱起，然则吾祖乃医书病之医者也。长孙安吉谨识。

李承霖序曰：古治疗家各以所得著书垂后，其余论病处方，言之详矣，而承学之士临证惝恍，鲜所适从。所以然者，疑似同异之间，病情百变，其说虽存，而治疗之迹不可得而覆按也。旧惟刘禹锡《传信方》，许叔微《本事方》，间具治疾原委，览者心目豁然，遇证之偶相类者，用之无疑，效可立俟。自是以后，丹溪、濒湖、立斋，诸家医案往往出矣。余友蒋君宝素既著《医略十三篇》行世已，又辑生平医案，分别部居，系于五脏，条其细目，列四十三门，凡内外因诸证悉备矣。夫官府兴除成例谓之案，事无巨细必稽旧案，以其曾经斟酌，可以万全无弊也。于医何独不然？一切病情介在疑似，稽之旧案，则以上工之斟酌救粗工之孟浪，所全必多。且官府之案，当生者必不死，当死者必不生，法依乎情也。医之为案，其决人生死亦然，治符乎疾也。吴门前哲尝著医案，其书甫出，而方与案违，有授人以指摘者，我知蒋君必无是也，虽与丹溪、濒湖、立斋相代与可也。同里愚弟李承霖拜序。

韩弼元序略曰：宝素先生以医名世者四十余年，余顷遇于沙溪，先生出所著医案示余曰：此平生所用以治人者，遭乱亡失过半，不忍尽弃，时辑以问世，子为我序之。余素不知医，何足以言先生之蕴奥？然观先生活人之多，则其术之精焉可知矣。是书为先生已试之效，其非空言无补又可信也。先生资禀绝人，于诸子百家靡不通，而于医学为尤邃。凡人精力所贯注，必有不可磨灭之处，是书必行于今而传于后，更无疑也，奚待余言哉？抑余于先生重有感焉，方吾乡晏安时，先君子家居，与先生相过从至乐也。先君子而得危疾，皆赖先生治之获全。迄粤寇西至，先生徙而北，先君子徙而南，音问阻隔。丙辰岁，寇氛益逼，先君子复徙于金沙，悒悒得疾，余时思迎先生一诊，而烽烟满目，道路乖分，卒不可得，而先君子之疾遂以不起。是以一见先生，既感且悲，而又深抱为人子不知医之憾，虽欲从游，亦已晚矣。然则余于是书即欲无言，乌能已乎？爰敬识数语而归之。同里韩弼元顿首拜撰。

《续修四库全书提要》曰：清蒋宝素撰。宝素以字行，又号问斋，丹徒人。其人为老医，生平勤于著述，书面附载其目，医略、诊略之外，有儒略、诗略、史略、将略、文略、春秋贯诸种。咸丰中避乱居江北，浼瓜洲李永福淦堂参订是书付梓，即所谓《诊略》，后改今名者也。全书以五藏分部，每部以病证分门，心部十门，脾部十门，肺部七门，肾部七门，肝部九门，共分四十三门。所诊中多久病痼疾，有一方随时加减，服至数十剂始愈者，持论大都以《灵》《素》为法，变而不离其宗。于痰证尤详，攻补兼施，标本并顾，不拘一格。遇危证非力能挽回者，亦自言之。在通行医案中，尚为不失先正典型者。其《医略十三篇》，先经付刊行世，此医案乃续梓单行，案中每曰用医话之某方，其所称医话者，即指《医略》而言也。

时觉按：自序及韩序，句意未尽，当有脱漏。有道光三十年庚戌镇江快志堂刻本，蒋氏又有《快志堂医案》抄本，光绪五年《丹徒县志·艺文志》载录。

《陈希恕医案》二百二十二卷，《陈先生治疾记》一卷　佚　1850？

清吴江陈希恕（养吾，梦琴）撰，吴江沈曰富（沃之，南一）辑

光绪九年《苏州府志·人物三十四》曰：陈希恕，字养吾，诸生。好为诗，尤笃朋友之交。诗人杨秉桂家火，希恕往觅秉桂不得，望门而哭。后杨卒，酒酣语及之必哭。世为疡医，希恕治之益精。其婿沈曰富为撰《治疾记》《医案》略具云。

光绪五年《吴江县续志·人物八》曰：陈希恕，字梦琴，多贤豪长者交。沈曰富，其女夫也，尝为《陈先生治疾记》一卷。希恕子应元，字骈生，世其业，亦多长者交云。

光绪五年《吴江县续志·人物八》曰：陈奂，字章伯，芦墟人。祖策、父琳皆以疡医术名，至奂而益精其术。奂子希恕。

时觉按：光绪九年《苏州府志·艺文三》载录《陈希恕医案》二百二十二卷。陈希恕，嘉庆二十五年抄录、校阅《分湖志》；道光二十七年前参与校勘《分湖小识》。卒于道光三十年。沈曰富，字沃之，又字南一，吴江人，清代桐城派文学家，陈希恕婿。道光十九年中举，会试不第，遂淡于仕进。为文本桐城义法，细致慎密，语

言质朴；能诗词，多磊落不平之气。著《受恒受渐斋诗文集》十六卷、《当湖弟子传》《夏峰弟子传》等。卒于咸丰八年。

《铁瓢医案》十二卷　佚　1850？

清常熟沈英(梅卿，铁瓢)撰

民国三十七年《常昭合志·艺文志》曰：《铁瓢医案》十二卷，邵渊耀序。

时觉按：光绪九年《苏州府志·艺文三》载录。邵渊耀，字蚩友，昭文人。生于乾隆五十三年，嘉庆癸酉举人，官国子监学录，卒于咸丰八年。有《金粟山楼诗集》《小石城山房文集》。则是书大约成于道光间。

《心太平轩医案》一卷　存　1851

清长洲徐锦(炳南，澹安)撰，徐元亮(子瑜)传

徐元亮后序曰：先曾祖奉直公，姓徐，讳锦，字炳南，号澹安，长洲人也。为医数十载，名满东南。所著医案甚多，皆为及门者携去，仅存此一卷，延诊者十居其九，尽出于伯祖斗南公手选。凡意见稍与时史不同而有合乎古人者，皆为录出，公诸同好，使有余资，必当付之剞劂，庶不致湮没曾祖之芬芳也。书以为券。时咸丰元年岁在辛亥春三月，曾孙元亮子瑜甫百拜谨识。

钱宝镕序曰：医书之最古者无过《素问》，次则《八十一难经》，然皆有论无方。其有论有方者自仲景始，而后之辑医方者又往往仅题某丸某散治某病，不知病状相似者，病证不同，古人随证消息，君臣佐使有其宜，攻补缓急有其序，或以相辅为用，或以相制为功，甚或以相反相激巧投而取效，必明制方之意而后能详审病源，以进退加减，方与论可不并载乎哉？徐子翰卿，出其先德澹安先生《心太平医案》一卷，自中风以至悬痈，一证一方而皆有案语，深合乎古人有病有方之旨也。邃古以来，惟宋代最重医学，然林亿、高保衡等校刊古书而已，不能有所发明，其官撰医书如《圣济总录》《太平惠民和剂局方》等，或博而寡要，或偏而失中，均不能实裨于治疗，故《圣济总录》惟行节本，而《局方》尤为朱震亨所攻。先生此书根据古义而能得其变通，参酌时宜而必求其征验，专门之学，一家之言，宝镕受而读之，而知其活人之无算也。徐子翰卿将谋诸梓人，兰室秘藏，永垂不朽矣。宣统三年七月，吴县钱宝镕。

时觉按：有黄寿南抄本，民国元年有刻本，民国二十二年《吴县志·艺文考三》载录。道光二十二年，其子徐珊纂辑《八家医案》，收录《徐澹安医案》。

《医案集存》一卷　存　1853

清吴江徐娱庭撰，徐文清(少娱)编辑

自序曰：医家之有案，如文家之有稿，自来医案、文稿镌本传世者，未易悉数，读之俱足以长人才智，启人颖悟，无如其古而不时也。清弃举子业已数载，学儒不成去而学医，然医者载籍极博，汗牛充栋，欲其默识成诵，融会贯通，所谓时过然后学，则勤苦而难成。于是定省之暇，每取家君所立方案，一一抄录，久而成帙，且略为编次，名之曰《医案集存》，非敢云传世行远也，亦如文之有稿以备稽考。虽不逮叶天士、薛生白诸前辈，而置诸几席间，朝夕翻阅，对病发药，明白晓畅，不啻文中之时文也，又不啻家塾课本也。能由此而揣摩扩充之，则此道中已过半矣。咸丰三年岁次癸丑仲秋月，松陵徐文清□□□□(少娱拜序)并书。

徐筠序曰：《记》曰，医不三世，不服其药，故医虽小道，亦贵家学渊源，转相传授，始足以取信于人。余家季华公博学多闻，自经史子集外，尤精医理，至洄溪、榆村二公，盛著医名。今娱庭侄为洄溪公曾孙，缵承家学何止三世，宜其四方来求治者户外常履满矣。应世既久，方案颇多，少娱侄孙于过庭之时，又为之分门别类，汇抄成帙，可见留心于此道者甚笃也，将来济人利世，绍前绪而□□□，余于少娱有厚望焉。爰识数语于卷端。咸丰三年鞠月，韵岩筠书于南州学堂。

陆□淑跋曰：《医学集成》乃业师门诊□□，少娱四兄手辑成帙，以示后学，其有裨于同研也深矣。夫子少承家学，长更活人，人颂再生之德，家藏寿世之编。淑自愧驽骀，幸赖再成，虽荷三年之爱，终鲜一得之能。今两嗣君皆绳承相继，箕裘弓冶，异日出蓝之胜，定卜在指顾间耳。欣羡之余，略缀数语，尚祈夫子大人训正。门人陆□淑拜识。

年农后裔题跋曰：徐洄溪之曾孙娱庭方案，其子文清少娱于咸丰三年编成，有韵岩序及娱庭门人陆某跋语。

时觉按：有稿本藏中国中医科学院。

《易卢孙三家医案》不分卷　存　1857

明钱塘卢复(不远)原辑，清元和陆嵩(希孙，方山，愤生野叟)编录

陆嵩序曰：丙辰岁暮，余从妇弟王子谦处借得《三家医案》一本，三家者，抚州易氏大艮、钱塘卢氏远、新安孙氏一奎也，三者皆前明人。书系子谦尊人乙垣翁所录，卢案卷末有长评一篇，乃余太岳朴庄先生手笔，上方评语当亦是朴老所缀，三家中卢案最少，语亦不甚详晰，易孙两家皆按脉论症，极有可取法处。易案未见刊本，孙案则懋儿购得一卷，错见录中，因于孙易案全录之，而孙案则录其刊本所无者，始祀灶日，迄新正九日录毕。自遭寇乱，迁徙流离，倏经四载，笔墨尽废，因懋儿学医，得此书为之手录一通，盖不胜感慨系之云。丁巳立春日，嵩书。

时觉按：有稿本藏苏州市图书馆，书口则作《卫生宝鉴》。陆嵩为陆懋修父。

《孟有章医案》　佚　1857？

清靖江孟有章撰

时觉按：咸丰七年《靖江县志稿·人物志·艺术》载录。

《壶春丹房医案》五卷　存　1858

清青浦何昌福(平子，泉卿)撰

顾观光《平子何君小传》略曰：君少聪慧，读书日可精熟二百行，王惕甫、姚春木、姜小枚、钦吉堂诸先生来往簳山草堂，指示文选之学，具有精诣。时尊公医道日盛，疲于酬应，乃勖读诸医书，示以方法，潜研者七八年，深得家学，故自尊公卒后，遂能继起。君活人之德，不以贫贱富贵异其施，遐迩颂之。喜作书，得苏米逸致。其为医，大致守法东垣，取裁景岳，而不为东垣、景岳所囿。谓东垣论土以气言，专主升清，则是燥土，意欲因其法而参以养营，则为润泽之土，土润泽，木斯发荣矣。近人所患多劳倦伤气，气伤则血随耗，以治木立论，气取三焦，血以养木。阴阳不主命火肾水，而取少阳三焦、厥阴包络，舍体言用，退乾坤而取坎离之意也。此论确有卓见，宜姜丈小枚亟称之也。余于姜丈斋中两见君，丈甚称君医学精邃，余得就君析疑问难，而拙著《内经补注》成书，君助为多。君貌不中人，恂恂讷讷。所得财帛皆散之亲友，如其先人。治疾之暇，唯教子弟读书，闭目朗诵，首尾如泻瓶水。余与哲弟长治相知之雅，知君莫若余，属为传，因书所以独知君者如此。咸丰九年仲冬之月，金山顾观光尚之撰。

《壶春丹房记》曰：云间医学教谕克善先生何君以医名于郡，筑丹房于所居，以壶春颜之，志所得也。命东维子为之记，辞弗获，乃捉笔而言。夫壶春者，浑然太极，生之本也，静而明，虚而灵，凡日之烜，雨露之滋，风霆之鼓荡，草木之萌蘖，靡非壶春一功也。而先生乃取名之丹房，喻医之仁亦犹壶春之发生万物，化育无穷焉。然则先生之仁心盎然和煦，同于壶春，奚啻泽于一郡耶？由是推之，其为壶春岂不至矣乎？是为记。至正丁酉长至日，东维子会稽杨维桢撰。丙寅春王正月十又五日，灯月交辉之夕，七十二叟以能占小真书而自喜，节此东维子集外之文以为先高祖平子先生医案题后。雪斋何时希记。

时觉按：作者为何元长之孙、何其伟仲子，青浦何氏二十四世名医，壶春丹房乃其诊室。积有医案，裔孙何时希编校，1987年学林出版社影印出版。前后无序跋，前有何时希《清代名医何平子事略》，节选其中顾观光《平子何君小传》如上，内科为主，兼及妇科，卷四末附《壶春丹房记》，卷五为王少侣重症九诊、补遗五十八诊。

《沤花旧筑医案》　佚　1858？

清太仓王梦翔(念伊)撰

时觉按：民国八年《太仓州志·艺文》卷二十五载录是书，及其《内经疏笺》，并注："潘道根序"。潘道根卒于咸丰八年，其医事活动多在道咸间。

《临症经应录》四卷　存　1859

清盱眙刘金方(白衣大士，淮山儒士)撰

自序曰：昔唐陆宣公晚年家居，甚留心于医，间有秘方必手自抄录，曰：此亦活人之一术也。宋范文正公

少时尝曰：吾不能为良相，必为良医，以医可以救人也。夫古之贤人君子，既以此为济世利民之用，则医之一道诚未可以鄙夷视之也，亦未可以浅学求之也。吾家业医三世矣，阅历亦云多矣，虽皆不敢居利人之功，而要未尝贻害人之弊，故数十年谬蒙乡里士大夫交口称许，盖积诚所感也。金不敏，绍祖父之业，存利济之怀，幼而读书，长而涉世。凡于视疾切脉、辨症修方，罔弗慎之又慎，或秉先人指授，或参前辈绪言，初未敢妄执己见以贻误当世，此则金之可以自信者也。顷者，及门某手辑医案若干册，皆金十余年来临证之方也，汇而录之，欲资以为模范，其用力可谓勤矣，其用心可谓笃矣。金不欲违其意，爰自叙其梗概如此，非敢执以问世也，不过与二三弟子质疑求备，互相商订云尔。咸丰己未年孟春，白衣大士圣诞日淮山儒士刘氏金方识。

凡例略曰：一、金幼年习业，尝读《内经》《景岳大全》并我朝《医宗金鉴》，文深义奥，局紧机圆，大可宗也。又细玩叶、薛、缪三家医案，又博访吴鞠通《温病条辨》，皆文辞古雅，兹集兼总诸家而会通之，以各适于用。故六气门派春温为第一，春属和煦之时，温乃天行之气，又绎周天度数，天开于子，地辟于丑，人生于寅，寅又属春，春占四时之首，万物萌动，资始资生。古人尚且推重，而今讵可不讲乎？一、儒林史册为要务，医林方案为提纲。试观世医聪明者有之，鄙陋者亦有之，究竟陋多明少，立案奚求精粹，用药难订汤头，案不成句法，药不按君臣，良可叹也。一、医案字句重叠，药味雷同，阅此者莫讥袜线之才，窃笑空虚之腹，岂不闻孟子云乎：离娄之明，公输子之巧，不以规矩，不能成方圆。比之医家亦须如是，固不逾乎规矩，亦不能泥乎规矩，字眼易换，药味更递，亦适中庸之道而已。一、书名有有案无方，以缺方字代，无姓氏住处者，以某字代。并非沽名而钓誉，系诊毕归舍，择摘顺句只录其案，未曾录方，日久忘记。暨先祖遗稿夹杂，知之为知，不知实不敢捏造妄登，愿同志者谅之。一、四卷只百十余案，客问何其鲜也？答曰：从行道数十载，岂仅看此数病欤，亦不过借水行舟、触类旁通之义。每朝夕课徒行有余力，即抑屋图维挥毫选录之，时犹谨小慎微，深畏讹错，抚膺细思。医家不啻掌握兵权，须臾命系，大凡医人切脉领会病情，用药当则通神，立起沉疴，精神踊跃，如将帅有谋运筹帷幄，兵在精而不在多，立剿寇盗，世界升平矣。一、通体原不超奇拔萃，大致层次尚清爽，词贯理明，天下无越一理，理顺则言顺。遍览庸辈医案，零落残断，头绪不清者居多，若执此说必疑僭狂。然有凭有据，略表与闻："昨见胸中一块，夜夜发烧，湿气复来，肿胀兼施"之句，请青眼鉴《经应篇》，寻思鄙见，思过半矣。

时觉按：有徐舜基《宝应徐氏医书六种》抄本藏上海中医药大学，2004年收于《中医古籍珍稀抄本精选》出版。淮安市河下镇吴鞠通医馆"历代名医名著"，列清代山阳县刘金方原撰《临症经应录》，并谓有稿本存世，即此。

《临症经应录续编》不分卷　未见　1911？

清盱眙刘金方（白衣大士，淮山儒士）原撰，淮阴刘仲英续编

时觉按：淮安市河下镇吴鞠通医馆"历代名医名著"，列清代山阳县刘金方原撰《临症经应录》及刘仲英《临症经应录续编》二书，有稿本存世。刘仲英之《续编》，笔者未见。

《过庭录存》一卷　存　1859

清常熟曹存心（仁伯，乐山）撰

总按曰：本书虽有与前集《曹仁伯医案》中雷同者数则，然于药方或稍有出入，相见当时门弟子各有抄录，是或非，特两存之。

《三三医书提要》曰：清名医曹仁伯先生之遗著为世所重，惜未易觅得。本社前已在《国医百家丛书》中刊行张汝伟社友录寄之《琉球百问》前集，又刊《曹氏医案》本集，计《琉球问答奇病论》《延陵弟子纪要》，并本书共可称曹氏全书矣。本书之稿亦承社友刘哲明君录惠。刘君承先启后之志有足多者，当代读者馨香顶祝不已。愿世之医者各以刘君之志为志，一祛从前自私自秘之恶习为何如？

民国三十七年《常昭合志·艺文志》曰：《过庭录》一卷，一作《过庭录存》，孙溥泉等刊本，杨泗孙序。

时觉按：收于《三三医书》。

《延陵弟子纪要》一卷　存　1859

清常熟曹存心（仁伯，乐山）撰，苏州吴元善（秋山）录

曹文澜序曰：先君子门诊日以百计，手诊者二三十人，其余分给门徒。诊毕一一覆之不稍懈，盖恐失之毫厘也。此卷吴君所诊，先君子为之点窜者居多，故论病则擘肌分理，剖析毫厘，而语气之间，时寓谆谆训诲之

意，引人入胜，且见苦心。独慨先君子门下士百数十人，当日分诊之下，改易不少，而诸公不能如吴君之用心，各编一册，汇成大观。惜哉！时咸丰九年蒲月中旬，文澜识。

民国三十七年《常昭合志·艺文志》曰：一名《乐山先生遗案》，孙溥泉等刊本，杨泗孙序。

时觉按：是书咸丰九年附刻于《琉球百问》，光绪七年重印。收于《三三医书》。

《继志堂医案》二卷　存　1859

清常熟曹存心（仁伯，乐山）撰

柳宝诒序曰：右《继志堂医案》二卷，曹仁伯先生所著也。先生讳存心，字仁伯，别号乐山，系常熟之福山人。幼时读书颖悟，长老咸目为令器，顾以家道不丰，一衿不足裕衣食，遂谋习医，从薛性天先生游。薛故郡中名宿，得先生剧赏之，谓将来光吾道者必曹生也。先生居薛所十年，帏灯焠掌，上自《灵》《素》，下逮薛喻诸家，无不研求贯串，乃出应病者之求，辄奏奇效。先生尝言：医者存心，须视天下无不可治之病，其不治者，皆我之心未尽耳。故其临病人也，研精覃思，直以一心贯乎病者之食息起居，而曲折无不周至。每有剧病，他人所弃而不治者，先生独能运以精思，而以数剂愈之，古人谓生死肉骨，先生诚有之焉。先生又言：每遇病机丛杂，治此碍彼，他人莫能措手者，必细意研求，或于一方中变化而损益之，或合数方为一方而融贯之，思之思之，鬼神通之，苦心所到，必有一恰合之方投之而辄效者。以是知医者之于病，稍涉危疑，即目为不治而去之者，其不尽心之过为不少也。嗟乎！先生之言如此，即先生居心之笃厚，与艺事之精能，盖皆即是而可见矣。先生所著，有《琉球百问》《继志堂语录》《过庭录》《延陵弟子纪略》诸书，经先生之孙博泉、玉年裒集锓行，杨太常滨石序之。先生之行谊，备详于许君廷诰所撰家传中。先生以医名著，继叶薛诸公而起，德被吴中，名驰海外，至今人能道之。特其所著医案，于《过庭录》《延陵弟子纪略》外，未有传本。今年夏，偶于友人处得见其门弟子所录存者，惜中多阙误，因假归钞录，为之次第整理，删其繁乱，撷其精粹，间或赘以评语，以发明其用意之所在，钞成上下两卷。俾后人读之，犹可想见其诊病时危坐构思、旁若无人之概云。光绪二十六年庚子八月，江阴柳宝诒识。

翁同龢跋曰：道光五年，吾母许太夫人以呕血谒曹先生于吴门。先生切脉曰：夫人得无从高坠下乎？曰：然。又曰：得无引重努力乎？曰：然。是时吾母奉亲过岭，先生量药一裹，偻指计程曰：行至赣江愈矣。已而果然。昔母家居，尝左抱儿，右挈浆，下楼，颠，自初桄至不尽一级止，腰膂伤矣，而儿无恙。此呕血之因也。同龢熟闻此事，因谨识于后。光绪三十年四月廿又一日。

时觉按：初刻于光绪三十年《柳选四家医案》。民国三十七年《常昭合志·艺文志》载录是书，民国二十二年《吴县志·艺文考七》则载之于《流寓》。

《曹仁伯医案论》一卷　存　1859

清常熟曹存心（仁伯，乐山）撰

《三三医书提要》曰：《曹仁伯先生医案论》一卷，曹仁伯先生所著。先生医案在《柳选四家医案》中略见数则外，余惟前年常熟社友张汝伟君寄刊之《琉球百问》一书也。无锡社友周小农君转代借得本书稿，凡所录方案证论，皆属上本《素》《灵》奥旨，下采百家精华，其灵机活法，又别具天资。至观其病家之住址皆来自四方，则知先生之盛名遍及遐迩。凡已读刊行先生之书者，自知本书之价值也。

民国二十二年《吴县志·艺文考》曰：曹存心，字仁伯，常熟福山人，居长春巷。

民国三十七年《常昭合志·艺文志》曰：曹存心，号乐山，诸生，振业子。振业字宗岐，号愚溪，以医名于时。存心世其学，读书颖悟，家贫，遂弃帖括，从吴门薛性天游。上自《灵》《素》，下逮薛、喻诸家，无不研究贯串，居薛处十年乃出应诊，辄奏奇效。尝谓天下无不可治之病，其不可治者，心未尽耳。翁文端夫人坠梯，病呕血甚剧，时夫人将随宦粤东，为量药一囊，偻指计程曰：至赣江愈矣。已而果然。著有《琉球百问》《继志堂语录》及《医案》《过庭录》《延陵弟子纪略》，均行于世。

时觉按：收于《三三医书》。

《临证碎玉》不分卷　存　1860

清青浦张仁锡（希白）撰，嘉善叶劲秋（秋渔）录

叶劲秋前言曰：张仁锡，字希白，吴云峰先生之业师也。原青浦籍，后迁嘉善作寓公焉。以儒术行医，精于诊切。著有《痢症汇参》《四言药性》《夺锦琐言》《医案》《医说》等书，会红羊乱起，不克寿枣。今偶检

旧籍,得二十七案,急录之,庶勿再蚀,颜曰《临证碎玉》,非原有篇名也。叶劲秋附识。

光绪《嘉善县志·艺术》曰:张仁锡字希白,青浦人,后居魏塘,以儒术为医,精于诊切。著有《痢症汇参》《四言药性》《夺锦琐言》《医案》《医说》等书,思念粤寇之乱,弟子吴炳存其稿待梓。

时觉按:叶劲秋整理张仁锡医案成《临证碎玉》,民国十一年交上海中医学会《中医杂志》,刊于壬戌年春月第二期笔记栏;2000年《浙江中医杂志》刊行校注本。

《临证医案》 佚　1860

清吴县高骏烈(扬庭)撰

时觉按:民国二十二年《吴县志·艺文考二》载录。

《刘晓山医案》一卷　存　1862

清海虞刘晓山撰

袁湘飘序曰:夫世之医者能疗百病,如昔贤局方复庵烈乃辛热,河间丹溪专用苦寒,何其执而不圆,相去天壤耶?夫先大名医之治病,患生何处,病属何经,先红痈乃阳实之症,气血热而毒滞,白疽乃阴虚之症,气血寒而毒凝。二者以开腠理,夫腠理开而红痈解,解寒凝而白疽愈。此良相之法也。凡传书于后,而使学者一见豁然耳。前得无锡高子锦庭先生门下海虞刘晓山先生之案,语不违前贤之源,疗诸种之疾以及备执名方,示于学者,则未必无小补云。时在壬戌岁皋月望日,书于撷芳室之南牖,慈水袁湘飘识。

袁湘飘又序曰:尝闻医者一道,必考古而治今,但今之体气于古不同,然非于前例而治,必须临症之时,见其体之丰厚,视其形之瘦弱而施校之剂,量质而治,无庸拘泥,自可以凶化吉,以重为轻也。余虽未精医,粗知古人之道,见此诊记,亦能聊悟其情。夫医之中变化无穷,然此集之中,法道精通,气味配合,不紊规矩,妙在神手而使后学者尚能寸进,非寻常之可比也。时同治元年秋月既望,湘飘琨又识。

伏凤序略曰:素闻晓山刘先生治病之神,如磁引针,如鼓应桴,今观其诊治灵机活泼,议论精醇,配合气味,妙在清新。纵横治术,不离规矩,依然寒者温,热者清,补母泻子,扶弱抑强,长于辨证立方,因而校刊,自能辄效。所谓仿古法而不泥其法,化裁之妙,人所难能者,非学有根源,胸有成竹不得也。聊书数言于首,未敢云序也。壬戌仲夏上浣,虞山伏凤识。

时觉按:有同治元年壬戌抄本藏长春中医药大学,载案三百六十余则,不分门类。

《刘氏医案》一卷　存　1862

清海虞刘晓山撰,虞山徐居仁(省安)抄传

时觉按:有光绪间徐居仁抄本藏南京图书馆。封面有阳文篆章:虞山徐氏省安珍藏,扉页署:光绪壬辰岁后学徐居仁省安氏录,原名同熙,卷端署:西黄家桥刘晓山先生著,门下士辑。前后无序跋,分面、口、咽喉等十四部,载外科案二百五十余则,末为拾遗杂症部。

《邵氏方案》六卷　存　1862

清元和邵炳扬(杏泉)撰

《中国医籍通考》按曰:邵杏泉,清咸同间名医,太平军时曾至沪行医,求诊者门庭若市。其方案六册,未有刊本。

时觉按:六卷以礼、乐、御、射、书、数为名,分七十余门,录案千余,无序跋。有抄本藏上海中医药大学,2004年收于《中医古籍珍稀抄本精选》出版。元和邵炳扬,字杏泉,同治三年整理曾祖邵登瀛遗著为《邵氏医书三种》二十二卷,包括《四时病机》十四卷、《温毒病论》一卷附《经验方》一卷、《女科歌诀》六卷。

《邵氏三折肱》六卷　存　1862

清元和邵炳扬(杏泉)原撰,鸿城退士辑

鸿城退士序曰:家君治症三十年余,以前,诸同门悉皆选录,因遭兵燹,慨付沦亡。今自庚申秋随侍案头,又经三载,所见所闻,症已略备,爰循旧式,私辑新编,播迁历碌,琐载无多,而断金碎玉,未始非医学中问途一助也。时在同治壬戌仲春,鸿城退士序于申江旅次。

时觉按：载医案六百则，有抄本藏上海中医药大学，鸿城退士当为其子。邵炳扬，字杏泉，邵登瀛曾孙，参与编辑校刊《邵氏医书三种》者，登瀛有玄孙邵景尧字少泉，或即鸿城退士。王霖《磨镜录》有《三折肱邵氏原稿》二卷，载元和邵炳扬内外妇科医案六十二则，每案简述症状、脉象、方药组成、主治等，有光绪抄本藏中国中医科学院。《中国医籍大辞典》另载《三折肱医案》二卷，亦邵杏泉原撰，载医案二十五种，有俞寿田抄本藏上海中医药大学。

《孟河费氏祖孙医案》二卷　存　1865

清孟河费伯雄（晋卿），孙费承祖（绳甫）撰

子目：《孟河费伯雄先生医案》一卷，《孟河费绳甫先生医案》一卷

《费绳甫先生医案》自序曰：幼读医书，知各名家有独到之处，即有偏胜之处，取其长而弃其短，融会贯通，似已颇有工夫。然执古方治今病，常效者少而不效者多者何也？再思而似得其解。盖偏执成法，亦足以误事，倘欲补偏救弊，而无因时因地因人而制宜之计，自非良法美意也。今人体质多虚，且有毗阴毗阳之别，南北强弱、老少盛衰、膏粱藜藿坚脆之不同，先辨体质，而后察病之所在，虚实寒热，详细分别，治法师古人之意而不泥古人之方，随时变通，而又恰与病情丝丝入扣，自然效者多而不效者少矣。但偶有不效，亦必究其根源。病有显而易见者，有隐而难明者，有大实似虚、大虚似实者，有寒极似热、热极似寒者，其中变化无常，每有出人意料之外者，苟能因时制宜，体会入微，则自能洞悉机宜，一任病情变幻，层出不穷，亦不致漫无准则也。余四十余年来治验虽多，散失不少，兹择其症之较重而出入较大者百数十条而存之。医虽小道，然非酌古斟今，知其常而通其变，安望其有明效大验哉？一九一三年岁在癸丑，武进费承祖绳甫氏识。

徐相任《费绳甫先生医案》跋曰：医案三十八门，每门资料虽不多，内容已颇可观。不但内治各方，学理根据，变化规律，已是可法，就是偶用外治，亦多有来历，靡不神效，不失晋卿公医醇家学之意。受业子婿徐相任。

时觉按：《孟河费伯雄先生医案》署为"孙费承祖绳甫集，曾孙婿徐相任校，再门人朱祖怡注"，载内科十四门及妇科、儿科、外科、瘀伤、眼耳、喉科，凡二十门；《孟河费绳甫先生医案》署为"子婿徐相任校，门人朱祖怡注"，载外感及内科诸病，并妇科、儿科、喉科，凡三十八门。1964 年上海科技出版社排印出版，题为《孟河费氏医案》。

《费伯雄医案》不分卷　存　1863

清孟河费伯雄（晋卿）撰

《吴医汇案·时医里居考》曰：费伯雄，字晋卿，毗陵之乡孟河人也。著有《医醇剩义》《医方论》行世，诗文有《桐花馆诗抄》。

时觉按：费氏医案民间颇有流传，1985 年张元凯搜集得四种抄本，于徐相任氏《费氏医案》基础上，相互对勘，删繁去复，江苏科技出版社收于《孟河四家医集》，排印出版。前后无序跋，分内、外、皮肤、眼、喉、妇、儿七门，七十八症，五百余案。《联目》《大辞典》另有同治二年刻本藏长春中医药大学，并有光绪、民国间石印本。

《费绳甫先生医案》一卷　存　1863

清孟河费承祖（绳甫）撰

《吴医汇案·时医里居考》曰：费纯甫，孟河人，伯雄长孙。居上海，医价昂贵，名承祖。

《吴医汇案·时医里居考》曰：费哲甫名绍祖，伯雄三孙，侨居吴门因果巷。门诊必深夜，其价昂贵，病者受累无穷。医之陋习，吴中自哲甫始也。

时觉按：是书与《孟河费氏祖孙医案》所载有异，前后无序跋，凡二十五门，列案百七十三则，剔除重复，得百一十则，后附《女科要略》。有抄本藏上海、南京中医药大学，2004 年上海抄本收于《中医古籍珍稀抄本精选》刊行。

《何端叔医案》一卷　存　1863

清青浦何昌龄（端叔）撰

时觉按：作者为南宋以来何氏二十四世名医，积案原有抄本，1985 年何时希编校，学林出版社出版。无序跋，不分类，载内科一百十八案，卷末有何时希题记：此从弟维雄手抄本，端叔先生乃其高祖也。甲子春，时

希记之。

《吴斐融医案》 未见 1863？

清阳湖吴斐融(仲山)撰

《江苏艺文志》曰：吴斐融，字仲山，清阳湖人，云上子，斐有弟。世业医，嗣父兄业，精外科，与费伯雄同时齐名。尝捐饷得二品衔。年八十余卒。

时觉按：《联目》《大辞典》俱不载录，《江苏艺文志·常州卷》谓“存”，有钞本藏于常州戚墅堰医院何炜文处，笔者未见。

《李鸿飞先生医案》不分卷 存 1864

清李鸿飞撰，朱思九抄传

时觉按：封面署：甲子季夏上浣，朱九思抄录；其看症专条后注：咸丰三年正月日立；载案八十余则，以喉科验案为主；末附痘疹传心录、死症、女科用药、药物发挥、禁用刀针论，及成方六则。有抄本藏上海中医药大学。

《临证经验方》四卷 存 1866

清吴县凤在元(实夫)撰

自序曰：医药一道，任莫重而权莫大，人而无恒，不可以作巫医。有恒心然后有恒学，有恒学然后可以造乎道。顾必博览群书，静参气运，穷其源，采其本，洞明医理，而后能出而问世，盖临证如临敌，死生系之毫端，安危定于片刻，惟凭一诊以定死生。吁！可畏也，敢不兢兢之乎？试为扼其大要有三：一曰审证，譬之料敌，知理知势知节，方能制胜；一曰用药，譬之命将，量力量才量性，方能胜任；一曰立方，譬之交战，行阵不乱，纪律森然，进退有权变，前后有顾盼，方能奏捷。明乎三者之理，庶几临证可以无疵。更有进者，方必有胆如鼓然，无胆其声木；方必有钥如锁然，无钥其用废。是以方必藉乎法，法以绳其方，参配合之宜，辨相须之巧。考之《内经》十八卷，只有七方，赖汉时张长沙著《伤寒》一百一十三方，三百九十七法，阐发出治之旨，其寿世之功伟矣！孙思邈传《千金方》，似与仲圣之方异，而实即从伤寒正途所化。厥后，虽代有名家著方立论，未免各随所好。要之方无定法，药无偏用，规矩准绳，毋稍固执，达权通变，勿好新奇。《易》曰：拟之而后言，议之而后动，拟议以成其变化。又曰：神而明之，存乎其人。人为万物之灵，灵机慧眼，固所共有，无如人欲所蔽，致生障碍，苟能清心涤虑，病态自显真伪。余每于临证之际，一洗执著，虚衷以俟病机之触，如是兢兢立方，求其方之适然于心者，仅十之二三，惜随手散失，录存者少。迩已衰老，精力疲乏，追思三十年来，恨无一长可以启后学心思，爰将平昔得心应手之方，稍集一二，以广流传，窃喜获效于前，故目之曰《经验方》。然学浅才疏，愧乏琢磨，不揣鄙陋，敢以就正有道。倘蒙裁削，以公于世，何幸如之！时同治丙寅春月，洞庭凤在元实夫氏自序于瀛州馆次。

施清鉴序曰：医之为书，肇自黄帝、岐伯之《灵枢》《素问》。厥后人其室而窥其奥者，张刘朱李四大家，轶后超前，罕与为匹。近有实夫凤先生，名医托业，避难来崇，吾崇之受其治而全活者，指不胜屈。著有《凤氏医案》一书，所载经验诸方，皆先生手治之症，流传其名已久。丙寅冬，受其书而读之，爱其原本《内》《难》，惨淡经营，论则本于仲圣之伤寒，又参以吴又可之瘟疫。益叹吴门之精于医者，叶天士、薛生白两家已专美于前，得先生之书，以踵其盛行，将鼎足而三矣。谚有云：不为良相，即为良医。窃谓良相之旋转乾坤，功有裨于中外，良医之挽回造化，术有济于蚩氓。先生医学宏深，诚不能赞其万一，而良相良医之两语，可用以为先生赠也。是为序，世教弟施清鉴拜跋。

王炳序曰：医者意也。使不用精意以参之，虽胸中有数万成方执以治病，似乎可矣，而岂知即所谓刻舟求剑、胶柱鼓瑟者欤？仆之畏友有凤氏实翁者，系吴门望族，与仆避难瀛洲，始得瞻韩，把晤之余，风流潇洒，雄辩高谈，真名士也。论其才艺，书法丹青，仆已不逮，至医学一道，犹胜倍蓰。自至崇迄今，屈指五载，凡宿病沉疴，实翁所挽回者不可枚举。近著《医案》一书，皆实翁素所临证得心应手之方。仆细心潜玩，始知悉宗诸大家手笔，更复参以精意，绝不拘滞，自然百发百中，会见卢扁重生矣。是集亦仿先哲《指南》之意，而较《指南》更有进焉。世教弟王炳谨跋。

施应萱序曰：吴门凤实夫先生，自癸亥岁避难来崇，居停密迩，获与订交。睹其丰致洒如也，聆其言论蔼如也，屡与饮酒于道山、翌丰两兄之别墅，窥其举止，和中带肃，庄如也。胸有慧珠，笔无俗韵，四方介绍而索书求画者骈肩接踵，先生从不一拒，要其刻意而底于名大家者曾不在此。盖先生幼业儒，名心久淡，壮作幕宦海，旋回，抱其燮阴理阳之志，郁其安人济世之才，他无所就，托之于医。早岁曾受业于张金屋老夫子，宗其瓣香心法，青出于蓝，冰寒于水。数十年游屐所届，广陵明月，申浦早潮，凡通都以至僻壤，遇有危险之症，赖先生存活者辄见寒谷春回，病竖宵遁。近于馆课之暇，取生平经验良方与夫脉案病因，条分缕析，裒而辑之，遂以成帙。其心则菩萨救世之心，而其书即太微功过之格，名曰《凤氏医案》，较诸叶氏《临证指南》，不惟骖靳而已。书既成，索序于余。余自揣谫陋，于医学之高深一词莫赞，且此特吉光之片羽耳。他日掺之佥熟，按之佥深，临证益多，奏效益巧，将必又有续缉《医案》以为后学之津逮者，余谨拭目以俟之。同治丙寅嘉平月，世教弟施应萱谨序。

黄清宪序曰：同治丙寅岁，余馆于东乡施氏叟者，时时道吴门凤氏实夫精于医，余心仪其人而未识其面也。秋杪，馆主人以小妻病，诸医束手，咸谓不可救，乃具礼延实夫至，至则曰：此易治也，无恐。余更奇其言，而未睹其效之果如何也。乃一服而病良已，更三数服而病竟瘳，然后叹实夫之果精于医，而叟者之定为示谬也。既实夫介馆主人以其所著《凤氏医案》问序于余，余尝记史至《方伎传》，见其中所载诸神医治病神妙，可惊可喜，然窃疑传其人、传其医之神，而不并传其方以惠世，以为是子虚亡是公之流，乃传闻之太过而史氏之本诞耳。今阅实夫书，病不易于古而方皆造乎神，乃知精于医者果有如是之神妙也。然余由是益叹实夫之果精于医，而尤喜其能公其方以惠世也，遂不辞而为之序。崇明黄清宪拜撰。

自跋曰：按是集方不烦而门类较全，案不文而始末必述，意取简约明净，便于览观，故稍涉类同，汤方相若者悉除不赘。先后随诊随存，无分杂症时邪，要惟三时六气、内因外因不内外因之别。至若传经之正伤寒，究属南方所罕有，又吴又可所论之真瘟疫，亦系饥馑之后疠气所触，二者俱非恒见。内录二三不治之症，备为临证醒目，既可慎始谨终，并见时风之误。余如坏症救逆之方，乃苦于不克出治，而宗从治、反治之法，甚至摩古方而特制者，种种用意，系非杜撰，所赖平时研究，于审证、用药、立方三者之要，能致夫恰中病情之想，妄敢担任于立方之前，要必奏效于服药之后，允称不负苦心，信手而得，此即余之乐境也。噫！后之人岂无羡斯乐者哉！留是集以待之。实夫又识。

时觉按：封面署为《凤氏医案》，收于《凤氏医书三种》，有光绪三年稿本藏上海中医药大学。其自序、自跋，与《张仲华医案》全然相同，殆为抄录《张氏医案》而窃此序跋。

《世济堂医存》三卷　存　1870

清亡名氏撰

时觉按：有抄本藏上海中医药大学。卷端无署名，前后无序跋，有“胡省三”阴文篆章，述三十三门治案。青浦何书田先生有《世济堂医案》，又名《何书田医案》《何氏医案》，则是书或出于何书田。

《纪效新书》二卷　存　1870

清锡山黄堂（云台）撰，吴郡黄寿南（福申，沁梅）校注

自序曰：余自髫年塾课，家严即授《灵》《素》《伤寒》《金匮》等篇，读其书茫无畔岸，若涉海问津，不禁废书三叹。比长，受业于松心缪夫子之门，见吾夫子用药如用兵，得心应手，效如桴鼓，要不本诸《灵》《素》《伤寒》《金匮》等篇，七方十剂之法，参以己意，格物致知巧绝伦，有非寻常下士所能测识者。既而归，恪遵师训，临证辙记，迄于今三十五六稔矣。其间亦有得心应手之处，门弟来游，又多勤学好问，三余之暇摘取多方，名曰《纪效》，只可自便，不可持赠。因自觉舛错支离，辽豕之嘲，恐所不免耳。锡山黄堂云台氏识。

时觉按：有黄寿南校注稿本藏中国中医科学院，1981 年中医古籍出版社影印出版。

《陈氏方案》一卷　佚　1871？

清吴县陈标（少霞）撰

时觉按：民国二十二年《吴县志·艺文考四》载录。另有《陈氏幼科医案》抄本藏上海中医药大学。封面署：陈少霞先生幼科医案，丙寅春日，徐三行签；目录作《陈氏幼科医案》，卷端署吴门少霞甫撰；未知是否是书。陈氏有《痧痘金针》三卷，成于同治九年，是书不存，成书亦当相近。

《春煦室医案》不分卷　存　1871

清青浦何其超(超群,古心,藏斋)撰

《春煦室记》曰:春煦者何?何子所居之室也。室何以曰春煦也?春者东方之气,万物之所从生也,至秋而零,至冬而槁矣。雷风鼓动,勾出萌达,其机不可以遏,气有以煦之也。其取以名室何也?曰:医者长人之术也,人不幸而致病,托命于医,治而不中病,不如不治也。而非审思乎其间,夫安能中病也?时至今日,凋敝极矣,富与贵固各有所难,贫贱之子又役役于衣食之谋,思虑忧愁,心形并悴。彼庸庸之以食色戕其生者无论矣,一有所病,先内伤而后外感,此正如木之在冬秋,形质敝矣,复加以霜霰之零,去死几何?窃尝慨焉而思有以济之,以为诸气之郁,木先受病,木病必沴土,生气伤矣,尚可一于攻伐乎?于是取古人之法,酌今人之宜,一以治木立论,不言体而言用,凡阳之属不专主命火而取少阳三焦之发越,凡阴之属不专主肾水而取厥阴包络之灌输。至于命药处方,不轻用夏令之辛热,尤慎用秋冬之寒凉,惟以甘温柔润之剂平调气血,犹槁木而煦之以春气也。甘温从阳,柔润从阴,虽不必执一律以概百病,而大旨不离乎此。方书具在,识学谫陋,无以究极精微,姑就私见所及述之以谂来者。

何时希考语曰:何古心学医之岁当在嘉庆二十年,见于其《藏斋诗抄自序》所谓"年十三,拈笔为韵语,伯兄韦人指授作法",是时何书田韦人先生正以医道驰名大江南北,盖学医属家学,余事乃为诗耳。古心廿八岁弃举子业,始为医往来浦泖间。戊辰时希考。

时觉按:首医论七则:《春煦室记》《医学杂论》《八卦配脏腑阴阳图》《病情调摄论》《加味六合定中丸》《自制绀珠丸》《苿荜温中丸》,载内妇科医案百三十余则。1994年学林出版社有影印本。内蒙古自治区图书馆有抄本《春煦堂医案》二卷,大体相同。

《香雪轩医案》四卷　佚　1874?

清青浦何昌梓(伯颖)撰

民国二十三年《青浦县续志·人物四》曰:何昌梓,字伯颖,其超子,居簳山,咸丰己未副贡。医承家学,好为深思。尝取室中所储诊籍,手自辑录,阐发其奥赜之理。治病究合脉法,应手奏效。何氏自道光间分簳山、重固两支,时昌梓医名与其从兄长治竞爽。兼工诗,其超题其《烬余集》云:颇忆苏家名父子,斜川一集继东坡。其矜许如此。子寿彭,字考祥,亦精医。尝谓,南方地暖,温病为多,因作《温病说》。父子著述均见《艺文》。

时觉按:民国二十三年《青浦县续志·艺文上》载录。

《珊洲医案》　佚　1872?

清上海张翰(珊洲)撰

时觉按:同治十一年《上海县志·艺文》载录。

《沈氏医案》　佚　1874?

清青浦沈景凤(翼之,沈聋)撰

民国二十三年《青浦县续志·人物四》曰:沈景凤,字翼之,自南村迁章堰。精医,出何其超门。遇岁大札,景凤谓天行时疫,众人所患相同,因推测气化,定方剂予之,全活甚众。晚年失聪,自号沈聋,远近皆以此称之。子树赓,字寅侯,亦能世其业。

时觉按:民国二十三年《青浦县续志·艺文上》载录。

《马氏医案存真》一卷　存　1874

清吴县宋兆淇(佑甫)撰

叶槱《医案存真》跋曰:嗣父讷人公汇刊未竟,遽尔捐馆,槱思先人之书如《全生集批本》《本事方释义》流传已久,至方案善本百余年来有藏诸家而散失者,有既经散失而复收藏者,先人遗型虽杳,手泽犹存,若既编集而不付刊,沦亡之惧恐不免焉。槱是以谨承先志,刊刻成书,盖以珍先人手泽,非敢以是书行世也。丙申春三月,五世孙槱谨识。

《吴医汇案·时医里居考》曰：宋佑甫，讳兆淇，住孔过桥。著《南病别鉴》行世，卒于光绪某年。

时觉按：有同治十三年刻本藏浙江省中医药研究院。二册，封面分别署正集、续集，其右上角又注柒、捌字样，不知何意。续集自十七页起，正与前紧紧相接，为同一案，且无分卷，故仍当为一卷。未见撰辑者署名，无序，亦无目录，卷端署《马氏医案并附祁案王案》，书口为马案，末署后学钟蟠根愚泉、曹维坤云州参校，又署湖州凌德嘉六重校正。末有《医案存真》跋，却属叶天士案。不知此马氏何许人，或为马俶《印机草》？待考。宋兆淇，字佑甫，即辑注《南病别鉴》者，则是书为马俶《印机草》，原附于《叶案存真》之后，益信。

《徐养恬方案》三卷　存　1874

清常熟徐养恬（澹成）撰，常熟徐兆丰（实函）辑

光绪《苏州府志·艺术》曰：徐养恬，字澹成，常熟谢家桥人。少从同里名医萧函谷游，得其指授。道光甲辰，林文忠以开濬白茆河至虞，感微疾，易服就诊。询病状，则云：每闭眼见有人作馈献状，而饮食如常，他医以为疑疾，治辄不效。养恬诊其脉曰：是痰也，但脉息得大贵象，何以不验？文忠笑曰：良医也。疏方未毕，而傔从至矣。王观察家相归田后，痰喘屡发，服其药应手愈。后发势较轻，养恬以无妨慰之，出语其家人曰：疾不可为矣，速治后事。明日观察果没。余奇验甚多。

时觉按：同治十三年抄本藏上海中医药大学，2004 年收于《中医古籍珍稀抄本精选》出版。

《徐氏第一世医案》　存　1874

清常熟徐养恬（澹成）撰，徐兆丰（实函），徐士玉（琅卿）辑

《南沙大树坡徐氏第一代医案序》曰：盖闻古人有言曰，不为良相，定为名医，医诚操司命之权，而挽回造化，调剂群生，与国家礼乐政刑相为表里者也。吾先祖博通岐黄之理，三十年后其道大行，用药如用兵，精而能切，临症如临敌，镇而不惊。凡人所纷纷不定者，独持卓识以断之，人所拘拘不化者，独开生面以裁之，不特时下望尘拜倒，即病家无不屏息恪遵。因由平日揣摩之熟，历练之深，是以投之万症辄能霍然，名噪吴郡，为一时冠。尤工古今体诗，有《饮香室诗稿》，精围棋，故时人谓之三绝。所遗方案散轶者多，会经家君汇集成编，仅若干条，简洁高妙，询为平生治疗之精华。玉因分门别类，校正刊刻，俾学者开卷了然，并以见数典不忘之志尔。长孙士玉谨志。

凡例曰：一、医家临症虽多，门类岂能悉备，兹特分别详列，欲使学者开卷了然。一、凡药不敢用别名以为矜异，传流抄写，肆中未必能知，转令鱼目混珠之误。一、不载某府某县某姓及年岁大小，以无关紧要也。一、故人用药本无一定，分两轻重各随其症，故未录方中。有载入分两与姓岁左右者，系得自长庚堂抄本，亦乃其旧。一、方案抄本向有圈点，今不刻者，明眼人自能辨之。一、刻板不取阔大，仿袖珍样，以便舟车移览。一、家藏复有伤寒愿学，暨《饮香心法》《应响集》等论，尚在编校，成即续出。

时觉按：成于同治光绪间，有光绪初年抄本藏南京图书馆。

《徐氏第二世医案》　存

清常熟徐兆丰（实函）撰，徐士玉（琅卿），徐士初（颖侪）辑

《南沙大树坡徐氏第二代医案序》曰：昔诸葛武侯一生谨慎，未尝弄险，故能鼎立三国，续后汉四十余年之基业。治国如此，治病何独不然哉？家君采芹，弱冠屡荐不售，先祖后因年迈，属以兼业《灵》《素》以传其学。历十余载，得之于心而应之于手，未诊之前，先凝神气，既诊之后，必彻始终。倘脉有余而症不足，则舍脉从症；症有余而脉不足，则舍症从脉；又或脉症相同，有一件未是者，即于不合处推求；有一件可主者，便于紧要处著意。此皆吾祖心法，亦即仲景心法，夫岂豪海之士所可同日语哉？兹有方案若干首，均玉业医后随诊积录，前未备存，故所载不多，然而家君兢兢不苟之心亦于斯可见也夫。男士玉谨志。

时觉按：成于光绪间，有光绪抄本藏南京图书馆。

《徐氏第三世医案》　存

清常熟徐士玉（琅卿）撰，徐同熙（省安，居仁）、徐同藩（君屏）、徐洪铨（选臣）辑

《南沙大树坡徐氏第三代医案序》曰：余幼闻先祖尝曰：医者意也，可以意会，不可以象求也。旨哉斯

言！真医门之妙谛，迄今犹在耳中焉。自习举子业，南舟北马，未搏一第。庚申秋，红羊劫到，田园寥落，物换星移，触目荆棘，因沦为斯道。虽于《灵》《素》仲景百家之书，愧未深悉，然于此中微理闻见有年，以视世之苟且从事者，庶几略有渊源。《记》有之，医不三世，不服其药。遂以颜其首曰《三世儒医案》而自述其缘起也如是者。

时觉按：有光绪间抄本藏南京图书馆。

《徐氏第四世医案》 存 1901

清常熟徐同熙（省安）撰，徐景华（祝唐）、徐景文（学勤）、徐景章（品珍）、徐景福（介范）辑

《虞山大树坡徐氏四世内科医案序》曰：予少孤性鲁，读书十余年竟无一成，乃弃儒业，继习岐黄。读三代遗书，知我家辨症之明，治术之精，一切疑难杂症莫不着手回春，无怪名传吴下，百余年来老幼咸知，实我曾祖精通《灵》《素》，博览群经，得一线之真源，故世世相传焉。自令淹业斯道，外求师教，内考家法，细绎百家之书，辨症切脉，不敢独施臆见，必考古证今，以尽我志。盖所谓"药虽进于医手，方多传于古人"而已。若夫创新论，立奇方，偏执寒热温补，学时下欺世误人之术以为擅长，固非予鲁之质所敢企及。殆一述其平生之事业焉耳自记。光绪二十七年岁次辛丑孟冬，录于宝砚斋。

时觉按：载"徐氏四世内科医案"二百余则，"徐氏四世疡科医案"二百五十余则。有抄本藏南京图书馆。

《第二酸斋方案》不分卷 存 1874

清元和顾锦（术民，少竺）撰

《吴医汇案·时医里居考》曰：顾少竺，讳锦，字术民，昆庠拔贡。三荐乡场不复，遂弃举子业，从沈安伯学，名噪于元邑之乡曰甫里。著《用药分类》一卷，未刊。诗文有《泪海集》，因扼清明痛也。大约同治初年卒。

时觉按：《联目》《大辞典》俱不载，收于亡名氏《三家医案》，有抄本存世，2010年收于《清代吴中珍本医案丛刊》，江苏科技出版社排印出版。

《筿云医案》 佚 1874？

清青浦唐尧卿（芝田，筿云）撰

民国二十三年《青浦县续志·人物三》曰：唐尧卿，字芝田，附贡生，居西岑。生数月而孤，母王抚之成立。笃于师友，师潘没，犹以米赡其家，至老无间。同治初，襄办清丈，翟令寅清倚重之。尧卿好为诗，与陆日爱互昭辈时共唱和。中年改习医。

时觉按：民国二十三年《青浦县续志·艺文上》载录。

《钱心坦医案》二十卷 佚 1874？

清武进钱屏万，又名育万（心坦，三山）撰

《江苏艺文志·常州卷》曰：钱心坦，名屏万，改育万，字心坦，号三山，以字行，清武进人。其自幼天资卓越，早岁与伯兄象山均有神童之誉，好读书，工词翰。长攻家传医学，尤擅幼科及湿温时症。

时觉按：《江苏艺文志》据《清代毗陵书目》卷三载录，并谓"佚"。

《何澹安医案》一卷 存 1875

清丹徒何游（澹安）撰

《中国医学大成提要》曰：《丹徒县志》云：此卷即先生医案未刊稿本，炳章为其别类编次，分列类中、肝风、眩晕、头痛、咳嗽、吐血、失音、肺痿、虚劳、遗精、淋浊、尿血、癃闭等类。法则崇尚叶派，用药善能权变，识证之精，能得病因主脑，且不泥盲方，不胶成见，宜其奏效如神。深恐湮没不彰，爰为编订校刊行世。

《续修四库全书提要》曰：清何游撰。游字澹安，丹徒人。县志称其先世皆以医著，家多藏书，游承父金琇之学，名益起，四方争延致之。所著书别有《医学折衷》十卷、《何氏十三方注解》一卷。此医案稿本未刊，

曹炳章为之分类编次，印入丛书。案：游之处方取法，大都出于叶桂一派，编分十三类，皆属杂病而未及伤寒，是否专长仅在杂病，抑原稿初非全本，皆不可知。自来医案流传，足资学者参考，必略具治效始末，方能得其要领。是书所载接诊之方寥寥无几，则其方之果否中肯有效，无从悬断。盖所录仅出于诊时方案原稿，非名家审择自定者可比，此亦普通医案之恒习，辑丛编者第以取充卷帙，恐其有裨于医学者殆无多也。

时觉按：嘉庆九年《丹徒县志·方技》谓何氏著有《医案》四十卷，今此本仅一卷。

《黄乐亭指要》四卷　存　1875

清黄乐亭撰

时觉按：有抄本藏南京中医药大学，2004年收于《中医古籍珍稀抄本精选》出版，分五十三门，载案九百七十二则，无序跋。不知黄氏何许人，卷末有“光绪元年春月录”字样，附同治七年锡山薛应嵩医论三则，则黄氏当早于同光。道光二十年《无锡金匮续志》载“黄钟，字乐亭，善医”，所著有《外科辨疑》四卷、《黄乐亭先生外科医案》二卷、《解围元薮古本》等。黄钟，字乐亭，或即是书撰著者。

《沈菊人医案》二卷　存　1875

清元和沈来亨（菊人）撰

张良杺序略曰：外舅沈菊人先生工诗善画，而尤肆力于岐黄，凡经络脉理、药性病情，无不讲求而熟习。疗人疾苦，响应如神，无他，其用药当也。李筱云茂才、吕伯纯上舍为先生及门高弟，尝勖之曰：医虽小道，实为苍生性命所关，务须明辨慎思，思必求确切然后已，盖所谓知之明而处之当也。二子禀承师训，精思力索，融会贯通，抉奥阐幽，洵足传先生之衣钵。讨论之暇，尝选先生近诊之方汇为一帙，朝披夕览，以为临证权衡。余受而读之，分门别类，朗若列眉，论证精详，制方工稳，不胶成见，不泥古书，辨异中之同，审同中之异，得心应手，处之泰然，诚足与《肘后》《千金》并作枕中之秘矣。虽寸鳞片爪，不足尽先生之长，而缕析条分，实足启后人之悟。苟能循诵习传，由是而进求经旨，则沿流溯源，亦可日进乎高明。倘亦二子之所志乎？读既竣，因书此以质二子。时光绪元年冬十一月也，弟张良杺拜序。

时觉按：有抄本藏上海中医药大学，2004年收于《中医古籍珍稀抄本精选》出版。沈来亨，字菊人，咸丰间元和人，光绪四年从父徙居松江千山。能诗画，尤善医，晚年术尤精。治病必探究病源，明辨慎思，然后拟方，以此用药，无不应手而愈。著此《医案》二卷。

《朱枕山医案》不分卷　存　1876

清常熟朱枕山著

沈钟祥序曰：方案之设，因病制宜也。吾乡朱枕山先生，博学通医，宗缪宜亭进士之学，其治病无不应效。尝学于锡山顾学士皋，是以名噪吴下。但著作甚少，仅传其方案一册，祥披览之余，不胜击节。余谓此编断非先生杰作，而回春妙手已见一斑矣。杂泚数行以为序。光绪二年荷月既望，海虞后学沈钟祥序于八咏仙馆之南窗。

《吴医汇案·时医里居考》曰：朱枕山，常熟洞泾港人，嘉道间与曹仁伯齐名。是案系龚霞伯所录，案语粘腻，用药驳杂，录此以备一格，然亦大有可取之处。

时觉按：《联目》《大辞典》俱不载，有抄本存世，卷端署：南沙朱枕山著，2010年收于《清代吴中珍本医案丛刊》，江苏科技出版社排印出版。

《寸心知医案》四卷　存　1878

清崇川孙廷问（我舟，雨香）撰，孙凤生订

孙凤生序曰：先祖我舟公，一字雨香，原籍崇川，自十二岁失父，赖曾祖母李氏抚养成立，是时先祖少孤善病，又令医儒兼习，可冀济人利已，厥后学进医行。自乾隆乙未道谆三吴，活人无算，举家徙于苏。寿登八秩，而犹手不释卷。当时临证医案，积稿颇多，暇日择其捷如影响、效若桴鼓者，仅什之一二耳。汤剂丸饵，分为四卷，颜曰《寸心知》，置之笥中，历有年矣。乃以咸丰庚申毛逆充斥苏垣，因挈眷回乡，时光局促，偶失誉正底稿一部。迨数年回家，又搜得草稿一部，不胜欣幸。窃思医维何所取？诊治有成理而理由情得，药剂有成法而法自理度，故载之于籍，俾后学可以领悟而效用焉。今夫医家之有案者亦多矣，或肤凑数语而理法不备，或夸张虚辞而贻误甚多，又何案之与有哉？我祖兹举毕生所经验者识之，务审证察脉，而后详述其治法与药之君臣佐使，并令之寒暑温凉，人之老少强弱，悉次而备述者，亦以见临病工夫不可草率苟且，选药处方不可鲁莽粗疏。曾记我舟公昔年撰句，有“命悬指下争功险，药到肠中补过迟”一联自警，敢以就正有道，亦以登斯民于寿域，此予之所厚望也夫。时光绪四年岁次戊寅季春下浣，孙男凤生谨识。

时觉按：载案一百六十八则，有光绪四年抄本藏上海中医药大学。孙凤生序大略同于《竹亭医案》，二序称竹亭、廷问二人均为先祖，甚至所记联语亦无二至，或为同一人，或有错讹，待考。

《吴东旸医案》一卷　存　1879

清江阴吴达（东旸，澹园老人）撰

冯光遹曰：东旸吴先生，今之慷慨尚义君子人也，隐于医，其言曰：我朝实事求是之学萌芽于康熙间，积累焉，培成焉，进而不已，至乾隆、嘉庆两朝，而天地灵淑之气旁薄郁结，久而未泄者勃发以应之，煸煸乎人才称极盛焉。其诸经史撰述、词章小学，与夫地舆算数之属，能求其是者人共见之矣。至于医，独无人焉上承轩岐，旁衍越人、仲景之传，以大拯生民，岂造物之用心哉？故玉楸黄氏、修园陈氏、虚谷章氏诸君，即于是时后先崛起，发愤著书，庶几于医求其是者，而玉楸子之书尤为要言不烦，得其纲领。盖先生推挹黄氏如此，而世之为黄氏学者，浅涉《四圣心源》，一切以温辛主治，耳食者又从而和之。先生遇温病伏暑辄本《四圣悬枢》，斤斤焉以与俗辨，惟恐不胜。故此书出，而治温暑者可以不惑，即可为读黄氏书者解其所惑，其为功非浅鲜也。先君子夙精医，尝于黄氏八种外，续得《素问》《灵枢》《难经》三《悬解》较刻传之。光遹时时窃闻绪言而未能专精，有所心得。读先生是编，因记先生手批昌邑诸书，持论大旨有足相发明者，辄书之以为序。时光绪十一年岁在乙酉夏五月，赐进士出身翰林院编修提督福建全省学政阳湖冯光遹谨序。

柳宝诒跋略曰：今日而论医理，则不必救天时之偏，而当先救医术之偏，此吾邑东旸先生所以有温暑、血证诸论之作也。先生因病而知医，因医而知医术之偏，慨生民之夭札，死于病者半，死于医之偏者亦半，因于施证之暇，即诸证之易于误治且误而不觉其误者，次第著论以辨之。每一论成，辄以赐读。其理正而纯，其辨明以晰，其细意披剥也，可以应变而无方，其大声疾呼也，可以振聋而发聩。孟子曰：予岂好辩哉，予不得已也。其先生著论之苦心夫？抑更有为先生请者，学医贵乎明理，理之不明则所学已偏，以之治病，尚安往而不偏哉？此论出而此数证之偏可救矣。外此而医之偏于病者何限？即病之死于偏者又何限？先生既洞澈其源矣，尚蕲即未论诸证遍加详辨，汇为全书，庶几证明斯理，有以绍前圣之渊源，即有以救生民之夭札。先生救世之婆心，岂不愈推而愈广也哉？吾知先生闻之，当必首肯斯言，而为之掀髯濡墨也。光绪庚辰孟陬之吉，世愚侄柳宝诒谨跋。

时觉按：有光绪十一年申江寄薄庐刻本、民国十年上海大成书局石印本，并附于《医学求是》，有光绪六年至十一年江阴吴氏家刻本及民国间刻本、石印本。《联目》《大辞典》另载有吴氏《医案偶录》二卷，原有光绪十年甲申关东刻本藏陕西中医药大学，经查未见。

《慎五堂治验录》十四卷　存　1879

清太仓钱艺（兰陔）撰，钱雅乐（韵之）辑

钱雅乐序曰：医之道，明之先生犹以为难知，况仆何人，敢以成篇立说？缘家严精于医理，治病之暇，常命男辈誊录经验之医案以自考，始同治纪元，至于光绪五年，男辈亦能以斯道应世，犹谆谆以经验之案必宜抄录，日月既多，遂成卷帙。家严嘱须反复细核，考订尽善，年月地名以及药中分两，既有者亦宜仍旧，以为他日考核之资。男谨遵而不敢违，缮写成编。是后随有随录，不分门类，不限卷数，以冀日增月益，可成大观，作“贻厥孙谋”之宝，非敢沽名要誉焉。吾地前辈名手，目中所见，一切附录，著其名号，不敢掠美也。长男雅乐谨识。

季增黄题辞曰：本草三千味，《难经》八十篇，罗列胸中能周旋。用药用兵不相熟，只须一将能当先，能使百病愈锋前。古圣贤，医中仙，女娲炼石能医天，轩帝医见肺肝然，夏禹医水地脉连。骨节远近毗陌阡，雨露如药沾医田。周孔医文万世传，宛如天地血脉河海联，一息不停无迁延。天气动雷鞭，山气奔云烟，水气通流泉，地气吸百川。人生百体无不全，医药能通万窍穿。笑我衰暮君盛年，怜我多病君能痊，我感君德心拳拳，歌此一曲付云笺，表君学问思辨行，五者具备慎且坚。甲申秋九月朔，书奉兰陔仁长先生正句，少塘弟。

时觉按：有抄本藏上海中医药大学，2004年收于《中医古籍珍稀抄本精选》出版。

《(屠锦)医案》 佚 1879?

清青浦屠锦(纲章)撰

时觉按：光绪五年《青浦县志·杂记下》之《补遗·倪赤文传》载录。

《临证医案》四卷 佚 1879?

清南汇顾朝珍(纯之)撰

光绪五年《南汇县志·人物志三·姚玉麟传》曰：顾朝珍，号纯之，十九保九十六图人。医名亦噪一时。

时觉按：光绪五年《南汇县志·艺文志》载录。

《谦益堂医案》 佚 1879?

清南汇陆清泰(苹洲)撰

光绪五年《南汇县志·人物志三》曰：陆清泰，字苹洲，二十保十图人。精习外科，治则效，求者云集。著有《谦益堂医案》。

时觉按：光绪五年《南汇县志·艺文志》载录。

《橘荫轩医案》 佚 1879?

清南汇朱汉(抱村)撰

光绪五年《南汇县志·人物志三》曰：朱汉，字抱村，三团六甲人。少习举业，旋改医。洞明标本，应手取效。所著《橘荫轩医案》。

《管窥集医案》 佚 1879?

清南汇姚玉麟(仁圃)撰

光绪五年《南汇县志·人物志三》曰：姚玉麟，字仁圃，十七保四十图人。初业儒，改习歧黄。审虚实，明标本，依病治方，活人无算。卒年七十余。

时觉按：光绪五年《南汇县志·艺文志》载录。

《仰日堂医案》十六卷 佚 1879?

清丹徒何树功撰

时觉按：光绪五年《丹徒县志·艺文志》载录。

《醉亭脉案》 佚 1879?

清丹徒王明经(醉亭)撰，王全镇辑

民国六年《丹徒县志摭余·人物志》曰：王明经，字醉亭，之政从孙，世居月湖。王氏自之政以医学世家。明经为人敦笃谦和，少与弟明纲相友爱，先后从叔凤书习岐黄，深得《内经》旨蕴，尤精调理，求治者门无虚日。旌德郡守吕賁卿过月湖，患噤口痢，腹痛剧，明经投药立解。章合才病瘟垂危，亦随手治痊。邑令冯寿镜患目几盲，延明经治，复明。门人王全镇辑其方为《醉亭脉案》，分类待梓。年七十无疾而终。子纪堂，字佩南，亦以医名。

时觉按：邑令冯寿镜光绪五年修《丹徒县志》，故王氏此医案当成于此前后。

《(王明纲)脉案》 佚 1881?

清丹徒王明纲(习三)撰

民国六年《丹徒县志摭余·人物志》曰：王明纲，字习三，明经弟。少与兄自相师友，颇有心得，然不轻为人诊治，年三十犹无知者。避居嘶马某庵，苦究方书，学益进。游姑苏，有卢某女将嫁，忽患嗳气，声闻四邻，群医束手。明纲重以黄连石膏治之，其家不敢与服，亲某劝姑服半，未几，气稍平，更竟，而疾失。寻应扬州韩抡元召，所至无不效。彭刚直巡阅瓜州，总镇吴家榜出迓，忽仆地不省，咸无策。刚直因忆曩在焦山抱疴，曾经明纲治愈，特遣兵轮延之，开一定风方与服，不逾时苏。刘姓孕妇患痘疹，热炽胎下，愦已一日，服明纲药一帖苏，更数帖安。性仁慈，遇贫乏辄不取值。著《脉案》，又有《评点医籍》。年六十八卒。子纪鹤，字九皋，纪鹏，字展云，犹子纪芳，字蕙滋，均能世其业，各有声于时。

时觉按：彭玉麟，字雪琴，号退省庵主人，光绪七年署两江总督，十六年病卒，谥刚直。同治十一年至光绪七年，多次巡阅长江，“彭刚直巡阅瓜州”事即于此期间。

《停云馆医案》 佚 1880？

清昆山孙天骐(德甫，苏门)撰

时觉按：光绪六年《昆新两县续修合志》之《人物·艺术》及《著述目下》载录。

《陈氏医案》二卷 佚 1881？

清嘉定陈国彦(康民)撰

光绪七年《嘉定县志·艺文志三》载录，并曰：陈国彦，字康民，诸生。工诗，兼精堪舆。

《(沈以义)医案》 佚 1881？

清嘉定沈以义(仕行)撰

时觉按：光绪七年《嘉定县志·艺文志三》载录。

《石生医案》 佚 1883？

清吴江石龙逢(又岩)撰

光绪九年《苏州府志·艺文三》载录，并注曰：石龙逢，字又岩，吴江武生，善医。见《黄溪志》。

《旷直医案》 佚 1882？

清宜兴杨宗洛撰

光绪八年《宜兴荆溪县新志·人物·艺术录》曰：杨宗洛，好读书，屡试不售，遂精研医术。从梁溪王济时讲论，术益进。其业师赵明经文炳客扬州，患虚损疾，宗洛往诊之。丹阳名医王献廷后至，阅其方曰：此可终身服也。服之果效。

时觉按：光绪八年《宜兴荆溪县新志·艺文·载籍考》载录。

《(沈学炜)医案》 佚 1882？

清宝山沈学炜(同梅)撰

时觉按：光绪八年《宝山县志·艺文志》载录。

《格致医案》 佚 1882？

清宝山高应麟(瑞和)撰

时觉按：光绪八年《宝山县志·艺文志》载录。

《治验论案》二卷 存 1885

清江宁杨毓斌(爵臣)撰

自序曰：仆自束发，每念堂上多小恙，月恒就医，心窃窃然惧。缘奉庭训，未敢旁涉，洎乎未冠小成，而先大人见背，益以不知医抱恨终天。惜贫无储书，从人借读，涉猎五六年，茫茫然无所领会，而四家弟又以瘰疬见误于庸工而殂。由是心益恨，志益坚，凡《难经》《灵》《素》《金匮玉函》《伤寒》《千金》《外台》《肘后》，前后四大家暨国朝名著作，寓目斯览。又六七年，奈质钝，过眼辄不记忆。然大概亦稍稍若有得，亲友不察浅陋，时就访，力辞不获，间亦幸中，而实则门户尚未窥见，堂室何有焉？兹编之志，类因境届疑难，不忍恝置，必穷神竭虑，冥思苦索，务得一当而心始安，其有证虽笃而未经穷神竭虑、冥思苦索者，虽应手奏效，概不附录。若谓轻心以掉，是则仆所不敢云尔。光绪十一年秋九月既望，江宁杨毓斌爵臣甫识。

又序略曰：仆一毡困守，三十余年矣，文章、诗赋、辞说、杂体，一无心得。居恒解忧无术，间览方书，稍稍若有会，乃素性柔怯，戚党有大疾病，心恻恻然忧，惕惕然惧，皇然恤然，忘餐废寝，穷神殚思，若恐为人所误，而又恐或误于己者，以故不敢出而问世。课余广集方书，择精语详，赘以注释，都为一帙。光绪十四年冬十月上浣，蒋山杨毓斌又识。

宋坦序曰：余不知医，余何赘哉？然于爵臣则自谓试之审矣。其先君与予交莫逆，共患难，十三年如一日。尝语曰：吾辈力不足任大善，但刻刻存心不为恶，斯可矣。予敬佩之，且以是卜其后之必有达人也。爵臣至性过人，垂髫时即以孝闻乡里，稍长丁外艰，境益窘，能令其母乐而忘贫，处昆季，友让周至，推诚信以接亲朋，尤乐急人之急。人或为怨家，造蜚语，虽素不相能，必能为剖雪，或窃诮之，则恤然若有所不忍，尝谓人生名节要赖有以保全之耳。居恒朴讷寡辞笑，引与论事，间出一二语，明决者不能易，虽家徒壁立，淡然不见可欲。予以士人立身行己当如是已，而初未知其善医也。家人遘疾，偶来睹医方，必陈得失，间从之，效亦不觉。乙丑，予女大病，与商，力请更医。医来与语，喁喁然不可辨，已而瘳。予旧病咯血，愈有年，偶感冒，医用温中。爵臣谓脉不平，内积郁热，厚朴辈不可服，服必见血。予漫应之，然已减其剂，明日果吐血盈碗，不可支，延之诊，主固元汤加减。或以烦闷多痰为疑，固持之，两服果愈。噫！异矣，果善医矣。曩者女病，迎送喁喁然者，殆阴示方法而不以自显也？然则予岂试之审而知之犹未深耶？抑其为人固不予人以易知耶？今观所著论案，义精而用神，溯其致力之由，尤足以征内行之纯粹与夫居心之仁厚，顾不得大有为于世，而仅以医名，良可慨也！然则予何赘哉？第念爵臣学与年进，及此知而不言，后又必待试之而后知之。然予老矣，不然何赘哉？光绪十五年冬月朔，通家侍生宋坦识。

张元方序略曰：同学杨君爵臣，余与之交数年，不知其善医，既闻人稍稍称之。中年体羸多病，又儿女辈时复患疾，因往就论治，治辄效，心敬佩之，由是踪迹日以密。比出其所存医验若干则相示，因尽读之，而后知爵臣真善于医者也。顾爵臣虽善医，察其状又似惮于言医者，亲友数次延，始一次至。及观其所著，其审证制方，类皆别有会心，有非名手之所能及者。然则爵臣非仅耻夫托业为医者也，即其神解超然，其智慧固已过人远甚，毋惑乎其啧啧人口也。爵臣纵不以医名，于医亦可以见爵臣矣。光绪十六年岁次庚寅二月望，同学弟张元方识。

杨炎昌序曰：杨子爵臣，儒者也。医则朱子以谓小道者也，而杨子乃苦心敝神于是，夫岂不知儒者致知格物，固有大乎此者？盖仁者求济于物之心，穷居郁郁，无所以发之，幸有所藉，以达其心之不忍，则必苦心敝神以为之而几于成，亦《中庸》所谓素位而行，而《孟子》所谓仁术也。且人为一事，而苟焉为之，则其心不诚，而其处之也必不精，虽执政柄，居高位，吾见其贼民也。若其视疾痛之在人者，如附在吾身而求之也，诚处之也精，则小道独非圣贤万物一体之心耶？炎昌于杨子交最后，其急余家之病，不异于其执友姻娅，即此可见其所以为心矣。今辑其《治验》示炎昌，炎昌于古方书未之见，不敢妄有所言，独推论其所以为心者，以见杨子儒者而已。光绪壬辰十月初四日，后学杨炎昌少农甫识。

石凌汉序略曰：法家治狱谓之案，医家治病亦谓之案。由明迄清，医案愈多，如江篁南、魏玉璜所录，朱紫淆混，古意寖微，其弊起于医之有派，派立则奉一先生之言以处方，方不应，不知变通，而委之于命。间有一二杰出之士，又因背时好，不为世所崇信而湮没不彰，良可痛也。凌汉搜方书近千种，阅医案近万条，惬意者求百条而不可获，最后得蒋山杨爵臣先生医案，而后叹当世未尝无人也。盖近时之医，奉伪叶案为祖，甘为吴鞠通、王孟英之孙。曾先生独探《灵》《素》之渊，辨药品之气味，一缕心血，融贯成方，其治冲脉诸法，尤发前人所未发，可谓能自树立者矣。凌汉既幸亲炙之，益叹先生不能化万亿身，运广长舌，以启市医之聋聩，以息西医之狂吠，则是案之刻，又岂可缓也哉？壬子除夕前一日，新安后学石凌汉谨序。

时觉按：有光绪十八年壬辰南京王吉源石印本藏中国科学院、中国中医科学院及北京、天津、浙江、上海中医药大学。

《医验编》二卷　佚　1885？

清丹阳景聚奎撰

光绪十一年《丹阳县志·书籍》载录，曰：景聚奎，庆锡子。

《乐寿堂医案》　佚　1888

清兴化吴良宪撰

民国三十二年《兴化县志·人物志九》曰：吴良宪，工医。光绪戊子大疫，倡施医药，全活甚众。著有《乐寿堂医案》。

时觉按：民国三十二年《兴化县志·艺文志》亦载录。

《何鸿舫医案》一卷　存　1889

清青浦何长治(补之,鸿舫,横泖病鸿)撰

民国二十三年《青浦县续志·人物二》曰：何长治，字鸿舫，其伟子，大学生，居重固。生有异禀，浸淫载籍，手自朱黄。少师娄县姚椿，诗文得古人步骤，一洗绮靡芜秽之刁，书法胎息平原，坚拔浑厚，自谓大江以东独绝，书画墨梅，世不易得。何氏故世医，至长治声誉益振，病者求治，户限为穿。殁后人宝其书，或得寸笺、方案者，珍若球璧。长治豪于饮，修髯古貌，声若宏钟。于学无不精通，然大都为医名书名所掩。晚号横泖病鸿。著述见《艺文》。子振宇，字虚白，亦工书善医。

光绪十五年《罗店镇志·人物志》曰：同治中，尝主里中陈氏秦绿山房，以诗文相征逐。寻归故用，筑梅花庐以迎宾客。光绪己丑冬卒，年六十九。著有《医人传》及《瞻簳山居诗文集》，藏于家。后宝山沈寿龄辑何鸿舫经验良方，为《兰陔室医案辑存》。

时觉按：收于《重古三何医案》。

《何鸿舫医方墨迹》三卷　存　1889？

清青浦何长治(补之,鸿舫,横泖病鸿)撰并书

程门雪题辞曰：时希示我先德鸿舫先生手书方笺四册，不特处方精当，用药有味，而书法之佳尤使人爱不释手。此册似仿君□，其他亦有敛颜以在，无一不妙。前辈风仪今人意远其间上，间有非本人所书者，已为拈出。出席人大来京，得睹妙迹，不胜欢忻，□装留题。程门雪，岁壬寅三月。

程门雪识语曰：青浦属血吸病严重流行区域，阅案中方属之言痞言下，血防鼓胀者特别多，知此病当时已蔓延无□。先生主张治在肝脾，法垂温疏，有规律，有变化，名家手眼，不同凡响。今日阅之，可云中医之宝贵材料矣。识壬寅春末，门雪记于宣武虎坊桥客居。

何时希曰：从鸿公药方中印章而考之，可分三期：少之时，医名未溥，犹藉父荫，药方作“何书田子”者，此一致也。约在十八岁以后，及至三十六岁，其兄昌福谢世，传家二十四代医业须待继承，病家坌气，不容纷惊，如张文虎贻书赠诗，所劝者乃摒弃科名，蹔寘杂艺。故其印曰：读书不官乃心医。虽一志于医，而其意若有憾焉。此致约有二十年所。及其晚也，医高名重，声华既隆，由绚人淡，壮怀渐隳，然而老人心切痌瘝，精勤不懈，校批医籍最多，临诊恒自辰刻而至夜戌，精力弥满，热心负责，最在此时。然已淡于名利，故以别号、斋名、地名为印章，曰髯翁、某花庐、重古庐者是也，以迄六十九岁而卒。裔孙时希记。

族谱曰：何长治，原名昌治，字补之，号鸿舫，书田第三子，大学生。貌甚奇，须眉如戟，豪饮雄辩，有古侠者风。书学颜平原，特苍劲，大江以东自谓独绝，医名亦重，暇则以诗自娱。道光元年辛巳十月初九日，生于江苏省青浦县之重固镇，光绪十五年己丑十二月十九日殁于重固镇之老宅，年六十九岁。子二，振宇、振寔，均继为医。右见《簳山何氏族谱·何氏医学统宗》。

时觉按：上海古籍书店复制本一匣三册藏浙江中医药大学，匣面：《何鸿舫医方墨迹》，全三册；封面：时希珍藏，门雪题签，《何鸿舫先生手书方笺册》；扉页：《清代名医何鸿舫医案墨迹》，时希我兄嘱题，己未中秋八十翁永嘉方介堪；内封牌记：《何氏历代医学丛书》之十，一九八壹年五月景印二百本。下有程门雪题辞、题诗二绝句、识语，有何时希识语，抄录《青浦县续志·文苑传》、《青浦县续志·艺术》《上海县续志·游寓》及秦伯未《清代名医精华医话小传》、《簳山何氏族谱·何氏医学统宗》等材料。载少年时处方二叶、中年时处方百〇四叶，后则编年辑录，如丙子方五叶、戊辰年方九叶，全书凡六百余叶。

《横泖病鸿医案》二卷　存　1913

清青浦何长治(补之,鸿舫,横泖病鸿)著，裔孙何时希编校

程门雪序曰：何氏自宋始以医世其家，代有闻人，至清季书田、鸿舫父子而益显。鸿舫尤精书，得力鲁公《争坐》至深，其手书方，人多藏弆，故所存独多，平生所见不下数百纸。此册所收一百三十余，其中确属门人书者大约数十纸(按：约二十纸)，已为拈出。另有一种尖秀流丽者，似亦出本人手，书法甚佳精，未能定也(按：此乃鸿舫先生四十岁以前处方，其方笺之右上角尚未有纪年图章，而左上角亦未有“寓罗店”、“寓戬浜

桥”或“在家”等小章，其时父业有其兄平子先生继承，而鸿舫先生尚在游学、游宦时期，未曾专业为医，可以为辨）。如能选精影印，以供同道仿学欣赏，亦属佳事。其方一百三十纸，几乎纸各一人（按：有复诊者，但甚少），而用法甚简，大致不外枳实理中、黄芪鳖甲二方出入，用参芪者至多，人病其隘，余则以为何氏非俭腹者，于其所取，当必别有领会者在。程门雪。

程门雪题诗曰：徐何辨证墨余录，父子名家迹久尘。留得一编残墨在，即论书法亦传人。（何时希按：此序与诗，乃程师题在上海中医学院所藏的药方墨迹裱册上的。其中医案亦略选数则在此。）

胡常德序曰：近数十年来，吾松医之良者，首推重古何氏元常、书田两先生，于鸿舫先生为祖若父，并有诗文行世，非独以医名于时者也。鸿舫先生承其绪，诗文与医其素习，而又工于书。然性豪迈，雅不愿以医名，出与海内名人游，又尝佐戎幕，思负其奇以驰骋当世，遇无一可，不得已而隐于医。能起垂绝之症，求治者日踵于门，先生恒喟然叹曰：此岂壮夫事哉？性善饮，醉则酣嬉淋漓，挥洒笔墨，或作为诗歌以自娱。先生与余妇家冯氏有连，余又尝馆先生之梅花庐，课其孙读，因得接其容仪。先生短视长髯，状貌古佛，与之谈，竟日无倦容，对客豪饮，兴酣时高谭雄辩，论者莫当。于当世士鲜有可其意者，吾于是知此老胸襟别有事在，区区医之良与其书之工，不足以尽先生也。然人重先生名，没后数十年，医方之流落人间者咸珍贵之。方君策卿，其妇家赵氏亦与先生有连，因此得医方数纸，装潢成帙藏于家，后附以虚白医方。虚白者，先生子，亦工医而又善书者也。方君尝出以示人，余展玩之，恍见先生当日长髯拂拂，杯酒流连之状态焉，因书其端。癸丑仲冬，云间胡常德序于沪西寓庐。

陆锦燧序曰：青浦重古镇何氏，世以医著，至鸿舫先生已二十四传矣。戊寅，仆年十五，先君仁卿公病剧，曾远道迓先生，以事冗未及来，而先君见背矣，至今以未得一诊为怅。己卯秋，先母汪太淑人病痿，困顿床蓐已近一载，苏医佥谓将痼疾终其身，先生独谓可治，且预决期来春可起行，果如其言。己丑秋，先兄叔和在嘉兴患痢，匝月后痢已止，有欲脱之状，禾医将用补，未即服。仆素信先生深，迓之来，诊毕，独谓邪未清，仍宜疏通，果仍痢而就痊。仆之究心岐黄家言，亦因见先生治病如神而始。由是购求何氏方案，得元长、书田、鸿舫三先生者百余首；最后得蒋生手抄本。约同郡陈君焕云删其复出及治小恙诸方，选存数十首，储诸书笈。考元长、书田两先生乃贤乔梓，书田先生居竹簳山下，自号竹簳山人，均载陆定圃先生《冷庐医话》中，但不知于先生为几世先德。仆与先生之子虚白兄亦交好，而今已作古，仅知虚白文郎在沪行医，不详其名，亦未谋一面，殊怅触也。今检出付诸石印，以广流传，且借以铭先生大德。至书中方案之佳，有目者自知之，无待鄙人之赘言。是为序。岁次戊午（1918）春，吴郡陆晋笙锦燧书于济南寄庐。

《何鸿舫小传》曰：何长治，原名昌治，字补之，号鸿舫、髯翁、横泖病鸿、淞南医隐等，以何鸿舫著名。江苏省青浦县（今属上海市）重古镇人，生于清代道光元年辛巳（一八二一），光绪十五年己丑殁（一八八九），为清代末叶江南有名的医家和书法家。能诗，能画，豪于饮酒，善度曲。鸿舫先生对于艺术虽有多方面的爱好和很深的造诣，但主要的成就还是在医学方面。他继承了他父亲何书田（名其伟，有《竹簳山人医案》《四言脉诀》《何氏药性赋》《医学妙谛》等著），祖父何元长（名世仁，号澹安，有《世济堂医案》、《治病要言》等著），曾祖何王模，字铁山，号萍香，医名甚著，与苏州名医薛生白交好，及其世代医学的传授，他是何氏自南宋绍兴十一年（公元一一四年）何彦猷开始为医以来，第二十四代的世医。幼时一病三年丧其右目。早年是他游学、游宦的时期，十七岁丧父，家中诊务由次兄（何平子名昌福，著有《福泉山房医案》《温热暑疫歌诀》等）继承。至鸿舫先生三十六岁时，次兄去世，求诊者坌集，由于他对病家的责任心，和好友张文虎（字啸山，江苏南汇人，是清代有名的经学家、版本学家）赠诗写信的规劝，乃摒弃科举（曾为太学生）和文艺的追求，而专心为医，夙兴夜眠，勤勤恳恳，直至六十九岁故世。

时觉按：1982年学林出版社排印出版，书名《何鸿舫医案》；扉页题为《横泖病鸿医案》，卷端题署：《横泖病鸿医案卷一》，青浦何鸿舫长治著，裔孙何时希编校。卷一载外感、咳呛、哮咳、咳血、劳伤失血、劳倦、诸虚、虚热、怔忡九门；卷二载类中、痫厥、风火痰郁、疟疾、痿痹痛、脘痛闷胀、痞积鼓疾、腹胀痛、泄泻、痢疾、下血、淋浊、二便、杂症调理、妇科调经、胎前、产后、小儿惊风、鼻咽十九门，全书二十八门二百余案。

《江泽之医案》二卷　存　1888

清兴化江曲春（泽之）撰

时觉按：是书前后无序跋，分五十四门，载案二百七十二。有清抄本藏上海中医药大学，2004年收于《中医古籍珍稀抄本精选》刊行。江为赵双湖弟子，光绪十四年与其子赵履鳌合撰《霍乱辨证》。

《龙砂八家医案》一卷　存　1889

清江阴姜成之辑

《珍本医书集成提要》曰:《龙砂八家医案》一卷,清姜成之编录。八家者,戚云门、王钟岳、贡一帆、孙御千、戚金泉、叶德培、姜学山、姜恒斋,皆乾嘉时人。考《后汉书·班超传赞》云:坦步葱雪,咫尺龙沙。龙沙盖塞外之称。清方式济著《龙沙纪略》,专纪黑龙江事,则沿用旧文,而东北又称龙沙矣。沙与砂相近,或疑此八家皆在塞外。然医案中所载地名皆江南郡县,则知此说为无据矣。龙砂殆苏属之一镇耳。八家之案,面目各异,或饶于胆识,或流于工细,其用药之变化不拘则一,所载大案多始末完具,学者可以觇其施治之经历焉。

《中国医籍通考》按曰:《医案》称八家,然其间又多姜宇瞻方案二则,而戚案中又有姜宇瞻令郎案,叶案中亦载钟岳处陈老老案,另孙案中有姜恒斋(体乾)会诊事,故知其为同时同地人也。另,贡一帆方案陈尔华案下注云:请叶天士先生看过,不妨。乾隆五年六月。又知其与叶氏同时也。又姜成之辑诸家方案,在戚、王、贡、孙、叶皆称先生,而姜氏三家均尊称为公,则为其后嗣无疑矣。

时觉按:收于《珍本医书集成》。龙砂,江阴龙砂镇,今江阴市华士镇龙砂村。戚、王、贡、孙、叶六人皆江阴龙砂人;姜家为江阴华墅人,收于是书有姜健,字体乾,号恒斋,著《恒斋公方案》七则;姜宗岳,字岱瞻,又字学山,著《学山公案》十则;姜宇瞻,著《宇瞻公方案》二则,均收于《龙砂八家》。姜健并著《本草名义辩误》《三因方论》。又,常熟虞麓山房藏有桑梅居士士英整理的清抄本《龙砂医案》,及该本以"古法樵印"的2019年复制本,载戴明安、王晋三、薛生白、吴汝舟、姚公安、戚云门、王钟岳、叶应昌、张亮揆、缪芳年、孙御千、姜恒斋、戚向书号金泉十三位名医方案,其中戚云门、王钟岳、孙御千、姜恒斋、戚向书五人同《龙砂八家医案》所载,叶应昌、叶德培是否同一人待考。

《冷吟医验录》一卷　存　1889

清笠泽沈焯(研芗,南郇,归真子)撰,席钰(玉华女史)编次

席钰跋曰:此归真子《冷吟医验方》也。观其论病用药,井井有条,病万变药亦万变,其见识超卓,文情排宕,反复引喻,意到笔随,盖读书十年,折肱三次,竟不顾俗眼惊也。第草稿丛脞,未加铨次,翻阅良艰,钰也绿窗无事,特为编次得数十首,因属及门辑为一卷。当朱栏雨过,红杏云飞之候,三复读之,想见落纸彫龙、弹毫剖蚌时也。时上章困敦病月日躔大梁之次,荆人席钰玉华女史述于晓春吟榭。

席钰题诗曰:画阁灯红剔谢煤,一编肘后破闲开。活人良法心何切,我亦临风细绎来。其二:十年淹贯见雄才,匹贾含邹更吐枚。今日化为三折臂,欣看红杏倚云栽。玉华女史又题。

时觉按:有抄本藏苏州中医医院。封面作沈研芗方案;扉页题:己丑季夏,怀真庐藏;卷端署:《冷吟医验偶钞》,笠泽沈焯研芗一号南郇著,男沈埻銉甫、及门徐耘云来、钮彝生心恬同辑。无序言、目录,有其妻席钰跋及题诗二首。

《兰谷留案》四卷　佚　1889

清宝山钱若洲(志芳,兰谷)撰

光绪十五年《罗店镇志·人物志中》曰:钱若洲,字志芳,一字兰谷,性和而介,有长厚风。人有失所者,辄谋有以济之,无德色。晚岁,遇益奇,养益邃,箪瓢屡空,宴如也。通医学,不以术名,而求治者无虚日。著有《兰谷留案》四卷。光绪己丑冬卒,年七十。

时觉按:民国十年《宝山县续志·艺文志》载录。

《广陵医案摘录》不分卷　存　1890

清天都汪廷元(瓒和,赤崖)撰

自跋曰:寒家世以儒受方,有名于时,元髫年就傅,即兼诵《灵枢》《素问》《伤寒论》诸书,成童随伯兄学作文字;年十七,先君子当病势弥留,命元习医以继世泽。由是,攻举经传外,复潜心《内经》《伤寒》之旨,并及《难经》《甲乙》《金匮玉函》等,探本穷源以求其理,而于历代诸名家载籍靡不兼综条贯,博观约取,折中于至当。盖学之既久,而弥觉此事之难也。元弱冠补博士弟子,一入棘闱,惟夙夜兢兢不敢忘先人遗命,遂绝

意应举而从事于医，今阅历几四十年矣。所治验之症随笔记之，时用自考其得失，不欲以问世也。友人金养泉、吴并山两君见之，称为匠心独运，可以济人，怂恿付梓。因摘其疑似难辨稍能具手眼者录什之一二，以新安、广陵分为两册，敢谓追踪前贤，亦庶几愚者之一得云尔。赤崖老人自识。

时觉按：卷端署：天都赤崖汪廷元瓒禾甫著，书口为赤崖医案，载医案三十三则，有跋与《赤崖医案》同，末附《伤寒杂病禁食辨》。故是书即汪氏《赤崖医案》卷下，成于乾隆四十七年，有汪氏自刻本藏上海中医药大学。所载为广陵医案，故亦录之。

《鲍竺生医案》不分卷　存　1890

清吴县鲍晟（竺生）撰

时觉按：有抄本藏苏州大学炳麟图书馆，无撰辑抄录者署名，前后无序跋，亦无目录。三册，不分卷，亦不分类，载内科医案二百六十余则。

《随笔医案》　未见　1890

清吴县鲍晟（竺生）撰

《吴中名医录》曰：鲍晟，字竺生，清吴县人，居西麒麟巷，后迁马医科，生于道光二十年，卒于光绪二十六年。竺生幼年读书，颖悟异常儿，有神童之称。二十入县学，利试高等，补增广生，旋以优行注籍，达礼部。同治六年应乡试已中，式额满而遗，遂弃举业，研读岐黄之书，深究医家之要，自《素问》《灵枢》以下，无不博观而精取之。善治温热病，养阴泄热是其所长，著有《随笔医案》。

时觉按：俞樾《鲍君竺生传》、民国二十二年《吴县志·艺文考》载录，是否即《鲍竺生医案》，待考。

《龚遐伯医案》　存　1891

清吴县龚霞伯（遐伯）撰

《吴中名医录》曰：龚霞伯，一作遐伯，佚其名，清吴县湘城南塘人。父龚倬，长洲县庠生，世业岐黄。霞伯幼得心传，光绪十七年秋疫盛行，呕泻螺瘪，起即不治。霞伯定方以大黄、巴豆、川连、干姜四味，各重四五钱，遍施之，病立愈，活人甚众。著有《龚遐伯医案》，今有抄本。

时觉按：有抄本藏上海中医药大学。

《槐荫山房医案》二卷　存　1893？

清吴郡王毓衔（吉安，柳峰）撰

《吴医汇案·时医里居考》曰：王吉安，字柳峰，住大儒巷。光绪癸巳卒。

时觉按：笔者所见为上海图书馆藏清抄本，无扉页、目录，前后无序跋，用"陇西李氏家谱"稿纸抄写，卷端署：吴郡王毓衔吉安著，载案一百五十三则，不分类。王氏并著有《证治明辨》六卷。另有清抄本藏上海中医药大学，未见。《吴医汇案》所载王吉安，未知是否同一人，录此备考。

《医案随笔》不分卷　存　1893？

清槐荫书屋主人撰辑

时觉按：有抄本一册藏泰州图书馆，卷端署：槐荫书屋主人选。无序跋、目录，首十五叶为内科医案，载中风、咳嗽、虚劳、反胃、痞满、伤寒、时疫等证；空白二叶后，为发背、疮疡等外科医案十二叶；又空白若干叶后，载虚劳、咳嗽、遗精等内科医案九叶。吴郡王毓衔吉安著《槐荫山房医案》二卷，槐荫书屋主人或即王毓衔。

《务存精要》一卷　存　1897

清孟河马文植（培之）撰

蔡冠洛《马文植传》曰：马文植，字培之，武进诸生，其先本蒋姓。祖省三，父伯闲，俱业医，世居孟河为马氏，至文植几十世。文植幼丧父母，家贫，依大父习医，才逾年，通其术。咸丰庚申，太平军陷常州，文植避居泰兴，族人多归之者。既而入滋口，涉浔阳，越衡湘而北，过泮浦，伎乃益精。远近求者日众，而家业益起。弟姪辈或不给，频周赡之，设恤嫠会以全苦节。泰邑天心港，风波险恶，文植首捐千金，创立救生局。嗣更建蒋氏宗祠，修谱牒，俾族中子弟读书习医其中。贫者给赀使经商，办法与义庄等，而文植至是亦既富有矣。文植为人治疾，用剂不取贵重品，豪侈者心不慊，辄訾为果子药，顾其效常如神。同治癸酉，余鉴病瘵，百医罔治，一剂而起；俞樾病泻几殆，以牛虀饮之立愈。时鉴官翰林院编修，樾主盟南士，并为延誉，望以日隆，大江南北，几于妇孺皆知矣。光绪庚辰初夏，慈禧皇太后疾，廷谕各省督抚进医。苏抚承旨荐文植，随某观察入都。药投而效见，两宫大悦，宠遇度越他医。嗣以寺人索贿急，不能厌其欲，遂托昏眩旧疾疏乞归。皇太后病既瘥，赐福字、金钱、果食、鹿脯，而御医之名震全国。癸卯四月卒于苏，年八十四。门人辑其诊脉遗稿，都为一卷，名曰《马氏医案》，洞达本源，悉由心得，世传为孟河派。（《清代七百名人传·学术》第四编）

时觉按：马氏嫡传弟子无锡邓星伯诸人收集整理马氏医案专集，以温热病案为主，兼少数内伤案。光绪六年，马氏应诏诊治慈禧皇太后疾效，获赐“务存精要”匾额一方，故以名案。《联目》《大辞典》俱不载，有珍藏抄本，前后无序跋，原无分类，1985 年江苏科技出版社收于《孟河四家医集》，排印出版，分外感、内伤各十门。

《马培之先生医案》一卷　存　1897？

清孟河马文植（培之）撰，海虞余振元（继鸿）录，余信藏

时觉按：《联目》《大辞典》俱不载，有清末抄本藏常熟余氏得一堂，2019 年常熟虞麓山房有该本以“古法樵印”的复制本。封面题《马培之先生医案》，前后无序跋，全书无目录，卷端无署名，有“余氏得一堂藏章”，填写入藏人余继鸿。载厥逆（癫痫）、肝风（肝阳）、郁症、虚损、痹痛、痰饮、便血、淋浊、遗精、阳萎、七窍、疮疡、妇人等门类。

《孟河马培之先生医案》一卷　存　1897？

清孟河马文植（培之）撰，河庄马伯藩集，泰县闾震中录

时觉按：《联目》《大辞典》俱不载，常熟虞麓山房藏有民国闾震中抄本，并有该本以“古法樵印”的 2019 年复制本。封面题署：《孟河马培之先生医案》，河庄马伯藩亲集，泰县闾震中手录。前后无序跋，全书无目录，卷端无署名，所载医案未作分类。

《青霞医案》一卷　存　1892

清濑江沈登阶（青霞，青芝）撰

《珍本医书集成提要》曰：本书一卷，濑江沈登阶青霞著，绍兴裘氏读有用书楼珍藏抄本，经无锡名医周小农先生勘正，复由嘉兴马星樵医士重加校雠句读。清周学海氏曰：宋后医书惟案最好看，不似注释古书之多穿凿也。每部医案中必有一生最得力处，潜心研究，最能吸收前人之所长。本书各治案皆前后连缀记之，所谓其一生最得力处颇容易看到，洵有裨医林之作。

时觉按：卷末署“光绪十八年二月濑江沈青芝记”，则登阶又字青芝。收于《珍本医书集成》。

《王应震要诀》一卷　存　1892

明王应震（震云）撰，清鹤沙鹿溪傅思恭（颜庄）抄传

时觉按：是书又名《王震云先生诊视脉案》，前后无序跋，首列四十四字要诀，次为示子孙慎医歌、望闻问切、四大家，再次为寒热虚实损脉法、汤论，载诊视脉案二十三则，末附云间程氏绍南先生医案。有光绪鹤沙鹿溪傅颜庄抄本藏上海中医药大学，2004 年收于《中医古籍珍稀抄本精选》刊行。李中梓《医宗必读》卷一曾引王氏“见痰休治痰，见血休治血，无汗不发汗，有热莫攻热，喘生毋耗气，精遗勿涩泄。明得个中趣，方是医中杰。”则王氏生于李氏前，当为明人。鹤沙，华亭县之东，原名鹤窠，旧传产鹤，属南汇县下沙镇，现属浦东新区航头镇。

《云间程氏绍南先生医案》一卷　存　1892

清云间程绍南撰

时觉按：是书前后无序跋，载案八十七则，附于《王应震要诀》后，有光绪鹤沙鹿溪傅颜庄抄本藏上海中医药大学，2004年收于《中医古籍珍稀抄本精选》刊行。

《医门精萃》六卷　存　1893

清吴中王福照(芹之)抄辑

时觉按：有清抄本藏苏州大学炳麟图书馆，五册六卷，前后无序跋，无总目。第一册无"医门精萃"字样，无卷数，首徐召思先生方案，无目录，分肿胀、湿、温热、湿温、暑，次徐澹安太老师方案、曹乐山先生方案、平舟太老夫子方案；第二、三册，作《医门精萃》第三、四卷，为叶天士先生方案卷上下，卷上有目录十门，卷下不分门类；第四册为《医门精萃》第五卷，末署：时在癸巳冬十一月下旬四日，吴中王照芹之氏辑马元仪先生方案附祁正明案；第五册为卷六，署：后学芹之氏王福照抄录，为《灵兰秘室杂记》，述方剂应用心得，分女科第一、儿科第二、养生第三、虚劳第四、痞积第五，直至全内经方第十八，及种痘先服调理方、膏方。抄辑者为吴中王福照，又名王照，字芹之，《大辞典》作"王照芹、王福照"，有误。

《许氏医案》一卷　存　1894

清赣榆许恩普(子博)撰

自记曰：余往京十年，来往诊视名公巨卿随手而愈者，以举其人焉。周锡恩太史、陈梅初侍读……朱犀员武进士，此均延余诊视相得者。其他平人，逐日送诊，不可胜记，是以医名噪于京师。自愧何敢言医，聊以小道济人为怀耳。

《三三医书提要》曰：方书所载之症治，与人以规矩；医案所载之验案，示人以活法。吾人习医，固宜以《内》《难》《甲乙》筑其基，仲景及后贤治疗各书致其用，尤宜广阅名家医案以明变化。不然，墨守成法，执方临病，岂能收覆杯之效哉？《许氏医案》一卷，许恩普先贤逐年之验案也，断证如折狱，处方若用兵，且言简意赅，一目了然，洵为医林之羽翼，后学之楷模。爰刊行世，想同道诸公，亦必先睹为快乎？

民国八年《赣榆县续志·人物》略曰：许恩普，字子博，诸生，文煌子。生秉至性，笃于孝友，强直任气。读书一目十行，务达大义，不屑为章句之学，周知朝章国故，本邑利病尤所殚悉。以国子生援例官县丞，分发山东。咸丰初加同知衔，赏戴花翎，提督张国梁、总兵陈国瑞辟以兵职，辞不就。后家居，尝析产赡其兄姐，人以为难能。先后督建选青、怀仁、溯沂三书院及养济院、众善堂诸义举，浚朱稽河下游，溉田千余顷，功德及人，人皆仰之。顾平生疾恶如仇，不惜挺身犯难掊击之，以故宵小侧目。有周孙者，邑中大猾也，勾通官府，虎行一方，恩普屡发其阴谋，白之大吏。邑令特秀蚀公帑，恩普又讦之，由是特与周孙比成恩普，逮系江宁狱者十年。会左文襄公督两江，子鼎霖为之讼，冤乃雪。出狱后，意气不挠，劝邦人设典肆，创办云台山树艺公司，坐言起行，颇著成效。晚年就养京师，诗酒自娱，仍以医术济世。著有《许野诗文钞》《许氏医学》《弈谱》若干卷行世。卷中如《驳青口挑海沙议》《上曾文正、吴勤惠公论时事书》《风寒误为瘟疫辨》诸篇，皆卓绝必传之作。年七十九卒。

时觉按：收于《三三医书》。

《退庵医案》一卷　存　1896

清吴江凌淦(仲清，砺生，退庵)撰，吴江李龄寿(辛坨，匏斋)批注

囊隐道人志曰：李先生讳龄寿，字辛坨，别号匏斋，吴江盛泽镇王江泾人，廪贡生。著有诗文、古文稿，分撰《续吴江县志》，分辑《松陵文录》，著《医话》一卷、《医方选》一卷，并《药性摘要》一卷、《医案效验》若干卷。光绪十六年岁次庚寅，先生卖药于莘塔凌部郎家，余尝受业学医，自季夏迄季秋，凡三阅月。丙申九月望日，囊隐道人谨志。

巢念修志曰：丙申仲春，得囊隐道人手抄李辛坨医案十册及此《退庵医案》一册。李案因盖梅研兄所善录，出跋语一则如右而归之，此案则重装后留案头备检。囊隐道人者，吴江沈陈麟，字春孙也，别署枕石斋。巢念修志。

囊隐道人跋曰：退庵先生姓凌氏讳淦，字仲清，号砺生，退庵其晚年别号也。先生为吴江之莘塔镇人，中咸丰己未科举人，候选内部正郎，与予嗣祖兵部公友善，今其嗣孙昌燧即予之表弟也。先生素通医理，又得李师辛坨及其宗长嘉六先生相与考究精微，是以临证之时神明变化，一无浮泛影响习气。此卷医案虽鲜，然自善悟者观之，亦足以因此得彼，窥见先生学识大略云。光绪丙申夏五，囊隐道人跋于枕石斋。

时觉按：有光绪二十二年枕石斋抄本藏上海中医药大学，2004年收于《中医古籍珍稀抄本精选》刊行。

《诊余举隅录》二卷　存　1897

清阳湖陈廷儒（匊生）撰

自记曰：诊余偶举一二证引申其说，为王生攸芋号祖佑、胞侄晋蕃号秋坪等愤悱启发之一助。其痛斥庸腐陋习处，不免言之过甚，余明知过甚而不能自已于言者，盖以医虽小道，人之性命攸关，安危所系，不比平常细故，可以含混了事粉饰过场也。至于审证实情，用药要法，参天人之奥，酌今古所宜，则又有医学可观一书。频年作客，未追删繁就简，一俟订正，即公同好。若兹所录诸篇，不过一隅之举云尔。阳湖陈廷儒匊生自记于倦游之室。

陈允颐序曰：吾宗匊生，以医国之才，守传家之学，脉审枢阖，术受奇胲。垣见一方，争饮上池之水；月为千轴，不私禁要之书。以为两汉意敷，初非信史；三家俞娇，仅属寓言。丹溪辨疑，尚乖通玄之旨；高阳伪托，益损叔和之真。非出手编，孰抒心得？于是观缕往迹，昭示来兹。凡夫诊脉处剂之宜，泻下温中之辨，靡不钩玄提要，剖毫析芒。本布帛菽粟之言，阐金匮玉机之蕴，将以发挥名理，启导愚蒙，任举一隅，皆资三反。登之梨枣，将为寿世之谋；辱在枌榆，许附赠言之意。允颐粗知药性，罕读方书，曩在春明，尝婴末疾，赖君和缓，起我膏肓，遂解带以写诚，益推襟而送抱。习闻绪论，具识渊衷。君每诵孙真人之言曰：胆欲大而心欲小，知欲圆而行欲方。自谓生平心知此意，故能披窍导窾，嘘枯吹生。予维君介石贞操，浑金令器，范为士则，瞻盎睟之容，学有师承，秉庭闻之训。疑其敦谨，罕识变通。而乃察色觇豪，不差累黍，审同辨异，妙语循环。游心于虚，独析三停之秘，银手如断，是为九折之良。如用兵而出奇，将由技而进道。故知俞附治病，不在汤液之间，岐伯论医，别具神明之用。非夫悬壶市技，胶柱审音，所可絜量短长，较论得失者矣。活人无算，待树苏家丹橘之林；惟我知言，请读华氏青囊之帙。岁在丁酉日长至，武进陈允颐叙。

柯铭序曰：语云，儒者不为良相，必为良医，以医之治病与相之治国，同其道也。顾世之习医者多矣，即著为书，亦复汗牛充栋，大都可訾者多而可法者少，医岂易言哉！陈君匊生为毗陵名下士，早岁讲求医理，既得家传，而加以天资学力，迥非流俗所可同年语。中年客游南北，活人无算，公卿交誉，声名藉甚。予前在津门，获交匊生，孱躯多病，时赖诊治，受惠孔多。今年需次金陵，夏秋之间得伏暑证，群医皆主燥湿利导，日见其惫。幸值匊生来应乡试，过我一诊，即用滋阴重剂，与诸方迥别，果一服而大效，三四服而豁然。举此一端，其医学之精已可概见。出《诊余举隅录》见示，皆其生平所治疑难各症，或温或清，或补或泻，或重剂或轻剂，或用急法或用缓法，或数人同患一症而彼此治各不同，或一人迭患一症而前后治又不同。其临诊也如珠走盘，无呆滞处；其辨症也如镜鉴形，无模糊处；其用药也如秤有权，无游移处；其制方也如网在纲，无松懈处。虽顷刻告危，不难立救，纵累年宿恙，亦可挽回，洵医学中不经见之书，非若他书揣摩影响者所可比也。夫人能通天地人者为名儒，消息寸关尺者为良医，匊生以儒兼医，异日此书一传，有功医道当非浅鲜，即谓与良相媲美亦无不可。予虽不知医，而频年亲药饵，亦略窥其门径，用敢赘述数语以谂精于此道者。光绪二十三年岁在丁酉仲秋月，古歙弟受丹柯铭谨叙。

《续修四库全书提要》曰：清陈廷儒撰。廷儒字匊生，阳湖人。医承家学。光绪中，客游南北，颇著治效。是书乃其自述所经，凡五十余则，每证往往兼数案，治法迥乎不同，于虚实寒热辨之最明，绝无含糊偏执之弊。案：世传医案，汗牛充栋。其仅录方案无所发挥者，固无论矣，即偶有佳案，无所合参，易令阅者偏于隅见，未足以资参证并观之益，其启发者，犹鲜也。故凡医案，必以自编自订，合前后数案以为一案，方能确有定见，其说乃可信今传后。是书之可取即在于此。至于论证必宗经训，其冬月伤寒两感一条，经言不治之证，能阐其言外之意，于不可治之中求得可治之法，尤见读书得间，非死句下者可比。审证既确，施治又见魄力，则由明而后决，宜其应手奏效。立说透畅，亦非俗医所能办，则又关于文事，不得因出近人之作而忽之。其后跋云，别有《医学可观》一书，较是书更详备，不知有定稿否，必更有可观也。

时觉按：收于《珍本医书集成》。

《张聿青医案》二十卷　存　1897

清无锡张乃修(聿青)撰

俞钟銮序略曰：无锡张聿青先生，上世工医，少承家学，生平寝馈于仲景诸书，论治疏方，不尚奇异而深中病机，俱详其门人萧君中孚所为传。先生以晚年游沪上，名大噪。上海一隅地，交通中外，人气阗溢，其淫佚机巧，亘古未有，所发之病有《灵》《素》所不及思议者。先生治反古之疾，曲鬯旁通，极于变化，惜乎其早逝也。没数年，龙战元黄，阴阳错乱，生民之气喘喘于水深火热之中，无乎不病，病益奇，益不可治。或曰：此天也，不可疗也。然吾观刘完素、朱丹溪，当宋季金元之际出死力以与天争，其处方必以培本为亟，全活于疮痍者不少。先生而在，亦必投袂奋起，尽力以回天者。存有医案若干卷，高弟吴君玉纯手录排比，将付剞劂以公诸世，丐余一言。余不知医，独钦慕先生之风，重吴君之谊，惟慨世之颠倒迷罔中者将大惑不解，安得起先生于九京而进疏瀹之方，使血气神明统归于治也？谨志简末，还质吴君，当相与共叹息而已。丙辰十月，海虞俞钟銮次略氏谨序。

萧蜕《张聿青先生传》曰：三吴古多良医，明清之世，松江李中梓、常熟缪希雍、吴江徐大椿、吴县叶桂、元和陆懋修，闻望著述，后先辉映，虽所诣有纯驳，可谓卓然能树立者矣。其后乃有无锡张聿青先生，先生讳乃修，父工医，先生少承家学，益孟晋，殚思博稽，以仲景之书为宗，而斟酌刘李朱薛诸家之说，论病处方，变化万端，非姝姝守一先生之言者。平生论述甚多，散佚不存，仅得其绪论一二。其论霍乱云：霍乱热多寒少，孟英固自言之，但其论寒热二证，有一定之据，如热病则于未病之前数日，先有目中溜火、肛门灼热等象。然历见患病者，一吐一泻，无不肢冷粘汗，脉伏不起，大烦大渴，螺纹缩陷，甚则失音目陷，虽投白虎得生之热证，未必于未病之前如孟英所云也，而投理中四逆得生之寒证，未必不烦不渴，神情狂越与热证相似也。村医每见肢冷脉伏，不问口渴，不验舌色，妄投四逆而霍然向愈。亦有肢冷脉伏，大烦大渴，渴而能饮，投白虎、地浆而竟毙者。余以三十年阅历，始知热证于未病前见火象之说，殊难为信，惟一经芳开，热象发现，对病用药，方无误治。盖热证有湿邪外遏，寒证为阳气闭塞，芳开之法，亦分温清，然热证而投以温开，亦可透发，寒证而投以清开，则反凝涩，此大害也。尤可恶者，随意呼名，如绞肠、吊脚、瘪螺之类。霍乱之甚者，螺文无不瘪。《经》云：卫气者，所以温分肉，充皮肤，肥腠理，司开合者也。霍乱则卫气闭塞，譬如纳手于水，湿气抑遏，卫气不行，亦致螺陷，即此意也。其论燥曰：秋分以后，或病咳热，或渴或否，其变险也，气喘痰鸣，痰厚而稠，毙者甚多，论者目为风温，此燥证也。秋令久燥，金乘所胜，所不胜来复，其克金也，势若燎原。壮火食气则肺气伤，火烁津液则肺阴死，粘痰即被熬之津液也。然痰色多黄，则又挟湿，火为燥之复气，湿即燥之化气也。吴鞠通谓伏气为火，化气为湿，复而且化，故痰兼湿黄，化少复多，故湿不能济其燥。是知复气伤肺，由内而起之枯燥，与天气清冷之燥，判若霄渊，有舌可验，有脉可凭，有象可稽也。晚年居沪上，名益重，远方求治者踵相接。当是时，天下大医群萃上海，青浦陈莲舫、武进费绳甫尤著，其人善夤缘冒进，借声势，或称御医以撼廉俗，饵高糈，然其术亦浅，无虑内伤外感，虚实寒热，一切以不关病之药羼杳成方，以尝试而已。先生初至少知者，一日林某喘作，人有言先生至，御医陈莲舫在焉，慢不为礼，视其方，皆玉蝴蝶、溷沌衣、厚朴花等一派似药非药者。先生曰：下材浅薄，请有所问，厚朴花性味何等也？陈曰：《本草》详之耳。曰：本草多矣，若某某，若某某，吾皆诵习之，未见有此药也，敢问何出？陈语塞，久乃言曰：大约与厚朴相似耳。先生正色曰：愿君诚之，治病非儿戏。陈唯唯不能答。先生遂定方，用熟地、肉桂等。陈与病家皆难之，先生毅然曰：如不信，啜二之一，夜半知，明日继进，失事抵吾命可也。如其言，尽剂而安，由是论者翕然，佥谓先生之学实有本矣。今略述其他治案，以备观览。朱葆三病脘痛吐涎水，脘中漉漉，得呕而快，西医治之不效。先生曰：此水饮伤胃也，乘其元气未虚，尚可攻逐，用半夏、黄连、干姜、腹皮、茯苓、枳实、竹茹、控涎丹，服后泻出冷水，呕即平复，用苓桂术甘加椒目数剂，脘舒溲行，尚有嘈杂，用芩、连、橘、半、桂、芍、蒺藜、杏仁，通降抑木而瘳。丁姓温邪大热大渴，烦躁神昏，红疹隐约，医用羚羊、牛黄等剂不应，先生视其目不瞑，知有痰浊，加远志、竺黄，病不减，再诊舌，绛中有薄白，时嗳气、肢冷，知为湿遏热伏，改用三仁去朴，加黄芩、知母、菖蒲，躁闷大退，红斑遍发，用化斑汤重用犀角、石膏而愈。龚氏妇咳嗽吐血，咽痛失音，内热口燥，诸医投养阴法无效，日羸削，先生询其病得之感寒，瞿然曰：此谚所谓寒包火也。投麻、杏、甘、膏、蝉衣、象贝、桑叶、茯苓、黑归、藕节，咳退音清，继进清咽宁肺而安。劳某不寐经年，某名医谓虚阳不敛，投养阴法及珠粉，屡服二十剂，胸闷胃钝，仍不得眠，先生曰：此痰火也。予温胆汤而瘳。杨子萱湿温三候，汗痦不得畅，背脊恶寒，热势起伏，群医束手，先生曰：此宜坚壁清野法，勿犯谷气。以郁金、杏仁、桔梗、藿香、薏苡、通草、滑石、半夏等连服，使邪与湿分，气行汗畅而愈。粤商林不纳不饥，便秘四旬一行，医谓阳虚，进苁蓉、肉桂及半硫丸仍不效，先生曰：此胃阴虚也。投甘凉而痊。巨商丁剧饮后醉而不醒，搐搦痉厥，医谓挟阴伤寒，先生曰：此酒热引动肝阳耳。与咸降法，一剂知，二剂已。龙湛霖患不寐，他医初投温补，继以育阴，皆不验，先生曰：此痰热内阻，心肾不交也。用玳瑁、珠母、龙齿、羚羊、胆星、半夏、瓜蒌、竹茹，二剂病失。方维卿痢剧发呃，七日夜不止，将治木矣。先生诊其脉沉弦，审知有脘痛病，用泻心加黑白丑、丁香，一剂呃止，复用清六饮加二苓、薏、滑、香、砂、琥珀，痢亦止。凡先生治验，就所知者止此，及门百人，或更有悉其详及神于此者，要其剖析豪芒，洞彻症结，原本经论，超然神解，不外乎此。先生卒年六十余，至今称张氏医法。萧蜕曰：予二十七岁时，负笈先生门，观其丰神清峻，音词朗鬯，辄心仪之，以为近世杰士隐于艺者，岂偶然也。医虽小道，非有高世拔俗之想，轻财重义之风，不可以言深造。先生治病，遇贫贱者不取一钱，皆随手效。昆季八九人皆早世，卵翼群从，各有名业。清光绪间诏征天下名医，诸贵人推毂，先生力却之。凡此皆人所难，即其志可以审其艺矣。门下士常熟萧蜕撰。

吴文涵跋曰：医之有案，昉于史传，附载于诸子百家，所以纪治验、彰学术也。降及近世，乃多专刻，若喻氏嘉言、徐氏洄溪、王氏孟英等，皆扼其要略，作为论断，至以完全方案刊行者，惟叶氏《临证指南》。夫叶氏天姿明敏，见解超脱，治案颇多可采，然肤浅通套，实开后世庸流简便之门，耳食之士，奉为掌中珠、枕中秘。晚近叶派之称，毁誉盖参半焉。先生于是书尝三购而三焚之，其高尚之志趋，即此可见一斑。然则医案之刻，非先生志也？曰：不然。先生以毕世精神消耗于诊治之事，常思老而退休，本生平之阅历，专心著述，天不假年，未遂厥志，著作阙如，行道而未暇明道，诚憾事也。然先生之诊病也，必先澄心凝虑，而后下笔立案，故本经论以抒心得，隐微曲折之处，实足发前人所未发，言众人之不能言，论证既精，处方更确，议病议药，一以贯之，行道在是，明道在是，断非抄袭敷衍陈陈相因之方案所可比拟，讵能任其湮没而不传哉？涵负笈先生门，尚在锡邑，两阅寒暑，亲炙无多，存有方案论说若干卷。后邵正蒙君从游沪上，抄得巨册，携归示涵，读之狂喜雀跃，以为可法传之稿，具在于是。茫茫数载，正蒙君已仙化，稿交郭级嵚君珍藏什袭。丙辰秋，涵与郭君谋公诸世，郭君欣然出稿，爰重行检阅，分类排比，两载告成，付之剞劂。其中缺点，尚祈诸同学有道者匡正焉。民国七年戊午秋，受业吴文涵敬识。

郭汇泰跋曰：戊午长夏，《张氏医案》排印将蒇事，追维钞辑之始及其成功，而不禁有余慨焉。泰幼侍先君读，先君尝与人谈医，亟称聿青先生审病之精、处方之当不置，以吾向就诊先生，获睹其方案也。岁甲午，先君弃养，遗命从子安家叔习医，居常欲搜求张氏案而不得。既而同里邵先生正蒙受业张氏门下，曾致书同门，征集方案谋汇刊，搜罗特广，讵丙午春邵公谢世，事遂寝，稿本托泰收藏。叶先生立庵儒而好医，下榻邵氏，尝手录此稿，谓泰宜相机刊印。尘事牵迫，未有宁晷。越十年丙辰，赴常熟晤吴先生玉纯谈刊案事，乃云与邵公有宿约，时谋付刊，乏同志赞助耳。泰闻言欣然，怂恿即出原稿，由吴先生详加编次，泰任誊正之责，恐藏稿尚非全豹，邮函四达，借阅增补，冀成完璧。应之者有包君镜澄、张君绍曾。泰与吴先生邮筒往还越两载，始告厥成。今春复由吴先生付印出版，一切手续，独任其难，热忱毅力，洵为当今希有。顾溯编钞至今阅十余年，商印成书又三四年，其迟迟也如是，因慨天下事之类此者不少矣。至是编之手眼高妙，蹊径独开，传序已详言之，兹不赘。后学江阴郭汇泰谨跋。

张克成跋曰：从祖父聿青公医名垂四十年，著录弟子籍者率多高才博闻之士。其学能参酌古今，冥心默契，不拘墟，不狗俗，戛然独造，上追缪喻，平揖薛叶，活人之方遐迩，非近世盗名者流也，故衍其传者皆能顺轨循理，号为正宗。顾以疗治辛勤，未遑著述，即方书亦散佚。忽有医案之刻，邮稿见示，属以参校之役，捧策欢抃，继以感泣，念从祖父学术之盛，几使平生心血只字无存，而小子衣食奔驰，又不克尽搜辑流布之责，微玉纯先生之高谊，邵郭诸君之盛心，孰克臻此美备之业，由此绝续之传焉？吾张氏之受赐顾不大哉？中华民国七年夏四月，姪孙张克成谨跋。

《续修四库全书提要》曰：清张乃修撰。乃修字聿青，无锡人。同治、光绪间为医三十年，颇有声，门下亦盛，长于治风温暑湿，其学亦出于叶桂、王士雄一派，时医之矫矫者。是书为门人集其生平方论，编为医案，仿叶氏《临证指南》之体。乃修文笔条畅，所叙脉案，论证能圆其说，于病之棘手者往往从痰湿悟入，是其所长。案：医案之有益学者，重在服药后之效果，书中一病诊多次者，尚可寻其线索，若载一二方，则其方之是否有效，茫然不可知。《临证指南》之滋人疑惑，即在于是，是书编者亦蹈其弊。夫医者以术谋食，遇不可治及猝未能得要领者，不得不有以敷衍病家，类此者，其方本不当存，胪列千百案，何能免此？徒然暴其所短。故名医之留案，必具有特见，确获治效，或灼知病之不可为，其后悉如预断者，乃可笔之于书，有资启发。若普通之治法，人云亦云，何足称述？浅见者不明斯理，但以多为贵，成效无征，此医案之日出而医术反晦也。

民国十四年《锡金续识小录·艺术传》曰：张乃修，字聿青，博览经史，通晓大义，遭时之乱，承家学为医。父察脉定方，必侍侧留心。同治癸酉冬，锡城恢复，一应府院试。归即屏弃举业，锐志攻医，名其斋曰师竹。年余不窥园庭，以《金匮玉函》为宗，而别取刘、李、朱、薛诸家论著，以资考证，医声翕然，门下从游者日益众。妙解经脉，治病必探其本，皆随手效，求治者仍踵至。旅沪十余年，救奇难症无数。著有《医论治案》若干卷，及门刊行于世。

民国十四年《锡金续识小录·流寓传》曰：张乃勋，字晓帆，武进诸生，与弟乃修聿青同寓锡城之南市桥。今观张氏《医案》第二十卷，载有论著十六篇，故有《医论治案》之称也。

时觉按：又名《医论治案》，另有吴文涵《张聿青先生传》，从略。民国七年《上海县续志·艺文·游宦著述》载录，1963 年上海科技出版社排印出版。

《王旭高临证医案》四卷　存　1897

清无锡王泰林（旭高，退思居士）撰，常熟方仁渊（耕霞，倚云，思梅）辑

方耕霞序曰：临症医案，非古也。古人视病，不立案语，但书方药。自宋设医学科命题考试，医生取其学问高等者入太医局，自后医生诊病相沿先立案语，后书方药，但随作随弃，无有辑之者。如宋之许知可、张季明，明之薛立斋、陈维宜、孙文垣，以及国初喻嘉言、徐大椿辈，虽有医案，类皆因治疗效验笔诸于书，其文乃记事，非临证也。良以病多转变，方难一定，恐泥学者眼目，故作者恝置之。然余谓医之有方案，犹名法家之有例案，文章家之有试牍，对病书方，因题立义，相对斯须，人之性命系焉，已之得失亦系焉。虽不足为根柢之学，而病者之情形，医者之学识心思，尽在于是。苟能溯其脉证，观其变化，奚啻与病者医者一堂共语，不大可触发手眼哉？故叶氏《临症指南》海内风行。然叶案语意高深，方多平淡，学者践其迹未必入其室。因叶负一时重名，所视者非富贵膏粱，即病深气竭，贫贱初病者寥寥焉。盖气体不同，方法即异，读其书而得其用者鲜矣。余旧得无锡王泰林旭高先生方案二卷，爱而藏之，以篇页无多未梓，更求二十余年不可得。客春游梁溪，访老友刘君石香，石香出十卷示余云：新得于李氏者。亟假归读之，其心思之敏，见识之超，清华而不高深，灵变而有矩矱，视叶案易于学步，且复诊甚多，前后推究，考其得失，尤足以资助学者。因并余所藏者去其重复，合而选之，间有字句冗沓率意处，略为删整，依类编次，分二十六门，每门附以拙论，略见大意。其有精警与未惬意者，复随案指出，正之有道，非敢有意毁誉也。原书十卷，约得五六，厘为四卷，命儿辈录出，不敢自私，付之梓人，以公同学焉。光绪二十二年丁酉孟春，耕霞方氏序于倚云吟馆。

时觉按：收于《珍本医书集成》。《大辞典》另载《王氏医案》二卷，成于道光三十年，有惠民堂抄本藏苏州大学，未见；《环溪医案》不分卷，载内外科案百九十八则，与柳宝诒《评选环溪草堂医案》三卷异，有省身斋赵士佳抄本藏陕西中医药大学，未见。

《过氏医案》一卷　存　1898

清金匮过铸（玉书）撰

自记曰：余自丁酉岁以前所诊之病，稍有心得者已备详《一得录》，待刊。去年来浙，踵门索诊者仍不绝，其间所愈之证，不无剖辨难明，得失有毫厘千里者。略取数条，附记于此，俾人举一反三，知用心全在微妙处，亦聊以补《一得录》之缺耳。他日再有所见而试之效者，当增入以证吾同好云。戊戌秋日，金匮过铸记。

时庆莱序曰：岁重光赤奋若日躔大梁之次，金匮过大令玉书手《近诊医案》一卷属为弁言，读之皆所经险重证也。余不文，且不知医，未敢强作解人，然尝读《晋语》有言上医医国，其次疾人。又《汉·艺文志》言，太古有岐伯、俞跗，中世有扁鹊、秦和，盖论病以及国，原诊以知政。医者之治疾，果犹儒者之治国欤？大令故儒者，以孝廉起家，官浙中久，所至有政声，顾所至亦以医名。信乎！治疾犹之谓国也，充医者之理以治一邑一郡，至于一国，至于天下，莫非此温凉攻补之剂，君臣佐使之用，差之毫厘之际，失之千里之外者也。然则余亦何敢以不文辞，何敢以不知医对耶？是卷所载皆近证，皆有名理卓识，非惟俗工所不能道，抑亦方书所未及载，发修园之复，陟灵胎之巅，涉仲圣之藩，博学多闻，善以意会，盖所以为普天下病人告者，术至精矣，心至苦矣，然余于是有所不能已者。大令举近证为一人之病告，余将举近证为天下之病告也。痈疽之发，脏腑之邪也，不治其脏腑而化痈疽，溃败之道也。癫痫之剧，痰邪之盛也，不先导去其痰邪而求愈癫痫，闭厥之道也。夫内贼蕴结而为毒者，祛其热以解其毒可也，而优容以养其好，是纵之使溃败也。外邪党盛而为祸者，抉其根以止其祸可也，而补助以长其恶，是速之使闭厥也。古今来未有邪贼不除而祸乱不作者也，而素何其优

容之、补助之以至于此也。呜呼！是谁之过欤？抑吾闻之，微病恒医巧，剧笃良难。昔晋侯之疾也，梦为二竖子所乘，在膏之上肓之下，攻之不可，达之不及，药不至焉，不可为也。今者势垂危矣，吾不知其有良医者出，视之犹可挽回否也，抑良医者出，望而束手，直如晋侯之不可为焉否也。第观是卷所载极重险症，屡有起死回生者，则余不得不为天下望羹，其移此治疾之手为医国之方也。顾余犹有说，庸医杀人，杀之于不觉，庸臣误国亦误之于不觉。今既一误于庸人而棘手至是，设更养痈贻祸，助痰纵火，不信良医之方药，一旦灾害洊至，虽有善者，将如之何哉？大令之治杭城范母也，用起陷大剂，而病家惑时医言勿服，于是危笃益剧，乃复请曰：此时不再惑矣。遂为力肩重任以起之。又尝治程君，用大剂以和气血，病家疑不敢投，幸得旁观多人力主之，然后一服而可，再服而渐痊。向使范之不自悟而程卒不听人言以几悟也，不亦殆乎？故曰：任贤勿贰，去邪勿疑，疑谋勿成，百志惟然。余既善大令之能以大剂起危殆，而又恐求医者不能如程范之悟也，是用徘徊徬徨而不能已。且是卷所载，有古方神效随证加减之说，又有五方地气不同食品随之之说，知医国亦无它术，因时制宜，因地制宜，两言以蔽之而已。若夫事不师古而或好为加减，墨守古书而或不辨可否，则以自误之甚矣。所愿天下读是书者推而广之，引而伸之，不以治一人之病之书读，而以化天下之病之书读，则即谓是书为上医医国之良药也亦何不可。是为序。同乡愚弟时庆莱拜撰。

时觉按：光绪二十七年过氏家刻本藏中国国家图书馆、首都图书馆、中国中医科学院及北京、上海中医药大学。卷端、目录俱作《近诊医案》，书口作《过氏医案》，附于《增订治疗汇要》。《联目》作《过氏医案》《过氏近诊医案》二条，《大辞典》更有《近诊医案》，为三条，俱同书。

《贯唯集》二卷　存　1899

清长泾包昭兹（通意子）著，张翼轸（宿辉）订

自序曰：盖以医学之难言也尚矣。圣如轩辕，得天独厚，犹有岐伯、臾区之问答而成《内经》，贤如仲景，仁术是宗，亦有或问、师曰之文而著《伤寒》《金匮》。可知璞玉虽美，非雕琢无以成其器，医学虽勤，非师授无以济于世也。不佞早厕医流，耽心《灵》《素》，而秉资愚鲁，不免欺人，自弱冠以迄古稀，夫复何言？所幸师承有自，实获真传，五十余载以来，得有一知半解，藉为糊口资，赖有是耳。然所阅诸证，所定诸方，随成而随弃，不留片纸只字者，惟恐措辞不当，见哂于人也。今也诸生等不以余为不才，降心相从，来游于门，将日诊医案方药，择业经见效者一一笔之于书，渐汇成帙，请序于予。予见之不禁骇然惊，赧然愧，更复色然喜也。曷为惊？余学浅才疏，而蒙世见赏，所谓受宠若惊也。曷为愧？余不学无文，竟欲以此问世，能不抚心自愧耶？然则喜者何为乎？留斯医案，即所以留我微名，不与草木同腐，使后世犹知有是人也，是以私心窃喜也。故不特不令其拉杂摧烧，而且听其复瓿焉可耳，爰颜之曰《贯唯》。夫贯唯者，圣贤心心相印之谓也。余何人斯？而敢窃比之乎？缘圣贤以传道之心，垂治世之法，凭授受而诏诸百世，余亦以济世之心，留活人之术，并开后学之法程，道虽不同，而设心则一也。且诸生等性秉谦纯，推诚相与而问道于盲，余何忍枕秘论衡，致失无隐之旨乎？噫嘻！人之患在好为人师，今固俨然为师矣，则可患者孰甚？能不朝乾夕惕以自励也哉？清光绪己亥小春月，璇玑洞主通意子自序，时年七十有五岁。

时觉按：又名《通意子医案》，有抄本藏上海中医药大学。长泾，古镇，属江苏省江阴市。

《鉴台医案》　佚　1899？

清海门施鉴台（步云，清逸）撰

光绪二十五年《海门厅图记·耆旧列传上》曰：施鉴台，原名步云，字清逸，附生。为文精深奇崛，卓然名家。晚年弃去，致力于医，闻声鉴貌，能决人生死。著有《医案》若干卷藏于家。

时觉按：光绪二十五年《海门厅图记·艺文志》载录。

《蔡以焜医案》二百余卷　佚　1899？

清吴江蔡以焜（友陶，幼涛）撰

光绪二十五年《黎里续志·人物六》曰：蔡以焜，字友陶，号幼涛，监生，禹松子。从外家得跨塘顾氏秘方，始为医，以外科名；继读张仲景书有悟，兼通内科。善切脉，求者辄效，所治疾皆录为书，积二百余卷。其族子紫垣病怔忡，医皆束手，以焜视之曰：此易耳。命觅经霜丝瓜藤和药煎服，一剂而平。又有人病肝胃气多年，每劳辄发，兼患鸡鸣泻。他医制以香燥之品，服久转剧。诊其脉曰：此虚肝气也。投以黄芪、归身、阿胶、党

参、远志、枣仁，五服而愈。子增祥，字福基，号会卿，能承父业，治疾多效。

《评选静香楼医案》二卷　存　1900

清长洲尤怡（在泾，拙吾，饲鹤山人）撰，江阴柳宝诒（谷孙，冠群，惜余主人）辑评

柳宝诒序曰：此案为尤在泾先生所著。先生名怡，字在泾，自号饲鹤山人，江苏长洲县人。邃于医学，于仲景书尤能钻研故训，独标心得，时吴下以医名者如叶氏桂、徐氏大椿、王氏子接，均煊耀一时，先生与之联镳接轸，辉映后先，于医道中可谓能树一帜者。所著有《伤寒论贯珠集》《金匮心典》《医学读书记》，均刊行。惟此案未经授梓，其刻于《读书记》后者仅有三十余条，非全本也。此本为吾邑吴氏所钞藏，咸丰兵燹后，始于詹文桥张氏斋头见之，假归钞录，复就其中选精粹者得十之五，评录如左，分上下两卷。窃念近时医学荒废，其简陋剽袭、毫无心得者无论已，间有钻研古籍不知通变者，动辄以仲景为家法，而咎今人不能用古方，目为庸陋，其实古方今病，往往枘凿不相入，执而用之，偾事者多矣。及读先生此案，而不觉憬然有悟也。先生博极群籍，尤服膺仲景之书，所著《伤寒论》《金匮》两注，上溯仲景心传，独抒己见，读其书者，无不知先生之于仲景不啻升其堂而入其室已。乃观此案，论病则切理餍心，源流俱澈，绝不泛引古书，用药则随证化裁，活泼泼地，从不蹈袭成方，可见食古期乎能化，裁制贵乎因时。彼徒执古书者，不且与王安石之周官，房琯之车战，其弊适相当哉？是故读他人之案，有不用古方者，或犹疑其服古未深，未能得力于仲景也。若先生则读书不可谓不多，用功不可谓不切，其沈酣于仲景之书，尤不可谓其不深，乃其论病之平易近情也如是，立方之妥帖易施也如是，是则此案不第为治病之良规，并可为读古之心法已。用书之以谇后之读此案者。光绪二十六年庚子二月下旬，江阴后学柳宝诒识。

《续修四库全书提要》曰：清尤怡撰。怡有《伤寒论贯珠集》《金匮心典》《金匮翼》《医学读书记》诸书，已著录。《读书记》后附《静香楼医案》三十一则，非足本也。光绪中，江阴柳宝诒于故家得抄本，选其精粹者一百余则，居全编十分之五，逐案加之评语，重编刊行。案：怡医术湛深，《贯珠》《心典》两编，于仲景书致力最勤，《读书记》贯通古今，《金匮翼》于杂病分门别类，荟萃前人方论，简括得要。若医案，则见运用之妙，实可相辅而行。其全编晦而未显，柳宝诒始表彰之，所评亦有发挥，惜仅取其半，未尽备尤氏一家之学。其总论此书谓：论病则切理厌心，源流俱澈，绝不泛引古书，用药则随证化裁，活泼泼地，从不蹈袭成方，可见食古而化。又谓，古方今病，往往凿枘，以尤氏服古之深，而立方之妥贴易施如是，可为治病之良规，读古之心法云云。盖犹未免时医方隅之见。宝诒有自撰《温热逢原》，今亦著录。其医派以吴叶桂为宗，所评选医案同刊凡四家，别有常熟曹存心、无锡王泰林、苏州张大曦，虽亦各有所得，视尤氏有大小巫之别，非其耦也。

时觉按：收于《柳选四家医案》。

《评选环溪草堂医案》三卷　存　1900

清无锡王泰林（旭高，退思居士）撰，江阴柳宝诒（谷孙，冠群，惜余主人）辑评

柳宝诒序曰：《环溪草堂医案》三卷，梁溪王旭皋先生所著也。先生名泰林，字旭皋，世为无锡人。嘉道间有以疡医驰名江浙者曰高锦亭先生，著有《外科心得集》《景岳方歌括》等书行世，即旭皋先生之舅氏也。高先生殁后，先生传其业，其始先以疡医行，逮后求治者日益多，寖及内科，无不应手奏效，于是遂专以内科行。门下士习业者每年以十数计。先生读书，上自轩岐，下迄国朝诸家，无不精心贯串，于古书则研求故训，于后人书则必分别疑似。所著有《西溪书屋夜话录》《医方歌括串解》及《环溪草堂医案》诸书，均未梓行。其医案为门弟子随时抄录，未经分别去取，不免繁复者多。余所得见者盖有五六本，详略互异，因属及门诸子删其繁乱，重为抄辑。最后得王家桥顾君莲卿本，系先生晚年之作，又得方君耕霞新刊本，案甚繁富，颇有方案足取而为他本所未载者，一并补录。简其精粹，分为三卷，间有未尽之意，随加按语以阐明之，阅一年而竣事。先生居锡城，去余家不百里，余弱冠时犹及见之。吾乡有疑难症无不求治于先生者，先生必沉思渺虑，疏方与之。厥后或效或否，或有无力再往者，先生必访悉之，令其再诊，以竟厥功。故其所存方案无不光坚响切，无模糊影响之谈，盖较近贤之专以灵变取巧者，不啻上下床之别矣。先生博极群书，所用诸法，如治小儿喘嗽之药枣从葛可久之白凤丹化出，治上热下寒之八味丸用紫雪为衣，从喻西昌外廓之论悟出。若此之类，不胜枚举，是皆因古法而变化出之。彼胸无古书者，每读之而猝难领会，余于此等处均为一一指出。学者苟能即是而得读书用古之法焉，则庶乎不负先生之苦心也夫。光绪二十六年重阳日，江阴柳宝诒谨识。

时觉按：收于《柳选四家医案》。

《柳选四家医案》八卷　存　1900

清江阴柳宝诒（谷孙，冠群，惜余主人）辑评

子目：尤怡《静香楼医案》二卷，曹仁伯《继志堂医案》二卷，王泰林《环溪草堂医案》二卷，张仲华《爱庐医案》一卷

翁同龢跋曰：或问医案古有之乎？曰：古有诊籍，《扁鹊仓公传》所记是也。曰：古今不同，其品齐轻重不可得而悉也。然则柳先生奚为辑是书也？曰：时近而文显，时近则阴阳之沴同，文显则质直而易晓，抑且商榷微眇，称量而出，不啻其自为之也。先生所辑者八家，今先刊者四种，其门人王君吉臣、柳君颂余、金君兰升，匄资成之。三君守师法，笃风义，良足称述。金君属叙于余，余不知医，勉赘数语以质世之善读书者。时光绪甲辰四月，常熟翁同龢。

民国九年《江阴县续志·艺文二》曰：柳宝诒，字谷孙。柳氏有《惜余小舍医学丛书十二种》。宣统二年时，中华书局先印此四种。

时觉按：有光绪三十年惜余小舍刻本等多种版本，1959年上海科技出版社有排印本。1994年中国中医药出版社《吴中珍本医籍四种》载有《柳宝诒医论医案》，系近年从民间征集者，载医论十四篇，医案百七十七则。

《澄江柳宝诒先生医案》不分卷　存　1900

清江阴柳宝诒（谷孙，冠群，惜余主人）撰

时觉按：《联目》《大辞典》俱不载，常熟虞麓山房藏有民国抄本及该本以“古法樵印”的2020年复制本。不分卷，前后无序跋，无目录；首载民国二十七年戊寅榴月既望梁溪王文圻录柳宝诒《温病条辨书后》，次《论伏气发温与暴感风温病原不同治法各异》；正文卷端题《澄江柳宝诒先生医案》，无署名；内容分风温、伏温、湿热、暑邪、伏暑、疟疾、痢疾、泄泻、霍乱、便血、疝气、疸、咽痛、失音，以及淋浊、带下、消渴等门类。

《惜余医案》不分卷　存　1900

清江阴柳宝诒（谷孙，冠群，惜余主人）撰，玩月轩主人抄录

张耀宗《柳宝诒生卒年代与事迹新证》曰：另有《惜余医案》一册，常熟已故中医季从龙抄本，与尤怡《静香楼医案》二卷、《长径包昭兹医案》合在一起，藏于常熟市图书馆石梅古籍部。（《南京中医学院学报》1989年第2期）

时觉按：有抄本藏苏州大学炳麟图书馆。不分卷，前后无序跋，亦无目录，署为宝诒柳冠群先生著，玩月轩主人抄录，收录柳氏临证医案一百五十余则，脉案记叙详细，大多先叙病因病机，后列症状、治法、方药，叙证分析，发明颇多，用药方法亦多启迪。又，常熟虞麓山房藏有门人金兰升整理江阴惜余书屋藏本六卷及该本以“古法樵印”的2019年复制本，亦载案百五十余则。季从龙抄本当为另本，笔者未见。

《柳冠群医案》不分卷　存　1900

清江阴柳宝诒（谷孙，冠群，惜余主人）撰，门人赵静宜抄辑

时觉按：常熟虞麓山房藏有门人赵静宜抄本及该本以“古法樵印”的2019年复制本。不分卷，前后无序跋，有《柳氏冠群医案目录》，列伏温、伏邪、温热、风温、伏暑、暑湿、伏邪、湿温、疟、痢、便血十一门，卷端无署名，卷末有“柳氏医馆，资生阅本”几字。《南京中医学院学报》1989年第2期所载《柳冠群医案》上、下二卷本，为江阴顾山镇周仁寿抄本，柳氏门人众多，各自抄辑成书，故有不同版本。此二卷本笔者未见。

《柳冠群医案》二卷　未见　1900

清江阴柳宝诒（谷孙，冠群，惜余主人）撰，江阴顾山郭子昂、许卓云传，江阴顾山周仁寿抄辑

张耀宗《柳宝诒生卒年代与事迹新证》曰：调查所得，尚有《柳冠群医案》上、下二卷，为江阴顾山镇周仁寿抄本，系出柳氏门人顾山人郭子昂和许卓云之临症录案，今藏于顾山镇老中医张礼纯处，此医案溢出《柳宝诒医案》者不少，参考价值颇大。（《南京中医学院学报》1989年第2期）

《丁授堂先生医案》三卷　存　1900

清丁授堂撰，程麟书抄传

时觉按：有程麟书抄本藏上海中华医学会，封面、卷端均作《丁授堂先生医案》，无署名，不明成书年代，前后无序跋，亦无目录，亦不分类，载内科医案三百余则。

《顾少竺医案》一卷　存　1900

清吴县顾少竺等撰著，槐庐主人抄传

时觉按：有宣统三年抄本藏苏州大学，用“国宪起草委员会速记草稿纸”抄辑，前后无序跋，无目录。封面作：甫里名医顾少竺、桐君，吴中名医金燮堂、邵杏泉、杨子安方案，槐庐主人录，辛亥年隆冬呵冻；首案上注：角直顾桐君、少竺诸名医方案。《联目》《大辞典》作《顾少兰医案》，当为笔误。

《黄体仁医案》一卷　存　1900

清孟河黄体仁撰，亡名氏抄传

时觉按：有抄本藏苏州大学炳麟图书馆，前后无序跋，亦无目录。卷端署为孟河黄体仁先生医案，不署抄录者名，其“挟阴寒呃”案后，署有“门人王雪樵志”。首载咯血、热呃鼻衄、挟阴寒呃、偏枯、寒泄五案；次录慈溪邵琴夫先生喉痧有烂喉白喉之异论，署为沪滨聋道人张骧云评，孟河思补山房丁甘仁识；末为胡慎庵《读伤寒论心法》，凡四十八条。

《张骧孙临证医案》一卷　存　1900

清上海张骧孙(祝三)撰辑

时觉按：是书前后无序跋，无目录，有抄本藏上海中医药大学，2004年上海科学技术出版社收于《中医古籍珍稀抄本精选》刊行。

《汪艺香先生医案》四卷　存　1900

清梁溪汪培荪(艺香)撰，黄卓人、黄绍宗、黄震录

序曰：梁溪汪艺香先生，逊清良医也，学术渊博，识见高超，生死轻重诊断如神，求治者踵相接。至危至险之症一经着手，罔不转危为安，化险为夷，洵我中医界杰出之人才。医案透彻详明，论病理切中肯綮，用药灵通活变，颇多发明。惜其医案散佚无多，为一大缺憾。兹将搜罗所得录付本刊，逐期披露，供给同志研究。虽属零珠碎玉，而于医林之中亦不无小补云尔。

时觉按：汪氏卒于光绪十八年，是书辑于民国十三至二十三年间，有抄本藏南京中医药大学，2004年上海科学技术出版社收于《中医古籍珍稀抄本精选》刊行。

《崇实堂医案》一卷　存　1901

清丹徒姚龙光(晏如)撰

自序曰：龙光幼从庭训，专心制艺，兼习算学，均未能入室登堂，造乎极地。二十七岁患阳虚弱症，咳嗽痰多，神疲食少，肌肤瘦削，举步维艰，历经名手调治，芩连清热，参术补虚，方药杂投，病势日剧，亲戚朋友皆为予危。适吾家又有病感者，敦请一世交前辈诊视，而前辈故意留难，百端推托。龙因忿而矢志习医，思利己以利人，必不蹈时医恶习也。遇同学王吟江先生，精通医术，阅书既广，求理亦深，为开书单，指以门径，龙乃照单购办，诵习讲求。注伤寒者阅视二十余家，逐条比较，择其精当者另为摘录，若《金匮》则专论杂证者也。夫杂证亦有六经表里之辨，凡论杂症须从伤寒条例分经施治，方能得当。而《伤寒论》中所不能包者，仲景乃著《金匮》以补之，故《金匮》之文多片言居要，索解最难。后世就《金匮》而谈《金匮》，语非隔膜，即属支离，古今注《金匮》者，卒鲜善本。江西喻嘉言《医门法律》，辨论病情深入显出，妙义环生，实《金匮》之功臣也。医有三大法门，一为伤寒六经病，一为《金匮》之杂症，一为叶氏之温病。伤寒杂症由仲景入手，下及刘、李、朱、张历朝名家专集，比拟考求，自能发明其理。若温病有内伏有外受，前贤议论多未得当，即喻嘉言、黄元御亦未能透彻此关，惟叶天士、王士雄阐发经文，独树一帜。《温热经纬》一书，极为简明精当，若能时时参

究，亦思过半矣。然龙读书十余年，阅书数十种，辨别病情，参详脉理，抚躬自问，业已殚尽心力，而于临症时凭脉辨症尚未能一一了然，乃知人之病证变化万端，方书所论一证仅就一证而言，不能穷其变化，因思此非明师益友随证指点，不能尽其神妙不测之奥。乃在左近名医处留心考察，实存私淑于人之心。孰意负盛名者竟鲜其实，类皆拘守套方，以药试病，孰能见理明决，预定病势之吉凶，先言愈期之早暮哉？而所以得时名者，有三术焉：一则见病势稍重，便有防变推托之辞，为日后愈则居功、变则诿过之地步，此其一也；一则专选平淡和平之药，动曰为某某汤头所加减，以搏稳当之名，可告无罪于天下，此其二也；一则和颜悦色，温语婉词，动效奴仆之称，求媚于妇女庸愚之辈，使至死不悟，此其三也。得此三术，众口揄扬，而成名医之身价矣。举世悠悠，孰分泾渭？而我辈欲求明师益友，安可得哉？思索再三，翻然有得，曰：与其求师于此辈，仍不如效法于古人。因添购医书，广搜医案，见李东垣、汪石山、陆养愚、孙一奎等著述，辨症精详，应变神妙，分真伪于毫厘之际，显神效于广座之前，数语破的，可以释无限疑团，是皆名师之指示也，即见闻之阅历也。龙又参究数年，略开会悟，然终不敢自信，若得明哲之口传，当更有甚于此者。但见闻既陋，限于偏隅，因筹一法焉，将历来诊治之病，除寻常不录外，凡病势危剧，或病情隐晦，其设法救转与救之不转者，略刻数十条，举以问世，倘有学问深纯，见识明敏，指我之疵，破我之惑，一一批出，加以案语，由邮局寄赠鄙处，龙则束装就教，拜列门墙，若路途辽远，有愿难偿，亦必馨香祝之，奉为师表，不胜幸甚。士君子毋以不材见弃，置之不论不拟之条，则所赐多矣。存心如此，同志览诸。光绪二十七年八月日，江苏丹徒县丹徒镇晏如氏姚龙光谨自记于和州官署。

薛书培序略曰：吾友姚君晏如为徒邑名诸生，工制艺，兼精算学，弱冠后补廪食饩，蜚声庠序。奈功苦太甚，渐致体弱多疾，数为俗医所误，其濒于危者屡矣。遂慨然曰：吾不能为良相，吾奚不可为良医？利人利己，挽回末俗，非异人任也。爰乃购书数十种，究心数十年，将历朝诸名家书集融会而贯通之，其识力超卓有迥出寻常万一者。辛丑秋，遇于和阳州署，聆其绪论，予既耸然异之，又阅其所集医案，类皆疑难杂症，无不应手辄效，而词义又复明白晓畅，令阅者一目了然。此真当今之和缓，后学之津梁也，爰力劝付梓，以公同好。噫！中国医学之不讲几百年矣，得姚君以发明之，醒举世之迷途，登斯民于寿域，文正所谓必为良医者，予于斯人见之矣！爰乐而为之叙。时在光绪二十七年岁次辛丑中秋前一日，同里弟薛书培拜稿。

王之春序曰：壬午、癸未间，余差旋日东，治防军京口江上，日乘马棹楫，周览山椒水澨，谓北府西堂为六代劲兵处，长山蜿蜒，大江南折，入毗陵驿，奇玮绝特之气如玦之抱于丹徒一镇。其中必有布衣慷慨，命世英绝，坐啸风生于户牖下者。阴物色久之不可得，郁结怀抱者二十年。持节抚皖时，乃得姚君石荃，名锡光，读其所著《长江炮台刍议》《东方兵事记》《东瀛学校举概》诸书，沈毅精实，于兵谋地势、学术人才，深得彼己短长、消长窾会所在。既深异之，询其里，则世居丹徒镇，向之愿见者差可一慰。叩其乡人物复有如君者，石荃但逊不答。他日，有以《崇实堂医案》见视者，则石荃母弟晏如明经撰也。闻晏如明算学，治古文，留心经世之学，医特其居家卫生所注意。然读之终幅，辄觉今之事事拘守残缺，承袭讹误，小则误身，大则误国。晏如乃欲同志有力者出为领袖，创办学堂、学报，振兴医学，先出其所阅历，以与人士相印证，不吝其长，不护其短，是非得失，与天下人共见之，因是以改良迁善，去其锢习，进其新理。俾他日吾国人撰新学史者，仿泰西史例而书曰：吾国曩年，户口册每若干人中岁死一人，自姚某兴医学后，竟进至若干人岁死一人，较某年以前人增几岁，又阅数十年，合吾国人又增几岁。姚君固不必以为功，而使人人知实学之有益，虚憍之贻祸，幡然而革其愚妄之俗，则晏如之与石荃，皆可出可处，无时而无斯人，吾与之心也。丹徒人物之志，殆可以二姚起例哉！余益为之神往于端峰京岘间也。石荃以拔萃孝廉任州邑有声，近以观察隶北畿，骎骎大用矣。闻其乡之侪耦尚有被褐而怀玉者，余既幸睹晏如之书，他日见晏如，幸告我襄阳耆旧，犹有其人，无使余复憾见石荃而未见晏如也。清泉王之春书。

茅谦跋略曰：晏如家世术业，已见前王序，其与晏如交最久。今年吾邑大疫，喉与痧间作，不二三日而死者累累。晏如与余论治法，出而投药辄活，经晏如者以百数，无一死者。某因叹晏如者，乃真政治家能调和事实与理论而一者也。愿以告天下明眼人之读晏如书者。壬寅四月晦前二日，同邑茅谦跋。

《续修四库全书提要》曰：清姚龙光撰。龙光字晏如，丹徒人，诸生。因病学医，读书十年，于近代服膺喻昌、叶桂两家，又上溯元明，于李杲、汪机、孙一奎诸人，以为能辨证应变。所存医案数十则，大半为他医误治成坏证之后，其论证处方能自出手眼，不随时俗俯仰，而得挽回全愈者亦仅及半。深慨庸医误人之多，学医之不易。卷首列医学刍言若干条，略谓：学医必明躯壳之血脉经络，而后推及脏腑，能知未病时之形状，始得已病时之真情。中国少入门考据之书，入手工夫须让西医独步，及入理既深，凭脉取证，推测病情，则中医较胜，而中西互相訾议者，皆不知深浅者也。又谓，中国医学，代出名人，其中弊端有二，有骄心者，每以攻讦为事，有吝心者，每以秘藏为事。历举传书以证之，皆有确征，欲救二弊，宜立学堂、学会、学报，使学有宗旨，有公理，医术乃得昌明。其持论皆明通切实。案：名医存案，重在勘破疑难，确有把握，收效如响，始足征信。若仅取一时之效，旋复别生枝节，则难免有理想之谈，治此或反致失彼。是书列案如林，其中有未竟全功之处，犹待推求，要其读书得间，不为俗囿，可采者究居多数，亦近人著述之可观者也。

时觉按：收于《三三医书》。

《黄澹翁医案》四卷　存　1902

清黄述宁（澹翁）撰

周小农叙曰：《黄澹翁医案》二卷，附方二卷，为绍兴裘吉生君藏书，邮传至锡，属为勘定。以某才浅识薄，且无副本可校，仅为订正五十余字，至文字语气，一仍其旧。考黄君自述，于时邪危病，调理杂症，均得心应手。附方亦多征验，以之传世，足以裨益医林，发扬旧学。爰书数语，以志景仰。民国九年一月，无锡周镇小农别署伯华谨识。

《珍本医书集成提要》曰：《黄澹翁医案》四卷，清黄述宁著，刊于光绪二十八年。黄氏生平不详。本书一、二卷载《黄氏医案》五十余则，三、四卷列黄氏家传类方百余首，主治羊痫风、肠风下血、杨梅疮、蛇皮癣等证。其制方颇具特色，有以食品与药物伍之内服调理方，有用作噙化、漱口、擦手、烘脚及热熨等外治方，治法众多。绍兴裘氏自扬州旧书肆购藏之抄本。因案方两切实用，民国九年特邮寄无锡周小农名医订正。今又由桂君重校句读。虽黄氏为何许人无可考，然其书洵可传也。

时觉按：收于《珍本医书集成》。

《汇集分类临症方案》四十八卷　存　1903

清云间傅思恭（颜庄）编辑

朱景福序曰：医之为业，讵小道也哉？古人云不为良相即为良医，诚慎重其业，而非寻常庸碌者所可比。盖必识经络溪俞之穴，通阴阳表里之际，尤当别风寒暑湿燥炎之气，察忧乐喜怒爱恶之情；求其标本，辨其虚实，有病在本而求之于本，有病在标而求之于标，有病在本而求之于标，有病在标而求之于本；又有阴盛极而格阳于外，外热而内寒，阳盛极而格阴于外，外冷而内热；风则疏之，寒则温之，热则清之，湿则燥之，燥则润之，虚者补之，实者泻之，治之颇不容易，辨之实属甚难。非于斯道三折肱者，乌能窥其崖涘？余友颜庄傅君，世代岐黄，洞明奥旨，虽厥考雪汀公早年见背，而颜庄殚精竭虑，不辍寒暑者二十年于兹矣。今辑成医案一集，分其门而别其类，更于虚实内外、寒热燥湿之间，独克剖析毫芒，玉石不混，则其用心于医道者，可谓颛精矣。庶不贻庸医杀人之误，而阅是集者，亦得沁心刿目，一览了然。余亦世习医业，先父书楼公有《未折肱医案》五卷，恨徒读父经，不能踵而编辑之，以惠当世，观是集，不禁汗流浃背。爰不揣鄙陋，聊述数语于简端尔。时维大清光绪二十九年岁次癸卯秋九月谷旦，南邑鹿溪朱景福芷庆撰于追远堂馆室内。

朱凤藻序略曰：岁乙巳，予安砚武陵，颜庄不时来谒，谭次之下，问及于医，予一门外汉，口为之塞。然忆吾先君子讳昂春，字也亭，业医，于医书中见奇术奇方，必手录之，以示不忘。先伯书楼公亦医，什袭尤富。当时兄弟济药，颇有微名。予与弟辈不继之学，追悔莫及。今颜庄乃世医也，其尊甫雪汀先生博古而善医，颜庄以早年失怙，执贽华君扫花之门学之，祈为不坠箕裘世业。诊治暇时，辑本朝前辈方书十余种，如沈君鲁珍、程君绍南、钱君胜公、刘君意亭、李君惺庵、华君南村、乔君助澜、钱君杏桥、华君步云、梁君云洲、顾君天祥所著医按，皆脍炙人口，颜庄分门别类，汇成一集。由此讲求天地燥湿之性、人生调剂之经，三折厥肱，其济世之海莫量。予喜其志之坚，行之果，当华洋难处之际，不见异思迁，一以先民为矩矱，斯为真能医者与？斯为真能医者而能医人者与？语曰，不为良相为良医，此言洵然，谨不揣谫陋而为之序。时光绪乙巳冬十一月，姻愚弟朱凤藻拜识。

钱一清《刘意亭先生医案序》略曰：吾读鹤沙刘意亭先生医案，而不禁为之神往焉。观其察脉之精，立方之妙，用药之神，无论轻浅之疴立呈功效，即疯痨臌膈他人所半筹莫展者，先生乃独奏奇勋，其医学之精微，非特一知半解者流不能比其万一，即门庭若市名噪一时者，亦未免对之怀惭，望之却步也。幸先生心存无我，道肯传人，除门下桃李殷殷培植外，以平时之方案汇集成编，百世留贻，为后学开津梁，即为群生广寿宇，其用意之远，立心之仁，诚非医林中所数数觏矣。余故乐而为之序。民国四年清和月，后学佐君钱一清谨撰。

自序略曰：予数十年来，心领神会历试而不谬者，尽见于八法中矣，窃思略抄前辈各医家临证医案及家传秘本诸方，分别门类；医案之后，附于开载备用经验良方，并及各症论说，病机发明之用，以便后人初学之士查阅，及临症加减参酌，一览了然，不致茫然无绪，无眩目于心间耳。但症类浩繁，不能尽录，然医界学无止境，精益求精，自全在医理之贯彻，尤能研究其理，专心济世，不惜平日之工夫。余平素居家，断齑划粥，积数十年辛苦，每临证余暇之时，留心医道，汇集案方，略知一二而已。务望后人传代之书，忽可轻视变卖，借出门外抄传，所谓家学渊源，真传独得，传世虽无厚产，而是书即为良田，留于子弟而读观，或就于学界商界之中，以作生财有道之书，随时翻阅，以为枕中之秘，勿作无用之书，而后子弟虽不习学，亦知卫生之一道也。抄是书使后辈学医者，倘能细心体味，研摩医理，巧样自生，则庶乎近矣。岁在中华民国拾年岁次辛酉桃月抄于春在草堂谨识。

又自序略曰：余治岐黄之术已有数年矣，凡近世诸明医经验之方案，无不抄录，随地用心，搜罗殆遍，分门别类，纲举目张，医学十三科，几无法不备，集成数十卷，均有条不紊，以之传世，远胜于美宅良田，凡我后人，当奉为金科玉律，精心研究，获益必多。即不习学医，观此知卫生之道，如欲问世，得此免泥古之嫌。世之珍藏，乃作传家之至宝，时时采用，亦为救世之金丹。倘遇借观，虽至好亦须谢绝，禁止变卖，即历久亦可保存。余成此书，几更寒暑，半生心血，尽在于斯，为序数言，冠于卷首，使后之人一开卷时即知余之苦心耳。岁在中华民国拾年岁次辛酉蒲夏写于春在草堂谨识。

目录后附言曰：附案后各症论说，病机发明之用及备用成方、拟用诸法，参以每门药性串解、古方汤头，从古及今不能更易，所录膏丹丸散诸方，以便后人初学之士查阅，俾得临症之时，参考研究酌用。彼使后之学医者庶不致无所倚傍，茫然无主，不能立诀，无从下笔，症类不明矣。盖为医者，虽云小道，能泄天地之秘，能夺造化之权，能推阴阳之顺逆、气候之盛衰，此中玄机妙义，岂寻常者所能穷其奥旨也哉？谚云，病无常体，药无常方。盖有非常之医者，即有非常之药，神圣工巧，在乎其人，君臣佐使，在乎其用。若非临症不能巧思，虽读书万卷，亦徒然耳。孟子曰：大匠诲人，能与人规矩，不能使人巧。诚哉是言也。

第一册封面识语曰：每门案后，备用成方、拟用诸法、集验单方、丸散膏丹及药性论说，无不广为收采，而为临症检查取用之助。汇集是书，倘使后人习学研究，接续传代，以为无价之宝，切勿渺视，慎之，是为至要。

时觉按：《联目》《大辞典》俱不载，有稿本四十八册藏上海图书馆。第一册封面题署：《汇集分类诸明家临症方案》，第一卷，全部共四拾八本，头痛门，附汤散丸方；总目录下署：南沙医学研究会会员傅颜庄钞集；第一卷端题署：《精选临症医案》，云间鹤沙鹿溪医士傅思恭颜庄汇集；第二卷端题署：《刘意亭先生医案》，鹤沙鹿溪医士后学傅思恭谨抄。四十八册分五十二门，卷一至卷三十二内科杂病；卷三十三至卷三十八为妇科调经、崩漏、带下、胎前、产后；卷三十九至四十三为外疡门；卷四十四、卷四十五咽喉；卷四十六幼科；卷四十七眼科；卷四十八伤科、急救。各门以医案居首，后附古方汤头、备用经验良方，各症论说、病机发明、拟用诸法，参以药性串解。据朱凤藻序，所汇辑医案来自：沈鲁珍、程绍南、钱胜公、刘意亭、李惺庵、华南村、乔助澜、钱杏桥、华步云、梁云洲、顾天祥等名医。

《桐花寮方案》一卷　存　1904

清魏仲淘原撰，吴县王霖（新之）编辑

时觉按：有光绪三十二年抄本藏中国中医科学院，经查未见。今于吴县王霖新之所辑《磨镜录》中见，载内外妇儿科医案一百四十余则，每案简述症状、脉象、方药组成、主治等。

《医案合方经验》一卷　未见　1905

清李能谦（光瑞）、李永铎（鸣远）撰

时觉按：李氏父子医案，有光绪三十一年抄本藏上海中医药大学，然经查未见。

《吴医汇案》十二卷　存　1906

清吴县王霖（新之）辑

自序曰：考夫历来医籍，汗牛充栋，吾辈幸生其后，可洋洋乎大观。盖非博览不能返约，如若管中窥豹，坐井观天，必属于庸庸者流。即或门庭若市，徒执己见，究恐误多功少，造三途之恶因而已，岂不畏哉？余每劝学医者须认真用功，参考先哲各书之外，尤宜多抄近时名医方案，辨其是非，察其验否，此为医门捷径。古人医案往往散见于各书，或只言其治验而无方式可遵，临诊颇难效用，即叶氏《指南》等，亦未免论之过深，辨症反易穿凿，仿之恐不切题。康熙间，过氏绎之裒集众贤治案，珍秘未刊，无从得睹，说见《瘦吟医草》。而吾吴自庚申后良医日出，在同光间如曹、鲍、贝、陆尤为著名高手，余心窃慕之。数十年来煞费苦心，每见名医方案，随即分类汇录，得五十名家，颜曰《吴医汇案》。其中文辞典雅固有，而简质随俗者亦复不少，要之文固可佩，质亦可传。余之偶得治验，亦附于骥尾。虽凤毛麟角，乃可知前贤之学识，见其案如见其人，并见其胸中矣，岂非为后学之津梁耶？可不贵哉？书成，惜无暇端楷精录，须俟之异日。光绪三十二年岁次丙午中秋，王霖新之并识。

槐庐主人跋曰：此为新翁学博草创初稿，原闻拟重校付梓以广其传，惜翁遽归道山，有志未竟。乃郎伯渊以数十种遗书相赠，独以此籍为最珍贵，观其门分十二，病类大纲已备，所辑名医方案有五十人之多，皆吴中之佼佼者，不知几更寒暑，遂得成此巨帙。余乐而藏之，暇日当以笔酣墨饱端楷重录，与儿辈研究，并知吾吴近时名医之治病法程，未始非启悟长慧之一助焉。槐庐主人识。

知非子跋曰：此籍是真经验、真学识，乃学医之南针，学医之快捷方式。从一师学识有限，今阅五十名家手笔，不啻从五十师矣。学习一科识见尚狭，今内外幼妇各症全备，研此则各科俱有门径，眼界之广，可称无病不识，无病不知，其治法岂坐井观天者可比？是籍之宝贵，不待言矣。题曰：医学津梁。能研阅此案，平庸者必一跃而为高明之医也。丙辰元宵，知非子识于春雨楼之南窗，时年八十有三。

《圣躬诊视》曰：光绪念四年，岁在戊戌。大清皇帝龙体不和，征召天下名医。京卿盛宣怀保奏陈秉钧，江督刘坤一、湖督张之洞亦为保奏。于是奉谕云：据盛宣怀奏，江苏在籍郎中陈秉钧，医理精明，堪资调理，着江苏巡抚德寿迅即驰送来京，毋得延误。钦此。苏抚德公专轮聘请陈秉钧抵苏，解囊赠费，着苏州知府彦秀同伴入京，寓于礼部尚书徐郙家。先至太医院习礼。同召者又有广东革职道员卢秉政、山西汾州知府朱焜、满人门定鳌三人，均由内务大臣启秀带领引见，后有太医院四人同侍。朝毕，到仪鸾殿侧厢房中，八人分四班为皇上诊脉。其时太后在上首，皇上在下首。每一班进诊，内务府大臣带领太医院一人及钦召者一人，行三跪九叩礼毕，跪圣躬旁，只隔一几。皇上手搁于几上，太医院先诊左手，召者先诊右手，诊毕后左右调诊。病情可以细问，舌苔虽可看但不能细察耳。俟四班诊毕，请退。退必倒行，盖恐有所问也。如有问，必跪而对。退至门，可转身前行。至御药房赐膳，膳菜林列，均不堪入口，膳费则每人需银四两。膳毕，主治者乃定方起草，共相议论。草就，使太医院誊正三本，呈于太后、皇上、皇后御览。药无更改，再誊数本，发于六部九卿细核，然后进于皇上服。九月初二日起，每日如是，惟朔望停诊。大略情形如是。

时觉按：全书十二卷，按地支为子帙至亥帙，凡十二集，子帙首载《圣躬诊视》，节录如上；分5门34类，载录费伯雄、陈莲舫、曹沧洲等50位吴门名医临证医案，包括伤寒门164则，内科门938则，外科门441则，女科门221则，幼科门205则，附王氏验案5则，凡1834则；末附《时医里居考》，载录50位吴医及王氏本人里籍事迹。有稿本藏苏州中医医院，2010年收于《清代吴中珍本医案丛刊》，江苏科技出版社排印出版。

《汇集前辈诸名家方案》十二卷　未见　1906

清吴县王霖（新之）撰

《吴医汇案·时医里居考》曰：王新之，名霖，从甫里顾桐君学。顾氏藏医籍甚夥，而新之喜博览，自上古迄今历代医书无不寓目，为医界中好学之士。住甫桥西街，后迁小曹家巷。卒于光绪年。

时觉按：有光绪抄本藏中国中医科学院。

《诊余集》一卷　存　1906

清宜兴余景和（听鸿）撰

薛元超序曰：予闻听鸿先生名，自游学孟河时，厥后拜读所注《伤寒论翼》及《外科医案》两书，始得窥先生所学。岁辛亥，继鸿世兄又以其先人遗著《诊余集》相示，以余之陋，所见医案亦数十家，类皆罗列群方而略药物重量与其剂数，卒无如先生所为书者。反复低徊，如获鸿宝，遂彻夜竟读之。先生为费公兰泉高弟，费通百氏，学有渊源，抑予所佩羡于先生者，不仅于所学，且于其所受学。集中所载王九峰、马省三、费士源、贾某、沙某，皆前辈中最著者。清道咸间，孟河医学最盛，诸前辈治医，恒穷年兀兀，刻苦自励，以故能卓然成家，举世称道之，后学矜式之，今亡是矣。古之闻人，尝不惮间关跋涉，求胜己者而师事之。昔丹溪谒罗太无，太无倨甚，数谒不见，至冒风雨拱立于其门，卒至尽得所学以归。是故医学者，非可闭户造车者也，吾侪苟不能自得师，徒劳皓首耳。后之读是集者，苟得先生所得，斯先生为不朽矣。甲寅秋，继鸿兄索序于余，因就所欲言者书而归之。武进后学逸山薛元超拜撰。

丁元彦序曰：余外舅听鸿先生为医数十年，有等身著作。本编虽未刊，中所有者虽寥寥短章，殆集众长，所谓取诸人以为善也。人言先生操业，不断之于报酬，以为蔼然仁者，不知以术济人其范围犹狭，著书立说使后之学者知所折衷，其为仁也大也。元彦丁年荒嬉，虚糜岁月，不获负剑辟咡，亲承教诲。今者谬膺诊务，阅历略广，而所学乃益形不足，独居深念，辄凛虎尾春冰之惧。而先生则已为古人，仅得于遗编寻绎绪余，不及亲炙，是可憾也。家大人尝诏元彦曰：汝曹不知为学之甘苦，以有荫庇也。吾与汝岳皆以乱离之余，戛戛独造，忧患人事，百端纷集，而卒底于成。然古之有成者，罔不如此，不独医道为然。而蒙荫庇者，辄终身不闻道，可知荫庇之不足恃也。退而自维，弥复自疚，而于外舅之为人，乃低徊往复，不能去怀，不独于其书珍惜有加也。内兄继鸿将以付梓，余亟怂恿之，固欲以永吾外舅之手泽，而亦愿使天下人共见之。书之传否，所谓文章公器，非戚族阿好所能左右。惟读是编者，知先生之用心，因知为医之当潜心研求，不因人事纷扰而中辍，不故步自封，而乐取于人以为善，则先生为不朽矣。医，仁术也，然非操此业者之为仁，乃能孳孳为学，自立立人之为仁。孟子谓：函人仁于矢人。其实今之为医者，不免以函人而为矢人之事。因于此书之付梓，谨述庭训所闻及元彦对于是书之感想，以就正于世人之嗜此编者。戊午孟冬，子婿丁元彦谨识。

郑传笈序曰：吴省自明王仲光后，名医接踵不绝，然莫盛于有清一代，非独其山川异也，杏林诸耆宿，日以其所传习与领悟者告诏门徒子弟，故其业益精，而其传益远。荆溪听鸿先生其一也。先生喜诵岐黄家言，所从游又皆负一时望，学遂骎骎日进，所注《伤寒论翼》诸书，久已流行世间。其平日临证施治各验方，则今所传《诊余集》是也。集中内外科具备，审确处当，无待赘言。余所尤服膺者，如关格、痹、痿、上下脱、阴阳斑数案，病情倏忽变幻，用药前后异同，初若不可方物，终则洞中肯要，此固由于授之真，抑亦其默自领悟者有以大过于人欤？至于案中各方，或己见独出，或师友商酌，或得之耳闻目见，无不备志源委，此尤其取人为善，不稍掠美之深意在矣。夫医案之辑贵于存真，中病与否，听世公议。余昔尝怪灵胎徐氏，生平抨击百家，几于长沙而后无足比数，而其所传《洄溪医案》，则第自述功效，而不留方药以示人，是殆编次者之失考欤？不然，何其用心之与先生殊也？余虽不及见先生，而交其三子继鸿君，君既出集以相示，且属弁言以付梓，爰承命而序之。民国七年戊午夏正二月清明前三日，后学四明逸客郑传笈撰于沪上之中医专门学校。

丁泽周序曰：昔夫子以君子称子贱而曰"鲁无君子，斯焉取斯"者，盖谓士虽负异质，耽学问，然欲以其才能艺术显名当世，而非藉有故老之心传，师友之指示，则其所授必不真，而其所得必不深。吾吴医学之盛甲于天下，而吾孟河名医之众又冠于吴中，此不必远引古事，即证之吾友听鸿余君《诊余集》中而见矣。君资禀殊绝，又学不倦，于《灵》《素》《伤寒》《金匮》诸书，广搜博考，触类旁通，所从费、巢诸先生皆吴中重望耆宿。夫以君之异质劬学，融古通今，即使闭门造车，亦必出而合辙，况又与数大名人君子朝夕亲炙，上下其议论，授安有不真？得安有不深？宜其出而应诊，所至辄愈，起危回险，如集中诸案是也。君著《伤寒论翼》《外证医案》，前已风行于世。此集所载，皆其平日治内外证验案，原原本本，挈要提纲，至于某方某案之得于师友者，亦复备记始末，其不昧师门之传授，心挚矣！余与君交久，申之以婚姻，君又命子从余游，相知可谓深矣。余托迹沪上垂三十年，亦思汇萃古今方书与夫生平治案，采摭精要，辑为一编。卒以应诊罕暇，荏苒未就，睹君诸书流传，不禁且欣而且感也。君没于今九年，而所著书悉刊行，幼鸿兄弟可谓能继志矣。问序于余，为举大要，非第志吾吴中医学之盛，亦以著君之于医，其渊源固甚远，而功效非幸致也。民国四年岁次乙卯上巳辰，姻愚弟甘仁丁泽周拜序。

陈德音序略曰：医案之作莫古于太史公书《仓公传》，其于淳于意之所治，详病者之县里与病形，更条其所据之法及所以已之之状，其诏后也至纤悉。惜乎后之工于医者，凡所撰述，大抵推阐经论，自诩心得，类乎仓公所列者绝少，即近世名家医案如《临症指南》之流，多为门弟子之所抄撮，于受病之原起，施治之次第，收效之始末，多不完具，坐使名医之深识微意，后之人或无由澈知，此岂启导方来、寿人寿世之盛心哉？余素不知医，子姓有疾，每延孟河余君听鸿诊视。余习将护，渐亦粗窥崖略，每与君讨论病源，商榷方药，熟闻绪论，知君学有家法，深于故书。今君既殁，哲嗣幼鸿复手君医案示余，寻绎数回，叹其原本经术，详其端委，以为深有合于太史公书之方，有异于俗医之所为。辄举医案关于治疾之用与君著书之法有合于古者以著于篇，娴于治疾者，倘不以余言为河汉也夫？时壬子十二月，衡山女士陈德音撰，命子赵彦纯敬书。

郑兆兰序略曰：民国七年月日，友人余君将刊行其先人听鸿先生所著《诊余集》，索序于余。余读之数过，辄废书太息，以为居今之世，直索解人不得，而又低徊往复，不能去手，以为是书殆必传也。居今日而与医生言道德，诚难乎其人，然而《诊余集》所有，则不期而与道德合者随在遇之，如为贫人诊病，舍己之所急而为侍汤药，瘳而后已。此如何胸襟！不受诊金，犹余事也。著书立说，惟善之从，不攘善，不自私，此儒者之所难，何期于医业中有此人也？方之古人，先生其亦傅青主之流亚欤？中国而长之汶汶则已，如其世道犹昌明之日，必有人提倡道德，取古之人之可法者崇拜之以为后进表率，而谓如先生之为人，《诊余集》之为书，乃不传耶？吾非阿好于先生，生平未尝衔杯酒接殷勤之余欢，特于丙午年道出常熟，于稠人广座中傥遇之耳，特有慨于世道人心，与夫近日医道之江河日下，故于余君索序而拉杂言之。后学武进郑兆兰谨序。

余振元跋曰：是书为先君子手录历年治愈诸大症，兼及交游执友愈病之奇绩，以示及门诸弟子者也，得者辄视为鸿秘。昔先兄幼鸿诏元曰：是书卷帙虽俭，展转抄录，谬误必多。且先人心力所寄，子孙不能广其传，亦复非是。余欲寿诸梨枣而拙于资，他日吾兄弟孰有力者，当以是为先务。元谨应曰：诺。不幸先兄不禄，今期月矣。此稿藏之行箧，惧其久而散佚，辄用惴惴。偶为妹倩丁君仲英言之，仲英引为己任，出资相助，遂得即付剞劂。元不肖，于先人绪余不能发挥而光大之，不可为人子；苟非仲英成人之美，不知何时得竟先兄之志，更不可为人弟。今杀青矣，就所欲言者书之卷末，所以永风木之悲，与夫鸰原之痛也。民国七年岁次戊午乞巧节后五日，男振元谨识。

时觉按：光宣《宜荆续志·艺文》载录是书。民国七年海虞寄舫铅印本为首印，1963 年上海科技出版社出版时更名《余听鸿医案》，并删去郑传笈、丁泽周、陈德音、郑兆兰、余振元诸序跋。

《余听鸿医案賸稿》一卷　存　1906？

清宜兴余景和（听鸿）撰，余幼鸿录，曾孙余信藏

时觉按：《联目》《大辞典》俱不载，有清末余氏手稿本藏常熟余氏得一堂，常熟虞麓山房以“古法樵印”该本的复制本。封面题署：《余听鸿医案賸稿》，阳羡余景和听鸿氏甫著，男幼鸿甫录，曾孙余信署耑；有“景和之印”、“筱鸿”、“余信”三枚印章。前后无序跋，全书无目录，卷端无题署。

《赖氏脉案》二卷　存　1904

清青浦赖元福（嵩兰）撰

巢念修曰：赖嵩兰先生，逊清光绪间有医名，为余之祖辈交，曾与先王父崇山公会诊于武进盛宅，医理胜于时下，一能手也。其医案传世最鲜，亦未有好事者为之刊行。顷书友携来此钞帙二册求售，颇为雀跃，因议价得之，手自重装，藉资观摩，为题《碧云精舍医案》，从《青浦县续志》所著录者也。内有门诊方案一纸，云系手书，姑附篇首，以俟识者。巢念修率志。

沃丘仲子《近代名人小传》曰：陈莲舫、赖嵩兰皆青浦人，莲舫宗叶天士，嵩兰宗陈修园。海通后，南中名医恒来沪上，而负虚名者多，鲜有能及二人者，惟莲舫少精锐气魄，力不逮嵩兰。

《吴医汇案·时医里居考》曰：赖嵩兰，住珠家阁，与陈莲舫并驾齐驱。

《中国医籍通考》按：《赖氏脉案》，淀滨居士手抄，旧为巢念修先生賸馥居所藏，今归上海中医学院图书馆。念修先生所云书中门诊方案一纸犹存，系治莘塔沈左遗泄之方。上盖“珠街阁赖”阳文方章，并有“念修游目”钤记。另有代诊门人十五人名，多系上海、青浦、苏州、昆山、松江等处人氏，学者或可由此以探赖氏学术之流派也。

民国二十三年《青浦县续志·人物》曰：《碧云精舍医案》，赖元福著。元福字嵩兰，居珠里，精通脉理，能起沉疴，以医鸣于时者数十载。达官显宦争以重金延聘，弟子四方负笈至者云集。同里陈征君秉钧，医名最著，元福几与之埒，人称陈赖。

时觉按：又名《碧云精舍医案》，上海中医药大学藏有光绪三十年甲辰巢氏賸馥居抄本。分上下二卷载录赖氏应诊脉案，上卷九十案，下卷百十三案，内科为主，兼及妇科、儿科、皮肤科。各案记录脉症立法、处方用药，理法方药齐全。

《游艺室医案》四卷　存　1907

清吴县顾恩湛（允若）撰

朱学鋐序曰：吴乡天医峰顾君允若，天分过人，其曾祖庭纲，祖建章，翁积庵先生，医道之家业传继，所以审脉处方直可与叶天士先生相媲矣。三代间之疗人疾病不可胜数，久为吾乡故老所称赞。允若在幼时侍从乃翁，已能于临诊间辨其审脉处方之精意，稍长即喜读医书，常于家庭间与乃翁质疑辩难。尝对乃翁曰：七情

六欲之感，病非一端，温凉寒热之性，药非一类，贵能察其致病之由，施其用药之法。乃翁欣然曰：吾儿于医道已得其本源，宜再博览群书以求其精。于是允若遂将家藏医书无一不读，寒暑无间者数年。乡里之间有病者之求治，不待告语，而推测其病源无不合，投剂亦无不效。余与允若同里又同学（上年在警务学校），且素相契合。每闻舆论辄称为将门子，余深思之，恍然于其庭训之十余年不为虚掷矣。今日由省垣返里而过从于其家，见有病者之求治于其门济济，允若因乃应接不暇，代为诊治。余虽于此道一无所知，而从旁听其辨别病之虚实利害轻重，理论之井井有条，丝丝入扣，甚心服之，乃劝以悬壶，爰于七月初一日，邀集友人而贺其悬壶，特为之序以志焉。光绪卅三年巧月，吴县朱学鋐。

自序曰：余家业创自隋代，相继相承，数十代于兹矣。家君庭训极严，余垂髫之日，常令兼读医书，家君不以余为不肖。从前科举未废，令赴童子试，甲辰岁科，唐捐而不售。嗣后诏停科举，遂束诗书而不顾，夙夜将旧有之医书深思熟读，犹时在家君案右，审症辨脉，不遗余力。上年春，家君偶抱喘疾，不任诊治，遂属余试验，余惧不得当，诊余则细述之于家君，家君谓于用药一切，颇小心谨慎。后家君病间，每遇出诊，则令余代门诊。然自弃科举，常有入学堂之意，七月初，巡警学堂总办严出示招考二班官学生，余随即赴省捐职、报名、投考，蒙陈中丞录取入学肄业。本年三月，期满毕业，归舍听候。六月间，吾吴盛行时疫，沿门阖户，蔓延不已，余心焉悯悯，乃同学诸君相谓曰：君平时于《肘后》之方，悉心研究，家学有素，尤得渊源，此时曷不出而济世乎？余愧医学根柢之浅，又不得不感同学请命之诚，爰于六月底辞禁烟梭巡差，七月初一日返乡，遍发送诊券，外另贴黄招一千，设案就诊，尽法施治，以冀得当。但年甫弱冠，临诊之暇，遍览群经，以达深造之目的，此余之素志也。爰识数语以为序。丁未巧月穀旦，吴门七子山顾恩湛。

时觉按：是书为顾氏手抄方案，所录自光绪三十三年丁未七月初一日至次年十二月二十七日，有宣统元年抄本藏上海中医药大学。苏州市图书馆并藏有《顾允若医案》，未见。

《（赵双修）医案》二卷 存 1907

清长洲赵廷玉（双修）撰辑

自跋曰：此本见之于友人芮君绥之斋中，时予方有意业医，假归拟抄之，而为尘务所累，忽忽经年，未及抄也。丁未夏，予就馆宝山，暑中无事，乃手录之，阅一旬，卒业焉。

时觉按：《医案》二册，为《赵双修医书十四种》二种，有光绪三十三年稿本藏中国中医科学院。

《叶香岩先生医案》，附：《病机选案》不分卷 存 1907

清吴郡黄寿南（福申，沁梅）辑

卷末按语曰：右《病机选案》，乃金秋翁所借抄者，惜原本不知何人所作，读其证据，大类叶氏，姑记之以俟高明识之。鸿城后学寿南氏拜识。细为读之，竟是叶氏遗案。

又另有后人补按曰：以上案见《叶氏医案存真》中。甲午四月廿三日记。

时觉按：收于《黄寿南抄辑医书二十种》。

《沈鲐翁医验随笔》一卷 存 1908

清无锡沈祖复（礼庵，奉江，凤冈，鲐翁）述，周源（逢濡）辑

张树铭序曰：昔韩昌黎见北平马公，叹曰：犹高山深林巨谷，龙虎变化不测，杰魁人也。自余始识沈丈奉江先生，瞻其岸然道貌，窃有味乎韩子之言。继又得见先生介弟葆三先生，葆三先生以名孝廉覃精内典，广长说法，得未曾有。因得读《棣萼集》，先生昆季唱和之作也，谢家嗣响，心仪者久之。先生师孟河马征君，深入堂奥，而颖悟博洽，夐绝恒蹊。性疏旷，寓居中隐院，一室图书，左右多蓄古金石。余每造谒，见病者踵趾相接，先生一一洞其症结而活之。诊余编摩，殆不去手，或纵谈古今上下，旁及世事，议论风发泉涌，不可方物。喜奖借，人有一长辄津津乐道不倦。与同志组织中医友谊会及医刊，主持坛坫，翕然悦服无间言，而先生欿如也，然后知先生果非常人也。甲子秋，周君逢儒手录先生治验一册，示余嘱序。余读之狂喜曰：韩子之所谓龙虎变化不测者，此殆鳞爪矣乎？虽然，余之服膺先生既如上述，又安敢饶舌哉？周君固请，重以先生之命，不获已，乃道其所得于先生者。而又幸夫周君好学之勤，与先生之才之识得此以广其传，世必有被其泽者，非细事也。世晚张树铭伯倩谨序。

周小农序略曰：余辑《无锡医学书目考》，深叹其有目无书，比校刊王旭高《退思集类方歌注》，益叹文献

之易湮。访诸名医后裔，或以无暇著述，仅存方簿，或则秘为手泽，无意付刊，久而佚散。是以书目所有百仅一二可见传布流通，吾侪之责。梁溪沈奉江先生，文学世家，赋性颖悟，伉爽不群，超逸如神仙中人。医学师事马征君培之，生平治验，名公钜室，咸相信服，而先生飘然物外，如幽兰自芳，不以自炫。其心志之所存者大，形迹之所寄者小，而矫矫固足以名世也。先生医学湛深，尝慕逊清徐大椿、泰西裴乃德、龙蒲束之为人，现为吾邑中医友谊会理事。向所著《全球医通》藏稿未刊日久，屡索不得，此则不即付诸手民之弊，殊为可惜。小儿逢儒读岐黄书，从先生游，而谘医验甚夥。钦迟无已，属操笔札，随闻记录，积久成册，惟年湮岁远者四诊或有阙略，录寄《三三医书》，刊入专著，庶起悟学者之性灵，裨益医林实非浅鲜也。因识其缘起如此。民国第一甲子夏月，无锡周小农别署伯华谨序。

丁士镛跋曰：曾南丰称欧阳公曰：蓄道德，能文章。而欧公之送徐无党文，则以为修于身者未必能施于事，施于事者或不能见于言。三者之不可得而兼，自古已然，盖若斯之难也。镛游于夫子之门数年，窃尝有以观其微矣。夫子粹于医，而于学无所不窥，涵泳于道德，发越于文章，行道数十年，所治辄效。缙绅耆宿、名公钜卿，折节相推重，即远近人士，虽未识夫子之面而咸知夫子之名焉。每一诊视，镛与及门季君鸣九、赵君友渔均相侍侧，遇剧症往往口讲指画，详言其所以然，必明辨再四，至无憾乃已。生平喜著述，久而多散佚，镛等虽心识之，愧未能一一纂录也。周君逢儒秉承小农先生家学，而从游于夫子，阅时未久，其手录治验已裒然成卷。镛曰：此固夫子之修于身施于事见于言者，将于是乎见矣。周君学好不倦，倘积以岁月，其所造宁止于是耶？庸碌如镛等能无愧然？夫子曾师事孟河御医马培之征君，世称为孟河学派云。民国十三年岁在甲子小春月，受业丁士镛谨跋。

周源跋曰：病情万变，药亦万变，能齐其变以寄死生之重，决之于俄顷之间，盖至难之事也。是故非博学审问，慎思明辨，而又积甚深之经验，则对此万变之病与药，未有不茫然者。民国壬戌秋，吾邑中医友谊会成，明年刊《医钟》，因得受先生亲炙，聆其讲论，极深研几，穷探幽微，未尝不心焉识之。先生粹面盎背，盛德霭然，与物无忤，义之所在，排众难而为之治病，力肩其任，不为外物所挠。源当随侍诊席，每见奇疴大痡，群医却走，而先生当机立断，略无迟疑，莫不应手愈。常谕源曰：读书贵博观约取，活泼泼地不沾沾于一家，静察物理，观天人相与之际，临证时目光四瞩，面面俱到，庶变幻虽多，而病无遁情矣。先生行道垂四十载，平生医验不可殚述。兹就闻见所及，笔之于书，故不分时代，已为同学所记者不录，其他奇验而记忆不完者不录。惟学识谫陋，文字拙劣，不足阐明先生大义于万一，而先生之经验闳深，变化不测，无在非学问思辨之功，孟河一脉渊源斯在。敬识之以告读是书者。受业周源逢儒谨跋。

张文藻《梁溪沈君事述》曰：沈君祖复，字礼庵，号奉江，别署鲐翁。先世居浙江湖州，宋淳熙进士有开，官太常博士，立朝抗节著直声，为君迁锡始祖。累代高隐不仕。祖父炳，通申韩家言，书工钟王法。父尧甲，混迹商界，素精计学。君生时，父年四十，有弟二，兆英早卒，祖约登丁酉科贤书。君幼颖悟，读书史过目辄成诵。貌魁梧，有独立，性伉爽不阿。年十三岁，执笔论古人，不屑拾人牙慧，应郡县试辄冠其曹。郡尊长白桐公泽、邑侯浙江吴公观乐赏其文，录为门下士，有风度端凝，芳兰竟体之誉。君为文词藻富丽，才气磅礴灏瀚，惟于风檐寸晷，不暇推敲，以故屡摘屡踬，遂援例纳粟为国子生，赴乡闱，郁不得志。因遨游古越，浏览西子湖名胜，谒岳王墓，憩冷泉亭，倏然有潇洒出尘风致。既权寓浙，课顾氏子祖瑛昆仲，读阅一载，以父衰病旋里。应城西高司马承祖、凌明经学颁聘，督课两家弟子凡六七年。内顾家计，外任学赀，力培植成名，说者咸谓君孝友出于天性云。岁甲午前出使英、法、义、比大臣薛星使福成任满归国，犹子聪彝明府与君交莫逆，延校《天盖楼文集》者累月。适中日失和，君伤怀时事，淡于进取，平昔攻健全学，尝慨慕欧西裴乃德、龙蒲束及国朝徐大椿为人，至是喟然曰：大丈夫不为良相，定为良医。遂执贽孟河马征君文植门下。征君者曾应诏入都，为今上慈禧皇太后请脉，恩赏叠稠，声誉满天下者也。君奉以为师，问难质疑，洞见症结，所学日益粹，更随侍征君视盛宫保、俞军门、聂中丞、龙侍郎、吴廉访诸钜公疾。尤内翰先甲稔君医理湛深，特延聘为苏垣医局员，因事不果往。丁酉岁杪，君为弟部署计偕北上，遂侨居崇安寺中隐院，其地即秋岩上人退隐处也。禅房清旷，花木扶疏，君小住三椽，清雅绝俗，居则一僮一剑自随，出则利济为怀，活人无算，遐迩传其名。邑宰泗州杨公士晟及守戎皖南汪公福林均心钦之，制额以赠。君年四十后，孑身寂处，不问家庭琐屑及田园生计事，惟渴爱才。凡邑中留学泰东西各国志士，类与研究新学，痛论时局，虽居恒绝志进取，而爱国忧世之心未尝一日忘。比年体羸多病，壬寅四月，陡染虎列拉疾剧甚，某夜气垂绝，魂游深山石室间，四围峭壁千寻，上漏光一线，君箕踞兀坐，凝气练神，突来一异僧，状貌古朴，举腕破壁，携小裹囊负之出，顿苏，向母索蔗浆，豪饮数十杯，病若失，因更号曰蔗生，留纪念庆更生也。丙午夏，又腹疾大作，屡濒于危，君弟与诸友惶急甚，君曰：甘蔗曾生我，以啖我，可化险为夷。试之信然。君精气神由此益耗，筋痹举发，脊梁伛偻，自谓风前烛影，殆将以医士终其身矣。所著《医通》一卷、《铏经堂文稿》一卷、《棣华集》一卷，已刻入家乘。某与君弱冠订交，重以年谊，于君学行知之有素，辄忘其不文，略述梗概，以告当世之知言者。光绪戊申年秋月，同里年愚弟张文藻撰。

时觉按：无锡市图书馆藏有沈氏抄本，并收于《三三医书》。

《缪氏医案》一卷　存　1908

清常熟西徐缪岐（柳村）撰，常熟徐同熙（省安）辑

常熟张瑛《知退斋文集·缪柳村先生家传》曰：讳岐，字凤山，号柳村，常熟县西徐市陌柳溪桥人，生于道光元年八月十二日，殁于光绪十一年二月二十日，年六十四。曾受业于无锡高锦庭门人刘晓山，医名闻及澄、锡、虞三县。（《南京中医学院学报》1989年第2期）

时觉按：有光绪间抄本藏南京图书馆。封面署为《缪氏外疡医案》，省安录，前后无序跋，亦无目录，卷端署：西徐市咸佳桥缪柳村先生著，载外科医案一百五十余则，卷末署：虞阳大树坡省安氏徐同熙录。后附《江阴柳冠群方案》、南沙大树坡徐淡成著《徐氏外证遗方》，此遗方意即遗案。

《吴甫恬先生自存医案》不分卷　未见　1908

清吴甫恬撰辑

时觉按：载内科医案四十七则，有光绪间抄本藏南京图书馆，因破损不得借阅而未见。

《御医请脉详志》不分卷　存　1908

清亡名氏撰辑

《吴医汇案·时医里居考》曰：曹沧洲名元恒，字智涵，住阊门西街。吴中医家首屈一指。

《吴医汇案·时医里居考》曰：陈莲舫，住青浦珠家阁，两次应召入京，诊视御疾。

时觉按：有抄本藏上海中医药大学。卷端《御医请脉详志》下注：戊申岁，下又署：壬子蒲月遗民巴西农藏。无序跋，载“陈莲舫、曹沧洲二御医于肆月内迭次入内，恭请圣脉”事。

《药园医案》一卷　存　1908

清扬州杜锺骏（子良，药园）撰

夏孙桐序曰：百家之学，各有流别，是非丹素，出入主奴，陈籍亭平，纷如聚讼。惟医也，勺饮入口，表立见形，利弊可以实征，生死不能虚拟。然具耦而射，岂无中的？孤注之投，亦有得卢，苟非探玄《灵》《素》，穷究《奇侅》，欲以驭万变获十全，难已！杜君子良，天怀开朗，识量宏隽，少读兰秘，悟通神明，倦游息陬，更耽仁术，每遇庸工束手，众难纷哓，能援据古贤，昭宣大法，披肯导窾，应手奏功，胥有本原，非关幸中。间尝闻其论医曰：病有定法，法有定方，前贤各具心得，后人循其成宪，必先赅贯，乃妙措施，浅学未穷本末，取类断章，自信且难，把握奚在？西昌之定病式，比申韩法家，吴江之论用药，如孙吴兵略，食古而化，以经达权，信医林之针砭，活人之左券也。余因佐史馆，搜辑近代医家，君为疏列短长，研求正变，略窥渊识，实启愚矇。顷示手录医案，属为弁言，治疗具在卷中，精要见于自述，无待谫陋为之楬橥。君有开济之才，著循良之绩，先朝曾以医术征，盛被眷遇，葛洪肘后之方，韩康市中之药，其足尽君乎哉？庚申七月，江阴夏孙桐序。

庄蕴宽序曰：子良先生于前清季年以医名噪江浙，蕴宽闻之而未识也。迨民国三年，项城袁氏任总统时，以疾聘之入都，始握手焉。一时声誉出诸医之右。寒舍偶有疾恙，延之诊视，罔不应手辄效。因屡闻先生谈岐黄之理，其说皆中正不偏，至独到之处，悉由经验所得，具详所编，阅者可自得之。余因悟国之于人一也，人之生而孱弱者，纵欲即病，今民国以老大而转为幼稚，当局者不急切脉，唯日施其攻伐之剂，宁不殆欤？先生曰：然哉。遂书之以冠于篇。民国九年十二月，武进庄蕴宽。

陈名侃序曰：古人言，术不可不慎。凡以验其仁与否，愚以为于医为尤。医也者，凡人生命之所托，故非具有博爱之怀，不足以施其术，则术也而几于道。抑医之为道，如决狱，如治兵，决狱在得其情，治兵务极其变，而要必有慈祥恺恻之念存于中，以求尽其心，而后以爱生者全生，否则卤莽灭裂，或泥守成法，而不内求之于心，则宁成、郅都皆良吏，而赵括且为良将，人亦何所恃以托其生哉？吾友杜君子良，良吏也，而操活人之术，求者辄应手效，吾家亦受惠不浅。今观其《药园医案》，殆能得其情而务极其变者，要其为人肫挚纯一，有

合于博爱之道，不肯孟浪以误人，至诚所积，神明为开，是足多矣。其医案不肯自秘，将梓行以谂来者，抑又见仁人之用心，非苟焉以炫世也。不揣谫陋，用附数语于其简端。凡稔杜君者，当以余为知言。庚申冬月，江阴陈名侃序。

张寿龄序略曰：江都杜君子良，良吏才也，宦游浙水历数十年，于从政之暇博极群书，尤通医理。曩年经浙抚保荐御医，赏赉优渥。国变后，经袁大总统招致来京，嗣后复出而监督淮关年余，为有力者排挤以去。同人因复邀之北来，行道都下，延诊者踵为之接，有起死回生之誉。其辨症也在察隐微，其立方也绝不泥古，用是药到病除，立竿见影。尝以所辑《药园医案》见示，余维医之为用若用兵然，善用兵者，群寇鸱张，瞬息万变，而察其来源，探其踪迹，部署已定，然后一鼓而荡平之，则元气不伤，而大局底定，断非茫无头绪者所能率尔操觚也。杜君立方，深合用兵之法，故能随时克捷，所向有功，是其学有本原，初非幸中有断然者。读者苟能体君之意，融会贯通之，则世且无夭札焉。语云：不为良相，当为良医。杜君生不逢辰，晦盲否塞，而慧心仁术，寿世济民，其功德固莫大焉，较今良相为何如哉？为之序。岁次庚申冬十有二月，阳湖张寿龄拜识。

张元奇序曰：余曾在张燮君侍郎许，一见傅青主之医案矣。凡请诊脉者必具病状，亲为点勘，纸尾先加案语后列方。青主书法雄伟，而体察病情，审量方药，至详且慎，真可宝贵。书厚盈寸，医案与家书参错粘附，似后人为之搜辑者。燮君殁后，不知此本散落何处。今观子良先生之医案，经验与青主同，子良之名医当不让霜红龛专美于前也。爰书数语以归之。庚申七月，张元奇拜识。

时觉按：收于《杜氏医书五种》，有民国九年京华印书馆铅印本藏上海、河南中医药大学。

《巢崇山医案》一卷　存　1909

清孟河巢峻（崇山，卧猿老人）撰

时觉按：秦伯未《清代名医医案精华》录《巢崇山医案》十五门，未成专书，《联目》《大辞典》俱不载。1985年张元凯以此为底本，收集抄本校正编纂，江苏科技出版社收于《孟河四家医集》排印出版。前后无序跋，凡内科十三门，并妇科调经、胎漏二门。常熟虞麓山房藏有民国二十八年闾震中抄本《珠城巢崇山先生医案》及该本以“古法樵印”的2020年复制本，可参阅。

《丛桂草堂医草》四卷　佚　1909？

清丹徒袁焯撰

民国六年《丹徒县志摭余·人物志·方技》曰：袁开昌，弟开存，开存子焯，亦悬壶。江督端方考验医学，列优等。著《丛桂草堂医草》四卷，渊源有自也。

《养性轩临证医案》不分卷　存　1909

清暨阳半读斋主人撰，琴川秦士俊（素愚）藏

时觉按：抄本三册藏陕西中医药大学，不分卷，封面题：《临证医案》，篠翠居藏；卷端题：《养性轩临证医案》，署：古暨阳半读斋主人著，琴川素愚秦士俊藏。未见前后序跋，亦无目录，载内科外感内伤及妇科、外科、耳鼻咽喉病案740余则。记述患者姓氏居里、病症色脉、立法用药，详于述症，录药却多不具分量。成书年代未详，《联目》定1909年，可参考，却误作者为“齐半读”，有误。

《医案摘奇》四卷　存　1909

清太仓傅松元（耐寒，嵩园，傅大刀）撰

自序曰：医之有案，历序治病之道也。病何由而生，其因多矣杂矣，有六气之感，有七情之伤，有胎教之损，有年老之衰，有饥饿、力竭、少睡、触秽而得者，有饱饫、燠暖、贪淫、好胜而得者。总之，病者不平也，医以平其病使其平也。凡医病当探其原，切其因，辨其惑，考其证而医之，设或不效，必更参而详之，再不效，惟告辞以让贤能，切勿见病之稍重者，书一通套之方，昧诿不治辞之，是死亦杀之也。故凡病之重危者能救其命，即或残废亦可不计，次重者务保其不变而生之，至轻浅之疾，亦必使其速愈耳。缘今时之医少实学，无热心，但以奉顺敷衍阿病家之所好，取傍人之不驳，书平稳之方，疏轻淡之药，尽病之生差而我方总不差也。是以不论风劳鼓膈，只南北沙参、天麦冬、青陈皮、冬瓜子、云茯苓神、生熟薏米、生熟谷芽、杏仁、半夏、生地、丹皮、花

粉、石斛、杭菊、川贝、连翘、白芍、橘络、钩藤、蒌皮、猩绛、桑叶、牛蒡、清水豆卷、泽泻、车前、通草、竹叶、砂仁、豆蔻、佩兰、佛手、蛤壳、石决、灯草、荷叶、红绿梅、代代花等数十味和平之药，欲求重病能愈者，殆陇西之游、越人之射耳。余虽招尤贾怨，实出于八世家学，读书时之本志也。爰不揣謭陋，录此数案，以待正于我道。贤达倘有热心者，酌而用之，是亦患病者之幸甚云尔。宣统己酉之春，太仓傅松元耐寒氏再稿，时年六十四岁。

薛逸山序曰：刘河傅君雍言，医名藉甚。癸亥秋，以勘症遇诸病家，得遂瞻韩之愿，与其议方，动中窾要，益深钦佩，因相契焉。迨季冬，傅君出其尊人耐寒先生手著《医案摘奇》四卷见示，其间记事翔实，辨析精详，所定方药，警策处如老吏断狱，缜密处如天衣无缝，用古方而不泥于古，运用存乎一心，故能所施而无不效，且实事求是，不计毁誉，尤非庸众所能望其项背。晚近海昌《王氏医案》而后，几如凤毛麟角，今读此案，又不啻吉光片羽，其嘉惠来学岂浅鲜哉？而傅君雍言承家学之渊源，蜚声沪渎，非耐寒先生之流泽孔长，孰能与于斯？爰乐为之序。民国十三年岁在甲子元旦，后学武进薛逸山拜撰。

张淦序曰：夫医之有案，前惟散见于史集，至丹溪虽有专书，亦皆弟子之纪录，而新都江氏汇辑《名医类案》尚称巨帙。自后名流各有所继述，惜金砂相烁，逮及有清薛、叶诸家，立案以轻清灵动为旨，时人趋之渐降，等于风云露叶，弃置先哲之经方，遽失圣贤之典则，良可慨也。吾友傅雍言君为娄东刘河镇之望族，世绍活人之术，九叶相传，驰誉迩遐，博览群书，得心应手。自避兵沪上，时相过从，非特钦仰其医学之渊深，且重其处世之诚恪也。出其尊甫耐寒先生所留医案，诵读数回，不独旨趣宏卓，立说精详，而分门别类，皆据经而处方，发明应验之奇，确实为近世之匠宗。编成《医案摘奇》四卷，付梓以广其传，俾永先人之手泽，为后学之导师，合于圣经，通乎时尚，及物之仁，承先之志，于斯备矣。为叙数言，以志景佩云尔。时在庚午芒种节，杏荪张淦识于春申杏华庐。

时觉按：卷首有沈维贤、黄任之题签及沈湘之、李梦觉、钱龙章题词，初刊于民国十九年，为《太仓傅氏医学三书》之二。

《贺季衡医案》一卷　未见　1910

清丹阳贺钧（季衡，寄痕）撰

时觉按：《联目》"贺"作"何"。列哮喘、痰饮、胸痹、呕吐、淋浊、痔疮、并病七门，有抄本藏上海中医药大学，然经查未见。1983 年江苏科技出版社有排印本《贺季衡医案》，分六十余门，载三百九十五案，与此并不相同。

《沈鲁珍医案》一卷　未见　1910

清沈东霞（鲁珍）撰

时觉按：有抄本藏上海图书馆。康雍间南汇沈璠字鲁珍，有《沈氏医案》一卷，亦有题为《沈鲁珍医案》者，收于《珍本医书集成》，与此自是不同。

《旌孝堂医案》一卷　存　1910

清高邮赵履鳌（海仙）、赵冠鳌（稚松）撰

时觉按：是书前后无序跋，分四十六门，载案近二百。有清抄本藏上海中医药大学，2004 年收于《中医古籍珍稀抄本精选》刊行。另载有《昭阳赵海仙先生脉案遗稿》抄本，藏苏州大学。

《赵海仙医案》一卷　存　1910

清高邮赵履鳌（海仙）撰

时觉按：是书前后无序跋，首治论六篇，次医案十一门，次论治若干条并附方，有抄本藏中国中医科学院、天津中医药大学、黑龙江中医药大学等处，2003 年浙江科学技术出版社校勘排印，收于《近代中医珍本集》。

《寿石轩医案》一卷　存　1910

清高邮赵履鳌（海仙）撰

时觉按：是书前后无序跋，分三十八门载录医案，后为霍乱表里虚实寒热辨，附赵氏验方。1965 年江苏人民出版社排印出版。民国三十二年《兴化县志·艺文志》载录赵氏《寿石轩医案集存》。

《顾雨棠医案》一卷　存　1910

清孟河顾雨棠撰，娄村张廷赞(景房)传

景房氏跋曰：此书闻顾氏门中极为珍重，有传子不传婿之说。余于乙未之夏六月，有余山庄芝兰兄到泗设期，渠因杨质卿之借，托余转相受授。翻阅一过，见其用药皆清淡之品，无重浊之味，即所写脉案，理明词达，均从经旨得来，知其于此道三折肱矣。因命大侄聘臣，嘱其速速抄录，未及两旬，已经蒇事，而质卿在松尚未归来也。余于无意得之，不啻有吉人相助，为之玉成其事耳。光绪二十一年乙未夏六月得，秋七月十日订。景房氏跋。

巢念修识语曰：《顾氏医案》，闻研祝子荩梅藏有全帙，此本乃张景房名廷赞者所传录。虽仅一脔之尝，而祝本所缺适在其中，因得据以补全。顾氏住野猫浜，观其说理颇明畅，用药亦中肯，宜其有声于里闬也，而令知之者鲜矣。故表而出之。庚子小满，巢念修识。

时觉按：封面署：娄村张景房珍藏，分寒热、暑症、瘄疹、霍乱、黄疸、疟疾、肝胀、脚气八门，载案二百零九。有抄本藏上海图书馆、上海中医药大学。

《吴生甫先生方案》二卷　未见　1910

清吴生甫撰

时觉按：《联目》不载，《大辞典》载其书集内妇、儿科医案四百八十余则，有宣统二年抄本藏上海中医药大学，然经查未见。

《何鸿舫曹智涵方案真迹》不分卷　未见　1910

清青浦何长治(鸿舫，补之，横泖病鸿)，吴县曹元恒(智涵，沧洲，兰雪老人，兰叟)撰

光绪十五年《罗店镇志·人物志》曰：何长治，承家学，亦以活人术济世。同治中，尝主里中陈氏秦绿山房，以诗文相征逐。寻归故里，筑梅花庐以迎宾客。光绪己丑冬卒，年六十九。著有《医人传》及《瞻簳山居诗文集》藏于家。

民国二十三年《青浦县续志·人物》曰：何长治，字鸿舫，其伟子。太学生，居重固。生有异禀，浸淫载籍，手自朱黄。少师娄县姚椿，诗文得古人步骤，一洗绮靡芜秽之习。书法胎息平原，坚拔浑厚，自谓大江以东独绝。间画墨梅，世不易得。何氏故世医，至长治声誉益振，病者求治，户限为穿。殁后人宝其书，或得寸笺方案者，珍若球璧。长治豪于饮，修髯古貌，声若宏钟。于学无不精通，然大都为医名书名所掩。晚年自号横泖病鸿。著述见《艺文》。子振宇，字虚白，亦工书善医。

陆锦燧曰：同治戊寅季春，先君仁卿公见背，先慈汪太淑人以气血素亏之体，骤遭此变，心劳力瘁，遂得痿症，不起床者经年。已卯秋，外叔祖汪安斋公病，迓名医何鸿舫先生于重固，先慈转延其诊治。先生与先大母舅汪子缉本交好，先君亦与稔，至是诊毕，责余昆季曰：余与君家系世交，此病起时何以不早告，致困床褥者经年，幸也今尚可治。遂索纸出方者二，一先服数剂，一接服数十剂。复屈指计曰：明年仲春可起行矣，届时侍尔夫人来重固，当为转方。当时听其言，疑信参半，姑服其方，日有起色，至正月而可扶床以行，二月而不扶亦能行。异哉！于是赴重固转方，且致谢焉。余是以知医之能起废疾矣。已丑秋，五兄叔和应秋试，患湿疮，将入闱，求速愈，用一扫光治之愈，实劫剂也。旋返，在禾郡汪氏寓，疾复作，变为痢，禾医治之匝月，痢已止，口糜呃逆，神倦无力，不思食，有欲脱之状。时先母亦在禾，信至家，告病亟，速余往。余素服何医之神，遣仆持函往邀之。余亦即赴禾，至则医曰病去矣，体虚甚，宜进补，用阿胶等，煎成为猫所倾，再煎再倾，异之。余曰：何先生来否既有确信，盍停药以俟之？傍晚何先生至，诊脉良久，忽仰首曰：三焦均未通奈何？旋检从前所服方依次阅之，至末页见阿胶方，忽拍案曰：此方服否？服则不救矣。因告以为猫所倾者再，未之服。何曰：未服则犹可。因谓余曰：口糜，湿滞熏蒸也；呃逆，下不通反乎上也；不思食，湿滞阻塞也。大实若羸，三焦均窒，须导之，仍痢乃佳。并曰：病不去则终死，余与君家系世交，不作应酬方。余宿舟候信，服余剂，夜仍痢，则有生机，明当再诊。设通之而不通，余剂适更速其毙，期在明日，余亦明早返棹矣。言之甚决。余因将再痢可愈之说禀我母，告我嫂，其不复痢则毙之说不敢言也。忧甚，彻夜无寐。天微明，内室门启，有婢出，亟询之，曰：昨夜又痢十一次。狂喜，亟登舟告何先生，先生亦喜，登岸再诊。诊毕曰：可以生，但需时日耳。又曰：余女病甚危，须急返待余治，故婿同来。先生之婿彭君文伯本余友，彭亦急促其翁返，坚留之不可。余曰：我不知医，先生去，无继其任者，是先生生之而复弃之也，奈之何？先生寻思良久曰：有松江王松亭者，余门下

士，在禾行医，盍觅之？遣仆四出，未几，王医来，询之乃王斗槎之弟，斗槎亦余至交也。何乃疏方二纸，一为痢未净之方，一为痢已清之方，纸背列药几满，见何证，有何脉，则增减何味，盖一方而不啻数十方焉。将方交王医，一一为王预言将来之情状，且谓必依次下五色痢，初青，黑次之，黄次之，赤次之，白又次之，无害。询其故，曰：积应脏色也，肺位最高，白积下则痢清矣。又屈指计曰：某日晨必神沈欲脱，勿药勿扰，静俟之，无害。询其故，曰：霜降节令也。气先三日至，常人不觉，而病人则必加剧耳。继而王医守其方治之，尽如其言愈。余是以知医之能杀人能生人矣！余之究心于医术，自见何先生愈我母、我兄病而始。（《景景医话·记何鸿舫先生疗先母瘘症先兄痢疾情形》）

时觉按：有稿本藏苏州中医医院。

《曹沧洲医案》二卷　存　1911

清吴县曹元恒（智涵，沧洲，兰雪老人，兰叟）撰，屠锡祺汇编，吴县奚缵黄（蠡溪逸民）选录

奚缵黄序曰：通三才者谓之儒，医道贯彻三才，非儒何以究其蕴？范仲淹有不为良相当为良医之说，是医道同乎相道，活人亦即活国，益知相非儒不能致其治，医非儒无以尽其功。不读书而遽习医者，此舍本逐末之学，我知其圆凿而方枘，必且吾而不入也。吾吴沧洲先生，奕世簪缨，昆季均蜚声翰苑，独先生不仕王侯，高尚其志，弃举业，博经方，移活国之才治活人之术，上溯仲圣，直造轩岐，洞垣一方，尽见症结。历治内外各症，多著奇验，远近求诊日以百计。清光绪戊申，德宗不豫，蒲轮征至京师。先生述而不作，故鲜著作流传，为后学一大憾事也。兹于先生高足屠君处，觅得先生医案数卷，如获连城拱璧。列案三百余而诸症大备，案句简雅，用药神妙，自中风伤寒以及内外杂症，分门别类，包罗不紊，诚医学之圭臬，临证之指南。读此定获终南捷径，可免望洋之叹。略弁数言，亟付印刷以公同好。时在昭阳大阙献孟冬之吉，蠡溪逸民奚缵黄序于春申浦上卧不足轩。

时觉按：原题《御医曹沧洲医案》，又名《曹氏内外科医案》。稿本藏苏州中医医院，有民国十三年上海江左书林石印本，2003年浙江科学技术出版社据此校勘排印，收于《近代中医珍本集》。

《汪幼安医案》十四册　存　1911

清嘉兴汪幼安撰，上海金念萱抄传

金念萱序曰：余读《解放日报》一九五八年十一月十八日社论《大家动手，采集民间单方》之下，即将我在五十年前学习医学时所藏嘉兴幼科专家汪幼安老师之医案十四册（计一全年，此系清宣统三年，分我在汪师处写方时录有之），亟欲献给上海市中医文献研究馆。当日持报晋谒张汝伟老先生，意欲献此秘本，并且说明我师幼科主要方法，重于湿热，最怕泻即□脾，此其独得心裁，所以著名于世。兹承张老先生对此亦为重视，并即备函派员王秀娟同志来余寓所取去，使此数册医案才得其所。私衷深慰，爰为之记。公元一九五八年十一月二十一日，沪滨七一老人金念萱谨志。

时觉按：上海中医药大学藏宣统三年金念萱抄本，凡十四册，第一册封面缺失，第二册封面作："医案，汪幼安夫子之成绩，第贰册，念蘐抄，宣统叁年桃月吉立"，以时为序，以下分别为第三册清和月、第四五册荷月、第六七册闰六月、第八九册巧月、第十十一册桂秋、第十二册菊秋、第十三册芙秋、第十四册腊月，卷末有"此系嘉兴儿科专家汪幼安先生之医案，拾四本，计一全年。门人金念萱藏"字样。

《陈莲舫先生医案》三卷　存　1911

清青浦陈秉钧（莲舫，承注，庸叟，乐余老人）撰

方步范曰：陈秉钧，字莲舫，晚号乐余老人，青浦人。由儒而医，家传十九世，代有令名。迨秉钧业益精而道大行，尝五应清室征召，获赐恩荣五召匾额，于是王公大人争相延聘，一时声誉之隆，几遍大江南北。曹元恒沧洲曰：往岁德宗病剧时，余与先生同应征召，赶赴京师，会晤于旅邸中，讨论方药，得聆清诲，益信先生医学湛深，识见宏博，有非余辈所能冀及也。同行之钦佩也若此。秉钧颇通世故，与权贵委蛇，恒能全身而退。光绪三十三年，慈禧以皇帝名义降谕，谓自四月以来，圣体违和，至今病势未能轻减，诏求良医诊治。于是各省纷纷荐医应诏，江苏巡抚保送秉钧入都。到京后数日，即由军机处带领上殿。叩称毕，跪于下，慈禧与光绪对坐，中置一矮几。光绪面色苍白不华，头似发热，喉间有疮，形容瘦弱；慈禧则威仪严整，似极以光绪之病为虑，小心看护，貌若慈母。故事医官不得问病，慈禧乃代述病状，光绪时时颔首，或说一二字以证实之。殿庭之上，惟闻慈禧语音。秉钧则以目视地，不敢仰首。及闻慈禧命诊脉，始举手切光绪之脉，身仍跪地上，实

则茫然未知脉象，徒以手按之而已。诊毕，慈禧又接述病情，言光绪舌苔若何，口中、喉中生疮若何，但既不能亲视，则亦惟听之而已。慈禧语毕，秉钧叩头谢恩而退。随以脉案及其治理调护之法上呈军机处，再奏光绪。秉钧脉案先言气体热度等，次述肺病已久，又言发热由于身虚心劳之故，方药则系平和之品数种，并陈调养身心之法。其时光绪沉疴已久，积郁不宣，动辄暴怒，医人请脉，多不详告，令自揣测。古法望、闻、问、切四者，缺问一门，无论何人均为束手。及书脉案，稍不对症，即弗肯服，有时摘其未符病情之处，御笔批出，百端诘责。于秉韵方后批云：名医伎俩，不过如此，可恨可恨！亦不知果服其药与否也。秉钧方药本合久病调治之旨，乃光绪不知医理，急于求成，且心情乖戾，服药几同儿戏。其时秉钧已年迈，不耐拜跪之苦，又如此诊治，毫无把握，乃急欲出京回籍，免获谴辱。惟官差重大，不得进退自由，遂设法行贿内监，并自陈年老多病，不能留京之故，得放归，而慈禧、光绪亦不之问也。盖当时各省荐医甚多，留京者尚有十余人，去一秉钧未必动宫庭之疑，但不行贿则内监等势将挑拨，恐变生不测耳。秉钧于光绪末年移家沪上，悬壶应诊。民国三年卒，寿七十有五。著有《女科秘诀》《请脉详志》《医言》等书。(《遂初轩医话·名医补传》)

时觉按：是书前后无序跋，分百二十六门，载案以内科为主，兼及外科、妇科。有清抄本藏上海中医药大学，2004 年收于《中医古籍珍稀抄本精选》刊行。

《陈莲舫医案秘钞》二卷　存　1911

清青浦陈秉钧(莲舫，承注，庸叟，乐余老人)撰，董人鉴(韵笙)钞传

董人鉴序曰：治世在良法，治病在良方，此良医之功所以侔于良相也。吾师陈莲舫征君，由儒而医，家传十九世，代出名医，迨吾师而道乃大行。德宗皇帝五次征召，无不称旨。于是王公大臣、封疆大吏之患疾病者，或踵门求治，或驰书敦聘，吾师制方配药，靡不著手成春。当时声誉之驰，几遍全国，而国中患病之人，向吾师乞方索药者，亦如山阴道上络绎不绝。恒见呻吟而来，踊跃以去，治病神妙，盖有如此。鉴久侍缝帐，随同门诸贤后，择经验诸方，录而珍之，视为枕中之宝，未尝流传于世。庚申孟冬，鲁君云奇偶过余，见案头置有吾师方案，读而赏之，请付梨枣，以惠医林。夫吾师方案，精而渊博，与神而妙化，为群弟子收藏者良多，此特鳞爪耳。然而零缣碎玉，岁久易湮，秘而不传，终且散佚，亦复可惜，乃从鲁君之请。编订既竣，于是乎拜而书之。民国十年辛酉孟夏，门人董人鉴拜撰。

余伯陶序曰：往者光绪庚子，予迁沪，始识莲舫先生。时先生以户曹家居，由珠溪来沪，屡相过从，纵谈医理甚惬。先生每慨世宙日新，古学不振，壬寅之岁因与予及李君平书、黄君春圃等创设上海医会，俊彦云集，一时称盛。无何景皇不豫，先生奉诏入都，诊治颇能称旨，以年老惮居北土迄归。岁余卒，年逾七十矣。先生生平喜谈医理而不乐著书，其及门高足董君韵笙录存医案若干，编为二卷，吉光片羽，洵可珍也。予读之，觉先辈典型犹存，弥切高山景行之慕已。共和十年辛酉夏四月，嘉定余伯陶识于素盦。

凡例曰：一、医之为道，非可执一，古今异宜，贵通其变。先生立案处方法乎古而又衡乎今，有神化之妙。二、病情疑难，用药遂多牵制，古人有一日而进寒热攻补数剧者，今之病家必骇怪而不能从。先生于一方之中，君臣佐使配合灵妙，遂能兼治诸证，一剂回春。三、病家变证，难以断言，故无事预防，羌无把握。先生明见先几，往往并现在将来以为治，案中所载不一而足，启人智术不少。四、富贵病家最为难治，任医不专，群议庞杂故也。先生名达九重，公卿倒屣，而论病不为高远之说，用药不尚峻烈之品，故非众咻之所能动，而病者受益非鲜。五、望闻问切，伊古相传，自非躬亲，难为调治。先生精心默运，于一病一证之来去靡不洞彻，故远方通函求治者甚众，而神效立见，如操左券。六、世传各家医案，载复诊诸方者盖鲜，良以所重者奇病异方，故摘录其一二以见深渺，而病者欲穷其究竟，乃茫然堕五里雾中矣。今所录先生医案多首尾完全，极便研究。七、学识由阅历而深，医术则尤重经验。先生家世习医，至先生已十九世，故所施诊治法有非常意料所及者，初学得此，胜读十年书也。八、各家医案，一病一方，于加减法均略而不详。今先生医案中，或同时拟具数方，或一方加减法至数十则，学者得此参考，可悟无数法门。

时觉按：有民国十年中华图书集成公司铅印本，2003 年浙江科学技术出版社据此校勘排印，收于《近代中医珍本集》。

《莲舫秘旨》不分卷　存　1911

清青浦陈秉钧(莲舫，承注，庸叟，乐余老人)撰

徐珂曰：有陈莲舫者，医也，青浦人，居朱家阁。光绪中叶，与其里人赖嵩兰皆以内科著称。嵩兰悬壶于

家，旁郡邑之土著皆信之。莲舫尝纳赀为官，医孝钦后疾，且嗣子挹霏大令曾宰富阳，以是来往江浙间，遂为吴越官绅所敬礼。盛杏荪尚书宣怀又为之揄扬。至沪，恒寓盛之斜桥邸中，富商巨贾乃益崇拜之，较甚于齐民。有小恙，辄远道延致，以其号称御医，且官且封翁，得其一诊以为光宠也。己亥春，杭州顾少岚观察鸿藻尝出数千金聘之，至之日，宴以盛筵，主宾均著礼服，箍座者亦然，翎顶辉煌，跄跄济济，邻里皆荣之。(《清稗类钞·艺术类》)

费行简《陈莲舫传》曰：陈莲舫、赖嵩兰，皆青浦人。莲舫宗叶天士，嵩兰宗陈修园。海通后，南中名医恒来沪上，而负虚名者多，鲜有能及二人者。唯莲舫少精锐气魄，力不逮嵩兰。戊戌后，江督苏抚荐莲舫治德宗疾，然帝实不病也。未几，遂放归。(《近代名人小传·艺术》)

时觉按：《联目》《大辞典》俱不载，1989 年上海科技出版社有吴仁山、吴鸿洲点校排印本。前后无序跋，分风症、痨症、血症、咳呛、淋症、遗泄、臌症、膈症、痫症、痢症、喉痹诸痛、肝气、女科、时症，凡十一门，及诊治光绪帝部分脉案、秘验方。

《陈征君方案》不分卷　存　1911

清青浦陈秉钧(莲舫，承注，庸叟，乐余老人)撰，张赓薇抄录

《吴医汇案·时医里居考》曰：陈莲舫，住青浦珠家阁，两次应召入京，诊视御疾。

时觉按：《中国医籍续考》载录陈秉钧医案有《陈莲舫先生医案》三卷、《陈莲舫医案秘钞》二卷、《莲舫秘旨》不分卷及《七家会诊张越阶方案》一卷，未载是书，有抄本收于林庆彰、赖明德等四人主编，台中文听阁图书有限公司 2013 年影印出版《晚清四部丛刊》第九编第八十二册。封面署：张氏赓薇藏本，庚申杏月中浣抄录。前后无序跋，亦无目录，卷端无署名，医案不分类，述病症方药，无按语。全书九十五叶，半叶八行，每行二十五字左右。

《七家会诊张越阶方案》一卷　存　1911

清青浦陈秉钧(莲舫，承注，庸叟，乐余老人)撰，吴郡黄寿南(福申，沁梅)抄辑

卷末识语曰：《伏暑时方》一卷，乃从王新之兄处假来，正直冻冰封砚，呵笔抄录，以卷页不多，易于阐事耳。甲寅腊八日寿南六十六岁手抄。

又曰：《时医方》一卷，无事注其名，流传将来，可知其大概：高紫垣，浙江杭州钱塘人，邑诸生，以复设训导旅苏，充省城官医委员，大致与吴筱舫皆吴广庵廉访一派，后居葑门严衙前，其子入法政矣。曹沧州，别字智涵，锦涛孝廉子，云洲先生长孙，世居黄鹂坊桥衖。以智涵两弟先后捷南客居翰苑，吴中重科第，医亦鹊起，苏州无不知曹氏名医。王赓云，名祖庆，绅富仙根先生之子。本原住盛泽，曾设永义绸庄，苏谚称王永义。其兄弟分考江浙籍入学，赓云亦诸生。初为外科，继亦看内科，门诊常适，其门亦如市。乃从马培之问业后，以异途登仕，出署广东罗肇观察使。吕仁甫老医，名钰，别字小庄。据云咸丰初年从张俊明学医，先住濂溪坊。同治初年申江还苏，住肖家巷。有侄霭人亦为医，先仁甫故。先生字迹学赵文敏，医理亦颇考究，门人不少，然营业发达者惟顾百平耳。鲍竺生，由诸生习医，聪敏智巧，术亦著于时。性忌刻，当面倾轧，无古人奖掖劝导后学之心，故后人不振。陆方石，初应产子试不就，从吕仁甫学医，嫌其名微，改就青浦重固里吴鸿舫毕业，悬牌对门十全街里居，与彭氏亲。自命不凡，意谓可以推倒群流。吴人仗势利，多乐请之。贫苦之家，每坚不肯诊视也。青浦珠街阁镇陈莲舫，声名煊赫，曾在光绪中叶末造共大内五次荐召视疾。其末即同曹智涵诊光绪，殡天后，曹、陈皆得镌级处分。考莲舫亦诸生，尝入龙门书院读书，所以同学多人仕途为显官，故其不廿年奋飞矣。按：什不学无术，其上列名公未尝不与其同诊，或先后同诊，故可得其大略。惟陈则少与同诊，其所书方亦数见也。若云平居无事，本不往还，因彼等皆既富且贵者。乙卯二月十五老寿记。

时觉按：又名《伏暑时方》《时医方》，前有黄寿南题记：高紫垣、曹沧州、陆方石、鲍竺生、吕仁甫、王赓云、陈莲舫七君先后同看绅富张越阶方案。收于《黄寿南抄辑医书二十种》，有抄本藏中国中医科学院，2003 年浙江科学技术出版社据此校勘排印，收于《近代中医珍本集》。

《王安宰方案》不分卷　存　1911？

清王安宰撰，门人叶恩祀(山如)录

时觉按：是书有抄本藏苏州中医医院。卷端署：王安宰先生方案，门人叶恩祀山如甫录，前后无序跋，无目录。

《临证随录》二十三卷　存　1911

清师愚编撰，程麟书抄传

时觉按：《联目》载《临证随笔存十五年》无卷数，有1900年程麟书抄本藏上海中华医学会，《大辞典》因之，并谓有十卷。查阅原书，中华医学会上海分会图书馆藏师愚《临证随录》二十三册，各册均题为《临证随录》，首册署师愚氏订，民国纪元孟春月立，其余各册均以干支纪年，且注运气司天在泉于封面。有庚申、辛酉、壬戌、乙丑、丙寅、丁卯诸年，当为自民国元年壬子至民国十五年丙寅，15年间医案。对照《联目》《大辞典》，著者、录案年岁不误，而书名与所著年代则大异，或别有其书？姑录卷末，以备考证。

《三家医案》不分卷　存　1911？

清吴中亡名氏抄辑

时觉按：辑尤在泾、顾术民、戴少山三家医案，有抄本存世，《联目》《大辞典》俱不载，2010年收于《清代吴中珍本医案丛刊》，江苏科技出版社排印出版。

《王龚梅内外科医案》四卷　存　1911？

清常熟王龚梅著

时觉按：《联目》《大辞典》俱不载，有民国间抄本存世，四册，《内科医案》二册，《外科医案》二册，封面署：常熟王龚梅著，前后无序跋，亦无目录，2010年收于《清代吴中珍本医案丛刊》，江苏科技出版社排印出版。

《养真医案》　佚　1911？

清宝山沈寿龄（子庚）撰

民国十年《宝山县续志·人物志》曰：沈寿龄，字子庚，沈垣从侄。以母老，家居终养，习医，得青浦何长治指授。贫病求治者，恒资助之，复自设药肆，不计值之贵贱，必皆躬自选制，然后入剂，终身不懈。辑存《方案》见艺文。

时觉按：民国十年《宝山县续志·艺文志》载录《养真医案》，谓钱衡同撰序；沈寿龄又辑何鸿舫经验良方，为《兰陔室医案辑存》。

《铁如意斋治验录》一卷　佚　1911？

清上海赵增恪（季笛）撰

民国七年《上海县续志·艺术传》曰：赵增恪，字季笛。祖梅，由高行迁居松江；父光昌，字韵茗，知岐黄术。增恪幼承庭训，博览医书，治病有奇验。以京师官医局劳绩，保知府用。浙大吏委铜圆局差，未经详奏，牵累被议去职，归装萧然。以医济世，工书通画理。有《铁如意斋治验录》一卷，即京局医案也。

《自讼斋医案》四卷　佚　1911？

清上海陈亦保（肃庵）撰

民国七年《上海县续志·艺术传》曰：陈亦保，字肃庵，北桥人，府庠生，工书精医。闵行巡检沈祥烜素无疾，亦保决其将患心悬气怯证，未几果验，亦保愈之，人以为神。著《自讼斋医案》四卷。卒年八十有二。子能澍，字肖岩，承父业，善地理，尤长针灸。著《针灸知要》一卷。

《杏庵医余》　佚　1911？

清山阳孙浚撰

时觉按：民国十年《山阳县志·原志艺文补遗》载录。

《医案选存》　佚　1911？

清青浦寿炳昌（书盟）撰

民国二十三年《青浦县续志·人物四》曰：寿炳昌，字书盟，应培子。承其父业，工医，与陈刚、邱嘉澍先后抗衡，腾声里闬。刚字鹤亭，增生，贫病乞诊，辄却其金；嘉澍字肖岩，式金从子，精诣得其传衣。

时觉按：民国二十三年《青浦县续志·艺文上》载录。

《玉堂医案》五卷　佚　1911？

清川沙张玉堂撰，张思义补辑

民国二十六年《川沙县志·艺文志》载录，曰：张玉堂，市区人。此书经其孙张思义补辑。

《杨氏经验医案》一卷　佚　1911？

清川沙杨善培（庆余）撰

民国二十六年《川沙县志·人物志》曰：杨善培，字庆余，八团人，锦荣子。业幼科，得庄贵严秘授，悬壶二十年，全活甚众。著《经验医案》一卷。

《医案全集》六卷　佚　1911？

清嘉定朱裕撰

时觉按：民国十九年《嘉定县续志·艺文志》载录。

《治疗偶记》一卷　佚　1911？

清嘉定黄世荣（闇伯，蝯叟）撰

时觉按：民国十九年《嘉定县续志·艺文志》载录。

《寓意俟裁》四卷　佚　1911？

清元和王南畴撰

时觉按：民国二十二年《吴县志·艺文考四》曰：一名《养心庐医案》。

《王氏医案》　佚　1911？

清常熟王赞廷（筱园）撰

民国三十七年《常昭合志·人物志四》曰：王赞廷，字筱园，梅李人。博文强识，能默诵《东垣十书》，以善治伤寒名。著有《王氏医案》。

《经畬堂医案》一卷　佚　1911？

清江阴孙树桂（月仙）撰

民国九年《江阴县续志·艺文二》载录，曰：孙树桂，字月仙。

《未得家传医案》　佚　1911？

清常熟单学傅（师白）撰

民国三十七年《常昭合志·艺文志》曰：单学傅，字师白，诸生。著有《痧症辨似》《未得家传医案》。

《潘大临医案》八卷　佚　1911？

清常熟潘大临撰

民国三十七年《常昭合志·艺文志》载录，曰：潘大临善医，辑名家诸方，益以己所经验。

《琴川医案》　佚　1911？

清常熟朱懋昭（耘非，琴川）撰

民国三十七年《常昭合志·艺文志》曰：朱懋昭，字耘非，善医，用药只数味，人称朱八味。居罟里村。著有《医案》，柳宝诒《琴川医案》刊本。

《徐渡鱼方案》一卷　佚　1911？

清吴县徐渡鱼撰

时觉按：民国二十二年《吴县志·艺文考二》载录。

《药圃医案》一卷　佚　1911？

清嘉定赵浚（瀹甫）撰

时觉按：民国十九年《嘉定县续志·艺文志》载录，曰：赵浚，字瀹甫，诸生。

《王古心医案》　佚　1911？

清上海王朝瑚（禹士）撰

时觉按：民国七年《上海县续志·艺文志·医家补遗》载录，曰：据九十一图里志，王朝瑚，字禹士。

《凤巢医案》一卷　佚　1911？

清崇明龚鸣盛（凤巢）撰

时觉按：民国十五年《崇明县志·艺文志》载录，曰：龚鸣盛，字凤巢，邑诸生。

《临症治验神行集》　佚　1911？

清靖江朱逢源撰

时觉按：民国八年《靖江县志稿·艺文志》载录。

《省庵医范》六卷　佚　1911？

清如皋王之辑（省庵）撰

时觉按：民国《如皋县志稿·艺文志》载录。

《葛氏医案》　佚　1911？

清如皋葛人琨撰

时觉按：民国《如皋县志稿·艺文志》载录。

《沙氏医案》　佚　1911？

清无锡沙焕（景云，灿如）撰

民国二十二年《无锡富安乡志稿·艺术》曰：沙焕，字景云，号灿如，精医理。遇疑难证，诸医束手，危不可救者，一经刀圭，出灵丹，立见神效。性耽子史，善吟咏，与吴荫余等相倡和。有《文峰诗草》《沙氏医案》行世。

《（藜辉）方案》　佚　1911？

清海门姜青照（藜辉）抄辑

民国《海门县图志·人物志》曰：姜青照，字藜辉，清附生，诗文不拘绳墨。光绪丙午东游归，创爱乡小学、姜安女学。民国元年当选省议员，争归海门省亩捐之在濮阳河工者；开实心河，改道出口，大雨浸浔不为患。著《滨居诗草》。知医术，手抄《方案》至十余巨册。

《松窗医案》　佚　1911？

清南汇叶祚昌（勖庄）撰

民国十八年《南汇县续志·杂志》曰：叶祚昌，字勖庄，四团人。精医学，以外科负时望，求治者室恒满，有《松窗医案》。

《颂白医案》 佚　1911？

清南汇金颂白撰

民国十八年《南汇县续志·人物》曰：乔助澜，北五灶港人。幼治医术，潜心五运六气之理，制方得奇验。顾性介特，富者聘以重金，或不往诊；而于贫民则不索酬。遇疑难证，必验阅医书，不轻处方，甚至彻夜不寐。于时华古愚精大方，金颂白精外科，庄桂年精幼科，与乔同负盛名，时称乔、华、金、庄四名家。华居横沔，探微抉隐，治病则应手效；金居金家窑，用药有独到处，著《颂白医案》；庄居张江栅，时称幼科圣手。

《经验方案》二卷，《启明实录》十三卷　佚　1911？

清盐城胡海鳌撰

时觉按：民国二十二年《盐城县志第一辑·艺文志》载录。

《医门一得》，《临证退思录》　佚　1911？

清青浦戴承澍（汝崧，青墅）撰

民国二十三年《青浦县续志·人物一》曰：戴承澍，初名汝崧，字青墅，同治庚午举人。幼习庭训，内行敦笃，与同里许锡祺及其从曾叔祖高昕夕讲贯，时以道义相切劘。尝与锡祺论《中庸·鬼神为德章》中朱注“性情功效”四字，往复辨难，积函盈寸。尤专治《易》，以经解经，不墨守程朱之说，而义理象数自然贯通。承澍不独沈潜性理，且又具经野才。同治初，陆宗郑以善方田、勾股算术，办理清丈，承澍复精心考校以佐之，厘然不紊，田赋以清。其为学体用兼赅如此。并工医，精堪舆术，著述载《艺文》。

时觉按：民国二十三年《青浦县续志·艺文上》载录二书。

《医案》不分卷　存　1911？

清亡名氏撰辑

时觉按：有清抄本藏盐城市图书馆，前后无序跋，亦无目录。首载《眩晕》，述各证病因，并引各家论述方治，专列《证治汇补》用药；次《诸见血症》，引述经旨，论其证治及吐血、下血、衄血主方，又分述血症脉法、调气、血虚补气、气血所本、血症用药，详述《鼻衄》《吐血》；下为《痉》，总论证治方剂，分述“痉病风药当禁”“补剂当施”“用药”，附论《拘急》，阐述“痉分阴阳”“痉分风痰痰火”“诸病变痉”。附列《备用杂方》，尤重“脾胃门列方”；末附《温病格言》，总论温热之外，分述暑、湿及暑门诸方备考。是书名为“医案”，实载眩晕、血症、痉三门证治及《备用杂方》《温病格言》，似为抄辑者读书笔记而非临证医案。

《承槐卿先生医案》　未见　1911？

清武进承槐卿（恩诏，鼎文，亦农）撰，侄孙承博渊辑

《江苏艺文志·常州卷》曰：承槐卿（1862—1945），又名恩诏，字鼎文、亦农，清末民国间武进焦溪人。蓉坡子，四代儒医。承家学，十九岁起精研医术，先后在上海、宜兴、无锡、常州等地行医，声誉卓著，晚年定居常州。诊病察疾，慎思明辨，以平淡取胜，尤擅内科。传其医术者有七十余人，远及浙、皖两省。

时觉按：武进承家自高曾祖承南溪业儒知医始，曾祖承秀山、祖父承湘坪、父承蓉坡，代代相传，至槐卿已五世儒医。医案载于《江苏中医》1963年第2期，介绍承槐卿治肝阳头痛、温毒、湿毒、湿温、暑湿、疟疾、泻痢、虚损、失音、吐血、痰饮、呃逆、噎膈反胃等病案二十七例。

《邓星伯医案》十二册　佚　1911？

清末民国无锡邓润生（福溶，星伯）撰

《江苏艺文志》曰：邓星伯（1861—1937）名润生，字福溶，清末民国间无锡人，世居南郊江溪桥邓巷，祖、父、叔均为名医。年十二丧父，幼习经史，承家学，专儿科。年二十七从孟河马培之学，历三年，尽得内外奥秘。中年以后，医名日甚，日诊二三百人。时人称其揆阴阳，辨五色，一锤定音。民国二十五年秋，日机轰炸，惊悸而死。

时觉按：《江苏艺文志·无锡卷》据《江苏中医》1961年第9期吴雅恺《无锡已故名医邓星伯佚事》载录，

佚。为马培之嫡传弟子，收集整理马氏医案为《务存精要》一卷，以温热病案为主，兼少数内伤案。

《临证遗稿》 佚 1911？

清如皋陆宝后撰

时觉按：民国《如皋县志稿·艺文志》载录。

《经验遗稿》 佚 1911？

清如皋赵升撰

时觉按：民国《如皋县志稿·艺文志》载录。

《医方存案》 未见 1911？

清末民国无锡黄心存撰

《吴中名医录》曰：黄心存，清末民国无锡硕放乔人，生于道光二十年，卒于一九二一年。祖、父均业医，心存幼承庭训，研读医经，深究仲景之学，潜心探讨，刻苦攻读，深得精髓，对各派学说，无不融会贯通。侍诊数年，而于临床实践，复得乃父随症剖析，尽心培植。既长，业益精湛，名闻远近。继而经治荡口华某伤寒病，得中机窍，转危为安，名震苏锡。自此求治者拥济满堂，踵相接。出诊更远及苏常京沪，如黄埭，戚墅堰等地之病者，成群而至，络绎不绝，应接不暇，而科目范围，内、妇，杂症，无不精究。遗著有《医方存案》及《心存医话》等数册。子伯暄，孙志雄，传承家学。

时觉按：《吴中名医录》据沈克明《无锡近代医家传稿》载录。

《旧青浦陈学三先生医案》不分卷 存 1911？

清青浦陈学三撰辑

时觉按：《联目》《大辞典》俱不载，有抄本一册藏上海图书馆，前后无序跋，有目录，卷端无署名，有阴文“沈初渊印”、阳文“东州”二章。载脑疽、骨槽风、流疽、肝痈、秃疮、颈疡等二十四门外科病症治案。

《致和先生医案》不分卷 存 1911？

清亡名氏编辑

时觉按：《联目》《大辞典》俱不载，有抄本一册藏上海图书馆，前后无序跋，亦无目录，卷端无署名。载列脾胃、痹症、脾瘅、疸症、肿胀、木乘土位、噎膈附反胃、积聚、瘕聚、痞气、三痹、痿癖、杂症、腹内痈、乳患、乳岩论、背部、外症、耳部、鼻部、流注等内外科医案。

《陶芷郇先生医案》不分卷 存 1911？

清陶心郇（子春）原撰，诸纯淦（贡伯）编辑

时觉按：《联目》《大辞典》俱不载，有抄本一册藏上海图书馆，封面题署：《陶心郇先生医案》，后学诸贡伯辑；目录作：《陶芷郇先生医案目录》；卷端则作：《陶子春先生医案》，后学诸纯淦编辑。前后无序跋，载痰咳附喘逆十八案、鼻衄二案、疟疾九案、反胃一案、泻痢九案、黄瘅一案、霍乱一案、时症十八案、肿胀九案、肝胃痛九案、疝疾三案，共载内科七十案。

《一瓢医案》不分卷 存 1911？

清亡名氏纂辑

时觉按：《联目》《大辞典》俱不载，有抄本一册藏浙江中医药研究院，无序跋、目录，卷端无署名。分温邪、春温、感冒咳嗽、春温咳嗽、痰饮、喘促、伏饮、内风、吐血、衄血、关格、七情郁结等门类，载录薛雪医案。

《澄斋医案》三十七册 未见 1913

清大兴恽毓鼎（薇孙，澄斋，湖滨旧史）撰（居武进）

恽宝惠《恽氏先世著述考略》曰：先府君为人医疾，辄记其病情、脉象、用法、处方于每日日记中，由孙辈

摘录成编。(《江苏艺文志·常州卷》)

时觉按:《江苏艺文志·常州卷》载录《澄斋日记》三十七册,引《恽氏先世著述考略》谓,"所记皆关朝章国故、论学研诗、述闻纪事,旁及考订书画石刻。除医案已另摘录外,拟分类抄辑成编,书名未定。"

《重古三何医案》三种四卷　存　1918

清吴县陆晋笙(锦燧),吴县陈章(焕云)同选辑

子目:《何元长先生医案》二卷、《何书田医案》《何鸿舫医案》各一卷

自序曰:青浦重古镇何氏世以医著,至鸿舫先生已二十三四传矣。戊寅,仆年十五,先君仁卿公病剧,曾远道迓先生,以事冗未及来,而先君见背矣。至今以未得一诊为怅。己卯秋,先母汪太淑人病痿,困顿床蓐已近一载。苏医佥谓痼疾终其身,先生独谓可治,且预决期来春可起行,果如其言。己丑秋,先兄叔和在嘉兴患痢匝月,后痢已止,有欲脱之状,禾医将用初小,未即服,仆素信先生深,迓之来,诊毕,独谓邪未清,仍宜疏通,果仍痢而就痊。仆之究心岐黄家言,亦因见先生治病如神而始,由是购求何氏方案,得元长、书田、鸿舫三先生者百余首,最后得蒋生手抄本,约同郡陈君焕云删其复出及治小恙诸方,选存数十首,储诸书笈。考元长、书田两先生乃贤乔梓,书田先生居竹竿山下,自号竹竿山人,均载陆圃田先生《冷庐医话》中,但不知于先生为几世先德。仆与先生之子虚白兄亦交好,而今已作古,仅知虚白文郎在沪行医,不详其名号,亦未谋一面,殊怅触也。今者检出,付诸石印以广流传,且藉以铭先生大德。至书中方案之佳,有目者自知之,无待鄙人之赘言。是为序。岁次戊午春吴郡陆晋笙锦燧书于济南奇庐。

时觉按:陆氏自序所署戊午为民国七年,有当年石印本及钱宗棨抄本,1984年学林出版社有影印本。载何元长、何书田、何鸿舫三家医案。

《名医方案集订》九种十二册　存　1910—1931

清末民初王丕显(令安)、王丕熙,京兆计文正、张志良等辑录

子目:王丕显《御医陈莲舫医案》,王丕显《御医陈莲舫太夫子诊》,秦伯未编纂、计文正抄录《陈莲舫医案》,张志良《竹竿山人医案》,计文正《萧氏外科医案》,计文正《巢崇山医案》,亡名氏《名医方案集》二册,王丕熙《名医方案集订》三册

时觉按:有稿本十二册藏上海图书馆,《联目》《大辞典》作"名医方案集"。《御医陈莲舫医案》为吐血咳嗽门,载四十八案,署:宣统贰年岁次庚戌正月订,晚门生王丕显抄;《御医陈莲舫太夫子诊》载四十一方,署:小门生王丕显集订;《陈莲舫医案》封面署:京兆文正录,民国辛未岁小春月,卷端"舫"作"芳",署:上海秦伯未编纂,载内伤、不寐、肝厥、溲浊、癣、怒、风湿、足肿、腰痛等二十六门。张志良《竹竿山人医案》署:竹竿山人经验方完全,白沙张志良抄,有目录,载中风、肝风、虚劳、咳嗽、吐血等三十一门;《萧氏外科医案》封面署:计文正录,下为"逐日临症医案目录",卷端无署名,载目、耳、鼻渊、鼻衄等五官科、外科医案六十门;《巢崇山医案》封面署:计文正录,载喉沙、胎漏、便血、喉痛、秽浊、霍乱、虚损、燥症、风痰、调经、关格、便结、痧子、脾约诸门类医案;亡名氏《名医方案集》二册,无封面、扉页,载百零六案,首例"大小肠痹",有"王丕显印""王令安印"二章;《名医方案集订》,封面原题:"验方汇订",又注曰:"验字不妥",改题《名医方案集订》,下署:王丕熙,壬子岁旧历清和月中浣,有"王丕熙印""丕显"二章,为多人的处方合订本。内容杂乱,许多只是处方合订,未经整理,年代跨度亦大。

《乳石山房医案》不分卷　未见　1911?

清淮阴高映青撰

时觉按:淮安河下镇吴鞠通医馆"历代名医名著",据《河下园亭记再续编》列清代山阳县高映青撰《乳石山房医案》,笔者未见。

《吴医方案》三卷　存　1938?

清吴县曹维坤(云洲)著,吴县王守恒(闻喜)编

时觉按:有稿本藏苏州中医医院,前后无序跋,目录作"名医方案",卷上、中题为"名医内科方案",卷下

为“名医外科方案”。

上医案类，共三百三十种，其中现存二百零二种，残阙一种，未见十七种，已佚一百一十种。

医话医论

《辨类》五卷,《治法》八十一篇　佚　1135

宋真州许叔微(知可,元同先生)撰

光绪十三年《武阳志余·经籍上》曰:叔微,绍兴二年进士,医家谓之许学士。宋代词臣率以学士为通称,不知所历何官也。叔微所著尚有《拟伤寒歌》三卷,凡百篇,又有《治法》八十一篇及《仲景脉法三十六图》、《翼伤寒论》二卷、《辨类》五卷,今皆未见传本,疑其散佚矣。

时觉按:万历三十三年《武进县志·人物二》及康熙五十七年《仪真志·艺文志》载录二书。

《医经溯洄集》一卷　存　1368

元昆山王履(安道)撰

《四库全书提要》曰:《医经溯洄集》二卷,浙江汪启淑家藏本,元王履撰。履字安道,昆山人。学医于金华朱震亨,尽得其术,至明初始卒,故《明史》载入《方技传》中,其实乃元人也。尝以《伤寒论》中《阳明篇》无目痛,《少阴篇》言胸背满不言痛,《太阴篇》无嗌干,《厥阴篇》无囊缩,必有脱简,乃取三百九十七法,去其重复者二百三十八条,复增益之仍为三百九十七法,因极论内外伤经旨异同,并中风中暑之辨,撰为此书,凡二十一篇。其间阐发明切者,如亢则害,承乃制,及四气所伤,皆前人所未及。他若温病、热病之分,三阴、寒热之辨,以及泻南、补北诸论,尤确有所见。又以《素问》云伤寒为病热,言常不言变,至仲景始分寒热,然义犹未尽,乃备列常与变,作《伤寒立法考》一篇。李濂《医史》有履补传,载其著书始末甚详。观其历数诸家,俱不免有微词,而《内伤余议》兼及东垣,可谓少可而多否者。然其会通研究,洞见本原,于医道中实能贯彻源流,非漫为大言以夸世也。

《明史·列传第一百八十七》曰:王履,字安道,昆山人。学医于金华朱彦修,尽得其术。尝谓张仲景《伤寒论》为诸家祖,后人不能出其范围,且《素问》云伤寒为病热,言常不言变,至仲景始分寒热,然义犹未尽,乃备常与变,作《伤寒立法考》。又谓《阳明篇》无目痛,《少阴篇》言胸背满不言痛,《太阴篇》无嗌干,《厥阴篇》无囊缩,必有脱简,乃取三百九十七法,去其重复者二百三十八条,复增益之,仍为三百九十七法。极论内外伤经旨异同,并《中风》《中暑辨》,名曰《溯洄集》,凡二十一篇。又著《百病钩玄》二十卷,《医韵统》一百卷,医家宗之。履工诗文,兼善绘事。尝游华山绝顶,作图四十幅、记四篇、诗一百五十首,为时所称。

李濂《医史》曰:余读王安道《溯洄集》二十一篇,未尝不深叹其察理之精云。首篇谓神农尝百草为《淮南子》之妄,嗣论四气所伤、五郁二阳病、中暑中热之辨,咸有至理,非苟作者。近时王文恪公鏊有曰:始余读《溯洄集》,知安道之深于医,不知其能诗也。及修《苏州志》,知其能诗,又工于文与画也。呜呼!画末技耳,诗文姑舍是,余于安道之医,深有取焉尔。

《郑堂读书志》曰:《四库全书》著录,倪氏、钱氏《补元志》俱载之。安道为丹溪入室弟子,所著医书甚富。是编为论者十有三,为辨者六,为考为说为议者各一,凡二十一篇。备论伤寒中风、温病热病、外伤内伤、泻南补北诸条,俱极阐发亲切,洞见本原。其余诸家方论,自仲景外,虽东垣无少假借,可知其于医术已三折肱矣。然观其伤寒三百九十七法辨,欲取仲景之书删复补阙而重订之,此则尚沿南宋王柏诸人习气,不可为训。(《四部总录医药编》)

正德元年《姑苏志·艺术》曰:王履,字安道,昆山人。学医于丹溪朱彦修,遂尽其术。尝谓张仲景《伤寒论》为诸家祖,后人虽多立论,不出其藩篱,且《素问》云人伤于寒为病热,言常而不言变,仲景推寒热之故,履乃备常与变,作《伤寒立法考》。极论内外伤经旨异同,并中风中暑辩议,名曰《溯洄集》共一卷。《标题原病式》一卷、《百病钩玄》二十卷、《医韵统》一百卷。履笃志于学,博极群书,为文若诗,皆精诣有法。画师夏圭,行笔秀劲,布置茂密,评者谓作家士气咸备。

宏治《太仓州志·隐逸》曰:王履子伯承,永乐中亦以医名二京。

万历四年《昆山县志·人物》曰:王履子伯承尽以其秘传之婿沈仲实云。仲实号松岩,有士行。仲实之孙承先亦善医,不嗜利。

康熙《苏州府志》卷十八曰:王履,洪武初光秦府良医正。

乾隆十三年《苏州府志·人物》曰:王履洪武十七年游华山,作图四十幅、纪四篇、诗一百五十首。著《伤寒三百九十七法辨》。

嘉庆七年《太仓州志·艺文一》曰:《医经溯洄集》二卷。履学医于金华朱震亨,尽得其术,至明初始卒,故

《明史》载入《方技传》中，其实乃元人也。撰为此书，凡二十一篇。其间阐发明切者，如"亢则害承乃制"及"四气所伤"皆前人所未及。他若温病、热病之分，三阴伤寒之辨，以及"泻南补北"诸论，尤确有所见。

时觉按：收于《医统正脉全书》《东垣十书》《四库全书》《丹溪全书》《丛书集成初编》。

《巵言》一卷　存　1378

元仪真滑寿（伯仁，撄宁生）撰

滑寿曰：出和以天倪，蒙庄氏之言也，蒙庄氏几于道，是以然也。东海有撄宁生者，性嗜医，晚益成癖，读医书偶有适意，辄书之，积若干条，次第之，目之曰《撄宁生巵言》。或者曰：正之《巵言》，殆"和以天倪"乎？生曰：不和也。抑几于道乎？生曰：不知也。不知而书何也？曰：将以待夫知者而正之也。或者退，遂脱稿。洪武戊午灯儿后一日撄宁生滑寿伯仁识。

时觉按：是书集晚年读书随笔而成，记神、魂、魄及五脏之气，散论阴阳盛衰、十二经脉、诸血证等。明何柬校正，附于何氏《医学统宗》为卷六，隆庆三年己巳刻，世仅存此。参看《医学统宗》。

《顾颙遗集》　佚　1402？

明常熟顾颙（昂夫）撰

弘治十二年《常熟县志·叙人物·方伎》曰：顾颙，字昂夫，邃于医术，应聘入太医院，寻乞归。

又曰：顾朴，字太素，颙孙，世业医。察脉投剂，殊极精妙。子昱，善世其业。

嘉靖十七年《常熟县志·伎学》曰：顾颙通儒书，有士望，纶巾羽服，出必以篮舆挟书卧观，贮药，遇有求者辄予之。有《遗集》梓行。颙之诸孙，朴、昱、翺、恩，并精其术。恩，字荣惠，尤明于诊视，其学多祖朱彦修。

乾隆十三年《苏州府志·艺术》曰：顾颙归，筑南园草堂，隐居其中。颙孙朴、朴子昱、昱从弟崇惠、崇惠子宗阳，凡五世俱精其业，杨仪为作《五明医传》。

《医经秘旨》二卷　存　1418

明吴江盛寅（启东）撰

自序曰：医以寒治热、以热治寒、以消道治积、以快药泄满、以补治虚羸、以涩固脱、以利下攻秘、以润治渴、以辛温散表、以香燥理气、以寒凉止血、以通止痛、以养血治不得眠、以补兼滑治脉迟涩、以清且敛治脉洪大、以下气清火治上逆、以利水通淋治水泛滥、以凉表治发热，虽在下愚，不难措手。惟是以寒治寒，如诸寒鼓栗，如丧神守，皆属于火是也；以热治热，如发表不远热是也；以补治积，所谓养正积自除是也；以益气治满，所谓满用术、甘是也；以下治利，所谓通因通用是也；以提气治闭，如小便不利用补中益气是也；以泄水治渴，如五苓散治消渴是也；以寒散表，如四时感冒怫热自内而达于外，药用苦寒酸寒是也；以凉平理气，丹溪所谓气有余便是火是也；以温补止血，如黄土汤、桃花汤是也；以攻击治不得眠，如胃不和则卧不安，又痰在胆经，神不归舍是也；以利下治迟涩之脉，如脉迟而滑有宿食，又脉涩不减为中焦实是也；以补中治洪大之脉，如内伤用补中益气汤是也；以温中治呕逆，如吴茱萸汤、大半夏汤是也；以固表和营治水，如水在皮中，四肢聂聂动，防己茯苓汤是也；以实表出汗治太阳中风，如桂枝汤是也；以攻下及补益治发热，如表无热而里有热是也。如此之类，苟条分缕析，何可殚述？虽在上智，亦费推求。前哲非不切切著明，奈后人动手便错者，良由但知治法之所当然，而不知治法之所以然也。不揣疏略，特将平日经验，历试不爽者，阐明疑似之理，提纲挈领，本之经文，节其要旨，参以管窥所得，随笔记录，俾后进者有所指归，触类旁通，所谓比类奇恒，或在于斯时。永乐十有六年暮春上浣姑苏启东识。

高杲重校序曰：今之郡国绝鲜赫，然高医者何欤？夫亦由守习先术者亦无化裁，纵任胸富者肆意治疗，苛疾庶旦刻之功，授剂需铢锱之财，邦縻禁条，十全道废。况夫医者，圣智之长，神明之业也，古以济世，今以丰家，古以名重，今以利先，无怪乎仓扁鲜渺也。盛氏启东，少穷《素》《难》，博研群典，测古酌今，表奇征谬，笔以记之，非知医之深者，不能与此。噫！若启东者，不愧一代御医之良工，而光轩岐之学矣。奈书未刊布，辗转抄缮，豕亥鲁鱼，不计其数，随读随校，待付手民而免沈沦之憾焉。嘉善后学高杲识。

顾晓澜再订题辞曰：一介之士苟存心济物，必有所济。虽蓬累而行与时则驾者不可同日而语，而其志则足尚矣。今读盛氏笔记，发挥经旨，明若燃犀。盖早年隐居洞庭之滨，喜读坟典，洞达通塞，其才如五石之瓠，不适于用，然济人利物之心未尝稍懈。遂膺征辟而春满两都，名溢宇宙，乃积学日深有以致之者。余应京兆试，过同年寓，偶一见之，如获鸿宝，假录一通，朝夕研究，折衷诸家，参以己意，将疑似难明之旨，提要钩玄，随读随按，阐其未尽之意，以启后进之悟。苟能讨论奥蕴，真古今一贯之理，实医林罕见之书，引而申之，平时得之于心，临证应之于手，裨益苍生，殊非浅鲜也。时道光丙戌仲秋上浣重评校《秘旨》蒇事日也。晓澜书后。

《三三医书提要》曰：《医经秘旨》二卷，明姑苏盛启东先生笔记，同时高果哉先生校参，顾晓澜先生重加评订。六年前，扬州徐石生君价让于裘君吉生。顾先生讳金寿，晓澜其字也，为清如皋县举人，业医于吴，著有《吴门治验录》。其评订题辞中曰：应京兆试，遇同年友，偶见本书，如获鸿宝，假录一过，朝夕研究，谓其真古今一贯之理，实医林罕见之书。想出版后凡购本书者，自知其言之不谬也。

道光二十七年《松陵见闻录·轶事》曰：盛启东初从光庵学古文，光庵喜之。其叔父曰：汝学于光庵，见光庵用药亦少留意乎？于是密窥其用药。一日，治一热症用附子。光庵惊曰：汝遽及此乎？此反治之道也，但少耳，加之而愈。及卒，竟授以书。

时觉按：盛寅生太祖洪武八年，正统六年卒，年六十有七。受业于郡人王宾，宾得术于丹溪弟子戴原礼，寅当为丹溪三传弟子。永乐初，为医学正科，复授御医，后掌太医院事。永乐十六年著此书，“本之经文，节其要旨，参以管窥所得，随笔记录”，故名。收于《三三医书》第一集。《中国医籍考》另录其《六经证辩》，未见。

《流光集》 佚 1418？

明吴江盛寅（启东）撰

康熙三十年《苏州府志·人物》曰：盛寅，字启东，以字行，吴江人，工诗善医。永乐间治内侍蛊症有奇效，名闻于上，授御医。在上前持论梗梗，上甚重之，扈从北征。洪熙初，命掌太医院。弟宏，字叔大，亦入为御医。景泰初，治宫妃疾有效，当进宫不拜，寻乞致仕。所著有《流光集》，一名《盛御医集》。子僎，孙皑，俱以医世其家。从子伦字文叔，少传寅学，又遇异人授堪舆学书，尤精其术。

乾隆十三年《苏州府志·艺术》曰：盛寅，受业于郡人王宾。初，宾与金华戴原礼游，冀得其医术。原礼笑曰：吾固无所吝，君独不能少屈乎？宾谢曰：吾老矣，不能复居弟子列。他日俟原礼出，窃发其书以去，遂得其传。将死无子，以授寅。寅既得原礼之学，复讨究《内经》以下诸方书，医大有名。永乐初，为医学训科。坐累输，作天寿山。列侯监工者见而奇之，令主书算。先是，有中使督花鸟于江南，主寅舍，病胀，寅愈之。适遇诸途，惊曰：盛先生固无恙耶？予所事太监正苦胀，盍与我视之？既视，投以药立愈。会成祖较射西苑，太监往侍。成祖遥望见，愕然曰：谓汝死矣，安得生？太监具以告，因盛称寅。即召入便殿，令诊脉。寅奏：上脉有风湿。帝大然之。进药果效，遂授御医。一日雪霁召见，帝语白沟河战胜状，气色甚厉。寅曰：是殆有天命耳。帝不怿，起而视雪。寅复吟唐人诗“长安有贫者，宜瑞不宜多”句。闻者咋舌。仁宗在东宫时，妃张氏经期不至者十月，众医以娠身贺，寅独谓不然，出言病状。妃遥闻之曰：医言甚当，有此人何不令早视我？及疏方，乃破血剂。东宫怒不用，数日病益甚。命寅再视，疏方如前。妃令进药，而东宫虑堕胎，械寅以待。已而，血大下，病旋愈。当寅之被系也，阖门惶怖曰：是殆磔死。三日，红杖前导，还邸舍，赏赐甚厚。仁宗嗣立，求出为南京太医院。宣宗立，召还。正统六年卒。两京太医院皆祀寅。寅弟宏，亦以医能世其家。有刘毓，字德美，其传出自寅；与李懋，字思勉者，成化间俱官至御医。

乾隆十八年《长洲县志·人物二》曰：盛寅，居长洲之平江路。卒年六十有七。

时觉按：嘉靖三十七年《吴江县志·典礼志四》《典籍表》载录，作《盛御医集》，一名《流光集》。

《杏园稿》 佚 1424？

明华亭张年（公寿，杏园先生）撰

康熙二年《松江府志·艺术》曰：张年，字公寿，华亭人。慷慨高简，善为文。永乐中，再征不起，隐于医，治疗若神。所著有《杏园稿》，时称为杏园先生。

嘉庆二十三年《松江府志·古今人传三》曰：张年，元季由鸳湖避兵海上，因家焉。父纶为太医，洪武中尝以事被逮，年徒跣诣阙，冒死陈状，卒白父冤。后以医征，不就。永乐中，廷臣荐其才，下诏征聘，年复固辞。时人高其雅尚。为诗文工而有法。居白沙乡，舍旁隙地，种杏成林，人称杏园先生。著有《杏园集》。

乾隆四十八年《上海县志·独行》曰：张年有《杏园稿》。及卒，四方名流各赋诔章挽之，有“萝室半间俱是药，云山千顷总成诗"，又"旧业尚余云阁在，春花空发杏园幽"之句。其见重于时如此。

《无碍集》 佚 1456？

明常熟蒋绂（洪章，无碍）撰

《吴中名医录》曰：蒋绂，字洪章，号无碍，明常熟人。景泰进士，擢试御史。晚精医术，有《无碍集》。

时觉按：《吴中名医录》据《中国人名大辞典》载录。

《医说》 佚 1469？

明太仓陈桐（安道）撰

光绪六年《壬癸志稿》卷五曰：陈桐，字安道，治六世孙。好读书。尝从吴与弼参讲理义，诚心质行，言笑不苟，并知医理。

时觉按：民国八年《太仓州志·艺文》载录。吴与弼，字子傅，号康斋，崇仁人，明代著名学者、理学家，生于洪武二十四年，卒于成化五年。

《续医说会编》十六卷 存 1493

明昆山周恭（寅之，梅花主人）辑

自序曰：宋张季明作《医说》十卷，上自三皇并历代以下名医一卷，医书、本草、针灸及医之神者又一卷，其他神方、诊法，并百病类门，与夫医功报应警于世者，准是数也。其间所序者，求其精微，取法于后世，阐明三皇以来之道，则未有闻焉。予因其所未备者搜而得之，医书则二十三条，针灸者一十九条，脉法之条十有五，论医之法三十有七，用药者三十八，其药戒则二十一，养生调摄并食忌总计八十余，通类医之能否者则有十四。余列季明所未有者及百病分门治法，一病而施治有不同者，又将千余，诸方二百六十余，则又次之，凡十八卷，名曰《医说会编》。使学者求季明之书，参予之所宜者，于《素》《难》诸家溯而通之，医之术微有所试矣。予尝谓，从圣贤之道，求圣贤之心，不过以利济天下，其达而在上，于天下之物莫不有被其泽者，其穷而在下，则虽有扶世阜民之志，将安展其所施乎？故先正有曰：达则为良相，不达则为良医。相不可幸而致，医又安可幸而为耶？盖欲其利物之同心也。吾将告夫忠信之人，以仁存心，以及物为意，则其术必有大过人者；使心驰于利，则必昧乎其术，求免于杀人者寡矣。是何异于宰物者之阳仁义而阴苞苴，又欲求乎盛名而保禄位，其与索价之医，望十全之治，求通于时，不亦难矣。所谓良相良医可乎？《医说》之书，幸投于君子，则万世生民之利何其博哉？弘治六年癸丑秋九月下浣，昆山周恭书。

归有光序曰：周寅之先生与大父同里相善，为诗社友，日相过从。予世父及先人皆少从学。予年七岁，从授《孝经大义》，见先生竟日焚香端坐，时称隐君子者，必曰先生。先生尝作八诗，吴文定公为之序，刑部周充之跋而刻之。先生之子婿河南右方伯朱颙伯梓其诗稿，曰《沈流集》。先生尤好方书，尝取宋张季明《医说》，增广其未备为五十卷。其自叙以为学人求季明之书，参予之所宜者，于《素》《难》诸家溯而通之，医之术其庶几矣。又病季明书，求其精微取法于世，阐明三皇以来之道，未有闻焉，则知先生之所以自负，盖谓其能有所发明而得其精微者。东仓曹比部用晦嘉其有益于世，因锓梓以广其传，而先生之孙太学生世昌请予序之。予观其书，皆先生手自缮写，笔画端楷，无一字潦草，叹其为之书不苟也。昔汉成帝河平中，命侍医李柱国校医经七家、经方十有一家，后世其书益广，无虑数百家。今自神农黄帝经方、扁鹊《八十一难经》及《灵枢》《甲乙》诸书，世多有存者，如六经未尝不行于世，顾学者得其精微为难耳。观先生之所自叙，则知其所自得愈于季明之书，其可传无疑也。比部君能梓行之，仁者之用心，尤可叹尚云。隆庆三年夏四月乙亥，门人前进士归有光舟次安平书。

《续修四库全书提要》曰：明周恭撰。恭，崑山人。《苏州府志·艺文》载恭所著书凡八种，其关于医事者有《增校医史》四卷、《医效日抄》四卷、《事亲须知》五十卷、《医统续编》五十卷，独未及是书。未知与《医统续编》是否字有传讹，抑是各为一书。是书为续宋张杲《医说》而作，恭自序略谓：张氏书所叙，求其精微，取法于后世，阐三皇以来之道，则未有闻焉。故因其所未备者，搜而得之云云。其目分医书、针灸、脉法、论医、用药、药戒、养生、调摄、食忌、杂忌，以及胪列诸证，分门治法，终以诸方，统名曰《医说会编》，盖与张氏书合刻并行。张氏书《四库》已著录，此单行《续编》十八卷，则恭所自辑也。综观两书，张氏博采子史说部，多出医书之外，于医书仅及许氏《本事方》《鸡峰普济方》等，所载罕见之证以广异闻。恭书则多采通行医书，以张从正、李杲、朱震亨、罗天益诸书医案为大宗，而旁征载籍，不及张氏之博。案：北宋以前犹承六朝隋唐遗风,学重博通,金元以后,学分门户,取义较狭,医术亦然。恭生明代,耳目濡染于金元诸家,转以病张书之未极精微,未闻大道,不知张氏三世传医,旁通群籍,用资考证,重在佚闻,原非以为医家科律正法。恭之所采,虽足补所未备,而于张氏之编辑本意,实未尽合。其论古书一门,所取金元诸家之说,亦未尽甄录精当。末卷诸方一卷,多半属普通常用之方,人所共知者,既无发明,似涉旒赘。大凡著述,称续某书者,往往求胜于前人,而反不及前人,然彼此互证,究可增益见闻,且可觇学术风气之变迁沿革。是书固所不废也。

时觉按:又名《医说续编》,续宋张杲《医说》而作,有弘治六年刻本藏中国中医科学院、上海图书馆,有隆庆三年曹用晦重刻本藏南京图书馆。《中国医籍考》卷四十九载录,“存”,录弘治六年自序、隆庆三年归有光序。乾隆十六年《昆山新阳合志·人物·隐逸》载录周恭《医说》,当即此书。康熙三十年《苏州府志·人物》卷七十四载录《医史》,乾隆十三年《苏州府志·艺文一》载录《医史》《增校医史》四卷,或即为是书。

《续医说》十卷　存　1522

明吴县俞弁(子容,守约)辑

自序曰:齐梁之人有言曰,不明医术者,不得称为孝子,此过论也;宋儒谓,治病之委庸医,比之不慈不孝,事亲者不可不知医,斯言旨哉。时之名医,若甄权、许智藏、李明之、朱彦修,咸以母病习医,研精覃思,遂究奥妙,盖君子之存心无所不用其至也。弁虽不敏,癖于论医,或闻师友讲谈之余,或披阅诸史百家之文,凡有会于心者,辄手抄以备遗忘,积久成帙,釐为十卷,名曰《续医说》云。匪敢与古人颉颃,将来好事者共之。壬午七月望日叙。

吴恩叙曰:御寇有言,医者理也,理者意也,何稽乎?理言治,意言识,得理与意,料理于未见曰医,超然望闻者,无几也。降则不理不治,不识不明。斯二者,不言不详,以故圣人尚乎辞说者,谓《经》始于轩岐缓鹊辈,识其意者也。仲景下,代有名士,有方有论,有原有辨有法,耿耿与繁星并丽而不磨者,圣人以道仁天下,起危养安,斯已矣。而又立言以匡扶百代,其为虑不广且勤哉。神而明之在人,子容氏有意焉久矣,苦心探赜,学以聚之,问以辨之,精思以强勉之。董生曰,强勉学问,则闻见博,知益精,然会博而归约,则君子贵乎详说也。是书述古法今事,积有岁月,得理与意者,纂载不遗,子容之用心,亦勤矣。病其繁也,故略节取之,以讲于家塾,有就有道意,盖以人之司命,不敢肆然而轻耳。考其言,有先经以始事,有后经以终义,则系之以“经曰”,示无专也;有以脉而辨证,有以证而辨剂,的之己见者,则系之以“余曰”,示无私也;得之前烈,参之时贤者,则系之曰“某人曰”,示无掩焉。盖得于意则见于言,本始以清其源,推委以别其流,酌中随时以明其宜,以通其变,而参伍设置,尚其权也。有论而无方,神其用也;祖乎帝,继其志也;征诸今,尚时也;文以定志,达其意也;削履而成什,要诸理而止也。博而要,辨而精,简而核,迹其所到,真可究之施行者矣,殆与医案医原相胜负,其可也。鬼神泄其秘于此矣,子能秘之家塾,不布百代耶?噫,孰知无是心也,俟乃绵邈光于世世,则后起者,吾谅其惑焉。子容姓俞,名弁,以翁约斋号,故自附曰“守约”云。嘉靖甲午,乡贡进士白海吴恩序。

陆师道序曰:太史公作《史记》传淳于公,备书其所奏治病死生验者,主名病状、诊候方药,具悉不遗。夫史必关天下之故,而书纪传所略者亦众矣,而何独详于一艺焉?嗟乎!人之所病病疾多,医之所病病道少,苟有明效大验,章章若是,而可不大而传之乎?盖将以析同异,极变化,决嫌疑,定可治,求合先圣之道,以立度量于万世。轩岐尹鹊之空言由是不诬,其所关岂小小哉?余友俞子容氏,好数喜书,其身所取效者无虑数十,既皆表而籍之,乃益取近世名人文集杂纪有裨于医者及耳目所睹,记得失,论而附焉,名曰《续医说》,来求余为序。余以自汉以远,良工数人,代有作者,论针砭则祖《素》《难》,言《本草》则宗《汤液》,说脉法则推叔和,述方论则称仲景,涂辙虽殊,要皆有利于物。然学者视为术数小道,致远恐泥,缙绅先生不道焉。而仓公独赖史迁之文,至今交于学士大夫之口,是知为术虽精,取效虽多,诊籍虽详,非文无以传也。今子容所纂,其大者既以拾四子之遗,探三圣之奥,析同异,极变化,决嫌疑,定可治,而尤不专专于一方一论之微,每于先正巨儒之言有取焉,可以知其志之所尚矣。视夫医案、脉旨、歌括、图说之流,果何如哉?其传盖可必矣。嘉靖丁酉春三月既望,赐进士出身承德郎礼部仪制清臾司主事管理制敕长洲陆师道叙。

黄省曾跋曰:今之郡国绝寡赫然高医者,何哉?夫亦由守习先术者安无变裁,纵任胸臆者肆为施疗,苛疾庶旦刻之功,授剂需铢锱之财,邦靡禁条,十全道废。况夫医者圣智之长,神明之事也,古以康物,今以丰家,古以名世,今以糊口,无怪乎仓扁之寥寥也。俞弁少穷《素》《难》,博研群典,测古酌今,表奇征谬,笔为《医说》续集,非知医之深者不能与此。噫!若子容者,可以光于青囊之学矣。五岳山人黄省曾撰。

陆粲跋曰:吾吴中故多医,自项老成沦谢,此道盖衰。妄一男子,挟数十品药,辄自诡知医,实未尝读

《素》《难》一字，徒漫澜射利，以人生死为戏耳。悲夫！俞君此编，援据该博，而立论能发前人之秘，在今日曰绝无而仅有非耶？君好读书，自稗官小说，无所不窥，手自笔录，至数百千卷，君子谓其深于医也，盖稽古之力多矣。丁酉秋日，小疾新愈，漫读一过，为书其后。石帆山人陆粲谨志。

《续修四库全书提要》曰：不著撰人名氏，明吴勉学、鲍士奇同校刊。前后无序跋。吴氏所刊诸书往往序跋漏载，且有刊时未漏载而印本缺之者。是书杂采诸书，或注出处，或不注出处，大抵明人之说为多，间及宋人说部所载逸事，唐以前书仅偶及之。共分二十七目，随意标题，有一类仅二三条者，其论病证既非赅备，而以证分目，又时参入他证，义例未纯。案：宋张杲《医说》，取材宏富，编例清晰，夙称名著。明初，周恭辑《医说续编》，虽不及张氏之博洽，而所采多名医撰述，论病切实，亦不失为有用之书。是书既名曰"续医说"，意固在继张氏之后，专收遗闻佚事，其宗旨与张氏相合，见闻未广，理解未深，较之周氏《续编》，程度更在其下。而书出较晚，于明代事较周氏所载增多，谈医林掌故者，亦可资参考。吴氏于《医统正脉》之外，所集刊医籍尚复不少，虽疏于考订，要不可谓非好事者耳。

民国二十二年《吴县志·列传》曰：俞弁，字子容，吴人。以翁号约斋，故自附曰守约。撰《续医说》十卷。

时觉按：《中国医籍考》卷四十九载录，"存"，录壬午自序、嘉靖甲午吴恩序；《续修四库全书提要》称"不著撰人名氏""前后无序跋"。有日本万治元年戊戌刻本藏上海中医药大学，上海科技出版社 1984 年附于《医说》，影印出版，署为"姑苏俞弁子容父著，新安吴勉学师古父校"，前有嘉靖甲午吴恩序、嘉靖丁酉陆师道序、俞弁壬午自序，后有嘉靖庚寅黄省曾、日本万治元年陆粲二跋。

《医学百问》 佚 1505？

明昆山卢志（宗尹，丹谷）撰

乾隆元年《江南通志·人物志》曰：卢志，字宗尹，昆山人。精《素》《难》诸家之书，官太医院判。武宗南巡召志，志趣告诸大臣，言：冬得夏脉，于法不治，愿定皇储以安国本。侃侃关宗社大计。寻致仕。尝与修《本草》，著有《医学百问》等书。

时觉按：乾隆十三年《苏州府志·艺文一》及乾隆十六年《昆山新阳合志·艺文下》载录，乾隆元年《江南通志·艺文志》作《医药百问》，光绪《昆新两县续修合志·著述目上》作《医学百问辨》。

《樗庭稿》 佚 1522？

明丹徒丁元贞（惟诚，椿庭）撰

民国十九年《续丹徒县志·人物志十》曰：丁元贞，字惟诚，号椿庭。祖德，以医术鸣；父宁，举于乡，官建宁右卫经历；兄元吉。元贞侍宁官所，稍长，锐意进修，好读医书。尝曰：古称良医与良相功同，能起废生死，人顾不可行其志乎？乃取炎黄俞秦之典及近代诸名家著述熟读精究，久之，充然有得。既乃遨游江湖间，以其业济人，恒收显效，然未尝斤斤求值。年七十八卒，著有《樗庭稿》藏于家。杨一清铭其墓。

时觉按：杨一清，字应宁，号邃庵，丹徒人。成化八年进士，历成化、弘治、正德、嘉靖四朝，官至内阁首辅，卒于嘉靖九年。则是书成于此前。

《医学管见》 未见 1534？

明丹徒何塘撰

时觉按：嘉庆九年《丹徒县志·艺文志》载录。明武陟何瑭，字粹夫，号柏斋，亦撰《医学管见》一卷，有医论二十二篇，原载《柏斋文集》卷十，国内绝少流传。日本文政四年即道光元年，丹波氏有手校本，后藏日本国独立行政法人国立公文书馆内阁文库，2003 年收于《海外回归中医善本古籍丛书》，人民卫生出版社排印出版。前有嘉靖甲午自叙，谓因读《素问》及《玉机微义》二书而作，其说皆主于大补大攻，收于《四库全书》存目。何瑭，弘治壬戌进士，官至南京右副都御史，谥文定，宦迹未及丹徒。虽作者、书名相近相同，何塘并非何瑭，丹徒亦非武陟，二《管见》亦非同书。是书未见书目载录，或已佚失。

《医宗正旨》六卷 佚 1542？

明江阴黄五辰撰

道光二十年《江阴县志·人物三》曰：黄五辰有《医宗正旨》六卷行世。

时觉按:《中国医籍考》卷五十六据《江阴县志》载录《医家正旨》六卷,“未见”。

《医经正宗》八卷　未见　1542?

明江阴黄五辰撰

时觉按:《大辞典》《联目》俱不载,《中国医籍考》卷五十六载录,并谓“存”;日本内阁文库藏明嘉靖十八年广勤书堂刻本八册,2016年中华书局收于《海外中医珍善本古籍丛刊》第218~219册,影印出版,则为虞抟编集,武夷山方道明校正,非关黄氏。又据道光二十年《江阴县志·人物》之《戚秉恒传》载录黄氏《医家正旨》六卷,“未见”。

《医家名言》　佚　1549

明三吴张世华(君美,思惠)撰

宗臣《太医院院判思惠张君墓志铭》略曰:嘉靖二十九年八月十一日,封太医院院判思惠张公卒。按状,公讳世华,字君美,思惠其别号也。生而聪敏超特,自少锐志于儒,涉猎经史,通其大义。既而怙恃早失,家道中衰,乃幡然曰:心存爱物,医儒一道也。复修世业,遂能尽卢扁之术,所试辄有奇效,名藉藉闻三吴,时负疴及门求疗者如市。正德间,吴大疫,公移药囊于道衢,随请而应,全活数十人。吴有富室子,病瘘三年,诸医束手不治。公曰:此病在疡也,急以五毒之剂攻之,即起矣。已而果然。其人酬之百金,公笑而却之曰:吾何利哉?姑验所见耳。他如此类者,不可殚述。著《医家名言》若干卷,将传于世云。(《宗子相集》)

《古今图书集成·医部全录》卷五百十二曰:按《苏州府志》:张世华,字君美,其先汴人。宋南渡时,有彦者以防御使拥兵卫吴,遂家焉。三传至端礼,始以医名。逮元善进为保冲大夫,曾大父缙尤著名,尝为周文襄所礼重。父颐,字养正,能豫刻年月,决人生死。世华尝就征,从使西南诸国,军士行道病者,多赖全活。正德间,吴大疫,世华携药囊于通衢,随请而应。有酬之金帛,笑而谢之。子承宗,孙学礼,并以保御劳擢官。

时觉按:《中国医籍考》卷五十七载录,“未见”。

《治法捷要》　佚　1566?

明江阴吕夔(大章)撰

时觉按:道光二十年《江阴县志·人物三》载录。

《世效单方》,《葆元行览》　佚

明江阴吕应钟撰

道光二十年《江阴县志·人物三·吕夔传》曰:吕夔,子读,字明经,医名如其父。读子应钟,字元声,太医院吏目,传禁方而变通之,能望气决人死生,或谈笑间疗人痼疾。好客,好山水,好诗。孙文介铭其墓。著有《葆元行览》《世效单方》两书,又有《长春堂诗稿》。

《杂录》一卷　存　1569

明海陵何柬(文选,一阳子)撰

时觉按:录南畿督学文院试卷《儒谓医类小道其说当否》、文院试题外撰呈进《五运六气变化胜复淫治抑果切于医乎》、泗州按院试《痰火郁病源形症脉治》及医论《不知易不足以言太医》,凡四文。据经立论,笔法犀利,亦足见古之医事考试之一斑。附于《医学统宗》为卷七,隆庆三年己巳刻,世仅存此。

《试论》一卷　存　1569

明海陵何柬(文选,一阳子)撰

时觉按:载何氏医论《伤寒传足不传手辨》《二陈汤即脾胃药》《四物汤亦是脾胃药》《引〈内经〉辨彦修论疟似凿》《原辰戌不云土而云太阳寒水》《论医固执陋见》《论注〈内经〉甚难》《论医不读素灵执方用药》《论上古中世议论今人到不得》,凡九篇。附于《医学统宗》为卷七,隆庆三年己巳刻,世仅存此。

《推篷寤语》一卷　存　1570

明云间李豫亨(元荐)撰

自序曰：舟之亡所见者，篷蔽之，人之懵所知者，寐障之。舟非篷则丹厓碧流在望矣，人非寐则开户发牖昭如矣。非心目不及也，物翳之也，物翳去则心光目色朗然畅矣。余夙慕古人奇节轶行，操铅椠以干有司之知，恒欲稍稍施用于世，顾性拙命奇，迄不如志，驰逐而不知止久矣。夫余之寐也，岁庚午始捐举子业，谒天曹选，将从游缙绅先生以求通余寐焉。挂帆北征，时适春暮，每推篷坐舟次，纵观淮徐齐鲁之风物，仰瞻泰山之磅礴，北顾黄河之奔流，盖天下之大观几得其半矣。乃喟然叹曰：伟哉山川！天其假此以通余之聩聩耶？夫六艺之囿至广，道德之渊至深，其高达于无上，其卑入于无下，藏若江海，达若康庄，学者旷然而通，爽然而明，则内外之分弗淆，荣辱之情靡忒，即钟彝竹帛，犹且与吾性不相涉入也，况乎挈量进退咫尺间哉？余自少迄兹，钻研故纸，泛滥诸家，穷昼夜之力不废，且濡染先公遗训，咨诹先达名言，孜孜惟恐不逮者历念余年矣。兹游也，乃因舟中之暇，摅夙昔所知解表见古今嘉闻懿行可垂世则者，间附己意，形之楮素，累数百条，总若干卷，庶几哉，启昔之寐而为今之觉乎？虽然，昔人有言，梦中说梦，自以为寤矣，匆匆然与人言之，不知其尚寐也。余之寤也，毋乃类此？其方梦也，不自知也；梦之真醒也，不自知也；同余梦者，亦不知也。惟先觉者知之。今学士大夫高明俊爽，晖映先后，其于道德阃奥，固有神悟而心解矣。余也幸观泰山之崇高与黄河之萦带，且仰觐天子宫阙之宏丽矣，而非求如欧阳子之文章与韩文公之才抱若苏子所称者，以尽余之大观，又乌能自已也？因名曰《推篷寤语》，以俟当世之先觉君子。时隆庆庚午四月既望，云间李豫亨元荐甫。

王寿芝序曰：医不三世，不服其药。又曰：九折肱方能为活人之术。医学自前清季年，由不工商者厕身其间，荒落益不堪言。华洋交通，东西医输入，文秀之士始留心科学，本格致而旁及医术。搜古籍，研新术，虽他族有一日千里之势，我岐黄家学亦群竞发明，以与相抗衡。往往内症经他族告绝不理者，经我医对症进方，立起沉疴。同社裘君吉生有搜刊医书之举，不佞于无锡孙君文修处见《推篷寤语》一书，系前明松江李豫亨字元荐所著，此书原版已毁。先生自幼性耽博览，始从师好诗，辄学诗，见祈祷有验，辄学祈祷。嘉靖丙申从其父海楼宪副收大沩寇，多集兵书，辄喜谈兵，兼习韬钤星遁射弩诸法。自楚归吴，即捐夙好，专习举业，游胶庠间有声。时文衡山诸公以书画鸣，辄学书，旁及古迹名绘，善鉴赏。继而有以养生说进者，辄喜谈养生，搜辑玄家梵荚数百种，更及于医卜星相，莫不窥其奥妙。顾数奇迄不如志，隆庆庚午始捐举业，以鸿胪谒选。自苏赴京，舟行多暇，摅夙昔所知能表见者，汇为《推篷寤语》计九卷，内分测微、原教、本术、还真、订疑、毗政诸篇。该洽古今，贯穿百家，蘧蘧焉足起人意。末附以往来论学函牍一卷，共十卷，隆庆辛未秋梓行。不佞因原教、本术二篇有关医术摘抄以贡同仁，可见先生当日谈医之一斑。何今之以医名世者墨守一家言，《灵》《素》诸书既少涉猎，欲其旁通格致，学究天人，不益戛戛乎其难哉？讵知百凡学术，不进即退，势无中立，将来地轴迁移，空气变换，寒温带冷热长缩，有违旧序，万汇在交气之中呼吸酝酿，病日出而日多，则术亦宜日进而日精。现在西医霉菌血清电气疗治诸法，较之古人已上一层，再经数十年精益求精，后之视今，亦犹今之视昔，此亦进化之公理也。先生不以医名世，而能博学周知若此，吾侪在医界适当学术竞争潮流，而不融洽中外之书，以拯斯人疾苦，读先生遗篇当亦废然自返矣。是为序。中华民国七年十月下浣，新安古黟王寿芝兰远序于江村游六轩。

陆声树跋曰：昔华胥子既梦寤，而以其言质之天倪生也。天倪生曰：若今梦耶？宁向者之非寤乎？华胥子惘然失，疑其为呓语也。此昔人蕉鹿之辨，喻真于至道者，梦与觉两忘之也。予读李子中条所著《寤语》，该洽古今，网罗前闻，贯穿百家，蘧蘧焉足起人意者，信李子寤矣。因假其言以寤世耶？予愳夫世之难寤也。彼懵于见闻为华胥之徒者，安知不以李子为呓语耶？虽然，启蒙发聩在李子则既寤矣，乃若真于至道而梦觉两忘得之言，诠之外者，世亦安得天倪生而质之？云东病叟陆声树跋。

《三三医书提要》曰：《推篷寤语》一卷，明松江李元荐著，社友王兰远君节录寄社间。多哲学家言，颇关卫生养性，而于医药上论列尤为未经他人所道破者。盖先生学甚博，尝搜辑玄家梵荚数百种，归结为及于医卜星相。隆庆庚午以鸿胪谒选，自苏赴京，舟行多暇，抒夙昔所知能表见者汇为本书，计九卷，内分测微、原教、本术、还真、订疑、毗政诸篇。王君兰远将其中有关医术者摘成一卷，余详序文。

时觉按：收于《三三医书》。

《登坛必究医药》一卷 存 1599

明淮阴王鸣鹤(羽卿)编辑

王鸣鹤《辑医药说》曰:国家所藉以安社稷卫生灵者,必先于军典之典,故出万死一生,为社稷生灵授命效力,莫重于军,而为将者所宜体恤爱护,亦莫重于军,故上必爱其下,斯下必忠其上,如手足腹心无间于内外,而后鼓舞运动,靡不如意,此必然之势也。穰苴医药必亲,三军之羸弱者争先以赴战,吴起为卒吮疽,能得众志,韩秦不敢侧目西河之境,拊循之效验可概睹已。夫民命至微,而欲生恶死,其情则一,吾既以置身于戈矛锋镝之下,苟体恤爱护之弗,固是自弃其众也,既自弃其众,一旦用以决战而望其敌忾,其将能乎?故曰:惟民是保而利于上。又曰:良将养士,不易于身。斯真万世之龟览哉!乃辑医药而系之臆说如斯云。

《登坛必究凡例》曰:是辑止取别刻有关兵事者,乃系昔时随阅随笔,未暇檃栝,分类多端,且未尝参入己见,缘武人智识短浅,不敢与当世名公钜卿颉颃,而谭时事惟恐为高明所窃鄙,故专事汇辑而鲜发挥,阅者谅之。

时觉按:王鸣鹤万历二十七年撰兵书《登坛必究》四十卷,有明万历刻本,解放军出版社与辽沈书社1990年收于《中国兵书集成》,影印出版,其卷三十二为烽燧、间谍、谋主、祭祷、医药。医药篇卷端题:《登坛必究医药》一卷,署:淮阴王鸣鹤编辑,姑苏袁世忠校正,门生广陵方元壮、贵阳钟伏武同校。首载王鸣鹤《辑医药说》,下为疫气诸病捷说、治法、折伤金疮说、破伤风论、行军烟火所伤、冬月手足皲裂、救五绝死,为军中所必需者。《联目》载录《登坛必究医药》单行本,有明刻本藏天津市医学高等专科学校。

《郁冈斋笔麈》四卷 存 1602

明金坛王肯堂(宇泰,损庵,念西居士)撰

自序曰:余幼而好博览,九流百家,无弗探也,遇会心处,欣然至忘寝食。既寡交游,无同好可与谈者,时时札记,以管城君为谈麈尔。性疏懒不耐收拾,辄复失去,其存箧者多近年书,盖千百中之一二也。犹子懋锟以为有用于世,虑复散失,因捐资刻之。吁!余不肖,五十无闻,正坐分心多歧以至此,而复行此以引后生,无乃重吾过也欤!然业已成三卷,不可止矣,姑书以志吾悔。时万历壬寅腊月既望,念西居士王肯堂书。

秦之济序曰:《郁冈诚笔麈》,明王肯堂撰,《四库全书》采藏之,其书目提要复甚称之。尝观自序云:余幼而好博览,九流百家,无弗探也,遇会心处欣然至忘寝食。既寡交游,无同好可与谈者,时时札记,以管城用为谈麈。盖以天纵之才,益以力学,发为言论,宜尔独具只眼,排倒一切也。书凡十二卷,论医学者占十之三四,余读而称善,思所以介绍于同志。因嘱钱子季寅节录专册,细加校雠,并张小目,厘为二卷,易其名曰:《医学笔麈》。夫王氏《证治准绳》集明以前医学之大成,博采广搜,几家置一编,读此将益叹其见高识广,得未曾有焉。至此书成于万历三十年壬寅,《准绳》成于万历三十二年甲辰,为时仅二载,当是辑《准绳》时有所发而另存者,则更可与《准绳》相互证云。丙寅八月上海秦之济伯未甫记。

《四库全书提要》曰:是编第一卷所载医论诸条凡四十页,皆深切微妙,得古人法外之意,与所作《证治准绳》足相表里。其他杂论天文算术、六壬五行家言,以及赏鉴书画之类,亦颇足资参考。惟生于心学盛行之时,凡所议论大抵以佛经诂儒理,甚至谓教习、庶吉士当令看《楞严经》,是何言欤?

时觉按:南京市图书馆藏明万历刻本,收于《四库存目丛书》。民国初年秦伯未选辑重订为二卷,卷上稀痘秘方、寒热因用二十五则;卷下发热胁痛十四则,阐述医理及杂病证治。

《肯堂医论》三卷 存 1602

明金坛王肯堂(宇泰,损庵,念西居士)撰

《中国医学大成提要》曰:明王肯堂著。肯堂字宇泰,金坛人。其上卷列痘疹发微、惊风,中卷列论望色、论扎脉、论人参、论犀角、杂记,下卷列三疟治验、神水治验、制神水秘法、妇科良方。是编与《灵兰要览》皆有连带关系,亦有顾晓澜先生评注,更为明晰。裘吉生君同刊《三三医书》中。爰增圈点,校勘付入本集,以广流传。

时觉按:《中国医籍考》卷六十载录"《医论》四卷,未见";乾隆元年《江南通志·艺文志》载录《医论》四卷,其《杂说》又载录《念西笔麈》四卷,《笔麈》与《医论》内容不一,当非同书。是书前后无序跋,卷上列痘疹发微、惊风等儿科证治；卷中诊法、药论外，杂记二十一则，录《梦溪笔谈》《医经秘旨》医论及医案验方；卷下为古人临症医案验方，所录宋庞安时《伤寒总病论》十条，明人卢复芷园治验十二条，辨证精细，尤能启迪学者智识。经门人高隐号果斋订正刊行，道光间顾金寿重订，又加评阐。

《平疴帖括》二卷　存　1602

明金坛王肯堂(宇泰，损庵，念西居士)原撰，上海秦东隐重编

自序曰：夫医何道也？非有恒而性禀聪明者不足谈也。余幼慕是业，每于鸡鸣风雨之夜，窃阅《素》《难》《灵枢》及长沙、河间、东垣、丹溪诸书，但其理渊微，如渡海无津，如绳触牖者二十余年。或潜心细悟，会意于竹露天风，或时至心灵，猛醒于夕霞寤寐，虽自问未工，而穷究于今古者有年矣。以管窥天，亦得一二。今欲择子弟之近此者以继余业，恐升堂无阶，从何引进法门？金沙王宇泰先生《医镜》原本，论列症形，用药活法，行文甚了，辩论且详，余更为之损益，有论同治稍异，有论异而治相同，名曰《平疴帖括》。盖取简而能赅、药而能括之意也。然此实为初学具，非敢语诸人而蹈高阳之受讪也。龙飞康熙十八年岁次己未嘉宾月，海上秦东隐书于载羲山堂。

时觉按：是书有张伯讷手抄本藏上海中医药大学。

《医辨》三卷　存　1602

明金坛王肯堂(宇泰，损庵，念西居士)撰

松冈序曰：予尝搜索先考橘轩翁平生抄录，得王肯堂医论摘钞数十叶，读之，其中颇多要语良方，但憾未见全书。顷书坊人携来一书请序，题曰《王宇泰医辨》，未知何人所撰。盖熟读二书，节取其精要，以备未读二书者之省览，可见其用心之仁且勤矣。夫王氏之著《准绳》也，就戴复庵《要诀》而推衍增益之，古今方法莫不该载焉。倾群方之渊海，集治法之大成，学者不可不读焉。然简帙巨大，恐穷乡僻邑难容易购得贮蓄，且得此抄本而读焉，则不劳多日涉猎，亦足以了大意矣。顾夫读书之法岂在多哉，须得其要耳，苟得其要，则引伸触长，可以临机应变矣。不然，汗牛充栋，亦何益于治？此学者所当知也。正德丙申季春日，松冈恕庵成章序。

伊东大业纲跋曰：王太史《证治准绳》并《医论辨》，诸症明且尽矣。予尝反复二书之余，抄纂精确详明尤切于治疗者，名曰《王宇泰医辨》。凡上、中、下三卷，乃以缮写，元禄壬申阳复之日成焉。伊东大业纲。

时觉按：有日本元禄五年壬申即康熙三十一年刻本藏上海、南京图书馆；松冈序所署正德丙申乃日本年号，为康熙五十五年。

《壶隐子医谭一得》二卷　存　1603

明淮阴刘浴德(肖斋，子新，壶隐子)撰辑

时觉按：收于《壶隐子医书四种》，有清抄本藏中国国家图书馆，2002 年收于《国家图书馆藏稀见古代医籍钞(稿)本丛编》，影印出版。前后无序跋，无凡例，不分卷，首总论内伤外感辨惑，次述内科诸症，自第一内伤、第二外感、第三时行病、第四大头瘟，直至第二十四斑疹、第二十五虚损、第二十六五劳附六极七伤，依次各有序号；以下自汗、盗汗、肺痿、肺痈，直至腰脊痛、疥疮、痈疽，各门无序号，其末却署：壶隐子医谭一得续集终。则其书当以有无序号分正、续二集，然未明言，且正文“五劳六极七伤”下并无分页，直接“自汗”。

《传心诀》一卷　存　1605

明上海刘全德(完甫，一仁)撰

时觉按：嘉庆十九年《上海县志·艺文》载录，有抄本藏上海中医药大学。删补《考证病源》而成，无序跋，载用药传心诀、治病主药诀、诊脉传心诀、病因总赋等十一篇，及六十余证治。另有《医学传心录》一卷，撰于道光间，为民间医生钱乐天所藏，封面有“上海刘一仁”五字，无序跋，以歌赋述诊脉、汤头、本草及内科、妇产科证治，凡八十七章。《联目》《大辞典》均不载，有抄本存世，1954 年河北省卫生工作者协会改名《中医捷径》内部出版；1958 年河北省中医研究所筹备处据抄本校订排印。二书篇目大体雷同，则是书即《医学传心录》。

《钩玄秘集》一卷　佚　1605

明上海刘全德(完甫,一仁)撰

时觉按:《中国医籍考》卷六十据《医藏目录》载录,“未见”。

《医宗正脉》五卷　佚　1617

明金坛傅懋光撰

时觉按:《江苏艺文志·常州卷》据《江苏历代医人志》载录,“佚”。傅懋光,多以为会稽人,《江苏艺文志》《江苏历代医人志》均作金坛人,生于明万历元年癸酉,卒于崇祯十七年甲申,寿七十二岁。初习举业,后弃儒习医,遂读《素》《难》及诸家医书。曾赴辽东觅弟,逢时疫,拯民于水火,力主救治事,所活甚众而不取酬,朝廷闻之,予嘉奖。万历三十五年丁未礼部考核,授太医院吏目,送圣济殿供事,兼任太医院教习官。万历四十五年丁巳擢升上林苑右监丞。天启三年升太医院院判,次年升院使,天启七年升御医,同年为上治病有功,再升鸿胪寺卿。后称病归乡养老。崇祯元年诏复原职,崇祯七年升太常寺卿。曾为朝鲜内医院教习官御医崔顺立等讲析医学疑义,任正教。其讨论纪要,著《医学疑问》一卷、《医宗正脉》五卷。另辑《医学集要经验良方》八卷,佚。

《医学疑问》一卷　存　1617

明金坛傅懋光撰

礼部移文曰:礼部为乞赐明移,俾质医方事,祠祭清吏司案,呈奉本部送。据朝鲜国陪臣议政府左议政等官李延象等呈称:窃照医家所传,实关生人,小邦之设局置官,以济天瘵,其来久矣。惟是海外偏邦,闻见寡陋,奥秘之旨,药性温凉之理,有未洞解。自前使价之来,例遣医官就质于太医院衙门,而中旷有年,疑义滋多。今者国王选委内医院教习御医随职前来,以备证正。盖亦钦戴同仁,遐迩万民寿域之意也。皆缘大事未完,不遑烦禀出入。见今既蒙恩旨准下,欲令本医与同通官,得进太医院衙门以通质问,而非徒馆门有禁,且念下邦之人,凡于上国衙门,不敢径行触冒,必得上司文移,然后方可出入。伏乞将此事意转行太医院衙门,并发门票,以便往来讲质,务俾岐黄方诀,曲畅无蕴。等情到部蒙批,司查议教习官或双日、或单日进衙门,许该国医官同入问难,一应事宜议妥,劄院奉此随行。查得御医傅懋光,原系教习官,堪充正教。又据太医院开送肆员内朱尚约、杨嘉祚贰员,堪与原教习赵宗智等副教,其支如升、钱国祚,或备轮流质论,定以单日进院讲习。案呈到部看得,朝鲜陪臣随带医官崔顺立呈乞进太医院讲习医理,此亦济人利世之意。既经该司查议,前来相应依拟,为此合劄该院,照劄事理,即便转行。单日进院,与之讲习,即劄傅懋光充正教,赵宗智、朱尚约、杨嘉祚充副教,支如升、钱国祚亦备轮流质论。务各尽心教习,以普同仁之化,毋失柔远之意。今将该国医官质疑诸问,逐一条答于后。万历肆拾伍年六月日。

傅懋光曰:夫治病必先天时而后地利,地利而后人和。今朝鲜,东南人也,当从东南法治之,深得之矣。虽然,治病故当如此。今朝鲜内医院正,远来质疑辨惑,又当从中国图书中详答之也。问运气对以《内经》,辨伤寒无出仲景,《百证》《百问》《指掌图》《南阳活人书》,其言精而奥,其法简而详。问虚损应以东垣《脾胃论》,调杂症又有三子之治法:刘河间有《玄机》《气宜》三书,朱丹溪有《心法》、有《纂要》,张子和有《三法》全书,皆可随问。

时觉按:朝鲜国内医院教习御医崔顺立等质疑问难于太医院,太医院御医傅懋光任正教答问,录为《医学疑问》三十七条。傅懋光,会稽人,《江苏艺文志》《江苏历代医人志》均作金坛人。万历丁未为太医院吏目兼教习官,丁巳为御医,己未升上林苑右监丞,天启癸未为太医院判,次年为太医院使,升鸿胪寺卿,丙寅又加升大常寺少卿,崇祯八年升至太常寺卿。曾著《医宗正脉》,不传。

《医录原旨》　佚　1619?

明无锡徐鲁源著

《江苏艺文志》曰:徐鲁源,明无锡人,嘉靖、万历间在世。

时觉按:《江苏艺文志·无锡卷》据《千顷堂书目》卷十四载录,佚。

《方记俚言》 佚 1628

清上海闾丘煜(芝林,参微子)撰

时觉按:嘉庆二十三年《松江府志·艺文志》、同治《上海县志札记》卷六载录。

《医宗摘要》 佚 1635?

明嘉定翁晋(自昭)撰

《古今图书集成·医部全录》卷五百十一曰:按《嘉定县志》:翁晋,字自昭。其先自浙之慈溪流寓嘉定,遂家焉。晋品行端方,兼善岐黄术,精抉脉理,一时罕出其右。崇祯时,授太医院判,有《医宗摘要》行世。兄文九亦善医,与晋齐名。

《偶笔》一卷 佚 1636?

明毗陵石震(瑞章)撰

时觉按:道光二十二年《武进阳湖县合志·艺文》载录。

《说疗》一卷 存 1640

明华亭施沛(沛然,元元子,笠泽居士)撰

著者题词曰:盖闻医者意也,药者养也。有所资于意,不知无意之为愈也;有所待于养,不如无待之为愈也。故枚叔曰:太子之病,可无药石针刺灸疗而已,可以要妙道说而去也。辑《说疗》十二章。

时觉按:《联目》《大辞典》不载,国内久佚,《中国医籍考》卷六十二载录,"存"。收于施氏《灵兰初集》,日本独立行政法人国立公文书馆内阁文库藏有崇祯末年华亭施衙啬斋刊本,2003年人民卫生出版社收于《海外回归中医善本古籍丛书》,排印出版,2016年中华书局收于《海外中医珍善本古籍丛刊》第398册,影印出版。扉页题署:施笠泽先生纂辑,《说疗》,本衙藏板;目录前有题词一则,卷端题署:《说疗》,华亭笠泽施沛沛然父编述,广野山人秦昌遇景明父、同社念莪李中梓士材父参较。凡十二章,治未病、识先图、祛邪妄、审工拙、详病情、贵尊信、戒自用、谨药饵、慎左右、易心志、守禁忌、杜后患。

《医医》一卷 存 1640

明华亭施沛(沛然,元元子,笠泽居士)撰

著者题词曰:太史公云,人之所病病疾多,而医之所病病道少。夫欲奏起疾之功,必先明道少之患,辑《医医》十章。

时觉按:《联目》《大辞典》不载,国内久佚,《中国医籍考》卷六十二载录,"存"。收于施氏《灵兰初集》,日本独立行政法人国立公文书馆内阁文库藏有崇祯末年华亭施衙啬斋刊本,2003年人民卫生出版社收于《海外回归中医善本古籍丛书》,排印出版,2016年中华书局收于《海外中医珍善本古籍丛刊》第398册,影印出版。扉页题署:施笠泽先生纂辑,《医医》,本衙藏板;目录前有题词一则,卷端题署:《医医》,华亭笠泽施沛沛然父编述,广野山人秦昌遇景明父、同社念莪李中梓士材父参较。正文凡十章,精习业、持大体、存博济、详诊处、戒偏执、辨药物、处人己、惜生命、慎著述、知果报,附缪仲淳祝医五则。

《证治心传》一卷 存 1643

明高邮袁班(体庵)撰

史可法序曰:一介之士,苟存心济物,与物必有所济。虽蓬累而行,与得其时则驾者不可同年而语,而其志则足尚矣。幕宾袁子体庵,顾影无俦,居珠湖之滨,喜读书,达通塞,其才如五石之瓠,不适于用,然济人利物之心尝未去怀。早年侍亲疾,博究方书,深得异人秘授,遂以天下之疲癃残疾为己任,视人之呻吟痛苦,不啻若涉者之溺于渊,呼号拯救,而思欲手援之。运筹韬略之暇,医门著述,满簏盈箧,《医津一筏》第其中一则耳。每憾今之医籍大半摭拾前人牙慧,割裂补窜,攘为己有,以博名高,究之中无所得,苟逞其臆见,率意妄行,惟其载胥及溺而已。袁子之《心传》则折衷诸家,参以临证经验,有疑似难明者,发挥奥蕴,随笔记录,以待质证。予嘉其阐古今所必由之理，实天下所未见之书，俾后进者引而伸之，平时得之于心，临症应之于手，裨益苍生非浅鲜也。于戎马倥偬之际，抽闲阅勘，俟锋焰稍息，亟付手民，以饷世之习医者。苟研求而有得焉，将免杀人之恶名而为生人之仁术，岂不懿欤！时在崇祯岁次癸未仲秋月，兵部使者溧阳史可法识。

赵观澜跋曰：呜呼！天下事有幸有不幸，吴书早经刊传，袁氏此书渺无知者。缘先生志尚高傲，不求闻达，又非医流，此书乃当时之日记耳。观其自记云：不揣草率无文，随笔记录，以免遗忘，即知其仅记病理、临症实验而已，其言辞不加修饰，已可概见。澜因先生为吾邑先达，兼与其玄孙同局襄修邑志，始获此书，字迹蠹蚀过半，用特重录，以免淹没。奈无别本可以校对，只姑仍旧贯，未敢更易一字，稍有疑义者，附以按语，以醒眉目云尔。时在咸丰戊午中秋节后二日，后学赵观澜谨录拜志于三十六湖楼客次。

《三三医书提要》曰：本书为明末秦邮袁班体庵先生之遗著，经珠湖赵观澜双湖先生之加评，有兵部使者溧阳史可法序，本社裘君吉生向已故社友徐石生君重值兑得之抄稿。书名"心传"，盖袁先生折衷诸家，益以临证经验之心得之传也。史序赞其为"阐古今所必由之理，实天下所未见之书，俾后进者引而伸之，平时得之于心，临症应之于手，裨益苍生非浅鲜也"云，其为好书已可知已。

时觉按：载医论十六篇，收于《三三医书》。

《医学杂言》 佚 1644？

明江苏周禋撰

时觉按：民国《江苏通志稿·经籍》载录。

《上池杂说》一卷 存 1644

明华亭冯时可（敏卿，元成）撰

《四库全书提要》曰：《上池杂说》一卷，编修程晋芳家藏本，明冯时可撰。时可有《左氏释》，已著录。此乃其杂论医学之书，大意主于温补，伸东垣而抑丹溪，亦偏于一隅之见者也。

嘉庆二十三年《松江府志·古今人传六》曰：冯时可，字元成，华亭人，大理恩之第八子，隆庆五年进士，授刑部主事，累官浙江按察使。扬历中外，尤以著述为海内所重。弱冠登第，迁转刑、兵两曹，历事五尚书，凡有建白，辄属时可起草。肆力为古文辞，日益有名。已由蓟门历河、洛、荆、蜀，入夜郎，去国益远，作《西征集》；自越而楚而浙，往来万里，作《超然楼集》；里居及侨寄吴阊日，文誉四驰，作《天池》《石湖》《皆可》《绣霞》《北征》诸集；晚年登太行，陟罗浮，南逾金齿，泛舟彭蠡、洞庭，作《后北征》《燕喜》《滇南》《武陵》诸集。他如《宝善编》《艺海洞酌》《五经诸解》，尤有关系窥古作者。论者谓时可……独以文章名世。虽文人相轻，或议其汗漫，要其著书满家，不失为一时之冠。

《三三医书提要》曰：《上池杂说》一卷，明冯元成撰，亦医话也。文虽不丰，持论极精，其第四条引邵尧夫之言曰：百病起于情，情轻病亦轻。冯君复畅其说，谓人生以气为主，情过喜则气散，怒则气升，哀则气消，劳则气耗，惊则气乱，思则气结，欲则气倾，寒则气收，炅则气泄，病由之作矣。识破知节，病亦稍损，是即近世所倡之心理疗法，而中医早明斯理。本书阐奥辨误，大都类是，爰举一则，以概其余。

时觉按：《中国医籍考》卷六十载录，"未见"。收于《学海类编》《三三医书》，《四库存目丛书》据中国科学院图书馆藏道光十一年六安晁氏木活字《学海类编》本影印出版，无序跋，后附《经目屡验良方》。

《古今医家经论汇编》五卷 存 1644

明毗陵徐常吉（儆弘，抱一斋道人）撰辑

邵辅忠《锲徐儆弘先生古今心本经论汇编序》曰：自昔鸿蒙林总，肖天地生，无夭札也。风气渐开，嗜欲接拘，帝炎黄氏出，医学肇兴，典于是乎？内烛五六，尝草百千，清问岐俞，究明因证，而后乃有汤液，有封劀，有针砭，嫥姹不同，同归生人之理。是医者治天下之形用以按道德仁义之心本者也。故知医者必尊生，尊生者必登道德之场，游仁义之圃，何形神之二为？若之何医家者流而杂目方技也，治天下者盖可忽乎哉？顾封劀针砭，形而形治之尔，惟轩岐问答率以生人府藏脉理言之，则形而神治之乎？武进儆弘徐先生，由外史入第为郎，心本此书壹禀《内经》《灵枢》，灼乾坤细合之奥，挈阴阳受命之元，始乎气运，府藏次之，经脉次之，病因次之，治法又次之，而参以诸家论辩释解，甲乙互存，冰炭转合，若曰此其律令云，顾人用之何如耳。大氏先生所多执述，意可知已。先生未尝业医，而祖识天人，潜心本始。不佞亦非其人，第自诸生中伏读先生诸经论辩，暨诸史也者，类尊王道而默霸图，揽本末而揉扃键，夫非其方技之谓，亦欲瘳痺其人民训诸司以调七易云，俞跗青囊之形戚也。余不佞，职在李官，其法亦由轩辕氏始，而业在吕祥，偶婴蹠密恙乎，尝取古今医论绎之，未有如先生《汇编》之简明较著也。令子太学生原孺出诸刻视不佞，不佞曰：是编当与经史并传于世，毋乃发明古帝王生人之理乎？是为序。东海邵辅忠。

时觉按：《联目》《大辞典》俱不载，有明刻本藏苏州图书馆，扉页、卷端作《古今医家经论汇编》，而邵辅忠序作《古今心本经论汇编》，稍异；卷端署名毗陵抱一斋道人徐常吉，而邵序作徐儆弘，儆弘当为其字。《中国医籍考》载录二书，卷六十“徐氏敬弘《医家汇论》二卷，未见”；卷六十一“徐氏常吉《医家正典》一卷，未见”，名异且卷数不一。

《医纂》不分卷　存　1644

明武进唐顺之（应德，荆川）辑

时觉按：文献汇辑，有明绿格抄本藏中国国家图书馆，笔者所见为缩微胶卷。无署名，前后无序跋，亦无目录。录阴阳之理、运气、经脉、诊法、十二经动脉、脏腑、病因病症、病机、《史记》太仓公诊籍、异法方宜、治法，汇辑内容以《内经》为主；伤寒专论，辨仲景伤寒论、治伤寒用药大略；脾胃胜衰论、四时六气用药权正之活法、药性赋。内容非常丰富，凡二百六十四叶。

《素问天倾西北之妄辨》　佚　1644？

明长洲薄珏（子珏）撰

乾隆《长洲县志·人物三》曰：薄珏，字子珏，籍嘉兴县学。其学精微奥博，凡阴阳占步，与夫战阵屯牧、制造雕刻，皆以口代书，以手代口，无远近皆叹服，然莫测其所传授，即他人亦不能传也。崇祯中，巡抚张国维令珏造铜炮，炮发三十里，每发一炮，设千里镜视所在。又制水车、水铳、地雷、地弩等器。国维荐于朝，不报，退归吴门，萧然蓬户，室中器具毕备。操觚著书暇，忽锻炼，忽碾刻，忽运斤。尝造浑天仪，周围不逾尺而环以铜尺，日月之盈缩朓朒，星辰之宿离伏逆，不爽累黍。其法用直线分割圆轮，以有定之角，絜无定之边，东西南北，远至亿万里，如在咫尺，即所谓勾股法也。尝论汉、唐、宋诸历家推算，独推郭守敬《授时历》，谓：天地人各占二千四百一十九万二千，合七千二百五十七万六千为一元，从后推则每年增一，从前推则每年减一，以子半虚六度积成岁差，每岁差一分五十秒，积成六十年，遂退一度。由是证之《邵子元会运世》，又上证之《汉志》章蔀纪元，无不符合。又言：今世配《易》于历，皆强为比合，吾与辨未必服，然存吾说于后，令崔浩悟高允为是可也。其名海外亦重之。著有《浑天仪图说》《行海测天法》《天体无色辨》《天形北高南下辨》《素问天倾西北之妄辨》《荧惑守心论》《格物测地论》等书。

时觉按：以天文科学辨析医学经典。

《谈医管见》一卷　佚　1644？

明常熟马兆圣（瑞伯，无竞）撰

民国三十七年《常昭合志·艺文志》载录，曰：顾大韶炳烛斋稿。马□□，字瑞伯，习医，缪希雍弟子。

《医学口诀》　佚　1644

明上海李延昰（期叔，辰山，寒邨）撰

乾隆五十四年《平湖县志·人物志》曰：李延昰，初名彦贞，字我生，亦字期叔，后改今名，字辰山。江南上海人，寓邑之佑圣宫三十年，不得志，乃隐于医，受业于季父中梓士材。晚年黄冠草履，自称道者。撰《南吴旧话录》《放鹇亭诗古文集》《药品化义》《医学口诀》《脉诀汇辨》《痘疹全书》，年七十而疾卒，遗命弟子用浮屠盛尸于龛，焚其骨，瘗之塔，今葬在东湖滨。

嘉庆《上海县志·人物志》曰：李延罡，字辰山，号寒邨，原名彦贞。进士尚衮孙，大理评事中立子，中梓从子也。少学医，中梓撰方书十七部，延罡补撰《药品化义》《医学口诀》《脉诀汇辨》《痘疹全书》四部，刊行之。又曾走桂林，任唐王某官，事败后遁迹平湖佑圣宫为道士，以医自给。聚书至三十匮，生平事迹不以告人，人亦不能知也。晚与朱检讨彝尊善，举所著及藏书二千五百卷畀焉。康熙辛丑卒。

同治《上海县志札记》卷五曰：李延昰，字我生，师事同郡举人徐孚远为高第弟子，尝从孚远入浙闽。

光绪《平湖县志·列传四》略曰：李延昰，少负逸才，以经世自命，善谈论，熟于旧家典故及诸琐碎事，不得志，乃隐于医，受业于季父中梓士材。有延之治疾者，数百里必往，视疾愈，不责报。或酬以金，即买书，积至四五十柜。既寓湖，坐卧一楼，花香茶熟，潇洒自得，四方游士至必置酒赠贻，接欢而去。晚年黄冠草履，自称道者。先后生子九人皆夭，遂无嗣。年七十疾革，适秀水朱彝尊至湖，乃出所著《南吴旧话录》暨《放鹇亭诗古文集》属之，并以所储书二千五百卷畀焉。其余平居玩好，一瓢一笠、一琴一砚，悉分赠友朋。越二日而卒，遗命弟子用浮屠法盛尸于龛，焚其骨，瘞之塔，今葬在东湖滨。刊有《药品化义》《医学口诀》《脉诀汇辨》《痘疹全书》行世。

时觉按：嘉庆十九年《上海县志·志艺文》载录。

《炎黄绪余》，《悬壶衣钵》 佚 1644？

明常熟张应遴（选卿）撰

乾隆六十年《常昭合志稿·人物·文苑》曰：张应遴，字选卿，常熟诸生，辑《海虞文苑》二十四卷。受医学于缪仲醇，著《炎黄绪余》《悬壶衣钵》。

民国三十七年《常昭合志·艺文志》曰：张应遴，炜子，著《虞山胜地纪略》，所记皆名胜古迹；《炎黄绪余》《悬壶衣钵》二书，学医缪希雍时作；《海虞文苑》二十四卷，辑有明一代乡人诗赋杂文，以类叙次。

《历验心法》 佚 1644？

明常熟陶士奇（特夫）撰

乾隆六十年《常昭合志稿·人物》曰：陶士奇，字特夫。自其先世陶植，至正中以医为学录，子甄、孙宗义，皆绍其业，宗义尤有名，吴文恪为撰志铭。至士奇，称一邑冠，戒子孙，儒医二者之外勿徙他业。所著《历验心法》。授太医院吏目。

乾隆六十年《常昭合志·人物》又曰：陶士奇。自其先世锦，于嘉靖时由昆山迁常熟，以医著。子纯、孙闻诗皆绍其业，闻诗于痘症尤有名。

《医说补遗》一卷 佚 1644？

明通州冯鸾（子雍）撰

时觉按：康熙十三年《通州志·艺文上》载录。

《医学博议》 佚 1645？

清吴江沈自东（君山）撰

乾隆《吴江县志·人物十》曰：沈自东，字君山，副使琉幼子。为人淳谨好学，能诗文，为诸生。乙酉后，杜门著述，年七十一卒。有《小斋雅制》十余种。

光绪九年《苏州府志·艺文三》按曰：《医学博议》与《戊己新编》《群书备问》等十一种，统名《小斋雅制》。

时觉按：乾隆十二年《吴江县志·撰述一》载录。明南京太医院吏目沈自东字元曙，万历四十年撰外科书《仁室秘机》十六卷，是否即吴江沈自东其人？待考。

《医衡》四卷 存 1661

清华亭沈时誉（时正，明生）撰

宋徵舆序曰：天下以轻重委之于衡，而衡非为轻重者也，加之以权而使物自准焉。为累黍者以至为钧石者，物自以其轻重见之于衡，而衡未始移也，是以能任天下之轻重而不辞。沈君明生曰：我之言医亦若是而已。病者以实见而后与之言苦，病者以虚见而后与之言甘。今之医者，好甘则欲废病之实，好苦则欲废病之虚，是医自为虚实，非病之虚实也。彼有持衡者，好轻则欲废钧石，好重则欲废累黍，人必笑之。虽然，轻重而不审，则持衡者退，物固在也；虚实而不审，医虽欲退，宁复有人乎？呜呼！物不能自言其轻重，五脏六腑不能自言其虚实，则是持衡者、为医者，终不可退也。此我之医衡所以作也。予曰：衡者平也。今夫药之柔且淡者，持甘苦之平者也，一以为治实，一以为治虚，苟术之未审，而姑以是尝试焉，幸而病已，则吾为名高，不幸而日甚，则吾无所任其咎。彼甘苦者或偏矣，若此所谓平者耶？于是沈君作色曰：是非我之所谓平也。夫平施者必先称物，物之不称而名为平，其不平也弥甚。药不称病，则所谓柔且淡者，其杀人也亦敏矣。我所谓平者，以病为物，以药为权，而我无所与于其间，均取之乎衡也。予曰：深矣！沈君之言衡也。秉国钧者所宜信也。且沈君之术，在松则称于松，在苏则称于苏，可谓国医矣，其书固可以医国矣。沈君之师曰陆君履坦，陆君与先大夫游，先大夫数称其术曰类有道者。今沈君之术大行于世，卓然著述成一家言而不忘其师，每言必举陆君。子舆氏曰：夫尹公之他，端人也，其取友必端矣。予与陆君尤信，因以知先大夫之言为不诬也。为序之卷端。同郡宋徵舆辕文甫题。

凡例曰：是书之述，盖为迩来轩岐风雅日趋于下，悬壶弥众，夭枉弥多。揆厥所由，迷于习尚，嗜投温补，则藉言汪薛，偏用寒苦，则左袒刘朱，僻见者胶执乎单方古方，无识者信手而一症一药。复有纂辑名家，取舍各从己见，或甲理近是，乙故非之，或一语微疵，并弃其百，致滋后学莫所适从。故兹编立意，以定群书之是非，辨证之同异为主，固不为初学启蒙者设，亦不为检方觅药者设也。其有不系医家，而所论深得病情有关疗治者，即用选入；有虽系专科，多所著述，而议属偏驳，语不成章，言不雅驯者，概置弗录；有义不可缺而其文缺者，则不揣愚陋，僭用补之。门人辈间有一得，亦复采附，将以请益先进，非敢妄附名贤之列也。夫医林之有张刘朱李，犹艺苑之有韩柳欧苏，四家所著，在在奉为蓍龟。而兹刻不与篇章者，正以其言言皆法，与《灵》《素》相表里，人知其人，家有其书，自足孤行宇内，无俟于此，亦右军书不入帖、渊明诗不入选之意也。其开证论，虽不详列病门，然诠次仍自不紊，如六气之疾，以中风为首，则痹、痿、厥之近于风者次之，以伤寒为首，则瘟疫之类伤寒者踵之。其他暑湿燥火、气血痰积、虚损之类亦然。履坦陆先师讳应泰，以阀阅名儒，研精斯术，平生著作几于等身。编中咳嗽别论，一斑可睹。顾纵情诗酒，不以医名，尚有手辑《医略》一部，在薪之家仲处，因卷帙浩繁，未遑授梓，志之以俟异日。

沈汝棫跋曰：江左四姓，陆其一也。以簪缨累叶者，予母族为尤著。独外大父履坦翁，数奇才大，竟以子衿终，然其少也，以醇谨自处，不失为佳公子。壮而从事轩岐，德业并树，复为医林翘楚。晚年屏谢尘烦，日与泖峰隐逸啸歌觞咏，则居然贤处士也。若此者，亦何减登庸膴仕哉？顾其赋性耿介，鲜可其意。既抱中郎之叹，独识先祠部于寒隽之时，冰清玉润，人交美之。及门之士，则惟余从兄明生氏一人善。外大父严冷之色，如霜松凛凛，莫之敢亲，明生兄独能愉婉承事，服劳无倦，外大父亦复遇之如子，此学术之所由基，而至于今有起废穷之所由来也。前者《医衡》工竣，明生兄属予书其后，因述其概如此。嗟乎！外大父凡有两衣钵，先祠部得其居山之学，明生兄得其轩皇之旨，皆能负荷而光大之。至如向后箕裘，则予与诸指子乾乾惕若可也。辛丑竹醉日，弟汝棫薪之父谨识。

时觉按：有顺治十八年辛丑刻本藏上海中医药大学，1985年上海书店据此影印出版，卷端署：茸城沈时誉明生父述，门人梅𫇭公燮父辑，顾是祇若父订，屠元凯舜遴父参，男沈智弢朗生父较。

《叶选医衡》二卷　存　1661

(原题)清长洲叶桂(天士，香岩)撰

自序曰：近世医理不明，医学荒杂，治病不辨三因虚实，一概笼统用药，以致虚虚实实，杀人如麻，曷胜悼叹！良由不肯留心前人论病论脉论治诸说，遂至越规矩，弃绳墨，师心自用，若欲脱去陈方旧论而独辟新奇。殊不知仲景而下，如河间、丹溪、东垣、洁古、海藏诸贤，衡证衡脉，用药立方，丝丝入扣，不偏不倚，如物之有衡焉。法有定衡，不及于衡者，扩而充之，太过于衡者，约而敛之，庶可以起沉疴而不误人命。余早岁业医，深陋俗习，渴欲抗衡前人，以为近日医流砥柱。汇采前人论病论脉论治精确不磨之说，以成上下卷，标其目为《医衡》。垂作模楷，则三因辨，虚实分，自无笼统用药之弊，不特后学可为衡鉴，即余之惟日孳孳长恐误人者，亦未尝敢越此衡中也。窃愿持衡不失，得进而抗衡前人，斯幸矣。古吴叶桂天士书。

曹元恒序略曰：吾吴叶香岩先生尝裒集古医书，删繁就简，折衷一是，为《医衡》若干卷。虽篇页无多，而去取有法，圭臬不远，实淮南枕中鸿宝也，顾其书不少概见。庚申之变，板毁于兵，识者病焉。恒家自高、曾以来，潜心医理，不乏藏书，俱付劫火。恒幼承先大父命，考求医学，勿敢有间，二十年来，征集旧帙，百不获一，犹复临诊鲜暇，偶一治书，辄感慨系之。常熟缪丈少初，久宦中州，循声卓著，今以假归，尝出是编示恒曰：君世习医，将谋重镘以资利济，君不可以无言。窃惟是书简而有法，纯而不驳，扩充之，可得医学源流，即墨守是编，已足为南针之指。夫医道不明久矣，浅陋者逐利而不足言，博雅之士胶柱鼓瑟，狃于一偏，病浅而求诸深，病易而求诸难，班《志》所谓"原人血脉经络骨髓阴阳表里，以起百病之本，死生之分，而调百药齐和之所宜"

者，戛戛难之。今缪丈重锓是编，津梁后学，洵仁人之用心哉！吾知是编之出，有目共赏，不胫而走，无待赘言，异日更著活人之书，作万家生佛，召父杜母，流声馥兰，恒且仰睎之而未有艾也。爰不揣固陋而志其缘起云。光绪十六年岁在上章摄提格壮月，吴县曹元恒叙。

柳宝诒序略曰：吾吴叶天士先生，以颖敏之才，探灵兰之奥，一时活人之名震乎宇内。惜乎求治者多，其生平精力，殚于治病，未遑有所著述。世传医案数种，亦非其所手定，其中真赝相参，瑜瑕不掩，读者病焉。外如《景岳发挥》一书，虽有阐发而言多愤激，似非著作体裁。又有《本草经注》《本事方释义》两种，类以五行五藏配合敷衍，绝少精意，似亦非先生手笔。或者先生名重当时，门弟子窃其绪论，著为成书，遂托其名于先生欤？惟《温热论》一卷，虽篇帙无多，而其中发明证治，补前贤之遗缺，示后学以指归，言皆精要，语不游移，洵可法可传之作，而"温邪犯肺逆传心包"一语犹为后人指摘，则信乎著述之难而医理之不可不衡以壹是也审矣。甲午长夏，晤缪君少初于石梅精舍，纵谭医理，缪君不以诒为固陋，出先生所著《医衡》一书见示而索序焉。诒受而读之，其书虽采自前人，而网罗宏富，抉择精严，其不惬于理者又经改定，间附论说，以裨缺漏，所谓衡之以理而衷于壹是者，此书其庶几乎？缪君以贤宰官乞退，辟精庐于湖山佳处，怡情松菊，寄傲烟霞，盖有古人之高致者，而惓惓于是书，刊以行世，盖以极斯人之疾苦而登之仁寿，其犹是贤宰官爱人无已之心也夫？缪君深于斯理，而不屑以医名，爰书此以质之，或者其有以教我乎？即幸甚。光绪二十年甲午中秋前二日，江阴后学柳宝诒书子琴川舟次。

缪荨联序曰：余本不知医，少年奔走四方，见夫率尔操觚、草菅人命者指不胜屈，心窃悯之。由是稍稍涉猎方书，又苦诸家持论不同，或拘泥古法，或固执偏见，或狃于门户习气，各承师说，聚讼纷纭。浅识者寡陋孤闻，易为摇惑，博览者依违两可，靡所适从。是医书愈多，医学愈杂，诚不如不服药之为中医也。尝欲访求专门名家足以抗衡前人者，相与考核群编，鉴空衡平，权衡至当，俾业医者折衷壹是，奉为定衡，庶不至倒行逆施，旁骛歧出，为医书之枕中秘，即为医学之指南针，岂非杏林橘井之集大成者耶？惜乎有其志而无其人也。嗣游京师，获交会稽吕梅卿先生，见其衡诊立方，举重若轻，适如分量，不偏不倚，直可合刘李朱张为一家，向之所谓抗衡前人者，先生其庶几乎？心折既深，时从请益，临别，乞授片言，先生曰：吁！古今医书汗牛充栋，乌能以管窥蠡测谓遽可融会而贯通耶？虽然，有执简御繁之一法，有由博返约之一法。子吴人也，亦知吴中有叶先生乎？曾见其《医衡》一书乎？诚得是书翻覆玩索，即不啻三折肱矣。余恍记曾经寓目，归而搜诸敝簏，原书具在，狂喜不禁，然不知吴中先未刊行，竟为绝无仅有之本。阳湖管君敬伯，长洲彭君箫九，皆淹贯百家，尤精轩岐学，佥称见所未见，嘱即补刊，以广其传。携归里门，适杨滨石太常养疴家居，假观逾月，凡字句讹阙处逐一添注涂改，悉臻完善，请制弁言，则以医非夙习辞。维时以医道著名继叶先生而代兴者，吴门则曹君智涵，澄江则柳君谷孙，均已乐为之序，备述此书功效。余但记校刊缘起并诸君之相与有成云。光绪二十年甲午季秋，虞山缪荨联识于伊园。

金文钟序略曰：我朝叶天士先生，以天纵之才，秉颖敏之质，又复潜心好学，孳孳不倦。想因诊事忙碌，未遑有所著述。然此《医衡》一书，乃先生裒集先贤精论名言，其中论脉论症论治，靡不详且备焉。吾知是编一出，学者庶得有所遵循而无多歧之惑矣。顾君渭川，才广学博，藏书数百种，暇辄手握一卷以自遣。其于五运六气之不齐、南北方土之异宜、人身经络之支别、营卫运行之离合，以及脏腑脉理病情变化，莫不穷源竟委，洞烛机宜。以余之愚，犹复虚衷辱问，虽土壤细流无裨大益，然其胸怀过人处有非平常所可几及者。今以重刊《医衡》，以便同志探讨，索序于余。余即以平日所言者诠次之，用敢质诸先生，先生其有以教我乎？宣统二年十一月下浣，元和铎声金文钟识于海上寄庐。

顾梦熊序曰：余自束发受书以来，即喜岐黄家言，暇辄涉猎之，虽稍稍有所进益，然无师承，终以未得门径为憾。及冠，从家叔兆麟专习医理，自《黄帝内经》《神农本草》而下，熟读者数十种，披览者百余卷，潜心十余年，颇得此中奥妙，以应病者之求，十愈七八，顾未能万全也，心窃愧之。旋逢同志创立医学研究所，复蒙上海道宪颁给钤记，以郑重卫生、研究医学为宗旨。然上古医学莫要于针灸，至今几湮没不闻，良可惜也，乃在所内复设针灸传习所，聘请教员以教诸生。余均与其事，二年毕业，后始觉斯道大明。盖针灸与汤药，法虽不同，而理实一贯，诚以治病之要，首先辨证，辨证不明，针灸奚从？考古方书汗牛充栋，聚讼盈庭，各鸣一得，或以阳气为重，或以阴血为主，或讲脾胃，或论温热，浅学读之而摇惑，高明观之而用歧。因思叶天士先生有《医衡》一书，皆搜罗先贤精杰之作，或抽扬脉理，或阐发病机，其论旁通曲达，义明辞显，可为医家模范。奈世少传本，坊刻多谬，余乃将藏本细加校正，误者改之，缺者补之，付之石印，以便同学由此书先行研究，然后博览群籍，即不为异说所惑，始可升仲景之堂而入轩岐之室，岂仅抗衡前人而衷于一是者乎！然则是编也，不惟汤药之津梁，抑且为针灸之指南焉耳。宣统二年葭月，孟河顾梦熊渭川撰于上海医学研究总所。

时觉按：收于《中国医学大成》。人或以为是书托名叶氏，书出缪蓴联之篋，谓为绝无仅有之本，而后行于世，似颇有疑。细读柳序，亦隐然有所指。

《医家炯戒》 佚 1666？

明吴县郑钦谕（三山）撰

徐枋序曰：吴门郑氏受业于李垣，为带下医尚矣。传至三山先生而克大厥绪，能弘其道，博览无不通。病者毋论老幼男女沈痼疾，一经诊治，其病如失。故先生足迹所至，趋之若骛，正如秦越人操术，以历试诸国，随俗济时，不名一家也。如是者垂五十年，其所全济者无算矣，而先生犹慨然曰：噫！是能起吾药之所及，不能起吾药之所不及；是能治病者，而不能治治病者，则吾所济者狭，而所救者末也。夫医之所病病道少，所以术不精而尝试，与术精矣而操心不仁，其害皆足以杀人。乃辑秦汉以来医家事迹，凡降祥殃捷于影响者，勒为一书，名曰《医家炯戒》。将使作善者资其津梁，作不善者凛为殷鉴，不亦伟乎？吾闻一医之良，全活千万人，先生此书出，而劝戒学者，昭示来兹，是胥天下后世之医而出于良也，不将胥天下后世而跻之仁寿之域哉？嗟乎！仁人用心，其利溥矣。昔严君平隐居卜筮，人有邪恶非正之问，则依蓍龟为言利害，与人子言依于孝，与人弟言依于顺，与人臣言依于忠，各因势导之以善，而人已默受其福，是寓其教于卜者也。若先生者，岂非医教而与人为善者耶？（《居易堂集》）

民国二十二年《吴县志·列传》曰：郑钦谕，字三山，吴县人。先代习带下医，子孙世其业，门前有假山，故世以山为字。钦谕兼精诸科，所治无不效，所得馈遗辄以济人。徐汧、杨廷枢殉节后，子孙朝夕不给，钦谕以己女女廷枢次子，以子之洪女女汧孙，倾身收恤。康熙初卒，年七十六。

时觉按：民国二十二年《吴县志·艺文考一》载录，谓徐枋序见《居易堂集》。

《崇实堂诸症名篇必读》一卷 存 1672

清京江何镇（培元）撰

时觉按：有抄本藏上海中医药大学。前后无序跋，亦无凡例，封面题为《济生论诸症名篇必读》，目录则作《崇实堂删订济生论诸症目录》，卷端作《崇实堂诸症名篇必读》。载中风、中寒、中暑、中湿等三十三症。

《东田医补》 佚 1676？

清无锡嵇永仁（匡侯，留山）撰

乾隆十六年《无锡县志》卷三十一曰：嵇永仁，字匡侯，号留山，由江宁徙居无锡，遂家焉。少饩于吴郡，尚气节，负经济才。闽督范承谟闻其贤，延致幕府。康熙丙辰九月，闻承谟被害，遂自经死。事闻，赠国子监助教。永仁工诗古文，旁及词曲，有《抱犊山人集》行世。

时觉按：乾隆元年《江南通志·艺文志》载录。

《旦气宗旨》 佚 1679

清白门丁雄飞（菡生，倦眉居士）撰

时觉按：光绪十七年《江浦埤乘·艺文上》载录。

《论证琐言》，《先天水火论》 佚 1690

清吴县郑栴（兼山）著

尤侗《郑兼山墓表》略曰：郑之先，昉自宋武显大夫，扈跸南渡，赐田松陵，子孙留。外家李氏带下医。七世祖海官太医承事即始卜居长洲之吉田里。门前累卷石为小圃，至今称僻山郑氏，而其子孙亦世以山为号云。以予所见，有保御三山公，君之祖也；孝子青山，君之父也。昔太仓吴梅村祭酒尝表保御之墓而为孝子志铭，述其行谊甚详，可谓信而有征矣。君之少也，攻经生家言，以早失怙恃，未遑卒业，卒习保御之传。保御为医有大名于三吴，不减古之秦越人、太仓公，以孝子之殁，未有替人，君乃蹶然代兴，家声赖以不坠。是保御之有君，犹康成之有小同也。君孝子所自出，襁抱于君昭伯为后，严孺人其节母也。君入则奉节母之养，出则承孝子之教，保御左提而右挈之，一门之内，訢訢如也。君族祖桐庵先生以名孝廉隐居教授，君执经问业，多所发覆，先生雅器重之，后虽折肱，手不释卷。尝以所受书教其子焯，中夜为讲《禹贡》，条委甚悉，君故医而儒也。至其考究《难经》《素问》《金匮》禁方，保御未尝数数然有所指授也，而君宿惠妙解，以意得之，虽遇疑疾，投之辄愈。居恒记其所验治者，一岁几何，更仆难数，有如淳于意之对文帝者。所著书有《论证琐言》及《先天水火》《广嗣》诸论。其亦太史公所谓守数精明，修序弗易者乎？（《艮斋倦稿》卷八）

丹波元胤按曰：蒋示吉《医宗说约》参阅姓氏，有郑栉兼山。

时觉按：《中国医籍考》卷六十五载录《论证琐言》，“未见”。

《笔谈》一卷　存　1694

清晋陵陈嘉璴（树玉，友松）撰

时觉按：医话医论集，有脾贤互补论、辨手少阴论、土多论、经络论、君火以明解、医行难论、脉证不合论、五脏六腑衰旺论等篇目。有康熙三十三年甲戌刻本藏浙江省中医药研究院，并收于《医学粹精》。

《医归》　佚　1695？

清长洲张璐（路玉，石顽）撰

时觉按：嘉庆二十五年《吴门补乘·艺文补》载录。

《医学阶梯》二卷　存　1704

清紫琅张叡（仲岩）撰

自序曰：古人著书立说，非穷愁则不工，盖以穷愁刻苦，然后殚心竭智，有以独窥其精微而大阐其论说。昔孙子刖、太史腐，《兵书》《史记》因之以作，此物此志也。抑尝闻之，太上立德，其次立功，其次立言，有一于此，皆可以继昔圣贤之志而列于士君子之林。予也谫劣无能，上之功德无所建白，次之又不获著书立说，有所发明，矻矻穷年，用滋愧赧。曩因慈帏抱恙，糜费药裹，竭珍摄之功而卒不克愈，焦心劳思，五内如惔，于是乃悉力考古，自羲农以后传之今不废者，若《内经素灵》以迄《本草纲目》《伤寒论翼》诸书，研精探赜，稍稍得其义蕴。每当风铎雨铃之余，披阅再过，未尝不废书三叹，曰：学儒固难，医亦不易。大凡读古人书，不在章句而在得其立言之大旨，苟能善体古人之意，而不泥古人之言，融会贯通，博观而约取，精入而慎出，庶可以上接先圣之传而下示来兹之准。医虽小道，其心主于活人，其术可以济世，盖立德立功俱在焉。而顾欲自著一书，视他之立言则更难矣。予不揣固陋，创有医论数种，未经梓行，先将入门之法数则编成次第，以为初学小补，名曰《医学阶梯》。既根据《内经素灵》《伤寒论翼》诸书，兼复参以《书》《易》二经，《性理大全》诸理解，删繁就简，去疑存信，虽亦间出己意，其实皆窃古人之绪余而发挥其旨趣者也。谓可藉是以自附于立言之列，予则何敢？若云穷愁困顿、抑郁无聊，不得已而为之，则诚有焉。书成，未敢授梓，然终藏之而不问世，不特无益于斯人，抑何以正其得失哉？爰出管见以公同志云。康熙甲申岁小春月下浣，紫琅张叡纂。

胡作梅序略曰：予自束发受书，奉先君子教，颇勤思匡济，虽才具万不逮古人，中夜俯仰，实未尝以晷刻忘。今五十之年忽焉已及，又突遭大故，退依苫块，白眼看世，尝恐此事便已。乃不意紫琅张子仲岩持岐黄术以游人间，其人其心翻与予为针芥之合也。张子业医久，其术精，又于利无所校，其心诚，足以行其术，而其事在我，权无所藉，而时无所需也，则予于张子因窃有取焉。今者体勘《内经》，参校群书，作为《医学阶梯》，欲以发蒙震聩，使人习其道皆可以养生，可以活人。呜呼！由是心也，善人之类渐以多，大道之行日以溥矣。予既评阅其书，因为之序以寄吾意云。康熙甲申孟冬望后，荆门胡作梅题。

时觉按：与《修事指南》合刻，有康熙间刻本藏中国国家图书馆，扉页作：胡抑斋先生鉴定，紫琅张仲岩著，《医学阶梯》，来树轩藏板。为医学入门而作，载医论四十八篇。卷上为“体”，载表里阴阳论，躯壳论及五官五体诸论，腔子论及五脏六腑、魂魄七情、五液等论，病机论，证治论等；卷下为“用”，载业医根柢论、本草总论、药性论、五脏补泻气味图，及有关药性论说十六篇，经络论、明堂图、脉论、运气论及图、伤寒论、伤寒类论等。紫琅，南通有紫琅山，为当地八小名山之首，故南通市雅称“紫琅”。

《医学辨讹》八卷　佚　1707

清昆山郑起濂（春陵）撰

道光六年《昆新两县志·人物》曰：郑起濂，字春陵，七岁值鼎革，少补诸生，有文名。以赋册挂误，遂专精医理。卒年七十一。

时觉按：道光六年《昆新两县志·著述目》载录。

《祷告药皇誓疏》 存 1709

清吴县王家瓒(云林，缄斋)撰

唐大烈曰：王云林，讳家瓒，号缄斋，貤赠文林郎，徐州府学教授。年六十六岁，殁于康熙庚寅。此篇系令曾孙绳林授梓。绳林名丙，号朴庄，吴县恩贡生，世居包衙前。(《吴医汇讲》卷一)

时觉按：收于《吴医汇讲》卷一。

《医归》十卷 佚 1713

清苏州沈颋(朗仲)撰

乾隆十年《吴县志·人物·方术》曰：沈颋，字朗仲，究心岐黄术，得东垣派，为吴名医。

时觉按：乾隆十三年《苏州府志·艺文二》载录。

《医要》 佚 1718？

清吴县顾靖远(松园，花洲)撰辑

民国二十二年《吴县志·列传二》曰：顾靖远，字松园，一号花洲，长洲人。康熙时曾入太医院。著《医要》若干卷、《医镜》十六卷。

《救命针》一卷 存 1719

清扬州石成金(天基，惺斋愚人)撰辑

时觉按：收于石氏《传家宝全集》及《石成金医书六种》，为医论集，前后无序跋，载仁厚、保养、卫生总要、先治心病、养心、养脾、养肾、养肝、养筋、快乐随缘、诸事知有数定、凭天、饮食宜忌、居处宜忌、病有三因、学医务要精研、有病全要择医、自量无才切莫学医、世医、时医、辨读书不如临症多、不可执脉困医、公议药方之弊、妄言药方之弊、用药惧谤之弊、执方取药之弊、朽药误人、药不执方、煎药、服药等，凡三十七则。《传家宝全集》2000年中州古籍出版社有校正排印本。

《医术》 佚 1722？

清松江朱榕(若始)撰

嘉庆二十三年《松江府志·古今人传十》曰：朱榕，字若始，华亭人，刑部郎中鼐后。博综群籍，十四而孤，补邑诸生。以父未葬、母老，遂习青乌、岐俞之术。既又弃举子业，肆力于古文词，名隆然起。母殁服阕，游京师，值纂修《明史》，聘榕入馆。时海内名士争工诗词，而史才绝少，榕深究体裁，谓子长天才纵逸，未易涉笔，范史工炼，渐近华美，惟班史谨严精洁，宜奉为程式。馆臣俱委重焉。暇复纂有明死事诸遗迹为《忠义录》《表忠录》及《隐逸录》。自著则有《蘧庐集》《汉诗解》并《列仙》《医术》等书。

时觉按：清廷正式纂修《明史》在康熙十八年后，则朱榕入馆当在其时。

《正谊堂课余》二卷 佚 1722？

清丹徒董纪(仲修)撰

光绪二年《凤阳县志·人物志·方伎》卷十一曰：董纪，字仲修，丹徒人。幼多病，于诸方书无不读，病既愈，医亦精。康熙末，庐凤道鲍钤延至凤阳，遂占籍焉。性恬静，工书，善写菊。著《正谊堂课余》二卷，论证九十三条，经三十年而后脱稿，一时推重。

时觉按：《中国医籍考》卷六十五载录，“未见”。

《医学三书论》一卷 存 1724

清吴门周昉(亮斋)选定，吴门沈棣怀纂辑

周昉序曰：庚子夏，余友沈棣怀集同人为讲医之会，届期用轩岐《内经》、仲景《伤寒》二书互相讲论，分题注疏，俟为文论，数月间得文百余首，颇能发明书义，不违经旨。今年春，朝廷有考医之典，友人请以所集之文梓行于世，属余点定之。余谓医学之难不在文章也，临症调治不失分寸，得心应手，始为良工，笔墨之微乃末技耳。刻之何为？友曰：当今考试诸医，以三书命题，必为文论，而古无遗制，曷从取法？非如时艺之充栋盈车也，今可为程式者，莫此文近似，且所集诸艺皆以阐明实理，非徒以文字为工也，刊而行之，岂曰无益？余以为然，选其佳者三十篇，付诸剞劂，虽然，道以言传，文以载道，源之清者其流洁，器之大者其声宏，明于心者发于口，诚于中者形于外，观其文亦可以知其学矣。是为序。雍正二年岁次甲辰孟夏，亮斋周昉题。

《明医讲学叙》曰：余友沈棣怀，幼读书，长习医，凡岐黄仲景诸书，无不熟读而讲明之矣。今年五月，复集诸同人为讲学会，而求叙于余。余惟学之不可讲也久矣，道原于天地，理具于吾心，以吾心之理会书之意，以书之旨而证吾心之理，则本原洞然，意趣融洽，医能如此，进于技矣。徒事讲说，支离曼衍，以落言诠，则欲明道而道愈晦，欲析理而理愈违，所谓累瓦结绳，骈于辩者也。然医维技术，而苟冒昧自是不求博学审问慎思明辨笃行之实，而嚣然以求名于世，其不为害于人也几希。棣怀与诸同人讲习讨论，剖析疑难，以期明理，则讲学又无不可者也。惟愿悉心研究，毋事口耳剽窃以要声闻，不欲欺心害人，幸莫大焉。要之穷进有命，遁世不见知而不悔，此君子之学也，愿与诸同志共讲之。评述：词为有道之言，文有书卷之气。(韩祖昭老先生）昔年著《内经》《伤寒》书论，由此医会而始，故此篇理应附刻。

时觉按：《联目》《大辞典》载有抄本藏上海中医药大学，《中国医籍考》不载；有清雍正二年刻本一册藏日本内阁文库，2016年中华书局收于《海外中医珍善本古籍丛刊》第402册，影印出版。卷端题署：《医学三书论》，吴门周亮斋选定，沈棣怀纂辑，门生袁声昭、倪赞皇、计文安、侄道源仝校。载“灵素类经”文论十八篇、“伤寒原经”证论十二篇、“本草纲目”药论十篇，卷末附刻“论明医之书”“明医讲学叙”二篇。

《手批景岳全书》 佚 1730

清南汇沈璠(鲁珍)撰

张文英《沈鲁珍批〈景岳全书〉序》曰：天下惟中正无偏之理，守之不失，则其立言也无弊，而垂诸世也可久，苟不得其中而执乎一隅之见，漫焉有所著述以惊愚而动众，虽或博一时之誉，终未可以信今而传后也。善学古人者不为古人所愚，况今人乎？会稽张会卿以医名于时，著有《景岳全书》若干卷，学者宗之无异议矣。海上沈子鲁珍，谓此书独以先天水火阴阳命门真言立异，而其治病也一以扶阳温补为主，且以河间丹溪之言为后学之害，是执乎一隅之见而不可以为训，且恐宗其说之人于歧趋也，于是摘其纰缪，揭其舛错者，一句一字，旁批而辨驳之，考证详确，无义不精。司马子长有云：非好学深思，心知其意，难为浅见寡闻者道也。夫人之有疾，死生存亡之所系也。古之善治疾者，必推越人淳于诸贤，谓其遇症用药，可清可温，可寒可热，可攻可补，神明变通，而不胶于一定者也。若依景岳之说，惟讲扶阳而用热药补塞，则其为功也暂，而其为祸也甚烈。学周孔之学者之乎其偏，则其为害也止于一己；学轩岐之学者而之乎其偏，则其贻害也，且将及于天下后世而系人之死生存亡，可不惧哉？鲁珍之有是评，非矫为异也，要归之中而已，岂得附和其说而谓景岳之所愚哉？鲁珍出是书以示予，阅毕，念其一生精力之所寄也，作此以赠之。松江府尊张文英撰。

时觉按：嘉庆二十三年《松江府志·艺术传》载录。《珍本医书集成提要·沈氏医案》谓，鲁珍曾著《景岳全书评》一种，此书附注评景岳字者，皆自评本录出，然竟无传于世。书虽无传，然可于《沈氏医案》中见一二，张文英序即录于此医案。

《驳正〈医宗必读〉札记》一卷 佚 1730

清南汇沈璠(鲁珍)撰

《沈鲁珍评 <医宗必读> 论疟疾》曰：“久疟必虚”一句最能误事，如果虚而有寒痰者服之相宜，如疟久而有痰积于胃，又有阴虚而火盛者，服之必不宜。士材议近世之医皆不明理，惟我独尊，此言过也。松江东门外有赵嘉树者，其人少年多欲，患疟经久，醇酒厚味不禁，求其速愈，请何士宗调治，用生姜一两，人参一两，煎服可愈。彼如其言，始觉爽快一时，后觉大热，即下为血痢，腹痛后重，昼夜三四十次。延余治之，至已告殂矣。此乃误补之故，记之以告同志者。士材以阳为君子，阴为小人，热药为君子，寒药为小人。但《易》云：一阴一阳之谓道。《内经》云：无阳则阴无以生，无阴则阳无以化。二者不可偏废。至于治症，当以元气为君子，邪气为小人，元气宜补，邪气宜去，寒热温凉，随病而施，中病而止，岂可多事温补，痛戒寒凉乎？《内经》病机十九条，属火者五，属热者四，属寒者一，则知属火热者多，属寒者少。用药治病，宜体《内经》之意，不宜专执己见，谈天说地，以惑后人。七十七老人沈璠谨议，俟后之君子裁酌是否。

嘉庆十九年《上海县志·志艺文》之《鲁珍医案》条曰：旧《志》璠有《脉诀》等书，实只《医案》也。又驳正《医宗必读》札记一卷，语极精确。

光绪五年《南汇县志·人物志》曰：沈璠，指摘李中梓书，切中其失。邑令李鹿友与论五行生克之理，叹曰：君固知性理者。谢曰：璠何知，知医理耳。门人甚众，华宏璧、王日煜尤知名。著有《医案》并《手批景岳全书》。宏璧字尧章。横沔人。尝入都，值医院考医生，与试高等，入值内药房，出与编修顾成天、孝廉顾昺讲究，技益进，名动公卿间。雍正十年，调兵西出塞，选医偕行，宏璧中选，引见赐白金，官医院吏目。既还，以疾卒。日煜字为章，二十保人。屡起沈疴，贫者不受谢。寿八十，无疾而终。

时觉按：上海图书馆藏有抄本《沈鲁珍驳正〈医宗必读〉案》，无序跋，又题为《沈鲁珍医案》，未见。同治十一年《上海县志·艺文》载录是书，今未见。《珍本医书集成》载《沈氏医案》，末附《沈鲁珍评＜医宗必读＞论疟疾》，可为参阅，录如上。

《人身一小天地亦有南北两极论》《命门脉诊辨》二篇　存　1731？

清吴县沈谦（受益，牧庵）撰

唐大烈曰：沈受益，讳谦，号牧庵。儒而以医闻，缙绅先生常诗文往来，当道亦多契合，然非治病，不轻入室。生三子：长笠舫，业儒兼通医学，府庠岁贡生，撰《卓雅集》行世；次悦庭，考拔吏目，以医闻；次澹所，吴庠生，贻赠修职郎，溧阳县学教谕，有《友晋阁帖》行世。长孙旭岑芸斋，并登科甲；次箬耜，国学生，好医未尝释卷而不临证；次丹山、实夫，暨曾孙思劬、维祥，俱业医。先生年六十四岁，殁于雍正壬子，世居葑溪乌鹊桥东。

时觉按：二文收于《吴医汇讲》卷四。

《癸丑治疾记》三卷　佚　1733

清太仓顾陈垿（玉停）撰

光绪六年《壬癸志稿·人物》曰：顾陈垿，字玉停，宏沛子，康熙四十四年举人。以荐入湛凝斋纂修，书成议叙，授行人。出使山东、浙江，监督通州仓，所至得大体。雍正三年，以目疾乞归。陈垿有绝学三，字学、算学、乐律，俱精诣。敦内行，学宗陆九渊，锋棱谔谔。留心著述，质疑问难者恒满座。年七十卒。

时觉按：民国八年《太仓州志·艺文》载录。癸丑，雍正十一年。

《医通摘要》六卷　佚　1736

清武进法徵麟（仁源）撰

道光二十二年《武进阳湖县合志·人物志八》略曰：法徵麟，字仁源，高祖世美以医学传子孙，徵麟学有本源，洞见症结。程文恭公景伊尝撰《法氏谱序》，谓徵麟喜急人之难，至今行路犹称之。著有《医学要览》一卷、《伤寒辨证》二卷、《医通摘要》六卷。

时觉按：《伤寒辨证》已载录于伤寒门，佚；《医学要览》录于临床综合门，存。

《医宗粹言》一卷　佚　1736？

清武进法惠（心和）撰

道光二十二年《武进阳湖县合志·人物志八》略曰：法徵麟，子学山，字景行，著有《痘科景行录》一卷。学山子惠，字心和，惠著有《医宗粹言》一卷。

时觉按：法惠为法徵麟孙。

《樗庄心法》一卷　佚　1736？

清武进法雄（振和）撰

道光二十二年《武进阳湖县合志·人物志八》略曰：法徵麟，子谦益，谦益长子雄，字振和，著《樗庄心法》一卷。

时觉按：法雄为法徵麟孙。

《医方尊闻》 佚 1736？

清上海姚泓撰

时觉按：乾隆元年《江南通志·艺文志》载录，嘉庆十九年及同治十一年《上海县志》作《医方学闻》。

《活人精论》一卷 存 1738

清常熟孙从添（庆增，石芝）撰

道光四年《苏州府志·人物》曰：孙从添，字庆增，自号石芝，常邑生。侨居苏城，家徒四壁，誉满东南，大吏皆所器重。立方用药出人意表，妇孺呼之为孙怪。著有《活人精论》《石芝遗话》行于世。

光绪三十年《常昭合志·人物》曰：孙从添有书癖，家虽贫，而所藏逾万卷。自撰《藏书纪要》，分为八则，言之甚详且备，盖真知笃好者。其读书室曰上善堂，所藏书有其名字朱记，别用一印钤于尾曰得者宝之。

时觉按：前后无序跋，无目录，内容不分章节，有稿本藏中国中医科学院，1992年收于《吴中医集·临证类》，江苏科学技术出版社排印出版。

《石芝医话》 存 1767

清常熟孙从添（庆增，石芝）撰，侄孙孙森（天桂）辑录

唐大烈曰：孙庆增，名从添，号石芝，常熟人，迁居郡城葑溪。年七十六岁，殁于乾隆丁亥。所遗《石芝医话》，今令侄孙名森，字天桂，节录付梓。（《吴医汇讲》卷三）

时觉按：《吴医汇讲》卷三刊布《石芝医话》十二则，道光四年《苏州府志·艺文五》载录《石芝遗话》，当即是书。

《医学读书记》三卷，《医学读书续记》一卷 存 1739

清长洲尤怡（在泾，拙吾，饲鹤山人）撰

自跋曰：夫治病犹治国也。治国者，必审往古理乱之事迹与正治之得失，而后斟之以时，酌之以势，而后从而因革之；治病者，必知前哲察病之机宜与治疗之方法，而后合之气体，辨之方土，而后从而损益之。盖未有事不师古而有济于今者，亦未有言之无文而能行之远者。予自弱冠即喜博涉医学，自轩岐以迄近代诸书，搜览之下，凡有所得，或言或疑，辄笔诸简，虽所见未广，而日月既多，卷帙遂成。昔真西山修《读书记》，谓门人曰：此人君为治之门，如有用我者，执此以往。予之是集，即西山《读书记》之意也，执此以往，亦可以应变无穷矣。饮鹤山人尤怡识。

徐大椿序曰：文中子云：医者，意也；药者，瀹也。谓先通其意，而后用药物以疏瀹之也。善哉言乎！医理在是矣，而意之通实难。泥一成之见，而欲强人之病以就吾说，其患在固执；好作聪明，而不穷究乎古人之成书，是犹兵家之废阵图，法吏之废律令也，其患在不学。由前之说，在不能用意，由后之说，在误于用意。夫然以不学之人，与不通之识，而又炽以忮同列、竞名利之心，以此用药，其不致抱薪而救火，持水而投石者几何哉？语云，学书纸费，学医人费，盖为此也。尤君在泾，读书好古士也，而肆其力于医，于轩岐以下诸书，靡昕夕寒暑，穿穴几遍，而以己意条贯之。其间凡有所得，笔之于书，日月既多，卷帙略定。辨五行之生克，察四气之温严，审人事之阴阳虚实，与夫药性之君臣佐使。凡成书之沿误者，厘而正之；古人纷纭聚讼者，折而衷之。夫惟多读古人之书，斯能善用古人之书，不误于用意，亦不泥于用意，于长沙氏之旨庶几得之，可谓通其意矣。抑吾观太史公之传扁鹊也，云长桑君以禁方尽与之，忽然不见，后遂能生死人，其说近于鬼物，其人不可再得；而其传淳于意也，谓得禁方于公乘阳庆，传黄帝、扁鹊脉书、五色诊病，是多读书而通于意者。扁鹊吾不得而见之矣，得见如淳于意者，斯可矣。尤君之学不知于古人何如，然多读书而通以意，是闻古人之风而兴起者，由此书以治病，当不贻讥于人费也夫。乾隆四年己未春三月，松陵徐大椿灵胎叙。

鲍晟序曰：昔陶元亮自言好读书，不求甚解，每有会意，便忻然忘食。昌黎《进学解》则云：记事者必提其要，积诚生悟。古今人不相远也，即医学亦何独不然？吾郡尤在泾先生，读书好古君子也，键户潜修，不慕荣利，沈酣典籍，更邃于医。其所著《伤寒贯珠集》《金匮心典》《金匮翼》诸书，皆能阐灵兰之秘，接长沙之源。吸英吐华，锻年炼月，出其余蕴，成《读书记》，简而精，微而显，引而伸之，触类而长之，其足以嘉惠后学者，法乳所溉，瓣香到今。夫稚川之论名医，胚胎良史，贞白之撰《别录》，辅翼《本经》，方之古人，殆不多让。无惑

乎烬余之简，历久弥新，径寸之函，先睹为快。吾友诸君桂生，多学而精医理，尤氏诸书尤其服膺而深有得者，慨是书锓版无存，借录易舛，详加校正，付剞劂氏，俾稽古之士读是记而并读先生全书，读全书而更能融贯古人之书，诚快事也。至先生文学德望，则诸书序文及家传具存。传中曾述先生句云：病来希逸春无分，老至渊明酒已捐。椰瓢松尘，挥洒自如，盖有出尘之胸襟，乃有济世之神术，彼挟名利之见者，讵可同日而语耶？抑闻之抱朴子读《道德》五千言，谓当一字一拜，吾尤愿读是记者字字深思，时时玩索，忻忻然意有所会，陶陶然乐自无涯，秋水空明，则养生之妙谛也，春风和蔼，则活人之真诠也。嘻！微先生，吾谁与归？光绪十四年冬月，后学鲍晟谨识。

《续修四库全书提要》曰：清尤怡撰。怡有《伤寒论贯珠集》，已著录。是书自跋云，弱冠即喜博涉医学，自轩岐以迄近代诸书，或信或疑，辄笔诸简。案：怡于《伤寒》《金匮》并有专著，是书乃研精群籍，自抒心得之言。上卷言轩岐书，次卷言仲景书，下卷言宋元以来诸书，《续记》多言杂病。其论天符岁会及六元正气，其理不可不知，亦不易知，古今度数之有等差，天人感召之有休咎，泥之则刻舟求剑，弃之则亡筌求鱼，最为通论。其论《灵》《素》之不同，及《素问》之有误，《甲乙经》之误，王注之误，诸条皆确凿可据。其论伤寒，往往于相类之证治，求其异同之所以然，分析融贯，启发人之智识。论宋元以后诸名方，疏明其制方之意，彼此可以互证而得其通。于近代张介宾、喻昌、柯琴之书，胪举其得失，不存门户之见，多属定评。随举一端，皆具精义，非读破万卷者不能为医家度此金针也。所附《医案》，言简法纯，非他家夸诩铺张者可比。清代吴中名医，根柢深厚者称怡与徐大椿两家。大椿为是书作序，谓其于成书沿误者，厘而正之，古人聚讼者，折而衷之，多读古人之书，斯能善用古人之书，不误于用意，亦不泥于用意，可谓通其意，其称许至矣。至其研古之深细，持论之中和，视徐氏之词锋骏利，间涉矜激者，气象不同，盖其学养尤不可及尔。

时觉按：后附《静香楼医案三十一条》，收于《中国医学大成》。

《医易》二十卷　佚　1743？

清江都葛天民（圣逸，春台）撰

时觉按：乾隆八年《江都县志·人物·方技》载录。

《听江医绪》十卷　佚　1743？

清武进薛益（尔谦）撰

道光二十二年《武进阳湖县合志·人物志八》曰：薛益，字尔谦，精医术，多奇效。晚著《医绪》十卷，宜兴储大文为之序。

时觉按：储大文，字六雅，号画山，宜兴人，康熙六十年进士，改翰林院庶吉士，授编修，后主维扬之安定书院，卒于乾隆八年，年七十九岁。据以推测，是书约著于雍乾间。

《景岳全书发挥》一卷　存　1746

（原题）清吴县叶桂（天士，香岩）撰

褚逢椿序曰：张仲景世称医圣，所著《伤寒论》为诸家之祖，而元王安道摘其三百九十七法之脱衍复误，得二百三十八条，多所纠正，为仲景功臣。至越人张介宾《景岳》一书，托于仲景诸家，偏执一见，穿凿附会，后人无攻其失者。吾郡叶先生天士号香岩，为国初神医，治病奇验传闻于故老不可胜纪，而著作之流传甚鲜。今之风行者若《临证指南》等书，类多门人志录，不尽出先生之手。先生尝谓：自古医书已备，学者神而明之，临机应变，治病有余。是先生信古而不泥古，并不欲轻议前人可知。惟《景岳》行世已久，先生恐其贻误后学，特详为批校，名曰《发挥》。发挥者，义取《周易》孔疏，且本朱丹溪《局方发挥》例，言《景岳》之当发其覆而挥其诬，俾读其书者毋为其说所蔀，而治病必通类其情也。较之王氏增益仲景，功尤巨焉。书久藏于家，嘉庆间，先生元孙半帆欲刊行而未果，盖全书卷帙浩繁，套板工费，力有所未逮也。嗣半帆族兄讷人议录清本单行，仿前人经说，节其本文为纲，而以批本循行联缀，工较省，卒亦未成。今晋卿为半帆令嗣，始毅然以剞劂自任，节缩衣食以鸠其工，可谓善继人之志者矣。《记》曰：医不三世，不服其药。叶氏自香岩先生后代明医理，及今晋卿且五传矣，则其家学之有本源，奚翅三世？遗泽之久而勿替，尤难得也。予不知医，重晋卿之克承先志，故不辞而为赘言。至于贯穴其说，隐括其理，能为是书之元晏，则请俟夫精斯术者。时维道光二十四年岁次甲辰秋九月，仙根褚逢椿序。

张肇辰序曰：小子谫陋，于《枢》《素》茫未窥涉，然习闻我祖蔚园公好景岳书，与青浦何先生元长反复讲究有年，然终卒卒无暇读也。自往年先慈患病久，始就其书检寻方药，于证脉微奥固非卤莽所能推测。今叶君晋卿刊其五世祖香岩先生《景岳发挥》，而属为之序。窃以不知医者言医，夫何敢？虽然，医犹儒也，请试以臆言之。大抵正学流传，一毫之差不能无偏，既有偏即有救偏者出，救偏者正偏之功臣，而或过焉，亦流于偏，则偏与偏互相病，要其各有所得，各见其偏，各救其偏，斯无偏之不可归于正也。《易》曰：神而明之，存乎其人。斯岂为一家言哉？后汉张仲景为医中之圣，自是以还，代有国工，元时朱丹溪，生河间、东垣诸家之后，集其大成，其论说主于寒凉。彼见《和剂局方》多用温燥之品，耗损真阴，欲救其偏重于热，不能尽六气之变之弊，而不知矫枉过正，亦未进于中行也。然则天生名医，既已奏功神效，立说垂后矣。阅数百十年而复生一人，或稍变其术而用之，或全反其道而行之，而厉针砥石，运手爪若合符节，岂故使后来居上成积薪之势哉？阅人成世，气禀有殊，补偏救弊，易地皆然，非可概论也。有明之末，张介宾著《景岳全书》，大旨矫丹溪之论而偏于温补。阅百余年，吾吴叶香岩先生出，治证奇效，名震动至今在人口，所著作《本事方释义》《全生集批本》及《温热论》《临证指南》等书，流布海内，未有以偏议先生者也。今《景岳全书发挥》之刻，晋卿自叙谓攻击介宾不遗余力。窃意先生之于介宾，犹介宾之于丹溪、丹溪之于《局方》欤？抑先生独神明于千古，固得其正传而不复有偏者欤？小子不知医，乌敢妄言医？然而吴人也，习闻先生治病无不效者，其治无不效，其学果无偏者欤？夫医固犹儒也，鹅湖、鹿洞均为大儒，知仁偶歧，门户遂别，迄今论定，尊朱者何尝不尊陆？倘识此，而后可读先生之《发挥》欤？应亦先生著书意也，愿以还质诸晋卿。道光甲辰秋日，元和张肇辰同甫撰。

程翔霄序曰：《景岳全书发挥》，非辨景岳也，辨崇信景岳偏执温补之误也：非辨崇信景岳也，辨天下后世受偏执温补之害有莫知其非者，以至贻误于无穷也。曷言之？脏腑虚实犹贫富也，病邪为害犹祸作也，去其祸而贫犹可安，不去其祸而富不可保，一定之理也。无如人情患虚而不顾病，犹之患贫而不顾祸，以攻能致虚、虚不禁攻之说，中患虚讳病之人心，自然乐从，不谋而合。夫温补一法耳，谓可以御万病，《内经》无是说也，仲圣无是说也，后贤继起亦无是说也。惟景岳则闯然言之，且曰：实而误补，犹可解救。得此说以为张本，既利投时，又可自全。二百年来，遂群然趋便易之门，走颟顸之路，昧昧于古人之治法者，皆此书作之俑也。先生愍焉伤之，昌言救世，能不言之详而辨之明乎？篇中证必分清，方必细切，而大寒大热、大补大泻之必不敢率意而行也。揆之丹溪《局方发挥》有心心相印者矣。良医心法，如是如是。曩者余岳丈讷人公，先生元孙也，欲刻以行世，卒不果。今五世孙晋卿兄惧是书之久而散佚也，乃节录景岳原文，全录先生批论，手抄付刊，嘱余校订，诚仁心仁术也。今而后，吾知天下后世不特知偏补之为害，而患虚讳病之人心亦可自返矣。道光甲辰九月下浣，长洲程翔霄诚斋序。

叶椒跋曰：《景岳全书发挥》者，余五世祖香岩公手笔也。公生平著作，流传者惟《本事方释义》《全生集批本》而已，然皆祖述前人，未尝独辟己见。他若《温热论》等篇，不过就当时临证所得以训及门耳。至于医案，则后人汇集成书，其间真伪杂出，鱼目混珠，今虽盛行于世，要非公所急欲垂世者也。公尝谓：方愈多，治愈乱。自古医书已备，学者神而明之，临机应变，治病有余。若欲炫己长，排众论，创一说，变一方，适足以淆惑后人，鲜有不误人者。是则公之不轻作，实亦不必作也。独家藏《景岳全书》，则公自序至终，奋笔几万言，发其覆，纠其谬，无微弗至，一若深恶而痛绝之者。是岂好与前人辩难哉？盖诚有见是书之偏执温补也，引证之穿凿附会也，持论之强词夺理也，辨证之不明虚实寒热也，立方之不审君臣佐使也，且言之凿凿，似有灼见之真，致后人尊之信之而莫或疑之，苟不痛斥其非，力挽其失，其误人岂有极哉！此公之所以发愤而作，不能已也。第当日未经付梓。嘉庆间，先考半帆府君欲仿套板全刻，因病未果。厥后族伯父讷人公念是书所重在批，始议别录清本单行传世，旋以事阻。呜呼！计自先考欲刻之时，至今垂四十年矣！一则天不假年，一则力有不逮，若当吾躬而不急谋剞劂，万一年远散失，不特手泽无存，罪在子孙，而先人补偏救弊之苦衷，将何以大白于天下乎？是则小子所深惧也。今椒不揣固陋，殚一载之功，敬谨手录，宗讷人公之意，以缵先考未竟之志，共编四卷，措资付刊，庶使业是道者咸有遵循，知趋时务补者误，浪投攻剂者误，好奇炫世者误，舍证论脉者亦误，而数百年《景岳全书》之流毒，遂晓然于天下医家之心目矣。昔沈文悫之传公也，曰：治病不执成见。石琢堂殿撰序《本事方释义》，曰：神明于规矩，惟能神明于成法中，乃能变化于规矩外。是书一出，不又与《本事方释义》《全生集批本》相为表里也哉？夫亦可窥公学术之全矣。名曰发挥者，公于《新方八阵》中首列丹溪《局方发挥》之功，则公之一片婆心，不辞苦口，固隐然窃比于丹溪也。兹敢附著其例。时道光二十四年岁次甲辰春三月，五世孙椒谨识。

凡例曰：一、原书卷帙浩繁，力难全刻，今仿照前人刻批之例，将批语全行缮录。一、单刻批语，未免阅者查核之劳，因将原文节删，仍单行居中录出，而批语即双行注于其下，庶可一目了然，不必篇篇核对。一、凡逐段逐句批者，俱注于原文每段每句之下，如意有未尽，复加批者，加圈别之。一、凡总批，俱低一格，亦双行另录于每篇每节之末。一、原书凡属文内有批者，其总纲篇目悉皆标出，以便易于查核。一、凡总批全篇大意，如附华氏治法之类，其原文一概不录，只将篇目标出。一、节录原文，其起句首一字有用然、故、又、若等字者，虽可删去，未免抹却上文，故仍之。一、原书六十四卷，兹刻约编四卷，每类总纲，如传忠录之类，俱低一格，并画方线。其每类篇目，如明理篇之类，俱低二格。一、原书有另为一节者，仍照原本另录，其有每节下加圈另起者，亦照原本加圈。一、原书十问篇，每问有数证，每证俱另录，今将每证并录于每问之下，以归简易。一、八阵中方名俱顶格，其主治加减等俱低一格，至总批则低二格，以便阅者醒目，非乱例也。

《医学读书志》曰：《全生集》，本山阴刘大化所撰，坊贾窜入伪序，藉盛名以求速售耳。《医效秘传》《本事方笺释》《〈景岳全书〉发挥》，类皆伪托。提要称桂生平无所著作，信矣。

又曰：《本草经解要》四卷，为梁溪姚球字颐真撰。称尚有《南阳经解》《幼科新书》《删补慎斋遗书》《评点景岳全书》《类经》诸稿未梓。坊贾因书不售，剜补桂名，遂致洛阳纸贵。

张文英《沈鲁珍批<景岳全书>序》曰：天下惟中正无偏之理，守之不失，则其立言也无弊，而垂诸世也可久，苟不得其中而执乎一隅之见，漫焉有所著述以惊愚而动众，虽或博一时之誉，终未可以信今而传后也。善学古人者不为古人所愚，况今人乎？会稽张会卿以医名于时，著有《景岳全书》若干卷，学者宗之无异议矣。海上沈子鲁珍，谓此书独以先天水火阴阳命门真言立异，而其治病也一以扶阳温补为主，且以河间丹溪之言为后学之害，是执乎一隅之见而不可以为训，且恐宗其说之人于歧趋也，于是摘其纰缪，揭其舛错者，一句一字，旁批而辨驳之，考证详确，无义不精。司马子长有云：非好学深思，心知其意，难为浅见寡闻者道也。夫人之有疾，死生存亡之所系也。古之善治疾者，必推越人淳于诸贤，谓其遇症用药，可清可温，可寒可热，可攻可补，神明变通，而不胶于一定者也。若依景岳之说，惟讲扶阳而用热药补塞，则其为功也暂，而其为祸也甚烈。学周孔之学者之乎其偏，则其为害也止于一己；学轩岐之学者而之乎其偏，则其贻害也，且将及于天下后世而系人之死生存亡，可不惧哉？鲁珍之有是评，非矫为异也，要归之中而已，岂得附和其说而谓景岳之所愚哉？鲁珍出是书以示予，阅毕，念其一生精力之所寄也，作此以赠之。松江府尊张文英撰。

《冷庐医话》曰：张景岳偏主温补，尊而信之者不少，近日攻击之者亦复有人，如叶天士、魏玉璜、章虚谷、陈修园，其最著者也。叶天士《发挥》一书，尤为深切详尽。究之景岳之重扶阳，时势适然，亦以救弊。学者循览其书，必当与《发挥》参观，斯示为其所误。惟《发挥》为家藏之板，久不印行，余历年搜访，至丁巳岁始于吴门购得一部，惜力绵未能重刊广传也。又曰：《景岳全书发挥》，世皆知为叶天士之书，按武进曹畸庵禾《医学读书志》谓此书为梁溪姚球所撰，坊贾因书不售，剜补桂名，遂致吴中纸贵。

民国九年《新塍镇志·丛谭》曰：香岩先生云，锁喉风之为病也，有闭、脱二证。闭证，气道秘塞关窍而死；脱证，大汗、大吐、大泻，虚脱而死。闭证以开通为急；脱证拟补敛为要。景岳所见燕都女子之证，乃闭证也。夫女子善怀性执，抑郁者多，年已及笄，未免有难言之隐，愤懑、抑郁，肝气不得疏泄，决非一日。交秋令，则肝气愈敛，或食生冷，或受寒凉，郁遏肝气。肝性促急，触而暴发，上干心肺之窍，口不能言，无肿无痛，见面色之青者，知其为肝病也。《经》云，暴病暴死，皆属于火。火郁于内，不能外达，故似寒证。窍闭经络不通，脉道不行，多见沈滞无火之脉。此时治法，惟紫金丹，姜汤磨灌，则关隘必开，因内有麝香通窍。开口之后，然后用二陈加菖蒲、枳壳、香附、郁金之类降之。视为脱证用参，此雪上加霜耳。凡治难明之证，必有至焉，故不得不为之细辨。余在新塍镇，闵家一仆妇因食梨藕生冷，一时喉闭，锁定不能出声，不知痛痒，手足冰冷，面色白而青，脉息沈伏，药不能进，余以前法治之而愈。盖因郁怒食生冷而起也。又治费氏女，年逾二十未嫁，忽然仆倒，手足冰冷，面色青，无痰声、不闭口，脉息伏，亦用紫金丹开口，随进药而愈。

时觉按：曹禾以叶桂《〈景岳全书〉发挥》为伪托，又言姚球撰有《评点景岳全书》《类经》诸稿，陆以湉径以为“武进曹畸庵禾《医学读书志》谓此书为梁溪姚球所撰”。南汇沈璠字鲁珍，撰《手批景岳全书》，其张文英序与是书《全书纪略》类同，二书医案亦颇多类同，或以为即是书。光绪十三年湘垣黄誉郇复著《景岳发挥订误》，见《蘧斋医学存稿两种》。

《医学穷源》 佚 1746

清靖江孙光远（和中）撰

时觉按：咸丰七年《靖江县志稿·艺文志》载录。

《医余小草》 佚 1750？

清川沙叶大本(蕉村)撰

时觉按：道光十七年《川沙抚民厅志·杂志》之《艺文》载录。

《医学洞垣编》 佚 1755？

清通州陆鸿撰

时觉按：乾隆二十年《直隶通州志·艺文志上》载录。

《医旨或问》 未见 1757？

清无锡丁鹗起(鸣九，逸园，文裕先生)撰

《江苏艺文志》曰：丁鹗起(1692—1757)，字鸣九，号逸园，清无锡人。雍正五年荐孝友端方。卒后门人私谥文裕先生。

时觉按：《江苏艺文志·无锡卷》据《梁溪诗抄》卷四十载录，笔者未见。

《医学源流论》二卷 存 1757

清吴江徐大椿(灵胎，洄溪)撰

自序曰：医，小道也，精义也，重任也，贱工也。古者大人之学，将以治天下国家，使无一夫不被其泽，甚者天地位而万物育，斯学者之极功也。若夫日救一人，月治数病，顾此则失彼，虽数十里之近不能兼及，况乎不可治者，又非能起死者而使之生，其道不已小乎？虽然，古圣人之治病也，通于天地之故，究乎性命之源，经络脏腑，气血骨脉，洞然如见，然后察其受病之由，用药以驱除而调剂之。其中自有玄机妙悟，不可得而言喻者，盖与造化相维，其义不亦精乎？道小，则有志之士有所不屑为；义精，则无识之徒有所不能窥也。人之所系莫大乎生死，王公大人、圣贤豪杰，可以旋转乾坤，而不能保无疾病之患，一有疾病，不得不听之医者而生杀唯命矣。夫一人系天下之重，而天下所系之人其命又悬于医者，下而一国一家所系之人更无论矣，其任不亦重乎？而独是其人者，又非有爵禄道德之尊，父兄师保之重，既非世之所隆，而其人之自视亦不过为衣食口腹之计，虽以一介之微，呼之而立至，其业不甚贱乎？任重，则托之者必得伟人；工贱，则业之者必无奇士。所以势出于相违，而道因之易坠也。余少时颇有志于穷经，而骨肉数人，疾病连年，死亡略尽。于是博览方书，寝食俱废，如是数年，虽无生死肉骨之方，实有寻本溯源之学，九折臂而成医，至今尤信。而窃慨唐宋以来，无儒者为之振兴，视为下业，逡巡失传，至理已失，良法并亡。惄焉伤怀，恐自今以往不复有生人之术，不揣庸妄，用敷厥言，倘有所补所全者，或不仅一人一世已乎？乾隆丁丑秋七月，洄溪徐大椿书于吴山之半松书屋。

《四库全书提要》曰：《医学源流论》二卷，江苏巡抚采进本，国朝徐大椿撰。其大纲凡七，曰经络脏腑，曰脉，曰病，曰药，曰治法，曰书论，曰古今；分子目九十有三。持论多精凿有据，如谓病之名有万，而脉之象不过数十种，是必以望、闻、问三者参之。又如病同人异之辨，兼证兼病之别，亡阴亡阳之分，病有不愈不死，有虽愈必死，又有药误不即死，药性有今古变迁，《内经》司天运气之说不可泥，针灸之法失传，其说皆可取。而《人参论》一篇，《涉猎医书论》一篇，尤深切著明。至于有欲救俗医之弊而矫枉过直者，有求胜古人之心而大言失实者，故其论病则自岐、黄以外，秦越人亦不免诋排，其论方则自张机《金匮要略》《伤寒论》之外，孙思邈、刘守真、李杲、朱震亨皆遭驳诘，于医学中殆同毛奇龄之说经。然其切中庸医之弊者，不可废也。

《郑堂读书志》曰：《医学源流论》二卷，半松斋医书六种本，国朝徐大椿撰。《四库全书》著录。洄溪少时，颇有志于穷经，因骨肉数人病亡略尽，于是博览方书，寻本溯源，谓唐宋而来无儒者为之振兴，以致医学失传，乃著是书。分为七类，凡经络脏腑九篇、脉三篇、病十六篇，方药治法各二十四篇，书论十三篇、古今十篇，共九十九篇。穷探医学源流，指摘医家利弊，亦如药石之可以伐病，而言之过当，工于诋诃，自秦越人以下无一人足当其意者。盖洄溪本儒者，未免染毛西河习气，然为庸医辈痛下针砭，亦不可少此种议论也。书成于乾隆丁丑，自为之序。(《四部总录医药编》)

光绪五年《吴江县续志·人物六》曰：徐大椿熟于东南水利，灵胎抱用世之才，于水利，家学也。既不屑为龌龊小儒，又不欲以文字自表现，顾噤不得发，世乃以医学重之。视大学士蒋溥病，密奏过立夏七日当逝，至期果毙。后乾隆三十六年，复召抵京，以疾卒于寓，年七十九。其奉召时，谕旨称其字，遂以字行。灵胎与沈彤善,彤学优于考古,而灵胎务知今,两人交相资也。尝创新乐府曰《洄溪道情》,警动恺切,士林诵之。子爔,字鼎和,灵胎奉召时,爔从,文成公阿桂与为布衣交。爔不屑为科举之学,亦以医名,然爔亦非医者流也。

光绪四年《嘉兴府志·经籍二》曰:庄仲方曰:是书论方、病,其大纲有七,子目九十有三,指摘利弊,颇为精凿。但矫枉过直,论病则诋及秦越人,论方则驳诘孙思邈、刘守真、李、朱诸人,不免过高之病。

《清史稿·列传第二八九》曰:徐大椿论医之书曰《医学源流论》,分目九十有三。谓:"病之名有万,而脉之象不过数十,是必以望、闻、问三者参之。如病同人异之辨,兼证兼病之别、亡阴亡阳之分。病有不愈不死,有虽愈必死,又有药误不即死。药性有古今变迁,《内经》司天运气之说不可泥。针灸之法失传。"诸说并可取。

时觉按:收于《四库全书》《中国医学大成》《徐灵胎医书》诸本。

《医贯砭》二卷　存　1764

清吴江徐大椿(灵胎,洄溪)撰

自序曰:小道之中,切于民生日用者,医、卜二端而已。卜者,最不可凭而可凭,医者,最可凭而不可凭者也。盖卜之为道,布策开兆,毫无依据,而万事万物之隐微变态,既欲先知洞察,此最不可凭者也,然验者应若桴鼓,不验者背若冰炭,愚夫愚妇皆能辨其技之工拙也。若医之为道,辨证定方,彰彰可考,附桂入口即热,芩连下咽知寒,巴黄必泻,参术必补,莫不显然。但病无即愈即死之理,症有假热假寒之异,上下殊方,六经异治,先后无容颠越,轻重不得倒施,愈期有久暂之数,传变有浅深之别。或药不中病,反有小效;或治依正法,竟无近功;有效后而加病者;有无效而病渐除者;有药本无误,病适当剧,即归咎于药者;有药本大误,其害未发,反归于药者。病家者不知也,医者亦不知也,因而聚讼纷纭,遂至乱投药石,谁杀之?谁生之?竟无一定之论,此最无凭者也。事既无凭,则技之良贱何由而定?曰:有之。世故熟,形状伟,剿说多,时命通,见机便捷,交游推奖,则为名医,杀人而人不知也,知之也不怨也。反之者则为庸医,有功则曰偶中,有咎则尽归之,故医道不可凭,而医之良贱更不可凭也。若赵养葵《医贯》之盛行于世,非赵氏之力所能如此也。晚郁吕氏,负一时之盛名,当世信其学术而并信其医,彼以为是,谁敢曰非。况只记数方,遂传绝学,艺极高而功极易,效极速而名极美,有不风行天下者耶?如是而杀人之术遂无底止矣。呜呼!为盗之害有尽,而赏盗之害无尽。为盗不过一身,诛之则人尽知惩,赏盗则教天下之人胥为盗也,祸宁有穷哉?余念民命之所关甚大,因择其反经背道之尤者,力为辨析,名之曰《医贯砭》,以请正于明理之君子,冀相与共弭其祸。虽甚不便于崇信《医贯》之人,或遭谤黩,亦所不惜也。乾隆六年二月既望,洄溪徐大椿题。

《四库全书提要》曰:《医贯砭》二卷,江苏巡抚采进本,国朝徐大椿撰。大椿有《神农本草百种录》,已著录。初,明赵献可作《医贯》,发明《薛氏医案》之说,以命门真水真火为主,以八味丸、六味丸二方通治各病。大椿以其偏驳,作此书辟之。考八味丸即《金匮要略》之肾气丸,本后汉张机之方,后北宋钱乙以小儿纯阳,乃去其肉桂、附子,以为幼科补剂,名六味丸。至明太医院使薛己,始专用二方为补阳补阴要药,每加减以治诸病,其于调补虚损,未尝无效。献可传其绪论,而过于主持,遂尽废古人之经方,殆如执诚意正心以折冲御侮,理虽相贯,事有不行。大椿攻击其书,不为无理,惟词气过激,肆言辱詈,一字一句,索垢求瘢,亦未免有伤雅道。且献可说不能多验,今其书已不甚行,亦不必如是之垢争也。

《郑堂读书志》曰:《医贯砭》二卷,国朝徐大椿撰。《四库全书》存目。洄溪以赵养葵《医贯》盛行于世,杀人之术遂无底止,悲民命之所关甚大,因择其反经背道之尤者,力为辨析,以弭其道,凡三十篇,名之曰《医贯砭》。按:赵氏书虽有六卷,止两言括之曰:阴虚用六味,阳虚用八味而已。在当时庸医一见此书,无不狂喜,以为天下有如此行医之捷径,恨读之犹晚也,于是杀人之法从此遍天下矣。一自洄溪起而攻击之,几于体无全肤,因之其书亦不甚行,盖以儒者而通医理,其功效有如此者。书成于乾隆辛酉,自为之序。(《四部总录医药编》)

光绪四年《嘉兴府志·经籍二》曰:庄仲方曰:砭明赵献可之《医贯》也。《医贯》发明薛己《医案》之说,以八味丸、六味丸通治各病,而主持太过,几于尽废古人经方。大椿诋其偏驳是也,而词气则未免过激矣。

《清史稿列传第二八九》曰:徐大椿《医贯砭》,专斥赵献可温补之弊。诸书并行世。

时觉按:收于《徐氏医书六种》。先是,康熙间江夏程云鹏为正赵氏之失撰《医贯别裁》,未见。

《慎疾刍言》一卷　存　1767

清吴江徐大椿(灵胎,洄溪)撰

自序曰:余弱冠时,家多疾病,先世所藏医书颇多,因随时翻阅,不过欲粗识方药而已。循习渐久,乃上追

《灵》《素》根源，下沿汉唐支派。如是者十余年，乃注《难经》，又十余年而注《本草》，又十余年而作《医学源流论》，又五年而著《伤寒类方》。五十年中，批阅之书约千余卷，泛览之书约万余卷，每过几时，必悔从前疏漏，盖学以年进也。乃世之医者，全废古书，随心自造，以致人多枉死，目击心伤。数年前曾作《刍言》一册，欲以醒世，而鲜克听从。窃思生长圣朝，毫无益于此世，而半生攻苦，虽有著述几种，皆统谈医学，无惊心动魄之语，足令人豁然开悟。因复抠心挖骨，即《刍言》原本，更加痛快剖悉，实因悲悯填胸，不能自已。愿览者谅其苦心，虚怀体察，以之治人则敬慎可以寡过，以之治己则明哲可以保身。冀遇信从之有人，庶绵斯道于一线。乾隆丁亥秋七月巧日，洄溪徐灵胎识。道光五年岁次乙酉夏五月既望，曾孙嵚校刊。

谢嘉孚序曰：尝读《小仓山房文集》，有《徐灵胎先生传》，知先生名大椿，字灵胎，吴江人，隐于洄溪，晚号洄溪老人，凡星经水利、音律武艺靡不通贯，尤精医术。及读先生所著《难经》《医学源流论》，恨未能尽读先生著作。今夏六月，福建学政彭詠莪母舅知孚习医三载矣，因由闽中寄《慎疾刍言》一卷，嘱咐重刊。原本多鲁鱼之误，遂加校雠而梓之。按是书系先生六十余岁所作，阅历既深，言皆老当。观引首数言，更见先生之心有大不得已于言者，故不自觉其言之太过，则惟恐不痛切，不畅悉，不能令人惕目惊心，以致民命不长，异端不熄，斯道不传。在先生不得不尽言以开其悟，而凡病者、医者，皆不可不慎也。道光戊申仲夏长洲谢嘉孚蓉初氏序。

潘曾玮跋曰：《慎疾刍言》一卷，凡十九篇，徐君灵胎所著。徐君初名大椿，更名大业，晚自号洄溪，吴江人。生有异禀，初学举业，补邑诸生，弗屑就，去而穷经。又好读黄老、阴符，既益泛滥，凡星经地志、九宫音律、刀剑伎击、勾卒嬴越之法，靡不通究，各有所述，而于医理尤邃。其投药造方，辄与人异。徵士连云龙病，不言不食者六日，徐君按之曰：此阴阳相搏证也。投以剂，须臾再饮之以汤而跃然。张雨邨生子无肌肤，惧欲弃之。徐君令以糯米作粉糁其体，裹以绢，埋土中，出其首，乳之，两日夜而皮生。任氏妇患风痹，两股如针刺，徐君令作厚裀，遣干妪挽持之，任其颠扑叫号，汗出始释，竟勿药而愈。市有好拳勇者与人角而受伤气绝矣，徐君令覆卧之，拳击其尻三，忽呕黑血数升而苏。其切脉能决人寿夭穷达，后皆验。乾隆庚辰，诏访海内名医，有以徐君名荐者，高宗纯皇帝欲官之，固辞归。乾隆辛卯再召入京，年已七十有九，是冬卒于京师。诏赐白金，赠文林郎。徐君权奇，自喜舞枪夺槊，有不可一世概，晚益放达，自题墓门云：满山灵草仙人药，一径青松处士坟。所著医书如《难经经释》《神农本草百种录》《医学源流论》《伤寒类方》等若干卷，皆行于世。是书之作，盖有鉴于庸医之误人，救其失而补其漏，反复万余言，大声疾呼，欲令人惊心动魄，豁然开悟。呜呼！其用心可谓至矣。夫良医治疾也，多一良医而得全者众，少一庸医而得全者尤众。徐君是书则可化庸医为良医，并可勿药有喜也，其有功于时为何如邪？彭咏莪侍郎视学闽中，既刊行此书，邮寄京师，属重付剞劂，以广其传。余考府志，谂徐君本末，因跋卷尾，俾读者知其梗概云。道光二十有八年戊申秋九月，吴县潘曾玮。

汪绍达序曰：徐灵胎先生，医学在雍乾间称国手，其所著医书数种，非读破万卷医书者不能道只字。初学医者未易窥其精蕴，惟《慎疾刍言》一书简明切要，医家、病家之流弊直抉无隐，于各病之治法，既已提纲挈领，复终之以《宗传》一篇，指示学医之门径，学者先明乎此，再进而求之先生所著各书，当无不迎刃而解。此本为先生晚年所重订，末附《医学源流论》三篇，较原著更加精警。又经陆九芝先生校正误字，并于《痢疾篇》中辩论十余行，记于书眉之上，谓“伤寒传入阴经”句，“传入”二字应改为“直中”二字，以免贻误后人。灵胎有知，当亦许为诤友。然下文《阴症篇》中所云：直中阴经之病情与此无异。可见灵胎决无此误，则此处“传入”二字，安见不由传写传刻者所误耶？书尾又有陆先生亲题七绝一首，所以推崇灵胎而慨继起无人者，又深情若揭。陆先生自谓生平私淑灵胎，予又私淑陆先生，而为陆先生在天之灵所默契者，另详予笔记中。兹将原书付之影印，俾读者因识陆先生之手泽，并能发愤兴起，以尽读两先生之书，蔚为医学中兴之盛，岂非此生一大快事哉？己巳五月，江宁汪绍达。

彭蕴章序略曰：仆阅世已深，见夫男子痨瘵、妇人胎产、小儿惊痘，三者之死尤可惨伤。当其危急时，医者云舍此无疗病之方，病家云不服亦同归于死也，卒服其方而仍不免于死。仆尝疑之，而未敢以臆断也。今见洄溪徐君所著《慎疾刍言》一书，始知向所见疗病之法，各犯是书所忌，徐君已言之详而戒之切矣。夫以不明医理之人，处骨肉死生之际，药亦悔，不药亦悔，其心诚有难安者，得是书以示指南，庶几不迷所往乎？余恨读是书之晚，固愿世之业者、疗病得早读是书，乃邮归故里，刊版以广流传。榕城刊是书者为徐君曾孙嵚，并书以贻之。长沙彭蕴章撰。

光绪四年《嘉兴府志·经籍二》曰：《慎疾刍言》一卷。大椿谓：医学绝传，邪说杀人，因著是编。近时乌程汪氏有刊本。案《江震人物志》,大椿曾占籍秀水,补诸生。

《清史稿·列传第二八九》曰:徐大椿《慎疾刍言》,为溺于邪说俗见者痛下针砭,多惊心动魄之语。

时觉按:收于《丛书集成》《中国医学大成》《咫进斋丛书》。王士雄校刊本经张鸿补辑,收于《潜斋医学丛书》,更名《医砭》。《中国医籍考》卷六十六载录,"未见",录徐氏之言曰:"医学绝传,邪说互出,杀人之祸烈也,因著《慎疾刍言》。"

《指南后论》二卷　存　1764

清吴江徐氏亡名撰

《眩晕论》附记曰:古人必用金石镇坠之品,此则先生所未及知也。忆初至郡中治病,是时喜用唐人方,先生见之,谓人曰:有吴江秀才徐某,在外治病,颇有心思,但药味甚杂,此乃无所传授之故。已后先生得宋版《外台秘要》读之,复谓人曰:我谓前徐生立方无本,谁知俱出《外台》,可知学问无穷,读书不可轻量也。先生之服善如此,尤见古风。所谓药味杂,即指金石品也。附记于此。

时觉按:有稿本藏中国中医科学院,中医古籍出版社收于《中医古籍孤本大全》,影印线装出版。无署名,前后无序跋,由前引《眩晕论附记》知为吴江徐氏著。是书为研读叶氏《临证指南医案》心得,有论八十八篇,举诸病论治要点及用方思路,卷上自《中风论》至《泄泻论》,凡五十二论,卷下自《痢论》至《虫论》,凡三十六论。

《岐黄精诠》　佚　1765?

清阳湖蒋国佐撰

乾隆三十年《阳湖县志·人物志》曰:蒋国佐,精俞拊术。郡守骆钟麟子病黄疸,莫能治。国佐呼其乳母,询知三岁时池边曾食螺数粒。投以鸭涎,下血裹一螺,霍然愈。里有产妇死,将葬,棺薄流血。国佐曰:血鲜,妇可活。以针刺妇胸,得苏,产一子。又牛触牧童,腹肠尽出,国佐洗以米泔,纳其肠,傅药,得不死。著有《岐黄精诠》。

《先天后天论》一卷　佚　1765?

清武进黄德嘉(瑞峰)撰

时觉按:乾隆三十年《阳湖县志·人物志》载录,道光二十二年《武进阳湖县合志》作一卷。

《一字千金》一卷　佚　1769?

清吴江秦篁(在六,潜蕖)撰

道光二十年《平望志·文苑》曰:秦篁,字在六,一字潜蕖,韭溪人。读书过目成诵。遍游大江南北诸名山,所赋诗有豪迈气,得江山之助多也。精于医,得云间何嗣宗正传,所治多奇效。年七十余卒。著有《卷帆集》。其论医有《一字千金》一卷,长洲沈德潜为之序。

时觉按:沈德潜,字碻士,号归愚,长洲人,清代诗人。乾隆四年进士,官内阁学士兼礼部侍郎,卒于乾隆三十四年,著《沈归愚诗文全集》。

《要症论略》　佚　1779?

清长洲雷大升(允上,南山)撰

时觉按:吴颐《雷允上墓志铭》、道光四年《苏州府志·人物》载录。

《趋庭杂记》　佚　1780

清吴县何琏(心逸,漱万)述,其子何国栋(桂岩,蓼斋)录

唐大烈曰:何桂岩,名国栋,号蓼斋,曾任吴县医学训科,世居兔子桥。此《趋庭杂记》,系录令先严心逸先生所论。心逸名琏,号漱万,年五十五,殁于乾隆庚子。(《吴医汇讲》卷六)

时觉按:《吴医汇讲》卷六所载,可以见其梗概。

《斯人正命》 佚 1780？

清川沙叶中枢(朝阳)撰

道光十七年《川沙抚民厅志·人物》曰:(叶其蓁)孙中枢,字朝阳,世其学,自设药肆,凡出医遇贫不能药者辄畀之。著有《斯人正命》行世。无子,晚年依婿瞿某。卒年七十八。

时觉按:叶中枢为其蓁孙,蕉郓子,嘉庆二十三年《松江府志·艺术·叶其蓁传》及光绪五年《南汇县志·艺文志》作《学医正命》。

《杞菊庐记》 佚 1782？

清吴县薛景福(鹤山,松庄)撰

唐大烈曰:薛鹤山,名景福,号松庄,世居长春里。王百谷红梅阁旧址辟有春熙堂、春雨楼。洎乎晚年,灌杞艺菊,日与弟子讲贯经史百家,著《杞菊庐记》。自乐天真,年六十有九。子一,名承基,字公望,趋承家学焉。(《吴医汇讲》卷五)

民国二十二年《吴县志·列传》曰:薛景福,字鹤山,号松庄,吴人。日与弟子讲贯经史百家,兼及医理,著有《杞菊庐记》。子承基,字公望,传其业,著《伤寒百症歌》一卷。同时有顾是初,字筠庵,决疾用药有奇效;管鼎,字象黄,为缪遵义门人;钟南纪,为叶桂再传弟子,皆良医。

时觉按:《吴医汇讲》卷五载薛氏《痘毒藏脾经说》《痘出同时论》《痘由太阴转属阳明论》《题费建中〈救偏琐言〉》《回澜论》《葵菜预解痘毒说》,或即是书之遗珠。

《习医心录》 佚 1783？

清上海杨锡佑(介眉)撰

乾隆四十八年《上海县志·艺术》曰:杨锡佑,字介眉,攻岐黄。根据古方,参以己见,危险之症,应手而愈。贫者求诊必先往,人高其谊。子朝辉、朝陛,孙士杰,俱传其家学。著有《习医心录》。

嘉庆十九年《上海县志·志人物》曰:锡佑孙士杰,字侣三。

时觉按:乾隆四十八年《上海县志·艺文续编》载录。

《医门格物论》 佚 1783？

清高邮翟绍衣撰

嘉庆十八年增修乾隆四十八年《高邮州志·方技》曰:翟绍衣,郡庠生。长厚端方,尤精医学,善治奇证。有孕妇肿胀临绝,请医称不治,绍衣诊之而愈。又乡民腹痛将绝,求治,绍衣谓其腹有水蛭,用牛脚塘水有小鱼者煎服,一吐即愈。论者谓袁体庵后一人而已。所著有《医门格物论》藏于家。

时觉按:袁班,字体庵,明末高邮名医,著《证治心传》一卷,史可法序。

《医宗粹语》 佚 1783？

清上海徐大楫(若济)撰

时觉按:乾隆四十八年《上海县志·艺术》、同治十一年《上海县志·艺文》载录。

《医贯直指》 佚 1783？

清上海平神照撰

时觉按:乾隆四十八年《上海县志·艺文续编》载录,作“平照神”;嘉庆十九年《上海县志·志艺文》作“平神照撰”。

《医学希贤录》十卷 佚 1785？

清吴县沈果之(实夫,橘园)撰

唐大烈曰:沈实夫,名果之,号橘园,受益孙,笠舫子,悦庭侄,国学生。辑《医学希贤录》十卷,未梓。年四十七岁,殁于乾隆乙巳。所遗此稿,今令嗣维祥、协祥付梓。维祥名家熊,协祥名家罴。(《吴医汇讲》卷四)

民国二十二年《吴县志·艺文考二》曰:《医学希贤录》十卷,沈果之,字实夫,号橘园。

时觉按:《吴医汇讲》卷四载沈氏《四维相气乃竭解》《膀胱者州都之官津液藏焉气化则能出解》《膀胱上口论》《五苓散解》四篇。

《医录》 佚 1788?

清如皋李士周撰

时觉按:嘉庆十三年《如皋县志·列传二》载录。

《吴医汇讲》十一卷 存 1792

清长洲唐大烈(立三,笠山,林嶝)辑

自序曰:粤稽炎晖纪物,首垂《本草》之经,云瑞名官,肇启《灵兰》之笈。宗传历代,各立家言,派衍至今,尤工搜录。篁南江氏有《类案》之编,东逸罗君有《汇粹》之选。惟渊源之有自,斯继述之多人。矧吾吴文献之邦,乃良医荟萃之域,韩门昆季,擅卢扁之称,葛氏乔梓,绍张刘之学。新甫、启东廿子,前朝之著述已繁;生洲、路玉诸公,圣代之阐扬亦伙。《印机草》识元仪临证之慎重,《读书记》知在泾学业之深沉。凡此各自成书,出自诸家见地。康熙时有过君绎之者,裒集众贤治案,合镂为书,名曰《吴中医案》,此又片善悉录,一艺必庸,旁搜博采而成者也。夫广罗成效,固以志乡先辈之典型,而各抒论言,亦以征诸君子之诣力。况乎精是业者,高才不少,明其理者,卓识自多。匿采韬光,非乏枕中之秘;灵机妙绪,讵鲜囊底之珍。凡属蕴藏,可胜惋惜。仆谨仿《吴中医案》之旧帙,更辑《吴医汇讲》之新编,奥义显词,统为求教,长篇短节,并曰无拘。苟步武之克追,期当仁之不让。乃荷同志弗靳辉光,共表深思,互相赏析。或疏往训,既发覆而摘微,或出心裁,尤领新而标异。诠《玉版》之秘要,欣符丽泽之占,索《金匮》之真言,胥协盍簪之庆。勿谓禁方三十,独推思邈得其奇,须知《肘后》四编,不惟《抱朴》穷其蕴。纵酿花为蜜,未免书癖之讥,而集腋成裘,堪补艺林之阙。乾隆壬子仲秋,长洲唐大烈立三氏书于问心草堂。

朱克柔序略曰:窃谓读书贵乎得间,医书之浩汗,尤贵采择精当,取舍在我,有所作述,务在心得,未可拾他人之唾余,以窃取傅会为能事也,而笠山先生已先得我心矣。先生学富思深,医林重之,其集前辈名医及诸同人著作汇为一编,名之曰《吴医汇讲》,而自著诸条,考据精详,辨论明快,能发人所未发。仆受而读之,知是编之聚腋为裘,洵可以传世而行远矣。方是编之初付剞劂也,笠山先生旁搜博采,下及葑菲。仆自曩时从学于松心夫子,质疑问难,涉猎方书,意见所及,亦尝纪载一二,数年来奔走风尘,此道已存而不论,况当珠玉在前,益觉自顾形秽,既病道少,又恐剿说雷同,与寻常方术同类而共讥之也。既无以应笠山先生之问,而又不能不赘一辞,乃自书其所见,以附编末。太史氏于《扁鹊仓公列传》详载治验,篇终又引老聃之言以为戒,寓意深远,亦先叙后断之例,后人因之,遂有卷尾作跋、编末后序之作,其实皆赘疣也。仆非敢效史迁之例,而于二者之间,其有一得也夫?壬子仲冬,朱克柔书。

大烈识曰:朱子研渔不作首序而作后序,谦抑之意也。惟是拙集不限卷数,以俟陆续赐教,随时增订,故未便以此篇殿于编末,移置简端,从权也。

蒋楩曰:余薄宦江苏以来,凡署中眷属等有疾,即延笠山唐君诊治,无不应手而愈。今将三十载,不第识其医理之精深,且重其为人之谨恪也。兹手辑《吴医汇讲》一编,请序于余。余披阅其书,乃广搜博采,抉择精详,以补前人所未发,以启后人所未悟,譬之一音并奏,高下疾徐,同声相应,至特磬一击而金石丝竹秩然不紊,是真可谓医门之鼓吹矣。夫以文会友,圣人所训,友善论古,孟子言之,儒言如斯,医亦宜然。轩岐,作者之圣也,犹聚君臣于一堂而相为辩难,儒者之业是术者,可不有奇共赏、有疑共析乎?会笠山为医林秉铎,领袖群英,汇订成集,俾斯道之精微,研穷益广。欧阳文忠有曰:物常聚于所好。信不诬也。吾知风声鼓舞,当必有远方之士兴感而来者,正未有艾也,岂止吴医而已哉?乾隆癸丑仲春,桂林蒋楩书于鸿城官舍。

缪遵义序略曰:吾吴文献之邦,明理之彦林立,唐君笠山于著述之余,悉罗而致之,择其言之雅驯者,裒然成集,颜曰《吴医汇讲》,而授之梓。所谓千金之裘,非一狐之腋,台谢之榱,非一木之枝。其爱博而其惓惓于学之讲,真无愧古人之用心矣。推是心也,与夫士之通经致用为苍生福者,又何以异哉?故乐缀数言,以弁其首。乾隆五十有七年岁次壬子桂月,吴趋缪遵义识,时年八十有三。

唐庆耆跋曰:仆先祖笠山公,精于医理,博极群书,临症之暇,静坐小斋,手不释卷,虽至老不倦。于暮年采取诸同学高论,辑成《吴医汇讲》行世。旧存见闻篇什及诸公送来佳作,先祖必反复细阅,再商之二三老友,考订尽善,方始付梓。是以采取者果多,存止者亦复不少,缘集行海内,同人之公论系焉,不苟采选,可见仆先祖慎且重也。选至十一卷周省吾先生佳章之后,忽抱沉疴,于辛酉岁辞世,迄今十四载矣。痛音容之已杳,幸《汇讲》之流传。庆耆仅守遗板,即以十一卷第八页省吾先生作为止。庆耆年幼无知,不能克承家学,医林典籍,未经探讨,虽承佳章赐教,不敢续入集内,所以遵先祖慎采之遗意也。爰书数语,附于简末。嘉庆十九年岁次甲戌春正月,孙男庆耆百拜谨识。

凡例曰:一、是集凡属医门佳话,发前人所未发,可以益人学问者,不拘内、外、女、幼各科,无不辑入。其有人云亦云者,旧籍已繁,兹不复赘。一、诸公所著,各于条论之前分列姓字,下注讳号、爵里。如先世所遗旧稿,并注生年卒岁及令嗣某付梓,略仿小传之意也。又各分版页,不相连属,以便续增。一、凡高论赐光,随到随镌,不分门类,不限卷数,不以年齿次先后,亦不以先后寓轩轾,以冀日增月益,可成大观。或尊居远隔,并不妨邮寄寒庐,并登梨枣。一、各人之趋向不同,集众说以成书,不免或有互异,若存此而去彼,窃恐印定人眼目,非所以云讲也。苟能各通一理,不妨两说并采,惟在阅者之取舍,亦扩充学问之一道也。一、是集系聚诸同学各抒心得,析疑赏奇,不袭老生恒谈,惟其中有泛阅之似乎陈言,而味其立意处必有几句独开生面之语,不过从头叙述,不得不引旧书之言以为衬,幸勿以剿袭目之。一、集中诸作,或有文辞典雅者,亦有简直随俗者,要惟各适其宜,取其达意而已矣。文固可讽,质亦可传。一、凡新书一出,坊间每即翻刻,虽云必究,然而此弊久延矣。今余是集,系就先见教者先为付梓,现在广以奉征,正无已时。即余拙撰积稿频繁,现因卷帙不匀,故亦先刻几条,俟诸同学陆续赐教,余亦渐次补镌,非止限此几卷便为完书也。购阅者须认本堂原板,乃得卷以日增,若夫翻刻之本,焉能随翻,决非全集。愿诸公辨之。笠山谨识。

《续修四库全书提要》曰:清唐大烈辑。大烈字立三,一字笠山,号林磴,长洲人。诸生,选授苏州府医学正科。以同郡名医辈出,康熙中曾有过绎之辑《吴中医案》一书,因赓续为此。搜集先辈及同学诸人之作凡四十家,而以己作附之,名曰汇讲者,盖取各抒心得,析疑赏奇之义。所收多发挥名理及有关考订之文,其体例与医案不同,而成编钜制,亦以集隘未登。其中医名最著者为叶桂,温病论治乃口授门人顾景文所笔述,世行《临证指南》已载之,章楠《医门棒喝》、王士雄《温热经纬》亦并录入,私淑叶氏者奉为纲要。王丙之《考正古方权量说》,后经陆懋修刊入《世补斋医书》中,亦不磨之论。薛雪名与叶桂相亚而不屑屑于医家著述,仅采《日讲杂记》数则,乃吉光之片羽。其他或研摩经义,或评隲医林,不乏碎金零璧,亦间有仅录一二小文为表彰耆旧,志美同声而已,大烈所作分列卷后。凡数十篇,多翔实之文,则赖此以传也。清代吴中医家,以徐大椿、尤怡为巨擘,行辈较前,不在此列。乾嘉以后,大都衍叶氏一派,至清季,陆懋修墨守仲景,其学出于王丙,在当时矫然立异,而百年风气仍未大变。是书颇可证源流概略云。

民国二十二年《吴县志·艺文考三》曰:唐大烈,字立三,号笠山,一号林嶝,诸生。

民国二十二年《吴县志·列传》曰:唐大烈,长洲诸生。乾隆时,为苏州府医学正科。著《吴医汇讲》十一卷。

时觉按:或谓是书为中国最早医学杂志,乾隆五十七年壬子吴门唐氏问心草堂刻本,有版本十余种,1983年上海科技出版社有点校排印本。《中国医籍考》卷六十六载录为十卷,有误。

《人身一小天地论》一篇　存　1792

清吴县陈嘉琛(献传,绒斋)撰

《吴中名医录》曰:陈嘉琛,字献传,号绒斋,长庠生,住虎丘山塘。著《人身一小天地论》,刊入《吴医汇讲》中。

时觉按:收于《吴医汇讲》卷一。

《管见刍言》一篇　存　1792

清吴县傅存仁(学渊,约园)撰

唐大烈曰:傅学渊,名存仁,号约园,国学生,住葑门外狭河。(《吴医汇讲》卷三)

时觉按:收于《吴医汇讲》卷三,民国二十二年《吴县志·艺文考四》载录,并谓:此书即其方脉杂论也。

《合论丹溪景岳相火大意》等四篇　存　1792

清吴县蒋廷秀(星墀,沁如)撰

《吴中名医录》曰:蒋廷秀,字星墀,号沁如,清吴县人,世居饮马桥,庠生。业医,著《合论丹溪、景岳相火大意》等四篇，刊入《吴医汇讲》中。

时觉按：本文与《升降出入说》《寸口趺阳紧脉不同论》《中脏中腑辨》，收于《吴医汇讲》卷三。

《祖气论》一篇　存　1792

清吴县周邦彦（蕴石，璞园）撰

《吴中名医录》曰：周邦彦，字蕴石，别字璞园，清吴县人，居葑溪吴衙场。业医，著《祖气论》，刊入《吴医汇讲》中。

时觉按：收于《吴医汇讲》卷四。

《辨医书音义》，《夏月忌枳论》二篇　存　1792

清吴县刘天锡（九畴，炯泉）撰

唐大烈曰：刘九畴，名天锡，号炯泉，住阊门外河田。

时觉按：收于《吴医汇讲》卷六。

《保护元阳说》一篇　存　1792

清吴县杨泰基（觐宸，勉斋，存耕）撰

唐大烈曰：杨存耕，名泰基，字觐宸，号勉斋。生于乾隆丁卯，列成均应闱试。业儒，系丙戌状元张酉峰门人；业医，系叶天士徒孙锺南纪门人。居阊门外资福桥，"存耕"其堂名。

时觉按：收于《吴医汇讲》卷八。

《医论会通》六卷　佚　1792？

清常熟周自闲（省吾）撰

唐大烈曰：周省吾，名自闲，住常熟县宴清桥。辑《医论会通》《运气则》二书，未刊，节录数篇附梓是集。

民国三十七年《常昭合志·艺文志》曰：周自闲，字省吾，选录名医论说，著《医论会通》六卷。长洲唐大烈曾采其《三焦说》等篇入《吴医汇讲》。初园丁氏藏钞本。

时觉按：《吴医汇讲》卷十一梓其《三焦说》《命门说》《阴阳常变论》《中道说》《三百九十七法考》五篇。

《医法指南》二卷　存　1795？

清孟河蒋趾真编，孟河费承祖（绳甫）辑

时觉按：《联目》《大辞典》俱不载，常熟虞麓山房藏有清陈锡龙抄本及以"古法樵印"的复制本。封面：乙亥年仲春，《医法指南》，有"陈锡龙"章；目录署：治病秘法孟河费绳祖先生编；正文卷端署：蒋趾真先生辑。上卷载：十二经络见症虚实、脉法、二十七脉；下卷奇经八脉、各引经药性、各经发热药、诸积、药引论、十八反、十九畏、耳目口唇鼻、面、舌、声音、腠理、发、眉、补法、泻法、汗法、吐法、下法、五脏泻法、正治从治法、诸中，附太素脉。蒋趾真生平事迹不详，丁甘仁《脉学辑要自序》曰："吾乡费晋卿先生兴于前清嘉道咸同间，名振大江南北，至其诊脉之神，出类拔萃，决断生死，历历不爽。盖深得蒋趾真先生之秘传脉诀者也。"蒋氏则生于费伯雄前，且对费氏深有影响。是书论脉为主，兼及认证论治，或即为丁氏所谓"蒋趾真先生之秘传脉诀"。费绳祖，当即费承祖，字绳甫。有金沙李梦龙君宾撰辑，兰陵徐人凤伴梅补辑《医法指南》十卷，与是书乃二书同名。

《喻义堂医说》　佚　1795？

清江宁宁楷（端文）撰

光绪六年重刻嘉庆十六年《江宁府志·人物先正二》之《黄鹏年传》曰：宁楷，字端文，江宁人。少孤贫，卖卜于市，而力学不倦。以童生送入钟山书院肄业，遂师吴县杨绳武为文。举乾隆十八年乡试，十九年登明通榜进士，选授泾县教谕。著有《系辞传注》《左屑闻见略》《同学书院志》《修洁堂集》《菊圃偶谈》。

时觉按：光绪六年重刻嘉庆十六年《江宁府志·艺文上》载录。

《家传医中求正录》十六卷　存　1800

清太仓曹中部(奕周)纂

徐献序略曰：岁庚申，余课子暇间，阅曹氏医书，曹子贞裕手出《求正录》一编，具道先人手泽所存，奈先人有志未逮，不获假年以卒其业，爰取其生平所搜辑者并其师所采录者荟萃而纂述之。今幸斯集告竣，聊以纪先人之事耳。余闻之，不觉色沮然曰：若所云者，岂吾所敢为哉？自我少时就傅攻书，即闻奕周先生名。先生以医道行于世，一时之闻风乐就者远及数千里外，所至辄应验若有神，众口咸啧啧称美，迄今已十有余年。余且不获一觇先生之梗概，而谓敢叙列其事耶？况其师本吾从祖德一公，尤不敢谬相推许者也。虽然，古今来绝技专家精于术业，不克表见于时而徒悠悠以没世者何可胜道，即稍有撰论叙其生平之得力，而无传之述之之人以赞扬于后，亦不能传世行远，为开来继往之宗。今二人独以生前医学之勤，为身后扬名之地，斟酌损益，上参太极、河洛之精，中采《本草》《内经》之义，融会贯通，自成一则，以视湮灭无闻、流传莫继者，不诚大相径庭哉？《传》曰：莫为之前，虽美弗彰，莫为之后，虽盛弗传。有二人彰之于前，复得贞裕传之于后，二人固贞裕之先师，贞裕亦不可谓非二人之功臣也。由是言之，是书之成，行将辅相天地，燮理阴阳，大而可通于活国，小亦不失为活人，与夫封侯拜相者并有功于世道也，岂徒什袭珍藏自传衣钵云尔哉？至于立论辨方，无所不备，别类分门，固各著于卷首，览而尽也，又奚烦余之详述云。嘉庆岁次庚申季秋上浣，儆吾徐献撰。

曹贞裕跋曰：《求正录》十六卷，吾皇考奕周公述师之意而作也。师讳德一，姓徐氏，系新塘旧族。其初以医显于世，晚乃医道愈精，所求辄应。皇考即以师礼事之，就学有年，穷日夜之力不倦。师因其笃志，悉以其秘传之，由是医道大行，四方接踵而来者几日不暇给。既乃手订一编，纂述师意，不谓寒暑递更，光阴日促，集未成而人已逝矣。犹皇考平日尝自言曰：予之习医，本为母也。母年老多病，不胜床笫之累，虽延医至家，恒虑汤药之不继，夫是以不畏难而习之也，岂将以求名取利也哉？嗟乎！味此数言，而其为人亦概可知矣。余因皇考逝后，见其手泽所存，不忍废弃，于是汇其全编，间有散失者，悉为搜罗而采录之，录成，将求正于当代诸名医，以为苟蒙不弃，可以公之海内，自当付之剞劂，以发潜德之函光也。讵料家计益烦，诸凡匆迫，志不从心，徒增怏悒乎？虽然，人苟不至湮灭弗彰，而犹有所著述以藏之名山，传之其人，亦未必非垂裕后昆之一道也，故于简端弁数语以书其略，并以志余之愧云。男贞裕谨跋。

时觉按：曹氏籍贯不明，然其师徐德一为新塘旧族，新塘乃太仓县东傍新塘港之新塘市，则曹氏亦为太仓人。书有抄本藏上海中医药大学。

《红芍药斋医草》十六卷　佚　1801？

清吴县徐宗旸(曰谷)撰

光绪九年《苏州府志·人物十一》曰：徐华岳，字镇西，嘉庆辛酉进士，隐居教授，以著述自娱。有《诗故考异》三十二卷刊行于世，弟子徐宗旸为之校雠。宗旸洞庭西山人，岁贡生，能诗，精于医。

民国十年《木读小志·人物·文学》曰：徐宗旸，字曰谷。

时觉按：光绪九年《苏州府志·艺文一》载录。

《澹庵医测》十二卷　佚　1802？

清嘉定周仪凤撰

时觉按：光绪七年《嘉定县志·艺文志三》及嘉庆七年《太仓州志·艺文五》载录。

《辨感论》　佚　1802？

清嘉定沈步青(天申)撰

时觉按：民国二十四年《真如里志·艺文志》载录，嘉庆七年《太仓州志·人物四》、光绪八年《宝山县志·人物志》有传，光绪七年《嘉定县志·艺文志三》载录其《本草辑略》《药性赋》二书。

《省斋学医笔记》二卷　佚　1808？

清嘉定徐春和(瞻云，省斋)撰

光绪七年《嘉定县志·人物志四》曰：徐春和，字瞻云，一字省斋，诸生。沈潜经学，贯串笺疏，旁及音律丹青、堪舆医术。既乃专攻历算,极深研几,心悟其妙。钱大昕《三统术》尝属校正。嘉庆戊辰卒,年五十八。

时觉按:光绪七年《嘉定县志·艺文志三》载录。

《补益元机谈》 佚 1808

清昭文汤鼎(象九)撰

光绪三十年《常昭合志稿·人物志十一》曰:汤鼎,字象九,昭文翰村人。能文工诗,兼精医术,家藏医书甚富。著有《补益元机谈》《白虎录》及《来苏诗草》。兄沐三,亦精医。学于鼎者,昭文徐洙,字竹村,学医兼学诗,均得其指授,诗尚性灵。所汇录《徐氏方案》,精研脉理,黄廷鉴序而刻之。

时觉按:黄廷鉴,字琴六,自号拙经逸叟,昭文人。诸生,校勘家、藏书家。辑《虞乡续记》《虞乡续录》,著《琴川三志补志》《第六弦溪文集》《古虞文续录》等。生于乾隆二十七年,卒于道光二十二年。则是书与《徐氏方案》成于嘉道间。

《东医宝鉴辨正》 佚 1808

清高邮葛绣春(锦园)撰

嘉庆十八年增修乾隆四十八年《高邮州志·人物志》曰:葛绣春,字锦园,嘉庆辛酉拔贡。幼失怙恃,性豪迈,任气节,共忧患。自甲子至戊辰叠遭水潦,上宪煮赈,湖西去城百里,就食维艰,绣春自诸有司请分厂以从民便。工诗文,试必前列,兼精医学。尝曰:良相良医,古人之言,是难词,非矜词也。注有《东医宝鉴辨正》,藏于家。

《卫生浅说》 佚 1810?

清扬州陆德阳(广明)撰

嘉庆十五年《扬州府志·人物九》曰:陆德阳著《卫生浅说》三十六篇,发明三因致病之旨,于养老、种子、保幼、择医、习医、辟邪、祛惑,尤中窾要。

时觉按:嘉庆十五年《扬州府志·术艺·团恭传》作《卫生浅说》三十六篇;咸丰三年《兴化县志》卷十同。

《张景东医论》 未见 1811?

清长洲张泰(景东)撰

《吴中名医录》曰:张泰,字景东,清长洲人。诸生,业医,曾辑《类伤寒集补》行世,计楠为之参订,现有嘉庆十六年刊本。又有《张景东医论》,今有苑林抄本。

时觉按:有苑林抄本藏上海中医药大学,笔者未见。

《医粹》二卷 佚 1811?

清句容裴珏(隽骈)撰

嘉庆十六年《江宁府志·人物二》曰:裴珏,字隽骈,句容人。著有《医粹》二卷。

《真知录》 佚 1813?

清泰兴朱鸣春(晞雝)撰

时觉按:嘉庆十八年《泰兴县志·艺文下·著述》、光绪十二年《泰兴县志·人物志二》载录。

《医学传心》 佚 1814?

清上海金鹤(鸣九)撰

嘉庆十九年《上海县志·志人物》曰:金鹤,字鸣九,业岐黄,精太素脉。

时觉按:嘉庆十九年《上海县志·志艺文》载录。嘉庆二十三年《松江府志》则作《医药传心》。

《医宗约贯》,《医林证验》 佚 1814?

清上海李枝桂(健林)撰

时觉按:嘉庆十九年《上海县志·志艺文》卷十八载录。

《医谈》十卷　佚　1816？

清江宁林端(章甫)撰

光绪六年《江宁府志·人物先正三》曰：林端，字章甫，嘉庆二十一年举乡试第一。初入京师，有欲招致门下者，谢不往。中年绝意仕进，截取知县、议叙内阁中书，皆不就。居乡里，设育婴局。晚精医，著有《医谈》《偶然居士遗稿》《龙溪草》。

时觉按：光绪六年续纂《江宁府志·艺文上》载录。

《医论》　佚　1818

清嘉定张崇傃(孝则，补庵)撰

光绪七年《嘉定县志·人物志四》曰：张崇傃，字孝则，一字补庵，恩贡生。通经史，工诗古文，留心时务，著《水利论》及《吴淞疏浚善后事宜》，洞彻利弊。嘉庆丁卯，淮阳灾民东下，崇傃谓设局收养，则主客两安；甲戌水灾，崇傃谓计口给钱，则无影射，分厂发粟，则免挤轧。皆条上施行。兼精医。富室吴某延治母病愈，欲厚赠之，崇傃曰：能助我创举恤嫠，受赐多矣。吴某立予千金，邑中恤嫠会自此始。嘉庆戊寅卒，年七十一。

时觉按：光绪七年《嘉定县志·艺文志三》载录，《医论》有吴桓序。

《医源》一卷　存　1825

清芬余氏原著，仪征萧衡先传，仪征卢育和录

卢育和序曰：《医源》一书为芬余氏遗著，尝闻吾友萧君衡先曰：余家宝是书，沿留三代，已百年于兹矣。先父介春氏以医名噪于仪征凡四十余年，宿所根据者惟是而已。先祖吉林氏在清道光年间亦为仪邑名医之冠，声播一时，凡教授及门弟子全以是书为依归。又云：余先祖幼时得是书于某君，某君乃芬余氏之高足云云。此乃萧君亲口对育所言也。育闻而羡之，因力请萧君假我一阅，蒙萧君当时取出，育乃得而见焉。惜苦时匆促，所得无多，而大义微言已略知梗概。去年春，与时君逸人、赵君托莘同阅《绍兴医报》，知是社为保存国粹起见，搜罗先哲未刊之遗著，嗣后育之投稿也、订报也，于函中曾谈及是书，蒙裘吉生先生函催索阅，书数至矣。育遂晤萧君而道及之，萧君亦欣然允诺，慨出是书。育重录一通，循其章法，仍其句读，明知辗转抄传难免讹误，而匆匆驹隙未惶细研究也，因托逸人君详加校正。今书既成矣，付梓将有日矣，爰不揣谫陋而为之序曰：凡成一书，前辈毕一生之精力，其材其识远乎，尚矣。然不能冀后世之必传者，其故有数端焉。一以后人编订，玉屑挟沙；一以录校非人，致多误会；一以木板易朽，鱼鲁难分。其最大之原因乃系夫著者精神之趋向，泥古者薄今，趋时者废古，宗丹溪者视温热如寇仇，信养葵者斥寒凉如蜂虿，故于十百千万之典籍求其允执厥中不作偏倚之论者，实难其选。且地之习尚不同，人之性情各异，古册流传方沿所不能划一者此也，如《寿世保元》盛行于西川，《救偏琐言》盛行于北京之类。今夫《医源》一书，芬余氏著之，萧氏藏之，未尝不费生平之精力者也。育之重录，逸君之校正，报社之发刊，未尝不费一时之材力者也。然冀其信用社会，流传后世，尚未可必。吁！书籍之流行也，岂非戛戛乎其难之哉？虽然，是书论止四十八篇，而谈生理、谈病理、谈症治、谈药，头头是道，纤细无讹，且对于李东垣、朱丹溪、赵养葵、张景岳、喻嘉言诸家之论说多所辨正，洵足为国医学极有研究之价值者也。有识者试鉴阅之，方知育言为不谬云。民国八年菊月朔日，育和氏序于北沙东城外容膝寄庐。

时逸人序曰：洄溪老人曰：经学之不讲久矣。惟知溯流以寻源，源不得则中道而止，未尝有从源以及流也。不佞校正《医源》竣矣，不禁心有感焉。《医源》者，医学之源也，谓医学之源仅在夫是，岂其然乎？且生理、病理、症治、方法、药物诸科各有天然范围之限制，若笼统混而言之，果为可耶？说者谓：市井乡闾之间以医鸣者众矣，往往得一方明一法，辄矜为枕秘，虽骨肉不相告，故业医者虽多而著书者甚鲜也。浅焉者无论已，等而上之叶天士、费伯雄、王九峰辈，名高天下，声盛一时，其所遗著果何如也？子独斤斤乎是，毋乃过矣？不佞有感斯意，遂缺者补之，讹者正之，字句文义之间略为修饰之，若其立论初意，未尝稍有移易也。承育和君来，命重加编订，加以批按，不佞以俗务羁縻，未遑细辨，而自惭学识浅陋，故敬谢不敏。附述于此，以志愧疚。呜呼！吾国医学一科，为理想之医学也、哲学之医学也，故注重天时也、阴阳也、五行也、八卦也，所谓形上之道迥非形下之器也。然以讲气化、谈神志则可，若症治方药诸项而全混乎此，恐多窒碍也。保存国粹，诸君其各慎之，不佞于是书中略见一斑，爰不辞而为之序，以就正于天下之有道云。孔子纪元

二千四百七十年夏历八月二十二日,逸人氏识于江左之研究医事社。

《三三医书提要》曰:本书多发明经旨之言,较之石氏《医原》尤见精湛。间于疟痢两证,立论为尤详尽,如疟论大纲、疟脉辨、治疟大法、瘅疟论、论《内经》《金匮》温疟治法、疟母论、疟母问答、痢疾大纲、治痢大法、痢疾不可利小便辨、痢疾不可发汗辨等,各立专论。余如痰饮、虚劳、咳嗽,亦多发明。原题芬余氏著,不详其姓氏,前荷社友卢育和君录自同里萧衡先君藏本,又由时逸人君校正者。

时觉按:是书虽初刊于民国,而溯萧氏祖孙三代所藏之源,则当出于道光间,故当录焉。收于《三三医书》。

《松崖医论》一卷　存　1825

清洞庭姜镄(松崖)撰

自序曰:医自轩岐以下,代有名人,相传不绝如带。伊尹著《汤液》,周公设医属,范文正公愿为良医救人疾苦。古圣贤仁民爱物之心,未尝一日不惓惓于衷焉。然医药固能愈病,苟用之不当,必致轻者重而重者危矣。仲景云:一逆尚引日,再逆促命期。如水能浮舟,亦能覆舟,死生反掌之间,能不儆惧乎?医书充栋,各习一家,若不融会贯通,则必陷于一偏矣。镄也不敏,因今引古,愿效刍荛自献,而为识者解颐。诸君子以爱人之心为心者,或可恕其狂谬云尔。道光五年四月上浣,洞庭姜镄松崖识。

郭麐序曰:太史公作《仓公传》,备载其治疾之说,朗若列眉。自范史以下,传方术者第言其神效,而其所以为治者莫得而言,岂非仓公为其所自述,故详尽如此,而他人固不得而知之也。松崖姜君,吾友筠崖弟也。兄弟皆精于灵兰之学,筠崖尝辑《历代名医传》,余尝为之序。今松崖复以所著《医论》附《经验方》而乞序于余,余不通医学,何足以知松崖之书?然以松崖之术之精而为其所自言,则必能抒其学之所得,与其所诊视之疾苦,而求其同异离合之故,此固非他人所能知,而松崖用心之勤,则于斯可信者矣。昔人有云:知者不言,言者不知。心之精微,固有非论说所能尽者。然昌黎又曰:知而不以告人者,不仁也,告而不以实者,不信也。松崖既自知之而能言之,其仁且信乎?吾知后有传方术者,当有取焉尔已。道光乙酉五月,吴江郭麐序。

毛鼎亨序曰:文中子有言:医者,意也;药者,瀹也。先得大意,后以药物瀹通之。斯言也,可谓善谈医理矣。然所谓得大意者,岂凭肤末之见漫以尝试云尔哉?必平日博学深思,贯穿无滞,洎乎临症,又能平心以按之,静气以察之,乃于隐微癥结、轇轕难治之端,洞见其所以然,而后变化在心,运用惟我,不矜奇异,不主故常,此则河汾氏所谓得大意之指,而世之习是术者,或未尽知之也。门人叶调生,尝手其友姜君《松崖医论》一编示余,言姜君为京江王翁九峰高弟,尽传其师之学,沉厚敏达,有古良医风。尝病近日医道冗杂卑靡,日趋日下,慨然以挽回振起为己任,此编乃其自抒心得札记之作。余读其书,语简而赅,旨约而博,指陈窾要,切理餍心,苟非实有所得于中,乌能言之娓娓若此?以此传授后学,其用心良亦勤矣。余于医事未尝涉历,又未获与姜君缔交,诚不知其术之精诣若何,然即是编求之,姜君平素之学识可见,其治疾必能深通大意,有以异乎俗手之所为者,宜调生之推重不置也。因论文中子语,援笔弁于其首。道光五年皋月既望,长洲毛鼎亨撰。

时觉按:后附《经验要方》一卷。有道光五年洞庭山馆刻本藏上海中医药大学、南京图书馆。

《治病须知标本论》　佚　1825?

清吴江潘纬(古怡,贯坡,春如,康惠先生)撰(侨寓嘉善)

时觉按:光绪二十年《嘉善县志·人物志七·侨寓》载录。

《医医病书》二卷　存　1831

清淮安山阳吴瑭(配珩,鞠通)撰

题词云:病人之病,赖医人之医。医人之病层出不穷,将何以恤灾救患、捍卫生民哉?仲尼谓:工欲善其事,必先利其器。子舆氏谓:不以规矩,不能成方圆。医人者,规矩也,病人者,所制之器也。今将修规矩以成器,作《医医病书》。道光辛卯冬月,吴鞠通自题。

胡沄序曰:自毁誉失实,人之品行学术,非确证不能明,余于医理见一斑焉。余质本阳虚,幼服滋阴药,乃益弱。戊辰至京,去药而习射,气渐充。辛未旋里,居数载,稍得外感,医治之,体愈肥,气反弱。人目为壮,非也，阴愈盛，阳愈衰耳。一切停饮、畏劳、嗜卧、口渴、中消、心悸、脾泄及喉痹、外痔等症，不时迭出矣。丙子再至京，人言北京无医，遂不问药。丁丑冬，下榻于觉罗毓君书斋，获晤淮阴吴君鞠通，论甚豪，上下古今，了如指掌。一日，窃告毓君，胡君体肥嗜肉，不久将得中风。余心讶之，又以严亲已已得热痹，左足拘挛，心常戚戚，因踵门叩之，所论与他医不同，心益异之，然亦未敢遽信也。戊寅春，君以所刻《温病条辨》嘱余重校，又见君所医皆奇效，乃大惊服，遂信医学自有真也。爰请就学，君勉余先禁肉食，从之。乃峻治之，效稍稍著。是冬延余课其次子及婿，治益峻。次年，余妻患寒痹，以君之方抵家，为时医所阻，妻竟亡。痛医道之晦甚，因与君论医焉。先是，临海郑君芷谷得针法于天台山僧，居京以疡医名。吴君欲余疾之速愈也，谓沉痼之疴，非针不达。偕访之，论相得，心亦喜，遂订交。郑君欲余习其传而未暇。余服君药三载，体日癯，人皆惊，而病则愈，医至是日进。癸未余成进士，归班待选，闻慈亲病，遄归，痛不及治。匍匐抵家，严亲扶杖行已十年矣，壬午增剧，卧不能起，诫家人不余告，至是始知之。急投以消痰之剂，数日愈。夫以七旬老人，十年剧病，非余身试有得，安敢遽屏肉食补剂反加消导哉？后仍扶杖行者四载，卒以疽发，痛莫能救，犹是膏粱生疔之故。理虽晓然，惜郑君已于甲申卒而传遂绝，余深悔未曾习其传也。是岁秋，吴君抵淮阴省墓，余邻赵君岷江、云涛昆季，痛其母时患痰厥，且各有痼疾，因余以礼迎之。君喜越中山水，且熟知余友嵊邑吴君云章精地理，乐与之友。云章病痰饮，诸医皆投以补剂，故无效而转剧，得君治之乃愈。其外沉疴怪疾，君应手而愈，一如在京师时，虽医忌且诟，识者自叹服焉。戊子余至京，君已年逾七十，聪明强固，得于读书之力为多。君之为人，心正口直，性刚气傲，不如用药之中正和平，因是毁誉不一。盖明医关造化，非如时医乘命运，俗医工便佞，有由然矣。余非至亲及穷乏者不为主方，自以心性与君同也。幸其子及婿传而习之。余因身受时医补阴之误，嘱君著《医医病书》，辛卯岁书成，当与君《温病条辨》及未刻之医案并传不朽。余师顾南雅先生赠以楹帖云：具古今识艺斯进，空世俗见功乃神。盖先生辛巳染燥疫，得君而愈，亦以身受之，故言之亲切有味也。君之医学，余何能窥其涯涘，特叙其知交之始末如此。道光辛卯四月，会稽胡沄拜序于京师旅舍。

凡例曰：一、予前作温病书，只言大纲，贵简而不欲繁，恐多则难记。以今之美材多尽力于文字诗赋，以图科名，学医者绝少智慧。尝考汉相士相张长沙，称其思致周密，可以精医，可见医非美材不能学也。予断不能掌医学之选，惟救世之苦心不得已而聊著数种，一以简略为要，使人易记。兹作《医医病书》，亦择其尤切时弊者略言之，仅举大纲。若条目万端，散见各家，学者如能勤求古训，可取而观之，不必古人剿说也。一、《医医病书》之作，卑陋甚矣，总未畅及医道之妙，只取其切中时弊，为日用所必不可不明辨者而已。一、此书言外感甚少，以前有《温病条辨》之刻已详言之。此书一以医流俗之病，一以补前刻所不及，盖前刻未及内伤与杂证也。一、《灵枢》、《素问》、越人《难经》，皆八十一条。八十一者，黄钟之数，其音为宫，君象也。言医学之全主仁，故取宫焉，黄钟为万事之本也。此论取七十二条者，七十二之数，其音为商，臣象也。臣下执法，攻击乱政，盖主于义，故取商焉。又商者伤也，伤生民死于俗医之不明道而作也。一、近人有四大明医之论，盖张仲景、李东垣、朱丹溪、刘河间也。夫李氏、朱氏、刘氏虽各有所长，岂能望仲景之项背哉？天资、学问、人品相去不可以道里计，深于学者良知之，乌能与俗士辨？本论悉遵《神农本经》《内经》《难经》《玉函经》《临证指南》以及一生体验为准，若宋元诸家，可参考而不可恃。近时则有方有执、马元台、吴鹤皋、沈目南、徐灵胎、张隐庵、叶天士，识卓学宏，不可不读其书，然皆有缺陷。又如直隶之有林起龙、刘裕铎，学问深纯，惜无传书，但见其所批之《伤寒论》耳。一、是书无论先达后学，有能择其弊窦，补其未备，瑭将感之如师资之恩。

朱士彦《吴鞠通传》曰：吴君讳瑭，字配珩，号鞠通，江苏淮安府山阳县人。父守让，郡庠生，以学教授里中弟子，从者甚众。君十九而孤，家贫，弃举子业，走京师，时四库馆开，佣书以自给。既于医有得，见宋元以来诸书皆疑其未尽，及得《内经》《灵枢》《难经》，乃知其源之所出，《伤寒论》《金匮》，知医学莫先于此，乃专力焉以观诸家之书，合者存，不合者屏，而学大进。六气为病，今惟存《伤寒论》，后人遂以伤寒之法遍治外感，不效，又谓辛温不可用，而各立方法，然无能出《伤寒论》之范。元人刘守真、明吴又可始知其非。我朝喻嘉言论之，而方法亦不备。吴人叶天士出，始有治温病之方，而温与寒判。君师其意，又甫求前人之书以明之，为《温病条辨》，始于伤风，继言温，继言暑、湿、燥，而六气之病治法始备。道光之初，民多病吐利死者，君曰：此燥之正气也。乃考明人沈目南《燥病论》，复补《秋燥胜气论》一卷。其年顺天乡试，监临檄京尹市霹雳散百余剂，场中无死者。霹雳散，君所制方也。性狷急，不能容物，遇俗医处方之谬，辄疵之。所至辄避去，至病家交口訾君，君据理直言，不徇人意，人皆惮之。同里参知汪父端公，知君最深，未几卒，既士彦以忧归，君遂无可语者。长子卒，君遂抑郁得衄血疾，道光十六年二月卒。往与士彦言医书，仲景以下，惟孙真人论八脉、张隐庵《本草崇原》、叶氏《临证指南》可观。窦材之书，但许其扶阳抑阴，亦不可过信。又叹医之谬妄，欲为《医医病书》，尝出其稿相示。君既卒，求之，则定为七十二则。君居心忠厚，笃于故旧，与人能尽言，处事悉当，闻天下有水旱盗贼，辄有忧色。论某某贤，某某不肖，无阿徇，岂独精于医哉？然君之医，要可以信今而传后，难为不知者言也。君初娶鲍氏，生子廷莲，顺天诸生，既卒，有孙二人：继祖，念祖。继室崔氏，有子廷芷，国子监生，廷荃。婿周宗信，同里人，庶乎守君之教。宝应朱士彦撰。

黄寿衮《增订医医病书》序曰：医，所以医病者也，医病者而于医之病，则病者之为病不可言矣。炎黄以来，医者夥颐，医之病者亦夥颐，病者之死于医者之病亦正不知夥颐。伤心人类，悇憛孰甚，此淮阴吴鞠通氏所以有《医医病书》之作也。原书七十余条，羼杂无纪，读者瞀目。曹子炳章，医之好学者也，为之钩鈲其义、犁次其文，目门为四，曰学医，曰病理，曰证治，曰用药。吴说多溷，曹乃剔之；吴说尚微，曹乃显之；吴说不免罅漏，曹乃为之补足；吴说有时矜张，曹乃为之折当。吴氏学力全在温病，于是书亦确有见地，然文不足以济其质。其论学医也，语多概略，独于病理证治上诋諆阴常不足之说，而能辨明邪之王于阴分，异于阴虚，因力排苦寒诸方，并及痘科、外科、眼科，而特举建中，此与脏腑体用、药即随之之说皆仁术慧心，足以起天下人之死于不少。曹子惟习之久，服之深，故三匝月而杀青，将以付工，问言于余。余不知医，特窃悲悠悠人世，病者不死于病者之病，多死于医者之病，而医者又不自知其所以病，病者将愈，益重其病。若欲救病者之病，则不得不先医医者之病；欲医医者之病，则吴氏之书不得不急行，曹子其孟晋哉！中华民国四年乙卯七月于越，黄寿衮圃人甫志。

曹炳章《增订医医病书》序曰：昔裴子有云：学不贯今古，识不通天人，才不近仙，心不近佛者，断不可作医以误世。医固神圣之业，非后世读书未成、生计未就、末路而居之具也。是必慧有夙因，念有专习，穷至天人之理，精思竭虑于古今之书，而后可以言医。淮阴吴君鞠通，研究医书，上自轩岐仲景，下迄叶氏香岩，先以医术名于北，与越人莫宝斋尚书交最密切。莫坏痰饮，喘不得卧，病颇重，吴君适回南省墓，遂留绍，或往莫家，或居赵园。时绍城任济堂九先生名颇盛，与之讨论古今医籍，心心相印，遂出《温病条辨》一书，互相辨析。任君独赞扬《解儿难》《解产难》二篇，谓多发前人所未发；余则谓自条自注，著书无此成例，且其中缺误处甚多，由是拂吴君之意，交遂疏。厥后果见讥于会稽章氏虚谷，载在《医门棒喝》中，益以见著书之难也。吴君又著有《医案》及《医医病书》两种，吴氏《医案》从高君德僧处转录，《医医病书》一书从何君廉臣处录存。《医案》议论高超，方药精切，足为后学师范，堪作诊断术之专书，惜立方有流于过重者，学之不善，生命攸关，尚宜逐案批明，庶知去取，不致贻误来学。《医医病书》原文则体例混淆，先后凌躐，未尽妥善，因不揣谫陋，为之益共体例，第其先后，别为上下两卷，分作四编。初编曰学医总论，计二十三条；二编曰病理各论，计十七条；三编曰证治要论，计二十四条；四编曰用药统论，计十七条。原书七十六条，新增五条，合计八十一条，以成黄钟之数，并逐条加以按语，或发其未尽，或补所未备，阅三月而始竣。后人读之，可想先生临证时沉思渺虑、诊病制方之概，庶不负先生之苦心也夫。中华民国四年七月一日，四明后学曹炳章赤电序于古越之和济药局。

时觉按：有民国四年绍兴育新书局石印本，收于《医药丛书五十六种》。曹炳章从何廉臣处录得是书，从《一得集》《医学源流论》《存存医话》中增补五条，为《增订医医病书》，入《曹氏医药学丛书》。

《蕊珠居集论》二卷　存　1833

清长洲韦光黻（涟怀，君绣，洞虚子）撰

自序曰：大道渊微，上自三教，下逮九流，虽圣人亦有所不知，况夫妇之愚乎？道之不明，邪说之所以横行也，约言之，其弊有二：一曰心术不正，唯利是图，毫无忌惮，党邪丑正，骫骳狗人；一曰学术不正，舍圣经而信无稽，悖常理而凭臆断，自安于卑陋，不究乎本原。夫以不正之心术而用不正之学术，贻患岂浅鲜哉？予甚悯焉。窃欲辨是非，定从违，明义利，正心术以正学术，与有志明道者共勉之。道光癸巳仲冬日长至，洞虚子韦光黻书于蕊珠居。

朱紫贵序曰：昔仲长统著《乐志》之论而卒不免于浮沈郎署，有愧真鸿者。何哉？盖其所谓良田广宅、舟车使令者，殊非人人所可必得之境，必如是而后乐，稍不如是则必有所不乐者矣，徒为高论奚当也？窃尝论之穷士人，家无恒产，挟其所学，诡得诡失，出既见屏于有司，而笔耕舌织，得不偿劳，人或交谪于室人，于此而不能如颜子之箪瓢陋巷，原思之决踵见肘，乐道忘忧，超然自得，苟能如黄老之知白守黑，与世推移，不汲汲于荣利，不戚戚于贫贱，亦未始非处困之一道也。吾友君绣，山泽湛真士也，善歌诗，工行草，于学无所不窥而尤好养生家言。为诸生二十余年，无所遇，家苦贫，无以自给，不得已业医于市。性伉真，不善与时俯仰，以是交好外罕有知者，君顾夷然无所屈也。江邨长夏，杜门旬日，一旦袖所著盈寸相质，且曰：非尔莫可序者。余读其书，有为先民所已言者，君则发明之；有为先民所未言者，君则昌言之，要皆足以救时弊而砭俗说，信乎其为有用之言。仰屋著书，翛然自足，君绣其有得于黄老者乎？不然，何以能不待长统之所云而后乐也？余固无以测其所至矣。道光十三年仲秋之月，长兴朱紫贵撰序。

《苏州府志》曰：韦光黻，字君绣，诸生。少受业于顾太史元熙，所为制举文与书法皆酷肖之，尤工于诗，始学李长吉，怪伟奇特，钱唐陈大令文述亟赏之，一时名大起。尝自刻其少作八卷，名《在山草堂诗草》。中年后，出入盛唐名家，有诗六十余卷。工画，善鼓琴，兼通医理。(《吴县志》)

时觉按：《联目》《大辞典》不载，有道光刻本一册二卷藏常熟图书馆。封面手题：《韦光黻集论》壹本；卷端题：《蕊珠居集论》，署：洞虚子著。无目录，卷一载理与数并行于天地、医道通仙、大丹当于城市求之、火郁久而后发、今人不明仙佛真宗、望闻问切阙一不可等三十七则，卷二载吴又可论阴症世间罕有、医者上圣之事、金匮百合病、以钱代蓍非揲蓍法等五十二则，全书共八十九则，论医、养生、医与仙佛道关系等。

《五经分类》 佚 1833？

清甘泉朱煜(潆溪)撰

时觉按：光绪七年增修《甘泉县志·方技》载录。

《琉球百问》一卷 存 1833

清常熟曹存心(仁伯，乐山)撰

杨泗孙序曰：国朝嘉道间，以医名吴下者，推曹氏仁伯先生。先生生常熟，居苏垣，以儒生通医术，不泥成法，不执成方，变化从心，神明矩矱，以故从游者如云，而名驰于域外。生平述作最著者，曰《琉球百问》。昔《内经》设君臣问答，以明经络、脏腑、治疗之原；汪机作《针灸问对》，以发《灵》《素》《难经》《甲乙经》之义；方有执著《条辨》《或问》等书，为南昌喻氏所私淑。是皆原本经训，体例相同，方之此书，后先媲美矣。琉球，东海小国耳，其臣吕凤仪于道光丁亥年奉使来华，道出吴郡，谒见先生，请业请益，执弟子礼甚恭。观其所列百问，剖析毫芒，非博通斯理者，恶能及此哉？而先生随证疏明，穷源竟委，或治本经而先及他经，或论此证而兼通彼证，发挥则层出不穷，精约则片言可了，学者深思而会通之，洵足以为证治之津梁。宜乎吕君佩服弗谖，逾五稔而复贻书进质也。夫《东医宝鉴》一书，所载证方至详且备，中国相传，经方之外，别有所谓海上方者，其原亦出《神农本草》。说者谓岐黄之学流播海外，由来已久，勤思好善之士如吕君者，今古不乏其人。而吾吴名医，自薛立斋、吴又可、王中阳、缪希雍诸人倡于前，国朝以来，若尤在泾、张石顽、徐洄溪、叶天士，皆卓卓有声，显名当世。先生上接群圣，下集众长，岂特瀛岛所钦仰，抑亦华夏群相尊信也。先生哲嗣一如，学博能传其业，咸丰初，以是编授梓人，会粤匪东窜而佚。今先生之孙博泉、玉年两君，复裒集残简锓行之，以成先志。首列《琉球百问》，附以《语录》暨《过庭录》《延陵弟子纪略》。由是先生一生精力之所存与其学识之所至，可以窥见一斑云。光绪七年岁次辛巳秋七月既望，古虞姻世愚侄杨泗孙拜序。

《曹君乐山家传》曰：昔者，吾先君子友教垂六十年，自里门以及四方，远而至于海外，门下著籍无虑什伯人，而曹君乐山特以医名盛于时。乐山之于医也，法三应验十全，远近莫不称能。无论方舟连骑，曳裾叠迹，望衡投止，日尝不暇给。至使岛夷之君长梯航效贡，取道胥江，雁臣衔书，弊肃起居，条件百病，谦谨致问。呜呼！何收名若是其远且重也夫？然传乐山者宜言医，顾余交乐山久，知其医之外可传实多。爰诠次翔实，授诸孤文澜藏于家。按君讳存心，字仁伯，乐山乃别字，常熟福山人。祖裕德，本高氏，康熙中，曹公子民，其母舅也，无子，继为后，遂承曹性。父振业，即愚溪，封君有阴德，事见韩司寇所著家传中。子男四，君为长，数岁就外傅，动止循规矩。封君性严，居贫，家无臧获，若汲井涤场诸劳苦，咸役使诸子，稍拂意，即遭谴诃。君敬凛无违息。封君夫妇春秋高，食指日繁，重力难支，忧形于色。君承颜心忡忡，矢攻苦夺命，博一衿娱亲心，又念一衿不足支门户，乃袱被走吴阊，受业于薛先生性天。惟时衣履之朴陋，囊橐之空虚，见者多厌笑，独先生具人伦鉴，一见赏识，语人曰：曹生非终窭人也，异日光吾道者必曹生。饮食之，阴护持之，下榻位置焉。君感奋，愈自涿摩，尽发先生所藏灵兰诸秘笈，炜灯焠掌，常卧不宽带，积十稔而业大成。封君乐其艺之成也，来就养，见一堂之中参错杂沓，坐者、卧者、伛偻者，有起行盘辟、体投地而手膜拜者，封君曰：嘻！技至此耶？微先生不及此。后先生卒，君经纪其丧，遗书付于梓。君虽发闻成业乎，然自奉俭约，食不重味，衣不裘华，襟怀洒脱，谈吐无俗韵，遇贵盛无翕翕然。为子择师，必名儒硕彦。布衣寒素缓急时，有亲故待以举炊者，不可一二数。所亲有婢，嫁及期而约未如限，主妇利其手技，不听赎，君知焉，代偿其券，遣还之，绝不令女父兄知惠之出于己也。厚施不责报，古人以为难，况不欲其知焉者乎？初寓窦妃园，后卜居长春巷，与元配陈硕人睽居者十年，至是携子女偕来入室。当是时，天伦聚顺，乐意一庭，政由中馈，而外无闲言。无何，硕人卒。封君晚病偏废，念不忘钓游，还居北街，老屋卑隘甚，君斥旧更新之。季弟荣疗疡，招来同居，以其能辨物味，识佐使，为封君具办药裹。仲叔两弟侍于家。足力往返福山，凡干糇脯脩之属，日继时至，如亲视膳。逮封君没，以北街屋与弟，而已不复有。先是，东湾有屋数椽，封君赁居久，心欲得之，主者居奇。封君卒后，主者高悬其值属意君，人有尼之者，君曰：吾先人魂魄之系恋也，祠之宜。痛母尹太君不待养，祭祀必泣。其尽养尽享，善承先志，类如此。丁亥九月，祠宇落成，讲求士祭，笾豆有秩。文澜时将为君治六十寿觞，君不许。即于初度日率子弟质明将事，觞饮已遍，乃料租佣，别高下，均肥瘠奇偶而瓜分之。授同产弟人亩六十，妹既嫁者各十亩，余悉区定为祠墓家塾书田。牒上大府，藏计籍于有司。爱君者谓今而后可少息肩矣，然犹闵族多敝攰，思师法囊哲置义田以赈恤困乏，赍志不遂，至死犹以为恨。余之得交于君以先君子，时君甫弱冠耳。嗣余奔走南北，别去三十年，自江右归来，君扫榻待我，岁以为常，一灯荧然，相对谈夜分。呜呼！今君死矣，中郎不作，有道谁碑？君有千秋，不终泯泯。君尝谓：余六十后当息影著书，丹铅无少间。文澜亦既通乎艺矣，他日裒集枕稿，择其尤精，剞劂传世，则不朽者在是。余虽老，或尚得为君序之。许廷诰曰：乐山之欲置义田也，蓄念者十年。余亦时怂恿焉。假而经理得其人，则源远流长，殆将润及三族。一丈夫子赋闲，至于为儒官，终岁不得过问纤细，慨自丁丑迄今，出纳略无可稽，殁身之日，反致债帅累累，是岂疏于财者之过也与？同里许廷诰撰。

《国医百家提要》曰：本书为前清道光间吴郡名医曹伯仁先生答琉球门人吕凤仪君之问而作。《柳选继志堂医案序》中曾提及之，惜未之见。常熟社友张汝伟君觅得而加按之，录寄社中，书中一问一答，头头是道，论症论脉，合男妇内外各科兼而有之，旁及经络腧穴，作病理学读可，作治疗学读、诊断学读，亦可。且琉球近既藩属日本，而本书则记吾国医学输入琉球之事，作琉球之医史读，更无不可，是以微特吾医家所应人手一篇。每册定价四角，书印无多，售完不再版。

光绪九年《苏州府志·艺术》曰：曹某字仁伯，常熟福山人，居郡城。少游薛承基之门，及长，尽通其术，诊病多奇效，名重一时。琉球贡使某来吴相访，以医理疑义百条质难，仁伯一一剖析，成《琉球百问》二卷。

时觉按：有咸丰九年初刻本藏南京、浙江、上海中医药大学；光绪七年刻本藏陕西中医药大学，有同年杨泗孙序；民国六年收于《国医百家》，有常熟张谔汝伟序、跋各一；又收于《黄寿南抄辑医书二十种》。是书答琉球吕凤仪问，包括各科疑难杂症及经穴药性等，前有《曹君乐山家传》，后附：琉球原问辨宿痰、琉球吕公札问、答琉球吕凤仪札问、琉球问答奇病论等。所附《语录》后改题《过继堂语录》刊行。

《琉球问答奇病论》一卷　存　1859

清常熟曹存心（仁伯，乐山）撰

《三三医书提要》曰：前清曹仁伯先生，名盛一时，日诊百数十人，皆属四方之疑难症候来救治者，其治案柳宝诒先生所选《四家医案》略见数则，余皆湮没无闻。本社在绍时刊行《国医百家丛书》，中有《琉球百问》，即先生答琉球国弟子之所问，稿为常熟社友张汝伟君录寄。书既流行，福建黄良安社友将尚有先生遗著《答琉球弟子奇病论稿》一卷，亦即邮社付刊。善与人同，当为二社友颂焉。

时觉按：收于《三三医书》。

《继志堂语录》　存　1859

清常熟曹存心（仁伯，乐山）撰

民国三十七年《常昭合志·艺文志》曰：孙博泉等刊本，杨泗孙序。

时觉按：《琉球百问》后附《琉球原问辨宿痰》《琉球吕公札问》《答琉球吕凤仪札问》《琉球问答奇病论》等“语录”，后改题《过继堂语录》刊行。《常昭合志·艺文志》并载录曹氏《继志堂医案》。

《曹仁伯先生医说》一卷　存　1859

清常熟曹存心（仁伯，乐山）撰

时觉按：是书为曹氏医论著录，凡四十八则，有江阴柳宝诒详阅，曾由常熟福山王性柏抄藏，未刊。《联目》《大辞典》俱不载，经褚玄仁整理，2006 年学苑出版社刊于《曹存心医学全书》。

《格言集要》二卷　存　1835

清古槎秦世奎(东庐,髯如),古槎周式涯(雨樵)撰辑

盛镛序曰:《格言集》者,集格言也,其格言已见者有之,未见者有之,而不注何人在集之者,虚心采择,亦不注出于何人之手。盖性为天所同赋,善非我所得私,一人之善不如众人之善,一人之言善不如众人之言善,集众人之善,言不分今古,不拘雅俗,博取约收,如腋成裘,概曰格言,其诱掖奖励在此,其提撕警觉亦在此。抑又闻之,赞扬善人,欢喜善事,挑剔善书,兴起善念,即樵夫牧竖亦自能之,是不假法而度人也。《格言》一集,大意本此。予于瓶如妹倩寓斋见是集抄本,反复熟玩,皆近取人情明白易晓之言,令人阅之,泯然不觉其而自得其为善最乐之意,此集中之大要也。瓶如雅善绘事,以格言体裁不一,其通于诗教足以感发,惩创者略按义例,绘图填写,令人玩绘事,诵格言,启发善心,尤得古人左图右史之精意。近有好善君子商略付梓以公诸世,是孟子所谓"取诸人为善是与人为善"者也,其因果报应姑勿论也。瓶尝属予序,予不文,敢不整襟危坐,掏数言于弁首?时道光十五年岁次乙未五月上浣,曲江铁华道人砚巢氏盛镛顿首拜序。

张家荣序曰:对人教人为善,君子与人为善,盖以善心生则恶自泯,为处世持身之大要,然无发聋振聩之要言,不足以动人之起悟,坚人之笃信。自来惠迪从逆降祥降殃之理,具载六经,学士大夫读书谈道,自能反躬自省,遏恶存善,而不能执涂人日相探讨,咸使了彻义蕴者。民有秀顽,质有愚智焉。昔贤爰著格言,扶翼经传,皆真切易晓,简要易遵,无论秀顽愚智,见者莫不悚其神,闻者莫不怦其念,洗其恶而兴其善。洵乎为风俗人心之一助也。我里东庐秦君、雨樵周君,皆乐善忘倦,有志于实力践行之学,尊古圣训言,采诸家语录,汇梓一书曰《格言集要》,俾里之人披其集,得其要,可作箴铭,可传歌唱,熏习耳熟,家喻户晓,即牧竖兔罝、耕夫馌妇皆可感动发悟,蒸为善良。然则是书也,谓之劝人为善也可,谓之与人为善也可,即谓之本此教人为善之旨也亦可。道光十有六年丙申秋八月,里人张家荣谨识。

时觉按:成于道光十五年,有咸丰七年刻本藏长春中医药大学。扉页:咸丰丁巳年,自怡书屋重镌《格言集要》,后附《经验良方》,上海城隍庙园内益化堂善书坊印。《格言集要》二卷,录历代醒世铭言,教人行善远恶;后附《经验易治良方》一卷、《经验易治续方》一卷,已录于《方书》。卷端无署名,《联目》作周雨樵撰,《大辞典》作秦世奎辑,世奎当为东庐名;《联目》《大辞典》载《经验易治续方》,作秦髯如、周自樵辑,髯如当为东庐号,而自樵当为雨樵之误。古槎即槎溪,有二,湖南新化有槎溪镇,上海嘉定区南翔镇,古名槎溪。嘉定又名疁城,姚元滋称为"疁城秦君髯如",又言"余弟玉如侨居槎溪",则古槎当为今上海嘉定之南翔。

《瘦吟医赘》二卷　存　1839

清吴县薛福(瘦吟)撰

自序曰:学道不成,退而学艺,鸡窗灯火,四十寒暑,转益茫然。诚哉!此事果难知也。《医赘》二卷,聊述旧闻,都无片段,就正有道。何啻一吷,詅痴之诮,所不免夫。道光已亥重九日瘦吟自识。

民国二十二年《吴县志·艺文考二》曰:薛福,诸生。见陆以湉《冷庐医话》。

时觉按:有抄本藏浙江省中医药研究院,2002年中国中医药出版社收于《清代秘本医书四种》出版,后附著者诗作十二首。卷端《瘦吟医赘》下注:查瘦吟先生姓薛名福,《联目》因误作查瘦吟撰。

《阴阳虚实寒暑表里辨》　佚　1839？

清如皋张瑞凤(吉人)撰

同治十二年《如皋县续志·列传一》之《张存仁传》曰:张瑞凤,字吉人,性放达不羁,文如涌泉。已亥中副榜,考授州判。工诗词,精岐黄。著《阴阳虚实寒暑表里辨》。

时觉按:已亥,当为道光十九年。

《奇病录》三卷　存　1840

清长洲徐锦(炳南,澹安)撰

自序曰:学有尽乎？理易测乎？学无尽则心不可以不虚,理难测则思不容以不密。以寡闻浅见之胸,欲

穷尽天下事物之变，难矣。史迁之传仓公，陈寿之传元化，岂虚语哉？因以见闻所及，随手抄录，会心者欣然自得，阙疑者留质高明，勿诧为好奇而故作不经之谈，以惑人之听闻也，则幸甚。道光壬午秋仲，长洲澹安文徐锦书于心太平轩。

石蕴玉序曰：及门徐约斋学博持其先尊澹安先生所辑《奇病录》一书将付梨枣，而索予一言序之。予思澹安当日以长桑之术名动公卿，则其所述必有出乎寻常耳目之外者也。夫人生在天地间，外感于六淫，内伤于七情，于是疢疾生焉。凡风寒暑湿之患，人人能依方治之，一旦有奇疾怪症为世人耳目所未经，必且束手无策，坐视而不能救，苟非殚见博闻，将何所措手？观史家所列扁鹊、华佗等传，其中事迹变幻不穷，古今人岂果不相及哉？澹安此书真可以补金匮兰台之所未及。予因详校一过而归之，间有见闻，窃附于后，亦自托于好人所好之意云尔。道光丙申初夏，同里独学老人石蕴玉序。

陆珦序曰：尝读《北史·徐之才传》，每叹其奕奕貂蝉以伎鸣于朝者，当时良医良相若一人可瞻之，积功德于无已，使子孙毕享其厚禄。惜其著书莫传，不能窥其秘奥，然所载蛤精人瘿一二异事，已未可测其涯涘矣。辛卯岁，与长洲徐君珊同官兰陵，数相往来，徐君出其先公《奇病录》一卷，索序于予。读未终册，作而叹曰：呜呼！夫方以载法，技以济时，由来久矣，然而华甫青籍，河公秘书，岂可以施之平等耶？盖有俟乎殚见洽闻之助也。凡录中所得皆公目见而手治之，偶有一二传闻，亦必精确之，非他人耳食者可媲。公曾刊《伤寒补亡论》《金匮翼》两书，阐扬潜德，有功医林，为之后者当必有振起家声，拜扬于朝宁者，吾将于公之宅心仁厚卜之。公讳锦，字澹安，系出昆山，所著有《千金方管见》等书，未刻，载于《苏群志》中。谨序。嘉定陆珦。

王之佐跋曰：《奇病奇治录》一卷，为徐丈澹安所著也。丈为群中岐伯，校刊《金匮翼》《伤寒补亡论》等书，有功医林。遇有奇病，必虚心造访，遍考方书，恨不能起古人而商榷之。久之，乃成此卷。丈孙翘士出以示余，余受而读之，益叹丈之用心为不可及，不仅殚见洽闻之有足多也。丈生平善鼓琴，嗜吟咏，为医名所掩，杂著有数种载于郡志。技也而进乎道矣，某为夏子益之流亚欤？而潇洒出尘之慨，尤是令人思慕也。读竟，爰识数语于卷尾。道光戊戌仲秋既望，震泽王之佐拜跋于清远阁。

吴金寿跋曰：甲戌岁，寿从于业师张友樵之门，时澹安世伯常相过从，谈论风生，心领之处，受益良多，至今不忘。今夏征君去拜农姻兄，携《奇病录》一书示寿，曰：翘士世兄命寿校雠。展读之下，不胜今昔之感，勉订鱼鲁，略为编次以归之矣。暇日放棹吴门，快读所藏《千金管论》诸遗篇，并请付梓以惠后来是幸。道光戊戌八月望日，笠泽世侄吴金寿拜读附识。

徐珊跋曰：医之虽言也，蔑古者非，泥古者亦非，而百闻不如一见，临证不可不多也。先君子为医垂五十余年，至老而学弥笃，每苦酬应纷如，无暇著述，然犹夜阑剪烛，不辍丹铅。所有郭白云《伤寒补亡论》、尤在泾《金匮翼》、孙石芝《活人精论》、邵步青《温毒论》，早付梨枣，而于《伤寒》《金匮》两书搜罗善本，参校异同，尤殚心力。自著数种，如《奇病录》《千金方管见》《慎药录》《司天运气蠡测录》，藏稿箧中，未及问世。兹因同志劝刻《奇病录》，江城吴子音先生见此书，谓宜分奇病、奇治、附纪，为三卷，深服其有合编书之例，缮本付刊，聊备博雅君子有以采择焉。道光庚子夏日男珊斗南、龙翔召南谨跋。

徐翂跋曰：先王父业精岐黄，于书无所不读，治病必彻底讲究以求其本。故数十年中，声名籍籍于东南，治病益虚心焉。虽寒更鹤唳，月挂松梢，弹琴读画之余，与二三知交剪烛谈心，将平日所视之症，娓娓不倦，无不力求而探讨之。是编为先王父见闻所及，命孙等手录之，分奇病、奇治及纪异诸条，为一卷。兹值寿世，略附数语于后。孙男翂承南谨识。

时觉按：医学杂著，卷上载十四种奇病怪症，附疫疠、喉痧，卷中奇治十二法，卷下附纪，有麻叶毒、辨假首乌、解鸦片烟毒等杂记七则。有道光二十年庚子心太平轩刻本，1992年收于《吴中医集·临证类》，江苏科学技术出版社排印出版。

《医理摘要》四卷　佚　1840

清武进邹澍（润安，闰庵）撰

时觉按：光绪五年《武进阳湖县志·艺文》载录，注“并佚”；《清史稿·列传第二八九》亦载，谓“并不传”。

《读医经笔记》三卷　佚　1840

清武进邹澍（润安，闰庵）撰

时觉按：光绪十三年《武阳志余·经籍中》载录。

《医林约法三章》一卷　佚　1840

清丹徒蒋宝素(问斋,帝书)撰

时觉按:光绪五年《丹徒县志·艺文志》载录。

《夔典医论》　佚　1842?

清武进吕师(夔典)撰

道光二十二年《武进阳湖县合志·人物志五》曰:吕师,字夔典。幼失明,而颖异过人,经史过耳成诵。比长,凡律算医卜、音韵之学,入耳心解。尝范铁为格,方广三分许,凿纸为方圆曲锐、阴阳歧出之形,粘布其间,以指索之,即知何韵。删《等韵》之知、彻、澄、娘、非、微、喻、日八母,为二十八母,与云间潘氏合;韵则并闭音入收,与明《洪武正韵》合。至若:并骰于萧,而收发合;并歌于戈,而内外合;合梗、臻、深为一,山、咸为一,而相近之音合。则古无此音,是皆循乡音而趋简便,自成一家言。好聚书,所贮有定处,一索即得。能围棋,以仰覆代黑白;管弦丝竹非所好,为之即工。共推为畸士。所著有《覆云庐集》《医论》《棋谱》诸种。

《介侯医论》　佚　1842?

清武进毛景昌(介侯)撰

道光二十二年《武进阳湖县志·人物志八》曰:毛凤彩,字羽丰,精幼科,痘疹盛行数年,全活甚广。子荀一,字人龙,承父业。不苟言笑,每日临证及所行事,簿记功过以自省。能诗,著有《梦余草》。孙景昌,字介侯,幼学幼科,后习方脉。洞彻医理,临大症,恒奏奇效。著有《医论》若干卷。

《医辨》　佚　1843?

清高邮姚元复撰

道光二十三年《高邮州志·人物志》曰:李典礼,字又姜,号楫亭,附监生,山东海阳知县廷试子。天怀旷达,不屑治举子业,遂精于医。不泥古方,不矜己见,名噪淮北。善清谈,作诗亦清脱可诵。婿姚元复,诸生,得其传,亦以医名。所著有《遗人新语》及《医辨》二种。

《医学课儿策》一卷　存　1843

清无锡高鼎汾(上池)撰,无锡王泰林(旭高,退思居士)注

自序曰:岁癸卯,鼎汾年届五十,从事医学者近二十年。每临症喜穷究其所以然之故,求之不得,质之古人,以寻其极致之理,俾惬于心而后安。于是次儿斗机年长,欲与切磋斯道,用策学条对例,随问随答,以得教学相长之益,名之曰《医学课儿策》。将逐渐添补,逐渐修改,未敢以为定论而问世也。先录数篇,质之同人,倘得直谅多闻之友教所不逮,则鼎汾虽不敏,窃慕先贤蘧夫子之知非。谨录初稿之目如左,温热一、温热二、温热三、痉病、湿温、湿病、燥病、疟疾、痢疾、中风、虚劳、喉痧、妇人、胎前、肺病。时道光癸卯中秋朔日,高鼎汾上池书。

周小农序曰:有清以来二百数十年,医术递变,由伤寒而开治温之道,以周、叶、吴、陈、薛诸氏为先,锡邑当宁苏之冲,医学一门,名贤辈出。嘉道间,高锦亭先生造诣深邃,著有《疡科心得集》《景岳新方歌》,邑志有传,孙文清公序而刊行。王氏旭高,乃其门下士也。哲嗣上池学博,承其家传,研究治术,内外并精,邑人称之。后学昔年与文孙研五遇,出示其令祖所著《医学课儿策》一卷,并谓策中间附旁注,为旭高先生诊余过从、共相商榷所注。手录一过,想见当时教学相长,揣摩极精,非晚近浅尝者可及。方今欧风东渐,国学有沦胥之势。浙中诸名彦惧中学之失传也,续行医报,订行孤本,越州裘君吉生,识高学广,实综其成,函来征书,亟录邮呈,当蒙称许,付梓问世,功非浅鲜。惟当此保存国粹之日,尤愿同志诸君相与搜罗征集,毋使名家著述或致湮没也可。乙卯冬月,无锡伯华周镇小农谨识。

《三三医书提要》曰:是书为无锡高上池先生未刊之遗稿,经清季王旭高先生加注,社友周小农君录惠多年,前次第一集编辑未及刊入者。书用对策体以课儿之作搜为一帙,计三万言,无言不法,无法不经。盖为人父者无不期其子之成,故与他项著作自有不同之处,学医得此教师有不成为国手者,未之信也。望读者回环三复,方知余言之不谬,尤望购者勿因书值之轻而并轻其文也。

时觉按：收于《三三医书》名《课儿策》，又名《医学问对》《医学策问》。

《约退斋医说》二卷　存　1844

清上元胡大猷（新斋，新侪）撰

自序曰：呜呼！已矣。士生天地间，不能有所建白于时而以技鸣乎哉？生质不中，少年意气凌轹，喜与跳荡生嬉笑怒骂，见富贵人辄忤之，中仇大家，积毁销骨，然且自负其不羁之材，以谓竖帜文坛，功名可垂手得也。呜呼！已矣。未几年四十矣，碌碌无所短长，髭须可憎而犹强颜与英俊争能耶？乃闭户翻残简，得先大父心容公手批医书数十卷，坐诵之，沾沾自喜为邻里治病，得不胜失，知所蓄积者浅也。再购求估肆方书又得数十卷，困心衡虑，寝馈其中，如是者三四年，恍惚若有得，出而问病，得失参半，又久之，得者六七，知未能贯通也。壬辰，江南大疫，死者枕藉，乃返而自责曰：治病当以外感为要耳。出见用羌独荆防者百无一活，于是取吴中诸老医书细读之，遵其法罔弗愈者，而龃龉乃日益众，群医不从，病家不从，虽活之而以为倖中，知积习难悟也。于极牴牾者偶著一说，书竟辄弃去，间有篇长者儿辈或潜录之。从表润堂兄见以为可存，而所存者亦仅耳。癸卯，彦荀侍讲督学闽中，予告归里，酷嗜谈医，朝夕过从，每见一说，辄对人赞其善，欣然为之序，劝之梓。李生黻堂闻其言，极力怂恿，出赀助刊。黻堂热肠也，润堂、彦荀爱我而忘其丑者也。呜呼！已矣。鬓雪日深，耳雷日震，不能有所建白而以技鸣矣。祸枣灾梨，终归覆瓿，亦有所不遑恤云。甲辰春仲，新侪甫自志于约退山房。

温葆淳序略曰：道光乙酉秋，家侄病伏暑至昏迷谵妄者两日。新侪昔尝授家侄经，延新侪至，诊之令服白虎加人参，一服而愈。余因时过新侪问医，令读喻氏书及徐灵胎各种，时先得喻书读之，喜其善治肺也。丁亥至京师，续得灵胎书及叶医案，及《古方选注》《吴医汇讲》等，大抵皆善学缪仲淳而用轻药治病者，愈喜之。远览书肆，日手一编，于是渐以自治及妻孥感冒症辄效。然仅先之以葱、杏、薏苡、通草宣肺，继之以竹叶、灯心去热，终之以千金苇茎去桃仁、瓜瓣养胃愈矣。既而得吴鞠通书，则外感各病条理更已大备。然以视仲景麻桂二方，不知彼此相去何若是远也。壬辰冬，从闽中归，晤新侪，则令读柯氏《来苏集》，谓过喻氏远甚。爰为加朱墨者一月，乃知仲景麻桂二方为轻重之差等，非风寒之区别，始恍然曰：麻黄一降而为桂枝，即谓再降而为葱苏通杏，亦奚不可？盖麻桂肺药也，葱苏通杏亦肺药也，师其意不泥其方，则但从灵胎轻药之说，皆不背乎仲景之宗派也。余方为是说，适新侪以所存《约退斋医说》见示，渊源吴中诸先生而得其真。余读之，与余所学符焉，爰书以质之，并愿附之册尾以贻同志者。时道光癸卯冬十二月，愚弟温葆淳拜撰。

王凤藻序曰：胡君新侪出所存《约退斋医说》示余，余受而读之，慨然曰：人生世上，功不及物，安用已为？新侪可谓有功于物矣。夫六淫致疾，非医不为功，而卤莽者为之，其害不可胜言。彼影响依附空疏无据者无论已，即有一二稍知究心之士，而或误于偏见之固执，或狃于谬说之流传，不善读古人之书，直以人命为儿戏耳。呜呼！岂真如徐灵胎所云医者杀人有功而无过与？夫国家代天理物，生杀唯命，凡治狱已具，亦既情真罪当矣，而秋谳时犹必多方慎重以求其生，何物庸医乃草菅民命至于斯极也？新侪痛之矣，惩固执之偏则有《阙疑说》《医不可有成见说》，辨流传之谬则有《误用表药其害有五说》《羌活》《四君》《四物》等说，其他如《来苏集》《温疫论》《广瘟疫论》诸说，悉能于古人之书穷其奥，会其通，视近人之谈医何如也？余有志于斯道而质陋学浅，未有所窥，及闻新侪之论切理餍心，试新侪之方，应手奏效，兹读是说，愈知其有由来矣。李君黻堂为新侪门人，谓此活人书，而可勿广其传耶？亟劝付剞劂，是亦功能及物者与？道光甲辰正月，愚表弟王凤藻拜撰。

李镇元跋曰：壬午岁，元从先生游虞山，先生时习举子业，偶谈及医，津津乐道而非专务也。戊子后，焚弃笔砚，肆力于医。元见先生治病辄效，其于外感用药如桴鼓之相应，而人咸以先生之方无羌独荆防、查芽莱曲诸味，与世刺谬，目以为怪，而先生又嫉俗太严，持论太直，酬应太疏，以故毁之者众，而道不加行。癸卯，温彦荀姻七兄告假在家，谓元以先生《医说》数十篇，语中窾要，元亟劝先生梓行，先生踟蹰再四，谓是与人枘凿之书也。元以为公道自在人心，果有信而从之者，所益于人，功岂小哉？谗谤之焰亦将久而自息矣，何嫌何疑而不付梓与？道光甲辰正月，受业李镇元谨跋。

刘日嘉跋曰：嘉僻处海隅，见闻浅陋，又未入黉门，退而思其次，味范文正言，不为良相，当为良医，故近年尝究心《伤寒论》，而求之当世，落落难合，几疑此书之不可复行。不意于金陵得见先生，闻所未闻，疑团日释。嘉思医事之难，必素有戒欺求慊之意、学问思辨之功，而后可以问世。何也？以人命所关也。先生尝言曰：吾自临症以来，有数条心尚慊然。又曰：看疾用药，须求无愧于死人。又曰：吾不诊病，无功亦尚无过，诊而误，见过而不见功矣。此等设想岂今之业医者所能及哉？善不自善，精益求精，当今之世舍先生吾谁与归？受业上杭刘日嘉跋。

温应檁跋略曰：檁与瓛堂舅氏曩侍新侪师读经，距今已廿年矣。犹记师于暇日辄读医，穷流溯源，流览如月。昨岁冬，复见师，则曰：医以汉学为贵也。时并见师《约退斋医说》，博识通敏，不主一偏，谓读《来苏集》而其佳在《论翼》，读麟郊书而其详在辨证，至麟郊羌独柴葛之误，则辨之不惜数四。噫！师之心何其视道之大公如此也？抑其日求精益之心不能已也？继瓛堂舅氏欲为师《医说》任剞劂之役，属檁雠校之，谨识如右。甲辰正月，受业温应檁跋。

时觉按：载医话医论三十六篇，有道光二十四年刻本藏浙江中医药大学，光绪六年续纂《江宁府志·艺文》载录其书。《联目》《大辞典》俱以为稿本，误。

《临证辨难》 佚 1844？

清江宁王凤藻（梧巢）撰

时觉按：光绪六年《江宁府志·艺文上》载录，王凤藻道光四年为表兄胡大猷《约退斋医说》作序。

《黄龙祥笔记》 佚 1845？

清甘泉黄龙祥（云起）撰

同治十三年《扬州府志·人物八》之《黄绍垚传》曰：黄绍垚，字藕船，天性诚笃，博览群书，考订钟鼎彝器、名画古碑，寓目能决真伪。精于医，于近时医家，心折徐洄溪。子龙骧。侄龙祥，字云起，幼绩学，困于小试。从歙人罗浩游，临症能别寒热于疑似间。尝谓人以元气为本，治疾者欲求速而不顾元气，虽邀功一时而根本潜亏，终成难治之症。识者叹为名言。评校医书，得《笔记》若干卷。

民国十年《甘泉县续志·人物传八》曰：黄龙祥幼孤，事叔父如父，与从弟白首同居。困童试，课徒之暇，肆力经史，兼好医家言，从歙罗养斋游，尽传其术。凡古书禁方，无不探讨。为人别脉最详慎，息深达亹，洞彻隐际。有德之者，则曰：病本当生，吾特不致之死而已，何功之有？卒年六十九。

时觉按：罗浩所著《医经余论》《诊家索隐》均成于嘉庆间，则是书当成于道光间。

《修残集》不分卷 存 1848

清亡名氏撰

《断文嘱句》曰：兹两脏腑总图之前有阙文不续，疑必各脏腑分绘图形，亦各分门详细言之，今乃一时无所考较，未能著录。倘后若遇，即可补续，故特嘱句于斯。时维道光著雍涒滩大吕谷旦。

时觉按：有道光二十八年抄本藏上海中医药大学。无署名，前后无序跋，目录"问症"下注：以上抄录《医学入门》，其笔迹不同。内容以脏腑、诊法、标本、论治、脏腑用药及药性理论为主。

《知医必辨》一卷 存 1849

清丹徒李文荣（冠仙，如眉老人）撰

自序曰：余虽稍知医道，实儒生也。儒者佩圣门之训，一言必慎，敢好辨哉？虽然，医不至于杀人，不辨可也；医杀人而予不知，不辨可也；杀人在一时，而不至流毒后世，即不辨犹可也。奈今之医者并不知医，惟知求利，草菅人命，恬不为怪，即或稍有涉猎，而偏之为害更甚他医。殊不知自昔医书，惟汉仲景《伤寒论》，审证施治，无偏无倚，为医之圣。后世自晋叔和以下，无不有偏。迨至金元间，刘张朱李称为四大家，医道愈彰，而其偏愈甚。河间主用凉，丹溪主养阴，东垣主温补，洁古为东垣之师，想因道传高第，未另立书。下此前明王、薛、张、冯，亦称为四大家，大率师东垣之论，偏于温补，而张景岳则尤其偏焉者也。其实《新方八阵》何尝尽用温补，而其立说则必以温补为归。后人不辨，未免为其所误耳。果医者细心参酌，遇热症则用河间，遇阴亏则用丹溪，遇脾虚则用东垣，遇虚寒则用景岳，何书不可读？何至咎景岳之误人哉？无如今之医者，皆知有《景岳全书》而未究全书，止得其一二温补方，遂奉为家传秘法，以致戕人性命，甚且自戕，其后起者因而不改。余家后人设不知明辨，安知不亦害人而自害哉？至于吴又可《温疫论》，本不成书，稍有知识，何至受害？无如竟有无知者，以为独得之奇，杀人无数，且更传徒，互相标榜，其害更甚于偏主景岳者。《内经》垂训：无实实，无虚虚，无遗人祸殃。此其祸殃为何如？若不急急明辨之，于圣门慎言之训则得矣，而何以遂吾济世之初心，且何以正吾后人之学术哉？然则，予岂好辨哉？予不得已也。时道光二十八年春三月，如眉老人自序于含饴堂。

又自序曰：有友来予斋，见《知医必辨》，遍阅之，而以为明白晓畅，有益于人，力劝其再增十数篇，可以付梓传世。予曰：医不通，而抄袭成文，妄灾梨枣，沽名钓誉恶习最为可恶，予岂为之？今予所作，不过为教训后人，而设意求清醒，明白若话，使子若孙一览而知而已。若以付梓，则文多鄙俚，贻笑方家，此不可者一也。论中语多伤时，庸工所忌，设使若辈见予论而幡然改悔，则不独有济于世，而先有益于医。无如今之人，刚愎者多，虚心者少，徒增怨毒而已，此不可者二也。且既付梓，难免流传他方，他方之医未必尽善，而其习气未必如吾乡，见吾书者或以为异，谓吾处并无如此戕人者，要此何用？或且菲薄润色，医理不通，予为此邦之人亦复何光耶？此不可者三也。且今不通之辈，不讲医而讲术，呼朋引类，互相标榜，杀人而不动心。我生之初，所见老辈并无此恶习也。此嘉言先生所谓生民之厄运，乃致医道中迭生鬼蜮耳。过此以往，或厄运已终，若辈将尽，后起者能真讲岐黄，不蹈恶习，吾书又安所用之？此不可者四也。友曰：听子之言，反复辨论，皆有至理，竟以不付梓为是，然子之好辨殊难辞也。予笑应之曰：予岂好辨哉？予不得已也。时道光二十九年岁次己酉春正月，再序于含饴堂之秋水轩，时年七十有八。

《续修四库全书提要》曰：清李文荣撰。文荣字冠仙，晚号如眉老人，丹徒人。儒而为医。道光之末，年近八旬，作是书以训其后人。共十三篇，广为二十五则，论古今医学源流，诸家得失，于近代最服膺者为喻昌，而幼科则推冯兆张，他如张介宾之《景岳全书》，吴有性之《温疫论》，亦皆所引重，而谓其一流于偏，一涉于粗。于疟痢时邪、肝气类中、胎产，皆有专论，亦间以自行治疗者为印证，大抵多阅历有得之言，而宗旨平易，不为放言高论。谓温热证则用河间，遇阴虚则用丹溪，遇脾虚则用东垣，遇虚寒则用景岳，何书不可读，亦何致误人哉？又谓《内经》精深奥妙，每诊一证，但有经文一二句可靠，即可无讹，故李士材、汪昂、薛雪所选注，皆可取。《医宗金鉴》解《伤寒论》以成注为主，各家之说亦备载，果能考核，即是通医，其言为浅人说法，归于简约，但求亲切易晓耳。当其时，吴中医者归依叶桂一派，江淮间则多从吴瑭之说，是书于二家竟全未道及，颇可见其微意也。

时觉按：光绪五年《丹徒县志·艺文志》载录，收于《中国医学大成》。

《医砭》一卷　存　1850

清吴县徐大椿(灵胎，洄溪)原撰，海丰张鸿(柳吟，信堂)补辑，海宁王士雄(孟英，梦隐，随息居士)参订

王士雄序曰：无棣张柳吟先生邃于医学，与余交最深。曩于天台道上草《霍乱论》稿，乃先生鉴定者。继又为余编次甲辰治案，题曰《仁术志》，而序以待梓。别后寄示手订洄溪《慎疾刍言》一册，且云：刍言者，谦词也，际此医学荒芜之日，非此书无以砭俗尚之锢习，宜易其名曰《医砭》。昔徐氏尝著《医贯砭》，专砭崇信《医贯》之病；吾名此书为《医砭》，则医之通病胥砭。医而受砭则病去，医必病去而后可以去人之病；医而不受砭则病锢，医之病锢而谓能去人之病，不已慎乎？不知吾子以为何如？余读而韪之，顷至宜黄携示杨素园大令，叹曰：洵时师之药石也，何可久秘帐中耶？爰附管窥付诸梨枣，惟我同志幸毋讳病而拒砭，庶期共济生民于寿域，是作者暨先生之厚望焉。道光三十年庚戌春二月杭州王士雄书于贵溪舟次。

徐氏原引曰：余弱冠时，家多疾病，先世所藏医书颇多，因随时翻阅，不过欲稍识方药而已。循习渐久，乃上追《灵》《素》根源，下沿汉唐支派，如是者十余年，乃注《难经》，又十余年而注《本草》，又十余年而作《医学源流论》，又五年而著《伤寒类方》。五十年中批阅之书约千余卷，泛览之书约万余卷，每过几时必悔从前疏漏，盖学以年进也。乃世之医者，全废古书，随心自造，以致人多枉死，目击心伤。数年前曾作《刍言》一册，欲以醒世而鲜克听从。窃思生长圣朝，毫无益于此世，而半生辛苦，虽有著述几种，皆统谈医学，无惊心动魄之语，足令人豁然开悟。因复呕心控骨，即《刍言》原本，更加痛快剖悉，实因悲悯填胸，不能自已，愿览者谅其苦心，虚怀体察。以之治人，则敬慎可以寡过；以之治己，则明哲可以保身。冀遇信从之有人，庶绵斯道于一线。乾隆丁亥秋七月巧日洄溪徐灵胎识。

时觉按：收于《潜斋医学丛书八种》《十四种》。

《愿体医话》一卷　存　1838

清扬州史典(搢臣)原撰，海宁俞世贵(桂庭)增补

王士雄序曰：舅氏俞公桂庭，虽不业医而喜读轩岐之书，捐馆后，雄于遗箧中检得《愿体医话》一卷。绎

之,皆时医药石之言,多急救全生之法,惜其简略,疑非完书,庋而藏之者二十年矣。前年许子领三以搢臣先生原稿持赠,乃知本无残阙,先舅氏仅删阴证一条,尤为有识,增补诸方,亦皆精妙。夫《肘后》《鸡峰》世人罕读,病来仓卒,医辄茫然。近惟《种福堂选方》《养生经验》二书,最称善本,海内风行。兹编虽简,颇有补二书所未及者,胡敢秘耶?爰付攻木之工,以公于世。忆昔在婺,舅氏尝遗书训雄曰:凡病治愈,须存底稿,雄遵而行之。迨癸卯冬,故人周君光远选刻拙案二卷,曰《回春录》,甲辰之案,张封翁信堂题曰《仁术志》,至庚戌踵成八卷。今春,杨大令素园重为删定,详加评点,慨捐鹤俸,合梓于宜黄县署,总题曰《王氏医案》,凡十卷,而舅氏皆不及见。且雄才识疏庸,不能深造,将何以慰曩时之属望耶?校此遗编,能无于邑?咸丰纪元辛亥闰月王士雄谨识于潜斋。

时觉按:收于《潜斋医学丛书十四种》《三家医话》。

《轩岐至理》四卷　佚　1850?

清吴县朱骏声(丰芑)撰

民国二十二年《吴县志·列传七》曰:朱骏声,字丰芑,元和人。父德垣,贡生。十五冠郡试,补府学生。钱詹事大昕主紫阳书院讲席,一见奇其才,遂受业门下。嘉庆戊寅举乡试。道光末,诏海内献所著书,因缮写《说文通训定声》四十卷上之。文宗优诏褒嘉。卒年七十一。凡十三经三史、诸子骚选并有撰述,尤精算术,有《岁星表》《天算琐记》《数度衍》等书。

时觉按:民国二十二年《吴县志·艺文考四》载录。

《医品》一卷　佚　1850

清常熟沈英(梅卿,铁瓢)撰

光绪三十年《常昭合志稿·人物志十一》曰:沈英,字梅卿,别号铁瓢,以父病从范筠谷习医。博考诸家,参以变化,治病有奇验。尝仿司空表圣《诗品》作《医品》,又著有《铁瓢医案》十二卷、《名医列传》八卷。尤善鉴藏,断缣残瓦,倾囊购取,有《骨董琐言十三说》。为人慷慨笃友谊,寄情吟咏,与赵子梁、蒋伯生、邵环林辈唱和,有《生春阁集》四卷、《铁瓢近稿》十二卷。

民国三十七年《常昭合志·人物志》曰:沈英,子规、矩。规字伯门,通迦竺书,不废文事,门墙亦甚盛;矩字仲絜,一生得力于兄教。兄弟俱世医学。

时觉按:光绪九年《苏州府志·艺文三》亦载录,民国三十七年《常昭合志》卷十八作一卷。

《家庭医话》　佚　1851?

清上海董绳武(兰卿)撰

民国七年《上海县续志·艺术传》曰:董绳武,字兰卿,二十三保十六图人。世业医,精算术。咸丰间,青浦丈地局延任测量事。旋穷究医理,尤以妇科、时疫得枕中秘。著有《家庭医话》。

时觉按:民国七年《上海县续志·艺文》载录。

《医林丛话》四卷　佚　1853?

清丹徒蒋名甲(东元,五峰)撰

光绪五年《丹徒县志·人物志·文苑二》曰:蒋名甲,字东元,号五峰。好古工诗。少贫困,以通儒品学托业于医,诊视不苟,审而后药,活人无算。其读书务精,至老无倦,著作以等身计。咸丰癸丑,避居邑东乡之埤城,时年七十,当颠沛流离中,犹昼夜披览,吟咏不辍。丙辰卒,年七十三。著有《医林丛话》四卷、《读史著类》十卷、《咏史诗钞》六卷、《五峰草堂杂咏》十卷、《劫余诗草》一卷、《劫余文草》四卷。其《咏史诗》成于晚年。

《医粹》四卷　佚　1854

清吴江蔡文朴(倬云,仲章,子琴,曼仙子,南华散人)撰

光绪二十五年《黎里续志·人物三》曰:蔡文朴,字倬云,一字仲章,号子琴,别号曼仙子,湘仲子。少颖敏,未冠补震泽诸生。以病,故通岐黄奥旨,复精算学,善奕,好读《庄子》,自号南华散人。饶有至性,有古侠

士风，与世落落不苟合，而独与蒯贺孙、陈福畴、徐宝治三人为莫逆交。卒年四十九。著有《听雨楼文稿》二卷、《泠善草堂奕草》一卷、《医粹》四卷、《曼仙子诗》一卷。

时觉按：蒯贺荪，字则钦，一字士芗，黎里人。生于嘉庆十一年，道光二十四年恩科举人，任固始知县，擢直隶州知州。同治九年赏布政司衔，迁浙江按察使，光绪元年因"杨乃武与武小白菜"案吞金自杀。徐宝治，道光二十四年举人，道光三十年进士，官至金华知府。文朴当与蒯、徐年相若，则大约生于嘉庆十一年，卒于咸丰四年。

《黄帝内经鬼臾区之术其来甚远论》 佚 1854

清清河汪椿（光大，春园，式斋）撰

咸丰四年《清河县志·人物四》曰：汪椿，字春园，初名光大，晚岁潜心三式，号式斋。祖汲，修学好古，著书满家。椿幼能强记，十行并下。贡成均，累试辄罢。于学无所不窥，尤明积算推步之术。谓：王制里亩二数，《郑注》最为精密；北周甄鸾《五经算术》不知康成之确，乃自为步算，其术甚疏；《孔疏》疑经文错乱，推算益舛；陈澔纠《孔疏》之失，而自算之数步下忽有奇零，殆全未通晓者。著《王制里亩二数考》以伸郑说。尝问同郡汪文端公廷珍太岁超辰之法，廷珍答曰：超辰之说发自太仓钱氏，从古未闻，以《三统》推之亦不合。然谓太岁无超辰则可，谓岁星无超辰则不可。《三统》百四十四年一超，《大衍》八十四年一超，二术不同，以西法考之，其实一也。椿乃著《推太岁法》《推岁星法》《推太阳法》，阐明服虔龙度天门之说，谓：战国、汉初皆用跳辰，宋洪容斋亦知之，元熊朋来《经说》则未能晓然也。古法，太岁、岁星俱有超辰，不尽依六十甲子之次，钱氏之说，信而有征。为说数万言，廷珍叹服。中岁以后，究心太乙、壬遁，研精覃思，键户二十余年，著《周秦三式疏证》数十卷。会河督黎世序笃好此学，深敬礼之。嘉庆二十五年，河大涨，椿曰：夜观水星之次，非此地也，其在豫省乎？未几果验。及世序卒，椿痛哭，尽毁所著，谓世无知者。今所存者，《三式序目》一帙，其《序》略曰：《三式》之道，即三易之道，即三才之道也。其见于《书》者，仲康十一年闰四月朔日食，后人以授时法推而得之者，岂知授时即太一之法乎？武王三年二月四日，以无射之上宫毕陈，后人以三统法推而得之者，岂知三统即壬遁之法乎？由是观之，三代何尝无《三式》哉？春秋时，梓慎、裨灶、史墨之徒皆深明此术，迨仲尼没而微言绝，七十子丧而大义乖，史官失职，典籍无征，复以谀闻窜乱其间，如风角、七政、元气、七分、日者、逢占、挺专、须臾、孤虚等术，流为禨祥小数，而谶纬兴焉。东汉张平子上《书》，郑君注《乾凿度》，独契太乙、九宫之诣，盖至是而晦者复明，绝者复续。厥后精太乙者，有三国之刘惇、赵逵；精遁甲者，有陈明帝、吴明彻；精六壬者，有晋戴洋、五代之梁祖；兼通《三式》者，有伪蜀之赵延义，元之刘秉中。著于《史传》，至如南齐《高帝纪》《宋史·礼志·律志》《金史·选举志》，以及晋、唐、宋、元《艺术·方技列传》，不可枚举，而《唐六典》且掌之太卜令焉，岂非郁之既久，发之弥耀者乎？窃谓太乙明天数、奇门明地数、六壬明人数，备乎三才，通乎三易，要为周秦以上古神圣之所创造，非汉以下曲士短书所能拟也。其目凡四十有四篇，文多不传。其他著述多稿藏于家，世所行者十一而已。初，正阳县学重建明伦堂，得古砖，有"建康都统司"五字，未识所由。椿见之曰：是南宋初年物。《宋史·职官志》：建炎初，置御营都统司，以王渊为之。绍兴十二年于兴元、江陵、建康皆除都统制。又建炎三年，改秣陵为建康寺，置主管司留守，见《地理志》及景定《建康志》。淮郡城造于南宋，故有是砖。学师闻而叹曰：博物君子也。椿在都时，有四川僧心庵者，一见惊拜，诧为老师降生，出其像逼肖，其死之日则椿之生日也。椿不之信，曰：安有是哉？殁之前一日，筮得明夷之卦，曰：夷者，伤也。七月夷则，夷过此矣。果以是月卒，年六十有六。椿孤心绝学，少所推许，独与苏征君秉国谈《易》最合。

民国十年续纂《山阳县志》卷十《原志·人物补遗》之流寓传：椿与邑人丁晏论学绝相得，延主家塾。椿所撰著多与晏相商榷。

时觉按：民国八年补刻同治元年刻咸丰四年《清河县志》卷二十三《艺文》中《三式疏证》条载列是书。

《医说》，《夺锦琐言》一卷 佚 1857

清青浦张仁锡（希白）撰

时觉按：光绪二十年《嘉善县志·人物志八·艺术》及光绪二十年《嘉善县志·艺文志一·书籍·新补》分别载录。

《医学读书记》 佚 1858？

清昆山潘道根(确潜,晚香,徐村老农)撰

时觉按:光绪九年《苏州府志·艺文二》载录。潘道根卒于咸丰八年,年七十一岁。

《医原》二卷 存 1861

清安东石寿棠(芾南)撰

自序曰:余家事医学,历七世于兹矣。忆自入塾受书时,略明句读,先君子即授以医家言,命与四子书并读。尝谓业医而不读书,有终身由之而不知其道者,且为人子而不知医,亦非孝也。爰为寿棠立程课,朝而儒,夕而医,历数十寒暑如一日,虽习举子业,未尝或忘。家慈又体质素弱,医药不离,每侍疾时,与医家参以诊剂,辄颇得效,自是尤三致意焉。年来公车粟六,迄无暇时,复以南北烽烟,逼近乡里,邑侯延余倡办团练,每于夜巡稍暇,人静更阑,重述先子之绪言,因汇前贤之全说,凡四阅月,得《医原》二十篇,非敢以言寿世也,但求无负先人之意,且敬承世业云尔。鸣呼!父书幼读,愧守箕裘,庭训未忘,感深风木,此则有益增余恸者矣。咸丰十一年岁次辛酉仲春月上浣,安东石寿棠芾南书于留耕书屋。

张星亘序曰:道之大原出于天,凡道之所分寄,亦必探原于天,医其一端也。盖天之道不外阴阳五行,禀阴阳五行之精气而人生焉,感阴阳五行之戾气而人病焉。然非见道之儒者,又孰从而探之?吾友石子芾南,淮北名孝廉也,才识既高,学术并茂,其于五子之书、百家之论,莫不探微抉奥,体用兼赅,而又以其余力考岐黄,阐《内》《难》,阴阳有辨,五行有分,耳目口鼻之司,肌肤筋骸之会,动静燥湿之宜,凡和缓之所未发,仓扁之所难言,莫不因人见天,葆其天之所本有,治其天之所本无,以人治人,实以天还天而已。吾与石子交最久,叩其学甚深。他日尝悯医家之不通儒术,率皆昧于其原,而仅逐其末也,著《医原》二十篇,因病之原,探医之原,并探其原中之原。披阅之下,益信石子学为有原也。乃或者曰:医小道也,儒者亦为之耶?夫就医论医,其小之也固宜,若医而探原于天,则因医见道,苟非学贯天人,又安能悟天人合一之旨?则即小以观大可也。虽然,是书之成,在医家必奉为圭臬,在作者特出其绪余焉耳。一旦居宰衡之任,司燮理之权,必能究致治清浊之原,而寿人寿世,良相良医,不难以一人收其全功,而天下亦共知儒术之大,阴阳五行之蕴,天人一原之理,无乎不在也。斯篇其石子之嚆矢也夫?是为序。咸丰十一年岁次辛酉孟夏月,同里愚弟张星亘子绵顿首拜撰。

吴昆田序略曰:石子芾南,余初识之于京邸,恂恂若无能者,嗣闻其善医,视其方亦似与人无特殊者,而应手辄效。叩之以其故,则曰世人习用之方,大率类此,而轻重之准,刚柔之质,先后之宜,非识者难言之矣。客冬以团练之役,访之于涟城,就询时务,虽一乡一邑之设施,而洞见症结,因地制宜,亦如随证立方焉,洵医国之妙手,而非无本之谈也。因求其所著《医原》读之,本末贯串,文字昭晰,可以一见瞭如,而欲穷其义蕴,辄有望洋之嗟。信乎!能达其原,而岐伯之奥旨,仲景之秘思,中法西法之妙用,一以贯之矣。夫欲上太行,必恃车马,欲导积石,必恃舟航。世之掇拾类书,强记药性,衣食于医者,或无取乎是书,若立志活人,而欲进于古之知道者,则是书实医家之车马舟航矣。故亟怂恿付梓,而书数言于篇首,以告世之学医者。时咸丰十有一年辛酉夏月,清河愚弟吴昆田谨叙。

张声驰序曰:昔外父章次柯先生尝云:万事万物,各有其原。儒之道原于孔孟,医之道原于岐黄,岐黄之《灵》《素》,乃医书之大原也。汉之张仲景深参《灵》《素》之秘,人称南阳医圣,所传《伤寒》《金匮》,后世奉为圭臬。晋唐以下,代有传人,著书之多,汗牛充栋,其上者各得仲景之一体,其下者惑世诬民,离经畔道,犹吾儒之有伪学也。俗士不察,利其浅近,为衣食奔走之计,贻生人夭札之忧,医学之衰,悉由于此。汝其慎之。驰佩之不敢忘。近得石孝廉《医原》一书,其立论在先识人身内景、脏腑形质、营气卫气、五行生克、百病提纲,及手足各经阴阳表里之义;次及内伤外感、儿病女科、标本虚实,无不洞悉原委,深中病机;又次则述及药性,有论无方,脱尽窠臼,视世之拘拘然守成方者,相去奚啻霄壤。驰不敢谓比诸古人之书莫若,若近世之嘉言三书,灵胎六种,可谓如掺之靳矣。嗣又得吾郡徐明经所著《医学举要》一书,论六经则条分缕析,论时邪杂症则语简旨赅,治法悉合乎机宜,论方不流于偏僻,其医案数则,精思所到,仿佛古人,虽不逮石氏之精博,而其平时之精阐《素》《灵》,推原仲景,已可略见一斑。总之石氏之书其原也,徐氏之书其委也,两书汇集,由原竟委之谓也,当世高明之士,尚其鉴诸。光绪十有七年季夏,后学华亭张声驰谨序。

潘霨题曰:余曩时专嗜言医,曾撰《医学金针》数种。迨抚赣后,公余之暇,偶阅石子所著《医原》一书,探原立论，济人济世，诚善本也。识者珍之。古吴潘霨题署。

周秉奎跋曰：奎不敏，业医三十年，读书不多，而又僻处于乡，无所闻见，未尝不惭且惧也。日遇朱雨笙茂才，读石孝廉《医原》二十篇，综羲文之要旨，发《灵》《素》之精思，医者知之，即非医者亦一见而了然焉。所谓白香山诗，老妪可解，有如是耶？家置一编，资以参会，裨益非浅显也。因怂恿付梓，以公诸世，而缀数语于篇末云。咸丰十一年岁次辛酉孟夏月，乡愚弟周秉奎颐贞顿首拜跋。

张声驰跋曰：蕉影蔽窗，荷香满院，吕君伯仁叩关而入，袖书一卷，曰：此名石孝廉芾南先生之《医原》，而为吾师沈菊人先生所珍藏者也。读其自序，知孝廉胸储经济，学有渊源，上窥轩岐卢扁之奥，下秉高曾祖父之传，负洞垣一方之识，笑刻舟求剑之愚，爰乃萃其所蕴，泐成是书。持论明通，存心忠厚，洵属医林之宝筏，寿世之慈航也。重为参校，以公同人。光绪十七年季夏，后学华亭张声驰谨跋。

《中国医学大成提要》曰：清石芾南撰。芾南字寿棠，安东人。举孝廉，其家事医学历七世于兹矣。其先君爰为寿棠立课程，朝而儒，夕而医，历数十寒暑如一日。其父体弱，医药不离，每侍疾时，与医家参以诊剂，辄颇得效，自是尤三致意焉。咸丰九年与十年间，复以南北烽烟逼近乡里，邑侯延先生倡办民团，每于夜巡稍暇，人静更阑，重述先子之绪言，因汇前贤之全说。凡四阅月，得《医原》二十篇，其立论在先识人身内景、脏腑形质、营气卫气、五行生克、阴阳治法、百病提纲、望察神气及手足阴阳表里之义。闻声察证，问证求病，切脉源流，内伤大要，湿气论，燥气论，伤寒论，儿科论，用药大要论，医宜识字论等，标本虚实，无不洞悉原委，深中病机，有论无方，脱尽窠臼，视世之拘拘然守成方者，相去奚啻霄壤，实为习医必读之书也。石氏留耕书屋原板印未有年，已湮限不传，爰为重校付刊。

《续修四库全书提要》曰：清石寿棠撰。寿棠字芾南，安东人，咸丰举人。其家七世为医，幼时入塾，父授以医书，与读经并课，及长，侍父疾，与医者参诊，学乃益进，以善医名。视其方似与人无殊，应手辄效，曰：世人习用之方大率类此，而轻重之准，刚柔之质，先后之宜，则非识者难言之矣。咸丰末，江北寇扰，出治团练，于军中成是书，有耕余书屋刊本，流传已罕，《医学大成》收入重印。发明阴阳奥理，天人相通之故，及古今医家殊途同归，兼采西医之说，凡二十篇，命其名曰：医原，盖皆探本之论，不屑屑分证列方，而亦时引前人所用之方药，就其取效，以为证明，非托空言也。其精确者，谓五行生克，生为长养，克为制化，不克则不生，如有妻而无夫也。谓望而知之之谓神，以我之神会彼之神，故望色必察神气。谓昔人以胃、根、神三字为诊家要诀，有胃即是有神，有气即是有根，万物非气不能融贯会通，故言根不若言气，言胃不若言神，心主神，肺主气，乃脉之大原。谓仲景《伤寒论》万病皆当取法，不仅作伤寒书读，看法分两大段，前段言表，后段言里，其法虽分六经，亦不外于三焦，论中所言胸中、心中、心下、胸胁下、胃中、腹中、少腹，未明言三焦，较言三焦更细。谓女子天癸取马莳阴精之说，而辨王叔和以月事为天癸之非，本之西医所言卵珠最合生理，一洗产科书相沿陋说。又谓人身气血，只有不足，断无有余，见为有余者，乃不足而邪凑之故，亦有至理。其论湿气、燥气两篇，分析尤细。凡叶桂、薛雪、吴瑭、王士雄诸说，包括而推阐之，可谓好学深思，心知其意者矣。

方步范《石寿棠传》略曰：石寿棠，榜名湛棠，字芾南，安东人。家世业医，至寿棠益精。初即之恂恂若无能者，视其方亦似与人无殊特者，而应手辄效。人叩其故，则曰：世人惯用之方大率类此，而轻重之准、刚柔之质、先后之宜，非识者难言之矣。又通晓时务，吴昆田创办团练，访之于涟城，就询时务，虽一乡一邑之设施，而洞见症结，因地制宜，亦如随证立方焉。著有《医原》二卷。又有《温病合编》四卷，仅有抄本流传。寿棠于大易"水流湿，火就燥"悟出医旨，遂以燥湿为纲钤百病，颇有推陈出新之意，亦医家之杰士也。（《遂初轩医话·名医补传》卷上）

光绪元年《东安县志·人物四》曰：石寿棠，字芾南，举人。少以母久病习医，昼夜攻苦，积二十余年，穷邃医学，贯穿百氏之言。著《医原》一书，虽专家不能过也。为人清修介直，居城市中，与流辈不肯逐逐，闭门用文籍自娱。晚以候选同知奉檄赴巡抚治所，遂客死苏州。

时觉按：有咸丰十一年留耕书屋刻本及光绪十七年铅印本，1983 年江苏科技出版社有排印本，并收于《中国医学大成》。

《医学别解》 佚 1861？

清兴化赵慎修（竹塘）撰

民国三十二年《兴化县志·人物志·文苑》曰：赵闳中，字沅芷。性颖悟，少有声庠序，诗文峭拨灵秀。屡踬秋闱，年五旬始膺乡荐。一上春官不第，旋卒。著有《种兰草堂诗文集》。从兄慎修，字竹塘，少与闳中齐名。咸丰初元，襄修县志。著《兰桂山房诗稿》《禹贡汇旨》《医学别解》。

《张氏简明要言》一卷　存　1863

清张氏亡名撰，程鉴湖抄传

时觉按：有同治二年程鉴湖抄本藏上海中医药大学。封面署：《张氏简明要言》，鉴湖纂要；封二：同治二年真师承秘本袖珍，行道心法，缪月成敬录。内容：有审病之图、治法之原二图示，次看脉法、看病法，次诸证，次补养调理兼论四季用药，后为女科、小儿。

《养新堂医论读本》八卷　存　1864

清吴中周赞鸿(伯卿)纂

自序曰：医书浩瀚，茫如烟海，《灵》《素》《本经》乃治病识药之绳墨，《伤寒》《金匮》为辨证立方之范围。斯五书者，博大深微，一如儒家之五经四书，通彻颇难。外此有越人之《难经》，元化之《中藏》，源本炎黄，独抒心得，其中理蕴精湛，不异诸子百家，会心非易。厥后又有王叔和《脉经》、皇甫士安《甲乙经》，逮《千金》《外台》等书，亦皆广深渊博，综参论断，集千圣之大成，譬犹史鉴、纲目之类，寓作于述者也。自宋元而后，迄我熙朝，著作日繁，何止数千卷，要其大旨，不外轩岐、仲师之轨范而扩充之尔。然造义各有短长，文理不能兼善，欲采择方论，正如披沙拣金，殊非易易。是故先医读经之外，必取简明便易之书以授初学，为入门之捷径，盖亦昉乎《小学》《语类》《近思录》之遗意欤？第今俗尚《必读》《心悟》诸书，则又卤莽灭裂，不足传道解惑、启发愚蒙也。近惟喻嘉言、张路玉、徐灵胎、尤在泾诸君子之著述，理明辞达，差堪表彰先圣，开悟后学，惜乎各自为说、繁简不能适中为缺憾耳。今春仲，余赋归故土，心绪稍抒，因取幼年课本重为校编，复者汰之，缺者补之，录成八卷。拟与二三知己析疑赏奇，互相观摩，由浅入深，期于有成，则南阳夫子宫墙虽峻，奚难梯级而窥堂室矣？是为序。同治三年甲子秋七月，吴中周赞鸿谨识。

时觉按：有同治三年稿本藏上海中医药大学，收于中国中医药出版社《中国古医籍整理丛书》，校订排印出版。

《秋室我闻录》一卷　存　1865

清余集(秋室)撰

引言曰：乙丑春，病困累月，恒检方书以自审其疾，随笔成《我闻录》卷。或问之曰：子不知医而言医，得无讥乎？答曰：然也。然而我固尝闻之矣，《灵》《素》如经，仲景如传，东垣、丹溪、洁古、立斋诸公则唐宋释经之儒也。准绳浩汗，蔚然大国，未免望洋。吾乡诸三农先生独取张氏《六要》以为足以补益后学，针砭粗工，尝举编中精粹之语以授其弟子，而又评隲其所未当，可谓张氏之诤臣矣。余生也晚，虽未得亲承其讲画，而犹幸得闻其绪论，惜未有成书，因为纂系如此，庶先生之苦心不终没也。昔子瞻、存中未尝知医，而《苏沈良方》与朱李并传，又何说焉？余何敢言医乎哉？

封面题词曰：此册为余秋室先生手著稿本，共五十有三页，书成未刊问世者。医理精细，固可珍玩，而书法遒秀，尤为宝贵。光绪壬辰六月杪，先生外孙袁君子畲举以相赠，如获至宝。阅三日，细读一过，志此以庆墨缘。时子畲少府同官马洲。闰月三日，庆云。

时觉按：有咸丰五年稿本藏上海图书馆。

《诚求编》　未见　1866

清吴县王丙(绳林，朴庄)撰

时觉按：收于《朴庄遗书十种》，查考无着，《联目》《大辞典》俱不载，当佚。

《世补斋文集》十六卷　存　1865

清元和陆懋修(九芝，勉旃，江左下工，林屋山人)撰

陆崇保序曰：盖医者意也，亦理也。古人之医理高深，推其理，即足以达其意。今人不知其意，用其意强附于其理，此今医之所以去古日远也。自丹溪、东垣诸君出，有偏于补阳者，有偏于补阴者，未始不偶效于一时，赫赫然称名医矣。而仲景为医中之圣，反因之而晦，岂果能驾仲景而上哉？盖若人者，非不知仲景之于

医有百世不易之烈，特恐永守其传则已道弗显，故别树一帜，新人耳目，则凡师其学者，亦惟知新说是从而已。呜乎！医道凌夷至比，弊可胜言乎？乃天以好生之为德，欲使斯人尽登仁寿之域，于是我九芝先生应运以生焉。先生本通儒而好医，以表彰仲景为己任，著有《世补斋医书》，娓娓数万言，其功于仲景者甚大，其使天下之人复知仲景之医，不致为他医所误者，其功尤大也。今年春，保病温，群医束手，先生以大承气汤下之，一药而霍然。保年七十矣，栀、芩苦寒也，朴、黄峻下也，乃力排众议，毅然行之，非有真知灼见，不惑于补阴补阳之说者，曷能若此？故保曰：仲景医中之圣，先生医中之贤，以佐圣者也。至于推五运之转移，论六经之本始，则愿与读先生书者相互考镜，庶几仰窥先生之道于万一焉可。光绪丙戌秋九月望后三日，愚侄崇保顿首拜撰。

法贤慈跋曰：昔者邓禹有子十三人，令各执一艺，此治家良法也。慈闻之庭训如此，故诸昆季于儒业外，凡杂家者流，皆以余力及之，而慈独学轩岐术，性所近也。旧藏有黄坤载、叶天士诸家书，大略观之，以为道在是矣。家君曰：不得良师，恐有歧误。遂命从游于吾师之门。师不以其愚而弃之，首示以青龙、白虎两大法，而凡伤寒与温热异同之旨，亦因之而有悟。慈始愧向之徒为墨守也。家君适于壬午夏病热，喜立日中，且恶凉饮，脉则皆伏。群医咸谓为三阴证，慈未之敢信也，质于师。师惊曰：此温热之大证，阳极似阴者也，误用辛热必殆。乃迭进芩、连、膏、黄辈十余剂而热象大显，石膏用至斤许，病乃渐退。窃思此疾当畏寒脉伏时，谁则知其为大热者？若非家君早令习医，受吾师至教，鲜克济矣。今吾师《世补斋书》成，读之而知向所服膺者不得其门，适所以滋害也。书中如六气之司天、五种之伤寒、三法之温清，尤发前人所未发，实有益于来学。有志斯道者先将此数处反复细读，再观诸论，庶于阴阳、寒热、表里、虚实皆无所淆，方得如桶底脱。否则震于黄、叶之名者，安能悉吾师补救之心也？子舆氏有言：不直则道不见。有以夫？有以夫！书凡十六卷，计垂十二万言。时家君方以比部郎出守南阳，命慈任剞劂之事，亦亟欲得此书行世，俾读者于此咸知以仲景为归也。慈不才，不能于师道有所发明，而重违提命，谨述大旨附篇末，并敢述所闻于庭训者，还以质之吾师。光绪九年癸未季冬之月，受业濮贤慈谨跋。

时觉按：有稿本、抄本藏中国国家图书馆，有民国十九、二十九年中医书局铅印本藏山西、陕西中医药研究院，收于《世补斋医书》。

《世补斋医书续集》不分卷　存　1865

清元和陆懋修（九芝，勉旃，江左下工，林屋山人）撰

其一：近有刘清臣者，其书无足论，惟中间有数语云：瘟疫世不常有，要街衢市镇沿门传染，方是瘟疫。今人以伤寒温热当之，误人不浅。此数语实为有功于世，而高出于张景岳万万矣。

其二：张景岳有阳虚伤寒之说，故用姜附之热药；叶天士有阴虚温邪之说，故用地麦之滋药，皆以实症硬扯作虚病，故以活人硬拉入死路。只一明夫伤寒之不是阳虚，温邪之不是阴虚，则姜附地麦之害自可除去，正不待烦言也。

其三：虚不受补四字，出于《景岳全书》第十六卷。夫补药为虚而设，症果属虚，自当用补，断无虚不受补之理。彼所谓不受补者，必因其病于误补之后已是坏象，而强作此言也。乃不疑病不当补，而但责病之何以不受补，岂不曰是非补之之咎，而病不来凑补之咎，因责病人不该生此不受补之病耶？至于既不受补，自非虚症，病不是虚，自不受补，则医者不作此言，病家亦不作此想，所以此案始终不破。余则曰：补药是补病者体中之虚，原不补医者口中之虚。

时觉按：有著者稿本藏中国国家图书馆，2002 年收于《国家图书馆藏稀见古代医籍钞（稿）本丛编》，影印出版。前后无序跋，无目录，不分卷，杂乱写就，涂抹删改，比比皆是，多读书笔记、临证心得之类，试引三则以见其例。《联目》不载，《大辞典》以《世补斋医书后集》为《续集》。

《世补斋医论》一卷　存　1884

清元和陆懋修（九芝，勉旃，江左下工，林屋山人）撰

题记曰：此二十年前之初稿，袁吉士学博所谓“若方著书未分卷，他日裒然成大集”者是也。今自就袁入都以后所次第而成者，十倍于此，遂得十二万言，分为十六卷亡尽，本得授诸梓人，而吾友已不及见，即小女荷当时为余录存此册者，亦已物化，为可叹耳。不忍弃去，乃为之记。甲申春二月廿五日，檠侧窳翁笔。

自识曰：史家之赞孙思邈曰：夫人之身，出必有处，处非得已，贵为世补。余少问学，慇经济，无补于世，退而求思邈之术若有得焉。因取以名吾斋，而即以名吾书。同治二年夏五月，懋修自识。

自序曰：嗟乎！今之世，一有病无药之世也。山人从事医学有年，然后知有一病，既有必当用之药，即有一病必不当用之药，用所当用，不过不误，而用所不当用即致误者，其所为辨专在乎是。盖以医者凡治一病，但能不误于前，则后此之诸恶毕备者，本皆可以不作，反是则逐节逐步至于不可治，而不知病本可以不若是也。即如风寒、湿温、温热之病，所昭揭于仲圣《伤寒论》而分六经以为治者，固自有当用药在，乃一不用当用药而身热不退矣，然犹未至于斑疹也；再不用当用药，而斑疹不达矣，然犹未至于昏谵也；再不用当用药，而昏沉而谵妄，而呃逆，而狂而厥，及俗称漏底、竖头等名目无恶不备；后此则不可问矣。凡属寒热初起，一路由轻而重，由重而危，药与病反，病随药变，不旬日间吉凶立判者，无他，用所不当用之药，而不用所当用之药。正如救人之饥赠以华服，而饥者不生，救人之寒饷以盛馔，而寒者仍死。其于病也，有所得乎？山人治之，皆于其身热初萌，有当用药而斑疹可不作也；于其斑疹已酿，有当用药而昏谵可不作也；于其神昏谵语，有当用药而后此之呃逆、狂、厥种种恶候尚可以不作也。此无他，用所当用之药，而不用所不当用之药，亦若救人之饥饷之以食，知华服不落饥肠，救人之寒赠之以衣，知盛馔初非寒具，有此病即有此药，亦非此药不去此病。既针芥之相投，自毫发之不爽，其轻者既削阔而就狭，其重者亦转危而为安。夫是之谓病与药值，药与病值，苟反乎是，则谓之有病无药而已矣。此外如疟疾之寒热不休，痢病之里急无已，咳嗽痰饮之本非怯症而势必成怯，吐血遗精之本非痨病而势必成痨，又如因壅而喘，误补立危，因滞之胀，非攻必殆，以及妇科胎产两门，儿科惊疳数症，病病有必当用之药，即病病有必不当用之药，略举数端以概诸病。苟不至万分之棘手，亦尚可侥幸以图，而何至于不可治乎？嗟乎！堂上桑榆，闺中琴瑟，膝前兰玉，掌上珍珠，疮痍在前，痌瘝在抱，之所以录真方而防世急，若山人治人以当用之药，而不误人以不当用之药，撰诸历年所治救者，幸以救之，乃益殚精竭虑，寝馈于此，复阅数年而于误不误两途辨之愈晰，知之愈真，乃敢自叙其辨误之说以求正于欲辨之人，而正非为不误者饶舌也。谓曰《辨误》，盖独与知误者言耳。同治三年甲子长至日，书于吴门世补斋。

袁兰升《林屋山人医学辨误序》略曰：咸丰己未，泾阳张文毅公督兵皖南，军务旁午，忧劳遘疾，群医不能疗。九芝故出公门下，遂飞骑千里招致军中，进数剂立瘥。文毅德之，厚赠而归。今中丞太康刘公于辛酉任上海令时，得疾属气滞成痞，医投洋参、生地、石斛辈以润滑滋腻，增剧。九芝视之，进枳朴两服顿解。其辨证之明类如此。今与余同客峰泖间，命长子开骐从之游。嗟乎！吴中医学失坠久矣，九芝独能具坚忍之力，为斯道作干城。余见其所读皆无方之书，而治无不效，效无不速，其为熟读《素问》之验，洵有如原礼所云者，九芝亦今之仲光也。吾吴医学将自此而复振乎？用敢节《苏谈》所载而为之序。同治五年丙寅孟春月，同县愚弟袁兰升拜撰。

费延釐《林屋山人医学辨误序》略曰：吾友陆君九芝，吴中名宿也，累试不得志，乃弃举业，肆力于医。盖本其父方山先生之传，既家学邃深，而又不惑于时俗之见，一以仲景为归。凡所施治，辄得奇中，因叹治病之误于不用仲景方者比比皆是，爰著医论十篇，不惮大声疾呼以救其失。虽重为时诟病，而君毅然不挠，殆所谓发于中而厚于仁者欤？往者粤匪肆扰，君尝从戎昇润间，慨然有揽辔澄清之志。归而杜门著书，惟活人之是务。语有之，阴德耳鸣，吾知后必有食其报者。以余交君久，属为序，因举平日所绪闻者弁其端，抑恐未足以窥君之深矣。时同治五年丙寅三月，愚弟费延釐拜序。

潘霨跋略曰：窃尝取伤寒类方既神农本草，汇集名论，辑为一编，欲破时医之扃，而年来服官南北，未遑卒业。近读林屋山人所著各论，悉能阐发古训，昭示来兹，法必循理，病无遁情，诚能先得我心者矣。吾愿后之学者韪是说而信从焉，庶几医者不入迷途，而病者咸登上寿，不亦快哉！山人以文学著名，饩于庠贡成均，岐黄之术特其绪余，而诊病立方，力排时论，必引古人之法参变而会通之，宜其哲嗣以第一人魁天下。良医之食报，讵可量耶？书此为后人劝云。光绪丙子秋九月，同里铧园居士潘霨谨跋。

民国《吴县志·列传七》略曰：陆懋修，以儒医济世，有《世补斋医论》。其《补张仲景传》一篇，援据详明，尤足订《范史》之阙。又撰《内经难字音义》一卷，于声音通假之故，确有会心，皆非精研古学者不能道。妻程氏，亦能诗，工楷法。

时觉按：有稿本藏中国国家图书馆，2002 年收于《国家图书馆藏稀见古代医籍钞（稿）本丛编》，影印出版。原名《医学辨误》，首列《补后汉书方术传》，六气火司天说、伤寒辨误诸论，后为诸书序跋，戴北山温热论序、书秦皇士伤寒大白后、傅征君女科序、慎疾刍言跋、理虚元鉴序、徐刻遂生福幼编序等。

《医林琐语》不分卷　存　1866

清元和陆懋修（九芝，勉旃，江左下工，林屋山人）撰

时觉按：有稿本藏中国国家图书馆，前后无序跋，无目录，不分卷，不著年代，字体与陆氏其他稿本抄本相

同，扉页后注：○者已入《下工语屑》，△者拟再作《陆氏家训》。首载证治、方药心得，次汇刻书目、续汇刻书目，后医家小传。

《随笔所到》一卷　存　1884

清元和陆懋修（九芝，勉旃，江左下工，林屋山人）撰

时觉按：有稿本藏中国国家图书馆，2002年收于《国家图书馆藏稀见古代医籍钞（稿）本丛编》，影印出版。前后无序跋，无目录，不分卷，首辨字误，如"搢绅，作缙非""壶芦，作葫非""佔毕，作呫哔非"等，杂乱写就如其书名所示，多读书笔记、临证心得之类。

《医学逢源》二卷　存　1871

清长乐陈念祖（修园，良有，慎修），吴县潘霨（伟如，铧园）原撰，王镇南（赞三）编校

王镇南序曰：余于京师获睹《医学逢源》一书，不禁喟然叹陈修园先生与潘伟如先生道德既精，学术亦富，治国如其治疾，端在燮理阴阳，寿世本于寿身，先贵调和元气。披玩编辑，较前名作言简意赅，实汇前名作，独得其会通。首列《三字经》，则总括古今，欲人知所本源也；咏以诗歌，则提挈纲领，欲人知所推寻也；辨以虚实，则攻补适宜，欲人知所折中也；至各方中有标题一方者，皆由经验得力，欲人知所宗主，不以他方尝试，致滋混杂。其救世之苦心，直欲胥天下而寿之，额以"逢源"二字，两先生殆不独自道其所得，并欲深造者溯洄从之，庶几左宜右有焉。余虽有志未逮，心窃向往之，历试阅十年，诸多应验，不敢私为己有，因竭棉付梓以诸公世，推广两先生编辑之志，意愿同志者阅此以为寡过之一助云尔。是为序。同治辛未年孟秋月，知阳朔县事王镇南撰。

胡希瑗序略曰：今年秋，同年王君赞三公余之暇，手集长乐陈修园、吴县潘伟如所订一编，将重付梓而问序于余，盖欲以活国之道寓于活人，良医之心通于良相也。余就而读之，见其先四诊，欲人知望闻问切也；次八脉，欲人知表里寒热也；次六经，欲人知阴阳脏腑也；次诸病，欲人知温清补泻也；而冠以修园之《三字经》，欲人便诵读，犹童子入塾其先必授也。且其中括之以歌，附之以论，洵乎详而有要，简而能赅，其中肯綮也不失之泛，其絜要领也不失之繁，其条例运气也不专主土，其兼状水源也不专主火，其汗下得宜也不偏于补，其滋培有法也不偏于攻，诚得是编而宝之，将取之不尽，用之不竭，颜曰逢源，则真左宜而右有矣。昔仲景《伤寒论》成，其自序有云：虽未能尽愈诸病，庶可以见病知源，若能尽余所集，思过半矣。赞三同年之志，其即仲景之志也夫？时同治辛未年孟秋望后一日，年愚弟胡希瑗拜题。

时觉按：有清刻本藏陕西省中医药研究院，一册二卷，扉页作：同治十年秋月刊，《医学逢源》，潘伟如先生编辑，板存布政司门口唐九如堂刻字店；卷端《三字经》下署：闽吴航陈念祖著，古吴潘霨伟如编辑，姪志荣桂山手录，后学王镇南校录；《医学逢源》下署：吴县潘霨伟如编辑，姪志荣王录，后学王镇南敬刊；《医学逢源》卷下则署：吴县潘霨伟如编辑。潘氏《铧园医学六种》不曾载录，《联目》《大辞典》谓陈念祖著，误；谓收于《陈修园医书七十二种》，然查《七十二种》中未见。或为王镇南编纂而托名潘氏？待考。

《医学一贯》一卷　存　1873

清扬州王莘农（聘之）撰

自序曰：余本非医流，缘咸丰三年避寇于乡僻之地，家人有疾，鲜遇良医，不得已寻求医书以备一时之查对，复因外人误认余为知医延治，故不得不广求书籍，昼夜钻研。始见子和之书及吴氏《瘟疫论》，所列下法，私心疑其太过。迨往来大江南北，所遇之证竟非屡下而不愈，方知前人著书良非草率，然能用重剂多剂下法，非读书临证互参，弗克有此力量。且人情昧于不见不知，畏所能见能知。何也？夫病邪在人胸腹之内，人不能见而不知其利害；至硝黄之药，人皆见而知其峻猛，况书有矫偏之言曰：世人之病，十有九虚，医师之药，百无一补。昧者误为定论，又兼大实有羸状，故其秽浊实邪在内，既不得见而知之，又为宜补之说横于心中，再加羸状假虚之象，而人多以下为畏矣。更有世之不善用者之误。尝观得时之医，惧损声名，不肯轻用下法，及至病深焦枯，方仅投轻小下剂，自无效应。至不得时之医，遇人延请，急于求效，以为最捷速者莫如下法，遂妄用以决裂。人见时医用之而无效，庸医用之而致祸，遂使良药终疑，视为禁剂。殊不思《内经》有有故无殒之训，仲圣承气、陷胸等法甚多，况邪在于里，如贼踞畿辅内地，非边远之寇可比，急宜荡除。然于腹里地方而行此兵亡战危之事，务当操必胜之权而后可，故余历验以舌苔为准则，参以脉证，从无贻误。凡施下法，必验其

舌，有浊垢无津之苔为主，起手一剂得手，随后之轻重进退，看苔之减否为之，如苔尽，即邪清，下法即止，以此为准，一目了然。但有一种苔浮不实，无浊垢之形，或现或隐，是为虚苔，切勿误认为要。余因下关生死之大法，故不惮反复赘言者，欲人用之当而无误之意耳，非有所偏执也。世有一等医工，执定先表后里，概以日数天时施治，不知郁伏内起之因，固无足论矣。又有知常不知变之人，譬如言脾胃，彼则曰：宜于芳香温健，务戒苦寒攻削。孰不知东垣之补中升阳，助其本也，仲景之承气及柴桂加硝黄等法，祛其邪也。然脏腑因邪气而暂变者，尚在常理之中，更有变出非常，如老迈与幼稚之质，每有大实大证，竟须重剂多剂攻下而愈者，及年当盛旺，而忽患虚寒，暨向非强质，忽患大实者，往往有之。想病患原属化气而成，所谓化者，乃莫知为而为者，其化实化虚，化寒化热，皆未能常理测也。临证既不可拘守常情，亦不可概存成见，贵在辨证的而用药当，方能有济。但病之已成，虽善医治，终不能保其十全，若求最上之道，莫如治其未病。大凡人之疾病，虽发于一朝，实酿于多日，若于未发之先，稍有征现，遇明眼人预为治疗，可期易愈也。至若一切病势已减，末后工夫，尤宜加慎，既勿留邪遗患，亦忌过剂伤正，均属关系非轻。至膏丸原为缓调长服之用，然亦当知除补益外，其余须当察看，随时更改，防久而增气，反生他患。总之，医贵辨证，辨证之道，握阴阳之纲领，最为简捷。譬如人之伤于食者，若无阴阳偏弊之变，不过暂时之闷胀，如损谷一半日即消，倘阴寒郁抑，则所停之食为水中之冰矣，若温热郁伏，则所伤之食为炉中之炭矣。无形附着有质，有质助其无形，病患成矣。至于血中之瘀，有寒凝热结之因，蛔之动，有大寒大热之分，一切病证，或天时感化，或情志感伤，或本质偏虚，其成也皆归二气为本。须知水火者，阴阳之征兆也，寒热者，阴阳之性气也。明乎此，实得一贯之理焉。然习之者先当由博反约，初学必宜考索各书各门方论，及其用力既久，自得贯通之妙。至上古有禁方之称，非秘而不传之谓，盖生人之法误用即能杀人，非其人不可轻传也。余所论列方法，皆为治重证而设，原与应酬轻浅之法迥异，若拘执者见之，必谓其偏峻不稳，斥而非之，若弄险者见之，则引为口实，概为安用，则知我罪我，即非余之所逆料也。惟祈高明教正，是所幸焉。

张宝忠序略曰：历代名医辈出，所著之书不下数百家，各有所长，即各有所短，其能兼综群书，变化从心，一以贯之，不流于偏者，其说卒鲜。予僦居邗上，与王君莘农比邻而居，接席倾谈，其于上下古今，口若悬河，洞中核要，出所著《医学一贯》见示。受而读之，首辨阴阳二气、四时之气、病因，统计其说一十有六，兼以治验良方附后，是能穷原竟委，不泥于古而有得于心者。夫圣门之学，不外一贯，圣方不传之秘，王君竟于医学中得之，谓王君不知医，吾不信也，谓王君仅知医，吾亦不信也。王君之医也，其医之进于道者欤？王君酷嗜书史，多讲异书，尤爱收藏前人名帖，偶尔临池，深得晋唐笔法。平昔不以医名，盖所学非专精于医者，其论医也，特君之绪余耳。惟持论精详，洵足为拘执者指迷证误，急劝付之梨枣，以广流传，不无裨益于世。王君欣然乐从，于是嘱忠为序。忠虽谫陋，谊不敢辞，因述其颠末如此。同治癸酉余月上浣，仪征翰臣张宝忠拜读并识。

时觉按：有同治十二年扬州刻本藏上海、广州中医药大学、扬州图书馆，1984年广陵古籍刻印社有影印本。

《医学一得》四卷，《医学一得补遗》一卷　存　1874

清锡山荣汝棻（椿年，柽岩）撰，子荣善昌（吉人）、荣棣辉（鄂生）补遗

朱宝谷序略曰：洎明清之世，云间有李中梓，海虞有缪希雍，松陵有徐大椿，平江有叶桂、陆懋修，声望之隆，震今铄古。谚谓三吴多良医，信不诬也。有清季世毗陵马培之，锡山张聿青，各以其术鸣，名几与叶陆相埒。而聿青平生所契洽而钦服者，则为椿年荣先生。先生讳汝棻，锡山名诸生也，学养深醇，博通经史，尤邃于医学。然不轻为人诊视，偶徇邻友之请，应手辄效，以不欲问世，故知者甚鲜。尝与张君聿青共研医术，张君服其精粹，遇有危难之症，辄与商榷，故投契尤深。所著有《医学一得》，虽多信笔条记，自道所得，而融贯中西，源流洞澈，所谓如见垣一方人者，先生有焉。长君吉人先生学行俱优，与其季鄂生先生商梓先世遗著，汇成家集，卒卒未果。往岁吉公捐馆，喆嗣条甫君乃思继先人遗志，随其季父编印绳武楼丛刊都十余种，以《医学一得》为先生平素精力所萃，并付剞劂，排比叙次，晰为四卷。知宝谷略谙医理，属将所录目次重加厘订，并叙其端。宝谷后进末学，曷敢妄赞一辞？重以諈诿，不敢固辞，因粗述其颠末，以为读是书者告。癸酉仲冬季，暨阳后学朱宝谷谨序。

荣棣辉跋曰：《医学一得》四卷，先君之所手著，随时写录而未经编订者也。先君早岁游庠，专营举业，固未遑研讨方技，旋以应试秋闱，屡荐不售，澹于仕进，而先王母病瘫痪，缠绵床第，已又体弱善病，遂习岐黄家

言。因治母疾，并以自医，体转健而先王母亦获享高年，效颇著。暇即与二三知友品茗斗韵，赌酒围棋，或就明窗净几写率更书以自娱，怡如洎如。初无问世意，族戚故旧情难固却者间一应之，然必慎思明辨，不肯稍事率易，故病者辄应手愈，声名大著。求诊者日众，先君为精力所限，未能尽应也。晚年西医学说东渐，先君颇采其卫生家言而力行之，遂著《中西医学宜会通说》。盖先君论医，必究其理，一扫拘泥不化，私心自用之弊。平日以临证心得之言条记于册，题曰《医学一得》，余兄弟尝先后辑存之。今父兄均不幸谢世，余与从子条甫谋梓先王父以下遗著，为《绳武楼丛刊》凡若干种，是书亦其一也。忆棣辉少时，先君尝授以医书数种，非所好，不能竟学，时以为恨。今欲编订先君遗著，辄以无所适用迁延久不就，余友暨阳朱君善贻迭就教职于吾乡，深明医理，内外科均有经验，今适就职沪上，并悬壶行其术，爰乞校订一过，依类编次，芟薙其重复，始得定稿。朱君既为作序，余乃复志其梗概如此。癸酉仲冬，次男棣辉谨跋。

《江苏艺文志·无锡卷》曰：荣汝棻（1851—1918），字椿年，号柽岩，清无锡人，汉璋次子，汝楫弟，善昌父。增贡生，官候选训导。工诗文，善书法，摹率更体，尤邃于医学，不轻为人诊视。急公好义，里中推为策划者，暮年邑为乡饮大宾，以儒、医终其一生。以不欲问世，故知其者少。

时觉按：所附《补遗》载杂说十则，中西医学论等八题，为其二子荣善昌、荣棣辉所辑。《联目》载有同治十三年刻本藏山东中医药大学，笔者未见；民国二十二年收于《锡山荣氏绳武楼丛刊》，增补遗一卷，有铅印本。

《习医明镜》六卷　佚　1874？

清歙县程鼎调（梅谷）撰（客居扬州）

同治十三年《扬州府志·人物七·流寓》卷十五曰：程鼎调，字梅谷，安徽歙人。生而敦敏，幼研经史，为文高洁，嗜算学，好读孙吴书，旁及岐黄之学。屡试不售，改习鹾业。生平笃行孝友。著有《梅谷丛谈》十卷、《习医明镜》六卷、《配命录》二卷。

《晚香楼医林集成》八十卷　佚　1874？

清江都于暹春（桐岗，不翁）撰

时觉按：同治十三年《扬州府志·艺文一》载录。

《雕菰楼医说》　佚　1874？

清扬州焦循（理堂）辑

时觉按：同治十三年《扬州府志·人物》谓，焦循“著《医说》等书若干卷”，同治十三年《扬州府志·艺文一》载录《医说》，光绪九年《江都县续志·列传四上》载录作《雕菰楼医说》。

《医话》三卷　佚　1874？

清江都曹懋臣撰

同治十三年《扬州府志·人物八·艺术》卷十六曰：曹枢旸，子懋臣，著有《医话》三卷。治巴氏产妇出痘，诸医束手，懋臣投以硝黄大剂，一药而愈。

《医津》二卷　未见　1874？

清武进钱雄万（心荣，性山）辑

《江苏艺文志·常州卷》曰：钱雄万，字心荣，号性山，清武进县人。道光至同治间人。行医，精于幼科，擅治痧痘。

时觉按：有民国十一年武进钱氏贻直堂铅印本藏中国国家图书馆、中国科学院、中国中医科学院、上海图书馆及上海、南京、成都中医药大学，笔者未见。

《医原记略》一卷　存　1877

清丹徒沙书玉（石庵，石安）撰

自序略曰：余少多病，少读书，谨承先大夫景韶公家学，又得医友赵德刚、陆希涛朝夕讲求，孜孜不辍，晚年来稍有心得，勉辑先后天之阴阳五行，并解《洪范》五事、五味，补出“阳津咸，阴液淡”“腑血咸，脏血淡”，以及疼痛根原数条，未知有当与否？友人怂恿付梓，欲公诸世，名曰《医原记略》。噫！一知半解，无当于良，何敢殃枣灾梨，有欺于世？然此皆古人所未论及者，谨识之以明数年用心之有所在云。倘有后之君子不以余为谫陋，有所匡政，则幸甚。光绪二年岁次丙子长至日，书于润东洪溪沙书屋，时年七十有五。

余鉴序曰：昔贤云：医通于《易》。诚以《易》之理不外阴阳，由阴阳而衍为五行，医之理亦不外阴阳，由阴阳而分为六气。坎、离、艮、震、巽、兑，皆两仪所生也；风、寒、暑、湿、燥、火，皆二气所化也。善言医者，必先于阴阳之理反复推究，何者为动而生阳、静而生阴？何者为阴根于阳、阳根于阴？何者为阴极复阳、阳极复阴？一一格致，务了然于胸中，然后推诸五行，求诸六气，以之治病，未有不桴鼓相应者，非为俗医见病治病已也。系江沙石安先生，医学深粹，确有根柢，平日于河洛之学留心考究，既已得其要领，及其辨症治病莫不于阴阳二气求之，所谓知其要者一言而终。是以近著有《医原记略》，发明阴阳之理，百病几无遁形；后著《疡科补苴》，又于阴阳二症辨晰疑似，多发前人所未发，洵后学之金针，济世之宝筏也。或疑《医原》一书其说过高，非浅学所能领取，《疡科》一书略多创解，亦与时学不同。不知医学在澈其源，源头一清，则一切支离蔓衍之说皆不足道，亦岂能曲为之说而徇时尚哉？书成后，复取先君子《六气论》一篇附刊以传，益征先生好善之心有加无已。学者苟取是书而三复之，其于阴阳之理穷源竟委，必有一旦豁然贯通者。然后信先生之学本诸河洛，实与《易》理相表里，若徒以医门著述目之，浅矣。刊既竟，先生以弁言属余，余盖心折者久之，故不辞而为之序。赐进士出身候选道翰林院编修愚弟余鉴谨撰。

时觉按：有光绪三年大港培运堂刻本藏南京中医药大学，并收于《石室丛抄医书十七种》。《联目》以为余鉴所撰，有误。《联目》《大辞典》于医史类下另著录《医源记略》，以为沙书壬撰，亦误。光绪五年《丹徒县志·艺文志》载录沙氏《医原杂记》一卷，或为是书又名。

《医规》 佚 1878？

清奉贤陈士锦（文珊）撰

光绪四年《奉贤县志·人物志四》曰：陈士锦，字文珊，苏州元和诸生，迁居奉邑。精医理，博考张、刘、李、朱四家之说，著有《医规》。其子泰来，继先业，著有《女科选注》《时气会通》。

时觉按：光绪十年《松江府续志·艺文志》亦载录。

《说约金针》 佚 1878？

清奉贤路藩周撰

光绪四年《奉贤县志·人物志四》曰：路藩周，十四保二十一图人。精医，能疗奇证，全活甚众。子孙传其业。著有《女科规条》《说约金针》。

时觉按：光绪十年《松江府续志·艺文志》亦载录，作《医说金针》。

《讷机医尘》不明卷数 阙 1879

清武进颂远氏手辑

时觉按：《联目》《大辞典》俱不载，有清抄本藏浙江图书馆，抄于“光绪武进阳湖县志”稿纸，仅存一册，为卷下，亦不知原书二卷，抑或三卷。卷端作：讷机医尘卷下，颂远氏手辑；首载“间传”，分理、润、涩、通、塞、清、扬、逆、从等二十五篇，各以七言四句叙述，次以注释；下为“剩语”，为医论短语；再则外感内伤及疟、痢、喘、噎膈、反胃、关格、中风、肿胀、郁病发挥、人生无痰、咽喉。成书年代未详，《武进阳湖县志》刻于光绪五年，姑定于此年。

《医学求是》三卷 存 1879

清江阴吴达（东旸，澹园老人）撰

自序曰：昔成周医药之事，统隶《天官·冢宰》，燮理阴阳以治民病。后世则人自为学，家自为师，方书之充栋汗牛者职是故也。然《内经》、仲景书外，未有无后议者，非相谤也，各有心得而欲以所得者以济世也。盖医学渊深，轩岐之室、仲景之堂诚非易入，世之就简易而畏难深者常也。若以肤浅之学而临病，信丹溪而一以滋肾，信东垣而一以理脾，习河间之主火，景岳之扶阳，而不知诸贤各挟所长而道行，道行而名盛，名盛则以其心得而著书，执其习用之法，失于偏而不觉。后之学者，能取其长而舍其短，未始不可也。然余谓不诵《内经》，不读仲景，焉能取其长而舍其短哉？世罕良医，故俗有不服药为中医之戒，病则每求谨慎之师，医者即习和缓之法、平稳之方，以逢世而盗名，著书而立说。不知景岳之书，陈修园犹以为开便易之门，俗医又增平稳养病之方、俗眼易明之法，贸贸者乐其浅近而由之，非特长沙之旨日晦一日，而生民之厄势将不可问矣。是不可以不辨也。虽然，四海之大，岂无议及者？余何人斯，不知自藏其拙而书辨论数则，不厌重复，力訾其疏，岂非不智之甚欤？然余读陈氏、黄氏诸书，见其于《内经》《伤寒》《金匮》，悉心注解，而于诸贤之说，存其是而指其非，苦口婆心以冀昌明斯道。今若漠视，后学习用时方之法，病效于外而伏于内，使可治而变不治之证，不亦深可痛哉？初学作文，其道有二：诱其入彀，多熟时文，求明理法，须习先辈。作文不过求名，而治病则救命也。余习斯道，知难骤获，尝戒子孙不可业医。一证不起，引为己过，心轮梦毂，寤寐难安；及略悟其理，似得中流一柱，幽室一灯，向之戒子孙者转以训子孙矣。或谓余之治验甚多，何不续登于此？余谓医不愈病，何以云医？医案之刻，每炫其长而匿其短，有愧于心之作也。章氏、陈氏洋洋数十万言，方按不过数则，缘证情变幻，必欲明辨其理，此乃不可不书之按也。余说付梓，自知狂妄而招众议，即有心是之者，亦不敢引为知己。惟冀同志之人，精求壶奥，指其疵谬而起予焉，始遂余之初愿也，爰更书名曰《求是》以俟之。暨阳东旸氏吴达自序。

自叙曰：医书自《灵》《素》《难经》以下，著述者不一家，家不一种。虽其理则一，而其书有难悟易习之殊，学者恒取其易而舍其难，斯道之所以不明也。陈修园谓景岳书开后学便易之门，学者当先明《灵》《素》《难经》，再究《伤寒》《金匮》，溯本穷源，自难而易，诚为明论。特古文奥衍，义蕴宏深，非具明敏之资，一时难窥堂奥。观洄溪徐氏究伤寒错乱之由，既集成书，复钻穷七载，五易其稿，医理之难精也如是，何怪后之学者由便易之门入哉？虽然，学问之道行远自迩，登高自卑，既由便易而入，尤当推本反始，因流溯源，义理洞然于心，然后旁览各家，胸有所主，由易之难，再由难之易，惟不畏其难者，乃真得其易也。今之习医者，何多易易乎？从师一二年，记方数十纸，遂以为某某高弟，克绍其传。所云某病用某方者，尚不甚清晰，问其致病之源、用药之意，则固茫然。或方药偶中，复沾沾自喜，以为术不过是，语以读书穷理，更迂缓视之矣。藉祖父余荫者，平日未读父书，一旦欲传祖业，执成方数纸，便称世医。甚有一家数病，只有一方，一日数诊，仍系一方者，贻害良非浅鲜，而其弊皆中于易视也。余也研求数十载，诚有自易而难、自难而易之境，特未尝竟以为易，偶涉疏虞。一证之来，审其所自，一方之用，决其相宜，不敢妄语欺人，不肯违心徇俗。海内之大，讵少博通？荧荧小光，知未远照，第就耳目所及，觉浅显平易之证多误于庸恶陋劣之方，惨然于心，不忍默然于口。惟望习是业者，毋忽其易，共勉于难也可。岁在旃蒙作噩余月中浣，江阴澹园老人吴达东旸氏自序于春申浦之萍寄庐，时年六十有九。

刘勋序曰：东旸吴君，余契友也。生平慷直不阿，于身心性命之学，每欲力探本源，不随俗论。壮年病误于医，产为之废，因愤而习岐黄术。高拥书城，旁搜博采，积二十余年，虽其间施治辄效，而君恒不欲以医自鸣也。乙亥岁，吾儿归自京师，长途劳顿，秋患伏暑，屡治无效，迎君诊视，而君亦抱恙。君心不安，召疡医韩生，嘱其诊脉视色，详察病象而走告之。韩生者，余之姻侄也。君既得悉证情，立方辨明病源，且将所投药品，分其气味，求其切中病所。韩持方至，服两剂而沉疴起矣。自此与君过从益密，间尝聆其绪论，观其方案，每治一证，必求其病之所在，用法施治，几如洞见肺腑。嗣得读君所作《治暑赘言》，清辩滔滔，不随俗尚，知于斯道三折肱者。今春血症盛行，得君施治罔不霍然，余甚神之。未匝月，君即出所著《血证求原论》以示，余觉于阴阳升降之理、脏腑经络之分了彻详明，宜其应手奏效也。君又谓余曰：予之为此论也，实见夫时俗惯用滋阴，力避温燥，未明刚柔相得之义，故不惜反复辨论，若此，得无言之过激而反生谤议乎？余曰：不然。昔洄溪作《慎疾刍言》而自论曰：有谓余专用寒凉攻伐者，不知余为误用温补者劝耳？君之为此，非为习用滋阴者劝乎？君又恐世之误以滋阴为概不可因也，又续书《温暑异治辨》一卷，虽皆本诸前贤之论，推君之心，几欲跻一世于仁寿之域，是直良相同功也。因亟劝其并付之梓，而识数语于其端。光绪己卯闰三月，高淳愚弟西铭刘勋拜序。

钱国祥序略曰：庸医杀人，肩相摩、踵相接也，江阴吴东旸先生起而忧之，殚其数十年之心力，博古通今，活人不少。证治之暇，辄取其心得语著为《医学求是》一书，刊行海内。不数年，二集又成。其哲嗣慰先茂才同客闽中，晨昏赏晰，得读其书，而嘱为弁言。予不知医，而五行之生克、四序之代嬗、六气之运行，其理之自然者，著于羲经，演于禹畴，详于左史，识其一二，辄与先生所言之理符合，则是医通于意。许书："意者，志也，从心察言而知意也。"人苟读古人之书,通古人之意,以洞究乎今人之病,无不可读之书,无不可治之病。于医乎何有?读竟,书此请以质之先生,当不河汉斯言。光绪甲申季春之月,古吴钱国祥序。

陈名珍跋曰:先生精越人术,余久耳其名。辛巳秋,始识先生于沪上,乃知先生于岐黄家言无所不览,近人中尤服膺昌邑黄氏。世之宗黄氏者每流于温燥,先生独师其意而不泥其迹。所著《医学求是》一书久已不胫而走,今秋重遇于沪上,先生出二集以示,则又近日所心得而欲为庸医启其聋聩者也。所诊伏暑症以外燥、内湿、火郁六字括之,尤为精当。是时沪上适多患此症者,先生应手奏效,然则俗所谓伏半年以及如油入面之说,乃术未精了。余于壬申之冬曾患此症,几至不起,六越月乃得出户牖。庸医之误,有如此哉!此书一出,世有伏暑症可也,即谓世无复有伏暑症可也。癸未季冬,同邑陈名珍聘臣甫跋。

吴际昌跋曰:家严笃志医学垂四十年,所聚医书不下百数十种,潜心搜讨,务得其原。前因治伏暑有失传之慨及吐血证之多误于滋阴,遂有治伏暑、血证等论梓以问世。近游沪渎,见夫治温热暑燥者多与伤寒牵混,爰反复详辨,又著《伏暑再论》及温暑燥湿等辨,再遇证之经人误治而奏效者,亦本得心之处随意笔之,实殷殷以救世为心,不忍病者之不死于病而死于医也。积久成帙,命际昌参校之。际昌游幕闽学,嗣复随轺四出,迄少暇晷,爰即付之手民,不免草率蒇事,而家严急欲挽救时弊之心,庶几稍慰云尔。光绪十一年岁在乙酉四月下浣,男际昌谨注。

时觉按:是书一集一卷,二集二卷,载医论三十一篇,附医案一卷四十六则,光绪间江阴吴氏家刻。民国大成书局石印本以医论三十一篇及医案,为《吴东旸医书三十二种》,《联目》由此误以是为丛书,以三十一论为子目。《联目》《大辞典》且以《小儿瘄疹说》《小儿痘疹论》《小儿急慢惊风论》《录生生子血证治案》《春温治案》五论为五书,各立专条,亦误。

《陆氏家言》 佚 1879?

清南汇陆咸宁撰

时觉按:光绪五年《南汇县志·艺文志》及光绪十年《松江府续志·艺文志》载录。

《心得余篇》 佚 1879?

清丹徒缪镔(尔钧,洪阳,香山居士)撰

时觉按:光绪五年《丹徒县志·艺文志》载录。

《学医管见》 佚 1879?

清南汇顾克勤撰

时觉按:光绪五年《南汇县志·人物志二·古今人传》载录。

《医学绪言》 佚 1879?

清丹徒何均撰

时觉按:光绪五年《丹徒县志·艺文志》载录。

《晓源医略》九卷 佚 1879?

清丹徒何桢撰

时觉按:光绪五年《丹徒县志·艺文志》载录。

《医家萃精录》 佚 1880?

清江浦薛寅撰

时觉按:光绪六年《江宁府志·艺文上》载录,光绪十七年《江浦埤乘·艺文上》作《医学萃精录》。

《医学探原》 佚 1880?

清江宁冯钧年撰

时觉按:光绪六年《江宁府志·人物九·李恒丰传》载录。

《寸阴书屋日抄》二卷　存　1880

清惠霞(石泉)撰

时觉按：有清抄本藏南京图书馆。医学笔记杂录，前后无序跋，录九十七则常用方，伤寒杂录，指南医案等。

《医论》　佚　1880？

清江宁吴大和(达夫)撰

光绪六年《江宁府志·人物三》曰：吴大和，字达夫，外和内介，以攻苦得咯血疾，遂知医。著《医论》，未几卒。

《医林杂俎》　佚　1880？

清昆山孙天骐(德甫，苏门)撰

光绪六年《昆新两县续修合志·人物·艺术》曰：孙天骐，字德甫，号苏门，邑诸生。力学，博闻强识，喜吟咏，情词浩瀚，不事组织。晚年家不给，天骐乃习医以济生，遂究心《灵》《素》，日夜不倦，金元四大家及近代名医著作，无不博览。临证施治，尤能切脉以悉藏府，就诊者门常如市。殁之日，身无以殓。所著述：《庭训》《揖翠山庄诗集》《医林杂俎》《停云馆医案》《咽喉问答》，锓板藏其甥嘉定金光禄树基家，兵后仅有存者。

时觉按：光绪六年《昆新两县续修合志·著述目下》载录。

《医学法权》，《识证梯阶》　佚　1880？

清昆山徐士棋撰

时觉按：光绪六年《昆新两县续修合志·著述目下》载录。

《医述》四卷　佚　1880？

清江宁王履中撰

时觉按：光绪六年《江宁府志·艺文上》载录。

《寿山笔记》一卷　存　1881

清吴县杨渊(子安，寿山)撰

自序曰：医书汗牛充栋，不知凡几，皆古圣贤相传之书，而学者虽不能多读其书，然而于《内经》《金匮》《伤寒》以及《温病论》等书，平时不可不读，否则治病如盲，杀人如菅，可不悲夫？而今之习医者，酬应穿鼢之外，但读汤头数首而已。从师一年半载即悬壶，于人之性命一层，毫不介意，口出狂言，眇视无人，惟我独传，使生者悲哀，死者含冤，是谁之过欤！清夜思之，可不寒心？余生也鲁，既乏诵读之功，而又年老衰颓，疾病缠身，欲作息肩之计矣。但所惜数十年亲历之病案，并所记古人之要论，未得录存，故倩人代抄，或有谬疵未妥，望诸君子斧正，则余幸甚。思曩昔缪氏有《松心笔记》，尤氏有《读书记》，余则亦以是名，颜曰《寿山笔记》，然效颦之诮所不能辞也。惟以浅近刍荛之言，令习是道者稍知一二，亦可以补学者之不逮。光绪七年春三月下浣，杨渊子安识，时年六十九。

王飏跋曰：是编或评古论，或抒心得。所立诸论，如内壅无汗，丹痧舌白，遽用清泄，伤寒无液，虽得不畅，凉药亦能发汗之说，颇有发明。胎漏、胎下，从古女科医籍未有分别，今被先生一旦道破矣。至论暑疟骤闭，切忌表散，宜清宜下，产后痉病莫作风治，须育阴潜阳，此尚可议也。然古贤如张路玉精于论温，而治损则阴阳不别，徐洄溪通乎古今之变，拘守柴胡以治疟。名贤尚且如是，不独先生为然也。先生系沈苹洲高足，讳渊，字子安，寿山乃其别字。古吴后学王飏卓若甫识于槐荫庐。草草涂就，俟诸异日精录之可也。

《吴医汇案·时医里居考》曰：杨寿山，讳渊，字子安，本汤城人。受业于沈安伯，住富仁坊巷，光绪庚辰年卒。著有《寿山笔记》一卷。

民国二十三年《吴县志·艺文考三》曰：杨渊，居富仁坊巷。所著《笔记》，即医话也。

民国二十三年《吴县志·列传一》曰：张大燨后有杨渊，皆以善治伤寒称。渊字子安，一字寿山，为沈安伯弟子。

时觉按：《联目》不载，《大辞典》“佚”，2002年中国中医药出版社据苏州王飏卓若抄本有《清代秘本医书四种》排印本。

《评点医籍》 佚 1881？

清丹徒王明纲（习三）撰

时觉按：民国六年《丹徒县志摭余·人物志》载录。

《初弁纪闻》 佚 1881？

清嘉定郁汉曙（蔚若）撰

时觉按：光绪七年《嘉定县志·艺文志三》载录。

《诸家医旨》 佚 1882？

清宜兴吴光熙（云逵）撰

光绪八年《宜兴荆溪县新志·人物》曰：吴光熙，字云逵，家仅中人产，习医以济人。著有《诸家医旨》。

《八阵图说》 佚 1882？

清宜兴李树培（万峰）撰

光绪八年《宜兴荆溪县新志·人物》曰：李树培，字万峰，精医术，治病应手愈。析风寒暑湿虚实内外，著《八阵图说》。长子逊庄，世其业。

时觉按：八阵者，风、寒、暑、湿、虚、实、内、外八证。

《医学名论》，《证治集说》 佚 1882？

清宝山黄惠畴（揆伯，心田）撰

时觉按：光绪八年《宝山县志·艺文志》载录。

《医门补要》三卷 存 1883

清京江赵濂（竹泉）撰

自序曰：立言有裨于世，足为千古可重而不废者，必性命之学、经济之文，所以历久而弥彰也。然无益之说虽长篇累牍，焉得人人而重之？至若可重者，欲其见诸实事，大则体国经野，泽被下民而靡穷，小则拯急恤灾，征诸日用而最切，盖莫近乎医。医能去病，人不能无病，病不能不医，以医有起死回生之力也。医岂易言乎哉？苟医者胸无洞见，拘定旧规，不知变通，经治必然功少。是以医贵乎精，学贵乎博，识贵乎卓，心贵乎虚，业贵乎专，言贵乎显，法贵乎活，方贵乎纯，治贵乎巧，效贵乎捷，知乎此，则医之能事毕矣。抑知古今内症之书已极浩瀚，果能潜心考究，加以临症经历，自可日进乎神明。非比外科，必须传授，另多手法奇方，或有专长之症，试之必奏其神，又往往秘其术而藏其方，不肯一白诸人，殆欲矜其独得，以为射利与传家之具也。余不惮数十年心瘁，搜求前贤之义蕴，并所历各症之情形，更将师传以后化出诸法，汇辑成帙，以灾枣梨。愧无深文绮语以供称许，要使阅者了然心目，一得之愚，未必于医林无小补云尔。

马培之序曰：业医者多矣，而医书尤多，大都繁征博引，专执一偏，尊信太深，误人非浅。又或胪列方症，论绪弗详，用以治人，率皆不验，比比者更未易屈指数。盖书多而无补生人之用，即谓之无书焉可也。忆余自侍皇太后疾，辞都门，由海上归故里，过京口，揽金焦之秀，获晤竹泉赵君。谈医竟日，于《灵》《素》、越人、长沙、《千金》、《外台》暨元明诸老作，靡不淹贯，信于斯道三折肱者，夙深钦佩。今君以所著《医门补要》示余，受而读之，如诵白香山诗，老妪都能解说，而又撷经之腴，授方之秘，其言甚简，而其治甚验，洵医林之宝筏，寿世之奇珍也。爰属付剞劂氏，而僭弁数语于简端云。光绪二十三年秋八月上浣，孟河文植马培之拜手书序。

时觉按：附《采集先哲察生死秘法》《五运六气全图要诀》《脉诀纂要》，收于《珍本医书集成》。

《传心集》一卷　未见　1884

清金梅撰辑，于黄溪(喹梅)抄传

时觉按：医学笔记杂录，《联目》载有光绪十年喹梅于黄溪抄本藏苏州中医医院。

《辟阴集说》一卷　存　1884

清长洲吟香馆主人辑

赵钧序曰：昔孟子距杨墨，昌黎斥佛老，诚以邪说之作作于其心，害于其事，距之斥之有不得不然者。医为生人性命所系，自仲景出而治病之法灿然大备，后之放准循绳者如儒之奉孔子，不容以邪说参之者也。唐以后渐多凭臆之见，迄乎前明，邪说踵作，群为悠谬之谈以欺世而眩俗。薛立斋辈处感冒发热之证妄投温补，实为今日言夹阴之作俑，几不知病在何经，经需何方，方需何药，而仲景之道遂晦盲否塞而将中绝。所谓委付凡庸，恣其所措，咄嗟喑呜，厥身已毙者。吁！可慨已。喻嘉言云：未病而先劳其肾水者，不可因是而遂认为当温也，其《寓意草》中辨黄长人伤寒疑难危证治验，于阴证阳证剖析甚明，且云阳证忽变阴厥者万中无一，其犯房劳而病感者不过比常较重。徐洄溪论肾虚非阴证并及劳复，谓断无用温补之理。吕茶村少阴问答谓伤寒适当房劳后而发，仍当责其本病，不必问其曾犯房劳与否。近陆九芝先生《世补斋医书》中有《夹阴伤寒说》一篇，抉其纰谬尤为畅达，其模写庸流伎俩几于铸鼎象物，所引吴又可、刘松峰、周扬俊诸说，理证精碻，而发热不是阴证、阴证必不发热两言，真足觉聋振聩，唤醒梦梦。至云夹阴伤寒一说削而去之，以救天下之馆甥，以全天下之伉俪，更有言之恻然者矣。今世夹阴之邪说不见于医书，不知创自何时，然此名出而医家病家遂舍夫病之所感奚若，而先斤斤于床笫之间，以率投夫温补之剂燔其真阴，抵死而曾不少悔，岂真瞽者善视耶？抑抱薪以救火而引寇以自卫耶？夫诡随妄作者无论矣，即明哲自好之士，设遇邪热方炽之证，思欲涤其邪而祛其热，一闻从旁有鼓夫夹阴之舌者，有不敛手而退者乎？余友吟香馆主人深知时俗以夹阴处伤寒之误，欲集前贤论说以挽其弊，商于余，因极口赞成之。盖自处于述而不作之列以见言之者，均为医林上哲，庶有以觉旧日之迷而启今日之悟。吾知此书出而夹阴之说可息，从此皆法仲景之按经治病，不至妄投温补以促病者之命，其功不其伟哉？抑余更有赘焉者，谓感证为阳虚，动以熟地黄、姜、附等味杀之者固不乏人，而于邪之方实又辄谓阴虚，纷进冬、地、参、斛以壅邪而戕正，安得于今日感冒之证，举阴虚之说俱阳虚而俱辟之，俾免夭札而同跻诸仁寿也。质诸同志，得毋谓之二说者均为仲景所不料，或有世运存其间乎？光绪十有六年后天中节十日，长洲赵钧晋卿氏序于江宁学廨。

时觉按：医学笔记杂录，集喻昌《辨黄长人伤寒疑难危证治验并详诲门人》、徐大椿《肾虚非阴证论》、叶桂《阴症》、陆懋修《夹阴伤寒说》及吕茶村《伤寒寻源》、陈念祖《医学实在易》中二文，凡六篇。有光绪十年、十六年江宁学廨刻本藏苏州市图书馆、苏州中医医院、上海图书馆、南京中医药大学。《联目》分列二条，一以为赵钧编集，一以为丛书，有误。《大辞典》沿袭其说，且以为集六部医著，尤误。

《肘后随笔》　佚　1887？

清吴江王宝书(森甫，友杉)撰

光绪十三年《平望续志·人物一》曰：王宝书，字森甫，号友杉，岁贡生。博通经史，工制举业，后进多所造就。善医工书，守欧颜家法。

时觉按：光绪十三年《平望续志·艺文二》载录，另有《经义蒙求》二卷、《留耕堂经解》三十二卷。

《诸家汇论》十余卷　佚　1889？

清宝山程鑅(丹林)纂辑

光绪十五年《罗店镇志·人物志中·游寓》卷六曰：程鑅著《医经精义》二卷，纂辑《诸家汇论》十余卷。

《种榆山人医论》不分卷　存　1890

清海上胡仁寿(悦彭，种榆山人)撰

谢迁佐序曰：余闻山人之名久矣。戊子秋，钟政堂司马夫人患血症，势甚危殆，筑垣诸医多束手。时山人方偕镜如都转游新贵，寓节署。有荐山人诊视者，司马虑难延请，嘱佐见都转先致意，彼方命驾以从焉。都转慨然允诺，山人亦欣然肯来，方剂一投，应手辄效。同道者咸交誉之，佐尚未见其人也。岁庚寅，重莅青邑，都转复委兼办矿务，因司事于局，而得交山人。见其气清爽，其神凝静，其性情和平谦抑，似有道焉而隐于医者。相处数月，亦少谈治病之术，暇一访问，声应如响。出其所著《医论》，淹贯精辟，而论霍乱、论痧症、论时疫、论诸风火痰温，尤能通悉源流，洞见脏腑，并参以六运，乃知山人于《灵》《素》奇难之理，与表里盛衰之原，迨三折肱焉。真有得于心，应于手，而不能缄于口者矣。余因友其人，读其书，而益信所闻之不谬如是。用赘数语，以志钦佩。光绪十六年闰二月重返花朝节前三日，西蜀凌云子辅仰弟谢迁佐拜识。

何镛序略曰：医家者流，其书汗牛充栋，大都互相奴主，各逞其偏，习医者读书愈多，识见愈淆，此其明证也。方书阐明证候，发挥病源，则有诸家之论在。诸论中或附以方，余窃以为不可。盖方必视其证，证必视其人之体与质，泥成方以治病，则是据成案而断狱，移步换形，误人不浅矣。尝闻与海上种榆山人胡君悦彭谈及，亦深以为然。胡君于医书无所不读，其治病也，独能参以活法，不拘拘于泥古，以故著手成春，无不立效。行道之暇，惟垂帘观书，不问世事。尝与余谈医理颇有所契，则即笔之于书，为《医论》若干篇，其论宗前人之理法而不落前人之窠臼，专论病候而不著方药，正与余之意见相合。著犹未竟，适有黔中之行，余饯之曰：此行大妙，所惜者著论尚未毕事。然前程愈远，眼界愈广，识见愈高，异日归来，所论当更有进。今姑以已成之若干篇，叙而存之，以作嚆矢，何如？山人曰：善。遂录之。光绪十有四年岁在戊子三月既望，古越高昌寒食生桂笙弟何镛识。

潘霨序曰：医者意也，亦理也。精其意而后能识其证，明其理而后可定其方，徒泥古方与好逞臆见，均无当也。吾乡胡君悦彭素善岐黄，在沪上行道有年，声名藉甚。今秋予弟邀同来黔，出书著《医论》以示，披诵一周，皆博采群书，折衷一是，非平日究心秘妙，安能条鬯缕晰若此？殆所谓精其意而明其理者耶？本是以分类立方，行见杏林春暖，橘井泉香，其济世之功不更广哉？至于论经之密，辨证之宜，何君序中已详言之，不复赘述。时光绪十四年九月下浣，潘霨识于拄笏山房。

时觉按：有抄本藏上海中华医学会，卷端署：海上种榆山人胡仁寿悦彭甫草稿。《联目》《大辞典》谓不著撰者，误。

《情蜕》一卷　佚　1891？

清金山曹相虎（景穆，藐庵）撰

光绪十七年重辑《枫泾小志·志人物列传下》曰：曹相虎，字景穆，号藐庵，金山诸生。研究字学，凡唇、齿、鼻、舌之音，阴阳反切，辨晰毫厘。精医学，治病辄效。著有《情蜕》一卷。

《医存》二十八卷　未见　1894

清武进谢炳耀（彬如，心佛）撰

时觉按：《联目》载有抄本藏上海中医药大学，经查未见；《江苏艺文志·常州卷》据《江苏历代医人志》载录，并谓“存”；《大辞典》不载。

《续医存》六卷　存　1894

清武进谢炳耀（彬如，心佛）撰

时觉按：有光绪二十年抄本藏上海中医药大学。前后无序跋，亦无目录，卷一伤寒概论，述伤寒预防、诊法及与温病鉴别，无署名；卷二亦无署名，封面题：伤寒、温病即副伤寒、痢疾、水泻、疟疾，各病俱有虫害，治病须兼杀虫；卷三首条下署：谢彬如九十二岁作并书，封面题：五脏六腑各病症，散繁就简，并附杂症舌目耳鼻声音口；卷四署：甲午仲冬谢彬如九十二岁作并书；卷五分上下二册，为儿科各恙、妇科各恙，署谢彬如乙未春季九十三岁作并书；卷六杀虫诸药草稿，无署名，纸张、字迹亦有异。

《医学萃精》四卷　存　1894

清太仓钱雅乐（韵之）编集

时觉按：有光绪间稿本存世，前后无序跋，钱雅乐广泛搜采历代医家医论集而成书，为其读书笔记，随抄随录，间加按语。2010 年江苏科技出版社收于《清代吴中珍本医案丛刊》，排印出版。

《念初居笔记》一卷　存　1896

清太仓钱艺(兰陔)撰,钱雅乐(韵之)辑

钱雅乐跋曰:国家治民曰案,医者治病曰案,他事则无称案者,岂不以皆关人之性命欤?刑曹人命生死,案中一字出入,医者虚实误认,则将欲生之,必变为杀之矣。二者不重且大哉?家君精于医,凡治病之危且险者,常命男辈誊录医案以自考。始同治纪元,至光绪五年,男亦能以斯道应世,犹谆谆以经验之案,须随笔记之,日月既多,自成卷帙。男谨遵而不敢怠。嗣后随有随记,门类不分,卷数不限,以冀日增月益,作贻厥孙谋之宝,非敢沽名要誉。吾地名家,目中所见,一切附录,著其名号,不敢掠美也。时光绪二十二年重九日,钱雅乐谨识。

时觉按:有稿本藏上海中医药大学。

《医通》一卷　未见　1897?

清无锡沈祖复(礼庵,奉江,鲐翁)撰

《吴中名医录》曰:沈祖复,字礼庵,号奉江,又号凤冈,别署鲐翁,清末民国无锡人,生于同治元年,卒于民国十四年。祖文炳,通申韩家言,优文学,工书法。父尧甲,字申年,号仲甫,弃书业贾,精计然学,年四十生奉江。幼聪慧,读书史过目成诵,执笔论古人,才气磅礴,词藻富丽。惟于场屋制艺,不喜推敲,故屡试屡蹶,援例为国子生,赴乡闱,又未得志,乃历应城西高承祖、凌学颁聘,课督子弟凡六七年。光绪甲午,执贽孟河马文植培之门下习医。培之曾应诏入京为慈禧后治病,名噪都下。自奉以为师,问难质疑,洞见症结,学益日精。随师诊视盛宫保、俞军门、聂中丞、龙侍郎、吴廉访等名公巨卿之疾,临症日久,默识心悟,对古今医方法理,无不融会贯通,而灵活运用之。返锡后寓居崇安寺之中隐院,设立诊所,禅房清旷,花木扶疏,求治者络绎不绝,趾踵相接,遐迩传名,活人无数。邑宰泗州杨士晟,守戍皖南汪福林均心钦之,制额以赠。一九二二年秋,尝与同道严康甫、华实孚,邓季芳等,组织无锡中医友谊会,自任理事。翌年春,创办《医钟月刊》,任名誉编辑,发表论文甚多。行医四十载,医疗经验不胜殚述。所著《全球医通》巨帙,藏稿散失,所刊者有《医验随笔》及《医通》《锄经堂文稿》《棣华集》各一卷。子轼,字亦苏,能佐其业,历主各地施诊局事,早卒。孙龙霈。门人较著者为王冠西、丁士镛、季鸣九、周逢儒、许锡纶、赵友渔等。弟葆三,名祖约,由兄培植或名,光绪庚寅入庠,丁酉举人。后亦以医名世,并究佛学大乘义,曾任《医钟》编辑,中医讲习所长等职。子学明,继承家学,在东亭行医。(据沈克明《无锡近代医家传稿》)

时觉按:《江苏艺文志·无锡卷》载有《沈氏家乘》本,并谓“存”,笔者未见。

《马氏医论》一卷　存　1897

清孟河马文植(培之)撰

高汝贤序曰:医之为术,古人列于方伎,士君子盖不屑为之,而外科之医尤不见重于世。然一痈一疽之微,往往足以致人之死命,死生呼吸,存亡俄顷,其危殆更甚于内症。泰西医学内外科素不歧视,而以解剖术发达之故,于外科尤擅胜长。吾华古学危乎若欲坠焉。江苏马培之先生长于外科,医声震大江南北,惟生平殊鲜著作,仅见其一批《王氏全生集》而已。兹编为先生未刊之稿,余得诸老友赵晴初处,自以外科素非所长,不敢妄有所试,录藏箧中垂三十年矣。今本会《医药学报》赓续出版,余因出诸箧中,嘱姨子马叔循为之评述,列诸古籍选刊门,俾广其传。至于是非可否,余不敢更赞一辞,惟世之博雅共研求之。乙卯秋七月,德僧高汝贤序。

时觉按:收于《医药丛书五十六种》,有民国十六年绍兴医药学报社铅印本藏上海中医药大学。

《醒世琐言》一卷　存　1897

清丹阳韩善徵(止轩)撰

自序曰:《南华经》有云:大言炎炎,小言詹詹。疗国家之疢疾,跻斯民于仁寿,言之大者也。降而为医家者,言亦小矣哉!顾术虽贱,人命攸关,彼俗医之蒙昧固不足怪,吾独痛夫人之委身于医,惑其治之误而不知返。嗟呼!举世梦梦,莫能觉悟,余甚悯焉。因即数十年来目击伤怀者,提耳而唤醒之,命之曰《醒世琐言》。光绪二十三年孟冬朔日,丹阳韩善徵。

时觉按：收于《韩氏医书六种》，有稿本藏上海中医药大学。

《西溪书屋夜话录》一卷　阙　1897

清无锡王泰林（旭高，退思居士）撰

时觉按：是书残存《肝病证治》手稿一篇，收于《王旭高医书六种》。

《医门要诀》一卷　存　1897

清无锡王泰林（旭高，退思居士）撰

李应昌序曰：治病之道，不在乎书之多，而在乎扼其要，不在乎法之奇，而在乎得其诀也。夫病类滋多，病象万变，而欲于古书中求其成方，使适合病机，是无异刻舟求剑，胶柱鼓瑟，乌乎能？善治病者不然，闻其声，察其脉，即知其病之症结所在，恍若洞垣，处方疗治，丝丝入扣，虽日诊百人，而沉疴皆起。何者？盖得其诀也。屠牛坦一朝解十二牛而芒刃不顿者，披隙导窾，皆中理解，是亦医者之得其要诀也。《经》云：知其要者，一言而终，不知其要，流散无穷。呜呼！医者之贵乎得诀，自古已然。虽然，要诀二字，岂浅见者所能得哉？必也好学深思之士而又久于此道者始能得也。锡山王旭高氏为清代名医，其所著书，久已蜚声医界，无待赘言。顾其所著《医门要诀》一书未刊于世，无锡周小农先生以整理邑之名医遗著得之，并为校正，托千顷堂主人刊行。付梓之日，问序于余，余始得读其书。其辞约，其言赅，其理正，而其所包括者甚广也。吾知此书之出也，凡天下之业医而无所适从者，可于此书中得其要诀矣。推而广之，不特为医者利，而亦为病家造福无量也。周君普遍医书之志，良为可嘉，而余得列序简首，以附末光，亦深自庆幸。时中华民国念七年戊寅仲夏，云间李应昌郁俊氏谨识。

时觉按：载医诀一百三十二条，述温病及内科、妇科杂证辨证要点、治法方药。民国二十七年上海千顷堂书局铅印本藏中国科学院、中国中医科学院、上海图书馆、上海中医药大学。

《医论拾遗》一卷　存　1897

清无锡王泰林（旭高，退思居士）撰

《退思集题词》曰：退有余闲颇致思，轩岐家秘在于斯。知方然后堪求治，得诀回来好作医。明理必须遵古训，见机也要合时宜。莫嫌言浅无深意，下学工夫上达基。技巧多由规矩生，巧中规矩是精英。旁通曲畅从心悟，类聚群分本物情。术可传人原切近，文能寿世要归诚。学无少长争先达，笃志躬行事竟成。

时觉按：载杂说、痰论、疟辨、医学问对注，凡四篇。湖南电子音像出版社有《中华医典》电子版。

《古今医话》十四卷　佚　1897？

清江都叶霖（子雨，石林旧隐）撰

时觉按：民国十年《江都县续志·艺文考》载录。

《经历杂论》一卷　存　1898

清京江刘恒瑞（吉人，丙生）撰

自序曰：老马识途，以其经历多也。谚云：熟读王叔和，不如临症多。盖临症既多，其学问见识亦有从经历而渐推广者，故医家有医案之传以为前车之鉴。然以医案传者，每有重复雷同之弊。兹将余二十年所经历诸症诊治之法，不拘泥古方古法而获效者列案于后，而以余心得之法作一论以冠于前。案验虽多，仅记一二，凡无甚大异之案一概删去不录，以免烦冗，所记皆新奇创解，未曾经古人道破者，以开后学之见闻。神而明之，存乎其人，青过于蓝，则幸甚矣。著者识。

《三三医书提要》曰：中国医书欲求其别具卓见、学说不雷同者，实鲜见焉。京江刘吉人社友经验宏深、见解特异、著作等身，惜皆未付剞劂。本社在绍时，荷寄书稿多种，乃因偏隅之处，印刷未便，遂致鸿篇说论湮没有年。现在书经付刊而刘君已先物故，濡毫至此不禁泪潸然下也。本书亦其遗作之一，所论多别开生面之文。读其书者，要知先人一言一句皆从呕心绞脑而来，未可等闲视之。

时觉按：收于《三三医书》。

《医学刍言》二卷　佚　1899？

清海门姚应春(纯夫)撰

光绪二十五年《海门厅图记·耆旧列传下》曰：姚应春，字纯夫，附生。工书法，出入西台、南宫，自辟町畦，纵横奔放而不失绳墨。时无知者，惟同里曹谦深奇之。晚年通达医理，治证不墨守古方而多奇验。旁涉音律篆刻，冥搜神契，妙造精微。性狷介，取与不苟，累试不第。门人私谥端介。先是，应春性不谐俗而书体险怪，时称"姚怪"；曹谦亦工书，而尤推重应春，每相见，必极笑为乐，时称"曹痴"以相偶云。谦，字馥棠，隐于酒。

时觉按：光绪二十五年《海门厅图记·艺文志》载录。

《倚云轩医案医话医论》七卷　存　1899

清常熟方仁渊(耕霞，倚云，思梅)撰

自序曰：医书汗牛充栋矣，即追毕生之力恐难尽读，然有纯无疵者，舍《内》《难》《伤寒》《金匮》而外，亦不数觏，即贤如刘张朱李亦难免此病，遑问以下诸贤乎？自黄农讫汉二千余年，如和缓扁仓绝无只字，自汉至宋，作者间出，尚不失古。金元以后，著作如林，高者从古法而引申之，有别开生面者；卑者假托名人，杜撰祸世。自明至今，作者愈多，取径愈卑，不外饾饤掇拾，剿集陈言，类书颇多，所谓吹花已萎，嚼饭不甘，岂学问云乎哉？仆少年遭寇失学，中年始发奋学医，家贫世乱，古籍难寻，东借西抄，亦云无几。迨同光后，旧书渐出，新刻亦多，而年近不惑矣。昼则视病，夜则读书，又苦掩卷辄忘，书非我有，故每读后辄记数语，或指其谬误，或喜其心得，或见见闻闻有裨于学问者，或司天岁气、时令寒暄有悖合于病情者，信笔辄书，不成片段，藏之笥箧，不敢示人，自证其得失而已，非敢述作云乎者。无可名之，名曰医话，犹茶余酒后、豆棚瓜架之间谈耳。高明之士或肯指其谬误，斯仆之深数幸也。夫聊志语洲，自以简端，以道不敢著书之意。空悟耕霞方仁渊序。

传略曰：方仁渊，字耕霞，祖籍江苏省江阴县顾山镇。早岁肄业无锡名医王旭高之门，中经太平天国战乱而缀学，壮年复从名医邵杏泉先生学。初于锡邑蠡漍等地行医，光绪初年始悬壶常熟，求诊者踵相接。遇疑难大证，必苦思冥索，希得挽救。先生天资聪慧，态度和蔼谦恭，论证既精，处方更确，见解超脱，发前人所未及，故名誉虞邑。民国初年被选为常熟医学研究会会长，与副会长吴玉纯、屈湜明等主持会务，颇多建树。其间为反对国民党内务部颁行《中医管理条例》，曾有一度大规模之集会，广招会员，发行《常熟医学会月刊》，主张研究医界之利弊，振兴医学，极尽全力。暇时与阳湖赵惠甫，虞地邵松年、庞洪书、俞金门，锡邑刘石香，顾山五季珠、郭用宾等诗文酬和。编刊《王旭高临症医案》四卷，并附识按语，自编《方氏新编汤头歌诀》一卷、《今雨旧雨诗集》二卷，自撰《倚云吟草》一卷、《倚云轩医案》《医话》各二卷。先生生于清道光二十四年甲辰，卒于民国十五年，享年八十三岁。受业门人侄君嘉拜撰。

时觉按：《补常昭合志·艺文》载录其《倚云轩医论》《倚云轩医话》书目。中国中医科学院藏有稿本，包括医案二卷、医话二卷、医论三卷，1991年人民卫生出版社有排印本《倚云轩医话医案集》，包括《医话》二卷、《医案》二卷、补遗一卷。2009年中医古籍出版社再为整理，收于《中医孤本大全》影印出版，有《医案》三卷、《医话》三卷、《医论》二卷，凡八卷。

《医学危言》一卷　佚　1899？

清吴江蔡希灏撰

时觉按：光绪二十五年《黎里续志·撰述》载录。

《医学类钞》三卷　佚　1899？

清吴江汝金镛(传钧，梅村)撰

光绪二十五年《黎里续志·人物三》曰：汝金镛，字传钧，号梅村，监生。年十七代父对县廷，辨析明通，得直其事以归。金镛长于医书、葬经及刑名家言，好为诗。有《北厓草堂诗》一卷、《医学类钞》三卷。

《保身必览》二卷　存　1900

清阳湖钱响杲(鹤岑)撰

引言曰：夫天下莫危于病，莫深于医，莫难于用药之当，非有超绝众人之识，不可以为医，否则庸庸则杀人，非有经历百变之识，不可以为医，否则偏偏则杀人。余素不知医，凡家人有病必延医，有医必服其药，药至不起则随众附和曰命，以为罪不在医也。既而死者相属，乃稍稍悟病理，稍稍知医者之非。偶举一二味以治人，有应手辄愈者，有垂死获生者，有失于前而救于后者，乃恍然悟药不在多而在当。人各一体，病各有所，从来有同一病而彼此治法各殊者，有即一人而晨夕治法不同者，病有万状，医者泥于成方，知常不知变，知一不知二，知进不知退，知前不知后，知表不知里，知己不知人，知古不知今，但以成法相授，讹以传讹，误益加误，以人命为儿戏，医者不知其咎，死者不知其冤。盖自神农以来，无论名医庸医，其杀人不可胜数矣，岂自今日始哉？夫治世之法，五帝三皇不相沿袭，各救其失也。况病情变化不一，独可执古人之成方臆说以施之哉？宜乎杀人者踵相接也。余甚悯焉。因即迩年所亲试及所见所闻足以为戒者笔之于书以告天下之病者，使知庸医不可轻信，而服药不可不慎也。

时觉按：有光绪二十六年、二十九年刻本分别藏南京中医药大学与苏州大学炳麟图书馆。

《王春溪明理活人论》一卷　存　1901

清秣陵王澜（春溪居士）撰

自序曰：予崟崎历落子也。十年出外就傅，凡百家言及明大家古文，耽味成癖，师虽课责，弗克禁也。迨长自为计，糊口四方，从事管城，青毡坐倦，郁郁难伸，霜露犯于外，血气攻于内，五志过致，百病生焉。年弱冠，患下痢症，岁月五迁，累濒于危，百药妄投，群医束手。当斯时也，以谓泉下之待聘，世间之游魂矣。一日散步街衢，遇东周张先生，与之谈儒者也，复叩之，由儒而医者也。倾盖半日，果尔通儒，于是备陈所苦，乞为援手。先生俯赐诊脉，便制一方，曰：此非阳明疾，乃少阴利也。若作阳明，徒受其困，究何益哉？服药后，觉妥甚，继二十帖，获利止，惟正气下陷耳。先生曰：予所能治者病，而不能治者药。五年之间，寒热异用，补泻杂投，纵使铁躯亦磨穿矣，矧弱质乎？予始悟先生文正之言，良医可以救人，关系匪细。予又悟前之误于药者，一而再，再而三也。遂有志于医，时请益之。丙申之春赴任城，溯流而上，之江浦、京江、邗江、秣陵、海上诸名区，沿门问字，遍访高贤。嗣游皖城，得梅江村先生脉案一部，立论甚高，取法甚便，翻然改弃前业，甘茹苦辛，夜不就枕六七八年。举《素问》中道通乎天，阴阳消长之会、升降浮沉之理、寒热温凉之气、风火暑湿之感，罔不格致以穷其极，至天符岁会、太乙贵人、出游分野，犹未升堂以窥其奥，不敢以涉猎妄称解人也。夫天布五行以运万类，人禀五常以有五脏，垂象于天，日月星辰，取法于人，耳目口鼻，此天人交相会之说也。昧者畏难见遗，记诵成方，是犹舍苏合之丸而取蛣蜣之转也，忘祖甚矣。予何人哉？最肆讥评，但欲于已溺之后，存援人未溺之心，亦良药苦口意耳。聊序数言，并示折肱之苦志云。时光绪岁次辛丑，秣陵春溪居士王澜著于古泝草堂，汉军徐伯芝笙伯甫校正。

自跋曰：以《明理》《校医》两书蓄志已久，始克告成。春溪幼岁多病，自十三以至于今，行年三十有四矣，其中二十年来，无岁不病，无病不笃，几乎无不患之症，不尝之药。既为时困，又为病魔，既为病魔，又为医误，所以痛心疾首，于不得已中而专志于医者也。兼以运会不辰，行有余力，方能举生平所再误，著为《明理》一篇，防世人所一误，附著《校医》十则。凡书中一症一脉一理，皆从学问阅历而来，非捕风捉影语也。尤恐脉理之精，病情之细，稍经大意，贻误匪浅。每当夜半人定之候，万籁寂无之时，澄心研求，以殚厥旨，庶不致有丝毫千里之讥也。举凡天下事，非内有所伤，必不能忘食忘寝，累经寒暑而不懈其志也。亚圣云：所以动心忍性，增益其所不能。斯言也，有以夫。此书告成，梓工较钜，众同仁与春溪合力付梓以蒇其美，倘获补救一时，众同仁为善之功也，设或贻误于世，惟春溪一人之过也。

时觉按：有光绪二十七年刻本藏南京图书馆。载二十四论，涉及医学源流，经络四诊及各科证治，《校医十则》为其中一篇，前有《医学泛滥论》《行医请医合论》，后有《明医一大难》《病家一大忌》，并非与《明理论》并列一书，十则为儒医当择、市医当避、病理当求、成见当祛、医无贵贱、病危忌补、两医折衷、老医当校。

《对山医话》四卷　存　1902

清上海毛祥麟（瑞文，对山）撰

《中国医学大成提要》曰：清毛对山撰。对山字祥麟，上海人。著有《墨余录》《达生篇详注》等书行世。其精于医学，平时研究心得，随笔纪录，厘订四卷，题曰《对山医话》。世无刊本，上海周君雪樵于清光绪廿八年创刊《医学报》，录刊《医报》，每期一页，自四十期至五十八期刊完。仪征卢育和录抄《医报》，并为一卷，前刊入裘氏《三三医书》，风行一时。今该书初版已罄，周氏《医报》亦年久无存，恐其湮没，炳章仍据周刊原本，校勘圈点辑入之，辑补《墨余录》话医药各说，别作一卷，附刊于末，更为完备。

《续修四库全书提要》曰：清毛祥麟撰。祥麟字对山，上海人，博物通医。是书乃随笔记录，多取异闻，或采诸旧籍，或聆诸客谭，或得诸目睹身历，参以物理医理，言之娓娓，其中有传闻不足尽凭，及诡异近于迷信者，亦属不免。祥麟别著有《墨余录》一书，多载咸、同间人物逸事，中亦有涉于说医，辑《医学大成》者摘录为补编，附于卷后。案：医家稗说，自宋明以来多有传作，要各视其学识之浅深以为优劣。是书第四卷多言药物、食物，其论本草古今多有变迁，甚至有是名而无是物，肆中遂以他物代之，尝欲明出处，辨气味，诠真讹，去所无，补所阙，更勒一书，名曰《本草时宜》，以切于用，必考证详确而后笔之，仅得七十余种。不知其书果成否？当咸丰、同治时，上海已有西医，而信从者尚少，故所附论数则，言颇浅略也。

时觉按：成于光绪间，初刊于光绪二十八年《医学报》，收于《中国医学大成》《三三医书》不分卷，前后无序跋。是书与《诗话》《画话》合称《对山三话》。

《侍亲一得》 佚 1902

清上海毛祥麟(瑞文，对山)撰

民国七年《上海县续志》曰：毛祥麟，字瑞文，号对山，监生。浙江候补盐大使。好读书，不为科举业，工诗画。少善病，又侍亲疾久，故尤精于医。同治甲子倡振常镇灾民，予修邑志。生平著述甚富，医著有《侍亲一得》《增注达生编》《医话》。

时觉按：是书查找未得，当佚。《医话》即《对山医话》，与《增注达生编》现存，已著录。

《医医医》三卷 存 1902

清孟今氏撰

自序曰：噫噫噫，医医医，医何易言哉？医之为道广矣大矣，精矣微矣，危乎危矣！举凡古今中外学问事业，无有难于此者矣，名为卫生去疾之道，实不止于卫生去疾已也。盖合格致诚正、修齐治平之道而一以贯之，且更有难焉者也。非探天地阴阳之秘，尽人物之性，明气化之理，博考古今，随时观变，汇通中外，因地制宜，而又临事而惟，澄心定灵，必不能语于此。虽然，夫妇之愚可以与知焉，及其至也，圣人亦有所不能焉。故夫一知半解、摇铃悬壶之徒充斥天壤，时或生人；黄农岐景之圣卓绝古今，而又未尝不死人。究之生之者偶然，而杀之者无算，死之者适然，而生之者恒众，是非成败，明镜谁悬？此医道所以不明不行也。今天下竞言医矣，且广开医院矣，又新开医学研究会矣，更多开办军医学堂矣。十室之邑，必有忠信，百步之地，必生芳草，不敢谓千虑者必无一得也。当道大吏谬以余为老马，屡属余为提倡一医学堂，举甚美，意亦甚挚。余唯唯否否，迁延岁月，卒不能应。大吏热心兴学，一切新政次第举行，唯此医学一界尚觉纷如，切诘再四，无以谢之，不能不有以晓之。曰噫噫噫，医医医，医非不至要也，如所谓一切新政，皆医之事也，医道不明，而欲使庶政更新，窃不谓然。盖医道通于治道，不可殚述，即如强种强兵，犹为密切关系，且中外交通以来，吾国无事不落人后，其犹有可望胜于他人者，医学、文学而已。文学之妙已造其极，毋庸赘言，医学虽当晦盲否塞之秋，而胚胎于黄农，萌芽于岐景，固已久矣。如有伟人起而振之，引而伸之，变而通之，郑而重之，大可冀放奇光异采于环球上，使吾道文明亦有以输入于他邦，而为开通西医之导线。近之蔑视中医者固其宜，而其谬许西医、偏重西医者，殊耳食而目论也，则开办医学堂之举，不更急务乎？然尚有难言也，方今吾国医界，皆为读书不成、他业不就者之逋逃薮，道其所道，既非黄岐之道，更非吾所谓一贯之道。其自待菲薄，绝无精妙高明者原不足怪，而其腐败不堪、庸恶陋劣之病，又实对待于医者苟且轻贱之心有以中之。虽亦由于医者之自取戾，然医者之病已自深入，已遍天下，将极终古，莫之能愈。尚欲其善为医，又更为医国，犹之拯饥者而求粒于荒垦，断断乎其未有也。今拟开办医学堂，亦思有以医医之病也，然不知医者之病之所在，而徒为之严章程，订功课，令之勤讲求，精诊切，是犹治其标而未治其本也，虽学堂开遍天下，亦至百年，无当也。医之病何在？医医之方何在？非得朝廷之一人，与世界之多数人，为之探其病源，一一洗其旧染腐败之气、庸恶陋劣之习、苟且轻贱之俗而改良焉，必不能起其沉疴而望医学之进步。诚能得斯二者而出吾方以医医，并令医者时进吾方以自医，则医界自将耳目一新，别开生面，精神奋发，志向异趣，学业日精，即不开办学堂，亦必人才辈出，医道昌明也。医之病源既深且赜，医医之方似难实易，然非片言可明，请于篇内分晰论之。余为医学界明医道，求人才，储良方，即所以为他日开办医学堂之嚆矢，不禁痛心疾首，发愤而著此编，名之曰《医医医》，一以寓一字三叹之意，一则先求有以医医之医也。噫噫噫，医医医，医岂易言哉？宣统纪元岁次己酉秋八月，孟今氏撰。

徐绍桢序曰：国朝钦定《四库全书》，经史子集三十六万卷，其未入四库以及后出昭昭在人耳目者，不知凡几，虽未遍观尽识，而流览涉猎，要多不可磨灭。然自四子九经如日月经天，江河行地外，大都各成一家言而已。方今四海交通，朝命翻译欧西东洋各国书籍，以为土壤细流之助，有志之士又从而广译之，毋虑数千万种，其善者亦不过一家言已耳。一本万殊，万殊一本之道，未尝有贯穿群籍合为一书者，而况医籍向以小道目之、杂家属之耶？《医医医》一书则大异是，孟今于风八先生，桢髫年在桂林闻名相思，即有神交之契，亲炙后不时过从，适与共治经学、医学暨举子业，尝语人曰：有汉儒之实学而无琐碎之病，有宋儒之实行而无迂拘之迹，吾不如于风八。乃各以亲老家贫，日藉笔耕供菽水，频年奔走，时相睽合。桢于佐人政治之余，辄喜著述，撰有《四书质疑》《孝经质疑》《三国志质疑》《算学入门》《勾股精义》《靖冥馆诗古文词集》若干卷。每一书成，必函质之先生，虽皆称许弗置，而终疑其未惬于心，至今思之犹滋愧焉。先生自永感后绝意进取，专一于医，于是名誉益广，当道大吏四路争迎。有屡以道府敦迫出而济世者，先生皆夷然不以为意，而乃以性情率野，学问粗疏，不宜处于公卿之间而与公卿之事，力却而善辞之。于以知先生达无加，穷亦无损。廿年前，尝请其著一医说寿世，先生以为斯未能信，迟之又久，顷始邮到近著《医医医》一书，属为校序。伏读久之，始而异其名之奇，继乃悉其论之正，终且叹服其苦心孤诣，超越古今，致广大而尽精微，极高明而道中庸，有不可以寻常名医论说拟议，所谓一本万殊，万殊一本，贯穿群籍而为一书者非欤？其中所论医理，尽抉岐景之奥，多发前贤所未发。如论治道兵机，大声疾呼，头头是道，而复丝丝入扣，以示医学源流，《伤寒论翼》更觉郑重分明，功殊不在禹下，大有裨于政界军界。桢虽不敏，请事斯语。至以孔孟为内伤国手，欲人人皆能自治，以循至于圣贤之涂，犹为宪政无尚之理，空前绝后之论，洵属闻所未闻，迥非今世中医西医所能梦见。诚能朝廷、世界、医者各服篇中鼎诗三方，岂仅改群医之良，治万端之病，起八代之衰已哉？盖将立万世之宪而息列强之争矣。唯愿读是编者潜心静气，反覆寻绎，勿轻放过一句，勿忽略过一字，如食蜂蜜，当味其有百花之香，如饮醇醪，须知其非一时之酿，乃为不负东观未见之书，且以知桢之言非阿好也。医籍云乎哉？宣统纪元岁次己酉十二月，卸署江北提督记名提督苏松镇总兵统领江南全省练兵第九镇统制番禺举人徐绍桢固卿拜序于江南陆军营次。

时觉按：收于《三三医书》。

《杏林集验》 佚 1904？

清句容倪德扬（杏圃）撰

时觉按：光绪三十年《续纂句容县志·人物二·倪信预传》卷九下及《艺文·书目》卷十八上载录。

《不倦庐观书札记》一卷 存 1904

清吴郡黄寿南（福申，沁梅）编

时觉按：收于《黄寿南抄辑医书二十种》，与《伤寒类辨》《类伤寒辨》三书共一册。无序跋，摘录读书笔记。

《杨氏问心堂杂记》不分卷 存 1907

清吴郡黄寿南（福申，沁梅）抄辑

时觉按：收于《黄寿南抄辑医书二十种》。杨氏不署其名，黄寿南手抄，前后无序跋，亦无目录。末为《食挂》一则，标题下注：见宋鲁应龙著《闲窗括异志》；末注：且《内经》亦无肺热叶焦戾脾而成食挂之说，恐前人亦有欺后人不读《内经》之过。

《医学摘瑜》二卷 存 1906

清淮阴韩永璋（达卿）撰

自序曰：医之为道大矣哉！尤微矣哉！语其大则天地运气亟须研穷，语其微则草木昆虫咸有妙用。溯自轩岐以降，张刘李朱名贤崛起，著书立说，万语千言，垂不朽之仁慈，启生民之寿域，岂仅名噪当时已耶？余童年攻举业时，闻讲医学，辄欣然慕之，每于诗礼之余，诚访明师，踵门求教，更复披阅家藏医籍数十种读之，深夜无倦。先严尝戒之曰：医家如掌握兵权，须臾命系，倘学之不精，不如不学医也。迨余年二十二岁，遂弃儒就医，专心孜孜，先后读书临症十阅春秋，然未敢问诸世也。壬辰春仲，随侍先严来京，侨居候选，尚鲜酬应，终日仍温习医经，不忍荒废。夏间，都中暑瘟流行，二三知己力劝施诊，疗治颇称应手，谬蒙都人士交口揄扬。转瞬十余年来，日无暇晷，俨然身到山阴，有应接不暇之势，第耗费精力固不足道，觉虚掷居诸，良可惜也。于是不揆谫劣，略捡近年治疗验方，以及师授家传之秘，特举一隅，以公同好，非敢谓区区之尽美尽善也。尚望弃瑕录瑜，精益求精，庶几与朝庭慎重民命改良卫生不无有裨云尔。岁次光绪三十二年长夏之月，淮阴韩永璋。

文光序曰：医道传自上古，延至今时，医书奚止千百卷，行医不止千百家，然必有根柢之学、家传之法，出而问世，乃克有济。学之无本，自谓知医，试叩其医理之精微、施医之妙用，往往不能道其详，立方未当，救人适以害人也。呜呼！医岂易言知哉？吾友韩达卿先生承家学之渊源，非同袭取，存济人之志愿，不骛声誉，而又谦谦不以知医自居。因手著《医学摘瑜》二卷，商诸同好。予虽未通此道，展卷捧读，见其详解甚明，拟方得当，以视世之悬壶家未审虚实寒热贸然立方者，不啻有天渊之别矣。吾知此书一出，流传必广，更望不秘金玉，寿诸枣梨，是则达翁济世救人之心克偿素愿也夫。是为序。光绪岁次丙午孟冬，前新疆布政使辛未进士教弟文光镜堂拜读。

时觉按：有光绪三十二年丙午北京和记印书局铅印本与民国七年京师斌魁斋石印本。

《杂录》不分卷　存　1907

清长洲赵廷玉（双修）撰辑

时觉按：前后无序跋，亦无目录，所载以诊法为主，内容：四时类病表、人倍于寸比类表式、关格比类表、人寸比较表、仲景人寸比较表、华氏日数三十六日表、太阳用桂枝汤法、本论桂枝汤名同方异考、太阳用陷胸汤法、少阳病状等六经凄美治法，及十二经动脉表、诊络篇病表、仲景诊络汇抄。收于《赵双修医书十四种》，有光绪三十三年稿本藏中国中医科学院。

《戈门杂录》不分卷　存　1907

清海陵戈颂平（直斋）著，乌程闵祖瀛（蒲川）集

时觉按：《联目》《大辞典》载《戈氏医学丛书》及子目《素问指归》《伤寒指归》《金匮指归》《神农本草经指归》，不载是书。有抄本藏中国国家图书馆，2004 年收于《中国古代医方真本秘本全集·民国海外卷》第 16 册，影印出版。前后无序跋，卷端署：海陵戈颂平直斋著，门弟子乌程闵祖瀛蒲川集。颂平字直哉，《指归》诸书自序均署为戈颂平直哉，直哉、直斋同音，闵氏门弟子，当不误。此为医论专集，当为闵氏整理乃师旧说而成者。首《论说》一篇，阐述"扶阳之理视保阴为尤要"之学术观点；下为霍乱、烂喉痧、葡萄疫、痢疾、头痛、头眩、咳嗽、肺痈、肺痿、胃痛、胁痛、腹痛诸说，及杂方、汤方治验等，凡三十六篇。

《扶雅斋读医札记》二卷　存　1909

清江宁侯巽（健伯）撰

自序曰：医岂易言哉？叶香岩临殁戒其子云：医可为而不可为，必天资敏悟又读万卷书，而后可藉术济世，不然鲜有不杀人者，是以药饵为刀刃也。三复兹言，令人毛发俱悚。甚矣，医之不可不读书也。巽少治文，知文贵积理，孳孳以读书自期，近且转而究心及医，未知涓力所造，能免于香岩所讥以药饵为刀刃与否？然而后之治医，犹乎前之治文，只以古训范以经旨，旁涉百家，浏览靡辍，挑灯荧荧，坐对古人，固不殊曩昔也。且医号司命，较文关系弥钜，故巽治医视昔之治文，尤兢兢焉。丹黄盈楮，日有课程，汇而存之，颜曰《读医札记》，藉以觇予诣力，并就正于当代善读书之君子。江宁侯巽。

时觉按：有宣统元年抄本藏上海中华医学会，卷端署：《扶雅斋读医札记》，江宁侯巽健伯甫撰。

《博爱堂医学气化录要》一卷　存　1909

清阳湖陈廷儒（匊生）撰

自序曰：读书非难，读古书为难，读古来之医书为尤难。孟子曰：尽信书则不如无书。今于医书，余亦云然。夫中国医书最精妙者莫如《黄帝内经》，其次则张仲景《伤寒论》。古圣人上观天时，下察地理，中验人情，特阐气化之微著书以教万世，一切受病之体，致病之因，审病之法，治病之方，既为竟委穷源，又复条分缕晰，岂有丝毫差谬，不能生人反致杀人哉？然而余不能无疑焉。夫皇古至今已阅数千年之久，书中错误必多，

如《内经》载肺八叶,肝七叶,今以西书征之,肺实五叶,肝实四叶,旧云七叶八叶皆非。如《伤寒论》载风伤卫寒伤营句,近时唐容川证明其误,谓寒当伤卫,风当伤营,力抵成无己所注为诬。又如《伤寒论》载直中霍乱症,热者五苓散主之,寒者理中汤主之两句,在仲景之圣,既言中寒,必无夹杂热症之理,既是热症,更无谬用桂枝、白术辛温之理,寒热二字明是轻重二字之误。乃吴氏不知其误,著《温病条辨》,于霍乱一症犹仍此两语之旧,以致夏月患暑热霍乱,妄投白术、桂枝等药,猝遭夭枉者不知凡几。在古书本无误人之处,而今乃贻误致此,此无他,代远年湮,编刻之误,与不善读书之误也。晋唐以后,所著医书汗牛充栋,其间学识纯全足资圣经羽翼者固多,然一种执滞拘墟之见,支离附会之谈,其足以障人性灵者亦不少,使读者食古不化,不能审择精思,取长选要,则一误再误,遗祸岂有尽时耶?余自束发受书,即谨承庭训,父不知医,不可为慈,子不知医,不可为孝,人生切要之事莫过于斯。故弱冠游庠后,日取古今方书手披口吟,凡言之亲切有味,能多实验者必摘录之,默识之,其有疑而未信,殆而未安者,虽读之而仍阙之,悉本孔氏慎言其余、慎行其余之意以为取裁。戊戌春,刻《诊余举隅录》,癸卯春,刻《霍乱时疫论案》。数十年来,质之于心,证之于理,推之于临诊,知人自有生以来,无一息不与天地之气相感召,无一毫不受天地之气以生成,气和则平,气不和则病,欲治其病,非神明于气化者不能。盖气化者,医家之门径,诊治之权衡,尽人所当知,亦尽人所莫能外,直如布帛菽粟,一刻不可须臾离者也。惟是其理甚微,而其用实大,无专精之志则诣不纯,无阅历之功则识不确,无明通之智则效不神,无胞与之仁则施不博。范希文曰:不为良相为良医,诚以医有燮理阴阳之妙用,参赞化育之实功也。今者医书日多,医理日晦,人之困于疾阨死于夭枉者比比皆是。治病者不谙病体,不达病因,不审病证,但知杂药乱投,而或以不寒不热之剂巧为藏拙,轻病转重,重病转危,而莫名所以然。是由平日读书,但识汤方药味即曰知医,而于古书所纪天地生人之理,人生日用之常,茫然未究其根源,所以聋聩至此。窃不自量,上窥羲轩之奥旨,下采列代之名言,删去繁芜,择其简明切要者汇录成编,递分四层,名曰《医学气化录要》。俾世之潜志于医者有门径之可由,如权衡之可守,庶乎数千年之绝业复见光明,亿万姓之生灵无虞夭折,斯则半生私愿所兢兢焉,未尝一日去诸怀者也。然犹恐识浅才疏,有志未逮,还望世有高明,随时增益之,修明之。前哲云:养性之道务竭己灵,开发天下后世学道人心眼,则其性常悬宇宙间。此言也,愿与吾道中有心人共证焉。宣统元年月日阳湖陈廷儒识于福州藩署之东局。

时觉按:有宣统元年刻本藏浙江省中医药研究院。是书实为一提纲,尚未成书定稿。另有门人李景清暨其弟景瀚序,略。

《医话丛存》一卷　存　1910

清无锡丁福保(仲祜,畴隐居士)撰

自序曰:钟嵘《诗品》、刘勰《雕龙》,诗文之话,莫古于是。厥后之诗话、词话、四六话、制义话,作者夥矣。福保少习岐黄,耻以雕虫小技自炫于世,故不话诗、不话词、不话骈四俪六,而话医作医话。唐王勃撰《医话序》一卷,即医话之鼻祖也。其后有《愿体医话》《友渔斋医话》《柳洲医话》,王孟英著《潜斋医话》、赵彦晖著《存存斋医话》、柳宝诒著《惜余医话》等,作者林立,奚事余之骈拇枝指为?然余之所欲话者与旧学说不同,或话所闻,或话所见,或转述师友之所闻所见,而曩时之所甄录以备遗忘者,亦附存焉,不分体例,不别门类,铢铢积之,渐成卷轴,故曰丛存。

时觉按:汇辑医话、医学史料而成,引西医理论阐述烂喉痧、梅毒、煤气中毒、兔唇;介绍外国传教士行医事迹、第一位西医大家黄宽、医学考试及阿拉伯、日本医学等。收于《丁氏医学丛书》,有宣统二年文明书局铅印本藏中国中医科学院、浙江省图书馆、重庆市图书馆等处。

《医中一得》一卷　存　1911

清无锡顾仪卿(文山)撰

顾尔元序曰:诗曰:我思古人,实获我心。获之为言得也,有得于心也。圣人之于学也,未得则发愤而忘食,已得则乐之而忘忧,学贵乎有得也如是。医之为道,何独不然?粤稽古圣,上自轩岐,中及仲景,为医中之圣,圣则得之全也。厥后刘河间、李东垣、朱丹溪辈,各执一见,各成一家,亦各有所得而为之也。迄今如叶香岩之批刻陶氏《全生集》,徐灵胎又评点《叶氏方案》,孰非有得于心而为之欤?余虽业医,半生碌碌,于医道茫无所得,每念前人,不胜惶愧。乃无何,而仪卿宗台来,手执其所著《医中一得》示余。余受而读之,其中瘴疟一说,发前人之所未发,葛升一方,制前人之所未制,至如产后房劳与蓐劳异,既有明辨,又有定方。余以之治人，无不应手，知仪卿先生固有得于心而为之也，一得之所以名书也。愿世之阅是书者勿以管见视之，以之行世，参以己见，旁推类及，或者更有所得，并不止一得，何莫非是书之有所裨益而垂之不替耶？是为序。癸亥仲春月，梁溪七世家医雅亭氏顾尔元拜撰，时年七十有四。

《三三医书提要》曰：夫医之为道，贵乎实验。裘君吉生藏书至数千种，不以大部凑集众说之书为重，恒谓单本小册之著作往往出自心得，多有发明之处，如外科王洪绪《全生集》、内症王清任《医林改错》等，立论不多，要皆独具创见，尤以所载方法无不历经试验，遂有不屈不挠之学说垂示于人。此书系顾仪卿先生所著，为裘君假录于同社曹炳章君，亦因其所论皆属心得，刊以裨益医林也。

时觉按：收于《三三医书》，《吴中名医录》据《锡山历朝书目考》卷十二载录，并谓顾鸿逵字仪卿。

《学医笔记课余杂著》五卷　存　1911？

清无锡万钟（伯英），万钧（叔豪）撰

时觉按：有上海医学书局铅印本藏中国国家图书馆。扉页作：无锡万钟、万钧合著，《学医笔记课余杂著》，总发行处上海医学书局；前后无序跋，有目录。为西医书，《学医笔记》上卷《临诊指南》，下卷《新六〇六说》，署：北京航空署主事、航空医务所医官万钟伯英著；《课余杂著》上卷《鼠疫一夕话》，中卷《鼠疫琐谈》《谨告药鼠者》《天花琐谈》等十七篇，下卷《病痢二周记》《叔豪闲话》，署：无锡万钧叔豪著。《联目》误“无锡万钟、万钧”为“（元）锡万钟、锡万钧”，定成书于1368年，大误。

《医学汇粹》一卷　存　1911

清虞山毛香樵氏编撰，孙君修校订

时觉按：有清稿本藏上海中医药大学。前后无序跋，目录下署：虞山汲古后人香樵氏纂辑，孙君修校订。虞山汲古，当为明清之际常熟毛晋汲古阁，故香樵氏当为毛姓。医论集，载命门之义、三焦配合肾脏火府之义、论真阳栖息施化之义等十六论，又汇辑各家名论，如张子和汗吐下该尽治病论、沈明生因病似虚因虚致病论、胡云燮寝食说等七篇。

《剑镜斋旧存稿》不分卷　存　1911

清溧阳谢家驹撰

绪言略曰：一、吾国人学术之坏，在于墨守古法而蔽锢新知，就医界论之，吾未见后人之必多让于前人也。《素问》《灵枢》词深义奥，论脏腑必本之五行，论全体必参以天象，杳渺空谈，不按实际，崇号圣经，然亦不过覆瓿之用耳。长沙书因病处方，寒热攻补悉从实验上体认而出，故《伤寒》《金匮》视《内经》价值高矣。《千金方》出，取材宏富，经验尤多，所以饷后人之益甚钜。朱丹溪、李东垣、刘河间先后继起，补脾培肾各树一帜，要其殊致之地，合有独擅之长。以张长沙之今古枘凿，《千金方》之兼收并蓄，比而观之，又有间矣。前清名医辈出，所著医籍均属生平阅历有得之言，而于温热各证尤能超脱恒溪，补苴前人之罅隙。一、予家故多书，少从家大父游并，并市医籍有为南方所未见者备购之，然生平得力实不出经历之一途，不屑屑于简册之灵。盖用药犹用兵，根柢于临床之经历者学，则药性既熟，去取增减，指挥无不如意。一、自来习医事者，其必胚胎于历代前贤医方之学，不烦言矣。惟予于本草一书尤生平所酷嗜，得力不小，值处方之顷，能不为古囿而控纵自如者，正由于本草有把握，殆亦如杜少陵所谓熟精《文选》理者乎？一、予于旧医籍自少读之，壮而习练者十数年，及后研求新医又十数年，就壮年所知，足以问世者芟厥荒芜，得有两编。首编多列治温热之方，吴鞠通、王孟英两君温证治法从前仅见，然其疏漏尚多，予旧存诸方篇幅虽隘，然与吴王方法并存可也。杂证浩繁，方法自昔不可以数计，予自信可存者汇而为第二编，不欲铺张以自欺也。一、并垣建有医校，予承乏校务前后四年，己酉之春，适中医教员陆君以省亲南旋，予代任教授事，见诸生之长于医理而短于方法也，撰《处方法》授之，无他胜长，尚得綮要。得《处方法》合前两编，共成三编。一、自科学发明医药学问之进步，如潮流之涨，德国最发达，东邻维新之始，首事新医，知所先后矣。东亚病夫之诮腾于五洲，而吾国人犹未之察，不亟亟焉振兴新医，吾侪一二自号知医之徒，又沾沾自喜，急举所知以问世，良用恧然。是以今日挈此三编付之手民，以其为旧日所存云而非吾志也。

陈晋序曰：予初识伯子于并垣之医校时，并之人筹禁烟，建烟会广给丸药，伯子主其事。会中药丸方分中西二种，偶询以西方，伯子为予一一数之，又陈论某某药之生理作用甚详，然则伯子固通于西药者也。在校中同处数载，益相得，校故有中医一科，本书第三篇即伯子在校中为中医教员陆君代课所授者，故其于中医靡不贯通，而非所好也。伯子严君雨人老伯精医术，为并人信仰，伯子之于中医盖得之家学，其博通有由来矣。虽然，吾人竭尽心力以攻求一技一艺之长，其所从入之途博而其归宿之地必约，自昔硕学钜子经营学业数十年，要其生平沾沾自喜者曾不多觏也。伯子习医籍三十年，今所刊者不满百方，盖挈其半生经历所得，实足以裨益斯世者，存之能多得乎？必夸张以欺世，则景岳之书具在。吾有以知在此不在彼也。伯子雅长温热，治温证独有所得，尝以伤寒有包诚所撰《审证表》一通，独《温热审证表》缺焉，促余为之，意在于救世，迟之既久而未果。首篇疗温病之方，伯子尝自谓在王孟英上，非过言也。近十年中，伯子研求新医益力，每观书枕上，手一编辙，深夜不寐，予购书东瀛，必同购若干种，其笃意新医如此。今所刊一二编，率十年前作也。民国元年十月，泰兴陈晋，时客并垣。

时觉按：医学杂著，有宣统并垣华石印本藏浙江大学医学图书馆。

《见闻杂录》不分卷　存　1911？

(原题)明止园居士辑

时觉按：《联目》《大辞典》不载，有抄本藏中国国家图书馆，2004 年收于《中国古代医方真本秘本全集·民国海外卷》第 14 册，影印出版。前后无序跋，无凡例、目录，成书年代不详。卷端署：止园居士志，医药方。首录仙传牡丹十三方，次乃生活小常识，又杂录单验方；其第九叶洗疮肿方，上有眉批：此笔记芭下是从《多能鄙事》录出，书是钞本，明人伪讬刘诚意伯。止园居士，明周天球，字公瑕，号幻海，或作幼海，别号六止生、六止居士、止园居士、群玉山人、群玉山樵，长洲人，生活于嘉靖万历间。然此书字体绝不类明人，且“泽兰堂周公百岁酒”下注：从北四川路同和药店区秉直处抄存，则当为上海开埠后事。

《挑灯剩语》　佚　1911？

清上海邹大熔(纯佩，耕云)撰

民国十一年《法华乡志·艺术》曰：邹大熔，字纯佩，号耕云，附贡生。性简易，手不释卷，尤精岐黄。博诸家书，以为无出仲景范围者，治伤寒，应手辄效。著有《挑灯剩语》。

时觉按：法华乡，隶属上海县。

《片长录》　佚　1911？

清常熟朱景运(道济，晴园)撰

民国三十七年《常昭合志·艺文志》曰：朱景远，字道济，号晴园，正己子，亦善医。《片长录》，皆医家经验之言。

《见闻集》　佚　1911？

清常熟曹振业(宗岐，愚溪)撰

民国三十七年《常昭合志·艺文志》曰：曹振业，字宗岐，号愚溪，习医。《见闻集》记医家经验。

《医林愿学编》　佚　1911？

清泰州陈玉德(光庭)撰

宣统《泰州志·艺术》曰：陈玉德，字光庭，住院庄。精于医，日取《灵》《素》《伤寒》《金匮》诸书，悉心探讨，踵门求诊者纷然。著有《医林愿学编》。

《医镜》三卷　佚　1911？

清青浦何寿彭(考祥)撰

时觉按：民国二十三年《青浦县续志·艺文上》载录。

《诊余丛淡》　佚　1911？

清宜兴法文淦(功甫)撰

时觉按：光宣《宜荆续志·人物志》载录。

《灵兰集义》 佚 1911?

清吴县郑祥征(继善,少遇,念山,敦复老人)撰

民国二十二年《吴县志·列传二》曰:郑祥徵,字继善,号少遇,晚号念山。世习女科医,祥徵潜心研究,不泥古方,时奏神效。尝采辑历代名医议论,成《灵兰集义》若干卷。工诗,著有《念山草堂存稿》。子维嗣,字孝仲,维业,字又新,均克承先志。

《拂蠹编》 佚 1911?

清常熟华振撰

民国三十七年《常昭合志·艺文志》曰:华振,善医。《拂蠹编》分原始、调摄、诊法、本病、治法,凡五篇。

《医说选鉴》,《医学杂抄》 佚 1911?

清宝应郝瀛立撰

民国三十五年《曹甸小志初稿·人物·艺林》曰:郝瀛立,精山水,能以古赋或五六句命意成编,不摸旧谱。张巨先生称其浓秀迷人,姜进之称其摹米摹董之作最高。遗有《画法心悟》一篇及《绘事杂录》百余则。

时觉按:民国三十五年《曹甸小志初稿·艺文志》载录。曹甸,在江苏宝应。

《删补修园医学三字经》 佚 1911?

清丹徒李恩蓉(东云)撰

时觉按:民国六年《丹徒县志摭余·人物志》载录。

《医学汇论》四卷 佚 1911?

清上海徐鉴亨(小岩)撰

民国七年《上海县续志·艺术传》曰:徐鉴亨,字小岩,精医。从宝山黄通理游,尽得其传,求治者辄奏效。性仁恕,临症实心,贫病给药,遇急诊不俟驾,深夜远道必往。

时觉按:民国七年《上海县续志·艺文》载录。

《医林正鹄》 佚 1911?

清吴县徐兆兰(少甫)撰

民国七年《上海县续志·游寓传》曰:徐兆兰,号少甫,吴县人。习岐黄,喜吟咏,寓沪北行医。卒年逾七十。

时觉按:民国七年《上海县续志·艺文》所附《游宦著述》载录。

《金针集》 佚 1911?

清武进顾兆麟著

《江苏艺文志·常州卷》曰:顾兆麟,清末武进孟河人。医生,曾从名医陆九芝学,得其传。工诗,勤于著述。

时觉按:《江苏艺文志》据《江苏历代医人志》载录,并谓“佚”。

《邓星伯或问》一册 未见 1911?

清末民国无锡邓润生(福溶,星伯)撰

《江苏艺文志》曰:邓星伯(1861—1937)名润生,字福溶,清末民国间无锡人,世居南郊江溪桥邓巷,祖、父、叔均为名医。年十二丧父,幼习经史,承家学,专儿科。年二十七从孟河马培之学,历三年,尽得内外奥秘。中年以后,医名日甚,日诊二三百人。时人称其揆阴阳,辨五色,一锤定音。民国二十六年秋,日机轰炸,惊悸而死。

时觉按:《江苏艺文志·无锡卷》据《无锡近代医家传略》载有油印本,并谓“存”,笔者未见,又有《邓星伯医案》十二册,佚。

《心存医话》 未见 1911?

清末民国无锡黄心存撰

时觉按:《吴中名医录》据沈克明《无锡近代医家传稿》载录。

《医家浅说》 佚 1911?

清金匮俞彬蔚(舲芗,镘耕,苑药佐响)撰辑

时觉按:民国二十二年《三三医报》一卷一期周小农《无锡医学书目考》载录。

《景岳十机摘要》一卷 存 1911?

清吴趋沈锦桐(谱琴)纂辑

时觉按:《联目》《大辞典》俱不载,收于《经史秘汇》,有吴翌凤家抄本藏上海图书馆,笔者所读为电子版,无序跋、目录,卷端署:吴趋沈锦桐谱琴氏纂辑手录。十机为:一曰动机阖辟也,二曰合机迟速也,三曰畏机强弱也,四曰会机远近也,五曰生机盈虚也,六曰气机劳逸也,七曰情机离合也,八曰失机伤损也,九曰时机长幼也,十曰阳机二火也。

《赤泉元签》不分卷 未见 1911?

清淮阴任瑗撰

时觉按:淮安河下镇吴鞠通医馆“历代名医名著”,列清代山阳县任瑗撰《赤泉元签》收于《楚州丛书》,笔者未见。

《市隐庐医学杂著》一卷 存 1913

清昆山王德森(严士,鞠坪,岁寒居士)撰

自序曰:不佞父兄师友,莫不知医,自幼见闻,略识门径。中年以往,糊口四方,稍稍涉猎方书,窥测《素》《灵》微旨,家人有恙,藉以自治,亲故见招,不能固却。世方多故,遂弃青毡,二十年来,渐深阅历,爰抒心得,用告病家,不能阿傅时流,安敢背违先哲,亦聊资考镜云尔。玉峰岁寒居士书于吴门市隐庐,时在癸丑清和月。

赵永年叙曰:岁寒居士夙好儒书,素研医术。不因人热,靡顾是非,随证处方,惟求其是,往往奏效甚奇。一日,出示所撰《医学杂著》一卷,荡涤肤辞,独称精义,针砭痛下,药石交投,虽全豹未窥,而一斑已见。余因怂恿登梨,出以问世,所谓医行仁术,亦恻隐之心所不能已耳,岂以求名哉?癸丑初夏,扬子赵永年谨叙。

谢逢源题诗曰:叔和家学传三世,彦伯奇方聚一龛。垂老著书耽市隐,不将鸿宝例淮南。保赤应在养老先,人心慈孝本同然。请将彭氏延年术,并入庄家《福幼编》。非关人世易炎凉,心气元来自感伤。省识性情中有药,医和医缓是真方。多君一片活人心,三绝韦编字字金,对客不妨弹古调,天涯到处有知音。癸丑浴佛日,拳石山人谢逢源题。

《中国医学大成提要》略曰:清王德森字严士,又号鞠坪,江苏昆山人。其书列苦口婆心语,论湿温症用药之误,麻症喉痛误以喉症治之必死说,急慢惊风辨,产前以攻病为安胎说,产后以甘温退虚热说……喉症亦有阴寒论,暑病有宜用参论,伤寒正名论等篇。爰抒心得,穷原竟委,阐解详明。炳章重为校勘,增以详注,阐发未尽余义,似觉更详且备矣。

《续修四库全书提要》曰:清王德森撰。德森字严士,号鞠坪,昆山人。儒而知医,遂以为业,故用“市隐”名其居。是书凡十四篇,大旨纠俗医因袭之失。第一篇曰苦口婆心语,次论湿温用药之失,论麻证喉痛以喉证治之必死,论急慢惊风,论产前以攻病为安胎,论产后以甘温退虚热,论虚弱人及幼孩遇当用克伐剂者宜早宜重,论小儿慢惊、痧子、痘证、脐风四者为难治之证,治得其法则难者亦易,论夹阴邪说害人,论阴证忌用寒凉,论血证不尽属火,论喉证亦有阴寒,论暑证有宜用参者,论伤寒正名。其说皆近世诸名家所已言,此荟萃诸说,稍加阐明,俾浅识者有所启悟耳,其中亦不免有琐屑拘泥之处。至伤寒正名一论,原本于《难经》“伤寒

有五”之语，陆懋修《世补斋文集》所论谓风寒湿热温之病，古统于伤寒，意在使人知仲景书实赅五者之治法，德森欲分揭风寒湿热温之名，意在防人误以治寒病之法统治诸病，彼此立论，各有其用意所在也。

时觉按：自序、赵叙、谢氏题诗，均署为癸丑，《联目》《大辞典》均作1853年成书，且有咸丰三年自刻本。经查，是书初刊于民国二年癸丑，有吴门刻本藏中医科学院、上海图书馆、上海中医药大学等处，并收于《医药丛书》《中国医学大成》。王氏生于咸丰六年，卒于民国三十二年，故《联目》《大辞典》均误。

《绎庐医说》一卷　存　1914

清常熟严镇寰(绎如)撰

自序曰：谚云：秀才学医，如菜作虀。镇寰于光绪己亥始习岐黄之学，先父韵兰公常诫之曰：为医最易造孽，汝其慎之。公手辑良方不少，合药施送，不厌其烦。凡所购医书及旧藏善本不下数十种，镇寰每阅一书，随手摘录，以便记诵，名之曰《医学囊括》；后又采集各家治法，略分门类，谓之《医学精义》，藏诸箧中，未敢出以示人也。兹编乃就见闻所及漫为解释，管窥蠡测，未必悉当，倘蒙四方知医大家匡其不逮，不胜欣幸。民国三年岁次甲寅孟夏，常熟严镇寰绎如氏识。

王庆芝跋曰：范文正公尝曰，不为良相，必为良医，盖言医之可以救人也。夫以救人之道行医，必其精习方书，洞明理学，始可以出而应世。今之悬壶市上者，我不知其所学奚似，乃往往有药不对症致误人之生命者，救人云乎哉？吾友绎如，高尚士也，博雅通才而于医理尤为精邃，凡病者所求，医辄有效。不屑屑于世途争名利，暇则以诗酒自娱，是可想见其为人。所著《医说》一卷，寓意精深，说理明彻，非于此中三折肱者，恐未易道其只字也。读竟，为之醰然，谨书数语以志景仰。时甲寅夏五月中浣，同里王庆芝跋。

李士玙跋略曰：夫医之所以能生人者药也，而能杀人者亦惟药。药者医家之兵也，善用之则足起死而生之，不善用之，不惟病不能治而益以甚其病。何也？人之虚实表里温凉燥湿，病者之状，瞬息万变，而医者以一成不变之道应之，但曰某经方也，某良方也，是曾活人者也，胶柱鼓瑟，党同伐异，至病不能救，药不能及，辄委其咎于药之误人也，而药不任咎矣。严先生绎如，儒而医者也。虽不知其应变之才、临症之方能合于用兵之道否，而要其说之博综条贯，已非泥一家言、守一师法可比。《记》曰：能尽人之性，则能尽物之性，能尽物之性，则可以赞天地之化育。绎如之为医，庶几能尽人物之性者欤？然乎？否乎？请质诸读是书者。甲寅李士玙敬跋。

时觉按：《联目》《大辞典》不载，有民国三年铅印本藏常熟图书馆。扉页作：严绎如先生著，《绎庐医说》，王庆芝题：卷端署：常熟严镇寰绎如氏著，男之馨、子馨校字。无目录，载医说、求医说、慎疾说、方论、陈修园医学实在易论、医贵权变论、识脉方能识病论等医论二十六篇。

上医论医话类，共二百八十一种，其中现存一百十七种，残阙二种，未见十二种，已佚一百五十种。

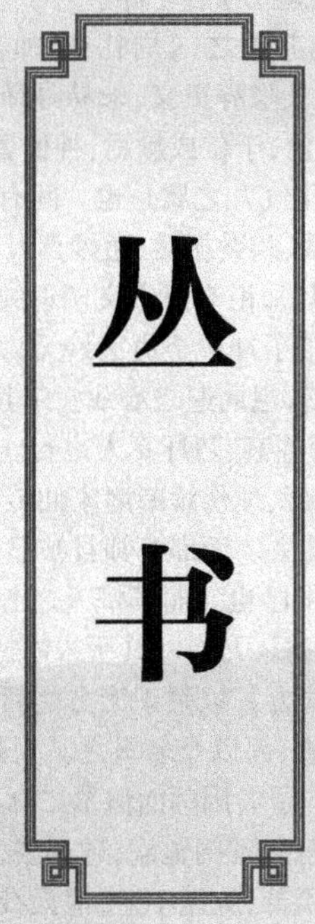

《青囊杂纂》九种九卷　存　1459

明东吴邵以正(通妙真人)辑

子目:《济急仙方》《徐氏胎产方》《仙传济阴方》《仙传外科集验方》《秘传外科方》《仙授理伤续断方》《上清紫庭追痨仙方》《小儿方》《秘传经验方》各一卷

陈鉴序曰:医,仁术也,自古圣王莫弗重之,《周礼·医师》属之天官,盖可见矣。医之为书,自《素问》《灵枢》而下,无虑数十百家,或至百卷,且隐辞奥义,未易寻绎,专门名家亦或得此失彼,况穷乡下邑窭人细夫,一或有疾,何克济哉?是不能周编广洽,于仁或歉焉,神仙者流为是虑也。时也,一奇方奥诀,使对证而药之,无弗愈者,若王省乾遇仙丹、黄姑山化气丸之属是也。间有得之者又谨秘之弗泄,是亦非仁者之所用心,君子有弗取焉。若今悟玄养素、凝神冲默、阐微振活、通妙真人,吾苏邵尊师以正《青囊杂纂》一书,殆所谓周遍广洽,庶几乎仁人之所用心者欤?自其师祖今封崇文广道纯德赵真人宜真,已广参博访,搜罗于耳闻目睹之余,手自传录,积久弥多,遂付其高第弟子冲虚至道玄妙无为光范衍教庄静普济长春刘真人渊然,且曰:方以济人,亦吾徒参功一事也。然传之不博,岂周遍之心哉?尔其识之,当有以成吾志也。未几,长春遂大倡其道于高皇时,暨事文皇、仁庙、宣庙,益衍益盛,乃拜真人之封。洪武间,寓冶城朝天宫西山道院,爰取前所受方书,若济急、济阴、外科、胎产、小儿、追痨、理伤续断诸家仙传秘授神效奇验者,类为八卷,刻梓以行,人受其赐者七八十年。长春既归老冶城,寻亦仙去。而邵尊师日被显用,其道之所以阴翊皇度、康济斯民者,亦不减于长春,恩宠之盛,骈养俪美,迨今进尤未已也。而其济人之心盖惓惓焉不能忘,故凡天下之至人真士,莫不愿见以吐奇出妙为先容,师皆款接之无虚日,乃得增其所未能,广其所未闻。玄机密旨,海上局中,俱收并蓄,遂择取尝亲验者别为一编,曰《秘传经验方》,以附于诸方之后。寻又以旧本书画微妙,且岁久日就漫灭,乃谋新之,而益以所附,更为九编,厘为三卷,而以今名贯之。大其书而疏其列,虽耄老眵昏,亦可辨其为某某,诚有便于人。人间持以示予,请言首简。予尝因师而慨慕二真人之遗风。赵真人为宋燕王德昭十三世孙,幼颖悟博学,厌饫经史,习举子业将仕矣,每赴省闱辄病,遂弃去,学道于尘外曾真人,既得法,精修于雩都之紫阳观。道成召风雷,驱鬼魅,时雨旸,援疾苦,施无不验,值元社已屋,弗克大显于时,而远近宗师之者无虑百数十人,惟长春大亢厥宗,益鸣其道。祭酒胡若思先生传其事甚悉,独予闻其羽化冶城时,八月尚暑,公卿大夫及士庶人吊祭瞻仰于门者凡七日,端坐凝然,容貌若生,此其有得于师者为不少矣。今师实嗣二真人之派,且亲炙于长春之门者既久,视他弟子独厚,其所得者必深,故能汲汲济人,以仰承师志如此。又非周遍广洽,以几乎仁人之所用心者邪?是书之行,使天下之人家贮一本,则固不必召医请药,而可愈疾于目前,则亦不必冒寒数百里而以迎医为义矣。是虽未尝调药和剂以生活人,其所以阴厚斯人者不既多乎?葛稚川著《金匮》《肘后》之方于世,已而仙化,而名益显,是书要不与之同一揆邪?师之名其亦与稚川同垂于后世无疑矣。虽然,师岂假是以徼名哉?不过推二师之惠,以广济人之心耳。然是心既行,而欲其名之不垂,不可得已。因序论是书之所自而并及之。而予之荒钝无似,亦因以托姓名于不朽云。天顺三年岁次己卯秋八月朔,赐进士及第翰林国史修撰前经筵讲官同郡陈鉴缉熙书。

自后序曰:以正初得法于先师冲虚至道玄妙无为光范衍教庄静普济长春刘真人,首以忠君孝亲、济人利物为勉,曰:度世之道非功行兼修、人己并济,未易得也。既而窃观先师平昔动静,语默一志,于斯无少背戾。既又获观其洪武中寓南京朝天宫西山道院时集成医家之书凡八帙,曰《济急仙方》《徐氏胎产方》《仙传济阴方》《仙传外科方》《秘传外科方》《理伤续断方》《紫庭追痨方》《小儿痧痘方》,皆吐露玄微,探极幽蕴,间投诸疾,辄施辄效。譬之庖丁之解牛,克中肯綮,由基之射,发必中的。间请其所得之由,先师遂滂滂泣下沾襟,已乃曰:此吾师崇文广道原阳赵真人拾袭以委付者也,予编校绣梓,盖亦有年,此亦吾向所谓利济之一端也。且吾师之道裕于己施于人,已卓有明效,犹曰:是未足以弘吾道也。故凡一善之可为者,莫不孜孜焉恐或失之,而于医道尤注意焉。又曰:与其功由于一己,孰若恩出于众人?吾心将图寿梓而力未暇为,尔其勉之。吾服膺师训,拳拳于怀,今而勉成兹刻,而吾师仙化,不知去此几尘矣,教言犹在耳也。呜呼!痛哉!以正获闻斯言,识于心久矣,曾未几时,先师真人辞归冶城,亦既羽蜕,而是书之板日就漫漶,间有不可晓者,且字画细琐,观者病焉。以正闻于高人达士、名医钜公所闻所未闻,已试而效者,别为《秘传经验方》一帙,附于诸方之后,以广济□之功,总名之曰《青囊杂纂》。□善书者,更录善本重锓诸梓,以广流传,上以诠二师济世好生之本心,亦以尽区区继述万一云耳。若夫使斯人无札瘥夭阏之虞,咸归于仁寿之域,又何其快哉!故特□颠末于左,方庶知是书□□自云。天顺三年岁次乙卯中□□悟玄养素凝神冲默阐微振法通妙真人东吴邵以正□。

《明史·方伎传》曰：刘渊然徒有邵以正者，云南人，早得法于渊然。渊然请老，荐之，召为道录司左玄义。正统中，迁左正一，领京师道教事。景泰时，赐号"悟玄养素凝神冲默阐微振法通妙真人"。英宗复辟，以正具疏辞，诏以左正一闲住。未几，真人张元吉荐其戒行，诏复真人，仍掌道教。天顺六年八月卒。

时觉按：有明弘治崇德堂刻本藏中国中医科学院、南京图书馆，并有抄本藏上海中医药大学。自后序署为"东吴邵以正"，而《明史·方伎传》称为""云南人"，同治《雩都县志·艺文》载有邵以正《名医纂集》，籍贯各异，或为祖籍占籍不同，或因云游四方所致。

《家居医录》八种十三卷　存　1529

明吴县薛己（新甫，立斋）撰注

子目：薛己撰《内科摘要》二卷、《女科撮要》二卷、《正体类要》二卷、《疠疡机要》三卷，宋陈文中撰薛己注《陈氏小儿痘疹方论》一卷，钱乙撰薛己注《保婴金镜录》一卷，薛己撰《口齿类要》一卷、《保婴粹要》一卷

时觉按：崇祯十五年《吴县志·人物十九》载录，乾隆十三年《苏州府志·艺文一》作六卷。有明嘉靖刻本，中国中医科学院藏第一、二种，上海中医药大学藏第三至第八种。

《薛氏医案八种》二十九卷　存　1529

明吴县薛己（新甫，立斋）撰注

子目：宋阎孝忠辑薛己注《钱氏小儿直诀》四卷，宋陈自明撰薛己注《外科精要》三卷，元倪维德《原机启微》二卷，薛己《外科枢要》三卷、《疠疡机要》三卷、《正体类要》二卷，王纶撰薛己注《明医杂著》五卷，薛铠《保婴粹要》七卷

时觉按：《联目》《大辞典》俱不载，《中国医籍通考》载明末刊本藏上海中医药大学。

《薛氏医案九种》十九卷　阙　1529

明吴县薛己（新甫，立斋）撰注

子目：元倪维德《原机启微》二卷，薛己《原机启微附录》一卷、《内科摘要》二卷、《保婴金镜》一卷、《痘疹撮要》四卷、《痘疹方论》二卷、《女科撮要》二卷、《外科枢要》四卷，《嗣产法论》一卷原缺

时觉按：《联目》《大辞典》俱不载，据《中国医籍通考》有崇祯五年壬申十竹斋刊袖珍本。

《薛氏医案十种》二十三卷　未见　1529

明吴县薛己（新甫，立斋）撰注

子目：元倪维德《原机启微》二卷，薛己《内科摘要》二卷、《外科枢要》四卷、《女科撮要》二卷、《痘疹撮要》四卷、《五运六气说解》、《伤寒秘要》、《金镜录伤寒论证舌法图说》、《伤寒五法》、《陈氏痘疹方论》

时觉按：《联目》《大辞典》俱不载，据《中国医籍通考》有崇祯五年壬申十竹斋刊袖珍本。

《薛氏医案十六种》七十八卷　存　1529

明吴县薛己（新甫，立斋）撰注

子目：宋陈自明撰薛己注《妇人良方大全》二十四卷，明薛铠《保婴撮要》二十卷，明王纶撰薛己注《明医杂著》六卷，宋陈自明撰薛己注《外科精要》三卷，薛己《外科枢要》三卷，宋阎孝忠辑薛己注《钱氏小儿直诀》四卷，元倪维德《原机启微》二卷，薛己撰《内科摘要》二卷、《女科撮要》二卷、《疠疡机要》三卷、《正体类要》二卷，宋陈文中撰薛己注《陈氏小儿痘疹方论》一卷，薛己《保婴粹要》一卷、《口齿类要》一卷、《保婴金镜录》一卷，元杜本《外伤金镜录》一卷

朱明序曰：明不佞抱心胀之疾，已五阅岁矣，其腹枵然而饱闷莫食，苦楚万状。凡百里内有善医者，无不延而治之，药炉不寒，负痾如故。丁卯夏，就医润州，泊吴阊门，夜梦一老翁携杖叩蓬窗而呼予曰：汝无前去，盍急返急返？予以梦语谆谆，似恐旦暮登木，亟命舟子努掉，一日即抵舍，默然良久就寝。及夜半，复梦前所见之老翁曰：子归乎！子所服之药皆误，但以矾水煮陈香圆汤饮七日，其病无不愈者。予遂跪而问焉曰：先生

何人？明当何报？曰：予立斋薛已也，生平好著书，有医书十六种行世，其板一在金陵，一在秀水沈氏，已俱缺失不行，予一片济民爱物之心，遂斩而不传矣。子介士也，家虽贫，何不拉一二好事者为予重梓之，倘其事告竣，则予尚甚食君德，何言报为？言已遂寤。七日如方治之，果霍然病已。及秋过槜李，以事述于蒋髯癯、卜而两先生，皆曰方书浩繁，不下充栋，简当者无过此书，况予与诸友悉已雠校，君若谋刻，予二人当为助也。即检而付诸剞劂氏。天启丁卯嘉平，东海文纬氏朱明记。

蒋宗澹序略曰：予闻之医有五难，沈存中论之详矣。辨疾之难一也，治疾之难二也，服药之难三也，处方之难四也，辨药之难五也，此五难者诚至难矣。我明惟立斋薛公能备悉之，所传十六种医书其左券也，或著或述，或删或补，或阐先哲不传之秘，或缵先人未竟之业，沉深敏慧，契轩岐于千古之上，而令天下无不可医之病。至哉！仁人之用心乎？迄今日者其骨已朽，其言半欲湮矣，蚩销墨蠹，为之奈何？不意与予友朱文纬氏遂成梦寐之交，故特重付诸梓，以继不朽。倘后之君子有能读其书、应其病，则向所谓五难者不亦易易乎？时崇祯改元戊辰季春日，槜李蒋宗澹书于三径草堂。

《四库全书提要》曰：《薛氏医案》七十八卷，通行本，明薛己撰。己字立斋，吴县人。是书凡十六种，己所自著者为《外科枢要》四卷、《原机启微》三卷、《内科摘要》二卷、《女科撮要》二卷、《疠疡机要》三卷、《正体类要》二卷、《保婴粹要》一卷、《口齿类要》一卷、《保婴金镜录》一卷，其订定旧本附以己说者，为陈自明《妇人良方》二十四卷、《外科精要》三卷，王纶《明医杂著》六卷，钱乙《小儿真诀》四卷，陈文中《小儿痘疹方》一卷，杜本《伤寒金镜录》一卷及其父铠《保婴撮要》二十卷。初刻于秀水沈氏，板已残阙。天启丁卯，朱明为重刊之，前有明《纪事》一篇，载明病困时，梦己教以方药，服之得愈，又梦己求刻此书。其事甚怪，然精神所注，魂魄是凭，固亦理之所有，不妨存其说也。己本疡医，后乃以内科得名，其老也，竟以疡卒，诟之者以为温补之弊，终于自戕。然己治病务求本原，用八味丸、六味丸直补真阳真阴以滋化源，实自己发之。其治病多用古方，而出入加减，具有至理，多在一两味间见神明变化之妙。厥后赵献可作《医贯》，执其成法，遂以八味、六味通治各病，甚至以六味丸治伤寒之渴，胶柱鼓瑟，流弊遂多。徐大椿因并集矢于薛氏，其实非己本旨，不得以李斯之故，归罪荀卿也。世所行者别有一本，益以《十四经发挥》诸书，实非己所著，亦非己所校，盖坊贾务新耳目，滥为增入，犹之《东垣十书》《河间六书》泛收他家所作以足其数，固不及此本所载皆己原书矣。

时觉按：又名《薛氏全书》，上海中医药大学所藏明崇祯元年戊辰三径草堂朱明刻本为现存最早版本，并收于《四库全书》。《中国医籍考》卷五十八载录。

《薛氏医案二十四种》一百零六卷　存　1559

明吴县薛己（新甫，立斋）撰

子目：较《十六种》减《保婴粹要》；增：元滑寿《十四经发挥》三卷、《难经本义》二卷，明徐彦纯《本草发挥》四卷，元朱震亨《平治荟萃》三卷，元马宗素《伤寒铃法》，宋陈自明辑明薛己注《外科心法》七卷，《外科发挥》八卷，薛己《外科经验方》，明陶华辑《痈疽神秘验方》

吴琯序略曰：明孝庙时，乃有吴人薛己，以医方仕至南北太医院院判，历事武肃三朝，号称国手。尝好著书，自《图经》《素》《难》以下，禁局诸方药论多所校正发明，并以己尝治验方案前后版行。第其传播未远，遗帙颇多，医门之士，恒窃慨焉。顷余校书虎观，偶得其书数种，驰送诸名医勘阅，谓宜复梓，以博其传，亦仁者用心之一。因并购其全书，得若干种，合为一部，离为四科，科以类次，凡为经论内科者，为婴儿科者，为妇人科者，为外科者，各若干种卷，付之剞劂，易岁告成。予窃私喜，复阅再三，因辄序而论之曰：医也者，先王所以重民命，拯夭昏，跻之仁寿，幽赞于化育者也，可易言哉？盖以斯道隐远，玄奥难原，自非圣贤灵衷，天授神启，专攻世笃，乌能特诣精良、辄奏全效乎？故在上古，则有岐伯、俞跗，固天纵之矣。至于中世，则有扁鹊、秦越人及汉太仓令，名最著显，然仓公以阳庆取精，越人以长桑知物，有由然也。虽云所授禁秘，莫可既传，而列之图经，垂之竹帛，犁然可睹。后世之书，医方脉案实自此始，道与世俱，递相祖述，代有其人，录在史传方志，指可偻数。间若仲景之论伤寒，东垣之发内伤，河间之表热病，丹溪之明杂症，其于经论，羽翼为多，可谓具体者矣。薛氏起当明盛，久事禁中，因得遍窥奥典，通习诸科，遂能援经精义，随病即功，立一家言以明斯道，视于诸子，其新安之集大成欤？业是科者诚能溯此尚论轩岐，斯亦登泰山者之先梁父乎？虽然，书不尽言，言不尽意，如必因书以求言，则有出于言表者不必尽于书，如必因言以求意，则有出于意表者不必尽于言。虽薛氏有不能自知者，余则乌能知之？在善学者能自得之耳。善夫！郭玉有言曰：医之为言意也，毫芒之际，可得而解，不可得而言。于书于何有？《易》曰：神而明之，存乎其人。此之谓也。

时觉按：初刻于万历年间，有十余种版本，并收于《四库全书》。

《医学六经》六种六十八卷　存　1550

明上海顾从德（汝修）辑

子目：唐王冰注《重广补注黄帝内经素问》二十四卷、宋史崧音释《黄帝内经灵枢经》十二卷、晋皇甫谧《针灸甲乙经》十二卷、元滑寿《难经本义》二卷、晋王熙《脉经》十卷、汉华佗《中藏经》八卷

时觉按：有吴勉学翻刻校刊重印本藏上海中医药大学。顾从德，字汝修，生明正德十三年戊寅十二月，卒万历十五年辛亥春。父顾定芳，字世安，号东川，官修职郎太医院御医。

《重编古本东垣十书》　佚　1565

明娄东邵弁（伟元，玄沙）撰

时觉按：民国《江苏通志稿·经籍》载录。

《医学统宗》七种八卷　存　1569

明海陵何柬（文选，一阳子）撰辑

子目：《难经本义补遗》二卷、《治病针法》一卷、《诊家枢要》一卷、《医书大略统体》一卷、《卮言》一卷、《杂录》一卷、《试论》一卷

刘浴德《何一阳传》略曰：何一阳，泰州人，姓何名柬，字文选，号一阳子，儒医也。事潘西泉如师，推尊撄宁生，学可知已。著《医学统宗》。尝谓伤寒传足不传手，足经先受，手经亦传，故言足不言手也。传足经不传手经，有是理哉？前人屡立辩矣。何刘草窗言不讷而人物混淆，造未精而诞论穿凿？噫！伤寒阃奥岂井蛙可僭吹哉？赞曰：草窗伤寒传足不传手之辩，言巧似是，甚出不经，惑世诬人。一阳子痛斥其非，足破千古谬谭。噫！使刘君可作，见之而不汗颡者非夫也。（《医林续传》）

时觉按：《医藏书目》载录是书八卷，清后绝少流传，子目诸书除《诊家枢要》外，亦不见国内现存书目。《中国医籍考》卷六十载录何东文《医学统宗》，"未见"。日本京都大学图书馆藏有隆庆三年刻本，2002 年收于《海外回归中医善本古籍丛书》，人民卫生出版社排印出版。

《医学集览》十二种二十九卷　存　1603

明吴县薛己（新甫，立斋）主编，休宁詹景凤（东图）重刊，祝大年、应天张三锡（叔承，嗣泉）、王嘉徵等辑校

子目：滑寿《难经本义》二卷二册、戴起宗《脉诀刊误》一卷二册、滑寿《十四经络发挥》三卷一册、敖氏《敖氏伤寒金镜录》一卷一册、马宗素《伤寒钤法》一卷一册、倪维德《原机启微》二卷二册、薛己《原机启微附录》一卷一册、薛己《立斋外科发挥》八卷四册、薛己《外科心法》七卷四册、薛己《外科经验方》一卷一册、陶华《痈疽神秘验方》一卷一册、胡元庆《痈疽神秘灸经》一卷一册

汤聘尹《太医院翻洗医书改修圣医庙叙》曰：太医院之旧盖有三皇庙，为示民有本也。其祀太皞炎黄氏，其所曹而配食自岐跗和扁仓佗而下是秩。岁久滋圮久，亦莫之或有治也。在位咸曰：庀材与工而蔑从。万历己丑七月，余同舍詹君实以摄官视篆院中，既周阅，次而及庙，庙壁四决则豁若，檐宇摧若，削像袭风雨剥若。君戚而忾曰：慢乎！是哉！有举而日几废也，若国与民何已？复曰：吾禄是矣，虽是阙也，谁非吾阙乎？乃大释俸镪为畀执事，戒修劝惕夙夜。功再月而竣，栋桷垣瓦门阶像设于是乎尽如其旧，而日隳加为。君喜来以告，且课曰：庙复矣，抑吾难其名为。夫以三皇而享斯也者，非天子将不任，以医常隶而承祀事，庸福徼也者，非医之类将无受。吾欲更是命也，以圣医吾犹不敢专自也，而敢固曰，唯子卜也而后从。余曰：善乎。其兹课也，三皇之皇也，实开百王，是故其在祀也先百王。夫医三王之细与夫生生之待于医也实大，以医师之贵其先也，与其神明而作法也，而无忘报祀为则可以，所谓百王配天地，皇皇明禋于后王万亿，惟世而将偏祀以所非其地，荐以物非备，主以所非位，当一有司而曰神其我躅而曰：吾能事鬼，神则不可。君起拜曰：远乎，子言庙乃知有定矣，吾又弘所不足为退。遂易书庙额，厥明俾余记事始终云：君休宁人，名景凤，字东图，于学无所不通，在院视诸方书板刻讹误，皆为补正，而皆给以俸私，君于医是故称多功。万历十有八年中和节，南京吏部考功清吏司郎中前给事吏户礼工四科侍经筵出参闽藩长洲汤聘尹撰。

冯景隆序曰：先儒以医家埒之农圃卜筮属，谓非君子所务之大，然而赞助化育以康济兆民，功莫伟焉。故

自有书契以来，首著医方以昭万世，世岂能一日去医哉？我明设官之始，即有太医院隶之礼部，而分局置属以惠济军民，诚不以小道忽之，而风天下之业医者知所重也。院故立祠祀三皇，其所藏有《脉诀刊误》《经络发挥》等书十二种，皆阐明医学最为精切。历岁既久，官或缺人而摄篆者往往视为传舍，致庙栋倾颓，书板残缺，是岂国家设专官以重民命意耶？兹我同舍郎詹君东图往署事，不数月即为葺其祠，更名圣医，以正推崇本源之义，检阅诸书，清其蚀蠹者，补所未备者，焕然一新，此可谓莅其事即尽其职者矣。且东图以文章名海内，而惓惓留意于医，于以见吾儒原未尝小视夫医道。使后之领院事者自重其术，而以其所业励各属，各属励其所业，以风天下之业医者，东图遗惠不既普哉？功不在于一修补缀间已矣。时万历庚寅季春朔日，会稽冯景隆叔熙甫撰。新安詹濂书。

詹景凤序曰：我国家明例，大医院掌院缺则以吏部郎署其事。予以署事入院，问官士生习学何书，曰：科十三，书十有二编，板刻在库。予取而阅之，岁久板多缺失，字磨灭者十之四。乃周视院宇，则门之右有三皇庙，像祀羲农黄帝以下以迄历代名医凡若干人，庙四壁圮，中一堂土阶，蒿塞枝柱而已。诸像风雨不蔽，予甚恻焉。顾问管库，则库若罄悬，而署事者恒不五六月代矣。将如大医院何？吾同舍汤君国衡、冯君叔熙、周君君衡、幸见教之，曰：君视事，一日即一日任之矣，欲奚竢焉？予敬拜受教而力莫之办也，居四阅月，例当得直，乃先令署吏目孟继孔度其费，既直入，则以授吏目张鸣凤、库大使刘文炼主其办。于是筮日斋戒，首饬庙之堂皇，下为唐陈，次以砖四周为垣，覆以瓦，前起庙门，涂以丹臒，以三皇之称于医无取，更额曰：圣医庙。庙竣，乃从事书刻简，医士得祝大年、张三锡，令借善本订校而正其讹字，补其板之缺失者，与其磨灭之不可读者。工甫完而印布诸局，掌院张公至矣，若令院人瞻庙貌而探医源，诵简编而钻医理，以不负朝廷设院开局、惠民寿国之意，则今日张君事也，予不敢云。张君名应试，吴人。时万历十八年仲春朔旦，新安詹景凤著，族弟詹濂书。

萧瑞麟序曰：盖稽高皇帝设官以大医院附诸卿寺后，官报缺即以铨曹郎署之，亦既重矣。非重官也，重医也。医者天下之大命，轩农以来，传之于今，咸日用需之，几与六籍并烈。会官南院张君考绩行，余往摄其事制也，余睹署中所藏方书十二种，往为东园詹公校行于世，今其书具在，残缺有间矣。爰命医士祝大年、王嘉徵等厘缉之以授剞劂，而弁之曰《医学集览》。余独因是有感焉，人情急需之，即庸医亦倚命也，缓需之，即古方亦土苴也。居尝土苴古方，及罹于患而倚命庸医焉，计左失当矣。是故病者伛立白首医门而齐王貌荣，虽扁鹊之言弗入。吁，嗟乎！天下情形，大都如此矣，宁独医哉？万历三十一年孟秋朔旦，文江药水瑞麟子仁甫撰。

太医院医书总目次序曰：第一编《难经本义》贰册，《难经》出秦越人，滑伯仁作为本义，词理条晰。医家宗旨竟是矣，故首列焉。第二编《脉诀刊误》贰册，本出高阳生，讬言王叔和著，实非叔和书也。元教授戴起宗为作刊误，医家入门多宗焉，故宜列之于次。第三编《十四经络发挥》壹册，出滑伯仁，分别五脏六府、周身穴道，故又次焉。第四编《伤寒金镜录》壹册，出元人敖氏，辨伤寒三十六舌。第五编《伤寒钤法》壹册，出马宗素，讬言张仲景著，其法不辨脉症，惟以病者生年月日加临得病之日为某症用某药。第六编《原机启微》贰册，出倪仲贤，尽治目疾之妙。第七编《原机启微附录》壹册，出薛己。第八编《外科发挥》肆册，出薛己。第九编《外科心法》肆册，出薛己。第十编《外科经验方》壹册，出薛己。第十一编《痈疽神秘验方》壹册，出陶华。第十二编《痈疽神秘灸经》壹册，出元胡元庆。冠带医士祝大年校修。

时觉按：《联目》《大辞典》俱不载，国内无存。《日藏汉籍善本书录》载，日本内阁文库藏有明万历三十一年序刊本二十二册，为原枫山官库旧藏，前有总序，并有目次，2016 年中华书局收于《海外中医珍善本古籍丛刊》第 374~377 册影印出版。由诸序可知，是书乃南京太医院官刻医书教材，嘉靖间太医院判薛己主持编撰、校补、刊行；万历十八年由詹景凤主持，医士祝大年、张三锡校修重刊；万历三十一年祝大年、王嘉徵再为辑订，定名《医学集览》。

《合刻二种医书》五十八卷　存　1579

明山阴徐用诚（彦纯），海陵刘纯（宗厚），义乌虞抟（恒德，花溪，恒德老人）原撰，明京山李维桢（本宁，大泌山人）辑刊

子目：明徐用诚撰刘纯续增《玉机微义》五十卷，明虞抟撰《医学正传》八卷

时觉按：有明万历浙江布政司刻本藏中国中医科学院、北京大学。

《壶隐子医书四种》五卷　存　1603

明淮阴刘浴德(肖斋,子新,壶隐子)撰辑

子目:《脉赋训解》一卷、《脉诀正讹》一卷、《壶隐子应手录》一卷、《壶隐子医谭一得》二卷

时觉按:有清抄本藏中国国家图书馆,2002年收于《国家图书馆藏稀见古代医籍钞(稿)本丛编》,影印出版。前三种又合编为《脉学三书》。

《古今医统正脉全书》四十四种二百零四卷　存　1601

明金坛王肯堂(宇泰,损庵,念西居士)汇辑,歙县吴勉学(师古,肖愚)编刊

子目:见下《续修四库全书提要》

吴勉学序曰:医学之统,其来远矣,自神农氏尝百草,一日而化七十毒,是有《本草》;黄帝与岐伯天师更相问难,上穷天文,下穷地理,中拯民瘼,而《内经·素问》作焉。其间推原运气之变迁,阐明经络之标本,论病必归其要,用药务协其宜,井然而有条,粲然而不紊。若《天元纪大论》《六元正纪大论》《五常政大论》《气交变大论》《至真要大论》数篇,乃至精至微之妙道,诚万世释缚脱难、全真导气、拯黎元于仁寿、济羸劣于生全者之大典也。轩岐以下,代不乏人,扁鹊得其一二,演而为《难经》,皇甫士安次而为《甲乙》,杨上善纂而为《太素》,而全元起之解,启玄子之注,俱彪炳璀璨,为一时宗。独汉长沙太守张仲景揣本求源,探微索隐,取大小奇偶之制,定君臣佐使之宜,而作医方,真千载不传之秘。汉唐以下学者,岂不欲直探玄微,而理本深幽,无径可入,如巢元方之作《病源》书,孙思邈之作《千金方》,辞益繁而理愈昧,方弥广而法失真,《内经》之书施用者鲜矣。及朱奉议宗长沙太守之论,编《南阳活人书》,仲景训阴阳为表里,奉议解阴阳为寒热,差之毫厘,谬以千里,其活人也固多,而其杀人也岂少哉!幸守真刘子《要旨论》《原病式》二书既作,则《内经》之理昭如日月之明,《直格》《宣明论》二书既作,则长沙之法约如枢机之要,如改桂枝麻黄各半汤为双解散,变十枣汤为三花神佑丸,真有功于医门者。同时有张子和者出,与麻知几讲学,而作《儒门事亲》,其书曰吐中有汗,泻中有补,圣人止有三法,无第四法,乃不易之确论。于是人知有刘、张之派矣。若东垣老人明《素问》之理,宗仲景之法,作《济生拔萃》、《十书》以传于世,切脉取权衡规矩,用药体升降浮沉,而王道霸道,其说大明。至丹溪朱氏,伤寒、内伤杂病无不精研,痰火奥义尤其独得,宋太史濂谓其集医家之大成,诚哉是言也!及我朝修《大观本草》,制《铜人俞穴》《针灸经》《御赐医方》等书层见叠出,圣祖仁天下之心,与轩岐一致,是以明医互兴,如陶节庵之《伤寒六书》,发仲景之未发,薛己之外科,补东垣之所未备,戴元礼之《证治要诀》、葛可久之《十药神书》、钱瑛之《小儿方论》,亦无忝于丹溪,昭代作人之功,其盛矣乎!不佞勉学,闻见寡昧,而于医学独加意焉。窃谓医有统有脉,得其正脉,而后可接医家之统。医之正脉始于神农黄帝,而诸贤直溯正脉,绍其统于不衰,犹之禅家之仙派,千万世相续而不绝,未可令其阙略不全,使观者无所考见也。因诠次成编,名曰《医统正脉》而刻之。万历辛丑仲夏六月,新安吴勉学书于师古斋中。

《续修四库全书提要》曰:二百十三卷,明王肯堂汇辑,吴勉学编刊。肯堂有《证治准绳》,《四库》已著录。勉学字师古,歙县人。多刻古籍,不善校雠。是书首有勉学自序,但云诠次成编,不叙原委,总目列肯堂汇辑之名,似肯堂资以藏书而勉学编刊,若由肯堂手定,当不致如此草草。计《黄帝内经素问》二十四卷,《灵枢经》十二卷,《难经滑寿注》二卷,张机《伤寒论成无己注》十卷,《伤寒明理论》三卷,《续论》一卷,《金匮要略》三卷,《华佗中藏经》八卷,皇甫谧《黄帝针灸甲乙经》十二卷,王叔和《脉经》十卷,朱肱《类证活人书》二十二卷,刘完素《素问元机原病式》一卷,《宣明论方》十五卷,《素问病机保命集》三卷,《伤寒医鉴》一卷,《伤寒直格方》三卷,《伤寒标本心法类萃》二卷,《伤寒心要》一卷,常德《伤寒心镜》一卷,张从正《儒门事亲》十五卷,崔真人《脉诀歌》一卷,李杲《脾胃论》三卷,《兰室秘藏》三卷,《内外伤辨惑论》三卷,王好古《此事难知》二卷,《汤液本草》三卷,《医垒元戎》十卷,《癍论萃英》一卷,王履《溯洄集》一卷,齐德之《外科精义》二卷,朱震亨《局方发挥》一卷,《格致余论》一卷,《丹溪心法》五卷,附录一卷,《脉诀指掌》一卷,《金匮钩玄》二卷,《医学发明》一卷,《活法机要》一卷,戴原礼《证治要诀》十二卷,《类方》四卷,陶华《伤寒琐言》一卷,《家秘的本》一卷,《杀车槌法》一卷,《一提金》一卷,《截江网》一卷,《明理续论》一卷,凡四十三种,共二百十三卷。其于诸书未尽访求善本,又编次不整,先后紊乱,一人之书分列夹杂,似出随刻随编,校勘粗疏,显然舛误,不胜枚举,后来重翻之本,尤为草率。故其书不为世重,其中古籍及精要者多已收入《四库》,近有单行旧刻,亦续有著录,因其书通行已久,仍存其目焉。

道光七年《徽州府志·人物志》曰：吴勉学，字师古，博学多藏书，尝校刻经史子集数百种，雠校精审。其所辑《河间六书》今列入《四库全书》中。

光绪七年《重修安徽通志·子部》曰：勉学字肖愚。

时觉按：是书最早刻本为万历二十九年辛丑吴勉学校刻本，而据吴序所述"医统正脉"之意，并直言"因诠次成编，名曰《医统正脉》而刻之"，似为吴氏所汇辑。其以林开燧《活人录汇编》误为朱肱《类证活人书》，亦决非医学大家王肯堂所致，故是书殆为吴氏汇辑而托王氏大名以售者欤？

《证治准绳》六种四十四卷　存　1608

明金坛王肯堂（宇泰，损庵，念西居士）撰

子目：《杂病证治准绳》八卷、《类方准绳》八卷、《伤寒证治准绳》八卷、《外科证治准绳》六卷、《幼科证治准绳》九卷、《女科证治准绳》五卷

《四库全书提要》曰：《证治准绳》一百二十卷，通行本，明王肯堂撰。肯堂有《尚书要旨》，已著录。是编据肯堂自序称："先撰《证治准绳》八册，专论杂证，分十三门，附以《类方》八册，皆成于丁酉、戊戌间。"其书采摭掠繁富，而参验脉证，辨别异同，条理分明，具有端委，故博而不杂，详而有要。于寒温攻补无所偏主，视缪希雍之余派虚实不问，但谈石膏之功，张介宾之末流诊候未施，先定人参之见者，亦为能得其平。其诸伤门内附载传尸劳诸虫之形，虽似涉乎语怪，然观北齐徐之才以死人枕疗鬼疰，则专门授受，当有所传，未可概疑以荒诞也。其《伤寒准绳》八册、《疡医准绳》六册，则成于甲辰，《幼科准绳》九册、《女科准绳》五册，则成于丁未，皆以补前书所未备，故仍以《证治准绳》为总名，惟其方皆附各证之下，与杂证体例稍殊耳。史称肯堂好读书，尤精于医，所著《证治准绳》，该博精详，世竞传之。其所著《郁冈斋笔麈》，论方药者十之三四，盖于兹一艺用力至深，宜其为医家之圭臬矣。

《明史·列传第一百八十七》曰：其士大夫以医名者，有王纶、王肯堂。肯堂所著《证治准绳》，为医家所宗，行履详父樵传。

《明史·列传第一百〇九》曰：（王樵）子肯堂，字宇泰。举万历十七年进士，选庶吉士，授检讨。倭寇朝鲜，疏陈十议，愿假御史衔练兵海上。疏留中，因引疾归。京察，降调。家居久之，吏部侍郎杨时乔荐补南京行人司副。终福建参政。肯堂好读书，尤精于医。所著《证治准绳》该博精粹，世竞传之。

光绪《金坛县志·杂志上》曰：《证治准绳》一百二十卷。其自序，盖初成《证治准绳》，附以《类方》，后续成《伤寒准绳》《疡医准绳》《幼科准绳》《女科准绳》以补所未备，而仍以《证治准绳》为总名，从其朔也。

时觉按：《四库全书提要》所录一百二十卷，即是书，《中国医籍考》卷六十所录"《证治准绳》八卷，存"，指《杂病证治准绳》。万历三十年初刊，有版本十余种，并收于《四库全书》。

《明医指掌·药性赋·药性解合刻》二十一卷　存　1622

明金坛王肯堂（宇泰，损庵，念西居士）辑

子目：皇甫中《明医指掌》十卷，附滑寿《诊家枢要》一卷，李杲《珍珠囊指掌补遗药性赋》四卷，李士材镌补《雷公炮制药性解》六卷

时觉按：有古吴汪复初天启二年壬戌刻本藏中国中医科学院。

《医药镜》二种八卷　存　1641

明金坛王肯堂（宇泰，损庵，念西居士），嘉善蒋仪（仪用）撰

子目：王肯堂《医镜》四卷、蒋仪《药镜》四卷

陆以湉曰：《四库全书》医家类存目《药镜》四卷，浙江巡抚采进本。题要云：明蒋仪撰。仪，嘉兴人。正德甲戌进士，其历官未详。是编前后无序跋，惟凡例谓"《医镜》之镌，骈车海内。今梓药性，仍以镜名"云云。此书余于咸丰七年从武林书坊得刊本四卷，乃与王宇泰《医镜》四卷合刻者。前有仪用之弟云章彦文氏顺治丁亥序，及仪用康熙二年自序。各卷首刊彦文之序，谓仪用负宏济苍生之愿，出入场屋，见刖执事，郁郁不得志，以为无爵位而有功名，可以遂我宏济之愿者，莫若业医。若遍访名宿，遂得宗旨于王宇泰先生，发其枕秘，有《医镜》一书，镌传海内，学人奉为指南矣。然而用克镜医，必先镜药。岁在乙酉，魏塘春夏为弘光元年，魏塘秋冬为顺治之二年，民之死于兵、死于疫者盖踵相望。仪用侧处北村，恻然心伤，益无意章句，乃集古今药

性全书，并诸名家及金坛用药秘旨，手自删订编辑，缀方给药，全活乡党贫人。又与常子馨逸互相考论，砥琢词章，协以声韵，成书四卷，名曰《药镜》。又云：仪用近茸蓬编茨，驱儿辈及僮仆督耕陇上，暇时买药归来，悬壶街市，袖古今医说，研穷探味，云以自老。据此，则仪用应试而未尝登第，入本朝业医以终，题要所云，乃据采进本之辞耳。及考《嘉兴府志·撰述门》，只有卜祖学《药镜》，无仪用名，当亦有误。特识于此，为吾郡征文献者告焉。(《冷庐医话》卷二)

时觉按：有崇祯十四年辛巳刻本藏中国中医科学院、浙江中医药大学、浙江中医药研究院等处。《四库提要》谓蒋仪"嘉兴人，正德甲戌进士，其历官未详"，而民国《天津县新志·艺文》则云"蒋仪，军生，举弘治二年乡试，正德九年成进士，授浙江兰溪县知县，调知山东寿张县，升陕西按察司佥事。退居乡里，著有《医镜》《药镜》各若干卷行于世"，又云"仪，《进士题名碑》作'天津卫军籍'，《四库提要》谓仪嘉兴人，或其原籍也"。其说相互矛盾。据仪《药镜·凡例》，崇祯辛巳校定王肯堂《医镜》，后纂《药镜》，则仪为明季人。上距正德甲戌百三十年，自是二人同名。《四库》称正德甲戌进士，失考，而《天津县志》沿袭其误而称其"著有《医镜》《药镜》各若干卷行于世"，亦失考。

《了凡杂著》二种二卷　存　1605

明嘉善袁黄(坤仪，了凡)撰

医书子目：《静坐要诀》二卷、《祈嗣真诠》三卷

杨士范序曰：了凡先生幼习禅，观已得定慧通明之学，欲弃人间事从游方外。入终南山，遇异人，令其入尘修炼，谓一切世法皆与实理不相违背，遂复归家应举。四方从游者甚众，随缘接引，人人各有所得，如群饮于河，各充其量，熙如也。先生又以其余力发挥古先圣人之书，读易则有《袁氏易传》三十卷，读诗则有《毛诗袁笺》二十卷，读书则有《尚书大旨》十二卷，读春秋则有《义例全书》十八卷，读礼则有《礼记略说》、《周礼正经解义》共二十卷，读四书则有《疏意》二十四卷，外古史有《袁氏通史》一千卷，今史有《皇明正史》四百卷，皆未梓行。先梓四书，书经删正已被指摘，然禁之愈严而四方学者趋之愈众，意者楚璞果良，愈琢磨而其光愈显，南金果精，遇猛火百炼而益粹然足色乎？先生识高古今，学贯天人，上自天文地理、历律兵刑之属，下至奇门六壬、遁甲翻禽、阴阳选择之类，靡不涉其津而咀其真，听其言者如闻萧韶雅乐之音，愈畅愈和，有不知足之蹈之，手之舞之者。士范游先生门下三十余年矣，仰之而莫测其高，探之而莫得其底，即其已发之言以窥其未言之蕴，则又圆神变化，出奇无穷，真有终身焉而莫知端倪者也。先生著述之大者藏之名山，大都以俟知己，小者十有余种刻之家塾，以示子弟。建阳余氏传而梓之，而命予为序，余不佞，姑道其大意如此。万历乙巳孟夏吉旦，门生杨士范顿首拜书序毕。

时觉按：有万历三十三年建阳余氏刻本藏中国国家图书馆，收于《北京图书馆古籍珍本丛刊》影印刊行。

《医学六要》六种十九卷　存　1609

明盱江张三锡(叔承，嗣泉)撰辑(客居江宁)

子目：《经络考》一卷、《运气略》一卷、《四诊法》一卷、《病机部》二卷、《治法汇》八卷、《本草发明切要》六卷

自序曰：夫医，上自炎黄秦汉，下迄唐宋金元，其书汗牛充栋，不为不多。第纯驳不同，繁则嫌其泛杂，简又失之缺略，且义例乖违，篇章纰缪，遵行不易，披会亦难。锡家世业医，致志三十余年，仅得古人治病大法有八，曰阴曰阳，曰表曰里，曰寒曰热，曰虚曰实，而气血痰火尽该于中。医学大旨有六，曰诊法，曰经络，曰病机，曰药性，曰治法，曰运气。盖诊法不明，安知病情，故首刻四诊法；经络不分，安知病根，病机不察，安知传变，故次经络考，次病机部；药性不熟，何以处方，纲目虽备，切要惟紧，故次本草选；治病无法，何以取效，且不知天地阴阳五行生化之源，何以明经，故次治法汇，次运气略。匪敢妄附己见，实博采群书，各萃其要焉耳。即间效一得，亦已试之良规，不刊之大法也。其言详而尽，其法简而易，学者诚一究心焉，则诊法谙矣，经络分矣，而病机，而本草，则又精且察矣。施治有方，运气默会，则又体生化之理而随投随应矣。有不一一中的，而登轩岐卢扁之堂奥者乎？虽曰六要，实为医学之全书，具目者当自得之。叔承张三锡谨识。

王肯堂序曰：余讲性命学，每究心生生之理，检校方书古逸新凿，莫适准也。于是物色韩康辈，又不能效世俗眼，以鲜裘怒马者当之。惟游白下获偶医曹张叔承氏，容与书生也，风流骚客也，倜傥剑侠也。名山幽壑间有叔承焉，五侯七贵座上有叔承焉，平康小曲有叔承焉，杏仓橘井董奉之门有叔承焉。第见征歌选伎，刻烛

裁诗，叵罗流金，麈尾捉玉，而青囊伎俩敛尽若无及。叩四气五味、六化七方，殆若倾天河而东注，入琅嬛而纵观，悬秦镜以毕照，颐指仓公淳于意诸人，供吐咳而左右奔走也。余始肃然而兴曰：叔承壶隐哉？想其容与之致风流倜傥之襟，总属自性妙明，自然疏通百脉。所谓诵而能解，解而能明，明而能彰，足以治群瘵，足以佐王侯，足以补造化之偏，端属若人哉！交欢久之，出《医学六要》示我，且自谓：每从短檠棐几，苦心三十年而竣。余何辜得从安期羡门游，且僭发金匮玉函之秘也。受而卒业，复肃然而兴曰：叔承医圣哉？想其自性妙明，疏通百脉，因具知考经络之为要，《素》《难》《灵枢》表章羽翼，铎醒矇聋，俾不夭人于针砭。至于四诊有法，病有机，治法有汇，本草有选，运气有传，望闻问切，原百病之愈，河间、东垣融一偏之倚，如兵有律，据汤液之胜场，若注无讹，称羲轩之良辅，直令人于天地如鱼于水，岂不参赞两间，握玄工之第一乎？噫嘻！宝陈言者燕石十袭，矜世传者敝帚千金，益觉博中之要，谈何容易！医道，相道也，仙道也，得一万毕，谈何容易！叔承三十年之苦心，人寰千百世之仁寿也。厥功懋哉！得《六要》而悬肘后。嗟嗟！叔承，予其弦韦子耶？嗟嗟！若叔承者，岂第余之弦韦子耶？万历己酉七月朔日，念西居士王肯堂书。

张维藩等序曰：嗟呼！先大父讳三锡，字叔承，别号嗣泉日元，游神杏圃，系留都医林望者垂三十年。而今奄弃三世，藩等恨不能亲承提命，所可幸者，潜窥羲黄蕴奥，勒成一帙，其名曰《医学六要》，凡我同志，靡不朝吟而夕诵焉。惜乎罹天变之火，其版烬其半，至今抱遗恨焉。赖有朱君号敬桥者，出所藏书付之剞劂氏，补残缺，订讹谬而依然复行矣。是集也，于先人遗编，用是阐明而绍绎之，而亦可补于后学之指南云。时崇祯岁在甲申仲秋之吉，直太医院医士孙男张维藩尔德甫仝，圣济殿承德郎上林苑监左监丞管院判事孙男张维翰述泉甫谨述，眷晚生邓林材子章甫顿首填讳。

《四库全书提要》曰：《医学六要》十九卷，浙江巡抚采进本，明张三锡撰。三锡字叔承，应天人。是编成于万历乙酉。以医学大端有六，分别论列。首《四诊法》一卷，次《经络考》一卷，次《病机部》二卷，次《本草选》六卷，次《治法汇》八卷，次《运气略》一卷。自谓博采群书，各汇其要，然杂录旧文，无所折衷。王肯堂《叙》以医圣称之，过矣。

嘉庆《江宁府志·艺文》曰：张三锡，字叔永，撰有《医学六要》十九卷。

时觉按：初刻于万历三十八年，因火版毁过半，今已无传本；崇祯十七年其裔孙张维瀚补刻，后再无重刻，《联目》载中国中医科学院及南京、上海、浙江图书馆藏崇祯十七年张维瀚补刻本。2005 年上海科技出版社据南京中医药大学藏崇祯十七年甲申金陵书林聚锦堂刻本校正排印出版，收于《中医古籍孤本精选》。《中国医籍考》卷六十载录，作二十卷。

《三才图会》一百零六卷　存　1609

明云间王圻（元翰，洪洲，梅源居士），其子王思义（允明）编集

涉医子目：《身体》七卷，《鸟兽》六卷，《草木》十二卷；其他子目参阅下文《四库全书提要》。

王圻自序曰：尝读韩琴台书，有云：图画所以成造化，助人伦，穷万变，测幽微。盖甚哉，图之不可以已也。自虫鱼鸟兽之篆兴而图几绌，暨经生学士争衡于射策帖括之间，而图大绌。嗟夫！铸鼎象物尚知神奸，况图固泄天地之秘者哉？余少年从事铅椠即艳慕图史之学，凡玑衡地域人物诸象绘，靡不兼收。而季儿思义颇亦栖心往牒，广加蒐辑，图益大备。友人李闻斯、何振之皆博雅君子也，相与校雠成帙，交口请梓，而余因引其端。夫玄黄初剖，未有文字先有图书，今书可汗牛而图不堪饱蠹，即欲测微穷变，其道何由？语云：六合之外，圣人存而不论。此皆六合内事，而可置弗讲哉？是编也，图绘以勒之于先，论说以缀之于后，图与书相为印证，陈之棐几，如管中窥豹，虽略见一斑，于学士不无小补矣。若曰挥纤毫而万类由心，展方寸而千里在掌，余殆未敢以为然。万历丁未仲春，洪州王圻撰，孙婿蕲州侯孔鹤书。

《三才图会》凡例曰：是编以图会为书，凡时令、宫室、身体、衣服、礼乐、文史、人事，与夫器用、草木、鸟兽、昆虫之类，俱各有图。第卷帙浩烦，未易卒举，尚俟续梓。

《四库全书提要》曰：《三才图会》一百六卷，明王圻撰。是书汇辑诸书图谱共为一编，凡天文四卷、地理十六卷、人物十四卷、时令四卷、宫室四卷、器用十二卷、身体七卷、衣服三卷、人事十卷、仪制八卷、珍宝二卷、文史四卷、鸟兽六卷、草木十二卷。采摭浩博，亦有足资考核者，而务广贪多，冗杂特甚。其人物一门绘画古来名人形象，某甲某乙，宛如目睹，殊非征信之道。如据苍颉四目之说，即画一面有四目之人，尤近儿戏也。（类书类存目）

时觉按：《三才图会》百零六卷，明王圻编辑，其子王思义续编并校正刊行，有万历三十七年王思义校正本

藏上海图书馆，1988 年上海古籍出版社缩印出版。兹录王圻自序，另有周孔教、顾秉谦、陈继儒三序，分别录于《身体图会》《鸟兽图会》《草木图会》条。

《王氏家抄》三种八卷　存　1622

明崇川王大纶（怡冈）撰辑

子目：《痘疹心法》二卷、《外科纂要经验良方》三卷、《婴童类萃》三卷

杨承钦序略曰：吾里王公怡冈世其业，相延者踵相错，每投一匕，辄立有起色，知其非姑试焉者。公不自秘也，手集其经验诸方授之剞劂，而附以外科方脉，标曰《王氏家抄》。盖医林中故有万氏之万大将军镇吾州时刻于州，而里中陈君若虚亦有《外科正宗》行世，以方王氏庶几作鼎足观。然概于成人特详，间一二旁及婴孺已耳，殊未有单行者。兹编也，出学士家，日置一编几上，可以代婴儿舌本，按病而奏刀圭，当不待卜医师厘射覆也。盖公幼幼之功于是为大，维不佞弱息数辈实尝于公寄性命焉。因以稔人人之须公也，无以异不佞也；其须兹编也，更无以异其须公也。故为之漫引其端若此。杨承钦题。

王大绶家抄纂要序曰：吾兄怡冈兹年周甲子矣，里中士夫亲族无虑千人咸称觞前为寿。辞曰：无寿余，余无庸寿也，且寿一人无如寿大众？盍若以寿余者为余广其寿也？余生平操术唯是手授《家抄》一帙，实具余之操心焉。即缙绅先生举其概而未悉其详，状其表而未窥其里也。汝，吾弟也，能一二识之乎？余应之曰：唯唯。夫闵子之贤，无间于昆弟，元方之美，载锡之季方。此非夸艳宗风而故张大之，盖庭闱近而耳目真也。兄承先业而名振乡邦，其应手全活者以百万计，余不悉赘，请得以兄之所以事吾父、事吾母，并起吾妻若子者一殚述之乎？吾母染疠甚笃，兄将吁天刲股，夜梦绯衣神执其手曰：家有青囊，何事远且难也？兄惊起，急对症检方，投剂辄苏。吾父晚年发夭疽于首，诸医药勿效。兄曰：父嗜饮嗜炙，毒中之上，一切以解毒行上之剂投之，敷洗剪剔，应若游刃，父疾得愈。先室疽发于背，兄谓立消之，易易耳。余惑于他手，竟慢不及治。今年继室疮势仍复相类，余遑迫无措，吾儿女子急白之兄，兄投一匕辄奏效，疗治出人意表。吾儿偶患下疳，医佥谓百日计功，兄独曰：早治约可十日，今失治，约期须倍之。果如兄约。噫嘻！兄何得心应手，操券若斯之妙也？计兄年少，曾得一二毒症，几误于庸手，用是以折肱之苦，愤然有独醒独清之志。矧其仁爱，根之天植，一物可济，靡放不辞，以故揣摩久，探讨精，搜罗博，而《家抄》之不容不纂也。今寿周甲子，乃出笥中藏而梓之，若曰：吾老矣，即利济有限而术穷矣，术穷而心穷矣。是刻也，所以继余之心而寿脉海内于无穷者也。余敢漫茫诸乡达之后识之以称寿觞。弟大绶顿首言。

凌荪王氏家抄序曰：世重儒也，而医亦以儒重，儒者自经世而外，曰儒医。医曷云儒也？心与造化游，功与施济并，而其人始克称于世。夫医亦难言矣，而幼医尤难。黄口无知不能言，医者操三指以衡，命系匪轻焉。秦越、长桑，昔人邈矣，近得之怡冈王君。君慈和，方脉得之天授，家世授医，医无不精，至于小儿痧痘诸症，尤能见委寻原，察微知著，刲匕所投，靡不立起。是其一腔幼幼之心，真造化同游而施济并功矣。犹以指上之泽暨及有限，孰与囊中之珍嘉惠无穷也，检搜所藏，梓以公世。故标之图形则隔垣之见也，立之方脉则池上之饮也，著之议论则龙宫之秘也。若君者，洵慈林之春阳，而幼科之鸿宝也。君子曰：可以传矣。宋钱仲阳以活幼功至人主不爱金鱼玉带之赐，槜李朱氏亦以是德人魁天下，王自三槐发秀，代有闻人，显焯一时。君子侄森森，并缀泽宫，矜裾书香，世济其美，仁人必昌，岂不信夫？余与君为缟带交，叔氏君印尤属蚤契，知君之于此道精矣深矣。医以济世，与经世之业又何媿焉？君盖抱儒术而医隐者也夫，亦曰：姑小试之，而试之于幼焉耳。时天启乙丑岁季夏谷旦，友弟凌荪石侯甫题。

自跋曰：夫医之道微矣，医及婴童抑又微矣。盖男妇之疾，感于七情，当其感而成疾也，各能自察其杞菱，各能自周其调折，即求医而功与医各操其半，故治之易。在幼儿，月内为襁褓，及期曰婴，三岁为孩，七龆，八龀，十岁稚子，十六岁为童。婴孩则不能言，言亦不能悉，在童则能言，言而不能自摄。婴童之病，独听命于医，而医独为众婴之母，治未易易也。仓公曰：医者意也。旨哉斯言！意殆为婴儿司命钥乎？顾身之所及，意斯及，身所不及则意穷，意所不及则药穷。惟是使药不穷于意，意不穷于身，非无穷方术不可也。昔韩子原道，而所喻于薪尽火传，安见夫火传之方脉，即不尽之薪耶？余家世业岐黄，迄今九叶矣。祖孙父子相授受，不啻三折肱矣。其间大小方脉，多所研究，而尤于幼科为专门。纶潜心觅古，凝志探今，备考先贤之论，附察有验之方，积以岁月，汇成斯帙。一曰《痘疹心法》，一曰《婴童类萃》，续以《外科经验诸方》，总名曰《王氏家抄》。遇病则按症寻方，审候则随宜投剂，傥亦火传之遗旨乎？不揣愚陋，悉授梓人，以公吾党，为幼儿三指之助。俟高明复加删斥正，未必无小补云。天启二年菊月，怡冈王大纶跋。

时觉按：是书国内未见载录，《中国医籍考》亦不载录。其子目三书则分藏各地：《联目》《大辞典》载王氏《婴童类萃》三卷天启二年壬戌刻本藏上海中医药大学；严绍璗《日藏汉籍善本书录》载，日本内阁文库藏有明天启五年序刊本《痘痧心法》二卷，系原丰后佐伯藩主毛利高标旧藏，文政年间出云守毛利高翰献赠幕府，明治初期归内阁文库，2016年中华书局收于《海外中医珍善本古籍丛刊》第349册，影印出版；《外科纂要经验良方》三卷，收于《海外中医珍善本古籍丛刊》第363册。盖其书流传中分散异地，而三种之第一种《痘痧心法》，前有亡名氏《王氏家抄叙》、张元芳《婴童类萃序》、杨承钦叙、王大绶《家抄纂要序》、天启乙丑凌荪《王氏家抄叙》，而《婴童类萃》卷末则有《家抄》自跋。由诸序可知，三书合为《王氏家抄》，故为丛书载录于此，以备参阅。

《脉法的要、汤散征奇合刻》二种　存　1628

明海上闾丘煜（芝林，参微子）撰

《脉法的要》自叙曰：余先君子以鸿术起家，称杏林老良相矣。余幼善病，遂不克究诗书之业，退而读父书，迨今十五年有奇。其间针人血脉，投人药饵，屡有奇中，未尝执成方也。今之业医者，率穷年白首而于所为脉竟若空花散落，无处着手，安得砭石汤熨应手便有起色哉？是非用心之不苦，抑亦著述家每详于病而略于脉，后学虽欲开悟其道无由。盖自轩岐纂《灵》《素》而后，集方言为一家语者代不乏人，独晋王叔和《脉经》叙阴阳，辨内外三部九候，分人迎气口，条陈十二经络、五脏六腑之病，最为详明，而学者不审，反苦其支派之多，遑遑以高阳生所诡《脉诀》易于诵习，奉为圭璧，置叔和《脉经》于不问。嗟乎！得枝失本，则又非著述之过而不善读之过也。余此书非敢谓已得医家三昧，但十五年来心之所得，指之所验，与家之所传，不忍自秘，于是参之轩岐之《灵》《素》、叔和之《脉经》，与崔滑严刘杨李诸大家之书，删其太烦，摘其至要，又录六部主病诀附之于末，剞劂以问同志，知我其幸矣，罪我亦何辞！皇明崇祯贰年岁次己巳孟秋月，海上闾丘煜识。

《脉法的要》何万化叙曰：医书不可不传，亦不可传。李斯焚六籍，独不去医方卜筮，彼知儒者之书祸天下而不知医之费人乃甚于儒。自有岐跗以来，上寿何寡，而庸医读赵括之书，功不蔽罪。即太仓令匽天子下问，所对甚悉，然亦腐史笔端有口，非能自著一家言也，彼故长于技而短于书。即医书之良者，其淑旨奥义又使人工于习而拙于用，离之双美，合之两伤，殆谓是欤？何子曰：余于《脉诀》一编而叹芝林先生之进乎技矣。先生少年儒雅，名士风流，其于医如山巨源究论孙吴，暗与道合，而犹肆力有年，悉取诸家枕函之秘，穷其要渺，参订神解处不啻饮上池水见垣一方。常称昔人之言医者意也，嗅西子之珥可以疗媸，齅比干之馂可以止佞，岂戏语哉？是编也出，于以撑距二竖，储胥五谷，灯烛具在，直供明眼人一炤耳。方今圣天子在宥仁寿之化，翔洽寰中，有如御六气之正而佐九流之慱，非先生而谁与哉？予自年来有绮语之忏，诸所睹慧业文人乞灵于牙后，自大医王视之，皆不满抚掌一笑，而先生独向无明业识中作此普度法门，其贤于文士远矣。先生之子翩翩美秀，青出于蓝，裘生于冶，渊源所渐，触目琳瑯，予以谓先生此书固不下韦氏之经也。读十年书，天下无不可医之病，医十年病，天下无一有用之书，予昔从王宇泰先生游，颇识医经大意，试以质之芝林先生，其以为何如也？表侄杜子赏辱与先生交最厚，因请予言弁其端。崇祯元年夏五月，南京兵部车驾司郎中宗元何万化题。

时觉按：有清树德堂抄本藏中国国家图书馆，并有其影抄本藏中国中医科学院。《脉法的要》2002年收于《国家图书馆藏稀见古代医籍钞（稿）本丛编》，影印出版。《汤散征奇》无序跋，无目录，卷端署云间参微子芝林闾丘煜著，内容包括：中风、痛风、头风、眩晕、闲痉厥及口齿、舌、耳、鼻、眼、喉，及经候不调、赤白带下等门。末署：一九六一年五月，本馆据北京图书馆藏抄本抄录，二种合一函，非全别。同一作者。

《续刻简易验方》六种十卷　存　1634

明广陵樊如柏（贞卿，寄庵居士）辑

子目：樊如柏《续刻简易验方》二卷，《保产要诀》一卷，《痘疹要诀》一卷，《保婴要诀》一卷，柳樊丘、王象晋、樊如柏《删订痘疹神应心书全集》一卷，王象晋、樊如柏《新刻简易验方》四卷

自序曰：《易传》言：乾以易知，坤以简能，易则易知，简则易从。至终之曰：易简而天下之理得，抑又曰：易以知险，简以知阻，其旨若互相发云。自今观之，天下之理孰有大于医者乎？医主生人，而天地之大德曰生，乾坤之易简是也。兹《验方合刻》竣，取此命名。有客嘲之曰：方书简易矣，人之病候安得尽简易乎？余解之曰：不然。病之奇者如腹有蛇膏，有鬼病，有白雀，庸众都知殆尽而后神医之伎俩乃见。不则通都大邑，

气虽纷杂，人即多病，病无多奇，燥风湿火而已焉。医视之，可一望而愈。何者？方书存焉尔。至于方不可执，书不能尽，欲通之以言也。反诡而讬之于奇以惊，实几何不以人之命为尝试也者。若方书所载不一，必经验乃可传，医宗见恒□，仲景当世之正派也，如于法□□□此之俦则异授，秘而不传，其从来传者多载《黄帝素问》内，下此则孙思邈禁方三十首，惟《千金方》特著此古奇方也。或有未经验者，亦恒与诸书并存而已。然则余所谓简易者不徒以其要，以其验也，即翻旧刻之名，以易代便。与其沾沾为穷乡，为应用计也，何如令一人见千人亦见，一人治千人亦治？况究之以验取效则一也，此余稍更其名，未更其所载之方，虽间参以已验者，续貂于宗氏子之袖珍，而转原本为新城王康公所辑者，殊示正实也。无奈其携之东归，已乃更增以合刻者何？保产、保婴、痘疹三要诀，一便于产妇，一便于婴儿，诚以其方言简而意尽，使人得按如指掌，得若神明，今而知产为生育之门，痘多夭札之患，人世之至险至阻者，莫此若矣。而得乾之易以知险，坤之简以知阻，讵云要诀，而验方有二乎哉？合之天地大德之生，则谓是刻为生生篇亦可。甲戌中秋日，寄庵居士樊如柏书。

张伯鲦序曰：夫医之为道尚矣，调金石草木之性而理人脏腑荣络之间，是乌容不慎欤？岐黄家动以人命为试，则师心而不涉古之过也。盖古人之处方占详，虽人之虚实壮稚不能预卜，而疾之寒热燥湿与药之宜忌攻补皆出一片苦心，要非曾□，故投之多效，譬易有爻象，稽实待虚，吉凶悔吝，辨则有定，神而明之，存乎其人耳。今欲因神明而废爻象，得乎？故非深知医必不能收方之用，非深知方断不能致医之效也。吾友贞卿氏夙具慧识，早登艺坛，以家世岐伯，故于医药之道若农家子之辨菽粟了如也。余读书文人焉，欲贞卿时过谈艺，娓娓言于砉中，理解间及丹经脉诀，罔不沉着痛快，而又炫素钩诡之习，未尝谓樊子他日被五两之纶，诚医国之手也。越之廿余年犹困诸生中，兼伯休之业，道日益著而心日益细，以为古方或虑不容泯灭，则汇《简易验方》，益以痘、产二症，以成全书，得如干卷禁方出箧，识者犹恨其少，然语云：千羊之皮不如一狐之腋，贵其精也，又曰：狐裘而杂，不如羊裘而纯，贵其粹也。乃若兹刻则既精且粹焉？余居塞上，不见贞卿久矣，乃有年兄来自广陵，以贞卿方书示余，展帙之间，若闻夙昔之娓娓在焉。教中闻为人诊视，愈疾悉焚经方，议者以是惜之，贞卿斯业有进焉已。崇祯甲戌政月之吉，同邑友人张伯鲦拜撰。

时觉按：《联目》《大辞典》俱不载，国内无存，《中国医籍考》卷六十二载录樊氏《简易验方》十卷，并谓“存”。《日藏汉籍善本书录》载，日本内阁文库藏有明刊本十卷四册，为原丰后佐伯藩主毛利高标旧藏，文政年间出云守毛利高翰献赠幕府。2016年中华书局收于《海外中医珍善本古籍丛刊》第167、168册，影印出版。扉页：广陵樊贞卿先生辑，新城王康宇先生校，《简易验方》，内附《痘疹神应心书》，文枢堂藏板；书口作“简易验方”；卷一至卷五署为：广陵后学贞卿樊如柏辑；卷六题署：《删订痘疹神应心书》卷之六，贵溪柳樊丘可封裁定，新城康宇王象晋发刊，古扬贞卿樊如柏重校；后四卷署为：新城康宇王象晋辑，广陵贞卿樊如柏订。

《灵兰初集》六种七卷　存　1636

明华亭施沛（沛然，笠泽居士）撰辑

子目：《素问逸篇》一卷、《脏腑指掌图书》一卷、《经穴指掌图书》一卷、《脉微》二卷、《医医》一卷、《说疗》一卷

时觉按：《联目》《大辞典》不载，国内无存，仅载录其子目《脉微》《经穴指掌图》二书；《中国医籍考》未载录本书，而分别载录全部六种子目。严绍璗《日藏汉籍善本书录》载录，日本内阁文库藏有明崇祯间刊本七册，为原丰后佐伯藩主毛利高标旧藏，严氏按曰：此本系仁孝天皇文正年间由出云守毛利高翰献赠幕府，明治初期归内阁文库，卷中有“佐伯侯毛利高标字培松藏书画之印”等印记。2002年人民卫生出版社收于《海外回归中医善本古籍丛书》，排印出版，2016年中华书局又收于《海外中医珍善本古籍丛刊》第397、398册，影印出版。扉页题署：施笠泽编纂，《灵兰初集》，素问逸篇、内景图书、外景图书、脉微、医医、说疗，华亭施衙藏板。

《灵兰二集》五种十九卷　存　1636

明华亭施沛（沛然，笠泽居士）撰辑

子目：《宋徽宗圣济经》十卷、时贤《产经》二卷附一卷、秦昌遇《痘疹折衷》二卷、《祖剂》四卷、《云起堂诊籍》一卷

时觉按：《联目》《大辞典》不载，国内无存，载录其子目《祖剂》；《中国医籍考》未载录本书，而分别载录全部五种子目。严绍璗《日藏汉籍善本书录》载录，日本内阁文库藏有明崇祯间刊本十三册，为原丰后佐伯

藩主毛利高标旧藏，严氏按曰：此本系仁孝天皇文正年间由出云守毛利高翰献赠幕府，明治初期归内阁文库，卷中有"佐伯侯毛利高标字培松藏书画之印"等印记，2016年中华书局收于《海外中医珍善本古籍丛刊》第398~400册，影印出版。

《医学正印》十六种　阙　1636

明兰陵岳甫嘉（仲仁，心翼，妙一居士）撰

子目：《种子全编》二卷、《保婴全编》、《顺老全编》、《男科证治全编》、《女科证治全编》、《家居慎疾良方》、《旅邸便易良方》、《读书辛苦良方》、《仕宦勤劳良方》、《行军济变良方》、《急救危疾良方》、《外科枢要良方》、《眼科指述良方》、《脉理简明指掌》、《药性辨真总释》、《食物辨真总释》

自序曰：盖经术所以经世也，不为良相，则为良医，医独非经术乎？《内经》一书，与羲《易》并传，置之六经奚逊？予髫年习举子业，经传外辄喜读子史而薄时艺，才搦管，辄喜作惊人语而耻拾人唾，一就童子试，辄当主司意，拔前茅。屡就诸生试，辄拔上等，自谓掇青紫如拾芥，夫何五试棘闱不售？壬子之役，卷几得隽而复外孙山，非数奇也，天也。予少善病，恨不自为医，而又薄世医，性喜读岐黄、八大家诸书，参脉考证，几十余年，自授方药而自病效，投之家人而家人之病效，投之亲朋而亲朋之病复效，于是四方之乞药者户屦恒满，而投之四方之人，四方之病靡不效。虽豪贵之车马辚辚，而单微之家病，呼即往，初无轩轾视，并不计其报，而四方之贫病求治者更踵相接。予虽欲休，不得休矣。戊午之役，复试棘闱又不售。自分天不欲予以经术经世，而欲予以医术济世也，则予之利于小试，而不利于大试者，非数奇也，天也。厥后一意攻医，全活颇众。考订又十余年，而予年已五十矣。因思昔日之靡举业，何如靡医学之勤也，赴功名，何如赴诊救之切也。是予之终不获以经术经世，而犹得以医术济世者，非数奇也，天也，亦性也。岁至丁卯，幸儿虞峦隽于乡，儿劝予休而人勿予休也。至辛未，儿登甲榜，复劝予休，而人犹勿予休也，及授职南曹，而迎予官署，得稍休矣。予于是汇二十余年之攻苦，著为《妙一斋医学正印编》。盖用药如用兵，先王祖忠武之用兵也，曰"运用之妙，存乎一心"。兵法奇奇正正，而奇终不离乎正，正者理也，奇者变也，得其理而变化生心矣。惟医亦然，故颜其斋曰妙一，名其编曰正印，正印者，印正于古先圣贤，而并以印正于当代后世之君子云尔。时崇祯岁次乙亥季春，敕封承德郎南京户部陕西清吏司主事兰陵岳甫嘉仲仁氏自述。

赵志孟序曰：天下有大豪杰所为，即侯王将相不得而尚者，其在性命之间乎？昔孙思邈摄生太白山中，天子召见便殿，赐马赐第，又从幸九成宫，一时士争师事焉。卢照邻问疾，先生曰：良医导之以药石，救之以针砭；圣人和之以道德，辅之以政刑。故在人有可愈之疾，在天有可禳之灾。大哉斯言！枕中素书，此其概矣。后陈图南亦携一石铛隐卧华山，兴国初召见延英殿，宋琪问养生之道，先生曰：假令白日升天，何益于事？今君明臣良，同德兴化，勤行修炼，无出于此。至南衙储位，定策片言，卓尔鸿犹，悉皆先生石铛中物也。余于今世，实待再见心翼岳太公焉。公为金部衡山公之封翁，人但知其德门家学厚酝，骏发于衡山而美其报，不知其德施之弘博，学力之实搜，有为之昆源宿海者，虽四世五公，不足竟其绪也。余揖公于建康，叩其中藏，若洪钟大吕，瞻其风采，则又仙仙有道，类天际真人。乃知公以壮年，即腰嫌大组，心宝尺宅，更时以长桑君学作度世福星。留都巨公，若前大司马吕公，今大司马范公，少司成王公，无不折节衹迎，把臂恐后，而一时名士愿得师事者又无算也。余于公郎衡山友最善，所以奉公教者最多，食公德者最沃，而知公之道心玄昧者亦最深，真不啻思邈之于唐，图南之于宋也。一日，出其笥中秘藏若干种，总名曰《医学正印》，且命弁言于余。余读其书，大概祖称轩黄，昆季仓扁，一切微言深识，都为世儒所未睹。三复起舞，劝公绣梓，以公诸世，俾余关中鄙人为公播德无穷焉。异日者，公道誉益隆，道貌益茂，方将庞眉皓发于至尊之前，阴调元化，则孙、陈两先生不得专席于古矣。天下之颂公者宁止衡山之燮理玉铉、炳光青史乎哉？赐进士第南京浙江道监察御史通家侍生赵志孟顿首拜撰。

时觉按：又名《妙一斋医学正印编》，凡十六种，现存《医学正印种子编》，所录诸序出于此，其余或未及刊刻；其子岳虞峦有跋，谓"先出《种子》一卷，为杭民广嗣，馀亦渐次公世"，见《医学正印种子编》。《中国医籍考》载录《妙一斋医学正印种子编》二卷，"存"，并据其附记载录《本草辨真总释》《食物辨真总释》《男科全编》《女科全编》《眼科指述良方》《外科枢要良方》《保婴全编》等七种，俱"未见"。

《津逮秘书》二种　存　1644

明常熟毛晋（凤苞，子久）编

医书子目：《黄帝授三子玄女经》、幻真先生《胎息经》

时觉按：分十五集，收录笔记杂录一百三十九种，其中有录无书二种，实一百三十七种，尤以宋人笔记为多。卷首有胡震亨序。民国十一年上海博古斋影印藏故宫博物院图书馆。

《李士材医书二种》六卷　存　1642

明华亭李中梓（士材，念莪，尽凡居士）撰

子目：《内经知要》二卷、《删补颐生微论》四卷

乾隆四十八年《上海县志·艺术》曰：李中梓，字士材。父尚衮，明万历己丑进士。中梓诸生，有文名，因善病，自究医理。辑张刘李朱四大家所著书，补偏救弊，集其大成。金坛王宇泰亦精于医，年八十患脾泄。中梓诊视讫，语王曰：公体肥多痰，愈补愈滞，法宜用迅利药荡涤之。乃用巴豆霜下痰涎数升，顿愈。其神效不可枚举。然素自矜贵，非富贵家不能致也。年七十余，作偈端坐而逝。有《道火录》《居士传灯录》《医宗必读》《颐生微论》《内经知要》《本草通玄》《伤寒括要》等书十六种，为后学津梁。其诊脉要诀，口授门人董宏度，其余及门甚众，多知名于时。

嘉庆二十三年《松江府志·艺术传》曰：李中梓，年六十八岁卒。子葵，康熙十五年恩贡。

时觉按：崇祯十五年壬午吴门童晋之刻本。

《李士材三书》四种九卷　存　1667

明华亭李中梓（士材，念莪，尽凡居士）撰，清长洲尤乘（生洲，无求子）增辑

子目：《医家正眼》三卷、《本草通玄》二卷、《病机沙篆》二卷、尤乘《寿世青编》二卷

尤侗序曰：云间李士材先生，近代之国医也，所著书甚富。其行本曰《诊家正眼》，以审脉也；曰《本草通玄》，以辨药也；其藏本曰《病机沙篆》，则治法备焉。尤为枕中秘云。予犹子生洲为先生高弟，合而镌之，颜曰《士材三书》，而问序于予。予非越人，乌知医道哉？然尝读《史记》，至《仓公传》而异之。夫司马氏家学乃天官书耳，太史公之不解刀圭针砭，犹太仓公之不识象纬历数也，其所据以立传者，不过取其自述之言与已验之事耳。然太仓之名卒得太史公以传，若李先生之人与书传矣，予又何能传李先生？顾我念之，天下之物可以生人杀人者惟兵与药，而其用亦相似。良将之用兵也，必察其地之高下险易，料其众之虚实劳逸，而后攻守劫伏之法行焉；良医之用药也，诊其脉之浮沉迟数，其性之温凉甘苦，而后补泻收泄之法施焉。故将之操纵在心，非营壁刁斗之谓也，然读孙吴之书，谙五花八阵之图，虽非百胜之师，而亦不至于败。医之感通在意，非君臣佐使之谓也，然习岐黄之经，熟五气九藏之理，虽无万全之术，而亦不至于亡。吾闻李先生之治病多任意而不拘法，一方出，人或相与骇之，然投之辄中，十不失一。及读其《三书》，则参伍古今，穷究标本，变化而不离其宗，又何详且慎也！先生盖曰：医之以法杀人者什三，以意杀人者什七，杀于法，犹可救也，杀于意，不可有也。昔人谓意之所解，口莫能宣。其笔之书者，成法具在，使后之学者，高者神明吾意，次者亦固守吾法足矣。且先生晚年精于二氏，故其名书曰《正眼》，曰《通玄》，曰《沙篆》，均有取焉。将使读其书者，译贝叶而参三要之禅，睹金丹而悟九还之旨，则又未可以医道尽先生也。生洲之先有思斋公，为吾宗和鹊，必传异书，游先生之门而益进焉。故其撰为《寿世青编》，颇多微言妙义。予既仰先生有素，而亦乐举师说为生洲勉，故不辞序之若此。太史公曰：守数精明，为名者宗。后世修序，弗能易也。予于先生亦云。康熙丁未夏五，吴门尤侗题于看云草堂。

尤乘序略曰：医道之书则远祖炎黄，其文简质古奥，非经笺释，不克尽通其蕴，间有白首编摩，徒知隅幅而无从入其堂奥者，无怪乎习医者多，而神明斯道者鲜也。自《灵》《素》以来，代有作者，然或详于病机略于察脉，或止明诊候不及证方，或徒标治法，罕明药性。如本草有经，伤寒有论，脉经有书，非不足补前人之未备，而其间意见之专、神思之熟，固有各得其一而难以相着者矣，矧其下焉者乎？且世运由淳而之漓，民质亦随时而渐薄；地形有高下之各异，治法亦遂有南北之殊，宜泥于古者不可愈今疾，拘于方者不能疗远人，此不待智者而后明也。乃求之往哲，鲜有全书，间有集者，亦不过汇诸家之言以供后人之采取，未有折衷简约，独标指归，炳若日星，昭如云汉，足为后学之津梁如吾李夫子者也。夫子心通杳冥，识参造化，其余治病，不啻如孙吴之行军，应变出奇，不拘成律，而所向披靡，目无坚垒。其所生全，盖不知其几千万类矣，而又恐从心之巧不能喻诸人人，可以泽一时，不可以寿万世，于是出其所得，笔之为书，用广仁慈，俾无失阙。研精四十余年，上自轩岐，下迄百家，靡不殚究，爰能会通众说，贯穿群言，去肤取精，黜俚崇雅，使读者得其一言片语，犹足开拓心胸，一空障翳，况或睹其全哉？乘自髫年，即亲承指授，提命之暇，因得遍窥先生所著书。书凡数十种，其先已

行世者亦既悬诸国门，尊为不刊之典矣。其未经流布者尚多，乘何敢秘诸篋笥？与诸同门互相校雠，取其尤切于用者，急为登梓。庶几先生之苦心不致泯没于将来也。今三书具在，将明乎虚实强弱、标本先后，以施治疗之方，则《沙篆》备矣；将欲按脉察色、审声望气，以知病之所由生，则《正眼》详矣；将欲辨气别味，随温凉寒热，以攻疾去邪，则《通玄》要矣。高明者潜心玩索，可以上几化神，浅近者进而通之，亦足以驱涤固陋。名都大邑，固当奉为养生之经，下里穷檐，无难构为拯危之秘，以视夫高语神黄、无裨实用者相去远矣。乘因读是书而有感焉。人之有生，赋形于天，受身于亲，亦云重矣。内则情欲荡之，外则客邪乘之，其所以致病者多端，虽善摄生者亦难保其百年无病，而不自爱者复益之以恣纵荒耽，一旦有疾，遂委之庸医，倚为司命。彼为医者，往往师心自用，微利图功，或谬矜世传，或自夸独得，未能深究灵兰之典，辄复以人为试，良可悯也。故时俗所恃者，讹传之《脉诀》，伪托之《珠囊》，即如近代医学等编，犹或苦其浩博，若其他溯邃者又无论已。观先生诸书，得无有惘然若失者乎？此乘所以不容已于校刻也。世之读书者，既不足以将兵而司焉，孙吴之徒又不能以世出，信乎斯道之难其人也。后之攻医者读是编焉，得用兵之义，神而明之，其于疗疾也何有！康熙丁未孟春既望，门人尤乘生洲氏题于吴趋里。

《续修四库全书提要》曰：明李中梓撰。中梓有《内经知要》，已著录。三书合编：《诊家正眼》二卷，《本草通元》二卷，《病机沙篆》二卷，附《寿世青编》二卷，共为八卷。三书，门人吴县尤乘增订合刻，其《寿世青编》，则中梓之说而乘所手辑也。论脉主王叔和《脉经》，而于二十四脉，增长、短二脉，分牢、革为二，又增疾脉，共为二十八法。其诸论中，寸关尺之义及《内经》分配藏府定位，政运有不应之脉，三篇出于乘所增补。其论本草，共取三百四十一种，不尽主《本草经》，多采历代医家之说而加以折衷。其论病机，分杂病三十七门而未载伤寒，杂采古今之说，治法方论合而为一。盖皆就经验所得以示学者，无所偏倚，虽简而赅，故习医者多资为入门之书。《寿世青编》多取养生家言，兼载服药、煎药、制药诸法，于服食诸品宜忌，言之尤详，与方药治疗相辅而行，亦病家所不可不知者也。乘为尤侗同族，侗作三书序云：中梓之治病，多任意而不任法，其著三书则详且慎，盖使后之学者，高者神明吾意，次者亦固守吾法，足矣。数语颇能得作者之意焉。

时觉按：康熙六年丁未初刻，有版本三十余种，流传颇广。

《纂辑士材三书》 佚 1911？

清南汇鲍邦桂撰辑

时觉按：民国十八年《南汇县续志·艺文志》载录。

《喻氏医书三种》十五卷 存 1661

清新建喻昌（嘉言，西昌老人）撰（侨居常熟）

子目：《医门法律》六卷、《尚论篇》四卷、《后尚论篇》四卷、《寓意草》一卷

赵宁静序曰：西昌喻嘉言先生本长沙太守张仲景伤寒及杂症方论，著为《医门法律》《寓意草》《尚论篇》三书成若干卷，分晰疏洞，晓畅精义，高超元黄之表，脱略筌绁之中，意古不晦于深，言今不坠于浅，真不啻圣人作经，贤者纬之也。人身五脏六腑、左右手足十二经，相生相长，老死循至于尽，若无所事者卒遇，气化隔其通，阴阳错其度，造化辍施送之权，唯知道者能原其本而持救之。上世轩岐既启其橐籥，中古书缺有间，东汉张氏之论出，始为众法之宗、群方之祖，今人读之可以因象求义、因义求神，旨趣错落，妙谛无穷，茂以加诸。惜乎国门之书不再世，百年寖就湮汶。沿注释之伪谬者，数典忘祖，张氏之书大坏；守禁忌之迂构者，因噎废食，张氏之书又大坏；持调停之猥琐者，塞门由窦，张氏之书又大坏而莫救矣。此理既晦，千秋长夜，一二发挥方书抽扬脉理者各各名家，仅比之爝火微明而已。先生痛心疾首，隐居高尚，起承坠绪，不迷门径，简阅前修，独标正旨，电惊雷吼，辞而辟之，弗恤也。然而至道巍巍，从俗靡靡，少见多怪，举世疑之。三书序例久见赏于虞山，惟孤行江介间，善用者业著奇效，或亦穷而思返者机耶？兹浙东观察黎川陈公重梓是书，采舒刻《尚论篇后卷》校定补入，合为全璧，具大医王手眼者，当自今古同撰。或谓后卷不无袭取遗文错简，焉得起先生一一而质究之？倘所称蓄锐，以将取居，谦以自牧者，无解于古人，宜亦无辞于后人也。时乾隆二十八年岁次癸未王春，南丰古青山人赵宁静。

时觉按：三书，以尚论前后篇为一书计，有文锦堂刻本等三十余种版本。

《脏腑性鉴经络全书合刻》二种四卷　存　1688

清吴县尤乘(生洲,无求子)辑

子目:尤乘增补《脏腑性鉴》二卷,沈子禄徐师鲁《经络全书》二卷

自序曰:儒者体道,必曰知行,而行必先知,故《大学》首重致知,乃博物君子期于无所不知。独一身之内,不知耳何以听,目何以视,手足何以持行,昼夜何以寤寐,以至日用饮食,素习而不察,起居动静,失性而违宜,何其远求诸万物,近昧于一身也?故道有其本,功在于行,而要先于知博物,而不知本,犹不博也,知本而非博物,吾不信也。本者何?本然之体也。一阴一阳之谓道,天地之所以为天地也。人秉阴阳五行之气,气以成形,人物之所以为人物也。夫医,仁术也。仁者以天地万物为一体,故古之至人聪明睿智,直于前无所作者之时,为之阐晰精微,洞著脉理,内而三焦脏腑,细而毫毛经穴,大而天地阴阳,微而昆虫草木,无不悉其情状,辨其乖宜。何后之人读其书不能得其解,习其传未必通其意?致诠解多讹,谬言竞起,其说愈繁,去道愈远,业之者日多,伤人者益众。呜呼!医乃仁术也,而至于此哉?自误误人,良可悲已。甚矣!业医者惟知其本之难也,惟知其本之亟也。余不敏,用心于此几三十年,始则未敢自信,安敢求信于人?今也虽不敢求信于人,然挟此术以游世亦既有年,窃尝试之有效,行之有征,即乃不敢以自信,而安敢不以平日所知一二与博物君子以商之?盖医之道至大至微,苟知之未尽,则行之必有谬。不知天时,则五运之太过不及,六气之主客正间俱罔也;不知地理,则南北之刚柔异气,山泽之燥湿异宜皆紊也;不知人之赋质,则性情之或缓或急,气禀之有厚有薄咸乖也。是以病有标本,苟视其病而不知指为何证,辨证而不知命为何名,犹鼓说也。苟缓其所急而不知一往难复,急其所缓而不知渐次乃平,犹人试也。脉有变换,或察之未详而以实为虚,验之不熟而以表为里,犹说铃也。药有异用,或偏守单方而欲漫试一切,或包罗百端而杂用温凉,犹尘饭也。方用便通,或执古人已成之见而以方试病,或见古人偶然之论而以病合书,犹待兔也。且医之理,古人言之详矣,《素问》而下,方书递出,然一人只著一书,一书只矫一弊,故知叔和之《脉诀》,可不知高阳之比谬乎?知仲景之伤寒,可不知叔和之互订乎?乃知仲景而不知东垣,则但知有外感而不知有内伤;知东垣而不知河间、丹溪,则但知升阳而不知阴水之宜降;知补而不知攻,则但知东垣之益气,而岂知子和之能攻痼疾乎?知丹溪而不知立斋,则但知火动于阴虚,而岂知龙雷之在命门者可温养而不宜寒折乎?知立斋而不知节斋之论,则不知诸证之有痰也;知本草而不知时珍之详赡,并不知仲淳之简误,则辨之恐不精,用之必有失也。乃至王宇泰而其论大备,苟尝以无主之衷,必有望洋之叹也。且读《素问》而不知《类经》,则谬注易惑也。然则医之道大矣微矣,苟不求其本而卤莽应世,学之者不几于费人乎?余用是增补《藏府性鉴》《经络全书》二种,合刻问世,盖以是编皆前贤精思极论、探本穷源之说,诚知其故,则知人生耳之所以能听,目之所以能视,以至饮食寤寐之间,莫不有本然之体,于以致吾之知,而博物之理不难矣。惟博物之君子,庶几采择于刍荛之一得云。

又自序曰:今夫医道之不明于天下者何?以其不知本也。不知本者何?以其但知读有方之书,而不知读无方之书之故也。读有方之书易为用,读无方之书难为功,故习之者多用所易而弃所难久矣。无方之书以为具文而已,殊不知无方之书,方之本也,有方之书,方之式也。方之为言仿也,以其仿于是而除疾保生也,未可以袭是式而应变者也。以其有是式也,固习之无难也,以其习之无难而习者多也,易习而多,则医道愈晦矣。医之所以不明于天下也,医之所以不贵于天下也,有如是夫?若袭是式以应变,非所以除疾保生,适所以使乞生而反杀焉,是以无足贵也。就之乞生而反得杀者,每以命委之于数矣,良可悼哉!古人以兵喻药者,盖示人戒谨而不可忽也,奈何袭行之以应变,则无怪乎有生有杀也,合者生也,不合者杀也,生者德也,杀者怨也。究不居于怨,且矜之曰:此方历历救人,屡试屡验者,今病不能为矣,于吾药何与乎?噫!毫不加察,卤莽灭裂一至于此,岂不深为痛惜哉!抑又无足贵也有如是矣。信乎方之不可读也,故《千金方》曰:读方三年,天下无不可医之病;医病三年,天下无可依之方。斯言深有味焉!予始于三十年前,纂列《寿世青编》,即不欲以一方示人,其目曰《勿药须知》,次曰《服药须知》,寓有微义,今又繁刻《博物知本》,一藏府,一经络,亦不欲以一方附焉,欲人知内而藏府、外而经络之所以然,从而知病之所由来,或由于内而发于外,或由于外而入于内之所以然,又从而知病之现于五官百骸,形于声音状貌之所以然,而知所以然之故,而处所以然之方为治之也,方之不附也,有如是夫。客有过予而谓曰:无方之书名曰枯赤金,非行世之物也,人但知宝之藏之耳,乌能世用而行之者耶?予应之曰:岂不知昔朱丹溪有《脉因症治》一家言,世皆无传,所传者惟《心法》耳?其门人集以群方,是以传之至今。然此议以知柏为养阴之说而累丹溪,得非冤乎?殊又不知不读无方之书之故,而仅读有方之书之弊欤?厄哉!《灵枢》《素问》《甲乙》《难经》,无方之书全不考究,而后来有方之书

奉为灵宝。无方之书以因时因地因人以论治,非无方也,有方者亦因时因地因人以处剂者也,非方之不可论也。要知用兵无一定之机,弈棋无一定之算,故善用兵者,通其机而不滞其机,善弈者参乎筭而不泥夫筭,拘于法则累于法也。然为方圆平直者,必不能舍规矩准绳也,无方之书之谓也。有方之书其方圆平直以定于斯矣,而又欲移东位西,以彼易此,譬之拆旧料改新房,不再经匠氏之手,截长补短,岂可得乎?予因客命,今《性鉴》中每藏府略因数方,以为方圆平直之式,正谓欲为方圆平直者,固未必在是耳。仍不专署病目,但举其式如此,愿读是编者自悟其意可也。伏望仁人君子,存心利济,勿认易而忽诸,庶几医之得明于天下也,庶几医之不贱于天下也,庶几世之人皆知所本,以自修而遵其生也。予故刻是编也,深惧夫袭方而漫用也,重申其意云。

尤侗序曰:古圣人著书,始庖牺氏,然有画无文,《神农本草》《黄帝内经》为作者称首上哉!夐乎!非天下之至精,孰能与于此?而世乃以医术与卜筮同列方伎之末,不已替乎?自时厥后,良医踵生,禁方杂出,纷纶浩翰,莫可殚名,即以近世见闻者言之,如仲景、东垣、河间、丹溪四大家外,复有节斋、立斋、仲淳、宇泰诸子,言人人殊,不辨歧路,又何暇求海藏之千金、仙丹之九转哉?予犹子生洲,于斯道三折肱矣,其肘后所传,亦不一种,今复辑《经络全书》《藏府性鉴》合而梓之,名曰《博物知本》,而请予为之序。予披阅良久,知《藏府性鉴》原本扁鹊《人镜经》,北齐徐仲融传之,至临安钱君、槜李贾君发明其义;《经络全书》为吴江沈承之所撰,而徐师鲁加订正焉。生洲述而不作,间或参伍众论,辅以匠心,芟其繁复,补其未备,信乎有探源索隐之功。予虽茫然不测其涯畔,而独有善于知本之知说也。所谓本者何?本诸身而已。凡人一身之内,目视耳听,手持足行,心之官则思,细而至于五藏六府、十二经络,一一皆有条理在焉,苟于此而未之或知,则夫阴阳晦明之异,刚柔燥湿之殊,形体动静之宜,性情喜怒之正,既无省察之道,岂有存养之方?即使药石治内,针灸治外,无所施其效矣。夫身至近也而且忽之,其能远及于国家天下乎?故曰天下之本在国,国之本在家,家之本在身,若身之本于心,心之本意,人所易知也,身、心、意之本于致知格物,非人所易知也。苟致其知,则凡一身之内,五藏六府、十二经络皆如隔垣之视,了了于前,又何物之不格乎?盖身与家、国、天下均是物也,身者物之本也。昔王阳明少时见宋儒解格物,遂格及官舍中之竹,几成心疾,执此推之,虽取《神农本经》三百六十种物物而格之,疾愈痼矣。故格物者不可不知本也,然知本而先之博物者,由博而反约,则不同于老氏之无物,此谓知本,此谓知之至也。予喜生洲之论,医与圣贤之学相表里,故表而出之。史载显德中刘翰诣阙献《经用方书》三十卷、《论候》十卷,世宗嘉之,命为翰林医官,其书付史馆。前者皇上南巡,生洲曾以此书进呈御览,吾知凌云之赏亦不远矣。时康熙庚午孟冬,良斋尤侗撰。

民国二十二年《吴县志·艺文考》曰:尤乘,字生洲,别号无求子。长洲人。尤侗之从兄弟行。

时觉按:自序与尤侗序俱称是书名《博物知本》,评辑《经络全书》《藏府性鉴》合而梓之,而尤乘另有《博物知本》,较是书多贾所学《药品辨义》。似是后有增刻而前本以《合刻》为名。又,尤乘为尤侗犹子,则非从兄弟行,《吴县志》有误。

《博物知本》三种七卷　存　1691

清吴县尤乘(生洲,无求子)辑

子目:尤乘增补《脏腑性鉴》二卷,沈子禄徐师鲁《经络全书》二卷,贾所学原撰尤乘增辑《药品辨义》三卷

时觉按:尤氏原拟辑《经络全书》《藏府性鉴》为《博物知本》,后增《药品辨义》,脏腑、经络、本草为本,故名,康熙三十年辛未林屋乡刻本藏中国中医科学院。原拟二种则改题为《脏腑性鉴经络全书合刻》。

《何培元医书》十种　阙　1672

清京江何镇(培元)纂辑

子目:《本草发明》《百药主治》《脉讲》《脉诀》《伤寒或问》《活人指掌》《济生论》《原病式》《素问抄》《集效方》,卷数不明

张铨衡《本草纲目必读类纂序》略曰:余与何氏契结金兰。一日,过公之寓,见公之著述盈几,阅其目则《本草发明》也,《百药主治》也,以及《脉讲》《脉诀》《伤寒或问》《活人指掌》《济生论》《原病式》《素问抄》《集效方》,共计十种。翻阅之暇,公独取《本草》《济生》之四种以示余曰:医学所谓明体达用,必不可少者此也。欲付之剞劂以公诸世,奈襄其事者之难其人也?余即承其意而身任之,随携稿归而细玩焉。

时觉按：张铨衡序《本草纲目必读类纂》，谓其著书十种，取四种示人，即今本《本草纲目必读类纂》与《何氏济生论》八卷、《何氏家传集效方》三卷，其余七种已佚；另有《崇实堂诸症名篇必读》一卷并不在十种、四种之内。

《古今名医汇粹古今名医方论合刊》十二卷　存　1675

清新安罗美（澹生，东逸，东美）撰（侨居虞山），民国钱荣光（性方，道隐）编辑

子目：《古今名医汇粹》八卷、《古今名医方论》四卷

钱荣光序曰：新安罗东逸先生辑《名医汇粹》八卷，未梓，又辑《名医方论》四卷，原期并付枣梨，用垂久远，嗣以艰于筹费，仅得先刊《方论》四册，读罗先生自叙例言自知。今张君镜祥出抄本《汇粹》，愿继新甫盛先生之后为之重刊，适韩君筠谷见而谓吾曰：尚有《方论》四卷，趁此合刊，方为完璧。盖因此书仅有分刊，未有合集也，且版均被毁，书亦稀存，与其单传《汇粹》而缺憾仍留，何如《方论》并刊而珠联璧合？吾闻斯语，吾重斯行矣。爰于重校《汇粹》之余，特访吴君第初，假旧刻《方论》而并订之，以付手民，不特可竟罗先生未竟之志，且得践韩君筠谷合刊之言，颜之曰：《名医汇粹方论合刊》，所以纪实也。嗟乎！时事兴衰，循环曷已，名山著作，聚散何常？即此圭臬有资，琳琅无价，取作惊人宝铎，堪为度厄慈航。乂重传宣，理毋湮没，不教倚竹凄凉，瘁尽娥娥之色，籍恤牵萝辛苦，寒灰寸寸之思。此固就厘订而几费沉吟，念沧桑而不胜怆恻者也。然尤幸斯文未丧，永昭潜德之光，成宪克遵，共展活人之术，文章道广，香火缘深，吾道不孤，庶几在是。宣统逊位之十一年岁次壬戌余月，道隐钱荣光性方甫又识，时年六十有八。

钱荣光《重刊名医汇粹》序曰：新安罗东逸先生辑《名医汇粹》一书，向未刊行，仅传抄本。自道光癸未，嘉兴盛新甫先生出苕溪友人所藏善本，梓于衙署，相传乃广。阅时未久，版毁于咸丰兵燹，刊书亦不多觏，良足惜也。不期五十年后，复有医博士张镜祥君持秘传抄本见示。披阅一过，觉所引虽皆近代名言，而实汇通《灵》《素》诸经之微旨，其有裨后学，岂浅鲜哉？然或有议之者曰：上古名贤辈出，以发明圣经为己任者何止百数十家，如成无已《明理论》、朱肱《活人书》、许叔微《百证歌》、庞安常《总病论》，其最著者也。是辑均未一引及之，犹不免有挂漏之憾，而抑知无遗憾焉。大江南北，向所脍炙人口者，前后千百年间，则有子和张氏、河间刘氏、东垣李氏、丹溪朱氏，世所称四大家者，是书无不及之，其言皆足以贯彻往古，昭示来今，岂必尽录夫百家诸说、历代遗书，方得免挂漏之议乎？况乎医林缺憾，不在截长补短，而在互相诋诽；不在核实循名，而在各分门户。若是辑者，真截长补短，核实循名，不相诋诽，无分门户之书，重付梓民，不亦宜乎？光虽不敏，亦夙知嘉言、路玉、禹载、灵胎、韵伯诸公之立论，独具性灵；又可、师愚、松园、郊麟、松峰诸子之用方，超越前辈。而究其立论用方之精要，仍未得于是书范围之外，别出心裁。以故不辞衰朽，敢徇博士重刊之请，重加校正。为志数言，略抒所见，亦借以表是书之颠末云尔。宣统逊位之六年丁巳秋日，道隐钱荣光性方氏序。

时觉按：成书于清康熙十四年，名《古今明医经论证治汇粹》，共八卷。因卷帙颇大，剞劂费繁，乃析出方论，名《古今名医方论》，作四卷刊刻。后风靡一时，康熙间多次刊行，乾隆时吴谦增删，收于《医宗金鉴》，名《删补名医方论》。其《古今名医汇粹》则抄本流传于世，嘉庆六年，吴郡徐文明商之陶氏柏筠堂，始镌板刊行，作八卷；道光三年癸未，嘉兴盛新甫又据苕溪抄本梓行。民国十三年上海大成书局合刊二书，名《古今名医汇粹方论合刊》，作十二卷，有石印本流传。《联目》《大辞典》谓有嘉庆六年五柳居刻本及道光三年盛新甫刻本，当为《古今名医汇粹》刻本；谓有康熙十四年古怀堂刻本，则为《古今名医方论》刻本，并非二书合刊本。《中国医籍考》卷六十三亦分别载录二书，亦无合刊本。

《医家四种》　阙　1683

清嘉定王翃（翰臣，东皋，楫汝）撰

子目：《握灵本草》九卷、《万全备急方》一卷、《万全备急续方》一卷、《伤寒汇编》（佚）、《杂证元机》（佚）

乾隆七年《嘉定县志·人物志中》曰：王泰际，字内三，居六都，登明崇祯癸未进士。尝遗书同年黄淳耀作偕隐计，淳耀答书谓：去城而乡，虽埋名不能，而潜身可得。冠婚丧祭，以深衣幅巾行礼，终身称前进士，一事不与州县相关，绝迹忍饿焉可也。泰际卒守夙约，遁迹故庐，筑室三楹，颜之曰：寿砚，因自号曰：砚存老人。抚按相继劝驾，皆辞弗应，隐居逾三十年而殁。知县陆陇其为文祭之，比之庞德公、陶靖节。子霖汝字公对，翃字翰臣，皆登贤书，有文名，而翃尤以行谊称于乡。

光绪七年《嘉定县志·艺文志三》曰:《握灵本草》九卷、《伤寒汇编》、《杂证元机》、《万全备急方》,以上总名《医家四种》。

时觉按:《握灵本草》《万全备急方》及《续方》今存,余《伤寒汇编》《杂证元机》佚。

《医学粹精》五种八卷　存　1694

明太平周之幹(慎斋)撰,清晋陵陈嘉璴(树玉,友松)辑注

子目:明周之幹撰陈嘉璴注《周慎斋先生脉法解》二卷,明周之幹撰《周慎斋先生三书》三卷,明查万合撰《查了吾先生正阳篇选录》一卷,明胡慎柔撰《胡慎柔先生五书要语》一卷,清陈嘉璴《笔谈》一卷

方伯屏序曰:周慎斋先生为明代医学宗匠,继李东垣而起,得轩岐妙道真传者也。其遗著有《慎斋医学全书》,虽已行世,而其传学则另有衍秘,非亲炙其门者不得其绪焉。得慎斋之学者,当时有陈希阳、查了吾、胡慎柔、陈嘉璴诸先生,皆以道术救济当世,获盛德令名以去。其再继传而起者有周诚元、孙元甫、许文豹、薛理还、陈贞乙、陈仲希诸先生,亦皆行道救济,负高名于海内。由此可见,医家传学,自有正派,非偏门外道者能可窥见一斑焉。伯屏素尚方术,初受业于古涿鹿谈镜人先生而求医学,先生乃慎斋学派而得陈贞乙薪传者也。入门初,授读长沙《伤寒》《金匮》及《神农本草》各书,四年讫业,师即以《慎斋医家秘奥》七卷授之,曰:若能寻得慎斋先师所集,自当知物矣。余唯唯。归而读之,简练揣摩,而得其端倪,施及于有疾,其效也应如桴鼓,即向之所谓疑难者,亦得霍然遽起而登康乐。噫!《慎斋医家秘奥》之为书,寿世有功,是可传也。学医者若研求而果进于秘奥,媲美于先圣先贤,庶几之在此乎?方今中夏多事,民罹疾苦,欧风东渐,医院林立,杂霸注射、解剖之学愈炫而去道愈远,我中国古传之至道妙理,若将弃置坠地焉。然则我轩岐同道,识见不齐,私心自用者恒有之,间有一得,秘而不宣,夫医术活人术也,秘可为乎?伯屏之受传慎斋先师之医术也,志在公之于一世,为日已久,今乃措资而付于印,垂先师不朽之仁术,开共和生民之寿域,而吾医界同人有志于慎斋先师之学者,藉此尤可为自渡渡人之津梁宝筏。此伯屏之素愿也。中华民国纪元庚午嘉平月,方伯屏序。

自记曰:客有为西洋医者,问于予曰:西洋医术,入于中国,能解人肢体,剖人胸腹以治病,确有实事实验,可谓学术已达极点。而中国医者所持之阴阳五行理论,当然须归于淘汰,至于中国史乘所载扁鹊能与人换心治病,言属荒谬,亦应删定。子何因陋乃索,犹执愚迷而从事于中华医药书籍研读而致勤功若是耶?余闻之曰:有是哉!子之明也。知其今,未知其古,识其外,未识其中。如是乎,子之知识,明则明矣,其如不通何?夫国之有民,如人身之有血,血生于心而动静于脉中,以心为主,是心也者,血脉之总也。是人身之有心,犹如国之有君主,有总统,有元首,有主席也。如是乎,心动则血皆应之而动,心静则血皆应之而静。如此有人焉,喜怒不节,妄想无度,此心日劳,其血日疲,病症蜂起,疼痛疮疡生于其身矣。任西洋医治之,曰:患尚在手,割去其手可也。又复在足,曰:割去其足亦可也。又复在胸在腹,曰:剖腹开胸,视之治之,亦可也。治之不愈,曰:心已炎矣,胸已脓矣,致死之道,已得见其形矣。呜呼!致死之由,讵知尚有不可以形观之者乎?我中国上古医者,移精变气而通神明以治病者,在昔扁鹊之为人换心治病也,和其人之喜怒,使人心安,戒其人之妄想,使人心静,其人之心既安且静,是心已换矣,病于何有?斯所谓换心者,换去心之无形之用也,非换去心之有形之体也。至于阴阳五行之理,即以有形之体未证,仍尚合乎无形之用也。子如有志,其勉旃哉!客唯唯而退,余此书遂成,并为之记。时在中华民国二十年一月一日,莱州方伯屏记。

《续修四库全书提要》曰:明周子干撰。后三卷别本称《慎斋三书》,已著录。前二卷为《脉法》七十八则,陈家璴注,《慎斋三书》所未收,莱州方伯屏据钞本影印,后附《正阳篇》《要语》《笔谈》,亦已见《慎斋三书》本。案:《慎斋三书》为石瑞章所集刊,谓经陈嘉璴鉴定,是本则出于嘉璴所纂集,惟增《脉法》一种,余与石本大致相同,而别题总名曰:医家秘要。其例言谓《脉法》两篇,言简义赅,乃学医者之透关文字,故陈氏列为上篇。立说不举病证,普论脉象,盖积临诊经验,就所心得以为权衡,其注亦阐发详尽。子干学出于东垣李氏,在明代医家中与薛己、张介宾两家时有出入而自成一派,流衍亦盛,毗陵医者尤乐道之。其亲承指授者,已具见于附录,方伯屏序中所述,继传者又有周诚生、孙元甫、许文豹、薛理还、陈贞乙、陈仲希诸人,其著述则不概见也。《慎斋三书》虽已著录,其《脉法》一种亦当兼采,并述两本同中之异如是。石本称嘉璴尚有医案《传心录》一书而未采入,其书亦宗周氏者,此本亦复缺如,不知别有传本否。

时觉按:有乾隆十四年己巳道南堂刻本。民国间莱州方氏抄印本更名《医家秘奥》,此所录序、记即出《医家秘奥》,《续修四库全书提要》所录则题为《医家秘要》。2007 年科学技术文献出版社有王沛点校本。

道光二十二年《武进阳湖县合志·人物志八》载录石震《慎斋三书注释》，同书《艺文志》又分别载录石震《慎斋口授三书》二卷及《周慎斋约言》《周慎斋约言补》各二卷，陈嘉璴《医学粹精》二卷。

《张氏医书七种》二十七卷　存　1695

清长洲张璐(路玉，石顽)，张登(诞先)，张倬(飞畴)撰

子目：张璐《张氏医通》十六卷、《本经逢原》四卷、《诊宗三昧》一卷、《伤寒绪论》二卷、《伤寒缵论》二卷，张登《伤寒舌鉴》一卷，张倬《伤寒兼证析义》一卷

道光四年《苏州府志·人物》曰：张璐字路玉，号石顽老人，长洲人。性敏好学，博究古人之书。所著有《张氏医通》一十六卷，诚医学之正宗也。

时觉按：有康熙宝翰楼刻本等十余种版本。

《证治大还》七种四十三卷　存　1697

清华亭陈治(三农)撰

子目：见下《四库全书提要》

自序曰：余家世业儒以续书香，由宋而元迄于今，以科目名世者亦比比矣。自先高祖霞山公肄业之暇兼治岐黄，遂窥堂奥。洎乎宦游江右荆湘间，凡上台与僚友抱疴者皆投之剂，无不立起。又广施药饵，楚豫之民赖以全活者无算。既而解组归里门，治伤寒止一剂，治痨瘵仅两月，里闬之赖以全活者尤无算，视史饮上池水而洞垣见腹不少逊云。所著有《内经纂》《病缘》，诸杂症、伤寒、女科、功科、外科诸书。此余家医道之始也。阅曾大父而至于治，盖已五世于兹矣。邃嵓公有《璜溪医约解》，完朴公则有《医归癖言》，蓉城公有《外台秘典》《脉药骊珠》，所著各书，斟酌甚善，试无不验，洵为医家宝筏。余念祖功宗德，济世利人，胥在于是，不敢私为帐中之秘，次第择其近要者，谋付梨枣以公宇内。曩岁入都，曾以此意质之大宗伯龚公，中堂吴公、大司寇徐公，蒙诸先生极为怂恿，锡以叙言，奈缘风尘奔走，未遑从事。兹游粤东，又请之总制石公、方伯张公、参宪张公，亦各称善并蒙赐序，捐资镌刻，则将五世之传，浸浸乎有大行之机矣。今而后，宇内之老幼男妇之疾，不复致有误杀而枉毙者，皆制府、方伯再造之殊恩矣。而余更有私幸焉：夫自先高祖以迄于今一百五十余年，其间沧桑兵燹，时虑遗失，以致先人怨恫，何幸遗书无恙，手泽犹存，复得流传宇内，俾先高祖一片苦心垂诸不朽。书云：父肯堂子弗肯构。治知免矣。此又非制府、方伯之所赐哉？治不敢忘所自也。谨叙。五世孙治书于羊城之越秀山房，时康熙戊寅孟夏中浣二日也。

吴正治序略曰：华亭陈子三农长于诗古文辞，博闻广记，虽屡困北闱而著述益富，衔华而佩实。其于轩岐之学、阴阳易理诸书，靡不讨论贯穿，抉其奥而探其源矣。亦既沉研殚思，支擘理解之，于是出其术以救人，正如淮阴用兵，无所不胜，庖丁解牛，无非中窾。但见魇者起，绝者苏，人亦不知其艺之精何以遂至此也，岂吾向所谓其人者殆是耶？君既以其术救人矣，犹恐身所未至不能遍及，遂以暇日发轩岐以来之秘要，集为成书，名曰《证治大还》。夫医之为书亦夥矣，踳駮间出，君乃能芟其繁而撷其精，吾向所谓其书者庶足当之矣。吾又闻陈子于吴趋创育婴之会所，全活者数千人矣，其用心为何如也？于公之驷马、比干之赐策，古之人有明征矣。陈子既能以术救人，又能广是书也以传学者，传曰：为善者不改其度，故能有成。陈子勉之哉！其功正未艾也。余故乐得而书之以为为善者之劝。是为序。时康熙乙丑秋九月，汉阳吴正治书。

石琳序略曰：云间陈子三农本儒而精于医，究心已久，屡试辄效，蒐集家秘各种，名曰《证治大还》，欲行于世，乞余为弁言。余知陈子之意，以一人而思济天下，其所及者有限，布其书则将使天下后世之人皆知调摄，皆知补救，其为利济之功不可量矣。闻之至治之世，物不疵疠，民不夭札，今圣天子养育群生，欲使咸登于仁寿之域，是书也，非即赞化育之一助哉？康熙岁次丁丑初夏，长白石琳撰。

沈恺曾序曰：予曾大父节垣公宦游云间，尝道九峰三泖之胜甲天下，山川清淑之气块埏盘结，故自汉唐以迄有明，奇人硕士，代有所锺。其上者立德立功，炳炳麟麟，敬风、幼节、士衡辈尚已；其次者类能著书立说以鸣其所得，或且假诗歌技术以传于世，陶宗仪、钱惟善以及顾野王之流载之史册可考也。维时襁褓，谨拜志之勿忘；比长，会自云间来者，访以奇人硕士，辄道三农陈君倜傥磊落有古人风，亦窃心志之；弱冠脱籍，匏系京华者二十载，即敝乡弁岭苕水一二石隐尚难通姓氏，况九峰三泖距桑梓更数百里外耶？今年秋，奉天子命巡视两粤，度庾岭，涉珠江，遥望罗浮溟海诸概，急欲得奇人硕士相与扬扢风雅。家伯兄詹山曾宦斯邦，首以云间陈君示予，谓三农先生固产于九峰三泖而流寓于庾岭珠江者也。迹其为人，大约敦慷慨，重然诺，坦城

府,能人之所不能,且其发为诗歌,上埒汉魏,下并唐宋,家伯兄已序梓问世。非倜傥磊落而能著书立说以鸣其所得者耶?居逾月,粤中士大夫多艳称之,更得其《证治大还》全笈,予抚而披阅之,观其于阴阳五行之理、草木金石之性、生克消长君臣佐使之义,无不元元本本,酌见根底。俾世之习其学者咸得心存利济,于以福世而寿民,即起苏耽、董奉于今日,度亦无能赞易一字者。昔神农尝药而辨寒温、晰虚实,开岐黄之祖,间考五帝功德,每称首焉。以故奇人硕士不遽为名相,即愿为良医,盖相臣坐庙堂,握密勿宣,猷布化以仁寿万国;而良医生挟其神妙,洞脏腑之症,起沉痾之疾,殀者康,札者宁,广狭不同而其所以致仁寿者无不同也。夫以陈君之才之学,惜未能置身通显,大展宣猷布化之为,而手著一书,播之当时,传之后世,为长桑之授,为肘后之方,计所存活奚止亿亿?功岂出相君下哉?是固九峰三泖之胜之所蜿蜒盘结,且兼庾岭珠江之灵异,而以锺其清淑之气者也。以立言而媲美立德立功,何多让焉?于是愈服膺先曾大父之遗训蓍龟以勿替也。爰序而归之。赐进士第中大夫钦命巡视两广盐课、巡视中城前翰林院清书庶吉士年家眷弟沈恺曾顿首拜撰于羊城官舍。

《四库全书提要》曰:国朝陈治撰。治字三农,华亭人。是书凡《诊视近纂》二卷、《药理近考》二卷、《济阴近编》五卷、《幼幼近编》四卷、《医学近编》二十卷、《伤寒近编前集》五卷、《后集》五卷,前有喻昌及治自序。治自谓五世业医,所著书有《璜溪医约解》《医师寤言》《外台秘典》《脉药骊珠》各种,皆斟酌尽善,择其近要者付之梨枣。然是书杂录诸家议论证治,门类繁碎,殊少折衷。

乾隆十六年《金山县志·人物一》曰:陈治字三农,娄县璜溪人,诸生。工诗,出语率惊座人。平生好游,足迹遍天下。时耿精忠闻其名,致书币相召,治坚却之。晚岁隐居乡僻浦南,喜丹青,兼善岐黄。有《贞白堂稿》行世。著《证治大还》。

时觉按:《四库》收于存目,作四十卷。另有王国泰、张建绩、戴纳、龚鼎孳、张天觉诸序,从略。

《医学阶梯修事指南合刻》二种三卷　存　1704

清紫琅张叡(仲岩)撰

子目:《医学阶梯》二卷、《修事指南》一卷

时觉按:有康熙间刻本藏中国国家图书馆,分金木水火土五册,金木为"体",《医学阶梯》卷上,水火为"用",《医学阶梯》卷下,土则为《修事指南》。又有雍正九年辛亥文光堂刻本藏中国中医科学院、上海中华医学会、南京图书馆等处。紫琅,今江苏南通。

《郑素圃医书五种》二十三卷　存　1707

清歙县郑重光(在辛,素圃)撰(寓居扬州)

子目:《素圃医案》四卷、《伤寒论证辨》三卷、《温疫论补注》二卷、《伤寒论条辨续注》十二卷,柯琴《伤寒论翼》二卷,附潘之夷《郑素圃先生传》

嘉庆十五年《扬州府志·人物》略曰:郑重光,字在辛,仪征人。始居瓜州,继迁府城。亲既殁,发愤肆力于医,尤精于伤寒。谓学仲景书者莫善于方有执,然《条辨》仅详太阳篇,而三阴用力遂馁,于是参喻昌、何琴、程郊倩、张路玉四家之说,断以己意,撰《伤寒条辨续注》十二卷。谓温责少阴,疫责三焦,迥不相合,而疫邪因人质为寒热,质厚者感其气则热,宜大承气汤泻土以救水,质薄者邪入消其阳而益虚寒,急宜四逆、真武以回阳气,少迟则脱。而吴又可既不分温、疫,又以阴症世间罕有,不知疫证最多阴证,惟虚寒之疫误治乃死。于是撰《温疫论补注》二卷。谓《伤寒》之辨,悬绝于表里寒热,不详形证,哗于议药,夭枉遂多,本李士材《括要》之意,撰《伤寒证辨》三卷。谓人身阳不尽不死,阴不盛不病,故贱阴而贵阳,阳因汗越则益燥,再服苦寒,阳气愈消,则致耳聋昏睡似少阳。冷极于内,逼阳于外,则发为阴斑似热;下冷阳厥于上,则渴而欲饮;肾水凌心则舌黑,太阴寒,津液不上输,则舌黑而燥似火;少阴寒水上逼心火,则发声为笑似痰;寒不外解,传入厥阴,则下利脓血似痢;寒中肝,厥气上逆而吐血,形寒饮冷伤肺则咳,似虚劳;寒中太阳宜温胃,误消克则伤阳而传少阴,腐气本于肾,肾邪逼真气上出于口,则口臭似胃热;寒气上参阳部则胸背胀,妇人往往有之,似肝气。凡此阴症似阳,皆宜凭之以脉,脉沈紧或散大,宜从阴治,投以阴药则危。录取生平治验为《素圃医案》四卷,自以三阳证显朗易见,故多载亢害之气似是而非者,太半皆取效于桂附。康熙四十八年举乡饮。年七十九而没,子四人。

道光三十年《仪征县志》卷四十曰:郑重光殁数十年,黄童白叟无不知其名字。增贡生钟蔚能继其业。曾孙太学生枚,醇悫和厚,以医行世。

时觉按：有康熙四十六年丁亥秩斯堂刻本藏中国中医科学院。

《传家宝全集》十八种　存　1709

清扬州石成金（天基，惺斋愚人）撰辑

医书子目：《食愈方》《食鉴本草》《长生秘诀》《快活方四集》《长生法》《卫生必读歌》《长寿谱》《秘传延寿单方》《通天乐》《养春奇方》《养生镜》《天基神方》《种子心法》《种子神效药方》《保产心法》《达生法言》《全婴心法》《救命针》

唐绍祖《天基石年翁七十寿序》曰：大清雍正七年，岁在己酉，十月二十四日乃天基石年翁七十大寿，诸同人登堂称祝，请余一言以为寿。余愧不敏，何能为之表彰？惟是修德获福，诸同人知之，余亦稔知之，何敢以不敏而遂不为之略陈其概乎？《书》曰：惟德动天，无远弗届。盖有德者天必锡之以福，或见于翁，尤为深信。翁学宗阳明王先生良知心法，事亲至孝，奉养无怠。其父维石公曾染呕血，母萧太孺人会感寒疾，翁汤药侍奉，时刻不懈，与尊嫂周孺人朝夕吁天，祈以身代。由是不茹荤酒十载，后遇考终丧葬，致其诚敬。若夫处世谦而有恭，庭训严而寓慈，他如宗族雍睦，同怀友爱，并非时俗。交朋信实相待，教人正言相规。好善给贫，施茶烹姜，散扇给袄，矜聋怜哑，修路建桥，又其昭昭耳目。凡里有悖伦者，翁必谆劝归正。平昔著作正续九十二部，不啻数千万语，流传天下，悉皆警悟之言。闻其语而醒觉悔改、安分乐业者，奚止亿万人？是亦黼黻皇猷于万一也。且翁之生性精通内典，自以定慧机窍，契合儒理，详注《金刚经》，印送万部，广度迷津，功莫大焉。总缘翁之为人，学本良知，亦即以体诸身者训诸人，意欲普众各复良知，共享福寿安乐而后快，其嘉言懿行，不可胜纪。江抚都院于公、副都御史左公俱赠匾旌奖。恭遇圣天子秉乾御宇，崇儒重道，敦尚实学，如翁之言坊行表，诚可列于贤良方正之科矣。缘翁性不炫耀，余因不敢公荐于朝。然而天之眷德嘉锡愈多，自此而寿至期颐，后嗣繁昌，余又将随诸同人登堂屡祝。《诗》云：乐只君子，保艾尔后。信乎翁之保艾尔后也矣。赐进士出身浙江清吏司郎中翰林院编修武英殿纂修翰林院庶吉士、年家眷弟唐绍祖拜撰。

《本斋未刻嗣出书目第四》曰：《知天镜》新全列完印行，《舆地管见》、《人镜图说》、《定志录》、《圣学正宗》、《四书浅说》二十七卷、《四书字考》、《今全集》四十卷、《有用文章》十卷、《随身佩》、《安老怀幼集》十卷、《万金藏》、《安乐窝》新全刻完即有，《丰稔谱》、《财富谱》、《荣贵谱》、《明慎心法》、《医学心法》二十卷、《写字心法》、《学书心法》、《宪历解》、《三缄集》、《度世金丹》、《度识新编》、《心经石注》、《修持正谛》、《敲门瓦》、《解纷集》、《赛晨钟》一百卷、《补天石》四十卷、《新闻集异》十卷。但愿人人福寿长，此邵子语也。予于人情世事，无论大小雅俗，但有利益者，俱以浅言刊书行世，正积共计百余种，全集五千余张，分为六集编定，宝金通寿安乐字号，全部刷印发兑。或有爱阅全集，或有不足购取者，即取初集二三四集，亦可听便。但此书若能正续全得，庶可尽悉，善体略者自必心赏神怡，福寿绵长矣。赐教者可至扬州府西升平街，圈门内便是小斋。

时觉按：又名《家宝全集》《传家宝》，为石氏著述百五十余种汇编。石氏搜辑前哲诗文格言、村俗俚言、谚语童谣，演绎为人处世、修齐治平之道。有版本十余种，各本编次内容略有异同，大体初集福寿要基、二集修身齐家、三集警醒明通、四集怡情悦性。2000年中州古籍出版社有校正排印本，分为《福寿鉴》《人事通》《警世钟》《快乐原》四集。

《石成金医书六种》六卷　存　1709

清扬州石成金（天基，惺斋愚人）撰辑

子目：董其昌撰石成金订《举业蓓蕾》《秘传延寿单方》，石成金订《长寿谱》《救命针》《食鉴本草》《食愈方》

时觉按：有清刻本藏上海中医药大学。

《起秀堂刊医书二种》十一卷　存　1716

清上海陈世杰（怀三）辑

子目：汉张机《金匮玉函经》八卷，宋钱乙《小儿药证直诀》三卷，附《阎氏附方》及董氏《小儿斑疹备急方论》

时觉按：康熙五十五年丙申刻《金匮玉函经》，五十八年己亥照宋本重刊《小儿药证直诀》，中国中医科学院有藏。

《顾氏医镜》十六卷　存　1718

清吴县顾靖远(松园,花洲)撰辑

子目:《素灵摘要》二卷、《内景图解》一卷、《脉法删繁》一卷、《格言汇集》二卷、《本草必用》二卷、《症方发明》八卷

自序略曰:闻之张长沙云:居世之士,曾不留心医术,上疗君亲,下救贫贱,中以保身,但逐荣利,企踵权豪,卒遇非常,身居死地,百年寿命,委付凡流,岂不危哉?玄晏云:人受先人之体,有八尺之躯,而不知医事,此所谓游魂耳。虽有忠孝之心、慈惠之性,君父危困,赤子涂地,无以济之,此圣贤所以精思极论,尽其理也。予有感于二氏之言,因思古人有不为良相定作良医之话,因遂慨然而叹,谓可以侍君,可以养亲,可以济世,可以全生,可以成名者,庶几有熊氏之风乎!遂毅然自奋,二十年来夙兴夜寐,殚炎黄之奥,究仲景之秘,渔猎方书,搜罗医案,忝得萤明,乃辑《本草必用》《脉法删繁》《内景图解》《灵素摘要》《格言汇纂》《症方发明》,分为一十六卷,统名《医镜》,俱以岐黄、仲景为经,诸子百家为纬,言言采其金石,字字摘其珠玑,明剖疾病之情,悉合时地之宜,俾庸浅者读之则易为领略,好高者省之遂难施险僻,更望当世巨公,慧眼品题,互相倡导,以挽颓风,使人皆得尽其天年,不负古圣王垂教之仁慈,是则余之大快也,而亦苍生之大幸也。吴门顾靖远松园甫。

冯勖序曰:医之为道大矣!医之为任重矣!世之言医者甚多,俱曰予圣及经治病,则动罹颠覆,因是而叹明通者之难其人也。吾友松园顾君,系出巨族,颖异天生,年方舞勺,铮铮黉序,特以屡试数奇,未逢伯乐之顾,乃以明经就选。其言曰:大丈夫不能致君行道,被泽于苍生,亦当济世立言,有功于造化。遂择岐黄之术而为之肆力焉。寒暑靡间,寝食俱忘,不啻有人督促而为之者,二十年来如一日。夫是以道高矣,名著矣,彼虽不欲以斯术自见,然友之知其神而称其方者,户外之履常满。其临症投剂,俱与俗下相悬殊,医弗能解,辄相谤之,然用卒奇中,亦未尝不心折之,遇险怪症,必拱手而请质焉。松园往往起沉疴而生之,辄抚掌自快。曾供职御医院,旋以亲老归养,闭户著书,手辑《医镜》一编,其于《灵素摘要》《内景详解》《脉法删繁》则简而明,《本草必用》《格言汇纂》则要而精,《症方发明》则博而约,真业医之秘本,济生之宝鉴,医书中之罕觏者也。行将达之彤庭,播之中外,跻斯民于寿域,传奕世以无穷,又安知圣天子不召对宣室,寄之重任,以展君之抱负也?勖其拭目以观之矣。翰林院检讨充纂修明史官年家眷弟冯勖拜撰。

徐秉义序曰:古来医书充栋汗牛,难以悉数。如近代王宇泰之《证治准绳》,薛立斋之十六种书,则学者苦其太繁,而有望洋之叹;李士材之《必读》,赵养葵之《医贯》等编,又嫌其太略,而有未备之憾。求其简而明,约而该,切于时用而必效者殆罕觏焉。松园顾君,情深利济,究心医术,积学有年,纂述《医镜》一编,书成请余为序。余一为披阅,见其所集《本草》《内经》《脉诀》《症方》诸卷,删繁去复,独存精要,加之注释,义极详明,真令医者读之,顿开胸中茅塞,病家见之,亦恍然致疾根原,应寒应热、应补应攻,不为庸俗所误。所谓简而明,约而该,切于时用而必效者,是书足以当之矣。余甚欢喜赞叹,而弁数言于首。赐进士及第资政大夫予告经筵讲官内阁学士兼礼部侍郎加二级年家眷侍生徐秉义拜撰。

程简序曰:松翁顾公之于简,翁婿行也。简未遇时,吾父楚皋公与金陵赞先符公订姻联。先是,松翁弱冠,尝与符公有车笠之盟,后别二十年,符公客殁粤东,无子,有女二,一归简,尚未婚也。时孤露南中,吾父悯其母女无依,迎来吴郡;一女为养媳。壬午秋闱,简幸得隽,与松翁往来颇厚,谈及符公,为之慨然曰:此吾故人女也。子尚未成姻,一切装赠,我当少助万一。简于时心服其高义凌云而德施难忘也,予不得事符公,视松翁又一符公矣。因以舅视松翁,松翁即以婿视简,因得与嗣子宰为内兄弟,盖异姓而同怀,不是过也。适见内弟所抄撮《医镜》一书,相与反复展玩,大有会悟。乃知翁之用心忠厚,视嗣子如所生,故视嗣女婿如己出。情至之人,天伦不薄,仁厚之意,遍济群生,宜其竭心力以活人,不肯作时下庸医所为,故其书之详审精密,至再至三,改纂数四而后成也。简忝职守府,莅属东省,偶尔遘疾,以王事靡盬,力疲奔命,延医诊视,如水投石,几致身陨,凡一年有余乃痊。特附家邮达吾翁,烦吾嗣内弟速录成书达东省,可以济活万人,而吾岳翁一生苦心,及吾内弟积年抄撮之成劳,两无负乎!先草序言一篇于翁自序之后,并以俟当代有识有力名公卿大人以赞成刊刻之举,福祉永无极云耳。时康熙五十八年七月,嗣婿程简拜序于山东之字廨。

顾元宰跋曰:《医镜》者,小子元宰嗣父松园公竭三十余年探索之功,揣摹按验,审时用药,察症定方,恍乎有得,再四删削,务期醇正,不尚奇僻之见,以致学医人费之诮。我嗣父之成书,其用心有如此者。嗣父同气二人,小子宰乃仲氏西侯公所出,年甫十龄,嗣父艰于得子,又蒙重疾,依次房嗣宰为子。蒙恩抚育,延师授

室，无异所生。吾父壮年，名噪黉序，两预棘闱，后因疾作，延医诊视，百无一效。遂废举子业，穷究医药之理，远达京邸，与试国学，就职医院，因而考订岐黄《灵》《素》诸书者有年，又于辇下诸名家讲求精理，始旷然有见。医家寄人生死，时下用药多误，诊脉不审，往往杀人，大抵胸无定见，多为成方所拘，如新室之袭《尚书》，金陵之泥《周礼》，偏见曲学，祸国祸民，医道亦然。古人云：上医医国，次则医人。要之出死入生，挽回性命，其功不减于医国。此我父所为攻苦二十年，寒檠雪案，手不停披，辄命小子宰昼夜抄辑，垂成辄复改窜，凡数十次。此种苦心，惟小子宰亲见而熟悉之。时嗣姊丈简中壬午科，今授山东守府，字亦可者，与小子宰同受恩于松园翁，素佩服吾父之书有功后世，同为参证。我两人窃相拟议，今之号为明医，大抵云积阴功居半，养身家居半，夫一心两用，其于医道岂尽当乎？况彼所云阴功者又未尝力学好古，从勤苦中得来也。小子宰谬列武庠，未免分功内外场事，不及授吾父伐毛洗髓之秘，然吾父生平辛勤，惟思救人济世，力挽庸医僻见，若绝不作身家计者，小子亦得于历年抄撮之余，深悉其用心之专且至也。亦可程公向服膺此书，数寓书于宰，促其录成，邮致官廨，以待当代知心好义之流共襄刊刻，于以救世，即以活人，医国医人，两有赖焉。庶不负松园公对后学之正鹄方向，对先圣之继往开来，其宏志伟愿，庶得倍以申抒焉。宰手拙性鲁，不学无术，既不能开阐医道新学，复无以追述嗣父之遗志，即其热爱方术之特长，小子宰亦不能序述，谨百拜而为之跋。时康熙五十八年腊月之朔旦。

浙江中医专门学校第一级级友会识语曰：是书向无刻本，医家秘之。春间闻裘吉生先生藏有抄本，同人等不辞跋涉，特赴越中借抄，荷蒙慨允，感佩同深。爰付梓公诸校中同学，惟传写既久，鲁鱼帝虎谬误滋多，同人等校阅之下，未敢擅改，阅者谅之。浙江中医专门学校第一级级友会谨识。

民国二十二年《吴县志·列传》曰：顾靖远，字松园，一号花洲，长洲人。康熙时曾入太医院。著《医要》若干卷、《医镜》十六卷。

时觉按：是书原有康熙间抄本，为裘吉生所藏，现藏中国医学科学院；民国十年浙江中医专门学校据此抄录，由武林印书馆铅印；民国二十二年于凤纲又据此抄录，钞本藏中国国家图书馆，2002 年收于《国家图书馆藏稀见古代医籍钞(稿)本丛编》，影印出版。民国十三年、二十三年又有扫叶山房石印本。

《十三科指掌全书》 佚 1724

清川沙叶其蓁(杏林，困庵)撰辑

子目：见叶化龙《十三科指掌全书后跋》

叶化龙《十三科指掌全书后跋》曰：先祖困庵公，讳其蓁，字杏林，别号抱乙山人。先世龙游，侨居雈浦。少孤力学，精专朱程而念切苍生。壮岁浮沉，考订岐黄而情关斯世。慕曩贤之素志，良医良相有同功；秉前哲之居心，立德立言为不朽。是以酣心好古，傲骨违时，喜观经济之书，耻事空疏之学。九流七略，颇跌宕于胸中；五岳三山，时纵横于笔下。光凝曲几，暑搜露草之萤；冷入寒窗，雪映荒檐之雀。耗壮心于灯影，性嗜潜修；凋绿鬓于萍踪，道行普济。以致春回九野，海边化雨时来，橘荫千村，江上凯风渐发。得心应手之秘，剖析篇章，幼学壮行之机，垂传宇宙。酿花作蜜，集腋成裘，诚足继起前规，昌明后学。编辑卷帙，不独一家，剞劂流行，已传几种。而且禀资孝友，赋性善良，行薄脂韦，生成古朴。对梅花而心甘淡泊，藜藿充肠；爱松枝而性绝繁华，布褐蔽体。岂特闲惟把卷，果然清只饮泉。但消岁月于马蹄，徒怜誓岳；老风霜于犊鼻，未遂题桥。然而朱门纵热，祢生刺不轻投；白屋虽贫，杨子身为有守。一邱一壑，自许安心；半郭半乡，人知刮目。至于声名垂于身后，啧啧相称；品望著于生前，昭昭可法。所恨者，抱志溘焉长逝，全书尚未镌成。对此手泽功深，潸然泪下；读此遗编法备，朗若心开。依稀三秋之云净长天，仿佛二月之雷惊春浪。兹因家贫如洗，未能尽寿枣梨；行看谋及完工，必将就正有道。所编书目，开列如左。《女科》《幼科》《风科》《大方科》《伤寒科》《咽喉口齿科》《针灸科》《眼科》《外科》《正骨科》《金镞科》《养生科》《祝由科》《脉镜》《居恒录》《感通集》《医余小草》《痘疹方》《医式》。雍正十年岁次壬子重阳日，孙男化龙百拜敬跋于克绍轩中，年通家眷弟李大伦顿首填讳。

时觉按：嘉庆二十三年《松江府志·艺文志》著录《十二科指要》；道光十七年《川沙抚民厅志》有《十三科指掌》，又作《诸科指掌》，不见全书，今所存者唯《女科指掌》五卷、《幼科指掌》四卷。

《古今图书集成·医部全录》五百二十卷 存 1725

清常熟蒋廷锡(扬孙，西谷)，闽侯陈梦雷(则震，省斋)奉敕编

杨家骆识语曰：汉成帝时以书颇散亡，使侍医李柱国校方技，得医经七家二百一十六卷，经方十一家

二百七十四卷，房中八家百八十六卷，神仙十家二百五卷。以上皆见诸《汉书·艺文志》者，实为医书整编之始。至《隋书经籍志》医方一类骤增至二百五十六部四千五百一十卷，其中《四海类聚方》竟多至二千六百卷，其为整编群书而成，尤显然可见。明时修《永乐大典》，其中所收医书，以《文渊阁书目》医书一百九十三种校之，未见于阁目者三十余种。明周定王朱橚纂《普济方》七百余万言，引方书不下一百五十余种，与阁目相同者七十余种，虽《普济方》中不见于今存大典之书则约五十余种，而今存大典中不见于《普济方》者亦在六十余种以上。稍后，朝鲜李朝敕撰《医方类聚》二百六十六卷，约五百数十万言，所引医书一百四十三种，内除三种为朝鲜医书外，其余三十七种与今存大典所引医书相同，又六十五种名称与阁目相同，三十八种与《普济方》相同。由上文所析观之，故骆觉中国医书实有整编之必要。及陈梦雷撰《古今图书集成》，在六千余部中《医部》独占五百二十卷，汇考细析病目分一百三十四门，不仅网罗宏富，而功力尤伟。现值友人李焕燊博士印行《医方类聚》，鼎文书局亦抽印《集成医部》为单行本，并以续编初稿千余页补之。续编初稿另有识语，故所言今止于此。又《集成医部》系自鼎文版《集成艺术典》一八五页起，故抽印《医部》，前无《艺术典》一至一八四页，非有缺也，幸祈鉴之。中华民国六十八年六月十五日，金陵杨家骆谨识。

《续修四库全书提要》曰：清陈梦雷奉敕编。康熙中，命梦雷纂辑《图书集成》，分六编，其四曰《博物汇编》，博物又分四典，其一曰《艺术典》，医乃艺术中之一部，为汇考，凡五百二十卷。全书共五十余万卷，卷帙浩繁，人难遍阅。光绪中，敕上海道用西法重印，当事因医部切于民用，别为抽印单行，至民国复缩印此小字本。其书首载《内经》《难经》及脉法、外诊法、脏腑、经络、身形、运气，次为诸病分门，皆合载诸家论病治法、方药，次为针灸，次为医案，次为医术名流列传，次为总论杂录。案：清代钦定医籍，以乾隆朝《医宗金鉴》一书号为精当，有裨实用。当敕编之初，原议分两部，一为初学入门之书，一为参考之书，后改其例，专编一种，纲要略备，意取彻上彻下，由浅入深；而参考之编辍而未作。是书颇合参考之用，可与《金鉴》相辅而行。所采之书虽多，亦不能搜括无遗，如《内经》仅收马莳、张志聪两家之注，《难经》仅收滑寿《本义》，所遗尚多。脉法于王叔和《脉经》及后来伪作之《脉诀》，兼收并列，未衷一是。各门所列诸家方论，较为详备，至附辑《名医列传》，大致取明徐春甫《医统大全》所载历代名医姓氏为之基础，加以订正增补，于明代以后医者多采方志诸书，所增数倍，差嫌滥及，而于李濂《医史》传文，转未涉及。其总论杂录，则采古籍子史，旁及说部丛编，其中颇多精语可观。综核全书，虽未能盖惬人意，然所据内府秘籍，间有民间罕觏之本，究为医说渊薮。若古籍佚有后出为当时所未获睹者，则限于时际，不得以遗漏议之也。《金鉴》主修者吴谦，为医学专家，故其书有心得可作准绳；梦雷乃文学之士，但从事于荟萃编排，两书原难等量齐观，要同为一代钜帙，有关于医事掌故，用特著之。

时觉按：《古今图书集成》是中国最大类书，《医部全录》为其《博物汇编·艺术典》之《医部汇考》，凡五百二十卷。分类辑录医学文献，第一到七十卷，医经注释，释《灵枢》《素问》《难经》；第七十一到二百十六卷为脉法、外诊法、脏腑身形；第二百十七到五百卷为临床各科；第五百零一至五百二十卷，设总论、列传、艺文、纪事、杂录、外编等。成于康熙末，光绪十年甲申上海图书集成印书局有印本，后有多种影印本，以民国二十三年中华书局流传最广，后人民卫生出版社有多种铅印本。2002 年中国医药科技出版社有《古今图书集成医部续录》简体横排本。

《古今医学会通》十种十七卷　存　1746

清锡山华岫云（南田）辑

子目：《颅囟经》二卷，东轩居士《卫济宝书》二卷，张元素《脏腑标本药式》一卷，刘完素《三消论注》一卷，滑寿《诊家枢要》一卷，卢之颐《痎疟疏论》一卷，朱震亨《金匮钩玄》三卷，叶桂《幼科要略》二卷、《温热论注》一卷，计楠《客尘医话》三卷

时觉按：有民国七年上海大东书局铅印本藏北京、长春、黑龙江、上海、湖北中医药大学及南京、浙江图书馆等处。

《妇婴至宝》三种六卷　存　1750

清长洲徐忕江（尚慧）辑

子目：亟斋居士《达生篇》四卷，毓兰居士《种痘法》一卷，庄一夔《福幼篇》一卷，附《保命延生戒期》

褚廷璋序曰：世传《妇婴至宝》一书，吾乡忕江徐丈于乾隆十五年，取亟斋居士《达生篇》，请三农老人钱君加注，益以毓兰居士《种痘法》《稀痘方》，捐资刊刻，行世已久。寻缘原板为赵文山太守携去，无以应四方

之求，徐丈内侄黄子月槎，于壬子岁复事开雕，奈购者甚众，甫四载而板已漫漶，月槎因发愿重镌，同时好善诸君子亦踊跃襄事，并附《保命延生戒期》于后，以广流传。余受而读之，议论切当，解识精详，诚居家必备之书，其有益于尊生保赤者功用非细，爰怂恿速成斯举，并弁数言于卷端。嘉庆元年春正月，长洲褚廷璋左峨氏书。

沈光泰序曰：《妇婴至宝》一书，汇集《达生篇》《种痘法》及《延生戒期》而成者也。前经徐丈忕江、黄子月槎镂板流传，遵而奉之者获效无算矣。今李子幼迁因枣梨磨灭，复募同志剞劂以行于世。是书也，戒于未生之前，慎于将生之时，保于既生之后，皆生人躯命所关，顾不重欤？吾愿见是书者披阅之，详记之，与人讲说之，先事得其要领，临事可免张皇。庶几不负其生，并不负刊书劝勉之意也。是诚厚幸也夫！嘉庆十五年夏六月，澹如沈光泰书。

潘遵祁序曰：先大夫理斋府君艰于子嗣，年四十有五，始生遵祁。平日留意尊生保赤诸书，无不悉心参究，多所考正。《妇婴至宝》一编行世已百余年矣，府君复为之删改增补，或出己意，或本前人之说，手加评校，而是编乃底于尽嘉。今年夏，读礼闭门，手录一过，付剞劂氏以广流传，亦即我府君尊生保赤之意云尔。道光十一年岁在辛卯夏六月，潘遵祁谨识。

时觉按：乾隆十五年初刻本今不见，现存最早版本为褚廷璋序嘉庆元年刻本，嘉庆十五年、道光十一年重刻，至民国间有版本三十余种，收于《竟成堂医书三种》《桃坞谢氏汇刻方书九种》《谢元庆医书三种》。

《妇婴至宝续编》不分卷　存　1796

清亟斋居士撰，长洲徐忕江（尚慧）辑

孙念劬跋曰：夫娶妻必期偕老，生子必望长成，乃人有伉俪极笃而中道死亡，产育艰难而半途夭折者，只因纵欲暗犯，天夺其算，神降之殃而不自知也。不知虽房帷正色而亦有克治之道焉。此本即将拙庵秦太史所传删繁就简，止择最重要者录之，原笃信者每逢禁忌，留心谨避，必臻上寿矣。洁斋孙念劬述。

黄日瞻跋曰：亟斋居士原本《达生篇》词简理达，孕育调摄之道行之无失。徐忕江姑丈复请浙江老医钱三农考证注解，补前言所未尽，并附保婴种痘法于后，刊印行世，使产母婴儿同登寿域。历年既久，板亦寻废，世之宝是书者几同吉光片羽矣。因思重刊，蒙姑丈嘉许，今募同志捐资刊成，并附《保命延生戒期》于后，惟望仁人君子，一见是书，广为流通，俾家有此书，预知调护，功德讵有量哉？嘉庆元年秋日，古吴黄日瞻谨跋。

时觉按：有残卷藏上海中医药大学。无序，不分卷，首妇女诸症方药，次生产十六歌，次小儿诸症方药，其末《保命延生戒期》，却署为卷五，书口作《妇婴至宝》，有孙、黄二跋，似为《保命延生戒期》与《妇婴至宝》跋而误置于此者。

《徐氏医书六种》十六卷　存　1764

清吴江徐大椿（灵胎，洄溪老人）撰辑

子目：《难经经释》二卷、《神农本草经百种录》一卷、《医贯砭》二卷、《医学源流论》二卷、《伤寒类方》一卷、《兰台规范》八卷

《徐氏医书六种序》曰：徐洄溪先生，雍正间吴江宿学也。其生平著述有诗集若干卷，艺林传播，不胫而走，不仅以医名，而医为尤精。尝撰医书六种，曰《难经经释》，曰《医论》，曰《神农本草》，曰《医贯砭》，曰《伤寒类方》，曰《兰台规范》，或就古书而推广其义，或出新裁而旁通其说，是是非非，独具卓识。乾嘉间江浙盛行其书，医家莫不奉为圭臬。自咸丰兵燹后，板毁无存。洪文卿殿撰视学楚中，谓洄溪先生医学超绝前后，百余年来传其术者绝少。今春觅得全书，会□董崇文书局事，属重付手民以公诸世。梓既成，□读之而不禁慨然有感，曰：医之为道，学者如牛毛，成者如麟角，而古今医家言，人持一说，纷若聚讼，几于南北皆是业其术者，先入焉而为之主，匪浅尝辄止，则拘泥不通，以故实能砭膏肓起废疾者，大邑通都百不一见，盖其心非不欲生人也，而卒归于杀人，此无他，误于不学者半，误于书之不善而学非所学者亦半也。如是书之议论醇正，考证该博，推究病源，洞见垣一方人，而卷帙不繁，又复便于循诵，学者苟能守其成法，用以起死人而肉白骨，岂惟先生寿世之心藉以不朽哉？抑亦学使□□之所厚望也夫？同治十二年夏六月□□□□□□□□□谨序。

觉迟生识语曰：此序本当拉去，因中有“洪文卿学使属刻”一语，故涂其名而存其文，小惩大诫，未始非斯人之福也。觉迟生识。

时觉按：徐氏自刊本，于雍正五年至乾隆二十九年间陆续撰成刊行。同治十二年夏湖北崇文书局重雕本

有序，署名被觉迟生涂去，下注："不问何书，首刊一序，筱泉尚书檄饬删去，诚为大吏者能持大体之见解也"，并觉迟生识语一则。

《徐氏医书八种》十八卷　存　1764

清吴江徐大椿（灵胎，洄溪老人）撰

子目：同《徐氏医书六种》，更加《慎疾刍言》一卷，《洄溪医案》一卷

时觉按：《徐氏医书六种》乾隆二十九年撰成刊行后，乾隆三十二年撰成《慎疾刍言》，咸丰七年海昌蒋氏衍芬堂校梓《洄溪医案》，共为八种。以咸丰七年海昌蒋氏衍芬草堂刻本为最早，现存二十余种版本。

《徐氏医书十种》二十卷　存　1764

清吴江徐大椿（灵胎，洄溪老人）撰

子目：《道德经》一卷、《洄溪道情》一卷、《阴符经》一卷、《乐府传声》一卷、《慎疾刍言》一卷、《医学源流论》二卷、《医贯砭》二卷、《兰台规范》八卷、《难经经释》二卷、《洄溪医案》一卷

时觉按：别本子目为《徐氏医书八种》加《评定外科正宗》十二卷，《洄溪道情》一卷，附《徐灵胎先生手评叶氏临症指南》，则为三十一卷。

《徐灵胎十二种》二十二卷　存　1764

清吴江徐大椿（灵胎，洄溪老人）撰

子目：同《徐氏医书八种》，更加《洄溪道情》一卷，《乐府传声》一卷，《阴符经》一卷，《道德经》一卷

时觉按：最早为同治三年甲子彭树萱善成堂、半松斋刻本，有版本十种。

《徐灵胎医书十三种》三十四卷　存　1764

清吴江徐大椿（灵胎，洄溪老人）撰

子目：同《徐灵胎十二种》，更加《评定外科正宗》十二卷

时觉按：有光绪二十二年丙申珍艺书局石印本。

《徐灵胎医学全书》十六种三十一卷　存　1764

清吴江徐大椿（灵胎，洄溪老人）撰

子目：分前后二集，前集即《徐氏医书八种》十八卷，后集八种十三卷，子目见下《续修四库全书提要》。

王士雄跋曰：盖闻不朽有三：太上立德，其次立功，立言。圣道固然，而医亦何独不然？粤稽医学肇自轩岐，继自越人、仲景，下逮刘李朱张。说者谓《灵枢》、《素问》之言，如儒者之《五经》：扁鹊长沙之论，如孔孟四子之书，诚哉是言也！夫医经之奥妙无穷，而诸家老诠解多歧，议论风生，未免繁者太繁，简者太简，总由尚文者自逞其才，偏见者独执己意，故其书虽富，其论不同，要之各有所长，则其义一也。吴江徐灵胎前辈，自少业儒，旁参医典，历访名师，精于诊治，故声誉洋溢于江左。其临症焉必审夫阴阳表里、寒热虚实，其立方焉必明乎君臣佐使、配合修制，所谓士君子不为良相即为良医者，此二语先生当之无愧也。所著《难经经释》《医学源流论》《神农本草经》《医贯砭》《兰台轨范》《伤寒类方》，早已刊行于世，后学均奉为金科玉律。去冬余游硖川，得蒋氏藏先生医案、《慎疾刍言》稿本，缀以愚见附之，排纂校正，付之手民。先生晚年孜孜研求，旁搜远绍，取古人之书重集之，节其冗，取其要，补其缺，正其偏，共成书十余种，曰：《内经诠释》《脉学论》《脉诀启悟注》《伤寒约编》《六经病解》《舌鉴论》《妇科医案》《集病源》《舌鉴辨色图说》《医学抉微》《药性本义》《医方详解》《洄溪仁术志》《评批外科正宗》等书，皆抉《内》《难》之精髓，发前人之未发，补诸子之不足，文雅约而义则赅，有裨后学，厥功岂浅鲜哉？余录以副本，藏之笥中，待后人之镌镂广传，寿世寿民，先生立言不朽哉！海昌后学王士雄潜斋谨识。

《续修四库全书提要》曰：《徐灵胎医书后集》，清徐大椿撰。大椿有《神农本草经百种录》《伤寒类方》《兰台规范》《医学源流论》，《四库》已著录；《难经经释》《医贯砭》见于《存目》；其《洄溪医案》《慎疾刍言》，今亦著录。前八种坊间旧有刊本，光绪末上海六艺书局重为校印，署曰"前集"；又增辑"后集"八种，曰《内经诠释》一卷、《脉学论》一卷、《脉诀启悟注》一卷、《伤寒约编》六卷、《六经病解》一卷、《舌鉴总论》一

卷、《杂病源》一卷、《女科医案》一卷,有海宁王士雄总跋,称大椿晚年"集古人之书,节其冗,取其要,补其缺,正其偏,成书十余种,士雄录副,藏之笥中,待后人镌镂广传。"其所举书名于八种之外,尚有《舌鉴辨色图说》《医学抉微》《药性本义》《医方详解》《洄溪仁术志》《评批外科正宗》等书,此本仅收八种,或所得王氏所传录者已有亡佚。至《评批外科正宗》,则又经许梱增补,已由海宁蒋氏传刊矣。案:大椿学术湛深,为有清一代医家之冠。《四库》著录、存目各种,皆成书定本,即《洄溪医案》《慎疾刍言》,亦精到之作。前集八种,医林久奉为圭臬,是集惟《伤寒约编》论记论方,发挥翔实,具有规模。据其《伤寒类方》自序云:"《伤寒论》已无成书,王叔和所搜集,后人互相訾议,终无定论,探求三十年而后悟,故不类经而类方,五易稿而后定。"今以《约编》互勘,窃疑即是以前未定之稿,及《类方》告成,是书遂隐而不彰。可见名家著书,精益求精,约而又约,良工不示人以璞也。《内经诠释》不具全文,似读经时随笔记注辑为一录者。其他各种皆就前人之书采录备览,而亦多以己见折衷之,王氏所谓节冗取要补缺正偏者。其说得之,而指为晚年之作则未足信也。大椿著述精华已备于前集,后人续辑遗稿碎金以备一家言,其中可资沾溉者亦复匪鲜。别有评批叶桂《临证指南》,久已传刊,近又见传录《金匮要略》徐彬注评批,中多精语,傥有好事者摘录之,亦可增碎金之一种也。

时觉按:咸丰五年乙卯初刻本藏泸州市图书馆,后光绪至民国间有多种石印本、铅印本。1999年中国中医药出版社收于《明清名医全书大成》之《徐灵胎医学全书》,实为《全书》前集,收载八种,与是书不同。

《徐灵胎医书三十二种》五十四卷　存　1764

清吴江徐大椿(灵胎,洄溪老人)撰

子目:同《徐灵胎医学全书》十六种,增《证治指南》八卷,《药性切用》《古方集解》《种子要方》《中风大法》《六经脉诊》《舌胎图说》《经络诊视图》《药性诗解》《汤引总义》《叶案批谬》《女科指要》《洄溪道情》《阴符经注》《乐府传声》《道德经注》各一卷

袁枚《徐灵胎先生传》曰:乾隆二十五年,文华殿大学士蒋文恪公患病,天子访海内名医,大司寇秦公首荐吴江徐灵胎。天子召入都,命视蒋公疾。先生奏:疾不可治。上嘉其朴诚,欲留在京师效力,先生乞归田里,上许之。后二十年,上以中贵人有疾,再召入都,先生已七十九岁,自知衰矣,未必生还,乃率其子爔载楄柎以行,果至都三日而卒。天子惋惜之,赐帑金,命爔扶榇以归。呜呼!先生以吴下一诸生,两蒙圣天子蒲轮之征,巡抚司道到门速驾,闻者皆惊且羡,以为希世之荣。余旧史官也,与先生有抚尘之好,急思采其奇方异术,奋笔书之,以垂医鉴而活苍生,仓猝不可得。今秋访爔于吴江,得其自述纪略,又访诸吴人之能道先生者,为之立传。传曰:先生名大椿,字灵胎,晚自号洄溪老人。家本望族,祖釚,康熙十八年鸿词科翰林,纂修《明史》。先生有异禀,聪强过人,凡星经地志、九宫音律,以至舞刀夺槊、勾卒嬴越之法,靡不宣究,而尤长于医。每视人疾,穿穴膏肓,能呼肺腑与之作语。其用药也,神施鬼设,斩关夺隘,如周亚夫之军从天而下。诸岐黄家目瞠心骇,帖帖詟服,而卒莫测其所以然。芦墟迮耕石卧病,六日不食不言,目炯炯直视。先生曰:此阴阳相搏证也。先投一剂,须臾目瞑能言,再饮以汤,竟跃然起。喟曰:余病危时,有红黑二人缠绕作祟,忽见黑人为雷震死,顷之,红人又为白虎衔去,是何祥也?先生笑曰:雷震者,余所投附子霹雳散也,白虎者,余所投天生白虎汤也。迮惊以为神。张雨村儿生无皮,见者欲呕,将弃之。先生命以糯米作粉,糁其体,裹以绢,埋之土中,出其头,饮以乳,两昼夜而皮生。任氏妇患风痹,两股如针刺,先生命作厚褥,遣强有力老妪抱持之,戒曰:任其颠扑叫号,不许放松,以出汗为度。如其言,勿药而愈。商人汪令闻十年不御内,忽气喘头汗,彻夜不眠,先生曰:此亢阳也,服参过多之故。命与妇人一交而愈。有拳师某,与人角伎,当胸受伤,气绝口闭。先生命覆卧之,奋拳击其尻三下,遂吐黑血数升而愈。其他如沈文悫公未遇时诊脉而知其必贵,熊季辉强壮时握臂而知其必亡,皆所谓视于无形,听于无声者,其机警灵速皆此类也。先生长身广颡,音声如钟,白须伟然,一望而知为奇男子。少时留心经济之学,于东南水利尤所洞悉。雍正二年,当事大开塘河,估深六尺,傍塘岸起土。先生争之曰:误矣!开太深则费重,淤泥易积,傍岸泥崩,则塘易倒。大府是之,改缩浅短,离塘岸一丈八尺起土,工费省而塘以保全。乾隆二十七年,江浙大水,苏抚庄公欲开震泽七十二港以泄太湖下流。先生又争之曰:误矣!震泽七十二港非太湖之下流也,惟近城十余港乃入江故道,此真下流所当开浚者。其余五十余港长二百余里,两岸室庐坟墓以万计,如欲大开,费既重而伤民实多,且恐湖泥倒灌,旋开旋塞。此乃民间自浚之河,非当官应办之河也。庄公以其言入奏,天子是之,遂赋工属役,民不扰而工已竣。先生隐于洄溪,矮屋百椽,有画眉泉,小桥流水,松竹铺纷,登楼则太湖奇峰鳞罗布列,如儿孙拱侍状,先生啸傲其间,望之

疑真人在天际也。所著有《难经经释》《医学源流》等书凡六种，其中钒刮利弊，剖析经络，将古今医书，存其是，指其非，久行于世。子爔，字榆村，倪荡有父风，能活人济物以世其家。孙垣，乙卯举人，以诗受业随园门下。赞曰：《记》称德成而先，艺成而后。似乎德重而艺轻，不知艺也者，德之精华也，德之不存，艺于何有？人但见先生艺精伎绝，而不知其平素之事亲孝，与人忠，葬枯粟乏，造修舆梁，见义必为，是据于德而后游于艺者也。宜其得心应手，驱遣鬼神。呜呼，岂偶然哉！犹记丙戌秋，余左臂忽短缩不能伸，诸医莫效，乃拕舟直诣洄溪，旁无介绍，惴惴然疑先生之未必我见也。不料名纸一投，蒙爹门延请，握手如旧相识，具鸡粟为欢，清谈竟日，赠丹药一丸而别。故人李蓴溪迎而笑曰：有是哉？子之幸也！使他人来此一见，费黄金十笏矣。其为世所钦重如此。先生好古，不喜时文，与余平素意合，故采其《嘲学究俳歌》一曲，载诗话中以警世云。钱塘袁枚撰。

时觉按：所增诸书均非徐氏所撰，后四种并非医书。最早刊于民国间，有上海集成书局铅印本及上海锦文堂书局、锦章书局、鸿宝斋书局等多种石印本。

《徐灵胎医略六书》三十二卷　存　1764

（原题）清吴江徐大椿（灵胎，洄溪老人）撰

子目：《内经要略》一卷，《脉诀启悟》一卷附《经络诊视图》，《药性总义》又名《药性切用》六卷，《伤寒约编》八卷，《杂病证治》九卷，《女科指要》七卷附《女科治验》

自序曰：盖闻不朽有三，太上立德，其次立功，其次立言，圣道固然，而医亦何独不然？粤稽医学肇自轩岐，继自越人、仲景，下逮刘李朱张。说者谓《灵枢》《素问》之言如儒者五经，扁鹊、长沙之论，如孔孟四子之书，诚哉是言也。夫医经之奥妙无穷，而诸家之诠解多歧，议论风生，未免繁者太繁，简者太简，总由尚文者自逞其才，偏见者独执己意，故其书虽富，其论不同，要之各有所长，则其义一也。吾谓章句云仁明医郡学心性理数深易（按：此句疑有误），自少业儒，旁参医典，历访名师，精于诊治，故声名籍籍江左，所谓士君子不为良相即为良医者也。余略知岐黄，从游日久，见其临症焉心审夫阴阳表里、寒热虚实，其立方焉必明夫君臣佐使、配合监制，所谓治病必求其本，用药一如用兵者也。晚年来为薪传计，旁搜远绍，取古人之书而重集之，节其冗，取其要，补其缺，正其偏，寒暑数更，稿凡三易，成书六种，名曰《医略》，抉《内》《难》之精髓，发前人之未发，补四子之不足，文雅约而义则该，有裨后学，厥功岂浅鲜哉？是编也，先以症名提纲领也，次以病因详标本也，次以外候察病状也，次以条目审经络也，次以辨症决疑似也，次以脉象凭折衷也，次以治法调虚实也，次以辨治晰病情也，次以用药指入门也，续以附症博学问也，广以方剂与绳墨也，著以舌鉴辨藏气也，详以方解便初学也。且也每症之中，首尾编次，列以数事，如是而大纲毕备，条理井然，合其章句，前后相贯，分其节目，次第成章，庶几流览诵读，繁简得宜，俾太过者俯而就之，即不及者亦跂而及之矣，则夫子立德、立功、立言，其亦永垂不朽也夫！乾隆六年春王上元，松陵徐大椿灵胎撰。

凡例曰：稽古医书汗牛充栋，不为不多矣，然非若其太繁，即或失之太简，使学者穷年搜讨，刻意探求，如涉海问津，或望崖却步，亦何贵医书之雅博也。是以不揣固陋，编次《内经》为首，《脉诀》次之，《药性》又次之，以至伤寒、杂病、女科，六者为一书，名曰《医略六书》。其词浅陋，其义粗略，虽曰易于入门，亦见余之不能深造耳。

《中国医籍通考》按曰：是书原题徐大椿编著，然观其序文，疑非徐氏所手编，殆书肆所汇集成书者。清光绪十年，鄞县赵文通尚辑有《赵翰香居丸散膏丹全录》，一名《验方类编》。

时觉按：序文前半大体剽窃王士雄《徐灵胎医学全书跋》而为变易，以合乎徐氏口气；后半未知出于何处，所述编次大纲似述杂病证治而未及丛书各种，亦不合所序书内容，非一般体例，故其序可疑。有光绪二十九年癸卯赵翰香居铅印本，殆为赵氏所集而托徐氏大名欤？

《医宗撮精折肱漫录合刊》二种十一卷　存　1768

明秀水黄承昊（履素，闇斋，乐白道人）撰，清扬州江曆（守田老人）校辑

子目：《医宗撮精》四卷、《折肱漫录》七卷

白钟麟序略曰：辛巳岁，余以公事来兴，主于通家江生光彦之宴松轩，其尊人守田先生精岐黄学，四方就诊者辙盈户外，全活甚多。余一日偶患臂痛，手指麻木，江君饮以人参益气汤，数服而愈。余谓君投剂之效，如谷之应响，神乎技矣。江君瞿然谢曰：绝无神处。因于架上检得黄闇斋先生《折肱漫录》《薛氏医案》两

书以质曰：公所谓神者，不出此数卷中。余乃静坐翻阅，夜分不寐，颇觉心目开朗，深叹闇斋于此道真三折肱矣。夫闇斋菁病，因善药，集中所载，大抵经生平阅历者甚多，亦且斟酌于五方风土之燥湿，审量于四时节气之寒热。有两人于此，彼此同一病也，而不能执此之药用于彼；有一人于此，今昔同一病也，而不能执昔之药以施于今。其发明也，可称《本草》之笺疏，其纂辑也，可成《内经》之羽翼，溯源竟委，触类更端，令病者五脏焉廋，医者隔垣如见，固宜人置一部于座右，以为卫生疗疾之龟鉴。况吾曾宦海飘泊，以及商旅羁人，偏隅荒徼之地，阴阳寒暑之侵，医师国手，遽觅为难，若得此卷携之行箧，随时检阅，不啻卢扁之立至于前也，岂不快哉！但板刻已坏，书肆中善本亦稀，若幸得一卷，仅据为独握之宝而不能遍公诸世，非仁人君子之用心矣。今特重付剞劂，将二者合而为一，名之曰《医宗撮精》，俾海内家有其书，人人咸免厉札之灾而共享祥和之福，直妄拟于少陵广厦千间，香山大裘万丈之想，亦不自揣之甚。然必如此，而是书庶可以垂久，并令黄闇斋一片婆心如揭于今日，与夫江守田一生宏愿快然而畅遂，而余亦自喜此举既是济人利物之一事。岂可以一事之善，疑其善小而不为也夫？乾隆三十三年岁在戊子仲冬月，原任甘肃永昌县知县前署固原州知州山右白钟麟圣书氏撰。

江膺序曰：余幼不敏，就傅后句读之暇，留心医药，常取古今经验良方抄录不辍。经师谓有妨课业，每诟厉之。但此道为鄙性所近，又念卫生济物，身世交受其益，古人良相良医之说，即此意也。顾其理最微，其义最精，其用最神，投之而当则立见功，投之而不当则立见害。若读书不博而贯，诊脉不静而细，用剂不明而断，临症不多而久，鲜不以人命为尝试矣。檇李乐白道人，少病羸，为时医所误数十年，不能脱茹荼之苦。身所亲患之症，考之方书，十居四五；口所亲尝之药，稽之《本草》，亦十居四五。于是就其所患与其所尝，孰者效，孰者不效，随笔记之，分为《养神》《养形》《医药》三篇，名曰《折肱漫录》。又取《薛氏医案》加以评注。夫立斋罗列各种病症，如某人患某病，用某药而病反增，用某药而病顿愈，固已俾二气五行、君臣佐使、神明变化之理，朗如星斗之经天、江河之行地矣。而闇斋先生又复于每案之下，抉其秘而标以新义，畅其说而引以更端，尤能发立斋所未发。膺每读之，如昏衢之得明烛，朗目快心，疑团冰释。持此问世，试无不效，则此二书者缺一不可，当合成一编，球贝宝之而蓍蔡奉之者也。乃旧刻自有明万历间迄国朝百数十年，板刻模糊，善本绝少，大惧斯集之久而就湮也。晋阳白公，向宰是邑，仁心为质，善政甚多，凡事之有利于民者，知无不为。今于是书，叹其养生寿世之功不可枚举，遂慨然以重刻为己任，令此书焕然一新，人人得而购览之，病者可以脱蒺藜之困，而医者不致受二竖之欺，诚斯世斯人之大幸也。则是刻也，立斋、闇斋之灵实式凭之，而我公利济之心亦将与是书永赖于无穷矣。乾隆戊子季冬，扬州守田老人江膺撰。

时觉按：《医宗撮精》四卷，即薛己《内科摘要》及所注《明医杂著》合纂本，嘉庆壬申，又挖补改名《医宗摘要》。有乾隆三十三年戊子白钟麟合刻本藏上海中医药大学，中国中医科学院所藏仅第一种。

《寿世编》不分卷　存　1772

清青浦诸君子同辑，青浦何王模（铁山，萍香，北簳山农）传

子目：卷首《劝孝歌》，正文《达生篇》《保婴篇》《救急篇》，附刊《戒赌十则》《劝免火葬》

何王模序曰：忆模少时常多疾病，幸先君在日，爱养调治，得获安痊，而究成弱体。强习举子业，幸博一衿，自知薄福无才，不敢以功名为念。渐承先世岐黄旧业，亦竟《灵》《素》荒疏，辱荷交亲不弃愚陋，应酬四十余年，雨棹霜篷，长年仆仆，转瞬间今已年届七十矣。衰残倦怠，倍觉悚惶，计唯匿影山居，安贫守拙，虽无行善之力，愿存好善之心。壬辰春仲，偶客吴门，接得同里杨君上达札寄书卷，启视之，乃属《寿世全编》，为我邑好善诸同人所辑，嘱序于模。盥手捧读，首列《胎产》《保婴》诸条，兼内外诸方法，皆酌选古方紧要，明而正，简而易，是诚寿世之名篇，不觉快心悦目，具见诸君子好善真诚，仰体天地好生之德，自必传世行远，全命养生，功莫大焉。顾惟以衰朽山农，岂堪列序？窃念模几十年虚名施治，误谬良多，扪心实愧，今藉兹一编行世，普济多人，庶世人或能相谅，而衰老亦得以补其过矣。敢缀一言以寓敬奉之意云尔。时乾隆岁次壬辰春二月中浣，北簳山农何王模手书。

杨城书序曰：《寿世编》始锓青溪，继茸城叶氏纠同志重刻之，其流布已久，吾友张君照亭、戚君素帆见是书之利益于世也，同议刊板本邑，以便印送，而索弁言于余。余意是书之善，前序论之详矣，复何待余言？惟是喜两君乐善之切，因不辞固陋，为推明寿者之意，以附诸君子之后。曰：汉明鼌家令有言：人情莫不欲寿。董广川亦云：寿者酬也。寿有短长，由养有得失，则摄生弭患之道，安可以不亟哉？是书所列达生、保婴、福幼及一切内外诸方，行世久有成效，从此广为流传，使得家置一编而奉守之，将见境无夭札之虞，人有乐康之庆，

寿者之端,孰大于是?余故乐为志其略如此。又乡俗向沿火葬之弊,戚君悯焉,为文以劝止之,今亦附于编末,亦劝善之一助也夫。嘉庆十六年岁次丙申七月上浣,香林杨城书谨识。

何世仁跋曰:《寿世编》者,青溪好善诸君子所辑也。是编刻于乾隆壬辰,距今嘉庆丁巳已二十余年矣,流传渐广,诸君子亦印送不倦。世之遵其法、用其方者,无不一一应验,宜其足以寿世也。书首向有先大父萍香公弁言,是时大父年届七旬,四方来就医者,即病属阽危,亦必细心诊视,求全活于万一。而仁以早年失怙,晨夕侍侧,岐黄之业,少获绪余。今此书尚存,而大父弃世已逾数载,窃恨大父之寿不与此书俱永也,然大父与诸君子好善之心,未尝不藉此书而俱永。倘后之君子更能广为印送,则仁爱动天,虽名寿世,亦即自寿之一端也夫。笥山何世仁谨跋。

朱骐跋曰:楚书曰:惟善以为宝。凡世之可宝者,即属方书杂技,苟可行世,亦所不遗。今《寿世编》一书,实世之至宝耳,其方法之精良,讲证之畅达,无不尽善尽美,世之赖以保命者,厥功非浅。前君子登诸梨枣,岂非一片婆心、善与人同之至意乎?则不独是书之可为宝,即揆诸好善之心,亦世所难能而可贵者矣。第是编刻自乾隆壬辰,迄今三十余载,遥遥岁月,印送甚繁。丁卯春,静斋外舅见字画之模糊,板章之剥落,窃恐世远年湮,渐至残缺,更难摸索,将世之奉以为宝者无从问津,并诸君子真诚好善之心亦成湮没,良可虑也。是以订诸同人,重付剞劂,兼得吴门施送《痧喉阐解》一书,至精至当,兹特增录,以备参观,洵医门之宝筏、活人之彀率也。且念人之立身,为善最乐,外舅之仁心善举,殆与前人有契合者?倘后之君子亦能俯鉴苦心,践续前志,庶几前人之善志常存,而是书亦永垂不朽矣。余不揣冒昧,聊述其缘起云尔。云间铁山居士朱骐谨识。

汪沅跋曰:庚寅孟冬,张君兰阶以《寿世编》函寄,蘧石钱表叔将偕同人重刊行世,以予曾习岐黄,嘱任校雠之役。是书修身活人、劝善警世悉备,总不外寿世之意。初刻于乾隆,自后屡经重刻,每刻递有增录,其检方治病,对证发药,颇见神效。惜原书漫漶难辨,后由罗君宪章觅得善本,重加校阅,间有一二讹字,妄为更正,偶有管见所及而原书从略者,亦附入一二焉,总期推广寿世之意云尔。余不文,安敢僭加跋语,惟念捐资付梓诸君子好善之心不容没,为缀数语,以志缘起。光绪十有七年岁次申卯夏仲,宝山芷兮氏汪沅谨识。

时觉按:簳山在今上海青浦,又呼北簳,元余瑾居此,自号笥隐生,故又名笥山。何王模号北簳山农,其孙何世仁署为笥山,俱由此,故王模序"吾邑好善诸同人所辑"之吾邑当为青浦。朱骐、汪沅序"青溪好善诸君子所辑""始锓青溪",青溪似为青浦之误。青溪有四,在江宁,在宣城,在湖北,浙江淳安亦为青溪县,均非;朱、汪为云间、宝山人,俱属今上海,则是书流传上海,亦与青浦合。乾隆五十年顾奉璋增纂《寿世编》二卷,即称"青浦诸君子所辑",则是。其内容"首列胎产保婴诸条,兼内外诸方法,皆酌选古方",然《联目》《大辞典》属诸养生门,误。

《寿世编》二卷　存　1785

清青浦诸君子辑,湘南顾奉璋(左宜,三近居士)增纂

顾奉璋序曰:《寿世》一编,固青浦诸君子所辑也,虽姓氏未著,而济世深心亦昭然不朽矣。余获是编,珍玩不已,而朱君文庵更参以吾楚车君所集,并古本记载及近今传闻,集腋成裘,益昭美备。俾产妇、婴儿咸臻仁寿,即沉病暴疾,并荷安痊,因急令剞劂,以资方便。幸诸同人亦乐襄其事,解囊刊刷,远近布传。名仍《寿世》,不负始作之心,方加增纂,益供采择之便。即使穷乡僻壤,野店孤舟,偶有所需,亦可展卷而得,庶利益遐陬,人跻寿域,而诸君子寿世苦心,不更借以永传不朽也哉!乾隆五十年岁次乙巳中秋前二日,三近居士顾奉璋左宜氏书于湘南之六息轩。

朱焕彩序曰:是编始辑于青浦,增纂于长沙。自乾隆乙巳梓行后,历己酉冬,四载于兹,经乐善诸君子印送,几及方卷广布,半周海宇。咸云送药不如传方,是编或稍有济与?迩来刷印既多,板就模糊,且自刊之后,续集各方渐亦盈笥。因谋之原刊同志者,将新旧各方斟酌增删,并为之别类分门。先以总目冠首,俾展卷即得其门,仍分注各病于下,庶循行以查其症,较原本益加详备,即仓猝不待搜求矣。是以重付栗枣,以应急需。且然增纂更集,握管者亦颇劳心,却病延年,印送者尚冀笃志云耳。乾隆伍拾伍年庚戌清和,湘南文庵氏朱焕彩识。

福顺序曰:范文正公有云:不能为良相,必为良医。诚以医国之与医人,道不同而心则一也。顾药虽进于医手,方多传于古人。陆宣公晚年家居,尤留心医理,闻有秘方,必手自抄录,谓此亦活人之一术。然则施药不如传方,洵非诬矣。吾尝见世之人,偶得秘传,制成丸散,或以网利,或以沽名,用之者良多效验,而擅其独得之奇,人自为师,家自为学,纵有灵丹妙药,赖以全活者百无二三,究何益哉?湖南朱君文庵,见青浦诸善士所辑《寿世》一编,虽传方仅十余页,而命名之意甚善,因加增纂,于乙巳重刊行世。复于庚戌夏,别类分门,列上下卷,益复纲举目张,择精守约。虽途穷日暮,仓猝病生,皆可依赖,求方了如指掌,洵度世之金针,而寿民之切务也。余目供京职,即慕宣公所为,徒以浅见寡闻,未能成帙。越辛酉,由部曹外擢州牧,拣发来楚,馆于朱君家。展阅是编,深惬素愿,亟刷印数百本,藏诸笥簏。频年宦辙所经,与贤士大夫交,必出以赠。洞庭、衡岳之间,蒙其惠者不少。今渠阳氓庶,山居野处,寒暑易侵,又鲜习岐黄,有病则惟占勿药。余忝膺司牧,心甚悯之。每公暇接见都人士,咸持赠一编以退,停由亲及疏,由近及远,无不可家喻而户晓。历年余,经验既多,踵门求者日益众。予喜朱君乐善之心,有以成人之美,由此扩而充之,则民无夭札,物无疵疠,亦庶几燮理阴阳之一助云。嘉庆十年岁在乙丑孟秋月,三韩福顺介轩氏书于靖州官廨之虚白堂。

赵炳惠序曰:传是编也由来已久,究其所辑,乃自青浦诸君子,继则相为增纂者,一见顾君,一见朱君,后经靖州介轩福公复为别类分门,有条而不紊,此诚救世之苦心也。余宦游来黔,历各处疆域,风俗人情略已备悉。每见黎民中偶受风寒暑湿以及疮毒等症,富者延医调治,取诸囊中而裕如,贫者呻吟不已,直至安命听天。为观情形,心实恸之,心实悯之。自得是编以来,公暇即为展阅,各症各方,载之详明,用药俱属简切,常不苦人以所难,有不必费钱者,有费钱亦颇无几者。经行一方,莫不应验。甲午岁,迁镇永安,军民求之甚众。时与都人士相接,谈及此书神效,皆言地处边隅,实所罕见。自思施药施方最是难事,或及亲而不能及疏,或及近而不能及远,终必无益于世。爰备栗枣,付之梓人,并将信验各方及治小儿疳疾妙方载入册内。一以多为刷印,俾穷乡僻壤之中,老老幼幼幸获安全;一以仕宦客商,藏诸箧笥,可为不时之需。可代传前善士未尽之雅意。命名《寿世》,盖欲方行一时,则寿聿见诸一时,方行万世,则寿聿见诸万世也。吾愿从此广布,人人得遂其生,人人得延其年,同享太平有道之福,岂不幸哉!岂不幸哉!是为序。时道光十有七年岁次丁酉秋八月,燕山孚亭氏赵炳惠书于贵州永安协署西园之求慊书屋。

时觉按:是书又名《寿士编》,"青浦诸君子"所辑,较何王模传本,首载《达生篇》《保婴篇》大体不变,《救急篇》被拆散,重新为分门别类,各有增补,分小儿、妇女、身体、头面等四十二门,博收各科各病验方。原不分卷,顾奉璋、朱焕彩乾隆五十、五十五年二次增纂,分为二卷。有嘉庆十一年湖南玉麟堂、道光十七年爱日堂刊本。虽与何王模《寿世编》同出一源,然流传不同,卷数、内容亦异,故分载于此。

《沈氏尊生书》七种七十卷　存　1773

清无锡沈金鳌(芊绿,汲门,尊生老人)撰

子目:《脉象统类》一卷,《诸脉主病诗》一卷,《杂病源流犀烛》三十卷,《伤寒论纲目》十六卷,《妇科玉尺》六卷,《幼科释谜》六卷,《要药分剂》十卷

《沈氏尊生书总自序》曰:予自弱冠时,读《左》《国》《史》《汉》,一人一事,必究其详,知扁鹊仓公辈皆医之神者,其所以能神处,务切求而根据之,遂搜阅古人方书,如《灵枢》《素问》等帙,古奥质实,直追汉魏,可与《史》《汉》参论笔法,乃益爱读焉。嗣是而后,积数十年稽古之功,往往兼习不废,得遍悉仲景以下诸名家,或论伤寒,或言杂病,或明脉法,或详药性,分门别户,各有师承,正如诸子百家,流派不一而汇归于是,未尝北辙南辕。甚哉!医之道大而深也。盖医系人之生死,凡治一证,构一方,用一药,在立法著书者,非要于至精至当,则遗误后世,被其害者必多;在读书用法者,非审乎至精至当,则冒昧从事,被其害者更多。又况古人之书,或议证而无方,或存方而略证,或阐脉而遗药,或论药而置脉,神明变化,每纷见杂出于残编剩简中。医者以庸陋之资,胶执之见,贪鄙之心,相与从事,甚且读书而不通其义,虽浅近之语亦谬解讹传,吾见其治一病必杀一人,即或有时偶中,侥幸得生,在医者并不知其所以然,犹张目大言,自据其功,以为非我莫治,不亦可愧之甚矣乎?吾愧之,吾又悯之。因统会平日所读方书,研审其意理,或采前人之语,或抒一己之见,参互考订,辑为《脉象统类》一卷、《诸脉主病诗》一卷、《杂病源流犀烛》三十卷、《伤寒论纲目》十八卷、《妇科玉尺》六卷、《幼科释谜》六卷、《要药分剂》十卷,共七种,计共七十二卷,总名之曰《沈氏尊生书》。盖以人之生至重,必知其重而有以尊之,庶不至草菅人命也。系以沈氏者,以是书之作,实由予悯人生命,思有以尊之而成,故不妨直任为己书也。虽然,沈氏尊人之生而成是书,亦沈氏自藏之、自阅之而已,何敢表示于人,自诩为著述也哉?特书以志意。乾隆三十八年癸巳季夏上浣,芊绿沈金鳌自书。

俞琨《沈氏尊生书总序》曰:《沈氏尊生书》七十二卷,锡山沈君芊绿所著也。沈君著作等身,而此书之成最晚,将付梓,问序于予。予曰:君非业医,通于医者也,予不知医,喜读医书者也,予不能序医书也,请即以所

闻于君者序之。君之言曰：医之难，人知之，人不能尽知之，诚知其难，则习者寥寥，自诩为医师者益寥寥矣。何今日医者之多也？夫神明于医者，必有博爱济众之仁，方便慈悲之力，而后病无不可救，否则具通乎阴阳之智，三折肱之手，仓公之目，而后灼见而无疑；下此则虚心谨细，按经切脉，定症立方，从源溯流，亦良医矣。是《尊生书》之所由作也。或曰《灵枢》等经，巨细赅备，望问闻切，内外不遗，古名家疏解述作，主治简误，既详且尽，循而行之，可以无过，又何必有硁硁哓哓为？应曰：子言诚然，其不能已于言者，实有因焉。如泻南方补北方，经语也，丹溪主以治虚劳，胃弱者服之，阴未滋而阳已消，非兼会东方实西方虚之语，经意不全。识得标只治本，经语也，景岳主以治虚劳，火盛者服之，阴日削而阳转空，又未会急则治标之经旨也。学古稍偏，遗害匪细。即虚劳一症如此，他概可知。望以辨色，闻以审声，而病人声色有早暮数易者矣。问以知受病之由，乃有旁人不能知，病者亦不自知，而听命于医者矣。屈铁为环，屈必以渐，引绳而截，截必有处，不得其源，何由下药？切以定脉，而脉更难测。人之有病，七情所感，六淫所侵，重则脏受，轻则腑受，深则经受，浅则肤受，象现于脉，脉胗于指，人与人异，指与肉隔，气有长短，质有清浊，且阴阳殊其禀，寒热虚实互其发，而欲于三指之下，顷刻之间，脏腑毕现，洞幽彻微，不有犀照，何能毫厘不差？因著《脉象统类》一卷、《诸脉主病诗》一卷、《杂病源流犀烛》三十卷。至于《伤寒》《金匮》备矣，诸家之言，亦复可采。最初发热，辨内伤、外感及传经，依次越次，或只在一经不传，变证百出莫定。春温、夏热与正伤寒不同，至难辨析，临病施治必斟酌尽善，乃无弊误，因著《伤寒论纲目》十八卷。妇人之性，善补恶泻，妇人所患，非气即血，其他杂症多半由肝。讳疾忌医，以实为虚，种种隐幻，不可枚举，主见不定，鲜不为惑，因著《妇科玉尺》六卷。小儿哑科，厥有专家，随病用药，亦贵圆通，如执古方，谬守家法，病变而方不变，夭札者众矣，呱呱小儿，冤将谁诉？苟有恻隐，能不矜怜？因著《幼科释谜》六卷。古人十剂分药大法，莫外宣通、补泻、轻重、滑涩、燥湿，灵通无碍，颠扑不破，而药材必道地，炮制必如法，尤不可不慎，盖药不良不止病，反增病，不如不服药为中医也，因著《要药分剂》十卷。沈君之言如是，是斋俞堤为述而序之。

奇丰额序曰：戊寅岁，余犹未冠，即受书于芊绿先生。先生于书无不诵习，自六经三传圣贤旨归，以及医卜之家，皆穷极本源。尝谓余曰：吾辈读书，无论事之巨细，皆当怀利济天下之心，非沾沾于制举文字搏功名便一己为也。后屡试京兆不售，叹曰：昔人云不为良相，当为良医。余将以技济人也。益肆力于《灵枢》《素问》诸书，以搜探其奥衍而发明之。迨先生还锡山，复谓余曰：子仁而好学，数年后当有子民之责，其慎之，勿替利济之意。余于己丑岁登进士官刑曹，每理谳狱，必求其可生者而生之，以上体圣天子明慎用刑之意，亦是由于先生提命之言也。阅十年，奉命观察粤东，道经锡山，造先生庐，是时先生已捐馆五年矣。嗣子捧遗书并是集以嘱于余，余受而读之，卒业喟然曰：呜呼！先生之行坚矣，先生之志远矣。学不克用而托之技，技不竟用而笔之书。既已博综前人矣，又恐泥古者未通其变，于是条分而缕晰之，厘为七十二卷。凡症形脉象之疑似，丸散主治之异同，在在皆有指南数语，使迷于学者读之而能悟，倦于学者读之而能兴。是书之作，其功宁有量哉！携至粤，欲刊未果，遂迁黔臬，夜郎地僻鲜梓人，复不果。壬寅冬，蒙恩旨授以皖藩，潜水锡山一舟可达，余喜曰：是可托诸枣梨，载归沈氏，用广先生之志矣。自癸卯十月开雕，迄甲辰三月工竣，知医者咸乞余早综卷帙而借观焉。书成，爰志其颠末如此。时乾隆四十九年岁次甲辰季春月，赐同进士出身安徽等处承宣布政使司受业奇丰额盥手拜撰。

《续修四库全书提要》曰：清沈金鳌撰。金鳌字芊绿，号再平，无锡人，乾隆某科举人。初习儒书，兼喜医家言，中年为医，殚心纂述。身后其弟子奇丰额官江苏布政使，为刊遗书七种，曰《脉象总类》一卷，曰《诸脉主病诗》一卷，曰《杂病源流犀烛》三十卷，曰《伤寒论纲目》十八卷，曰《妇科玉尺》六卷，曰《幼科释谜》六卷，曰《要药分剂》十卷，共七十二卷。其论脉，以浮沉、迟数、滑涩六字为大纲，以为统类，而所主之病又分咏之。其论杂病，分脏腑、奇经八脉、六淫、内伤外感、面部、身形六门为大纲，每门自著总论，而采古人论说及诸方分列于后。其论伤寒六经，以仲景原书为纲，王叔和各家以下之说为目，大体以柯氏琴《伤寒论注》为据。其论妇科分九门，别崩漏于经血外自立一门，是其特见。其论幼科分二十四门，而缺痘证，谓痘属专科，非所素习，弗敢言也。其论药剂，从徐三才说，分宣、通、补、泻、轻、重、滑、涩、燥、湿十种为类，所收四百余品，寻常日用之品，不取险僻，主治直书前人语，或附己说于后。其幼科自叙谓其习医传自孙庆曾，孙与前辈叶天士同出一门，可见其渊源所自。于清代医家诸书涉猎亦多，各门中多有所因，仍征引虽繁，未必尽合体要，而采摭之功颇勤，无所偏倚，习医者便于蒐讨，故其书亦流行于时云。

道光二十年《无锡金匮续志·文苑传补遗》曰：沈金鳌，字芊绿，廪贡生。从华征君希闵治《诗经》《尚书》，从秦大司寇蕙田治《易》，从顾征君栋高治《春秋》，数年穷一经，各有著述。所著《尚书随笔》六卷，采入

《四库全书》。晚潜心医学，著《沈氏尊生书》，自号尊生老人。

时觉按：《中国医籍考》载录子目七书而未载《沈氏尊生书》之名，并于《杂病源流犀烛》条下录俞琨《沈氏尊生书总序》及《沈氏尊生书总自序》，应当置于此处为是。二序均作七十二卷，以《伤寒论纲目》十八卷故也，然今本十六卷，卷首二卷，查对原书，卷首即《脉象》二种。乾隆三十八年刻，有版本十余种，1957 年上海卫生出版社有铅印本。1997 年中国中医药出版社收于《明清中医名著丛刊》，有校注排印本。

《医法新编·汤头新咏》二种二卷　存　1774

清陈梅山（骑鹿道人）撰

张佩兰序曰：尝观天下翰墨才人，披阅六经之余，必旁通医典，虽上自轩岐，下及百家，靡不究其旨趣，撷其精华，是以燮理阴阳，功等良相。故范公之言昭如日星，使今人读之，以为含英咀华者，良有以也。然吾儒者以天地万物而为心，道德五常而作性，扩充于万事之间，引伸于日用之际，无微不烛，何莫非此理之流行，而矧医之小道乎？第以邃养深思，久之自能启悟，而临机应变，玄妙岂仅言传？然而历世既久，经书浩瀚，诸家讨论，不易披寻。今梅山陈先生夙具卓见，鼓吹儒籍外，手辑《医法新编》及《汤头新咏》并若干首，分为两册，皆所以揽其精髓，汇合群英。甚矣夫！集法之善也。余尝问字之暇，见其精于疗目，心甚异之。夫目为诸脉之所属，医家之首座也，烛微照显，所示綦重也。而先生明轮廓之纵理，究脏腑之虚实，一经诊视，眸子炯然，宜其求治者履满户庭，宁不谓儒者之多能乎？余于是道谬承家学，虽附会有年，尚属吴下阿蒙耳。诚惧岁月如流，徒增马齿，而毫无足录，曷胜伏枥之悲？聊赘数言，书以弁首，若云作序，则余乌何能哉？乾隆乙未九秋望日，溪南张佩兰撰。

时觉按：有乾隆四十年乙未抄本藏上海中医药大学。

《达生编·遂生编·福幼编》三种三卷　存　1777

清亟斋居士，武进庄一夔（在田）撰

子目：亟斋居士《达生编》，庄一夔《遂生编》《福幼编》

时觉按：有二十余种刊本，并收于《寿世汇编》《幼科汇编》。

《资生镜》四种八卷　存　1781

清古暍王珠（品泉，慎斋），嘉定钱大治（翼清）辑订

子目：《祈嗣真诠》三卷、《重订宜麟策》二卷、《达生编》二卷、《种痘心法》一卷

时觉按：有嘉庆二十五年重刻本藏山西省图书馆，扉页作：嘉庆庚辰重雕，《资生镜》，祈嗣真诠、宜麟策、达生编、种痘心法附，嘉定汗筠斋藏板。无丛书总序跋，各书分别有王珠《祈嗣真诠》跋、《重订宜麟策》序、《达生编》跋、《种痘心法》序，撰序跋时间为乾隆四十四至四十六年。《联目》作袁黄坤仪编，列于妇科门中，失考。

《史氏实法》八卷　阙　1781

清吴县史大受（春亭）撰辑

现存子目：《史氏实法寒科》《史氏实法妇科》《史氏实法痘疹》各一卷

民国二十二年《吴县志·艺文考》曰：史大受，字春亭，居阊门。著《史氏实法》八卷。

时觉按：是书八卷，尚存三种抄本各一卷，《实法寒科》有乾隆间抄本藏中国中医科学院，《实法痘疹》有嘉庆间抄本藏上海中医药大学，《实法妇科》《联目》载有清抄本藏南京中医药大学，经查未见。三种各一卷，阙五卷。其书后传于平江朱廷嘉，补纂而成《朱氏实法》三种共十卷，中国科学院藏有光绪九年抄本。

《朱氏实法等三种》十卷　未见　1883

清平江朱廷嘉（心柏）纂

子目：《朱氏实法》四卷、《伤寒科》一卷、《幼科》五卷

时觉按：是书为朱氏补纂史大受《史氏实法》而成者，有光绪九年癸未抄本藏中国科学院。另，苏州图书馆藏《朱氏实法》五卷，前四卷为杂症，后一卷为寒科，光绪九年抄本；上海中医药大学院图书馆藏《朱氏实

法幼科》五卷,无序跋、署名,未知是否与苏州图书馆所藏适成合璧。

《乾隆吴陵纪桂芳医学丛书》三种十卷　存　1784

清吴陵纪桂芳(次荷,中纬)编著

子目:卷首一卷、《河间宣明论方发明》三卷、《河间保命集方发明》四卷、《次荷医案》二卷

自序曰:河间《宣明方》,传世不朽之方也,余今取而测识之,盖为先生阐其未发之旨也。先生为金大定朝人,而先生至今不朽者,则其方书俱在也。今岁之春,适逢其闰,莺簧再鼓,上巳两度,静对古人,如侍座隅,拥书一卷,随读随释,非有意以为抉择,兴到拈笔,兴阑即已。觉先生数百年以前之心思面目现于纸上,有是病投是药,如觌面教我也。是方释毕,即取《保命集方》续而释之,俾为成书。书将成,数易其稿,自知一言无当,其失前贤之旨者多矣。然余济世之深心,则有惓惓不能自已者。是以不揣卑陋,汇为一集,以俟有道之正云尔。时乾隆四十九年岁次甲辰日躔大梁之次,吴陵后学纪桂芳谨识。

俞序曰:察脉辨症而方立,昔人之精意存焉。倘不能融会贯通,则方意不明,主治鲜据,徒执古方以治今病,难矣。矧通元传自异人,东垣素称神手,尤难领会。及澥读尊制因方立解,缕析条分,触类旁通,发人神智,合医案数十条而观,不离于法而时得法外意,洵医林之金镜,秘笈之灵文也。敬服敬服,专此谢教,顺候日安不戬次荷二先生我师。让林教弟俞顿首。

张美序曰:医之为道,首在贵于明理,能明乎理而后可以学医,此人之所以寄死生讬性命者也。明则足以济世,不明实以杀人。谚云:学书纸费,学医人费,岂其然欤?欲明乎理,必须上究轩岐、越人之典,下考张刘李朱之言,参其隐奥之文,阐其未发之旨,默晤先贤于一室,启诱来学以千年。况夫《内》《难》《金匮玉函》,历代名贤已有注释,独刘李等书未见发明,兹次荷纪老先生有手著河间东垣《宣明》《保命》《医学发明》诸书,因方立解,一部真所谓发前人之精髓、开后人之愚盲。忝居同里,幸承赐教,及集已验医案,可谓医必有方,医不执方,活泼流通,允为□法。玩诵之间,已觉茅塞顿开,寻索之余,忽使灵明自动,此即先生云犹河间东垣二先生觌面教我也。念晚后学,才识粗疏,虽未侍立于门墙,胜若饮水于上池。幸蒙不弃,常聆鸿训,犹得稍明是道,时求不误害人。此晚之夙心,谅见怜于先达,耑此谢教不宣。上次翁纪老先生台阅。同里晚学彦亭张美顿首,乙巳六月初七日。

题辞曰:活人自是岐黄术,此事休当末艺嗤。记得前贤曾有语,不为良相定良医。其二:痫取刀圭费审量,丹砂玉扎满青囊。一编手录堪传世,何用龙宫出禁方。上谷袁秉义题。

凡例曰:一、是书原为发明先生用药之旨,如防风通圣散、六一散,世皆知为先生传方,以及四君、四物、地黄丸等,皆先哲所已注者,信今传后,余又何敢复释。注疏体有随文训释者,有自成一家论说者,要在理明辞达,不戾前贤之旨,又不剿袭前人,攘美自居,斯为可贵。余何敢云能是哉?力为勉励而已。一、言之无文,行之不远,然愚意欲令人人共晓,故疏中颇有不文处,正者谅之。一、先生阐发经旨,功在万世,为仲景后一人,居四子之次,释其方欲令后人之易晓也。倘前有疏者,余当北面师之,是书可废,恐有不当处反增言过。一、《宣明方》随读随释,非敢意为选置,但初志时虑全疏无成,不若姑释数方,易于完竣。一、《保命集》先生自叙为晚出之书,直明真理,垂虑无穷,是以不辞劳瘁,皆备释之。一、是书所释药性俱遵四家本草,一《经疏》,一《纲目》,一《本草汇》,一《备要》,间采王海藏《汤液本草》。一、同学陈子瞻麓,邑中诸绅皆知其洞达《内》《难》,医理深邃,而不知其为能文士也。拙著中如阴结、解㑊二方,尝为余增损之,此外四方并登卷内,欲令陈子芳名永播于世。一、书成,共计八卷,首卷誌辨及全目录,凡集中证治诸论亦摘列焉。一、二、三卷俱《宣明方》,四卷暨七卷俱《保命集方》。一、拙案二卷附于此书之后,共成十卷。欠妥处甚多,祈诸绅士暨同学惠而教之。一、东垣《医学发明方》现注一卷,不日嗣出就正。

时觉按:《联目》《大辞典》载录其稿本藏天津图书馆,不明子目。经查对,天津图书馆藏有乾隆间稿本二函十册,《河间宣明论方发明》卷端署:邑司马万朴村先生点定,吴陵纪桂芳次荷释;《河间保命集方发明》卷端署:吴陵纪桂芳释;《次荷医案》二卷分为《余庆堂医案》一卷,《辛丑年医案及绎出旧案》一卷,卷端署:古歙管幼孚先生点定,吴陵纪桂芳中纬著,受业刘玉璋绶堂校。

《医林棒睡等三种》五卷　未见　1793

清蓴川贺勗(再存),贺大文(藻亭)撰辑

子目:贺勗《医林棒睡》三卷、贺大文《医论》一卷、贺大文《脉法悟宗》一卷

时觉按：有乾隆五十八年文秀堂刻本藏北京中医学校。蕈川，或即蕈湖，在江苏溧阳，今涸。

《六醴斋医书十种》五十五卷　存　1794

清吴郡程永培（瘦樵）辑

子目：南齐褚澄《褚氏遗书》一卷、晋葛洪《肘后备急方》八卷、唐王冰《元和纪用经》一卷、宋沈括等《苏沈内翰良方》十卷、元葛可久《十药神书》一卷、明胡嗣廉《加减灵秘十八方》一卷、明韩懋《韩氏医通》二卷、明朱惠明《痘疹传心录》十九卷、明黄承昊《折肱漫录》七卷、明胡慎柔《慎柔五书》五卷

时觉按：乾隆五十九年敬修堂初刻，光绪十七年广州儒雅堂重刻，并有民国十四年上海千顷堂书局石印本。

《程刻秘传医书四种》四卷　存　1794

清吴郡程永培（瘦樵）辑

子目：南齐褚澄《褚氏遗书》、严助《相儿经》、唐甄权《脉经》、唐孙思邈《玄女房中经》各一卷

时觉按：有清抄本藏中国医学科学院。

《保产心法全婴心法》二种　存　1795

（原题）清金天基辑

时觉按：附毓兰居士《种痘法》，有乾隆刻本藏江西省图书馆。扬州石成金字天基，其《传家宝》载是二书，金天基当即石成金天基。

《脉药联珠》三种八卷　存　1795

清长洲龙柏（佩芳，青霏子）撰

子目：《脉药联珠古方考》三卷附《脉诀》、《脉药联珠药性考》四卷、《脉药联珠食物考》一卷

自序略曰：今之学者惟记汤头、念药性、读脉诀，即入手治病，而究问其汤头也药性也脉诀也能一以贯之乎？曰：未能也。既未能也，又何怪乎诊其脉用非其药，用其药不知其性，而动辄伤人乎？夫上古先贤之立法多矣，医书亦不可胜读矣，自张长沙《伤寒论》以下，如导初学者之《医宗必读》《医方捷径》《医学入门》《本草备要》《医方集解》等书，亦可谓简而备矣。第惜其脉作脉、症作症，使初学者犹不能了然也。夫医者不异乎将兵，切脉者探贼之所在也，用药者行兵以攻贼也。然而病有十二经之病，药有十二经之药，病有风寒暑湿燥热之症，药有酸甘辛苦咸淡之味，故欲识病因，先须切脉，欲知切脉则不离乎三部九候、二十八脉，而二十八脉以浮沉迟数为提纲，则又简而又简，初学便记而易知矣。但行十二经之药性，譬犹行军之有水军也、马军也、枪炮藤牌弓矢之军也，所用不同，虽切得邪之所在，茫然不知使何兵可以攻之，由此观之，则初学又难矣。是以柏不揣愚陋，纂先贤之治法类为《脉药联珠》上言脉症，下联方药，于伤寒、瘟疫、杂症、妇科，撮其精要，删其繁芜，以便初学之进境。或客游途次，偶乏岐黄术者，亦可便于检阅，未尝不稍助医门之万一云。但自愧学浅才疏，何当出帙？然千里之行始于足下，学者由此入道，广博而求精，自不难造乎良医之域。是以柏不避博学君子之指哂也。乾隆岁次乙卯仲秋上浣谷旦，青霏子龙柏自序。

再自序略曰：余纂《脉药联珠》而不遵古方，因脉症施药，皆出管窥之见，高明者必谓仆用药夹杂，未识方书者也。然谅仆区区陋学，岂不能案头翻阅抄录数十古方耶？所以不遵古者，或亦有不可遵之故耳。夫必欲遵古为博，自必期病者遵古而病，庶几有效也。是以不但不可遵古，即仆所定之方亦不可遵。仆联珠之法，先言脉理，因脉言症，因症治药，方药虽定，亦一阵图而已，故分两不载，其君臣佐使在学者临时指挥，灵机活泼，应变无差，扶正驱邪治疾，始期随手霍然。岂仆所能先为胶柱定弦哉？然则学者不能了然孰可君，孰应臣，孰当佐使奈何？故仆复为《药性考》云何药何性何味何经，按方核对，则知是脉是症是病，是君是臣是佐使，若是自发无不中，行无不合。仆之所定若再方泥古法，犹以木偶应敌，而能取胜乎？不知脉理，不识药性，犹盲人射的，而能期中乎？苟能悟脉理而辨识药性，去古方而合新法，其治病或庶几乎？长洲龙柏佩芳再叙。

扎拉芬序略曰：余友青霏子，长洲人也，世代儒家。前两湖制军菊溪百公偕游来闽，余初见丰仪，居然大儒，而诗词歌赋、医卜星相、百家术家，无不洞晓。为人性情豪爽，洒脱绝伦，与余气味相投，得藉知心，快何如也？偶见所著《脉药联珠》一书，足以知其为人也有济世寿民之心。每遇公余之暇，旁搜博采，聚成成裘，辨

脉察病，因病辨症，因症辨方，因方辨药，因药辨性，其精至于阴阳消长之微，其细至于饮食物类之众，无不详明考证，按类分条，使阅是编者不烦探索之劳，历历瞭如指掌，炳若日星矣。如青霏子诚岐黄之功臣，后学之先觉者也。余喜其书之可传，乐为之序。岁次壬辰新秋，介庭扎拉芬书于浥翠山房宦署。

张师诚序略曰：青霏龙君精岐黄业垂三十年矣，治疾有神效，所纂《脉药联珠》一书，取二十八脉中浮沉迟数四大纲，各按方药以贯穿之，条分缕析，瞭如指掌。复于药性、食物，一一分考，详而不漏，使学医者知脉理之必精审，古方之必变通分等，必随时斟酌品味，必逐物以详辨，然后用罔不当，而效随之。尝譬诸行文者然，诊脉则其审题也，汤头则其布局也，加减变换则其措词用笔也，文家精之则文之病去，医家精之则人之病瘳。然则此书为医学津梁，其犹时文之有启蒙式法乎？至于精义入神，蹄捐筌弃，疗人于无药之处，察人于未病之先，所谓视垣一方见心六孔者，殆有所心得而未易为初学道者欤？嘉庆十三年闰五月，抚闰使者归安张师诚识。

谭尚忠序略曰：青霏有异秉，少时读书，过目不忘，诗古文词，洋洋洒洒，如有神助，他如天文地理、星卜钩股之学，无不通晓。老邃于医，治病有奇效，不自炫，知者争延之。比年家居洁养，乃纂集《脉药联珠》一书，津梁初学，将以付诸剞劂，问序于余。余取而阅之，知青霏念余年悉心体认之功至是皆倒囷而出矣。医书大都药自药而脉自脉，学者穿贯不易，兹乃联药于脉，若网之在纲，而又分类井井，开卷了然。其间去古方存新法，非臆也；分两不载，非阙也；有分部而彼此兼用者，有一诀而后先异宜者，非杂也。欲使人临症切脉斟酌于轻重缓急之间，而得其君臣佐使之宜，大匠诲人，能与人规矩不能与人巧，是编规矩也，而巧寓焉，在善学者之能自得耳。青霏自序引良将良相为式，余亦谓有治人无治法，运用之妙存乎一心，古之良相名将俱不出此，即《易》所谓“神而明之存乎其人”也。抑吾闻之先天后天、八卦易位，昔人从变换处探其消息，以察受病之源，百不一失，余不知医而揆其理近是，青霏以为然否？嘉庆元年冬子月古愚谭尚忠书。

凡例略曰：一、《脉药联珠》及《药性考》以浮沉迟数为四大提纲分门，用四言诀叶音，不限韵，编辑以便读记。一、《联珠》中药名有只提一字者，如甘草只提甘字或只提草字，若他草则全提也。一、《联珠》中有浮沉脉而兼用迟数药者，有迟数部中兼用浮沉药者，皆兼病兼药之故，非分门而又夹杂，自相淆紊也。一、《联珠》一诀中所用之药虽众，而其间因脉兼而病有上下寒热虚实之不同者，故诀中或前用温而后用凉者，前用泻而后用补者，虽一诀药众，实非一方，故不得谓之夹杂。一、《联珠》用药俱合古法，或二三方归一诀，或三四方归一诀，皆依古人复方之意。一、《联珠》诀后备录古方，并详主治煎炼之法，以备考识。一、《药性考》皆宗李濒湖《本草纲目》正条，删繁辑要，去误存实，亦分浮沉迟数四门编成歌诀，惟明其性味功用，而又采访搜罗时下凡可治疗者，概行补入，欲期简而详，备而约。一、《本草纲目》蔓草与藤不分别，是其缺也，夫蔓草与藤岂可不分，如菟丝、牵牛等岂得与忍冬、紫葳及诸藤同叙也？故今另出藤部以别之，其诸草虽并为一，而仍按山石湿毒芳水蔓蔬谷杂，次第编叙，不致紊乱，而亦便查也。一、《药性考》虽分四提纲，其每门仍分草部、藤木部、水土部、金石部、禽兽、鳞介、虫人、服器、造酿等类共十五部，以便检查。其蔬谷果肴、飞潜走叫之肉，凡生民常餐者，皆归《食物考》，以别药与食也。一、药品有一物数名及古今方土异称，恐知此失彼，故于目下备载别名，不独利于医学考识，亦可为文人咏物之助。一、药品之草木蔬果五谷之花叶根茎、仁实枝皮，禽兽鳞虫之皮毛骨肉、胆血肝肠，虽一物而分于浮沉迟数及食考五门之中，虽似散漫而于目录各部检查，亦甚简便，不致混淆。一、凡非人常食之物，概归《药性考》，如桃李之仁、橘柚之皮、藕节、荔核等类也。其生民常食之品，俱归《食物考》，不致杂乱。一、凡一首诀中有二味、三四味者，因性味既同，功用相类，故合为一诀以图简也。一、凡《本草纲目》药味食物共四千二百五十四味，新增凡二百九十一味。一、凡有名未用者，每门后纂总诀以备考识。一、浮部共七百六十四味，外补遗四十三味；沉部共九百二十三味，外补遗十八味；迟部共六百七十六味，外补遗四十九味；数部共七百八十五味，外补遗八十三味；食物部凡一千一百六味，外补遗九十八味。

时觉按：收于《翠琅玕馆丛书》，有光绪十四年戊子顺德冯氏刻本藏中国中医科学院、北京师范大学。民国二十二年《吴县志·艺文考三》载录，作四卷，与《药性考》《食物考》并列，则以《古方考》三卷及《脉诀》一卷为《脉药联珠》，不计《药性》《食物》二书在内。

《艺海珠尘》三种十一卷　存　1796

清南汇吴省兰(泉之)辑

医书子目：宋苏轼、沈括《苏沈良方》八卷，清邓苑《一草亭目科全书》一卷，清柯琴《伤寒论翼》二卷时觉按：是书八集一百六十三种，后其婿钱熙辅又续辑二集四十二种，所收包括经学、小学、舆地、掌故、笔记、小说、天文、历法、诗文等。有嘉庆南汇吴氏听彝堂刻本藏中国国家图书馆、首都图书馆、中国中医科学院、北京师范大学等处。《联目》误吴省兰为吴省三。

《方书三种》三卷　存　1801

清海阳竹林人撰辑，古郢邓振墀(丹叔)重刻

子目：《解毒编》一卷、《汇集经验方》一卷、《怪疾奇方》一卷附侯宁极《药谱》

邓振墀重刻序曰：自神农氏尝百草而医学肇兴，《灵枢》《素问》诸经尚矣。汉魏以来，名家辈出，其书大都粤义繁辞，骤难领悟。无论末学浅尝之徒，莫得窥其涯涘，即天姿颖异者，亦非积年累月，专心致志，无由深造有得，洞见本原。精求内科盖若斯之难也，外科则扁鹊书久已灰烬，未能得其真传，纵针灸推拿诸术至今未废，而后人不善用其法，终难获刀圭之效。且偶一不慎，悔贻噬脐，存心利济之士又未尝不引以为憾也。今方西学东渐，人人皆知卫生学为保身延寿之关键，相率从事于卫生诸法，但讲求卫生，非徒洁治道途，审察疫疠，所能弭患于无形，苟触天地六淫之气，酿而成疾，则不得不考证于方书。欲考证方书而无简便完全之本，则穷陬僻壤取携不易，得不束手待毙乎？是编分目有三首，列《解毒编》，次及《汇集经验方》，附载《怪疾奇方》，萃诸家之秘传，合内外之方术，博采旁搜，编为二帙，足补前人方书所未备，俾抱恙者按症寻方，开卷了然，洵善本也。曩得之驻防名医武君博荫家皮，置箱箧有年矣。今岁家君与堂兄树人、王君成之始议捐赀，重为锓板，原刻旧未编立总名，兹因重刻广布，名曰《方书三种》，仍依原刻编次。窃叶冋此书一出，可化疹疠为康和，登斯民于仁寿，其于卫生之道岂曰小补之哉？工既竣，树人兄命墀撰叙，因掇数语弁诸简端。光绪三十有三年岁次丁未孟冬月上浣，古郢邓振墀丹叔甫谨序于乔荫山房。

时觉按：又名《古愚三种》《古愚山房方书三种》，嘉庆六年辛酉古愚山房原镌，藏中国中医科学院；有光绪三十三年江陵邓氏刻本藏合肥图书馆。咸丰《清河县志·人物志》载汪汲"修学好古，著书满家"，其《艺文》载录《解毒编》一卷、《汇集经验良方》与《怪疾奇方》一卷，即是书。因知古愚、古愚老人、海阳竹林山人，均为汪汲之号。

《平津馆丛书》四种十一卷　存　1808

清阳湖孙星衍(季逑，渊如)辑

医书子目：《华氏中藏经》三卷、《素女方》一卷、《秘授清宁丸方》一卷、《千金宝要》六卷

时觉按：《平津馆丛书》分十集汇辑周秦以来古籍四十三种二百五十四卷，内容涉及兵书、政书、医学、小说家、佛教、道家、金石诸多方面。鉴别精、校订确为其特色，《续修四库全书提要》谓"周秦诸子，凡有疑似之处，有此校录，均可应刃而解"。有嘉庆十三年戊辰兰陵孙氏刻本及光绪十一年乙酉吴县朱氏槐庐家塾重刻本。

《味义根斋偶抄》八种十八卷　存　1810

清平江徐赓云(撷芸)辑

子目：程永培《喉症机要》二卷，王昕《仙芝集》六卷、《接骨全书》二卷，黄贞甫《推拿秘旨》四卷，徐大椿《幼科秘传》一卷、《雕虫集》一卷，汪昂《经络歌诀》一卷，李时珍《濒湖脉学》一卷

时觉按：总目后题：嘉庆庚午年夏六月望日装订成帙，撷芸漫识。有嘉庆十五年抄本藏上海第二医学院，今上海交通大学医学院。

《毓芝堂医书四种》七卷　存　1812

清阳湖汪和鼎(味根)辑刊

子目：张介宾《宜麟策》一卷、亡名氏《续篇》一卷，亟斋居士《达生篇》一卷、吴宁澜《保婴易知录》二卷、《续篇》一卷、亡名氏《丛桂山房集验良方》一卷

告白曰：重刊《宜麟策》《达生篇》《保婴易知录》《集验良方》四种，板寄桂林司门口贺广文堂。四方善信如欲印送，只须酌议纸墨工价，板金分毫不计。毓芝堂白。

《续修四库全书提要》曰：《保婴易知录》二卷、《补编》一卷、《宜麟策》一卷、《续编》一卷、《增订达生

编》二卷、《丛桂堂集验良方》不分卷，嘉庆刊本，清吴宁澜撰。宁澜字溶堂，阳湖人。《保婴易知录》为初生小儿防病治病而作，上卷鞠养类，为法十有五；下卷胎疾类，为方六十有七。《补编》杂证疮疡治法，亦分二类，说取浅明，俾闺阁易晓，乡僻易行。《宜麟策》录张介宾原书而自续之，为补畜德、培元、布种、胎教四类，以为保婴之根源。《达生编》录亟斋居士原书，增入李贯一《保产辑要》。此书通行增补之本甚多，往往芜杂，反失原书本旨，此本尚有斟酌，不致泛滥无择。以上三书，盖相辅而行也。《集验良方》统内科、外科、女科、儿科及通治急救各方，略分门类，迭有增加，错综未归划一，目录注有先后次第，以备检寻，盖之于随手记录，取便于用而已。卷首有同县汪和鼎序，书由宁澜纂辑，而和鼎鸠赀刊行，总名曰《丛桂堂医书四种》。此类丛刊，多之乐善好事，意主济人，苟非谬舛，家常便用，不为无益。其中《宜麟策》一书，多沿俗说，《续编》亦半属空谈，第取其劝善之意可耳，固不必以医学精奥之义相苛绳也。

时觉按：又名《丛桂堂医书四种》，有嘉庆十七年壬申桂林贺广文堂刻本藏中国科学院、中国中医科学院、山东中医药大学。

《借月山房汇抄》五种六卷　存　1812

清虞山张海鹏（若云，子瑜）辑

医书子目：宋陈达叟《本心斋疏食谱》一卷、清黄叔灿《参谱》一卷、清朱奕梁《种痘心法》一卷、清亡名氏《种痘指掌》一卷、清尤乘《喉科秘本》一卷附《喉科附方》一卷、吴口《附录》

时觉按：有嘉庆十七年壬申虞山张氏刻本及民国九年上海博古斋影印本。张海鹏，字若云，又字子瑜，江苏常熟人，清藏书家。二十一岁补博士第子员，绝意名禄，笃志坟典。校刻《学津讨源》二十集一百七十三种、《墨海金壶》一百十七种、《借月山房汇抄》十六集一百三十七种，又编有《金帚编》。

《墨海金壶》四种十二卷　存　1817

清虞山张海鹏（若云，子瑜）辑

医书子目：宋韩祗和《伤寒微旨论》二卷、宋王衮《博济方》五卷、宋董汲《旅舍备要方》一卷、宋王贶《全生指迷方》四卷

时觉按：有嘉庆海虞张氏刻本及其民国十年博古斋影印本，书分四部，以类相次，体例完备。全书收录经部二十二种、史部三十一种、子部六十二种、集部二种，凡一百十七种。多善本，以文澜阁本居多，从宋刻旧抄录出占十分之二三。卷端冠以《四库提要》，无提要者，撰写跋语，说明始末原委及作者意旨。

《邵氏医书三种》二十二卷　存　1815

清元和邵登瀛（步青）原撰，曾孙邵炳扬（杏泉）编辑，玄孙邵景尧（少泉）校刊

子目:《四时病机》十四卷、《温毒病论》一卷附《经验方》一卷、《女科歌诀》六卷

邵炳扬序曰：医学自《灵》《素》《难经》而下，首推长沙，嗣后河间诸子，名贤辈之，著书立说，各成一家，非有异同也，有授受之真源在也。我曾祖步青公之薛一瓢征君之门，著有《四时病机》《温毒病论》《女科歌诀》三书，传我叔祖鲁瞻公，再传我叔春泉公，逮予已四世矣。予行医三十年，所为触类旁通者，于是编往往得之，从游二三子读是书，亦各家置一编，以为程式。久拟锓板公世，不意家乡遭变，藏书悉遭兵燹，而是编散轶，几几淹没失传矣。辛酉春，旅次沪城，得及门中收拾遗书，剩有一卷，窃幸家学渊源，数传不替，缘命儿辈重加考订，补其残缺，虽断金碎玉，琐载无多，而学者由此寻绎精微，未始非医学中问途一助也。同治甲子仲春，曾孙炳扬谨识。

冯桂芬序略曰：吾友元和邵君杏泉，与余同受知于万载辛侍郎师，补学官弟子。君工文章，旁涉经解古学，试日兼两卷，师奇赏之。而尤深于医，名噪一时。庚申之难，避地通州、上海，皆数百里外所至，门辄如市。郡中习岐黄家言者以百数，莫之或先也。盖君曾祖步青先生，为薛一瓢征君高弟，从祖鲁瞻先生，从父春泉先生继之，至君凡四世，历百有余年，咸以医名，授受渊源有自来矣。步青先生著有《四时病机》《温毒病论》《女科歌诀》三书。于《灵》《素》奥旨，发挥旁通，酌古参今，易施于用。君之治疾、授徒，得力于是书为多。以及门录副者众，经难独存。君喜先泽未坠，重加考订，补其残缺，将付梓以广其传，问序于余。余不知医，而嘉君之能世其学，令子小杏少泉，骎骎继美，将益以光步青先生之绪，于经史之言有合也。遂书之简端如上。同治五年春正月，冯桂芬序。

刘传祺序略曰：邵君独取温、湿、暑、疟，析为《四时病机》十四卷；又专取温疫证治，为《温毒病论》一卷；别取经、带、胎、产详言之，为《女科歌诀》六卷。是何故者？盖浊阴之气中人深，发病骤，小人害君子，渐渍浸润，一发而祸烈，其机如此。故一切内外杂病，虽多不言，独言此数者而预防之，而救治之也。阴阳和而后万物资生，妇女纯阴，嫌于无阳，施治为尤难，故别为专科焉。邵君深于医，盖深于《易》矣。患医多不通《素》《灵》《金匮》《伤寒》之书，黠者假经语以为缘饰，莫能发其精微，抑且淆乱之。邵君之书专为温、湿、暑、疟及女科立论，其源盖本诸《素》《灵》《金匮》，而参以后世医士之言，既明且备。余非知医者，姑著平昔之所闻如此，而心折于君之能通医于《易》也。君讳登瀛，字步青，元和县人。此三书凡十九卷，曾孙文学君炳扬杏泉所述，元孙少尉景尧少泉所校，君医学传家已五世矣。少泉能文章，为名诸生而官于皖，既渊源家学，又将推之治术，蕲至当位，不偏不独，苏枯起瘠已也。少泉勉之哉！同治甲戌九月庚子朔，京江刘传祺序。

陆乃普序曰：吾苏邵氏，代有名医，即现来候补之邵少泉少尉亦名噪一时，惜其舍医而为折腰吏也。读其先人所著医书三种，部居别白，惨淡经营，是为必传之书。敬注数语，以志佩忱。甲戌二月，同里陆乃普谨识。

绍诚序曰：《四时病机》十四卷、《温毒病论》一卷、《女科歌诀》六卷，吴门邵步青氏著。予窃闻之，三折肱而为良医，又曰士君子不为良相必为良医，甚矣！医之为学甚深，而为功甚巨也。夫五运六气，不无偏至，则有札瘥疾厉，饮食男女，不无过失，则有寒热蹶痿。人身一小天地，故医理渊深，与《大易》《鸿范》相表里，推而求之，治天下国家之术，胥在于是。阴阳者，君子小人之辨；凉燠者，防微杜渐之机；补泻者，兴利除弊之用；诊视者，开物成务之精。予于学医得为政焉。邵氏之学既世，又生叶天士、薛一瓢之后，渊源有自，辨证深细而不立异，处方中正而不偏畸，可以教授后来，补救民疾，则为功与相业等。抑予思之，元气流行，如水在地，正气之与客感有中外之别，人生自强，四体完固，天君泰然，无病之福，固不多得，一旦有病，惟有自量正气之强弱，抑太过而助不及，客感自不能乘间隙而入。若以感热而握冰，感寒而抱火，不用志于内而用志于外，吾恐已感之寒热未去，而凛冽与焦灼别受其害。有本病，有受药之病，谁为名相？吾愿得三折肱之医以导之。论邵氏书，附申此指，有心世道者，或不河汉斯言。光绪纪元立秋后五日云龙旧衲绍诚识。

裕禄序略曰：吴门邵先生步青，继叶天士、薛一瓢而起，力学稽古，循途守辙，明辨伤寒四时变证，专宗长沙，恪守心法，而于诸贤之说，亦复博采兼收，成《四时病机》十四卷、《温毒病论》一卷、《女科歌诀》六卷。说理渊深，辨证精刻，阐张氏遗蕴以津逮后人，故当其身手到病除，蔚为良医。子若孙能读其书，继绳勿替，至曾孙杏泉名尤噪于大江以南。今杏泉哲嗣少泉以少尉需次来皖，亦能世其学，敬奉遗编，问序于余。余闻北齐徐之才五世祖仲融以医术显，孙子相承，五传至之才而益著。步青先生以逮少泉，世数亦正符矣，倘其善承家学，以光先绪而永其传，勿俾之才专美于前也可。光绪四年岁次戊寅日长至，长白裕禄书于皖江节署。

觉罗成允序略曰：邵君步青，薛征君一瓢之高足，乾嘉间以医名于吴，著有《四时病机》十四卷、《温毒病论》一卷、《女科歌诀》六卷。戊寅，予观察皖城，其玄孙少泉少尉之其书而问序于予。予夙非知医者，虽未敢贸贸然置喙以遗笑于方家，而邵君之志则可知也。夫医之为用也大而能普，而其为理也微而难通，以东垣之精深犹不免偏于温补，河间之博奥且失之过于寒凉，当时议者已皆有遗害之讥，迨后人祖其说而不得其意，害遂滋甚，无惑乎今之日操杀人术而不自知其非也。邵君独取温、湿、暑、疟、瘟毒、胎产等症，阐阴阳之理，明寒燠之分，会萃诸家，以折衷于《素》《灵》《金匮》而力矫其偏，故其取材也博而赅，其立论也正而当，其用意也神而明。后之学者得其意而变化之，岂复有模棱之患？吾故曰邵君之志可知也。其志云何？殆犹希文之问相，了凡之择艺，异代而同心也，后世其有兴乎？今少泉以诸生官于皖，亦本家学精于医。吾知其他日民社躬膺，必将移所以利疾病者利斯民也。少泉勉乎哉！光绪戊寅孟夏，长白觉罗成允序。

文龙序略曰：孟子云：能与人规矩，不能使人巧。巧固在规矩中，不在规矩外。此步青先生医论集方之所由成也。少泉少尉为先生玄孙，幼而折肱于诗书易礼之场，壮而蒿目于世态炎凉之变，学问既纯，阅历亦久。本之家传，证诸时事，原不以医著，而耳濡目染，医自超乎庸俗，乃群然以医推之。是固知少泉之浅而未知少泉之深也。少泉因公至霍邱，适予宰是邑，邀其阅小试文，盘桓半月余。吾不以医许少泉，而人皆以医亲之敬之，交纳之，延请之，述其疾而求治之。虽无不应手而瘥，予谓少泉其将为医掩乎？夫吾人通达情理者，自能通权达变，无施不可者，自无往不宜。以少泉之才之识，昔不能运筹帷幄，驰驱戎马，以汗吐下之法散贼之党，发贼之伏，攻贼之毒，今不能翱翔仕宦，痛痒黔黎，以望问闻之术访其疾而解之，得其善而表之，因其困而补之，而乃屈于下僚，竟以医见也，岂不惜哉？己卯春，予由霍邱补缺南陵，道之安庆，晤少泉，之其先德步青先生医书示予，并问序于予。予何敢言叙，但就所见所知者直书，以证少泉他日医国之效，且为之解曰：深于易者不谈易，神于医者不言医。光绪五年孟秋上浣，文龙谨识。

傅庆贻序曰：邵少泉少尉刊其先世所遗医论若干种，乞叙于余。余愧非知医者，然其言洞达，览之心开目明。三吴故多良医，儒者治经之暇，日恒推究五运六气之奥，发挥四圣之术，故其业与六籍同精。步青先生之一瓢居士门下，著述垂世，四传至文学君杏泉，复能通其繁变，纂述成篇，活人之功藉藉人口，而少泉以一诸生来皖候官，复世其学，有所治辄应手愈。大都医有专家，惟读书好古者足以洞明阴阳正变，扶植性命，俾民无夭札，非小道也。余既嘉少泉克守楹书，不坠端绪，而又喜吴趋医道之传永永弗替，使病者有所托命，遂乐书其简端。光绪六年庚辰孟春，清苑傅庆贻序。

邵景尧跋曰：右《四时病机》十四卷、《女科歌诀》六卷、《温毒病论》一卷、《经验方》一卷，自先君子弃养后，景尧藏弆箧衍，十一年于兹矣。忆自龆龀受学，内禀庭训，兼读秦越人书。岁庚申，避兵海上，问侍之暇，日受提命，因得泛涉元明以来诸医家之异同。窃见斯道精微，非口讲指画，无以导其机，非沉思厚力，无以理其绪。是以景尧于切脉审证施治之法，悉本旧闻，毋敢少持臆见。戊辰应童子试，蒙厉慕韩邑长擢置第一，遂以游庠，嗣赴省闱，辄报罢。家贫谋食，援例以末秩待次安徽，公余积铢累寸，谋刊是集，辄之以呈当道，乞赐表章。二三心知集资为助，爰加厘订，敬谨校刊，三阅月而事始竟。计自癸酉及今，奔走风尘，抱残守缺，功虽获竣，未克广为流布，仰惭高深，俯惜绵弱，三复手泽，曷禁泫然？光绪己卯仲冬，玄孙景尧谨识。

时觉按：登瀛乾嘉间名医，是丛书由曾孙炳扬、玄孙景尧于同治三年刊行，有刻本藏上海中医药大学，光绪、宣统间又有重刻本。

《体生集》四种六卷　存　1816

清武进庄一夔（在田）辑

子目：张介宾《宜麟策》一卷，亡名氏《宜麟策续集》一卷，亟斋居士《达生编》二卷，庄一夔《福幼编》、《遂生编》附《稀痘良方》

自序曰：天生万物，莫不具生生不息之理，人为万物之灵，又宁有不生者欤？其所以不生之故，盖有说焉，种植失其宜，培养失其宜，灌溉失其宜也。《宜麟策》一书行世已久，所论实精微之极至，人能尺步绳趋，守之弗失，罔有耕而不获者。第将生之际，难产可虞，既生之后，复虑不育，尤当以慎产保赤为要务，因以《达生》《福幼》《遂生》三种副之。愿世之明识君子勿嗤为迂，不特未生者可歌麟趾，而将难之母、之抱之儿概可免损失之患也。是所以上体天地好生之德，不于此而大备乎？因名曰《体生集》。时在嘉庆丙子岁五月吉旦，武进庄一夔在田氏著。咸丰庚申秋日，沈清臣丐人抄于锦城北之寓斋。

时觉按：有咸丰十年庚申锦城沈清臣丐人抄本藏中国中医科学院。

《士礼居黄氏丛书医家类二种》十二卷　存　1818

清吴县黄丕烈（绍武，荛圃，复翁，佞宋主人）辑

子目：宋庞安时《伤寒总病论》六卷附《札记》一卷、宋洪遵《洪氏集验方》五卷

时觉按：有嘉庆至道光间吴县黄氏士礼居精刻本，前有总目，列子目二十五种，然其中“嗣出”四种，“另行”一种，实得二十种，有医书二种及其札记。黄氏嗜学好古，酷爱藏书，尤重宋本，尝得宋本百余种，构专室收藏，曰百宋一廛。长于版本、校勘之学，鉴别既精，校理又细，为一代鉴藏名家。

《宛委别藏》十三种六十三卷　存　1820

清仪征阮元（伯元，芸台）辑

医书子目：《膳夫经》一卷、《广成先生玉函经解》三卷、《广黄帝本行记》一卷、《轩辕黄帝传》一卷、《五行大义》五卷、《严氏明理论》四卷、《千金宝要》六卷、《史载之方》二卷、《难经集注》三卷、《华氏中藏经》八卷、《脉经》十卷、《类编朱氏集验医方》十五卷、《陈氏小儿病源方论》四卷

《清史稿卷三百六十四·阮元传》略曰：阮元，字伯元，江苏仪征人。祖玉堂，官湖南参将，从征苗，活降苗数千人，有阴德。元，乾隆五十四年进士，选庶吉士，散馆第一，授编修。逾年大考，高宗亲擢第一，超擢少詹事。召对，上喜曰：不意朕八旬外复得一人！直南书房、懋勤殿，迁詹事。五十八年，督山东学政，任满，调浙江。历兵部、礼部、户部侍郎。嘉庆四年，署浙江巡抚，寻实授。十年，元丁父忧去职，十一年，诏起元署福建巡抚，以病辞。十二年，服阕，署户部侍郎，赴河南按事。授兵部侍郎，复命为浙江巡抚，暂署河南巡抚。十三

年，乃至浙，诏责其防海殄寇。元两治浙，多惠政，平寇功尤著云。方督师宁波时，奏请学政刘凤诰代办乡试监临，有联号弊，为言官论劾，遣使鞫实，诏斥徇庇，褫职，予编修，在文颖馆行走。累迁内阁学士。命赴山西、河南按事，迁工部侍郎，之为漕运总督。十九年，调江西巡抚，以捕治逆匪胡秉耀，加太子少保，赐花翎。二十一年，调河南，擢湖广总督。修武昌江堤，建江陵范家堤、沔阳龙王庙石闸。二十二年，调两广总督。道光元年，兼署粤海关监督。元在粤九年，兼署巡抚凡六次。六年，调云贵总督。十二年，协办大学士，仍留总督任。十五年，召拜体仁阁大学士，管理刑部，调兵部。十八年，以老病请致仕，许之，给半俸，濒行，加太子太保。二十六年，乡举重逢，晋太傅，与鹿鸣宴。二十九年，卒，年八十有六，优诏赐恤，谥文达。入祀乡贤祠、浙江名宦祠。元博学淹通，早被知遇。敕编《石渠宝笈》，校勘《石经》。再入翰林，创编国史儒林、文苑传，至为浙江巡抚，始手成之。集四库未收书一百七十二种，撰提要进御，补中秘之阙。嘉庆四年，偕大学士朱珪典会试，一时朴学高才搜罗殆尽。道光十三年，由云南入觐，特命典试，时称异数。与大学士曹振镛共事意不合，元歉然。以前次得人之盛不可复继，历官所至，振兴文教。在浙江立诂经精舍，祀许慎、郑康成，选高才肄业，在粤立学海堂亦如之，并延揽通儒：造士有家法，人才蔚起。撰《十三经校勘记》《经籍籑诂》《皇清经解》百八十余种，专宗汉学，治经者奉为科律。集清代天文、律算诸家作畴人传，以章绝学。重修《浙江通志》《广东通志》，编辑《山左金石志》《两浙金石志》《积古斋钟鼎款识》《两浙輶轩录》《淮海英灵集》，刊当代名宿著述数十家为《文选楼丛书》。自著曰《研经室集》。他纪事、谈艺诸编，并为世重，身历乾、嘉文物鼎盛之时，主持风会数十年，海内学者奉为山斗焉。

时觉按：阮元为补《四库全书》之阙而辑此书，遵《四库全书总目》体例，分经、史、子、集四部，收录一百七十四种。各书撰有提要，叙述撰者生平，介绍典籍内容。有民国二十四年商务印书馆影印本。

《张氏医集三种》十六卷　存　1832

清阳湖张琦（翰风，宛邻）撰

子目：庄一夔《庄氏慈幼二书》二卷、张琦《素问释义》十卷、黄元御《素灵微蕴》四卷

《庄氏慈幼二书》张琦序曰：道光七年，余官馆陶，眷属留济南，不一月而外孙男女以痘殇者四，岂其症皆不治耶？抑治之未得其治耶？余素耽方书而于痘症则未尝学，深悔恨焉。遂翻阅元明以来治痘诸书，率多芜杂。晚得《庄氏慈幼二书》，言简意精，独得秘要，用其法无不应者，其论慢惊亦尽扫谬说，爰校而刊之。读者能明其意，通其法而勿囿于俗学，则幼幼之道得矣。道光十二年六月，阳湖张琦。

《素灵微蕴》张琦序曰：《素灵微蕴》四卷，昌邑黄坤载先生所著也，抉天人之奥赜，演阴阳之宰运，阐上圣之微言，扫下士之瞽说，法必轨理，病无遁情，大而不窳，细而不越，味别渑淄，气通葭管，以兹况彼，精识略同。美哉！美哉！蔑以加矣。医学蒙昧，于今为甚，藏府喜恶，阴阳逆顺，罔或措意，诊病则不审其原，处方则不察其变，若乃奇偶佐使之宜，气味制化之理，益瞢如也。俗学谬妄，广设方论，伐阳滋阴，数十百年，不可譬晓，以人试药，南北佥同，殃人寿命，良可悼叹。得先生此书，绎其义，通其法，其于治也，庶有瘳乎？道光九年冬十一月，阳湖张琦。

时觉按：三书各有张序，《素问释义》张序见其书本条。又名《张氏丛书三种》。有道光十二年宛邻书屋刊本藏中国中医科学院、白求恩医科大学。

《珠丛别录》四种十二卷　存　1835

清金山钱熙祚（雪枝，锡之）辑

医书子目：韩祇和《伤寒微旨论》二卷、董汲《旅舍备要方》一卷、王贶《全生指迷方》四卷、王衮《博济方》五卷

时觉按：有民国十一年上海博古斋影印本藏上海中医药大学、温州市图书馆。原书二十八种八十二卷，其中有医书四种十二卷。

《守山阁丛书》二种十五卷　存　1844

清金山钱熙祚（雪枝，锡之）辑

医书子目：王九思《难经集注》五卷、王叔和《脉经》十卷

时觉按：钱熙祚，清代藏书、刻书家。好古今秘籍，收藏极多，道光十七年建守山阁以贮书。增补删汰校

订古籍，辑《守山阁丛书》一百十二种六百五十二卷，校勘精审，世称善本。所刻之书以十二行绿格，格外印有“守山阁抄本”字样。有道光二十四年甲辰金山钱氏刻本。

《陆筦泉医书十六种》七卷　存　1837

清海陵陆儋辰（筦泉，耳乡，六一老人）编撰

子目：《伤寒证治赋》《伤寒医方歌括》《中风证治赋》《暑湿证治赋》《瘟疫证治赋》《燥火证治赋》《风温证治赋》《温热证治赋》《秋时晚发证治赋》《肿胀证治赋》《咳嗽证治赋》《痰饮证治赋》《虚劳证治赋》《虚劳医方歌括》《沙辨》《医方歌括》

时觉按：此书实即《陆筦泉医书》六卷，原十五种，加《沙辨》一种而成十六种，收于《海陵丛书》，民国八年韩国钧所编纂刊印。参看内科门《陆筦泉医书》。

《治咽喉、发背对口、外科医书》四种四卷　存　1840

清毗陵谢应材（蘧乔）撰辑

子目：逯南轩《咽喉论》一卷、谢应材《谢氏医书》二卷（包括《发背对口治诀论》《外科秘法》各一卷），附《扬州存济堂药局膏药方》一卷

杨孚甲《咽喉论》跋曰：夫十二经脉唯足太阳别下项，余经莫不系于咽喉，然《内经》独言一阴一阳结为喉痹者何也？诚以手少阴君火、手少阳三焦相火二火独胜，则气热而内结，结甚则肿胀，胀甚则痹，痹甚则不通而死矣。考之诸方书治咽喉者，不离乎辛散咸软，去风痰，解热毒，急于治标，以咽喉为饮食关系，方寸间不容稍缓须臾也。又考仲景《伤寒论》咽喉生疮等症，每用甘桔半夏等剂为主，是标本兼治也。是书虽稍涉于寒凉，然以五志郁火之急症不得不然，善学者精思辨论则无偏弊。庶标本一以贯之，因重付剞劂以广其传云尔。道光丁未秋日，毗陵杨孚甲枫村氏跋，恒益堂朱重刊。

时觉按：《联目》载谢应材蘧乔撰辑《逯南轩谢蘧乔先生医书二种》三卷，有光绪八年状元第庄刻本藏河南省图书馆。笔者查阅河南省图书馆藏本，扉页作：光绪八年重刊，状元第庄藏板，《治咽喉、发背、对口、外科医书》附《云台膏方》，常州郡庙培本堂刷印，竹纸每本工料钱念八文。首载《咽喉论》，有乾隆乙巳济南汪镕序，卷端署：济南逯南轩辑，后有道光丁未毗陵杨孚甲跋；后《发背对口治诀论》，有道光二十年其孙谢翼为序，卷端署：毗陵邃乔谢应材著，孙翼为且鲁校；后谢氏《外科秘法》，附《扬州存济堂药局膏药方》，故《谢氏医书》即《发背对口治诀论》与《外科秘法》。据扉页所题，书名当为《治咽喉、发背、对口、外科医书》，谢应材辑于道光二十年，光绪八年重刊。

《湿热举要、时病救急、诸证撮要》三种三卷　存　1841

清甬上江锡（雨湄）撰

时觉按：三书合编，有抄本藏中国中医科学院。

《瓶花书屋医书》五种七十九卷　存　1845

清京江包松溪等辑

子目：汪昂《医方集解》二十一卷、《本草备要》八卷，吴仪洛《本草从新》十八卷、《成方切用》二十六卷，王洪绪《外科证治全生集》五卷

时觉按：道光二十五年乙巳至二十七年丁未，瓶花书屋校刻本藏上海图书馆，中国科学院、中国中医科学院及福建省图书馆所藏有缺佚。

《双梧书屋医书》四种十七卷　存　1852

清武进曹禾（畸庵）撰辑

子目：《疡医雅言》十三卷、《痘疹索隐》一卷、《医学读书志》二卷、《医学读书附志》一卷

唐成之题跋曰：此书坊间绝少之本，武进曹畴庵先生所集也，名《双梧书屋医学丛书》，一《疡医雅言》，二《痘疹索隐》，三《医学读书志》，四《医学读书附志》，凡四种，乃医家必备之书。闻系湘潭王理安大医家遗，出为同邑陈氏藏之，特假抄一通，乃无价秘宝，可为吾医书室中别为增色。幸甚！幸甚！时民国十年冬月，湘楚

省宪颁布日，善化唐成之氏记。

光绪五年《武进阳湖县志》曰：曹禾，医士也。其先安徽含山人，大父迁常州。其医以昌邑黄元御所著为师法。著《医学读书记》，甚博雅。治病有奇验。性倔强，赪面长身，状貌伟岸。年六十余，喜论兵，能掀身击刺。咸丰庚申、辛酉间，常州城陷死。

时觉按：有咸丰二年壬子自刻本藏中国中医科学院与北京中医药大学。

《谢元庆医书三种》十卷　存　1856

清吴县谢元庆（肇亨，蕙庭）撰辑

子目：《良方集腋》二卷、《良方集腋合璧》二卷、《妇婴至宝》六卷

光绪九年《苏州府志·人物》曰：谢元庆，字肇亨。道光中，吴门以医声著远近者，首潘功甫，次谢蕙亭，蕙亭即元庆也。元庆尤喜携药囊仆仆委巷间救人贫病。潘曾沂赠联云：一生行脚衲，斯世走方医。盖录实也。咸丰庚申春，杭城陷，四月，郡城陷，元庆走避黄埭，六月没，年六十有三。其所辑《良方集腋》一书，至今贫病犹赖之。

时觉按：有咸丰六年及光绪八年望炊楼谢氏刻本藏南京中医药大学。

《费伯雄医书二种》八卷　存　1866

清武进费伯雄（晋卿，砚云子）撰

子目：《医醇賸义》四卷、《医方论》四卷

光绪十三年《武阳志余·艺术》曰：费岳瞻，字晓峰，精医，诸子世其业。岳瞻以饱食，车行磕石，肠绝。归使诸子脉之，皆言无疾，独五子文纪泣曰：肠坏，败征见矣。岳瞻因敕诸子，无以医误人，传吾学者，独纪也。悉以秘方授之。文纪年二十为医，至七十四卒。费伯雄，字晋卿，河庄人，世医文纪子也。至伯雄，术益精，切脉能知病之所由，缕数言之，病者自陈，辄怒曰：尔谓我不知脉耶？其用药以培养元气为宗，不喜用峻药，尝言秦之名医二，曰和曰缓。知此者，于医庶几乎。著有《诗文集》《医醇賸义》《医方论》。

时觉按：《医方论》逐一评论《医方集解》方剂。有同治五年耕心堂刻本等六种刊本。

《费氏全集》五种十三卷　存　1866

清武进费伯雄（晋卿，砚云子）撰

子目：《医醇賸义》四卷、《医方论》四卷、《留云山馆文抄》二卷、《留云山馆诗抄》二卷附《诗余》一卷

《留云山馆文抄》俞樾序曰：余自己丑之秋识毗陵费晋卿先生于吴下，须眉皓然，望而知为君子人也。吴中士大夫，下逮儿童士卒，无不望车尘而迎拜，徒以先生精医耳，不知先生能诗能文，固粹然儒者也。今年夏，先生之子畹滋以其遗书见示，凡已刻者四种，曰《医醇賸义》，曰《医方论》，则皆医家书也；曰《留云山馆偶存》，则其所作诗词也；曰《留云山馆四书文》，则其所作举子业也。余不知医，于医家言不敢赘一词，读其诗词，原本性情，而风骨魄力足以副之。读其四书文，则简而该，奇而正，有成宏正嘉之遗，则非时下作者所能望也。呜呼！先生岂独以医传哉？又有未刻者一卷，则古文也，所作诸传，叙次秩然，各肖其为人。小品如《游黄山记》，夷犹谈宕，得欧阳之神，余尤喜诵之。畹滋将以付梓，而惜其存文之不多，余谓文果可传，不在多也。《汉书·艺文志》所载伯象先生一篇、公孙尼一篇，多云乎哉？读先生书，知先生之以医传，而不仅以医传，然则先生深远矣。光绪十三年七月，荫甫俞樾序。

《留云山馆诗抄》费承祖跋曰：先大父晋卿公名满天下，咸以名医推之，岂知能文章工诗赋，其学问渊博有大过乎人者？李小湖先生题辞云，名士为名医，诚定论也。庚申适遭兵燹，生平著作尽付劫灰，追录存稿刊行于世者，只有《医醇賸义》四卷、《医方论》四卷、古文一卷、四书文两卷、古今体诗附诗余两卷而已。历年既久，板多散佚，坊间虽有翻本，而鲁鱼帝虎，错谬百出，且仅有《医醇賸义》《医方论》两种，初非全豹，未足以餍阅者之心。爰命儿子保初、保纯、保铨，将家藏定本敬谨重校，卷首增入先大父八十岁画像一帧，家传一篇，俾读是书者可研究其文学、医理，且有丰采可仰，事实可征，亲亲仁民，德行卓著，不仅以一林艺传焉。壬子年长至节，长孙承祖谨跋。

时觉按：另本有《医方十种》。《文抄》《诗抄》非医书，不另列专条，《文抄》尚有王先谦序、钱鏶跋，《诗抄》前有《轶事记》一篇及祝誉彬、谢炳元、徐寿祺三序，均略。有民国元年壬子中秋孟河费氏耕心堂铅印本。

《世补斋医书》十种六十四卷　存　1866

清元和陆懋修(九芝,勉旃,江左下工)撰

子目:正集六种三十三卷:《文集》十六卷、《不谢方》一卷、《伤寒论阳明病释》四卷、《内经运气病释》九卷附《内经遗篇病释》一卷、《内经运气表》一卷、《内经难字音义》一卷;续集四种三十一卷:《重订傅青主女科》九卷、《重订戴北山广温热论》五卷、《重订绮石理虚元鉴》五卷、《校正王朴庄伤寒论注》十二卷

自序曰:《世补斋医书》,江左下工为医学辩误作也。下工之从事刀圭者,三十年于兹矣,知一病有一病当用之药,即有一病不当用之药。用所当用,不过不误而已,若用所不当用,则岂仅误焉已哉?凡人有病,但能不误于前,则后此之渐即于危者本皆可以不作,反是则一误再误,变幻无极,不旬日间驯至于不可救,而能知病之本不若是者,其谁也?即如风寒温热等治所昭揭于仲景书中者,非皆今病所当用之药乎?乃一不用当用药而身热不退矣,然犹未至于斑疹也;再不用当用药,而斑疹不达矣,然犹未至于昏谵也;再不用当用药,而昏沈,而谵妄,而狂而厥,无不计日可待;而后此则不可问矣。当夫表热初起,里热渐壮,一路由轻而重,由重而危,药与病反,病随药变者,无他,用所不当用之药。正如救人之饥,解衣衣之,而饥者不生;救人之寒,推食食之,而寒者仍死。明明有当用药在,人人可赖以生者,乃必用此不当用之药,而预决其死。及其既死于不当用之药,而必仍用此药以治他人,一若舍此别无可用之药也者。此固何为者耶?下工治之,于其表热初萌,有当用药,而斑疹可不作也;于其斑疹已酿,有当用药,而昏谵可不作也;于其神昏谵妄,有当用药,而后此之入阳则狂,入阴则厥者,尚可以不作也。此无他,用所当用之药。亦惟知其饥也,而推食食之,知其寒也,而解衣衣之。有此病即有此药,亦非此药不去此病。既针芥之相投,自毫厘之不爽。其轻者可安常而处顺,其重者亦转危而为安。夫是之谓药与病投,病与药值,苟能是,是亦足矣。此外如疟之寒热往来,痢之里急后重,咳逆痰饮之本非怯证而势必成怯,吐血失精之本非劳病者而势必成劳。又若因壅而喘,一补立危,因滞之胀,非攻必殆,以及妇科胎产两门,儿科惊疳两症,病病有必当用之药,即病病有必不当用之药。略举数端,以概其余,无非误、不误两途而已。嗟乎!父母之为子也,子之为父母也,兄若弟之各相为也,夫之为妇,妇之为夫也,床有病人,急而求药,病家之属望于医者何如?此王叔和所以录对病真方而防世急也夫?

潘霨序曰:医家之有《伤寒论》,犹儒家之有《论语》也,日月江河,万古不废。自夫人不读《伤寒论》,于是临病则不逢其原,立方则不达其变,执方予病,强病就药,余服官南北,所见所闻,如一辙已。仲景伤寒方本不独治伤寒,而以治凡伤寒者之证。《金匮》之治杂病,与《伤寒论》本是一书,故伤寒之六经,即杂病之六经。病虽百变,经则有常。一病一名,治有主方,一病数证,证有主药。若置六经不讲,乌足以临病人哉?乃今之医辄曰:时有古今之异,古方不治今病。噫嘻!古今诚有异,而天之五运六气、人之五脏六腑亦有古今之异乎?夫治病之法,泥古者非,蔑古者尤非。窃尝取《神农本经》之言以读仲景书,汇集名论,都为一编,欲以破时人之扃。丙寅冬月,典榷之眾,始锓板焉。吾乡陆君九芝,邃于医学,曩在里门,曾出其所著《医论》若干篇见示,亦以表彰张仲景为事,以仲景六经为归,诚先得我心者矣。今夏入都,获读《世补斋全书》,会余拜命持节江右,即日遄行,未遑卒业。所愿读是书者,自此复知有南阳,而不迷于所向,谓非吾道之幸乎?君夙以文学名,读书日以寸计,食古而能化,尤善索解于无字句处。活人之术,其绪余耳。而病者遇之,轻病不知其何以已也,重病不知其何以活也,则其为阴骘大矣。哲嗣凤石以甲戌魁天下,良医之食报于天者何如?并书其事为后学劝云。光绪八年壬午秋九月,同里韡园居士潘霨。

费延釐序略曰:我友元和陆君九芝,奉其尊甫方山先生庭诰,既承家学,又洞见时俗之弊,凡所施治,悉本仲景方意。尝曰:如仲景方而不可用,则病人岂容我以尝试者?何以用之一人而效,用之人人而无不效?且何以彼之不用仲景方者,曾不闻一效也,吾既用之而效矣,用之而屡效矣,则吾岂能舍吾效者不用而用彼之不效者耶?夫病者何所求?不过求其效耳。然不用仲景方而效不至,则人何乐乎不用仲景方哉?君之书以表章仲景为事,出即以仲景方活人。语有之:阴德耳鸣。吾知后必有食其报者。以余交君久,属为序。爰举平日所绪闻者弁其端,抑恐未足以知君之深矣。同治六年丁卯春二月,吴江愚弟费延釐。

袁兰升序曰:往尝见杨君谦苏,谈纪金华戴原礼学医于朱彦修,尽得其传,以其术游吴下,吴人之以病谒者,户为塞。王仲光时为儒,未知医也,慕而造焉。谘学医之道,原礼曰:熟读《素问》耳。仲光退而习之三年,原礼复来吴,闻仲光谈论,大骇,自以为不如。余以是知学医而不通《素问》,不可以为医。我友陆君九芝,

其先世以科第显，而皆能医，皆读《素问》。九芝复用志不纷，慨世之医绝不从事于斯，诡言《素问》古书不治今病，而医学遂以大坏，乃尽弃其他所学，而独于无方之书得其言以治人。咸丰己未，泾阳张文毅公督兵皖江，军书旁午，以湿热遘疾，群医震惊不能疗。丸芝故出公门下，飞骑千里，招致军中，进数剂立瘥。文毅德之，优礼而归。今中丞太康刘公于辛酉令上海时，得结胸症，以时方无参、地、麦，濒于危。九芝视之，贡以枳朴辈，数服乃解。今人赖君之明如此，君与时相反耶？抑时与君相反也？今与余同客峰泖间，命长子开骐从君游。嗟乎！吴中医学失坠久矣。九芝独能具坚忍之力，为斯道作干城。余见其所读皆古书，而治无不效，效无不速，其熟读《素问》之验，诚有如原礼所言者。吾吴医学，其将自君而复兴乎？君方著书未分卷，他日必裒然成大集，预书之为左券焉。同治五年丙寅孟春之月，同里愚弟袁兰升。

《续修四库全书提要》曰：清陆懋修撰。懋修字九芝，元和人。祖与父皆儒而兼医，懋修承家学，恪守古训，研求《灵》《素》，以表章仲景为己任。前集六种，《文》十六卷、《不谢方》一卷、《伤寒论阳明病释》四卷、《内经运气病释》九卷附《内经遗篇病释》一卷、《内经运气表》一卷、《内经难字音义》一卷，皆所自撰之书。其《阳明病释》为生平得力所在，谓今医于伤寒，不明阳明治法，直至于无法可治，故分阳明经病、府病为二类。前二卷列仲景书诸条而发明之，后二卷集古今诸家之说而疏证之。昌言阳明无死证，苟能用仲景之法，虽濒于危，尚可得生，治之于早，即不致于危。其释运气谓，人在气交之中而为病，仲景论伤寒所以撰用《素问》者，无不如是。又谓《素问》不见"疫"字，以《刺法》《本病论》二篇之遗也。后人误以温热病为疫即因此，故并为之释，以明疫之原。其发挥仲景精义，全在文集中，大旨以《难经》言伤寒有五，风、寒、温、热、湿皆在其中，古今之病不外寒热两途，古今之治不外温清两法，仲景于法原已具备，后人不能引申，故多疑误。反复言之，不外此义。于近代治仲景书者之优劣，评隲尤详。后集四种，《重订傅青主女科》九卷、《重订戴北山广温热论》五卷、《重订绮石理虚元鉴》五卷、《校正王朴庄伤寒论注》十二卷。傅氏、戴氏、绮氏之书，世所通行，懋修重加改订，意见有不尽相同之处。王氏为懋修之外曾祖，其医学渊源所出，王书晦而未传，特为表章。诸书皆已别为著录，《四库总目》载《东垣十书》《薛氏医案》，其中并有他人著述。或由后来汇辑，或因曾经订正，皆行互见，今用其例焉。案：伤寒温热之聚讼，为医家最大公案，清中叶以后，治温热者多从叶桂之说。懋修于叶氏特申诤义，侃侃论辩，虽亦不无过激之语，而于伤寒解疑释滞，允为仲景功臣，不得不推为清季治伤寒者一钜子也。

光绪二十五年《黎里续志》曰：陆懋修，字九芝，元和县恩贡生，候选直隶州州判。博学能文章，兼通医理。七试省闱不得志，遂专力于医，研精覃思三十余年，撰述宏富。客黎里时，求医就诊者无虚日。后以子贵，就养山左学署。卒年六十有九。著有《岭上白云诗集》、《世补斋医书前集》六种三十三卷、《后集》四种三十一卷，行于世。

时觉按：《世补斋医书前集》六种三十三卷，有稿本藏中国国家图书馆、中国中医科学院，有多种刻本、石印本、铅印本存世；陆润庠整理校刊《后集》四种三十一卷，有宣统二年刻本藏中国中医科学院、泸州图书馆及山东、广西、甘肃中医药大学。

《陆九芝先生遗稿七种》不分卷　存　1866

清元和陆懋修（九芝，勉旃，江左下工）撰

子目：《内经音义初易稿》《内经音义再易稿》《内经音义三易稿》《内经音义四易稿》《素问难字略》《慧琳大藏经音义摘》《杂文》，均不分卷

《时艺家集小序》曰：吾先世前明中叶时居浙之归安县，以耕读传家，其得隶于学官者凡六人。至余七世祖山补公始占籍于吴，为吴县学诸生，而六世祖澹成公遂以康熙乙丑魁天下，厥后监司牧令，代有闻人。虽不得大显于时，而凡十二世青衿不绝，合之得文武秀才三十一人，大半有声黉序，间亦有未得游頖宫而力学工文者，所著作之目具载《族谱艺文志》。经兹兵燹，类皆散佚，独此时艺数首尚存箧中，乃壬戌之春，命润庠汇成是编，虽不过片玉碎金，亦足见青毡吾家旧物其积累之深如此，且更惜能文者尚有数人，不早裒集，已不及入是编也。简末附以拙著，而润庠之受知于宗匠者，亦许其缀于尾焉。盖一以见先泽之犹存，一以勉后人之继起云尔。同治三年甲子冬十一月，懋修识。

时觉按：有稿本藏中国国家图书馆，凡七册，笔者所读为缩微胶卷，前后无序跋。《内经音义》有四稿，其卷端或作"灵枢难字音义"，或作"素问难字音义"，多无署名，或署江左下工辑；其"四易稿"内有经整理《内经音义》一卷，卷端题《素问难字音义》，署：元和陆懋修九芝辑，子润庠凤石参校。《世补斋医书》收有《内经

难字音义》一卷，当为是“四易稿”之定稿。《杂文》收录其诗文序跋，录其《时艺家集小序》。中国中医科学院亦藏有缩微胶卷。

《朴庄遗书十种》 未见 1866

清吴县王丙（绳林，朴庄）撰辑

医书子目：《洪范五行五味说》、《古方权量考》一卷、《伤寒经正》、《回澜说》一卷、《伤寒序例新注》一卷、《诚求编》

道光四年《苏州府志·艺文五》曰：《朴庄遗书十种》，计《洪范五行五味说》《四书偶得》《律学净闻》《嘉量考》《区田农话》《奏庶遗谟》《婚礼庸言》《古方权量考》《伤寒经正》《回澜说》《伤寒序例新注》《诚求编》。

嘉庆二十五年《吴门补乘·艺文补》曰：王丙，字绳孙，号朴庄，吴县人，贡生。幼而颖异，读书无所不通，隐于医以济物，遂以明经终。遗书十余种，皆苦思力索，洞精物理，独抒所得，成一家言。尝曰：今学者动称康成，吾则求吾之所是而已，不必附和康成也。

时觉按：《朴庄遗书十种》，查考无着，《联目》《大辞典》俱不载，其中涉医六种，《洪范五行五味说》《诚求编》未见，《古方权量考》《回澜说》《伤寒序例新注》，经陆懋修校订，附于《校正王朴庄伤寒论注》六卷，收于《世补斋医书续集》，《伤寒经正》或即《伤寒论注》。

《小耕石斋医书四种》八卷 存 1868

清元和金德鉴（保三，蒯释老人）撰

子目：金德鉴纂《烂喉丹痧辑要》四卷、金德鉴辑《焦氏喉科枕秘》二卷、金德鉴增删《急救腹痛暴卒病解》一卷、周扬俊注葛可久《十药神书》一卷

时觉按：有同治七年壬辰金云斋刊本藏中国中医科学院、上海中医药大学。

《方术丛书》 佚 1869？

清吴县丁沼（仙登）撰

光绪九年《苏州府志·艺文一》曰：丁沼，字仙登，吴县人。

时觉按：《苏州府志·艺文志》载录，未见子目，当佚。

《黄寿南抄辑医书二十种》 存 1870

清吴郡黄寿南（福申，沁梅）编

子目：伤寒类辨、类伤寒辨、不倦庐观书札记、类伤寒集补、伤寒直解辨证歌附四明心法、烂喉痧集记附喉痧汇论、痧痘金针附治痘方略、女科心法纂补、叶香岩先生医案附病机选案、陈莘田外科临证、陈莘田医案续集、陈如山方案、顾西畴城南诊治、顾西畴方案、七家诊治伏邪方案、琉球百问、过庭录存、延陵弟子纪略、客尘医话、按部分经录、杨氏问心堂杂记

时觉按：自同治九年至民国三年，四十余年间黄氏搜集抄辑行世之作，有抄本藏中国中医科学院。

《小石山房丛书》二种二卷 存 1874

清海虞顾湘（翠岚，兰江，石墩山人）辑

医书子目：林洪《山家清供》一卷、尤乘《勿药须知》一卷

时觉按：原书三十八种，六十四卷，有医书二种二卷，有同治十三年海虞顾氏刻本藏北京师范大学图书馆、温州市图书馆。

《凤氏医书三种》七卷 存 1877

清吴县凤在元（实夫）撰辑

子目：《临证经验方》四卷、薛生白《医师秘笈》二卷、养和医室藏稿凤实夫辑《内科脉镜》一卷

时觉按：有光绪三年稿本藏上海中医药大学。

《临证指南论集》三种三卷　存　1878

清崇川施猷(小桥)辑

子目:《痧喉证治汇言》、《外科书》、《新方八阵歌括》附《梦隐霍乱歌括》

时觉按:有抄本藏上海图书馆。

《平江贺氏汇刊医书》五种　存　1878

清平江贺缙绅辑

子目:庄一夔《福幼编》、亡名氏《经验方》、张绍修《时疫白喉捷要》、邱熺《西洋点痘论》、亡名氏《救吞鸦片烟方》

时觉按:有光绪四年戊寅刻本藏中国中医科学院。亡名氏《经验方》即蔡松汀《难产神效方》,《西洋点痘论》即《引痘略》,有嘉庆丁丑温汝锡序、道光八年周景明序。

《薛生白医书二种》三卷　存　1882

清吴县薛雪(生白,一瓢,扫叶老人)撰,亡名氏辑

子目:薛雪《湿热条辨》一卷、亡名氏《医师秘笈》二卷

嘉庆二十五年《吴门补乘·人物补》云:薛雪字生白,号一瓢,所居曰扫叶山庄,为钱氏南园旧址,有花竹林泉之胜。乾隆初,举山林隐逸,寻放归。沈文悫公以王光庵比之,谓能诗而以医自晦,与光庵同,至工八分,解绘事,驰骋骑射刀稍间,又有能光庵之所不能者。袁太史枚有庖人将死,延雪药之,一剂而愈,因极口推重。雪曰:我之医如君之诗,能以神行。所谓人在屋中,我来天外是也。山庄门贴云:堪笑世人无狗监,何妨自我作牛医。楹贴云:九重天子垂清问,一榻先生卧白云。其自命可知矣。子六郎有神童称,早卒。

民国二十二年《吴县志·列传》曰:薛雪游于吴江叶燮之门,自少已工于诗,既长精医,兼工绘事,墨兰尤精妙。雪为人放诞风雅,偶遇异僧,身持一瓢,镌七字曰:吃尽天下无敌手,雪奇之,邀至家共饮。以瓢注酒容一斤,僧尽三十六瓢,雪仅一瓢,遂以自号。

时觉按:《医师秘笈》并非薛著,丹波氏《医籍考》即作亡名氏,申赞皇序已明其事。后之冠薛氏名,实书贾欲藉其盛名以推广之。光绪七年辛巳浙宁简香斋刻本藏中国中医科学院。

《铧园医学六种》二十卷　存　1883

清吴县潘霨(伟如,铧园)辑

子目:陈念祖《伤寒论类方》四卷附《长沙歌括》《杂说》、《医学金针》八卷,潘氏《女科要略》一卷附《产宝》,吴尚先《理瀹外治方要》,王维德《外科证治全生集》,葛可久《十药神书》附《霍乱吐泻方论》《官药局示谕》《夏令施诊歌诀》

刘瑞芬序曰:医经,忠孝之书也。《礼》曰:亲有疾饮药,子先尝之,君有疾饮药,臣先尝之。使不辨夫药与病之济与否,而徒恃三世之医,恂恂焉尝其药而进之,遂得为尽礼乎哉!然医学之晦也久矣,秦燔诗书百家语,虽不去医药之书,顾自汉兴,《书》则有伏生、欧阳、大、小夏侯氏,《诗》则有齐、鲁、韩、大、小毛公,其以医术应诏者,当世独太仓公一人。仓公之术,复暗昧无传,班《志》序列古方技家三十六种,亦第存其书而已。洎乎东汉之季,始有张机《伤寒论》,其为书也宏深奥衍,气格不类东京,特其序卑弱不称。吴草庐谓序则仲景自作,而《伤寒论》或即《古汤液经法》,仲景仅编纂云尔。后世士大夫既苦其书之难读,不冒分儒书之心力以从事于斯,仓卒危疑之际,惟皇惑乎庸师之揣度,而存亡呼吸又不可云不治得中医,或更以为药物无灵,至激而为刲股裂肝之事,斯岂圣人所愿于来世哉?潘大中丞之抚江右也,出其旧辑《伤寒类方》等书,汇为《铧园医学六种》,重付之梓,举使瑞芬序之。盖中丞之知医自读《儒门事亲》始,当时京朝官多稔其孝行,已而应召进寿康宫视脉,以忠慎结主知。三十年来,宦辙所至,日惓惓于苍赤之痌瘝,而欲跻之于仁寿。此编之布,将使业儒书者习而通之,由是而泛览诸家,上窥《灵》《素》,蓄之为穷理尽性之方,用之即为事父事君之助,此亦君子所以翼礼扶伦,而为前序之所未罄者也。光绪十年三月,江西布政使贵池刘瑞芬谨序。

缪德棻序曰:吴之先正范文正公尝有愿为良医之语,然文正生平未尝知医也。后千百年而有铧园潘公,始以名世才旁通医术,应慈宫召命,屡奉清问,专门者不能及。光绪癸未,持节抚江右,出其删订之书凡六卷,

付书局刊行,而命德棻序之。窃维医家之言祖于黄帝,兵家之言亦祖于黄帝、岐伯之《素问》,风后之《握奇经》真赝未可知,而源流甚古。泥古不可也,蔑古亦不可也,神而明之,存乎其人,医家与兵家,无二理也。古之善医者,贵乎专,贵乎正。治一经之病,不杂以他经之药,专之谓也,否则号令歧出,宦官、监军,郭、李所以溃相州也。药不求奇,方不避熟,毋诡遇,毋臆揣,正之谓也,否则行险侥幸,子午出兵,孔明所以拒魏延也,而其要则首在宜慎。夫子一生,战疾并重,临事而惧,好谋而成,可以治军,可以治病。东垣疗一证,已煎黄连、石膏,复易以桂附,至数十斤乃愈,此足见病情之难测,而医之不可不慎也。选味如选兵,布方如布阵,其逐邪也如捣穴,其固本也如守城,其防过剂也如戒穷追,其培元气也如筹善后,明乎此,而知公之所以言医者,其即公之所以言兵乎!昔文正辅相仁宗,设施未竟,而其经略关陇,屹然长城,则固小范老子胸中有数万甲兵也。公承天子明诏,诞膺疆寄,其为千里所托命者,亦綦重矣!方今西海阻兵,恒有窥粤之举,而潮惠间土盗不靖,时复出没,江右一道壤地毗连,公抚兹土,其所以安内而攘外者,当与文正若合符辙。区区艺术之书,本不足以尽公也,然而窥豹一斑,则即此医家者言,亦可推见经世之宏略矣!光绪阏逢涒滩之岁季春月,二品衔署理江西盐法兼巡瑞袁临道溧阳缪德棻谨序。

《续修四库全书提要》曰:清潘霨撰。霨字伟如,号韡园,吴县人。咸丰中,初官芦沟桥巡检,以知医名,藩邸宫庭屡被征召,洊迁县令。后以庚申外兵入都,事定论功,超擢知府,累官至江西巡抚,生平遭际甚奇。所莅每设局施医,刊刻医籍。是编所辑《伤寒类方》四卷,用徐大椿原本,附以陈念祖《长沙歌括》,后附杂说;次《医学金针》八卷,增删陈念祖之说;次《女科要略》一卷,取材于傅山、徐大椿、陈念祖诸家,及越中钱氏秘方,又附《产宝》于后;次吴尚先《理瀹外治方要》一卷,专用膏药治内外诸病;次王维德《外科全生集》四卷;次葛可久《十药神书》一卷,附《霍乱吐泻方论》。或悉本原书,或略以己意增删,汇为一编,除《女科要略》之外,皆非出于自纂。盖习医时荟萃诸书,为简练揣摩之用,颇类文学家兔园册子,不足以言著述,第以供浅学入门者所便用而已。

时觉按:有光绪十年江西书局刻本、吴县敏德堂刻本等版本。

《灵芝益寿草》二种二卷　存　1885

清吴县潘霨(伟如,韡园)撰

子目:徐大椿《慎疾刍言》,陆懋修《世补斋不谢方》各一卷

自序曰:吾乡徐灵胎先生为医学大家,所著书久行于世,而《慎疾刍言》一卷为病家指示迷途,其言尤为真切。曩彭文敬公曾单刻行世,近陆秋丞观察刻于皖江,费芸舫宫久刻于中州,其书乃益显。今春三月,奉召来京,得与同里诸君子晨夕过从。陆丈九芝精研《灵》《素》,与余夙有同嗜,得相问难,适其所著《世补斋医书》全集告成。余受而卒读之,展卷三复,其言皆前人所未言,他人所不肯言,而适如余心之所欲言而未能言者。其《内经运气病释》《伤寒论阳明病释》数卷,尤能阐灵芝之秘,然非素习《内经》者亦不能读也。惟《不谢方》一卷,浅近易晓,最便于初病而能不使病大,实与灵胎先生之《慎疾刍言》足以互相发明。夫人果能不使病大,则必无死证,并无危证。既无危证,焉有死证?以此图治,岂不甚善?今观两书所言,则知治病而不使病大,固非难事矣。因合两书为一册,重付梓人,颜之曰《灵芝益寿草》。语有之曰:寿外更康强。人能无病,即病亦不使大,则康强矣,岂别有益寿之方哉?光绪乙酉五月,古吴潘霨序于京邸之静有常斋。

时觉按:附《外科证治全生择要诸方》,有光绪十一年苏州桃花坞望炊氏刻本藏上海中医药大学,有光绪二十二年桂垣书局刻本藏中国中医科学院。

《武陵山人遗书》二种五卷　存　1883

清金山顾观光(宾王,尚之,武陵山人)辑

医书子目:《神农本草经》四卷、《伤寒杂病论补注》一卷

莫祥芝序曰:予友南汇张孟彪文虎以所著《舒艺室余笔》示予,予既为刊之,乃谓之曰:方今西学盛行,子号知天算,如有专书,盍出之以质同好。孟彪曰:天算向者尝习之,然不能深思,所得盖浅。故友顾尚之、李壬叔深于是术,李书及身刊定,顾君著述等身,且不止天算而已。因出顾君别传诒予。予曰:子与顾君厚,忍听其遗书湮没邪?孟彪曰:能措刻资,则校雠吾任之。予曰:诺。于是先校刊其天算诸种,以次及其校古札记,凡三年之间,得十有二种。予观其于天算之术贯串中西,批郤导窾,且为之通其所蔽。其于古籍向所承讹袭谬者,皆能广引曲证,疏其是非,在乾隆朝不在戴东原、钱晓徵下,而天算之学实过之。遗书多不胜刊,孟彪适

有暨阳之行，请暂止，为叙刻书缘起如此。至顾君为人，则孟彪所为别传具矣。光绪九年日躔寿星之次，独山莫祥芝识。

高煌跋曰：《武陵山人遗书》，为上海邑令独山莫公祥芝所刊，去任时将版赠山人之子瘦泉先生。会我先君子亦校刊山人书两种，曰《七国地理考》，曰《国策编年》，版藏于家。瘦泉先生以所居卑湿，属制架并藏焉。无何，瘦泉先生殁，其后人索之以归，乃不数年而零落不完，又更大水，存者亦多烂坏。同里俞君恕堂、戚君稺堂劝煌筹款为顾氏后人稍置生业，作为购藏，时光绪二十六年也。检阅版片，散佚者十余张，烂坏者二十余张，一一修补，今幸无缺失。余因以叹不朽盛业易就泯灭，既锓版以行世矣，而其存其亡犹不可必，盖几几亡之而仅乃存之。爰为志其颠末以见保存拥护责有攸归，而乡邦文献之征，亦我党所当留意也夫。乙卯四月，后学高煌识。

高煌《顾漱泉先生传》曰：道光咸丰之间，我邑有名儒曰武陵山人，其学术事略具于国史，而其流风遗韵故乡父老犹能言之。山人之殁至于今五六十年，孙曾零落，门庭凋残，而平生著作历兵火百劫不可磨灭，终乃传之。其人愈远而弥彰者，非有贤子莫能然也。山人姓顾氏，讳观光，字尚之，是生三子，先生其长也。先生讳深，粤匪之乱，先生与弟沄皆被掳，先生在贼中逾年，平居无事往往与其胁从者四三人论列故事，剖析逆顺之理，多被感化，卒相偕以计脱归，归则百物荡尽，惟山人所著书数百卷得无恙。盖先生之被掳也，负书以走，虽崎岖患难，颠顿僵仆，志存父业，力疲而肩不弛，命可舍而志不可夺，其坚苦卓绝有如是者。大乱既平，海内鸿硕渊雅之士稍稍以见于世。南汇张先生啸山，山人友也，先生尝师事之，及应湘乡曾文正公之聘校书金陵，荐先生以襄其役，会病不果然。先生之学自此益精进宏肆，浩无涯涘，家故世有藏书，里中钱氏搜罗尤富，先生一病卧十余年，尽读诸书，敝損青灯，晨夜矻矻。性超旷，缁尘轩冕，当世名公钜人致书币慕与之交，终不一答。邃医理，不常为人诊治。所居室檐可拂帽，门巷临溪，蓬蒿没径，诵声出金石，行路人往往从小桥流水间伫立听之。先生既琼绝，与世多不相入，顾独与我先君子交谊至笃，若天性然。煌自有知识以至就傅之年，每见先君子间三五日必造其庐，晨而往，斗转而归，如是者以为常。或阅月逾时不往，则先生涕泗交颐，病益加剧。一日，先君子察先生病已愈，劝之起不肯，乃归家居，故迟迟不如期过从，而属俞君益三走候焉。先生亟问曰：近斋来乎？近斋者，我先君子字也。俞君于先君子为中表行，自先祖时以司计常居我家，甚相习，故亦以字。对曰：近斋病，莫能与。先生惊曰：谁为医者？俞君曰：俟君为之医耳。先生跃然起曰：速具舟，速具舟。至则我先君子待于河干，相见拊掌大笑，曰：非欲君医，正欲医君耳。自是行走健步如平常。光绪四五年间，山人之书以次流播，我先君子亦为校刊数种，先生则喜，以为重负今始释矣。先生之弟始被掳者，竟死不返，先生每一念及，抚膺号哭，无所寄其思，则图弟像策蹇而来，而图己像倚门迎之，见者莫不为之悲感。先生少为学官弟子，食饩于庠，顾不应大比之试。当是时，科举速化之习流弊已极。先生为人和易，侍人广坐，未尝剧谈高论，间谓我先君子曰：学者何修已？经国而已。今之学者无其实而强冒其名，我甚羞之，且应试者即以应世也，即经国之事也，我之孜孜焉自力于身心之地者，日亦不足以云经国，无其具也。此遁世不见知而不悔者也。先生之卒在光绪十年，年五十有八。先卒之数月，闻法越构兵，私忧窃叹，用是得疾，结石疽不起。先生博极群书，下笔数千言立就，而稿不存，以为父书既行于世，则外此皆可无传也。呜呼！观先生之志意如此，世之君子托撰述之林，辄觊不朽为学逊志谓之何哉？宣统三年岁次辛亥，高煌谨识。

时觉按：共收书十二种，有光绪九年癸未刻本藏北京师范大学、苏州大学、中国中医科学院。又名《顾氏遗书》，《联目》误以为另书，又收于医案医论门。顾观光之子顾深，号漱泉，读高煌《顾漱泉先生传》可明，然《中医大辞典·医史文献分册》《全国中医图书联合目录》《中国医籍大辞典》《中国本草要籍考》等书均误漱泉为顾观光字。

《桃坞谢氏汇刻方书九种》十九卷　存　1885

清苏州谢家福(绥之)辑

子目：徐大椿《慎疾刍言》、陆懋修《世补斋不谢方》各一卷，谢元庆《良方集腋》二卷附一卷、《良方合璧》二卷附录一卷，恬素氏辑《拔萃良方》二卷，亟斋居士《妇婴至宝》六卷，倪枝维《产宝》、葛可久《痨症十药神书》、王维德《外科证治全生集》各一卷

凌淦序曰：方书以辅医学，非即医书也。《伤寒》《金匮》证、治、方咸备，医学大宗，非以方见者也；《千金方》《翼方》方多而证情略矣；《外台秘要》方凡六千余，每类冠以《巢氏病源》，惟伤寒类采《灵》《素》及叔和诸家言，亦不必备；宋有《圣济》《局方》之刊，独许叔微《本事方》经国朝吴中叶氏发明，颇有意绪。此方书

之灼然共知者也。至若史家所载，及海上奇秘、丛碑箬勒，可解不可解，或验或不验，此非可以意测者也。夫医学非年力不窥其宏，非睿识不洞其奥，非机警莫会其通，而施治之际，则不外孙思邈智圆行方、胆大心小两语。然而气运、色脉、病体、病所变化，疑似断之于俄顷之间，难乎？不难！名世之不逢，穷乡僻壤又安所得通人而药石之有心者，所以往往慎简经验诸方，以补苴其罅漏欤？予友同郡谢君绥之，蕙庭先生子也，颂世德之清芬，扩构堂于廛域，其经世硕学，世皆能言之，亦无不钦服之。顾其心以为不能与天下痛痒相关，又乌足以知在己之疾苦，爰绍辑庭诰所述，及先贤辈所作，为《汇刻良方》，内外妇婴莫不咸备，其目自《良方集腋》迄《不谢方》，凡九种，都十九卷。中有徐氏《刍言》一卷，乃救弊之言，非尽涉方也。至矣哉！其用心也。古称陶宏景号山中宰相，所撰有《经验方》《肘后百一方》，而唐狄梁公、陆宣公，或小施其术，或手录不疲，盖皆一代伟人而屑屑如此，善乎！吾吴范文正公有言曰：不为良相，即作良医，夫亦安在非先忧后乐之旨欤？曩君与予共事豫振时，意气方盛，相与讲求古今成败得失之故，上下其议论，曾几何时，人事变迁，我两人亦垂垂老矣。今夏，君愤时成疾，予往视之，因出此帙乞序，予述其大旨如此。至于施治，则又在乎人之规矩从心，非予之所能言矣。光绪二十一年五月，吴江凌淦书于上海之退庐。

时觉按：有光绪二十一年乙未苏州谢氏望炊楼刻本藏苏州大学、苏州图书馆及浙江大学医学图书馆。

《急救喉证刺疔合编》二种　存　1885

清笠泽费山寿（友棠）辑

子目：费氏《急救喉证全集》、张镜《刺疔捷法》

自序曰：去夏曾纂集痧书，增辑经络、脉穴部位、药食忌宜并济急等方，参互考订，增补汇编，名以《急救痧证集》刊行。近因老病日衰，辞馆休养，数月来似觉痊可，是践假我数年之愿，因念人之咽喉性命攸关，即于健时检出《咽喉秘集》，又复搜集辨论证诀、看治分经、针穴各法，并轻重缓急诸证、各种喉科救急制法、吹药秘方与汤饮丸散，均皆历年闻见，应验而录，已属周备靡遗。先以《达生》《验方》合编，梓行于世，颇得化险为夷。惟思痧与咽喉疔毒之证，卒发凶险，则事异情同，城市及乡僻之区，罔知避忌，深夜骤发，茫无所措，不及延医看治，即变端百出。论有顷刻而死，早发夕亡，或数日而不死，一月半月终死之惨。且名目不一，变幻无常，尤宜详审辨认，若粗心孟浪，不啻草菅人命。即时医亦忘却古谚有走马看咽喉之说，故意延挨病家，不明证验，以致决裂莫救。穷乡僻壤，更乏医治，言之可悯。并见省垣张君蓉亭著有《刺疔捷法》一书，仅于门售，远处难于尽悉，未得推广。同一救急之法，自应并行济世，是以分证加增名医评论、看治方法，不敢效枕秘，合成全书。余本不谙医理，唯阅历年深，留心应验诸方，于箧中检出所录验方，同人因余集方济世，咸以治法大旨，修合秘诀，分时疫看治论法，均属尽善。自念老矣，已无能为，奈救世心切，而咽喉、疔毒二证，其病险，其变速，与急痧同，则是书犹可活人于危亡，较胜于佐治救人耳！闻时医间有不仁，缓以见功，急以勒索厚资，忍令编氓小户，坐以待毙。故不厌其烦，捐资并刊，以广流传。俾人人得此一集，足以考证于先，临时急救于后，或于乡村，或水陆行旅，均可先事绸缪，消患于未成，亦聊尽余向年之愿焉。阅年余，两集成，志其缘起于首，阅者其鉴之。光绪十年岁在甲申荷夏，震泽费山寿书于苏垣玉壶仙馆。

费延厘序曰：昔苏子瞻云：药虽进于医手，方多传于古人。言方贵经验也。顾医书无虑千百种，言喉科、疔毒者盖罕，岂方不传欤？抑业此者秘不示人，人亦无由知欤？吾宗友棠先生悯焉，先曾刊辑《急救达生验方合编》并《痧证集》已行世矣。又念咽喉、疔疮诸证，卒发危险，稍缓医治，变端百出，有顷刻死者，有数日不死，一月半月终死者，爰取吴氏、张氏、程氏论治咽喉法，又取前明陈氏、近时浙人应氏、吾吴张氏论治疔疮法，及散见于他书者刊为一编，以广流布。夫有一证，必有一治法，此天心之仁爱，以待人之相为补救也。然非搜罗广博不为功，世有体先生之心以济世而行远，将见民无夭札而共跻于仁寿焉，是则先生集书之意也夫？光绪十年岁在甲申夏六月，延厘序。

时觉按：一说费氏撰《咽喉经验秘传》，《喉证全集》非其所撰。有光绪十一年三省书屋刻本藏上海中医药大学。

《陈修园医书》二十五种一百零三卷　存　1885

清长乐陈念祖（修园，良友，慎修）等撰，吴县朱记荣（懋之，槐庐）辑校

子目：《南雅堂医学全集》十六种：《伤寒论浅注》六卷、《长沙方歌括》六卷、《金匮要略浅注》十卷、《金匮方歌括》六卷、《灵素节要浅注》十二卷、《本草经读》四卷、《医学三字经》四卷、《女科要旨》四卷、《景岳

新方砭》四卷、《时方妙用》四卷、《时方歌括》二卷、《医学从众录》八卷、《医学实在易》八卷、《伤寒真方歌括》六卷、《伤寒论串解》六卷、《十药神书注解》一卷，附《急救经验良方》一卷、《急救异痧奇方》一卷、《经验百病内外方》一卷、《瘟疫明辨》四卷、《咽喉脉证通论》一卷、《白喉治法忌表抉微》一卷、《太乙神针方》一卷、《救迷良方》一卷、《福幼篇》一卷

朱记荣序曰：修园先生以医名道光间，不啻和缓再生。所著书行于天下，大抵由浅以入深，不为过高之论，俾学者循序以进，弗致畏难而中阻，可谓循循善诱者矣。世所传《南雅堂十六种》，或为先生及身付梓，或为其子若孙续刻，亦既不胫而走。特刷印既繁，原版漶漫，坊肆翻刻之本日出日多，亥豕鲁鱼，舛错丛出。窃尝谓：著书不易，校书尤难，而校医书为更难。读者苟不知旁考曲证，方将按籍而稽，奉为圭臬，则一字之伪人命所系，是岂著书者救世之意乎？因慨是编原刻既不易得，乃亟为翻雕，悉心雠校，以存其真。其《十药神书》一种，有吾潘韡园中丞增注之本，更为详晰，兹据以入之。他如坊本所附《急救经验诸方》，虽非先生书，取其便于检用，仍附于后。而仆又择取世所经用方书，若《瘟疫明辨》《咽喉脉证通论》《白喉治法抉微》《太乙神针》《救迷良方》《福幼编》《引痘略》，凡七种，续附简末，以广其传。经始于辛卯，迄癸巳校竣，疏略之愆知不免矣。阅者倘能匡其纰缪，则区区之心重有冀焉。光绪十九年春三月，吴县朱记荣识于校经堂。

时觉按：有光绪十一年江左书林校刻本藏河南省图书馆，光绪十九年癸巳校经堂刊本藏上海中医药大学。题为《陈修园医书》者，自十二种直至七十二种，然非苏沪人士编辑者不录。

《陈修园三十六种注释》　佚　1911？

清兴化任郕书（子涵）撰

民国三十二年《兴化县志·人物志·文苑》曰：任郕书，字子涵，附贡，大椿从侄，槐里子。读书务经世之学，邑苦水患，著《复淮篇》。主讲昭阳书院。著有《江淮河运图说》《陈修园医书集注》《金刚经注释》。

时觉按：民国三十二年《兴化县志·艺文志》载录。

《槐庐丛书》三种十八卷　存　1887

清吴县朱记荣（懋之，槐庐）辑

医书子目：皇甫谧《针灸甲乙经》十二卷，尤怡《医学读书记》三卷附《医学读书记续记》一卷、《静香楼医案》一卷，何炫《何氏虚劳心传》一卷

时觉按：有光绪间吴县朱氏槐庐刻本藏中国国家图书馆、北京师范大学、首都图书馆、中国中医科学院等处。

《玉函山房辑佚书续编》二种二卷　存　1894

清吴县王仁俊（捍郑）辑

医书子目：刘安《淮南枕中记》一卷、吴普《神农本草》一卷

自序曰：历城马氏国翰辑唐以前佚书凡五百八十余种，为卷六百有奇，其有目无书者阙四十余种，其散见各叙所谓已有著录者如陆希声《周易传》之类九种，今亦无之。匡君源所谓待后之君子搜补焉。仁俊幼嗜搜辑奇书硕记、露钞雪纂，马编之外时多弋获。忆自戊子之春，洎乎甲午之秋，多历年所，盖尝西游鄂渚，南浮岭峤，北涉幽燕，水陆轮蹶，捆载此稿，引申触悟，发箧密书，凡古逸丛书刻于日本大臧音义，传于雒水狮谷，获睹异册，旁引秘文，日事攟摭，遂成斯编。揆厥名类不在马后，仍题玉函者，依元例也；称续编者，别于马书之补编也。频年奔走，敢言卒业，略传征据，特取照记。简丝数米，繁而不察，再有续闻，必求剟录，博学方闻之士尚希匡我不逮也。光绪二十年甲午秋七月，王仁俊自叙。

阚铎《吴县王捍郑先生传略》曰：先生讳仁俊，字捍郑，一字感花，吴县之东洞庭人，明太傅王文恪公鏊十二世孙。少孤，鞠育于姨氏，弱冠入邑庠，秉性颖悟，自幼喜治经，小学为俞曲园樾、雷甘溪浚高第弟子。苏州有三书院，正谊专课经古，紫阳、平江课制艺，先生肄业正谊，肆力考据，晨钞露纂，习以为常。江阴之志菁、上海之求志、宁波之辨志、杭州之诂经，亦专课经古，则又寄卷应课，辄列异等。劬学不舍昼夜，不闻寒暑，虽疾病不自暇逸，时人为之语曰捍郑拼。光绪戊子、己丑间，黄子寿方伯彭年开藩吴中，就可园遗址创建学古堂，藏书数万卷，仿莲池书院例课诸生以日记，先生恣意探讨而学以大进。未几，方伯聘先生授经家塾，辛卯，移藩武昌，挈以偕往，旋中式本省乡试。其年冬，方伯归道山，张文襄公招之入幕，明年成进士入翰林，授庶吉

士。甲午散馆，改官吏部主事。时中日开衅，士大夫痛国事之积弱，昌言变法以图自强，诡激者多矫枉过正，先生忧之，创《实学报》馆于上海，议论中时时有所针砭。盖已隐然以道自任矣。丁酉冬，文襄招至武昌，命以报馆自随，倡导正学，放斥诐邪，故戊戌政变，都下骚然，而鄂中宁静如故。刘忠诚公以经济特科荐于朝，李木斋星使盛铎奏派横滨领事，皆不赴。己亥改外，以知府分发湖北，办武昌保甲。党人唐才常之役，吏胥欲以文字罗织人罪，先生悯焉，凡无左证者悉纵之去，其宽大类如此。癸卯赴日本考察学务，兼赴博览会，还鄂，榷宝塔洲米厘，视事数月，目击商旅之艰窘，又为规例所格，无力救恤，遂上书请代。乙巳署宜昌府事，丙午调署黄州，所至有声。黄州为苏子由、王元之旧治，府署有雪堂、笠屐亭诸胜，先生重建竹楼，啸咏其间，无扰事亦无废事。时文襄创存古学堂，罗致高材生，补史笺经，列为日程，以先生为教务长。苏抚陈伯平启泰即学古堂改建存古学堂，奏调回籍，属主其事，先生于是有"吴楚两存古，江湖一散人"之句。丁未，文襄入军机，兼管学大臣，调充学部图书局副局长，兼大学堂教习。辛亥，南下蛰居海上；癸丑秋，欲与都中孔教会诸友商榷尊孔事宜，又西陵奉安有日，欲一谒欑宫，抵天津而疾作，淹留月余，移居京师，就陆文端公润庠商医药。先生自幼即患痰饮，喘息颇剧，上年在沪发病几殆，至是气虚身满，全体肿胀，中西医皆束手，十二月十四日竟易箦于北京兵部窪之石碑胡同寓舍，享年四十有八。越明年，归葬于吴县西跨塘万罗山之原。先生通籍十余年，寒素如昔，书籍碑版外无长物，处之晏如也。治经宗许郑，尤以保存国粹、尊经卫道为己任，中年以后，邃于金石文字，所著有《格致古微》六卷，进呈乙览，奉有好学深思周知时事之谕，《群经讲义》三卷、《孔子集语补遗》一卷……（二十种四十三卷）《太原王氏家谱》若干卷，皆手自编订，先后刊行。其属草已定，或尚等理董者有《孔子经解》《两汉经传表通经表订补》《吴郡汉学师承表》《吴郡著述考》《群经汉注辑证》《玉函山房续编》……《军歌笺》《吴谚证》《籀郎簃文集》（共五十七种）等累百余卷藏于家。配蒋，吴人；继配张，吴江人；子从龙，张出，年十四前卒，均从葬万罗山新茔。女一，妾汪出，今四岁。

时觉按：有稿本藏上海图书馆，上海古籍出版社 2002 年有影印本。

《王旭高医书六种》六卷　存　1897

清无锡王泰林（旭高，退思居士）撰

子目：《医方证治汇编歌诀》《增订医方歌诀》《退思集类方歌注》《医方歌括》《薛氏湿热论歌诀》《西溪书屋夜话录》各一卷

周小农序曰：《退思集类方歌注》《医方证治汇编歌诀》二书，吾邑王旭高先生所著也。先生名泰林，字旭高，晚号退思居士。江明柳宝诒尝选刊先生医案，称先生"读书上自轩岐，下迄国朝诸家，无不精心灌注，于古书则研求古训，于后人书则必分别疑似，所著有《西溪书屋夜话录》《医方歌诀串解》《环溪草堂医案》诸书，均未梓行"云。今医案经方君耕霞、柳君穀孙选刊，流行于世，其余数书屡求不得。民国五年冬，华君松岩惠余稿本一束，云已藏弆多年。先是，东房桥有先生之门人，年老忽发狂易，以抄录各书沉之水中，华君仅捞得方歌二种，残缺不完。余不谙诗韵，乃邮寄鲁省陆君晋笙处，托为补正。据谓首尾尚幸完善，仅少栀子豉汤前一页，即照《伤寒》《金匮》方补之。详阅《退思集类方》，本徐灵胎氏《伤寒类方》化裁编辑，以《金匮》方、后人方附丽之，分为二十四类。其《医方歌诀》亦本《兰台轨范》通治方而作，故所注多遵徐书，而博采群书，间有先生新注，及自制数方附见，去取颇属审慎，注释极明白。余尤佩其虽一以仲圣方为宗，而能集仲圣以下医方之长，绝不拘泥一家言，观其治案可知也。惟此书尚非定本，故上有王先生所批此方宜入某类、宜改从某注、某方可删等语。又如麻黄汤类之神术散，注云：此方有太无神术散、叔微神术散，俱编入平胃散类。泻心汤类之进退黄连汤，注云：崔氏八味丸编入肾气丸类。今无此二类。栀子豉汤下注有余义见卷四杂说云云，亦经散佚。又小青龙汤下注"尚著有《古方余论》"，则不止柳氏所谓三种，可知年愈远，而书愈有阙。惜哉！惜哉！乃蓄意访求，知先生故里去余家仅数十武，先生裔孙某君云：高祖昆季五人，旭高最少，享高寿，无嗣，故殁后无绍其业者，门弟子各走一方，无从追考，其著述六十年来散佚无一存矣。则是二书虽非全璧，亦足觇王先生学问之一斑也。吾乡故老每称良医，必举旭公，道咸之间固享大名于苏浙者，何其著述竟无存耶？且此本得之沉水之余，字迹有剥落之处，急谋付梓，以广流传。复以少时所录《西溪书屋夜话录》一篇，《医方歌括》及《增订医方歌诀》，又《薛氏湿热论歌诀》各一卷，均是先生所编著者，合为一册，洵属医学家之要书，不可再使抱残守缺，湮没不彰，此付刊之举，不容或缓者已。民国十年冬月，无锡周镇小农别署伯华谨识于惜分阴轩。

《续修四库全书提要》曰：清王泰林撰。泰林字旭高，晚号退思居士，无锡人。在道、咸之际，以医名吴越间，著书数种，殁后无嗣，遗稿零落不全。常熟方耕霞曾刊其《退思医案》一种。此《类方歌注》一卷、《医方证治汇编》一卷、《增订医方歌注》一卷、《温热论歌诀》一卷、《西溪书屋夜话录》一卷，乃无锡周镇得其丛稿，属吴县陆锦燧为之校理印行。其《类方歌注》本徐大椿《伤寒类方》之意，并合《金匮》诸方，唐以后名家要方亦间有采附，分二十四类，编为歌诀，其注于徐氏旧说，多经收入，又增采喻昌、柯琴、王子接之说，参以己意发挥之。《医方汇编》分通治及补益、发汗、攻下、和解四剂，共一百五十方，亦以徐氏《兰台轨范》为蓝本，编歌便诵，博采群书作注，去取审慎。《温热论歌诀》专发明薛雪之说，《增订医方歌注》乃泰林初稿所有，与后来之本详略互异，常熟曹仁伯复掇拾以补后本所未备。《西溪书屋夜话》原书已佚，仅传录论治肝病若干条，并附编焉。案：泰林医学，盖私淑徐氏，其合《伤寒》《金匮》之方，并加疏证，足以窥仲景之全体。昔人谓伤寒方亦治杂病，是书颇得其意，可作徐氏羽翼。近世南方医家多不敢用仲景方，泰林独能援今证古，触类旁通，医林根柢于斯犹见也。

时觉按：有民国八年、二十三年上海千顷堂书局石印本。

《王旭高遗书六种》不分卷　存　1897？

清无锡王泰林（旭高，退思居士）撰

子目：薛一瓢《湿热论歌诀》，吴又可《温疫论歌括》，葛可久《十药神书歌诀》、《温疫明辨歌诀》、《四时百病条辨》、《痰论疟论蓐劳方歌》

时觉按：《联目》《大辞典》俱不载，有民国抄本藏常熟褚玄仁医师处。王旭高晚年亲自审校之定本，授门人顾灿卿，顾氏传外甥章成器，章乃民国初年常熟名医，授弟子褚宝仁先生，褚宝仁为褚玄仁先生胞兄。褚玄仁将此本委付常熟虞麓山房以“古法樵印”，有 2020 年复制本。前后无序跋，首载六种子目目录，卷端题：无锡王旭高编《薛氏湿热论歌诀》。

《韩氏医书六种》十四卷　存　1897

清丹阳韩善徵（止轩）撰

子目：《疟疾论》三卷、《痢疾论》四卷、《阳痿论》二卷、《时病撮要》一卷、《醒世琐言》一卷、《金匮杂病辨》三卷

束允泰序曰：韩生止仙，余乡后进佳子弟也。年弱冠入泮，未几即食饩，其严君穆庭期望之颇殷。余任浙平湖桐乡时，屡以生所习举子业邮寄就正于余，余方谓生之得所售焉，乃七试棘闱不得志，遂改习岐黄家言。癸巳，余因公游沪，韩生从师适寓于此，余以弃儒就医诘之。生莞然曰：是亦仁术也，乌得以其技之小而贱之乎？丈夫生不能预牧民之任，精此术以行于世，亦得补天地生成之所不及。余闻之，默然无以难也。既而居于乡，见韩生之活人，果能知疾之所起而措之裕如。呜呼！是诚所谓坐而言起而行之者欤？若以此而务其大者远者，吾知上医医国，将为万民请命焉，岂特一手一足云尔哉？丁酉仲冬，生以所著《医书六种》求序于余。余阅诸书，皆本生平所心得以辨讹正误，其言简而明，且切于用，较彼之拾人唾余，好为大言以欺人者，大相径庭矣。是岂苟然为之哉？余述其崖略如此，且嘱生仍应科举以慰余之厚望焉，生其勉旃！光绪二十三年十一月吉日，丹阳束允泰季符题。

民国《丹阳县续志·方技》曰：韩善徵，字止轩，廪贡生。宣统初举孝廉方正。耿介博学，孜孜撰著。江督张人骏聘修《省志》，勘订多出其手。中年致力医学，著《疟疾论》《痢疾论》《阳痿论》《时病撮要》《醒世琐言》《金匮杂病辨》。持论高古，不媚俗，为人处方极精。邑中著医书者自善徵始。

民国十五年《丹阳县续志·艺文》曰：善徵尚著有《前、后蒙古纪事本末》各二卷，同邑张素序；《历代边防辑要》四卷、《春秋疆域今地释》一卷、《战国今地考》八卷、《江苏海防辑要》、《丹阳疆域形势纪要》；而《疟疾论》等集为《韩氏医学六种》，同邑束允泰序之。

时觉按：有光绪二十三年稿本藏上海中医药大学。

《惜余小舍医学丛书十二种》六种十一卷　阙　1900

清江阴柳宝诒（谷孙，冠群，惜余主人）撰辑

现存子目：尤怡《静香楼医案》二卷、曹仁伯《继志堂医案》二卷、王泰林《环溪草堂医案》二卷、张仲华《爱庐医案》一卷、《温热逢源》三卷、《惜余医案》不分卷

民国九年《江阴县续志·人物二》曰：柳宝诒，字冠群，一字谷孙，岁贡生。为人和厚，好学能文，尤长于医。著有《医学丛书十二种》，第五种至第八种已梓行。

民国九年《江阴县续志·艺文二》曰：柳宝诒，字谷孙。柳氏有《惜余小舍医学丛书十二种》，宣统二年时，中华书局先印此四种。

时觉按：《江阴县续志》所谓"中华书局先印此四种"，指四种医案即《柳选四家医案》；《温热逢源》三卷未刊，后刊于《三三医书》；《惜余医案》不分卷，未刊行，有玩月轩主人抄本藏苏州大学炳麟图书馆。其余诸书均未之见，亦未见书目载录，当佚。

《磨镜录》三册　存　1904

清吴县王霖（新之）辑

子目：邵杏泉《三折肱邵氏原稿》二卷、魏仲洵著王霖编《桐花寮方案》、《顾西畴方案》、《云间何嗣宗医案》、《薛生白疟论》

时觉按：有光绪抄本藏中国中医科学院，三册，凡一百六十八叶。《三折肱邵氏原稿》上下二卷，载元和邵炳扬内外妇科医案六十二则，每案简述症状、脉象、方药组成、主治等；邵氏有《邵氏方案》六卷，分七十余门，录案千余，又有《邵氏三折肱》六卷，鸿城退士辑，载医案六百则，此或为其案原稿。《桐花寮方案》魏仲洵著王霖编，载内外妇儿科医案一百四十余则，格式同《三折肱邵氏原稿》。《顾西畴方案》，吴县顾文烜字雨田，号西畴，精外科，收于《黄寿南抄辑医书二十种》。《云间何嗣宗医案》，奉贤何炫字令昭，号嗣宗，录何氏治藩宪李公及其子病案，记病因病机颇详，自初诊至五诊，直至病愈，记录亦详。《薛生白疟论》，摘录薛雪案中一论，述疟疾病因病机及治则。

《赵双修医书十四种》　存　1907

清长洲赵廷玉（双修）撰辑

子目：《伤寒明理论》《医学传心赋》《医学源流》《藏府部位略说》《六经说》《伤寒条辨》《杂病治法》《虚劳秘要》《女科揭要》《医方撮要》《医案（一）》《医案（二）》《本草》《杂录》

自序曰：甲辰之岁，科举废，予始有志于医学，所觅得奇方秘本甚夥，悉手抄之，然半皆得自吴县芮君福标处。盖芮君固业医者也。其次年，偶至芮君书室，见壁橱中有抄本大字《传心赋》一册，询之，则云得自其姑母处。其先世亦业医，以此册致千金焉，珍藏至今，乃付芮君，芮君未暇抄也。因予向假，乃转以付予，予亦以事冗久搁，延至今岁季春寓宝山署，晴窗多暇，取而抄之，阅两旬始竣。惜是书受潮湿太甚，纸角霉烂，卷首药性已有四页、卷末《温热论》半皆烂去。幸有《临证指南》可据，故《温热论》虽不能抄，亦不必抄也。中间大字虽完好而额上之小字眉评时有脱落之处，最可惜者，脉诀藏象已成残缺。原抄多讹字，似从刻本录下者，然屡向书肆询问，皆言无此书。其求之未周耶？抑从未梓本而转录者耶？撰人名氏，观卷末小字眉评，似为钟氏，观其后录叶天士《温热论》，则钟氏之作或与天士并时，或在其后，皆未可知，而抄者在叶氏之后则昭昭明也。予既获得是书，其脱落之处则审其灼然而无疑者用朱字补之，其讹字则以朱书改正之，其脱字之无影响可寻者姑阙之，仍拟殚吾力以搜求原本，苟果不能得，则必精求博考以补之。此则予之志也。噫！予固自信为是书之知己矣，不知书果以予为知己否？且不知撰是书者亦以予为知己否也？撰者不可见，而书则现在，书不能言，而吾则现在，我自知书，何必书之知吾？亦何妨以书为知吾？书自遇吾，不期吾之知书，亦安能禁吾之知书？吾自知书，非知撰者也，撰者自著书，非欲吾之知也。无端而撰者之书忽入吾手，无端而吾得是书，欲加以补辑，且得知撰人名氏，因耶？缘耶？有意识耶？无意识耶？吾不知而知之，又安敢望书与撰者之必能知，与必不能知哉？丁未季春中浣，长洲赵廷玉抄毕甫记。

时觉按：有光绪三十三年稿本藏中国中医科学院。

《尤在泾全集》四种八卷　存　1907

清吴县尤怡（在泾，拙吾，饲鹤山人）撰，上海朱钧经辑

子目：《医学读书记》三卷、《医学读书续记》一卷、《静香楼医案》一卷、《金匮要略心典》三卷

嘉庆二十五年《吴门补乘·人物补》曰：尤怡，字在京，或作泾，一字饮鹤，长洲人，布衣。怡始就韩伯休术，欲晦姓名，诗亦不求人知，而重其诗者谓得唐人三昧。

民国二十二年《吴县志·列传》曰：尤怡，性沉静，淡于名利，往来皆一时名流，若番禺方东华、钱塘沈方舟、宁国洪东岸，同郡若顾秀野、沈归愚、陈树滋、徐龙友、周迂村、李客山，皆折节与交。业医始不著于医，晚年为人治病多奇中，稍暇即读书以适其意，间作古文、时文，绝类唐荆川。所著医书数种，已刻者：《金匮心典集注》《医学读书记》及《北田吟稿》二卷。怡少学医于马元一，元一负盛名，从游无算，晚得怡喜甚，谓其妻曰：吾今日得一人，胜得千万人矣。后元一著书甚多，皆怡所商榷以传。

时觉按：有光绪三十三年丁未上海朱氏焕文书局石印本藏黑龙江中医药大学。

《戈氏医学丛书》四种三十卷　存　1907

清泰州戈颂平（直哉）撰

子目：《黄帝内经素问指归》九卷、《伤寒杂病论指归》六卷、《伤寒杂病论金匮指归》十卷、《神农本草经指归》四卷附一卷

自序略曰：《素问》一书，传自轩岐，确乎不爽，后人不能探其奥旨，妄疑此书非上古之文，乃战国时人所作。战国时人未闻有如黄帝之圣者也，有如黄帝之圣，何难自名成论，必假问答于轩岐，而故为隐碍若是耶？宋林亿云：《素问》一书，至精至微之道，传之至下至浅之人，其不废绝，试又幸也。后汉张仲景著《伤寒杂病论》合十六卷，全是《素问》之精旨，分三阴三阳六经之径，阴道中有阳，阳道中有阴，阴阳相生，无偏则无病，阴阳偏表偏里则病。此类救世之书，仲景后圣也，先圣后圣，其揆一也。惜哉！时人不解伤寒二字之理，其书自后汉传之今日，皆言伤寒专于伤冬令极寒之气而设，诮仲圣能治伤寒不能治杂证也。后人云伤寒一书专为救误而设，又云南人无伤寒，所以医人用其法无有效者。此书恐将又为废绝矣也。惜哉！惜哉！医之一道何其不幸之甚也。再思之，人有疾病痛苦终夜呻吟，莫不是人人应受此痛苦哉？愚家遭病难损人不少，所损之人终不解何病，于是愤息节绝，由是日夜专攻《神农本草经》《素问经》《伤寒杂病论经》盖十余年。说其心得诊人之病，历验不爽，三书原论下始数释之，原名下增指归二字，俾门下士有所依归矣。光绪三十三年岁次丁未仲春，海陵布衣直哉戈颂平自识于问心书屋。

宣统《泰州志》曰：戈颂平，字直哉。幼习举子业，后研精医理，学有本源，古今医籍，无不流览，尤服膺仲景《伤寒》。尝谓庸医杀人，不必方证相反，即药不及病，已足毙人命。故生平疗疾，率用重剂猛攻，他医为之咋舌，而厉疾沉疴，往往而愈。所著《神农本草经指归》五卷、《黄帝素问指归》八十一篇、《仲景伤寒指归》六卷、《金匮指归》十卷。

时觉按：有抄本藏上海中医药大学（阙《金匮指归》）、扬州图书馆。2008年中医古籍出版社有影印本。

《太仓傅氏医学三书》七卷　存　1908

清太仓傅松元（耐寒，嵩园，傅大刀）撰辑

子目：《医经玉屑》二卷、《医案摘奇》四卷、《舌苔统志》一卷，附《课艺》《刍议》《析疑》

自序曰：古圣人之至德达道我辈不得而闻也，后圣人之修齐治平我辈不得而见也，大贤人之讲九经而能事者，代有几人？今世之所谓通才与英雄者，恐难其选焉。然我中国之大，文之通才、武之英雄，岂无其人欤？特此时未名于世，故不觏耳。文者如经史子学、诗赋词章、五国之文、四体之字、图书术数、农政礼法、八索九丘、三通六艺，事事精详，乃谓通才。武者如忠信爱国，劝豢下士，将兵将将，水陆战阵、箭射炮火、五遁无踪，日行千里，力敌万人，勇贯三军，威镇四夷，事事谙练，乃谓英雄。今普天下有其耶？降而至于医，小道也，为阴阳家流之一术，学问之微乎微者也。虽然，是道也，救苦活人，以辅大道之不逮，然则小道之医孰谓无关于人世之事哉？光绪甲申孟夏娄东傅松元耐寒氏叙于学古堂。

蔡济平序曰：传曰：三折肱为良医。又曰：医不三世，不服其药。盖经验与学问并重也久矣。凡事皆然，而医尤要。傅君雍言悬壶海上，历有年岁，本淳于圣儒之心，行宜公活人之实。济平同道为朋，时相过从，有嘤鸣之雅而获切磋之益焉。日者以校刻尊甫耐寒先生遗著《傅氏三书》竟，索序于余。雍言乃偶曰：傅氏之先为明武职，明社屋后，耻事清朝，命子孙习医。自顺康以来传医者九世，世有闻人，显名郡邑。先府君渊源家学，行道太仓、刘河间，有仙医之称。平生为学甚劬，年逾六十，夜阑灯灺，犹手不释卷。著录甚多，此《三书》者，经往岁甲子苏浙构战，家中书籍太半散失，而三书获存，幸也，亦云险矣。今距先府君弃养忽忽十有七年，抚兹手泽，仿佛与两弟当年侍诊时，再不整理寿世，则人无为有继志述事之子矣。济平闻命心仪，受而读之。三书者，《医经玉屑》也，《医案摘奇》也，《舌苔统志》也，大抵精熟古书，广临今症，症固出奇而无穷，学

则探原而有本。如庖丁解牛，提刀四顾，踌躇满志，实则以无厚入有间，故恢恢乎游刃有余。又如轮扁斫轮，不徐不疾，得乎心而应乎手，及其至也，臣不能以语臣子，臣子亦不能得之于臣。斯固中国医学最精之妙谛，而非可以科学定律求诸迹相者也。此《三书》者，更如禅宗不立文字然已立文字，是在好学深思，心知其意，医学津梁，于是乎在。雍言能读父书，克传世业，不忍先人心血散佚湮沦，汲汲焉与群季衰辑校雠，付诸剞劂，以一家言而贡献于社会，此于行为至孝，于德为大公。方今医药风潮震撼未已，端赖材智之士发挥国学而光大之，九世之医可十，而三书之作可四也。雍言勉乎哉！大中华民国十有九年七月日，吴兴蔡济平序。

家传曰：余居乡时，夙闻刘河名医有傅大刀之名，不知其何意。或曰：大刀者，气魄之雄大也。或曰：刀圭之中经理也。后乃知其不然。盖其厉疾危殆，群医束手，乃延傅君以决之。君至则批郤导窾无弗愈。然儒怯者不敢尝其药，故有大刀之称。或别号之曰傅一帖云。余考往昔名医如叶天士，如薛生白，如徐洄溪，皆以其术鸣，然其时西医尚未盛行，所精者中学耳。而傅君则通贯中西，发明医理，往往出人意表。其所著书最显者凡三种：一曰《医经玉屑》。《周礼·疾医》参以九藏之动，察阴阳之相生相化，其理实通于《周易》之"太极生两仪，两仪生四象"，而君书有补述九藏功用九条，且以脑为太极，心肾为两仪。其言曰：昔黄帝定天下，与岐伯等六臣互相讲论而成《内经》。景岳曰：大哉至哉！垂不朽之仁慈，开生民之寿域。洄溪曰：古圣人泄天地之秘，夺造化之权，其理精深，其词古奥。惟浏览各注，疏漏难免，故作《玉屑》以阐明之。上契《易传》之精微，远绍《礼经》之职掌，《灵枢》精蕴于焉，旁通午贯而靡遗矣。其二曰《舌苔统志》。君自序曰：《内经》《难经》《中藏经》诸书，皆无辨舌辨胎明文，惟长沙《伤寒论》有"舌白胎滑"一语，亦别无余辨。尝历览《金镜录》三十六图、《观舌心法》百三十七图、张诞先《伤寒舌鉴》百二十图、叶天士《温证舌辨》数百言，类皆辨于伤寒之门，绝不与于杂症。爰采伤寒门之捷径，补杂症中之妙用，而作是书。且谓观舌之要，全凭日色，弗假火光，缘火光闪烁，黄白易淆，根底不显故也。凡属兹类，皆发前人所未发。望气者，进而为察胎，庶得望闻之橐籥矣。三曰《医案摘奇》。君自序曰：病者不平也，医以平其病使其平也。凡医病当探其原，切其因，辨其惑，考其证，或不效，必参而详之，傥因病稍重，予以不寒不热、不表不里之方，自居于无过之地，是适以杀之也。呜呼！可谓仁人之言矣。顾君有奇遇：邻妇冯姓临蓐前后患水肿甚，众医莫能治，君苦思无奇方，丙夜忽闻空中人语云：宜用文蛤散。如是者再。君豁然曰：此金匮方也，顾与水肿不相涉。正踌躇间，门外剥啄声甚厉急，启视则冯夫踵门求药，即以文蛤散方投之，至平旦大泄立瘥。由是名传遐迩。昔扁鹊饮长桑君药，见垣一方人，以此视病，尽见五藏症结，君之遇殆与之相类焉？君讳松元，字耐寒，一字崧园，世居太仓。自其五世祖讳五叙以来，代以医名；曾祖讳兆龙，始迁刘河；祖讳钰，父讳济德，君出为从父济仁后。少从张君梅溪游，教授四书，颖悟异常儿。性至孝，值洪杨乱，乃考挈全家避难，君独殿后以翼卫父，曰：宁可亡松，不可伤父。其诚至如此。乱平归里，遂殚心习医。旋又从表兄毛似兰孝廉探讨理学。笃好小学近思录，力行精进，日新其德，而于古今中外医学，益深研究。盖艺也而精乎道矣。性尤刚介，有某医治疾，辄劝人服雅片，君谯让之曰：治病自有法，何用以雅片害人？纵不死于病，必死于贫，真不仁人也。同乡汤姓病服雅片，沉痾将不起，君诫之曰：第服我药，至食雅片时能坚忍不食，立愈矣。后果霍然，人咸服之如神。德配刘氏，有贤德，善治家。子三，长曰雍言，次曰丕承，三曰一清，均以医学世其家，而雍言悬壶海上，尤著名于一时。君既卒之十七年，雍言刻君所著书，裒然成巨帙，稽颡来请传。余以君之学实足继天士、生白、洄溪为四名家，爰大书之，俾世之学医者知仁术之必本于心术也。清赐进士出身诰授光禄大夫农工商部左侍郎署理尚书乡愚弟唐文治拜撰。

凡例曰：一、《灵》《素》二书为医界所宗，然上古竹简虽经历代名贤阐注，容有漏简鲁鱼之误，窃不自揆，本历祖相传所得，所得摘补三十七条，曰《提要》，为一卷；而于各家注释未畅者系以管见，分解五十一条，曰《集注》，为一卷。统名之曰《玉屑》者，为未成器也。一、医案证类本当先列风门，实因早岁记录之案与前辈各医互相诊察者，故列之为首。而诸痛中亦有早岁所录者，乃列于风类之后，为卷一。其次类于劳鼓鬲等门，而以痢泻呃忒等列于赤痢成鼓之后，为卷二。至伤寒及一切时行病，与早岁所录温病、霍乱等案合并之，又将诸气与痈疽增入，为卷三。其后女科一门及癫狂痫缢失魂，并伤虫毒疮等，更将最后之鬲气重症补入，为卷四。凡症之浅易及与所编相同者，概不列入，而案之次第要以平生经历为前后也。一、案中述有年岁体格、职业处境、性情嗜好者，为与治疗攸关也。凡列入前医所用之法以审察欠当而治未允洽者，概不留名，其详列名姓皆属合乎治理而不能取效者，非有所好恶存其间也。一、医林颇多好学精研之士，因世有"古法不可以治今病"之谬，至时医误于轻淡者比比。本编各症如确合于古者，从之无疑，殊无成见在胸。虽曰摘奇，百数十案亦只从古之经验方加减之耳。惟真心痛与懊憹二方属杜撰，其余如袭疟与袭疟母，及慢脾风、寸白虫等方，亦由古法中斟酌而来也。孰谓古法不可以治今病哉？一、望舌为望形色之一，在四诊中亦占重要。是编先辨舌质，由枯淡而红绛紫黑，然后按舌论胎。至淡红舌中详说黄胎黑胎者，系属胎之由浅而深也。其绛色舌前加以正红舌辩者，乃论舌色之过与不及也。至搜集诸家图言不留其名，已于自序中言之，其于博采杂症中之舌形胎色，亦未注出于何书也。并以家传及经验所得熔为一炉，故曰《舌胎统志》云。按：三书七卷，分装四册，此《统志》殿末者，以书本太薄，故列于医案之后，而郁君课艺一篇（有胜府君所著之医学源流，故乐为刊之）、拙作析疑（分析三书中之疑义）十五条、刍议一篇、校刊记附之，非敢炫长，聊志梗概云尔。制男然识。

民国二十四年《乙亥志稿·人物艺术》曰：傅松元，字耐寒，居刘河镇。世业医，松元益殚心研究，兼通中西医理。邻有冯姓妇，产前后患水肿甚，众医莫能治。松元用文蛤散投之，至平旦大泄，病立瘥，于是名传遐迩。尤善治痨，批郤导窾无弗愈，然怯者不敢尝其药，故有傅大方之称。性刚介，有某医治病，则劝人服鸦片；松元严斥其不仁，曰：是非治病，乃害人也。所著《医书》，贯通中西，多发前人所未发。少从表兄毛寿贻学，笃好小学《近思录》云。

时觉按：卷首名家题辞有：蔡元培“广学甄微”，胡汉民“承先之志，有疾咸瘳”，于右任“学弥邃，术弥神，允矣夫青主先生之传人”，戴季陶“国医济世”，有全国医药总会题辞：礼乐云亡，求诸于野，乐道薪传，推仁林下。寿世方书，泽流民社，驾美前贤，牖启来者。有上海市中医协会题辞：中国医学汇哲学、文学、理学、数学而成，先世界各国医学而兴，含无量科学性。科学云者，从实事求真知，为创造学术之要素。傅君医籍三种，就经验以推阐，本理论以证明中国医学之原素也。海内同志幸勿数典而忘其祖。有施今墨、杨富臣、汪绍周、薛蕃、谢观、蔡济平、王一仁、秦伯未、叶惠钧、郁瑞诸序，录自序及蔡济平序，余从略。有民国十九年浏河学古堂傅氏铅印本藏中国国家图书馆、上海中华医学会、中国中医科学院与北京、上海、成都、广西、湖南中医药大学及上海、南京、苏州、吉林、湖北图书馆等处。

《丁氏医学丛书》 存 1908

清无锡丁福保（仲祜，畴隐居士）编纂

子目：《新本草》《新内经》《新难经》《新伤寒论》《内科全书》《医学纲要》《药物学纲要》《生理学纲要》《产科学纲要》《竹氏产婆学》《看护学》《育儿谈》《儿科学纂要》《肺痨病预防法》《实验却病法》《医学补习科讲义》《家庭新医学讲本》《医话丛存》《生理学译名异同表》《历代医学书目》《家庭新本草》《公民卫生必读》《公民医学必读》《花柳病疗法》，《初等诊断学教科书》《普通药物学教科书》《新万国药方》《德国医学丛书》

总序略曰：余自髫龀后，即喜涉猎典文，或扃户浃旬，或饥驱千里，人事倥偬，未尝辍也。曩者因《诗》《书》二经本朝诸儒疏通证明，殆靡遗义后生，琐琐补苴不足以名家，遂求声音训诂于《说文》许氏，求阴阳消息于《易》虞氏，求典章制作于《礼》郑氏，求义理心性之学于濂洛关闽诸书，求历代宏纲钜典之因革于《九通》及正史之表志，求九章、元代、几何、三角、微积等学于中外之畴人家，求词章之学于汉魏六朝唐宋以及本朝之迦陵稚威西河北江诸家，如是者十余年，资性椎鲁，不能有所得而心劓形瘵，吾之肺病适成，遂求医学于《本经》《素问》《灵枢》《难经》以及汉之张长沙、晋之葛稚川、唐之孙思邈、金元之四大家，如是者又数年而肺病日益加剧。《庄子·刻意篇》有曰：吐故纳新，熊经鸟伸；《三国志·华佗传》亦有曰：熊经鸱顾。虽皆修养家导引之事，而与近世孙唐氏之体力养成法适相符合，求其法而习之，而体力少强，遂求解剖学、生理卫生学以及医学药物学于东西洋之典籍，而专注其意于肺痨，约年余而病果瘳。因潜其心于医，受业于新阳赵先生元益，以求中西医学之会通。岁乙未，余复养疴于江阴南菁书院，是岁也，为余专治医学之日迄于今盖十有余年矣。其间因奔走于米盐细故，任吾邑竢实学堂算学教习者三载，任京师译学馆算学兼生理学教习者二载有奇，而授课之暇辄从事于医籍，如蛾逐焰，如蚁附膻，必神昏目倦，嗒然偃寝而后已，而不自知其深嗜之至于斯，为乐之至于斯也。浏览所及，缮录为劳，积以岁月，其成帙者有若干种：曰《新本草》，曰《新内经》，曰《新难经》，曰《新伤寒论》，曰《内科全书》，曰《医学纲要》，曰《药物学纲要》，曰《生理学纲要》，曰《产科学纲要》，曰《竹氏产婆学》，曰《看护学》，曰《育儿谈》，曰《儿科学纂要》，曰《肺痨病预防法》，曰《实验却病法》，曰《医学补习科讲义》，曰《家庭新医学讲本》，曰《医话丛存》，曰《生理学译名异同表》，曰《历代医学书目》，曰《家庭新本草》，曰《公民卫生必读》，曰《公民医学必读》，曰《花柳病疗法》，曰《初等诊断学教科书》，曰《普通药物学教科书》，曰《新万国药方》，曰《德国医学丛书》各若干卷。而于前乎此未发明之讹误必辞而辟之。稿成，惧未有当也，窜改而删略者又有年，今岁来上海陆续刊之，乃述其缘起如此。因命之曰《丁氏医学丛书》云。光绪三十四年二月中旬，无锡丁福保仲祜自序。

时觉按:《联目》《大辞典》俱不载,有民国三年、民国十五年上海医学书局铅印本,然未见全部刊出,部分并非中医学著作。子目诸书有散见者:《新内经》(《新素问》《新灵枢》)、《内经通论》、《难经通论》、《伤寒论通论》、《中外医通》、《公民医学必读》、《医学指南续编》、《肺痨病预防法》、《肺痨病一夕谈》、《脚气病之原因及治法》、《实验却病法》、《医话丛存》、《历代名医列传》、《历代医学书目提要》等,另有成书于民国以后者,兹从略。

《医学折衷》七种八十四卷　未见　1911

清方孝基编著

子目:《本草》六卷、《伤寒》十四卷、《杂症》二十四卷、《名方》二十二卷、《妇科》四卷、《幼科》六卷、《外科》八卷

时觉按:有清抄本藏苏州大学炳麟图书馆,经查未见。

《经史秘汇》六种六卷　存　1911?

清吴趋沈锦桐(谱琴)纂辑

子目:清沈锦桐辑《法古宜今》一卷,张介宾撰沈锦桐辑《景岳十机摘要》一卷,沈锦桐辑《毓麟策》一卷,薛雪撰《温疟论》一卷,薛雪撰《湿热条辨》一卷,《受正玄机神光经》一卷

时觉按:《联目》《大辞典》俱不载,有吴翌凤家抄本藏上海图书馆,笔者所读为电子版,丛书无序跋,无目录,子目各书除《神光经》外均无序跋。《法古宜今》,卷端署:吴趋沈锦桐谱琴氏纂辑手录,首载秘方,真万应灵膏,列十三条治症;次则乳香没药去油方、十宝吹口疳药、真人中白方、真血余炭方、真穿肠骨炭方等外伤科方二十四首;次则九种胃气方、肝胃气方、治胃气痛丹方等治心胃痛方二十首;肠红效验方、肠红下血方、肠红丹方、治肠红方、痔漏去管生肌方、痔疮漏管方等治下血痔疮方九首;又次八宝丹、治赤白癜疯方、湿毒白玉膏、洗烂腿方等皮肤病用方,又列止崩调经丹方、去翳神效方、穿井开眼方、画眉断乳方、小儿出尿方、天泡疮方等各科杂方六十三首。全书共一百十六方。《景岳十机摘要》卷端所署同,十机为:一曰动机阖辟也,二曰合机迟速也,三曰畏机强弱也,四曰会机远近也,五曰生机盈虚也,六曰气机劳逸也,七曰情机离合也,八曰失机伤损也,九曰时机长幼也,十曰阳机二火也。《毓麟策》卷端所署亦同,附禁忌录后、最忌日辰;《温疟论》《湿热条辨》署南园薛生白著,无沈氏署名;《受正玄机神光经》为星历卜筮之书,有原序一则无署名,有唐僧一行进神光经表,又有永乐庚子梅溪遁叟括囊子殷勋识语;后有嘉靖乙卯锡山党绪三渠、祥符大河子李应魁二跋。内容包括:取验要诀、源流确论、定神汤方、事君篇、临敌讨罪篇、野宿篇、远游篇、风雨雷电篇、过渡篇、饮食篇、交游篇、疾病生死篇、取验法,共十三篇。

《朱丙焱医书稿本》四十六册　存　1911?

清无锡朱超(保真,济安),曾孙朱丙焱(毫然)撰辑,民国朱望椿,朱明初辑录

子目:《对联诗文稿》《医药游戏骈文》《朱氏辩脉心法》《伤科指掌》《外科钤》《摘要录》各一册,《六淫时症》二册,《毫然选秘》六册,《毫然选秘二集》六册,《传家宝》(亦作《传家金不换》)八册,《毫然方秘》十二册,《药性》五册,娄东居易山人《痘症集宜》一册

时觉按:2015年1月,孔夫子旧书网上拍卖以上线装稿本医书四十六册,书目内容如上所录。《六淫时症》二册,封面题署:上、下乾,皞然氏;《毫然选秘》二集,封面罗列诸症,署:望椿氏;《传家宝》封面署:毫然精选,亦有署望椿氏;《毫然方秘》(有作《毫然方宝》)封面有序号自壹至拾贰,亦罗列诸症。撰辑者朱丙焱,字毫然,诸生。无锡书画家兼儒医,能书屏联匾额,作墨竹及米派山水,《中国美术家名人辞典》载录。曾祖朱超,字保真,号济安,乾隆间名医,著《临证管窥》《四书药性》《脉诀心法》《医学指掌图》,今不传。《六淫时症》有“济安按”“曾祖济安”等批语,或以其曾祖稿本重编。诸书收集大量古籍及秘传方药,多有传授者名氏;有御医马培之、张聿青、邓星伯及江南苏州、常州、无锡地方名医上百位。载录朱氏自己所拟大量方药膏药酒药,注明是否效验,附列详细药物考订;载录大量医案,详细记录诊疗经过,长篇医案后有纪年落款;亦记录朱氏本人与江南地方名人的交游关系,如记录无锡名医过铸姻亲、家庭教师,记录朱氏在苏州、昆山、溧阳等地行医采方,太平天国动乱时在无锡经历。另有文稿《军章山重修庙记》、《顾氏传略》、书画文稿、友朋信札等。全书数百万言,文献价值巨大。

《好楼遗书》二种二卷　存　1913

清顾苍竹(好楼居士)撰,吴郡黄寿南(福申,沁梅)抄辑

子目:《汤药歌诀》一卷、《痘疹歌诀方论》一卷

《汤药歌诀》自跋曰:学医而读汤药歌诀,亦已陋矣,然非此不能记忆。坊间习诵之本多鄙俚不可读。我伯父白桥先生已有自制歌诀三百余首,俱能明畅大方,惟习用者尚多未备。余见而悦之,悦而录之,因再制一百余方,惟素未习此,不能旁通曲证,但就一方大意穿成,较之坊间俗刻已为可歌可诵矣。随手草录,不依次序,他日能归类缮书,有明于医而长于诗者续成之而幸教之,使塾中后生不至聱牙而废卷,亦岐黄之一助乎?癸未春闱下第,从京师归,因子侄辈好学医,又苦其懒于笔墨,不能自为,因漫为口占。此亦不得志于时者之所为也,世勿以能医目之。好楼居士编。

杨子安跋曰:此本乃顾君孝廉苍竹内母舅所编著也。公不医而能知医理,读书人一以贯通,岂特医事而已哉?好楼居士编记,而公自记也。杨子安记。

黄寿南跋曰:余辛亥初秋就诊于钱雨生兄家,纵谈医事,乃言杨子安前辈系雨兄之亲长,有遗书留渠处,是顾苍竹先生所编《痘疹幼科》及《古方汤药歌诀》。余见而爱之,因借归抄缮,适遇多事之际,得闲即书,依样壶芦,草草誊写,违苍公分门别类之训。至癸丑清明书乞,纪数言以志文字因缘。黄寿南,时年六五。

时觉按:有民国二年黄寿南抄本藏中国中医科学院。一册二卷,上卷《汤药歌诀》,下卷《痘疹歌诀方论》十四篇。

《道藏另种》八种五十四卷　存　1449

商务印书馆辑

子目:宋李驷《黄帝八十一难经纂图句解》七卷、唐王冰《素问六气玄珠密语》十七卷、宋刘温舒《素问入式运气论奥》三卷、亡名氏《四气摄生图》一卷、梁陶弘景《养性延命录》二卷、宋刘词《混俗颐生录》二卷、明赵宜真《仙传外科秘方》十一卷、宋徐守贞《急救仙方》十一卷

时觉按:上海商务印书馆影印明正统道藏本。

《道藏医书十四种》二百七十八卷　存

商务印书馆辑

子目:宋寇宗奭《图经集注衍义本草》四十二卷,唐王冰注《黄帝内经素问补注释文》五十卷,亡名氏《黄帝素问灵枢集注》二十三卷、《灵枢略》一卷,宋刘温舒梁《黄帝内经素问遗篇》五卷,宋刘温舒梁《素问入式运气论奥》三卷,唐王冰《素问六气玄珠密语》十七卷,宋李驷《黄帝八十一难经纂图句解》七卷、《注文图序论》一卷,晋葛洪《葛仙翁肘后备急方》九卷,唐孙思邈《孙真人备急千金要方》九十三卷、《目录》二卷,宋徐守贞《急救仙方》十一卷,明赵宜真《仙传外科秘方》十一卷,梁陶弘景《养性延命录》二卷,宋刘词《混俗颐生录》二卷,亡名氏《四气摄生图》一卷

时觉按:民国十二年涵芬楼影印明《正统道藏》之另行本。

上丛书类,共一百三十一种,其中现存一百十五种,残阙六种,未见五种,已佚五种。

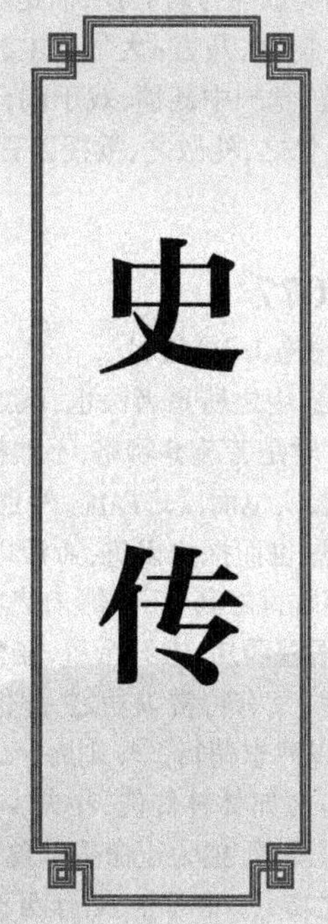

史传

《周广传》 佚 741

唐吴县刘复撰

民国二十二年《吴县志·列传》曰：周广，吴隐士，妙于医，受诀于同郡纪明。睹人颜色、谈笑，即知疾深浅。开元中召至京师，有宫人，每日昃则笑歌啼号若狂疾，而足不能及地。广曰：此必因食饱促力复仆于地而然。饮以云母汤，令熟寐，寐觉失所苦。问之，乃言：大华公主载诞三日，宫中大陈歌吹，此宫人主讴，欲其气清长，食豚蹄羹遂饱，当诞歌大曲。曲罢，觉胸中甚愤，戏于砌台，乘而下高。未及半，复为后来者所激，因仆地。比苏，即病狂，自是足不能及地。上惊之，礼敬之，欲授以官爵，固请还。吴中水部员外郎刘复为广作传，叙其事甚备。

《神秘名医界》二卷 存 1077

宋党永年撰，明吴郡黄鲁曾(德之，中南山人)校刊

总序曰：相彼天下之人，所重者生也，生之所系者医也，医之所元者理也。上古有黄帝、岐伯、华佗、扁鹊苏死更生醒魂夺命之术，以至三代而降，学是者疏莽聊略，不致精玄，时时有贼夫人者何也？盖于阴也而体之以阳，阳也而拟之以阴，虚也而推之以实，实也而度之以虚，外也而揣之以内，内也而像之以外，急也而料之以缓，缓也而亿之以急，进也而窥之以退，退也而探之以进，孟浪以诊其脉，浮浅以察其证，苍黄以稽其声，恍惚以征其色，所以颠倒施蒙瞶之工，舛差用跳肓之药，斩绵绵未艾之年，绝婉婉方增之齿，俾含枉而下世，抱屈而归泉，天下之夭折者诚为庶哉！我朝有医院药房，宏开帝里，秘列中禁，专为圣躬玉体，以逮天亲皇族，仰疗其大小之疾，有公养以康之，有显秩以荣之，又有特赏以劝之，此保生不易之钜典也。按《大明律》则设庸医一条，未尝号于九方，载饬重戒，使之不得以肆志苟行。今则海宇之内，悬名布器，眩能备品者遂以为知医，尝试多败，一剂下咽而遂致于不救线阴者，有之如林林侁侁，壮夫少妇、黄童白老，其不卒天年者，莫可以握筭之。孟子曰：桎梏死者，非正命也。则夫以医殒者，独为正命乎？鲁曾居闲，获宋《神秘名医录》，读之始知前代之医有若此用心者，闯殊卓之见，奏非常之功，可模可准，无有匹于此也。然惜乎颓俗弊风，以草木片末为至轻绝便，求则易应，取则易济，或过获其倍屣之直，或半受其二三之利，众安习之不少移也。殊不知药之入腹，震叠百神，逆反争角，心危内乱，如沸如羹，毒胜邪腾，血解气越，如咀葛饮鸩，虽善探吐者不得以出之矣。续有良医巧士，动仁心，兴闵念，亦皮膜外望，何以举措静息敛避，俟其神之释壳，一如迅矢之离彀弓焉耳，奚益哉？乃思针灸一家，实为明简，其穴在人身，寸分可量，称名可记，而治法之时日可稽，补泄可遵，中庸之才不难喻于此。时乎渴慕，忽得琼瑶真人之书，如枕中鸿宝之言再览之也，又兼之以脉以药以相法。呜呼！竭之矣。学人克知外治优于内治，金颖过于土滋，而于是经也，困读巽考又先之以医录，而知其统一会通之妙，然后以针经用之，则病者杂沓而毙者希闻矣。且肠痈肾癥潜于下部而莫测，尸厥鬼疰迷于外式而难源，变疾仍仍而弗可以数限，奇痗暗暗而无有于科收，非惟草泽担舟负箧之徒懵然弗识，至于习《素》攻《难》涉溪历垣者亦一询喑哑矣。又有偏于巧切而滞于处剂，达乎药性而昧于脉理，以古方为不可损益之矣，而加之于人则不适，以司运为不可违异之矣，而符之于病则不同，中间活法权机，如孙吴兵道，虽少选为之屡迁者，彼昏不知也。以故针灸之法，医者所当究心，始以形穴审谛，千遍万回，焉能不熟？至于闭眸舒之手而毫发弗为讹焉，斯可以敷庸矣。又恻怛恺悌之心时时罔息，俾病者守其严禁，而不以欲速为中累，取效于凡几呼几壮也之间，令彼虐药毒方，犹虎咥蛇螫者少犯之，此又大丈夫之加意，亦先忧后乐之至情也。何至于戕生殒命，何至于孤父寡妻，何至于张皇巫咸之势，何至于婴触皋陶之章也耶？吾见跻八方于寿城，囿六合于春台，一匕之仁，数味之良，莫之比隆矣，不亦大幸矣哉？吴郡黄鲁曾撰。

黄鲁曾序曰：夫医者意也，凡神秘精奥者皆谓之意。意以心用，苟非是心，以为之权焉，则意不专。向岐枝派脉各异，所趣乌能治厥庶疾耶？每闻见医工番番投误，使疴人轻而之重，愈而又复，其不自量且察乎？此录得之于废书笥中，有友侣展之，惊曰：此至宝也，吾愿与子共珍秘之。鲁曾叹曰：秘秘与秘非秘同，宜于群则曰秘也，袭于独则曰非秘也。今天下之生六疾殷矣，天下之卢扁莫之偶闻矣。当以此录锓诸梓，欲天下医工旭而读之，日昊弗倦，续之以烛光，屏不可尽信之心，而俛以贤圣农黄之技自习，然后病者来如钩出鱼，如麈拂尘，如丝系鸟，如水寒灰，七年而一日去，万变而一疗安，医无疾矣，疾无医矣，医疾无医疾矣。噫！定保仁寿，吾其明征哉！若泛常目之，以为犹夫人之书也，则不知执要挈维之理，化凡醒昧之路者矣。守柯而迷源者，犹不可以比也，哀哉！谨序。

黄鲁曾跋曰：嘉靖癸丑夏，始梓宋《神秘名医录》木，功成，墨楮以之传，医流视犹刍狗，悍然不一潜玩。予叹曰：此宝玉也。国家蓄之可以免疠疫之灾，中有数十条治法，拟之他籍，叙方则偏泥，演论则支滥，而无以穷其神，探其原者矣。此录竟于士大夫或取节焉。噫！古今之所以贵儒也。后甲寅春，得《方脉举要》于小肆中，予叹曰：此宝珠也，国家蓄之可以禳火炀之厄。盖医家判脉与病与药为三，未尝以脉隶病，以病属药，示人以易简者也。苟于此又仍不省，则自矇其目，自聩其耳，不屑之教诲，不敢施之矣。孟子曰：人皆有不忍人之心。见病者颓陨于非药，何自安于形骸之外哉？请毖思之。余适憾今之医术多不能济利于物，以世降道微，欲胜情炽，人之染疾倍蓰于古人，而医术离真丧正，益远于圣贤，益差于诊处矣。此录简要精切，执之可以驾东垣、丹溪之类也。然启帙则党永年论，后不见明何人辑次，以中自说一段，并吐下殂愈一段，所谓愚祖者两证之，则信为党永年之书矣。永年本草泽而有此高识深造，不惟惠生一时，而又垂仁百世，余亦曰哲矣哉。今时业医之人，人以永年为楷，至幸也。黄鲁曾谨跋。

时觉按：黄鲁曾，明藏书家、学者，字得之，一字德之，号中南山人。生于弘治丁未，卒于嘉靖辛酉，正德丙子举人。详闻博学，于书无所不览，擅长诗文杂史，刻印过古籍数种。与弟省曾，皆好购书藏书，吴中称兄弟为二黄先生。有明嘉靖姑苏吴时用、黄周贤刻本藏中国中医科学院。

《太极葛仙公传》一卷　存　1378

明丹阳谭嗣先（道林）撰

朱绰序曰：仙道尚矣，由神农氏雨师而来，代有人焉。至周老氏以清静无为为宗，学焉者奉之以为教父，其道益显白于天下。秦汉之君好长生，方士云集雾布，飞腾变化者亦班班有人，载之传记，不诬也。吾邑葛仙公，吴时得道而仙者也，距今盖千二百年矣。神民相传，观宇祀事愈久而愈盛，香灯晨夕崇奉如一日，然非夫道德有在，亦乌能臻此欤？余宦山东秩满，丁家艰还乡里，青元观道士谭道林偕其同门友五人过余，袖书一通，出以示余曰：此吾《仙公传》也，观本仙公故宅，仙公升举之后，即宅为观以奉之，几将千载矣。闻风访道者恒至而问焉，患未有以语其详也，先师竹岩翁有志于此有年所矣。尝语吾曰：夫荫其树者犹爱其枝，矧学其道而可不知其所自哉？昔吕先生尝撰《仙公传》一卷，道藏之毁有间矣，访求未之获也。世远而事逸，事之逸，兹非吾山中之甚阙典欤？仅得閤皁山所记《仙公传》一卷，此书是已，将授诸梓，病其弗备而未果也。既而先师厌世羽化，弟子将图踵成先志，以无忘先师平素眷眷攸念。惟先生为加润色而传诸好事者，则岂惟山林是幸，抑亦一邑神明之观也。余再三辞不获命，乃受书读数过，顾其叙次繁芜而尚多放失，于是重加编次，为传一卷。《易》曰：神而明之，存乎其人。仙公之道神矣，学其道者能修而明之，则真其人也，仙道亦乌有不可几哉？道林勉之。竹岩翁姓贡氏，名惟琳，世家丹阳之柳茹，通儒书，善鼓琴，慕仙公之道而学焉者，道林受业师也。道林名嗣先，世家丹阳之於溪，师弟子皆丹阳望族云。岁在丁巳二月朔，朱绰序。

《续修四库全书提要》曰：旧本题元谭嗣先撰。嗣先字道林，世家丹阳之於溪，师事竹岩翁贡惟林，师弟皆丹阳青元观道士，慕葛仙公之道而学焉。是编前有丁巳二月朔朱绰序，但云丁巳而已，而不著年号。按：序中谓：吾邑葛仙公，吴时得道而仙者也，距今盖千二百年矣。据此推之，则所谓丁巳者，疑当为明太祖洪武十年。嗣先与绰为同时人，则亦为元末明初时人矣。又考朱氏序云：余宦山东，秩满丁家，难还乡里，青元观高士谭道林过余，袖书一通，出以示余曰：此吾仙公传也，先师竹岩翁有志于此有年所矣。此书是已将锓诸梓，病其未备而未果也。既而先师厌世羽化，弟子将图踵成先志，以无忘先师眷眷攸念。惟先生为加润色，而传诸好事者。余再三辞不获命，乃受书读数过，顾其叙次繁芜而尚多放失，于是重加编次，为传一卷。是其书盖创始于嗣先师竹岩翁，而嗣先踵成之，复经丹阳朱绰编次润色，始克成书。按：太极仙公讳玄，字孝先，姓葛氏，句容人。两《唐志》有吕先生《太极左仙公葛君内传》一卷，《宋志》有吴先生孙氏《太极左仙公神仙本起内传》一卷，年远世湮，其书久佚。是编掇拾神仙传纪及六朝以来道书，凡涉及仙公事迹，皆分别条具，汇辑成编，于仙公之学行，搜罗綦富。其于仙公恬淡高隐之节、修真体道之体，纪述尤为详备。又，其征引各书皆一一标其出处，亦深合著述之体，惟排比众说，仍嫌其繁芜，取舍别择，亦不加以说明，斯则不免白璧之微瑕矣。

时觉按：收于《道藏》，在洞玄部谱箓类虞字帙中。

《医史》十卷　存　1513

明祥符李濂（川父）撰

凡例曰：一、历代名医凡史传所载者，谨备录之于前五卷矣；其有散见各家文集者，亦录之以备遗，则俱列于后五卷。一、古之名医，前史已有传者既录之矣，乃若张仲景、王叔和、启玄子，皆医之宗也，良不可无传，今皆补之。其绝无事实，如巫咸、巫彭、娇氏、俞氏、卢氏、崔文子、公孙光之类，则阙之。一、凡各家文集中所载序记杂文，凡为名医而作者实繁，其篇悉弗录，盖不可胜录也。一、诸名医学本《素》《难》方术醇正者，则录之；如《晋书》所载佛图澄、单道开之类，颇涉幻诞，悉黜不录，恐滋后人之惑。一、凡区区别有见闻，本传之所未及者，或间有一得之愚，亦僭附传后，以谂观者。一、近代名医，如刘守真、张子和、李明之诸子，平生著述颇多，其治疗奇验，不可胜数，而金元史载之甚略，今姑依史录之，不敢增也。

《明史稿》曰：李濂，字川父，祥符人。举正德八年乡试第一，明年成进士，授沔阳知州，稍迁宁波同知，擢山西佥事。嘉靖五年，以大计免归，年才三十有八。濂少负俊才，时从侠少年联骑出城，搏兽射雉，酒酣悲歌慨然。慕信陵君、侯生之为人，一日作《理情赋》，友人左国玑持以示李梦阳，梦阳大嗟赏，访之吹台，濂自此声驰河雒间。既罢归，益肆力于学，遂以古文名于时。初受知梦阳，后不屑附和。里居四十余年，著述甚富。（《中国医籍考》卷七十九）

《四库全书提要》曰：《医史》十卷，明李濂撰。濂有《祥符人物志》，已著录。是编采录古来名医，自《左传》医和以下迄元李杲，见于史传者五十五人；又采诸家文集所载，自宋张扩以下迄于张养正，凡十人。其张机、王叔和、王冰、王履、戴原礼、葛应雷六人，则濂为之补传。每传之后濂亦各附论断。然如医和诊晋侯而知赵孟之死，据和所称"主不能御，吾是以云"，盖以人事天道断之，而濂以为太素脉之祖。《扁鹊传》中赵简子、齐桓公、虢君各不同时，自为《史记》好奇之误，而濂不订正。葛洪自属道家，但偶集方书，不闻治验，乃一概收入，则陶弘景之撰《名医别录》，有功《本草》，何以见遗？褚澄遗书，伪托显然，乃不能辨别，反证为真本。至于宋僧智缘，本传但有"善医"二字，别无治验，特以太素脉知名，与张扩之具有医案者迥别，载之医家，尤为滥及。辽济鲁古亦更无一事可述，但以"长亦能医，专事针灸"二语，遽为立传，则当立传者又何限乎？濂他书颇可观，而此书乃冗杂特甚，殊不可解。惟其论仓公神医，乃生五女而不生男，其师公乘阳庆亦年七十余无子，以证医家无种子之术。其理为于古所未发，有足取焉。

乾隆四年《祥符县志·人物志》曰：李濂，字川父，祥符人。幼颖，好读书，九岁工古文，尝作《里情赋》，为李梦阳称赏。与薛蕙齐名。正德癸酉举乡试第一。明年举进士，授沔阳州知府，累迁山西按察司佥事。坐忤权贵，遂致仕归。年甫三十八，杜门谢客，日以著书自娱。又四十年卒。所著有《嵩渚文集》一百卷、《外集》《绪集》若干卷、《祥符文献志》、《汴京遗迹志》、《医史》、《朱仙镇岳庙集》、《稼轩长短句》诸书传于世。

时觉按：收于《续修四库全书》。《中国医籍考》卷七十九载录，"存"，录凡例、《明史稿》及《四库全书提要》。李濂祥符人，宦迹未及江苏，而三十八岁归里亦未再出。然光绪六年《昆新两县续修合志》卷四十九《著述目上》载录李濂《医史》十卷，列于"国朝"，当与祥符李濂为二人同姓名。

《医林续传》一卷　存　1613

明淮阴刘浴德（肖斋，子新，壶隐子）撰

自序曰：盖闻医道肇兴，轫自三皇，伏羲推源百病，神农尝味百草，黄帝纂修《内经》，诚万世医家之鼻祖也。唐甘伯宗撰《历代名医图赞》，上自太昊，下迄开元，罔不备载；洎乎有宋，许氏慎斋乃录唐及五季宋金诸名家；逮明兴，间勿听子又补元东垣、丹溪、伯仁辈；迩来程君宗衡类《医林二传》，采诸史者名《史传》，搜群典者名《外传》，其子应光有《医传拾遗》，不为不备。第三皇缺而不讲，故不佞续冠弁首，知医道之兴其来有自。嗣是而后，代不数人，人不数书，或治法堪师，或高标可仰，此特举其杰出者耳。尚不足以尽之，乌虖！由三皇至今，上下数千余载，其间圣君贤相、武将文臣、硕俊鸿儒、骚人墨士、释氏之类仙家者流，人品不齐，活人之心则一而已。愚不自揣，进退古今，权衡人物，妄加褒贬，实有罪焉。虽然，同伎傥获览观，未必无小补云。万历癸丑阳生东海州人六十四叟肖斋刘浴德子新父题于秣陵百草斋中，秣陵净凡居士朱万选书。

凡例曰：一、是编先之以三皇，见医道之所由起，下此而周，而秦汉，而唐宋，而金元，代不乏人，聊续一二，我国朝独加详焉，庶医统有所续而不坠矣。一、三皇传以唐甘伯宗医学源流为主，间以有宋张季明《医说》参之。若三皇赞出甘氏手笔，至于范蠡传也赞也，悉从伯宗，毫无增损。一、李醯而下至赵蕺峰传赞，搜求往牒，忘其固陋，采而辑之，间亦窃附己意。一、先君子春斋翁生平治验难以枚举，此特纪其神异者耳。淮阴张幼白撰。一、李醯，万世医林中罪人也，反为之传何耶？盖以况当今媢嫉之徒，诋毁同伎，是亦李醯而已。一、胡安期《息邪篇》无知妄作，不足置喙，愚反传之，见天地间有此这等人，有此这等书。

时觉按：卷首载甘伯宗《三皇圣祖十代名医赞》，刘氏《老师像赞》《三皇十代传》，全集载三皇而下至明历代名医三十三人，附《扁鹊被刺辩》《碧云仙使》。

《五明医传》 佚 1644？

明常熟杨仪（梦羽，五川）撰

民国十三年《重修常昭合志·人物志》曰：顾颙，字昂夫，邃于医，应荐入京师，求治者日不暇给，遂丐归。筑南园草堂，居其中，出坐篮舆，挟册吟，以疾告者，不问贫富俱应。孙朴，字太素，子昱，昱从弟恩，恩子宗阳，凡五世俱精其业。杨仪为作《五明医传》。

时觉按：杨仪，字梦羽，号五川，常熟人。明嘉靖五年进士，授工部主事，转礼部、兵部郎中，官至山东按察司副使。后以病辞官归乡，以读书著述为事。嘉靖三十七年卒，年七十有一。建"七桧山房"藏书，又构万卷楼，聚宋元旧本及法书名画古器。著小说《金姬传》，笔记杂录《高坡异纂》《螭头密语》《陇起杂事》《骊珠随录》及《南宫集》《古虞文录》等。

《古今医史》九卷 存 1697

清云间王宏翰（惠源，浩然子）撰

自序曰：夫天下之事，宗儒理之真实则为正道，稍涉虚伪即为邪说。况医也者，出上古立极之神圣，法天地生成之德，拯群黎疾病之危，立经立典，垂为万世之则，实我儒佐理治平之学，寿世保身之道也。故儒与医皆明心见性之学，修身事君事亲之本。不谓后世好奇好怪，沉没孔孟格致实理，误信释老欺世虚谈，传习无疑，浸淫不觉。嗟呼！昔为杨朱、墨翟之害，今为二氏之惑，宋儒以后不但不为之辟正，反宗其说而入其彀，何陷溺之深若是之甚耶？然医理真实，虽臻神化，而不越乎日用平常之法，何世医之诞妄，辄谓医道通仙道？斯言一出，更助老氏之诬，使文人士大夫酷信崇奉，以致方士之流异言异服，创立不死之丹，蛊惑谋利。如始皇好长生，遣徐市入海求不死之药；汉武好仙畏死，被方士诳童女金银而不返；韦讯道之眩惑，玄宗信之而不疑；壶公悬壶之幻术，费长房师事而深迷；徐秋夫之鬼弄，张远游之九转神丹，种种不经，不可胜纪。庞安常谓华佗之术非人所及，乃史氏之妄。诚哉！是言也。余于医学广嗣诸书，已启其绪，恐未尽明晰，是以不揣愚陋，溯古及今，前列古帝前圣，洎历代明哲，凡史传所载，医籍所纪，合于圣贤之旨者则仍之，涉于怪诞之说者则辨而正其误。或医庸而名振，胸次一无真学者不录之；或隐居好道，高尚其志而有著述者，必采而入之，名曰《古今医史》。但余言直而不讳，意欲挽世风而矫习俗。然人情好恶不同，明理之士固多，而好异之流亦不少，知我罪我，其惟此书乎？是为序。康熙三十六年小春，古吴王宏翰撰。

时觉按：民国二十二年《吴县志·艺文考七》《流寓》载录《医学源始》无卷数，或即是书另名。现有多种抄本藏中国医学科学院、中国军事医学科学院、上海图书馆、上海中医药大学等处。收于《续修四库全书》。《中国医籍考》卷七十九载录，"未见"。

《扁鹊仓公列传注》 未见 1722？

清无锡秦望（元宫）注

道光二十年《无锡金匮续志·文苑传补遗》曰：秦望，字元功，诸生。精究《易》学，旁及天文地理，作《思通集》；兼善医，著有《医源》八卷。

周小农《无锡医学书目考》曰：秦望，字元宫，清康熙时诸生，邑志《文苑》有传。著《医源》八卷、《扁鹊仓公列传注》。

时觉按：民国二十二年《三三医报》一卷一期周小农《无锡医学书目考》载录。《无锡金匮续志》所载《医源》，即《医简》，存，见《临床综合》。

《明史稿方技传》一卷 存 1723

清华亭王鸿诸（季友，俨斋，横云山人）撰

时觉按：《联目》《大辞典》俱不载，为《横云山人明史稿》之一部，有康熙敬慎堂刻本藏浙江省中医药研究院。作者，康熙十二年榜眼，官至户部尚书，工诗善书，兼习医学。任《明史》总裁，因事被贬回籍，私下删润《明史》进呈明史馆，又刻为己作，题《横云山人明史稿》。《方技传》为列传第一百七十六，载滑寿、葛乾孙、吕复、倪维德、周汉卿、王履、周颠、张中、张三丰、张正常、刘渊然、袁珙、戴思恭、盛寅、吴杰、皇甫仲和、仝寅、凌云、李时珍,附缪希雍、周述学等人传记。

《古今图书集成·医术名流列传》二十卷 存 1725

清常熟蒋廷锡(扬孙,西谷),闽侯陈梦雷(则震,省斋)奉敕编

时觉按:《古今图书集成医部全录》卷五百零一至五百二十,前为总论三卷,后为艺文二卷,杂录、外编一卷,载录医学人物一千三百六十二人。

《古今图书集成·先医祠典部》一卷 存 1725

清常熟蒋廷锡(扬孙,西谷),闽侯陈梦雷(则震,省斋)奉敕编

时觉按:《先医祠典部》属《古今图书集成·经济汇编·礼仪典》,载录伏羲、神农、黄帝、岐伯、仓公、扁鹊、张机、华佗、王叔和、葛洪、陶弘景、孙思邈、韦藏、朱肱及金元四大家等先世医家祠庙及由太医院主祭仪礼典制等内容。

《古今图书集成·太医院部》一卷 存 1725

清常熟蒋廷锡(扬孙,西谷),闽侯陈梦雷(则震,省斋)奉敕编

时觉按:《太医院部》为《古今图书集成·明伦汇编·官常典》之四一五卷,述历代太医院设置、职事、品阶及医官传记资料,收录于赵立勋等编纂《古今图书集成医部续录》,中国医药科技出版社 2002 年排印出版。

《征士洄溪府君自序》 存 1759

清吴江徐大椿(灵胎,洄溪老人)撰

《征士洄溪府君自序》略曰:余先世随宋南渡,从江西迁浙江之嘉善,代有科第。明正德时,八世祖富一公又从浙迁吴江之南麻村,再徙西濛港,生三子;季讳硕,乡贡进士,读书不仕,子三;长讳泰,更名汉,号竹溪,隐居力学,举乡饮宾,正德中有司以名上赐冠服,子二;次讳朝惠,号景竹,敦伦学古,乡党推硕德,生四子;次为先高祖,讳履仁,字熙宇,力学课耕,才智过人,遂成素封。时邑宰霍公维华以吴江田赋繁重,参错隐匿,履亩丈量,定丘形,均宽窄,至今遵守,号霍册,府君实佐成之。举乡饮宾。子五,第五为先曾祖,讳韫奇,字季华,读书过目成诵,凡兵家医卜、天官地利,无不通晓,为诸生领袖,著《文体正讹》《医略》等书数十卷,以先王父贵,赠翰林院检讨。配王氏、韩氏两儒人,生四子,次为先王父,讳釚,字电发,号虹亭。少颖悟绝人,家有藏书万卷,览诵不遗。康熙十八年,诏开博学鸿儒科,征翰林院检讨,纂修《明史》。王父以太学试高等,列词垣,始迁居西城下塘,配吴儒人,子三,长为先考直方府君,讳养浩,号尊村,考授州司马,不就选而归,益耽于学。曾覆舟五龙桥遇救,手中有执《通鉴》一册,闻者以为美谈。康熙三十二年五月十五日,余生于下塘毓瑞堂,先妣丁孺人厚德纯行,与先君事迹俱载行述中。余生而资质中下,七岁入塾,日诵数行,犹复善忘,师不之奇也。然志气颇异,虽未有所识,似乎不屑随人作生活计。十四学时文,在同学中稍优,师诱奖之。因问师时文至何人而极,师曰:如本朝有名前辈皆时文尽境。曰:若弟子者何时可臻其境?师曰:攻苦数年则庶几矣。曰:然则数年之后可不学耶?师曰:时文止此矣,惟经学则无尽境。曰:然则何以舍终身不可穷之学而反从事于数年可尽之业乎?且时文即所以明经,而穷经正有益于时文,我志决矣。又问师曰:经学何经为最难?曰:《易经》。余退而取家藏注《易》者数种汇参之,有不能通者尽心推测,久乃得之。继又好览濂洛关闽诸书,每丙夜默坐潜阅,父师固未之知也。又复旁及诸子百家,而于《道德经》独有会心,因厌旧注多幽晦冗陋,遂详加注释,积二十余年方脱稿,后并注《阴符经》,合成一书。年二十从学于周意庭先生,先生师之曰:朱声始为刘念台先生高弟,其研求四子书纯正精微,先生尽得其传,称为绝学。余遵其教,功益进,是岁县庠入泮。始,先祖命曰大椿,字灵胎,至是更名大业,后以钦召称字,遂以字名。时读书费氏,得《天星图》,遂夜坐广庭,对图观星,自四月至九月,天星已周,尽识之。更以汉晋《天文志》及鬼料窍等考其经度行次,以通其大略,而后人之讹言瞽说托言天星者,不能欺矣。余之讲求水利也,方十八岁时,仪封张清恪公抚吴,欲修江南水利,书聘杭州老儒俞星留主其事,俞荐先君为副。先君命余翻阅水利诸书而录其要领,余亦以其有关东南利害,颇为留意。……弱冠始善饭,闻言力可试而长也,乃试举巨石,日加重,两年可举三百斤,身亦便捷。后复得闪打母子及枪棍之法,更参悟习练,以更有所得,竟可不受制于人而能以弱胜强也。至若诗词经义,学之之功甚少,后因儿辈学艺,或偶拈示,检存数十首,同志颇有赏之者,亦聊以自娱耳。余自四十年来,猥承当事者折

节相待，然言不及私，惟地方利弊则知无不言，颇多裨救。他如道路、桥梁之类，度身可胜任者，亦知无不为。至于亲友之不能葬者助之，不能婚娶者佐之，贫无所赖者养之周之后进之，艰于学者饮食教诲之，俱皆琐细不足述。倘他时好余之人或为作状，或为立传，捃摭及之，即不至大失实，亦徒以滋愧耳。故追述生平而自记之如此，以当年谱云。辛卯夏日，洄溪老人书于耄学龛，时年七十有九。

徐爔识语曰：先府君既作《自序》，方期顶祝圣恩，闭户著书以终余年。忽一日，叹曰：吾自审脉象，恐不逾今岁矣。惟觉心中有未了事，亦不自解其因。至十月廿五日，奉旨复召入都，恍然曰：向觉有未了者此耶？时方卧疴，强起入都。大中丞暨诸大宪亲诣舟次，府君感沐圣恩，力疾登程。爔随侍，中途疾亦渐已，精神转旺，餐饭有加。腊月初一日抵都，精力复衰，越三日，府君从容议论阴阳生死出入之理，并自作墓前对联，有"满山芳草仙人药，一径清风处士坟"之句，至夜谈笑而逝。额驸尚书公福入奏，是日上赏白金一百两，赠儒林郎，并传旨谕爔护丧以归。明春，扶榇旋里，葬越来溪之牒字圩新阡。伏念府君以诸生名达九重，两膺征召，生前知遇，身后宠荣，遭逢盛世，千载一时。爔虽自愧无文，谨就府君《自序》所未竟者，附缀数行以志不朽云。男爔百拜谨识。

时觉按：徐氏自传，有洄溪草堂家刻本藏中国中医科学院。

《三皇药王考》一篇　存　1770？

清娄县康时行（作霖，竹林）撰

唐大烈曰：康作霖，名时行，号竹林，国学生，松江娄县人，迁居苏城王天井巷。年六十八岁，殁于乾隆壬辰。此稿系高弟周泰来付梓，泰来名稷，即住先生故宅。

时觉按：收于《吴医汇讲》卷六。嘉庆二十三年《松江府志·艺术传》载其传，并谓其著有《三皇药性考》，或为是篇之误，待考。

《医宗官制沿图》　佚　1804？

清丹徒张璇（纪天，未庵）撰

嘉庆九年《丹徒县志·人物志》之《儒林》曰：张璇，字纪天，幼失怙，自号未庵。弱冠补博士弟子员，言行有法，郁为人表。四十外，即不与科举，读书等身，专意著述。于天文、地舆、礼制、乐律，与夫农田赋役之事，靡不穷究原委，俱小楷精画，勒有成书。兵燹后，卷帙稍散佚。今有《地舆集要》《史钞》《诗钞》《医宗官制沿图》《通俗丧礼》《齐家要略》若干卷，藏于家。

时觉按：嘉庆九年《丹徒县志·艺文志》之《书目》作《医宗制沿图》。

《历世名医传》一卷　佚　1825

清洞庭姜筠崖撰

郭麐《松崖医论序》略曰：松崖姜君，吾友筠崖弟也。兄弟皆精于灵兰之学，筠崖尝辑《历代名医传》，余尝为之序。今松崖复以所著《医论》附《经验方》而乞序于余。道光乙酉五月，吴江郭麐序。

时觉按：郭麐有《灵芬馆集》，刊于嘉庆九年，《松崖医论》序于道光五年，与《历代名医传序》并不见于此集。

《哭柳儿痘殇文》不分卷　存　1825

清吴江陈希恕（养吾，梦琴）撰

小序曰：道光四年十二月廿二日夜，在一枝松养和室和泪书竟，并记数字其上，留鸿爪耳。梦琴希恕。

张澹题词曰：甲申醉司命后两日，愚弟张澹拜读一过，觉苦雨酸风溢于楮墨。去冬亦遭此惨，欲哭以诗，卒无一字。今读兹卷，如邻女棘针，独我心痛，不知涕之无从也。漫为加墨，不足当大雅之委也。张澹亲笔，字春水，号更云。

沈垣题词曰：道光四年除夕前一日，弟沈垣展读一次，痛此至情，一字一泪，殊令人酸鼻也。

杨澥题词曰：道光五年五月朔日奉读一过，代为扼腕，不胜悽然。野航逸民杨澥聋石。

时觉按：附于《文学孝行陈府君传记铭诔杂记合编》后。

《文学孝行陈府君传记铭诔杂记合编》一卷　存　1852

清娄县姚椿(春木,子寿,樗寮生,蹇道人),吴江沈曰富(沃之,南一)等撰

姚椿《陈梦琴墓志铭》曰:梦琴君者,与予之友郭麐交最久。予门人沈曰富,其婿也,以君孤应元等所为状,请予为铭。铭曰:吴江有陈曰其友,家芦墟者士而医,始以术鸣秀才策,生琳传焕世相师。焕有二子君其少,刲臂奉亲幼恤孝,字曰养吾希恕名,感梦得琴以为号。少好读书老活人,文章有道技有神。平生爱友若性命,百受人欺心益纯。乾隆道光两庚戌,君九月生卒月七,日皆下旬四若六,六为忌日四生日。分湖东畔君之坟,配钱早卒葬从君,是生四男女亦四,娶长女者来乞文。娄姚椿撰楗书,同县杨澥篆盖。

沈曰富《陈嘉甫传》曰:陈应亨嘉甫者,小字俪生,余妇翁梦琴先生第二子也,于同产序第六。先生四子先后侍几杖出游,而嘉甫从最久,凡先生一诗一词皆嘉甫手录而编次之。晨与坐先生侧,舆疾至者环室外,以次入受治。先生曰:某人感由某经,见某象,宜用某汤。嘉甫润色而书于方,未尝有误也。日过中,先生出,嘉甫即所坐摊一编伏而诵,声琅琅然,暮归然烛温酒以待宾客之过访者,书问之自远至者皆有籍记之,一一以告。既视先生息,乃时就余夫妇谈话,亦不喜多言,日必是。居余家十五六年,先生所谓灵兰精舍者,仅片席地,嘉甫未尝有数刻许离也。或邀之游饮辄辞。性喜作字,精小楷,娶徐训道锡琛女,徐善书,嘉甫由是艺益进。以其家谱旧本多阙佚,又誊录未工,于是重自缮写,数易其纸,经数年始成,复访问而增益之,规模略备矣。体羸瘠,弱冠后一病,两耳忽聋,先生有所命,漠然不知对。因遗归以两弟更代其役,后少愈,操其术游嘉善之胥塘、同县之莘塔,所至人争就之。有失血疾,时作时止,恐先生忧,辄讳之。先生卒,嘉甫哀号顿地,疾遽发,既殓而弥甚。时筮先生宅屡不成,嘉甫皇急,泣谓其兄弟曰:我病度不起,苟不与葬,目不瞑矣。未几得吉壤,及窆,嘉甫疾已惫,犹强起欲往执畚挶,家人劝喻之,乃唯衰绖从事。病中手抄先生行略至数十本,去大祥前四月卒,咸丰二年三月十六日也,年三十一。临殁嘱用素衣冠敛,其兄善甫诺之,既而曰:六弟今得见父母,岂可使凶服侍侧乎?不果用。其殡也,余与张元之往,会其事,皆哭之哀。善甫哭相谓曰:我四人者承先人后,为家犹众音之合曲,我为鼓六弟为笛,鼓提纲挈领而已,笛之用可使无微不至,今已矣,不复成腔调矣。言已复哭,余与元之皆悲其语,而又味其所言,甚有合于《诗》所云既翕之义。呜呼!世之知兄弟之可乐者鲜矣,幸而有深礼其乐者,复不使终享之,天何为而然耶?嘉甫两娶,先后生三女,殇其二,今以善甫次子恭寅为嗣。

时觉按:陈希恕传记资料,包括姚椿《陈梦琴墓志铭》、顾广誉《家传》、董梦熊《文学诔》、沈曰富《治疾记》、袁嵩龄《行略》、沈曰富《陈嘉甫传》,附陈梦琴《哭柳儿痘殇文》。有清刻本藏中国中医科学院。

《历代名医姓氏考》不分卷　佚　1848

清蘑香馆主人抄传,种术山房恭伯校

时觉按:收自五帝至明代医家二百七十三人。有抄本藏上海中医药大学医史博物馆,然经查未见;另藏有亡名氏《历代医考》,附各科药方。

《名医列传》八卷　佚　1850?

清常熟沈英(梅卿,铁瓢)撰

时觉按:光绪三十年《常昭合志稿·人物志十一》载录。

《补张仲景传》　佚　1866

清吴县陆懋修(九芝,勉旃,江左下工,林屋山人)撰

时觉按:民国二十二年《吴县志·列传七》载录。

《陆九芝采药第三图》　未见　1866

清亡名氏撰

时觉按:医家事迹。有抄绘本藏中国国家图书馆,然特藏类古籍不得借阅。

《医林》 佚 1874？

清扬州乔娘撰

时觉按：同治十三年《扬州府志·艺文一》载录。

《医林》 佚 1874？

清江都吴中宪（履平）撰

同治十三年《扬州府志·人物五》曰：吴中宪，字履平，诸生，江都人。早岁工诗词骈体，多沈博瑰琦之作；后为散体文，高古淡永。尤精乐律，著有《乐律全书》《乐府字句谱略》《词调今存录》《两汉资臣考》《医林》《谈苑》诸书。官浙江山阴县县丞，卒于官。

《北行日记》不分卷 存 1881

清如皋薛宝田（莘农）撰

谭钟麟序曰：慈禧皇太后圣体违和，征直省良医，钟麟举薛莘农大使、仲昂庭训导应诏，时莘农年七十矣，人皆以冒暑遄征为虑，而莘农慷慨请行，钟麟甚壮之。当附轮舟入都，与诸医诊视酌方，调剂未两月，圣躬大安，频叨恩赏，咸以为荣。莘农归，以往返所纪为《北行日记》，读之，觉忠爱之忱溢于楮墨。夫君父有急，为臣子者赴火蹈汤所不顾，遑论远迩？徒以职守攸羁，恋阙情殷，末由自达，得详慎精密、勇往自效之士以代将之，私衷欣幸为何如耶？钟麟十三年前守杭州，即知莘农精医理，今观是编议论崇闳，诗律精细，经史百家，罔不讨究洞彻，固不藉医以显也。莘农以榷鹾微员，一旦得趋跄殿陛，瞻宫府之尊严，饫上方之珍品，所遇可谓奇矣！其暑往寒归，涉惊涛骇浪中，而吟咏自适，几忘其为高年远役者，亦其忠爱之一念发于不自觉也，夫岂强之使然耶？读是编者可以感矣。茶陵谭钟麟谨识。

何兆瀛序曰：余昔居京师，以忘年之交得侍银查薛丈，丈医学之精，是所谓洞见垣一方人者，活人无算，名满辇毂间。至文章道德，见重一时，尤医和儒者也。余因师事丈，受教者有年。其时公子心农学博，司铎上元，恒于邮寄中得读其诗文，知其胎息先正，而未知其精于医。岁戊辰，心农以纲官待补来浙，于是朝夕晤言，尽窥其所学。其精于医而能活人，亦与丈无异，益信丈之教泽远且长，而心农诚无愧名父之子。昨岁，以医承诏入都，宫廷大安。得谕回浙，出其《北行日记》一卷，读之，纪程之作，即纪恩之作，笔意简洁，以文论亦佳制也。余老矣，回忆侍丈论文谈艺时，已遥遥四十年前事矣。今心农亦老，而气体之盛犹如少壮，以视余之萧衰，相去奚啻霄壤耶？所冀惠我刀圭，扶持老友，俾得长共文宴，不其幸欤？时光绪七年冬月金陵兄何兆瀛，时年七十有三。

丰绅泰序曰：余于庚辰初秋，奉命分巡，来浙维持，适以长春宫慈恙，征直省名医。心农薛君以鹾尹仕隐于浙，遂应其选。寅僚中啧啧称道，心仪已久，然初未之识也。待其归，始获睹丰采，恨相见晚。偶以疾邀诊，辄应手效，因出其《北行日记》，则见鸿文弁首，巨制已多，为赋七言律，以志钦挹，而心农更属为序。余谓上医医国，其次医人，心农博极群书，蔚为儒宗，顾以医国之手小试医人之技，而卒以医人之效竟成医国之名，异日史官且大书曰：某年月皇太后有疾，诏征天下名医入诊，旋愈。则是役也，讵非千载一时之盛哉？至于遇而不遇，心农固不以爵赏撄心耳。是为序。时光绪壬午初秋，长白丰绅泰识。

王景澄序曰：薛莘农司马，予廿余年来旧交也，先世科名仕宦传江左，而医学尤邃。莘农以上元学博改浙江鹾尹，洊擢令职。其学于经史诸家皆能讨究，凡所辨证，悉中肯綮，工于诗，兼精于医，虽承家学，而自有心得，所谓洞见症结，能窥轩岐之秘者，杭州士大夫俱重之。光绪六年夏，慈禧皇太后圣体违和，征外省良医，中丞谭公以莘农与仲昂庭学博同应诏。至京后，斟酌进方，逾月，圣母大安。莘农奉谕回浙，因以北行所历排次为日记。予读之，窃庆其际遇之隆，而羡其精神才力尤不少及也。方莘农启行时值盛暑，年几七十矣，乃经沧海，涉鸿涛，平如几席，在京供奉，戴星入直，不遑安处，非但礼仪无愆，而且奏对合度，方剂合宜，公余犹应酬吟咏，与都门诸名公过从，翛翛然有超群拔俗之致，不但医之高也。若夫礼遇之荣，宴锡之宠，圣恩优渥，逮及远臣，更为一时嘉话。是役也，乌可以不志？莘农之才与学，岂仅以医名者？医特其绪余耳。他日令嗣子白大令循良抉最，与斯民共登仁寿，是又推广莘农痌瘝在抱之心，以流庆于靡穷者。是编当备艺文之选，与《日录》《日谱》并传，尤士林中所先睹为快者，因叙梗概，并系以诗：奉诏趋云陛，恩承紫殿前。学从和缓得，才并李韩传。天语垂询屡，人间嘉话全。乘槎来往捷，儒吏亦诗仙。时光绪八年壬午仲夏，萍水王景澄撰并书。

唐树森序略曰：心农以明经司铎上元者有年，家世青缃，学有根柢，兼承遗教业岐黄，中年改官盐曹，备员两浙，医道盛鸣于时，杭州士大夫争器之。乃者慈禧皇太后圣躬违和，太医罔效，于是从宝竹坡学士之请，征医于外省。直隶、山西、江南、湖北均有应征入者，浙江中丞则举薛宝田、仲学辂以应。心农时年已七十，自揣衰迈，退然如不胜，只因上官催迫登程，同僚从旁怂恿，乃航海北上，阅三月而旋。归之日，出《北行日记》一卷相示。余披阅之，登程有记，入都有记，入宫请脉有记，赐膳赐茶有记，归程有记，旁及论经论史，娓娓不倦，一名一物，纪韵必周，盖精神满腹，心农诚不老也。考日记见于《新序》，其后宋楼钥有《北行日录》，明金日升为宋文学，作《北行日谱》，兹之日记，虽未必如二书所关之重，第藉以纪异，数迓祥光，亦足多矣。时光绪七年岁次辛巳孟秋月，湘西唐树森艺农氏谨撰。

俞樾序曰：光绪六年，慈禧皇太后以宵旰勤劳，有尧癯舜黴之疾，诏征天下通知医术者咸诣阙下，而浙江巡抚谭公以君与淳安教谕仲君应诏书。君乃偕仲君于七月己卯首途，逮十月丙辰还浙江，首尾九十有八日。其中间于八月壬寅，恭诣长春宫起居，逮九月甲申奉懿旨赐归，首尾四十有三日。此四十三日中，辨色而入，日旰而归，在他人处，此真所谓自朝至于日中昃，不遑暇食者矣，岂广厦细旃之上，可以从容偃息仰屋梁而著书哉？乃读君《北行日记》一卷，又何其斐然而成章也！夫文章家排日纪行，始于东汉马第伯《封禅仪记》，而所记止登岱一事。其后唐李习之《南征记》，宋欧阳永叔《于役志》，所历较远，所记较详，然不过山程水驿间聊志游迹而已。君之此记，则宫庭之壮丽，恩礼之优渥，与所交京师士大夫人物之瑰奇，无不备载，而又论医、论诗、论经史疑义，悉中肯綮。至其附载诸诗，或纪游，或咏古，有他人支颐摇膝竟日不能得者，君以供奉之暇矢口而成之，君之才自不可及，而君之精于医亦可见矣。不然，方惴惴焉切脉处方，惧不得当，而能以余事作诗人哉？巡抚谭公以君应诏，诚知人，而君异日必以名医入国史方伎传，此一编也，亦必为《艺文志》所著录无疑矣。时光绪七年岁在辛巳仲春月，德清俞樾。

时觉按：薛宝田如皋人，同治七年戊辰来浙，居浙十三年，又以浙江巡抚谭钟麟之荐入京为慈禧诊治，而有此行及此日记之作。有光绪六年刻本藏中国中医科学院、上海中医药大学，1985 年河南人民出版社有铅印本。

《名医通鉴》 佚 1881？

清嘉定郁汉曙(蔚若)撰

时觉按：光绪七年《嘉定县志·艺文志三》载录。

《历代名医姓氏绪论》 佚 1882？

清宝山高含清(士华)撰

时觉按：光绪八年《宝山县志》卷十二《艺文志·书目》及卷十《人物志·艺术之高应麟传》载录。

《医传会览》 佚 1883？

清江都丁芳撰

时觉按：光绪九年《江都县续志·艺文考十》载录。

《扁鹊仓公列传注》 佚 1887？

清阳湖张曜孙(仲远)撰

时觉按：光绪十三年《武阳志余·经籍下》《张氏四女集》注中载录。

《医人史传》 佚 1889？

清青浦何其伟(庆曾，韦人，书田，竹簳山人)原撰，何长治(鸿舫，补之，横泖病鸿)续注

时觉按：民国二十三年《青浦县续志·艺文上》之《书目》载录。

《纪恩录》一卷 存 1892

清孟河马文植(培之)撰

俞樾序曰：光绪六年，慈禧皇太后以宵旰勤劳，久疾弗愈，于是诏征天下知医者咸诣阙廷，而江苏巡抚吴公以马君文植培之应诏书。君既至，即召见，奏对称旨，有脉理精细之谕。以是年七月二十六日始，至次年二月三十

日，每日与同征诸医入内请脉，恩礼优渥，饮馔丰腆。赐福字，赐金钱，赐银，赐果实，赐鹿脯，在廷之臣，莫能望其荣宠。时君年逾六十，一日晨起趋朝，得晕眩之疾，乃乞回籍。慈安皇太后以外来之臣惟马文植为良，赏假十日，不准回籍。君感恩遇，力疾从事。至次年春，慈禧皇太后疾有间矣，而君晕眩特甚，卧不能兴，复以回籍请。皇太后问廷臣，咸曰是诚有病，于是优诏许焉。君归逾数月，而皇太后圣躬大安，乃命南书房翰林书匾额一方以赐，其文曰：务存精要。诏下江苏巡抚，行布政司委官赍送其家。君下拜登受，悬之堂楣，天章灿然，照耀里闬。按《魏书·宣武帝纪》：永平三年诏曰：经方浩博，流传处广，应病投药，卒难穷究，更令有司集诸医士，寻篇推简，务存精要，取三十余卷，以班九服。盖此四字本此也。虽儒臣撰拟，而与前所奉脉理精细之谕正相符合矣。君比年来寓居吴下，与余寓庐相距甚近。今年春，访我春在堂，以所著《纪恩录》见示，则自被征入都至奉诏回籍，数月之事皆载焉。余读之而叹曰：异日国史方伎传中，君必高踞一席矣。史迁为《太仓公传》所载臣意云云者，不过其应诏答问之语，太仓公固未得见文帝也。君乃出入禁门，亲承天语，仰瞻阙廷之壮丽，与王公贵人俯仰揖让于其间，遭逢之盛，远轶古人。读斯录也，视《太仓公传》所载臣意之言不更可观乎？余旧史氏也，故不辞而为之序。愿后之作史者，用臣意之例备载此篇，亦国史方伎传中一佳传也。光绪十二年春正月德清俞樾。

陈康祺序曰：医学肇于上古，自元以来，郡国立学，祀宓羲、神农、黄帝，号曰医王，以岐伯诸臣升庭衬飨。而郭璞尝谓巫咸以鸿术为帝尧之医，世又谓汤液起于伊尹。然则医之为道，固圣君贤辅所讨论切究，于以通神明之德，剂阴阳之偏，寿万民而福千祺，匪独上之人所赖以自保其身者也。《汉书·艺文志》云：方技者，生生之具，王官之一守也。医设专官，隶于少府，实始秦汉，历代因之，以逮于今，虽官制屡更，而职守讫无少异。至医官所不能治，特敕宣召高手，搜求秘方，前代时或有之。我朝儒臣知医者，亦或承旨备顾问，一试其技。吴江徐大椿灵胎，则尝于康熙间白衣被征，不久即缘老病放还乡里。惟近年武进马培之征君以山林耆硕，名动九重。适光绪六年，慈禧皇太后久疾弗愈，皇上孝思纯笃，诏求海内名医，江苏大吏以君应。遴派监司，护送航海，抵京都，伺值内廷，排日听宣入宫，察脉立方，越八阅月之久。虽同征数君番上供奉，而两宫以外来之医君为最良，每奉懿旨，命君主笔。君以疏逖一小臣，趋走娥台姒幄间，亲聆玉音，出则与王公贵人雍容揖让，饫大官之馔，给尚方之扎，黄金白镪，珍脯嘉果，锡赉骈蕃，岁终视诸大臣例，同赐福字。明年二月，君以疾请告南返。皇太后圣躬旋报大安，复蒙赏给匾额，由苏抚臣发交祗领。奎章宝玺，光耀门楣，恩礼之隆，六卿九列所希遘也。君自被召至回籍，著有《纪恩录》，记脉证方案，详慎毕登，语简体醇，旨微义朗。其间奏对肫切，忠爱之忱，盎然流露，盖有不仅以艺术见重者。康祺罢官寓吴门，君出示是编，猥以序言相諈诿。窃维我慈禧皇太后自同治初元垂帘听政，至今几三十年。值狂寇未殄，海禁大弛，时事孔棘，百倍于承平之世，重以畿辅晋豫水旱洊臻，深宫忧勤庶政，选将帅以恢疆土，绥与国以靖边圉，蠲赈抚恤，以人事挽天灾，旰食宵衣，劳心焦虑，颐养失宜，职是之故。薄海臣工，幸戴帡幪，孰不祝慈寿万年，永绥多祜，于以光圣孝而巩洪基？然则君前兹北行，所治者太后一身之疾苦，不啻举普天率土白叟黄童之疾苦而毕治之也；所培者太后一人之元气，不啻举本朝继继绳绳无疆历服之元气而豫培之也。君之学，固超轶等伦，君之功，亦岂出巫咸伊尹辈下欤？或云：他日国史仿子长《方技传》述君生平，是书必在甄采之列。余谓此不足为君荣，惟诸嗣君服习庭训，方篮仕直隶皖浙诸省，异日由艺进道，如古所称论病以安国、原诊以知政者，益当抒忠爱之素志，以仰答宫闱高厚之施，此则君所乐闻也夫。光绪十四年三月，鄞陈康祺拜序。

奏牍曰：江苏巡抚臣吴元炳奏，为遵旨延访医生，派员伴送赴京，恭折仰祈圣鉴事。窃臣等承准军机大臣字寄，光绪六年六月初七日奉上谕：现在慈禧端佑康颐昭豫庄诚皇太后圣躬欠安，已逾数月，叠经太医院进方调理，尚未大安。外省讲求岐黄脉理精细者，谅不乏人，着该府尹督抚等详细延访，如有真知其人医理可靠者，无论官绅士民，即派员伴送来京，由内务府大臣率同太医院堂官详加察看，奏明请旨。其江苏等省资送之人，即乘坐轮船来京，以期迅速等因。钦此。闻命之余，莫名焦灼，当即恭录谕旨，扎饬宁苏两藩司，移行各属，一体钦遵办理去后。惟查苏省虽为人材荟萃之所，百工技艺皆所自出，知医者原不乏人，而其中讲求有素，脉理精细者，殊不多觏。现在我皇太后圣躬欠安，已逾数月，延医调治，固未可缓，然非真知灼见，医理可靠之人，臣等亦不敢保送。因思武进县孟河镇地方职员马文植，素精医道，遐迩知名，各处就诊之人，往往日不暇给，临症既属繁多，脉理自益纯熟，臣等前曾延试其技，应手而愈，著有成效。随即具函扎饬该县雇备船只，亲诣马文植寓所，面为延请。兹据藩司详，以该职员马文植深明大义，接阅臣函，慨允料简行装，即日就道。惟称草茅之士，罔知仪节，且逾六旬，手战腿强，运动未能自如，拜跪恐难合度。其子直隶候补同知马翊廷，亦素知医，现在天津，拟即携带入京，应预行陈明等情。详请奏咨前来，臣覆查无异。除饬司筹备川资，并遴派候补道员忠诚，由臣等给发内务府咨文，饬令遵旨乘轮船赶紧伴送赴京，以期迅速外，谨合词恭折，由驿马具陈。伏乞皇太后、皇上圣鉴训示。谨奏。七月二十七日发。军机大臣奉旨，知道了，钦此。

照会曰：钦加二品衔署江苏等处承宣布政使司按察司许，为照会事。奉护抚部院谭扎开：光绪七年七月初四日，承准兵部火票，递到军机处咨开，本日钦奉懿旨，赏给马文植匾额一方。贵抚于接奉后，即发交该职员祗领。相应知照贵抚，钦遵办理可也等因，到院扎司转给祗领，钦遵。仍饬将祗领日期，详候核办，并录报督部堂查考等因，到司，奉此，除呈报，并扎知常州府，查取祗领日期，详司核转外，合将匾额一方移送。为此照会贵绅，请烦查收。希将祗领日期，报由地方官核转详咨施行，须至照会者。计移送匾额匣一个。右照会三品衔候选知府马绅。光绪七年七月十四日，照会。

赵彦晖跋曰：余夙慕培之马征君名，以不得一见为憾。岁癸未，闻君侨居吴门，欣然命驾，至则浼吴仲英司马为介绍，先以拙著医话稿就正。接见之下，穆然霭然，不鄙弃陋，遂订交焉。于是时时过从，相与切劘。复得备闻光绪庚辰，慈禧皇太后以忧勤积劳，患心脾不足证久不愈，乃诏各督抚征天下医士。江苏巡抚吴公以君进，遂奉命日值请脉，主稿立方，历八月之久。而皇太后悉臻康复，圣躬大安，乃乞归，归则医名愈隆，天下无不知有马征君。余之初见征君也，意其负盛名，必立崖岸不可近，孰料谦和竟若是。一日出所著医论数十条见示，皆数十年读书阅历所心得，尤切中时弊，读竞叹服，怂恿付梓，君亦首肯，旋即返里卒岁。次年甲申，春冬两至吴下，与君践前约，谋代刻医论。君乃谦逊不遑，谓未能自信，不敢出而问世。其虚怀谦抑复若是，转形拙稿之刻为不知量矣。今春三月，复来吴。君出示《纪思录》，受而读之，仰见奏对称旨，剀切陈言，方药而外，复寓调燮之至意，忠诚恳恳溢于楮墨间。是以异数屡邀，叠荷恩赏珍品，亲承天语之褒嘉，复赐匾额以彰其学，恩遇之隆，医俦莫匹。每散值后，旁及王公大臣家之困于病者，其不可为者则直言以决之，可为者则数剂以起之。录中所载方案，议证立法详审，俱有本原，非数十年读书阅历，曷克臻此？后之读是录者，毋第以宠荣之过人而羡之。余不敏，弱冠即究心医事，明知原理精微而好为其难，垂四十余年，惴惴焉惟以出入之是惧。兹得获交于征君，读其书，复聆其绪论，得以商榷旧学，略窥深蕴，为跋征君书附及之，以志忻幸。征君家传医学已六七世矣，尤精于外科，闻其历传效方甚多。余知征君素抱济世心，异日必举历世所秘者公诸世，且必更出生平著述，删繁就简，仰承御赐匾额务存精要之意而寿诸世，则不独余之幸，亦天下后学之幸也。光绪十二年丙戌秋九月，会稽赵彦晖跋。

时觉按：以日记体裁记载光绪六年进京治疾经历，包括奏牍、照会，录有慈禧、慈安太后脉象、病因病机分析、立法处方，甚为精详，有史料价值。1985 年江苏科技出版社收于《孟河四家医集》，排印出版。

《周礼医官详说》一卷　存　1893

清武进顾成章(咏植)撰

王韬序曰：医学之由来不自周始也。神农辨药性，著《本草经》，黄帝与岐伯、鬼臾区等问答，著《内经素问》及《灵枢经》，此皆有纪载可考，所志岐伯、鬼臾区等人，或者即古之医官。伊尹、巫咸有汤液治病之法，其书不传，仅闻其说。夫尹咸为成汤之相臣，谙于药性，能以汤液治病，则亦可称医官。然则医亦岂至周而始列为官哉？《周礼》"医师掌医之政令"所云疾医、疡医、食医、兽医，莫不各有专司，大抵以上士、中士、下士分其等级，第既概属之医师，不妨概称为医官。医纵非至周而始为官，而医官之设亦何必不于周而始显哉？顾咏植先生学博才高，著《医官详说》一书，援引诸家名论，附以已之案语，精释医理。其所云实事求是之处，乃专为医学发明，而非欲作医官之考据也。书成，来问序于余。余不敏，素不知医，而窃喜是书之讲求医学，寻原推本，正大有裨于医也，而益钦古人医学之重，命之官犹垂训之如是其详且尽也。而先生以通经之才通医，尤足令世之业医者玩索焉，而知医学之源流庶几哉？体古人慎疾之衷而慎医术也。不揣固陋，聊书数语归之，未知于先生之意果有当否？光绪癸巳秋七月，天南遁叟王韬识。

引言曰：周之医官，犹今之太医院也，其法最古，其制最精，而其义实与《内经》相表里。但后来治经者罕习医，业医者罕穷经，门户扞格，隐若歧途，历代诸经师虽各有解说，而望文生训，究于医理鲜有当也。成章自丙戌困于疾，越三岁乃瘳，疾中讲求医学，寻源推本，《周礼》医官实为后世医学之祖。爰辑众说，复参以已意，名曰详说，以期实事求是云尔。光绪癸巳春二月，顾成章咏植氏记。

时觉按：参考历代注疏详考原文，以周礼医官为医事制度最早。有光绪十九年上海申报社铅印本藏中国中医科学院、上海图书馆及上海、南京中医药大学。

《叶天士逸事》,《喻嘉言逸事》　未见　1900

清亡名氏撰，常熟赵宗建(次候)藏

时觉按：常熟藏书家赵宗建，所藏多珍本秘籍，著《旧山楼书目》及《补录》《藏书记》，1957 年古典文学出版社有排印本。其《补录》载录二书抄本各一本，然赵家藏书散佚，竟不知所踪。

《历代名医列传》不分卷　存　1909

清无锡丁福保（仲祜，畴隐居士）撰

自序略曰：自上古迄周秦，以医名者何止千百人，然皆不脱巫之范围。考上古之医者曰苗父，以菅为席，以刍为狗，北面而视，仅发十言，诸扶而来者、舆而来者，皆平复如故，见《说苑》。俞跗治病，不以汤药，搦木为脑，芷草为躯，吹窍定脑，死者复生，见《韩诗外传》。巫咸之视树树枯，视鸟鸟坠，见于《世本》。此外如岐伯、雷公、僦贷季、鬼臾区等，虽散见于《内经》，然皆择焉而不精，语焉而不详，医药与术数杂糅而不可究诘。故余编纂《历代名医传》，凡周秦前古医，虽散见于各书而《史记》无列传者，皆付诸盖阙之例。今披《史记》诸列传中，赫然有扁鹊、仓公在，是书始于扁鹊，据史氏断限之例也。凡古之名医，皆谓之扁鹊，太史公《扁鹊传》所传本非一人，故传中前后之事实有相隔四百余年之远者。宋王应麟《汉书艺文志考证》卷十引《黄帝八十一难经序》云：秦越人与轩辕时扁鹊相类，仍号之为扁鹊，可为吾说之佐证焉。仓公录医案以示治病之要，上之史氏，后世医案之权舆也。华元化虽遗书不传，其医法如庖丁解牛，挥刀而肯綮无疑，后世外科手术之嚆矢也。汉魏以前之医方及治疗法，以张仲景之《伤寒》《金匮》集其大成。隋唐以前之医方及治疗法，以孙思邈之《千金方》、王焘之《外台秘要》集其大成。王叔和撰《脉经》，编次《伤寒论》，晋之医学大家也。庞安时、钱仲阳、许叔微、陈无择、陈自明、严用和，其医法如轮扁斫轮，得心应手，又如弈秋遇敌，著著可法，赵宋一代之医学大家也。刘河间以寒凉为主，张子和务泻实之方，李东垣崇脾胃之说，朱丹溪持补阴之剂，虽斗火盘冰，莫宗一是，然其孤诣覃思，能于纤仄曲径之中别开一途，后世奉为金元四大家，岂无故哉？吴有性撰《温疫论》，发明最多，李濒湖撰《本草纲目》，包罗宏富，味其膏腴，可以无饥矣，有明一代，仅取此二人焉。本朝之徐灵胎、叶天士、陈修园、尤在泾四家，一扫明人蹈袭之陋习，其攻守奇正皆可以制胜。嘉道间有王清任者，实验尸骸数十年，著《医林改错》订正古书，言脏腑之错误，为后世医学改良家之巨擘。广东有黄绰卿者，以道光二十年留学欧洲，为吾国人习西医之鼻祖。吾师赵静涵先生，译述《儒门医学》《西药大成》《内科理法》《保全生命论》等书，为输入泰西医学之一大关键，至今学者犹宗师而俎豆之。凡此皆可传者也。西人之发明血液循环者曰哈斐氏，发明种牛痘者曰占那氏，以医术名广东者曰嘉约翰，发明细菌学及消毒法、改造医学之根本，号称近世之医圣者曰古弗氏，皆附于传末，仿阮文达《畴人传》例也。是书用传记体由编纂而成，上起扁鹊，下迄近代，凡成就卓卓可传后世者皆在焉，而碌碌无所短长者概不滥入，非阙略也。学者果能浏览及之，则历朝医事之得失因革及所以进化、所以自画之故，可以了然于心目间矣。然吾国之薄视医学由来已久，范蔚宗作《后汉书》以医学下侪于方伎，后世作史者因之，遂以医学为小道。《唐书·方伎传》叙曰：凡推步卜相医巧皆伎也，前圣不以为教也。朱子《小学笺注》曰：孙思邈为唐名进士，因知医，贬为技流，惜哉！吾国之风习如此。吾知是书一出，仅与李濂之《医史》、甘伯宗之《名医传》在若存若亡之间，以备好事者之插架焉耳。宣统元年己酉十一月中旬，无锡丁福保仲祜识于沪寓。

时觉按：有宣统元年上海文明书局铅印本，又有上海医学书局铅印本，藏于陕西、南京、安徽图书馆及上海中华医学会、上海中医药大学。

《畴隐居士自传》不分卷　存

清无锡丁福保（仲祜，畴隐居士）撰

时觉按：有民国三十七年诂林精舍出版部铅印本。凡十三章：国学、算学、医学、纪游、南洋医科考试、诂林精舍、著述、捐助、社会服务、素食主义、卫生却病法。

《医学源流》不分卷　存　1907

清长洲赵廷玉（双修）撰辑

时觉按：前后无序跋，无目录，收于《赵双修医书十四种》，有光绪三十三年稿本藏中国中医科学院。

《医范》八卷　佚　1908？

清川沙王受福（介膺）撰

民国二十六年《川沙县志·人物志》曰：王梦松，号致鹤，长人乡二十保十六图人。喜吟咏，善画墨兰。继承其父涤斋医术，多所全活。传子受福。

民国二十六年《川沙县志·选举志上》曰：王受福，字介膺，梦松子。同光间上海县学生。性和易，家传医学。辑有《医范》八卷。其医术名闻海澨。子芹生，承父业，亦号良医。至此已七世。

《傅青主先生年谱》一卷　存　1911

清山阳丁宝铨（衡甫，佩芬，默存）编撰，江阴缪荃孙（炎之），山阳段朝端（笏林），江夏罗襄（微之），上虞罗振玉（叔言，雪堂）校订

自序曰：余生长东南，习知东南文献，如梨洲黄氏、亭林顾氏，最所服膺，尤嗜阅其年谱，舟车南北，携以展诵为乐。不惟论治论学闿益神智，即语出游接友一二琐事，亦风格不落凡猥，系人寤思。比持节晋阳，窃叹太原傅青主先生硕学爝节，与黄、顾屹然鼎峙。近日谭复堂氏谓南人著述往往疏于西北。余谬莅此邦，求其文献，久之，得张静生氏所辑《傅先生年谱》，读之，事实寥寥，未能与黄、顾两谱同其缜密也。询其原椠，仅存六板，心属不怿；再考之《山西通志·经籍志》上传记类，著录同治时汾阳曹征士树谷撰《傅征君年谱》一卷，咨问其旧，未见传本。簿书余暇，涉猎群籍，见有关傅先生事实者，随笔甄录，久遂成帙，按年分写，厘为一谱。学识疏阔，固未敢上比黄、顾两谱，以较张氏原辑，稍觉详审。窃惟名人年谱之作，本《春秋》编年之别派，衍《史记》表年之小宗，细大不捐，言行并识，尚论君子，庶得其梗概而有所取法焉。昔先生侨寓山阳，为余生长之乡，曾为邑人涤冤，载在志乘，垂辉至今，兹余承乏太原，亦适为先生诞育之区，硁硁撰此，夺以鞅掌，而不竟所学，颇为先生玷也。世爝以为傅氏学谱观，则未始无戋戋之助，盖亦考西北文献之一种，或尚不虚余此行也。助余商榷斠订者，则为江阴缪炎之京卿荃孙、山阳段笏林广文师朝端、江夏罗微之太守襄、上虞罗叔言参事振玉，并书之以识他山之助。宣统三年孟夏，山阳丁宝铨。

罗振玉题记曰：宣统辛亥二月，山阳丁衡甫中丞出缪艺风参议、段笏林广文所撰《青主先生年谱》，属为增补。两家所制殊简略，因别撰此谱，青主先生大节略可见矣。戊午三月谨奉式之比部教正。上虞罗振玉记。

罗振玉又曰：谢山先生所作传记，所传先生心事，然事实疏舛实甚，为一一正之。雪堂又记。

胥山蟫叟题签曰：中华民国二十三年十月，吴兴许氏杏荫堂主人借国立北平图书馆藏本，倩大兴谷荫昆缮录。十一月，浙西胥山蟫叟校读一过并识。

许縠人题签曰：甲戌冬，余随吾父旅居北京，得见斯谱，乃倩人代抄一册。今吾父已逝世，余特将斯谱捐赠图书馆，藉以永久保存，并作纪念吾父云尔。丙申正月，许縠人记。

时觉按：附于傅山《霜红龛集》，亦收于台湾文海出版社《近代中国史料丛刊》第94辑，《江苏艺文志·无锡卷》载录。《联目》载为段朝端撰，有抄本藏上海图书馆，则为吴兴许氏杏荫堂主人抄传，大兴谷荫昆缮录者，另有民国二十三年胥山蟫叟校读识语，1956年许縠人将此谱捐赠图书馆时题签。

《上海工部局医官造宣统三年卫生清册》一册　存　1912

上海租界工部局卫生处医官撰辑

时觉按：有民国元年上海商务印书馆铅印本藏南京图书馆。先载录上海工部局卫生处医官1912年报告，主要内容为传染病及相关情况报告，尤注重鼠疫，由满洲传染而来，提出卫生处卫生防疫职责，提出整顿卫生事宜十一条，提出卫生规例传单。次载总册，载列本埠地理环境、人口概况，记载本埠居民和外籍人员总数、出生和死亡数，风雨寒暑表。报告传染病详情，宣统三年租界外籍人员患传染病报单、二十年以内居住租界西人患传染病报单、施种牛痘人数、霍乱、肠热、红痧症等。载录卫生处传单和公用、个人防疫各法，公布鼠情如年内自毙鼠、送验鼠、疫鼠简表、1912年防御鼠疫总数等。公布工部局化验室验出病症表，化验牛乳、豆乳、自来水、食品、酒类化验结果。介绍隔离医院、巡捕医院等情况。报告环境卫生工作，如装运垃圾、预防蚊虫、苍蝇，开展卫生工程、食品卫生等。

上史传类，共四十种，其中现存二十一种，未见四种，已佚十五种。

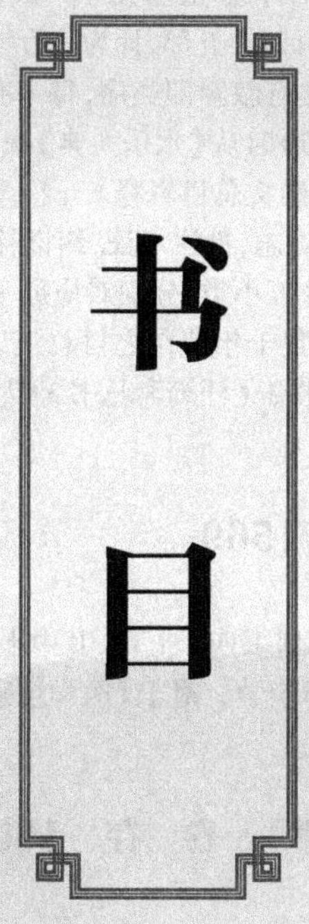

书目

《崇文总目辑释》六卷　存　1041

宋虞城王尧臣(伯庸)等奉敕撰,清嘉定钱东垣(既勤)辑释

时觉按:景祐元年,宋仁宗命翰林学士张观、王尧臣、王洙、欧阳修等人校定整理昭文、史馆、集贤三馆与秘阁藏书,去芜存菁,刊其讹舛,编列书目。庆历元年书成,赐名《崇文总目》。全书六十六卷,按四部分四十五类,共著录北宋前期图书三千四百四十五部,计为三万零六百六十九卷,其中医书类五卷,为卷三十四至三十八。其著录丰富、体例完备,每类有叙释即类序,每书有解题,为现存国家书目之最早者。后迭经战乱,遗佚殆尽,几于湮灭,编辑《四库全书》时从《永乐大典》辑得遗文,已非旧貌。嘉庆间,钱东垣兄弟、秦鉴等据家藏天一阁抄本,搜辑补遗,辑成《崇文总目辑释》五卷,附《补遗》一卷,按四部分四十三类,每书详载卷数及撰人名氏,附注原释、按语,稽诸史志,批注考证,纠讹补漏,校注异同。子部医书类居卷三之末,载录医书书目三百种,二千一百八十一卷,分五小类,分别对应原书卷三十四至三十八。《四库全书提要》评论:今观其书,载籍浩繁,抵牾诚所难免,然数千年著作之目总汇于斯,百世而下,借以验存佚、辨真赝、核同异,固不失为册府之骊渊,艺林之玉铺也。收于《汗筠斋丛书》《丛书集成初编》《粤雅堂丛书》《后知不足斋丛书》等。

《医书大略统体》一卷　存　1569

明海陵何柬(文选,一阳子)撰

时觉按:是书评述《黄帝内经》以下医书四十五部,其中十余部若《名公医萃》《医学权舆》《五诊》之类已佚,可由何氏书略知原撰一二,亦有俾于学。附于《医学统宗》为卷五,隆庆三年己巳刻,世仅存此。参看《医学统宗》。

《国史经籍志》五卷,附《纠谬》一卷　存　1602

明江宁焦竑(弱侯,澹园)撰

自序曰:自书契以来,靡不以稽古右文为盛节,见于方策可考已。我太祖高皇帝伐燕,首命大将军收秘书监图书及太常法服祭器仪象版籍,既定燕,复诏求四方遗书。永乐移都北平,命学士陈循辇文渊阁书以从,且辅轩之使四方搜讨。其时睿藻宸章,既悬象魏,而延阁广内之藏,如触目琳琅,莫可注视,何其盛也!累朝通集库、皇史宬,所在充牣,而宣德以来,世际升平,笃念文雅,广寒、清暑二殿及东西琼岛,游观所至,悉置坟典。迨鸡林、土蕃,遣使求书,文教远播,直与奎壁日月激冲光明,而委宛羽陵之有方之蔑如矣。繇此观之,运徂则铅椠息,洽盛则典策兴,盖不独人主风尚系之,而世道亦往往以为候,可无志哉?刘歆《七略》类例精已,荀勖乃更著新录,析为四部,合兵书、术数、方伎于诸子,春秋之内,别出史记,经子文赋一仍其旧。繇近世史籍猥众,若循《七略》,多寡不均,故谢灵运、任昉悉以勖例铨书,良谓此也。今之所录,亦准勖例,以当代见存之书,统于四部,而御制诸书则冠其首焉。史官焦竑序。

《医家类小序》曰:医经昉于《素问》,经方原于《本草》,《七略》分二家,实王官之一守也。许嗣宗曰:医特意耳,脉候幽而难明,吾意所解,口不能宣也,虚著方剂,于世何益?顾自六尘伐性,七窦移情,卫生亏摄,机速靥痿,求缓龄于金液,假息于银丸,则五色所书,鸿宝所录,又可尽废邪?第方匪对证,药或误人。语曰:疾不治,得中医。非虚言也。代历古今,篇籍猥众,今稍稍次之,为医家。

《四库全书提要》曰:《国史经籍志》六卷,明焦竑撰。竑有《易筌》,已著录。是书首列《制书类》,凡御制及中宫著作,记注、时政、敕修诸书皆附焉;余分经、史、子、集四部;末附《纠缪》一卷,则驳正《汉书》《隋书》《唐书》《宋史》诸《艺文志》,及《四库书目》、《崇文总目》、郑樵《艺文略》、马端临《经籍考》、晁公武《读书志》诸家分门之误。盖万历间陈于陛议修国史,引竑专领其事,书未成而罢,仅成此志,故仍以"国史"为名。顾其书丛抄旧目,无所考核,不论存亡,率尔滥载,古来目录,惟是书最不足凭。世以竑负博物之名,莫之敢诘,往往贻误后生。其谲词炫世,又甚于杨慎之《丹铅录》矣。

时觉按:焦竑撰《国史经籍志》六卷,万历三十年初刊,前有自序,正文五卷,经子史集四部之上,列"制书"一部,五部五十二大类,又分三百二十二小类,下录书目,各详卷数,亦注撰作者名氏,小类之下有小序归纳主旨。卷四子部医家类下分经论、明堂针灸、本草、种采炮炙、方书、单方、夷方、寒食散、伤寒、脚气、杂病、疮肿、眼疾、口齿、妇人、小儿、岭南方等十七小类,载录医书七百三十六种,末附小叙,录如上。卷三史部食货

类有食经、种艺、豢养等小类，载录食疗、药物、兽医书目如《食经》《崔氏食经》与《南方草木状》《治马经》等五十八种。两类合计七百九十四种。另外，道家类有胎息、内视、吐纳、导引、辟谷、内外丹、金石药等，与医学、药物、养生颇多关系，尚未计入，亦可参考。是书收于《丛书集成初编》《粤雅堂丛书》。

《脉望馆书目》不分卷 存 1624

清常熟赵开美（玄度，如白，清常道人）撰

时觉按：赵开美，又名琦美，字玄度，一字如白，号清常道人，江苏常熟人。编自家藏书为《脉望馆书目》，循杨士奇《文渊阁书目》例，以《千字文》“天地玄黄，宇宙洪荒，日月盈昃，辰宿列张，寒来暑往，秋收冬藏，闰余成岁，律吕调”排次，自“天”至“调”三十一号记三十一橱，逐字逐橱登记编目，成此书目。虽不按四部分类，实则天地两橱为经部，玄至盈十一橱为史部，昃至暑八橱为子部，往至闰六橱为集部，余至调六橱为宋元残帙、佛经、旧板、画帖等，亦不离四部藩篱。辰字号即第十三橱为医家类，载录医书二百三十四部，七百七十四本，更细分医总、本草、素问、脉诀、伤寒、小儿、针灸、外科、养生、女科、眼科、风科、祝由、按摩、医马等十五小类。此外，余字号第二十六橱载录宋元医书残帙六部十二本；律字号第二十九橱载录旧板医书三种二十九本，合计二百四十三部八百余本。原书无卷数，收于《涵芬楼秘籍》分四册，又收于《玉简斋丛书》。赵开美并勤于校刻图书，万历间校刻覆宋板《伤寒论》，刻《仲景全书》四种二十六卷，医家奉为珍本。赵氏开藏书、著录书目之先河，其后，常熟藏书名家名楼、目录名著绵延不绝，由明至清直至民国，盛极一时。钱谦益建绛云楼，撰《绛云楼书目》四卷，于医家类、农家类载录医书、食养书目一百四十六部，收于《丛书集成初编》；毛晋建汲古阁，其子毛扆撰《汲古阁珍藏秘本书目》，载医家类书目一十六部，收于《丛书集成初编》；钱曾建述古堂，撰《述古堂藏书目》四卷，于医家类、服食类、政刑类载录医书、食养、法医书目一百十一部，附载《宋版书目》有《外台秘要》等六部，共一百十七部，又有《读书敏求志》四卷，载录医书、食养、摄生书目四十八部，多见于《述古堂藏书目》，二书收于《丛书集成初编》；孙从添建上善堂，撰《上善堂书目》一卷，又名《上善堂宋元版精钞旧钞书目》，载医家类书目二十四部，其中宋版三部、元版九部、名人钞本六部、景宋钞本二部、旧钞本三部、校本一部，并撰医书《活人精论》，收于《湫漻斋丛书》；张金吾建爱日精庐，撰《爱日精庐藏书志》三十六卷，载医家类书目一十九部，其中宋元明版十部、影钞宋金元刊本四部、明刻钞补一部、钞本四部，《续志》四卷，载钞本《本草元命苞》一部，有道光七年张氏自刻本与光绪十三年吴县灵芬阁木活字本；赵宗建有旧山楼，撰《旧山楼书目》《补录》《藏书记》，共载录医家类书目一十九部，多珍本秘籍，1957年古典文学出版社有排印本；瞿氏铁琴铜剑楼，瞿绍基、瞿镛、瞿秉浚、秉渊、瞿启甲、瞿凤起，祖孙五代藏书护书，尤为感人，撰《铁琴铜剑楼藏书目录》二十四卷，于医家类、谱录类载医书、食养书目三十九部，注释明晰，考辨精详，有光绪二十四年刻本，并收于《铁琴铜剑楼丛书》。

《古今医籍志》佚 1697

清云间王宏翰（惠源，浩然子）撰

时觉按：《中国医籍考》卷七十九载录，“未见”；民国二十二年《吴县志·艺文考七》之《流寓》载录。今不见。

《古今图书集成·诸子部》一卷 存 1725

清常熟蒋廷锡（扬孙，西谷），闽侯陈梦雷（则震，省斋）奉敕编

时觉按：《诸子部》属《古今图书集成·理学汇编·经籍典》，载录历代有关方技、医籍书目，包括多种书目文献的医药与养生书目。

《补后汉书艺文志》十卷 存 1796？

清江宁顾櫰三（秋碧）撰

时觉按：范晔《后汉书》无《艺文志》，顾氏为之补撰，按经史子集四部，析为二十七类，载录书目八百二十余条。其卷八子部医家类载录医书二十五种，各详卷数，引文注释。书成于乾嘉间，民国时收于《金陵丛书》《二十五史补编》。光绪十五年，山阴姚振宗撰《后汉艺文志》四卷，载书目一千一百余种，其卷三子部医家类载录医书二十四种；光绪十五年，常熟曾朴撰《补后汉艺文志并考》十一卷，分内外两篇，内篇按六

艺、记传、子兵、文翰、术数、方伎六志分类，外篇载道佛志诸书，七志载录书目五百九十部，其卷九“方伎志考”载医经七部十六卷、经方七部二十九卷，凡十四部四十五卷。姚、曾二书亦收于《二十五史补编》。

《补五代史艺文志》一卷　存　1796？

清江宁顾櫰三(秋碧)撰

自序曰：学校者，国家之矩范，人伦之基址也。唐末大乱，干戈相寻，海寓鼎沸，斯民不复见诗书礼乐之化，而桥门璧水，鞠为茂草。一时称王称帝者，狗偷鼠窃，负乘致戎，何暇驰驱艺文之林，揽辔道德之府，彬彬郁郁，久道化成乎？盖图书之厄至此极矣。天祐斯文，不绝如缕，其时深心好古之士摧锋幕府，对扬王庭，莫不截楮晨钞，然脂瞑诵。蜀毋昭裔创为镂板，遂有九经文选之刻；而楚天策学士彭玕亦遣人入洛，访求石经。天成中，仿唐石经制作印板于国子监，其后屡下购书之令；至广顺中，而板本流布，经籍盛行，俾学者无笔札之劳，获观古人全书，虽衰朝之创兴，实万世之良法也。窃谓文章之盛衰，可以卜世运之兴替，南唐跨有江淮，鸠集坟典，后主开宏文馆，置诗易博士于秦淮，设国子监，横经齿胄者千余人，后复置庐山国学，所统州县亦往往立学。方是时，废立如吴越，弑逆如南汉，叛亲如闽楚，而南唐兄弟辑睦，君臣乂安，衣冠文物甲于中原，不可谓非好文之效也。宋乾德元年平荆南，诏收高氏图籍以实三馆；三年，命右拾遗孙逢吉往西川取蜀法物图籍，得书万三千卷；开宝九年平江南，命太子洗马吕龟祥就金陵籍图书，得书十余万卷，分配三馆及学士舍人院。其书校雠精审，编帙完具，与他国书不同。而赵元考家藏有澄心堂书三千卷，上有建业文房之印，钱俶归朝，遣使收其图籍，悉送馆阁。凡此皆五代图籍之可考者也，然迄今观《崇文总目》及《宋史》所载，无从区别为五代诸国所藏之书，今仅据五代人所自为书，广为搜辑，仿前史经史子集例，分类而条列之，名曰《艺文志》云尔。

时觉按：书成于乾嘉间，收于《仰视千七百二十九鹤斋丛书》《金陵丛刻》《金陵丛书》《史学丛书》《丛书集成初编》《二十五史补编》。全书著录书目七百三十三部，每书标明书目、卷数，下注作者名氏，间附按语略为诠释。书无医家医方门类，而“格令类”和凝《疑狱集》三卷；“技术类”陈元京《要术》一卷、吴群《意医记历》一卷、罗普宣《广政集灵宝方》一百卷、周挺《产保方》三卷、《保童方》一卷、韩保升《增注蜀本草图经》二十卷、高阳生《脉诀》二卷；“杂家类”李筌《阴符经注》一卷、僧赞宁《物类相感志》一卷、韩鄂《四时纂要》十卷，凡十一种一百四十三卷，为医书或医学相关书。

《续通志·艺文略》八卷，《清朝通志·艺文略》八卷　存　1785

清无锡嵇璜(尚佐，拙修)撰

时觉按：乾隆五十年嵇璜奉敕撰《续通志》六百四十卷，《艺文略》八卷为其卷一百五十六至一百六十三；医方类居十二类之第十，为卷一百六十一，载录医书一百三十六部，均出自《四库全书总目》，截止明朝，分脉经、医书、针灸、本草、炮炙、方书、伤寒、脚气、杂病、疮肿、妇人、小儿、食经等十三小类。又继《续通志》为《清朝通志》一百二十六卷，《清朝通志艺文略》八卷为其卷九十七至一百零四。医方类居十二类之第十，为卷一百零二，载录清朝医书四十四部，均出自《四库全书总目》，分两门，医书门载录《御纂医宗金鉴》至《素问微蕴》三十八部，方书门自《绛雪园古方选注》至《玉楸药解》载录六部。二书有商务印书馆《十通》本。拘于《四库全书》而不越其范围，故于医书目录而言，其应用价值无多。

《续文献通考·经籍考》五十八卷，《清朝文献通考·经籍考》二十八卷　存　1784

清无锡嵇璜(尚佐，拙修)撰

时觉按：元马端临《文献通考》止于宋嘉定年间，且未及辽、金，乾隆四十九年嵇璜撰成《续文献通考》二百五十卷，补辑宋后及辽、金、元、明文献，《经籍考》五十八卷，为其卷一百四十一至一百九十八，分经子史集四部五十三类，各以朝代先后次序，列载书目，每书上冠撰人名氏，下载卷数，各附考略按语。子部医家书目一卷，为全书卷一百八十四，首援马氏旧例载《宋志》《明志》所载医书总数，下循宋、金、元、明次序收录医书一百十八部。又继《续文献通考》为《清朝文献通考》三百卷，《清朝文献通考经籍考》二十八卷为其卷二百十一至二百三十八；医方类书目为卷二百二十九，载录清朝医书四十五部。二书与《续通志艺文略》《清朝通志艺文略》类同，亦出自《四库全书总目》，却远未及《四库全书总目》详明，不过承前人之绪，略备一格而已。嵇璜为水利专家，为此修史编目之事，亦勉为其难。民初，南浔刘锦藻字征如，撰《清朝续文献通考》四百卷,《经籍考》二十六卷,为其卷二百五十七至二百八十二,前有按语阐述经籍著录体例,分经子史集四部五十五类,列载书目,每书各详卷数,下注撰人名氏及其里籍、官衔,时有简略按语评隲。子部医家书目一卷,为全书卷二百七十五,收录医书八十三条九十一部,另有散见他类者,法家类有《洗冤录详义》及《摭遗》,谱录类有《随园食单》《随息居饮食谱》《药房心语》归饮馔之属,《参谱》《植物名实图考》及《长编》归草木虫鱼之属,共八十九条九十部。以上三书均收于《十通》与《万有文库》,有商务印书馆本。

《宋史艺文志补》一卷,《补辽金元艺文志》一卷　存　1795?

清上元倪灿(闇公,雁园)原撰,仁和卢文弨(绍弓,矶渔,檠斋,抱经先生)订正

卢文弨序曰:《宋史》本有《艺文志》,咸淳以来,尚多缺略,至辽金元三史则并不志艺文。本朝康熙年间,议修《明史》,时史官有欲仿《隋书》兼《五代史志》之例而为之补者。余得其底稿,乃上元倪灿闇公所纂辑也。今俗间传有温陵黄虞稷俞邰《千顷堂书目》本,搜采虽富而体例似不及倪本之正,近则书目又为坊贾钞胥纷乱删落,更无足观。今略为订正,且合之余友海宁吴骞槎客校本,庶为完善,亟为传之,以补四代史志之阙,具载倪序于首,使后人知其初意如此。宋有志而补之,辽金元本无志,故今所录,各自为编云。卢文弨撰。

时觉按:清康熙间,倪灿仿《隋书经籍志》之例,著录南宋咸淳以至辽金元、明代书目,为《明史艺文志》;然而《明史》取断代体例,故不得采用。乾隆间,卢文弨以倪氏原稿订正分编,为《宋史艺文志补》一卷,《补辽金元艺文志》一卷。《宋史艺文志补》前有倪灿自序,仍题为《明史艺文志序》,述其著书始末初意,全书著录书目八百十八部,一万二千七百四十二卷,子部之九医方类载录医书七家十七部共一百七十三卷。《补辽金元艺文志》著录一千七百一十家之书目二千一百三十七部,二万二千二百二十卷,子部医方类载录金元医书四十五家一百零五部八百三十二卷;史部食货类载录元代《常普兰溪饮膳正要》等等食疗兽医书目六部,史部刑政类载录元代郑克《折狱龟鉴》二十卷、东瓯王氏《平冤录》三卷,然无辽代医书著录。二书并收于《抱经堂丛书》《广雅书局丛书》《史学丛书》《丛书集成初编》《二十五史补编》等。乾隆间,江都金门诏撰《补三史艺文志》,子部医家类载录医书辽代二部、金代十一部、元代四部,共九家十七部,可补倪氏之缺,收于《昭代丛书》《广雅书局丛书》《丛书集成初编》《二十五史补编》等。光绪间,江阴缪荃孙撰《辽艺文志》,补直鲁古《针灸脉诀书》一卷;吴县王仁俊撰《辽史艺文志补证》,补充直鲁古《针灸书》一卷及《脉经》、耶律庶成《方脉书》;民国间,南海黄任恒撰《补辽史艺文志》,补直鲁古《脉诀针灸书》一卷、耶律庶成《方脉书译》。三书均收录于《二十五史补编》。

《百宋一廛书录》一卷　存　1803

清长洲黄丕烈(绍武,荛圃,复翁,佞宋主人)撰

自序曰:予喜聚书,必购旧刻,昔人佞宋之讥,有同情焉。每流览诸家书目,以求古书源流。如述古、汲古最为珍秘,然其中亦不能尽载宋刻。即《延令宋板书目》,亦以宋先之,其后亦不无兼收并蓄也。尝闻昆山徐氏有《小楼书目》,出于传是楼,外以为尽录宋板,惜家无其书,未能一一寓目焉。十余年来,究心载籍,欲仿宋人晁、陈两家例,辑录一书,系以题识,名曰《所见古书录》,究苦择焉而不精、语焉而不详,故迁延未成。适因迁居东城县桥,重理旧籍,特裒集宋刻本汇藏一室,先成簿记,谓之《百宋一厘书录》,"厘"本"廛"字,顾南雅庶常为余题字,取唐碑缠、瀍等字例易之,从省文也。此百种中,完者半,缺者半,皆世所罕秘者,不但时刻恶钞未可同日而语,即影写宋本不能附骥以行。此则区区佞宋之私,诚无以自解于世者耳。嘉庆癸亥六月二十有七日,荛翁黄丕烈识。

时觉按:黄丕烈广聚宋版古钞,汇集一室曰"百宋一廛",嘉庆八年录为簿记名《百宋一廛书录》,著录宋版古籍一百一十二种,有医书《外台秘要》《新雕孙真人千金方》《十便良方》《伤寒要旨药方》《重校正活人书》《产科备要》《儒门事亲》七种,每书备录卷帙、版式、序跋、收藏印记,亦考究始末。次年,顾广圻为作《百宋一廛赋》,黄氏自为注解,所赋医书同《书录》。嘉庆十七年,黄氏又撰《求古居宋本书目》,谓:《百宋一廛赋》后所收俱登此目,内有《赋》载而已易出者,兹目不列。《书目》载录医书十八种,较《百宋一廛书录》增《刘涓子鬼遗方》《史载之方》《洪氏集验方》《幼幼新书》《洗冤集录》《伤寒总病论》《本事方》《棠阴比事》《小儿方》,另有《伤寒活人书》、《幼幼新书》残本,共增十一种。

《士礼居藏书题跋记》六卷，《续录》二卷　存　1882

清长洲黄丕烈（绍武，荛圃，复翁，佞宋主人）撰，吴县潘祖荫（在钟，伯寅，郑盦）辑，江阴缪荃孙（炎之，筱珊，艺风）续录

江标《士礼居藏书题跋记续录》序曰：余既集荛圃先生题跋事迹为先生年谱成，复向江阴缪筱珊前辈借得《续辑藏书题跋》而刻之。前辈搜辑之勤，诚亦不负先生矣。余尝谓藏书有派，而苏州为最精。苏州之精，前有毛钱，后有黄顾，今则知之者稀矣。世方以泰西之学为新学，弃此等事如宿垢，今得缪前辈搜辑之勤，而标复录付刻工，俾苏州藏书之派绝而未绝，岂仅传先生一家之言而已哉？前辈江阴人，江阴藏书之派出自毛氏，仍苏州派也。合并记之。丙申十一月，苏州江标记。

时觉按：黄丕烈究心载籍，毕生撰写藏书题识甚多，惜未能汇辑结集，身后散失殆尽。后潘祖荫、缪荃孙先后搜求，纂辑成编，保留了此项宝贵资料。潘祖荫辑《士礼居藏书题跋记》，按四部类分书目，每书各详卷数、版本，下载黄氏题跋原文，计收三百四十一篇，其中医书十家二十一种，有题跋十篇，分别为《棠阴比事》《宋提刑洗冤录》《孙真人千金方》《普济方》《普济本事方》《史载之方》《卫生家宝产科备要》每种各一篇，《新编张仲景注解伤寒百证歌》及《发微论》二种、《太医张子和先生儒门事亲》等八种、《新刊河间刘守真伤寒直格》等四种，各为一家，各有题跋一篇。光绪二十一年，缪荃孙辑《士礼居藏书题跋记续录》，收录黄氏题跋七十篇，其中医书一种《玄珠密语》，有题跋一篇。

《荛圃藏书题识》十卷，《续录》四卷，《再续录》三卷　存　1882

清长洲黄丕烈（绍武，荛圃，复翁，佞宋主人）撰，江阴缪荃孙（炎之，筱珊，艺风）辑，民国吴县王大隆（欣夫，补安）续录

缪荃孙《荛圃藏书题识》序曰：江南藏书之风，创自虞山绛云楼，汲古阁为最，后皆萃于泰兴季氏。乾嘉以来，推长洲黄荛圃为大宗，搜弃不下钱、毛、季三家。先生意欲辑《所见古书录》，将所藏为正编，所见而未藏者为附录，一宋椠，二元椠，三毛钞，四旧钞，五杂旧刻，并未编定。身后瞿木夫分为二十卷稿本，亦不知归何所。顾千里为作《百宋一廛赋》，而荛圃注之，名为百宋，实则一百二十六种。百宋之外，又得多种，曰《求古居书目》，拟再得百种，倩涧苹作后赋，掩皕之愿，见之前篇。其题识于版本之后先，篇第之多寡，音训之异同，字画之增损，授受之源流，翻摹之本末，下至行幅之疏密广狭，装缀之精粗敝好，莫不心营目识，条分缕析。跋一书，而其书之形状如在目前，非《敏求记》空发议论可比。荃孙同治戊辰在四川书局读《北江诗话》，知藏书有五等，同事钱徐山年丈更津津乐道荛圃不置，随即购得《士礼居丛书》，宝之如拱璧。丙子，通籍潘文勤师以黄氏题跋八十篇，云钞自聊城杨氏，属为排比前后，将刻入《滂喜斋丛书》。荃孙少之。时乞假入川，因怀其稿游江浙，钞之于罟里瞿氏、钱塘丁氏、归安陆氏、仁和朱氏。时于坊间得一二种，即手钞之。回京刊行，即初刻三百五十二篇也。后又钞之归安姚氏、德化李氏、湘潭袁氏、巴陵方氏、揭阳丁氏，荃孙亦收得十余种，录成二册。江建霞借一册去，刻于湘南，尚有一册，建霞不知也。而跋及封面，均云缪氏辑本，并不掠美。近人云江氏钞于新阳赵氏。赵氏书荃孙亦钞得一二种，至少之数。后一册邓秋湄印行。吾友长洲章式之、仁和吴印臣拟荟萃为一编。据所见书，辑得若干。荃孙又钞之乌程张氏刘氏、松江韩氏、海盐张氏。式之重编十卷，共六百二十二篇，而重刻之金陵。始丙辰，迄己未，始成。另辑刻书跋一卷附后。荃孙寝馈其中，盖四十年矣。明知此事亦无尽期，如有所得，当再续之。刻毕而识先生之精语，曰即一目录之学，涉笔愈知其难，遑论其他。又曰昔人不轻借书与人，恐其秘本流传之广，此鄙陋之见，何足语藏书之道。又曰识书之道在广见博闻，所以多留重本。又曰古书源委，必藉他书以证明之。又曰凡旧板模糊处，最忌以新板填补。又曰举宋刻之残鳞片甲，尽登簿录。此百宋一廛收残本四十二种，在在为后学开示门径。至先生目录收藏之外，于跋中偶有遗漏讹错，一时检点不到，不足为先生病也。岁次屠维协洽，江阴缪荃孙序。

时觉按：缪荃孙汇辑诸家为《荛圃藏书题识》，集黄氏题识六百二十余篇，卷四子部载录医书十八家三十种，有题识十八篇。潘祖荫《士礼居藏书题跋记》所载十家二十一种、缪氏《士礼居藏书题跋记续录》所载《玄珠密语》一种，其题跋十一篇均在所载。此外尚载录《伤寒要旨》二卷、《广成先生玉函经》一卷、《医说》十卷、《活幼新书》三卷、《陶华伤寒六书》六卷，各撰题识一篇；而《宋提刑洗冤集录》五卷因版本不同，附有《圣朝颁降新例》，另撰题识一篇；《伤寒明理论》三卷、《伤寒明理论方》一卷，则二种同属一家，亦撰题识一篇。凡七家八种，有题识七篇。民国有刊本，1991 年江苏广陵古籍刻印社据此影印。民国二十二年，王大

隆辑《荛圃藏书题识续录》四卷,辑录黄氏题识一百十七篇,其中医书题识四篇:《广成先生玉函经》《医说》《洪氏集验方》《杨仁斋直指方论》,前二书因缪荃孙所辑分别误脱三百三十七字、七十六字,为之补录。民国二十九年,王大隆又辑《荛圃藏书题识再续录》三卷,无涉医内容。《续录》《再续录》有民国学礼斋《黄顾遗书》刻本,2012 年上海古籍出版社合《荛圃藏书题识》收于《黄丕烈藏书题跋集》,点校出版竖排繁体本。

《平津馆鉴藏记》三卷,附《补遗》一卷,《续编》一卷 存 1808

清阳湖孙星衍(季逑,渊如)撰

自序曰:《平津馆鉴藏记》三卷,洪明经颐煊助予写录成帙,凡刊刻年代人名、前后序跋、收藏图印,悉具于册。余参藩东省,驻节安德,与江左一水相通,因择要用书籍携载行笈,每年转粟东归,公事多暇,辄与同舍诸名士校订撰述,以销永日,于家园藏书才十之四五耳。曩余游苏杭及官京师时,所见秘府及市肆旧本甚多,既不能购写,及官外台,岁秩优厚,又以地僻无所得。先后从翰林院存贮底本及浙江文澜阁写录难得之书,或友人远致古籍,酬以重值,颇有善本及秘府未收之本。阮抚院既补采四库遗书,进呈乙览,蒙御题《宛委别藏》以贮之,或从余写录世间未有古书以图续进。念古今藏书家率阅数十年、一二世而散佚,独范氏天一阁传最久,亦未全备。伏读《天禄琳琅书目》,知捐金藏珠之盛世,惟以稽古右文为宝,监司不贡方物,无阶附呈,异时拟以善本及难得本,汇请名大府进御,存其剩本藏于家祠,不为已有,庶永其传。复恐后人无所稽核,故为之目,又为《鉴藏书记》备考,至此外家藏旧版,尚有可观,俟归里后续记为后篇。或疑其好古之僻,则非知我者。太岁戊辰四月七日,孙星衍撰于河西务舟次。

时觉按:是书及《补遗》《续编》均以古籍版本品属分类,为宋版、元版、明版及诸写本、外藩本,诸书各详卷数,凡刊刻年代、人名及前后序跋、收藏行款图印,一一载录。载录医书三十一种,计宋版一种、元版六种、明版八种、诸写本十四种、外藩本一种,每书之下述其主旨,尤重于考校其版本流传。先是,嘉庆五年撰《孙氏祠堂书目》七卷,载录医书七十五种,仅录其卷数、撰人与版本;《廉石居藏书记》二卷,载录医书十三种,录其卷数,亦撰文考究。诸书均收于《丛书集成初编》。

《医书题解录》一卷,《医书总录》 佚 1812

清歙县罗浩(养斋)撰(侨居海州、扬州)

自序曰:《内经》创自黄帝、岐伯,其法既古,其事甚重。汉唐以来,列入方技,儒者罕习之,故历代著述虽广,遗失不传者为多。计考史籍,古今医书除浅陋不经之外,计一千四百余种,今所传者不及其半,又皆近代所著录,良可慨矣。予向积数十年之功,为《医书总录》,又以素所学习者为《医书题解录》一卷,以附于后。其有精义而少传者,则表而彰之,如汪心谷《医学质疑》、王养吾《晰微补化》之类是也;有偏僻而精华可摘者,则提而论之,如褚澄之《褚氏遗书》、王节斋之《明医杂著》之类是也;有名家之书为后贤讪诮者,则辩而正之,如张子和《儒门事亲》、朱丹溪《格致余论》之类是也;有广行之书而瑕瑜互见者,则指而非之,如张会卿之《景岳全书》、喻嘉言之《医门法律》之类是也。他如成氏之解伤寒,循经作注,非后人所能及;方氏不体古人文意,而倡始变易之;王氏之注《素问》,大醇小疵,较诸家为独精;吴氏只知自逞私见,以句读倒置之,是皆为妄。《本草崇原》论药,宗古而得其真;《诊宗三昧》论脉,推悟独臻其妙,实能卓立成家,昭著千古。凡此之类,不可胜计。予念韫椟之藏玉,匿采韬光,慨鱼目之混珠,以真杂伪。既录其书,因题其后,并序鄙意于其端云。

时觉按:是书今佚,序载罗氏《医经余论》,序中并及《医书总录》亦未之见。罗浩字养斋,歙人,家于海州。博学多才艺,而精于医,曾著《扬州闻见录》,《医经余论》后附有《医林杂咏》三十首。

《医经书目》八卷 佚 1840

清武进邹澍(润安,闰庵)撰

光绪五年《武进阳湖县志·人物》曰:邹澍,字润安,家贫,刻苦自励,于书无所不窥,顾隐于医以自给。道光元年诏举山林隐逸,有议以澍名上者,澍固辞,乃止。澍通知天文推步、地理形势沿革,诗古文亦卓然成家,而卒皆不自表襮。所著亦以医家言为多,世遂以医目之,不足以尽澍也。

时觉按:光绪五年《武进阳湖县志·艺文》载录,注"佚"。

《医学读书志》二卷，《医学读书附志》一卷　存　1851

清武进曹禾(畸庵)撰

自序曰：古医以拯危为务，故尚学术，今医以挎利为务，学术不讲久矣。惟曰：医者意也。夫医者意也，在人思虑，出《唐书·许胤宗传》。胤宗，陈隋名医，治疗若神，人求其著作，因以此语发端，而述别脉、识病、用药之难，不敢著书，非令人不尚学术也。医为先王之一政，周设医师，校医学术之良劣，民无夭札。医经、经方、本草，实当时学术之源，至汉尤为尊重，故仓公之对孝文，莫不井然合度。仲圣具天纵之才，恐去古日远，学术渐歧，乃博采诸家，束繁归简，成《伤寒卒病论》，为万世医方之祖。运移汉祚，几亡兵燹，赖晋高平王氏辑残缮整，一火传薪。迨至宋齐，歧分遂众。治医经者，晋有皇甫谧，隋有全元起、巢元方，唐有王冰；治经方者，魏有华佗、吴普，晋有葛洪，宋齐有徐氏四杰，唐有孙思邈、甄立言、王焘；治本草者，魏有李当之，齐有徐之才，梁有陶弘景，隋有甄权，唐有苏敬、孟诜、陈藏器。宋祖御字，高继冲编上《伤寒论》，始别成一家，与医经、经方、本草三家并传。于是治经方者，有陈言、许叔微、严用和、陈自明；治本草者，有大明、唐慎微、寇宗奭；治伤寒者，有朱肱、庞安时、郭雍。嗣后刘完素、张元素崛起于金，撰医方以配医经，实悖医经本旨。而张从正、李杲、罗天益、王好古、罗知悌、朱震亨、徐彦纯、王履、戴原礼等，南北分宗，递相授受，遂成门户结习。幸成无己当刘张时独注《伤寒》，赵以德受丹溪业，反注《金匮》。滑寿、倪维德淑艾四子，一注《难经》，一参龙树。吕复博考群经古方，齐德之崇尚《病源》《千金》。皆当时之砥柱也。前明薛己、张介宾、缪希雍、孙一奎、王肯堂、李时珍等，沿金元结习，夸多斗靡，各争门户，以矜独解。然卢复、刘若金，穷物理以治本草，方有执、喻昌，研章句以治伤寒，皆守学术之正。因瑕瑜并存，更绎我朝治医经、经方、伤寒、本草者十六家，各加论断，成《医学读书志》九十九篇。自今伊始，读其书知其人矣，然妄议前修，按图索骥，其咎肇于此乎？咸丰元年春仲，武进曹禾。

刘汝航跋曰：陶靖节先生读书不求甚解，非不求解也，特其天资敏捷，不借穷研冥索，自能融会贯通耳。畸庵业师，初习金元刘、张、李、朱、立斋、损庵、东璧之学，久悟其非，乃转求医经、经方、伤寒、本草，著《疡医雅言》及《豆疹索隐》。又悉取所储医书史传，研求大旨，考核行履，为《读书志》九十九篇，一秉虚衷，不淆群议，绝去固执穿凿之弊，非敏捷者不能，愿与真求解者共读而共解之，庶得偕升古人之堂，偕入古人之室。然求而得其解者，必以为古人之诤臣，不得其解者，必以为古人之罪臣。是则攸系民生之幸与不幸，而夫子寿人之心，终归不朽矣！咸丰元年上巳日，门人阳湖刘汝航谨跋。

光绪十三年《武阳志余·经籍中》曰：《医学读书志》二卷、《附志》一卷。医书之载于历史志及录人《四库》者，斑斑可考。是编溯其源本，别其流派，使数千年授受洞如观火。始伏羲，迄国朝邹澍，共九十九篇，各加论断，一百十二家，补一家。计《三坟》及列朝敕撰之书七十一种，三千八百四十四卷；历代名医四百一十六种，三千八百七十三卷。《附志》所著《考证解》六篇，与门人论医之说。

时觉按：有清刻本藏中国中医科学院、上海中医药大学与上海中华医学会，1981 年中医古籍出版社有排印本《医学读书志》出版，2015 年中国中医药出版社则连同《附志》一并出版。收于《双梧书屋医书四种》。

《补晋书艺文志》四卷，附《补遗》《附录》《刊误》各一卷　存　1895

清常熟丁秉衡(国钧)撰，常熟丁辰补注

时觉按：唐初修《晋书》未志艺文，此以补其阙略。载录西晋泰始元年至东晋元熙己未即公元 265 年至 419 年一百五十五年间艺文经籍。按经史子集四部，析为三十九类，并释道二家，载录书目一千七百五十四部，各详卷数，旁注撰人，下载出处，略加考证。其卷三丙部子医方类，载录医书九家二十五部。《补遗》一卷，子部补录医书《金匮玉函经》等四部，释道书中补遗《崔中书黄素方》一部；《附录》一卷，分存疑、黜伪二目，存疑有张湛《养生集要》等四部，黜伪有罗什《耆婆脉诀注》一部；《刊误》一卷，丙部有《王叔和脉诀》《金匮要略方》刊误二条。收于《广雅书局丛书》《丛书集成初编》与《二十五史补编》。《二十五史补编》并收有多种《补晋书艺文志》，均以经史子集四部分类，载录书目不等。光绪十四年，上海秦荣光字炳如，号月汀，撰成四卷四部，分四十一类，载录二千七百余种，卷三子部医家类载录医书十六家四十种；光绪中叶，萍乡文廷式字芸阁，号道希、纯常子，撰为六卷，卷四子部医家类载录医书二十家三十七部，神仙家类载《抱朴子神仙服食药方》《抱朴子养生论》；钱塘吴士鉴，字炯斋，撰《补晋书经籍志》四卷，其卷三丙部子医家类载录医书十一家二十八种；民初善化黄逢元，字木父，号潜庐，撰成四卷，其卷三丙部子医方类载录医书十三家三十五部。

《历代医学书目提要》不分卷　存　1903

清无锡丁福保(仲祜,畴隐居士)撰

自序曰:《历代医学书目》,其第一类曰《素问》《灵枢》,凡六十一种;第二类曰《难经》,凡十七种;第三类曰《甲乙经》,凡三种;第四类曰《本草》,凡百五十九种,种采炮制附焉;第五类曰《伤寒》,凡百一十种;第六类曰《金匮》,凡一十九种;第七类曰《脉经》,凡九十七种,太素脉附焉;第八类曰五脏,凡三十三种,骨与经络附焉;第九类曰《明堂针灸》,凡八十五种;第十类曰方书及寒食散,凡三百七种;第十一类曰疾病,总凡二百三种,皆一书兼备数科,不能分隶者也;第十二类曰妇科,凡五十六种,而胎产居泰半焉;十三类曰小儿科,凡八十七种,而痘疹居少半焉;第十四类曰疮肿,凡五十种,痈疽、瘰疬、发背、痔漏、外伤等,皆属于此;第十五类曰五官,凡三十六种,耳、目、口齿、咽喉等皆属于此;第十六类曰脚气,凡八种;第十七类曰杂病,凡五十二种,痎疟、虚痨、痧症、吐血等皆备焉;第十八类曰医案,凡二十四种,第十九类曰医话,凡一十六种,名医传、医史之类附焉;第二十类曰卫生,凡六十四种,服食、导引之法附焉;第二十一类曰祝由科,凡一十一种,五运六气之说附焉;第二十二类曰兽医,凡六种,退置末简,贵人贱物之义也。缮写既竟,乃为序曰:呜呼!吾国自创制医药后殆四千年,《神农本草》为药物学之鼻祖,《素问》记受病之源及治病之法,为内科学之权舆,《灵枢》明经络脏腑之为用及疾病之所由来,为针灸家之导师。秦越人采《素》《灵》之精义,设为问答而作《难经》。汉张仲景因建安时十稔间宗族死亡者过半,而作《伤寒》《金匮》。《伤寒》者,非仅治伤寒也,外感之症悉备;《金匮》尤纯乎治杂症之方书耳。唐孙思邈作《千金要方》,王焘作《外台秘要》,二书精深博大,备载各科,《素》《灵》、仲景之学,至此始一变矣。悬数百年,再变而为刘守真之专主寒凉,张子和之专主攻下。三变而为李东垣之偏重脾胃,特制补中益气汤治饮食劳倦、虚人感冒等症。四变而为朱丹溪之补阴,谓阴常不足阳常有余,特创补阴诸丸。刘氏守真、张氏子和、李氏东垣、朱氏丹溪古称之曰金元四大家。后人泥守成方,不求虚实,寒凉攻伐,动辄遗害,明薛立斋、张介宾等乃专主温补以纠卤莽灭裂之弊。至此,盖五变矣。纵观数千年间,周秦前之医学,以《素问》《灵枢》为集大成;两汉前之医学,以《伤寒》《金匮》为集大成;唐以前之经方、秘方及故老相传之学说,多至不可数计,则以《千金》《外台》为集大成。此吾国古来之巨著也。自是以后,若金元四大家,若薛立斋,若张介宾,各主一说,各创一派,咸自树立,未尝不叹其才秀也。洎乎本朝作者益夥,支派益繁,御纂《金鉴》源本《灵》《素》,推崇仲景,博采众论,严于去取,则又集昭代医学之大成者矣。嘉道之间,王氏清任识超往古,力辟纰缪。即于仲景亦有方效论错之说,而毅力未宏其效不著。呜乎!亦时为之欤?咸同时,英人合信氏来粤,著《西医论略》《内科新说》《妇婴新说》《全体新论》等书,此为西医入中国之始。嗣后,嘉约翰译《西药略释》《割症全书》《妇科精蕴》《内科全书》等,尹端模译《医理略述》《病理撮要》《儿科摄要》等,新阳赵先生元益译《儒门医学》《内科理法》《西药大成》等。西人东渐,余波撼荡,侵及医林,此又神农以后四千年以来未有之奇变也。而骙稚之医以通行陋本,坊间歌括,盈脑塞口,聩聩如豕羊酣卧于厝火积薪之上,而坐弃他人之长,推之天演公例,数十年后医界国粹亦不复保存矣。宁不悲欤?我国古今之医籍,为数至多,其间有极效之方,积数千百年之经验,数千百人之精力而成者,其可贵岂凡庸之所能知哉?故不揣梼昧,以曩时之所甄录者特编为医学书目若干卷,厘为若干篇,书佚而仅知其目者,亦附存之,浅陋无精义或目未及睹者,皆不与是。别其门类,序其流派,后之来者,其亦有感于是欤?光绪二十九年八月,无锡丁福保仲祜序。

时觉按:有宣统二年文明书局、民国上海医学书局铅印本藏山东、南京、浙江、重庆图书馆,上海中华医学会。载录医书二十二类一千四百八十七种,各类前有简略说明,每书列著者、卷数,无提要及版本。

《历代医学书目》　未见　1906

清吴县王霖(新之)辑

民国二十二年《吴县志·艺文考四》曰:《历代医学书目》,稿本,不分卷。搜罗极详,有数十册。各家藏书目,各省、府、厅、州、县《艺文志》无不采入。孜孜兀兀,至老不休,真有心人也。身后乏嗣,稿归其婿女,恐终至隐没不传,而有名姓翳如之叹,故详述其事于此。

《吴医汇案·时医里居考》曰:王新之,名霖,从甫里顾桐君学。顾氏藏医籍甚夥,而新之喜博览,自上古迄今历代医书无不寓目,为医界中好学之士。住甫桥西街,后迁小曹家巷。卒于光绪年。

时觉按:据《吴中名医录》,是书有稿本藏苏州中医医院。

《清史稿·艺文志》四卷　存　1927

民国钱塘吴士鉴(䌹斋,公詧),长洲章钰(式之,茗簃)撰,黟县朱师辙(少滨)编辑

《清史稿·艺文志》序略曰:艺文旧例,胥列古籍,清代《总目》,既已博载。兹志著录,取则《明史》,断自清代,四部分类,多从《总目》,审例订讹,间有异撰,清儒著述,《总目》所载,捋采靡遗,《存目》稍芜,斠录从慎。乾隆以前,漏者补之;嘉庆以后,缺者续之。苟有纤疑,则从盖阙。前朝群书,例既弗录,清代辑佚,异乎斯旨,裒纂功深,无殊撰述,故附载焉。

时觉按:民初,设清史馆,赵尔巽、柯劭主其事,民国十六年完成,为《清史稿》五百二十九卷。《艺文志》四卷,则吴士鉴为长编九本,章钰分类,朱师辙改编整理,耗时十余年而成,为《清史稿》卷一百四十五至一百四十八,遵《明史》断代体例,只取清人著述,兼取辑佚古籍。全书四卷,四部四十五类,著录书目九千六百三十三部,十三万八千零七十八卷,每书详载卷数,下注撰人名氏。子部第五类为医家类,载录医书二百三十五种,一千五百零八卷,附载辑佚书《颅囟经》等十九种六十八卷;另第三类法家类载录《疑狱集笺》等七种二十一卷,附载辑佚书宋郑克《折狱龟鉴》一种八卷。二类合计二百六十二种,一千六百零五卷。书前有朱师辙《清史稿艺文志序》,述清代书事,末则撰志体例,节录如上。20世纪50年代中国科学院图书馆武作成先生撰《清史稿艺文志补编》,载录清人著述一万零四百三十八种,1982年中华书局出版《清史稿艺文志及补编》;90年代山东大学王绍曾先生主编《清史稿艺文志拾遗》,增补清人著述五万五千多种,2000年中华书局出版。

上书目类,共三十六种,其中现存三十一种,未见一种,已佚四种。

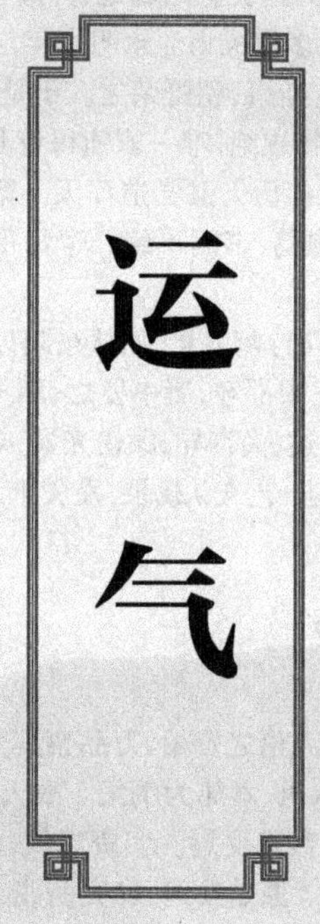

运气

《五行运气》一卷　佚　493？

梁丹阳陶弘景(通明,华阳居士,华阳隐居,贞白先生)撰

万历二十一年《上元县志·人物志一》曰:陶弘景,幼有异操,年十岁得葛洪《神仙传》,昼夜研寻,便有养生之志。谓人曰:仰青天,睹白日,不觉为远矣。未弱冠,齐高帝作相,引为诸王侍读,除奉朝请。虽在朱门,闭影不交外物,唯以披阅为务,朝仪故事多取决焉。永明十年,上表辞禄,诏许之,赐以束帛。及发,公卿祖之于征虏亭,供张甚盛,咸云宋齐以来未有斯事,朝野荣之。于是止于句容之句曲山。永元初,更筑三层楼,弘景处其上,弟子居其中,宾客至其下,与物遂绝,唯一家僮得侍其旁。性好著述,尤明阴阳五行、风角星算、山川地理、方图物产、医术本草。著《帝代年历》,又尝造浑天。梁武帝入建康,议禅代,弘景援图谶,令弟子进之。武帝既早与之游,及即位后,恩礼愈笃,书问不绝。帝每得其书,烧香虔受。天监四年,移居积金东涧。善辟谷导引之法,年逾八十而有壮容。

乾隆十五年《句容县志·人物志下》曰:陶弘景,始从东阳孙岳游,受符图经法,遍历名山,寻访仙药,每经涧谷,必坐卧吟咏,盘桓不已。沈约为东阳郡守,屡书要之,不至。弘景为人圆通谦谨,出处冥会,心如明镜,遇物便了,言无烦舛,有亦辄觉。性好著述,尚奇异,顾惜光景,老而弥笃。

时觉按:光绪三十年续纂《句容县志·艺文》载录,嘉庆十六年《江宁府志·艺文上》作五卷,其卷末《校勘记》谓《宋志》作一卷。

《五行大义》五卷　存　617

隋南兰陵萧吉(文休)撰

自序曰:夫五行者,盖造化之根源,人伦之资始,万品禀其变易,百灵因其感通。本乎阴阳,散乎精像,周竟天地,布极幽明,子午、卯酉为经纬,八风、六律为纲纪。故天有五度以垂象,地有五材以资用,人有五常以表德。万有森罗,以五为度,遇其五者,数则变焉。实资五气,均和四序,孕育百品,陶铸万物。善则五德顺行,三灵炳曜;恶则九功不革,六沴互兴。原始要终,靡究萌兆,是以圣人体于未肇,故设言以筌象,立象以显事。事既悬有,可以象知,象则有滋,滋故生数。数则可纪,象则可形,可形可纪,故其理可假而知,可假而知则龟筮是也。龟则为象,故以日为五行之元;筮则为数,故以辰为五行之主。若夫参辰伏见、日月盈亏、雷动虹出、云行雨施,此天之象也;二十八舍、内外诸官、七曜三光、星分岁次,此天之数也。山川水陆、高下平汙、岳镇河通、风回露蒸,此地之象也;八极四海、三江五湖、九州百郡、千里万顷,此地之数也。礼以节事、乐以和心、爵表章旗、刑用革善,此人之象也;百官以治、万人以立、四教修文、七德阅武,此人之数也。因夫象数,故识五行之始末;藉斯龟筮,乃辨阴阳之吉凶。是以事假象知,物从数立。吉每寻阅坟索,研穷经典,自羲农以来迄于周汉,莫不以五行为政治之本,以蓍龟为善恶之先,所以《传》云:"天生五材,废一不可。"《尚书》曰:"商王受命,狎侮五常,殄弃三政。"故知得之者昌,失之者灭。昔中原丧乱,晋氏南迁,根本之书不足,枝条之学斯盛。虚谈巧笔,兢功于一时;硕学经邦,弃之于万古。末代踵习,风轨遂成。虽复占候之术尚行,皆从左道之说;卜筮之法恒在,爻象之理莫分。月令靡依,时制必爽。失之毫发,千里必差。水旱兴而不辨其由,妖祥作而莫知其趣。非因形像,罕征穷者。观其谬惑,叹其学人,皆信其末而忘本,并举其粗而漏细。古人有云:"登山始见天高,临壑方觉地厚。不闻先圣之道,无以知学者之大。"况乃五行幽邃,安可斐然?今故博采经纬,搜穷简牒,略谈大义。凡二十四段,别而分之,合四十段。二十四者,节数之气;总四十者,五行之成数。始自释名,终于虫鸟,凡配五行,皆在兹义,庶几使斯道不坠,知其始焉。若能治心静志,研其微者,岂直怡神养性,保德全身,亦可弼谐庶政,利安万有,斯故至人之所达也。昔人感物制经,吉今因事述义,异时而作,共轨殊途。叹味道之不齐,求利物之一致。倚焉来哲,补其阙焉。上仪同三司城阳郡开国公萧吉撰。

时觉按:分为二十四篇:卷一释名、辨体性、论数,卷二论相生、论配支干、论相杂、论德、论合、论扶抑、论相克、论刑、论害、论冲破,卷三论杂配,分为六段配五色、配声音、配气味、配脏腑、配五常、配五事,卷四论律吕、论七政、论八卦八风、论情性、论治政,卷五论诸神、论五帝、论诸官、论诸人、论禽虫。有日本元禄十二年己卯(康熙三十八年)井上忠兵卫刻本藏中国中医科学院,民国二十八年上海商务印书馆铅印本藏重庆图书馆,2001年上海书店出版社有繁体横排校注本,收于《宛委别藏》《知不足斋丛书》《常州先哲遗书》《丛书集成》等。南兰陵为今江苏常州。

《医经原旨》 佚 1505？

明无锡徐吾元撰

弘治《无锡县志》卷二十之四《张用谦传》曰：同时有徐吾元，论运气甚精博，有《医经原旨》。

时觉按：康熙二十九年《无锡县志·著述》载录。

《运气占候补遗》一卷 存 1565

明娄东邵弁（伟元，玄沙）撰

邵弁《运气占候》序略曰：间因雠校楼氏《医学纲目》书，览其后有《运气补注》一篇，惜其用意甚勤而尚遗古人占候之法，是以取诸《内经》之旨，列占候十五篇，命曰《运气占候补遗》，以续楼氏之后云。嘉靖乙丑季春日娄东玄沙邵弁伟元识。

时觉按：《医学纲目》卷四十后有《运气占候》及邵弁序。由邵序知《占候》乃其为补楼氏遗而作，《联目》以为楼氏手笔，失考。《中国医籍考》卷八十据《图书集成》载录《运气占候补汇》，"未见"。

《运气发挥》 佚 1566？

明江阴吕夔（大章）撰

道光二十年《江阴县志·人物三》曰：吕夔，字大章，本姓承，依舅氏，从其姓。易儒而医，一时神其术，呼为吕仙。吴中疫，裹药囊，日活百家，全活无算。大吏给章服，不受。嘉靖间，隶太医院。著有《运气发挥》《经络详据》《脉理明辨》《治法捷要》等书。子讲，字明学，读，字明经，医名俱如其父。读子应钟，字元声，太医院吏目，传禁方而变通之，能望气决人死生，或谈笑间疗人痼疾，好客，好山水，好诗。孙文介铭其墓。著有《葆元行览》《世效单方》两书，又有《长春堂诗稿》。

《运气考正》 佚 1591？

明兴化潘弼（梦徵，西泉居士）撰

时觉按：万历十九年《兴化县志·人文之纪上·逸民列传》载录，又名《医学运气考正》，见万历三十二年《扬州府志》卷二十四、康熙十四年《扬州府志》卷二十八、乾隆元年《江南通志》卷一百九十二及咸丰二年《兴化县志》卷九。

《运气略》一卷 存 1609

明盱江张三锡（叔承，嗣泉）撰辑（客居江宁）

自序曰：运气有阴阳，时候有寒暑，平则为正，偏则为邪。人在气中，因虚而感，随感而变病矣。又久晴阳亢，燥热过极，治以润剂，忌行燥药。天久霪雨，湿令大行，宜燥脾土，润剂乃忌。故《素问》曰：不知年之所加，气之盛衰，虚实之所起，不可以为工。今搜采《素》《难》各名家要言，为《运气略》。

时觉按：收于《医学六要》。

《运气指明》二卷 存 1614

明秦邮王三乐（存斋）撰

自序曰：不佞幼龄搦管，弗试于时，退捡百家觇仁术，于医辄向往为。夫医，薄技哉，林摠阽安，愉戚转移，实其厥关匪眇尠也。当仰揆天时，俯察地宜，庶诊脉料剂之间，参于机而符于证，此五运六气所自来也。往牒明公娓娓道之，已挽治术，按疾疴，观形色，象貌盈躯而止耳，得毋迂视气运而弁苴之。窃见造物冯生，瞬息通呼吸，气交与熏，气冲与夷比然。此者运亨征泰，运逆征殃，又比比然者。洵哉植之宗，而派之源，庸得泥末宜本乎？不佞远搜先哲遗言，近采同侪辨议，缘气窥运，缘运索理，黜臆见，屏浮谈，漫者汇之而成款，漏者觅之而缮完，石画者传信而不更，疑似者旁咨而酌定，其间二气之推迁，五行之胜复，十干之衰旺，五音之叶配，气候之依随，星曜之时出，山川之阜秀，风气之刚柔，草木之荣瘁，水族之蠹妖，以应脏腑之经络，脉理之窾綮，靡不图明歌括，纤列缕陈。俾览者约而该，言朝而□，上不孛天道阴阳寒暑之序，下不乖地理东西南北之宜，中不昧人生颇休戚之自，持此诊料，何虞原委关门，标本刺谬？即伊能卢扁再造，或者绢纳为。敢以希指南之宗，聊与二三同志共耀光明云尔，故僭以指明名篇。万历甲寅年孟春月，秦邮后学三乐谨序。

李之藻序略曰：岐黄之学，神而明之，可以资名理，可以寓调燮，然而其道渊懿，总非章句可寻，因之遂成绝学。不谓有潜心观理如存斋王子者，所著《运气指明》，盖于岐黄之学独观其深，故其按症治方，什不失一，而又不靳以其术公之于世，约略其说以便夫世之津梁其道者。吁！其用心可谓仁矣。夫医虽曲技乎，然而仁不涵造化，则生机不透，识不参造化，则生理不明。吾将用王子之术而通其说，于行，水丙辛合化，一六生成，其所坊濬补泄、节旱潦、通漕挽、原委脉络，当亦由是。王子亦能推究所以然与其所以治乎哉？寿民寿国，天下当无二理，今余且行，试问王子抑何不蚤以我我也。万历戊午仲夏之吉，仁和李之藻漫书于冬官行署之禹思堂。

时觉按：有抄本藏上海中医药大学。封面题《医学至要运气指明》，署秦邮后学存斋王三乐撰并注。道光《高邮州志》谓“《运气指明》今无传，论者但传其因年省病、因人定药、因时立方、因地投剂数语”。秦邮，今江苏高邮。

《医学穷源集》六卷　存　1628

明金坛王肯堂（字泰，损庵，念西居士）撰，庐江殷宅心辑释

自序曰：粤稽大昊氏尝草治砭，烈山氏磨蜃鞭而医学以肇，及轩皇作睹，上观天象，下察民情，本《羲经》以立极，审《河图》而参元，明廷咨访，石室珍藏，其道大光。秦政之乱，废道灭德，先圣经籍焚毁殆尽，而《内经》岿然独存，不可谓非天之佑斯民欲永登仁寿而消夭疠也。但古人智识精深，依经准治，无毫厘差谬，后人见地稍卑，遂有望洋莫及之叹。于是仲景先生独开生面，按经立论，著为方剂，以作医林程法，庶几学者即委溯源，从标探本，先圣经旨，可以互相发明，原非谓天下古今之疾，必以成方为铁案也。奈后人识力愈陋，用方愈少，并《金匮》一书亦不能会通而条贯之，何论《本经》《灵》《素》哉？余恐坠绪之将绝也，因于读书之暇闲习轩岐，觉古人之心思智虑著有明文，犹堪揣摩，精理明言，固已包举无遗，后之名医如张、王、刘、李诸家，无非从此酝酿而出者，因博览群书而仍以圣经为会归之极为。门人嘉善高生，取吾施治之方，迭为成案，予恐采摭之意难于传示来学，因仍前人遗迹作为《准绳大全》，以备参阅，故于依经审运之法，反略而不讲。今宅心殷生见吾用方之权恒在天地运气，不仅仅于古人成方中讨生活，思欲佑启后学，俾知圣经运气之为审证之捷法，疗病之秘钥，因取吾《尺木楼图说》录成二卷，并辛亥以后杂案选辑四卷，逐章详记，附以释解，是直欲衍上古薪传而起万世之沉疴者，非特补《准绳》之未备，亦以订诸家之缺失也。殷生之意良苦，而殷生之功不可没矣。书将成，请序于予，予因溯其源头，名以《穷源》，更述吾所以食古而不泥古之意书于卷首云。时天启三年岁次癸亥六月中浣，金坛念西老人王肯堂宇泰书。

汤世质序曰：予少习举子业，不就，去而学医，《内经》《灵》《素》而外，张王刘李朱薛诸家及明季李濒湖、张叔承、王损庵、张景岳各著述，逐一研求，历有年所，觉其大旨，无非发挥经义利济斯人，而或主寒峻，或主温补，言人人殊，即其方而用之，总不能毫发无遗憾，心窃讶之。而近今医学肤浅，间有著书立说者，不过管窥蠡测，难于考证至诣，用是不敢出而应世。因思医道通仙，而善于治身者必能治天下人之身，是以裹粮负笈，访求畸士于山巅水湄之中，历金阊，波浙水，升天目，探禹穴，登天台，访赤城，过石梁桥，又复振衣九华，蹑足黄鹤楼，信宿庐阜，拾级香炉、五老诸峰，西至江陵，往返数千里，庶几入董奉之林，坐韩康之肆，相与析疑问难，互相订正，乃畸士绝少，而汶汶者多，腾口说以眩惑天下，予甚戚为。洎予南游洪都，遇庐江殷子合宗于逆旅，谈艺霏玉，说理铸金，而经旨纷纶，绝非当时岐黄家口吻，予倾倒久之。忆其言之有本，当必如蔡中郎得王充《论衡》者，坚叩所学，因出囊中先世所藏《医学穷源》六卷相示。披阅之下，觉《内经》运气之说至今始得拨云雾而见青天，于以知医林之书汗牛充栋，无非繁枝缛节，而惟此阐兰台之秘奥，造卢扁之堂阶，真能从支分派别之后，直探源于贺卜诸尔者。则予向之疑其主寒峻、主温补者，得元会运世及三元运气之说，而后恍然悟也；向之用其方而不能无遗憾者，得胜复亢制、顺行逆行之说，而始爽然失也；向之觉其言人人殊者，得斯书而后一以贯之，相悦以解也。其书首二卷，系前明王念西先生所著，而殷子之祖录之，后四卷则念西先生著案，而殷子之祖释之者也。殷子宝是书，什袭藏之，珍逾拱璧，私为家学，不轻以予人。予不忍使青萍结绿永沉埋于荆岩丰狱之中，因求售其稿，公诸宇内。友人吴子、鄢子复怂恿之，遂斥箧中金，录副本而归。倦游以来，十有余年，恐岁久蠹蚀，复致散漫，爰命儿辈严加校订，间附鄙见于上，付之剞劂，俾天下后世学斯学者，复睹轩岐之正鹄，而不为支流所溷，则予之大愿也。是为序。时嘉庆十三年岁次戊辰季秋中浣，雉水云巢老人

汤世质书于玉茗草堂。

殷宅心跋曰：余从先生游最晚，辛亥初夏，先生薄游淮海，始贽见于邗江旅次，亲炙之余，录案成帙，以备研求，盖淮海之方居多。先生尝为予言，淮海地气较江南稍厚，但卑湿而斥卤，与北方高燥坚实者不同，故用方稍异于常润居家时，而绝殊于北游幽豫者。第丙辰年，余省亲武林，留署一载，还求杂方，寥寥数纸。迄余选方增释，未及卒业，而先生已捐馆舍，故五运之中，太羽最略为。余不忍金瓯缺角，玉合不方，因取丙寅年同门李、顾诸先达客游淮左依运施治各案，选辑增附，续为水运一册，以成全璧，庶几束皙补诗、香山续书之例云。时崇祯元年岁次戊辰孟春上浣，庐江殷宅心跋。

凡例略曰：一、宅心从师最晚，辛亥以前杂案散失。辛亥以后，予始即所目见者录之。吾师年登耄耋，间命各徒代诊，故得一例附入。十三年杂案不下百余卷，悉多义蕴精奥，不能尽录，谨取显露易明者若干条，附以鄙说，以见吉光片羽。一、是书杂案四卷，有叙证者，有不叙证者，有言脉者，有不言脉者，有著案者，有不著案者，予惟各从其旧，不敢追拟，恐误人也。一、是书以运气为主，用方皆出吾师心法，至通用各方，载入《准绳大全》，故集中一概不录。用药各因方隅体气，先生晚游淮海，故是书方药多主淮海人体气施治，学者不可执一。一、是书拟于稿成日呈阅折衷。癸亥季夏，师体违和，勉请序言，未获删改，余适还里，而先生已召赴玉楼。其中谬误，愿海内诸公重加驳正为。一、丙辰年，余适省亲浙省，得方甚少，《水运》一卷，太羽过略，谨选同门诸先达丙寅杂案续成一帙。非敢炼石补天，聊志沆瀣一气耳。庐江殷宅心谨识。

《续修四库全书提要》曰：旧题明王宇泰撰，殷宅心补释。宇泰有《证治准绳》，《四库》已著录。宅心，庐江人，宇泰弟子。《证治准绳》一书荟萃诸家方论，而于运气之说略之未讲，宇泰别有《尺木楼图说》，汇集《天元玉册》《玄珠密语》等书论三元五运者，兼有参订补阙之作，故与诸家或小有异同。宅心录为成编，并选辑宇泰晚年医案，分隶五运，为之解释，以发明依经审运之法。宇泰定书名曰"穷源"，先为撰序，补释成书则在宇泰既殁之后。稿藏于殷氏，至清嘉庆中江右汤世质遇宅心后裔字合宗者，传钞其书，始序而刊之。案：运气为医经古义，医家不可不明其理，然治病究以人之体气虚实强弱为主。昔人谓运气之主病，犹分野之占天，有应有不应，最为通论，若每病必泥其说，恐终不免于附会。是书各案方药颇多新异，不同常法，在深于医事者临证别有会心，自具机杼，其中应有可采者，仍须审证的确，始能责效。善言天者必有验于人，正无事骛于高远以炫世。宇泰著述甚富，惟《证治准绳》久为医家所行用，是书仅以广异闻耳，至立说虽出于宇泰，成书实由宅心之手，旧题仍以归之宇泰，今姑仍之，而著其始末如是。

时觉按：成于天启三年，后汤世质复加订校，刊于嘉庆十三年。卷一、二为王氏《尺木楼图说》之运气说，有论二十八篇，余则以中运为纲，分列治案百余则，以运气盛衰阐述遣方用药之理。

《五运六气详解》一卷　存　1632

明金陵董玹（橘斋）撰

引言曰：运气者，所以参天地阴阳之理，明五行衰旺之机，考气候之寒温，察民病之凶吉，推加临补泻之法，施寒热温凉之剂。语云：治证不知五运六气，如涉海问津渺乎道矣。兹揭其要可开卷而悉也。

时觉按：首论五运主年，次及六气司天，附南政北政，收于《十竹斋刊袖珍本医书十三种》。

《运气化机》　佚　1636？

明毗陵石震（瑞章）撰

道光二十二年《武进阳湖县合志·人物八》卷二十九曰：石震，字瑞章，得周慎斋之传。尝曰：治病必先固其元气，而后伐其病根，不可以欲速计功利。著有《慎柔五书》《慎斋三书注释》及《脉学正传》《运气化机》《医案》诸书行世。

《运气说》　佚　1644？

明丹徒钱宝（文善，复斋）撰

康熙二十三年《江南通志·方伎传》曰：钱宝，字文善，号复斋，原浚曾孙。诗多藻思，工小楷、行书。精于医术，拯危济困。著有《医案》《运气说》《复斋集》。

时觉按：万历二十四年重修《镇江府志》卷二十六亦有载。

《至讲司天》 佚 1644？

明长洲潘时（尔因）撰

道光四年《苏州府志·艺文五》曰：潘时，字尔因，长洲人。

时觉按：《古今图书集成·医部全录》卷五百十七据《吴县志》载录潘氏有《至讲司天》《伤寒》等书，皆有补于学者。

《五运六气》一卷 存 1662

明赵郡李延昰（期叔，辰山，寒邨）撰

小序曰：运气之说微矣，得其旨归者不数见为。是编撮其大纲为初学者阶梯云耳。第曰：某年为某政，执某药以治之，是守株而待兔也。呜呼！麒麟凤凰不常有，世治则见，日月薄蚀有常度，德盛则免。通于其说者，可以论运气矣。

时觉按：收于《脉诀汇辨》为卷八。

《运气总论》不分卷 存 1729

清长洲尤怡（在泾，拙吾，饲鹤山人）撰

卷末按语曰：经曰：必先岁气，勿伐天和；又曰：不知年之所加，气之盛衰，不可以为医。学者合而观之，更精于脉症，乃自得之。噫！儒之道博约而已矣，医之道运气而已矣，学者可不由此入门而不求其蕴奥耶？

时觉按：附于尤氏《医林玉尺》卷一之末，有民国抄本藏苏州图书馆。

《运气则》 佚 1792？

清常熟周自闲（省吾）撰

唐大烈曰：周省吾，名自闲，住常熟县宴清桥。辑《医论会通》《运气则》二书，未刊。

时觉按：民国三十七年《常昭合志·艺文志》载录。

《三因司天方》一卷 存 1797

宋青田陈言（无择）原撰，清江阴缪问（芳远）释

陈言原叙曰：夫五运六气，乃天地阴阳运行升降之常道也。五运流行有太过不及之异，六气升降有逆从胜复之差。凡不合于政令德化者，则为变眚，皆能病人。故经云：六经波荡，五气倾移，太过不及，专胜兼并，所谓治化，人之应也。或遇变眚，聿兴灾沴，因郁而发，以乱其真常之德而致折伤，复随人藏气虚实而为病者，谓之时气，与夫感冒所伤，天行疫沴，迥然不同。前哲知天地有余不足，违戾之气，还以天道所生德味而平治之。经论昭然，人鲜解意，恐成湮没，故叙而记之。

缪问自叙曰：余弃举业，悬壶事亲，每读司天运气之说，几欲废书而叹。恨古人不立说著方，以为天地间一大缺陷也。后见吾邑姜体乾先生治病神效，读其方必多至二十余品，心窃非之。然人所不能措手者，投剂辄效，殊难窥其底蕴也。后登堂造请，乃出宋板陈无择《三因司天方》以示余，始知先生之用药，无问内外气血，每于《司天方》中或采取数味、或竟用全方，然后杂以六经补泻之品。故其方似庞杂而治病实有奇功，于是录其全本而归。每欲绘图作论以发明其意，缘雨棹霜篷，长年仆仆，未克竟绪。丙午秋，抱病斋居，勉谢人事，因率笔书论一十六首，虽文理荒谬，见笑大方，然论病悉本诸《内经》，议药尽归之《本草》，从无杜撰一语，遗害后贤。惜坊刻无传，欲付剞劂而力不迨。丁巳春，毗陵赵中宪公子粤峤来苏就诊，偕长公子山痴同至，得此方读之，恐古书湮没，急命付梓，以公同好。其寿世之心为何如哉？于是叙其颠末以记一时之知遇为。时嘉庆二年之四月澄江缪问芳远自叙。

江沅序曰：民受天地之气以生，天地之气分为四时，叙为五节，阴阳运行为，五行升降为。自其代禅言之谓之运，自其应候言之谓之气，运有太过不及，气有胜复逆从，则失其中和之常，民生其中，得其有余、不足之偏则致病。古圣人节宣之，济其不及以泻其过，制其胜复以调其逆从，故雨旸燠寒，风得其时，而民无夭札。《经》曰：必先岁气，毋伐天和。此之谓也。所谓节宣之者，即天地偏胜所生之气味，以还治天地之偏胜，其中正反补泻主治之殊，佐使君臣调剂之变，不出乎阴阳五行刚柔生克之理以制之要，其迭相为经之妙，非神而明

之者不能通其化裁之道矣。《黄帝素问》其说至详，然未有专方，后贤末由措手也。宋陈无择推本《素问》，立天干十方、地支六方，见证用药，条分而缕析之。过与不及，治而平之，本气以正方治之，天气加临，复分病证而加减之，其精详醇备蔑以加矣。数百年来修明之者，间有一二，择为不精，语为不详，甚至求其说而不得，继以不信，往往而是也。江阴缪君芳远，学贯百家，才罗今古，悯陈氏之学久失其传，以游艺之余疏通而解释之，复以生克运化之际论说，未能遮详也，绘图以明之。其自叙云：言病必本诸《内经》，言药必衷诸《本草》，可以信今传后而无杜撰之讥，此所堪自信者。因命沅司校雠之役，且属为叙。沅秉质鲁钝，学殖荒落，医药之理，尤所未谙，受而读之，绎其理广博精深，玩其辞布帛菽粟，阐发古人，嘉惠后学，诚所谓述而不作，信而可征者已。末学肤受，扬诩无由，因即原叙所论阴阳五行之道，暨所闻于缪君者，还以质之。太史公曰：非好学深思，心知其意，固难为浅见寡闻道也。嘉庆元年岁在丙辰十有二月壬午后学江沅兰泉拜撰。

凡例曰：一、是书司天在泉，经文民病尚多，悉照原本节录，非敢割截经文也。一、此书坊刻无传，惟《东医宝鉴》载有十六方，而于客气之加临毫无加减，其药味分两稍有不同，亦悉宗原本。一、是书配合气味用药之妙，悉本经义，舍是书而别求元解，毫无依据，后贤之论司天者不为不多，言之而不能详，一无有俾来学，惟此可为用药规模。一、司天方惟吾宗仲醇公论，为出于汉魏之后，谓前此越人无其文，后之叔和鲜其说，至暮年始悔立言之误，见于家乘自述志中，谅亦未见是书之故也。一、是书明季戴元礼先生曾叙其方，未经刊行，而吾邑姜公亦欲刻不果。今得毗陵赵公，不惜捐赀，急付剞劂行世，始知古书之隐显似有前定也。一、是书一切方论各图，不过聊以指点初学以便深造斯道，其挂一漏万处极多，实为表彰前烈起见，非敢借以沽名也。欲窥全豹，《内经》具存，有志者不难深求也。一、论中圈点，皆蒙友生奖借，未敢删去，倘见地差舛，若蒙赐以教言，自应承示改正，断不敢自以为是也。

严昌曾苏台跋曰：客有问余曰：司天十六方，板方也，病变百出而仅寥寥数方统治多病，毋乃嫌其隘乎？余曰：子未读《内经》耶？司天在泉，《内经》另为立说，专治气交之病。其教人致治之法，论天之气，寒热温凉，论地之味，辛苦甘酸咸淡平，其主客之胜复，已觉游刃有余。入理深谈，是不可以多寡计也。昔陈青田先生会《内经》之旨，参天之理，尽地之义，制支干一十六方以示来学，用之得当，如鼓应桴。代有哲人，论及司天，皆无所发明致治之理，使学者不欲卒读。使舍是方，何所式宗哉？自有《内经》以来，开千古不传之秘，惟此支干十六方。推而广之，存乎其人耳。滑伯仁云：不明五运六气，检尽方书何济？其推重司天，不綦重耶？吾师论成，爰书此以附其末。时嘉庆二年之四月，受业门人严昌曾苏台氏谨跋。

时觉按：是书又名《宋陈无择三因司天方》，有嘉庆二年问芝堂刻本、缪之模朱墨抄本，2005 年中国中医药出版社据此校勘注释，收于《陈无择医学全书》，排印出版，为其《唐宋金元名医全书大成》系列之一部。陈言原叙实即《三因方》卷五《五运论》之文。

《医学启悟》一卷　存　1810

清金山沈琎（大来，卿云）撰

顾观光序曰：向读《素问》，惜其书多残缺，而王氏取《阴阳大论》补入经中，使真伪混淆，殊非传信阙疑之意。自今思之，则有不尽然者，《伤寒例》引《阴阳大论》云：春气温和，夏气暑热，秋气清凉，冬气冷冽，此则四时正气之序也。或疑《序例》为叔和手笔，即果出于叔和，亦是西晋时人，去古未远，断非凿空杜撰。序中又云：撰用《素问》九卷、《八十一难》、《阴阳大论》。是东汉时此书已与《素》《难》并重矣。《周官》经云：以五气、五声、五色视其死生，盖即《素问》寒暑燥湿风之五气。而《左氏传》云：天有六气，降生五味，发为五色，徵为五声，是体虽有六，而用则止于五也，风木、暑火、湿土、燥金、寒水。五运之与五气，名异实同。五运者，气之行于地者也；六气者，运之本于天者也。运气七篇，虽多互文见义，而《天元纪大论》云：天以六为节，地以五为制。周天气者六期为备，终地纪者五岁为周。是五运之与六气同而异矣。又云：君火以名，相火以位。是六气之与五气异而同矣。《素问·六节藏象论》但言五运，而于六气未有明文。独此七篇，反复言之，且以五运六气各有主客胜复之不同，而邪之微甚，治之逆从，亦因之而异，缕析条分，实补《素问》之所未备。王氏取以补经，盖自长沙而下未有如王氏之善读古书者。王氏后言六气者众矣，高者空谈河洛，卑者妄语灾祥，率皆迂远而阔于事情。求其分经辨证，立法处方，简而能该，约而不漏，使承学之士灼然有所遵循者，盖未之见也。卿云沈君，殚心医学，于书无所不窥，而六气之说考之尤详，乃荟萃诸书，删旁支而存正干，为《医学启悟》一书。书才数叶，而六淫治法厘然毕具，且详于主气而略于客气。于经文“时有常位而气无必”之旨有默契为。故因其书之成而述所闻，以谂来者。嘉庆庚辰孟春月，同门弟顾观光拜序。

道光十八年《重辑张堰志·人物》曰：沈宗岱，号陡然；子见，号鹤林；孙琎，字大来，号卿云。均诸生，以医名，远近延治，投药病除，而琎为谭华荪高足，尤为时人推重。

时觉按：有嘉庆二十五年古槐书屋刻本及此本之民国间金山姚氏怀旧楼影抄本藏上海图书馆，道光十八年《重辑张堰志·艺文》载录。沈琎，《分省医籍考》所引方志误作"琏"。

《运气辨》一卷　存　1837

清海陵陆儋辰（筦泉，耳乡，六一老人）撰

自序曰：五运六气之理错综难明，而于人身疾疢之作应若桴鼓。自《伤寒钤法》解甲、己二岁为南政，余岁为北政，复另列丑、卯属土，子、辰属水等六气，及病日司天对号用药、汗差棺墓诸诀，其书陋劣，不知何人嫁名南阳。世之注家无能辨正，随声附和，咸以土运为尊，又暗于司天、在泉之化数，奉《素问补遗》为灵宝，非穿凿经文，即反訾讹谬，虽《玄机原病式》，亦姑寻枝叶而已。嗟乎！庸流既不足与语，间有一二深造者读经玩注，辄牴牾莫达其旨，由是谓为课虚叩寂，徒乱人意，只涉猎以备答问，若明若昧，沿流不能溯源，以致天时民病之关无人勘破，良可惜也。儋举业之暇，好治岐黄家言，开卷每戚戚于此，熟复经论，兼参象纬河洛，久之若有得焉。窃不自揣，以经证经，摆脱旧注，发前人未发之难，决千古未决之疑，列表绘图，为运气别开生面。至于王太仆以下诸名辈，词锋所及，略无顾忌，自知获戾非浅，然共读灵兰之书，有疑必析，岂容关人之口，说之当否，公评远付后贤。倘谓狂瞽之言枉自骇俗，不合于经，请举其所辩从而驳正之，涂抹之，弃掷之，儋方感愧于无涯，夫何憾？道光十七年太岁在强圉作噩相月中浣，六一老人管泉陆儋辰书。

《陆管泉先生传》略曰：先生名儋辰，字管泉，耳乡其别号也，邑之海安镇人，郡廪生。相传其父某好读书，家有东坡象，事之甚虔。一日梦坡至，挈一童畀之曰：此儋耳人也，以付汝。遂生先生，故名字取焉。生平于学无不窥，而尤致精于医。尝得古书多种，各据善本为之校正，撷诸家之精粹，编为《证治赋》十数篇，使读者易于记诵。人有求治者，所疏方案笔法古雅，能运经语如己出，其得诀之妙，大都善用古方而不泥，故犹是经剂而一经先生增减，遂觉新颖异常，非夫好学深思心知其意者，莫能喻也。又尝病前贤之注《内经》《伤寒论》等书颇有敷衍者，乃以经注经，期必畅明乃已。晚年有《痧辩》《运气辩》诸作，稿方付梓。又有《本草赋》《针灸书》，大半散帙。少时颇究心金石之学，搜罗古碑至数百通，所蓄铜雀瓦、古砚及印章各数百事，一一题识而手自镌之，一时里中收藏之富推先生焉。工琴善书，喜博弈，著有《弈谱》四册。里有铁工某，称国手，先生一日与之角，偶不胜，辄辍不复谈弈。今里党得先生方寸缃素，极为宝贵，而名不远闻，可胜叹哉！先生生于乾隆四十二年二月十五日，殁于道光二十二年十一月十一日，葬于界牌墩河南姜家小桥之某阡。余年十五时矢志于医，好博考古籍，见先生之作辄为心钦，其间得力者不少。感先生阐发古义、嘉惠后学之意不可泯灭，而府志载先生传不详，其著书仅有存者，方谋付手民，遂略集其事实，以俟传先生者采择焉。里后学陈盛修睦之谨述。

韩国钧跋曰：予幼时，辄闻里中陆耳乡先生通才博识，著述等身，于经史辞章而外，凡天文历算、金石碑版、书法琴棋、技艺游戏之术莫不通晓，而尤致精于医。所著有《证治赋》《痧气辩》等书，皆能撷古人之菁英而折衷一是，而《运气辩》一作，又为探星宿而得其源云。在昔黄帝之御天下也，既以道治其身，而又悯生民之夭昏札瘥，思以登乎寿域，于是咨于岐伯而作《素问》，名曰《内经》。其文约，其意博，其理奥，其趣深，中如《天元纪大论》诸篇所言化数及南政、北政之异，终气、初气之交，通乎历象，应之人身，语其易则悉本自然，语其难则夐乎莫测，自非先圣，亮难尽澈。予不知医，而留心医理，检诸家注解自唐王太仆以下，虽复张皇幽渺，既辟径途，而千虑之失，时或不免，明如景岳，且有遗议。往读江慎修《河洛精蕴》，于五运六气列图明辨，稍稍窥其端绪，然其书甚约，不专为医而发。欲求一书详哉言之，拨云雾而见青天，盖其难矣。先生潜心秘典，旁搜博证逮数十年，久而后明，著为此编，稿凡三易。自谓从心光一缕中细绩而出，可以上质轩岐，而于移光定位一语尤有独契，盖非苟于自信者。予生也晚，不及从先生质问所学，徒以先生此稿，当日手授钱君佩玉，期以代梓；佩玉未及刊，传其子行五；行五又为其学师崔菊郊借去，秘之箧衍，里人陈睦之仅录副焉。菊郊殁，其侄沈甫得原稿；沈甫殁，其兄约斋藏之；约斋又殁，乃归先生族人宇澄，宇澄，约斋之婿也。予闻此书久矣，近乃介李君最初假稿于宇澄，慨然畀予，收之《海陵丛刻》中。呜呼！士君子殚毕生心力，发明古义，期以所学有益于当世，而身后几几不可得保，其传之之难如此！然则，予之为斯刻也，岂得已哉？岂得已哉！民国九年重阳后三日，韩国钧。

时觉按：同治十三年《扬州府志·艺文一》载录，收于《海陵丛书》。《联目》作成书于1911，失考。

《时节气候决病法》一卷　存　1866

清吴县王丙(绳孙,朴庄)撰

时觉按:有宣统二年刻本藏南京图书馆,并收于《世补斋医书续集》。笔者所见为附于清钞本《伤寒例新注》者,藏中国国家图书馆,2002年收于《国家图书馆藏稀见古代医籍钞(稿)本丛编》,影印出版。

《素问运气图说》一卷　存　1867

清无锡薛福辰(抚屏,时斋)编撰

自序曰:《素问》之论运气,犹《灵枢》之论经络也,全书宗旨,胥寓乎此。此之不明,而蕲其解经,难矣。退修杨氏谓运气自唐太仆王冰氏后鲜有解人,知言哉!余悯近世医学之蒙昧也,爰博究轩岐以来前贤诸说,撰《运气图说》一卷。图以列其方,说以泄其蕴,务求指精语当,抉难深之理,达诸显明,用镜医者,行自镜也。若夫何运何气,应见何病,治以何法,古经具在,不复赘云。同治六年岁次丁卯二月既望,无锡薛福辰自题并撰。

薛福成《诰授光禄大夫头品顶戴都察院左副都御史薛公家传》曰:公讳福辰,字抚屏,别号时斋,江苏无锡薛氏。曾祖讳世琛;祖讳锦堂,郡学生;考讳湘,广西浔州府知府,三世皆赠光禄大夫。曾祖妣许氏,祖妣顾氏,妣顾氏,皆赠一品夫人。公幼习制举业。先考光禄公谓学有根柢则枝叶自茂,教以温经读史,兼览百子,熟玩朱子《近思录》,涵而操之,务俾理博才赡。又综考有明以来制艺之卓然者,而撷其华,师其意,由是沿流溯源,学乃大进。咸丰五年,中顺天乡试第二名举人,援例以员外郎分发工部行走。会光禄公知湖南新宁县事,选知浔州府,未及行,卒于官。公奔走经营,归丧于乡,身留湖南,清理官逋。事未蒇而粤寇陷无锡,太夫人挈家侨徙江北。公未得音问,偕弟福成走数千里,微服穿贼境,屡濒于危,航海涉江,始觐太夫人于宝应,相见悲喜,遂奉母乡居以避寇。公弟福成、福保等,始皆从公学制举文,至是见时变方殷,兄弟互相切磨,研极经济及古文辞,浩然有用世之意。公入都,浮沈工部积六七年,居间无事,乃大肆力于医书。始宗长沙黄元御坤载之说,以培补元气为主,继乃博究群书而剂其平,出诊人疾,无疢不疗。盖公之学凡三变,初攻时文,中治古文辞,最后研医术,用力尤劬,而遭遇之隆亦终以此。累试礼部不第,居工部又久不补官,出参伯相湖广总督合肥李公幕府,积劳改知府,分发山东补用,又以治河功改道员,补济东泰武临道。越四年,丁内艰。服阕入都,格于例,不补官,将归隐矣。适皇太后慈躬不豫,遍征海内名医,伯相李公鸿章与总督李公瀚章、巡抚彭公祖贤交章论荐,供奉内廷者三年。每制一方,覃思孤往,凑极渊微,或与同值诸医官龂龂争辩,必得当乃已。一日辩声甚厉,皇太后在内闻之,问曰:此薛福辰耶?何憨也?然由此知公益深。公援引古书,亦精核无间,诸医终无以夺也,而公之担荷亦独钜云。迭赐文绮银币、黄玉搬指,又赐御宝云龙福寿字,又赐职业修明匾额及七字句对联,又赐貂裘、蟒玉、珠串。恭报皇太后大安,特简广东雷琼遗缺道,补督粮道。旋报皇太后万安,特赏头品顶戴,调补直隶通永道,赐紫蟒袍、玉带钩,又赐福寿字及黄辫荷包,并赐宴体元殿,长春宫听戏,西厂子观灯,又赐七字句对联。当是时,公之功在天下,殊恩异数,焜耀络绎,有将相大臣所不敢望者,天下不以为侈而以为宜。涖官通永三年,擢顺天府府尹,以抨劾骫骳吏,为群小愠焉。御史魏廼勷摭琐事劾公,且请以太医院官降补,廼勷坐言事不实镌职去,寻转宗人府府丞。公夙研经世事,在山东为巡抚丁文诚公所倚任,凡整军、治狱、赈饥及防河大工,壹埤遗之。塞侯家林决口也,公综理全局,联络兵民,捧土束薪,万指骏作,穷四十五日夜之力,河流顺轨,民困大苏。通州为出都孔道,僦车者公私骈集,牙侩把持,大为民病,公创设官车局,排斥浮议,力任其难,商民称便。尹顺天时,值岁大祲,炎黎嗷嗷待哺,公精心擘画,集钜款,选贤员,瀣痍嘘槁,全活甚众。为监司时,即深恶属吏之瘝官者,纠弹不少贷。伯相李公暨丁文诚公、前顺天府尹沈公秉成,屡以治行尤异密荐,天子亦自知之。顾以医事荷殊眷,而吏治转为医名所掩,颇用此郁郁不乐。公素性通敏,阅事多,于世路险巇,人情曲折,必欲穷其奥而探其隐。然天性径遂,凡人一言之善,或一事稍可人意,则倾诚推服,必逾其量倍蓰,或稍拂其意,则贱简之也亦然,其待交游与在家庭之间,莫不皆然。顾用情未协于中,则意气稍不能平;意气不平,而养生之道盭矣。会迁都察院左副都御史,而公已疾不能视事,累疏陈请,始允开缺调理。扶疾南还,未浃月,遽以光绪十五年七月二日卒于无锡里第,年五十有八。配王夫人,继配樊夫人,先卒,继配窦夫人,皆封一品夫人。子邦彦,侧室出,出后从弟殉难优廪生福桂,袭云骑尉;邦襄,三品荫生,候选知县;邦龢,刑部候补主事;邦藩,出后第五弟福祁。是年九月十七日,卜葬县东漆塘山之阳,王、樊两夫人祔。福成曰:余昔见公好围棋,嫂王夫人屡谏未听,则举棋局而投诸井。王夫人早卒,而公复笃好之。

囊居通永道署中，见公秉烛达旦，或演棋谱，或与客对弈，其起居失时，稍致人言者，未始不用此为累。公之得风痹疾也，医者言用心过度，内受伤损而不自知，允矣。人之精力几何，公于治事用心本专，复耗之于技艺，此必不支之势也。不然，以公之遇与年，其建树讵止于此耶？由今思之，贤哉嫂也！甚矣，养生之术之不可不讲也。(《庸庵文别集》卷六)

黎庶昌《诰授光禄大夫都察院左副都御史薛公墓表》曰：公生而天性惇敏，劬志好学，凡经史百家之书，自少无所不窥，亦无所不罗致，而以余力属文，布纸操笔辄就，其于医学家言，尤致精熟，若有夙契然也。中咸丰五年顺天乡试第二名举人，世所称南元者。制艺一出，铿锵中金石，群士惊诵，奉为规矩准绳，如趋大匠之庭，不敢逾越尺寸。科举术业之精又如此。公讳福辰，字抚屏，别号时斋，江苏常州府无锡薛氏。初官工部员外郎。粤贼起，梗塞长江，公考光禄公知湖南新宁县事，选广西浔州府知府，未行而殁，公奔走经营，返丧归里。已而贼益盛，连陷苏、常，又奉母避之宝应。复至京，连蹇不得志，乃往参今傅相合肥李公幕府，先后三年，擢知府，赴山东候补。佐平远丁文盛公塞河，兼综全局，捧土束薪，障捍危险，若抗大敌，穷四十五日之力，卒塞侯家林决口，河南北方千里，民困顿苏。未几，遂拜济东泰武临道之命矣。涖任四年，勇锐一如治河时。光绪三年，丁母忧，及再入都，人度公必以治河功外简，适会慈禧皇太后慈躬不豫，征医旁午，于是傅相李公鸿章、楚督李公瀚章、鄂抚彭公祖贤，交章论荐，供奉内廷者三年。每进一方、剂一药，斟酌损益，凑极渊微，必求得当而后已。暇则稽征《灵》《素》，凝思竭精，无少倦懈。至或隆冬入直，风雪霜露，早夜交侵，寒冽针砭肌骨，不敢告劳。盖臣子之于君父，委身致命，皆义分也，而况侍皇太后医药乎？朝廷亦视公殊异，累有金币、文绮、丰貂、蟒玉、珠串之赐，其他恩遇，尤不可胜纪。迨报皇太后大安，特授广东督粮道，赏加布政使衔。再报万安，复赏头品顶戴，调补直隶通永道。通永距京四十里，皇太后、皇上偶尔违和，仍不时召入诊视。天子犹以为远也，遂擢顺天府府尹，转补宗人府丞，迁都察院左副都御史，皆欲以近公，而公适疾作，累疏陈请开缺，天子不得已许之。呜呼！遇亦隆矣。公返籍未匝月，以光绪十五年七月二日卒于无锡里第，春秋五十有八。曾祖考世琛，国子监生；祖考锦堂，府学生员；考湘，广西浔州府知府。曾祖妣许氏，祖妣顾氏，妣顾氏。三代皆赠光禄大夫，妣皆一品夫人。配王夫人，继配樊夫人，先没，又配窦氏，皆封一品夫人。子邦彦，出后从弟殉难优廪生福楏，袭云骑尉世职；邦襄，三品廕生，候选知县；邦龢，刑部候补主事；邦藩，出后第五弟福祁。是年九月十七日，卜葬无锡县东漆塘山之阳，王、樊两夫人祔。公昆季六人，余皆及见，与公交最先，公弟今出使大臣叔耘福成、前四川补用知府季怀福保二人者，谊尤笃。叔耘以余能知公也，自英国寓书，属为志墓，遂表而扬之，以达叔耘狠狠友于之意。光绪十九年九月，遵义黎庶昌。(《拙尊园丛稿》卷二)

费行简《薛福辰传》曰：福辰以举人官道员，乃假医进，擢至左副都御史，不死者且晋正卿矣。然其医实精深，非俗流所及。丁宝桢省墓还任，肠閟不能耐，医者杂投以滑润泻利之剂，病密剧。福辰视之曰：此溽暑处舟中，夜卧喜凉，致寒中肠胃，而便久不行，复干结其中。以麻黄桂枝汤轻剂加五仁散为引，一服便通，疾以霍然。其弟福保病肿，医者竞用车前、薏苡之属，小解淋漓弗止，复进补剂，而肿愈甚。福辰方用胡椒、苍术、雄黄、草果之属，两服肿退。庚辰，以李鸿章荐治拉后疾，及马文植归，福辰竟全功，遂蒙显擢。著有《医学发微》，于薛、叶诸家皆有微词，独信喻嘉言。然治病则神明变化，未尝为嘉言所囿也。又著《临证一得》。推同光间南中名医第一。(《近代名人小传·艺术》)

时觉按：有同治六年抄本藏浙江大学医学图书馆。

《运气纂要》一卷　佚　1879？

清丹徒何渌撰

时觉按：光绪五年《丹徒县志·艺文志》载录。何渌尚著有《脏腑发明》一卷、《脉法心参》二卷。

《运气指掌》　佚　1881？

清崇明张伯元撰

时觉按：光绪七年《崇明县志·艺文志》载录。

《五运六气全图要诀》不分卷　存　1883

清京江赵濂(竹泉)辑

时觉按：附于《医门补要》之后，无序跋。载十年干化气图、逐年主运客运图、推司天五运十年干客气法、十年干化气主病、逐年主运客运主病及主客图，末为五运六气述。

《内经运气表》一卷　存　1884

清元和陆懋修（九芝，勉旃，江左下工，林屋山人）撰

引言曰：运气之学，非图不明，前人注《内经》者，每于义难晓处间辅以图。宋刘温舒《素问入式运气论奥》为图二十有九，明张介宾分经为类，谓之《类经》，为图四十有八，附以论说，至为详赡。惟图说愈夥，卒业愈难，且有不能图而宜于表者。余故易图为表，但期于民病之因乎气交，及气交之所以为治，便于检查而止，故不取多焉。作十三表。

时觉按：民国二十二年《吴县志·艺文考四》载录，收于《世补斋医书》。

《内经运气病释》九卷　存　1884

清元和陆懋修（九芝，勉旃，江左下工，林屋山人）撰

自序曰：《素问》自《天元纪》以下七篇皆言五运六气、天时民病、同异生化之原，正反逆从之治，而先于《六节藏象篇》发其端，凡在天人气交之病，非此不能知也。夫治病不外乎五行，五行又不外乎阴阳；而言五行者不知言合化之五行，言阴阳者又不知言过不及之阴阳，则阴阳非此阴阳，五行亦非此五行矣。况并阴阳五行之不言，乌知所谓气交者哉？爰就《内经》之言运气者，首列经文民病于上，即以气交之旨檃括而疏通之，并以宋人陈无择《三因》十六方、国朝江阴缪问芳远氏《十六方解》附焉。或有疑而诘之者，曰：人病之来也何有常？而子独以运气为言，岂能于人身之病定相合耶？然而余之意本不为是也。《经》曰：善言天者必应于人，善言古者必验于今。人身一小天地，天地之生长收藏备于人身，人身之盛衰虚实同于天地。论司天，固足以明天道，即不论司天，而人在气交之中，即因气交而为病，于古如是，于今如是，即仲景论伤寒所以撰用《素问》者，亦无不如是。盖非是则不知病之所以为治，并不知人之所以为病，乃自有马元素、程德斋之徒，索隐行怪，流入异端，而人不解《内经》大义，遂继之以不信于是，而凡六经之病之生于气交者，无人能道。曷怪其谓《内经》运气若无与于六经病，而且谓仲景之论亦无与于《内经》运气乎？故莫若揭此七篇病因治法，以求六经病所由来，而六经之何由而病，病之何由而治，既可以《内经》之言明仲景之法，并可以知今人之病无一不出于《内经》之言。此《天元纪》以下七篇所以不可废也，岂必拘泥乎运气哉？是编也，余于同治乙丑岁来往吴淞峰泖间所作，藏之篋衍二十年矣。今命子润庠重加编次，将以授诸梓人，乃自述其作书之意如此。光绪十年甲申人日，陆懋修书于邸舍之双娱堂。

刘廷枚序曰：刘廷枚曰：吾友陆九芝封公，为凤石中盾尊人，凤石供奉内廷，君就养京邸，生平以著述自娱，而尤邃于医学。尝语余曰：《淮南子》有言，所以贵扁鹊者，知病之所从生也，所以贵圣人者，知乱之所由起也。此以治病喻已乱，与《内经》之以已乱喻治病者意别。而所以知病所从生，则尽在《天元纪》七篇阴阳五行中，自医者不读此七篇，而百病之始生皆不知其所自。此余《内经病释》所由独举此七篇而作也。夫病之生也，岂能外阴阳五行之理，故即《内经》他篇所言病亦无不可。由此以推，君所释虽止七篇，直不啻通一部《内经》而尽释之，厥功伟矣。若以为此七篇者本言运气，所谓此书专为运气发，是岂君志哉？君与余同里闬，回首少年名场逐，忽忽若前日事。今者见君书之成，非第为病者幸，实当为斯道幸也。君书凡三十三卷，皆医学中不可少之作，此尤其早岁所独得，而今亦不肯终秘焉，因乞一言以弁简端。时余奉命视学两浙，行有日矣，倚装书此，愿以告后之读君书者。光绪十年甲申春三月，吴刘廷枚。

时觉按：后附《内经遗篇病释》，民国二十二年《吴县志·艺文考四》载录，收于《世补斋医书》。

《运气证治歌诀》一卷　存　1897

清无锡王泰林（旭高，退思居士）撰

总论曰：运气证治方，载于《三因》，书系陈无择编辑，未知创自何人。揆其大旨，不出《内经》六淫治例，与夫五脏苦欲补泻之义。假令风木之年而得燥金之年之病，即从燥金之年方法求治；发生之纪而得委和之纪之病，即从委和之纪方法求治。此其道也。若谓其年必生某病，必主某方，真是痴人说梦矣。

时觉按：《联目》《大辞典》不载，见于2009年山西科技出版社《王旭高临证医书合编》。前有总论，首三因司天运气方十六首，附五瘟丹、姜桂汤；下为司天运气图歌，包括司天、主运、客运、主气、客气、天符岁会诸歌、六淫治法歌及六淫治例。

《运气指掌》一卷　存　1902

清江阴高思敬(憩云)撰

自序曰:医家之读《内经》,犹士子之读五经,士子不读五经无以知天人之理,医家不明内难,无以探阴阳之奥,医与儒分则二而合则一也。夫所谓阴阳之奥者何?不外五运六气、五行生克之理,近之业医者类皆谓运气不足凭,生克不必信,讲实验而废理想,甚至欲废五行,辟运气,不几将岐黄之道湮没无存乎?仆也幼未读书,学识浅陋,仅于外科一门一知半解,而于逐年运气时时体验确有可凭而可信者。爰将运气编辑浅明歌括,并摘录《六元正纪》,逐年胜复,邪正对化,为之图说大概以公诸同好,不敢谓有功于世,亦力挽狂澜,保存经训之愚意也。但期海内同道指我瑕疵,匡我不逮则幸甚。中华民国五年岁次丙辰十月朔日,高思敬憩云氏序于半济医室之南窗下。

时觉按:有民国六年天津华新印刷局铅印本藏天津中医药大学,并收于《高憩云外科全书》。

《医学指迷》四卷　佚　1904?

清常熟陈礼(愿华)撰

光绪三十年《常昭合志稿·人物志十一》曰:陈世霖,以医为业,治病不责报。子礼,字愿华,传父业。深明五运六气之旨,著《医学指迷》数卷。

时觉按:民国三十七年《常昭合志·艺文志》载录,谓四卷。

《内经运气辑要》五卷　存　1907

清南汇朱振声(醴泉,启源子)撰

自序略曰:丙寅岁,振在师门学习医道,当时无暇参阅运气,辞师后在家临证十余年,自愧未能深知医理。应接之暇,偶阅刘守真先生序云:夫医道者,以济世为良,以愈疾病为善。盖济世者凭乎术,愈疾者仗乎法,故法之与术悉出《内经》之玄机,此经固不可不力而求、智而得也。况轩岐问答,理非造次,奥藏金丹宝典,深隐生化玄文,为修行之径路,作达道之天梯,得其理者用如神圣,失其理者似隔水山,其法玄妙,其功深固,非小智所能窥测也。振观此序,即知医道必须先习元机之奥妙,得其运气之理者用如神圣,竟有如此之妙哉!于是参考《内经·素问》之理,数年之后,将天时地化人病先行试验,往往大半不应,日夜思之,竟不知其中奥妙焉。屡屡寻师访友,知音罕遇,盖因运气门虽经诸名家注疏详明,亦未能尽透其元微,后学读而不能解,解而不知用,俾圣经妙典,日就荒芜,习之者寡矣。振虽愚陋,而揣摹运气之志益坚,以为非经文之不验,由未能尽晰其元奥,于是殚心研究又二十余年,向之耿耿在心者,忽一旦若有神指。古人云:思之思之,鬼神助之。信不诬哉!自是之后,若心花之漫开,如拨云之见日,然后始知天地之变化盛衰,气候之寒暖水旱,五行之休囚旺相,万物之成熟灾伤厚薄,气运之某运某气降灾,人身之某脏某腑受邪,疾病之发于何时,痈疽之起于何经,临证庶不致指鹿为马,病东药西矣。故《内经》之道,可能预测天时地理疾病,所以古今名医无不习五运六气。伏读御定《医宗金鉴》九十卷,中有《运气要诀》一卷,有图,有论说,有歌诀,简而理明,便人记诵,开发后人心智,寿世福民,实无逾此。振诊视之暇,不揣鄙陋,纂辑《内经运气要旨》,搜括古今名医注解歌诀,并附以臆见,绘图贴说,分门别类,计五卷,后附《内经阴阳脏象审治论》一卷,《温病与疫疠源流附立法用方及逐年运气次序》一卷,又《辨正与正误》一卷,义取简要,不及泛言,故名之曰《内经运气辑要》云。时光绪三十三年岁次丁未,南汇启源子朱振声醴泉氏题于天宝书室,时年六十又四。

黄协埙序曰:仆非医,顾喜与人谈医,客沪久,日与泰东西人士游,即与谈东西诸国之医,人有疑为知医者,病辄强之医,然有效有不效也。岁丙午,以老病携砚归,僦居杜浦,为戚串朱氏女治臂疽,历岁余弗应,荐老友朱君醴泉治之,未浃旬即瘥,不禁雀跃以喜曰:君何术之神,而能著手成春若此哉?则笑而应曰:我何术哉!我唯治五运六气之学,知其常必穷其变,据此以为人治疾,庶天人消息潜通耳。仆曰:五运六气不妄,盖耳熟能详矣。其说肇自《内经·素问·天元纪大论》,而以"必先岁气,无伐天和"二语括之。宋林亿奉敕校注《内经》,知原书八卷,已佚其一,疑唐王冰别取《阴阳大论》补入,理或然欤?唐以前书缺有间,攻之者未之或闻,至宋金元明,代有名贤,悉心阐发,如刘温舒撰《素问入式运气论奥》,为论三十有一,为图二十有七,另以十干起运,十二支司天为诀。刘完素撰《素问元机原病式》,则就《至真要大论》疏而通之,详言运气盛衰胜复之理。熊宗立撰《素问运气图》,定局成立,则更编为歌诗,使人易读,而大旨不外乎以人生年之甲子合其得病之日气运衰旺，以定死生。外此则有明汪机之《运气易览》，取五运六气之说，详加辨析，排演成图。董说之《运气定论》，则以六气为经，五运为纬，谓天始于甲，地始于子，数穷六十，循环无端，理固明矣。张介宾之《类经》列运气于第十一类，稿脱而其师三毁之，研摩参考，三年乃成，是非笃信谨守，焉能始终不懈如此？我朝医林硕望，首推喻氏嘉言，曾于《医门法律》中申明治病必先岁气，征引沈存中、刘温舒、王安道、何柏斋众说以阐明之。既而汪氏双池畅说司天在泉之义，验之五纬，候之八荒，参之云气，谓非达于天人性命之原，审夫阴阳阖辟之机，勿轻言医。甚矣！医之未易穷其源，而其阃奥若此之深且邃哉！若夫陆氏九芝之《司天三元甲子表》，言《内经》七百二十气，凡三十岁为一纪，一千四百四十气，凡六十岁为一周，扩而大之，以三百六十年为一大运，六十年为一大气，五运六气迭乘，积三千六百年为一大周。由黄帝八年起第一甲子，前三十年一纪为厥阴风木，后三十年一纪为少阳相火，推至圣清同治三年第七十七甲子，则为燥火行权，中间宋绍兴十四年第六十五甲子，值燥金君火用事，则有刘守真、张易山辈用药主寒凉，钱仲阳治痘用清解法。嘉泰四年第六十六甲子，值寒湿用事，则有陈文中、李东垣辈用药主温补，王海藏纯以温药治阴症。泰定元年第六十八甲子，火燥用事，则有朱丹溪辈用药主清热。明嘉靖四十三年第七十二甲子，又值寒湿用事，则有万密斋、张景岳、聂久吾辈用药主温补。天启四年第七十三甲子，风火用事，则有费建中、吴又可、周禹载辈用药主寒凉。入我朝康熙二十三年第七十四甲子，火燥之运，费书犹有行之者。由是以观，一代名医，其必应运而生，为斯世斯民消除沴疠，运气之学，医者可不讲求欤？难者曰：近代哲匠如叶天士、徐洄溪尚已，然叶天士之讲运气，仅于《医林指月》中一二及之，洄溪著《医学源流论》，论及司天运气辄痛诋之，谓当时圣人不过言天地之气运行旋转如此，安有人之得病一一与之适合，故《内经》治岁气胜复，并不分所以得病之由，今之侈口讲求者，直欺世之谈，耳食之学耳。其言如此，而子乃言之娓娓，一若非此不足以医术鸣者，其果独有真知灼见乎？抑仍是欺世之谈、耳食之学也？曰：运气之学，自黄帝以来，历五千年不废，盖几经古圣贤苦心推究，愈勘愈精，特其义奥衍难通，故学者鲜得门而入耳。顾精此者，其于脏腑症结固不难洞见一方，即外而治痈疡，亦安在可不明亢害承制、逆从生克之经，而贸焉掺刃一试？仆尝肄业顾氏《疡医大全》矣，其第五卷论五运六气，推原于无极太极，更取十二支客气，分别风化、热化、湿化、火化、燥化、寒化，绘图贴说，洞悉靡遗。意盖服膺圣经中“不知年之所加，气之盛衰，虚实之所起，不可以为工”，而又恪遵御纂《医宗金鉴》立言，细参运气要诀者乎？君精内外科医术，病者日集于门，而犹矻矻孜孜研穷斯诣。《中庸》曰：明则动，动则变，变则化。《易》曰：知几其神乎。君之医，殆有变化无穷、神妙几于不测者，庸讵只株守陈义云乎哉？醴泉乃避席而谢曰：仆不敏，如君言。诚仆有志未逮者。袖出所著《内经运气辑要》八卷，曰：请序之。此初桄耳，幸天假之年，或得奥窍徐窥，以稍副君之称评乎！爰直书问答语于简端，谓之曰序，则吾岂敢？时圣清光绪三十三年新秋八日，愚弟黄协埙式权拜手谨撰。

时觉按：有抄本藏上海中医药大学。

《医学穷源河洛图》不分卷　存　1911？

清亡名氏撰

时觉按：有抄本藏上海中医药大学。卷端无署名，前后无序跋，有新补目次，内容：河图、洛书、河洛总论、先天八卦合洛书数图、后天八卦合河图数图、河洛玄机论、先后天卦错成综继图、人身一太极图说等十八图一论。

上运气类，共三十一种，存二十种，已佚十一种。

其他

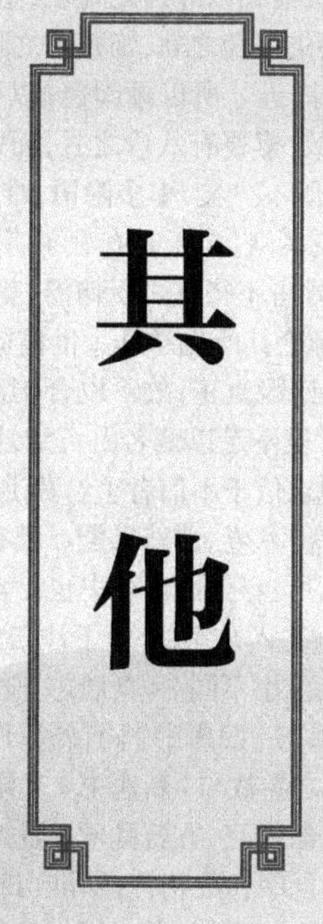

《抱朴子内篇》二十卷,《抱朴子外篇》五十卷　存　315?

晋句容葛洪(稚川,抱朴子)撰

自序曰:洪体乏超逸之才,偶好无为之业,假令奋翅则能凌厉玄霄,骋足则能追风蹑景,犹故欲戢劲翮于鷦鷯之群,藏逸迹于跛驴之伍,岂况大块禀我以寻常之短羽,造化假我于至驽之蹇足?以自卜者审,不能者止,岂敢力苍蝇而慕冲天之举,策跛鳖而追飞兔之轨,饰嫫母之陋丑,求媒扬之美谈,推砂砾之贱质,索千金于和肆哉?夫以僬侥之步而企及夸父之踪,近才所以踬闵也;以要离之羸而强赴扛鼎之契,秦人所以断筋也。是以望绝于荣华之徒而志安乎穷否之域,藜藿有八珍之甘,而篷筚有藻棁之乐也。故权贵之家虽咫尺弗从也,知道之士虽艰远必造也。考览奇书既不少矣,率多隐语,难可卒解,自非至精,不能寻究,自非笃勤,不能悉见也。道士渊博洽闻者寡而意断妄说者众,至于时有好事者欲有所修为,仓卒不知所从,而意之所疑又无可咨问,今为此书,粗举长生之理,其至妙者不得宣之于翰墨,盖粗言较略以示一隅,冀悱愤之徒省之,可以思过半矣。岂为暗塞必能穷微畅远乎?聊论其所先举耳。世儒徒知伏膺周孔,桎梏皆死,莫信神仙之事,谓为妖妄之说,见余此书,不特大笑之,又将谤毁真正,故不以合于世。余所著子书之数而则为此一部,名曰《内篇》,凡二十卷,与《外篇》各起次第也。虽不足以藏名山石室,且欲缄之金匮以示识者,其不可与言者不令见也。贵使来世好长生者,有以释其惑,岂求信于不信者乎?葛洪稚川谨序。

《四库全书提要》曰:《抱朴子内外篇》八卷,晋葛洪撰。洪有《肘后备急方》,已著录。是编乃其乞为句漏令后、退居罗浮山时所作。抱朴子者,洪所自号,因以名书也。自序谓内篇二十卷,外篇五十卷。《隋志》载内篇二十一卷,音一卷,入道家,外篇三十卷,入杂家,外篇下注曰:梁有五十一卷。《旧唐志》亦载《内篇》二十卷,入道家,外篇五十一卷,入杂家,卷数已小不同。《新唐志》道家载内篇十卷,杂家载外篇二十卷,乃多寡迥殊。《宋志》则均入杂家,内篇作二十卷,与《旧唐书》同,外篇作五十卷,较《旧唐书》又少一卷。晁公武《读书志》作内篇二十卷,外篇十卷,内外篇之卷数与《新唐书》互异。陈振孙《书录解题》但载内篇二十卷,而云《馆阁书目》有外篇五十卷,未见。其纷纭错互,有若乱丝。此本为明乌程卢舜治以宋本及王府《道藏》二本参校,视他本较为完整,所列篇数,与洪自序卷数相符,知洪当时盖以一篇为一卷,以《永乐大典》所载互校,尚多丹砂法以下八篇,知为足本矣。其书内篇论神仙、吐纳、符箓、克治之术,纯为道家之言;外篇则论时政得失、人事臧否,词旨辨博,饶有名理,而究其大旨,亦以黄老为宗,故今并入之道家,不复区分焉。(四库道家类)

乾隆元年《江南通志·人物志·隐逸一》曰:晋葛洪,字稚川,句容人。好异书,尤耽神仙导养之法。屡避功赏,授官皆不就。句漏产丹砂,求为其令。至广州,刺史邓岳留之,止罗浮山。著书名《抱朴子》。

乾隆十五年《句容县志·人物志下·隐逸》略曰:山中优游闲养,著述不辍。言黄白之事命曰《内篇》,其余驳难、通释名曰《外篇》,自号抱朴子,因以命书。若碑诔诗赋、移檄章表、神仙良吏、隐逸集异等传,五经史汉、百家之言、方技杂事、《金匮药方》、《肘后要急方》,名编卷帙行后。

时觉按:收于《道藏》,在"疲、守、真、志"帙中。《隋书·经籍志》于子部道家类著录《抱朴子内篇》二十一卷,《旧唐书·经籍志》则记为二十卷,《外篇自序》谓"凡著《内篇》二十卷,《外篇》五十卷",则《内篇》原为二十卷,今本亦二十卷。其《外篇》卷五十为自叙,叙其家世生平颇详,限于篇幅未得载录于此。

《扬州芍药谱》一卷　存　1068—1077?

宋如皋王观(达叟)撰

自序曰:天地之功至大而神,非人力之所能窃胜,惟圣人为能体法其神,以成天下之化,其功盖出其下,而曾不少加以力,不然,天地固亦有间而可穷其用矣。余尝论天下之物,悉受天地之气以生,其小大短长、辛酸甘苦,与夫颜色之异计,非人力之可容,致巧于其间也。今洛阳之牡丹、维扬之芍药,受天地之气以生,而小大浅深,一随人力之工拙而移其天地所生之性,故奇容异色,间出于人,间以人而盗天地之功而成之,良可怪也。然而天地之间,事之纷纭,出于其前,不得而晓者,此其一也。洛阳土风之详,已见于今欧阳公之记,而此不复论。维扬大抵土壤肥腻,于草木为宜,《禹贡》曰"厥草惟夭"是也。居人以治花相尚,方九月十月时,悉出其根,涤以甘泉,然后剥削老硬病腐之处,揉调沙粪以培之,易其故土。凡花大约三年或二年一分,不分则旧根老硬而侵蚀新芽,故花不成就,分之数则小而不舒,不分与分之太数,皆花之病也。花之颜色之深浅与叶蕊之繁盛,皆出于培壅剥削之力,花既萎落,亟剪去其子,屈盘枝条,使不离散,故脉理不上行而皆归于根,明年新花繁而色润。杂花根窠多不能致远,惟芍药及时取根尽取本土,贮以竹席之器,虽数千里之远,一人可负数百本而不劳，至于他州则壅以沙粪，虽不及维扬之盛，而颜色亦非他州所有者比也。亦有逾年即变而不成者，此亦系夫土地之宜不宜，而人力之至不至也。花品旧传龙兴寺山子、罗汉、观音、弥陀之四院，冠于此州，其后民间稍稍厚赂以匄其本，壅培治事，遂过于龙兴之四院。今则有朱氏之园最为冠绝，南北二圃，所种几于五六万株，意其自古种花之盛，未之有也。朱氏当其花之盛开，饰亭宇以待，来游者逾月不绝，而朱氏未尝厌也。扬之人与西洛不异，无贵贱皆喜戴花，故开明桥之间，方春之月，拂旦有花市焉。州宅旧有芍药厅，在都厅之后，聚一州绝品于其中，不下龙兴、朱氏之盛。往岁州将召移，新守未至，监护不密，悉为人盗去，易以凡品，自是芍药厅徒有其名尔。今芍药有三十四品，旧谱只取三十一种，如绯单叶、白单叶、红单叶不入名品之内，其花皆六出，维扬之人甚贱之。余自熙宁八年季冬守官江都，所见与夫所闻莫不详熟，又得八品焉，非平日三十一品之比，皆世之所难得，今悉列于左。旧谱三十一品，分上中下七等，此前人所定，今更不易。

后论曰：维扬东南一都会也，自古号为繁盛，自唐末乱离，群雄据有，数经战焚，故遗基废迹，往往芜没而不可见。今天下一统，井邑田野虽不及古之繁盛，而人皆安生乐业，不知有兵革之患，民间及春之月，惟以治花木，饰亭榭，以往来游乐为事，其幸矣哉！扬之芍药甲天下，其盛不知起于何代，观其今日之盛，想古亦不能减于此矣。或者以谓自有唐若张祜、杜牧、卢仝、崔涯、章孝彪、李嵘、王播，皆一时名士而工于诗者也，或观于此，或游于此，不为不久而略无一言一句以及芍药，意其古未有之，始盛于今，未为通论也。海棠之盛莫甚于西蜀，而杜子美诗名又重于张祜诸公，在蜀日久，其诗仅数千篇，而未尝一言及海棠之盛，张祜辈诗之不及芍药，不足疑也。芍药三十一品，乃前人之所次，余不敢辄易，后八品乃得于民间而最佳者。然花之名品，时或变易，又安知止此八品而已哉？后将有出兹八品之外者，余不得而知，当俟来者以补之也。

《四库全书提要》曰：《扬州芍药谱》一卷，宋王观撰。观字达叟，如皋人，熙宁中尝以将仕郎守大理寺丞，知扬州江都县。在任为《扬州赋》上之，大蒙褒赏赐绯衣银章，事迹见嘉靖《维扬志》中。汪士贤刻入《山居杂志》，题为江都人者，误也。扬州芍药自宋初名于天下，与洛阳牡丹俱贵于时，《宋史·艺文志》载为之谱者三家，其一孔武仲，其一刘攽，其一即观此谱，而观谱最后出，至今独存，孔刘二家则世已无传，仅陈景沂《全芳备祖》载有其略。今与此谱相校，其所谓三十一品前人所定者，实即本之于刘谱，惟刘谱有妬裙红一品，此谱改作妒鹅黄，又略为移易其次序，其刘谱所无者，新增八种而已。又观后论所称，或者谓唐张祜、杜牧、卢仝之徒，居扬日久，无一言及芍药，意古未有，如今之盛云云，亦即孔谱序中语，观盖取其意而翻驳之。至孔谱谓可纪者三十有三种，具列其名，比刘谱较多二种，今嘉靖《维阳志》尚存原目，亦颇有所异同焉。

时觉按：万历间新安汪士贤收于《山居杂志》，又收于《四库全书》。

《刘氏菊谱》不分卷　存　1104

宋彭城刘蒙撰

《谱叙》曰：草木之有花，浮冶而易坏，凡天下轻脆难久之物者皆以花比之，宜非正人达士坚操笃行之所好也。然余尝观屈原之为文，香草龙凤以比忠正，而菊与菌桂、荃蕙、兰芷、江蓠同为所取。又松者，天下岁寒坚正之木也，而陶渊明乃以松名配菊，连语而称之。夫屈原、渊明实皆正人达士坚操笃行之流，至于菊犹贵重之如此，是菊虽以花为名，固与浮冶易坏之物不可同年而语也。且菊有异于物者，凡花皆以春盛，而实者以秋成，其根柢枝叶无物不然，而菊独以秋花悦茂于风霜摇落之时，此其得时者异也。有花叶者，花未必可食，而康风子乃以食菊仙，又本草云，以九月取花，久服轻身耐老，此其花异也。花可食者，根叶未必可食，而陆龟蒙云，春苗恣肥，得以采撷，供左右杯。按，又本草云，以正月取根，此其根叶异也。夫以一草之微，自本至末，无非可食有功于人者，加以花色香态，纤妙闲雅，可为丘壑燕静之娱。然则古人取其香以比德，而配之以岁寒之操，夫岂独然而已哉？洛阳之风俗大抵好花，菊品之数比他州为盛。刘元孙伯绍者隐居伊水之瀍，萃诸菊而植之，朝夕啸咏乎其侧，盖有意谱之而未暇也。崇宁甲申九月，余得为龙门之游，得至君居，坐于舒啸堂上，顾玩而乐之于是，相与订论，访其居之未尝有因次第焉。夫牡丹、荔枝、香笋、茶竹、砚墨之类，有名数者，前人皆谱录。今菊品之盛至于三十余种，可以类聚而记之，故随其名品论叙于左，以列诸谱之次。

《四库全书提要》曰：《刘氏菊谱》，宋刘蒙撰。蒙彭城人，不详其仕履。其叙中载，崇宁甲申为龙门之游，访刘元孙所居，相与订论为此谱，盖徽宗时人。故王得臣《麈史》中已引其说，焦竑《国史经籍志》列于范成大之后者，误也。其书首谱叙，次说疑，次定品，次列菊名三十五条，各叙其种类形色而评次之，以龙脑为第一，而以杂记三篇终焉。书中所论诸菊名品，各详所出之地，自汴梁以及西京、陈州、邓州、雍州、相州、滑州、鄜州、阳翟诸处，大抵皆中州物产而萃聚于洛阳园圃中者，与后来史正志、范成大之专志吴中时植者不同，然如金钱、酴醿诸名，史范二志亦具载焉。意者本出自河北而传其种于江左者欤？

时觉按：收于《四库全书》。

《史氏菊谱》不分卷　存　1175

宋江都史正志（志道）撰

自序曰：菊，草属也，以黄为正，所以概称黄花。汉俗九日饮菊酒以祓除不祥，盖九月律中无射而数九俗尚九日而用时之草也。南阳郡县有菊潭，饮其水者皆寿，《神仙传》有康生服其花而成仙，菊有黄华，北方用以准节令，大略黄华开时，节候不差，江南地暖，百卉造作无时，而菊独不然。考其理，菊性介烈高洁，不与百卉同其盛衰，必待霜降草木黄落而花始开。岭南冬至始有微霜故也。本草一名日精，一名周盈，一名传延年所宜贵者，苗可以菜，花可以药，囊可以枕，酿可以饮，所以高人隐士篱落畦圃之间，不可一日无此花也。陶渊明植于三径，采于东篱，裛露掇英，泛以忘忧。钟会赋以五美，谓圆华高悬，准天极也；纯黄不杂，后土色也；早植晚登，君子德也；冒霜吐颖，象劲直也；杯中体轻，神仙食也。其为所重如此。然品类有数十种，而白菊一二年多有变黄者。余在二水植大白菊百余株，次年尽变为黄花。今以色之黄白及杂色品类可见于吴门者，二十有七种，大小颜色殊异而不同白。昔好事者为牡丹、芍药、海棠、竹笋作谱记者多矣，独菊花未有为之谱者，殆亦菊花之阙文也欤？余姑以所见为之。若夫耳目之未接，品类之未备，更俟博雅君子与我同志者续之。今以所见，具列于后。

后序曰：菊之开也，既黄白深浅之不同，而花有落者有不落者。盖花瓣结密者不落，盛开之后，浅黄者转白，而白色者渐转红，枯于枝上；花瓣扶疏者多落，盛开之后，渐觉离披，遇风雨撼之，则飘零满地矣。王介甫武夷诗云：黄昏风雨打园林，残菊飘零满地金。欧阳永叔见之，戏介甫曰：秋花不落春花落，为报诗人子细看。介甫闻之，笑曰：欧阳九不学之过也，岂不见《楚辞》云：夕餐秋菊之落英。东坡，欧公门人也，其诗亦有"欲伴骚人赋落英，与夫却绕东篱嗅"，落英亦用《楚辞》语耳。王彦宾言古人之言有不必尽循者，如《楚辞》言秋菊落英之语。余谓诗人所以多识草木之名，盖为是也。欧王二公文章擅一世，而左右佩纫，彼此相笑，岂非于草木之名犹有未尽识之，而不知有落有不落者耶？王彦宾之徒又从而为之赘疣，盖益远矣。若夫可餐者，乃菊之初开，芳馨可爱耳，若夫衰谢而后落，岂复有可餐之味？《楚辞》之过乃在于此。或云，诗之访落，落训始也，意落英之落，盖谓始开之花耳。然则介甫之引证，殆亦未之思欤？或者之说不为无据。余学为老圃而颇识草木者，因并书于《菊谱》之后。淳熙岁次乙未闰九月望日，吴门老圃叙。

《四库全书提要》曰：《史氏菊谱》，宋史正志撰。正志字志道，江都人，绍兴二十一年进士，累除司农丞，孝宗朝历守庐扬、建康，官至吏部侍郎，归老姑苏，自号吴门老圃，所著有《清晖阁诗》《建康志》《菊圃集》诸书，今俱失传。此本载入左圭《百川学海》中，《宋史艺文志》亦著于录。所列凡二十七种，前有自序，称自昔好事者为牡丹、芍药、海棠、竹笋作谱记者多矣，独菊花未有为之谱者，余姑以所见为之云云。然刘蒙《菊谱》已在前，正志殆未之见而为是言耳。末有后序一首，辨王安石、欧阳修所争楚词落英事，谓菊有落、有不落者，讥二人于草木之名未能尽识。其说甚详，乃向来所未发。世俗所传，苏轼以嗤点安石诗误谪黄州，其地菊皆落瓣，轼始愧服，其言甚怪诞不根，明人作说部者，或多信之，得此亦可以证其妄也。

时觉按：收于《四库全书》。

《范村菊谱》不分卷　存　1186

宋吴县范成大（致能，石湖居士）撰

自序曰：山林好事者或以菊比君子，其说以谓岁华婉娩，草木变衰，乃独烂然秀发，傲睨风露，此幽人逸士之操，虽寂寥荒寒中，味道之腴，不改其乐者也。神农书以菊为养生上药，能轻身延年，南阳人饮其潭水，皆寿百岁，使夫人者有为于当世医国惠民，亦犹是而已。菊于君子之道，诚有臭味哉！《月令》以动植志气候，如桃桐华直云始华，至菊独曰菊有黄华，岂以其正色独立，不伍众草，变词而言之欤？故名胜之士未有不爱菊者，至陶渊明尤甚爱之，而菊名益重。又其花时，秋暑始退，岁事既登，天气高明，人情舒闲，骚人饮流，亦以菊为时花，移槛列斛，辇致觞咏间，谓之重九节物，此非深知菊者，要亦不可谓不爱菊也。爱者既多，种者日广，吴下老圃伺春苗尺许，时掇去其颠，数日则歧出两枝，又掇之，每掇益歧，至秋则一干所出数千百朵，婆娑团植如车盖熏笼矣。人力勤，土又膏沃，花亦为之屡变，顷见东阳人家菊图多至七十种。淳熙丙午范村所植止得三十六种，悉为谱之，明年将益访求他品为后谱云。

后序曰：菊有黄白二种，而以黄为正，人于牡丹独曰花而不名，好事者于菊亦但曰黄花，皆所以珍异之，故余谱先黄而后白。陶隐居谓菊有二种，一种茎紫，气香味甘，叶嫩可食，花微小者为真菊；青茎细叶作蒿艾气，味苦花大，名苦薏，非真也。今吴下惟甘菊一种可食，花细碎，品不甚高，余味皆苦，白花尤甚，花亦大。隐居论药既不以此为真，后复云白菊治风眩，陈藏器之说亦然，《灵宝方》及《抱朴子》丹法又悉用白菊，盖与前说相牴牾。今详此惟甘菊一种可食，亦入药饵，余黄白二花虽不可饵，皆入药而治头风。则尚白者此论，坚定无疑，并著于后。

《四库全书提要》曰：《范村菊谱》，宋范成大撰，记所居范村之菊，成于淳熙丙午岁，盖其以资政殿学士领宫祠家居时所作。自序称所得三十六种，而此本所载，凡黄者十六种，白者十五种，杂色四种，实止三十五种，尚阙其一，疑传写所脱佚也。菊之种类至繁，其形色变幻不一，场师老圃因随时各为之题品，名目遂日出而不穷。以此谱与史正志谱相核，其异同已十之五六，而成大但记家园所植，采撷亦未尽赅备，然叙次颇有理致，视他家为尤工。至种植之法，黄省曾谓花之朵视种之大小而存之，大者四五蕊，次者七八蕊，又次者十余蕊。今吴下艺菊者犹用此法，其力既厚，故花皆硕大丰缛。成大乃谓一干所出数千百朵，婆娑团植，几于俗所谓千头菊者，此则今古好尚之不同矣。

时觉按：收于《百川学海》《群芳玩清》《丛书集成》《四库全书》。

《范村梅谱》不分卷　存　1186

宋吴县范成大（致能，石湖居士）撰

自序曰：梅，天下尤物。无问智贤愚不肖，莫敢有异议。学圃之士必先种梅，且不厌多，他花有无多少皆不系重轻。余于石湖玉雪坡既有梅数百本，比年又于舍南买王氏僦舍七十楹，尽拆除之，治为范村，以其地三分之一与梅。吴下栽梅特盛，其品不一，今始尽得之，随所得为之谱，以遗好事者。

后序曰：梅以韵胜，以格高，故以横斜疏瘦与老枝怪奇者为贵。其新接稚木，一岁抽嫩枝直上，或三四尺，如酴醾、蔷薇辈者，吴下谓之气条，此直宜取实规利，无所谓韵与格矣。又有一种粪壤力胜者，于条上茁短横枝，状如棘针，花密缀之，亦非高品。近世始画墨梅，江西有杨补之者尤有名，其徒仿之者实繁。观杨氏画，大略皆气条耳。虽笔法奇峭，去梅实远，惟廉宣仲所作差有风致，世鲜有评之者，余故附之谱后。

《四库全书提要》曰：《范村梅谱》，宋范成大撰。成大有《桂海虞衡志》诸书，已别著录。此乃记所居范村之梅，凡十二种，前后皆有自序。梅之为物，其名虽见于《尚书》《礼经》，然皆取其实而不以花著。自唐人题咏竞作，始以香色重于时。成大创为此编，稍辨次其品目，然如绿萼梅一种，今在吴下已为常植，而成大乃矜为人间不多见之物，则土宜之异，或者随时迁改欤？又杨无咎画梅有名，后世皆珍为绝作，而成大后序乃谓其画大略皆如吴下之气条，虽笔法奇峭，去梅实远，与宋孝宗诋无咎为村梅者，所论相近。盖其时犹未甚重无咎之画。至嘉熙、淳祐间，赵希鹄作《洞天清录》，始称江西人得无咎一幅梅，价不下百千匹，是亦可以觇世变也。《通考》以此书与所作《菊谱》合为一，题曰《范村梅菊谱》二卷，然观其自序，实别为书，今故仍各加标目焉。

时觉按：收于《百川学海》《说郛》《山居杂志》《四库全书》。

《风水问答》一卷　存　1358

元义乌朱震亨（彦修，丹溪）撰，明吴郡顾元庆（大有，大石山人）校阅

胡翰序曰：乌伤朱君彦修，故文懿先生之高弟弟子也。少读书，从先生游最久。尝有志当世，充赋有司不合，退而业医，犹幸其濡沫及人也。著书数万言，曰《格致余论》，人多传之，而君之医遂名海右。又以阴阳家多忌讳，不知稽诸古也，复著书数千言，曰《风水问答》。书成，示余双溪之上。推其用心，可谓至矣。《易》曰：仰以观于天文，俯以察于地理。天确然在上，其文著矣；地隤然在下，其理微矣。著者观之，微者察之，知乎此者，知乎幽明之故，非圣人孰与焉？而汉魏以来，言地理者往往溺于形法之末，则既失矣；至其为书，若《宅经》《葬经》之属，又多秘而亡逸不传，则失之愈远矣。朱君力辨之，以为人之生也，合宗族以居，为宫室以处，审曲面势，得则吉，不得则凶，其理较然。及其死也，祖宗之神上参于天，举而葬者枯骨耳，积岁之久，并已朽矣，安知福祸于人，贵贱于人，寿夭于人哉！故葬不择地，而居必度室，据往事以明方今，出入诗书之间，固儒者之言也。昔者先王辨方正位，体国经野，土宜之法，用之以相民宅，土圭之法，用之以求地中，皆为都邑宫室设也。而冢人、墓大夫之职，公墓以昭穆，邦墓以族葬，借欲择之，其兆域禁令，孰得而犯之！以是知君之言为得也。惜其书不见于二百年之前，绍兴山陵改卜之议，晦庵朱子以忠贾祸。夫以一世豪杰之才，千古圣贤

之学，萃乎其人，观于天下之义理多矣，而笃惟蔡元定之说是信者，果何也哉？吾邦自何文定公得朱子之学于勉斋，四传而为文懿，君受业先生之门，计其平日之所讨论，亦尝有及于斯乎？不然，则是书成于先生未易箦之日，必能是正其说，传信于人，而顾使翰得而读之，岂知言哉！且翰先人之葬，今十年矣，襄事之初，匍匐将命而不暇择，尝惕然于先儒土厚水深之言，于是得君之书，欣然如获拱璧。昔里有余祯者，以是术游江湖间，邵庵虞公深敬信之。其著书曰《地理十准》，虞公称其有得于管辂、王吉之传，力诋曾、杨之非，而不悟《指蒙》非辂所作，则与翰同一惑也。书之于篇，朱君其幸终有以教之。

王行跋曰：君子之所谓趋吉避凶，亦乡善倍恶，修人事以顺天理而已。天理平易而正直，人事亦惟平易正直，为可以顺之顺天理矣，果吉若凶所不计也。公刘之迁邠，择地利以便民居；周公之宅洛，承先志以服土中耳。民居既奠，先志既成，人事至矣，顺夫天理，孰过于此？若曰定形局而必于是，而期后胤之有天下；立方向而必于是，而期祚致八百年之永者，岂足以为公刘、周公也哉！丹溪之为是书，深斥卜葬之非，可谓不溺于流俗矣。而于居室，乃拘拘焉。为是委曲烦碎之说，旁引曲证，谓必尔而吉，不尔而凶，若无毫末之可违者，固平易正直之所为耶？且夫阴阳五行有自然之运，或为灾咎，良非偶然，惟德足以消弭，今乃以力胜之，非理矣。此又见其不能笃于自信也。孔子曰：致远恐泥。丹溪其泥者哉！

时觉按：是书体例略同《局方发挥》，设为问答凡九，大旨在反对卜葬而主张卜居室。首问引《易·系辞》及《孝经》以明上古无卜葬之说，次则以舜、禹、周康王、汉高祖、唐太宗诸帝王名人及《周礼》《春秋》之说，以证古人葬不卜地，不卜时，三则论述卜葬乃“当其哀痛追慕之时而诱之以其所愿欲”而为欺，遂使天下之人受其欺而不自觉。余则论居室与葬不同，其形气、水势、局向与吉凶祸福相关，当卜。其要有七，形局、向首、门、路、水、沙、景。原书久佚，后于明嘉靖七年童氏乐志堂刻《奚囊广要》发见。现刊于2005年上海中医药大学出版社《丹溪逸书》排印校注本。《奚囊广要》所载无序跋，据《四库全书》本《胡仲子集》与《半轩集》所载补出胡翰序和王行跋，以成全璧。

《受正玄机神光经》一卷　存　1420

唐亡名氏原撰，明殷勋（梅溪遁叟，括囊子）传，明锡山党绪（三渠），祥符李应魁（大河子）刊，清吴趋沈锦桐（谱琴）辑录

受正玄机神光经序曰：先君子际遇圣明，尝获扈从，家藏星历卜筮之书，自圣朝开国以来，悉献而藏之秘府矣。惟《神光》一经以其关于人事日用之常，人人得而用之，故得独存于家。予初未之知也，今年秋因检故集，得而阅之。见其正而不诬，简而有理，不索诸茫昧而取于一身，不求之他人而质于自己，大而事君应制，小而接物酬变，与夫军阵临机决策之大要，人情出入动止之几微，靡不关焉。使士大夫之家得此一篇，出则可以建功立绩，处则可以远患保身，趋吉避凶，转祸为福之至宝也。予尝以事试之，其应如响之应声，其与世俗燋炖击竹、掷筊抽籤之作，诚宵壤之不侔矣，而其利岂不博哉？因命缮写鼎成，将售诸梓，以为备急之用，姑书此以自见云。

唐僧一行进神光经表曰：臣闻人不自见其形，凭诸水鉴，事欲预明其兆，杖彼蓍龟。然蓍龟讬象数以假灵，水鉴审形质而资目，密窥动静，暗彻玄微，其理至深，愚蒙寡见。臣性资愚陋，艺术无精，博览群言，颇知至要。但知存神光于日背，审心动于未然，则不待占卜以晓吉凶，未即施为，先知休咎。或事君居官，涉水行陆，或山居野宿，布阵结营，苟能验诸神光，则其吉凶自见焉乎？此文省而多效，理明而易通，诚可以去危就安，转祸为福，古来贤哲实所钦崇。自昔相传，历年滋久，重加订正，编集成书，实保护圣躬无如此道，臣诚惶诚恐，谨随进以闻。

殷勋识语曰：神光之法，其来尚矣。予尝考索故典，始于岐伯之传，初但验有无为死生寿夭之诀，殆至有汉，张子房受圯上之书，始作行师之用。验五色以考胜负吉凶之机，其法愈神而其说愈备，高祖尝欲攻匈奴，验神光得青白，子房以为不吉，高祖不从，遂有白登之围，是其明验也。及至后世贤人君子，往往推演以备人事，不过即其理而通之，诚亦不为诬妄也。夫人之有神，犹草木之有精华盛衰，而荣悴可以预知，理之自然，不可逃也。人之神光正犹是焉。其理至实而不诬，其事至简而不烦，用之以守身，用之以远祸，用之以出入起居，事至物来，无施而不可也。予家居数十年，屡经忧感，未尝有非横蓦忽之祸者，藉此法之良焉耳。后之君子，得此当宝而藏之，勿示非人可也。永乐庚子岁之谷月，梅溪遁叟八十二翁括囊子殷勋谨识。

党绪跋曰：《神光经》，余自幼岁受之先君，阅而试之有验。盖近取诸身而不诬，非若卜筮者远取诸物，渺茫荒昧无所征信，诚贞而有理，显而易谕也，是以藏之笥匣久矣。岁甲寅，来莅锺祥，与当阳李大河讨论世务，

言及稽疑，出观此编，深嘉尚之，遂谋锓梓以永其传，聊以为玩占之一助云。嘉靖乙卯岁秋九月吉旦，锡山三渠党绪书。

李应魁跋曰：余潜读书崇法禅院，客有谈及神光事，数验辄符，然罔知传自何人，始诸何代，亦靡知有经，作用有法也。癸丑仕当阳，越乙卯，过郢，会党君三渠于白鹤观，复谈厥事，出斯经，读之乃知渊源有自，非他技攸伦，真足以事君亲，保身家，济艰利物，近取而远不御焉者，遂刊以锡迪吉君子云。嘉靖乙卯岁孟冬望旦，祥符大河子李应魁谨语。

时觉按：收于《经史秘汇》，有吴翌凤家抄本藏上海图书馆，笔者所读为电子版。内容包括：取验要诀、源流确论、定神汤方、事君篇、临敌讨罪篇、野宿篇、远游篇、风雨雷电篇、过渡篇、饮食篇、交游篇、疾病生死篇、取验法，共十三篇。又收于《逊敏堂丛书》。《联目》《大辞典》载《神光经》于养生门，录于嘉靖四十五年《洪楩辑刊医药摄生类八种》;《联目》以为洪楩编辑，《大辞典》不著撰者，并谓是书"主论验神光测凶吉，认为神光为一身之主宰、五脏六腑之精英，控制意念，其光自见，并介绍据光色测凶吉及在各种情况下的验神光法"。

《草窗集》二卷　存　1480

明长洲刘溥（元博，草窗）著

姚绶序略曰：予弱冠时，草窗先生以诗鸣吴下，及予壮游学宫，先生起为太医院吏目，以诗鸣公卿间，声价籍甚。景泰癸酉，予领荐书上京师，先生已卒于邸舍，竟弗之识。往往见谈其诗句警策而气春容，恨不得其平生之集而尽观之。尔来余二十年，其子俸手一编，拜于吴门寓馆，曰：此某先君子之《草窗集》，愿为之序。受而观之，总若干篇，众体悉备，厘上下卷以寿诸梓。乌乎！先生往矣，其诗则存，往者同存者，独悲其往，序其存可也。……吾用是知先生，自少至壮，优游于典坟，涵濡于义理，不浮以约，不华以实，养成是气，罔或少绥，故其所发，随扣随应，譬犹富足之家，所积者厚，一旦用之，羡余尚多，诚非一朝夕之故也。……予恨未能知言，或昧于此，幸获尽观其所作，姑序其所存，以归其子，将以俟夫知言者论定之如何。先生姓刘氏，名溥，字原博，草窗乃其别号云。成化十六年七月上浣，赐进士出身第前广东道监察御史嘉兴姚绶书于云东精舍。

钱谦益跋曰：此故太医院吏目原博刘先生讳溥之集也。余七世祖竹深府君讳洪，字理平。景泰中，以国难输马于朝，得赐章服。其南还也，朝士多赋诗宠行，先生诗为压卷，今载《草窗集》第八卷中。先生为景泰十才子之冠，土木之难奉使边塞，作为诗歌，感激悲壮，有"塞雁南旋又北旋，上皇消息转茫然"之句，朝士皆为流涕。读先生之诗者，苟有忠君爱国之心，斯可以兴矣，况有先世遗文在乎？吾子孙其宝藏之。天启元年六月，钱后人谦益谨书。（《牧斋初学集》卷八十五《跋刘原溥草窗集》）

《四库全书总目提要》曰：《草窗集》一卷，明刘溥撰。溥字原博，草窗其别号也，长洲人。宣德初，授惠民局副使，后调太医院吏目，事迹具《明史·文苑传》。史称：溥耻以医自名，日以吟咏为事。其诗初拟西昆，晚更奇纵，与汤允绩、苏平、苏正、沈愚、王淮、晏铎、邹亮、蒋忠、王贞庆等称景泰十才子，而溥为之首。今九人之集皆未见，惟溥集存。溥际土木之变，忠愤悱恻之意，时见于诗，亦颇有足取者，故朱彝尊《静志居诗话》谓其在彼法中犹为差胜。然溥尝语客云：不读二万卷书，看溥诗不得，则虚骄太甚矣。宋人云：不读万卷书，不行万里路，看杜诗不得。溥乃更加一倍乎？

《明史·文苑二》曰：刘溥字原博，长洲人。祖彦，父士宾，皆以医得官。溥八岁赋《沟水》诗，时目为圣童。长侍祖父游两京，研究经史，兼通天文、历数。宣德时，以文学征。有言溥善医者，授惠民局副使，调太医院吏目。耻以医自名，日吟咏为事。其诗初学西崑，后更奇纵，与汤允勣、苏平、苏正、沈愚、王淮、晏铎、邹亮、蒋忠、王贞庆，号景泰十才子，溥为主盟。

时觉按：是为诗集，无关医学，有成化十六年刘氏刻本藏中国国家图书馆，收于《四库全书存目丛书》。刘溥出身医学世家，曾任惠民局副使、太医院吏目，创痛泻要方、泻湿汤等，功效卓著。其以文名鸣一时，为景泰十才子之冠，医名反为所掩。据《中华医史杂志》2011第4期，溥著《刘草窗医案》《广嗣全书》《手足经分配四时说》等，未见，故载列此《草窗集》以见其人生平事迹。

《物类相感志》一卷　存　1528

亡名氏撰，明句吴姚咨（潜坤居士）校正

时觉按：是书不分卷，分身体、衣服、饮食、器用、药品、疾病、文房、果子、蔬菜、花竹、禽鱼及杂著十二门，述物类相关，颇合医理。收于明嘉靖七年童氏乐志堂刻《奚囊广要》。或言是苏东坡撰，当考。

《病榻寤言》一卷　存　1580？

明云间陆树声(与吉,平泉)撰

自序曰:余卧病榻间,冥心摄息,或瞥然起念,意有所得,欲言嗫嚅,时复假寐,顷焉得寤,蹶然起坐,凭几捉笔,造次疾书。虽语无伦次,其于生死之故、养生之旨,间亦亿中,存之以自观省。曰寤言者,以其得之寤寐。

《四库全书提要》曰:明陆树声撰。自序谓卧病初起,捉笔疾书,名寤言者,以其得于寤寐也。中多养生家言。至于缓步当车,晚食当肉,语出《战国策》,而以为《史记》,则明人读书不求源本之故也。

时觉按:自序未署年月,应是万历致仕后作,其《清暑笔谈》自序谓,"余衰老退休,端居谢客,属长夏掩关独坐,日与笔砚为伍。因忆曩初见闻积习,老病废忘,间存一二,偶与意会,捉笔成言,时一展阅,如对客谭噱,以代抵掌,命之曰《清暑笔谈》",署为"时庚辰夏仲也",身体状况、精神情绪类似,年逾古稀,是书或亦成于此时。收于《水边林下》《续修四库全书》。

《清溪草堂集》　佚　明末清初

清泗州宋武(汝南)撰

康熙《泗州府志·方技》曰:宋武字汝南,州人,入武泮。家世业医,武聪颖,兼知其学,有治数奏功。明季总兵周仕凤□急□□,医投以剂,乃益笃,时在弥留间。武入视之,曰:事急矣。乃命挫葱一束置脐上,以火斗熨之,须臾目开,乃启其口,一药而愈。周拜泣,酬以朱提五十,辞不受,赠以题额,时人神异之。武性慈悯,贫者乞药不取值,每设局施药数载,远近趋如市,生活者千余人。又好贤敦谊,能诗文未可以一艺称也。所著有《清溪草堂集》。

时觉按:《清溪草堂集》当为其诗文集,亦收于此,以见其医事。检索其书不着,中国国家图书馆藏有清宜兴蒋锡震同名文集。

《救荒定议》一卷,《治病说》一卷　存　1662？

明太仓陈瑚(言夏,确庵,安道先生)撰

民国三十七年《重修常昭合志·艺文志》曰:陈瑚,字言夏,号确庵,先世本张氏,自代州来迁。崇祯壬午举人。读书讲学于昆山太仓间,学者称安道先生。著有《救荒定议》一卷、《治病说》一卷。

时觉按:邵廷烈,字子显,又字伯扬,号退闲外史,清镇洋人,辑《娄东杂著》,龚自珍为序。二书收于《娄东杂著》,为《棣香斋丛书》之石集。《治病说》借治病说当时税收弊政,《救荒定议》则阐述救荒之社仓、常平二法之弊,均不关医学。

《致富全书》四卷　存　1678

明云间陈继儒(仲醇,眉公)撰辑,清钟山逸叟重订

钟山逸叟序曰:致富亦多术矣,而世之艳称者必曰陶朱公,其以不逐时而责于人,有所以致之之道也。观其自言曰,计然之策七,越用其五而得意,既用之国,欲施诸家,乃治产积居,择人任事,而家遂饶足。由此言之,治家之道通于治国,岂寻常意计所能及哉?况格物之性,辨出之宜,一人之识有穷,而野老牧竖或反得,顾此所知,则至庸者皆重奇之,所寓不有其书,后之欲师其智者将焉取之?《致富奇书》,由来旧矣,云间陈先生,儒雅君子也,性嗜山林,闲暇无事,得以穷究漏牒,订正编集,广为命书。然犹惜其于方药之用尚未及采,且间有遗失,使后之考者不能无憾于此。余不揣以燕间之日,复为增其未备,虽于古之作者未敢云有功,要其于世之读是书者亦不无小补之。时康熙戊午春日,钟山逸叟漫识。

引言曰:地财莫禁,勤者致富。百谷有秋,名花维茂,居然汉阴,草茅非陋。

时觉按:农书,又名《重订增补陶朱公致富全书》,托名"陶朱公原本,陈眉公手订",康熙戊午文盛堂藏板,1999年收于《中国本草全书》第二百五十七卷,华夏出版社影印出版。卷一、二分谷、蔬、木、果、花、药六部,载植物一百九十五种,兼及其药用价值,并及畜牧养殖,附田家历、每月栽种书;卷三为占候及田园诗;卷四载四季备考、群芳备考、卫生至要、四时调摄、服令方,为养生要言。

《亳州牡丹述》一卷　存　1683

清吴江钮琇(玉樵)撰

自序曰：谱曰，姚黄出于姚氏，魏花肉红色，出于魏相仁溥家。今之魏红，其遗种欤？焦白明秀为白中上品，与雅健伯仲界。破玉嫩白色，每花片上红丝一缕，印之砖，色蓝，蓝间带红，望若红衫女子贮碧纱笼中。十二连城，白次雅健，五色奇玉，白又次于连城，而花瓣各有红紫碧绿诸色丝络其间，洵云奇矣，金玉交辉，白花错以黄须绿衣，有信，红花缀以翠缕，亦奇玉之亚，古以左紫称，最近唯红白擅场，然支家新紫，娇赋无俗韵，固宜与大红新红名甲海内云。其次者，虽非本州所贵，岁以售之花贾，好事之家购而得之，犹不止吉光寸羽，崑山片玉，况尤者乎？虽然，盛衰无时，代谢有数，后日之谯，安知不为今日之雒，则繁英佳卉泯灭无传，是花之不幸，又甚于余，余乌能以无述也？时康熙癸亥七月望日。

杨复吉跋曰：亳州牡丹甲天下，前明州人薛凤翔著有《牡丹史》，极其扬诩。玉樵先生牵丝项邑，与亳为邻，迨以艰归，尚不能忘情于是花。征诸友朋，作为此述，儒吏风流，宛乎可见，至文笔之雅洁明净，则如老树著花，别饶神韵。较诸薛史，固自后来居上也。癸酉孟冬，同邑杨复吉识。

时觉按：钮琇，康熙贡生，曾任职项城，与亳州相邻，闻其地牡丹奇异，随听随记，积百四十种而为此书。初刻于康熙二十二年，收于《山居杂志》《昭代丛书》。

《举业蓓蕾》一卷　存　1709

明云间董其昌(玄宰，思白，香光居士)传，清扬州石成金(天基，惺斋愚人)订

石成金序曰：洗心入道以取理之新，虚心观变以养文之候，沉心发机以采时之华。总之，心者，人之天也；文者，心之天机也。天机内溢，自成第一希有，其不说得法，而说得窍，益法从心生，得窍者神明于法之中，变化于之外也。试观射者之巧力，可以悟矣。董玄宰传有《举业蓓蕾》一帙，予不揣愚昧，取而评订刊布，学者心悟于此，则文窍精通，讲道有径，诚初学至妙之心法。蓓蕾音佩垒，谓花之初绽而始华也，须各玩悟发机，勿泛泛视之。石成金天基撰写。

时觉按：收于《石成金医书六种》，非医学书，《联目》收于“养生”类，有误，附此以供参考。

《竹谱》一卷　存　1735？

清江阴陈鼎(定九，鹤沙，铁肩道人)撰

张潮题辞曰：侪于植物之中，而超乎草木藤罗之外者，聿惟竹，古人用以比君子焉。其为物也，虽在童稚翛然有凌霄之姿，是以一岁即母齐，能屈能伸而不改其节。晋王子猷谓不可一日无此君，每到一处即令种竹，则甚矣，竹之可贵也。顾其为类也繁，世人耳目囿于一方，少所见遂不免多所怪，与之谈异物辄相与目笑之，不知天下之大，无所不有，安得以一人之识遂谓世无斯物耶？今天子性爱修竹，御制《竹赋》一篇，裔裔皇皇，非臣下所能仿佛，盖不独爱其形，兼爱其德也。陈子定九所著《竹谱》，考其名目约五六十种，无论今古，凡竹之异者悉载焉。予受而读之，如数顷琅玕，森然在目，如渭川千亩，坐享侯封。使我得遇此君数辈，便当把臂入林矣。定九具文武才，竹亦具文武才，以之削简，其文也，以之作箭，其武也。然则定九之谱斯竹也，其殆自为写照也夫？歙县张潮题。

张潮跋曰：先赠公喜画竹，闻先君言，皆属友人携去。余向藏弆一帧在里中，为祖龙所劫。今读此帙，益深我手泽之感矣。心斋张潮。

《四库全书提要》曰：《竹谱》一卷，国朝陈鼎撰。鼎有《东林列传》，已著录。此书记竹之异者凡六十条。

时觉按：收于《四库全书》《昭代丛书》。陈鼎，江阴人，十岁随父入滇，康熙间漫游各地，见闻极广，雍正十三年为海宁令。并著有《蛇谱》《荔枝谱》。

《小易赋》不分卷　存　1742

元昆山王履(安道)撰

滕章曼卿题引曰：仰俯天地于一元，始生乾坤于五内者，医理之要而存养之所加，人与天地均之一橐籥哉。造化之陶铸万类，元真之鼓舞百骸，神之所使邪。窈冥之中盖有物焉，亡物焉则已矣。已矣则虽天地乎一刍狗也。医之为术也亡它，惟识刍狗之弗刍狗已，苟欲知刍狗之弗刍狗，则非易理将奚以为？昆山王先生

作《小易赋》，天地六合之邈，阴阳五行之微，悉诸一躯壳中炳如焉，可谓小天地者已。予初读之，望洋乎如河伯向海，若厌而弃之，中又采读之，颇知蹊径之所分，蓁莽稍辟，最后玩索之力，深识王先生决鼎湖之尾闾，遂与门人谋上木以公诸人间，如其取舍，吾恶乎敢。宽保壬戌秋八月既望，信阳滕曼卿撰。

滕尚景跋曰：备四德而示成败者莫贵于易，具五内以验阴阳者莫善于人，人也均之。易，易也，果是天，故称小天地已，其贵昭乎可观，其验了然可察。王公尝观人身之侔造化而发作此赋，始焉发挥资始之源，终焉曲畅支躯之统，简而详，易而悉，可谓轩岐之羽翼者已。虽然，传写脱漏，鲜有善本行于世者。筑水先生深惜其切医家之弗公，而修业之暇，校订阙误，遂上木以公诸人间，其谓之王公之股肱，不亦宜乎？至于崇其训，尝其功，则当与备四德而具五内者不并朽云。宽保壬戌八月望日，门人滕尚景行甫谨识。

时觉按：《联目》《大辞典》俱不载，有日本宽保二年刻本收于《海外中医珍善本古籍丛刊》，影印出版。卷端署：元崑山王履安道著，皇和信阳滕章曼卿校。宽保二年，即乾隆七年。

《卫生集》三卷　存　1748

清华梧栖撰

朱朝琛序曰：闻之天地之大德曰生，统含生负气之伦，凡走者、飞者、介者、鳞者、蠕动者、菀枯者，莫不熙熙然以蕃以息于天地之间，而其间禀五行之秀得二气之灵者惟人。人为天地之心，是宜体天地生生之德，以大其涵濡，顺其长育，是故王者行庆施惠，非徒泽及兆民，抑且恩周百族。毋焚山林，毋漉陂池，毋杀胎，毋覆巢，无非体天地大生广生之德，以宏其爱养之仁而已。乃世之耽于口腹者，每云天地生物以养人，杀之曾不一怜。嗟乎！是曷知天地生物之心者哉？独不见夫宰割炮烙时，或乞命于刀锯之余，或奋身于鼎镬之内，痛楚之状，哀号之声，且有目不忍睹、耳不忍闻者，一脔之味几何，而竟坐视其无罪就死曾不少加怜悯，是岂仁心为质者所宜出此？予友梧栖主人平生最喜放生，乃汇前训所传放生果报合为一编，颜其额曰"卫生"，因付之剞劂，俾得流传不朽。吁！盛德事也。世有同志之君子能踵其事而行之，行见积功无既，而获福亦非浅鲜矣。时乾隆戊辰仲秋既望，长洲朱朝琛拜序。

赵定邦序曰：昔子舆氏云见其生不忍见其死，凡以含生负气之伦，莫不乐生而畏死，欲养我之生而乃促物之生，无论情有未安，于理亦有不顺。然此理人人知之，而非太和之气充积于中，则有志而不克行，或行之而不克久，犹之未行也。予官浙水八年，习闻桑春园观察素喜放生，虽笺简往还间聆绪论，而未能常见颜色。上年秋，卸长兴县篆，侨寓省垣，始得以暇日会晤。谈次出《太上感应篇图注》暨《在官法戒录》《学仕遗规》《归元镜》等书见赠，固已劝惩兼备，无义不收，复于案头见梧栖老人《卫生集》，专论放生，果报既详，且晰其意。盖欲无一物不得其所而后快，且无一人不存好生之德而后更快，渐推渐广，非仅搏恩泽及物之名也。予素秉慈亲命，滋味淡薄，牛鳖鸡鹜之属不登于俎，善念已勃勃欲动，得此书，益相与有成。因力矢放生愿，并拟刷印多本以广其传。板向存西湖昭庆寺经房，浃晨亲往，得晤惠空房主人嘉树、贻芳两师，反复辨论，信心愈坚，尤喜其价只取纸张刷印工本，迥非射利者比，遂决计行之，然后知感应之由不谋而合。予之矢此愿而兼愿印此书者，春园观察化导之益也；予之矢此愿而兼能印刷多本者，嘉树、贻芳两师赞助之功也。一善机之流通布获，莫之致而致也，人也即天也。书首已有朱序，故一切从略，仅述其缘起如此。同治甲戌仲夏中浣，古润紫琳氏赵定邦拜序。

时觉按：有同治十三年刻本和民国二十一年铅印本藏上海图书馆，述放生戒杀、好生救生诸论，并轶事传说，似不关医学。《联目》《大辞典》入养生类，上中下三卷，《联目》作二卷，皆有误。作者里籍未明，然作序朱赵二友人皆江南，故当为江苏人。

《烟谱》一卷　存　1774

清吴江陆燿（青来，朗夫）撰

杨复吉跋曰：食物中最后出者惟烟草，至今日而其用几等于布帛菽粟，盖亦有数存于其间矣。先生此谱为微物写生，而寓意深远，要非仅供数典祭獭者取材也。载考姚旅露书，烟草来自吕宋国，而药地禅师《物理小识》、熊人霖《地纬》、刘廷玑《在园杂志》，一曰自漳泉，一曰自大西洋，一曰自高丽，未知孰是。甲午春日，门人杨复吉识。

时觉按：分五篇，生产第一、制造第二、器具第三、好尚第四、宜忌第五，后附《烟草歌》《后烟草歌》。收于《昭代丛书》。

《解毒编》一卷 存 1792

清清河汪汲(古愚,海阳竹林山人)辑

谈泰序曰:昔魏武帝啖冶葛至一尺,必先食蕹菜。盖冶葛有大毒,以蕹汁滴其苗,当时萎死。吴黄武中,江夏李俣以罪从合浦初入境,遇蛊毒,其奴得吉利草与俣服,遂解。物类之相反者,并食足以伤人,物之有裨于人及人性所嗜之物,多食亦能害人。讲求尊生之术者,不可不辨之于早也。古愚老人有见于此,凡饮食药饵、草木菜果之屑,区其品类,别其禁忌,一切经验之方,俱收并蓄,待用无遗,他如昆虫鳞介、飞禽走兽,以及人之一身,偶有患害,靡不详录品核,以著于篇。俾知其物之毒,某物可以解之,且杂引诸法以试之于未然之前,应之于仓卒之际,其济世婆心不为无补矣。史称神农、黄帝有《食禁》七卷,梁有黄帝《杂饮食忌》二卷,隋有老子《禁食经》一卷,其书今不传,而《博物志》引《神农经》谓药种有五物:一曰狼毒,占斯解之;二曰巴豆,藿汁解之;三曰黎芦,汤解之;四曰天雄、乌头,大豆解之;五曰班茅,戎盐解之。观此,则解毒之法,古皇先已虑及,而后世著述家如《物类相感志》等书,微有发明,惜未能穷搜博采,以征大备。迨明末,蕲州李氏以三十年之精力,阅书八百余家,稿经三易,成《纲目》五十二卷,所收诸药计一千九百三十二种,详其出产形色,次以主治附方,为医学之渊海,乃世儒苦其繁碎,且书富而价不廉,绳枢瓮牖之子,安能一一购读之?古愚综其大要,佐以见闻所及,汇为《解毒》一编,不可谓非渡人宝筏矣。仆记前代有盛寅者,以医名世,一日空心入药房,卒中药毒,人莫能疗,草泽医人以甘草饮之即解。当危急存亡之际,九死一生,得古愚之书以济其难,遂能转祸为福,躯命获全,此仁人君子之用心,迥出寻常万万者。《山海经》言:雁门之水,其中多鲕鲕之鱼,食之杀人。论者以为即河豚也。今卷中解豚鱼之毒有十余方,又补注家所未备矣。嗟乎!此书一出,必当行远寿世,学者玩索而有得焉,岂有误食蟚蜞不读《尔雅》之讥哉?乾隆甲寅水春正月既望,上元谈泰阶平甫拜书于清河横舍。

陈师灏跋曰:天地生物以养人,其物之毒者或不免于害人,鸩砒乌喙、蛇咬虎伤,谈之色变,乃若服药之误而毒,吞物之误而毒,影虫射工之隐而毒,蜂蝎蛛蚁之微而毒,甚至日用饮食、水草菜果之常而亦毒,人之生于是为可畏,即养生之道于是为甚难。要之,有其毒必有其物以解之,以蠲其害而全其养,此天地生物之奇而无伤于正,生理之变而不失其常。而昔之圣哲之士,所以尽物性而赞化育者,于此亦可见矣。第《本草纲目》诸书所载,每苦于简帙之浩繁,词旨之淆列。毒之中人,卒遘危患,有其说而未及睹,详其方而未及知,专录而刊布之,以便民用,不能无待于有心者之搜辑也。壬子春仲,予过古愚山房,主人以所集《解毒编》见示,且曰:人之遇毒不一,而无不可解,有必死之毒,得解则活,有误中之毒与中而未知之毒,不解则剧,或至不救。吾既以知生物之理,又叹古人格物之详且尽,而惜其不彰,因悯遘毒者之可解而莫知解也,故将集而梓之。予观其类分汇纂,委备无遗,窃叹其用心之勤而不苟也。人之欲爱其生,以无失其养者,必将有取于是。爰述其意而论之,以弁其首云。乾隆五十有七年闰四月六日,陈师灏跋。

时觉按:是书署为"海阳竹林人辛亥消夏辑",收于《古愚老人消夏录》《古愚山房方书三种》。咸丰《清河县志·人物志》载汪汲"修学好古,著书满家",其《艺文》载录《解毒编》一卷、《汇集经验良方》与《怪疾奇方》一卷,三书即《古愚山房方书三种》。因知古愚、古愚老人、海阳竹林山人,均为汪汲之号。

《考正古方权量说》一卷 存 1815

清吴县王丙(绳孙,朴庄)撰

引言曰:古方自《灵》《素》至《千金》《外台》所集汉晋宋齐诸名方,凡云一两者,以今七分六厘准之,凡所云一升者,以今之六勺七抄准之。谨考定如左。

时觉按:收于《吴医汇讲》卷九。又附于光绪间钞本《伤寒例新注》,中国国家图书馆有藏,2002年收于《国家图书馆藏稀见古代医籍钞(稿)本丛编》,影印出版。

《烟草谱》八卷 存 1815

清青浦陈琮(爱筠)撰辑

自序曰:陆羽《茶经》,伯仁《酒史》,嵇含之状《草木》,王灼之谱《糖霜》,自古骚人不少记录,于今嘉卉可无扢扬者乎?爰有烟酒(按:酒似草之误。),亦曰淡巴,草既称仁,火原号圣。产于吕宋,曾传返魂之香;吟自唐人,犹记相思之句。一自移来闽峤,遂尔种遍磳田,处处耕烟,家家掏火,制别生熟,色别青黄,食籍浮于百瓿，禺筴准之万口。虽灼喉熏肺，道非养生，而辟瘴祛寒，功能疗疾。信手闲拈，玉管探囊，细吸金丝，味美于回嗜在酸咸之外，心清闻妙香生茹吐之间。此固炎帝所未尝，桐君所未录者也。余本山人，世称烟客，结前缘之香火，分余慧于齿牙，品以芳名，原其地产，遍采遗闻胜说，兼掺丽句清词。若云编入《食经》，乃登谢讽五十三种外；如或添诸药谱，当列宋掌千八百名中。嘉庆旃蒙大渊献涂月，陈琮书于绣雪山房。

引言曰：烟草盛行于世，自明以前，记载颇尠。向闻浙江汪师韩《金丝录》、倪一擎《烟志》，惜未见其书。是谱之作，只凭臆说，恐无以取信于人，因遍录平日采摭群籍廿年中所见闻者，汇为一编。特家鲜藏书，涉猎未广，尚冀博雅君子匡所不逮是幸。小岑溪陈琮。

时觉按：卷首载征引书目及图赞，载录烟草原始、原产、释名、栽培、制作、故实，并相关诗词歌赋，卷末为题辞。收于《昭代丛书》。陈琮，字应坤，是书卷端署：青浦陈琮爰筠著。

《人寿金鉴》二十二卷　存　1820

清安东程得龄（与九，湘舟）撰

自序曰：人寿，经语也；金鉴，史事也。曷为牵连名书？曰：人生由少而壮，壮而老，所处之境不同，而人之善可为法、恶可为戒者无不同。故《书》云五福，寿居其一，曰攸好德者，德，寿之本也。古人所以享寿者在是，是焉得不以古人为鉴哉？若谓今人自某年必当如古人行某事，则是胶柱鼓瑟，未免泥古；然今人至某年而并不知古人曾行某事，足以为鉴，则是学无根柢，又未免篾古。夫泥古者失之，篾古者尤失之，皆非余编书本意也。余行年近四十矣，思四十以前不知鉴于古人者何事，即四十以后又不知鉴于古人者何事，惟日以书史自娱，消磨岁月。每见古人至某年其行事有可鉴者，随手抄辑，札记别纸，积久成帙，初不敢以示人，藏之箧笥而已。会己卯春，客游韩江，因缘接晤元和顾涧宾、江都邓溥泉两先生，偶谭及古人年齿事，遂出所藏稿本就正。盖两先生皆好古之士，而能以古人为鉴者，既见而心许之，辨正之且参校之，并促施之梓氏以谂同志，余何敢固辞？计是编草创于丁丑之春，录成于戊寅之夏，开雕于己卯之冬，迄庚辰五月而竣。嘉庆二十五年六月朔日，安东程德龄书于枚皋旧宅边之枣花楼。

凡例略曰：一、年齿之义见于《曲台记》，其在《周官》，仕版民版亦详书之。故后之史家遇其人有年可稽者，亦必因事特书曰：年若干岁。是可由一岁以至百岁分为子目，荟萃群书，编为一集，以备观览。然近日坊刻有全谢山先生《年华录》一种，所引书籍既未详备，而古人年齿又未免生卒错杂，其为伪托无疑。是编采录悉为标明，间有考证，仍附按语辨之。一、古人之年自以正史为准，凡引他书必参阅正史，正史不载始旁及之。然正史中亦有一人先后互见者。一、人以始生之年纪岁，由来已古，故是编自弥月及期月，皆为一岁，要与初生自有微别。一、神仙荒忽，史传中且备录不遗。兹由初生以至千百岁，亦捃拾如干条附之两端，用广异闻。一、是编于群史诸子及古人状志家传诗文杂集，悉心采择，始用事文类聚，例以时代为后先，反觉丛杂不伦；改用艺文类聚，例以书之先后为序。惜家少藏书，尚多挂漏，补正之功，企诸博雅。嘉庆丁丑孟夏，安东程得龄与九氏识。

邓立诚后序略曰：右《人寿金鉴》二十二卷，吾友安东程君湘舟之所辑也。湘舟力学嗜古，笃好乙部，以为人之模范莫备于史，自史汉以下，亦古今得失之林也。爰取正史所载及他杂传记稗乘若干种，各以人之年齿次第编排，类聚成帙。其大指则顾君千里及程君所自为序言之详矣，予无庸赘述焉。属校雠事毕，例有后序。余惟，观程君是书，则自今以往，有如晋乘疑年，史推甲子，皇览初度，骚纲庚寅，其将不得诧为才语矣乎？嘉庆二十五年六月望日，江都邓立诚识于颂诗读书之室。

时觉按：另有顾广圻、程元吉、张颉云三序，从略。事文并举，摘录史子方志、稗传文集，仿《艺文类聚》体例编排，以人之年龄为经，以人事为纬，载录历代楷模以为后人之鉴，其中杂有养生内容。《燕大书目》谓其以人之年岁为纲，自始生一岁二岁以至九十百岁百千岁，逐年分列，录年齿行谊，如五岁能作诗者，则先注载籍，后列其故事，按书排列。四十甫入仕者，又有何人，排比亦前法。有嘉庆二十五年刻本藏中国医学科学院和四川泸州市图书馆、浙江温州市图书馆。

《心眼指要》一卷　存　1823

清锡山无心道人编

自序曰：书籍传写之本，久则滋讹，鲁鱼帝虎，自古然也。即其书无关重轻，阅者犹以为恨，而况医者之于疾病，堪舆者之于墓宅，生死之所寄，安危之所分，吉凶祸福，捷若影响，一字之误，奚啻千里，其为利害，可不慎哉？天元五歌、山龙水龙、阴宅阳宅、峦头理气，分门别类，明白晓畅，处处申明天玉青囊之所以然，乃堪舆书之最要者也。其书几遍天下而迄今尚无刻本，转辗传写，舛错纷纭。岁在庚辰，仆于匡爱庐馆中适见原本，因取世所传本，校正讹谬，又因原注简略，恐所以然之理言之有未尽，悲谬说之流行，迷途之莫返，故不揣梼昧，增补阐义，一一发明之，亦犹蒋公作歌之意云尔。道光三年季冬朔，无心道人识于维扬崔氏之宜雅堂。

时觉按：为堪舆书，非关医学，《联目》《大辞典》载录于眼科门，误。有锡山章氏可久堂刻本藏上海图书馆。卷一、卷二署为锡山无心道人集；卷三太平孙竹田氏著，锡山无心道人纂；卷四乌程沈禹平氏著，锡山无心道人纂；有熊方受一跋，略。

《侍疾要语》一卷　存　1832

清娄东钱襄（叔云）撰，娄东邵廷烈（子显）校

第一条曰：病人性情每与平日迥异，为人子者本以养志为先，而当亲病之时，尤须加意体察，务求转怒为欢，反悲为喜。所爱之人常坐床前，所喜之物恒置枕畔，忧病则须说今日精神胜于昨日，忧贫则须说今年进益好似去年，勿露愁闷之容，常瞒医药之费，诸如此类，未可枚举。随事随时，即此隅反，俾欢心日生，则病魔自退矣。

卷末按曰：以上数条皆就至要者举其一二，若夫引申触类，更有望于能事亲者。壬辰十二月，娄东钱襄叔云氏识。

时觉按：中医护理学专著，《联目》《大辞典》俱不载，收于《娄东杂著》即《棣香斋丛书》，见《稀见清代民国丛书五十种》，并有精抄本藏中国中医科学院。

《保婴辑要》一卷　存　1869

清昆山朱维沅（九兰）辑

自序曰：今使执途人而语之曰：尔盍杀人？其人必愕然惊，何者？杀人则干犯国律，非有深仇切恨必欲甘心者不敢试且不忍试也。婴儿与人何仇而溺之？恬不为怪乎？夫已生之而已杀之，鸷禽悍兽犹所不为，彼呱呱者在父母纵不以为子，夫独非天子之民耶？杀天子之民，其罪奚若圣人言之矣？忍于杀子，何人不忍？敢于杀天子之民，何人不敢？此所以召天灾而酿巨劫也。今春里居，闻近处有溺婴者，心为恻然，继念此等恶习何处无之，近刻善书未尝不以此事为戒，特无有汇为一书者。因搜择故纸，辑成是编，首以神圣之训，冀人敬听也；继以昔贤之言，勖人奉行也；终列劝善惩恶，示人因果报应也。仁人君子大生为念，见此书而慨然举行，将见举行于一乡，而一乡之婴保，举行于一邑，而一邑之婴保，愈推愈广，消杀机而邕生机，其造福于斯世者岂浅鲜哉？同治六年丁卯岁五月，昆山朱维沅谨志。

王绍基序曰：天地之大德曰生，其所以弥六合历万古而不息者，莫不运大生广生之量以化育于其间，而人之赋禀为独贵。古圣王体天立物而使之各遂其生，世奈何尚有溺女之风，其惨酷为何如哉？夫涸辙之鱼、密罗之雀犹待拯援，况为同类？见童子之入井则必恻怛号救，况属己生？己生之而己杀之，天伦已断，国宪有干，酿而为世劫为家难，其故非浅鲜也。我侪兵革余生，太平共庆，叠奉大宪谕示，修善举而革僥风，关心民瘼甚挚。陈墓朱君九兰体此意以行善于乡，又秉同年雪泉征君庭诰手订《保婴辑要》一书刊以行世，由此渐推渐广，使呱呱者脱灭顶之灾而登衽席，其福德为无涯矣。书成，属为弁言，予纵不文，曷敢辞？是为序。同治丁卯季夏，青浦王绍基谨书。

例言曰：一、是书未见专刻，今系采加各书，欲使愚智共晓，故随所见闻并友人抄示，择其剀切动人者录之。其词章虽佳语不肫恳者，悉不收入，阅者勿嫌鄙陋是幸。一、是举初意原不过为敝乡设法，岂知善有同心，附近俱已仿行。因思口舌未能遍及，刊刻可以流通，同志诸君子肯不弃刍荛，多方劝道，幸甚幸甚！一、既已留养，或产母感恙，婴儿得疾，无力延医，犹之死也，今从《妇婴至宝》，并《达生编》《福幼编》摘录数方，得其大要，庶不致误。如欲详细，请观原书，祈鉴苦心，勿鄙率略。一、是书宜讲与妇女乡愚，俾咸知听从。旧有图画，今附卷末，取其触目警心也。

时觉按：戒溺婴，非儿科书，有同治八年金陵兴善堂刻本藏南京、成都中医药大学。

《眼学偶得》一卷　存　1891

清淮安罗振玉（絜公，叔言，叔蕴，雪堂，贞松老人）撰

自序曰：幼值穷厄，长撄世故，外侮凌迫，百忧煎心。年才志学，已不克专虑读书。然意之所忻，境弗能徙。偶获小隙，辄手一卷，宵深体惫，弗忍辍也。今夏虐热蒸人，世故略简，从侪辈借书，日竟数十卷，有所得则忻然削札志之。与古人处，遂亦忘我贫矣。新秋渐凉，宜近笔研，取旧稿写成一卷，不复次第后先，取北齐颜黄门"必须眼学，勿信耳受"之语，颜之曰《眼学偶得》。一知半解，姑自记其所知，不足出示外人也。光绪辛卯九月，上虞罗振玉絜公父书于淮安寓居之独喻广。

时觉按：收录于《罗振玉学术论著集》《罗雪堂合集》等，《联目》《大辞典》于《眼科》门载有光绪十七年刻本藏中山大学图书馆。罗振玉，祖籍浙江上虞，出生江苏淮安，中国近代著名金石考古学家、目录校勘学家、古文字学家。是书为罗氏研读古籍的治学心得，"有所得忻然削札记之""取北齐颜黄门必须眼学、勿信耳受之语，颜之曰《眼学偶得》"，非关医学，亦不属医学文献，与眼科并无任何关联。

《济急法》一卷，卷首一卷　佚　1902

清昆山赵元益（静涵）撰

时觉按：民国十一年《昆新两县续补合志·艺文目》载录。

《医界现形记》四卷　存　1906

清江阴郁闻尧（奎章）著

陈道庵序曰：昔洄溪有言：天下最不可凭而可凭者，卜也；最可凭而不可凭者，医也。夫医者与人治病，功效随见，岂如卜者惝恍影响无凭者乎？盖精而上者可凭，庸而下者不可凭耳。江阴郁君闻尧，读儒书贡成均文名噪甚，读医书十年，从名师张聿青先生临症数年。治病以来，确有主见，审症处方，功效卓著，与世之游移无定凭者相去天渊，固医之精而上者欤？生平著有《时医砭》一书，尚未付梓。今者客寓沪江，悯当世医界颓败，江河日下，思有以挽回之，撰成《医界现形记》，于三十年以来医家之现象了如指掌，阅之如暮鼓晨钟，发人深省，亦有功于世道之书也。是书描写医界现形为宗旨，以演说之例，寓激劝之意，其中辨别医家技术之高下，划然分明，为医家不可少之书。若夫畅论中西医学优劣，皆荟萃中西医学之菁华而详辨之、比较之，持论公允，尤有益于医家；至于卫生、种子、保胎、治杨梅结毒等法，尤为精详，效如桴鼓；其中附写才子佳人，达权守经、情义缠绵之处，更觉悲欢离合，摹绘入神。较之近时所出诸小说，非浮浅旧闻，即效颦西语佶倔难读者，有天壤之别焉。明窗净几之间，把玩此书，既可以消遣长日，尤可以获无涯之益也。光绪岁次丙午仲秋之月，江阴陈道庵于幽香馆。

玉之斋主人序曰：天地之大德曰生，医者，所以体天地之心而济生道之穷者也。人生一世，风寒暑湿燥火，六淫侵于外，喜怒忧思悲恐惊，七情扰于内，自不能无病。既病矣，自不能不延医。然医之为术甚难，苟由其术而弗精焉，则生人之道转足以戕人，医术顾可不精审乎哉？流水不腐，户枢不蠹，治于已病，不若治于未病，治其病之当然，不若治其病之所以然。故季梁闻言，而得众医、良医、神医之分；扁鹊论医，而有最善视神、次治皮毛、次刺血脉砭肌肤之别。医之造诣不同，而非读书十年、临症十年，断不能良于用也。旷观当今，谁能当此而无愧者乎？有之，郁君闻尧者其人矣。郁君博览医籍，久从名师，生平悯医界之腐败，发愤著书，已成数种。今者客寓沪江，见沪上之医五方杂处，良莠不齐，病家难以辨别，其名声鼎鼎者又多敷衍庸浅，实不副名，深恐病家靡所适从而罹其害，医家囿于习俗而趋于下，爰作《现形记》。俾病家阅之，可预先谂知医生之高下，当面试别医生之优劣，自不为庸庸者所误；医家阅之，可以警惕深造而勉为良医。至于其中描写情节，摹绘形状，忽庄忽谐，或奇或正，一回胜似一回，如游山然，愈入愈胜，如歌曲然，愈唱愈高，观览者自能知之，无烦余之赘述也。光绪三十二年仲秋月，虞山玉之斋主人书。

小引曰：在沪数载，疫疠时兴，悯医道之腐败、卫生之不讲，窃叹吾国医界有江河日下之势。爰就耳之所闻、目之所见，加以广咨博询，于诊病之暇笔之于纸，积久成帙，分廿二回，稿凡数易。于医家，隐其名者，存忠厚也；不讳其事实者，冀其改良也。世之阅者，于医家现态，灼然可见，而于卫生治病之道，亦不无小补。知我罪我，不暇计也。因借阅者纷至沓来，深恐转辗遗失，同人咸劝予付梓以公同好云。时在丙午仲秋朔，闻尧氏志于上海新马路梅福里医室。

时觉按：《联目》《大辞典》俱不载，原名《卫生小说》，光绪三十二年商务印书馆有铅印本。扉页："内容甚佳，阅者有益，实价大洋陆角，最新卫生小说《医界现形记》，上海商务印书馆代印"；卷端署：上海红十字会医员郁闻尧著，殷铭甫、沙念勤校订。以章回小说形式，分二十二回，述中西医学卫生知识，抨击当时医界种种劣迹乱象，揭露医德失范的社会根源。因涉及医界某名医，已印一千部悉被购去，未曾发行，后改编修订，易名《医界镜》，署名儒林医隐，重新出版发行。花山文艺出版社1996年附于《最近社会秘密史》出版。

《医界镜》四卷　存　1908

清儒林医隐著

自序曰：天下者最足以感动人心者，莫如章回小说，近世纪以来，各种小说风行一时，几乎无美不备，然有关于卫生及医界者尚付缺。如今儒林医隐主人有鉴于吾国同胞大多数不知卫生，且悯医道颓败，有江河日下之势，而沪上之医尤为五方杂处，良莠不齐，病家难以辨别；其名声鼎鼎者又多敷衍庸浅，实不副名，深恐病久靡所适从而罹其害；医家囿于习俗，而趋于下。爰作《医界镜》四卷，俾平人阅之，可预先谂知医生之高下，一旦有病或不为庸庸者所误；医家阅之，可以警惕深造，而勉为良医，而于卫生之道尤时时致意焉。至于其中描写情节，摹绘形状，忽庄忽谐，或奇或正，一回胜似一回，如游山然，愈入愈胜；如歌曲然，愈唱愈高。观览者当自能知之也。光绪三十四年秋九月重阳日。

小引曰：此书原名《卫生小说》，前年已印过一千部，某公见之谓其于某医有碍，特与鄙人商酌，给刊资，将一千部购去，故未曾发行。某公爰于前年八月下旬用鄙人之名将缘由登在《中外日报》《申报》论前各三天（某某广告：鄙人所著《卫生小说》已印就一千部，因中有未尽善之处，尚欲酌改，暂不发行，如有他人私下印行及改头换面发行者，定当禀究云云），是版权仍在鄙人也。今遵某公前年登报之命，已将未尽善及有碍某医之处，全行改去，因急于需用，现将版权出售。儒林医隐主人谨志。

时觉按：《联目》《大辞典》俱不载，光绪三十四年同源祥书庄出版，上海图书馆有藏，2001年收于《私家秘藏小说百部》第七十六卷，远方出版社、内蒙古大学出版社出版。是书为《医界现形记》之修订改编本，内容大体相同，作者儒林医隐即《医界现形记》作者郁闻尧。参阅《中华医史杂志》2012年第4期杨芳等人《近代首部医德小说〈医界镜〉作者新证》。

《中外医通》一卷　存　1909

清无锡丁福保（仲祜，畴隐居士）编译

绪言略曰：百川派别，咸归于海，群言淆乱，折衷诸圣，会通之义大矣哉！自咸同以来，海外之医学家来吾国者踵相接不绝，而国人之习其术者或留学东西洋，或肄业教会医院，每岁毕业者颇不乏人，乃至为人治病，每与中医相遇，彼此互相非难，若水火，若冰炭，若凿枘之不相入甚矣，夫中西会通之难言也。虽然，余力求中西之会通历有年所，略知一二，有可述者焉。惟株守旧学之儒每谓一切西学皆出中土，谓电学出于《周易》，化学出于《洪范》，代数出于四元，微积出于招差堆垛，窃取《禹贡》之精而为矿学，窃取黄钟之义而为声学，窃取周官之火射枉矢而为火学，窃取墨子之临鉴立景而为光学，窃取冉求之艺而为几何之学，窃取管子之奥而为商务之学，此种穿凿附会，得毋为通人所笑？而吾之所谓中外医学之可以会通者则异于此。肠窒扶斯者，旧译作小肠坏热症，为《伤寒论》中之温病，吴又可谓之瘟疫，《素问》曰热病者伤寒之类也。糖尿病者，仲景、巢氏、《千金》、《外台》谓之消渴，俗名三消病也。中外病名之可以会通有如此者。人身无论何处瘀血停聚，热痛红肿者，先净洗肿处，有毛发处剃去之，着水蛭数条任其咬咂，饱满自然脱下，此西法也，证诸于古，其法亦同。温散凝寒，通畅血气，是熨法之所主，故古昔与灸代用，拘急挛缩、痛痹不仁，凡系血气之凝结者一切用之，即近世之温罨法也。外敷斑蝥拔毒去痛，呼脓除腐，即近世引病外出之法也。西医所谓灌肠术者，即仲景导屎之法也，不论何病，若肠内闭塞，污物不下者，宜导而出之，蜜导、土瓜根、猪胆汁，皆能润窍滋燥，从其便用之可也。西人药品以酒浸之谓之丁几，考之于古，其理亦同。凡此种种，不可胜数，略仿《史记》天官书、平准书、封禅书体例，略述之如此。考中外医方之可以会通者尤难殚述，惟数十年来从无一人将会通各方萃于一处，以便学者。日本药学家赤木勘三郎编著《和汉药制剂篇》，今年四月甫出版，在日本亦为最新之书，每一病名，详列中西经验各方，使阅者知某病用中国方则为某药，用外国方则为某药，将上下数千年、东西数万里扞格不通之处融会而贯通之，集众腋以为裘，穿明珠而作串，其微辞奥旨，多述旧闻，阅者往往如入山得径，榛芜豁然，又如掘井逢源，滃然自出。盖以吾国古方居全书十分之九，外国方仅居十分之一，学者易于触类而旁通也。都凡一十二章，其第一章传染病，第二章呼吸器病，第三章消化器病，第四章全身病，第五章神经系病，第六章循环器病，第七章排泄器病，第八章五官器病，第九章皮肤病，第十章妇人科病，第十一章小儿科病，第十二章外科诸病。校阅既竣，颜曰《中外医通》，并述中外医学所以相通之故冠诸简端，俾后之人得以考览焉。

宣统元年己酉十二月，无锡丁福保仲祜识。

凡例略曰：一、是书以日本赤木勘三郎所著之《和汉药制剂篇》为原本，众方罗列，既详且备，攻与补并奏，寒与温参见，见仁见智，各尽其妙，乌能执途人而强同之？取其长而不溺其偏，其在君子慎于择术之道欤！一、赤木氏之书非日本旧籍，宣统元年四月甫出版，乃最新之书也。其编次以伊吕波歌为次第，余改为传染病、呼吸器病、消化器病等十二类，以便检查，其传染病中兼采他书以补之。一、书中所引古方为多，其权量诸说纷纠不一。一、古方之后每附外国之普通药方，约居古方十分之一，名曰特方。一、特方中每引用欧洲通俗之容量，如一小刀尖、一茶匙、一小儿匙之类，在外国则为通俗，无人不知，而在吾国每苦于无书可考，故以详解。宣统元年己酉十二月，无锡丁福保仲祜识。

时觉按：收于《丁氏医学丛书》。有宣统二年上海文明书局铅印《丁氏医学丛书》本，有民国三年上海医学书局铅印本，卷端署：无锡丁福保仲祜译述。

《中外病名对照录》二卷　存　1909

清无锡徐勤业(渭臣)纂译

丁福保序曰：治病莫不自识病始，莘莘学子知旧所学之不足，特奋然游学于东西洋，其蛰居者亦人手一编新译著之新医学，甚或奔走于沪，求增长其闻见以补其所不足，至可喜也。虽然，疾病命名，中西异其意，中国古时率以现症名病，随诊随名，弊涉于泛，读新书又扞格，茫不晓辨，是恶乎可？今置新制之数物于此，呼以西名，群若家人妇子取挈而用之，不怀疑似者鲜矣。夫器皿者形于外，定形不变，疾病则活机物也，纷论之间，奋迅骎进，至不可复，如之何习于汉者或拙于西，习于西者又拙于汉，一病而命名不同，遂至争无已时。同学徐子渭臣粹于医，于东西新出诸医籍靡所不窥，靡所不读，久欲沟而通之。戊申春，共相研究医学于海上，徐子兼任《医学世界》撰述之职，寻复辞去以成其所著，自春及冬，手不释卷，渐将及岁，而是书始告蒇事。书分四编，曰内科，曰外科，曰妇人科，曰中国病证考。每症具举数国之病名，分列门类，述其症状，井然秩然，惧中国旧籍卷帙之浩繁也，撮其大要附之于后，洵宏著也。徐子犹自慊，欲囊括中西治疗之法而论究之，此又余所拭目视之者矣。光绪戊申十月，无锡丁福保序。

凡例曰：一、是书分为四编，一内科病，二外科病，三妇人科病，四中国病证考。一、病名对照，区画为三，第一层中国病名，第二层西文病名，第三层近时及日本所译病名。一、第一层内中国旧无病名者缺之，无病名而有证候者则举证候充之，或以主方填之，如麻黄汤之类是也。西文病名专用希腊拉丁文字，或代以德语，于德语必附记号╳，以与希腊拉丁区别。病名中附记号 * 者，系旧病名，而近时废弃者也。一、于第三层以下，略据日本新出之内科、外科、妇人科诸书加以诠解，陈述症候，东西洋于解剖病理研之有素，较为精确，是不待辨，故第四层即为译名之证候及命名之概略。一、中国医籍繁伙，盈尺之书检查非易，故别为一编，附录于下，以示第一层中国病名先哲命名之概略。一、此编病类系统区分，大率准据近日由东西洋新译之书，便于检查。一、疾病命名，中西异其意，中国旧时但以现证命名，弊涉于泛，如胸痛心痛之类。名称渺漫无所归着，与西人由解剖病理上名之者不同，列表对照，未免牵强，间有一汉名而对照数种病类者，以此由耳。一、文中间附鄙见，末学浅陋，于病名对照且不免有所舛漏，硕学君子时赐指摘，幸甚。光绪三十四年戊申十月，纂者注。

时觉按：有宣统元年上海铅印本藏泸州市图书馆。扉页作：公民必读，《中外病名对照录》，无锡徐勤业译补，总发行所上海科学书局、焕文书局，为二书局联合出版。《大辞典》分作二版本，《联目》谓科学书局铅印本藏广东中山图书馆，焕文书局铅印本藏中国国家图书馆、首都图书馆、泸州市图书馆，失考。

上其他类，共三十五种，现存三十二种，已佚三种。

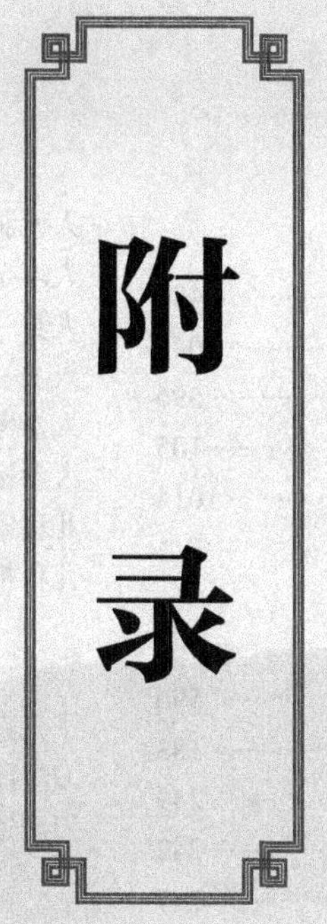
附录

书 名 索 引

一画

二画

［一］

［丿］

［乛］

三画

［一］

四画

[一]

［、］

［フ］

五画

［一］

［丨］

［丶］

［フ］

六画

［一］

[丶]

［フ］

七画

［一］

[丨]

[丿]

［丶］

[フ]

八画

[一]

[丨]

[丿]

九画

[一]

[丨]

［ノ］

[丶]

［㇇］

十画

[一]

[丨]

[丿]

[丶]

[ㄱ]

十一画

[一]

[丨]

[丿]

[丶]

[フ]

十二画

[一]

[丨]

［ 丿 ］

［ 丶 ］

[ㄱ]

十三画

[一]

[丨]

[丿]

[丶]

[フ]

十四画

[一]

[丿]

[丶]

[フ]

十五画

[一]

[丨]

[丿]

［丶］

十六画以上

［一］

［丿］

［丶］

［𠃍］

著者索引

四画

[一]

[ㄱ]

五画

[一]

[|]

七画

[一]

[フ]

八画

[一]

[|]

[ノ]

[フ]

九画

[一]

[丨]

[丿]

［丶］

十画

[一]

[丨]

[丿]

十三画

［一］

［丨］

［丿］

［丶］

十四画

［一］

十六画以上

[一]

[丨]

[丿]

苏沪古今地名对照

1. 上元　唐置，清与江宁县同为江苏省治，民国废，入江宁县。今江苏南京。

2. 白门　南京之别称。南京正南门为宣阳门，俗称白门，故名。

3. 白山　南京之东，南连蒋山；吉林长白山亦称白山。

4. 蒋州、钟阜　江宁县别称蒋州、钟阜。

5. 濑江　又称濑水、濑阳，即溧水，流经江苏溧阳，故溧阳旧称濑江、濑水、濑阳。

6. 蓴川　即蓴湖，在江苏溧阳，今涸。

7. 晋陵　汉置毗陵县，晋置毗陵郡，寻改晋陵，唐宋为常州晋陵郡，治晋陵县，即今江苏武进。

8. 阳湖　清析武进县地置阳湖县，与武进并为常州府治，民国废入武进。

9. 武阳　武进县、阳湖县之省称，道光有《武进阳湖县合志》，后光绪有《武阳志余》；另据《中国古今地名大辞典》，南朝宋置武阳县，南齐因之，未明其地，当在江苏境。

10. 曲阿　秦置云阳县，后改名曲阿县，属会稽郡；东汉属吴郡；唐改曲阿县为丹阳县，属丹阳郡。今江苏丹阳。

11. 句曲　句曲山，即茅山，为句容县又名。

12. 延陵　春秋吴邑，汉更名毗陵，今江苏常州；晋置延陵县，在今江苏丹阳南，丹阳有延陵镇。

13. 阳羡　古称荆溪、荆邑，秦置阳羡县，属会稽郡，东汉属吴郡，三国孙吴改属吴兴郡，隋改阳羡为义兴县，北宋改宜兴县，今宜兴市，属常州。

14. 蛟川　荆溪别称，在今江苏省宜兴市南，晋周处斩蛟于此，故名。

15. 东莞　晋改城阳郡为东莞郡，在今山东莒县；东晋侨置南东莞郡于江苏武进，南齐改东莞。今江苏省常州市。

16. 蓉湖　在江苏无锡西北，古名无锡湖，故以指称无锡。

17. 金匮　清雍正四年分无锡县为无锡、金匮两县，西部为无锡县，东部为金匮县，民国元年撤废金匮县，今属无锡市。

18. 平江　北宋改苏州为平江府，元为平江路，明改为苏州府，今苏州市。

19. 茂苑　又名长洲苑，故址今江苏省吴县西南，后亦作苏州代称。

20. 鸿城　吴县别称鸿城。

21. 洞庭　洞庭山，苏州西南太湖中，因以指称苏州。

22. 甫里　在吴县，即今苏州市甪直镇。

23. 玉峰、玉山、鹿城　昆山城西北隅有马鞍山，产石洁白如玉，有玉峰、玉山之称。玉山之下有玉山镇，吴王寿梦豢鹿守猎之处，又名西鹿城，有鹿城之别称。故昆山又名玉峰、玉山、鹿城。

24. 新阳　清雍正二年析昆山县置新阳县，与昆山同城而治，同属苏州府，民国元年撤废，并入昆山县，今江苏昆山。

25. 信义县　南朝梁分娄县置信义县，属信义郡，今常熟、昆山一带。

26. 海虞　西晋太康四年置海虞县，隶属吴郡，境内东临沧海，故名海虞。今江苏省常熟市下属有海虞镇。

27. 南沙　本吴县司盐都尉署，吴时名沙中，晋罢盐署，析海虞县南沙乡设南沙县，梁改置为常熟县，在今江苏省常熟市。

28. 琴川　常熟城内古有自南向北平列河道如古琴七弦，故常熟别称琴川。

29. 昭文　清雍正析常熟县置昭文县，二县同治，民国并入常熟县。

30. 暨阳　晋分毗陵县置暨阳县，县治之南有暨阳湖，连绵几十里，故称，亦作暨州。后省入江阴，今江苏江阴。

31. 平望　唐置驿，宋置寨，元后皆置巡司。今江苏省苏州市吴江区有平望镇。

32. 娄县　有二，秦行郡县制，娄县为会稽郡下属二十四县之一，南朝梁置为昆山县，治在古娄城，所辖与古娄县同，即今昆山，亦作娄江。清顺治十三年，析华亭立娄县，与华亭县同城而治，隶属松江，民国元年废，并入华亭县。娄县所辖今上海市松江区西南部以及金山区全部。

33. 镇洋　清雍正二年析太仓直隶州立镇洋，隶属太仓直隶州，民国元年撤废，并入太仓县，今江苏太仓。又名弇山。

34. 阳山　阳山有三：江宁县东北，明胡广有《游阳山记》；吴县西北，又名秦余杭山、万安山，近太湖；湖南常德县北。

35. 震泽　清雍正四年，析吴江偏西地置震泽县，属苏州府，宣统元年奉令筹备自治，震泽县设七镇，又有震泽镇。民国元年震泽县并入吴江县，吴江又名笠泽，又名庞山。今震泽镇隶属于江苏省苏州市吴江区。

36. 黎川、黎水　吴江黎里镇，又名黎川、梨花里、禊湖，亦称黎水。

37. 松陵　在今江苏吴江。

38. 疁城　隋唐时昆山县有疁城乡，南宋嘉定十年设嘉定县，为今上海市嘉定区别称。

39. 练水　即练祁塘，分东西二支，东经宝山罗店入海，为练祁海口，西经外冈南入吴淞江，亦名练川。南宋嘉定十年就练祁要会之地立县，今上海市嘉定区。

40. 茸城　今上海市松江区。茸乃鹿也，松江土地肥沃，鹿群繁衍生息，有"十鹿九头回"之美称，故称松江为茸城。

41. 华亭　唐天宝十年置华亭县，元至元十四年升为华亭府，次年改松江府。松江府城，南半为华亭县，北半为娄县。民国元年废松江府，华亭与娄县合为华亭县，民国三年改名松江县。

42. 云间　松江别称，典出陆云与名士荀隐联对之句"云间陆士龙"。

43. 芜城　广陵城，故址在今江苏省江都县境。西汉吴王刘濞筑广陵城建都，南朝宋竟陵王刘诞据广陵反，兵败死焉，城遂荒芜。鲍照作《芜城赋》以讽之，因得名。

44. 甘泉　清雍正九年分江都县置甘泉县，因西北有甘泉山而名，与江都同治扬州府城内。民国元年并入江都县。另，在今陕西省延安市中部，唐武德元年置伏陆县，天宝元年改甘泉县；甘肃省天水市麦积区有甘泉镇。

45. 吴陵　江苏省泰州市，今泰州市下辖有海陵区。

46. 骥江　靖江水草肥美，为东吴牧马场，古称马驮沙，又名骥沙、骥江、骥渚、马洲、牧城等，均与此有关。

47. 紫琅　南通有紫琅山，为当地八小名山之首，故南通市雅称"紫琅"，亦称崇山。

48. 狼山　南通又名狼山。

49. 崇川　今南通市崇川区。后周显德五年筑城，名通州，宋天圣元年改称崇州，又名崇川。

50. 清河　今江苏淮阴，汪汲子孙迁居清河，又名袁浦。

51. 下邳　别称邳国、下邳郡，今江苏省睢宁县古邳镇。

52. 泗州　今盱眙县东北。北周于宿迁东南置泗州，隋废唐复，宋移治盱眙，清康熙时沦入洪泽湖。

53. 都梁　盱眙境内有都梁山，隋大业初，炀帝在盱眙置都梁宫，后盱眙别称都梁。

54. 嵋山、雉皋　如皋别称嵋山、雉皋。

55. 钟吾　铜山又名钟吾。

56. 白蒲镇　属如皋县。

57. 昭阳　战国楚将昭阳因战功受封于海滨之地，即今江苏兴化，后葬城西阳山，故兴化又名楚水、昭阳。

58. 东海、海州　隋置海州，寻改为东海郡，唐武德元年复改东海郡为海州，元初升为海州路，后改为海宁府，明初海州隶淮安府，清为直隶州，民国元年海州为东海县。今连云港市东海县，又名海州、古剡。

59. 山阳　晋置山阳县，宋改淮安，元仍为山阳，明清皆为淮安府治，今江苏淮安。

60. 真州、仪真　北宋置真州，明洪武改仪真县，清雍正改仪征县，今仪征市。又名白沙。

61. 邗江　联系江淮古运河称邗沟，隋改广陵为邗江县，宋省入江都县，为扬州府治，今扬州有邗江区，区有邗上街道。

主要参考书目

1. 薛清录．全国中医图书联合目录 [M]. 北京：中医古籍出版社，1991[1].
2. 中国医籍大辞典编纂委员会．中国医籍大辞典 [M]. 上海：上海科学技术出版社，2002[2].
3. 中华人民共和国卫生部中医研究院，北京图书馆．中医图书联合目录 [M]. 北京：北京图书馆，1961.
4. 严世芸．中国医籍通考 [M]. 上海：上海中医学院出版社，1991[3].
5. 郭霭春．中国分省医籍考 [M]. 天津：天津科学技术出版社，1987.
6. 曹炳章．中国医学大成总目提要 [M]. 上海：上海大东书局，1936.
7. 纪昀等．四库全书总目提要 [M]. 北京：中华书局，1965.
8. 中国科学院图书馆整理．续修四库全书总目提要 [M]. 济南：齐鲁书社，1996.
9. 胡玉缙．续四库全书提要三种 [M]. 上海：上海书店出版社，2002.
10. 丁福保，周云青．四部总录医药编 [M]. 上海：商务印书馆，1955.
11. 中医大辞典编辑委员会．中医大辞典·医史文献分册 [M]. 北京：人民卫生出版社，1981.
12. 李茂如，胡天福，李若钧．历代史志书目著录医籍汇考 [M]. 北京：人民卫生出版社，1994.
13. 余瀛鳌、李经纬．中医文献辞典 [M]. 北京：北京科学技术出版社，2000.
14. 臧励和．中国古今地名大辞典 [M]. 香港：商务印书馆香港分馆，1931.
15. 尚志钧，林乾良，郑金生．历代中药文献精华 [M]. 北京：科学技术文献出版社，1989.
16. 陶御风，朱邦贤，洪丕谟．历代笔记医事别录 [M]. 北京：人民卫生出版社，2006.
17. 严绍璗．日藏汉籍善本书录 [M]. 北京：中华书局，2007.
18. 李裕民．四库提要订误 [M]. 北京：中华书局，2005.
19. 方春阳．中国历代名医碑传集 [M]. 北京：人民卫生出版社，2009.
20. 王乐匋．新安医籍考 [M]. 合肥：安徽科学技术出版社，1999.
21. 杨武泉．四库全书总目辨误 [M]. 上海：上海古籍出版社，2001.
22. 南京师范大学古文献整理研究所．江苏艺文志·无锡 [M]. 南京：江苏人民出版社，1995.
23. 俞志高．吴中名医录 [M]. 南京：江苏科学技术出版社，1993.
24. 丹波元胤．中国医籍考 [M]. 北京：人民卫生出版社，1956.
25. 望月三英．医官玄稿 [M]. 苏岭山藏版．1752（日本宝历二年）.

[1] 本书引用时简称《联目》。
[2] 本书引用时简称《大辞典》。
[3] 本书引用时或简称《通考》。